CB036964

MISCH
IMPLANTES DENTAIS
CONTEMPORÂNEOS

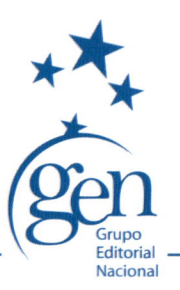

O GEN | Grupo Editorial Nacional – maior plataforma editorial brasileira no segmento científico, técnico e profissional – publica conteúdos nas áreas de ciências da saúde, exatas, humanas, jurídicas e sociais aplicadas, além de prover serviços direcionados à educação continuada e à preparação para concursos.

As editoras que integram o GEN, das mais respeitadas no mercado editorial, construíram catálogos inigualáveis, com obras decisivas para a formação acadêmica e o aperfeiçoamento de várias gerações de profissionais e estudantes, tendo se tornado sinônimo de qualidade e seriedade.

A missão do GEN e dos núcleos de conteúdo que o compõem é prover a melhor informação científica e distribuí-la de maneira flexível e conveniente, a preços justos, gerando benefícios e servindo a autores, docentes, livreiros, funcionários, colaboradores e acionistas.

Nosso comportamento ético incondicional e nossa responsabilidade social e ambiental são reforçados pela natureza educacional de nossa atividade e dão sustentabilidade ao crescimento contínuo e à rentabilidade do grupo.

MISCH

IMPLANTES DENTAIS CONTEMPORÂNEOS

Randolph R. Resnik, DMD, MDS

Clinical Professor
Department of Graduate Periodontology and Oral Implantology
Kornberg School of Dentistry-Temple University
Philadelphia, Pennsylvania

Adjunct Professor
University of Pittsburgh School of Dental Medicine
Graduate Prosthodontics
Pittsburgh, Pennsylvania

Clinical Professor
Department of Oral & Maxillofacial Surgery
Allegheny General Hospital
Pittsburgh, Pennsylvania

Surgical Director/Chief of Staff
Misch International Implant Institute
Beverly Hills, Michigan

Tradução e Revisão Técnica

Flávio Warol

Graduado em Odontologia pelo Instituto de Saúde de Nova Friburgo (ISNF) da Universidade Federal Fluminense (UFF)
Especialista em Implantodontia e Prótese Dentária pela Faculdade Redentor
Mestre em Clínica Odontológica pelo ISNF/UFF
Doutor em Odontologia pela Unigranrio

Quarta edição

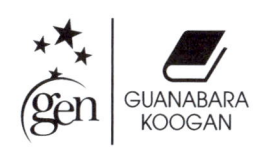

gen | GUANABARA KOOGAN

- O autor deste livro e a editora empenharam seus melhores esforços para assegurar que as informações e os procedimentos apresentados no texto estejam em acordo com os padrões aceitos à época da publicação, *e todos os dados foram atualizados pelo autor até a data do fechamento do livro.* Entretanto, tendo em conta a evolução das ciências, as atualizações legislativas, as mudanças regulamentares governamentais e o constante fluxo de novas informações sobre os temas que constam do livro, recomendamos enfaticamente que os leitores consultem sempre outras fontes fidedignas, de modo a se certificarem de que as informações contidas no texto estão corretas e de que não houve alterações nas recomendações ou na legislação regulamentadora.

- Data do fechamento do livro: 17/12/2021

- O autor e a editora se empenharam para citar adequadamente e dar o devido crédito a todos os detentores de direitos autorais de qualquer material utilizado neste livro, dispondo-se a possíveis acertos posteriores caso, inadvertida e involuntariamente, a identificação de algum deles tenha sido omitida.

- **Atendimento ao cliente: (11) 5080-0751 | faleconosco@grupogen.com.br**

- Traduzido de:
  MISCH'S CONTEMPORARY IMPLANT DENTISTRY, FOURTH EDITION
  Copyright © 2021, Elsevier Inc. All rights reserved.
  Previous editions copyrighted 2008, 1999, and 1993.
  This edition of *Misch's Contemporary Implant Dentistry, 4th edition,* by Randolph R. Resnik, is published by arrangement with Elsevier Inc.
  ISBN: 978-0-323-39155-9
  Esta edição de *Misch's Contemporary Implant Dentistry, 4ª edição,* de Randolph R. Resnik, é publicada por acordo com a Elsevier Inc.

- Direitos exclusivos para a língua portuguesa
  Copyright © 2022 by
  GEN | Grupo Editorial Nacional S.A.
  Publicado pelo selo Editora Guanabara Koogan Ltda.
  Travessa do Ouvidor, 11
  Rio de Janeiro – RJ – 20040-040
  www.grupogen.com.br

- Reservados todos os direitos. É proibida a duplicação ou reprodução deste volume, no todo ou em parte, em quaisquer formas ou por quaisquer meios (eletrônico, mecânico, gravação, fotocópia, distribuição pela Internet ou outros), sem permissão, por escrito, do GEN | Grupo Editorial Nacional Participações S/A.

- Adaptação de capa: Bruno Gomes

- Editoração eletrônica: Anthares

Nota

Este livro foi produzido pelo GEN | Grupo Editorial Nacional, sob sua exclusiva responsabilidade. Profissionais da área da Saúde devem fundamentar-se em sua própria experiência e em seu conhecimento para avaliar quaisquer informações, métodos, substâncias ou experimentos descritos nesta publicação antes de empregá-los. O rápido avanço nas Ciências da Saúde requer que diagnósticos e posologias de fármacos, em especial, sejam confirmados em outras fontes confiáveis. Para todos os efeitos legais, a Elsevier, os autores, os editores ou colaboradores relacionados a esta obra não podem ser responsabilizados por qualquer dano ou prejuízo causado a pessoas físicas ou jurídicas em decorrência de produtos, recomendações, instruções ou aplicações de métodos, procedimentos ou ideias contidos neste livro.

- Ficha catalográfica

CIP-BRASIL. CATALOGAÇÃO NA PUBLICAÇÃO
SINDICATO NACIONAL DOS EDITORES DE LIVROS, RJ

R342m
4. ed.

    Resnik, Randolph R., 1947-2017
Misch implantes dentais contemporâneos / Randolph R. Resnik ; tradução e revisão Flávio Warol. - 4. ed. - Rio de Janeiro : GEN | Grupo Editorial Nacional S.A. Publicado pelo selo Editora Guanabara Koogan Ltda., 2022.
    28 cm.

    Tradução de: Misch's contemporary implant dentistry
    ISBN 978-85-9515-881-8

1. Implantes dentários. I. Warol, Flávio. II. Título.

21-73903   CDD: 617.693
                                                                               CDU: 616.314-089.843

Leandra Felix da Cruz Candido - Bibliotecária - CRB-7/6135

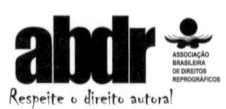

*À minha esposa, Diane, e a meus filhos,
Christopher e Allison, pela paciência e compreensão,
e, também, por enriquecerem minha vida.*

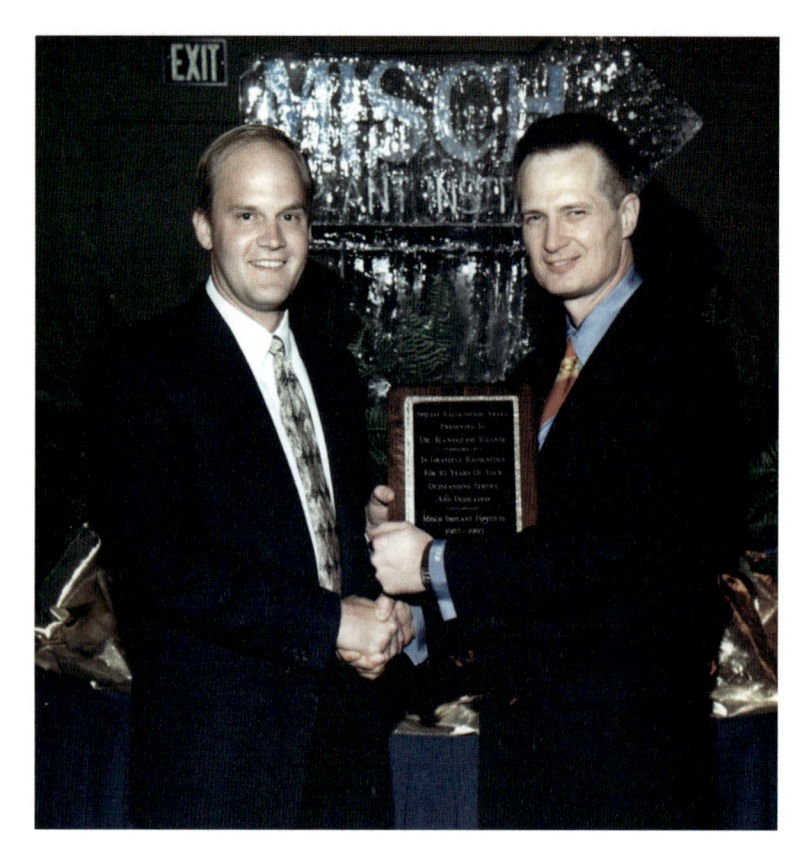

A dedicação de Carl E. Misch

Vemos o sinal de um verdadeiro gênio em alguém com a capacidade inata de prever o que o futuro contempla. Isso reflete a vida de Dr. Carl E. Misch. Há mais de 30 anos, foi responsável pelo pioneirismo na fundação e nos protocolos universalmente utilizados hoje no campo principal da implantologia dentária. Ele teve a inacreditável visão de desenvolver esses conceitos, normalmente contra muita resistência, com uma perfeição sem precedentes. Quando Carl, como outros gênios talentosos, deixou esta vida, suas realizações revelaram o verdadeiro impacto que causaram em nosso cotidiano.

Carl sempre será conhecido como um dos verdadeiros "pais" da implantodontia, já que a maioria das técnicas e dos procedimentos atuais se baseia em seus princípios e classificações. Ele tem mais a ver com o início, a evolução e as teorias atuais da implantodontia do que qualquer outro profissional da área. Ele dedicou o trabalho de sua vida à área da implantodontia e trabalhou incansavelmente todos os dias para alcançar essas realizações.

Carl tinha um foco singular no sentido de compreender que, se utilizados corretamente, os implantes dentais teriam impactos positivos e significativos na saúde da população em geral. Sua paixão estava centrada em aperfeiçoar os resultados clínicos de pacientes com implantes, e sua visão permitiu que a implantodontia se tornasse uma realidade. Ele foi um verdadeiro inovador que fez com que os implantes dentais se tornassem o padrão de atendimento odontológico, mesmo contra todas as probabilidades e encontrando muita resistência.

Carl será lembrado como clínico, pesquisador, educador e pai realizado. Ele viveu e transmitiu o que acreditou, ensinando até o fim de sua vida. Ele foi implacável e determinado em promover a implantodontia na comunidade médica. Não apenas continuou a ensinar a cada um de nós sobre implantologia dentária, mas também transmitiu mais sabedoria com seu amor pela vida. Carl conseguiu estimular o renascimento na implantologia oral, que continuará a impactar a área para sempre.

Essa é a beleza da vida. Certos gênios surgem com grandes talentos. Os melhores deles decidem dedicar suas vidas para compartilhar esses talentos com outras pessoas. Essa é uma ótima descrição de Dr. Carl E. Misch, e eu, assim como os demais em nossa profissão, nunca o esqueceremos. Seu legado viverá nos clínicos que educou, nos professores que influenciou e nos pacientes que se beneficiarão de seu trabalho incansável e profundo.

Carl, obrigado por me permitir continuar seu legado. Sentimos realmente sua falta e você está em nossos pensamentos todos os dias. Descanse em paz, meu amigo!

Colaboradores

Martha Warren Bidez, PhD*
Professor
Department of Biomedical Engineering
University of Alabama at Birmingham
Birmingham, Alabama
    Capítulo 6 Biomecânica Clínica nos Implantes Dentais

Diana Bronstein, DDS, MS
Associate Director of Predoctoral Periodontology
Nova Southeastern University
Ft. Lauderdale, Florida
    Capítulo 42 Manutenção do Implante: Sucesso do Implante a Longo Prazo

Grant Bullis, MBA
Vice President and General Manager, Implants
Prismatik Dentalcraft
Glidewell Laboratories
Newport Beach, California
    Capítulo 3 Base Funcional para o Projeto do Implante Dental

C. Stephen Caldwell, DDS
Private Practice
El Paso, Texas
Misch International Implant Institute
Surgical Faculty Member
Detroit, Michigan
    Capítulo 36 Enxerto Particulado e Membrana/Regeneração Óssea Guiada
    Capítulo 38 Enxerto de Osso Autógeno Intraoral

Joseph E. Cillo, Jr., DMD, MPH, PhD, FACS
Associate Professor of Surgery
Residency Program Director
Director of Research
Division of Oral & Maxillofacial Surgery
Allegheny General Hospital
Pittsburgh, Pennsylvania
    Capítulo 13 Infecções dos Implantes Dentais

John M. Conness, DDS, FAGD, DICOI
Ottawa, Illinois

David J. Dattilo, DDS
Director
Oral and Maxillofacial Surgery
Allegheny General Hospital
Pittsburgh, Pennsylvania
    Capítulo 39 Enxerto Ósseo Extraoral para Reconstrução com Implante

Kevan S. Green, DMD
Clinical Professor
Department of Periodontology and Oral Implantology
Kornberg School of Dentistry-Temple University
Philadelphia, Pennsylvania
Periodontist, Private Practice
Philadelphia, PA

Mayuri Kerr, BDS, MS
Clinical Affairs Manager
Glidewell Dental
Irvine, California
    Capítulo 2 Terminologia em Implantologia
    Capítulo 9 Superfícies dos Implantes Dentais

Jack E. Lemons, PhD*
Professor
Department of Prosthodontics, Surgery, and Biomedical Engineering
University of Alabama at Birmingham
Birmingham, Alabama
    Capítulo 5 Biomateriais Utilizados em Implantes Dentais

Carl E. Misch, DDS, MDS, PhD (HC)*
Clinical Professor and Past Director
Oral Implant Dentistry
Temple University
Kornberg School of Dentistry
Department of Periodontics and Implant Dentistry
Philadelphia, Pennsylvania
Adjunct Professor
University of Alabama at Birmingham
School of Engineering
Birmingham, Alabama
Founder
Misch International Implant Institute
Beverly Hills, Michigan
    Capítulo 1 Fundamentos dos Implantes Dentais
    Capítulo 6 Biomecânica Clínica nos Implantes Dentais
    Capítulo 7 Teorema do Tratamento da Tensão para a Implantodontia
    Capítulo 8 Plano de Tratamento: Fatores de Força Relacionados com as Condições do Paciente
    Capítulo 16 Osso Disponível e Planos de Tratamento para Implantes Dentais
    Capítulo 17 Opções Protéticas em Implantodontia
    Capítulo 18 Densidade Óssea: Fator Determinante para o Plano de Tratamento
    Capítulo 19 Planos de Tratamento Considerando Posição e Número de Implantes
    Capítulo 20 Planos de Tratamento para Arcos Parcial e Totalmente Edêntulos em Implantodontia

*In memoriam.

Capítulo 21 Próteses Pré-Implante: Fatores Relacionados com Cirurgia e Plano de Tratamento
Capítulo 23 Plano de Tratamento para Maxila Posterior Edêntula
Capítulo 24 Mandíbula Edêntula: Plano de Tratamento com Prótese Fixa versus Removível
Capítulo 25 Maxila Edêntula: Plano de Tratamento com Prótese Fixa versus Removível
Capítulo 28 Posicionamento Ideal do Implante
Capítulo 29 Instalação de Implante na Região Anterior da Maxila
Capítulo 33 Carga Imediata/Restauração em Implantologia
Capítulo 37 Anatomia, Patologia e Cirurgia de Enxerto do Seio Maxilar
Capítulo 38 Enxerto de Osso Autógeno Intraoral

Francine Misch-Dietsh, DMD, MDS
Clinical Adjunct Professor
Department of Periodontology and Oral Implantology
Kornberg School of Dentistry-Temple University
Philadelphia, Pennsylvania
Capítulo 5 Biomateriais Utilizados em Implantes Dentais
Capítulo 21 Próteses Pré-Implante: Fatores Relacionados com Cirurgia e Plano de Tratamento

Neil I. Park, DMD
Vice President of Clinical Affairs
Glidewell Dental
Newport Beach, California
Capítulo 2 Terminologia em Implantologia
Capítulo 9 Superfícies dos Implantes Dentais
Capítulo 22 Substituição Única ou Múltipla: Opções de Tratamento

Ralph Powers, DDS
Adjunct Clinical Professor
Medical Diagnostics and Translational Science
Old Dominion University
Norfolk, Virginia, Consultant
Dental Education
Ralph Powers LLC
Chesapeake, Virginia
Capítulo 35 Substitutos Ósseos e Membranas

Christopher R. Resnik, DMD, MDS
Prosthodontist
University of Pittsburgh
Pittsburgh, Pennsylvania
Capítulo 26 Técnicas Cirúrgicas Básicas e Instrumental

Randolph R. Resnik, DMD, MDS
Clinical Professor
Department of Periodontology and Oral Implantology
Kornberg School of Dentistry-Temple University
Philadelphia, Pennsylvania
Adjunct Professor
Department of Graduate Prosthodontics
University of Pittsburgh School of Dental Medicine
Pittsburgh, Pennsylvania
Clinical Professor
Department of Oral & Maxillofacial Surgery
Allegheny General Hospital
Pittsburgh, Pennsylvania

Surgical Director/Chief of Staff
Misch International Implant Institute
Beverly Hills, Michigan
Capítulo 1 Fundamentos dos Implantes Dentais
Capítulo 5 Biomateriais Utilizados em Implantes Dentais
Capítulo 7 Teorema do Tratamento da Tensão para a Implantodontia
Capítulo 8 Plano de Tratamento: Fatores de Força Relacionados com as Condições do Paciente
Capítulo 10 Avaliação Médica do Paciente Candidato a Implante Dental
Capítulo 11 Avaliação Radiográfica em Implantologia Oral
Capítulo 14 Farmacologia em Implantodontia
Capítulo 15 Tomografia Computadorizada Interativa e Plano de Tratamento em Implantodontia
Capítulo 16 Osso Disponível e Planos de Tratamento para Implantes Dentais
Capítulo 17 Opções Protéticas em Implantodontia
Capítulo 18 Densidade Óssea: Fator Determinante para o Plano de Tratamento
Capítulo 19 Planos de Tratamento Considerando Posição e Número de Implantes
Capítulo 20 Planos de Tratamento para Arcos Parcial e Totalmente Edêntulos em Implantodontia
Capítulo 21 Próteses Pré-Implante: Fatores Relacionados com Cirurgia e Plano de Tratamento
Capítulo 22 Substituição Única ou Múltipla: Opções de Tratamento
Capítulo 23 Plano de Tratamento para Maxila Posterior Edêntula
Capítulo 24 Mandíbula Edêntula: Plano de Tratamento com Prótese Fixa versus Removível
Capítulo 25 Maxila Edêntula: Plano de Tratamento com Prótese Fixa versus Removível
Capítulo 26 Técnicas Cirúrgicas Básicas e Instrumental
Capítulo 27 Protocolo Cirúrgico de Instalação do Implante
Capítulo 28 Posicionamento Ideal do Implante
Capítulo 29 Instalação de Implante na Região Anterior da Maxila
Capítulo 30 Implicações Anatômicas Mandibulares para a Cirurgia de Implante Dental
Capítulo 31 Complicações com Implantes Dentais
Capítulo 32 Protocolo Cirúrgico de Instalação Imediata do Implante
Capítulo 33 Carga Imediata/Restauração em Implantologia
Capítulo 34 Exodontia Atraumática e Enxerto de Alvéolo
Capítulo 37 Anatomia, Patologia e Cirurgia de Enxerto do Seio Maxilar
Capítulo 40 O Uso de Toxina Botulínica e Preenchimentos Dérmicos em Implantodontia

Robert J. Resnik, MD, MBA
Internal Medicine
Cary Adult Medicine
Cary, North Carolina
Capítulo 10 Avaliação Médica do Paciente Candidato a Implante Dental

W. Eugene Roberts, DDS, PhD, DHC (Med)
Professor Emeritus of Orthodontics
Indiana University School of Dentistry
Indianapolis, Indiana
Capítulo 4 Fisiologia Óssea, Metabolismo e Biomecânica

Mohamed Sharawy, BDS, PhD
Professor
Department of Oral Biology and Diagnostic Sciences
Dental College of Georgia at Augusta University
Augusta Georgia
   Capítulo 12 Anatomia Aplicada aos Implantes Dentais

Amanda M. Sheehan, DDS, DICOI, FAGD
Waterford, Michigan
   Capítulo 40 O Uso de Toxina Botulínica e Preenchimentos Dérmicos em Implantodontia

Jon B. Suzuki, DDS, PhD, MBA
Professor Emeritus of Microbiology and Immunology (School of Medicine)
Professor Emeritus of Periodontology and Oral Implantology (School of Dentistry)
Temple University School of Medicine
Philadelphia, Pennsylvania
Clinical Professor, Department of Periodontics, University of Maryland
Clinical Professor, Department of Periodontics, Nova Southeastern University
Clinical Professor, Department of Graduate Prosthodontics, University of Washington
   Capítulo 34 Exodontia Atraumática e Enxerto de Alvéolo
   Capítulo 41 Diagnóstico, Classificação, Etiologias e Terapias da Perimucosite e Peri-Implantite
   Capítulo 42 Manutenção do Implante: Sucesso do Implante a Longo Prazo

Kevin R. Suzuki, DMD, MS
Associate Professor
Graduate Periodontics
Temple University School of Dentistry
Philadelphia, Pennsylvania
Affiliate Professor
Predoctoral Periodontics
University of Washington School of Dentistry
Seattle, Washington
   Capítulo 41 Diagnóstico, Classificação, Etiologias e Terapias da Perimucosite e Peri-Implantite

Apresentação

Após 50 anos de envolvimento na avaliação e pesquisa de implantes dentais e 47 anos de prática clínica com implantes, sinto-me muito honrado, bem como com uma responsabilidade profissional substancial de escrever este prólogo para *Misch Implantes Dentais Contemporâneos*, de autoria de Dr. Randolph R. Resnik. Por quê? Porque este livro deve ter uma influência simplesmente incalculável na odontologia nos próximos anos.

Desde 1972, também atuo continuamente no comitê executivo do International Congress of Oral Implantologists (ICOI). Hoje, o ICOI é uma das maiores sociedades de implantologistas do mundo. Por muitos anos, Dr. Carl E. Misch e eu fomos Co-Chairman do ICOI. Desde sua morte, tenho atuado como CEO do ICOI, cuja missão sempre foi promover a educação, a pesquisa e a fraternidade internacional sobre implantes dentais em todo o mundo.

Conheço Dr. Randy Resnik há muitos anos e posso garantir que ele é um exemplo brilhante de pessoa multitalentosa que perseguiu esses objetivos e dedicou sua vida à implantologia oral/implantodontia, ampliando o impacto dos trabalhos em implantodontia contemporânea.

Por conta de sua vasta experiência em ensino e orientação, ele aprecia como poucos a "*gestalt*" da implantologia oral/implantodontia. Com o crescimento exponencial desse campo, alimentado por excepcional aceitação profissional e crescente conscientização do consumidor, Dr. Resnik tem sido capaz de identificar cuidadosamente as inúmeras fontes de complicações que podem ocorrer e propor muitas soluções. Além disso, defende fortemente que os implantes dentais sejam para muitos, não apenas para poucos privilegiados. Sob esse ponto de vista, vários clínicos em todo o mundo tentam influenciar os fabricantes a reduzir o preço dos implantes ou o número necessário de implantes usados em casos específicos para aumentar sua disponibilidade para os pacientes e obter resultados satisfatórios.

Depois de ter passado muitas horas discutindo a questão com Dr. Resnik, posso assegurar que compartilhamos a mesma opinião de que os implantes são competência de generalistas, bem como de especialistas em todo o mundo. O que define os elementos do tratamento que os profissionais de saúde realizam deve ser determinado pelo quanto eles treinam, por seu compromisso com a educação continuada e pelo quanto são influenciados por mentores abertos, honestos e atenciosos, como Dr. Resnik.

Vários aspectos desta obra devem ser enfatizados para estimular a leitura aprofundada. São oito seções com 42 capítulos, todos atualizados. Além disso, cerca de 20 capítulos são novos e apresentam vários tópicos inteiramente inéditos. Dr. Resnik está muito ciente do quanto e com que rapidez o campo da implantologia oral/implantodontia está mudando. Por isso, pediu a vários colegas, pesquisadores e especialistas que contribuíssem com seus conhecimentos.

Misch Implantes Dentais Contemporâneos, de Dr. Randolph R. Resnik, é um guia clássico para o estudante e o jovem profissional, bem como uma referência valiosa para clínicos mais experientes.

Com grande respeito pessoal e profissional,

Kenneth W. M. Judy, DDS, FAGD, FACD, MICD
CEO e Chairman, ICOI
Professor, New York University College of Dentistry,
New York, New York
Professor do Departamento de Implantologia,
Seção de Medicina Dentária de Ciências Orais,
Diagnóstico e Reabilitação, Divisão de Prótese Dentária,
Columbia University College of Dental Medicine,
New York, New York

Prefácio

O uso de implantes dentais no campo da odontologia tornou-se uma modalidade de tratamento amplamente aceitável para reabilitar pacientes com áreas edêntulas. Implantologistas clínicos e pesquisadores continuam a dedicar muito tempo e recursos para o desenvolvimento futuro da área. O mercado global de implantes dentais continua a crescer a uma taxa sem precedentes, com expectativa de ultrapassar 7 bilhões em 2024. Com uma consciência cada vez maior do público sobre os benefícios da implantologia dentária, a popularidade da reabilitação com implantes dentais continuará a aumentar no futuro. Um número crescente da população sofre de edentulismo parcial ou total, e o implante dental agora é o método preferido de escolha para substituir um espaço único, múltiplo ou completamente edêntulo. É imperativo, portanto, que o clínico que atua em implante dental tenha uma base sólida dos princípios aceitos para planejamento de tratamento, avaliação radiográfica, procedimentos cirúrgicos, reabilitação protética e cuidados pós-operatórios.

Na quarta edição de *Misch Implantes Dentais Contemporâneos*, o tema subjacente das edições anteriores é claramente mantido no que diz respeito ao conceito de base científica da implantodontia. Esta nova edição é uma visão abrangente de todos os aspectos cirúrgicos da implantodontia, que inclui oito seções e 42 capítulos. Cada capítulo foi escrito especificamente para ser relacionado com todos os outros capítulos deste livro, com o conceito de cuidado consistente e previsível como prioridade. Esta edição quase triplicou de tamanho desde a primeira, escrita no início dos anos 1990. Novos capítulos sobre planejamento de tratamento, cirurgia de implante, farmacologia, avaliação médica, colocação imediata e carga imediata, técnicas de enxerto ósseo, toxina botulínica e preenchimentos dérmicos, bem como o tratamento de doenças peri-implantares foram adicionados a esta quarta edição.

A primeira parte desta edição está relacionada com a base científica para implantes dentais. Apresenta a justificativa para o uso de implantes dentais como substitutos inertes para dentes perdidos e por que a biomecânica desempenha um papel tão significativo no processo de planejamento do tratamento. Um esboço abrangente da terminologia é explicado com exemplos claros e concisos. A pesquisa científica é usada como base para discutir o projeto de implantes e seus biomateriais, com a resposta fisiológica do osso a esses materiais.

A segunda parte deste livro discute as propriedades biomecânicas relacionadas com o processo de implante dental. Os conceitos pioneiros do teorema do estresse postulados por Dr. Carl Misch são a base para estes capítulos, pois são apresentados os vários fatores de força aos quais os implantes dentais são expostos. Os efeitos dessas forças e como as diferentes superfícies do implante se relacionam com as tensões são discutidos em detalhes.

A terceira parte fornece informações sobre as ciências básicas relacionadas com implantologia oral. O capítulo de avaliação médica detalha as condições médicas e os medicamentos que têm efeitos diretos e indiretos no sucesso a curto e longo prazos dos implantes dentais. O capítulo de avaliação radiográfica permite ao leitor ter uma compreensão abrangente da anatomia normal, bem como das variantes anatômicas e patológicas relacionadas com a implantologia dentária. Um capítulo atualizado de farmacologia abrange todos os medicamentos profiláticos e terapêuticos associados aos cuidados pré e pós-operatórios de implantes dentais. Por último, a anatomia aplicada de cabeça e pescoço é discutida com uma visão geral sobre os possíveis episódios infecciosos que podem resultar do tratamento com implantes dentais.

A quarta parte é fundamentada em todos os aspectos do processo de planejamento do tratamento. As classificações pioneiras do Dr. Carl Misch foram atualizadas, incluindo osso disponível, opções protéticas, principais posições de implante e densidade óssea. Um novo capítulo adicionado a esta parte detalha o uso interativo da tomografia computadorizada de feixe cônico (CBCT) no processo de planejamento do tratamento. Valiosos conceitos de planejamento de tratamento são discutidos com um protocolo genérico para o uso de CBCT.

A quinta parte discute conceitos de planejamento de tratamento generalizado relacionados com regiões anatômicas dentro da cavidade oral. São apresentados princípios de planejamento de tratamento único, múltiplo e totalmente edêntulo, de acordo com áreas anatômicas na maxila anterior e posterior e na mandíbula. O processo de planejamento do tratamento edêntulo para próteses fixas *versus* removíveis é comparado em relação às áreas anatômicas da maxila e da mandíbula.

A sexta parte é dedicada ao processo de cirurgia de implantes. Um novo capítulo referente às técnicas cirúrgicas inclui princípios e protocolos cirúrgicos básicos, bem como o instrumental necessário no campo da implantologia oral. Vários protocolos cirúrgicos são discutidos quanto à anatomia específica da maxila e da mandíbula. Além disso, é apresentada uma gama completa de possíveis complicações da cirurgia de implante com relação a etiologia, tratamento e prevenção. Por último, novas classificações e protocolos voltados à cirurgia de colocação imediata de implantes com técnicas de carga imediata são explicados em técnicas baseadas em ciência e pesquisa.

A sétima parte discute todos os aspectos da reabilitação de tecidos moles e duros. Um capítulo detalhado explica diretrizes e técnicas para extração atraumática e enxerto de alvéolo.

É apresentado um novo capítulo que aborda especificamente os substitutos ósseos e membranas disponíveis, com vantagens e desvantagens com base na ciência e nas pesquisas mais recentes. Além disso, capítulos atualizados e abrangentes sobre enxerto ósseo, regeneração óssea guiada, aumento do seio maxilar, enxertos ósseos intraorais e técnicas extraorais estão incluídos nesta parte. Por último, um novo capítulo relacionado com o uso de toxina botulínica e preenchimentos dérmicos é adicionado a essa parte, que inclui o uso para aspectos estéticos e funcionais da implantologia oral.

A parte final da obra aborda os cuidados pós-operatórios, especificamente o tratamento da doença peri-implantar com ênfase nos protocolos de tratamento. O último capítulo inclui um protocolo detalhado e técnicas de tratamento na manutenção de implantes dentais.

Em resumo, *Misch Implantes Dentais Contemporâneos* tem sido usado ao longo dos anos como um livro-texto para alunos de faculdades de odontologia, residentes de odontologia, pós-graduandos, técnicos de laboratório, protesistas, cirurgiões-dentistas generalistas e especialistas. As traduções em muitos idiomas mostraram a popularidade e aceitação desta obra no campo da implantologia oral em todo o mundo. A quarta edição deste livro, de modo abrangente, atualiza o leitor sobre todos os aspectos da implantologia dentária, com o objetivo de elevar os padrões educacionais por meio de uma abordagem baseada na ciência.

Randolph R. Resnik, DMD, MDS

Agradecimentos

Gostaria de expressar minha sincera gratidão a muitas pessoas que ajudaram a moldar minha carreira e forneceram a base para o texto deste livro. Em primeiro lugar, eu nunca teria a ambição, aspiração e disciplina para escrever esta obra se não fosse pelos dois mentores em minha vida: meu falecido pai, Dr. Rudolph Resnik, e o verdadeiro pioneiro em implantologia oral, Dr. Carl E. Misch. Meu pai era o modelo perfeito, educador, clínico e um verdadeiro pioneiro no campo da prótese fixa. Ele era meu herói e melhor amigo, e principal motivo de eu estar onde estou hoje. Seu apoio e incentivo infindáveis motivaram a me dedicar 100% em cada projeto que busquei.

Em segundo lugar, Dr. Carl Misch não era apenas meu mentor, mas também um amigo muito próximo. Sua energia infinita e sua capacidade de antecipar o futuro da implantologia oral e seu impacto na odontologia me permitiram estar na vanguarda desta profissão desafiadora. Sua dedicação e contribuição no campo da implantologia oral são inéditas e nunca serão esquecidas. A base científica para suas classificações e seus princípios será um componente integrante na área para sempre.

Também gostaria de agradecer aos milhares de profissionais que, nos últimos 30 anos, assistiram às minhas várias palestras, simpósios e, especialmente, os ex-graduandos do Misch International Implant Institute. Foi a curiosidade e a ambição destes em aprender que me capacitaram a escrever a quarta edição de *Misch Implantes Dentais Contemporâneos*. Eles me deram a determinação e o desejo de elevar o padrão de atendimento em nossa profissão e elevar a implantodontia a um nível mais alto.

Agradeço sinceramente a todos os autores dos capítulos adicionais por compartilharem sua *expertise* na redação deste livro. A dedicação de todos à implantodontia e, especialmente, a amizade e o apoio pessoal são muito apreciados: Dean Jon Suzuki, Steven Caldwell, Robert Resnik, Christopher Resnik, David Datillo, Joseph Cillo, Neil Park, Grant Bullis, Mauri Kerr, Amanda Sheehan, Kevin Suzuki, Diana Bronstein, Ralph Powers, Francine Misch-Dietsh e Mohamed Sharowry.

Uma nota especial de agradecimento à equipe da Editora Elsevier pelo incentivo, entusiasmo e orientação com o conteúdo deste livro. Em particular, à estrategista de conteúdo, Alexandra Mortimer e à especialista sênior em desenvolvimento de conteúdo, Anne E. Snyder, por sua dedicação e infinitas horas de trabalho no desenvolvimento e na criação desta obra. Sem a ajuda delas, este livro nunca teria se tornado realidade.

Por fim, mas não menos importante, gostaria de agradecer a minha família pelo apoio e incentivo durante este projeto, apesar do sacrifício e do fardo que muitas vezes lhes impôs. À minha esposa, Diane, cujo apoio inabalável sempre me dá forças para que eu alcance o sucesso. Estou muito orgulhoso de meus dois filhos, Christopher, atualmente em um programa de residência na University of Pittsburgh e, em breve, tornando-se a terceira geração de protesistas, e minha linda filha, Allison, que atualmente está cursando medicina na Georgetown University.

Sumário

PARTE 1 | Base Científica, 1

1. **Fundamentos dos Implantes Dentais, 2**
   Randolph R. Resnik e Carl E. Misch

2. **Terminologia em Implantologia, 21**
   Neil I. Park e Mayuri Kerr

3. **Base Funcional para o Projeto do Implante Dental, 47**
   Grant Bullis

4. **Fisiologia Óssea, Metabolismo e Biomecânica, 68**
   W. Eugene Roberts

5. **Biomateriais Utilizados em Implantes Dentais, 106**
   Jack E. Lemons, Francine Misch-Dietsh e Randolph R. Resnik

PARTE 2 | Propriedades Biomecânicas dos Implantes Dentais, 137

6. **Biomecânica Clínica nos Implantes Dentais, 138**
   Martha Wareen Bidez e Carl E. Misch

7. **Teorema do Tratamento da Tensão para a Implantodontia, 150**
   Carl E. Misch e Randolph R. Resnik

8. **Plano de Tratamento: Fatores de Força Relacionados com as Condições do Paciente, 172**
   Randolph R Resnik e Carl E. Misch

9. **Superfícies dos Implantes Dentais, 196**
   Neil I. Park e Mayuri Kerr

PARTE 3 | Ciência Básica, 207

10. **Avaliação Médica do Paciente Candidato a Implante Dental, 208**
    Randolph R. Resnik e Robert J. Resnik

11. **Avaliação Radiográfica em Implantologia Oral, 273**
    Randolph R. Resnik

12. **Anatomia Aplicada aos Implantes Dentais, 329**
    Mohamed Sharawy

13. **Infecções dos Implantes Dentais, 339**
    Joseph E. Cillo, Jr.

14. **Farmacologia em Implantodontia, 357**
    Randolph R. Resnik

PARTE 4 | Princípios do Plano de Tratamento, 381

15. **Tomografia Computadorizada Interativa e Plano de Tratamento em Implantodontia, 382**
    Randolph R. Resnik

16. **Osso Disponível e Planos de Tratamento para Implantes Dentais, 413**
    Carl E. Misch e Randolph R. Resnik

17. **Opções Protéticas em Implantodontia, 435**
    Randolph R. Resnik e Carl E. Misch

18. **Densidade Óssea: Fator Determinante para o Plano de Tratamento, 449**
    Randolph R. Resnik e Carl E. Misch

19. **Planos de Tratamento Considerando Posição e Número de Implantes, 466**
    Carl E. Misch e Randolph R. Resnik

PARTE 5 | Planejamento de Tratamento de Local Edêntulo, 479

20. **Planos de Tratamento para Arcos Parcial e Totalmente Edêntulos em Implantodontia, 480**
    Carl E. Misch e Randolph R. Resnik

21. **Próteses Pré-Implante: Fatores Relacionados com Cirurgia e Plano de Tratamento, 495**
    Carl E. Misch, Randolph R. Resnik e Francine Misch-Dietsh

22 Substituição Única ou Múltipla: Opções de Tratamento, 532
Randolph R. Resnik e Neil I. Park

23 Plano de Tratamento para Maxila Posterior Edêntula, 554
Randolph R. Resnik e Carl E. Misch

24 Mandíbula Edêntula: Plano de Tratamento com Prótese Fixa *versus* Removível, 568
Randolph R. Resnik e Carl E. Misch

25 Maxila Edêntula: Plano de Tratamento com Prótese Fixa *versus* Removível, 590
Randolph R. Resnik e Carl E. Misch

PARTE 6 | Cirurgia de Implante, 603

26 Técnicas Cirúrgicas Básicas e Instrumental, 604
Christopher R. Resnik e Randolph R. Resnik

27 Protocolo Cirúrgico de Instalação do Implante, 644
Randolph R. Resnik

28 Posicionamento Ideal do Implante, 670
Randolph R. Resnik e Carl E. Misch

29 Instalação de Implante na Região Anterior da Maxila, 706
Randolph R. Resnik e Carl E. Misch

30 Implicações Anatômicas Mandibulares para a Cirurgia de Implante Dental, 737
Randolph R. Resnik

31 Complicações com Implantes Dentais, 770
Randolph R. Resnik

32 Protocolo Cirúrgico de Instalação Imediata do Implante, 828
Randolph R. Resnik

33 Carga Imediata/Restauração em Implantologia, 858
Randolph R. Resnik e Carl E. Misch

PARTE 7 | Reabilitação de Tecido Mole e Duro, 887

34 Exodontia Atraumática e Enxerto de Alvéolo, 888
Randolph R. Resnik e Jon B. Suzuki

35 Substitutos Ósseos e Membranas, 909
Ralph Powers

36 Enxerto Particulado e Membrana/Regeneração Óssea Guiada, 930
C. Stephen Caldwell

37 Anatomia, Patologia e Cirurgia de Enxerto do Seio Maxilar, 985
Randolph R. Resnik e Carl E. Misch

38 Enxerto de Osso Autógeno Intraoral, 1051
C. Stephen Caldwell e Carl E. Misch

39 Enxerto Ósseo Extraoral para Reconstrução com Implante, 1084
David J. Dattilo

40 O Uso de Toxina Botulínica e Preenchimentos Dérmicos em Implantodontia, 1108
Randolph R. Resnik e Amanda M. Sheehan

PARTE 8 | Manutenção do Implante Dental, 1135

41 Diagnóstico, Classificação, Etiologias e Terapias da Perimucosite e Peri-Implantite, 1136
Jon B. Suzuki e Kevin R. Suzuki

42 Manutenção do Implante: Sucesso do Implante a Longo Prazo, 1185
Jon B. Suzuki e Diana Bronstein

Apêndice | Opções de Plano de Tratamento, 1209

Índice Alfabético, 1211

PARTE 1

Base Científica

1 | Fundamentos dos Implantes Dentais, *2*
2 | Terminologia em Implantologia, *21*
3 | Base Funcional para o Projeto do Implante Dental, *47*
4 | Fisiologia Óssea, Metabolismo e Biomecânica, *68*
5 | Biomateriais Utilizados em Implantes Dentais, *106*

1
Fundamentos dos Implantes Dentais

RANDOLPH R. RESNIK E CARL E. MISCH

O objetivo da odontologia moderna é restabelecer o paciente às condições normais de contorno, função, conforto, estética, fonação e saúde, seja pela remoção do tecido cariado de um dente ou pela substituição de dentes por uma prótese. O que torna a implantodontia única é a capacidade de atingir esse objetivo, independentemente da atrofia, doença ou lesão do sistema estomatognático.[1] No entanto, quanto mais dentes faltam ao paciente, mais desafiadora se torna essa tarefa. Como resultado de pesquisas contínuas, ferramentas de diagnóstico, plano de tratamento, projetos de implantes, materiais e técnicas avançadas, o sucesso previsível, agora, é uma realidade para a reabilitação de muitas situações clínicas desafiadoras.

O impacto dos implantes dentais certamente afetou o campo da odontologia nos EUA. O número de implantes dentais utilizados nos EUA aumentou mais de 10 vezes de 1983 a 2002 e mais de cinco vezes de 2000 a 2005. Mais de 1 milhão de implantes dentais são instalados a cada ano, e a indústria está estimada em US$ 10 bilhões em 2020.[2,3] Nos dias atuais, mais de 90% dos cirurgiões-dentistas cuja especialidade é cirurgia oferecem tratamento com implantes dentais de maneira rotineira em suas clínicas, 90% dos que são protesistas reabilitam rotineiramente os implantes e mais de 80% dos cirurgiões-dentistas que atuam como clínicos gerais utilizam implantes para dar suporte a próteses fixas e removíveis, em comparação aos apenas 65% de 15 anos atrás.[4-7]

Apesar de esses números demonstrarem que os implantes estão incorporados à odontologia mais do que nunca, ainda há muito espaço para um crescimento contínuo. A utilização de implantes dentais varia amplamente em diferentes países. Por exemplo, estima-se que o número colocado a cada ano para cada 10 mil pessoas é de 230 para Israel (o maior número); 180 para Coreia do Sul e Itália; 140 para Espanha e Suíça; 100 para Alemanha; 60 para Brasil, Holanda e EUA; 50 para o Japão e a França; 40 para Canadá e Austrália; e Taiwan e Reino Unido, com 20 por ano, são os que utilizam implantes com menor frequência. Os seis países com maior uso de implantes (cinco na Europa e a Coreia do Sul) são responsáveis por mais da metade do crescimento total do mercado de 2002 a 2007. Um crescimento a longo prazo de 12 a 15% é esperado no futuro, na maioria dos países que utilizam implantes neste momento (Figura 1.1).

A porcentagem de dentes substituídos por um implante, em vez das tradicionais próteses fixas ou removíveis, também varia drasticamente de acordo com o país. Em países como Israel, Itália e Coreia do Sul, 30 a 40% dos dentes substituídos incorporam um implante dental. Na Espanha, Suíça, Alemanha e Suécia, 20 a 26% das reabilitações para substituir dentes são suportadas por um implante, enquanto no Brasil e na Bélgica cerca de 13 a 16% das reabilitações utilizam um implante. Surpreendentemente, os EUA, o Japão, a França e o Canadá utilizam implantes em 10% ou menos dos dentes substituídos, porém esse número está aumentando (Figura 1.2).[8]

Aumento da demanda por implantes dentários

A maior necessidade e uso de tratamentos relacionados a implantes resultam do efeito combinado de vários fatores, incluindo (1) pacientes que vivem mais, (2) perda de dentes relacionada à idade, (3) pacientes mais ativos socialmente e com consciência estética, (4) uma maior incidência de edentulismo parcial e total, (5) complicações da prótese convencional e (6) vantagens inerentes das reabilitações implantossuportadas.

Pacientes que vivem mais

De acordo com a literatura, a idade está diretamente relacionada com todos os indicadores de perda dentária;[9,10] portanto, o envelhecimento da população é um fator importante a ser considerado na implantodontia. Quando Alexandre, o Grande, conquistou o mundo antigo, tinha somente 17 anos de idade. No entanto, a expectativa de vida naquela época era de apenas 22 anos. De 1000 a.C. a 1800 d.C., a expectativa de vida permaneceu inferior a 30 anos (Figura 1.3). As últimas estatísticas do National Center for Health Statistics mostram que a expectativa de vida média dos norte-americanos é de cerca de 78,6 anos, com as mulheres vivendo, aproximadamente, 5 anos a mais (81,1 anos) que os homens (76,1 anos). O grupo com mais de 65 anos aumentou em 12% em 2000, e o previsto é que aumente mais de 20% da população antes de 2025 (Figura 1.4).[11]

Além disso, não apenas a porcentagem da população com mais de 65 anos de idade está aumentando, mas também a população em geral. A população em 2000 era de 282 milhões, e prevê-se que aumente em 49%, para 420 milhões, até 2050. Considerando o efeito de um crescimento populacional e de uma porcentagem maior dessa população com mais de 65 anos, um aumento geral considerável pode ser esperado em número de pacientes. Em

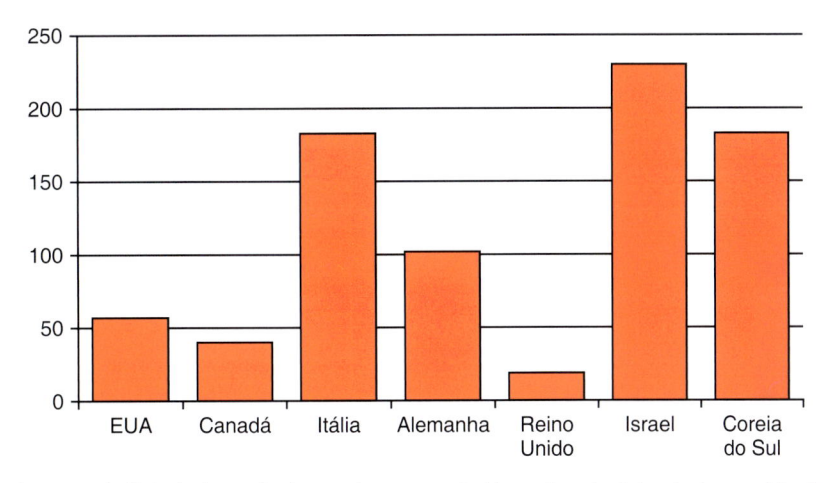

CAPÍTULO 1 Fundamentos dos Implantes Dentais   3

• **Figura 1.1** Implante utilizado para substituir dentes varia de acordo com o país. Uso estimado de implantes por 10 mil pessoas por ano é maior em Israel, Coreia do Sul e Itália. (De Misch CE. Rationale for dental implants. In: Misch CE, ed. *Dental Implant Prosthetics*. 2nd ed. St Louis: Mosby; 2015.)

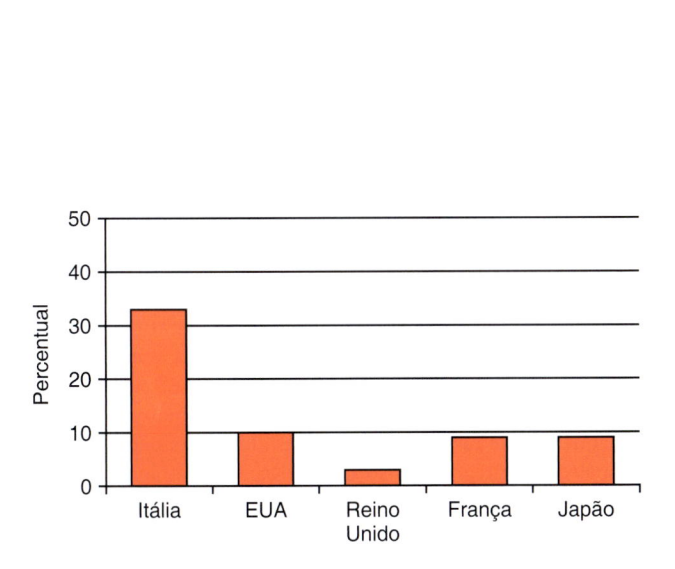

• **Figura 1.2** Implante *versus* dente não substituído por implante (porcentagem) varia amplamente entre os países. Nos EUA, apenas 1 em cada 10 dentes substituídos utiliza um implante. (De Misch CE. Rationale for dental implants. In: Misch CE, ed. *Dental Implant Prosthetics*. 2nd ed. St Louis: Mosby; 2015.)

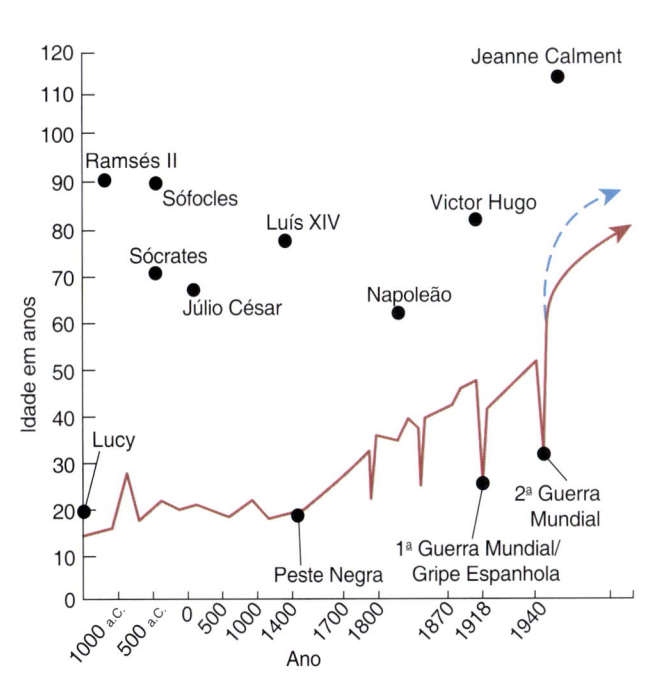

• **Figura 1.3** A expectativa de vida média permaneceu entre aproximadamente 20 e 30 anos de idade por várias centenas de anos de civilização humana. Desde o fim do século XVIII, houve aumento gradual na expectativa de vida. (Redesenhada de *Le Figaro Magazine*, Paris, 2004.)

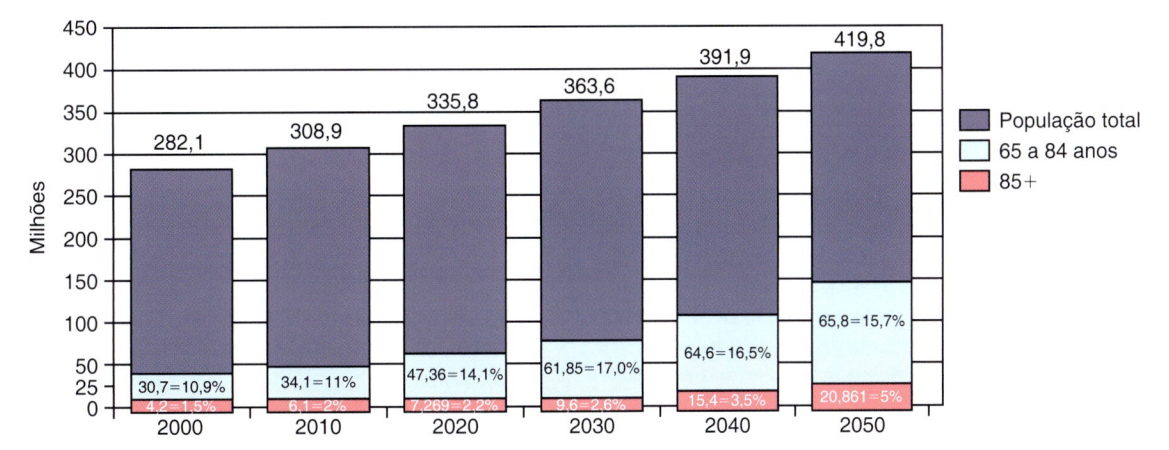

• **Figura 1.4** Em 2050, 20,7% da população terá mais de 65 anos de idade. Além disso, haverá aumento crescente da porcentagem de pessoas com 65 anos e a população também aumentará. Como resultado, 34,9 milhões de pessoas tinham mais de 65 anos em 2000, e 86,6 milhões de pessoas atingirão esse marco em 2050.

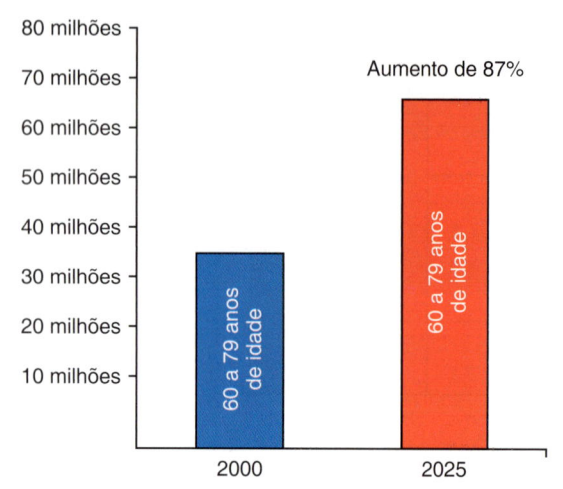

Figura 1.5 População adulta com mais de 60 anos aumentará 87% do ano 2000 ao ano 2025. (De Misch CE. Rationale for dental implants. In: Misch CE, ed. *Dental Implant Prosthetics.* 2nd ed. St Louis: Mosby; 2015.)

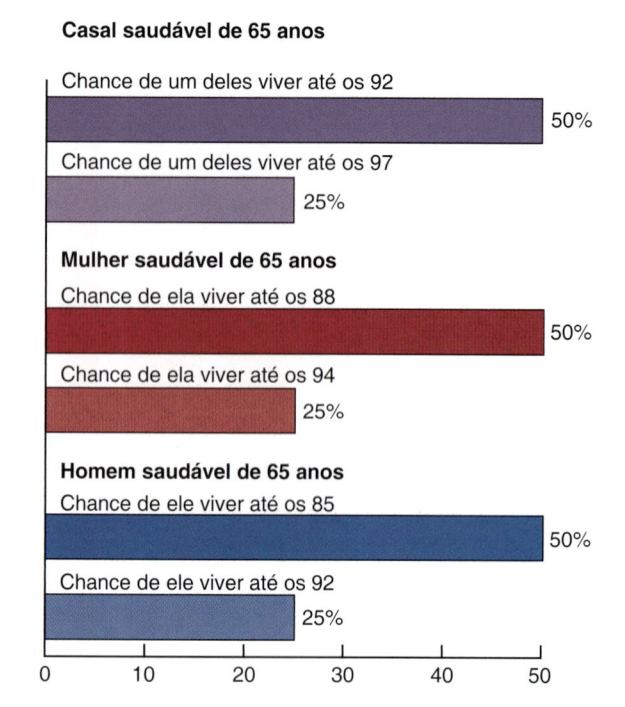

Figura 1.6 Quando uma pessoa alcança a idade de 65 anos, muitas vezes pode sentir que um investimento em saúde é pouco apropriado. Uma mulher saudável de 65 anos viverá mais 23 anos em 50% dos casos, e mais 29 anos em 25% dos casos. Sua condição oral atual se tornará pior durante esse prolongamento de expectativa de vida se um tratamento não for realizado.

2003, 35 milhões de pessoas tinham mais de 65 anos. Espera-se que esse número aumente 87% até 2025, resultando em quase 70 milhões de pessoas com mais de 65 anos[9] (Figura 1.5). Como os idosos têm maior probabilidade de perder dentes, a necessidade de implantodontia aumentará consideravelmente nas próximas décadas.

A expectativa de vida aumentou significativamente após a aposentadoria. Uma pessoa de 65 anos agora pode esperar viver mais 20 anos, e uma pessoa de 80 anos pode esperar viver mais 9,5 anos[10] (Figura 1.6). As mulheres representam dois terços da população com mais de 65 anos. Não é incomum um paciente de 70 anos perguntar: "Vale a pena gastar muito dinheiro para consertar minha boca na minha idade?". A resposta deve ser muito positiva porque a expectativa de vida do paciente se estenderá por mais duas décadas, em média, e sua situação oral atual normalmente piorará se não for corrigida.

Mais de 69% dos americanos entre 35 e 44 anos têm pelo menos um dente perdido. De acordo com o National Center for Health Statistics, 91% das pessoas nos EUA com idades entre 20 e 64 anos tinham cárie nos dentes permanentes. A pesquisa do National Health and Nutrition Examination estimou que aproximadamente 42% das crianças de 2 a 11 anos têm cárie dentária e mais de 23% não são tratadas. O National Institute of Dental and Craniofacial Research determinou que a perda dentária em adultos americanos começa entre as idades de 35 e 45 anos, e mais de 24% dos adultos com mais de 74 anos são completamente edêntulos.[12]

Perda dentária relacionada à idade

O processo de envelhecimento afeta diretamente a cavidade bucal, com consequências negativas. À medida que o esmalte do dente se desgasta, os dentes se tornam mais vulneráveis aos processos de doenças e eventual perda do dente. Muitos medicamentos afetam os dentes, causando principalmente xerostomia. A xerostomia não só enfraquece os dentes, mas também resulta na perda de tecidos duros e moles. Portanto, existe uma correlação direta entre o processo de envelhecimento e a perda dentária.

As regiões posteriores da cavidade bucal são as áreas mais comuns para a perda de um único dente[13] (Figura 1.7). Os primeiros molares são os primeiros dentes permanentes a irromperem na boca e, infelizmente com frequência, são os primeiros dentes perdidos como resultado de cárie, falha na terapia endodôntica ou fratura (geralmente após a endodontia).

Os molares são de vital importância para a manutenção da forma do arco e de planos oclusais adequados. Além disso, o paciente adulto frequentemente tem uma ou mais coroas como consequência de restaurações maiores anteriores necessárias para restabelecer a integridade do dente. Registros de longevidade de coroas produziram resultados muito díspares. O tempo médio de vida com falha foi relatado em aproximadamente 10,3 anos. Outros estudos variam de uma taxa de falha de 3% em 23 anos a uma taxa de falha de 20% em 3 anos. A causa primária da falha da coroa é a cárie, seguida por doença periodontal e terapia endodôntica.[14] O dente corre o risco de extração como resultado dessas complicações, que são as principais causas da perda de um único dente posterior em adultos (Figuras 1.8 e 1.9).[15]

Pesquisadores descobriram uma correlação direta de perda dentária na população idosa acometida por declínio físico e mental. Os dados demonstraram que indivíduos que perderam todos os dentes naturais tiveram desempenho aproximadamente 10% pior em memória e mobilidade (caminhada) do que seus colegas com dentes naturais. Normalmente, a perda dentária é menor em pacientes de maior nível socioeconômico. No entanto, neste estudo, a ligação entre a perda dentária total e a mobilidade (velocidade mais lenta da caminhada) permaneceu significativa quando todas as variáveis foram levadas em consideração.

Pacientes mais socialmente ativos e consciência estética

Com os pacientes vivendo mais, as atividades sociais prazerosas, incluindo jantar e namorar, continuam na velhice. No passado, o tratamento de pacientes idosos enfatizava abordagens não cirúrgicas e tratamento paliativo. Hoje, o escopo completo dos serviços

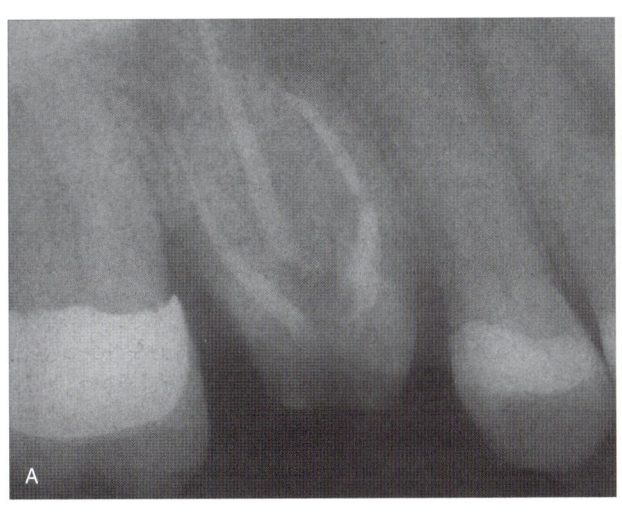

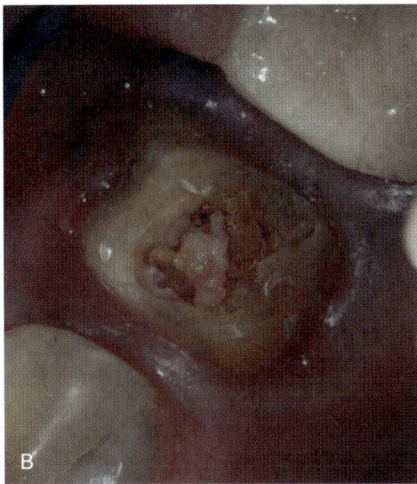

• **Figura 1.7 A e B**. O dente mais perdido, geralmente, é o primeiro molar. Aproximadamente 80% das vezes, os dentes adjacentes não são restaurados ou têm restaurações mínimas.

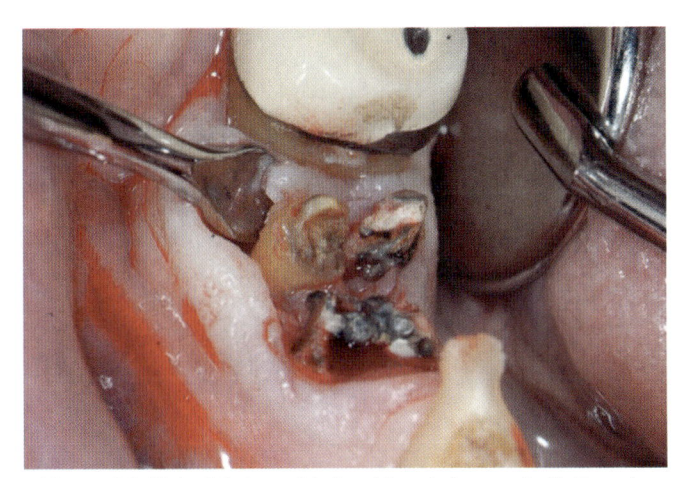

• **Figura 1.8** Molar inferior exibindo cárie e fratura endodôntica, duas das complicações mais comuns que levam um dente a ser considerado não restaurável.

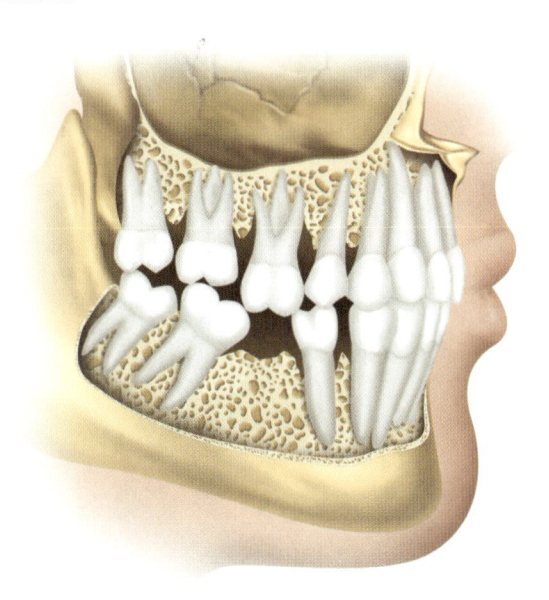

• **Figura 1.9** A perda de um dente posterior é uma ocorrência frequente na prática geral. O dente mais ausente costuma ser o primeiro molar, o que resulta em muitas complicações na arcada dentária. (De Misch CE. Rationale for dental implants. In: Misch CE, ed. *Dental Implant Prosthetics*. 2nd ed. St Louis: Mosby; 2015.)

odontológicos para pacientes idosos está aumentando em importância, tanto para o público quanto para a profissão, devido ao aumento da idade de nossa sociedade. Estudos têm mostrado que pacientes idosos socialmente mais ativos terão uma progressão mais lenta dos declínios de saúde do que os idosos que se tornam menos ativos socialmente. Demonstrou-se que os idosos engajados são mais motivados para manter a saúde do que seus pares menos engajados. Portanto, com os pacientes vivendo mais, a educação do paciente é de vital importância, pois a demanda por um tratamento mais abrangente com implantes dentais certamente aumentará no futuro para manter a atividade social.

Maior prevalência de edentulismo parcial e total

Edentulismo parcial

Atualmente, a prevalência de edentulismo parcial na população em geral tem resultado em um aumento da necessidade de implantes dentais. Vários estudos demonstram que esse padrão chega a 48% da população. Muitas variáveis associadas a esse aumento incluem gênero, etnia e doenças crônicas. Além disso, os adultos com edentulismo parcial tinham 22,6% mais probabilidade de residir em áreas rurais e 31,5% em locais desfavorecidos.[16]

Como afirmamos, em geral os dentes mais perdidos são os molares.[17] O edentulismo parcial de extremidade livre é uma preocupação em particular porque, nesses pacientes, os dentes são frequentemente substituídos por próteses parciais removíveis. A colocação do implante nas regiões posteriores costuma ser um desafio devido à localização do seio maxilar e do canal mandibular. A frequência de edentulismo de extremidade livre mandibular é maior que sua contraparte maxilar em todas as faixas etárias. O edentulismo unilateral de extremidade livre é mais comum do que o edentulismo bilateral nas arcadas superiores e inferiores nas faixas etárias mais jovens (25 a 44 anos). Cerca de 13,5 milhões de pessoas nessas faixas etárias mais jovens têm edentulismo de extremidade livre em qualquer arco (Figura 1.10).

Em pacientes de 45 a 54 anos, 31,3% têm edentulismo inferior de extremidade livre e 13,6% têm edentulismo de extremidade livre na arcada superior. Aproximadamente 9,9 milhões de pessoas no grupo de 45 a 54 anos de idade têm pelo menos um quadrante edêntulo de extremidade livre, e quase metade destes têm edentulismo parcial bilateral. O padrão de edentulismo posterior evolui no grupo de 55 a 64 anos, no qual 35% dos

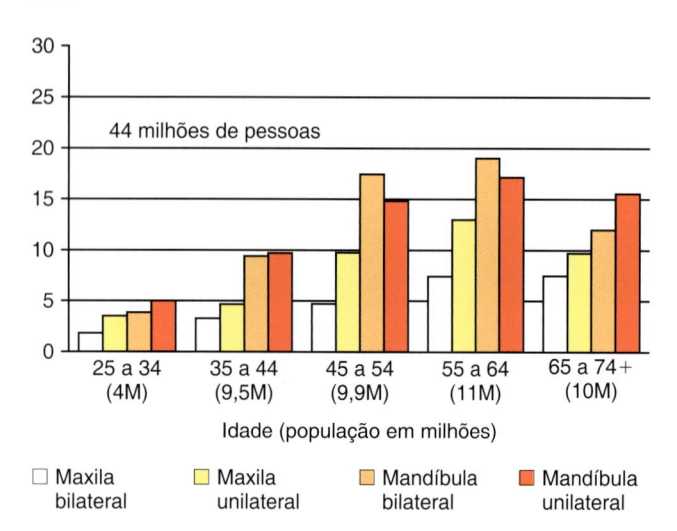

• **Figura 1.10** Existem mais de 44 milhões de pessoas nos EUA sem pelo menos um quadrante de dentes posteriores (mais frequentemente na mandíbula). (De Misch CE. Rationale for dental implants. In: Misch CE, ed. *Dental Implant Prosthetics*. 2nd ed. St Louis: Mosby; 2015.)

arcos inferiores apresentam edentulismo de extremidade livre em comparação com 18% do arco superior. Como resultado, aproximadamente 11 milhões de indivíduos nessa faixa etária são candidatos potenciais para implantes. Outros 10 milhões apresentam edentulismo de extremidade livre parcial aos 65 anos ou mais. Estudos adicionais nos EUA documentaram aproximadamente 44 milhões de pessoas com pelo menos um quadrante de dentes posteriores perdidos. Por exemplo, se cada um desses arcos requer três implantes para suportar uma prótese fixa, seriam necessários 132 milhões de implantes, somados aos 192 milhões para pacientes edêntulos.[18-20]

Edentulismo total

Embora a porcentagem de pacientes com edentulismo total esteja diminuindo por causa da população *baby boomer*, o número total de pacientes com edentulismo que exigirão tratamento aumentará no futuro. No passado, extrações de arco total eram indicadas principalmente por causa dos processos patológicos combinados à cárie dentária, à doença periodontal ou como um método para reduzir os custos associados ao tratamento odontológico. No entanto, devido à alta taxa de sucesso dos implantes dentais hoje, não é incomum que extrações de boca inteira sejam concluídas quando os dentes são questionáveis, especialmente em antecipação à futura colocação do implante. Semelhante a outros desfechos patológicos da doença, a ocorrência de perda total dos dentes está diretamente relacionada à idade do paciente. A taxa de edentulismo aumenta em aproximadamente 4% por 10 anos nos primeiros anos da idade adulta e aumenta para mais de 10% por década após os 70 anos.[21]

A taxa média total de edêntulos em todo o mundo é de aproximadamente 20% aos 60 anos, embora haja grande disparidade entre os países com taxas mais altas e mais baixas. Por exemplo, na faixa etária de 65 a 74 anos, a taxa total de edêntulos no Quênia e na Nigéria foi de 0%, enquanto a Holanda e a Islândia têm uma taxa de 65,4% e 71,5%, respectivamente. A taxa canadense de edêntulos foi de 47% nas idades de 65 a 69 e 58% de 70 a 98 (67% em Quebec para aqueles com mais de 65 anos, em comparação a Ontário com uma taxa de 41%).[22]

Nos EUA, a comparação do edentulismo de 1957 a 2012 diminuiu de 19% para 5%. A renda é frequentemente relacionada à educação e também pode desempenhar um papel na taxa de edentulismo nos EUA de 1988 a 1994; estudos relataram uma taxa de edêntulos de 22% para aqueles com menos de 8 anos de educação, 12% para aqueles com 9 a 11 anos de estudo, 8% para aqueles com 12 anos de estudo e 5% para pessoas com mais de 12 anos de estudo.

Estudos demonstram que o edentulismo nos EUA raramente é visto em indivíduos de alta renda. O nível de escolaridade é inversamente proporcional ao edentulismo. Geograficamente, o edentulismo foi considerado mais alto em estados que fazem fronteira com as Montanhas Apalaches e o Delta do Mississippi. A prevalência mais baixa foi encontrada em Califórnia, Connecticut, Havaí e Minnesota. A prevalência nos estados do sul é quase duas vezes maior do que nos estados do oeste (Figura 1.11).[23]

Nos levantamentos nacionais do National Institute of Dental Research, a ocorrência de edentulismo total (ausência de dentes) de uma única arcada (35 vezes mais frequente na maxila) foi leve na faixa etária de 30 a 34 anos, mas aumentou para 11% nas idades próximas a 45 anos, e então permaneceu constante após 55 anos, em torno de 15% da população adulta. Um total de aproximadamente 12 milhões de indivíduos nos EUA têm edentulismo em uma das arcadas, representando 7% da população adulta em geral. Com o passar das gerações nascidas em meados do século XX, projeta-se a redução da taxa de declínio do edentulismo, alcançando aproximadamente 2,6% até o ano de 2050. Esse declínio contínuo, no entanto, será compensado pelo envelhecimento da população. O número projetado de pessoas edêntulas em 2050 será de aproximadamente 8,6 milhões. Isso será 30% menor do que os 12,2 milhões de pessoas edêntulas em 2010.[23]

A atual população mais jovem está se beneficiando dos conhecimentos avançados e das técnicas de reabilitação de hoje. O edentulismo foi observado em 5% dos adultos empregados entre 40 e 44 anos, aumentando gradualmente para 26% aos 65 anos, e quase 44% em idosos com mais de 75 anos (Figura 1.12).[24] Como esperado, as pessoas mais velhas são mais propensas a perder todos os dentes. O gênero não foi associado à manutenção ou perda dentária, uma vez que os ajustes foram feitos para a idade. As porcentagens de edentulismo de um ou dois arcos se traduzem em mais de 30 milhões de pessoas, ou cerca de 17% de toda a população adulta dos EUA. Para colocar esses números em perspectiva, 30 milhões de pessoas representam aproximadamente toda a população afro-americana dos EUA ou toda a população do Canadá. Embora a taxa de edentulismo esteja diminuindo a cada década, a população idosa está crescendo tão rapidamente que a população adulta que precisará de uma ou duas próteses

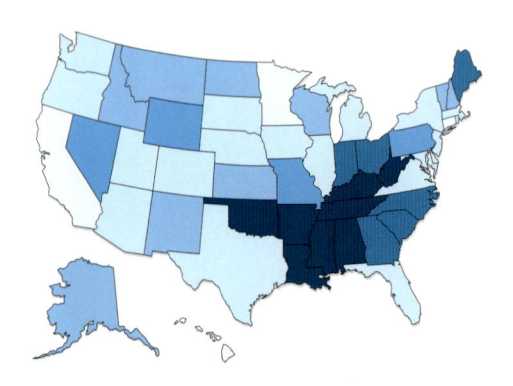

• **Figura 1.11** Padrão por idade na prevalência de edentulismo entre adultos ≥ 25 anos nos EUA em 2010. (De Slade GD, Akinkugbe AA, Sanders, AE. Projections of U.S. edentulism prevalence following 5 decades of decline. *J Dent Res*. 2014;93(10):959–965.)

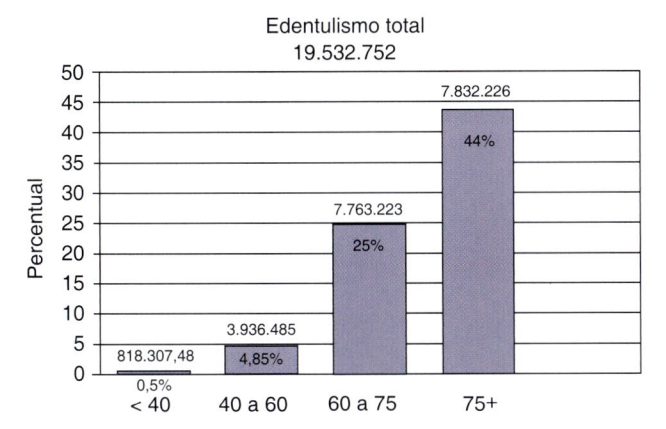

Edentulismo total
19.532.752

- **Figura 1.12** A taxa de edentulismo total da população dos EUA varia de 5% para pessoas com 40 anos a 44% para pessoas com mais de 75 anos. Como resultado, 20 milhões de pessoas (10,5% da população) nos EUA não têm dentes. Outros 12 milhões de pessoas (7% da população adulta) não têm dentes superiores se opondo a pelo menos alguns dentes inferiores.

População: 163.607.356 / 81.165.640 / 31.052.895 / 17.800.513
População total = 298 milhões

< 40: 818.307,48 (0,5%)
40 a 60: 3.936.485 (4,85%)
60 a 75: 7.763.223 (25%)
75+: 7.832.226 (44%)

totais vai aumentar: de 33,6 milhões de adultos em 1991 para 37,9 milhões de adultos em 2020. O número total de arcos edêntulos foi estimado em 56,5 milhões em 2000, 59,3 milhões em 2010 e 61 milhões em 2020. O edentulismo total, portanto, continua sendo uma preocupação significativa, e os pacientes afetados frequentemente requerem tratamento com implantes dentais para resolver vários problemas relacionados. Por exemplo, para demonstrar a necessidade de tratamento com implantes em um grupo de edêntulos, se quatro implantes fossem usados para ajudar no suporte a cada arco edêntulo total em 2000, um total de 226 milhões de implantes teriam sido necessários. No entanto, apenas cerca de 1 milhão de implantes foram inseridos para todo o tratamento do paciente (edêntulo parcial ou total) naquele ano. Quase 70% dos cirurgiões-dentistas gasta menos de 1 a 5% do tempo no tratamento de pacientes edêntulos, deixando uma grande necessidade não atendida para a implantologia.[25]

Quando os números de edêntulos parciais são somados às porcentagens de edêntulos totais, quase 30% da população adulta dos EUA são candidatos a uma prótese removível total ou parcial. A necessidade de retenção, suporte e estabilidade adicionais e o desejo de eliminar uma prótese removível são indicações comuns para implantes dentais. Como resultado, 74 milhões de adultos (90 milhões de arcadas) são candidatos potenciais para implantes dentais. Como um mínimo de cinco consultas é necessário para implantar e reabilitar um paciente, cada cirurgião-dentista dos EUA precisaria de aproximadamente 20 consultas por mês durante 20 anos para tratar a atual população edêntula posterior parcial e total com próteses implantossuportadas. A evolução da população para uma idade média aumentada, combinada com a população existente de pacientes edêntulos parciais e totais, garante o futuro da implantodontia para várias gerações de cirurgiões-dentistas.

Na população idosa, a perda dentária é mais comum. A população dos *baby boomers* nos EUA é a maior compradora de cirurgia plástica eletiva e de procedimentos antienvelhecimento e medicamentos. Essa geração está destinada a ser a geração idosa mais rica de todos os tempos nos EUA, e eles herdarão a maior transferência de riqueza ajustada pela inflação da história, cerca de US$ 10 trilhões.[26] Essa propensão para gastos discricionários abasteceu um crescimento sem precedentes em implantes dentais durante a última década, e espera-se que continue. Estima-se que a população com mais de 65 anos nos EUA aumente a taxas anuais de 1,5 a 3% de 2010 a 2035. A população com mais de 65 anos aumentará de 12,4% da população em 2000 para 20,6% em 2050.[27,28]

Consequências anatômicas do edentulismo

Perda de tecido duro. O osso basal, que forma a estrutura esquelética dentária, contém a maior parte das ligações musculares e começa a se formar no feto antes que os dentes se desenvolvam (Boxe 1.1). O osso alveolar aparece pela primeira vez quando a bainha epitelial de Hertwig do germe dentário evolui (Figura 1.13). O osso alveolar não se forma na ausência de desenvolvimento do dente decíduo ou permanente. A estreita relação entre o dente e o processo alveolar continua ao longo da vida. A lei de Wolff (1892) afirmava que o osso se remodela em relação às forças aplicadas. Cada vez que a função do osso é modificada, ocorre uma mudança definitiva na estrutura interna e na configuração externa.[29,30] Na odontologia, as consequências do edentulismo total e do volume ósseo remanescente foram notadas por Misch em 1922, quando ele descreveu a estrutura esquelética de uma mulher de 90 anos, edêntula por várias décadas.[31]

O osso requer estimulação para manter sua forma e densidade. Roberts et al.[32] relataram que uma deformação de 4% no sistema esquelético mantém o osso e ajuda a equilibrar os fenômenos de reabsorção e formação. Os dentes transmitem forças de compressão e tração ao osso circundante. Essas forças foram medidas como um efeito piezoelétrico nos cristais imperfeitos de durapatita que compõem a porção inorgânica do osso. Quando um dente é perdido, a falta de estimulação ao osso residual provoca uma diminuição do trabeculado e da densidade óssea da região, com perda

Boxe 1.1 Consequências do edentulismo total.

- Perda óssea continuada da maxila e mandíbula
- Alterações negativas dos tecidos moles da face e arcadas
- Alterações estéticas faciais negativas
- Diminuição da função mastigatória
- Aumento dos problemas de saúde
- Efeitos negativos da dieta
- Problemas psicológicos
- Pacientes menos ativos socialmente

De Misch CE. Rationale for dental implants. In: Misch CE, ed. *Dental Implant Prosthetics*. 2nd ed. St Louis: Mosby; 2015.

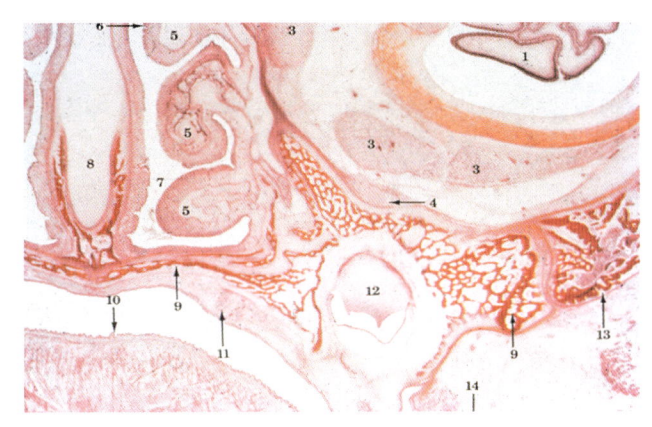

- **Figura 1.13** O osso alveolar se forma como resultado da formação da raiz do dente. Quando nenhuma raiz de dente está presente, o processo alveolar não se forma (ou seja, displasia ectodérmica quando ocorre anodontia parcial ou total dos dentes decíduos e permanentes).

da largura externa, depois da altura, e do volume ósseo.[32] Há uma diminuição de 25% na largura do osso durante o primeiro ano após a perda do dente e uma diminuição geral de 4 mm na altura durante o primeiro ano após as extrações para uma prótese total imediata. Um estudo longitudinal pioneiro de 25 anos demonstrou perda óssea contínua durante esse período; ao comparar a perda óssea da maxila com a mandíbula, uma perda quatro vezes maior foi observada na mandíbula (Figura 1.14).[33] Embora inicialmente a altura do osso mandibular seja o dobro da maxila, a perda óssea maxilar é muito significativa no paciente edêntulo a longo prazo. Na verdade, a colocação do implante na maxila e os procedimentos de enxerto ósseo podem ser mais desafiadores em comparação à mandíbula.

As próteses também contribuem para a perda óssea. Em geral, um dente é necessário para o desenvolvimento do osso alveolar, e a estimulação desse osso é necessária para manter sua densidade e volume. Uma prótese removível (total ou parcial) não estimula e mantém o osso; em vez disso, acelera a perda óssea. A carga da mastigação é transferida apenas para a superfície do osso e não para todo o osso. Como resultado, o suprimento de sangue é reduzido e ocorre uma perda total do volume ósseo. Essa questão, que é de extrema importância, foi observada, mas não abordada até recentemente na odontologia tradicional. Na maioria das vezes, os cirurgiões-dentistas ignoram a perda óssea insidiosa que ocorrerá após a exodontia. Portanto, é imperativo que os pacientes sejam educados sobre as mudanças anatômicas e as possíveis consequências da perda óssea contínua. A perda óssea acelera quando o paciente utiliza uma prótese mucossuportada mal ajustada. Os pacientes não entendem que o osso está sendo perdido com o tempo e com maior frequência sob próteses mal ajustadas (Figura 1.15). Os pacientes raramente retornam para consultas de acompanhamento para avaliação de sua condição edêntula; em vez disso, eles retornarão para um reparo da prótese. Portanto, o método tradicional de substituição do dente (p. ex., prótese removível) muitas vezes afeta a perda óssea de uma maneira não suficientemente considerada pelo clínico e pelo paciente. Foi demonstrado que a perda óssea aumenta com o uso de uma prótese mucossuportada mal ajustada. Os pacientes devem ser informados sobre avaliações periódicas para realinhar ou confeccionar uma nova prótese (Figura 1.16).

A odontologia preventiva tradicionalmente enfatiza métodos para diminuir a perda dentária. Nenhuma terapia previsível foi aceita pelos profissionais para evitar as alterações ósseas decorrentes da perda de dentes. Hoje, os profissionais devem considerar a perda de dentes e ossos. A ausência de dentes causa remodelação e reabsorção do osso alveolar circundante e, eventualmente, leva à atrofia dos rebordos edêntulos. A taxa e a quantidade de perda óssea podem ser influenciadas por fatores como sexo, hormônios, metabolismo, parafunção e próteses mal ajustadas (Boxe 1.2). No entanto, quase 40% dos usuários de próteses utilizam próteses mal ajustadas por mais de 10 anos. Pacientes que usam próteses dia e noite colocam forças maiores nos tecidos duros e moles, o que

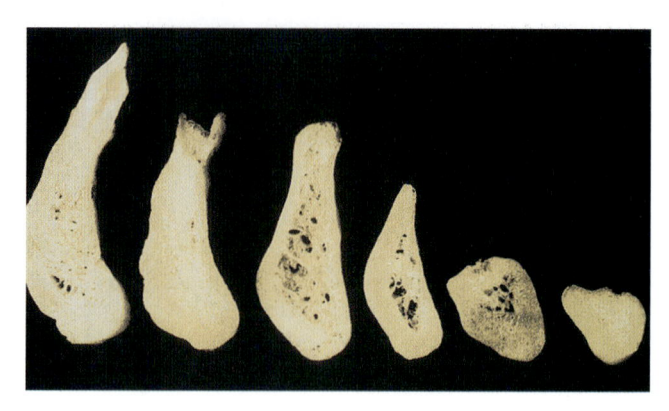

• **Figura 1.15** Atwood descreveu seis estágios diferentes de reabsorção na região anterior da mandíbula. O estágio I representa o dente, o processo alveolar circundante e o osso basal. Os estágios II e III ilustram o rebordo residual inicial, após a perda dentária. Os estágios de IV a VI descrevem, fundamentalmente, uma perda contínua no comprimento do osso residual anterior.

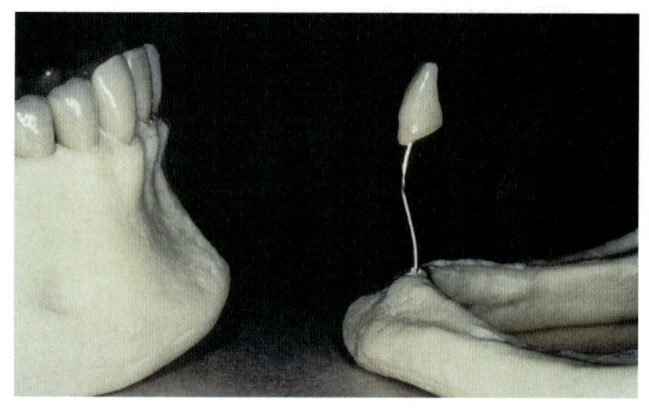

• **Figura 1.16** A perda da altura óssea na mandíbula pode ser significativa, resultando em perda de função. Essa perda óssea vertical tem um grande impacto na restauração da saúde bucal do paciente. O paciente deve entender que para restaurar a perda de tecidos duros e moles, geralmente é indicado um tratamento mais extenso.

Boxe 1.2	Fatores que afetam a taxa e a quantidade de perda óssea.

- Gênero
- Medicamentos
- Hormônios
- Idade
- Metabolismo
- Qualidade óssea
- Parafunção (aumento da força mastigatória)
- Prótese mal adaptada
- Tipo facial (braquicefálico *versus* dolicocefálico)
- Período de uso da prótese
- História odontológica pregressa

Modificado de Misch CE. Rationale for dental implants. In: Misch CE, ed. *Dental Implant Prosthetics*. 2nd ed. St Louis: Mosby; 2015.

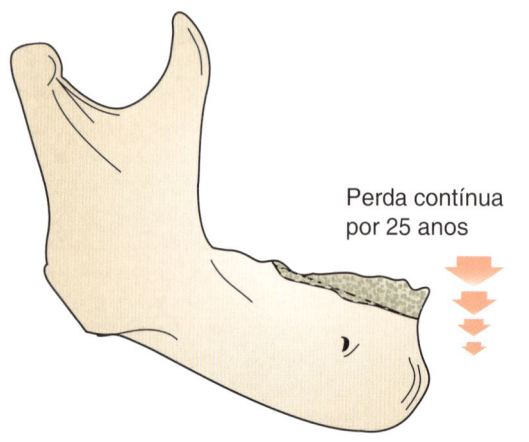

• **Figura 1.14** Após a extração inicial dos dentes, estudos demonstraram que a perda óssea média no primeiro ano é de mais de 4 mm na altura e 30% na largura da crista óssea. Embora a taxa de perda óssea seja mais lenta após o primeiro ano, a perda óssea é contínua ao longo da vida.

acelera a perda óssea. Contudo, estudos demonstraram que aproximadamente 80% das próteses são usadas tanto de dia quanto de noite.[34] Os rebordos edêntulos atróficos estão associados a problemas anatômicos que muitas vezes prejudicam os resultados previsíveis da terapia odontológica tradicional (Figura 1.17; Boxe 1.3).

A perda óssea na maxila ou mandíbula não se limita ao osso alveolar; porções do osso basal também podem ser reabsorvidas, especialmente na porção posterior da mandíbula, na qual a reabsorção grave pode resultar em perda óssea catastrófica.[35] O conteúdo do canal mandibular ou forame mentoniano eventualmente se torna exposto e serve como parte da área de suporte da prótese. Como resultado, podem ocorrer dor aguda e deficiência nervosa de transitória a permanente das áreas irrigadas pelo nervo mandibular. O corpo da mandíbula também tem risco aumentado de fratura patológica, mesmo sob forças de impacto muito baixas. A fratura mandibular faz com que a mandíbula se desloque para um lado e dificulta a estabilização e o resultado estético durante o tratamento da fratura.

Na maxila, a perda óssea extensa também pode ser problemática. Em alguns casos, o rebordo anterior todo e até mesmo a espinha nasal anterior podem ser reabsorvidos na maxila, causando dor e um aumento no movimento da prótese superior durante a função. As forças mastigatórias geradas pelos tipos faciais curtos (braquicefálicos) podem ser três a quatro vezes maiores do que os tipos faciais longos (dolicocefálicos). Pacientes do tipo facial curto apresentam risco aumentado de desenvolver atrofia grave.

Muitas condições semelhantes a essas acontecem com pacientes parcialmente edêntulos que usam prótese removível mucossuportada (p. ex., prótese parcial removível) (Figura 1.18). Além disso, os dentes pilares naturais, que sustentam os retentores diretos e indiretos, são projetados, sofrendo forças laterais significativas. Por serem frequentemente comprometidos por um suporte periodontal deficiente ou grandes reabilitações, as forças resultantes podem ser prejudiciais. Essas forças podem resultar em aumento da mobilidade da prótese removível e maior sustentação dos tecidos moles. Essas condições geralmente levam à perda óssea acelerada nas regiões edêntulas (ver Boxe 1.3).

Consequências do tecido mole. À medida que o osso perde largura, depois altura, depois largura e altura novamente, a gengiva inserida diminui gradualmente. Um tecido aderido muito fino geralmente se encontra sobre a mandíbula ou maxila com atrofia avançada. As zonas aumentadas de gengiva não queratinizada são propensas a abrasões causadas pela prótese sobreposta. Além disso, as inserções musculares altas desfavoráveis e o tecido hipermóvel muitas vezes dificultam o quadro clínico (Figura 1.19).

Como o osso é reabsorvido da Divisão A para a Divisão B, o rebordo residual estreito resultante frequentemente causa desconforto quando a pressão (de uma prótese) é aplicada sobre o rebordo. Isso geralmente ocorre na mandíbula posterior, pois a atrofia pode resultar em rebordo milo-hióideo e oblíqua interna proeminentes, cobertos por uma mucosa fina, com mobilidade e flacidez. Em casos de atrofia grave, o processo alveolar residual anterior continuará a ser reabsorvido e os tubérculos genianos superiores (que estão aproximadamente 20 mm abaixo da crista óssea quando os dentes estão presentes) eventualmente se tornam a estrutura mais superior do rebordo anterior da mandíbula. Isso resulta em movimento excessivo da prótese durante a função ou fala. Essa condição é ainda mais comprometida pelo movimento vertical da face distal da prótese durante a contração dos músculos milo-hióideo e bucinador e a inclinação anterior da mandíbula atrófica em comparação com a da maxila.[36]

A espessura da mucosa no rebordo atrófico também está relacionada à presença de doenças sistêmicas e às alterações fisiológicas que acompanham o envelhecimento. Condições como hipertensão, diabetes, anemia e distúrbios nutricionais têm um efeito deletério no suprimento vascular e na qualidade do tecido mole sob próteses removíveis. Esses distúrbios resultam em uma diminuição da tensão de oxigênio nas células basais do epitélio. A perda de células de superfície ocorre na mesma taxa, mas a formação de células na camada basal é retardada. Como resultado, a espessura dos tecidos superficiais diminui gradualmente. Portanto, geralmente ocorre irritação dos tecidos moles.

A língua do paciente edêntulo frequentemente aumenta para acomodar o aumento do espaço anteriormente ocupado pelos dentes. Ao mesmo tempo, a língua é usada para limitar os movimentos das próteses removíveis e tem um papel mais ativo no processo de mastigação. Como resultado, a estabilidade da prótese removível diminui. A diminuição do controle neuromuscular, muitas vezes associada ao envelhecimento, agrava ainda mais os problemas da prótese removível convencional. A habilidade de utilizar uma prótese total com sucesso pode ser uma tarefa

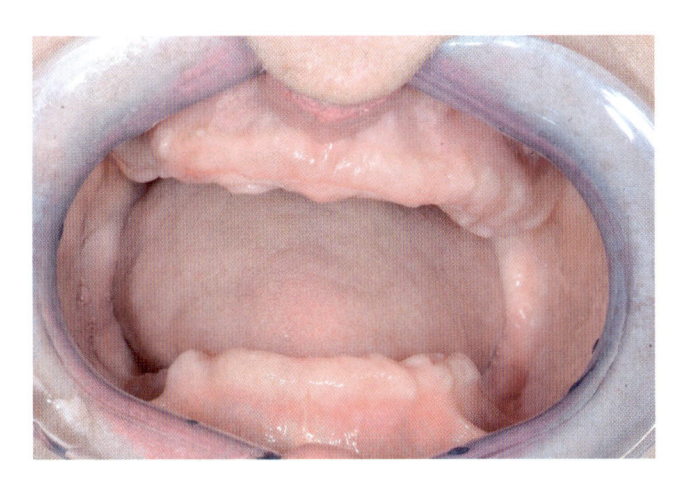

• **Figura 1.17** Arcos edêntulos, maxila e mandíbula, que reapresentam reabsorção óssea irregular com vários graus de qualidade de tecido mole (ou seja, de tecido aderido).

| Boxe 1.3 | Complicações de pacientes edêntulos. |

- Perda contínua da largura do osso de suporte
- Linhas milo-hióidea e oblíqua interna proeminentes, com aumento dos pontos doloridos
- Diminuição progressiva da superfície de mucosa queratinizada
- Tubérculos genianos superiores proeminentes, com pontos doloridos e aumento do movimento da prótese
- Inserção muscular próxima à crista do rebordo
- Elevação da prótese com contração dos músculos milo-hióideo e bucinador, servindo como suporte posterior
- Movimento da prótese para a frente devido à inclinação anatômica (angulação da mandíbula com perda óssea moderada a avançada)
- Adelgaçamento da mucosa, com sensibilidade à abrasão
- Perda de osso basal
- Possível comprometimento do nervo devido ao canal neurovascular mandibular exposto
- Papel mais ativo da língua na mastigação
- Efeito da perda óssea na aparência estética do terço inferior da face
- Aumento do risco de fratura do corpo mandibular por perda óssea avançada
- Perda do rebordo anterior e espinha nasal, causando aumento no movimento da prótese e pontos doloridos durante a função

De Misch CE. Rationale for dental implants. In: Misch CE, ed. *Dental Implant Prosthetics*. 2nd ed. St Louis: Mosby; 2015.

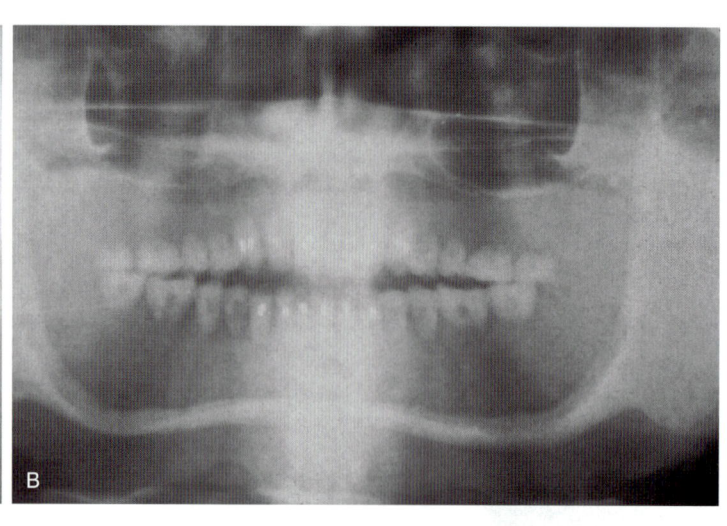

• **Figura 1.18 A.** O cefalograma lateral de um paciente demonstrando a dimensão vertical da oclusão restaurada com prótese total. No entanto, por causa da perda óssea basal avançada na mandíbula, os tubérculos genianos superiores (*seta vermelha*) são posicionados acima do rebordo anterior residual. O corpo da mandíbula tem apenas alguns milímetros de espessura e o canal mandibular está completamente exposto. Na região anterior da maxila, apenas a espinha nasal permanece (e não o rebordo alveolar original), e o osso posterior da maxila está muito fino devido à perda óssea basal na crista e a pneumatização do seio maxilar. **B.** Uma prótese total pode restaurar a dimensão vertical da face, mas a perda óssea dos maxilares pode continuar até que o osso basal se torne patologicamente delgado.

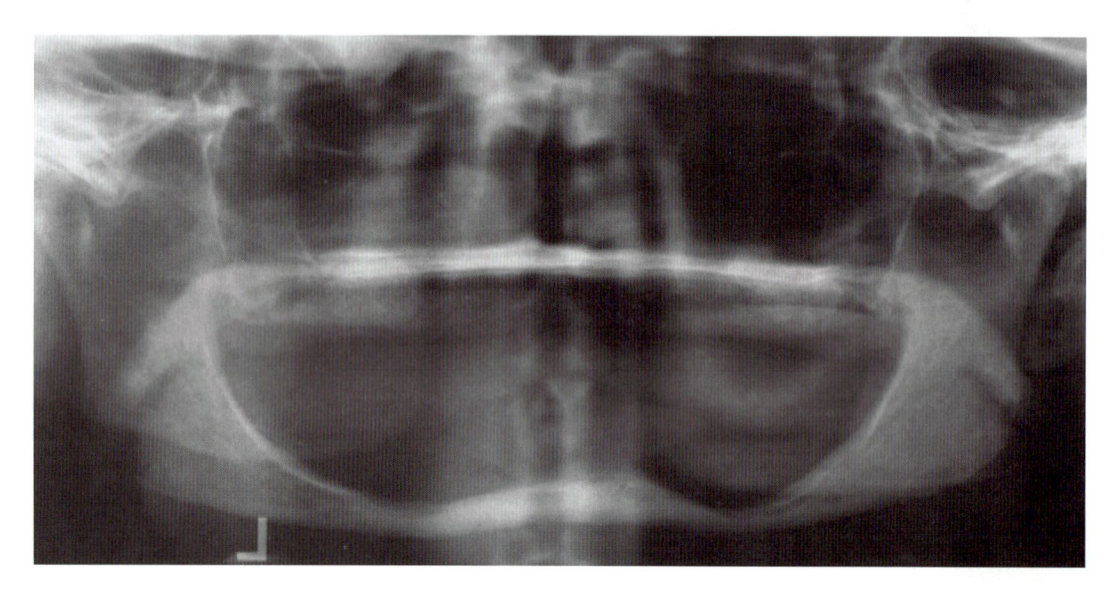

• **Figura 1.19** A reabsorção de uma mandíbula edêntula pode resultar em deiscência do canal mandibular e comprometimento do nervo associado. Além disso, uma prótese removível convencional costuma ser difícil de usar devido ao desconforto associado ao nervo exposto. O tecido mole costuma ser fino e geralmente hipersensível, especialmente se o paciente estiver usando uma prótese removível convencional.

altamente aprendida e habilidosa. O paciente idoso que recentemente se tornou edêntulo pode não ter as habilidades motoras necessárias para se ajustar às novas condições (Figura 1.20; Boxe 1.4).

Consequências estéticas. As alterações faciais que ocorrem naturalmente em relação ao processo de envelhecimento podem ser aceleradas e potencializadas pela perda dos dentes. Várias consequências estéticas resultam da perda do osso alveolar (Figuras 1.21 e 1.22). Uma diminuição na altura facial de uma dimensão vertical colapsada resulta em várias alterações faciais. A perda do ângulo labiomentoniano e o aprofundamento das linhas verticais na área criam uma aparência rude. À medida que a dimensão vertical diminui progressivamente, a oclusão evolui para uma má oclusão de pseudoclasse III. Como resultado, o queixo gira para a frente e cria uma aparência facial prognata (Figura 1.23). Essas condições resultam em uma diminuição do ângulo labial horizontal no canto dos lábios, e o paciente parece triste quando a boca está em repouso. Os tipos faciais curtos sofrem maiores forças de mastigação, maior perda óssea e alterações faciais mais dramáticas com o edentulismo em comparação com outros tipos.

Um estreitamento do vermelhão dos lábios é resultado do suporte labial inadequado fornecido pela prótese e pela perda do tônus muscular; sua posição retraída está relacionada à perda do rebordo pré-maxilar e à perda da tonicidade dos músculos envolvidos na expressão facial. Sutton *et al.* avaliaram 179 pacientes brancos, em diferentes estágios de atrofia mandibular, com colapso dos lábios e musculatura perioral.[37] A contração dos músculos orbicular da boca e bucinador no paciente com atrofia óssea de moderada a avançada desloca o modíolo e os músculos da expressão facial medial e posteriormente. Como resultado, o

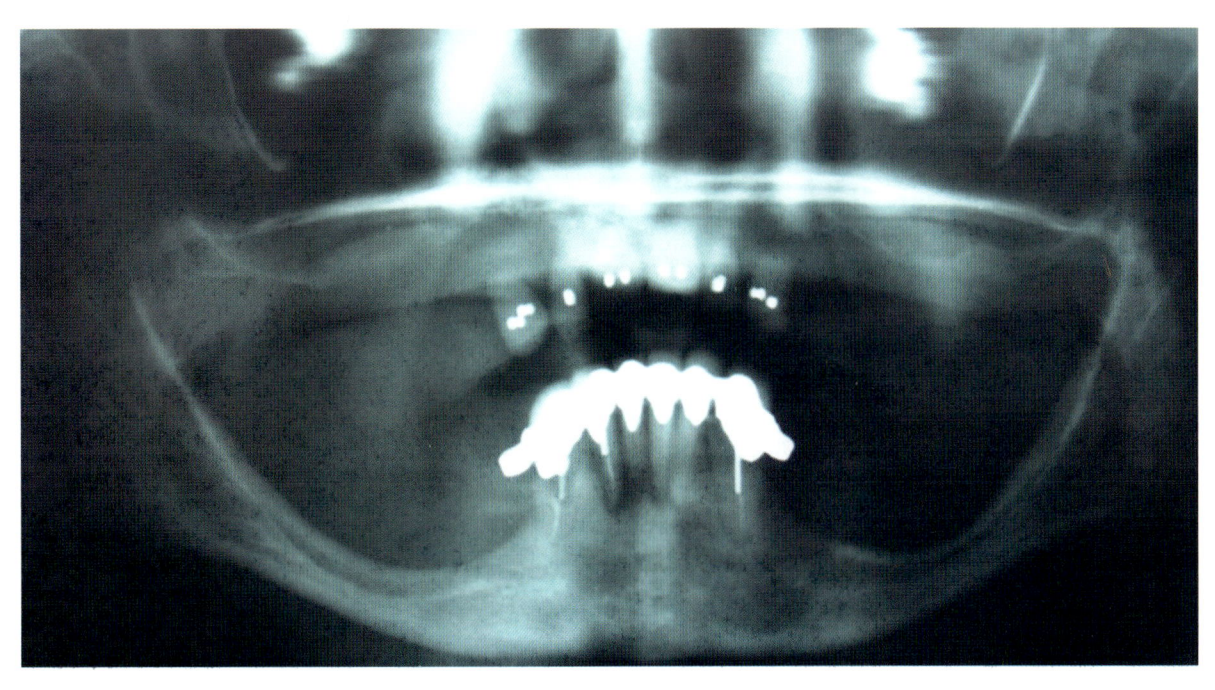

• **Figura 1.20** Radiografia panorâmica exibindo extensa atrofia mandibular posterior. Note que os dentes anteriores mantiveram o osso na mandíbula anterior e resultou na degradação da pré-maxila (Síndrome da Combinação). O uso de uma prótese parcial removível inferior classe I aumentou a perda óssea posterior.

Boxe 1.4 Consequências do edentulismo no tecido mole.

- A gengiva inserida queratinizada é perdida com a perda óssea
- Mucosa flácida para sustentar a prótese causa aumento de pontos de sensibilidade
- A espessura do tecido diminui com a idade, e doenças sistêmicas causam mais pontos doloridos para próteses
- A língua aumenta de tamanho, o que diminui a estabilidade da prótese total
- A língua tem um papel mais ativo na mastigação, o que diminui a estabilidade da prótese total
- Diminuição do controle neuromuscular mandibular em idosos

estreitamento da comissura, a inversão dos lábios e a depressão das bochechas são achados muito característicos (Figura 1.24).[37] As mulheres costumam usar uma de duas técnicas para esconder essa aparência esteticamente indesejável: não usam batom e o mínimo de maquiagem, para que pouca atenção seja dada a essa área do rosto, ou utilizam o batom desenhado na pele sobre a borda do vermelhão para dar a aparência de lábios mais volumosos. O aprofundamento do sulco nasolabial e o aumento na profundidade de outras linhas verticais no lábio superior estão relacionados ao envelhecimento normal, mas são acelerados com a perda óssea. Isso geralmente é acompanhado por um aumento no ângulo nasolabial e pode fazer o nariz parecer maior do que se o lábio tivesse mais suporte (Figura 1.25). O lábio superior

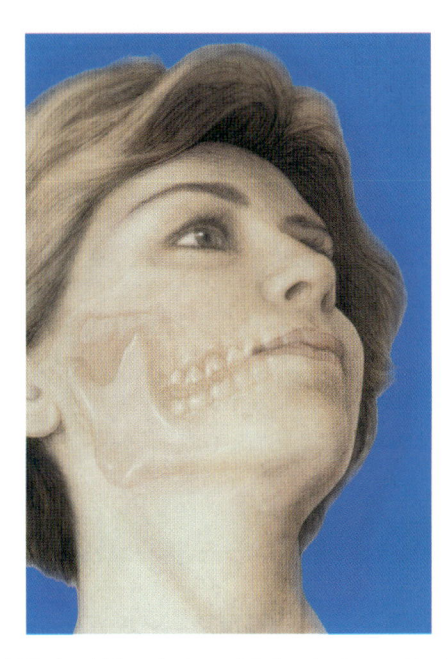

• **Figura 1.21** A estética do terço inferior da face está relacionada à posição dos dentes e inclui os músculos que se fixam ao osso.

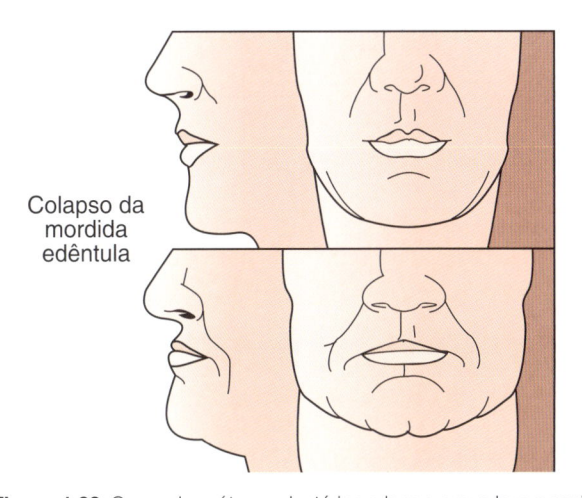

• **Figura 1.22** O uso de próteses dentárias a longo prazo leva a muitas alterações nos tecidos moles. A perda da dimensão vertical resulta em muitas mudanças, incluindo uma mordida fechada, uma mandíbula que gira para a frente, um recuo da maxila, linha reversa do sorriso, aumento do número e profundidade das linhas no rosto, ângulo mais agudo entre o nariz e o rosto, perda da borda do vermelhão nos lábios, papada e queixo de bruxa devido à perda de inserção muscular.

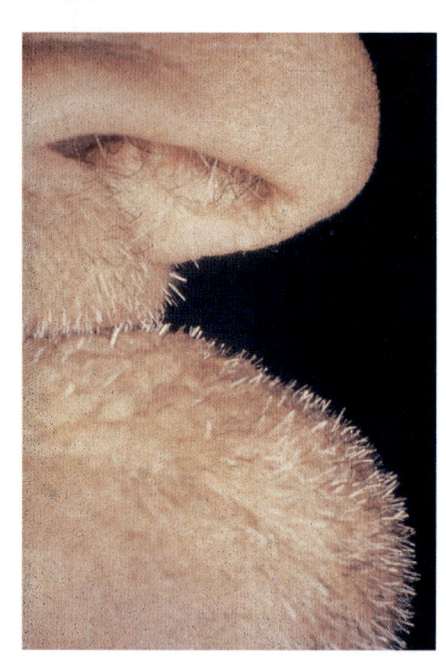

• **Figura 1.23** A perda da altura óssea pode levar a uma mordida fechada com rotação anterior do mento para a ponta do nariz.

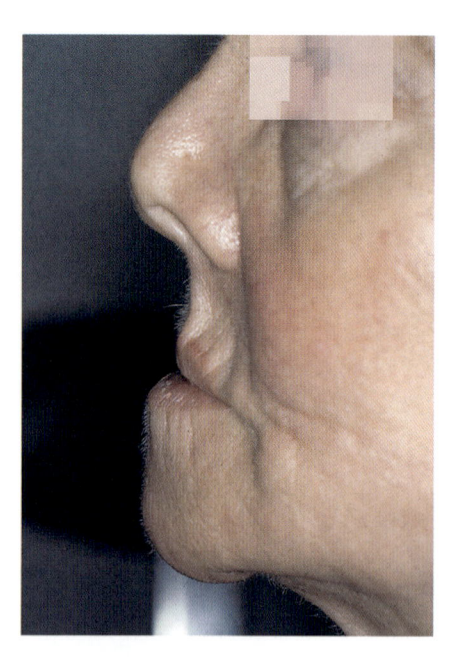

• **Figura 1.24** Esta paciente tem perda óssea grave na maxila e mandíbula. Apesar de usar as mesmas próteses totais há 15 anos, as mudanças faciais são significantes. A perda das inserções musculares leva à ptose do mento (queixo de bruxa); perda do vermelhão do lábio (o batom está aplicado sobre a pele); linha invertida do lábio (redução nos ângulos horizontais); linhas verticais aumentadas na face e nos lábios; aumento do ângulo labial sob o nariz e uma falta de sustentação nos músculos masseter e bucinador.

naturalmente se torna mais comprido com a idade como resultado da gravidade e da perda do tônus muscular, resultando em menos dentes anteriores mostrados quando o lábio está em repouso. Isso tende a "envelhecer" o sorriso, pois quanto mais jovem o paciente, mais os dentes aparecem em relação ao lábio superior no repouso ou ao sorrir. A perda do tônus muscular é acelerada no paciente edêntulo, e o alongamento do lábio ocorre em uma idade mais jovem.

As inserções dos músculos do mento e bucinador ao corpo e a sínfise da mandíbula também são afetadas pela atrofia óssea. O tecido cede, produzindo "papadas" ou um "queixo de bruxa". Este efeito é cumulativo por causa da perda de tônus muscular com a perda de dentes, da diminuição associada à força mastigatória e da perda óssea nas regiões em que os músculos costumavam se inserir.

Os pacientes geralmente não sabem que as alterações nos tecidos moles e duros são decorrentes da perda de dentes. Estudos têm demonstrado que 39% dos pacientes com prótese usam a mesma prótese há mais de 10 anos.[35] Portanto, as consequências da perda dentária são um processo lento e devem ser explicadas ao paciente parcial ou totalmente edêntulo durante o período inicial do tratamento (Boxe 1.5).

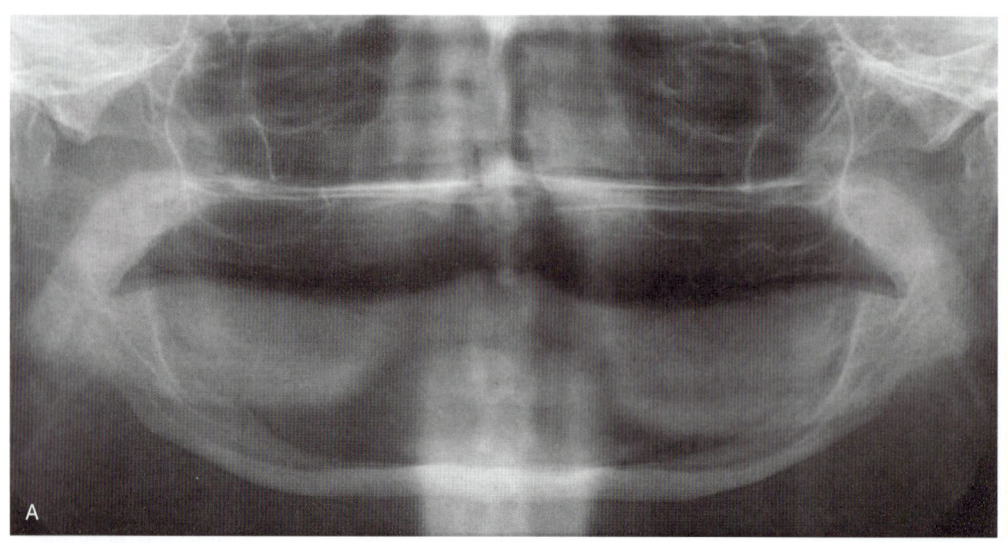

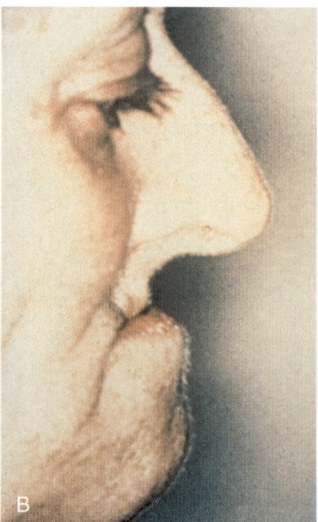

• **Figura 1.25 A.** Radiografia panorâmica de uma mulher de 68 anos. O arco superior apresenta atrofia grave e perda quase total do osso basal, incluindo a maior parte da espinha nasal. Os seios maxilares são completamente pneumatizados. A mandíbula exibe atrofia grave com deiscência de nervo associada. **B.** Vista de perfil. Observe o efeito da perda óssea maxilar: a ausência da borda do vermelhão do lábio, dobras labiais profundas e o ângulo nasolabial. O lábio inferior tem a borda do vermelhão normal e os músculos da mandíbula ainda estão aderidos, proporcionando um contorno normal.

> **Boxe 1.5** Consequências estéticas da perda óssea.

- Diminuição da altura facial
- Perda do ângulo labiomentoniano
- Aprofundamento das linhas verticais nos lábios e face
- Rotação do mento para a frente, dando uma aparência prognata
- Diminuição do ângulo horizontal do lábio, o que faz o paciente parecer infeliz
- Perda de tônus nos músculos da expressão facial
- Estreitamento do vermelhão dos lábios devido à perda do tônus muscular
- Aprofundamento do sulco nasolabial
- Aumento do ângulo nasolabial
- Aumento do comprimento do lábio superior, de forma que menos dentes apareçam em repouso e sorrindo, envelhecendo o sorriso
- Ptose da inserção do músculo bucinador, o que leva a papadas nas laterais do rosto
- Ptose da inserção do músculo mentoniano, o que leva ao "queixo de bruxa"

Complicações de prótese convencional

Consequências negativas da prótese parcial fixa

No passado, a opção de tratamento mais comum para substituir um único dente posterior era a confecção de uma prótese parcial fixa de três elementos (PPF). Este tipo de reabilitação pode ser executado em um período muito curto e geralmente satisfaz os critérios de contorno normal, conforto, função, estética, fonação e saúde. Por causa desses benefícios, a PPF tem sido o tratamento de escolha nas últimas 6 décadas. É um procedimento amplamente aceito pelos profissionais. As considerações sobre tecidos duros e moles na região edêntula são mínimas. Todo cirurgião-dentista está familiarizado com o procedimento, o qual é amplamente aceito pelos profissionais, pelos pacientes e pelos convênios odontológicos. Nos EUA, aproximadamente 70% da população não têm pelo menos um dente. Quase 30% das pessoas com idade entre 50 e 59 examinados na Pesquisa Nacional dos EUA exibiram espaços edêntulos únicos ou múltiplos delimitados por dentes naturais.[38] No entanto, existem muitas complicações inerentes às PPFs. Uma PPF de três unidades também apresenta limitações de sobrevida e, ainda mais importante, para os dentes pilares.[39] Em uma avaliação de 42 estudos desde 1970, Creugers *et al.*[15] calcularam uma taxa de sobrevida de 74% para PPFs, por 15 anos. A expectativa média de sobrevida foi de 9,6 a 10,3 anos, relatada por Walton *et al.*[40] e Schwartz[41], respectivamente. No entanto, os estudos são muito inconsistentes, com perda de apenas 3% em 23 anos, e perda de 20% em 3 anos. Cáries e falha endodôntica dos dentes pilares são as causas mais comuns de falhas protéticas. Até 15% dos dentes pilares para uma PPF requerem terapia endodôntica em comparação a 3% dos dentes não pilares com preparo para coroa. A saúde periodontal a longo prazo dos dentes pilares, incluindo perda óssea, também pode estar em maior risco.[39] Resultados desfavoráveis de falha de PPF incluem a necessidade de substituir a prótese com falha, a perda de um pilar protético e a necessidade de mais pônticos e dentes pilares na substituição da prótese. Os dentes pilares de uma PPF podem ser perdidos em taxas de até 30% em 14 anos. Aproximadamente 8 a 12% dos dentes pilares com PPF são perdidos em 10 anos. A razão mais comum para a perda de um único dente é a falha endodôntica ou fratura de um dente (geralmente após a terapia endodôntica).[42] Em virtude de 15% dos dentes pilares necessitarem de tratamento endodôntico e a terapia endodôntica ter até 90% de sucesso em 8 anos, existe maior risco de perda dos dentes pilares. Além disso, os dentes pilares são mais propensos a cáries quando esplintados em conjunto com um pôntico intermediário. As coroas unitárias apresentam taxas de cárie abaixo de 2%; entretanto, o risco de cárie em dentes pilares é de aproximadamente 20%, principalmente porque a região do pôntico atua como um reservatório de biofilme. A lesão cariosa na margem da coroa pode causar falha estrutural, mesmo se o tratamento endodôntico for possível (Figura 1.26). Quase 80% dos pilares protéticos preparados para uma PPF de três elementos não têm restaurações existentes ou têm apenas restaurações mínimas.[33] Em vez de remover a estrutura dentária hígida e preparar dois ou mais dentes, aumentando o risco de cárie e terapia endodôntica (e esplintagem dos dentes com os pônticos, que têm o potencial de causar perda adicional do dente), um implante pode substituir um único dente com uma taxa de sucesso muito alta (Boxe 1.6).

Portanto, embora uma PPF seja um tratamento aceito em odontologia, muitas complicações inerentes podem se desenvolver. Na avaliação de espaços parcialmente edêntulos, uma opção de tratamento para substituição com implante dental deve sempre ser incluída nas possíveis opções apresentadas ao paciente.

Consequências negativas das próteses parciais removíveis

Próteses parciais removíveis mucossuportadas (PPR) têm uma das menores taxas de aceitação do paciente em odontologia. Metade dos pacientes com prótese parcial removível mastiga melhor sem a prótese. Um estudo escandinavo de 44 anos de acompanhamento revelou que apenas 80% dos pacientes estavam usando tais

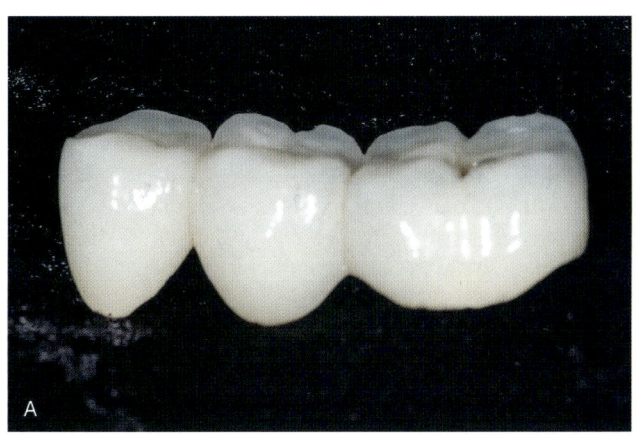

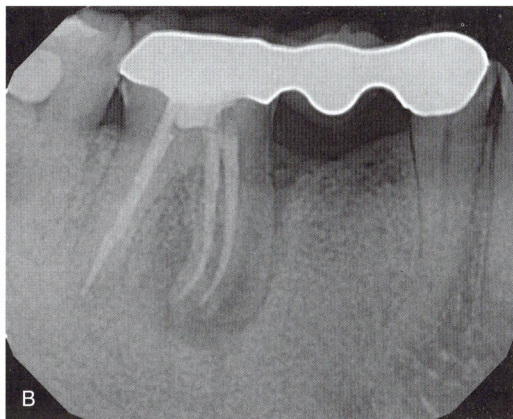

• **Figura 1.26 A.** A prótese parcial fixa de três elementos é o método mais comum para substituir os dentes perdidos nas regiões posteriores das arcadas dentárias. **B.** As próteses parciais fixas de três elementos têm maior possibilidade de cárie recorrente ou fratura com taxa de sucesso a longo prazo mais baixa que uma prótese implantossuportada.

> **Boxe 1.6** Substituição de um único dente – prótese parcial fixa.
>
> - Estimativa de média de vida de PPF (50% de sobrevida) relatada em 10 anos
> - Cárie é a causa mais comum de falha de PPF
> - 15% dos pilares PPF requerem endodontia
> - Falha de dentes pilares de PPF 8 a 12% em 10 anos e 30% em 15 anos
> - 80% dos dentes adjacentes aos dentes ausentes têm nenhuma ou mínima restauração
> - Possíveis problemas estéticos
>
> PPF: prótese parcial fixa

próteses após 1 ano. O número diminuiu ainda mais, para apenas 60% das próteses parciais de extremidade livre usadas pelos pacientes após 4 anos.[43,44]

Wetherall et al. relataram tolerância e sucesso de 60% em um estudo de 5 anos de acompanhamento de PPR de extensão distal. Após 10 anos, esta taxa foi reduzida para 35%.[45] Wilding et al. demonstraram que muito poucas próteses parciais sobreviveram mais de 6 anos.[46] Embora um em cada cinco adultos norte-americanos tenham uma prótese removível de algum tipo, 60% relataram ao menos um problema com ela.[47] Relatos sobre próteses parciais removíveis indicam que a saúde da dentição remanescente e dos tecidos orais circundantes frequentemente se deteriora. Em um estudo que avaliou a necessidade de reparo de um dente pilar como indicador de falha, a taxa de sobrevida das próteses parciais removíveis convencionais foi de 40% em 5 anos e 20% em 10 anos.[43,45] Os pacientes que usam próteses parciais convencionais frequentemente exibem maior mobilidade dos dentes pilares, maior retenção de biofilme, aumento do sangramento na sondagem, maior incidência de cárie, inibição da fala, inibição do paladar e abandono do uso. Um estudo de Shugars et al. observou que a perda de dente do pilar para uma prótese parcial removível pode chegar a 23% em 5 anos e 38% em 8 anos.[39] Aquilino et al. relataram uma perda de dente do pilar de 44% em 10 anos, para prótese parcial removível.[48] Além disso, deve-se observar que os pacientes que usam uma PPR irão acelerar a perda óssea nas regiões de suporte dos tecidos moles. Portanto, terapias alternativas que melhorem as condições orais e mantenham os ossos devem ser garantidas.

Consequências negativas da prótese total

A função mastigatória é um fator importante quando se discute a função da prótese total. A diferença nas forças oclusais máximas registradas em uma pessoa com dentes naturais e outra completamente edêntula é dramática. Na região do primeiro molar de uma pessoa dentada, a força média foi medida em 150 a 250 libras por polegada quadrada (psi).[49] Um paciente que range ou trinca os dentes pode exercer uma força que se aproxima de 1.000 psi. A força oclusal máxima em pacientes edêntulos mostrou ser reduzida para menos de 50 psi. Quanto mais tempo os pacientes são edêntulos, menos força são capazes de gerar. Pacientes que usam próteses totais por mais de 15 anos podem ter uma força oclusal máxima de 5,6 psi.[50]

Como resultado da diminuição da força oclusal e da instabilidade da prótese, a eficiência mastigatória também diminui com a perda do dente. No mesmo período de 15 anos, 90% dos alimentos mastigados com dentes naturais passam por uma peneira nº 12; isso é reduzido para 58% no paciente que usa próteses totais.[51] A diminuição de 10 vezes na força e a diminuição de 40% na eficiência afeta a capacidade de mastigação do paciente. Em pessoas com próteses totais, 29% conseguem comer apenas alimentos moles ou amassados[52], 50% evitam muitos alimentos e 17% afirmam comer de forma mais eficiente sem a prótese. Um estudo com 367 usuários de próteses dentárias (158 homens e 209 mulheres) reportou que 47% exibiam um baixo desempenho mastigatório.[53] Menor consumo de frutas, vegetais e vitamina A por mulheres foi observado neste grupo. Esses pacientes tomaram significativamente mais medicamentos (37%) em comparação com aqueles com capacidade mastigatória superior (20%), e 28% estavam tomando medicamentos para distúrbios gastrintestinais. O consumo reduzido de alimentos ricos em fibras pode induzir problemas gastrintestinais em pacientes edêntulos com desempenho mastigatório deficiente. Além disso, o bolo alimentar mais grosso pode prejudicar as funções digestivas e de extração de nutrientes adequadas.[54] Existem consequências sistêmicas em pacientes que usam próteses convencionais. A literatura inclui vários estudos sugerindo que uma função dentária comprometida causa uma má deglutição e desempenho mastigatório, o que por sua vez pode influenciar mudanças sistêmicas que favoreçam doenças, debilidade e redução da expectativa de vida.[55-59] Em um estudo que avaliou a capacidade de comer frutas, vegetais e outras fibras dietéticas em indivíduos edêntulos, 10% alegaram dificuldade, e os exames de sangue demonstraram níveis reduzidos de ascorbato e retinol plasmático em comparação com indivíduos dentados. Esses dois exames de sangue estão correlacionados com um risco aumentado de problemas dermatológicos e visuais em adultos idosos.[60] Em um estudo, o desempenho e a eficiência mastigatórios em usuários de próteses totais foram comparados com indivíduos dentados. Este estudo observou que quando as conexões apropriadas eram feitas para diferentes normas e níveis de desempenho, a eficiência de mastigação de um usuário de prótese total era inferior a um sexto de uma pessoa com dentes. Vários relatos na literatura correlacionam a saúde e a expectativa de vida de um paciente à saúde bucal.[61] Uma mastigação deficiente pode ser uma causa de perda involuntária de peso na velhice, com aumento na mortalidade. Em contraste, pessoas com um número substancial de dentes perdidos eram mais propensas a serem obesas.[62] Depois que os fatores de risco convencionais para acidentes vascular-cerebrais e infartos foram contabilizados, houve uma relação significativa entre doença dentária e doença cardiovascular, permanecendo este último ainda como a principal causa de morte. É lógico supor que restaurar o sistema estomatognático desses pacientes a uma função mais normal pode de fato melhorar a qualidade de vida e sua longevidade.[63-65]

Quando os pacientes usam uma prótese removível, existe um componente psicológico significativo para as desvantagens associadas à prótese. Os efeitos psicológicos do edentulismo total são complexos e diversos, variam do mínimo ao estado de neuroticismo. Embora a prótese total seja capaz de satisfazer as necessidades estéticas de muitos pacientes, há aqueles que sentem que sua vida social é significativamente afetada.[66] Eles se preocupam com

> **Boxe 1.7** Efeitos negativos da prótese parcial removível.
>
> - Baixa taxa de sobrevida: 60% em 4 anos
> - Baixa taxa de sobrevida: 35% em 20 anos
> - Morbidade dos dentes pilares: 60% em 5 anos e 80% em 10 anos
> - Mobilidade aumentada, biofilme, sangramento à sondagem, e lesão cariosa nos dentes pilares
> - 44% de perda do dente pilar em 10 anos
> - Perda óssea acelerada na região edêntula se for utilizada a prótese parcial removível

beijos e situações românticas, especialmente se um novo parceiro de relacionamento não sabe de sua deficiência oral. Fiske *et al.*[66], em um estudo de entrevistas com sujeitos edêntulos, relataram que a perda dentária era comparável à morte de um amigo ou à perda de outras partes importantes do corpo, causando uma redução da autoconfiança, terminando em um sentimento de vergonha ou luto.

Uma pesquisa odontológica com pacientes edêntulos revelou que 66% estavam insatisfeitos com suas próteses totais inferiores. As razões principais foram desconforto e falta de retenção, causando dor e desconforto.[67] Pesquisas de saúde bucal anteriores indicam que apenas 80% da população edêntula é capaz de usar ambas as próteses removíveis o tempo todo.[68] Alguns pacientes usam apenas uma prótese, geralmente a superior, enquanto outros são capazes de usar suas próteses apenas por curtos períodos. Além disso, aproximadamente 7% dos pacientes não conseguem usar suas próteses e se tornam "inválidos orais". Raramente saem do ambiente doméstico e, quando se sentem forçados a se aventurar, a ideia de encontrar e conversar com pessoas quando não estão com a prótese é inquietante.

Um relato de 104 pacientes totalmente edêntulos em busca de tratamento foi realizado por Misch.[53] Dos pacientes estudados, 88% alegaram dificuldade para falar, com 25% tendo grande dificuldade. Como consequência, é fácil correlacionar o aumento relatado com a preocupação relativa às atividades sociais. A consciência do movimento da prótese inferior foi citada por 62,5% desses pacientes, embora a prótese superior tenha permanecido no lugar na maior parte do tempo quase nessa mesma porcentagem. O desconforto mandibular foi listado com igual frequência como movimento (63,5%) e, surpreendentemente, 16,5% dos pacientes afirmaram nunca usar a prótese inferior.

Em comparação, a prótese superior era desconfortável em metade dos casos (32,6%) e apenas 0,9% raramente conseguia usar a prótese. A função foi o quarto problema mais comum relatado por esses 104 usuários de próteses. Metade dos pacientes evitou muitos alimentos e 17% afirmaram que conseguiam mastigar com mais eficácia sem as próteses. Os efeitos psicológicos da incapacidade de comer em público podem ser correlacionados com esses achados. Outros relatos concordam que os principais fatores motivacionais para os pacientes se submeterem ao tratamento estavam relacionados às dificuldades para comer, encaixe de próteses e desconforto. A necessidade psicológica do paciente edêntulo é expressa de muitas formas. Por exemplo, em 1970, os britânicos usaram aproximadamente 88 toneladas de adesivo para próteses dentárias.[69] Em 1982, mais de 5 milhões de americanos usaram adesivos para próteses dentárias (Ruskin Denture Research Associates: estudo AIM, dados não publicados, 1982), e um estudo mostra que nos EUA, mais de US$ 200 milhões são gastos a cada ano em adesivos para próteses dentárias, representando 55 milhões de unidades vendidas.[70] O paciente muitas vezes está disposto a aceitar o sabor desagradável, a necessidade de recorrência de aplicação, o ajuste inconsistente da prótese, circunstâncias embaraçosas e despesas contínuas com o único benefício de maior retenção da prótese. Claramente, a falta de retenção e o risco psicológico de constrangimento do usuário de próteses dentárias com próteses removíveis é uma preocupação que o cirurgião-dentista deve abordar (Boxe 1.8).

Vantagens das próteses implantossuportadas

O uso de implantes dentários para fornecer suporte para próteses oferece muitas vantagens em comparação ao uso de próteses removíveis mucossuportadas (Boxe 1.9).

Boxe 1.8 Efeitos negativos das próteses dentárias convencionais.

- A força mastigatória é reduzida de aproximadamente 200 para 50 psi
- Usuários de prótese por 15 anos reduziram a força de mordida para 6 psi
- A eficiência mastigatória é diminuída
- Falta de propriocepção
- Maior incidência de distúrbios gastrintestinais
- A expectativa de vida do paciente pode ser reduzida
- A seleção de alimentos é limitada
- Fatores psicológicos

psi: libras por polegada quadrada.

Boxe 1.9 Vantagens das próteses implantossuportadas.

- Manutenção dos ossos
- Restauração e manutenção da dimensão vertical de oclusão
- Manutenção da estética facial (tônus muscular)
- Melhora a estética (dentes posicionados pela aparência *versus* diminuição do movimento da prótese total)
- Melhora da fonética
- Melhora da oclusão
- Melhora/recuperação da propriocepção oral (consciência oclusal)
- Aumento do sucesso da prótese
- Melhora o desempenho mastigatório/manutenção dos músculos da mastigação e expressão facial
- Redução do tamanho da prótese (eliminação do palato, flanges)
- Fornece opções de próteses fixas *versus* removíveis
- Melhora da estabilidade e retenção de próteses removíveis
- Aumento do tempo de sobrevida das próteses
- Não há necessidade de alterar os dentes adjacentes
- Reabilitação mais permanente
- Melhora a saúde psicológica
- Saúde geral melhorada

Manutenção do osso

A principal razão para considerar implantes dentais para substituir dentes perdidos é a manutenção do osso alveolar (Figura 1.27). O implante dental colocado no osso serve como uma ancoragem para a prótese, como também é um dos procedimentos de maior eficácia de manutenção em odontologia. Tensão e compressão podem ser aplicadas ao osso que circunda o implante. Como resultado, a diminuição do trabeculado ósseo e a perda óssea que ocorre após a exodontia é revertida. Quando o implante dental é instalado e entra em função, ocorre um aumento no trabeculado e na densidade óssea. O volume total do osso também é mantido com um implante dental. Mesmo os enxertos de osso da crista ilíaca nas mandíbulas, que geralmente são reabsorvidos sem a inserção do implante dentro de 5 anos, são estimulados e mantêm o volume ósseo geral e a integração do implante. Um implante endósseo pode manter a largura e a altura do osso, desde que o implante permaneça saudável e estimule o osso dentro dos limites fisiológicos.[71]

O benefício da manutenção óssea é especialmente notável na arcada superior edêntula. Em vez de usar implantes apenas na arcada inferior edêntula, porque os principais problemas mecânicos da prótese estão nesta arcada, a arcada superior também deve ser abordada. Uma vez que implantes são instalados para suportar e reter a prótese inferior, o osso na região maxilar continua a ser perdido e, eventualmente, o paciente pode reclamar da perda de retenção e da incapacidade de função da prótese superior. A perda da estética facial é mais frequentemente observada, em primeiro

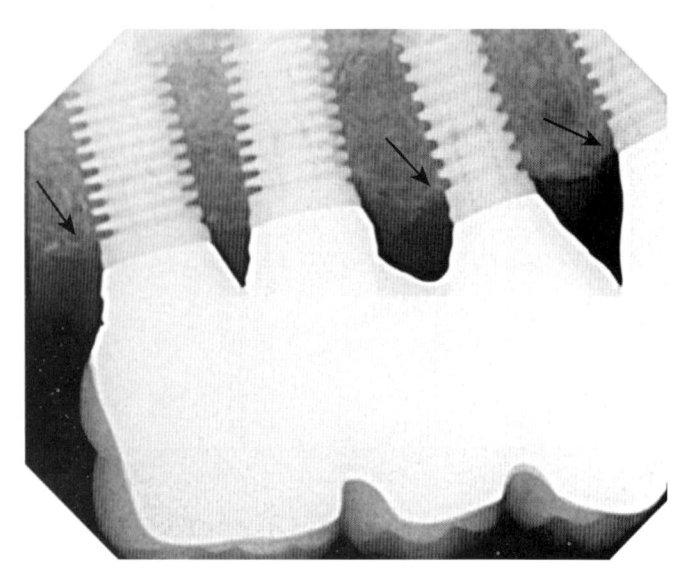

Figura 1.27 Observe a manutenção óssea a longo prazo em torno dos vários implantes imobilizados.

lugar, na arcada superior, com a perda do vermelhão do lábio, com o aumento do comprimento do lábio superior e com a falta de suporte ósseo facial. Os implantes deveriam ser usados para tratar a perda óssea contínua e prevenir as complicações tardias encontradas na arcada superior.

Uma prótese inferior frequentemente se movimenta quando os músculos milo-hióideo e bucinador se contraem durante a fala ou mastigação. Os dentes são geralmente posicionados para estabilizar a prótese, em vez da posição onde os dentes naturais geralmente se encontram. Com os implantes, os dentes podem ser posicionados para melhorar a estética e a fonética, no lugar das zonas neutras ditadas pelas técnicas protéticas tradicionais para melhorar a estabilidade de uma prótese. As características do terço inferior da face estão intimamente relacionadas ao esqueleto de suporte. Quando o osso vertical é perdido, as próteses atuam apenas como "fachada oral" para melhorar os contornos da face. As próteses se tornam mais volumosas à medida que o osso é reabsorvido, dificultando o controle da função, da estabilidade e da retenção. Com próteses implantossuportadas, a dimensão vertical pode ser restaurada, semelhante aos dentes naturais. Além disso, a prótese implantossuportada permite um cantiléver dos dentes anteriores, proporcionando um contorno ideal do lábio e tecido mole e uma aparência aprimorada em todos os planos faciais. Isso ocorre sem a instabilidade que geralmente ocorre quando um cantiléver anterior é incorporado em uma prótese tradicional. O perfil facial pode ser melhorado a longo prazo com implantes, em vez de se deteriorar com o passar dos anos, o que pode ocorrer com próteses tradicionais.

Estabilidade de oclusão

A oclusão é difícil de estabelecer e estabilizar com um sistema protético completamente mucossuportado. Como a prótese inferior pode se movimentar 10 mm ou mais durante a função, contatos oclusais adequados ocorrem por acaso, não intencionalmente,[72,73] porém uma prótese implantossuportada é estável. O paciente pode, de forma mais consistente, retornar à oclusão de relação cêntrica em vez de adotar posições variáveis ditadas pela instabilidade da prótese. Propriocepção é consciência de uma estrutura no tempo e no lugar. Os receptores na membrana periodontal do dente natural ajudam a determinar seu posicionamento na oclusão. Embora os implantes endósseos não tenham uma membrana periodontal, conseguem fornecem maior consciência oclusal do que a prótese total. Os pacientes com dentes naturais podem perceber uma diferença de 20 μm entre eles, enquanto os pacientes com implante podem determinar uma diferença de 50 μm com próteses fixas sobre implantes em comparação a 100 μm dos pacientes com próteses totais (uni ou bilateral).

Consciência oclusal

Como resultado da melhora da consciência oclusal, o paciente funciona em um nível de oclusão mais consistente. Com uma prótese implantossuportada, a direção das cargas oclusais é controlada pelo protesista. Forças horizontais nas próteses removíveis aceleram a perda óssea, diminuem a estabilidade da prótese e aumentam a abrasão dos tecidos moles. Por conseguinte, a diminuição das forças horizontais que são aplicadas às próteses implantossuportadas melhoram os parâmetros locais e ajudam a preservar os tecidos moles e duros subjacentes.

Eficiência mastigatória

Em um ensaio clínico randomizado por Kapur et al., o grupo de pacientes com implante demonstrou um nível mais alto de prazer em se alimentar e melhora da fala, capacidade de mastigação, conforto, segurança e satisfação com a prótese.[75] A capacidade de comer vários alimentos diferentes entre prótese total versus pacientes com sobredentadura inferior foi avaliada por Awad e Feine.[76] A sobredentadura implantossuportada foi superior para comer não apenas alimentos mais duros, como cenoura e maçã, mas também alimentos mais macios, como pão e queijo.[76] Geertman et al. avaliaram usuários de próteses totais com mandíbulas severamente reabsorvidas antes e depois de instaladas as sobredentaduras implantossuportadas inferiores. A capacidade de comer alimentos duros ou resistentes melhorou significativamente.[77,78]

Saúde geral

Pesquisadores da Universidade McGill, em Montreal, avaliaram os níveis sanguíneos de pacientes com próteses totais e próteses implantossuportadas inferiores, 6 meses após o tratamento. Nesse período um tanto curto, os pacientes com implante apresentaram níveis mais elevados de hemoglobina B_{12} (relacionada ao aumento de ferro) e albumina (relacionada à nutrição). Esses pacientes também tinham maior gordura corporal nos ombros e nos braços, com diminuição da gordura corporal na cintura.[79]

Maior sucesso em comparação com outros tratamentos

A taxa de sucesso das próteses implantossuportadas é variável, dependendo de uma série de fatores que mudam para cada paciente. No entanto, em comparação aos métodos tradicionais de substituição dentária, a prótese implantossuportada oferece maior longevidade, melhor função, preservação óssea e melhores resultados psicológicos. De acordo com pesquisas de sobrevida de 10 anos de próteses fixas em dentes naturais, a cárie é indicada como o motivo mais frequente para a substituição; as taxas de sobrevida são de aproximadamente 75%.[42]

No paciente parcialmente edêntulo, a substituição dentária independente com implantes pode preservar os dentes naturais adjacentes intactos como pilares, limitando ainda mais as complicações, como cáries ou terapia endodôntica, que são as causas mais comuns de falha da prótese fixa. Uma grande vantagem da prótese implantossuportada é que os pilares não se deterioram e nunca requerem endodontia. O implante e a prótese relacionada podem alcançar uma sobrevida de 10 anos em mais de 90% dos casos.

Aumento da força mastigatória

A força oclusal máxima de um usuário de prótese total convencional varia de 5 a 50 psi. Pacientes com próteses fixas implantossuportadas podem aumentar sua força mastigatória máxima em

85% em 2 meses após a conclusão do tratamento. Após 3 anos, a força média pode chegar a mais de 300%, em comparação com os valores de pré-tratamento. Como resultado, um usuário de prótese implantossuportada pode demonstrar uma força semelhante à de um paciente com uma prótese fixa suportada por dentes naturais. A eficiência da mastigação com uma prótese implantossuportada é muito melhorada em comparação a uma prótese mucossuportada. O desempenho mastigatório de próteses, sobredentaduras e dentição natural foi avaliado por Rissin *et al.*[51] A prótese convencional apresentou uma redução de 30% na eficiência mastigatória; outros relatos indicaram que um usuário de prótese total tem menos de 60% da função quando comparado a indivíduos com dentes naturais. A sobredentadura perde apenas 10% da eficiência mastigatória em comparação aos dentes naturais. Esses achados são semelhantes com as sobredentaduras implantossuportadas Além disso, as próteses fixas implantossuportadas podem funcionar da mesma forma que os dentes naturais.

Nutrição

Foram relatados efeitos benéficos como diminuição na ingestão de gordura, colesterol e carboidratos, bem como melhora significativa no prazer alimentar e na vida social.[80,81] A estabilidade e a retenção de uma prótese implantossuportada são uma grande melhora em relação às próteses mucossuportadas. Os recursos mecânicos de retenção sobre o implante são muito superiores à retenção da mucosa oferecida pelas próteses totais ou adesivas e causam menos problemas associados. O suporte do implante da prótese final é variável, dependendo do número e posição dos implantes, porém todas as opções de tratamento demonstram melhora significativa para a saúde do paciente.

Fonética

A fonética pode ser prejudicada pela instabilidade de uma prótese convencional. Os músculos bucinador e milo-hióideo podem flexionar e impulsionar a porção posterior da prótese para cima, causando estalidos, independentemente da dimensão vertical.[73] Como resultado, um paciente em quem a dimensão vertical esteja colapsada pode ainda produzir sons de estalidos durante a fala. Frequentemente, a língua do usuário da prótese fica achatada nas áreas posteriores para manter a prótese em posição. Os músculos mandibulares anteriores da expressão facial podem ser tensionados para evitar que a prótese inferior deslize para a frente. A prótese implantossuportada é estável e retentiva e não requer essas manipulações orais. Ela permite redução de flanges ou palatos nas próteses. Isso é um benefício especial para o novo usuário de prótese total, que frequentemente relata desconforto com o volume da prótese. A cobertura estendida dos tecidos moles também afeta o sabor dos alimentos, e os tecidos moles podem ficar sensíveis nas regiões estendidas. O palato de uma prótese superior pode causar engasgo em alguns pacientes, que pode ser eliminado com o uso de sobredentadura implantossuportada ou uma prótese fixa.

Saúde psicológica

Os pacientes tratados com próteses implantossuportadas julgam que sua saúde psicológica geral melhorou 80% em comparação ao seu estado anterior, enquanto usavam dispositivos protéticos removíveis, tradicionais. Este grupo percebeu a prótese implantossuportada como parte integrante de seu corpo.[84] Por exemplo, Raghoebar *et al.* avaliaram 90 pacientes edêntulos em um estudo multicêntrico randomizado.[85] Após 5 anos, foi apresentado a eles um questionário validado que tinha como objetivo avaliar a satisfação estética do paciente, retenção, conforto e a capacidade de falar e comer com uma prótese mandibular completa, prótese mandibular completa com vestibuloplastia ou sobredentadura inferior com dois implantes. As sobredentaduras implantossuportadas tiveram classificações significativamente mais altas, enquanto nenhuma diferença significativa foi encontrada entre os dois grupos de próteses totais.[85] Geertman *et al.* relataram resultados semelhantes comparando a capacidade de mastigação de próteses totais convencionais com sobredentaduras implantossuportadas inferiores (Boxe 1.10).[78,86]

Futuro da odontologia com implantes

O futuro da implantologia oral é muito positivo e espera-se que continue como uma das áreas de maior e mais rápido crescimento. Espera-se que a taxa composta de crescimento anual (CAGR) para implantes dentais cresça a uma taxa anual de 9,7% até 2020, que é apoiada por melhorias em técnicas, tecnologia e materiais.[87]

Técnicas

Os avanços nos procedimentos cirúrgicos tiveram um impacto significativo no campo da implantologia oral. Compreender a densidade óssea e as modificações nas técnicas cirúrgicas tem permitido um aumento nas taxas de sucesso em qualidades ósseas mais precárias. A modificação do osso usando novas técnicas semelhantes à osseodensificação agora pode melhorar a qualidade do osso. Com projetos de implantes biomecanicamente mais vantajosos e o uso de análise de frequência de ressonância (RFA), a colocação imediata do implante e os protocolos de carregamento se tornaram mais previsíveis. A tecnologia RFA permite que o clínico meça o contato osso-implante (*Implant Stability Quotation*), que é mais preciso e previsível do que as técnicas subjetivas. O uso de substitutos ósseos melhores permitiu procedimentos de regeneração óssea previsíveis para restaurar a perda de tecido duro e mole advindos das exodontias. A capacidade de usar fatores de crescimento ósseo (p. ex., proteínas morfogênicas ósseas [BMPs]) aumenta a previsibilidade desses procedimentos.

Tecnologia

Os avanços tecnológicos tiveram um efeito significativo no campo da implantodontia. O uso da tomografia computadorizada, principalmente a tomografia computadorizada de feixe cônico (TCFC), mudou a maneira como os profissionais planejam e projetam os casos de implante. Máquinas de escaneamento de baixa radiação mais rápidas, eficientes, permitem que o clínico planeje virtualmente o caso do implante com notável precisão. Nova tecnologia de desenho/fabricação auxiliada por computador (CAD/CAM) associada a exames de TCFC permitem aos clínicos planejar, projetar e fresar todo o caso, desde a provisionalização até a prótese final no ambiente do consultório.

O advento e a precisão das tecnologias de escaneamento intraoral atingiram um nível que tornou as técnicas de moldagem convencionais quase obsoletas. A partir de uma simples varredura digital da área de interesse, os dados da imagem podem ser

---

Boxe 1.10 Efeitos psicológicos da perda dentária.

- Varia de um sofrimento mínimo a neuroticismo
- Situações românticas afetadas (especialmente em novos relacionamentos)
- "Inválidos orais" incapazes de usar próteses totais
- 88% afirmam ter alguma dificuldade com a fala e 25% afirmam ter problemas significativos
- Mais de US$ 200 milhões por ano gastos em adesivos para próteses dentárias para diminuir o constrangimento
- Insatisfação com a aparência, baixa autoestima
- Fuga do contato social

exportados para um laboratório para fabricação e projeto de pilares personalizados, próteses provisórias e próteses finais. Modelos ou moldes finais podem ser fabricados por meio de fresamento CAD/CAM ou técnicas de impressão tridimensional (3D). As impressoras 3D para uso em consultório proporcionam ao clínico o luxo de imprimir modelos e próteses em seus consultórios, de modo rápido e simples.

Materiais

Um dos principais avanços, que terá um efeito duradouro na implantodontia, é o uso de zircônia. Esse material permite que o clínico tenha uma opção protética mais previsível, o que resulta em cada vez menos manutenção e complicações. O uso de CAD/CAM para fabricar próteses de zircônia fornece integridade marginal superior, resistência à fratura e resistência à flexão nunca antes vistas em odontologia. A zircônia é usada para próteses implantossuportadas e como material de implante dental. Os principais fabricantes de implantes estão agora criando opções de implantes de zircônia, mostrando uma tendência significativa e uma presença real de maior uso de zircônia no mundo dos implantes.

Resumo

O objetivo da odontologia moderna é retornar aos pacientes sua saúde bucal de uma forma previsível. O paciente edêntulo parcial e total pode não conseguir recuperar função normal, estética, conforto ou fala com uma prótese convencional. A função do paciente ao usar uma prótese total pode ser reduzida a um sexto do nível experimentado com a dentição natural; entretanto, uma prótese implantossuportada pode proporcionar a função a limites quase normais. A estética do paciente edêntulo é afetada em decorrência da atrofia muscular e óssea. A reabsorção óssea contínua leva a alterações faciais irreversíveis. Uma prótese implantossuportada permite a função muscular normal, e o implante estimula o osso e mantém sua dimensão de maneira semelhante aos dentes naturais saudáveis. Como resultado, as características faciais não são comprometidas pela falta de suporte, como muitas vezes é necessário para próteses removíveis. Além disso, as próteses implantossuportadas são posicionadas em relação à estética, função e fala, não em zonas neutras de suporte mucoso. Os tecidos moles dos pacientes edêntulos ficam sensíveis aos efeitos da mucosa delgada, da diminuição do fluxo salivar e de próteses instáveis ou não retentivas. A prótese implantossuportada não requer suporte de tecidos moles e melhora o conforto oral. A fala é frequentemente comprometida com próteses mucossuportadas porque a língua e a musculatura perioral podem ser comprometidas para limitar o movimento da prótese inferior. A prótese implantossuportada é estável e retentiva sem os esforços da musculatura. Uma prótese implantossuportada oferece um curso de tratamento mais previsível do que as próteses tradicionais. Os profissionais e o público estão cada vez mais atentos a esta disciplina odontológica. As vendas dos fabricantes estão aumentando e devem aumentar no futuro a uma taxa alarmante. Quase todas as revistas odontológicas profissionais agora publicam estudos sobre implantes dentais. Todas as escolas de odontologia dos EUA agora ensinam implantodontia, e essa disciplina se tornou parte integrante da maioria dos programas de especialidade. O futuro da implantodontia é muito estimulante, com expansão ilimitada por meio de tecnologia e desenvolvimento. A implantodontia tornou-se a opção ideal e primária para a substituição dentária.

Referências bibliográficas

1. Tatum OH. *The Omni Implant System*. Birmingham, AL: Alabama Implant Congress; 1988.
2. National Institutes of Health consensus development conference statement on dental implants. *J Dent Educ*. 1988;52:686–691.
3. Millenium Research Group report. *US Markets for Dental Implants 2006*. USDI; 2006.
4. Stillman N, Douglass CW. Developing market for dental implants. *J Am Dent Assoc*. 1993;124:51–56.
5. Watson MT. Implant dentistry: a 10-year retrospective report. *Dental Products Report*. 1996;30:26–32.
6. Watson MT. Specialist's role in implant dentistry rooted in history: a survey of periodontists and maxillofacial surgeons. *Dental Products Report*. 1997;31:14–18.
7. Reis-Schmidt T. Surgically placing implants—a survey of oral maxillofacial surgeons and periodontists. *Dental Products Report*. 1998;32:26–30.
8. *Bernstein Research*. London: Sanford Bernstein and Col., LLC; 2011:104.
9. Census 2000 Data on Aging. http://www.aoa.gov/prof/statistics/census2000/census2000.asp. Accessed July 14, 2007.
10. Health, United States, 2004, Life expectancy at 65 and 75 years. http://www.cdc.gov/nchshus.htm. Accessed July 14, 2007.
11. Murdock SH, Hogue MN. Current patterns and future trends in the population of the United States: implications for dentists and the dental profession in the 21st century. *J Am Coll Dent*. 1998;65:29–38.
12. https://www.grandviewresearch.com/industry-analysis/dental-implants-market.
13. Palmqvist S, Swartz B. Artificial crowns and fixed partial dentures 18 to 23 years after placement. *Int J Prosthodont*. 1993;6:279–285.
14. Priest GF. Failure rates of restorations for single tooth replacements. *Int J Prosthodont*. 1996;9:38–45.
15. Paddock, Catharine. "Tooth loss in seniors linked to mental and physical decline." Medical News Today. *MediLexicon, Intl.*, 22 Dec. 2014. Web. 29 Apr. 2019.
16. Saman DM, Lemieux A, Arevalo O, et al. A population-based study of edentulism in the US: does depression and rural residency matter after controlling for potential confounders? *BMC Public Health*. 2014;14:65.
17. Hirschfeld L, Wasserman B. A long term survey of tooth loss in 600 treated periodontal patients. *J Periodontol*. 1978;49:225–237.
18. Weintraub JA, Bret BA. Oral health status in the United States: tooth loss and edentulism. *J Dent Ed*. 1988;49:368–378.
19. Meskin LH, Brown LJ, Brunelle JA. Patterns of tooth loss and accuracy of prosthodontic treatment potential in U.S. employed adults and seniors. *Gerodontics*. 1988;4:126–135.
20. Redford M, Drury TF, Kingman A, et al. Denture use and the technical quality of dental prostheses among persons 18-74 years of age: United States, 1988-1991. *J Dent Res*. 1996;75(Spec No):714–725.
21. Mojon P. The world without teeth: demographic trends. In: Feine JS, Carlsson GE, eds. *Implant Overdentures: the Standard of Care for Edentulous Patients*. Carol Stream, IL: Quintessence; 2003.
22. Health Promotion Survey Canada. Statistics Canada, 1990, record number 3828. http://www.statcan. Accessed July 14, 2007.
23. Slade GD, Akinkugbe AA, Sanders AE. Projections of U.S. edentulism prevalence following 5 decades of decline. *J Dent Res*. 2014;93:959–965.
24. Centers for Disease Control, and Prevention (US). *Surveillance for Dental Caries, Dental Sealants, Tooth Retention, Edentulism, and Enamel Fluorosis: United States, 1988-1994 and 1999-2002*. Vol. 54. Department of Health and Human Services, Centers for Disease Control and Prevention; 2005.
25. Doug CW, Shih A, Ostry L. Will there be a need for complete dentures in the United States in 2020? *J Prosthet Dent*. 2002;87:5–8.
26. Otwell T, Reported by China R. *Schoenberger for Forbes, November 19, 2002*. Rose, DDS, MD: Also Louis F; 2000. from multiple sources.
27. National Institute on Aging. US Population aging 65 years and older: 1990 to 2050. www.nia.nik.gov/Researchinformation/ConferencesAndMeeetings/WorkshopReport/Figure4.htm. Accessed September 3, 2009.

28. Babbush CA, Hahn JA, Krauser JT, et al. *Dental Implants: The Art and Science*. 2nd ed. St Louis: Elsevier; 2010.
29. Wolff J. *The Laws of Bone Remodeling*. Berlin: Springer; 1986 (Translated by Maquet P, Furlong R; originally published in 1892).
30. Murray PDF. *Bones: a Study of the Development and Structure of the Vertebrae Skeleton*. Cambridge: Cambridge University Press; 1936.
31. Misch J. *Lehrbuch Der Grenzgebiete Der Medizin und Zahnheilkunde*. Leipzig, Germany: FC Vogel; 1922.
32. Roberts WE, Turley PK, Brezniak N, et al. Implants: bone physiology and metabolism. *Cal Dent Assoc J*. 1987;15:54–61.
33. Tallgren A. The reduction in face height of edentulous and partially edentulous subjects during long-term denture wear: a longitudinal roentgenographic cephalometric study. *Acta Odontol Scand*. 1966;24:195–239.
34. Marcus P, Joshi A, Jones J, et al. Complete edentulism and denture use for elders in New England. *J Prosthet Dent*. 1996;76:260–265.
35. Gruber H, Solar P, Ulm C. *Maxillomandibular Anatomy and Patterns of Resorption During Atrophy. Endosseous Implants: Scientific and Clinical Aspects*. Berlin: Quintessence; 1996:29–63.
36. Hickey JC, Zarb GA, Bolender CL, eds. *Boucher's Prosthodontic Treatment for Edentulous Patients*. 10th ed. St Louis: Mosby; 1990:3–27.
37. Sutton DN, Lewis BR, Patel M, et al. Changes in facial form relative to progressive atrophy of the edentulous jaws. *Int J Oral Maxillofac Surg*. 2004;33(7):676–682.
38. Bloom B, Gaft HC, Jack SS. *National Center for Health Statistics. Dental Services and Oral Health. United States, 1989. Vital Health Stat. 10(183). DHHS Pat No (PAS) 93-1511*. Washington, DC: U.S. Government Printing Office; 1992.
39. Shugars DA, Bader JD, White BA, et al. Survival rates of teeth adjacent to treated and untreated posterior bounded edentulous spaces. *J Am Dent Assoc*. 1998;129:1085–1095.
40. Walton JN, Gardner FM, Agar JR. A survey of crown and fixed partial denture failures, length of service and reasons for replacement. *J Prosthet Dent*. 1986;56:416–421.
41. Schwartz NL, Whitsett LD, Berry TG. Unserviceable crowns and fixed partial dentures: life-span and causes for loss of serviceability. *J Am Dent Assoc*. 1970;81:1395–1401.
42. Goodacre CJ, Bernal G, Rungcharassaeng K. Clinical complications in fixed prosthodontics. *J Prosthet Dent*. 2003;90:31–41.
43. Koivumaa KK, Hedegard B, Carlsson GE. Studies in partial denture prostheses: I. An investigation of dentogingivally-supported partial dentures. *Suom Hammaslaak Toim*. 1960;56:248–306.
44. Carlsson GE, Hedegard B, Koivumaa KK. Studies in partial denture prosthesis. IV. Final results of a 4-year longitudinal investigation of dentogingivally supported partial dentures. *Acta Odontol Scand*. 1965;23(5):443–472.
45. Wetherell J, Smales R. Partial dentures failure: a long-term clinical survey. *J Dent*. 1980;8:333–340.
46. Wilding R, Reddy J. Periodontal disease in partial denture wearers—a biologic index. *J Oral Rehab*. 1987;14:111–124.
47. Vermeulen A, Keltjens A, Vant'hof M, et al. Ten-year evaluation of removable partial dentures: survival rates based on retreatment, not wearing and replacement. *J Prosthet Dent*. 1996;76:267–272.
48. Aquilino SA, Shugars DA, Bader JD, et al. Ten-year survival rates of teeth adjacent to treated and untreated posterior bounded edentulous spaces. *J Prosthet Dent*. 2001;85:455–460.
49. Howell AW, Manley RS. An electronic strain gauge for measuring oral forces. *J Dent Res*. 1948;27:705.
50. Carr A, Laney WR. Maximum occlusal force levels in patients with osseointegrated oral implant prostheses and patients with complete dentures. *Int J Oral Maxillofac Implants*. 1987;2:101–110.
51. Rissin L, House JE, Manly RS, et al. Clinical comparison of masticatory performance and electromyographic activity of patients with complete dentures, overdentures and natural teeth. *J Prosthet Dent*. 1978;39:508–511.
52. Carlsson GE, Haraldson T. Functional response. In: Brånemark PI, Zarb GA, Albrektsson T, eds. *Tissue Integrated Prostheses: Osseointegration in Clinical Dentistry*. Chicago: Quintessence; 1985.
53. Misch LS, Misch CE. Denture satisfaction: a patient's perspective. *Int J Oral Implant*. 1991;7:43–48.
54. Feldman RS, Kapur KK, Alman JE, et al. Aging and mastication: changes in performance and in the swallowing threshold with natural dentition. *J Am Geriatr Soc*. 1980;28:97–103.
55. Chen MK, Lowenstein F. Masticatory handicap, socio-economic status and chronic conditions among adults. *J Am Dent Assoc*. 1984;109:916–918.
56. Hildebrandt GH, Dominguez BL, Schock MA, et al. Functional units, chewing, swallowing and food avoidance among the elderly. *Prosthet Dent*. 1997;77:588–595.
57. Joshipura KJ, Wilkett WC, Douglass CW. The impact of edentulousness on food and nutrient intake. *J Am Dent Assoc*. 1996;127:459–467.
58. Sheiham A, Steele JC, Marcenes W, et al. The impact of oral health on stated ability to eat certain food; findings from the National Diet and Nutrition Survey of Older People in Great Britain. *Gerontology*. 1999;16:11–20.
59. Sheiham A, Steele JG, Marcenes W, et al. The relationship among dental status, nutrient intake, and nutritional status in older people. *J Dent Res*. 2001;80:408–413.
60. Krall E, Hayes C, Garcia R. How dentition status and masticatory function affect nutrient intake. *J Am Dent Assoc*. 1998;129:20–23.
61. Kapur KK, Soman SD. Masticatory performance and efficiency in denture wearers. *J Prosthet Dent*. 1964;14:687–694.
62. Sheiham A, Steele JG, Marcenes W, et al. The relationship between oral health status and body mass index among older people: a national survey of older people in Great Britain. *Br Dent J*. 2002;192:703–706.
63. Loesche WJ. Periodontal disease as a risk factor for heart disease. *Compend Contin Educ Dent*. 1994;15:976–992.
64. Carlsson GE. Masticatory efficiency: the effect of age, the loss of teeth, and prosthetic rehabilitation. *Int Dent J*. 1984;34:93–97.
65. Gunne HS, Wall AK. The effect of new complete dentures on mastication and dietary intake. *Acta Odontol Scand*. 1985;43:257–268.
66. Fiske J, Davis DM, Frances C, et al. The emotional effects of tooth loss in edentulous people. *Br Dent J*. 1998;184:90–93.
67. Berg E. The influence of some anamnestic demographic and clinical variables on patient acceptance of new complete dentures. *Acta Odontol Scand*. 1984;42:119–127.
68. Bergman B, Carlsson GE. Clinical long-term study of complete denture wearers. *J Prosthet Dent*. 1985;53:56–61.
69. Stafford GD. Denture adhesives: a review of their use and composition. *Dent Pract*. 1970;21:17–19.
70. Pinto D, ed. *Chain Drug Review*. 1998;20:46.
71. Zarb G, Schmitt A. The edentulous predicament. I: a prospective study of the effectiveness of implant-supported fixed prostheses. *J Am Dent Assoc*. 1996;127:59–72.
72. Sheppard IM. Denture base dislodgement during mastication. *J Prosthet Dent*. 1963;13:462–468.
73. Smith D. The mobility of artificial dentures during comminution. *J Prosthet Dent*. 1963;13:834–856.
74. Lundqvist S, Haraldson T. Occlusal perception of thickness in patients with bridges on osseointegrated oral implants. *Scand J Dent Res*. 1984;92:88.
75. Kapur KK, Garrett NR, Hamada MO, et al. Randomized clinical trial comparing the efficacy of mandibular implant supported overdentures and conventional dentures in diabetic patients. Part III: comparisons of patient satisfaction. *J Prosthet Dent*. 1999;82:416–427.
76. Awad MA, Feine JJ. Measuring patient satisfaction with mandibular prostheses. *Community Dent Oral Epidemiol*. 1998;26:400–405.
77. Geertman ME, Boerrigter EM, van't Hof MA, et al. Two-center clinical trial of implant-retained mandibular overdentures versus complete dentures—chewing ability. *Community Dent Oral Epidemiol*. 1996;24:79–84.
78. Geertman ME, Van Waas MA, van't Hof MA, et al. Denture satisfaction in a comparative study of implant-retained mandibular overdenture: a randomized clinical trial. *Int J Oral Maxillofac Implants*. 1996;11:194–2000.
79. McGill University. *Health and Nutrition Letter*. 2003;(2)21.

80. Humphries GM, Healey T, Howell RA, et al. The psychological impact of implant-retained mandibular prostheses: a cross-sectional study. *Int J Oral Maxillofac Implants*. 1995;10:437–444.
81. Meijer HJ, Raghoebar GM, van't Hof MA, et al. Implant-retained mandibular overdentures compared with complete dentures; a 5 years' follow up study of clinical aspects and patient satisfaction. *Clin Oral Implants Res*. 1999;10:238–244.
82. Harle TH, Anderson JD. Patient satisfaction with implant supported prostheses. *Int J Prosthodont*. 1993;6:153–162.
83. Wismeijer D, van Waas MA, Vermeeren JI, et al. Patient satisfaction with implant-supported mandibular overdentures: a comparison of three treatment strategies with ITI-dental implants. *Int J Oral Maxillofac Surg*. 1997;26:263–267.
84. Grogono AL, Lancaster DM, Finger IM. Dental implants: a survey of patients' attitudes. *J Prosthet Dent*. 1989;62:573–576.
85. Raghoebar GM, Meijer HJ, Stegenga B, et al. Effectiveness of three treatment modalities for the edentulous mandible: a five-year randomized clinical trial. *Clin Oral Implants Res*. 2000;11:195–201.
86. Kapur KK. Veterans Administration cooperative dental implant study—comparisons between fixed partial dentures supported by blade-vent implants and removable partial dentures. Part III: comparisons of masticatory scores between two treatment modalities. *J Prosthet Dent*. 1991;65:272–283.
87. http://www.researchandmarkets.com/publication/mdjieps/global_market_study_on_dental_implants_asia.

2
Terminologia em Implantologia

NEIL I. PARK E MAYURI KERR

A terminologia utilizada em implantologia é distinta, de muitas maneiras, a partir dos termos e nomenclatura empregados em outras especialidades da clínica odontológica. A maioria dos instrumentos para instalação e reabilitação dos implantes é desenvolvida para esses fins específicos e será novidade para os clínicos que estão entrando neste campo. Também há uma grande variação de tipos e projetos de implantes, bem como técnicas cirúrgicas usadas no preparo do local, na instalação do implante e na reabilitação. Este capítulo apresenta uma visão geral para familiarizar o leitor com muitos dos termos de implantodontia.

Terminologia geral e específica

À medida que o tratamento com implantes ganhou ampla aceitação nas décadas de 1980 e 1990, vários fabricantes desenvolveram instrumentos e componentes para distribuição comercial. Essas empresas também desenvolveram sistemas com nomenclaturas próprias para seus vários componentes que geralmente eram diferentes, e às vezes conflitantes, de um fabricante para outro. Por exemplo, a empresa sueca Nobelpharma, constituída para comercializar os métodos de tratamento do Professor Brånemark, desencoraja o uso do termo *implante*, preferindo chamar seus dispositivos de ancoragem de *fixadores*, para diferenciá-los da geração anterior de implantes dentais.

Como essas empresas estiveram ativamente envolvidas no patrocínio de programas educacionais para levar novos usuários à implantodontia, esses termos variados e conflitantes têm potencial para criar confusão entre os clínicos e os técnicos de laboratório que tratam pacientes com esses produtos. Embora seja apropriado que os fabricantes comerciais desenvolvam nomenclatura específica para o desenvolvimento e refinamento de seus produtos, diferenciando-os da concorrência e protegendo-os por leis de propriedade intelectual, tais situações de verdadeira diferenciação do produto são cada vez mais raras. Este capítulo apresentará um sistema de nomenclatura genérico para instrumentos e componentes que se desenvolveram ao longo do tempo e possuem uso comum na literatura. Todo esforço será feito para manter a consistência com os termos publicados por fontes como o *Glossary of Implant Dentistry* do Congresso Internacional de Implantologistas Orais (ICOI, International Congress of Oral Implantologists) e o *Glossary of Prosthodontic Terms* do American College of Prosthodontists (ACP). O documento do ICOI é um glossário desenvolvido especificamente para os termos usados em implantologia. O ICOI lançou o *Glossary III* ao público em 2017, como um documento digital destinado a permitir alterações e acréscimos conforme fossem recebidas as sugestões de clínicos e pesquisadores, ao longo dos anos.[1] O *Glossary of Prosthodontic Terms*, agora em sua nona edição, foi publicado pela primeira vez pela Academia de Prótese Dentária, em 1956. Os editores da nona edição procuraram desenvolver um glossário consistente com o vernáculo falado e produziram um documento altamente útil.[2]

Osseointegração

Embora implantes dentais, de várias formas, tenham sido usados na substituição de dentes perdidos por muitos anos, conceitos atuais baseados na ciência e protocolos de tratamento devem suas origens ao trabalho pioneiro de Per-Ingvar Brånemark, médico e pesquisador sueco (Figura 2.1). Brånemark e colaboradores foram os primeiros a descreverem a **osseointegração** como um contato direto entre um implante e o osso vivo, ao nível da microscopia óptica (Figura 2.2).[3] Ele a constatou acidentalmente em 1952, enquanto estudava o fluxo sanguíneo no fêmur de um coelho usando câmaras de titânio inseridas no tecido ósseo; com o passar do tempo, as câmaras ficaram firmemente fixadas ao osso e não puderam ser removidas. Uma união foi encontrada entre o osso e a superfície do titânio. Na verdade, quando as fraturas ocorreram durante o experimento, elas sempre foram observadas entre osso e osso, nunca entre o osso e o implante.[4] Essa definição de osseointegração teve como objetivo distinguir o método de tratamento descrito pelo grupo Brånemark de métodos de implante relatados anteriormente, que frequentemente resultavam em uma interface de tecido mole entre o implante e o osso de suporte. O grupo sueco apresentou evidências clínicas resultantes de um protocolo de tratamento com instrumentação específica, métodos de perfuração, requisitos de resfriamento, técnicas de inserção e protocolos de carga protética projetados para minimizar o aquecimento e a desnaturação do osso. Juntos, esses protocolos resultaram na regeneração óssea ao redor do implante, em vez da substituição por tecido mole fibroso. Assim, obteve-se um método de tratamento que forneceu ao paciente uma prótese ancorada em osso que restaurava a função e poderia ser mantida por um longo período.

Outros autores propuseram definições de osseointegração que poderiam ser mais úteis no ambiente clínico. A descrição de osseointegração como "um processo clínico assintomático, pelo qual uma fixação rígida de materiais aloplásticos é alcançada e mantida no osso, durante o carregamento funcional"[5] que fornece parâmetros específicos para a avaliação clínica *in situ* de implantes.

A osseointegração também é conhecida como **estabilidade secundária**. Quando os implantes cirurgicamente instalados dependem da **macroestrutura**, ou da forma geral do implante, combinada com o protocolo cirúrgico para fornecer a **estabilidade primária**, que é um nível inicial de estabilidade mecânica

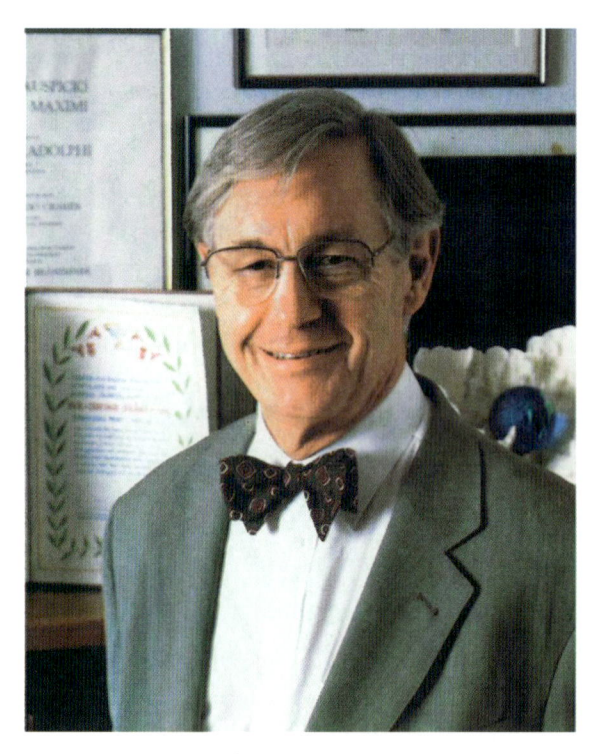

● **Figura 2.1** Per-Ingvar Brånemark. (De Garg A. *Implant Dentistry: A Practical Approach.* 2nd ed. St Louis: Mosby; 2010.)

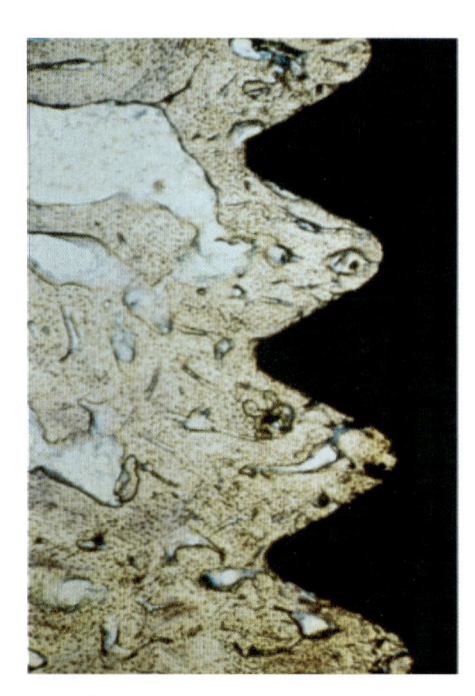

● **Figura 2.2** Brånemark descreveu a osseointegração como uma interface direta implante-osso, visto por microscopia óptica. (De Misch CE. Generic root form component terminology. In: Misch CE, ed. *Dental implant prosthetics.* St Louis: Elsevier Mosby; 2015.)

ou de fricção no osso. À medida que o osso cicatriza, o processo de osseointegração produz a estabilidade secundária, que é responsável pelo sucesso a longo prazo do implante. Durante o processo de remodelação óssea após a instalação do implante, a estabilidade primária diminui, enquanto a estabilidade secundária aumenta com a neoformação óssea (Figura 2.3). O período entre a estabilidade primária e secundária na qual se observa uma estabilidade total inadequada é referida como a **estabilidade reduzida**. Os fabricantes de implantes tentaram reduzir o tempo e a magnitude dessa redução de estabilidade, melhorando as características mecânicas e de superfície do implante, e alterando o protocolo de perfuração.[6]

O conceito biomecânico de estabilidade secundária, ou osseointegração, de implantes dentais tem sido caracterizado como uma conexão estrutural e funcional entre o osso recém-formado e a superfície do implante.[7] Osseointegração é composta por uma cascata de mecanismos fisiológicos complexos semelhantes à consolidação direta de fraturas.[8] A estabilidade secundária de um implante dental depende em grande parte do grau de neoformação óssea na interface implante-osso. No fim da fase de remodelação, cerca de 60 a 70% da superfície do implante está em contato com o osso.[9] Esta condição é denominada **contato osso-implante (BIC)** e é amplamente utilizada em pesquisas para mensurar o grau de osseointegração.[6,10]

Em 1986, Albrektsson *et al.* propuseram os seguintes critérios para um implante ser considerado clinicamente bem-sucedido:[11]

1. O implante não osseointegrado não apresenta mobilidade clínica.
2. A radiografia não demonstra evidência de radiolucência entre o implante e o osso.
3. A perda óssea marginal anual é inferior a 0,2 mm após o primeiro ano clínico.
4. Ausência de dor persistente, desconforto ou infecção.

Albrektsson *et al.* propuseram que esses critérios devem ser os níveis mínimos aceitáveis para um método de tratamento ser considerado bem-sucedido (com uma taxa de sucesso de 85% ao fim de um período de observação de 5 anos e 80% ao fim de 10 anos).[11]

Determinação da estabilidade

A estabilidade primária é um fator importante na sobrevida do implante. Sem estabilidade primária, o implante pode experimentar micromovimentos durante o processo de cicatrização, o qual pode comprometer o processo de osseointegração. Em geral, dois métodos são utilizados para determinar a estabilidade primária. O **torque de inserção**, que é a força rotacional registrada durante a inserção cirúrgica de um implante dental no local preparado,

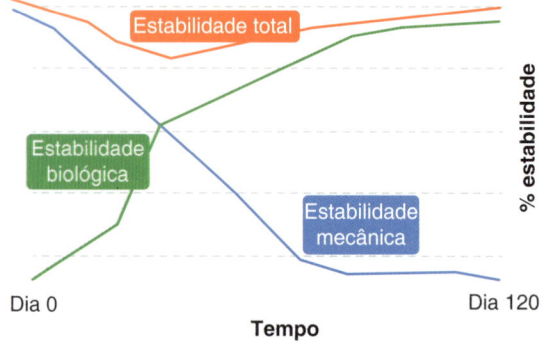

● **Figura 2.3** Gráfico de estabilidade do implante.

expresso em Newton por centímetros.[1] Embora útil em formar uma impressão clínica de estabilidade inicial, esse método pode ser influenciado pela macroestrutura do implante e pela relação comparativa entre o projeto e a forma da osteotomia cirúrgica.

Em um esforço para relatar com mais precisão a estabilidade primária de um implante, uma técnica que utiliza *análise de frequência de ressonância* (RFA) foi introduzida no fim dos anos 1990.[12] As mensurações de estabilidade de RFA aplicam-se essencialmente a uma carga de flexão, que mimetiza clinicamente a carga e a direção e fornece informações sobre a rigidez da junção osso-implante.[13] O quociente de estabilidade do implante (ISQ) é uma mensuração (com base em uma escala de 1 a 100) da estabilidade lateral do implante dental, que serve como um substituto para o grau de estabilidade alcançada. A Figura 2.4 ilustra o dispositivo Penguin RFA (Integration Diagnostics Sweden AB, Göteborg, Suécia) e seu uso clínico.

Dispositivos como o Osstell (Osstell AB, Göteborg, Suécia) e o Penguin RFA que medem o ISQ podem ser utilizados na clínica com configuração para avaliar a estabilidade de um implante e, mais importante, para determinar as alterações na estabilidade ao longo do tempo.

Outros métodos para determinar a estabilidade do implante foram propostas, tais como o *teste de percussão* e o *teste de torque reverso*. O teste de percussão envolve o toque de um cabo de espelho ou outro instrumento contra o implante e a análise da estabilidade pelo som. O *teste de torque reverso* é a aplicação de um torque reverso ou desaparafusamento do implante na conexão do pilar. Os dois últimos métodos não demonstraram resultados confiáveis e não são mais recomendados.[13]

Tipos de implantes

Implantes endósseos

Um implante *endosteal* ou *endósseo* foi projetado para colocação no osso alveolar ou basal da mandíbula ou maxila enquanto mantém o corpo do implante dentro do osso. Existem dois tipos básicos de implantes endósseos, com formato de *lâmina* e de *raiz* (Figura 2.5).

Em contraste aos projetos anteriores, tais como o *periosteal* ou *transosteal* (os quais são discutidos em seções posteriores deste capítulo), nos quais um implante é fabricado para tratar o arco todo, os implantes endósseos são unidades individuais. Este projeto fornece a oportunidade para o clínico variar o número e o tamanho dos implantes colocados no paciente para maximizar o uso do suporte anatômico e apoiar adequadamente a reabilitação protética. Isso permite uma flexibilidade significativamente maior no plano de tratamento e no desenho da prótese, oferecendo melhores opções para a manutenção a longo prazo, bem como para lidar com quaisquer complicações futuras. Os implantes endósseos são atualmente os tipos de implantes mais utilizados.

Implantes endósseos modernos são projetados com uma macroestrutura que otimiza a estabilidade inicial e uma *microestrutura*, ou textura superficial, que promove osseointegração. Da mesma forma, os protocolos cirúrgicos e reabilitadores recomendados são projetados para promover e manter a estabilidade primária e osseointegração do implante.

Implantes laminados

Os implantes laminados são implantes endósseos com uma forma plana e estão disponíveis em projetos de uma e duas peças (Figura 2.6). Popularizados por Linkow, a lâmina original foi construída a partir de um liga CrNiVa, também foram utilizadas liga de titânio, óxido de alumínio e carbono vítreo. Cranin,

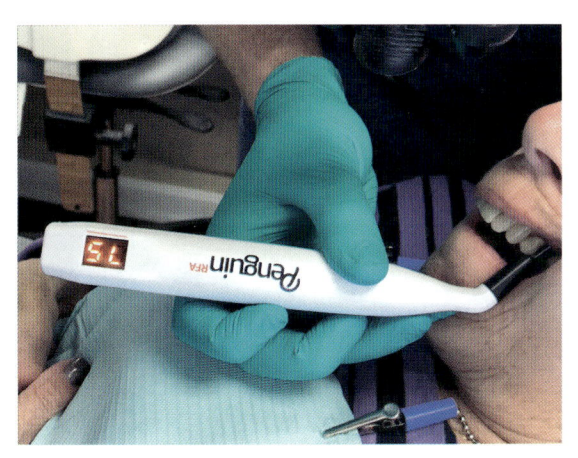

• **Figura 2.4** Análise de frequência de ressonância utilizando o Penguin RFA. (Integration Diagnostics Sweden AB, Göteborg, Suécia.)

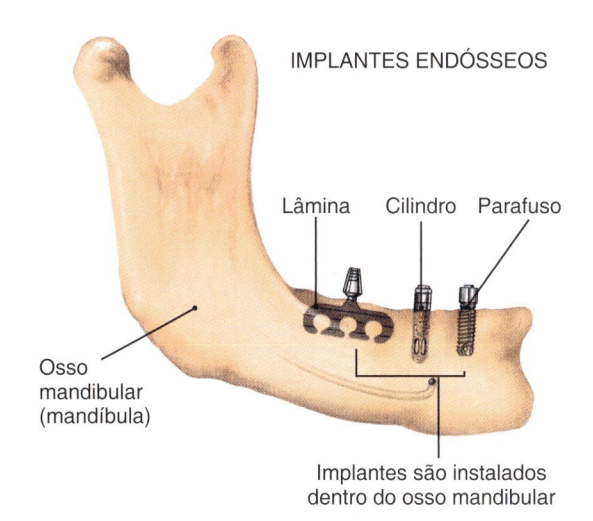

• **Figura 2.5** Desenho do implante endósseo. Nesta figura são demonstrados três diferentes desenhos de implantes endósseos. Observe que todos os desenhos são implantados diretamente dentro do osso. Embora o desenho da lâmina esteja em desuso, as versões em formato de cilindro e parafuso continuam as mais amplamente utilizadas nos projetos atuais de implantes dentais. (De Sakaguchi RL, Powers JM, eds. *Craig's Restorative Dental Materials*. 14th ed. St Louis: Mosby; 2019.)

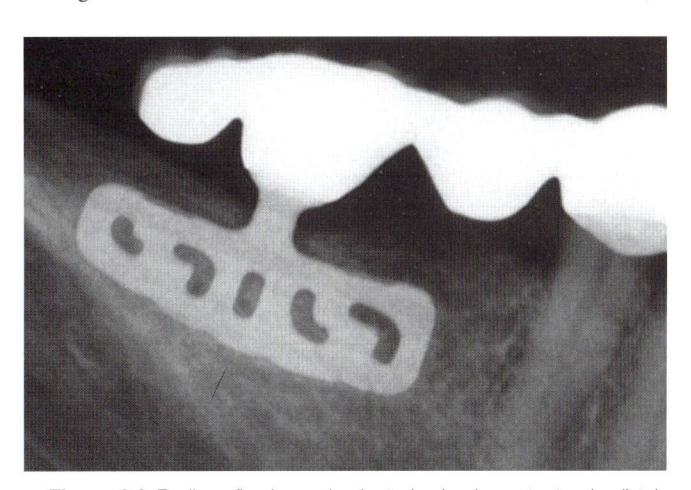

• **Figura 2.6** Radiografia de um implante laminado sustentando distalmente uma prótese parcial fixa. (De White SN, Sabeti MA. History of Single Implants. In: Torabinejad M, Sabeti MA, Goodacre CJ, eds. *Principles and Practice of Single Implant and Restorations*. Philadelphia: Saunders; 2014.)

Rabkin e Garfinkel relataram o resultado de 952 implantes laminados em 458 pacientes. A taxa de sucesso em 5 anos foi de 55%. Smithloff e Fritz relataram o resultado de 33 implantes laminados de Linkow, em 22 pacientes (5 maxilas e 28 mandíbulas), com uma taxa de sucesso de 5 anos estimada entre 42% para 66%. Os resultados de 10 anos não excederam uma taxa de sucesso de 50%. Armitage observou em 5 anos uma sobrevida de 49% em um estudo clínico com 77 implantes do tipo laminado[11] (Figura 2.7).

Com a utilização generalizada e as altas taxas de sucesso de implantes em forma de raiz, o uso geral de implantes laminados diminuiu,[14] mas permanecem disponíveis por vários fabricantes e encontram indicação em rebordo ósseo estreito como opção ao enxerto ósseo horizontal.

Implantes cilíndricos

Um *implante cilíndrico ou por pressão* é um modelo endósseo que consiste em um cilindro reto que é empurrado ou batido na osteotomia cirúrgica (Figura 2.8). Os implantes cilíndricos obtiveram ampla popularidade no fim da década de 1980 e início da década de 1990 devido ao seu protocolo de instalação cirúrgica simplificado. A estabilidade primária desse projeto depende de uma textura de superfície altamente rugosa para aumentar a resistência à fricção no deslocamento do osso. As superfícies utilizadas para esses implantes incluíam hidroxiapatita (HA), pulverização de plasma de titânio (TPS), e pequenas bolas de metal sinterizadas na superfície do implante. Esses implantes são usados com pouca frequência nos dias de hoje, pois as superfícies altamente rugosas estão associadas a um maior risco de complicações peri-implantares e pelas melhorias em outros projetos de implantes e protocolos cirúrgicos.

Implantes em forma de parafuso

Implantes em forma de parafuso, nos quais o corpo do implante exibe roscas ao longo da maior parte ou em todo o seu comprimento, tornaram-se os implantes mais utilizados. Características atuais do modelo melhoraram a estabilidade primária e simplificaram o protocolo de instalação que, por sua vez, capacitaram milhares de clínicos em todo o mundo, após receberem o treinamento e a experiência necessários para tratar com sucesso milhões de pacientes em todo o mundo.

O implante Brånemark original tinha um desenho de *parede-paralela*, apresentando um corpo de implante que manteve o mesmo diâmetro em todo o seu comprimento. Os projetos atuais apresentam um desenho de *parafuso cônico*, em que o diâmetro do corpo do implante diminui em direção ao ápice (Figura 2.9).

Uma peça versus duas peças

O desenho do implante de *duas peças* consiste em um *corpo do implante*, que fornece ancoragem dentro do osso e uma *plataforma*, que fornece uma conexão. Esta conexão é utilizada para unir o implante a vários instrumentos e componentes e, finalmente, a um pilar ou prótese. Um implante de uma peça, como visto na Figura 2.10, tem um pilar como parte do implante.

Implantes de pequeno diâmetro

Implantes de pequeno diâmetro (SDIs), muitas vezes chamados de *mini-implantes* (Figura 2.11), são implantes em forma de parafuso com diâmetros entre 1,8 e 2,9 mm e comprimentos que variam de 10 a 18 mm. A primeira indicação para os SDIs é

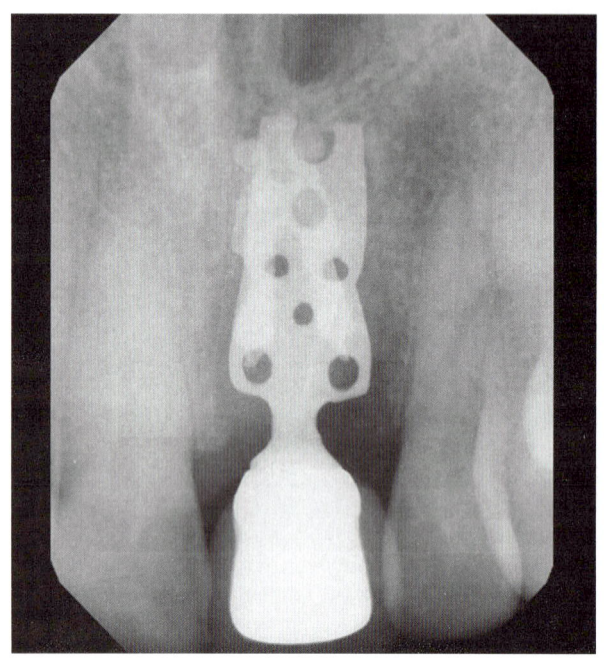

• **Figura 2.7** Radiografia do implante laminado com perda óssea significativa.[14]

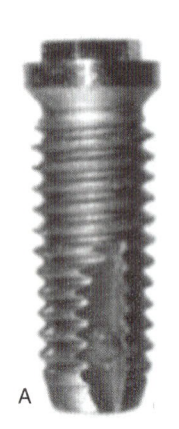

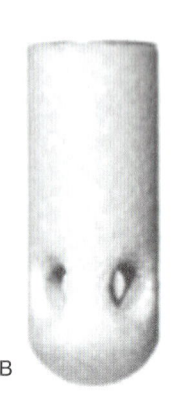

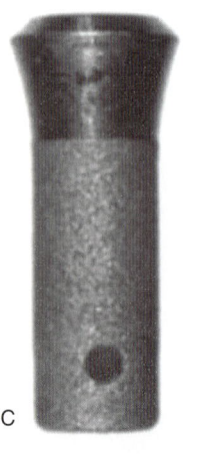

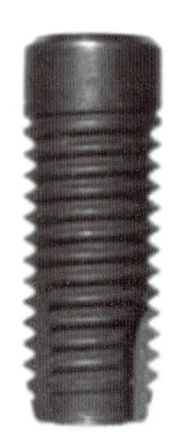

• **Figura 2.8** Ilustração da ampla variedade de modelos macro de implantes. **A.** Implante de parafuso sólido Brånemark. **B.** Implante cilíndrico intramóvel de conexão reta. **C.** Implante por pressão, de conexão alargada, da International Team of Implantology. **D.** Implante de parafuso sólido Astra, de conexão reta. (De Huang YS, McGowan T, Lee R, Ivanovski S. Dental implants: biomaterial properties influencing osseointegration. *Comp Biomater.* 2017;7:[II]:444–466.)

o tratamento de pacientes com rebordo residual fino que não permite a instalação de implantes padrão de 3,0 mm ou mais, e como uma alternativa de tratamento ao aumento de rebordo lateral.

SDIs são geralmente projetos de peça única e, além dos casos de rebordo fino, têm sido usados para retenção de reabilitações provisórias durante a cicatrização dos implantes e como dispositivo de ancoragem.

Implantes no nível ósseo versus implantes no nível do tecido

A maioria dos implantes em forma de raiz pode ser descrita como *implantes no nível ósseo*, pois são projetados para serem instalados com o colar no rebordo ósseo ou perto dele. Este modelo fornece flexibilidade adicional para a criação de um perfil de emergência de tecido mole na reabilitação do implante. Implantes que são projetados para instalação com o colar na margem ou perto do tecido mole são denominados como implantes *no nível do tecido* (Figura 2.12).

Em 1961, Gargiulo *et al.* teorizaram que a dimensão vertical da junção dentogengival, composta pela profundidade do sulco (SD), epitélio juncional (JE) e ligação de tecido conjuntivo (CTA), é uma dimensão fisiologicamente formada e estável, posteriormente denominada *largura biológica*, e que esta unidade se forma em um nível dependente da localização da crista do osso alveolar.[15] Implantes no nível de tecido foram desenvolvidos para aumentar a distância da

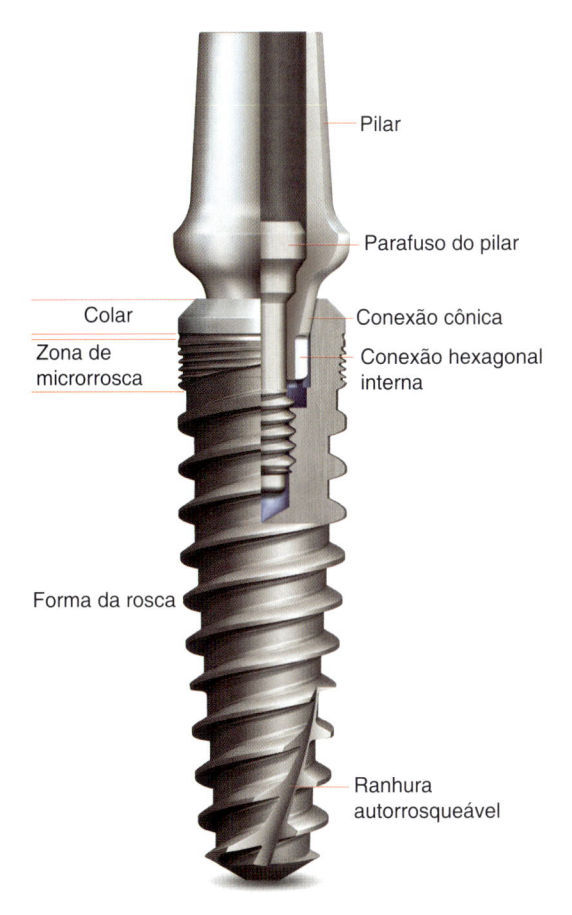

- **Figura 2.9** Estrutura de um implante.

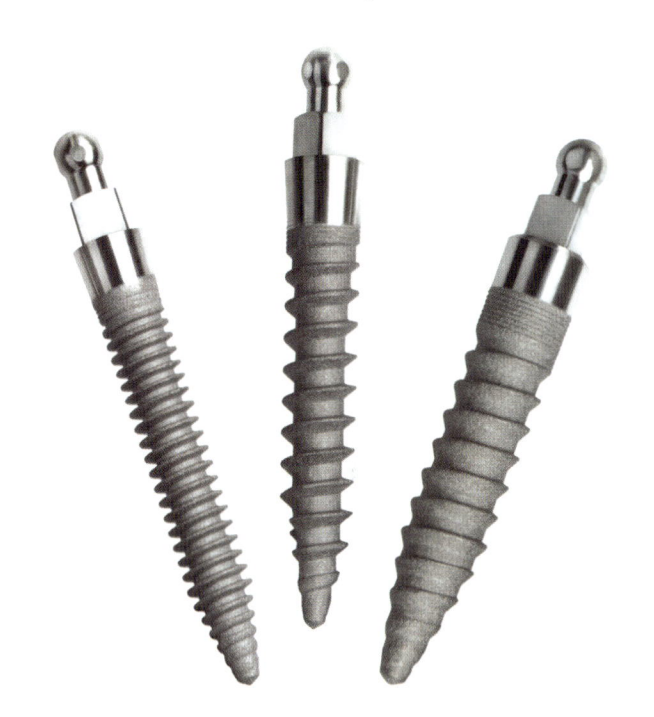

- **Figura 2.11** Mini-implantes de uma peça.

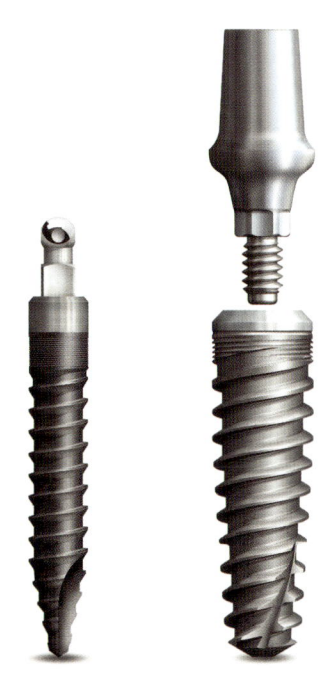

- **Figura 2.10** Implante de uma peça *versus* implante de duas peças.

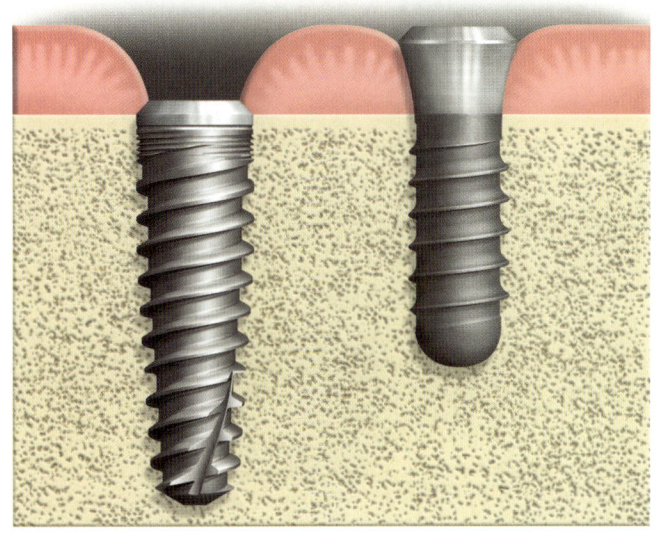

- **Figura 2.12** Implante no nível ósseo *versus* no nível de tecido.

interface implante-pilar da superfície óssea para fornecer uma largura biológica necessária. Os projetos de implantes no nível ósseo foram desenvolvidos posteriormente com conexões cônicas e alterações na plataforma, atendendo a objetivos semelhantes.[16]

Macroestrutura do implante

A macroestrutura do implante, ou forma geral, é projetada para otimizar a instalação precisa, estabilidade inicial dentro do osso e distribuição de forças dentro do osso. A macroestrutura predominante para implantes endósseos em formato de raiz é a forma de parafuso, que inclui um parafuso de parede paralela e um parafuso cônico (Figura 2.13).

- O parafuso de parede paralela foi amplamente documentado por Brånemark *et al.*, sendo considerado um desenho padrão por muitos anos. O protocolo cirúrgico para a instalação deste implante incluía brocas graduadas de diâmetros crescentes e geralmente terminavam com um instrumento de rosca ou formador de rosca, que complementavam a rosca do implante. Posteriormente, foram desenvolvidos implantes autorrosqueantes com formato apical mais afilado que dispensava essa etapa de formação de rosca. Para implantes com desenho autorrosqueante, o protocolo cirúrgico normalmente indicava uma osteotomia que confirmava o diâmetro interno do parafuso, permitindo o corte durante sua inserção no osso.
- O desenho do parafuso cônico foi desenvolvido para fornecer duas vantagens sobre o implante de paredes paralelas: estabilidade inicial aumentada e conformidade anatômica. Um implante em parafuso, de desenho cônico, pode fornecer estabilidade primária melhorada, pois condensa o osso em áreas de qualidade óssea reduzida.[17] Os implantes em parafuso cônico também distribuem as forças oclusais ao osso adjacente em um grau maior do que os tipos de paredes paralelas.[18] Além disso, a forma anatômica deste projeto faz perfuração de paredes ósseas vestibular e lingual menos prováveis de ocorrer[19] e cria uma oportunidade mais favorável para posicionar com segurança o implante entre as raízes de dentes adjacentes. Schiegnitz *et al.* observaram que o desenho cônico demonstrou maior estabilidade primária do implante quando comparados aos implantes cilíndricos.[20] Nos grupos experimentais, os implantes cônicos apresentaram melhor estabilidade primária do que os implantes de paredes paralelas.[21,22]

Implante rosqueável

Os implantes dentais no mercado hoje possuem diversas configurações de rosca; eles podem ser entendidos usando o desenho de um parafuso com a terminologia da engenharia. A **crista** é a superfície externa do fio, e une os dois lados do fio. O diâmetro medido em torno da crista é o **diâmetro externo (OD)** do implante. A **raiz** é a superfície interna do fio, e ela une os dois lados do fio. O diâmetro medido em torno da raiz é o **diâmetro interno (ID)** do implante. O **ângulo de hélice** descreve a angulação entre a parede do fio e o eixo perpendicular. O **passo de rosca** é a distância entre duas roscas adjacentes. Quanto maior o passo de rosca, maior é considerado o corte do osso. O comprimento da unidade é a distância axial em que o implante é inserido com uma volta completa (Figura 2.14).

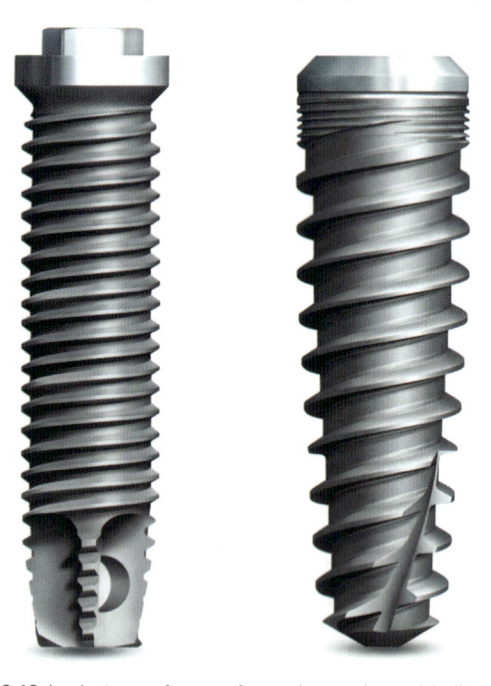

- **Figura 2.13** Implante parafuso em forma de parede paralela (à esquerda) e o parafuso com desenho cônico (à direita). Comparação dos dois desenhos ilustrando os refinamentos feitos desde aproximadamente 1988 a 2015.

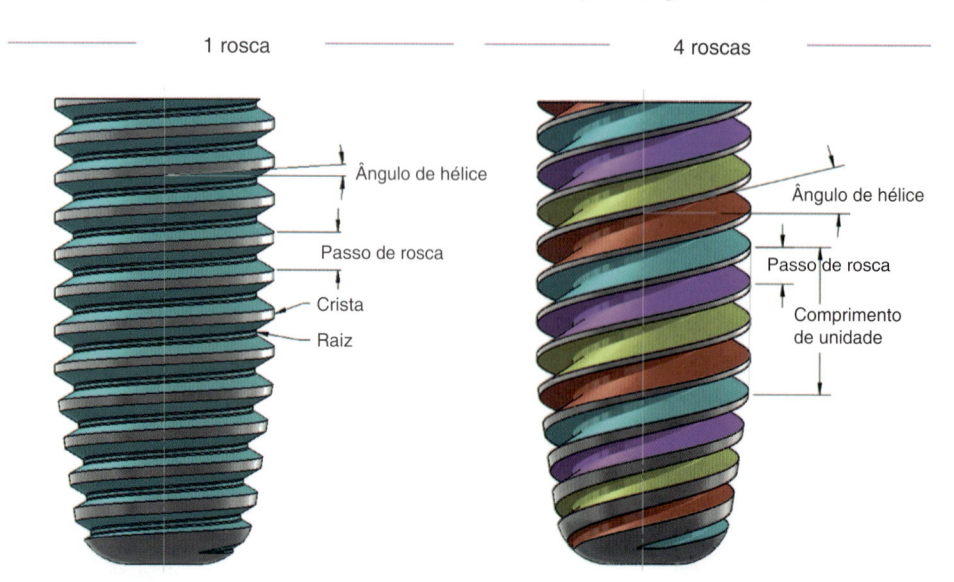

- **Figura 2.14** Demonstração da diferença no comprimento de unidade em função das roscas. (De Bullis G, Abai S. Form and function of implant threads in cancellous bone. *Inclusive Mag*. 2013;4[1].)

A geometria própria das roscas influencia a distribuição de tensões ao redor do implante. Roscas mais profundas parecem melhorar a estabilidade primária, particularmente em ossos de má qualidade.[23]

Roscas em V, roscas quadradas e roscas trapezoidais são formas de implantes com uma longa história de uso bem-sucedido. Essas roscas servem para dissipar cargas oclusais no osso ao redor do implante; no entanto, eles se diferem na forma, resistência inerente e em como transmitem as forças. As roscas em V são fortes, mas transmitem mais forças de cisalhamento ao osso circundante. A rosca quadrada transmite forças oclusais com menos força de cisalhamento do que as roscas em V. As roscas trapezoidais minimizam as forças de cisalhamento de maneira semelhante às roscas quadradas, e combinam uma excelente estabilidade primária com as melhores características das formas de rosca em V e quadrada (Figura 2.15).[23]

O implante rosqueável de parede paralela original de Brånemark foi projetado para instalação em uma osteotomia em que roscas negativas tinham sido criadas durante o protocolo cirúrgico usando um *instrumento rosqueável cônico* como um *formador de rosca*. Mais tarde, *implantes autorrosqueáveis* foram introduzidos, principalmente para uso em osso de baixa densidade para melhorar a estabilidade primária do implante. Com um implante não autorrosqueável, a osteotomia é preparada para um tamanho próximo do implante, enquanto com um implante autorrosqueável a osteotomia é preparada para o tamanho aproximado do diâmetro interno do implante.

A maioria dos implantes em uso hoje apresenta o desenho de parafuso cônico que possui um recurso de autotravamento, eliminando a necessidade de perfuração em todos os ossos, exceto no mais denso.

Microrroscas

Microrroscas são uma série de roscas de pequeno passo de rosca colocadas na porção da crista ou colar do implante. As microrroscas auxiliam a distribuir as forças do colar do implante e podem ajudar na manutenção da altura da crista óssea.[21,24]

Superfícies de implante

A *microestrutura do implante* refere-se à estrutura da superfície, ou grau da rugosidade da superfície, do implante dental. A estrutura da superfície dos implantes dentais é fundamental para a adesão e diferenciação das células durante o processo de remodelação óssea.[6]

Após a usinagem de um implante de titânio ou de liga de titânio, o contato com o ar causa o desenvolvimento imediato de uma superfície de óxido de titânio no implante. Até o fim dos anos 1980, raramente eram realizados outros tratamentos na superfície dos implantes. Desde aquela época, várias modificações foram desenvolvidas com o intuito de produzir rugosidade na superfície do implante e, com isso, promover o processo de osseointegração, principalmente em ossos de má qualidade.[6]

Essas modificações podem ser divididas em processos *de subtração* e *aditivos*, dependendo se o material é removido ou depositado na superfície do implante no tratamento da superfície. Os parâmetros científicos comumente utilizados para descrever a rugosidade da superfície são o *Ra* bidimensional (2D) (média da rugosidade do perfil) e o *Sa* tridimensional (média da rugosidade da área em 3D).[25]

Embora a rugosidade ideal da superfície seja indeterminada, de acordo com Albrektsson e Wennerberg,[26] *Ra* na faixa de 1 a 2 μm parece fornecer o grau ideal de rugosidade para promover a osseointegração. Picos e vales, sulcos e saliências caracterizam a microtopografia e preparam a superfície para as respostas biológicas na interface osso-implante. As modificações da microtopografia contribuem para o aumento da área de superfície. Estudos têm mostrado níveis aumentados de BIC para superfícies com microrrugosidades.[25,27]

Os processos de subtração incluem o seguinte:
1. Condicionamento com ácido.
2. Jateamento com material abrasivo, tais como silício ou HA; jateamento com HA, conhecido como *jateamento com meio reabsorvível (RBM)*, é particularmente vantajoso, pois ao contrário do jateamento, quaisquer partículas remanescentes na superfície são reabsorvíveis (Figura 2.16).
3. Tratamento com *lasers*.

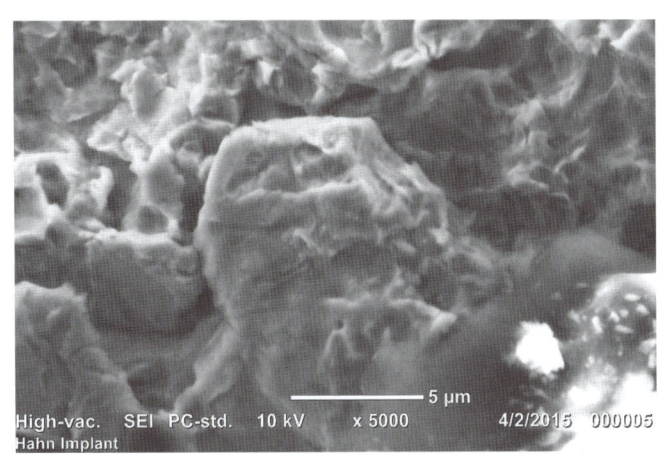

• **Figura 2.16** Superfície de implante cônico de Hahn obtida por jateamento com meio reabsorvível.

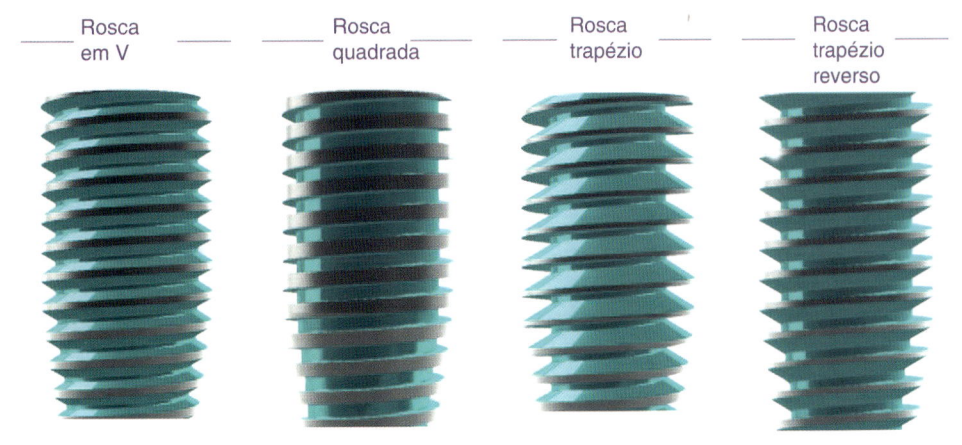

• **Figura 2.15** Tipos macroscópicos de implante. (De Bullis G, Abai S. Form and function of implant threads in cancellous bone. *Inclusive Mag.* 2013;4[1].)

Processos aditivos compartilham do mesmo objetivo de modificar a superfície do implante em um grau moderadamente rugoso, e incluem:
1. Revestimento HA.
2. TPS.
3. Anodização para aumentar a rugosidade da superfície de óxido de titânio.

Plataformas e conexões de implantes

Tipo de conexão

As conexões de implantes são definidas pela geometria dos elementos de conexão. O desenho do implante de Brånemark apresenta um **hexágono externo** no implante, que se encaixa com um **hexágono interno** no pilar. Em contraste, os implantes de **conexão interna** apresentam uma câmara dentro do corpo do implante na qual uma projeção externa do pilar pode se encaixar (Figura 2.17). Conexões internas comumente usadas incluem hexágono, octógono e tricanal, e muitos deles incluem uma interface cônica como parte de sua geometria interna (Figura 2.18).

Projetos hexagonais externos em geral são menos utilizados hoje em virtude das vantagens mecânicas e reabilitadoras das conexões internas. A perda do parafuso é um risco para conexões hexagonais externas, visto que maiores forças laterais são transferidas para a conexão do parafuso e porque a pré-carga do parafuso é a única força que resiste às forças oclusais.[28-30]

O implante IMZ, que não é mais fabricado, era distinto por ter um elemento intramóvel (IME) que incluía um espaçador Delrin projetado para colocação entre o implante e o pilar. Seu desenho foi pensado para reduzir o estresse mecânico no implante, mas a experiência clínica ao longo do tempo resultou na descontinuação do projeto.

Plataforma reduzida (*switched*) versus plataforma convencional (*matching*)

Projetos tradicionais de implantes, como o hexágono externo Brånemark, manteve o mesmo diâmetro do colar do implante até a porção do pilar que se conecta ao implante em um desenho conhecido como uma **plataforma conjunta** ou **plataforma convencional (*matched*)**. Com o advento da conexão interna cônica, tornou-se possível criar uma conexão estável implante-pilar, enquanto realizou-se a redução do diâmetro do pilar. A situação na qual o pilar é mais estreito do que o implante na conexão é denominada **plataforma reduzida (*switching*)** (Figura 2.19). A plataforma reduzida tem se mostrado benéfica na redução da perda óssea ao redor do implante, o que permite um maior volume de tecido mole na interface implante-pilar, que auxilia na estética do tecido mole.[31,32]

Protocolos cirúrgicos

Três protocolos cirúrgicos diferentes são usados para sistemas de implantes de duas peças: **um estágio, dois estágios** e **reabilitação imediata**.

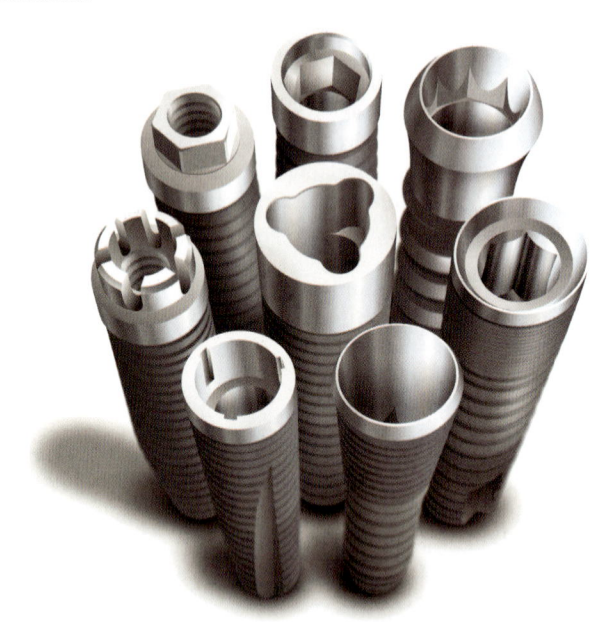

• **Figura 2.18** Vários tipos de conexão.

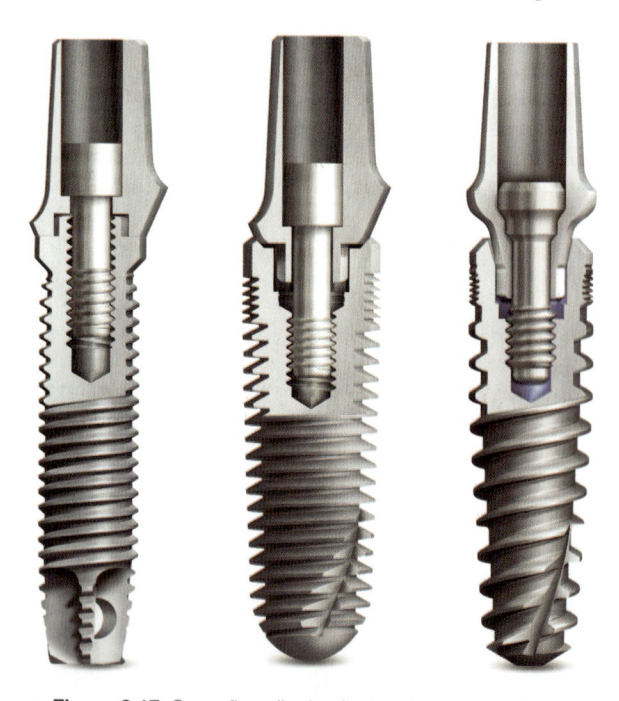

• **Figura 2.17** Conexões pilar-implante externa *versus* interna.

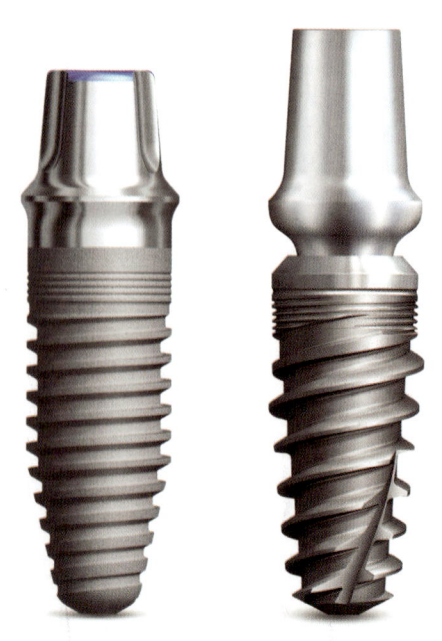

• **Figura 2.19** Implantes com plataforma convencional (*matching*) versus plataforma reduzida (*switched*).

Usando o protocolo padrão ou de dois estágios, o corpo do implante, com um **parafuso de cobertura**, é submerso abaixo do tecido mole até que a cicatrização óssea tenha ocorrido. Durante a **cirurgia de segundo estágio**, o tecido mole é rebatido para inserção de um componente que passa a ser a conexão do implante, através do tecido mole, e entra na cavidade bucal. Com a abordagem cirúrgica de um estágio, o implantodontista coloca o corpo do implante e um **pilar de cicatrização temporário**, que emerge através do tecido mole. Durante o processo reabilitador, o pilar de cicatrização é substituído de modo que o pilar protético ou a prótese reabilitadora possam ser conectados, eliminando a necessidade de uma segunda cirurgia.

Com a abordagem de reabilitação imediata, o corpo do implante e um pilar protético são colocados na cirurgia inicial. Uma prótese reabilitadora provisória é então fixada ao pilar.

Instalação imediata após a exodontia *versus* instalação em locais cicatrizados

O protocolo padrão promulgado por Brånemark *et al.* ditava que, após a exodontia, o local deveria cicatrizar antes da instalação do implante. Um trabalho pioneiro de Hahn *et al.* demonstrou altas taxas de sucesso para implantes instalados imediatamente após a extração do dente. Um procedimento conhecido como o **implante de emergência** foi desenvolvido e popularizado como um método usado para fornecer uma substituição imediata do implante para um dente não restaurável.[33]

Enxerto ósseo

Um volume ósseo insuficiente pode resultar em atrofia após exodontia, trauma, deficiência congênita ou ressecção cirúrgica. Em função disso, um volume adequado de osso no local cirúrgico é pré-requisito fundamental para a instalação bem-sucedida do implante, técnicas de **enxerto ósseo** foram desenvolvidas para facilitar o tratamento com implante que, de outra forma, não seria uma opção para alguns pacientes. A **preparação do local** refere-se ao procedimento de enxerto ósseo realizado antes da instalação do implante, enquanto o enxerto simultâneo refere-se a procedimentos realizados ao mesmo tempo em que ocorre a instalação do implante. Existem inúmeras técnicas alternativas, vários agentes e biomateriais atualmente utilizados para enxerto ósseo, considerando as várias indicações.

Materiais para enxerto

Os materiais utilizados para enxerto ósseo incluem (Boxe 2.1):

- **Enxertos autógenos** são colhidos de um local adjacente ou remoto, no mesmo paciente, e utilizado para construir a área deficiente. Devido ao seu potencial osteogênico e ao baixo risco para o paciente, enxertos autógenos são considerados o material de enxerto ósseo ideal.
- **Aloenxertos** são enxertos ósseos colhidos de cadáveres da mesma espécie e processados para remover contaminação e potencial antigênico. Os enxertos são fornecidos em formato de partículas ou blocos por bancos de tecido especialmente licenciados.
- **Xenoenxertos** são enxertos ósseos derivados de fontes não humanas. Enxertos de origem bovina, suína ou equina são altamente processados para remover completamente o conteúdo orgânico.
- **Enxertos aloplásticos** são materiais substitutos sintéticos dos ossos, incluindo fosfatos de cálcio e vidros bioativos.

A Tabela 2.1 reúne as considerações na seleção de um material para enxerto ósseo.

Boxe 2.1 Características ideais do material de enxerto ósseo.

- Biocompatibilidade
- Bioativo para promover a diferenciação e proliferação celular
- Baixa incidência de infecção
- Não tóxico e não imunogênico
- Capacidade de manter espaço e volume ao longo do tempo
- Capacidade de ser substituído inteiramente por neoformação óssea
- Taxa de reabsorção coincidente com a formação óssea

De Resnik RR. Bone substitutes in oral implantology. *Chairside Mag.* 2017;12(3).

Técnicas de aumento ósseo

A **regeneração óssea guiada (GBR)** usa **barreira de membrana** para proteger os defeitos ósseos do rápido crescimento interno das células dos tecidos moles de modo que as células progenitoras ósseas possam produzir osso. O crescimento interno dos tecidos moles pode interferir ou prevenir totalmente a osteogênese em um defeito ou ferida. Exemplos de membranas usadas nesta técnica incluem **colágeno** e **politetrafluoroetileno expandido (PTFE)**. As membranas são referidas como **reabsorvíveis** ou **não reabsorvíveis**, dependendo se requerem uma cirurgia subsequente para remoção (Figuras 2.20 e 2.21).

Algumas técnicas cirúrgicas utilizadas para aumentar o volume ósseo incluem apenas enxerto, enxerto *inlay*, expansão da crista e técnica *socket-shield*.

O **enxerto onlay** descreve uma técnica de aplicação do material de enxerto sobre a área defeituosa para aumentar a largura ou altura do local de instalação do implante.

O **enxerto inlay**, uma secção do osso (maxila, mandíbula) é realizada cirurgicamente e o material de enxerto é inserido entre as duas secções.

Na **expansão da crista**, a crista alveolar é dividida longitudinalmente, permitindo a colocação de um implante ou material de enxerto no espaço.[35]

A técnica **socket-shield** (Figura 2.22) é projetada para manter o volume e os contornos dos tecidos duros e moles, otimizando a colocação do implante após a exodontia. A técnica envolve preservação da parte vestibular da raiz e instalação de um implante lingualmente à parte da raiz preservada. A lacuna entre o implante e o osso é preenchida com material de enxerto, permitindo a cicatrização[36] (Figura 2.23).

Levantamento do seio

A porção posterior da maxila é uma área que frequentemente necessita de volume ósseo para instalação do implante. Várias técnicas previsíveis foram desenvolvidas para enxerto ósseo e levantamento do seio para acomodar a inserção do implante.

Levantamento do seio maxilar (MSFA), usando a **técnica de janela lateral**, foi originalmente desenvolvido por Tatum, em meados da década de 1970, e mais tarde foi descrito por Boyne e James em 1980. Esta intervenção cirúrgica ainda é o método mais utilizado para aumentar a altura do osso alveolar, da porção posterior da maxila, antes ou em conjunto com a instalação do implante. O **levantamento do seio** ou **levantamento do assoalho do seio** consiste em elevar o assoalho do seio maxilar e inserir material de enxerto através da osteotomia.[38]

Propriedades do enxerto ósseo

Os enxertos ósseos podem ser descritos como **osteogênicos**, **osteoindutores** e **osteocondutor** com base em sua contribuição para a consolidação óssea. Essas propriedades dos enxertos ósseos afetam diretamente o sucesso ou o fracasso de incorporação do enxerto e a seleção do protocolo adequado de enxerto.[34]

Tabela 2.1 Considerações sobre materiais para enxerto ósseo.

Tipo de enxerto	Vantagens	Desvantagens	Cicatrização — Osteogênese	Osteoindução	Osteocondução	Manutenção do espaço	Tempo de reabsorção	Indicações
Autógeno	• Padrão-ouro • Não imunogênico • Previsível	• Requer um segundo sítio cirúrgico • Disponibilidade limitada • É requerida habilidade adicional • Reabsorve rapidamente	+	+	+	+	Médio a rápido	Todas as áreas deficientes
Alógeno desmineralizado	• Qualidades osteocondutivas • Não necessita de um segundo sítio cirúrgico • Disponível facilmente • Previsível	• Imunogênico • Suave potencial para transmissibilidade de doença • Preocupações culturais • Não indicada para grandes locais de enxerto	–	+	+	–	Rápido	GBR, alvéolos, enxerto de seio maxilar
Alógeno mineralizado	• Não necessita de um segundo sítio cirúrgico • Disponível facilmente • Previsível	• Potencial imunogênico • Suave potencial para transmissibilidade de doença • Preocupações culturais • Não indicado para grandes locais de enxerto	–	–	+	+	Médio a lento	GBR, alvéolos, enxerto de seio maxilar
Xenógeno	• Não necessita de um segundo sítio cirúrgico • Disponível facilmente	• Aumenta a resposta inflamatória • Reabsorção lenta • Apenas osteocondutor • Imunogênico • Potencial para transmissibilidade de doença • Preocupações culturais • Não indicada para grandes locais de enxerto	–	–	+	+	Médio a lento	GBR, alvéolos, enxerto de seio maxilar
Aloplástico	• Nenhuma transmissibilidade de doença • Não imunogênico • Grande aceitabilidade • Não necessita de um segundo sítio cirúrgico • Disponível facilmente	• Reabsorção • Imprevisível • Não indicada para grandes locais de enxerto	–	–	+	+	Rápido a lento	Defeitos maiores, enxerto de seio maxilar

GBR, regeneração óssea guiada. De Resnik RR. Bone substitutes in oral implantology. *Chairside Mag.* 2017;12(3).

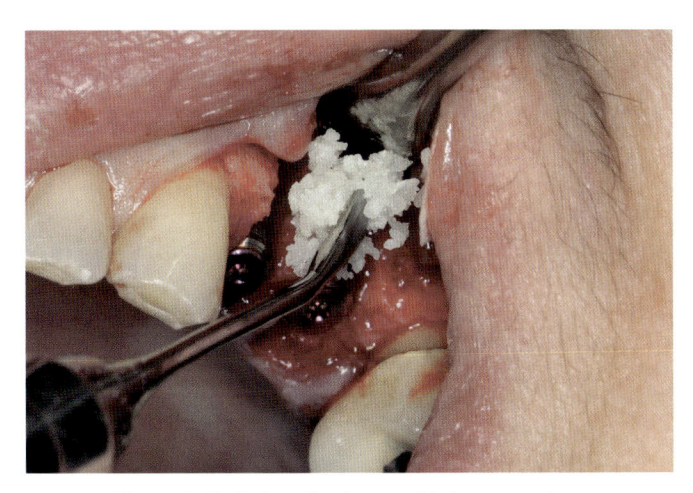

Figura 2.20 Colocação do material de enxerto ósseo.

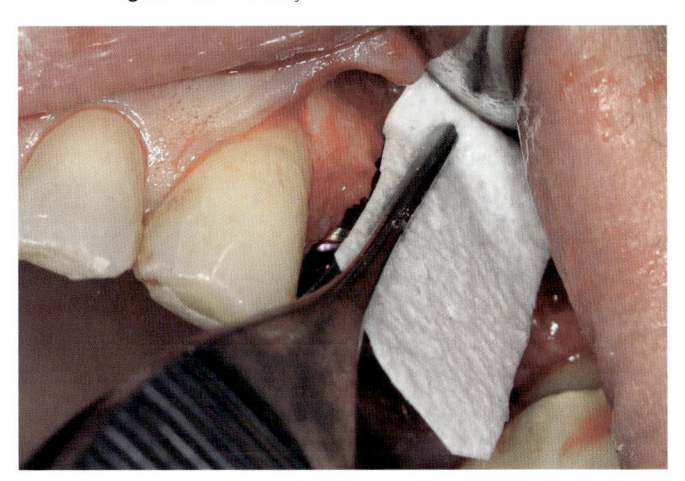

Figura 2.21 Colocação da membrana para regeneração óssea guiada.

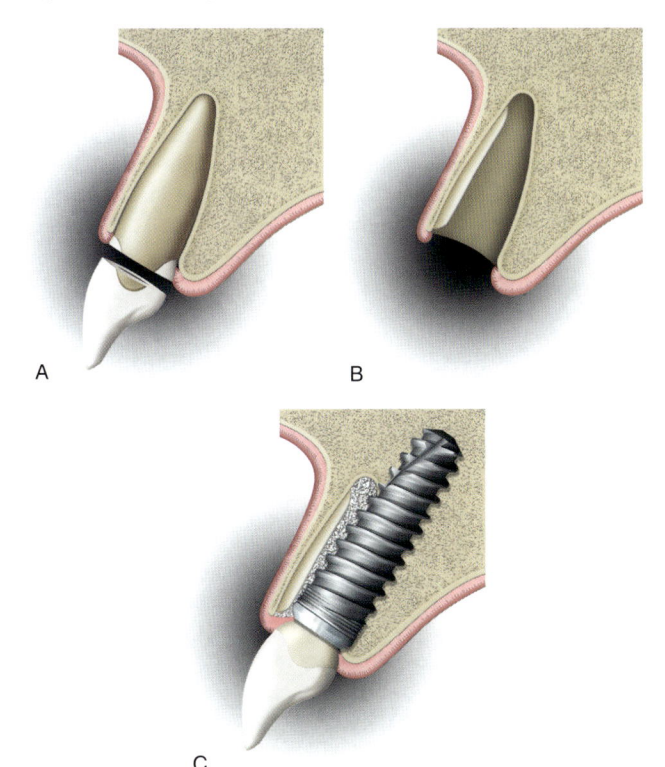

Figura 2.22 Estágios da técnica *socket-shield*. **A.** Coroa seccionada. **B.** Remoção da raiz, mantendo como "escudo" a face vestibular da raiz intacta. **C.** O alvéolo é enxertado e o implante instalado.

Osteogênese é a capacidade de o enxerto produzir osso novo, e é uma propriedade encontrada apenas em osso autógeno fresco e em células da medula óssea.[39]

A osteocondução é propriedade de um enxerto servir como "armação" para viabilizar a cicatrização óssea. A osteocondução permite o crescimento interno da neovasculatura e infiltração de células precursoras osteogênicas no local do enxerto. Propriedades osteocondutivas são encontradas em autoenxertos esponjosos e aloenxertos, matriz óssea desmineralizada, HA, colágeno e fosfato de cálcio.[39]

Osteoindução é a capacidade do material de enxerto induzir células tronco a se diferenciar em células ósseas maduras. Esse processo é normalmente associado à presença de fatores de crescimento ósseo dentro do material de enxerto ou como suplemento ao enxerto ósseo. Os principais materiais osteoindutores são proteínas ósseas morfogênicas e matriz óssea desmineralizada. Autoenxerto e aloenxerto ósseo também têm algumas propriedades osteoindutivas.[39]

O substituto ideal do enxerto ósseo é biocompatível, biorreabsorvível, osteocondutor, osteoindutor, estruturalmente semelhante ao osso, fácil de usar e com boa relação custo-benefício.

Instrumentação cirúrgica

Os implantes dentários são projetados e vendidos como **sistemas de implantes** que incluem um **kit de instrumentação cirúrgica** com brocas projetadas para o protocolo cirúrgico desse sistema de implante específico. Dependendo do fabricante, os *kits* de instrumentação cirúrgica incluem uma variedade de **brocas, fresas, guias**, **chaves de torque**, **conformador de rosca** e **montador de implante** (Figura 2.24).

Brocas

As brocas para implantes são instrumentos rotatórios de corte utilizados para realizar osteotomia no osso. Eles são feitos de vários materiais, incluindo aço inoxidável cirúrgico, liga de titânio e cerâmica. Quando usado na sequência adequada, com a velocidade rotatória recomendada, torque e irrigação, as brocas criam o tamanho e o formato corretos da osteotomia, proporcionando estabilidade inicial sem causar danos mecânicos ou térmicos ao osso.[40]

Chave/conexão

Várias chaves/conexões estão incluídas no *kit* cirúrgico, dependendo do fabricante. Os implantes usados no decurso do tratamento são acoplados às chaves ou conexões hexagonais, de fenda ou de encaixe.

Conexões

Alguns sistemas requerem uma conexão para ser unir ao implante, permitindo sua instalação com a instrumentação correta. A conexão ao implante serve para facilitar a inserção do implante no sítio cirúrgico, e pode ser usado para girar o implante até a profundidade correta. A conexão ao implante é, então, removida do implante para que seja possível confirmar visualmente sua posição.

Outros sistemas de implante incorporam um recurso de acionamento direto, em que um instrumento se encaixa diretamente no implante, permitindo um procedimento mais simples e melhor visão durante a colocação do implante (Figura 2.25).

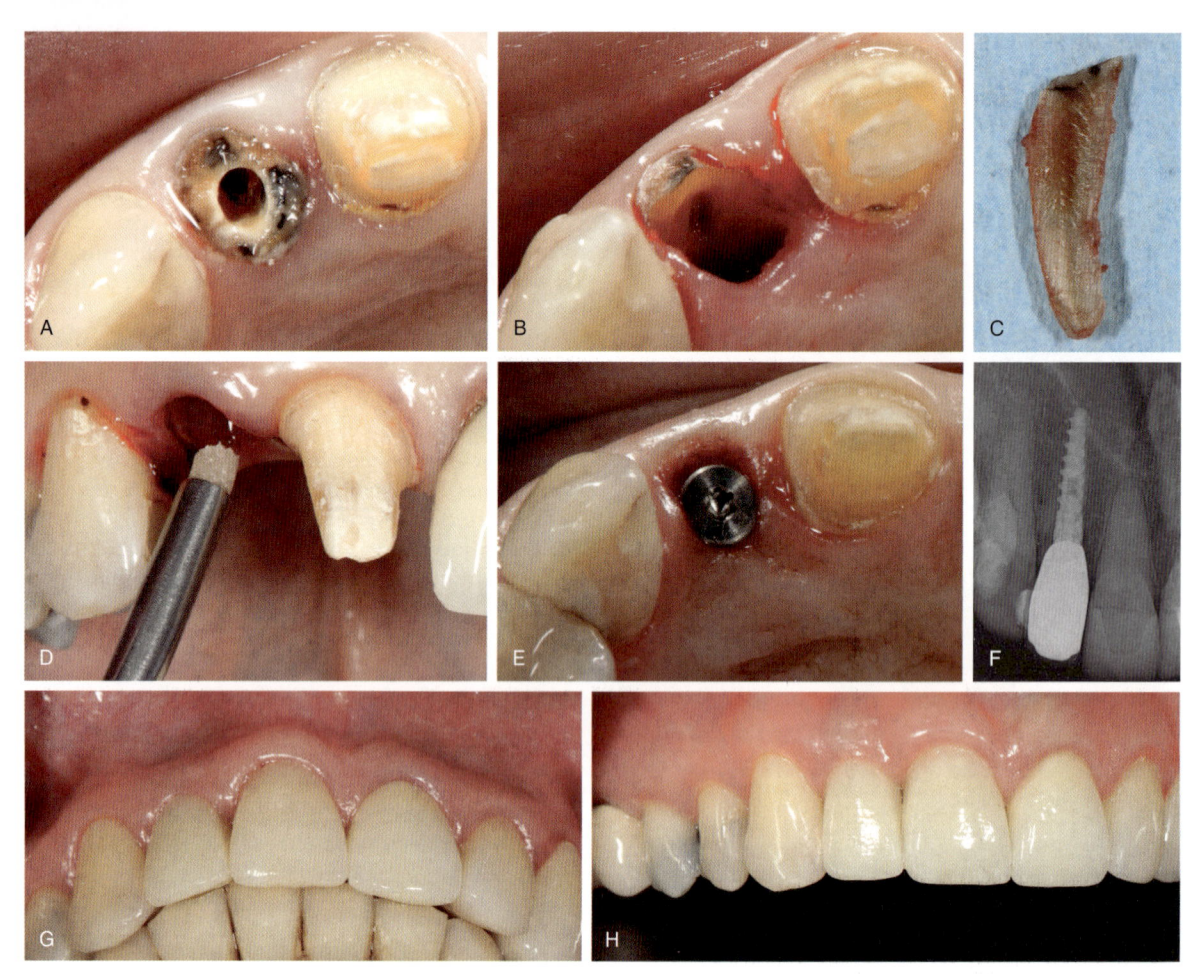

● **Figura 2.23** Caso clínico usando a técnica *socket-shield*. **A.** Dente 12 não restaurável, sem coroa. **B.** Remoção de grande parte da raiz, mantendo a face vestibular no alvéolo. **C.** Raiz extraída. **D.** Enxerto ósseo colocado no alvéolo. **E.** Implante instalado em alvéolo enxertado. **F.** Radiografia do implante Hahn com coroa protética definitiva. **G** e **H.** Vistas intraorais do implante Hahn com coroa BruxZir no dente 12. Observe a manutenção da margem gengival ideal.

Chave de torque

Os *kits* cirúrgicos incluem uma chave de catraca ou ***chave de torque*** para colocar o implante. Uma chave de torque, ou conexão de torque, é um instrumento manual usado para aplicar uma quantidade específica de torque ao instalar um implante ou pilar protético. Um ***controlador de torque*** refere-se a um dispositivo eletrônico projetado para o mesmo propósito. Uma chave de torque é recomendada para garantir a aplicação de força conforme a recomendação do fabricante.

Componentes de implante

O ***parafuso de cobertura***, às vezes chamado de ***cicatrizador***, é um componente usado para ocluir a conexão do implante enquanto ele está submerso durante um procedimento de dois estágios (Figura 2.26).

Um ***pilar cicatrizador*** é um componente que se conecta ao implante e se projeta através do tecido mole. Pode ser conectado ao implante no procedimento cirúrgico de segundo estágio, ou pode ser inserido no momento da instalação do implante para eliminar a necessidade de uma segunda cirurgia. Este componente também é conhecido como ***colar de cicatrização***, ***extensor transmucoso***, ***pilar transmucoso*** ou ***colarinho de cicatrização*** (Figura 2.27). Pilares cicatrizadores são fornecidos como componentes de estoque com um formato cilíndrico, mas também podem ser personalizados em algum caso específico (Figura 2.28).

Pilares cicatrizadores normalmente são deixados no lugar temporariamente, até que o tecido mole tenha cicatrizado o suficiente para permitir a reabilitação do implante. Nesse momento, o pilar cicatrizador é removido para fornecer acesso à plataforma para reabilitação do implante (Figura 2.29).

Cirurgia guiada

Um ***guia cirúrgico***, ou **template** *cirúrgico* (Figuras 2.30 a 2.32), é um dispositivo criado para um caso específico para auxiliar o implantodontista na instalação do implante no local pretendido. A cirurgia guiada envolve o uso de um guia que direciona a instalação do implante. A Figura 2.30 ilustra os componentes do *kit* Hahn de cirurgia guiada. Antes da disponibilidade de dados digitais de imagem em 3D, guias foram criados com base em um enceramento diagnóstico e dados radiográficos aproximados da reabilitação final. Atualmente, os guias cirúrgicos são criados a partir de tomografia computadorizada de feixe cônico (CBCT), usando software específico para planejar digitalmente o caso e projetar o guia cirúrgico (ver Figura 2.33).

Reabilitação do implante

Protocolos de carga

A reabilitação de implantes consiste nos procedimentos necessários para a conexão de uma prótese a um ou mais implantes.

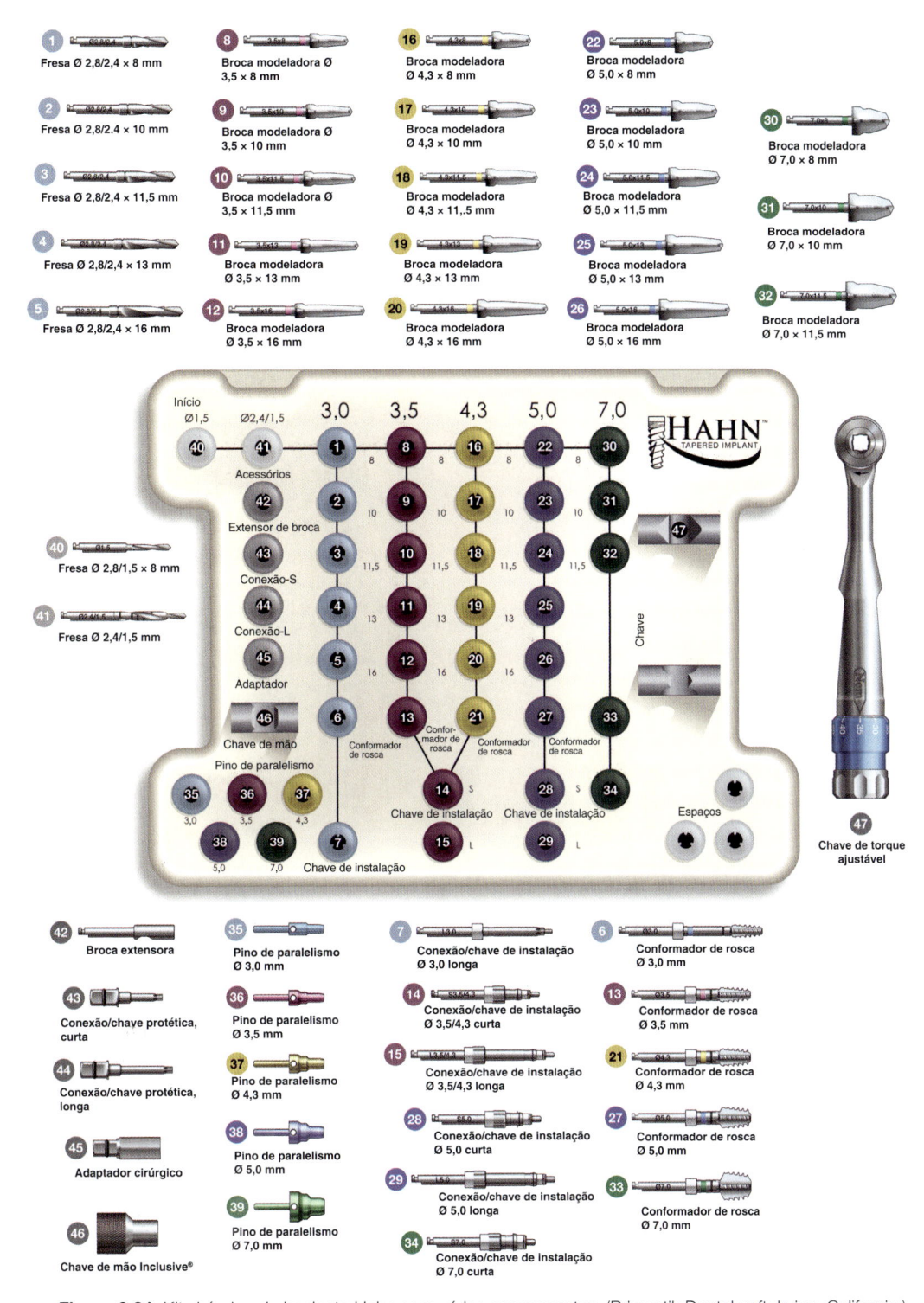

• **Figura 2.24** *Kit* cirúrgico de implante Hahn com vários componentes. (Prismatik Dentalcraft, Irvine, California.)

A reabilitação é realizada usando um destes protocolos básicos de carga:

1. **_Carga convencional:_** A reabilitação ocorre após o processo de cicatrização óssea e de tecidos moles, geralmente entre 3 e 6 meses, dependendo da densidade óssea.
2. **_Carga imediata:_** Uma prótese é conectada no momento da instalação do implante. Geralmente é uma prótese provisória que é substituída por uma definitiva após a cicatrização do implante e dos tecidos moles.
3. **_Carga precoce:_** Uma prótese é conectada entre 2 e 3 semanas após a instalação do implante. Isso é considerado como um protocolo de carga menos previsível, pois a reabilitação, às vezes, é colocada durante o período de estabilidade reduzida, que é o período de menor estabilidade do implante.
4. **_Carga tardia:_** A prótese é conectada de 6 a 12 meses após a instalação do implante. Este método é frequentemente escolhido em ossos de baixa qualidade e em situações em que a estabilidade primária não pode ser alcançada durante a instalação cirúrgica.

Um resumo dos protocolos de carga é fornecido na Tabela 2.2.[41]

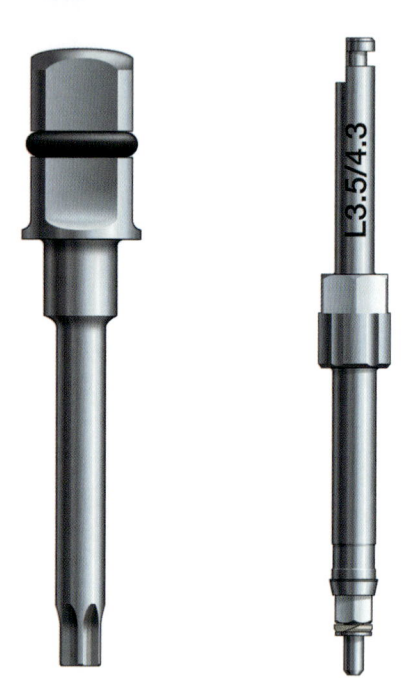

• **Figura 2.25** Chave de mão (à esquerda) e chave rotatória (à direita).

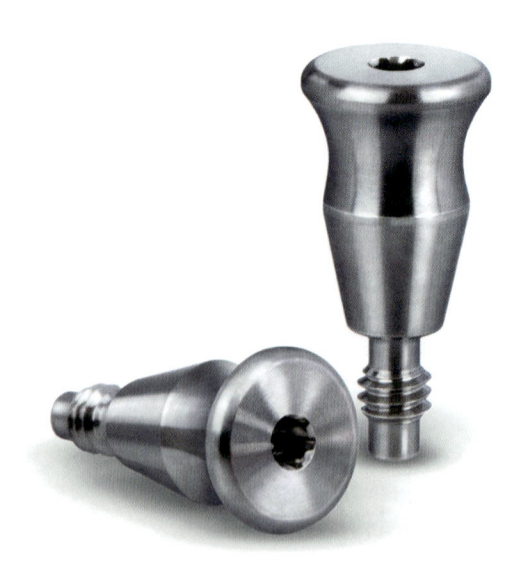

• **Figura 2.27** Pilar de cicatrização padrão/estoque.

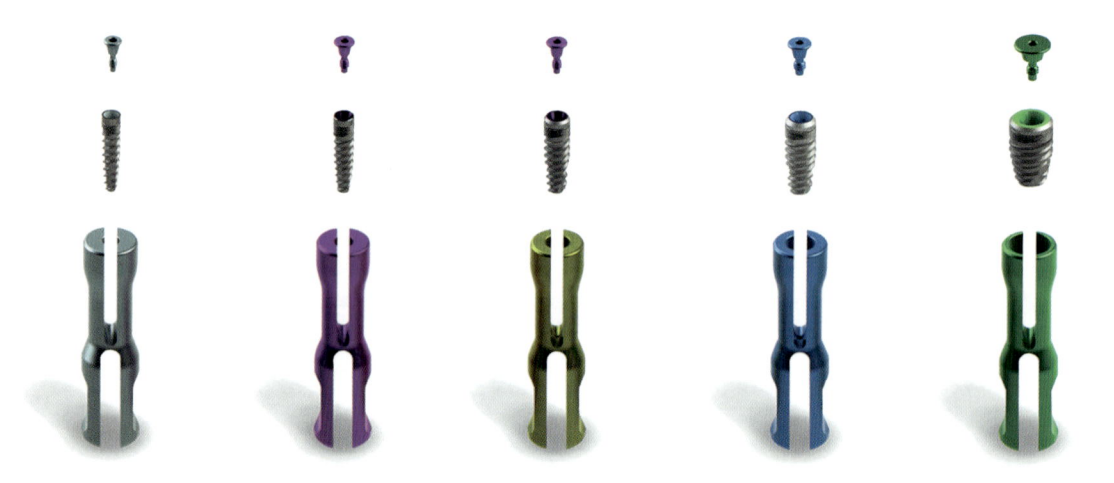

• **Figura 2.26** Implante Hahn com suporte e parafuso de cobertura.

Componentes padronizados e personalizados

Os componentes reabilitadores do implante são considerados ***padronizados*** quando são peças em estoque produzidas pelo fabricante do implante.

Componentes personalizados são projetados e fabricados para um determinado local, da mesma forma que as reabilitações são personalizadas para um determinado paciente.

Procedimentos de moldagem

Moldagens para reabilitações de implantes podem ser realizadas no nível do implante ou no nível do pilar. ***Moldagens no nível do implante*** são realizadas fixando um ***transferente no nível do implante*** diretamente sobre a plataforma do implante, transferindo essa posição em um molde. Os transferentes são específicos para a marca do implante, o diâmetro da plataforma e o desenho da conexão. O modelo é produzido pela união de um ***análogo de implante*** ao transferente, para vazamento em gesso. O análogo do implante é um componente padronizado que reproduz a plataforma e conexão do implante. A partir disso, um modelo, no qual o implantodontista ou técnico podem (1) selecionar o pilar apropriado para unir ao análogo do implante; (2) projetar e confeccionar um pilar personalizado usando o modelo; ou (3) fabricar uma ***prótese no nível do implante***, que se fixa diretamente ao implante.

Moldagens no nível do pilar são feitas após um pilar, padrão ou personalizado, ter sido colocado diretamente sobre o implante. Se um pilar personalizado é usado, então a moldagem no nível do pilar é muito semelhante a uma moldagem típica feita para uma prótese fixa, capturando a forma, posição e detalhes marginais do pilar personalizado. No caso de um pilar padronizado, uma ***moldagens no nível do pilar de transferência***, que também é um componente padronizado, às vezes é usado.

Os componentes do implante são ditos ***de encaixe*** ou ***não encaixe***, dependendo de como eles se unem à conexão do

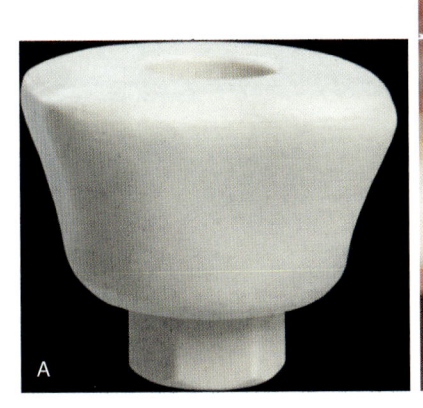

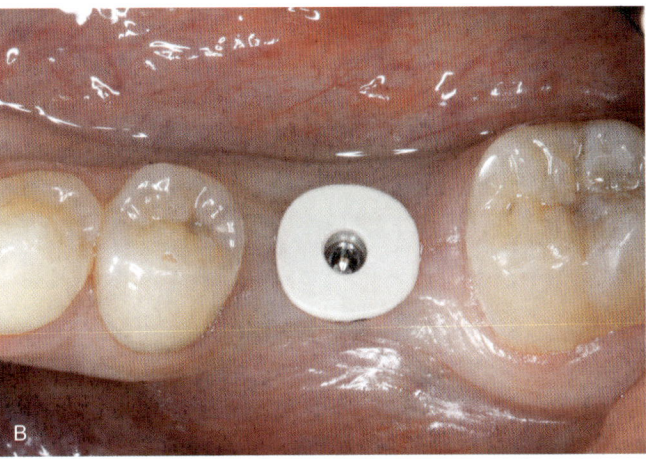

• **Figura 2.28 A.** Pilar de cicatrização personalizado com contornos ideais. **B.** Pilar de cicatrização conectado após instalação do implante.

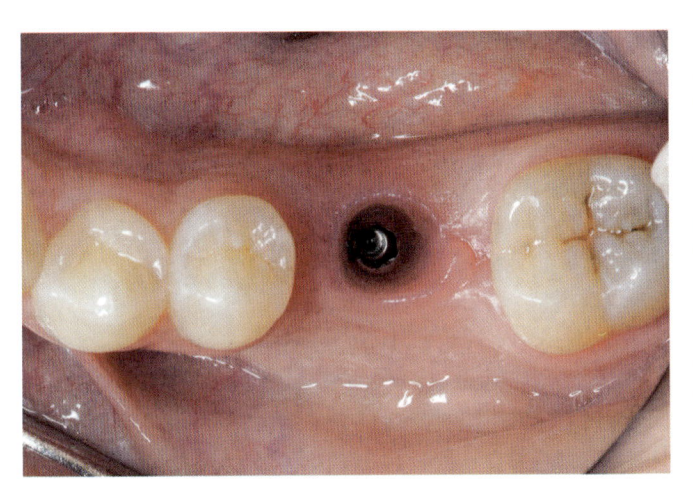

• **Figura 2.29** A remoção do pilar de cicatrização personalizado revela um colarinho de tecido mole ideal ao redor do implante.

implante. Os componentes de encaixe se adaptam ao hexágono, octógono do implante, evitando a rotação após a fixação do parafuso. Os componentes de não encaixe contornam o recurso antirrotação do implante para reduzir a dificuldade de encaixe para próteses multi-implantes.

Técnicas de moldagem

Existem duas técnicas principais utilizadas para fazer moldagens usando transferentes de moldagem. Cada método é facilitado por um projeto específico de transferente. Na técnica de *transferência* ou *moldeira fechada*, o transferente de moldagem tem uma forma cônica e é fixado ao implante ou pilar protético, permanecendo preso quando o molde é removido da boca. Os transferentes são, então, removidos da boca e inseridos no molde. Análogos são anexados aos transferentes de moldagem antes ou depois da inserção do transferente, e o molde é vazado[42] (Figura 2.34).

Com a técnica de *captura* ou *moldeira aberta*, o transferente de moldagem apresenta quadrados ou outros elementos retentivos, e é unido ao implante ou pilar protético antes de a moldagem ser realizada. Os parafusos, que retêm os transferentes de moldagem, projetam-se através da moldeira e são afrouxados antes da remoção do molde. Os transferentes de moldagem são removidos com o molde, os análogos conectados e o molde vazado com gesso[42] (Figura 2.35).

Pilares de escaneamento, ou *scan bodies*, são usados ao fazer escaneamentos digitais de implantes usando um *scanner* intraoral (Figura 2.36). O pilar de digitalização é anexado ao implante antes do escaneamento, e é reconhecido pela digitalização ou software, para indicar a posição correta do implante.

Um **gabarito de verificação de implante (IVJ)** é um dispositivo usado para verificar a precisão do modelo mestre para uma reabilitação do implante. Isso consiste em transferentes de moldagem de captura, incorporados em uma estrutura acrílica e uma estrutura acrílica seccionada. O implantodontista, então, conecta cada secção ao implante, une as secções intraoralmente e fornece o dispositivo ao laboratório para verificação do modelo (Figura 2.37).

Reabilitações retidas por parafuso *versus* reabilitações cimentadas

As reabilitações de implantes podem ser **retidas por parafuso** ou **cimentadas**. Para uma reabilitação aparafusada, a prótese pode ser unida diretamente ao implante, ou indiretamente, utilizando um pilar padronizado. Reabilitações cimentadas podem usar um pilar padronizado que foi modificado para o caso específico ou, mais comum, um pilar personalizado para o caso específico. Pilares personalizados podem ser fabricados usando um pilar calcinável, ou através de um desenho auxiliado por computador (CAD)/fabricação auxiliada por computador (CAM) e podem ser produzidos a partir de titânio, liga de ouro ou zircônia moída com uma base de titânio (Figuras 2.38 a 2.43). Os componentes do implante são usinados para garantir um ajuste preciso, como visto na Figura 2.44, que ilustra uma tomografia computadorizada (TC) de um implante Hahn com um pilar padrão (Figura 2.45).

Sobredentadura implantossuportada

Uma **sobredentadura implantossuportada** é uma prótese total retida ou suportada por implantes que são removíveis pelo paciente para manutenção diária. Os implantes podem ser soltos, **livres de fixação**, ou **esplintados** juntos para aumentar a capacidade de uma prótese resistir às forças biomecânicas. Os **encaixes da sobredentadura** são dispositivos mecânicos usados para fornecer retenção entre a prótese removível e os implantes. Para as sobredentaduras esplintadas, os acessórios são incorporados ao desenho da barra. Para implantes livres de fixação, muitas vezes os acessórios têm a forma de um pilar que se conecta diretamente ao implante, como uma bola ou *Locator* (Figura 2.46).

36 PARTE 1 Base Científica

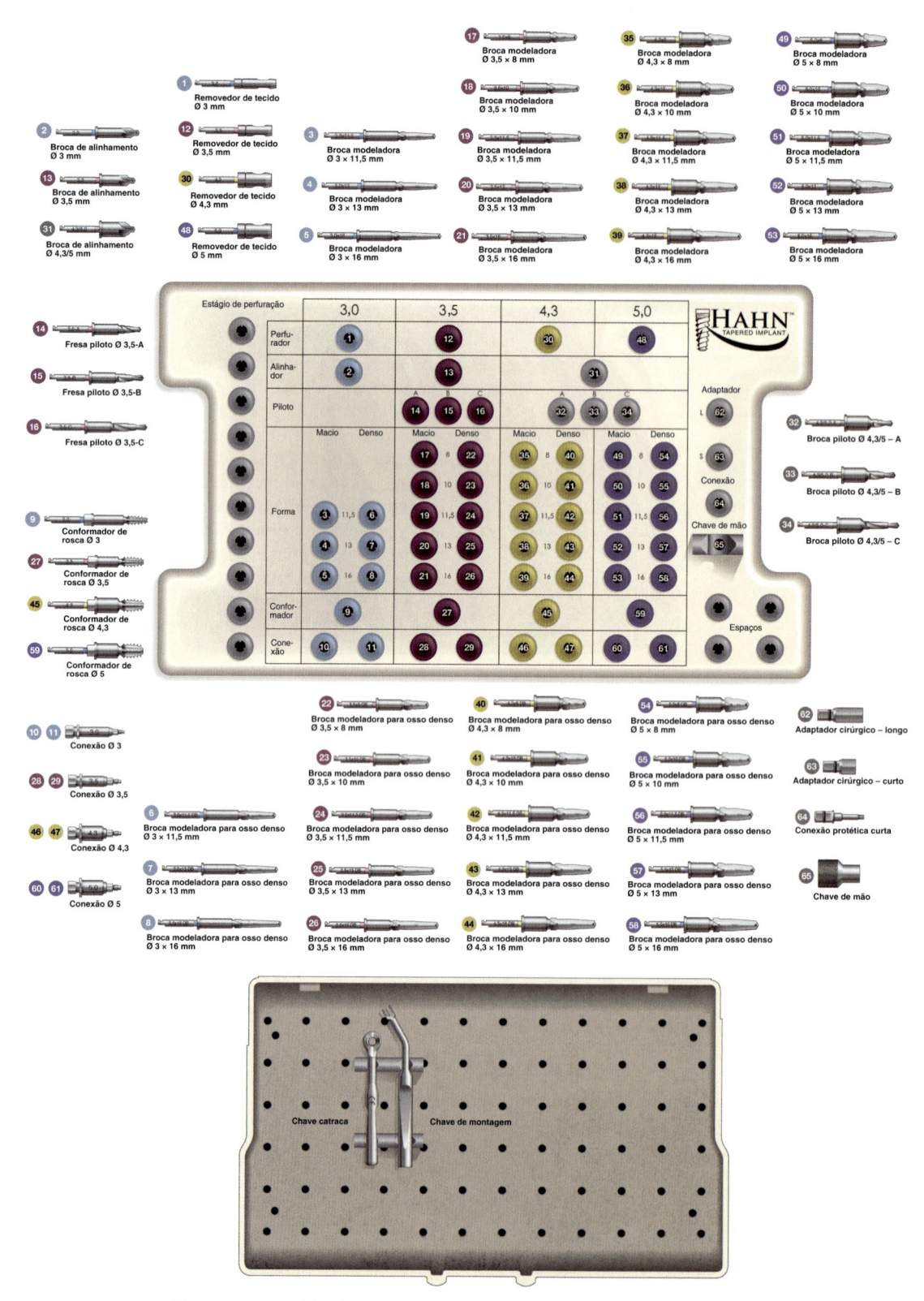

• **Figura 2.30** *Kit* Hahn de cirurgia guiada. (Prismatik Dentalcraft, Irvine, California.)

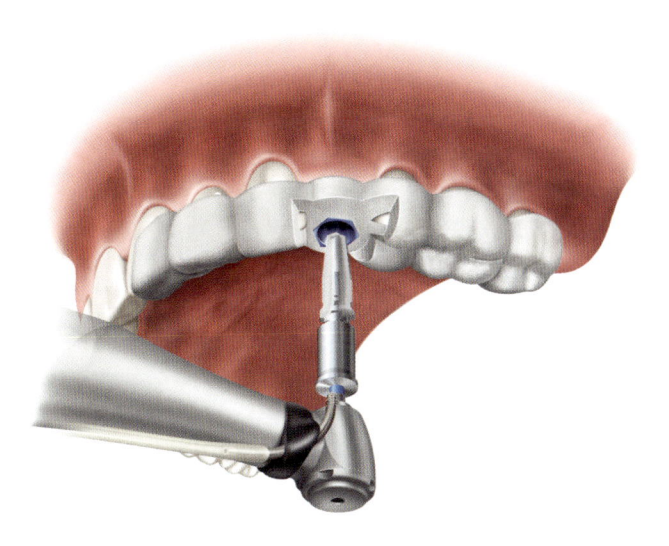

• **Figura 2.31** Guia criado para o *kit* de cirurgia guiada Hahn. Observe a luva hexagonal colocada em uma posição tridimensional para direcionar as brocas cirúrgicas e o implante e as janelas, para garantir que um guia suportado por dente tenha se adaptado completamente.

Pilares protéticos temporários são componentes padronizados embutidos na prótese provisória, que são aparafusados e retidos no implante (Figura 2.47).

Doença peri-implantar

Doença peri-implantar refere-se a reações inflamatórias encontradas nos tecidos moles e duros em torno de um implante, e é uma complicação muito relatada do tratamento com implantes. A *mucosite peri-implantar* refere-se à presença de inflamação no tecido mole ao redor de um implante sem sinais de perda óssea de suporte. *Peri-implantite* descreve um processo inflamatório em torno de um implante, caracterizado por inflamação do tecido mole e perda do osso de suporte[43-45] (Figura 2.48). A perda de tecido por peri-implantite pode resultar em falha dos implantes e da prótese associada.

Outros tipos de implantes

Com base no local de implantação, existem três tipos principais de implantes dentários: eposteal, transosteal e endósseo. Um quarto tipo de implante depende da ancoragem extraoral, como o arco zigomático e o processo pterigóideo.

Implantes eposteais

Os *implantes eposteais* recebem seu suporte primário pelo contato contra o osso remanescente da mandíbula.

O *implante subperiosteal* é o sistema de implante eposteal mais utilizado e estudado nesta categoria. Introduzido por Dahl, em 1943, com contribuições adicionais de Goldberg e Gershkoff[46] e Linkow e Ghalili[47], o implante subperiosteal é usado principalmente para o tratamento de mandíbula edêntula. O método de tratamento predominante envolve duas intervenções cirúrgicas. Durante a primeira cirurgia, o operador reflete a mucosa oral e periósteo para descobrir o processo alveolar edêntulo e o osso mandibular basal circundante. Enquanto este tecido é refletido, uma moldagem é feita da área de suporte da prótese. A incisão cirúrgica é então suturada, e uma estrutura personalizada é fabricada, geralmente em liga de cromo-cobalto. Em um segundo procedimento cirúrgico, a estrutura é posicionada subperiostealmente com várias projeções na mucosa para fixação da prótese. Próteses fixas ou removíveis podem então ser conectadas a esses pinos transmucosos.

Os implantes subperiosteais têm sido utilizados para o tratamento de mandíbula e maxila edêntulas. No entanto, os melhores resultados foram relatados para o tratamento da mandíbula edêntula, por apresentar uma maior densidade óssea e capacidade para suportar a carga da prótese. Implantes ancorados subperiostealmente não são considerados implantes osseointegrados, mas são destinados a ganhar suporte apoiando-se na crista óssea residual (Figura 2.49).

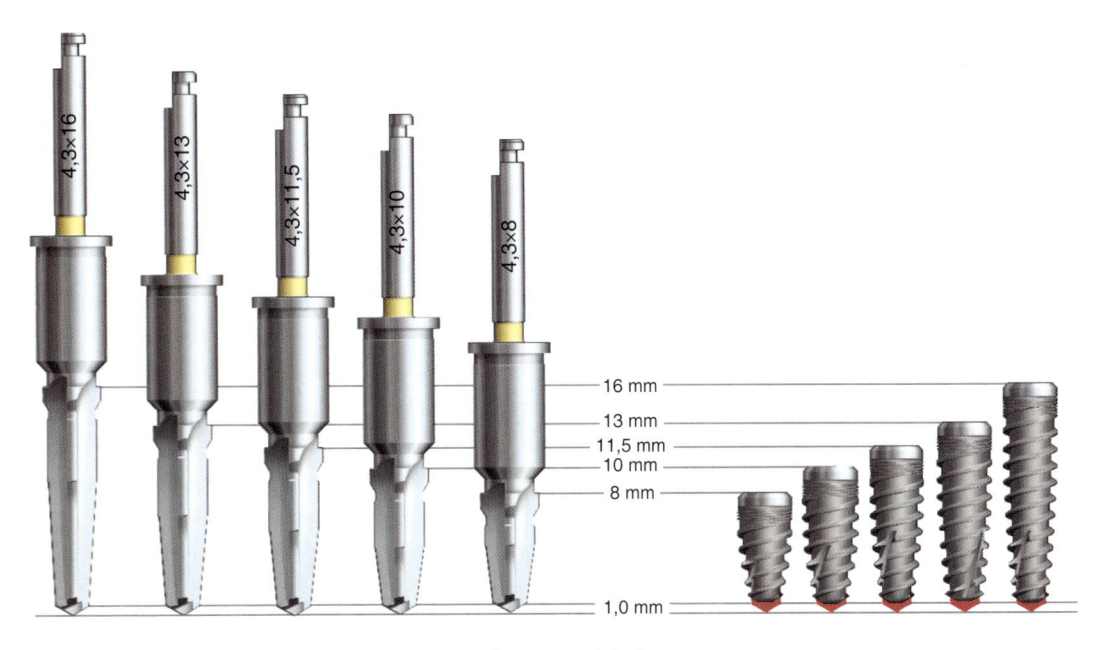

Brocas modeladoras

• **Figura 2.32** Brocas de cirurgia guiada Hahn são projetadas com um colarinho que se encaixa precisamente no guia e elimina a necessidade de uma anilha para segurar a broca no local. Cada broca combina com o correspondente em altura do implante.

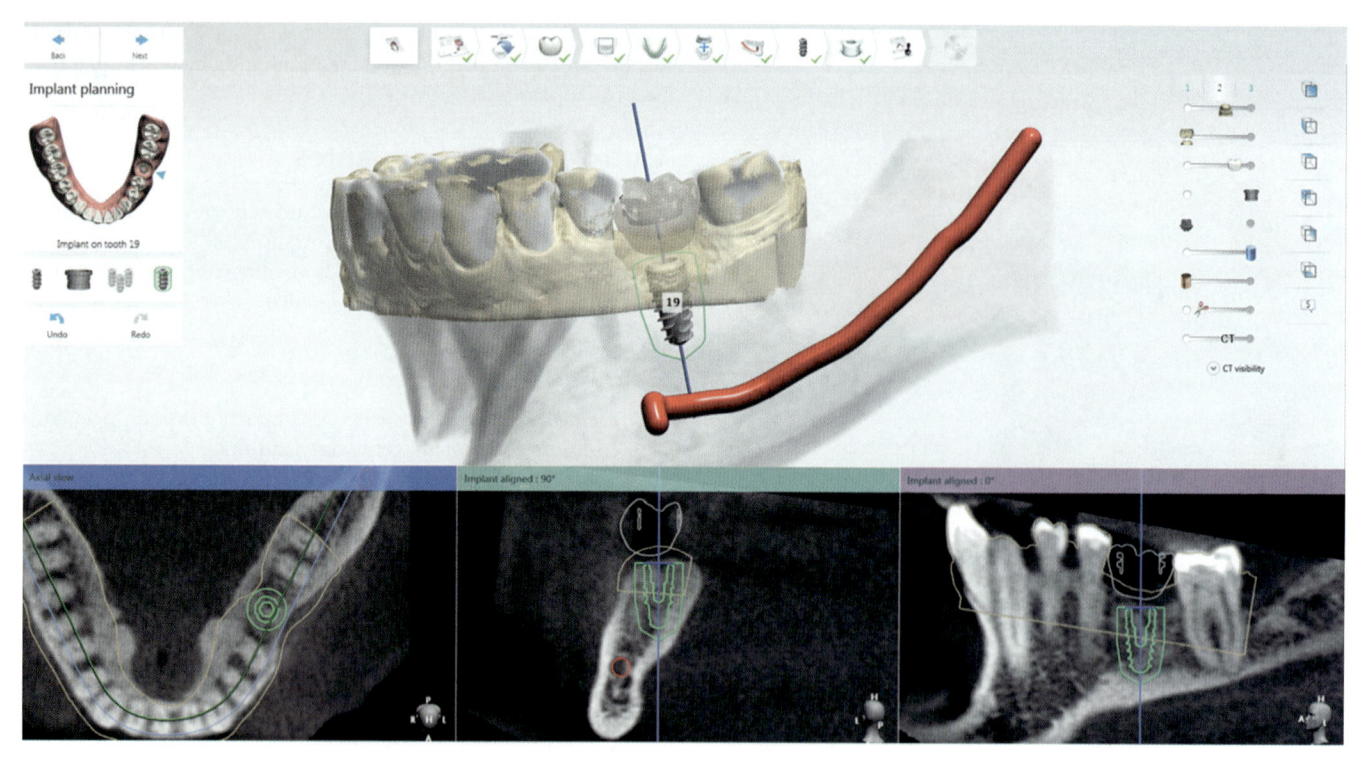

• **Figura 2.33** Dados de imagem tridimensional são utilizados para planejar o guia cirúrgico.

Tabela 2.2	Estratégias de carga para implantes dentais.		
Carga imediata	Estabilidade primária aprimorada	Carga é temporariamente irrelevante em relação à osseointegração	Instalação do implante com estabilidade primária e a carga da prótese ocorrem ao mesmo tempo
Carga precoce	Estabilidade primária	Carga após o início da osteogênese, antes de atingir osseointegração	Carga sobre o implante ocorre 2 a 3 semanas[a] após a instalação do implante
Carga convencional	Estabilidade primária	Carga após osteogênese e remodelação óssea para carga em osso lamelar	Carga sobre o implante 3 a 6 meses após a cicatrização em uma mucosa submersa ou não
Carga tardia	Estabilidade limitada	Carga após período prolongado e processo de formação óssea envolvendo osso de baixa densidade ou enxerto ósseo	Carga 6 a 12 meses após a instalação dos implantes sem estabilidade primária, quando implantes são instalados em osso de baixa densidade, e quando os implantes são instalados em alvéolos concomitante ao enxerto ósseo sem estabilidade primária significativa

[a]A carga rápida não deve afetar a cicatrização inicial (formação de coágulos sanguíneos, infiltração celular e início da epitelialização; aproximadamente 2 a 3 semanas de cicatrização). A prótese provisória não interfere em nenhum contato oclusal para reabilitações de implantes não delineados. De Cooper LF, De Kok IJ, Rojas-Vizcaya F, Pungapong P, Chang KH. The immediate loading of dental implants. *Inclusive Mag.* 2011;2(2).

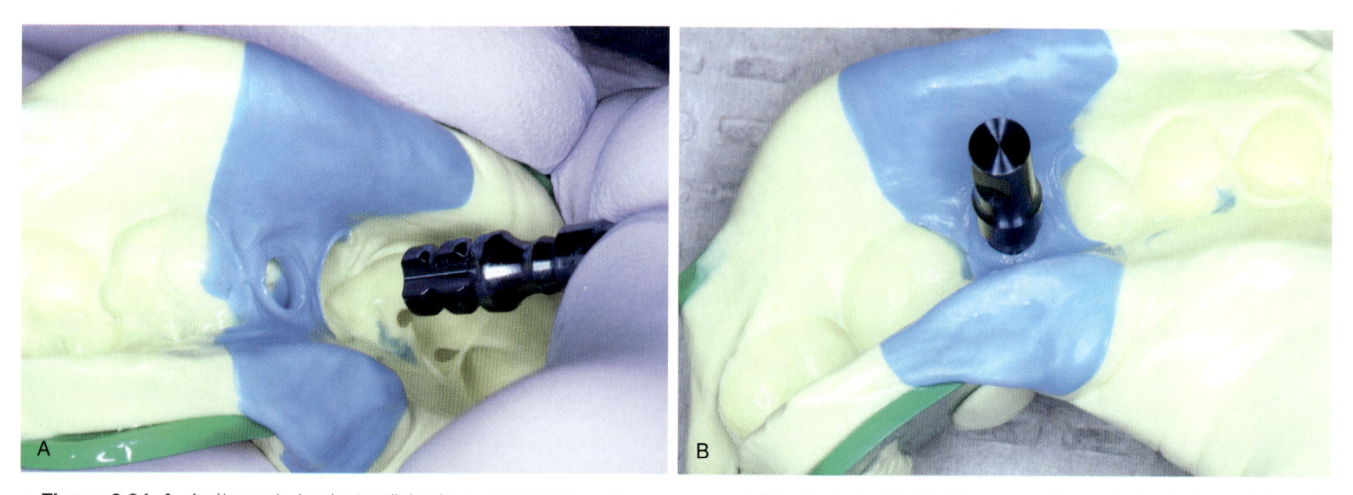

• **Figura 2.34 A.** Análogo do implante alinhado para assentamento em uma moldeira fechada. **B.** Molde com análogo do implante posicionado, pronto para o vazamento em gesso.

CAPÍTULO 2 Terminologia em Implantologia 39

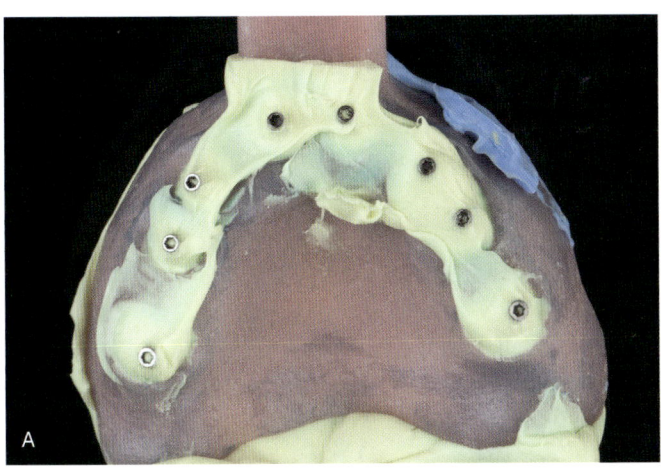

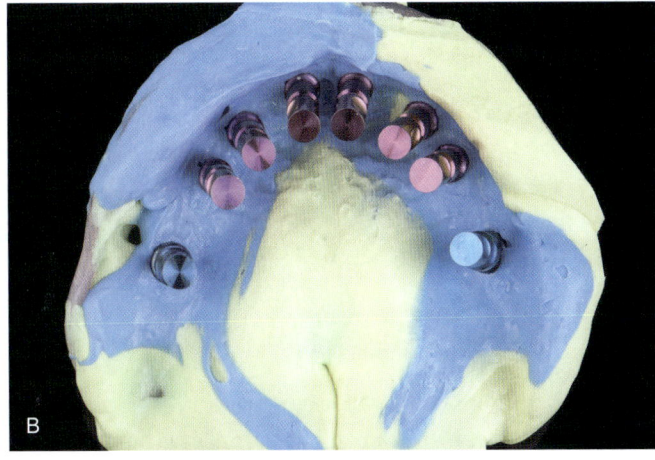

• **Figura 2.35 A.** Vista oclusal de um molde total com moldeira fechada. **B.** Análogos de implante posicionados no molde e prontos para vazamento em gesso.

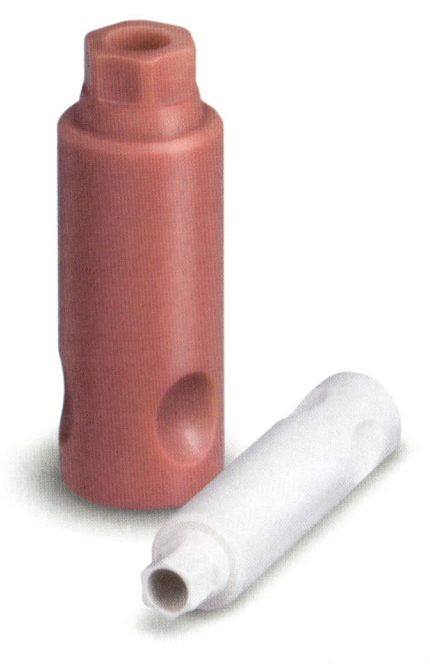

• **Figura 2.36** Pilares para digitalização são fixados aos implantes para fazer um escaneamento digital intraoral.

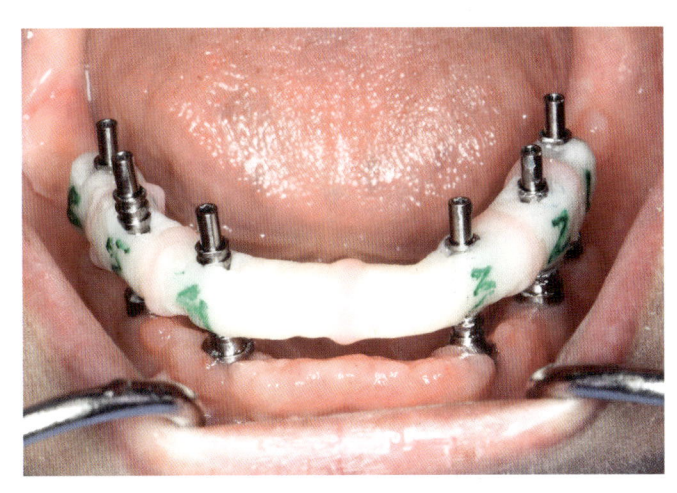

• **Figura 2.37** Secções individuais do gabarito de verificação de implante fornecido pelo laboratório são conectadas e unidas aos pilares de várias unidades, garantindo um registro preciso das posições interimplantes no fim da moldagem.

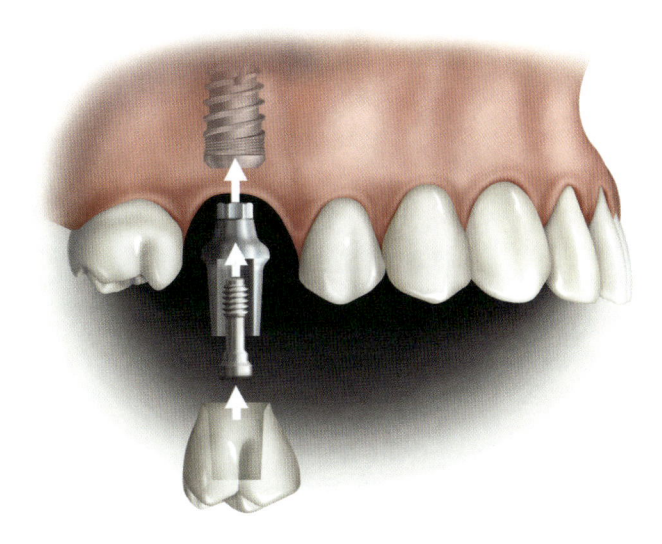

• **Figura 2.38** Coroa cimentada.

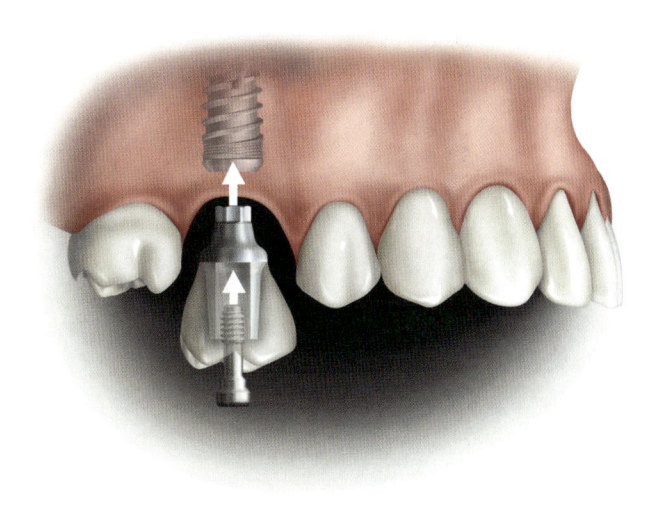

• **Figura 2.39** Coroa aparafusada.

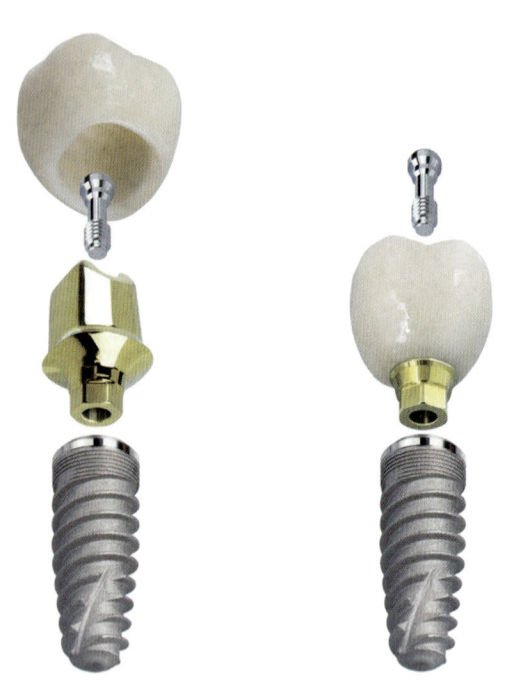

• **Figura 2.40** Coroa cimentada com implante (à esquerda) e coroa aparafusada (à direita).

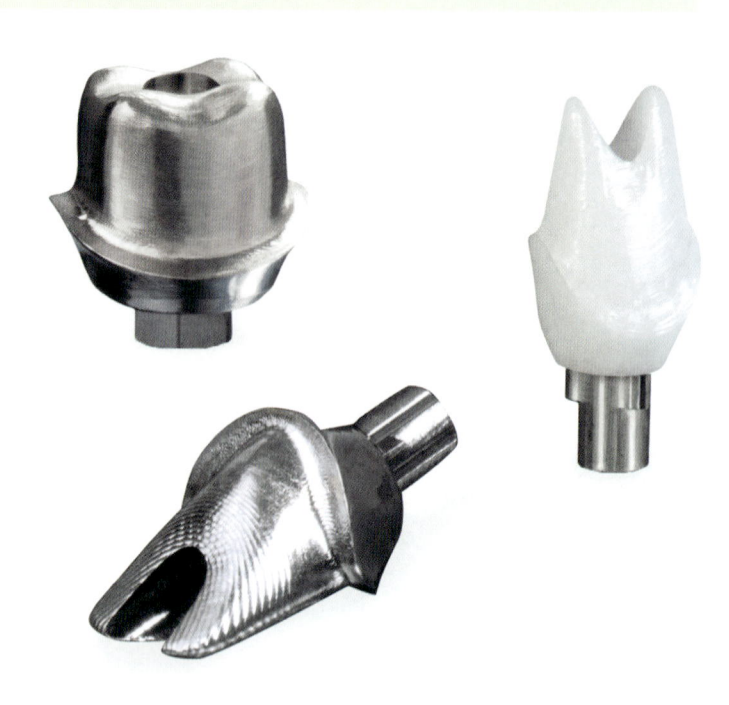

• **Figura 2.43** Desenho auxiliado por computador (CAD)/fabricação auxiliada por computador (CAM) de pilares personalizados. Da esquerda para a direita, pilar posterior de titânio fresado, pilar anterior de titânio fresado e zircônia híbrida fresada unida à base do pilar de titânio.

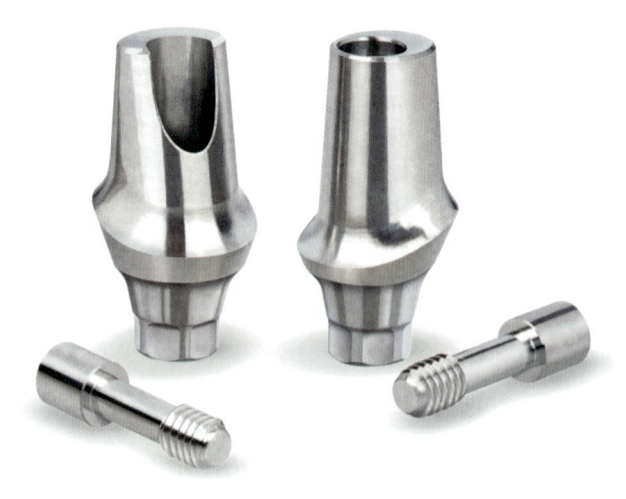

• **Figura 2.41** Pilares padronizados para reabilitações cimentadas. Esses pilares são fornecidos pelos fabricantes de implantes, modificados pelo clínico ou laboratório para o caso específico.

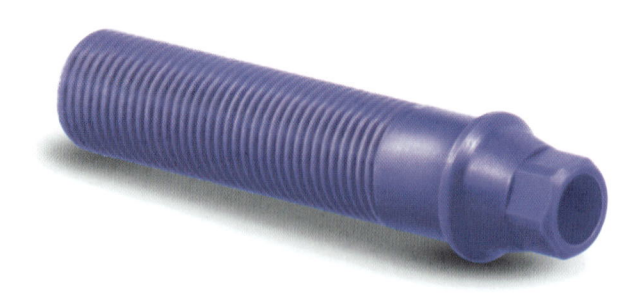

• **Figura 2.44** Padrão calcinável para pilar.

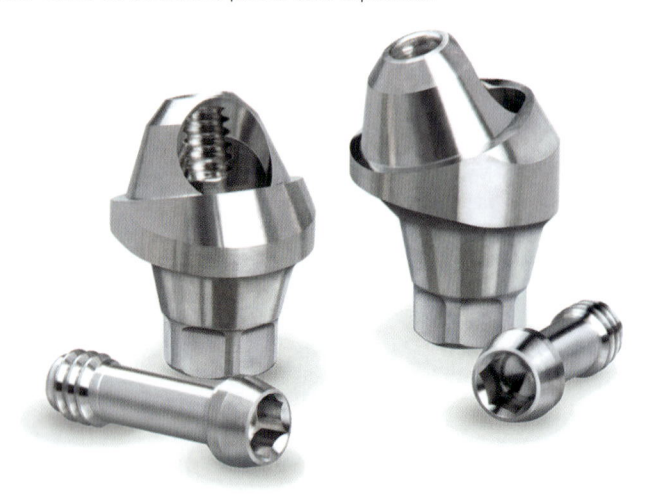

• **Figura 2.42** Pilares *multiunit* com parafusos. Esses pilares padronizados são utilizados para reabilitações de unidades múltiplas aparafusadas.

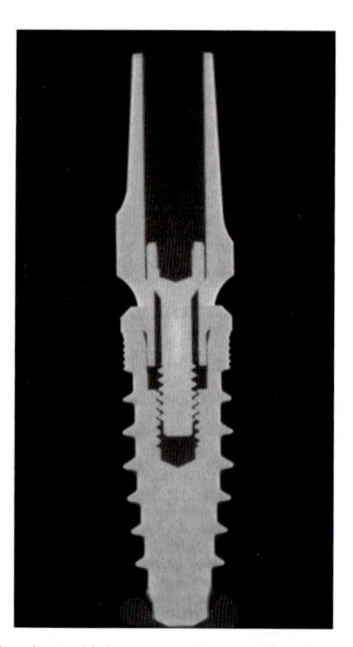

• **Figura 2.45** Implante Hahn com pilar padrão visto em corte transversal a partir de tomografia computadorizada. Observe a precisão do ajuste e da usinagem.

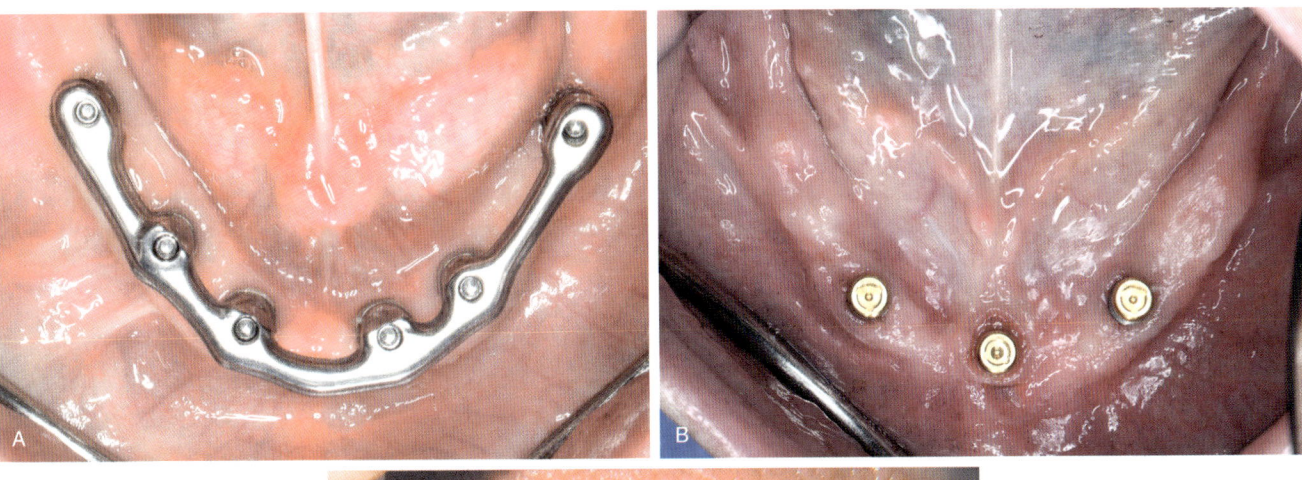

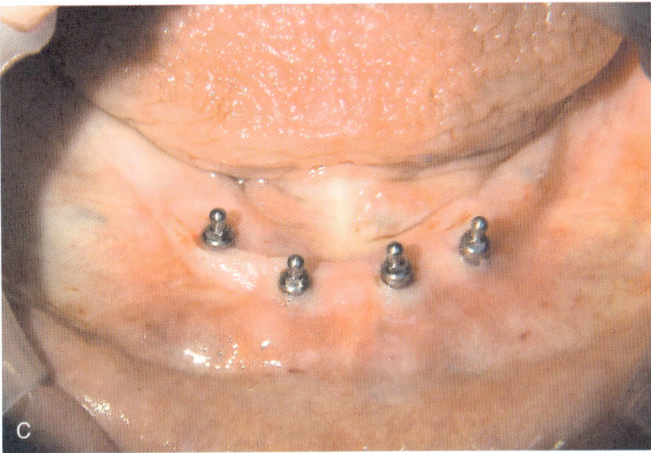

• **Figura 2.46** Tipos de encaixes da sobredentadura. **A.** Barra. **B.** *Locator*. **C.** Bola.

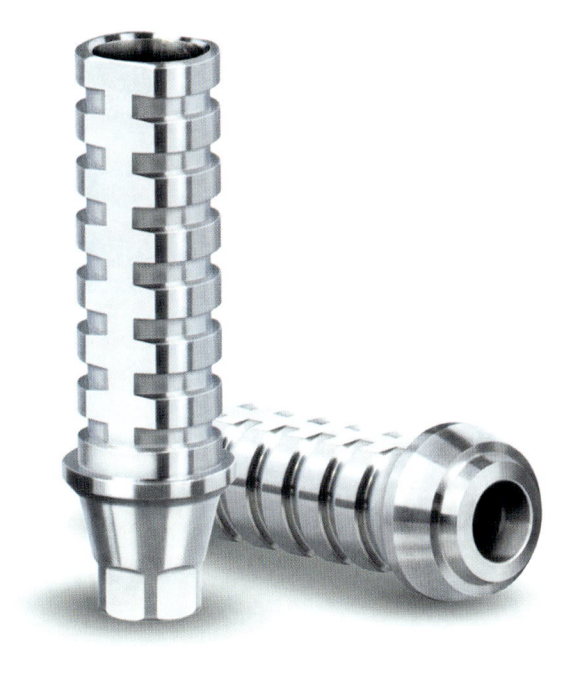

• **Figura 2.47** Pilares provisórios.

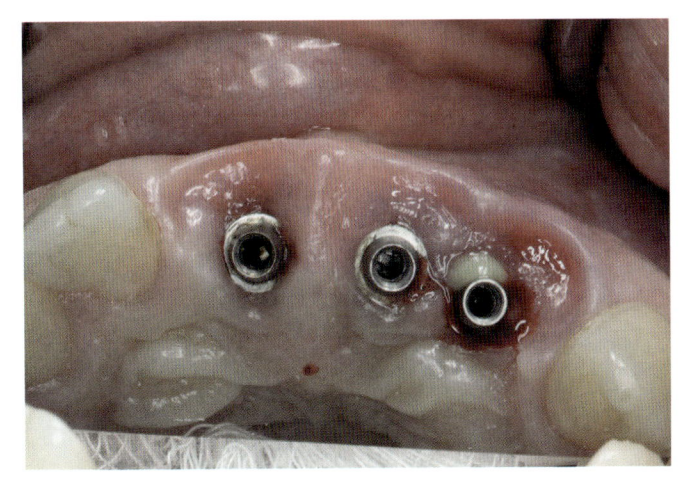

• **Figura 2.48** Inflamação e secreção purulenta ao redor dos implantes, em maxilar, indicativos de peri-implantite. (De Wingrove SS, Horowitz RA. Doença peri-implantar: prevenção, diagnóstico e tratamento não cirúrgico. *Inclusive Mag*. 2014; 5 [1].)

A *estrutura do ramo*, outro projeto de implante eposteal, também tem recebido documentação clínica significativa. Esta é uma peça única de implante, usada apenas na mandíbula, com extensões posteriores à direita e à esquerda, que são cirurgicamente inseridas no lado correspondente do ramo ascendente, e um na região anterior, cirurgicamente colocado no osso da sínfise (Figura 2.50). Devido aos resultados a longo prazo para a estrutura do ramo, os implantes subperiosteais são menos favoráveis do que os implantes em forma de raiz e esses projetos não são considerados atualmente como a primeira opção para o tratamento de arco edêntulo.[4,11,37,47-49]

Implantes transosteais

Os *implantes transosteais* são um grupo de projetos de implantes que passam através do osso. O *implante transmandibular*

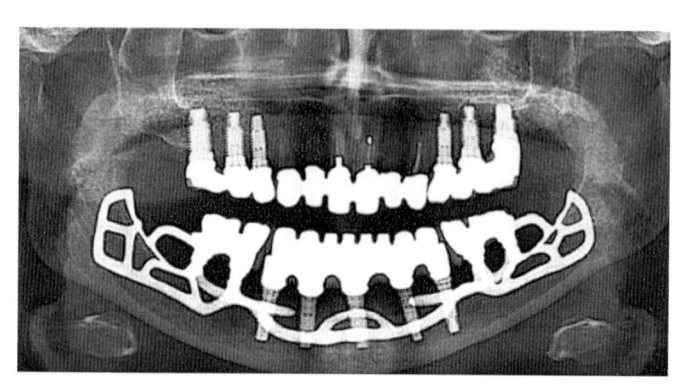

• **Figura 2.49** Implante subperiosteal circunferencial: implante subperiosteal personalizado, diretamente suportado pelo osso cortical mandibular, suporta espaços edêntulos bilaterais.

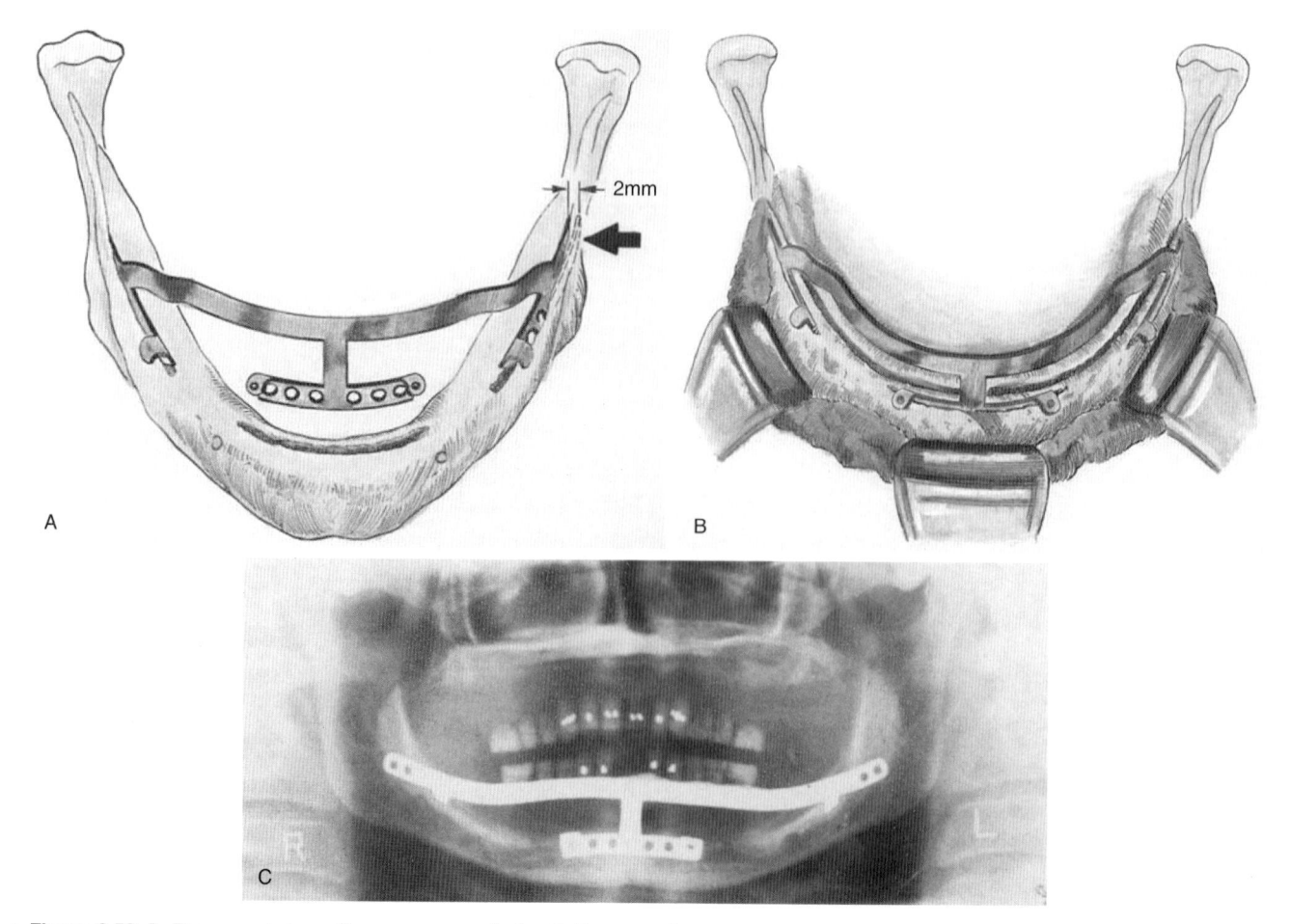

• **Figura 2.50 A.** Esquema de inserção no osso mandibular. **B.** Esquema da estrutura do ramo assentada em osso. **C.** Radiografia da estrutura do ramo em implante mandibular. (De Lemons JE, Misch CE. Dental implantation. In: Ratner BD, Hoffman A, Schoen F, Lemons J, eds. Biomaterials Science. 3rd ed. Waltham, MA: Academic Press; 2013.)

(TMI) refere-se a um projeto em que os pinos são inseridos através da mandíbula em direção inferossuperior para fixação da estrutura metálica na qual a prótese é fixada. Implantes incluídos nesta categoria são **Smooth Staple** e **Bosker**. Esses sistemas foram especificamente desenvolvidos para mandíbulas extremamente atrofiadas. Em estudos publicados, a maioria dos pacientes tratados tinha uma altura óssea mandibular anterior, inferior a 12 mm.[50-53] O TMI é inserido por meio de uma abordagem extraoral, com a placa de base fixada na borda inferior da mandíbula com parafusos corticais. Os pinos transósseos, conectados à placa de base, perfuram a mandíbula e a mucosa oral e conectam-se uns aos outros em uma barra com dois cantiléveres distais. Três meses após a colocação, uma sobredentadura implantossuportada é confeccionada. A prótese concluída é retida por clipes. Os clipes envolvem segmentos de barra, que fazem parte da superestrutura do implante, e fornecem a retenção necessária para a sobredentadura[54] (Figura 2.51).

O TMI tem se mostrado uma solução clínica de sucesso para a reabilitação protética de pacientes com atrofia mandibular grave. Em um estudo com 1.356 pacientes ao longo de um período de 13 anos, os implantes demonstraram uma taxa de sucesso consistente de 96,8%.[50]

Estudos comparando o TMI com implantes endósseos[55,56] não demonstraram diferenças significativas entre os dois sistemas após 1 ano,[55] mas, a partir daí, mais complicações significativas foram relatadas com o sistema TMI. Após 6 anos, uma taxa de sobrevivência de 97% foi relatada para os implantes endósseos *versus* uma taxa de sobrevivência de 72% para o grupo TMI.[57] Na mandíbula altamente reabsorvida, os implantes endósseos curtos têm um desempenho significativamente melhor do que o TMI.[56]

O sistema de grampo ósseo foi desenvolvido como alternativa às estruturas subperiosteais devido às principais complicações encontradas em sua aplicação clínica.[58] Este sistema consiste em uma placa-base com dois ou quatro pinos transósseos (paralelos) e dois a cinco pinos retentivos (ou parafusos) para estabilizar a placa-base até a borda inferior. O implante é feito de uma liga de titânio para permitir a osseointegração. Para evitar a sobrecarga deste sistema de implante, uma sobredentadura mucossuportada é confeccionada com acessórios que dissipam a tensão sobre o implante. O sistema foi avaliado em vários estudos retrospectivos que relataram taxas de sobrevivência entre 86 e 100%.[56,59-61]

Implantes zigomáticos e pterigóideos (tuberopterigomaxilar)

Embora o tratamento protético com implantes osseointegrados seja um método de tratamento previsivelmente bem-sucedido, em muitos casos uma atrofia maxilar grave continua a ser um desafio clínico.[62] A taxa de sucesso para implantes em forma de raiz colocados na região posterior da maxila, severamente reabsorvida, é de aproximadamente 85%.[62] Nesses casos, os implantes colocados nos processos zigomático e pterigóideo podem oferecer aos pacientes uma oportunidade de ter próteses totais ancoradas fora da maxila.

O *implante zigomático* permite que o clínico forneça suporte à prótese superior, ancorando os implantes no osso vestibular de volume e densidades suficientes. A técnica envolve a instalação de um implante de 50 mm ou mais, estendendo-se até o processo zigomático. Várias técnicas foram propostas, com algumas envolvendo um caminho de perfuração transóssea, e outras permanecem lateralmente ao seio. Devido aos desafios de visão direta limitada e riscos de estruturas anatômicas associadas, são necessários treinamento especializado e técnica cuidadosa para a instalação desse tipo de implante. Em função do maior comprimento desses implantes um pequeno desvio no caminho da perfuração pretendida pode resultar em um erro significativo.[62] O implante zigomático tem sido estabelecido como uma opção valiosa de tratamento para o paciente com uma maxila altamente reabsorvida. Pilares angulados, bem como colarinhos angulados de implantes e conexões protéticas, foram desenvolvidos para facilitar a fabricação de próteses aparafusadas suportadas por esse tipo de implante (Figura 2.52).

Estudos clínicos sobre implante zigomático apresentam altas taxas de sucesso clínico. Chrcanovic *et al.* publicaram uma revisão de estudos sobre implantes zigomáticos. Os 68 estudos descrevem 4.556 de implantes zigomáticos em 2.161 pacientes, com apenas 103 falhas (taxa cumulativa de sobrevida – CSR de 12 anos, 95,21%). As taxas de sobrevida relatadas sugerem que os implantes zigomáticos podem suportar carga imediata quando a seleção do paciente e o protocolo de carga são cuidadosamente controlados. O protocolo indica uma conexão protética de todos os implantes superiores, com um conector rígido, que resulta em uma distribuição de carga favorável, particularmente importante para carga imediata ou precoce.[63]

Os *implantes pterigóideos* foram introduzidos como outro método de maximizar o osso utilizável para a instalação de

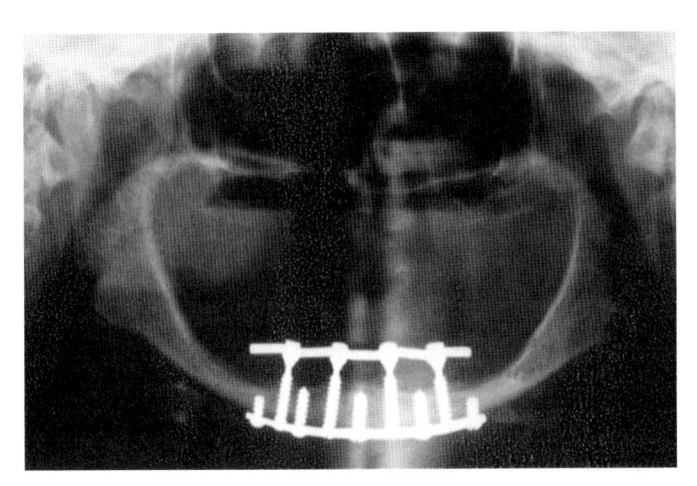

● **Figura 2.51** Radiografia panorâmica de um implante transósseo de uma peça que consiste em uma placa de metal localizada na borda inferior da mandíbula, cinco pinos que são colocados na mandíbula e quatro pinos que passam pela mandíbula. Uma barra foi anexada aos quatro pinos para fornecer retenção e estabilidade para uma sobredentadura inferior implantossuportada. (De White SN, Sabeti MA. History of single implants. In: Torabinejad M, Sabeti MA, Goodacre CJ, eds. Principles and Practice of Single Implant and Restorations. Philadelphia: Saunders; 2014.)

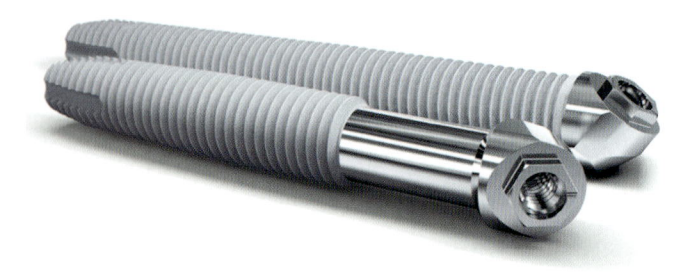

• **Figura 2.52** Implantes zigomáticos (Southern Implants, Centurion, África do Sul). Observe o ângulo da conexão.

implantes na região posterior da maxila. Descrito pela primeira vez por Tulasne em 1989, o implante pterigóideo destina-se a transpassar a tuberosidade maxilar e processo piramidal do osso palatino e, em seguida, envolver o processo pterigóideo do osso esfenoide. Os implantes usados nesta técnica geralmente variam de 15 a 20 mm. O implante entra na região do primeiro ou segundo molar superior e segue em uma direção oblíqua mesocranial, prosseguindo em direção ao processo piramidal. Subsequentemente, prossegue para cima entre as duas asas dos processos pterigóideos e encontra ancoragem na fossa pterigoide ou escafoide do osso esfenoide (Figura 2.53).

As vantagens do uso de implantes pterigóideos são a disponibilidade de osso cortical denso para o encaixe do implante, e o potencial para evitar a necessidade de levantamento de seio maxilar e outros procedimentos de enxerto. Isso pode encurtar o tempo de tratamento e permitir a carga imediata do implante pterigóideo. Aumentar a ancoragem do implante, na região posterior da maxila, também permite o uso de uma prótese com extensões posteriores maiores, eliminando a necessidade de cantiléveres distais. As desvantagens do implante pterigóideo são a sensibilidade da técnica associada ao procedimento, proximidade de estruturas anatômicas vitais e dificuldade de acesso para clínicos e pacientes.[64] A taxa de sucesso para implantes pterigóideos foi relatado entre 71 e quase 100%.[65] A Figura 2.54 ilustra implantes convencionais, pterigóideos e zigomáticos em maxila.

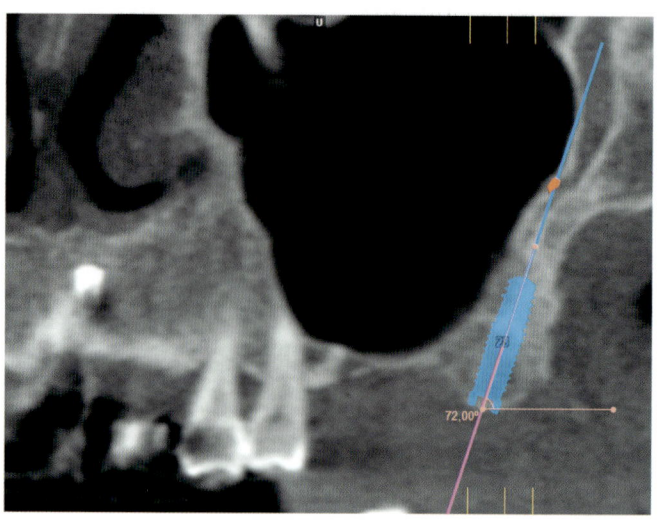

• **Figura 2.53** Colocação do implante virtual seguindo o corredor do osso pterigoide. É demonstrada a inclinação mesiodistal (vista panorâmica). (De Rodriguez X, Lucas-Taulé E, Elnayef B, et al. Anatomical and radiological approach to pteryoid implants: a cross-sectional study of 202 cone beam computed tomography examinations. *Int J Oral Maxillofac Surg*. 2016;45[5]:636–640.)

Os ***implantes de tuberosidade*** originam-se na porção mais distal do processo alveolar maxilar e pode envolver o processo piramidal.[66] Existe falta de consistência na literatura em relação à terminologia associada aos implantes colocados nesta região. Os termos "implantes pterigóideos", "implantes pterigomaxilares" e "implantes de tuberosidade" às vezes são usados intercambiavelmente. O implante pterigóideo foi definido como "instalação do implante através da tuberosidade maxilar e dentro a placa pterigoide", e os autores que usam o termo implante pterigomaxilar estão provavelmente se referindo a implantes colocados nesse complexo, que envolve a tuberosidade maxilar, o processo piramidal do osso palatino e placas pterigoides. Em contraste, a tuberosidade maxilar é definida como "a estrutura mais distal do processo alveolar maxilar", e existem diferenças significativas entre implantes pterigóideos e de tuberosidade (Figura 2.55). Os

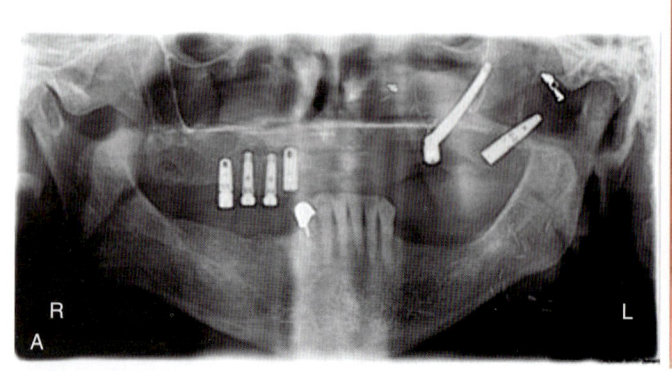

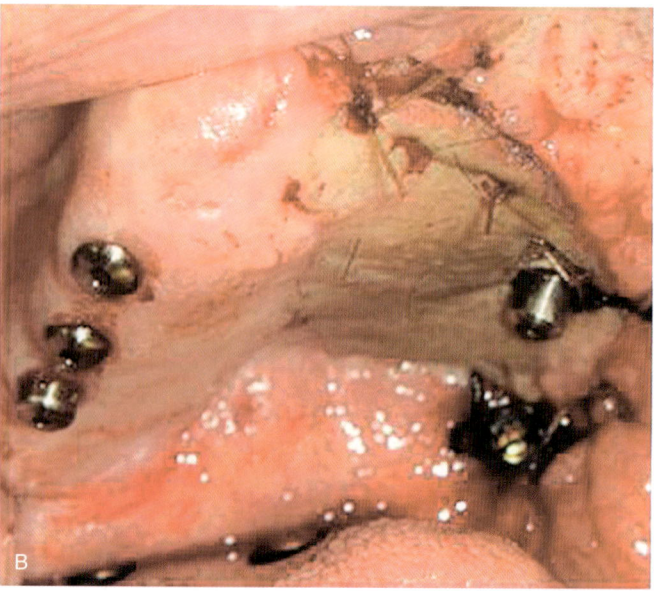

• **Figura 2.54 A.** Implante zigomático e pterigóideo com implantes convencionais contralaterais. **B.** Implante zigomático e pterigóideo penetrando o retalho para reconstrução, após maxilectomia esquerda. (De Dierks EJ, Higuchi KW. Zygoma implants in a compromised maxilla. In: Baheri SC, Bell RB, Ali H, eds. Current Therapy in Oral Maxillofacial Surgery. Amsterdam: Elsevier; 2012. Courtesy David Hirsch, New York.)

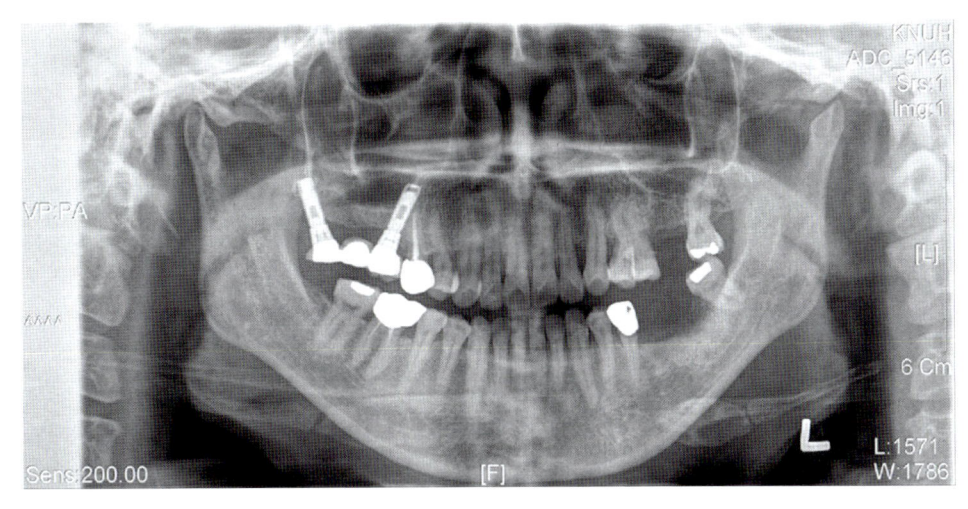

• **Figura 2.55** Dois implantes foram instalados no lado esquerdo da maxila, um na região da tuberosidade e outro na região do primeiro molar, e*splintados* com prótese fixa metalocerâmica. (De Park YJ, Cho SA. Retrospective chart analysis on survival rate of fixtures installed at the tuberosity bone for cases with missing unilateral upper molars: a study of 7 cases. *J Oral Maxilllofac Surg*. 2010;68[6]:1338–1344.)

implantes pterigóideos originam-se na tuberosidade, e uma parte importante do corpo da tuberosidade e o ápice estão embutidos no osso cortical denso das placas pterigoides e processo piramidal do osso palatino, ao passo que implantes de tuberosidade se originam na parte mais distal do processo alveolar maxilar e pode envolver o processo piramidal. Como a região da tuberosidade é predominantemente composta de osso denso, a diferença no suporte ósseo para um implante pterigóideo e um implante de tuberosidade pode ser significativo.[64]

Conclusão

Um conjunto específico de termos foi desenvolvido no campo da implantologia para descrever os instrumentos, os componentes e as técnicas utilizadas na prática clínica e laboratorial. Os termos básicos foram descritos neste capítulo e, para obter mais informações, sugere-se que o leitor consulte o *Glossary of Implant Dentistry* (ICOI) e o *Glossary of Prosthodontic Terms* (ACP).

Referências bibliográficas

1. International Congress of Oral Implantologists. *Glossary of Implant Dentistry III*. Fairfield, NJ: ICOI; 2017:209.
2. Driscoll CF, Freilich MA, Guckes AD, et al. The glossary of prosthodontic terms: ninth edition. *J Prosthet Dent*. 2017;117(5S):e1–e105. https://doi.org/10.1016/j.prosdent.2016.12.001.
3. Tagliareni JM, Clarkson E. Basic concepts and techniques of dental implants. *Dent Clin North Am*. 2015;59(2):255–264. https://doi.org/10.1016/J.CDEN.2014.10.005.
4. Abraham CM. A brief historical perspective on dental implants, their surface coatings and treatments. *Open Dent J*. 2014;8:50–55.
5. Zarb G, Albrektsson T. Osseointegration: a requiem for the periodontal ligament. *Int J Periodontics Restor Dent*. 1991;11(2):1–88.
6. Smeets R, Stadlinger B, Schwarz F, et al. Impact of dental implant surface modifications on osseointegration. *Biomed Res Int*. 2016;2(1):1–15.
7. Albrektsson T, Jacobsson M. Bone-metal interface in osseointegration. *J Prosthet Dent*. 1987;57(5):597–607. https://doi.org/10.1016/0022-3913(87)90344-1.
8. von Wilmowsky C, Moest T, Nkenke E, et al. Implants in bone: part I. A current overview about tissue response, surface modifications and future perspectives. *Oral Maxillofac Surg*. 2014;18(3):243–257. https://doi.org/10.1007/s10006-013-0398-1.
9. Schwartz Z, Nasazky E, Boyan BD. Surface microtopography regulates osteointegration: the role of implant surface microtopography in osteointegration. *Alpha Omegan*. 2005;98(2):9–19.
10. von Wilmowsky C, Moest T, Nkenke E, et al. Implants in bone: part II. Research on implant osseointegration. *Oral Maxillofac Surg*. 2014;18(4):355–372. https://doi.org/10.1007/s10006-013-0397-2.
11. Albrektsson T, Zarb G, Worthington P, Eriksson AR. The long-term efficacy of currently used dental implants: a review and proposed criteria of success. *Int J Oral Maxillofac Implants*. 1986;1(1):11–25.
12. Meredith N, Alleyne D, Cawley P. Quantitative determination of the stability of the implant-tissue interface using resonance frequency analysis. *Clin Oral Implants Res*. 1996;7(3):261–267. https://doi.org/10.1034/j.1600-0501.1996.070308.x.
13. Sennerby L, Meredith N. Implant stability measurements using resonance frequency analysis: biological and biomechanical aspects and clinical implications. *Periodontol 2000*. 2008;47:51–66.
14. Kosinski T. Implant therapy: then and now. *Incl Mag*. 2014;5(1).
15. Gargiulo AW, Wentz FM, Orban B. Dimensions and relations of the dentogingival junction in humans. *J Periodontol*. 1961;32(3):261–267. https://doi.org/10.1902/jop.1961.32.3.261.
16. Esfahrood ZR, Kadkhodazadeh M, Gholamin P, et al. Biologic width around dental implants: an updated review. *Biol Width Around Dent Implant*. 2016;5(2).
17. Martinez H, Davarpanah M, Missika P, et al. Optimal implant stabilization in low density bone. *Clin Oral Implants Res*. 2001;12(5):423–432.
18. Glauser R, Sennerby L, Meredith N, et al. Resonance frequency analysis of implants subjected to immediate or early functional occlusal loading. Successful vs. failing implants. *Clin Oral Implants Res*. 2004;15(4):428–434. https://doi.org/10.1111/j.1600-0501.2004.01036.x.
19. Garber DA, Salama H, Salama MA. Two-stage versus one-stage—is there really a controversy? *J Periodontol*. 2001;72(3):417–421. https://doi.org/10.1902/jop.2001.72.3.417.
20. Schiegnitz E, Al-Nawas B, Tegner A, et al. Clinical and radiological long-term outcome of a tapered implant system with special emphasis on the influence of augmentation procedures. *Clin Implant Dent Relat Res*. 2016;18(4):810–820. https://doi.org/10.1111/cid.12338.
21. Wilson TG, Miller RJ, Trushkowsky R, Dard M. Tapered implants in dentistry. *Adv Dent Res*. 2016;28(1):4–9. https://doi.org/10.1177/0022034516628868.
22. Glauser R. Implants with an oxidized surface placed predominately in soft bone quality and subjected to immediate occlusal loading: results from an 11-year clinical follow-up. *Clin Implant Dent Relat Res*. 2016;18(3):429–438. https://doi.org/10.1111/cid.12327.
23. Bullis G, Abai S. Form and function of implant threads in cancellous bone. *Incl Mag*. 2013;4(1).

24. Al-Thobity AM, Kutkut A, Almas K. Microthreaded implants and crestal bone loss: a systematic review. *J Oral Implantol.* 2017;43(2):157–166. https://doi.org/10.1563/aaid-joi-D-16-00170.
25. Dohan Ehrenfest DM, Coelho PG, Kang BS, et al. Classification of osseointegrated implant surfaces: materials, chemistry and topography. *Trends Biotechnol.* 2010;28(4):198–206. https://doi.org/10.1016/j.tibtech.2009.12.003.
26. Albrektsson T, Wennerberg A. Oral implant surfaces: part 1—review focusing on topographic and chemical properties of different surfaces and in vivo responses to them. *Int J Prosthodont.* 2004;17(5):536–543.
27. Fischer K, Stenberg T. Prospective 10-year cohort study based on a Randomized Controlled Trial (RCT) on implant-supported full-arch maxillary prostheses. part 1: sandblasted and acid-etched implants and mucosal tissue. *Clin Implant Dent Relat Res.* 2012;14(6):808–815. https://doi.org/10.1111/j.1708-8208.2011.00389.x.
28. Burguete RL, Johns RB, King T, Patterson EA. Tightening characteristics for screwed joints in osseointegrated dental implants. *J Prosthet Dent.* 1994;71(6):592–599.
29. Haack JE, Sakaguchi RL, Sun T, Coffey JP. Elongation and preload stress in dental implant abutment screws. *Int J Oral Maxillofac Implants.* 1995;10(5):529–536.
30. Schwarz MS. Mechanical complications of dental implants. *Clin Oral Implants Res.* 2000;11(suppl 1):156–158.
31. Martini AP, Freitas AC, Rocha EP, et al. Straight and angulated abutments in platform switching. *J Craniofac Surg.* 2012;23(2):415–418. https://doi.org/10.1097/SCS.0b013e31824b9c17.
32. Rossi F, Zavanelli AC, Zavanelli RA. Photoelastic comparison of single tooth implant-abutment-bone of platform switching vs conventional implant designs. *J Contemp Dent Pr.* 2011;12(2):124–130. https://doi.org/10.5005/jp-journals-10024-1021.
33. Hahn J. Single-stage, immediate loading, and flapless surgery. *Clin J Oral Implantol.* 2000;193(3):193–198. https://doi.org/:10.1563/1548-1336(2000)026<0193:SILAFS>2.3.CO;2.
34. Resnik RR. Bone substitutes in oral implantology. *Chairside Mag.* 2018;12(3).
35. Esposito M, Grusovin MG, Felice P, et al. The efficacy of horizontal and vertical bone augmentation procedures for dental implants: a cochrane systematic review. In Chiappelli F, (eds). *Evidence-Based Pract Towar Optim Clin Outcomes.* 2010:195–218. https://doi.org/10.1007/978-3-642-05025-1_13.
36. Al-dary HH. The socket shield technique a case report. *Smile Dent J.* 2013;8(1):32–36.
37. Starch-Jensen T, Aludden H, Hallman M, et al. A systematic review and meta-analysis of long-term studies (five or more years) assessing maxillary sinus floor augmentation. *Int J Oral Maxillofac Surg.* 2018;47(1):103–116. https://doi.org/10.1016/j.ijom.2017.05.001.
38. Danesh-Sani SA, Loomer PM, Wallace SS. A comprehensive clinical review of maxillary sinus floor elevation: anatomy, techniques, biomaterials and complications. *Br J Oral Maxillofac Surg.* 2016;54:724–730. https://doi.org/10.1016/j.bjoms.2016.05.008.
39. Kalfas IH. Principles of bone healing. *Neurosurg Focus.* 2001;10(4):1–4. https://doi.org/10.3171/foc.2001.10.4.2.
40. Brisman DL. The effect of speed, pressure, and time on bone temperature during the drilling of implant sites. *Int J Oral Maxillofac Implants.* 1997;11(1):35–37.
41. Cooper LF, et al. The immediate loading of dental implants. *Inclusive Mag.* 2011;2(2).
42. Lee H, So JS, Hochstedler JL, Ercoli C. The accuracy of implant impressions: a systematic review. *J Prosthet Dent.* 2008;100(4):285–291. https://doi.org/10.1016/S0022-3913(08)60208-5.
43. Lindhe J, Meyle J, Group D of European Workshop on Periodontology. Peri-implant diseases: Consensus Report of the Sixth European Workshop on Periodontology. *J Clin Periodontol.* 2008;35(suppl 8):282–285. https://doi.org/10.1111/j.1600-051X.2008.01283.x.
44. Zitzmann NU, Berglundh T. Definition and prevalence of peri-implant diseases. *J Clin Periodontol.* 2008;35(suppl 8):286–291. https://doi.org/10.1111/j.1600-051X.2008.01274.x.
45. Wingrove SS, Horowitz RA. Peri-Implant disease: prevention, diagnosis and nonsurgical treatment. *Incl Mag.* 2014;5(1).
46. Goldberg NI, Gershkoff A. The implant lower denture. *Dent Dig.* 1949;55(11):490–494.
47. Linkow LI, Ghalili R. Critical design errors in maxillary subperiosteal implants. *J Oral Implantol.* 1998;24(4):198–205. https://doi.org/10.1563/1548-1336(1998)024<0198:CDEIMS>2.3.CO;2.
48. Stellingsma C, Vissink A, Meijer H, Raghoebar G. Implantology and the severely resorbed edentulous mandible. *Crit Rev Oral Biol Med.* 2004;15(4):240–248.
49. Reddy Vootla N, Reddy KV. Osseointegration-key factors affecting its success-an overview. *IOSR J Dent Med Sci.* 2017;16(4):2279–2861. https://doi.org/10.9790/0853-1604056268.
50. Bosker H, Jordan RD, Sindet-Pedersen S, Koole R. The transmandibular implant: a 13-year survey of its use. *J Oral Maxillofac Surg.* 1991;49(5):482–492. https://doi.org/10.1016/0278-2391(91)90171-H.
51. Bosker H, van Dijk L. The transmandibular implant: a 12-year follow-up study. *J Oral Maxillofac Surg.* 1989;47(5):442–450. https://doi.org/10.1016/0278-2391(89)90275-9.
52. Bosker H. The transmandibular implant (TMI) for mandibular reconstruction. *J Oral Maxillofac Surg.* 1991;49(8):21. https://doi.org/10.1016/0278-2391(91)90501-C.
53. Maxson B, Sindet-Pedersen S, Tideman H, et al. Multicenter follow-up study of the transmandibular implant. *J Oral Maxillofac Surg.* 1989;47(8):785–789.
54. Unger JW, Crabtree DG. The transmandibular implant: prosthodontic treatment considerations. *J Prosthet Dent.* 1991;66(5):660–664. https://doi.org/10.1016/0022-3913(91)90449-7.
55. Geertman ME, Boerrigter EM, Van Waas MA, van Oort RP. Clinical aspects of a multicenter clinical trial of implant-retained mandibular overdentures in patients with severely resorbed mandibles. *J Prosthet Dent.* 1996;75(2):194–204.
56. Stellingsma C, Vissink A, Meijer HJA, et al. Implantology and the severely resorbed edentulous mandible. *Crit Rev Oral Biol Med.* 2004;15(4):240–248.
57. Meijer HJA, Geertman ME, Raghoebar GM, Kwakman JM. Implant-retained mandibular overdentures: 6-year results of a multicenter clinical trial on 3 different implant systems. *J Oral Maxillofac Surg.* 2001;59(11):1260–1268. https://doi.org/10.1053/JOMS.2001.27512.
58. Small IA. Chalmers J. Lyons memorial lecture: Metal implants and the mandibular staple bone plate. *J Oral Surg.* 1975;33(8):571–585.
59. Small IA, Misiek D. A sixteen-year evaluation of the mandibular staple bone plate. *J Oral Maxillofac Surg.* 1986;44(1):60–66.
60. Small IA. The fixed mandibular implant: a 6-year review. *J Oral Maxillofac Surg.* 1993;51(11):1206–1210.
61. Meijer HJ, Van Oort RP, Raghoebar GM, Schoen PJ. The mandibular staple bone plate: a long-term retrospective evaluation. *J Oral Maxillofac Surg.* 1998;56(2):141–145. discussion 145-6.
62. Vrielinck L, Politis C, Schepers S, et al. Image-based planning and clinical validation of zygoma and pterygoid implant placement in patients with severe bone atrophy using customized drill guides. Preliminary results from a prospective clinical follow-up study. *Int J Oral Maxillofac Surg.* 2003;32(1):7–14. https://doi.org/10.1054/ijom.2002.0337.
63. Chrcanovic BR, Albrektsson T, Wennerberg A. Survival and complications of zygomatic implants: an updated systematic review. *J Oral Maxillofac Surg.* 2016;74(10):1949–1964. https://doi.org/10.1016/j.joms.2016.06.166.
64. Bidra AS, Huynh-Ba G. Implants in the pterygoid region: a systematic review of the literature. *Int J Oral Maxillofac Surg.* 2011;40(8):773–781. https://doi.org/10.1016/j.ijom.2011.04.007.
65. Candel E, Peñarrocha D, Peñarrocha M. Rehabilitation of the atrophic posterior maxilla with pterygoid implants: a review. *J Oral Implantol.* 2012;38(S1):461–466. https://doi.org/10.1563/AAID-JOI-D-10-00200.
66. Lopes LFdTP, da Silva VF, Santiago JF, et al. Placement of dental implants in the maxillary tuberosity: a systematic review. *Int J Oral Maxillofac Surg.* 2015;44(2):229–238. https://doi.org/10.1016/j.ijom.2014.08.005.

3

Base Funcional para o Projeto do Implante Dental

GRANT BULLIS

A terapia com implantes dentais é um método de tratamento amplamente aceito para restaurar a função mastigatória em pacientes parcial ou totalmente edêntulos. O plano do tratamento para implantes dentais requer considerações sobre o tipo de prótese, a densidade óssea, a oclusão, a função, o volume ósseo e quaisquer fatores comprometedores do ponto de vista clínico.[1,2] Uma densidade óssea comprometida, grandes cargas oclusais e/ou parafunção exigem maior suporte do implante para o resultado de tratamento desejado.[3-5] Quando existem fatores comprometedores, o plano de tratamento do implante deve ser ajustado para mitigá-los o máximo possível. As opções de mitigação incluem enxerto ósseo,[6,7] compressão lateral com osteótomos para melhorar a densidade óssea no momento da cirurgia,[8] localização do implante em conjunto com desenho da prótese, para minimizar cargas oclusais desfavoráveis[9,10] e uso de implantes dentais com atributos que abordam esses fatores comprometedores.[11]

Os desenhos de implantes têm progredido ao longo do tempo, desde os primeiros implantes laminados, até implantes cilíndricos por pressão, e, finalmente, os implantes retos e rosqueáveis cônicos que compõem a maioria dos projetos atuais. Os cilindros de encaixe por pressão são relativamente fáceis de instalar, pois não têm roscas externas que precisam ser inseridas até o local do implante. Essa facilidade de instalação, entretanto, apresenta algum comprometimento na estabilidade primária e um menor contato osso-implante em relação a um implante rosqueado, de comprimento e diâmetro comparáveis. A instalação cirúrgica de implantes laminados, por pressão, na crista alveolar delgada também é muitas vezes mais fácil do que o uso de implantes rosqueados, pois o enxerto ósseo pode ser evitado e a técnica cirúrgica é relativamente simples, e pode ser realizada com instrumentos padrão.[12]

Os desenhos de implantes mencionados têm altas taxas de sucesso de osseointegração antes da carga; contudo, as taxas de sucesso de implantes em função, a longo prazo, podem ser significativamente menores (Tabela 3.1).[13-15] Com isso em mente, o projeto do implante deve se basear no tratamento de complicações potenciais que possam surgir durante a função. A perda óssea marginal após a reabertura ou carga do implante é a complicação mais frequentemente relatada na literatura odontológica. Em um estudo conduzido na Clínica Brånemark em Gotemburgo, Suécia, 28% dos 662 pacientes com próteses implantossuportadas, em função há pelo menos 5 anos, exibiram perda óssea progressiva ao nível de três ou mais roscas em pelo menos um implante.[16]

A qualidade óssea, o diâmetro do implante e o comprimento do implante também contribuem para as taxas de falha do implante após carga, com osso mais macio, menor diâmetro e implantes mais curtos exibindo taxas de falha mais altas relacionadas ao suporte inadequado em relação à carga colocada nesses implantes em função.[17,18] Em virtude de algumas situações reabilitadoras apresentarem osso macio e/ou volume ósseo comprometido, o projeto do implante deve compensar essas condições de carga.

A sobrevida do implante e a manutenção do osso marginal podem variar muito entre os projetos de implante. Em um relato clínico sobre o sucesso de 43 implantes Core-Vent instalados e acompanhados clinicamente entre 3 meses e 4 anos, Malmqvist *et al.*[19] relataram uma taxa de sucesso de 37,2%. Um total de 11 implantes foram removidos, 9 devido à perda óssea vertical progressiva e 2 devido a fraturas. A perda óssea vertical foi calculada para os 32 implantes restantes. Vinte e oito implantes demonstraram uma perda óssea de mais de 2 mm e 16 demonstraram uma perda de mais de um terço da altura do implante.[19]

Um estudo com 550 implantes Nobel Direct de uma peça, desenvolvido por Albrektsson *et al.*,[20] encontrou uma taxa média de falha de 10,7% após 1 ano da instalação, com perda óssea marginal significativa em muitos dos implantes restantes. O desenho do implante contribuiu para as altas taxas de falha desses implantes em relação aos seus pares (Tabela 3.2). Um outro estudo desenvolvido por Ormianer *et al.*[21] avaliou a perda óssea marginal usando três desenhos de rosca de implante, com diferenças no passo da rosca, avanço e ângulo de hélice. Esses implantes tinham o mesmo material e superfícies. A perda óssea média observada foi entre 1,90 e 2,02 mm para os implantes de rosca em "V",

Tabela 3.1 Taxas de sucesso da função de implantes a longo prazo.

Autor(es)	Tipo de implante	Período	Taxa de sucesso
Bodine e Yanase	Subperiosteal	15 anos	54%
Cranin, Rabkin, Garfinkel	Laminado	5 anos	55%
Smithloff e Fritz	Laminado	10 anos	cerca de 50%
Armitage	Laminado	5 anos	50%
McCoy	Cilíndrico	5 anos	31%

De Albrektsson T, Zarb G, Worthington P, Eriksson AR. The long-term efficacy of currently used dental implants: a review and proposed criteria of success. *Int J Oral Maxillofac Implants*. 1986;1:11-25.

Tabela 3.2 Taxas de falha relatadas pelos implantes Nobel de peça única.

Diâmetro do implante	Número de implantes	Número de implantes perdidos	Taxa de falha
3 mm	55	11	20%
3,5 mm	68	8	12%
4,3 mm	287	8	3%
5,0 mm	60	8	13%
Não especificado	80	24	30%
Todos os diâmetros	550	59	11%

De Albrektsson T, Gottlow J, Meirelles L, Östman PO, Rocci A, Sennerby L. Survival of Nobel Direct implants: an analysis of 550 consecutively placed implants at 18 different clinical centers. *Clin Implant Dent Relat Res*. 2007;9:65-70.

com uma rosca e progressiva com duas roscas, respectivamente (Tabela 3.3). A taxa de sobrevida total do implante foi de 96,3%. O restante deste capítulo aplica princípios biomecânicos ao projeto dos implantes dentais para melhorar os resultados de curto e longo prazos e minimizar complicações. A função, o formato e os materiais considerados no desenho de implantes rosqueados são examinados em detalhes.

Função e projeto do implante

Os implantes dentais fornecem suporte para a prótese e transferem as forças oclusais para o osso de suporte. A transferência das forças para o osso de suporte é determinada pela força resultante transferida da prótese para o implante e a quantidade de área de implante disponível para transferir a força para o osso de suporte. Os implantes têm características projetadas para promover a transferência das forças oclusais ao osso, além de uma conexão protética segura e estável (Figura 3.1).

Além da transferência das forças oclusais para o osso de suporte, os implantes dentais possuem características que facilitam o correto posicionamento das próteses pré-fabricadas e personalizadas, proporcionam um mecanismo para a inserção no local do implante, contribui para a estabilidade e resistência do selamento da conexão protética, além de auxiliar na correta identificação dos componentes reabilitadores para uma conexão protética específica. A combinação de recursos robustos para o uso a que se destinam ajuda a minimizar complicações durante a instalação cirúrgica de implantes e muito depois de estarem em função.[22,23]

Forças oclusais e projeto do implante

Tipo de força

A resposta do osso às forças oclusais varia com a magnitude e a direção das forças aplicadas. As forças oclusais ao longo do eixo do implante resultam em carga principalmente compressiva do osso de suporte. As forças oclusais não axiais que são transversais ao eixo do implante resultam em forças significativas de tração e cisalhamento (Figura 3.2). O desenho da prótese desempenha um papel importante na transmissão das forças oclusais ao implante e, em seguida, ao osso de suporte. Próteses projetadas em cantiléver transmitirão mais forças de tração ao osso adjacente ao implante.[24,25] O osso é mais capaz de resistir às cargas que o colocam em compressão, menos resistente às forças de tração e significativamente menos resistente às forças de cisalhamento.[26] Em função de o osso ser mais forte ao resistir às forças de compressão, o projeto do implante deve facilitar a transferência compressiva das forças oclusais para o osso.[27] A transferência de carga para o osso de suporte é mais eficiente quando realizado pelas superfícies do implante perpendiculares ao eixo do implante. Essas superfícies transferem forças de compressão e tração para o osso. As superfícies do implante que não são perpendiculares ou paralelas ao eixo do implante irão transferir as forças de cisalhamento, junto com as forças compressivas e de tração, para o osso de suporte (Figura 3.3).

Magnitude da força

A força de mordida varia com a região da boca, musculatura e o tipo de dentição. As forças médias de mordida observadas na região molar, onde as forças são mais altas, se aproximam de 200 psi para homens e 135 psi para mulheres, com uma significativa variação.[28] Para alguns indivíduos, as forças médias de mordida podem se aproximar de 1.000 psi, nas regiões posteriores.[29]

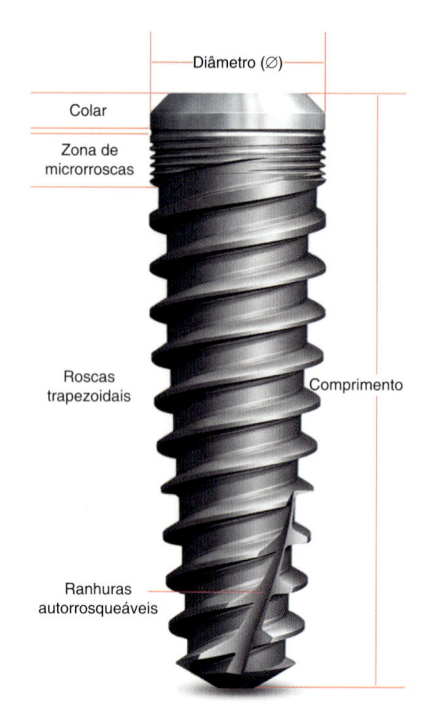

• **Figura 3.1** Ilustração de um implante contemporâneo e suas macrocaracterísticas. (Cortesia de Glidewell Dental, Newport Beach, California.)

Tabela 3.3 Média de perda óssea e taxa de sobrevida de implantes rosqueados em forma de "V" e guia duplo progressivo.

Implante	Tipo de rosca	Passo de rosca	Comprimentos de rosca	Implante (quantidade)	Taxa de sobrevida (implante)	Perda óssea (mm)
SPI	Progressiva	1,05 mm	2,1 mm	388	96,6%	2,02 (± 1,70)
DFI	Progressiva	0,6 mm	1,2 mm	911	95,9%	2,10 (± 1,73)
Seta	Forma de "V"	Não declarada	Não declarada	62	100%	1,90 (± 1,40)
Total				1.361	96,3%	

De Ormianer Z, Matalon S, Block J, Kohen J. Dental implant thread design and the consequences on long-term marginal bone loss. *Implant Dent*. 2016;25:471-477.

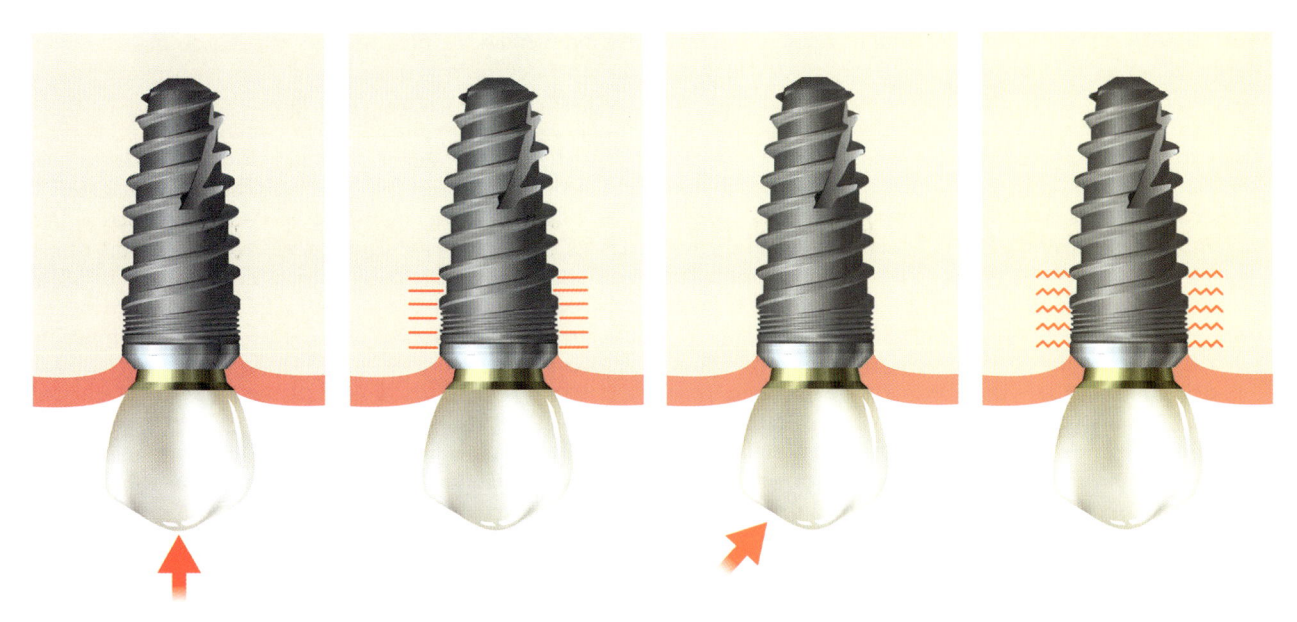

● **Figura 3.2** Transferência de força para apoio ósseo das forças axiais e não axiais. (Cortesia de Glidewell Dental, Newport Beach, California.)

Utilizar um número maior de implantes também ajuda a distribuir as forças de mordida.[30] Essas grandes forças de mordida requerem desenhos de implantes e materiais robustos o suficiente para suportar picos de força dessa magnitude. Atualmente, o titânio e as ligas de titânio fornecem as melhores propriedades de resistência, sem comprometimento inaceitável nas demais áreas, como a biocompatibilidade.

Direção da força

Como forças que divergem do eixo do implante, as capacidades de suporte de carga do osso de suporte são comprometidas. Quanto maior for a divergência da direção da carga do eixo do implante, maiores serão as tensões na interface osso-implante. A carga vertical de implantes angulados aumenta significativamente os valores de tensão compressiva na região cervical dos implantes angulados em relação àqueles em implantes verticais com carga axial.[31] O comportamento não isotrópico do osso sob diferentes condições de carga exacerba ainda mais o efeito adverso das cargas angulares ao osso. A resistência à tração, à compressão, ao cisalhamento e resistência máxima do osso variam com a direção da carga oclusal aplicada.[32] Idealmente, o implante deve ser colocado com o eixo do implante carregado o mais próximo da vertical possível para minimizar o cisalhamento e a força de tração e transmissão para a interface entre o osso e o implante. O projeto da prótese, como evitar cantiléveres distais excessivos, o que minimiza a transferência de carga não axial para o implante e para o osso de suporte, também ajuda a minimizar o estresse nos componentes da restauração. Isso também diminui o risco de complicações relacionadas à força.

Duração da força

A duração da força de mordida é amplamente distribuída. Em condições ideais, os dentes se tocam durante a deglutição e alimentação, mas apenas brevemente. Um estudo de Sheppard *et al.*[33] indicou que não há contato dentário durante a maior parte do tempo gasto na mastigação. Aproximadamente 19,5% do tempo necessário para a mastigação foi envolvido em possíveis contatos dentais para três alimentos.[33] O tempo total varia com a quantidade de mastigação; no entanto, estima-se que seja inferior a 30 minutos por dia.[34] O bruxismo aumenta a duração da força e é considerado um fator que contribui para a falha do implante e para complicações protéticas.[35]

Geometria do implante

Formato do implante

Conforme mencionado, as forças aplicadas ao implante podem ser avaliadas em magnitude, duração, tipo e direção. A área sobre a qual as forças são aplicadas serve para transmitir as forças ao osso de suporte. Quanto maior for a superfície disponível do implante para a transmissão de força, menor será a tensão experimentada pelo sistema de implante, e vice-versa.

A área de superfície do implante que participa da transmissão das forças oclusais ao osso de suporte pode ser caracterizada como a área abaixo da crista alveolar. Dessa área de superfície, a área de superfície que participa da dissipação de carga compressiva é

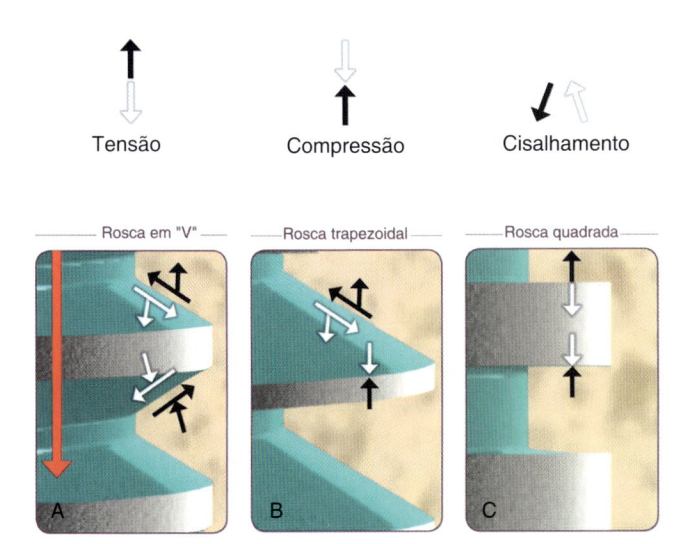

● **Figura 3.3** Diagramas da transmissão de força pelos diferentes tipos de implantes rosqueados. **A.** Rosca em "V": a direção das forças aplicadas pela rosca em forma de "V". **B.** Rosca trapezoidal: a direção das forças aplicadas pelas roscas trapezoidais. **C.** Rosca plana (quadrada): a direção das forças aplicadas por roscas quadradas. (Cortesia de Glidewell Dental, Newport Beach, California.)

a mais benéfica. A dissipação de carga compressiva serve melhor para dissipar as forças oclusais, pois o osso é mais capaz de resistir a forças compressivas.[26] A área de contato osso-implante disponível para distribuição de força oclusal na compressão é, portanto, a área mais eficaz para transferência de força para o osso de suporte.

A transferência de força não é uniforme na crista óssea e no osso trabecular. As tensões na crista óssea são maiores quando a espessura da crista óssea é inferior a 2 mm.[36] Esta distribuição de tensões oclusais no osso cortical indica que o desenho do implante, na região do osso cortical, distribue adequadamente as forças oclusais para o osso circundante sem sobrecarga prejudicial.[37-42]

Abaixo da região cortical do implante, a geometria do implante tem um efeito direto na área de superfície e na distribuição da carga oclusal. Nessa região, o osso trabecular é responsável por dissipar as demais forças oclusais. O formato do implante na região trabecular reflete a necessidade de transmitir ao máximo as forças oclusais ao osso de suporte na compressão. O formato, o comprimento e o diâmetro do implante contribuem com a área disponível para transmitir forças compressivas ao osso em contato com o implante. Isso é particularmente importante com ossos de má qualidade, pois a área do osso em contato direto com o implante é comprometida pela menor densidade óssea. À medida que a densidade óssea diminui, mais área de superfície do implante é necessária para dissipar as forças oclusais.[11]

Diferentes taxas de sobrevida de implantes e quantidades de perda óssea marginal podem estar diretamente relacionadas a diferentes formatos de implantes. O formato do implante está relacionado à área de superfície envolvida na transferência das forças para o osso de suporte. Quaisquer características geométricas que se estendem para fora do eixo do implante podem transferir tensões para o osso sob carga (Figura 3.4).

Vandamme et al.[43] instalaram amostras de câmara óssea, com um implante central, na tíbia de 10 coelhos e realizaram experimentos de carga altamente controlada com implantes cilíndricos e rosqueáveis. Eles concluíram que o carregamento imediato, bem controlado, do implante acelera a mineralização do tecido na interface osso-implante. A estimulação óssea adequada por meio de acoplamento mecânico pode ser responsável pela maior resposta óssea ao redor do implante rosqueável em comparação ao implante cilíndrico. O formato do implante foi um fator contribuinte.

Ormianer e Palti[44] avaliaram o desempenho a longo prazo de implantes rosqueáveis cônicos instalados em pacientes com uma variedade de situações clínicas potencialmente comprometedoras. Eles descobriram que os implantes cônicos mantinham os níveis de crista óssea, mesmo em condições clinicamente comprometidas. As preocupações relativas ao desenho pelo fato de implantes cônicos apresentarem maior propensão à perda óssea marginal, quando comparados a implantes cilíndricos, não foram sustentadas pelos resultados de seu estudo.[44]

Atieh et al.[45] revisaram a estabilidade de implantes rosqueáveis e cônicos e de parede paralela. A análise demonstrou maior estabilidade do implante na inserção e após 8 semanas, mas a diferença não foi estatisticamente significativa. As taxas de falha não foram significativamente diferentes entre os dois formatos de implante. A perda óssea marginal, no entanto, foi significativamente menor para os implantes cônicos em comparação com os implantes de paredes paralelas.

Diâmetro do implante

Para um determinado comprimento de implante, aumentar o diâmetro aumentará a área de superfície disponível para transferência de força para o osso. Desde que haja volume ósseo suficiente, um implante de diâmetro maior é mais capaz de resistir às forças oclusais, principalmente na região molar. No entanto, o diâmetro do implante por si só não é um preditor de melhor sucesso clínico em todas as situações. Em um estudo retrospectivo de 5 anos de resultados clínicos, Krennmair et al.[46] estudaram a sobrevida e as taxas de sucesso de 541 implantes cônicos CAMLOG de 3,8, 4,3 e 5/6 mm instalados e reabilitados. As taxas de falha foram 3,7, 1,4 e 1,0% para os respectivos diâmetros de implante. Não houve diferença na reabsorção óssea marginal peri-implantar entre os diâmetros de implante.[46]

Javed e Romanos[47] revisaram a literatura sobre a influência do diâmetro do implante na sobrevida a longo prazo de implantes instalados na região posterior da maxila. Seu estudo examinou implantes rosqueados de superfície rugosa, com diâmetros variando entre 3,0 e 5,5 mm, com períodos de acompanhamento e taxas de sobrevida cumulativa variando entre 5 e 15 anos e, 80,5 e 100%, respectivamente. Os autores concluíram que "o papel do diâmetro do implante na sobrevida a longo prazo dos implantes dentais instalados na maxila posterior é secundário. Um protocolo cirúrgico bem delineado, a obtenção de estabilidade primária suficiente no momento da instalação do implante e visitas de manutenção de higiene bucal pré e pós-cirúrgica são fatores críticos que influenciam a sobrevida a longo prazo dos implantes instalados em maxila atrófica posterior."

Olate et al.[48] estudaram a influência do diâmetro e comprimento do implante na falha precoce. Os autores examinaram 1.649 implantes, em 650 pacientes, de três fabricantes diferentes. Todos os implantes eram de formato cilíndrico e superfície semelhante (condicionamento ácido). Os implantes foram instalados em todas as regiões da boca. A taxa de sobrevida inicial foi de 96,2% para todos os implantes, com os implantes largos (2,7%) apresentando perdas menores do que os regulares (3,8%) e estreitos (5,5%). Implantes curtos (6 a 9 mm) estavam relacionados à maior (9,9%) taxa de incidência de perda precoce do implante.

Implantes mais largos diminuem a tensão na interface osso-implante. Por outro lado, os implantes de diâmetro menor apresentam maior tensão nesta interface. A tensão é a força dividida pela área da secção transversal sobre a qual a força está atuando. Para implantes de um determinado comprimento e geometria, os implantes mais largos têm maior área de superfície para as forças oclusais agirem e, portanto, menor tensão. Isso é mais pronunciado em implantes menores que 4 mm de diâmetro (Figura 3.5). Implantes de diâmetro menor, com comprimentos mais curtos, têm área de superfície significativamente menor para distribuir forças para o osso de suporte (Figura 3.6). Essa combinação desfavorável deve ser evitada na medida do possível, principalmente na região posterior, onde as forças de mordida são maiores.

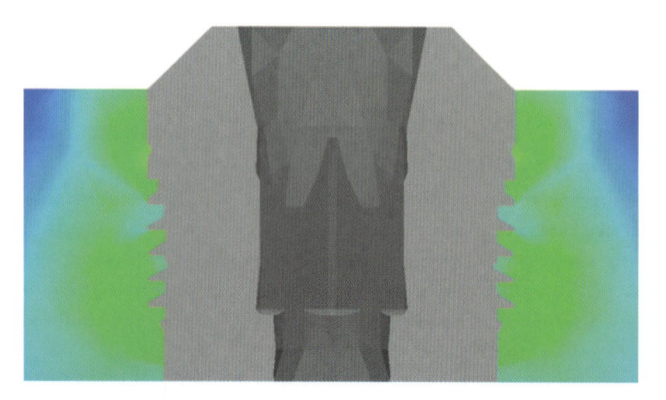

• **Figura 3.4** Características geométricas que se estendem para fora do eixo do implante transferindo tensão para o osso circundante. (Cortesia de Glidewell Dental, Newport Beach, California.)

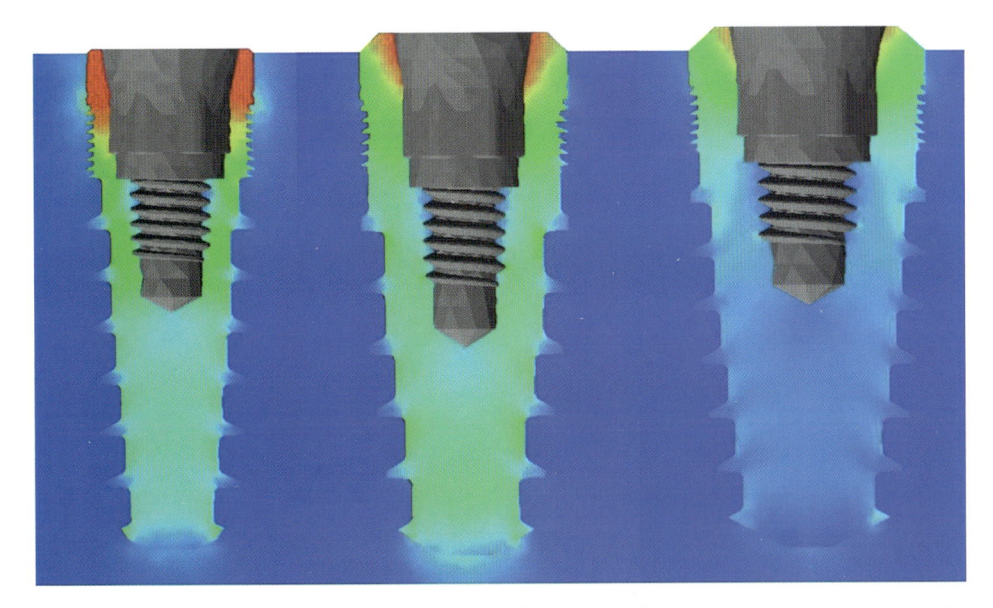

• **Figura 3.5** Tensão ao redor de implantes com comprimento de 10 mm, e diâmetro de 3,5, 4,3 e 5 mm. Observe a diminuição significativa de tensão à medida que o diâmetro é maior do que 3,5 mm. (Cortesia de Glidewell Dental, Newport Beach, California.)

	3,5 x 10 mm	3,5 x 16 mm	5,0 x 10 mm	5,0 x 16 mm
Área de superfície	137,84 mm²	208,93 mm²	271,93 mm²	320,89 mm²

• **Figura 3.6** Existe uma ampla variação na área de superfície entre comprimentos e diâmetros de implantes. (Cortesia de Glidewell Dental, Newport Beach, California.)

Além da diminuição da tensão na interface osso-implante, os implantes mais largos geralmente são mais resistentes à fratura por sobrecarga oclusal e condições de fadiga. As próteses são fixadas ao implante por meio de um parafuso, que se estende internamente no implante e engata nas roscas internas do implante. O orifício de recepção do parafuso dentro do implante remove o material e aumenta a tensão no implante, pois a área da secção transversal influenciada pelas forças oclusais é reduzida. Depois de contabilizar a perda de área para o orifício do parafuso do pilar, os implantes mais largos ainda terão mais área de secção transversal (espessura da parede) do que os implantes mais estreitos, menor tensão e mais resistência à fratura (Figura 3.7).

A maioria dos projetos de implantes atuais também utiliza a geometria da conexão protética para inserir o implante no local do implante. O instrumento de inserção ou o acessório transmitem tensão para a geometria da conexão, o que pode deformar a conexão ou levar à fratura do implante na região da conexão (Figura 3.8). Implantes de maior diâmetro e maior espessura de parede são mais resistentes à fratura dessa natureza.

Em um estudo retrospectivo de 2.670 pacientes tratados com próteses implantossuportadas, Chrcanovic et al.[49] analisaram fatores anatômicos do paciente e fatores relacionados ao implante, como variáveis explicativas para a fratura do implante. Os autores analisaram 44 implantes fraturados, de uma população total de 10.099, e observaram que o diâmetro do implante é uma forte variável explicativa relacionada à probabilidade de fratura do implante. Para cada aumento de 1 mm no diâmetro do implante, houve uma diminuição de 96,9% na probabilidade de fratura (Tabela 3.4). Outros fatores, tais como adjacência direta ao cantiléver e bruxismo, aumentaram a probabilidade de fratura do implante em 247,6 e 1.819,5%, respectivamente. Implantes mais largos oferecem maior resistência às tensões encontradas nessas situações clínicas, quando o desenho da prótese e os hábitos parafuncionais não são ideais.

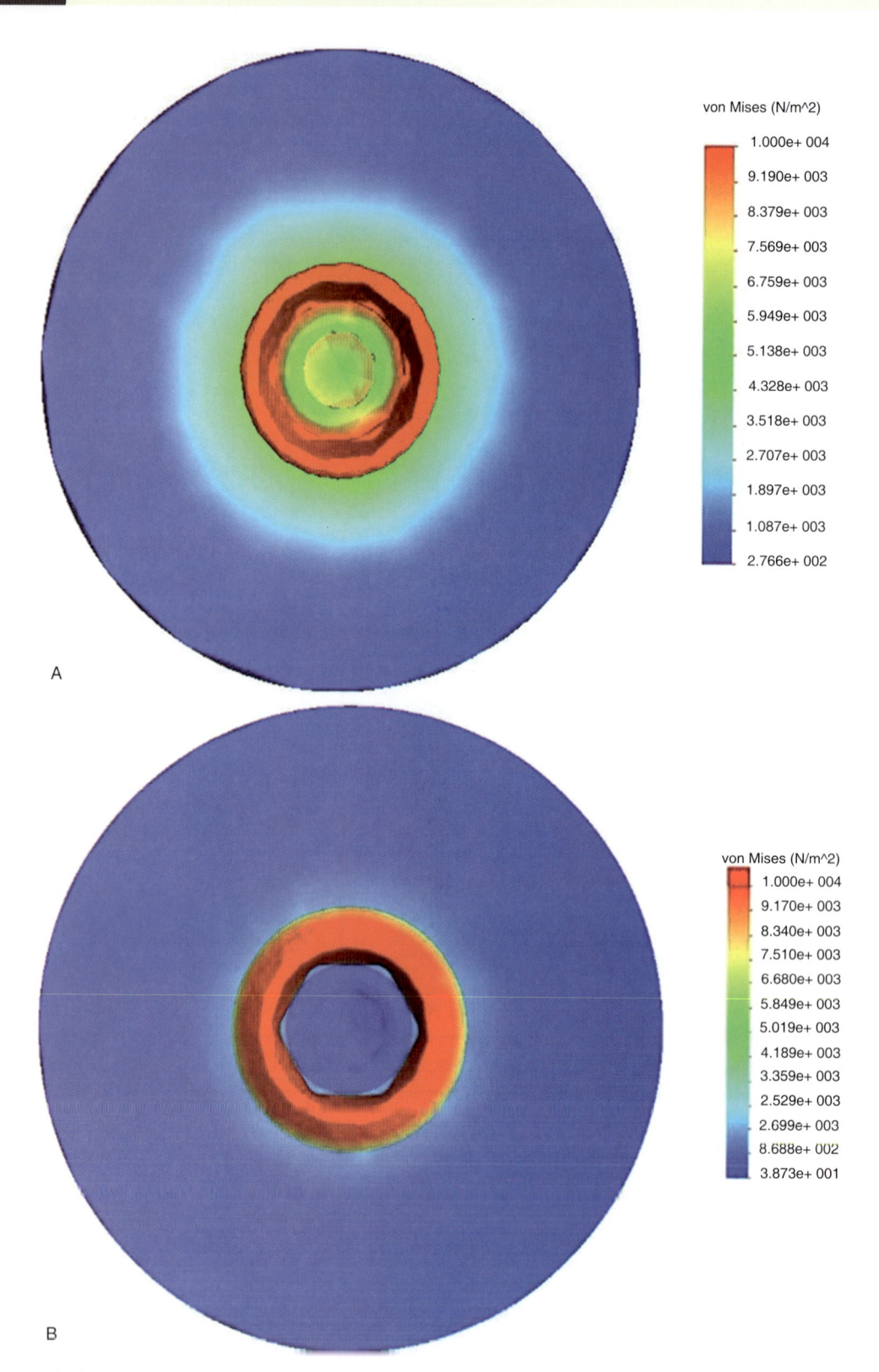

• **Figura 3.7** Com maior área de superfície, o implante mais largo **(B)** transfere menos tensão para o osso circundante (mostrado como perímetro circular azul) do que o implante mais estreito **(A)**. (Cortesia de Glidewell Dental, Newport Beach, California.)

Comprimento do implante

O comprimento do implante é outro parâmetro a ser considerado no projeto. Junto com o diâmetro, o comprimento do implante afeta a estabilidade e a transferência de forças para o osso circundante. Em um estudo com 2.907 implantes desde a instalação até 36 meses depois, Winkler et al.[50] analisaram a sobrevida e a estabilidade de implantes com comprimentos variando de 7 a 16 mm. As taxas de sobrevida variaram de 66,7% para implantes de 7 mm de comprimento a 96,4% para implantes de 16 mm. Os implantes mais curtos tiveram taxas de sobrevida estatisticamente mais baixas em comparação aos implantes mais longos.

Por outro lado, um estudo clínico prospectivo com acompanhamento de 1 a 10 anos, desenvolvido por Mangano et al.,[51] 215 implantes rosqueados (8 mm) com coroa unitária na região posterior demonstrou uma taxa de sobrevida superior a 98%. A perda óssea marginal foi de 0,31 (± 0,24), 0,43 (± 0,29) e 0,62 (±0,31) mm nas sessões de acompanhamento de 1, 5 e 10 anos.

Outro estudo de Ding et al.[52] usou um modelo mandibular, de elemento finito, para avaliar os efeitos do diâmetro e do comprimento na distribuição de tensões da crista alveolar em torno da carga imediata de implantes Straumann com diâmetros variando de 3,3 a 4,8 mm e comprimento variando de 6 a 14 mm. Os implantes receberam carga vertical e oblíqua, e as tensões e deformações no osso cortical circundante foram avaliadas. Em ambas as condições de carga vertical e oblíqua, os valores máximos foram registrados na configuração de implante de 3,3 × 10 mm, os segundos valores mais altos na configuração de implante de 4,1 × 6 mm e os valores mais baixos na configuração de implante de 4,8 × 10 mm. O aumento do diâmetro e do comprimento do implante diminuiu a tensão e a deformação na crista alveolar; no entanto, o diâmetro teve um efeito mais significativo do que o comprimento para aliviar a tensão e a concentração de deformação, na crista óssea. O comprimento de 10 mm do implante de 3,3 mm não foi suficiente para compensar o diâmetro maior do implante de 4,1 mm, apesar do implante de 4,1 mm ter 4 mm a menos de comprimento.

O maior comprimento do implante é benéfico para diminuir a tensão e a deformação no osso de suporte; contudo, um diâmetro de implante maior é mais eficaz (Figura 3.9). O comprimento do implante por si só pode ser insuficiente para compensar o diâmetro, particularmente se a qualidade óssea for ruim. Por exemplo, um implante Hahn de 7 × 8 mm tem aproximadamente 20% mais área de superfície do que um implante de 5,0 × 10,0 mm.

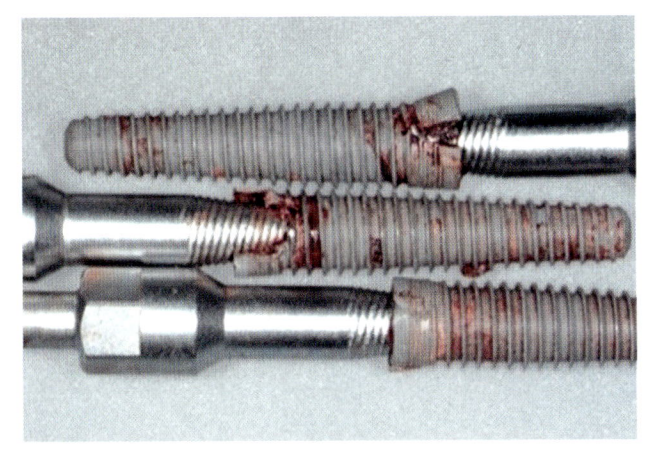

• **Figura 3.8** Implantes que fraturaram durante a instalação e tiveram que ser removidos. (Cortesia de Glidewell Dental, Newport Beach, California.)

Tabela 3.4 Fatores que influenciam a probabilidade de fratura do implante.

Fatores	Alteração na probabilidade de fratura de implante
Uso de graus mais fortes de titânio	-72,9%
Bruxismo	+1819,5%
Diretamente adjacente ao cantiléver	+247,6%
1 mm de aumento no comprimento do implante	+22,3%
1 mm de aumento no diâmetro do implante	-96,9%

De Chrcanovic BR, Kisch J, Albrektsson T, Wennerberg A. Factors influencing the fracture of dental implants. Clin Implant Dent Relat Res. 2018;20:58-67. https://doi.org/10.1111/cid.12572.

Características do implante

Colar do implante

O colar do implante serve como área de transição entre a prótese e o corpo do implante. Seu desenho determina o posicionamento da interface protética em relação ao osso e tecido gengival ao redor do local do implante, bem como a distribuição de tensões

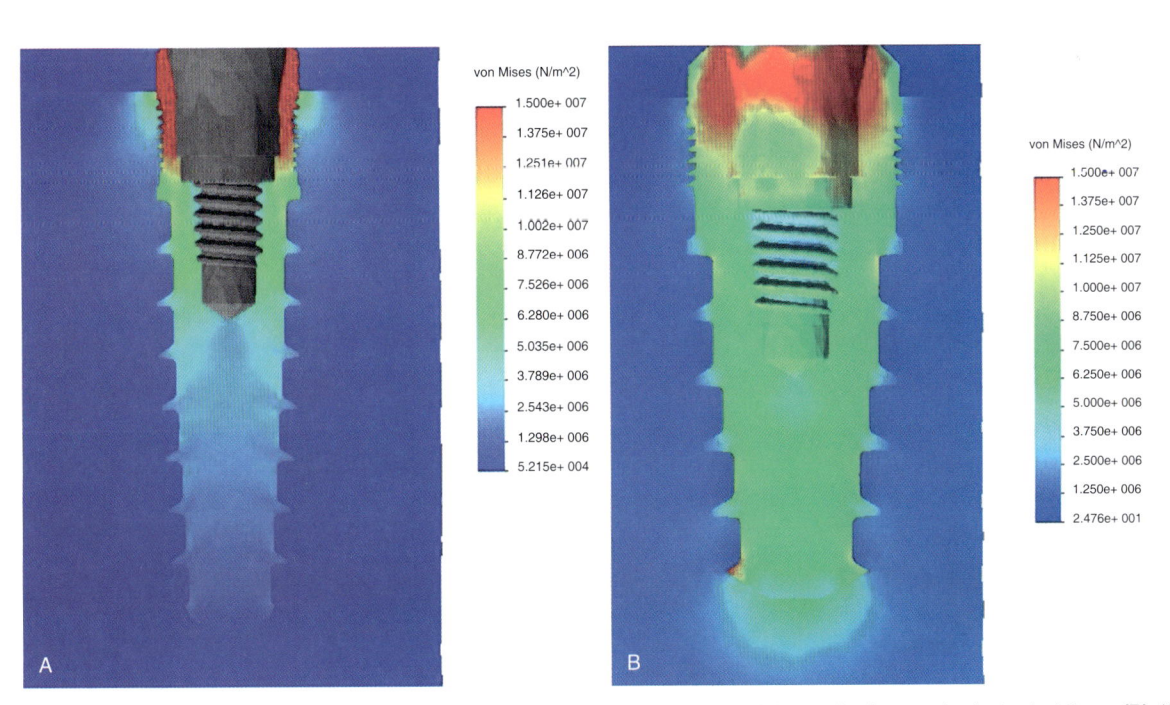

• **Figura 3.9** O Implante de diâmetro 3,5 mm **(A)** é 3 mm mais longo, mas tem mais tensão e deformação do que o implante de 4,3 mm **(B)**. (Cortesia de Glidewell Dental, Newport Beach, California.)

no osso cortical circundante. Essas características tornam o colar do implante um fator crítico com implicações importantes para o sucesso a longo prazo da reabilitação do implante.

Os colares de implante projetados para uma conexão protética supragengival são caracterizados por uma região estendida acima das roscas do implante que se projeta acima do tecido gengival (Figura 3.10). A superfície do colar é geralmente mais lisa do que a região rosqueada do corpo do implante e o diâmetro da região do colar é maior do que o corpo do implante abaixo dela. Como o colar é projetado para posicionar a plataforma protética acima da altura do tecido, há pouca ou nenhuma necessidade de pilares de cicatrização e componentes formadores de tecido.

Colares para implantes em nível ósseo têm considerações de desenho subgengival. Devido à curvatura da crista óssea, a interface com o implante ao nível do osso pode variar no momento da instalação (Figura 3.11). A menos que a instalação do implante seja muito abaixo da crista, alguma parte do colar do implante estará acima da crista óssea e em contato com o tecido gengival imediatamente após a instalação cirúrgica. Em um estudo animal sobre as reações do tecido à formação da placa dental (biofilme) após a remoção da ligadura de implantes disponíveis comercialmente, expostos a uma peri-implantite experimental, Albouy et al.[54] observaram que a progressão espontânea da peri-implantite induzida experimentalmente ocorreu em implantes com diferentes geometrias e características de superfície. A progressão foi mais pronunciada em implantes com superfície anodizada (TiUnite). Em outro estudo animal sobre a progressão da peri-implantite ao redor de implantes com diferentes rugosidades de superfície, Berglund et al.[55] descobriram que a progressão da peri-implantite, se não tratada, é mais pronunciada em implantes com superfície moderadamente rugosa do que em implantes com uma superfície polida. A região superior do colar do implante pode ser transosteal após a instalação e as superfícies rugosas nesta região podem deixar o implante mais vulnerável à progressão da peri-implantite. Uma superfície usinada em vez de rugosa, na região superior do colar do implante, é mais benéfica durante o processo de cicatrização de feridas epiteliais[56] (Figura 3.12).

Embora estudos em animais tenham demonstrado a formação óssea na região da crista, apesar da presença de defeitos circunferenciais significativos no momento da implantação[57,58] no nível e abaixo da crista óssea, o colar do implante auxilia no selamento do local do implante contra o encapsulamento de tecido fibroso e contaminação bacteriana. O contato inicial osso-implante é melhorado com um colar de implante com pelo menos o mesmo diâmetro ou ligeiramente maior que o corpo do implante. Petrie e Williams[59] analisaram a influência do diâmetro, do comprimento e da conicidade nas deformações da crista alveolar e encontraram

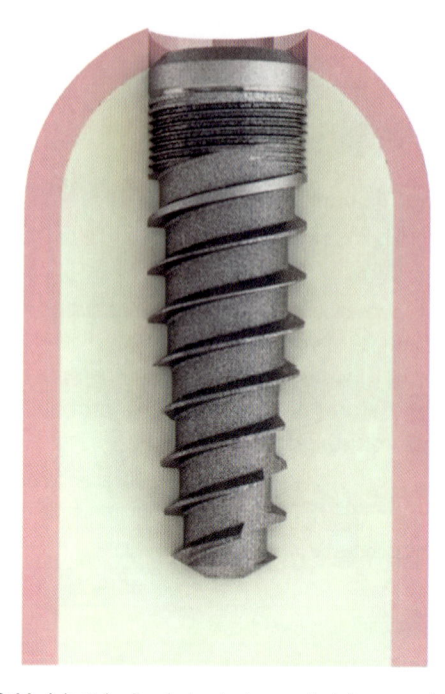

• **Figura 3.11** A instalação de implante no nível ósseo varia de acordo com a largura e curvatura da crista óssea. (Cortesia de Glidewell Dental, Newport Beach, California.)

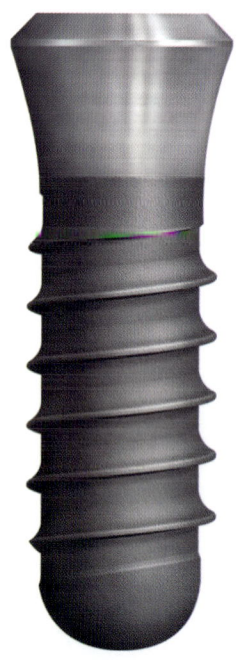

• **Figura 3.10** Colar do implante geralmente projetado para implante supragengival (nível do tecido). (Cortesia de Glidewell Dental, Newport Beach, California.)

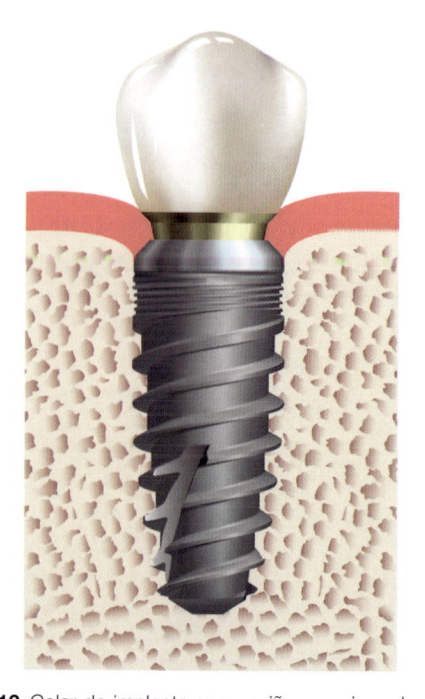

• **Figura 3.12** Colar do implante com região superior usinada benéfica para a cicatrização de feridas epiteliais. (Cortesia de Glidewell Dental, Newport Beach, California.)

uma forte correlação entre o aumento do diâmetro do implante, levando a tensões reduzidas na região da crista. Notou-se que a conicidade na região do colar do implante aumenta a tensão na crista óssea, pois reduz o diâmetro e a área de superfície em contato com o osso cortical. A distribuição da tensão na região da crista é determinada pela área de superfície do colar do implante (Figura 3.13).

Um implante com uma área de superfície de colar ligeiramente maior reduz a tensão na região da crista óssea quando comparado ao implante com um colar menor.

Além do diâmetro e da textura da superfície do colar do implante, as características na região do colar do implante que foram atribuídas à preservação dos níveis ósseos da crista incluem microrroscas e plataforma *switching*. Essas características foram criadas para melhorar a dissipação das cargas oclusais na região da crista óssea e para mitigar complicações relacionadas ao desenvolvimento do espaço biológico durante e após o processo de cicatrização da ferida do implante.

Microrroscas na região do colar do implante demonstraram ajudar a manter os níveis de osso marginal.[60,61] Em um estudo animal de implantes com e sem microrroscas na região marginal conectados a próteses parciais fixas em mandíbulas de cães da raça Beagle, Abrahamsson e Berglundh[62] observaram que o grau de contato osso-implante dentro da porção marginal dos implantes foi significativamente maior nos implantes de teste (microrrosca) (81,8%) do que nos implantes do grupo controle (72,8%). Usando a análise de elementos finitos axissimétricos, Hansson e Werke[63] analisaram o efeito das variações do tamanho e do perfil da rosca de um implante rosqueável com carga axial, cuja magnitude dos picos de tensão estavam no osso cortical. Os autores observaram que roscas muito pequenas, em um perfil favorável, podem ser bastante eficazes na distribuição de tensões na região do osso cortical, e que o formato do perfil da rosca tem um profundo efeito na magnitude das tensões no osso. Hudieb *et al.*[64] conduziram uma análise de elementos finitos da magnitude e direção da tensão mecânica de um implante de microrrosca em relação ao mesmo projeto de implante sem microrroscas. A análise demonstrou que, independentemente do ângulo de carga, as tensões principais na interface osso-implante no implante com microrrosca foram sempre perpendiculares à parte inferior de cada microrrosca. Já no implante sem microrrosca, as tensões foram afetadas pelo ângulo da carga e direcionadas obliquamente à interface osso-implante, resultando em maior tensão de cisalhamento.

O componente de menor tensão de cisalhamento do implante com microrrosca, nesta simulação, foi uma variável biomecânica que explica a preservação da crista óssea em implantes com microrroscas (Figura 3.14).

A mudança da plataforma, ou o uso de pilares com um diâmetro menor que o colar do implante, é considerado benéfico para a preservação dos níveis de osso marginal,[65] além de fornecer uma vantagem biomecânica em implantes osseointegrados, deslocando a área de concentração de tensão para longe da interface implante-osso cervical, com uma relação inversa entre a quantidade de incompatibilidade de implante-diâmetro do pilar e a concentração da tensão no osso cortical.[66,67] Não houve uma correlação conclusiva entre plataforma *switching* e a instalação do implante em relação ao nível da crista óssea. Com o uso de carga tardia, as diferenças na instalação de implantes, com plataforma *switching*, ao nível ou abaixo da crista óssea, não foram significativas após 36 meses de acompanhamento, considerando-se os parâmetros de tecido mole e níveis de crista óssea[68] (Figura 3.15).

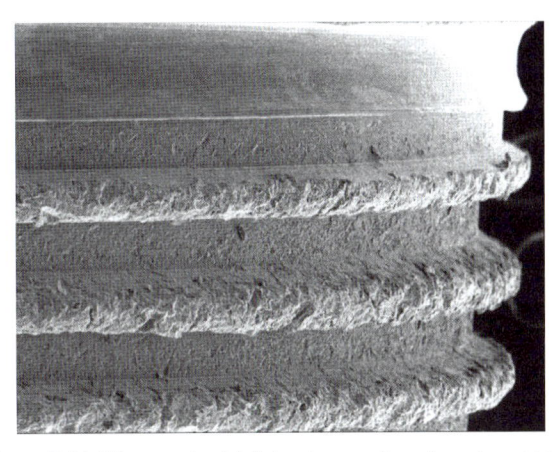

• **Figura 3.14** Microscopia eletrônica de varredura das microrroscas na região do colar do implante com uma superfície jateada com material reabsorvível. (Cortesia de Glidewell Dental, Newport Beach, California.)

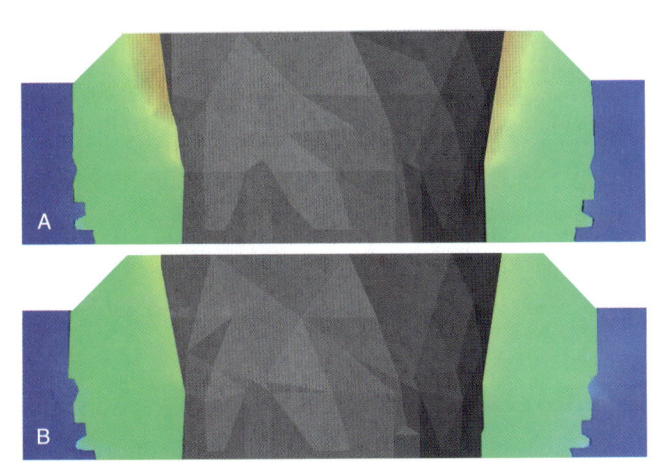

• **Figura 3.13** O implante apresentado em **(A)** terá um pouco mais de tensão na região da crista quando comparado ao mesmo implante com um colar ligeiramente maior e mais área de superfície para dissipar as cargas **(B)**. (Cortesia de Glidewell Dental, Newport Beach, California.)

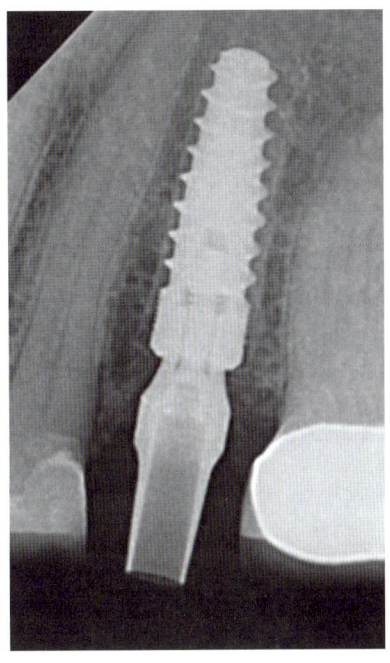

• **Figura 3.15** Radiografia mostrando a troca de plataforma entre o diâmetro externo do colar do implante e a conexão protética. (Cortesia de Glidewell Dental, Newport Beach, California.)

Canullo et al.[69] avaliaram a microbiota associada aos implantes reabilitados com e sem plataforma *switching*. Os autores não encontraram diferenças estatisticamente significativas entre os grupos, para qualquer uma das espécies de microbiota peri-implantar. Os resultados do estudo sugerem que a diferença na preservação dos níveis de osso marginal entre implantes *switching* reabilitados e implantes tradicionais reabilitados não está associada a diferenças na microbiota peri-implantar. Rocha et al.[70] avaliaram diferenças no desempenho clínico e nos níveis de crista óssea entre implantes idênticos reabilitados com coroas unitárias, com pilares compatíveis com plataforma *matched* e *switching* após 3 anos. Este estudo observou que as reabilitações de implantes com plataforma *switching* demonstraram um efeito significativo na preservação dos níveis de osso marginal em comparação com as reabilitações em implantes com plataforma *matched*. A plataforma *switching* tem um efeito benéfico quando se trata da preservação dos níveis ósseos marginais; no entanto, os processos biológicos e/ou biomecânicos subjacentes à plataforma *switching* não são totalmente compreendidos neste momento.

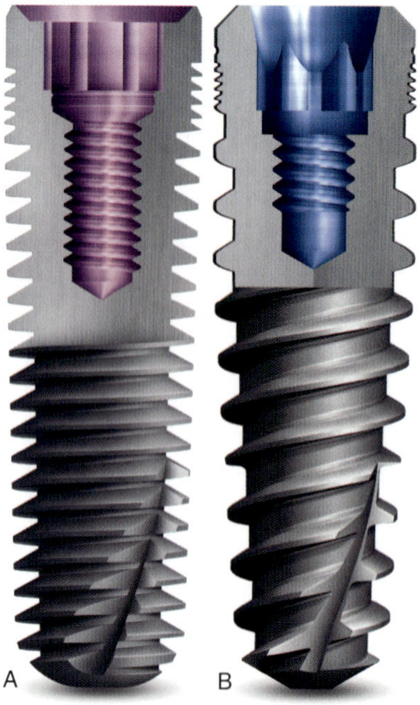

Conexão protética de implante

Existem muitos projetos diferentes para conexões protéticas pilar-implante. Eles podem ser caracterizados como tipos de conexão externa e interna pela posição da geometria da conexão em relação ao corpo do implante. Conexões protéticas externas, principalmente hexagonais, possuem uma conexão externa ao corpo do implante. As conexões internas do implante têm a geometria da conexão dentro do corpo do implante. Ambos os tipos de conexão têm um histórico de uso seguro e eficaz e estão muito documentados na literatura clínica.[71,72]

A conexão protética tem múltiplas funções. Ela serve como uma junção entre o implante e a prótese, com uma característica de ser utilizada para transmitir as forças de inserção necessárias para instalação do implante na osteotomia e para orientar a geometria correspondente dos componentes protéticos. Na maioria dos projetos de implantes contemporâneos, a prótese é fixada ao implante por um parafuso de pilar. Como as cargas passam da prótese para o implante pela conexão protética, o projeto da conexão deve ser forte o suficiente para suportar quaisquer forças clinicamente relevantes.[73] O diâmetro do implante, a secção transversal e o parafuso de pilar também têm um efeito significativo na resistência total da conexão protética[74,75] (Figura 3.16).

As conexões protéticas externas foram as primeiras conexões protéticas amplamente utilizadas em implantes do tipo rosca. O implante Brånemark de hexágono externo, com hexágono externo de 0,7 mm de altura, foi projetado para se conectar a uma chave de instalação do implante e, em seguida, conectar-se a um elemento transmucoso de uma prótese para arco edêntulo. A conexão de hexágono externo funcionou bem para essa modalidade de tratamento; entretanto, não foi ideal quando utilizada para reabilitar coroa unitária e próteses parciais, uma vez que o parafuso do pilar era submetido a mais carga lateral do que nas reabilitações esplintadas, aumentando a altura do hexágono externo para fornecer mais resistência às cargas laterais interferidas com pilares angulados.[76-78]

As conexões protéticas internas foram desenvolvidas para superar algumas das complicações decorrentes do uso de implantes hexagonais externos, em casos parcialmente edêntulos. O interesse em uma conexão de implante mais forte e estável levou ao desenvolvimento dos implantes de conexão interna amplamente utilizados atualmente. Um dos primeiros projetos de conexão interna a ser amplamente adotado foi uma conexão hexagonal

• **Figura 3.16 A** e **B.** Conexões de implantes. (Cortesia de Glidewell Dental, Newport Beach, California.)

interna, com um chanfro de 45°. O desenho de hexágono interno ainda é amplamente utilizado, mais de 30 anos depois de ter sido desenvolvido.[79] Ele mitigou alguns dos desafios inerentes à conexão de hexágono externo, como pilares angulados, e a estabilização em chanfro melhorou a conexão contra as forças, reduzindo a incidência de afrouxamento do parafuso.[80]

Outra conexão protética interna amplamente utilizada é a conexão cônica de implante. A conexão cônica é mais profunda dentro do corpo do implante e o ângulo da interface do pilar é menor. A área de interface da conexão cônica melhora a estabilidade, o ajuste e o selamento do implante.[81] Caricasulo et al.[82] revisaram a influência da conexão pilar-implante na perda óssea peri-implantar e observaram que as conexões cônicas exibiam menor perda óssea peri-implantar no curto a médio prazo em comparação às conexões externas. Quaresma et al.[83] conduziram uma análise de elementos finitos de um implante de conexão hexagonal interna e um implante de conexão cônica. Os autores observaram que o implante de conexão cônica conectado a um pilar cônico interno sólido distribuía tensões menores no osso alveolar e na prótese, e maiores tensões no pilar quando comparado ao implante de conexão hexagonal interno. Hansson[84] utilizou a análise de elemento finito para estudar a distribuição de tensões no osso de suporte para implantes de conexão cônica instalados no nível do osso marginal. Ele observou que as tensões ósseas máximas resultantes de uma carga axial surgiram mais abaixo no osso, com a interface cônica pilar-implante no nível do osso marginal. As conexões protéticas cônicas fornecem uma conexão de pilar estável, menores picos de tensões ósseas quando inserida no nível do osso marginal e uma alta resistência às cargas axiais.[85]

Implante rosqueável

A maioria dos implantes dentais são do tipo cilíndrico rosqueável e cilíndrico cônico rosqueável. O estudo de corpos de implantes rosqueados recuperados de pacientes demonstra um maior contato osso-implante da região coronal do implante ao primeiro contato osso-implante e uma maior porcentagem de contato osso-implante em comparação com implantes cilíndricos não rosqueáveis.[86] As roscas do implante aumentam a área de superfície disponível para distribuir as forças oclusais no osso de suporte e transmitem mais forças compressivas e menos forças de cisalhamento do que os implantes cilíndricos não rosqueáveis. Como o osso é mais forte na compressão, ocorre uma redução no potencial de sobrecarga oclusal na interface osso-implante, potencializando microfraturas e subsequente osteoclastogênese.[63] As roscas do implante são importantes para alcançar a estabilidade primária, particularmente em locais com baixa densidade óssea, bem como dissipando forças durante o período de cicatrização e por toda a vida da prótese. As características geométricas da rosca influenciam em como as tensões são transferidas do implante para o osso. Um contato inicial suficiente com o osso circundante é importante para facilitar a estabilidade primária do implante. Macromelhoramentos na área de superfície do implante a partir da própria geometria da rosca aumentam o potencial de aposição óssea e a estabilidade primária e secundária do implante. As roscas do implante podem ser descritas por sua forma, passo e profundidade. Esses parâmetros de rosca variam significativamente entre os implantes e há muitas combinações possíveis desses parâmetros (Figura 3.17).

Passo de rosca

O passo da rosca pode ser definido como a distância de um ponto em uma rosca a um ponto correspondente na rosca adjacente, medido paralelamente ao eixo. O comprimento de unidade é a distância axial que o implante avança em uma volta completa. Para uma rosca de início único, o passo da rosca e o comprimento de unidade são os mesmos. Para roscas de início múltiplo, o comprimento de unidade é um múltiplo do passo. Para uma rosca de duas partidas (2-início), o avanço é o dobro do passo. Uma rosca de três partidas (3-início) tem um comprimento que é três vezes o passo (Figura 3.18). Embora o implante avance mais no osso axialmente para cada volta em implantes com várias roscas iniciais, a área da superfície não é aumentada porque o passo permanece o mesmo.

O menor passo da rosca aumenta a área de superfície e acredita-se que melhore a distribuição de tensões no osso circundante. Orsini et al.[87] avaliaram implantes com passo de rosca de 0,5 mm e 1,7 mm, para osseointegração, após 0 dia, 4 e 8 semanas em um modelo de crista ilíaca de ovelha. Seus achados demonstraram que a ancoragem mecânica inicial e subsequente integração endóssea precoce em osso de baixa densidade podem ser melhoradas por uma redução do passo de rosca. O menor passo da rosca aumentou o contato osso-implante e a estabilidade primária a partir do momento da instalação do implante e exibiu uma quantidade maior de osso recém-depositado e uma distribuição geométrica mais regular e madura do tecido ósseo na interface. A pesquisa sugere que, todos os outros fatores sendo iguais, um passo de rosca menor que 1,7 mm é mais ideal para estabilidade primária e osseointegração.

No entanto, dada a interação entre o passo da rosca, o formato da rosca e a profundidade da rosca, o passo ideal da rosca para distribuição de tensão no osso cortical e esponjoso pode variar. Hassan et al.[88] utilizaram a análise de elemento finito tridimensional (3D) para investigar a influência do número de roscas no colo do implante sob tensões da interface osso cortical implante. No geral, sua análise mostrou que a tensão era maior no colo do implante em osso cortical e menor no osso esponjoso, independentemente do número de roscas em contato com o osso cortical. Por outro lado, a redução do número de roscas no colo resultou na diminuição das tensões desenvolvidas em ambos os tipos de ossos.

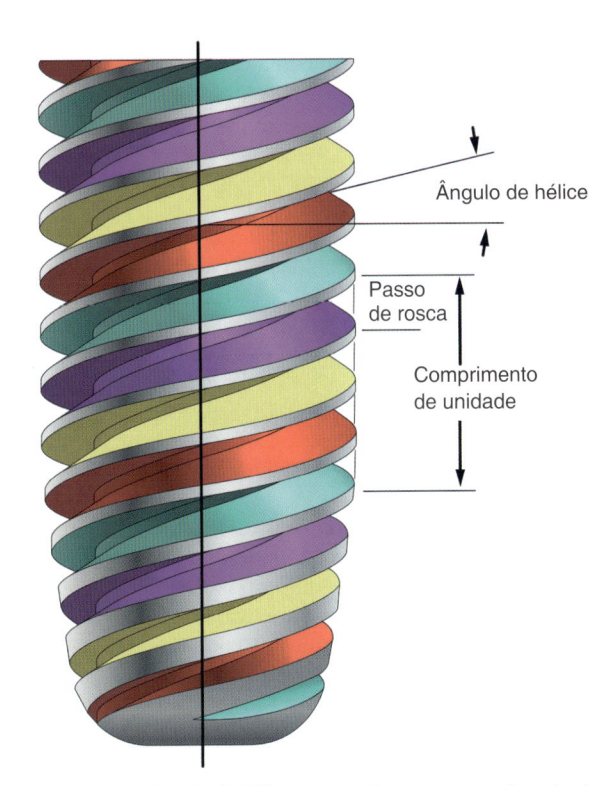

• **Figura 3.17** Representação das características dos implantes dentais do tipo rosca, incluindo ângulo de hélice, passo de rosca, comprimento de unidade, crista e raiz. (Cortesia de Glidewell Dental, Newport Beach, California.)

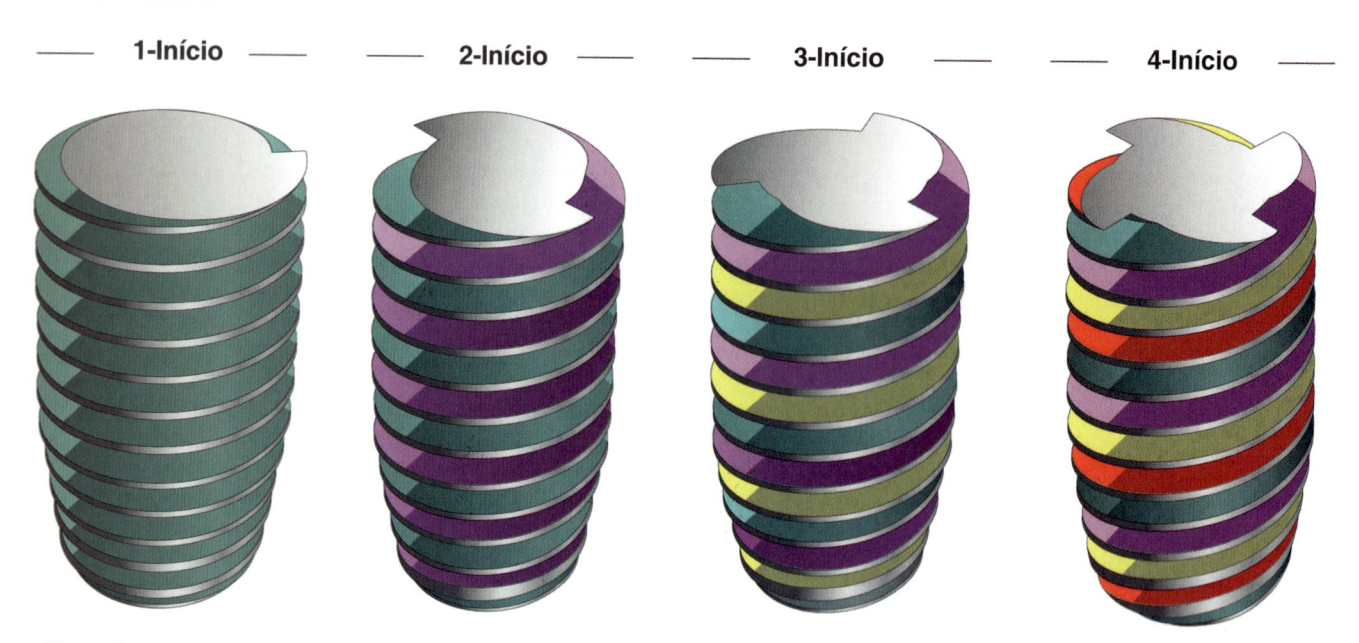

Figura 3.18 Representação da diferença entre implantes dentários de início único e múltiplo. (Cortesia de Glidewell Dental, Newport Beach, California.)

As tensões desenvolvidas ao redor do osso diminuíram gradualmente nos ossos corticais e dramaticamente nos ossos esponjosos quando o número de roscas diminuiu no colo do implante.[88]

Kong et al.[89] avaliaram os efeitos do passo de rosca do implante nas tensões máximas de von Mises, em maxila e mandíbula, e no complexo implante-pilar, usando um método de elementos finitos. Os passos da rosca usados na análise variaram de 0,5 a 1,6 mm. Seus resultados sugeriram que, sob carga axial, as tensões máximas equivalentes no osso cortical, no osso esponjoso e no complexo implante-pilar diminuíram 6,7, 55,2 e 22,3% respectivamente, com a variação do passo da rosca, e 2,7, 22,4 e 13,0%, respectivamente, sob carga vestibulolingual. Quando o passo da rosca ultrapassou 0,8 mm, foram obtidas tensões mínimas. Seus dados indicam que o osso esponjoso era mais sensível ao passo da rosca do que o osso cortical, o passo da rosca desempenhou um papel maior na proteção do implante sob carga axial do que sob carga vestibulolingual, e o passo da rosca superior a 0,8 mm foi a seleção ideal para um implante rosqueado por característica biomecânica.[89]

Em outra análise de elemento finito conduzida para otimização 3D e análise de sensibilidade dos parâmetros de rosca dos implantes, Geramizadeh et al.[90] observaram que um passo de rosca de 0,808 mm na área do corpo do implante era ideal para distribuição de tensão. Esse parâmetro de passo de rosca era para uma rosca em forma de "V" e corroborou os achados de Kong et al.[89] Os parâmetros de passo de rosca ideais podem variar de acordo com o formato da rosca. Lan et al.[91] realizaram uma análise da tensão óssea alveolar ao redor de implantes com diferentes desenhos e passos de rosca, na área dos molares inferiores. Sua análise mostrou que o passo de rosca ideal foi de 1,2 mm para um implante de rosca triangular, e um implante de rosca trapezoidal com passo de rosca de 1,6 mm teve o menor valor de tensão entre os implantes. Cada formato de rosca tinha um passo de rosca ideal único em relação à menor concentração de tensão óssea.[91]

O passo da rosca também se relaciona com o torque de instalação e o tempo necessário para instalar o implante. Implantes com mais roscas também requerem mais voltas para colocar o implante. Portanto, levará mais tempo para inserir implantes com mais roscas e a instalação exigirá mais força em osso denso. O passo da rosca é um fator que afeta a estabilidade primária e a cicatrização inicial do local do implante. Faz parte dos parâmetros gerais da rosca do implante em combinação com o formato e a profundidade da rosca. A variação do passo da rosca afeta a distribuição de tensões, a estabilidade primária e a quantidade e qualidade da osseointegração.

Formato da rosca

O formato da rosca é outra característica geométrica que influencia a distribuição das forças no osso de suporte. Os formatos de rosca nos projetos dos implantes incluem rosca quadrada, em forma de "V", trapezoidal e trapezoidal reversa (Figura 3.19). Esses formatos de rosca não são exclusivos para implantes. Eles foram adaptados a partir de formatos de rosca existentes desenvolvidos para outros fins. As roscas em "V" foram desenvolvidas para aplicações de fixadores de uso geral. As roscas quadradas e trapezoidais foram desenvolvidas para mover repetidamente as peças da máquina contra cargas pesadas.[92] Estas têm o fio da rosca, que transfere a força para o osso, quase perpendicular ao eixo da rosca, enquanto as roscas trapezoidais reversas têm o fio quase perpendicular orientado ao contrário em relação aos fios da rosca quadrada e trapezoidal. As aplicações dos implantes dentais ditam a necessidade de um formato de rosca otimizado para a função a longo prazo (transmissão de carga) sob direções de carga oclusais e intrusivas (o oposto de tração). A rosca trapezoidal ou rosca quadrada fornecem uma área de superfície otimizada para a transmissão de carga compressiva e intrusiva. Muitos projetos de implantes contemporâneos utilizam uma rosca reversa para transmissão de carga compressiva (Hahn Tapered, Inclusive Tapered, Implant Direct), e alguns projetos de implantes incorporaram um desenho de rosca quadrada (Ankylos, Biohorizons).

Tal como acontece com o passo da rosca, o formato da rosca não age isoladamente na interface osso-implante. Outros fatores como o formato do implante, passo da rosca, profundidade da rosca e tipo de carga também influenciam a transferência de tensão para o osso ao redor do implante.[91] Grande parte da literatura publicada sobre os efeitos diretos e indiretos do formato da rosca no desempenho do implante toma a forma de pesquisas de literatura e análise de elementos finitos. Eraslan e İnan[93] conduziram uma análise 3D de elementos finitos sobre o efeito

| Rosca em "V" | Rosca quadrada (plana) | Rosca trapezoidal | Rosca trapezoidal reversa |

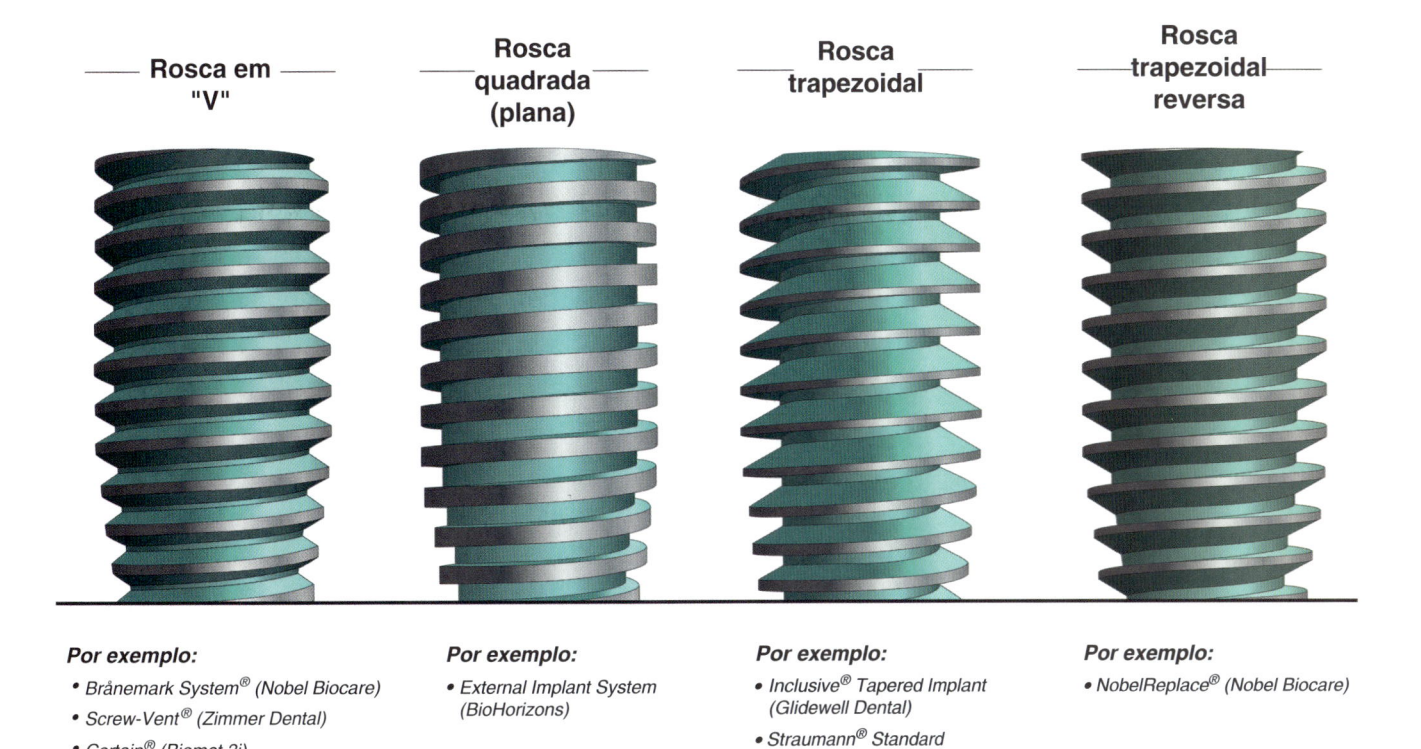

Por exemplo:
- Brånemark System® (Nobel Biocare)
- Screw-Vent® (Zimmer Dental)
- Certain® (Biomet 3i)

Por exemplo:
- External Implant System (BioHorizons)

Por exemplo:
- Inclusive® Tapered Implant (Glidewell Dental)
- Straumann® Standard (Straumann USA, LLC)

Por exemplo:
- NobelReplace® (Nobel Biocare)

• **Figura 3.19** Formatos de roscas dos implantes dentais (forma de "V", quadrada, trapezoidal e trapezoidal reversa). (Cortesia de Glidewell Dental, Newport Beach, California.)

do projeto da rosca na distribuição de tensões em um implante de parafuso sólido. Os autores analisaram as concentrações máximas de tensão dos desenhos de rosca em "V", trapézio, trapézio reverso e rosca quadrada, nas regiões do osso cortical e esponjoso, sob uma carga estática de 100 N aplicada à superfície oclusal do pilar. Os resultados de sua análise mostraram que a concentração de tensão no osso cortical (18,3 MPa) foi maior do que no osso esponjoso (13,3 MPa), e a concentração de tensão na primeira rosca (18 MPa) foi maior do que nas outras roscas (13,3 MPa). O estudo demonstrou que o uso de diferentes desenhos de formato de rosca não afetou a concentração de tensão de von Mises na estrutura óssea de suporte. No entanto, o formato da rosca afetou a tensão compressiva.

Geng *et al.*[94] realizaram uma análise de elementos finitos de quatro configurações de formato de rosca em um implante de parafuso escalonado. Os autores analisaram as formas de rosca em "V", rosca fina e duas formas de rosca quadrada de larguras diferentes sob carregamento oblíquo. Os resultados indicaram que a rosca em "V" e a rosca quadrada grande foram os formatos de rosca ideais para o implante experimental de parafuso escalonado.[94] A direção da força afetou a distribuição de tensões dos formatos de rosca avaliados neste estudo. McAllister *et al.*[95] conduziram um ensaio clínico multicêntrico para uma avaliação de 2 anos de um implante cônico de rosca variável, em locais de extração com prótese imediata. Os resultados indicaram que os implantes cônicos com formato de rosca variável são uma opção de tratamento para a substituição dentária pós-extração imediata, segura e eficaz sob condições de carga imediata.[95] Arnhart *et al.*[96] conduziram um ensaio randomizado, controlado e multicêntrico, com o objetivo de comparar duas versões de um implante com rosca variável e um desenho de implante cônico padrão, em casos de carga funcional imediata, com acompanhamento de 36 meses após a carga. Os resultados demonstraram níveis ósseos estáveis ou melhorando para todos os grupos de tratamento após a remodelação óssea inicial, observada durante os primeiros 3 meses após a instalação. Os implantes de rosca variável mostraram resultados comparáveis aos de implantes cônicos padrão com roscas reversas em casos de função imediata.[96] Simulações de análise de elemento finito demonstraram concentrações de tensão semelhantes no osso de suporte entre diferentes formatos de rosca sob carga oclusal e distribuição favorável de tensão para roscas em "V" e quadradas, sob cargas oblíquas. Ensaios clínicos de implantes com carga imediata demonstraram um desempenho muito bom de roscas com formatos de trapézios variáveis e reversos, após 3 anos em função. Em função de seus fios, as roscas transferem forças para o osso quase que perpendicularmente ao eixo do implante, as roscas trapezoidais e quadradas têm um formato ótimo de rosca, sob condições de carga axial.

Profundidade da rosca

A profundidade da rosca é medida pela distância entre a raiz e a crista da rosca. A profundidade da rosca afeta diretamente a superfície de carga de compressão do fio inferior da rosca do implante. Quanto mais profunda a rosca, maior a área de superfície disponível para a transferência da força compressiva para o osso de suporte (Figura 3.20). Deve-se considerar a espessura da parede do implante em relação à profundidade da rosca, particularmente para implantes de diâmetro menor, pois aumentar a distância entre a raiz e a crista da rosca prejudica a espessura da secção transversal e afetará a resistência do corpo do implante. O aumento da profundidade da rosca também aumenta o torque de inserção e a estabilidade primária em osso de baixa densidade, pois aumenta o contato inicial osso-implante. Em ossos mais densos, o maior torque de inserção de implantes com maior profundidade de rosca pode exigir o uso de uma punção para osso para assentar totalmente o implante.

Em um estudo do efeito da profundidade da rosca nas propriedades mecânicas dos implantes, Lee *et al.*[97] avaliaram implantes

Implante rosqueável
padrão Hahn™
3,5 × 10 mm

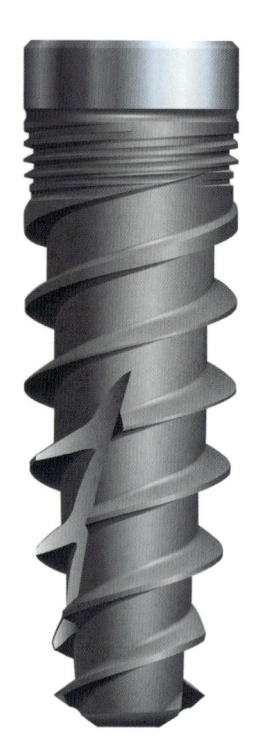

Implante rosqueável
1,2 × Hahn™
3,5 × 10 mm

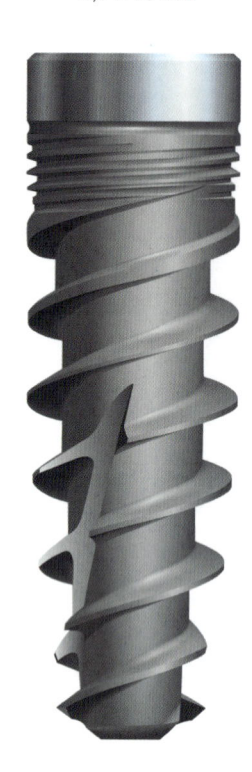

Profundidade da rosca do implante aumentada
em 1,2 × aumenta a área funcional da
superfície de 137,84 mm² para 187,44 mm².

• **Figura 3.20** Aumentar a profundidade da rosca do implante também aumenta a área funcional da superfície. O implante à direita tem uma profundidade de rosca que aumenta a área funcional da superfície em um múltiplo de 1,2 (137,84 a 182,32 mm²). (Cortesia de Glidewell Dental, Newport Beach, California.)

Tabela 3.5	Ganho relativo na área da superfície do implante atribuível ao aumento do maior diâmetro para implantes do mesmo comprimento.		
Diâmetro do implante	Comprimento do implante	Área de superfície	% Aumento
3,5 mm	10 mm	137,84 mm²	–
5 mm	10 mm	271,93 mm²	97%

com quatro profundidades de rosca diferentes e observaram que implantes com maior profundidade de rosca tinham valores médios de torque de inserção mais altos, mas não menor resistência à compressão. A profundidade da rosca nos implantes deste estudo foi aumentada pelo maior aumento do diâmetro do corpo do implante e não pela redução do menor diâmetro na raiz das roscas. Isso manteve uma secção transversal semelhante, resultando em resistência à compressão entre os implantes. Para o implante com maior profundidade de rosca (1,1 mm), dobrar a densidade do osso também quase dobrou o torque de inserção necessário.

Em um estudo de análise de elemento finito dos efeitos da profundidade e largura da rosca em um implante cilíndrico com carga imediata, Ao et al.[98] constataram que profundidades de rosca maiores que 0,44 mm e larguras entre 0,19 e 0,23 mm causaram as mais baixas tensões em ossos moderadamente densos. A profundidade da rosca teve um efeito maior do que a largura da rosca na tensão óssea e na estabilidade primária do implante do que a largura da rosca. A força de inserção não foi um componente deste estudo. A Tabela 3.5 mostra o ganho relativo na área de superfície atribuível ao aumento do diâmetro principal do implante, em vez de diminuir o diâmetro menor da rosca para aumentar a profundidade da rosca. Qualquer um dos métodos aumentará a profundidade da rosca; entretanto, aumentar o diâmetro maior do implante cria mais área de superfície em contato com o osso e disponível para dissipar forças. Diminuir o diâmetro menor da rosca do implante também reduz a espessura da parede e a resistência do implante e deve ser evitado.

Região apical do implante

A região apical do implante tem características para facilitar a inserção na osteotomia e iniciar o encaixe das roscas do implante com o osso circundante. A ponta do implante é cônica para permitir que parte do comprimento axial do implante entre no local do implante antes que as roscas entrem em contato com as paredes da osteotomia (Figura 3.21). Isso torna mais fácil manter o eixo do implante alinhado com o eixo da osteotomia e é mais confortável para o paciente, pois não exige que o paciente abra tanto a boca. O cone do implante normalmente corresponde à parte apical da broca usada para preparar o orifício, com exceção de alguns implantes de pequeno diâmetro, que são projetados para serem colocados mais profundamente do que o local do implante é perfurado, para melhorar a estabilidade primária. A extremidade apical dos implantes convencionais deve ser plana ou arredondada para minimizar a probabilidade de perfurações nas membranas sinusais durante a instalação. A extremidade apical em implantes de pequeno diâmetro geralmente se afina para uma ponta afiada, para avançar para o osso abaixo do orifício do implante, sem preparação adicional do local (Figura 3.22).

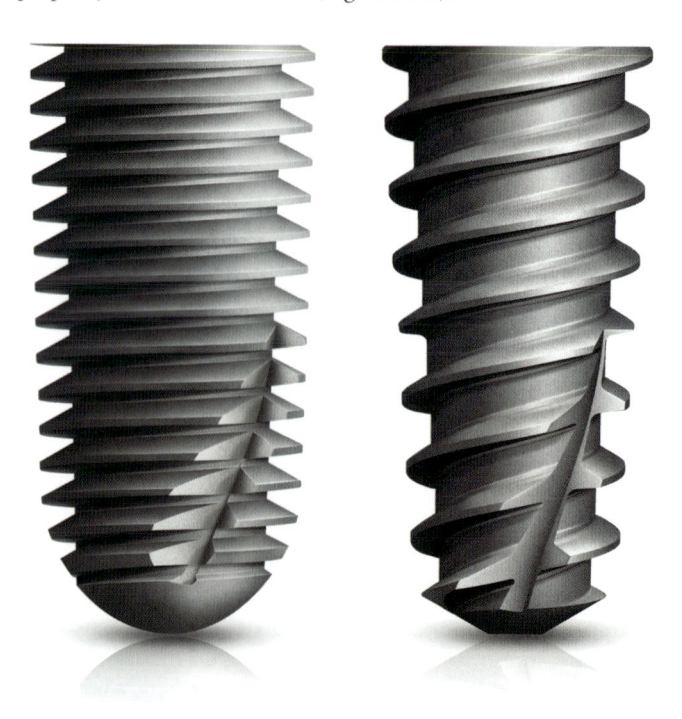

• **Figura 3.21** Extremidades apical e cônica de implantes. (Cortesia de Glidewell Dental, Newport Beach, California.)

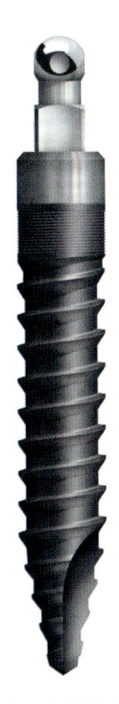

• **Figura 3.22** Região apical de implantes de menor diâmetro. (Cortesia de Glidewell Dental, Newport Beach, California.)

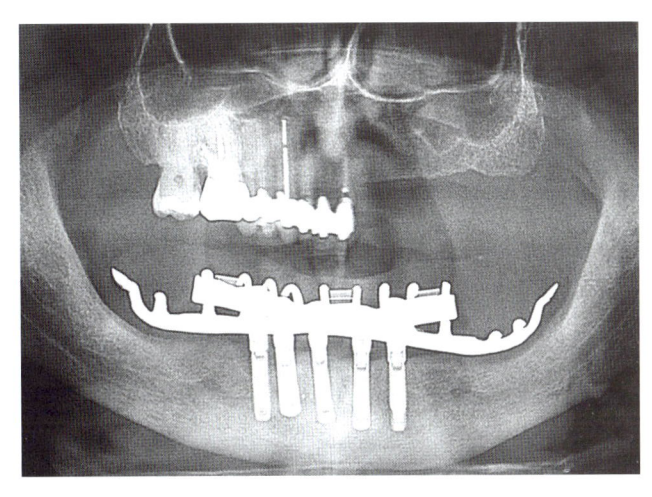

• **Figura 3.23** Radiografia mostrando as perfurações (orifícios) na região apical dos implantes Steri-Oss. (Cortesia de Glidewell Dental, Newport Beach, California.)

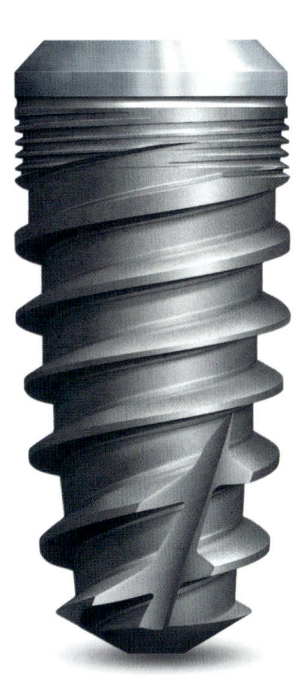

• **Figura 3.24** Implante com desenho helicoidal autorrosqueável para reduzir força de inserção e "coleta" de osso. (Cortesia de Glidewell Dental, Newport Beach, California.)

A região apical pode incluir um orifício ou fenda através do corpo do implante para que o osso se forme e aumente a ancoragem contra as forças de torção, como a remoção do pilar cicatrizador e do parafuso de cicatrização e o aperto dos parafusos usados para fixar a prótese sobre o implante. Essas superfícies características (orifício ou fenda) ainda são encontradas no desenho de alguns implantes em uso hoje, como o implante Zimmer Screw-Vent; no entanto, seu uso diminuiu em favor de outros que têm o mesmo propósito. Normalmente, a região apical do implante incorpora regiões planas ou ranhuras dispostas circunferencialmente no corpo do implante, originando-se na região apical para estabilizar o implante contra a rotação, além de auxiliar na inserção. Durante a fase de cicatrização, o osso se formará nessas regiões, criando uma matriz entrelaçada que resiste à rotação. Essa característica também auxilia na inserção das roscas do implante à parede da osteotomia. À medida que as roscas avançam, são criados pequenos fragmentos ósseos que se acumulam nessas superfícies, em vez de se acumularem na parte inferior do local do implante ou serem forçados na parede da osteotomia, resultando em dificuldade de encaixar o implante em profundidade ou aumento na inserção de forças. A incorporação dessa superfície característica, de rosqueamento angulado ou helicoidal, na região apical do implante melhora ainda mais o desempenho do rosqueamento, pois as forças de corte são distribuídas por uma região maior (Figuras 3.23 e 3.24).

Materiais de implante

Os materiais adequados para implantes dentais e seus componentes protéticos devem atender a vários critérios específicos. O material deve ser biocompatível e capaz de funcionar indefinidamente sem causar danos ou degradação ao osso e aos tecidos circundantes. Ele também deve ter resistência à tração e compressão suficiente para resistir às forças existentes durante a função e parafunção por longos períodos. Além disso, os materiais de implante requerem excelente tenacidade à fratura e resistência à fadiga de carga cíclica. Por fim, os materiais usados nos implantes devem ter resistência adequada à corrosão e ao desgaste e um módulo de elasticidade o mais próximo possível do osso circundante (Figura 3.25).

Biocompatibilidade

Vários materiais são adequados para implantes dentais do ponto de vista da biocompatibilidade. Atualmente, implantes cerâmicos de titânio puro, ligas de titânio e zircônia (dióxido de zircônia, ZrO_2) são os biomateriais representativos em amplo uso para implantes odontológicos. O titânio comercialmente puro tem a mais longa história de uso em aplicações de implantes dentais e sua biocompatibilidade com ossos e tecidos moles está bem estabelecida.[100] Ligas de titânio, principalmente titânio ligado a quantidades variáveis de alumínio, vanádio, nióbio e zircônia, também exibem excelente biocompatibilidade para aplicações.[101,102] A liga

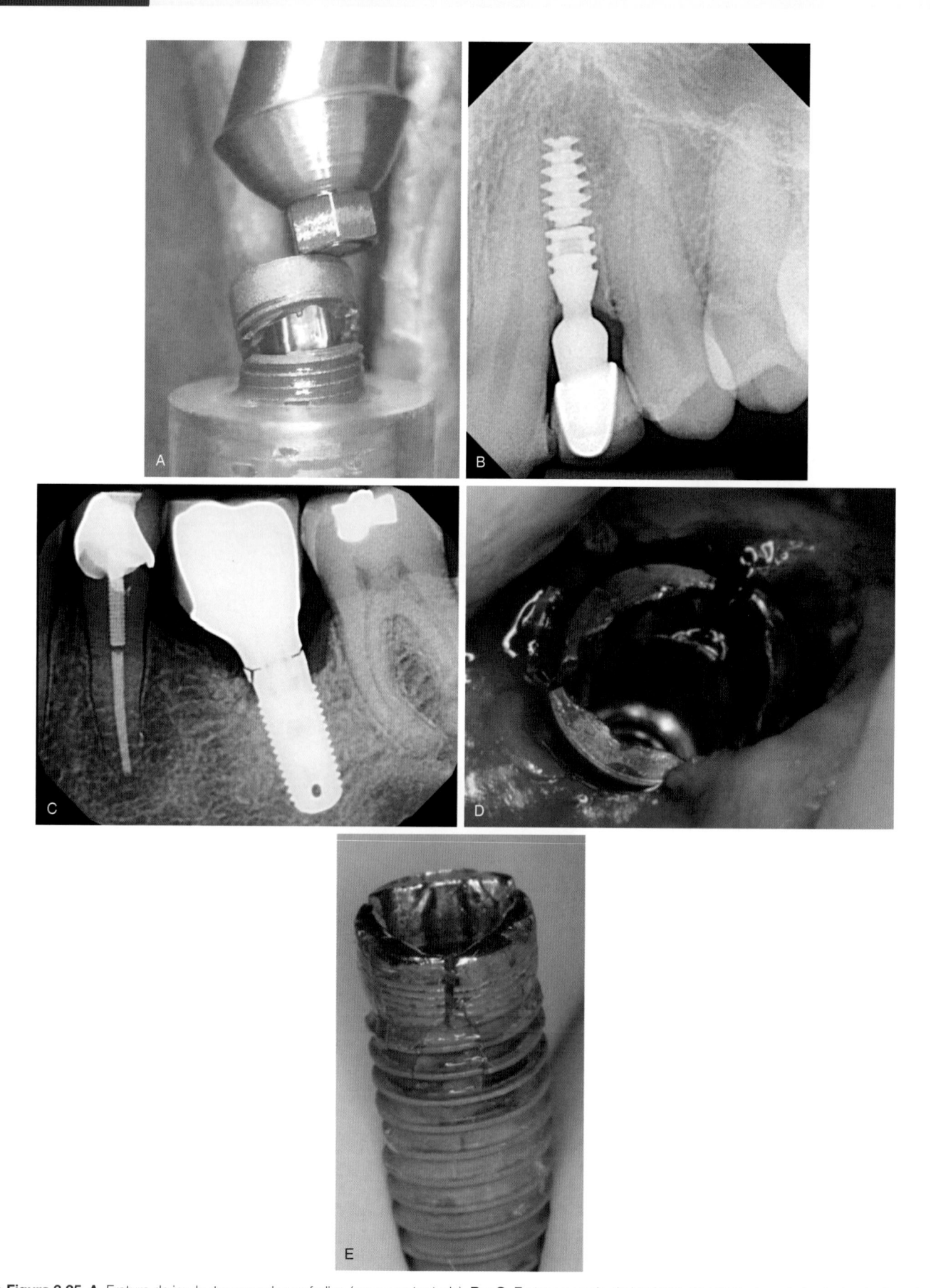

• **Figura 3.25 A.** Fratura de implante causada por fadiga (carga sustentada). **B** e **C.** Fratura no colo do implante. **D** e **E.** Fratura do implante de desenho trilobular. (**A:** Cortesia de Glidewell Dental, Newport Beach, California.)

de titânio mais usada é o titânio grau 5, que contém 6% de alumínio e 4% de vanádio como elementos de liga.[103] Embora não seja usado com tanta frequência como titânio e ligas de titânio, a zircônia tem provado ser biocompatível *in vitro* e *in vivo*; tem propriedades microestruturais interessantes e é osseocondutivo.[104]

Resistência

As propriedades de resistência à tração, compressão e fadiga variam entre titânio comercialmente puro, liga de titânio e materiais cerâmicos de zircônia. As especificações de titânio e liga de titânio são definidas na especificação ASTM International B348.[103] As especificações para titânio comercialmente puro são descritas pelos graus 1 a 4, e as especificações da liga de titânio são descritas pelos graus 5 e acima. O titânio de grau 4 é duas vezes mais forte que o titânio de grau 1 e o titânio de grau 5 é 60% mais forte do que o titânio de grau 4. O grau 23 é uma forma de titânio de grau 5 de maior pureza, com melhores propriedades de fadiga. As propriedades mecânicas do titânio graus 1, 4, 5 e 23 estão resumidas na Tabela 3.6. A zircônia tem uma resistência à compressão muito maior do que o titânio; no entanto, tem resistência à tração relativamente baixa e é vulnerável a cargas de flexão.[104,105] A resistência final de um material determina a quantidade de carga que ele pode suportar antes de ceder ou fraturar. Os materiais de implante de titânio e zircônia têm resistência final suficiente para resistir a cargas clinicamente relevantes, desde que a secção transversal do implante seja suficiente. No entanto, mais implantes falham devido a fraturas por fadiga do que por cargas que excedem a resistência final do material. Resistência à fadiga, a carga cíclica máxima que o implante e a prótese podem suportar repetidamente sem falha ou perda de função, é a propriedade mais relevante. A resistência à fadiga está relacionada à resistência do material; contudo, é afetado em grande parte pelas condições de carga, como comprimento do cantiléver, direção da força, entre outras. É importante determinar o limite de fadiga do implante em combinação com seus componentes protéticos pré-fabricados para garantir que haverá resistência suficiente para funcionar de modo confiável para o paciente. Os limites de fadiga são estabelecidos por testes dinâmicos *in vitro*, geralmente de acordo com o padrão ISO 14801 para teste de carga dinâmica em implantes endósseos.[106]

Resistência à corrosão

O titânio e suas ligas apresentam excelente resistência à corrosão em condições fisiológicas ambientais. Formam espontaneamente uma película passiva de óxido de titânio na superfície, que resiste muito bem à corrosão do meio oral e se recupera imediatamente se for danificado ou removido por meios mecânicos.[107] A cerâmica de zircônia é essencialmente inerte no meio oral e não suscetível à corrosão metálica. No entanto, a zircônia é suscetível à degradação por baixa temperatura. O dióxido de zircônio tem três estados cristalinos: monoclínico à temperatura ambiente, tetragonal acima de 1.170°C e cúbico acima de 2.100°C.[108] A zircônia odontológica é estabilizada no estado tetragonal pela adição de óxido de ítrio. O estado cristalino tetragonal é responsável pela alta resistência e tenacidade à fratura de materiais Y-TZP (policristais de dióxido de zircônio tetragonal estabilizado com óxido de ítrio). O contato com a água pode transformar a zircônia da fase tetragonal mais forte para a fase monoclínica mais fraca, resultando em uma redução da resistência da área afetada. A falha relacionada à degradação das cabeças femorais, dos Prozyrs em 2001 a 2002 é um exemplo muito conhecido.[109] Recomenda-se atenção especial à técnica ao manusear e ajustar implantes endósseos e próteses de zircônia.[110]

Módulos de elasticidade

Quando o módulo de elasticidade de um implante e do osso circundante não são iguais, a transferência de tensão entre o implante e o osso fica comprometida. O módulo de elasticidade médio (uma medida de rigidez) do osso cortical denso é de aproximadamente 16 GPa[111] em comparação ao módulo médio de titânio comercialmente puro de grau 4 (105 GPa), grau 5 (Ti-6Al-4V) (109 GPa) e grau 23 (Ti-6Al-4V ELI) (114 GPa). Em comparação, a cerâmica de zircônia é muito rígida (200 GPa) e pode ter um maior potencial para movimento relativo ou atrofia por desuso, relativo à proteção contra tensões na interface osso-implante. Induzir carga em implantes de zircônia após a osseointegração estar completa[112] tem sido sugerido como uma medida atenuante da possibilidade de perda óssea marginal.

Atualmente, as ligas de titânio continuam sendo o melhor biomaterial para implantes dentais. Dispõem a melhor combinação de biocompatibilidade, resistência, resistência à corrosão e desempenho à fadiga sob cargas repetitivas. Apresentam longo histórico de uso seguro e eficaz, bem documentado na literatura odontológica, e são adequadas para uso em todas as regiões da boca e em todas as modalidades de tratamento.

Base funcional para o projeto do implante dental

Os implantes dentais transferem forças da prótese para o osso de suporte, e o formato dos implantes segue essa função básica. Os projetos dos implantes dentais progrediram dos primeiros implantes subperiosteais, do tipo laminados e de cilíndricos por pressão para os atuais implantes retos e cônicos rosqueáveis. Seu projeto continua sendo uma área de intensa atividade, mesmo décadas após as taxas de sucesso superior a 90%, consideradas a norma. O formato e as características do projeto desses implantes estão relacionadas à base de conhecimento do que era considerado eficaz e clinicamente correto na época. Como a transferência de força é fundamental para a função dos implantes dentais, seu formato evoluiu para torná-lo cada vez mais eficiente e previsível. Uma base funcional para o projeto de implantes combina os avanços atuais na tecnologia odontológica aos princípios comprovados. O formato de um implante projetado com base nisso possui características descritas resumidamente nesta seção.

Para o formato do implante, um corpo de implante cônico é mais vantajoso porque é benéfico para a estabilidade do implante no momento da inserção (estabilidade primária) e manutenção do nível ósseo marginal. Quanto ao diâmetro do implante, quanto maior, melhor, desde que haja volume ósseo. Todos os outros fatores (como o comprimento) sendo iguais, os implantes mais largos têm mais área de superfície para dissipar a tensão

Tabela 3.6 Propriedades mecânicas do titânio graus 1, 4, 5 e 23.

Grau do titânio	Módulo de elasticidade	Resistência mínima à tração
Grau 1	100 GPa	240 Mpa
Grau 4	105 GPa	550 Mpa
Grau 5	109 GPa	895 Mpa
Grau 23	114 GPa	828 Mpa

De ASTM International. *ASTM B348-13, Standard Specification for Titanium and Titanium Alloy Bars and Billets*. West Conshohocken, PA: ASTM International; 2013; www.astm.org.

na interface osso-implante e são mais resistentes à fratura do que os implantes mais estreitos com a mesma geometria de conexão devido ao aumento da secção transversal. O comprimento do implante é outro parâmetro em que mais geralmente é melhor, quando se trata de distribuição de tensão no osso de suporte. No entanto, aumentar o diâmetro do implante é mais eficaz para diminuir a tensão e a deformação no osso de suporte.

O colar do implante é importante, pois determina a instalação da interface protética em relação ao osso e ao tecido gengival que envolve o implante, bem como a distribuição da tensão no osso cortical. Como a região superior do colar do implante pode ser transosteal após a instalação, e superfícies mais ásperas nesta região podem deixar o implante mais vulnerável à peri-implantite, uma superfície usinada em vez de uma superfície rugosa na região superior do colar do implante é mais benéfica durante o processo de cicatrização de feridas epiteliais. O colar do implante deve ter pelo menos o mesmo diâmetro ou ligeiramente maior do que o implante para melhorar o contato inicial osso-implante e para ajudar a selar o local do implante contra o encapsulamento de tecido fibroso e contaminação bacteriana. A região do colar também deve ter microrroscas para ajudar a distribuir a tensão na região do osso cortical e manter os níveis de osso marginal. Quando a secção transversal do implante permitir, o deslocamento da plataforma deve ser usado para afastar a área de tensão da interface osso-implante. O conhecimento atual das conexões protéticas sugere que uma conexão protética interna oferece a melhor funcionalidade. Dos tipos de conexões protéticas internas em uso hoje, a conexão protética cônica possui o melhor conjunto de recursos. As conexões protéticas cônicas fornecem uma conexão de pilar estável, menores tensões ósseas de pico quando colocadas no nível do osso marginal e uma alta resistência às cargas axiais.

As roscas do implante são importantes para alcançar a estabilidade primária, especialmente em locais com baixa qualidade óssea e para dissipar as tensões na interface osso-implante durante o período de cicatrização e ao longo do tempo da prótese. O estudo do efeito do passo da rosca na estabilidade primária, osseointegração e distribuição de tensões no osso circundante sugere que um passo da rosca entre 0,8 e 1,6 mm é ideal, dependendo do formato e da profundidade da rosca. As roscas trapezoidais e quadrada transferem forças para o osso quase perpendiculares ao eixo do implante e são os formatos de rosca ideais sob condições de carga axial. O aumento da profundidade da rosca também aumenta a área de superfície funcional disponível para a transferência da força compressiva para o osso de suporte e melhora a estabilidade primária às custas de algum aumento na força de inserção. As profundidades da rosca maiores que 0,4 mm parecem ser as mais benéficas para reduzir a tensão em osso moderadamente denso.

A região apical do implante deve ser afilada para facilitar a inserção na osteotomia e o encaixe inicial das roscas do implante. A extremidade apical deve ser arredondada ou plana para minimizar a probabilidade de membranas perfurantes durante a instalação. Ele terá regiões planas ou ranhuras dispostas circunferencialmente no corpo do implante para estabilizar o implante contra a rotação após a cicatrização e para ajudar na inserção. As ligas de titânio ainda apresentam as melhores propriedades mecânicas e de biocompatibilidade para implantes dentais, sendo seu uso recomendado.

Resumo

Os implantes dentais fornecem suporte para a prótese e transferem as forças oclusais para o osso de suporte. O projeto do implante deve levar em consideração a estabilidade primária, as forças de inserção, a transferência de tensão para o osso circundante, a força, a resistência à fadiga e a biocompatibilidade. Os implantes dentais atuais abordam todos esses fatores de algum modo, e os avanços na tecnologia odontológica sugerem que mais melhorias ainda estão por vir.

Referências bibliográficas

1. Scully C, Hobkirk J, D Dios P. Dental endosseous implants in the medically compromised patient. *J Oral Rehabil*. 2007;34:590–599. https://doi.org/10.1111/j.1365-2842.2007.01755.x.
2. Gaviria L, Salcido JP, Guda T, Ong JL. Current trends in dental implants. *J Korean Assoc Oral Maxillofac Surg*. 2014;40(2):50–60. https://doi.org/10.5125/jkaoms.2014.40.2.50.
3. Chrcanovic BR, Albrektsson T, Wennerberg A. Reasons for failures of oral implants. *J Oral Rehabil*. 2014;41:443–476. https://doi.org/10.1111/joor.12157.
4. Lobbezoo F, Brouwers JE, Cune M, Naeije M. Dental implants in patients with bruxing habits. *J Oral Rehabil*. 2006;33:152–159. https://doi.org/10.1111/j.1365-2842.2006.01542.x.
5. Raghoebar GM, Meijer HJ, Slot W, Slater JJ, Vissink A. A systematic review of implant-supported overdentures in the edentulous maxilla, compared to the mandible: how many implants? *Eur J Oral Implantol*. 2014;7(suppl 2):S191–S201. Review.
6. Bazrafshan N, Darby I. Retrospective success and survival rates of dental implants placed with simultaneous bone augmentation in partially edentulous patients. *Clin Oral Impl Res*. 2014;25:768–773. https://doi.org/10.1111/clr.12185.
7. Rammelsberg P, Schmitter M, Gabbert O, Bermejo JL, Eiffler C, Schwarz S. Influence of bone augmentation procedures on the short-term prognosis of simultaneously placed implants. *Clin Oral Impl Res*. 2011;23(10):1232-1237. https://doi.org/10.1111/j.1600-0501.2011.02295.x
8. Shayesteh YS, Khojasteh A, Siadat H, et al. A Comparative study of crestal bone loss and implant stability between osteotome and conventional implant insertion techniques: a randomized controlled clinical trial study. *Clin Implant Dent Relat Res*. 2013;15:350–357. https://doi.org/10.1111/j.1708-8208.2011.00376.x.
9. Cooper LF. Prosthodontic complications related to non-optimal dental implant placement. In: *Dental Implant Complications*. S. J. Froum; 2015. https://doi.org/10.1002/9781119140474.ch24.
10. Duyck J, Oosterwyck H, Sloten J, Cooman M, Puers R, Naert I. Magnitude and distribution of occlusal forces on oral implants supporting fixed prostheses: an *in vivo* study. *Clin Oral Impl Res*. 2000;11:465–475. https://doi.org/10.1034/j.1600-0501.2000.011005465.x.
11. Tada S, Stegaroiu R, Kitamura E, Miyakawa O, Kusakari H. Influence of implant design and bone quality on stress/strain distribution in bone around implants: a 3-dimensional finite element analysis. *Int J Oral Maxillofac Implants*. 2003;18:357–368.
12. Dal Carlo L, Pasqualini ME, Carinci F, et al. A brief history and guidelines of blade implant technique: a retrospective study on 522 implants. *Annals Oral Maxillofacial Surg*. 2013;1(1):3.
13. Albrektsson T, Zarb G, Worthington P, Eriksson AR. The long-term efficacy of currently used dental implants: a review and proposed criteria of success. *Inter J Oral Maxillofacial Implants*. 1986;1:11–25.
14. Golec TS, Krauser JT. Long-term retrospective studies on hydroxyapatite coated endosteal and subperiosteal implants. *Dent Clin North Am*. 1992;36:39–65.
15. McGlumphy EA, Peterson LJ, Larsen PE, et al. Prospective study of 429 hydroxyapatite-coated cylindric omniloc implants placed in 121 patients. *Int J Oral Maxillofac Implants*. 2003;18:82–92.
16. Fransson C, Lekholm U, Jemt T, Berglundh T. Prevalence of subjects with progressive bone loss at implants. *Clin Oral Impl Res*. 2005;16:440–446. https://doi.org/10.1111/j.1600-0501.2005.01137.x.
17. Turkyilmaz I, McGlumphy EA. Influence of bone density on implant stability parameters and implant success: a

retrospective clinical study. *BMC Oral Health*. 2008;8:32. https://doi.org/10.1186/1472-6831-8-32.
18. Winkler S, Morris HF, Ochi S. Implant survival to 36 months as related to length and diameter. *Annals Periodontol*. 2000;5:22–31. https://doi.org/10.1902/annals.2000.5.1.22.
19. Malmqvist JP, Sennerby L. Clinical report on the success of 47 consecutively placed Core-Vent implants followed from 3 months to 4 years. *Int J Oral Maxillofac Implants*. 1990;5:53.
20. Albrektsson T, Gottlow J, Meirelles L, Östman P, Rocci A, Sennerby L. Survival of nobeldirect implants: an analysis of 550 consecutively placed implants at 18 different clinical centers. *Clin Implant Dent Relat Res*. 2007;9:65–70. https://doi.org/10.1111/j.1708-8208.2007.00054.x.
21. Ormianer Z, Matalon S, Block J, Kohen J. Dental implant thread design and the consequences on long-term marginal bone loss. *Implant Dent*. 2016;25:471–477.
22. Almeida EO, Freitas AC, Bonfante EA, Marotta L, Silva NR, Coelho PG. Mechanical testing of implant-supported anterior crowns with different implant/abutment connections. *Inter J Oral Maxillofacial Impl*. 2013;28(1):103–108.
23. Mangano C, Iaculli F, Piattelli A, Mangano F. Fixed restorations supported by Morse-taper connection implants: a retrospective clinical study with 10–20 years of follow-up. *Clin Oral Impl Res*. 2015;26:1229–1236. https://doi.org/10.1111/clr.12439.
24. Kim Y, Oh TJ, Misch CE, Wang HL. Occlusal considerations in implant therapy: clinical guidelines with biomechanical rationale. *Clin Oral Implants Res*. 2005;16(1):26–35.
25. Lindquist LW, Rockler B, Carlsson GE. Bone resorption around fixtures in edentulous patients treated with mandibular fixed tissue-integrated prostheses. *J Prosthet Dent*. 1988;59(1):59–63.
26. Misch CE, Qu Z, Bidez MW. Mechanical properties of trabecular bone in the human mandible: implications for dental implant treatment planning and surgical placement. *J Oral Maxillofac Surg*. 1999;57:700–706.
27. Lemons J. Biomaterials in implant dentistry. In: Misch CE, ed. *Contemporary Implant Dentistry*. St Louis: Mosby; 1993.
28. Waltimo A, Könönen M. A novel bite force recorder and maximal isometric bite force values for healthy young adults. *European J Oral Sci*. 1993;101:171–175. https://doi.org/10.1111/j.1600-0722.1993.tb01658.x.
29. Gibbs CH, Mahan PE, Mauderli A, Lundeen HC, Walsh EK. Limits of human bite strength. *J Prosthetic Dent*. 1986;56(2):226–229.
30. Duyck J, Oosterwyck H, Sloten J, Cooman M, Puers R, Naert I. Magnitude and distribution of occlusal forces on oral implants supporting fixed prostheses: an in vivo study. *Clin Oral Implant Res*. 2000;11:465–475. https://doi.org/10.1034/j.1600-0501.2000.011005465.x.
31. Canay S, Hersek N, Akpinar I, Aşik Z. Comparison of stress distribution around vertical and angled implants with finite-element analysis. *Quintessence Int*. 1996;27(9):591–598.
32. O'Mahony AM, Williams JL, Spencer P. Anisotropic elasticity of cortical and cancellous bone in the posterior mandible increases peri-implant stress and strain under oblique loading. *Clin Oral Implants Res*. 2001;12:648–657. https://doi.org/10.1034/j.1600-0501.2001.120614.x.
33. Sheppard IM, Markus N. Total time of tooth contacts during mastication. *J Prosthetic Dent*. 12(3):460–463.
34. Graf H. Bruxism. *Dent Clin North Am*. 1969;13:659–665.
35. Zhou Y, Gao J, Luo L, Wang Y. Does bruxism contribute to dental implant failure? *Clin Impl Dent Related Res*. 2016;18:410–420. https://doi.org/10.1111/cid.12300.
36. Chen Q, Chen X, Shan Y, Ding X, Huiming W. Influence of thickness of cancellous bone and cortical bone in stress distribution in vicinity of an implant. *J Jilin University (Medicine ed)*. 2016;42(2):204–209.
37. Negri B, Calvo Guirado JL, Maté Sánchez de Val JE, et al. Peri-implant tissue reactions to immediate nonocclusal loaded implants with different collar design: an experimental study in dogs. *Clin. Oral Impl. Res*. 2014;25:e54–e63.
38. Abrahamsson I, Berglundh T. Tissue characteristics at micro-threaded implants: an experimental study in dogs. *Clin Impl Dent Relat Res*. 2006;8:107–113.
39. Ormianer Z, Palti A. Retrospective clinical evaluation of tapered screw-vent implants: results after up to eight years of clinical function. *J Oral Implantol*. 2008; (3):150–160. https://doi.org/10.1563/1548-1336(2008)34[150:RCEOTS]2.0.CO;2.
40. Talwar BS. A Focus on soft tissue in dental implantology. *J Indian Prosthodont Soc*. 2012;12(3):137–142. https://doi.org/10.1007/s13191-012-0133-x.
41. Goswami M. Comparison of crestal bone loss among two implant crest module designs. *Med J Armed Forces India*. 2009;65:319–322.
42. Hansson S, Werke M. The implant thread as a retention element in cortical bone: the effect of thread size and thread profile: a finite element study. *J Biomechanics*. 36(9):1247–1258.
43. Vandamme K, Naert I, Geris L, Sloten JV, Puers R, Duyck J. Influence of controlled immediate loading and implant design on peri-implant bone formation. *J Clin Periodontol*. 2007;34:172–181. https://doi.org/10.1111/j.1600-051X.2006.01014.x.
44. Ormianer Z Palti A. Long-term clinical evaluation of tapered multi-threaded implants: results and influences of potential risk factors. *J Oral Implantol*. 2006;32(6):300–307.
45. Atieh MA, Alsabeeha N, Duncan WJ. Stability of tapered and parallel-walled dental implants: a systematic review and meta-analysis. *Clin Implant Dent Relat Res*. 2018;20:634–645. https://doi.org/10.1111/cid.12623.
46. Krennmair G, Seemann R, Schmidinger S, Ewers R, Piehslinger E. Clinical outcome of root-shaped dental implants of various diameters: 5-year results. *Int J Oral Maxillofac Implants*. 2010;25(2):357–366. 20369096.
47. Javed F, Romanos GE. Role of implant diameter on long-term survival of dental implants placed in posterior maxilla: a systematic review. *Clin Oral Invest*. 2015;19(1):1-10. https://doi.org/10.1007/s00784-014-1333-z.
48. Olate S, Lyrio MC, de Moraes M, Mazzonetto R. Moreira RW. Influence of diameter and length of implant on early dental implant failure. *J Oral Maxillofacial Surg*. 2010;68(2):414–419. https://doi.org/10.1016/j.joms.2009.10.002.
49. Chrcanovic BR, Kisch J, Albrektsson T, Wennerberg A. Factors influencing the fracture of dental implants. *Clin Implant Dent Relat Res*. 2018;20:58–67. https://doi.org/10.1111/cid.12572.
50. Winkler S, Morris HF, Ochi S. Implant survival to 36 months as related to length and diameter. *Annals Periodontol*. 2000;5:22–31. https://doi.org/10.1902/annals.2000.5.1.22.
51. Mangano FG, Shibli JA, Sammons RL, Iaculli F, Piattelli A, Mangano C. Short (8-mm) locking-taper implants supporting single crowns in posterior region: a prospective clinical study with 1-to 10-years of follow-up. *Clin Oral Impl Res*. 2014;25:933–940. https://doi.org/10.1111/clr.12181.
52. Ding X, Liao S, Zhu X, Zhang X, Zhang L. Effect of diameter and length on stress distribution of the alveolar crest around immediate loading implants. *Clin Implant Dent Relat Res*. 2009;11:279–287. https://doi.org/10.1111/j.1708-8208.2008.00124.x.
53. Deleted in review.
54. Albouy J, Abrahamsson I, Persson LG, Berglundh T. Spontaneous progression of peri-implantitis at different types of implants. An experimental study in dogs. I: clinical and radiographic observations. *Clin Oral Impl Res*. 2008;19:997–1002. https://doi.org/10.1111/j.1600-0501.2008.01589.x.
55. Berglundh T, Gotfredsen K, Zitzmann NU, Lang NP, Lindhe J. Spontaneous progression of ligature induced peri-implantitis at implants with different surface roughness: an experimental study in dogs. *Clin Oral Impl Res*. 2007;18:655–661. https://doi.org/10.1111/j.1600-0501.2007.01397.x.
56. Atsuta I, Ayukawa Y, Furuhashi A, et al. Epithelial sealing around rough surface implants. *Clin Implant Dent Relat Res*. 2014;16:772–781. https://doi.org/10.1111/cid.12043.
57. Yoon H, Choi J, Jung U, et al. Effects of different depths of gap on healing of surgically created coronal defects around implants

58. Jung U, Kim C, Choi S, Cho K, Inoue T, Kim C. Healing of surgically created circumferential gap around non-submerged-type implants in dogs: a histomorphometric study. *Clin Oral Impl Res*. 2007;18:171–178. https://doi.org/10.1111/j.1600-0501.2006.01310.x.
59. Petrie CS, Williams JL. Comparative evaluation of implant designs: influence of diameter, length, and taper on strains in the alveolar crest. *Clin Oral Impl Res*. 2005;16:486–494. https://doi.org/10.1111/j.1600-0501.2005.01132.x.
60. Lee D, Choi Y, Park K, Kim C, Moon I. Effect of microthread on the maintenance of marginal bone level: a 3-year prospective study. *Clin Oral Impl Res*. 2007;18:465–470. https://doi.org/10.1111/j.1600-0501.2007.01302.x.
61. Calvo-Guirado JL, Gómez-Moreno G, Aguilar-Salvatierra A, Guardia J, Delgado-Ruiz RA, Romanos GE. Marginal bone loss evaluation around immediate non-occlusal microthreaded implants placed in fresh extraction sockets in the maxilla: a 3-year study. *Clin Oral Impl Res*. 2015;26:761–767. https://doi.org/10.1111/clr.12336.
62. Abrahamsson I, Berglundh T. Tissue characteristics at microthreaded implants: an experimental study in dogs. *Clin Implant Dent Relat Res*. 2006;8:107–113. https://doi.org/10.1111/j.1708-8208.2006.00016.x.
63. Hansson S, Werke M. The implant thread as a retention element in cortical bone: the effect of thread size and thread profile: a finite element study. *J Biomech*. 2003;36(9):1247–1258. https://doi.org/10.1016/s0021-9290(03)00164-7.
64. Hudieb MI, Wakabayashi N, Kasugai S. Magnitude and direction of mechanical stress at the osseointegrated interface of the microthread implant. *J Periodontol*. 2011;82(7):1061–1070. https://doi.org/10.1902/jop.2010.100237.
65. Atieh MA, Ibrahim HM, Atieh AH. Platform switching for marginal bone preservation around dental implants: a systematic review and meta-analysis. *J Periodontol*. 2010;81:1350–1366. https://doi.org/10.1902/jop.2010.100232.
66. Maeda Y, Miura J, Taki I, Sogo M. Biomechanical analysis on platform switching: is there any biomechanical rationale? *Clin Oral Implant Res*. 2007;18:581–584. https://doi.org/10.1111/j.1600-0501.2007.01398.x.
67. Pessoa RS, Bezerra FJ, Sousa RM, Vander Sloten J, Casati MZ, Jaecques SV. Biomechanical evaluation of platform switching: different mismatch sizes, connection types, and implant protocols. *J Periodontol*. 2014;85:1161–1171. https://doi.org/10.1902/jop.2014.130633.
68. Al Amri MD, Al-Johany SS, Al Baker AM, Al Rifaiy MQ, Abduljabbar TS, Al-Kheraif AA. Soft tissue changes and crestal bone loss around platform-switched implants placed at crestal and subcrestal levels: 36-month results from a prospective split-mouth clinical trial. *Clin Oral Impl Res*. 2017;28:1342–1347.
69. Canullo L, Quaranta A, Teles RP. The microbiota associated with implants restored with platform switching: a preliminary report. *J Periodontol*. 2010;81:403–411. https://doi.org/10.1902/jop.2009.090498.
70. Rocha S, Wagner W, Wiltfang J, et al. Effect of platform switching on crestal bone levels around implants in the posterior mandible: 3 years results from a multicentre randomized clinical trial. *J Clin Periodontol*. 2016;43:374–382. https://doi.org/10.1111/jcpe.12522.
71. Buser D, Mericske-stern R, Pierre Bernard JP, et al. Long-term evaluation of non-submerged ITI implants. Part 1: 8-year life table analysis of a prospective multi-center study with 2359 implants. *Clin Oral Implants Res*. 1997;8:161–172. https://doi.org/10.1034/j.1600-0501.1997.080302.x.
72. Dierens M, Vandeweghe S, Kisch J, Nilner K, De Bruyn H. Long-term follow-up of turned single implants placed in periodontally healthy patients after 16–22 years: radiographic and peri-implant outcome. *Clin Oral Implants Res*. 2012;23:197–204. https://doi.org/10.1111/j.1600-0501.2011.02212.x.
73. Dittmer S, Dittmer MP, Kohorst P, Jendras M, Borchers L, Stiesch M. Effect of implant-abutment connection design on load bearing capacity and failure mode of implants. *J Prosthodontics*. 2011;20:510–516. https://doi.org/10.1111/j.1532-849X.2011.00758.x.
74. Hansson S. Implant-abutment interface: biomechanical study of flat top versus conical. *Clin Implant Dent Relat Res*. 2000;2:33–41. https://doi.org/10.1111/j.1708-8208.2000.tb00104.x.
75. Bordin D, Witek L, Fardin VP, Bonfante EA, Coelho PG. Fatigue failure of narrow implants with different implant-abutment connection designs. *J Prosthodontics*. 2018;27:659–664. https://doi.org/10.1111/jopr.12540.
76. Binon P. The effect of implant/abutment hexagonal misfit on screw joint stability. *Int J Prosthodontics*. 1996;9:149–160.
77. Binon P, Sutter F, Beaty K, Brunski J, Gulbransen H, Weiner R. The role of screws in implant systems. *Int J Oral Maxillofac Implants*. 1994;9:48–63.
78. Jorneus L, Jemt T, Carlsson L. Loads and designs of screw joints for single crowns supported by osseointegrated implants. *Int J Oral Maxillofac Implants*. 1992;7:353–359.
79. Niznick G. The implant abutment connection: the key to prosthetic success. *Compendium*. 1991;12(12):932–938.
80. Khraisat A, Abu-Hammad O, Dar-Odeh N, Al-Kayed AM. Abutment screw loosening and bending resistance of external hexagon implant system after lateral cyclic loading. *Clin Implant Dent Relat Res*. 2004;6:157–164. https://doi.org/10.1111/j.1708-8208.2004.tb00216.x.
81. Schmitt CM, Nogueira-Filho G, Tenenbaum HC, et al. Performance of conical abutment (Morse Taper) connection implants: a systematic review. *J Biomed Mater Res Part A*. 2014;102A:552–574.
82. Caricasulo R, Malchiodi L, Ghensi P, Fantozzi G, Cucchi A. The influence of implant-abutment connection to peri-implant bone loss: a systematic review and meta-analysis. *Clin Implant Dent Relat Res*. 2018;20:653–664. https://doi.org/10.1111/cid.12620.
83. Quaresma SE, Cury PR, Sendyk WR, Sendyk C. A finite element analysis of two different dental implants: stress distribution in the prosthesis, abutment, implant, and supporting bone. *J Oral Implant*. 2008;34:1–6.
84. Hansson S. A conical implant-abutment interface at the level of the marginal bone improves the distribution of stresses in the supporting bone. An axisym-metric finite element analysis. *Clin Oral Implants Res*. 2003;14(3):286–293.
85. Hansson S. Implant-abutment interface: biomechanical study of flat top versus conical. *Clin Implant Dent Relat Res*. 2000;2:33–41. https://doi.org/10.1111/j.1708-8208.2000.tb00104.x.
86. Bolind PK, Johansson CB, Becker W, Langer L, Sevetz EB, Albrektsson TO. A descriptive study on retrieved non-threaded and threaded implant designs. *Clin Oral Implants Res*. 2005;16:447–455. https://doi.org/10.1111/j.1600-0501.2005.01129.x.
87. Orsini E, Giavaresi G, Trirè A, Ottani V, Salgarello S. Dental implant thread pitch and its influence on the osseointegration process: an in vivo comparison study. *Int J Oral Maxillofacial Implants*. 2012;27(2):383–392.
88. Hassan M, El-Wakad M, Bakr EM. Effect of the number of dental implant neck threads in contact with the cortical bone on interface stresses using finite element method. *Proceedings of the ASME 2013 International Mechanical Engineering Congress and Exposition. Volume 3A: Biomedical and Biotechnology Engineering*. San Diego, California. 2013. V03AT03A061. https://doi.org/10.1115/IMECE2013-63822.
89. Kong L, Zhao Y, Hu K, et al. Selection of the implant thread pitch for optimal biomechanical properties: a three-dimensional finite element analysis. *Adv Eng Software*. 2009;40:474–478. https://doi.org/10.1016/j.advengsoft.2008.08.003.
90. Geramizadeh M, Katoozian H, Amid R, Kadkhodazadeh M. Three-dimensional optimization and sensitivity analysis of dental implant thread parameters using finite element analysis. *J Korean Assoc Oral Maxillofac Surg*. 2018;44(2):59–65. https://doi.org/10.5125/jkaoms.2018.44.2.59.

91. Lan TH, Du JK, Pan CY, et al. Biomechanical analysis of alveolar bone stress around implants with different thread designs and pitches in the mandibular molar area. *Clin Oral Invest.* 2012;16:363. https://doi.org/10.1007/s00784-011-0517-z.
92. Oberg E, Jones F, Horton H, Ryffel H, Green R, McCauley C. *Machinery's Handbook.* 25th ed. New York: Industrial Press, Inc; 1996.
93. Eraslan O, İnan Ö. The effect of thread design on stress distribution in a solid screw implant: a 3D finite element analysis. *Clin Oral Investig.* 2009;14:411–416.
94. Geng JP, Ma QS, Xu W, Tan KB, Liu GR. Finite element analysis of four thread-form configurations in a stepped screw implant. *J Oral Rehabil.* 2004;31:233–239.
95. McAllister BS, Cherry JE, Kolinski ML, Parrish KD, Pumphrey DW, Schroering RL. Two-year evaluation of a variable-thread tapered implant in extraction sites with immediate temporization: a multicenter clinical trial. *Int J Oral Maxillofac Implants.* 2012;27:611–618.
96. Arnhart C, Kielbassa AM, Martinez-de Fuentes R, et al. Comparison of variable-thread tapered implant designs to a standard tapered implant design after immediate loading. A 3-year multicentre randomised controlled trial. *Eur J Oral Implantol.* 2012;5:123–136.
97. Lee SY, Kim SJ, An HW, et al. The effect of the thread depth on the mechanical properties of the dental implant. *J Advanced Prosthodontics.* 2015;7(2):115–121. http://doi.org/10.4047/jap.2015.7.2.115.
98. Ao J, Li T, Liu Y, et al. Optimal design of thread height and width on an immediately loaded cylinder implant: a finite element analysis. *Comput Biol Med.* 2010;40:681–686.
99. Deleted in review.
100. Albrektsson T, Brånemark PI, Hansson HA. J. Lindström. Osseointegrated titanium implants:requirements for ensuring a long-lasting, direct bone-to-implant anchorage in man. *Acta Orthop Scand.* 1981;52(2):155–170. https://doi.org/10.3109/17453678108991776.
101. Williams DF. *Biocompatibility of Clinical Implant Materials.* Vol. 1. Boca Raton, FL: CRC Press; 1981.
102. Luckey HA, Kubli Jr F. *Titanium Alloys in Surgical Implants.* Philadelphia: ASTM STP 796; 1983.
103. *ASTM B348-13, Standard Specification for Titanium and Titanium Alloy Bars and Billets.* West Conshohocken, PA: ASTM International; 2013. www.astm.org.
104. Hisbergues M, Vendeville S, Vendeville P. Zirconia: established facts and perspectives for a biomaterial in dental implantology. *J Biomed Mater Res.* 2009;88B:519–529. https://doi.org/10.1002/jbm.b.31147.
105. Osman RB, Swain MV. A critical review of dental implant materials with an emphasis on titanium *versus* zirconia. *Materials.* 2015;8(3):932–958. http://doi.org/10.3390/ma8030932.
106. ISO 14801. *Fatigue Test for Endosseous Dental Implants*; 2003.
107. Brunette DM, Tengvall P, Textor M, Thomsen P, eds. *Titanium in Medicine: Material Science, Surface Science, Engineering, Biological Responses and Medical Applications.* Springer Science & Business Media; 2012.
108. Lughi V, Sergo V. Low temperature degradation -aging- of zirconia: a critical review of the relevant aspects in dentistry. *Dent Mater.* 2010;26:807–820.
109. Chevalier J. What future for zirconia as a biomaterial? *Biomaterials.* 2006;27:535–543.
110. Manicone PF, Iommetti PR, Raffaelli L. An overview of zirconia ceramics: basic properties and clinical applications. *J Dent.* 2007;35(11):819–826.
111. Choi K, Kuhn JL, Ciarelli MJ, Goldstein SA. The elastic moduli of human subchondral, trabecular, and cortical bone tissue and the size-dependency of cortical bone modulus. *J Biomechanics.* 1990;23(11):1103–1113.
112. Akagawa Y, Ichikawa Y, Nikai H, Tsuru H. Interface histology of unloaded and early loaded partially stabilized zirconia endosseous implant in initial bone healing. *J Prosthetic Dent.* 1993;69(6):599–604.

4
Fisiologia Óssea, Metabolismo e Biomecânica

W. EUGENE ROBERTS

O sucesso consistente com próteses implantossuportadas requer um conhecimento completo da fisiologia, metabolismo e biomecânica do osso como um tecido e dos ossos como órgãos musculoesqueléticos. O osso é um tecido mineralizado vital e os ossos são órgãos morfológicos únicos, compostos de tecidos calcificados e moles que fornecem suporte estrutural e metabólico para uma ampla variedade de funções interativas (Figura 4.1).

A compreensão da manipulação clínica do osso começa com uma apreciação dos mecanismos genéticos e ambientais fundamentais do desenvolvimento e adaptação óssea. O genoma codifica fatores de crescimento, agentes isquêmicos, mecanismos de indução/invasão vascular e inflamação induzida mecanicamente. Esses mecanismos biológicos interagem com os fatores físicos de limitação da difusão e carga mecânica para produzir a morfologia óssea (Figura 4.2). Os princípios fundamentais controlam a qualidade e a quantidade do osso que direta e indiretamente apoiam a função estomatognática. Uma compreensão precisa dos conceitos modernos de fisiologia, metabolismo e biomecânica óssea é um pré-requisito essencial para a prática clínica inovadora. Esses princípios são uma base objetiva para a concepção de um plano de tratamento realista com alta probabilidade de atender expectativas estéticas e funcionais do paciente.

Osso é uma estrutura dinâmica que se adapta constantemente ao seu ambiente. Como o esqueleto é o principal reservatório de cálcio, a remodelação óssea (renovação fisiológica) desempenha um papel crítico de suporte vital no metabolismo mineral (Figura 4.3). Coletivamente, os ossos são elementos essenciais para a locomoção, suporte antigravitacional e funções de sustentação da vida, como a mastigação. A adaptação mecânica do osso é a base fisiológica da reconstrução estomatognática com próteses

• **Figura 4.1** Desenho esquemático do corte de osso cortical em crescimento para a esquerda demonstra a morfologia da lamela circunferencial (CL) e osteons secundários (SO). Dependendo da carga mecânica no momento da formação da matriz, o osso lamelar pode ter uma orientação do colágeno que é uma inclinação alternada (1) ou horizontal alternada (2) e vertical (3). (De Roberts WE, Hartsfield Jr JK. Bone development and function: genetic and environmental mechanisms. *Semin Orthod.* 2004;10:100-122.)

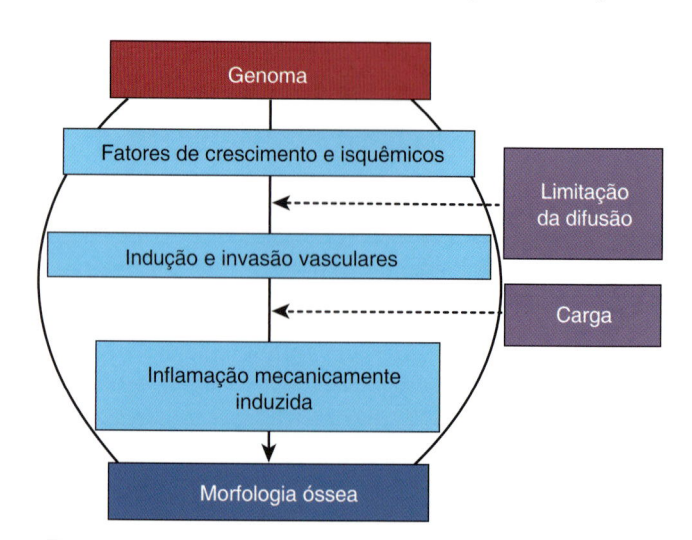

• **Figura 4.2** O genoma dita a morfologia óssea por uma sequência de três mecanismos genéticos: (1) fatores de crescimento e isquêmicos, (2) indução e invasão vasculares, e (3) inflamação mecanicamente induzida. Os dois últimos são ativados por duas influências físicas principais: (1) limitação da difusão para a manutenção dos osteócitos viáveis e (2) histórico de carga mecânica. (De Roberts WE, Hartsfield Jr JK. Bone development and function: genetic and environmental mechanisms. *Semin Orthod.* 2004;10:100-122.)

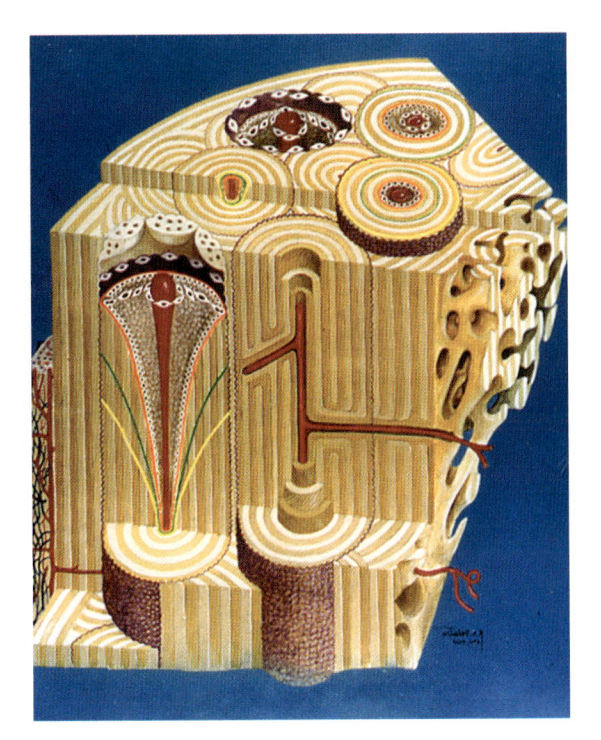

• **Figura 4.3** Esta representação artística dos princípios dinâmicos da remodelação do osso cortical foi produzida pelo renomado ilustrador odontológico Rolando de Castro. A remodelação é um processo vascularmente mediado da renovação óssea que mantém a integridade do suporte estrutural e é uma fonte de cálcio metabólico. Os osteoblastos são oriundos dos pré-osteoblastos circulantes no sangue, e as células mesenquimais perivasculares dão origem aos osteoblastos. Observe as três divisas coloridas (amarela, verde e laranja) marcando progressivamente a frente de mineralização do osteon secundário desenvolvido, que está se movendo superiormente à esquerda. (De Roberts WE, Arbuckle GR, Simmons KE: What are the risk factors of osteoporosis? Assessing bone health. *J Am Dent Assoc.* 1991;122:59-61.)

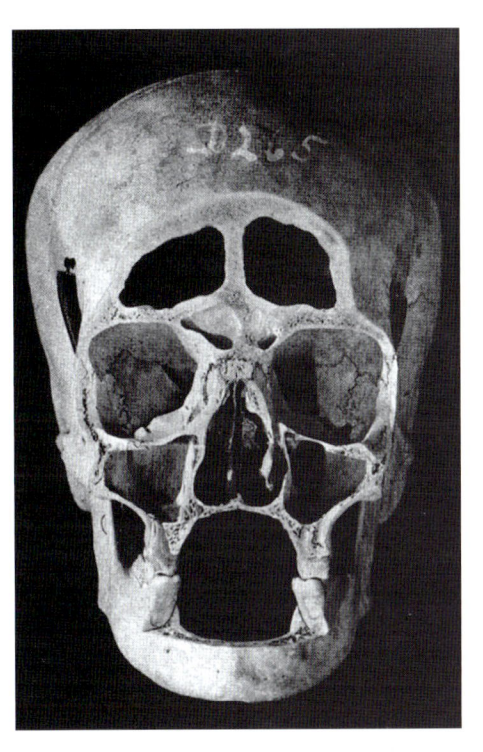

• **Figura 4.4** Secção frontal de um crânio humano no plano dos primeiros molares. (De Atkinson SR. Balance: the magic word. *Am J Orthod.* 1964;50:189.)

implantossuportadas. Um conhecimento detalhado da natureza dinâmica da fisiologia e biomecânica óssea é essencial para uma prática clínica esclarecida.

Osteologia

Na definição das bases fisiológicas da ortodontia, a consideração inicial é a morfologia óssea (osteologia) do complexo craniofacial. Por meio do estudo sistemático de uma coleção pessoal de mais de mil crânios humanos, Spencer Atkinson[1] forneceu a base moderna da morfologia óssea craniofacial no que se refere à biomecânica da função estomatognática. Uma secção frontal de um crânio adulto mostra a simetria bilateral da morfologia óssea e da carga funcional (Figuras 4.4 e 4.5). Como o genoma humano contém genes para padronizar a estrutura de apenas metade do corpo, o lado contralateral é uma imagem espelhada. Consequentemente, o desenvolvimento normal da cabeça é simétrico. Assim, as estruturas unilaterais estão na linha média e as estruturas bilaterais estão equidistantes dela. Conforme mostrado na Figura 4.5, os componentes verticais do crânio tendem a ser carregados em compressão (tensão negativa), e os componentes horizontais são carregados em tensão (tensão positiva). Do ponto de vista da engenharia, a estrutura esquelética interna do terço médio é semelhante à de uma escada: trilhos verticais carregados em compressão conectados por degraus carregados em tensão. Essa é uma das estruturas mais eficientes para atingir a resistência máxima à compressão com massa mínima em um material composto.

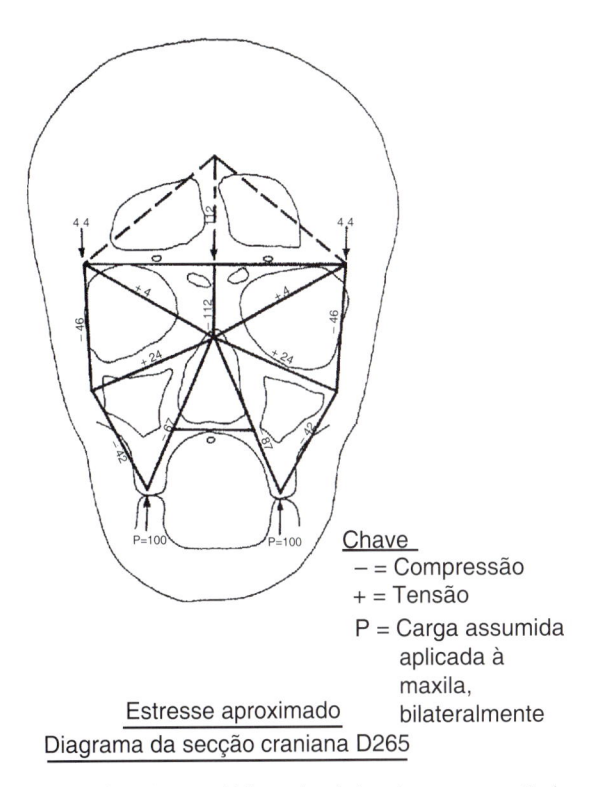

Chave
− = Compressão
+ = Tensão
P = Carga assumida aplicada à maxila, bilateralmente

Estresse aproximado
Diagrama da secção craniana D265

• **Figura 4.5** Análise do vetor bidimensional do estresse na secção frontal do crânio humano representado na Figura 4.4. Em relação a uma força bilateral de mastigação de 100 unidades arbitrárias, a carga é distribuída aos componentes verticais do terço médio facial como estresse compressivo (negativo). Os componentes estruturais horizontais são carregados na tensão. Em indivíduo sem crescimento, o estresse ao longo da sutura palatina mediana é zero. Durante a mastigação, a carga aumenta e a sutura palatina mediana é sujeita a uma carga de tensão, resultando no aumento da largura maxilar. (De Atkinson SR. Balance: the magic word. *Am J Orthod.* 1964;50:189.)

Osteologia diferencial da maxila e da mandíbula

Embora cargas funcionais iguais e opostas sejam aplicadas na maxila e na mandíbula, a maxila transfere o estresse para todo o crânio, enquanto a mandíbula deve absorver toda a carga. Consequentemente, a mandíbula é muito mais forte e rígida do que a maxila. Um corte sagital mediano através dos incisivos (Figura 4.6) e um corte frontal através da região dos molares (Figura 4.7) mostram as diferenças distintas na morfologia óssea da maxila e da mandíbula. A maxila tem corticais relativamente finas que são interconectados por uma rede de trabéculas (ver Figuras 4.4, 4.6 e 4.7). Por ser carregada principalmente sob compressão, a maxila é estruturalmente semelhante ao corpo de uma vértebra.

A mandíbula, entretanto, possui corticais espessas e trabéculas mais radialmente orientadas (ver Figuras 4.6 e 4.7). A matriz estrutural é semelhante à diáfise de um osso longo e indica que a mandíbula é carregada predominantemente em flexão e torção. Essa impressão biomecânica com base na osteologia é confirmada por estudos de extensômetro *in vivo* em macacos. Hylander[2,3] demonstrou flexão e torção substanciais no corpo da mandíbula associadas à função mastigatória normal (Figura 4.8). Uma correlação clínica consistente com esse padrão de deformação superficial é a tendência de alguns humanos de formar tórus nas áreas de flexão e torção máximas (Figura 4.9). Os tórus maiores encontram-se do lado em que o indivíduo mastiga habitualmente (preferencialmente o lado de trabalho).

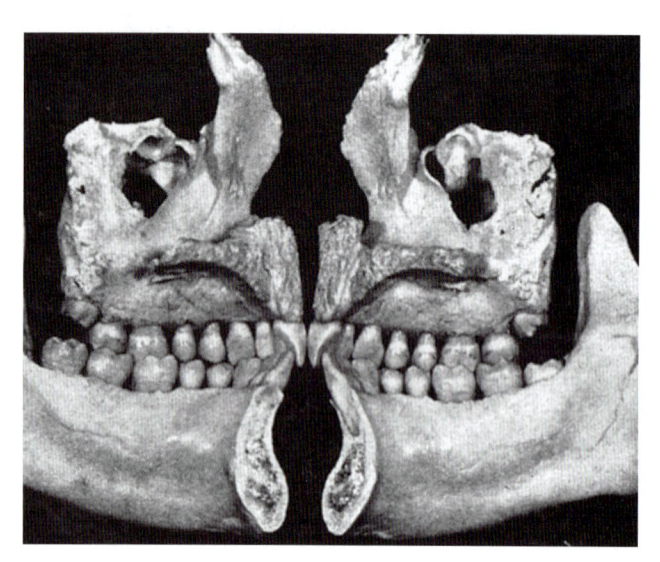

• **Figura 4.6** Secção mediana sagital de um crânio humano mostra que a maxila é composta primariamente de osso trabecular (esponjoso). A mandíbula possui corticais espessas conectadas por trabéculas relativamente grosseiras. (De Atkinson SR. Balance: the magic word. *Am J Orthod*. 1964;50:189.)

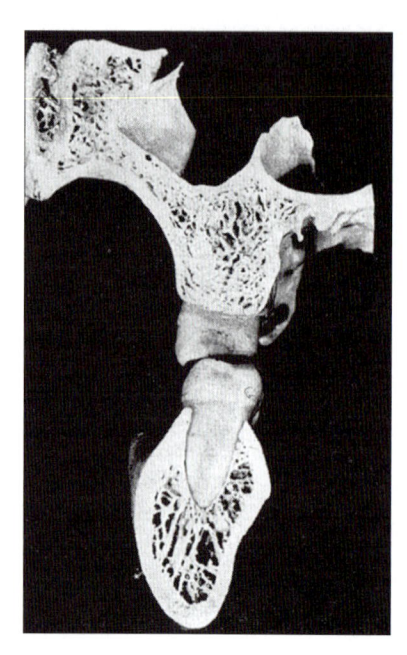

• **Figura 4.7** Secção frontal da maxila e da mandíbula, no plano dos primeiros molares. Como ela transmite as cargas mastigatórias para todo o crânio, a maxila possui corticais finas conectadas por trabéculas relativamente finas. A mandíbula, contudo, é carregada na deformação e na torção; ela é, portanto, composta de osso cortical espesso conectado por trabéculas orientadas e grosseiras. (De Atkinson SR. Balance: the magic word. *Am J Orthod*. 1964;50:189.)

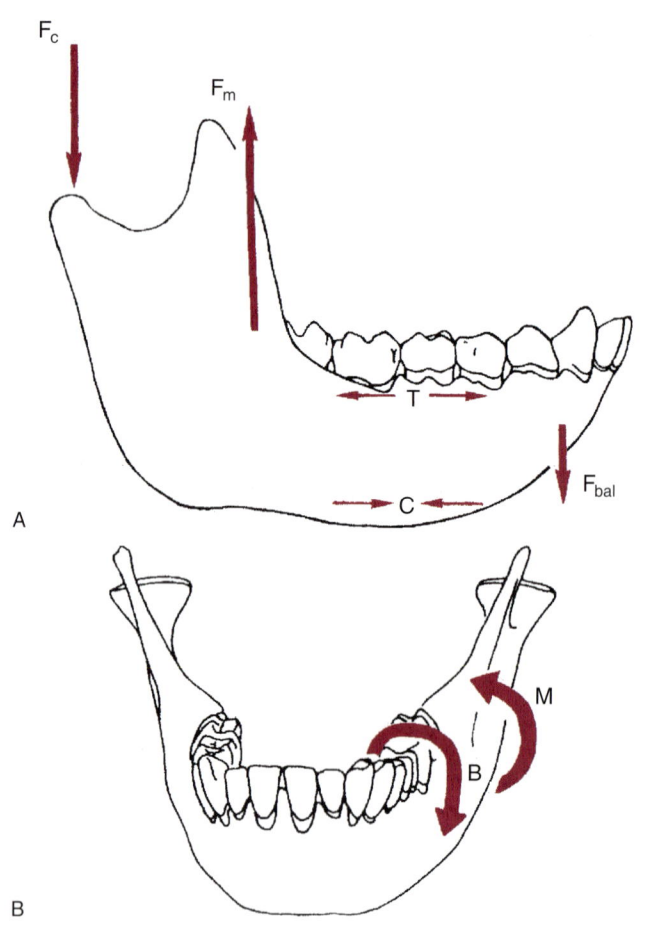

• **Figura 4.8** Padrões de estresse na mandíbula primata durante a mastigação unilateral. F_c e F_m são as reações condilares e as forças musculares resultantes no lado de balanceio, respectivamente. F_{bal} é a força transmitida através da sínfise do lado de balanceio para o de trabalho. T e C indicam a localização do estresse de tensão e do estresse compressivo, respectivamente. **A.** Durante a força da batida, o corpo mandibular no lado de balanceio é inclinado primariamente no plano sagital, resultando em estresse de tensão ao longo do processo alveolar e estresse compressivo ao longo da borda inferior da mandíbula. **B.** No lado de trabalho, o corpo é torcido primariamente sobre seu longo eixo (ele também experimenta um corte direto e é levemente inclinado). A força muscular neste lado tende a everter a borda inferior da mandíbula e inverter o processo alveolar (*seta curvada M*). O movimento de torção associado com a força da mastigação tem o efeito oposto (*seta curvada B*). A porção do corpo entre esses dois movimentos de torção experimenta estresse máximo de torção. (De Hylander WL. Patterns of stress and strain in the macaque mandible. In: Carlson DS, ed. *Craniofacial Biology.* Ann Arbor, MI: Center for Human Growth and Development;1981.)

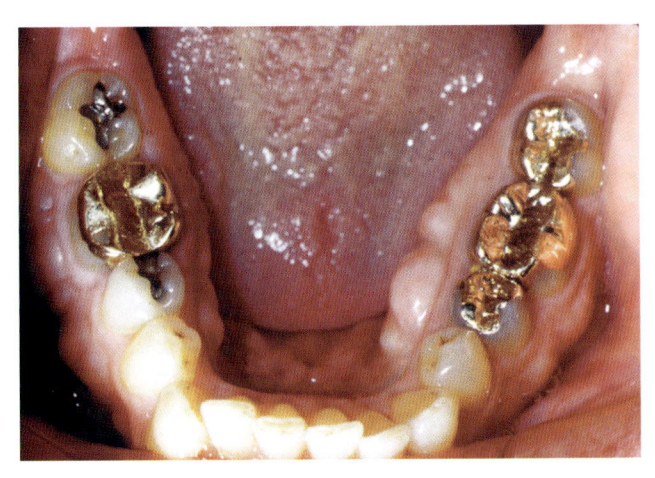

• **Figura 4.9** Vista oclusal da dentição inferior de um paciente do sexo masculino com extensos tórus vestibular e lingual. Observe que as exostoses são mais extensas na área do segundo pré-molar e do primeiro molar, que são a área de torção máxima no segmento posterior da mandíbula.

Articulação temporomandibular

A articulação temporomandibular (ATM) é o principal centro adaptativo para determinar a relação intermaxilar em todos os três planos espaciais. A Figura 4.10 mostra o desenvolvimento esquelético ideal, consistente com a morfologia normal da ATM. A Figura 4.11 mostra relações esqueléticas e dentárias aberrantes consistentes com a degeneração da fossa e côndilo mandibular (ou seja, a forma alargada em formato de cogumelo do processo condilar, a topografia rugosa das superfícies articulares, a perda de cartilagem articular e lâmina subcondral). A degeneração progressiva ou hiperplasia de um ou ambos os côndilos mandibulares pode resultar em discrepâncias intermaxilares substanciais nas dimensões sagital, vertical e frontal. A adaptação da ATM permite que uma mudança substancial no crescimento ocorra sem alterar a relação intermaxilar da dentição (p. ex., a oclusão classe I permanece classe I). Na idade adulta, a relação intermaxilar continua a mudar, mas em um ritmo mais lento. A face se alonga e pode girar anteriormente até 10 mm ao longo da vida adulta.[4]

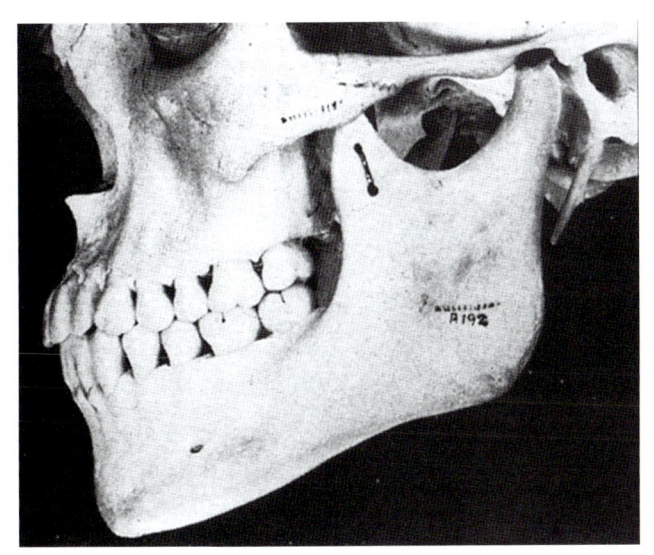

• **Figura 4.10** Crânio humano adulto com oclusão e forma óssea da maxila e mandíbula ideais. Note a forma anatômica ideal do côndilo e da fossa articular da articulação temporomandibular. (De Atkinson SR. Balance: the magic word. *Am J Orthod*. 1964;50:189.)

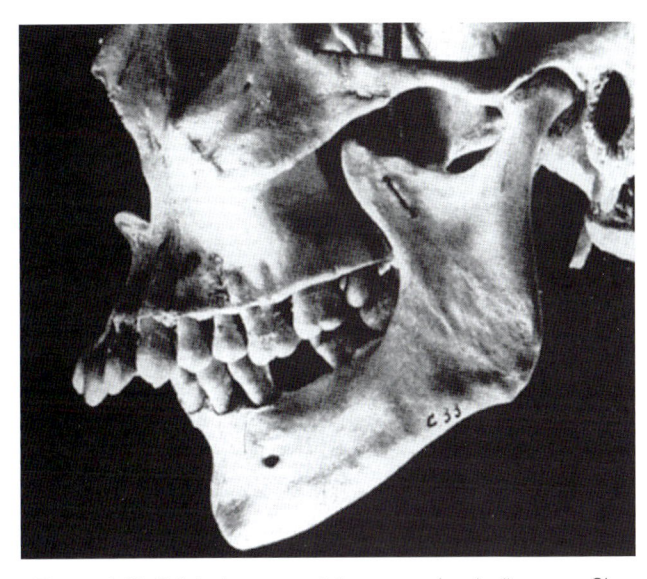

• **Figura 4.11** Crânio humano adulto com má oclusão grave Classe II. Observe a degeneração da articulação temporomandibular (p. ex., o formato de cogumelo largo do côndilo e a fossa articular alongada e irregular). (De Atkinson SR. Balance: the magic word. *Am J Orthod*. 1964;50:189.)

A mandíbula se adapta a essa mudança alongando e mantendo a relação dentária intermaxilar (Figura 4.12). No entanto, se as ATMs de um adulto sofrem alteração degenerativa bilateral, seja sintomática ou não, o comprimento da mandíbula pode diminuir, resultando em uma face mais curta e convexa (Figura 4.13).

Dentro dos limites fisiológicos, a ATM tem notáveis capacidades regenerativas e adaptativas, permitindo a recuperação espontânea de episódios degenerativos (Figura 4.14). Ao contrário de outras articulações do corpo, a ATM tem a capacidade de se adaptar a alterações na estrutura e função da mandíbula. Após uma fratura subcondilar, a cabeça condilar é tracionada medialmente pelo músculo pterigóideo superior e reabsorve. Se a relação interoclusal for mantida, um novo côndilo se forma a partir da face medial do ramo e assume função normal. Fraturas subcondilares unilaterais geralmente resultam na regeneração de um novo côndilo funcional sem desvio significativo da mandíbula.[5] No entanto, cerca de um quarto das fraturas subcondilares resultam em um desvio mandibular em direção ao lado lesado, resultando em uma maloclusão de classe II assimétrica com um desvio da linha média. Outra sequela do trauma mandibular é o desarranjo interno, como o travamento unilateral (o côndilo deslocado distalmente em relação ao disco). Se a amplitude de movimento é reduzida em um paciente em crescimento, a função comprometida pode inibir o crescimento mandibular, resultando em uma inclinação do plano oclusal. Disfunção progressiva e dor podem ocorrer, principalmente quando associadas a trauma oclusal. O restabelecimento da função bilateral normal permite que o côndilo ou côndilos comprometidos se adaptem favoravelmente.

Fisiologia óssea

A morfologia do osso foi bem descrita, mas sua fisiologia é evasiva devido às limitações técnicas inerentes ao estudo de tecidos mineralizados. A avaliação precisa da resposta ortodôntica ou ortopédica às cargas aplicadas requer marcadores de tempo (marcadores ósseos) e índices fisiológicos (marcadores de DNA, histoquímica e hibridização *in situ*) da função das células ósseas. A investigação sistemática com esses métodos avançados definiu novos conceitos de fisiologia óssea clinicamente relevante.

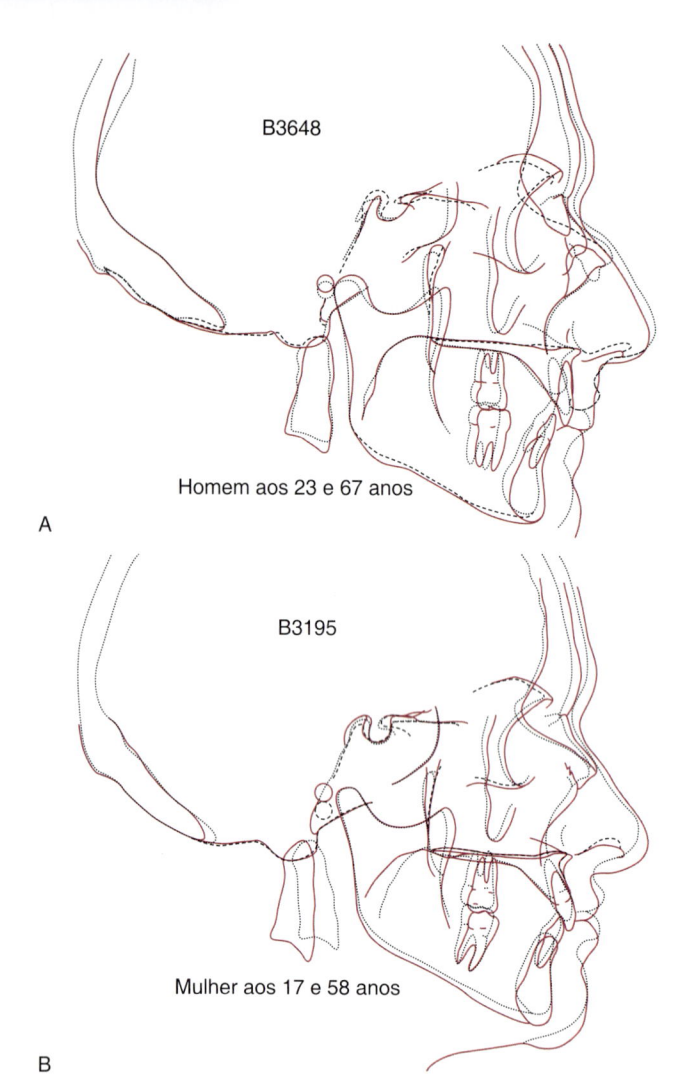

Figura 4.12 A. Traçados cefalométricos sobrepostos de um paciente do sexo masculino com as idades de 23 e 67 anos (traçados *preto e vermelho*, respectivamente). Observe o crescimento em direção inferior e anterior da mandíbula e o aumento significativo no comprimento da face. A forma nasal foi alterada pela rinoplastia nos anos de intervenção. **B.** Traçados cefalométricos sobrepostos de uma mulher adulta com as idades de 17 e 58 anos (traçados *preto e vermelho*, respectivamente). Observe o crescimento da mandíbula em direção inferior e o aumento significativo do comprimento da face. (De Behrents RG. Adult facial growth. In: Enlow DH, ed. *Facial growth.* 3rd ed. Philadelphia: WB Saunders; 1990.)

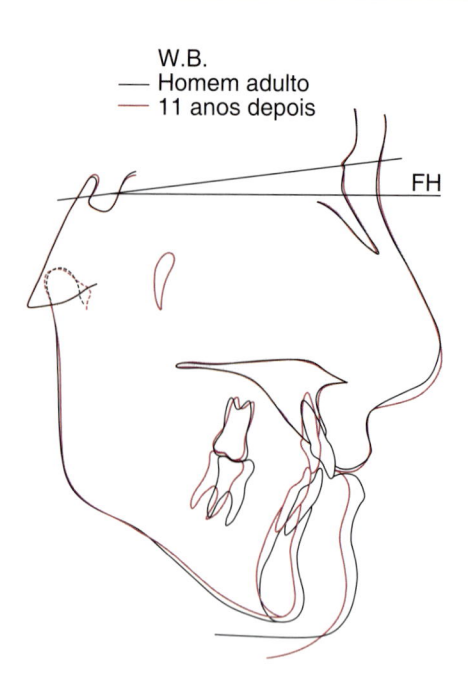

Figura 4.13 Traçados cefalométricos sobrepostos de um homem de meia-idade ao longo de um período de 11 anos. Embora as alterações do tecido mole sejam similares àquelas observadas em outros homens adultos (Figura 4.12A), a mandíbula menos proeminente e o perfil esquelético mais convexo são consistentes com uma mandíbula encurtada. Este homem teve uma história de desarranjo interno temporomandibular bilateral que progrediu para crepitação. No entanto, apesar da mudança significativa na forma facial e da compensação oclusal, não foi relatada nenhuma dor apreciável.

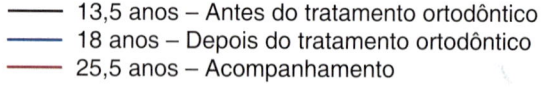

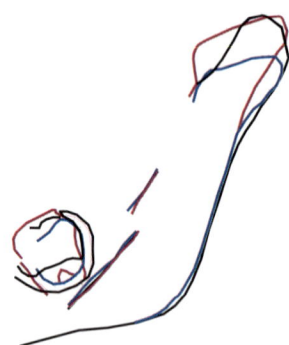

Figura 4.14 Traçados cefalométricos sobrepostos de uma série de radiografias panorâmicas documentando a degeneração de um côndilo mandibular entre as idades de 13,5 e 18 anos. Entre as idades de 18 e 25,5 anos, o côndilo degenerativo "cresceu", restaurando o comprimento original da mandíbula. (De Peltola JS, Kononen M, Nystrom M. A follow-up study of radiographic findings in the mandibular condyles of orthodontically treated patients and associations with TMD. *J Dent Res.* 1995;74:1571.)

Metodologia de avaliação específica

A interpretação fisiológica da resposta às cargas aplicadas requer o uso de métodos especialmente adaptados, como segue:

- Secções mineralizadas são um meio eficaz de preservar com precisão as relações de estrutura e função[6]
- A birrefringência de luz polarizada detecta a orientação preferencial das fibras de colágeno na matriz óssea
- Marcadores fluorescentes (p. ex., tetraciclina) marcam permanentemente todos os locais de mineralização óssea em um ponto específico no tempo (marcadores anabólicos)[7]
- A microrradiografia avalia os padrões de densidade mineral nas mesmas secções[8]
- A autorradiografia detecta precursores marcados radioativamente (p. ex., nucleotídios, aminoácidos) usados para marcar a atividade fisiológica[9-11]
- A morfometria do volume nuclear avalia diferencialmente os osteoblastos precursores em uma variedade de tecidos osteogênicos[12]
- A cinética celular é uma análise quantitativa da fisiologia celular baseada em eventos morfologicamente distinguíveis no ciclo celular (p. ex., fase de síntese [S] de DNA, mitose e mudança específica de diferenciação no volume nuclear)[12,13]

- A modelação de elementos finitos é um método de engenharia para calcular tensões e deformações em todos os materiais, incluindo tecido vivo[14-17]
- Microeletrodos inseridos em tecido vivo, como o ligamento periodontal (LP), podem detectar mudanças no potencial elétrico associadas à carga mecânica[13,18]
- Emissão de retroespalhamento é uma variação da microscopia eletrônica que avalia a densidade mineral relativa no nível microscópico em uma amostra de bloco[19]
- A tomografia microcomputadorizada é um método de imagem *in vitro* para determinar a densidade mineral relativa do tecido ósseo até uma resolução de aproximadamente 5 μm (aproximadamente o tamanho de um núcleo de osteoblasto)[20]
- O teste de microindentação é um método para determinar as propriedades mecânicas do osso em nível microscópico.[21]

Secções mineralizadas

Os espécimes totalmente mineralizados são superiores aos cortes histológicos desmineralizados de rotina para a maioria das análises críticas de dentes, periodonto e osso de suporte porque os espécimes totalmente mineralizados experimentam menos distorção de processamento. Além disso, o mineral inorgânico e a matriz orgânica podem ser estudados simultaneamente.[6–8,22] Para estudos em nível de tecido, secções de 100 mm de espessura são adequadas porque podem ser estudadas por meio de vários métodos analíticos. Mesmo sem marcadores ósseos, imagens microrradiográficas de secções mineralizadas polidas fornecem informações substanciais sobre a força, maturação e taxa de renovação do osso cortical (Figura 4.15A). Reduzir a espessura da secção para menos de 25 mm melhora consideravelmente o detalhe celular e a resolução dos marcadores ósseos. Corantes específicos são úteis para aumentar o contraste das estruturas celulares e extracelulares. As desvantagens das secções mineralizadas finas são (1) os marcadores ósseos se extinguem mais rapidamente e (2) a densidade do tecido é inadequada para análise microrradiográfica.

Luz polarizada

A birrefringência da luz polarizada (ver Figura 4.15B) tem um significado biomecânico particular. Os padrões de fímbrias lamelares revelados com luz polarizada indicam a orientação preferencial do colágeno dentro da matriz.[23] A maioria dos ossos lamelares possuem camadas alternadas de fibras de colágeno em ângulos retos. No entanto, duas configurações de colágeno especializadas podem ser vistas nos mesmos osteons ou adjacentes: (1) fibras de colágeno alinhadas longitudinalmente resistem de forma eficiente à tensão e (2) fibras de colágeno transversais ou circunferenciais

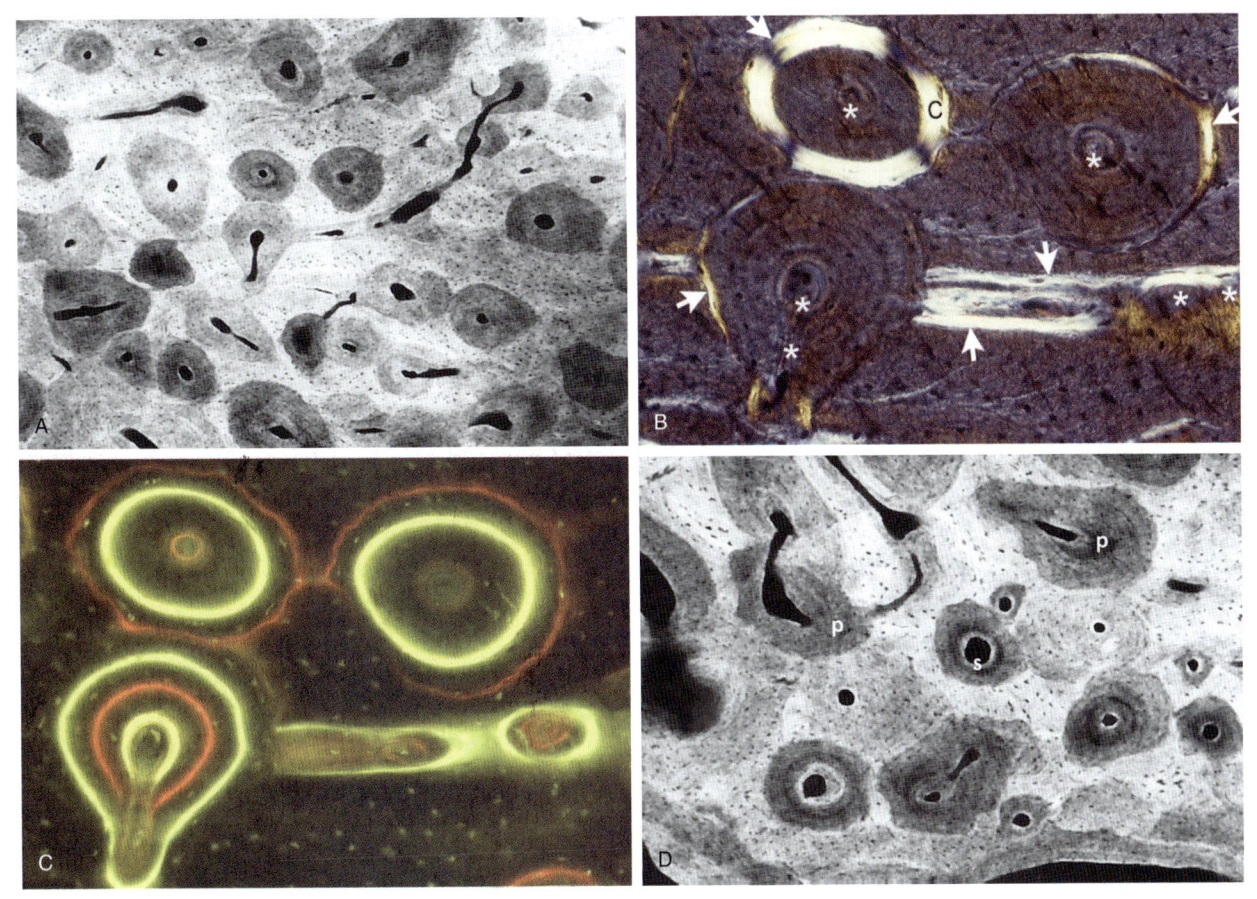

- **Figura 4.15 A.** A microrradiografia fornece um índice fisiológico da renovação óssea e da dureza relativa. Os osteons mais radiotransparentes (pretos) são os mais jovens, os menos mineralizados e os mais submissos. As áreas radiodensas (brancas) são as mais velhas, mais mineralizadas, e são as porções rígidas do osso. **B.** A microscopia óptica de luz polarizada mostra a orientação da fibra colágena na matriz óssea. As lamelas com a matriz orientada longitudinalmente *(C)* são particularmente fortes na tensão, enquanto as que têm matriz orientada horizontalmente (escuras) possuem resistência preferencial na compressão *(setas,* linhas de aprisionamento; *asteriscos,* canais vasculares). **C.** Os múltiplos marcadores de fluorocromo administrados com intervalos de 2 semanas demonstram a incidência e as taxas de formação óssea. **D.** Esta microrradiografia mostra a organização dos osteons secundários concêntricos (sistemas haversianos) característica da remodelação rápida do osso cortical. Mineralizações primária *(p)* e secundária inicial *(s)* são mais radiotransparentes e radiodensas, respectivamente. (De Roberts WE, Garetto LP, Katona TR. Principles of orthodontic biomechanics; metabolic and mechanical control mechanisms. In: Carlson DS, Goldstein S, eds. *Bone Biodynamics in Orthodontic and Orthopedic Treatment.* Ann Arbor, MI: Center for Human Growth and Development; 1992. Craniofacial Growth Series; vol. 27.)

são suportes preferenciais para compressão.²⁴ Condições de carga no momento de formação óssea parecem ditar a orientação das fibras de colágeno para melhor resistir às cargas às quais o osso é exposto. O ponto importante é que a formação óssea pode se adaptar a diferentes condições de carga, alterando a organização lamelar interna do tecido mineralizado.

Marcadores fluorescentes

Administrados *in vivo*, os marcadores de ligação de cálcio são marcadores de tempo anabólicos da formação óssea. A análise histomorfométrica da incidência de marcadores e distância entre marcadores é um método eficaz de determinar os mecanismos de crescimento ósseo e adaptação funcional (ver Figura 4.15C). Como eles fluorescem em diferentes comprimentos de onda (cores), seis marcadores ósseos podem ser usados: (1) tetraciclina (10 mg/kg amarelo brilhante), (2) verde calceína (5 mg/kg, verde brilhante), (3) xilenol laranja (60 mg/kg, laranja), (4) complexo de alizarina (20 mg/kg, vermelho), (5) demeclociclina (10 mg/kg, ouro) e (6) oxitetraciclina (10 mg/kg, amarelo fosco ou esverdeado). O método de fluorocromo múltiplo (uso sequencial de uma variedade de marcadores de cores diferentes) é um método poderoso de avaliação do crescimento ósseo, cicatrização, adaptação funcional e resposta às cargas aplicadas.[7,25]

Microrradiografia

Imagens de alta resolução requerem secções polidas de aproximadamente 100 mm de espessura. A atenuação radiográfica diferencial mostra que o osso novo é menos mineralizado do que o osso maduro. A matriz óssea recém-formada é osteoide e requer cerca de 1 semana de maturação para se tornar a matriz óssea mineralizada. Dependendo da configuração do colágeno da matriz óssea, os osteoblastos depositam 70 a 85% do complemento mineral eventual por um processo denominado *mineralização primária*.[7,24] A mineralização secundária (maturação mineral) completa o processo de maturação em cerca de 8 meses por um processo de crescimento cristalizado (ver Figura 4.15D). Como a resistência do tecido ósseo está diretamente relacionada ao conteúdo mineral, a rigidez e a resistência de um osso inteiro dependem da distribuição e do grau relativo de mineralização de seu tecido ósseo.²⁶ A resistência inicial do novo osso é o resultado do processo mediado por células de mineralização primária, mas sua força final é ditada pela mineralização secundária, que é o processo físico-químico de crescimento do cristal. Esse conceito tem importante valor clínico na ortodontia. Espera-se que osso lamelar totalmente mineralizado (ou seja, osso em estado estacionário com relação à modelação e remodelação) seja menos suscetível a tendências de recidiva do que seus predecessores ósseos tecidos e compostos.[6,27] Após terapia ortodôntica ativa, reter correções dentárias por pelo menos 6 a 8 meses é importante para permitir a maturação mineral do osso recém-formado (Figura 4.16).

Os implantes endósseos podem ser colocados nos ossos nasais de coelhos para servir como unidades de ancoragem para carregar a sutura nasal. A expansão sutural lenta (Figura 4.17) produz osso lamelar de alta qualidade ao longo das margens ósseas da sutura e da superfície periosteal (superior) dos ossos nasais (Figura 4.18). A compressão dos ossos nasais (ver Figura 4.17A) se manifesta pela reabsorção ao longo das margens da sutura (Figura 4.19). As cargas compressivas e de tração da sutura estão associadas a uma extensa modelação óssea e remodelação dos ossos adjacentes. A adaptação sutural às cargas fisiológicas e terapêuticas está associada a uma aceleração regional da modelação e remodelação nos ossos adjacentes.

O LP é a interface adaptativa do tecido conjuntivo entre um dente e seu osso de suporte. A qualidade geral e a maturação

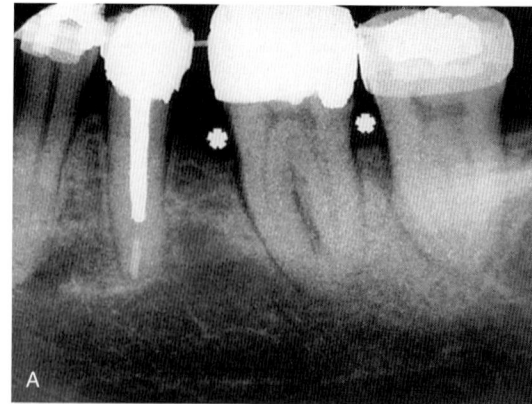

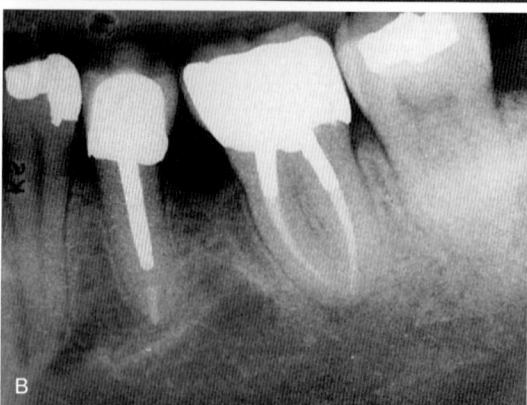

• **Figura 4.16** Radiografias periapicais comparando a maturação óssea no final do tratamento ortodôntico ativo e 2 anos depois. **A.** No final do tratamento, extensas áreas amorfas de osso relativamente imaturo podem ser visualizadas. **B.** Depois da retenção e do tratamento restaurador, incluindo endodontia, a definição distinta das corticais e das trabéculas é evidente. (De Roberts WE, Garetto LP, Katona TR. Principles of orthodontic biomechanics; metabolic and mechanical control mechanisms. In: Carlson DS, Goldstein S, eds. *Bone Biodynamics in Orthodontic and Orthopedic Treatment*. Ann Arbor, MI: Center for Human Growth and Development; 1992. Craniofacial Growth Series; vol. 27.)

relativa do osso alveolar que sustenta um molar superior de rato são mostradas por uma imagem microrradiográfica de um corte histológico (Figura 4.20A). Se a mesma secção for visualizada com luz fluorescente, o padrão de atividade osteogênica no osso que sustenta diretamente o LP é visível. Marcadores pontiagudos marcam osso lamelar e rótulos difusos indicam osso reticular. Uma extensa renovação (remodelação) do processo alveolar é mostrada pela captação de marcadores internos (Figura 4.20B). Esses dados revelam que todo o processo alveolar responde à movimentação dentária. A modelação anabólica e catabólica desacoplada ocorre ao longo das superfícies ósseas que fazem fronteira com o periósteo e o LP. A remodelação (focos acoplados de reabsorção e formação óssea) é o processo de renovação e adaptação interna.

Até certo ponto, a fossa temporal pode se adaptar ao crescimento e à carga funcional, principalmente na direção anteroposterior, mas o principal local de crescimento e adaptação do esqueleto é o côndilo mandibular. Em um estudo, a marcação com multifluorocromo e a microrradiografia foram usadas para comparar o osso em coelhos adolescentes em crescimento (Figura 4.21) com o de coelhas adultas que tinham crescimento completo (Figura 4.22). A esponja primária do adolescente, a camada de osso endocondral imediatamente abaixo da cartilagem articular, é predominantemente osso reticular (evidenciado pelos marcadores difusos na Figura 4.22). Mais inferiormente, a esponjosa primária é remodelada em esponjosa secundária (marcadores amplos e distintos). Progredindo mais profundamente na esponjosa secundária (osso trabecular), a remodelação contínua do osso lamelar é mostrada pelos marcadores pontiagudos (ver Figura 4.21). Esse padrão progressivo de modelação e remodelação óssea é característico do mecanismo esquelético de crescimento de ossos longos.

Em contraste, os côndilos que não crescem em animais adultos têm uma placa subcondral muito mais fina, composta principalmente de tecido ósseo (ver Figura 4.22). A metáfise de suporte é composta inteiramente por osso esponjoso secundário. A captação do marcador ósseo documenta uma alta taxa de remodelação do osso lamelar.

Esses dados sugerem que o côndilo mandibular tem uma alta taxa de remodelação consistente com carga funcional pesada. Considerando tudo isso, a variação histológica substancial dos côndilos funcionais em animais adolescentes e adultos indica que a ATM é altamente adaptável. No entanto, a presença de osso reticular e dos marcadores difusos na fina placa subcondral de adultos sugere que o côndilo mandibular pode ser frágil e suscetível a alterações degenerativas se sobrecarregado. No entanto, a alta taxa de atividade fisiológica no côndilo mandibular de animais jovens e idosos pode explicar a notável capacidade dessa articulação de se curar e até mesmo se regenerar após uma lesão (ver Figura 4.14).

Microindentação, imagem por retroespalhamento e tomografia microcomputadorizada

Huja et al.[21] desenvolveram um método de microindentação para determinar as propriedades materiais do osso em uma amostra em bloco e demonstraram que o osso lamelar a 1 mm da superfície de um implante é mais flexível do que o osso de suporte da mandíbula. A microscopia polarizada demonstra o padrão de colágeno mais irregular do osso lamelar complacente próximo à interface (Figura 4.23). A imagem por retroespalhamento,[19] uma modalidade da microscopia de varredura, foi recentemente refinada como um método de alta resolução para avaliar a densidade mineral óssea e os padrões de topografia de superfície da interface

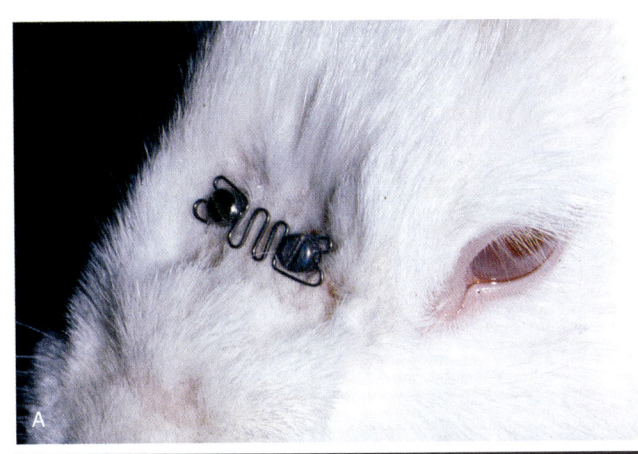

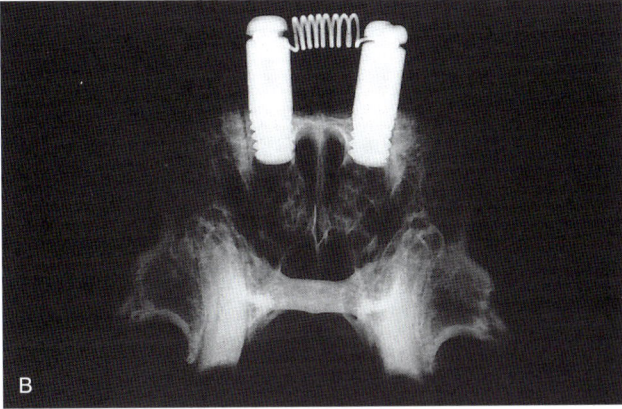

• **Figura 4.17 A.** Uma carga de tensão é colocada nos implantes endósseos dos ossos nasais do coelho para expandir a sutura entre estes ossos. **B.** Radiografia da maxila e dos ossos nasais de um espécime de coelho pós-morte mostra os implantes endósseos bilaterais usados como apoio para uma mola elástica que libera uma carga compressiva ao longo da sutura internasal. (De Don MT: *Orthopedic Anchorage with Endosseous Implants in Rabbit Nasal Bones* [master's thesis], San Francisco: University of the Pacific; 1988.)

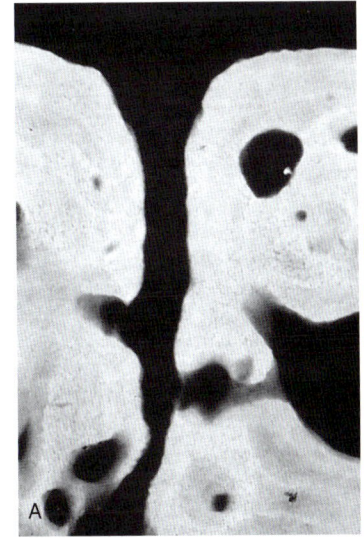

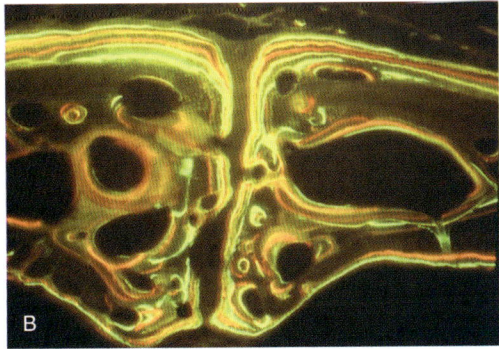

• **Figura 4.18 A.** Microrradiografia da porção superficial da sutura internasal com carga de tensão demonstra as superfícies ósseas lisas consistentes com aposição óssea. **B.** Fotomicrografia de luz fluorescente dos ossos nasais de um coelho, com carga de tensão, demonstra padrões de modelação e remodelação ósseas associados com expansão mecânica da sutura. As superfícies formadoras de osso foram marcadas com corantes fluorescentes em intervalos semanais. A porção superior da sutura marcada corresponde à microrradiografia em (A). (De Don MT. *Orthopedic Anchorage with Endosseous Implants in Rabbit Nasal Bones.* [master's thesis]. San Francisco: University of the Pacific; 1988.)

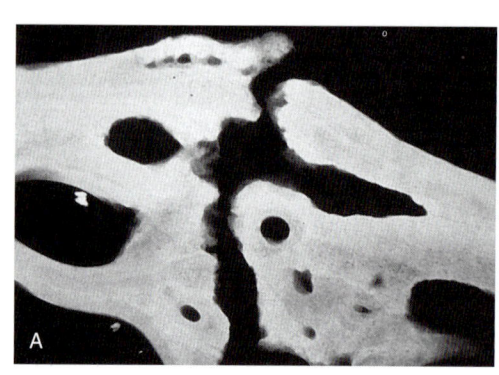

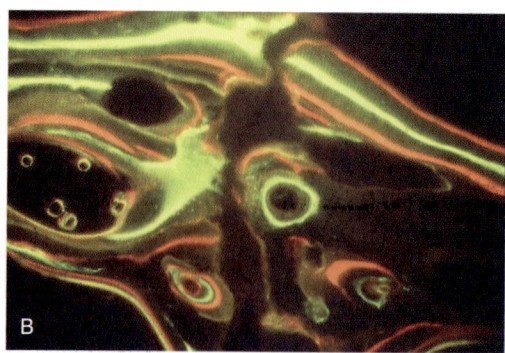

• **Figura 4.19 A.** Microrradiografia de uma sutura internasal com carga compressiva demonstra as superfícies ósseas recortadas compatíveis com reabsorção óssea. **B.** Fotomicrografia de luz fluorescente dos ossos nasais de um coelho, com carga compressiva, demonstra os padrões de modelação e remodelação ósseas associados com contração mecânica da sutura. As superfícies formadoras de osso foram marcadas com corantes fluorescentes em intervalos semanais. (De Don MT. *Orthopedic Anchorage with Endosseous Implants in Rabbit Nasal Bones.* [master's thesis]. San Francisco: University of the Pacific; 1988.)

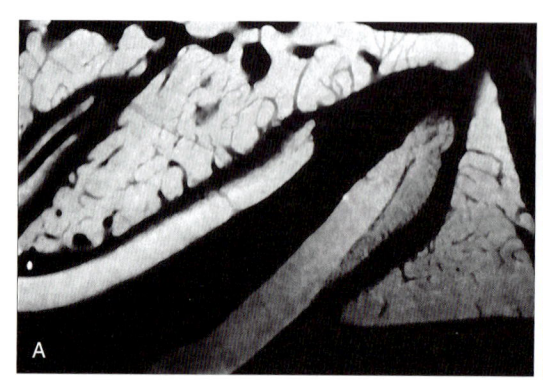

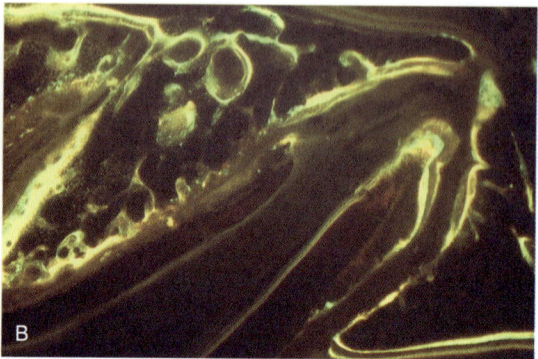

• **Figura 4.20 A.** Microrradiografia de uma secção sagital mediana através da raiz mesial do primeiro molar superior de um rato mostra os vários graus de mineralização do osso alveolar e da raiz dentária. **B.** Fotomicrografia de luz fluorescente da secção correspondente mostra os padrões de modelação e remodelação ósseas associados com extrusão e inclinação distal (à esquerda) da raiz. (De Shimizu KA. *The Effects of Hypofunction and Hyperfunction on the Supporting Structures of Rat Molar Teeth.* [master's thesis]. San Francisco: University of the Pacific; 1987.)

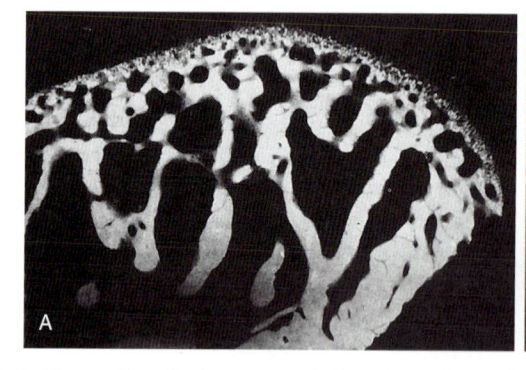

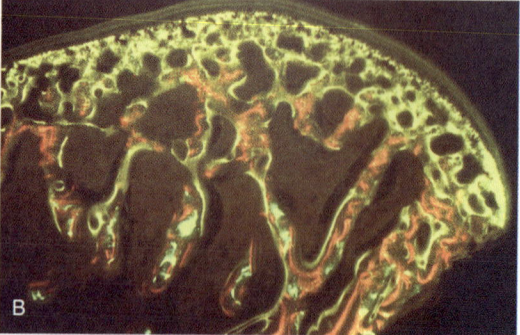

• **Figura 4.21 A.** Microrradiografia de uma secção frontal através do côndilo mandibular de um coelho jovem, em crescimento, revela que a lâmina cortical superior (esponjosa primária) é composta de osso relativamente poroso e cortical primário que é suportado por uma esponjosa secundária de trabéculas lamelares. **B.** Fotomicrografia de luz fluorescente da secção correspondente mostra que a lâmina cortical superior é composta primariamente de osso reticular (marcadores indistintos). As trabéculas de suporte são compostas de osso trabecular remodelado (marcadores definidos). (De Larsen SJ. *The Influence of Age on Bone Modeling and Remodeling.* [master's thesis]. San Francisco: University of the Pacific; 1986.)

óssea de implantes dentários (Figura 4.24). Em outro importante avanço tecnológico, Yip *et al.*[20] desenvolveram uma sequência de ajuste especial para a tomografia microcomputadorizada que permite a detecção tridimensional dos padrões de densidade mineral óssea com uma resolução de 5 mm (Figura 4.25). Além disso, este novo método excitante pode detectar focos de remodelação óssea em espécimes intactos (Figura 4.26) e pode diferenciar entre osso lamelar primário e secundário ao longo das superfícies metálicas de implantes endósseos. Coletivamente, esses novos métodos têm sido valiosos para avaliar as propriedades do material e a densidade mineral de implantes endósseos de integração óssea usados para ancoragem ortodôntica e dentofacial. No entanto, essas tecnologias avançadas oferecem a promessa de exceder consideravelmente a capacidade dos métodos histológicos anteriores para definir a resposta adaptativa das estruturas orais e craniofaciais às cargas terapêuticas.

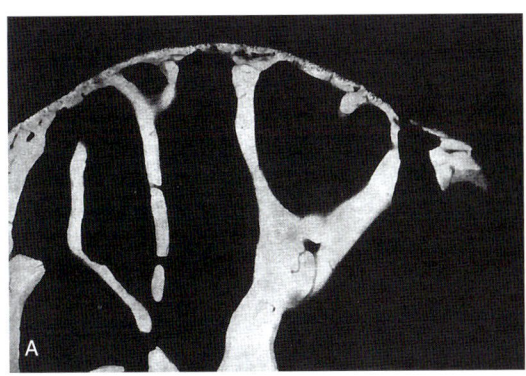

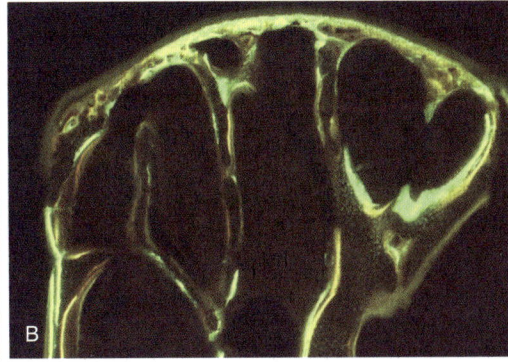

• **Figura 4.22 A.** Microrradiografia de uma secção frontal através do côndilo mandibular de um coelho adulto maduro mostra que a lâmina cortical superior (esponjosa primária) é composta de uma camada fina de osso primário poroso sustentado por uma esponjosa primária de trabéculas lamelares. **B.** Fotomicrografia de luz fluorescente da secção correspondente mostra que a lâmina cortical superior é composta primariamente de osso reticular (marcadores indistintos). As trabéculas de suporte são compostas de osso trabecular remodelado (marcadores definidos). (De Larsen SJ. *The Influence of Age on Bone Modeling and Remodeling*. [master's thesis]. San Francisco: University of the Pacific; 1986.)

Autorradiografia

Os precursores radioativos para materiais estruturais e metabólicos podem ser detectados no tecido revestindo as secções histológicas com uma emulsão nuclear de trajeto. Localizando desintegrações radioativas, pode-se determinar a localização dos precursores radioativos (Figura 4.27). Os marcadores radioativos específicos para proteínas, carboidratos e ácidos nucleicos são injetados em um intervalo conhecido, antes que a amostragem do tecido seja feita. A avaliação qualitativa e quantitativa da captação do marcador é um índice fisiológico da atividade celular. Os procedimentos de marcação autorradiográfica mais frequentemente usados na pesquisa óssea são a marcação com ^{3}H-timidina das células que sintetizam DNA (fase celular-S) e a marcação com ^{3}H-prolina da matriz óssea recém-formada. A imunocitoquímica com bromodeoxiuridina, um método não radioativo de marcação de fase celular-S *in vivo* (Figura 4.28), mostra a promessa de se tornar um importante método cinético de células ósseas do futuro.[14]

Morfometria de volume nuclear

Medir o tamanho do núcleo é um procedimento citomorfométrico para avaliar o estágio de diferenciação das células precursoras de osteoblastos. Este método tem sido particularmente útil para avaliar o mecanismo de osteogênese em LPs ortodonticamente ativados (Figura 4.29). Os pré-osteoblastos (células C e D) têm núcleos significativamente maiores do que as células osteoprogenitoras (A') ou suas precursoras menos diferenciadas (células A). O compartimento de células B é um grupo de células semelhantes aos fibroblastos que parecem ter pouco ou nenhum potencial osteogênico.[28] A avaliação citomorfométrica cuidadosa

• **Figura 4.23** Fotomicrografia de iluminação polarizada mostra a interface cicatrizada de um implante de titânio em osso cortical de coelho. Observe a camada de osso lamelar recém-formado *(A)* constituída pela remodelação multidirecional dentro de cerca de 1 mm da superfície do implante. Compare a camada mais submissa de osso lamelar primariamente mineralizado *(A)* com o osso lamelar completamente mineralizado *(B)* sustentando a camada interfacial.

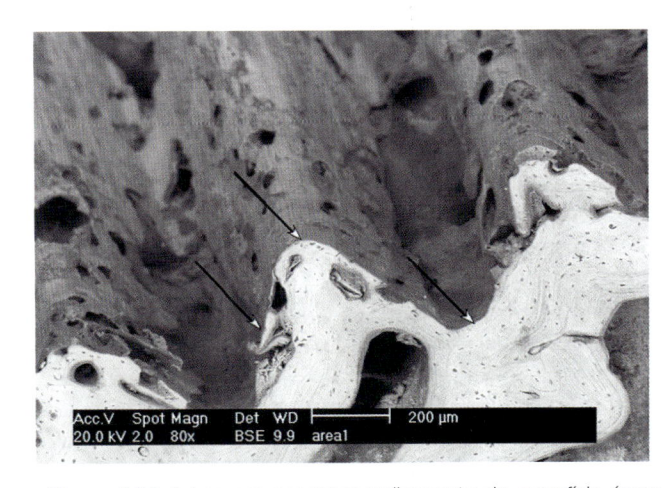

• **Figura 4.24** A imagem por retroespalhamento da superfície óssea imediatamente adjacente ao implante (removido) revela a densidade mineral da topografia de superfície da camada interfacial rapidamente remodelada. (De Huja SS, Roberts WE. Mechanism of osseointegration: characterization of supporting bone with indentation testing and back-scattered imaging. *Semin Orthod.* 2004;10:162-173.)

• **Figura 4.25** Tomografia microcomputadorizada de uma secção através de um implante colocado no osso cortical do canino revela uma exibição ampla dos tecidos mineralizados. A distribuição original em tons de cinza foi codificada em cores por ouro, azul, vermelho e amarelo para demonstrar os níveis decrescentes de densidade mineral. O método pode evidenciar estruturas tão pequenas quanto um osteoblasto. (De Yip G, Schneider P, Roberts WE. Micro-computed tomography: high resolution imaging of bone and implants in three dimensions. *Semin Orthod*. 2004;10:174-187.)

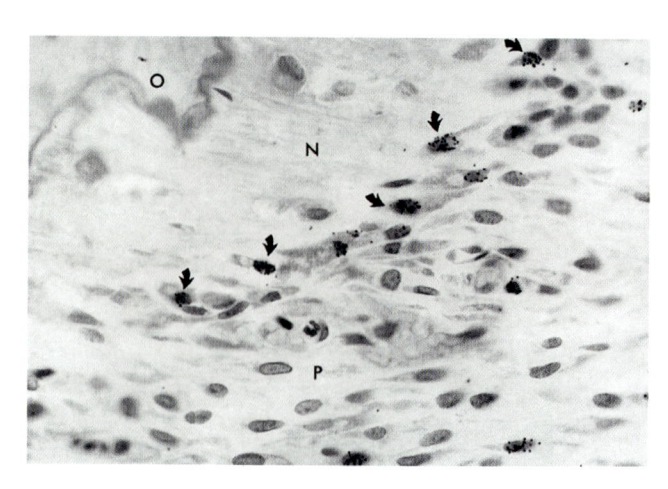

• **Figura 4.27** Após 56 horas do início da força ortodôntica, novo osso (N) está se formando na superfície óssea alveolar original (O). Os osteoblastos (*setas*) marcados com ³H-timidina são oriundos dos pré-osteoblastos no ligamento periodontal (P) (450×).

do tamanho do núcleo (Figura 4.30) provou ser um meio eficaz de determinar a diferenciação relativa de LP e outras células do revestimento ósseo.

Classificação do tecido ósseo

O movimento dentário ortodôntico envolve uma resposta de adaptação óssea mediada por citocinas semelhante à cicatrização de feridas; portanto, o movimento dentário é um bom modelo experimental para compreender os tipos de osso formado durante a modelação óssea pós-operatória e resposta de remodelação a longo prazo à terapia de manipulação óssea. O primeiro osso formado é um osso reticular relativamente imaturo (Figura 4.31). O tecido ósseo reticular é compactado para formar o osso composto (osteons primários) e, subsequentemente, é remodelado para formar o osso lamelar. Para apreciar o mecanismo biológico de cicatrização e adaptação óssea, o cirurgião-dentista deve ter conhecimento dos tipos ósseos.

Osso reticular

O osso reticular varia consideravelmente em estrutura; é relativamente fraco, desorganizado e pouco mineralizado. No entanto, tem um papel crucial na cicatrização de feridas por (1) preencher rapidamente os defeitos ósseos; (2) fornecer continuidade inicial para fraturas, segmentos de osteotomia e implantes endósseos; e (3) fortalecer um osso enfraquecido por cirurgia ou trauma. O primeiro osso formado em resposta à cicatrização de feridas é o osso reticular. Este osso não é encontrado no esqueleto adulto, em condições normais e estáveis; em vez disso, é compactado para formar osso composto, remodelado em osso lamelar ou rapidamente reabsorvido se colocado prematuramente sob carga.[8,29] As limitações funcionais do osso reticular são um aspecto importante da retenção ortodôntica (ver Figura 4.16), bem como cicatrização pós-operatória de implantes e segmentos de cirurgia ortognática.[30]

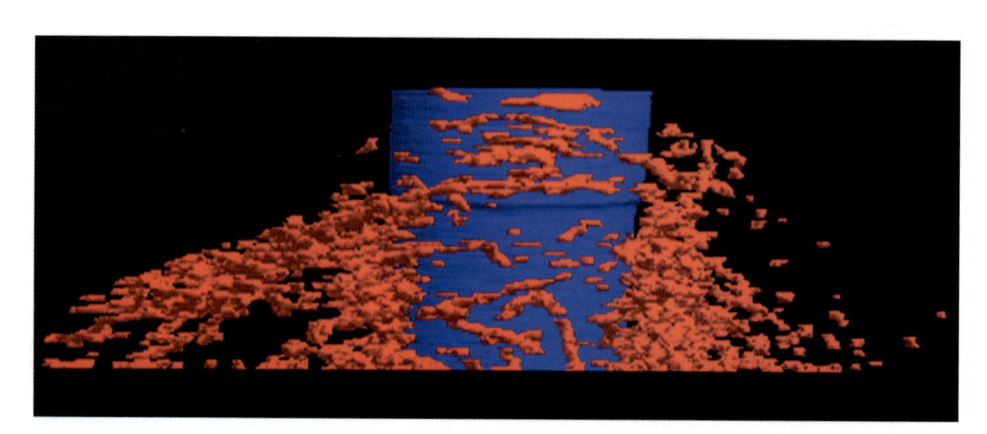

• **Figura 4.26** Imagem de tomografia microcomputadorizada tridimensional das áreas peri-implantares radiotransparentes revela uma distribuição desigual das áreas vasculares e dos focos de remodelação. Esta imagem da metade cervical de um implante cilíndrico é consistente com o padrão de remodelação óssea intensa focalizado dentro do centro da porção endóssea. Esta imagem foi organizada para demonstrar as estruturas menos mineralizadas: vascularidade interna, incluindo os focos de remodelação (cones de corte/preenchimento). (De Yip G, Schneider P, Roberts WE. Micro-computed tomography: high resolution imaging of bone and implants in three dimensions. *Semin Orthod*. 2004;10:174-187.)

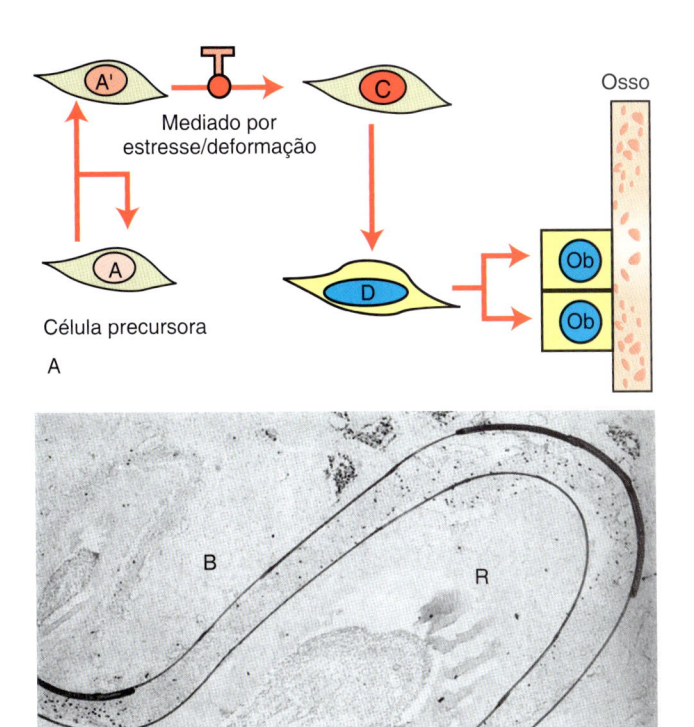

Figura 4.28 A. Sequência de histogênese dos osteoblastos (Ob). As células precursoras, localizadas ao redor dos vasos sanguíneos no ligamento periodontal (LP), migram em direção ao osso conforme elas se diferenciam através de vários estágios (A→A'→C→D→Ob) para tornarem-se células formadoras de osso alveolar (Ob). Acredita-se que a etapa A'→C seja mediada pelo estresse e pela tensão. **B.** A área entre as linhas é o LP; R, raiz; B, osso. O 5-bromo-2'-desoxiuridina (BDU) é um análogo da timidina absorvido pelas células do LP (pontos escuros) nas quais os núcleos estão sintetizando DNA. As regiões marcadas pelo BDU no LP são adjacentes às áreas de eventual formação óssea (segmentos de linha espessa). O padrão de marcação imunoistoquímico do BDU das células do LP de um rato-controle jovem é consistente com a proliferação de suporte da erupção dentária. (Adaptada de Katona TR, Paydar NH, Akay HU, Roberts WE. Stress analysis of bone modeling response to rat molar orthodontics. *J Biomech.* 1995;28:27-38.)

Osso lamelar

O osso lamelar, um tecido forte, altamente organizado e bem mineralizado, constitui mais de 99% do esqueleto humano adulto. Quando um novo osso lamelar é formado, uma porção do componente mineral (hidroxiapatita) é depositada pelos osteoblastos durante a mineralização primária (ver Figura 4.15D). A mineralização secundária, que completa o componente mineral, é um processo físico (crescimento cristalizado) que requer muitos meses. Dentro dos limites fisiológicos, a resistência do osso está diretamente relacionada ao seu conteúdo mineral.[24,26] As resistências relativas dos diferentes tipos histológicos de tecido ósseo são tais que o osso reticular é mais fraco do que o osso lamelar novo, que é mais fraco do que o osso lamelar maduro.[30] O osso humano adulto é quase inteiramente composto pela variedade remodelada: osteons secundários e osso esponjoso.[7,8,24] A resistência total do osso lamelar que suporta um implante endósseo não é alcançada até cerca de 1 ano após a cirurgia. Esta é uma consideração importante no planejamento da carga funcional de uma prótese implantossuportada.

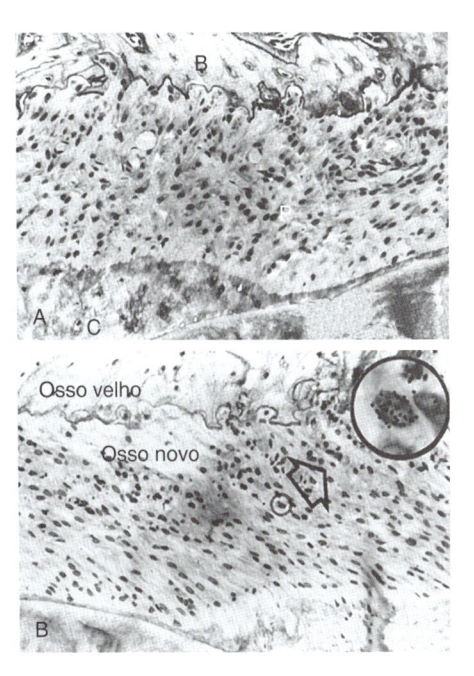

Figura 4.29 A. Osso (B), ligamento periodontal (P) e cemento (C) no periodonto de controle de um rato jovem adulto (6 a 8 semanas de idade) (×100). **B.** Após 56 horas da aplicação de força, novo osso é notado; um pré-osteoblasto marcado com ³H-timidina é selecionado do ligamento periodontal (círculo) e ampliado mil vezes no canto superior direito (×1.000) (a *seta grande* indica o zoom na magnificação para mostrar o detalhe celular).

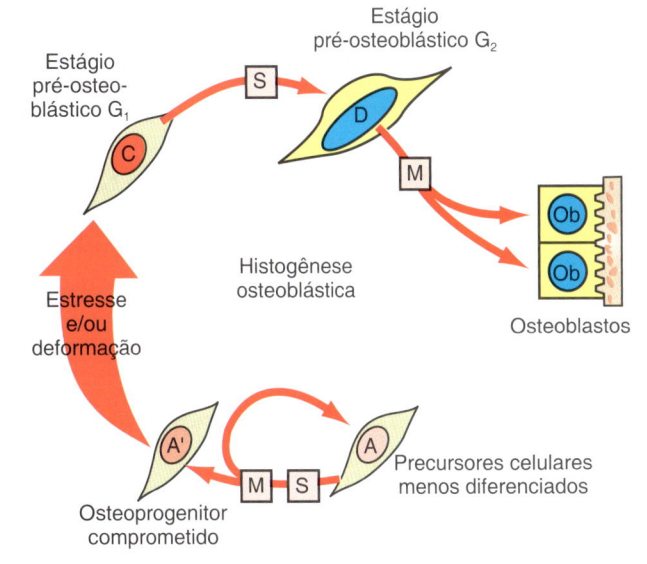

Figura 4.30 Frequência de distribuição do volume nuclear das células semelhantes aos fibroblastos no ligamento periodontal de um rato não estimulado. As células A, A', C e D são uma classificação morfológica baseada nos picos na curva de distribuição. A sequência de histogênese osteoblástica é uma progressão de cinco células distinguíveis cinética e morfologicamente. O processo envolve duas fases de DNA S *(S)* e dois eventos mitóticos *(M)*. (Redesenhada de Roberts WE, Morey ER. Proliferation and differentiation sequence of osteoblast histogenesis under physiologic conditions in rat periodontal ligament. *Am J Anat.* 1985;174:105.)

Osso composto

O osso composto é um tecido ósseo formado pela deposição de osso lamelar dentro de uma rede óssea reticular, processo denominado *compactação esponjosa*.[6,31] Este processo é um meio rápido de produzir osso relativamente forte em um curto período.[26] O osso

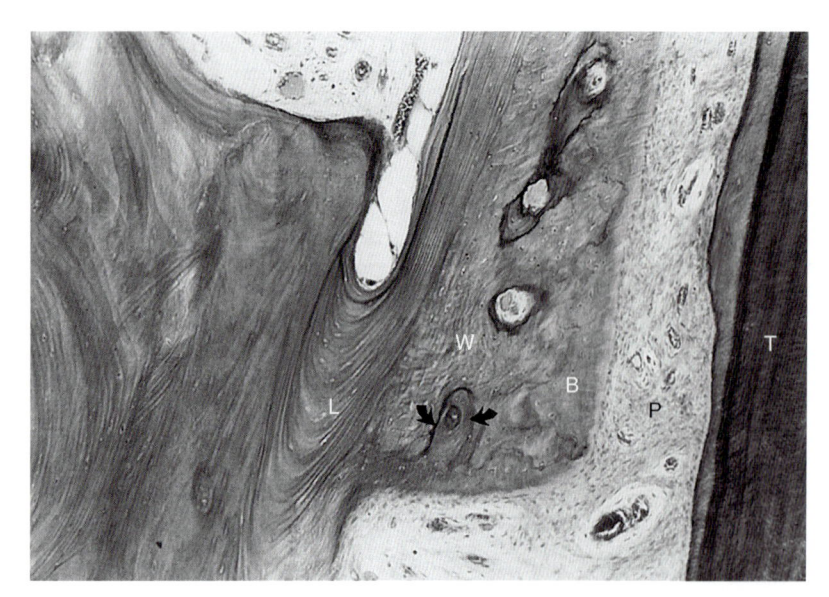

● **Figura 4.31** Secção do periodonto humano da região do primeiro molar inferior mostra a típica resposta histológica ao movimento dentário ortodôntico. Em relação ao osso lamelar maduro (L) à esquerda, o dente (T) é movimentado para a direita. O primeiro osso formado adjacente ao ligamento periodontal (P) é o osso reticular (W). A compactação lamelar subsequente forma osteons primários de osso composto (setas). O osso funicular (B) é formado onde os ligamentos, tais como o ligamento periodontal, são inseridos. (De Roberts WE, Turkey PK, Breznia KN et al.: Implants: bone physiology and metabolism, *CDA J.*, 1987;15:54-61.)

composto é um tipo intermediário importante de osso na resposta fisiológica ao carregamento funcional (ver Figura 4.31), e, geralmente, o tecido ósseo predominante para estabilização durante o início do processo de cicatrização pós-operatória. Quando o osso é formado na configuração de compactação fina, o composto resultante de osso reticular e osso lamelar forma estruturas conhecidas como *osteons primários*. Embora o osso composto possa ser tecido ósseo de alta qualidade e suporte de carga, ele é eventualmente remodelado em osteons secundários.[7,30]

Osso fascicular

O osso fascicular é uma adaptação funcional da estrutura lamelar para permitir a fixação de tendões e ligamentos. Estrias perpendiculares, chamadas de *fibras de Sharpey*, são as principais características diferenciais do osso fascicular. As camadas distintas do osso fascicular geralmente são vistas adjacentes ao LP (ver Figura 4.31) ao longo das superfícies fisiológicas de formação de osso.[32] O osso fascicular é o mecanismo do ligamento e fixação do tendão em todo o corpo. A primeira geração de implantes laminados foi pensada para formar uma fixação ligamentar ao osso, considerado um *pseudoperiodonto*. No entanto, estudos fisiológicos não conseguiram demonstrar nenhum osso fascicular aderindo o tecido conjuntivo fibroso ao osso na interface. Como o tecido fibroso encapsulado não possuía função fisiológica, na verdade era tecido cicatricial, equivalente a uma não união em um reparo de fratura.

Adaptação esquelética: modelação e remodelação

A adaptação esquelética ao ambiente mecânico é alcançada por meio de mudanças em (1) massa óssea, (2) distribuição geométrica, (3) organização da matriz e (4) orientação do colágeno das lamelas. Além desses mecanismos adaptativos que influenciam a formação óssea, as propriedades mecânicas das estruturas ósseas mudam como resultado da maturação, função, envelhecimento e processos patológicos.

Alguns exemplos fisiológicos e patológicos são (1) mineralização secundária, (2) idade óssea média, (3) danos por fadiga e (4) perda de vitalidade (hipermineralização patológica).[33]

Os ossos trabeculares e corticais crescem, se adaptam e se transformam por meio de dois mecanismos fundamentalmente distintos: modelação e remodelação. Na modelação óssea, locais independentes de reabsorção e a formação alteram a forma de um osso (formato, tamanho ou ambos). Na remodelação óssea, uma sequência específica e pareada de reabsorção e a formação ocorre para substituir o osso previamente existente (Figura 4.32).

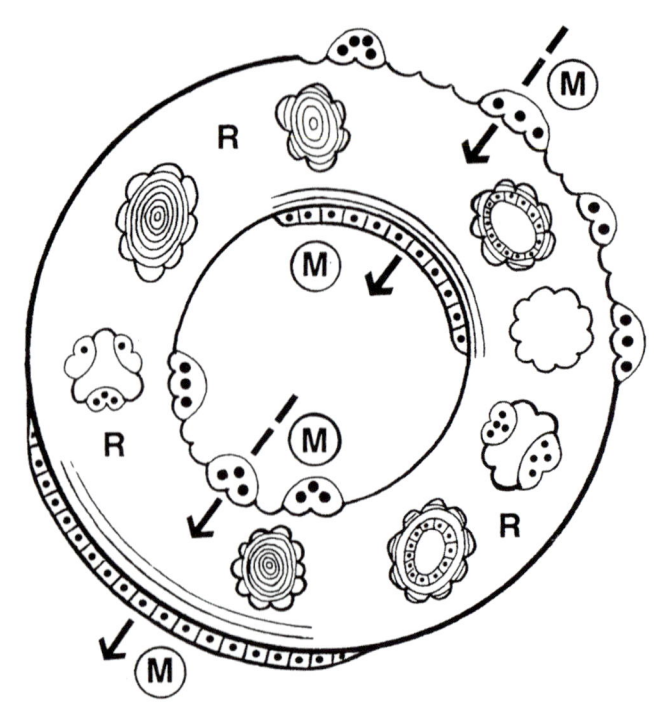

● **Figura 4.32** Corte transversal esquemático do osso cortical ilustra a modelação da superfície (M), que é um processo da formação e reabsorção desemparelhadas. A remodelação (R) é a renovação do osso existente. (De Roberts WE, Garetto LP, DeCastro RA. Remodeling of devitalized bone threatens periosteal margin integrity of endosseous titanium implants. *J Indiana Dent Assoc.* 1989;68:19-24.)

O mecanismo de remodelação interna (renovação) do osso compacto denso envolve os cones de preenchimento e corte, orientados axialmente (Figura 4.33).[6] Por uma perspectiva ortodôntica, a resposta biomecânica ao movimento dentário envolve uma matriz integrada de eventos de modelação e remodelação óssea (Figura 4.34A). A modelação óssea é o processo dominante de crescimento facial e da adaptação a cargas aplicadas, como no dispositivo extraoral removível, de expansão rápida do palato e nos dispositivos funcionais. Mudanças na modelação podem ser vistas nos traçados cefalométricos (ver Figura 4.34B), mas os eventos de remodelação, que geralmente ocorrem ao mesmo tempo, são aparentes apenas no nível microscópico.

A verdadeira remodelação geralmente não é visualizada em radiografias clínicas,[34] mas pode ser detectada com exames de cintilação clínica. A constante remodelação (renovação interna) mobiliza e redeposita o cálcio por meio de reabsorção e formação acopladas: o osso é reabsorvido e redepositado no mesmo local. Acredita-se que osteoblastos, osteoclastos e, possivelmente, seus precursores se comunicam por mensagens químicas conhecidas como *fatores de acoplamento*. Acredita-se que o fator de crescimento β seja considerado um fator de acoplamento.[35]

Crescimento e maturação óssea cortical

Enlow[31] seccionou crânios humanos e identificou histologicamente áreas de aposição e reabsorção na superfície. Os padrões gerais da modelação óssea ("remodelação externa") ajudam a definir os mecanismos de crescimento facial. Embora o método não possa distinguir entre sítios de modelação ativos e inativos, foi adequado para determinar a direção geral da atividade regional na maxila e na mandíbula. Este método de topografia óssea foi um avanço considerável na compreensão da modelação de superfície dos ossos faciais.

Melsen[36] usou imagens microrradiográficas de secções mineralizadas para estender a capacidade do método de topografia óssea. Padrões de mineralização primária e secundária (conforme

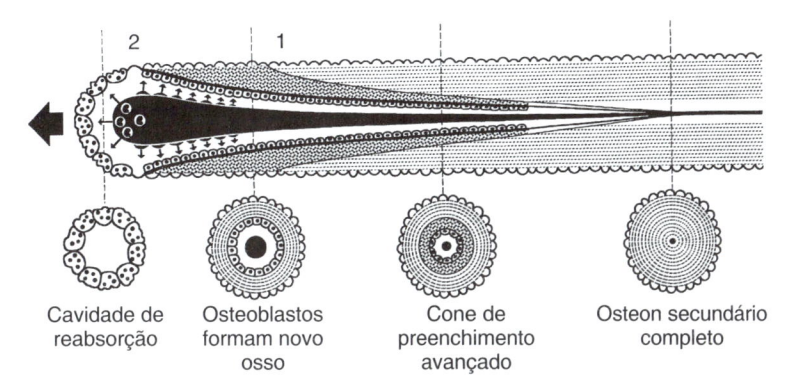

• **Figura 4.33** O cone de corte/preenchimento possui uma cabeça de osteoclastos que corta através do osso e uma cauda de osteoblastos que forma um novo osteon secundário. A velocidade através do osso é determinada pela mensuração entre dois marcadores de tetraciclina (1 e 2) administrados com intervalo de 1 semana. (Adaptada de Roberts WE, Garetto LP, Arbuckle GR, Simmons KE, DeCastro, RA. What are the risk factors of osteoporosis? Assessing bone health. *J Am Dent Assoc*. 1991;122:59-61.)

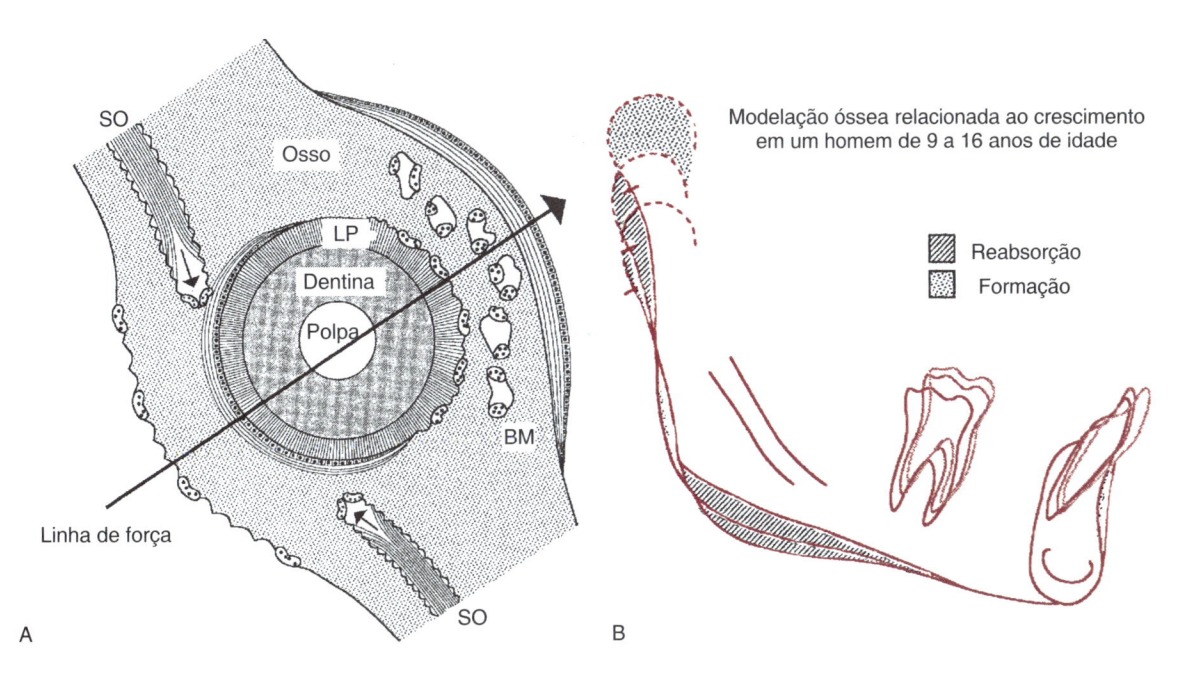

• **Figura 4.34 A.** Modelação óssea ortodôntica, ou reabsorção e formação específicas ao sítio, ocorre ao longo do ligamento periodontal (LP) e das superfícies periosteais. A remodelação, ou renovação, ocorre dentro do osso alveolar ao longo da linha de força em ambos os lados do dente. **B.** A modelação óssea ortopédica relacionada ao crescimento em um homem adolescente envolve diversas áreas sítio-específicas de formação e reabsorção ósseas. Embora a remodelação óssea extensa (*i. e.*, a renovação interna) também esteja avançada, isto não é evidente nos traçados cefalométricos sobrepostos às estruturas mandibulares estáveis. (SO = osteon secundário, BM = remodelação óssea.)

descrito na Figura 4.15) identificam os locais aposicionais ativos e fornecem um índice bruto de taxas de formação óssea. Através de estudos sistemáticos de espécimes de necropsia de 126 homens e mulheres normais desde o nascimento até os 20 anos de idade, as estruturas ósseas mais estáveis na base anterior do crânio de crianças e adolescentes em crescimento foram definidos anatomicamente (Figura 4.35A). Esta pesquisa estabeleceu que os três marcos ósseos mais estáveis para sobreposição de radiografias cefalométricas são (1) a curvatura anterior da sela túrcica, (2) a lâmina cribriforme e (3) a curvatura interna do osso frontal (ver Figura 4.35B). Na verdade, esta pesquisa estabeleceu o padrão-ouro para sobreposição confiável na base anterior do crânio. Essa informação é valiosa para implantodontistas, pois um traçado sobreposto de radiografias cefalométricas em série é o meio mais confiável para determinar quando o crescimento pós-adolescente está completo. Este último é essencial para o plano de tratamento da colocação de implantes durante os períodos tardios da adolescência e início da idade adulta.

Roberts et al.[6,7,25] introduziram o uso simultâneo de múltiplos marcadores de fluorocromo e microrradiografia para avaliar os padrões de modelação e remodelação, por longos períodos. Noorda[37] aplicou esses métodos para uma avaliação tridimensional do crescimento subcondilar da mandíbula de coelhos adolescentes.

Coelhos de 20 semanas de idade (adolescentes jovens) foram rotulados a cada 2 semanas com uma série rotativa de seis multifluorocromos diferentes, por 18 semanas. Cortes transversais da região subcondilar (Figura 4.36A) foram sobrepostos ao osso original, marcado com o mais antigo e o mais novo, de acordo com marcadores de tempo fluorescentes (ver Figura 4.36B). Como todas as três secções estavam relativamente no mesmo nível em um dado tempo, a sobreposição no osso original (sem rótulo) e no osso mais antigo (ver Figura 4.36C) forneceu um índice das quantidades relativas de osso reabsorvido e formado, conforme a mandíbula cresceu superiormente (ver Figura 4.36D). Este método fornece uma avaliação mais precisa para marcar as flutuações do osso cortical ao longo do tempo. O principal mecanismo do aumento da largura entre os ramos, durante o crescimento adolescente em coelhos, é o desvio lateral de toda a região subcondral.

O estudo Noorda também produziu dados quantitativos importantes nas taxas de modelação de superfície (aposição e reabsorção) de osso primário (Figura 4.37). Durante as últimas 18 semanas de crescimento até a estatura adulta, a taxa de aposição de superfície diminuiu de mais de 25 μm/dia a menos de 5 μm/dia (Figura 4.38A). O censo de osteons secundários atingiu o pico em cerca de 8 a 10 semanas (ver Figura 4.38B). Portanto, sob condições de crescimento relativamente rápido, o osso cortical primário é remodelado em osteons secundários em cerca de 2 meses. A remodelação, portanto, é uma maturação dependente do tempo do osso cortical primário.[6,7]

Há pouca documentação a longo prazo sobre a resposta da remodelação óssea à carga funcional das reabilitações implantossuportadas. Os mesmos métodos usados para definir o crescimento e o desenvolvimento da mandíbula do coelho fornece novas e valiosas informações para a área da implantologia.

Cones de corte e preenchimento

A taxa na qual os cones de corte e preenchimento progridem através do osso compacto é um importante determinante da renovação. A progressão é calculada medindo a distância entre o início dos sítios de formação óssea rotulados ao longo da linha de parada (interrompida) nos cortes.[6] Usando dois marcadores fluorescentes administrados com 2 semanas de intervalo, em cães adultos, a velocidade foi de 27,7 ± 1,9 mm/dia (média ± SEM [erro padrão da média], n = 4 cães, amostra de 10 cones de corte e de preenchimento de cada). Nesta velocidade, os osteons secundários em evolução caminham cerca de 1 mm em 36 dias. Os osteons secundários recentemente remodelados (formados dentro do período experimental do estudo em cães) continuam uma média de 4,5 marcadores (administrados com 2 semanas de intervalo); a incidência das cavidades de reabsorção é cerca de um terço da incidência de osteons marcados.[25] Esses dados são consistentes com um ciclo de remodelação de cerca de 12 semanas em cães,[25] em comparação a 6 semanas em coelhos[6] e 17 semanas em humanos.[7,8] Essa relação é útil para extrapolar os dados de animais para aplicações em humanos. Estudos experimentais mais recentes têm demonstrado que novos osteons secundários podem continuar a fixar os marcadores ósseos por mais de 6 meses, indicando que o preenchimento terminal do lúmen é lento.[38]

Ferimentos traumáticos ou cirúrgicos geralmente resultam em respostas remodeladoras e modeladoras intensas, mas localizadas. Após uma osteotomia ou instalação de um implante endósseo, a

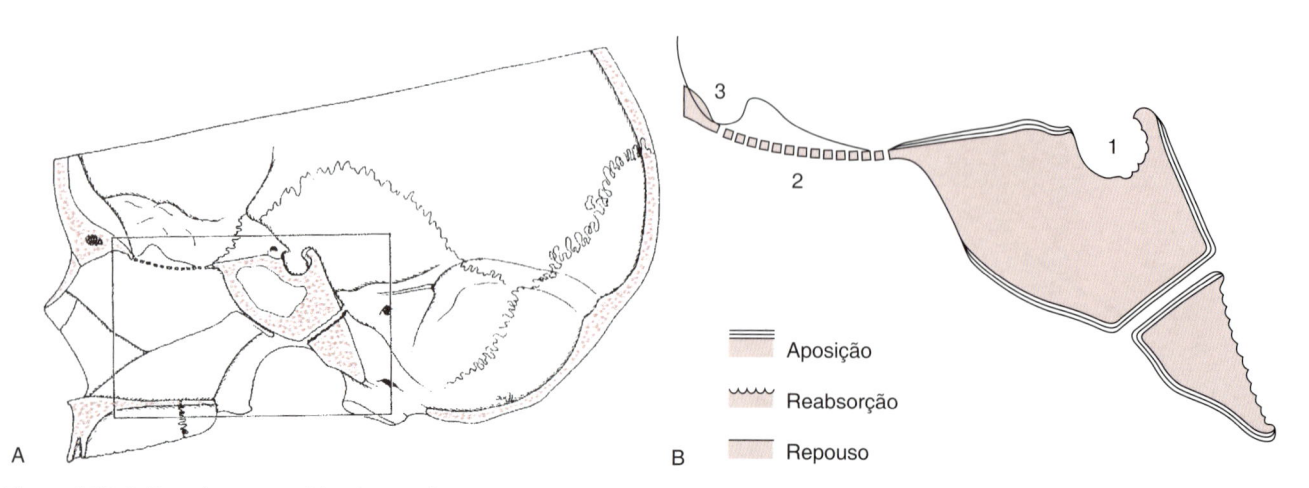

• **Figura 4.35 A.** Desenho esquemático de um crânio mostrando o bloco de tecido removido na necropsia de uma série de crianças e adolescentes em crescimento desde o nascimento até os 20 anos de idade. **B.** Representação diagramática dos padrões de modelação óssea da base do crânio na criança em crescimento. As análises histológica e microrradiográfica estabeleceram que as três referências anatômicas mais estáveis são (1) a curvatura anterior da sela túrcica, (2) a lâmina cribriforme e (3) a curvatura interna do osso frontal. (De Melsen B. The cranial base. *Acta Odontol Scand*. 1974;32[suppl 62]:S103.)

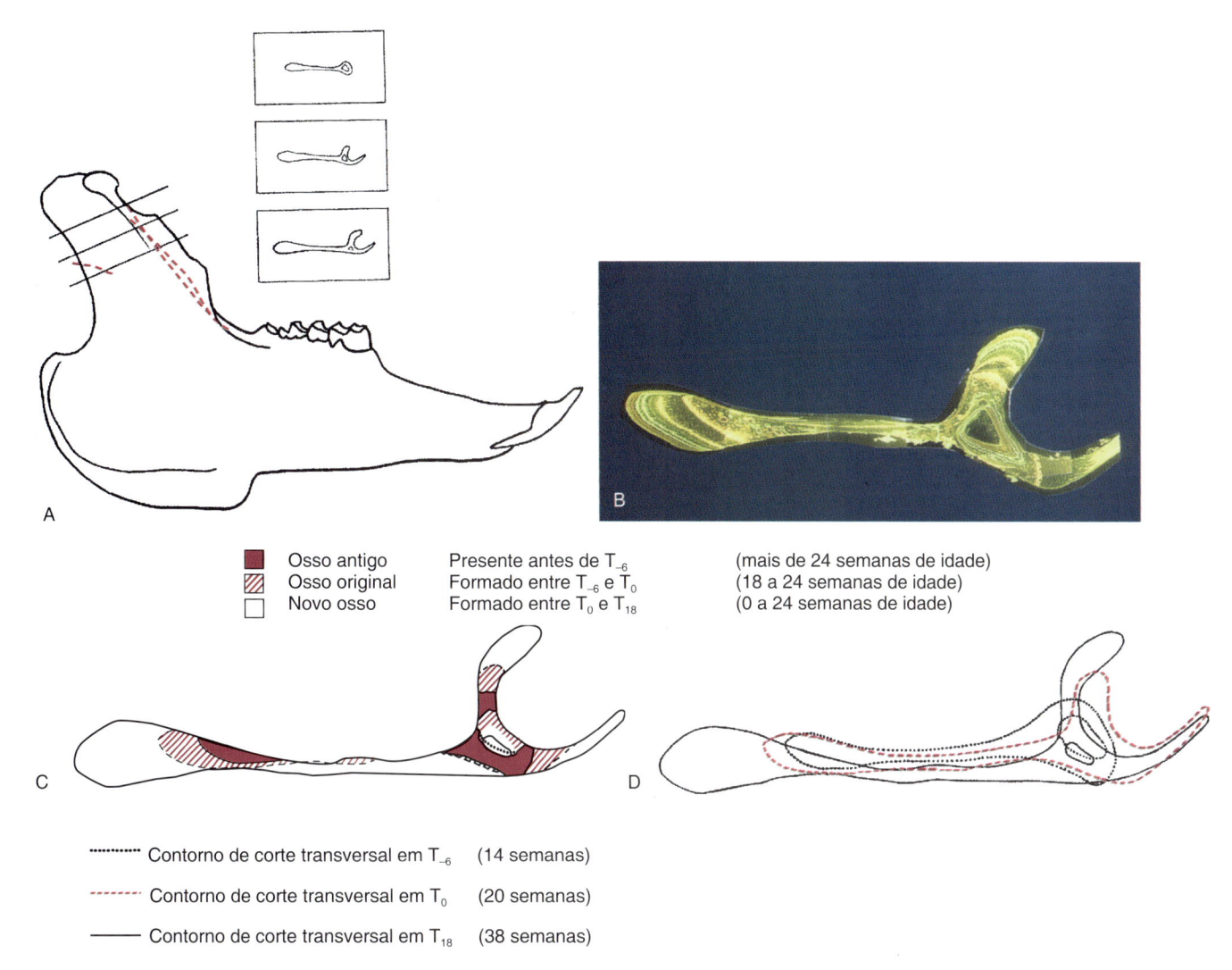

• **Figura 4.36 A.** Desenho esquemático da mandíbula de coelho mostrando o plano de secção na região subcondilar do ramo. **B.** Fotomicrografias de luz fluorescente da secção mais inferior são arranjadas em um compósito. A deposição semanal de marcadores ósseos durante 4 meses mostra os padrões de remodelação e modelação ósseas associados com o crescimento e desenvolvimento da região subcondilar. **C.** Com base na captação dos marcadores ósseos, a idade de áreas específicas em um dado corte transversal pode ser determinada com precisão. **D.** Como a região subcondilar do ramo está crescendo superiormente, a sobreposição das três secções no osso mais antigo fornece uma estimativa dos padrões de reabsorção óssea (modelação catabólica) associados ao crescimento do ramo mandibular. (De Noorda CB. *Modeling and Remodeling in the Cortical Bone of Both Growing and Mature Rabbits.* [master's thesis]. San Francisco: University of the Pacific; 1986.)

formação do calo e a reabsorção das margens ósseas necróticas são processos de modelação; no entanto, a substituição interna do osso cortical desvitalizado circundante nesses sítios é uma atividade de remodelação. Além disso, um gradiente de remodelação localizada se dissemina através do osso adjacente a qualquer procedimento ósseo invasivo. Esse processo, denominado *fenômeno de aceleração regional*, é um aspecto importante da cicatrização pós-operatória.[8,39]

A modelação e a remodelação são controladas por uma interação de sinais metabólicos e mecânicos. A modelação óssea ocorre amplamente sob o controle biomecânico integrado das cargas funcionais aplicadas (Tabela 4.1). No entanto, os hormônios e outros agentes metabólicos têm uma forte influência secundária, particularmente durante os períodos de crescimento e envelhecimento avançado. Mecanismos parácrinos e autócrinos, como fatores de crescimento locais e as prostaglandinas, podem substituir o mecanismo de controle mecânico temporariamente durante a cicatrização de feridas.[40] As respostas modeladoras aos mediadores metabólicos, como o hormônio paratireoide (HT) e o estrogênio, principalmente variando a taxa de remodelação óssea (Boxe 4.1). As imagens ósseas com ^{99}Te-bifosfato, um marcador de atividade óssea, indicam que os processos alveolares, mas não a mandíbula basilar, têm uma alta taxa de remodelação.[41,42] A percepção do marcador no osso alveolar é semelhante à do osso trabecular da coluna vertebral. Este último é conhecido por remodelar em uma taxa de cerca de 20 a 30% ao ano, em comparação com a maioria dos ossos corticais, que variam a uma taxa de 2 a 10% ao ano.[43] A mediação metabólica da renovação óssea contínua fornece um fluxo de cálcio controlado para o esqueleto e a partir dele.

Frações estruturais e metabólicas

A fração estrutural do osso cortical é relativamente estável na porção externa do córtex; a fração metabólica é altamente reativa no aspecto interno (Figura 4.39A). As reservas metabólicas

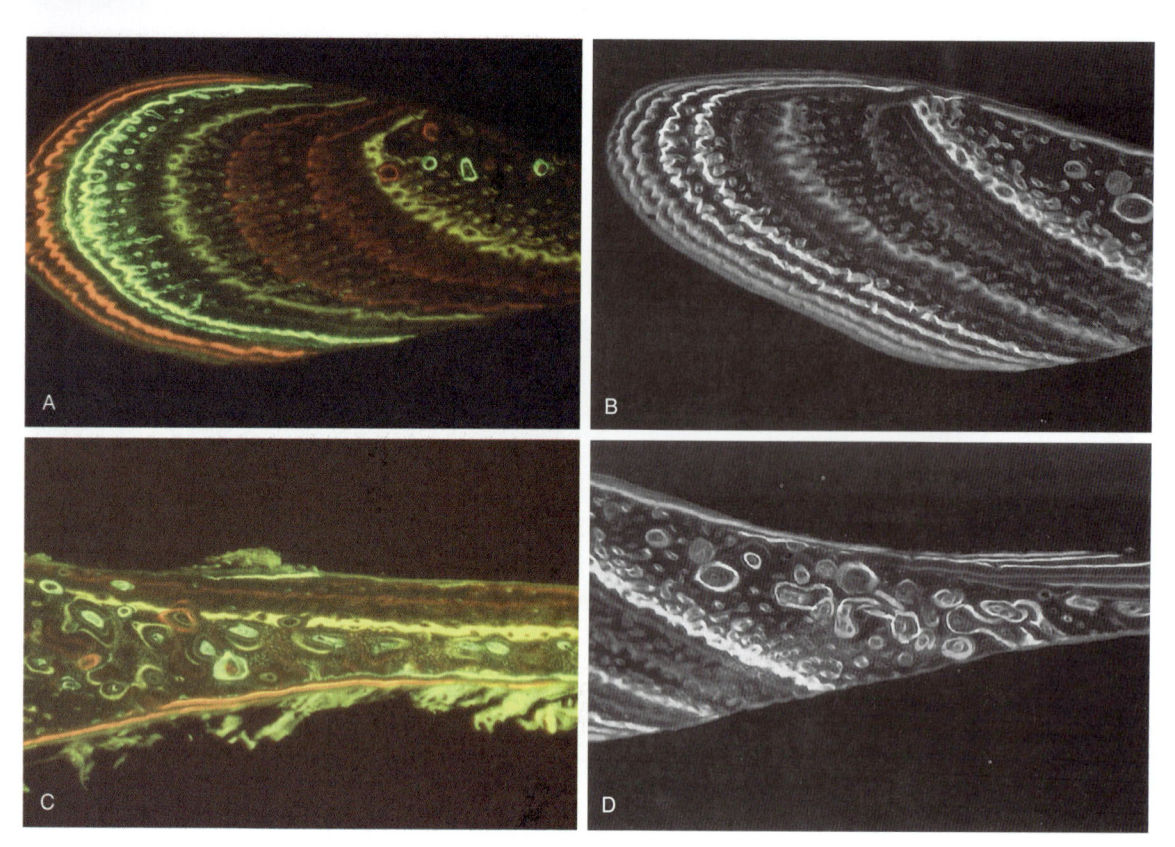

• **Figura 4.37 A.** Microscopia fluorescente dos marcadores ósseos semanais mostra os padrões da modelação anabólica (aposição óssea) em um coelho. Observe a diminuição do espaço entre os marcadores, conforme o crescimento diminui e o animal atinge a forma esquelética adulta. **B.** Secção similar de outro coelho do mesmo estudo mostra a consistência do padrão de crescimento. **C.** No primeiro coelho, o campo microscópico adjacente mostra diversos sítios de remodelação óssea no osso cortical primário formado cerca de 6 a 12 semanas mais cedo. **D.** No segundo coelho, o campo microscópico adjacente mostra um padrão consistente de remodelação de novo osso cortical cerca de 6 a 12 semanas após a formação. (De Noorda CB. *Modeling and Remodeling in the Cortical Bone of Both Growing and Mature Rabbits*. [master's thesis]. San Francisco: University of the Pacific; 1986.)

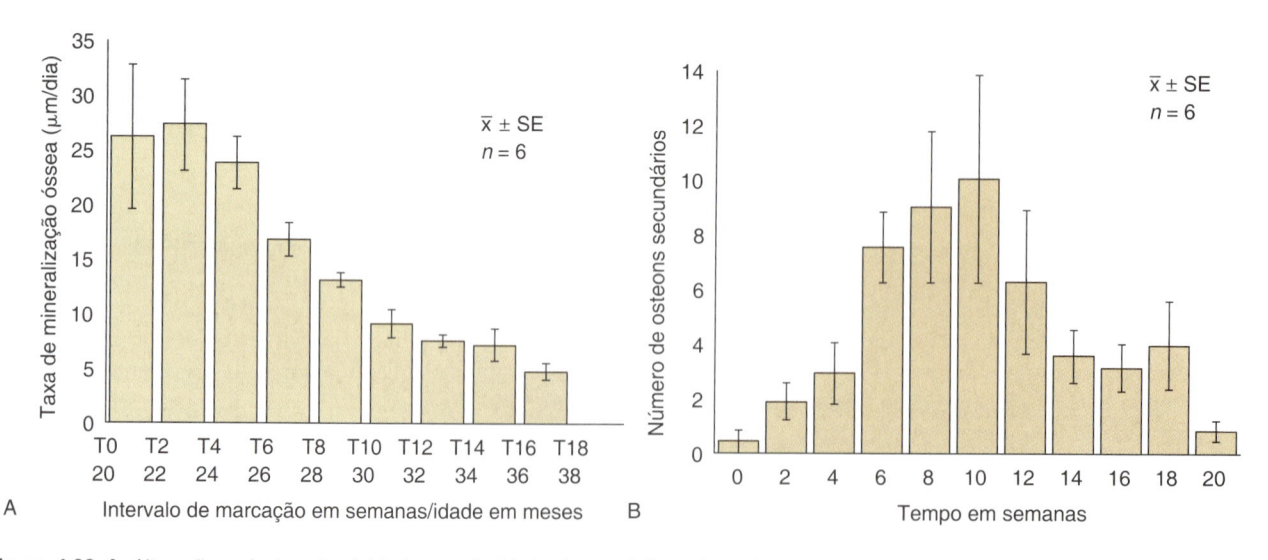

• **Figura 4.38 A.** Alterações relacionadas à idade na velocidade de aposição periosteal que ocorrem na borda posterior do ramo mandibular do coelho. Observe a diminuição progressiva na taxa de aposição óssea periosteal, conforme os animais adolescentes crescem. **B.** Remodelação do novo osso cortical. A incidência mais alta de remodelação dos osteons secundários ocorre quando o novo osso cortical está com 6 a 12 semanas de idade. (De Noorda CB. *Modeling and Remodeling in the Cortical Bone of Both Growing and Mature Rabbits*. [master's thesis]. San Francisco: University of the Pacific; 1986.) (SE = erro padrão.)

Tabela 4.1	Fatores de controle para modelação óssea.
Fator	**Pico da carga em microtensão ($\mu\varepsilon$)[a]**
Mecânico[b]	
Atrofia por desuso	< 200
Manutenção óssea	200 a 2.500
Hipertrofia fisiológica	2.500 a 4.000
Sobrecarga patológica	> 4.000
Endócrino	
Hormônios do metabolismo ósseo: HPT, vitamina D, calcitonina	–
Hormônios de crescimento: somatotropina, IGF-I, IGF-II	
Esteroides sexuais: testosterona, estrogênio	
Parácrino e autócrino	
Ampla variedade de agentes locais	

[a] $\mu\varepsilon$ = percentual de deformação ×10⁻⁴.
[b] Teoria mecanostática de Frost.
IGF: fator de crescimento semelhante à insulina; *HPT*: hormônio paratireóideo (paratormônio).
De Frost HM. Skeletal structural adaptations to mechanical usage [SATMU]. 2. Redefining Wolff's law: the remodeling problem. *Anat Rec.* 1990;226:414.

Boxe 4.1	Fatores de controle da remodelação óssea.

Metabólico
Hormônio paratireóideo (paratormônio): ↑ frequência de ativação
Estrogênio: ↓ frequência de ativação

Mecânico
< 1.000 $\mu\varepsilon$: mais remodelação
> 2.000 $\mu\varepsilon$: menos remodelação

primárias de cálcio do corpo são encontradas no osso trabecular e na metade endosteal dos corticais. Análogo aos fios ortodônticos, a rigidez e a resistência de um osso estão diretamente relacionadas à sua área de secção transversal. A rigidez diafisária é rapidamente aumentada pela adição de um lamela circunferencial na superfície periosteal. Mesmo uma camada fina de novo tecido ósseo na superfície periosteal aumenta muito a rigidez óssea, pois aumenta o diâmetro do osso. No termos de engenharia, a rigidez transversal está relacionada ao segundo momento da área. A mesma relação geral do diâmetro e da rigidez (resistência) de um fio são bem conhecidos dos ortodontistas. A rigidez de um fio aumenta com a quarta potência do diâmetro.[44] Portanto, quando um material relativamente rígido (osso ou fio) tem o dobro do diâmetro, a rigidez aumenta em 16 vezes.

A adição de novo tecido ósseo na superfície endosteal (interna) tem pouco efeito na resistência óssea geral. Estruturalmente, os ossos longos e a mandíbula são tubos modificados, que é um desenho ideal para atingir a força máxima com massa mínima.[26] Dentro dos limites, a perda de osso na superfície endosteal ou dentro do terço interno do osso compacto tem pouco efeito sobre a rigidez óssea. O córtex interno pode ser mobilizado para atender às necessidades metabólicas sem comprometer severamente a resistência óssea (ver Figura 4.39B); esta é a razão pela qual os pacientes com osteoporose têm ossos com diâmetro normal, mas com corticais finas. Mesmo sob forte estresse metabólico, o corpo segue um princípio fundamental da fisiologia óssea: *força máxima com massa mínima*.[45]

Metabolismo ósseo

A restauração da estética e da função com próteses implantossuportadas requer manipulação óssea substancial. A resposta biomecânica à função alterada e as cargas aplicadas dependem do estado metabólico do paciente. O metabolismo ósseo é um aspecto importante da medicina clínica que é diretamente aplicável à implantodontia. Esta seção discute os fundamentos do metabolismo ósseo em relação à prática clínica.

O sistema esquelético é composto por tecidos mineralizados altamente especializados que possuem funções estruturais e metabólicas. Estruturalmente, os ossos lamelar, reticular, composto e fascicular são tipos únicos de tecido ósseo adaptados a funções específicas. A modelação e a remodelação óssea são respostas fisiológicas distintas para demandas mecânicas e metabólicas integradas. A manipulação biomecânica do osso é a base fisiológica da reconstrução do sistema estomatognático.

No entanto, antes de abordar as considerações dentofaciais, o clínico deve avaliar o estado geral de saúde do paciente. A implantologia é a terapia de manipulação óssea, e o metabolismo favorável do cálcio é uma consideração importante. Devido à interação de estrutura e ao metabolismo, uma compreensão completa da estrutura e da função óssea são fundamentais para a seleção do paciente, determinação do risco, plano de tratamento e retenção das relações dentofaciais desejadas.[45,46]

O osso é o principal reservatório de cálcio do corpo (Figura 4.40). Aproximadamente 99% do cálcio do corpo é armazenado no esqueleto. O fluxo contínuo de mineral ósseo responde a uma complexa interação de fatores endócrinos, biomecânicos e de controle em nível celular, que mantém o nível de cálcio sérico em cerca de 10 mg/dℓ (10 mg%).

A homeostase do cálcio é o processo pelo qual o equilíbrio mineral é mantido. A manutenção dos níveis de cálcio sérico em cerca de 10 mg/dℓ é uma função essencial de suporte vital. Acredita-se que a vida tenha se desenvolvido no oceano; a homeostase do cálcio é o mecanismo do corpo para manter o ambiente mineral primordial do qual os processos celulares evoluíram.[45]

O metabolismo do cálcio é um dos processos fisiológicos fundamentais de suporte à vida. Quando um cálcio substancial é necessário para manter o nível crítico de cálcio sérico, a estrutura óssea é sacrificada (ver Figura 4.40). Os processos alveolares e osso basilar das arcadas também estão sujeitos à perda óssea metabólica.[47] Mesmo em casos de atrofia esquelética grave, o córtex externo do processo alveolar e a lâmina dura ao redor dos dentes é preservada. Essa preservação é análoga aos finos córtices característicos da osteoporose.

A homeostase do cálcio é sustentada por três mecanismos temporariamente relacionados: (1) fluxo rápido (instantâneo) de cálcio do fluido ósseo (que ocorre em segundos), (2) resposta a curto prazo por osteoclastos e osteoblastos (que se estende por minutos até dias), e (3) controle a longo prazo da renovação óssea (semanas a meses) (Figura 4.41). A regulação precisa dos níveis de cálcio sérico em cerca de 10 mg/dℓ é essencial para a condutividade nervosa e a função muscular. Um baixo nível sérico de cálcio pode resultar em tetania e morte. Um nível sérico elevado de cálcio sustentado muitas vezes é uma manifestação de hipertireoidismo e algumas enfermidades. A hipercalcemia pode levar a cálculos renais e calcificação distrófica dos tecidos moles.

A fisiologia normal exige controle preciso do nível sérico de cálcio.[45,46,48]

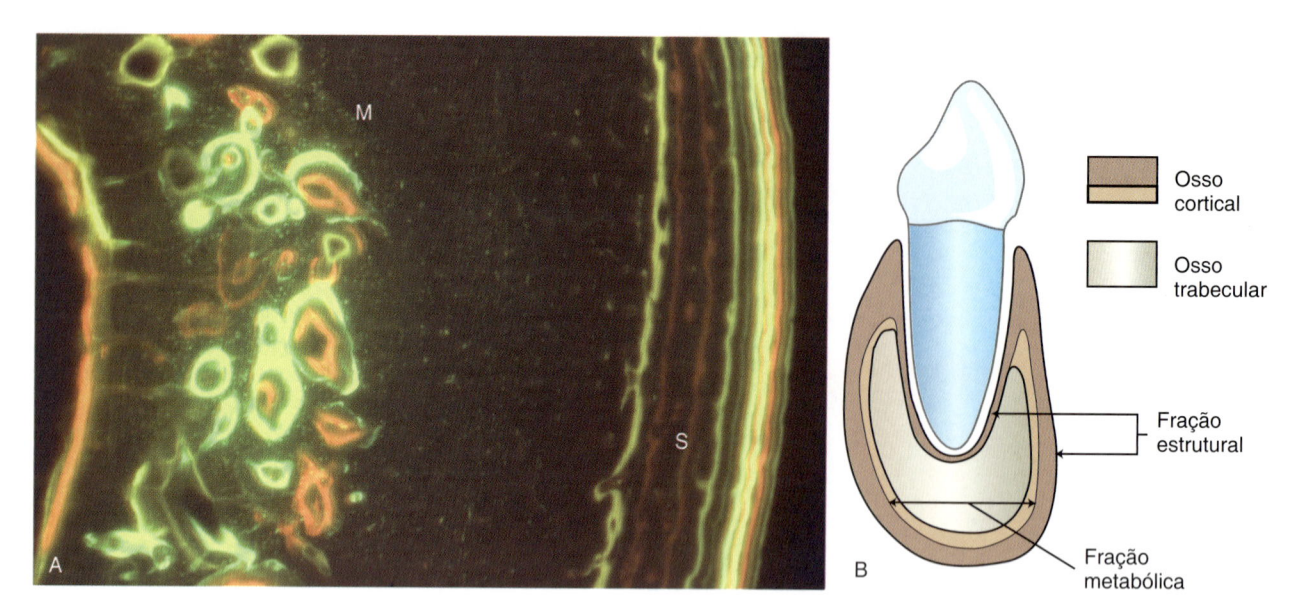

• **Figura 4.39 A.** As frações estruturais (S) e metabólicas (M) do osso cortical são reveladas por marcadores de fluorocromo múltiplos do fêmur de coelho durante o crescimento tardio e os períodos adultos iniciais. A formação óssea periosteal contínua (à direita) contribui para a resistência estrutural, e a alta taxa de remodelação da metade endosteal do osso compacto fornece um suprimento contínuo de cálcio metabólico. **B.** Frações estruturais e metabólicas de osso na mandíbula. (De Roberts WE, Garetto LP, Katona TR. Principles of orthodontic biomechanics; metabolic and mechanical control mechanisms. In: Carlson DS, Goldstein S, eds. *Bone Biodynamics in Orthodontic and Orthopedic Treatment*. Ann Arbor, MI: Center for Human Growth and Development; 1992. Craniofacial Growth Series; vol. 27.)

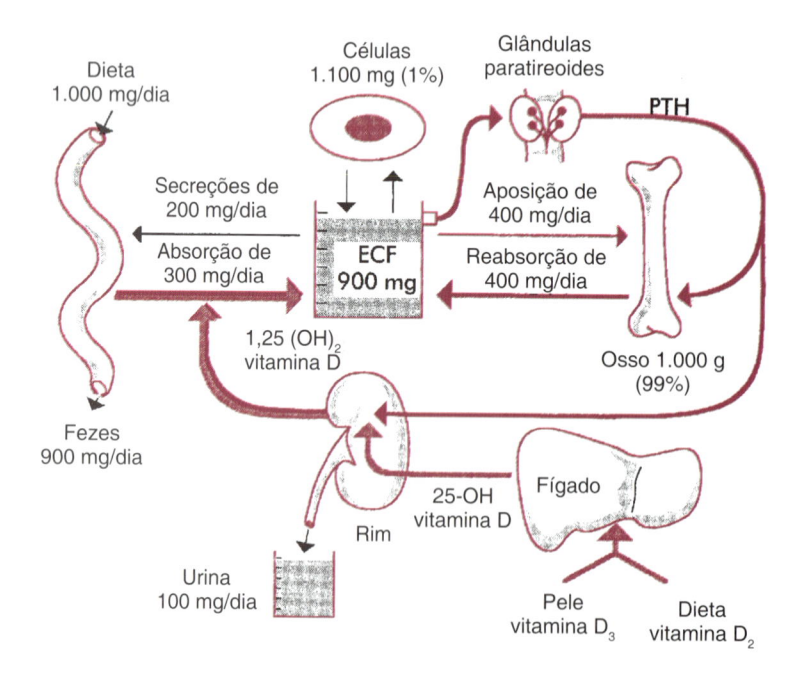

• **Figura 4.40** O metabolismo do cálcio é um processo fisiológico complexo. A manutenção do equilíbrio zero de cálcio requer função ideal do intestino, glândulas paratireoides, osso, fígado e rins. O paratormônio (PTH) e o metabólito ativo da vitamina D, 1,25-di-hidroxicolecalciferol, são os principais hormônios envolvidos. (De Roberts WE, Garetto LP, Katona TR. Principles of orthodontic biomechanics; metabolic and mechanical control mechanisms. In: Carlson DS, Goldstein S, eds. *Bone Biodynamics in Orthodontic and Orthopedic Treatment*. Ann Arbor, MI: Center for Human Growth and Development; 1992. Craniofacial Growth Series; vol. 27.) (ECF = fluido extracelular.)

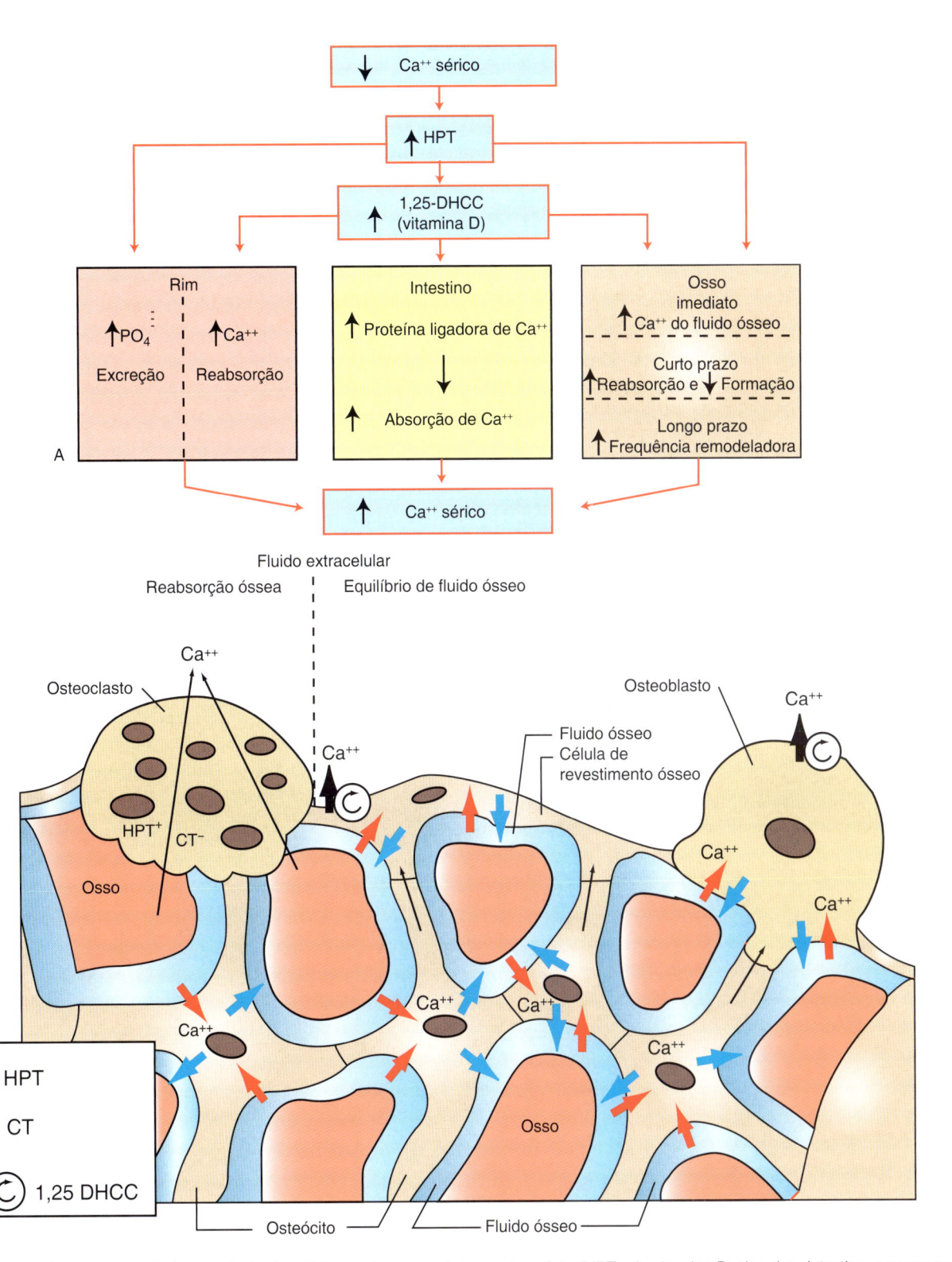

CAPÍTULO 4 Fisiologia Óssea, Metabolismo e Biomecânica 87

• **Figura 4.41 A.** O fluxograma da homeostasia do cálcio mostra o papel do paratormônio (HPT), da vitamina D, dos rins, intestino e ossos na manutenção dos níveis séricos de cálcio. Observe que o osso possui respostas imediatas e de curto e longo prazos. **B.** O HPT, o metabólito ativo da vitamina D (1,25-DHCC) e a calcitonina (CT) exercem papéis ativos no transporte do cálcio iônico (Ca++) entre os compartimentos do fluido ósseo e do fluido extracelular. Este é o mecanismo de controle homeostático imediato do nível sérico de cálcio. (Redesenhada de Roberts WE, Simmons KE, Garetto LP, DeCastro RA. Bone physiology and metabolism in dental implantology: risk factors for osteoporosis and other metabolic bone diseases. *Implant Dent.* 1992;1:11-21.)

A regulação instantânea da homeostase do cálcio é realizada em segundos pela transferência seletiva de íons de cálcio para dentro e para fora do fluido ósseo (ver Figura 4.41B). O fluido ósseo é separado do fluido extracelular por osteoblastos ou por células do revestimento ósseo relativamente fino (acredita-se que estas sejam remanescentes atrofiados de osteoblastos). Uma diminuição no nível sérico de cálcio estimula a secreção de HPT, que aumenta o transporte de íons cálcio do fluido ósseo para dentro dos osteócitos e das células de revestimento ósseo. O metabólito ativo de vitamina D (1,25-di-hidroxi-colecalciferol [1,25-DHCC]) aumenta o bombeamento de íons de cálcio das células do revestimento ósseo para dentro o fluido extracelular. Por meio dessa sequência de eventos, o cálcio é transportado através das células do revestimento ósseo, resultando em um fluxo líquido de íons de cálcio do fluido ósseo para o fluido extracelular. Dentro dos limites fisiológicos, o suporte da homeostase do cálcio é possível sem reabsorção óssea. Estudos com radioisótopos têm confirmado que o osso contém um componente mineral difuso que pode ser mobilizado ou redepositado sem atividade osteoblástica e osteoclástica.[24] No entanto, um balanço negativo de cálcio contínuo pode ser compensado apenas removendo o cálcio da superfície do osso.[45,46]

O controle a curto prazo dos níveis séricos de cálcio afeta as taxas de reabsorção e formação óssea em minutos pela ação dos três hormônios calcificadores: HPT, 1,25-DHCC e calcitonina. Acredita-se que a calcitonina, um hormônio produzido por células intersticiais na glândula tireoide, ajude a controlar a hipercalcemia, suprimindo transitoriamente a reabsorção óssea. O HPT, agindo em conjunto com 1,25-DHCC, realiza três importantes tarefas: (1) aumenta o recrutamento de osteoclastos de precursores de promonócitos,[49] (2) aumenta a taxa de reabsorção de osteoclastos, e (3) pode suprimir a taxa na qual os osteoblastos formam o osso.[45,46]

A regulação a longo prazo do metabolismo tem efeitos profundos no esqueleto. Fatores biomecânicos (p. ex., função normal, exercício, postura, hábitos), hormônios não calcificantes (p. ex., esteroides sexuais, hormônio do crescimento) e os mecanismos metabólicos discutidos anteriormente (ver Figuras 4.40 e 4.41) ditam a massa, a distribuição geométrica e a idade média do osso (Figura 4.42). A massa e a distribuição geométrica do osso são fortemente influenciadas pela história de carga (biomecânica) e pelo estado dos hormônios sexuais. O HPT é o regulador primário da frequência de remodelação (Boxe 4.2). Como o esqueleto adulto é composto quase inteiramente de osso secundário (remodelado), a frequência de ativação mediada por HPT determina a idade óssea média. A idade óssea é importante determinante da fragilidade, pois o osso velho, presumivelmente, foi enfraquecido pelo dano por fadiga.[45,46]

Conservação de cálcio

A conservação do cálcio é o aspecto do metabolismo ósseo que envolve a preservação da massa esquelética. Uma falha na conservação de cálcio devido a um problema ou uma combinação de fatores metabólicos e problemas biomecânicos pode deixar um paciente com massa óssea inadequada para a reabilitação dentária.

O rim é o principal órgão de conservação de cálcio no corpo. Através de uma série complexa de funções de excreção e endócrina, o rim excreta o excesso de fosfato enquanto minimiza a perda de cálcio (ver Figuras 4.40 e 4.41A). Um paciente com função renal prejudicada frequentemente é de alto risco para procedimentos de manipulação óssea, como implantes endósseos ou cirurgia ortognática. Devido a seus componentes de hiperparatireoidismo secundário e metabolismo deficiente de vitamina D, a doença renal pode resultar em má qualidade óssea, que é uma condição frequentemente referida como *osteodistrofia renal*.[45,46,50]

A absorção do intestino delgado é a principal fonte de cálcio exógeno e fosfato. O fosfato é absorvido passivamente e raramente é deficiente. A captação ideal de cálcio, no entanto, requer um mecanismo de absorção ativo. Um único fator envolvido no processo de absorção intestinal é a proteína de ligação ao cálcio, que é formada em resposta ao ativo metabólito da vitamina D.[51] Os perfis clínicos comuns associados à má absorção de cálcio incluem uma dieta deficiente em laticínios, deficiência de vitamina D, doença hepática e problemas renais.[16,45,46]

Sob condições fisiológicas normais, o corpo gasta cerca de 300 mg de cálcio por dia, principalmente como resultado de processos secretores nos intestinos e rins. Para manter o nível sérico de cálcio, esse déficit de 300 mg deve ser recuperado por absorção do estômago. No entanto, a absorção de cálcio pelo estômago depende da vitamina D e é apenas 30% eficiente. Se menos de cerca de 300 mg/dia de cálcio for absorvido pelo intestino, o nível sérico de cálcio cai, a secreção de HPT cai, e o cálcio necessário é removido dos ossos (ver Figura 4.40).

O balanço positivo de cálcio normalmente ocorre durante o período de crescimento e por cerca de 10 anos depois disso. A massa esquelética de crianças pré-púberes pode ser melhorada com suplemento regular de cálcio.[52] O pico de massa esquelética é atingido entre 25 e 30 anos. Após os primeiros anos da idade adulta, o envelhecimento natural está associado a um balanço de cálcio ligeiramente negativo que progressivamente desgasta o volume ao longo da vida. O equilíbrio zero de cálcio (ver Figura 4.40) é o estado metabólico ideal para manutenção da massa esquelética. A preservação óssea requer uma dieta favorável, equilíbrio endócrino e exercício adequado.[45,46]

Dieta

Estudos em animais documentaram a perda óssea endosteal dos processos alveolares de cães mantidos com uma dieta pobre em cálcio.[47] Estes dados indicam que uma dieta pobre em cálcio pode ter efeitos graves sobre os ossos da cavidade oral. Em humanos adultos, a atual dose diária recomendada de cálcio é de 1.000 a 1.500 mg/dia (Tabela 4.2). Adolescentes em crescimento, mulheres grávidas ou amamentando, e particularmente adolescentes grávidas, precisam de até 1.500 mg/dia. Mulheres na pós-menopausa, que não estão recebendo terapia reposicional de

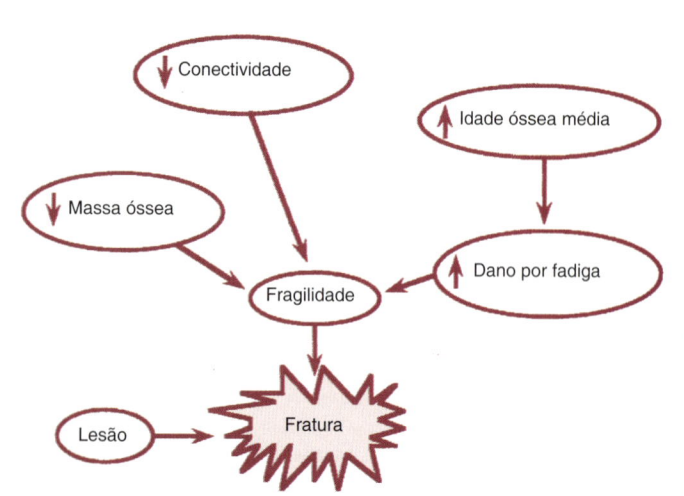

• **Figura 4.42** A integridade estrutural (resistência à fratura) do tecido ósseo é afetada pela massa óssea, conectividade (distribuição geométrica), idade óssea média e dano por fadiga. O osso frágil pode ser fraturado pelas cargas funcionais normais ou pelas pequenas lesões.

CAPÍTULO 4 Fisiologia Óssea, Metabolismo e Biomecânica 89

Boxe 4.2 Discrepâncias temporomandibulares: um estudo de caso.

Um homem de 52 anos procurou tratamento devido à uma longa história de dor facial, disfunção oclusal, e uma desordem interna do côndilo mandibular direito (ver figuras). A cirurgia intracapsular foi realizada na articulação temporomandibular (ATM) direita, com aumento da dor e desenvolvimento de uma má oclusão progressiva de mordida aberta anterior. A função mastigatória deteriorou e foi notada uma desordem interna na ATM esquerda. Foi realizada uma cirurgia intracapsular bilateral para restaurar a "função normal dos arcos". Após o segundo procedimento cirúrgico, o paciente sofreu por 10 anos com dor crônica e degeneração bilateral progressiva de ambas as ATMs. A terapia ortodôntica e ortótica (aparelho) não conseguiu aliviar a dor e a debilidade funcional. O paciente recusou outro tratamento e está sendo tratado com medicação para dor. De uma perspectiva fisiológica, a cirurgia intracapsular geralmente é contraindicada, pois inibe a habilidade natural da articulação em se adaptar às mudanças das demandas biomecânicas. A ATM é um articulação extraordinariamente regenerativa e adaptativa, se seus limites fisiológicos forem respeitados.

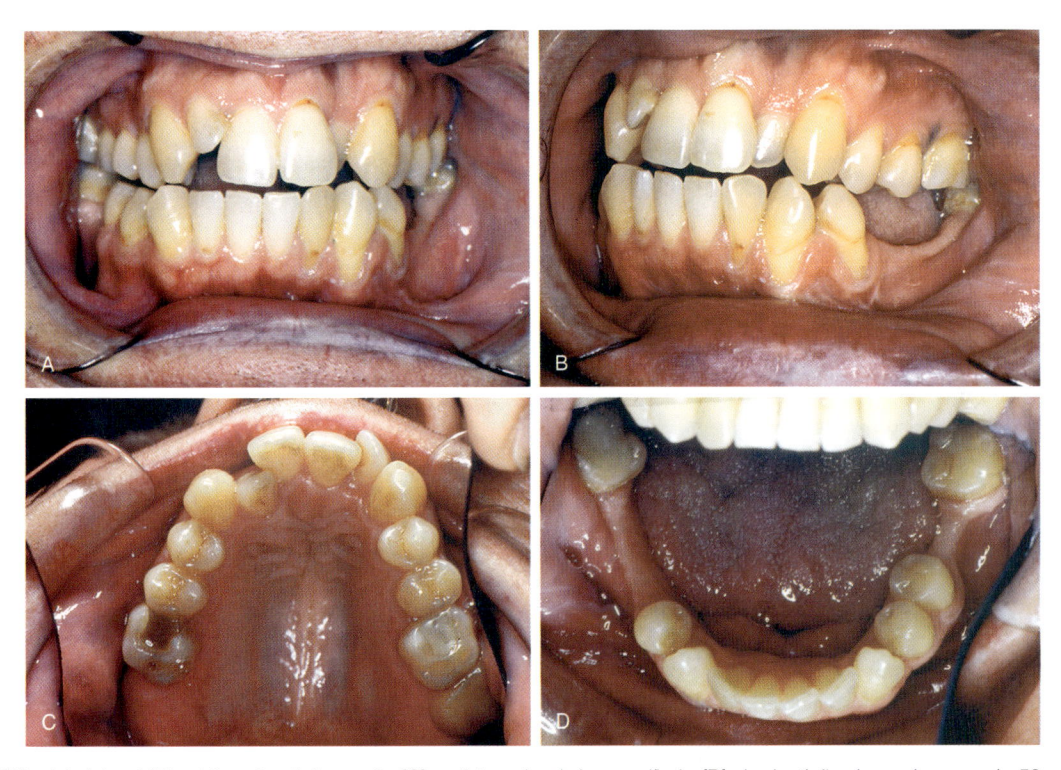

Vista frontal **(A)**, vista lateral **(B)**, vista oclusal da maxila **(C)** e vista oclusal da mandíbula **(D)** da dentição de um homem de 52 anos de idade parcialmente edêntulo com uma má oclusão de mordida aberta. Note as áreas atróficas de exodontia e a recessão gengival. (De Roberts WE. Adjunctive orthodontic therapy in adults over 50 years of age: clinical management of compensated, partially edentulous malocclusion. *J Indiana Dent Assoc.* 1997;76:33-41.)

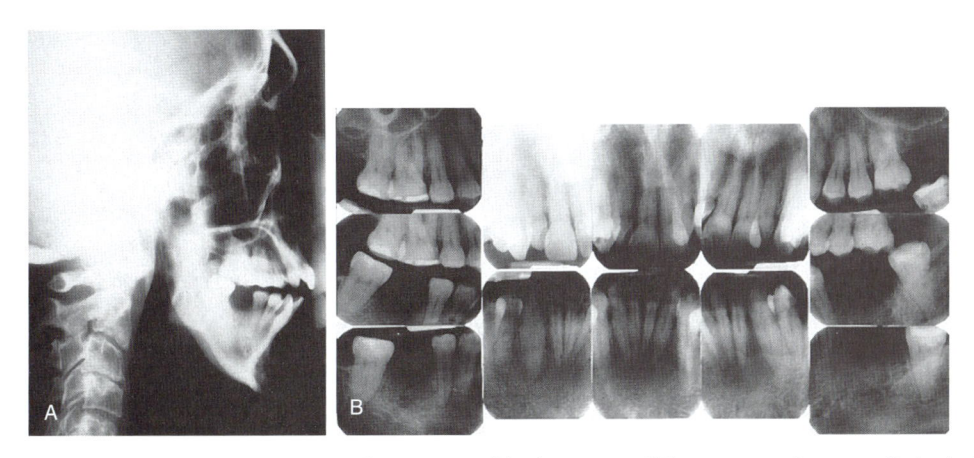

A. Radiografia cefalométrica do paciente apresentado exibe uma mordida aberta esquelética com um plano mandibular inclinado e um ramo relativamente curto. O córtex fino da sínfise é compatível com osteopenia sistêmica. **B.** O estudo radiográfico de boca inteira mostra uma perda generalizada de osso cortical na crista alveolar e um padrão indistinto da lâmina dura e das trabéculas. Essa abordagem generalizada de "vidro-cinza" do osso alveolar é consistente com doença metabólica óssea de alta renovação. (De Roberts WE. Adjunctive orthodontic therapy in adults over 50 years of age: clinical management of compensated, partially edentulous malocclusion. *J Indiana Dent Assoc.* 1997;76:33-41.)

Tabela 4.2	Recomendações de cálcio na dieta.	
Grupo	Idade	Dosagem (mg/dia)
Lactentes	Nascimento a 6 meses	400
	6 a 12 meses	600
Criança	1 a 5 anos	800
	6 a 10 anos	800 a 1.200
Adolescentes e adultos jovens	11 a 24 anos	1.200 a 1.500
Homens	25 a 65 anos	1.000
Mulheres	25 a 50 anos	1.000
Grávida ou amamentando	--	1.200 a 1.500
Pós-menopausa		
Recebendo terapia de reposição de estrogênio	--	1.000
Sem receber terapia de reposição de estrogênio	--	1.500
Homens e mulheres	> 65 anos	1.500

De National Institutes of Health. *Consensus statement: optimal calcium intake*; 1994.

Tabela 4.3	Conteúdo de cálcio e calorias dos laticínios comuns.		
Produto	Cálcio (mg)	Calorias	Proporção (cálcio:calorias)
Leite			
Integral, 3,3% de gordura, 1 copo	291	150	1,9:1
Baixa gordura, 2% de gordura, 1 copo	297	120	2,5:1
Soro do leite, 1 copo[a]	285	100	2,8:1
Leite desnatado, 0% de gordura, 1 copo[a]	302	85	3,6:1
Queijo			
Americano, processo pasteurizado, 0,06 ℓ	174	104	1,7:1
Cheddar, 0,06 ℓ	204	115	1,8:1
Cottage, cremoso, 4% de gordura, 1 copo	135	235	0,6:1
Cottage, baixa gordura, 2%, 1 copo	155	205	0,8:1
Monterey Jack, 0,06 ℓ	212	106	2,0:1
Muçarela, semidesnatada, 0,06 ℓ	207	80	2,6:1
Suíço, 0,06 ℓ[a]	272	105	2,6:1
Iogurte			
Comum, baixa gordura, 0,5 ℓ	415	145	2,9:1
Comum, sem gordura, 0,5 ℓ[a]	452	125	3,6:1
Fruta, baixa gordura, 0,5 ℓ	345	230	1,5:1

[a]Alimento com proporções cálcio: calorias mais favoráveis em cada categoria. Dados fornecidos pela American Dairy Association.

estrogênio, devem receber 1.500 mg de cálcio por dia. Nos EUA, os laticínios fornecem cerca de 70% do cálcio da dieta. Como mencionado anteriormente, a deficiência de fosfato na dieta é um problema raro.[16,27,45,46]

A obesidade tem poucos benefícios para a saúde; no entanto, é um fator de proteção contra a osteoporose. Isso provavelmente é resultado das altas taxas de carga mecânica necessárias para suportar um corpo acima do peso. Baixa estatura, entretanto, é um fator de risco para osteoporose. Como o controle de peso é uma preocupação para a população em risco, a proporção de cálcio para calorias é uma consideração importante no aconselhamento dietético (Tabela 4.3). Os produtos lácteos mais favoráveis com relação à proporção cálcio-caloria são leite desnatado; queijo muçarela parcialmente desnatado, queijo suíço e o iogurte com baixo teor de gordura. Porções típicas desses produtos têm cerca de 300 mg de cálcio e 100 a 200 calorias. Alguns adultos evitam leite devido à intolerância à lactose. Esses pacientes muitas vezes assumem que possuem uma alergia ao leite, que deve ser determinada de acordo com sintomas. A intolerância à lactose geralmente se manifesta por uma indisposição gástrica, em vez de uma anafilaxia clássica. Mesmo pacientes que são intolerantes ao leite geralmente podem tolerar produtos cultivados como soro do leite, queijo e iogurte. Suplementos de cálcio são indicados se um paciente é alérgico ao leite ou não consegue atingir uma ingestão suficiente em cálcio por qualquer outro motivo. Outros alimentos contêm quantidades substanciais de cálcio, como vegetais folhosos verdes (p. ex., nabo, espinafre), mas o cálcio é altamente ligado e uma pequena quantidade de cálcio é absorvido. Na verdade, para consumir o cálcio adequado em uma dieta que exclui laticínios é difícil.[45,46] Os suplementos de cálcio de muitas variedades estão disponíveis em farmácias e lojas de alimentos naturais e na maioria dos suplementos ocorre o fornecimento de cálcio adequado quando usado conforme as instruções. No entanto, os consumidores devem tomar cuidado com contaminantes tóxicos em alguns suplementos, como farinha de osso edolomita, que podem conter quantidades significativas de chumbo, arsênio ou outros metais pesados. Entre os suplementos mais baratos e facilmente tolerados estão o carbonato de cálcio. Para determinar a quantidade de cálcio elementar em um suplemento, os consumidores devem se lembrar de usar o peso molecular. Por exemplo, o carbonato de cálcio possui apenas 40% de cálcio, o que significa que um comprimido de 500 mg fornece apenas 200 mg de cálcio.[45,46]

Endocrinologia

Hormônios peptídicos (p. ex., HPT, hormônio do crescimento, insulina, calcitonina) ligam-se aos receptores na superfície celular e podem ser internalizados com o complexo receptor. Os hormônios esteroides (p. ex., vitamina D, andrôgenicos, estrôgenicos) são lipossolúveis e passam pelo membrana plasmática para ligarem-se a receptores no núcleo.[45,46] O HPT aumenta o cálcio sérico por efeitos diretos e indiretos mediados pela vitamina D. A vitamina D (colecalciferol) foi originalmente pensada ser um fator dietético essencial. No entanto, a vitamina D não é um vitamina; é um hormônio. O colecalciferol é sintetizado na pele irradiada por luz ultravioleta, hidroxilada no fígado na posição nº 25 e, em seguida, hidroxilado no rim no posição nº 1, para produzir o metabólito ativo 1,25-DHCC. A última etapa é controlada por *feedback*; a hidroxilação na posição nº 1 é induzida por um baixo nível sérico de cálcio, provavelmente através do HPT (ver Figura 4.40). Clinicamente, um efeito importante de 1,25-DHCC é a indução da absorção ativa de cálcio no estômago. Devido à complexidade da síntese da vitamina D e sua via metabólica, a absorção de cálcio pode ser inibida em muitos níveis. Alguns desses inibidores são (1) falta de exposição da pele à luz solar adequada no comprimento de onda adequado; (2) falha em consumir vitamina D através da dieta, não compensando pela falta de síntese de vitamina D; (3) um defeito genético na pele; (4) doença hepática; e (5) insuficiência renal.[45,46]

Os hormônios sexuais têm efeitos profundos nos ossos. Os andrógenios (testosterona e outros esteroides anabolizantes) constroem e mantêm a massa musculoesquelética. O principal efeito hipertrófico da androgênese é o aumento da massa muscular. O efeito anabólico no osso é uma resposta biomecânica secundária para aumentar as cargas geradas pela massa muscular aumentada. O estrogênio, no entanto, tem um efeito direto sobre o osso; conserva o cálcio esquelético suprimindo a frequência de ativação da remodelação óssea.[53] Na menopausa, a ativação de remodelação aprimorada aumenta a renovação óssea.[54] Como um leve balanço de cálcio negativo está associado a cada evento de remodelação, um aumento substancial na taxa metabólica pode resultar na perda óssea rápida, levando à osteoporose sintomática. Até mulheres jovens são suscetíveis à perda óssea significativa se o ciclo menstrual (menstruação) parar.[55] A perda óssea é um problema comum em mulheres com baixo teor de gordura corporal e que se exercitam intensamente (p. ex., corrida, ginástica) e em mulheres anoréxicas.[56] Claramente, o estrogênio protege o esqueleto feminino da perda óssea durante os anos férteis. Falta de menstruação em mulheres de qualquer idade é um fator de alto risco para o desenvolvimento de osteoporose mais tarde na vida.[45,46]

A terapia de reposição de estrogênio é amplamente recomendada para conservação de cálcio e prevenção da osteoporose em mulheres na pós-menopausa.[57,58] Uma das principais preocupações de muitas pacientes e de alguns médicos é a relação da terapia de estrogênio com a incidência e progressão do câncer de mama.[59] Geralmente é aceito que a terapia de reposição de estrogênio aumenta o risco de câncer de mama em cerca de 2%, mas diminui o risco de osteoporose, doenças cardíacas, câncer de cólon e doença de Alzheimer em até 50%. Para muitas mulheres, a terapia de reposição de estrogênio continua sendo uma medida de saúde aconselhável.

O tamoxifeno antiestrogênio é usado para tratar algumas formas de câncer de mama. Felizmente, em mulheres na pós-menopausa, o tamoxifeno tem um efeito benéfico nos ossos semelhante ao do estrogênio.[60] Recentemente, o raloxifeno demonstrou reduzir o risco de osteoporose e doenças cardíacas sem aumentar o risco de câncer de mama. Alguns estudos demonstraram até mesmo um efeito protetor substancial anticâncer.[61]

Comprometimento esquelético

A saúde esquelética está relacionada à dieta, exercícios, estilo de vida e funcionamento de vários sistemas de órgãos. Para fornecer o suporte ideal em um amplo espectro de condições, o sistema esquelético desenvolveu complexos mecanismos reguladores mecânicos, endócrinos e de nível celular. Uma falha em um ou mais desses mecanismos homeostáticos pode resultar em doença óssea metabólica. A baixa massa esquelética e/ou baixa capacidade osteogênica pode tornar alguns pacientes maus candidatos para tratamento ortodôntico ou ortognático. Pacientes com comprometimento esquelético que procuram tratamento odontológico não relacionado fornecem aos dentistas oportunidades diagnósticas únicas. O encaminhamento médico oportuno de indivíduos com perfis de alto risco pode resultar em benefícios substanciais à saúde. Se a osteopenia for confirmada, a terapia médica corretiva pode ser começada antes do início dos sintomas debilitantes associados à osteoporose.[45,46]

O conceito de frações estruturais e metabólicas (ver Figura 4.39) tem significância clínica considerável. A necessidade alimentar de cálcio aumenta durante os anos de crescimento. Alta ingestão dietética de cálcio (1.200 mg/dia) é essencial durante o período da adolescência (ver Tabela 4.2) para fornecer resistência estrutural sem comprometer a reserva metabólica. Gravidez e lactação antes dos 19 anos podem ser fatores precipitantes para a osteopenia mais tarde na vida. Nascimentos múltiplos durante a adolescência são uma preocupação particular. Sob essas circunstâncias, mulheres jovens podem deixar de depositar reservas esqueléticas suficientes para resistir ao equilíbrio de cálcio negativo sustentado que ocorre na menopausa.[45,46,61]

Embora a fração metabólica do osso cortical possa representar uma contribuição substancial, a principal fonte de cálcio sérico, em condições estáveis, é o osso trabecular. A razão principal para isso são as taxas diferenciais de remodelação. O metabolismo do osso cortical é cerca de 2 a 10% ao ano, enquanto o osso trabecular, que é muito mais ativo, remodela em 20 a 30% por ano.[62] Por ser mais lábil, o osso trabecular é mais suscetível a perda de cálcio sob condições de equilíbrio negativo. Por isso, os pacientes com osteoporose têm tendência a sofrer falha estrutural em locais dependentes principalmente do osso trabecular: a coluna (fratura por compressão), o punho (fratura de Colles) e o quadril (fratura do colo do fêmur). Alterações degenerativas na ATM não foram relacionadas diretamente com atrofia esquelética. No entanto, é provável que haja algum relacionamento, pois esses problemas tendem a afetar o mesmo grupo de alto risco (mulheres na pós-menopausa).[45,46,63]

As mulheres dependem de estrogênio para manter a massa esquelética. A ausência dos ciclos menstruais normais, mesmo em mulheres jovens, geralmente indica um deficiência de estrogênio e provável balanço negativo de cálcio. Numerosas conferências de consenso nacionais e internacionais[64,57] recomendaram que a maioria das mulheres caucasianas e asiáticas na pós-menopausa sejam tratadas com estrogênio para prevenir a osteoporose. Pesquisas indicam que alguns médicos não prescrevem estrogênio para suas pacientes na pós-menopausa;[65] no entanto, o problema mais comum é o fracasso de muitas mulheres em cumprir o prescrito, apesar das recomendações de seus médicos. Por este motivo, muitas mulheres na sociedade ocidental são deficientes em estrogênio. Cerca de 20% desenvolverão osteoporose franca, e até 50% terão alguns sinais ou sintomas.[46] Todos os profissionais de saúde devem ser especialmente preocupados com o estado esquelético de mulheres brancas e asiáticas pós-menopausa. No entanto, mesmo em grupos de baixo risco, como homens e mulheres negras, observa-se uma incidência de osteoporose que se aproxima de 5%. Osteopenia e osteoporose, portanto, são riscos significativos para a saúde de quase todos. A avaliação metabólica óssea é uma importante preocupação diagnóstica para todos os pacientes considerados para implantes dentários ou qualquer outra terapia de manipulação óssea.[16,45,66]

Doença óssea metabólica

Osteoporose é um termo genérico para baixa massa óssea (osteopenia). O fator de risco mais importante para o desenvolvimento da osteoporose é a idade: após a terceira década, a osteopenia está diretamente relacionada à longevidade. Outros fatores de alto risco são (1) uma história de tratamento a longo prazo com glicocorticoide, (2) estatura baixa, (3) tabagismo, (4) menopausa ou dismenorreia, (5) ausência ou pouca atividade física, (6) dieta pobre em cálcio, (7) consumo excessivo de álcool, (8) deficiência de vitamina D, (9) insuficiência renal, (10) doença hepática (cirrose) e (11) história de fraturas. Esses fatores de risco são eficazes na identificação de 78% daqueles com potencial para osteopenia.[61,67] É um método de triagem particularmente bom para pacientes odontológicos esqueleticamente assintomáticos. No entanto, é preciso perceber que mais do que 20% dos indivíduos que eventualmente desenvolvem osteoporose têm uma história negativa para fatores de risco conhecidos. Quaisquer sinais ou sintomas clínicos de baixa massa óssea (p. ex., baixa densidade radiográfica das mandíbulas, corticiais finas, reabsorção óssea excessiva) são motivos para encaminhamento. Geralmente é necessária uma avaliação médica completa, incluindo mensuração da densidade mineral óssea, para estabelecer o diagnóstico de osteopenia. O termo *osteoporose* geralmente é reservado para pacientes com evidência de fratura ou outros sintomas osteoporóticos. O tratamento de doenças ósseas metabólicas, como a osteoporose, depende dos fatores causais. Médicos especificamente treinados em metabolismo ósseo atendem melhor ao manejo médico desses transtornos frequentemente complexos.[45,46]

Como a perda de dentes é um fator de risco importante para osteoporose, os pacientes odontológicos, especialmente mulheres adultas, estão em alto risco para o desenvolvimento de osteoporose. Uma amostra de todas as mulheres adultas, pacientes odontológicas de uma escola de odontologia do meio-oeste dos EUA, mostrou que cerca de 65% estavam em alto risco de desenvolver osteoporose (apresentaram deficiência de estrogênio ou pelo menos dois outros fatores de risco).[68] (Ver no Boxe 4.1 um estudo de caso relevante.)

Biomecânica

As cargas gravitacionais têm uma influência substancial na fisiologia esquelética normal. A diferenciação de osteoblasto que leva à neoformação óssea é estimulada por carga mecânica,[12] mas inibida pela falta de peso.[28,69] Estudos espaciais estabeleceram que a gravidade ajuda a manter a massa esquelética.[70,71] A parte substancial da carga fisiológica da mandíbula é relacionada à postura antigravitacional. Na postura ereta, a gravidade tende para abrir a boca; a força muscular é usada para manter a boca fechada. Aparentemente, o crescimento do côndilo mandibular do rato pode ser inibido durante o voo espacial, devido à gravidade zero e à diminuição da carga funcional.[72] A gravidade pode provar ser um fator importante no mecanismo de crescimento secundário do mandíbula.

A carga mecânica é essencial para a saúde do esqueleto. O controle da maioria da modelação óssea (ver Tabela 4.1) e alguns processos de remodelação estão relacionados ao histórico de deformações, que geralmente é definido em microdeformação ($\mu\varepsilon$).[73] A carga repetitiva gera uma resposta específica, que é determinada pelo pico da tensão.[74-78] Em uma tentativa de simplificar dados frequentemente conflitantes, Frost[79] propôs a teoria mecanostática. Revendo a base teórica dessa teoria, Martin e Burr[24] propuseram que (1) a carga subliminar de menos de 200 $\mu\varepsilon$ resulta em atrofia por desuso, manifestada como uma diminuição na modelação e um aumento na remodelação; (2) a carga fisiológica de cerca de 200 a 2.500 $\mu\varepsilon$ está associada a atividades normais e estáveis; (3) a carga excedendo a deformação efetiva mínima (cerca de 2.500 $\mu\varepsilon$) resulta em um aumento hipertrófico na modelação e uma diminuição concomitante em remodelação; e (4) após os picos de tensões excederem cerca de 4.000 $\mu\varepsilon$, a integridade estrutural do osso é ameaçada, resultando em sobrecarga patológica. A Figura 4.43 é uma representação da teoria mecanostática. Muitos dos conceitos e níveis de microtensão são baseados em dados experimentais.[24] A variação de deformação para cada resposta dada provavelmente varia entre as espécies e pode ser específico do local no mesmo indivíduo.[16,24,74,76,78] No entanto, a teoria mecanostática fornece uma referência clínica para a hierarquia das respostas biomecânicas às cargas aplicadas.

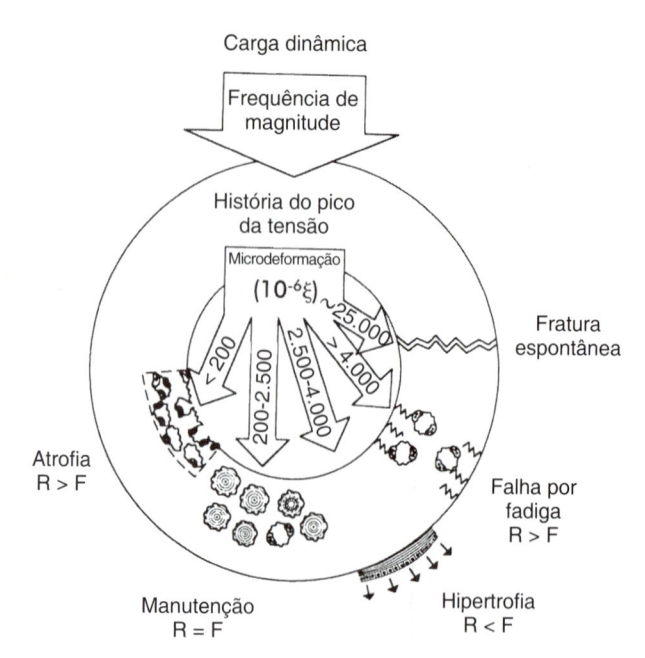

• **Figura 4.43** O conceito mecanostático de Frost, como definido por Martin e Burr. Formação (F) e reabsorção (R) ósseas são os fenômenos remodeladores que alteram o formato e/ou a forma do osso. A história do pico tensivo determina quando a atrofia, manutenção, hipertrofia ou falência por fadiga ocorrem. Note que a amplitude fisiológica normal da carga (manutenção R = F) é menor que 10% da resistência óssea máxima (fratura espontânea). O dano por fadiga pode acumular rapidamente em mais de 4.000 $\mu\varepsilon$.

A função normal ajuda a construir e manter a massa óssea. Ossos com carga subótima atrofiam como resultado do aumento da frequência de remodelação e inibição da formação de osteoblastos.[80] Sob tais condições, as conexões trabeculares são perdidas e os córtices são diluídos a partir da superfície endosteal. Eventualmente, o esqueleto é enfraquecido até que não possa sustentar a função normal. Assumindo que o balanço negativo de cálcio seja corrigido e a estrutura óssea adequada permaneça, pacientes com histórico de osteoporose ou outras doenças ósseas metabólicas são candidatos viáveis para procedimentos odontológicos reabilitadores. O fator crucial é a massa óssea residual na área de interesse após a detenção do processo da doença (Figura 4.44).

Quando a flexão (deformação) excede a faixa fisiológica normal, os ossos compensam adicionando novo tecido mineralizado na superfície periosteal. Adicionar osso é um mecanismo de compensação essencial devido à relação inversa entre a carga (magnitude de deformação) e a resistência à fadiga do osso.[81] Quando as cargas são menores do que 2.000 $\mu\varepsilon$, o osso lamelar pode suportar milhões de ciclos de cargas, mais do que uma vida inteira de função normal. No entanto, aumentando a carga cíclica para 5.000 $\mu\varepsilon$ (cerca de 20% da resistência final do osso cortical) pode produzir falha por fadiga em 1.000 ciclos, que é alcançado facilmente em apenas algumas semanas de atividade normal. A sobrecarga repetitiva em menos de um quinto da força final do osso lamelar (25.000 $\mu\varepsilon$, ou 2,5% de deformação) pode causar falha esquelética, fraturas por estresse e aparelhos fibulares.

Do ponto de vista odontológico, a prematuridade oclusal ou parafunção pode levar ao comprometimento do suporte ósseo periodontal. A falha por fadiga localizada pode ser um fator na fissura periodontal, na recessão alveolar, na erosão dentária (canaleta cervical) ou artrose da ATM. Protegendo-se contra a prematuridade oclusal e mobilidade dentária excessiva, ao mesmo tempo em que se obtém uma distribuição ideal das cargas oclusais, são

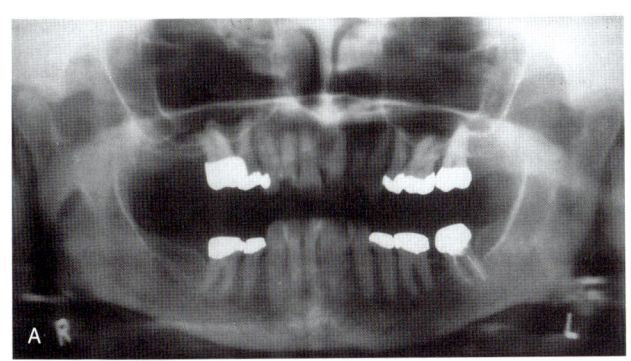

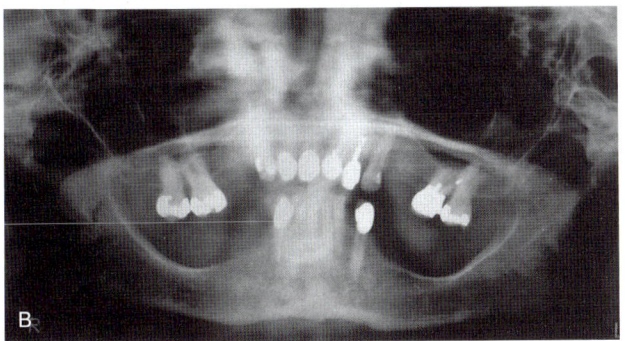

• **Figura 4.44** Duas mulheres na pós-menopausa com osteopenia sistêmica apresentam padrões amplamente variados de perda óssea posteroinferior. **A.** O osso alveolar nos segmentos vestibulares é bem preservado pela carga funcional dos dentes naturais. **B.** Reabsorção grave do processo alveolar e da mandíbula basilar ocorreu na ausência de carga funcional adequada. (De Roberts WE. Fundamental principles of bone physiology, metabolism and loading. In: Naert I, van Steenberghe D, Worthington P, eds. *Osseointegration in Oral Rehabilitation: an Introductory Textbook*. London: Quintessence; 1993.)

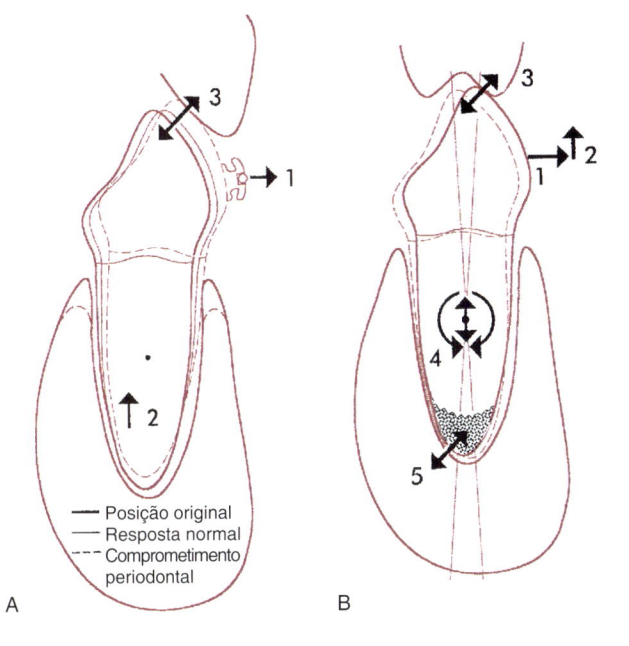

• **Figura 4.45 A.** Uma carga moderada em direção vestibular *(1)* resulta em deslocamento inclinado da coroa. Na ausência de força vertical, seria esperado que um dente normal saudável extruísse levemente, devido ao efeito do plano inclinado da raiz ajustada no alvéolo perfurado *(2)*. Como resultado do suporte ósseo reduzido e destruição das fibras colágenas restritas à crista alveolar, um dente com comprometimento periodontal pode inclinar e extruir consideravelmente mais. Dependendo da oclusão, este deslocamento pode causar uma prematuridade oclusal *(3)*. **B.** Inclinação ortodôntica *(1)* com um componente extrusivo *(2)* pode produzir uma prematuridade oclusal *(3)* e mobilidade *(4)*. Espera-se que um único dente com trauma oclusal crônico fatigue o ápice radicular continuamente. Esta combinação de falência física em um ambiente catabólico pode levar à reabsorção radicular progressiva *(5)*.

objetivos importantes para o tratamento ortodôntico. O aparelho mastigatório humano pode atingir uma força de mordida de mais de 2.200 N, ou mais de 226 kg de força.[82,83] Devido à alta magnitude e frequência das cargas orais, a prematuridade funcional durante o tratamento reabilitador pode contribuir para incidências isoladas de fenda alveolar (Figura 4.45A) e reabsorção radicular (ver Figura 4.45B). A mobilidade dentária excessiva deve ser monitorada cuidadosamente. A prevenção de prematuridade oclusal é uma preocupação particular no tratamento de dentes comprometidos periodontalmente.

Suturas

As suturas faciais são importantes mediadores da adaptação esquelética ao crescimento craniofacial e à terapia biomecânica. A expansão da sutura palatina mediana muitas vezes é um objetivo fundamental no tratamento ortopédico dentofacial. Embora o potencial para a expansão palatina tenha sido apreciado desde meados do século XIX, Haas[84] introduziu os conceitos clínicos modernos de expansão rápida palatina na última metade do século XX. Apesar da longa história deste importante procedimento clínico, pouco se sabe sobre a cinética celular da osteogênese e a resposta de remodelação óssea associada a isso. As suturas e o LP foram amplamente assumidos como mecanismos semelhantes de adaptação óssea.

Chang *et al.*[85,86] compararam a reação osteogênica na sutura palatina mediana expandida com osteogênese induzida ortodonticamente no LP dos incisivos adjacentes (Figuras 4.46 a 4.49). O LP aumentado resultou na indução osteogênica direta de novo

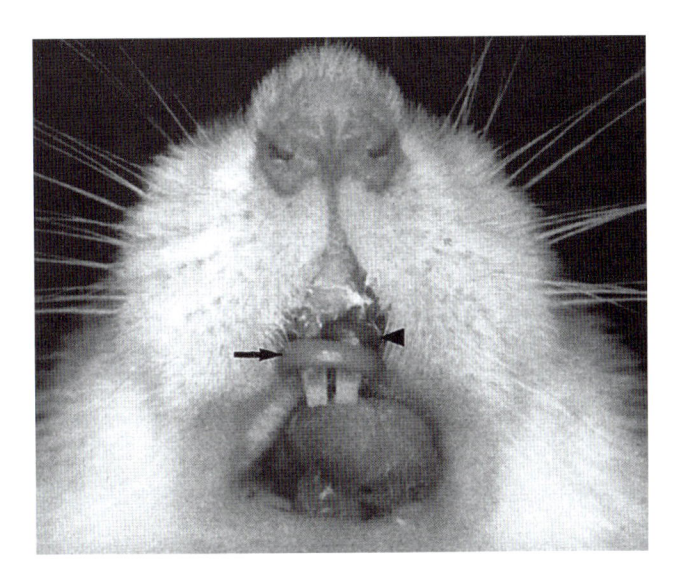

• **Figura 4.46** Dispositivo de expansão colocado nos incisivos superiores de um rato. Um anel elastomérico de 1 mm (ponta de seta) foi adaptado no incisivo esquerdo; um anel elastomérico de 2 mm (seta) envolveu ambos os incisivos 2 mm das margens cortantes. O anel de 2 mm apertou os incisivos, enquanto o elástico interproximal obteve uma separação paralela da sutura interpré-maxilar. (De Chang HN, Garetto LP *et al*. Angiogenesis and osteogenesis in an orthopedically expanded suture. *Am J Orthod Dentofacial Orthop*. 1997;3:382-390.)

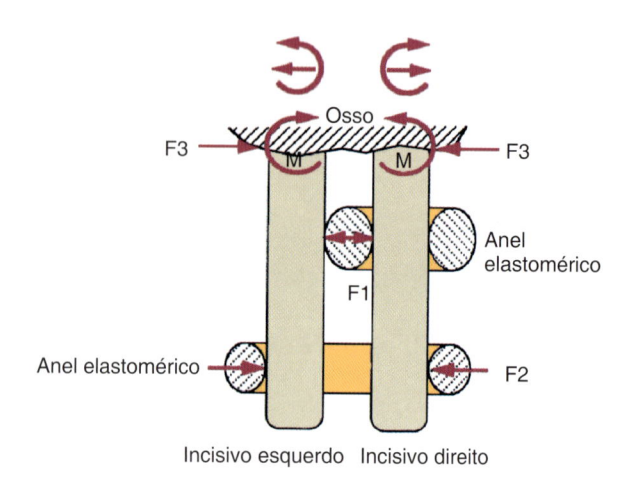

• **Figura 4.47** Forças (F) e momentos (M) em um dente. F1 e F2 foram produzidas por anéis elastoméricos internos e externos, respectivamente. Esta ilustração do dispositivo demonstra a formação de um par que resulta em separação paralela da sutura interpré-maxilar. Como mensurado em um estudo piloto usando um manômetro de tensão Dontrix, o anel elastomérico externo exerceu cerca de 200 g de força inicial de separação (F2), dos quais 90 g permaneceram no final do terceiro dia. Este nível de força (90 g) é adequado para expansão pré-maxilar em ratos. (De Chang HN, Garetto LP, Potter RH et al. Angiogenesis and osteogenesis in an orthopedically expanded suture. *Am J Orthod Dentofacial Orthop.* 1997;3:382-390.)

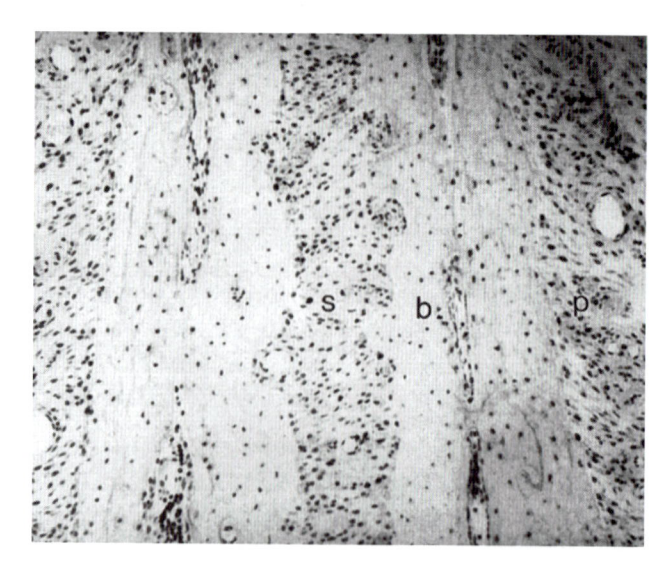

• **Figura 4.49** Fotomicrografia da secção sagital da sutura interpré-maxilar, mostrando a relação da sutura expandida *(s)*, do osso alveolar *(b)* e do ligamento periodontal *(p)*. (Corado com hematoxilina e eosina; magnificação original ×40.) (De Chang HN, Garetto LP, Potter RH et al. Angiogenesis and osteogenesis in an orthopedically expanded suture. *Am J Orthod Dentofacial Orthop.* 1997;3:382-390.)

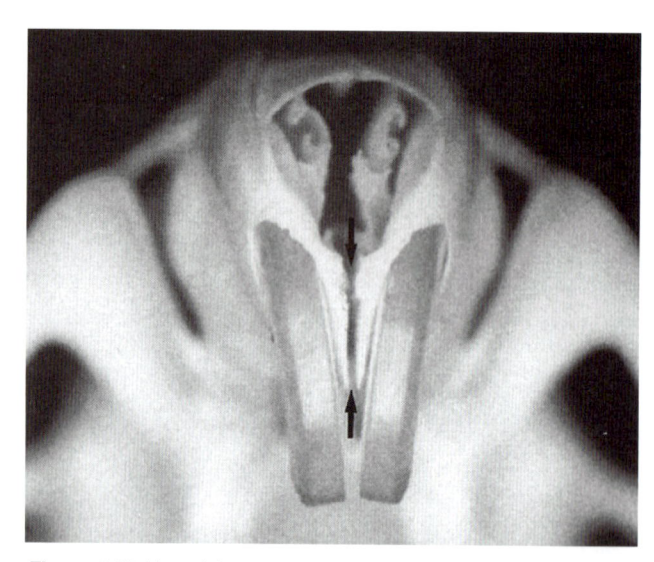

• **Figura 4.48** Um crânio seco, expandido como ilustrado na Figura 4.55, apresenta a separação paralela da sutura interpré-maxilar (seta). (De Chang HN, Garetto LP, Potter RH et al. Angiogenesis and osteogenesis in an orthopedically expanded suture. *Am J Orthod Dentofacial Orthop.* 1997;3:382-390.)

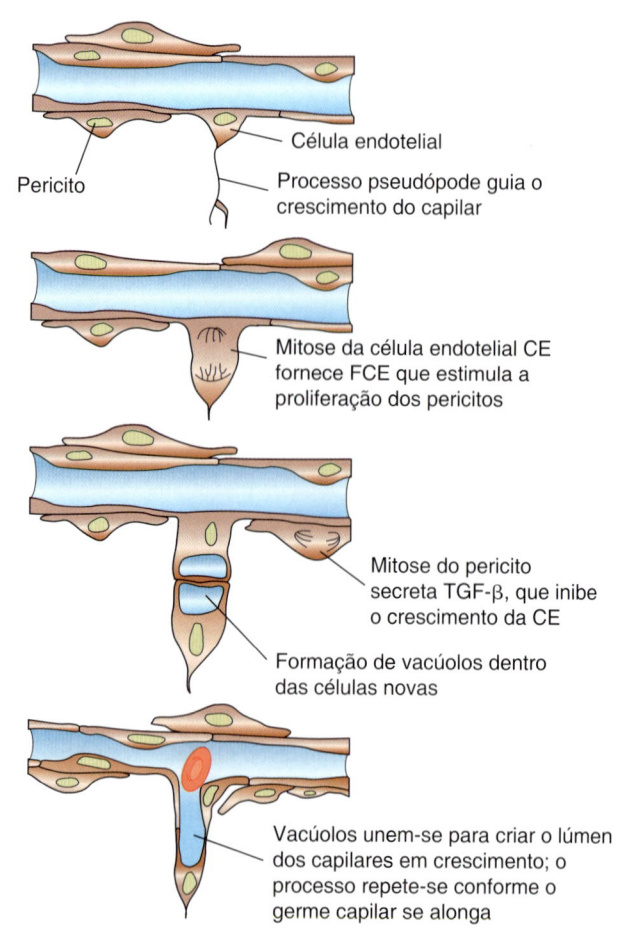

• **Figura 4.50** A angiogênese envolve uma sequência bem definida de germinação capilar seguida por uma extensão da rede perivascular dos pericitos, os quais são a fonte das células osteoprogenitoras. CE, Célula endotelial; FCE, fator de crescimento epidérmico, TGF-β, fator transformador de crescimento-β. (Redesenhada de Chang HN, Garetto LP, Katona TR, Potter RH, Roberts WE. Angiogenic induction and cell migration in an orthopedically expanded maxillary suture in the rat. *Arch Oral Biol.* 1996;41:985-994.)

osso, enquanto a sutura expandida adjacente apresentou hemorragia, necrose e uma resposta de cicatrização de feridas. A invasão vascular do coágulo de sangue na sutura expandida era um pré-requisito para a neoformação óssea. Chang et al.[85] também definiram o processo de construção capilar angiogênico associado à propagação de células osteogênicas perivasculares (Figura 4.50). Depois que sua vascularização foi restabelecida, a sutura palatina mediana expandida e o LP adjacente aumentado produziram novos osteoblastos pelo mesmo mecanismo. Os pericitos, as células osteogênicas perivasculares às vênulas (Figura 4.51), são as células de origem dos pré-osteoblastos.[85,86] O papel de células

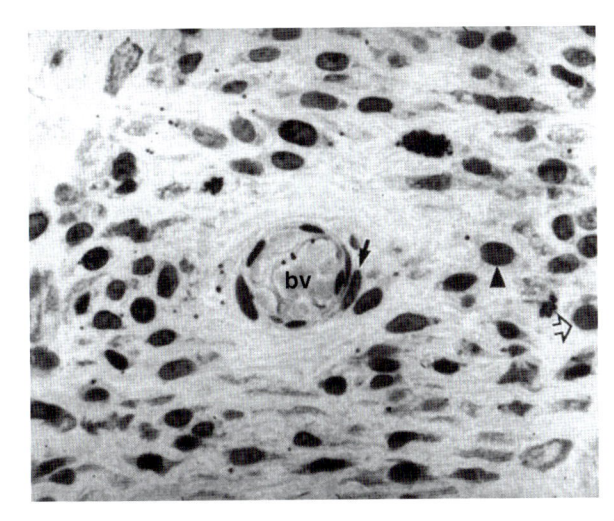

• **Figura 4.51** Fotomicrografia da autorradiografia de uma sutura inter-pré-maxilar expandida, mostrando o vaso sanguíneo (*bv*) e as células paravasculares. Note a relação do pericito (*seta sólida*), das células semelhantes a fibroblastos (*ponta de seta*), e dos osteoblastos maduros (*seta aberta*) revestindo a interface sutura-osso. (Corado com hematoxilina e eosina; magnificação original ×400.) (De Chang HN, Garetto LP, Potter RH et al. Angiogenesis and osteogenesis in an orthopedically expanded suture. *Am J Orthod Dentofacial Orthop.* 1997;3:382-390.).

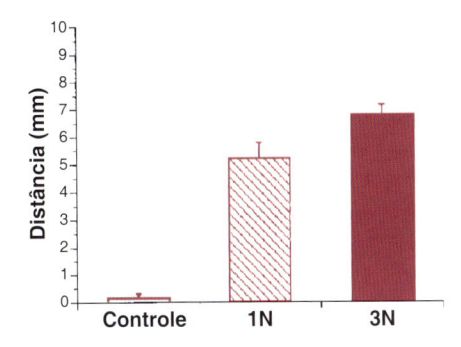

• **Figura 4.52** Expansão da sutura entre os ossos nasais de um coelho (Figura 4.17A) é expressa como a diferença média das mensurações iniciais e finais entre os implantes para três grupos de cargas (média ± SEM, todos os grupos significativos com $p < 0,05$) (De Parr JA, Garetto LP, Wohlford ME, Arbuckle GR, Roberts WE. Sutural expansion using rigidly integrated endosseous implants: an experimental study in rabbits. *Angle Orthod.* 1978;67:283-290.)

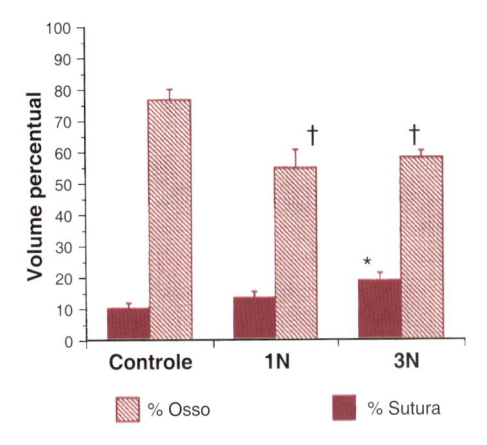

• **Figura 4.53** Porcentagem do volume da sutura e do osso para três grupos de carga (média ± SEM); o asterisco (*) indica diferença significativa na porcentagem da expansão sutural do grupo-controle com $p < 0,05$; a adaga (punhal) indica diferença significativa na porcentagem de osso do controle em $p < 0,05$. (De Parr JA, Garetto LP, Wohlford ME, Arbuckle GR, Roberts WE. Sutural expansion using rigidly integrated endosseous implants: an experimental study in rabbits. *Angle Orthod.* 1978;67:283-290.)

perivasculares na origem dos osteoblastos LP primeiro foi relatado em 1987.[87] Durante a última década, vários pesquisadores relataram o mesmo mecanismo para a produção de osteoblastos em todo o corpo. Doherty et al.[88] recentemente revisaram a literatura e forneceram evidências de que os periócitos vasculares expressam potencial osteogênico *in vivo* e *in vitro*. O que agora é claro é que a osteogênese perivascular não é um mecanismo único para o LP e suturas; em vez disso, é a fonte de todos os osteoblastos do corpo sob uma variedade de condições osteogênicas. Parr et al.[89] usaram um mecanismo inovador de implante endósseo (ver Figura 4.17) para expandir os ossos nasais em coelhos adultos jovens, com forças de 1 a 3 N. A injeção de marcadores ósseos fluorocromo múltiplo documentou as reações de modelação e remodelação óssea que ocorreram não apenas adjacentes à sutura, mas também ao longo dos ossos nasais. A expansão de uma sutura resulta em um adaptação regional de ossos adjacentes semelhante ao fenômeno aceleratório regional pós-operatório, que é característico da cicatrização da ferida óssea.[24] Parr et al.[89] descreveram a taxa de formação óssea e a taxa de aposição mineral para o osso novo formado na sutura (Figuras 4.52 a 4.54). Expansão sutural, em relação à queda de carga, é mostrada para cargas de 1 a 3 N reativadas repetidamente (Figura 4.55). Os implantes osseointegrados foram excelentes pilares para expansão sutural mediada por cargas de até 3 N.

Em geral, as suturas expandidas são menos eficientes no início da osteogênese devido à necrose pós-ativação. No entanto, depois de obter uma resposta cicatricial da ferida, para restabelecer a vitalidade sutural, a origem vascular mediada dos osteoblastos é a mesma do LP e outros sítios esqueléticos. A expansão de uma sutura resulta em uma aceleração regional da atividade adaptativa óssea, o que permite a adaptação extensa dos ossos afetados às novas condições biomecânicas. Esses resultados indicam que a expansão sutural, dentro dos limites fisiológicos, é um meio clinicamente viável de reposicionar os ossos do complexo craniofacial para melhorar a estética e a função. Com relação à fisiologia óssea fundamental, a expansão sutural é semelhante à distração osteogênica mediada cirurgicamente.

Usando marcadores sequenciais de ^{3}H-timidina e bromodesoxiuridina em coelhos, Sim[90] demonstrou que a sequência de histogênese de osteoblastos para osteons secundários em evolução era um processo perivascular (Figura 4.56) semelhante ao demonstrado para o LP[91] e a sutura intermaxilar.[85,86] Os dados de Sim confirmaram a hipótese de que as células perivasculares do tecido conjuntivo proliferam e migram ao longo da superfície de capilares ou vênulas invasores. A Figura 4.57 é uma perspectiva tridimensional de um foco de remodelação (cone de corte e de preenchimento) no osso cortical, que demonstra que as células perivasculares, próximas à origem do vaso sanguíneo em proliferação, são a fonte de osteoblastos do cone de preenchimento. A confirmação de uma origem perivascular de osteoblastos em LP, suturas e focos de remodelação do osso cortical sugerem fortemente que todos os osteoblastos, pelo menos no esqueleto periférico, são derivados de precursores perivasculares. Esses dados sugerem que células osteogênicas menos diferenciadas crescem ao longo da superfície dos vasos sanguíneos relacionados aos ossos (capilares e vênulas) à medida que invadem coágulos de sangue ou outros espaços de tecido conjuntivo, em preparação para a

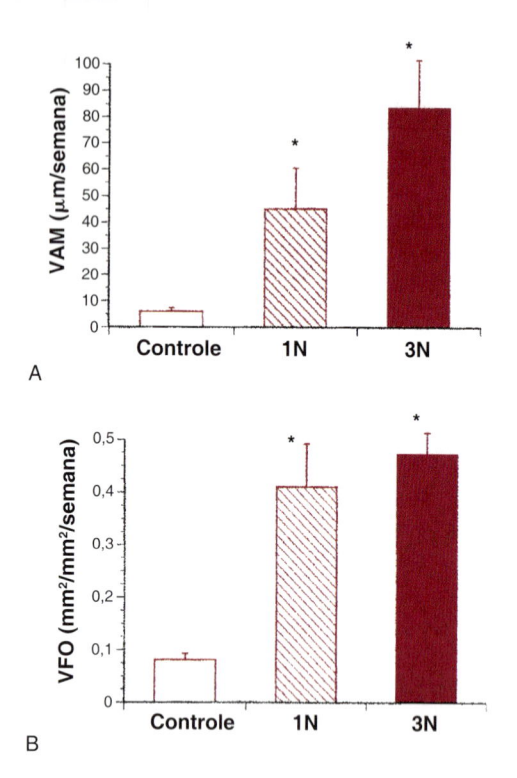

• **Figura 4.54 A.** Velocidade de aposição mineral (VAM). **B.** A velocidade de formação óssea (VFO) foi calculada na sutura durante as 6 semanas finais de carga para três grupos de carga (média ± SEM; o asterisco [*] indica diferença significativa do grupo-controle com $p < 0,05$) (De Parr JA, Garetto LP, Wohlford ME, Arbuckle GR, Roberts WE. Sutural expansion using rigidly integrated endosseous implants: an experimental study in rabbits. *Angle Orthod.* 1978;67:283-290.)

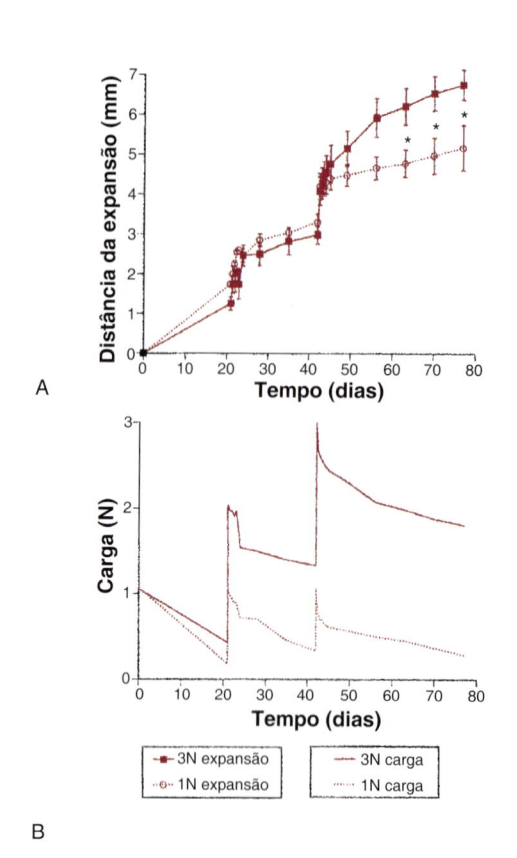

• **Figura 4.55 A.** Expansão sutural mensurada como um aumento na distância entre os implantes. A inclinação desta curva é a taxa de expansão sutural. A carga de 3 N é significativamente maior que 1 N nestes pontos no tempo $p < 0,05$. **B.** Carga na sutura em função do tempo. A carga foi calculada utilizando a fórmula $F = kx$, em que k é a constante de mola e x é a distância entre implantes. À medida que a expansão sutural ocorre, a força diminui. Cargas foram colocadas no dia 0 e ajustadas nos dias 21 e 42. (De Parr JA, Garetto LP, Wohlford ME, Arbuckle GR, Roberts WE. Sutural expansion using rigidly integrated endosseous implants: an experimental study in rabbits. *Angle Orthod.* 1978;67:283-290.)

osteogênese. A partir de um perspectiva clínica, a origem perivascular dos osteoblastos confirma um princípio cirúrgico importante: preservação do suprimento de sangue é essencial para a cicatrização óssea ótima.

Implante para ancoragem ortodôntica

O problema principal em ortodontia e ortopedia facial é controle de ancoragem.[30] O movimento indesejável da unidade de ancoragem é um problema comum que limita a amplitude terapêutica da biomecânica.[92] Uma aplicação importante dos princípios básicos da fisiologia óssea é o uso de implantes endósseos rígidos para ancoragem ortodôntica e ortopédica. Estudos em animais[25] e ensaios clínicos de dispositivos ortodônticos personalizados[34] estabeleceram que os implantes rigidamente integrados não se movem em resposta a forças ortodônticas e ortopédicas convencionais. Esses dispositivos estão abrindo novos horizontes no tratamento da assimetria, dentição mutilada, maloclusão grave e deformidade craniofacial.[93]

Um estudo pré-clínico em cães testou o potencial de ancoragem de dois implantes protéticos de titânio: (1) um protótipo de um dispositivo endósseo com um pilar cervical, roscas assimétricas e uma superfície tratada com condicionamento ácido e (2) um implante disponível comercialmente com roscas simétricas (Figura 4.58). Com base na incidência dos marcadores (Figura 4.59A) e o número relativo de novos osteons em microrradiografias (ver Figura 4.59B), a taxa de remodelação óssea perto do implante foi maior em comparação com a basilar da mandíbula apenas a alguns milímetros de distância.[94] Comparado a implantes de titânio com um superfície lisa, o grau de

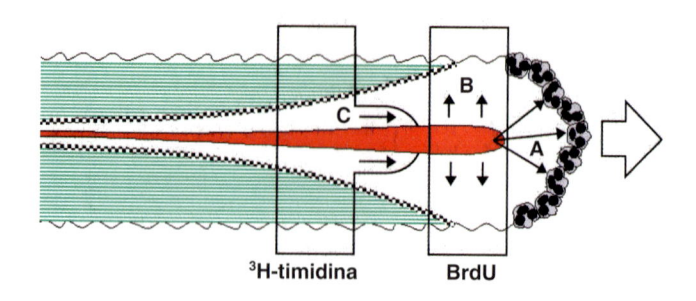

• **Figura 4.56 A.** Um cone de corte/preenchimento no osso cortical do coelho mostra a origem intravascular dos osteoclastos. **B.** A proliferação perivascular e a migração para fora da superfície perivascular são demonstradas pela marcação com bromodesoxiuridina (BrdU) e pela morfometria do volume nuclear. **C.** A sequência de marcadores de ^{3}H-timidina de 2 a 72 horas antes do sacrifício e a análise morfométrica do volume nuclear revelaram a migração das células perivasculares proliferativas na direção da invasão vascular. Estes dados demonstram a origem perivascular dos osteoblastos nos osteons secundários desenvolvidos. (De Sim Y. *Cell Kinetics of Osteoblast Histogenesis in Evolving Rabbit Secondary Haversian Systems Using a Double Labeling Technique with 3 H-thymidine and Bromodeoxyuridine.* [doctoral thesis]. Indianapolis: Indiana University School of Dentistry; 1995.)

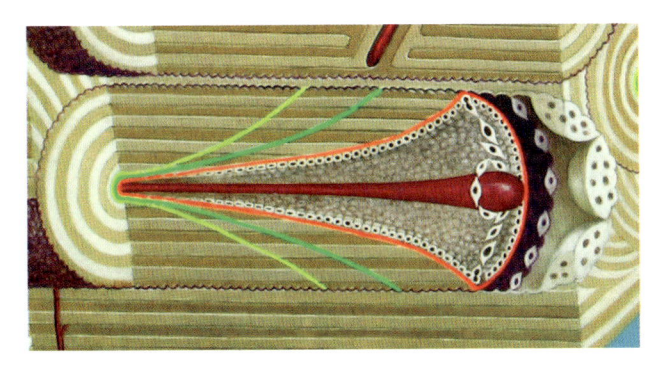

• **Figura 4.57** Um osteon secundário em desenvolvimento, movendo-se para a direita, mostra uma cabeça dos osteoclastos multinucleados (à direita), seguida por uma camada de células mononucleares secretando substância de cemento *(azul)* para cobrir a linha interrompida de reabsorção erosiva. As células osteogênicas perivasculares proliferam-se e diferenciam-se em osteoblastos, que formam o novo osteon secundário. Três marcadores ósseos sequenciais coloridos *(amarelo, verde e laranja)* permitem o cálculo da velocidade do cone de corte/preenchimento através do osso cortical.

remodelação na interface é maior para implantes rosqueados instalados em um preparo ósseo perfurado.[30] Este pode estar relacionado ao aumento da resistência dos implantes rosqueados às cargas de torção ao longo do tempo.[95]

A aposição óssea direta na interface endóssea resulta em fixação rígida (osseointegração).[96] De uma perspectiva de ancoragem, um implante endósseo rígido é o equivalente funcional de um dente anquilosado. O encapsulamento ósseo completo não é necessário para um implante servir como uma unidade de ancoragem rígida. A característica crucial é a manutenção indefinida da rigidez, apesar das cargas ortodônticas contínuas. Com o tempo, os implantes com carga ortodôntica alcançam uma fração maior de interface óssea direta.[34,95] De uma perspectiva ortodôntica e ortopédica, os implantes de titânio podem resistir indefinidamente às cargas contínuas substanciais (1 a 3 N sobrepostos à função). Análise histológica com múltiplos marcadores de fluorocromo e a microrradiografia confirmam que os implantes rigidamente integrados não se movem em relação ao osso adjacente (ver Figura 4.59).[25] Por definição, manter uma relação fixa com o osso de suporte é a ancoragem óssea verdadeira. Os implantes endósseos (osseointegrados) são adequados para muitas aplicações ortodônticas exigentes.[30,34]

O uso rotineiro de implantes rígidos para aplicações ortodônticas ou protéticas requer que os acessórios sejam instalados entre ou perto das raízes dos dentes. O impacto acidental no LP e na raiz de um dente adjacente ainda pode fornecer um resultado aceitável (Figura 4.60). O reparo do cemento ocorre onde a raiz é cortada, o LP se reorganiza e a superfície do implante é integrada rigidamente ao tecido ósseo. Não existe evidência de anquilose do dente.[25]

Implante de ancoragem retromolar

A perda isolada de um primeiro molar inferior com um terceiro molar retido é um problema comum. Em vez de extrair o terceiro molar e substituir o primeiro molar por uma prótese fixa de três elementos, muitas vezes é preferível a translação mesial dos segundos e terceiros molares para fechar os espaços edêntulos (Figura 4.61). O primeiro caso com acompanhamento a longo prazo foi publicado.[34] Devido ao aumento da incidência de perda óssea progressiva e fratura por fadiga associada a implantes unitários nas áreas do primeiro e segundo molar inferior, a opção ortodôntica de transladar mesialmente os molares para fechar o espaço tem ganhado popularidade.

Mecanismo de suporte externo

Um fio de ancoragem que é apoiado a um implante retromolar pode ser usado para intruir e protrair os segundos e terceiros molares inferiores para fechar um local de extração do primeiro molar atrófico (ver Figura 4.61B).[16] A inclinação e a extrusão dos molares inferiores residuais limitam o reposicionamento ortodôntico potencial. Os implantes retromolares rígidos oferecem uma capacidade única de intrusão e alinhamento. A Figura 4.62 demonstra a mecânica para alcançar o controle tridimensional para intruir o terceiro molar no plano de oclusão e transladar ambos os dentes mesialmente. Traçados cefalométricos (Figura 4.63) documentam mais de 10 mm de translação mesial e sua estabilidade. As radiografias panorâmicas mostram o alinhamento inicial (Figura 4.64A) e o fechamento final do espaço (ver Figura 4.64B). Os detalhes clínicos estão publicados.[34]

A análise histológica de implantes recuperados após a conclusão do tratamento revelou informações importantes sobre o processo de remodelação contínua que mantém a integração rígida

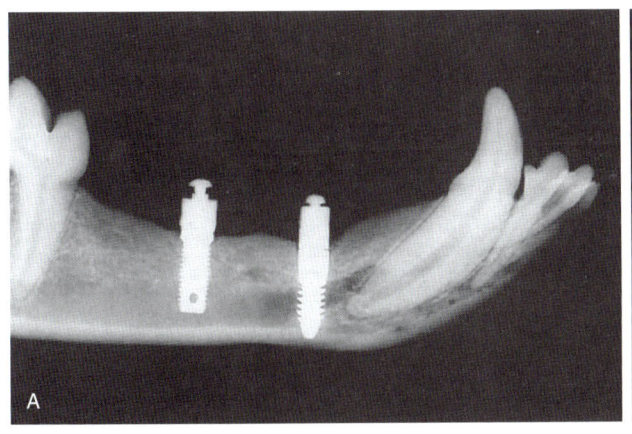

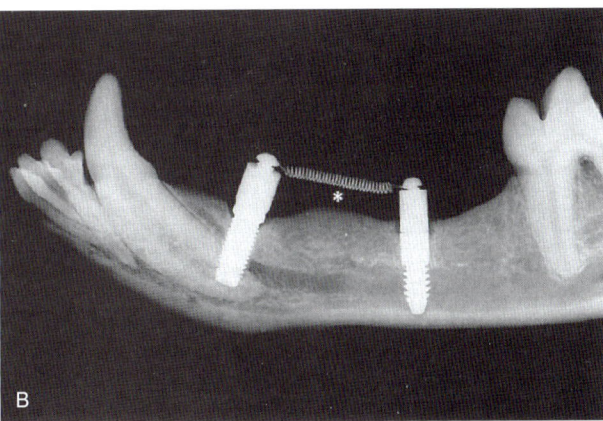

• **Figura 4.58 A.** Dois implantes de titânio de projetos diferentes foram instalados na mandíbula parcialmente edêntula de cães adultos jovens. **B.** Após 2 meses de cicatrização sem carga, uma carga compressiva de 3 N foi aplicada entre os implantes por 4 meses. A aposição periosteal aumentada (*) foi notada entre os implantes dos mesmos cães. Nenhum dos implantes rigidamente integrados foi perdido pela carga contínua sobreposta na função. (De Roberts WE, Helm FR, Marshall KJ, Gongloff RK. Rigid endosseous implants for orthodontic and orthopedic anchorage. *Angle Orthod*. 1989;59:247-256.)

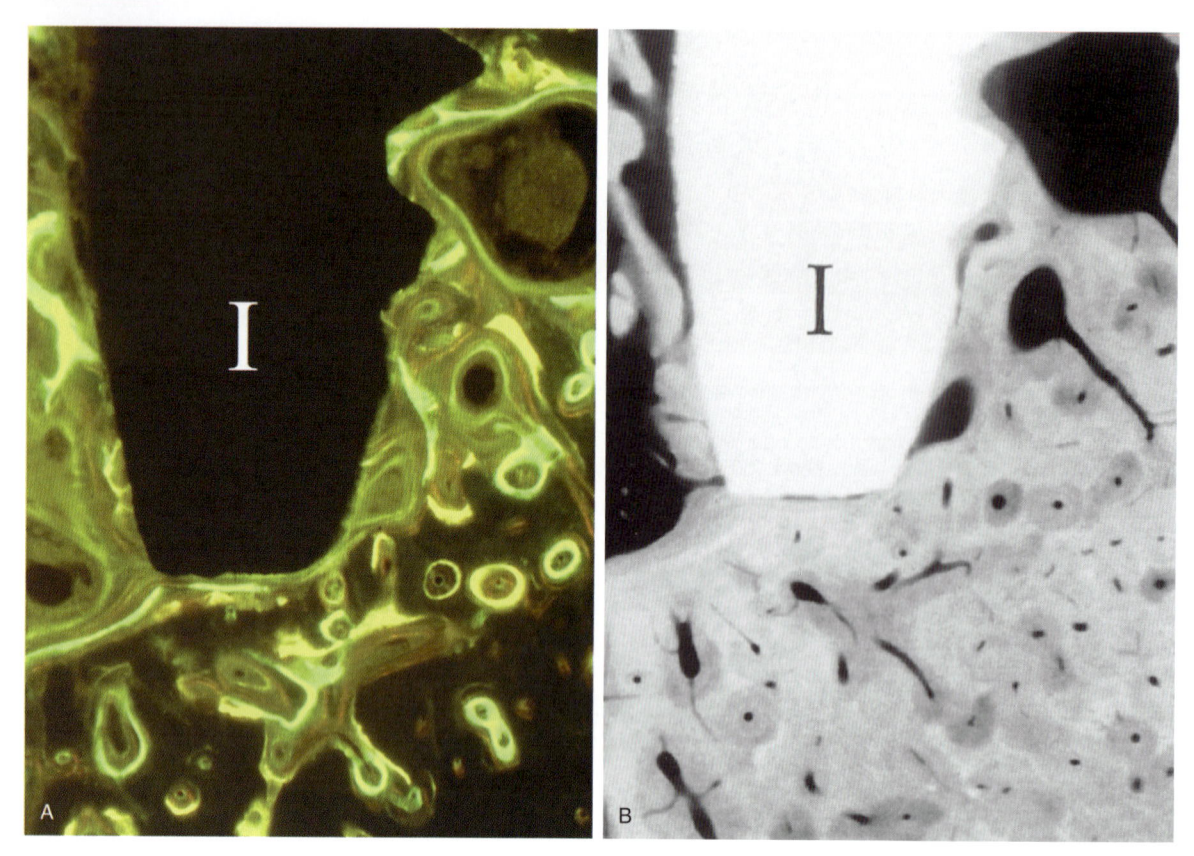

• **Figura 4.59 A.** Marcadores de fluorocromo múltiplos no osso adjacente ao implante (I) mostram uma alta taxa de remodelação na superfície osso-implante. **B.** Imagem de microrradiografia da mesma secção mostra o contato ósseo direto na superfície do implante. (De Roberts WE, Garotto LP, Katona TR. Principle of orthodontic biomechanics: metabolic and mechanical control mechanisms. In: Carlson DS, Goldstein SA, eds. *Bone Biodynamics in Orthodontic and Orthopedic Treatment.* Ann Arbor, MI: University of Michigan Press; 1992.)

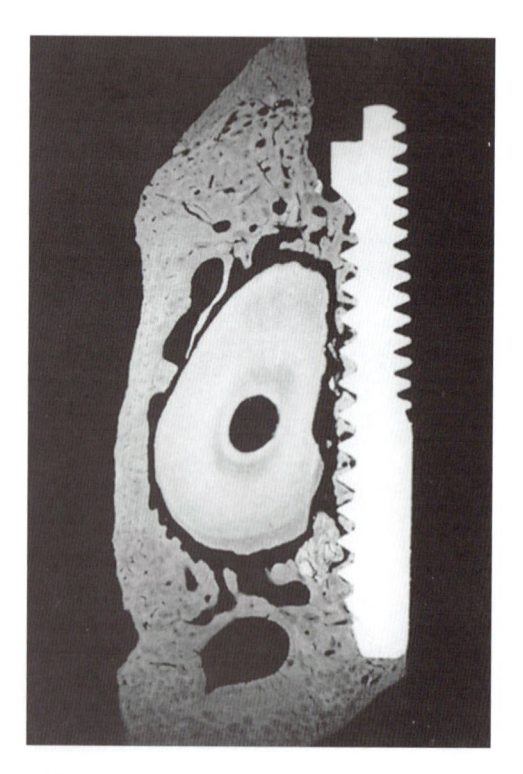

• **Figura 4.60** Implante endósseo inadvertidamente instalado na raiz do canino. O implante ósseo integrou com sucesso e serviu como ancoragem rígida para a carga ortopédica. (De Roberts WE, Helm FR, Marshall KJ, Gongloff RK. Rigid endosseous implants for orthodontic and orthopedic anchorage. *Angle Orthod.* 1989;59:247-256.)

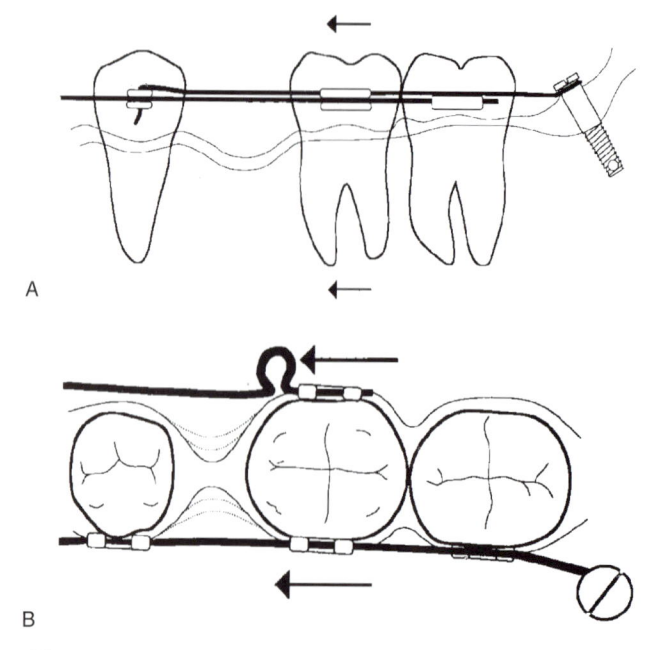

• **Figura 4.61 A.** A mecânica de usar um implante retromolar com um apoio externo como ancoragem para estabilizar o pré-molar anterior ao local de extração. **B.** Usando mecânica vestibular e lingual para equilibrar a carga e proteger o periósteo no local da exodontia, o sítio de exodontia atrófico é fechado sem comprometimento periodontal em quaisquer dos dentes adjacentes. (De Roberts WE, Garotto LP, Katona TR. Principle of orthodontic biomechanics: metabolic and mechanical control mechanisms. In: Carlson DS, Goldstein SA, eds. *Bone Biodynamics in Orthodontic and Orthopedic Treatment.* Ann Arbor, MI: University of Michigan Press; 1992.)

e o valor de ancoragem do dispositivo endósseo. Dois marcadores ósseos intravitais, administrados dentro de 2 semanas após a remoção do implante, demonstraram uma alta taxa contínua de remodelação óssea (> 500% ao ano) dentro de 1 mm da superfície do implante (ver Figura 4.64A a D). Este mecanismo biológico aparentemente é o meio pelo qual a integração óssea rígida é mantida indefinidamente.[8,34] Se não houver fratura na interface do implante ou em seu suporte ósseo, os implantes rígidos não são movidos por cargas ortodônticas.[6,25,34] Implantes endósseos bem integrados permanecem rígidos, apesar da remodelação contínua do osso que os sustenta, porque apenas uma parte da interface óssea reabsorvida é revertida em qualquer tempo.[34] A Figura 4.65 mostra a mecânica da translação mesial de molares para fechar um espaço edêntulo quando há ausência de um pré-molar. Os implantes endósseos rígidos mostram uma grande promessa para estender consideravelmente as possibilidades terapêuticas da ortodontia e da ortopedia dentofacial.

Mecanismo de suporte interno

O fio de ancoragem de liga de titânio-molibdênio 0,48 × 0,63 mm (Ormco Corporation, Orange, Califórnia) é preso ao implante endósseo quando ele é instalado (Figura 4.66). Um implante Brånemark de 7 a 10 × 3,75 mm (Nobel Biocare, Gotemburgo, Suécia) é instalado na área retromolar 3 a 5 mm vestibular e distal ao último molar. A extremidade do fio de ancoragem é dobrada em um círculo e firmemente presa ao implante com um protetor de cicatrização padrão (Figuras 4.67 e 4.68). Esta abordagem de "suporte interno" oferece uma série de vantagens sobre o método de suporte original externo, da seguinte forma:

- Cirurgia mínima: nenhuma descoberta pós-operatória é necessária
- Menos despesas: apenas um procedimento cirúrgico é necessário, e não requer suporte transmucoso

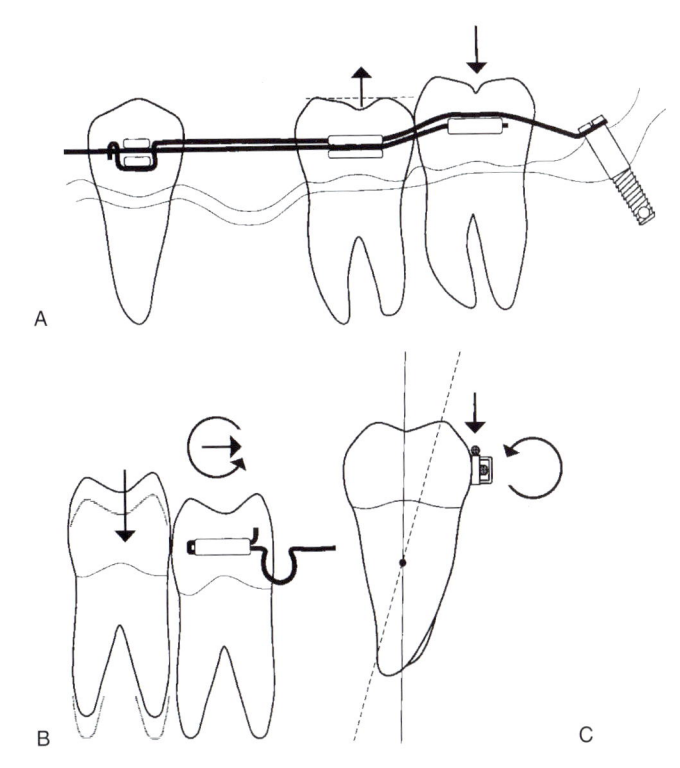

• **Figura 4.62 A.** A mecânica de intruir um terceiro molar com implante de ancoragem antes do fechamento do espaço. **B.** Um arco lingual removível evita a extrusão do segundo molar. **C.** Como a força intrusiva no terceiro molar é vestibular ao centro de resistência, o dente tende a inclinar vestibularmente. Este problema é controlado pela colocação de um torque na parte lingual da coroa no arco retangular inserido no tubo. (De Roberts WE, Garotto LP, Katona TR. Principle of orthodontic biomechanics: metabolic and mechanical control mechanisms. In: Carlson DS, Goldstein SA, eds. *Bone Biodynamics in Orthodontic and Orthopedic Treatment*. Ann Arbor, MI: University of Michigan Press; 1992.)

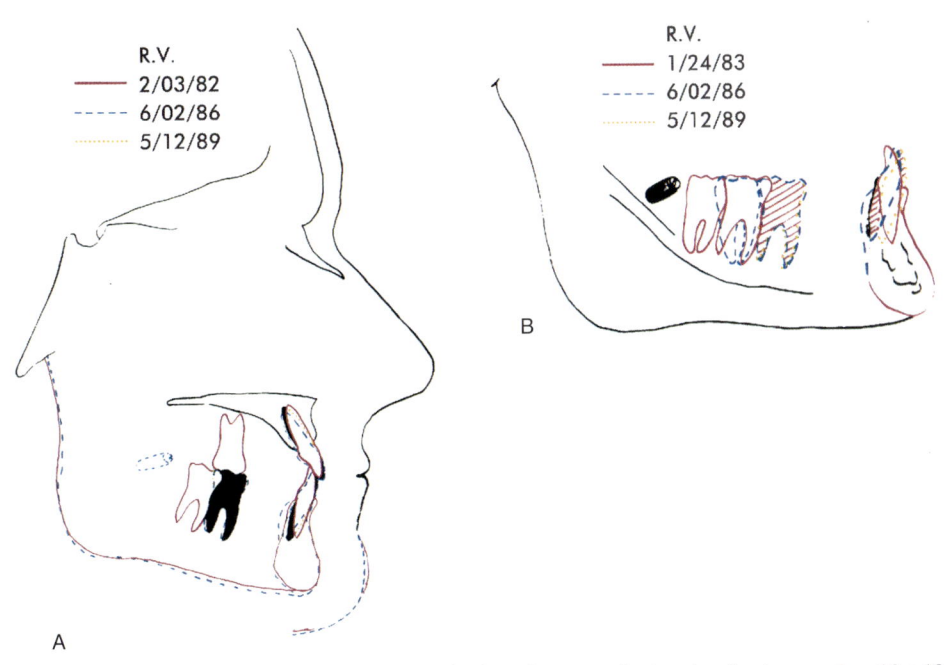

• **Figura 4.63 A.** Os traçados cefalométricos do pré-tratamento, do término e 3 anos após da retenção documentam 10 a 12 mm de translação do molar para fechar um sítio de exodontia atrófico do primeiro molar. **B.** Sobreposição mandibular mostra o movimento mesial do segundo e terceiro molares, assim como o torque lingual da raiz dos incisivos inferiores. (De Roberts WE, Marshall KJ, Mozsary PG. Rigid endosseous implant utilized as anchorage to protract molars and close an atrophic extraction site. *Angle Orthod*. 1990;60:135-152.)

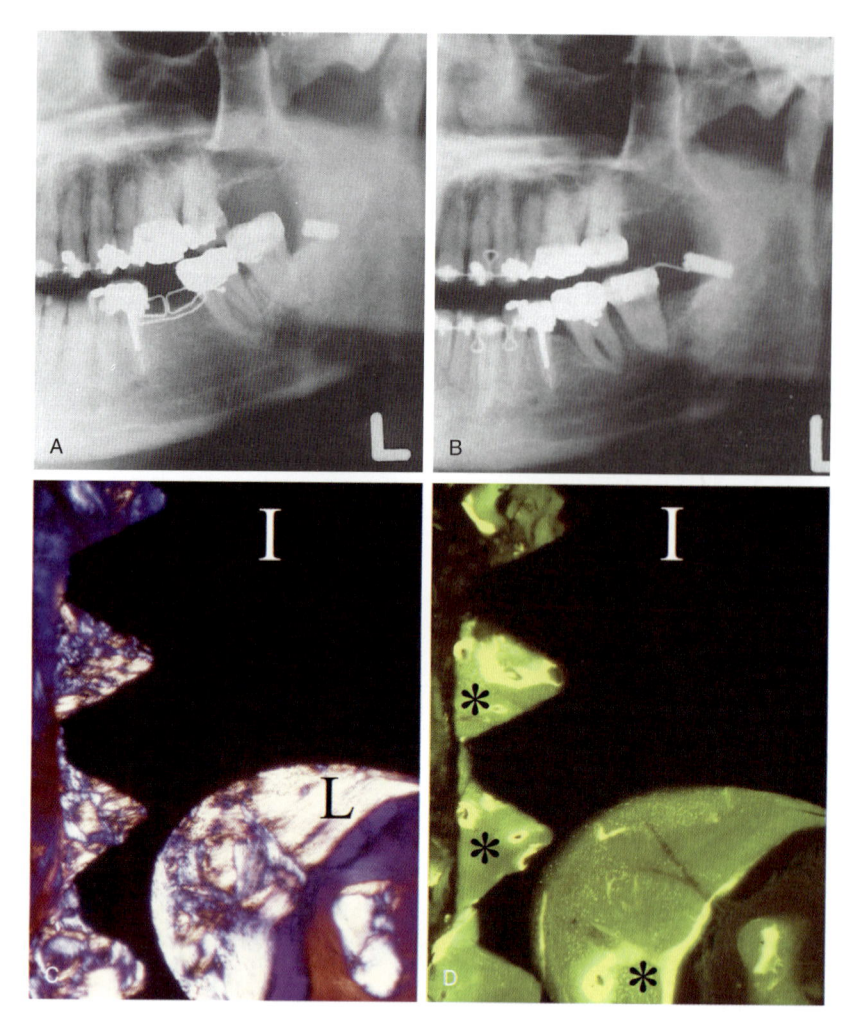

• **Figura 4.64 A.** Radiografia panorâmica do alinhamento vestibular inicial antes do implante ser descoberto. **B.** Radiografia panorâmica do sítio de exodontia fechado. **C.** Microscopia de luz polarizada do osso lamelar *(L)* em torno do implante *(I)* recoberto após o término do tratamento. **D.** Dois marcadores de demeclociclina (*) no osso adjacente ao implante *(I)* documentam a alta taxa de remodelação óssea que aparentemente é o mecanismo de manutenção prolongada da fixação óssea rígida (osseointegração). (De Roberts WE, Marshall KJ, Mozsary PG. Rigid endosseous implant utilized as anchorage to protract molars and close an atrophic extraction site. *Angle Orthod.* 1990;60:135-152.)

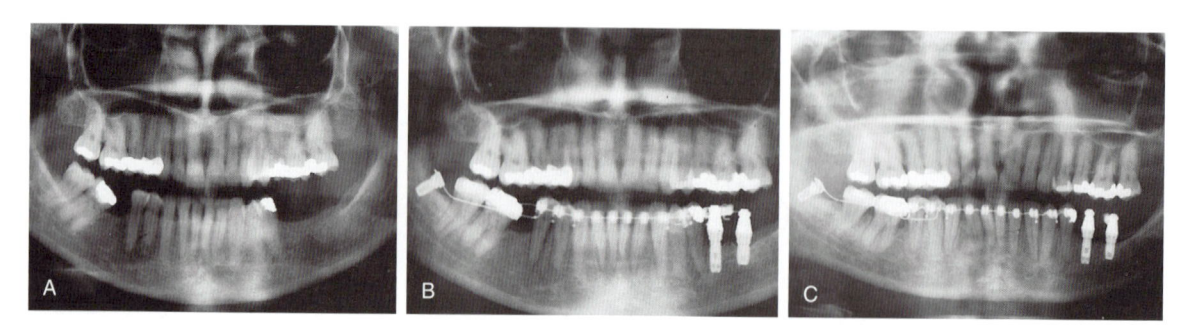

• **Figura 4.65** Uma mulher de 44 anos de idade possui um arco mandibular parcialmente edêntulo e uma história prolongada de disfunção e dor temporomandibular. **A.** Uma radiografia progressiva mostra a reabilitação da oclusão no segmento vestibular inferior esquerdo com implantes. **B.** Os molares no lado direito estão sendo intruídos e rotacionados mesialmente com o mecanismo de ancoragem com implante retromolar. **C.** Ao término do tratamento, a curva mandibular de Spee aplainou e o alinhamento ideal da dentição residual foi obtido. (De Epker BN, Stella JP, Fish LC: Dentofacial Deformities: Integrated Orthodontic and Surgical Correction. Vol. 4. 2nd ed. St Louis: Mosby; 1999.)

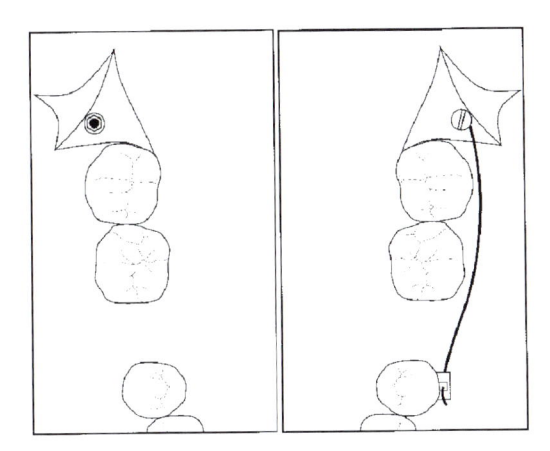

• **Figura 4.66** O esquema à esquerda ilustra o desenho do retalho de tecido mole para instalação de um implante de ancoragem retromolar, distal ao terceiro molar inferior direito. O esquema à direita ilustra a conexão de um fio de liga de titânio-molibdênio de 0,019 × 0,025 polegada ao implante com um parafuso de cobertura. Observe que a extremidade livre do fio de ancoragem passivo é inserida na fenda vertical do *bracket* unido à superfície vestibular do segundo pré-molar inferior esquerdo. (De Epker BN, Stella JP, Fish LC: *Dentofacial Deformities: Integrated Orthodontic and Surgical Correction.* Vol. 4. 2nd ed. St Louis: Mosby; 1999.)

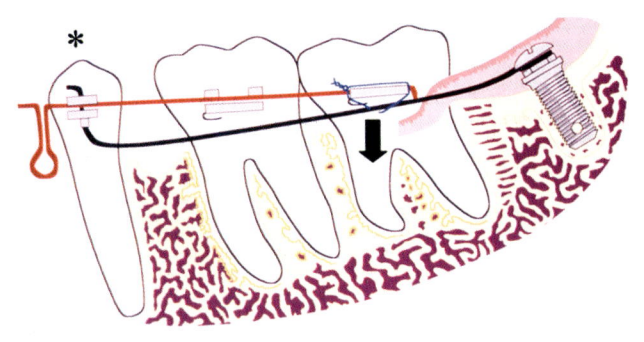

• **Figura 4.68** O desenho esquemático do mecanismo de ancoragem do implante ilustra um apoio interno (i. e., fio de ancoragem de liga de titânio-molibdênio) conectado à base endóssea com o parafuso de cobertura (cicatrizador). O fio de ancoragem passa através da mucosa, no fundo de vestíbulo, na face vestibular do último molar. A extrusão dos molares durante o alinhamento axial e do fechamento de espaço é controlada pela força intrusiva (*seta*) gerada pela ligação do *bracket* do molar ao fio de ancoragem com uma ligadura de aço. A ancoragem sagital para o movimento mesial dos molares é obtida com a inserção de um fio de ancoragem passiva dentro do tubo vestibular ao *bracket* anterior ao sítio da exodontia (*). Para obter o fechamento de espaço unidirecional, o "buraco de fechadura" da alça vertical é ativado puxando-se o fio do arco para distal do último molar e inclinando-o para baixo. (Redesenhada de Epker BN, Stella JP, Fish LC: *Dentofacial Deformities: Integrated Orthodontic and Surgical Correction.* Vol. 4. 2nd ed. St Louis: Mosby; 1999.)

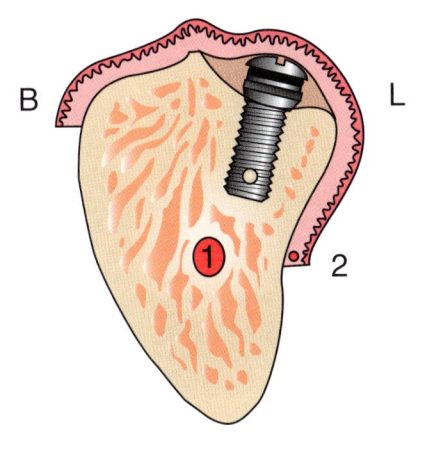

• **Figura 4.67 A.** Um corte transversal da mandíbula distal ao terceiro molar mostra que o implante retromolar é inclinado vestibularmente **B.** Usando a plataforma de osso na lingual *(L)*, o implante de 7 a 10 mm é orientado em direção ao nervo alveolar inferior *(1)* e distante do nervo lingual *(2)*. (Redesenhada de Epker BN, Stella JP, Fish LC: *Dentofacial Deformities: Integrated Orthodontic and Surgical Correction.* Vol. 4. 2nd ed. St Louis: Mosby; 1999.)

- Melhor higiene: fio saindo na profundidade da prega bucal requer pouca ou nenhuma manutenção periodontal
- Carga imediata: nenhum período de cicatrização é necessário
- Força intrusiva mais versátil: o controle da carga intrusiva nos molares inferiores é mais fácil.

Dezenove anos de experiência com o mecanismo de suporte interno (Figura 4.69) estabeleceram sua utilidade como um mecanismo de ancoragem de implante para o gerenciamento de espaços edêntulos nos segmentos mandibulares.[97-100]

A ancoragem indireta com um implante retromolar está provando ser útil para fechar espaços perdidos de segundos pré-molares em crianças em crescimento. No entanto, existe uma tendência aumentada de irritação dos tecidos moles se o fio de ancoragem for posicionado na profundidade da prega mucovestibular (Figura 4.70A). Quando o fio é reposicionado para logo abaixo dos *brackets* dos molares (ver Figura 4.70B), a irritação do tecido mole deixou de ser um problema e o espaço do segundo molar foi fechado em cerca de 10 meses.

Mini-implantes para ancoragem ortodôntica

Kanomi[101] introduziu uma série de mini-implantes como implantes em miniatura, para ancoragem ortodôntica. Embora alguns dos parafusos de titânio não integrados tenham servido como unidades de ancoragem adequada, alguns afrouxaram e foram perdidos durante o tratamento. Uma nova série de mini-implantes osseointegrados foi desenvolvida e testada em animais.[43] Deguchi *et al.*[102] observaram que 97% de 96 implantes colocados em oito cães integraram com sucesso, e 100% dos implantes que alcançaram osseointegração foram bem-sucedidos como unidades de ancoragem. O uso clínico desses dispositivos simples produziu alguns resultados impressionantes. A Figura 4.71 documenta o tratamento de uma menina de 15 anos com um sorriso gengival e protrusão bimaxilar. Quatro primeiros pré-molares foram extraídos e o segmento maxilar anterior foi intruído com mini-implante de ancoragem ortodôntica (ver Figura 4.71A e B). A comparação de fotografias do sorriso frontal antes do tratamento (ver Figura 4.71C) e pós-tratamento (ver Figura 4.71D) demonstra a ancoragem eficaz dos mini-implantes. A Figura 4.71E é uma sobreposição cefalométrica que demonstra intrusão do segmento maxilar anterior e um vetor horizontal de crescimento mandibular. Claramente, os mini-implantes são uma ancoragem óssea eficaz para alguns tipos de má oclusão.

Resumo

Conceitos fisiológicos, metabólicos e de cinética celular óssea têm importantes aplicações clínicas em todas as fases da reabilitação do sistema estomatognático: cirurgia de implante, ortodontia, prótese dentária e carga funcional prolongada. A aplicação dos conceitos fundamentais é limitada apenas pelo conhecimento e imaginação do clínico. A prática clínica moderna é caracterizada por uma contínua evolução dos métodos baseados na pesquisa fundamental e aplicada.

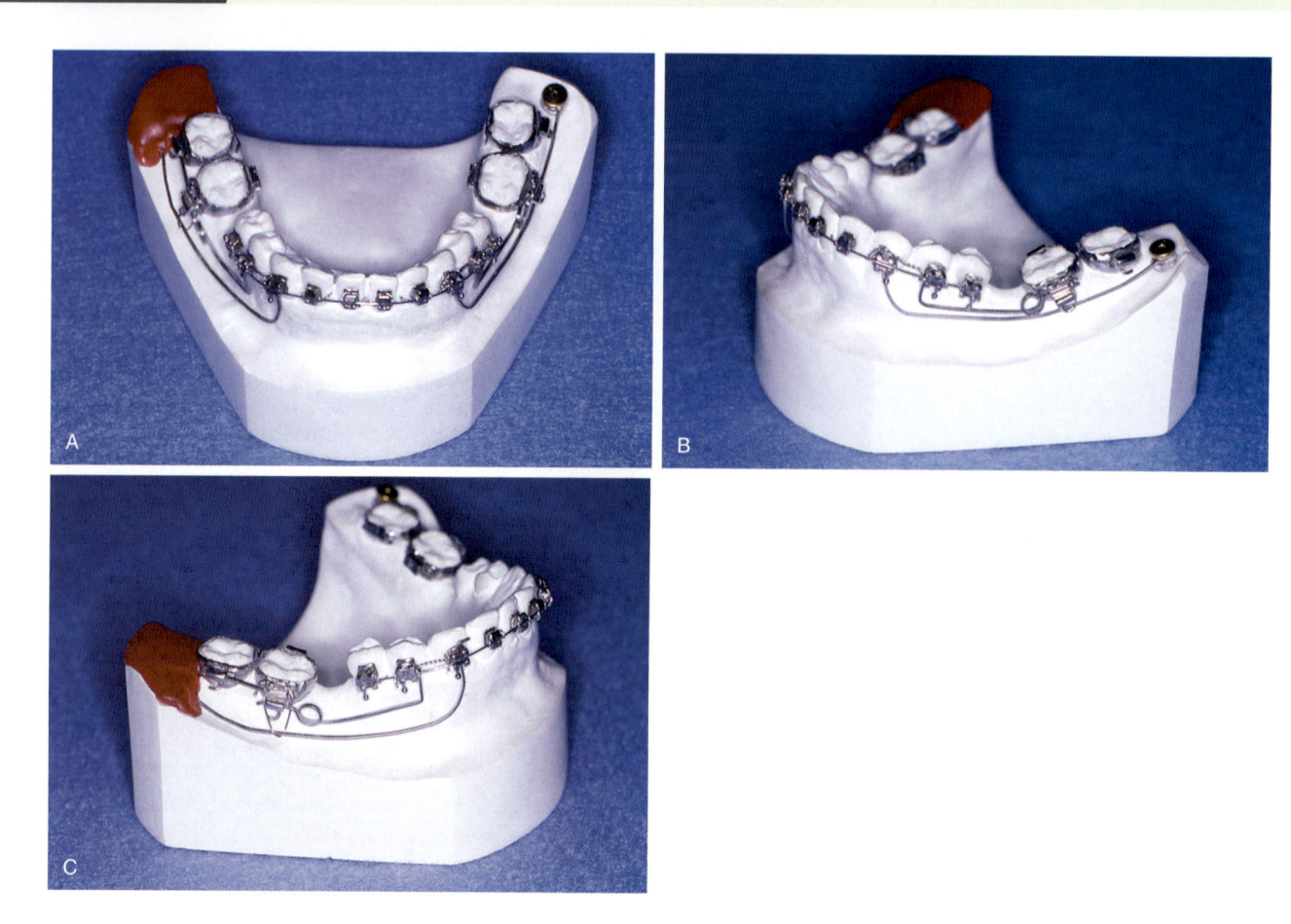

• **Figura 4.69 A.** O modelo demonstra o implante de ancoragem retromolar. A mecânica ortodôntica é realizada para alinhar o segundo e terceiro molares e fechar os espaços edêntulos pela translação mesial dos molares. O implante retromolar esquerdo mostra o relacionamento deste com o osso de suporte (vista cirúrgica). O implante direito é coberto com cera para simular o fechamento de tecido mole sobre o implante com um fio de ancoragem de liga titânio-molibdênio conectado. **B.** As mecânicas são mostradas para o movimento radicular mesial do segundo molar para o sítio de exodontia do primeiro molar. Note que o braço mesial na mola da raiz é imediatamente adjacente ao *bracket* do primeiro pré-molar para impedir a migração distal do segundo molar, conforme ele se verticaliza. Para prevenir a abertura de espaço mesial ao primeiro pré-molar, uma ligadura de aço ("fio unido") conecta o primeiro pré-molar ao canino. A ligadura de aço conectando o *bracket* do segundo molar ao fio de ancoragem de liga de titânio-molibdênio controla a extrusão do molar. **C.** Mecânicas similares como mostradas em (**B**) são usadas para alinhamento simultâneo de ambos os molares. Um segmento de arco de fio retangular conecta os dois molares. A extrusão é controlada amarrando-se o segundo molar ao fio de ancoragem com uma ligadura de aço.

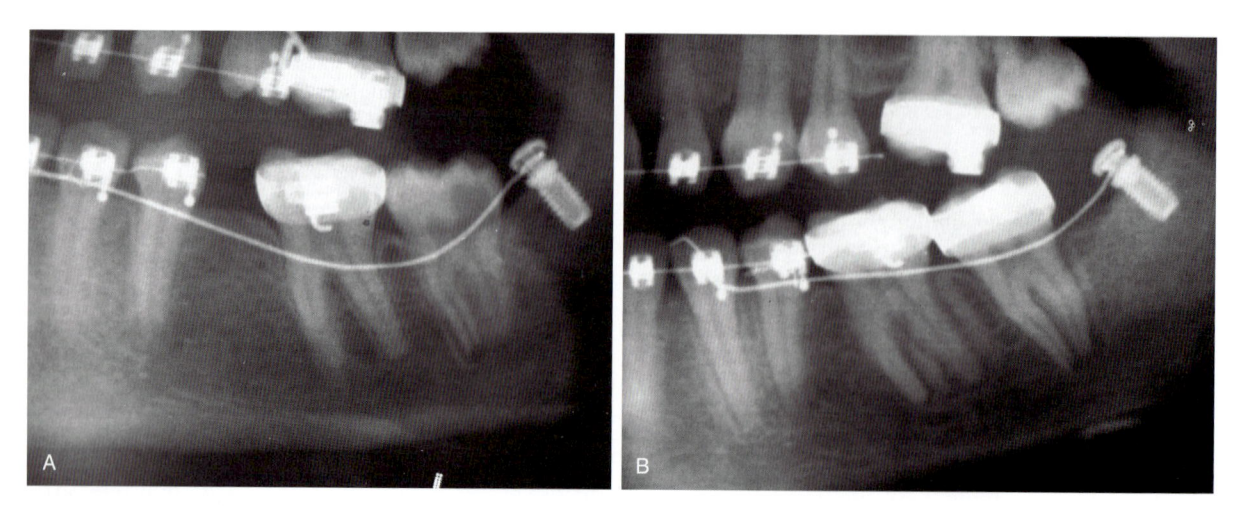

• **Figura 4.70 A.** A radiografia panorâmica pós-operatória revela o implante retromolar sendo usado para ancoragem indireta para fechar o espaço causado pela perda do segundo pré-molar em uma criança de 11 anos de idade. Note que o fio de ancoragem é posicionado o mais longe apicalmente. **B.** A radiografia panorâmica mostra o rápido fechamento do espaço com movimento mesial dos molares. Observe que o fio de ancoragem foi reposicionado logo abaixo dos *bracket*s dos molares para diminuir a irritação do tecido mole.

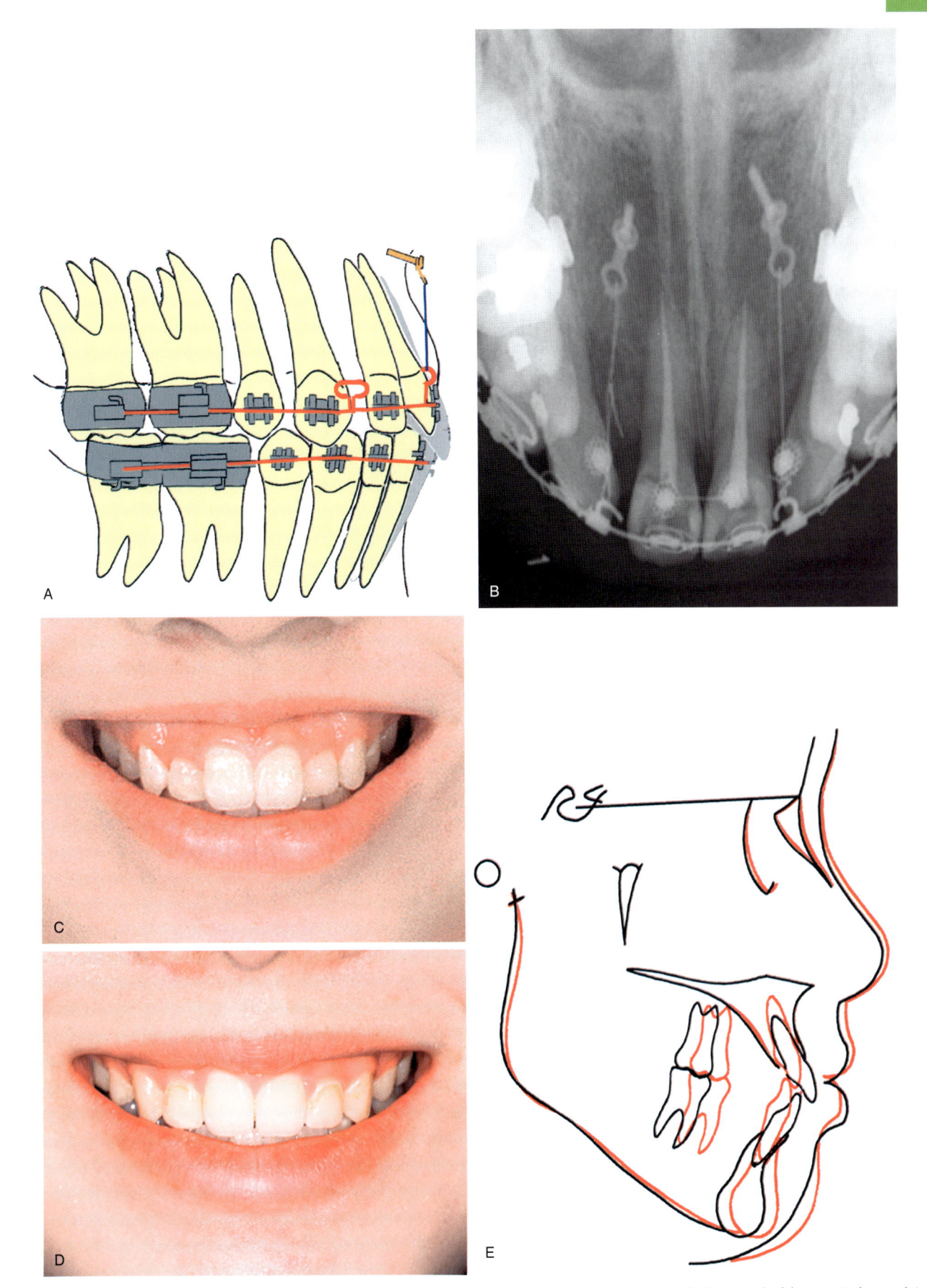

CAPÍTULO 4   Fisiologia Óssea, Metabolismo e Biomecânica

● **Figura 4.71 A.** Desenho da mecânica de fechamento de espaço demonstra o uso de um mini-implante apical para os incisivos centrais para intruir o segmento superior anterior. **B.** Uma radiografia oclusal mostra os dois mini-implantes apicais para os incisivos superiores. **C.** Foto de pré-tratamento de uma menina de 15 anos revela sorriso gengival. **D.** A fotografia pós-tratamento mostra uma agradável linha de sorriso com exposição gengival ideal. **E.** Os traçados de pré-tratamento (*preto*) e pós-tratamento (*vermelho*) de radiografias cefalométricas são sobrepostos à base craniana anterior. Observe a intrusão dos incisivos superiores e do componente horizontal ao crescimento mandibular. (Cortesia de Ryuzo Kanomi.)

Agradecimentos

Esta pesquisa foi apoiada pelo National Institute of Dental Research (parte do National Institutes of Health [NIH]) DE09237 e DE09822, NASA-Ames grants NCC 2-594 e NAG 2-756, e doadores privados por meio da Fundação da Universidade de Indiana. O autor agradece a assistência de professores e funcionários da University of the Pacific School of Dentistry e Indiana University School of Dentistry. Ryuzo Kanomi forneceu o material sobre mini-implantes para ancoragem ortodôntica.

Referências bibliográficas

1. Atkinson SR. Balance: the magic word. *Am J Orthod.* 1964;50:189.
2. Hylander WL. Mandibular function in Galago crassicaudatus and Macaca fasicularis: an in vivo approach to stress analysis. *J Morphol.* 1979;159:253.
3. Hylander WL. Patterns of stress and strain in the macaque mandible. In: Carlson DS, ed. *Craniofacial Biology.* Ann Arbor, Mich: Center for Human Growth and Development; 1981.
4. Behrents RG. Adult facial growth. In: Enlow DH, ed. *Facial Growth.* 3rd ed. Philadelphia: WB Saunders; 1990.
5. Pead MJ, Lanyon LE. Indomethacin modulation of load-related stimulation of new bone formation in vivo. *Calcif Tissue Int.* 1989;45:34.
6. Roberts WE, Smith RK, Zilberman Y, et al. Osseous adaptation to continuous loading of rigid endosseous implants. *Am J Orthod.* 1984;86:95.
7. Roberts WE, Turley PK, Brezniak N, et al. Implants: bone physiology and metabolism. *CDA J.* 1987;15:54.
8. Roberts WE. Bone tissue interface. *J Dent Educ.* 1988;52:804.
9. Roberts WE. Advanced techniques for quantitative bone cell kinetics and cell population dynamics. In: Jaworski ZFG, ed. *Proceedings of the First Workshop on Bone Morphometry.* Ottawa: University of Ottawa Press; 1976.
10. Roberts WE, Chase DC, Jee WSS. Counts of labeled mitoses in orthodontically stimulated periodontal ligament in the rat. *Arch Oral Biol.* 1974;19:665.
11. Roberts WE, Jee WSS. Cell kinetics of orthodontically stimulated and nonstimulated periodontal ligament in the rat. *Arch Oral Biol.* 1974;19:17.
12. Roberts WE, Mozsary PG, Klingler E. Nuclear size as a cell kinetic marker for osteoblast differentiation. *Am J Anat.* 1982;165:373.
13. Roberts WE, Ferguson DJ. Cell kinetics of the periodontal aligament. In: Norton LA, Burstone CJ, eds. *The Biology of Tooth Movement.* Boca Raton, Fla: CRC Press; 1989.
14. Katona TR, et al. Stress analysis of bone modeling response to rat molar orthodontics. *J Biomech.* 1995;28:27.
15. Rapperport DJ, Carter DR, Schurman DJ. Contact finite element stress analysis of porous ingrowth acetabular cup implantation, ingrowth, and loosening. *J Orthop Res.* 1987;5:548.
16. Roberts WE, Garetto LP, Katona TR. Principles of orthodontic biomechanics: metabolic and mechanical control mechanisms. In: Carlson DS, Goldstein SA, eds. *Bone Biodynamics in Orthodontic and Orthopedic Treatment.* Ann Arbor, Mich: University of Michigan Press; 1992.
17. Siegele D, Dr-Ing US. Numerical investigations of the influence of implant shape on stress distribution in the jaw bone. *Int J Oral Maxillofac Implants.* 1989;4:333.
18. Roberts WE, Smith RK, Cohen JA. Change in electrical potential within periodontal ligament of a tooth subjected to osteogenic loading. In: Dixon A, Sarnat B, eds. *Factors and Mechanisms Influencing Bone Growth.* New York: Alan R Liss; 1982.
19. Huja SS, Roberts WE. Mechanism of osseointegration: characterization of supporting bone with indentation testing and backscattered imaging. *Semin Orthod.* 2004;10:162–173.
20. Yip G, Schneider P, Roberts WE. Micro-computed tomography: high resolution imaging of bone and implants in three dimensions. *Semin Orthod.* 2004;10:174–187.
21. Huja SS, Katona TR, Moore BK, et al. Microhardness and anisotropy of the vital osseous interface and endosseous implant supporting bone. *J Orthop Res.* 1998;16:54–60.
22. Roberts WE, Poon LC, Smith RK. Interface histology of rigid endosseous implants. *J Oral Implantol.* 1986;12:406.
23. Ascenzi A, Baschieri P, Benvenuti A. The bending properties of single osteons. *J Biomech.* 1990;8:763.
24. Martin RB, Burr DB. *Structure, Function, and Adaptation of Compact Bone.* New York: Raven Press; 1989.
25. Roberts WE, et al. Rigid endosseous implants for orthodontic and orthopedic anchorage. *Angle Orthod.* 1989;59:247.
26. Currey JD. *The Mechanical Adaptations of Bones.* Princeton, NJ: Princeton University Press; 1984.
27. Roberts WE. Rigid endosseous anchorage and tricalcium phosphate (TCP)-coated implants. *Calif Dent Assoc J.* 1984;12:158.
28. Roberts WE, Morey ER. Proliferation and differentiation sequence of osteoblast histogenesis under physiological conditions in rat periodontal ligament. *Am J Anat.* 1985;174:105.
29. Keeting PE, et al. Lack of a direct effect of estrogen on proliferation and differentiation of normal human osteoblast-like cells. *J Bone Miner Res.* 1992;7:S369.
30. Roberts WE, Garetto LP, Simmons KE. Endosseous implants for rigid orthodontic anchorage. In: Bell WH, ed. *Surgical Correction of Dentofacial Deformities.* Vol. 2. Philadelphia: WB Saunders; 1992.
31. Enlow DH. *Facial Growth.* 3rd ed. Philadelphia: WB Saunders; 1990.
32. Colditz GA, Stampfer MJ, Willett WC, et al. Prospective study of estrogen replacement therapy and risk of breast cancer in postmenopausal women. *J Am Dent Assoc.* 1990;264:2648.
33. Roberts WE, Garetto LP, DeCastro RA. Remodeling of devitalized bone threatens periosteal margin integrity of endosseous titanium implants with threaded or smooth surfaces: indications for provisional loading and axially directed occlusion. *J Indiana Dent Assoc.* 1989;68:19.
34. Roberts WE, Marshall KJ, Mozary PG. Rigid endosseous implant utilized as anchorage to protract molars and close an atrophic extraction site. *Angle Orthod.* 1990;60:135.
35. Mundy GR, Bonewald LF. Transforming growth factor beta. In: Gowen M, ed. *Cytokines and Bone Metabolism.* Boca Raton, Fla: CRC Press; 1992.
36. Melsen B. The cranial base. *Acta Odontol Scand.* 1974;32:1.
37. Noorda CB. *Modeling and Remodeling in the Cortical Bone of Both Growing and Adult Rabbits [Master's Thesis].* San Francisco: University of the Pacific; 1986.
38. Brockstedt H, Bollerslev J, Melsen F, et al. Cortical bone remodeling in autosomal dominant osteopetrosis: a study of two different phenotypes. *Bone.* 1996;18:67.
39. Frost HM. The regional accelerratory phenomenon: a review. *Henry Ford Hosp Med J.* 1983;31:3.
40. Roberts WE, Garetto LP. Physiology of osseous and fibrous integration. *Alpha Omegan.* 1992;85:57.
41. Jeffcoat MK, Williams RC, Kaplan ML, et al. Nuclear medicine techniques for the detection of active alveolar bone loss. *Adv Dent Res.* 1987;1:80.
42. Reddy MS, English R, Jeffcoat MK, et al. Detection of periodontal disease activity with a scintillation camera. *J Dent Res.* 1991;70:50.
43. Ohmae M, Saito S, Morohashi T, et al. A clinical and histological evaluation of titanium mini-implants as anchors for orthodontic intrusion in the beagle dog. *Am J Orthod Dentofacial Orthop.* 2001;119:489–497.
44. Nikolai RJ. *Bioengineering Analysis of Orthodontic Mechanics.* Philadelphia: Lea & Febiger; 1985.
45. Roberts WE, Garetto LP, Arbuckle GR, et al. What are the risk factors of osteoporosis? Assessing bone health. *J Am Dent Assoc.* 1991;122:59–61.
46. Roberts WE, Simmons KE, Garetto LP, et al. Bone physiology and metabolism in dental implantology: risk factors for osteoporosis and other metabolic bone diseases. *Implant Dent.* 1992;1:11.
47. Midgett RJ, Shaye R, Fruge JF. The effect of altered bone metabolism on orthodontic tooth movement. *Am J Orthod.* 1981;80:256.
48. Rhodes R, Pflanzer R. *Human Physiology.* Philadelphia: WB Saunders; 1989.

49. Holtrop ME, Raisz LG, Simmons HA. The effects of parathyroid hormone, colchicine, and calcitonin on the ultrastructure and the activity of osteoclasts in organ culture. *J Cell Biol.* 1974;60:346.
50. Malluche HH, Faugere MC. Renal bone disease 1990: an unmet challenge for the nephrologist. *Kidney Int.* 1990;38:193.
51. Carter DR, Smith DJ, Spengler DM, et al. Measurement and analysis of in vivo bone strains on the canine radius and ulna. *J Biomech.* 1980;13:27.
52. Johnston CC, Miller JZ, Slemenda CW, et al. Calcium supplementation and increases in bone mineral density in children. *N Engl J Med.* 1992;327:82.
53. Frost HM. *Bone Remodeling and Its Relationship to Metabolic Bone Diseases.* Springfield, Ill: Charles C Thomas; 1973.
54. Heaney RP. Estrogen-calcium interactions in postmenopause: a quantitative description. *Bone Miner.* 1990;11:67.
55. Drinkwater BL, Nilson K, Chesnut CH, et al. Bone 3rd. mineral content of amenorrheic and eumenorrheic athletes. *N Engl J Med.* 1984;311:277.
56. Rigotti NA, Neer RM, Skates SJ, et al. The clinical course of osteoporosis in anorexia nervosa. *JAMA.* 1991;265:1133.
57. Consensus conference report on osteoporosis. *J Am Dent Assoc.* 1984;252:799.
58. Eriksen EF, Mosekilde L. Estrogens and bone. *J Bone Miner Res.* 1990;7:273.
59. Enrich JB. The postmenopausal estrogen/breast cancer controversy. *JAMA.* 1992;268:1900.
60. Love RR, Mazess RB, Barden HS, et al. Effects of tamoxifen on bone mineral density in postmenopausal women with breast cancer. *N Engl J Med.* 1992;326:852.
61. Slemenda CW, et al. Predicators of bone mass in premenopausal women. *Ann Intern Med.* 1990;112:96.
62. Parfitt AM. The physiological and clinical significance of bone histomorphometric data. In: Recker RR, ed. *Bone Histomorphometry: Techniques and Interpretation.* Boca Raton, Fla: CRC Press; 1983.
63. Heaney RP. Calcium, bone health in osteoporosis. In: Peck WA, ed. *Bone and Mineral Research.* Amsterdam: Elsevier Science; 1986.
64. Christiansen C. Consensus development conference: prophylaxis and treatment of osteoporosis. *Am J Med.* 1991;90:107.
65. Grisso JA, Baum CR, Turner BJ. What do physicians in practice do to prevent osteoporosis? *J Bone Miner Res.* 1990;5:213.
66. Roberts WE, Arbuckle GR, Katona TR. Bone physiology of orthodontics: metabolic and mechanical control mechanisms. In: Witt E, Tammoscheit U-G, eds. *Symposion der Deutschen Gesellschaft für Kieferorthopädie.* Munich: Urban & Vogel; 1992.
67. Johnston CC. Osteoporosis: extent and cause of the disease. *Proc Soc Exp Biol Med.* 1989;191:258.
68. Becker AR, Handick KE, Roberts WE, et al. Osteoporosis risk factors in female dental patients. *J Indiana Dent Assoc.* 1997;76:15.
69. Roberts WE, Mozsary PG, Morey ER. Suppression of osteoblast differentiation during weightlessness. *Physiologist.* 1981;24(suppl 6):S75.
70. Morey ER, Baylink DJ. Inhibition of bone formation during space flight. *Science.* 1978;201:1138.
71. Simmons DJ, Russell JE, Winter F, et al. Effect of space flight on the non-weight-bearing bones of rat skeleton. *Am J Physiol.* 1983;244:319.
72. Jackson CB, Roberts WE, Morey ER. Growth alterations of the mandibular condyle in Spacelab-3 rats (abstract). *ASGSB Bull.* 1988;1:33.
73. Cowin SC. *Bone Mechanics.* Boca Raton, Fla: CRC Press; 1989.
74. Lanyon LE. Control of bone architecture by functional load bearing. *J Bone Miner Res.* 1992;7:S369.
75. Riggs BL. Overview of osteoporosis. *West J Med.* 1991;154:63.
76. Rubin CT, Lanyon LE. Regulation of bone mass by mechanical strain magnitude. *Calcif Tissue Res.* 1985;37:411.
77. Rubin CT, Lanyon LE. Osteoregulatory nature of mechanical stimuli: function as a determinant for adaptive modeling in bone. *J Orthop Res.* 1987;5:300.
78. Rubin CT, McLeod KJ, Bain SD. Functional strains and cortical bone adaptation: epigenetic assurance of skeletal integrity. *J Biomech.* 1990;23:43.
79. Frost HM. Skeletal structural adaptations to mechanical usage (SATMU). 2. Redefining Wolff's law: the remodeling problem. *Anat Rec.* 1990;226:414.
80. Frost HM. *Intermediary organization of the skeleton.* Vol. 1. Boca Raton, Fla: CRC Press; 1986.
81. Carter DR. Mechanical loading history and skeletal biology. *J Biomech.* 1987;20:1095.
82. Brunski JB. Forces on dental implants and interfacial stressed transfer. In: Laney WR, Tolman DE, eds. *Tissue Integration in Oral, Orthopedic, and Maxillofacial Reconstruction.* Chicago: Quintessence; 1992.
83. Brunski JB, Shalak R. Biomechanical considerations. In: Worthington P, Brånemark PI, eds. *Advanced Osseointegration Surgery.* Chicago: Quintessence; 1992.
84. Haas AJ. The treatment of maxillary deficiency by opening the midpalatal suture. *Angle Orthod.* 1965;35:200–217.
85. Chang HN, Garetto LP, Katona TR, et al. Angiogenic induction and cell migration in an orthopaedically expanded maxillary suture in the rat. *Arch Oral Biol.* 1996;41:985–994.
86. Chang HN, Garetto LP, Potter RH, et al. Angiogenesis and osteogenesis in an orthopedically expanded suture. *Am J Orthod Dentofacial Orthop.* 1997;111:382–390.
87. Roberts WE, Wood HB, Chambers DW, et al. Vascularly oriented differentiation gradient of osteoblast precursor cells in rat periodontal ligament: implications for osteoblast histogenesis and periodontal bone loss. *J Periodontal Res.* 1987;22:461.
88. Doherty MJ, Ashton BA, Walsh S, et al. Vascular pericytes express osteogenic potential in vitro and in vivo. *J Bone Miner Res.* 1998;13:828.
89. Parr JA, Garetto LP, Wohlford ME, et al. Sutural expansion using rigidly integrated endosseous implants. *Angle Orthod.* 1997;67:283.
90. Sim Y. *Cell Kinetics of Osteoblast Histogenesis in Evolving Rabbit Secondary Haversian Systems Using a Double Labeling Technique with 3H-Thymidine and Bromodeoxyuridine [Doctoral Thesis].* Indianapolis: Indiana University School of Dentistry; 1995.
91. Roberts WE, Wood HB, Chambers DW, et al. Vascularly oriented differentiation gradient of osteoblast precursor cells in rat periodontal ligament: implications for osteoblast histogenesis and periodontal bone loss. *J Periodontal Res.* 1987;22:461–467.
92. Arbuckle GR, Nelson CL, Roberts WE. Osseointegrated implants and orthodontics. *Oral Maxillofac Surg Clin North Am.* 1991;3:903.
93. Goodacre CJ, Brown DT, Roberts WE, et al. Prosthodontic considerations when using implants for orthodontic anchorage. *J Prosthet Dent.* 1997;77:162.
94. Helm FR, et al. Bone remodeling response to loading of rigid endosseous implants [abstract]. *J Dent Res.* 1987;66:186.
95. Albrektsson T, Jacobsson M. Bone-metal interface in osseointegration. *J Prosthet Dent.* 1987;60:75.
96. Brånemark P-I. Osseointegration and its experimental background. *J Prosthet Dent.* 1983;50:399.
97. Roberts WE. Dental implant anchorage for cost-effective management of dental and skeletal malocclusion. In: 2rd ed. Epker BN, Stella JP, Fish LC, eds. *Dentofacial Deformities.* Vol. 4. St Louis: Mosby; 1999.
98. Roberts WE, Arbuckle GR, Analoui M. Rate of mesial translation of mandibular molars utilizing implant-anchored mechanics. *Angle Orthod.* 1996;66:331.
99. Roberts WE, Hartsfield JK. Multidisciplinary management of congenital and acquired compensated malo-cclusions: diagnosis, etiology and treatment planning. *Indiana Dent Assoc J.* 1997;76:42.
100. Roberts WE, Nelson CL, Goodacre CJ. Rigid implant anchorage to close a mandibular first molar extraction site. *J Clin Orthod.* 1994;28:693.
101. Kanomi R. Mini-implant for orthodontic anchorage. *J Clin Orthod.* 1997;31:763–767.
102. Deguchi T, Takano-Yamamoto T, Kanomi R, et al. The use of small titanium screws for orthodontic anchorage. *J Dent Res.* 2003;82:377–381.

5
Biomateriais Utilizados em Implantes Dentais

JACK E. LEMONS, FRANCINE MISCH-DIETSH E RANDOLPH R. RESNIK

Compatibilidade dos biomateriais cirúrgicos e o papel dos materiais sintéticos

Os perfis de biocompatibilidade de substâncias sintéticas (biomateriais) utilizadas para a substituição ou acréscimo de tecidos biológicos sempre foram uma preocupação crítica nas disciplinas de saúde. Circunstâncias especiais estão associadas à reconstrução protética com implante dental nas áreas bucomaxilofaciais porque os dispositivos se estendem desde a boca, através das zonas de proteção epitelial, sobre ou para dentro do osso subjacente. Os aspectos funcionais de uso também incluem a transferência de força das superfícies oclusais dos dentes através da coroa, da prótese parcial e da região do colo do conector do implante até o corpo do implante para a transferência na interface dos tecidos moles e duros de suporte. Tal situação representa uma série complexa de reações químicas e mecânicas.

Esse aspecto mais crítico da biocompatibilidade é, obviamente, dependente do volume básico da estrutura e das propriedades de superfície do biomaterial. Todos os aspectos básicos da fabricação, acabamento, embalagem e entrega, esterilização e inserção (incluindo a instalação cirúrgica) devem ser adequadamente controlados para garantir condições de limpeza e atraumáticas. A importância dessas considerações foi enfatizada novamente por meio do conceito e da prática da osseointegração dos sistemas de implantes endósseos em forma de raiz.

As disciplinas de biomateriais e biomecânica são complementares para o entendimento do dispositivo com base na função. As propriedades físicas, mecânicas, químicas e elétricas dos componentes básicos do material devem sempre ser totalmente avaliadas para qualquer aplicação do biomaterial, porque essas propriedades fornecem dados essenciais para as análises biomecânicas e biológicas inter-relacionadas da função. É importante separar as funções do formato macroscópico do implante, da transferência microscópica da tensão e deformação ao longo das interfaces biomaterial-tecido. A distribuição macroscópica do esforço mecânico e da tensão é predominantemente controlada pelo formato e tipo de implante. Uma propriedade importante do material relacionada à otimização do projeto (formato e tipo) é a deformação elástica (um componente do módulo de elasticidade) do material.

A distribuição do esforço microscópico localizado é mais controlada pelas propriedades básicas do biomaterial (p. ex., química da superfície, microtopografia, módulo de elasticidade) e pelo fato da superfície do biomaterial estar ligada aos tecidos adjacentes. As análises técnicas do sistemas de implantes incluem considerações de otimização relacionadas tanto ao projeto quanto ao biomaterial usado para a construção. Portanto, o desejo de influenciar positivamente as respostas teciduais e minimizar a biodegradação muitas vezes impõe restrições sobre quais materiais podem ser usados com segurança no meio bucal e nos tecidos. Os projetos são frequentemente desenvolvidos para biomateriais específicos devido às condições ambientais ou reabilitadoras impostas.

Propriedades do volume

História dos materiais e projetos

Nas últimas décadas, as definições de biocompatibilidades de materiais evoluíram e refletem uma opinião em constante mudança relacionada às filosofias do tratamento cirúrgico com implantes. Em geral, a definição de biocompatibilidade foi dada como uma resposta apropriada a um material (biomaterial) dentro de um dispositivo (projeto) para uma aplicação clínica específica.[1] Materiais implantáveis metálicos e não metálicos têm sido estudados no campo da ortopedia desde a virada do século XX.[2–7]

Na década de 1960, foi dada ênfase em tornar os biomateriais mais inertes e quimicamente estáveis em ambientes biológicos. As cerâmicas de alta pureza de óxido de alumínio (Al_2O_3), carbono e compostos de carbono-silício e ligas de grau intersticial extrabaixo são exemplos clássicos dessas tendências. Na década de 1970, a biocompatibilidade era definida em termos de dano mínimo ao receptor ou ao biomaterial. A importância de uma interação estável passou então para o foco central tanto para a pesquisa quanto para as comunidades clínicas. Na década de 1980, o foco foi transferido para substratos bioativos com a intenção de influenciar positivamente as respostas dos tecidos, enquanto mais recentemente a ênfase em substratos química e mecanicamente anisotrópicos, combinados com substâncias de crescimento (mitogênicas) e indutivas (morfogênicas). Hoje, muitos biomateriais estão sendo constituídos, fabricados e modificados em sua superfície para influenciar diretamente as respostas do tecido em curto e longo prazos. Os revestimentos bioativos na maioria das classes de biomateriais continuaram a evoluir de ensaios clínicos em humanos para modalidades aceitáveis de preparação de superfície, e o foco da pesquisa mudou para combinações de implantes sintéticos ativos e biológicos.

É interessante notar que os implantes dentais influenciaram significativamente essas tendências. Na década de 1960, os dispositivos dentais foram reconhecidos como estando em uma fase de pesquisa e desenvolvimento, e revisões longitudinais críticas de aplicações clínicas eram fortemente recomendadas.[8] Durante esse tempo, estudos de longevidade de vários dispositivos demonstraram que a maior duração de aplicações clínicas foi a das próteses ortopédicas. Na década de 1980, os ensaios clínicos controlados demonstraram que os implantes dentais proporcionavam longevidade funcional que excedia a maioria dos outros tipos de modalidades de substituição de tecido funcional.[9,10] Ficou claro que esses estudos clínicos influenciaram fortemente tanto a pesquisa quanto o desenvolvimento e os processos de aplicação clínica. Atualmente, o crescimento exponencial do uso de implantes e os relatos científicos relacionados apoiam as opiniões expressas pelos primeiros visionários há várias décadas.

A evolução de qualquer modalidade de implante é uma história com várias partes, na qual papéis significativos foram desempenhados pelos biomateriais; análises biomecânicas dos projetos, tecidos e funções; pela cicatrização de feridas ao longo de interfaces; pelos métodos cirúrgicos para minimizar traumas mecânicos, químicos e térmicos; pelas modalidades de tratamento restaurador e de manutenção protética e periodontal; e pelos protocolos de ensaios clínicos multidisciplinares controlados. A interdependência de todas as fases da pesquisa básica e aplicada deve ser reconhecida. Tudo está correlacionado e deve evoluir para fornecer um melhor nível de compreensão dos fenômenos físicos e biológicos básicos associados aos sistemas de implantes, antes que mais resultados clínicos sejam totalmente descritos.

As avaliações de implantes dentais endósseos e subperiosteais levantam questões interessantes com respeito às inter-relações entre a seleção do material e do projeto. Existem oportunidades para selecionar um material a partir de vários sistemas, tais como metais, cerâmicas, carbonos, polímeros ou compósitos. Além disso, apenas as dimensões anatômicas disponíveis e a necessidade de conectar alguma forma de dispositivo de restauração intraoral limitam o formato do implante (projeto). Devido à ampla gama de propriedades de biomateriais demonstradas pelas classes de materiais disponíveis, não é aconselhável fabricar nenhum novo design de implante sem uma análise biomecânica completa. Outra abordagem agora frequentemente usada é determinar um projeto específico com base em considerações clínicas e, em seguida, selecionar o biomaterial de escolha a partir de análises computadorizadas. A segurança dessas combinações pode então ser demonstrada por meio de pesquisas laboratoriais e em animais. Ensaios clínicos controlados seguindo protocolos prospectivos, é claro, fornecem a avaliação final para segurança e eficácia. O sucesso a longo prazo é, portanto, determinado clinicamente em estudos investigativos de acompanhamento e é claramente uma área que deve ser enfatizada para muitos sistemas de implantes dentais disponíveis.

Pesquisa e desenvolvimento

Os estudos básicos nas ciências físicas e biológicas têm apoiado o desenvolvimento de sistemas de implantes cirúrgicos. Um exemplo é o progresso contínuo de materiais que estão disponíveis para aplicações industriais para as novas classes de compósitos que evoluíram para aplicações biomédicas. Essa mesma situação existe dentro de uma área ampla; por exemplo, ciência e tecnologia de superfície, mecânica e biomecânica de estruturas tridimensionais, vias e processos de cicatrização de feridas ao longo de interfaces com biomateriais, e a descrição dos primeiros biofilmes que evoluem em contato com sangue ou fluidos teciduais.[11-14] A mudança progressiva de materiais para biomateriais caracterizados quantitativamente tem sido extremamente importante para as aplicações biomédicas de implantes cirúrgicos. As pesquisas sobre os implantes dentais agora desempenham um papel de liderança em áreas seletas desse processo geral, e todos os aspectos da medicina e da odontologia devem se beneficiar.

Requisitos físicos, mecânicos e químicos para os materiais dos implantes

Propriedades físicas e mecânicas

As forças exercidas sobre o material do implante consistem em componentes de tração, compressão e cisalhamento. Como para a maioria dos materiais, as resistências à compressão dos materiais dos implantes são geralmente maiores do que os componentes de cisalhamento e tração. A hipótese de que os implantes dentais são menos afetados por tensões alternadas do que os implantes dos sistemas cardiovascular e locomotor devido ao número significativamente menor de ciclos de carga deve ser qualificada devido à preocupação especial de que os implantes dentais são consideravelmente menores em dimensão física. Todas as falhas por fadiga obedecem a leis mecânicas que correlacionam as dimensões do material às propriedades mecânicas do referido material.[11,15] Além disso, quando presente, a parafunção (noturna e/ou diurna) pode ser muito prejudicial à longevidade devido a propriedades mecânicas, tais como resistência máxima ao escoamento, resistência à fadiga, tendência à deformação, ductilidade e fratura. As limitações da relevância dessas propriedades são causadas principalmente pelo formato variável e características de superfície dos projetos de implantes. Existe um problema recorrente entre a resistência mecânica e a capacidade de deformação do material e o osso receptor. Uma abordagem diferente para combinar mais de perto as propriedades do material implantado e as propriedades do tecido duro levou à experimentação de materiais poliméricos, de carbono e metálicos de baixo módulo de elasticidade.[16,17]

Como o osso pode modificar sua estrutura em resposta às forças exercidas sobre ele, os materiais e projetos dos implantes devem ser elaborados para levar em conta o melhor desempenho da musculatura e do osso nas arcadas (maxila ou mandíbula) reabilitadas com implantes. O limite máximo de tensão diminui, com um aumento do número de ciclos de carga, às vezes atingindo o limite da resistência à fadiga após 10^6 a 10^7 ciclos de carga.[11,15,18] Em outras palavras, quanto maior a carga aplicada, maior a tensão mecânica e, portanto, maior a possibilidade de ultrapassar o limite de resistência à fadiga do material.

Em geral, o limite da resistência à fadiga dos materiais metálicos de implantes atinge aproximadamente 50% de sua resistência máxima à tração.[11,18] No entanto, essa relação é aplicável apenas a sistemas metálicos, e os sistemas poliméricos não têm limite inferior em termos de resistência à fadiga. Os materiais cerâmicos são fracos quando submetidos a forças de cisalhamento devido à combinação de resistência à fratura e ausência de ductilidade, o que pode levar à fragilidade com relação às fraturas. Os metais podem ser aquecidos por períodos variados para influenciar suas propriedades, modificados pela adição de elementos de liga ou alterados por processamento mecânico, tais como extração, matrização ou forja, seguido pelo endurecimento por envelhecimento ou dispersão, até que a resistência e a ductilidade do material processado estejam otimizadas para a aplicação pretendida.

Os elementos modificadores dos sistemas metálicos podem ser metais ou não metais. Uma regra geral é que os procedimentos de constituição ou o processo mecânico de endurecimento resultem em um aumento na resistência, mas também invariavelmente correspondam a uma perda de ductilidade. Isso é especialmente relevante para implantes dentais. A maioria dos padrões de consenso para metais (ASTM International [anteriormente American Society for Testing and Materials], International Standardization Organization [ISO], American Dental Association), exige um mínimo de 8% de ductilidade para minimizar a fragilidade à fratura. A fase mista de endurecimento microestrutural de materiais austeníticos com nitrogênio (p. ex., aços inoxidáveis) e o aumento da pureza das ligas parece mais indicado para alcançar a força máxima e manter este alto nível de deformação plástica possível.[1,15,19-23]

Corrosão e biodegradação

A corrosão é uma preocupação especial para materiais metálicos na implantologia dentária, visto que os implantes se estendem para o interior da cavidade oral, onde os eletrólitos e os compostos de oxigênio diferem daqueles dos fluidos teciduais. Além disso, o pH pode variar significativamente em áreas abaixo da placa bacteriana (biofilme) e dentro da cavidade oral. Isso aumenta a variação de pH a que os implantes são expostos na cavidade oral, em comparação com os locais específicos no tecido.[24-29]

Plenk e Zitter[15] afirmam que a corrosão galvânica (CG) pode ser maior para implantes dentais do que para os implantes ortopédicos. Os processos galvânicos dependem da passividade das camadas de óxido, que são caracterizadas por uma taxa de dissolução mínima e um alto poder regenerativo dos metais como o titânio. A camada passiva tem apenas alguns nanômetros de espessura e geralmente é composta por óxidos ou hidróxidos dos elementos metálicos que têm maior afinidade pelo oxigênio. No grupo de metais reativos, como titânio, nióbio, zircônio, tântalo e ligas relacionadas, os materiais básicos determinam as propriedades da camada passiva. As zonas de estabilidade dos óxidos dos elementos passivos cobrem os potenciais de redução de oxidação e os valores de pH típicos do meio oral. No entanto, os óxidos de titânio, tântalo e nióbio cobrem uma zona de estabilidade ambiental marcadamente maior em comparação com os óxidos de cromo.

O risco de degradação mecânica, tal como arranhões ou desgaste de materiais implantados, combinado com corrosão e liberação para o interior do osso e órgãos distantes, foi considerado anteriormente. Por exemplo, pesquisadores como Laing[30] Willert et al.[31] e Lemons[32,33] estudaram extensivamente a corrosão de implantes metálicos. Steinemann[34] e Fontana e Greene[35] apresentaram muitas das relações básicas específicas para a corrosão de implantes. Mears[26] abordou questões sobre a CG e estudou a resposta local do tecido ao aço inoxidável e cobalto-cromo-molibdênio (Co-Cr-Mo), e mostrou a liberação de íons metálicos nos tecidos. Williams[36] sugeriu que três tipos de corrosão eram mais relevantes para implantes dentais: (1) rachadura por corrosão sob tensão (RCT), (2) CG e (3) corrosão por desgaste (CD).

Rachadura por corrosão de tensão

A combinação de altas magnitudes de tensões mecânicas aplicadas acrescidas da exposição simultânea a um ambiente corrosivo pode resultar na falha de materiais metálicos por rachaduras, onde nenhuma das condições por si só causaria a falha. Williams[36] apresentou esse fenômeno do RCT em implantes ortopédicos multicomponentes. Outros levantaram a hipótese de que RCT pode ser responsável por algumas falhas de implante, em vista das altas concentrações de forças na área da interface pilar protético-corpo do implante.[37-39] A maioria dos projetos de corpos de implantes tradicionais, sob a análise tridimensional da tensão por elemento finito, mostra uma concentração de tensões no rebordo do osso de suporte e no terço cervical do implante. Isso tende a suportar uma RCT potencial na área de interface do implante (ou seja, uma zona de transição com condições ambientais químicas e mecânicas alteradas). Isso também foi descrito em termos de fadiga por corrosão (ou seja, falhas por carga cíclica aceleradas por um meio localmente agressivo). Além disso, as estruturas protéticas sem assentamento passivo podem incorporar uma tensão permanente, o que influencia fortemente esse fenômeno nas próteses submetidas a cargas funcionais (Figuras 5.1A e 5.1B).[37,40,41]

A CG ocorre quando dois materiais metálicos diferentes estão em contato no interior de um eletrólito, resultando em uma corrente de fluxo entre os eles. Os materiais metálicos com potenciais não similares podem ter suas correntes de corrosão alteradas, resultando em uma maior taxa de corrosão (Figura 5.1C). A corrosão por desgaste (CD) ocorre quando um micromovimento e o contato de atrito dentro de um ambiente corrosivo (p. ex., a perfuração das camadas passivas e a carga direcionada por cisalhamento ao longo das superfícies de contato adjacentes). A perda de qualquer película protetora pode resultar na aceleração da perda de íons metálicos. Tem sido demonstrado que a CD ocorre ao longo das interfaces corpo do implante-pilar protético-estrutura da prótese.

Normalmente, as camadas de óxido passivo em substratos metálicos se dissolvem em taxas tão lentas que a perda de massa resultante não tem nenhuma consequência mecânica para o implante. Um problema mais crítico é a perfuração local irreversível da camada passiva que os íons cloreto muitas vezes causam, o que pode resultar em corrosão localizada. Essas perfurações podem ser frequentemente observadas nos aços ferro-cromo-níquel-molibdênio (Fe-Cr-Ni-Mo) que contêm uma quantidade insuficiente de elementos da liga que estabilizam a camada passiva (ou seja, Cr e Mo) ou locais dos implantes que estão sujeitos a ambientes anormais. Mesmo os materiais de óxido cerâmico não são totalmente resistentes à degradação. O comportamento semelhante à corrosão de materiais cerâmicos pode então ser comparado com a dissolução química dos óxidos em íons ou íons complexos dos respectivos substratos de óxido metálico. Um exemplo disso é a solubilidade de Al_2O_3 como alumina ou óxido de titânio como titânia. Esta afirmação é geralmente válida; entretanto, a maioria dos óxidos metálicos e dos substratos não metálicos têm estruturas inclusivas de hidróxidos amorfos, enquanto as cerâmicas volumosas são principalmente cristalinas. A resistência à corrosão dos polímeros sintéticos, ao contrário, depende não apenas de sua composição e forma estrutural, mas também do grau de polimerização. Ao contrário dos materiais metálicos e cerâmicos, os polímeros sintéticos não são apenas dissolvidos, mas também penetrados por água e substâncias de ambientes biológicos. O grau de alteração resultante depende das condições de propriedade do material para o componente fabricado.

Toxicidade e consideração

A toxicidade está relacionada a produtos primários de biodegradação (cátions e ânions simples e complexos), com ênfase nos metais de maior peso atômico. Os fatores a serem considerados incluem: (1) a quantidade de material dissolvido por biodegradação por unidade de tempo, (2) a quantidade de material removido por atividade metabólica na mesma unidade de tempo e (3) as quantidades de partículas sólidas e íons depositados nos tecidos e quaisquer transferências associadas ao sistema sistêmico. Por exemplo, a quantidade de elementos liberados pelos metais durante o tempo de corrosão (p. ex., gramas por dia) pode ser calculada usando a seguinte fórmula:[15]

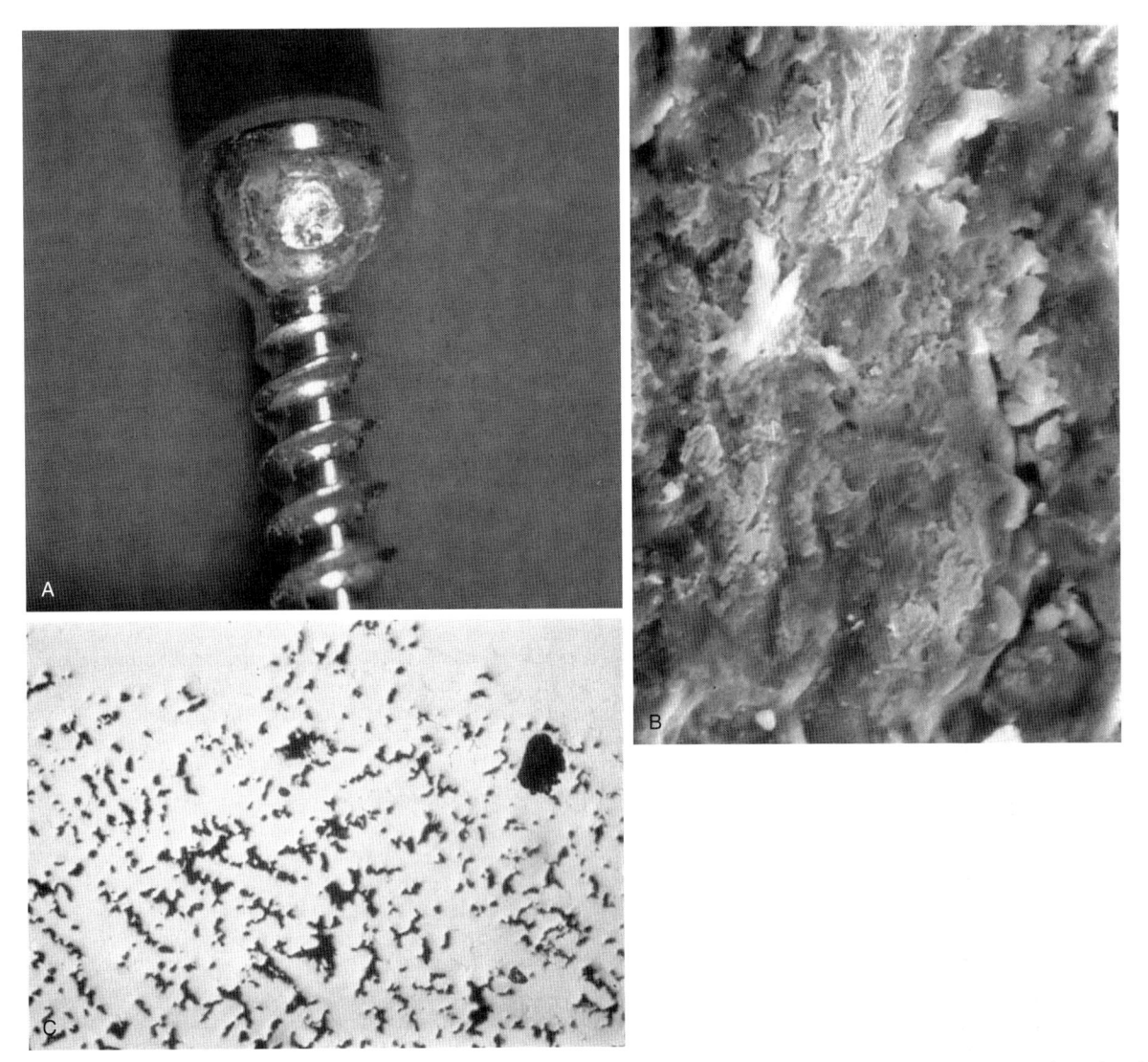

• **Figura 5.1 A.** Parafuso de aço inoxidável (316L) para fixação de fratura demonstrando a corrosão marginal após 1 ano *in vivo* (aproximadamente ×5). **B.** Características microscópicas da superfície do implante de liga de cobalto, com forma de raiz, demonstrando a degradação ambiental (aproximadamente ×100). **C.** Microestrutura do implante subperiosteal, de liga de cobalto polido, demonstrando a porosidade associada à corrosão galvânica (aproximadamente ×100).

$$ET\ (g/dia) = \frac{ETL\ (\%) \times BC\ (g/cm^2 \times dia) \times SI\ (cm^2)}{100}$$

em que ET = elemento tóxico; ETL = elementos tóxicos em liga; BC = biodegradação por corrosão; e SI = superfície do implante.

É de pouca importância para a fórmula se o substrato metálico está ou não exposto, porque a camada passiva está dissolvida. O problema crítico é que a superfície representa a forma "finalizada" do implante. A fórmula também é válida para materiais cerâmicos e para substâncias transferidas a partir de polímeros sintéticos. Portanto, parece que a toxicidade está relacionada ao conteúdo dos elementos tóxicos dos materiais e que eles podem ter um efeito modificador na taxa de corrosão.[15]

A transformação de produtos primários prejudiciais depende do seu nível de solubilidade e transferência. Sabe-se que os íons cromo e titânio reagem localmente em baixas concentrações, ao passo que o cobalto, o molibdênio ou o níquel podem permanecer dissolvidos em concentrações relativas mais altas e, portanto, podem ser transportados e circulados nos fluidos corporais. Vários estudos documentaram a toxicidade relativa do titânio e suas várias ligas. Lemons[32] relatou a formação de ligações eletroquímicas como resultado de procedimentos de implantes e reabilitações, e enfatizou a importância de selecionar metais compatíveis para serem colocados em contato direto na cavidade oral para evitar a formação de ligações eletroquímicas adversas. O comportamento eletroquímico dos materiais implantados tem sido fundamental para avaliar sua biocompatibilidade.[42] Zitter e Plenk[43] mostraram que a oxidação anódica e a redução catódica ocorrem em espaços diferentes, mas devem sempre se equilibrar por meio da transferência de carga. Isso tem demonstrado prejudicar tanto o crescimento celular quanto a transmissão de estímulos de uma célula para outra. Portanto, um local de corrosão anódica pode ser influenciado pela transferência de íons, mas também por outros fenômenos de oxidação possivelmente prejudiciais. A transferência de carga parece ser um fator específico significativo para a biocompatibilidade de biomateriais metálicos. Camadas passivas ao longo das superfícies de titânio, nióbio, zircônio e tântalo aumentam a resistência aos processos de transferência de cargas, isolando o substrato do eletrólito, além de fornecer maior resistência às transferências de íons. Em contraste, os metais à base de ferro, níquel ou cobalto não são tão resistentes às transferências através das zonas superficiais passivas semelhantes aos óxidos.

Metais e ligas

Até o momento, a maioria dos sistemas de implantes dentais disponíveis nos EUA são produzidos em metais ou ligas. Esses materiais são revisados neste capítulo, separando os metais e ligas de acordo com suas composições elementares, porque uma proporção crescente deles tem características de superfície modificadas.

Várias organizações têm fornecido diretrizes para a padronização de materiais de implante.[44] Os Comitês F4 (ASTM F4) e ISO (ISOTC 106, ISOTR 10541) da ASTM forneceram a base para tais padrões.[19,20] Até o momento, uma pesquisa multinacional, realizada pela ISO, indicou que o titânio e suas ligas são os mais utilizados. Os implantes não metálicos mais amplamente usados são materiais óxidos, o carbono, ou os materiais similares aos óxidos de grafite.[45] Os principais grupos de materiais implantáveis para a odontologia são titânio e suas ligas, as ligas de cobalto-cromo, o aço austenítico Fe-Cr-Ni-Mo, o tântalo, o nióbio e as ligas de zircônio, os metais preciosos, as cerâmicas e os materiais poliméricos.

Titânio e titânio-6 alumínio-4 vanádio

Este grupo reativo de metais e ligas (com elementos primários de substâncias metálicas do grupo reativo) forma óxidos tenazes no ar ou nas soluções oxigenadas. O titânio oxida (torna-se passivo) em contato com o ar em temperatura ambiente e nos fluidos teciduais normais. Essa reatividade é favorável para dispositivos de implantes dentais. Na ausência de movimento interfacial ou condições ambientais adversas, essa condição de superfície passivada (oxidada) minimiza os fenômenos de biocorrosão. Em situações em que o implante seria colocado dentro de um local receptor bem ajustado ao osso, as áreas arranhadas ou desgastadas durante a instalação seriam repassivadas *in vivo*. Essa característica é uma importante consideração de propriedade relacionada ao uso de titânio para implantes dentários.[37,46-48] Alguns relatos demonstram que a camada de óxido tende a aumentar em espessura sob testes de corrosão,[48] e que a deterioração dessa camada é improvável em soluções aeradas/oxigenadas.[49]

Bothe et al.[50] estudaram a reação do osso de coelho a 54 diferentes metais e ligas implantados e demonstraram que o titânio permitiu o crescimento ósseo diretamente adjacente às superfícies de óxido. Leventhal[51] estudou posteriormente a aplicação de titânio para implantação. Beder e Eade,[52] Gross e Gold,[53] Clarke e Hickman[54] e Brettle[55] foram capazes de expandir as indicações desses materiais. Em todos os casos, o titânio foi selecionado como o material de escolha devido à sua natureza inerte e biocompatível aliada à uma excelente resistência à corrosão.[1,56-60]

Estudos específicos na literatura abordam a corrosão dos implantes de titânio. Infelizmente, a maioria é para condições *in vitro* e sem carga, e poucos identificam com precisão o tipo de titânio e a superfície de titânio estudados.

As propriedades gerais da engenharia dos metais e ligas usadas nos implantes dentais estão resumidas na Tabela 5.1. O titânio apresenta um módulo de elasticidade e de resistência à tração relativamente baixo, quando comparado com a maioria das outras ligas. Os valores de resistência da condição metalúrgica forjada macia e dúctil (implantes com formato de raiz e laminados) são aproximadamente 1,5 vez maior do que a resistência do osso compacto. Na maioria dos projetos em que as dimensões de tamanho e formato são simples, uma resistência dessa magnitude é adequada. Já que a resistência à fadiga é normalmente 50% mais fraca ou menor do que as resistências à tração correspondentes, os critérios de projeto do implante são decididamente importantes. A criação de bordas afiadas ou partes muito finas devem ser evitadas para regiões com carga, sob condições de tensão ou cisalhamento. O módulo de elasticidade do titânio é cinco vezes maior do que o do osso compacto, e essa propriedade enfatiza a importância do projeto na distribuição adequada da transferência de tensão mecânica. A este respeito, as áreas de superfície que são carregadas em compressão têm sido maximizadas para alguns dos projetos de implantes mais recentes. Quatro graus de titânio puro e liga de titânio são os mais populares. Os limites máximos de força e resistência variam em função de sua composição.

A liga de titânio mais usada é a de titânio-alumínio-vanádio. A condição da liga forjada é aproximadamente seis vezes mais forte do que o osso compacto e, portanto, oferece mais oportunidades para projetos com secções mais finas (p. ex., platôs, regiões finas de interconexão, alojamento para o parafuso de conexão implante-pilar protético, armações irregulares, porosidades). O módulo de elasticidade da liga é ligeiramente maior que o do titânio, sendo cerca de 5,6 vezes o do osso compacto. A liga e o elemento primário (ou seja, titânio) têm superfícies de óxido de titânio (passivadas). Foram aprimoradas as informações sobre a espessura, pureza e estabilidade do óxido relacionadas às biocompatibilidades do implante.[9,14,19] Em geral, o titânio e as ligas de titânio têm demonstrado interfaces descritas como *osseointegradas* para implantes em humanos. Além disso, as condições de superfície nas quais a espessura do óxido variou de centenas de angstroms de superfícies de filme de óxido amorfo a 100% de titânio (dióxido de titânio [TiO_2] cerâmica rutilada) demonstraram osseointegração.

Tabela 5.1 Propriedades técnicas dos metais e das ligas utilizadas nos implantes cirúrgicos.

Material	Análise nominal (w/o)	Módulo de elasticidade GN/m² (psi × 10⁶)	Resistência à tensão máxima MN/m² (ksi)	Alongamento até a fratura (%)	Superfície
Titânio	99⁺Ti	97 (14)	240 a 550 (25 a 70)	> 15	Óxido de Ti
Titânio-alumínio-vanádio	90Ti-6Al-4V	117 (17)	869 a 896 (125 a 130)	> 12	Óxido de Ti
Cobalto-cromo-molibdênio (fundição)	66Co-27Cr-7 Mo	235 (34)	655 (95)	> 8	Óxido de Cr
Aço inoxidável (316 ℓ)	70Fe-18Cr-12Ni	193 (28)	480 a 1.000 (70 a 145)	> 30	Óxido de Cr
Zircônio (Zr)	99⁺Zr	97 (14)	552 (80)	20	Óxido de Zr
Tântalo (Ta)	99⁺Ta	–	690 (100)	11	Óxido de Ta
Ouro (Au)	99⁺Au	97 (14)	207 a 310 (30 a 45)	> 30	Ouro
Platina (Pt)	99⁺Pt	166 (24)	131 (19)	40	Platina

Valores mínimos dos documentos da American Society for Testing and Materials Committee F4 são fornecidos. Os produtos selecionados oferecem uma variedade de propriedades. GN/m²: giganewton por metro quadrado; ksi: milhares de libras por polegada quadrada; MN/m²: meganewton por metro quadrado; w/o: porcentagem de peso.

As possíveis influências dos produtos de biodegradação de alumínio e vanádio nas respostas locais e sistêmicas do tecido foram revisadas a partir das perspectivas da ciência básica e aplicações clínicas.[61] Uma extensa literatura foi publicada sobre a taxa de corrosão do titânio no interior dos fluidos dos tecidos locais[62-64] e o acúmulo peri-implantar de "partículas pretas".[65] Alguns efeitos adversos foram relatados.[66] Concentrações aumentadas de titânio foram encontradas tanto nos tecidos peri-implantares quanto nos órgãos parenquimatosos[67,68] principalmente no pulmão, e em concentrações muito menores no fígado, rim e baço.[25,66-70] No entanto, as composições das ligas não foram bem definidas ou controladas. A corrosão e o desgaste mecânico têm sido sugeridos como possíveis causas.[48,67,68] Autores que ainda alertam sobre a aplicabilidade desses resultados às ligas de titânio atualmente disponíveis desenvolveram outras ligas usando ferro, molibdênio e outros elementos como agentes de união primária.[17] Mais recentemente, várias novas ligas de titânio de maior resistência foram introduzidas.[33,71]

Embora muitas questões de ciência básica permaneçam, as aplicações clínicas dessas ligas em sistemas cirúrgicos odontológicos e ortopédicos têm sido muito positivas, especialmente à luz da resistência aprimorada, e as ligas de titânio não demonstraram números significativos de sequelas negativas identificáveis.[19] Estudos eletroquímicos sustentam a seleção das condições nas quais as concentrações elementares seriam relativamente baixas em magnitude.[11] Eletroquimicamente, o titânio e a liga de titânio são ligeiramente diferentes em relação aos potenciais eletromotores e galvânicos em comparação com outros materiais odontológicos condutores de eletricidade. Os resultados desses potenciais eletroquímicos e como eles se relacionam com as respostas *in vivo* foram publicadas anteriormente.[9,42,63] Em geral, os sistemas baseados em titânio e cobalto são eletroquimicamente semelhantes; no entanto, elementos comparativos que imitam as condições em uma célula de aeração revelaram que o fluxo real de titânio e das ligas de titânio é várias ordens de magnitude inferior ao do aço Fe-Cr-Ni-Mo ou ligas de Co-Cr.[15] Os sistemas à base de ouro, platina e paládio são considerados nobres, e os sistemas baseados em níquel, ferro, cobre e prata são significativamente diferentes (sujeito à ligação galvânica e à corrosão preferencial *in vivo*).

Mecanicamente, o titânio é muito mais dúctil (resiliente) do que a liga de titânio. Essa característica tem sido um aspecto favorável em relação ao uso do titânio para dispositivos endósseos laminados. A necessidade de ajuste ou flexibilidade para fornecer pilares paralelos para os tratamentos protéticos tem motivado os fabricantes a otimizarem as microestruturas e as condições de deformação residual. A cunhagem, a estampagem ou a forja, seguidas por tratamentos térmicos de recozimento controlados são usados rotineiramente durante o processamento metalúrgico. No entanto, se um pilar de implante é curvado no momento da implantação, o metal é tensionado localmente na região do colo (curvado) e a deformação local é cumulativa e dependente da quantidade total de deformação introduzida durante o procedimento. Esse é um motivo, além do ciclo de fadiga por carga precoce, pelo qual a reutilização de implantes não é recomendada. Além disso, os processos mecânicos às vezes podem alterar significativamente ou contaminar as superfícies do implante. Quaisquer resíduos de alterações na superfície devem ser removidos antes da implantação para garantir condições de limpeza mecânica e química.

As técnicas emergentes para fundir titânio e as ligas de titânio permanecem limitadas para aplicação aos implantes dentais devido aos altos pontos de fusão dos elementos e propensão à absorção de oxigênio, nitrogênio e hidrogênio, o que pode causar fragilidade metálica. Uma atmosfera de alto vácuo ou gás de proteção ultrapuro permite a produção de peças fundidas em titânio e suas ligas em diferentes níveis de pureza,[72,73] embora as microestruturas e a porosidade sejam relativamente desfavoráveis em relação à resistência à fadiga e à fratura.[9,32] A resistência típica da fundição comercialmente pura de titânio de grau 2 e titânio-6 alumínio-4 vanádio (Ti-6Al-4V) após o tratamento térmico e o recozimento podem estar na faixa daqueles de ligas de titânio forjado usadas para implantes dentais.[74]

Liga à base de cobalto-cromo-molibdênio

As ligas à base de cobalto são mais usadas em uma condição metalúrgica pré-fundida ou de fundição-e-recozimento. Isso permite a fabricação de implantes como projetos personalizados, como os de estruturas subperiosteais. A composição elementar desta liga inclui cobalto, cromo e molibdênio como os elementos principais. O cobalto fornece a fase contínua para propriedades básicas; as fases secundárias são baseadas em cobalto, cromo, molibdênio, níquel e carbono e fornecem resistência (quatro vezes a do osso compacto) e resistência à abrasão superficial (ver Tabela 5.1); o cromo oferece resistência à corrosão através da superfície do óxido; e o molibdênio fornece força e resistência à corrosão do volume. Todos esses elementos são críticos, assim como sua concentração, o que enfatiza a importância das tecnologias de fundição e fabricação controladas. Também estão incluídas nessa liga concentrações menores de níquel, de manganês e de carbono. O níquel foi identificado nos produtos de biocorrosão e o carbono deve ser controlado com precisão para manter as propriedades mecânicas, como a ductilidade. As ligas cirúrgicas de cobalto não são as mesmas usadas para próteses parciais e as substituições devem ser evitadas.

Em geral, as ligas de cobalto pré-fundidas são as menos dúcteis dos sistemas de liga usados para implantes cirúrgicos dentais, e a flexão dos implantes prontos deve ser evitada. Como muitos dispositivos feitos dessa liga foram fabricados por laboratórios odontológicos, todos os aspectos de controle de qualidade e análise de implantes cirúrgicos devem ser seguidos durante a seleção, a fundição e o acabamento da liga. As considerações críticas incluem a análise química, as propriedades mecânicas e o acabamento da superfície, conforme especificados pela ASTM F4 para implantes cirúrgicos e pela American Dental Association.[19,21] Quando devidamente fabricados, os implantes deste grupo de ligas demonstraram apresentar excelentes resultados de perfis de biocompatibilidade.

Liga à base de ferro-cromo-níquel

A liga cirúrgica de aço inoxidável (p. ex., com baixo teor de carbono 316 [316L]) tem uma longa história de utilização nos dispositivos de implantes ortopédicos e dentais. Esta liga, como nos sistemas de titânio, é utilizada, na maioria das vezes, em condições metalúrgicas forjadas e submetida a tratamento térmico, o que resulta em uma liga com alta resistência e alta ductilidade. Os implantes laminados, estrutura para o ramo da mandíbula, os pinos estabilizadores (antigos), e alguns sistemas de inserção em mucosas foram feitos com ligas à base de ferro.

A especificação do ASTM F4 para a passivação da superfície foi descrita e aplicada pela primeira vez às ligas de aço inoxidável.[19] Em parte, isso foi feito para maximizar a resistência à corrosão-biocorrosão. Dentre as ligas de implantes, esta liga é a mais sujeita à biocorrosão marginal e puntiforme, e é preciso ter cuidado para usar e manter a condição passivada (oxidada) da superfície. Como esta liga contém o níquel como seu elemento principal, a sua utilização em pacientes com hipersensibilidade ou alérgicas ao níquel deve ser evitada. Além disso, se um implante de aço inoxidável é modificado antes da cirurgia, os procedimentos recomendados são a obtenção de uma nova passivação ou de uma condição oxidada (passivada) na superfície para minimizar a biodegradação *in vivo*.

As ligas à base de ferro possuem potenciais galvânicos e características de corrosão que poderiam resultar em preocupações sobre a ligação galvânica e a biocorrosão, se interconectadas com biomateriais de implante formados por titânio, cobalto, zircônio ou carbono.[75-77] Em algumas situações clínicas, mais de uma liga pode estar presente dentro do mesmo arco dentário de um paciente. Por exemplo, se uma prótese de uma liga metálica nobre ou básica encostasse na cabeça de um pilar de um implante de aço inoxidável e de titânio simultaneamente, um circuito elétrico seria formado através dos tecidos. Se utilizadas independentemente, onde as ligas não estão em contato ou não se interconectam eletricamente, o par galvânico não existiria e cada dispositivo poderia funcionar de forma independente. Tal como acontece com os outros sistemas de metais e ligas discutidos, as ligas à base de ferro têm uma longa história de aplicações clínicas. A remoção dos dispositivos a longo prazo tem demonstrado que, quando utilizada adequadamente, a liga pode funcionar sem deteriorações significativas *in vivo*. Claramente, as propriedades mecânicas e as características do custo desta liga oferecem vantagens no que diz respeito às aplicações clínicas.

Outros metais e ligas

Muitos outros metais e ligas têm sido usados para a fabricação de dispositivos de implantes dentais. As primeiras espirais e gradeados incluíam tântalo, platina, irídio, ouro, paládio e ligas desses metais. Mais recentemente, dispositivos feitos de zircônio, háfnio e tungstênio foram avaliados.[15,78,79] Algumas vantagens significativas desse grupo de metais reativos e suas ligas foram relatadas, embora um grande número de tais dispositivos não tenham sido fabricados nos EUA.

Ouro, platina e paládio são metais de resistência relativamente baixa, o que limita o desenho do implante. Além disso, o peso do custo por unidade e o volume do peso por unidade (densidade) do dispositivo, ao longo da arcada superior, foram sugeridos como possíveis limitações ao ouro e à platina. Esses metais, especialmente ouro devido à nobreza e disponibilidade, continuam a ser usados como materiais de implantes cirúrgicos. Por exemplo, o projeto do implante endósseo transfixante de Bosker representa o uso desse sistema de liga.[80]

Cerâmica e carbono

Cerâmicas são materiais inorgânicos, não metálicos e não poliméricos, fabricados por compactação e sinterização em temperaturas elevadas. Eles podem ser divididos em óxidos metálicos ou outros compostos. As cerâmicas de óxido foram introduzidas para os dispositivos de implante cirúrgico devido à sua inércia à biodegradação, alta resistência, características físicas como a cor e a mínima condutividade elétrica e térmica, e uma ampla gama de propriedades elásticas específicas do material.[81,82] Em muitos casos, no entanto, a baixa ductilidade ou fragilidade inerente resultou em limitações. A cerâmica tem sido usada em formas volumosas e, mais recentemente, como revestimento em metais e ligas.

Óxidos de alumínio, titânio e zircônio

As cerâmicas de alta resistência de óxidos de alumínio, titânio e zircônio têm sido usadas nos implantes com forma de raiz, nos implantes endósseos com forma de placa e nos implantes dentais retidos por pino.[83] As características gerais dessas cerâmicas estão resumidas na Tabela 5.2. As resistências à compressão, à tração e à flexão excedem a resistência do osso compacto em três a cinco vezes. Essas propriedades, combinadas com altos módulos de elasticidade, e especialmente com resistência à fadiga e à fratura, resultaram em requisitos no projeto especializado para essas classes de biomateriais.[19,84] Por exemplo, a fabricação de um dispositivo subperiosteal, de uma alta cerâmica, não deve ser executada por causa da natureza personalizada desses dispositivos, da menor resistência à fratura e do custo relativo para fabricação. As cerâmicas de óxido de alumínio, titânio e zircônio têm uma cor clara, branca, bege ou cinza-claro, o que é benéfico para aplicações como dispositivos anteriores em forma de raiz. A condutividade térmica e elétrica mínima, a biodegradação mínima e as reações mínimas no contato com o osso, tecido mole e ambiente oral também são reconhecidas como benéficas em comparação aos outros tipos de biomateriais sintéticos. Nos primeiros estudos de dispositivos dentais e ortopédicos em animais de laboratório e humanos, a cerâmica exibiu interfaces diretas com o osso, semelhantes a uma condição osseointegrada com o titânio. Além disso, a caracterização das zonas de inserção gengival ao longo dos implantes em forma de raiz, em modelos de animais de laboratório, demonstrou regiões de união localizada.[9,85-89]

Embora as cerâmicas sejam quimicamente inertes, deve-se ter cuidado no manuseio e na inserção desses biomateriais. A exposição à esterilização a vapor resulta em uma diminuição mensurável da resistência de algumas cerâmicas; os arranhões ou ranhuras podem introduzir os locais de início da fratura; as soluções químicas podem deixar resíduos; e as superfícies duras e às vezes ásperas podem facilmente desgastar outros materiais, deixando assim um resíduo em contato. A esterilização por calor seco, em uma atmosfera limpa e seca, é recomendada para a maioria das cerâmicas.

Uma série de dispositivos de forma de raiz e de lâmina usados durante a década de 1970 resultou em fraturas intraorais após vários anos de função.[90] As fraturas foram iniciadas por um ciclo de fadiga, no qual as tensões biomecânicas ocorreram ao longo de regiões de flexão e tração de carga localizadas. Embora o teste inicial tenha demonstrado resistências mecânicas adequadas para

Tabela 5.2 Propriedades técnicas de algumas cerâmicas inertes utilizadas como biomateriais.

Material	Módulo de elasticidade GN/m² (psi × 10⁶)	Resistência máxima à flexão MPa (ksi)	Superfície
Óxido de alumínio policristalino	372 (54)	300 a 550 (43 a 80)	Al_2O_3
Cristal simples (safira)	392 (56)	640 (93)	Al_2O_3
Óxido de zircônio zircônia (PSZ)	195 a 210 (28 a 30)	500 a 650 (72 a 94)	ZrO_2
Óxido de titânio (titânia)	280 (41)	69 a 103 (10 a 15)	TiO_2

Estas altas cerâmicas possuem um alongamento permanente de 0% em fraturas. GN/m²: giganewton por metro quadrado; ksi: milhares de libras por polegada quadrada; MPa: megapascal.

esses materiais de alumina policristalino,[91] os resultados clínicos a longo prazo demonstraram claramente uma limitação funcional relacionada ao projeto e ao material. Isso ilustra a necessidade de pesquisa clínica controlada para relacionar as propriedades básicas ao desempenho *in vivo*. As biocompatibilidades químicas estabelecidas, as capacidades aprimoradas de resistência e tenacidade da safira e da zircônia e as características básicas de propriedades da alta cerâmica continuam a torná-las excelentes candidatas para implantes dentais.

Cerâmica bioativa e biodegradável à base de fosfatos de cálcio

Aumento e substituição óssea

Os materiais de fosfato de cálcio ($CaPO_4$) (ou seja, cerâmicas de fosfato de cálcio [CFCs]) usados na cirurgia odontológica reconstrutiva incluem uma ampla gama de tipos de implantes e, portanto, uma ampla gama de aplicações clínicas. As primeiras pesquisas enfatizaram partículas sólidas e porosas com composições nominais que eram relativamente semelhantes à fase mineral do osso ($Ca_5[PO_4]_3OH$). As propriedades microestruturais e químicas dessas partículas eram controladas para fornecer formas que permanecessem intactas, para fins estruturais, após a implantação. Os resultados laboratoriais e clínicos para essas partículas foram mais promissores e levaram a expansões para aplicações de implantes, incluindo formatos de implantes maiores (p. ex., como os de bastões, cones, blocos, barras em H) para o suporte estrutural sob condições de carga de magnitude relativamente alta.[92,93] Além disso, a variação do tamanho de partícula para substituições ósseas foi expandida para tamanhos menores e maiores para as aplicações combinadas com compostos orgânicos. As misturas de particulados com colágeno e, posteriormente, com fármacos e compostos orgânicos ativos, como a proteína óssea morfogenética, aumentaram o leque de possíveis aplicações. Esses tipos de produtos e seus usos continuaram a expandir significativamente.[93-96]

Implantes endósseos e subperiosteais

A primeira série de formas estruturais para implantes dentais incluiu bastões e cones para preenchimento dos locais de extração radicular dentária (mantenedores de rebordo)[97] e, em alguns casos, suportes de carga de implantes endósseos.[98] As limitações das características das propriedades mecânicas logo resultaram no reforço interno dos implantes de CFC, por meio de técnicas mecânicas (barras metálicas centrais) ou físico-químicas (revestimento sobre outro substrato).[99,100] O número de revestimentos de superfícies metálicas usando chama ou pulverização por plasma (ou outras técnicas) aumentou rapidamente para as CFCs.[93] Os revestimentos têm sido aplicados em uma ampla gama de projetos de implantes dentais endósseos e subperiosteais, com a intenção geral de melhorar os perfis de biocompatibilidade da superfície do implante e sua longevidade (são abordadas posteriormente neste capítulo).[101-103]

Vantagens e desvantagens

O Boxe 5.1 resume as vantagens e desvantagens das CFCs. As vantagens reconhecidas, associadas aos biomateriais de CFC, são as seguintes:[104]

1. Composições químicas de alta pureza e de substâncias que são semelhantes aos constituintes do tecido biológico normal (cálcio, fósforo, oxigênio e hidrogênio).
2. Excelente perfil de biocompatibilidade em uma variedade de tecidos, quando usado conforme pretendido.
3. Oportunidades para fornecer inserções entre as CFCs selecionadas e os tecidos duros e moles.
4. Condutividade térmica e elétrica mínima, mais capacidades para fornecer uma barreira física e química para o transporte de íons (p. ex., íons metálicos).
5. Módulos de elasticidade mais semelhantes ao osso do que muitos outros materiais de implante usados para o suporte de carga.
6. Cor semelhante ao osso, dentina e esmalte.
7. Uma base extensa e em evolução de informações relacionadas à ciência, à tecnologia e à aplicação.

Algumas das possíveis desvantagens associadas a esses tipos de biomateriais são as seguintes:

1. Variações nas características químicas e estruturais de alguns produtos de implantes atualmente disponíveis.
2. Resistências mecânicas à tração e ao cisalhamento relativamente baixas sob condição de fadiga.
3. Resistências de aderência relativamente baixas para algumas interfaces revestimento-substrato.
4. Solubilidades variáveis dependendo do produto e da aplicação clínica (a estabilidade estrutural e mecânica do revestimento sob condições de suporte de carga *in vivo* – especialmente à tensão e ao cisalhamento – pode ser variável em função da qualidade do revestimento).
5. Alterações das propriedades químicas e estruturais do substrato relacionadas a algumas tecnologias de revestimento disponíveis.
6. Expansão das aplicações que às vezes excedem a evolução da informação científica sobre propriedades.

As propriedades básicas dessas substâncias são essenciais para as aplicações. A Tabela 5.3 fornece um resumo de algumas propriedades das cerâmicas bioativas e biodegradáveis. Em geral, essas classes de biocerâmicas têm menor resistência, dureza e módulos de elasticidade do que as formas quimicamente mais inertes discutidas anteriormente. As resistências à fadiga, especialmente para materiais porosos, impuseram limitações no que diz respeito a alguns projetos de implantes dentais. Em certos casos, essas características foram usadas para fornecer melhores condições de implante (p. ex., biodegradação de partículas). Os aluminatos de cálcio, vidros invertidos de sódio-lítio com adições de $CaPO_4$ (Bioglass ou Ceravital) e cerâmica vítrea (*glass ceramic* AW) também fornecem uma ampla gama de propriedades e têm uma extensa aplicação.[96,100]

Propriedades das cerâmicas bioativas

As propriedades físicas são específicas para a área de superfície ou formato (bloco, partícula), porosidade (denso, macroporoso,

---

Boxe 5.1 Vantagens e desvantagens das cerâmicas de fosfato de cálcio.

Vantagens	Desvantagens
• A química imita o tecido biológico normal (C,P,O,H)	• Características químicas e estruturais variáveis (associadas à tecnologia e à química)
• Excelente biocompatibilidade	• Baixa resistência mecânica à tração e ao cisalhamento sob ação da fadiga
• Conexão entre a CFC e os tecidos moles e duros	
• Mínima condutividade térmica e elétrica	• Baixa adaptação entre o revestimento e o substrato
• Módulos de elasticidade mais próximos do osso do que muitos materiais implantáveis	• Solubilidade variável
• Cor semelhante à dos tecidos duros	• Estabilidade mecânica variável do revestimento em condições de suporte de carga
• Pesquisa extensa	• Uso excessivo

Tabela 5.3	Propriedades das cerâmicas bioativas e biodegradáveis.		
Material	Módulo de elasticidade GPa (psi × 10^6)	Resistência máxima à flexão MPa (ksi)	Superfície
Hidroxiapatita	40 a 120 (6 a 17)	40 a 300 (6 a 43)	$Ca_{10}(PO_4)_6(OH)_2$
Fosfato tricálcico	30 a 120 (4 a 17)	15 a 120 (2 a 17)	$Ca_3(PO_4)_2$
Bioglass ou Ceravital	40 a 140 (6 a 20)	20 a 350 (3 a 51)	$CaPO_4$
Cerâmica AW glass	124 (18)	213 (31)	$CaPO_4$ + F
Carbono	25 a 40 (4 a 6)	150 a 250 (22 a 36)	C
Carbono-silicone (LTI)	25 a 40 (4 a 6)	200 a 700 (29 a 101)	CSi

Essas cerâmicas e carbonos têm 0% de alongamento permanente até a fratura. GPa: gigapascal; ksi: milhares de libras por polegada quadrada; MPa: megapascal.

microporoso) e cristalinidade (cristalino ou amorfo). As propriedades químicas estão relacionadas à proporção cálcio-fosfato, composição, impurezas elementares (p. ex., carbonato), substituição iônica na estrutura atômica e o pH da região circundante. Essas propriedades, mais o ambiente biomecânico, desempenham um papel na taxa de reabsorção e nos limites de aplicação clínica dos materiais.

As relações atômicas dos elementos básicos, as proporções estequiométricas e os nomes químicos normais para várias CFCs caracterizadas são fornecidos na Tabela 5.4. A família geral das apatitas tem a seguinte fórmula:

$$M_{10}^{2+}(XO_4^{3-})_6 Z_2^1$$

Frequentemente, as razões atômicas de apatita são não estequiométricas; ou seja, 1 mol de apatita pode conter menos de 10 mols de íons metálicos (M^{2+}) e menos de 2 mols de ânions Z^{-1}.[105] O número de XO guarda uma relação de 6. Os metais e ânions múltiplos podem ser substituídos nesta formulação. O mais importante é que as propriedades físicas, mecânicas e químicas relativas de cada material de $CaPO_4$ final, incluindo cada uma das apatitas, são diferentes umas das outras.[89,95] Além disso, a microestrutura de qualquer produto final (forma estrutural sólida ou revestimento) é igualmente importante para as propriedades básicas da substância isolada. A hidroxiapatita monolítica cristalina (HA) (cerâmica queimada $Ca_{10}[PO_4]_6[OH]_2$) de alta densidade e pureza (máximo de 50 ppm de impurezas) forneceu um padrão para comparação relacionada às aplicações de implantes. A proporção de cálcio para fósforo de $Ca_{10}(PO_4)_6(OH)_2$ é de 1,67, e a cerâmica pode ser totalmente cristalina. Existem diferenças consideráveis entre as cerâmicas sintéticas de HA que são produzidas por um processamento em temperatura elevada e as apatitas biológicas (HAs).[105] As apatitas biológicas contêm traços de CO_3^{2-}, íons sódio, magnésio, flúor e cloro. Estes existem em proporções e distribuições variáveis e, claro, são apenas uma fase dos tecidos calcificados.

A cerâmica cristalina de fosfato tricálcico ($bCa_3[PO_4]_2$) (TCP) também representa um biomaterial de alta pureza (< 50 ppm no máximo de impurezas) em comparação com outros produtos. As especificações dos padrões nacionais relacionadas às propriedades básicas e características tanto da HA quanto do TCP foram publicadas.[19] Essas duas composições têm sido usadas mais extensivamente como particulados para aumento e substituição óssea, transportadores de produtos orgânicos e revestimentos para implantes endósseos e subperiosteais.

Um dos aspectos mais importantes das CFCs diz respeito às possíveis reações com a água. Por exemplo, a hidratação pode converter outras composições em HA; além disso, as transições de fase entre as várias formas estruturais podem existir com qualquer exposição à água. Isso tem causado alguma confusão na literatura, pois algumas CFCs têm sido autoclavadas a vapor para fins de esterilização antes da instalação cirúrgica. A autoclavagem com vapor ou água pode alterar significativamente a estrutura básica e as propriedades das CFCs (ou qualquer superfície bioativa) e, portanto, fornecer uma condição de biomaterial desconhecida no momento da instalação. Isso deve ser evitado adotando condições de pré-esterilização e limpeza por esterilização sob calor seco ou raios gama.

Formas, microestruturas e propriedades mecânicas

A HA particulada, fornecida em uma forma não porosa (< 5% porosidade) como partículas angulares ou de formato esférico, é um exemplo de biomaterial cristalino de HA de alta pureza[106] (Figura 5.2A). Essas partículas podem ter resistências à compressão relativamente altas (até 500 MPa), com resistências à tração na faixa de 50 a 70 MPa. Normalmente, as cerâmicas policristalinas densas, que consistem em pequenos cristais, exibem a maior resistência mecânica, além de cerâmicas monocristalinas sem defeitos (p. ex., implante unitário de cristais de safira). As cerâmicas são materiais frágeis e exibem alta resistência à compressão em comparação à resistência à tração. No entanto, a menor resistência às tensões de tração e cisalhamento limita sua aplicação como implantes dentais devido às restrições mecânicas da forma e do volume do implante. As cerâmicas não absorvíveis, "bioinertes", exibindo capacidade de carga satisfatória são limitadas às densas cerâmicas de óxido de alumínio, zircônio e óxido de titânio, monocristalinas ou policristalinas. Essas mesmas características mecânicas existem para as porções sólidas de vários particulados e blocos de HA porosa. As partículas macroporosas (> 50 mm) ou microporosas (< 50 mm) têm uma área de superfície aumentada por unidade de volume. Isso fornece mais área de superfície para a solução e a reabsorção mediada pelas células sob condições estáticas e uma redução significativa nas resistências à compressão e à tração (Figuras 5.2B, 5.2C e 5.3). Os materiais porosos também fornecem regiões adicionais para o crescimento e integração do tecido (estabilização mecânica) e, portanto, uma minimização do movimento e da deterioração dinâmica (associada ao desgaste) na interface. As características de resistência após o crescimento interno do tecido poderiam então se tornar uma combinação da cerâmica e dos tecidos de revestimento.[107]

Várias CFCs são misturas de fases de HA e TCP, enquanto alguns compostos são compósitos ou misturas mecânicas com outros materiais[93] (ver Tabela 5.4). Essas classes de cerâmicas bioativas, incluindo vidros, cerâmicas vítreas, misturas de cerâmicas, combinações de metais e cerâmicas ou polímeros e cerâmicas, exibem uma ampla gama de propriedades. Em geral, esses biomateriais têm demonstrado perfis de biocompatibilidade aceitáveis em pesquisas laboratoriais e clínicas. Os projetos de implantes com formato volumoso feitos com CFCs, que eram contraindicados para alguns projetos de implantes devido ao baixo desempenho mecânico, têm encontrado uma ampla gama de indicações como revestimentos de materiais de implantes mais fortes.

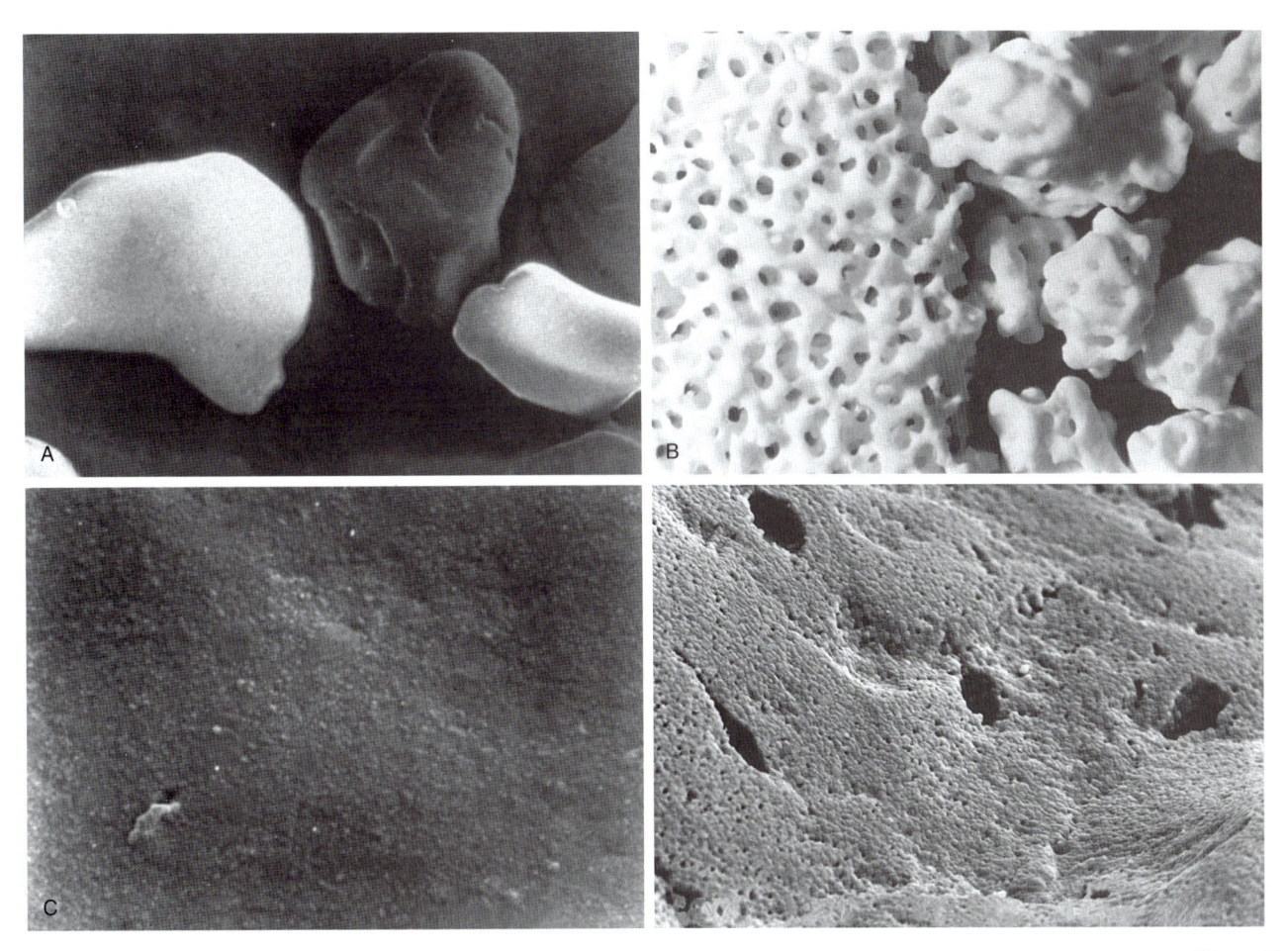

• **Figura 5.2 A.** Hidroxiapatita particulada densa se apresenta como um material não poroso cristalino, com partículas anguladas ou esféricas. (**B e C**). O particulado macroporoso (**B**) e microporoso (**C**) particulado oferecem a vantagem de uma área de superfície aumentada por unidade de volume, o que facilita a solução e a reabsorção mediada por células. (Cortesia de Ceramed Corp, Denver, CO.)

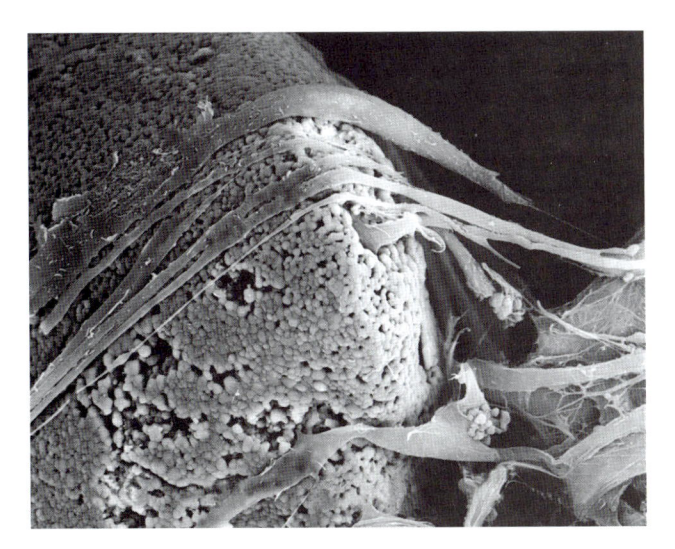

• **Figura 5.3** Microscopia eletrônica de varredura de células, que ativamente endocitaram fragmentos de grânulos (×1.500). (Cortesia de Ceramed Corp, Denver, CO.)

Os revestimentos de CFCs com biomateriais metálicos (à base de cobalto e titânio) têm se tornado uma aplicação rotineira para implantes dentais. Em sua maioria, esses revestimentos são aplicados por pulverização de plasma, têm espessura média entre 50 e 70 mm, são misturas de fases cristalinas e amorfas e têm microestruturas variáveis (fases e porosidades), comparadas com as porções sólidas das formas particuladas dos biomateriais de HA e TCP.[93,108] Até hoje, as características do revestimento são relativamente consistentes e os programas de controle de qualidade e garantia de qualidade mais rigorosos dos fabricantes melhoraram muito a consistência dos sistemas de implantes revestidos. (Uma discussão mais detalhada das opções de tratamento de superfície será apresentada na próxima seção.)

Ainda existem preocupações sobre a resistência à fadiga dos revestimentos de $CaPO_4$ e das interfaces revestimento-substrato sob condições de tração e cisalhamento. Tem havido alguns relatos de perda do revestimento como resultado de fratura mecânica, embora os números relatados permaneçam pequenos.[89] Isso fez com que alguns clínicos e fabricantes apresentassem projetos nos quais os revestimentos são aplicados a formatos (desenhos geométricos) que minimizem as condições de carga à tração ou cisalhamento na interface do implante (p. ex., porosidades, parafusos, espirais, platôs, e aberturas). A partir de considerações teóricas, as áreas mecanicamente protegidas pelo revestimento parecem ser o mais desejável.

Densidade, condutividade e solubilidade

Cerâmicas bioativas são especialmente interessantes para implantodontia porque a porção inorgânica do osso receptor tem maior probabilidade de crescer próximo a um material quimicamente mais semelhante. A categorização bioativa (biorreativa) inclui materiais de $CaPO_4$, como TCP, HA, carbonato de cálcio (corais) e compostos e cerâmicas do tipo sulfato de cálcio. Um contato químico-bioquímico entre o osso receptor e o material enxertado

Tabela 5.4	Nomes, fórmulas e proporções atômicas para algum material fosfato de cálcio.		
Mineral ou Nome geral	Fórmula	Proporção Ca:P	Aplicações
Monotita (DVP)	$CaHPO_4$	1	Partículas substitutas ósseas não cerâmicas
Bruxita (DCPD)	$CaHPO_4 \cdot 2H_2O$	1	Fase de alguns biomateriais $CaPO_4$
Fosfato octocálcico (OCP)	$Ca_8(HPO_4)_2(PO_4)_5 H_2$	1,33	Fase de alguns biomateriais $CaPO_4$
Whitlockite (WH)	$Ca_{10}(HPO_4)(PO_4)_6$	1,43	Fase de alguns biomateriais $CaPO_4$
Beta fosfato tricálcico (β-TCP)	$Ca_3(PO_4)_2$	1,48	Cerâmica $CaPO_4$ biodegradável para substituto ósseo e revestimentos; também uma fase de alguns biomateriais $CaPO_4$
Biomaterial hidroxiapatita com defeito (DOHA)	$Ca_9(HPO_4)(PO_4)_5(OH)$	1,5	Componente de alguns biomateriais $CaPO_4$
Hidroxiapatita (HA)	$Ca_{10}(PO_4)_6(OH)_2$	1,67	Fase mineral principal do osso; quando queimado como uma cerâmica, denominado HA

pode ser desenvolvido, bem como um possível estímulo da atividade óssea.[95] Suas limitações têm sido associadas às formas dos materiais que apresentam resistências menores (ou seja, semelhantes ou menores que o osso).[95]

As etapas de fabricação, muito sensíveis à técnica, relacionadas à transição de fase e expansão térmica durante o resfriamento podem fazer com que o produto final dos revestimentos do tipo $CaPO_4$ seja mais ou menos reabsorvível. Além disso, as categorias originais de reabsorvível *versus* não reabsorvível para esses materiais devem ser cuidadosamente analisadas em função do tamanho da partícula, porosidade, estrutura química e condições de exposição ambiental.

As características de dissolução das cerâmicas bioativas têm sido determinadas para particulados e revestimentos.[109,110] Em geral, a solubilidade é maior para o TCP do que para a HA. Cada aumento relativo para aumentar a área de superfície por unidade de volume (porosidade) e os perfis de solubilidade das CFCs dependem do ambiente (p. ex., pH, movimento mecânico). Se considerarmos uma química de material uniforme, quanto maior for o tamanho da partícula, mais tempo o material permanecerá no local do aumento. Assim, as partículas de 75 μm serão reabsorvidas mais rapidamente do que as partículas de 3.000 μm.

Além disso, a porosidade do produto afeta a taxa de reabsorção. Tofe *et al.*[111] relataram a porosidade do $CaPO_4$ denso, macroporoso e microporoso. Alguns das HAs densas não possuem nenhuma macroporosidade ou microporosidade dentro das partículas. A maior taxa de reabsorção ocorreu com o tipo de HA não porosa e densa, porque os osteoclastos podem atacar apenas a superfície e não podem penetrar o material não poroso. O $CaPO_4$ macroporoso (p. ex., HA coralina) demonstrou poros de 100 μm ou 500 μm, que representavam 15% ou mais do volume total do material. Uma porosidade mínima foi encontrada no material volumoso de HA que circundava os poros grandes. As apatitas microporosas frequentemente têm sua origem em ossos bovinos ou humanos. A porosidade observada nesses materiais é de aproximadamente 5 μm ou menos e compreende menos de 28% do volume total. Os poros ou orifícios são regiões onde os componentes do sangue e os materiais orgânicos podem residir quando inseridos no osso, e representam as regiões onde existia material vivo antes do processamento do material do implante. Quanto maior a porosidade, mais rápida é a reabsorção do material do enxerto. Por exemplo, a observação clínica mostra que as formas cristalinas densas de HA podem durar mais de 15 anos no osso, a HA macroporosa, 5 anos, e a HA microporosa de apenas 6 meses (Figura 5.4).

A cristalinidade da HA também afeta a taxa de reabsorção do material. Uma estrutura altamente cristalina é mais resistente à alteração e à reabsorção. Um produto amorfo apresenta uma estrutura química menos organizada em relação à estrutura atômica. Os tecidos duros ou moles do corpo são mais capazes de degradar os componentes e reabsorver as formas amorfas dos materiais de enxerto. Assim, as formas cristalinas de HA são consideradas muito estáveis a longo prazo sob condições normais, enquanto as estruturas amorfas são mais propensas a exibir reabsorção e suscetibilidade a degradação mediada por enzimas ou células.[112] Portanto, em geral, quanto menos cristalino for o material, mais rápida será sua taxa de reabsorção.[92,93,95,112,113]

A pureza dos substitutos ósseos de HA também pode afetar a taxa de reabsorção. A reabsorção do substituto ósseo pode ser mediada por células ou por solução. A reabsorção mediada por células requer processos associados a células vivas para reabsorver o material, semelhante ao processo de modelação e remodelação do osso vivo, que demonstra o processo combinado de reabsorção e formação. Uma reabsorção mediada por solução permite a dissolução do material por um processo químico. As impurezas ou outros compostos da cerâmica bioativa, como o carbonato de cálcio, permitem mais rapidamente a reabsorção medicamentosa mediada pela solução, que, por sua vez, aumenta a porosidade do substituto ósseo. Embora a HA coralina não demonstre microporos ao longo dos orifícios maiores, ela pode ter carbonato incorporado ao material, o que acelera o processo de reabsorção.

O pH da região na qual os substitutos ósseos são inseridos também afeta o índice de reabsorção. À medida que o pH diminui (p. ex., por causa de uma inflamação ou infecção crônica), os

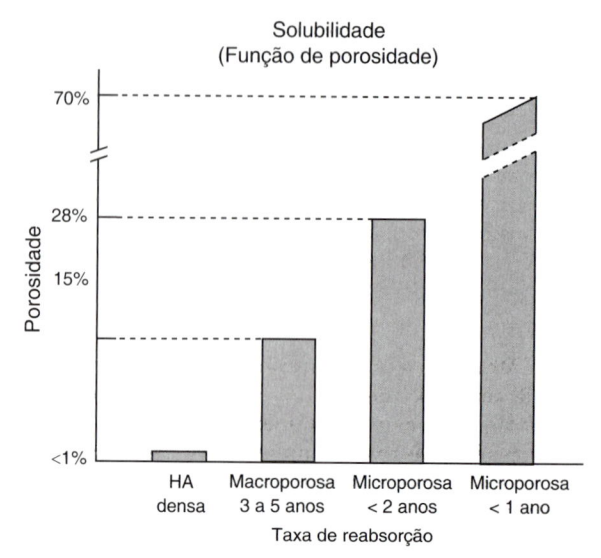

• **Figura 5.4** Diagrama da solubilidade da hidroxiapatita (HA) em função do percentual da porosidade.

componentes do osso vivo, principalmente o $CaPO_4$, reabsorvem por meio de um processo mediado por solução (*i. e.*, eles se tornam quimicamente instáveis).

Os revestimentos de $CaPO_4$ não são condutores de calor e eletricidade. Este aspecto pode ser um benefício relativo para os implantes dentais revestidos, nos quais misturas de materiais condutores podem estar incluídas na reconstrução protética total. Combinadas à cor (sem contar com o branco), tais propriedades são consideradas vantajosas.

Na maioria das aplicações relacionadas ao osso, as solubilidades são mais altas durante as primeiras semanas, depois diminuem com exposição contínua *in vivo* e a aposição de estruturas mineralizadas.[109,110] No entanto, alguns pesquisadores mostraram situações nas quais a reabsorção osteoclástica removeu as zonas localizadas de revestimentos de $CaPO_4$.[114] Isto levanta questões interessantes sobre a estabilidade *in vivo* a longo prazo. Até hoje, os resultados clínicos foram favoráveis e a expansão das aplicações continua.

Situação atual e tendências do desenvolvimento

As cerâmicas de CFCs têm provado ser um dos biomateriais de alta tecnologia de maior sucesso e que recentemente evoluíram mais. Suas propriedades vantajosas apoiam fortemente as aplicações clínicas em expansão e o aprimoramento dos perfis de biocompatibilidade para uso em implantes cirúrgicos. Dentro do tema geral dos biomateriais de nova geração serem quimicamente (união ao tecido) e mecanicamente (propriedades mistas e multidirecionais) anisotrópicos, as CFCs poderiam ser as superfícies de biomateriais de escolha para muitas aplicações do dispositivo.[115,116]

Compostos de carbono e de carbonato de silício

Os compostos de carbono são frequentemente classificados como *cerâmicos* devido à sua inércia química e ausência de ductilidade; entretanto, eles são condutores de calor e eletricidade. Extensas aplicações para dispositivos cardiovasculares, excelentes perfis de biocompatibilidade e módulos de elasticidade similares aos do osso resultaram em ensaios clínicos desses compostos em próteses dentárias e ortopédicas. Um sistema de substituição radicular em dois estágios (Vitredent) era bastante popular no início de 1970.[10] No entanto, uma combinação das limitações do projeto, do material e da aplicação resultou em um número significativo de falhas clínicas e a subsequente retirada desse dispositivo do uso clínico.

As substâncias cerâmicas e carboníticas continuam a ser usadas como revestimentos em materiais metálicos e cerâmicos. As vantagens dos revestimentos, conforme mencionado em uma seção anterior, incluem a união ao tecido; componentes comuns aos ambientes fisiológicos; regiões que servem como barreiras para a transferência elementar de calor ou fluxo de corrente elétrica; controle de cor; e oportunidades para a ligação com biomoléculas ativas ou compostos sintéticos. As possíveis limitações estão relacionadas às propriedades de resistência mecânica ao longo da interface substrato-revestimento; biodegradação, que pode influenciar adversamente a estabilidade dos tecidos; alterações nas características físicas, dependentes do tempo; resistência mínima aos procedimentos de arranhar ou raspar associados à higiene bucal; e suscetibilidade às metodologias convencionais de manipulação, esterilização ou inserção. As maiores aplicações dos implantes dentais com revestimento de superfície têm sido desenvolvidas pelas comunidades de pesquisa e desenvolvimento.

Zircônia

O uso de implantes de cerâmica está disponível na implantodontia desde 1970. Esses tipos de implantes nunca foram aceitos, pois estavam em desvantagem biomecânica e tinham uma baixa taxa de sucesso clínico. No entanto, hoje um novo tipo de implante feito de zircônia foi recentemente introduzido na implantologia como uma alternativa aos implantes de titânio.

Inicialmente, a zircônia era usada na medicina com procedimentos ortopédicos para substituições totais do quadril, quadris artificiais e implantes acústicos e de dedo. Na década de 1990, a zircônia foi introduzida na odontologia para a fabricação de pinos endodônticos, próteses fixas e coroa, *brackets* ortodônticos estéticos e pilares de implante personalizados.[117] A zircônia possui muitas vantagens sobre o titânio em suas propriedades biológicas, estéticas, mecânicas e ópticas, tais como sua biocompatibilidade inerente e baixa afinidade à placa bacteriana (biofilme). Este material à base de zircônia tem demonstrado melhorar a resistência à flexão e à fratura, em relação às versões anteriores de implantes de cerâmica.[118] Embora os implantes de zircônia estejam se tornando mais populares, eles se tornaram extremamente controversos. Os implantes de zircônia têm sido afetados por altas taxas de fratura. Desde que recebeu a aprovação da Food and Drug Administration em 2011, os implantes dentais de zircônia têm sido apresentados como a próxima geração de implantes. Os implantes de zircônia foram inicialmente usados em casos de odontologia sem metais, principalmente para pacientes com alergias ou hipersensibilidades conhecidas a metais. A taxa de prevalência de alergia ao titânio foi estimada em aproximadamente 0,6%.[119] Originalmente, os implantes de zircônia estavam disponíveis apenas como implantes unitários, mas a introdução de implantes de zircônia de duas peças agora permite que os pilares sejam totalmente personalizados, criando os melhores resultados.

Composição química de zircônia

Os implantes de zircônia são fabricados a partir de um metal branco-acinzentado brilhante denominado zircônio, que tem um número atômico de 40 e é simbolizado na tabela periódica como Zr. Zircônia é a forma de óxido de zircônio, que foi isolada pela primeira vez em uma forma impura por Jöns Jacob Berzelius, em 1824. A forma pura da zircônia ocorre em duas formas básicas: (1) zircônia cristalina, que é macia, branca e dúctil; e a (2) forma amorfa, que é preto-azulado e pulverulento por natureza. A forma em pó da zircônia é refinada e tratada em altas temperaturas para produzir uma forma opticamente translúcida de zircônia cristalina. Existem três fases cristalinas com implantes de zircônia: monoclínica (m), tetragonal (t) e cúbica (c). A fase monoclínica da zircônia existe à temperatura ambiente e é estável até aproximadamente 1.170°C. Acima de 1.170°C, a fase monoclínica muda para a fase tetragonal, com redução de volume de aproximadamente 5%. Em 2.370°C, a fase cúbica começa a aparecer. Após o resfriamento, ocorre uma transformação tetragonal em monoclínica com um aumento de 3 a 4% no volume, por cerca de 100°C até 1.070°C. Infelizmente, o aumento no volume e a expansão resultante sem uma transferência de massa no resfriamento gera estresse e faz com que ele se torne instável à temperatura ambiente[120] (Figura 5.5).

Portanto, para minimizar esse fenômeno e gerar uma zircônia parcialmente estabilizada (PSZ) com fases tetragonal e/ou cúbica estáveis, vários óxidos estabilizadores [16 mol% de magnésia (MgO), 16 mol% de calcário (CaO), ou 8 mol% de ítria (Y_2O_3)] são adicionados na fabricação dos implantes de zircônia.[121] Essa transformação de fase, semelhante à martensítica, aumenta significativamente a resistência a trincas e fraturas e a longevidade dos implantes endósseos de zircônia.[122] Hoje, o tipo mais comum de implantes de cerâmica é produzido a partir de policristal de zircônia tetragonal estabilizado com ítria.

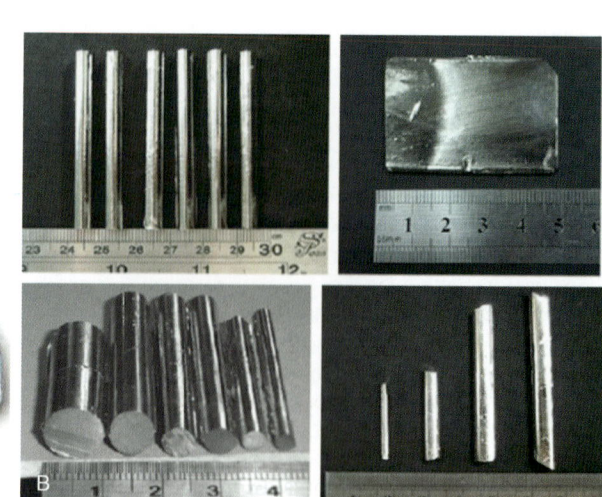

• **Figura 5.5** Zircônia: **(a)** é a forma de óxido do zircônio metálico, **(b)** Zircônia está disponível em diferentes tamanhos e formatos para uso em implantodontia. (De Telford M. *The case for bulk metallic glass*. Materials Today. 2004;7:36–43.)

Além disso, outras variantes de implantes de zircônia que têm sido estudadas incluem 12Ce-TZP (zircônia estabilizada com céria) e zircônia endurecida com alumina. A alumina também foi adicionada ao policristal de zircônia tetragonal estabilizado com ítria em pequenas quantidades (0,25% em peso), o que resultou em um policristal de zircônia tetragonal com alumina. Essa nova forma de zircônia melhora significativamente a longevidade e estabilidade dos cristais de zircônia, junto da minimização da degradação da zircônia.[123,124] Mais significativamente, pesquisas demonstraram que os implantes sem alumina, quando expostos à cavidade oral, têm uma taxa de sobrevida de 50%, enquanto os implantes com alumina têm uma taxa de sobrevida muito maior, de aproximadamente 87 a 100%.[125]

Propriedades físicas. As propriedades físicas dos implantes de zircônia dependem de muitos fatores, incluindo composição, estrutura cristalina, estrutura polimórfica, porcentagem de óxido metálico estabilizador, processo de envelhecimento e o macro e microdesenho do implante.[126,127] Um tamanho de grão ideal (0,2–0,6 μm) deve ser usado para reter a fase tetragonal do material, para minimizar a degradação ou envelhecimento da zircônia. Watanabe *et al.*[128] relataram que um tamanho de grão muito pequeno resulta em um material menos estável. No entanto, um tamanho de grão maior (p. ex., > 1 μm) exibe uma diminuição na resistência com uma quantidade aumentada de transformação tetragonal-monoclínica.[128]

Rugosidade superficial. Muitos estudos têm mostrado que a zircônia com uma superfície moderadamente rugosa é vantajosa para atrair osteoblastos e a osseointegração.[129,130] Ao modificar a superfície da zircônia em uma superfície microrrugosa, ocorre a aceleração do processo de osseointegração. Atualmente, o jateamento de areia seguido de condicionamento ácido é o método de escolha no ajuste da superfície da zircônia.[130] Além disso, a superfície da zircônia pode ser modificada quimicamente, o que aumenta a hidrofilicidade do material.

Tipos de implantes de zircônia

Os implantes de zircônia são classificados como uma ou duas peças. O implante de uma peça consiste em um implante e um pilar como uma unidade única. O implante de duas peças é semelhante ao implante tradicional, onde o pilar pode ser aparafusado ou cimentado no lugar.[132] Atualmente, a maioria das pesquisas disponíveis foi realizada com implantes de zircônia de uma peça, que demonstraram propriedades mecânicas superiores em relação aos implantes de duas peças[133] (Figura 5.6).

Resistência à fratura. Em estudos anteriores, os implantes de zircônia exibiram altas taxas de fraturas em estudos pré-clínicos em animais, usando mandíbulas de cães. Em dois estudos diferentes, Thoma *et al.*[134,135] relataram uma maior incidência de fraturas de implantes de zircônia antes e após a carga, quando comparados com implantes de titânio. A resistência à fratura dos implantes de zircônia depende de muitas variáveis, mas a mais importante é a carga oclusal e as características físicas do pilar. Numerosos estudos mostraram a resistência à flexão (900 a 1.200 MPa), tenacidade à fratura (8 a 10 MPa-m$^{1/2}$) e resistência à fratura estática (725 a 850 N).[136]

Ao comparar a resistência à fratura, o tipo (ou seja, uma ou duas peças) de implante de zircônia deve ser determinado. Kohal *et al.*[137] compararam as propriedades mecânicas e o efeito da carga oclusal em implantes de zircônia de uma e duas peças. Eles concluíram que a resistência à fratura era menor para a zircônia de duas peças, tanto

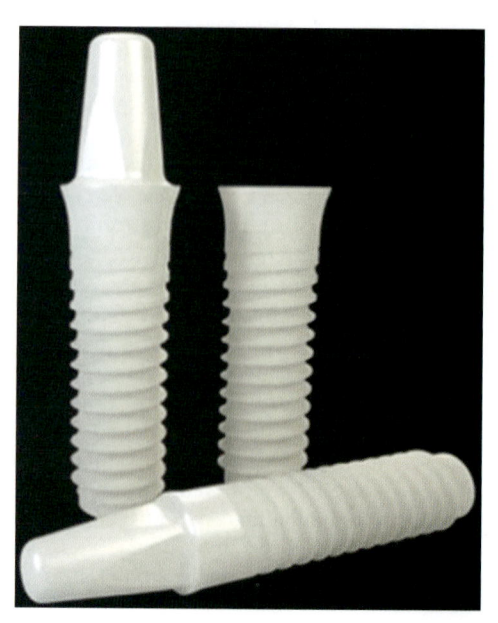

• **Figura 5.6** Dois tipos diferentes de implantes de zircônia: uma peça e duas peças.

em condições com carga quanto sem carga. Portanto, os implantes de zircônia de duas peças estão se tornando mais populares; no entanto, eles têm uma morbidade aumentada.[137]

O tipo e a extensão da modificação do implante de zircônia influenciam a resistência à fratura. Kohal *et al.*[137] avaliaram os efeitos da carga cíclica e do desenho na resistência à fratura de implantes inteiros de zircônia. Eles concluíram que a linha de acabamento do chanfro com a carga cíclica diminui a resistência à fratura dos implantes de zircônia.[137] Quando o preparo circunferencial foi realizado, uma profundidade de 0,5 mm nos pilares de zircônia foi melhor do que 0,6 e 0,7 mm. Cada aumento na profundidade do preparo em 0,2 mm diminui a carga de fratura em 68 N, e as simulações de envelhecimento e mastigação diminuem a carga de fratura para 102 N.[138,139]

Spies *et al.*[140] relataram a resistência à fratura de diferentes tipos de sistemas de implante de zircônia de duas peças (p. ex., cimentados e aparafusados) e implantes de zircônia de peça única após o processo de ciclagem termomecânica em um ambiente aquoso. Os resultados demonstraram que os implantes de zircônia de duas peças aparafusados e cimentados apresentaram uma diminuição significativa da resistência à fratura e eram fracos e suscetíveis à fratura[140] (Figura 5.7).

Osseointegração. Os implantes à base de zircônia são vantajosos, pois exibem excelentes qualidades de osseointegração. A zircônia é quimicamente inerte, com mínimas reações adversas locais ou sistêmicas. Há adesão celular aprimorada, respostas teciduais favoráveis e excelente biocompatibilidade com os tecidos duros e moles circundantes. Muitos estudos, em animais e seres humanos, verificaram que novos ossos maduros se formam em torno de implantes de zircônia com inflamação mínima e abundância em osteoblastos ativos.[141-143] Vários estudos *in vitro* e *in vivo* demonstraram que a zircônia possui características osteocondutoras sem citotoxicidade ou efeitos mutagênicos no osso e fibroblastos após a instalação.[144-146] Ao avaliar as diferenças de osseointegração de implantes de titânio e zircônia, a maioria dos estudos demonstra pouca diferença entre os dois materiais de implante. Scarano *et al.*[147] demonstraram uma excelente resposta óssea aos implantes de zircônia, em 4 semanas, com contato osso-implante de 68,4%. Dubruille *et al.*[148] compararam o contato do implante ósseo em implantes de titânio, alumina e zircônia. Os autores concluíram que não há diferença estatisticamente significativa entre os três tipos de implantes (ou seja, 68% para alumina, 64,6% para zircônia e 54% para titânio). Hoffman *et al.*[149] demonstraram que, em 2 semanas após a inserção, os implantes de zircônia tinham um maior grau de aposição óssea (54 a 55%) em comparação aos implantes de titânio (42 a 52%). No entanto, em 4 semanas, o titânio teve um maior contato osso-implante (68 a 91%) em comparação com a zircônia (62 a 80%).

Estudos de sucesso de implantes de zircônia

Infelizmente, existem poucos estudos clínicos sobre o sucesso a longo prazo dos implantes de zircônia. Oliva *et al.*[150] relataram o primeiro estudo sobre implantes de zircônia, envolvendo 100 implantes com diferentes rugosidades de superfície. A taxa de sucesso geral se aproximou de 98%. Osman *et al.*[151] avaliaram o sucesso de 1 ano dos implantes de peça única de zircônia em comparação com implantes de titânio com protocolos de carga convencionais. Nenhuma diferença nas taxas de sucesso na mandíbula foi observada; entretanto, na maxila, uma diferença significativa foi observada (ou seja, titânio, 72%; zircônia, 55% de taxa de sucesso).

Devji *et al.*[152] realizaram uma meta-análise com pacientes tratados apenas com implantes de zircônia e encontraram uma taxa média de sobrevida do implante de 95,6% após 12 meses, com uma redução esperada de 0,05% ao ano, por 5 anos (0,25%, após 5 anos). Após 1 ano, a perda óssea marginal em torno dos implantes de zircônia era favorável em 0,79 mm.

Implantes de zircônia de diâmetro estreito não provaram ser previsíveis em estudos clínicos, visto que as taxas de sucesso têm sido desfavoráveis. Vários estudos demonstraram uma taxa de incidência de até 30% de fratura, com implantes de zircônia.[153]

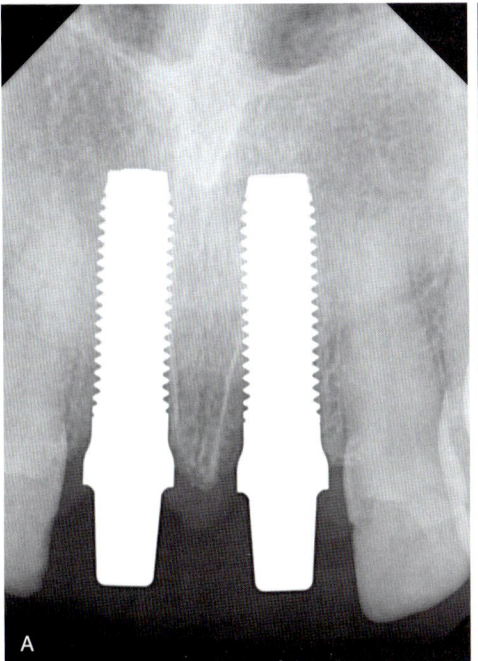

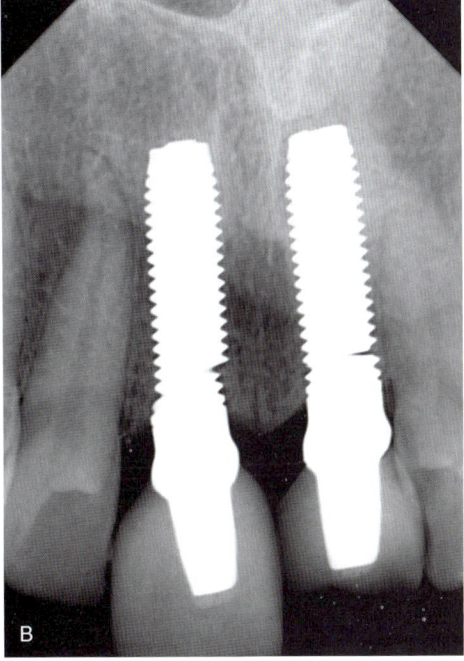

• **Figura 5.7** Fratura do implante de zircônia. Uma das desvantagens mais significativas dos implantes de zircônia, nos dias atuais, é a alta taxa de fratura. **A.** Radiografia pós-inserção imediata que retrata os elementos dentários 11 e 21 com implantes de zircônia. **B.** Radiografia mostrando a fratura de ambos os implantes de zircônia 1 ano após a inserção.

Em resumo, os implantes dentais de zircônia são um desenvolvimento novo e estimulante na implantodontia. Os estudos preliminares limitados são positivos, demonstrando menos inflamação nos tecidos peri-implantar, menos acúmulo de biofilme e um contato osso-implante favorável. Além disso, exibem uma estética excelente e são ideais para pacientes que exibem sensibilidades aos metais ou que preferem uma opção sem metal. Entretanto, há espaço para mais progresso técnico dos sistemas de implante de zircônia atualmente disponíveis. Os sistemas de implante de zircônia de duas peças são ideais; no entanto, ainda são tecnicamente desafiadores devido às limitações do material. Os implantes dentais de zircônia têm o potencial de se tornar a futura alternativa ideal aos implantes de liga de titânio (Boxes 5.2 e 5.3).

Polímeros e compósitos

O uso de polímeros sintéticos e compósitos continua a se expandir para aplicações de biomateriais. Os polímeros reforçados por fibra oferecem vantagens porque podem ser projetados para se adequar às propriedades do tecido, podem ser anisotrópicos em relação às características mecânicas, podem ser revestidos para fixação aos tecidos e podem ser fabricados a um custo relativamente baixo. A expansão das futuras aplicações para os sistemas de implantes dentais, além das inserções para a transferência de amortecimento das forças, como aquelas usadas nos sistemas IMZ (Interpore, Inc.) e Flexiroot (Interdent Corp.), são esperadas conforme o interesse continua na combinação de compósitos sintéticos e biológicos.

Polímeros biomédicos estruturais

Os biomateriais poliméricos mais inertes incluem politetrafluoroetileno (PTFE), tereftalato de polietileno, polimetilmetacrilato (PMMA), polietileno de peso molecular ultra-alto, polipropileno, polissulfona e polidimetilsiloxano (ou borracha de silicone). Eles estão resumidos na Tabela 5.5. Em geral, os polímeros têm resistências e módulos de elasticidade mais baixos, e maiores alongamentos até a fratura em comparação às outras classes de biomateriais. São isolantes térmicos e elétricos e, quando constituídos como um sistema de alto peso molecular sem plastificantes, são relativamente resistentes à biodegradação. Em comparação com o osso, a maioria dos polímeros tem módulos elásticos mais baixos, com magnitudes mais próximas dos tecidos moles.

Os polímeros foram fabricados em formas porosas e sólidas para a conexão, substituição e aumento teciduais e como revestimentos para a transferência de força para as regiões de tecidos moles e duro. As características de fluxo a frio e de resistências à fluência e à fadiga são relativamente baixas para algumas classes de polímeros (p. ex., borracha de silicone e PMMA) e isso resultou em algumas limitações. Por outro lado, alguns são extremamente duros e resistentes ao ciclo de fadiga (p. ex., polipropileno, polietileno de peso molecular ultra-alto, PTFE) e oferecem oportunidades para transferência de força mecânica dentro de projetos de implantes selecionados. A maioria das aplicações tem sido para conectores de distribuição de força interna para implantes osseointegrados, em que o conector se destina a simular melhor as condições biomecânicas para as funções normais dos dentes. Recentemente as indicações do PTFE têm crescido exponencialmente devido ao desenvolvimento de membranas para as técnicas de regeneração tecidual guiada. No entanto, o PTFE tem baixa resistência à abrasão de contato e a fenômenos de desgaste.

Compósitos

Combinações de polímeros e outras categorias de biomateriais sintéticos continuam a ser introduzidas. Vários dos polímeros mais inertes foram combinados com partículas ou fibras de carbono, Al_2O_3, HA e cerâmica vítrea. Alguns são porosos, enquanto outros são constituídos como formas estruturais de compósito sólido.[154,155]

Boxe 5.2 — Vantagens dos implantes de zircônia.

- Mais agradável esteticamente
- Retém menos placa (biofilme) e cálculo em comparação ao titânio (menos biofilme)
- Excelente resistência à flexão e tenacidade à fratura
- Contato osso-implante favorável e possivelmente melhor em comparação ao titânio
- Não sofre corrosão
- Sem corrente piezoelétrica com metais diferentes
- Termicamente não condutivo

Boxe 5.3 — Desvantagens dos implantes de zircônia.

- Estudos clínicos sobre o sucesso a longo prazo são limitados
- Os implantes de uma peça requerem um período de cicatrização sem carga
- Os implantes de uma peça podem exigir modificações, dependendo do posicionamento
- A modificação leva à redução das propriedades físicas do material
- Ausência de pesquisa em pilares de zircônia de duas peças
- Taxas de fratura ligeiramente mais altas do que o titânio

Tabela 5.5 Propriedades técnicas dos polímeros (algumas graduações médicas).

Material	Módulo de elasticidade GPa (Psi × 10^5)	Resistência máxima à tensão MPa (ksi)	Alongamento até a fratura (%)
PTFE	0,5 a 3 (0,07 a 4,3)	17 a 28 (2,5 a 4)	200 a 600
PET	3 (4,3)	55 (8)	50 a 300
PMMA	3 (4,3)	69 (10)	2 a 15
PE	8 (1,2)	48 (7)	400 a 500
PP	9 (1,3)	35 (5)	500 a 700
PSF	3,5 (5)	69 (10)	20 a 100
SR	0,1 (0,014)	5 (1,1)	300 a 900
POM	3 (4,3)	70 (10,1)	10 a 75

Propriedades dos polímeros exibem uma ampla variação, dependendo do processamento e da estrutura. Estes valores foram obtidos de tabelas gerais.
GPa: gigapascal; ksi: milhares de libras por polegada quadrada; MPa: megapascal; PE: polietileno; PET: tereftalato de polietileno; PMMA: polimetilmetacrilato; POM: polioximetileno (suplemento IME); PP: polipropileno; PSF: polissulfona; PTFE: politetrafluoroetileno; SR: borracha de silicone.

Em alguns casos, os polímeros biodegradáveis, como o álcool polivinílico, polilactídeos ou glicólidos, cianoacrilatos ou outras formas hidratáveis foram combinadas com partículas ou fibras biodegradáveis de $CaPO_4$.[156] Estes materiais são destinados como suportes estruturais, lâminas, parafusos ou outras aplicações semelhantes. A biodegradação de todo o sistema, depois que os tecidos foram adequadamente reformados e remodelados, permitiu o desenvolvimento de procedimentos significativamente vantajosos, como aumento ósseo e reparos de defeitos peri-implantares.

Em geral, polímeros e compósitos de polímeros são especialmente sensíveis às técnicas de esterilização e manuseio. Se destinada ao uso de implantes, a maioria não pode ser esterilizada por vapor ou óxido de etileno. A maioria dos biomateriais poliméricos tem propriedades de superfícies eletrostáticas e tendem a acumular poeira ou outras partículas se expostos a ambientes de ar semilimpo. Como muitos podem ser moldados por corte ou autopolimerização *in vivo* (PMMA), deve-se tomar extremo cuidado para manter as condições de qualidade da superfície do implante. Os polímeros porosos podem ser deformados por deformação elástica, que pode fechar regiões abertas destinadas ao crescimento interno do tecido. Além disso, a limpeza de polímeros porosos contaminados não é possível sem um ambiente de laboratório. A este respeito, talco ou amido nas luvas cirúrgicas, o contato com toalha ou gaze, ou o toque em qualquer área contaminada devem ser evitados para todos os biomateriais.

Experiência a longo prazo, excelentes perfis de biocompatibilidade, capacidade para controlar propriedades através de estruturas compostas, e propriedades que podem ser alteradas para se adequar à aplicação clínica tornam os polímeros e compósitos excelentes candidatos para aplicações de biomateriais, como a constante expansão das aplicações desta classe de biomateriais pode confirmar.

Elementos de inserção intramóveis

Os módulos de elasticidade relativamente baixos (em comparação com metais e cerâmicas), o alto índice de alongamento até a fratura e a tenacidade inerente resultaram no uso de polímeros selecionados para conectores ou espaçadores interposicionais para implantes dentais. Um sistema popular de inserção de polímero foi incluído na Tabela 5.5, para fins de referência geral. A limitação mais significativa tem sido a resistência dos materiais poliméricos à deformação por carga cíclica e fenômenos de fadiga. Os sistemas de transferência, em algumas análises clínicas, demonstraram deformação plástica significativa e fratura.[157] Embora o desejo de alcançar esse efeito de amortecimento de tensão pareça bem fundamentado, o desempenho inadequado a longo prazo dos materiais, o tempo e o custo associados à manutenção desses dispositivos limitaram seu campo de aplicação e são menos usados hoje do que na década anterior.

Futuras áreas de aplicação

As substâncias sintéticas para a substituição de tecidos evoluíram a partir de materiais selecionados de nível industrial, como metais, cerâmicas, polímeros e compósitos. Essa situação oferece oportunidades para um melhor controle das propriedades básicas. A evolução simultânea das ciências biomecânicas também fornece otimização do projeto e dos conceitos do material para os implantes cirúrgicos. O conhecimento das propriedades do tecido e a modelagem e análises assistidas por computador também apoiam os desenvolvimentos atuais. A introdução da anisotropia, no que diz respeito às propriedades mecânicas, os gradientes químicos da superfície do dispositivo ao centro, com união ao longo das interfaces do tecido; e o controle de todos os aspectos da fabricação, embalagem, entrega, instalação e reabilitação aumentam as oportunidades de uma aplicação ideal e, espera-se, a longevidade do tratamento com o dispositivo. Os cuidados com a saúde se beneficiariam de melhor disponibilidade e redução dos custos por unidade.

As combinações que fornecem as composições com superfícies bioativas, a adição de biomoléculas ativas de substâncias indutoras de tecido e um mecanismo transgengival estável de união podem melhorar os sistemas de dispositivos. Uma barreira química e física integrada, na região de transição do tecido mole, pelo menos teoricamente, aumentaria a longevidade clínica. Os dispositivos que funcionam através de interfaces ósseas ou de tecido mole, ao longo das regiões de transferência de força, podem ser os sistemas de escolha, dependendo da situação clínica.[9]

Inquestionavelmente, a tendência para o tratamento conservador das doenças bucais continuará. Logo, pode-se prever que os implantes dentais serão frequentemente uma opção de primeiro tratamento. Portanto, é esperado um maior uso de sistemas de forma de raiz. Claramente, a verdadeira eficácia dos vários sistemas será determinada por estudos clínicos controlados com períodos de acompanhamento de 10 a 20 anos, que incluem análises quantitativas estatisticamente significativas.

Características da superfície

Muitos aspectos dos perfis de biocompatibilidade estabelecidos para implantes cirúrgicos dentais têm demonstrado depender de fatores inter-relacionados como biomateriais, tecidos e receptores. Para o propósito do debate, as características do biomaterial podem ser separadas em categorias associadas com: (1) propriedades de superfície ou (2) propriedades de volume. Em geral, a química da superfície do biomaterial (pureza e tensão superficial crítica para umedecimento), topografia (rugosidade) e tipo de integração do tecido (óssea, fibrosa ou mista) podem ser correlacionados com a resposta do receptor *in vivo* em curto e longo prazo. Além disso, foi demonstrado que o ambiente do receptor influencia diretamente a zona interfacial biomaterial-tecido específica para a bioquímica local e para as circunstâncias biomecânicas de cicatrização e os aspectos clínicos da função de suporte de carga a longo prazo. A interação interfacial entre os tecidos receptores e o material implantado é limitada à camada superficial do implante e alguns nanômetros nos tecidos vivos. Os detalhes da integração (tecido duro ou mole) e a transferência de força que resulta em condições estáticas (estabilidade) ou dinâmicas (instabilidade ou movimento) também demonstraram alterar significativamente a longevidade clínica dos dispositivos intraorais.

Muitos dos trabalhos de conferências citados enfocam as interações interfaciais entre o biomaterial e o tecido, o que apoia fortemente o valor de examinar as características da superfície dos implantes dentais. Essa era uma recomendação consistente das conferências de 1978 e 1988, do consenso sobre os aspectos de risco e benefício dos tratamentos clínicos baseados em implantes dentais.[9,10,158]

Os biomateriais sintéticos usados para a confecção dos implantes dentais e os componentes protéticos associados que contatam as zonas subepiteliais dos tecidos orais podem ser classificados em grupos *metálicos, cerâmicos* e de *superfície modificada* (revestidos, reação ou implantação de íons). Há muito se reconhece que os biomateriais sintéticos devem ser mecânica e quimicamente limpos no momento da instalação cirúrgica. As propriedades da superfície são de natureza química e foram descritas em termos de características estruturais atômicas, com extensões para a escala subatômica. Essas características são críticas para a composição da superfície, resistência à corrosão, limpeza, energia da superfície, flexão e tendência para interagir, tal como a capacidade de desnaturar proteínas. As características da superfície são o tema desta seção, com ênfase em biomateriais metálicos, cerâmicos e de superfície modificada dos implantes dentais.

Caracterização da superfície e interação com o tecido

Superfícies de metal e de ligas

Os graus convencionais do titânio alfa (puro) e das ligas de titânio alfa-beta e beta existem com uma superfície de óxido em temperaturas normais, com ar ambiente ou ambientes fisiológicos normais que atuam como meios oxidantes. A formação de um óxido fino existe via dissociação e reações com oxigênio ou outros mecanismos, como a difusão do oxigênio ou dos íons metálicos, a partir da superfície metálica e até ela mesma, especialmente para o titânio. Independente do processo de fabricação, o óxido utilizado é principalmente o TiO_2, com pequenas quantidades de Ti_2O_3 e TiO, com alguma estequiometria variável menor.[159-163] Essa fina camada de óxido amorfo volta a se formar rapidamente se for removida mecanicamente. As propriedades da superfície são o resultado dessa camada de óxido e diferem fundamentalmente do substrato metálico.[63,160] Portanto, os parâmetros de oxidação como temperatura, tipo e concentração dos elementos oxidantes e eventuais contaminantes influenciam as propriedades físicas e químicas do produto final do implante. O tipo de óxido dos implantes cirúrgicos é principalmente amorfo na estrutura atômica (*brookite*) se formado em ambientes de ar sob temperatura normal ou nos ambientes dos fluidos teciduais, e geralmente é muito aderente e fino em espessura (< 20 nm). Por outro lado, se os substratos de titânio (alfa) puro (graus 1 a 4 de titânio) são processados a temperaturas elevadas (acima de aproximadamente 350°C [660°F]) ou anodizados em ácidos orgânicos sob tensões mais altas (acima de 200 mV), então o óxido forma uma estrutura atômica cristalina (rutilo ou anatásio), e pode ser de 10 a 100 vezes mais espesso. A estrutura granulada do metal e o processo de oxidação também condicionam a microestrutura e a morfologia dos óxidos superficiais. A porosidade, a densidade e a homogeneidade geral do substrato estão todas relacionadas a esse processo. Os óxidos térmicos de baixa temperatura são relativamente homogêneos e densos;[164] com o aumento das temperaturas, eles se tornam mais heterogêneos e mais propensos a exibir porosidade, como formações de escamas, e alguns têm condições de óxido de superfície semelhantes ao vidro (semicristalino).[162,164]

Dependendo dos aspectos mecânicos do polimento e dos aspectos químicos e eletroquímicos de limpeza e passivação, esses óxidos amorfos ou cristalinos podem exibir topografias microscopicamente lisas ou rugosas, em níveis micrométricos. No entanto, a rugosidade macroscópica da superfície é normalmente introduzida no substrato abaixo da zona de óxido por procedimentos mecânicos (desgaste), jateamento de partículas (meio de jateamento reabsorvível ou outro) ou substâncias químicas (condicionamento ácido). A topografia e rugosidade da superfície obtidas por tais técnicas são características de cada processo de fabricação.[11,165] A dimensão do óxido (espessura) ao longo dessas superfícies mais rugosas permanece relativamente constante e dentro de espessuras dimensionais nanométricas, sob condições normais de temperatura e exposição ambiental.

As ligas de titânio usadas para componentes de implantes dentais incluem fases microestruturais alfa, beta ou beta estabilizado por temperatura ambiente (somente). As regiões de superfície da fase alfa da liga são semelhantes ao titânio puro em sua organização atômica (hexagonal compactado), enquanto as fases beta demonstram uma estrutura atômica diferente (cúbica centrada no corpo) e química elementar. No entanto, a cinética de formação de óxido de fase beta, a química, as dimensões e estabilidade ambiental são relativamente semelhantes às regiões de fase alfa. Pesquisas eletroquímicas mostraram que os óxidos das fases alfa e beta fornecem cobertura de substrato e um alto grau de inércia química e bioquímica (resistência à corrosão e transferência de íons) para titânio e suas ligas. Foi relatado que titânio e Ti-6Al-4V contêm pequenas quantidades de nitreto de titânio ao longo do óxido de sua superfície.[161,166,167] Os íons, o carbono e as outras substâncias diferentes dos elementos das ligas podem ser encontradas no óxido durante o processo de preparo, semelhante ao encontrado na superfície do titânio comercialmente puro.[163,168-171] No entanto, nos casos de titânio e liga de titânio, a camada de óxido cresce homogeneamente, e um revestimento inerte bem controlado de óxido insolúvel muito estável normalmente entra em contato com os tecidos vivos.

Uma pesquisa considerável foi conduzida sobre as funções dos elementos da liga de titânio e como essas composições elementares podem influenciar as propriedades do óxido e a compatibilidade do tecido receptor. Isso depende da quantidade de íons disponíveis para os tecidos e das taxas relativas de transferência de íons, que podem resultar em toxicidade do tecido receptor. Em geral, ligas de titânio adequadamente processadas e acabadas têm mostrado integração com o osso e com ambientes de tecido mole para uma ampla gama de dispositivos de implantes médicos e dentais. Estudos de análise de superfície demonstraram que a liga de titânio exibe uma camada de óxido semelhante e, como tal, é capaz de interagir com o osso circundante de maneiras semelhantes ao titânio puro.[172] Resultados previsíveis podem ser alcançados com implantes de liga de titânio que apresentem um grau semelhante de integração óssea.[173] Além disso, as mensurações eletroquímicas das taxas de corrosão e liberação de íons apoiam fortemente as propriedades de estabilidade químico-bioquímica das ligas de titânio.

Alguns relatos expressaram preocupação porque os óxidos de superfície de liga de titânio contêm quantidades significativas de elementos de liga e exibem morfologia e cristalização diferentes.[166,174-177] O alumínio, em particular, foi relatado tanto nas camadas mais externas quanto nas mais internas. Na camada mais interna, foi encontrado especialmente nas fases supermisturadas (alfa e beta) e na fase de grãos da liga.[166] Os diferentes óxidos de superfície são então considerados responsáveis por uma qualidade "menor" de osseointegração, em particular devido ao potencial de produtos de corrosão que contêm alumínio e vanádio.[178-180] A literatura ortopédica e odontológica específica, para estudos *in vivo* em animais e humanos, também documentou sucesso a longo prazo com ligas de titânio, que demonstraram estreita adaptação física do osso com superfície da liga.[181-188]

Interações teciduais

A modificação do óxido durante a exposição *in vivo* demonstrou resultar no aumento da espessura da camada de óxido de titânio de até 200 nm.[189-191] A maior área de crescimento do óxido correspondeu ao local relacionado com a medula óssea, enquanto o menor crescimento foi associado ao titânio em contato com regiões ósseas corticais. Níveis aumentados de cálcio e fósforo foram encontrados nas camadas superficiais de óxido e pareciam indicar uma troca ativa de íons na interface. Foi demonstrado que as condições ambientais do peróxido de hidrogênio interagem com o Ti e formam um gel complexo.[192-194] As "condições do gel de titânio" são consideradas propriedades atraentes *in vitro*, como baixa toxicidade aparente, inflamação, modelagem óssea e características bactericidas. Os autores restringiram seus estudos exclusivamente ao titânio comercialmente puro e não às ligas de titânio.

Outros elementos que interagem com a camada superficial de vários materiais implantados são o cálcio e o fósforo,[195,196] que exibem uma estrutura de $CaPO_4$ um tanto semelhante à apatita na superfície do titânio. No entanto, a baixa porcentagem desses elementos ao longo da superfície do material indica que isso se deve ao resultado da transferência e adsorção desses elementos dos fluidos do tecido, e não a um processo de osseointegração propriamente dito. Os processos de biointegração da superfície podem ser lentos ou ativados por reações locais, podendo causar liberação de íons e alteração do óxido do substrato. Aumentos locais e sistêmicos da concentração de íons foram relatados.[197,198] Estudos *in vitro* demonstraram que tanto o titânio quanto a liga de titânio foram liberados em quantidades mensuráveis dos elementos do substrato na superfície.[23,199] Taxas especialmente altas de liberação de íons foram observadas em soluções de ácido etilenodiamina tetra-acético e citrato de sódio, que variaram em função do meio corrosivo.[199] A liberação de íons corresponde a um aumento da espessura da camada de óxido com inclusões de cálcio, fósforo e enxofre, em particular. Essa é uma preocupação especial em relação aos maiores implantes ortopédicos ou porosos, nos quais tal liberação de íons pode ser uma parte da origem da falha do implante, reações alérgicas, e ainda uma razão local ou sistêmica para a formação de tumores. Além disso, foi demonstrado que íons livres de titânio inibem o crescimento de cristais de HA (*i. e.*, a mineralização dos tecidos calcificados na interface).[200-202]

Integração com o titânio e com as ligas

Embora o titânio seja conhecido por apresentar melhor resistência à corrosão, independente do preparo da superfície, estudos *in vivo* e *in vitro* demonstraram que o titânio pode interagir com os tecidos vivos do receptor ao longo de vários anos. Essa interação resulta na liberação de pequenas quantidades de produtos de corrosão, embora exista um filme de óxido termodinamicamente estável.

Vários estudos têm se concentrado no comportamento do titânio e das ligas de titânio em ambientes biológicos simulados. Williams[36] alertou que, embora o titânio possa demonstrar propriedades excelentes de seu filme de óxido resistente, geralmente não é suficientemente estável para evitar o desgaste e a abrasão nos sistemas de suporte, quando a carga é aplicada. Algumas situações resultaram em contato de metal com metal e soldagem local.

Solar *et al.*[203] afirmaram que, sob condições estáticas, o titânio e a liga de titânio deveriam resistir indefinidamente à exposição de soluções fisiológicas de cloro em temperatura corporal, mas seriam suscetíveis a mudanças do óxido causadas por micromovimentos mecânicos.

Bundy *et al.*[204] expuseram ligas de implantes simultaneamente a forças de tensão e ambientes corrosivos (condições de tensão aplicada). *In vivo*, as ligas de aço inoxidável e de titânio demonstraram características semelhantes a trincas quando são carregadas para produzir tensão e, em seguida, reimplantadas em condições laboratoriais, por 8 semanas. Características semelhantes a trincas também foram observadas em aço inoxidável e liga de titânio sob carga até ou além da tensão de escoamento e, subsequentemente, polarizadas eletroquimicamente, por 38 semanas na etapa *in vitro* do estudo. Nenhuma das amostras realmente falhou por rachar completamente, mas os autores presumiram que teria ocorrido com um tempo de exposição maior, como sugerido anteriormente.[36,205]

Geis Gerstorfer e Weber[39] usaram métodos de polarização linear para mostrar que o titânio apresentou degradação mínima em fluidos de tecido simulados, enquanto o Ni-Ti apresentou rápida degradação de passividade com aumento das concentrações relacionadas ao produto do cloro em soluções sem tamponamento. Portanto, os fluidos corporais podem ser responsáveis pela dissolução de alguns filmes de óxidos passivos metálicos.[206]

Lemons[75] estudou implantes sólidos de fase única modificados por flexão ou corte, e mostrou que os danos podem aumentar a corrosão.

Rostoker e Pretzel[207] estudaram a corrosão combinada *in vitro* nas ligas e observaram que metais diferentes em uma prótese combinada não produziam uma degradação regional da camada passiva de titânio. Um segundo estudo *in vivo* avaliou por 30 semanas a corrosão combinada e marginal das ligas protéticas nos músculos vertebrais de cães (sem carga, não osseointegrada).[208] Concluiu-se que metais de resistência superior à corrosão, como as ligas de titânio, e as ligas de cobalto forjadas podem ser combinadas com ligas de titânio em uma prótese, para fornecer desempenho mecânico superior sem criar corrosão adicional. No entanto, a deterioração repetida do óxido, como a abrasão continuada, provavelmente danificaria a resistência à corrosão de uma liga para qualquer tipo de combinação.

Os resultados de Thompson *et al.*[209] não previram corrosão acelerada para liga de titânio combinada ao carbono para combinações galvânicas, sob condições estáticas.

Marshak *et al.*[210,211] estudaram o potencial da existência de RCT, CG e CD em um estudo *in vitro* sobre os pilares protéticos de implantes fabricados com liga de titânio e ouro, e de pilares protéticos complexos submetidos simultaneamente a uma carga de 10 kg, orientada lateralmente, e uma solução simulada de fluido de tecido a 37°C. A rachadura por corrosão foi estudada na área mais provável, ou seja, a conexão parafuso-pilar, que estava sob forças de tensão e compressão constantes e simultâneas. Esses estudos demonstraram possibilidades de interações nas regiões de contato entre o ouro fundido e a liga de titânio e os componentes de titânio, sob condições ambientais selecionadas.

Cohen e Burdairon[212] demonstraram que os géis de fluoreto odontológicos, que criam um ambiente ácido, podem levar à degradação da camada de óxido de titânio e, possivelmente, inibem o processo de osseointegração. Depósitos consistentes com a presença de subprodutos de CG foram detectados em várias superfícies do metal experimental.[213,214] Liles *et al.*[215] investigaram a CG entre titânio e ligas de sete coroas e próteses em uma solução de cloreto de sódio (NaCl) a 1%. O complexo Ni-Co não preciso provavelmente desencadeava a CG. Clinicamente, isso significa que, a curto prazo, a presença de impurezas superficiais, como o ferro encontrado em algumas peças do implante, bem como outros contaminantes relacionados ao processo de usinagem, podem resultar em perda óssea e integração nas áreas marginais expostas aos produtos de corrosão. A presença, a longo prazo, de produtos de reação à corrosão e corrosão em progresso também pode levar à fratura da interface de liga-componente protético afetada, do componente protético ou possivelmente do próprio corpo do implante. Essa combinação de estresse e corrosão, possivelmente em conjunto com fatores associados às bactérias, pode ser uma das razões pelas quais os implantes falham em nível local ou individual, em vez de forma generalizada.[216] Protocolos de fabricação e limpeza de peças protéticas de titânio (especificamente pilares que entram em contato com o corpo do implante) parecem menos rigorosos do que os dos corpos dos implantes. Este não deve ser o caso, e os mesmos padrões devem ser aplicados ao corpo do implante e aos componentes protéticos. Além disso, as implicações clínicas, do potencial efeito de CG, a curto e mais longo prazo, poderiam ser idealmente anuladas pelo uso de ligas eletroquimicamente compatíveis para a estrutura.

Ligas de cobalto e ferro

As ligas de cobalto (Vitallium) e ferro (aço inoxidável cirúrgico – 316L) exibem óxidos de cromo (principalmente Cr_2O_3 com alguns subóxidos) sob condições normais de acabamento da superfície do implante, após passivação ácida ou eletroquímica. Esses óxidos de cromo, assim como o titânio e suas ligas, resultam em uma redução significativa na atividade química e nas transferências ambientais de íons. Em condições normais de passivação ácida, esses óxidos de cromo são relativamente finos (dimensões nanométricas) e têm uma estrutura atômica amorfa. O arranjo espacial atômico do óxido pode ser convertido em uma ordem cristalina por temperatura elevada ou exposições eletroquímicas.

Os óxidos de cromo presentes nas ligas de cobalto e ferro são microscopicamente lisos e, novamente, a rugosidade é geralmente introduzida pelo processamento do substrato (desgaste, jateamento ou condicionamento). Como esses óxidos, semelhantes aos óxidos de titânio, são muito finos (dimensões de nanômetro), a cor da luz refletida das ligas depende do substrato metálico sob o óxido.[33] No entanto, como mencionado, os sistemas metálicos de titânio, cobalto e ferro dependem das zonas de reação da superfície com oxigênio (óxidos) para inércia química e bioquímica.

As microestruturas volumosas da liga de cobalto e ferro são normalmente misturas das fases da liga primária com regiões de carbonetos metálicos distribuídos por todo o material.[33,56,76,77] Ao longo das superfícies, o óxido de cromo reveste a fase da matriz (regiões metálicas), enquanto os carbonetos permanecem como componentes secundários (geralmente como montes sobre a superfície) em nível microscópico. Em contraste com as ligas homogeneizadas e recozidas, as ligas de cobalto fundidas exibem características multifásicas em sua microestrutura, com regiões relativamente extensas das superfícies da liga ocupadas por carbonetos metálicos complexos. Assim, as zonas tecido-óxido e tecido-carboneto metálico podem ser usadas para descrever a integração do tecido com a liga de cobalto. Esse processo é exclusivo e único quando comparado com os biomateriais de implante de titânio, nos quais as regiões de tecido-óxido predominam na interface.[76,77]

A liga e o substrato de óxido de cromo à base de ferro são mais suscetíveis à degradação ambiental, em comparação com os biomateriais à base de cobalto e titânio. Isso tem sido discutido na literatura relacionada aos fenômenos de biodegradação de corrosão marginal e localizada dos sistemas de implante de aço inoxidável.[59,76,77] Em geral, se as superfícies do implante de aço inoxidável forem mecanicamente alteradas durante a implantação, ou se a construção apresentar uma interface que é submetida à uma ação biomecânica, então a liga de ferro irá biodegradar *in vivo*, e a resistência à fadiga do aço inoxidável cirúrgico pode ser significativamente diminuída, em um ambiente corrosivo.[217] Em alguns casos, isso resultou na perda do implante. No entanto, na ausência de danos à superfície, os óxidos de cromo em biomateriais de aço inoxidável têm demonstrado excelente resistência à fratura, e vários exemplos de biocompatibilidade com o tecido e receptor têm sido mostrados para implantes removidos após implantações após um longo prazo (mais de 30 anos *in vivo*).

Os implantes dentais e os componentes protéticos dos implantes também foram fabricados com ligas de ouro, com muitos pilares fabricados com paládio ou ligas de Co-Cr-Ni-Mo.[37] Os sistemas de ouro e paládio minimamente ligados são eletroquimicamente nobres e não dependem dos óxidos da superfície para a inércia química e bioquímica. Seria o caso das ligas altamente nobres (composições principais de ouro, platina, paládio, irídio e rutênio). No entanto, algumas ligas de paládio e outras ligas de menor teor de elementos nobres ganham inércia química e bioquímica a partir de complexos óxidos metálicos da superfície.[37] Como mencionado, as ligas à base de cobalto multicomponentes (forjadas), assim como outros sistemas de metais básicos, dependem de condições da superfície de óxido de cromo para a sua inércia. Em geral, as ligas de metais nobres não apresentam as mesmas características de interação com o tecido, em comparação com os sistemas de metais básicos (ligas de Ti e Co). Os aspectos ultraestruturais da integração com o tecido não foram extensivamente investigados para sistemas de ligas nobres, embora alguns tenham apresentado resultados descrevendo a osseointegração das ligas de ouro. As ligas nobres, quando usadas em uma condição polida, são resistentes ao acúmulo de detritos em uma base relativa, comparadas a outras ligas. Esse aspecto foi listado como uma vantagem para seu uso em sistemas intraorais com componentes protéticos. Além disso, o acabamento mecânico das ligas mais nobres pode resultar em um alto grau de polimento e uma preocupação mínima com danos ou remoção de óxidos da superfície.

Cerâmica

As cerâmicas de Al_2O_3 foram extensivamente investigadas quanto às propriedades da superfície e à maneira pela qual essas propriedades se relacionam com a integração do osso e do tecido mole.[92,93,104-116,154] As cerâmicas de Al_2O_3 são materiais totalmente óxidos (volume e superfície), proporcionando assim vantagens relacionadas à pesquisa sobre a interface com o tecido. Além disso, os estudos incluíram as formas policristalina (alumina) e monocristalina (safira) da estrutura do óxido. Essas formas introduziram valores de rugosidade de superfície muito diferentes para o mesmo substrato de material, além de propriedades em massa nas quais a transferência de íons e fenômenos eletroquímicos são influências mínimas. A integração com o osso e o tecido mole foi demonstrada para esse material de óxido, a longo prazo, em humanos e animais de laboratório. Relações diretas foram estabelecidas entre os eventos interfaciais de integração de tecidos com os óxidos da superfície metálica de titânio, do cromo e dos sistemas Al_2O_3. Como mencionado, a qualidade da superfície pode ser diretamente correlacionada à integração do tecido e longevidade clínica. Como as cerâmicas de Al_2O_3 são cristalinas e se estendem por toda a superfície e zonas de volume, as instabilidades biomecânicas não alteram os aspectos químicos das propriedades do biomaterial. (Nenhuma mudança eletroquímica é introduzida se a superfície for removida.) Os revestimentos cerâmicos (p. ex., Al_2O_3) demonstraram aumentar a resistência à corrosão e à biocompatibilidade de implantes metálicos, em particular aço inoxidável cirúrgico e ligas de Ni-Cr, Co-Cr.[218] No entanto, o Ni-Cr e as ligas de aço podem estar sujeitos à corrosão marginal. Estudos em ortopedia alertam que o revestimento de Al_2O_3 pode causar um fenômeno de desmineralização provocado por uma alta concentração local de íons do substrato na presença de doença óssea metabólica.[219] Isso ainda precisa ser estabelecido no uso de implantes de Al_2O_3 para as aplicações clínicas.

Hidroxiapatita

Além dos biomateriais de Al_2O_3 em massa (volumosos), as cerâmicas à base de $CaPO_4$ ou os revestimentos semelhantes à cerâmica foram adicionados aos substratos das ligas de titânio e cobalto, para melhorar a integração e a biocompatibilidade do tecido.

Esses revestimentos, em sua maioria, são aplicados por pulverização de plasma de partículas de tamanho pequeno de pó cerâmico de HA cristalina. O processo de revestimento e as dimensões do revestimento, além das propriedades características, serão discutidos mais adiante na próxima seção.

A topografia da superfície é característica do processo de preparo. As variações na rugosidade e na porosidade da superfície (< 100 μm) podem ser categorizadas em função do processo de revestimento. Os implantes usinados exibem uma superfície irregular com sulcos, cristas e depressões, obedecendo uma escala nanométrica.[220,221] Os proponentes de tal superfície argumentam que é a mais propícia à união celular[159-161] (Figura 5.8).

A rugosidade da superfície, por jateamento de partículas, pode ser obtida por diferentes meios. O jato de areia fornece superfícies ásperas e irregulares, com escalas < 10 μm e um potencial para inclusões de impurezas. Os pesquisadores usaram uma liga de titânio Ti-6Al-4V para melhorar as propriedades mecânicas e optaram por eletropolir a superfície para reduzir sua rugosidade para ser apenas na escala de 0,1 mm por remoção controlada da camada superficial por dissolução.[220,222,223] Os implantes de titânio podem ser condicionados com uma solução de ácidos nítrico e fluorídrico para alterar quimicamente a superfície e eliminar alguns tipos de produtos contaminantes (Figura 5.9). Os ácidos atacam rapidamente outros metais além do titânio, e esses processos são de natureza eletroquímica. Os proponentes dessa técnica argumentam que os implantes tratados por jato de areia e condicionamento ácido fornecem densidades ósseas radiográficas superiores ao longo das interfaces do implante em comparação com superfícies de titânio pulverizadas com plasma.[224] Recentemente surgiram preocupações em relação ao meio incorporado a partir da filetagem vítrea (acabamento acetinado) e jateamento granulado (alumina Al_2O_3), e um possível risco de osteólise associada, causada por detritos.[225,226] Ricci *et al*.[226] relataram sobre implantes recuperados com falha que exibiram inclusões extensas na superfície, consistindo em produtos relacionados a silicone e/ou Al_2O_3, que também estavam presentes nos tecidos circundantes. Foi dito que um processo relativamente novo (jateamento de meio reabsorvível) fornece uma rugosidade comparável a um acabamento de jateamento de grão de alumina, que pode ser uma superfície mais áspera do que as superfícies usinadas, filetadas com vidro ou condicionadas com ácido (Figura 5.10).[227]

Revestimentos porosos e caracterizados

A superfície do implante também pode ser coberta com um revestimento poroso, que pode ser obtido por processos de fabricação relacionados a partículas de HA ou titânio. Os exemplos de revestimentos e processos para a produção de implantes com superfície modificada estão resumidos nas seções a seguir.

Titânio com pulverização (spray) de plasma

As superfícies de titânio porosas ou ásperas de titânio foram fabricadas por pulverização de plasma de um pó formado por gotículas fundidas em altas temperaturas. Em temperaturas da ordem de 15.000°C, um plasma de argônio é associado a um pulverizador para fornecer partículas parcialmente fundidas de alta velocidade (600 m/s), em que partículas de pó de titânio parcialmente fundidas (0,05 a 0,1 mm de diâmetro) são projetadas sobre um substrato metálico ou de liga.[63,228] A camada pulverizada com plasma, após a solidificação (fusão), em geral apresenta uma espessura de 0,04 a 0,05 mm. Quando examinados microscopicamente, os revestimentos apresentam poros redondos ou irregulares que podem ser conectados uns aos outros (Figura 5.11). Hahn e Palich[229] desenvolveram esses tipos de superfícies pela primeira vez e relataram o crescimento ósseo em implantes de titânio revestidos com pulverização por plasma na forma de pó híbrido, inseridos em animais. Karagianes e Westerman[230] avaliaram a adequação do titânio poroso e da liga de titânio para obter características de união osso-implante em suínos, e compararam à uma superfície tridimensional. Kirsch[157] conduziu estudos histológicos

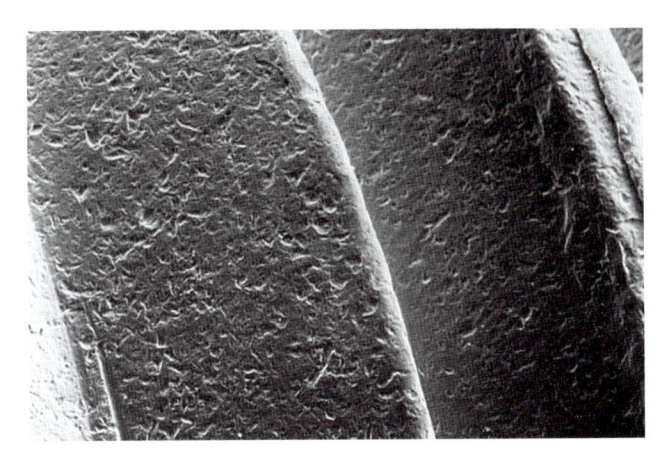

• **Figura 5.9** Os implantes de titânio podem ser condicionados com uma solução de ácido nítrico e ácido fluorídrico. *(Implante screw-vent, Zimmer.)*

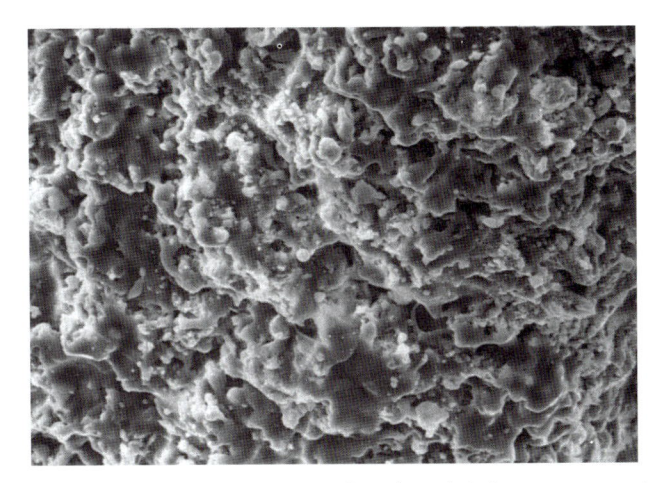

• **Figura 5.10** O jateamento com meio reabsorvível oferece uma rugosidade comparável à de um acabamento por fricção de alumina granulada, a qual pode ser uma superfície mais rugosa do que a usinada ou condicionada com ácido. *(Implante D2 Maestro, BioHorizons.)*

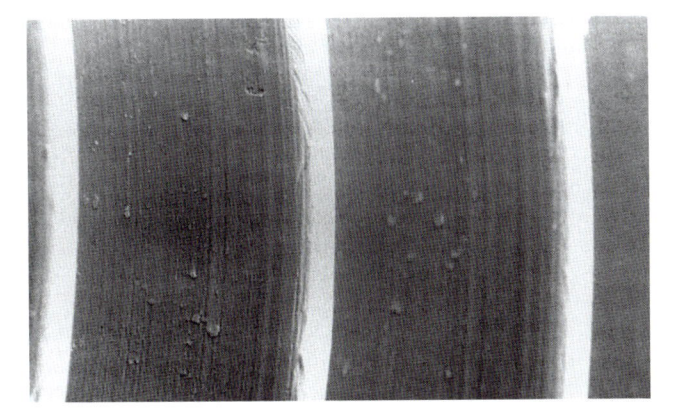

• **Figura 5.8** Superfícies usinadas exibem uma superfície irregular com sulcos, cristas e depressões, incluindo uma escala nanométrica. *(Implante Brånemark, Nobel Biocare.)*

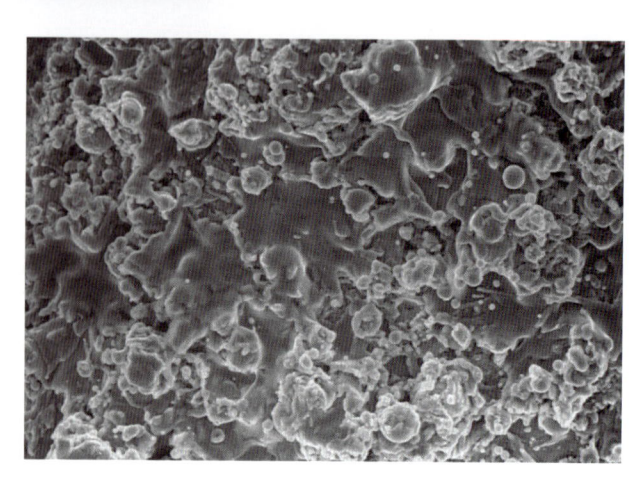

• **Figura 5.11** As superfícies de titânio pulverizadas (*spray*) de plasma, resultam no aumento da área de superfície total, que pode introduzir um sistema de ancoragem dupla física e química e aumento na capacidade de suporte de carga. (Microscopia eletrônica de varredura do implante D3 da BioHorizons; ×500.)

sobre implantes com forma de raiz e revestimento de partículas de titânio pulverizado por plasma e cocção (IMZ) implantados e integrados ao osso em cães, com integração completa relatada em 6 semanas. Em experimentos e estudos histológicos em animais, Schroeder *et al.*[231] concluíram que as superfícies ásperas e porosas apresentavam um aspecto tridimensional, interconectado, com probabilidade de alcançar uma união osso-implante para ancoragem estável. Outros estudos em animais concluíram que uma superfície porosa de titânio, com métodos de fabricação diversos, pode aumentar a área de superfície total (em até várias vezes), produzir uma união por osteoformação, melhorar a união aumentando as interações iônicas, introduzir um sistema duplo de ancoragem física e química e aumentar a capacidade de suporte de carga de 25 a 30%.[100,157,232-237] Estudos *in vitro* de inserções de fibroblastos, conduzidos por Lowenberg *et al.*[238] demonstraram uma união superior aos discos de liga de titânio com superfície granulada, comparados ao titânio poroso, mas com uma melhor orientação celular nas formas porosas de titânio.

Em 1981, Clemow *et al.*[239] demonstraram que a taxa e a porcentagem de crescimento ósseo interno na superfície eram inversamente proporcionais à raiz quadrada do tamanho dos poros quando estes atingiam tamanhos maiores que 100 mm, e que as propriedades de cisalhamento da interface eram proporcionais à extensão do crescimento ósseo. O tamanho ótimo do poro para o crescimento ósseo foi determinado em um estudo sobre implantes porosos de liga à base de cobalto, inseridos em fêmures de cães. O tamanho ótimo dos poros foi deduzido a partir das medidas de força máxima de fixação. Essas porosidades superficiais variaram de 150 a 400 mm e, coincidentemente correspondem às dimensões das características superficiais obtidas por alguns processos de pulverização por plasma.[240-243] Além disso, as superfícies porosas podem resultar em um aumento na resistência à tração através do crescimento interno dos tecidos ósseos em características tridimensionais. As forças de cisalhamento intensas, determinadas pelos métodos de teste por torque, e a transferência otimizada da força para a área peri-implantar, também foram relatadas.[244,245]

Em 1985, na Conferência de Osseointegração de Bruxelas, o comitê de ciência fundamental não apresentou resultados que mostrassem quaisquer diferenças importantes entre superfícies lisas, ásperas ou porosas, em relação à sua capacidade de atingir a osseointegração. No entanto, os proponentes dos preparos de superfícies porosas relataram que houve resultados demonstrando uma cicatrização inicial mais rápida comparada aos implantes de titânio porosos e sem revestimento, e que a porosidade permite a formação óssea dentro dos poros, mesmo na presença de algum micromovimento durante a fase de cicatrização.[246,247] Também foi relatado que tais superfícies permitem uma colocação bem-sucedida de implantes de comprimento menor, comparado aos implantes sem revestimento. A fundamentação teórica era baseada no aumento da área de contato ósseo. Os relatos da literatura alertam sobre rachaduras e arranhões dos revestimentos por causa de tensões produzidas pelo processamento em temperatura elevada[248,249] e o risco de acúmulo de material desgastado na zona interfacial durante a instalação do implante de titânio pulverizado com plasma. Pode ser indicado restringir o limite de recobrimentos em menores densidades ósseas, que causam menor transferência de torque friccional durante o processo de instalação do implante. Além disso, a tecnologia atual permite a união metalúrgica dos revestimentos e uma alta resistência contra a separação mecânica do revestimento, com muitos valores de teste de revestimento excedendo os requisitos padrão publicados.[250]

Revestimento de hidroxiapatita

O revestimento de HA por pulverização de plasma foi introduzido na odontologia por deGroot.[92] Kay *et al.*[251] usaram microscopia eletrônica de varredura e análises espectrográficas para mostrar que o revestimento de HA pulverizado por plasma poderia ser cristalino e oferecer propriedades químicas e mecânicas compatíveis com as aplicações dos implantes dentais. Block *et al.*[252] e Thomas *et al.*[253] demonstraram uma formação e maturação óssea acelerada em torno de implantes revestidos com HA, em cães, quando comparados com implantes sem revestimento. O revestimento de HA também pode reduzir a taxa de corrosão das mesmas ligas de substrato.[254] Os pesquisadores mediram a espessura do revestimento de HA após a recuperação de espécimes inseridos em animais por 32 semanas, e demonstraram uma espessura consistente de 50 mm, que está na faixa preconizada para a fabricação.[19,89,255,256] Foi relatado que o osso adjacente ao implante está mais organizado do que com outros materiais de implante e com um maior grau de mineralização.[257] Além disso, vários estudos histológicos documentaram a maior área de superfície de aposição óssea para o implante, em comparação aos implantes sem revestimento,[252,258,259] que podem aumentar a capacidade biomecânica do suporte inicial de carga do sistema. O revestimento de HA foi creditado por permitir que implantes de titânio ou liga de titânio, revestidos de HA, obtenham uma melhor união osso-implante, em comparação com superfícies usinadas.

Estudos também demonstraram que a união HA-osso é superior à interface HA-implante.[253,255,256] No entanto, os proponentes de tais superfícies relatam excelente confiabilidade dos implantes revestidos com HA.[260,261] O resultado mais significativo é o aumento na penetração óssea, que aumenta a união em áreas de contato ósseo inicial limitado.[37,40,41,262] No entanto, ainda existem controvérsias, e alguns autores alertam que os revestimentos de HA não representam necessariamente uma vantagem para o prognóstico a longo prazo do sistema.

Os implantes de HA sólido sinterizado demonstraram ser suscetíveis à falha por fadiga.[98,256,263] Essa situação pode ser alterada pelo uso de um revestimento de CFC ao longo de substratos metálicos. Embora vários métodos possam ser usados para aplicar revestimentos de CFC, a maioria dos sistemas de implantes disponíveis comercialmente são revestidos por uma técnica de spray de plasma. Uma HA cristalina, pulverizada, é introduzida e fundida em alta velocidade pela parte quente de uma pistola de plasma e impulsionada sobre o implante metálico como uma cerâmica parcialmente fundida (Figura 5.12).[108,228] Uma das preocupações em relação aos

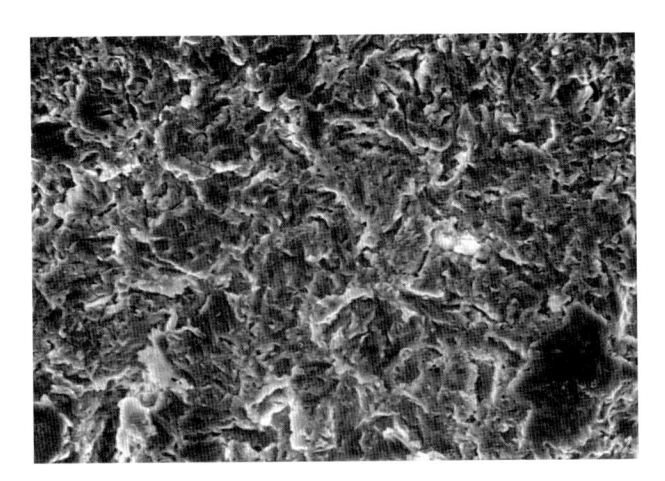

• **Figura 5.12** Os revestimentos de HA na superfície do implante oferecem várias propriedades clínicas em virtude da característica osseocondutora da HA. (Microscopia eletrônica de varredura (MEV) do implante D4 da BioHorizons; ×500.)

revestimentos de CFC é a resistência de união entre a CFC e o substrato metálico. Técnicas investigativas de revestimento por pulverização catódica para CFC ou revestimentos não reabsorvíveis semelhantes a CFC para substratos variados parecem produzir revestimentos densos, mais tenazes e mais finos (alguns micrômetros), o que minimizaria o problema da baixa resistência ao cisalhamento e à fadiga na interface revestimento-substrato.[108] Relatos recentes introduziram um novo tipo de tratamento para os revestimentos, cuja natureza é principalmente amorfa, e estudos *in vivo* adicionais são necessários para determinar a resposta tecidual.[264,265] Outras pesquisas incluem o desenvolvimento de novos revestimentos biocompatíveis à base de TCP ou nitreto de titânio.[266]

Tem sido demonstrado que a técnica de pulverização de plasma pode alterar a natureza cristalina do pó cerâmico, resultando no depósito de uma porcentagem variável de uma fase amorfa reabsorvível.[267] Um revestimento denso, de alta cristalinidade, foi considerado desejável para minimizar a reabsorção *in vivo*. Além disso, a CFC depositada pode ser parcialmente reabsorvida por meio da remodelação da interface óssea.[28,268,269] Portanto, é aconselhável fornecer um projeto biomecanicamente sólido de estrutura[267,268] que seja capaz de funcionar em condições de suporte de carga para compensar a perda potencial do revestimento de CFC ao longo dos anos. Além disso, os revestimentos de CFC podem ser reabsorvidos em áreas infectadas ou com inflamação crônica. Os estudos em animais também demonstram reduções na espessura do revestimento após a função *in vivo*.[270] Uma vantagem dos revestimentos de CFC é que eles podem atuar como uma barreira protetora que reduz a potencial liberação lenta de íons do substrato Ti-6Al-4V.[271] Além disso, a interdifusão entre titânio e cálcio (e fósforo e outros elementos) pode melhorar a união do substrato do revestimento, adicionando um componente químico à união mecânica.[269,272-275]

Quando esses revestimentos foram introduzidos na década de 1990, muitos pesquisadores expressaram preocupações sobre a biomecânica e a estabilidade bioquímica da área do sulco gengival. Foi recomendado o desenvolvimento de padrões nacionais e internacionais para esses revestimentos, em parte para fornecer uma descrição detalhada das propriedades do revestimento usando métodos de teste consistentes e uniformes (padronizados). Os padrões nacionais iniciais foram desenvolvidos para *Fosfato Tricálcico Beta para Implantação Cirúrgica pelo Comitê F4 da ASTM* (ASTM F4-1088). Uma especificação padrão para a *Composição de Hidroxiapatita Cerâmica para Implantes Cirúrgicos* (ASTM F4-1185) foi desenvolvida, e padrões adicionais foram aprovados mais recentemente, incluindo *Biomateriais Vítreos e de Cerâmica Vítrea para Implantação* (ASTM F4-1538), *Métodos Convencionais de Teste de Tensão dos Revestimentos de Fosfato de Cálcio* (ASTM F4-1501 F1147-05), *Métodos Convencionais de Teste para os Revestimentos de Fosfato de Cálcio para Materiais Implantáveis* (ASTM F4-1609), *Método Convencional de Teste de Flexão e de Fadiga por Cisalhamento dos Revestimentos de Fosfato de Cálcio em Substratos Sólidos Metálicos* (ASTM F4-1659 1160) e um *Método Convencional de Teste de Cisalhamento dos Revestimentos de Fosfato de Cálcio* (ASTM F4-1658 1044).[19] Padrões adicionais em desenvolvimento, em nível de grupo de trabalho com ASTM F4 incluem *Características Cristalinas do Revestimento de Fosfato de Cálcio, Exigências Mecânicas para os Revestimentos de Fosfato de Cálcio* e *Estabilidade Ambiental dos Revestimentos de Fosfato de Cálcio F1926*. Uma norma adicional sobre osso inorgânico (ASTM F4-1581) também foi estabelecida dentro do subcomitê de cerâmica da ASTM F4.[19] Essas normas nacionais e internacionais relacionadas (ISO) devem fornecer informações sobre as propriedades básicas dos materiais e revestimentos de $CaPO_4$. Essas informações devem ser mais úteis à medida que pesquisas a longo prazo sobre biocompatibilidade são conduzidas para sistemas de implantes dentais.

Além disso, padrões nacionais e internacionais foram estabelecidos para ligas de implantes cirúrgicos, corpos cerâmicos e acabamento da superfície dos biomateriais metálicos. As preocupações relacionadas aos revestimentos de $CaPO_4$ se concentraram em: (1) estabilidade biomecânica dos revestimentos e da interface revestimento-substrato, sob condições *in vivo* de carga cíclica, e (2) estabilidade bioquímica desses revestimentos e interfaces dentro do sulco gengival (especialmente na presença de inflamação ou infecção) e durante os processos enzimáticos associados à remodelação por osteoclasia das zonas interfaciais do revestimento ósseo. Algumas dessas questões foram abordadas em um simpósio ASTM sobre revestimentos de $CaPO_4$, e alguns pesquisadores relataram que os estudos clínicos a longo prazo (menos de 10 anos de experiência) não sustentam motivos de preocupação. Será interessante reavaliar essas perguntas e respostas após 20 anos de experiência clínica.

Outras modificações da superfície

Os métodos de modificação da superfície incluem reações químicas controladas com nitrogênio ou outros elementos, ou procedimentos de implantação de íons na superfície. A reação do nitrogênio com ligas de titânio, em temperaturas elevadas, resulta na formação de compostos de nitreto de titânio ao longo da superfície. Esses compostos de nitreto superficiais são bioquimicamente inertes (como óxidos) e alteram as propriedades mecânicas da superfície para aumentar a dureza e a resistência à abrasão. A maioria das superfícies de nitreto de titânio é dourada e esse processo tem sido usado extensivamente por melhorar as propriedades da superfície dos instrumentos industriais e cirúrgicos.[19] O aumento da dureza e da resistência à abrasão e ao desgaste também podem ser fornecidos pela implantação iônica de substratos metálicos. O elemento mais usado para a implantação de íons de superfície é o nitrogênio. Eletroquimicamente, os nitretos de titânio são semelhantes aos óxidos (TiO_2), e nenhum comportamento eletroquímico adverso foi observado se o nitreto for perdido regionalmente. O substrato do titânio oxida novamente quando a camada superficial de nitreto é removida. A implantação de nitrogênio e a deposição de camada de carbono têm sido recomendadas para melhorar as propriedades físicas do aço inoxidável sem afetar sua biocompatibilidade.[276] Mais uma vez, podem ser levantadas questões sobre a perda do revestimento e a corrosão marginal.

Limpeza da superfície

Uma superfície atomicamente limpa é aquela que não contém nenhum outro elemento além dos constituintes do biomaterial. Os contaminantes podem ser partículas, filmes contínuos (p. ex., óleo, impressões digitais) e impurezas atômicas ou camadas moleculares (inevitáveis) causadas pela instabilidade termodinâmica das superfícies. Mesmo depois de reagirem com o meio ambiente, as superfícies tendem a diminuir sua energia unindo elementos e moléculas. A composição típica de uma camada contaminada depende do ambiente e das propriedades da superfície. Por exemplo, superfícies de alta energia (metais, óxidos, cerâmicas) geralmente tendem a se unir mais a esse tipo de monocamada do que polímeros e carbono (amorfo).

No início da implantologia, nenhum protocolo específico havia sido estabelecido para o preparo, a limpeza, a esterilização e o manuseio da superfície dos implantes.[277] Os pesquisadores demonstraram, respectivamente, respostas adversas do receptor causadas por preparo e esterilização inadequados, a impossibilidade de eliminar os gases adsorvidos e os detritos orgânicos e inorgânicos.[159,160,174,278] De acordo com Albrektsson,[177] os implantes que parecem funcionais podem falhar mesmo após anos de função, e a causa pode ser atribuída à limpeza ultrassônica, à esterilização ou ao manuseio inadequados durante a instalação cirúrgica.

Não existe um estudo sistemático das camadas de contaminação. Lausmaa et al.[161] demonstraram que os implantes de titânio tinham grandes variações nas cargas de contaminação de carbono (20 a 60%), entre 0,3 e 1 nm de espessura, atribuídas à exposição ao ar e resíduos dos solventes de limpeza e dos lubrificantes usados durante a fabricação. Traços de Ca, P, N, Si, S, Cl e Na foram observados em outros estudos.[169,170,278-280] Resíduos de flúor podem ser atribuídos a tratamentos de passivação e de condicionamento; Ca, Na e Cl à autoclavagem; e os de Si aos processos de jateamento de partículas de vidro e areia.

Energia da superfície

As mensurações dos valores da capacidade da superfície de um implante de se integrar ao osso incluem ângulo de contato com fluidos, o pH local e a topografia da superfície. Esses valores são frequentemente usados para a determinação das características da superfície. Numerosos estudos foram conduzidos para avaliar os ângulos de contato líquido, sólido e aéreo, as propriedades de umedecimento e a tensão da superfície como critérios para avaliar a limpeza da superfície, pois esses parâmetros demonstraram ter uma consequência direta na osseointegração.[12,281,282] Uma energia de superfície intrinsecamente alta é considerada a mais desejável. Os implantes de alta energia de superfície mostraram um aumento de três vezes na adesão dos fibroblastos, e as superfícies de energia mais alta, como metais, ligas e cerâmicas, são mais adequadas para alcançar a adesão celular.[12] Valores de tensão superficial de 40 dinas/cm ou mais são característicos das superfícies muito limpas e de excelentes condições de integração biológica.[281] Uma mudança no ângulo de contato (aumento) está relacionada à contaminação da superfície por contaminantes hidrofóbicos e à diminuição dos parâmetros de tensão superficial. Como um filme de condicionamento dependente receptor e depositado espontaneamente é um pré-requisito para a adesão de qualquer elemento biológico, sugere-se que o umedecimento da superfície com sangue no momento da instalação possa ser uma boa indicação da alta energia de superfície do implante.[281]

Passivação e limpeza química

As especificações da ASTM International (ASTM B600, ASTM F-86) para o tratamento final da superfície dos implantes cirúrgicos de titânio requerem decapagem e a descalcificação com sais fundidos de base alcalina. Este processo é geralmente seguido por um tratamento com uma solução de ácido nítrico ou fluorídrico para diminuir e eliminar contaminantes, como o ferro. O ferro ou outros elementos podem contaminar a superfície do implante como resultado do processo de usinagem. Esse tipo de resíduo pode ter um efeito de desmineralizar a matriz óssea.[283,284] No entanto, as exigências do acabamento permanecem muito gerais. Estudos de inserção de fibroblastos nas superfícies dos implantes mostraram grandes variações, dependendo dos diferentes processos de preparo da superfície. Inoue et al.[181] mostraram que os fibroblastos desenvolveram uma cápsula ou uma inserção fibrosa orientada, seguindo os sulcos nos discos de titânio. Os ângulos de contato também são bastante modificados pelo tratamento com ácido ou enxágue com água.[285] As operações de usinagem, polimento, processo de texturização, depósitos de substâncias químicas residuais e a microestrutura da liga afetam, inadvertidamente, a composição da superfície. Além disso, existem muitas maneiras de se modificar intencionalmente a superfície do implante. Elas incluem tratamento mecânico convencional (jateamento com areia), tratamento de reação química úmida ou gasosa, galvanoplastia ou vaporização por processamento de feixe de íons, que deixam as propriedades de massa intactas e foram recentemente adaptadas à odontologia a partir da tecnologia de filme fino. Estudos preliminares de Schmidt[286] e Grabowski et al.[287] mostraram adesão de fibroblastos modificada no titânio implantado com nitrogênio e íons de carbono. Uma regra geral é que, quanto mais limpo, melhor.

Esterilização

A manipulação com os dedos nus ou luvas com pó, água da torneira e resíduos transportados pelo vapor da autoclavagem podem contaminar as superfícies do implante. Baumhammers,[277] em um estudo de microscopia eletrônica de varredura de implantes dentários, mostrou contaminação da superfície com materiais acrílicos, pó de luvas de látex e bactérias. Hoje, na maioria dos casos, o fabricante garante implantes pré-limpos e pré-esterilizados com procedimentos de alta tecnologia, com os implantes prontos para serem inseridos. Se um implante precisar ser reesterilizado, as técnicas convencionais de esterilização normalmente não são satisfatórias. Parece que, até o momento, nenhum meio de esterilização é totalmente satisfatório para todos os biomateriais e projetos. Metais ou ligas constituintes, partículas inorgânicas e orgânicas, produtos de corrosão, polímeros e precipitados podem ser absorvidos na superfície durante os processos de fabricação, polimento, limpeza, esterilização, embalagem e armazenamento. Baier et al.[12] correlacionaram o tipo usual de contaminante encontrado em relação à técnica de esterilização utilizada. Baier e Meyer[281] mostraram que a esterilização a vapor pode causar depósitos de substâncias orgânicas resultando em má adesão ao tecido. Doundoulakis[169] submeteu amostras de titânio a diferentes técnicas de esterilização, concluiu o efeito adverso da esterilização a vapor e o efeito degradativo dos esterilizadores endodônticos com esferas de vidro, e observou que a esterilização por calor seco deixa depósitos orgânicos na superfície e sugeriu que a esterilização por luz ultravioleta (UV) pode se tornar uma boa alternativa, após avaliação adicional. Além disso, o crescimento acelerado de óxido em titânio pode ocorrer, com contaminação de impurezas levando à descoloração da superfície.[32,159,288] Em um estudo de Keller et al.[289] foram identificados produtos de corrosão, filmes de autoclavagem, produtos químicos e resíduos citotóxicos de soluções na superfície dos implantes submetidos à esterilização. Os autores sugeriram que a alteração da superfície do titânio por meio de métodos de esterilização pode, por sua vez, afetar a resposta do receptor e as propriedades adesivas do implante. Por outro lado, Schneider et al.[290] compararam a superfície de implantes de titânio pulverizados com plasma e o implante de titânio revestido com HA, após a esterilização por vapor ou com dióxido de etileno, usando análise de radiografia por dispersão de energia e concluíram que essas técnicas não modificam a composição elementar da superfície. Keller et al.[291] estudaram o crescimento de fibroblastos em discos de titânio comercialmente puro esterilizados por autoclave, óxido de etileno, álcool etílico ou apenas passivado com ácido nítrico a 30% e concluíram que a esterilização parece inibir o crescimento celular, enquanto a passivação não.

Atualmente, os depósitos proteicos e sua ação como filmes podem ser mais bem eliminados pela técnica de descarga luminosa por radiofrequência (TDLRF), que parece ser um procedimento de limpeza final adequado. Os implantes são tratados com uma descarga controlada de gás nobre, sob uma pressão muito baixa. Os íons do gás bombardeiam a superfície e removem átomos e moléculas da superfície, que são absorvidos sobre ela ou são seus constituintes. No entanto, a qualidade da superfície tratada depende da pureza do gás. Baier e Glantz[292] demonstraram que a TDLRF é indicada para limpar e, ao mesmo tempo, conferir um estado de alta energia ao implante, o que está relacionado à melhora na capacidade de adesão celular. Películas de óxido mais finas e estáveis e superfícies mais limpas têm sido relacionadas à TDLRF, além de melhorias na molhabilidade e adesão tecidual.[292-294] O principal óxido da superfície permanece inalterado pelo processo TDLRF.[295] Uma diminuição na contaminação bacteriana das superfícies dos implantes revestidos com HA, foi relatada após TDLRF[296] e, estudos sugerem que a TDLRF pode aumentar a afinidade do cálcio e/ou fosfato devido a um aumento na zona elementar da superfície, resultando na formação de compostos amorfos de $CaPO_4$.[294]

Recentemente, um protocolo de esterilização por luz ultravioleta modificado demonstrou aumentar a biorreatividade, que também foi eficaz para eliminar alguns contaminantes biológicos. Singh e Schaaf[297] avaliaram a qualidade da esterilização por luz ultravioleta e seus efeitos em objetos de formato irregular, e estabeleceram sua eficácia sobre os esporos e a sua capacidade de limpar a superfície com segurança e rapidez e conceder alta energia superficial. Hartman et al.[298] submeteram implantes a vários protocolos de pré-tratamento (TDLRF, luz ultravioleta ou esterilização a vapor) e os inseriram em suínos. Embora os implantes esterilizados por TDLRF e UV mostrassem rápido crescimento e maturação óssea, os implantes esterilizados a vapor pareciam favorecer as fibras de colágeno espessas na superfície. Em contraste, Carlsson et al.[299] inseriram implantes em coelhos e compararam o desempenho dos implantes tratados convencionalmente com implantes tratados com TDLRF, encontraram respostas de cicatrização semelhantes e alertaram ainda que o processo TDLRF produz uma camada de óxido muito mais fina na superfície do implante, podendo depositar óxido de sílica por causa do envelope vítreo.

A esterilização adequada de implantes dentais limpos e pré-embalados com os seus componentes cirúrgicos resultou em um uso cada vez maior de procedimentos de radiação gama. Como a esterilização por radiação gama de implantes cirúrgicos é uma metodologia bem estabelecida na indústria, as instalações, os procedimentos e os padrões são bem conhecidos. A maioria dos sistemas metálicos está exposta a doses de radiação superiores a 2,5 Mrad, onde a embalagem e todas as partes internas do conjunto são esterilizadas. Essa é uma vantagem, pois os componentes permanecem protegidos, limpos e estéreis até que os recipientes internos sejam abertos dentro do campo estéril do procedimento cirúrgico. Os parafusos de cicatrização, elementos de transferência, chaves e implantes são todos expostos à esterilização gama, o que reduz as oportunidades de contaminação.

Algumas cerâmicas podem ser descoloridas e alguns polímeros degradados pela exposição à radiação gama. Os limites são conhecidos para classes de biomateriais e todos os tipos de biomateriais podem ser esterilizados adequadamente na indústria. O controle dos sistemas, incluindo pré-embalagem e esterilização, tem sido uma parte importante do sucesso da implantologia.

Resumo

Na década de 1960, a implantodontia como disciplina clínica foi considerada por alguns como bastante desorganizada, e os tratamentos oferecidos muitas vezes não eram tão bem-sucedidos quanto os procedimentos de cirurgia ortopédica e cardiovascular em hospitais. Uma parte dessa opinião se referia ao uso de materiais odontológicos intraorais convencionais para os implantes, além dos consultórios para as atividades cirúrgicas (p. ex., sem luvas, brocas de alta velocidade, água da torneira). A disciplina de biomateriais evoluiu rapidamente na década de 1970. O uso bem-sucedido de biomateriais sintéticos têm sido baseados na experiência no campo da implantodontia. A base para muitas das reconstruções cirúrgicas mais novas e clinicamente bem-sucedidas evoluiu dentro da odontologia, com alguns dispositivos agora reconhecidos como os tipos de cirurgia reconstrutiva musculoesquelética de maior sucesso. A disciplina de biomateriais, portanto, evoluiu significativamente desde a década de 1990, e biomateriais sintéticos são agora constituídos, fabricados e fornecidos aos profissionais da saúde como dispositivos mecânica e quimicamente limpos, que têm uma alta previsibilidade de sucesso quando usados apropriadamente dentro da unidade cirúrgica. Este capítulo sobre biomateriais foi separado em seções relacionadas ao volume e às propriedades da superfície dos biomateriais, e ênfase foi colocada na literatura publicada sobre como essas propriedades de biomateriais se relacionam com as interações na interface do tecido.

A caracterização da superfície e o conhecimento prático sobre como as propriedades do biomaterial da superfície e do corpo se relacionam com os perfis de biocompatibilidade dos implantes representam uma área importante na cirurgia reconstrutiva baseada em implantes. Este capítulo forneceu informações resumidas sobre as propriedades de superfície e do corpo dos biomateriais metálicos, cerâmicos e de superfície modificada. Os autores recomendam fortemente o material de referência listado, além do desejo de que os pesquisadores sempre forneçam informações sobre as propriedades do corpo e da superfície do biomaterial, como um componente de quaisquer estudos de pesquisa sobre perfis de resposta do tecido (biocompatibilidade).

Agradecimentos

Em 1970, Jack E. Lemons estava participando de sua primeira reunião da American and International Associations for Dental Research (AADR/IADR), quando foi apresentado a Ralph Phillips em um grupo de discussão sobre materiais dentários.

Phillips rapidamente percebeu que Lemons sabia pouco sobre o "dentário" e um pouco sobre os "materiais". Phillips incluiu Lemons nas interações com perguntas e comentários cuidadosamente colocados e direcionados, de modo que ele não fosse excluído. Isso aconteceu várias vezes ao longo dos anos, até que Lemons teve a oportunidade de reverter a troca depois de fazer uma apresentação em nome do Grupo de Materiais Dentários AADR/IADR sobre testes básicos de biocompatibilidade, com Phillips como o seu supervisor. Essa oportunidade era para coordenar e ajudar a orientar algumas das novas descobertas entre aqueles com experiência em materiais e nas ciências biológicas. Posteriormente, as interações contínuas com Phillips proporcionaram muitos momentos maravilhosos com colegas, alunos e amigos em todo o mundo.

O conteúdo deste capítulo representa um estágio posterior, no qual Lemons forneceu comentários e opiniões por escrito sobre os biomateriais dos implantes, como uma extensão dos biomateriais dentários. Este capítulo é dedicado, em parte, à memória de Phillips e, mais especialmente, à sua amizade de longa data. O campo da implantodontia, na opinião dos autores, se beneficiará com a continuação de uma abordagem multidisciplinar da ciência, tecnologia e aplicações. Gostaríamos que Ralph pudesse ter continuado e certamente sentiremos falta de seu conselho.

Referências bibliográficas

1. Williams DF, ed. *Biocompatibility of Clinical Implant Materials*. Vol. 1. Boca Raton, Fla: CRC Press; 1981.
2. Zierold AA. Reaction of bone to various metals. *Arch Surg*. 1924;9:365.
3. Menegaux GA. Action cytotoxique de quelques metaux sur le tissu osseux cultive en vie ralentie. *Presse Med*. 1935;42:1.
4. Venable CS, Stuck WG, Beach A. The effects on bone of the presence of metals based upon electrolysis, an experimental study. *Ann Surg*. 1939;105:917–938.
5. Ludwigson DC. Today's prosthetic metals. *J Metals*. 1964;16.
6. Williams DF, Roaf R. *Implants in Surgery*. London: WB Saunders; 1973.
7. Weissman SL. Models for systemic effects of implants. *Nat Spec Pub*. 1997;472:28.
8. Natiella J, Armitage JJ, Meenaghan M, et al. Current evaluation of dental implants. *J Am Dent Assoc*. 1972;84:1358.
9. Rizzo AA, ed. Proceedings of the 1988 consensus development conference on dental implants. *J Dent Educ*. 1988;52:678–827.
10. Dental implants: benefit and risk, PHS No 81-1531. In: Schnitman PA, Shulman LB, eds. *Proceedings of the Harvard-National Institute of Dental Research Conference*. Boston 1980.
11. Von Recuum A, ed. *Handbook of Biomaterials Evaluation*. New York: Macmillan; 1986.
12. Baier R, Meyer A, Natiella J, et al. Surface properties determine bioadhesive outcomes. *J Biomed Mater Res*. 1984;18:337–355.
13. Baier R, Shafrin E, Zisman WA. Adhesion: mechanisms that assist or impede it. *Science*. 1968;162:1360.
14. Davies JE, ed. *The Bone-Biomaterial Interface*. Toronto: University of Toronto Press; 1991.
15. Plenk H, Zitter H. Material considerations. In: Watzek G, ed. *Endosseous Implants: Scientific and Clinical Aspects*. Chicago: Quintessence; 1996.
16. Zitter H, Plenk H. The electrochemical behavior of metallic implant materials as an indicator of their biocompatibility. *J Biomed Mater Res*. 1987;21:881–896.
17. Zwicker U, Breme J, Etzold U. Titanwerkstoffe mit niedrigem elastizitatsmodul aus gesinterten titanlegierungspulvern, Vortage der 7. Sitzung d. DVM-Arbeitskreises Implantate am 18.11 1986. Bundesanstalt fur Material prufung. Berlin; 1986: 47–58.
18. Zitter H, Maurer KL, Gather T, et al. Implantatwerkstoffe. *Berg und Hüttenmänn Monatshefte*. 1990;135:171–181.
19. American Society for Testing and Materials. *Surgical and Medical Devices*. Vol. 14.01. Philadelphia: American Society for Testing and Materials; 1996.
20. *International Standards Organization, Standard References*. Philadelphia: ANSI-USA; 1996.
21. *American Dental Association*. Chicago: Standards; 1996.
22. Williams DF. *Biocompatibility of Orthopaedic Implants*. Vol. 1. Boca Raton, Fla: CRC Press; 1982.
23. Ducheyne P, Hastings GW, eds. *Functional Behavior of Orthopaedic Materials*. Vols. 2. Boca Raton, Fla: CRC Press; 1984.
24. Till T, Wagner G. Uber elektrochemische untersuchungen an verschiedenen metallischen Zahnreparaturmaterialien. *ZWR*. 1971;80:334–339.
25. Ferguson AB, Laing PG, Hodge ES. The ionization of metal implants in living tissues. *J Bone Joint Surg Am*. 1960;42A:77–90.
26. Mears DC. Electron probe microanalysis of tissues and cells from implant areas. *J Bone Joint Surg*. 1966;48B:567.
27. Geis-Gerstorfer J, Weber H, Sauer KH. In vitro substance loss due to galvanic corrosion in Ti implant/Ni-Cr super-construction systems. *Int J Oral Maxillofac Implants*. 1989;4:119–123.
28. Jarcho M. Retrospective analysis of hydroxyapatite development for oral implant applications. *Dent Clin North Am*. 1992;36:19–36.
29. Ogus WI. Research report on implantation of metals. *Dent Dig*. 1951;57:58.
30. Laing P. The significance of metallic transfer in the corrosion of orthopaedic screws. *J Bone Joint Surg Am*. 1958;40:853–869.
31. Willert H, Buchhorn G, Semlitsch M. Particle disease due to wear of metallic alloys. In: Morrey B, ed. *Biological, Material and Mechanical Considerations of Joint Replacement*. New York: Raven Press; 1993.
32. Lemons JE. Dental implant retrieval analyses. *J Dent Educ*. 1988;52:748–756.
33. Lemons JE, Morrey BF. Metals and alloys for devices in musculoskeletal surgery. In: *Joint Replacement Arthroplasty*. Edinburgh: Churchill Livingstone; 1991.
34. Steinemann S. Tissue compatibility of metals from physico-chemical principles. In: Kovaks P, Istephanous N, eds. *Compatibility of Biomechanical Implants, Electrochem Society*. Vol. 94-15. San Francisco: Conference Proceedings; 1994:1–14.
35. Fontana M, Greene N. *Corrosion Engineering*. New York: McGraw-Hill; 1967.
36. Williams DF. Titanium as a metal for implantation. *J Med Eng Technol*. 1977;1(195–202):266–270.
37. Lemons JE. Biomaterial considerations for dental implants. I. Metals and alloys, Alabama Academy of General Dentistry sponsored symposium on dental implants. *J Oral Implantol*. 1975;4:503–515.
38. Van Orden A, Fraker A, Ruff, et al. Surface preparation and corrosion of titanium alloys for surgical implants. In: Luckey H, Kublic F, eds. *ASTM STP 796*. Philadelphia: American Society for Testing and Materials; 1981.
39. Geis Gerstorfer J, Weber H. Corrosion resistance of the implant materials contimet 35, memory and Vitallium in artificial physiological fluids. *Int J Oral Maxillofac Implants*. 1988;3:135–139.
40. Skalak R. Biomechanical considerations in osseointegrated prostheses. *J Prosthet Dent*. 1983;49:843–848.
41. Spector M. Biocompatibility in orthopaedic implants. In: Williams DF, ed. *Biocompatibility of Materials*. Boca Raton, Fla: CRC Press; 1984.
42. Lemons JE, Lucas LC, Johansson B. Intraoral corrosion resulting from coupling dental implants and restorative metallic systems. *Implant Dent*. 1992;1:107–112.
43. Zitter H, Plenk Jr H. The electrochemical behavior of metallic implant materials as an indicator of their biocompatibility. *J Biomed Mater Res*. 1987;21:881–896.
44. Newesely H. Der stand der normung bei dentalimplan-taten, vortrage des arbeitskreises implantate, berichsband d. 5 sitzung d. dtsch verb f. materialforschung u prufung ev. 1984:53–55.

45. *International Standardization Organization Technical Report 10451: Dental Implants—State of the art—Survey of Materials* Geneva; 1991.
46. Lautenschlager EP, Sarker NK, Acharaya A, et al. Anodic polarization of porous metal fibers. *J Biomed Mater Res.* 1974;8:189–191.
47. Rae T. The biological response to titanium and titanium aluminum vanadium alloy particles. *Biomaterials.* 1986;7:3036.
48. Solar RJ, Pellack SR, Korostoff E. In vitro corrosion testing of titanium surgical implant alloys. *J Biomed Mater Res.* 1979;13:217–250.
49. Hoar TP, Mears DC. Corrosion-resistant alloys in chlorine solution: materials for surgical implants. *Proc R Soc Lond B Biol Sci.* 1966;A294:486.
50. Bothe RE, Beaton LE, Davenport HA. Reaction of bone to multiple metallic implants. *Surg Gynecol Obstet.* 1940;71:598–602.
51. Leventhal GS. Titanium, a metal for surgery. *J Bone Joint Surg.* 1951;33:473–474.
52. Beder OE, Eade G. An investigation on tissue tolerance to titanium metal implants in dogs. *Surgery.* 1956;39:470.
53. Gross PP, Gold L. The compatibility of Vitallium and austanium in completely buried implants in dogs. *Oral Surg.* 1957;10:769.
54. Clarke EG, Hickman J. An investigation into the correlation between the electrical potential of metals and their behavior in biological fluids. *J Bone Joint Surg.* 1963;35B:467.
55. Brettle JA. Survey of the literature on metallic surgical implants. *Injury.* 1976;2:26.
56. Lemons JE, Niemann KMW, Weiss AB. Biocompatibility studies on surgical grade Ti, Co and Fe base alloys. *J Biomed Mater Res.* 1976;10:549.
57. Lemons JE, ed. *Quantitative Characterization and Performance of Porous Implants for Hard Tissue Application, ASTM STP 953.* Philadelphia: American Society for Testing and Materials; 1987.
58. Lucas LC, Lemons JE, Lee J et al. *In Vitro Corrosion Characteristics of Co-Cr-Mo/Ti-6Al-4V/Ti Alloys.* Paper presented at the American Society for Testing Materials, Symposium on Quantitative Characteristics of Porous Materials for Host Tissues; 1978.
59. Lucas LC, Bearden LF, Lemons JE. Ultrastructural examinations of in vitro and in vivo cells exposed to solutions of 316L stainless steel. In: Fraker A, Griffin C, eds. *ASTM STP 859.* Philadelphia: American Society for Testing and Materials; 1985.
60. Van Orden AC. Corrosive response of the interface tissue to 316L stainless steel, titanium base alloys and cobalt base alloys. In: McKinney RV, Lemons JE, eds. *The Dental Implant.* San Diego: PSG Co; 1985.
61. Lang B, Mossie H, Razzoog M. *International Workshop: Biocompatibility, Toxicity and Hypersensitivity to Alloy Systems Used in Dentistry.* Ann Arbor, University of Michigan Press; 1985.
62. Steinemann S. Corrosion of surgical implants—in vivo and in vitro tests. In: Winter GD, Jeray JL, deGroot K, eds. *Evaluation of biomaterials.* Chichester, England: Wiley; 1980.
63. Steinemann SG, Perren SM, Muller ME. Titanium alloys as metallic biomaterials. In: Lutjering G, Zwicker U, Bunk W, eds. *Proceedings of the 5th International Conference on Titanium.* Dtsch Gesf Materialkunde eV. 1985;2:1327–1334.
64. Steinemann SG. Corrosion of titanium and titanium alloys for surgical implants. In: Lutering G, Zwicker U, Bunk W, eds. *Proceedings of the 5th International Conference on Titanium.* Dtsch Gesf Materialkunde eV. 1985;2:1373–1379.
65. Hillmann G, Donath K. Licht und elektronemikro-sko-pische untersuchung zur biostabilitat dentaler titanim-plantate. *Z Zahnarztl Implantol.* 1991;7:170–177.
66. Schliephake H, Neukam FW, Urban R. Titanbelastung parenchymatoser organe nach insertion von titanschrau-benimplantaten. *Z Zahnarztl Implantol.* 1989;5:180184.
67. Schliephake H, Reiss G, Urban R, et al. Freisetzung von titan aus schraubenimplantaten. *Z Zahnarztl Implantol.* 1991;6:6–10.
68. Woodman JL, Jacobs JJ, Galante JO, et al. Metal ion release from titanium-based prosthetic segmental replacement of long bones in baboons. A long-term study. *J Orthop Res.* 1984;1:421–430.
69. Ferguson AB, Akahoshi Y, Laing PG, et al. Characteristics of trace ion release from embedded metal implants in the rabbit. *J Bone Joint Surg.* 1962;44:317–336.
70. Osborn JF, Willich P, Meenen N. The release of titanium into human bone from a titanium implant coated with plasma-sprayed titanium. In: Heimke G, Solesz U, Lee AJC, eds. *Advances in Biomaterials.* Amsterdam: Elsevier; 1990.
71. Semlitsch M, Staub F, Weber H. Development for biocom-patible high strength titanium-aluminum-niobium alloy surgical implants. *Biomed Tech (Berl).* 1985;30:334–339.
72. Newman JR, Eylon D, Thorne JK. Titanium and tita-nium alloys. In: Stefanescu D, Kurz W, eds. *Metals Handbook.* Vol. 15. 9th ed. Metals Park, Ohio: ASM International; 1988.
73. Ott D. Giessen von titan im dentallabor. *Metall.* 1990;44:366–369.
74. Soom U. Reines titan in der zahnmedizin und zahntechnik: anwendungsbereiche in der implantologie und der prothetik. *Swiss Dent.* 1987;8:27–32.
75. Lemons JE. Surface conditions for surgical implants and biocompatibility. *J Oral Implantol.* 1977;7:362–374.
76. Lucas LC, Buchanan RA, Lemons JE. Investigations on the galvanic corrosion of multialloy total hip prostheses. *J Biomed Mater Res.* 1981;15. 753–747.
77. Lucas LC, Buchanan RA, Lemons JE, et al. Susceptibility of surgical cobalt-base alloy to pitting corrosion. *J Biomed Mater Res.* 1982;16:799–810.
78. *Proceedings of the Third World Biomaterials Congress 11.* Kyoto, Japan: Society for Biomaterials; 1988.
79. Brown SA, Lemons JE, eds. *Medical Applications of Titanium and its Alloys: the Material and Biological Issues, STP 1272.* Ann Arbor, Mich: American Society for Testing and Materials; 1996.
80. Bosker H, Kijk L. Het transmandibulaire implantaat. *Ned Tijdschr Tandheelkd.* 1983;90:381–389.
81. Hench LL, Ethridge EC. *Biomaterials, an Interfacial Approach.* New York: Academic Press; 1982.
82. Vincenzini P, ed. *Ceramics in Surgery.* Amsterdam: Elsevier; 1983.
83. Sandhaus S. *Nouveaux Aspects de L'implantologie, L'Implant CBS Suisse.* Lausanne, Switzerland: Sandhaus; 1969.
84. Heimke G, Schulte W, d'Hoedt B, et al. The influence of fine surface structures on the osseo-integration of implants. *Int J Artif Organs.* 1982;5:207–212.
85. McKinney Jr RV, Lemons JE. *The Dental Implant.* Littleton, Mass: PSG Publishing; 1985.
86. Steflic D, Sisk A, Parr G, et al. HVEM and conventional electron microscopy of interface between bone and endosteal dental implants. *J Biomed Mater Res.* 1992;26. 529–245.
87. McKinney R, Steflic D, Koth D, et al. The scientific basis for dental implant therapy. *J Dent Educ.* 1988;52:696–705.
88. Koth DL, McKinney Jr RV. The single crystal sapphire endosteal dental implant. In: Hardin JF, ed. *Clark's Clinical Dentistry.* Philadelphia: JB Lippincott; 1981.
89. Horowitz F, Parr J, eds. *Characterization and Performance of Calcium Phosphate Coatings for Implants, ASTM STP 1196.* Philadelphia: American Society for Testing and Materials; 1994.
90. Brose M, et al. Six year evaluation of submerged alumina dental root implants in humans (IADR abstract 56). *J Dent Res.* 1987;66:113.
91. Driskell TS. Development and application of ceramics and ceramic composites for implant dentistry. In: Young FA, Hulbert DF, eds. *Materials for Implant Dentistry.* New York: Gordon & Breach; 1970.
92. deGroot K, ed. *Bioceramics of Calcium Phosphate.* Boca Raton, Fla: CRC Press; 1983.
93. Ducheyne P, Lemons JE, eds. *Bioceramics: Material Characteristics Versus in Vivo Behavior.* New York: New York Academy of Science; 1988.
94. Koeneman J. Workshop on characterization of calcium phosphate materials. *J Appl Biomater.* 1990;1:79.
95. LeGeros RZ. Calcium phosphate materials in restorative dentistry: a review. *J Dent Res.* 1988;68:164–180.

96. Yamamuro T, Hench L, Wilson J, eds. *Handbooks of Bioactive Ceramics*. Vols. 1 and 2. Boca Raton, Fla: CRC Press; 1990.
97. Kent J, et al. Augmentation of deficient edentulous alveolar ridges with dense polycrystalline hydroxylapatite (abstract 3.8.2). In: *Final Program and Book of Abstracts*. Vienna: First World Biomaterials Congress, Society for Biomaterials; 1980.
98. dePutter C, deGroot K, Sillevis-Smitt P. Transmucosal apatite implants in dogs. *Trans Soc Biomater*. 1981;9:115.
99. English C. Cylindrical implants. *J Calif Dent Assoc*. 1988;16:17–40.
100. Hench LL, Clark AE. Adhesion to bone. In: Williams DF, ed. *Biocompatibility of Orthopaedic Implants*. Vol. 2. Boca Raton, Fla: CRC Press; 1982.
101. Ducheyne P, Healy K, Black J et al. The effects of HA coatings on the metal ion release from porous titanium and Cr-Co alloys. Paper presented at the *Thirteenth Annual Meeting of the Society for Biomaterials*. San Francisco; 1987.
102. Ducheyne P, Martens M. Apatite materials. Clinical and morphological evaluation of custom made bioreactive glass coated canine hip prosthesis. *J Biomed Mater Res*. 1984;18:1017–1030.
103. Ducheyne P, Hench LL, Kagan A, et al. Effect of hydroxyapatite impregnation on skeletal bonding of porous coated implants. *J Biomed Mater Res*. 1987;14:225–237.
104. Lemons JE. Hydroxylapatite coatings. *Clin Orthop Relat Res*. 1988;235:220–223.
105. Driessens F. Formation and stability of calcium phosphates in relation to phase composition of the mineral in calcified tissues. In: deGroot K, ed. *Bioceramics of Calcium Phosphates*. Boca Raton, Fla: CRC Press; 1983.
106. Jarcho M. Calcium phosphate ceramics as hard tissue prostheses. *Clin Orthop Relat Res*. 1981;157:259–278.
107. Hjorting-Hansen E, Worsaae N, Lemons LE. Histological response after implantation of porous hydroxylapatite ceramics in humans. *Int J Oral Maxillofac Implants*. 1990;5:255.
108. Lacefield WC. The coating of hydroxylapatite onto metallic and ceramic implants. In: *Proceedings of the Twelfth Annual Meeting of the Society for Biomaterials*. St Paul, Minn; 1986.
109. Cook SD, et al. Variables affecting the interface strength and histology of hydroxylapatite coated implant surfaces. *Trans Soc Biomater*. 1986;9:14.
110. Lee DR, Lemons J, LeGeros RZ. Dissolution characterization of commercially available hydroxylapatite particulate. *Trans Soc Biomater*. 1989;12:161.
111. Tofe AJ, Watson BA, Bowerman MA. Solution and cell mediated resorption of grafting materials. *J Oral Implantol*. 1991;17:345 (abstract).
112. Jarcho M, Bolen CH, Thomas MB, et al. Hydroxyapatite synthesis and characterization in dense polycrystalline form. *J Mater Sci Mater Med*. 1976;11:2027–2035.
113. Wang S, Lacefield WR, Lemons JE. Interfacial shear strength and histology of plasma sprayed and sintered hydroxyapatite implants in vivo. *Biomaterials*. 1996;17:1965–1970.
114. Gross U, et al. Biomechanically optimized surface pro-files by coupled bone development and resorption at hydroxylapatite surfaces. *Trans Soc Biomater*. 1990;13:83.
115. Lemons JE. Ceramics: past, present and future. *Bone*. 1996;19(suppl):121S–128S.
116. Oonishi H, Aoki H, Sawai K. *Bioceramics*. St Louis: EuroAmerica; 1989.
117. Sivaraman K, Chopra A, Narayan AI, et al. Is zirconia a viable alternative to titanium for oral implant? A critical review. *J Prosthodont Res*. 2018;62(2):121–133.
118. Pieralli S, Kohal RJ, Lopez Hernandez E, et al. Osseointegration of zirconia dental implants in animal investigations: a systematic review and meta-analysis. *Dent Mater*. 2018;34(2):171–182.
119. Sicilia A, Cuesta S, Coma G, et al. Titanium allergy in dental implant patients: a clinical study on 1500 consecutive patients. *Clin Oral Impl Res*. 2008;19:823–835.
120. Christel P, Meunier A, Heller M, et al. Mechanical properties and short term in-vivo evaluation of yttrium-oxide-partially-stabilized zirconia. *J Biomed Mater Res*. 1989;23:45–61.
121. De Aza AH, Chevalier J, Fantozzi G, et al. Crack growth resistance of alumina, zirconia and zirconia toughened alumina ceramics for joint prostheses. *Biomaterial*. 2002;23:937–945.
122. Ardlin BI. Transformation-toughened zirconia for dental inlays, crowns and bridges: chemical stability and effect of low-temperature aging on flexural strength and surface structure. *Dent Mater*. 2002;18(8):590–595.
123. Ross IM, Rainforth WM, McComb DW, et al. The role of trace additions of alumina to yttria-tetragonal zirconia polycrystals (Y-TZP). *Scr Mater*. 2017;45:653–660.
124. Li LF, Watanabe R. Influence of a small amount of Al2O3 addition on the transformation of Y2O3-partially stabilized ZrO2 during annealing. *J Mater Sci*. 1997;32:1149–1153.
125. Andreiotelli M, Wenz HJ, Kohal RJ. Are ceramic implants a viable alternative to titanium implants? A systematic literature review. *Clin Oral Implants Res*. 2009;4:32–47.
126. Guazzato M, Albakry M, Quach L, Swain MV. Influence of grinding, sandblasting, polishing and heat treatment on the flexural strength of a glass-infiltrated alumina-reinforced dental ceramic. *Biomater*. 2004;25:2153–2160.
127. Piconi C, Maccauro G. Zirconia as a ceramic biomaterial. *Biomaterials*. 1999;20:1–25.
128. Watanabe M, Iio S, Fukuura I. *Ageing Behaviour of Y-TZP. Science and Technology of Zirconia II, Advances in Ceramics*. Columbus. OH: The American Ceramic Society, Inc.; 1984:391–398.
129. Sivaraman K, Chopra A, Narayan AI, Balakrishnan D. Is zirconia a viable alternative to titanium for oral implant? A critical review. *J Prosthodont Res*. 2017;62(2):121–133.
130. Hafezeqoran A, Koodaryan R. Effect of zirconia dental implant surfaces on bone integration: a systematic review and meta-analysis. *Biomed Res Int*. 2017:9246721.
131. Bacchelli B, Giavaresi G, Franchi M, et al. Influence of a zirconia sandblasting treated surface on peri-implant bone healing: an experimental study in sheep. *Acta Biomater*. 2009;5(6):2246–2257.
132. Kohal RJ, Finke HC, Klaus G. Stability of prototype two-piece zirconia and titanium implants after artificial aging: an in vitro pilot study. *Clin Implant Dent Relat Res*. 2009;11(4):323–329.
133. Kohal RJ, Wolkewitz M, Tsakona A. The effects of cyclic loading and preparation on the fracture strength of zirconium-dioxide implants: an in vitro investigation. *Clin Oral Implants Res*. 2011;22:808–814.
134. Thoma DS, Benic GI, Muñoz F, et al. Histological analysis of loaded zirconia and titanium dental implants: an experimental study in the dog mandible. *J Clin Periodontol*. 2015;42:967–975.
135. Thoma DS, Benic GI, Muñoz F, et al. Marginal bone-level alterations of loaded zirconia and titanium dental implants: an experimental study in the dog mandible. *Clin Oral Implants Res*. 2016;27:412–420.
136. Pabst W, Havrda J, Gregorová E, et al. Alumina toughened zirconia made by room temperature extrusion of ceramic pastes. *J Am Ceram Soc*. 2000;44:41–47.
137. Kohal RJ, Finke HC, Klaus G. Stability of prototype two piece zirconia and titanium implants after artificial aging: an in vitro pilot study. *Clin Implant Dent Relat Res*. 2009;11:323–329.
138. Joo HS, Yang HS, Park SW, et al. Influence of preparation depths on the fracture load of customized zirconia abutments with titanium insert. *J Adv Prosthodont*. 2015;3:183–190.
139. Silva N, Coelho PG, Fernandes C, et al. Reliability of one-piece ceramic implant. *J Biomed Mater Res B Appl Biomater*. 2009;88:419–426.
140. Spies BC, Nold J, Vach K, Kohal RJ. Two-piece zirconia oral implants withstand masticatory loads: an investigation in the artificial mouth. *J Mech Behav Biomed Mater*. 2016;53:1–10.
141. De Medeiros RA, Vechiato-Filho AJ, Pellizzer EP, et al. Analysis of the peri-implant soft tissues in contact with zirconia abutments:

an evidence-based literature review. *J Contemp Dent Pract.* 2013;14(3):567–572.
142. Akagawa Y, Ichikawa Y, Nikai H, Tsuru H. Interface histology of unloaded and early loaded partially stabilized zirconia endosseous implant in initial bone healing. *J Prosthet Dent.* 1993;69:599–604.
143. Nevins M, Camelo M, Nevins ML, Schupbach P, Kim DM. Pilot clinical and histologic evaluations of a two-piece zirconia implant. *Int J Periodontics Restorative Dent.* 2011;31:157–163.
144. Stadlinger B, Hennig M, Eckelt U, Kuhlisch E, Mai R. Comparison of zirconia and titanium implants after a short healing period: a pilot study in minipigs. *Int J Oral Maxillofac Surg.* 2010;39:585–592.
145. Depprich R, Ommerborn M, Zipprich H, et al. Behavior of osteoblastic cells cultured on titanium and structured zirconia surfaces. *Head Face Med.* 2008;4:29.
146. Cranin AN, Schnitman PA, Rabkin SM, Onesto EJ. Alumina and zirconia coated vitallium oral endosteal implants in beagles. *J Biomed Mater Res.* 1975;9:257–262.
147. Scarano A, Di Carlo F, Quaranta M, Piattelli A. Bone response to zirconia ceramic implants: an experimental study in rabbits. *J Oral Implantol.* 2003;29:8–12.
148. Dubruille JH, Viguier E, Le Naour G, et al. Evaluation of combinations of titanium, zirconia, and alumina implants with 2 bone fillers in the dog. *Int J Oral Maxillofac Implants.* 1999;14:271–277.
149. Hoffmann O, Angelov N, Gallez F, et al. The zirconia implant bone interface: a preliminary histologic evaluation in rabbits. *Int J Oral Maxillofac Implants.* 2008;23:691–695.
150. Oliva J, Oliva X, Oliva JD. One-year follow-up of first consecutive 100 zirconia dental implants in humans: a comparison of 2 different rough surfaces. *Int J Oral Maxillofac Implants.* 2007;22:430–435.
151. Osman RB, Morgaine KC, Duncan W, Swain MV, Ma S. Patients'_ perspectives on zirconia and titanium implants with a novel distribution supporting maxillary and mandibular overdentures: a qualitative study. *Clin Oral Implants Res.* 2016;25:587–597.
152. Devji T. Survival rates and marginal bone loss of zirconia implants are promising, but more evidence on long-term outcomes is needed. *J Am Dent Assoc.* 2017;148(9):e128.
153. Gupta S. Zirconia vs titanium implants–deciding factors. *J Dent Oral Disord Ther.* 2016;4(4):1–2.
154. Hollinger JO, Battistone GC. Biodegradable bone repair materials. *Clin Orthop Relat Res.* 1986;20:290–305.
155. Lemons JE. Phase boundary interactions for surgical implants. In: Rubin LE, ed. *Biomaterials in Reconstructive Surgery*. St Louis: Mosby; 1983.
156. Andrade JD. The interface between physics, materials, science and biology. *Trans Soc Biomater.* 1989;12:6.
157. Kirsch A. The two phase implantation method using IMZ intramobile cylinder implant. *J Oral Implantol.* 1983;11:197–210.
158. Albrektsson T, Isidor F. Consensus report of session V. In: Lang NP, Karring T, eds. *Proceedings of the 1st European Workshop on Periodontology*. London: Quintessence; 1993.
159. Kasemo B. Biocompatibility of titanium implants: surface science aspects. *J Prosthet Dent.* 1983;49:832–837.
160. Kasemo B, Lausmaa J. Metal selection and surface characteristics. In: Brånemark PI, ed. *Tissue Integrated Prostheses, Osseointegration in Clinical Dentistry*. Chicago: Quintessence; 1985.
161. Lausmaa J, Kasemo B, Mattson H. Surface spectroscopic characterization of titanium implant materials. *Appl Surf Sci.* 1990;44:133–146.
162. Samsonov GV. *The Oxide Handbook*. New York: IFI Plenum; 1973.
163. Ong JL, Lucas LC, Connatser RW, et al. Spectroscopic characterization of passivated titanium in a physiological solution. *J Mater Sci Mater Med.* 1995;6:113–119.
164. Radegran G, Lausmaa J, Rolander U, et al. Preparation of ultrathin oxide windows on titanium for TEM analysis. *J Electron Miscrosc Tech.* 1991;19:99–106.
165. Smith DC, Piliar RM, Chernecky R. Dental implant materials. I. Some effects of preparative procedures on surface topography. *J Biomed Mater Res.* 1991;25:1045–1068.
166. Ask M, Lausmaa J, Kasemo G. Preparation and surface spectroscopic characterization of oxide films Ti6A14V. *Appl Surf Sci.* 1988;35:283–301.
167. Ask M, Rolander U, Lausmaa J, et al. Microstructure and morphology of surface oxide films Ti6A14V. *J Mater Res.* 1990;5:1662–1667.
168. Mausli PA, Block PR, Geret V, et al. Surface characteristics of titanium and titanium alloys. In: Christel P, Meunier A, Lee AJC, eds. *Biological and Biochemical Performance of Biochemicals*. Amsterdam: Elsevier; 1986.
169. Doundoulakis JH. Surface analysis of titanium after sterilization: role in implant-tissue interface and bioadhesion. *J Prosthet Dent.* 1987;58:471–478.
170. Binon P, Weir D, Marshall S. Surface analysis of an original Brånemark implant and three related clones. *Int J Oral Maxillofac Implants.* 1992;7:168–175.
171. Kilpadi DV, Lemons JE. Surface energy characterization of unalloyed titanium implants. *J Biomed Mater Res.* 1995;29:1469.
172. Parr GR, Gardner LK, Toth RW. Titanium: the mystery metal of implant dentistry, dental material aspects. *J Prosthet Dent.* 1985;54:410–414.
173. Anderson G, Gaechter G, Rostoker W. Segmental replacement of long bones in baboons using a fiber implant. *J Bone Joint Surg.* 1978;60:31.
174. Kasemo B, Lausmaa J. Biomaterials and implant surface: on the role of cleanliness, contamination and preparation procedures. *J Biomed Mater Res B Appl Biomater.* 1988;22A2:145–158.
175. Mausli PA, Simpson JP, Burri G, et al. Constitution of oxides or titanium alloys for surgical implants. In: de Putter C, ed. *Implant Materials in Biofunction*. Amsterdam: Elsevier; 1988.
176. Smith DC, Pilliar KM, Mattson JB, et al. Dental implants materials. II. Preparative procedures and spectroscopic studies. *J Biomed Mater Res.* 1991;25:1069–1084.
177. Albrektsson T. Bone tissue response. In: Brånemark PI, Zarb GA, Albrektsson T, eds. *Tissue Integrated Prostheses—Osseointegration in Clinical Dentistry*. Chicago: Quintessence; 1985.
178. Johansson CB, Albrektsson T, Ericson LE, et al. A qualitative comparison of the cell response to commercially pure titanium and Ti6A14V implants in the abdominal wall of rats. *J Mater Sci Mater Med.* 1992;3:126–136.
179. Johansson C, Hansson HA, Albrektsson T. Qualitative interfacial study of bone and tantalum, niobium or commercially pure titanium. *Biomaterials.* 1990;11:277.
180. Johansson C, Lausmaa J, Ask M, et al. Ultrastructural differences of the interface zone between bone and Ti-6Al-4V or commercially pure titanium. *J Biomed Eng.* 1989;11:3.
181. Inoue T, Box JE, Pilliar RM, et al. The effect of the surface geometry of smooth and porous coated titanium alloy on the orientation of fibroblasts in vitro. *J Biomed Mater Res.* 1987;21:107–126.
182. Brunette DM. The effects of implant surface topography on the behavior of cells. *Int J Oral Maxillofac Implants.* 1988;3:231.
183. Lum L, Beirne O, Dillinges M, et al. Osseointegration of two types of implants in non human primates. *J Prosthet D1988ent.* 1988;60:700–705.
184. Small IA, Helfrick IF, Stines AV. The fixed mandibular implant. In: Fonseca RJ, Davis WH, eds. *Reconstructive Preposthetic Oral and Maxillofacial Surgery*. 2nd ed. Philadelphia: WB Saunders; 1995.
185. Smith DC, Piliar RM, McIntyre NS. Surface characteristics of dental implant materials. In: Kawahara H, ed. *Oral Implantology and Biomaterials*. Amsterdam: Elsevier; 1989.
186. Small IA, Misiek D. A sixteen year evaluation of the mandibular stable bone plate. *J Oral Maxillofac Surg.* 1986;44:60–66.
187. Walker C, Aufdemorte TB, McAnear JT, et al. The mandibular staple bone plate, a $5^{1}/_{2}$ year follow-up. *J Am Dent Assoc.* 1987;114:189–192.

188. Morris HF, Manz MC, Tarolli JH. Success of multiple endosseous dental implant designs to second stage surgery across study sites. *J Oral Maxillofac Surg.* 1997;55:76–82.
189. McQueen D, Sundgren JE, Ivarson B, et al. Auger electron spectroscopy studies of titanium implants. In: Lee AJC, Albrektsson T, Brånemark PI, eds. *Clinical Applications of Biomaterials.* New York: John Wiley & Sons; 1982.
190. Sundgren JE, Bodo P, Lundstrom I, et al. Auger electron spectroscopic studies of stainless-steel implants. *J Biomed Mater Res.* 1985;19:663–671.
191. Sundgren JE, Bodo P, Lundstrom I. Auger electron spectroscopic studies of the interface between human tissue and implants of titanium and stainless steel. *J Colloid Interface Sci.* 1986;110:9–20.
192. Tengvall P, Elwing H, Sjoqvist L, et al. Interaction between hydrogen peroxide and titanium: a possible role in the biocompatibility of titanium. *Biomaterials.* 1989;10:118–120.
193. Tengvall P. *Titanium-Hydrogen Peroxide Interaction with Reference to Biomaterial Applications [Dissertation].* Linkoping, Sweden: University of Linkoping; 1990.
194. Tengvall P, Lindstrom I. Physicochemical considerations of titanium as biomaterial. *Clin Mater.* 1992;9:115–134.
195. Hanawa T. Titanium and its oxide film: a substratum for formation of apatite. In: Davies JE, ed. *The Bone-Biomaterial Interface.* Toronto: Toronto University Press; 1991.
196. Hanawa T, Ota M. Calcium phosphate naturally formed on titanium in electrolyte solution. *Biomaterials.* 1991;12:767–774.
197. Jacobs JJ, Skipor AK, Black J, et al. Release and excretion of metal in patients who have total hip-replacement component made of titanium-base alloy. *J Bone Joint Surg.* 1991;73A:1475–1486.
198. Lugowski SJ, Smith DC, McHugh AD, et al. Release of metal ions from dental implant materials in vivo: determinations of Al, Co, Cr, Mo, Ni, V, and Ti in organ tissue. *J Biomed Mater Res.* 1991;25:1443–1458.
199. Bruneel N, Helsen JA. In vitro stimulation of biocom-patibility of Ti-6A1-4V. *J Biomed Mater Res.* 1988;22:203–214.
200. Ducheyne P, Williams G, Martens M. In vivo metal-ion release from porous titanium fiber material. *J Biomed Mater Res.* 1984;18:293–308.
201. Healy KE, Ducheyne P. The mechanisms of passive dissolution of titanium in a model physiological environment. *J Biomed Mater Res.* 1992;26:319–338.
202. Blumenthal NC, Cosma V. Inhibition of apatite formation by titanium and vanadium ions. *J Biomed Mater Res.* 1989;23:13–22.
203. Solar RJ, Pollack SR, Korostoff E. In vitro corrosion testing of titanium surgical implant alloys, an approach to understanding titanium release from implants. *J Biomed Mater Res.* 1979;13:217.
204. Bundy KJ, Marck M, Hochman RF. In vivo and in vitro studies of stress-corrosion cracking behavior of surgical implant alloys. *J Biomed Mater Res.* 1993;17:467.
205. Jones RL, Wing SS, Syrett BC. Stress corrosion cracking and corrosion fatigue of some surgical implant materials in a physiological saline environment. *Corrosion.* 1978;36:226–236.
206. Meachim ZG, Williams DF. Changes in non osseous tissue adjacent to titanium implants. *J Biomed Mater Res.* 1973;7:555–572.
207. Rostoker W, Pretzel CW. Coupled corrosion among alloys for skeletal prostheses. *J Biomed Mater Res.* 1974;8:407–419.
208. Rostoker W, Galante JO, Lereim P. Evaluation of couple crevice corrosion by prosthetic alloys under in vivo conditions. *J Biomed Mater Res.* 1979;12:823.
209. Thompson NG, Buchanan RA, Lemons JE. In vitro corrosion of Ti-6A1-4V and 316 stainless steel when galvanically coupled with carbon. *J Biomed Mater Res.* 1979;13:35.
210. Marshak BL, Ismail Y, Blachere J, et al. Corrosion between titanium alloy implant components and substructure alloy. *J Dent Res.* 1992;71:723 (abstract).
211. Marshak BL. *An in Vitro Study of Corrosion at the Implant Abutment Interface* [master's thesis]. Pittsburgh: University of Pittsburgh; 1994.
212. Cohen F, Burdairon G. Corrosive properties of odon-tologic fluoride containing gels against titanium. *J Dent Res.* 1992;71:525 (abstract).
213. Wig P, Ellingsen JE, Videm K. Corrosion of titanium by fluoride. *J Dent Res.* 1993;72:195 (abstract).
214. Rozenbaijer N, Probster L. Titanium surface corrosion caused by topical fluorides. *J Dent Res.* 1993;72:227 (abstract).
215. Liles A, Salkend S, Sarkar N. Galvanic corrosion between titanium and selected crown and bridge alloys. *J Dent Res.* 1993;72:195 (abstract).
216. Luthy H, Strub JR, Scharer P. Analysis of plasma flame-sprayed coatings on endosseous oral titanium implants exfoliated in man: preliminary results. *Int J Oral Maxillofac Implants.* 1987;2:197–202.
217. Morita M, Hayashi H, Sasada T, et al. The corrosion fatigue properties of surgical implants in a living body. In: de Putter C, et al., ed. *Implant Materials in Biofunction.* Vol. 8. Amsterdam: Elsevier; 1988.
218. Sella C, Martin JC, Lecoeur J, et al. Biocompatibility and corrosion resistance in biological media of hard ceramic coatings sputter deposited on metal implants. *Mater Sci Eng A Struct Mater.* 1991;139:49–57.
219. Toni A, Lewis CG, Sudanese A, et al. Bone demineralization induced by cementless alumina coated femoral stems. *J Arthrop.* 1994;9:435–441.
220. Baro AM, Garcia N, Miranda A, et al. Characterization of surface roughness in titanium dental implants measured with scanning tunneling microscopy at atmospheric pressure. *Biomaterials.* 1986;17:463–467.
221. Olin H, Aronssoid BO, Kasemo B, et al. Scanning tunneling microscopy of oxidized titanium surfaces in air. *Ultramicroscopy.* 1992;42–44:567–571.
222. Niznick GA. The core-vent implant system. *J Oral Implantol.* 1982;10:379.
223. Niznick GA. Comparative surface analysis of Brånemark and corevent implants. *J Oral Maxillofac Surg.* 1987;45.
224. Cochran DL, Nummikoski PV, Higginbottom FL, et al. Evaluation of an endosseous titanium implant with a sandblasted and acid etched surface in the canine mandible: radiographic results. *Clin Oral Implants Res.* 1996;7:240–252.
225. Clarke A. Particulate debris from medical implants. In: John KR St, ed. *ASTM STP 1144.* Philadelphia: American Society for Testing and Materials; 1992.
226. Ricci JL, Kummer FJ, Alexander H, et al. Embedded particulate contaminants in textured metal implant surfaces. *J Appl Biomater.* 1992;3:225–230.
227. Technical data on the RBM surface roughening treatment. *Southfield, Mich: Bio-Coat Inc.* 1996.
228. Hermann H. Plasma spray deposition processes. *MRS Bull.* 1988:60–67.
229. Hahn H, Palich W. Preliminary evaluation of porous metal surfaced titanium for orthopaedic implants. *J Biomed Mater Res.* 1970;4:571–577.
230. Karagianes MT, Westerman RE. Development and evaluation of porous ceramic and titanium alloy dental anchors implanted in miniature swine. *J Biomed Mater Res Symp.* 1974;8:391–399.
231. Schroeder A, Van der Zypen E, Stich H, et al. The reactions of bone, connective tissue and epithelium to endosteal implants with titanium sprayed surfaces. *J Maxillofac Surg.* 1981;9:15–25.
232. Young FA, Spector M, Kresch CH. Porous titanium endosseous dental implants in rhesus monkeys: micro-radiography and histological evaluation. *J Biomed Mater Res.* 1979;13:843–856.
233. Deporter DA, Watson PA, Pilliar RM, et al. A histological assessment of the initial healing response adjacent to porous surfaced titanium alloy dental implants in dogs. *J Dent Res.* 1986;5:1064–1070.
234. Deporter DA, Watson PA, Pilliar RM, et al. A histological evaluation of a functional endosseous, porous-surfaced, titanium alloy dental implant in the dog. *J Dent Res.* 1988;67:1990–1995.
235. Deporter DA, Watson PA, Pilliar RM, et al. A histological comparison in the dog of porous-coated versus threaded dental implant. *J Dent Res.* 1990;69:1138–1145.
236. Pilliar RM, Deporter DA, Watson PA, et al. Dental implant design effect on bone remodeling. *J Biomed Mater Res.* 1991;25:467–483.

237. Deporter DA, Watson PA, Pilliar RM, et al. A prospective clinical study in humans of an endosseous dental implant partially covered with a powder-sintered porous coating: 3 to 4 year results. *Int J Oral Maxillofac Implants*. 1996;11:87–95.
238. Lowenberg BF, Pilliar RM, Aubin JE, et al. Migration, attachment and orientation of human gingival fibroblasts to root slices, naked and porous surfaces titanium alloy discs and zircalloy discs in vitro. *J Dent Res*. 1987;66:1000–1005.
239. Clemow AJT, Weinstein AM, Klawitter JJ, et al. Interface mechanics of porous titanium implants. *J Biomed Mater Res*. 1981;1:73–82.
240. Hulbert SF, Morrison S, Klawitter JJ. Tissue reactions to three ceramics of porous and nonporous structures. *J Biomed Mater Res*. 1972;6:347–374.
241. Hulbert SF, Cooke FW, Klawitter JJ, et al. Attachment of prostheses to the musculoskeletal system by tissue ingrowth. *J Biomed Mater Res*. 1973;7:1–23.
242. Bobyn JD, Pilliar RM, Cameron HU, et al. The optimum pore size for the fixation of porous surfaced metal implants by the ingrowth of bone. *Clin Ortop Relat Res*. 1980;150:263–270.
243. Predecki P, Auslaender BA, Stephan JE, et al. Attachment of bone to threaded implants by ingrowth and mechanical interlocking. *J Biomed Mater Res*. 1972;6:401–412.
244. Claes L, Hutzschenreutet O, Pholer V, et al. Lose-momente von corticaliszugschrauben in abhangigkeit von implantationszeit und oberflachebeschaffenheit. *Arch Orthop Unfallchir*. 1976;85:155–159.
245. Proceedings of an International Congress, Brussels. Tissue integration. In: Van Steenberghe D, ed. *Oral and Maxillo-Facial Reconstruction*. Amsterdam: Excerpta Medica; 1985.
246. Maniatopoulos C, Pilliar RM, Smith DC. Threaded vs porous surface designs for implant stabilization in bone-endodontic implant model. *J Biomed Mater Res*. 1986;20:1309–1333.
247. Pilliar RM, Lee J, Maniatopoulos C. Observations on the effect of movement on bone in growth into porous surface implants. *Clin Orthop*. 1986;208:108–113.
248. Moser W, Nentwig GH. Zur problematik von titan-spritzbeschich-tungen. *Z Zahnarztl Implantol*. 1987;3:282–285.
249. Watzek G, Danhel-Mayhauser M, Matejka M et al. *Experimental Comparison of Brånemark and Tps Dental Implants in a Sheep Model, Abstract 50*. Paper presented at the UCLA Symposium on Implants in the Partially Edentulous Patient. Palm Springs: Calif; 1990.
250. American Society for Testing and Materials. *Standard Specification for Titanium and Titanium 6Al4V alloy Powders for Coating of Surgical Implants*. ASTM F 1580. Philadelphia: American Society for Testing and Materials; 1995.
251. Kay JF, Jarcho M, Logan G, et al. The structure and properties of HA coatings on metal. In: *Proceedings of the Twelfth Annual Meeting of the Society for Biomaterials*; 1986.
252. Block MS, Kent JN, Kay JF. Evaluation of hydroxylapatite-coated titanium dental implants in dogs. *J Oral Maxillofac Surg*. 1987;45:601–607.
253. Thomas KA, Kay JF, Cook SD, et al. Effect of surface microtexture and hydroxylapatite coating on the mech-anical strengths and histologic profiles of titanium implant materials. *J Biomed Mater Res*. 1987;21:1395–1414.
254. Griffin CD, Kay JF, Smith CL. The effect of hydroxylapatite coatings on corrosion of Co-Cr alloy In: *Proceedings of the Thirteenth Annual Meeting of the Society for Biomaterials*. San Francisco; 1987.
255. Cook SD, Kay JF, Thomas KA, et al. Interface mechanics and histology of titanium and HA coated titanium for dental implant applications. *Int J Oral Maxillofac Implants*. 1987;2:15–22.
256. Geesink RGT, deGroot K, Klein CPAT. Bonding of bone to apatite coated implants. *J Bone Joint Surg*. 1988;70B:17–22.
257. Thomas KA, Jay JF, Cook SD, et al. The effect of surface macrotexture and hydroxylapatite coating on the mechanical strengths and histologic profiles of titanium implant materials. *J Biomed Mater Res*. 1987;21:1395–1414.
258. Meffert RM, Block MS, Kent JN. What is osseointegration? *Int J Periodontics Restorative Dent*. 1987;4:9–21.
259. Block MS, Finger IM, Fontenot MG, et al. Loaded hydroxylapatite coated and grit blasted titanium implants in dogs. *Int J Oral Maxillofac Implants*. 1989;4:219–224.
260. Kent JN, Block MS, Finger IM, et al. Biointegrated hydroxylapatite coated dental implants. 5 year observations. *J Am Dent*. 1990;121:138–144.
261. Jensen R, Jensen J, Krauser JT, et al. Hydroxylapatite coated dental implants. *New Dent*. 1989;68:14–25.
262. Kaufmann J, Ricci JL, Jaffe W, et al. Bone attachment to chemically textured titanium alloy with and without HA coating. In: *Proceedings of the Twenty-Third Annual Meeting of the Society for Biomaterials*. New Orleans, La; 1997.
263. deGroot K, Geesink R, Klien C, et al. Plasma sprayed coatings of hydroxyapatite. *J Biomed Mater Res*. 1987;21:1375–1381.
264. Wolke JGC, deGroot K, Jansen JA. Initial wound healing around subperiosteal RF magnetron sputtered Ca-P implants. In: *Proceedings of the Twenty-Third Annual Meeting of the Society for Biomaterials*. New Orleans, La; 1997.
265. Kim YK, Kim S, Lee JH. Interfacial shear strength of laser treated hydroxylapatite layer on titanium alloy In: *Proceedings of the Twenty-Third Annual Meeting of the Society for Biomaterials*. New Orleans, La; 1997.
266. Gerner BT, Barth E, Albrektsson T, et al. Comparison of bone reactions to coated tricalcium phosphate and pure titanium dental implants in the canine iliac crest. *Scand J Dent Res*. 1988;96:143–148.
267. Kay JF. Calcium phosphate coatings for dental implants current status and future potential. *Dent Clin North Am*. 1992;36:1–18.
268. Klien CPAT, deGroot K. Histology of hydroxylapatite coatings. *J Dent Res*. 1989;68:863.
269. Meffert RM. How to treat ailing and failing implants. *Implant Dent*. 1992;1:25–33.
270. Caulier H, Vercaigne S, Naert I, et al. The effect of Ca-P plasma sprayed coatings on the initial bone healing of oral implants and experimental study in the goat. *Biomed Mater Res*. 1997;34:121–128.
271. Ducheyne P, Healy KE. The effect of plasma sprayed calcium phosphate ceramic coatings on the metal ion release from porous titanium and cobalt chrome alloys. *J Biomed Mater Res*. 1988;22:1127–1163.
272. Filiggi MJ, Coombs NA, Pilliar RM. Characterization of the interface in the plasma sprayed HA coating/Ti6A14V implant system. *J Biomed Mater Res*. 1991;25:1211–1229.
273. Tufecki E, Brantley WA, Mitchell JC, et al. Microstructures of plasma sprayed HA coated Ti6A14V dental implants. *Int J Oral Maxillofac Implants*. 1997;12:25–31.
274. Lewandrowski JA, Johnson CM. Structural failure of osseointegrated implants at the time of restoration, a clinical report. *J Prosthet Dent*. 1989;62:127–129.
275. Krauser J, Berthold P, Tamary I, et al. A scanning electron microscopy study of failed endosseous root formed dental implants. *J Dent Res*. 1991;70:274 (abstract).
276. Bordji K, Jouzeau JY, Mainand D, et al. Evaluation of the effect of three surface treatments on the biocompatibility of 316 stainless steel using human differentiated cells. *Biomaterials*. 1996;17:491–500.
277. Baumhammers A. Scanning electron microscopy of conta-minated titanium implants following various cleaning techniques. *J Oral Implantol*. 1975;6:202–209.
278. Baier RE, Meyer AE, Akers CK, et al. Degradative effects of conventional steam sterilization on biomaterial surfaces. *Biomaterials*. 1982;3:241–244.
279. Grobe GL, Baier RE, Gardella J et al. *Relation of Metal Inter-Face Properties to Broad Adhesive Success*. Paper presented at The Third International Conference on Environment Degradation of Engineering Materials: Pennsylvania State University; 1987.
280. Smith DC. Surface characterization of implant materials. Biological implication. In: Davies JB, ed. *The Bone Bio-Material Interface*. Toronto: Toronto University Press; 1991.
281. Baier RE, Meyer AE. Implant surface preparation. *Int J Oral Maxillofac Implants*. 1988;3:3–19.

282. Baier RE, Meenaghan MA, Hartman LC, et al. Implant surface characteristics and tissue interaction. *J Oral Implantol*. 1988;13:594–605.
283. American Society for Testing and Materials. *B 600-74, Standard Recommended Practice for Descaling and Cleaning Titanium and Titanium Alloy Surfaces*. Philadelphia: American Society for Testing and Materials; 1985.
284. American Society for Testing and Materials. *F-86-84: Standard Practice for Surface Preparation and Marking of Metallic Surgical Implants*. Philadelphia: American Society for Testing and Materials; 1985.
285. Keller JC, Stanford CM, Wightman JP, et al. Characterization of commercially pure titanium surfaces. *J Biomed Mater Res*. 1994;28:939–946.
286. Schmidt FA. Surface modification by ion implantation. *Naval Res Lab Rev*. 1985:69–79.
287. Grabowski KS, Gossett CR, Young FA, et al. Cell adhesion to ion implanted surfaces. In: *Proceedings of the Materials Research Society Symposium*; 1987.
288. Lausmaa J, Kasemo B, Hannson S. Accelerated oxide growth on titanium implants during autoclaving caused by fluorine contamination. *Biomaterials*. 1985;6:23–27.
289. Keller JC, Draughn RA, Wightman JP, et al. Characterization of sterilized commercially pure titanium surfaces. *Int J Oral Maxillofac Implants*. 1990;5:360–366.
290. Schneider R, Olson RA, Krizan KB. Sterilization effects on the surface of coated implants [abstract]. *J Dent Res*. 1989;68.
291. Stanford CM, Keller JC, Solvrsh M. Bone cell expression on titanium surfaces is altered by sterilization treatments. *J Dent Res*. 1994;73:1061–1071.
292. Baier RE, Glantz PO. Characterization of oral in vivo films formed on different types of solid surfaces. *Acta Odontol Scand*. 1988;36:289–301.
293. Baier RE. *Improved Passivation of Implantable Biomaterials by Glow Discharge Process*. Paper presented at the Surfaces in Biomaterials Symposium: Minneapolis, Minn; 1991:9–11.
294. Walivaraza B, Aronsson BO, Rodahl M, et al. Titanium with different oxides in vitro studies of protein adsorption and contact activation. *Biomaterials*. 1994;15:827–834.
295. Kawahara D, Ong JL, Raikar GN, et al. Surface characterization of radio frequency glow discharged and auto-claved titanium surfaces. *Int J Oral Maxillofac Implants*. 1996;11:435–442.
296. Moreira M. *Radio Frequency Glow Discharge Treatment as an Alternative for Cleaning and Sterilizing Dental Implants [Master's Thesis]*. Birmingham, Ala: University of Alabama; 1993.
297. Singh S, Schaaf NG. Dynamic sterilization of titanium implants with UV light. *Int J Oral Maxillofac Implants*. 1989;4:139–146.
298. Hartman LC, Meenaghan MA, Schaaf MG, et al. Effects of pretreatment sterilization and cleaning methods on materials properties and osseoinductivity of a threaded implant. *Int J Oral Maxillofac Implants*. 1989;4:11–18.
299. Carlsson LV, Albrektsson T, Berman C. Bone response to plasma cleaned titanium implants. *Int J Oral Maxillofac Implants*. 1989;4:199–204.

PARTE 2

Propriedades Biomecânicas dos Implantes Dentais

6 | Biomecânica Clínica nos Implantes Dentais, *138*
7 | Teorema do Tratamento da Tensão para a Implantodontia, *150*
8 | Plano de Tratamento: Fatores de Força Relacionados com as Condições do Paciente, *172*
9 | Superfícies dos Implantes Dentais, *196*

6
Biomecânica Clínica nos Implantes Dentais

MARTHA WAREEN BIDEZ E CARL E. MISCH*

A disciplina de engenharia biomédica, à qual se aplicam os princípios de engenharia a sistemas orgânicos, abriu uma nova era em diagnóstico, plano de tratamento e reabilitação do paciente. Um aspecto desse campo, a biomecânica diz respeito à resposta dos tecidos biológicos às cargas aplicadas. A biomecânica utiliza instrumentos e métodos da engenharia mecânica aplicados à pesquisa, para observar as relações da estrutura-função em materiais vivos.[1] Avanços no desenho das próteses, dos implantes e instrumentais foram realizados em virtude da otimização da teoria e da prática no projeto mecânico.[2] Este capítulo fornece os conceitos fundamentais e os princípios da biomecânica dental no que se refere ao sucesso a longo prazo de implantes dentários e procedimentos restauradores.

Cargas aplicadas a implantes dentais[i]

Os implantes dentais são submetidos a cargas oclusais quando colocados em função. Essas cargas podem variar muito em magnitude, frequência e duração, dependendo dos hábitos parafuncionais do paciente. Cargas mecânicas passivas também podem ser aplicadas a implantes dentais durante o estágio de cicatrização em função da flexão mandibular, contato com o parafuso de cobertura no primeiro estágio e extensão transmucosa no segundo estágio.

As forças periorais da língua e da musculatura peribucal podem gerar cargas horizontais baixas, mas frequentes nos pilares do implante. Essas cargas podem ser de maior magnitude, considerando os hábitos parafuncionais ou a projeção da língua. Por fim, a aplicação de próteses não passivas sobre os corpos dos implantes pode resultar em cargas mecânicas aplicadas ao pilar, mesmo na ausência de cargas oclusais. Existem tantas variáveis no tratamento com implantes que se torna quase impossível comparar uma filosofia de tratamento com outra. No entanto, unidades básicas de mecânica podem ser usadas para fornecer as ferramentas para a descrição e compreensão consistentes de tais cargas fisiológicas (e não fisiológicas). Duas abordagens diferentes podem gerar um resultado semelhante a curto prazo; entretanto, ainda é possível uma abordagem biomecânica determinar qual tratamento oferece mais risco a longo prazo

Massa, força e peso

Massa, uma propriedade da matéria, é o grau de atração gravitacional que o corpo da matéria experimenta. Como exemplo, considere dois cubos compostos de hidroxiapatita (HA) e titânio comercialmente puro, respectivamente. Se os dois cubos forem presos por molas idênticas, então cada mola apresentará certa quantidade de deflexão, relativa à atração da gravidade para ambos. As duas deflexões elásticas neste exemplo podem ser igualadas removendo parte do material do cubo de titânio. Mesmo que os cubos sejam de composição e tamanhos completamente diferentes, eles podem ser equivalentes em relação à sua resposta à atração da gravidade. Essa propriedade inata de cada cubo que está relacionada à quantidade de matéria em objetos físicos é chamada de *massa*. A unidade de massa no sistema métrico (Sistema Internacional de Unidades) é o quilograma (kg); no sistema britânico, é a libra (lbm).[3]

Em 1687, Sir Isaac Newton descreveu uma força referida como *Leis do movimento de Newton*.[3] Em sua segunda Lei, Newton afirmou que a aceleração de um corpo é inversamente proporcional à sua massa e diretamente proporcional à força que causou a aceleração. Esta relação é expressa como:

$$F = ma$$

em que F é a força (newtons [N]), m é a massa (quilogramas) e a é a aceleração (metros por segundo ao quadrado [m/s^2]). Na literatura sobre implantes dentais, a força é comumente expressa em quilogramas-força. A constante gravitacional ($a = 9,8$ m/s^2) é aproximadamente a mesma em todos os pontos da Terra; portanto, a massa (quilogramas) é o fator determinante no estabelecimento da magnitude de uma carga estática.

Peso é simplesmente um termo para a força gravitacional agindo sobre um objeto em um local específico. Peso e força podem ser expressos pelas mesmas unidades, Newtons ou libra-força (lbf). Se considerarmos um cubo de titânio colocado na Lua, então seu peso (força causada pela gravidade) é diferente de seu peso na Terra. A massa no cubo não mudou, mas *aceleração causada pela gravidade* sim. Relembrando o trabalho de Sir Isaac Newton, uma maçã pesa aproximadamente 1 N (0,225 lbf). O leitor encontrará fatores de conversão úteis no Boxe 6.1.[4]

Forças

As forças podem ser descritas por fatores de magnitude, duração, direção, tipo e amplitude. As forças que atuam sobre os implantes

---

* *In memoriam.*

> **Boxe 6.1** Fatores de conversão úteis.
>
> Massa
> 1 kg = 2.205 lbm
> 1 lbm = 0,45 kg
> Força
> 1 N = 1 kg (m/s^2) = 0,225 lbf
> Área
> 1 m^2 = 10.764 sq ft
> 1 sq ft = 0,093 m^2
> 1 sq in = 6.542 × 10^{-4} m^2
> Pressão[a]
> 1 lbf/sq in (psi) = 144 lbf/sq ft = 6.894,8 = 6,89 kPa = 0,0069 MPa
> 1 Pa = 1N/m^2 = 1.450 × 10^{-4} psi = 0,021 lbf/sqft
>
> [a]Tensão utiliza as mesmas unidades de medida.
> lbs: libra-força; lbm: libra; psi: libra por polegada quadrada.

dentais são chamadas de *quantidades vetoriais*; isto é, elas possuem magnitude e direção. Isso quer dizer que não é suficiente afirmar simplesmente que "existe uma força de 75 lb sobre o pilar distal". A afirmação mais correta é "existe uma força de 75 lb sobre o pilar distal, direcionada axialmente ao longo do eixo longo do corpo do implante." A drástica influência da direção da carga na longevidade do implante e na manutenção óssea será discutida neste e em outros capítulos. A magnitude típica da força máxima de mordida exibida por adultos é afetada por idade, sexo, grau de edentulismo, localização da mordida e, especialmente, parafunção[5-9] (Tabela 6.1).

Uma força aplicada a um implante dental raramente é direcionada de forma absolutamente longitudinal ao longo de um único eixo. Na realidade, existem três eixos clínicos de carga dominantes na implantodontia: (1) mesiodistal, (2) vestibulolingual e (3) ocluso-apical (Figura 6.1). Um único contato oclusal geralmente resulta em uma força oclusal tridimensional. É importante ressaltar que essa força tridimensional pode ser descrita em termos de suas partes componentes (frações) da força total, que estão direcionadas ao longo de outros eixos. Por exemplo, se for utilizado um esquema oclusal em uma reabilitação implanto-suportada que resulte em um componente de força com grande magnitude, direcionado ao longo do eixo vestibulolingual (carga lateral), então o implante está em extremo risco de falha por fadiga (descrito mais adiante neste capítulo). O processo pelo qual as forças tridimensionais são divididas em suas partes componentes é denominado *resolução vetorial* e pode ser rotineiramente utilizado na prática clínica para aumentar a longevidade do implante.

Componentes de forças (resolução vetorial)

A oclusão serve como o principal fator determinante no estabelecimento da direção da carga. A posição dos contatos oclusais sobre a prótese influencia diretamente o tipo dos componentes de força distribuídos ao longo do sistema de implante.

O cirurgião-dentista deveria visualizar as partes componentes de cada contato oclusal em prótese sobre implante. Considere o exemplo de uma prótese sobre implante submetida a um contato prematuro durante a oclusão. Quando o contato é dividido entre as partes de seus componentes, direcionado ao longo dos três eixos clínicos de carga, observa-se um grande componente lateral potencialmente perigoso. Os ajustes oclusais, consistentes com a oclusão protetora do implante para eliminar o contato prematuro, minimizam o desenvolvimento de tais componentes de carga perigosos.

Os pilares angulados também resultam no desenvolvimento de perigosos componentes de força transversal sob cargas oclusais na direção do pilar angulado. Os implantes deveriam ser instalados cirurgicamente para fornecer carga mecânica ao longo do eixo do corpo do implante até a máxima extensão possível. Os pilares angulados são utilizados para melhorar a estética ou a via de inserção de uma prótese, não para determinar a direção da carga.

Três tipos de forças

As forças podem ser descritas como compressivas, de tração ou de cisalhamento. As forças compressivas tentam empurrar as massas umas contra as outras. As forças de tração separam os objetos. As forças de cisalhamento nos implantes causam deslizamento. As forças compressivas tendem a manter a integridade da interface osso-implante, enquanto as forças de tração e cisalhamento tendem a desviar ou romper essa interface. As forças de cisalhamento são mais destrutivas aos implantes e ossos em comparação a outras

Tabela 6.1 Força máxima de mordida.

Referência	Idade (anos)	Número	Incisivo	Canino	Pré-molar	Molar (N)	Comentários
Braun et al.[a]	26 a 41	142	–	–	–	710	Entre pré-molar e molar; homens 789 N; mulheres 596 N
Van Eijden[b]	31,1 (± 4,9)	7	–	323 a 485 N	424 a 583 N	475 a 749	Segundo pré-molar e segundo molar, esquerdo e direito (apenas indivíduos do sexo masculino)
Dean et al.[c]	Adulto	57	150 N	–	–	450	Convertido de figuras
Bakke et al.[d]	21 a 30	20	–	–	–	572	Medido no primeiro molar esquerdo e direito
	31 a 40	20	–	–	–	481	–
	41 a 50	20	–	–	–	564	–
	51 a 60	17	–	–	–	485	–
	61 a 70	8	–	–	–	374	–
Braun et al.[e]	18 a 20	–	–	–	–	176	Primeiro molar ou primeiro pré-molar

[a]Braun S, Bantleon H-P, Hnat WP, et al. A study of bite force. 1. Relationship to various physical characteristics. *Angle Orthod*. 1995;65:367–372.
[b]van Eijden TMGJ. Three-dimensional analyses of human bite-force magnitude and moment. *Arch Oral Biol*. 1991;36:535–539.
[c]Dean JS, Throckmorton GS, Ellis EE, et al. A preliminary study of maximum voluntary bite force and jaw muscle efficiency in preorthognathic surgery patients. *J Oral Maxilofac Surg*. 1992;50:1282–1288.
[d]Bakke M, Holm B, Jensen L, et al. Unilateral, isometric bite force in eight- to eighty-eight year old women and men related to occlusal factors. *Second J Dent Res*. 1990;98:149–158.
[e]Braun S, Hnat WP, Freudenthaler JW, et al. A study of maximum bite force during growth and development. *Angle Orthod*. 1996;66:261–264.

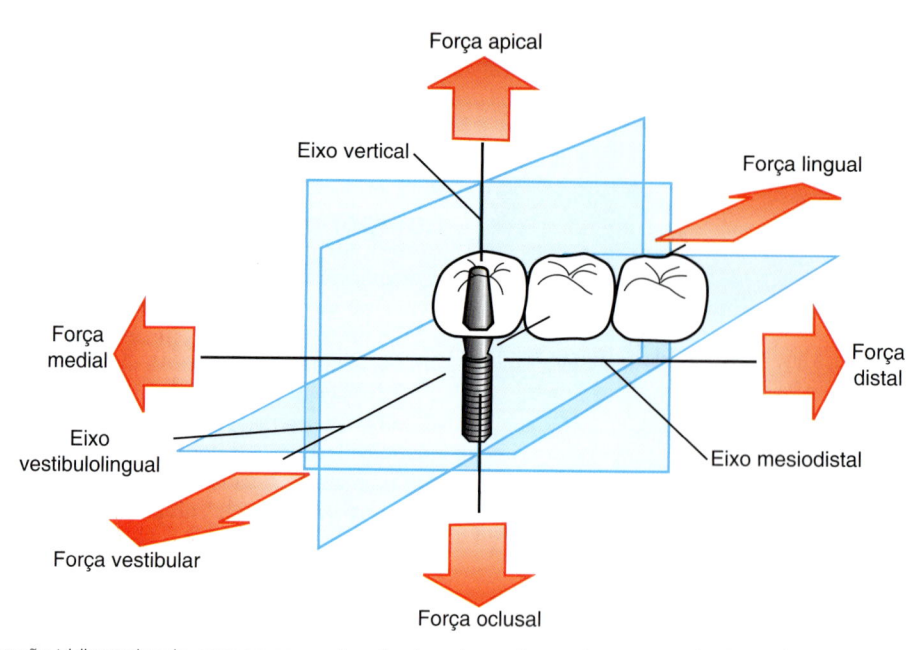

• **Figura 6.1** As forças são tridimensionais, com componentes direcionados ao longo de um ou mais eixos clínicos coordenados: mesiodistal, vestibulolingual e ocluso-apical (vertical).

modalidades de carga. Em geral, as forças compressivas são mais bem acomodadas pelo sistema completo de prótese-implante. O osso cortical é o mais forte em compressão e mais fraco em cisalhamento (Tabela 6.2).[10] Além disso, cimentos e parafusos de retenção, componentes dos implantes e interfaces osso-implante acomodam forças compressivas maiores do que tração ou cisalhamento. Por exemplo, enquanto a resistência à compressão de um cimento de fosfato de zinco médio é de 83 a 103 MPa (12.000 a 15.000 libras por polegada quadrada [psi]), a resistência à tração e ao cisalhamento são significativamente menores (500 psi) (Figura 6.2).

O desenho do corpo do implante transmite a carga oclusal ao osso. Os implantes dentais rosqueáveis ou por pressão conferem uma combinação dos três tipos de força na interface sob a ação de uma única carga oclusal. Essa "conversão" de uma única força em três tipos diferentes de forças é completamente controlada pela geometria do implante. A prevalência de forças de tração e cisalhamento potencialmente perigosas em implantes rosqueáveis ou por pressão pode ser controlada de forma otimizada por meio de um projeto meticuloso de engenharia. Os implantes cilíndricos, em particular, apresentam maior risco de cargas de cisalhamento prejudiciais à interface implante-tecido, quando é aplicada uma carga oclusal direcionada através do eixo longo do corpo do implante. Como consequência, os implantes cilíndricos requerem um revestimento para controlar a tensão de cisalhamento na interface por meio de uma conexão óssea mais uniforme ao longo do comprimento do implante. A perda óssea adjacente aos implantes cilíndricos e à degradação do revestimento resultam em um comprometimento mecânico do implante.

Uma carga compensatória aplicada sobre a reabilitação de um elemento ou múltiplos pilares resulta em uma carga momentânea (de flexão, descritas posteriormente na seção "Distribuição das forças e mecanismos de falha"). Como resultado, observa-se frequentemente um aumento nos componentes da força de tração e cisalhamento. As forças compressivas em geral são dominantes na oclusão protética do implante.

Tabela 6.2 Forças ósseas corticais em espécimes de fêmur humano.

Tipo de força aplicada	Resistência (MPa)[a]	Direção da carga/comentários
Compressão	193,0 (13,9)	Longitudinal
	173,0 (13,8)	30º fora do eixo
	133,0 (15,0)	60º fora do eixo
	133,0 (10,0)	Transversal
Tração	133,0 (11,7)	Longitudinal
	100,0 (8,6)	30º fora do eixo
	60,5 (4,8)	60º fora do eixo
	51,0 (4,4)	Transversal
Cisalhamento	68,0 (3,7)	Torção

[a]Desvio padrão listado entre parênteses
De Reilly DT, Burstein AH. The elastic and ultimate properties of compact bone tissue. *J Biomech.* 1975;8:393.

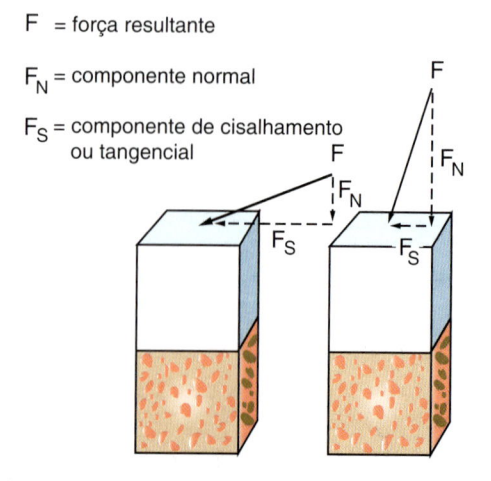

F = força resultante

F_N = componente normal

F_S = componente de cisalhamento ou tangencial

• **Figura 6.2** A força pode ser definida como uma combinação de componentes de força normal e de cisalhamento em determinado plano. Dependendo da direção da aplicação da carga, a mesma magnitude de força tem efeitos diferentes.

Reabilitações de múltiplos pilares, particularmente com cantiléveres distais, produzem um perfil de carga extremamente complexo na prótese e na interface osso-implante. Essas realidades clínicas enfatizam a necessidade de se otimizar o projeto do implante dental para fornecer uma área de superfície funcional máxima para dissipar tais forças.

Tensão

A maneira pela qual uma força é distribuída sobre uma superfície é chamada de *tensão mecânica*. Assim, a tensão é definida pela conhecida relação de:

$$\sigma = F/A$$

na qual σ é a tensão (libras por polegadas quadradas; Pascal), F é força (newtons; libras de força), e A é a área (polegadas quadradas; metros quadrados). As tensões internas que se desenvolvem em um sistema de implante e ao redor dos tecidos biológicos sob uma carga imposta podem ter influência significativa na longevidade dos implantes *in vivo* a longo prazo. Como regra geral, um dos objetivos do plano de tratamento deveria ser minimizar e distribuir uniformemente a tensão mecânica sobre o sistema de implante e o osso contíguo.

A magnitude da tensão depende de duas variáveis: (1) magnitude da força e (2) área de secção transversa por meio da qual a força é dissipada. É raro um cirurgião-dentista poder controlar completamente a magnitude da força. A magnitude de força pode ser diminuída pela redução desses magnificadores da força: comprimento do cantiléver, carga compensatória e altura da coroa; protetores noturnos, utilizados para diminuir a parafunção noturna; materiais oclusais que diminuem a força de impacto; e sobredentaduras, mais do que as próteses fixas, pois podem ser removidas de noite, são exemplos de estratégias de redução da força. A área de superfície funcional sobre a qual a força é distribuída, no entanto, é completamente controlada por um plano criterioso de tratamento.

A área do *corte transversal funcional* é definida como a superfície que participa significativamente no suporte da carga e dissipação da tensão. Essa área pode ser otimizada pelo (1) aumento do número de implantes em determinada área edêntula e (2) seleção de uma geometria de implante que seja cuidadosamente projetada para maximizar a área do corte transversal funcional. Um aumento na área de superfície funcional serve para diminuir a magnitude da tensão mecânica aplicada sobre a prótese, o implante e os tecidos biológicos.

Os componentes da tensão são descritos como normal (perpendicular à superfície e determinado pelo símbolo σ) e de cisalhamento (paralelo à superfície e determinado pelo símbolo τ). Existe uma tensão normal e duas forças de cisalhamento agindo sobre cada plano (x, y, z); portanto, $\tau_{xy} = \tau_{yx}$, $\tau_{yz} = \tau_{zy}$, e $\tau_{xz} = \tau_{zx}$. Desse modo, qualquer elemento tridimensional pode ter seu estado de tensão completamente descrito por três componentes de tensão normal e três componentes de cisalhamento.

Surge uma questão sobre quais são os picos de tensão ou tensões máximas que um implante e os tecidos interfaciais circunjacente experimentam. Os picos de tensão ocorrem quando o elemento de tensão é posicionado em uma orientação específica (ou configuração geométrica) na qual todos os componentes da força de cisalhamento são iguais a zero. Quando um elemento está nessa configuração, as tensões normais recebem um nome específico, *tensões principais*, e são indicadas por $\sigma 1$, $\sigma 2$ e $\sigma 3$. Por convenção, as tensões máximas principais ($\sigma 1$) representam as tensões mais positivas (geralmente o pico das forças de tensão) sobre um implante ou região do tecido e as tensões mínimas principais (σ_3), que são as tensões mais negativas (geralmente o pico das forças compressivas). O símbolo sigma 2 (σ_2) representa um valor intermediário entre σ_1 e σ_3. A determinação desses picos de tensões normais em um sistema de implante dental e nos tecidos pode apresentar informações valiosas sobre os locais de fraturas potenciais do implante e osso atrófico.

Deformação e esforço

Uma carga aplicada a um implante dental pode induzir à deformação do implante e dos tecidos circunjacentes. Os tecidos biológicos podem ser capazes de interpretar a deformação, ou uma manifestação com essa origem, e responder com a iniciação de atividade remodeladora.

As características da deformação e de rigidez dos materiais utilizados na implantodontia, especialmente os materiais de implante, podem influenciar os tecidos interfaciais, a facilidade da confecção do implante e sua longevidade clínica. O alongamento (deformação) dos biomateriais utilizados para os implantes dentais cirúrgicos varia de zero para a cerâmica de óxido de alumínio até 55 para o aço inoxidável 316L recozido[11] (Tabela 6.3). O conceito de esforço está relacionado à deformação, um parâmetro considerado mediador-chave da atividade óssea.

Sob a ação de uma força de tensão (F), a barra reta (medida do comprimento original, l_0) sofre alongamento até uma medida final ($l_0 + \Delta 1$) (Figura 6.3). O esforço técnico, que não tem unidade, é definido como o alongamento por unidade de comprimento e é descrito como:

$$\varepsilon = \frac{1 \text{ a } l_0}{l_0} = \frac{\Delta 1}{l_0}$$

em que Δl é o alongamento, l_0 é a medida do comprimento original, e l é o comprimento final após o alongamento, Δl. A tensão de cisalhamento, γ, descreve a mudança em um ângulo reto de um corpo ou elemento de tensão sob a ação de uma carga de cisalhamento pura. Todos os materiais (biológicos e não biológicos) são caracterizados por um alongamento máximo prévio à deformação permanente ou resultam em fraturas. Ademais, os materiais biológicos exibem uma dependência do índice de esforço, no sentido de que suas propriedades materiais (p. ex., módulo de elasticidade, resistência à tensão máxima) são alteradas em função do índice de carga (e, subsequentemente, do índice de deformação).

A observação experimental também demonstrou que o esforço lateral também acompanha o esforço axial, quando sob a ação de uma carga axial. Dentro de uma variação elástica (definida mais adiante nesta seção), esses dois esforços são proporcionais um ao outro, como descrito pela relação de Poisson, μ. Para a tensão de carga:

$$\mu = \frac{\text{esforço lateral}}{\text{esforço axial}}$$

O material e as propriedades mecânicas descritas fornecem a determinação do comportamento implante-tecido à tensão-esforço, de acordo com as relações estabelecidas em teorias mecânicas sólidas.[12]

Relação tensão-esforço

Uma relação é necessária entre a força aplicada (e a tensão) que é imposta sobre o implante e os tecidos circunjacentes, e a deformação subsequente (e esforço) experimentada ao longo do sistema. Se qualquer corpo elástico for experimentalmente submetido

Tabela 6.3	Propriedades mecânicas de biomateriais selecionados para implantes cirúrgicos.				
	Biomaterial				
				Liga de Co (Forjado)	
Propriedade	Ti (forjado)	Ti-Al V (forjado)	Co-Cr-Mo (fundido)	Recozida	Trabalhada a frio
Densidade (g/mℓ)	–	4,5	8,3	9,2	9,2
Dureza (Vickers)	R_b100	–	300	240	450
Resistência	170 a 480	795 a 827	490	450	1050
MPa	(25 a 70)	(115 a 120)	71	(62)	(152)
Resistência à tração	240 a 550	860 a 896	690	950	1540
MPa	(35 a 80)	(125 a 130)	(100)	(138)	(223)
Módulo de elasticidade					
GPa	96	105 a 117	200	230	230
(psi × 10^3)	(14)	(15 a 17)	(29)	(34)	(34)
Limite de resistência (fadiga)					
MPa	–	170 a 240	300	–	240 a 490
(psi × 10^3)	–	(24,6 a 35)	(43)	–	(3 a -71)
Alongamento %	15 a 24	10 a 15	8	30 a 45	9

psi: libras por polegada quadrada.

à aplicação de uma carga, então pode ser gerada uma curva de carga *versus* curva de deformação (Figura 6.4A). Dividindo-se os valores de carga (força) pela área de superfície sobre a qual elas agem, e a alteração no comprimento pelo comprimento original, produz-se uma curva clássica de engenharia tensão/esforço (ver Figura 6.4B). Tal curva prevê a quantidade de esforço que será experimentada por determinado material sob a ação de uma carga aplicada. A inclinação da porção linear (elástica) dessa curva é chamada *módulo de elasticidade (E)*, e o seu valor indica a rigidez do material que está sendo estudado.

Quanto mais o módulo de elasticidade do implante se assemelha ao dos tecidos biológicos adjacentes, menor a probabilidade de movimento relativo na interface tecido/implante. O osso cortical é pelo menos cinco vezes mais flexível do que o titânio. À medida que a magnitude da tensão aumenta, a diferença relativa entre a rigidez do osso e a do titânio aumenta. À medida que a magnitude da tensão diminui, a diferença da rigidez torna-se muito menor. Ou seja, o osso viscoelástico pode ficar em contato com o titânio mais rígido de maneira mais previsível quando a tensão é baixa. Em termos de cinemática do arco inteiro, considere que a mandíbula flexiona na direção da linha média durante a abertura. Uma prótese e um sistema implanto-suportado, que está unido de molar a molar, deve apresentar um movimento semelhante, se desejarmos que a interface permaneça intacta.

Uma vez que é selecionado um sistema de implante em particular (*i. e.*, um biomaterial específico), a única forma de o operador controlar o esforço experimentado pelos tecidos é controlando a tensão aplicada ou alterando a densidade óssea ao redor do implante (Figura 6.5). Tal tensão (força/área) pode ser influenciada pelo projeto do implante, pelo seu tamanho, número do implante, sua angulação e pela reabilitação protética. A macrogeometria do implante (*i. e.*, a quantidade e a orientação da área de superfície funcional disponível para a dissipação das cargas) tem influência muito forte sobre a natureza da transferência de força na interface tecido/implante. Os procedimentos cirúrgicos de enxerto podem aumentar a quantidade e a qualidade do osso, permitindo assim a inserção de um implante maior, com mais osso adjacente à interface do implante. A tensão aplicada também

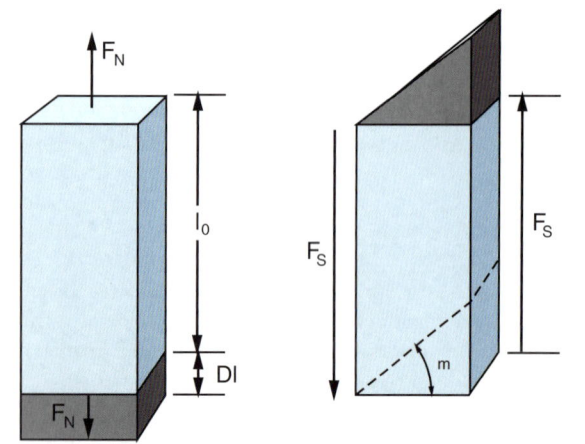

• **Figura 6.3** Sob a ação da força de tensão (*FN*), a barra reta originalmente l0 é alongada por um valor Δ*l*. O esforço técnico ε é a deformação por comprimento de unidade. A força de cisalhamento γ é a mudança em um ângulo reto de um corpo ou elemento de tensão, sob a ação de uma carga de cisalhamento pura (*FS*).

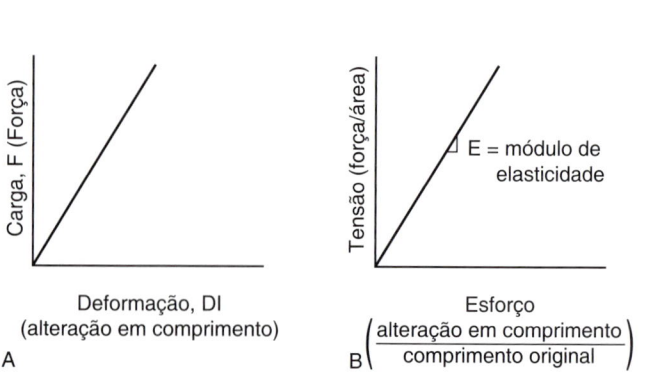

• **Figura 6.4 A.** Curva de carga *versus* curva de deformação pode ser gerada para qualquer corpo elástico experimentalmente submetido a uma carga. **B.** Dividindo os valores de carga pela área de superfície e a deformação pelo comprimento da medida original da amostra, gera-se uma curva de tensão/esforço.

Biomaterial							
Fe-Cr-Ni 316-L				Al_2O_3			
Recozido	Trabalhado a frio	C-Si	Safira	Alumina	UHMW polietileno	PMMA	PTFE
7,9	7,9	1,5 a 2,0	3,99	3,9	0,94	1,2	2,2
170 a 200	300 a 350	–	–	HV23.000	D65	M60 a M100	D50 a D65
240 a 300 (35 a 44)	700 a 800 (102 a 116)	–	–	–	–	–	–
600 a 700 (87 a 102)	1.000 (145)	350 a 517 (51 a 75)	480 (70)	480 (58)	21 a 44 (3,0 a 6,4)	55 a 85 (8,0 a 12,3)	14 a 34 (2 a 5)
200 (29)	200 (29)	28 a 34 (4,0 a 4,9)	414 (60)	380 (55,1)	1 (0,145)	2,4 a 33 (0,3480 a 479)	0,4 (0,058)
300 (43)	230 a 280 (33,3 a 40,6)	–	–	–	–	–	–
35 a 55	7 a 22	0	0	0	400	2 a 7	200 a 400

é influenciada pela reabilitação protética, incluindo o tamanho das mesas oclusais, os rompedores de forças e o uso de sobredentadura *versus* o de uma prótese fixa, e o *design* do contato oclusal. Geralmente, quanto maior a magnitude da tensão aplicada ao sistema de implante dental, maior a diferença no esforço entre o material de implante e o osso. Em tais casos, o implante fica menos propenso a se unir ao osso e a probabilidade de ocorrer crescimento de tecido fibroso interno na região interfacial para acomodar uma variação na diferença torna-se maior. A densidade óssea está relacionada não somente à resistência do osso, mas também ao módulo de elasticidade (rigidez). Quanto mais denso o osso, mais rígido ele é; quanto menos denso o osso, mais flexível ele é. Portanto, a diferença na rigidez é menor para o titânio comercialmente puro (ou sua liga) e o osso de densidade divisão 1, se comparados ao titânio e ao osso mole divisão 4. É mais importante diminuir a tensão no osso mais mole por dois motivos principais: (1) para reduzir os esforços resultantes no tecido, consequentes da diferença na elasticidade e (2) porque o osso mais mole exibe uma resistência máxima inferior.

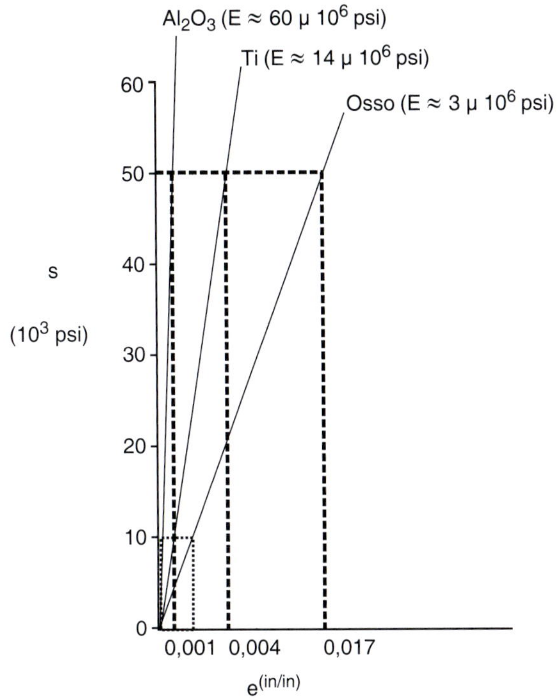

Lei de Hooke é o nome dado à relação entre tensão e esforço; na sua forma mais simples, a lei é descrita matematicamente da seguinte forma:

$$\sigma = E\varepsilon$$

em que σ é tensão normal (Pascal ou libras por polegadas quadradas), E é o módulo de elasticidade (Pascal ou libras por polegadas quadradas) e ε é o esforço normal (sem unidade). Uma relação similar pode ser gerada para a tensão e o esforço de cisalhamento, na qual a constante de proporcionalidade é o módulo de rigidez *(G)*, expresso pelo seguinte:

$$\tau = G\gamma$$

em que τ é a tensão de cisalhamento (Pascal ou libras por polegadas quadradas), G é o módulo de rigidez (Pascal ou libras por polegadas quadradas) e γ é o esforço de cisalhamento (sem unidade).

Carga de impacto

Quando dois corpos colidem em um intervalo muito curto de tempo (frações de segundo), forças de reação intensas se desenvolvem. Tal colisão é descrita como *impacto*. Nos sistemas de implantes dentais sujeitos a cargas oclusais, a deformação pode ocorrer na reabilitação protética, no implante propriamente dito e nos tecidos interfaciais adjacentes. A natureza da rigidez relativa desses componentes no sistema geral de implante controla significativamente a resposta do sistema à carga de impacto. Quanto mais intensa a carga de impacto, maior o risco de falha do implante, da prótese e de fratura óssea.

Os implantes com fixação rígida geram uma força de impacto interfacial mais alta com a oclusão, comparados aos dentes naturais, que possuem ligamento periodontal. As próteses mucossuportadas apresentam força de impacto menor, já que os tecidos gengivais são resilientes. A fratura do material oclusal é uma complicação significativa das próteses fixas nos dentes naturais. A incidência de fratura do material oclusal é maior nos implantes e pode chegar a taxas tais como 30%.

Vários métodos foram propostos no intuito de reduzir a carga aplicada sobre o implante. Skalak[13] sugeriu a necessidade do uso de dentes de acrílico com implantes osseointegrados, a fim de mitigar parcialmente as cargas de alto impacto que poderiam danificar

• **Figura 6.5** Uma vez que um sistema de implantes em particular é selecionado, a única maneira de controlar o esforço (ε) exercido sobre os tecidos é controlando a tensão aplicada (σ). Quanto maior a magnitude da tensão aplicada ao sistema, maior a diferença no esforço entre o material do implante e o osso. *E*, módulo de elasticidade.

os tecidos ósseos adjacentes ao implante. Weiss[14] propôs que uma interface de implante-tecido fibrosa fornece a absorção do choque fisiológico de maneira similar ao exibido pelo ligamento periodontal funcional. Pelo menos um desenho de implante tentou incorporar a capacidade de absorção do choque no próprio projeto por meio do uso de um "elemento intramóvel" de rigidez inferior, comparada ao restante do implante[15]. Misch[16] defende uma reabilitação provisória em acrílico, com uma carga oclusal progressiva, para melhorar a interface osso/implante antes de realizada a reabilitação definitiva e o *design* oclusal e as cargas mastigatórias serem distribuídas para o sistema. Existem apenas dados limitados a respeito das forças de impacto sobre a dentição natural e as próteses dentossuportadas.[17,18]

Distribuição das forças e mecanismos de falhas

A maneira pela qual as forças são aplicadas sobre as reabilitações protéticas implantossuportadas no ambiente bucal determina a probabilidade de falha do sistema. A duração de uma força pode afetar o resultado de um sistema de implante. Forças de magnitude relativamente baixas, aplicadas repetidamente durante um período muito longo, podem resultar na falha por fadiga de um implante ou prótese. As concentrações de tensão e, por fim, a falha, podem se desenvolver caso a área de corte transversal presente seja insuficiente para dissipar adequadamente as forças de magnitude alta. Se uma força é aplicada a alguma distância de um elo fraco em um implante ou prótese, uma falha por flexão ou torção pode ocorrer como resultado do momento da carga. Um entendimento da distribuição da força e dos mecanismos de falha é extremamente importante para o implantodontista, a fim de evitar complicações dispendiosas e dolorosas.

Momentos de cargas

O momento de uma força sobre um ponto tende a produzir rotação ou flexão sobre aquele ponto. Na Figura 6.6, o momento é definido como um vetor *(M)* (os vetores são descritos em termos de magnitude e direção), cuja magnitude é igual ao produto da magnitude da força pela distância perpendicular (também chamada *braço de momento*) do ponto de vista de interesse para a linha de ação da força. Esse momento de carga imposto também é chamado de *torque* ou *carga torsional* e pode ser destrutivo aos sistemas de implante. Os momentos de torque ou flexão impostos sobre os implantes como consequência, por exemplo, de um cantiléver de prótese demasiadamente longo ou de secções de barra podem resultar na deterioração da interface, na reabsorção óssea, na soltura do parafuso protético ou na fratura da barra ou prótese. O efeito negativo do cantiléver é relatado há mais de 30 anos.[19,20] Um projeto adequado de reabilitação deve incluir necessariamente a consideração da força e dos momentos de carga causados por essas mesmas forças.

Braços de momentos clínicos

Um total de seis momentos (rotações) pode se desenvolver ao redor dos três eixos de coordenadas clínicas descritos previamente (eixos ocluso-apical, vestibulolingual e mesiodistal) (Figura 6.7). Tais momentos de carga induzem microrrotações e concentrações de tensão na crista do rebordo alveolar, na interface implante-tecido, o que inevitavelmente leva à perda de crista óssea.

Existem três braços de momentos clínicos em implantodontia: (1) altura oclusal, (2) comprimento do cantiléver e (3) largura oclusal. A minimização de cada um desses braços de momento é necessária para evitar soltura das reabilitações protéticas, fratura dos componentes, perda de crista óssea ou falha total do sistema de implante.

Altura oclusal

A Figura 6.8 ilustra que a altura oclusal serve como um braço de momento para os componentes da força direcionados ao longo do eixo vestibulolingual, entre os quais os contatos oclusais como o lado de trabalho ou de balanceio, a pressão da língua, ou a carga "passiva" aplicada pelas bochechas e musculatura oral (Figura 6.8B), assim como os componentes da força direcionados ao longo do eixo mesiodistal (Figura 6.8C).

No osso de Divisão A, o momento de carga inicial na crista é menor do que no osso de Divisão C ou D, devido à altura da coroa ser maior no osso C e D. O plano de tratamento deve levar em consideração esse ambiente biomecânico inicialmente comprometido (Tabela 6.4). A contribuição do momento de um componente de força direcionado ao longo do eixo vertical não é afetada pela altura oclusal porque não há nenhum braço de momento eficaz. Contatos oclusais ou cargas laterais compensatórias, no entanto, apresentam braços de momento significativos (Figura 6.8E).

Comprimento do cantiléver

Momentos grandes podem se desenvolver a partir dos componentes de força do eixo vertical em ambientes protéticos projetados com extensões em cantiléver ou cargas compensatórias a partir de implantes com fixação rígida. Um componente de força lingual

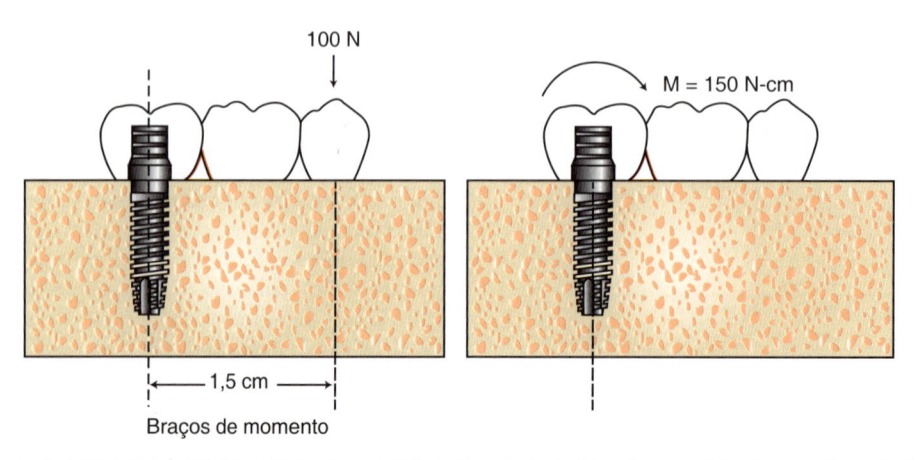

● **Figura 6.6** O momento de uma força é definido como um vetor (*M*), cuja magnitude é igual ao produto da magnitude da força pela distância perpendicular (braço do momento) do ponto de interesse para a linha de ação da força.

CAPÍTULO 6 Biomecânica Clínica nos Implantes Dentais | 145

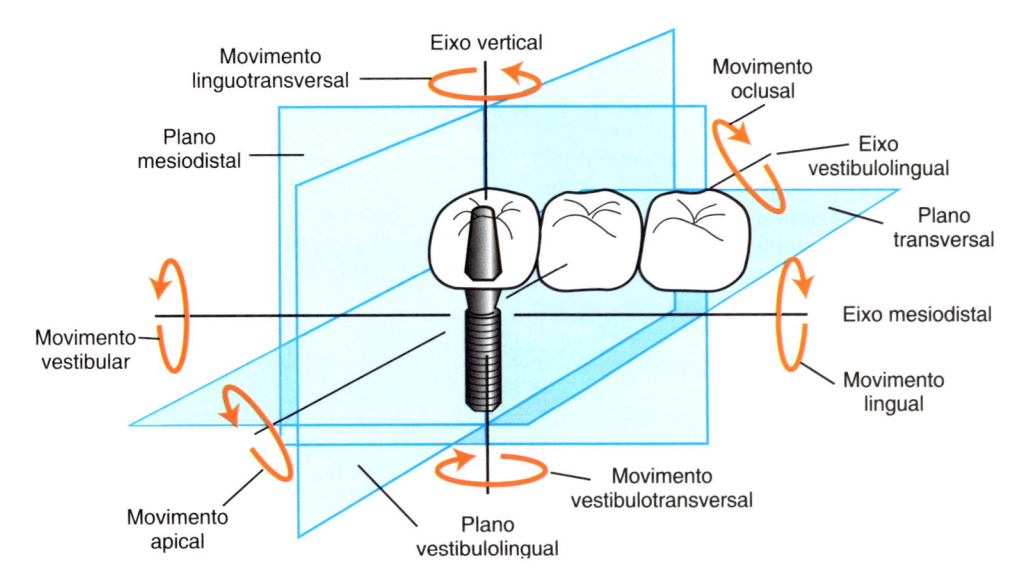

• **Figura 6.7** Os momentos das cargas tendem a induzir rotações em três planos. Rotações no sentido horário e anti-horário, nesses três planos, resultam em seis momentos: linguotransversal, vestibulotransversal, oclusal, apical, vestibular e lingual.

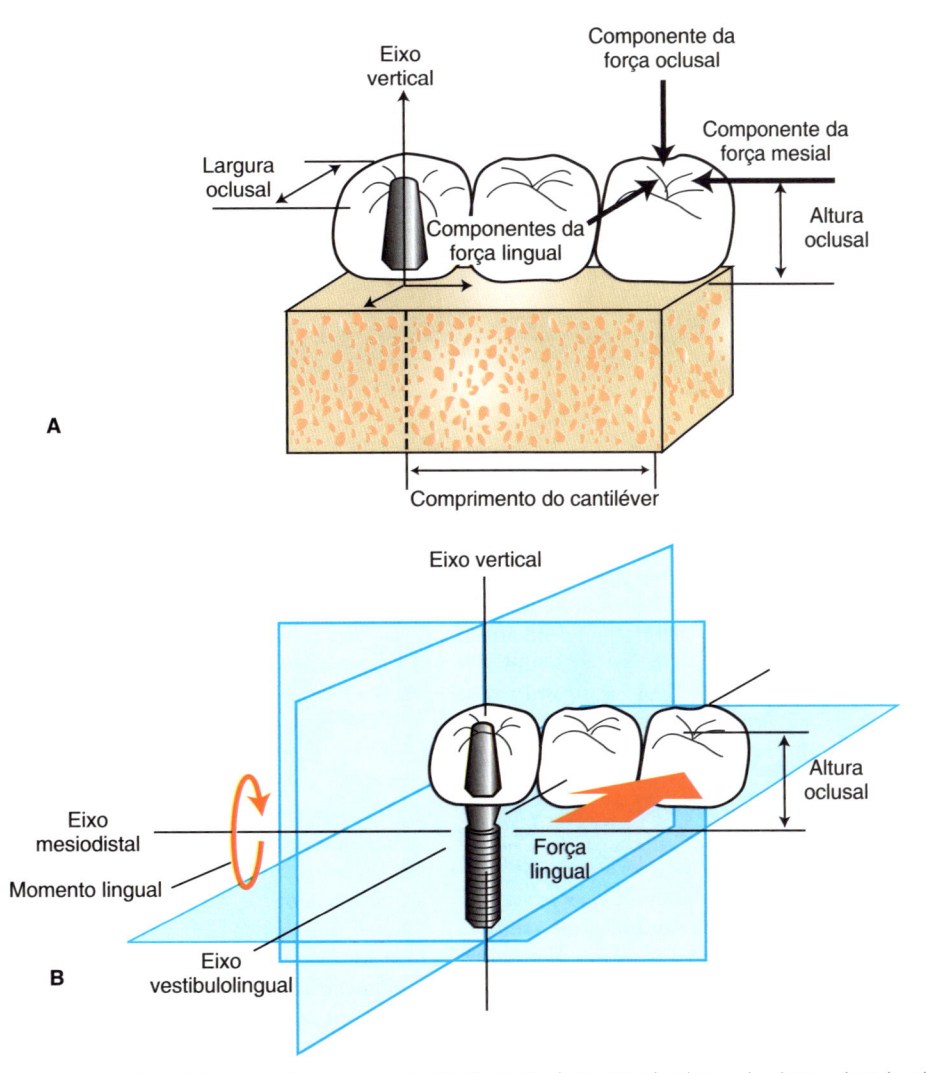

• **Figura 6.8 A.** Três braços de momentos clínicos contribuem para cargas de torção (momentos) sobre os implantes dentais: altura oclusal, largura oclusal e comprimento do cantiléver. **B.** A altura oclusal serve como um braço de momento para os componentes de força direcionados ao longo eixo vestibulolingual e (*continua*).

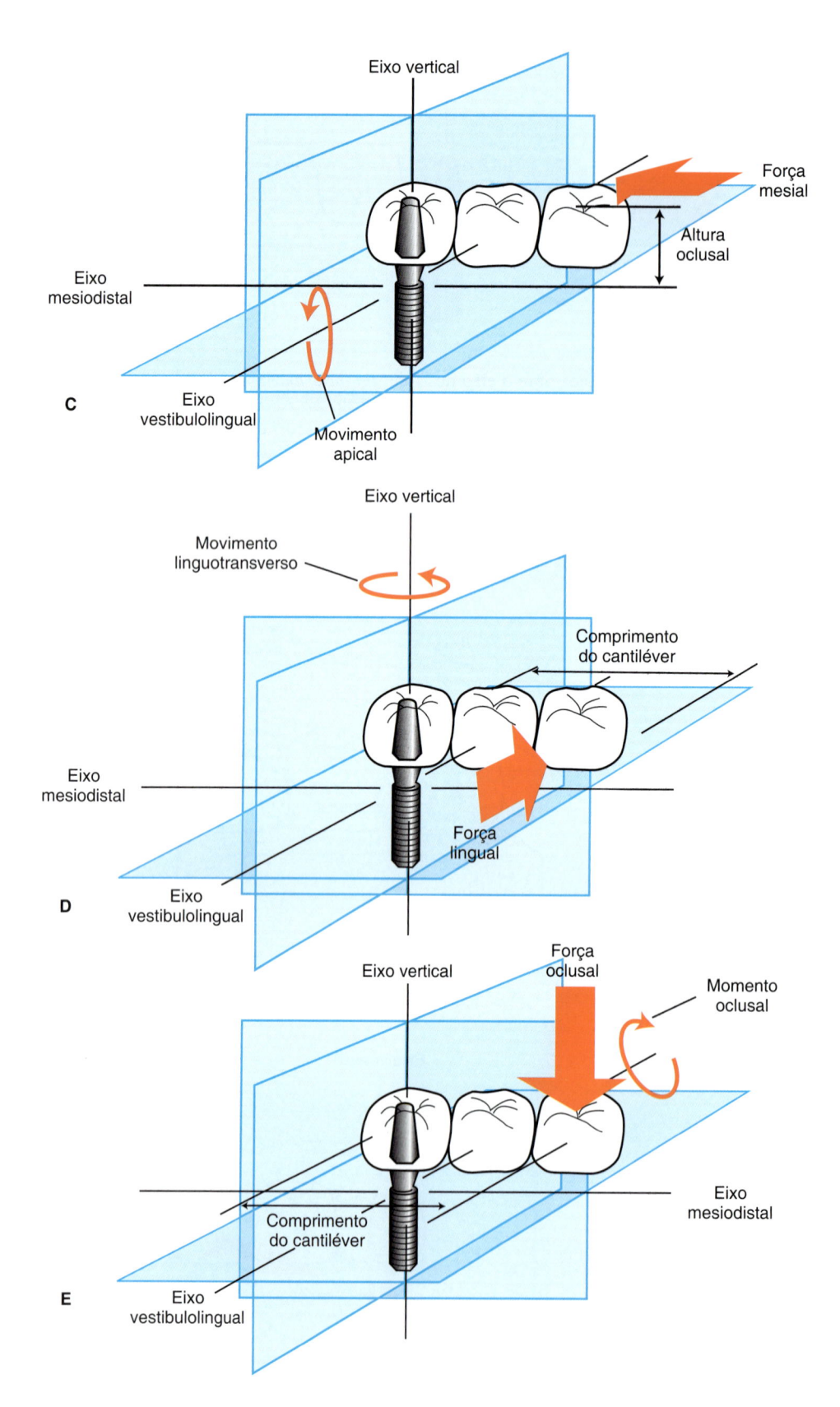

• **Figura 6.8 continuação C.** Componentes da força direcionados ao longo do eixo mesiodistal. **D.** Componente da força lingual também pode induzir um momento de torção ao redor do colo do implante se aplicado através do comprimento do cantiléver. **E.** O momento da força ao longo do eixo vertical não é afetado pela altura oclusal porque seu braço de momento efetivo é zero se posicionado centralmente.

Tabela 6.4	Momento de carga na crista de um osso Divisão A quando submetido às forças demonstradas na Figura 6.3.						
Influência no momento		Momentos impostos (N/mm) na interface coroa/crista do implante					
Altura Oclusal	Comprimento do Cantiléver (mm)	Lingual	Vestibular	Apical	Oclusal	Vestibular-transverso	Lingual-transverso
10	10	100	0	50	200	0	100
10	20	100	0	50	400	0	200
10	30	100	0	50	600	0	300
20	10	200	0	100	200	0	100
20	20	200	0	100	400	0	200
20	30	200	0	100	600	0	300

também pode induzir a um momento de torção sobre o eixo do colo do implante, quando aplicado no comprimento do cantiléver (ver Figura 6.8D).

Um implante com uma mesobarra em cantiléver que se estenda entre 1 e 3 cm tem variações significativas dos momentos de carga. Uma força de 100 N aplicada diretamente sobre o implante não induz a um momento de carga ou torque, pois as forças de torção não foram aplicadas a uma distância prejudicial. Essa mesma força de 100 N, aplicada a 1 cm do implante, resulta em momento de carga de 100 N-cm. Similarmente, se a carga é aplicada a 2 cm do implante, um torque de 200 N-cm é aplicado na região implante-osso, enquanto a 3 cm, um momento de carga de 300 N-cm. Para efeito de comparação, lembre-se de que os pilares do implante normalmente são aparafusados com um torque de 30 N-cm.

As próteses com cantiléver unidas a implantes esplintados resultam em uma reação complexa de carga. Em sua forma mais simples, pode ser expressa como uma ação de alavanca Classe 1. Se dois implantes a 10 mm de distância um do outro forem esplintados juntos, e um cantiléver distal de 20 mm projetado com uma carga de 100 N, ocorrerão as seguintes forças. A carga de 100 N encontra a resistência de uma força de tração de 200 N pelo implante mesial, e o implante distal age como um fulcro com carga de compressão de 300 N (Figura 6.9A). Se a posição e a quantidade de carga distal permanecerem as mesmas, mas o implante distal for posicionado 5 mm mais para anterior, então a carga resultante sobre os implantes muda (Figura 6.9B). O implante anterior deve resistir a uma força de tração de 500 N e o implante distal, implante de fulcro, recebe uma força de compressão de 600 N. Portanto, a força de tração é aumentada em 2,5 vezes no implante anterior, enquanto a força de compressão é dobrada. Como o osso e os parafusos são mais fracos sob a ação das forças de tração, ambos os implantes apresentam mais risco de complicações.

Princípios semelhantes em relação às forças de alavanca de Classe 1 são aplicados às cargas do cantiléver dos implantes anteriores esplintados, inseridos em uma curva com próteses distais extensas. O protocolo protético da Nobel Biocare (Zurique, Suíça) utiliza de quatro a seis implantes anteriores, inseridos na frente do forame mentoniano ou dos seios maxilares, e uma prótese fixa de arco inteiro com segmentos em cantiléver.[21-23] Comprimentos específicos do cantiléver não são declarados, embora dois a três pré-molares sejam recomendados. Sugere-se que o comprimento do cantiléver seja reduzido quando quatro implantes, ao invés de seis, são utilizados para apoiar a reabilitação protética[24] ou quando os implantes estão em um osso mais macio da maxila.[25] Uma linha é traçada a partir da distal de cada implante posterior. A distância ao centro do implante mais anterior é chamada de *distância anteroposterior* (propagação AP).[26] Quanto maior é a propagação AP entre o centro do implante ou implantes mais anteriores e mais distal dos implantes posteriores, menores são as cargas resultantes sobre o sistema de implante oriundas das forças dos cantiléveres, devido ao efeito estabilizador da distância AP. De acordo com Misch,[25] a quantidade de tensão aplicada ao sistema determina o comprimento desse cantiléver distal. Como a tensão é igual à força dividida pela área, ambos os aspectos devem ser considerados. A magnitude e a direção da força são determinadas pela parafunção, altura da coroa, dinâmica mastigatória, sexo, idade e localização do arco. A área de superfície funcional é determinada pelo número de implantes, largura, comprimento, desenho e densidade óssea, que determinam a área de contato e a resistência óssea. Estudos clínicos sugerem que o cantiléver distal não deve estender 2,5 vezes a distância A-P em condições ideais (p. ex., ausência de parafunção ou cinco implantes de divisão A).

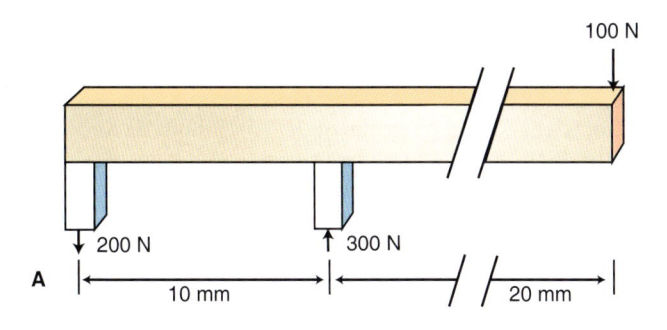

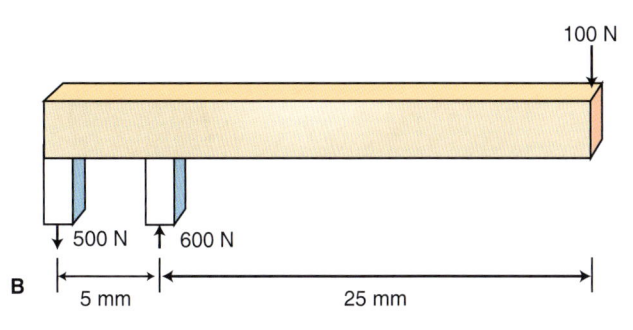

• **Figura 6.9 A.** Se dois implantes são separados por 10 mm e esplintados a um cantiléver distal de 20 mm, então uma carga de 100 N é resistida por uma força de 200 N por parte do implante mesial, e o implante distal age como um fulcro com uma carga de 300 N. **B.** Se os implantes são separados por 5 mm de distância, então o implante anterior deve resistir a uma força de 500 N e o implante distal (fulcro) recebe uma força de 600 N.

Um dos maiores determinantes para o comprimento do cantiléver é a magnitude da força. Pacientes com bruxismo grave não devem ser reabilitados com nenhum cantiléver, independentemente de outros fatores.

Um arco de formato quadrado envolve extensões menores de A-P entre implantes esplintados, e deve ter cantiléveres de comprimento menor. Um arco com formato triangular tem a maior distância entre os implantes anteriores e posteriores e pode ter um cantiléver de desenho mais longo. A maxila tem osso menos denso que a mandíbula e mais frequentemente tem um cantiléver anterior com a prótese. Como resultado, mais implantes distais podem ser necessários na maxila para aumentar a propagação A-P para o cantiléver anterior ou posterior, e o aumento do seio pode ser necessário para permitir a instalação posterior do implante.

Largura oclusal

Mesas oclusais largas aumentam o braço do momento para qualquer carga oclusal prejudicial. A inclinação vestibulolingual (rotação) pode ser reduzida significativamente estreitando as tábuas oclusais ou ajustando a oclusão para fornecer contatos mais cêntricos.

Em resumo, um ciclo vicioso e destrutivo pode se desenvolver com momentos de cargas e resultar na perda óssea da crista. Conforme a perda óssea da crista se desenvolve, a altura oclusal aumenta automaticamente. Com um braço de momento de altura oclusal ampliado, a microrrotação vestibulolingual e a movimentação aumentam e causam ainda mais perda de crista óssea. A menos que o osso aumente em densidade e resistência, o ciclo continuará levando à falha do implante se o ambiente biomecânico não for corrigido.

Falha por fadiga

A falha por fadiga é caracterizada por condições de carga dinâmica e cíclica. Quatro fatores de fadiga influenciam significativamente a probabilidade de falha por fadiga em implantodontia: (1) biomaterial, (2) macrogeometria, (3) magnitude da força e (4) número de ciclos.

O comportamento de fadiga dos biomateriais é caracterizado graficamente no que chamamos *curva S-N* (um gráfico da tensão aplicada *versus* o número de ciclos de carga) (Figura 6.10A). Se um implante é submetido a uma tensão extremamente alta, apenas alguns ciclos de carga podem ser tolerados antes de ocorrer uma fratura. Alternativamente, é possível manter um número infinito de ciclos de carga sob níveis baixos de tensão. O nível de tensão sob o qual um biomaterial de implante pode ser indefinidamente carregado é chamado *limite de tolerância*. A liga de titânio apresenta um limite de tolerância mais alto se comparada ao titânio comercialmente puro (Figura 6.10B).

A geometria de um implante influencia o grau ao qual ele pode resistir às cargas de flexão e torção e, em última instância, à fratura por fadiga. Os implantes raramente exibem uma fratura por fadiga sob cargas de compressão axiais. Morgan *et al.*[27] relataram fraturas por fadiga de implantes dentais Brånemark (Nobel Biocare, Zurique, Suíça) causadas por cargas vestibulolinguais cíclicas (carga lateral) em uma área de fraca resistência à flexão dentro da prótese (*i. e.*, momento de inércia reduzido [definido posteriormente]). A fratura do corpo do implante ocorreu em três dos pacientes estudados, e a fratura dos parafusos do pilar do implante Brånemark ocorreu em menos de três pacientes. Houve quinze fraturas dentais de acrílico ou compômero, em 10 a 20 das próteses fixas implantossuportadas, ao longo de um período de 1 a 5 anos.[28-31]

A geometria também inclui a espessura do metal ou do implante. A fratura por fadiga está relacionada à quarta potência da diferença de espessura. Um material cuja densidade da parede é duas vezes mais espesso é aproximadamente 16 vezes mais resistente. Mesmo pequenas mudanças na espessura podem resultar em diferenças significativas. Geralmente, o elo mais fraco no projeto de um corpo de implante é afetado pela diferença nos diâmetros interno e externo do parafuso e no espaço do parafuso do pilar no implante.[32]

À medida que uma carga aplicada (tensão) pode ser reduzida, a probabilidade de falha por fadiga é reduzida. Conforme descrito, a magnitude das cargas nos implantes dentais pode ser reduzida pela consideração cuidadosa da posição do arco (ou seja, cargas mais elevadas na parte posterior, comparadas às regiões anteriores da maxila e da mandíbula), eliminação dos momentos de carga e aumento na área de superfície disponível para resistir a uma carga aplicada (*i. e.*, otimizar a geometria da área funcional ou aumentar o número de implantes usados).

E por fim, a falha por fadiga é reduzida na medida em que o número de ciclos de carga é reduzido. Assim, estratégias agressivas para eliminar hábitos parafuncionais e reduzir os contatos oclusais servem para proteger o implante da falha por fadiga.

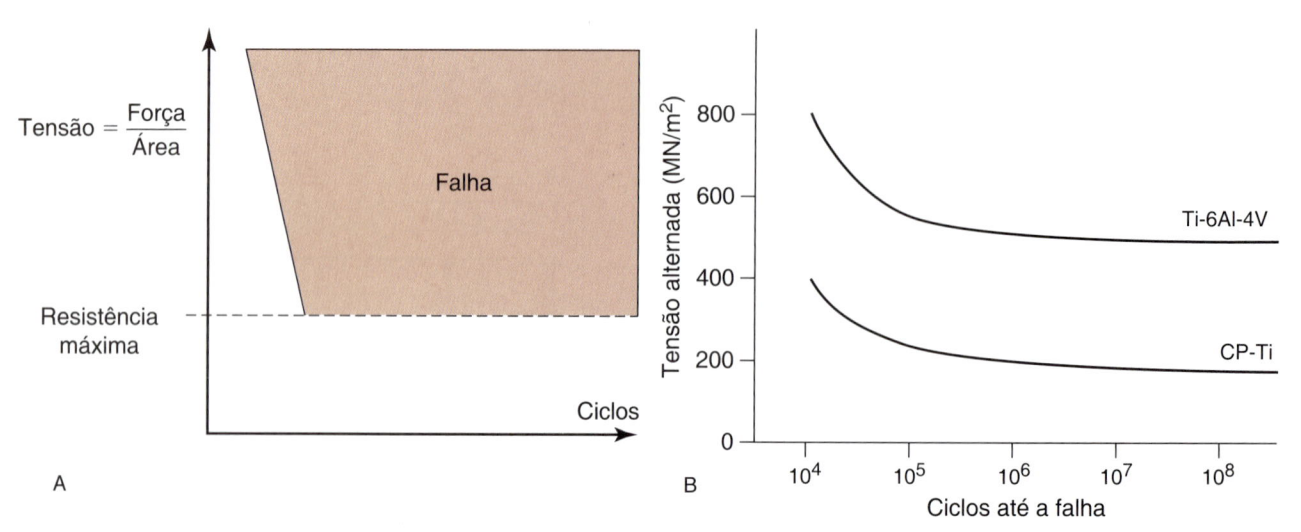

• **Figura 6.10 A.** O comportamento de fadiga dos biomateriais é caracterizado por um gráfico da tensão aplicada *versus* o número de ciclos de carga (como uma curva S-N). **B.** O limite de tolerância define o nível de tensão sob o qual um biomaterial de implante pode ser indefinidamente carregado sem sofrer falha. A liga de titânio é de duas a quatro vezes mais forte, sob condições de fadiga, se comparada ao titânio comercialmente puro.

Momento de inércia

O momento de inércia é uma propriedade importante do projeto do implante cilíndrico devido à sua importância na análise da flexão e da torção. A tensão de flexão em um cilindro é determinada pela seguinte equação:

$$\sigma = \frac{My}{I}$$

em que M é o momento (Newton-centímetros), y é a distância do eixo neutro de flexibilidade (centímetros) e I é o momento de inércia (centímetros à quarta potência).

Os implantes com forma de raiz apresentam variadas geometrias de corte transversal. A forma da raiz do implante pode ser modelada como um círculo oco porque existe um canal no corpo do implante que permite a adaptação do parafuso do pilar. Na região distal (apical) de um implante com forma radicular, a geometria do corte transversal pode representar um círculo sólido de maneira mais adequada. Em alguns projetos, aberturas que penetram transversalmente a geometria do corte transversal podem interromper a geometria apical.

A tensão de flexibilidade (e a probabilidade de fratura por flexão) diminui em proporção inversa ao momento de inércia. Considere as fórmulas matemáticas da geometria do corte transversal cilíndrico sólido *versus* oco:

Círculo sólido (cilindro na região média): $4I = \pi R^4$

Círculo oco (cilindro na região apical): $4I = \pi R^4 - R_i^4$

em que R é o raio externo (centímetros) e R_i é o raio da parede interna.

Resumo

As complicações mais comuns na relação implante/reabilitação protética estão relacionadas às condições biomecânicas. As falhas na saúde dos implantes podem resultar de micromovimentos do implante originados do excesso de tensão. A perda inicial da crista óssea pode estar relacionada a condições de sobrecarga oclusal. Próteses ou parafusos dos pilares podem ser perdidos por causa de flexões ou momentos de força. A fratura de implantes ou componentes pode ocorrer a partir de condições de fadiga. As falhas das próteses podem resultar das condições descritas ou de fratura por falta de resistência. Além disso, a manifestação das cargas biomecânicas sobre os implantes dentais (momentos, tensão e esforço) controla a saúde da interface osso/implante a longo prazo. O conhecimento dos princípios básicos de biomecânica é, portanto, obrigatório para o cirurgião-dentista.

Referências bibliográficas

1. Schmid-Schonbein GW, Woo SL-Y, Zweifack BW, et al. *Frontiers in Biomechanics*. New York: Springer-Verlag; 1986.
2. National institutes of health consensus development conference statement on dental implants. *J Dent Educ.* 1988;52(824–827):13–15.
3. Higdon A. Dynamics. *Engineering Mechanics*. Vol. 2. Englewood Cliffs, NJ: Prentice-Hall; 1976.
4. Baumeister T, Avallone EA, Baumeister T, et al. *Marks' Standard Handbook for Mechanical Engineers*. 8th ed. New York: McGraw-Hill; 1978.
5. Braun S, Bantleon H-P, Hnat WP, et al. A study of bite force. I. Relationship to various physical characteristics. *Angle Orthod.* 1995;65:367–372.
6. van Eijden TMGJ. Three-dimensional analyses of human bite-force magnitude and moment. *Arch Oral Biol.* 1991;36:535–539.
7. Dean JS, Throckmorton GS, Ellis EE, et al. A preliminary study of maximum voluntary bite force and jaw muscle efficiency in pre-orthognathic surgery patients. *J Oral Maxillofac Surg.* 1992;50:1284–1288.
8. Bakke M, Holm B, Jensen L, et al. Unilateral, isometric bite force in eight to eighty-eight year old women and men related to occlusal factors. *Scand J Dent Res.* 1990;98:149–158.
9. Braun S, Hnat WP, Freudenthaler JW, et al. A study of maximum bite force during growth and development. *Angle Orthod.* 1996;66:261–264.
10. Reilly DT, Burstein AH. The elastic and ultimate properties of compact bone tissue. *J Biomech.* 1975;8:393.
11. Lemons JE, Bidez MW. Biomaterials and biomechanics in implant dentistry. In: McKinney RV, ed. *Endosteal Dental Implants*. St Louis: Mosby; 1991.
12. Timoshenko SP, Goodier JN. *Theory of Elasticity*. 3rd ed. New York: McGraw-Hill; 1970.
13. Skalak R. Biomedical considerations in osseointegrated prostheses. *J Prosthet Dent.* 1983;49:843–848.
14. Weiss CW. Fibro-osteal and osteal integration: a comparative analysis of blade and fixture type dental implants supported by clinical trials. *J Dent Educ.* 1988;52:706–711.
15. Kirsch A. The two-phase implantation method using IMZ intramobile cylinder implants. *J Oral Implantol.* 1983;11:197–210.
16. Misch CE. Progressive bone loading. *Pract Periodontics Esthetic Dent.* 1990;2:27–30.
17. Salis SG, Hood JA, Stokes AN, et al. Impact-fracture energy of human premolar teeth. *J Prosthet Dent.* 1987;58:43–48.
18. Saunders WP. The effects of fatigue impact forces upon the retention of various designs of resin-retained bridgework. *Dent Mater.* 1986;3:85–89.
19. Schweitzer JM, Schweitzer RD, Schweitzer J. Free end pontics used on fixed partial dentures. *J Prosthet Dent.* 1968;20:120–138.
20. Crabb HSM. A reappraisal of cantilever bridgework. *J Oral Rehabil.* 1974;1:3–17.
21. Brånemark PI, Zarb GA, Albrektsson T. *Tissue Integrated Prostheses*. Chicago: Quintessence; 1985.
22. Zarb GA, Schmitt A. The longitudental clinical effectiveness of osseointegrated dental implants, the Toronto study. III. Problems and complications encountered. *J Prosthet Dent.* 1990;64:185–194.
23. Taylor R, Bergman G. *Laboratory Techniques for the Brånemark System*. Chicago: Quintessence; 1990.
24. Rangert B, Jemt T, Jorneus L. Forces and moments on Brånemark implants. *Int J Oral Maxillofac Implants.* 1989;4:241–247.
25. Misch CE. Cantilever length and its relationship to bio-mechanical stress. In: *Misch Implant Institute Manual*. Dearborn: Mich: Misch International Implant Institute; 1990.
26. English C. The critical A-P spread. *Implant Soc.* 1990;1:2–3.
27. Morgan MJ, James DF, Pilliar RM. Fractures of the fixture component of an osseointegrated implant. *Int J Oral Maxillofac Implants.* 1993;8:409–413.
28. Lekholm U, Adell R, Brånemark PI. Complications. In: Brånemark PI, Zarb GA, Albrektsson T, eds. *Tissue Integrated Prostheses*. Chicago: Quintessence; 1985.
29. Lekholm U, van Steenberghe D, Herman D. Osseointegrated implants in the treatment of partially edentulous jaws: a prospective 5-year multicenter study. *Int J Oral Maxillofac Implants.* 1994;9:627–635.
30. Quirynen M, Naert I, van Steenberghe D, et al. The cumulative failure rate of the Brånemark system in the overdenture, the fixed partial, and the fixed full prosthesis design: a prospective study in 1,273 fixtures. *J Head Neck Pathol.* 1991;10:43–53.
31. Naert I, Quirynen M, van Steenberghe D, et al. A six-year prosthodontic study of 509 consecutively inserted implants for the treatment of partial edentulism. *J Prosthet Dent.* 1992;67:236–245.
32. Boggan RS, Strong JT, Misch CE, et al. Influences of hex geometry and geometric table width on static and fatigue strength of dental implants. *J Prosthet Dent.* 1999;82:436–440.

7
Teorema do Tratamento da Tensão para a Implantodontia

CARL E. MISCH E RANDOLPH R. RESNIK

A odontologia é a única área da medicina que combina ciência e forma de arte. Alguns aspectos da área odontológica enfatizam a forma de arte, tais como a estética dentária, que lida com a cor e a forma do dente para melhorar o sorriso e a aparência geral do paciente. Estes podem ser separados em um componente biológico e um componente biomecânico. Para clínicos gerais, os aspectos biológicos da saúde bucal são bem enfatizados. As complicações comuns relacionadas à dentição natural são principalmente de origem biológica, como, por exemplo, doenças periodontais, cárie e problemas endodônticos.[1-4]

Ao avaliar as falhas das próteses dentárias, existe uma combinação de fatores biológicos e biomecânicos. As quatro complicações mais comuns para uma prótese fixa de três elementos são (1) cárie, (2) envolvimento endodôntico, (3) prótese sem retenção e (4) fratura do material.[5,6] As complicações biológicas ocorrem com maior frequência (11 a 22%), em comparação com as biomecânicas (7 a 10%), mas ambos os aspectos deveriam ser profundamente compreendidos pelo clínico. O campo da implantodontia frequentemente envolve a substituição de dentes. Quando as complicações do implante são relatadas, a grande maioria dos problemas está relacionada às ciências da implantodontia, e não à estética.[7] Mas, ao contrário dos dentes naturais, os aspectos biológicos da implantodontia têm relativamente poucas complicações. Por exemplo, o desenvolvimento de uma interface direta osso-implante é amplamente biológico. Estudos mais recentes indicam que a fase cirúrgica do implante forma uma interface bem-sucedida em mais de 95% das vezes, independentemente do sistema de implante utilizado.[7] Portanto, o aspecto biológico desse campo é muito previsível. As complicações mais comuns relacionadas ao implante são de natureza biomecânica e ocorrem após ser colocada carga sobre o implante. Uma revisão da literatura com foco na falha do implante indicou que esses problemas ocorrem principalmente dentro dos primeiros 18 meses após ser aplicada uma carga ao implante. A maioria das falhas iniciais de carga sobre o implante ocorre nos tipos de ossos menos densos (16% de falha). Essas falhas normalmente são causadas por fatores biomecânicos, pois o osso de baixa qualidade é muito fraco para suportar as forças oclusais aplicadas aos implantes (Figura 7.1).[8-20]

As complicações mais comuns que não levam à falha do implante também são problemas biomecânicos. Tem-se demonstrado que as sobredentaduras implantossuportadas apresentam fratura ou complicações na conexão (*attachment*) (30%) e fratura da prótese removível (12%). Com as próteses fixas implantossuportadas, a perda do pilar ou o afrouxamento do parafuso protético demonstram abranger 34% das complicações protéticas[21] e uma taxa de complicações de 40% após 5 anos.[22] Além disso, componentes do implante (2 a 4%) e mesmo os corpos dos implantes podem fraturar (1 a 2%) (Boxe 7.1). Em resumo, as complicações mecânicas superam em muito os problemas biológicos dos implantes.[7,20] Qualquer estrutura de engenharia complexa falhará em seu "elo mais fraco" e as estruturas de implantes dentários não são exceção. Um conceito geral em engenharia é determinar as causas das complicações e desenvolver um sistema para reduzir as condições que causam os problemas. Os fatores etiológicos mais comuns para complicações relacionadas ao implante estão centrados ao redor da tensão. Assim, o plano de tratamento como um todo deve (1) avaliar os fatores de maior força no sistema; e (2) estabelecer mecanismos para proteger todo o sistema implante-osso-prótese.

Sobrecarga biomecânica

Falha cirúrgica

Existem muitas razões para a falha de um implante em se integrar inicialmente ao osso. As principais causas de falha precoce

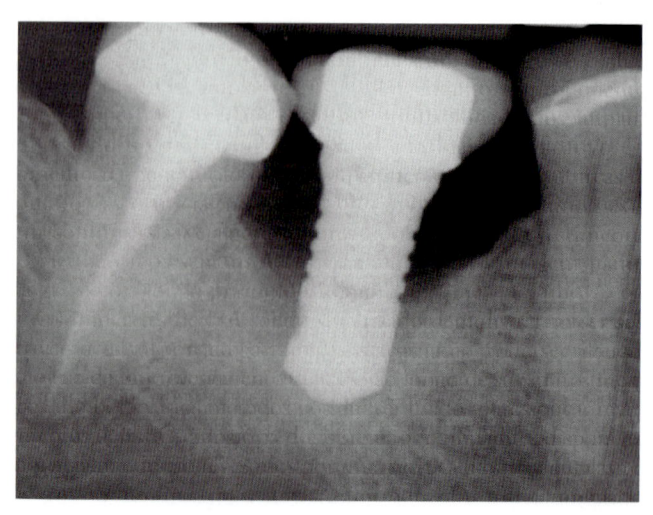

• **Figura 7.1** A maioria das falhas precoces de implantes ocorre nos primeiros 18 meses após o carregamento protético e está relacionada a um osso de má qualidade.

Boxe 7.1	Teorema do tratamento do estresse: biológico versus biomecânico.

Biológico	Biomecânico
Falha do implante	
Falha cirúrgica	Falha da carga precoce
Cicatrização inadequada	Micromovimento
Perda da crista óssea	
Reflexão do periósteo	Biomecânica celular
Problemas de osteotomia	Engenharia
Autoimune (bactérias)	Mecânica do osso
Microfendas biológicas	Estudos em animais
Sistêmico	Relatos clínicos
Complicações protéticas: biomecânicas	
Afrouxamento do parafuso	Desgaste da conexão (*attachment*)
Fratura do componente	Fratura da conexão
Fratura do corpo do implante	Fratura do dente da prótese
Material reabilitador	Fratura da base acrílica
Fratura da estrutura	Fratura da prótese antagonista

estão relacionadas ao calor excessivo gerado durante a osteotomia ou pressão excessiva na interface implante-osso no momento da instalação do implante (Figura 7.2).[23] A pressão excessiva (ou seja, necrose por pressão) na instalação do implante é observada com mais frequência em osso mais denso (p. ex., D1 ou D2) com espessura maior de osso cortical. Uma causa adicional de falha cirúrgica é o micromovimento do implante enquanto a interface de desenvolvimento é estabelecida (Figura 7.3). Um braço fraturado é imobilizado para evitar movimento no local da fratura e para diminuir o risco de interface fibrosa. Um movimento de apenas 20 mícrons foi descrito como capaz de formar uma interface fibrosa no local da fratura. Brunski observou o desenvolvimento de uma interface de tecido fibroso quando um implante dental se moveu mais de 100 mícrons durante a cicatrização inicial.[24] O protocolo original de Brånemark usava uma abordagem cirúrgica de dois estágios, na maior parte, para evitar qualquer pressão indevida.[25,26] Um das principais razões para esse conceito foi a instalação do implante na região da crista óssea ou abaixo dela para diminuir o risco de movimento do implante durante a consolidação óssea inicial. Schroeder também sugeriu um período de cicatrização sem carga nos implantes, embora o implante tenha sido colocado no nível dos tecidos gengivais ou ligeiramente acima.[27] As forças oclusais aplicadas a uma prótese removível provisória sobre um implante em cicatrização também podem causar a abertura da linha de incisão do tecido mole e retardar sua cicatrização.[28] É possível essas forças oclusais afetarem, ainda, o osso marginal ao redor da interface do implante em desenvolvimento. Transferi-las para uma prótese mucossuportada pode causar micromovimento da interface implante-osso, quer o implante esteja cicatrizando abaixo ou acima dos tecidos gengivais. As tensões aplicadas a um implante em cicatrização aumentam o risco de complicações. Por outro lado, estudos clínicos multicêntricos indicam que um cirurgião experiente é capaz de obter fixações rígidas em 99% dos casos, após a instalação cirúrgica do implante.[29] O componente cirúrgico da falha do implante costuma ser o risco mais baixo associado ao tratamento geral do implante.

Falha de carga precoce

Ocasionalmente, um implante pode falhar logo após inicialmente "integrado" ao osso. Antes da falha, o implante parece ter uma fixação rígida e todos os indicadores clínicos estão dentro dos limites normais. Entretanto, uma vez que o implante recebe uma carga, ele se torna móvel logo em seguida. Isso foi denominado *falha de carga precoce* por Jividen e Misch.[9] A causa da falha de carga precoce é normalmente o estresse excessivo na interface osso-implante, a qual foi documentada em muitos estudos. Isidor et al. deixaram oito implantes se integrarem nas mandíbulas de macacos.[30] Coroas foram fixadas aos implantes cicatrizados com contatos oclusais prematuros excessivos. Em um período de 20 meses, seis dos oito implantes falharam (Figura 7.4). Nesses mesmos animais, oito implantes integrados, sem cargas oclusais, tiveram fios colocados na gengiva marginal para aumentar a quantidade de retenção de biofilme (placa dental). Nenhum desses implantes falhou nos 20 meses seguintes. Os autores concluíram que, nesse modelo animal, o estresse oclusal biomecânico era um fator de risco maior para falha precoce do implante do que o componente biológico do biofilme.[30,31]

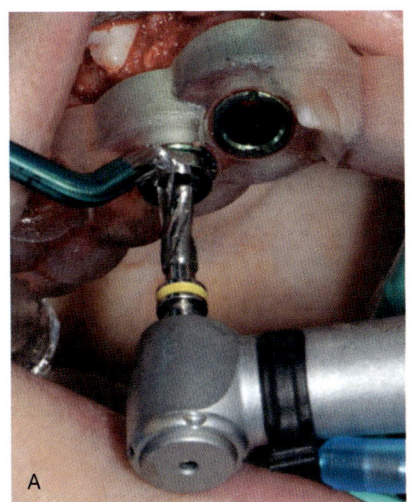

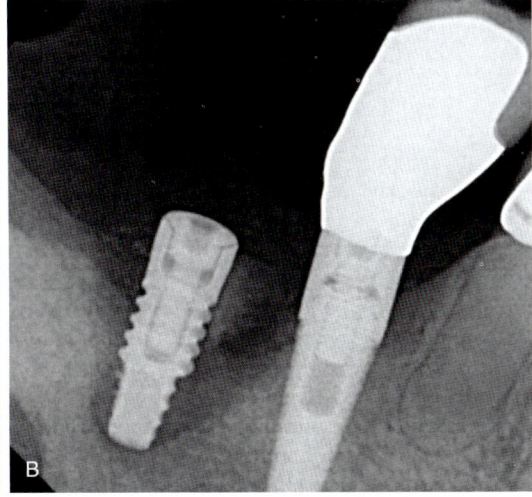

● **Figura 7.2** Falhas cirúrgicas precoces. **A.** O calor excessivo é um fator etiológico comum na falha inicial dos implantes. Um problema comum está relacionado à cirurgia guiada, que resulta em comprometimento da irrigação do sítio cirúrgico. Isso é especialmente comum em osso mais denso (p. ex., D1 ou D2). **B.** Radiografia de falha precoce do implante, resultante do superaquecimento do osso. Uma área radiolucente (osso necrótico) geralmente está presente ao redor da interface do implante.

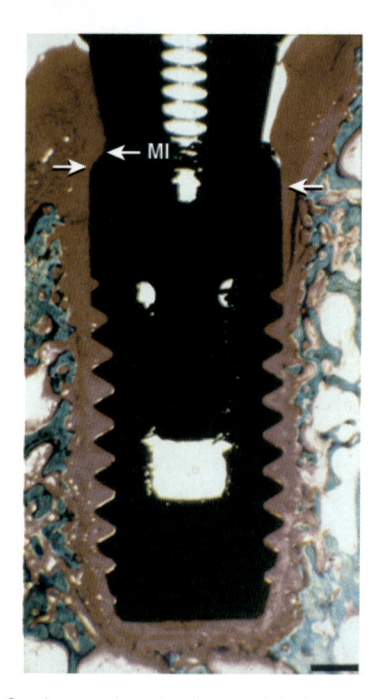

• **Figura 7.3** O micromovimento de uma interface osso-implante em desenvolvimento é capaz de causar a formação de tecido fibroso ao redor de um implante, em vez de uma interface osso-implante. Tensões excessivas sobre um implante podem causar sobrecarga e falha. Este implante tinha sobrecarga oclusal, o que resultou na formação de tecido fibroso ao redor do implante. (De Isidor F. Loss of osseointegration caused by occlusal load of oral implants: a clinical and radiographic study in monkeys. *Clin Oral Implants Res.* 1996; 7:143–152.)

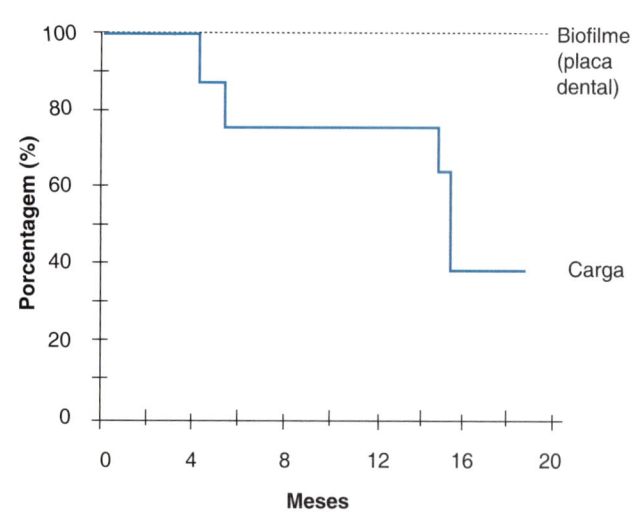

• **Figura 7.4** Contatos oclusais prematuros causaram falha em seis dos oito implantes integrados em 18 meses. As cordas no sulco e o acúmulo excessivo de placa não causaram falhas durante esse período. (De Isidor F. Loss of osseointegration caused by occlusal load of oral implants: a clinical and radiographic study in monkeys. *Clin Oral Implants Res.* 1996; 7:143–152.)

A morbidade da falha de carga precoce é pior para o clínico do que quando ocorre uma falha cirúrgica, pois o paciente pode perder a confiança no protesista. Além disso, existe um significativo compromisso financeiro e de tempo. A falha de carga precoce está diretamente relacionada à quantidade de força aplicada à prótese[8,24,32-35] e à densidade do osso ao redor dos implantes,[7,10-14,36] podendo afetar até 15% dos implantes reabilitados.[6-11] A falha precoce do implante por sobrecarga biomecânica, de até 40%, foi relatada nos tipos de ossos mais macios.[13] Nenhum relato na literatura correlacionou essa alta incidência das taxas de falha precoce do implante às complicações associadas ao espaço biológico observadas na região.

Impacto da sobrecarga oclusal nos componentes mecânicos

Perda do parafuso

O afrouxamento do parafuso do pilar tem demonstrado ser a complicação protética mais comum, sendo responsável por até 33% de todos os problemas protéticos pós-implante.[37] A incidência de afrouxamento do parafuso em coroas sobre implantes unitários foi relatada como superior a 59,6%, em 15 anos de instalação.[38] Infelizmente, o afrouxamento do parafuso pode causar muitas complicações que contribuem para a perda a crista óssea, fratura do parafuso, fratura do implante ou falha do implante. Embora seja possível o afrouxamento do parafuso ocorrer em qualquer área da cavidade bucal, estudos demonstraram que uma enorme maioria dos parafusos frouxos ocorre nas áreas dos molares superiores e inferiores (~ 63%) e em reabilitações de coroas sobre implantes unitários (~ 75%).[39]

As forças biomecânicas são um fator etiológico significativo no que diz respeito ao afrouxamento do parafuso. Quando um parafuso é apertado (torque), ele se alonga, o que produz tensão ou pré-carga no parafuso. A pré-carga exerce uma força que deixa o parafuso em compressão e promove um efeito de mola. A pré-carga aplicada também tem uma recuperação elástica associada, que é transferida para o pilar e para o implante, tensionando-os (ou seja, igual em magnitude ao alongamento e à recuperação elástica).[40]

Para que um parafuso permaneça apertado, a força de fixação deve ser maior do que as forças de ruptura. Na maioria das vezes, essas forças de ruptura estão na forma de forças externas que atuam no parafuso. Embora essas forças sejam chamadas de forças articulares de ruptura, são as mesmas que colocam o implante em risco de falha, perda da crista óssea e fratura do componente. Quando as forças externas de ruptura são maiores do que a força que mantém o parafuso em posição (tensionado), o parafuso se solta. Essas forças externas podem resultar de muitos fatores, incluindo parafunção, altura excessiva da coroa, dinâmica mastigatória, posição da prótese na arcada dentária e dentição antagonista. Além disso, as condições que magnificam ou aumentam as forças externas incluem cantiléveres, cargas anguladas e projetos oclusais inadequados (Figura 7.5).

Complicações biomecânicas do componente do implante

Os materiais seguem uma curva de fadiga, que está relacionada ao número de ciclos e à intensidade da força. Há uma força tão grande que um ciclo causa uma fratura (p. ex., um golpe de caratê em um pedaço de madeira). No entanto, se uma força de magnitude inferior atingir repetidamente um objeto, ele fraturará. O revestimento do fio que é curvado não quebra na primeira vez, mas dobras repetidas fraturam o material, não porque a última dobra foi mais forte, mas por causa da fadiga. De fato, quando o paciente diz que molhou o pão no café e depois o colocou na boca antes da fratura da cerâmica/parafuso do pilar/cimento/prótese em cantiléver, isso possivelmente foi "a gota d'água".

A fratura do parafuso (do pilar) protético foi observada em próteses parciais e totais fixas, com incidência média de 4% e variação

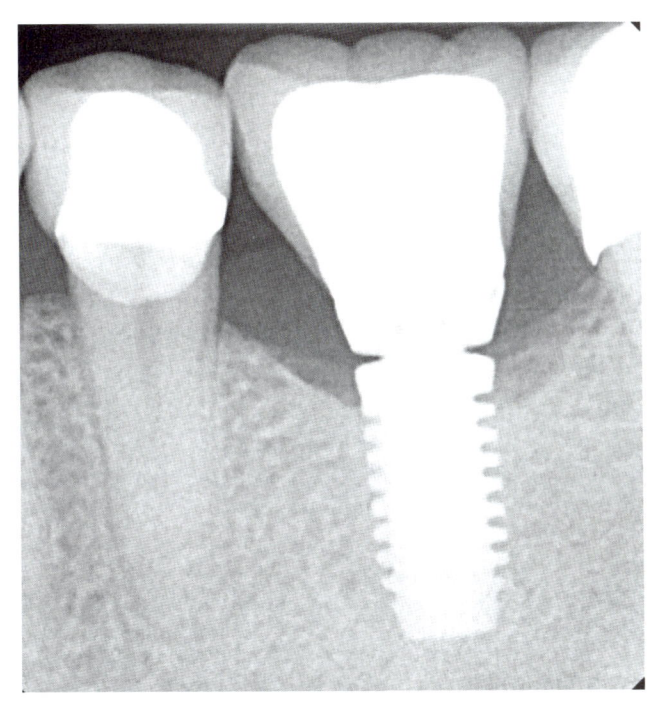

• **Figura 7.5** O risco de afrouxamento do parafuso é maior para coroa sobre implante unitário, mais comumente devido à força biomecânica. Um parafuso afrouxado pode levar à falha da prótese e doença peri-implantar se não for corrigido.

falhas a longo prazo. As complicações do material protético para próteses fixas demonstraram ter uma taxa de 33% em 5 anos e 67% após 10 anos.[41] As fraturas relacionadas à prótese superam em muito o número de fraturas de componentes do implante.

A perda da cimentação da prótese (ou, pior, próteses parcialmente cimentadas) ocorre mais frequentemente quando cargas crônicas são aplicadas à interface do cimento ou quando forças de cisalhamento estão presentes (como encontrado com cantiléveres). A resistência do cimento é mais fraca em cargas de cisalhamento. Por exemplo, o cimento de fosfato de zinco pode resistir a uma força compressiva de 12 mil libras por polegada quadrada (psi), mas só pode resistir a uma força de cisalhamento de 500 psi. É interessante notar que o osso também é mais forte à compressão e 65% mais fraco às forças de cisalhamento. Um cenário semelhante em relação à carga de cisalhamento é encontrado na cerâmica ou outros materiais oclusais. Como consequência, a avaliação, o diagnóstico e a modificação do plano de tratamento, relacionados às condições de estresse, são de considerável importância. Portanto, uma vez que o implantodontista tenha identificado as fontes de força adicionais no sistema de implante, o plano de tratamento é alterado na tentativa de minimizar seu efeito negativo na longevidade do implante, osso e reabilitação protética final.

de 0 a 19%[7] (Figura 7.6). Os parafusos dos pilares são geralmente maiores em diâmetro e, portanto, fraturam com menos frequência, com uma incidência média de 2% e uma variação de 0,2 a 8% (Figura 7.7). As fraturas de estruturas metálicas também foram relatadas em uma média de 3% das próteses fixas totais e sobredentaduras, com uma variação de 0 a 27% (Figura 7.8). A fratura do corpo do implante é a que apresenta menor incidência desse tipo de complicação, com ocorrência de 1% (Figura 7.9). Tal condição é relatada com maior frequência em próteses fixas a longo prazo e pode até mesmo ser responsável pela maioria das

Perda da crista óssea

Por décadas, a perda da crista óssea tem sido observada ao redor da porção transmucosa de implantes. Foi descrita na região marginal de implantes osseointegrados com sucesso, independentemente da abordagem cirúrgica. Pode variar de perda da crista óssea à falha completa do implante[17,25,42,43] e diminui drasticamente após o primeiro ano (Boxe 7.2). Para os implantes laminados de peça única, esse fenômeno foi descrito como uma "saucerização" e ocorreu após a aplicação de carga no implante.[42]

Trauma oclusal: perda óssea

Adell *et al.*[25] foram os primeiros a quantificar e descrever a perda da crista óssea. O estudo também indicou maior magnitude e ocorrência de perda óssea durante o primeiro ano de carga

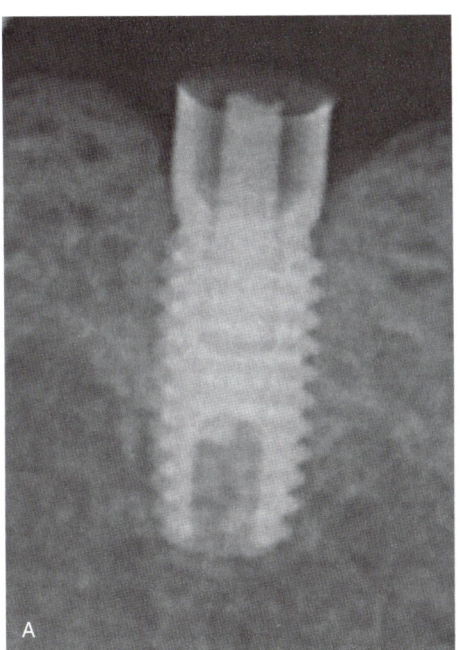

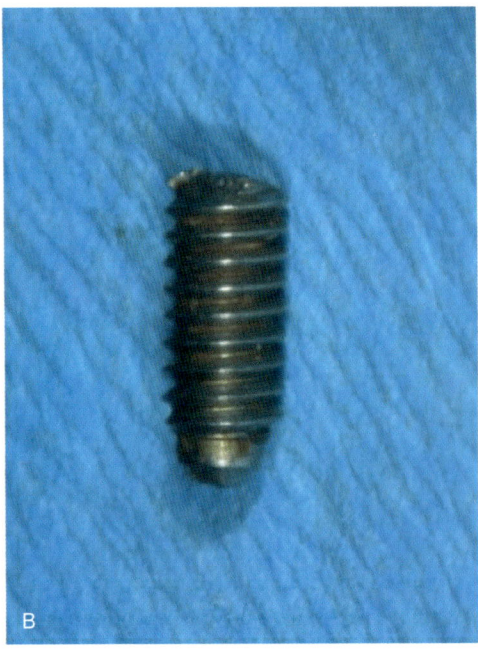

• **Figura 7.6** Fratura do parafuso. **A.** Parafuso fraturado da prótese, que dificulta a remoção. **B.** Parafuso fraturado recuperado.

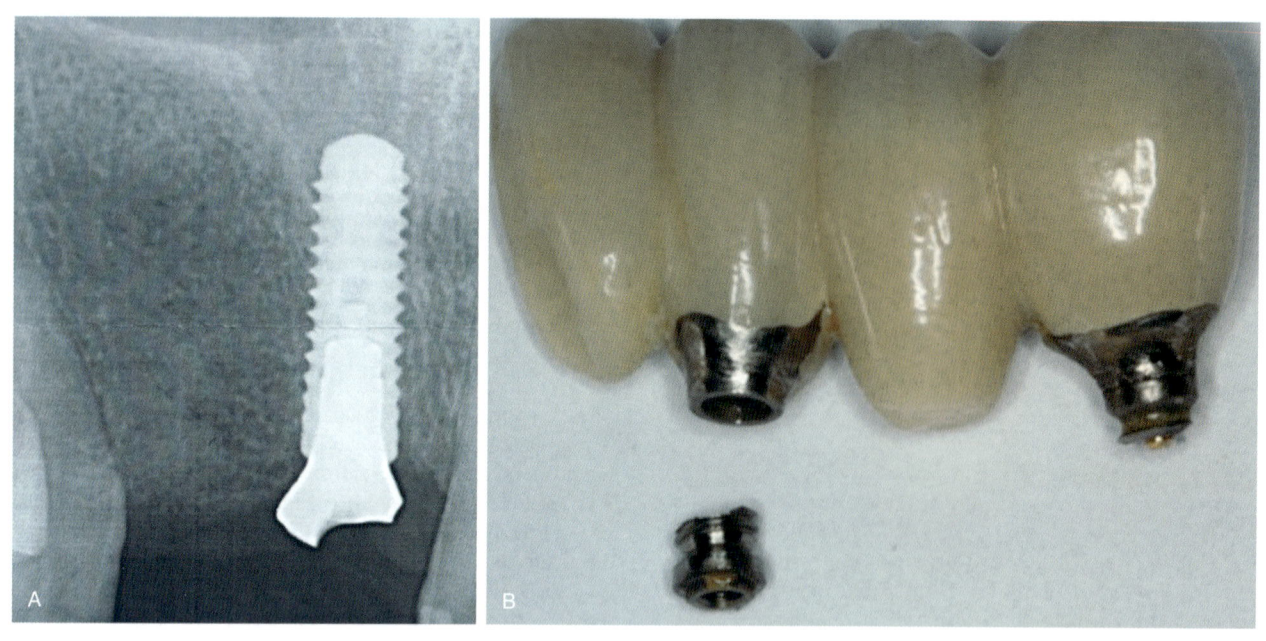

• **Figura 7.7** Fratura do pilar. **A.** Geralmente mais fraturado devido à preparação excessiva do pilar e da força biomecânica. **B.** Fratura do pilar em uma prótese parcial fixa implantossuportada.

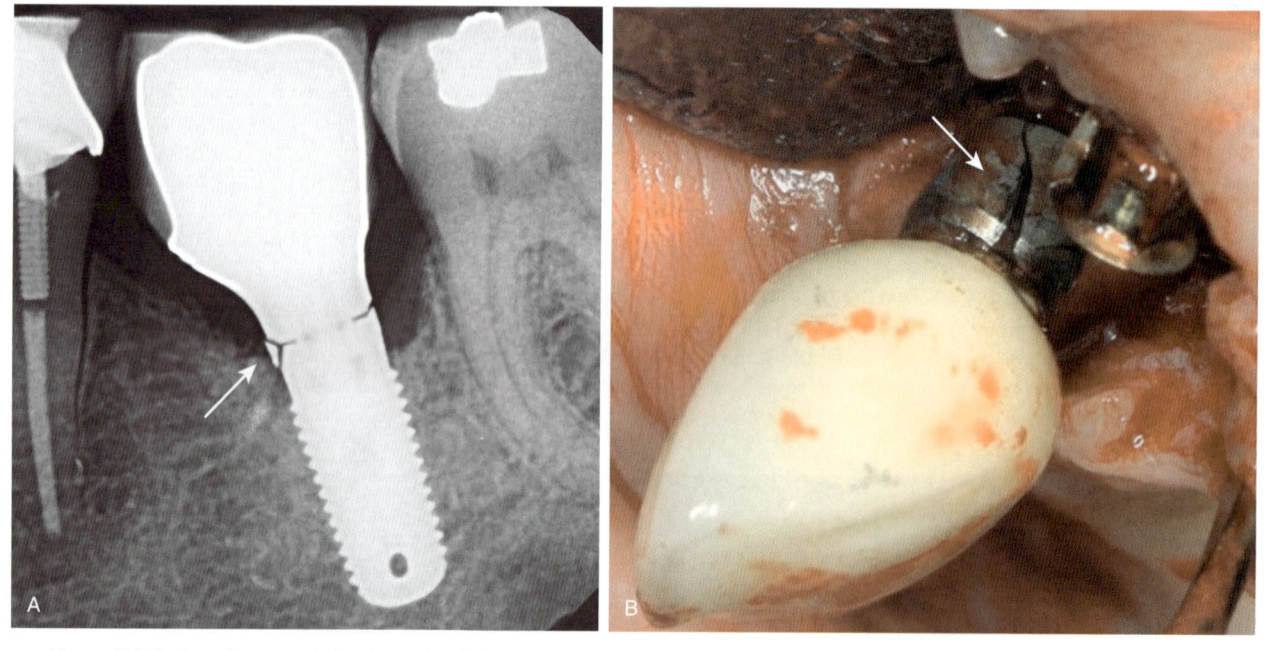

• **Figura 7.8** Fratura do corpo do implante. **A** e **B.** Fratura do colo do implante devido à concentração de força na área da crista óssea.

protética, com média de 1,2 mm nesse intervalo de tempo, com variação de 0 a 3 mm. O estudo mediu a perda óssea ao redor da primeiro rosca, considerando 0 mm no início, e não a partir do nível original da crista óssea na instalação, que estava 1,8 mm acima desse ponto inicial. Assim, a perda da crista óssea real ao redor dos implantes, observada no primeiro ano, foi em média 3,3 mm (Figura 7.10). Anos subsequentes ao primeiro mostraram uma média de 0,05 a 0,13 mm de perda óssea por ano. Outros estudos relatam uma perda óssea média no primeiro ano de 0,93 mm, com uma variação de 0,4 a 1,6 mm e uma perda média de 0,1 mm após o primeiro ano.[33,34] A perda precoce da crista óssea precoce foi observada com tanta frequência que os critérios propostos para implantes de sucesso muitas vezes não incluem a quantidade de perda óssea no primeiro ano.[44]

O entendimento das causas da perda da crista óssea em torno dos implantes e da falha precoce do implante é crítico para evitar tais ocorrências, promovendo a saúde peri-implantar a longo prazo e melhorando as taxas de sucesso do implante a longo prazo e, acima de tudo, o sucesso da prótese sobre o implante. A perda da crista óssea pode influenciar a estética, pois a altura do tecido mole (p. ex., papila interdental) está diretamente relacionada ao osso marginal. Se o tecido retrair como consequência da perda óssea, o perfil de emergência da coroa se alonga e a papila pode desaparecer próximo ao dente ou implante adjacente. Se o tecido mole não retrair, o aumento na profundidade da bolsa pode estar relacionado à presença de microrganismos anaeróbios e peri-implantite.

Ao longo dos anos, a causa da perda da crista óssea manteve a comunidade de implantodontistas ocupada com debates

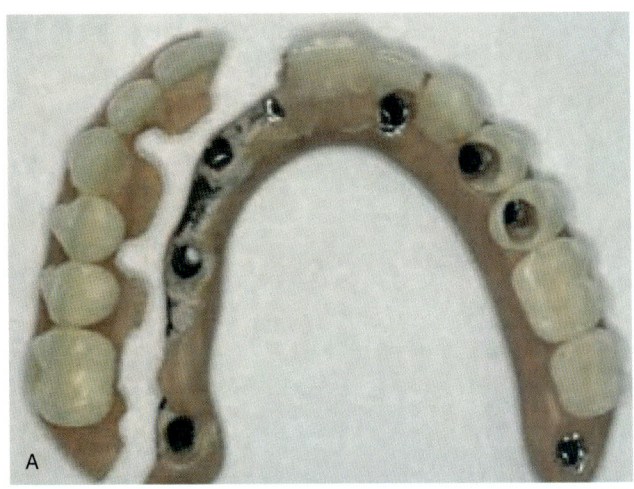

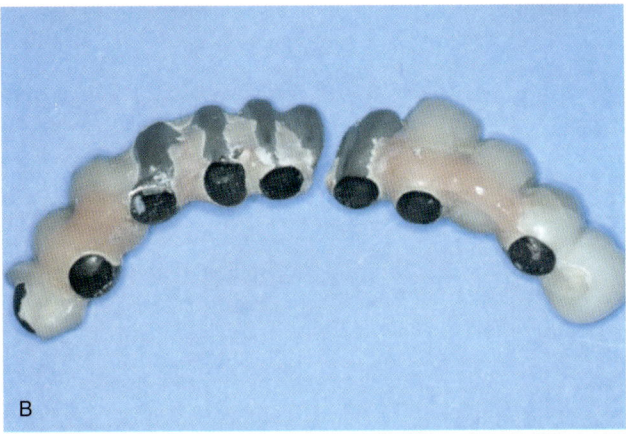

Boxe 7.2 Efeitos da perda da crista óssea.

- Falha precoce do implante (especialmente em osso macio ou implantes curtos)
- A perda da crista óssea pode ter um componente de estresse oclusal
- Afrouxamento do parafuso protético
- Afrouxamento do parafuso do pilar protético
- Fratura do material reabilitador
- Perda da cimentação da prótese
- Fratura da estrutura protética
- Ajustes nos pilares da sobredentadura
- Fratura da base acrílica da sobredentadura
- Fratura dos pilares da sobredentadura
- Fratura do parafuso do pilar protético
- Fratura do corpo do implante
- Complicações estéticas
- Doença peri-implantar

• **Figura 7.9** Fratura da prótese. **A.** Fratura de prótese fixa híbrida. **B.** Fratura de arco total cerâmico fundido à estrutura metálica.

acadêmicos e estudos clínicos. No entanto, as consequências clínicas são tais que todas as fases da implantodontia, desde o diagnóstico e planejamento do tratamento até as etapas finais da oclusão e entrega da prótese, devem ter como foco sua redução ou eliminação.

Hipótese da reflexão do periósteo

A reflexão do periósteo causa uma alteração transitória do suprimento sanguíneo na cortical da crista óssea. Noventa por cento do suprimento de sangue arterial e 100% do retorno venoso estão associados ao periósteo nos ossos longos do corpo.[49] Quando o periósteo é rebatido da crista óssea, o suprimento sanguíneo do osso cortical é dramaticamente afetado, causando morte de osteoblastos na superfície em decorrência do trauma e da falta de nutrição.

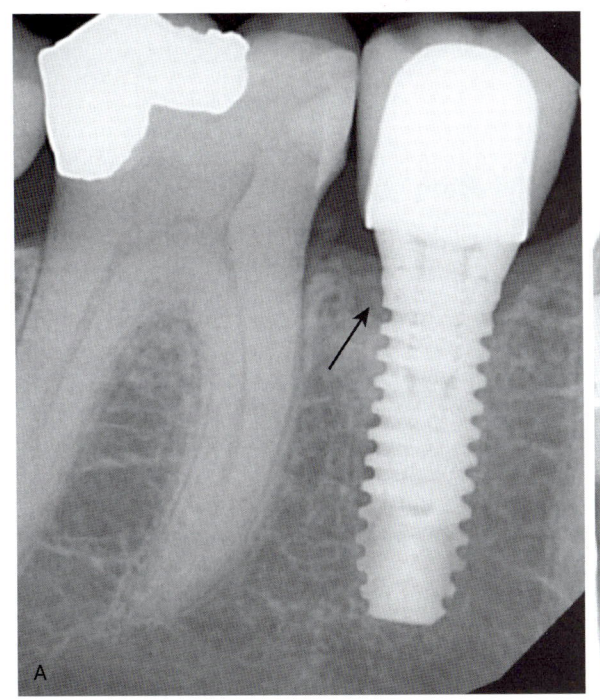

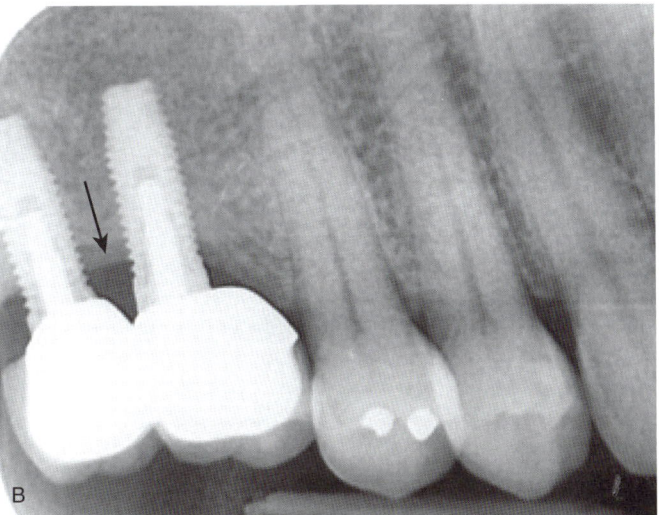

• **Figura 7.10** Perda da crista óssea. **A** e **B.** Perda da crista óssea ao redor da porção da crista de um implante geralmente ocorre durante o primeiro ano de carga oclusal. A perda óssea inicial ao redor de um implante produz um padrão em forma de V ou U, que tem sido descrito como *fenda* ou *saucerização* ao redor do implante. As hipóteses atuais para a causa dessa perda óssea variam desde a reflexão do periósteo durante a cirurgia, o preparo da osteotomia do implante, a posição da "microfenda" entre o pilar e o corpo do implante, o micromovimento do pilar, a presença de microrganismos, o estabelecimento de um espaço biológico e fatores de estresse.[17,25,43-48]

Esses eventos fomentaram a teoria da reflexão do periósteo como causa da perda precoce óssea em torno de um implante endosteal.

Embora as células ósseas da crista possam morrer devido ao trauma inicial da reflexão do periósteo, o suprimento sanguíneo é restabelecido quando o periósteo se regenera. O desenvolvimento de cones de corte a partir de monócitos do sangue precede a formação de novos vasos sanguíneos nas regiões da crista óssea. Os osteoblastos, então, são capazes de remodelar a anatomia da crista óssea.[50] O osso composto se forma rapidamente nas superfícies do periósteo para restaurar sua condição original. Além disso, o osso trabecular subjacente também é uma fonte vascular, pois seu suprimento de sangue frequentemente é mantido, apesar da reflexão do periósteo. Quanto maior a quantidade de osso trabecular sob o osso cortical na crista, menor a perda óssea.[51] Para instalar um implante em um osso disponível em quantidade suficiente, a crista do rebordo para instalação do implante deve ter geralmente 5 mm ou mais. Como resultado, o osso trabecular está prontamente disponível para auxiliar no suprimento sanguíneo cortical e na remodelação ao redor dos implantes. O osso cortical é remodelado no seu contorno original, sem perda significativa de altura.

A teoria da reflexão do periósteo levaria a uma perda óssea horizontal generalizada de toda a crista residual refletida, e não localizada no padrão de fenda/cunha ao redor do implante, como normalmente é observado. Além disso, a perda óssea generalizada já seria diretamente perceptível, na reabertura do corpo do implante no segundo estágio, 4 a 8 meses após a cirurgia de estágio I para instalação do implante. No entanto, a perda óssea generalizada raramente é observada na cirurgia de segundo estágio para reabertura (Figura 7.11). Portanto, a hipótese de reflexão do periósteo não parece ser o principal agente causal da perda da crista óssea ao redor do implante.

Hipótese da osteotomia de implante

O preparo da osteotomia do implante tem sido relatado como um agente causal da perda precoce óssea do implante. O osso é um órgão lábil e sensível ao calor. A osteotomia do implante provoca um trauma ao osso em contato imediato com o implante, sendo criada uma zona óssea desvitalizada de cerca de 1 mm ao redor do implante. Um suprimento sanguíneo renovado e cones de corte são necessários para remodelar o osso na interface. A região da crista é mais suscetível à perda óssea durante o reparo inicial devido ao seu suprimento sanguíneo limitado e ao maior calor gerado nesse osso mais denso, especialmente com o corte menos eficiente das brocas *countersink* usadas na região.[51-53] Essa condição sustenta a teoria do preparo da osteotomia do implante como um agente causal para a perda da crista óssea ao redor do implante.

No entanto, se o calor e o trauma durante o preparo da osteotomia do implante fossem responsáveis pela perda da crista óssea, o efeito seria perceptível na cirurgia de segundo estágio para reabertura, 4 a 8 meses depois. A perda óssea média de 1,5 mm a partir da primeira rosca não é observada na exposição do estágio II. Na verdade, o osso muitas vezes cresce sobre o parafuso de cobertura do primeiro estágio, especialmente quando o implante está no nível ou um pouco abaixo do osso. Relatos na literatura indicam que diferentes traumas cirúrgicos causam perda óssea. Por exemplo, Manz[54] observou que a perda óssea na cirurgia de segundo estágio variou de 0,89 a 0,96 mm, independentemente da densidade óssea. Hoar *et al.*[55] relataram apenas 0,2 mm de perda óssea na cirurgia de estágio II para reabertura. O sistema ou abordagem cirúrgica pode influenciar os dados, mas geralmente tal perda óssea permanece mínima. Deve-se lembrar que essas são médias de perda óssea relatadas. Portanto, se 2 mm de perda óssea forem encontrados em um implante, e os próximos nove implantes não apresentarem perda óssea, a perda óssea média seria de 0,2 mm. A maioria dos implantes na cirurgia de estágio II para reabertura não demonstra nenhuma perda óssea. Portanto, a hipótese de osteotomia do implante para perda da crista óssea não pode ser a principal responsável por um fenômeno rotineiramente observado.

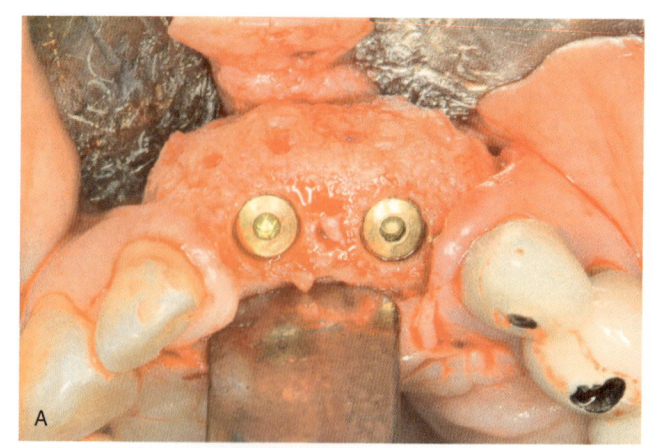

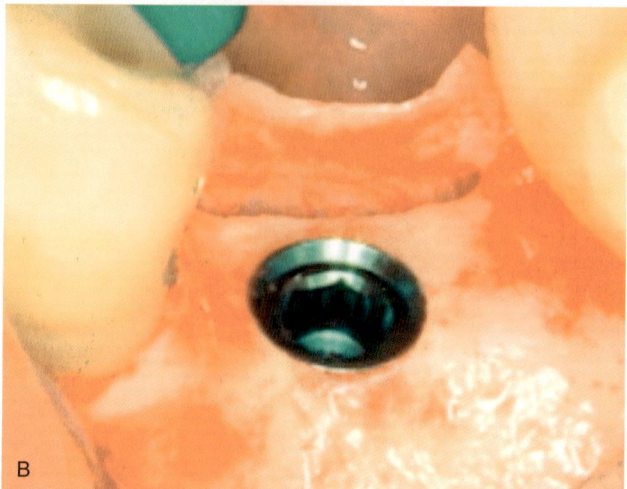

• **Figura 7.11** Reabertura no estágio II. **A** e **B.** Nível ósseo marginal na cirurgia de estágio II é variável (ou seja, perda mínima da crista óssea mínima, osso no topo do implante, crescimento ósseo excessivo sobre o parafuso de cobertura). A perda óssea tem sido atribuída ao reflexo do periósteo ou ao preparo da osteotomia.

Resposta autoimune da hipótese do hospedeiro

A principal causa da perda óssea ao redor dos dentes naturais é induzida por bactérias. Estudos repetidos demonstraram que as bactérias são os elementos causadores de defeitos verticais ao redor dos dentes. O trauma oclusal pode acelerar o processo, mas o trauma por si só não é considerado um fator determinante.[56] O sulco gengival do implante no paciente parcialmente edêntulo, exibe uma flora bacteriana semelhante à dos dentes naturais.[1] Uma suposição lógica é que se os implantes são semelhantes a dentes, então a perda óssea do implante marginal é causada principalmente por bactérias, com fatores oclusais desempenhando um papel contribuinte ou acelerador.

Em um estudo prospectivo de 125 implantes, Adell *et al.*[43] relataram que 80% das regiões sulculares dos implantes estavam sem inflamação. Lekholm *et al.*[57] observaram que bolsas gengivais profundas ao redor dos implantes não estavam associadas à perda óssea da crista, embora a perda da crista óssea para a primeira rosca de implantes do tipo parafuso seja um achado radiológico comum. Se as bactérias foram o agente causal da perda óssea inicial, por que a maior parte da perda óssea ocorre no primeiro ano (1,5 mm) e diminui (0,1 mm) a cada ano que se sucede? A profundidade do sulco do implante (SD) aumenta progressivamente a partir da perda precoce óssea, prejudicando a higiene e tornando as bactérias anaeróbias as mais prováveis causas da perda óssea relacionada às bactérias. Se as bactérias são responsáveis pela perda da crista óssea inicial de 1,5 mm, quais alterações ambientais locais ocorrem para reduzir seu efeito em 15 vezes após o primeiro ano?[25] A teoria autoimune bacteriana não pode explicar a condição de perda da crista óssea quando segue o padrão mais frequentemente relatado.

Embora a teoria das bactérias não explique adequadamente o fenômeno da perda da crista óssea, isso não significa que as bactérias não sejam os principais contribuintes para a perda óssea ao redor de um implante. Superfícies rosqueadas e porosas expostas a bactérias causam uma perda óssea mais rápida ao redor de um implante.[57] A má higiene bucal também pode acelerar a perda óssea observada em torno de implantes endosteais[58,59] (Figura 7.12). Afirmar que as bactérias nunca estão envolvidas na perda da crista óssea ao redor de um implante seria incorreto. A perda óssea frequentemente está associada às bactérias como agente causal. No entanto, quando a maior parte da perda óssea ocorre no primeiro ano e menos perda óssea é observada depois, a hipótese de bactérias como o agente causal primário para a perda da crista precoce óssea não pode ser comprovada.

Hipótese do espaço biológico

As regiões sulculares ao redor de um implante e ao redor de um dente são semelhantes em muitos aspectos. A formação de cristas epiteliais na gengiva inserida e o epitélio de revestimento histológico da gengiva dentro do sulco são semelhantes em implantes e dentes. Uma margem gengival livre se forma ao redor de um implante com epitélio sulcular não queratinizado, e as células epiteliais em sua base são semelhantes às células epiteliais funcionais descritas nos dentes naturais.[60] Entretanto, uma diferença fundamental caracteriza a base do sulco gengival.

Para um dente natural, existe um espaço biológico médio de 2,04 mm entre a profundidade do sulco e a crista do osso alveolar (Figura 7.13). Deve-se notar que o "espaço" biológico é na verdade uma dimensão em altura com amplitude maior na região posterior, em comparação com a região anterior, e pode ser maior que 4 mm de altura. Nos dentes, é composto por uma inserção de tecido conjuntivo (TC) (1,07 mm em média) acima do osso e uma inserção epitelial juncional (0,97 mm em média) na base do sulco, e o valor mais consistente entre os indivíduos é a inserção por TC.[61-63]

O espaço biológico permite que as fibras gengivais e os hemidesmossomas estabeleçam um contato direto com o dente natural e atuem como uma barreira à invasão bacteriana no sulco e tecidos periodontais subjacentes. Quando a margem da coroa invade o espaço biológico, o osso marginal se retrai para restabelecer um ambiente favorável para as fibras gengivais.[64,65]

Muitos protocolos cirúrgicos recomendam a instalação de implantes endósseos ao nível ou abaixo da crista do rebordo na cirurgia de primeiro estágio. A conexão do corpo do implante – pilar protético – pode ser comparada com a margem da coroa. Berglundh et al.[66] observaram 0,5 mm de perda óssea abaixo da conexão implante-pilar nas primeiras 2 semanas após a cirurgia de estágio II para reabertura e conexão do pilar, em cães (Figura 7.14). Lindhe et al.[67] relataram um tecido conjuntivo inflamatório estendendo-se 0,5 mm acima e abaixo dessa conexão implante-pilar. Wallace e Tarnow[68,69] afirmaram que o espaço biológico também ocorre com os implantes e pode contribuir para parte da perda da crista óssea observada. A teoria do espaço biológico parece ser atraente para explicar a ausência de perda óssea desde o primeiro estágio cirúrgico e a perda precoce óssea observada no primeiro ano após o segundo estágio para instalação do pilar. Contudo, deve-se observar que o espaço biológico nos implantes, conforme relatado, frequentemente inclui a SD, enquanto o espaço biológico do dente natural não inclui a SD.

Onze grupos diferentes de fibras gengivais são observados ao redor de um dente natural: dentogengival (coronal, horizontal e apical), alveologengival, intercapilar, transgengival, circular, semicircular, dentoalveolar, transeptal, periosteogengival, intercircular e intergengival. Pelo menos seis desses grupos de fibras gengivais

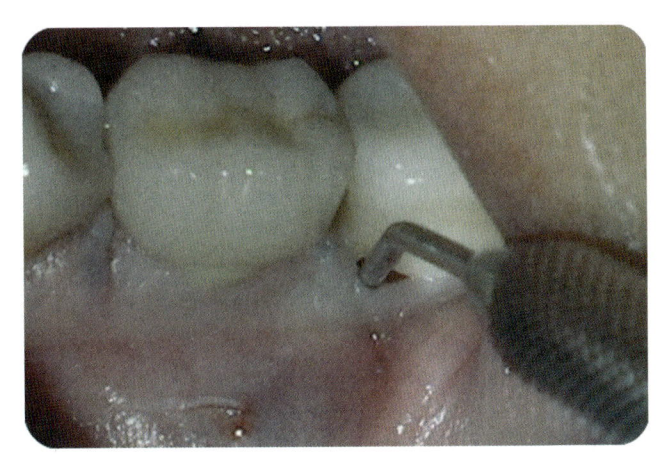

• **Figura 7.12** É mais provável que exsudato ao redor de um implante esteja presente quando a profundidade de sondagem for maior que 5 mm porque o biofilme é de difícil remoção.

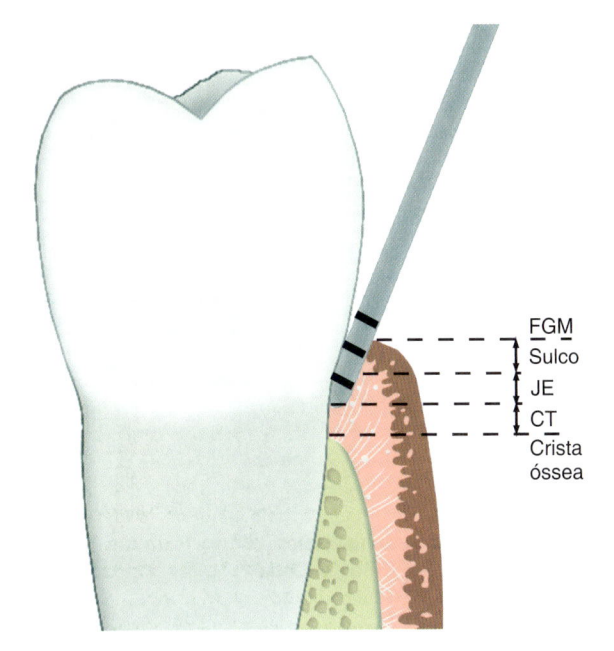

• **Figura 7.13** O espaço biológico de um dente natural tem uma zona de tecido conjuntivo (CT) que se insere no cemento do dente. Uma sonda periodontal penetrará no sulco e na fixação epitelial juncional. *FGM*, margem gengival livre; *JE*: epitélio juncional.

• **Figura 7.14** Os níveis ósseos diminuem para, pelo menos, 0,5 mm em torno de um pilar para a conexão do implante depois que o implante se estende através do tecido mole, independentemente de o implante estar carregado. (Cortesia de Steve Wallace.)

se inserem no cemento do dente natural: as fibras dentogengivais (coronal, horizontal e apical), dentoperiosteais, transeptais, circulares, semicirculares e transgengivais. Além disso, algumas fibras das cristas dos feixes de fibras periodontais também se inserem no cemento acima do osso alveolar.[63] No entanto, em uma região gengival típica de implante, apenas dois desses grupos de fibras gengivais e nenhuma fibra periodontal estão presentes (Figura 7.15) Essas fibras não se inserem no corpo do implante abaixo da margem do pilar como ocorre no cemento dos dentes naturais.[62,70] Em vez disso, as fibras colágenas de inserção de TC ao redor de um implante correm paralelas à superfície do implante, não perpendiculares, como nos dentes naturais.[71,72] Os grupos de fibras gengivais e alveolares são responsáveis pelo componente de inserção de TC no espaço biológico ao redor dos dentes, e não estão presentes ao redor da região transmucosa de um implante. Portanto, a inserção de TC ao redor da conexão pilar-implante não pode ser comparada com a inserção de TC de um dente.

James e Keller[70] foram os primeiros a iniciar um estudo científico sistemático para investigar o fenômeno do selamento biológico do tecido mole ao redor dos implantes dentais. Os hemidesmossomos ajudam a formar uma estrutura semelhante a uma lâmina basal no implante, que pode atuar como um selante biológico. No entanto, os componentes de colágeno do corpo linear não podem aderir fisiologicamente ou ficar incrustados no corpo do implante como no cemento do dente.[73] O selamento hemidesmossômico tem apenas uma faixa circunferencial de tecido gengival para fornecer proteção mecânica contra a invasão.[74] Portanto, o selamento biológico ao redor dos implantes pode impedir a migração de bactérias e endotoxinas para o osso subjacente. Ele não é, entretanto, capaz de constituir um componente de inserção do epitélio juncional do espaço biológico semelhante ao encontrado nos dentes naturais. Parece improvável, portanto, que a quantidade de perda precoce da crista óssea seja apenas o resultado da remodelação dos tecidos duros e moles para estabelecer um espaço biológico abaixo de uma conexão do pilar. Nenhuma zona de inserção de TC ou componentes do corpo linear está presente no corpo do implante. A importância, a quantidade e o mecanismo dessas estruturas anatômicas requerem investigação adicional.

O espaço entre o parafuso de cobertura e o corpo do implante durante a cicatrização inicial é semelhante ao espaço da conexão implante-pilar protético. No entanto, o osso pode crescer sobre o parafuso de cobertura e, portanto, a fenda, por si só, pode não ser a causa da perda óssea. A fenda entre o implante e a conexão do pilar tem sido denominada "microfenda". A dimensão real dessa conexão é geralmente de 0 mm e tem uma conexão direta de metal com metal. Contudo, quando a fenda é exposta ao ambiente oral, a perda óssea é geralmente observada por pelo menos 0,5 mm abaixo da conexão.[74-76]

A hipótese do espaço biológico não pode explicar completamente os vários milímetros de perda da crista óssea, que também foi observada prontamente com implantes de estágio único que se estendem através do tecido na cirurgia de instalação inicial do implante e não têm conexões implante-pilar. Por exemplo, implantes transalveolares, implantes de peça única e até implantes subperiosteais demonstram o fenômeno da perda da crista óssea. É verdade que a perda óssea ocorre em torno de uma conexão pilar-implante exposta, colocada abaixo do osso, e é observada dentro de 2 a 4 semanas, uma vez que a conexão é exposta ao ambiente oral. A perda óssea geralmente ocorre antes que o implante receba carga com a prótese. É lógico chamar essa perda da crista óssea de *espaço biológico*.

A principal questão permanece quando o cirurgião coloca a conexão pilar-implante abaixo do osso: quanta perda óssea é originada do espaço biológico do implante e, portanto, fora da influência do cirurgião-dentista? Vários relatos na literatura observaram que a macro e a microgeometria do implante podem afetar as dimensões do espaço biológico ou a quantidade de perda óssea da crista.[33,34,55,77-80]

A observação da perda óssea na primeira rosca sugere que a quantidade de perda óssea é semelhante para diferentes desenhos de implantes. No entanto, a primeira rosca está a uma distância diferente da margem do pilar para vários projetos de implantes.

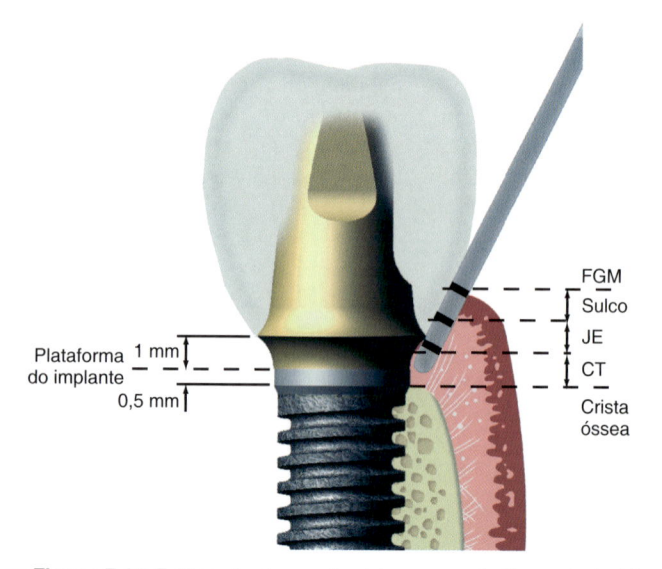

• **Figura 7.15** Existem basicamente dois grupos de fibras de tecido mole em torno de um implante: fibras circulares e fibras ósseas crestais. Nenhum desses tipos de fibra se insere no implante ou no pilar. A sonda peri-implantar penetra no sulco, na fixação epitelial juncional e na maior parte da zona do tecido conjuntivo (CT). FGM: margem gengival livre; JE: epitélio juncional.

Um colar liso polido de 4 mm abaixo do osso foi associado a maior perda óssea do que um colar liso de 2 mm abaixo do osso. O conceito de espaço biológico do implante não explica completamente a quantidade total de perda óssea vertical observada. Além disso, a quantidade de perda óssea pelo espaço biológico ocorre em 1 mês, estando o implante com carga ou não, e liga-se ao desenho do módulo da crista do implante e à posição da conexão pilar-implante em relação ao osso, mas não está relacionada à densidade do osso. O conceito não explica por que maior perda óssea na crista é frequentemente observada em osso macio quando comparada ao osso mais denso após carga, nem explica as taxas mais altas de falha do implante em osso de menor qualidade após a carga.

Trauma oclusal

A perda da crista óssea em um implante pode ser decorrente de trauma oclusal.[45] O *trauma oclusal* pode ser definido como uma lesão no aparelho de inserção como resultado de uma força oclusal excessiva.[1] Há controvérsias quanto ao papel da oclusão na perda óssea observada após a instalação de uma prótese sobre o implante.[8] Alguns estudos afirmam que a perda óssea peri-implantar sem falha do implante está principalmente associada a formações ou complicações do espaço biológico.[16-18] Outros autores sugeriram uma correlação entre a perda óssea na crista e a sobrecarga oclusal.[8,45,47,81,82] A determinação da etiologia da perda óssea ao redor dos implantes dentários é necessária para minimizar sua ocorrência e promover a saúde peri-implantar a longo prazo, que pode, em última instância, determinar a sobrevida da prótese sobre implante.

A associação do trauma oclusal com a perda óssea ao redor dos dentes naturais tem sido debatida desde que Karolyi sugeriu uma relação em 1901.[82] Vários autores concluíram que o trauma proveniente da oclusão é um fator relacionado à perda óssea, embora a bactéria seja um agente necessário.[83-88] Por outro lado, Waerhaug e muitos outros afirmaram não haver relação entre o trauma oclusal e o grau de destruição do tecido periodontal.[89-91] De acordo com Lindhe *et al.*, o "trauma" proveniente da oclusão não consegue induzir ruptura do tecido periodontal.[92] No entanto, o trauma oclusal pode levar à mobilidade dentária, que pode ser transitória ou permanente. Extrapolando esse raciocínio, vários autores também concluíram que o trauma oclusal não está relacionado à perda da crista óssea ao redor de um implante dentário.[16-18]

Para estabelecer uma correlação adicional entre a perda da crista óssea e a sobrecarga oclusal, foram analisados artigos relacionados de biomecânica celular, princípios de engenharia, propriedades mecânicas do osso, fisiologia do osso, biomecânica do projeto do implante, estudos em animais e relatos clínicos.[45]

Biomecânica celular

A remodelação óssea em nível celular é controlada pelo ambiente mecânico da deformação.[93] A *deformação* é definida como o comprimento alterado dividido pelo comprimento original, e as unidades de deformação são fornecidas em porcentagens. A quantidade de deformação do material está diretamente relacionada à quantidade de tensão aplicada.[94] A tensão oclusal aplicada através da prótese e componentes do implante pode transmitir tensão para a interface osso-implante.[93] A quantidade de deformação óssea na interface osso-implante está diretamente relacionada à quantidade de tensão aplicada através da prótese sobre o implante. Os mecanossensores no osso respondem a quantidades mínimas de deformação, e os níveis de microdeformação 100 vezes menores do que a resistência máxima do osso podem desencadear a remodelação óssea[95] (Figura 7.16).

Uma das primeiras teorias de remodelação para uma relação direta entre a tensão e a magnitude da remodelação óssea foi proposta por Kummer em 1972.[96] Mais recentemente, Frost descreveu a reação celular do osso a diferentes níveis de microdeformação.[97,98] Ele observou fraturas ósseas em 10 mil a 20 mil unidades de microdeformação (1 a 2% de deformação). No entanto, em níveis de 20 a 40% desse valor (4 mil unidades), as células ósseas podem desencadear as citocinas para iniciar uma resposta de reabsorção. Em outras palavras, a deformação óssea excessiva pode resultar em fratura física e pode causar reabsorção óssea celular. Portanto, a hipótese de que tensões oclusais além dos limites fisiológicos do osso podem resultar em deformação significativa no osso, o suficiente para causar reabsorção óssea, é plausível do ponto de vista da biomecânica celular.

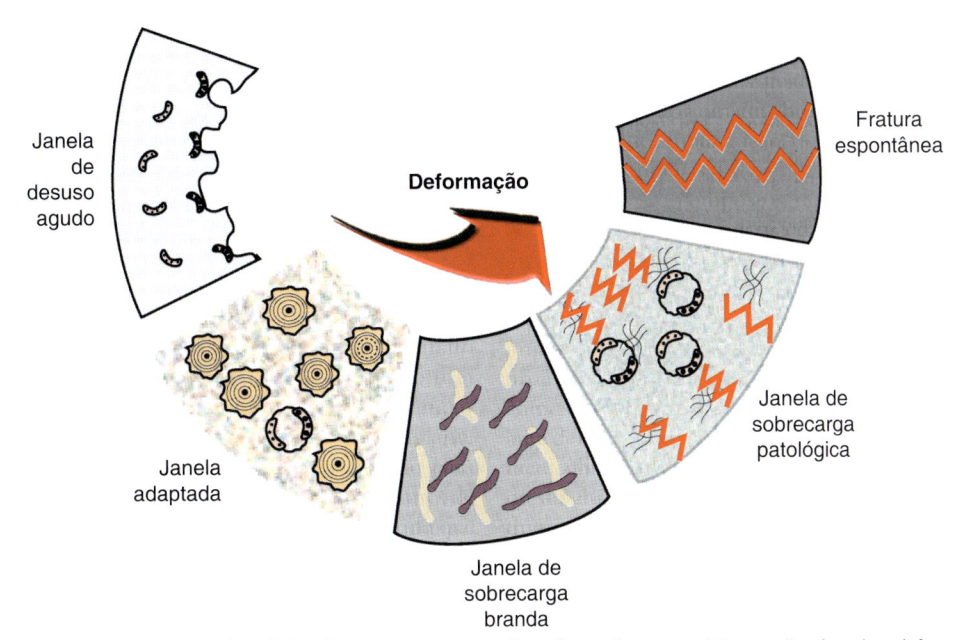

• **Figura 7.16** A tensão mecânica aplicada às células ósseas causa uma alteração na forma ou deformação. As microdeformações podem desencadear a liberação de citocinas e reabsorção óssea.

Até o momento, os estudos com células ósseas não replicaram essa condição óssea próxima a um implante dental. Entretanto, tem sido descrito que citocinas no tecido da interface osso-implante, obtidas de dispositivos para reposição do osso ilíaco que falharam, levaram à perda óssea, em humanos.[99]

Princípios de Engenharia

A relação entre a tensão e a deformação determina o módulo de elasticidade (rigidez) de um material.[94] O módulo transmite a quantidade de alteração dimensional do material para determinado nível de tensão. O módulo de elasticidade de um dente é semelhante ao do osso cortical. Os implantes dentais são normalmente fabricados em titânio ou sua liga. O módulo de elasticidade do titânio é 5 a 10 vezes maior do que o do osso cortical (Figura 7.17). Um princípio de engenharia chamado *análise de feixe de compósitos* estabelece que, quando dois materiais de módulos elásticos diferentes são colocados juntos sem nenhum material intermediário e um é carregado, um aumento do perfil da tensão será observado onde os dois materiais entrarem em contato pela primeira vez.[100] Na interface osso-implante, esses perfis de tensão são de maior magnitude na região da crista óssea. Esse fenômeno foi observado em estudos com análise fotoelástica e tridimensional de elementos finitos quando os implantes sofreram carga, dentro de um simulador de osso.[101-104] Esses autores notaram que a perda da crista óssea observada clínica e radiograficamente ao redor dos implantes segue um padrão semelhante aos perfis de tensão nesses estudos.

Propriedades mecânicas ósseas

A densidade óssea está diretamente relacionada à resistência e ao módulo de elasticidade do osso.[105] No osso mais denso, há menos deformação sob determinada carga em comparação ao osso mais macio. Como resultado, há menos remodelação óssea em osso mais denso, se comparado ao osso mais macio em condições de carga semelhantes.[97] Uma redução na remodelação óssea pode resultar em uma redução da perda óssea (Figura 7.18). Em um estudo prospectivo em humanos, Manz observou que a quantidade de perda da crista óssea próxima a um implante estava relacionada à densidade do osso.[54] A perda óssea peri-implantar inicial desde a instalação do implante até a reabertura foi semelhante para todas as qualidades ósseas. No entanto, 6 meses após a instalação da prótese, a perda óssea peri-implantar adicional, observada radiograficamente, variou de 0,68 mm para osso qualidade 1 a 1,1 mm para osso qualidade 2, 1,24 mm para osso qualidade 3 e 1,44 mm para osso qualidade 4 (Figura 7.19). Em outras palavras, quanto mais denso o osso, menor a perda óssea peri-implantar observada após a instalação da prótese. Um relato clínico de Appleton *et al.*[106,107] demonstrou que implantes unitários com carga progressiva, na região do primeiro pré-molar de seres humanos, exibiram maior aumento da densidade óssea na metade da crista da interface do implante e menos perda da crista óssea em comparação com implantes sem carga progressiva, na mesma região, e no mesmo paciente no lado contralateral. Como o aumento na densidade óssea está relacionado a resistência óssea, módulo de elasticidade, remodelação óssea e diminuição na perda da crista óssea, essas entidades podem estar relacionadas entre si.

Estudos em animais

Vários estudos em animais na literatura demonstraram a capacidade de o tecido ósseo responder a um implante dental. Por exemplo, Hoshaw *et al.* inseriram implantes dentais em um fêmur de cachorro, perpendicularmente ao eixo longo do osso e perpendicularmente à direção dos ósteons.[108,109] Após aplicar uma carga de tração aos implantes por apenas 5 dias, as células ósseas se reorganizaram para seguir o padrão das roscas do implante e resistir à carga. Esse padrão ósseo único foi observado apenas por 3 a 4 mm ao redor dos implantes. A perda óssea da crista também foi observada ao redor desses implantes e explicada como sobrecarga de tensão. Para reorganizar sua estrutura óssea, o osso deve ser remodelado.

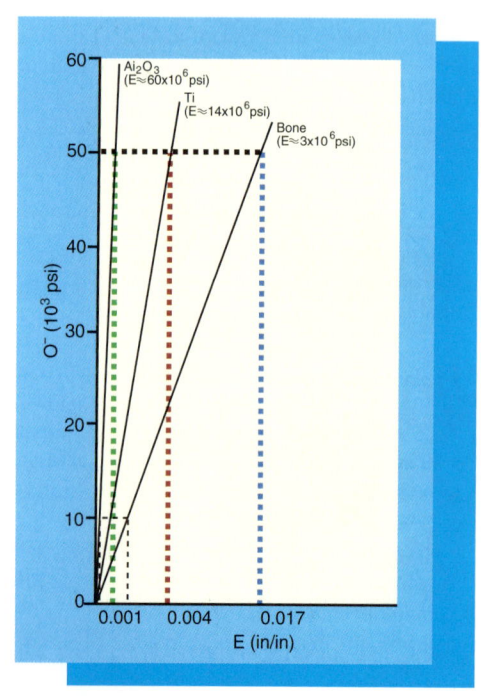

• **Figura 7.17** O módulo de elasticidade é maior para o titânio (Ti) em comparação com o osso. Quando a tensão é inserida no eixo Y e a deformação no eixo X, o módulo de elasticidade pode ser obtido. O titânio é 5 a 10 vezes mais rígido do que o osso cortical.

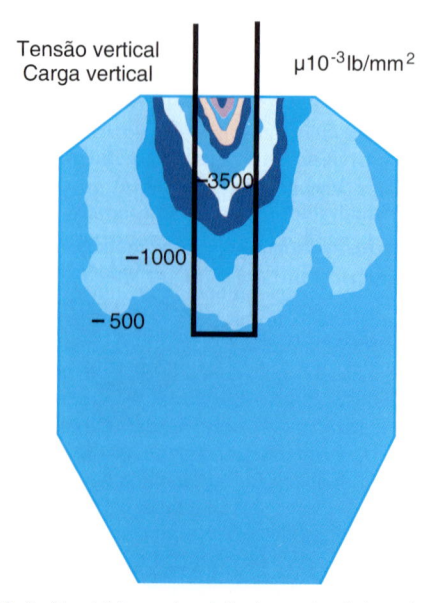

• **Figura 7.18** Análise tridimensional de elementos finitos de um implante de titânio em um modelo ósseo após carga axial. O padrão de deformação em forma de V é maior na região da crista e diminui de intensidade à medida que a tensão é dissipada por todo o comprimento do implante.

Miyata instalou coroas em implantes integrados sem contatos oclusais (grupo de controle) e com contatos oclusais interceptivos prematuros de 100, 180 e 250 mm em um modelo animal com macaco.[110-112] Após 4 semanas de cargas oclusais prematuras, os implantes foram removidos em uma secção de bloco e avaliados. Os níveis de osso na crista para 100 mm e implantes controles sem carga foram semelhantes. No entanto, foi observada uma perda óssea estatisticamente significativa no grupo de 180 mm (Figura 7.20). O grupo de 250 mm experimentou duas a três vezes a perda óssea das coroas com prematuridade moderada (Figura 7.21).

Duyck usou um modelo em cães para avaliar a perda da crista óssea ao redor de implantes dentais parafusados sem cargas (controles), carga estática e carga dinâmica.[113] Os implantes com carga dinâmica foram o único grupo a demonstrar perda da crista óssea. Como a única variável nesses dois estudos foi ou a intensidade ou o tipo de carga oclusal aplicada aos implantes, esses estudos animais sugerem que a carga oclusal dinâmica pode ser um fator na perda da crista óssea ao redor dos implantes de fixação rígida.

Relatos clínicos

Relatórios clínicos têm demonstrado um aumento na perda da crista óssea ao redor dos implantes mais próximos a um cantiléver usado para reabilitar a dentição perdida[114-116] (Figura 7.22).

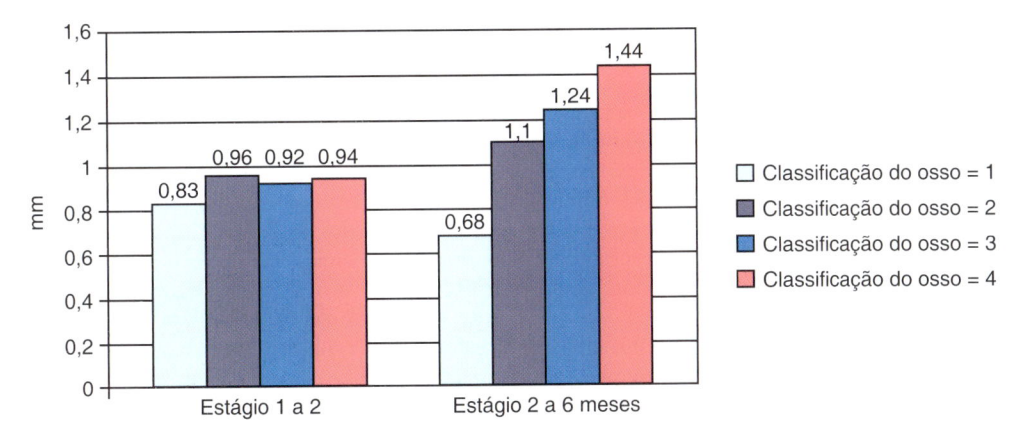

- **Figura 7.19** Média de alteração óssea vertical peri-implantar para os intervalos de estudos pela classificação da qualidade óssea. Muitos estudos observaram que a quantidade de perda óssea do estágio I para o estágio II foi semelhante, independentemente da qualidade óssea. No entanto, após 6 meses de carga, a quantidade de perda da crista óssea estava diretamente relacionada à qualidade do osso, sendo o osso tipo 4 (o osso mais macio) exibindo a maior perda óssea. (De Manz MC. Radiographic assessment of peri-implant vertical bone loss: DICRG Interim Report No 9. *J Oral Maxillofac Surg.* 1997;55(12 Suppl):62–71.)

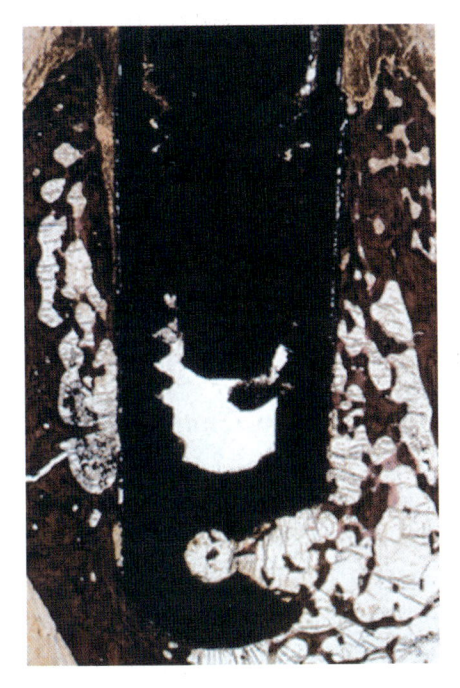

- **Figura 7.20** Miyata *et al.* carregaram implantes integrados por 4 semanas com contatos prematuros em coroas de 100, 180 e 250 mm. Os implantes com contatos prematuros de 180 mm demonstram uma perda óssea na crista em forma de V. (De Miyata T, Kobayashi Y, Araki H, *et al*. The influence of controlled occlusal overload on peri-implant tissue. Part 3: a histologic study in monkeys. *Int J Oral Maxillofac Implants.* 2000;15:425–431.)

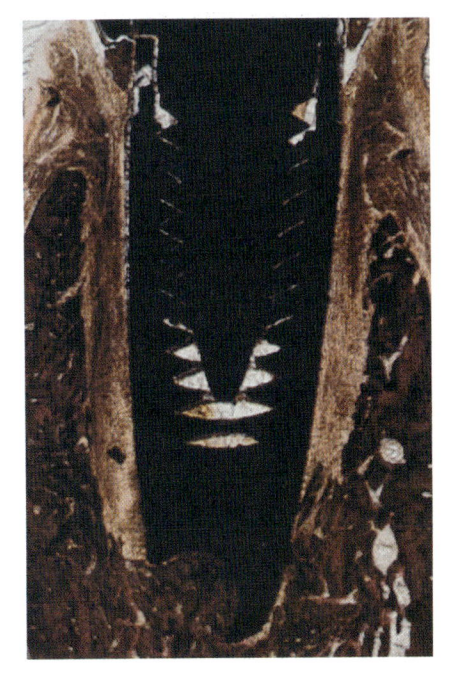

- **Figura 7.21** Os implantes com contatos prematuros de 250 mm demonstraram maior perda óssea do que o grupo de 180 mm. O contato prematuro de 250 mm por 4 semanas resultou em perda óssea maior. As tensões mais altas resultaram em maior perda da crista óssea. (De Miyata T, Kobayashi Y, Araki H, *et al*. The influence of controlled occlusal overload on peri-implant tissue. Part 3: a histologic study in monkeys. *Int J Oral Maxillofac Implants.* 2000;15:425–431.)

O comprimento do cantiléver e um aumento da tensão oclusal até o pilar protético mais próximo estão diretamente relacionados[117] e apontam para o fato de que o aumento na perda da crista óssea pode estar relacionado às tensões oclusais. Quirynen et al. avaliaram 93 pacientes com várias reabilitações sobre implantes e concluíram que a quantidade de perda óssea na crista estava definitivamente associada à carga oclusal.[33] Esses autores também relataram aumento da perda óssea na crista ao redor dos implantes em pacientes sem contatos oclusais anteriores e hábitos parafuncionais em prótese total fixa, superior e inferior.[33,34] Tais relatos clínicos não geram análises estatísticas para demonstrar uma ligação clara entre a tensão oclusal e a perda óssea. No entanto, eles indicam um consenso entre alguns autores de que a sobrecarga oclusal pode estar relacionada à incidência de perda óssea peri-implantar ao redor da região cervical de um implante. De fato, em um estudo sobre 589 implantes, Naert et al. sugeriram que a sobrecarga de hábitos parafuncionais pode ser a causa mais provável de perda do implante e perda da crista óssea após a carga.[118]

Rangert et al. notaram que as cargas oclusais em um implante podem atuar como um momento de flexão, o qual aumenta a tensão no nível ósseo marginal e pode causar fratura do corpo do implante.[35] Antes da fratura do corpo do implante, a perda da crista óssea foi observada nessa avaliação clínica retrospectiva. A mesma tensão que causou a fratura do implante é a causa lógica da perda óssea peri-implantar antes do evento.

Rosenberg et al. encontraram diferenças microbianas em falhas de implantes tanto de sobrecarga quanto de complicações biológicas.[81] Uribe et al. apresentaram um caso de uma coroa sobre um implante inferior com uma peri-implantite marginal e defeito ósseo.[119] A análise histológica revelou uma zona infiltrada e central de tecido conjuntivo denso fibroso com poucas células inflamatórias. Segundo os autores, esse achado difere do tecido inflamatório crônico associado à peri-implantite infecciosa e pode estar diretamente relacionado à sobrecarga oclusal.

Um relato clínico de Leung et al. observou perda da crista óssea angular na sétima rosca em torno de dois implantes suportando uma prótese fixa em hiperoclusão, 2 semanas após a instalação da prótese.[120] A prótese foi removida e, nos meses seguintes, a observação radiográfica mostrou que o defeito na crista foi reparado quase ao nível inicial, sem nenhuma intervenção cirúrgica ou medicamentosa. A prótese foi então instalada com um ajuste oclusal adequado. Os níveis ósseos se estabilizaram na segunda rosca do implante e permaneceram estáveis nos 36 meses seguintes. Esse relatório indicou que a perda óssea por sobrecarga oclusal não só é possível, mas pode até ser reversível quando encontrada no início do processo. Portanto, embora nenhum estudo clínico prospectivo até o momento tenha demonstrado claramente uma relação direta entre estresse e perda óssea sem falha do implante, vários clínicos concordaram que pode existir uma relação causal.

Discussão

A perda da crista óssea limitada durante o primeiro ano de função após a cirurgia de estágio II tem sido observada por décadas ao redor da porção transmucosa dos implantes.[25,43] Hipóteses para as causas de perda óssea na crista incluíram a reflexão do periósteo durante a cirurgia, o preparo da osteotomia do implante, nível do microespaço entre o pilar e o corpo do implante, invasão bacteriana, o estabelecimento de um espaço biológico, o projeto do módulo da crista do implante e a sobrecarga oclusal (Figura 7.23).[8,45,47,121]

O fato de a sobrecarga oclusal ser um fator etiológico para a perda óssea na crista não significa que outros fatores não estejam presentes. Por exemplo, a posição do microespaço entre o espaço biológico e a plataforma do implante e pilar protético frequentemente afeta o osso marginal durante o primeiro mês após o implante se tornar transmucoso.[54] No entanto, o clínico tem certas variáveis sob seu controle que podem influenciar a quantidade de perda óssea peri-implantar. A posição do microespaço em relação à crista óssea e o *design* do módulo da crista do implante estão, principalmente, sob o controle do cirurgião. Por outro lado, a resposta autoimune ou bacteriana do paciente, o espaço biológico e a resposta do paciente ao trauma cirúrgico da instalação do implante são variáveis que muitas vezes escapam ao controle do cirurgião-dentista. Uma vez que a prótese definitiva é instalada, muitos eventos responsáveis pela perda da crista óssea já ocorreram, enquanto outros como a sobrecarga oclusal e sua relação com a qualidade do osso persistem. A sobrecarga oclusal é o fator que mais controla o protesista. Se houver uma relação entre a sobrecarga oclusal e a perda óssea na crista, abordagens para diminuir a tensão na interface do implante parecem apropriadas.

Um elemento intrigante na relação entre a força oclusal e a perda óssea peri-implantar é a falta de perda óssea contínua até

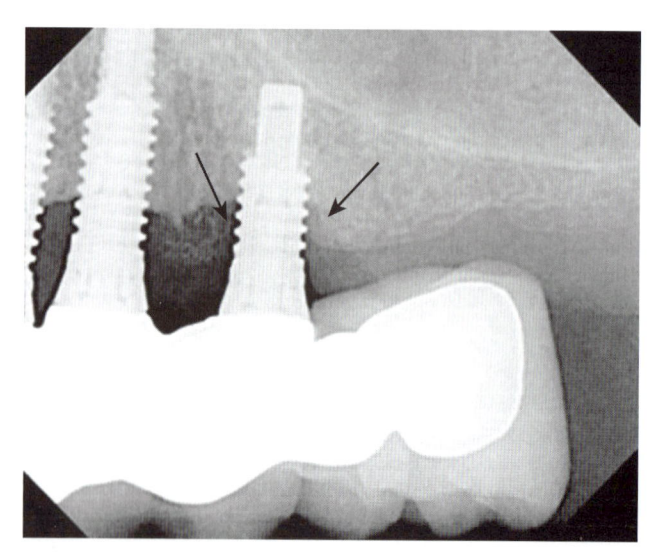

• **Figura 7.22** Cantiléveres em próteses parciais fixas têm demonstrado aumentar a perda da crista óssea no implante próximo ao cantiléver.

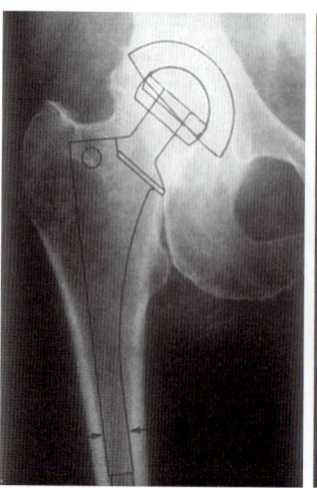

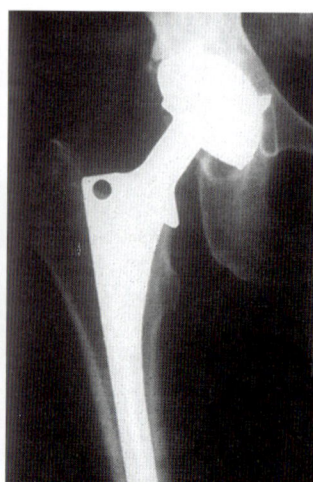

• **Figura 7.23** A perda óssea ao redor dos implantes ortopédicos (osteólise) é causada principalmente pela tensão mecânica na interface osso-implante.

que o implante falhe. A altura da coroa do implante pode ser medida do plano oclusal até a crista óssea. A altura da coroa do implante é um cantiléver vertical, que pode ampliar as tensões aplicadas à prótese. Como resultado da maior altura da coroa devido à perda óssea vertical, a sobrecarga oclusal aumentará após a perda da crista óssea. Portanto, se as forças de carga oclusal podem causar perda da crista óssea, o momento de força resultante aumentado deve promover ainda mais a perda de osso até que o implante falhe, embora a maioria dos estudos clínicos indique que a taxa de perda óssea diminui após o primeiro ano de carga e é mínima depois disso. Existem duas razões pelas quais os níveis ósseos podem se tornar estáveis após a perda da crista óssea inicial, mesmo quando a causa é de sobrecarga oclusal: fisiologia óssea e mecânica do projeto do implante.

Fisiologia óssea

O osso é menos denso e mais fraco no estágio II da cirurgia do implante do que no primeiro ano depois da instalação da carga protética.[122] O osso é 60% mineralizado aos 4 meses e leva 52 semanas para completar sua mineralização.[123] O osso parcialmente mineralizado é mais fraco do que o osso totalmente mineralizado. Além disso, a organização microscópica do osso progride durante o primeiro ano. O tecido ósseo desorganizado é mais fraco do que o osso lamelar, que é organizado e mais mineralizado. O osso lamelar se desenvolve vários meses após o reparo do tecido ósseo ter substituído o osso desvitalizado causado pelo trauma de inserção cirúrgica ao redor do implante.[122] Os níveis de estresse oclusal podem ser altos o suficiente para causar microfratura ou sobrecarga do tecido ósseo durante o primeiro ano, mas o aumento na resistência óssea alcançado após a mineralização e organização completas pode ser capaz de resistir aos mesmos níveis de tensão durante os anos subsequentes.

Como as forças funcionais são aplicadas sobre o implante, o osso circundante pode se adaptar às tensões e aumentar sua densidade, especialmente na metade da crista do corpo do implante durante os primeiros 6 meses a 1 ano de carga.[123] Em um estudo histológico e histomorfométrico do osso, Piatelli *et al.* descreveram as reações aos implantes não submersos com carga e sem carga, em macacos (Figuras 7.24 e 7.25). O osso modificou seu padrão trabecular fino após a cicatrização inicial para um padrão trabecular mais denso e grosso após a carga, especialmente na metade da crista da interface do implante.[124] Em cães, Hoshaw carregou implantes rosqueados com uma carga de tensão e observou que o padrão de osso trabecular fino tornou-o um osso trabecular grosso ao redor do implante.[108,109] Além disso, o osso reorganizou-se em uma condição mais favorável para auxiliar a direção e o tipo de carga oclusal (Figura 7.26).

O osso trabecular fino é menos denso do que o osso trabecular grosso.[122] Como a densidade do osso está diretamente relacionada à sua resistência e módulo de elasticidade, a resistência da crista óssea e a diferença biomecânica entre o titânio e o osso podem diminuir gradualmente durante a fase de carga funcional. Em outras palavras, as tensões aplicadas ao osso peri-implantar podem ser grandes o suficiente para causar reabsorção óssea durante o primeiro ano, porque as tensões ósseas são maiores na crista. No entanto, as tensões aplicadas abaixo da crista óssea são de menor magnitude e podem corresponder à deformação fisiológica que permite ao osso ganhar densidade e resistência. Como resultado, a carga oclusal que causa a perda óssea inicialmente (sobrecarga) não é grande o suficiente para causar perda óssea contínua, uma vez que o osso "amadurece" e se torna mais denso.

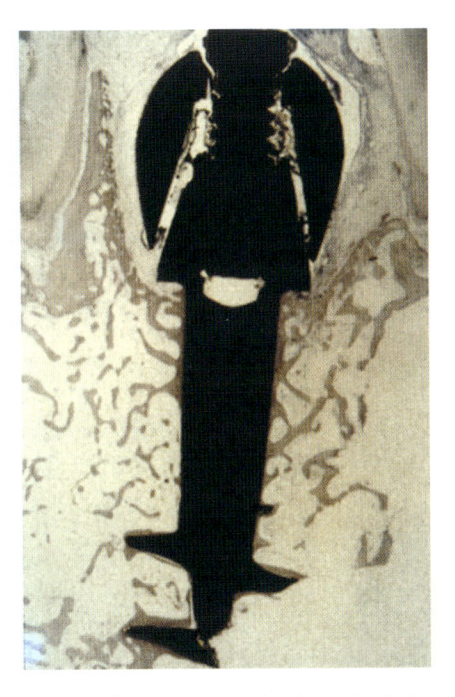

• **Figura 7.24** Ao avaliar o osso ao redor de um implante após a cicatrização, em um modelo com macacos, um padrão trabecular fino é observado. (De Piatelli A, Ruggeri A, Franchi M, et al. An histologic and histomorphometric study of bone reactions to unloaded and loaded nonsubmerged single implants in monkeys: a pilot study. *J Oral Implantol.* 1993;19(4):314–320.)

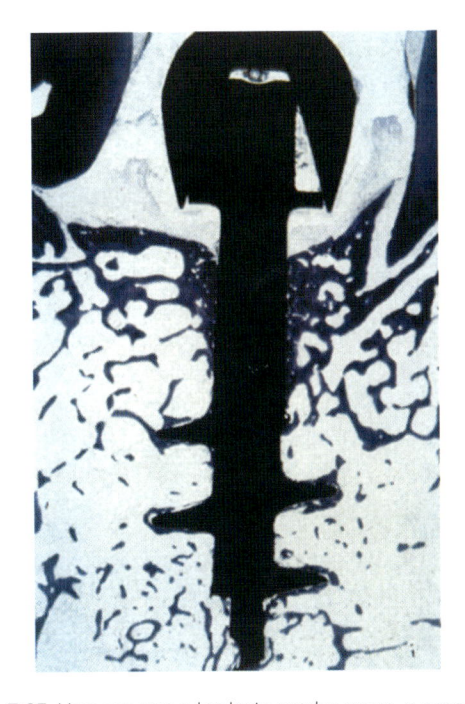

• **Figura 7.25** Uma vez que o implante recebe carga, o osso trabecular fino tornou-se osso trabecular grosso, especialmente na região da crista. Quando a tensão é muito grande, ocorre a perda óssea. Quando as tensões estão dentro da faixa fisiológica, a densidade óssea aumenta. (De Piatelli A, Ruggeri A, Franchi M, et al. An histologic and histomorphometric study of bone reactions to unloaded and loaded nonsubmerged single implants in monkeys: a pilot study. *J Oral Implantol.* 1993;19(4):314–320.)

O relato clínico de Appleton *et al.* demonstrou que implantes unitários com carga progressiva na região do primeiro pré-molar de humanos exibiram menos perda óssea e maior aumento de

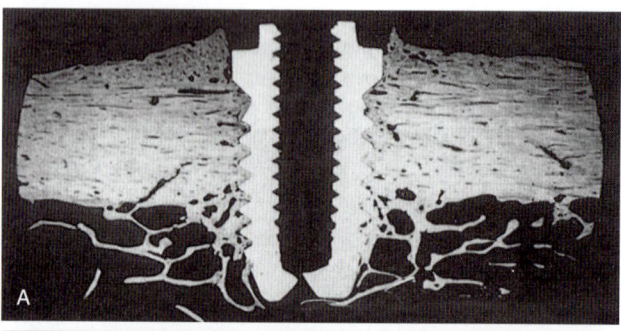

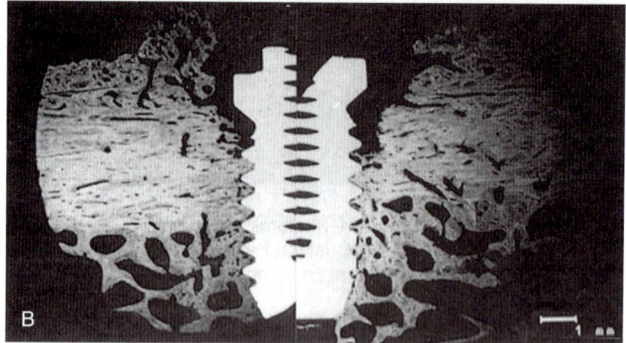

• **Figura 7.26** Pesquisadores colocaram carga em implantes rosqueados em tíbias de cães, e observaram que **(A)** o osso trabecular fino na região apical se tornou **(B)** trabecular grosso após a carga. Além disso, foi observada perda óssea na crista do implante com carga. (De Hoshaw SJ, Brunski JB, Cochran GVB: Mechanical loading of Brånemark fixtures affects interfacial bone modeling and remodeling, *Int J Oral Maxillofac Implants* 9:345–360, 1994.)

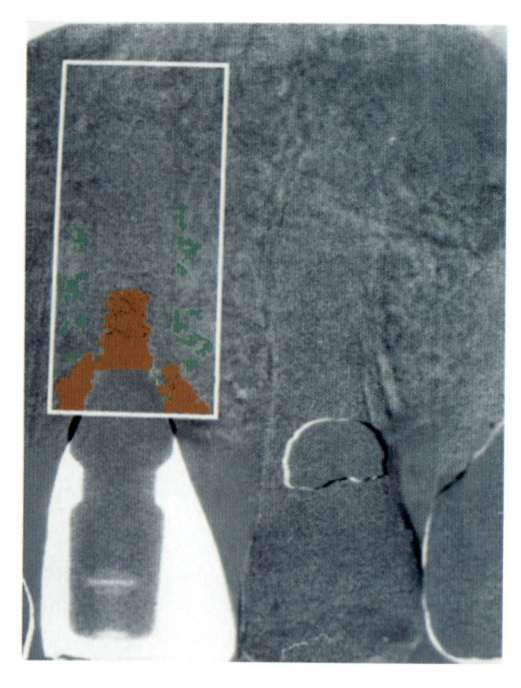

• **Figura 7.27** Pesquisadores observaram em humanos que havia menos perda óssea na crista e aumento na densidade óssea ao redor de implantes com carga progressiva na região do primeiro pré-molar superior. (De Appleton RS, Nummikoski PV, Pigno MA, et al. A radiographic assessment of progressive loading on bone around single osseointegrated implants in the posterior maxilla. *Clin Oral Implants Res.* 2005;16(2):161–167.)

densidade óssea na metade da crista da interface do implante em comparação com implantes com carga não progressiva na mesma região, e até mesmo no mesmo paciente no lado contralateral (Figura 7.27).[106,107] A perda da crista óssea é menor na mandíbula em comparação com a maxila em vários relatos clínicos. O osso é mais denso na mandíbula do que na maxila. A redução da perda da crista óssea que foi relatada na mandíbula, em maiores densidades ósseas e em implantes com carga progressiva, aponta para o fato de que a tensão/deformação é o principal fator etiológico de perda óssea após o implante receber carga. Portanto, as tensões na crista do rebordo podem causar microfratura ou sobrecarga durante o primeiro ano, e a mudança na resistência óssea após a carga e a mineralização altera completamente a relação tensão/deformação e reduz o risco de microfratura durante os anos seguintes.[125]

Biomecânica do projeto de implantes

O projeto do implante pode afetar a magnitude ou o tipo de forças aplicadas à interface osso-implante. Um colar liso no módulo da crista pode transmitir forças de cisalhamento ao osso. O osso é mais forte sob forças compressivas, 30% mais fraco sob cargas de tração e 65% mais fraco para forças de cisalhamento.[126] O osso pode cicatrizar no colar metálico liso do módulo da crista do implante desde o momento da inserção do implante até a reabertura do implante; mas instalado sob condições de carga, a interface de cisalhamento mais fraca tem mais probabilidade de sobrecarregar o osso. A primeira rosca ou a condição de superfície rugosa do implante é o local onde há mudança no tipo de força, principalmente de forças de cisalhamento para cargas compressivas ou de tração. Portanto, em muitas situações, o aumento de 35 a 65% na resistência óssea, por meio de mudanças de cargas de cisalhamento para cargas de compressão e/ou tração, são suficientes para interromper o processo de perda óssea. Esta pode ser uma das razões pelas quais o projeto dos implantes com um colar liso de 2 mm acima da primeira rosca e um colar liso de 4 mm acima da primeira rosca perdem osso para esse ponto de referência da "primeira rosca".[127] (Uma revisão anterior abordou a faixa de perda óssea com diferentes *designs* de implantes.[128-130]) Como o *design* do módulo da crista do implante pode afetar a quantidade de perda óssea e o projeto do implante contribui para a transferência de força da interface osso-implante, a teoria relacionada à tensão como uma das etiologias de perda da crista óssea é ainda mais reforçada.

A literatura de biomecânica celular, os princípios de engenharia, as diferenças na perda óssea relacionada à densidade óssea, os estudos em animais e relatos clínicos: todos comprovam que a sobrecarga oclusal pode ser uma etiologia da perda óssea peri-implantar. A literatura relacionada aos dispositivos de substituição da articulação ortopédica indica claramente que o estresse biomecânico e a sobrecarga contribuem para a perda óssea na interface do implante. O aumento da mineralização e da organização óssea durante o primeiro ano, o aumento da densidade óssea na interface do implante e o tipo de mudança de força na primeira rosca do corpo do implante são fatores que podem interromper o fenômeno de perda óssea após a fase de perda marginal inicial. Embora esse conceito de sobrecarga oclusal não anule outros fatores relacionados à perda da crista óssea, ele é mais dependente do clínico do que a maioria dos outros parâmetros. Planos de tratamento que enfatizam a redução do estresse oclusal para a prótese são, portanto, obrigatórios.

Efeitos do estresse biomecânico no planejamento do tratamento

Compreender as relações entre tensão e complicações relacionadas fornece uma base para um sistema de tratamento consistente. O sucesso clínico e a longevidade dos implantes dentais endosteais como pilares de suporte de carga são amplamente controlados pelo meio biomecânico em que funcionam.[127,131] O teorema do tratamento da tensão, desenvolvido pelo Dr. Carl E. Misch, afirma que a maioria dos tratamentos relacionados para a ciência da implantodontia deve ser centrada em torno dos aspectos biomecânicos da tensão.[131]

As condições relacionadas à tensão que afetam o planejamento do tratamento em implantodontia incluem a perda de volume ósseo após a perda do dente, diminuição da qualidade óssea após a perda do dente, complicações da cirurgia, posicionamento do implante, cicatrização inicial da interface do implante, carga inicial de um implante, *design* do implante, conceitos oclusais, fixação da prótese, perda da crista óssea, falha do implante, fratura do componente, fratura da prótese e fratura do implante. Parâmetros biomecânicos são excelentes preditores de riscos aumentados porque são objetivos e podem ser medidos. Pode-se prever não apenas qual condição apresenta maior estresse e, portanto, maior risco, mas também quanto o risco é aumentado. Um fator de risco não é uma contraindicação absoluta, mas aumenta significativamente a taxa de complicações. Com tantas variáveis, o sucesso ou o fracasso em implantodontia costuma ser um assunto complexo e não necessariamente uma ciência exata, mas isso não significa que não seja possível estabelecer um método para diminuir o risco. Forças maiores em um aspecto do tratamento nem sempre equivalem a falha ou complicações do implante, especialmente porque muitos fatores estão envolvidos, incluindo a densidade do osso ao redor do implante. No entanto, os riscos podem ser consideravelmente reduzidos, diminuindo a tensão geral do sistema como um todo. Para avaliar o aumento dos fatores de risco, cada fator é considerado separadamente. O objetivo é diminuir o risco total. Compreender as relações de tensão e complicações relacionadas fornece uma base para um sistema de tratamento consistente. O teorema do tratamento da tensão evoluiu para uma sequência particular de plano de tratamento (Boxe 7.3).

Projeto da prótese

Quando pacientes parcial ou totalmente edêntulos procuram tratamento com implantes, seu objetivo é obter dentes; portanto, é imperativo que o clínico visualize a prótese antes de selecionar a base (os implantes). Isso geralmente é denominado plano de tratamento "de cima para baixo". O projeto da prótese está relacionado a uma série de fatores, sendo o número e a posição de extrema importância. Por exemplo, se um número inadequado de implantes for colocado, a prótese final estará sob risco de tensão biomecânica. Se as posições dos implantes não forem ideais, a prótese final estará comprometida devido a possíveis problemas de tensão biomecânica.

Fatores de força do paciente

É crucial que o clínico leve em consideração os fatores de força específicos relacionados ao paciente. Existem inúmeros fatores de força a serem considerados: (1) bruxismo, (2) apertamento, (3) pressão lingual, (4) altura da coroa, (5) dinâmica mastigatória e (6) arco antagonista. As forças aplicadas à prótese também diferem por sua (1) magnitude, (2) duração, (3) tipo e (4) fatores predisponentes (p. ex., cantiléveres).

Alguns fatores de força do paciente são mais importantes do que outros. Por exemplo, o bruxismo grave é o fator mais significativo e, em uma escala de risco de 1 a 10, é 10.[132] As forças do bruxismo são frequentemente as mais difíceis de se combater a longo prazo.[132,133] Como resultado dessa condição, há maior probabilidade de perda da crista óssea do implante, pilares sem retenção e fraturas por fadiga de implantes ou próteses. O aumento na magnitude e duração da força é um problema significativo. Um paciente com bruxismo corre maior risco por duas razões. A magnitude da força aumenta porque os músculos ficam mais fortes e o número de ciclos nos componentes protéticos é maior como resultado da parafunção. Eventualmente, algum componente do sistema irá fraturar se a doença oclusal não puder ser reduzida em intensidade ou duração.

O segundo fator de risco mais alto é o apertamento grave, que está em 9 na escala de risco. Os cantiléveres, incluindo a altura da coroa, são os próximos na lista, seguidos pela dinâmica dos músculos mastigatórios. A posição do implante no arco é seguida pela direção da carga, com um risco de 5. Esses números são arbitrários, pois são influenciados por outros fatores de força. Por exemplo, forças anguladas maiores que 30° no corpo do implante são mais prejudiciais do que uma altura de coroa de 20 mm com uma carga no eixo longo.[134-136] O clínico deve avaliar o número de condições de força e seus fatores que influenciam a gravidade. Conforme o número total aumenta, os riscos aumentam e o plano de tratamento deve ser modificado para diminuir a força aumentada ou aumentar a área de suporte.

Densidade óssea

A densidade do osso está diretamente relacionada à resistência óssea.[105,137] Misch *et al.* relataram as propriedades biomecânicas de quatro densidades diferentes de osso na mandíbula e maxila.[105] O osso cortical denso é 10 vezes mais forte do que o trabecular fino e macio osso. O osso D2 é aproximadamente 50% mais forte do que o osso D3. Além disso, a rigidez do osso é afetada pela densidade óssea. O módulo de Young para osso compacto é 10 vezes maior do que para osso esponjoso. Quanto mais denso o osso, mais rígido e há menos incompatibilidade biomecânica com o titânio durante a carga.

Portanto, em qualidades ósseas mais pobres, que são suscetíveis à tensão biomecânica, o conceito de carga progressiva no osso pode ser implementado. A carga progressiva no osso altera a quantidade e a densidade do contato osso-implante. O osso tem tempo para responder a um aumento gradual da carga oclusal. Isso aumenta a quantidade de osso na interface do implante, melhora a densidade óssea e melhora o mecanismo geral do sistema de suporte.

Boxe 7.3 Teorema de tratamento de estresse: sequência de planejamento de tratamento.

1. Projeto da prótese
2. Fatores de força do paciente
3. Densidade óssea em locais de implante
4. Principais posições e número de implantes
5. Tamanho do implante
6. Osso disponível
7. Projeto do implante

Principais posições de implante e número de implante/pilar

Posições principais do implante

Em qualquer prótese, existem posições de implante que são mais importantes do ponto de vista do gerenciamento da tensão. Em próteses de um ou dois elementos, um implante deve ser colocado em cada posição de dente, sem um contorno de coroa em cantiléver em qualquer direção (p. ex., vestibular, lingual, mesial ou distal). Em uma reabilitação de três a quatro elementos, os pilares mais importantes são os pilares terminais. Se um pilar terminal não estiver presente, um cantiléver é criado, o que aumenta a tensão para o restante do sistema de suporte. Os cantiléveres são ampliadores de força e representam um fator de risco considerável no suporte do implante, afrouxamento do parafuso, perda da crista óssea, fratura e qualquer outro item afetado negativamente pela força.[134,136,138] Portanto, o objetivo da posição do implante deve ser eliminar os cantiléveres sempre que possível, especialmente quando outros fatores de força são aumentados.

Em uma prótese de 5 a 14 elementos, os pilares intermediários também são importantes para limitar os espaços edêntulos a menos de três pônticos. Uma prótese de três pônticos flexiona 18 vezes mais do que uma prótese de dois pônticos, enquanto uma prótese de dois pônticos flexiona oito vezes mais do que uma prótese de um pôntico.

O canino é uma importante posição de implante sempre que o canino e dois dentes adjacentes estiverem ausentes. Portanto, quando os dois pré-molares, um primeiro pré-molar e o incisivo lateral, ou um incisivo lateral e um incisivo central, estão ausentes próximos ao canino, um implante no canino é necessário. Além disso, a oclusão ideal para uma prótese sobre implante é a oclusão protegida por implante. Isso envolve a desoclusão do canino; portanto, um implante nessa posição tem benefícios significativos de oclusão.

Para próteses fixas totais, os arcos podem ser divididos em seções. Uma mandíbula edêntula pode ser dividida em três seções do ponto de vista biomecânico: a região anterior (canino a canino) e as regiões posteriores bilaterais (pré-molares e molares). Uma posição-chave é um implante em cada região, ou pelo menos três implantes-chave.

A maxila edêntula é dividida em cinco regiões: a anterior (laterais e centrais), os caninos bilaterais e a região posterior bilateral (pré-molares e molares). Uma posição de implante-chave é um implante em cada região, ou pelo menos cinco implantes-chave.

Os planos de tratamento devem incorporar métodos para reduzir a tensão e minimizar suas complicações iniciais e a longo prazo. A definição de *tensão* é a força dividida pela área funcional sobre a qual é aplicada. Uma abordagem biomecânica para diminuir a tensão é aumentar a área de superfície do sistema de suporte do implante.[134] A tensão geral no sistema de implante pode ser reduzida aumentando a área sobre a qual a força é aplicada. O método mais eficaz para aumentar a área de superfície de suporte do implante é aumentando o número de implantes usados para apoiar uma prótese (Figura 7.28).

Esplintagem

O conceito de esplintagem é controverso em implantodontia. Estudos realizados por Bidez e Misch demonstraram que a força distribuída por três pilares resulta em menos tensão localizada na crista óssea do que dois pilares.[139] Esse estudo se aplica apenas a implantes que são esplintados juntos. Portanto, o número de pônticos deve ser reduzido e o número de pilares aumentado sempre que as forças são aumentadas em comparação com um plano de tratamento para um paciente ideal com fatores de força mínimos.[136,138,140-142] A retenção da prótese também é melhorada com um número maior de pilares esplintados. Essa abordagem também diminui a incidência de prótese não retida e fratura do material restaurador. A quantidade total de tensão para o sistema é reduzida e as cristas marginais nas coroas dos implantes são suportadas pelos conectores das coroas com esplintagem, com forças de compressão resultantes em vez de cargas de cisalhamento no material restaurador.

O bom senso clínico indica que é melhor errar com um implante a mais do que com poucos. A instalação de poucos implantes pode levar ao fracasso de todo o tratamento. Raramente um implante a mais será problemático. Devido à morbidade associada de poucos implantes (ou seja, perda da prótese, custos financeiros, perda de confiança do paciente), o plano de tratamento de "cima para baixo" deve sempre ser seguido (Figura 7.29).

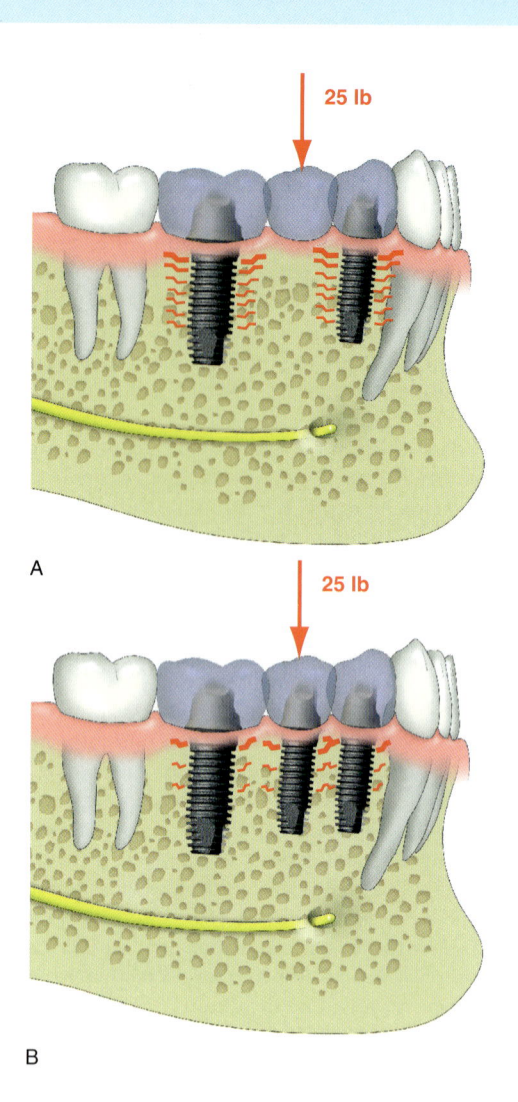

• **Figura 7.28** O aumento do número de implantes é um método eficaz para diminuir a tensão em cada componente do sistema. **A.** Dois implantes suportando uma prótese de três elementos têm mais tensão na interface do implante do que (**B**) três implantes suportando uma prótese semelhante. O implante adicional também diminui o número de pônticos e aumenta a retenção da prótese. 25 lb = aproximadamente 11 kg.

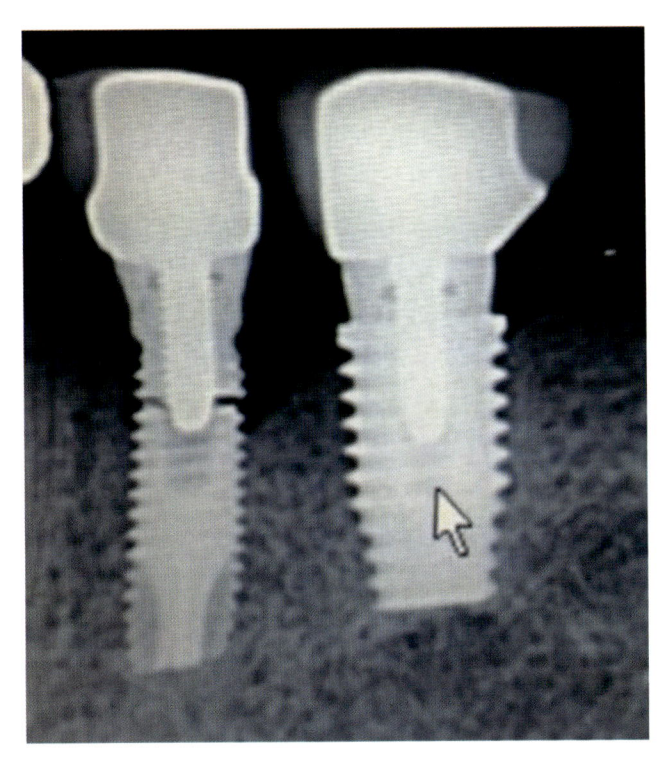

Figura 7.29 Prótese esplintada sobre implante. Radiografia ilustrando a fratura do implante em um paciente com parafunção. Muito provavelmente, se os implantes fossem esplintados, a fratura do corpo do implante não teria ocorrido.

Tamanho do implante

Um comprimento excessivo de implante não é crítico na interface crista óssea, mas é crítico para a estabilidade inicial e a quantidade total de interface osso-implante. O comprimento aumentado também oferece resistência ao torque ou às forças de cisalhamento quando os pilares são aparafusados em posição. No entanto, o comprimento adicional contribui pouco para diminuir a tensão que ocorre na região da crista óssea ao redor do implante durante a carga oclusal.[143-145] Portanto, o comprimento excessivo do implante não é tão eficaz na redução da tensão proveniente dos fatores de força.

Por outro lado, com o manejo biomecânico impróprio, implantes mais curtos podem ter taxas de falha maiores após a carga.[146,147] Portanto, o plano de tratamento inicial deve usar implantes com comprimentos que estão relacionados à quantidade de força esperada, densidade óssea e relação dos fatores força-paciente. Idealmente, os tipos de osso mais macios requerem implantes mais longos do que o osso mais denso. A área de superfície de cada implante está diretamente relacionada à largura do implante. Os implantes mais largos, em forma de raiz, têm uma área de contato óssea maior do que os implantes estreitos (de *design* semelhante), o que é resultado de suas áreas de contato ósseo circunferenciais aumentadas. A cada aumento de 0,25 mm no diâmetro do implante, a área de superfície total pode aumentar em aproximadamente 5 a 10% no corpo de um implante cilíndrico. O aumento da largura óssea pode ser indicado para aumentar o diâmetro do implante em 1 mm quando os fatores de força são maiores do que o ideal. Além disso, tem sido sugerido que um aumento no diâmetro do implante pode ser mais eficaz do que o escalonamento do implante para reduzir a tensão.[148,149]

É interessante notar que os dentes naturais são mais estreitos nas regiões anteriores da boca, onde a quantidade de força gerada é menor. Os dentes naturais aumentam de diâmetro na região pré-molar e novamente na região molar conforme a quantidade de força aumenta, totalizando um aumento de 300% de área de superfície dos dentes anteriores inferiores aos molares superiores. O comprimento das raízes dos dentes naturais não aumenta da região anterior para a posterior do arco, mas sua secção transversal sim. O suporte adicional do implante obtido com o aumento do seu diâmetro não apenas diminui a tensão, mas também a probabilidade de fratura do implante, e reduz a força do parafuso do pilar, o que resulta em menos afrouxamento do parafuso.

Osso disponível

Uma vez que as etapas anteriores para a sequência do plano de tratamento foram determinadas, o osso disponível nos locais potenciais para implantes é avaliado. Se houver osso adequado para posicionar número, tamanho e desenho do implante pré-selecionado, a sequência de tratamento segue para o próximo fator. Se o osso disponível não estiver presente, é necessário um aumento ou modificação do osso. Caso essas opções não sejam possíveis, a sequência do tratamento é reiniciada, a partir do projeto da prótese.

No passado, o osso disponível era a primeira condição avaliada e o tratamento ocorria com base no número e na posição dos implantes, sem se preocupar com o tamanho ou o desenho. Essa abordagem geralmente levava a altas taxas de complicações relacionadas ao aumento das condições de tensão.

Projeto do implante

O macrodesenho do implante pode afetar a área de superfície ainda mais do que um aumento na largura. Um implante cônico (em forma de bala) fornece 30% menos área de superfície do que um implante rosqueado convencional do mesmo tamanho. Strong *et al.* identificaram 11 variáveis diferentes que afetam a área de superfície funcional total de um implante.[150] Um implante rosqueado, com 10 roscas por 10 mm, tem mais área de superfície do que um com cinco roscas. Uma profundidade de rosca de 0,2 mm tem menos área de superfície do que um implante com 0,4 mm. Portanto, o desenho do implante é um dos métodos mais fáceis para aumentar significativamente a área de superfície e diminuir o risco geral para a interface do implante.

Além do teorema de tensão e da sequência relativa do plano de tratamento, foram desenvolvidas propostas para facilitar a seleção da terapia mais apropriada (Boxe 7.4).

Resumo

A compreensão da etiologia das complicações mais comuns do implante tem levado ao desenvolvimento de um teorema do plano de tratamento baseado na tensão. Uma vez que o implantodontista tenha identificado as fontes de forças no sistema de implante, o plano de tratamento pode ser elaborado para minimizar seu efeito potencial no implante, osso e prótese definitiva. Nessas condições, uma solução consistente é um aumento na área de superfície implante-osso. Implantes adicionais são a solução de escolha para diminuir a tensão, junto do aumento na largura ou da altura do implante (ou seja, baixa densidade óssea). Além disso, reduzir o número de pônticos ajuda a dissipar as tensões de forma mais eficaz na estrutura óssea, especialmente na crista. A retenção da prótese definitiva ou da estrutura é melhorada com pilares adicionais. Portanto, uma série de variáveis e fatores deve ser considerada para reduzir a morbidade do processo de implante em relação ao estresse biomecânico.

Boxe 7.4 — Corolários do teorema do tratamento da tensão.

A. Os pacientes querem dentes, não implantes. As vantagens e desvantagens de prótese fixa *versus* removível devem ser discutidas em detalhes com o paciente.
B. Se você tem (1) condições ósseas ideais, (2) condições econômicas ótimas para o paciente, (3) treinamento ótimo e (4) nenhuma limitação de tempo, qual seria o plano de tratamento?
C. Não comprometa uma prótese a longo prazo por um atraso de 3 a 6 meses no tratamento ou inclusão de um implante extra.
D. Compreenda a diferença entre *poder* e *dever*.
E. Em caso de dúvida, melhore a base de suporte (p. ex., adicione um implante e aumente a área de superfície).
F. Quando duas ou mais abordagens podem obter um resultado semelhante, utilize a menos invasiva e menos complicada para alcançar um resultado previsível.
G. Quando dois ou mais métodos podem obter um resultado semelhante, utilize o método menos oneroso, e ainda previsível, ao desenvolver o plano de tratamento.
H. Quando duas ou mais abordagens podem obter um resultado semelhante, utilize a mais previsível, em vez do método mais rápido.
I. O tempo é um fator no tratamento apenas quando todos os outros fatores são iguais.
J. O paciente com limitações econômicas não pode arcar com complicações.
K. Aplicar cargas compressivas principalmente quando possível, nos seguintes níveis:
   1. Material reabilitador
   2. Cemento
   3. Pilar
   4. Parafuso
   5. Corpo do implante
   6. Interface implante-osso
L. Se você não entende de tensão biomecânica, isso levará à tensão psicológica.
M. Muitas vezes é necessário modificar a boca ou modificar a mentalidade do paciente.
N. É melhor ver as costas do paciente uma vez do que ver o rosto dele várias vezes

Referências bibliográficas

1. Rams TE, Roberts TW, Tatum Jr H, et al. The subgingival microflora associated with human dental implants. *J Prosthet Dent.* 1984;5:529–539.
2. MacDonald JB. The etiology of periodontal disease. Bacteria as part of a complex etiology. *Dent Clin North Am.* 1960;11:699–703.
3. Waerhaug J. Subgingival plaque and loss of attachment in periodontosis as evaluated on extracted teeth. *J Periodontol.* 1977;48:125–130.
4. Priest GF. Failure rates of restorations for single tooth replacements. *Int J Prosthodont.* 1996;9:38–45.
5. Goodacre CJ, Bernal G, Rungcharassaeng K, et al. Clinical complications in fixed prosthodontics. *J Prosthet Dent.* 2003;90:31–41.
6. Creugers NH, Kayser HF, Van't Hof MA. A meta analysis of durability data on conventional fixed bridges. *Community Dent Oral Epidermiol.* 1994;22:448–452.
7. Goodacre CJ, Bernal G, Rungcharassaeng K. Clinical complications with implants and implant prostheses. *J Prosthet Dent.* 2003;90:121–132.
8. Oh T-J, Yoon J, Misch CE, et al. The cause of early implant bone loss: myth or science? *J Periodontol.* 2002;73:322–333.
9. Jividen G, Misch CE. Reverse torque testing and early loading failures—help or hindrance. *J Oral Implantology.* 2000;26:82–90.
10. Jemt T, Lekholm U, Adell R. Osseointegrated implants in the treatment of partially edentulous patients: a preliminary study on 876 consecutively placed fixtures. *Int J Oral Maxillofac Implants.* 1989;4:211–217.
11. Gunne J, Jemt T, Linden B. Implant treatment in partially edentulous patients: a report on prostheses after 3 years. *Int J Prosthodont.* 1994;7:143–148.
12. Lekholm U, Adell R, Lindhe J, et al. Marginal tissue reactions at osseointegrated titanium fixtures. II. A cross sectional retrospective study. *Int J Oral Maxillofac Surg.* 1986;15:53–61.
13. Jaffin R, Berman C. The excessive loss of Brånemark fixtures in type IV bone: a 5 year analysis. *J Periodontol.* 1991;62:2–4.
14. van Steenberghe D, Lekholm U, Bolender C. The applicability of osseointegrated oral implants in the rehabilitation of partial edentulism: a prospective multicenter study on 558 fixtures. *Int J Oral Maxillofac Implants.* 1990;5:272–281.
15. Esposito M, Hirsch J-M, Lekholm U, et al. Biological factors contributing to failures of osseointegrated oral implants. II. Etiopathogenesis. *Eur J Oral Sci.* 1998;106:721–764.
16. Lang NP, Wilson TG, Corbet EF. Biological complications with dental implants: their prevention, diagnosis and treatment. *Clin Oral Implants Res.* 2000;11(suppl):146–155.
17. Tonetti MS, Schmid J. Pathogenesis of implant failures. *Periodontology.* 1994;2000(4):127–138.
18. Heitz-Mayfield LJ, Schmid B, Weigel C, et al. Does excessive occlusal load affect osseointegration? An experimental study in the dog. *Clin Oral Impl Res.* 2004;15:259–268.
19. Johns RB, Jemt T, Heath MR, et al. A multicenter study of overdentures supported by Brånemark implants. *Int J Oral Maxillofac Implants.* 1992;4:187–194.
20. Bragger U, Aeschlimann S, Burgin W, et al. Biological and technical complications and failures with fixed partial dentures (FPD) on implants and teeth after four to five years of function. *Clin Oral Implants Res.* 2001;12:26–34.
21. Kourtis SG, Sotiriadou S, Voliotis S, et al. Private practice results of dental implants. Part I: survival and evaluation of risk factors—Part II: surgical and prosthetic complications. *Implant Dent.* 2004;13(4):373–385.
22. Kallus T, Bessing C. Loose gold screws frequently occur in full-arch fixed prostheses supported by osseointegrated implants after 5 years. *Int J Oral Maxillofac Implants.* 1994;9(2):169–178.
23. Eriksson RA, Albrektsson T. The effect of heat on bone regeneration: an experimental study in the rabbit using the bone growth chamber. *J Oral Maxillofac Surg.* 1984;42:705–711.
24. Brunski JB, Moccia Jr AF, Pollack SR, et al. The influence of functional use of endosseous implants on the tissue implant interface. II. Clinical aspects. *J Dent Res.* 1979;58:1970–1980.
25. Adell R, Lekholm U, Rockler B, et al. A 15 year study of osseointegrated implants in the treatment of the edentulous jaw. *Int J Oral Surg.* 1981;10:387–416.
26. Albrektsson T, Zarb GA, Worthington P, et al. The long-term efficacy of currently used dental implants: a review and proposed criteria of success. *Int J Oral Maxillofac Impl.* 1986;1:1–25.
27. Schroeder A, Mawglen G, Sutter F. Hohlzylinderimplantat: Typ-f zur prothesen-retention bei zahnlosen Kafer. *SSO Schweiz Monatsschr Zahnheilk.* 1983;93:720–733.
28. Smedberg JL, Lothigius E, Bodin I, et al. A clinical and radiological two-year follow-up study of maxillary overdentures on osseointegrated implants. *Clin Oral Implants Res.* 1993;4:39–46.
29. Kline R, Hoar J, Beck GH, et al. A prospective multicenter clinical investigation of a bone quality-based dental implant system. *Implant Dent.* 2002;11:1–8.
30. Isidor F. Loss of osseointegration caused by occlusal load of oral implants: a clinical and radiographic study in monkeys. *Clin Oral Implants Res.* 1996;7:143–152.
31. Isidor F. Histological evaluation of peri-implant bone at implant subjected to occlusal overload or plaque accumulation. *Clin Oral Implant Res.* 1997;8:1–9.
32. Bidez MW, Misch CE. Forces transfer in implant dentistry: basic concepts and principles. *J Oral Implantol.* 1992;18:264–274.
33. Quirynen M, Naert I, van Steenberghe D. Fixture design and overload influence on marginal bone loss and fixture success

in the Brånemark implant system. *Clin Oral Implants Res.* 1992;3:104–111.
34. Van Steenberghe D, Tricio J, Van den Eynde, et al. Soft and hard tissue reactions towards implant design and surface characteristics and the influence of plaque and/or occlusal loads. In: Davidovitch Z, ed. *The Biological Mechanism of Tooth Eruption, Resorption and Replacement by Implants.* Boston: Harvard Society for the Advancement of Orthodontics; 1994.
35. Rangert B, Krogh PHJ, Langer B, et al. Bending overload and implant fracture: a retrospective clinical analysis. *Int J Oral Maxillofac Implants.* 1995;10:326–334.
36. Snauwaert K, Duyck J, van Steenberghe D, et al. Time dependent failure rate and marginal bone loss of implant supported prostheses: a 15-year follow up study. *Clin Oral Invest.* 2000;4:13–20.
37. Kourtis SG, Sotiriadou S, Voliotis S, et al. Private practice results of dental implants. Part I: survival and evaluation of risk factors—Part II: surgical and prosthetic complications. *Implant Dent.* 2004;13(4):373–385.
38. Jemt T. Single implants in the anterior maxilla after 15 years of follow-up: comparison with central implants in the edentulous maxilla. *Int J Prosthodont.* 2008;21(5):400–408.
39. Kirov D, Stoichkov B. Factors affecting the abutment screw loosening. In: *Journal of IMAB–Annual Proceeding (Scientific Papers).* 2017;23:1505–1509.
40. Mar 40inucci T. *Influence of Repeated Tightening and Loosening of the Prosthetic Screw in Micromovements Abutment/Implant [Master's Thesis].* Coimbra, Portugal: University of Coimbra; 2013.
41. Papaspyridakos P, Chen C-J, Chuang S-K, et al. A systematic review of biologic and technical complications with fixed implant rehabilitations for edentulous patients. *Int J Oral Maxillofac Implants.* 2012;27(1):102–110.
42. Linkow LI. Statistical analyses of 173 patients. *J Oral Implants.* 1974;4:540–562.
43. Adell R, Lekholm U, Rockler B, et al. Marginal tissue reactions at osseointegrated titanium fixtures (1). A 3-year longitudinal prospective study. *Int J Oral Maxillofac Surg.* 1986;15:39–52.
44. Albrektsson T, Zarb GA, Worthington P, et al. The long-term efficacy of currently used dental implants: a review and proposed criteria of success. *Int J Oral Maxillofac Implants.* 1986;1:11–25.
45. Misch CE, Suzuki JB, Misch-Dietsh FD, et al. A positive correlation between occlusal trauma and peri-implant bone loss: literature support. *Implant Dent.* 2005;14:108–114.
46. Glossary of prosthodontic terms. 7th ed. *J Prosthet Dent.* 1999;81:1–141.
47. Misch CE. Early crestal bone loss etiology and its effect on treatment planning for implants. 2. Dental Learning Systems Co, Inc. *Postgrad Dent*; 1995:3–17.
48. van Steenberghe D. A retrospective multicenter evaluation of the survival rate of osseointegrated fixtures supporting fixed partial prostheses in the treatment of partial edentulism. *J Prosthet Dent.* 1989;61:217–223.
49. Rhinelander FW. Circulation of bone. In: Bourne GH, ed. *The Biochemistry and Physiology of Bone.* New York: Academic Press; 1972.
50. Roberts WE, Smith RK, Zilberman Y, et al. Osseous adaptation to continuous loading of rigid endosseous implants. *Am J Orthodont.* 1984;86:95–111.
51. Wilderman MN, Pennel BM, King K, et al. Histogenesis of repair following osseous surgery. *J Periodontol.* 1970;41:551–565.
52. Haider R, Watzek G, Plenk H. Effects of drill cooling and bone structure on IMZ implant fixation. *Int J Oral Maxillofac Impl.* 1993;8:83–91.
53. Brisman EL. The affect of speed, pressure and time on bone temperature during the drilling of implant sites. *Int J Oral Maxillofac Impl.* 1996;11:35–37.
54. Manz MC. Radiographic assessment of peri-implant vertical bone loss: DIRG implant report No 9. *J Oral Maxillofac Surg.* 1997;55(suppl 5):62–71.
55. Hoar JE, Beck GH, Crawford EA, et al. Prospective evaluation of crestal bone remodeling of a bone density based dental system. *Comp Cont Educ Dent.* 1998;19:17–24.
56. Glickman I, Samelos JB. Effect of excessive forces upon the pathway of gingival inflammation in humans. *J Periodontol.* 1965;36:141–147.
57. Lekholm U Ericsson I, Adell R, et al. The condition of the soft tissues of tooth and fixture abutments supporting fixed bridges; a microbiological and histological study. *J Oral Clin Periodontol.* 1986;13:558–562.
58. Kent JN, Homsby CA. Pilot studies of a porous implant in dentistry and oral surgery. *J Oral Surg.* 1972;30:608.
59. Becker W, Becker BE, Newman MG, et al. Clinical and microbiologic findings that may contribute to dental implant failure. *Int J Oral Maxillofac Impl.* 1990;5:31–38.
60. Koutsonikos A. Implants: success and failure—a literature review. *Ann R Australas Coll Dent Surg.* 1998;14:75–80.
61. Gargiulo AW, Wentz FM, Orban B. Dimensions and relations of the dentogingival junction in humans. *J Periodontol.* 1961;32:261–267.
62. Vacek JS, Gher ME, Assad DA, et al. The dimensions of the human dentogingival junction. *Int J Perio Rest Dent.* 1994;14:155–165.
63. Rateitschak KJ, ed. *Color Atlas of Dental Medicine.* Stuttgart, Germany: Thieme; 1989.
64. Maynard JS, Wilson RD. Physiologic dimensions of the periodontium significant to the restorative dentist. *J Periodontol.* 1979;50:170–174.
65. Tarnow D, Stahl S, Maner A, et al. Human gingival attachment: responses to subgingival crown placement marginal remodeling. *J Clin Periodontol.* 1986;13:563–569.
66. Berglundh T, Lindhe J, Erricsson I, et al. The soft tissue barrier at implants and teeth. *Clin Oral Implants Res.* 1991;2:81–90.
67. Lindhe J, Berglundh T, Ericsson I, et al. Experimental breakdown of peri-implant and periodontal tissues. A study in the beagle dog. *Clin Oral Implants Res.* 1992;3:9–16.
68. Wallace S, Tarnow D. *The Biologic Width Around Implants.* Munich, Germany: International Congress Oral Implant Meeting; 1995.
69. Wallace SS. Significance of the biologic width with respect to root form implants. *Dent Impl Update.* 1994;5:25–29.
70. James RA, Keller EE. A histopathological report on the nature of the epithelium and underlying connective tissue which surrounds oral implant. *J Biomed Mat Res.* 1974;8:373–383.
71. Gould TRL, Westbury L, Brunette DM. Ultrastructural study of the attachment of human gingival to titanium in vivo. *J Prosthet Dent.* 1984;52:418–420.
72. Hansson HA, Albrektsson T, Brånemark PI. Structural aspects of the interface between tissue and titanium implants. *J Prosthet Dent.* 1983;50:108–113.
73. McKinney RV, Steflik DE, Koth DL. Evidence for a junctional epithelial attachment to ceramic dental implants: a transmission electronmicroscopic study. *J Periodontol.* 1985;56:579–591.
74. Barboza EP, Caúla AL, Carvalho WR. Crestal bone loss around submerged and exposed unloaded dental implants: a radiographic and microbiological descriptive study. *Implant Dent.* 2002;11:162–169.
75. Weber HP, Buser D, Donath K, Fiorellini JP, et al. Comparison of healed tissue adjacent to submerged and non-submerged unloaded titanium dental implants: a histometric study in beagle dogs. *Clin Oral Implants Res.* 1996;7:11–19.
76. Cochran DL, Hermann JS, Schenik RS, et al. Biologic width around titanium implants: a histometric analysis of the implanto-gingival junction around unloaded and loaded nonsubmerged implants in the canine mandible. *J Periodontol.* 1997;68:186–198.
77. Abrahamsson I, Berglundh T, Wennstrom J, et al. The peri-implant hard and soft tissue characteristics at different implant systems: a comparative study in dogs. *Clin Oral Implants Res.* 1996;7:212–219.
78. Hermann JS, Buser D, Schenk RK, et al. Crestal bone changes around titanium implants: a histometric evaluation of unloaded

non-submerged and submerged implants in the canine mandible. *J Periodontol*. 2000;71:1412–1424.
79. Jung YC, Han CH, Lee KW. A 1-year radiographic evaluation of marginal bone around dental implants. *Int J Oral Maxillofac Implants*. 1996;11:811–818.
80. Wiskott HW, Belser UC. Lack of integration of smooth titanium surfaces: a working hypothesis based on strains generated in the surrounding bone. *Clin Oral Implants Res*. 1999;10:429–444.
81. Rosenberg ES, Torosian JP, Slots J. Microbial differences in 2 clinically distinct types of failures of osseointegrated implants. *Clin Oral Implants Res*. 1991;2:135–144.
82. Karolyi M. Beobachtungen über Pyorrhea alveolaris. *Osterenorichisch-Ungarische viertel jahresschrift fur Zahnheilkunde*. 1991;17:279.
83. Glickman I. Clinical significance of trauma from occlusion. *J Am Dent Assoc*. 1965;70:607–618.
84. Macapanpan LC, Weinmann JP. The influence of injury to the periodontal membrane on the spread of gingival inflammation. *J Dent Res*. 1954;33:263–272.
85. Posselt U, Emslie RD. Occlusal disharmonies and their effect on periodontal diseases. *Internat Dent J*. 1959;9:367–381.
86. Fleszar TJ, Knowles JW, Monson EC, et al. Tooth mobility and periodontal therapy. *J Clin Periodont*. 1980;7:495–505.
87. Bergett F, Ramfjord S, Nissle R, et al. A randomized trial of occlusal adjustment in the treatment of periodontitis patients. *J Clin Periodontol*. 1992;19:381–387.
88. Belting CM, Gripta OP. The influence of psychiatric disturbances on the severity of periodontal diseases. *J Periodont*. 1961;32:219–226.
89. Waerhaug J. The infrabony pocket and its relationship to trauma from occlusion and subgingival plaque. *J Periodontol*. 1979;50:355–365.
90. Lordahl A, Scher O, Waerhaug J, et al. Tooth mobility and alveolar bone resorption as a function of occlusal stress and oral hygiene. *Acta Odontol Scand*. 1959;17:61–77.
91. Baer P, Kakehashi S, Littleton NW, et al. Alveolar bone loss and occlusal wear. *J Am Soc Periodontics*. 1963:11–98.
92. Lindhe J, Nyman S, Ericsson I. Trauma from occlusion. In: Lindhe J, ed. *Clinical Periodontology and Implant Dentistry*. 4th ed. Oxford: Blackwell; 2003.
93. Cowin SC, Hegedus DA. Bone remodeling I: theory of adaptive elasticity. *J Elasticity*. 1976;6:313–326.
94. Bidez MW, Misch CE. Force transfer in implant dentistry: basic concepts and principles. *Oral Implantol*. 1992;18:264–274.
95. Cowin SC, Moss-Salentign L, Moss ML. Candidates for the mechanosensory system in bone. *J Biomechan Engineer*. 1991;113:191–197.
96. Kummer BKF. Biomechanics of bone: Mechanical properties, functional structure, functional adaptation. In: Fung YC, Perrone H, Anliker M, eds. *Biomechanics: Foundations and Objectives*. Englewood Cliffs: Prentice-Hall; 1972.
97. Frost HM. Bone "mass" and the "mechanostat": a proposal. *Anat Rec*. 1987;219:1–9.
98. Frost HM. Bone's mechanostat: a 2003 update. *The Anatomical Record Part A*. 2003;275A:1081–1101.
99. Chiba J, Rubash JE, Kim KJ, et al. The characterization of cytokines in the interface tissue obtained from failed cementless total hip arthroplasty with and without femoral osteolysis. *Clin Orthop*. 1994;300:304–312.
100. Baumeister T, Avallone EA. *Marks' Standard Handbook of Mechanical Engineers*. 8th ed. New York: McGraw-Hill; 1978.
101. Bidez M, McLoughlin S, Lemons JE. FEA investigations in plateform dental implant design. In: *Proceedings of the First World Congress of Biomechanics*. San Diego, Calif.; 1990.
102. Misch CE. A three dimensional finite element analysis of two blade implant neck designs [Master's Thesis]. Pittsburgh: University of Pittsburgh; 1989.
103. Bidez MW, Misch CE. Issues in bone mechanics related to oral implants. *Implant Dent*. 1992;1:289–294.
104. Kilamura E, Slegaroui R, Nomura S, et al. Biomechanical aspects of marginal bone resorption around osseointegrated implants: consideration based in a three dimensional finite element analysis. *Clin Oral Implant Res*. 2004;15:401–412.
105. Misch CE, Qu M, Bidez MW. Mechanical properties of trabecular bone in the human mandible: implications of dental implant treatment planning and surgical placement. *J Oral Maxillofac Surg*. 1999;57:700–706.
106. Appleton RS, Nummikoski PV, Pigmo MA, et al. Peri-implant bone changes in response to progressive osseous loading. *J Dent Res*. 1997;76:412. [special issue].
107. Appleton RS, Nummikoski PV, Pigno MA, et al. A radiographic assessment of progressive loading on bone around single osseointegrated implants in the posterior maxilla. *Clin Oral Implants Res*. 2005;16:161–167.
108. Hoshaw S. *Investigation of Bone Remodeling and Remodeling at a Loaded Bone-Implant Interface [Thesis]*. Troy, NY: Rensselaer Polytechnic Institute; 1992.
109. Hoshaw SJ, Brunski JB, Cochran GVB. Mechanical loading of Brånemark fixtures affects interfacial bone modeling and remodeling. *Int J Oral Maxillofac Implants*. 1994;9:345–360.
110. Miyata T, Kobayashi Y, Araki H, et al. An experimental study of occlusal trauma to osseointegrated implants: part 2. *Jpn Soc Periodont*. 1997;39:234–241.
111. Miyata T, Kobayashi Y, Araki H, et al. The influence of controlled occlusal overload on peri-implant tissue: a histologic study in monkeys. *Int J Oral Maxillofac Implants*. 1998;13:677–683.
112. Miyata T, Kobayashi Y, Araki H, et al. The influence of controlled occlusal overload on peri-implant tissue. Part 3: a histologic study in monkeys. *Int J Oral Maxillofac Implants*. 2000;15:425–431.
113. Duyck J, Ronold HJ, Oosterwyck HV, et al. The influences of static and dynamic loading on marginal bone reactions around osseointegrated implants: an animal experimental study. *Clin Oral Implant Res*. 2001;12:207–218.
114. Lindquist JW, Rockler B, Carlsson GE. Bone resorption around fixtures in edentulous patients treated with mandibular fixed tissue integrated prostheses. *J Prosthet Dent*. 1988:59–63.
115. Shackleton JL, Carr L, Slabbert JC. Survival of fixed implant-supported prostheses related to cantilever lengths. *J Prosthet Dent*. 1994;71:23–26.
116. Wyatt CC, Zarb GA. Bone level changes proximal to oral implants supporting fixed partial prostheses. *Clin Oral Implants Res*. 2002;13:62–68.
117. Duyck J, Van Oosterwyck H, Van der Sloten J, et al. Magnitude and distribution of occlusal forces on oral implants supporting fixed prostheses: an in vivo study. *Clin Oral Implants Res*. 2000;11:465–475.
118. Naert I, Quirynen M, Van Steenberghe D, et al. A study of 589 consecutive implants supporting complete fixed prostheses. Part II: prosthetic aspects. *J Prosthet Dent*. 1992;68:949–956.
119. Uribe R, Penarrocha M, Sanches JM, et al. Marginal peri-implantitis due to occlusal overload: a case report. *Med Oral*. 2004;9:159–162.
120. Leung KC, Chew TW, Wat PY, et al. Peri-implant bone loss: management of a patient. *Int J Oral Maxillofac Implant*. 2001;16:273–277.
121. Misch CE, Bidez MW. Occlusion and crestal bone resorption etiology and treatment planning strategies for implants. In: Mc Neill C, ed. *Science and Practice of Occlusion*. 1st ed. Chicago: Quintessence; 1997.
122. Roberts WE, Turley DK, Brezniak N, et al. Bone physiology and metabolism. *J Calif Dent Assoc*. 1987;54:32–39.
123. Roberts WE, Garetto LP, De Castro RA. Remodeling of devitalized bone threatens periosteal margin integrity of endosseous titanium implants with threaded or smooth surfaces: indications for provisional loading and axially directed occlusion. *J Indiana Dent Assoc*. 1989;68:19–24.
124. Piatelli A, Ruggeri A, Franchi M, et al. An histologic and histomorphometric study of bone reactions to unloaded and loaded

non-submerged single implants in monkeys: a pilot study. *J Oral Implant.* 1993;19:314–319.
125. Rotter BE, Blackwell R, Dalton G. Testing progressive loading of endosteal implants with the periotest—a pilot study. *Implant Dent.* 1996;5:28–32.
126. Reilly DT, Burstein AH. The elastic and ultimate properties of compact bone tissue. *J Biomech.* 1975;8:393–405.
127. Misch CE. Stress factors: influence on treatment planning. In: Misch CE, ed. *Dental Implant Prosthetics.* St Louis: Elsevier; 2005.
128. Zechner W, Trinki N, Watzek G, et al. Radiographic follow-up of peri-implant bone loss around machine-surfaced and rough-surfaced interforaminal implants in the mandible functionally loaded for 3 to 7 years. *Int J Oral Maxillofac Implants.* 2004;19:216–222.
129. Karousis IK, Brägger U, Salvi G, et al. Effect of implant design on survival and success rates of titanium oral implants: a 10 year prospective cohort study of the ITI dental implant system. *Clin Oral Implant Res.* 2004;15:8–17.
130. Taylor TD, Belser U, Mericke-Stern RI. Prosthodontics considerations. *Clin Oral Implants Res.* 2000;11:101–107.
131. Misch CE. Consideration of bio mechanical stress in treatment with dental implants. *Dent Today.* 2007;25:80–85.
132. Misch CE. The effect of bruxism on treatment planning for dental implants. *Dent Today.* 2002;9:76–81.
133. Misch CE. Clenching and its effect on implant treatment plans. *Oral Health.* 2002:11–21.
134. Misch CE, Bidez MW. Implant protected occlusion, a biomechanical rationale. *Compend Cont Educ Dent.* 1994;15:1330–1342.
135. Cehreli MC, Iplikcioglu H, Bilir OG. The influence of the location of load transfer on strains around implants supporting four unit cement-retained fixed prostheses: in vitro evaluation of axial versus off-set loading. *J Oral Rehabil.* 2002;29:394–400.
136. Duyck J, Naert I. Failure of oral implants—etiology, symptoms and influencing factors. *Clin Oral Investig.* 1998;2:102–114.
137. Thomsen JS, Ebbesen EN, Mosekilde L. Relationships between static histomorphometry and bone strength measurements in human iliac crest bone biopsies. *Bone.* 1998;22:153–163.
138. Sennerby L, Roos J. Surgical determinants of clinical success of osseointegrated oral implants: a review of the literature. *Int J Prosthodont.* 1998;11:408–420.
139. Bidez MW, Misch CE. The biomechanics of inter-implant spacing. In: *Proceedings of the 4th International Congress of Implants and Biomaterials in Stomatology.* Charleston, SC; 1990.
140. Bidez MW, Misch CE. Issues in bone mechanics related to oral implants. *Implant Dent.* 1992;1:289–294.
141. Borchers L, Reichart P. Three dimensional stress distribution around dental implants at different stages of interface development. *J Dent Res.* 1994;62:155–159.
142. Naert I, Koutsikakis G, Duyck J, et al. Biologic outcome of implant-supported restoration in the treatment of partial edentulism. Part 1: a longitudinal clinical evaluation. *Clin Oral Implants Res.* 2002;13:381–389.
143. Weinberg LA, Kruger B. An evaluation of torque on implant/prosthesis with staggered buccal and lingual offset. *Int J Oral Maxillofac Implants.* 1996;16:253.
144. Lum LB, Osier JF. Load transfer from endosteal implants to supporting bone: an analysis using statics. *J Oral Implant.* 1992;18:343–353.
145. Lum LB. A biomechanical rationale for the use of short implants. *J Oral Implant.* 1991;17:126–131.
146. Misch CE, Steigenga J, Barboza E, et al. Short dental implants in posterior partial edentulism: a multicenter retrospective 6-year case series study. *J Periodontol.* 2006;77:1340–1347.
147. Misch CE. Short dental implants: a literature review and rationale for use. *Dent Today.* 2005;26:64–68.
148. Sertgoz A, Guvener S. Finite element analysis of the effect of cantilever and implant length on stress distribution on implant supported prosthesis. *J Prosthet Dent.* 1996;75:165–169.
149. Sato Y, Shindoi N, Hosokawa R, et al. A biomechanical effect of wide implant placements and offset placements of three implants in the partially edentulous region. *J Oral Rehab.* 2000;27:15–21.
150. Strong JT, Misch CE, Bidez MW, et al. Functional surface area: thread form parameter optimization for implant body design. *Compend Cont Educ Deat.* 1998;19:19–25.

8
Plano de Tratamento: Fatores de Força Relacionados com as Condições do Paciente

RANDOLPH R RESNIK E CARL E. MISCH*

A tensão biomecânica é um fator de risco significativo na implantodontia. Sua magnitude está diretamente relacionada à força. Como resultado, um aumento em qualquer fator de força dentária aumenta o risco de complicações relacionadas à tensão. Várias condições dos pacientes geram diferentes quantidades de força em sua magnitude, duração, tipo e direção. Além disso, diversos aspectos podem multiplicar ou aumentar o efeito dessas outras condições. Uma vez que a opção protética e as principais posições do implante tenham sido determinadas, os níveis potenciais de força que serão exercidos sobre a prótese devem ser avaliados e contabilizados para modificar o plano de tratamento. Inúmeros fatores observados durante a avaliação dentária predizem forças adicionais em futuros pilares de implante. A sobrevida inicial do implante, a sobrevida da carga, a perda da crista óssea, a incidência de afrouxamento do pilar ou do parafuso protético, as reabilitações não retidas, a fratura da cerâmica e a fratura de componente são todas influenciadas pelos fatores de força.

O Boxe 8.1 inclui os principais fatores de força do paciente que afetam o ambiente de tensão do implante e da prótese.

Força de mordida

As maiores forças naturais exercidas contra os dentes e, por conseguinte, contra os implantes, ocorrem durante a mastigação.[1,2] Essas forças são principalmente perpendiculares ao plano oclusal nas regiões posteriores, são de curta duração, ocorrem apenas durante breves períodos do dia e variam de 5 a 44 libras (2,27 a 19,96 kg) para dentes naturais. A força real sobre cada dente durante a função foi registrada em medidores de tensão em *inlays*.[3] Uma força de 28 psi foi necessária para mastigar uma cenoura crua e 21 psi foram necessários para mastigar carne. O tempo real durante o qual as forças mastigatórias são aplicadas sobre os dentes foi de cerca de 9 minutos por dia.[4] A musculatura perioral e a língua exercem uma força horizontal mais constante, embora mais leve, sobre os dentes ou implantes. Essas forças atingem 3 a 5 psi durante a deglutição.[5] Uma pessoa deglute 25 vezes por hora enquanto acordada e 10 vezes por hora enquanto dorme, totalizando 480 vezes/dia.[4] Portanto, as forças naturais contra os dentes estão principalmente em seu eixo longo, menores do que 30 psi, por menos de 30 minutos, para todas as forças normais de deglutição e mastigação (Boxe 8.2). As forças de mastigação aplicadas em próteses implantossuportadas foram medidas em uma variação semelhante à dos dentes naturais.

A força máxima de mordida difere da força mastigatória, varia amplamente entre os indivíduos e depende do estado da dentição e da musculatura mastigatória. Muitas tentativas foram realizadas para quantificar a força de mordida máxima. Em 1681, Borelli suspendeu pesos em uma rosca sobre os molares enquanto a mandíbula estava aberta. A carga máxima registrada para a qual a pessoa ainda era capaz de fechar a boca variou de 132 a 440 lb (59,87 a 199,58 kg). Uma força de 165 lb (74,84 kg) foi registrada em

---

Boxe 8.1 Fatores de força do paciente.

- Parafunção
  - Bruxismo
  - Apertamento
  - Pressão de língua
- Espaço em altura da coroa
- Dinâmica mastigatória
- Posição de arco antagonista
- Natureza do arco antagonista

Boxe 8.2 Forças normais exercidas nos dentes.

Forças de mordida
- Perpendicular ao plano oclusal
- Curta duração
- Breve período total (9 min/dia)
- Força em cada dente: 20 a 30 psi
- Força máxima de mordida: 50 a 500 psi

Forças periorais
- Mais constante
- Mais leve
- Horizontal
- Máximo ao deglutir (3 a 5 psi)
- Tempo total de deglutição (20 min/dia)

---

* In memoriam.

um gnatodinamômetro, o primeiro instrumento a registrar a força oclusal; o gnatodinamômetro foi desenvolvido por Patrick e Dennis em 1892. Black[6] melhorou esse projeto inicial e registrou forças médias de aproximadamente 170 lb (77,11 kg). Estudos mais recentes indicam que forças máximas de mordida vertical, em dentes ou implantes, podem variar de 45 a 550 psi.[7-22] As forças no lado da mastigação e no lado oposto parecem muito semelhantes em amplitude (Tabela 8.1).[8]

Awawdeh et al.[23] avaliaram a força máxima de mordida em dentes tratados endodonticamente *versus* dentes naturais vitais. Os autores demonstraram que a força máxima de mordida foi significativamente maior em dentes com canal tratado em comparação aos dentes naturais vitais. A perda do mecanismo de proteção mediado por mecanorreceptores permite o aumento da força de mordida. Portanto, deve-se ter cuidado quando uma prótese de implante se opõe a um dente tratado endodonticamente, pois as modificações de proteção precisam ser abordadas na oclusão e no projeto da prótese.[23]

Em resumo, as forças máximas de mordida não são expressas quantitativa ou qualitativamente pelos pacientes. O implantodontista deve levar em consideração vários fatores que podem ditar uma força de mordida mais alta e, por conseguinte, podem aumentar os riscos de sobrecarga oclusal para o implante e para a prótese sobre implante.

Parafunção

Forças parafuncionais sobre dentes ou implantes são caracterizadas por oclusão repetida ou intensa e há muito tempo são reconhecidas como prejudiciais ao sistema estomatognático.[24-26] Essas forças também são mais prejudiciais quando aplicadas a próteses sobre implante.[18] Por exemplo, a falta de uma fixação rígida durante a cicatrização geralmente é resultado da parafunção de próteses mucossuportadas sobre o implante submerso. A causa mais comum de falha precoce e tardia do implante após a fixação cirúrgica bem-sucedida é resultado da parafunção. Tais complicações ocorrem com maior frequência na maxila, devido à diminuição da densidade óssea e ao aumento do momento de força resultante.[27] A presença dessas condições deve ser observada com cautela nas fases iniciais do plano do tratamento.

Nadler[25] classificou as causas de parafunção ou contato dentário não funcional nas seguintes seis categorias:
1. Local.
2. Sistêmica.
3. Psicológica.
4. Ocupacional.
5. Involuntária.
6. Voluntária.

Os fatores locais incluem a forma do dente ou oclusão, bem como alterações nos tecidos moles, tais como ulcerações ou pericoronite. Os fatores sistêmicos incluem paralisia cerebral, epilepsia e discinesia relacionada a medicamentos. As causas psicológicas ocorrem com maior frequência e incluem a liberação de tensão emocional ou ansiedade.[28] Os fatores ocupacionais dizem respeito a profissionais como dentistas, atletas e trabalhadores de precisão, como costureira ou músico que desenvolve hábitos orais alterados. A quinta causa da força parafuncional é o movimento involuntário que provoca contração das arcadas, como ocorre durante o levantamento de objetos pesados ou freadas repentinas durante a condução de um automóvel. As causas voluntárias incluem goma de mascar ou lápis, segurar o telefone entre a cabeça e o ombro e fumar cachimbo.

Os grupos parafuncionais apresentados neste capítulo são divididos em bruxismo, apertamento e pressão ou tamanho da língua. A literatura odontológica geralmente não identifica o bruxismo e o apertamento como entidades separadas. Embora vários aspectos do tratamento sejam semelhantes, seu diagnóstico e tratamento são, em alguns aspectos, diferentes. Como tal, eles serão apresentados como entidades diferentes nessa discussão. A magnitude da parafunção pode ser categorizada como ausente, leve, moderada ou grave. O bruxismo e o apertamento são os fatores mais

Tabela 8.1 — Média da força máxima de mordida registrada em dentes naturais ou implantes.

Autores	Dentes naturais – implantes dentais	Média da força mastigatória máxima
Carr and Laney, 1987[a]	Prótese convencional Prótese implantossuportada	59N 112,9N
Morneburg e Proschel, 2002[b]	Prótese de três elementos implantossuportada FPD Implante unitário: anterior Implante unitário: posterior	220N 91N 12N
Fontijn-Tekamp et al. 1998[c]	Prótese implantossuportada Região de molar Região de incisivo	(unilateral) 50 a 400 N 25 a 170 N
Mericske-Stern e Zarb, 1996[d]	Prótese total/prótese implantossuportada	35 a 330 N
van Eijden, 1991[e]	Canino Segundo pré-molar Segundo molar	469 ± 85 N 583 ± 99 N 723 ± 138 N
Braun et al., 1995[f] Raadsheer et al., 1999[g]	Dentes naturais Dentes masculinos Dentes femininos	738 ± 209 N (homem > mulher) 545,7 N 383,6 N

Comparação dos estudos disponíveis que analisam as forças mastigatórias geradas sob diferentes condições de carga. Os resultados dos estudos são relatados em newtons (N) de força, a menos que indicado de outra forma. As diferenças entre a geração de força masculina e feminina são observadas em estudos aplicáveis. FPD: prótese parcial fixa.
[a]Carr AB, Laney WR. Maximum occlusal forces in patients with osseointegrated oral implant prostheses and patients with complete dentures. *Int J Oral Maxillofac Impl.* 1987;2:101–108.
[b]Morneburg TR, Proschel PA. Measurement of masticatory forces and implant loads: a methodologic clinical study. *Int J Prosthodont.* 2002;15:20–27.
[c]Fontijn-Tekamp FA, Slageter AP, van't Hof MA, et al. Bite forces with mandibular implant-retained overdentures. *J Dent Res.* 1998;77:1832–1839.
[d]Mericske-Stern R, Assal P, Buergin W. Simultaneous force measurements in three dimensions on oral endosseous implants in vitro and vivo: a methodological study. *Clin Oral Implants Res.* 1996;7:378–386.
[e]van Eijden TM. Three dimensional analyses of human bite force magnitude and moment. *Arch Oral Biol.* 1991;36:535–539.
[f]Braun S, Bantleon HP, Hnat WP, et al. A study of bite force. Part I: relationship to various physical characteristics. *Angle Orthod.* 1995;65:367–372.
[g]Raadsheer MC, van Eijden TM, van Ginkel FC, et al. Contribution of jaw muscle size and craniofacial morphology to human bite force magnitude. *J Dent Res.* 1999;87:31–42.

críticos a serem avaliados em qualquer reabilitação com implante. Nenhum sucesso a longo prazo é obtido com parafunção grave de bruxismo ou apertamento. Portanto, o cirurgião-dentista deve sempre tentar diagnosticar a presença dessas condições.

Isso não significa que pacientes com parafunção moderada e grave não possam ser tratados com implantes. Por exemplo, um médico trata um paciente com diabetes não controlado. No entanto, o paciente pode perder a visão ou precisar de tratamento para amputação. O tratamento malsucedido do paciente com diabetes pode não ser culpa do médico. Não reconhecer o diabetes na presença de sinais e sintomas óbvios, é claro, é outro problema. Como o paciente com parafunção moderada a grave representa muitos riscos adicionais em implantodontia, deve-se estar ciente dessas condições e dos métodos para reduzir seus efeitos nocivos em todo o sistema relacionado ao implante.

Bruxismo

O bruxismo inclui principalmente o ranger de dentes horizontal e não funcional. As forças envolvidas estão em excesso significativo das cargas mastigatórias fisiológicas normais. O bruxismo pode afetar dentes, músculos, articulações, ossos, implantes e próteses. Essas forças podem ocorrer enquanto o paciente está acordado ou dormindo e gerar aumento de força no sistema, por várias horas por dia. O bruxismo é o hábito oral mais comum.[25] Estudos clínicos do sono avaliaram o bruxismo noturno e demonstraram que aproximadamente 10% dos indivíduos observados tinham movimento óbvio da mandíbula com contatos oclusais.[29,30] Mais da metade desses pacientes apresentava desgaste dentário afetando a estética. Apenas 8% desses pacientes sabiam de seu bruxismo noturno, e apenas um quarto dos cônjuges dos pacientes sabiam do hábito noturno. A sensibilidade muscular pela manhã foi observada em menos de 10% das vezes.[31] Um estudo em pacientes com bruxismo e implantes mostrou que 80% do bruxismo do sono ocorria durante estágios de sono leve, mas não causava excitação.[32] Portanto, os pacientes com bruxismo podem ou não apresentar desgaste dentário óbvio afetando a estética; podem ter bruxismo noturno, mas seus companheiros não sabem na maior parte do tempo; raramente apresentam dor muscular quando estão acordados; e geralmente desconhecem seu hábito oral. Em outras palavras, o bruxismo noturno às vezes é difícil de diagnosticar.[33] Vários estudos também mostraram uma correlação direta entre estresse e bruxismo.[34,35]

A força máxima de mordida de pacientes com bruxismo é maior do que a média. Assim como um halterofilista experiente pode levantar mais peso, o paciente que constantemente exercita os músculos da mastigação desenvolve maior força de mordida. Por exemplo, um homem que masca chiclete por uma hora, todos os dias, durante 1 mês, pode aumentar a força de mordida de 118 para 140 psi, em 1 semana. Mascar chiclete, bruxismo e apertamento podem seguir o mesmo caminho. Os esquimós, com uma dieta muito tenaz, pois mastigam o couro para amolecê-lo antes da fabricação das roupas, têm forças de mordida máximas de mais de 300 psi. Um paciente de 37 anos com longa história de bruxismo registrou uma força de mordida máxima de mais de 990 psi (quatro a sete vezes maior que a normal).[36] Felizmente, a força de mordida não continua a aumentar na maioria dos pacientes com bruxismo. Quando os músculos não variam em seu regime de exercícios, seu tamanho e função se ajustam à dinâmica da situação. Como resultado, as forças de mordida mais altas e o tamanho do músculo geralmente não continuam em uma espiral interminável.

Diagnóstico

O bruxismo não representa necessariamente uma contraindicação para implantes, mas influencia dramaticamente o plano do tratamento. A primeira etapa é reconhecer a condição antes que o tratamento seja realizado. Os sintomas desse distúrbio, que podem ser comprovados por uma história odontológica, podem incluir dores de cabeça repetidas, um histórico de dentes ou restaurações fraturados, cementações repetidas de restaurações e desconforto nas arcadas (maxila e mandíbula) ao acordar.[24,37] Portanto, quando o paciente está a par da sensibilidade muscular ou o cônjuge está consciente da condição noturna, o diagnóstico é prontamente obtido. No entanto, muitos pacientes não atribuem esses problemas a forças excessivas sobre os dentes e relatam uma história negativa. A ausência desses sintomas não exclui o bruxismo como uma possibilidade.

Felizmente, muitos sinais clínicos alertam para o ranger excessivo dos dentes. Os sinais de bruxismo incluem um aumento no tamanho dos músculos temporais e masseter (esses músculos e o pterigóideo externo podem estar doloridos), desvio do arco inferior durante a abertura da boca, abertura oclusal limitada, aumento da mobilidade dos dentes, abfração cervical de dentes, fratura de dentes ou restaurações e perda de coroas não cimentadas e próteses fixas. Entretanto, a maneira mais precisa e fácil de diagnosticar o bruxismo é avaliar o desgaste dos dentes. Este não é apenas o método mais simples de determinar o bruxismo em um paciente individual, mas também permite que o distúrbio seja classificado como ausente, leve, moderado ou grave (Figuras 8.1 a 8.3). A ausência de um padrão de desgaste nos dentes anteriores significa ausência de bruxismo. O bruxismo leve apresenta leve desgaste dos dentes anteriores, mas sem comprometimento estético. O bruxismo moderado tem facetas de desgaste incisais anteriores óbvias, mas nenhum padrão de desgaste oclusal posterior. O bruxismo grave tem guia incisal mínima ou ausente devido ao desgaste excessivo, e o desgaste posterior dos dentes é óbvio.

Facetas de desgaste não funcionais das bordas incisais podem ocorrer em dentes naturais ou restaurados, especialmente nos caninos superiores e inferiores, e pode haver uma marca do cíngulo nos dentes anteriores superiores. O desgaste anterior isolado geralmente tem pouca importância se todos os contatos dos dentes posteriores puderem ser eliminados nas excursões.

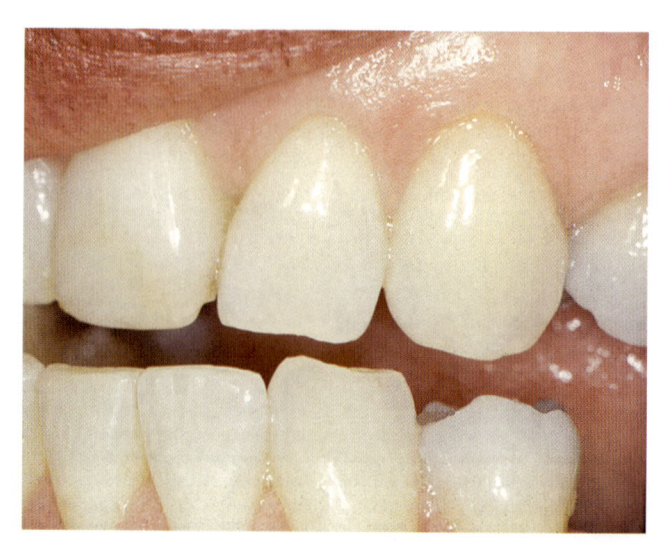

• **Figura 8.1** Um paciente tem bruxismo leve exibindo uma faceta de desgaste (borda incisal) sobre o canino inferior e o pequeno desgaste no incisivo lateral superior.

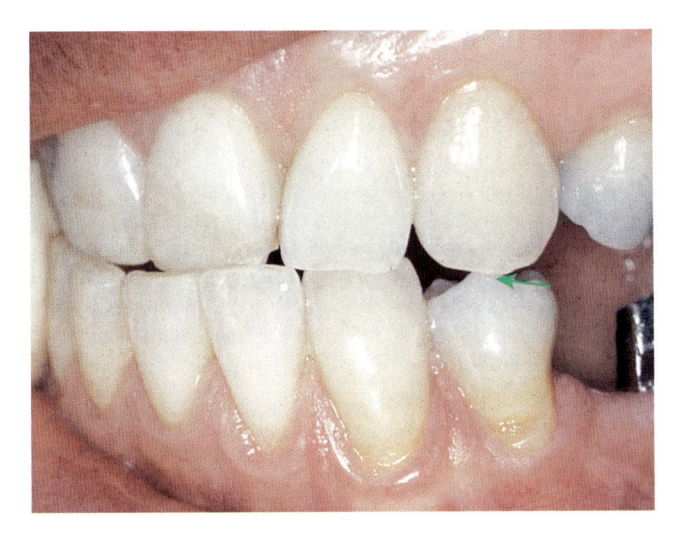

• **Figura 8.2** Os pacientes geralmente vão ranger os dentes em um movimento específico e repetido da mandíbula. Quando os antagonistas que estão em contato são facetas, deve-se observar a posição oclusal dos dentes. O paciente da Figura 8.1 demonstra um contato funcional no pré-molar inferior com o canino superior nesta posição (*seta verde*). A pequena abfração cervical do primeiro pré-molar inferior é uma consequência da parafunção. Os dentes posteriores do paciente não devem ocluir nesta posição excursiva para diminuir a quantidade de força nos dentes anteriores.

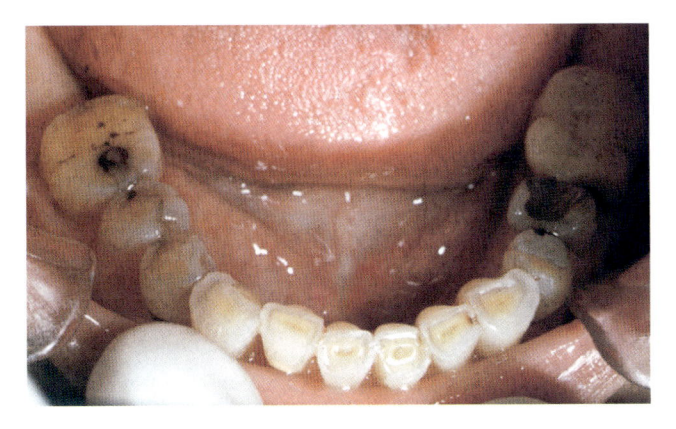

• **Figura 8.3** Este paciente tem bruxismo grave devido ao desgaste oclusal anterior e posterior. Em função do desgaste excessivo, a guia incisal deve ser estabelecida antes da reabilitação fixa do arco superior.

O desgaste dentário é mais significativo quando encontrado nas regiões posteriores, podendo alterar a intensidade do bruxismo da categoria moderada para grave. Os padrões de desgaste posterior são mais difíceis de serem tratados, pois geralmente estão relacionados a uma perda de guia anterior nas excursões; uma vez que os dentes posteriores se tocam em posições excursivas das arcadas, forças maiores são geradas.[38] Os músculos masseter e temporal se contraem quando os dentes posteriores entram em contato. Na presença de guia incisal e ausência de contato posterior, dois terços desses músculos não se contraem e, como consequência, a força de mordida é drasticamente reduzida. Porém, quando os dentes posteriores mantêm contato, as forças de mordida são semelhantes nas excursões, como durante a mordida posterior. Portanto, no paciente com bruxismo grave, o plano oclusal, a guia anterior incisal ou ambos podem precisar de modificação para eliminar todos os contatos posteriores durante as excursões mandibulares antes da reabilitação do implante.

Os pacientes com bruxismo frequentemente repetem os movimentos mandibulares, os quais são diferentes dos movimentos limitantes da mandíbula e estão em uma direção específica. Como resultado, o desgaste oclusal é muito específico e principalmente em um lado da arcada, ou mesmo em apenas alguns dentes (Figura 8.4). Esse padrão geralmente permanece após o tratamento. Se o protesista restabelecer a guia anterior nos dentes severamente afetados por um padrão de bruxismo, a incidência de complicações nesses dentes aumentará. As complicações mais comuns em dentes restaurados nesta "via de destruição" são fratura da cerâmica, perda da cimentação da prótese e fratura radicular.[37] Quando os implantes suportam as coroas nessa "via de destruição", o implante pode falhar, fraturar ou ter perda óssea marginal, afrouxamento do parafuso do pilar, fratura do material ou restaurações sem retenção.[39-42] Se o paciente continuar com o padrão de bruxismo grave, a questão não é se, mas quando e quais complicações ocorrerão. O dentista deve informar ao paciente que tais hábitos causarão esses problemas. O tratamento pode ser feito para reparar os problemas, mas haverá complicações se o bruxismo não for reduzido.

O bruxismo altera as forças mastigatórias normais na sua magnitude (forças de mordida mais altas), duração (horas em vez de minutos), direção (lateral em vez de vertical), tipo (cisalhamento em vez de compressão) e ampliação (quatro a sete vezes mais do que o normal).[36,43-45] O método para restaurar o bruxismo grave pode ser problemático, mesmo quando o desejo é principalmente cosmético. À medida que os dentes anteriores se desgastam, eles frequentemente extruem e a dimensão vertical oclusal (OVD) permanece inalterada. Além disso, o processo alveolar pode acompanhar a extrusão do dente. Assim, quando os dentes anteriores são restaurados por estética (ou para obter uma guia incisal), a altura da coroa reduzida não pode ser aumentada simplesmente elevando-se a altura da coroa para uma dimensão média. Em vez disso, as seguintes diretrizes são sugeridas:

1. Determinar a posição das bordas incisais dos incisivos anteriores superiores. Elas podem ser aceitáveis (se a extrusão ocorreu após o desgaste) ou necessitar de uma altura coronal maior para corrigir o desgaste incisal.
2. Determinar a dimensão vertical de oclusão (DVO) desejada. Não se trata de uma dimensão exata e pode existir em várias posições diferentes sem consequências. No entanto, como a maioria dos fatores, há uma variação que é específica do paciente e segue as diretrizes. Os métodos mais comuns para determinar essa dimensão estão relacionados às medidas faciais, espaço de pronúncia mais próximo, posição de repouso fisiológico, fala e estética. Esta é uma das etapas mais importantes.

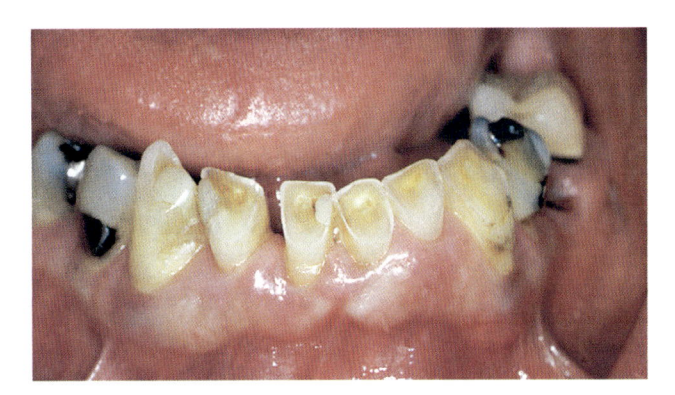

• **Figura 8.4** Este paciente exibe uma padrão de bruxismo principalmente de canino esquerdo para incisivos centrais. O canino direito e o incisivo lateral têm muito menos desgaste. Este "caminho de destruição" é específico.

Se a dimensão vertical é colapsada devido ao desgaste oclusal anterior e posterior, muito mais reabilitação é necessária. Essa condição é observada com mais frequência quando o bruxismo é grave, a guia incisal anterior foi perdida e, como consequência, o desgaste do bruxismo grave é aumentado devido ao aumento dos fatores de força. O desgaste oclusal acelerado pode causar uma perda da DVO. A DVO raramente diminui quando a orientação incisal ainda está presente, pois os dentes posteriores mantêm a dimensão e os dentes anteriores têm tempo suficiente para extruir, pois as forças são menores e a taxa de desgaste é mais lenta.

3. Avaliar e restaurar a posição dos dentes anteriores quando necessário. No passado, vários autores afirmaram que a reconstrução começa com os dentes anteriores inferiores. O arco inferior não pode ser restaurado até que os dentes anteriores superiores e a DVO sejam estabelecidos. Muitas diretrizes estéticas e fonéticas estão disponíveis para ajudar o dentista a determinar a posição dos dentes anteriores superiores. Por exemplo, quando um cirurgião-dentista inicia a reabilitação de um paciente completamente edêntulo, a posição da borda da cera, na região anterior superior, é frequentemente determinada primeiro, por motivos semelhantes.

A posição dos dentes anteroinferiores deve entrar em contato com as superfícies linguais dos dentes anterossuperiores na DVO estabelecida, e a quantidade de trespasse vertical da borda incisal superior e o ângulo dos contatos incisais em movimentos de protrusão da mandíbula determinam o ângulo e a altura da orientação anterior. Essa dimensão deve ser maior do que o processo condilar (ângulo de eminência) para que os dentes posteriores se separem durante as excursões mandibulares.

Em pacientes com bruxismo moderado a grave, a altura do trespasse vertical e o ângulo da guia incisal não devem ser extremos, assim como a quantidade de força nos pilares anteriores, cimento e material reabilitador está diretamente relacionada a essas condições (Figura 8.5). Em outras palavras, quanto maior o trespasse incisal, maior a distância entre os dentes posteriores nas excursões e maior a força gerada nos dentes anteriores durante esses movimentos. Em pacientes com bruxismo grave, a intensidade da força deve ser reduzida, pois a duração da força está aumentada. Quando o desgaste dentário anterior é acompanhado por extrusão dentária e manutenção da DVO, e o osso alveolar na região sofreu extrusão em direção ao plano incisal (extrusão dentoalveolar), as bordas incisais dos dentes não devem ser elevadas. Em vez disso, o osso alveolar e as regiões cervicais devem ser reduzidos, e o aumento da coroa deve ser realizado nos dentes antes da reabilitação. Isso é mais frequentemente necessário na região anteroinferior, mas pode ser observado em qualquer região da boca após bruxismo grave a longo prazo. Normalmente, existe desgaste anterior e extrusão sem desgaste posterior (ou seja, os dentes posteriores mantêm a dimensão vertical). Além disso, a terapia endodôntica pode ser necessária para permitir o preparo dentário anterior adequado (Boxe 8.3). O aumento da coroa e os procedimentos associados não são necessários quando a dimensão vertical foi reduzida devido ao desgaste incisal. Em vez disso, os dentes podem ser preparados em seu estado atual. A restauração restabelece a DVO e a guia incisal anterior.

4. O plano posterior de oclusão é então determinado. Isso pode ser feito usando primeiro o arco superior ou a região posterior do arco inferior. No entanto, é melhor que os mesmos quadrantes posteriores bilaterais sejam abordados ao mesmo tempo, de modo que o plano posterior possa ser paralelo ao plano horizontal. A região posterior da maxila é mais frequentemente determinada primeiro no paciente completamente edêntulo.

Fraturas por fadiga

O aumento da duração da força é um problema significativo. Os materiais seguem uma curva de fadiga, que é afetada pelo número de ciclos e pela intensidade da força[46-48] (Figura 8.6). Como comentado no Capítulo 7, *Teorema do Tratamento da Tensão para a Implantodontia*, a força pode ser tão grande que um ciclo causa a fratura (p. ex., um golpe de caratê em uma peça de madeira). No entanto, se uma força de magnitude menor atingir um objeto repetidamente, o objeto fraturará. Por exemplo, um fio encapado, quando é dobrado, não quebra na primeira vez, mas dobras repetidas fraturam o material, não porque a última dobra foi mais forte, mas por causa da fadiga. Um paciente com bruxismo tem maior risco de fraturas por fadiga por dois motivos: a magnitude das forças aumenta com o tempo conforme os músculos se tornam mais fortes e o número de ciclos aumenta nos componentes protéticos. Eventualmente, um dos componentes (ou seja, implante, parafuso, pilar, prótese) quebrará se a parafunção não puder ser reduzida em intensidade ou duração (Figura 8.7). Nenhum resultado protético a longo prazo é esperado em pacientes com bruxismo grave. Portanto, uma vez que o implantodontista tenha identificado as fontes de força adicional sobre o sistema de implante, o

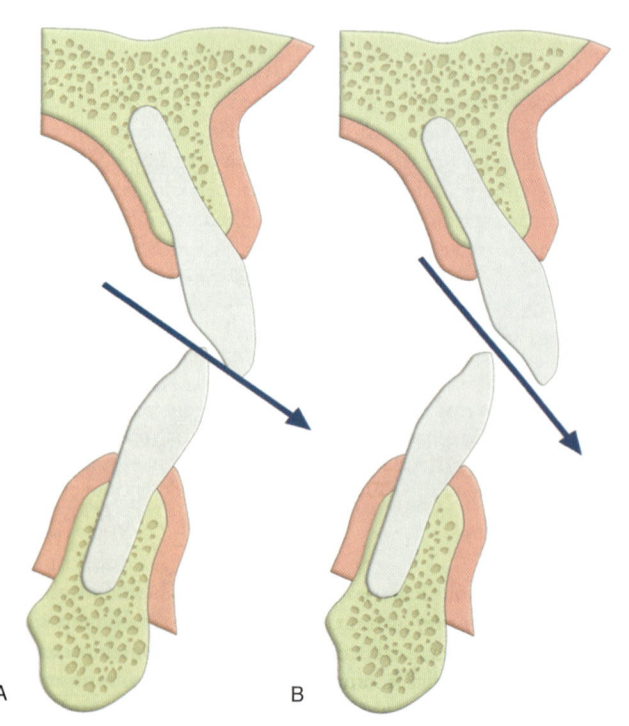

• **Figura 8.5** A guia anterior incisal para um paciente com bruxismo moderado a grave deve ser superficial **(A)**, não profundo **(B)** para reduzir a força nos dentes anteriores durante o movimento excursivo da mandíbula.

Boxe 8.3 Extrusão dentoalveolar.

- Extrusão de dentes
- Gengiva e osso se movem com dentes
- Linha gengival curva ou côncava em relação ao horizonte
- Pode ocorrer em qualquer dente da boca
- Etiologia
- Dentes anteriores maloclúidos (ou seja, má oclusão classe II)
- Extrusão secundária ao desgaste incisal
- Extrusão secundária à falta de dentes antagonistas
- Desenvolvimento de cantiléver

plano de tratamento é alterado na tentativa de minimizar o efeito negativo na longevidade do implante, no osso e na restauração final. Todos os elementos capazes de reduzir o estresse devem ser considerados.

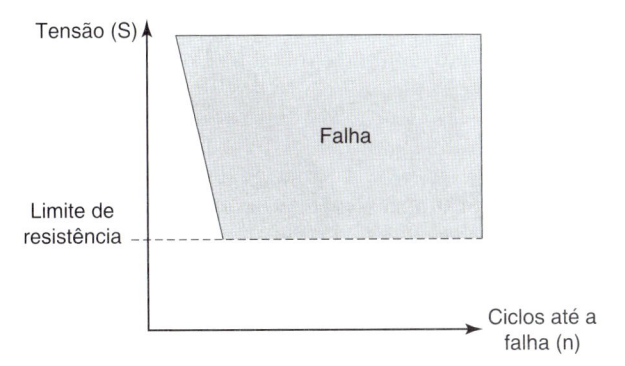

• **Figura 8.6** Em uma curva de fadiga para um material, a tensão corresponde ao eixo vertical e ciclos à falha ao eixo horizontal. Existe um ponto em que a tensão é tão grande que o material rompe com apenas um ciclo. Quando a tensão é baixa o suficiente, o material não fraturará, independentemente do número de ciclos. A quantidade de tensão no ponto mais alto desta zona segura é chamada de *limite de resistência*. Pacientes com parafunção aumentam a quantidade de tensão para o sistema implantoprotético e aumentam o número de ciclos para os níveis mais altos. As falhas de fadiga são, portanto, comuns.

Protetores oclusais para determinar a direção da força

A causa do bruxismo é multifatorial e pode incluir desarmonia oclusal.[49] Quando uma reabilitação com implante é considerada em um paciente com bruxismo, a análise oclusal é necessária. Contatos posteriores prematuros durante as excursões mandibulares aumentam as condições de estresse. A eliminação dos contatos excêntricos pode permitir a recuperação da saúde do ligamento periodontal e da atividade muscular em 1 a 4 semanas. A harmonia oclusal não elimina necessariamente o bruxismo, mas isso não é motivo para não realizar uma análise oclusal e eliminar os contatos prematuros. Nenhum estudo demonstra aumento da parafunção após ajuste oclusal. Portanto, a capacidade de diminuir o risco de sobrecarga oclusal em dentes específicos e o benefício adicional de talvez reduzir a parafunção são garantidos em quase todos os pacientes diagnosticados com um hábito parafuncional de bruxismo ou apertamento.

O nome *estabilizador noturno* é frequentemente usado para descrever esse tipo de prótese. No entanto, essa prótese deve ser denominada uma proteção oclusal, pois uma proteção noturna pode ser mal interpretada para ser usada apenas à noite. A proteção oclusal pode ser uma ferramenta diagnóstica útil para avaliar a influência da desarmonia oclusal no bruxismo noturno. A proteção oclusal Michigan exibe até mesmo contatos oclusais ao redor do arco em oclusão de relação cêntrica e fornece desoclusão posterior com guia anterior em todas as excursões mandibulares.[50]

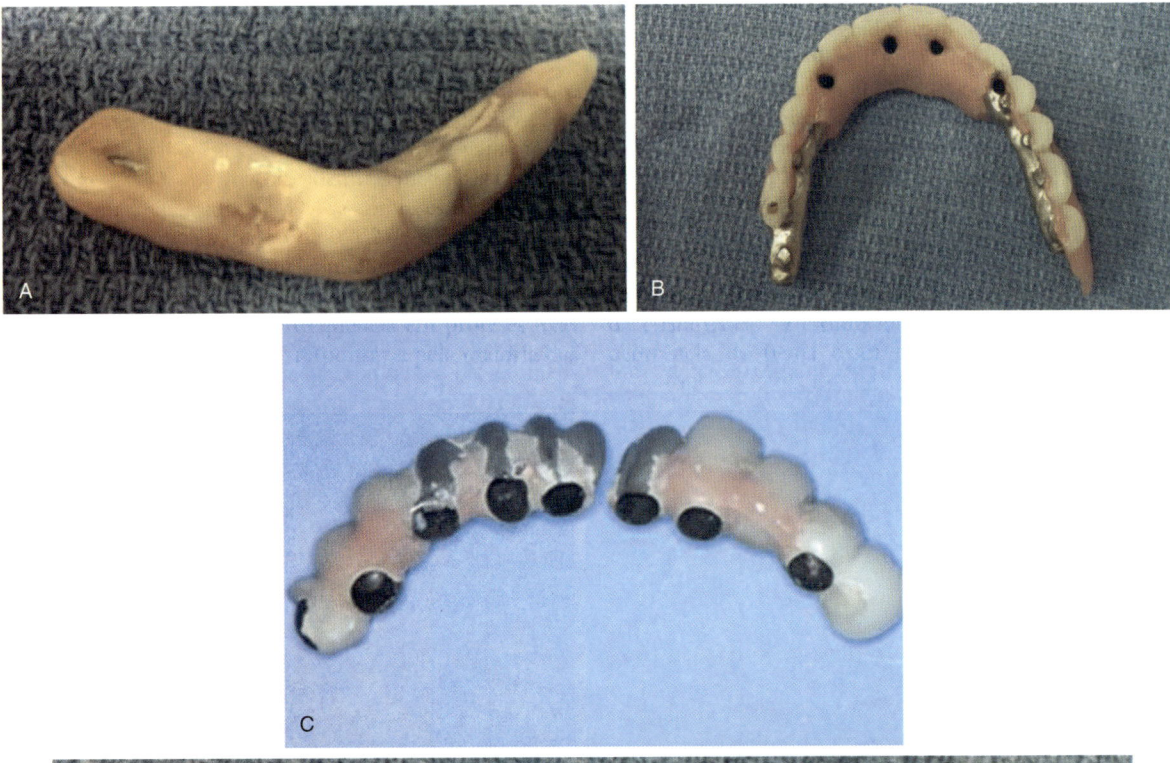

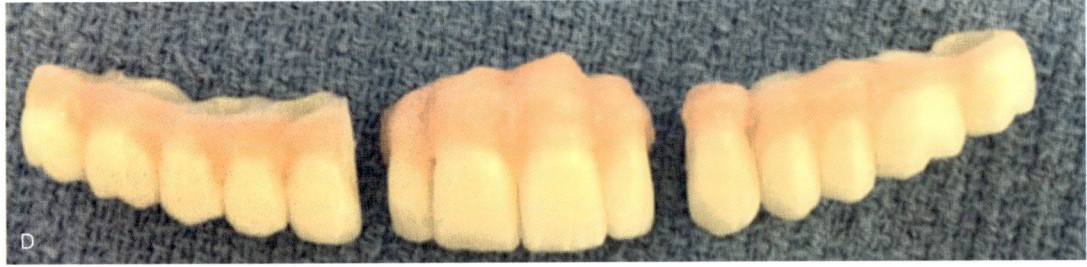

• **Figura 8.7 A e B.** Próteses híbridas FP-3 (acrílico + metal) que exibem desgaste significativo do hábito parafuncional. **C.** Cerâmica fundida ao metal FP-3 mostrando fratura da estrutura metálica e fratura de cerâmica. **D.** Fratura da estrutura da zircônia resultante de hábitos parafuncionais.

O dispositivo pode ser confeccionado em resina acrílica colorida, de 0,5 a 1 mm, na superfície oclusal. Após 4 semanas ou mais de uso noturno, a influência da oclusão no bruxismo pode ser observada diretamente, não havendo contatos prematuros durante o uso do dispositivo; entretanto, se o acrílico colorido ainda estiver intacto, a parafunção noturna foi reduzida ou eliminada.[51] Portanto, a reconstrução ou modificação oclusal pode prosseguir. Se o acrílico colorido na proteção oclusal for desgastado, um ajuste oclusal terá pouca influência em diminuir esse hábito parafuncional. A proteção oclusal ainda é indicada para aliviar tensões durante a parafunção noturna, mas o plano de tratamento deve levar em conta as forças maiores.

As forças do bruxismo são as mais difíceis de tratar a longo prazo. A educação e o consentimento informado do paciente são úteis para obter cooperação na eliminação ou redução dos efeitos nocivos. Se o arco antagonista for uma prótese removível mucossuportada, os efeitos do hábito noturno podem ser minimizados se o paciente remover a prótese à noite. O uso de uma proteção oclusal é útil para um paciente com prótese fixa, para transferir o elo mais fraco do sistema para o dispositivo de acrílico removível.[52] Contatos cêntricos na relação de oclusão cêntrica e desoclusão guiada anteriormente dos dentes posteriores em excursões são fortemente sugeridos na proteção oclusal, que pode ser projetada para ser instalada na maxila ou mandíbula.

Ao contrário dos dentes, os implantes não extruem na ausência de contatos oclusais. Como resultado, em pacientes parcialmente edêntulos, a proteção oclusal da maxila pode ser aliviada ao redor das coroas dos implantes, de modo que os dentes naturais remanescentes suportem toda a carga. Por exemplo, para uma coroa superior implantossuportada, a proteção oclusal pode ser oca para que nenhuma força oclusal seja transmitida à coroa do implante. Quando a reabilitação está no arco inferior, as superfícies de oclusão da proteção oclusal superior são aliviadas sobre as coroas dos implantes, de modo que nenhuma força oclusal seja transmitida aos implantes (Figura 8.8).

Um cantiléver posteroinferior em uma prótese de implante total implantossuportada também pode ser retirado da oclusão com uma placa protetora superior. Quando um quadrante posterossuperior de implantes suporta uma prótese fixa, tendo como antagonista os dentes inferiores, um material de reembasamento macio é colocado ao redor das coroas dos implantes para atuar como um elemento de alívio de tensão e diminuir o impacto da força na reabilitação protética (Figura 8.9). Quando as próteses totais fixas sobre implantes são antagonistas entre si, o protetor noturno fornece apenas contatos anteriores durante a oclusão cêntrica e excursões mandibulares. Assim, a força parafuncional é reduzida nos dentes/implantes anteriores e eliminada nas regiões posteriores.

Apertamento

O apertamento é um hábito que gera uma força constante exercida a partir de uma superfície oclusal para a outra sem nenhum movimento lateral. A posição de apertamento habitual não corresponde necessariamente à oclusão cêntrica. O arco pode ser posicionado em qualquer direção antes da carga estática; portanto, pode existir uma combinação de bruxismo e apertamento. A posição do apertamento na maioria das vezes está na mesma posição repetida e raramente muda de um período para outro. A direção da carga pode ser vertical ou horizontal. As forças envolvidas estão em excesso significativo em relação às cargas fisiológicas normais e são semelhantes ao bruxismo em quantidade e duração; no entanto, várias condições clínicas diferem no apertamento.

Diagnóstico

Muitos sintomas e sinais clínicos alertam para o ranger excessivo. No entanto, os sinais de apertamento são geralmente menos óbvios. As forças geradas durante o apertamento são direcionadas mais verticalmente para o plano de oclusão, pelo menos nas regiões posteriores da boca. O desgaste dos dentes geralmente não é evidente; portanto, o apertamento muitas vezes passa despercebido durante o exame intraoral. Com isso, o dentista deve estar mais atento ao diagnóstico desse distúrbio.[26,49,52]

Muitos dos sinais clínicos do apertamento frequentemente se assemelham ao bruxismo. Quando um paciente tem história dentária de sensibilidade muscular ao acordar ou sensibilidade dentária ao frio, suspeita-se fortemente de parafunção. Na ausência de desgaste dentário, o apertamento é o principal suspeito. Mobilidade dentária, hipertrofia ou tensão muscular, desvio durante a abertura oclusal, abertura limitada, linhas de tensão no esmalte, abfração cervical e fadiga do material (esmalte, sulcos no esmalte, cerâmica e componentes do implante) são todos sinais clínicos associados de apertamento. Todas essas condições também podem ser encontradas no paciente com bruxismo.

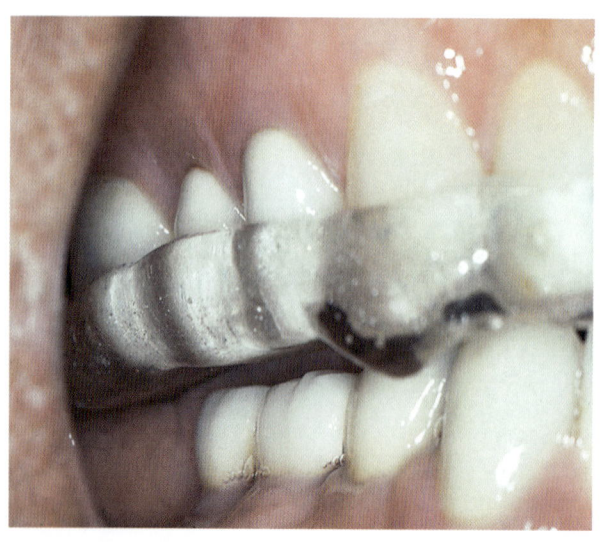

• **Figura 8.8** Um protetor oclusal para um paciente parcialmente edêntulo reabilitado com implantes pode ser projetado para transferir a força para a prótese implantossuportada. Quando a prótese implantossuportada está no arco antagonista à placa, não há contatos oclusais em cêntrica ou durante a excursão com o protetor em posição.

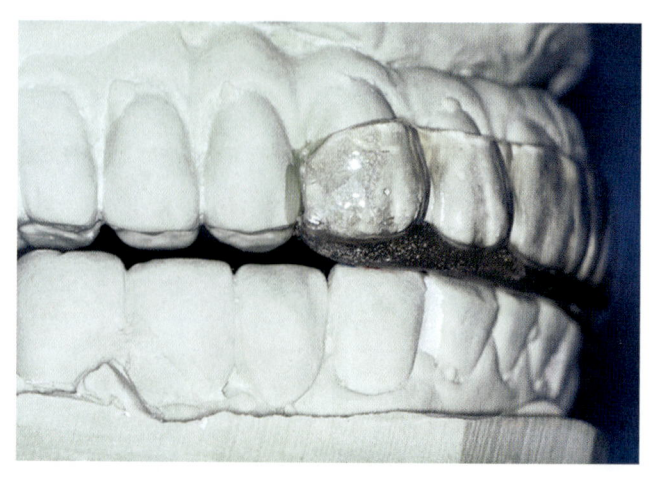

• **Figura 8.9** Próteses totais implantossuportadas que se opõem podem ter apenas contato oclusal anterior em cêntrica e durante excursões mandibulares com o protetor em posição.

No entanto, o desgaste do esmalte tem uma correlação tão forte com o bruxismo que é o principal e muitas vezes o único fator necessário para avaliar o bruxismo. O paciente com apertamento tem a "doença traiçoeira da força". Portanto, é dada atenção especial ao diagnóstico desse distúrbio em condições clínicas menos óbvias.

O exame físico do paciente que receberá o implante deve incluir a palpação dos músculos da mastigação. Os músculos masseter e temporal são facilmente examinados na consulta inicial. Os músculos hiperativos nem sempre estão doloridos, mas músculos sensíveis na ausência de trauma ou doença são um sinal de uso excessivo ou incoordenação entre os grupos musculares. O músculo pterigóideo lateral é mais frequentemente usado em excesso pelo paciente com bruxismo ou apertamento, mas é difícil de palpar. O músculo pterigóideo medial contralateral fornece informações mais confiáveis nessa região. Ele atua como antagonista do pterigóideo lateral em hiperfunção e, quando sensível, fornece um bom indicador de uso excessivo do pterigóideo lateral.[49]

A avaliação do músculo para apertamento também inclui desvio durante a abertura da boca, abertura limitada e sensibilidade da articulação temporomandibular. O desvio para um lado durante a abertura indica um desequilíbrio muscular no mesmo lado.[49] A abertura limitada é facilmente avaliada e pode indicar desequilíbrio muscular ou doença articular degenerativa. A abertura normal deve ser de pelo menos 40 mm a partir da borda incisal superior à borda incisal inferior, em um paciente Classe I de Angle, levando em consideração o trespasse horizontal ou vertical. Se houver trespasse vertical ou horizontal, seu valor em milímetros é subtraído da medida de abertura mínima de 40 mm.[53] A variação de abertura sem considerar o trespasse vertical ou horizontal foi medida na faixa de 38 a 65 mm para homens e 36 a 60 mm para mulheres, de uma borda incisal à outra.[54]

O aumento da mobilidade dos dentes pode ser a indicação de uma força além dos limites fisiológicos, perda óssea ou a combinação desses fatores. Isso requer mais investigação em relação à parafunção e é importante avaliar se um implante puder ser colocado na região dos dentes com mobilidade. Um implante rígido pode receber mais do que sua parcela de força oclusal quando circundado por dentes com mobilidade. Frêmito, um tipo de vibração de mobilidade de um dente, geralmente está presente no paciente com apertamento. Para avaliar essa condição, o dedo do cirurgião-dentista mal toca a superfície vestibular de um dente por vez e sente as vibrações enquanto o paciente toca os dentes, um no outro. O frêmito é indicativo de excesso de cargas oclusais locais.

A erosão cervical é principalmente um sinal de parafunção de apertamento ou bruxismo (Figura 8.10). No passado, Black analisou as oito teorias mais populares considerando o contorno gengival dos dentes, considerando todos inconclusivos. Essa observação tem sido frequentemente chamada de *abrasão por escovação*. McCoy[55] relatou tal condição em qualquer outro dente, apenas em um dente e até mesmo nos dentes de alguns animais. A parafunção era o elo comum entre os pacientes que apresentavam essa condição.[55] A aparência marcada da porção cervical do dente se correlaciona diretamente com a concentração de forças mostrada na análise tridimensional finita[56] e em estudos de fotoelasticidade.[57] A abrasão dos dentes também foi observada em gatos, ratos e saguis e foi descrita na literatura já em 1930.[58] Um estudo de uma população humana idosa, não institucionalizada, revelou que a abrasão cervical estava presente em 56% dos participantes.[59]

Outros sinais de fadiga no esmalte ou do material oclusal encontrados em pacientes com bruxismo ou apertamento incluem invaginações oclusais ou sulcos, linhas de tensão no esmalte, linhas de tensão em restaurações metálicas ou acrílicas (linhas de Luder) e fratura do material (Figura 8.11). O frêmito

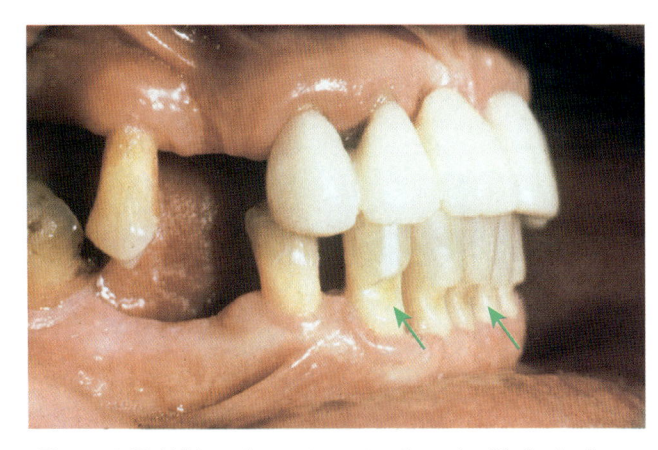

• **Figura 8.10** Hábitos de apertamento são mais difíceis de diagnosticar porque o desgaste oclusal é muitas vezes ausente. Este paciente tem abrasão cervical dos dentes anteriores inferiores. Abrasão cervical (*setas verdes*) é muitas vezes erroneamente diagnosticado como abrasão pela escovação.

pode ser observado clinicamente em muitos dentes sem mobilidade e com erosão cervical. Nem todas as erosões gengivais são causadas por parafunção. No entanto, quando presente, a oclusão deve ser avaliada cuidadosamente com outros sinais de força excessiva. Se forças excessivas parecerem ser a causa, a condição é chamada de abfração cervical.[60]

Pacientes com apertamento também podem sofrer de hipertrofia do masseter. Isso pode ser facilmente diagnosticado por meio da identificação radiográfica de um entalhe. Devido aos hábitos parafuncionais excessivos, o ângulo da mandíbula apresenta um "entalhe" ou é reabsorvido pelo excesso de força aplicada do músculo masseter. A inserção do músculo masseter é na face lateral do ramo (ângulo da mandíbula) (Figura 8.12).

Um achado clínico comum do apertamento é uma borda festonada da língua (Figura 8.13). A língua é frequentemente apoiada contra as superfícies linguais dos dentes superiores durante o apertamento, exercendo pressões laterais e resultando na borda recortada/festonada. Essa posição de apoio da língua também pode ser acompanhada por um vácuo intraoral, que permite que o apertamento se estenda por um tempo considerável, geralmente durante o sono.

Fraturas por fadiga

O aumento na magnitude e na duração da força é um problema significativo, seja por bruxismo ou apertamento. A curva de fadiga apresentada anteriormente para bruxismo também se

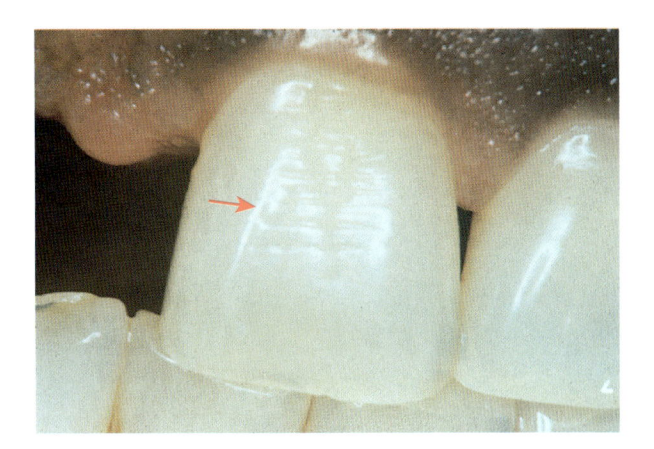

• **Figura 8.11** Este paciente tem linhas horizontais de abfração (*seta vermelha*) no esmalte devidas ao apertamento dental.

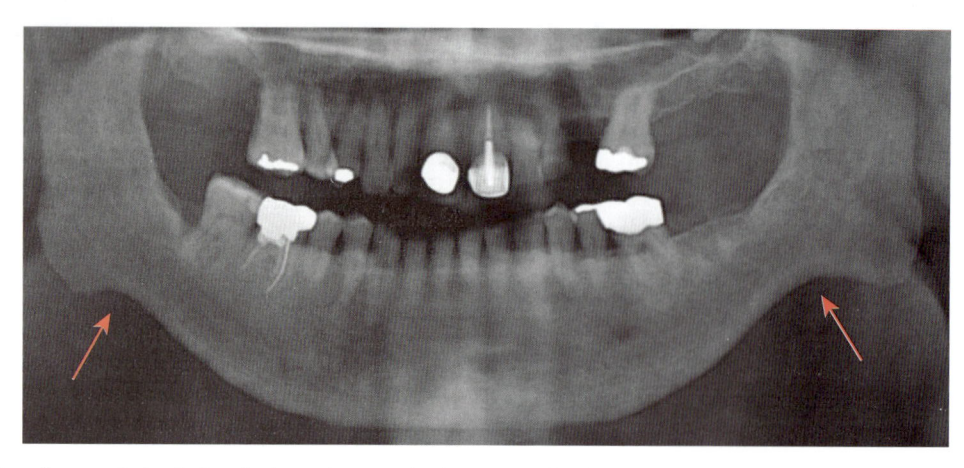

• **Figura 8.12** Radiografia panorâmica ilustrando desgaste excessivo (*setas vermelhas*) resultante de hipertrofia de masseter de hábitos parafuncionais.

aplica ao apertamento. Além disso, o paciente que faz o apertamento também pode sofrer de um fenômeno denominado *creep* (deformação), que também resulta na fratura de componentes. O *creep* ocorre em um material quando uma deformação crescente é expressa em função do tempo, quando submetido a uma carga constante (Figura 8.14). Embora os ciclos de carga possam não estar presentes para afetar a deformação de um material, a força constante ainda é capaz de causar a fratura. Em outras palavras, algo se quebrará se a força contínua não for diminuída ou pelo menos reduzida em intensidade ou duração (Figura 8.15). Essa condição também pode ocorrer no osso, o que pode resultar em mobilidade e falha do implante. Todos os elementos para reduzir a força excessiva de apertamento e suas consequências devem ser considerados.

O apertamento afeta o plano de tratamento de maneira semelhante ao bruxismo. No entanto, as forças verticais são menos prejudiciais do que as forças horizontais, e a alteração do esquema oclusal anterior não é tão crítica quanto no paciente com bruxismo. As proteções oclusais também são menos eficazes. No entanto, uma proteção oclusal em acrílico duro e um revestimento interno em material resiliente, o qual é ligeiramente aliviado sobre os implantes, costumam ser benéficos para o paciente

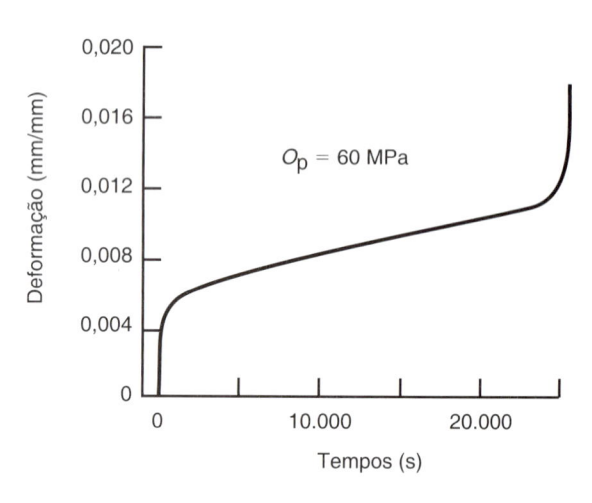

• **Figura 8.14** Uma curva de *creep* para os materiais foi criada, colocando a deformação no eixo vertical e o tempo no eixo horizontal quando uma carga constante é aplicada. Essa é uma curva de *creep* para o osso a uma carga de 60 MPa. O osso altera a forma (*i. e.*, deforma) na condição de tensão inicial e depois a uma quantidade maior sobre o tempo até a fratura do material.

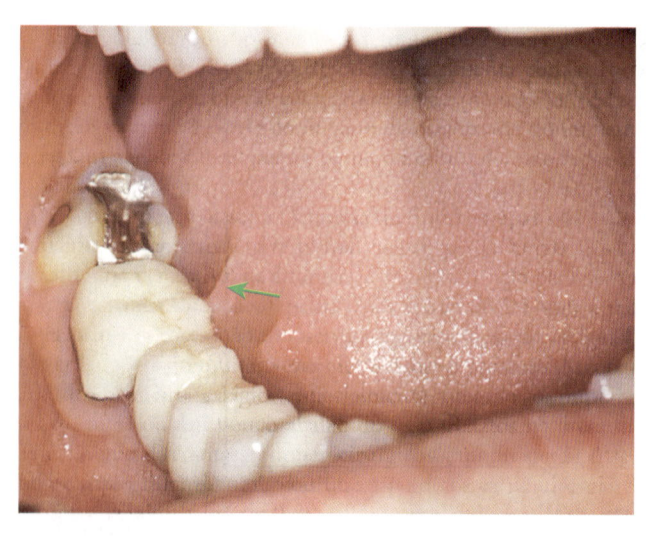

• **Figura 8.13** A borda festonada da língua (*seta verde*) na maioria das vezes é encontrada em um paciente que faz apertamento. Para manter a força entre os dentes, um vácuo é criado na boca, e a impressão do contorno dos dentes superiores é observada na língua.

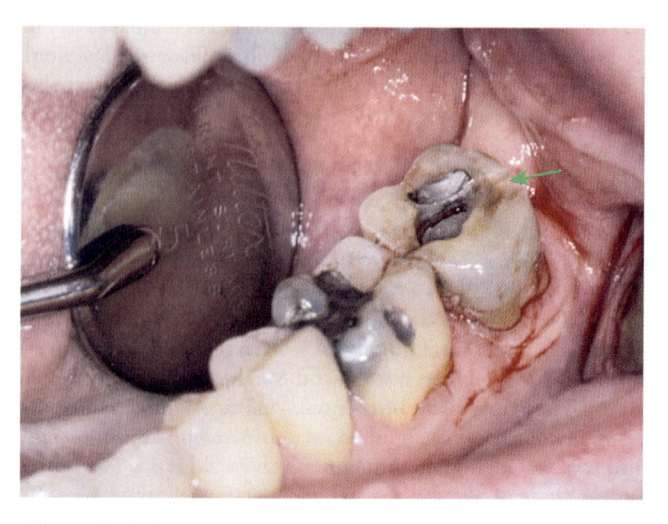

• **Figura 8.15** O paciente exibe apertamento, diagnosticado a partir do tamanho dos músculos masseter e temporal. O segundo molar inferior fraturou de mesial a distal. Observe a leve abrasão na raiz vestibular distal do primeiro molar inferior (*seta verde*).

que faz o apertamento. Ao contrário dos dentes, os implantes não extruem. Como resultado, a proteção oclusal pode ser aliviada em torno de um implante intermediário e os dentes suportam toda a carga. Na presença de uma prótese parcial ou total sobre implante, o protetor oclusal (noturno) fornece uma vantagem biomecânica para reduzir o impacto da força durante o apertamento (Figura 8.16).[61]

Uma causa comum de falha do implante durante a cicatrização é a parafunção em um paciente utilizando uma prótese mucossuportada sobre um implante submerso. O tecido que recobre o implante é comprimido durante a parafunção. A carga prematura pode causar micromovimento do corpo do implante no osso e pode comprometer a osseointegração. Quando a prótese mucossuportada exerce pressão como resultado de parafunção, a necrose por pressão causa deiscência de tecido mole sobre o implante. Essa condição não é corrigida pela cobertura cirúrgica do implante com tecido mole, mas a região de suporte do tecido mole da prótese sobre o implante deve ser generosamente aliviada durante o período de cicatrização, sempre que for observada parafunção. Uma prótese parcial removível sobre um implante de cicatrização é especialmente preocupante. O acrílico entre a região do tecido mole e a estrutura metálica geralmente tem menos de 1 mm de espessura. A remoção da região de acrílico fina sobre o implante geralmente é insuficiente. Em vez disso, deve ser preparado um orifício de 6 mm de diâmetro, através da estrutura metálica. Com uma prótese total provisória, os implantes devem ser escavados e, em seguida, removidos da área. Qualquer pressão sobre o implante ou enxerto ósseo leva a um aumento da morbidade (Figuras 8.17 e 8.18).

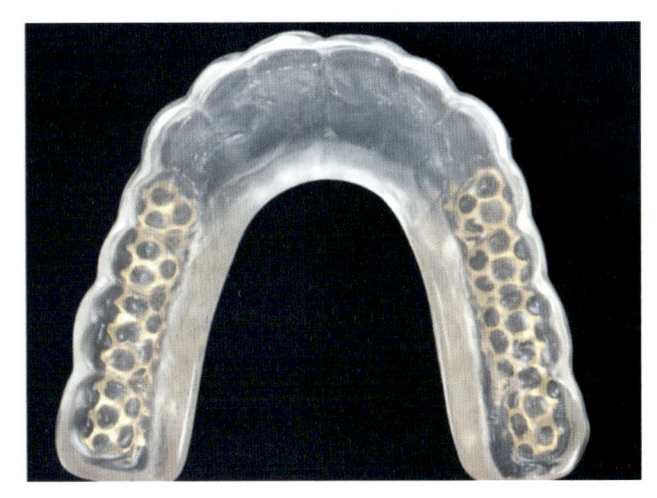

- **Figura 8.16** Protetor oclusal noturno em resina acrílica e revestimento interno resiliente pode diminuir a tensão durante os episódios de apertamento.

Planejamento de tratamento para bruxismo e contração (Tabela 8.2)

Para combater os efeitos prejudiciais do bruxismo ou apertamento, várias modificações nos protocolos de tratamento padrão podem ser implementadas.

Carregamento ósseo progressivo

Os intervalos de tempo entre as consultas de reabilitação protética podem ser aumentados para fornecer tempo adicional à produção

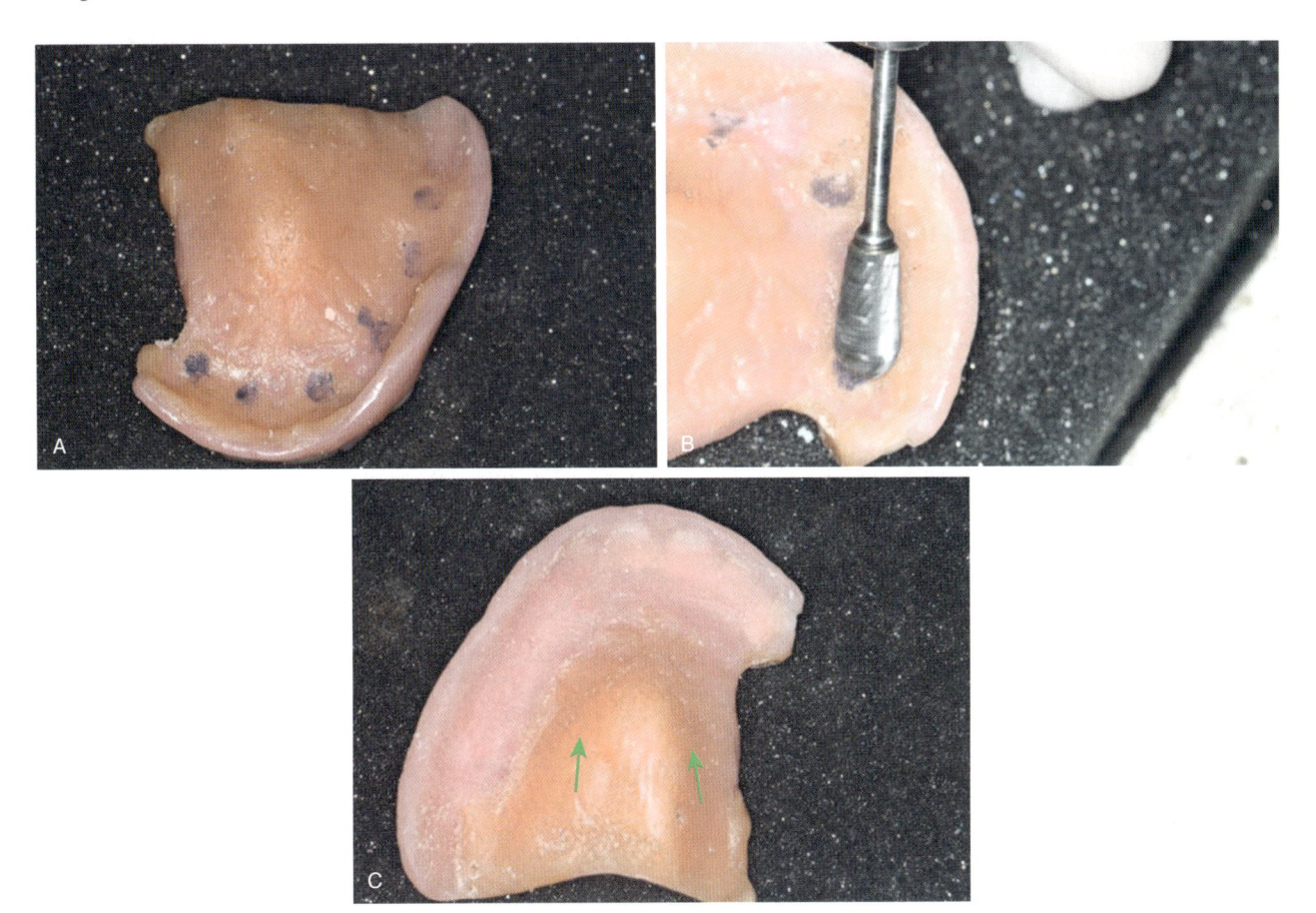

- **Figura 8.17** A prótese provisória requer alteração superficial quando colocada imediatamente após a cirurgia de implante. **A.** Prótese existente. **B.** Área sobre locais de implante modificados com uma broca. **C.** Prótese final alterada; observe que as áreas de suporte à tensão não são ajustadas (*setas verdes*).

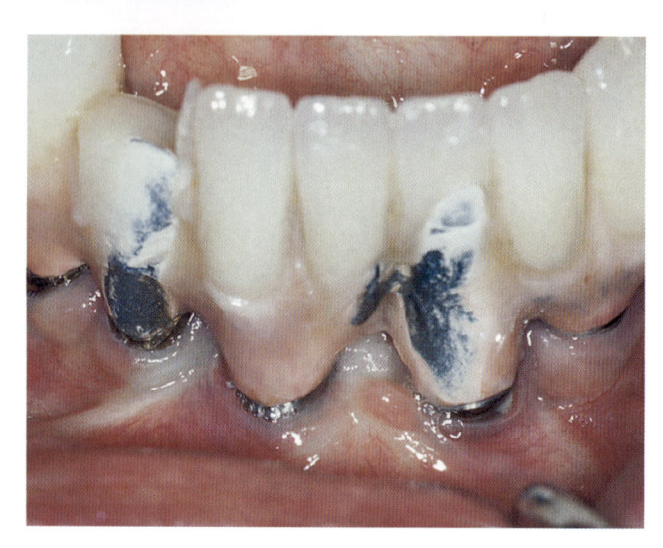

• **Figura 8.18** Esse paciente fraturou a prótese inferior de cerâmica implantossuportada. As regiões cervicais foram os principais locais de fratura por causa do hábito de apertamento do paciente.

óssea ao redor de implantes com carga progressiva.[62] Usando a técnica de carga óssea progressiva, a densidade óssea mais pobre pode ser transformada em osso de melhor qualidade, que é mais ideal para se adaptar a cargas oclusais excessivas.

Maior área de superfície

Os implantes anteriores submetidos a forças parafuncionais são problemáticos pois geralmente têm forças não axiais ou de cisalhamento aplicadas a eles. O uso de implantes de diâmetro maior ou um número adicional de implantes (ou seja, área de superfície maior) devem ser considerados no plano de tratamento para neutralizar essa força excessiva.

Oclusão

Com hábitos parafuncionais, a oclusão deve ser estritamente planejada e monitorada. Idealmente, o paciente deve ser mantido em oclusão guiada por caninos, desde que os caninos estejam saudáveis. A oclusão mutuamente protegida, com implantes anteriores adicionais ou forças de distribuição dos dentes, é desenvolvida se os implantes estiverem na posição canina ou se esse dente for reabilitado como um pôntico. A eliminação dos contatos oclusais laterais posteriores (ou seja, carga não axial) durante os movimentos excursivos é recomendada quando se opõem dentes naturais ou um implante ou prótese fixa suportada por dente. Os dentes anteriores podem ser modificados para recriar a orientação incisal adequada e evitar interferências posteriores durante as excursões. Isso é benéfico em dois aspectos. Primeiro, as forças laterais aumentam significativamente a tensão na interface osso-implante, e a eliminação dos contatos posteriores diminui o efeito negativo das forças angulares durante o bruxismo. Em segundo lugar, com a presença de contatos posteriores durante as excursões, quase todas as fibras dos músculos masseter, temporal e pterigóideo externo se contraem e colocam forças maiores nos dentes anteriores/implantes. Kinsel e Lin[63] demonstraram que pacientes com bruxismo e sem protetor oclusal (noturno) tinham aproximadamente sete vezes a taxa de fratura da cerâmica. Alderman[26] relatou que, durante as excursões oclusais na ausência de contatos posteriores, menos fibras dos músculos temporal e masseter são estimuladas e as forças aplicadas no sistema implante/dente anterior são reduzidas em até dois terços.

Projeto da prótese

A prótese pode ser projetada para melhorar a distribuição de tensão em todo o sistema de implante com contatos verticais cêntricos alinhados ao eixo longo do implante, sempre que possível. Mesas oclusais posteriores estreitas para prevenir forças laterais inadvertidas e diminuir as forças oclusais são benéficas.[64] É recomendada a plastia das pontas das cúspides dos dentes naturais antagonistas para ajudar a melhorar a direção das forças verticais dentro das diretrizes da oclusão pretendida (ou seja, melhorar o plano de oclusão). Materiais oclusais mais novos (p. ex., zircônia), corpos de implantes mais largos, tipos de cimento mais

Tabela 8.2 Bruxismo *versus* apertamento.

	Bruxismo	Apertamento
Direção da força	Horizontal, desgaste não funcional	Principalmente vertical
Tipo de força	Cisalhamento	Compressão
Ampliação da força	4 a 7 vezes a normal	–
Desgaste dental	Sim	Menos comum
Facetas de desgaste	Sim, na incisal Sulcos no cíngulo dos dentes anteriores superiores	Menos comum
Dor de cabeça	Comum	Menos comum
Fratura dos dentes/próteses	Comum	Menos comum
Próteses sem cimentação	Comum	Menos comum
Abfração dos dentes	Menos comum	Comum
Frêmito	Comum	Comum
Guia incisal	Ausência em casos graves	Presente
Fraqueza muscular ao acordar	Sim	Sim
Hipertrofia muscular	Significante	Moderada
Sensibilidade (masseter e temporal)	Sim	Às vezes
Língua festonada	Incomum	Muito comum
Abertura de boca com desvio	Sim	Sim

duros (p. ex., cimento resinoso *versus* óxido de zinco), corpos de implantes de liga de titânio e mais implantes esplintados, são todos benéficos.

Proteção oclusal

O tratamento mais importante para um paciente com hábitos parafuncionais é o uso de uma proteção oclusal. O ideal é que os pacientes usem uma proteção oclusal de acrílico durante os períodos de atividade parafuncional. A proteção absorverá a maioria das forças parafuncionais, reduzindo as forças prejudiciais ao sistema de implante. Os pacientes também devem ser instruídos a usar a proteção a qualquer momento em que possam apresentar parafunção, como em situações estressantes, ao dirigir ou trabalhar diante de um computador, por exemplo.

Tamanho e pressão da língua

A pressão parafuncional da língua é a força não natural da língua contra os dentes durante a deglutição.[65] Foram registradas forças de aproximadamente 41 a 709 g/cm² nas áreas anteriores e laterais do palato durante a deglutição.[66] No movimento ortodôntico, alguns gramas de força constante são suficientes para deslocar os dentes. Seis tipos diferentes de pressão lingual foram identificados: anterior, intermediário, posterior e unilateral ou bilateral podem ser encontrados e, na maioria das vezes, em qualquer combinação (Figuras 8.19 e 8.20). Uma pergunta comum é o que veio primeiro, a posição aberrante da língua ou o desalinhamento de dentes? Apesar disso, essa condição pode contribuir para complicações na cicatrização do implante e da prótese. Embora a força da pressão da língua seja de menor intensidade do que outras forças parafuncionais, sua natureza é horizontal e pode aumentar a tensão na região marginal do implante. Isso é mais crítico para abordagens cirúrgicas de estágio único, em que os implantes estão em uma posição elevada na instalação inicial e a interface do implante está em uma fase inicial de cicatrização. A pressão da língua também pode contribuir para a abertura da linha de incisão (deiscência), o que pode comprometer os tecidos duro e mole.

A pressão da língua como um hábito pode levar à movimentação ou mobilidade dentária, o que é importante quando os implantes estão presentes no mesmo quadrante. Se os dentes naturais na região da pressão lingual forem perdidos como resultado de uma posição ou movimento anômalo da língua, os implantes estarão sob risco aumentado durante a cicatrização

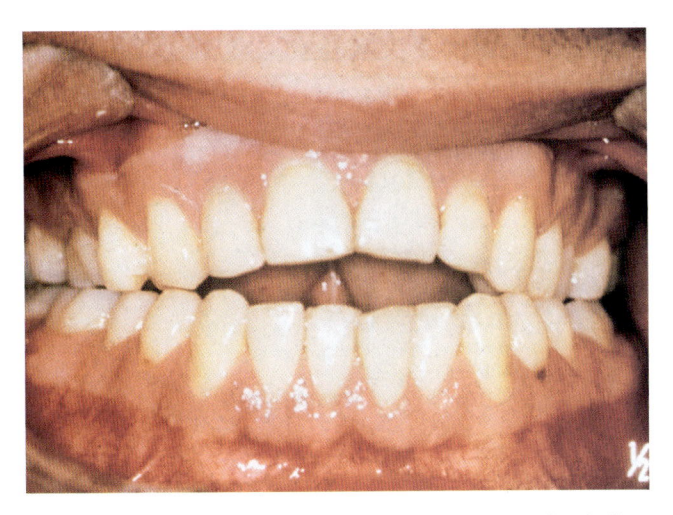

• **Figura 8.19** Seis tipos diferentes de hábitos de pressão da língua foram classificados. Esse paciente tem pressão anterior da língua e, como resultado, não tem guia anterior.

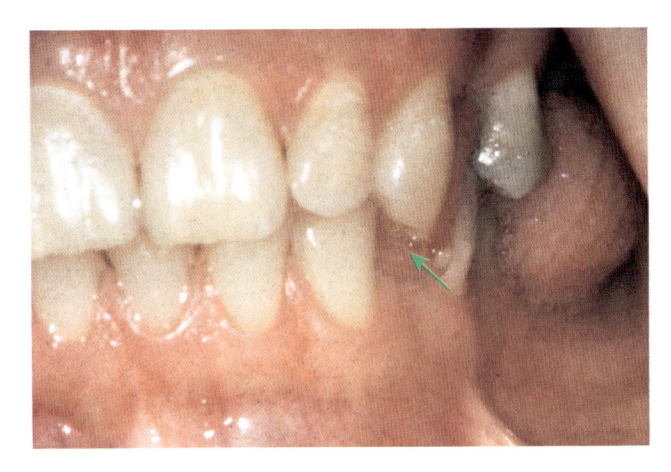

• **Figura 8.20** Esse paciente tem pressão lingual posterior unilateral. Quando o paciente deglute, a língua é forçada entre o canino e o primeiro pré-molar superiores (*seta verde*), incisivo lateral e caninos inferiores e as regiões posteriores edêntulas em ambos os arcos. Os implantes de um estágio na região posterior receberiam uma carga horizontal imediata. O paciente sentirá que a prótese sobre o implante está comprimindo a língua.

inicial e carga protética precoce. Se os dentes remanescentes apresentarem maior mobilidade, a prótese implantossuportada pode estar sujeita a cargas oclusais aumentadas. Para avaliar a projeção anterior da língua, o clínico puxa o lábio inferior, joga água na boca com a seringa tríplice e pede ao paciente que degluta. Um paciente normal forma um vácuo na boca, posicionando a língua na região anterior do palato, e é capaz de deglutir sem dificuldade. Um paciente com uma pressão lingual anterior não é capaz de criar o vácuo necessário para deglutir quando o lábio inferior está retraído, pois o selamento e o vácuo para o paciente são obtidos entre a língua e o lábio inferior. Como consequência, o paciente não consegue deglutir enquanto o lábio inferior estiver afastado.

A pressão lingual posterior é avaliada pela retração de uma bochecha de cada vez para longe dos dentes posteriores na região edêntula, com um espelho, injetando água na boca com uma seringa tríplice e pedindo ao paciente que degluta. A evidência visual da língua durante a deglutição também pode ser acompanhada por pressão contra o instrumento e confirma uma força lateral. A pressão lingual posterior pode ocorrer em pacientes que usam uma prótese total superior e, como antagonista, um arco inferior Classe I de Kennedy, sem uma prótese inferior substituindo os dentes posteriores. Nessas condições, a prótese superior frequentemente perde o selamento e cede na região posterior, uma vez que apenas os dentes anteriores se tocam. Para limitar esse problema, o paciente estende a região lateral da língua para dentro da região edêntula, para evitar o deslocamento da prótese total superior (Figura 8.21).

Uma complicação potencial da prótese para um paciente com pressão lateral da língua é a queixa de espaço inadequado para a língua após a reabilitação dos implantes inferiores. Um erro protético é reduzir a largura do contorno lingual dos dentes inferiores. A cúspide lingual dos dentes posteriores inferiores restaurados deve seguir a curva de Wilson e incluir um adequado trespasse horizontal para proteger a língua durante a função. A redução da largura dos dentes posteriores inferiores frequentemente aumenta a ocorrência de mordeduras na língua e pode não se dissipar com o tempo. Em vez de ser um inconveniente a curto prazo, a prótese pode precisar ser refeita. O protesista deve identificar a posição da língua antes do tratamento e informar o paciente sobre a curva inicial de aprendizado da língua, uma vez que os implantes tenham sido instalados.

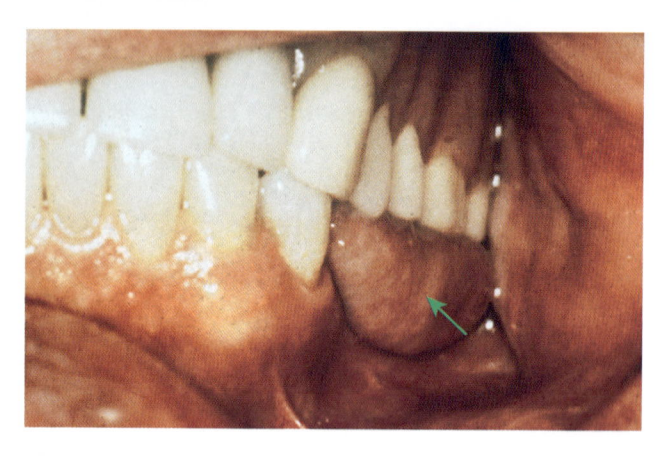

• **Figura 8.21** Esse paciente tem uma prótese total superior e nenhum dente posteroinferior. Ele desenvolveu uma posição posterior da língua para suportar a prótese e prevenir o seu deslocamento posterior quando o paciente oclui (*seta verde*). Essa língua se adaptará facilmente a uma prótese inferior sobre implante.

Mesmo na ausência da pressão lingual, a língua muitas vezes se acomoda ao espaço disponível e seu tamanho pode aumentar com a perda de dentes. Como resultado, um paciente que não usa uma prótese total inferior geralmente tem a língua maior do que o normal. A instalação de implantes e próteses nesse paciente resulta em aumento da força lateral, que pode ser contínua. Esse paciente se queixa de espaço inadequado para a língua e pode mordê-la durante a função.

No entanto, tal condição costuma ter curta duração e o paciente eventualmente se adapta à nova condição intraoral (Figura 8.22).

Uma complicação comum ocorre quando os pacientes não têm dentes e nenhuma prótese provisória é usada. Isso pode ser especialmente problemático no arco inferior, pois a língua aumentará gradativamente de tamanho. Após a reabilitação do implante, quer seja por uma prótese removível ou fixa, o paciente frequentemente relatará uma língua "aglomerada", com espaço insuficiente. Isso geralmente leva de semanas a meses para o paciente se adaptar. Se o paciente se recusar a usar a prótese provisória socialmente, ele pode ser instruído a usá-la durante o dia para favorecer uma melhor adaptação.

Plano de tratamento para tamanho e pressão da língua

Como mencionado anteriormente, até mesmo na ausência de pressão, a língua muitas vezes se acomoda ao espaço disponível e seu tamanho pode aumentar com a perda de dentes. Como resultado, um paciente que não usa uma prótese total inferior geralmente tem língua de tamanho maior do que o normal. A instalação de implantes e prótese em tal paciente resulta em um aumento da força lateral, que pode ser contínua. O paciente então se queixa de espaço inadequado para a língua e pode mordê-la durante a função. No entanto, essa condição geralmente é de curta duração e o paciente eventualmente se adapta à nova condição intraoral.

No entanto, tem sido observado que a prótese fixa é mais vantajosa para esse tipo de paciente. Se o paciente tiver uma prótese PR-5, ela deve ser transformada em uma PR-4. Uma restauração PR-5 é muito menos estável em pacientes com pressão lingual ou problemas de tamanho, e as queixas dos pacientes são mais comuns com próteses removíveis em geral.

Espaço em altura da coroa

A distância interarcos é definida como a distância vertical entre os arcos dentados ou edêntulo superior e mandibular sob condições específicas (p. ex., a mandíbula está em repouso ou em oclusão).[67] A dimensão de apenas um arco não tem um termo definido em implantodontia; portanto, Misch propôs o termo *espaço e altura da coroa* (EAC).[68]

O EAC para a implantodontia é medido da crista óssea até o plano de oclusão na região posterior e a borda incisal do arco em questão na região anterior (Figura 8.23; Boxe 8.4). Nas regiões anteriores da boca, a presença de trespasse vertical mostra que o EAC é maior na maxila do que o espaço da crista do rebordo até a borda incisal dos dentes antagonistas. Em geral, quando os dentes anteriores estão em contato em oclusão cêntrica, ocorre um trespasse vertical. O EAC anteroinferior é, portanto, geralmente medido da crista do rebordo até a borda incisal inferior. Por outro lado, o EAC anterossuperior é medido do osso marginal superior até a borda incisal superior, e não a posição de contato oclusal.

O EAC ideal necessário para uma prótese fixa sobre implante deve variar entre 8 e 12 mm. A zircônia monolítica demonstrou

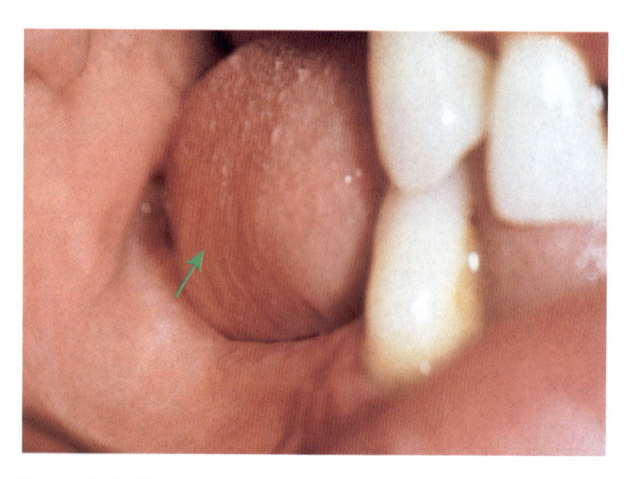

• **Figura 8.22** Em um paciente com dentes ausentes e nenhuma prótese, como uma prótese parcial ou total removível, a língua frequentemente aumenta de tamanho. Embora a língua não transfira uma força lateral ativa durante a deglutição, complicações protéticas de mordedura de língua têm grande risco de ocorrer.

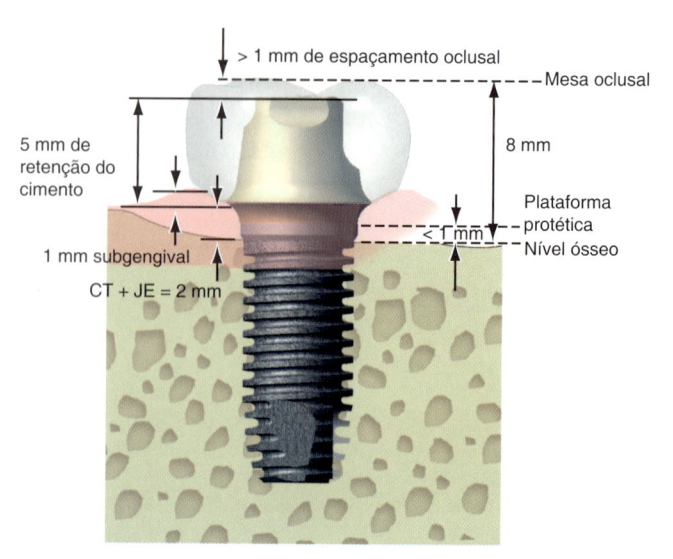

• **Figura 8.23** O espaço em altura da coroa (EAC) é medido a partir do plano oclusal até a crista óssea.

ser bem-sucedida com espaço interoclusal de apenas 8 mm. Para a maioria dos outros tipos de materiais restauradores geralmente é indicado espaço maior que 10 mm. Essa mensuração considera o espaço biológico, altura do pilar protético para retenção do cimento ou fixação do parafuso da prótese, resistência do material oclusal, estética e considerações de higiene ao redor das coroas protéticas. As próteses removíveis geralmente necessitam de um EAC maior que 12 mm para os dentes da prótese e resistência à base de resina acrílica, barras e considerações de higiene oral.[69,70] Para uma sobredentadura em barra, geralmente são necessários aproximadamente 15 mm, especialmente se estiver sendo reabilitada com dentes de acrílico.

Consequências biomecânicas de um espaço excessivo na altura da coroa

As taxas de complicações mecânicas para próteses sobre implante são frequentemente as mais altas de todas as complicações relatadas na literatura.[42,71] As complicações mecânicas são frequentemente causadas por estresse excessivo aplicado ao sistema implante-protético. A falha do implante pode ocorrer por sobrecarga e resultar em perda da prótese e perda óssea ao redor dos implantes. A fratura do corpo do implante pode resultar da carga de fadiga do implante com uma força maior, mas ocorre com menos incidência que a maioria das complicações. Quanto maior a força, menor o número de ciclos antes da fratura, portanto a incidência aumenta. A perda óssea marginal também pode estar relacionada a forças excessivas e geralmente ocorre antes da fratura do corpo do implante. As taxas de fratura do material oclusal podem aumentar à medida que a força sobre a reabilitação protética é aumentada. O risco de fratura da prótese antagonista aumenta em média 12% nas sobredentaduras em implantes, tendo uma prótese total como antagonista.[71] Com próteses parciais implantossuportadas em resina, 22% das coroas fraturaram. As fraturas em clipes ou conexões nas sobredentaduras podem atingir em média 17%. A fratura da estrutura ou subestrutura também pode ocorrer como resultado de um aumento nas forças biomecânicas.

Os ampliadores de força são situações ou dispositivos que aumentam a quantidade de força aplicada e incluem um parafuso, a polia, o plano inclinado e uma alavanca.[46] A biomecânica do EAC está relacionada à mecânica da alavanca. As propriedades de uma alavanca são valorizadas desde a época de Arquimedes, há 2 mil anos. Os problemas de cantiléver e implantes foram demonstrados na mandíbula edêntula, onde o comprimento do cantiléver posterior está diretamente relacionado a complicações ou falha da prótese.[42] Em vez de um cantiléver posterior, o EAC é um cantiléver vertical quando qualquer carga em cantiléver ou lateral é aplicada e, por conseguinte, também é um amplificador de força.[47,48] Como resultado, como o excesso de EAC aumenta a quantidade de força, qualquer uma das complicações relacionadas à mecânica e ligadas a próteses sobre implante também pode aumentar (Figura 8.24).

Quando a direção de uma força é no eixo longo do implante, as tensões no osso não são aumentadas em relação ao EAC. Contudo, quando as forças para o implante são colocadas em um cantiléver, ou uma força lateral é aplicada à coroa, as forças são aumentadas em relação direta com a altura da coroa. Bidez e Misch[47,48] avaliaram o efeito de um cantiléver em um implante e sua relação com a altura da coroa. Quando um cantiléver é colocado em um implante, existem seis pontos de rotação potencial diferentes (ou seja, momentos) no corpo do implante (Figura 8.25 e Tabela 8.3). Quando a altura da coroa é aumentada de 10 para 20 mm, dois desses seis momentos são aumentados em 200%. Uma força em cantiléver pode estar em qualquer direção: vestibular, lingual, mesial ou distal. As forças em cantiléver na direção vestibular e lingual são frequentemente chamadas de *cargas contralaterais*. A diminuição da largura do osso ocorre principalmente na face vestibular da crista edêntula. Como resultado, os implantes são frequentemente colocados mais para lingual do que para o centro

Boxe 8.4 Princípios biomecânicos relacionados a espaço e altura da coroa.

1. O EAC é mensurado a partir do plano oclusal até a crista óssea.
2. As complicações mecânicas são as principais causas de complicações após a instalação da prótese.
3. As complicações mecânicas frequentemente são causadas por tensões excessivas.
4. A tensão excessiva pode causar perda do implante, perda de osso marginal, fratura do implante, afrouxamento do parafuso, fratura do material oclusal, fratura da prótese ou desgaste da conexão e fratura.
5. A altura da coroa é um cantiléver vertical.
6. A biomecânica é mais desfavorável quando o EAC aumenta.
7. Um aumento no EAC aumenta as forças da carga angulada ou de cantiléver.
8. A perda óssea marginal ao redor do implante aumenta o EAC e, por conseguinte, aumenta os momentos de força sobre o implante e componentes protéticos.
9. O EAC não possui uma dimensão ideal específica. Em próteses fixas, a variação aceitável de EAC está entre 8 e 12 mm.
10. Próteses removíveis sobre implantes (sobredentaduras RP-4 e RP-5) frequentemente necessitam de um EAC de 12 mm ou mais, especialmente quando a barra conecta os implantes individuais.
11. As tensões aplicadas sobre os implantes estão concentradas na região marginal, então o aumento do comprimento do implante é menos efetivo para reduzir os efeitos da altura da coroa do que um dente natural.
12. Os métodos para reduzir a tensão devem ser considerados quando o EAC está aumentado (i. e., aumento do número de implantes, tamanho e projeto de área de superfície; esplintagem dos implantes; cantiléveres curtos; considerar próteses removíveis; adicionar suporte de tecido mole nas sobredentaduras).
13. Um aumento das complicações protéticas ocorre tanto no EAC limitado como no excessivo.

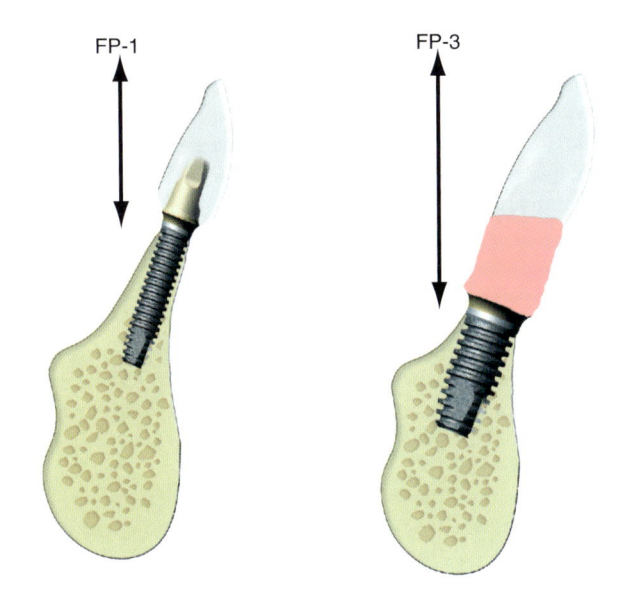

• **Figura 8.24** O espaço em altura da coroa (EAC) é um cantiléver vertical. A prótese PF-3 da direita distribuirá menos tensão ao implante em comparação ao implante da esquerda. Portanto, um implante de largo diâmetro é benéfico para suportar a prótese sobre o implante da direita.

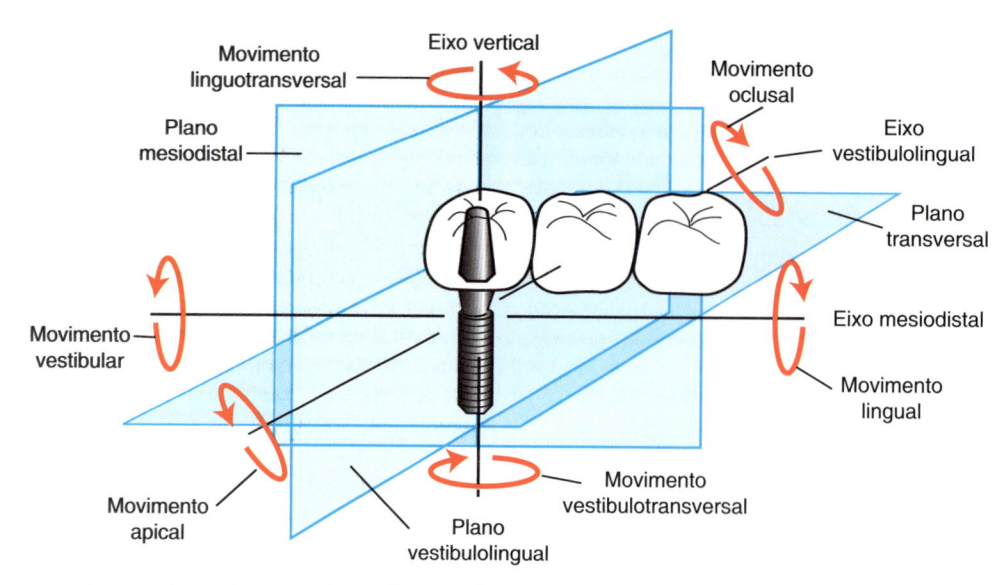

• **Figura 8.25** As cargas de momento tendem a induzir rotações em três planos. Rotações no sentido horário e anti-horário nesses três planos resultam em seis momentos: linguotransversal, vestibulotransversal, oclusal, apical, vestibular e lingual.

Tabela 8.3 Momento de carga na crista óssea, divisão A, quando sujeito às forças apresentadas na Figura 8.25.

Influência no momento		Momentos impostos (N/mm) na interface coroa-crista do implante					
Altura oclusal (mm)	Comprimento do cantiléver (mm)	Lingual	Vestibular	Apical	Oclusal	Vestibulo-transversal	Linguotransversal
10	10	100	0	0	200	0	100
10	20	100	0	0	400	0	200
10	30	100	0	0	600	0	300
20	10	200	0	100	200	0	100
20	20	200	0	100	400	0	200
20	30	200	0	100	600	0	300

da raiz natural do dente. Essa condição geralmente resulta em uma prótese em cantiléver para vestibular. Quando a altura óssea disponível também é diminuída, o EAC é aumentado. Portanto, o comprimento potencial do implante é reduzido em condições de EAC excessivas e a posição do implante resulta em cargas contralaterais.

Uma carga angulada sobre uma coroa também aumentará a força aplicada ao implante. Uma força de 12° sobre o implante será aumentada em 20%. Esse aumento da força é ainda mais ampliado pela altura da coroa. Por exemplo, um ângulo de 12° com uma força de 100 N resultará em uma força de 315 N/mm em uma altura de coroa de 15 mm.[47] Os dentes anteriores superiores estão geralmente em um ângulo de 12° ou mais com os planos oclusais. Mesmo os implantes instalados em uma posição ideal costumam ser carregados em um ângulo. As coroas anteriores superiores em geral são mais longas do que quaisquer outros dentes do arco; portanto, os efeitos da altura da coroa causam maior risco.

A força angulada sobre o implante também pode ocorrer durante as excursões protusivas ou laterais, pois o ângulo da guia incisal pode ser 20° ou mais. As coroas de implantes anteriores serão, portanto, carregadas em um ângulo considerável durante as excursões, em comparação à posição do eixo longo do implante. Como resultado, um aumento na força dos implantes anterossuperiores deve ser compensado no plano de tratamento.

A maioria das forças aplicadas ao corpo do implante osseointegrado concentra-se em 7 a 9 mm mais coronal do osso, independentemente do *design* do implante e da densidade óssea.[72] Portanto, o comprimento do corpo do implante não é um método eficaz para conter os efeitos da altura da coroa comprometida. Em outras palavras, a relação coroa/raiz é um conceito protético que pode guiar o protesista na avaliação de um pilar de dente natural. Quanto mais longa a raiz do dente natural, menor a altura da coroa, que atua como uma alavanca para rotacionar o dente em torno de um eixo localizado dois terços abaixo da raiz. No entanto, a relação altura da coroa/implante não é uma comparação direta. A altura da coroa é um cantiléver vertical que amplia qualquer força lateral ou de cantiléver em uma prótese sobre dente ou implante. Contudo, essa condição não melhora com o aumento do comprimento do implante para dissipar tensões, exceto em casos de qualidade óssea muito ruim. O implante não rotaciona para longe da força em relação ao comprimento do implante. Pelo contrário, ele captura a força na crista do rebordo. Quanto maior o EAC, maior o número de implantes normalmente necessários para a prótese, principalmente na presença de outros fatores de força. Essa é uma mudança completa de paradigma para os conceitos defendidos originalmente, com muitos implantes em maior osso disponível e pequenas alturas de coroa e menos implantes com maiores alturas de coroa em osso atrofiado (Figuras 8.26 e 8.27).

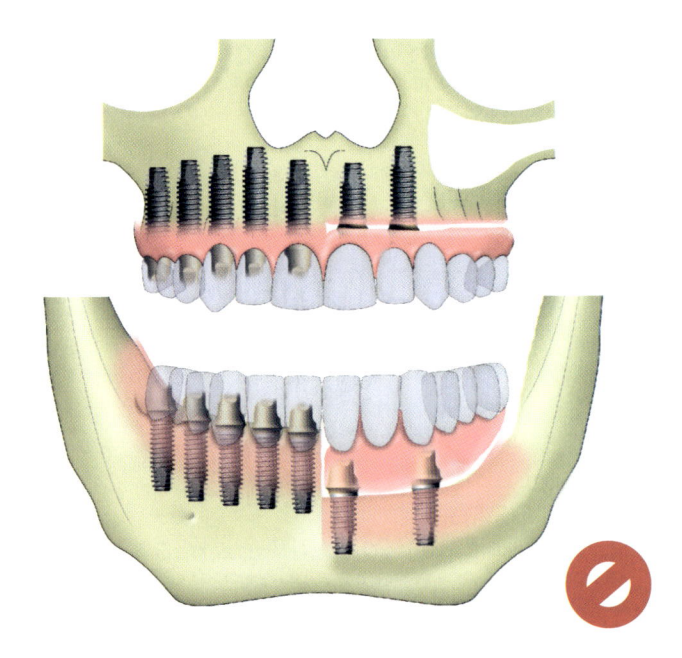

• **Figura 8.26** No passado, os planos de tratamento incluíam mais implantes em osso abundante e poucos implantes em regiões de osso menos disponível. Entretanto, a altura da coroa aumenta conforme a altura de osso diminui, e essa abordagem está criando uma mecânica desfavorável.

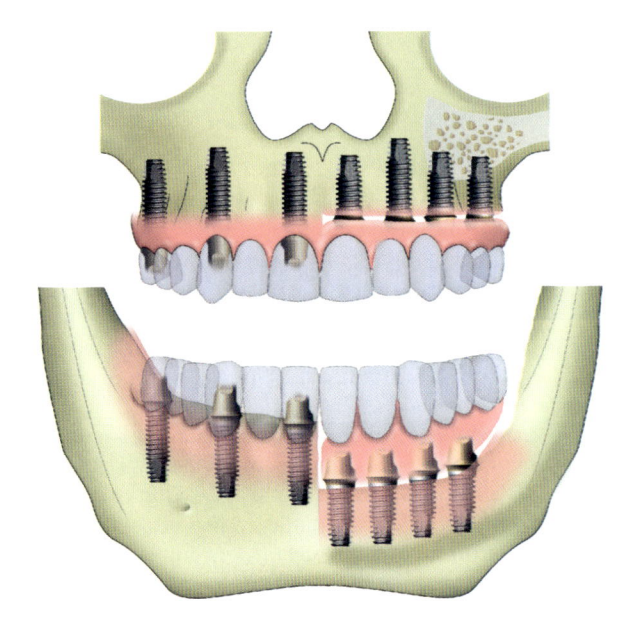

• **Figura 8.27** A altura da coroa é um ampliador de força para qualquer carga lateral ou cantiléver horizontal. Portanto, quando a altura de osso disponível diminui, mais implantes devem ser inseridos e o comprimento do cantiléver deve ser reduzido.

O EAC aumenta quando ocorre perda óssea ao redor dos implantes. Um aumento de EAC pode aumentar as forças no osso marginal ao redor dos implantes e aumentar o risco de perda óssea marginal. Isso, por sua vez, pode aumentar ainda mais o EAC e as forças de momento para todo o sistema de suporte do implante, resultando em afrouxamento do parafuso, perda óssea marginal, fratura do implante e falha do implante.

A distância vertical do plano oclusal até o local de instalação do implante é uma constante em um indivíduo. Portanto, à medida que o osso é reabsorvido, a altura da coroa torna-se maior, mas a altura do osso disponível diminui (Figura 8.28). Existe uma relação indireta entre a coroa e o comprimento do implante. A perda óssea moderada antes da instalação do implante pode resultar em uma relação maior que 1 entre a altura da coroa – altura do osso, com maiores forças aplicadas no osso marginal do que em um osso abundante (em que a altura da coroa é menor). Existe uma relação linear entre a carga aplicada e as tensões internas.[73,74] Portanto, quanto maior a carga aplicada, maiores as tensões de tração e compressão transmitidas na interface óssea e nos componentes protéticos. Mesmo assim, muitos planos de tratamento com implantes são projetados com mais implantes em situações de osso abundante e menos implantes em volume de osso atrofiado. O cenário oposto deveria existir. Quanto menor o volume ósseo, maior a altura da coroa e maior o número de implantes indicados.

Espaço em altura da coroa excessivo

EAC maior que 15 mm é excessivo e, é o principal resultado da perda vertical do osso alveolar do edentulismo a longo prazo. Outras causas podem incluir genética, trauma, doença periodontal e falha do implante (Boxe 8.5). O tratamento de EAC excessivo antes da instalação do implante pode incluir métodos ortodônticos e cirúrgicos. A ortodontia em pacientes parcialmente edêntulos é o método de escolha, pois outros métodos cirúrgicos ou protéticos costumam ser mais onerosos e apresentar maiores riscos de complicações. Várias técnicas cirúrgicas avançadas também podem ser consideradas, incluindo enxertos ósseos em bloco, enxertos ósseos particulados com tela de titânio ou barreira de membrana, enxertos ósseos interposicionais e distração osteogênica. Uma abordagem em estágios para a reconstrução das arcadas costuma ser preferível à instalação simultânea de implantes, especialmente quando ganhos de grande volume são necessários. O aumento ósseo vertical significativo pode requerer vários procedimentos cirúrgicos.

Em caso de EAC excessivo, o aumento ósseo pode ser preferível à substituição protética. O aumento cirúrgico da altura do rebordo residual reduzirá o EAC e melhorará a biomecânica do implante. O aumento geralmente permite a instalação de implantes de corpo mais largo com o benefício associado de uma área de superfície aumentada. Embora a prótese seja a opção mais usada para tratar o EAC excessivo, ela deveria ser a última escolha. O uso de materiais protéticos gengivais coloridos (cerâmica rosa, zircônia ou resina acrílica) em próteses fixas ou a mudança do desenho protético para uma prótese removível devem ser frequentemente considerados ao restaurar EAC excessivo (Figura 8.29).

Na maxila, uma perda vertical de osso resulta em uma posição mais palatina do rebordo. Como consequência, os implantes são frequentemente inseridos mais para a palatina do que na posição do dente natural. As próteses removíveis apresentam várias vantagens nessas circunstâncias clínicas. A prótese removível não requer espaços para higiene. A prótese removível pode ser removida durante o sono para diminuir os efeitos de um aumento de EAC, na parafunção noturna. A prótese removível pode melhorar o suporte labial e facial deficientes devido à perda óssea avançada. A sobredentadura pode ter um volume suficiente de resina acrílica para diminuir o risco de fratura da prótese. O aumento do EAC permite a instalação de próteses sem violar a estrutura.

Recomenda-se um suporte em tecido mole, além das próteses removíveis implantossuportadas sobre implante com EAC excessivo, quando não for possível contar só com o sistema de suporte do implante. Uma sobredentadura rígida tem requisitos idênticos a uma prótese fixa, pois é rígida durante a função. Misch[76] descreve o "cantiléver oculto" por trás da barra cantiléver com uma

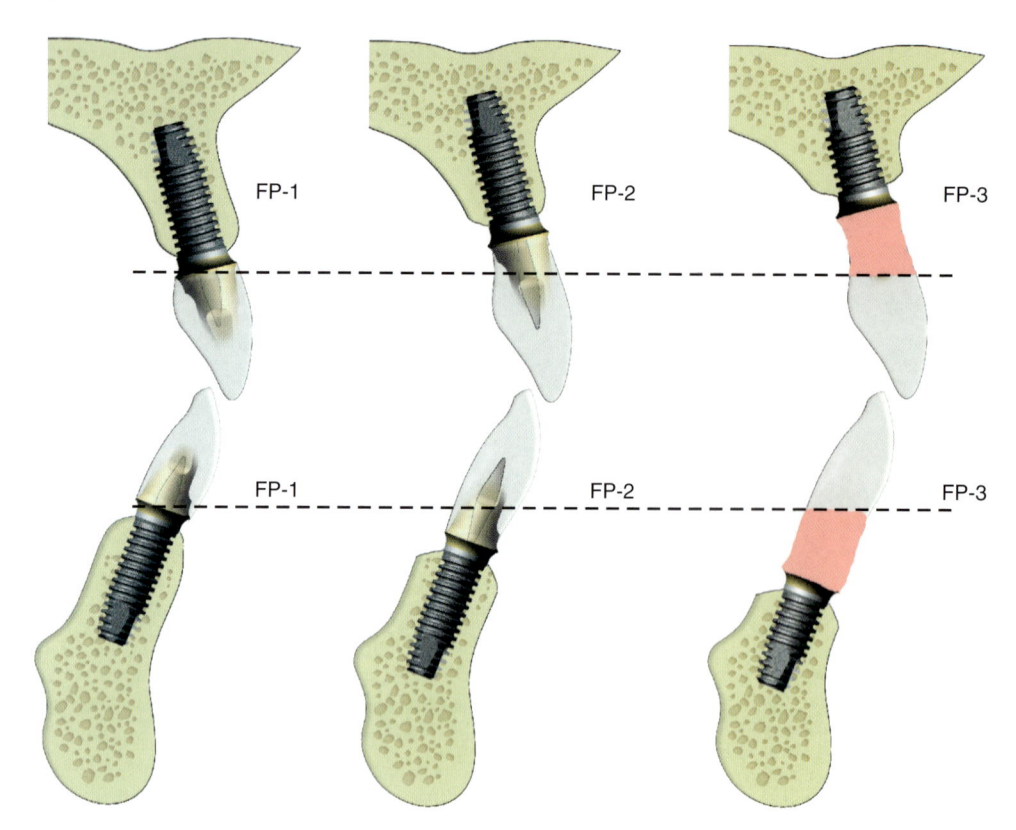

• **Figura 8.28** Conforme a altura da coroa aumenta, a altura de osso disponível diminui. Isso é especialmente notável no arco superior, pois a altura de osso disponível é menor do que na mandíbula. Em consequência disso, implantes curtos na maxila são uma ocorrência comum.

Boxe 8.5 Excesso de espaço em altura da coroa.

1. O EAC excessivo aumenta as complicações mecânicas nas próteses fixas.
2. A necessidade de procedimentos de enxertia gengival deve ser avaliada antes da instalação de implantes para próteses fixas.
3. A contração do metal e da cerâmica é mais um problema nos casos de prótese fixa convencional.
4. Próteses fixas híbridas PF-3 com dentes em acrílico, infraestrutura metálica e resina acrílica são indicadas.
5. Sobredentaduras em pacientes totalmente edêntulos com PR-4 e PR-5 também são indicadas.
6. O suporte de implantes para uma PR-4 deve ser tão extenso quanto para próteses fixas.
7. Ao projetar PR-5, deve haver o suporte de tecido mole adequado (*i. e.*, maxila: crista do rebordo e palato horizontal; mandíbula).
8. Nas sobredentaduras, deve haver dois componentes diferentes de EAC: a distância da crista óssea até a altura da conexão e a distância da conexão ao plano oclusal.

EAC: espaço em altura da coroa.

sobredentadura rígida sobre implante. Quando a sobredentadura não tem movimento durante a função, o cantiléver não para no final da estrutura do cantiléver, mas termina na última posição de contato oclusal na prótese, geralmente na parte distal do segundo molar.

A posição e o tipo de conexões da sobredentadura podem tornar a sobredentadura rígida durante a função, mesmo na ausência de cantiléveres distais na barra. Por exemplo, quando três implantes anteriores são esplintados, e um clipe de Hader é usado para reter a prótese, se os clipes de Hader forem colocados em ângulos com a linha média, as conexões terão movimentos limitados e resultarão em uma sobrecarga rígida durante a função. Misch[76] sugere que o movimento da prótese, e não o movimento de conexão individual, deve ser avaliado. O EAC excessivo com sobredentaduras são situações que se beneficiam de uma prótese desenhada para ter mais de uma direção de movimento.

O EAC ideal para uma prótese fixa está entre 8 e 12 mm, correspondendo a 3 mm de tecido mole ideal, 2 mm de espessura de material oclusal e 5 mm ou mais de altura do pilar protético. Um EAC maior que 12 mm pode ser uma preocupação em próteses fixas. Os dentes substitutos são alongados e frequentemente requerem a adição de materiais de tonalidade gengival nas regiões estéticas (Figura 8.30). A maior força de impacto nos implantes em comparação aos dentes, combinada com o aumento da altura da coroa, cria momentos de forças aumentados nos implantes e riscos de fratura do componente e dos materiais. Esses problemas são especialmente notados quando associados à biomecânica menos favorável em regiões de cantiléver de próteses fixas.[42,71]

Um EAC maior que 15 mm significa que uma grande quantidade de metal deve ser usada na estrutura de uma prótese fixa convencional para manter a cerâmica com sua espessura ideal de 2 mm (Figura 8.31). As técnicas de refinamento das próteses fixas convencionais permitiram à Dabrowsky[77] fabricar e monitorar várias próteses múltiplas cimentadas com um grande EAC, distribuídas em vários centros nos EUA. O controle das porosidades superficiais das estruturas de metal após a fundição, à medida que suas diferentes partes resfriam em taxas diferentes, torna-se cada vez mais difícil. Além disso, quando a fundição é reinserida no forno para a queima da cerâmica, o calor é mantido dentro da fundição a diferentes níveis, de modo que a cerâmica se resfria em diferentes regiões de modo diverso.[78] Se não controlados adequadamente, ambos os fatores aumentam o risco de fratura da cerâmica após a carga.[79] Para em EAC excessivo, o peso considerável da prótese (cerca de 85 gramas de liga metálica) pode afetar as consultas para prova da prótese superior, pois a prótese não permanece no local sem o uso de adesivo. Metais nobres devem ser usados para controlar a expansão pelo calor ou corrosão da liga;

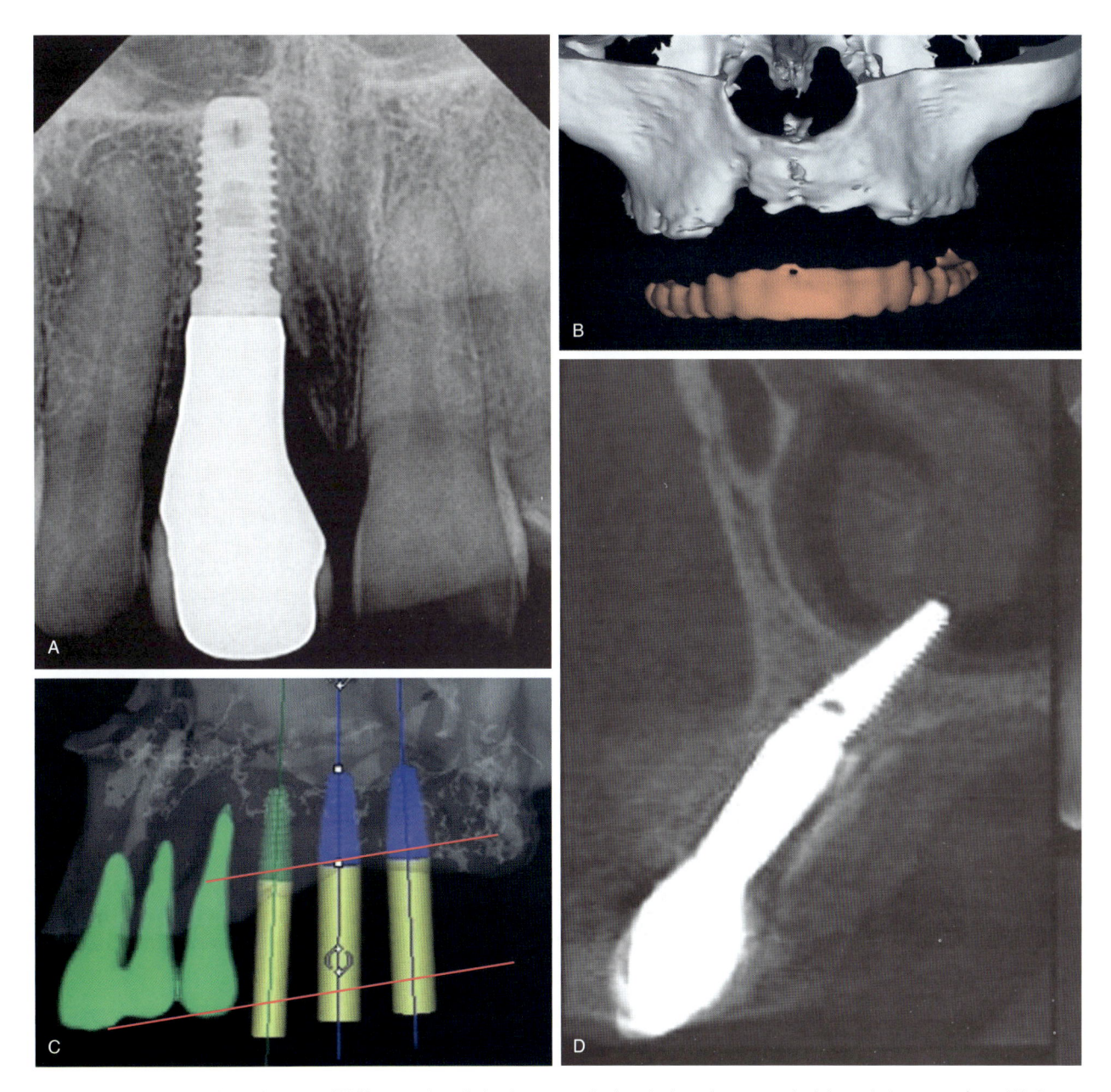

• **Figura 8.29** Espaço em altura da coroa (EAC) excessivo. **A.** Implante anterior instalado muito para apical, levando junto a prótese FP-3, comprometendo os níveis ósseos adjacentes. **B.** Arco superior edêntulo exibindo perda excessiva de tecido duro e mole. **C.** Região posterior da maxila é uma área comum para EAC excessivo, em função da perda óssea vertical associada a essa área. **D.** Implante superior instalado com EAC excessivo que perfurou a cavidade nasal.

portanto, os custos de tais próteses sobre implantes aumentaram dramaticamente. Os métodos propostos para produzir estruturas com cavidades para aliviar esses problemas, incluindo o uso de moldeiras individuais especiais para alcançar uma adaptação passiva, duplicarão ou triplicarão os custos do trabalho.[80]

Um método alternativo de confecção de próteses fixas em situações de EAC de 15 mm ou mais é a prótese total fixa ou prótese híbrida, com uma estrutura metálica menor, dentes em acrílico e resina acrílica para unir esses elementos (Figura 8.32). A estrutura metálica reduzida em comparação com uma prótese fixa metalocerâmica exibe menos alterações dimensionais e pode se ajustar com mais precisão aos pilares protéticos, o que é importante para uma prótese retida. Ela tem custo menor de fabricação do que uma prótese metalocerâmica, é altamente estética (dentes acrílicos pré-fabricados), substitui facilmente os dentes e o tecido mole na aparência e é mais fácil de reparar se ocorrer uma fratura. Como a resina atua como um intermediário entre os dentes e a estrutura metálica, o impacto da força durante a dinâmica da carga oclusal também pode ser reduzido. Além disso, uma prótese híbrida (dentes de acrílico/prótese) é muito mais leve do que uma prótese metálica, o que é vantajoso em casos com espaço interoclusal excessivo. Portanto, esse tipo de prótese fixa é frequentemente indicado para reabilitações sobre implantes com um grande EAC. Nessa ocasião, as áreas interproximais são projetadas pelo laboratório para auxiliar a higiene oral e são chamadas de próteses em "maré alta". Este é um excelente método na mandíbula; no entanto, resulta em acúmulo de alimentos, afeta os padrões de fluxo de ar e pode contribuir para problemas de fala na região anterior da maxila.

Como o aumento das forças biomecânicas está diretamente relacionado ao aumento do EAC, o plano de tratamento da prótese sobre implante deve considerar opções de redução de tensão sempre que o EAC está aumentado. Métodos para diminuir a tensão incluem:[6,8,70]

1. Comprimento reduzido do cantiléver.
2. Minimizar as cargas laterais para vestibular ou lingual.
3. Aumentar o número de implantes.
4. Aumentar o diâmetro dos implantes.
5. Projetos de implantes para maximizar a área de superfície.
6. Confeccionar próteses removíveis que sejam menos retentivas e que incorporem suporte de tecido mole.
7. Retirar a prótese removível durante as horas de sono para reduzir os efeitos nocivos da parafunção noturna.
8. Esplintar os implantes, sejam eles uma prótese fixa ou removível.
9. Tábua oclusal estreita (vestibulolingual).
10. Altura mínima da cúspide na prótese.
11. Proteger mutuamente se houver dentes fixos antagonistas.
12. Contatos oclusais centralizados sobre os implantes e eliminados sobre os cantiléveres.

Como o EAC é um ampliador de força considerável, quanto maior a altura da coroa, mais curto o cantiléver protético que deve se estender a partir do sistema de suporte do implante. No EAC maior que 15 mm, nenhum cantiléver deve ser considerado, a menos que todos os outros fatores de força sejam mínimos. A intensidade do contato oclusal deve ser reduzida em qualquer deslocamento de carga do sistema de suporte do implante. Contatos oclusais em relação de oclusão cêntrica podem até mesmo ser eliminados no aspecto mais posterior do cantiléver. Dessa forma, uma carga de parafunção pode ser reduzida, pois a maior parte da região em cantiléver da prótese é carregada apenas durante a atividade funcional (como a mastigação).

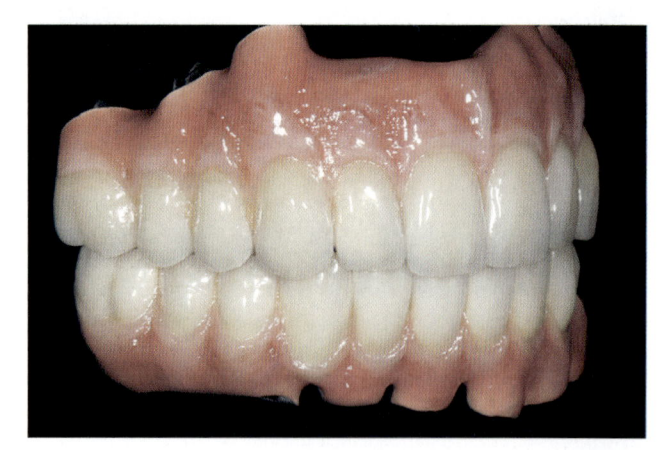

• **Figura 8.30** Quando o espaço em altura da coroa é maior do que 12 mm, a cerâmica rosa (ou acrílico) é frequentemente usada para substituir o contorno do tecido mole na prótese.

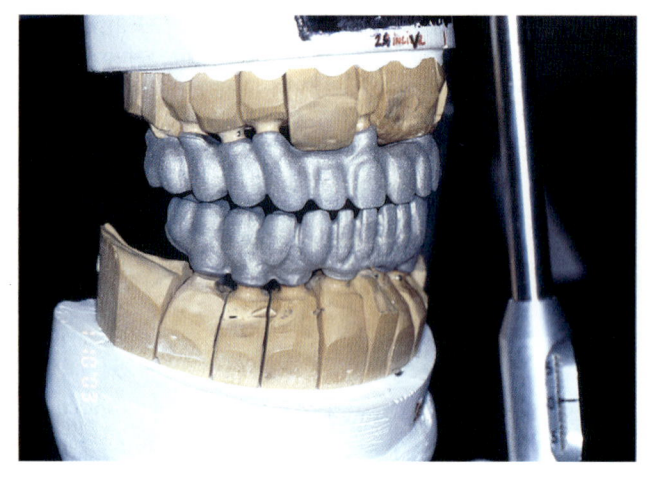

• **Figura 8.31** A espessura da cerâmica para prótese fixa não deve ser maior do que 2 mm. Quando o espaço em altura da coroa é maior do que 15 mm, a quantidade de metal na estrutura pode ser estendida.

Dinâmica da mastigação (tamanho do paciente, gênero, idade e posição esquelética)

A dinâmica dos músculos mastigatórios é responsável pela quantidade de força exercida no sistema de implante. Vários critérios estão incluídos neste raciocínio: tamanho do paciente, gênero, idade e posição esquelética.[9,11,16,21,81-84]

O tamanho do paciente pode influenciar a quantidade de força de mordida. Homens grandes e atléticos podem gerar forças maiores; pacientes com condição física fraca frequentemente desenvolvem menos força do que pacientes atletas (Figura 8.33). Em geral, as forças registradas nas mulheres são de aproximadamente 9,07 kg a menos do que nos homens. Em um relato clínico de van Steenberghe et al.,[85] homens parcialmente edêntulos têm uma taxa de falha do implante de 13% em comparação com 77% para as mulheres. Em um estudo de Wyatt e Zarb,[86] a perda óssea na radiografia, no primeiro ano, foi positivamente correlacionada ao sexo masculino, pacientes mais jovens e implantes que suportam uma prótese de extensão distal. Pacientes mais velhos registram forças de mordida menores do que adultos jovens.

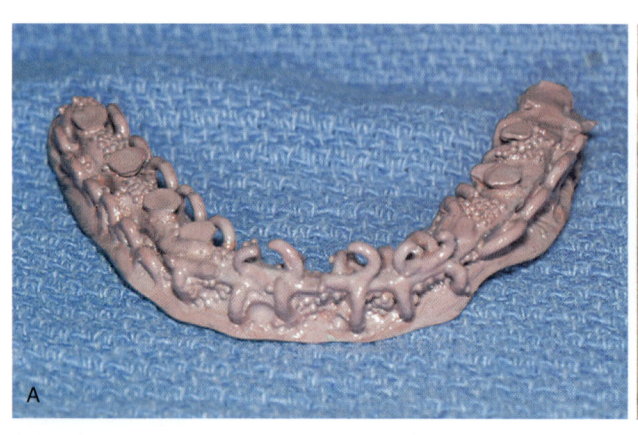

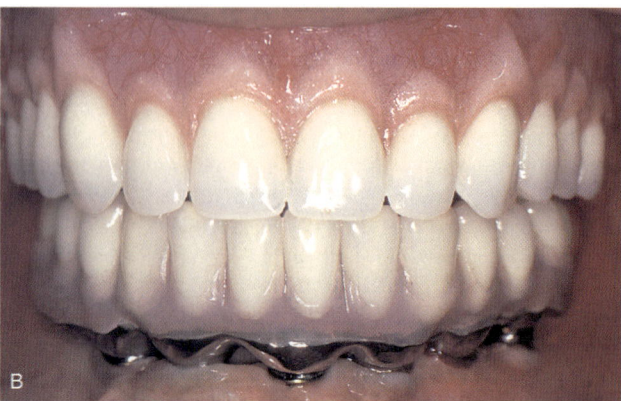

• **Figura 8.32 A.** A estrutura metálica de uma prótese híbrida composta de metal, acrílico e dentes acrílicos apresenta várias vantagens para próteses fixas com um espaço em altura maior do que 15 mm. **B.** Os dentes em acrílico são adicionados à estrutura metálica.

Além disso, o paciente mais jovem vive mais e requer o suporte adicional do implante para a prótese por mais tempo. (Um paciente de 80 anos precisará de suporte de implante por muito menos anos do que um de 20 anos, todos os outros fatores sendo iguais.)

A posição do arco esquelético pode influenciar a quantidade de força máxima de mordida. O paciente braquicefálico, com formato de cabeça robusto, pode gerar três vezes mais força de mordida em comparação com o formato de cabeça regular. Isso é especialmente notável quando acompanhado de bruxismo moderado a grave ou apertamento. A força máxima de mordida diminui à medida que a atrofia muscular progride ao longo dos anos de edentulismo. Uma força oclusal máxima de 5 psi pode ser o resultado de 15 anos sem dentes.[82] Essa força pode aumentar 300% nos 3 anos após a colocação do implante.[21,22,82-84] Portanto, sexo, massa muscular, exercício, dieta, estado da dentição, padrão físico e idade influenciam a força muscular, a dinâmica mastigatória e a força máxima de mordida.

O paciente de Classe III esquelética faz principalmente uma mastigação vertical e gera forças verticais com pouco movimento excursivo. Entretanto, alguns pacientes apresentam "pseudo-classe III" como resultado da reabsorção óssea anterior ou perda do suporte posterior e colapso da dimensão vertical com rotação anterior da mandíbula. Esses pacientes apresentam movimentos excursivos laterais quando a posição da borda incisal é restaurada à sua posição inicial.

Como regra geral, o plano de tratamento com implantes deve reduzir outras ampliações de força quando a dinâmica da musculatura mastigatória aumenta. Por exemplo, o comprimento do cantiléver deve ser reduzido em casos de dinâmica mastigatória elevada. A altura da coroa pode ser reduzida por aumento ósseo. A prótese pode ser removível para reduzir o bruxismo noturno (caso não use a prótese). O número, o tamanho e o desenho do implante também podem ser aumentados para aumentar a área de superfície de carga.

Posição no arco

A força máxima de mordida é maior na região molar e diminui conforme as medidas progridem na região anterior. As forças máximas de mordida na região dos incisivos anteriores correspondem a aproximadamente 35 a 50 psi, e na região de caninos variam de 47 a 100 psi, enquanto aquelas na área molar variam de 127 a 250 psi (Figura 8.34).[8] Mansour *et al.*[87] avaliaram forças e momentos oclusais matematicamente usando um braço de alavanca de Classe III, os côndilos na posição de fulcro e os músculos masseter e temporal gerando força. Valores semelhantes foram obtidos por cálculos matemáticos e por mensuração direta. Além disso, as forças no segundo molar foram 10% maiores do que no primeiro molar, o que indica uma faixa de 140 a 275 psi.

Em um estudo realizado por Chung *et al.*[88] com 339 implantes em 69 pacientes em função por uma média de 8,1 anos (variação de 3 a 24 anos), os implantes posteriores (mesmo com mucosa queratinizada) mostraram uma perda óssea média 3,5 vezes maior por ano do que os implantes anteriores.

A força de mordida anterior é diminuída na ausência de contato dentário posterior e maior na presença de oclusão posterior ou contatos excêntricos.[38,89] Além das propriedades mecânicas de uma alavanca de Classe III, também há um componente biológico para aumento da força de mordida nas regiões posteriores. Quando os dentes posteriores estão em contato, os grandes músculos mastigatórios se contraem. Quando os dentes posteriores não estão em contato, dois terços dos músculos temporal e masseter não contraem suas fibras. Como consequência, a força de mordida é reduzida.

Nas regiões anteriores com menos força, as raízes dos dentes naturais anteriores são menores em diâmetro e área de superfície radicular em comparação com os dentes posteriores. Ainda assim, em implantodontia, muitas vezes alteramos o comprimento do implante e colocamos implantes mais longos na região anterior e implantes mais curtos nas regiões posteriores (ou implantes anteriores sem cantiléver, o que resulta em forças de mordida posterior ampliadas pelo comprimento do cantiléver). Essa abordagem deve ser corrigida para se adequar à biomecânica de modo similar à observada com dentes naturais. Em outras palavras, implantes nas regiões posteriores muitas vezes devem ser de maior diâmetro, especialmente na presença de fatores de força adicionais. O maior aumento da superfície dentária natural ocorre na região dos molares, com aumento de 200% em relação aos pré-molares. Portanto, o maior diâmetro do implante é especialmente considerado na região molar.

A densidade óssea edêntula varia em função da posição do arco. Os dentes naturais são circundados por uma fina placa cortical de osso e complexo periodontal, que é semelhante para todos os dentes e posições de arco. Porém, após a perda dos dentes, a densidade óssea no local edêntulo é diferente para cada região da boca. As regiões posteriores, em geral, formam menos densidade

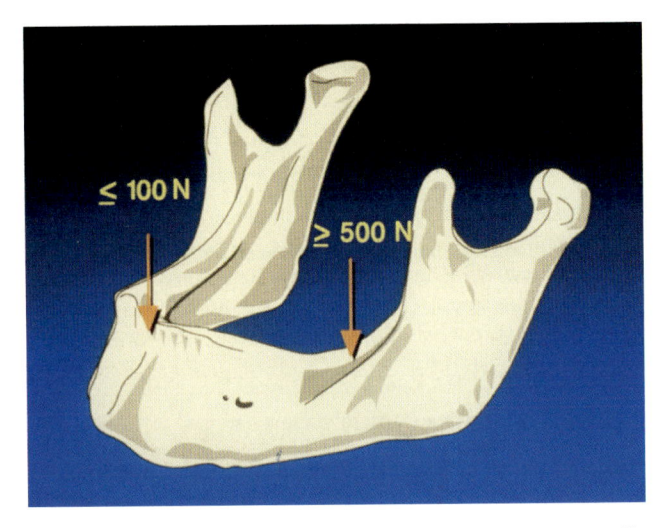

• **Figura 8.34** As forças máximas de mordida são maiores nas regiões posteriores dos arcos, em comparação com regiões anteriores (aproximadamente 5:1).

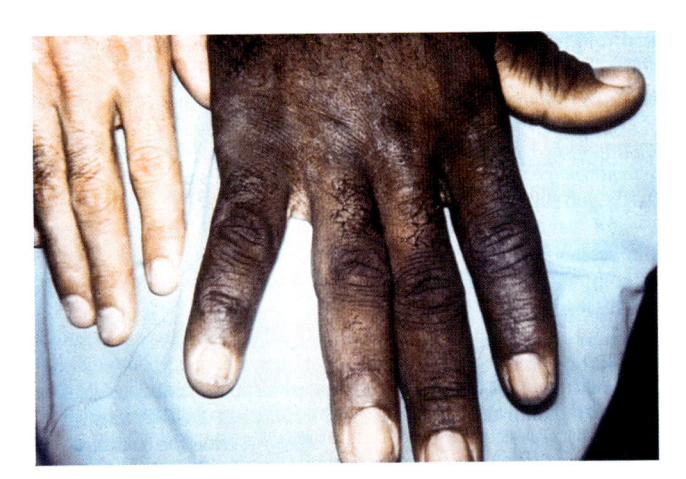

• **Figura 8.33** A dinâmica da mastigação é afetada pelo tamanho do paciente (pessoas maiores geralmente têm maior força de mordida).

óssea após a perda dentária do que as regiões anteriores. Os locais de implante anteroinferiores se beneficiam de osso com maior densidade do que regiões anterossuperiores. Quanto mais denso o osso, maior sua resistência à tensão aplicada na interface osso-implante. Em outras palavras, a densidade óssea edêntula é inversamente relacionada à intensidade da força geralmente aplicada naquela posição do arco. Como resultado, a região posterior da maxila é a posição do arco de maior risco, seguida pela região posterior da mandíbula e, em seguida, pela região anterior da maxila. A região mais ideal é a região anterior da mandíbula.

Arco antagonista

Os dentes naturais transmitem maiores forças de impacto por meio de contatos oclusais do que próteses totais mucossuportadas. Além disso, a força oclusal máxima de pacientes com próteses totais é limitada e pode variar de 5 a 26 psi.[82] A força é geralmente maior em usuários recentes de próteses e diminui com o tempo. Atrofia muscular, adelgaçamento dos tecidos orais com a idade ou doença e atrofia óssea frequentemente ocorrem em pacientes desdentados em função do tempo.[90] Alguns usuários de próteses podem apertá-las constantemente, o que pode manter a massa muscular. No entanto, essa condição geralmente acelera a perda óssea. As sobredentaduras implantossuportadas melhoram o desempenho mastigatório e permitem um retorno mais consistente à oclusão em relação cêntrica durante a função. A força máxima gerada em uma prótese sobre implante está relacionada à quantidade de dente ou implante no arco antagonista (Figuras 8.35 e 8.36).[12,82,83]

Uma prótese fixa total implantossuportada não se beneficia da propriocepção como os dentes naturais, e os pacientes mordem com uma força quatro vezes maior do que com os dentes naturais. Assim, as forças mais elevadas são criadas com próteses sobre implantes (Figura 8.37). Além disso, contatos prematuros em padrões oclusais ou durante a parafunção nas próteses sobre implante não alteram a via de fechamento, porque a consciência oclusal é diminuída com próteses sobre implante em comparação aos dentes naturais.[17,18] Portanto, aumentos contínuos de estresse podem ocorrer com a prótese sobre implante.

Os pacientes com prótese parcial podem registrar forças intermediárias entre os dentes naturais e as próteses totais, dependendo da localização e da condição dos dentes, músculos e articulações

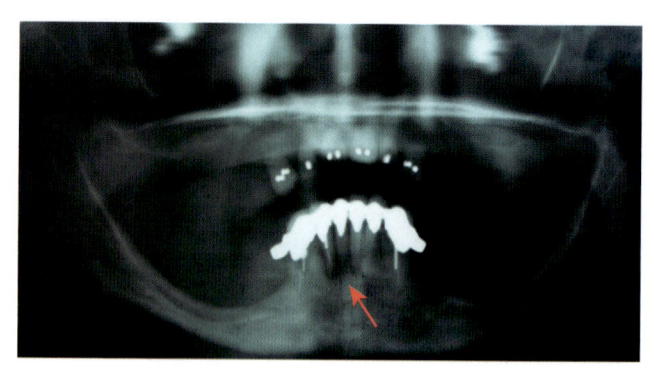

• **Figura 8.35** Extrusão passiva anteroinferior levando à extrusão do segmento anterior (*seta vermelha*) e destruição da pré-maxila e hipertrofia da área posterior da maxila (síndrome da combinação). Um tratamento incorreto comum inclui tentar enxerto ósseo na região posterior da mandíbula, o que muitas vezes leva a uma deficiência neurossensorial. Os implantes ideais podem ser instalados após a exodontia dos dentes inferiores e osteoplastia associada.

remanescentes. No paciente parcialmente edêntulo com próteses fixas sobre implante, as variações de força são mais semelhantes às da dentição natural, mas a falta de propriocepção pode aumentar a quantidade de carga durante a atividade parafuncional.

Como consequência do arco antagonista afetando a intensidade das forças aplicadas a uma prótese sobre implante, o plano de tratamento pode ser modificado para reduzir o risco de sobrecarga. Raramente o arco antagonista deve ser mantido com uma prótese convencional para diminuir a tensão no arco com implante. Em vez disso, o arco do implante deve ser projetado para compensar as tensões mais altas esperadas de um arco antagonista suportado por implante (Figura 8.38).

Resumo

Os fatores de força do paciente variam muito de uma pessoa para outra. Um implante deve ser projetado para suportar a carga e resistir às tensões da prótese. Um plano de tratamento ideal pode ser estabelecido em relação ao número e à posição dos dentes perdidos. O plano de tratamento é então modificado dependendo dos fatores de força de cada paciente.

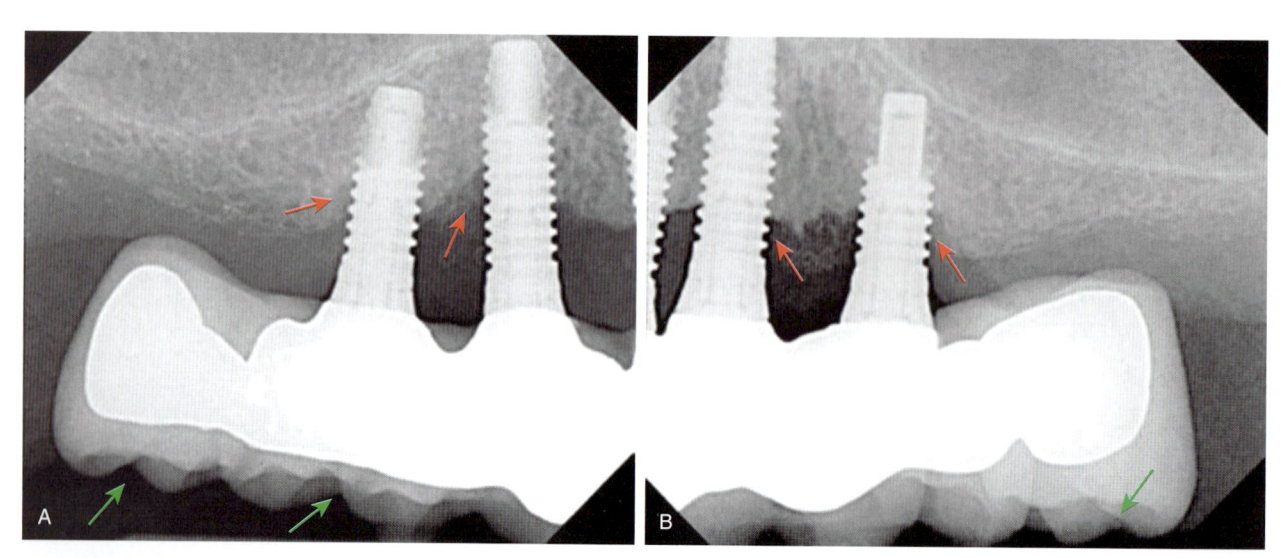

• **Figura 8.36** Prótese fixa bilateral em cantiléver opondo-se a dentes naturais. **A** e **B.** Observe a perda óssea associada (*setas vermelhas*) por causa das alturas significativas de cantiléver e grandes cúspides (*setas verdes*) levando a forças de cisalhamento.

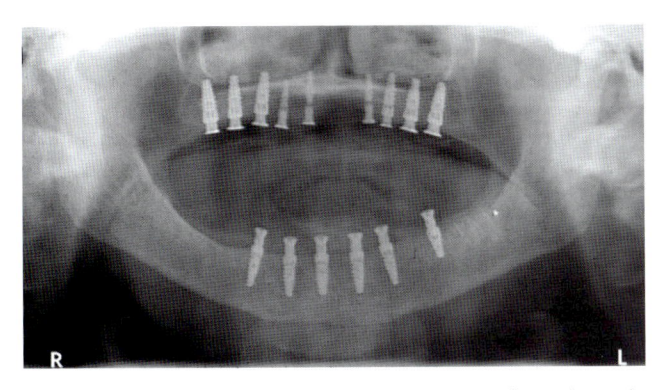

• **Figura 8.37** Quando o arco oposto tem uma prótese fixa sobre implante, a força de mordida é maior. A diminuição da propriocepção resulta em maiores forças durante a função e parafunção. Neste paciente um implante foi colocado na região inferoposterior para neutralizar as forças excessivas.

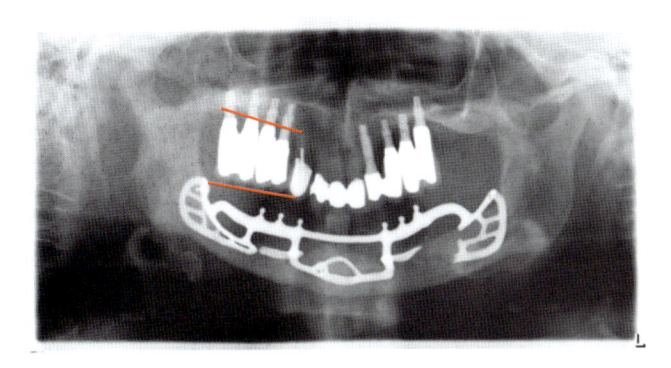

• **Figura 8.38** Altura excessiva dos dentes superiores com implante subperiosteal inferior levando a perda óssea e falha do implante subperiosteal.

É muito mais vantajoso projetar em demasia a quantidade de suporte necessária para uma prótese. Se apenas um implante muito pequeno for usado, pode ocorrer perda óssea, fratura e falha do implante. Como regra geral, a melhor maneira de reduzir o risco de sobrecarga biomecânica é adicionar implantes.

Os cinco fatores de força mais importantes relacionados às condições do paciente foram apresentados neste capítulo. Destes, a parafunção é o elemento predominante a ser considerado no plano de tratamento. Em uma escala de 1 a 10, o bruxismo grave é 10; um EAC excessivo pode dobrar uma força e, por conseguinte, é um 7 na escala de importância. A dinâmica mastigatória grave também pode dobrar o componente de força e resultar em 7 nesta escala. A posição do pilar protético no arco determina a magnitude da força e é 1 ou 2 quando na região anterior da mandíbula, 3 ou 4 na região anterior da maxila, 5 na região posterior da mandíbula e 6 ou 7 na região posterior da maxila (pois a densidade óssea é melhor na região anterior da mandíbula e menos favorável biomecanicamente na região posterior da maxila). A direção da carga sob condições ideais de instalação do implante é um fator 3 ou 4 nas regiões anterossuperiores. As outras posições no arco podem ter uma direção de carga mais ideal, a menos que as cargas do cantiléver estejam posicionadas na prótese sobre implante. O arco antagonista sob condições de tratamento típicas é o modificador do componente de força menos importante. Uma reabilitação completa sobre implante pode ser um fator 3, dentes naturais um fator 2 e uma prótese antagonista mucossuportada um fator 1.

Referências bibliográficas

1. Picton DC, Johns RB, Wills DJ, et al. The relationship between the mechanisms of tooth and implant support. *Oral Sci Rev.* 1971;5:3–22.
2. Picton DC. The effect of external forces on the peri-dontium. In: Melcher AH, Bowen WH, eds. *Biology of the Periodontium.* London: Academic Press; 1969.
3. Scott I, Ash MM. A six-channel intra-oral transmitter for measuring occlusal forces. *J Prosthet Dent.* 1966;16:56.
4. Graf H. Bruxism. *Dent Clin North Am.* 1969;13:659–665.
5. Proffit WR. The facial musculature in its relation to the dental occlusion. In: Carlson DS, McNamara JA, eds. Muscle adaptation in the craniofacial region. *Proceedings of Symposium, Craniofacial Growth Series, Monograph 8.* Ann Arbor, Mich: University of Michigan; 1978.
6. Black GV. An investigation of the physical characters of the human teeth in relation to their diseases, and to practical dental operations, together with the physical characters of filling materials. *Dent Cosmos.* 1895;37:469.
7. Craig RG. *Restorative Dental Materials.* 6th ed. St Louis: Mosby; 1980.
8. Carlsson GE. Bite force and masticatory efficiency. In: Kawamura Y, ed. *Physiology of Mastication.* Basel, Switzerland: Karger; 1974.
9. Ingervall B, Helkimo E. Masticatory muscle force and facial morphology in man. *Arch Oral Biol.* 1978;23:203–206.
10. Helkimo E, Carlsson GE, Helkimo M. Bite force and state of dentition. *Acta Odontol Scand.* 1977;35:297–303.
11. Lassila V, Holmlund J, Koivumaa KK. Bite forces and its correlations in different denture types. *Acta Odontol Scand.* 1985;43:127–132.
12. Haraldson T, Carlsson GE. Bite force and oral function in patients with osseointegrated implants. *Scand J Dent Res.* 1977;85:200–208.
13. van Eijden TM. Three dimensional analyses of human bite force magnitude and moment. *Arch Oral Biol.* 1991;36:535–539.
14. Lindquist LW, Carlsson GE. Long-term effects on chewing with mandibular fixed prostheses on osseointegrated implants. *Acta Odontol Scand.* 1985;43:39–45.
15. Lundgren D, Laurell L, Falk J, et al. Distribution of occlusal forces in a dentition unilaterally restored with a bridge construction supported on osseointegrated titanium implants. In: van Steenberghe D, ed. *Tissue Integration in Oral and Maxillo-Facial Reconstruction.* Brussels: Excerpta Medica; 1985.
16. Braun S, Bantleon HP, Hnat WP, et al. A study of bite force. Part I: relationship to various physical characteristics. *Angle Orthod.* 1995;65:367–372.
17. Haraldson T, Zarb GA. A 10-year follow-up study of the masticatory system after treatment with osseointegrated implant bridges. *Scand J Dent Res.* 1988;96:243–252.
18. Falk J, Laurell L, Lundgren D. Occlusal interferences and cantilever joint stress in implant supported prostheses occluding with complete dentures. *Int J Oral Maxillofac Impl.* 1990;5:70–77.
19. Richter EJ. In vivo vertical forces on implants. *Int J Oral Maxillofac Impl.* 1995;10:99–108.
20. Falk H. On occlusal forces in dentitions with implants supported fixed cantilever prostheses. *Swed Dent J.* 1990;69:1–40.
21. Raadsheer MC, van Eijden TM, van Ginkel FC, et al. Contribution of jaw muscle size and craniofacial morphology to human bite force magnitude. *J Dent Res.* 1999;87:31–42.
22. Morneburg TR, Proschel PA. Measurement of masticatory forces and implant loads: a methodologic clinical study. *Int J Prosthodont.* 2002;15:20–27.
23. Awawdeh L, Hemaidat K, Al-Omari W. Higher maximal occlusal bite force in endodontically treated teeth versus vital contralateral counterparts. *J Endod.* 2017;43(6):871–875.
24. Ramfjord SP, Ash MM. *Occlusion.* 4th ed. Philadelphia: WB Saunders; 1995.
25. Nadler SC. Bruxism, a clinical and electromyographic study. *J Am Dent Assoc.* 1961;62:21.

26. Alderman MM. Disorders of the temporomandibular joint and related structures. In: Burket LW, ed. *Oral Medicine*. 6th ed. Philadelphia: JB Lippincott; 1971.
27. Jaffin R, Berman C. The excessive loss of Brånemark fixtures in type IV bone: a 5-year analysis. *J Periodontol*. 1991;62:2–4.
28. Fischer WF, O'Toole ET. Personality characteristics of chronic bruxers. *Behav Med*. 1993;19:82–86.
29. Lavigne GJ, Montplaisir JY. Restless legs syndrome and sleep bruxism: prevalence and association among Canadians. *Sleep*. 1994;17:739–743.
30. Glass EG, McGlynn FD, Glaros AG, et al. Prevalence of TM disorder symptoms in a major metropolitan area. *Cranio*. 1993;11:217–220.
31. Ohayon MM, Li KK, Guilleminault C. Risk factors for sleep bruxism in the general population. *Chest*. 2002;119:453–461.
32. Tosun T, Krabuda C, Cuhadaroglu C, et al. Evaluation of sleep bruxism by polysomnographic analysis in patients with dental implants. *Int J Oral Maxillofac Imp*. 2003;18:286–292.
33. Thorpy MD, Broughton RJ, Cohn MA, et al., eds. *The International Classification of Sleep Disorders, Revised: Diagnostic and Coding Manual*. Westchester, Ill: American Academy of Sleep Medicine; 2001.
34. Ohayon MM, Li K, Guilleminault C. Risk factors for sleep bruxism in the general population. *Chest*. 2001;119(1):53–61.
35. Abekura H, Tsuboi M, Okura T, et al. Association between sleep bruxism and stress sensitivity in an experimental psychological stress task. *Biomed Res*. 2011;32(6):395–399.
36. Gibbs CH, Mahan PE, Mauderli A, et al. Limits of human bite force. *J Prosthet Dent*. 1986;56:226–229.
37. Glaros AG, Rao SM. Effects of bruxism: a review of the literature. *J Prosthet Dent*. 1977;38:149–157.
38. Williamson EH, Lundquist DO. Anterior guidance: its effect on electromyographic activity of temporal and masseter muscles. *J Prosthet Dent*. 1983;49:816–823.
39. Del Valle V, Faulkner G, Walfaardt J. Craniofacial osseointegrated implant-induced strain distribution: a numerical study. *Int J Oral Maxillofac Impl*. 1997;12:200–210.
40. Ishigaki S, Nakano T, Yamada S, et al. Biomechanical stress in bone surrounding an implant under simulated chewing. *Clin Oral Implant Res*. 2002;14:97–102.
41. Oh T, Yoon J, Misch CE, et al. The cause of early implant bone loss: myth or science? *J Periodontol*. 2002;73:322–333.
42. Bragger U, Aeschlimann S, Burgin W, et al. Biological and technical complications and failures with fixed partial dentures (FPD) on implants and teeth after four to five years of function. *Clin Oral Impl Res*. 2001;12:26–43.
43. Misch CE, Palattella A. Bruxism and its effect on treatment plans. *Int Mag Oral Implant*. 2002;2:6–18.
44. Mericske-Stern R, Assal P, Buergin W. Simultaneous force measurements in three dimensions on oral endosseous implants in vitro and vivo: a methodological study. *Clin Oral Implants Res*. 1996;7:378–386.
45. Choy E, Kydd WL. Bite force duration: a diagnostic procedure for mandibular dysfunction. *J Prosthet Dent*. 1988;60:365–368.
46. Bidez MW, Misch CE. Force transfer in implant dentistry: basic concepts and principles. *Oral Implantol*. 1992;18:264–274.
47. Bidez MW, Misch CE. Issues in bone mechanics related to oral implants. *Implant Dent*. 1992;1:289–294.
48. Misch CE, Bidez MW. Biomechanics in implant dentistry. In: Misch CE, ed. *Contemporary Implant Dentistry*. St Louis: Mosby; 1993.
49. Dawson PE. *Differential Diagnosis and Treatment of Occlusal Problems*. 2nd ed. St Louis: Mosby; 1989.
50. Rateitschak KJ, ed. *Color Atlas of Dental Medicine*. Stuttgart: Thieme; 1989.
51. Sheikholescham A, Riise C. Influence of experimental interfering occlusal contacts on the activity of the anterior temporal and masseter muscles during submaximal and maximal bite in the intercuspal position. *J Oral Rehabil*. 1983;10:207–214.
52. Misch CE. Clenching and its effects on implant treatment plans. *Oral Health*. 2002;92:11–24.
53. Tanaka TT. Recognition of the pain formula for head, neck, and TMJ disorders: the general physical examination. *Calif Dent Assoc J*. 1984;12:43–49.
54. Mezitis M, Rallis G, Zachariatides N. The normal range of mouth opening. *J Oral Maxillofac Surg*. 1989;47:1028–1029.
55. McCoy G. The etiology of gingival erosion. *J Oral Implantol*. 1982;10:361–362.
56. Selna LG, Shillingburg HT, Kerr PA. Finite element analysis of dental structure asymmetric and plane stress idealizations. *J Biomed Mater Res*. 1975;9:235–237.
57. Hood JAA. Experimental studies on tooth deformation: stress distribution in Class V restorations. *N Z Dent J*. 1968;68:116–131.
58. DuPont GA, DeBowers LJ. Comparison of periodontics and root replacement in cat teeth with resorptive lesions. *J Vet Dent*. 19:71–75; erratum in *J Vet Dent*. 2002;19:230.
59. Hand ASJ, Hunt A, Reinhardt JW. The prevalence and treatment implications of cervical abrasion in the elderly. *Gerodontics*. 1986;2:167–170.
60. Grippo JO. Abfractions: a new classification of hard tissue lesions of teeth. *J Esthet Dent*. 1991;3:14–19.
61. Perel M. Parafunctional habits, nightguards, and root form implants. *Implant Dent*. 1994;3:261–263.
62. Misch CE. Progressive bone loading. *Dent Today*. 1995;14(1):80–83.
63. Kinsel RP, Lin D. Retrospective analysis of porcelain failures of metal ceramic crowns and fixed partial dentures supported by 729 implants in 152 patients: patient-specific and implant-specific predictors of ceramic failure. *J Prosthet Dentistry*. 2009;101(6):388–394.
64. Misch CE, Bidez MW. Implant protected occlusion, a biomechanical rationale. *Compend Cont Educ Dent*. 1994;15:1330–1342.
65. Kydd WL, Toda JM. Tongue pressures exerted on the hard palate during swallowing. *J Am Dent Assoc*. 1962;65:319.
66. Winders RV. Forces exerted on the dentition by the peri-oral and lingual musculature during swallowing. *Angle Orthod*. 1958;28:226.
67. The glossary of prosthodontic terms. *J Prosthet Dent*. 1999;81:39–110.
68. Misch CE, Misch-Dietsh F. Pre-implant prosthodontics. In: Misch CE, ed. *Dental Implant Prosthetics*. St Louis: Mosby; 2005.
69. Misch CE, Goodacre CJ, Finley JM, et al. Consensus conference panel report: crown-height space guidelines for implant dentistry—part 1. *Implant Dent*. 2005;14:312–318.
70. Misch CE, Goodacre CJ, Finley JM, et al. Consensus conference panel report: crown-height space guidelines for implant dentistry—part 2. *Implant Dent*. 2006;15:113–121.
71. Goodacre CJ, Bernal G, Rungcharassareng K, et al. Clinical complications with implants and implant prostheses. *Prosthet Dent*. 2003;90:121–132.
72. Misch CE, Bidez MW. Occlusion and crestal bone resorption: etiology and treatment planning strategies for implants. In: McNeill C, ed. *Science and Practice of Occlusion*. Chicago: Quintessence; 1997.
73. Kakudo Y, Amano N. Dynamic changes in jaw bones of rabbit and dogs during occlusion, mastication, and swallowing. *J Osaka Univ Dent Soc*. 1972;6:126–136.
74. Kakudo Y, Ishida A. Mechanism of dynamic responses of the canine and human skull due to occlusal, masticatory, and orthodontic forces. *J Osaka Univ Dent Soc*. 1972;6:137–144.
75. Jensen OT, Cockrell R, Kuhlke L, et al. Anterior maxillary alveolar distraction osteogenesis: a prospective 5-year clinical study. *Int J Oral Maxillofac Implants*. 2002;17:507–516.
76. Misch CE. Screw-retained versus cement-retained implant-supported prostheses. *Pract Perio Esthet*. 1995;7:15–18.
77. Dabrowsky T. *Personal Communication*; 2005.
78. Bidger DV, Nicholls JI. Distortion of ceramometal fixed partial dentures during the firing cycle. *J Prosthet Dent*. 1981;45:507–514.
79. Bertolotti RL, Moffa JP. Creep rate of porcelain-bonding alloys as a function of temperature. *J Dent Res*. 1980;59:2062–2065.
80. Bryant RA, Nicholls JI. Measurement of distortion in fixed partial dentures resulting from degassing. *J Prosthet Dent*. 1979;42:515–520.

81. Howell AH, Bruderold F. Vertical forces used during chewing of food. *J Dent Res.* 1950;29:133.
82. Carr AB, Laney WR. Maximum occlusal forces in patients with osseointegrated oral implant prostheses and patients with complete dentures. *Int J Oral Maxillofac Impl.* 1987;2:101–108.
83. Carlsson GE, Haraldson T. Functional response in tissue-integrated prostheses osseointegration. In: Brånemark PI, Zarb GA, Albrektsson T, eds. *Clinical Dentistry.* Chicago: Quintessence; 1985.
84. Fontijn-Tekamp FA, Slageter AP, van't Hof MA, et al. Bite forces with mandibular implant-retained overdentures. *J Dent Res.* 1998;77:1832–1839.
85. van Steenberghe D, Lekholm U, Bolender C, et al. Applicability of osseointegrated oral implants in the rehabilitation of partial edentulism: a prospective multicenter study on 558 fixtures. *Int J Oral Maxillofac Implants.* 1990;5:272–281.
86. Wyatt CC, Zarb Z. Bone level changes proximal to oral implants supporting fixed partial prostheses. *Clin Oral Impl Res.* 2002;13:162–168.
87. Mansour RM, Reynik RJ, Larson PC. In vivo occlusal forces and moments: forces measured in terminal hinge position and associated moments. *J Dent Res.* 1975;56:114–120.
88. Chung DM, Oh TJ, Shotwell B, et al. *Significance of Keratinized Mucosa in Maintenance of Dental Implants with Different Surface Conditions [Master's Thesis].* Ann Arbor: Mich: University of Michigan; 2005.
89. Belser UC. The influence of altered working side occlusal guidance on masticatory muscles and related jaw movement. *J Prosthet Dent.* 1985;53:406–413.
90. Michael CG, Javid NS, Colaizzi FA, et al. Biting strength and chewing forces in complete denture wearers. *J Prosthet Dent.* 1990;3:549–553.

9

Superfícies dos Implantes Dentais

NEIL I. PARK E MAYURI KERR

Introdução

O sucesso da reabilitação oral com implantes dentais depende da inter-relação dos seguintes determinantes-chave da osseointegração ao longo da vida, apresentados por Albrektsson et al.:[1]

1. A qualidade do local de instalação do implante: o paciente deve apresentar um estado de saúde geral que ofereça condições adequadas ao processo de cicatrização. Além disso, são necessárias uma quantidade e uma qualidade suficientes de osso.
2. A técnica cirúrgica: o tratamento bem-sucedido requer o uso de princípios cirúrgicos comprovados, bem como instrumentos, equipamentos e técnicas apropriadas para o sistema específico de implante.
3. Carga a longo prazo: após a instalação bem-sucedida do implante, os protocolos para o projeto da prótese, seleção dos materiais reabilitadores, relações oclusais, estética e manutenção devem ser seguidos para garantir saúde dos implantes a longo prazo.
4. Biocompatibilidade do material do implante: os implantes devem ser produzidos com materiais que sejam tolerados pelo paciente e que não gerem respostas antigênicas significativas. Embora o titânio comercialmente puro (Ticp) e as ligas de titânio predominem, existem outros materiais, principalmente a zircônia, que também são usados.
5. Macroestrutura do implante, ou o projeto do implante: embora muitos projetos diferentes tenham sido estudados e usados, os *designs* mais usados convergiram para favorecer uma forma de parafuso cônico com conexão interna.
6. Microestrutura do implante, ou superfície: a superfície do implante e a resposta dos tecidos moles e duros do paciente são o tópico deste capítulo. A estrutura da superfície dos implantes dentais tem se mostrado crítica para a adesão e diferenciação de células durante o processo de remodelação óssea essencial para a osseointegração.[2]

É importante notar que cada um desses fatores é crítico para o sucesso do tratamento; nenhum fator isolado deve ser considerado a pedra angular ou o determinante mais importante. Além disso, é notável que os três últimos determinantes sejam controlados pelo fabricante do implante, enquanto os três primeiros fatores dependem das características do paciente e da habilidade da equipe de profissionais. Embora este capítulo trate da natureza macro e microscópica da superfície do implante e discuta seu papel na osseointegração e na sobrevida dos implantes dentais, é importante colocar este tópico no contexto adequado do tratamento integral.

Rugosidade da superfície

O processo de osseointegração começa com a interação das células da área imediata com a superfície do implante. A rugosidade da superfície dos implantes dentais tem um efeito significativo no processo de osseointegração; é crucial na formação óssea porque, embora os fibroblastos e as células epiteliais apresentem adesão mais fortemente às superfícies lisas, as superfícies mais rugosas aumentam a adesão e a diferenciação das células osteoblásticas, permitindo a deposição óssea.[3,4]

A osseointegração é uma série de eventos coordenados, que incluem proliferação celular, transformação de osteoblastos e formação óssea. Todos esses eventos são afetados pelas diferentes topografias de superfície.[5,6] Parâmetros científicos geralmente usados para descrever a rugosidade da superfície são o *Ra* bidimensional (média do perfil de rugosidade) e o *Sa* tridimensional (média da área de rugosidade).[7] Ra e Sa são considerados parâmetros válidos e confiáveis de rugosidade da superfície e são utilizados para descrever a magnitude dos picos e vales nas superfícies dos implantes. Ra é o desvio médio aritmético de um perfil linear e Sa é o desvio tridimensional correspondente. As mensurações de rugosidade da superfície são divididas nas categorias de superfícies lisas, minimamente rugosas, moderadamente rugosas e rugosas (Tabela 9.1).[8]

Superfícies lisas (Sa 0 a 0,4 μm) e minimamente rugosas (Sa 0,5 a 1 μm) demonstram uma integração óssea mais fraca do que superfícies mais rugosas. Superfícies moderadamente rugosas (Sa 1 a 2 μm) demonstraram respostas ósseas mais fortes do que as rugosas (Sa > 2 μm) em alguns estudos.[43] Embora a rugosidade superficial ideal seja indeterminada, de acordo com Albrektsson

Tabela 9.1 Classificação da rugosidade da superfície.

Categoria da rugosidade da superfície	Faixa Sa
Lisa	0 a 0,4 μm
Minimamente rugosa	0,5 a 1 μm
Moderadamente rugosa	1 a 2 μm
Rugosa	> 2 μm

e Wennerberg,[9] superfícies moderadamente rugosas com Sa na faixa de 1 a 2 μm parecem fornecer o grau ideal de rugosidade para promover a osseointegração.

As características estruturais da matriz extracelular estão na escala do nanômetro e acredita-se que os biomateriais que mimetizam esse ambiente podem promover mais efetivamente os processos de regeneração óssea.[10] Com o avanço da nanotecnologia, as superfícies em nanoescala também foram introduzidas na odontologia. A nanotecnologia envolve materiais com rugosidade superficial entre 1 e 100 nm, os quais se acredita que influenciam a adsorção de proteínas, a adesão de células osteoblásticas e, portanto, a taxa de osseointegração (Figura 9.1).[11-14]

Revisão das superfícies de implantes

Após a usinagem de um implante Ticp ou de liga de titânio, o contato com o ar causa o desenvolvimento imediato de uma superfície de óxido de titânio no implante. A primeira geração de implantes dentais osseointegrados, como o sistema Bränemark (Nobel Biocare, Kloten, Suíça), apresentava essa superfície. Depois de fabricados, esses implantes são submetidos a procedimentos de limpeza, descontaminação e esterilização. A análise por microscopia eletrônica de varredura mostrou que as superfícies usinadas dos implantes apresentam ranhuras, sulcos e marcas das ferramentas utilizadas para sua fabricação. Tais defeitos de superfície fornecem resistência mecânica por meio do entrelaçamento ósseo. O tratamento realizado com esse tipo de superfície requer um tempo de cicatrização maior entre a cirurgia e a carga do implante e deve seguir o protocolo original sugerido por Bränemark, com um tempo de cicatrização de 3 a 6 meses antes da carga.[15]

Até o fim da década de 1980, outros tratamentos de superfície raramente eram realizados. Desde aquela época, várias modificações de superfície foram desenvolvidas, em um esforço para modificar a rugosidade da superfície do implante no intuito de promover o processo de osseointegração, particularmente em ossos de má qualidade.[2]

A microtomografia da superfície pode ser de picos e vales, ranhuras e saliências, e essa característica contribui para o aumento da área de superfície. Estudos têm demonstrado níveis aumentados de contato osso-implante (BIC) para superfícies microrrugosas.[7,16] Essas modificações podem ser divididas em processos de subtração e aditivos, dependendo do material a ser removido ou adicionado na superfície do implante no desenvolvimento da superfície.

Processos de subtração

Condicionamento com ácido

O tratamento com ácido em um implante de titânio remove o óxido e qualquer contaminante da superfície, resultando em uma superfície limpa e homogênea. Os ácidos utilizados incluem ácido clorídrico, ácido sulfúrico, ácido fluorídrico e ácido nítrico. O condicionamento ácido dos implantes de titânio e ligas de titânio resulta em rugosidade uniforme com microcavidades variando em tamanho de 0,5 a 2 μm, além de um aumento na área de superfície. Esse tratamento melhora a osseointegração por favorecer melhor migração e retenção de células osteogênicas à superfície do implante.[17]

Jateamento com material abrasivo

O jateamento da superfície do implante com partículas cerâmicas duras projetadas em alta velocidade por uma ponta é outro método utilizado para tornar a superfície rugosa. Diferentes rugosidades de superfície podem ser obtidas com base no tamanho das partículas utilizadas no jateamento. Vários materiais têm sido utilizados, incluindo alumina, óxido de titânio e hidroxiapatita (HA). Wennerberg et al. compararam superfícies jateadas com diferentes rugosidades às superfícies usinadas.[9,18-20] As superfícies jateadas demonstraram uma resposta óssea mais forte do que os implantes usinados, em osso de coelho.

Algumas técnicas de jateamento envolvem o uso de meio biocompatível reabsorvível (RBM), como HA, partículas de cerâmica de fosfato β-tricálcico e fosfatos de cálcio bifásico (CaPs). Esses biomateriais são reabsorvíveis e criam uma superfície texturizada. Caso ocorra a permanência de algum produto na superfície do implante, este é reabsorvido durante o processo de cicatrização sem afetar a biocompatibilidade.[8] Inúmeros estudos reportam que a extensão do BIC em implantes RBM é maior do que em implantes usinados.[21-23]

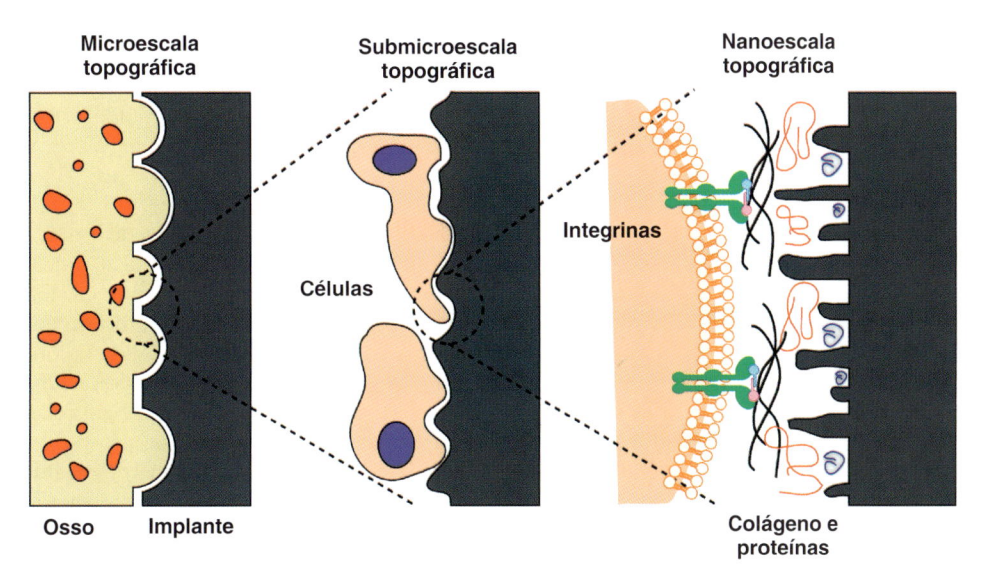

• **Figura 9.1** Interações entre o osso e a superfície do implante em diferentes escalas topográficas. (De Gittens RO, McLachlan T, Olivares-Navarrette R et al. The effects of combined micron-/submicron-scale surface roughness and nanoscale features on cell proliferation and differentiation. *Biomaterials*. 2011;32(13):3394–3403.)

Os implantes com o tratamento de superfície RBM, no qual a HA é utilizada como meio de jateamento, oferecem vantagens particulares porque, ao contrário do jateamento com óxido de alumínio ou partículas abrasivas, quaisquer partículas remanescentes na superfície são reabsorvíveis e não afetam a cicatrização circunjacente imediata devido à presença de partículas estranhas. A HA também é um componente ósseo; assim, o jateamento com HA não é apenas biocompatível e reabsorvível, mas também osteoindutivo. Isso produz uma superfície na categoria moderadamente rugosa com um Sa de 1,49, que está na faixa de rugosidade recomendada por Wennerberg. O jateamento com partículas de alumina, na faixa de 25 a 75 μm, resulta em uma rugosidade superficial média na faixa de 0,5 a 1,5 μm[18,24,25], enquanto a rugosidade na faixa de 2 a 6 μm é observada em superfícies jateadas com partículas de tamanho entre 200 e 600 μm.[26,27] O uso de partículas de vidro de tamanho fino, de 150 a 230 μm, resulta em uma superfície relativamente lisa com valor Ra de 1,36 μm, enquanto o uso de partículas grossas de alumina, de 200 a 500 μm, fornece uma superfície muito mais rugosa com valor Ra de 5,09 μm (Figura 9.2).[28,29]

Tratamento com lasers

Lasers também podem ser utilizados para modificar as superfícies do implante através de uma técnica de ablação. Durante a ablação a *laser*, o material vaporiza e forma uma depressão. Dependendo das propriedades do material, um material ressolidificado forma uma borda ao longo da periferia da depressão. A tecnologia de ablação a *laser* resulta em uma superfície de microestrutura de titânio com maior dureza, resistência à corrosão e pureza com uma rugosidade padrão e camada mais espessa de óxido.[30,31] Pesquisas biológicas avaliando o papel da topografia na ablação do titânio e suas propriedades químicas demonstraram um potencial da superfície em orientar a fixação de células de osteoblastos e controlar a direção de crescimento interno.[12,32]

Processos aditivos

Os processos aditivos compartilham o mesmo objetivo, que é tornar a superfície do implante rugosa para acelerar a osseointegração, particularmente em densidades ósseas mais baixas:

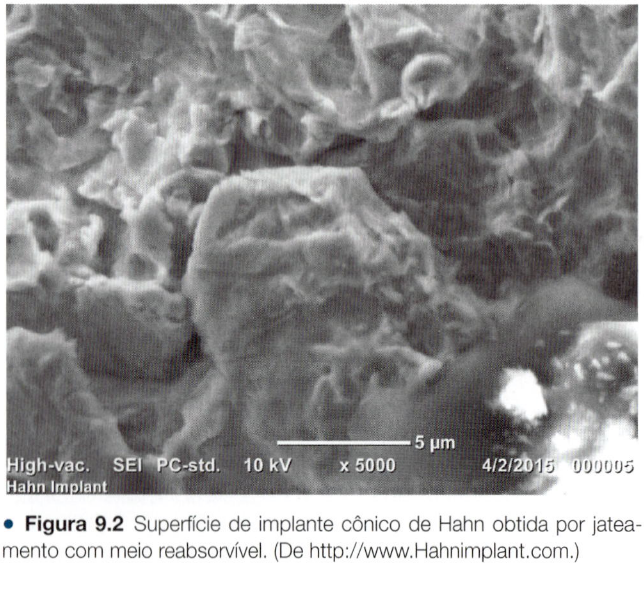

• **Figura 9.2** Superfície de implante cônico de Hahn obtida por jateamento com meio reabsorvível. (De http://www.Hahnimplant.com.)

Revestimento de hidroxiapatita e pulverização de plasma de titânio

A pulverização de plasma é uma técnica industrial na qual o revestimento desejado, em pó, é injetado por meio de um maçarico de plasma para derreter o pó e lançá-lo sobre a superfície do substrato, no qual é depositado, fundindo-se à superfície. Os revestimentos pulverizados com plasma podem ser depositados com espessuras variando de alguns micrômetros a alguns milímetros.

A pulverização de plasma tem sido utilizada para aplicar revestimentos de titânio e HA nas superfícies de implantes de titânio. Serve para tornar a superfície do implante rugosa, geralmente na faixa de Ra 7 μm. Isso foi considerado uma melhoria em relação à superfície usinada devido ao aumento do BIC. Estudos adicionais[33] descobriram que os implantes revestidos com HA estimularam o crescimento ósseo durante a fase de cicatrização (Tabela 9.2).

Apesar das vantagens de cicatrização observadas nos implantes revestidos com HA, nos últimos anos tem sido observado seu desuso devido ao aumento do risco de complicações. A falha do implante pode ser causada por infecção microbiana e trauma oclusal.[35-37] Foi sugerido que os implantes revestidos com HA são mais suscetíveis à colonização bacteriana do que os implantes não revestidos ou dentes naturais.[38] O aumento do crescimento de biofilme em superfícies de implantes revestidos com HA pode ser resultado do aumento da rugosidade, o que então contribui para a peri-implantite.[39,40]

Se ocorrer perda óssea marginal, a superfície do implante revestida com HA será exposta ao meio bucal com consequente contaminação. Nesse caso, também seria mais difícil para o paciente manter o implante, resultando em maior risco de peri-implantite.[41,42] Outra preocupação associada aos implantes revestidos de HA é a dissolução da camada de HA ou fratura da interface titânio-revestimento de HA, a qual leva à perda do revestimento com subsequente mobilidade e perda do implante.[39,43-45]

Em geral, existem grandes preocupações com o uso de revestimentos pulverizados por plasma. No caso de implantes revestidos com HA e plasma de titânio (TPS), a rugosidade da superfície está em um nível mais alto do que a rugosidade moderada que é atualmente considerada ótima. Acredita-se que essas superfícies rugosas também contribuam para a disseminação da peri-implantite quando a superfície é exposta à cavidade oral e facilita a formação e a retenção de biofilme. Tal como acontece com os revestimentos de HA, a delaminação das partículas de titânio em implantes TPS foi observada levando à mobilidade e eventual perda dos implantes.

Oxidação ou anodização

Embora todos os implantes Ticp e de liga de titânio desenvolvam uma camada de óxido na exposição ao ar, os implantes oxidados têm sido submetidos a um tratamento adicional para espessar significativamente essa camada. No processo de oxidação anódica, a superfície de titânio a ser tratada serve como um ânodo em uma célula eletrolítica com soluções ácidas, servindo como eletrólito. A espessura da camada de óxido é controlada pela alteração da voltagem e da solução eletrolítica.

Após esse tratamento, a superfície oxidada aumenta a sua espessura em aproximadamente 5 nm para 3 μm ou mais. Uma correlação positiva foi encontrada entre o aumento do desvio de altura da superfície tratada e a cicatrização do implante quando os implantes oxidados preparados em diferentes tensões foram comparados. Isso significa que os implantes com uma camada de óxido mais espessa tiveram maior BIC em comparação àqueles

Tabela 9.2 — Diferentes técnicas para cobertura com hidroxiapatita.

Técnica	Espessura	Vantagens	Desvantagens
Pulverização de plasma	< 20 μm	Deposição rápida; custo suficientemente baixo; cicatrização óssea rápida, menos risco de degradação do revestimento	Adesão pobre, alternância da estrutura de HA causada pelo processo de revestimento; não uniformidade na densidade do revestimento; temperatura extremamente alta de até 1.200°C, transformação de fase e crescimento de grãos da substância causada por procedimento de alta temperatura; aumento no estresse residual; incapacidade de produzir revestimento HA cristalino completo
Pulverização térmica	30 a 200 μm	Taxas altas de deposição; baixo custo	Técnica de linha de visão; altas temperaturas induzem decomposição; resfriamento rápido produz revestimento amorfo; falta de uniformidade; aparência com trincas; baixa porosidade; delaminação do revestimento e separação de interface revestimento-superfície
Revestimento	0,5 a 3 μm	Espessura uniforme de revestimento em substratos planos; revestimento denso; revestimento homogêneo; alta adesão	Técnica de linha de visão; alto custo e demorado; produz revestimentos amorfos; poucos cristais, que aceleram a dissolução do revestimento na superfície
Deposição por *laser* pulsado	0,05 a 5 mm	Revestimento cristalino e amorfo; revestimento denso e poroso; capacidade de produzir ampla gama de revestimentos com multicamadas de diferentes materiais; capacidade de produzir HA altamente cristalina; capacidade de restaurar o complexo estequiométrico; alto grau de controle sobre parâmetros de deposição	Técnica de linha de visão; alto custo e demorado; produz revestimento amorfo; poucos cristais, que aceleram a dissolução da película na técnica de linha de visão ou de molhamento ou deposição de partícula; necessita de pré-tratamento superficial; falta de uniformidade
Revestimento por imersão	< 1 μm	Baixo custo; revestimentos aplicados rapidamente; pode cobrir substratos complexos; alta uniformidade superficial; boa velocidade de revestimento	Requer altas temperaturas de sinterização; incompatibilidade de expansão térmica; aparência com trincas
Sol-Gel	0,1 a 2,0 μm	Pode revestir formas complexas; baixas temperaturas de processamento; relativamente barato, pois os revestimentos são muito finos; método simples de deposição; alta pureza; alta resistência à corrosão; adesão bastante adequada	Alguns processos requerem processamento com atmosfera controlada; matérias-primas caras; não é adequado para escala industrial; alta permeabilidade; baixa resistência ao desgaste; difícil controlar a porosidade
Deposição por eletroforese	0,1 a 2,0 mm	Espessura uniforme de revestimento; taxas rápidas de deposição; pode revestir substratos complexos; configuração simples, baixo custo, alto grau de controle sobre a morfologia e a espessura do revestimento; adequada resistência mecânica; alta adesão para n-HA	Difícil produzir revestimentos sem trincas; requer altas temperaturas de sinterização; decomposição de HA durante o estágio de sinterização
Prensagem isostática quente	0,2 a 2,0 mm	Produz revestimentos densos; produz cerâmicas em forma de rede; bom controle de temperatura; estrutura homogênea; alta uniformidade; alta precisão; nenhuma limitação dimensional ou de forma	Não é possível revestir substratos complexos; requer alta temperatura; incompatibilidade de expansão térmica; diferença nas propriedades elásticas; custo alto; remoção/interação de material encapsulado
Deposição por feixe iônico	< 0,03 μm	Processo de baixa temperatura; alta reprodutibilidade e confiabilidade; alta adesão; zonas atômicas mistas amplas são a interface revestimento-substrato	Aparência de trincas na superfície revestida

HA: hidroxiapatita.
De Mohseni E, Zalnezhad E, Bushroa AR. Comparative investigation on the adhesion of hydroxyapatite coating on Ti-6Al-4V implant: a review paper. *Int J Adhes*. 2014;48:238–257.

com uma camada de óxido mais fina. No entanto, uma camada de óxido maior que 3 μm de espessura não causou nenhum aumento no contato osso-implante (Tabela 9.3).[46]

Respostas biológicas e interação com a superfície do implante

A osseointegração de um implante dentário após a instalação dentro de uma osteotomia preparada segue três estágios de reparo:[12] (1) formação inicial de um coágulo sanguíneo, (2) ativação celular e (3) resposta celular.[47] Após a instalação do implante, os componentes sanguíneos interagem com as superfícies dos implantes, levando à adsorção de proteínas plasmáticas, como a fibrina, na superfície do implante. A migração das células ósseas necessárias para a osseointegração ocorre então através do coágulo de fibrina. A capacidade de um desenho da superfície do implante em reter fibrina durante a fase de contração da ferida de cicatrização é crítica para determinar se as células em migração chegarão ao implante. As células ósseas alcançam a superfície do implante por migração através da fibrina e outras proteínas da matriz estrutural inicial e depositam o osso na própria superfície do implante. Superfícies moderadamente rugosas promovem essa atividade ao fornecer características de superfície com as quais a fibrina pode se envolver e, ao aumentar a área de superfície disponível, fixam a fibrina.[48] Isso leva a maior BIC e melhor osseointegração. As propriedades da superfície do implante também têm o potencial de alterar as interações iônicas, a adsorção de proteínas e a atividade celular na superfície do implante (Figura 9.3).[49]

Acredita-se que a migração de células ósseas e a formação óssea observada em superfícies de implantes de titânio também estejam relacionadas à semelhança entre a microrrugosidade da superfície e as irregularidades encontradas nas superfícies ósseas naturais resultantes da atividade dos osteoclastos.[50,51]

Tabela 9.3 — Tratamentos de superfície e vários sistemas de implante comercialmente disponíveis.

Tratamento da superfície	Sistema de implante/Superfície
Jateamento e condicionamento ácido — Os implantes passam por um processo de jateamento. Depois, a superfície é lavada com ou sem ácido, ou condicionada com ácidos fortes. Implantes tratados RBM como os implantes cônicos de Hahn têm a vantagem de ser reabsorvíveis, biocompatíveis.	Implante cônico de Hahn, DENTISPLY implants FRIALIT e FRIADENT plus, Straumenn SLA, Implantes cônicos inclusive
Anodização — Este processo eletroquímico aumenta a espessura e a rugosidade da camada de óxido de titânio na superfície dos implantes.	Nobel Biocare TiUnite
Condicionamento ácido — Condicionamento com ácidos fortes aumenta a rugosidade da superfície e a área de superfície de implantes de titânio.	BIOMET 3i OSSEOTITE e NanoTite
Jateamento — Partículas são projetadas em alta velocidade por uma ponta direcionada à superfície do implante. Vários materiais, tais como dióxido de titânio, dióxido de alumínio, e HA são muitas vezes utilizados.	DENTSPLY implants ASTRA TECH TiOblast, Zimmer Dental MTX
Revestimento HA — HA é um material osteocondutivo que tem a capacidade de formar uma união forte entre o osso e o implante.	Implant Direct (vários), Zimmer Dental MP-1
Ablação a *laser* — Pulsos de alta intensidade de um feixe de *laser* ataca uma camada protetora que reveste a superfície metálica. Como resultado, implantes demonstram um padrão de colmeia com pequenos poros.	BioHorizons Laser-Lok
Pulverização de plasma titânio — Formas em pó de titânio são injetadas em uma pulverização de plasma em temperatura elevada.	Straumann ITI pulverizado com plasma de titânio

HA: hidroxiapatita; RBM: meio biocompatível reabsorvível.
De Bullis G, Shreya S. Implant surface treatments: a literature review. *Inclusive Mag.* 2014;5(2).

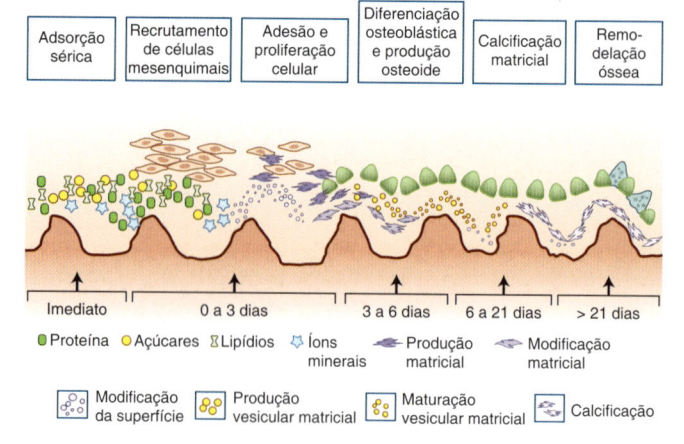

• **Figura 9.3** Fenômeno celular na interface dente-implante durante a cicatrização do implante. (De Anil S, et al. Dental implant surface enhancement and osseointegration. In Turkyilmaz I, ed. *Implant Dentistry: A Rapidly Evolving Practice.* London, UK: InTech; 2011.)

Em suma, microrrugosidades nas superfícies dos implantes auxiliam na retenção do coágulo de fibrina. Isso, por sua vez, permite a migração de células progenitoras ósseas que depositam osso nas proximidades do implante, melhorando o BIC. Depressões (poços) na superfície do implante mimetizam a atividade osteoclástica que ocorre naturalmente e leva os osteoblastos a deposição óssea na superfície do implante, levando a melhora da osseointegração.

Papel da rugosidade da superfície na doença peri-implantar

Vários estudos reconheceram a rugosidade da superfície como um fator importante na formação de biofilme em superfícies de implantes.[55,56] Por sua natureza, superfícies mais rugosas favorecem mais a formação de biofilme.[57-60]

A formação de biofilme é diretamente proporcional à rugosidade da superfície; quanto maior a rugosidade, maior é a taxa de formação de biofilme ao redor dos implantes. A molhabilidade e a energia de superfície livre (SFE) de uma superfície específica também influenciam a formação de biofilme nos implantes.[57]

Direções futuras

Várias superfícies adicionais estão sendo exploradas como opções para melhorar a osseointegração e a taxa de consolidação óssea.

Superfícies de bisfosfonato

Os bisfosfatos são agentes antirreabsortivos conhecidos por inibirem a atividade dos osteoclastos, utilizados no tratamento da osteoporose. Foi relatado que superfícies do implante contendo bisfosfato melhoram a osseointegração do implante.[61,62] Foi demonstrado que o bisfosfonato incorporado aos implantes de titânio aumentou a densidade óssea localmente na região peri-implantar[63] com efeito de medicamento antirreabsortivo limitado à circunjacência do implante.[12] Um estudo em animais conduzido por Peter et al. demonstrou um efeito positivo dos implantes revestidos com zoledronato na fração de volume ósseo peri-implantar em ratos com osteoporose.[64]

Abtahi *et al.* conduziram um estudo duplo-cego e de boca-dividida no qual cada paciente recebeu um implante revestido com bisfosfonato e um implante não revestido. Após 6 meses de

Após a instalação do implante, a remodelação do osso circundante ocorre por atividade osteoclástica, a qual remove parte do osso existente ao redor do implante. A superfície natural da matriz óssea desmineralizada, criada pelos processos de reabsorção dos osteoclastos, é rugosa e com corrosão. Esta se torna a superfície receptora para a formação de um novo osso. As características da escala submicrométrica < 1 μm com cortes inferiores permitem a deposição da matriz óssea, as características da superfície de uma escala mícron < 10 μm mimetizam uma única depressão (poços) de reabsorção de osteoclastos e as cavidades de uma macroescala > 10 μm assemelham-se à atividade de reabsorção de um ou mais osteoclastos.[52-54] Como ocorre com o osso natural, os osteoblastos encontram essas irregularidades superficiais e começam a depositar a matriz dentro e ao redor delas para formar o osso.

osseointegração, a análise da frequência de ressonância indicou melhor fixação dos implantes revestidos. Os implantes foram revestidos pelo uso de um revestimento nanomérico de fibrinogênio contendo quantidades mínimas de bisfosfonatos que melhoraram a fixação precoce do implante com um efeito que foi mantido 5 anos após ser dada carga com a instalação da prótese. Também foi observada uma reabsorção óssea marginal reduzida. Todos os implantes funcionaram adequadamente.[65] Em 5 anos, os implantes revestidos com bisfosfonato demonstraram apenas uma pequena quantidade de reabsorção (mediana de 0,20 mm). Os dados apresentados sugerem que os implantes revestidos com bisfosfonato permitem a preservação prolongada do osso marginal.[66] Um análise histológica dos implantes de teste, removidos em bloco no acompanhamento de 6 meses, demonstrou trabéculas ósseas lamelares maduras em contato íntimo com os implantes.[67]

Os bisfosfonatos inibem a reabsorção e renovação do osso mediado pelos osteoclastos, retendo o osso existente, o qual pode aumentar a mineralização sob a função normal, resultando em um aumento na densidade mineral óssea.[68] A prevenção da reabsorção e renovação óssea mediada por osteoclastos influenciada por bisfosfonatos resulta na retenção de osso velho. O osso velho vive seu tempo de vida natural e se torna quebradiço.[69] Isso pode criar um ambiente local não ideal para o aumento do BIC. Os bisfosfonatos podem funcionar como um escudo ósseo para proteger o osso formado precocemente, o que possivelmente explica a melhor fixação observada em alguns estudos.[70]

Estatinas

As estatinas são medicamentos comumente prescritos que diminuem a síntese de colesterol pelo fígado. Isso reduz a concentração de colesterol sérico e diminui o risco de ataque cardíaco.[71] A sinvastatina induz a expressão da proteína morfogenética óssea 2 (BMP-2) mRNA que promove a formação óssea.[72] Ayukawa et al.[73] confirmaram que a aplicação tópica de estatinas em alvéolos aumentou a formação óssea e simultaneamente suprimiu a atividade osteoclástica no local de cicatrização. Além disso, estudos clínicos relataram que o uso de estatina está associado ao aumento da densidade óssea mineral.[74-78]

Revestimento antibiótico

Os revestimentos antibacterianos na superfície dos implantes que fornecem atividade antibacteriana aos próprios implantes foram estudados como uma possível forma de prevenir infecções no sítio cirúrgico associadas aos implantes. A gentamicina, com uma camada de HA, pode ser revestida na superfície do implante, o que pode atuar como um agente profilático local com os antibióticos sistêmicos na cirurgia de instalação do implante.[79] A tetraciclina aumenta a fixação e a retenção do coágulo sanguíneo na superfície do implante durante a fase inicial do processo de cicatrização, promovendo a osseointegração.[12,80]

Funcionalização com substâncias biologicamente ativas

O objetivo da funcionalização da superfície do implante com substâncias biologicamente ativas é diminuir a resposta inflamatória inicial após o torque do implante, bem como estimular a formação rápida de osso. Fatores de crescimento e fragmentos da matriz orgânica do osso e outros peptídeos biologicamente ativos conhecidos são usados para revestir a superfície dos implantes.[81,82]

Existem vários fatores de crescimento envolvidos na osteogênese. Na implantologia, quatro fatores de crescimento têm uso potencial: BMP-2 e BMP-7, fator de crescimento de fibroblastos (FGF-2) e fator de crescimento derivado de plaquetas (PDGF-B).[83,84]

O PDGF-B é um potente mitógeno e agente quimiotático para uma variedade de células mesenquimais, incluindo osteoblastos.[85] Recentemente, Chang et al.[85] demonstraram in vivo que o PDGF estimula a osseointegração de implantes. Por outro lado, foi relatado que o PDGF recombinante isolado pode afetar, de maneira adversa, a formação óssea.[85]

Clinicamente, o uso de plasma rico em plaquetas ou coágulo de fibrina em plaqueta é o equivalente ao uso de PDGF puro. Esse método está ganhando popularidade, pois é seguro e é possível usar fontes autólogas de fatores de crescimento. O método demonstrou bons resultados em uma série de estudos clínicos.[86-88]

BMPs são uma família de fatores de crescimento que estão presentes durante os estágios iniciais da cicatrização óssea e desempenham papel importante no crescimento e na diferenciação de vários tipos de células, incluindo osteoblastos.[89,90] BMP-2 é frequentemente usado em estudos de interação osso-implante, pois parece possuir o maior potencial osteoindutivo entre as BMPs.[91] As BMPs podem ser aplicadas nos sítios ósseos por meio de vários sistemas, tais como uma esponja de colágeno absorvível usada para aumentar o rebordo ósseo antes da instalação do implante ou implantes com estruturas porosas revestidas com rhBMP-2.[92] Entretanto, revestir um implante não é uma forma confiável de administrar dosagens semelhantes de maneira uniforme. Os rhBMPs e os BMPs são caros, têm uma necessidade de alta dose (vários microgramas ou até miligramas) e têm um perfil de distribuição pobre.[93,94] Doses altas de BMP-2 foram associadas a um comprometimento ósseo localizado e temporário[95] ou aumento da reabsorção óssea causada por estimulação da formação de osteoclastos.[96] No entanto, uma vez que os níveis caem, é possível observar uma formação óssea normal.[70]

Uso de peptídeos biologicamente ativos

As proteínas da matriz óssea extracelular também têm uso potencial como revestimentos funcionais. Por exemplo, a fibronectina estimula a diferenciação osteoblástica e a mineralização do tecido, contribuindo para uma forte osseointegração de implantes, em modelos experimentais in vivo.[97-99]

Os problemas comuns associados ao uso de fatores de crescimento e peptídeos biologicamente ativos são o aumento no custo dos implantes tratados com seu uso, complicações com o uso e preservação do material bioativo antes da implantação. Existem também preocupações sobre o perfil de liberação desses componentes nos tecidos circundantes (taxa de liberação, área de liberação etc.).

Implantes de zircônia

Nos últimos anos, o policristal de zircônia tetragonal estabilizado com ítria (Y-TZP), uma zircônia de alta resistência, tornou-se um novo material atraente para implantes dentais. A zircônia tem uma cor parecida com um dente e a capacidade de transmitir luz, melhorando o resultado estético geral.[100] Além disso, tem alta resistência química, alta resistência à flexão (900 a 1.200 MPa), tenacidade à fratura favorável (KIC; 7 a 10 MPa/m$^{1/2}$), e um módulo de Young de 210 GPa, o que a torna um material forte.[101] A zircônia também tem baixa afinidade pela placa dental, o que reduz o risco de alterações inflamatórias no tecido mole peri-implantar.[102-104]

Os implantes de zircônia geralmente são implantes de uma única peça, o que significa que tanto o corpo do implante quanto a porção transmucosa podem ser projetados digitalmente para se adequar às condições anatômicas locais e usinadas individualmente. Os implantes de peça única têm a vantagem de não gerar movimento pilar-implante.[105] Os implantes de zircônia têm bom desempenho em áreas com tecido mole com biotipo fino e nos casos em que a recessão do tecido mole pode expor alguma parte do implante. Essas vantagens tornam os implantes Y-TZP uma alternativa potencial aos implantes de titânio em algumas situações clínicas[100,105], bem como oportuniza a possibilidade de projeto e confecção auxiliado por computador (CAD/CAM) de implantes customizados em zircônia.[104]

Modificações de superfície de implantes de zircônia, como jateamento de areia e condicionamento ácido, desencadeiam uma transformação da fase tetragonal para monoclínica (t → m).[105] Essa transformação está associada com expansão de volume de 3% a 4% e induz tensões compressivas que protegem de trincas quando uma tensão é aplicada.[106] Tal característica única é conhecida como tenacidade de transformação.[107] Contudo, falhas de superfície causadas pelo jateamento de areia e condicionamento ácido agem como concentradores de tensão e podem tornar o local potencial para o início e propagação de trincas, causando degradação da resistência e a possibilidade de fratura do implante.[108,109]

Depprich et al.[52] conduziram um estudo em animais para comparar a osseointegração de implantes de titânio e zircônia, de macroestruturas semelhantes, condicionados com ácido, e observaram que o BIC durante o processo de osseointegração era muito similar. Langhoff et al.[110] realizaram um estudo em ovelhas utilizando seis tipos de implantes com geometria idêntica. Todos os implantes de titânio e zircônia foram jateados e parcialmente condicionados antes dos tratamentos de superfície, semelhante ao padrão. As superfícies dos implantes quimicamente modificados eram anodizados com plasma ou revestidos com CaP. Os implantes farmacologicamente modificados foram revestidos com bisfosfonato ou colágeno tipo I. Um implante jateado e condicionado, feito de titânio (grau 4; SPI 1 ELEMENT, Thommen Medical AG, Waldenburg, Suíça), serviu como referência e controle das modificações de superfície.

O revestimento de colágeno foi baseado em uma matriz extracelular contendo sulfato de condroitina, preparado pela fibrilogênese do colágeno na presença de sulfato de condroitina, e realizado como revestimento por imersão em uma solução de colágeno/sulfato de condroitina. Os implantes revestidos com bisfosfonato foram imobilizados com solução de alendronato até a concentração final de 10 mg/cm². Os implantes de zircônia foram confeccionados a partir de zircônia parcialmente estabilizada com ítrio, de grau médico. Os implantes de zircônia foram jateados e condicionados em banho alcalino.

Os resultados das mensurações do BIC demonstraram que todos os tipos de implantes de titânio foram muito semelhantes em 2 semanas (59 a 62% BIC) e aumentaram com o tempo (78 a 83%), exceto a superfície anodizada com plasma (58%). As duas modificações químicas da superfície tiveram desempenhos muito diferentes. A superfície CaP apresentou valores semelhantes, com aumento principal em 2 a 4 semanas, semelhante ao padrão-referência, e com um suave aumento na semana 8. Em contraste, a superfície anodizada com plasma perdeu 2% de contato ósseo inicialmente e não melhorou após 4 semanas. Superfícies modificadas farmacologicamente apresentaram desempenho próximo ao padrão-referência. O colágeno com superfície de sulfato de condroitina apresentou valores ligeiramente mais altos do que o implante referência em 2 semanas e continuou quase igualmente, enquanto a superfície revestida com bisfosfonato foi maior em 2 e 4 semanas. O implante de zircônia apresentou 20% a mais de contato ósseo do que os implantes de titânio em 2 semanas, melhorou em até 4 semanas e depois reduziu em 8 semanas para abaixo do nível da superfície do implante de referência. O desempenho geral das novas superfícies, exceto a superfície anodizada por plasma, foi melhor do que a de referência. Não foram encontradas diferenças estatisticamente significativas para o BIC.

Formação biomimética da hidroxiapatita na superfície do implante

O uso de revestimentos com composição semelhante ao osso humano proporciona uma osseointegração acelerada durante os estágios iniciais de cicatrização. Em particular, a apatita CaP tem a mesma composição química da fase mineral óssea, o que significa que não há reação inflamatória.[111] Muitos pesquisadores têm aplicado revestimentos em implantes de titânio usando técnicas como a pulverização de plasma HA.[112] Em alguns estudos clínicos[113], esse tratamento produziu uma osseointegração mais rápida em estágios iniciais após a instalação do implante, mas uma perda óssea acelerada causada por uma microinfiltração bacteriana entre a camada de HA e o titânio foi observada a longo prazo.[114] Além disso, técnicas aditivas, como a pulverização de plasma HA não permitem a formação de apatita cristalina como no osso humano, mas o CaP amorfo pode ser causado por altas temperaturas de produção.[114] As propriedades dessa camada não são consideradas adequadas para implantes, pois são extremamente solúveis, e o titânio só consegue retenção mecânica e não adesão verdadeiras.[115]

A osseointegração de implantes dentais pode ser melhorada pela aplicação de revestimento de CaP por pulverização de plasma e deposição biomimética e eletroforética. Embora os implantes revestidos com HA, pulverizados com plasma, tenham desvantagens relacionadas à delaminação do revestimento e à taxa de dissolução heterogênea das fases depositadas, um processo eletroquímico que consiste em depositar cristais de CaP de soluções supersaturadas libera cálcio e íons fosfato desses revestimentos. Tal processo auxilia na precipitação de nanocristais biológicos de apatita com a incorporação de várias proteínas, que, por sua vez, promovem a adesão celular, a diferenciação em osteoblastos e a síntese de colágeno mineralizado (a matriz extracelular do tecido ósseo).[12,116]

As células osteoclásticas também são capazes de reabsorver os revestimentos de CaP e ativar as células osteoblásticas para produzir tecido ósseo. Assim, esses revestimentos CaP promovem contato direto osso-implante sem uma camada de tecido conjuntivo interveniente, levando a uma fixação biomecânica adequada dos implantes.[12]

Os implantes revestidos com CaP têm um BIC melhor em comparação aos implantes de titânio disponíveis atualmente. Os implantes revestidos com CaP afirmam oferecer uma matriz físico-química para a deposição de osso novo pelos osteoclastos, o que poderia explicar o aumento do BIC. Também leva a um aumento da fixação de células osteogênicas.[117] Os íons liberados do revestimento de CaP têm sido relatados com a capacidade de controlar os sinais celulares que melhoram a diferenciação dos osteoblastos.[118] Esses íons têm potencial para estimular várias vias de sinalização intracelular em osteoblastos e dar suporte ao processo de formação óssea.[70,119] Embora se tenha sugerido que os revestimentos de CaP podem aumentar a adesão/ativação das células ósseas na superfície dos implantes[120], possível delaminação do revestimento da superfície do implante de titânio e falha na interface implante/revestimento pode acontecer quando o revestimento é bastante espesso.[121]

A esperança de se desenvolver superfícies de implantes bioativos é reduzir significativamente o tempo necessário para a osseointegração. Os mecanismos mais importantes envolvidos são a capacidade de adsorção de proteínas, molhabilidade e potencial zeta otimizado, os quais reduzem a dispersão eletrostática entre as partículas. Esses procedimentos também visam aumentar a adesão, a proliferação e a diferenciação de células osteoblásticas em comparação aos outros tratamentos de superfície atuais para facilitar a formação óssea ao redor dos implantes.[122]

Alenezi *et al.* investigaram os efeitos do uso de drogas locais e sistemas de liberação de compostos químicos na osseointegração de implantes endósseos, em modelos animais. Eles examinaram os agentes químicos incorporados, revestidos ou imobilizados nas superfícies dos implantes e também os agentes químicos que foram administrados especificamente no local do implante usando materiais transportadores, como géis injetáveis, microesferas hidrogel ou esponjas de colágeno. O BIC foi avaliado para CaP, bisfosfonatos e BMPs. Eles constataram que os implantes revestidos com CaP e BMPs demonstraram crescimento ósseo estatisticamente significativo em comparação com implantes não revestidos.[70] Ensaios clínicos bem delineados nos ajudarão a entender melhor o efeito desses revestimentos das superfícies dos implantes e sua interação com o osso, bem como o sucesso a longo prazo dessas modificações bioquímicas.

Resumo

Nossa compreensão sobre o papel desempenhado pelas superfícies dos implantes dentais no processo de osseointegração continua a evoluir à medida que as pesquisas fornecem percepções adicionais. A pesquisa continua nas áreas de tratamentos de superfície, modificações químicas e como ambos influenciam os processos celulares e biológicos. Com as taxas de sucesso relatadas atualmente muito acima de 90%, é improvável que as novas superfícies proporcionem uma melhoria incremental dessas taxas. No entanto, melhorias nos resultados em ossos de má qualidade e em pacientes clinicamente comprometidos podem ser melhoradas por desenvolvimentos futuros.

Referências bibliográficas

1. Albrektsson T, Zarb G, Worthington P, Eriksson AR. The long-term efficacy of currently used dental implants: a review and proposed criteria of success. *Int J Oral Maxillofac Implants*. 1986;1:11–25.
2. Smeets R, Stadlinger B, Schwarz F, et al. Impact of dental implant surface modifications on osseointegration. *Biomed Res Int*. 2016;2:1–15.
3. Boyan B, Dean D, Lohmann C. The titanium-bone cell interface in vitro: the role of the surface in promoting osseointegration. In: Brunette D, et al., ed. *Titanium in Medicine*. Springer; 2001.
4. Wennerberg A, Albrektsson T. Suggested guidelines for the topographic evaluation of implant surfaces. *Int J Oral Maxillofac Implants*. 2000;15:331–344.
5. Burger EH, Klein-Nulend J. Mechanotransduction in bone—role of the lacuno-canalicular network. *FASEB J*. 1999;13(suppl):S101–S112. https://doi.org/10.1096/fasebj.13.9001.s101.
6. Mathieu V, Vayron R, Richard G, et al. Biomechanical determinants of the stability of dental implants: influence of the bone-implant interface properties. *J Biomech*. 2014;47:3–13. https://doi.org/10.1016/j.jbiomech.2013.09.021.
7. Dohan Ehrenfest DM, Coelho PG, Kang BS, et al. Classification of osseointegrated implant surfaces: materials, chemistry and topography. *Trends Biotechnol*. 2010;28:198–206. https://doi.org/10.1016/j.tibtech.2009.12.003.
8. Le Guéhennec L, Soueidan A, Layrolle P, Amouriq Y. Surface treatments of titanium dental implants for rapid osseointegration. *Dent Mater*. 2007;23:844–854. https://doi.org/10.1016/j.dental.2006.06.025.
9. Albrektsson T, Wennerberg A. Oral implant surfaces: part 1—review focusing on topographic and chemical properties of different surfaces and in vivo responses to them. *Int J Prosthodont*. 17(5):536–543.
10. Yeo IS. Reality of dental implant surface modification: a short literature review. *Open Biomed Eng J*. 2014;8:114–119. https://doi.org/10.2174/1874120701408010114.
11. Brett PM, Harle J, Salih V, et al. Tonetti, Roughness response genes in osteoblasts. *Bone*. 2004;35:124–133. https://doi.org/10.1016/j.bone.2004.03.009.
12. Anil S, Anand PSS, Alghamdi H, Jansen JA. Dental implant surface enhancement and osseointegration. In: Turkyilmaz I, ed. *Implant Dentistry: A Rapidly Evolving Practice*. InTech; 2011.
13. Rasouli R, Barhoum A, Uludag H. A review of nanostructured surfaces and materials for dental implants: surface coating, patterning and functionalization for improved performance. *Biomater Sci*. 2018;6:1312–1338. https://doi.org/10.1039/c8bm00021b.
14. Gittens RA, Mclachlan T, Cai Y, et al. The effects of combined micron-/submicron-scale surface roughness and nanoscale features on cell proliferation and differentiation. *Biomaterials*. 2011;32:3395–3403. https://doi.org/10.1016/j.biomaterials.2011.01.029.
15. Wennerberg A, Albrektsson T. Effects of titanium surface topography on bone integration: a systematic review. *Clin Oral Implants Res*. 2009;20:172–184. https://doi.org/10.1111/j.1600-0501.2009.01775.x.
16. Fischer K, Stenberg T. Prospective 10-year cohort study based on a Randomized Controlled Trial (RCT) on implant-supported Full-Arch Maxillary Prostheses. Part 1: sandblasted and acid-etched implants and mucosal tissue. *Clin Implant Dent Relat Res*. 2012;14:808–815. https://doi.org/10.1111/j.1708-8208.2011.00389.x.
17. Takeuchi M, Abe Y, Yoshida Y, et al. Acid pretreatment of titanium implants. *Biomaterials*. 2003;24:1821–1827. https://doi.org/10.1016/S0142-9612(02)00576-8.
18. Wennerberg A, Albrektsson T, Johansson C, Andersson B. Experimental study of turned and grit-blasted screws shape implants with special emphasis on effects of blasting in material and surface topoghaphy. *Biomaterials*. 1996;17:15–22.
19. Wennerberg A. The role of surface roughness for implant incorporation in bone. *Cells Materials*. 1999;9(1):1–19.
20. Wennerberg A, Albrektsson T, Andersson B. Bone tissue response to commercially pure titanium implants blasted with fine and coarse particles of aluminum oxide. *Int J Oral Maxillofac Implant*. 1996;11:38–45.
21. Piattelli M, Scarano A, Paolantonio M, et al. Bone response to machined and resorbable blast material titanium implants: an experimental study in rabbits. *J Oral Implantol*. 2002;28:2–8. https://doi.org/10.1563/1548-1336(2002)028<0002:BRTMAR>2.3.CO;2.
22. Oates TW, Arnold AM, Cagna DR, et al. Histomorphometric analysis of the bone-implant contact obtained with 4 different implant surface treatments placed side by side in the dog mandible. *Implant Dent*. 2002;11:394. https://doi.org/10.1097/00008505-200211040-00051.
23. Kang HG, Jeong YS, Huh YH, et al. Impact of surface chemistry modifications on speed and strength of osseointegration. *Int J Oral MaxIllOfac Implant*. 2018;33:780–787. https://doi.org/10.11607/jomi.5871.
24. Wennerberg A, Albrektsson T, Lausmaa J. Torque and histomorphometric evaluation of c.p. titanium screws blasted with 25- and 75-microns-sized particles of Al2O3. *J Biomed Mater Res*. 1996;30:251–260.
25. Pypen CM, Plenk H, Ebel MF, et al. Characterization of microblasted and reactive ion etched surfaces on the commercially pure metals niobium, tantalum and titanium. *J Mater Sci Mater Med*. 1997;8:781–784.

26. Buser D, Schenk RK, Steinemann S, et al. Influence of surface characteristics on bone integration of titanium implants. A histomorphometric study in miniature pigs. *J Biomed Mater Res*. 1991;25:889–902. https://doi.org/10.1002/jbm.820250708.
27. Sittig C, Textor M, Spencer ND, et al. Surface characterization of implant materials c.p. Ti, Ti-6Al-7Nb and Ti-6Al-4V with different pretreatments. *J Mater Sci Mater Med*. 1999;10:35–46. https://doi.org/10.1023/A:1008840026907.
28. Alla RK, Ginjupalli K, Upadhya N, et al. Surface roughness of implants: a review. *Trends Biomater Artif Organs*. 2011;25:112–118.
29. Wieland M, Chehroudi B, Textor M, Brunette DM. Use of Ti-coated replicas to investigate the effects on fibroblast shape of surfaces with varying roughness and constant chemical composition. *J Biomed Mater Res*. 2002;60:434–444.
30. Gaggl A, Schultes G, Mu D, Ka H. Scanning electron microscopical analysis of laser-treated titanium implant surfaces - a comparative study. *Biomaterials*. 2000;21:1067–1073.
31. Hallgren C, Reimers H, Chakarov D, et al. An in vivo study of bone response to implants topographically modified by laser micromachining. *Biomaterials*. 2003;24(5):701–710.
32. Frenkel SR, Simon J, Alexander H, et al. Osseointegration on metallic implant surfaces: effects of microgeometry and growth factor treatment. *J Biomed Mater Res*. 2002;63:706–713. https://doi.org/10.1002/jbm.10408.
33. Clark PA, Rodriguez A, Sumner DR, et al. Biomechanics and mechanotransduction in cells and tissues modulation of bone ingrowth of rabbit femur titanium implants by in vivo axial micromechanical loading. *J Appl Physiol*. 2005;98:1922–1929. https://doi.org/10.1152/japplphysiol.01080.2004.-Titanium.
34. Mohseni E, Zalnezhad E, Bushroa AR. Comparative investigation on the adhesion of hydroxyapatite coating on Ti-6Al-4V implant: a review paper. *Int J Adhes Adhes*. 2014;48:238–257. https://doi.org/10.1016/j.ijadhadh.2013.09.030.
35. Rosenberg ES, Torosian JP, Slots J. Microbial differences in 2 clinically distinct types of failures of osseointegrated implants. *Clin Oral Implants Res*. 1991;2(3):135–144.
36. Verheyen CCPM, Dhert WJA, Petit PLC, et al. In vitro study on the integrity of a hydroxylapatite coating when challenged with staphylococci. *J Biomed Mater Res*. 1993;27(6):775–781. https://doi.org/10.1002/jbm.820270610.
37. Ichikawa T, Hirota K, Kanitani H, et al. Rapid bone resorption adjacent to hydroxyapatite-coated implants. *J Oral Implantol*. 1996;22:232–235.
38. Johnson BW. HA-coated dental implants: long-term consequences. *J Calif Dent Assoc*. 1992;20:33–41.
39. Ong JL, Chan D, Chan DCN. Hydroxyapatite and their use as coatings in dental implants: a review. *Artic Crit Rev Biomed Eng*. 2000;28:1–41. https://doi.org/10.1615/CritRevBiomedEng.v28.i56.10.
40. Rams TE, Roberts TW, Feik D, et al. Clinical and microbiological findings on newly inserted hydroxyapatite-coated and pure titanium human dental implants. *Clin Oral Implants Res*. (n.d.);2:121–127.
41. Zablotsky M, Meffert R, Mills O, et al. The macroscopic, microscopic and spectrometric effects of various chemotherapeutic agents on the plasma-sprayed hydroxyapatite-coated implant surface. *Clin Oral Implants Res*. 1992;3:189–198. https://doi.org/10.1034/j.1600-0501.1992.030406.x.
42. Zablotsky MH, Diedrich DL, Meffert RM. Detoxification of endotoxin-contaminated titanium and hydroxyapatite-coated surfaces utilizing various chemotherapeutic and mechanical modalities. *Implant Dent*. 1992;1:154–158.
43. Takeshita F, Kuroki H, Yamasaki A, Suetsugu T. Histopathologic observation of seven removed endosseous dental implants. *Int J Oral Maxillofac Implants*. (n.d.);10:367–372.
44. Takeshita F, Ayukawa Y, Iyama S, et al. A histologic evaluation of retrieved hydroxyapatite-coated blade-form implants using scanning electron, light, and confocal laser scanning microscopies. *J Periodontol*. 1996;67:1034–1040. https://doi.org/10.1902/jop.1996.67.10.1034.
45. Nancollas G, Tucker B. Dissolution kinetics characterization of hydroxyapatite coatings on dental implants. *J Oral Implant*. 1994;20.
46. Choi W, Heo SJ, Koak JY, et al. Biological responses of anodized titanium implants under different current voltages. *J Oral Rehabil*. 2006;33:889–897. https://doi.org/10.1111/j.1365-2842.2006.01669.x.
47. Stanford CM, Schneider GB. Functional behaviour of bone around dental implants. *Gerodontology*. 2004;21:71–77.
48. Davies JE. Understanding peri-implant endosseous healing. *J Dent Educ*. 2003;67(8):932–949.
49. Schliephake H, Scharnweber D, Dard M, et al. Functionalization of dental implant surfaces using adhesion molecules. *J Biomed Mater Res B Appl Biomater*. 2005;73(1):88–96. https://doi.org/10.1002/jbm.b.30183.
50. Mendonça G, Mendonça DBS, Aragão FJL, Cooper LF. Advancing dental implant surface technology - From micron- to nanotopography. *Biomaterials*. 2008;29:3822–3835. https://doi.org/10.1016/j.biomaterials.2008.05.012.
51. Ellingsen JE, Lyngstadaas SP. *Bio-Implant Interface: Improving Biomaterials and Tissue Reactions*. CRC Press; 2003.
52. Depprich R, Zipprich H, Ommerborn M, et al. Osseointegration of zirconia implants: an SEM observation of the bone-implant interface. *Head Face Med*. 2008;4:25. https://doi.org/10.1186/1746-160X-4-25.
53. Rupp F, Liang L, Geis-Gerstorfer J, et al. Surface characteristics of dental implants: a review. *Dent Mater*. 2018;34:40–57. https://doi.org/10.1016/j.dental.2017.09.007.
54. Davies JE, Ajami E, Moineddin R, Mendes VC. *The Roles of Different Scale Ranges of Surface Implant Topography on the Stability of the Bone/Implant Interface*; 2013. https://doi.org/10.1016/j.biomaterials.2013.01.024.
55. Teughels W, Van Assche N, Sliepen I, Quirynen M. Effect of material characteristics and/or surface topography on biofilm development. *Clin Oral Implants Res*. 2006:1768–1781. https://doi.org/10.1111/j.1600-0501.2006.01353.x.
56. Bürgers R, Gerlach T, Hahnel S, et al. In vivo and in vitro biofilm formation on two different titanium implant surfaces. *Clin Oral Implants Res*. 2010;21:156–164. https://doi.org/10.1111/j.1600-0501.2009.01815.x.
57. Han A, Tsoi JKH, Rodrigues FP, et al. Bacterial adhesion mechanisms on dental implant surfaces and the influencing factors. *Int J Adhes Adhes*. 2016;69:58–71. https://doi.org/10.1016/j.ijadhadh.2016.03.022.
58. Quirynen M, Bollen CM. The influence of surface roughness and surface-free energy on supra- and subgingival plaque formation in man. a review of the literature. *J Clin Periodontol*. 1995;22:1–14.
59. Xing R, Lyngstadaas SP, Ellingsen JE, et al. The influence of surface nanoroughness, texture and chemistry of TiZr implant abutment on oral biofilm accumulation. *Clin Oral Implants Res*. 2015;26:649–656. https://doi.org/10.1111/clr.12354.
60. Elter C, Heuer W, Demling A, et al. Supra-and subgingival biofilm formation on implant abutments with different surface characteristics. *Int J Oral Maxillofac Implants*. 2008;23(2):327–334.
61. Kwak HB, Kim JY, Kim KJ, et al. Risedronate directly inhibits osteoclast differentiation and inflammatory bone loss. *Biol Pharm Bull*. 2009;32:1193–1198. https://doi.org/10.1248/bpb.32.1193.
62. Yoshinari M, Oda Y, Inoue T, et al. Bone response to calcium phosphate-coated and bisphosphonate-immobilized titanium implants. *Biomaterials*. 2002;23(14):2879–2885.
63. Josse S, Faucheux C, Soueidan A, et al. Novel biomaterials for bisphosphonate delivery. *Biomaterials*. 2005;26:2073–2080. https://doi.org/10.1016/j.biomaterials.2004.05.019.
64. Peter B, Gauthier O, Laïb S, et al. Local delivery of bisphosphonate from coated orthopedic implants increases implants mechanical stability in osteoporotic rats. *J Biomed Mater Res A*. 2006;76(1):133–143. https://doi.org/10.1002/jbm.a.30456.
65. Abtahi J, Tengvall P, Aspenberg P. A bisphosphonate-coating improves the fixation of metal implants in human bone. A randomized trial of dental implants. *Bone*. 2012;50(5):1148–1151.

66. Abtahi J, Henefalk G, Aspenberg P. Randomised trial of bisphosphonate-coated dental implants: radiographic follow-up after five years of loading. 45:1564–1569. https://doi.org/10.1016/j.ijom.2016.09.001.
67. Guimaraes M, Antes T, Dolacio M, et al. Does local delivery of bisphosphonates influence the osseointegration of titanium implants? A systematic review. *Int J Oral Maxillofac Surg.* 2017;46:1429–1436.
68. Alonso-Coello P, García-Franco AL, Guyatt G, Moynihan R. Drugs for pre-osteoporosis: prevention or disease mongering? *BMJ.* 2008;336:126–129. https://doi.org/10.1136/bmj.39435.656250.AD.
69. Edwards MH, McCrae FC, Young-Min SA. Alendronate-related femoral diaphysis fracture—what should be done to predict and prevent subsequent fracture of the contralateral side? *Osteoporos Int.* 2010;21:701–703. https://doi.org/10.1007/s00198-009-0986-y.
70. Alenezi A, Chrcanovic B, Wennerberg A. Effects of local drug and chemical compound delivery on bone regeneration around dental implants in animal models: a systematic review and meta-analysis. *Int J Oral Maxillofac Implants.* 2018;33:e1–e18. https://doi.org/10.11607/jomi.6333.
71. Goldstein JL, Brown MS. Regulation of the mevalonate pathway. *Nature.* 1990;343:425–430. https://doi.org/10.1038/343425a0.
72. Mundy G, Garrett R, Harris S, et al. Gutierrez, Stimulation of bone formation in vitro and in rodents by statins. *Science.* 1999;286:1946–1949.
73. Ayukawa Y, Yasukawa E, Moriyama Y, et al. Local application of statin promotes bone repair through the suppression of osteoclasts and the enhancement of osteoblasts at bone-healing sites in rats. *Oral Surg Oral Med Oral Pathol Oral Radiol Endod.* 2009;107:336–342. https://doi.org/10.1016/j.tripleo.2008.07.013.
74. Edwards CJ, Hart DJ, Spector TD. Oral statins and increased bone-mineral density in postmenopausal women. *Lancet.* 2000;355:2218–2219.
75. Montagnani A, Gonnelli S, Cepollaro C, et al. Effect of simvastatin treatment on bone mineral density and bone turnover in hypercholesterolemic postmenopausal women: a 1-year longitudinal study. *Bone.* 2003;32:427–433.
76. Du Z, Chen J, Yan F, Xiao Y. Effects of Simvastatin on bone healing around titanium implants in osteoporotic rats. *Clin Oral Implants Res.* 2009;20:145–150. https://doi.org/10.1111/j.1600-0501.2008.01630.x.
77. Ayukawa Y, Okamura A, Koyano K. Simvastatin promotes osteogenesis around titanium implants. A histological and histometrical study in rats. *Clin Oral Implants Res.* 2004;15:346–350. https://doi.org/10.1046/j.1600-0501.2003.01015.x.
78. Yang F, Zhao S, Zhang F, et al. Simvastatin-loaded porous implant surfaces stimulate preosteoblasts differentiation: an in vitro study. *Oral Surg Oral Med Oral Pathol Oral Radiol Endod.* 2011;111:551–556. https://doi.org/10.1016/j.tripleo.2010.06.018.
79. Alt V, Bitschnau A, Osterling J, et al. The effects of combined gentamicin–hydroxyapatite coating for cementless joint prostheses on the reduction of infection rates in a rabbit infection prophylaxis model. *Biomaterials.* 2006;27(26):4627–4634. https://doi.org/10.1016/j.biomaterials.2006.04.035.
80. Persson LG, Ericsson I, Berglundh T, Lindhe J. Osseointegration following treatment of peri-implantitis and replacement of implant components. An experimental study in the dog. *J Clin Periodontol.* 2001;28:258–263.
81. Laurencin CT, Ashe KM, Henry N, et al. Delivery of small molecules for bone regenerative engineering: preclinical studies and potential clinical applications. *Drug Discov Today.* 2014;19:794–800. https://doi.org/10.1016/j.drudis.2014.01.012.
82. King WJ, Krebsbach PH. Growth factor delivery: how surface interactions modulate release in vitro and in vivo. *Adv Drug Deliv Rev.* 2012;64(12):1239–1256. https://doi.org/10.1016/j.addr.2012.03.004.
83. Mukherjee A, Rotwein P. Akt promotes BMP2-mediated osteoblast differentiation and bone development. *J Cell Sci.* 2009;122:716–726. https://doi.org/10.1242/jcs.042770.
84. Bessa PC, Casal M, Reis RL. Bone morphogenetic proteins in tissue engineering: the road from laboratory to clinic, part II (BMP delivery). *J Tissue Eng Regen Med.* 2008;2:81–96. https://doi.org/10.1002/term.74.
85. Hollinger JO, Hart CE, Hirsch SN, et al. Recombinant human platelet-derived growth factor: biology and clinical applications. *J Bone Joint Surg Am.* 2008;90(1):48–54. https://doi.org/10.2106/JBJS.G.01231.
86. Zekiy AO. Molecular approaches to functionalization of dental implant surfaces. *Eur J Mol Biotechnol.* 2015;10:228–240. https://doi.org/10.13187/ejmb.2015.10.228.
87. Inchingolo F, Ballini A, Cagiano R, et al. Immediately loaded dental implants bioactivated with platelet-rich plasma (PRP) placed in maxillary and mandibular region. *Clin Ter.* 2015;166:e146–e152.
88. Kundu R, Rathee M. Effect of Platelet-Rich-Plasma (PRP) and implant surface topography on implant stability and bone. *J Clin Diagnostic Res.* 2014;8:26–30. https://doi.org/10.7860/JCDR/2014/9177.4478.
89. Sakou T. Bone morphogenetic proteins: from basic studies to clinical approaches. *Bone.* 1998;22:591–603.
90. Dimitriou R, Tsiridis E, Giannoudis PV. Current concepts of molecular aspects of bone healing. *Injury.* 2005;36:1392–1404. https://doi.org/10.1016/j.injury.2005.07.019.
91. Laub M, Chatzinikolaidou M, Rumpf H, Jennissen HP. Modelling of protein-protein interactions of bone morphogenetic protein-2 (BMP-2) by 3D-Rapid Prototyping, Materwiss. *Werksttech.* 2002;33:729–737. https://doi.org/10.1002/mawe.200290003.
92. Wikesjö UME, Qahash M, Polimeni G, et al. Alveolar ridge augmentation using implants coated with recombinant human bone morphogenetic protein-2: histologic observations. *J Clin Periodontol.* 2008;35:1001–1010. https://doi.org/10.1111/j.1600-051X.2008.01321.x.
93. Sellers RS, Zhang R, Glasson SS, et al. Repair of articular cartilage defects one year after treatment with recombinant human bone morphogenetic protein-2 (rhBMP-2). *J Bone Joint Surg Am.* 2000;82:151–160.
94. Zhang X, Zhang Z, Shen G, Zhao J. Enhanced osteogenic activity and anti-inflammatory properties of Lenti-BMP-2-loaded TiO2nanotube layers fabricated by lyophilization following trehalose addition. *Int J Nanomedicine.* 2016;11:429–439. https://doi.org/10.2147/IJN.S93177.
95. Guillot R, Pignot-Paintrand I, Lavaud J, et al. *Assessment of a Polyelectrolyte Multilayer Film Coating Loaded with BMP-2 on Titanium and PEEK Implants in the Rabbit Femoral Condyle*; 2016. https://doi.org/10.1016/j.actbio.2016.03.010.
96. Kanatani M, Sugimoto T, Kaji H, et al. Stimulatory effect of bone morphogenetic protein-2 on osteoclast-like cell formation and bone-resorbing activity. *J Bone Miner Res.* 2009;10:1681–1690. https://doi.org/10.1002/jbmr.5650101110.
97. Gao X, Zhang X, Song J, et al. Osteoinductive peptide-functionalized nanofibers with highly ordered structure as biomimetic scaffolds for bone tissue engineering. *Int J Nanomedicine.* 2015;10:7109–7128. https://doi.org/10.2147/IJN.S94045.
98. Albertini M, Fernandez-Yague M, Lázaro P, et al. Advances in surfaces and osseointegration in implantology. Biomimetic surfaces. *Med Oral Patol Oral Cir Bucal.* 2015;20:316–341. https://doi.org/10.4317/medoral.20353.
99. Petrie TA, Reyes CD, Burns KL, García AJ. Simple application of fibronectin-mimetic coating enhances osseointegration of titanium implants. *J Cell Mol Med.* 2009;13:2602–2612. https://doi.org/10.1111/j.1582-4934.2008.00476.x.
100. Oliva J, Oliva X, Oliva JD. Five-year success rate of 831 consecutively placed Zirconia dental implants in humans: a comparison of three different rough surfaces. *Int J Oral Maxillofac Implants.* 2010;25:336–344.
101. Özkurt Z, Kazazoğlu E. Zirconia dental implants: a literature review. *J Oral Implantol.* 2011;37:367–376. https://doi.org/10.1563/AAID-JOI-D-09-00079.

102. Tetè S, Mastrangelo F, Bianchi A, et al. Collagen fiber orientation around machined titanium and zirconia dental implant necks: an animal study. *Int J Oral Maxillofac Implants.* 2009;24(1):5208.
103. Scarano A, Piattelli A, Polimeni A, et al. Bacterial adhesion on commercially pure titanium and anatase-coated titanium healing screws: an in vivo human study. *J Periodontol.* 2010;81:1466–1471. https://doi.org/10.1902/jop.2010.100061.
104. Ding Q, Zhang L, Bao R, et al. Effects of different surface treatments on the cyclic fatigue strength of one-piece CAD/CAM zirconia implants. *J Mech Behav Biomed Mater.* 2018;84:249–257. https://doi.org/10.1016/j.jmbbm.2018.05.002.
105. Assenza B, Tripodi D, Scarano A, et al. Bacterial leakage in implants with different implant–abutment connections: an in vitro study. *J Periodontol.* 2012;83:491–497. https://doi.org/10.1902/jop.2011.110320.
106. Porter DL, Heuer AH. Mechanisms of toughening Partially Stabilized Zirconia (PSZ). *J Am Ceram Soc.* 1977;60:183–184. https://doi.org/10.1111/j.1151-2916.1977.tb15509.x.
107. Piconi C, Maccauro G. Zirconia as a ceramic biomaterial. *Biomaterials.* 1998;20:1–25. https://doi.org/10.1016/B978-0-08-055294-1.00017-9.
108. Gahlert M, Gudehus T, Eichhorn S, et al. Biomechanical and histomorphometric comparison between zirconia implants with varying surface textures and a titanium implant in the maxilla of miniature pigs. *Clin Oral Implants Res.* 2007;18:662–668. https://doi.org/10.1111/j.1600-0501.2007.01401.x.
109. Wang H, Aboushelib MN, Feilzer AJ. Strength influencing variables on CAD/CAM zirconia frameworks. *Dent Mater.* 2008;24:633–638. https://doi.org/10.1016/j.dental.2007.06.030.
110. Langhoff JD, Voelter K, Scharnweber D, et al. Comparison of chemically and pharmaceutically modified titanium and zirconia implant surfaces in dentistry: a study in sheep. *Int J Oral Maxillofac Surg.* 2008;37:1125–1132. https://doi.org/10.1016/j.ijom.2008.09.008.
111. van Oirschot BA, Bronkhorst EM, van den Beucken JJ, et al. A systematic review on the long-term success of calcium phosphate plasma-spray-coated dental implants. *Odontology.* 2016;104:347–356. https://doi.org/10.1007/s10266-015-0230-5.
112. Mertens C, Steveling HG. Early and immediate loading of titanium implants with fluoride-modified surfaces: results of 5-year prospective study. *Clin Oral Implants Res.* 2011;22:1354–1360. https://doi.org/10.1111/j.1600-0501.2010.02123.x.
113. Cannizzaro G, Felice P, Minciarelli AF, et al. Early implant loading in the atrophic posterior maxilla: 1-stage lateral versus crestal sinus lift and 8 mm hydroxyapatite-coated implants. A 5-year randomised controlled trial. *Eur J Oral Implantol.* 2013;6:13–25.
114. Yang Y, Kim KH, Ong JL. A review on calcium phosphate coatings produced using a sputtering process - An alternative to plasma spraying. *Biomaterials.* 2005;26:327–337. https://doi.org/10.1016/j.biomaterials.2004.02.029.
115. Albertini M, Herrero-Climent, Nart J, et al. A biomimetic surface for immediate and early loading of dental implants surface characterization and results from histological studies. *JSM Dent Surg.* 2016;1(1):1008.
116. Lavenus S, Louarn G, Layrolle P. Nanotechnology and dental implants. *Int J Biomater.* 2010:1–9. https://doi.org/10.1155/2010/915327.
117. de Jonge LT, Leeuwenburgh SCG, Wolke JGC, Jansen JA. Organic–inorganic surface modifications for titanium implant surfaces. *Pharm Res.* 2008;25:2357–2369. https://doi.org/10.1007/s11095-008-9617-0.
118. de Jonge LT, Leeuwenburgh SC, van den Beucken JJ, et al. The osteogenic effect of electrosprayed nanoscale collagen/calcium phosphate coatings on titanium. *Biomaterials.* 2010;31:2461–2469. https://doi.org/10.1016/j.biomaterials.2009.11.114.
119. Chai YC, Carlier A, Bolander J, et al. *Current Views on Calcium Phosphate Osteogenicity and the Translation into Effective Bone Regeneration Strategies*; 2012. https://doi.org/10.1016/j.actbio.2012.07.002.
120. Siebers MC, Walboomers XF, Leeuwenburgh SCG, et al. Electrostatic spray deposition (ESD) of calcium phosphate coatings, an in vitro study with osteoblast-like cells. *Biomaterials.* 2004;25.2019–27.
121. Junker R, Dimakis A, Thoneick M, Jansen JA. Effects of implant surface coatings and composition on bone integration: a systematic review. *Clin Oral Implants Res.* 2009;20:185–206. https://doi.org/10.1111/j.1600-0501.2009.01777.x.
122. Miranda-Rius J, Lahor-Soler E, Brunet-Llobet L, et al. Treatments to optimize dental implant surface topography and enhance cell bioactivity. In: Almasri MA, ed. *Dental Implantology Biomaterial.* IntechOpen; 2016. https://doi.org/10.5772/62682.

PARTE 3

Ciência Básica

10 | Avaliação Médica do Paciente Candidato a Implante Dental, *208*
11 | Avaliação Radiográfica em Implantologia Oral, *273*
12 | Anatomia Aplicada aos Implantes Dentais, *329*
13 | Infecções dos Implantes Dentais, *339*
14 | Farmacologia em Implantodontia, *357*

10
Avaliação Médica do Paciente Candidato a Implante Dental

RANDOLPH R. RESNIK E ROBERT J. RESNIK

A avaliação médica dos pacientes que consideram o tratamento com implantes dentais é um aspecto importante e vital do processo de planejamento do tratamento. Uma análise retrospectiva dos dados do Veterans' Administration Registry identificou que o estado médico dos pacientes (ou seja, histórico médico, categoria da American Society of Anestesiologists [ASA] e histórico de medicação) está correlacionado com a falha do implante.[1] O objetivo principal do clínico é avaliar os riscos inerentes associados ao tratamento de pacientes. Existem muitos fatores associados à avaliação do estado de saúde do paciente e o risco, incluindo o histórico médico e odontológico atual e passado do paciente, uso atual e passado de medicamentos, histórico de alergias, histórico social, tipo de tratamento, duração do tratamento, capacidade de invasão de tratamento, grau de urgência do tratamento e uso anterior de sedação (Boxe 10.1).

Os pacientes que buscam tratamento com implantes dentais podem parecer "saudáveis"; no entanto, eles podem realmente ter doenças sistêmicas graves ou tomar medicamentos capazes de aumentar a morbidade do tratamento. Os pacientes de hoje, mesmo aqueles com doenças que ameaçam a vida, são mais socialmente ativos e têm uma qualidade de vida devido aos avanços nos cuidados médicos e cirúrgicos. Estudos demonstraram que 30% dos pacientes odontológicos têm algum tipo de condição médica relevante.[2] Avaliando pacientes com mais de 60 anos de idade, 40% mostraram estar tomando cinco ou mais medicamentos prescritos, 15% estão tomando 10 ou mais medicamentos prescritos e 67% estão tomando uma combinação de cinco ou mais medicamentos prescritos e de venda livre (OTC).[3]

Embora seja difícil em muitas situações, o clínico deve fazer todo o possível para identificar o paciente clinicamente comprometido. O objetivo é que cada paciente seja tratado de forma segura e eficiente. O aumento do risco para os pacientes pode surgir de procedimentos que são muito invasivos ou fora da tolerância do paciente em nível ambulatorial. Portanto, é imperativo que o clínico faça uma avaliação do risco com base no histórico médico e odontológico e esteja ciente da extensão do trauma e do estresse do paciente com os procedimentos previstos.

Este capítulo é específico para um paciente candidato a implante e enfoca a importância da avaliação médica inicial, com ênfase principal no questionamento do histórico médico e no exame físico. Doenças sistêmicas relevantes, junto com medicamentos que afetam diretamente o paciente candidato ao implante, são abordadas com recomendações sobre o plano de tratamento, tratamento intraoperatório e modificações nos cuidados pós-operatórios.

Avaliação médica

A avaliação médica continua a ser de suma importância na implantodontia, talvez mais do que em outras especialidades da odontologia. O tratamento com implantes é bem aceito hoje como uma disciplina cirúrgica, protética e de manutenção para pacientes desde a adolescência até a população idosa. A necessidade de tratamento relacionado ao implante aumenta com a idade do paciente; como resultado, o implantodontista trata mais pacientes idosos do que outros especialistas em odontologia.

Estima-se que 12% da população dos EUA tenha 65 anos de idade ou mais; espera-se que esse número chegue a 21% (64,6 milhões) no ano de 2030.[4] Uma pessoa de 65 anos de idade tem uma expectativa de vida de outros 16,7 anos, e uma pessoa de 80 anos pode esperar viver mais 8 anos.[5] Esses pacientes frequentemente solicitam suporte de implante para suas reabilitações fixas com falha ou para melhorar as condições de suas próteses removíveis. O aumento da expectativa de vida indica que o número de pacientes idosos, na prática odontológica, tem grande probabilidade de aumentar no futuro. Portanto, é importante projetar as avaliações médicas e físicas para acomodar as condições especiais desses pacientes.

Histórico médico

Um extenso histórico médico por escrito é obrigatório para todos os candidatos a implantes dentais. A revisão do histórico médico

---

Boxe 10.1 Fatores que afetam a avaliação de risco do paciente candidato ao implante.

- Histórico médico atual e passado
- Histórico odontológico atual e passado
- Uso atual e passado de medicamentos
- Histórico de alergias
- História social e uso de drogas recreativas
- Tipo de tratamento necessário
- Duração do tratamento
- Invasividade do tratamento
- Estado psicológico
- Grau de urgência do tratamento
- Uso e tipo de sedação

do paciente é a primeira oportunidade para o cirurgião-dentista falar com ele. O tempo e a consideração dedicados no início definirão o tom para todo o tratamento subsequente. Essa primeira impressão deve refletir um clínico afetuoso e atencioso, altamente treinado para ajudar os pacientes com históricos médicos e odontológicos complexos. Um interesse sincero e um processo ativo de anotações são benéficos. O clínico não deve subestimar o valor da anamnese do histórico médico. Fazer perguntas que demonstram uma compreensão das condições médicas listadas e problemas comuns relacionados oferece vários benefícios.

As duas categorias básicas de informações abordadas durante a revisão do histórico médico incluem o histórico médico e uma revisão da saúde sistêmica do paciente. O consultório odontológico usa um formulário de avaliação médica para obter a maioria dessas informações (Figura 10.1). O histórico de uso de medicamentos possui importância singular, incluindo medicamentos OTC, ervas e suplementos, alergias e uma revisão dos sistemas corporais. A fisiopatologia dos sistemas, o grau de envolvimento e os medicamentos usados para tratar as doenças são avaliados. É importante revisar esse formulário com o paciente para garantir que a compreensão seja adequada para responder a todas as perguntas de forma precisa e verdadeira.

Exames extraorais e intraorais

Depois que a anamnese é revisada, o exame físico médico é iniciado porque este é o primeiro contato físico entre o cirurgião-dentista e o paciente. Uma abordagem gentil e cuidadosa deve continuar durante o exame. Uma avaliação completa da cabeça e do colo é importante, inicialmente e em todas as consultas de manutenção preventiva (retornos) subsequentes.

Os exames extra e intraorais são semelhantes aos tratados em qualquer livro de diagnóstico bucal. As áreas expostas do paciente precisam ser avaliadas (face, colo, braços e mãos) e documentadas de acordo. Características e simetria facial são observadas, incluindo orelhas, nariz e olhos. Se a linha média, plano oclusal ou linha do sorriso dos dentes naturais ou da prótese existente não for harmoniosa, a etiologia deve ser determinada. A articulação temporomandibular deve ser avaliada junto com a abertura oclusal máxima, pois pode complicar ou contraindicar procedimentos cirúrgicos e protéticos. Os pacientes são muito receptivos à avaliação crítica e às limitações do tratamento relacionadas à estética facial antes do início da reabilitação. O sorriso alto deve ser avaliado, pois pode trazer complicações estéticas relacionadas aos implantes dentais. Sinais visíveis de ansiedade, movimentos

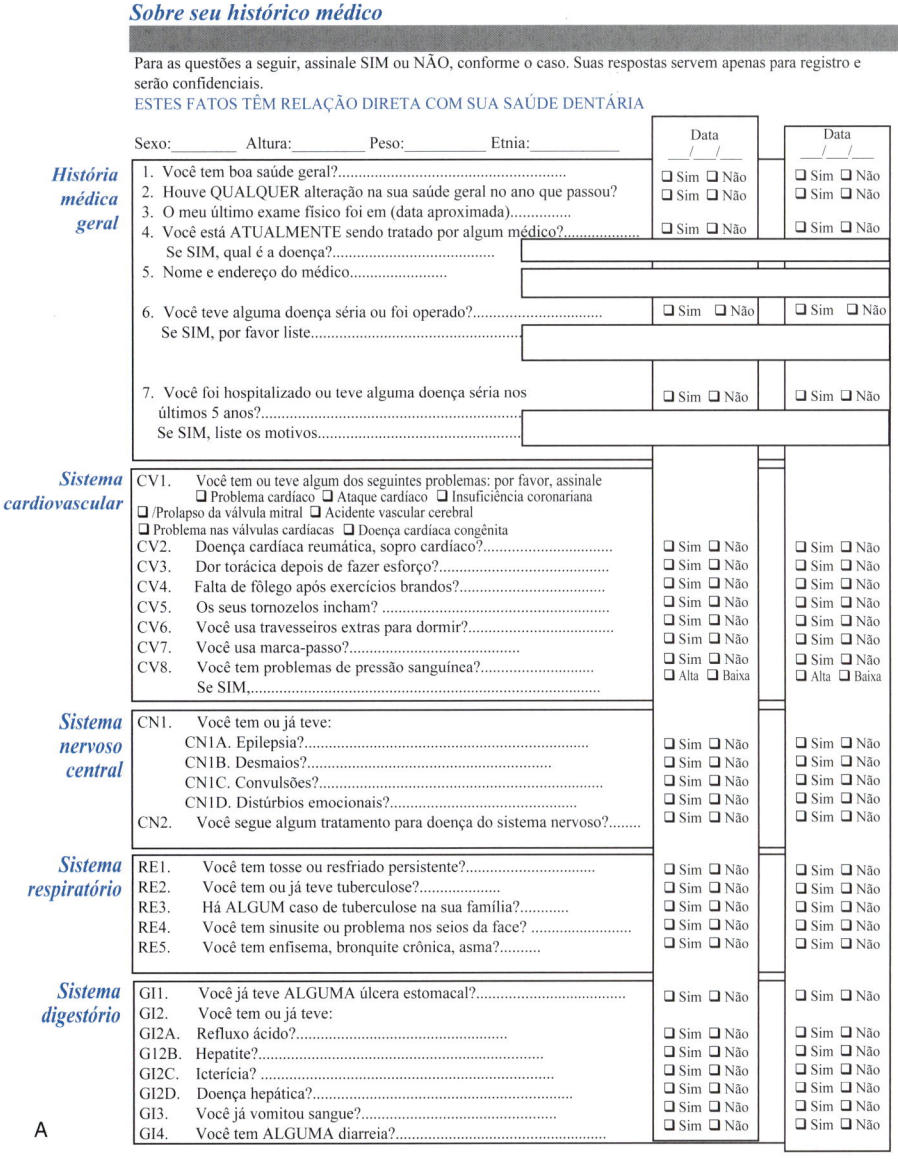

• **Figura 10.1 A-D.** Formulário para anamnese.

Sobre seu histórico médico

		Data _/_/_	Data _/_/_
Sistema endócrino	EN1. Você tem diabetes? Controlada/não controlada.................	☐ Sim ☐ Não	☐ Sim ☐ Não
	EN2. Alguém da sua família tem diabetes?.........................	☐ Sim ☐ Não	☐ Sim ☐ Não
	EN3. Você urina mais de 6 vezes/dia?.............................	☐ Sim ☐ Não	☐ Sim ☐ Não
	EN4. Você tem sede com frequência ou sente a boca seca?..........	☐ Sim ☐ Não	☐ Sim ☐ Não
	EN5. Você tem hipotireoidismo ou hipertireoidismo?...............	☐ Sim ☐ Não	☐ Sim ☐ Não
Sistema hematopoético	HB1. Você tem anemia, anemia falciforme, distúrbio sanguíneo?.....	☐ Sim ☐ Não	☐ Sim ☐ Não
	HB2. Há ALGUM histórico familiar de distúrbio sanguíneo?.........	☐ Sim ☐ Não	☐ Sim ☐ Não
	HB3. Você é hemofílico?...	☐ Sim ☐ Não	☐ Sim ☐ Não
	HB4. Você já teve algum sangramento anormal após cirurgia, exodontia ou trauma?	☐ Sim ☐ Não	☐ Sim ☐ Não
	HB5. Você já recebeu transfusão de sangue?.......................	☐ Sim ☐ No	☐ Sim ☐ Não
	HB6. Você tem problema de imunodeficiência?.....................	☐ Sim ☐ Não	☐ Sim ☐ Não
Alergias	AL1. Você é alérgico ou já teve reação adversa a:		
	AL1A. Anestésicos locais.......................................	☐ Sim ☐ Não	☐ Sim ☐ Não
	AL1B. Antibióticos, penicilina, sulfa?.........................	☐ Sim ☐ Não	☐ Sim ☐ Não
	AL1C. Barbitúricos, sedativos ou comprimidos para dormir?......	☐ Sim ☐ Não	☐ Sim ☐ Não
	AL1D. Ácido acetilsalicílico?..................................	☐ Sim ☐ Não	☐ Sim ☐ Não
	AL1E. Iodo?...	☐ Sim ☐ Não	☐ Sim ☐ Não
	AL1F. Codeína ou outros narcóticos?............................	☐ Sim ☐ Não	☐ Sim ☐ Não
	AL1G. Látex?..	☐ Sim ☐ Não	☐ Sim ☐ Não
	AL1H. Outros? Por favor, especifique...........................		
	AL2. Você tem asma, febre do feno ou alergias sazonais?.........	☐ Sim ☐ Não	☐ Sim ☐ Não
	AL3. Você tem ou teve urticária ou exantema epitelial?	☐ Sim ☐ Não	☐ Sim ☐ Não
Sistema	UR1. Você tem ou já teve:		
	UR1A. Problemas renais?.......................................	☐ Sim ☐ Não	☐ Sim ☐ Não
	UR1B. Diálise?..	☐ Sim ☐ Não	☐ Sim ☐ Não
	UR1B. Sífilis, gonorreia?.....................................	☐ Sim ☐ Não	☐ Sim ☐ Não
Ossos e articulações	BJ1. Você tem ou já teve?		
	BJ1A. Artrite?..	☐ Sim ☐ Não	☐ Sim ☐ Não
	BJ1B. Reumatismo inflamatório?................................	☐ Sim ☐ Não	☐ Sim ☐ Não
	BJ1C. Infecção óssea?...	☐ Sim ☐ Não	☐ Sim ☐ Não
	BJ1D. Osteoporose?..	☐ Sim ☐ Não	☐ Sim ☐ Não
	BJ1E. Substituição articular artificial?......................	☐ Sim ☐ Não	☐ Sim ☐ Não
	BJ1F. 1. Você já tomou ou atualmente toma medicação intravenosa conhecida como bisfosfonato, por exemplo, Zomata® (IV) (ácido zoledrônico) ou Aridia® (IM) (pamidronato)	☐ Sim ☐ Não	☐ Yes ☐ Não
	2. Você está tomando ou já tomou medicação oral conhecida como \ bisfosfonato para osteoporose ou outra condição clínica (p. ex., alendronato, risedronato ou ibandronato sódico	☐ Sim ☐ Não	☐ Sim ☐ Não
	Se sim para 1 ou 2		
	3. Você notou alguma alteração na boca ou nas arcadas (maxila e mandíbula)?	☐ Sim ☐ Não	☐ Sim ☐ Não
	4. Você teve alguma dor nas arcadas (maxila e mandíbula) ou nos dentes?	☐ Sim ☐ Não	☐ Sim ☐ Não
	5. Você notou algum cheiro fétido, edema ou secreção na sua boca?	☐ Sim ☐ Não	☐ Sim ☐ Não
Outros	TR1. Você tem ou já teve:		
	TR1A. Tumor ou malignidade?...................................	☐ Sim ☐ Não	☐ Sim ☐ Não
	TR1B. Quimioterapia ou radioterapia?..........................	☐ Sim ☐ Não	☐ Sim ☐ Não
	Você tem ou teve QUALQUER doença, condição ou problema que NÃO FOI listado aqui e que acredita que deveríamos saber? Em caso positivo, por favor explique........................		
	TR2. Você é regularmente exposto a raios X ou a QUALQUER outra radiação ionizante ou substâncias tóxicas?.............	☐ Sim ☐ Não	☐ Sim ☐ Não
	TR3. Você tem glaucoma?..	☐ Sim ☐ Não	☐ Sim ☐ Não
	Em caso positivo,	☐ Aberto ☐ Fechado	☐ Aberto ☐ Fechado
	TR4. Você já recebeu algum tipo de tratamento com radiação? Se sim, em qual parte do corpo recebeu tratamento e quando?		

Figura 10.1 A-D. (*Continuação*) Formulário para anamnese.

corporais anormais, tremores, letargia ou dificuldade para respirar devem ser observados junto de quaisquer anormalidades no rosto (p. ex., expressão, palidez, cianose ou icterícia, pálpebras caídas), colo (p. ex., caroços, inchaço), braços (p. ex., hematomas ou petéquias) ou mãos (p. ex., dedos em baqueta, fenômeno de Raynaud, erupções cutâneas, problemas de destreza).

As áreas submentoniana, submandibular, parotídea e cervical são palpadas em busca de linfadenopatia ou edema incomum. A área entre a incisura cricoide e a incisura supraesternal é palpada para se observar aumento da glândula tireoide. Os distúrbios da tireoide podem influenciar o metabolismo ósseo e o manejo do implante. O exame intraoral dos lábios, mucosa labial e bucal, palato duro e mole, língua e faringe oral é então realizado. Quaisquer lesões ou estados de doença devem ser avaliados antes do início dos procedimentos de instalação do implante.

Sinais vitais

O registro dos sinais vitais (pressão arterial, pulso, temperatura, respiração, peso e altura) também faz parte do exame físico. A equipe do consultório odontológico muitas vezes é treinada e pode reunir essas informações antes que a anamnese do paciente seja revisada pelo cirurgião-dentista. Se alguma descoberta for incomum, o cirurgião-dentista pode repetir a avaliação, conforme necessário.

Pressão arterial

A pressão arterial é um componente crítico do exame médico e muitas vezes é negligenciada em consultórios odontológicos. Estudos mostraram que aproximadamente 10% dos consultórios odontológicos registram a pressão arterial do paciente.[6] A importância de se obter e registrar a pressão arterial em cada paciente

Sobre seu histórico médico

TR4.	Você está usando ou usa lentes de contato?...........................	☐ Sim ☐ Não	☐ Sim ☐ Não
TR5.	Você consome bebidas alcoólicas?......................................	☐ Sim ☐ Não	☐ Sim ☐ Não
	Em caso positivo, quanto e com qual frequência?...............		
TR6.	Você fuma tabaco?...	☐ Sim ☐ Não	☐ Sim ☐ Não
TR7.	Você masca tabaco?...	☐ Sim ☐ Não	☐ Sim ☐ Não
	Em caso positivo, quanto e com qual frequência?...............		

Seus medicamentos

	Data __/__/__	Data __/__/__
ME1. Você está tomando algum dos seguintes medicamentos:	☐ Sim ☐ Não	☐ Sim ☐ Não
ME1B. Anticoagulantes, agentes para inibir a coagulação do sangue?.....	☐ Sim ☐ Não	☐ Sim ☐ Não
ME1C. Remédio para hipertensão?....................................	☐ Sim ☐ Não	☐ Sim ☐ Não
ME1D. Tranquilizantes?..	☐ Sim ☐ Não	☐ Sim ☐ Não
ME1E. Iodo?...	☐ Sim ☐ Não	☐ Sim ☐ Não
ME1F. Ácido acetilsalicílico?...	☐ Sim ☐ Não	☐ Sim ☐ Não
ME1G. Codeína ou outros narcóticos?...............................	☐ Sim ☐ Não	☐ Sim ☐ Não
ME1H. Esteroides?..	☐ Sim ☐ Não	☐ Sim ☐ Não
ME1I. Outros?	☐ Sim ☐ Não	☐ Sim ☐ Não
Em caso positivo, por favor explique........		

LISTA DE MEDICAMENTOS

Por favor, forneça uma lista de **qualquer tipo de medicamento** de que você esteja fazendo uso, assim como a dosagem
(Prescritos ou não prescritos)
NUNCA DEIXE DE TOMAR OU MODIFIQUE QUALQUER MEDICAÇÃO QUE TENHA SIDO PRESCRITA PELO SEU MÉDICO

Nome/Tipo de medicamento	Dosagem	Quantas vezes/dia?

C

• **Figura 10.1 A-D.** (*Continuação*) Formulário para anamnese.

---

candidato a implante é dobrada. Em primeiro lugar, o registro inicial pode servir como uma medida basal que, se muito alta, pode indicar uma doença cardiovascular subjacente e contraindicar um procedimento cirúrgico. Em segundo lugar, quando em uma variação aceitável, a pressão arterial inicial atua como uma medida basal específica para aquele paciente. Se o paciente tiver um problema futuro durante o tratamento, a diferença da pressão arterial entre a basal e a situação atual pode alterar o risco cirúrgico do paciente.

A pressão arterial é medida no sistema circulatório. Isso torna o uso de uma braçadeira de pulso mais difícil e menos preciso, pois as artérias do pulso são mais estreitas do que no cotovelo. É sempre aconselhável usar um manguito que meça a pressão arterial logo acima do cotovelo. O uso de um manguito muito pequeno resultará em uma pressão arterial artificialmente mais alta, e o uso de um manguito muito grande resultará em uma pressão arterial artificialmente baixa. O comprimento do saco é um guia útil na escolha do tamanho apropriado do manguito. A American Heart Association (AHA) recomenda que o manguito tenha 80% da circunferência do braço do paciente e 40% para a largura ideal.

Existem vários padrões de tamanho de manguitos. O tamanho adulto pequeno é para uma circunferência do braço de aproximadamente 17 a 22 cm. Manguitos de tamanho adulto normal podem ser usados para circunferências de braço que estão entre 22 e 33 cm. Um manguito adulto grande pode ser usado quando a circunferência do braço excede 33 cm, mas é menor que 43 cm.

A pressão arterial pode ser diretamente influenciada pelo débito cardíaco, volume sanguíneo, viscosidade do sangue, condição dos vasos sanguíneos (especialmente as arteríolas) e frequência cardíaca. A pressão arterial sistólica é a quantidade máxima de pressão nas artérias durante a contração do músculo cardíaco. A pressão arterial diastólica é a pressão nas artérias entre os batimentos. A diferença entre a pressão arterial diastólica e sistólica é a pressão de pulso. A pressão de pulso é a quantidade de pressão

Sobre seu histórico médico

Para as mulheres

	Data __/__/__	Data __/__/__
Você está grávida?..	❑ Sim ❑ Não	❑ Sim ❑ Não
Você está amamentando?..	❑ Sim ❑ Não	❑ Sim ❑ Não
Você tem algum problema relacionado ao seu ciclo menstrual?	❑ Sim ❑ Não	❑ Sim ❑ Não
Você toma contraceptivo oral?..	❑ Sim ❑ Não	❑ Sim ❑ No
Você está fazendo tratamento hormonal?.......................................	❑ Sim ❑ Não	❑ Sim ❑ Não

História odontológica

Qual é a principal queixa em relação aos seus dentes?

Você está sentindo dor ou desconforto?........................	❑ Sim ❑ Não	❑ Sim ❑ Não
Você está satisfeito com a aparência dos seus dentes?..................	❑ Sim ❑ Não	❑ Sim ❑ Não
Você consegue comer e mastigar satisfatoriamente?......................	❑ Sim ❑ Não	❑ Sim ❑ Não
Você tem cefaleia, dor de ouvido ou torcicolo?..........................	❑ Sim ❑ Não	❑ Sim ❑ Não
Você tem problemas frequentes nos seios da face?........................	❑ Sim ❑ Não	❑ Sim ❑ Não
Você já teve ALGUM problema grave associado a QUALQUER tratamento odontológico anterior?..	❑ Sim ❑ Não	❑ Sim ❑ Não

Se SIM, explique por favor......................

Outras condições que não foram listadas

Responsabilidade odontológica geral e declaração de consentimento

Por este documento autorizo e requisito a execução dos serviços odontológicos para mim mesmo ou:

Eu também dou o meu consentimento para que QUALQUER procedimento odontológico necessário e recomendável, medicamentos e anestésicos que sejam administrados pelo cirurgião-dentista ou pela sua equipe, para objetivos diagnósticos ou tratamento odontológico. Estes registros podem incluir modelos de estudo, fotografias, radiografias e análises sanguíneas. Eu entendo e concordo que sou financeiramente responsável pelos serviços prestados a mim ou às pessoas supracitadas, independentemente da cobertura da assistência médica. Os planos de tratamento que envolvem circunstâncias de crédito extensivo são submetidos a uma checagem de crédito. Eu também entendo que a estimativa do tratamento, apresentada a mim, é apenas uma estimativa. Ocasionalmente, poderá surgir a necessidade de modificar o tratamento. Neste caso, eu serei informado da necessidade do tratamento adicional e o preço de tal modificação.

De acordo com o meu melhor conhecimento, as informações fornecidas neste formulário estão corretas.

Assinatura do paciente ou responsável — Data

Assinatura da testemunha — Data

Assinatura do médico — Data

D

• **Figura 10.1 A-D.** (*Continuação*) Formulário para anamnese.

que o coração produz toda vez que bate. Por exemplo, uma pressão arterial de 120/80 teria uma pressão de pulso de 40 mmHg. A pressão média de pulso é de 30 a 50 mmHg. Uma pressão alta de pulso é superior a 60 mmHg e é mais comum em idosos. Junto com a idade, uma pressão alta de pulso pode ser indicativa de hipertensão acelerada ou aterosclerose. A pressão arterial pode ser diretamente influenciada pelo débito cardíaco, volume sanguíneo, viscosidade do sangue, condição dos vasos sanguíneos (especialmente as arteríolas) e frequência cardíaca. Isso contraindica um procedimento cirúrgico. Em segundo lugar, quando em 2017 os padrões de avaliação das leituras de pressão arterial foram atualizados com o lançamento do "Sétimo Relatório do Comitê Nacional Conjunto de Prevenção, Detecção, Avaliação e Tratamento da Pressão Alta" (Joint National Committee [JNC] 7).[7] A pressão arterial agora está dividida em quatro categorias diferentes: normal, elevada, estágio 1 e estágio 2. A pressão arterial normal é definida como < 120/< 80 mmHg; pressão arterial elevada é definida como 120 a 129/< 80 mmHg; hipertensão estágio 1 é definida como 130 a 139 ou 80 a 89 mmHg; e a hipertensão em estágio 2 é definida como > 140 ou ≥ 90 mmHg. O diagnóstico de hipertensão não é feito em uma única leitura; ele deve ser confirmado em pelo menos duas ou mais leituras, em pelo menos duas ou mais ocasiões. Se a leitura da pressão arterial exceder a sistólica de 140 ou a diastólica de 90, em duas leituras separadas, o paciente deve ser encaminhado ao seu médico de atenção primária.[8]

A hipertensão do jaleco branco, em um consultório médico, pode ocorrer em alguns pacientes. Isso é especialmente verdadeiro para pacientes em um consultório odontológico, pois podem estar ansiosos ou apreensivos com o procedimento odontológico que será realizado. Antes de fazer o diagnóstico de hipertensão nesses indivíduos, o paciente deve monitorar a pressão arterial em casa ou fora do consultório. A hipertensão tende a ter uma prevalência mais alta em afro-americanos em comparação com caucasianos. O risco de morte por acidente vascular cerebral ou doença cardíaca pode ser duplicado para cada 20 mmHg de elevação na pressão arterial sistólica e a cada 10 mmHg na elevação da pressão arterial diastólica.

Somente o pessoal treinado e retreinado regularmente em uma técnica padronizada deve realizar o monitoramento da pressão arterial. É aconselhável registrar a pressão arterial em ambos os braços e aguardar pelo menos 2 a 3 minutos entre a repetição das leituras da pressão arterial. Você deve sempre fornecer verbalmente ao paciente a leitura da pressão arterial, além de registrá-la em seu prontuário. Normalmente, é aconselhável dar ao paciente pelo menos 5 minutos para descansar antes de verificar sua pressão arterial. A maioria dos consultórios odontológicos usará um manguito eletrônico automático, que inflará o manguito até a pressão apropriada e a medirá automaticamente a pressão arterial. É importante que o manguito esteja na posição apropriada, com os tubos do manguito passando diretamente sobre a artéria braquial. Os pés do paciente devem ser apoiados no chão e o braço apoiado em uma mesa ou cadeira na altura do coração. Não use uma medida para determinar se um paciente tem problemas de pressão arterial. Repita a leitura para confirmar a pressão arterial elevada e encaminhe o paciente ao seu médico, quando apropriado.

A pressão arterial baixa também pode gerar problemas para a cirurgia de implante. As leituras de pressão arterial de menos de 90 mmHg sistólica ou menos de 60 mmHg diastólica são consideradas anormais, e a cirurgia de implante eletiva deve ser adiada até a consulta com o médico do paciente. É sempre importante conferir novamente a pressão arterial para verificar as leituras baixas. A pressão arterial baixa pode resultar de desidratação, hipotireoidismo ou excesso de medicação anti-hipertensivos do paciente.

Nota: se uma paciente do sexo feminino apresentar história de mastectomia, a pressão arterial deve ser medida no braço oposto ao lado da mastectomia para evitar possível linfedema. Se um paciente relatar uma história de mastectomia dupla, a pressão arterial deve ser medida no tornozelo (isso geralmente resultará em uma leitura da pressão arterial elevada).

Pulso

O segundo sinal vital de importância é o pulso. O pulso representa a força do sangue contra as paredes da aorta, para cada contração do ventrículo esquerdo. A onda do pulso percorre as artérias e atinge o pulso 0,1 a 0,2 segundo, após cada contração. O fluxo sanguíneo real leva mais tempo para percorrer essa distância. O local usual para registrar o pulso é a artéria radial do punho. No entanto, outros locais, como a artéria carótida no colo e a artéria temporal na região temporal, são convenientes para uso durante a cirurgia de implante ou o tratamento odontológico. Os monitores de pulso são fáceis de usar e são benéficos durante cirurgias ou longas consultas protéticas.

Frequência do pulso. A frequência do pulso normal varia de 60 a 90 batimentos/min em um paciente relaxado e calmo. Muitos equipamentos automáticos de pressão arterial verificam o pulso. Se houver alguma variação significativa nas leituras da pressão arterial ou se houver um erro no equipamento automatizado, deve-se verificar manualmente o pulso, na artéria braquial ou radial, para garantir que o ritmo está regular. A frequência do pulso pode ser verificada manualmente por um período mínimo de 30 segundos a 1 minuto.

Se você sentir alguma irregularidade no pulso, encaminhe o paciente ao médico antes de prosseguir. Às vezes, as contrações ventriculares ou atriais prematuras são normais e podem ser sentidas manualmente com a frequência do pulso. Essas batidas extras geralmente serão raras. Batimentos irregulares mais frequentes ou batimentos que parecem ser apenas erraticamente irregulares, sem nenhum padrão particular, podem indicar a necessidade de consulta com o médico antes de prosseguir com a cirurgia.

Alguns pacientes com fibrilação atrial crônica terão uma frequência cardíaca irregular. Esses pacientes geralmente tomam diluentes sanguíneos (anticoagulantes). Neles, uma frequência superior a 100 ou inferior a 60 também pode ser problemática e deve indicar a necessidade de consulta médica.

O ritmo cardíaco normal origina-se no nó sinoatrial; o pulso reflete as contrações ventriculares. Cem batimentos/min são considerados limite superior ao normal; pacientes em excelente condição física podem ter uma taxa de pulso de 40 a 60 batimentos/min. Uma frequência de pulso inferior a 60 batimentos/min em um indivíduo não atleta, ou superior a 110 batimentos/min em um paciente relativamente calmo pode ser suspeita e justifica uma consulta médica adicional.

Uma diminuição da frequência de pulso do ritmo normal (menos de 60 batimentos/min) indica bradicardia sinusal. Naturalmente, alguns pacientes podem atingir até 40 batimentos/min, embora a maioria dos pacientes se torne sintomática com tontura ou até mesmo com uma síncope com frequência inferior a 40 batimentos/min. Uma frequência do pulso inferior a 60 batimentos/min de um adulto não atleta exige avaliação médica antes da realização de procedimentos cirúrgicos. Os pacientes que recebem medicamentos betabloqueadores podem apresentar pulsações abaixo do normal. Esses pacientes podem ser assintomáticos, mas a consulta com seu médico deve ser considerada. Durante a cirurgia de instalação do implante, uma bradicardia inadequada pode indicar um problema muito sério. Se a pulsação do paciente diminuir para menos de 60 batimentos/min e for acompanhada por sudorese, fraqueza, dor no peito ou dispneia, o procedimento cirúrgico deve ser interrompido, administrado oxigênio e obtida assistência médica imediata. Se o pulso em repouso do paciente for maior que 60 batimentos/min e cair para 40 ou menos, o procedimento odontológico deve ser suspenso, mesmo se o paciente estiver assintomático, até que o pulso volte para mais perto da frequência de repouso.

Uma frequência elevada do pulso em ritmo regular (mais de 100 batimentos/min) é denominada taquicardia sinusal. Essa frequência é normal se experimentada durante o exercício ou ansiedade. No entanto, é sugerida uma consulta médica quando um paciente não ansioso possui uma frequência do pulso, em repouso, superior a 100 batimentos/min. Em pacientes com anemia ou hemorragia grave, a frequência cardíaca aumenta para compensar a depleção de oxigênio nos tecidos. Portanto, quando for observado aumento do sangramento durante a cirurgia, avalie a frequência do pulso e a pressão arterial.

A frequência de pulso e a temperatura também estão relacionadas, pois a frequência de pulso aumenta 5 batimentos/min para cada grau de aumento de temperatura corporal. O hipertireoidismo e as doenças cardíacas agudas ou crônicas também podem resultar em taquicardia sinusal. Alguns pacientes podem ser assintomáticos e apresentar uma condição chamada taquicardia atrial paroxísmica. Essa condição é caracterizada por episódios de batimentos cardíacos muito rápidos, capazes de durar alguns minutos ou várias semanas. Todas essas condições afetam o procedimento cirúrgico e podem aumentar o edema pós-operatório. O aumento do edema favorece a ocorrência de infecções e complicações durante as primeiras semanas críticas após a instalação do implante. Isso pode levar ao aumento da morbidade e falha dos implantes.

Ritmo do pulso. Conforme descrito, é fundamental não apenas confiar no cálculo automático do pulso, mas também verificar manualmente a regularidade ou irregularidade do pulso por pelo menos 30 segundos, na artéria radial ou braquial. Pacientes extremamente ansiosos estão sujeitos a frequência do pulso aceleradas, que podem então se tornar irregulares, com uma contração ventricular prematura (CVP) ou contração atrial prematura (CAP).

Protocolos de redução de estresse podem ser implementados e há a possibilidade de procedimentos cirúrgicos até serem contraindicados se as condições causais forem graves.

A presença de uma pulsação extra pode indicar um CVP. Tal condição possivelmente associa-se a fadiga, estresse ou uso excessivo de tabaco ou café, mas também é observada durante o infarto do miocárdio (IM). Se as CVPs forem mais frequentes em um curto período, uma consulta médica deve ser realizada. Se durante a cirurgia de instalação do implante, cinco ou mais CVPs forem registradas em 1 minuto, especialmente quando acompanhadas de dispneia ou dor, a cirurgia deve ser interrompida, o oxigênio administrado, e o paciente colocado em decúbito dorsal, além de se obter assistência médica imediata. Se o histórico de saúde abranger doença cardiovascular, incluindo hipertensão, o ritmo do pulso deve ser registrado. A morte súbita em pessoas com mais de 30 anos com CVP é seis vezes mais frequente do que em pessoas mais jovens.[9]

Força do pulso. A frequência e o ritmo do pulso do paciente podem estar normais, mas o volume de sangue pode afetar o caráter do pulso. Em pacientes ansiosos, é possível o pulso aumentar à medida que o coração é forçado a bombear grandes quantidades de sangue. Se o pulso parecer forte e depois fraco, com alguma alteração para mais ou para menos, isso pode indicar uma alternância de pulso, frequentemente observada na insuficiência ventricular esquerda, hipertensão arterial grave e doença coronariana avançada. A cirurgia de instalação do implante é contraindicada, sendo necessária consulta médica com exame eletrocardiográfico para obter um diagnóstico.

Temperatura

A tecnologia alterou a maneira como agora podemos verificar a temperatura de um paciente. Termômetros automatizados permitem uma temperatura precisa colocando uma sonda sob a língua. Outra opção é um termômetro digital de ouvido. Esses dispositivos fornecem mensurações rápidas e confiáveis de temperatura por meio da radiação infravermelha ou do calor proveniente da membrana timpânica. Os dispositivos de mensuração axilar e frontal são muito menos sensíveis e provavelmente não têm utilidade em um consultório odontológico. Para cada grau de febre, a frequência do pulso aumenta 5 batimentos/min e a frequência respiratória aumenta 4 batimentos/min. Se a temperatura do paciente for superior a 40°C ou mais, a cirurgia deve ser adiada. Se a temperatura for superior a 38,8°C ou mais, sugere-se uma consulta médica.

A causa comum da temperatura corporal elevada é infecção bacteriana e seus subprodutos tóxicos. Outras causas podem ser exercícios, hipertireoidismo, infarto do miocárdio, insuficiência cardíaca congestiva (ICC) e lesão tecidual por trauma ou cirurgia. As condições dentais que causam uma temperatura elevada incluem abscesso dentário grave, celulite e estomatite herpética aguda. O tratamento odontológico eletivo (como cirurgia de implante ou enxerto ósseo) é contraindicado quando o paciente está febril (> 38°C). A causa da febre pode complicar a fase de cicatrização pós-cirúrgica. Além disso, como a temperatura elevada aumenta a frequência do pulso do paciente, os riscos de hemorragia, edema, infecção e desconforto pós-operatório são maiores. Deve ser dada atenção especial à febre prolongada e mantida após a cirurgia, pois a sepse ou possível abscesso cerebral podem ocorrer. Temperaturas corporais muito baixas também podem ser problemáticas, mas também resultar de mensurações imprecisas. Se a temperatura corporal for inferior a 36,1°C, um método alternativo de teste deve ser usado para verificar a leitura ou, no mínimo, a leitura deve ser repetida. Pacientes mais idosos podem ter temperaturas corporais normais um pouco acima de 36,1°C. É possível a temperatura corporal baixa em pacientes com hipotireoidismo.

Respiração

A respiração é avaliada enquanto o paciente está em repouso. A frequência normal no adulto varia entre 16 e 20 inspirações por minuto e o seu ritmo e frequência são regulares. Pacientes com condições respiratórias avançadas, incluindo doença pulmonar obstrutiva crônica (DPOC), ICC e algumas formas de asma, podem usar os músculos acessórios do colo ou dos ombros para se inspirar, antes ou durante a cirurgia. Esta é considerada uma forma de dispneia (respiração difícil ou trabalhosa). Durante a cirurgia de instalação do implante, o uso de drogas intravenosas (IV), incluindo narcóticos, pode fazer com que os pacientes desenvolvam dispneia.

Se ocorrer dispneia durante a cirurgia, é importante avaliar as vias respiratórias do paciente para inchaço ou obstrução. O pulso deve ser avaliado imediatamente para descartar a presença de CVPs ou irregularidades. Isso pode indicar uma condição mais séria, como um IM.

A hiperventilação é o resultado de um aumento da frequência e da profundidade da respiração e pode ser precedida por suspiros frequentes, como ocorre no paciente ansioso. Uma frequência respiratória superior a 20 inspirações por minuto requer investigação. A ansiedade pode aumentar essa frequência; nessa condição, os sedativos ou os protocolos de redução do estresse são indicados antes da cirurgia de instalação do implante. Outras causas de elevação da frequência respiratória são anemia grave, doença broncopulmonar avançada e ICC. Todas podem afetar o procedimento cirúrgico ou a resposta de cicatrização do candidato a implante.

Ter um oxímetro de pulso portátil disponível é sempre aconselhável para mensurar a concentração de oxigênio. É importante manter a saturação de oxigênio maior que 90%. Isso sugere a exigência de suplementação de oxigênio. Anteriormente, havia uma preocupação com relação à suplementação de oxigênio em pacientes com DPOC crônica que deprima o impulso hipoxêmico. Atualmente, é aceitável o uso de oxigênio suplementar em pacientes com DPOC, para manter o nível basal de oxigênio superior a 90%. É importante que todo consultório odontológico tenha oxigênio suplementar e uma cânula nasal, para a suplementação de oxigênio de rotina, e uma máscara sem respirador, para fornecer níveis mais elevados de oxigênio.

A hipoventilação também pode ocorrer na sedação IV. No entanto, a avaliação inicial de um paciente que apresenta hipoventilação com ou sem sedação IV deve ser uma possível obstrução da via respiratória. Se as vias respiratórias estiverem desobstruídas e a hipoventilação persistir, deve-se considerar a reversão farmacêutica do agente sedativo.

Altura

A altura do paciente deve ser indicada, principalmente em um paciente adolescente, para avaliar seu crescimento e desenvolvimento, a fim de determinar quando os implantes seriam adequados. Idealmente, deve-se aguardar o término do crescimento antes da instalação do implante.

Peso

O peso é um fator importante na utilização de sedação para procedimentos de implantes, pois existe uma correlação direta entre a dosagem dos medicamentos sedativos e o peso corporal. Além disso, mudanças significativas no peso (ganho ou perda) devem ser avaliadas para considerar desnutrição, obesidade ou retenção de líquidos, por disfunção renal ou cardíaca. A perda não intencional de peso pode ser um sinal de malignidade, diabetes ou outras doenças sistêmicas. Um aumento significativo de peso pode ser um sinal de doença cardiovascular, como ICC, hipotireoidismo ou possíveis doenças sistêmicas. Deve-se ter especial preocupação com pacientes com histórico de *bypass* gástrico, pois as taxas de absorção de certos medicamentos podem ser afetadas.

Avaliação laboratorial

O monitoramento laboratorial de rotina, executada em um consultório odontológico, com pacientes que tenham anteriormente um histórico de saúde normal, demonstrou que 12 a 18% tinham doenças sistêmicas não diagnosticadas.[10,11] Muitos desses distúrbios podem influenciar o protocolo da cirurgia de implante ou as taxas de sucesso a longo prazo. A porcentagem dos pacientes com implantes com doenças sistêmicas não relatadas é provavelmente maior, porque a faixa etária média do paciente candidato a implante via de regra é maior do que a dos estudados. O tratamento com implantes consiste em uma cirurgia eletiva, que envolve um considerável investimento de tempo e dinheiro por parte do paciente.

Embora os testes de laboratório clínico não sejam um componente obrigatório do exame físico no ambiente odontológico, o implantodontista deve ser experiente na interpretação dos resultados. Em geral, o implantodontista nunca deve prescrever procedimentos laboratoriais. Há dois motivos para isso. Primeiro, o médico do paciente deve ser o primeiro a interpretar os resultados laboratoriais, porque ele tem mais conhecimento sobre a condição médica específica de seus pacientes. Em segundo lugar, existe um problema médico-legal porque o implantodontista seria responsável pela interpretação de todos os testes laboratoriais solicitados.

A avaliação laboratorial clínica mais comum é obtida a partir de urinálise e amostras de sangue venoso e, assim como hemograma completo (CBC), painel metabólico básico (PMB), painel metabólico abrangente (PMA), testes de distúrbios sanguíneos, como o tempo de protrombina (TP) ou tempo parcial de protrombina (TPP). Um A1c também deve ser obtido se o paciente relatar condições pré-diabéticas ou diabéticas, pois esse teste mensura o gerenciamento do diabetes do paciente.

Urinálise

Uma simples urinálise com fita reagente pode servir como uma ferramenta valiosa de triagem para doenças sistêmicas. A urina é um subproduto do rim e desempenha várias funções críticas: filtra os resíduos da corrente sanguínea; mantém o equilíbrio da água; e reabsorve ou conserva proteínas e minerais vitais de que o corpo necessita. Tudo o que o corpo não precisa é excretado na urina. Para maior parte, a urina é geralmente amarela e transparente, em vez de turva. No entanto, a cor e a consistência da urina podem mudar, especialmente na presença de doença sistêmica, infecção ou infecção focal do trato urinário. A glicosúria ou glicose na urina seria um dos achados mais preocupantes para o cirurgião-dentista, pois poderia indicar a presença de diabetes. Em indivíduos normais, o açúcar está ausente da urina. Muitos indivíduos com diabetes podem não apresentar açúcares na urina; portanto, o exame de sangue é a forma mais sensível de triagem de diabetes.

A urinálise não é indicada como procedimento de rotina para pacientes odontológicos e raramente é usada em implantodontia. Os principais usos do exame de urina são o rastreamento de diabetes, câncer renal com presença de sangue, dano renal evidenciado pela presença de proteína ou microalbumina, problemas envolvendo o fígado com níveis elevados de bilirrubina e infecção com a presença de leucócitos ou nitratos. As mulheres, quando menstruadas, frequentemente apresentam sangue em sua amostra de urina.

Hemograma completo

O HC é um teste de triagem comum que avalia as células que circulam no sangue. Existem três tipos de células suspensas no plasma sanguíneo: glóbulos brancos (leucócitos), glóbulos vermelhos (hemácias) e plaquetas. A medula óssea produz essas células e permite que amadureçam antes de liberá-las na corrente sanguínea.

A amostra de sangue é lida por uma máquina automatizada que realiza uma série de outras mensurações celulares, incluindo as características físicas das células. Isso incluiria o tamanho das hemácias, que pode ser anormal em casos de anemia (menor) ou deficiências de vitaminas como B_{12} ou folato (maior). O hemograma completo é um bom teste de triagem geral, mas pode não ser necessário, a menos que seja prevista uma grande perda de sangue.

No entanto, em implantodontia, o hemograma completo é importante em pacientes com história de anemia ou distúrbios sanguíneos. O HC também é útil para pacientes com doenças renais crônicas, que podem causar anemia, ou aqueles que realizaram recentemente (< 3 meses) uma terapia com esteroides ou glicocorticoides. Qualquer paciente que tenha recebido quimioterapia para câncer, curado ou em remissão, ou histórico de doença leucocitária, como neutropenia (leucócitos baixos) ou leucemia crônica (leucócitos acentuadamente elevados) também seria indicado a realizar um HC.[12]

Contagem dos glóbulos brancos (leucócitos)

Os glóbulos brancos também são chamados de leucócitos. A contagem normal total de leucócitos varia de 4.500 a 11.000 células/mm^3, e pode haver uma variação normal entre os laboratórios. Um aumento de leucócitos, ou leucocitose, não é específico para um tipo de célula branca. Alguns dos problemas mais comuns que criam leucócitos elevados são infecção aguda, inflamação, terapia com esteroides ou produção anormal de medula óssea.

Existem cinco tipos diferentes de glóbulos brancos. Os neutrófilos, que ajudam a combater as infecções, são os mais numerosos. Os linfócitos, que geralmente representam menos de 25% da contagem total de células, ajudam a formar anticorpos e ajudam o corpo a se livrar de substâncias estranhas. Eles podem ser elevados em infecções virais e diminuídos em pacientes imunocomprometidos, como no HIV. Um dos primeiros sinais de imunodeficiência, incluindo HIV, pode ser a baixa contagem de linfócitos. Os basófilos representam menos de 1% da contagem total e podem aumentar ou diminuir com base em certos estados de doença. Infecções, alergias graves e tireoide hiperativa podem causar contagens anormalmente altas de basófilos. Os eosinófilos, que geralmente são menos de 3% da contagem total de células, estão elevados na presença de respostas alérgicas ou infecções parasitárias. Os monócitos, representando menos de 10% da contagem, são responsáveis pela ingestão de bactérias ou partículas estranhas. A contagem de monócitos pode ser elevada na doença inflamatória intestinal (DII), endocardite ou infecções bacterianas coronarianas e infecções parasitárias ou virais. Uma diminuição no número total de leucócitos é conhecida como leucopenia. A diminuição da contagem de leucócitos geralmente é o resultado de uma infecção viral, distúrbio imunológico ou doença da medula óssea.

Do ponto de vista da implantodontia, as anormalidades nas contagens de leucócitos podem ter implicações significativas. Os processos inflamatórios podem estar presentes com contagens normais de leucócitos, mas certos tipos de células, quando aumentados, podem indicar inflamação contínua ou possivelmente infecção. A elevação na banda de neutrófilos ou contagens absolutas de neutrófilos (CANs) geralmente indica um processo mais sério, como infecção ou inflamação grave.

Ao usar uma contagem de leucócitos para monitorar o nível de infecção, é importante perceber que no início do processo da doença a contagem de leucócitos pode ser normal. É importante prestar atenção às mudanças no número de leucócitos específicos, como neutrófilos, basófilos ou monócitos, que são relatadas como o diferencial (a repartição dos cinco tipos diferentes de leucócitos). A contagem de leucócitos é crítica para o atendimento odontológico ambulatorial, principalmente para pacientes com doenças imunológicas ou em quimioterapia. As contagens podem indicar infecções, doenças leucêmicas (mieloproliferativas), doenças imunológicas e toxicidade de medicamentos (especialmente quimioterápicos). A CAN é muito importante para avaliar a capacidade do paciente em combater a infecção. Essa contagem é calculada multiplicando a contagem de leucócitos pela porcentagem de neutrófilos. Quando não se usa profilaxia antibiótica, a CAN deve ser maior que 2 mil. Contagens menores que 1.500 são consideradas neutropenia. Esses indivíduos devem ser vistos e avaliados por um hematologista ou médico de atenção primária e devem receber autorização antes de continuar com a cirurgia de instalação do implante.

A consideração pela prescrição de antibióticos deve começar com CAN inferior a 2.500 e definitivamente deve ser usada para níveis de CAN de 1.000 a 2.000. Os procedimentos cirúrgicos de implante nunca devem ser considerados em um paciente com CAN inferior a 1.000.

Contagem de glóbulos vermelhos (hemácias)

Os eritrócitos (ou hemácias) são responsáveis pelo transporte de oxigênio e dióxido de carbono por todo o corpo e pelo controle do pH do sangue. Essas células representam o maior segmento dos elementos constituintes do sangue. A contagem normal das hemácias é maior nos homens do que nas mulheres. Aumentos podem resultar de policitemia, tabagismo, uso de testosterona, doença cardíaca congênita ou síndrome de Cushing. O achado mais comum é uma contagem de células diminuída, o que geralmente indica anemia.

Hemoglobina

A hemoglobina (Hb) é responsável por transportar oxigênio pela corrente sanguínea. Cada proteína Hb carrega até quatro moléculas de oxigênio que podem ser fornecidas a várias células do corpo. O nível normal de Hb é de 13,5 a 18 g/dℓ em homens e 12 a 16/dℓ em mulheres. O limite pré-operatório de 10 g/dℓ é, em geral, usado como uma linha de base mínima para a cirurgia. No entanto, muitos pacientes podem ser submetidos a procedimentos cirúrgicos com segurança, a 8 g/dℓ, desde que sua anemia seja crônica e estável.

Pacientes com valores críticos de Hb, menores que 10, devem avaliar o histórico da taxa de redução. Níveis que têm diminuído consistentemente ao longo do tempo podem indicar perda crônica de sangue no trato gastrintestinal (TGI) ou por outros meios, incluindo malformação dos vasos sanguíneos. Pacientes com anemia crônica estável podem ter níveis de Hb consistentemente mais baixos, como linha basal. Mulheres com menstruações intensas podem desenvolver contagens baixas de Hb ao longo do tempo, que às vezes podem cair para menos de 10 e requerem suplementação com ferro.

É sempre uma boa ideia verificar com o médico do paciente para confirmar a cronicidade de sua anemia e Hb basal. Reduções agudas significativas podem ser tão importantes na indicação de um novo processo que talvez precisem ser tratadas antes do procedimento cirúrgico de instalação do implante.

Hematócrito

Os glóbulos brancos e vermelhos são suspensos no soro e constituem o conteúdo do sangue. O hematócrito é a porcentagem de hemácias em determinado volume de sangue, sendo um indicador significativo de anemia ou perda de sangue. Homens adultos têm um valor normal de cerca de 42 a 54%, e mulheres, de 38 a 46%. Valores dentro de 75 a 80% do normal são necessários antes da sedação ou anestesia geral.

Testes de sangramento

Os distúrbios hemorrágicos são a causa subjacente de episódios hemorrágicos críticos em qualquer tipo de cirurgia odontológica. O sangue muda de líquido para sólido por meio da cascata de coagulação, que é uma série complexa de etapas que resultam em um coágulo de fibrina. O corpo usa plaquetas para tampar o local da lesão, e os fatores de coagulação ajudam a formar o coágulo de fibrina que mantém as plaquetas no lugar.

É importante perceber que a contagem de plaquetas, por si só, não fornece necessariamente todas as informações necessárias para avaliar um paciente para um possível distúrbio de coagulação. É fundamental rastrear o paciente para outros sinais, como hematomas fáceis, ciclos menstruais intensos, sangramentos nasais frequentes e sangramento prolongado após pequenos cortes. O histórico médico do paciente pode ser um detector melhor do que a contagem de plaquetas.

A compreensão do processo normal de coagulação determina qual teste de sangramento avaliar. Sempre que a integridade da parede de um vaso é alterada cirurgicamente, a hemostasia é realizada em três fases: espasmo vascular, formação do tampão plaquetário e, em seguida, coagulação sanguínea, que, por meio da formação de fibrina, estabiliza o tampão plaquetário. Para que a hemostasia seja mantida ou alcançada, os vasos sanguíneos devem estar normais e as plaquetas funcionais devem estar presentes em número suficiente, com todos os fatores de coagulação na cascata de coagulação funcionando adequadamente. Em um indivíduo normal e saudável, a coagulação é iniciada 20 segundos após o dano aos vasos sanguíneos. Isso é realizado por duas fases de hemostasia: primária e secundária. A hemostasia primária é iniciada quando as plaquetas aderem às fibras de colágeno no endotélio vascular e formam o tampão plaquetário. As plaquetas são, então, ativadas, o que resulta em ativação plaquetária adicional. A fase secundária consiste em uma cascata de coagulação que possui duas vias (Figura 10.2): a via de ativação por contato (anteriormente via intrínseca) e a via do fator tecidual (anteriormente via extrínseca). Essas vias envolvem uma série de reações enzimáticas nas quais um fator de coagulação inativo é convertido em uma forma ativa, que então ativa os próximos fatores de coagulação em uma série de reações que resultam na formação de fibrina para fortalecer o coágulo. A cascata de coagulação requer cofatores, como cálcio e vitamina K, para auxiliar na síntese de fatores de coagulação adicionais.

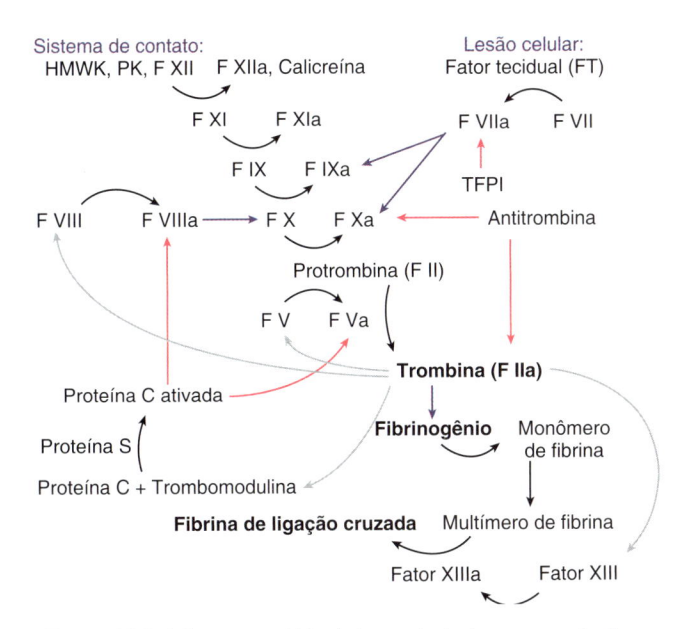

• **Figura 10.2** A fase secundária da hemostasia é uma cascata de coagulação.

A via do fator tecidual (sistema extrínseco) e a via de ativação por contato (sistema intrínseco) levam à conclusão da hemostase ao longo de uma via comum. Ambos os sistemas são necessários para a coagulação normal. O sistema extrínseco é ativado fora dos vasos sanguíneos; o sistema intrínseco é ativado dentro dos vasos sanguíneos.

As três maneiras de detectar possíveis problemas de sangramento são (1) verificar o histórico médico, incluindo qualquer histórico familiar de distúrbios hemorrágicos; (2) revisar o exame físico; e (3) rastrear os testes de laboratório. Mais de 90% dos distúrbios hemorrágicos podem ser diagnosticados com base apenas no histórico médico.[13]

Os problemas de hemorragia na família são significativos, pois indicam distúrbios de coagulação hereditários. A hemofilia é uma condição hereditária rara que pode causar sangramento menor ou maior. É classificado como hemofilia A (sem fator de coagulação VIII) e hemofilia B (sem fator de coagulação IX, o fator de Christmas). A hemofilia B é principalmente um distúrbio hereditário, mas 33% dos casos são causados por uma mutação espontânea. O fator de von Willebrand é necessário para transportar adequadamente o fator VIII e ajudar a coagular o sangue. Sem níveis suficientes desse fator, o sangue não coagulará adequadamente, resultando em sangramento prolongado após dano ao tecido. Esse distúrbio hereditário é classificado como tipo 1, 2 ou 3, dependendo do nível de deficiência do fator de von Willebrand. O tipo 1 é o mais brando e o tipo 3 é o mais sério. Em todas essas condições, leucócitos, hemácias, Hb e hematócrito provavelmente serão normais.

É importante obter um histórico de complicações de quaisquer cirurgias odontológicas anteriores ou outras cirurgias. Esses distúrbios adquiridos estão presentes desde o nascimento; portanto, cirurgias anteriores simples provavelmente indicam que não há distúrbios hereditários. Um histórico pessoal e familiar completo ainda é necessário, especialmente no caso das formas mais brandas das deficiências adquiridas. As formas mais leves da doença podem não causar sangramento excessivo em certas condições, mas ainda podem criar problemas durante a cirurgia de instalação do implante.

Os anticoagulantes evitam a produção de certos fatores de coagulação e não rompem os coágulos já formados. Os exemplos incluem varfarina, rivaroxiban, apixaban, edoxapan e dabigatrana. A vitamina K pode ser usada para reverter os efeitos da varfarina. Os anticoagulantes mais novos requerem medicação de reversão mais específica. Atualmente, a Food and Drug Administration (FDA) está avaliando um agente de reversão para os outros medicamentos anticoagulantes mais recentes. Muitas vezes, dentro de 5 dias da interrupção dos medicamentos, o efeito anticoagulante do medicamento é mínimo ou eliminado.

Os medicamentos antiplaquetários diminuem a agregação plaquetária por até 2 semanas e inibem a formação do trombo. Exemplos desses medicamentos incluem ácido acetilsalicílico, clopidogrel, prasugrel, ticagrelor e dipiridamol/ácido acetilsalicílico. Os anti-inflamatórios não esteroides (AINEs), como o ibuprofeno e o naproxeno, podem interferir nas plaquetas, bloqueando a agregação plaquetária por até 1 semana, o que possivelmente afetará diretamente a coagulação durante a cirurgia dentária.

Qualquer histórico de discrasia sanguínea, como anemia, leucemia, trombocitopenia (poucas plaquetas) e doenças hepáticas, como hepatite ou cirrose, pode estar associado a distúrbios hemorrágicos atuais. O fígado é responsável por sintetizar certos fatores de coagulação e causar defeitos tanto na quantidade quanto na qualidade da produção de plaquetas. A vitamina K é essencial para a produção de TP, necessária para a coagulação normal. Portanto, é importante que os indivíduos consumam alimentos diários, como vegetais de folhas verdes (p. ex., espinafre, alface, brócolis e repolho), que são ricos em vitamina K.

Exame físico

O segundo método pelo qual o implantodontista pode detectar um paciente com um distúrbio hemorrágico é o exame físico. A pele e a mucosa oral exposta devem ser examinadas quanto a sinais objetivos. Petéquias, equimoses, angioma aracneiformes ou icterícia podem ser observados em pacientes com doença hepática e complicações hemorrágicas. As petéquias intraorais, o sangramento gengival, as equimoses, as hemartroses e os hematomas podem estar presentes em pacientes com distúrbios hemorrágicos genéticos. Pacientes com leucemia aguda ou crônica apresentam sinais de ulceração da mucosa oral, hiperplasia da gengiva, petéquias ou equimoses da pele ou mucosa oral ou linfadenopatia. Lesões maculares ou nodulares podem ser sinal de mieloma múltiplo.

Testes laboratoriais clínicos

A terceira opção para detectar um distúrbio hemorrágico são os testes laboratoriais clínicos. Se a anamnese e o exame físico de um paciente não revelarem possíveis distúrbios hemorrágicos, a triagem de rotina com perfil de coagulação não é indicada. Entretanto, se procedimentos cirúrgicos extensos são esperados, é indicado que se tenha um perfil de coagulação.

Os testes de triagem para distúrbios hemorrágicos devem incluir contagem de plaquetas, tempo de sangramento, razão normatizada internacional (INR; formalmente TP), tempo de tromboplastina parcial ativada (aPTT) e tempo de trombina (TT). Em um futuro próximo, estudos analíticos da função plaquetária mais sofisticados podem substituir o tempo de sangramento. AINEs (p. ex., ibuprofeno) e ácido acetilsalicílico usados dentro de 10 dias desse teste são capazes de afetar os resultados.[14]

Razão normatizada internacional e tempo de protrombina. Em muitos casos, os testes mais adequados para avaliar pacientes em terapia anticoagulante são o INR e o TP. O TP é um teste que determina quanto tempo o sangue leva para coagular. Até o início dos anos 1990, o TP era usado exclusivamente para medir o efeito da varfarina na coagulação do sangue. O TP foi o teste usado para medir a eficácia da via do fator tecidual (sistema extrínseco) e das vias comuns de coagulação. No entanto, devido à variabilidade nos relatórios laboratoriais, a Organização Mundial da Saúde (OMS) desenvolveu um sistema mais padronizado denominado INR. Em um indivíduo normal, o valor INR deve ser 1,0. A faixa terapêutica recomendada de anticoagulação contínua é um INR entre 2,0 e 3,0 para todas as condições, exceto válvulas cardíacas artificiais, para as quais o INR deve estar entre 2,5 e 3,5 (Tabela 10.1).[15] Cada aumento de 0,1 no INR significa que o sangue está ligeiramente mais fino. Um INR > 1,2 em pacientes que não tomam medicamentos para inibir a coagulação do sangue pode exigir exames complementares, incluindo o de função hepática.

Tempo parcial de tromboplastina. O TPP é outro teste de coagulação que mensura a via de ativação por contato (via intrínseca) e as vias comuns. Uma versão mais sensível do TPP é o aTPP, que tem intervalo normal de 30 a 40 segundos e é usado para monitorar a terapia com heparina. O intervalo normal do TPP é de 25 a 35 segundos e deve ser usado como teste de triagem de rotina. O ácido acetilsalicílico, em baixas doses, tem apenas um efeito mínimo de INR/TP ou TPP.

Tempo de sangramento. O teste do tempo de sangramento é usado para avaliar a função plaquetária. O método Ivy é o teste padronizado geralmente usado. Nesse teste, o manguito do esfigmomanômetro é colocado na parte superior do braço e inflado a 40 mmHg. Uma lanceta ou uma lâmina de bisturi é usada para fazer um corte na parte inferior do antebraço, e o tempo é medido até que o sangramento pare. Os valores normais ficam entre 2 e 9 minutos, dependendo do método usado. O tempo de sangramento mede as vias de coagulação e a função plaquetária e a atividade capilar. O tempo de sangramento será elevado na presença de ácido acetilsalicílico, por 2 semanas, ou AINEs por até 10 dias. É importante perceber que o tempo de coagulação é diferente do tempo de sangramento. O tempo de coagulação é mais demorado porque é o tempo para que o sangue realmente coagule ou forme um coágulo. Os valores normais estão entre 8 e 15 minutos.

Contagem de plaquetas. A contagem de plaquetas faz parte do hemograma completo e geralmente está na faixa de 150.000 a 450.000 células/mL de sangue. Esse teste identifica o número de plaquetas (trombócitos), que são vitais para a formação do coágulo sanguíneo. Se a contagem cair abaixo de 150.000 células/mL, o paciente é considerado trombocitopênico. Como a contagem de plaquetas cai para menos de 100.000, pode haver problemas de sangramento significativos em pacientes candidatos a implante. Baixas contagens de plaquetas não afetarão os testes TP/INR ou TPP.

Tempo de trombina. As enzimas da trombina ajudam o fibrinogênio a formar fibrina, que ajuda a formar e fortalecer o coágulo. O TT mede a atividade do fator Xa (FXa), que ativa a protrombina em trombina. A trombina então ajuda a formar fibrina e também ajuda a estabilizar o coágulo por meio de ligações cruzadas, ativando o fator XIII. O intervalo de referência para TT é geralmente inferior a 20 segundos, dependendo do kit de teste usado. Esse teste em conjunto com os outros testes de coagulação podem fornecer informações valiosas sobre a capacidade do paciente em formar coágulos.

Anticoagulantes orais adicionais. Nos EUA, existem vários novos anticoagulantes orais (ACOs) aprovados, incluindo rivaroxaban, apixaban, edoxaban e dabigatrana. Essas drogas foram aprovadas para o tratamento de tromboembolismo venoso, embolia pulmonar e fibrilação atrial não valvar. Como sua farmacocinética é mais previsível do que varfarina, eles não requerem monitoramento laboratorial. Nos estudos para aprovar esses medicamentos, eles se demonstraram tão ou mais eficazes e seguros do que varfarina. Tais medicamentos não são aprovados para pacientes com válvulas cardíacas artificiais ou fibrilação atrial relacionada a uma válvula cardíaca defeituosa.

Os estudos de coagulação mencionados não fornecem informações adequadas sobre a inibição efetiva do potencial de coagulação dessas drogas. A atividade desses ACOs é difícil de mensurar devido a muitas variáveis, incluindo o reagente e o analisador usados. Cada ACO afeta o teste TP/INR de maneira diferente, o que depende mais do momento em que a amostra de sangue foi coletada em relação ao momento da dose mais recente. Em contraste, a mensuração INR/TP para varfarina demonstra atividade com base no efeito cumulativo de várias das doses mais recentes.

Dabigatrana quase não tem efeito nos estudos de coagulação e não se correlaciona com a mensuração de INR/TP e TPP até que os níveis superterapêuticos sejam medidos. Um aTPP normal geralmente indica que não há níveis excessivos de medicamento. O TT também é sensível a dabigatrana, e um TT normal geralmente indica níveis normais do medicamento no sangue.

Em contraste, o rivaroxaban tem sensibilidade a INR/TP, e uma INR/TP normal geralmente exclui níveis de medicamentos significativos. A rivaroxabana não tem efeito no aTPP ou TT. O apixaban não pode ser medido e não tem efeito sobre INR/TP, aTP ou TT. O edoxaban quase não tem efeito no INR/TP ou TT, mas é sensível à medição por aTPP.[16-18]

Os pacientes em diálise apresentam uma série de desafios para a implantodontia. Existem apenas algumas infecções que alteram o metabolismo dos medicamentos e as lesões ósseas. Os pacientes em diálise também podem apresentar risco aumentado de sangramento. Se o TPP for superior a 1,5 vez o valor normal, a cirurgia deve ser adiada até a aprovação do médico.

A antibioticoterapia a longo prazo pode afetar as bactérias intestinais que ajudam a produzir vitamina K, necessária para a produção de protrombina no fígado. Portanto, se o paciente candidato à instalação de implante tiver usado antibióticos por um longo prazo, um TP deve ser obtido para avaliar possíveis complicações hemorrágicas.

É muito importante suspeitar de distúrbios hemorrágicos em um paciente que consome quantidades excessivas de álcool por períodos prolongados ou que tem histórico de abuso de álcool, pois pode haver uma disfunção hepática. O fígado é o principal local de síntese dos fatores de coagulação dependentes da vitamina K: II, VII, IX e X. Pacientes com problemas de absorção intestinal ou dieta pobre em vitamina K podem exacerbar esse problema.

O alcoolismo, independentemente da doença hepática, demonstrou diminuir a produção de plaquetas pelos megacariócitos e aumentar a destruição das plaquetas. A maioria dos fatores

Tabela 10.1 Meta dos valores padronizados internacionais para as condições clínicas específicas.

Condição do paciente	Valor da INR
Normal	1,0
Prevenção do infarto do miocárdio	2,0 a 3,0
Tratamento da embolia pulmonar	2,0 a 3,0
Tratamento da fibrilação atrial	2,0 a 3,0
Embolia pulmonar	2,0 a 3,0
Válvulas cardíacas protéticas	2,5 a 3,5
Prevenção da trombose venosa	2,5 a 3,5

INR: razão normatizada internacional.

de coagulação é produzida no fígado; 50% dos pacientes com doença hepática apresentam hiperesplenismo resultante da destruição das plaquetas. O TP é o teste mais útil usado para avaliar a síntese de hepatócitos prejudicada de fatores do complexo de protrombina e para avaliar a hemostasia em pacientes com doença hepática. O fator VII tem a meia-vida mais curta e é o primeiro a diminuir. O fator VIII e o fator de von Willebrand tendem a aumentar em pacientes com doença hepática crônica.

O TP e o TPP podem ser usados juntos para determinar os defeitos do fator de coagulação. Um TP normal e um TPP anormal sugerem hemofilia. Um TP anormal e um TPP normal sugerem deficiência de fator VII. Se o TP e o TPP forem mais longos, uma deficiência dos fatores II, V ou X ou fibrinogênio deve ser considerada.

Nenhum procedimento cirúrgico deve ser realizado em um paciente suspeito de ter um problema de sangramento com base na história, exame e testes laboratoriais clínicos sem preparação adequada, compreensão e manejo combinado por parte do cirurgião-dentista e do médico. Se o distúrbio hemorrágico não tiver sido diagnosticado anteriormente, a causa subjacente deve ser avaliada antes do início dos procedimentos cirúrgicos de implante eletivos.

Perfis bioquímicos (química do soro)

Os princípios do diagnóstico laboratorial devem ser compreendidos, especialmente no que se refere à implantodontia. A interpretação dos perfis bioquímicos e a capacidade de se comunicar efetivamente com os médicos aprimorarão o tratamento de muitos pacientes.

A decisão de prosseguir o tratamento com implante pode ser afetada pelos resultados dos perfis bioquímicos, contraindicando completamente o procedimento, alterando o tipo de cirurgia e da reabilitação com implante, adiando o tratamento até que haja controle da doença, ou simplesmente mudando a sequência dos medicamentos normalmente usados durante o tratamento. Perfis bioquímicos sanguíneos são uma parte muito necessária na avaliação médica de um candidato a implante, na presença de doenças sistêmicas ou procedimentos cirúrgicos avançados.[19] Eles não são indicados para todos os pacientes potenciais candidatos à instalação de implantes.

Os testes de triagem metabólica mais comuns são o PMB e o PMA. O PMB mede os níveis sanguíneos de cálcio, dióxido de carbono (bicarbonato), cloreto, creatinina, glicose, potássio, sódio e nitrogênio da ureia no sangue (BUN). O PMA mede todos os mesmos testes no PMB com a adição de albumina, bilirrubina total, proteína e as enzimas hepáticas alanina aminotransferase (ALT), aspartato aminotransferase (AST) e fosfatase alcalina (ALP).

É imperativo que os implantodontistas tenham um forte conhecimento sobre os testes bioquímicos sanguíneos mais comuns. Com compreensão dos perfis básicos de sangue, como o PMB e o PMA, um implantodontista pode ter maior compreensão dos parâmetros bioquímicos que refletem a saúde do paciente.

Para se sentir confortável na interpretação do perfil bioquímico, algum tempo deve ser gasto no aprendizado do padrão PMB/PMA das doenças sistêmicas. Esse reconhecimento de padrão é semelhante aos padrões de tecido que um patologista observa durante uma biopsia. O perfil PMB/PMA foi descrito como uma "biopsia bioquímica" do sangue. Esses perfis incluem valores normais e anormais que se inter-relacionam no diagnóstico de doenças sistêmicas. Não é aconselhável destacar um valor para estabelecer o diagnóstico. Os dados devem estar relacionados com outros valores obtidos no perfil antes de outras determinações serem processadas.

Variação normal

Os valores normais encontrados no PMB/PMA representam uma norma estatística. Qualquer população mostra, caracteristicamente, uma curva em forma de sino para uma mensuração específica. Foi demonstrado que 56% das amostras estão dentro de um desvio padrão da média e 95% estão dentro de dois desvios padrões. O valor normal no perfil bioquímico representa dois desvios padrões. Assim, "normal" no sentido estatístico não significa necessariamente saudável; em vez disso, a palavra apenas descreve a faixa típica de valores esperados em qualquer população. Aproximadamente 1 em cada 20 resultados estarão fora dos dois intervalos de desviopadrão. Quanto mais determinado valor cai e se distancia do valor médio, mais certo é o seu significado clínico. Laboratórios diferentes podem ter resultados normais diferentes.

Como os perfis bioquímicos são compilados para um paciente individual ao longo de vários anos, o desvio em determinado teste pode indicar uma mudança radical para aquele indivíduo, embora o resultado nunca deva se desviar da faixa normal da população. O implantodontista deve lembrar que o paciente saudável de hoje pode ter uma doença sistêmica no futuro. Portanto, ao avaliar as complicações a longo prazo, é interessante relacionar um perfil bioquímico recente e compará-lo ao que foi revisado antes da cirurgia inicial.

O paciente deve jejuar por pelo menos 6 a 8 horas antes da coleta de sangue, para evitar elevações artificiais de glicose no sangue. A maioria dos outros elementos do perfil não será afetada. Este capítulo limitará a discussão aos testes mais comuns que são benéficos para o implantodontista (Tabela 10.2): glicose, cálcio, fósforo inorgânico, ALP, desidrogenase láctica (LDH), creatinina e bilirrubina.

Glicose sérica

A faixa normal de glicose encontrada no sangue é de 70 a 100 mg/mℓ e é mantida dentro de limites bastante estreitos. É importante, ao avaliar a glicose sérica, certificar-se de que a amostra foi coletada após o paciente jejuar por pelo menos 6 a 8 horas. Caso contrário, o nível sérico no sangue pode exceder 120 a 140, dependendo do momento do teste após a última refeição. Os níveis elevados de açúcar no sangue, em jejum, estão se tornando mais comuns à medida que nossa população envelhece. Açúcares entre 100 e 120, em jejum, podem ser consistentes com o início da intolerância à glicose, que é um precursor do diabetes (Tabela 10.3).

Tabela 10.2	Avaliação laboratorial dos indicadores de doença.
Química	**Doença**
Glicose	Diabetes, disfunção esteroide
Cálcio	Doença renal, dieta, doenças ósseas, (carcinoma, doença da paratireoide, doença de Paget)
Fósforo inorgânico	Doença renal, endócrina (paratireoide, tireoide, esteroides), antiácidos
Fosfatase alcalina	Doença hepática, doenças ósseas (doença de Paget, metástases, fraturas, hiperparatireoidismo)
Desidrogenase láctica	Distúrbios hemolíticos, distúrbios hepáticos, infarto do miocárdio
Creatinina	Função renal
Bilirrubina	Doença hepática

Tabela 10.3 Valores de HbA1c *versus* níveis de glicose no sangue.

Hemoglobina A1c (%)	Média de açúcar no sangue (md/dℓ)
6	120
7	150
8	180
9	210
10	240
11	270
12	300

A causa mais comum de hiperglicemia é o diabetes melito. Se os níveis de glicose em jejum forem superiores a 120, o encaminhamento a um médico pode ser necessário. Se o açúcar em jejum for superior a 100, uma HbA1c deve ser adicionada ao perfil sanguíneo. Este teste também é conhecido como Hb glicosilada e fornece as concentrações médias de açúcar no sangue dos últimos 90 dias. Para a maioria dos diabéticos, a meta é inferior a 7,0%; no entanto, estudos recentes agora demonstram que as metas são individualizadas com base em outros fatores. Pacientes com maior expectativa de vida, monoterapia com metformina e sem complicações cardiovasculares têm meta de < 6,5%. Pacientes com episódios hipoglicêmicos frequentes, doença vascular avançada, outras comorbidades e história mais longa de diabetes podem ter uma meta de < 8,0%. Uma HbA1c maior que 8% deve ser considerada uma contraindicação absoluta para a cirurgia de instalação de implante, e uma consulta entre o médico e o paciente é necessária.

Outras causas de hiperglicemia incluem obesidade, resistência à insulina, pancreatite crônica, síndrome de Cushing (produção excessiva de corticosteroide), doença do ovário policístico, acromegalia e hemocromatose (excesso de estoques de ferro). Glicemia elevada em jejum pode ser observada em pacientes que tomaram esteroides orais, recentes ou concomitantemente. A hipoglicemia pode ocorrer, mas é muito mais rara e pode estar associada à lesão hepática ou à produção excessiva de insulina por tumor insulinoma no pâncreas.

Cálcio sérico

O cálcio desempenha papel importante em várias funções corporais importantes, incluindo a transmissão do impulso nervoso, a coagulação do sangue e a contração muscular. A esmagadora maioria do cálcio (> 99%) está presente no esqueleto e nos dentes. O cálcio no osso fornece força ao esqueleto e fornece cálcio intracelular e extracelular. O cálcio sérico varia de cerca de 8,8 a 10,4. O equilíbrio ósseo do cálcio muda com o tempo. As crianças têm equilíbrio ósseo positivo (formação > reabsorção) para o crescimento do esqueleto. Os adultos jovens geralmente estão em equilíbrio ósseo neutro (formação = reabsorção). Os idosos geralmente estão em balanço negativo, durante o qual a formação é maior do que a reabsorção.

O implantodontista pode ser o primeiro a detectar doenças que afetam os ossos. Os níveis de cálcio sérico são influenciados pelo hormônio da paratireoide e calcitonina. Os níveis séricos de cálcio são aumentados pela reabsorção óssea, absorção intestinal e reabsorção renal de cálcio. A vitamina D ajuda na reabsorção intestinal de cálcio e é ativada pelo hormônio da paratireoide a fim de permitir que o intestino duplique e até quadruplique a absorção de cálcio.

A diminuição dos níveis de cálcio é observada principalmente no hipoparatireoidismo, diminuição das condições alimentares ou de absorção, condições hipoproteinêmicas e doença renal. A doença renal é muito mais comum, mas a dieta do potencial paciente de implante pode ser gravemente afetada pela falta de conforto e estabilidade da prótese. A causa e o tratamento dos níveis séricos hipocalcêmicos devem ser avaliados antes da reabilitação com implante.

Níveis elevados de cálcio sérico estão associados a carcinoma ósseo, distúrbios alimentares ou de absorção e hiperparatireoidismo. A osteoporose que acompanha esse distúrbio foi observada na mandíbula. O hiperparatireoidismo também causa hipofosfatemia. A hipercalcemia associada a uma elevação significativa da ALP sugere doença de Paget. Com todos os outros valores bioquímicos normais, um valor elevado de cálcio pode ser o resultado de erro laboratorial.[20] Se os níveis de fósforo ou ALP também forem afetados, a avaliação médica e o tratamento são indicados antes da cirurgia de implante. Níveis de cálcio maiores que 11 devem ser investigados imediatamente. É importante que elevações menores de cálcio também sejam avaliadas, e o paciente deve ser encaminhado ao médico.

Fósforo inorgânico

O hormônio da paratireoide também regula os níveis séricos de fósforo devido à relação entre o cálcio e o fósforo no soro sanguíneo. O nível normal está entre 3 e 4 mg/100 mℓ. Semelhante ao cálcio, ele é prontamente absorvido pelo trato gastrintestinal e pode ser aumentado com a ingestão de vitamina D. O fósforo mantém uma relação recíproca com o cálcio: à medida que o nível de um aumenta, o outro diminui. A causa mais comum de hiperfosfatemia é a doença renal. Baixos níveis de cálcio acompanham altos níveis de fósforo. Isso resulta em aumento do nível de hormônio da paratireoide (HPT), que aumenta a renovação óssea, resultando em perda significativa de massa óssea e densidade.

Se um aumento do fósforo estiver associado à diminuição do cálcio e da função renal normal, suspeita-se de hipoparatireoidismo. Se a função renal estiver anormal (alta razão BUN/creatinina), o aumento do nível de fósforo é provavelmente causado por disfunção renal. Outros distúrbios endócrinos associados a um nível elevado de fósforo incluem hipertireoidismo, secreção aumentada do hormônio do crescimento e síndrome de Cushing.

Níveis reduzidos de fósforo podem aparecer em pacientes com hiperparatireoidismo, especialmente quando está associado à hipercalcemia. O uso crônico de antiácidos contendo hidróxido de alumínio também pode induzir hipofosfatemia e justificar investigação de úlcera péptica.

Fosfatase alcalina

ALP é uma enzima que está presente no fígado, ossos, rins e sistema digestório. Os intervalos normais são de 44 a 147 UI/mℓ. Há um aumento nos níveis de ALP em todas as formas de colestase (redução do fluxo biliar), especialmente na icterícia obstrutiva. Qualquer dano ao fígado pode aumentar o nível de ALP porque as células danificadas liberam ALP na corrente sanguínea.

Na ausência de doença hepática, as elevações de ALP costumam ser um sinal de atividade osteoblástica no sistema esquelético. Portanto, metástases ósseas, fraturas, doença de Paget, mieloma múltiplo e hiperparatireoidismo aumentam o nível dessa enzima sérica. A ALP sérica é normal em pacientes com osteoporose adulta. Níveis baixos de ALP geralmente não têm significância clínica para o cirurgião-dentista.

Desidrogenase láctica

LDH é uma enzima intracelular presente em todos os tecidos (normal 100 a 190 U/ℓ), incluindo sangue, músculos, cérebro, rins e pâncreas. Esta enzima ajuda a converter o açúcar em energia. Se as células forem danificadas, o LDH é liberado na corrente sanguínea. Os níveis de LDH falsamente elevados ocorrem como resultado de amostras de sangue hemolisadas. Portanto, se todos os outros valores sanguíneos, incluindo testes de função hepática (LFTs), forem normais, o teste de LDH deve ser repetido antes de uma investigação mais aprofundada.

Como o LDH está presente em muitos tipos de células, altos níveis de LDH podem indicar uma série de condições, incluindo um acidente vascular cerebral (AVC)/derrame, certos tipos de câncer, IM, anemia hemolítica, mononucleose, doença hepática (hepatite), lesão muscular, pancreatite e sepse. Níveis elevados podem ser diferenciados de acordo com sua fonte como isoenzimas: LDH-1 e LDH-2 são encontrados no coração e nos eritrócitos (hemácias); o LDH-3 é encontrado no tecido linfático, pulmão e pâncreas; e o LDH-4 e o LDH-5 são encontrados no fígado e no tecido muscular.

Quando os valores de LDH estão elevados, o teste de isoenzima deve ser realizado para determinar a etiologia da elevação, e o hemograma completo e um esfregaço de sangue devem ser avaliados para quaisquer anormalidades.

Bilirrubina

A bilirrubina é um pigmento formado pelo fígado à medida que decompõe a Hb e a excreta na bile. Existem dois tipos de bilirrubina: indireta (não conjugada), que não se liga ao ácido glicurônico; e direto (conjugado), que é ligado ao ácido glicurônico. Esses valores são somados para dar a bilirrubina total. O nível de bilirrubina pode ser um indicador da saúde do fígado. Os valores séricos normais de bilirrubina total são tipicamente 0,2 a 1 mg/dℓ. A bilirrubina direta não deve ser superior a 0,2 mg/dℓ.

Ao avaliar uma bilirrubina elevada, é importante diferenciar a fonte da elevação (indireta, direta ou ambas). Alguns pacientes nascem com uma doença chamada síndrome de Gilbert, na qual o fígado não conjuga adequadamente a bilirrubina, levando a níveis elevados de bilirrubina não conjugada (indireta). Essa condição está presente no nascimento, e a maioria dos pacientes será informada, em algum momento da vida, de que ela é inofensiva. Elevações agudas indiretas da bilirrubina geralmente resultam em anemia hemolítica. O aumento indireto da bilirrubina em ambas as doenças é causado pelo excesso de produção de bilirrubina.

Níveis elevados de bilirrubina podem estar associados à icterícia, que pode ser resultado de doença ou insuficiência hepática aguda ou crônica, câncer, disfunção do ducto biliar, incluindo cálculos biliares, ou inflamação aguda do fígado, como na hepatite.

Ao avaliar a função hepática, é importante observar todos os testes disponíveis no PMB ou PMA, pois a função hepática adequada é importante para a cura, o metabolismo dos medicamentos e a saúde a longo prazo.

Aminotransferases

Os testes mais sensíveis para indicar lesão hepática são as enzimas hepáticas conhecidas como aminotransferases. Os dois mais comuns e incluídos em um perfil PMA e LFT são o AST (ou SGOT) e o ALT (ou SGPT). Uma lesão no fígado causará a liberação dessas enzimas na corrente sanguínea.

A AST é menos específica para danos ao fígado porque pode ser encontrada em outros tecidos fora do fígado, como coração, rins, músculos e cérebro. Os danos causados a essas células causarão a liberação de AST. A elevação de ALT ou SGPT é mais específica para doenças hepáticas, como hepatite ou cirrose. Alguns pacientes têm níveis crônicos, acima do normal, por doenças como fígado gorduroso, que geralmente são benignas. Alguns podem apresentar leve elevação devido aos medicamentos que tomam, como as estatinas. Níveis mais altos do que o normal nem sempre devem ser considerados como resultado de danos ao fígado. Os níveis são um marcador que podem ou não demonstrar danos ao fígado. A elevação dos níveis pode ocorrer devido a danos musculares. O nível de aumento pode não ser diretamente proporcional à quantidade de doença hepática ou ao prognóstico. Alguns pacientes com doença hepática em estágio terminal podem apresentar níveis apenas levemente elevados. Na hepatite A viral causada por alimentos, esses níveis podem chegar aos milhares, mas a recuperação geralmente é total e completa. Pacientes com infecções crônicas de hepatite C podem não ter elevação ou apenas uma elevação mínima e ainda desenvolver doença hepática crônica ou insuficiência hepática.

Creatinina

Os níveis de creatinina são uma das maneiras de monitorar a função renal ou doença renal. Se os rins forem prejudicados, o nível de creatinina no sangue aumentará porque os rins são incapazes de excretar creatinina suficiente na urina. Há uma produção e excreção razoavelmente constantes de creatinina, o que fornece uma forma razoável de monitorar a função renal. O intervalo normal de creatinina é de 0,6 a 1,1 mg/dℓ em mulheres e 0,7 a 1,3 mg/dℓ em homens. Os diabéticos têm alta incidência de disfunção renal, mas podem ter creatinina normal. Em diabéticos, uma triagem de microalbumina da urina pode detectar disfunção renal precoce. A microalbumina na urina é a forma mais precoce de nefropatia ou danos causados pelo diabetes.

O sistema renal não deve ser prejudicado durante a cirurgia de implante. A disfunção renal pode levar à osteoporose e à diminuição da cicatrização óssea. O rim é necessário para a ativação adequada da vitamina D, a fim de auxiliar na absorção do cálcio. Os medicamentos podem alterar a farmacocinética, e a cicatrização normal também pode ser afetada pela doença renal.

Os baixos níveis de creatinina podem ser causados por um problema nos músculos ou no fígado. Em adultos mais velhos, a redução da massa muscular pode causar baixo nível de creatina.

Taxa estimada de filtração glomerular

A taxa de filtração glomerular estimada (eTFG) é frequentemente incluída no PMB ou PMA do hemograma e é capaz de fornecer informações mais detalhadas sobre a função renal. Esse teste pode detectar danos precoces ao rim e ajudar no diagnóstico de doença renal crônica (DRC). O mais importante é uma forma consistente de monitorar o estado dos rins. O rim normal (estágio 1) terá uma TFG de 90 ou mais. A doença renal no estágio 2 demonstra alguma perda leve da função renal, e tem uma eTFG entre 60 e 89. A doença renal no estágio 3 indica perda mais moderada a grave da função renal, e tem valores de 30 a 59. A doença no estágio 4 indica perda grave da função renal, e tem valores entre 15 e 29. O estágio 5 indica insuficiência renal e tem uma eTFG de 15 ou menos. A eTFG diminuirá com a idade, mesmo quando a doença renal estiver ausente. Por exemplo, as idades de 40 a 49 têm uma eTFG média de 99, enquanto as idades de 60 a 69 têm uma eTFG média de 85. Uma eTFG reduzida pode exigir redução nas dosagens de medicamentos metabolizados pelo rim.

Nitrogênio ureico no sangue

A ureia é produzida principalmente no fígado. Ela entra na corrente sanguínea e é excretada pelo rim nos túbulos renais; o suor também pode excretar uma quantidade muito pequena de ureia. O nível de BUN pode ser usado como um indicador da função renal e/ou hepática. O intervalo usual é de 3 a 20 mg/dℓ.

Níveis elevados podem ser observados em obstrução do trato urinário, ICC, sangramento gastrintestinal, desidratação, uso de alguns medicamentos, incluindo alguns antibióticos, e dieta rica em proteínas.

O BUN pode ser usado em conjunto com o nível de creatinina e geralmente está entre uma proporção de 10 para 1 a 20 para 1. Uma proporção maior que 20 pode indicar desidratação ou sangramento gastrintestinal. Essa condição é conhecida como pré-renal e também pode ser resultado de hipoperfusão do rim. Quando a proporção é inferior a 10 para 1, pode indicar poliúria, como no diabetes insípido ou na doença de Cushing e doença ou insuficiência hepática (Tabela 10.4).

Tabela 10.4 Resumo dos testes laboratoriais diagnósticos.

Nome do teste	Descrição	Níveis elevados	Níveis reduzidos
Albumina (sangue)	É produzida pelo fígado e é a proteína mais abundante no sangue; pode ser usada para avaliar mudanças na saúde geral, no fígado ou na função renal	Desidratação	Inflamação, doença hepática, má nutrição, doença renal, má absorção
Fosfatase alcalina	Produzida por vários órgãos incluindo fígado, ossos e rim	Doenças ósseas como câncer metastático, doença de Paget, mieloma múltiplo, doença hepática	Má nutrição, hipofosfatemia, hipotireoidismo, deficiência de B_{12}
ALT (SGPT)	Usada para acessar a função do fígado	Doença hepática (hepatite, necrose, cirrose, tumor), medicamentos (estatina, antibiótico, quimioterapia, narcóticos); mononucleose, obesidade (gordura no fígado)	N/A
Amilase	Enzima produzida pelo pâncreas e utilizada para detectar alterações no pâncreas	Pancreatite	N/A
ANA	Usado como um "mapeamento" para doença no tecido conjuntivo; teste positivo ocorre em alguns indivíduos sem doença específica	Requer testes específicos para confirmar lúpus, escleroderma, síndrome de Sjögren ou miosite	N/A
AST (SGOT)	Utilizado para detectar doença hepática e avaliação da função hepática	Doença hepática, medicamentos, mononucleose, obesidade (similar a AST). AST:ALT > 2:1 demonstra fígado alcoólico	Doença renal aguda, beribéri, cetoacidose diabética, gravidez, diálise renal crônica
PMB	Hemograma que mensura sódio, potássio, glicose, BUN, creatinina, cloreto, CO_2	N/A	Dependente do teste (refere-se a cada componente)
Bilirrubina indireta	Nível de bilirrubina produzida no fígado que não é conjugado (moléculas de açúcar aderidas)	Anemia hemolítica, cirrose, reação de transfusão, doença de Gilbert (ausência de enzima conjugada)	N/A
Bilirrubina direta	Nível de bilirrubina que é conjugado com uma molécula de açúcar, mas não pode ser secretado através dos ductos biliares bloqueados	Hepatite viral, reações aos medicamentos, doença alcoólica hepática, cálculos biliares, tumores, cicatrizes dos ductos biliares	N/A
Tempo de sangramento	Mensuração do tempo do coágulo em função das plaquetas	Doença von Willebrand, trombocitopenia, CID, medicamentos	N/A
BUN	Mensuração do nitrogênio da ureia formada quando a proteína é quebrada; ajudar a medir a função renal e hepática	Disfunção renal, sangramento do GI, desidratação, choque, medicamentos, ICC ou obstrução urinária	Doença hepática, SIADH, má nutrição
Taxa BUN/creatinina	Proporção de BUN por creatinina, geralmente entre 10:1 e 20:1	Desidratação, insuficiência renal aguda ou lesão, dieta rica em proteínas (proporção pode ser normal em doença renal crônica)	Dieta baixa em proteína, lesão muscular (rabdomiólise), gravidez, cirrose ou (SIADH)
Cálcio	Verificação do nível sanguíneo de cálcio nos ossos e função paratireoide	Hiperparatireoidismo, câncer de pulmão/mama com metástase óssea, doença de Paget, ingestão excessiva de vitamina D	Insuficiência renal crônica, deficiência de vitamina D, deficiência de magnésio, terapia com bisfosfonato
Dióxido de carbono	Nível de dióxido de carbono no sangue e importante tampão da regulação ácido/base	Vômito, DPOC, anorexia, desidratação, hipoventilação	Diarreia, hiperventilação, doença nos rins ou no fígado
Cloreto	Importante no monitoramento de distúrbios ácidos/básicos	Desidratação, diarreia, acidose tubular renal, diuréticos, hiperparatireoidismo	Super-hidratação (SIADH), doença de Addison, vômitos crônicos, insuficiência cardíaca
Creatinina	Mensuração importante da função renal	Doença renal, desidratação, diurese, medicamento, radiocontraste induzido, doença renal hipertensiva	Diminuição da massa muscular

(continua)

Tabela 10.4 Resumo dos testes laboratoriais diagnósticos. *(continuação)*

Nome do teste	Descrição	Níveis elevados	Níveis reduzidos
Clearance da creatinina	Usado para estimar a taxa de filtragem glomerular e função renal geral	90+: estágio 1 (função renal normal) 60 a 89: estágio 2 (função renal levemente reduzida) 30 a 59: estágio 3 (função renal moderadamente reduzida) 15 a 29: estágio 4 (doença renal grave) < 15: doença renal em estágio terminal	
ESR	Marcador inespecífico para inflamação	Doença vascular do colágeno (lúpus, artrite reumatoide), vasculite, infecções, malignidade, insuficiência renal, doença inflamatória intestinal, anemias	Policitemia, anemia falciforme, esferocitose
Ferritina	Mensuração da quantidade de ferro armazenada no corpo	Hemocromatose, porfiria, doença hepática, múltiplas transfusões de sangue, doença hepática, linfoma de Hodgkin	Hemodiálise, anemia ferropriva
Glicose	Mensuração do nível de açúcar no sangue que é melhor interpretado em jejum < 100	Diabetes, nível sem jejum, doença, infecção, resposta ao estresse	Excesso de secreção de insulina, excesso de álcool, doença de Addison (insuficiência adrenal), hipoglicemia reativa
Hematócrito	Razão do volume de glóbulos vermelhos pelo volume total do sangue	Desidratação, diurese, policitemia verdadeira, exposição a altas altitudes	Anemia, gravidez, perda excessiva de sangue
Hemoglobina	Transporte de oxigênio para tecidos	Policitemia, exposição a altas altitudes, programa de exercício extremo	Anemia, hemólise, perda excessiva de sangue
Hemoglobina A1 c	Mensuração da porcentagem de hemoglobina revestida com açúcar e fornecimento médio de açúcar no sangue ao longo de um período de 3 meses	Diabetes mal controlada, deficiência de ferro, anemia, deficiência de vitamina B_{12}, uremia, alcoolismo	Hemólise, transfusão de sangue recente, doença hepática crônica, excesso de tratamento de diabetes, hipertrigliceridemia
Nível férrico	Mensuração da quantidade de ferro no sangue	Hemocromatose, hemólise, necrose hepática, hepatite, deficiência de vitamina B_{12}, transfusões excessivas de sangue	Baixa ingestão alimentar, menstruação com sangramento excessivo, perda de sangue GI, má absorção intestinal, gravidez
LPL	Enzima produzida pelo pâncreas para ajudar a quebrar gorduras e usada para ajudar a determinar a doença do pâncreas	Pancreatite, tumores de pâncreas, infecção por vesícula biliar, triglicerídeos elevados, álcool excessivo, cálculos biliares ou infecção da vesícula biliar	Pode indicar danos crônicos ao pâncreas
TFHs	Mensuração do funcionamento do fígado (AST, ALT, bilirrubina, albumina, fosfatase alcalina)	Veja testes individuais	Veja testes individuais
MCV	Tamanho médio da célula vermelha	Deficiência de vitamina B_{12} ou de ácido fólico, abuso de ETOH, doença hepática, disfunções na medula óssea, hipotireoidismo	Anemias, deficiência de ferro, doença crônica, anemia sideroblástica, insuficiência renal crônica, envenenamento por chumbo, talassemia
TTP	Mensuração do tempo para o sangue coagular pela via intrínseca (fatores IX, X, XI e XII)	Similar ao TP	Similar ao TP
Plaquetas	Número de plaquetas circulantes	Hemorragia aguda, câncer, insuficiência renal, infecções, deficiência de ferro, esplenectomia, doença inflamatória intestinal, lúpus	Síndrome urêmica hemolítica, doença autoimune, gravidez, ITP, TTP
Potássio	Medida do nível de potássio no sangue, essencial para função adequada de órgãos e todas as células	Doença renal aguda/crônica, doença de Addison (insuficiência adrenal), rabdomiólise (fadiga muscular), medicamentos HTN (ECA/BRA), ingestão excessiva, lesão por queimadura	Cetoacidose diabética, diarreia, excesso de uso de álcool ou laxante, hiperidrose (suor excessivo), diuréticos, deficiência de ácido fólico, aldosterona primária tumor, vômito
APS	Medida do nível sanguíneo de APS liberado pela glândula próstata; APS normalmente aumenta com a idade, assim como a próstata	Câncer de próstata, prostatite, inserção de cateter, BPH, UTI, relacionado à idade, andar de bicicleta de forma prolongada	< 0,1 em pacientes tratados de câncer de próstata
TP	Medida do tempo para o sangue coagular pela via extrínseca (fator tecido, Xa); INR é medida padrão	Doença hepática, abuso de álcool, DIC, Deficiência de vitamina K, deficiência de fator de coagulação, medicação induzida	Suplementação de vitamina K, terapia com estrogênio, tromboflebite

(continua)

Tabela 10.4	Resumo dos testes laboratoriais diagnósticos. (continuação)		
Nome do teste	Descrição	Níveis elevados	Níveis reduzidos
RBC	Medida do número de traços RBCs	Traços de talassemia, exposição à altitude, uso de cigarro, Policitemia	Anemia (incluindo hemolítica), perda aguda de sangue, disfunção da medula óssea
FR	Medida do nível do fator reumatoide (anticorpo FR) que são proteínas que atacam tecido saudável	Artrite reumatoide, câncer, infecções crônicas ou doença hepática, lúpus, esclerodermia, síndrome de Sjögren; também encontrado em indivíduos sem doença	N/A
Sódio (Na)	Medida do nível de sódio circulante (importante para o equilíbrio de fluidos e o funcionamento dos nervos e músculos)	Aumento da ingestão alimentar, síndrome de Cushing	Medicamentos (diuréticos), ICC, doença hepática, SIADH, vômito crônico, insuficiência adrenal, beber muita água
TSH	Liberado pela hipófise e estimula a glândula tireoide a liberar T4 e T3; usado para diagnosticar doença da tireoide	Hipotireoidismo, tireoidite de Hashimoto (anticorpo aderido à tireoide), lítio, amiodarona	Hipertireoidismo, tireoidite subaguda (tireoide inflamada), excesso de terapia para a tireoide, câncer de tireoide (normal baixo)
T4 livre ou total	T4 total mede a quantidade de T4 no sangue, liberado pela tireoide e usado para diagnosticar hiper/hipotireoidismo e responde à reposição de tireoide; T4 total é ligado à proteína e pode ser anormal por causa dos níveis de proteína; T4 livre é mais preciso e não influenciado pelos níveis de proteína	Hipertireoidismo (doença de Graves), adenoma pituitário, terapia excessiva de reposição da tireoide, tireoidite, contraceptivo, gravidez, ingestão excessiva de iodo	Hipotireoidismo, insuficiência pituitária, desnutrição, doença crônica, baixa ingestão de iodo
T3 livre ou total	Medida da quantidade de T3 circulante produzido pela tireoide; T3 é ligado à globulina da tireoxina; T3 não ligado à proteína é T3 livre e considerado responsável por atividades biológicas no corpo	Hipertireoidismo (doença de Graves), adenoma pituitário, terapia de substituição excessiva da tireoide, tireoidite, contraceptivo, gravidez, ingestão excessiva de iodo; níveis de T3 livres estáveis na gravidez e com contraceptivos	Hipotireoidismo, insuficiência pituitária, desnutrição, doença, medicamentos (amiodarona, fenitoína)
WBC	Medida do número total de glóbulos brancos	Infecção bacteriana, sepse, esteroides muito altos em LLC	Imunossupressão, infecções virais, quimioterapia, antibióticos
Tipos de WBCs			
Neutrófilo	Tipo mais abundante de glóbulos brancos	Infecções bacterianas, "desvio à esquerda", mais neutrófilos, infecção aguda	Malignidades, anemia aplásica, infecções graves
Linfócito	Composto de células B que produzem anticorpos e células T produzidas no timo e fazem parte da resposta imune	Infecções virais, incluindo mononucleose e hepatite	Disfunção da medula óssea, quimioterapia, tuberculose, lúpus, artrite reumatoide, indução por droga
Monócito	Participam da fagocitose; produzem macrófagos para ajudar a combater bactérias, fungos e vírus	TB, doenças inflamatórias crônicas como Doença de Crohn, colite ulcerativa, lúpus	Deficiência de vitamina B_{12}, disfunção da medula óssea, certas leucemias
Eosinófilo	Produzido em resposta a alergênios e doenças	Reações alérgicas, parasitas	Doença de Cushing, tratamento com esteroides, reações de estresse
Basófilo	WBC menos abundante; contém heparina e histamina relacionadas às reações de hipersensibilidade	Vírus, linfoma, hipotireoidismo, doença inflamatória intestinal	Gravidez, uso de esteroides, hipertireoidismo

ECA: enzima conversor de angiotensina; ALT: alanina transaminase; ANA: anticorpo antinuclear; BRA: bloqueador de receptores de angiotensina; AST: aspartate aminotransferase; PMB: perfil metabólico básico; HPB: hipertensão prostática benigna; BUN: nitrogênio ureico no sangue; ICC: insuficiência cardíaca congestiva; DPOC: doença pulmonar obstrutiva crônica; CID: coagulação intravascular disseminada; TSE: taxa de sedimentação de eritrócito; ETOH: álcool; GI: gastrintestinal; HTN: hipertensão; INR: razão normatizada internacional; ITP: púrpura trombocitopênica idiopática; TFHs: testes de função hepática; LPL: lipase; MCV: volume médio corpuscular; APS: antígeno específico prostático; TPT: tempo de protrombina; TPP: tempo tromboplástico parcial; RBC: glóbulo vermelho; FR: fator reumatoide; SIADH: síndrome de secreção hormonal antidiurética inadequada; T3: triiodotironina; T4: tiroxina; TB: tuberculose; TSH: hormônio estimulante da tireoide; TTP: púrpura trombocitopênica trombótica; ITU: infecção do trato urinário; WBC: glóbulo branco. (De Resnik RR, Resnik RJ. Medical/medication complications in oral implantology. In Resnik RR, Misch CE, eds. *Misch's Avoiding Complications in Oral Implantology*. St Louis, MO: Elsevier; 2018.)

Doença sistêmica e implantes orais

As doenças sistêmicas desempenham um papel vital no plano do tratamento e na terapia com implantes para os pacientes. Existem doenças sistêmicas específicas e condições que inegavelmente afetam o metabolismo ósseo, a cicatrização das feridas e, por último, o sucesso da terapia por implantes. O implantodontista deve usar as informações específicas sobre doenças sistêmicas no planejamento e gerenciamento das fases do tratamento. É responsabilidade do implantodontista compreender a inter-relação das doenças sistêmicas e da implantodontia. Condições comuns que podem afetar o tratamento com implante são discutidas em três etapas. A primeira seção descreve a entidade em geral. A segunda seção discute as implicações do tratamento com implantes dentais. A última seção analisa o gerenciamento dos implantes.

Classificação do estado físico da American Society of Anesthesiologists

As doenças sistêmicas têm ampla gama de efeitos no paciente, dependendo da gravidade da doença. Existem relativamente poucas doenças sistêmicas que sempre contraindicam a cirurgia de implante ou a reabilitação protética. No entanto, vários distúrbios metabólicos têm contraindicações quando as condições são descontroladas ou graves. Em 1962, a ASA adotou um sistema de classificação para a gravidade de doenças, e o sistema ainda é amplamente utilizado na medicina. O sistema de classificação foi projetado para estimar o risco médico apresentado por um paciente recebendo anestesia geral para um procedimento cirúrgico. No entanto, o sistema de classificação é valioso para determinar qualquer risco médico, independentemente do método de anestesia ou tipo de cirurgia (Boxe 10.2).

As condições sistêmicas listadas neste capítulo são as mais observadas na prática de implantes; não é a intenção incluir neste capítulo todas as condições. As doenças discutidas são classificadas como brandas, moderadas ou graves. Uma entidade de doença afeta o hospedeiro com intensidade variada. Por exemplo, o diabetes leve pode permitir o tratamento com implantes, mas a mesma doença na forma grave pode contraindicar a maioria das terapias com implantes. Como resultado, um paciente com diabetes leve deve ser tratado de forma diferente do paciente com diabetes grave.

Além da variação de expressão da doença, os autores apresentaram uma variedade de tratamentos com implantes administrados a um paciente.[21] Na Tabela 10.5, quatro níveis de tratamentos cirúrgicos e protéticos são estabelecidos. Uma condição sistêmica pode contraindicar uma classe de tratamento, mas um procedimento de implante mais simplificado ainda pode ser realizado. Os quatro níveis de tratamento variam de procedimentos não invasivos, com pouco ou nenhum risco de sangramento gengival, até aqueles que são mais complicados e invasivos.

Os procedimentos do tipo 1 podem ser realizados na maioria dos pacientes independentemente da condição sistêmica. Os procedimentos do tipo 2 são mais propensos a causar sangramento gengival ou invasão bacteriana das estruturas ósseas. Os procedimentos do tipo 3 são procedimentos cirúrgicos que requerem mais tempo e técnica. Os procedimentos do tipo 4 são procedimentos cirúrgicos avançados, com mais sangramento e maior risco de infecção e complicações pós-operatórias.

Uma relação pode ser estabelecida entre a gravidade da doença (branda a grave) e o envolvimento máximo do procedimento de implante dental (Tabela 10.6). Para o procedimento mais extenso,

Tabela 10.5 Classificação dos tratamentos odontológicos.

Tipo de classificação	Tratamento
1	Exames, radiografias, moldagens e modelos de estudo, instrução de higiene oral, reaberturas em estágio 2 com mínimo descolamento tecidual, dentística restauradora simples
2	Exodontias, implante unitário, múltiplos implantes com mínimo descolamento tecidual, pequenos procedimentos de enxerto
3	Exodontias complexas, múltiplos implantes com extenso descolamento tecidual, aumento da crista óssea, enxerto sinusal bilateral
4	Implante do arco inteiro, enxerto ósseo autógeno em bloco, enxertos de membrana grande, enxerto sinusal bilateral

o paciente deve ser mais saudável; para uma forma mais grave da doença, o procedimento cirúrgico deve ser menos invasivo.

Doenças cardiovasculares

Hipertensão

A hipertensão é o diagnóstico primário mais comum nos EUA e é responsável por mais de 35 milhões de consultas médicas por ano. Em 2018, novas estatísticas da AHA mostraram que há uma estimativa de que 103 milhões de adultos nos EUA, ou quase metade (46%) de toda a população adulta, têm pressão alta. A taxa de mortalidade, por pressão alta, continua a aumentar a cada ano e ainda permanece a causa mais comum de mortes cardiovasculares.[22]

A hipertensão não tratada, não diagnosticada e não controlada é um problema sério na sociedade atual. Com o aumento da idade, a prevalência de hipertensão aumenta. Mais da metade das pessoas entre 60 e 69 anos, e aproximadamente três quartos das pessoas com 70 anos ou mais, são afetadas pela hipertensão.[2] Um estudo recente mostrou que o risco de hipertensão, ao longo da vida, é de 90% para homens e mulheres que não eram hipertensos entre 55 e 65 anos, e os que vivem até os 80 anos. A falha em diagnosticar e detectar pacientes hipertensos pode resultar em condições de risco de morte, como acidente vascular cerebral ou infarto do miocárdio.

Como os implantodontistas tratam uma alta porcentagem de pacientes idosos e há uma prevalência tão alta na população em geral, a incidência do tratamento de pacientes com hipertensão não controlada ou não diagnosticada é muito alta. Isso coloca o implantodontista em risco, pois episódios de hipertensão intraoperatória podem resultar em arritmias cardíacas, problemas de isquemia miocárdica, que podem levar a eventos cardiovasculares, como IM, ou cerebrovasculares.

Diretrizes de classificação. No fim de 2017, o American College of Cardiology (ACC) e a AHA divulgaram as novas diretrizes para diagnóstico e tratamento da hipertensão. Essas recomendações mostram que leituras de pressão arterial maiores que 130 mmHg sistólica ou 80 mmHg diastólica devem ser tratadas precocemente com mudanças no estilo de vida e, em alguns pacientes com fatores de risco associados, com medicação. Esta é uma mudança das diretrizes anteriores, que recomendavam intervenção com pressão arterial maior que 140/90. Ao diminuir a definição de pressão alta, as novas diretrizes consideram complicações que podem começar com leituras mais baixas e agora permitem uma intervenção mais precoce. Embora aumente o número de pacientes agora classificados como hipertensos, haverá menor

Boxe 10.2 Classificação da American Society of Anesthesiologists.

ASA I: paciente normal, saudável, sem doença sistêmica.
ASA II: paciente com doença sistêmica branda a moderada.
ASA III: paciente com doença sistêmica grave, com limitação ou alteração da atividade, mas não incapacitante.
ASA IV: paciente com doença sistêmica grave, incapacitante e com risco constante de morte.
ASA V: paciente moribundo que não se espera que sobreviva por mais de 24 horas sem cirurgia.

[a]As cirurgias eletivas de implante não são indicadas para os pacientes ASA IV ou V.

ASA: American Society of Anesthesiologists
[a]Owens WD, Felts JA, Jr EL Spitznagel. ASA physical status classifications: a study of consistency of ratings. *Anesthesiology.* 1978;49(4):239–243.

Tabela 10.6	Avaliação do risco nas doenças sistêmicas.				
Risco (Doença)	Categoria ASA	Tipo 1	Tipo 2	Tipo 3	Tipo 4
Normal (doença)	I	+	+	+	+
Brando	II	+	SRP	Sedação, SRP	Sedação, SRP
Moderado	II	+	Consulta médica	Consulta médica	Consulta médica
Grave	III	Consulta médica	Adiar todos os procedimentos eletivos	Adiar todos os procedimentos eletivos	Adiar todos os procedimentos eletivos

+: procedimento pode ser realizado com protocolo regular; ASA: American Society of Anesthesiologists; SRP: protocolo de redução do estresse. Observação: pacientes ASA IV: sem tratamento

crescimento na necessidade de medicar esses pacientes em oposição à instituição de dieta, exercícios, terapia de colesterol e outras recomendações de tratamento precoce para prevenir futuras complicações da hipertensão.

As novas diretrizes definem a pressão arterial normal como inferior a 120/80 mmHg. A categoria de pré-hipertensão foi eliminada; em vez disso, esses pacientes agora são classificados como tendo pressão arterial elevada em 120 a 129/80 mmHg ou estágio 1, com pressão arterial entre 130 e 139 sistólica ou 80 e 89 diastólica. Nas diretrizes anteriores, a hipertensão estágio 1 era classificada como 140/90 mmHg, mas na nova classificação agora esse registro é de hipertensão estágio 2. A crise hipertensiva foi redefinida como uma pressão arterial sistólica acima de 180 e/ou diastólica acima de 120 mmHg. Se estáveis do ponto de vista médico, esses pacientes requerem intervenção imediata por meio de consulta com seu médico e mudança de medicação. Os pacientes com dor torácica, cefaleia, alterações visuais ou outras queixas somáticas podem exigir hospitalização imediata.

Certifique-se sempre de que a técnica adequada seja usada para aferir a pressão arterial e use o monitoramento doméstico com dispositivos que possam ser validados. A hipertensão do jaleco branco, em um consultório médico, ainda é uma preocupação e deve ser confirmada fazendo com que o paciente obtenha uma pressão arterial fora do consultório médico (ou seja, farmácia, mercearia, casa).

Embora a definição de hipertensão estágio 1 tenha mudado, a medicação geralmente não é necessária para muitos indivíduos. As recomendações afirmam que apenas os indivíduos que já tiveram um evento cardiovascular, como um AVC ou ataque cardíaco, ou aqueles com alto risco de AVC ou ataque cardíaco, com base em fatores como idade, presença de diabetes, doença renal crônica (DRC) ou maior risco de doença aterosclerótica com colesterol elevado de lipoproteína de baixa densidade (LDL) ou baixo colesterol de lipoproteína de alta densidade (HDL), devem iniciar a medicação. A hipertensão estágio 2, na maioria dos casos, deve ser tratada com medicamentos.

A hipertensão geralmente é assintomática e é o principal fator de risco para doença coronariana e AVC, levando a morbidade e mortalidade cardiovascular em pessoas com mais de 50 anos de idade. O histórico médico deve enfocar os fatores predisponentes à hipertensão, como ingestão excessiva de álcool, histórico de doença renal, acidente vascular cerebral, outras doenças cardiovasculares, diabetes, aumento da ingestão de sódio na dieta, obesidade e tabagismo.

Atenção especial deve ser dada aos pacientes com história de apneia obstrutiva do sono (AOS). A apneia do sono tem sido associada a uma série de doenças cardiovasculares, incluindo distimias, infarto do miocárdio e acidente vascular cerebral.[23] Mais de 50% dos pacientes com apneia do sono também têm hipertensão.[24] Por outro lado, com o conhecimento anterior, de que a pressão diastólica é mais importante do que a pressão sistólica, estudos demonstraram que, conforme a população envelhece, a hipertensão sistólica não controlada causa aumento nas taxas de doenças cardiovasculares e renais.[7]

Os efeitos colaterais dos medicamentos para pressão arterial podem alterar o tratamento ou exigir precauções especiais. Por exemplo, a hipotensão ortostática afeta um paciente trazido da posição supino para a posição vertical, o que pode resultar em síncope e queda, com possíveis lesões. Há a possibilidade de o paciente sentir-se tonto ou até mesmo desmaiar; esses sintomas podem ser evitados permitindo que os pacientes fiquem sentados eretos por muitos minutos após a conclusão do procedimento odontológico. Pacientes de alto risco incluem idosos, aqueles com ansiedade, pacientes que tomam vários medicamentos e aqueles que passaram por longos procedimentos odontológicos.

Pacientes com pressão arterial de difícil controle podem receber várias classes de medicamentos anti-hipertensivos. Embora esses pacientes estejam medicados, eles estão sujeitos a possíveis elevações e picos de pressão arterial. Com esses pacientes, o clínico deve buscar avaliação e consulta médica, que pode incluir um plano de monitoramento da pressão arterial pós-operatória.

Hipertensão grave ou elevação da pressão arterial tem o potencial de causar angina de peito, ICC, infarto do miocárdio, hemorragia retiniana ou mesmo um episódio cerebrovascular. Essas condições podem ser precipitadas por um rápido aumento da pressão arterial durante uma injeção de anestésico local, ou pelo estresse inerente associado ao procedimento cirúrgico. Um protocolo de redução de estresse é fundamental para pacientes hipertensos.

Gerenciamento dos implantes dentais. Como uma alta porcentagem de pacientes tem hipertensão, o implantodontista e os membros da equipe devem estar bem informados sobre a aferição, detecção e tratamento da hipertensão. A aferição precisa da pressão arterial, acompanhada da revisão de todos os medicamentos, incluindo medicamentos fitoterápicos e OTC; deve ser parte integrante da consulta e do exame do implante (Boxe 10.3).[25]

Uma pressão arterial elevada é comum no consultório odontológico em função do estresse associado ao tratamento (ou seja, a síndrome do jaleco branco) que leva ao aumento dos níveis de catecolaminas, o que causa um aumento na pressão arterial e na frequência cardíaca. Duas etapas importantes para diminuir o estresse no consultório odontológico são: um protocolo de redução de estresse bem monitorado e o manejo adequado da dor e do desconforto. O protocolo de redução do estresse pode incluir

Boxe 10.3	Suplementos associados ao aumento do edema e da pressão arterial.

- Salsão
- Dente de leão
- Sabugueiro
- Hidraste canadense
- Guáiaco
- Zimbro

pré-medicação, na noite anterior à consulta, com diazepam 5 a 10 mg, sedação oral ou consciente para o procedimento, marcação de consulta matinal, minimizando o tempo de sala de espera e garantindo que a duração do tratamento não exceda o limite do paciente. O controle adequado da dor também é importante, incluindo analgesia preventiva, anestesia profunda durante o procedimento e controle suficiente da dor pós-operatória, incluindo anestésicos de ação prolongada. Uma pressão sistólica de repouso maior que 180 ou uma pressão diastólica maior que 110 deve indicar que todos os procedimentos eletivos devem ser adiados até que a pressão arterial possa ser reduzida a um nível mais seguro (Boxe 10.4).

O uso de AINEs demonstrou diminuir a eficácia de vários medicamentos anti-hipertensivos ao inibir a produção de prostaglandina, levando a episódios de hipertensão no intraoperatórios. A regulação da pressão arterial é altamente dependente da prostaglandina, especialmente no que se refere à função renal, por meio dos efeitos vasodilatadores. Os AINEs possuem maior grau de interação com diuréticos inibidores da enzima conversora de angiotensina (ECA), inibidores do bloqueador do receptor da angiotensina (BRA) e betabloqueadores, que podem modificar as vias dependentes de prostaglandina, mais do que drogas que alteram as vias de sensibilidade à prostaglandina como bloqueadores dos canais de cálcio e drogas de ação central. Portanto, a interação com medicamentos hipertensivos e AINEs resulta em maior propensão para aumentar a pressão arterial.[26] Estudos demonstraram que aproximadamente 50 milhões de pacientes estão sendo tratados com terapia anti-hipertensiva e 12 milhões usam AINEs, concomitantemente. No entanto, o uso a curto prazo de AINEs não demonstrou ter efeito clinicamente significativo.[27]

O implantodontista deve levar em consideração que os betabloqueadores podem potencializar os efeitos cardiovasculares da epinefrina usada em anestésicos locais. As drogas beta-adrenérgicas não seletivas, como o propranolol e o nadolol, apresentam o maior risco de interações adversas.[10] Os betabloqueadores cardiosseletivos apresentam menor risco de reações adversas; entretanto, há uma depuração competitiva através do fígado entre as duas classes de betabloqueadores e o anestésico local. Isso pode levar a um aumento nos níveis séricos do anestésico local.[28] Para evitar episódios hipertensivos intraoperatórios, recomenda-se diminuir a dose e aumentar o intervalo entre as injeções contendo epinefrina.[29]

Bloqueadores dos canais de cálcio (anlodipino, nifedipino e diltiazem) usados para tratar hipertensão ou ICC podem levar à hiperplasia gengival ao redor dos dentes naturais ou implantes (semelhante ao dilantin). Além disso, essa classificação de drogas foi associada ao eritema multiforme (erupção cutânea benigna caracterizada por manchas vermelhas na pele) e outros tipos de ulceração oral. O supercrescimento gengival pode resultar em dor, sangramento gengival e dificuldade de mastigação, especialmente ao redor de próteses sobre o implante. A incidência de hiperplasia gengival é de aproximadamente 1,7 a 3,8% dos pacientes em uso de bloqueadores dos canais de cálcio[30] (Tabelas 10.7 e 10.8).

Angina de peito

Angina é uma dor no peito que resulta da diminuição do fluxo sanguíneo para o coração. A doença aterosclerótica dos vasos sanguíneos do coração é geralmente responsável pela interrupção do fluxo sanguíneo para o músculo cardíaco. Existem algumas outras causas de angina, incluindo espasmo da artéria coronária e doença grave da válvula aórtica. Os sintomas clássicos são uma dor lancinante na região subesternal que pode irradiar-se pelo tórax, colo ou arcadas (maxila e mandíbula). Pode ser acompanhada por falta de ar, náuseas, sudorese e fadiga. A dor geralmente é aliviada com repouso e causada por um desequilíbrio entre a quantidade de oxigênio que o coração necessita e a quantidade liberada pelas artérias coronárias, especialmente com esforço ou atividade física.

Os homens tendem a desenvolver doença coronariana nos vasos maiores e apresentam sintomas mais clássicos. As mulheres tendem a desenvolver doença coronariana nos vasos menores, o que pode levar a variações dos sintomas clássicos. As mulheres ainda podem sentir dor no peito, acompanhadas por outros sintomas de dor nas arcadas ou no colo, fadiga e falta de ar.

A angina pode ser classificada como estável, instável ou de Prinzmetal. A angina estável é desencadeada por esforço, como exercícios (ou seja, subir escadas), que resulta em dor no peito que é aliviada com repouso e/ou ingestão de nitroglicerina. Angina instável é a dor torácica subesternal típica que não é causada por esforço ou exercício, ocorre em repouso, pode durar mais tempo e, às vezes, pode não ser aliviada com repouso ou nitroglicerina. Isso indica doença coronariana mais avançada, o que requer atenção imediata. A angina de Prinzmetal é causada por espasmo da artéria coronária. O estresse e o uso de drogas, principalmente cocaína, são as principais causas desse tipo de angina.

O tratamento da angina envolve muitos medicamentos diferentes. Os betabloqueadores são usados para reduzir a carga de trabalho do coração. A nitroglicerina atua dilatando os vasos sanguíneos coronarianos, o que diminui o consumo de oxigênio do miocárdio e também reduz a carga de trabalho do coração. O ácido acetilsalicílico e outros agentes antiplaquetários são essenciais para prevenir a formação de trombos. A angina progressiva requer cateterismo cardíaco. Se houver estreitamento significativo, uma angioplastia e a colocação de *stent*s podem ser usadas para aliviar o bloqueio e melhorar os sintomas. Se o bloqueio for mais grave ou não passível de angioplastia, a cirurgia de revascularização (ponte de Safena) pode ser indicada.

Os fatores de risco para angina de peito são tabagismo, hipertensão, colesterol alto, obesidade e diabetes. Pacientes com histórico de angina podem tomar nitratos de ação prolongada para prevenir a ocorrência de episódios agudos. A nitroglicerina sublingual ou em *spray* é recomendada para o tratamento de episódios agudos. É importante perguntar a qualquer paciente com angina sobre seus sintomas mais recentes, incluindo frequência, fatores de exacerbação, agravamento dos sintomas, quanto tempo dura a dor no peito e o que a alivia. Pacientes com aumento dos sintomas ou crises mais frequentes ou duradouras devem ser encaminhados ao médico para avaliação. Pacientes com dor em repouso devem ser encaminhados imediatamente ao médico.

Conduta com os implantes dentais. A principal preocupação para o implantodontista é a precipitação ou gerenciamento do ataque de angina propriamente dito. Os fatores de precipitação

---

Boxe 10.4 Protocolo de redução do estresse.

- Pré-medicação na noite anterior ao procedimento (benzodiazepínico de ação prolongada [diazepam 5 a 10 mg])
- Consulta no início da manhã
- Explique todo o procedimento em detalhes
- Sedação (oral/IV)
- Minimizar o tempo na sala de espera
- Duração do tratamento para não exceder a tolerância do paciente
- Anestesia local profunda
- Administração do LA de aspiração/lenta
- Manejo suficiente da dor pós-operatória

IV: intravenoso; LA: anestésico local.
De Resnik RR, Resnik RJ. Medical/medication complications in oral implantology. In Resnik RR, Misch CE, eds. Misch's Avoiding Complications in Oral Implantology. St Louis, MO: Elsevier; 2018.

Tabela 10.7a Medicamentos anti-hipertensivos comuns.

Diuréticos tiazídicos	Mecanismo de ação	Inibidores de ACE	Mecanismo de ação	Bloqueadores dos canais de cálcio não di-hidropiridinas	Mecanismo de ação
Hidroclorotiazida	Diminui a PA pela diminuição do volume sanguíneo	Captopril, enalapril, quinapril, lisinopril, ramipril	Diminui a PA pela diminuição da resistência periférica vascular, bloqueia a enzima de conversão da angiotensina no rim, resulta na diminuição do nível de angiotensina, que diminui os níveis de aldosterona, níveis mais baixos de aldosterona resultam em menos retenção de sódio e água, o que reduz a pressão arterial, pode causar tosse seca ou angioedema	Ditiazem, verapamil	Atua como vasodilatador no sistema vascular periférico, através do relaxamento do músculo liso, diminui a frequência cardíaca e o volume de armazenamento do coração e pode causar o bloqueio do nó AV no coração, resultando em bradicardia sintomática
Clortalidona	Diminui a reabsorção de sódio no rim	Enalapril	Bloqueia a enzima de conversão da angiotensina no rim	Verapamil	Diminui a frequência cardíaca e o volume de armazenamento do coração e pode causar bloqueio do nó AV no coração, resultando em bradicardia sintomática
Metolazona	Pode causar hipopotassemia e hipomagnesemia	Quinapril	Resulta em diminuição do nível de angiotensina, que diminui os níveis de aldosterona		
		Lisinopril	Níveis mais baixos de aldosterona resultam em menos retenção de sódio e água, o que baixa a PA		
		Ramipril	Pode causar tosse seca ou angioedema		
		Antagonista do receptor da angiotensina II (ARB)		**Bloqueadores dos canais de cálcio di-hidropiridinas**	
Diurético de alça					
Bumetanida	Inibe a absorção de sódio na alça de Henle	Candesartan; losartana, olmesartana, telmisartana, valsartana	Reduz a PA pela vasodilatação produzida pela inibição da produção de aldosterona na insuficiência renal, podendo causar agravamento da função renal e hiperpotassemia na insuficiência renal e hiperpotassemia; pode causar tosse ou angioedema e diminuir a aldosterona; diminui a absorção de sódio e reabsorção de água	Anlodipino	Bloqueia o movimento do cálcio na musculatura lisa do coração e na musculatura lisa periférica
Furosemida	Pode causar hipopotassemia e hipomagnesemia	Losartana	Diminui aldosterona e diminui a absorção de sódio e a reabsorção de água	Felodipino	Reduz a PA por meio do relaxamento do músculo liso e vasodilatação
Torsemida	Aumenta a síntese de prostaglandina (AINE pode interferir e diminuir a efetividade do diurético de alça)	Olmesartana	Pode causar tosse ou angioedema	Nifidipina	Pode piorar a insuficiência cardíaca e causar edema periférico e na perna

Torsemida	Telmisartana	Na insuficiência renal, pode causar agravamento da função renal e hiperpotassemia
	Valsartana	
Vasodilatadores		
	Betabloqueador	
	Não seletivos: Betabloqueador de ambos os receptores: B1 (cardíaco) e B2 (pulmões)	
Hidralazina	Produz relaxamento da musculatura vascular lisa	
	Propranolol	Diminui o débito cardíaco, o qual diminui o consumo de O_2 cardíaco pelo bloqueio dos receptores B1 e redução da pressão arterial
Minoxidil	Causa diminuição na resistência vascular periférica, baixando a PA	
	Timolol	Causa vasoconstrição periférica e broncoconstrição
	Pode causar estimulação reflexa do coração aumentando a frequência cardíaca, contração cardíaca e consumo de O_2	
	Nadolol	Bloqueia o efeito da epinefrina (adrenalina)
	Minoxidil reservado para hipertensão grave	
	Carvdilol	Diminui a frequência cardíaca e disfunção sexual
	Labetalol	Pode causar distúrbios no metabolismo da glicose
	Betabloqueadores cardiosseletivos bloqueiam apenas os receptores B1 (coração)	
Agonista-alfa de ação central (cérebro)		
	Acebutolol	
Clonidina	Estimula os receptores alfa no cérebro	
	Atenolol	Atua especificamente nos receptores beta no coração
Metildopa	Resulta na diminuição da vasoconstrição, frequência cardíaca, resistência vascular sistêmica que, então, reduz a pressão arterial	
	Esmolol	A PA diminui por causa da frequência cardíaca mais baixa e diminuição da contratilidade cardíaca e da força do fluxo sanguíneo
	Metropolol sucinato	
	Cardiovil	
	Nebivolol	São a 3ª geração de betabloqueadores
		Muito mais específico por trabalhar apenas em receptores beta no coração

Tabela 10.7b Medicamentos anti-hipertensivos comuns.

Diuréticos tiazídicos	Mecanismo de ação
Hidroclorotiazida	Diminuir a BP pela diminuição do volume sanguíneo
Clormalidona	Pode causar hipopotassemia e hipomagnesemia
Metolazona	Diminui a reabsorção de sódio no rim distal

Diuréticos de alça	Mecanismo de ação
Bumetanida	Inibe a absorção de sódio na alça de Henle
Furosemida	Pode causar hipopotassemia e hipomagnesemia
Torsemida	Aumenta a síntese de prostaglandina
	(AINEs podem interferir e diminuir a eficácia dos diuréticos de alça)

Inibidores de ACE	Mecanismo de ação
Captopril	Reduz a pressão arterial diminuindo a resistência vascular periférica
Enalapril	Bloqueia a enzima de conversão da angiotensina no rim
Quinapril	Resulta na diminuição do nível de angiotensina que diminui os níveis de aldosterona
Lisinopril	Níveis mais baixos de aldosterona resultam em menos retenção de sódio e água, o que diminui a pressão arterial
Ramipril	Pode causar tosse seca ou angioedema

Antagonista do receptor da angiotensina II	Mecanismo de ação
Candesartana	Bloqueia a ligação da angiotensina II nos receptores musculares ao redor dos vasos sanguíneos
Losartana	Resulta na redução da pressão arterial por vasodilatação e inibição da produção de aldosterona
Olmesartana	Na insuficiência renal, pode causar agravamento da função renal e hiperpotassemia
Telmisartana	Pode causar tosse ou angioedema
Valsartana	Diminui a aldosterona, que diminui a absorção de sódio e reabsorção de água

Bloqueadores dos canais de cálcio não di-hidropiridinas	Mecanismo de ação
Diltiazem	Atua para vasodilatar o sistema vascular periférico por meio do relaxamento do músculo liso
Verapamil	Diminui a frequência cardíaca e o volume sistólico do coração
	Pode causar bloqueio do nó AV no coração, resultando em bradicardia sintomática

Bloqueadores dos canais de cálcio di-hidropiridinas	Mecanismo de ação
Anlodipino	Bloqueia o movimento do cálcio no coração do músculo liso e no músculo liso periférico
Felodipino	Reduz a pressão arterial por meio de relaxamento do músculo liso e vasodilatação
Nifidipina	Pode piorar a insuficiência cardíaca e causar edema na perna e periférico

Betabloqueadores não seletivos Betabloqueador de ambos os receptores: B1 (cardíaco) e B2 (pulmões)	Mecanismo de ação
Cardiovil	Reduz o débito cardíaco, o que diminui o consumo de O_2 cardíaco pelo bloqueio dos receptores B1, e diminui a pressão arterial
Labetalol	
Nadolol	Causa vasoconstrição periférica
Pindolol	Bloqueia os efeitos da epinefrina (epinefrina)
Propranolol	Diminui a frequência cardíaca e pode causar disfunção sexual
Sotolol	Pode causar distúrbios no metabolismo da glicose
Timolol	Pode causar broncorrestrição, pois esses agentes bloqueiam os receptores Beta 2 nos pulmões

Betabloqueadores cardiosseletivos receptor B1 (cardíaco)	Mecanismo de ação
Acebutolol	Atua especificamente em receptores Beta 1 no coração
Atenolol	A PA diminui por causa da frequência cardíaca mais baixa, da diminuição da contratilidade cardíaca e da força do fluxo sanguíneo
Bisoprolol	Reduz a pressão sistólica e a frequência cardíaca
Esmolol	Diminui a contratilidade do coração, o que diminui o débito cardíaco e reduz a demanda de oxigênio pelo coração
Succinato de metoprolol	
Nebivolol	Pode causar alguma disfunção sexual e menos probabilidade de causar broncoconstrição

Vasodilatadores	Mecanismo de ação
Hidralazina	Produz relaxamento da musculatura lisa vascular
Minoxidil	Causa diminuição na resistência vascular periférica, reduzindo a pressão arterial
	Pode causar estimulação reflexa do coração, aumentando a frequência cardíaca, a contratilidade cardíaca e o consumo de O_2
	Minoxidil reservado para hipertensão grave

Agonista-alfa de ação central (cérebro)	Mecanismo de ação
Clonidina	Estimula os receptores alfa no cérebro
Metildopa	Resulta na diminuição da vasoconstrição, frequência cardíaca, resistência vascular sistêmica, que, então, reduz a pressão arterial

Tabela 10.8	Diretrizes para o tratamento da pressão arterial.				
				TRATAMENTO	
Categoria	**Sistólica (mmHg)**	**Diastólica (mmHg)**	**Pré-operatório**	**Intraoperatório**	
Ideal	< 120	< 80	Nenhum	Nenhum	
Pré-hipertensão	120 a 139	80 a 89	Rechecar, possível consulta médica	Rechecar, protocolo de redução do estresse	
Hipertensão grau 1	140 a 159	90 a 99	Rechecar, consulta médica (relativo)	Monitorar, protocolo de redução do estresse	
Hipertensão grau 2	160 a 179	100 a 109	Rechecar, consulta médica (absoluto)	Monitorar, interromper procedimento, possível encaminhamento de emergência	
Crise hipertensiva	> 180	> 110	Rechecar, atendimento emergencial (absoluto)	Monitorar, interromper imediatamente, atendimento emergencial	

De Resnik RR, Resnik RJ. Medical/medication complications in oral implantology. In Resnik RR, Misch CE, eds. *Misch's Avoiding Complications in Oral Implantology*. St Louis, MO: Elsevier; 2018.

são esforço, frio, calor, grandes refeições, umidade, estresse psicológico e estresse associado a fatores odontológicos. Todos esses fatores podem causar a liberação de catecolamina, que, por sua vez, aumenta a frequência cardíaca, a pressão arterial e a demanda de oxigênio do miocárdio.[31]

O kit de emergência odontológica deve incluir comprimidos de nitroglicerina (0,3 a 0,4 mg) ou *spray* de nitroglicerina sublingual, que são substituídos a cada 6 meses devido ao seu curto prazo de validade. Durante uma crise de angina, todos os tratamentos odontológicos devem ser interrompidos imediatamente. A nitroglicerina é, então, administrada por via sublingual e 100% de oxigênio é administrado a 6 ℓ/min, com o paciente em uma posição semissupina ou a 45°.

Os sinais vitais devem ser monitorados após a administração de nitroglicerina, pois pode ocorrer hipotensão transitória. Se a pressão arterial sistólica cair para menos de 100 mmHg, os pés do paciente devem ser elevados. Caso a dor não seja aliviada em 8 a 10 minutos, com o uso de nitroglicerina em intervalos de 5 minutos, o atendimento médico de emergência deve ser iniciado.

Pacientes com angina leve (até uma crise por mês) podem ser submetidos à maioria dos procedimentos odontológicos não cirúrgicos realizados com o protocolo normal (tipo 1). Precauções cardíacas gerais são aconselhadas, como o monitoramento dos sinais vitais, e os pacientes são instruídos a trazer sua própria nitroglicerina. Procedimentos reabilitadores avançados e pequenas cirurgias de implante (tipo 2) são realizados com óxido nitroso ou sedação por via oral. Para procedimentos de implante mais avançados (tipos 3 e 4), devem ser usadas técnicas de sedação adequadas. As consultas devem ser tão curtas quanto possível. Isso pode exigir mais de uma consulta cirúrgica ou reabilitadora. O uso de vasoconstritores deve ser limitado a um máximo de 0,04 a 0,05 mg de epinefrina, e concentrações maiores que 1/100.000 devem ser evitadas.

Pacientes com angina moderada (até um ataque por semana) toleram exames e procedimentos cirúrgicos mais simples (tipo 1). A nitroglicerina profilática (0,3 a 0,4 mg) ou nitratos de ação prolongada são administrados por via sublingual imediatamente antes da cirurgia avançada ou cirurgia de implante simples a moderada (tipos 2 e 3). É necessária sedação ansiolítica com oxigênio suplementar. Os procedimentos cirúrgicos avançados podem exigir um ambiente hospitalar (tipo 4).

Pacientes com angina instável (episódios diários) são limitados a procedimentos de exame realizados sob protocolo normal. A consulta médica é recomendada para qualquer tratamento adicional. Essa forma de angina tem sido representada como contraindicação absoluta para cirurgia odontológica eletiva (ASA IV).

É importante reconhecer os efeitos colaterais da nitroglicerina, pois a administração profilática é adequada para o paciente com angina moderada a grave, pois há uma diminuição da pressão arterial, o que causa uma diminuição do fluxo sanguíneo para o cérebro. Frequentemente, o desmaio é uma possibilidade; portanto, o paciente deve estar sentado ou deitado durante a administração de nitroglicerina. O coração tenta compensar a diminuição da pressão arterial e a frequência do pulso pode aumentar para até 160 batimentos/min. O rubor da face e dos ombros é comum após a administração de nitroglicerina. Se o paciente estiver tomando nitratos de ação prolongada, pode ocorrer tolerância ao medicamento; portanto, podem ser necessários dois comprimidos de cada vez. É possível ocorrer dor de cabeça após a administração, que pode ser tratada com analgésicos OTC (Tabela 10.9).

Infarto do miocárdio

O IM é uma isquemia prolongada, ou falta de oxigênio, resultante de uma deficiência no suprimento de sangue arterial coronariano que causa de lesão ao miocárdio ou músculo cardíaco. O resultado final é a morte celular e a necrose do músculo cardíaco.

A cada 40 segundos, alguém nos EUA tem um ataque cardíaco. Quase 800 mil pessoas sofrem um ataque cardíaco a cada ano nos EUA, e três em cada quatro ataques cardíacos são um evento inicial.[32] Um em cada cinco ataques cardíacos é silencioso e há perda de músculo cardíaco, mas o indivíduo não tem conhecimento do evento.

Tabela 10.9	Conduta para implante dental nos pacientes com angina de peito.					
Risco	**Sintomas**	**Tipo 1**	**Tipo 2**	**Tipo 3**	**Tipo 4**	
Brando	≤ 1/mês; ASA II	+	+	Sedação, oxigênio suplementar	Sedação, oxigênio suplementar	
Moderado	≤ 1/semana; ASA III	+	Sedação, pré-medicação, nitratos, oxigênio suplementar	Sedação, pré-medicação, nitratos, oxigênio suplementar	Pré-medicação, sedação, internação ambulatorial	
Grave	Diariamente/mais; ASA IV; instável	+	Consulta médica	Procedimentos eletivos são contraindicados	Procedimentos eletivos são contraindicados	

+: procedimento pode ser realizado com protocolo regular; ASA: American Society of Anesthesiologists.

Um infarto agudo do miocárdio pode ser precipitado quando o paciente passa por estresse incomum, seja físico (estímulos dolorosos) ou emocional (ansiedade). O paciente geralmente tem dor torácica intensa na área subesternal ou precordial esquerda durante um episódio de IM. A dor pode irradiar para o braço esquerdo ou mandíbula e é semelhante à angina de peito, mas mais intensa. Cianose, sudorese, fraqueza, náuseas ou vômitos e pulsação irregular e aumentada são todos sinais e sintomas de IM.

As complicações do IM incluem arritmias e insuficiência cardíaca congestiva (ICC) e, se ocorrer uma oclusão completa ou arritmia maligna, o resultado é morte súbita. Quanto maior a área isquêmica, maior o risco de insuficiência cardíaca ou arritmias com risco de morte. Qualquer história de IM indica problemas significativos nos vasos coronários. Os infartos recentes correspondem a maiores taxas de morbidade e mortalidade, mesmo com cirurgia eletiva simples.

O risco de infarto do miocárdio é inferior a 1% na população geral, no período perioperatório. Aproximadamente 18 a 20% dos pacientes com histórico recente de IM terão aumento de complicações, que apresentam alta taxa de mortalidade de 40 a 70%. Se a anestesia geral e a cirurgia forem realizadas dentro de 3 meses após o IM, o risco de outro IM é de 30%, e se realizada dentro de 3 a 6 meses, o risco é de 15%. Após 12 meses, a incidência de IM recorrente estabiliza em cerca de 5%.[33] A síndrome coronariana aguda consiste em três tipos diferentes de bloqueios coronários que podem resultar na ruptura súbita da placa dentro de uma das artérias coronárias. Quando a placa se rompe, causa a exposição do tecido adiposo mole, o que faz com que as plaquetas migrem para a área de ruptura e formem um coágulo ao redor da placa para cobrir o tecido adiposo. Quando o coágulo bloqueia todo o suprimento sanguíneo para os músculos do coração, ocorre a oclusão coronariana. Isso pode gerar um dos três cenários que resultam em isquemia: angina instável (conforme descrito), IM sem elevação do segmento ST (IMSEST) ou IM com elevação do segmento do ST (IMEST).

Existem muitas variáveis que determinam o tipo de síndrome coronariana aguda: a duração do bloqueio do fluxo sanguíneo e a localização do bloqueio. A angina instável muda para uma angina estável quando a dor começa a ocorrer em repouso, em vez de ocorrer com esforço. Se o IM não causar elevação do segmento ST (achado clássico de IM no eletrocardiograma [ECG]) no ECG, mas os marcadores clínicos nas enzimas sanguíneas demonstrarem que ocorreu dano, então isso é considerado um IMSEST. O bloqueio é parcial ou temporário, de modo que o dano causado ao músculo cardíaco é geralmente muito menor. Isso ainda é considerado um ataque cardíaco ou infarto do miocárdio. Os níveis séricos de troponina e/ou creatinoquinase (CK-MB) – níveis celulares – são coletados e repetidos por várias horas. Ambos os marcadores indicam danos ao músculo miocárdico. Os níveis de troponina podem ser o primeiro indicador de um IM.

Se a interrupção do suprimento sanguíneo for mais abrupta e prolongada, afetará uma área muito maior do coração e demonstrará elevação do segmento ST no ECG e danos pelos fabricantes de soro químico.

Conduta com os implantes dentais

Consulta médica. Uma consulta médica deve preceder qualquer procedimento restaurador ou cirúrgico extenso. Embora haja recomendações baseadas apenas no tempo após um IM, o fator decisivo no tratamento eletivo com implantes dentários não é apenas o tempo, mas também a quantidade de dano miocárdico. O clínico responsável pelo implante deve seguir a recomendação do médico em relação às opções de tratamento, modificações ou contraindicações.

Protocolo de redução do estresse. A cirurgia de instalação do implante após o IM pode induzir arritmias ou agravar a isquemia cardíaca. Um aumento da pressão arterial é comum no ambiente de consultório odontológico, porque o estresse associado ao tratamento (ou seja, a síndrome do jaleco branco) leva ao aumento dos níveis de catecolaminas, o que causa um aumento na pressão arterial e na frequência cardíaca. A etapa mais importante para diminuir o estresse no consultório odontológico é integrar um abrangente protocolo de redução do estresse.

Redução do uso de vasoconstritores. A epinefrina e outros vasoconstritores têm várias propriedades que podem potencialmente resultar em respostas adversas em pacientes que não se recuperaram totalmente de um IM recente. A epinefrina é cronotrópica, o que resulta em um aumento da frequência cardíaca e força de contração. Ambos resultam em um aumento da demanda de oxigênio e podem potencializar a isquemia. A epinefrina tem algumas propriedades arritmogênicas que podem provocar fibrilação ventricular ou taquicardia, no músculo miocárdico em recuperação. É melhor minimizar as complicações consultando o médico do paciente e monitorar de perto os sinais vitais quando vasoconstritores são usados.

Resumo do tratamento do infarto do miocárdio. O médico do paciente deve ser consultado antes do tratamento eletivo com implante, para verificar o estado cardíaco atual do paciente (Tabela 10.10).

Absoluto (cirúrgico): IM recente (dependendo da recomendação do médico).

Relativo (cirúrgico): História de IM (dependendo da recomendação do médico).

Insuficiência cardíaca congestiva

A ICC é um estado fisiopatológico no qual uma anormalidade da função cardíaca é responsável pela falha do coração em bombear sangue em volume adequado para atender às necessidades dos tecidos.[34] Nos últimos 10 anos, o número de adultos vivendo com insuficiência cardíaca aumentou significativamente. Os dados mais recentes da atualização "2017 Heart Disease and Stroke Statistics", da AHA, informam que cerca de 6,5 milhões de americanos viviam com insuficiência cardíaca até o final de 2014. Esse número pode saltar para 8 milhões nos próximos 10 a 12

Tabela 10.10 Manejo do implante dental em pacientes com infarto do miocárdio.

Risco	Tipo 1	Tipo 2	Tipo 3	Tipo 4
Brando (> 12 meses)	+	+	Médico	Hospitalização médica se for necessário anestesia geral
Moderado (6 a 12 meses; ASA III)	+	Adiar todos os procedimentos eletivos	Adiar todos os procedimentos eletivos	Adiar todos os procedimentos eletivos
Grave (< 6 meses; ASA IV)	Consulta médica	Adiar todos os procedimentos eletivos	Adiar todos os procedimentos eletivos	Adiar todos os procedimentos eletivos

+: procedimento pode ser realizado com protocolo regular; ASA: American Society of Anesthesiologists.

anos porque mais pessoas estão sobrevivendo a ataques cardíacos, deixando o coração mais fraco e mais suscetível à insuficiência cardíaca.[35]

Os custos médicos diretos totais para insuficiência cardíaca foram de mais de US$ 21 bilhões em 2012, e espera-se que em 2030 possamos ver esse custo aumentar para mais de US$ 53 bilhões. A maior parte do custo por insuficiência de saúde se dá em pacientes com 65 anos ou mais; esses pacientes representam atualmente mais de 80% dos custos relacionados à insuficiência cardíaca e devem ser responsáveis por 88% ou mais dos custos totais até 2030.[36]

A ICC geralmente se desenvolve com o tempo, pois os músculos da parede do coração perdem sua capacidade de gerar forças contráteis apropriadas e podem continuar a deteriorar com a exposição contínua à sobrecarga de volume. Isso resulta em altos níveis de pressão no coração e eventual enfraquecimento dos músculos contráteis alongados no coração. Por causa da diminuição da produção do coração, o corpo responde aumentando a resistência vascular (aumento da pressão arterial) em todo o sistema circulatório, o que é inicialmente benéfico para os tecidos periféricos. No entanto, isso leva a reduções adicionais no débito cardíaco, porque o coração enfraquecido deve bombear contra esse aumento de pressão. O rim atua retendo sódio e líquidos, o que continua a agravar o problema.

Existem muitas intervenções farmacológicas aceitáveis, incluindo diuréticos, drogas inotrópicas, betabloqueadores e medicamentos ECA/BRA para pressão arterial, entre outros. A espironolactona se tornou o diurético de escolha no tratamento da insuficiência cardíaca. A digoxina foi um dos medicamentos mais comuns usados durante anos para tratar a insuficiência cardíaca; no entanto, algoritmos de tratamento de ICC recentes foram atualizados e a digoxina foi substituída pelo uso de betabloqueadores e espironolactona. A digoxina é apropriada para alguns pacientes; portanto, os implantodontistas devem estar cientes dos efeitos colaterais mais comuns de níveis elevados, tais como náuseas, vômitos, anorexia, dores de cabeça, confusão e alterações visuais, incluindo halos em torno de objetos. Os pacientes que tomam digoxina devem ser questionados sobre seu nível sanguíneo mais recente e a estabilidade do nível sanguíneo nos últimos meses.

Um dos mais novos e revolucionários tratamentos para a ICC é o medicamento Entresto, que contém uma combinação de sacubitril e valsartana. Valsartana (que é classificado como um BRA) é usado como um agente único para tratar a hipertensão. A droga atua no rim para bloquear os receptores que causam constrição, resultando na dilatação dos vasos sanguíneos, o que diminui a resistência contra a qual o coração deve bombear. Sacubitril é um inibidor da neprilisina que melhora o fluxo sanguíneo para os rins e ajuda na diurese e na remoção do excesso de volume da corrente sanguínea.

Os sintomas de ICC estão listados no Boxe 10.5 e incluem cansaço anormal ou falta de ar (dispneia) provocado por atividade leve ou mesmo ocorrendo em repouso (esses sintomas são causados por excesso de fluido nos pulmões e parcialmente causados pelo excesso de trabalho necessário do coração); sibilância causada por líquido nos pulmões (edema pulmonar); edema periférico ou inchaço dos tornozelos (edema pedal) e parte inferior das pernas; micção frequente à noite; distensão venosa jugular; sons à ausculta (galope S_3); e dispneia paroxística noturna (a sensação de estar incapaz de respirar), o que pode interromper o sono. Esse sintoma é causado pelo efeito da gravidade sobre o fluido que passou o dia parado nos pés. Conforme o fluido volta a subir, ele pode se acumular nos pulmões, causando sensação de sufocamento. O ganho de peso excessivo, de 9 a 13 kg, sem mudança na dieta, também é um sintoma. Esse aumento se deve puramente à retenção de líquidos, dá algumas indicações de como o coração está bombeando mal. A forma mais comum de fazer o diagnóstico é usando os critérios de Framingham. A ICC pode ser diagnosticada em pacientes com dois critérios principais ou um critério principal e dois critérios secundários.

Boxe 10.5 Critérios de diagnóstico para insuficiência cardíaca congestiva.

- Dispneia noturna paroxística ou ortopneia
- Distensão da veia jugular
- Crepitações finas
- Cardiomegalia
- Edema pulmonar agudo
- Galope S3
- Aumento da pressão venosa > 16 cm de água
- Refluxo hepatojugular

Critérios menores:
- Edema no tornozelo
- Tosse noturna
- Dispneia sobre o esforço
- Hepatomegalia
- Derrame pleural
- Capacidade vital reduzida um terço do máximo
- Taquicardia (≥ 120 bpm)

Critérios maiores ou menores:
- Perda de peso de 4,5 kg ou mais em 5 dias em resposta ao tratamento

---

O sistema de classificação mais comum para insuficiência cardíaca é o da New York Heart Association (NYHA). A classe I é assintomática, a classe II tem sintomas leves com esforço moderado, a classe III tem sintomas com atividade mínima e a falha de classe IV tem sintomas em repouso[37] (Boxe 10.6).

Existem vários tipos de insuficiência cardíaca. A insuficiência cardíaca esquerda envolve disfunção do átrio e ventrículo esquerdos. O ventrículo esquerdo deve funcionar corretamente para bombear sangue para o resto do corpo. A insuficiência cardíaca esquerda pode ser dividida em dois subtipos diferentes. A insuficiência sistólica ocorre quando o ventrículo esquerdo perde a capacidade de se contrair totalmente. Isso é conhecido como insuficiência cardíaca com fração de ejeção reduzida (HFrEF). A insuficiência ou disfunção diastólica ocorre quando o ventrículo esquerdo não consegue relaxar adequadamente porque, com o aumento da pressão e do volume, o músculo fica muito rígido. Isso limita a capacidade do coração de se encher adequadamente entre as batidas, restringindo a quantidade de sangue que pode ser bombeada a cada batida. Os tratamentos com medicamentos não são iguais para esses dois tipos e são direcionados ao problema que causa a insuficiência cardíaca.

Conforme o sangue retorna ao coração do sistema venoso do corpo, ele precisa ser reoxigenado. É coletado no lado direito do coração e bombeado para os pulmões antes de retornar ao lado

---

Boxe 10.6 Classificação da insuficiência cardíaca congestiva (New York Heart Association).

I. Nenhum sintoma e nenhuma limitação na atividade física comum.
II. Sintomas brandos e leve limitação durante a atividade comum. Confortável em repouso.
III. Limitação evidente durante a atividade devido aos sintomas, mesmo nas atividades menos comuns. Confortável somente em repouso.
IV. Limitações graves. Possui sintomas mesmo em repouso.

esquerdo do coração. A insuficiência cardíaca do lado direito geralmente ocorre como resultado da insuficiência do lado esquerdo. Conforme o lado esquerdo aumenta a pressão, a pressão é transferida de volta através dos pulmões para o lado direito do coração. Eventualmente, o lado direito perde a força contrátil e então retorna para as veias do corpo. Isso resulta em congestão venosa e inchaço no colo ou distensão da veia jugular (DJV). Também causa inchaço nas pernas, nos pés, nos tornozelos, no abdome e até no fígado, causando ascite.

Na ICC, como o lado esquerdo do coração fica sobrecarregado com líquido, essa pressão será transferida para os pulmões, resultando em falta de ar, dispneia aos esforços e ortopneia (dificuldade para respirar ao deitar). A insuficiência cardíaca afeta a capacidade de o rim eliminar sódio e água, levando ao edema das extremidades.

Um ecocardiograma do coração é o teste preferido para avaliar a capacidade real de produção do coração. Pacientes com níveis mais avançados de insuficiência cardíaca, como classe III ou IV da NYHA, podem precisar de um desfibrilador implantável para evitar morte súbita por arritmias cardíacas. A maioria desses pacientes apresenta frações de ejeção cardíacas inferiores a 30%.

Na insuficiência cardíaca, existem duas proteínas, o peptídeo natriurético do cérebro-B (BNP) e o do N-terminal-pro-BNP (NT-pro-BNP), que aumentam quando a insuficiência cardíaca piora e diminuem quando a insuficiência cardíaca melhora. Os níveis de BNP (não deve ser confundido com hemogramas de MPB) podem ser usados para monitorar a gravidade da insuficiência cardíaca. Níveis < 100 geralmente não estão associados à insuficiência cardíaca. Em condições como sepse, cirrose e distúrbios hipertireoidianos, há aumento ou alto débito cardíaco. Isso pode elevar os níveis de BNP e tornar o teste menos confiável para medir o grau de insuficiência cardíaca. Antes de qualquer cirurgia odontológica em um paciente com histórico de insuficiência cardíaca que está apresentando sintomas, seria bom revisar o BNP mais recente em comparação com a linha de base do paciente. Níveis elevados podem indicar piora aguda dos sintomas e justificar a consulta com o médico do paciente.

Conduta com os implantes dentais. Em pacientes classificados como NYHA I e II, nenhuma consulta médica está indicada, a menos que existam doenças sistêmicas adicionais. Nas NYHA III e IV, a consulta médica é altamente recomendada para todos os procedimentos de implante tipo 3 e 4. Um abrangente protocolo de redução do estresse é indicado para todos os pacientes com ICC. No intra e pós-operatório, o controle da dor e da ansiedade são importantes porque o aumento do estresse pode produzir um aumento da carga de trabalho do miocárdio, com aumento no grau de insuficiência cardíaca.

Complicações intraoperatórias. Pacientes com ICC são muito suscetíveis a problemas de morbidade cardiovascular intraoperatória. O protocolo de redução do estresse e o monitoramento rigoroso devem ser seguidos. É aconselhável discutir a condição atual do paciente com o médico. Pacientes com ICC podem ser classificados como compensados ou descompensados. Na insuficiência cardíaca descompensada, a circulação pulmonar é expandida e congestionada, porque o coração é incapaz de compensar totalmente. Os sintomas clássicos são vistos incluindo falta de ar, especialmente com esforço; fadiga; ou deitado em decúbito dorsal. Quando o paciente com ICC é tratado por insuficiência cardíaca, por meio de tratamento médico e os sintomas são controlados, o paciente é referido como compensado.

Posicionamento do paciente. Os pacientes com ICC devem ser posicionados na posição mais reclinada em que possam respirar confortável e eficientemente. Em geral, é uma posição semirreclinada ou sentada ereta. Normalmente, quanto mais ereto o paciente estiver, mais fácil será para ele respirar.

Suplementação de oxigênio. A suplementação de oxigênio (≈ 2 ℓ/min) durante os procedimentos de implante é altamente recomendada para minimizar a possibilidade de hipoxia. O uso de óxido nitroso nesses pacientes não é recomendado.

Protocolo de redução do estresse. Um protocolo de redução do estresse deve ser implementado antes do procedimento, para evitar o aumento da carga de trabalho do miocárdio com um coração danificado.

Endocardite bacteriana subaguda e doença cardíaca valvular

A endocardite bacteriana é uma infecção das válvulas cardíacas ou das superfícies endoteliais do coração. A infecção é o resultado do crescimento de bactérias em superfícies cardíacas danificadas ou alteradas. Após o tratamento odontológico, os microrganismos mais frequentemente associados à endocardite são *Streptococcus viridans* alfa-hemolítico, e os menos frequentes são os estafilococos e anaeróbios. O distúrbio é grave, com taxa de mortalidade de aproximadamente 11%.[38] Os procedimentos odontológicos que causam bacteriemia transitória têm se mostrado um fator etiológico da endocardite bacteriana. Pacientes com gengivite e algumas doenças cardíacas são os de maior risco. Quando gengivas inflamadas sangram durante procedimentos odontológicos, as bactérias podem ser introduzidas na corrente sanguínea e infectar as válvulas cardíacas e o revestimento do coração. Essas bactérias continuam a se replicar no local infectado. Dependendo do tipo de bactéria que infecta o tecido cardíaco, a endocardite pode se desenvolver rápida ou mais lentamente. Alguns sintomas incluem febre, calafrios, fadiga, dores musculares, suores noturnos, falta de ar, edema e dor no peito com inspiração. Como resultado, o implantodontista deve identificar o paciente com risco de endocardite e implementar procedimentos profiláticos.

No entanto, a endocardite após um procedimento odontológico não é tão comum como se pensava. Novas diretrizes sugerem antibióticos profiláticos para pacientes apenas nos níveis de risco mais elevados. Evidências científicas demonstraram que o risco de reações adversas aos antibióticos pode exceder qualquer benefício para o tratamento profilático com base em diretrizes anteriores. Isso também pode aumentar a probabilidade de bactérias resistentes aos medicamentos.[39]

Em 2007, várias organizações, incluindo a American Dental Association (ADA) e a AHA, divulgaram diretrizes atualizadas para a prevenção da endocardite infecciosa. Em 2017, essas diretrizes foram confirmadas por uma revisão conjunta da AHA e do ACC. Tais grupos publicaram uma nova atualização de suas diretrizes de 2014 sobre o manejo de valvopatia.[40]

A recomendação atualizada afirma que os pacientes que tomaram antibióticos profiláticos rotineiramente, no passado, não são mais obrigados a fazê-lo. As recomendações de profilaxia de endocardite infecciosa mais específicas e atualizadas para procedimentos odontológicos são apenas para pacientes com doenças cardíacas subjacentes, que foram associadas ao maior risco de desenvolver um resultado adverso. Isso inclui pacientes com válvulas cardíacas protéticas, material protético usado para reparo de válvula cardíaca, história de endocardite, transplante cardíaco com válvulas anormais e certos defeitos congênitos do coração, incluindo doença cardíaca cianótica com *shunts* e quaisquer defeitos reparados com *shunts* residuais, ou outros defeitos que permanecem no local da correção protética.[41]

O risco de endocardite bacteriana aumenta com a quantidade de trauma intraoral dos tecidos moles. Há uma correlação entre a incidência de endocardite e o número de dentes extraídos ou o grau de doença inflamatória bucal preexistente.[42] A incidência de bacteriemia é seis vezes maior em pacientes com doença periodontal grave.[43] No entanto, se for raspado e o alisamento radicular for realizado antes da cirurgia subsequente dos tecidos moles, o risco de endocardite é bastante reduzido. Também foi relatada bacteriemia após escovação dentária traumática, tratamento endodôntico e mastigação de parafina.[44] A endocardite pode até ocorrer em um paciente edêntulo com feridas de prótese.[45] Uso de clorexidina em gengiva isolada ou irrigação do sulco por 3 a 5 minutos antes da exodontia reduz a bacteriemia pós-exodontia.

No entanto, essas novas diretrizes sugeriram que o tratamento preventivo deve ser iniciado em pacientes com as doenças cardíacas listadas, mas não para todos os procedimentos odontológicos. As diretrizes sugeriam antibióticos profiláticos apenas para procedimentos odontológicos que envolvem manipulação do tecido gengival e sangramento. Os antibióticos não são recomendados para anestesia de rotina, por meio de tecidos não infectados, colocação ou ajuste de próteses removíveis ou aparelhos ortodônticos.

O regime medicamentoso oral em adultos é de 2 g de amoxicilina por via oral, 60 minutos antes do procedimento. Uma segunda dose não é necessária por causa dos níveis séricos prolongados acima da concentração inibitória mínima da maioria dos estreptococos orais[46] e pela atividade inibitória sérica prolongada induzida por amoxicilina contra tais cepas (6-14 horas).[47] Para pacientes incapazes de tomar medicamentos por via oral, 2 g de ampicilina são administrados por via intramuscular (IM) ou IV, 30 minutos antes do procedimento. Se o paciente for alérgico à penicilina, será administrada clindamicina 600 mg ou cefalexina (ou cefadroxil), 2 g por via oral, uma hora antes do procedimento. Para pacientes alérgicos à penicilina e incapazes de tomar medicamentos orais, a clindamicina 600 mg IV, 30 minutos dentro do procedimento, ou a cefazolina 1 g IM, ou a cefazolina IV, 30 minutos antes do procedimento, são os regimes recomendados para procedimentos orais.[48] A eritromicina não está mais incluída, pois os distúrbios gastrintestinais e a farmacocinética complicada de várias formulações tornam seu uso problemático.

Em pacientes classificados na categoria de alto risco para desenvolvimento de endocardite, a terapia eletiva com implantes pode ser contraindicada. Pacientes edêntulos reabilitados com implantes devem enfrentar bacteriemia transitória de mastigação, escovação ou doença peri-implantar. Os implantes endósseos, com largura adequada de gengiva inserida, são os implantes de escolha para os pacientes desse grupo, que precisam de próteses implantossuportadas. Os implantes podem ser contraindicados para pacientes com potencial limitado de higiene bucal e para aqueles com histórico de múltiplos eventos de endocardite.

A cirurgia de implante em pacientes com estenose aórtica geralmente é contraindicada até após a troca da válvula aórtica. Tem sido recomendado que os pacientes com substituições de válvula adiem qualquer cirurgia de implante eletivo até 15 a 18 meses após a conclusão da cirurgia, pois esses pacientes apresentam alto risco de endocardite bacteriana e utilizam altas doses de anticoagulantes.[49] Precauções especiais devem sempre ser adotadas em pacientes com troca valvar porque seus tempos de sangramento geralmente são altos (INR 2,5–3,5).

Conduta com os implantes dentais. O implantodontista deve estar familiarizado com os regimes de antibióticos para doenças cardíacas que requerem profilaxia. Um regime semelhante é sugerido para qualquer pessoa que necessite de cobertura com antibióticos. Pode haver atualizações futuras, mas atualmente as diretrizes AHA e ACC de 2017 para profilaxia de endocardite devem ser seguidas (Boxe 10.7).[50]

Boxe 10.7 Recomendação de profilaxia para endocardite.

A American Dental Association, American Medical Association e a American Heart Association recomendam cobertura de antibióticos em pacientes com as seguintes condições, recebendo cirurgia eletiva:
- Válvulas cardíacas artificiais
- História pregressa de endocardite infecciosa
- Transplante cardíaco que desenvolve um problema de válvula cardíaca
- Doença cardíaca congênita com *shunts* ou próteses valvares reparadas
- Defeito cardíaco congênito com defeito residual
  - Capaz de tomar medicação oral: amoxicilina 2 g (50 mg/kg)
  - Incapaz de tomar medicação oral: ampicilina 2 g IM ou IV (50 mg/kg IM ou IV); cefazolina ou ceftriaxona 1 g IM ou IV (50 mg/kg IM ou IV)
  - Alérgico à penicilina ou ampicilina: cefalexina 2 g (50 mg/kg); clindamicina 600 mg (20 mg/kg); azitromicina ou claritromicina 500 mg (15 mg/kg)
  - Alérgico a penicilina ou ampicilina e incapaz de tomar medicação oral: cefazolina ou ceftriaxona 1 g IM ou IV (50 mg/kg IM ou IV); clindamicina 600 mg IM ou IV (20 mg/kg IM ou IV)

[a] Sopros funcionais e sopros cardíacos orgânicos não requerem antibiótico profilático; *IM*, intramuscular; *IV*, intravenosa.

De Resnik RR, Resnik RJ. Medical/medication complications in oral implantology. In Resnik RR, Misch CE, eds. Misch's Avoiding Complications in Oral Implantology. St Louis, MO: Elsevier; 2018.

Acidente vascular cerebral

O derrame é um AVC caracterizado pela interrupção repentina do fluxo sanguíneo para o cérebro, causando privação de oxigênio. É mais frequente em pacientes com doenças cardiovasculares e é a quarta principal causa de morte nos EUA e uma das principais causas incapacitantes em adultos. A maioria dos acidentes vasculares cerebrais é isquêmico, resultante do estreitamento ou bloqueio do suprimento de sangue ao cérebro. A etiologia dos acidentes vasculares isquêmicos é embólica e trombótica. Os acidentes vasculares cerebrais trombóticos são o resultado de coágulos que se formam dentro de uma das artérias do cérebro. O coágulo bloqueia o fluxo sanguíneo para o cérebro, causando a morte celular. Normalmente, esses coágulos resultam de placas ou outros depósitos de gordura da aterosclerose, que se rompem e se alojam no vaso sanguíneo. Os derrames embólicos são o resultado de coágulos que se formam em outras partes do corpo e chegam ao cérebro através da corrente sanguínea. O coágulo eventualmente se alojará em um vaso sanguíneo e bloqueará o fluxo de sangue para o cérebro.

É importante perguntar aos pacientes se eles já foram diagnosticados ou tratados para "miniderrames" ou ataques isquêmicos transitórios (ATIs). Esses ataques são o resultado de interrupções breves (geralmente menos de 24 horas) no fluxo sanguíneo, causando sintomas semelhantes aos de um ataque. Esses episódios podem ser o precursor de um AVC muito maior. Ao contrário de um AVC, o bloqueio é temporário e o coágulo pode se dissolver ou ser desalojado em um período muito breve, causando os sintomas temporários. Os AITs geralmente causam sintomas por menos de 10 minutos e devem se resolver completamente em 24 horas. Ao contrário de um AVC, não há lesão permanente no cérebro.

Implicações aos implantes dentais

Sangramento. Embora seja importante controlar a pressão arterial e tratar o colesterol elevado, deve-se ter cuidado no manejo de indivíduos com histórico de derrames, pois a maioria desses pacientes toma medicamentos para inibir a coagulação do sangue. Agentes antiplaquetários como ácido acetilsalicílico ou clopidogrel podem ser usados como agentes únicos ou em combinação como parte de um tratamento de prevenção ao AVC. Ambos os medicamentos afetam irreversivelmente a capacidade de coagulação das plaquetas e demonstraram causar aumento do sangramento. Em alguns casos, a varfarina também pode ser usada, o que interfere diretamente nos mecanismos de coagulação do corpo. A avaliação e o controle do sangramento são essenciais nesses tipos de pacientes.

Destreza limitada. Os pacientes que sofreram um comprometimento da destreza, como resultado de um acidente vascular cerebral, requerem um plano de tratamento alternativo para suas próteses finais. Uma prótese fixa geralmente é a melhor solução para esses pacientes, pois uma prótese retida por implante pode levar à impossibilidade de remoção para higiene de rotina. Além disso, a má higiene bucal, quando combinada com xerostomia, causa problemas orais adicionais, como candidíases, cárie dentária, problemas periodontais e lesões de mucosite, que aumentam a morbidade das próteses de implante.

Medicamentos anticoagulantes. O objetivo da medicação anticoagulante é manter o sangue diluído para que a coagulação seja mais difícil. No entanto, é importante compreender que esses medicamentos atuam por várias vias e podem afetar a coagulação em diferentes pontos da cascata de coagulação ou inibindo diretamente a função plaquetária. Os agentes antiplaquetários, como ácido acetilsalicílico ou clopidogrel, demonstraram ter um efeito mínimo sobre o sangramento, tanto no intraoperatório quanto no pós-operatório.[19] Vários estudos não encontraram aumento do risco de sangramento durante procedimentos odontológicos quando os pacientes recebem tratamento com varfarina na INR (abaixo de 3,0). Em pacientes com válvulas cardíacas mecânicas, o limite superior da variação terapêutica pode chegar de 3,5 a 4. Em pacientes com válvulas artificiais, a INR pode ser verificada 24 horas antes da cirurgia de implante. Sob nenhuma circunstância um paciente com válvula mecânica, fazendo uso de varfarina, deve ser instruído a parar ou manter uma dose sem a orientação do médico.

Agentes hemostáticos/técnica cirúrgica. A técnica cirúrgica ideal deve ser seguida, o que consiste em incisão atraumática e reflexão do tecido. Os procedimentos cirúrgicos devem ser minimizados com a diminuição da duração cirúrgica. O implantodontista deve ter experiência no uso de agentes hemostáticos ativos e passivos.

Resumo do tratamento

Absoluto (cirúrgico): incidente recente de AVC (consulta médica)
Relativo (cirúrgico): história de AVC + anticoagulantes (consulta médica)

Tabela 10.11 Problemas cardiovasculares adicionais e implicações ao tratamento.

Resposta positiva	Implicações ao tratamento
Aneurisma abdominal	Ruptura levando a alta mortalidade, consulta médica (absoluta)
Fibrilação atrial	Inibidores de trombina, medidas hemostáticas
Marca-passo	Mantido com INR alta, medidas hemostáticas
Desmaio/tontura	Hipotensão ortostática
Defeito cardíaco congênito	Problema cardiovascular, consulta médica para determinar a extensão
Edema de Ankle	Insuficiência cardíaca congestiva, possíveis veias varicosas

INR: razão normatizada internacional
De Resnik RR, Resnik RJ. Medical/medication complications in oral implantology. In Resnik RR, Misch CE, eds. *Misch's Avoiding Complications in Oral Implantology.* St Louis, MO: Elsevier; 2018.

Doenças cardiovasculares adicionais
Ver Tabela 10.11.

Doenças endócrinas

Diabetes melito

O mais recente Relatório de estatísticas de diabetes de 2017, do Centers for Disease Control and Prevention (CDC) estima que mais de 30 milhões de americanos (1 em 10) agora têm diabetes, com outros 84 milhões (1 em 3), com pré-diabetes. A maioria dos novos casos de diabetes ocorre em adultos, de 45 a 64 anos de idade, mas houve também aumento do diabetes na população jovem norte-americana. Novos casos foram mais prevalentes em afro-americanos. Quase 90% dos adultos diagnosticados apresentavam sobrepeso e 40% não eram fisicamente ativos. O diagnóstico de diabetes geralmente envolve ter uma HbA1 c (Hb glicosilada) de > 6,4%. Os testes de tolerância à glicose usados anteriormente têm utilidade no diagnóstico do diabetes gestacional. Usar o Hba1 c em combinação com jejum aleatório e açúcares pós-prandiais agora se tornou o padrão de tratamento aceito.[51]

A classificação mais atual de diabetes inclui três categorias clínicas gerais: diabetes tipo 1, diabetes tipo 2 e diabetes gestacional (gravidez). No diabetes tipo 1, a insulina não é produzida a partir do pâncreas. Esse tipo de diabetes se desenvolve com mais frequência em crianças ou antes dos 21 anos de idade. No entanto, existe agora uma forma de diabetes tipo 1 que se desenvolve um pouco mais tarde na vida, na qual o pâncreas não produz insulina. A incidência de diabetes tipo 2 na população idosa está aumentando. Esse tipo é muito mais comum e responde por aproximadamente 95% dos casos de diabéticos e quase sempre ocorre em adultos. Inicialmente, o defeito vem da incapacidade do corpo em responder adequadamente à ação da insulina, que é produzida a partir do pâncreas. Estima-se que a incidência de diabetes tipo 2 dobrará até o ano de 2025 devido ao envelhecimento, às dietas não saudáveis e à obesidade.[52] Um índice de massa corporal (IMC) aumentado e idade avançada podem ser preditores de diabetes não diagnosticada. Em pacientes para os quais o médico tem maior suspeita de diabetes, perguntas sobre micção frequente (poliúria) ou sede excessiva (polidipsia) podem ser apropriadas (Boxe 10.8).

Diabetes e cicatrização dos implantes dentais

Estudos têm mostrado que a hiperglicemia tem efeito negativo no metabolismo ósseo, reduzindo a densidade mineral óssea, afetando as propriedades mecânicas do osso e prejudicando a formação óssea, levando a má microarquitetura óssea.[53] Há uma correlação direta entre a osseointegração do implante e o controle glicêmico.[54] A osseointegração é mais previsível em áreas anatômicas com osso cortical abundante, motivo pelo qual a mandíbula apresenta maior formação óssea do que a maxila.[55]

Falha do implante

Estudos clínicos em humanos indicaram que não existem contraindicações para pacientes que são bem controlados por dieta e hipoglicemia oral. No entanto, para pacientes controlados com insulina, pode haver uma contraindicação para implantes, dependendo do estado de controle. Os pesquisadores concluíram que os implantes têm alta taxa de sucesso, desde que o diabetes seja controlado (monitorar para garantir que a Hb glicosilada [HbA1 c] < 7,0). Um aumento na taxa de falha de implantes dentais foi associado a um controle metabólico deficiente.[56] É imperativo

> **Boxe 10.8 Medicamentos para controle da diabetes.**
>
> **Biguanidas:** essas drogas diminuem a liberação de glicose do fígado e agem para bloquear a absorção intestinal de glicose. Estão no sistema periférico para melhorar a sensibilidade à insulina, aumentando a captação de glicose. São consideradas euglicêmicas e não devem causar hipoglicemia. Exemplo: metformina. Muitos medicamentos mais recentes combinam metformina com uma das seguintes categorias de medicamentos:
> - Sulfonilureias (SFUs). Essas drogas aumentam a secreção de insulina do pâncreas e podem causar hipoglicemia. Pular refeições aumenta significativamente o risco de hipoglicemia. Exemplos: glimepirida, glipizida, gliburida, repaglinida e nateglinida
> - Tiazolidinedionas (glitazonas ou TZDs): essas drogas funcionam para diminuir a resistência à insulina nos músculos e tecidos adiposos, criando aumento da utilização de glicose no sangue. Exemplos: pioglitazona, rosiglitazona
>
> **Análogos do GLP-1:** esses medicamentos funcionam em vários sistemas para aumentar a secreção da insulina e inibir a liberação de glicose do fígado após a alimentação. Eles também podem atrasar o esvaziamento dos alimentos do estômago, criando um sensação de saciedade. Eles também promovem a perda de peso. Esses medicamentos requerem injeções e não são orais. Exemplos: exenatida, liraglutida e dulaglutida.
>
> **Inibidores da DPP-4:** esses medicamentos também aumentam a secreção de insulina e limitam a liberação de glicose do fígado após a alimentação. Exemplos: sitagliptina, saxagliptina e linagliptina.
>
> **Inibidores da SGLT2:** esses medicamentos atuam especificamente nos rins em pacientes com função renal normal, para aumentar a excreção de glicose na urina.
>
> Os pacientes que tomam esses medicamentos geralmente apresentam níveis de glicose em uma urinálise. Exemplos: canagliflozin, dapagliflozin e jardiance empagliflozin.

que diabéticos não controlados ou pacientes com HbA1 *c* elevada sejam tratados antes e durante o período de cicatrização da cirurgia de implante.

Conduta com os implantes dentais

Hipoglicemia. A complicação intraoperatória mais séria para pacientes diabéticos é a hipoglicemia, que geralmente ocorre como resultado de um nível excessivo de insulina, medicamentos hipoglicêmicos ou ingestão inadequada de alimentos. Fraqueza, nervosismo, tremor, palpitações ou suor são todos sinais de hipoglicemia aguda. Os sintomas leves podem ser tratados com açúcar na forma de suco de laranja ou doce. Se os sintomas não forem tratados, eles podem evoluir de pequenos sinais de alerta para convulsão, coma e, em casos raros, morte. Nesses casos graves, os pacientes podem ficar inconscientes ou quase não despertar. Para tais sintomas, a administração de emergência de 50% de dextrose IV deve ser realizada. Além disso, o glucagon precisa estar disponível, pois esse hormônio pode aumentar o açúcar no sangue por meio de um efeito direto no fígado. O glucagon também pode ser administrado por via intramuscular, em uma dose de 1 mg, para adultos com mais de 20 kg. Pacientes que tomam medicamentos de sulfonilureia para diabetes (incluindo gliburida, glipizida e glimepirida) que não ingerem carboidratos adequados antes do procedimento apresentam risco aumentado de hipoglicemia. É importante que os pacientes que tomam esses medicamentos sigam a dieta regularmente prescrita antes do procedimento odontológico.

Hiperglicemia. O estresse da cirurgia pode provocar a liberação de hormônios contrarreguladores, que prejudicarão a regulação da insulina, podendo resultar em hiperglicemia e um estado catabólico. A causa da hiperglicemia é multifatorial e pode incluir qualquer um dos vários medicamentos, como corticosteroides, betabloqueadores, epinefrina, diuréticos e alguns medicamentos antipsicóticos. A hiperglicemia geralmente é mais lenta para se desenvolver e pode não demonstrar necessariamente quaisquer sintomas físicos. Os pacientes devem ser instruídos a monitorar o açúcar no sangue, no período pós-cirúrgico, e entrar em contato com seu médico se as leituras permanecerem elevadas em relação à linha basal normal. No quadro agudo, a hiperglicemia pode ser tratada com insulina ou aumentando a quantidade de líquidos em pacientes não cardíacos. Os serviços de emergência devem ser chamados para pacientes que apresentam respiração irregular e/ou níveis flutuantes de consciência associados a níveis elevados de açúcar no sangue.

Infecção. Pacientes diabéticos são propensos a desenvolver infecções e complicações vasculares. O processo de cicatrização é afetado pelo comprometimento da função vascular, quimiotaxia e função neutrófila, bem como em um meio anaeróbio. O metabolismo proteico é diminuído e a cicatrização dos tecidos moles e duros é retardada, o que pode levar à suscetibilidade de infecção. Neuropatia e regeneração nervosa prejudicada podem ser alteradas, bem como a angiogênese.[57]

Determinar o controle glicêmico. O controle glicêmico deve ser avaliado por meio de um teste de HbA1c (HbA1c, Hb glicada, A1c ou HbA1c) em conjunto com uma consulta médica. Idealmente, o A1c deve ser mantido em menos de 7%, quando apropriado. O teste de HbA1c é o ideal para avaliação do controle glicêmico, pois demonstrará o controle glicêmico nos últimos 3 meses. A HbA1 c mede a glicose ligada à Hb nas hemácias. O teste é uma média ponderada dos níveis de glicose no sangue durante a vida das hemácias (120 dias). Esse teste é mais preciso na avaliação do controle do diabetes em comparação com a glicemia de jejum, que pode dar um resultado falso-positivo ou falso-negativo. É importante observar que os níveis-alvo para pacientes diabéticos agora são individualizados em vez de generalizados. Muitas vezes os diabéticos podem ser mantidos em níveis de HbA1c maiores que 7,0%, mas menores que 8%. As novas diretrizes de qualidade do Medicare consideram os diabéticos menos de 9,0% como controlados e mais de 9% como não controlados. No entanto, é importante entender que estudos mostram que o processo de cicatrização é muito melhor, e a taxa de complicações menor, em pacientes com HbA1c < 7,0%. Por ser um procedimento eletivo, prosseguir com a cirurgia em pacientes com HbA1c > 7% e ≤ 8% deve ser individualizado e discutido com o médico do paciente, com uma abordagem completa dos riscos aumentados de infecção, falha do implante e outras complicações. Pacientes com HbA1 c > 8% provavelmente não devem ser submetidos a cirurgia de implante eletiva, devido ao maior risco de infecção e complicações (Tabela 10.12).

Medicação profilática. Devido à relação recíproca entre infecção e controle glicêmico, o uso de profilaxia antibiótica é altamente recomendado. Idealmente, um antibiótico betalactâmico deve ser usado no pré e pós-operatório. Quando a profilaxia antibiótica é administrada a pacientes diabéticos, os estudos demonstram uma redução de 10,5% na taxa de falha. A redução adicional é alcançada mantendo uma técnica asséptica estrita em combinação com boa técnica cirúrgica. Além disso, foi relatado que o uso de um enxaguante de gliconato de cloroexidina (0,12%), no momento da colocação do implante, reduziu a taxa de falha de 13,5% para um notável 4,4%, em pacientes diabéticos tipo 2.[58] Um regime de cloroexidina pré e pós-operatório diminuirá a morbidade com implantes em diabéticos. Esses pacientes devem praticar uma higiene bucal meticulosa e ser chamados para retorno em intervalos regulares para minimizar a possibilidade de peri-implantite.

Esteroides. Os esteroides orais como dexametasona, prednisona e metilprednisolona aumentam o açúcar no sangue e devem

Tabela 10.12	Regime de tratamento da hemoglobina-glicada no sangue.		
Risco	Hemoglobina (A1 c)	Nível de açúcar no sangue (mg/dℓ)	Plano de tratamento
Baixo	< 6,0	< 140	Protocolo de redução do estresse, manutenção do controle glicêmico
Baixo/médio	6,0 a 7,0	140 a 180	Protocolo de redução de estresse, manutenção do controle glicêmico Pacientes com neuropatia, nefropatia, doença vascular periférica, histórico de doença coronariana ou manifestação oftalmológica de diabetes (retinopatia), pode estar em maior risco, apesar da HbA1 c controlada. Consulta médica pode ser apropriada (contraindicação relativa)
Médio/alto	7,0 a 8	180 a 215	Pacientes sem quaisquer manifestações secundárias de diabetes, como neuropatia, nefropatia, doença vascular periférica ou oftalmológica (retinopatia), consulta médica pode ser obtida (relativo) Pacientes com doença coronariana ou outras condições relacionadas ao diabetes requerem consulta médica (relativo/absoluto)
Risco alto	> 8,0	> 215	Encaminhamento médico e melhor controle glicêmico (contraindicação absoluta)

HbA1c: hemoglobina glicosilada.
De Resnik RR, Resnik RJ. Medical/medication complications in oral implantology. In Resnik RR, Misch CE, eds. *Misch's Avoiding Complications in Oral Implantology*. St Louis, MO: Elsevier; 2018.

ser usados com extrema cautela em diabéticos. É recomendada uma consulta médica para pacientes em tratamento com hipoglicemiantes orais ou medicamentos relacionados à insulina.

Resumo do tratamento (diabetes)

Diabético controlado por dieta: determinar/manter o controle diabético.
Diabético hipoglicêmico-controlado: determinar/manter o controle diabético; protocolo de redução do estresse; HbA1c < 7%; e recomendações de tratamento individualizado do HbA1 c > 7,0% e ≤ 8,0%.
Diabético controlado por insulina: determinar o controle diabético, protocolo de redução do estresse; HbA1c < 7%; recomendações de tratamento individualizado do HbA1 c > 7,0% e ≤ x 8,0%.

Distúrbios da tireoide

Os distúrbios da tireoide são o segundo problema endocrinológico mais comum, afetando cerca de 1% da população geral, principalmente as mulheres. A levotiroxina, é um dos medicamentos mais prescritos nos EUA.[59,60] Como a maioria dos pacientes em implantodontia são mulheres, uma prevalência ligeiramente maior desse distúrbio é observada na prática de implantes dentais.

A glândula tireoide é uma das maiores glândulas endócrinas do corpo e está situada no nível dos corpos vertebrais C5 e T1, logo abaixo da proeminência laríngea. A principal função da glândula tireoide é produzir hormônios, sendo os mais comuns a tiroxina (T4) e a triiodotironina (T3). A tiroxina é responsável pela regulação do metabolismo de carboidratos, proteínas e lipídios. Além disso, ela potencializa a ação de outros hormônios, como catecolaminas e hormônios de crescimento.

As anormalidades na glândula pituitária (hipófise) anterior ou na tireoide podem resultar em distúrbios na produção de tiroxina. A produção excessiva de tiroxina resulta em hipertireoidismo. Os sintomas desse distúrbio incluem aumento da pulsação, nervosismo, intolerância ao calor, sudorese excessiva, fraqueza muscular, diarreia, aumento do apetite, aumento do metabolismo e perda de peso. A tiroxina em excesso também pode causar fibrilação atrial, angina e ICC. A palpação do colo do paciente frequentemente revela uma glândula tireoide aumentada (bócio) entre a cartilagem cricoide e a incisura esternal.

A forma mais comum de hipotireoidismo é a tireoidite de Hashimoto, que é uma doença autoimune, na qual o sistema imunológico produz anticorpos que atacam a glândula tireoide e criam inflamação crônica, que por sua vez leva a níveis insuficientes de tiroxina circulante. Os sintomas relacionados são resultado de uma diminuição na taxa metabólica. O paciente queixa-se de intolerância ao frio, constipação intestinal, pele seca, fadiga e ganho de peso. Em casos graves, o paciente pode desenvolver rouquidão ou entrar no que é denominado coma mixedematoso. Esta é uma emergência médica com atividade mental comprometida e hipotermia.

Os testes de função tireoidiana são usados para confirmar o diagnóstico de hipotireoidismo. O melhor teste de triagem para a função da tireoide é medir o nível do hormônio estimulador da tireoide (TSH). Um nível elevado indica subatividade da glândula tireoide, enquanto níveis diminuídos ou muito baixos indicam hiperatividade da tireoide. Uma glândula tireoide hiperativa pode causar palpitações, perda de peso, tremor, nervosismo e diarreia. Se o nível de TSH estiver anormal, T3 e T4 livres podem ajudar a determinar o funcionamento posterior da tireoide. T4 e T3 circulam no sangue, e T4 é convertido na forma mais ativa do hormônio tireoidiano T3 em vários tecidos do corpo. Altos níveis de T3 e/ou T4 indicam uma glândula tireoide hiperativa, e níveis baixos indicam uma glândula tireoide hipofuncionante.

A maioria das pessoas com hipotireoidismo é tratada com medicamentos sintéticos substitutos da tireoide, como a levotiroxina, e o TSH é a melhor forma de monitorar essa terapia. Alguns indivíduos são tratados com versões animais do hormônio tireoidiano (Armour Thyroid). O TSH pode ser artificialmente baixo no tratamento com Armour Thyroid; portanto, uma mensuração de T3/T4 livre é a melhor maneira de monitorar os níveis adequados desse tratamento.

Conduta com os implantes dentais
Hipertireoidismo
Sensibilidade às catecolaminas. Os pacientes com hipertireoidismo são especialmente sensíveis às catecolaminas, como a epinefrina (epinefrina), nos anestésicos locais. Quando a exposição às catecolaminas é associada ao estresse (frequentemente relacionado a procedimentos odontológicos) e danos aos tecidos (cirurgia de implante dentário), pode ocorrer uma exacerbação dos sintomas de hipertireoidismo. Isso pode resultar em uma condição denominada tireotoxicose ou tempestade tireoidiana, que é um estado hipermetabólico agudo com risco de morte que se apresenta clinicamente com sintomas de febre, taquicardia, hipertensão e anormalidades neurológicas e gastrintestinais.

O tratamento da tempestade tireoidiana, em ambiente odontológico, inclui atenção médica imediata. Se não forem tratados, esses sintomas podem resultar em ICC e arritmias cardíacas com risco à vida.

Sangramento. O aumento da pressão arterial e da frequência cardíaca que acompanha o hipertireoidismo pode aumentar o sangramento no local da cirurgia e assim exigir técnicas hemostáticas adicionais. Também é importante notar que o propiltiouracila (PTU) é usado para tratar o hipertireoidismo. Esse medicamento é um antagonista da vitamina K, que tem efeito adverso na cascata de coagulação e pode resultar em sangramento significativo ou hemorragia pós-operatória.

Uso de ácido acetilsalicílico/anti-inflamatório não esteroide. O uso de ácido acetilsalicílico ou AINEs requer extrema cautela no paciente com hipertireoidismo. O ácido acetilsalicílico pode aumentar os níveis livres do hormônio T4, devido a uma interação com a ligação às proteínas. Além disso, muitos pacientes com hipertireoidismo fazem uso de betabloqueadores para controle da frequência cardíaca e da pressão arterial, e o uso de AINEs pode diminuir a eficácia dos betabloqueadores. Medicamentos alternativos para a dor devem ser considerados em pacientes com hipertireoidismo.

Hipotireoidismo

Uso de depressores do sistema nervoso central. O paciente com hipotireoidismo é particularmente sensível ao sistema nervoso central (SNC) – drogas depressoras, especialmente narcóticas e drogas sedativas, como diazepam ou barbitúricos. O risco de depressão respiratória, depressão cardiovascular ou colapso deve ser considerado. Pacientes com hipotireoidismo de longa data podem ter sangramento prolongado, exigindo controle hemostático para sangramento excessivo. Além disso, pacientes com hipotireoidismo podem apresentar cicatrização tardia de feridas e predisposição à infecção pós-operatória.

Cicatrização óssea. O T4 afeta o metabolismo ósseo, diminuindo o recrutamento e a maturação das células ósseas e reduzindo o fator de crescimento ósseo do fator de crescimento semelhante à insulina. Estudos demonstraram que pacientes com hipotireoidismo tratados clinicamente apresentam maior perda óssea e uma resposta menos favorável dos tecidos moles após a cirurgia de estágio I, mas sem aumento significativo do risco de falha[59] (Tabela 10.13).

Doenças da glândula suprarrenal

As glândulas suprarrenais são órgãos endócrinos localizados logo acima dos rins. A epinefrina e a norepinefrina são produzidas pelas células cromofínicas na medula adrenal, que forma a porção central da glândula. Esses hormônios são em grande parte responsáveis pelo controle da pressão arterial, contratilidade e excitabilidade miocárdica e metabolismo geral.[61] A porção externa da glândula ou córtex suprarrenal produz três tipos diferentes de hormônios. Os glicocorticoides regulam o metabolismo de carboidratos, da gordura e da proteína, e também ajudam a diminuir a inflamação. Medicamentos com glicocorticoides sintéticos podem ser usados pelo implantodontista para diminuir o edema e a dor. Os mineralocorticoides mantêm o equilíbrio de sódio e potássio. É produzida uma terceira categoria de hormônios que são principalmente hormônios sexuais (testosterona e desidroepiandrosterona [DHEA]). O hipotálamo estimula a glândula pituitária anterior a produzir o hormônio adrenocorticotrófico (ACTH), que então estimula as glândulas adrenais a produzir cortisol.

O cortisol é um dos glicocorticoides mais importantes secretados pelo córtex adrenal. A produção e secreção insuficientes de cortisol levam à insuficiência adrenocortical primária, também chamada de doença de Addison. Um paciente com doença de Addison apresenta sintomas de fraqueza, perda de peso, hipotensão ortostática, náuseas e vômitos. Os sinais físicos de insuficiência primária não se manifestam até que 90% da glândula seja destruída. Os sinais e sintomas se desenvolvem insidiosamente ao longo dos meses. Quando esses sinais são observados, o implantodontista deve solicitar uma consulta médica. Esses pacientes não podem aumentar sua produção de esteroides em resposta ao estresse e, no meio de uma cirurgia ou de longos procedimentos reabilitadores, podem apresentar colapso cardiovascular. Durante o exame físico, o cirurgião-dentista pode notar áreas hiperpigmentadas na face, lábios e gengiva.[62] Um aumento no nível de potássio sérico (hiperpotassemia) e diminuição no nível de glicose sérica são características da doença de Addison.

Quando há hipersecreção adrenal de cortisol, os pacientes apresentam sinais da síndrome de Cushing. As alterações características associadas a essa doença são face lunar, obesidade do tronco ou "corcunda de búfalo", perda de massa muscular e hirsutismo. Os pacientes são hipertensos e o excesso de função do córtex a longo prazo diminui a produção de colágeno. Esses pacientes machucam-se facilmente, têm cicatrização deficiente de feridas, apresentam osteoporose e risco aumentado de infecção. Esses elementos são especialmente notáveis para o implantodontista. Estudos laboratoriais demonstram um aumento da glicose no sangue, relacionado a uma interferência no metabolismo dos carboidratos. O hemograma completo geralmente mostra ligeira diminuição nas contagens de eosinófilos e linfócitos.

Os corticosteroides são medicamentos anti-inflamatórios potentes, usados para tratar várias doenças sistêmicas, e são um dos medicamentos mais prescritos na medicina. Os esteroides são usados para mais de 80 doenças, como artrite, distúrbios de colágeno e vasculares, doenças renais, asma e distúrbios dermatológicos.

Tabela 10.13 Conduta com os implantes dentais em pacientes com distúrbios da tireoide.

Risco		Tipo 1	Tipo 2	Tipo 3	Tipo 4
Brando	Exame médico < 6 meses Função normal nos últimos 6 meses	+	+	+	+
Moderado	Nenhum sintoma Nenhum exame médico Nenhum teste de função	+	Diminuir epinefrina, esteroides, depressores do SNC	Consulta médica	Consulta médica
Grave	Sintomas	Consulta médica	Adiar todos os procedimentos eletivos	Adiar todos os procedimentos eletivos	Adiar todos os procedimentos eletivos

+: procedimentos podem ser realizados com protocolo regular; SNC: sistema nervoso central.

No entanto, a administração contínua de esteroides exógenos suprime a função natural das glândulas suprarrenais e causa uma condição equivalente à doença de Cushing. Como resultado, os pacientes sob terapia a longo prazo com esteroides são colocados no mesmo protocolo que os pacientes com hipofunção das glândulas suprarrenais.

A aldosterona é o principal mineralocorticoide produzido pela glândula suprarrenal e é essencial para a conservação do sódio pelo organismo. É regulado pelo sistema renina angiotensina no rim. A renina é secretada em resposta a variações na pressão arterial, volume e níveis de sódio e potássio nos rins. A aldosterona atua aumentando a reabsorção de sódio e água nos rins e secretando potássio, o que aumenta a pressão arterial. Os medicamentos BRA para hipertensão e inibidores da ECA bloqueiam a produção do sistema angiotensina-renina nos rins, diminuindo assim a produção de aldosterona e a retenção de sódio, levando à redução da pressão arterial. A superprodução de aldosterona pode levar a baixos níveis de potássio e hipertensão não controlada.

Conduta com os implantes dentais. Pacientes com história de doença da glândula suprarrenal, seja hiperfuncionante ou hipofuncionante, enfrentam problemas semelhantes relacionados à odontologia e ao estresse. O corpo é incapaz de produzir níveis elevados de esteroides durante situações estressantes e pode ocorrer colapso cardiovascular. Como resultado, esteroides adicionais são prescritos para o paciente antes da situação estressante. Essas doses são interrompidas em 3 dias. O paciente saudável irá acelerar a produção de esteroides, três a cinco vezes mais do que os níveis regulares, para responder ao estresse da cirurgia ou procedimentos odontológicos. Portanto, para pacientes com distúrbios adrenais conhecidos, o médico deve ser contatado para consulta. A natureza da doença e o tratamento recomendado devem ser avaliados.

O paciente em uso de doses de manutenção regulares de esteroide acima de 5 mg/dia de prednisona apresenta alto risco de supressão adrenal. Deve-se suspeitar de supressão adrenocortical se um paciente tiver recebido uma dose de 20 mg ou mais de cortisona ou equivalente todos os dias, por via oral ou parenteral, por um período contínuo de 2 semanas ou mais, dentro de 2 anos de tratamento odontológico.[63] Indica-se uma consulta médica, e qualquer modificação da medicação só deve ser ajustada pelo médico do paciente. Para procedimentos operatórios simples a avançados, exodontias simples e cirurgia periodontal ou de implante (tipos 1 e 2), a dose de esteroide deve ser dobrada até 60 mg de prednisona ou equivalente (10 mg de dexametasona). No dia seguinte ao procedimento, a dose de manutenção volta ao normal. Sedação consciente oral ou intravenosa é usada para reduzir o estresse. Para cirurgia de implante, de moderada a avançada, ou em pacientes muito ansiosos, a anestesia geral pode ser indicada. No dia do procedimento, 60 mg de prednisona são administrados. Essa dose é reduzida em 50% a cada dia, ao longo de um período de 2 a 3 dias, para a dose de manutenção. Os antibióticos também são administrados por 3 a 5 dias.

Pacientes com risco significativo ou moderado de supressão adrenal são aqueles que receberam terapia com esteroides 20 mg de prednisona ou mais, por mais de 7 dias no ano anterior. Procedimentos restauradores simples a complexos ou cirurgia simples (tipos 1 e 2) sugerem a administração de 20 a 40 mg de prednisona no dia do procedimento. Sugerem-se técnicas de sedação e antibióticos, por 3 a 5 dias. No dia seguinte, a dose de esteroide é reduzida em 50%, e no terceiro dia a dosagem é reduzida em mais 50% ou volta ao normal. Para os tipos 3 e 4, procedimentos cirúrgicos moderados a avançados, o protocolo é modificado posteriormente. Prednisona 60 mg ou equivalente é administrada no dia da cirurgia. Essa dose é reduzida em 50% no dia seguinte e outros 50% no terceiro dia. A anestesia geral pode ser usada para reduzir a ansiedade no paciente apreensivo.

Pacientes com baixo risco de supressão adrenal são aqueles em terapia com esteroides em dia alternativo ou aqueles cuja terapia com esteroides terminou 1 ano ou mais antes do procedimento de instalação do implante. Para isso, os procedimentos odontológicos são agendados no dia em que os esteroides são tomados ou até 60 mg de prednisona são administrados. No segundo dia, a dose é reduzida em 50%; no terceiro dia, o paciente retoma o esquema de dias alternados. Sedação e antibióticos também são usados.

Os esteroides agem de três maneiras diferentes, que afetam a cirurgia de implante. Eles diminuem a inflamação e são úteis para diminuir o inchaço e a dor relacionada. No entanto, também diminuem a síntese de proteínas e, portanto, retardam a cura. Além disso, eles diminuem os leucócitos, reduzindo a capacidade de o paciente combater a infecção. Portanto, sempre que esteroides são administrados a pacientes para cirurgia, pode ser razoável prescrever antibióticos. Após uma dose de ataque, amoxicilina ou clindamicina são administradas 3 vezes/dia durante 3 a 5 dias (Tabela 10.14).

Hiperparatireoidismo

O hiperparatireoidismo é um excesso de HPT na corrente sanguínea, causado pela hiperatividade de uma ou mais glândulas paratireoides, que mantém o equilíbrio do cálcio. As manifestações clínicas dessa doença variam amplamente, dependendo da gravidade. Formas leves podem ser assintomáticas, enquanto o hiperparatireoidismo grave pode causar distúrbios ósseos, renais e gástricos. Foi observado que a depleção esquelética ocorre como resultado da estimulação pela glândula paratireoide, o que resulta no osso alveolar sendo afetado antes de ossos, como costelas, vértebras ou ossos longos. Nas regiões oral e maxilofacial, padrões ósseos trabeculares alterados podem estar presentes, resultando em mobilidade dos dentes e densidade óssea comprometida. O hiperparatireoidismo se enquadra em três categorias: primário,

Tabela 10.14 Conduta com os implantes dentais em pacientes com desordens suprarrenais.

Risco	Dosagem	Tipo 1	Tipo 2	Tipos 3 e 4
Brando	Equivalente da prednisona em dias alternados, por > 1 ano	+	Esteroides no dia da cirurgia	Sedação e antibióticos esteroides < 60 mg de prednisona no 1º dia, ½ dose no 2º dia e manutenção da dose no 3º dia
Moderado	Equivalente da prednisona, > 20 mg ou > 7 dias, no ano anterior	+	Sedação e antibióticos: 20 a 40 mg, no 1º dia, 2x dose no 2º dia e 4x dose no 3º dia	Sedação e antibióticos: 60 mg, no 1º dia, 2x dose no 2º dia e 4x dose no 3º dia
Grave	Equivalente da prednisona, 5 mg/dia	Consulta médica	Procedimentos eletivos contraindicados	Procedimentos eletivos contraindicados

+: procedimento pode ser realizado com protocolo regular.

secundário e terciário. O hiperparatireoidismo primário envolve uma das glândulas paratireoides tornando-se hiperativa e liberando o excesso de hormônio da paratireoide. Isso resulta em altos níveis de cálcio sendo liberados na corrente sanguínea a partir do osso, o que leva a ossos osteoporóticos.

O hiperparatireoidismo secundário é uma condição crônica na qual as glândulas paratireoides liberam uma quantidade excessiva de hormônio paratireoide devido aos níveis cronicamente baixos de cálcio no sangue. O hiperparatireoidismo secundário geralmente é causado por condições como DRC, deficiência de vitamina D e alguns problemas gastrintestinais que afetam a absorção de cálcio.

O hiperparatireoidismo terciário pode ocorrer quando a condição que causa o hiperparatireoidismo secundário é tratada. Isso é semelhante à deficiência de vitamina D; entretanto, as glândulas paratireoides continuam a produzir hormônio da paratireoide em excesso.

Conduta com os implantes dentais

Envolvimento ósseo. Os implantes dentais são contraindicados (absolutos) em áreas de lesões ósseas ativas; no entanto, a colocação do implante pode ser iniciada após o tratamento e a cicatrização das áreas afetadas. Também podem ocorrer alterações no padrão ósseo trabecular com aparência de vidro fosco. Em estudos com animais, o hiperparatireoidismo secundário afeta o osso alveolar mais do que qualquer outro osso do esqueleto, e os tumores de células gigantes centrais ou periféricas podem estar presentes nas áreas de lesão ativa.[64]

Controle da paratireoide. Quando o HPT está elevado, um nível de cálcio sérico é obtido para determinar se o hiperparatireoidismo é primário ou secundário, e a condição geralmente é tratada com cirurgia ou medicamentos. Na doença avançada, existem certas alterações orais que podem estar presentes para sugerir hiperparatireoidismo. Esses pacientes apresentam risco aumentado de tórus, e a redução da lâmina dura radicular é evidente nas radiografias odontológicas. Muitos pacientes com níveis mais elevados de HPT desenvolvem dentes com mobilidades e alargamento do espaço do ligamento periodontal ao redor dos dentes. Além disso, a perda óssea cortical no ângulo da mandíbula foi observada nessa doença.

Xerostomia

A xerostomia (boca seca) pode afetar direta ou indiretamente os implantes dentários. Uma diminuição no fluxo salivar também é acompanhada por uma mudança em sua composição. Um aumento na mucina e uma diminuição na ptialina resultam em uma saliva mais viscosa e pegajosa. A formação de placas aumenta e a redução da ação antibacteriana da saliva resulta em um ambiente favorável para o crescimento de bactérias (Boxe 10.9).

Conduta com os implantes dentais

Complicações orais. Os implantes dentais não são contraindicados em pacientes que sofrem de xerostomia. Relatos de caso foram documentados com a instalação de implantes bem-sucedida, sem aumento na taxa de falha.[65] No entanto, com a falta de saliva, os pacientes com implantes podem ser suscetíveis a mais lesões orais e à possibilidade de irritação tecidual pela prótese implantossuportada. Além disso, os pacientes apresentam maior risco de abertura da linha de incisão.

Infecções bacterianas orais. Pacientes com xerostomia apresentam maior risco de infecções orais, como periodontite, cárie e infecções fúngicas. Um exame oral e periodontal abrangente deve ser realizado com ênfase em um exame periodontal com baixa contagem de bactérias patogênicas, para reduzir possível complicação pós-operatória.

Boxe 10.9 Regime de tratamento da xerostomia.

- Beber água com frequência: ajuda a umedecer a mucosa e a soltar o muco
- Goma/bala: o uso de goma de mascar sem açúcar ou bala ajudam a estimular o fluxo salivar
- Evitar enxaguatórios bucais comerciais que contenham álcool ou peróxido: além disso, desidrata a mucosa
- Evitar alimentos salgados, alimentos secos (p. ex., torradas, biscoitos, pães secos, carnes secas/aves/peixes, frutas secas, bananas) e alimentos e bebidas com alto teor de açúcar
- Evitar bebidas que contenham álcool ou cafeína. Álcool e cafeína aumentam a micção e desidratam a mucosa
- Substitutos de saliva de venda livre: produtos que contêm xilitol (p. ex., Mouth Kote, hidratante bucal Oasis *spray* ou outros que contenham carboximetilcelulose)
- Prescrição de medicamentos, após consulta médica (cevimelina, pilocarpina)

De *Resnik RR, Resnik RJ. Medical/medication complications in oral implantology.* In Resnik RR, Misch CE, eds, Misch's Avoiding Complications in Oral Implantology. St Louis, MO: Elsevier; 2018.

Aumento do fluxo salivar. A estimulação do fluxo salivar pode ser alcançada por meios fisiológicos ou farmacológicos. Enxaguatórios bucais, gomas de mascar ou substitutos salivares podem ser usados.

Prótese final. Ao planejar o tratamento para pacientes com xerostomia, uma prótese final que não seja mucossuportada é recomendada. Uma prótese fixa implantossuportada (PF-3) é altamente recomendada devido à falta de cobertura de tecido mole. Se uma prótese removível for necessária, recomenda-se uma PR-4 por não haver cobertura de tecido mole. Além disso, as próteses removíveis usadas em pacientes com xerostomia estão associadas a alta prevalência de infecções fúngicas. Se a infecção fúngica for diagnosticada, o uso de um medicamento de nistatina é indicado.

Gravidez

Os procedimentos de cirurgia eletiva de implante dentário são contraindicados para as gestantes. Não só a mãe é responsabilidade do cirurgião-dentista, mas também o feto. As radiografias ou medicamentos que podem ser necessários para a terapia com implantes e o aumento do estresse são motivos pelos quais o procedimento cirúrgico de implante eletivo deve ser adiado para depois do parto. No entanto, após a cirurgia de implante, a paciente pode engravidar enquanto espera pelos procedimentos reabilitadores, especialmente porque as modalidades podem exigir de 3 meses a 1 ano de cicatrização. A doença periodontal costuma ser exacerbada durante a gravidez. Todos os cuidados odontológicos eletivos, com exceção da profilaxia dentária, devem ser adiados para depois do nascimento. As únicas exceções são o controle de lesões cariosas ou procedimentos odontológicos de emergência. Nesses casos, deve ser concedida autorização médica para todos os medicamentos, incluindo anestésicos, analgésicos e antibióticos a serem administrados à paciente. Na maioria dos casos, os médicos aprovarão o uso de lidocaína, penicilina, eritromicina e paracetamol. Ácido acetilsalicílico, vasoconstritores (epinefrina) e drogas que causam depressão respiratória (p. ex., analgésicos narcóticos) são geralmente contraindicados. Diazepam, o óxido nitroso e a tetraciclina são quase sempre contraindicados.

Conduta com os implantes dentais. A terapia eletiva com implantes dentais deve ser adiada até depois da gravidez. Uma autorização médica deve ser obtida antes de qualquer tratamento invasivo.

Doenças endócrinas adicionais e implicações no tratamento

Ver Tabela 10.15.

Sistema hematológico

Desordens eritrocíticas (glóbulos vermelhos)

Em um paciente saudável, 4 a 6 milhões de hemácias por mililitro de sangue estão em circulação. Os eritrócitos (hemácias) constituem a maior parte dos elementos formadores do sangue. Existem duas categorias principais de distúrbios eritrocitários: policitemia (aumento da contagem de eritrócitos) e anemia (diminuição da Hb).

Policitemia. A policitemia é definida como uma concentração aumentada de Hb no corpo. Pode ser o resultado do aumento da produção de hemácias ou pode ser causada pela redução do volume plasmático. A maioria dos casos de policitemia é o resultado de outras condições médicas ou medicamentos subjacentes e é chamada de policitemia secundária. Níveis de Hb> 16,5 g/dℓ em mulheres ou 18,5 g/dℓ em homens podem sugerir o diagnóstico de policitemia. Qualquer condição que cause hipoxemia crônica como a DPOC ou mesmo a apneia do sono pode ser uma causa secundária de policitemia. Pacientes submetidos à reposição de testosterona também podem desenvolver policitemia secundária. Implantes complicados ou procedimentos de reconstrução são geralmente contraindicados. Concentrações muito altas de Hb podem causar infartos, em tecidos como o coração, e derrame. Qualquer paciente com Hb elevada, dor no peito ou quaisquer sintomas neurológicos, incluindo dor de cabeça, problemas visuais ou dormência e fraqueza ou formigamento nas extremidades, deve ser encaminhado ao médico imediatamente.

Implicações dos implantes dentais

Formação do trombo. Devido à maior viscosidade do sangue em pacientes policitêmicos, pode ocorrer um aumento da possibilidade de acidente vascular cerebral, infarto do miocárdio ou embolia pulmonar.

Sangramento. Sangramento excessivo e problemas de coagulação são comuns em pacientes com policitemia; boa técnica cirúrgica e medidas rígidas de controle hemostático devem ser seguidas para minimizar episódios de sangramento intra e pós-operatório.

Resumo do tratamento

A menos que seja autorizado por um médico, a policitemia é uma contraindicação absoluta para o tratamento com implantes dentais.

Anemia

A anemia é o distúrbio hematológico mais comum. Quase todas as discrasias podem, em um momento ou outro, estar associadas à anemia. A anemia não é uma doença; em vez disso, é um complexo de sintomas que resulta de uma produção diminuída de eritrócitos, de uma taxa aumentada de sua destruição ou de uma deficiência de ferro. É definida como uma redução na capacidade de transporte de oxigênio do sangue e resulta da diminuição do número de eritrócitos ou da anormalidade da Hb. Níveis de Hb < 13,5 g/dℓ em homens ou < 12,0 g/dℓ em mulheres podem ser indicativos de anemia. Níveis menores que 10 g/dℓ requerem atenção imediata, especialmente em pacientes sintomáticos com falta de ar, fadiga extrema ou tontura.

Existem vários tipos diferentes de anemia, e o tipo mais comum é a anemia por deficiência de ferro e relativa falência da medula óssea. A anemia por deficiência de ferro pode ser causada por uma diminuição da ingestão de ferro, uma diminuição da absorção de ferro ou um aumento do sangramento. A vitamina C aumenta a absorção de ferro. Pacientes do sexo feminino podem normalmente ser anêmicas durante a menstruação ou gravidez. A anemia leve em homens, entretanto, podem indicar um sério problema médico latente. As causas mais comuns de anemia em homens são úlceras pépticas ou carcinoma do cólon. Essas graves complicações justificam a avaliação médica de qualquer paciente do sexo masculino considerado anêmico.

Outras formas de anemia incluem anemia falciforme (predominante em afro-americanos), anemia perniciosa (baixos níveis de B_{12} ou folato) e talassemia (anemia hemolítica hereditária crônica como resultado da produção defeituosa de Hb). Esses tipos de anemia são crônicos e muitos pacientes estão bem adaptados a níveis mais baixos de Hb sem muitos sintomas. A anemia falciforme tem diferentes níveis de gravidade, o que requer um histórico completo, e a consulta com o médico do paciente pode ser justificada.

Todos os sinais e sintomas gerais são consequência de uma redução do oxigênio que chega aos tecidos ou de alterações nas hemácias. Os sintomas da anemia leve incluem fadiga, ansiedade e insônia. A anemia crônica é caracterizada por falta de ar, dor abdominal, dor nos ossos, formigamento das extremidades, fraqueza muscular, dores de cabeça, desmaios, alteração do ritmo cardíaco e náuseas. Os sinais gerais de anemia podem incluir icterícia, palidez, unhas em forma de colher ou com rachaduras, hepatomegalia, esplenomegalia e linfadenopatia. Os sinais orais de anemia afetam a língua; os sintomas incluem língua "lisa" e dolorida; perda de papilas; vermelhidão; perda da sensação gustativa; e parestesia dos tecidos orais.

Tabela 10.15 Desordens endócrinas adicionais e as implicações no tratamento.

Resposta positiva	Implicações no tratamento
Micção frequente	Diabetes (não diagnosticado)
Aumento da sede	Diabetes (não diagnosticado)
Perda de peso recente	Ansiedade, depressão, doença do trato GI, diabetes, hipertireoidismo
Ganho de peso recente	Insuficiência cardíaca congestiva (retenção de água), corticosteroides, síndrome de Cushing, hipotireoidismo
Aumento do apetite	Diabetes/hipertireoidismo
Fadiga	Ansiedade, depressão, anemia, deficiência de vitamina B, hiper/hipotireoidismo, doença pulmonar/cardiovascular crônica
Cálculo renal frequente	Hipercalciúria por hiperparatireoidismo
Cabeça e mãos aumentadas/tamanho do sapato	Doença de Paget
Fraturas ósseas não traumáticas	Osteoporose, hiperparatireoidismo, mieloma
Infecções/feridas de cicatrização lenta	Diabetes não diagnosticado, síndrome de Cushing, deficiência de fator de coagulação, deficiência de vitamina C, insuficiência adrenal
Alterações de pigmento na pele (manchas escuras)	Diabetes não diagnosticado, doença de Addison, melanoma, hemocromatose

GI: gastrintestinal.
De Resnik RR, Resnik RJ. Medical/medication complications in oral implantology. In Resnik RR, Misch CE, eds. Misch's Avoiding Complications in Oral Implantology. St Louis, MO: Elsevier; 2018.

As complicações associadas a pacientes candidatos a implantes com anemia podem afetar o prognóstico a curto e longo prazo. A maturação e o desenvolvimento ósseo costumam ser prejudicados no paciente anêmico a longo prazo. Um padrão de osso trabecular amplo e fraco pode até aparecer radiograficamente, o que indica uma perda de 25 a 40% no padrão trabecular. Portanto, o caráter inicial do osso necessário para suportar o implante pode ser afetado significativamente. A densidade óssea diminuída afeta a instalação inicial e pode influenciar a quantidade inicial de formação óssea lamelar madura, que se forma na interface de um implante osseointegrado. O tempo necessário para a formação de uma adequada interface é maior em ossos de baixa densidade.[66] No entanto, após o implante ser instalado com sucesso, o ambiente local de tensão melhorará a densidade óssea na interface.

O sangramento anormal também é uma complicação comum da anemia; durante uma cirurgia extensa, pode ocorrer uma diminuição do campo de visão decorrente da hemorragia. O aumento do edema e o subsequente aumento do desconforto pós-cirúrgico são consequências comuns. Além disso, o excesso de edema aumenta o risco de infecção pós-operatória e suas consequências. Os pacientes anêmicos não são apenas propensos a infecções mais imediatas após a cirurgia; eles também são mais sensíveis a infecções crônicas ao longo de suas vidas. Isso pode afetar a manutenção a longo prazo do implante proposto ou dos dentes pilares.

Aproximadamente 0,15% da população afro-americana tem anemia falciforme.[67] Os pacientes com esse distúrbio geralmente apresentam manifestações clínicas marcantes e muitas vezes morrem antes dos 40 anos. As infecções secundárias são uma consequência comum com história frequente de osteomielite e infecção óssea. Por causa dessas complicações, os implantes são contraindicados em pacientes com anemia falciforme.

Os exames laboratoriais que diagnosticam anemia ou policitemia estão no hemograma completo. Um teste preciso para anemia é o hematócrito, seguido pelo da Hb; o menos preciso é a contagem de hemácias. O hematócrito indica a porcentagem de determinado volume de sangue total, composto por eritrócitos. Os valores normais para homens variam de 40 a 50% e, para mulheres, de 35 a 45%. A Hb compõe quase 95% do peso seco das hemácias. A Hb anormal pode resultar de sua combinação com outras substâncias além do oxigênio (p. ex., monóxido de carbono) ou doenças genéticas (p. ex., doenças falciformes). Os valores normais para homens são de 13,5 a 18 g/dℓ e, para mulheres, são de 12 a 16 g/dℓ. A linha de base mínima recomendada para cirurgia é de 10 mg/dℓ, especialmente para cirurgia eletiva de implante. Para a maioria dos pacientes anêmicos, os procedimentos de implante não são contraindicados. Entretanto, antibióticos pré e pós-operatórios devem ser administrados, e o risco de sangramento em pacientes anêmicos não deve ser potencializado pela prescrição/uso de ácido acetilsalicílico. As consultas de higienização devem ser agendadas com maior frequência para esses pacientes.

Implicações dos implantes dentais

Sangramento. Algumas anemias estão associadas a sangramento anormal. Durante uma cirurgia extensa, o aumento do sangramento pode causar uma diminuição do campo de visão do clínico e causar possíveis problemas pós-operatórios. Na maioria das vezes, a anemia por deficiência de ferro e outras anemias dependentes de vitaminas estão associadas ao aumento de sangramento.

Edema. O aumento do edema e o subsequente aumento do desconforto pós-cirúrgico são consequências comuns. Além disso, o excesso de edema aumenta o risco de infecção e morbidade pós-operatória. Pacientes anêmicos são propensos a infecções mais imediatas após a cirurgia e também são mais sensíveis a infecções crônicas por toda a vida. Isso pode afetar a manutenção a longo prazo do implante proposto ou dos dentes pilares.

Problemas de tecidos moles orais. Os sinais orais de anemia afetam a língua. Os sintomas incluem uma língua ferida, dolorida e lisa; perda de papilas; vermelhidão; perda da sensação gustativa; e parestesia dos tecidos orais.

Cicatrização óssea. A maturação e o desenvolvimento ósseo costumam ser prejudicados no paciente anêmico a longo prazo. Um padrão de osso trabecular amplo e fraco pode até aparecer radiograficamente, o que indica perda de 25 a 40% no padrão trabecular. Portanto, a qualidade inicial do osso necessário para suportar o implante pode ser afetada significativamente. A densidade óssea diminuída afeta a instalação inicial e pode influenciar a quantidade inicial de osso lamelar maduro que se forma na interface de um implante osseointegrado. O tempo necessário para uma formação adequada da interface é mais longo em ossos de baixa densidade.[68] No entanto, após o implante receber carga com sucesso, o ambiente local de tensão melhorará a densidade óssea na interface.

Distúrbios leucocitários

Os distúrbios leucocitários são uma consideração importante nas doenças hematológicas. A contagem de leucócitos normalmente varia de 4.500 a 11.000/mm^3 no adulto. A leucocitose é definida como um aumento de leucócitos circulantes superior a 11.000/mm^3. A causa mais comum da leucocitose é a infecção. A leucemia, neoplasias, hemorragia aguda e doenças associadas com inflamação aguda ou necrose (p. ex., infarto, doenças do colágeno) são as causas mais sérias de leucocitose. Condições fisiológicas como exercícios, gravidez e estresse emocional também podem levar à leucocitose. Qualquer paciente que receba esteroides orais recentes ou contínuos provavelmente terá uma contagem de leucócitos elevada.

A maioria dos procedimentos de implante oral é contraindicada para pacientes com leucemia aguda ou crônica. A leucemia aguda pode ser uma doença fatal, mas alguns pacientes com terapia agressiva, incluindo transplantes de células-tronco, apresentam resultados mais favoráveis. Esses pacientes apresentam problemas orais graves, secundários ao processo da doença ou como complicações após a quimioterapia. O paciente com leucemia crônica apresentará anemia e trombocitopenia. Embora a infecção seja menos grave do que na leucemia aguda, lesões radiolúcidas nas arcadas, ulcerações orais, gengiva hiperplásica e complicações hemorrágicas se desenvolvem nesses pacientes

A leucopenia é uma redução no número de leucócitos circulantes para menos de 4.500/mm^3. Muitas vezes, uma baixa contagem de leucócitos pode ser causada por uma infecção viral recente; no entanto, isso deve ser temporário e as contagens de leucócitos anteriores devem ter sido normais. O câncer e certas doenças autoimunes (lúpus e artrite reumatoide [AR]), infecções graves e até mesmo alguns antibióticos podem causar leucócitos baixos. Há um subconjunto de pacientes que tem uma contagem de leucócitos cronicamente baixa e que são completamente saudáveis. No entanto, esses pacientes requerem testes adicionais para confirmar que a redução nos leucócitos é benigna. Devem ser avaliados por um especialista em hematologia.

No potencial candidato a implante com leucocitose ou leucopenia, muitas complicações podem comprometer o sucesso dos implantes e da prótese. O mais comum é a infecção, não apenas durante a fase inicial de cicatrização, mas também a longo prazo. A cura retardada também é uma consequência de distúrbios leucocitários. Para a maioria dos procedimentos de implante, os primeiros meses são críticos para o sucesso a longo prazo. A cura retardada pode aumentar o risco de infecção secundária.

As modificações no planejamento do tratamento devem mudar para uma abordagem conservadora ao lidar com doenças leucocitárias. As complicações são mais comuns do que nos distúrbios eritrocitários. Se a condição for temporária, como uma infecção aguda, os procedimentos cirúrgicos devem ser adiados até que a infecção seja controlada e o paciente volte à condição normal.

Distúrbios plaquetários

Uma contagem normal de plaquetas está entre 150.000 e 450.000/µℓ. A trombocitopenia é uma contagem de plaquetas mais baixa do que o normal, causada pela diminuição da produção, aumento da destruição ou sequestro de plaquetas no baço, o que resulta em potenciais complicações hemorrágicas durante a cirurgia. A contagem de plaquetas deve sempre ser obtida em pacientes com esse histórico, e um valor inferior a 50.000 U/ℓ contraindica a cirurgia odontológica eletiva, devido ao risco significativo de sangramento pós-operatório.[69]

Também deve ser observado que a contagem de plaquetas pode ser reduzida ou normal, mas o tempo de sangramento pode ser prolongado na presença de disfunção plaquetária. Há possibilidade de que a disfunção plaquetária adquirida seja o resultado de uma doença sistêmica como doença do fígado ou do tecido conjuntivo. Drogas como ácido acetilsalicílico ou clopidogrel causam disfunção plaquetária adquirida que pode durar 7 dias ou mais, e o uso concomitante na presença de contagens de plaquetas mais baixas do que o normal é capaz de prolongar sangramento. A consulta com o médico do paciente é indicada nessa situação.

A púrpura trombocitopênica idiopática é um distúrbio plaquetário que pode se apresentar por meio de vários achados, incluindo petéquias, sangue na urina, equimoses e sangramento espontâneo prolongado. Os implantodontistas precisam reconhecer essa condição, pois ela pode criar sangramento prolongado com risco à vida. As manifestações orais incluem sangramento gengival espontâneo. Pode haver petéquias espalhadas na língua do palato ou na mucosa oral. Deve haver consulta com o médico do paciente, antes de qualquer cirurgia de instalação de implantes.

A púrpura trombocitopênica trombótica (PTT) é uma doença rara do sangue, caracterizada por anemia, disfunção neurológica e trombocitopenia. Neurologicamente, os pacientes apresentam alterações na visão, na fala e no estado mental, bem como fadiga devido à anemia e sangramento devido à baixa contagem de plaquetas. A PTT pode ser o resultado de certos medicamentos, incluindo quimioterapia. Qualquer paciente com histórico de PTT não deve ser submetido a nenhum procedimento de implante dentário sem a autorização de seu médico.

A trombocitemia essencial é uma condição em que o corpo produz muitas plaquetas. Essa condição pode resultar em coagulação sanguínea anormal, mas como muitas vezes as plaquetas superproduzidas são disfuncionais, também tem o potencial de causar sangramento anormal. A contagem de plaquetas também pode ser elevada devido à inflamação e ser causada por várias condições, incluindo perda recente de sangue, infecções, pancretite, esplenectomia e certas anemias. A contagem de plaquetas nessas condições geralmente é normalizada à medida que a condição subjacente é tratada.

Recomenda-se que os pacientes com histórico de baixa ou alta contagem de plaquetas sejam avaliados de perto para a cirurgia de implante eletiva.

Conduta com os implantes dentais. Ao tratar pacientes com qualquer doença hematológica, uma consulta médica e liberação são garantidas, incluindo aqueles com histórico atual ou passado de contagens de plaquetas reduzidas ou elevadas, pois muitas vezes pode haver uma disfunção plaquetária associada, o que pode levar a problemas de sangramento perioperatório e pós-operatório. O médico do paciente deve receber um resumo abrangente do procedimento proposto, dos medicamentos a serem prescritos e da extensão do sangramento previsto.

Doenças hematológicas adicionais e implicações no tratamento

Ver Tabela 10.16.

Tabela 10.16 Desordens hematológicas adicionais e as implicações no tratamento.

Resposta positiva	Implicações no tratamento
Anemia falciforme	As infecções secundárias são uma consequência comum, com histórico frequente de osteomielite e infecção óssea (contraindicação absoluta)
Leucemia	Experiência de anemia e trombocitopenia. Embora a infecção seja menos grave do que a leucemia aguda, lesões radiolúcidas das arcadas, ulcerações orais, gengiva hiperplásica e complicações de sangramento que se desenvolvem nesses pacientes (contraindicação absoluta)
Talassemia	Vários tipos (alfa, beta) e graus de gravidade (maior, menor) Formas mais graves podem apresentar alguns problemas, como expansão da massa eritroide diretamente em ossos faciais, causando maloclusões A consulta médica é recomendada para determinar a gravidade da doença Maior (forma grave): contraindicação absoluta Menor (menos grave): contraindicação relativa
Hemorragias nasais frequentes (epistaxe)	Hipertensão, doença sinusal, distúrbios hemorrágicos, como von Willebrand Sangramentos nasais espontâneos ou frequentes devem ter tempo de sangramento e INR
Gengivas com sangramento fácil	Doença gengival, distúrbio de sangramento, trombocitopenia, leucemia, doença hepática Uma investigação mais aprofundada pode ser garantida com plaquetas, hemograma completo, tempo de sangramento, TP, TPT
Períodos menstruais intensos	Distúrbio da tireoide, sangramento uterino disfuncional (fibroide, pólipos e desequilíbrio hormonal), distúrbios hemorrágicos, disfunção plaquetária Se não houver nenhum motivo médico óbvio, verificar o CBC, a INR, tempo de sangramento
Histórico familiar de desordens hemorrágicas	Se houver histórico familiar de problemas de sangramento, verificar CBC, INR, TPT, tempo de sangramento para descartar distúrbio hemorrágico hereditário, como doença von Willebrand, hemofilia e deficiências do fator de coagulação
Sangramento prolongado depois de cortes	Eliminar defeito de coagulação, distúrbio hemorrágico hereditário ou disfunção plaquetária; verificar CBC, INR, TPT, tempos de sangramento
Contusão fácil ou hematomas espontâneos	Deficiência de plaquetas, problema de fator de coagulação, leucemias, deficiência de vitamina K, quimioterapia, medicação anticoagulante
Histórico de sangramento excessivo, após cirurgia odontológica	Se nenhum diagnóstico definitivo se correlaciona com sangramento prolongado, verificar CBC, INR, TPT, tempo de sangramento

CBC: hemograma completo; INR: razão normatizada internacional; TP: tempo de protrombina; TPT: tempo parcial de tromboplastina.

Sistema pulmonar

Doença pulmonar de obstrução crônica

A DPOC refere-se a um grupo de doenças pulmonares que bloqueiam o fluxo de ar, resultando em dificuldades respiratórias. As duas condições mais comuns que constituem a DPOC são bronquite crônica e enfisema. A bronquite crônica é uma inflamação dos brônquios que produz um aumento na produção de muco e tosse.

Existem cerca de 15 milhões de adultos norte-americanos diagnosticados com DPOC e cerca de 10 milhões deles têm bronquite crônica, com cerca de 5 milhões com enfisema. A DPOC é agora a terceira causa de morte mais comum, atrás apenas de câncer e doenças cardíacas nos EUA. Os custos anuais do sistema de saúde para doenças relacionadas à DPOC são de mais de US$ 30 bilhões a cada ano.[70]

O enfisema ocorre quando os alvéolos nos bronquíolos dos pulmões são danificados ou destruídos, criando sintomas de dispneia (falta de ar) que podem piorar com atividade leve. Pacientes com DPOC podem ter uma combinação de ambas as condições. Esses pacientes geralmente apresentam fadiga, histórico de infecções respiratórias recorrentes, sibilos e falta de ar. Nos estados avançados de doença, os pacientes podem se tornar dependentes de oxigênio com taquipneia, apresentando sibilância audível e falta de ar, mesmo em repouso. Os vários níveis de DPOC são classificados pela Global Initiative for Chronic Obstructive Lung Disease (GOLD), que classifica os pacientes em seu grau de limitação do fluxo de ar. A limitação do fluxo de ar é medida, durante os testes de função pulmonar (TFP), como volume expiratório forçado (VEF_1).

Essas diretrizes usam um sistema de classificação ABCD, com A sendo melhor e D sendo pior. O tratamento envolve o uso de broncodilatadores de longa ação, que são beta-agonistas (LABA) ou antagonistas muscarínicos (LAMA) e atuam diretamente no pulmão, para melhorar a oxigenação por meio da dilatação dos bronquíolos. Os corticosteroides inalatórios (CI) geralmente não são usados como terapia única, mas muitas vezes são usados em combinação com broncodilatadores. As combinações mais comuns de LABA/IC incluem Advair, Dulero, Breo e Symbicort. Os medicamentos LAMA comuns incluem Spiriva e Incrusel. Albuterol é um broncodilatador de curta ação e não é indicado para monoterapia contínua. É usado como um "resgate" para ajudar a tratar sintomas agudos ou exacerbações. Os broncodilatadores de curta ação podem ter um efeito profundo no aumento da frequência cardíaca, especialmente se usados antes de uma cirurgia odontológica eletiva. Qualquer paciente com DPOC usando um broncodilatador, de ação longa ou curta, é considerado grau A. Pacientes usando um broncodilatador de ação prolongada LABA ou LAMA, ou ambos, com sintomas persistentes, são considerados grau B. O grau C é a adição de um LAMA, ou troca para uma combinação de LABA e LAMA, ou adição de um corticosteroide inalado para controlar as exacerbações. Os pacientes grau D são os mais complexos requerem tratamento mais especializado porque não respondem às combinações convencionais. Embora seja importante obter um histórico detalhado de um paciente com DPOC, deve haver um foco específico no uso atual de medicamentos para controlar os sintomas, pois podem variar sazonalmente e em outras situações. Pacientes com sintomas de grau D devem sempre obter autorização de seu médico para cirurgia odontológica eletiva. No entanto, deve-se considerar a consulta médica para qualquer grau C ou piora recente dos sintomas respiratórios em pacientes com DPOC.

Conduta com os implantes dentais. Pacientes com dificuldade para respirar apenas sob esforço significativo e que apresentam gasometria normal têm risco mínimo e podem seguir todos os procedimentos reabilitadores ou cirúrgicos com protocolos normais (tipos 1 a 4). O tratamento odontológico de pacientes com DPOC pode exigir o reposicionamento do paciente da posição supina normal. Dependendo da gravidade da doença, pode ocorrer ortopneia. O paciente pode ser colocado na posição mais reclinada para que a respiração seja confortável. O oxigênio suplementar (2 a 3 ℓ) deve ser administrado durante os procedimentos odontológicos.

Pacientes com dificuldade respiratória após esforços em geral apresentam risco moderado, assim como os pacientes em uso de broncodilatador crônico ou que fizeram uso de corticoide recentemente. Esses pacientes podem seguir procedimentos de exame com protocolo normal (tipo 1). Um exame médico recente é recomendado para todos os outros procedimentos. Os procedimentos do tipo 2 devem ser realizados em ambiente hospitalar. Se o paciente estiver usando broncodilatadores, nenhuma epinefrina ou vasoconstritores deve ser adicionada aos anestésicos ou ao fio retrator gengival. A supressão adrenal deve ser avaliada para qualquer paciente em terapia com esteroides há menos de 1 ano.

Os pacientes de alto risco são aqueles com DPOC não reconhecida previamente, exacerbação aguda (p. ex., infecção respiratória), dispneia em repouso ou história de retenção de dióxido de carbono. A gestão odontológica de pacientes com DPOC é determinada de acordo com a gravidade da doença. Se um paciente foi hospitalizado por dificuldades respiratórias, uma consulta médica é necessária. O cirurgião-dentista deve indagar sobre a capacidade de retenção de dióxido de carbono desses pacientes. Pacientes que retêm dióxido de carbono têm uma condição grave e são propensos à insuficiência respiratória quando administrados sedativos, oxigênio ou óxido nitroso e analgesia com oxigênio.

Os procedimentos de exame podem ser realizados sob protocolo normal (tipo 1). Procedimentos eletivos moderados ou cirúrgicos avançados ou procedimentos protéticos são geralmente contraindicados. Contudo, se forem necessários procedimentos cirúrgicos ou protéticos para reparar um implante inserido anteriormente, estes devem ser realizados no hospital. O uso de epinefrina deve ser limitado. Drogas que deprimam a função respiratória, como sedativos (incluindo óxido nitroso), tranquilizantes e narcóticos, devem ser discutidas com o médico.

Seleção anestésica. Em casos raros, pacientes com DPOC recebendo anestésicos locais exibiram reações adversas. Doses aumentadas de soluções anestésicas que contêm sulfitos podem aumentar o risco de broncospasmo ou reações alérgicas. A maioria dos anestésicos locais que são vasopressores (p. ex., epinefrina, levonordefrina) contém o antioxidante (meta) bissulfito de sódio. Para pacientes com DPOC com alergia conhecida a bissulfitos, um anestésico local sem vasopressor (p. ex., mepivacaína HCL 3%, prilocaína HCL 4%) deve ser usado.

Supressão adrenal. A supressão adrenal pode ocorrer com o tratamento com corticosteroides a longo prazo, o que é comum em pacientes com DPOC mais avançada.

Evento cardiovascular. Para pacientes que tiveram um evento cardiovascular, a capacidade funcional do paciente deve ser verificada (consulta médica) e implementado um protocolo de redução do estresse. O implantodontista responsável pelo implante deve evitar procedimentos cirúrgicos longos ou extensos.

Suplementação de oxigênio. Altas taxas de fluxo de oxigênio podem resultar em depressão respiratória em pacientes dependentes de oxigênio ou com DPOC mais grave. No entanto, agora existem evidências de que a titulação da oxigenoterapia para manter as saturações entre 88 e 92% é a abordagem correta. Deve-se evitar usar níveis mais altos de oxigênio, que aumentariam os níveis de oximetria de pulso para > 92%, criando hiperoxia em um paciente com DPOC, o que pode resultar em hipercapnia (retenção da DPOC que pode diminuir a frequência respiratória). O óxido nitroso também é contraindicado devido ao efeito negativo sobre o impulso respiratório. A suplementação de oxigênio com baixa taxa de fluxo (< 2 ℓ/min) durante os procedimentos de implante é altamente recomendada para minimizar a possibilidade de hipoxia.

Broncodilatadores/corticosteroides inalatórios. Broncodilatadores e corticosteroides inalatórios são a marca registrada do tratamento para a DPOC; no entanto, eles foram associados a um efeito adverso aos tecidos orais. Os β_2-agonistas, como o albuterol, foram associados a uma diminuição na produção de saliva e subsequente secreção, resultando em xerostomia. Os pacientes devem sempre ser instruídos a trazer seu inalador de resgate (geralmente albuterol) para o procedimento ou, no caso de pacientes com DPOC mais avançada, seu nebulizador e solução de albuterol em caso de emergência.

Uso de sedação. A sedação deve ser avaliada cuidadosamente em pacientes com DPOC e recomenda-se uma discussão com o médico responsável. Sedativos potentes, como narcóticos e barbitúricos, devem ser evitados, a menos que sejam aprovados pelo médico. Essas drogas podem diminuir ainda mais o impulso respiratório, em pacientes com DPOC mais avançada. Os anti-histamínicos podem dessecar as secreções respiratórias, levando possivelmente ao comprometimento do fluxo de ar. Além disso, o óxido nitroso não deve ser usado em pacientes com DPOC, pois podem causar depressão respiratória adicional (Tabela 10.17).

Doenças pulmonares adicionais e implicações no tratamento
Ver Tabela 10.18.

Sistema digestório

Doença hepática (cirrose)

A cirrose hepática é caracterizada por cicatrizes irreversíveis e geralmente é causada pela ingestão excessiva de álcool, hepatite viral B e C e certos medicamentos. Embora os pacientes com a doença avançada possam apresentar icterícia e coceira, o diagnóstico geralmente é confirmado por biopsia hepática e exames de sangue. A cirrose pode causar sangramento excessivo, confusão mental, insuficiência renal e acúmulo de líquido no abdome (ascite). A cirrose é irreversível e o transplante está se tornando o tratamento de maior sucesso para os estados avançados da doença.

A cirrose é a terceira causa de morte em homens jovens, com idades entre 35 e 54 anos. Ocorre como resultado de lesão do fígado, com a perda resultante de células hepáticas e cicatriz progressiva. A principal causa da cirrose é a doença hepática alcoólica. Em 2015, aproximadamente 6,2% da população preenchia os critérios diagnósticos para abuso e dependência de álcool, mas cerca de 15 a 20 milhões podem ser considerados alcoólatras. Mais de 25 milhões de americanos têm doenças hepáticas ou da vesícula biliar relacionadas ao álcool, e cerca de 900 mil americanos têm cirrose.[71,72]

Pacientes com cirrose têm vários problemas significativos que podem afetar o tratamento odontológico, incluindo a síntese disfuncional de fatores de coagulação e a incapacidade de desintoxicar medicamentos. Os defeitos hemostáticos da doença hepática causam não apenas síntese reduzida de fatores de coagulação, mas também uma síntese anormal de fibrinogênio e proteínas de coagulação, deficiência de vitamina K, aumento da atividade fibrinolítica e defeitos plaquetários quanti e qualitativos. Dentre os pacientes com doença hepática, 50% têm TP prolongado e possível sangramento clínico significativo. A incapacidade de desintoxicar as drogas pode resultar em sedação excessiva ou depressão respiratória. A avaliação laboratorial do candidato a implante fornece muitas informações sobre a função hepática. Um exame básico da função renal (TFR) ou um exame do metabolismo

Tabela 10.18 Problemas pulmonares adicionais e as implicações no tratamento.

Resposta positiva	Implicações ao tratamento
Asma	O processo inflamatório no pulmão é IgE/mediada por alergênio Determinação do gatilho: asma ou broncospasmo, incluindo ansiedade Albuterol disponível para cirurgia Aproximação da gravidade determinada por número de medicamentos e frequência de uso de inalador de resgate de albuterol
Falta de ar (dispneia)	Asma, DPOC, doença cardíaca, cardiomiopatia, ICC, arritmias, anemia, obesidade, doença das válvulas cardíacas
Sibilância	Alergia, asma, bronquite, DRGE, disfunção das cordas vocais
Hemoptise (sangue na expectoração)	Bronquite, embolia pulmonar, ICC, câncer de pulmão, anticoagulantes, tuberculose
Tosse	Drenagem pós-nasal, asma, DRGE, ECA/Medicamentos para pressão arterial BRA, bronquite crônica na DPOC, outros processos respiratórios como bronquiectasia
Mudança na tolerância do exercício	Quaisquer mudanças ao subir escadas ou caminhar mais de 45 metros Mau condicionamento cardiovascular/pulmonar
Perda de peso	DPOC mal controlada, malignidade, TB, hipertireoidismo, abuso de álcool etílico
Disfagia de acidente vascular cerebral ou outra desordem neuromuscular	Risco de aspiração durante procedimento odontológico

ECA: enzima conversora de angiotensina; BRA: bloqueador do receptor da angiotensina; ICC: insuficiência cardíaca congestiva; DPOC: doença pulmonar obstrutiva crônica; DRGE: doença do refluxo gastresofágico; IgE: imunoglobulina E; TB: tuberculose.
De Resnik RR, Resnik RJ. Medical/medication complications in oral implantology. In Resnik RR, Misch CE, eds. *Misch's Avoiding Complications in Oral Implantology*. St Louis, MO: Elsevier; 2018.

Tabela 10.17 Conduta com os implantes dentais nos pacientes com doença pulmonar obstrutiva crônica.

Risco	Tipo 1	Tipo 2	Tipo 3	Tipo 4
Brando (ASA II)	+	+	+	+
Moderado (ASA III)	+	Médico	Médico/tratamento moderado	Médico/tratamento moderado
Grave (ASA IV)	Consulta médica	Adiar (hospitalização)	Procedimentos eletivos contraindicados	Procedimentos eletivos contraindicados

+: procedimento pode ser realizado com protocolo regular; ASA: American Society of Anesthesiologists.

(CMP) podem fornecer as informações necessárias. Na maioria dos pacientes com doença hepática, é recomendado que um hemograma completo, TFR, BMP, tempo de sangramento e um teste de INR/TP sejam realizados.

É importante notar que os pacientes com resultados normais para testes da função hepática podem apresentar coceira ou prurido constantes. Este pode ser o primeiro sintoma de doença hepática precoce, especialmente cirrose biliar primária. É uma doença progressiva que causa colestase (acúmulo de bile no fígado) e danifica os pequenos ductos biliares e, com o tempo, os destrói, resultando em danos ao fígado. Por ser uma doença progressiva, pode ser fatal, mas o diagnóstico precoce da doença pode ter desfechos mais favoráveis. Para os *baby boomers*, a hepatite C tem sido um problema significativo e, até recentemente, muitos pacientes com hepatite C crônica não eram diagnosticados até que novos protocolos de triagem fossem instituídos. Os fatores de risco incluem transfusões de hemoderivados (principalmente das décadas de 1970 e 1980), uso de drogas intravenosas, transmissão sexual e tatuagens. Por causa da epidemia de uso de opioides e drogas injetáveis, infecções de hepatite C aumentaram dramaticamente desde 2005. Muitos indivíduos infectados podem ter resolução espontânea de sua infecção, mas quase 50% das pessoas com infecções por hepatite C não sabem que têm ou tiveram a doença. Setenta e cinco por cento dos indivíduos atualmente com hepatite C nasceram entre 1945 e 1965 e podem ser candidatos à cirurgia eletiva de implante. Recomenda-se perguntar aos pacientes em risco, ou nessa faixa etária, sobre a triagem prévia por meio de um exame de sangue para hepatite C. Os novos tratamentos já curaram essencialmente esta doença em muitos pacientes. Os indivíduos afetados pela hepatite C podem ter testes da função hepática normais ou ligeiramente elevados, mas o rastreamento com um teste de sangue para anticorpos da hepatite C deve ser considerado para pacientes em risco.

Conduta com os implantes dentais. Pacientes sem valores laboratoriais anormais em CMP (hemograma completo), CBC, TPP e TP apresentam baixo risco e um protocolo normal é indicado para todos os procedimentos (tipos 1 a 4). Apresentam risco moderado os pacientes com TP elevado a menos de 1,5 vezes o valor de controle ou bilirrubina levemente afetada. Esses pacientes devem ser encaminhados ao médico para avaliação e tratamento. O uso de sedativos pode exigir autorização do médico. Procedimentos não cirúrgicos e cirúrgicos simples podem seguir protocolos normais (tipos 1 e 2). No entanto, é indicada atenção estrita à hemostasia. Colágeno bovino como CollaTape, trombina tópica ou suturas adicionais podem ser indicados. Procedimentos cirúrgicos moderados a avançados podem exigir hospitalização (tipos 3 e 4). A vigilância pós-cirúrgica é indicada. A terapia eletiva com implantes é uma contraindicação relativa no paciente com sintomas de alcoolismo ativo.

Pacientes com TP maior que 1,5 vez o valor de controle, trombocitopenia leve a grave (plaquetas abaixo de 140.000/mℓ) ou várias enzimas relacionadas ao fígado ou produtos químicos afetados (bilirrubina, albumina, fosfatase alcalina – ALP, SGOT e SGPT) estão em alto risco.

Procedimentos odontológicos eletivos, como implantes, geralmente são contraindicados. A hospitalização é recomendada se procedimentos cirúrgicos precisarem ser realizados em um implante preexistente. A transfusão de plaquetas pode ser necessária para procedimentos de raspagem, assim como anestesia de bloqueio do nervo mandibular. O plasma fresco congelado pode ser usado para corrigir o TP para menos da metade do valor de controle.

Medicamentos. Muitos medicamentos, como anestésicos locais (lidocaína, prilocaína, mepivacaína e bupivacaína), sedativos (lorazepam, diazepam e alprazolam) e antibióticos (eritromicina e clindamicina) são metabolizados principalmente no fígado. Portanto, em alguns pacientes, pode ser necessária uma redução da dosagem com base no funcionamento atual do fígado.

Medicamentos anti-inflamatórios não esteroidais. Em pacientes com cirrose, os AINEs têm sido associados à insuficiência renal e devem ser evitados. Em pacientes com doença hepática crônica, AINEs e opioides podem ser usados em doses reduzidas, mas somente após consulta com o médico do paciente. O paracetamol em uma dosagem reduzida é uma possível consideração alternativa. Novas recomendações da FDA sugerem que uma dosagem máxima de 2 g/dia é razoável. Uma escola de pensamento aceita é que codeína e opioides não devem ser usados ou, em caso afirmativo, usados em dosagens muito pouco frequentes e mais baixas para evitar encefalopatia hepática.[73] Além disso, tetraciclina, eritromicina e metronidazol nunca devem ser usados em pacientes com doença hepática avançada.

Úlceras estomacais

Aproximadamente 1 em cada 10 americanos sofrerá de uma versão de gastrite ou úlcera durante a vida. As úlceras se formam quando há ruptura ou lesão do revestimento do estômago ou intestino.

As úlceras pépticas se formam no duodeno do intestino delgado devido ao contato com os ácidos estomacais. Úlceras duodenais são o tipo mais comum de úlcera. As úlceras que ocorrem no estômago são chamadas de úlceras gástricas. Em casos raros, o refluxo esofágico pode causar úlceras esofágicas. Existem várias causas principais para a úlcera, incluindo ingestão excessiva de álcool, estresse, medicamentos (AINEs e ácido acetilsalicílico) e uma bactéria (*Helicobacter pylori*).

Embora não haja contraindicações diretas ao uso de antibióticos profiláticos em pacientes com úlcera (exceto alergias), alguns pacientes podem ser mais sensíveis a determinados tipos de antibióticos que podem irritar o estômago. O controle da dor pode ser dificultado pela incapacidade de usar AINEs ou certos narcóticos. Para prevenir o sangramento de úlceras estomacais, analgésicos e antibióticos devem ser usados com cautela (autorização médica) no tratamento de pacientes cirúrgicos candidatos aos implantes.

Doença inflamatória intestinal

Doença inflamatória intestinal (DII) é uma inflamação crônica de todo ou parte do trato digestório. O número de pessoas que sofrem dessa condição continua a aumentar. As duas principais formas de DII são a colite ulcerosa e a doença de Crohn. Os pacientes geralmente apresentam sintomas de diarreia crônica ou grave, fadiga, sangramento retal e anemia. A colite ulcerosa é caracterizada como uma doença inflamatória do reto e intestino grosso que afeta principalmente o revestimento da mucosa. A doença de Crohn é uma doença inflamatória de todo o trato digestório, da boca ao ânus, resultando em lesões de tecido saudável entre as áreas de inflamação. A maioria dos casos de doença de Crohn se origina no íleo terminal.

Pacientes com histórico de úlceras estomacais são suscetíveis a infecções e problemas de cicatrização geralmente associados aos medicamentos imunossupressores. Além disso, suas restrições alimentares podem afetar esses dois problemas, e antibióticos pós-operatórios são geralmente indicados.

Durante os procedimentos odontológicos, o protocolo de redução do estresse é essencial. O excesso de estresse pode afetar a função adrenal e exigir aumento adicional de corticosteroides. Episódios de dor pós-operatória podem aumentar o estresse na glândula adrenal, resultando em possíveis complicações de supressão adrenal.

Muitos pacientes com distúrbios digestivos são anêmicos e, devido à má absorção, podem não absorver todos os componentes necessários dos fatores de coagulação e certas vitaminas. Deve-se ter cuidado para minimizar o sangramento.

Existem muitas diferenças nas lesões orais que se manifestam em pacientes com doença de Crohn e aqueles com colite ulcerosa. Muitos desses pacientes apresentam glossite, úlceras aftosas ou um marcador mais clássico de colite ulcerativa, a pioestomatite vegetante. Essa condição é caracterizada por pústulas com mucosa oral espessada e eritema circundante com algumas erosões. A colite ulcerativa tem manifestações gastrintestinais extras que foram associadas à doença erosiva da articulação temporomandibular. A doença de Crohn demonstrou ter sintomas orais, como "aspecto de pedra de calçada", acompanhada por ulcerações geralmente em um padrão linear, com dobras hiperplásicas dos vestíbulos bucais (marcas na mucosa).

Uma consulta médica é recomendada para determinar a extensão do distúrbio digestivo do paciente, juntamente com o estado imunológico atual. Mais notavelmente, uma avaliação da cicatrização retardada da ferida e da suscetibilidade à infecção pós-operatória deve ser verificada.

Os antibióticos que têm alta incidência de diarreia associada a antibióticos ou colite pseudomembranosa devem ser evitados (p. ex., amoxicilina/ácido clavulânico, eritromicina, clindamicina). Pacientes com DII, especialmente aqueles com colite ulcerosa, podem se beneficiar do uso de probióticos, especialmente quando antibióticos são prescritos. Probióticos são microrganismos vivos adicionados aos alimentos para alterar o equilíbrio microbiano intestinal. O mecanismo de ação é controverso; entretanto, as teorias incluem o fortalecimento da barreira intestinal, a inibição do crescimento de patógenos e o aumento das respostas imunológicas sistêmicas e mucosas. A maioria dos AINEs pode precipitar esses estados de doença e deve ser evitada, a menos que seja autorizada por um médico.

Distúrbios digestivos adicionais e as implicações no tratamento

Ver Tabela 10.19.

Doenças ósseas

As doenças do sistema esquelético e especificamente dos arcos (maxila e mandíbula), em geral, influenciam as decisões relacionadas ao tratamento na área de implantes. O metabolismo ósseo e do cálcio estão diretamente relacionados. Aproximadamente 99% do cálcio do corpo é retido nos ossos e dentes. O equilíbrio do cálcio é influenciado por vários processos diferentes no corpo, que podem afetar diretamente a saúde óssea. O HPT tem a influência mais importante sobre o cálcio, impactando seu armazenamento nos ossos. Embora a vitamina D seja importante para a absorção de cálcio no intestino delgado, os túbulos renais reabsorvem 95% do cálcio. Em idosos, há evidências crescentes para apoiar que níveis mais baixos de vitamina D têm maior influência sobre os níveis de cálcio.[74]

Existem muitas doenças que afetam diretamente o tratamento com implantes dentários.

Osteoporose

A doença mais comum do metabolismo ósseo que o implantodontista encontrará é a osteoporose, que é uma doença relacionada à idade e caracterizada por uma diminuição da massa óssea, aumento da deterioração da microarquitetura e suscetibilidade a fraturas. A OMS define a osteoporose como um nível de densidade mineral óssea superior a 2,5 desvios padrões abaixo da média de mulheres jovens normais.[75] Quarenta por cento das mulheres na pós-menopausa nos EUA têm níveis de densidade mineral óssea indicativos de osteopenia, e 7% possuem valores correlacionadas com osteoporose.[76] À medida que a população envelhece, a incidência de osteoporose continuará a aumentar em mulheres e homens. Mulheres com osteoporose têm três vezes mais probabilidade de sofrer perda de dentes do que aquelas que não têm a doença. Foi demonstrado que os raios X odontológicos podem ser usados como rastreamento para osteoporose.[77]

Após os 60 anos, quase um terço da população tem osteopose; ocorre em duas vezes mais mulheres do que homens. Essa condição é comum em mulheres na pós-menopausa ou naquelas com histórico de histerectomia na pré-menopausa. A falta de estrogênio aumenta a probabilidade de osteoporose; a adição de estrogênio é o tratamento mais eficaz para aumentar a absorção de cálcio nessas mulheres. No entanto, as preocupações atuais sobre o desenvolvimento de câncer de mama, ovário ou endométrio e um aumento da incidência de derrame, ataque cardíaco e coágulos sanguíneos nessas pacientes quase eliminaram o uso de estrogênio suplementar.

Muitas vezes, se a terapia com estrogênio é iniciada, ocorre em doses muito mais baixas e por um período mais curto. Metade de todas as mulheres apresenta densidade mineral óssea abaixo do limiar de fratura normal de uma mulher de 20 anos de idade, aos 65 anos. Estima-se que 1,3 milhão de todas as fraturas e 133 mil fraturas de quadril ocorrem todos os anos como resultado da osteoporose. A maioria desses pacientes não recupera a atividade

Tabela 10.19 Desordens digestivas adicionais e as implicações no tratamento.

Resposta positiva	Implicações no tratamento
Icterícia	Hepatite, distúrbios do ducto biliar, células falciformes, anemia, doença hemolítica autoimune, câncer de pâncreas
Hepatite	Consulta médica, técnica asséptica, medidas preventivas
Refluxo esofágico	Infecção, cárie/erosão dentária aumentada
Hérnia de hiato	A duração da consulta não deve exceder a tolerância do paciente
Tosse noturna	Doença do refluxo gástrico, sinusite crônica, alergias
Fezes escuras, cor de alcatrão	Sangramento gastrintestinal (evitar anticoagulantes, AINEs; precisa de avaliação GI)
Fezes com frequente odor forte	Doença de Crohn, câncer pancreático (problemas gengivais), intolerância à lactose (cárie dentária, desmineralização óssea), doença celíaca (intolerância ao glúten) e outros (erosão do esmalte, úlceras aftosas)
Disfagia (sólido/líquido)	Refluxo, espasmo esofágico, estenose, massa esofágica, esclerose múltipla, doença de Parkinson, acidente vascular cerebral, deficiência oral de depuração (*clearance*), sucção de alto volume, aspiração durante o tratamento, proteção das vias respiratórias com isolamento absoluto
Prurido persistente (coceira)	Doença celíaca, doença hepática, doença biliar (colangite esclerosante) Todos podem levar à coagulopatia e sangramento excessivo

GI: gastrintestinal; AINEs: drogas anti-inflamatórias não esteroidais.
De Resnik RR, Resnik RJ. Medical/medication complications in oral implantology. In Resnik RR, Misch CE, eds. *Misch's Avoiding Complications in Oral Implantology*. St Louis, MO: Elsevier; 2018.

normal; 24% morrem de complicações relacionadas à fratura no primeiro ano.[78]

As alterações osteoporóticas nas arcadas (maxila e mandíbula) são semelhantes às de outros ossos do corpo. A estrutura do osso é normal; entretanto, devido ao desacoplamento dos processos de reabsorção e formação óssea com ênfase na reabsorção, as placas corticais tornam-se mais finas, o padrão do osso trabecular torna-se mais discreto e ocorre desmineralização avançada. A perda óssea relacionada à osteoporose pode ser expressa tanto no paciente dentado quanto no edêntulo. Em um estudo com mulheres osteoporóticas que tinham seus dentes aos 50 anos, 44% tinham uma prótese total aos 60, enquanto apenas 15% das mulheres não osteoporóticas tinham próteses.[79] Uma forte correlação foi mostrada entre doença periodontal e alterações osteoporóticas esqueléticas. Além disso, as mulheres representam um percentual maior de pacientes com reabsorção do rebordo residual do que os homens.[80] A perda do osso trabecular é acelerada no paciente edêntulo, pois os fatores envolvidos na reabsorção já estão estabelecidos.

A remodelação óssea é um processo contínuo; no entanto, a massa óssea aumenta durante a juventude e diminui com o envelhecimento. O pico de massa óssea é geralmente atingido por volta dos 35 a 40 anos e geralmente é 30% maior nos homens do que nas mulheres. Nos primeiros 3 a 10 anos após a menopausa, a perda óssea é rápida. A perda óssea trabecular, em mulheres de 80 anos, chega a 40%, mas é de apenas 27% em homens da mesma idade. Pessoas com maior risco de osteoporose são mulheres magras, pós-menopáusicas, caucasianas com histórico de ingestão insuficiente de cálcio na dieta, tabagismo e ascendência britânica ou do norte da Europa.

A terapia com estrogênio pode interromper ou retardar a desmineralização óssea grave causada pela osteoporose e pode reduzir as fraturas em cerca de 50% em comparação com a taxa de fraturas de mulheres não tratadas. Para os pacientes que tomam suplemento de estrogênio, existem estudos para avaliar o efeito da terapia de reposição de estrogênio nas falhas de implantes dentais. Pacientes com osteoporose que não tomam estrogênio têm quase o dobro da taxa de falha dos implantes superiores (maxila) em comparação com pacientes que estão recebendo terapia com estrogênio.[81]

Avanços recentes na radiologia, como a absortometria radiológica de dupla energia, podem medir tão pouco quanto 1 mg de alteração da massa óssea em locais como quadril, coluna e punho. Essas mensurações têm a capacidade de prever, com precisão, o futuro risco de fratura e identificar pacientes em risco. O diagnóstico e o tratamento reais da osteoporose devem ser realizados pelo médico do paciente. O implantodontista pode ajudar melhor o paciente observando a perda de osso trabecular e encaminhando o paciente o quanto antes ao médico.

O tratamento da osteoporose permanece controverso. Seu manejo concentra-se na prevenção. O exercício regular demonstrou ajudar a manter a massa óssea e aumentar a resistência óssea. A ingestão adequada de cálcio na dieta é essencial. A desmineralização avançada e o consequente aumento da perda óssea de pessoas completamente edêntulas podem se tornar um círculo vicioso. A prótese tem menos retenção e o paciente pode não conseguir seguir a dieta necessária para manter os níveis adequados de absorção de cálcio.

A ingestão recomendada de cálcio é de 800 mg/dia. Em média, uma pessoa nos EUA ingere 450 a 550 mg. Em mulheres na pós-menopausa, 1.500 mg podem ser necessários para manter um balanço de cálcio positivo.[82] Vários estudos demonstraram que suplementos de 1 a 2 g de cálcio elementar por dia reduziram a taxa de perda óssea. No entanto, não há evidências de que esses suplementos levem à recuperação da massa óssea. Os comprimidos de carbonato de cálcio simples contêm maior fração de cálcio elementar e são relativamente baratos. É insolúvel e é absorvido após a conversão em cloreto de cálcio pelo ácido clorídrico gástrico. Pacientes com acloridria (falta de ácido clorídrico) devem receber outros sais que não carbonato de cálcio. Se o paciente tiver deficiência de lactato, os sais de lactato são contraindicados. Várias interações alimentos-medicamentos foram relatadas. A tetraciclina e o ferro não funcionam bem com doses de cálcio. Os pacientes também devem evitar o fosfato (encontrado em alguns laticínios ou refrigerantes dietéticos) ou ácido oxálico (no espinafre e no ruibarbo) e o ácido fítico no farelo e grãos inteiros, porque diminuem a absorção de cálcio. Pacientes com histórico de cálculos renais devem evitar suplementos de cálcio. Pacientes com disfunção renal precisam de verificações periódicas dos níveis de cálcio sérico e urinário, e o pH sérico deve ser monitorado para evitar hipercalcemia e alcalose metabólica.

A vitamina D também é importante no tratamento e prevenção da osteoporose porque é necessária para a absorção adequada do cálcio. Sem níveis adequados de vitamina D, a suplementação de cálcio pode não ter efeito sobre a saúde óssea; isso é especialmente verdadeiro em pacientes mais velhos. Suplementos de cálcio e vitamina D podem ajudar a prevenir a perda de dentes em adultos mais velhos. A vitamina D é normalmente produzida na pele após a exposição à luz solar; entretanto, devido às preocupações com o câncer de pele, a maioria das pessoas agora evita a exposição direta ao sol ou a superexposição. Recomenda-se pelo menos 800 UI de vitamina D, por dia, para mulheres na pós-menopausa ou homens com mais de 70 anos. Para casos mais graves de deficiência de vitamina D, podem ser necessárias doses diárias mais altas de um a vários milhares de unidades internacionais de vitamina D. Para pacientes com osteoporose estabelecida, as opções de tratamento incluem bisfosfonatos e calcitonina. Os bisfosfonatos são inibidores da reabsorção óssea. A calcitonina, que normalmente é secretada pela glândula tireoide, inibe a reabsorção óssea e altera o metabolismo do cálcio.

Implicações dos implantes dentais

Técnica cirúrgica. A preparação insuficiente do local da osteotomia (ou uso de osteótomos) fará com que o implante tenha mais osso na interface do implante. Embora não seja contraindicada, a estabilização imediata dos implantes dentais é uma preocupação comum devido à diminuição da massa óssea trabecular. Os períodos de cicatrização e as características da superfície do implante devem ser selecionados para osso de baixa qualidade.

Uso de bisfosfonatos. Os bisfosfonatos orais/IV são medicamentos comuns para a osteoporose. (Ver seção "Bisfosfonatos".)

Tempo de cicatrização. Em pacientes com osteoporose, ocorre a diminuição do osso cortical e trabecular; o processo de reparo (cicatrização do implante) pode ser comprometido. Deve ser respeitado o tempo suficiente para a cicatrização, sendo altamente recomendada a carga progressiva sobre a prótese implantossuportada.

Peri-implantite. Uma forte correlação foi demonstrada entre doença periodontal e alterações osteoporóticas esqueléticas. A rechamada pós-operatória estrita e a avaliação periodontal devem ser respeitadas.

Carregamento ósseo progressivo. Devido à pior qualidade óssea, a cicatrização é comprometida, necessitando de carga óssea progressiva durante a reabilitação protética. O osso de pior qualidade é progressivamente aumentado para osso de melhor qualidade, o que resulta em melhor qualidade óssea na interface do implante.

Projeto do implante. O projeto do implante deve incluir implantes de maior largura. As condições da superfície dos corpos dos implantes devem ser projetadas para aumentar o contato e a densidade óssea. A estimulação óssea pela interface cicatrizada aumentará a densidade óssea, mesmo em alterações osteoporóticas avançadas (Boxe 10.10).

Displasia fibrosa

A displasia fibrosa (DF) é uma doença genética rara, não hereditária, caracterizada por osso normal sendo substituído por tecido ósseo e fibroso imaturo e distribuído ao acaso. A etiologia dessa doença óssea é uma mutação gênica que impede a diferenciação das células dentro da formação osteoblástica. A DF pode ainda ser classificada para envolver um local (DF monostótica [DFM]), vários locais (DF poliostótica [DFP]) ou vários locais (DF craniofacial [DFC]). As lesões de DFC são geralmente unilaterais e ocorrem duas vezes mais na maxila do que na mandíbula. O diagnóstico de DFC deve ser determinado a partir de evidências clínicas, análise histopatológica da amostra de biopsia e achados radiológicos.[55] A maioria dos indivíduos com esse distúrbio é diagnosticada na infância.

A aparência radiográfica é altamente variável por causa do tecido desproporcionalmente mineralizado e do tecido fibroso na lesão. Essa variabilidade resulta em imagens radiográficas que descrevem a aparência típica de "vidro fosco" para radiolucências em estágio inicial e radiopacidades em estágio final.[83] Além disso, maloclusão grave, anormalidades dentais e assimetria facial mostraram ser altamente prevalentes em pacientes com DFC, o que complica ainda mais a reabilitação protética desses pacientes.[84]

Implicações nos implantes dentais

Cicatrização pós-operatória. A cicatrização após o trauma em pacientes com DF é muito diferente daqueles com osso normal. O tecido é hipocelular, o que leva a uma cicatrização lenta e a um aumento da taxa de infecção. Essas infecções locais podem se espalhar através do osso e resultar em complicações mais avançadas.

Consentimento informado. Devido à falta de pesquisas e estudos, os pacientes precisam estar bem informados sobre possíveis morbidades e complicações.

Resumo do tratamento

Áreas de lesão ativa: contraindicação absoluta
Áreas sem lesão: contraindicação relativa

Distúrbios da vitamina D (osteomalacia)

A osteomalacia resulta em ossos mais macios do que o normal e está diretamente relacionada às deficiências de cálcio. A falta de vitamina D é a causa mais comum de osteomalacia. A vitamina D é sintetizada pelo corpo em várias etapas que envolvem a pele, o fígado, os rins e o intestino. O rim, em conjunto com o HPT, ativa a vitamina D. Com essa deficiência, a captação intestinal e a mobilização de cálcio do osso são alteradas, resultando em hipocalcemia. Isso levará a um aumento da secreção de HPT, o que aumenta a depuração de fósforo dos rins. Essa diminuição resultante na concentração de fósforo impede um processo normal de mineralização. Os medicamentos anticonvulsivantes, especialmente a difenil-hidantoína e o fenobarbital, podem causar osteomalacia induzida por medicamentos. Muitos distúrbios gastrintestinais também podem resultar em osteomalacia. A osteoporose é diferente da osteomalacia. Na osteoporose, os ossos se tornam mais porosos e quebradiços, enquanto na osteomalacia os ossos são apenas mais macios devido à desmineralização causada pelos níveis mais baixos de fósforo e cálcio.

Os achados orais da osteomalacia geralmente não são dramáticos. Foram relatados uma diminuição no osso trabecular, lâmina dura indistinta e um aumento na doença periodontal crônica. O tratamento para a osteomalacia é suplementar com vitamina D oral (50.000 UI), geralmente em doses semanais.

Implicações nos implantes dentários. O tratamento para a osteomalacia geralmente é bem-sucedido, com alterações radiográficas observadas meses após. Não há relatos conhecidos de complicações nos implantes em pacientes com osteomalacia; entretanto, não há contraindicação, desde que a doença não esteja ativa e bem controlada.

Hiperparatireoidismo

O hiperparatireoidismo é causado pela hiperatividade das glândulas paratireoides. Existem quatro dessas minúsculas glândulas localizadas logo atrás/ao lado da glândula tireoide. O hiperparatireoidismo primário ocorre quando uma ou mais glândulas tornam-se hiperativas, o que leva ao aumento dos níveis do HPT. A intervenção cirúrgica geralmente é necessária. A deficiência de vitamina D, a insuficiência renal e outras doenças que resultam em níveis mais baixos de cálcio causarão um hiperparatireoidismo secundário. O tratamento para essa condição é direcionado a causa secundária. O diagnóstico é confirmado com um nível elevado de HPT intacto.

As manifestações clínicas da doença variam amplamente, dependendo da gravidade. As formas leves podem ser assintomáticas. Os distúrbios de cólica renal frequentemente ocorrem com a doença moderada. O hiperparatireoidismo grave pode causar distúrbios ósseos, renais e gástricos. Foi observado que, quando ocorre depleção do esqueleto como resultado da estimulação pela glândula paratireoide, o osso alveolar pode ser afetado antes dos ossos das costelas, das vértebras ou dos ossos longos.

Boxe 10.10 — Medicamentos e implicações comuns para o tratamento da osteoporose.

Bisfosfonatos
- Alendronato
- Alendronato
- Denosumabe
- Ibandronato
- Risedronato
- Risedronato
- Ácido zoledrônico

Calcitonina
- Calcitonina
- Calcitonina (injeção)

Estrogênio (terapia hormonal)
- Estrogênio (várias marcas)

Agonistas/antagonistas de estrogênio (também chamados de moduladores seletivos do receptor de estrogênio)
- Raloxifeno
- Bazedoxifeno

Agentes anabólicos do hormônio da paratireoide (agente anabólico)
- Teriparatida

Proteína análoga relacionada ao hormônio da paratireoide (agente anabólico)
- Abaloparatida

Inibidor Rank ligand
- Denosumabe

As alterações orais relacionadas a esse distúrbio ocorrem apenas com a doença avançada. A perda da lâmina dura é o achado mais significativo. Clinicamente, os pacientes com esse distúrbio desenvolvem mobilidade dentária. Também podem ocorrer alterações no padrão ósseo trabecular com aparência de vidro fosco. Em animais, o hiperparatireoidismo secundário afeta a perda óssea alveolar mais do que qualquer outro osso do esqueleto.[85] Também podem se desenvolver tumores de células gigantes centrais ou periféricas.

Implicações nos implantes dentários. Os implantes dentais são contraindicados em áreas de lesões ósseas ativas. No entanto, a instalação do implante pode ser iniciada após o tratamento e a cicatrização das áreas afetadas. A consulta médica é altamente recomendada.

Osteíte deformante (doença de Paget)

A osteíte deformante, ou doença de Paget, é uma doença metabólica comum caracterizada por reabsorção e deposição óssea lenta, progressiva e descontrolada. Essa doença é geralmente observada em homens caucasianos com mais de 40 anos. Estima-se que as taxas de doença de Paget nos EUA são de aproximadamente 2 a 3%, entre pacientes com 55 anos ou mais.[86]

A etiologia é desconhecida e geralmente afeta o rebordo alveolar superior, duas vezes mais que o rebordo inferior. Devido ao aumento do terço médio da face, a aparência de uma deformidade "semelhante à face de um leão" é frequentemente observada. Diastemas, mobilidade dentária e dor óssea são características adicionais. Radiograficamente, uma radiodensidade diminuída, grandes radiolucências circunscritas, áreas irregulares de osso esclerótico coalescido (aparência de algodão) e espaços medulares substituídos por tecido fibroso são observados. Durante as fases ativas da doença, o osso é altamente vascularizado, podendo ocorrer *shunts* arteriovenosos capazes de causar complicações hemorrágicas.

A doença de Paget é marcada por altas elevações da ALP sérica, cálcio normal ou elevado e níveis normais de fosfato. A varredura óssea com radionucleação é usada para determinar a extensão da doença em todo o corpo. Pacientes edêntulos muitas vezes não conseguem usar suas próteses sem desconforto. Não há tratamento específico para a doença de Paget e esses pacientes estão predispostos a desenvolver osteossarcoma e possivelmente osteomielite.

Essa doença possui amplo espectro de tratamento, desde nenhum tratamento até o uso de bisfosfonatos. Para pacientes sintomáticos, os bisfosfonatos IV são geralmente os tratamentos preferidos. Esses medicamentos ajudam a diminuir a degradação, formação e remodelação óssea.

Implicações nos implantes dentais

Sangramento. Durante as fases ativas da doença, o osso é altamente vascularizado, com chance de ocorrer *shunts* arteriovenosos, que podem causar complicações hemorrágicas.

Infecção. As áreas ósseas afetadas por esse distúrbio estão predispostas a desenvolver osteossarcoma e possível osteomielite.

Resumo do tratamento

Os implantes orais são contraindicados nas regiões afetadas por esse distúrbio ou em pacientes em uso de bisfosfonatos IV para o tratamento dos sintomas de Paget.

Mieloma múltiplo

O mieloma múltiplo é uma neoplasia de células plasmáticas que se origina na medula óssea e é caracterizada pela proliferação anormal de células B. O mieloma múltiplo causa hipercalcemia grave, supressão imunológica, anemia e trombocitopenia devido à destruição óssea generalizada. A doença geralmente é encontrada em pacientes entre 40 e 70 anos de idade. Geralmente afeta vários ossos do corpo, com sintomas de dor esquelética. Podem ocorrer fraturas patológicas. Radiograficamente, aparecem lesões perfuradas. Alguns pacientes com doença em estágio inicial podem não apresentar quaisquer sintomas, mas há cada vez mais exemplos da primeira manifestação de mieloma múltiplo sendo uma massa macia mandibular ou gengival.[87]

As manifestações orais secundárias da doença são comuns (80%) com chance de afetar a maxila e a mandíbula. Podem ocorrer parestesia, edema, mobilidade dentária e movimentação dentária. Também são possíveis aumentos gengivais. O diagnóstico geralmente é determinado por meio de um teste de eletroforese de proteína sérica e urinária. A presença de proteínas de cadeia leve (Bence-Jones) também pode ser encontrada. No passado, a doença quase sempre era fatal pouco tempo após o diagnóstico. No entanto, agora existem tratamentos mais agressivos, incluindo quimioterapia melhorada e transplantes de células-tronco, que têm proporcionado sobrevida prolongada. Embora raramente seja curável, a doença agora é mais controlável.

Implicações nos implantes dentários. Os implantes dentários costumam ser uma contraindicação absoluta em pacientes com mieloma múltiplo, devido à gravidade da doença; no entanto, um relato de caso descreveu a colocação bem-sucedida de implante em um paciente com essa doença.[88] Embora a doença raramente seja curável, agora é mais controlável, e nos últimos anos dobrou a taxa de sobrevida de 5 anos para esses pacientes. Dado o recente sucesso no tratamento dessa doença e o maior tempo de sobrevida, novos estudos provavelmente serão feitos para avaliar o uso de implantes dentais em pacientes que se submeteram ao tratamento, com sucesso, para mieloma múltiplo.

Osteomielite

A osteomielite é uma infecção com ou sem inflamação do osso. Quase sempre a infecção é causada por uma bactéria ou fungo dentro do osso. Feridas abertas ou cirurgias recentes ao redor de um osso são as fontes mais comuns, mas um dente com abscesso também é uma fonte potencial para a infecção. A aparência radiográfica é uma área mal definida e radiolucente com fragmentos de osso isolados (sequestro) que podem esfoliar ou ficar circundados por osso (invólucro). A osteomielite na cavidade oral em geral ocorre na mandíbula e é mais rara na maxila, provavelmente devido ao aumento da vascularização. Esse distúrbio também pode ser causado por infecções odontogênicas e periodontais, trauma, implantes dentais, condições imunocomprometidas e osso hipovascularizado. O tratamento inclui drenagem cirúrgica agressiva, com possível intervenção antibiótica IV.

Implicações nos implantes dentais

Instalação do implante. A instalação dos implantes em locais cirúrgicos que foram previamente afetados com osteomielite leva a um aumento da morbidade. Devido à falta de vascularização, os implantes endósseos têm uma chance maior de perda óssea, infecção e falha.

Resumo do tratamento

A osteomielite geralmente é uma contraindicação absoluta, a menos que os fatores etiológicos sejam corrigidos e o suprimento de sangue adequado para a área afetada seja restaurado. Uma autorização médica deve ser obtida com consentimento informado abrangente sobre as possíveis complicações que podem surgir da instalação de implantes nesses locais.

Osteogênese imperfeita

Esta é uma doença genética em que os ossos se quebram com facilidade, muitas vezes quase sem causa aparente. A qualidade óssea é ruim, com osso cortical delgado e trabéculas finas. Os ossos são extremamente frágeis. Algumas formas são mais graves, mas no geral a doença é relativamente rara. No entanto, a osteogênese imperfeita é a doença óssea hereditária mais comum. Fraturas ósseas com deformidades esqueléticas são comuns, com cicatrização muito pobre. Histologicamente, os osteoblastos defeituosos levam a uma redução da matriz óssea e colágeno anormal.

Implicações nos implantes dentais. Os implantes dentais não são contraindicados; no entanto, deve-se ter cuidado com a qualidade óssea muito ruim e a cicatrização óssea questionável.

Displasia cemento-óssea

Essa doença geralmente se manifesta com lesões na maxila e/ou mandíbula. O osso normal é substituído por osso que se mistura com tecido conjuntivo e osso anormal. A displasia cemento-óssea parece ser mais comum em mulheres de meia-idade, com maior incidência em mulheres afro-americanas e asiáticas. Na maioria das vezes, as lesões são simétricas em ambos os lados das arcadas. Existe uma variabilidade na forma, tamanho e número de lesões. As lesões podem se expandir e causar alguma dor, mas na maioria das vezes a doença é assintomática. Muitas vezes, o diagnóstico é encontrado acidentalmente em uma radiografia. Existem três tipos de displasia cemento-óssea (ou seja, focal, cementoma periapical, florida) que podem variar radiologicamente como radiolúcida, radiopaca ou uma combinação. As lesões geralmente estão associadas aos dentes anteriores inferiores.

Implicações nos implantes dentais. Os implantes dentais não são contraindicados, a não ser na fase esclerótica da doença, em que o osso é hipovascular. Esse osso tem a capacidade de se infectar facilmente, com cicatrização questionável. Atenção especial deve ser dada para que a doença não progrida para osteomielite.

Displasia ectodérmica

A displasia ectodérmica (DE) é uma doença genética hereditária que ocorre em 1 a cada 100 mil nascidos vivos.[89] Clinicamente, a DE foi dividida em duas grandes categorias: uma forma hipoidrótica ligada ao X (síndrome de Christ-Siemens-Touraine) caracterizada pela tríade clássica de hipodontia, hipoidrose e hipotricose, e por características faciais, como cristas supraorbitais proeminentes e sela nasal deprimida; e uma forma hidrótica hereditária autossômica (síndrome de Clouston), que geralmente poupa as glândulas sudoríparas, mas afeta dentes, cabelos e unhas.[90]

Nessa condição, há desenvolvimento anormal da pele, do cabelo, das unhas, das glândulas sudoríparas ou dos dentes. A característica intraoral mais comum da DE é a hipodontia ou anodontia. Nesses pacientes, os procedimentos protéticos convencionais muitas vezes não são bem-sucedidos devido a anormalidades anatômicas que resultam em retenção e estabilidade deficientes. Por isso, a terapia com implantes dentais, com o objetivo de restaurar a função, a estética e a reabilitação psicológica, é parte integrante do tratamento de pacientes adolescentes com DE. Numerosos estudos foram concluídos sobre implantes dentais em pacientes com DE. Um estudo de 3 anos mostrou taxas de sucesso impressionantes em pré-adolescentes (idades de 7 a 11, 87%), adolescentes (idades de 12 a 17, 90%) e adultos (maiores de 17, 97%). Outros relatos de casos positivos mostraram implantes dentais como um complemento bem-sucedido para a reabilitação oral.[91,92]

Implicações nos implantes dentários. Os implantes dentais não são contraindicados em pacientes com DE. Embora não sejam ideais, os implantes podem ser colocados em pré-adolescentes (ou seja, geralmente na parte anterior da mandíbula), com vantagens funcionais, estéticas e psicológicas. Foi demonstrado que o osso alveolar continua a crescer depois que os implantes foram colocados em cristas edêntulas de crianças com DE. O crescimento transversal e sagital não é restrito; entretanto, o crescimento vertical pode resultar na submersão dos implantes, necessitando de revisão protética ou possível uso de pilares protéticos mais longos.

Radiação

Embora a taxa de sobrevivência de pacientes com câncer de cabeça e colo tenha aumentado nos últimos 20 anos, ainda permanece uma das formas mais letais de câncer. O tratamento agressivo inclui cirurgia, radiação, quimioterapia ou uma terapia combinada que inevitavelmente deixa o paciente com anatomia e funcionamento fisiológico comprometidos. Os pacientes ficam com muitos *déficits*, incluindo mucosite oral, xerostomia, cicatrização comprometida e redução da angiogênese. Isso é resultado direto de alterações na vascularidade e celularidade dos tecidos duros e moles, danos às glândulas salivares e aumento da síntese de colágeno que resulta em fibrose. Devido a esses efeitos prejudiciais ao osso, a reparação e a cicatrização de feridas são significativamente reduzidas após procedimentos cirúrgicos. Quando exposto a altos níveis de radiação, o osso sofre alterações fisiológicas irreversíveis que incluem estreitamento dos canais vasculares (endarterite), diminuição do fluxo sanguíneo e perda de osteócitos. Com o tempo, o osso torna-se não vital, o que leva a uma remodelação limitada e potencial de cura.

Implicações nos implantes dentais

Osteorradionecrose. O risco mais significativo na instalação de implantes em osso irradiado é a osteorradionecrose (ORN), que é uma desvitalização irreversível do osso irradiado, caracterizado por osso necrótico e mole que não cicatriza adequadamente. O mecanismo fisiopatológico é um desequilíbrio na demanda de oxigênio e na disponibilidade de oxigênio, que é causada por endarterite dos vasos sanguíneos. Os sintomas clínicos incluem dor, necrose expondo osso, fraturas patológicas e supuração. Estudos têm demonstrado que a incidência geral de ORN após a radioterapia é de 3 a 22%.[93]

Radioterapia para implantes previamente instalados. Existem poucos estudos sobre os efeitos da radioterapia em implantes dentais preexistentes. Os dados a curto prazo mostram complicações e falhas mínimas. No entanto, em estudos a longo prazo, as taxas de falha parecem ser maiores.[74] No momento, mais estudos precisam ser conduzidos para resultados conclusivos.

Instalação do implante após radioterapia. O tempo entre a radioterapia e a colocação do implante parece afetar o prognóstico dos implantes. A maioria dos estudos demonstrou que, quanto maior o período de colocação do implante após a radioterapia, maior a taxa de sucesso e menor o risco de ORN (Boxe 10.11).[94]

Próteses para paciente irradiado. Por causa dos efeitos orais da radioterapia (mucosite e xerostomia), uma prótese implantossuportada (PF-1, PF-2 e PF-3) é recomendada em vez de uma prótese mucossuportada (PR-4 e PR-5). Isso reduzirá a possibilidade de irritação dos tecidos moles associada a pacientes pós-radioterapia com próteses removíveis.

Tratamento de radiação anterior. Deve-se enfatizar o cuidado aos pacientes com radioterapia pregressa, pois as formas

> **Boxe 10.11** Protocolo de tratamento para instalação de implantes em locais irradiados.

- Para locais que foram tratados anteriormente com radioterapia, os autores recomendam o encaminhamento para uma escola de odontologia, hospital ou clínica que tenha experiência no tratamento de pacientes submetidos à radioterapia
- Se o médico tiver experiência ou puder tratar as complicações associadas, o seguinte é recomendado

Instalação ideal de implante
- Pré-radiação: mais de 14 dias antes da radiação
- Durante a radiação: contraindicação absoluta[a]
- Pós-radiação: < 6 meses ou > 24 meses – contraindicação relativa/absoluta
- 6-24 meses: contraindicação relativa[b]

[a]Consulta médica de radioterapia, possível encaminhamento > 20 anos para instituição de câncer ou tratamentos hospitalares, por 90 minutos antes da instalação, seguidos de 10 minutos após a instalação.
[b]Consulta médica, oxigênio hiperbárico, consentimento informado, técnica asséptica (< 20 Gy cumulativo, fracionamento da técnica de aproximadamente < 50 Gy).
De Resnik RR, Resnik RJ. *Medical/medication complications in oral implantology.* In Resnik RR, Misch CE, eds. Misch's Avoiding Complications in Oral Implantology. St Louis, MO: Elsevier; 2018.

Tabela 10.20 Respostas ósseas adicionais e as implicações no tratamento.

Resposta positiva	Implicações no tratamento
Dispositivo ortopédico protético	Profilaxia antibiótica
Displasia ectodérmica	Muitos estudos demonstram tratamento de sucesso em pacientes com displasia ectodérmica
Displasia cemento-óssea (displasia cementária periapical)	Qualidade óssea questionável devido às lesões avasculares similares ao cemento (contraindicação relativa)
Osteomalacia	Osso hipomineralizado, qualidade óssea questionável (contraindicação relativa)

De Resnik RR, Resnik RJ. Medical/medication complications in oral implantology. In Resnik RR, Misch CE, eds. *Misch's Avoiding Complications in Oral Implantology*. St Louis, MO: Elsevier; 2018.

anteriores de radioterapia (antes da década de 1980) eram de menor energia, em contraste com os atuais níveis de energia mais elevados que são menos destrutivos. Por causa dessa radiação de baixa energia e da radioterapia destrutiva mais elevada associada, foi demonstrado que ocorre endarterite progressiva, que aumenta com o tempo.[95]

Quantidade de exposição à radiação. A literatura atualmente disponível afirma que a cirurgia de instalação do implante pode ser concluída em pacientes que foram irradiados com doses inferiores a 50 Gy.[96] Infelizmente, muito poucos pacientes que receberam doses superiores a 50 Gy foram reabilitados com implantes. Estudos demonstraram que os implantes instalados em pacientes com efeito cumulativo de radiação de 18 a 20 (fracionamento padrão de aproximadamente 48 a 65 Gy) têm uma taxa de sucesso bastante alta. Outros relatos demonstraram que doses maiores do que um efeito de radiação cumulativa de 40 (fracionamento padrão de aproximadamente 120 Gy) exibem alto grau de falha.[97]

Oxigênio hiperbárico. Um tratamento proposto para minimizar a possibilidade de ORN é o uso de oxigênio hiperbárico. O oxigênio hiperbárico profilático tem sido defendido para aumentar a tensão de oxigênio no osso irradiado, o que promoverá a angiogênese capilar e a formação óssea. Dados recentes mostram que o oxigênio sob condições hiperbáricas atua sinergicamente com fatores de crescimento, estimula o crescimento ósseo e a renovação óssea e pode atuar como um fator de crescimento em si. O oxigênio hiperbárico também demonstrou atuar como estimulador de osseointegração, aumentando a neoformação óssea, aumentando a renovação óssea e o suprimento vascular para o osso irradiado.[98]

Doenças ósseas adicionais
Ver Tabela 10.20.

Doenças autoimunes sistêmicas

As doenças autoimunes referem-se a um grupo de mais de 80 doenças crônicas e graves que podem afetar quase todos os órgãos do corpo. Aproximadamente 75% das doenças autoimunes ocorrem em mulheres; acredita-se que essas doenças tenham uma predisposição genética. No entanto, as doenças autoimunes estão entre as mais mal compreendidas, com sintomas extremamente variáveis entre os indivíduos.

Síndrome de Sjögren
A síndrome de Sjögren é uma doença autoimune na qual as células do sistema imunológico atacam e destroem as glândulas exócrinas que produzem saliva e lágrimas. Esse transtorno afeta cerca de 4 milhões de pessoas nos EUA (90% são mulheres), com uma idade média de início dos sintomas no final dos 40 anos. Os sintomas clássicos da síndrome de Sjögren são xerostomia e xeroftalmia (olhos secos). Por causa da xerostomia, os pacientes são mais suscetíveis a lesões cariosas e as membranas mucosas tornam-se atróficas e friáveis. Devido à falta de secreções salivares, podem surgir complicações com o uso de uma prótese mucossuportada.

A resposta de cicatrização e a integração de implantes têm se mostrado bem-sucedidas em pacientes com síndrome de Sjögren.[99] Essas próteses implantossuportadas diminuem as úlceras e o desconforto das próteses mucossuportadas.

Implicações nos implantes dentais
Não há contraindicações para implantes dentais em pacientes com histórico de síndrome de Sjögren. No entanto, é vantajoso que a prótese não seja mucossuportada (PF-1, PF-2, PF-3 e PR-4), para minimizar as complicações dos tecidos moles associadas à xerostomia.

Lúpus eritematoso sistêmico
O lúpus eritematoso sistêmico é uma doença autoimune crônica, potencialmente fatal, na qual o sistema imunológico ataca células e tecidos em quase qualquer parte do corpo. Existem três tipos principais de lúpus em adultos. A maioria dos pacientes tem lúpus sistêmico (incidência oito vezes maior do que outras formas), no qual o sistema imunológico ataca células e tecidos em várias áreas do corpo. Nos EUA, em mais de 50% das vezes os pacientes com lúpus sistêmico têm um órgão importante, como coração, pulmão, rim ou cérebro, afetado. O lúpus cutâneo acomete apenas a pele e é responsável por um pequeno número de casos (1 de 8). Certos medicamentos que produzem sintomas semelhantes ao lúpus sistêmico podem induzi-lo. Essa categoria é conhecida como lúpus induzido por drogas e os principais contribuintes são hidralazina, procainamida e isoniazida. Os casos restantes de lúpus são lúpus neonatais. O lúpus ocorre em homens e

mulheres, mas quase 90% dos casos são em mulheres, e a maioria são mulheres em idade reprodutiva entre 14 e 45.[100]

Não existe um teste para diagnosticar o lúpus. O teste do anticorpo antinuclear (ANA) fornece alguma sugestão de lúpus; é importante perceber que a maioria das pessoas com lúpus tem um teste ANA positivo, mas a maioria das pessoas com um teste ANA positivo não tem lúpus. ANA positivo pode ocorrer com certos medicamentos, câncer e uma infecção viral. É interessante notar que aqueles com ANA positivo, mas sem sinais de lúpus, podem ter um teste falso-positivo para outras doenças, como a doença de Lyme. Um teste de sangue ANA positivo requer um painel mais sofisticado de testes de anticorpos para diferenciar ainda mais a etiologia do ANA positivo e ajudar a confirmar o diagnóstico de lúpus. Não há cura para o lúpus, mas os sintomas podem ser controlados em muitos casos com corticosteroides e medicamentos imunossupressores.

Implicações nos implantes dentais

Não há contraindicação direta ao tratamento com implantes dentais em pacientes com lúpus eritematoso sistêmico. No entanto, deve-se ter cautela quanto a possíveis danos aos órgãos associados e ao uso de altas doses de corticosteroides e imunossupressores, que podem contraindicar os implantes dentais nesses indivíduos.

Esclerodermia

A esclerodermia é uma doença crônica rara caracterizada por depósitos excessivos de colágeno que causa envolvimento musculoesquelético, pulmonar e gastrintestinal. Existem cerca de 75 mil a 100 mil pessoas com essa doença nos EUA. A doença é mais comum em mulheres entre 30 e 50 anos. Existem dois tipos principais: localizada e sistêmica. A esclerodermia localizada geralmente ataca a pele e, ocasionalmente, os músculos e as articulações, mas poupa os órgãos internos. Esses pacientes via de regra apresentam manchas descoloridas na pele (morfeia). Eles podem ter estrias ou faixas de pele dura e espessa. Isso é chamado de esclerodermia linear e afeta os braços e as pernas. O tipo mais sério é a esclerodermia sistêmica. Essa forma ataca a pele, as articulações, os vasos sanguíneos, os pulmões, os rins, o coração e outros órgãos e, em muitos casos, encurta significativamente a expectativa de vida. A síndrome CREST é uma versão da esclerodermia sistêmica que se manifesta como espessamento da pele nos dedos das mãos e dos pés e como nódulos calcificados sob a pele. O fenômeno de Raynaud também está associado à CREST, assim como os problemas de motilidade esofágica. Um exame de sangue para anticorpos anticêntricos geralmente é positivo na síndrome CREST. Não há cura para a esclerodermia. O tratamento é direcionado aos órgãos afetados, incluindo AINEs e medicamentos imunossupressores. Os inibidores da ECA são um dos pilares da esclerodermia que afetam o rim.

Implicações nos implantes dentais

Numerosos relatos têm discutido o tratamento bem-sucedido de pacientes com esclerodermia com implantes dentais. É recomendada uma prótese fixa, devido à incapacidade de manutenção de uma prótese removível devido a possíveis problemas de destreza. No entanto, uma alta porcentagem desses pacientes está sendo tratada com medicamentos imunossupressores, o que pode contraindicar a terapia com implantes.

Artrite reumatoide

A AR é uma doença autoimune inflamatória crônica que faz com que o sistema imunológico do paciente ataque os músculos e articulações do corpo. É mais proeminente nos primeiros estágios nos dedos, punho, pés e tornozelos, em vez das articulações maiores, como ombro, quadril ou joelho. A AR é diferente da osteoartrite, que é causada por desgaste e lesões anteriores. Na AR, a doença afeta o revestimento das articulações, o que aumenta a dor e o inchaço e resulta em erosão óssea significativa e deformidade das articulações. A inflamação na AR pode afetar outros órgãos do corpo. Na maioria dos casos, as articulações afetadas são simétricas; portanto, se um lado do corpo for afetado, o outro lado geralmente apresentará manifestações semelhantes. A expectativa de vida de pacientes com AR é reduzida em aproximadamente 5 a 10 anos.[102]

A AR é tratada com ampla variedade de medicamentos, incluindo medicamentos antirreumáticos modificadores da doença, anti-inflamatórios e analgésicos.

Metotrexato, um medicamento usado para tratar o câncer, é comum no tratamento da AR. Estudos demonstraram o efeito prejudicial dessa medicação no osso ao retardar a consolidação óssea. No entanto, outros estudos concluíram que o tratamento com metotrexato em baixas doses não afeta a osseointegração do implante de titânio.[103]

Implicações nos implantes dentais

Não há contraindicação direta para implantes dentais em pacientes com AR. Devido à falta de mobilidade e destreza, é indicada uma prótese implantossuportada. Atenção especial deve ser dada aos medicamentos de tratamento, visto que os imunossupressores, terapia com glicocorticoides e produtos biológicos podem contraindicar o tratamento com implantes.

Vírus da imunodeficiência humana

O vírus da imunodeficiência humana (HIV) é um retrovírus responsável pela síndrome da imunodeficiência adquirida (AIDS), que causa a depressão do sistema imunológico, levando a infecções oportunistas com risco à vida. De acordo com o governo dos EUA (https://www.hiv.gov), há mais de 1,1 milhão nos EUA vivendo com HIV e quase 1 em 7 pode não saber que tem a doença. Pouco menos de 40 mil pessoas foram diagnosticadas com HIV em 2016. O número de novas infecções pelo HIV diminuiu entre 2008 e 2014, mas nos últimos anos foi observado um aumento de novos casos. É mais comum em homens homossexuais e bissexuais.

Inicialmente, a maioria dos diagnosticados com HIV morreu da doença, mas muita coisa mudou nos últimos 20 anos. Em 1996, a expectativa de vida de um jovem de 20 anos com HIV aumentou para quase 39 anos. Em 2011, a expectativa de vida total aumentou para quase 70 anos.[104]

Não há cura para o HIV ou AIDS; no entanto, novos medicamentos antirretrovirais revolucionários e inibidores de protease desenvolvidos desde 1996 podem agora eliminar os títulos de carga viral ativa da corrente sanguínea. Muitos pacientes demonstram supressão completa do vírus enquanto tomam a medicação. Embora não seja uma cura, a inatividade melhora a sobrevivência e limita o efeito em outros órgãos. Esses medicamentos mais recentes diminuíram ou até mesmo interromperam os danos causados pela infecção pelo HIV. Eles também evitam que o vírus se desenvolva em formas mais virulentas e ataque outros órgãos do corpo. A profilaxia pós-exposição (um antirretroviral) demonstrou reduzir o risco de infecção após a exposição.

Implicações nos implantes dentais

Numerosos relatos têm demonstrado terapia bem-sucedida com implantes dentais em pacientes com HIV[105,106]; entretanto, não há dados suficientes para determinar a associação entre a infecção pelo HIV e o sucesso dos implantes. Um cuidado especial deve ser tomado para avaliar o estado atual do sistema imunológico do paciente e os medicamentos potencialmente tóxicos que o paciente está tomando.

Diversos

Apneia do sono

A síndrome da apneia obstrutiva do sono (SAOS) ocorre quando há obstrução parcial ou completa das vias respiratórias superiores durante o sono. Isso, por sua vez, faz que os músculos da parede torácica e o diafragma trabalhem mais para limpar a obstrução. A SAOS tem implicações médicas e odontológicas significativas. Durante o período de obstrução, os níveis de oxigênio na corrente sanguínea diminuem, resultando na diminuição do fornecimento de oxigênio aos órgãos vitais, o que pode precipitar um infarto do miocárdio ou derrame.

Pacientes obesos, com colo maior e mais espesso, septo desviado ou canais nasais menores, tonsilas aumentadas, úvula grande ou língua grande podem ter maior risco durante a cirurgia, especialmente se for usada sedação. Existem muitos sintomas que podem estar associados à SAOS. Sonolência diurna, dores de cabeça matinais, sono agitado, ronco alto e acordar com a sensação de engasgo ou respiração ofegante são alguns dos mais comuns.

Um estudo demonstrou que, "entre os sintomas e distúrbios do sono associados, a SAOS foi o maior fator de risco para ranger de dentes durante o sono e foi reduzido com o tratamento adequado".[107] Pacientes não tratados provavelmente terão maior morbidade, e os implantes estarão sujeitos a maiores problemas mecânicos relacionados à força.

O diagnóstico da SAOS é feito por meio de um estudo do sono. Os estudos do sono podem ser feitos em casa ou em uma clínica do sono. Os estudos do sono em casa são mais bem utilizados como ferramentas de triagem para confirmar o diagnóstico. Para avaliar totalmente as opções de tratamento em potencial, pode ser necessário um estudo de titulação em um laboratório do sono. O teste registra o número de episódios mais lentos ou apneicos (parada respiratória) e saturação de oxigênio na corrente sanguínea. O teste também monitora os movimentos dos braços e pernas. Um médico especialista em sono avalia o teste e faz o diagnóstico e recomendações para o tratamento.

As opções de tratamento incluem pressão positiva contínua nas vias respiratórias (CPAP). A máquina CPAP usa uma mangueira e máscara para fornecer pressão de ar constante e estável. Os dispositivos mais novos são muito mais compactos, incluindo os tamanhos para viagem, da Federal Aviation Administration (FAA), e são muito mais silenciosos. Algumas pessoas acham esses dispositivos pesados e desconfortáveis e às vezes desistem desse método de tratamento. É importante perguntar aos pacientes com diagnóstico de apneia do sono se estão usando o CPAP ou outro tratamento regularmente. Uma variação do CPAP é a pressão positiva de dois níveis nas vias respiratórias (BiPAP). Essa máquina fornece BiPAP e coordena mais pressão durante a inspiração do que na expiração. Em casos menos graves, os aparelhos orais podem ser uma opção razoável e são muito mais fáceis de usar do que o CPAP. A maioria abre as vias respiratórias, trazendo a mandíbula mais para a frente. As máquinas CPAP podem colocar uma força maior na área relacionada ao implante. Dispositivos para vias respiratórias orais podem não ser apropriados para pacientes com apneia mais significativa.

É importante lembrar que a SAOS é uma condição médica que possui fisiopatologia complexa. Pode ser vista como um fator em outras condições médicas, incluindo ICC e asma. A SAOS não se limita apenas a anormalidades estruturais maxilofaciais. O diagnóstico vai além de apenas um teste do número de episódios de apneia-hipopneia. O diagnóstico deve ser considerado em conjunto com outras condições comórbidas do paciente. A SAOS deve ser diagnosticada e tratada por um médico e, de preferência, por um especialista em medicina do sono.

A SAOS demonstrou ser uma causa secundária de hipertensão. A apneia cria aumentos significativos na pressão sistólica e diastólica, o que cria níveis mais elevados de pressão arterial à noite. No entanto, essa elevação pode continuar durante o dia. Foi demonstrado que 50% dos pacientes com hipertensão podem ter SAOS (p. 20). A SAOS mais importante causa mais hipertensão secundária do que qualquer outra fonte. Esse mesmo estudo implica que a SAOS pode ser um dos fatores modificáveis para ajudar a prevenir a hipertensão. É razoável considerar que pacientes com hipertensão resistente podem ter apneia do sono não tratada.[109]

Idoso (aumento da idade)

De acordo com a OMS, a maioria dos países desenvolvidos aceitou a idade cronológica de 65 anos como a definição de um idoso ou pessoa idosa. O tratamento de pacientes idosos é definitivamente desafiador e, como mais pacientes estão vivendo mais e são mais socialmente ativos, eles continuarão a ser parte significativa da prática do implantodontista. Estudos têm demonstrado que pacientes idosos são mais propensos a doenças sistêmicas, mais comprometidos clinicamente, têm períodos de cicatrização potencialmente mais longos, condições ósseas mais desafiadoras (qualidade e quantidade), maior suscetibilidade a interações medicamentosas e maior morbidade de implantes dentários.

Implicações nos implantes dentais

Função renal diminuída. Há um declínio nas funções renais, relacionado à idade, acelerado por comorbidades como hipertensão, doenças cardíacas e diabetes. O declínio relacionado à idade é mais fisiológico, enquanto o declínio patológico está associado a muitas condições médicas. Em pacientes idosos, a taxa de filtração glomerular (TFG) e a creatina fornecerão informações sobre a função renal do paciente. À medida que a função renal diminui, especialmente no estágio 3 (TFG 30 a 59) e acima, ocorre diminuição do metabolismo e da excreção de drogas. Portanto, os intervalos entre as administrações dos medicamentos devem ser maiores e as dosagens diminuídas, exceto para medicamentos lipossolúveis e antibióticos, para compensar o aumento da gordura corporal e a redução da resposta imune. Na presença de doença renal significativa (estágio 4 ou superior), antivirais (aciclovir), betalactâmicos (amoxicilina) e cefalosporinas devem ser reduzidos. Analgésicos não esteroides não devem ser prescritos em pessoas com estágio 3 ou maior de comprometimento sem consulta com o médico do paciente. Deve-se ter cautela com o uso de medicamentos sedativos, pois podem ter efeitos mais pronunciados e duradouros.

Diminuição da motilidade gástrica. A diminuição da motilidade gástrica do paciente idoso afeta o uso de analgésicos orais, como hidrocodona e oxicodona. Além disso, o uso de narcóticos em idosos pode causar mudanças significativas nos hábitos intestinais, principalmente prisão de ventre. Se não for contraindicado, um laxante pode ser recomendado concomitantemente ao uso de analgésicos. Além disso, ao usar antibióticos por um período prolongado, o uso de probióticos pode ajudar a manter a flora intestinal normal.

Medicamentos. Os medicamentos e o número de medicamentos prescritos geralmente aumentam com a idade, com mais de 75% dos pacientes com 65 anos ou acima dessa idade tomando medicamentos. Muitas dessas drogas são frequentemente a causa de reações adversas ou significativas a medicamentos. Estudos demonstraram que mais de 70% dos medicamentos tomados por pacientes idosos têm efeitos potencialmente adversos na prática odontológica.[29] Embora a incidência de interações medicamentosas graves com analgésicos comumente prescritos seja relativamente baixa, deve-se ter cuidado ao revisar o histórico médico completo do idoso antes de prescrever qualquer analgésico.

Hipertensão sistêmica isolada. O mais importante problema cardiovascular dos idosos é a hipertensão sistólica isolada (ISH). Na ISH, a pressão arterial sistólica se eleva acima de 140 mmHg, enquanto a pressão diastólica permanece abaixo de 90 mmHg. A diferença entre a pressão sistólica e a diastólica é denominada *pressão de pulso*, que é um fator de risco significativo para derrame e doenças cardíacas. Estudos recentes de meta-análise mostraram que um aumento de 10 mmHg na pressão de pulso aumentará o risco de eventos cardiovasculares maiores em 20%.[110]

Cicatrização óssea. Os estudos clínicos demonstraram uma correlação direta entre a cicatrização óssea retardada com o aumento da idade. Muito provavelmente a etiologia resulta de um número reduzido de células osteogênicas e fluxo sanguíneo sistêmico e localizado reduzido para o local de cicatrização. Portanto, períodos de cicatrização mais longos junto com carga progressiva são recomendados em pacientes mais velhos.

Qualidade/quantidade óssea. Tanto a qualidade quanto a quantidade do osso são afetadas pelo envelhecimento. Estudos histomorfométricos e microrradiográficos demonstraram que, após os 50 anos, uma aumento marcante da porosidade cortical leva à diminuição da massa óssea. A perda de conteúdo mineral ósseo foi estimada em aproximadamente 1,5% ao ano em mulheres e 0,9% em homens.[111]

Taxa aumentada de falha de implante. Estudos têm demonstrado aumento do risco de falha do implante como resultado de muitos fatores relacionados à idade, incluindo qualidade e quantidade óssea comprometida, comprimento do implante, protocolo de tratamento e locais edêntulos. Outros estudos demonstraram que pacientes com mais de 60 anos tinham duas vezes mais chances de apresentar resultados adversos.[112]

Tratamento protético. Pacientes idosos demonstraram ter maior dificuldade de adaptação às próteses de implante finais. Problemas de pós-inserção, como adaptação geral, controle muscular, dificuldade de higiene, inflamação do tecido e assentamento da sobredentadura foram significativos no estudo da população idosa. A educação do paciente e as expectativas finais devem ser discutidas em detalhes antes de iniciar o tratamento.[113]

Resumo do tratamento. O implantodontista deve compreender as alterações físicas, metabólicas e endócrinas e os efeitos associados ao paciente idoso antes de iniciar o tratamento com o implante. A idade é certamente um fator prognóstico na falha e morbidade do implante. No entanto, a idade avançada não é uma contraindicação absoluta à terapia com implantes. É imperativo que o implantodontista obtenha um histórico médico detalhado e uma lista de medicamentos antes de elaborar o plano de tratamento odontológico. A educação do paciente, junto com a modificação no uso de medicamentos, técnica cirúrgica, tempos de cicatrização de tecidos moles e duros e avaliação cuidadosa das complicações pós-operatórias, devem ser rigorosamente aplicadas.

Adolescente (Idade reduzida)

Os implantes dentais são geralmente usados para corrigir a ausência congênita de dentes em adolescentes, e estudos têm demonstrado que essa é uma opção de tratamento muito confiável e previsível. Quando um paciente adolescente é apresentado a um clínico, deve haver certo grau de cautela quanto ao momento ideal em que a terapia com implantes deve ser iniciada. A preocupação é que a instalação de implantes muito cedo pode fazer com que os implantes interfiram no desenvolvimento de crescimento normal e potenciais problemas estéticos. Não existem problemas cirúrgicos relacionados à idade, a menos que haja contraindicações sistêmicas ou problemas psicológicos. Se a instalação de um implante for concluída antes que o crescimento craniofacial esteja completo, podem ocorrer uma possível interrupção do crescimento facial e problemas estéticos (infraoclusão ou labioversão).

Implicações nos implantes dentais

Consulta antecipada. Ao determinar o momento ideal para a instalação do implante, o paciente/família deve ser educado sobre o crescimento craniofacial em comparação à idade cronológica. A idade cronológica é um indicador pobre do desenvolvimento dentário/crescimento facial; o momento da colocação do implante deve coincidir com o término do crescimento.

Determinação do término do crescimento. Na literatura, existem muitos métodos para determinar a conclusão do crescimento craniofacial/esquelético: idade cronológica, desenvolvimento dentário completo, alterações na voz, radiografias de mão e punho, maturação vertebral cervical e sobreposição de radiografias cefalométricas laterais. O método mais confiável e seguro (sem exposição à radiação) demonstrou ser quando o paciente começa a apresentar uma diminuição da estatura (0,5 cm/ano). Quando os implantes são o tratamento planejado para adolescentes, os clínicos devem levar em consideração o momento, o desenvolvimento do local, a estética e as possíveis limitações protéticas, incluindo o mau posicionamento que pode se desenvolver com a idade. Mais importante ainda, a determinação do término do crescimento deve ser determinada pela falta de crescimento em estatura. Esse método não envolve radiografias (diminuição da exposição à radiação) e é o método mais benigno. O pediatra do paciente deve ser consultado na determinação da cessação do crescimento (Figura. 10.3).

Tabagismo

Nos EUA, cerca de 42,1 milhões de pessoas, ou 18,1% de todos os adultos (com 18 anos ou mais), fumam cigarros. No geral, a prevalência do tabagismo diminuiu de 2005 (20,9%) a 2012 (18,1%); no entanto, o tabaco ainda é a causa mais evitável de morte e doenças nos EUA.

O tabagismo tem sido diretamente relacionado a muitas doenças bucais, incluindo doenças periodontais, neoplasias e complicações relacionadas a implantes dentais. Estudos demonstraram que mais de 7 mil gases e produtos químicos diferentes são encontrados na fumaça do cigarro (p. ex., nitrogênio, monóxido de carbono, dióxido de carbono, amônia, cianeto de hidrogênio, benzeno, nicotina). Nos tecidos, o monóxido de carbono desloca o oxigênio das moléculas de Hb por causa de sua afinidade mais forte.[114] Foi demonstrado que o cianeto de hidrogênio causa hipoxia nos tecidos. Os efeitos adversos do tabagismo nos resultados bem-sucedidos da cirurgia de implante são bem documentados. Vários estudos retrospectivos mostraram que os fumantes experimentaram quase o dobro de falhas de implantes em comparação com os não fumantes.[115]

Implicações nos implantes dentais

Aumento da abertura da incisão. Estudos têm demonstrado que o tabagismo está diretamente relacionado ao aumento da abertura da linha de incisão. Os possíveis mecanismos para a má cicatrização de feridas incluem a natureza vasoconstritora da nicotina; níveis aumentados de fibrinogênio, Hb e viscosidade do

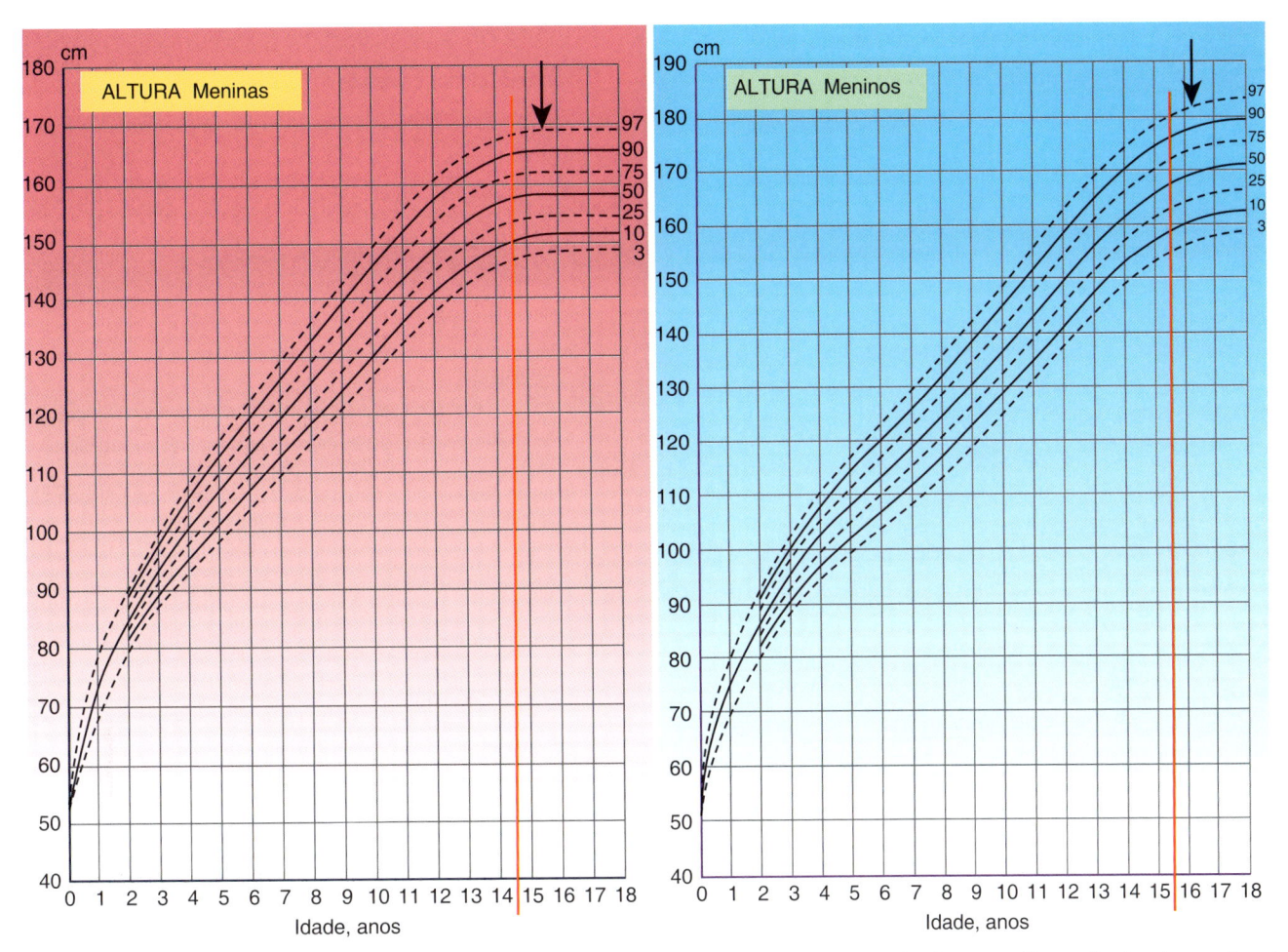

• **Figura 10.3** Gráfico de término do crescimento. A consulta com o pediatra do paciente deve ser realizada para verificar o término do crescimento, que geralmente coincide com < 0,5 cm de crescimento em estatura (setas).

sangue; agregação plaquetária aumentada; e função de leucócitos neutrófilos polimorfonucleares prejudicada.[116] Portanto, suturas adicionais com fechamento sem tensão são recomendadas.

Infecção. A fumaça do tabaco diminui a atividade dos leucócitos polimorfonucleares, resultando em menor motilidade, menor taxa de migração quimiotática e redução da atividade fagocítica. Essas condições contribuem para uma diminuição da resistência a inflamação e infecção.[117]

Falha do enxerto ósseo/implante. Estudos de meta-análise mostraram uma correlação definitiva entre tabagismo e taxas de falha de implantes e enxertos ósseos.

Peri-implantite. Estudos têm mostrado em fumantes uma forte correlação entre peri-implantite e implantes dentais.

Consentimento informado. Com os possíveis efeitos prejudiciais do tabagismo sobre os implantes, recomenda-se que os pacientes sejam informados detalhadamente sobre os riscos do tabagismo. Essas possíveis consequências incluem aumento da perda óssea marginal, após a instalação do implante, e a presença de peri-implantite. Além disso, há efeito direto nas taxas de sucesso dos enxertos ósseos, com quase o dobro do fracasso em implantes instalados em seios maxilares enxertados.

Parar de fumar. Uma forte recomendação sobre a cessação do tabagismo antes e após a cirurgia de implante é recomendada, pois foi demonstrado diminuir a morbidade do implante.[118] Idealmente, o paciente é instruído a parar de fumar por 2 semanas antes da cirurgia para permitir a reversão do aumento da viscosidade sanguínea e a adesão de plaquetas. A cessação do tabagismo é continuado por 8 semanas após a cirurgia de implante, que coincide com a fase osteoblástica da consolidação óssea.[119] Foi demonstrado que isso aumenta a capacidade de cicatrização de feridas e reverte a microflora subgengival[120] (Tabela 10.21).

Idealmente, a cessação do tabagismo deve ser um processo gradual, pois os sintomas de abstinência são menos graves em pacientes que param de fumar lentamente. Existe o conceito dos "cinco As" na cessação do tabagismo:
1. Pergunte: todos os pacientes devem ser questionados sobre o possível uso de tabaco.
2. Avalie: determine se o paciente já parou de fumar ou se está interessado em parar de fumar.
3. Aconselhe: todo paciente fumante deve ser avisado sobre complicações que podem surgir do fumo continuado.
4. Auxilie: o paciente fumante deve ser instruído sobre as maneiras de parar de fumar ou ser encaminhado a um médico.
5. Organize: tome providências para avaliar o sucesso da cessação do tabagismo.[121]

Resumo do tratamento

Qualquer quantidade de tabagismo: contraindicação relativa
Tabagismo excessivo (> 1,5 maço/dia): contraindicação absoluta até a cessação do hábito

Álcool

O álcool etílico é uma das drogas que mais alteram o humor no mundo. Aproximadamente 17 milhões de adultos, com 18 anos ou mais, têm transtorno de uso de álcool. Isso é mais comum em

Tabela 10.21	Técnicas de cessação do tabagismo.	
Técnica	Instruções	Possíveis efeitos colaterais
Goma de nicotina	Chiclete que libera nicotina	DTM, irritação gástrica, dificuldade para pacientes com próteses removíveis
Inalador de nicotina	Inalação por aproximadamente 20 min/hora	Tonturas, náuseas/vômitos, confusão, visão turva, palpitações
Pastilha de nicotina	Dissolver	Tonturas, náuseas/vômitos, confusão, visão turva, palpitações
Spray nasal de nicotina	1 a 2 doses por hora, por 2 meses	Irritação da mucosa nasal, tonturas, náuseas/vômitos, confusão, visão turva, palpitações
Comprimido sublingual de nicotina	1 a 2 comprimidos (microtabs) por hora	Tonturas, náuseas/vômitos, confusão, visão turva, palpitações
Adesivo de nicotina	Usado durante o dia	Irritação da pele, tonturas, náuseas/vômitos, confusão, visão turva, palpitações
Medicação Rx: bupropiona SR, tartarato de vareniclina	Como prescrito	Bupropiona SR: boca seca, náuseas, dor de cabeça, tontura, mudanças no apetite, perda ou ganho de peso, agravamento da ansiedade, insônia Tartarato de vareniclina: dor no peito, tontura, dor de cabeça forte, fácil hematomas, pesadelos vívidos, distúrbios do sono
Hipnose	Resultados mistos suportando a eficácia	N/A
Acupuntura	Resultados mistos suportando a eficácia	N/A

DTM: disfunção temporomandibular.
De Resnik RR, Resnik RJ. Medical/medication complications in oral implantology. In Resnik RR, Misch CE, eds. *Misch's Avoiding Complications in Oral Implantology.* St Louis, MO: Elsevier; 2018.

homens do que mulheres. Muitos com transtornos de dependência do álcool não são diagnosticados. Por causa do efeito adverso do álcool sobre os implantes dentais, é benéfica a triagem de distúrbios relacionados ao álcool não diagnosticados. A ingestão excessiva de álcool tem sido associada a problemas relacionados a cirurgias e implantes dentais, como disfunção hepática e metabólica, supressão da medula óssea resultando em complicações hemorrágicas, predisposição a infecção e retardo na cicatrização dos tecidos moles.[122]

Implicações nos implantes dentais

Problemas de sangramento. O álcool interfere na coagulação em vários níveis, levando à diminuição da produção de plaquetas (trombocitopenia), comprometimento da função plaquetária (trombocitopatia) e diminuição da fibrinólise. Pacientes que abusam do álcool são mais suscetíveis a complicações hemorrágicas intra e pós-operatórias, associadas à cirurgia do implante.

Infecção. O uso de álcool leva a alterações significativas dos sistemas imunológicos mediados por células. A imunossupressão induzida por álcool resulta em uma diminuição da hipersensibilidade do tipo retardado (DTH), que é um indicador pré-operatório para complicações infecciosas pós-operatórias.[123] Portanto, os pacientes que consomem álcool (especialmente aqueles que o consomem imediatamente após a cirurgia) são mais suscetíveis à linha de abertura da incisão e infecção.

Aumento da perda óssea. O uso de álcool também leva à diminuição da formação óssea, aumento da reabsorção e diminuição da função osteoblástica, resultando em diminuição da densidade óssea e problemas de integração. O uso de álcool tem efeito direto na cicatrização de implantes dentais; estudos têm demonstrado maior perda óssea marginal e falha do implante associadas ao consumo de álcool.

Consentimento informado/comorbidades reduzidas. O paciente deve estar bem informado sobre as consequências potenciais do uso de álcool, sobretudo quando o consumo se der imediatamente após a cirurgia de implante.

Programa de cessação. A abstinência pode reverter muitos dos efeitos do álcool na hematopoese e no funcionamento das células sanguíneas; o paciente deve ser instruído sobre possíveis programas e tratamentos de cessação. Idealmente, os pacientes devem evitar o uso de álcool por, no mínimo, 2 semanas ou após o fechamento da linha de incisão.

Psicológico

Fornecer cuidados com implantes dentais a pacientes com problemas psicológicos é um grande desafio para os clínicos. Esse grupo de pacientes está sujeito a problemas de saúde bucal devido à higiene bucal inadequada, baixa conformidade e efeitos adversos da medicação. Fornecer aos pacientes os cuidados abrangentes com implantes dentais requer boas habilidades de comunicação, perseverança e flexibilidade nas fases cirúrgica e protética do tratamento. Além disso, muitos dos medicamentos usados para tratar esses pacientes, incluindo antidepressivos tricíclicos, inibidores seletivos da recaptação da serotonina (ISRSs) e inibidores da monoamina oxidase, estão associados a muitas interações medicamentosas. As manifestações orais dessas doenças e medicamentos incluem aumento de lesões cariosas e doenças periodontais, tabagismo, xerostomia, dor facial crônica, parafunção (bruxismo/aperto) e disfunção da articulação temporomandibular.

Implicações nos implantes dentais. Muitos medicamentos psicoterapêuticos interagem com medicamentos geralmente prescritos em implantodontia. Os clínicos devem estar cientes das interações medicamento-medicamento e medicamento-doença com relação ao histórico médico do paciente. A maioria das interações está relacionada à potencialização das ações sedativas e anticolinérgicas dos psicoterápicos. É importante identificar os pacientes que tomam inibidores da monoamina oxidase ou antidepressivos tricíclicos. Embora eles não sejam mais a base do tratamento para doenças psiquiátricas, muitos pacientes receberão esses medicamentos para potencializar o efeito de outros medicamentos. Exemplos comuns incluem amitriptilina, doxepina, nortriptilina e imipramina. Esses medicamentos também estão sendo usados para tratar doenças não psiquiátricas, como dor crônica e distúrbios do sono. A principal preocupação é a interação de medicamentos tricíclicos e epinefrina, pois eles produzem efeitos anticolinérgicos no coração. Não há contraindicação para usá-los em conjunto, mas os pacientes devem ser acompanhados mais de perto quanto a interações adversas.

Uma consulta médica e a implementação de um protocolo de redução do estresse são etapas recomendadas a serem seguidas ao iniciar o tratamento com esses pacientes.

Medicamentos de interesse para a implantodontia

Bisfosfonatos

Desde os primeiros casos relatados de osso necrótico exposto em pacientes que tomam bisfosfonatos, tem havido muito debate sobre as implicações do tratamento em relação aos implantes dentais. Os bisfosfonatos são um grupo de medicamentos amplamente usados para várias doenças ósseas e foram aprovados pela FDA para o tratamento de osteoporose, câncer ósseo metastático e doença de Paget. No entanto, o que antes era denominado osteonecrose por bisfosfonato, agora foi renomeado como osteonecrose dos maxilares induzida por drogas ou por medicamentos (ONID) pela American Medical Association. Esse nome foi renomeado devido à incidência de casos de osteonecrose envolvendo classificações adicionais de drogas, como drogas de anticorpos monoclonais, drogas antiangiogênicas e inibidores de tirosinoquinase (Tabela 10.22).

Os bisfosfonatos são usados principalmente para o tratamento de osteoporose (forma oral) e câncer metastático (forma IV), induzindo morte osteoclástica ou apoptose em nível celular. Como medicamento para a osteoporose, os bisfosfonatos reduzem a reabsorção óssea por meio de um efeito direto sobre os osteoclastos. Em pacientes osteoporóticos em tratamento com bisfosfonatos, o osso velho é retido porque a remodelação óssea é suprimida, evitando a remodelação normal nessa área, o que resulta na formação de um osso quebradiço. Além disso, os bisfosfonatos matam os osteoclastos de reabsorção funcional, não apenas nos locais periféricos, mas também na medula óssea.

Diagnóstico de osteonecrose dos maxilares induzida por drogas

Marx definiu características dos pacientes que são diagnosticados como tendo osteonecrose dos maxilares induzida por drogas (ONID). Essas características incluem (1) tratamento atual ou anterior com uma droga sistêmica que afeta a homeostase óssea, (2) exposição alveolar óssea, na maxila ou mandíbula, que persiste por mais de 8 semanas, (3) sem história de radioterapia na maxila e na mandíbula, e (4) nenhum diagnóstico conhecido de osteopetrose ou displasia cemento-óssea. O sintoma definitivo de ONID é a exposição óssea, na mandíbula ou maxila, que não cura. Estão presentes dor e inflamação, com possível infecção secundária do tecido mole. Em casos graves, drenagem e extensão progressiva do envolvimento ósseo ou sequestro ósseo.[124]

Lesões ativas

A osteonecrose pode permanecer assintomática por semanas e possivelmente meses. As lesões geralmente se desenvolvem em torno de áreas ósseas pontiagudas e locais cirúrgicos anteriores, incluindo exodontias, apicectomias retrógradas, cirurgia periodontal e cirurgia de implante. Os sintomas incluem dor, inchaço dos tecidos moles, infecção, perda dentária e drenagem. Radiograficamente, são observadas alterações osteolíticas, e a biopsia do tecido demonstrou a presença de actinomices, possivelmente causados por infecção secundária.

Testando

Teste de telopeptídeo C-terminal (CTx). Foi proposto que ensaios para monitorar marcadores de remodelação óssea possam ajudar no diagnóstico e avaliação do risco de desenvolver osteonecrose associada a bisfosfonatos. CTx são fragmentos de colágeno liberados durante a remodelação e renovação óssea. Como os bisfosfonatos reduzem os níveis de CTx, acredita-se que os níveis séricos de CTx podem ser um indicador confiável do nível de risco. O teste CTx (também chamado de telopeptídeo C-terminal e telopeptídeo C de colágeno tipo 1) é um teste sanguíneo sérico obtido por laboratórios ou hospitais (código de diagnóstico CID-9 733.40). No entanto, hoje, o uso do teste CTx para determinar a possibilidade de osteonecrose é controverso.[125,126]

Valor de CTx	Risco de osteonecrose dos maxilares induzido por drogas
300 a 600 pg/mℓ (normal	Nenhum
150 a 299 pg/mℓ	Nenhum a mínimo
101 a 149 pg/mℓ	Moderado
Menos de 100 pg/mℓ	Alto

Interrupção programada do uso de medicamentos. Marx sugeriu um protocolo pré-operatório para administrar possíveis drogas ONID a pacientes que estão se submetendo a procedimentos cirúrgicos orais. Esse protocolo leva em consideração o tipo e a duração do uso do medicamento e os fatores de risco

Tabela 10.22 Medicamentos ligados à osteonecrose dos maxilares induzida por drogas.

Droga	Classificação	Uso	Dose	Via
Alendronato	Bisfosfonato	Osteoporose	70 mg/semana	Oral
Risedronato	Bisfosfonato	Osteoporose	35 mg/semana	Oral
Ibandronato	Bisfosfonato	Osteoporose	150 mg/mês	Oral
Ácido zolendrônico	Bisfosfonato	Osteoporose	5 mg/ano	IV
Ácido zolendrônico	Bisfosfonato	Osteoporose	4 mg/mês	IV
Pamidronato	Bisfosfonato	Osteoporose	90 mg/mês	IV
Denosumabe	Anticorpo monoclonal	Osteoporose, câncer	60 mg/6 meses	Subcutâneo
Bevacizumabe	Anticorpo monoclonal	Câncer metastático	100 a 400 mg/14 dias	IV
Sunitinibe	Inibidor da tirosinoquinase	Câncer	5 mg/ano	IV
Etidronato	Bisfosfonato	Doença de Paget	300 a 750 mg/6 meses	Oral
Tiludronato	Bisfosfonato	Doença de Paget	400 mg/dia/3 meses	Oral

IV: intravenoso.
De Resnik RR, Resnik RJ. Medical/medication complications in oral implantology. In Resnik RR, Misch CE, eds. *Misch's Avoiding Complications in Oral Implantology*. St Louis, MO: Elsevier; 2018.

radiográficos e clínicos. Dependendo dos valores laboratoriais obtidos, pode ser indicada uma "pausa no uso dos medicamentos", que inclui a interrupção temporária do tratamento com bisfosfonatos. Entretanto, a melhora dos níveis de bisfosfonatos pode não ser observada, pois níveis mensuráveis têm demonstrado persistir no osso por até 12 anos após a interrupção da terapia.

Recomendação sobre a interrupção programada do uso de medicamentos[125]

Pré-cirúrgico: interrupção da medicação 9 meses antes da cirurgia
Pós-cirúrgico: interrupção da medicação 3 meses após a cirurgia

Recomendações adicionais

Histórico médico. Um histórico médico abrangente é essencial antes de qualquer tratamento eletivo ser iniciado. A história mais importante dos bisfosfonatos é o uso de bisfosfonatos contendo nitrogênio IV, como o pamidronato e o ácido zoledrônico, e novos fármacos osteoporóticos, que apresentam dados muito limitados sobre a associação com ONID. No ambiente odontológico, os bisfosfonatos mais comuns aos quais os implantodontistas são expostos provavelmente pertencerão à família dos bisfosfonatos orais contendo nitrogênio, como risedronato, ibandronato e alendronato. Os estudos mais recentes demonstram que os bisfosfonatos orais têm uma probabilidade muito baixa de causar osteonecrose.[127] No entanto, devido à meia-vida longa e à curta duração dos estudos, complicações futuras a longo prazo podem se tornar problemáticas. Com isso em mente, o implantodontista deve ser alertado quanto à possibilidade de desenvolver efeitos colaterais da osteonecrose. Os riscos *versus* benefícios do tratamento odontológico devem ser discutidos detalhadamente com o paciente. É recomendado um termo de consentimento bem documentado, com possível consulta médica se o paciente estiver usando esse medicamento por mais de 3 anos.

Reclast. Como afirmado, a maioria dos medicamentos usados para tratar a osteoporose são bisfosfonatos orais contendo nitrogênio. Reclast (IV: zoledronato) é administrado em doses IV, de 5 mg uma vez por ano. Estudos demonstram que ocorre um risco significativo após a quarta dose anual, causado pelo acúmulo do medicamento e sua meia-vida de 11 anos. É melhor agendar a cirurgia eletiva de implante ou cirurgia de enxerto ósseo 9 meses após a dose de Reclast mais recente e 3 meses antes da próxima dose planejada. No entanto, poucas pesquisas foram realizadas sobre a relação entre Reclast e ONID até o momento. A FDA colocou um aviso nas bulas do Reclast em que afirma: "Evite fazer qualquer tipo de cirurgia odontológica enquanto estiver sendo tratado com Reclast". Portanto, pacientes em tratamento com Reclast não devem ser considerados para cirurgia eletiva de implante.

Comorbidades. Comorbidades são doenças sistêmicas, condições médicas, medicamentos, sexo e idade que podem predispor o paciente a uma maior chance de desenvolver ONID. Muitos quimioterápicos, diabetes, doenças imunológicas, anemia, tabagismo, obesidade, sexo feminino e diálise renal foram apontados como comorbidades para ONID. Além disso, o uso de glicocorticosteroides pode ser contraindicado em pacientes que tomam os medicamentos ONID discutidos, pois esses medicamentos foram associados a um aumento da ocorrência de osteonecrose.

Resumo do tratamento

Bisfosfonatos orais: contraindicação relativa (consentimento informado, boa técnica cirúrgica, teste CTx, interrupção programada dos medicamentos)

Bisfosfonatos IV: contraindicação absoluta (Reclast: contraindicação absoluta/relativa dependendo da autorização do médico) (Boxe 10.12).

Novas terapias para osteoporose

Anticorpos monoclonais

Os anticorpos monoclonais atuam inibindo o ligante do receptor ativador do fator nuclear κ-B (RANK), que é uma proteína de membrana do tipo II que atua como um sinal primário para a remoção óssea. Os anticorpos monoclonais têm efeito direto no sistema imunológico e controlam a regeneração e remodelação óssea. Essas moléculas de fármaco se ligam irreversivelmente à matriz mineral óssea e têm meia-vida de aproximadamente 26 dias, que é muito mais curta do que os bisfosfonatos (11 anos).

Denosumabe é uma injeção subcutânea bianual para o tratamento da osteoporose. Este é um anticorpo monoclonal humano que funciona como inibidor do RANK ligante. A inibição do RANK ligante resulta em diminuição funcional dos osteoclastos e reabsorção óssea. O denosumabe reconhece a proteína específica que normalmente ativa os osteoclastos, inibindo sua ativação e

---

Boxe 10.12 Protocolo de bisfosfonatos e sugestões[a].

BISFOSFONATO ORAL
Uso < 3 anos:
1. Prosseguir com a cirurgia com consentimento informado oralmente e por escrito, detalhado para osteonecrose associada a bisfosfonatos e possível diminuição na cicatrização do implante.
2. Diminuir as comorbidades: doença periodontal, infecções, tabagismo etc.
3. Aderir estritamente a profilaxia antibiótica e uso de antimicrobianos (0,12% clorexidina)
4. Sem corticosteroides profiláticos
5. Eletivo: teste CTx ou interrupção programada do uso dos medicamentos
*Curva de aprendizado inicial: referência

Uso > 3 anos
1. Prosseguir com a cirurgia com consentimento informado oralmente e por escrito, detalhado para osteonecrose associada a bisfosfonatos e possível diminuição da cicatrização do implante.
2. Diminuir as comorbidades: doença periodontal, infecções, tabagismo etc.
3. Autorização médica
4. Aderir estritamente à profilaxia antibiótica e uso de antimicrobianos (0,12% clorexidina)
5. Sem corticosteroides profiláticos
6. Teste CTx (> 150 pg/mℓ) ou interrupção programada do uso dos medicamentos
*Curva de aprendizado inicial: referência

Interrupção programa do uso do medicamento (apenas por médico)
9 meses pré-cirúrgico + 3 meses pós-cirúrgico

Avaliação laboratorial de risco

Valor CTx (pg/mℓ)	Risco de osteonecrose
300 a 600 (normal)	Nenhum
150 a 299	Nenhum a mínimo
101 a 149	Moderado
< 100	Alto

IV BISFOSFONATO
Contraindicação absoluta

[a]Marx RE: Oral and intravenous bisphosphonate-induced osteonecrosis of the jaws: history, etiology, prevention, and treatment. ***Chicago, IL: Quintessence; 2007***

impedindo-os de quebrar o osso. Denosumabe também tem sido usado para tratar doenças ósseas metastáticas. Esses inibidores não se ligam ao osso e seu efeito na remodelação óssea diminui após a interrupção do tratamento. Prolia tem meia-vida curta (26 dias) e não se acumula nos ossos como os bisfosfonatos. Tem se mostrado completamente inerte 6 meses após a administração.[128] A osteonecrose dos maxilares foi observada em pacientes que receberam denosumabe, e todos os pacientes devem fazer um exame oral antes da terapia. O risco de desenvolver osteonecrose é menos estudado em comparação aos bisfosfonatos; no entanto, isso tem se mostrado uma preocupação relevante.[129]

Drogas imunossupressoras

Os medicamentos imunossupressores são usados para inibir ou prevenir a atividade do sistema imunológico. Eles geralmente são usados para minimizar a rejeição de órgãos e tecidos transplantados e para o tratamento de doenças autoimunes. Esses medicamentos têm muitos efeitos colaterais, com a maioria deles agindo de forma não seletiva (também nas células normais). Existem muitas classes de drogas imunossupressoras, incluindo corticosteroides, inibidores de calcineurina, inibidores de mTOR, inibidores de IMDH, produtos biológicos, anticorpos monoclonais (Boxe 10.13).

Glicocorticoides (uso a longo prazo)

Os glicocorticoides têm potentes propriedades anti-inflamatórias e imunossupressoras. Como essas drogas são amplamente utilizadas no tratamento de doenças inflamatórias e autoimunes, uma atenção especial deve ser dada aos pacientes que estão recebendo altas doses de glicocorticoides por longo prazo. Essas drogas prejudicam muitos processos anabólicos saudáveis no corpo e suprimem o sistema imunológico, o que pode levar a complicações graves em pacientes candidatos a implantes dentais. O uso a longo prazo demonstrou ter efeitos deletérios na remodelação e reparo ósseo.

Citostáticos

Os citostáticos são medicamentos comuns no tratamento de doenças malignas. Essas drogas não discriminam tecidos normais e malignos e tornam-se citotóxicas para o tecido normal. A maioria dos agentes quimioterápicos é conhecida por ter efeitos citotóxicos no osso, especialmente no osso enxertado no qual o suprimento de sangue está comprometido. Como os agentes quimioterápicos têm alta afinidade por células com alta taxa de renovação, a mucosa oral costuma ser afetada. Essas ulcerações da mucosa podem se tornar secundariamente infectadas.

Vários estudos têm demonstrado que a ciclosporina pode influenciar negativamente a cicatrização óssea ao redor dos implantes dentais e até prejudicar a retenção mecânica dos implantes previamente integrados ao osso.[130]

Tamoxifeno

O tamoxifeno é um tratamento padrão para o câncer de mama com receptor hormonal positivo, em mulheres na pré-menopausa. Como o tamoxifeno imita os efeitos do estrogênio, ele tem efeito colateral muito benéfico que preserva a massa óssea e previne a perda óssea. No entanto, existem preocupações de osteonecrose induzida por drogas com a administração dessa droga, embora haja uma prevalência muito baixa.[131]

Inibidores de aromatase

Em mulheres na pós-menopausa com diagnóstico de câncer de mama com receptor de estrogênio positivo, os inibidores da aromatase (IAs) são a base da terapia adjuvante. Esses medicamentos inibem a conversão de andrógenos em estrógenos, o que resulta em deficiência de estrógeno e pode acelerar a perda óssea. Houve uma associação com o aumento na osteonecrose dos maxilares relacionada a medicamentos com essa classe.[132] No entanto, em pacientes em uso de IAs, a incidência de osteonecrose ainda é significativa e a consulta com o médico deve ser considerada.

Resumo do tratamento com medicamentos imunossupressores

A maioria dos medicamentos imunossupressores afeta todo o sistema imunológico, tendo maior incidência de efeitos adversos (p. ex., leucopenia por supressão da medula óssea, trombocitopenia, anemia). Portanto, os pacientes são suscetíveis a episódios infecciosos aumentados, sangramento intraoperatório e consolidação óssea comprometida. Uma consulta e avaliação médica são altamente recomendadas antes de qualquer tratamento proposto com implantes. Para a maioria dos medicamentos imunossupressores, o uso concomitante e a instalação de implantes são uma contraindicação absoluta. Além disso, pacientes em uso de corticosteroide a longo prazo devem ser avaliados quanto a possíveis sintomas de insuficiência adrenal.

Terapia imunossupressora anterior: contraindicação relativa após consulta médica

Terapia imunossupressora simultânea + terapia com implante: contraindicação absoluta

---

Boxe 10.13 Drogas imunossupressoras.

Corticosteroides
- Prednisona
- Budesonida
- Prednisolona

Inibidores calcineurina
- Ciclosporina
- Everolimus

Inibidor IMDH
- Azatioprina
- Leflunomida
- Micofenolato

Biológicos
- Adalimumabe: artrite reumatoide, doença de Crohn, colite ulcerativa, artrite psoriática, espondilite anquilosante
- Iinfliximabe: artrite reumatoide, doença de Crohn, colite ulcerativa, artrite psoriática, espondilite anquilosante
- Etanercepte: artrite reumatoide, artrite psoriática
- Trastuzumabe: HER2 + câncer de mama
- Ranibizumabe: degeneração macular relacionada à idade
- Interferona beta-1ª: esclerose múltipla
- Acetato de glatirâmero: esclerose múltipla
- Brodalumabe: artrite psoriática
- Ixecizumabe: artrite psoriática
- Secucinumabe: artrite psoriática, espondilite anquilosante
- Ustekinumab: artrite psoriática, doença de Crohn

Anticorpos monoclonais
- Basiliximabe
- Daclizumabe
- Muromonabe

Biológicos

Uma nova classe de drogas terapêuticas é denominada *biológica* e é usada para tratar uma série de condições médicas, como doenças autoimunes e cânceres. Os produtos biológicos usam organismos vivos (genes) e são fabricados utilizando tecnologia de DNA recombinante na forma de vacinas, antitoxinas, hormônios de crescimento, terapia gênica e proteínas e alergênios recombinados. Os medicamentos biológicos são vantajosos, pois visam especificamente às células envolvidas na patogênese da doença. Alguns dos produtos biológicos mais comuns usados hoje são os inibidores do fator-α de necrose tumoral (TNF-α): certolizumabe pegol, etanercepte, adalimumabe, infliximabe e golimumabe. Essas drogas bloqueiam a proteína TNF-α que estimula o corpo a iniciar o processo de inflamação. Em condições como psoríase e artrite psoriática, o TNF-α é produzido em excesso na pele e nas articulações, o que estimula o crescimento acelerado das células da pele e pode danificar o tecido articular. O bloqueio do TNF-α interrompe o ciclo inflamatório. Outros produtos biológicos incluem os seguintes:

- Ustekinumabe, inibidores da interleucina (IL) -12 e da IL-23: essas drogas atuam visando especificamente à IL-12 e à IL-23, que criam inflamação.
- Secukinumabe e ixekizumabe, inibidores da IL-17: esses medicamentos bloqueiam a IL-17, que está envolvida nas respostas inflamatórias e imunológicas; brodalumabe, bloqueia o receptor para IL-17, que então inibe o processo inflamatório criado pela IL-17.
- Abatacepte, inibidores de células T: esses medicamentos têm como alvo as células T, que estão envolvidas na resposta imune e inflamatória. O bloqueio da ativação das células T leva à redução da inflamação.

Transtornos comuns utilizando produtos biológicos para tratamento

Degeneração macular relacionada à idade

A degeneração macular relacionada à idade (DMRI) é uma doença incurável que é a causa mais comum de cegueira nos EUA. A mácula é a porção central do olho, responsável pela visão central ao ler, dirigir, reconhecer cores e ver objetos nos mínimos detalhes. Mais de 11 milhões de pessoas nos EUA têm alguma forma de DMRI. Espera-se que esse número dobre para quase 22 milhões em 2050. Em todo o mundo, o número pode exceder 200 milhões em 2020 e se aproximar de 300 milhões em 2040. O avanço da idade é o maior fator de risco. Naqueles com menos de 59 anos, o risco é de cerca de apenas 2%, mas é de 30% para aqueles com mais de 75 anos.[133] Uma opção de tratamento mais nova e mais agressiva para retardar a progressão da DMRI é injetar medicamentos que bloqueiam os fatores de crescimento endotelial vascular (VEGFs). Com a DMRI, é possível encontrar níveis anormalmente elevados de VEGF, que podem ser reduzidos com injeções de medicamentos anti-VEGF, como ranibizumabe. Essas injeções intraoculares, que podem ser administradas várias vezes por mês, foram associadas a um aumento significativo de eventos hemorrágicos não oculares. Isso pode incluir hematomas, hemorragias gastrintestinais, formação de hematomas e hematomas subdurais. Apesar de serem injetados diretamente no olho por via intravítrea, os agentes anti-VEGF demonstraram níveis elevados na corrente sanguínea. Isso fornece a base para a ocorrência potencial significativa de eventos adversos sistêmicos.[134]

Artrite psoriática

A psoríase é uma doença autoimune que geralmente afeta a pele. Aproximadamente 33% dos pacientes com psoríase podem desenvolver uma forma muito dolorosa de artrite inflamatória autoimune debilitante chamada artrite psoriática. O sistema imunológico do corpo ataca o tecido saudável principalmente na pele, bem como nas articulações. Esse processo defeituoso cria inflamação que leva a dores nas articulações, com inchaço e rigidez. A artrite psoriática é geralmente tratada de forma muito agressiva para evitar danos permanentes nas articulações. Na maioria dos pacientes, os sintomas cutâneos se desenvolvem antes dos problemas nas articulações. Essa doença afeta mais prevalentemente pessoas com psoríase entre 30 e 55 anos de idade. Existem várias formas, incluindo as seguintes:

- **Artrite psoriática simétrica:** representa cerca de metade dos casos de artrite psoriática. Cria sintomas nas mesmas articulações em ambos os lados do corpo simultaneamente. Esse tipo é muito semelhante à artrite reumatoide.
- **Artrite psoriática assimétrica:** forma mais branda que afeta cerca de 35% dos pacientes com artrite psoriática, mas não aparece nas mesmas articulações em ambos os lados do corpo.
- **Espondilite:** esta forma cria dor e rigidez no colo e na coluna.
- **Artrite psoriática distal:** a inflamação nesta forma ocorre perto da porção distal dos dedos das mãos e dos pés, e pode haver alterações nas unhas dos pés e das mãos, incluindo levantamento e descamação da unha.
- **Artrite mutilante:** ocorre em apenas cerca de 5% dos casos e é a mais grave. Nessa forma, a inflamação é mais agressiva, causando destruição e deformidades das articulações distais dos dedos das mãos e dos pés.
- **Espondilite anquilosante (EA):** esta é uma forma de artrite que cria dor principalmente na região lombossacral da coluna, mas também pode afetar costelas, quadris, joelhos, pés, olhos e intestino. Há uma predisposição genética para o desenvolvimento dessa doença, sendo o principal gene associado a ela o HLA-B27. Em geral, os pacientes recebem esteroides e/ou metotrexato para tratar os sintomas. Novas opções de tratamento incluem produtos biológicos.

Artrite reumatoide

Ver seção "Autoimune".

Polimialgia reumática

A polimialgia reumática (PMR) é uma doença inflamatória autoimune que afeta diretamente os músculos e as articulações, principalmente ombros e quadris. A doença também causa dores musculares e rigidez no colo, nádegas e braços. A maioria dos pacientes diagnosticados com PMR têm mais de 50 anos e a idade média é de cerca de 70 anos. O início dos sintomas pode ser abrupto, sem aviso e geralmente bilateral. Uma das queixas mais comuns é que os pacientes têm dificuldade em levantar os braços acima dos ombros e dores nas articulações, incluindo mãos e pulsos. A rigidez é sempre pior após ficar sentado por muito tempo, dormir ou ficar inativo. Não há inchaço nas articulações. Não existe um teste específico que confirme o diagnóstico. Quase todos os pacientes com dor nos ombros e outros sintomas têm marcadores inflamatórios elevados, incluindo taxa de sedimentação elevada e proteína C reativa. O tratamento muitas vezes inclui esteroides, metotrexato e vários produtos biológicos.

Eczema (dermatite atópica)

O eczema é uma dermatite que causa manchas na pele seca, com coceira e inflamação. A etiologia do eczema não é totalmente compreendida, mas está relacionada a um sistema imunológico hiperativo que muitas vezes pode estar associado a outros sintomas de tipo alérgico e asma. Existem vários tipos de eczema.

(1) Dermatite de contato é causada pelo contato com produtos químicos, sabonetes, plantas ou outros irritantes. (2) Dermatite disidrótica, mais comum em mulheres, afeta os dedos, a planta dos pés e as palmas das mãos. Essa condição causa manchas na pele inflamada e com coceira, que se tornam eritematosas, rachadas e, por fim, doloridas. (3) Dermatite numular é mais prevalente no inverno, com manchas arredondadas e secas principalmente nas pernas. (4) Dermatite seborreica causa erupções cutâneas escamosas e vermelhas, principalmente no couro cabeludo ou ao redor dos olhos. Também pode ser vista nas laterais do nariz ou atrás das orelhas.

Na maioria das vezes, o eczema tem sido tratado com esteroides tópicos, que têm muito pouco efeito na cirurgia de implante dentário. No entanto, recentemente novos produtos biológicos foram introduzidos para tratar o eczema. Dupilumabe é o primeiro medicamento biológico usado para tratar o eczema. Dupixent atua bloqueando a ligação das interleucinas aos receptores celulares. As interleucinas ajudam o sistema imunológico a combater infecções, mas quando o sistema imunológico se torna disfuncional, as interleucinas podem causar distúrbios imunológicos, como eczema. O esquema de injeção de Dupixent é geralmente a cada 2 semanas.

Esclerose múltipla

A esclerose múltipla (EM) é uma doença crônica do SNC que resulta em danos aos nervos no cérebro, medula espinal e nervos ópticos. Os sintomas podem ser de leves a graves, desde dormência nas extremidades até paralisia completa ou perda de visão. Existem mais de 400 mil pessoas nos EUA que têm EM. A cada ano, aproximadamente 10 mil novos casos são diagnosticados. É duas vezes mais prevalente em mulheres do que em homens, e o diagnóstico geralmente é feito após os 20 anos e antes dos 50 anos.

Os nervos dependem da mielina para transmitir impulsos elétricos com sucesso. A EM ataca a bainha de mielina, resultando em danos aos nervos e em placas ou lesões que podem aparecer em imagens, como a ressonância magnética (RM). À medida que os nervos perdem mielina, os impulsos do cérebro não são mais transmitidos ao músculo, causando os sintomas da esclerose múltipla.

A maioria dos casos de EM é reincidente-remissiva, o que resulta em novos ataques com sintomas crescentes, mas há períodos de remissão com os períodos de recaída. A EM progressiva não apresenta recidivas ou remissões; os sintomas pioram progressivamente. Esses sintomas incluem fraqueza muscular, problemas de visão, problemas de coordenação e equilíbrio, problemas de memória e dormência nas extremidades. Dificuldade em esvaziar a bexiga, constipação intestinal, fadiga, tontura e espasmos musculares também são sintomas comuns. A causa exata é desconhecida, mas acredita-se que a EM seja uma desordem autoimune. Há quase uma dúzia de medicamentos aprovados para tratar a EM, e os biológicos mais comuns são interferona beta-1a e acetato de glatirâmero.

Fibromialgia

A fibromialgia causa dor musculoesquelética difusa acompanhada por exaustão/fadiga, distúrbios do sono, alterações de humor e, às vezes, problemas de memória. Embora a etiologia da fibromialgia não esteja clara, muitos pesquisadores acreditam que existe uma disfunção amplificada funcional da sensação de dor pelo cérebro, o que resulta no paciente ser mais sensível à dor. A doença é muito mais comum em mulheres do que em homens e não há cura; no entanto, os sintomas podem ser tratados. A maior parte do tratamento envolve relaxamento, técnicas de redução do estresse e exercícios. Nos EUA, a fibromialgia afeta cerca de 4 milhões, ou 2% da população adulta. Embora não haja nenhum teste específico para fibromialgia, o diagnóstico geralmente é feito combinando um histórico médico detalhado e avaliações laboratoriais e radiológicas.[135] As duas opções de tratamento são o uso de duloxetina e outros inibidores seletivos da recaptação da serotonina (ISRSs) para fibromialgia. Para ajudar a tratar a fadiga e os distúrbios do sono são utilizados antidepressivos tricíclicos como amitriptilina e nortriptilina. A maior preocupação em relação aos antidepressivos tricíclicos, em implantodontia, é a produção de ações anticolinérgicas no coração. Epinefrina e levonordefrina não são contraindicados nesses pacientes, mas devem ser usados com cautela. Por exemplo, a frequência cardíaca e a pressão arterial devem ser reavaliadas após cada 20 a 40 µg de epinefrina administrada.[136] O uso de relaxantes musculares como ciclobenzaprina, tizanidina ou carisoprodol é indicado para ajudar a aliviar as dores musculares. Essas drogas podem causar xerostomia. De maior preocupação para pacientes candidatos a implantes é o potencial para dor crônica após a cirurgia. Existem vários estudos que demonstram dor crônica persistente após cirurgia de implante, sem quaisquer *déficits* neurossensoriais ou evidência de uma causa orgânica. Os implantodontistas precisam considerar essa potencial complicação pós-cirúrgica ao determinar se os pacientes são candidatos ao tratamento com implante.[137]

Câncer de mama

A American Cancer Society estimava que pouco mais de 250 mil novos casos de câncer de mama invasivo serão diagnosticados nos EUA em 2018. Além disso, cerca de 64 mil casos de carcinoma *in situ* (CIS), que é a forma mais precoce de câncer de mama, também seriam diagnosticados. Cerca de 41 mil mulheres morreriam de câncer de mama naquele mesmo ano. A incidência de câncer de mama teria se mantido estável nos últimos 2 anos, mas continuaria mais comum em mulheres afro-americanas. O câncer de mama é a segunda principal causa de morte por câncer em mulheres, e as taxas de 1989 a 2015 caíram quase 40%. Desde 2007, as mortes por câncer de mama continuaram diminuindo em mulheres com mais de 50 anos. Atualmente, há cerca de 3,1 milhões de sobreviventes do câncer de mama nos EUA, incluindo aquelas que ainda estão sendo tratadas.[138]

É importante reconhecer que mulheres com câncer de mama podem ser consideradas sem câncer após o tratamento, mas, por até 10 anos após o diagnóstico, as pacientes podem estar em terapia adjuvante (tratamento dado após quimioterapia e cirurgia) com medicamentos que podem afetar o sucesso do implante dental. Essa terapia é direcionada para o câncer de mama com receptor hormonal positivo (o tipo mais comum de câncer de mama). Aproximadamente 75% dos cânceres de mama expressam os receptores de estrogênio e/ou progesterona (ERs, PRs).[139] Certas células do câncer de mama são estimuladas por progesterona e/ou estrogênio a crescer. Medicamentos como o tamoxifeno ou outras drogas semelhantes classificadas como inibidores da aromatase impedem os hormônios de chegar a essas células. Os IAs não permitem que outros tecidos e órgãos, exceto os ovários, produzam estrogênio e são usados apenas em mulheres na pós-menopausa. Em mulheres na pré-menopausa, os medicamentos de IA na verdade estimulam a produção de estrogênio pelo ovário. O tamoxifeno, por outro lado, bloqueia a capacidade de uma célula de usar o estrogênio para que possa ser usado em mulheres na pré e pós-menopausa. Mulheres que têm receptor hormonal-câncer positivo e estão na pré-menopausa tomarão tamoxifeno por 5 anos. Se não tiverem entrado na menopausa após 5 anos, podem continuar com o tamoxifeno por até 10 anos no total. Mulheres que passam pela menopausa enquanto tomam tamoxifeno podem mudar para um IA por mais 5 anos ou um total de 10 anos de tratamento hormonal.

A cavidade oral pode ser afetada diretamente pelo estrogênio. As terapias antiestrogênicas são capazes de criar alterações que podem influenciar o sucesso do implante. Existem efeitos colaterais associados a esses tipos de terapias hormonais prolongadas. As complicações incluem mucosite oral/faríngea, dor, xerostomia e lesões cariosas. O fator mais preocupante é o risco de infecções oportunistas bacterianas fúngicas e virais do efeito imunossupressor dessas drogas como resultado da imunossupressão induzida por quimioterapia.[140] Os pacientes também estão sob risco de osteonecrose e as terapias podem afetar o tecido periodontal, causando gengivite, sangramento gengival e infecção periodontal.[141]

Resumo de tratamento para medicamentos biológicos

Embora os medicamentos biológicos tenham se tornado muito populares no tratamento de muitos distúrbios sistêmicos, deve-se ter cuidado com os pacientes que foram tratados no passado ou estão sendo tratados atualmente. Os pacientes podem ser suscetíveis a episódios infecciosos aumentados, sangramento intraoperatório e consolidação óssea comprometida. Consulta e avaliação médica são altamente recomendadas antes de qualquer tratamento proposto com implante. Para a maioria dos medicamentos biológicos, o uso simultâneo e a instalação de implantes é uma contraindicação absoluta. Devido à falta de histórico e estudos com esses tipos de medicamentos, deve-se ter muito cuidado com o uso anterior de produtos biológicos e com o futuro tratamento com implantes. A consulta e a aprovação do médico são altamente recomendadas.

Terapia biológica anterior: contraindicação relativa após consulta médica
Terapia biológica concomitante + terapia com implantes: contraindicação absoluta

Medicamentos antitrombóticos orais

Os medicamentos antitrombóticos orais têm sido usados com sucesso para tratar uma variedade de doenças trombóticas, como infarto do miocárdio, acidente vascular cerebral e trombose venosa profunda, e são frequentemente usados na prevenção de doenças cardiovasculares. Por décadas, médicos e pacientes estiveram cientes dos efeitos colaterais adversos desses medicamentos, principalmente sangramento espontâneo ou sangramento perioperatório. Muitos têm defendido por anos a descontinuação temporária desses medicamentos antes de tratamentos odontológicos invasivos, como cirurgia para instalação de implante dental. No entanto, como a descontinuação dessas drogas pode resultar em complicações graves de trombo, um conhecimento completo do mecanismo de ação precisa ser compreendido (Tabela 10.23).

Varfarina sódica

Varfarina sódica é usada como anticoagulante em uma ampla gama de condições, como na doença cardíaca isquêmica, trombose venosa profunda, na embolia pulmonar e nas válvulas cardíacas artificiais. A varfarina sódica tem meia-vida de 40 horas, que pode variar de 20 a 60 horas em alguns indivíduos. O modo de ação da varfarina sódica é a interferência na síntese da vitamina K, que é um cofator de muitas reações dentro da cascata de coagulação. A varfarina tem sido a base das opções de tratamento anticoagulante; entretanto, nos últimos 3 anos houve mudança para uma nova classe de anticoagulantes no tratamento de fibrilação atrial não valvar e trombose venosa profunda. Com o envelhecimento da população, o número de indivíduos com diagnóstico de fibrilação atrial não valvar continua a aumentar, com mais de 2 milhões de americanos em tratamento. A principal preocupação da fibrilação atrial é a formação de coágulos sanguíneos, portanto a maioria desses pacientes será mantida com medicamentos para inibir a coagulação do sangue.

Modificação na medicação

Até recentemente, a maioria dos médicos acreditava que os anticoagulantes deveriam ser descontinuados antes de uma cirurgia odontológica, para prevenir possíveis problemas de sangramento. No entanto, existem muitos casos documentados de complicações embólicas em pacientes que descontinuaram o uso de varfarina sódica e desenvolveram trombose por rebote de hipercoagulabilidade. Além disso, estudos têm demonstrado que a cirurgia odontológica pode ser realizada com segurança em pacientes recebendo terapia anticoagulante, desde que seus valores de INR estejam dentro da faixa terapêutica (2,0 a 3,5). Uma breve interrupção periprocedimento da terapia com varfarina é associada a um baixo risco de tromboembolismo (0,7%) e risco de sangramento clinicamente significativo (1,7%); no entanto, o risco *versus* benefício da interrupção não é garantido na maioria dos casos.[142]

Consulta médica

Os clínicos devem consultar o médico do paciente para determinar o INR mais recente antes da cirurgia (idealmente 24 a 48 horas antes da cirurgia). Se os valores de INR estiverem dentro da faixa terapêutica (2 a 3,5), não há necessidade de interromper o uso do anticoagulante. Se o valor do INR for superior à faixa terapêutica (especialmente superior a 3,5), o médico deve tomar as medidas adequadas para diminuir o INR para um nível mais seguro ou possivelmente interromper a varfarina e suplementar com terapia com heparina ou vitamina K. É importante lembrar-se de que, com todos os pacientes fazendo uso de anticoagulantes, uma atenção especial deve ser dada à uma boa técnica cirúrgica e ao uso de medidas locais apropriadas para controlar o sangramento (agentes hemostáticos). Além disso, muitos antibióticos podem aumentar o efeito da varfarina, aumentando assim a chance de sangramento. Em geral, cefalosporinas, penicilinas, quinolonas e macrolídeos podem aumentar o INR e ter uma classificação moderada de classe C, o que significa que o paciente deve ter seu INR verificado com um pouco mais de frequência durante o tratamento com esses antibióticos. Sulfonamidas e metonidazol são considerados como tendo interações mais graves e são considerados medicamentos de classe D, que geralmente requerem redução nas dosagens de varfarina. A consulta com um médico para o uso de qualquer medicamento classe D é absolutamente indicada. Para os medicamentos da classe C, é sugerido, mas obrigatório, que o paciente também compreenda o risco relativo aumentado. Os AINEs não devem ser usados em pacientes em uso de varfarina.

Ácido acetilsalicílico

O ácido acetilsalicílico tem sido usado como medicamento anti-inflamatório, analgésico e antipirético. No entanto, na década de 1980, foi descoberto que o ácido acetilsalicílico também tinha efeito antiplaquetário em doses muito baixas (0,5 a 1 mg/kg) *versus* doses mais altas necessárias para um efeito antipirético (5 a 10 mg/kg) e resposta anti-inflamatória (30 mg/kg). Por causa dessa pesquisa, o ácido acetilsalicílico em baixas doses se tornou

Tabela 10.23 Medicamentos anticoagulantes comuns.

Droga	ASA (81 mg)	ASA (325 mg)	Clopidogrel	Varfarina	Dabigatrana	Rivaroxabana	Apixaban
Teste para determinar o padrão de coagulação	Trobina sérica, tempo de sangramento	Trombina sérica, tempo de sangramento	Trombina sérica, tempo de sangramento	INR	Sem teste necessário	Sem teste necessário	Sem teste necessário
Mecanismo de ação	Inibição de geração de plaquetas de troboxano A_2 resulta em inibição da formação de trombo	Inibição de geração de plaquetas de troboxano A_2 resulta em inibição da formação de trombo	Inibe a agregação e ativação plaquetária	Inibe a produção de vitamina K-dependente dos fatores de coagulação (II, VII, IX e X)	Inibidor direto de trombina	Inibidor fator Xa	Inibidor fator Xa
Restrições dietéticas	Nenhuma	Nenhuma	Nenhuma	Vitamina K	Nenhuma	Nenhuma	Nenhuma
Dificuldade de dosagem	Nenhuma	Nenhuma	Nenhuma	Difícil	Dose reduzida CrCl< 30	Redução CrCl < 50 dosagem diferente para indicações diferentes	Redução CrCl < 50 dosagem diferente para indicações diferentes
Necessidade de redução/ interrupção	Normalmente não recomendado	Específico do caso	Específico do caso, geralmente não recomendado, pode precipitar problemas significativos de coagulação	Específico do caso, geralmente não recomendado, pode precipitar problemas significativos de coagulação	Sim, consultar médico, normalmente 48 a 72 h	Sim, consultar médico	Sim, consultar médico
Dias de interrupção antes do procedimento	Não requerido na maioria dos casos, função plaquetária inibida por 10 a 14 dias	10 dias ou mais, consultar médico	Consulta médica, especialmente se for considerado ASA	Consulta médica, geralmente 5 dias ou mais	Sim, geralmente 48 a 72 h	Sim, geralmente 48 a 72 h	Sim, geralmente 48 a 72 h
Reiniciando a medicação	Se interrompido, após a hemostasia	Se interrompido, após a hemostasia	Se interrompido, dependente da recomendação médica	Se interrompido, dependente da recomendação médica	Geralmente 24 a 48 h e discussão com o médico	Geralmente 24 a 48 h e discussão com o médico	Geralmente 24 a 48 h e discussão com o médico

ASA: American Society of Anesthesiologists; CrCl: *clearance* de creatinina; INR: razão normatizada internacional.
De Resnik RR, Resnik RJ. Medical/medication complications in oral implantology. In Resnik RR, Misch CE, eds. *Misch's Avoiding Complications in Oral Implantology.* St Louis, MO: Elsevier; 2018.

uma droga preventiva secundária para pacientes com doença cardiovascular e vascular periférica. O ácido acetilsalicílico atua inibindo a formação de prostaglandina tromboxano A2 dentro das plaquetas, afetando a formação de trombos ao diminuir irreversivelmente a agregação plaquetária.

Estudos

O ácido acetilsalicílico inibe a função plaquetária e pode ser muito mais grave na presença de diminuição da contagem de plaquetas. Estudos demonstraram que esse risco é mínimo, a menos que um ácido acetilsalicílico de 325 mg esteja sendo usado. Em um estudo de exodontias, 36 pacientes foram randomizados para o uso de 325 mg de ácido acetilsalicílico ou placebo, por 2 dias antes e 2 dias depois. Não houve associação significativa entre aqueles que tomaram ácido acetilsalicílico no sangramento perioperatório ou pós-operatório.[143]

Recomendações

Ácido acetilsalicílico em baixa dosagem (81 mg). Não existe nenhum estudo que apoie a recomendação de descontinuação de ácido acetilsalicílico em baixas doses para procedimentos rotineiros de implante. Na maioria dos pacientes, a interrupção não é justificada porque pode expor o paciente ao risco de desenvolver tromboembolismo, IM ou AVC.

Ácido acetilsalicílico em dose elevada (325 mg). Quando os pacientes são aconselhados por seus médicos a tomar 325 mg de ácido acetilsalicílico ou doses superiores a 100 mg, uma consulta médica é recomendada. Isso é especialmente verdadeiro para pacientes que tomam ácido acetilsalicílico (qualquer dose) com outros anticoagulantes, como clopidogrel ou dipiridamol. O tempo de sangramento pode ser apropriado nesses pacientes em combinação com uma consulta médica. Normalmente, o ácido acetilsalicílico é interrompido 7 a 10 dias antes da cirurgia e pode ser continuado após a hemostasia adequada ter sido confirmada.[144]

Clopidogrel

O clopidogrel é um inibidor de plaquetas aprovado para a redução de eventos ateroscleróticos em pacientes com acidente vascular cerebral recente, IM ou doença arterial periférica. A literatura recente tem apoiado tempos de tratamento mais longos para pacientes com *stents* coronários e síndrome coronariana aguda, de 3 a 12 meses ou mais em combinação com ácido acetilsalicílico. A literatura não apoia a descontinuidade rotineira desse medicamento em relação ao tratamento com implantes dentais, mas é importante lembrar que muitos pacientes tratados com clopidogrel estarão em uso de ácido acetilsalicílico ou outro medicamento antiplaquetário, especialmente pacientes com *stents* cardíacos.

Recomendação: este medicamento nunca deve ser descontinuado, a menos que sob recomendação de um médico.

Novos anticoagulantes orais

Anticoagulantes administrados por via oral foram desenvolvidos recentemente para eliminar as desvantagens associadas à varfarina. O etexilato de dabigatrana e o rivaroxabana demonstraram ter um índice terapêutico mais favorável (mais amplo), menos interações medicamentosas de medicamento-medicamento e medicamento-alimento, e uma resposta anticoagulante previsível sem a necessidade de anticoagulantes. O dabigatrana inibe reversivelmente sua trombina, de modo que a duração da ação é previsível e se correlaciona bem com as concentrações plasmáticas do fármaco. Rivaroxaban é um inibidor do Fxa, que produz inibição reversível da atividade de FXa.[145]

Sangramento

Em contraste com os muitos estudos sobre cirurgia oral e uso de varfarina, nenhum ensaio clínico foi concluído para oferecer recomendações sobre o manejo de pacientes com esses novos anticoagulantes em relação à cirurgia de instalação de implante dental. No entanto, existem vários estudos de caso que sugerem que, com a consulta médica, esses medicamentos podem ser interrompidos temporariamente 24 horas antes da cirurgia oral eletiva e reiniciados no dia seguinte, resultando em complicações mínimas. Como esses medicamentos têm meia-vida curta, uma breve interrupção do uso geralmente é aceitável. É imperativo que a consulta com um médico seja obtida antes de o uso de qualquer um desses medicamentos ser temporariamente interrompido. Uma boa técnica cirúrgica e a administração de agentes hemostáticos devem ser respeitados durante a cirurgia oral. Atualmente, o Praxbind está disponível para ajudar a reverter os efeitos do etexilato de dabigatrana e controlar o sangramento excessivo. O medicamento AndrexXA está aguardando a aprovação final para ajudar a reverter o sangramento excessivo ou incontrolável, que pode ocorrer com os inibidores FXa. Atualmente, não há tratamento aprovado para controlar o sangramento excessivo causado pelos inibidores FXa.

Resumo do tratamento

Hoje, não há protocolo de redução aceito para NACOs. Com base nas informações disponíveis, o clínico deve consultar o médico do paciente sobre o procedimento de implante proposto e a capacidade de invasão da cirurgia, complicações de hemostasia previstas e a quantidade de sangramento esperada. Se a recomendação do médico for para a descontinuação temporária desses medicamentos, a recomendação típica de descontinuação é por 24 horas antes da cirurgia, e o medicamento não deve ser reiniciado até que o risco de sangramento pós-operatório seja mínimo (geralmente dentro de 24 horas após a cirurgia).[146] Os pacientes devem ser monitorados de perto no pós-operatório, pois o sangramento pode reaparecer após a hemostasia inicial e a continuação da medicação.

Suplementos herbais

Os suplementos herbais e dietéticos de venda livre (OTC) estão sendo consumidos em ritmo recorde para a melhoria geral da saúde e tratamento de doenças crônicas. É importante que se obtenha o histórico médico, perguntando especificamente sobre quaisquer suplementos OTC, medicamentos fitoterápicos ou quaisquer comprimidos que um paciente possa estar tomando e que não sejam prescritos por um médico.

Sabe-se que as ervas estão associadas a efeitos colaterais indesejados e podem causar interações medicamentosas, além de serem associadas a complicações cirúrgicas. Muitos desses suplementos contêm ingredientes ativos que exibem fortes efeitos biológicos. As doses geralmente são desreguladas e variáveis entre os pacientes. O *Journal of the American Medical Association* estima que 15 milhões de adultos correm o risco de interações adversas entre ervas e medicamentos prescritos.[147] Os riscos desses medicamentos associados à cirurgia de instalação do implante dental são aumento de sangramento, interações medicamentosas e possível infecção.

Recomendação: os pacientes devem interromper o uso desses suplementos herbais por pelo menos 2 semanas antes da cirurgia de implante (Boxe 10.14).

Inibidores seletivos de recaptação de serotonina

A depressão é um transtorno mental prevalente que é uma deficiência significativa que resulta em qualidade de vida reduzida. Baixos níveis de serotonina (química e neurotransmissor) têm sido associados à depressão. Os inibidores seletivos de receptação de serotonina (ISRSs) têm sido usados para tratar a depressão com sucesso.

Os ISRSs têm um perfil de efeitos adversos muito baixo porque não afetam a pressão arterial ou a frequência cardíaca. Os ISRSs inibem a recaptação da serotonina da fenda sináptica para os terminais nervosos pré-sinápticos, aumentando a neurotransmissão da serotonina. No entanto, os ISRSs têm sido diretamente associados a menor densidade mineral óssea.[148]

A serotonina encontrada nas células ósseas (osteócitos, osteoblastos e osteoclastos) pode ser ativada pelos ISRSs, o que resulta em função alterada. Wu *et al.* afirmaram que os ISRSs podem ter um efeito negativo na cicatrização dos implantes. Seus dados demonstram um risco aumentado de falha, com a maioria das complicações ocorrendo a partir da resposta anabólica, a qual inibe o processo de remodelação óssea desencadeado pela carga mecânica.[149]

Resumo do tratamento

O uso concomitante de ISRSs e a cirurgia para instalação do implante dental é uma contraindicação relativa. O ideal é que uma consulta e avaliação médica sejam feitas antes do tratamento cirúrgico com implante dental.

Alergias

A hipersensibilidade ao titânio é uma complicação cada vez mais relatada na medicina atual, que tem sido associada a uma ampla gama de situações. Na medicina ortopédica, existem muitos relatos de casos de hipersensibilidade à liga de titânio. Witt e Swann relataram 13 casos de próteses totais de quadril com falha e concluíram que a reação do tecido em resposta aos fragmentos de desgaste de metal pode ter sido a etiologia dos implantes com falha. Esse processo foi denominado repassivação e pode produzir um óxido que envolve o entorno dos tecidos peri-implantares, deixando-os pretos.[150]

Yamauchi *et al.* relataram que um marca-passo implantado em titânio fez evoluir uma reação alérgica. O paciente desenvolveu um eritema distinto no local de implantação, que resultou em eczema generalizado. A sensibilidade ao titânio foi confirmada por testes

Boxe 10.14 Suplementos herbais e efeitos adversos.

Sangramento aumentado
- Arnica
- Berberi
- Boldo
- Bromelaína
- Garra-de-gato
- Pimenta-caiena
- Camomila
- Castanha
- Raiz de cinábrio
- Garra do diabo
- *Dong quai*
- Funcho
- Matricária (*Feverfew*)
- Alho
- Gengibre
- *Ginkgo biloba*
- *Ginseng*
- Semente de uva
- Chá-verde
- *Kudzu*
- Prímula
- Trevo-vermelho
- Cúrcuma
- *Sweet woodruff*
- Vitamina E

Aumento da inflamação
- Salsão
- Dente de leão
- *Elder*
- Equinácea
- Zimbro

Interações com medicamentos anti-inflamatórios não esteroides
- Matricária
- *Gingko*
- *Ginseng*
- Erva-de-são-joão
- Uva-ursi

Interações com anestesia
- Chá verde: diminui o efeito da atropina oral
- *Dong quai*: aumenta a sedação e reduz o limiar de convulsão
- *Kava*: aumenta a sedação
- Valeriana: aumenta a sedação, interage com opioides
- Vitamina C: em grandes doses, pode enfraquecer a anestesia
- *Yohimbe*: pode interagir com alguns analgésicos como morfina

De Resnik RR, Resnik RJ. Medical/medication complications in oral implantology. In Resnik RR, Misch CE, eds. *Misch's Avoiding Complications in Oral Implantology*. St Louis, MO: Elsevier; 2018.

---

de estimulação intracutânea e linfocitária.[151] Na literatura odontológica, as reações alérgicas ao titânio puro são raras. No entanto, muitos autores sugeriram que há maior incidência de alergia à liga de titânio com relação a implantes dentais, e é mais provável que seja subnotificada devido a uma compreensão insuficiente de falha ou alergia.[152] Du Preez *et al.* relataram um caso de falha de implante causada por uma suspeita de reação de hipersensibilidade ao titânio ao redor de um implante dental. Os resultados histológicos demonstraram uma reação inflamatória crônica com fibrose concomitante.[153] Egusa *et al.* relataram um caso de sobredentadura de implante de titânio que resultou em eczema generalizado que se resolveu totalmente após a remoção do implante.[154] Sicilia *et al.*, em um estudo clínico de 1.500 pacientes com implantes consecutivos, relataram aproximadamente nove implantes com reação positiva à alergia ao titânio.[155]

A sensibilidade ao titânio mostrou ser um resultado da presença de macrófagos e linfócitos T com a presença de linfócitos B, o que resulta em uma reação de hipersensibilidade do tipo IV.[156] Todos os metais, quando em um ambiente biológico, sofrem corrosão, que pode levar à formação de íons metálicos que desencadeiam o complexo do sistema imunológico com proteínas endógenas.[157] Foi demonstrado que os implantes dentais de liga de titânio contêm muitas "impurezas" que podem desencadear reações de hipersensibilidade do tipo IV. Harloff usou análise espectral para investigar vários implantes de liga de Ti. Os resultados demonstraram que todas as amostras de ligas de Ti continham pequenas quantidades de outros elementos como berílio (Be), cobalto (Co), cromo (Cr), cobre (Cu), ferro (Fe), níquel (Ni) e paládio (Pd). Foi demonstrado que esses elementos de impureza são a etiologia das reações de hipersensibilidade.[158]

Resumo do tratamento

Quando houver suspeita de hipersensibilidade ao titânio, os implantes devem ser removidos e o paciente, encaminhado ao médico para testes apropriados. Relatos de caso demonstraram que, após a remoção completa dos implantes, houve resolução completa.[154] A sensibilidade ao metal é geralmente diagnosticada usando um "teste de contato", que envolve a colocação de titânio (alergênio) na pele por aproximadamente 3 a 4 dias. Um teste positivo incluiria o aparecimento de uma reação eritematosa. No entanto, existe a possibilidade de falso-negativos devido às qualidades de vedação da pele contra o contato direto, o que pode tornar o teste pouco confiável (Figura 10.4).

Consulta médica e liberação

A implantologia oral é uma especialidade complexa com muitos fatores que devem ser levados em consideração para diminuir a morbidade e aumentar a probabilidade de sucesso do tratamento. A liberação médica é uma necessidade com relação aos pacientes que apresentam complicações sistêmicas, medicamentos e fatores predisponentes que podem levar a complicações. O implantologista deve transmitir ao médico todas as informações necessárias, incluindo:

1. Um resumo detalhado do que o paciente relatou como seu histórico médico.
2. Uma lista de todos os medicamentos atuais e recentes.
3. Uma lista de todas as alergias.
4. Quaisquer medicamentos que serão prescritos pelo implantodontista.
5. A capacidade de invasão do procedimento pretendido.

O médico fornecerá o seguinte:

1. Exame físico mais recente: para determinar se o paciente está em conformidade com o acompanhamento de sua saúde médica.
2. Documentação de saúde médica: muito importante para determinar se existe alguma desinformação ou falta de problemas de saúde que o paciente deixou de apresentar ao médico/histórico dental.
3. Modificação de medicação: o médico recomendará quaisquer modificações em medicamentos prescritos por médicos ou propostos para cirurgias dentais.
4. Candidato aceitável: o médico liberará o paciente para tratamento de implantes dentários por escrito.
5. Contatar o médico: o médico documentará se sua recomendação é para que o implantodontista entre em contato com eles antes do tratamento e, por último, certifique-se de que o médico assine e date o formulário (Figura 10.5).

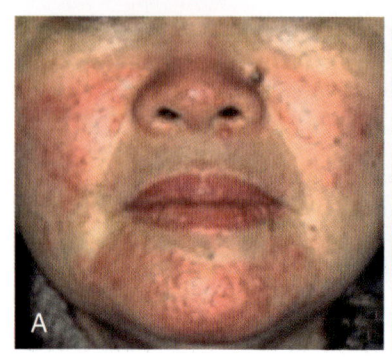

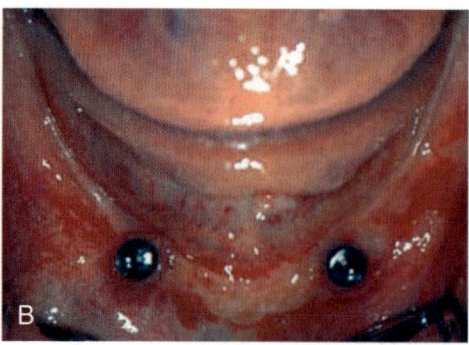

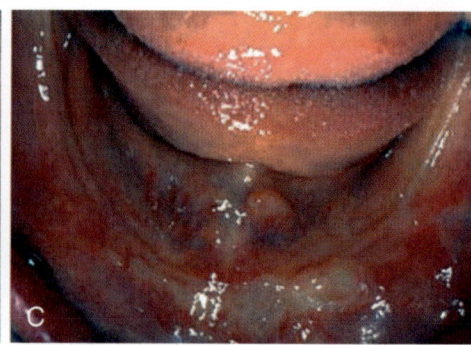

• **Figura 10.4** Alergia a implantes dentários de titânio. **A.** Eczema facial após a instalação do implante. **B.** Visão intraoral de reação de hipersensibilidade do tipo IV. **C.** Resolução completa após a remoção do implante. (De Egusa H, Ko N, Shimazu T, Yatani H. Suspected association of an allergic reaction with titanium dental implants: a clinical report. J Prosthet Dent. 2008;100(5):344–347.)

FICHA MÉDICA PARA CIRURGIA DE IMPLANTE DENTAL

Paciente: _____ Data: _____

O paciente acima está provisoriamente agendado para uma cirurgia de implante dental. A cirurgia ambulatorial será realizada em meu consultório sob sedação intravenosa consciente. As seguintes informações foram fornecidas pelo paciente.

Histórico médico: _____

Medicamentos atuais: _____

Alergias a medicamentos: _____

OS SEGUINTES MEDICAMENTOS SÃO PROPOSTOS PARA A CIRURGIA DE IMPLANTE DENTAL:

ANTIMICROBIANO	ANTI-INFLAMATÓRIO	ANALGÉSICO	ANESTESIA	SEDAÇÃO
___ Amoxicilina	___ Ibuprofeno	___ Hidrocodona	___ Lidocaína a 2% 1:100.000 epinefrina	___ Halcion
___ Cefalosporina	___ Dexametasona	___ Codeína	___ Carbocaína a 2% 1:20.000 norepinefrina	___ Diazepam
___ Clindamicina		___ Paracetamol	___ Carbocaína a 3%	___ N20
___ Augmentin		___ Percocet	___ Marcaína a 5% 1:200.000 epinefrina	___ IV Rxs
_____		___ Ultram	___ Articaína a 4% 1:100.000 epinefrina	(Vesed/fentanila)

RESPONDA ÀS SEGUINTES PERGUNTAS

1. Data do exame físico mais recente: _____
2. Condição médica significativa, tratamento, doença, lesão ou comentários:

   _____
   _____
   _____
   _____

3. Quaisquer recomendações ou modificações de medicamentos   SIM ____ NÃO ____

   Medicamentos atuais _____

   Medicamentos propostos (listados acima) _____

4. O paciente acima é um candidato aceitável para cirurgia ambulatorial de instalação de implante dental   SIM ____ NÃO ____
5. Entrar em contato comigo antes de tratar este paciente   SIM ____ NÃO ____

Assinatura do médico   Data

• **Figura 10.5** Ficha da consulta médica.

Referências bibliográficas

1. Weijant RJ. Characteristics associated with the loss and perio implant tissue health of endosseous dental implants. *Int J Oral Maxillofac Implants*. 1992;7:367–372.
2. Scully C. *Scully's Medical Problems in Dentistry*. 7th ed. London: Churchill Livingstone; 2014. 231–231.
3. https://www.wsj.com/articles/when-patients-take-too-many-pills-doctors-deprescribe-1476122784.
4. Dycht K. *Age Wave: The Challenges and Opportunities of an Aging America*. New York: St Martin's Press; 1988.
5. US Bureau of the Census. Population reports. *Population Estimates*. 1988;25:1024.
6. McCarthy FM. Vital signs—the six minute warning. *J Am Dent Assoc*. 1980;100:682–691.
7. Chobanian AV, Bakris GL, Black HR, et al. The seventh report of the joint national committee on prevention, detection, evaluation, and treatment of high blood pressure. *JAMA*. 2003;289(19):2560–2571. https://doi.org/10.1001/jama.289.19.2560.
8. Muntner P, Carey RM, Gidding S, et al. Potential U.S. population impact of the 2017 ACC/AHA high blood pressure guideline. *J Am Coll Cardiol*. 2018;71(2):109–118.
9. Gilbert GH, Minaker KL. Principles of surgical risk assessment of the elderly patient. *J Oral Maxillofac Surg*. 1990;48:972–979.
10. Sabes WR, Green S, Craine C. Value of medical diagnostic screening tests for dental patients. *J Am Dent Assoc*. 1970;80:133–136.
11. Sones ST, Fazio R, Setkowicz A, et al. Comparison of the nature and frequency of medical problems among patients in general specialty and hospital dental practices. *J Oral Med*. 1985;38:58.
12. Misch CE. Medical evaluation of the implant candidate. Part II: complete blood count and bleeding disorders. *Int J Oral Implant*. 1982;10:363–370.
13. Corman L, Bolt RJ, eds. Medical evaluation of the pre-operative patient. *Med Clin North Am*. 1979;63:6.
14. https://www.ncbi.nlm.nih.gov/pmc/articles/PMC4340464/.
15. Hirsch J, Dalan JE, Deykin D, et al. Oral anticoagulants: mechanism of action, clinical effectiveness, and optimal therapeutic range. *Chest*. 1992;102(suppl):312–326.
16. Cuker A, Siegal DM, Crowther MA, Garcia DA. Laboratory measurement of the anticoagulant activity of the non-vitamin K oral anticoagulants. *J Am Coll Cardiol*. 2014;64:1128–1139.
17. Cuker A, Husseinzadeh H. Laboratory measurement of the anticoagulant activity of edoxaban: a systemic review. *J Thromb Thrombolysis*. 2015;39:288–294.
18. Lab Tests Online. *Comprehensive Metabolic Panel*; 2005. Available at: http://www.labtestsonline.org/understanding/analytes/cmp/glance.html.
19. Misch CE. Medical evaluation of the implant candidate. Part III. SMA 12/60. *J Oral Implant*. 1981;9:556–570.
20. Raslavicus PA, Mei Shen E. Laboratory diagnosis by chemical methods. *Dent Clin North Am*. 1974;18:155–170.
21. Misch CE. Medical evaluation. In: Misch CE, ed. *Contemporary Implant Dentistry*. St Louis: Mosby; 1993.
22. Benjamin EJ, Virani SS, Callaway CW, et al. Heart disease and stroke statistics—2018 update: a report from the american heart association. *Circulation*. 2018;137(12):e67–e492.
23. Leung RS, Bradley TD. Sleep apnea and cardiovascular disease. *Am J Respir Crit Care Med*. 2001;164:2147–2167.
24. Lavie P, Herer P, Hoffstein V. Obstructive sleep apnoea syndrome as a risk factor for hypertension: population study. *BMJ*. 2000;320(7233):479–482.
25. Gordy FM, LeJeune RC, Copeland LB. The prevalence of hypertension in a dental school patient population. *Quintessence Int*. 2001;32:691–695.
26. Zamost B, Benumof JL. Anesthesia in geriatric patients. In: Katz J, Benumof JL, Kadis LB, eds. *Anesthesia and Uncommon Diseases: Pathophysiologic and Clinical Correlation*. 2nd ed. Philadelphia: WB Saunders; 1976.
27. Alder M, Kitchen S, Jrion A. *Data Book on the Elderly: A Statistical Portrait*. Washington, DC: US Department of Health and Human Services; 1987.
28. Levy SM, Baker KA, Semla TP, et al. Use of medications with dental significance by a noninstitutionalized elderly population. *Gerodontics*. 1988;4:119–125.
29. Heeling DK, Lemke JH, Semla TP, et al. Medication use characteristics in the elderly. The Iowa 65+ rural health study. *J Am Geriatr Soc*. 1987;35:4–12.
30. Ellis JS, Seymour RA, Steele JG, et al. Prevalence of gingival overgrowth induced by calcium channel blockers: a community-based study. *J Periodontol*. 1999;70:63–67.
31. Herman WW, Konzelman JL. Angina, an update for dentistry. *J Am Dent Assoc*. 1996;127:98–104.
32. Benjamin EJ, Blaha MJ, Chiuve SE, Cushman M, Das SR, Deo R, et al. Heart disease and stroke statistics—2017 update: a report from the American Heart Association. 135:e1–e458. https://doi.org/10.1161/CIR.0000000000000485.
33. Pell S, D'Alonzo CA. Immediate mortality and five year survival of employed men with a first myocardial infarction. *N Engl J Med*. 1964;270:915.
34. Malamed SF. *Sedation: A Guide to Patient Management*. 2nd ed. St Louis: Mosby; 1989.
35. Heart disease and stroke statistics—2018 update. A report from the American heart association. *Circulation*. 2018. [Epub ahead of print].
36. Heidenreich PA, Albert NM, et al. Forecasting the impact of heart failure in the US. A statement policy from the American Heart Association. *Circ Heart Fail*. 2013;6(3):606–619.
37. Yancy CW, Jessup M, Bozkurt B, et al. 2013 ACCF/AHA guideline for the management of heart failure: a report of the American College of Cardiology Foundation/American Heart Association Task Force on Practice Guidelines. *Circulation*. 2013;128:e240–319.
38. Smith MJ, So, RR, Engel AM. Clinical predictors of mortality from infective endocarditis. *IJS*. 2007;5(1):31–34. https://doi.org/10.1016/j.ijsu.2006.06.008.
39. Wilson W, Taubert KA, Gewitz M, et al. Prevention of infective endocarditis: guidelines from the American Heart Association: a guideline from the American Heart Association Rheumatic Fever, Endocarditis, and Kawasaki Disease Committee, Council on Cardiovascular Disease in the Young, and the Council on Clinical Cardiology, Council on Cardiovascular Surgery and Anesthesia, and the Quality of Care and Outcomes Research Interdisciplinary Working Group. *Circulation*. 2007;116(15):1736–1754.
40. Nishimura RA, Otto CM, Bonow RO, et al. 2017 AHA/ACC Focused Update of the 2014 AHA/ACC guideline for the management of patients with valvular heart disease: a report of the American College of Cardiology/American Heart Association Task Force on Clinical Practice Guidelines. *Circulation*. 2017;135:e1159–e1195. Accessed June 19, 2017.
41. Wilson W, Taubert KA, Gewitz M, et al. Prevention of infective endocarditis: guidelines from the American Heart Association: a guideline from the American Heart Association Rheumatic Fever, Endocarditis, and Kawasaki Disease Committee, Council on Cardiovascular Disease in the Young, and the Council on Clinical Cardiology, Council on Cardiovascular Surgery and Anesthesia, and the Quality of Care and Outcomes Research Interdisciplinary Working Group. *Circulation*. 2007;116(15):1736–1754.
42. Burkett LW, Burn CG. Bacteremias following dental extraction: demonstration of source of bacteria by means of a non-pathogen (Serratia marcescens). *J Dent Res*. 1937;16:521.
43. Korn VA, Schaffer EM. A comparison of the postoperative bacteremias induced following different periodontal procedures. *J Periodontol*. 1962;33:226.
44. Grant BF, Harforf TC, Dawson DA, et al. Prevalence of DSM IV alcohol abuse and dependence. United States:1992. *Alcohol Health Res World*. 1994;18:243–248.
45. Cameron IW. SBE in an edentulous patient: a case report. *Br Med J*. 1971;1:821.

46. Dajani AS, Bawdon RE, Berry MC. Oral amoxicillin as prophylaxis for endocarditis: what is the optimal dose? *Clin Inject Dis.* 1994;18:157–160.
47. Fluckiger U, Franciolo P, Blaser J, et al. Role of amoxicillin serum levels for successful prophylaxis of experimental endocarditis due to tolerant streptococci. *J Inject Dis.* 1994;169:397–400.
48. Dajani AS, Taubert KA, Wilson W, et al. Prevention of bacterial endocarditis. Recommendations by the American Heart Association. *J Am Med Assoc.* 1997;277:1794–1801.
49. Chanavaz M. Patient screening and medical evaluation for implant and preprosthetic surgery. *J Oral Implantol.* 1998;24:222–229.
50. Nishimura RA, Otto CM, Bonow RA, et al. 2017 AHA/ACC focused update of the 2014 AHA/ACC guideline for the management of patients with valvular heart disease: a report of the American College of Cardiology/American Heart Association Task Force on Clinical Practice Guidelines. *Circulation.* 2017;135(25): e1159–e1195.
51. https://www.cdc.gov/diabetes/pdfs/data/statistics/national-diabetes-statistics-report.pdf.
52. Gilbert GH, Minaker KL. Principles of surgical risk assessment of the elderly patient. *J Oral Maxillofac Surg.* 1990;48:972–979.
53. Retzepi M, Donos N. The effect of diabetes mellitus on osseous healing. *Clin Oral Implants Res.* 2010;21:673–681.
54. Mellado-Valero A, Ferrer Garcia JC, Herrera Ballester A, et al. Effects of diabetes on the osseo-integration of dental implants. *Med Oral Patol Oral Cir Bucal.* 2007;12:E38–E43.
55. McCracken M, Lemons JE, Rahemtulla F, et al. Bone response to titanium alloy implants placed in diabetic rats. *Int J Oral Maxillofac Implants.* 2000;15:345–354.
56. Javed F, Romanos GE. Impact of diabetes mellitus and glycaemic control on the osseointegration of dental implants: a systematic literature review. *J Periodontol.* 2009;80:1719–1730.
57. Marchand F, Raskin A, Dionnes-Hornes A, et al. Dental implants and diabetes: conditions for success. *Diabetes Metab.* 2012;38:14–19.
58. Jolly DE. Interpreting the clinical laboratory. *Cal Dent Assoc J.* 1995;23:32–40.
59. Attard NJ, Zarb GA. A study of dental implants in medically treated hypothyroid patients. *Clin Implant Dent Relat Res.* 2002;4:220–231.
60. Biron CR. Patients with thyroid dysfunctions require risk management before dental procedures. *RDH.* 1996;16(4):42–44.
61. Liddle GW, Melmon KC. The adrenals. In: Williams RH, ed. *Textbook on Endocrinology.* 5th ed. Philadelphia: WB Saunders; 1974.
62. Dummett CO, Barens C. Oromucosal pigmentation: an updated literary review. *J Periodontol.* 1971;42:726.
63. McCarthy FM. Adrenal insufficiency. In: McCarthy FM, ed. *Essentials of Safe Dentistry for the Medically Compromised Patient.* Philadelphia: WB Saunders; 1989.
64. Henrikson P. Periodontal disease and calcium deficiency: an experimental study in the dog. *Acta Odontol Scand.* 1968;26(suppl 50):1–132.
65. Johnson BS. Altered hemostasis: considerations for dental care. *Cal Dent Assoc J.* 1995;23:41 54.
66. Misch CE. Density of bone: effect on treatment plans, surgical approach, healing and progressive bone loading. *Int J Oral Implant.* 1990;6:23–31.
67. Konotey Ahuke FI. The sickle cell diseases. *Arch Intern Med.* 1974;133:611.
68. Bennett B. Coagulation pathways: inter-relationships and control mechanisms. *Semin Hematol.* 1977;14:301.
69. Marder MZ. Medical conditions affecting the success of dental implants. *Compendium.* 2004;25:739–764.
70. https://www.cdc.gov/copd/data.html.
71. Grant BF, Harfort TC, Dawson DA, et al. Prevalence of DSM IV alcohol abuse and dependence. United States:1992. *Alcohol Health Res World.* 1994;18:243–248.
72. Lieber CS. Medical disorders of alcoholism. *N Engl J Med.* 1995;333:1058–1065.
73. Chandok N, Watt K. Pain management in the cirrhotic patient: the clinical challenge. *Mayo Clin Proc.* 2010;85:451–458.
74. Veldurthy V, Wei R, Oz L, Dhawan P, Jeon YH, Christakos S. Vitamin D, calcium homeostasis and aging. *Bone Res.* 2016;4:16041. Published online 2016 Oct 18. https://doi.org/10.1038/boneres.2016.41. https://www.ncbi.nlm.nih.gov/pmc/articles/PMC5068478/.
75. *Bone Health and Osteoporosis: a report of the Surgeon General.* Rockville, MD: Department of Health and Human Services; 2004.
76. Chestnut CH. Osteoporosis an undiagnosed disease. *JAMA.* 2001;286:2865–2866.
77. Darcy J, Homer K, Walsh T, et al. Tooth loss and osteoporosis: to assess the association between osteoporosis status and tooth number. *Br Dent J.* 2013;214(4).
78. *National Osteoporosis Foundation: Boning up on Osteoporosis, a Guide to Prevention and Treatment.* Washington, DC: National Osteoporosis Foundation; 1991.
79. Heasman PA. The role of nonsteroidal antiinflammatory drugs in the management of periodontal disease. *J Dent Res.* 1988;16:247–257.
80. Ortman LF, Hausman E, Dunford RG. Skeletal osteopenia and residual ridge resorption. *J Prosthet Dent.* 1989;61:321–325.
81. August M, Chung K, Chang Y, et al. Influence of estrogen status on endosseous implant integration. *J Oral Maxillofac Surg.* 2001;59:1285–1289.
82. Farley JR, Wergedal JE, Baylink DJ. Fluoride directly stimulates proliferation and alkaline phosphatase activity of bone forming cells. *Science.* 1983;222:330.
83. Bajwa MS, Ethunandan M, Flood TR. Oral rehabilitation with endosseous implants in a patient with fibrous dysplasia (McCune-Albright syndrome): a case report. *J Oral Maxillofac Surg.* 2008;66:2605–2608.
84. Ricalde P, Magliocca KR, Lee JS. Craniofacial fibrous dysplasia. *Oral Maxil Surg Clin.* 2012;24:427–441.
85. Padbury Jr AD, Tözüm TF, Taba Jr M, Ealba EL, West BT, Burney RE, et al. The impact of primary hyperparathyroidism on the oral cavity. *J Clin Endocr Metab.* 2006;91(9):3439–3445.
86. Singer FR, Bone 3rd HG, Hosking DJ, et al. Paget's Disease of Bone: an endocrine society clinical practice guideline. *J Clin Endocrinol Metab.* 2014;99(12):4408–4422.
87. https://www.ncbi.nlm.nih.gov/pmc/articles/PMC3244103/.
88. Sager RD, Thesis RM. Dental implants placed in a patient with multiple myeloma. Report of case. *J Am Dent Assoc.* 1990;121:699–701.
89. Clarke A. Hypohidrotic ectodermal dysplasia. *J Med Genet.* 1987;24:659–663.
90. Bergendal B, Bergendal T, Hallonsten AL, et al. A multidisciplinary approach to oral rehabilitation with osseointegrated implants in children and adolescents with multiple aplasia. *Eur J Orthod.* 1996;18:119–129.
91. Smith RA, Vargervik K, Kearns G, et al. Placement of an endosseous implant in a growing child with ectodermal dysplasia. *Oral Surg Oral Med Oral Pathol.* 1993;75:669–673.
92. Davarpanah M, Moon JW, Yang LR, et al. Dental implants in the oral rehabilitation of a teenager with hypohidrotic ectodermal dysplasia: report of a case. *Int J Oral Maxillofac Implants.* 1997;12:252–258.
93. Altasalo K. Bone tissue response to irradiation and treatment model of mandibular irradiation injury. *Acta Otolaryngol.* 1986;428:1–54.
94. Granstrom G. Hyperbaric oxygen as a stimulator of osseointegration. In: Yanagita N, Nakashima T, eds. *Hyperbalic Oxygen Therapy in Otorhinolaryngology.* 54. ; 1998:33–49. Adv Otorhinolaryngol.
95. Jacobsson M. *On Behavior After Irradiation (Master's Thesis).* Goteborg: Sweden: University of Goteborg; 1985.
96. Keller EE. Placement of dental implants in irradiated mandible. A protocol without adjunctive hyperbaric oxygen. *J Oral Maxillofac Surg.* 1997;55:972.

97. Granstrom G. Osseointegration in irradiated tissues. Experience from our first 100 treated patients. *J Oral Maxillofac Surg.* 1996;63:579–585.
98. King MA, Casarett GW, Weber DA. A study of irradiated bone: I. histopathologic and physiologic changes. *J Nucl Med.* 1979;20:1142–1149.
99. Almeida D, Vianna K, Arriaga P, Moraschini V. Dental implants in Sjögren's syndrome patients: a systematic review. *PloS one.* 2017;12(12):e0189507.
100. Pons-Estel GJ, Alarcón GS, Scofield L, et al. Understanding the epidemiology and progression of systemic lupus erythematosus. *Semin Arthritis Rheum.* 2010;39(4):257–268. https://doi.org/10.1016/j.semarthrit.2008.10.007. Epub 2009 Jan 10.
101. https://www.rheumatology.org/I-Am-A/Patient-Caregiver/Diseases-Conditions/Scleroderma.
102. Vital EM, Emery P. Advances in the treatment of early rheumatoid arthritis. *Am Fam Physician.* 2005;72:1002–1004.
103. Friedlander GE, Tross RB, Doganis AC, et al. Effects of chemotherapeutic agents on bone: I. short-term methotrexate and doxorubicin (adriamycin) treatment in a rat model. *J Bone Joint Surg Am.* 1984;66(4):602–607.
104. http://www.natap.org/2016/CROI/croi_25.htm.
105. Shetty K, Achong R. Dental implants in the HIV-positive patient—case report and review of the literature. *Gen Dent.* 2005;53:434–437.
106. Achong RM, Shetty K, Arribas A, et al. Implants in HIV-positive patients: 3 case reports. *J Oral Maxillofac Surg.* 64:1199–1203.
107. Oksenberg A, Aarons E. Reduction of sleep bruxism using a mandibular advancement device: an experimental controlled study. *Sleep Med. Nov.* 2002;3(6):513–515.
108. Jordan AS, McSharry DG, Malhotra A. Adult obstructive sleep apnoea. *Lancet.* 2014;383(9918):736–747.
109. *Hypertension.* 2014;63:203–209. https://doi.org/10.1161/HYPERTENSIONAHA.113.00613.
110. McCracken M, Lemons JE, Rahemtulla F, et al. Bone response to titanium alloy implants placed in diabetic rats. *Int J Oral Maxillofac Implants.* 2000;15:345–354.
111. Peled M, Ardekian L, Tagger-Green N, et al. Dental implants in patients with type 2 diabetes mellitus: a clinical study. *Implant Dent.* 2003;12:116–122.
112. Balshi TJ, Wolfinger GJ. Dental implants in the diabetic patient: a retrospective study. *Implant Dent.* 1999;8:355–359.
113. Jemt T. Implant treatment in elderly patients. *Int J Prosthodont.* 1993;6:456–461.
114. Leow YH, Maibach HI. Cigarette smoking, cutaneous vasculature, and tissue oxygen. *Clin Dermatol.* 1998;16:579–584.
115. Cavalcanti R, Oreglia F, Manfredonia MF, et al. The influence of smoking on the survival of dental implants: a 5-year pragmatic multicenter retrospective cohort study of 1727 patients. *Eur J Oral Implantol.* 2011;4:39–45.
116. van Steenberghe D, Jacobs R, Desnyder M, et al. The relative impact of local and endogenous patient-related factors on implant failure up to the abutment stage. *Clin Oral Implants Res.* 2002;13:617.
117. Jones JK, Triplett RG. The relationship of cigarette smoking to impaired intra-oral wound healing. *J Oral Maxillofac Surg.* 1992;50:237–239.
118. Bain CA. Smoking and implant failure—benefits of a smoking cessation protocol. *Int J Oral Maxillofac Implants.* 1996;11:1667–1674.
119. Bain CA, Moy PK. The association between the failure of dental implants and cigarette smoking. *Int J Oral Maxillofac Impl.* 1993;8:609–615.
120. Grossi SG, Zambon J, Machtei EE. Effects of smoking and smoking cessation on healing after mechanical periodontal therapy. *J Am Dent Assoc.* 1997;128:599–607.
121. Scully C. *Scully's Medical Problems in Dentistry.* 7th ed. London: Churchill Livingstone; 2014.
122. Rees TD. Oral effects of drug abuse. *Crit Rev Oral Biol Med.* 1992;3:163–184.
123. Tonnesen H. Alcohol abuse and postoperative morbidity. *Dan Med Bull.* 2003;50:139–160.
124. Marx RE. *Oral and Intravenous Bisphosphonate-Induced Osteonecrosis of the Jaws.* Hanover Park, IL: Quintessence; 2007.
125. Greenspan SL, Rosen HN, Parker RA. Early changes in serum N-telopeptide and C-telopeptide cross-linked collagen type 1 predict long-term response to alendronate therapy in elderly women. *J Clin Endocrinol Metab.* 2000;85:3537–3540.
126. Marx RE. Bisphosphonates and bisphosphonate-induced osteonecrosis of the jaws. In: Bagheri SC, Bell RB, Kahn HA, eds. *Current Therapy in Oral and Maxillofacial Surgery.* St Louis: Saunders; 2012.
127. Jeffcoat MK. Safety of oral bisphosphonates: controlled studies on alveolar bone. *Int J Oral Maxillofac Implants.* 2006;21:349–353.
128. Damm DD, Jones DM. Bisphosphonate-related osteonecrosis of the jaws: a potential alternative to drug holidays. *Gen Dent.* 2013;61(5):33–38.
129. Aljohani S, Gaudin R, Weiser J, et al. Osteonecrosis of the jaw in patients treated with denosumab: a multicenter case series. *J Craniomaxillofac Surg.* 2018;46(9):1515–1525.
130. Blanchaert RH. Implants in the medically challenged patient. *Dent Clin N Am.* 1998;42:1.
131. Hess LM, Jeter J, Benham-Hutchins M, et al. Factors associated with osteonecrosis of the jaw among bisphosphonate users. *Am J Med.* 2009;121:475–483. e3.
132. Shapiro CL. Bisphosphonate-related osteonecrosis of jaw in the adjuvant breast cancer setting: risks and perspective. *J Clin Oncol.* 2013;31:2648.
133. https://nei.nih.gov/health/maculardegen/armd_facts.
134. Tolentino M. Systemic and ocular safety of intravitreal anti-VEGF therapies for ocular neovascular disease. *Sur Ophthalmol.* 2011;56(2):95–113.
135. https://www.cdc.gov/arthritis/basics/fibromyalgia.htm.
136. Becker DE. Psychotropic drugs: implications for dental practice. *Anesth Prog.* 2008;55(3):89–99.
137. Devine M, Taylor S, Renton T. Chronic post-surgical pain following the placement of dental implants in the maxilla: a case series. *Eur J Oral Implantol.* 2016;9(suppl 2, [1]):179–186.
138. https://www.cancer.org/cancer/breast-cancer/about/how-common-is-breast-cancer.html.
139. Harvey JM, Clark GM, Osborne CK, Allred DC. Estrogen receptor status by immunohistochemistry is superior to the ligand-binding assay for predicting response to adjuvant endocrine therapy in breast cancer. *J Clin Oncol.* 1999;17(5):1474–1481.
140. Sadler GR, Stoudt A, Fullerton JT, et al. Managing the oral sequelae of cancer therapy. *Med surg Nurs.* 2003;12(1):28–36.
141. Watters AL, Epstein JB, Agulnik M. Oral complications of targeted cancer therapies: a narrative literature review. *Oral Oncol.* 2011;47(6):441–448. [PubMed].
142. Garcia DA, Regan S, Henault LE, et al. Risk of thromboembolism with short-term interruption of warfarin therapy. *Arch Intern Med.* 2008;168:63–69.
143. Brennan MT, et al. Aspirin use and post-operative bleeding from dental extractions. *J Dent Res.* 2008;87:740–744.
144. Gulpinar K, Suleyman O, Erpulat O, et al. A preliminary study: aspirin discontinuation before elective operations; when is the optimal timing? *J Korean Surg Soc.* 2013;85(4):185–190.
145. Gomez-Moreno G, Aguilar-Salvaterra A, Martin-Piedra MA, et al. Dabigatran and rivaroxaban, new oral anticoagulants, new approaches in dentistry. *J Clin Exp Dent.* 2010;2:e1–e5.
146. Firriolo JF, Hupp WS. Beyond warfarin: the new generation of oral anticoagulants and their implications for the management of dental patients. *Oral Surg Oral Med Oral Pathol Oral Radiol.* 2012;113(4):431–441.
147. Phillips KA, Veenstr DL. Potential role of pharmacogenics in reducing adverse drug reactions. *JAMA.* 2001;286:2270–2279.

148. Haney EM, Chan BKS, Diem SJ, et al. Association of low bone mineral density with selective serotonin reuptake inhibitor use by older men. *Arch Intern Med*. 2007;167(12):1246–1251.
149. Wu X, Al-Abedalla K, Rastikerdar E, et al. Selective serotonin reuptake inhibitors and the risk of osseointegrated implant failure: a cohort study. *J Dent Res*. 2014;93(11):1054–1061.
150. Witt JD, Swann M. Metal wear and tissue response in failed titanium alloy total hip replacements. *J Bone Joint Surg Br*. 1991;73:559–563.
151. Yamauchi R, Morita A, Tsuji T. Pacemaker dermatitis from titanium. *Contact Dermatitis*. 2000;42:52–53.
152. Siddiqi A, Payne AG, De Silva RK, et al. Titanium allergy: could it affect dental implant integration? *Clin Oral Implants Res*. 2011;22:673–680.
153. du Preez LA, Bütow KW, Swart TJ. Implant failure due to titanium hypersensitivity/allergy? Report of a case. *SADJ*. 2007;62:24–25.
154. Egusa H, Ko N, Shimazu T, Yatani H. Suspected association of an allergic reaction with titanium dental implants: a clinical report. *J Prosthet Dent*. 2008;100:344–347.
155. Sicilia A, Cuesta S, Coma G, et al. Titanium allergy in dental implant patients: a clinical study on 1500 consecutive patients. *Clin Oral Implants Res*. 2008;19:823–835.
156. Holgers KM, Roupe G, Tjellström A, Bjursten LM. Clinical, immunological and bacteriological evaluation of adverse reactions to skin-penetrating titanium implants in the head and neck region. *Contact Dermatitis*. 1992;27:1–7.
157. Hallab N, Merritt K, Jacobs JJ. Metal sensitivity in patients with orthopaedic implants. *J Bone Joint Surg Am*. 2001;83A:428–436.
158. Harloff T, Hönle W, Holzwarth U, et al. Titanium allergy or not? "Impurity" of titanium implant materials. *Health*. 2010;2:306–310.

# 11

Avaliação Radiográfica em Implantologia Oral

RANDOLPH R. RESNIK

Os avanços na tecnologia da imagem radiológica tiveram um impacto significativo nas fases cirúrgica e protética da implantologia oral. A avaliação radiográfica abrangente e precisa é crucial e um dos aspectos mais importantes do planejamento do tratamento com implantes dentários. No passado, várias técnicas de imagem foram usadas para avaliar a qualidade e a quantidade óssea e a localização de estruturas anatômicas em relação aos locais de implante propostos. Tradicionalmente, os implantodontistas têm confiado em modalidades radiográficas convencionais bidimensionais (2D) que têm deficiências inerentes. No entanto, com o advento da tomografia computadorizada (TC) e tomografia computadorizada de feixe cônico (TCFC), uma nova era em todas as fases do estudo da imagem radiográfica de pacientes candidatos a implantes tem se tornado disponível para o implantodontista. Esses avanços tecnológicos aumentaram significativamente o nível de informações detalhadas disponíveis para os implantodontistas nas fases de diagnóstico, planejamento de tratamento, cirurgia e prótese. Este capítulo fará uma revisão abrangente do uso de várias modalidades e tecnologia radiográficas na avaliação pré-cirúrgica, planejamento do tratamento e da cirurgia, prótese e avaliações pós-operatórias do tratamento com implantes.

Objetivos de imagem em implantologia oral

Os objetivos do diagnóstico por imagem dependem de uma série de fatores, incluindo a quantidade e o tipo de informação necessária e a localização anatômica de interesse. A decisão de quando obter imagens, junto com a modalidade de imagem a ser utilizada, depende da integração desses fatores e pode ser organizada em três fases.

Fase 1

A fase 1 é denominada avaliação de imagem pré-operatória do implante, e envolve todos os exames radiológicos anteriores e novos, para auxiliar a equipe de implantodontia na determinação do plano de tratamento abrangente e definitivo do paciente. Os objetivos desta fase incluem todos os procedimentos cirúrgicos e informações protéticas para determinar a quantidade, a qualidade e as angulações dos ossos; a relação das estruturas nobres com o locais potenciais de implante; e a presença ou ausência de doença nos sítios cirúrgicos propostos.

Fase 2

A fase 2 consiste em imagens cirúrgicas e intraoperatórias do implante, e está focada em auxiliar a intervenção nas fases cirúrgicas e protéticas do paciente. Os objetivos desta fase são avaliar os sítios cirúrgicos durante e imediatamente após a cirurgia, auxiliar no posicionamento ideal e na orientação dos implantes, avaliar a fase de cicatrização e integração do implante e certificar que a posição do pilar protético e a fabricação da prótese estejam corretas.

Fase 3

A fase 3 é a fase final que compreende a imagem pós-protética do implante. Esta fase começa logo após a instalação da prótese e continua enquanto os implantes permanecerem nos arcos. Os objetivos desta fase de imagem são avaliar a manutenção da fixação e a função do implante a longo prazo, incluindo os níveis de crista óssea a cada implante e avaliar a prótese sobre o implante.

Imagens pré-cirúrgicas (fase 1)

No campo da implantologia oral, numerosas modalidades de imagens radiográficas estão disponíveis para a avaliação pré-cirúrgica de pacientes com implantes dentais. Antes da tomografia computadorizada de feixe cônico (TCFC), as radiografias intraorais, juntamente com as imagens panorâmicas 2D, eram usadas como os únicos determinantes do diagnóstico e planejamento do tratamento com implante. Com o avanço da tecnologia radiográfica, vários sistemas de imagens tridimensionais (3D) agora são comuns na prática odontológica, permitindo uma quantidade ilimitada de informações de diagnóstico disponíveis para a equipe de implantodontia.

A fase de imagem pré-cirúrgica do tratamento é uma das mais importantes no processo de tratamento com implante. O objetivo da avaliação radiográfica pré-cirúrgica é avaliar a qualidade e a quantidade óssea disponível, angulação do osso e seleção dos locais potenciais para instalação do implante e para verificar a ausência de patologia. Com o uso popular da TCFC, a fase pré-cirúrgica tornou-se mais amigável e permite uma avaliação abrangente do paciente. Em comparação com TCFC, outros tipos de modalidades radiográficas (p. ex., panorâmica, periapical, cefalométrica, tomografia convencional) têm vantagens e desvantagens inerentes e têm sido demonstrados resultados falso-negativos e falso-positivos.[1]

Em radiologia odontológica e médica, um princípio recomendado para a seleção da modalidade radiográfica apropriada é basear-se na dosagem de radiação. Os profissionais da odontologia devem sempre aderir ao princípio de "tão baixo quanto razoavelmente alcançável" (ALARA, do inglês *As Low As Reasonably Achievable*). O princípio ALARA basicamente reporta estatísticas de que a técnica de diagnóstico por imagem selecionada deve incluir a menor dose de radiação possível para o paciente. As diretrizes publicadas da American Academy of Oral and Maxillofacial Radiology afirmam que todas as pesquisas de local de implante devem ser avaliadas com uma técnica de imagem 3D, como TCFC ou TC.[2] Essa fase da imaginologia do implante tem como objetivo avaliar o estado atual dos dentes e a anatomia óssea do paciente, e para desenvolver e refinar o plano de tratamento. A avaliação do paciente por membros da equipe de implantodontia é realizada com uma revisão da história do paciente, um exame clínico completo e uma revisão dos seus exames radiológicos. Nesse ponto, o clínico deve ser capaz de detectar doença dentária ou óssea, e estabelecer um objetivo clínico que atenda às necessidades funcionais e estéticas do paciente. Se o cirurgião-dentista não pode descartar presença de doença dentária ou óssea, então outro exame clínico ou radiológico é necessário. O objetivo ideal dessa fase de tratamento é desenvolver e implementar um plano de tratamento para o paciente que permita a reabilitação da função e da estética do paciente pela instalação precisa e estratégica de implantes dentais. As necessidades funcionais e estéticas do paciente podem ser transformadas fisicamente em um modelo de diagnóstico 3D que permite à equipe de implantodontia identificar os locais específicos de cirurgia de maneira prospectiva por meio dos exames de imagem. Os objetivos específicos da imagem pré-protética estão listados no Boxe 11.1.

Todas as modalidades identificadas no Boxe 11.2 têm sido usadas na primeira fase diagnóstica do tratamento em implantologia oral.[3,4] Porém, os casos de implante dental são inerentemente 3D em relação à prótese final, oclusão e função da anatomia 3D do paciente. Um plano de tratamento 3D idealmente identifica em cada local potencial de implante a quantidade de largura do osso, a posição ideal e orientação de cada implante, seu comprimento e diâmetro ideais, a presença e quantidade do osso cortical na crista, o grau de mineralização do osso trabecular e a posição ou relação das estruturas nobres aos locais de implante propostos. Portanto, as modalidades de escolha para planejamento de tratamento pré-cirúrgico geralmente utilizam TCFC, que fornece alta resolução e precisão dimensional 3D sobre os locais propostos para a instalação do implante no paciente.

Modalidades radiográficas utilizadas em implantologia oral

Radiografia periapical

A radiografia periapical (digital), uma das modalidades radiográficas mais utilizadas em odontologia, tem muitas vantagens, tais como alta resolução, baixa radiação, conveniência e modificação de imagem via capacidade digital do *software*. No entanto, o implantodontista deve compreender as desvantagens inerentes dessa técnica radiológica quando usada em implantologia oral.

1. *Distorção da imagem*: as radiografias intraorais são inerentemente suscetíveis à distorção e ampliação da imagem, pois o objeto de interesse não tem a mesma distância focal ponto-ao-objeto. Ao determinar a localização das estruturas anatômicas, o clínico deve observar que a imagem pode conter distorção e deve ser advertido ao confiar nas medidas exatas dessas imagens. Se o feixe de raios X for perpendicular ao receptor da imagem (filme ou sensor), mas o objeto não estiver perpendicular ao receptor, ocorrerão alterações dimensionais, tais como o encurtamento e o alongamento (Figura 11.1). Sítios/quadrantes edêntulos são especialmente predispostos a esses erros, em função das abóbadas palatinas planas, juntamente com os músculos inseridos na mandíbula, fazem com que o posicionamento preciso do receptor de imagem seja de difícil obtenção.

Boxe 11.1	Objetivos da imagem pré-protética.

- Identificar a anatomia normal *versus* anormal
- Identificar variantes anatômicas
- Determinar a qualidade óssea
- Determinar a quantidade de osso
- Identificar o posicionamento ideal do implante
- Usar em gabaritos cirúrgicos

Boxe 11.2	Tipos de modalidades de imagem.

- Periapical
- Panorâmica
- Oclusal
- Cefalométrica
- Tecnologia médica computadorizada
- Tecnologia computadorizada de feixe cônico
- Imagem por ressonância magnética

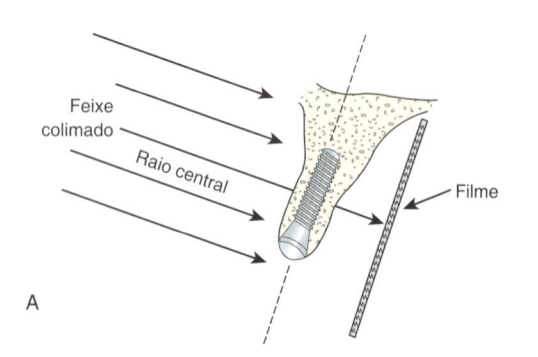

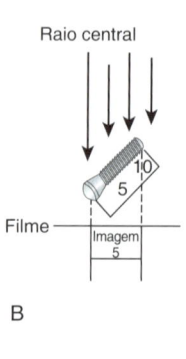

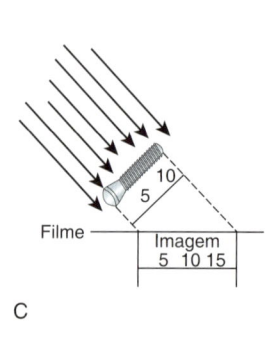

• **Figura 11.1** Posicionamento do filme. **A.** Idealmente, o raio central está perpendicular ao osso, objeto e filme, o que resulta em distorção mínima. **B.** O raio central está perpendicular ao filme, mas não ao implante, resultando em uma imagem encurtada. **C.** O raio central está perpendicular ao objeto, mas não ao filme, resultando em alongamento. (De Resnik RR, Preece JW. Radiographic complications and evaluation. In: Resnik RR, Misch CE, eds. Misch's Avoiding Complications in Oral Implantology. St. Louis, MO: Elsevier; 2018.)

2. *Modalidade radiográfica bidimensional*: uma verdadeira avaliação e determinação do osso disponível vestibulolingual deve ser averiguada para avaliar os contornos ósseos do osso existente. Como a radiografia periapical é 2D, informações vitais na largura do osso disponível não é obtida. Portanto, ao fazer uma tentativa de estimar largura, em estreita aproximação às estruturas anatômicas, maxilares e mandibulares, com radiografias 2D, o implantodontista deve estar ciente das imprecisões inerentes associadas às imagens 2D.
3. *Identificação deficiente das estruturas vitais:* ao avaliar a posição de estruturas vitais com radiografias intraorais, deve-se ter extremo cuidado. Na avaliação da verdadeira localização do forame mentoniano, estudos têm demonstrado que menos de 50% das radiografias periapicais apontam a localização correta do forame mentoniano.[5] Outros estudos concluíram que, por causa de osso cortical insuficiente ao redor do canal mandibular (CM), apenas 28% das radiografias periapicais identificam com precisão o CM.[3] Portanto, as radiografias periapicais exibem relativamente um alto falso-positivo e falso-negativo, no que diz respeito à identificação das estruturas anatômicas vitais.

Usos em implantologia oral

As radiografias periapicais têm muitas desvantagens inerentes, a maioria notável por fornecer apenas uma imagem 2D de um objeto 3D. A incapacidade de determinar as dimensões ósseas vestibulolinguais é uma das principais lacunas, no que diz respeito ao planejamento do tratamento com implantes. Essas radiografias são de pouco valor para determinar a quantidade e a qualidade do osso, identificar estruturas vitais e descrever a relação entre as estruturas nos sítios propostos para os implantes. Em suma, as radiografias periapicais devem ser limitadas para a avaliação de um sítio proposto para o implante proposto, para avaliação pré e pós-operatória.

Em termos de objetivos de imagem pré-cirúrgica, a radiografia periapical é:

- Uma modalidade altamente útil para descartar doenças dentárias ou ósseas locais
- De valor limitado na determinação de quantidade, pois a imagem é ampliada, pode ser distorcida e não representa a terceira dimensão (largura do osso)
- De valor limitado na determinação da densidade ou mineralização óssea (as tábuas corticais laterais impedem uma interpretação precisa e não possibilitam diferenciar alterações sutis no trabeculado ósseo)
- Pouco habilidosa em descrever a relação espacial entre as estruturas anatômicas e o local do implante proposto.

Radiografia panorâmica

A radiografia panorâmica é uma técnica radiográfica tomográfica, em plano curvo, usada para representar o corpo da mandíbula, a maxila e os seios maxilares em uma única imagem. Sua conveniência, velocidade e facilidade tornaram esse tipo de radiografia uma técnica popular na avaliação da anatomia macroscópica dos arcos (maxila e mandíbula). Porém, o implantodontista deve compreender as inerentes limitações características desse tipo de radiografia.

1. *Ampliação/distorção*: todas as radiografias panorâmicas exibem um aumento vertical e horizontal, além de espessura do corte tomográfico, que varia de acordo com a posição anatômica. Devido ao fato de a fonte de raios X expor os arcos usando uma angulação negativa (~ 8%) para evitar a sobreposição do osso occipital/base do crânio sobre a região dentária anterior, sempre estará presente uma ampliação variável nas radiografias panorâmicas. O aumento da ampliação decorre das variações em posicionamento do paciente, distância focal do objeto, localização relativa do centro de rotação do sistema de raios X e variações em forma e tamanho anatômicos normais, de um paciente para o outro. Zarch *et al.*[4] demonstraram que 83% das mensurações panorâmicas são subestimadas, com a maior magnificação na região anterior (Figura 11.2).
    a. *Ampliação horizontal* é determinada pela posição do objeto dentro da calha (plano) focal. O grau de ampliação horizontal depende da distância do objeto até o centro da calha focal e é influenciado pela anatomia e pelo posicionamento do paciente dentro do equipamento panorâmico. Na região anterior, a ampliação horizontal aumentará significativamente à medida que o objeto se afastar da calha focal. Isso resulta em ampliação anterior, sendo muito maior e mais variável do que a ampliação posterior.
    b. A *ampliação vertical* é determinada pelas diferenças entre a fonte de raios X e o objeto. Devido à angulação do feixe ser direcionada em uma angulação negativa [para cima], estruturas posicionadas mais perto da fonte são projetadas mais altas dentro da imagem, em relação às estruturas posicionadas mais longe da fonte de raios X. Portanto, as relações espaciais do plano vertical entre objetos projetados em uma panorâmica são imprecisas.
2. *Modalidade radiográfica bidimensional*: a radiografia panorâmica é uma imagem 2D que representa estruturas 3D. Consequentemente, não demonstra a dimensão vestibulolingual das estruturas maxilofaciais; portanto, não podem ser determinadas a largura óssea e as estruturas vitais. Além disso, produz uma imagem plana, espalhada de estruturas curvas, o que resulta em uma distorção significativa das estruturas vitais e sua relação espacial.
3. *Identificação de estruturas vitais*: a radiografia panorâmica não é capaz de exibir uma avaliação precisa da qualidade/mineralização óssea e a verdadeira identificação e localização de estruturas vitais.
    a. *Visibilidade do forame mentoniano*: deve-se ter cuidado na utilização de imagens panorâmicas como modalidade diagnóstica definitiva na avaliação da localização e visibilidade do CM. Lindh *et al.*[6] demonstraram que as paredes

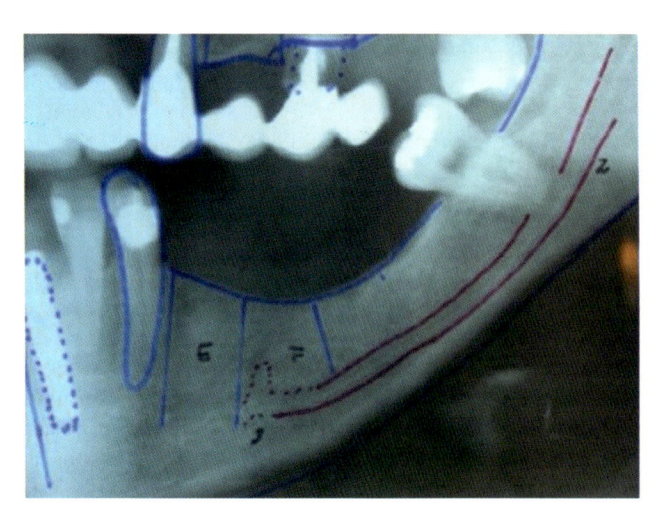

• **Figura 11.2** Todas as radiografias panorâmicas bidimensionais exibem ampliação, distorção, sobreposição de imagens e imagens fantasmas, tornando-as imagens imprecisas como determinação única para o diagnóstico dos implantes dentais. Portanto, radiografias panorâmicas não devem ser usadas para medidas finais ou determinação da estrutura vital.

corticais CM foram visíveis em apenas 36,7% das radiografias panorâmicas.
b. *Localização do forame mentoniano:* a localização do forame mentoniano tem alta variabilidade entre os indivíduos. Yosue e Brooks,[7] em avaliação do forame mentoniano, concluíram que mais de 50% das radiografias não retratam a verdadeira localização do forame mentoniano.
c. *Medidas lineares*: devido à ampliação e distorção inerentes à panorâmica, o cálculo de medidas lineares em imagens panorâmicas é impreciso. Sonic *et al.*[8] relataram uma taxa de imprecisão de 24% nas medidas lineares para avaliação óssea com relação às estruturas vitais.
d. *Alças anteriores*: o curso anterior do nervo mentoniano em relação ao forame mentoniano deve ser identificado para prevenir danos neurossensoriais. Estudos concluídos por Kuzmanovic *et al.*[9] sobre alças anteriores (cursos do nervo mentoniano anteriormente ao forame mentoniano) apontaram que a radiografia panorâmica exibe alta incidência de resultados falso-positivos e falso-negativos, sendo, portanto, totalmente imprecisos.
e. *Localização dos septos*: o septo no seio maxilar dificulta o enxerto ósseo e a instalação do implante. Em uma avaliação de septos ósseos do assoalho do seio maxilar, realizada por Krennmair *et al.*,[10] a identificação e localização corretas foram demonstradas em aproximadamente 21,3%.
f. *Identificação de forames acessórios:* uma variação anatômica comum na mandíbula é a presença de dois forames mentonianos. Foi demonstrado que a identificação precisa dos forames acessórios (duplos) ocorreu em menos de 50% das radiografias panorâmicas.[11]

Uso em implantologia

Embora as radiografias panorâmicas tenham sido historicamente o padrão-ouro na avaliação de possíveis locais de implante, muitas desvantagens estão associadas a esse tipo de radiografia. Uma resolução mais baixa impede a avaliação dos pequenos detalhes que são necessários para a análise das estruturas ósseas e da anatomia. A ampliação nos planos horizontal e vertical não são uniformes; desse modo, as mensurações lineares são imprecisas. Muitas vezes, a imagem tem sobreposição de imagens, duplicidade e imagens fantasmas, o que resulta em dificuldade na visualização de detalhes anatômicos e patológicos. As verdadeiras posições das estruturas vitais, que são cruciais no plano de tratamento com implante, não são facilmente vistas ou são retratadas incorretamente. Portanto, radiografias panorâmicas têm valor para uma avaliação inicial; porém, deve-se ter cuidado ao usar esses tipos de radiografias como o único determinante da instalação do implante, pois predispõem o implantodontista a muitas complicações médico-legais cirúrgicas e protéticas (Figura 11.3).

Imagem por ressonância magnética

A ressonância magnética (RM) é uma técnica de imagem transversal que produz imagens de finas fatias de tecido com excelente resolução espacial. Tal modalidade de imagem, desenvolvida por Lauterbur[12] em 1972, usa uma combinação de campos magnéticos que gera imagens dos tecidos do corpo sem o uso de radiação ionizante. A ressonância magnética permite total flexibilidade no posicionamento e angulação de secções de imagem e pode reproduzir vários cortes simultaneamente. As imagens digitais, de ressonância magnética, são caracterizadas por *voxels*, com uma resolução planar medida em *pixels* e milímetros, e uma espessura de secção medida em milímetros (2 a 3 mm) para aquisições de imagens de alta resolução. As sequências de imagens usadas para obtenção das imagens por ressonância magnética podem variar para obter gordura, água ou imagem balanceada da anatomia do paciente. As imagens criadas por ressonância magnética são o resultado de sinais gerados pelos prótons de hidrogênio na água ou na gordura, de forma que o osso cortical apresentará cor preta (radiotransparente) ou sem sinal. O osso esponjoso gerará um sinal e se apresentará na cor branca, pois contém medula gordurosa. Restaurações metálicas não produzirão espalhamento e, portanto, aparecerão como imagens pretas. Dessa forma, a ressonância magnética tem demonstrado ser menos propensa a artefatos de restaurações dentárias, próteses e implantes do que o escaneamento por tomografias computadorizadas ou TCFC.[13] Tal como acontece com a TC, a ressonância magnética é uma técnica quantitativamente precisa, com secções tomográficas exatas e sem distorção.

Diversos autores sugeriram o uso da ressonância magnética na avaliação odontológica para implantes e planejamento do tratamento.[14] Estruturas vitais são facilmente visualizadas, como o canal alveolar inferior e o seio maxilar. Nos casos em que o canal alveolar inferior não pode ser diferenciado por tomografia convencional ou TC, a ressonância magnética seria um alternativa viável, uma vez que o osso trabecular é facilmente diferenciado do canal alveolar inferior. Em casos de comprometimento do nervo ou infecção (osteomielite), a ressonância magnética pode ser usada devido às vantagens, que incluem a diferenciação de tecido mole em relação à TC. Estudos têm demonstrado que a precisão geométrica do nervo mandibular com a ressonância magnética é comparável à TC e é um método preciso de obtenção de imagem para planejamento do tratamento com implantes dentais.[15] A ressonância magnética pode ser usada em imagens para implantes como uma técnica de imagem secundária quando as técnicas de imagem primárias falham, como tomografia complexa ou TCFC. A tomografia complexa não consegue diferenciar o canal alveolar inferior em 60% dos casos de implante, e a TC não consegue diferenciar o canal alveolar inferior em cerca de 2% dos casos de implante. A falha em diferenciar o canal alveolar inferior pode ser causada por um osso trabecular osteoporótico e um canal alveolar inferior com corticais pouco definidas.[16] A ressonância magnética visualiza a gordura no osso trabecular e diferencia o canal alveolar inferior e o feixe neurovascular do osso trabecular adjacente. Protocolos de ressonância magnética de escaneamento duplo com volume e obtenção direcionada das imagens transversais da mandíbula produzem imagens contínuas ortogonais quantitativas dos sítios propostos para instalação dos implantes. A ressonância magnética da região posterior da mandíbula é dimensionalmente

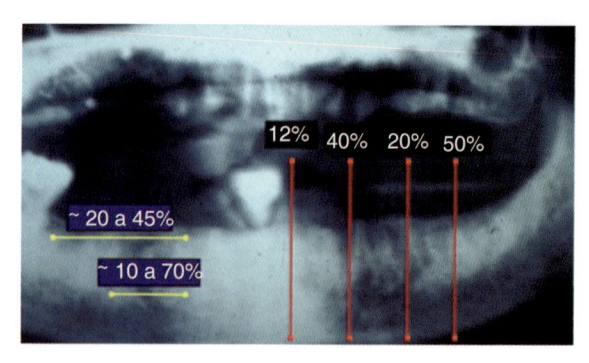

• **Figura 11.3** Panorâmica demonstrando ampliação não uniforme no plano vertical e horizontal, representando mensurações imprecisas. A ampliação é altamente variável, especialmente no plano horizontal. (De Resnik RR, Preece JW. *Radiographic complications and evaluation.* In: Resnik RR, Misch CE, eds. Misch's Avoiding Complications in Oral Implantology. St. Louis, MO: Elsevier; 2018.)

quantitativa e permite a diferenciação espacial entre estruturas críticas (nobres) e o local (sítio) proposto para o implante. Avanços recentes na ressonância magnética permitiram maior resolução de imagem, semelhante à resolução produzida em varreduras de TCFC, com tamanhos de *voxel* de 300 a 400 μm³. Além disso, a tecnologia permitiu a obtenção de imagens em um tempo mais curto, de apenas 3 a 4 minutos.[17] No entanto, existem inúmeras desvantagens para o uso de ressonância magnética para implantodontia. A ressonância magnética não é útil na caracterização da mineralização óssea ou como técnica de alto rendimento para identificar doenças ósseas ou dentárias. E mais, nenhum programa de reformatação disponível comercialmente é ofertado para uso como ponto de referência.

Uso em implantologia oral

Na implantologia oral, devido aos artefatos de imagem associados com a TCFC, a ressonância magnética é uma alternativa possível para a avaliação pós-operatória de implantes dentais, especialmente se associada a uma deficiência neurossensorial (Figura 11.4).

Tomografia de feixe cônico (TCFC)

Com o advento da tomografia computadorizada de feixe cônico, muitas das desvantagens das radiografias 2D e tomógrafos médicos convencionais foram superadas. A TCFC foi um dos avanços tecnológicos mais significativos em implantologia oral, nos dias de hoje. Por causa da baixa dose de radiação inerente à tecnologia de feixe cônico, as limitações da tomografia médica computadorizada foram superadas. Essa tecnologia de digitalização tem muitas vantagens, incluindo instalação e uso "no consultório", que permitem ao clínico e ao paciente a conveniência do atendimento no local, com recursos de digitalização e planejamento do tratamento. Além disso, a velocidade de digitalização (< 5 segundos) e a integração de programas de *software* interativos trouxeram uma vantagem incomparável para o implantodontista, para a avaliação dos locais potenciais para instalação do implante.

Hoje, a imagem TCFC tornou-se o padrão-ouro para o planejamento odontológico do tratamento com implantes. No entanto, muitos implantodontistas precisam de embasamento e conhecimento na avaliação e planejamento do tratamento com TCFC, predispondo a possíveis complicações. Portanto, o implantodontista deve ter uma compreensão completa das desvantagens inerentes aos exames de TCFC, juntamente com conhecimento de anatomia aplicada à região da cabeça e colo, variações anatômicas, achados incidentais e condições patológicas, considerando o plano de tratamento para instalação do implante.

As imagens de TCFC são o resultado de dados coletados por vários detectores e câmaras ionizantes na unidade do TCFC. Os dados coletados pelos detectores correspondem a um composto de características de absorção dos tecidos e estruturas fotografadas. Essa informação é transformada em imagens (dados brutos) que são reformatadas em um volume *voxel* (digital) para avaliação e análise. A integração de sistemas de imagem digital, na área da implantodontia, aumentou significativamente as capacidades de diagnóstico dos clínicos. Uma imagem digital 2D é descrita por uma matriz de imagem que tem elementos individuais de imagem denominados *pixels*. Uma imagem digital é descrita por sua largura, altura e *pixels* (ou seja, 512 Å ~ 512). Para imagens digitais maiores (ou seja, 1,2 M Å ~ 1,2 M; o M representa megapixels), a imagem é alternativamente descrita como uma imagem de 1,5-M. Cada elemento de imagem, ou *pixel*, tem um valor digital discreto

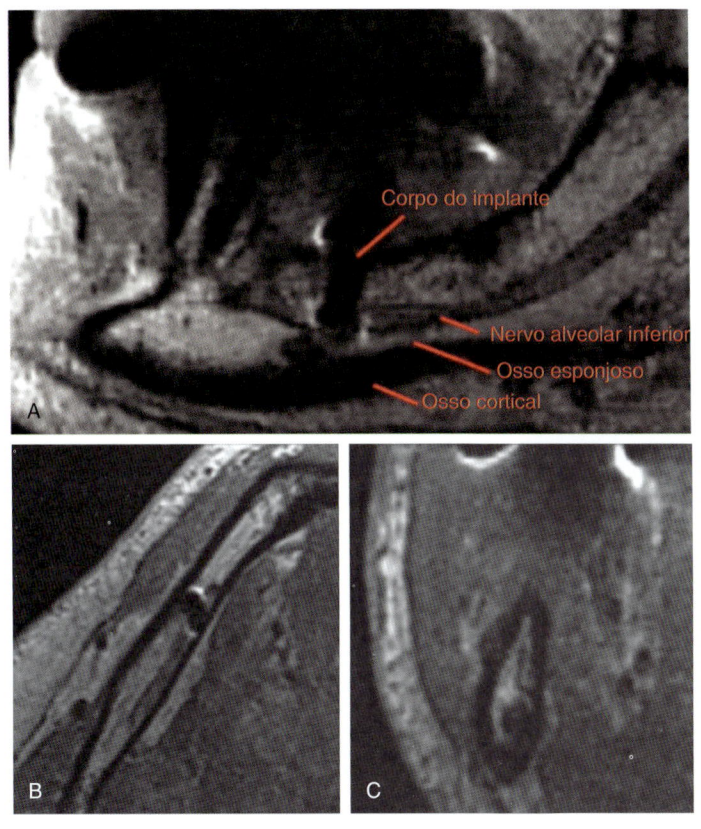

• **Figura 11.4** Imagens obtidas por ressonância magnética – **A.** sagital, **B.** axial e **C.** coronal – para avaliação tridimensional do osso após a instalação do implante, com uma exibição do implante localizado no canal alveolar inferior. (De Wanner L, et al. *Magnetic resonance imaging–a diagnostic tool for postoperative evaluation of dental implants: a case report*. Oral Surg Oral Med Oral Pathol Oral Radiol. 2018;125:e103-e107.)

que descreve a intensidade da imagem nesse ponto particular. O valor de um elemento de *pixel* é descrito por uma escala, que pode ser tão baixa quanto 8 *bits* (256 valores) ou tão alta como 12 *bits* (4.096 valores) para sistemas de imagem em preto e branco, ou 36 *bits* (65 bilhões de valores) para sistemas de imagem em cores. Nove a 11 imagens digitais em preto e branco são exibidas de forma ideal, em um monitor preto e branco dedicado. Geralmente, 8 *bits* ou 256 níveis podem ser exibidos efetivamente em um monitor. Uma imagem digital 3D é descrita por uma matriz de imagem que tem imagem ou elementos individuais de imagem chamados *voxels*. Uma imagem 3D digital é descrita não apenas por sua largura e altura de *pixels* (ou seja, 512 Å ~ 512), mas também por sua profundidade e espessura. Um volume de imagem ou caracterização 3D do paciente é produzido por imagens contíguas, as quais produzem um estrutura 3D de elementos de volume (ou seja, TC, RM e tomografia computadorizada interativa [TCI]).

Cada elemento de volume tem um valor que descreve seu nível de intensidade. Normalmente, as modalidades 3D têm uma escala de intensidade de 12 *bits*, ou 4096 valores. As imagens digitais 2D são compostas por *pixels* (2D) e elementos de imagem *voxels* (3D). *Pixels* e *voxels* possuem atributos de tamanho, localização e valor da escala de cinza. Cada *voxel* e *pixel* exibidos são caracterizados por um valor numérico que representa a densidade dos tecidos. Isso é denominado *número CT*. Um tom de cinza específico ou valor de densidade é atribuído a cada número CT que compreende as imagens (Figura 11.5).

Imagens de TC são imagens inerentemente 3D, em geral 512 Å ~ 512 *pixels* com uma espessura descrita pelo espaçamento da técnica de fatia da imagem. Cada *voxel* possui um valor, referido em unidades Hounsfield (HUs), que descreve a densidade de cada imagem. O intervalo dessas unidades é de –1.000 (ar) a +3.000 (esmalte) HUs (Boxe 11.3). A maioria dos tomógrafos é padronizada com um valor de Hounsfield de 0 para água. A escala de densidade CT é quantitativa e significativa na identificação e diferenciação de estruturas e tecidos (Boxe 11.4).

Tipos de *scanners* de tomografia computadorizada

Médico

Nos departamentos de radiologia médica, a tomografia computadorizada é a modalidade de diagnóstico por imagem mais comum para avaliar tecidos duros e moles. Os avanços na velocidade e na qualidade da imagem foram aparentes no início da década de 1990, com o advento dos tomógrafos em espiral e helicoidal. No entanto, desde a introdução do *multislice* em 1998 (detector *multirow* TC – detector múltiplo), houve uma revolução no campo da TC médica.

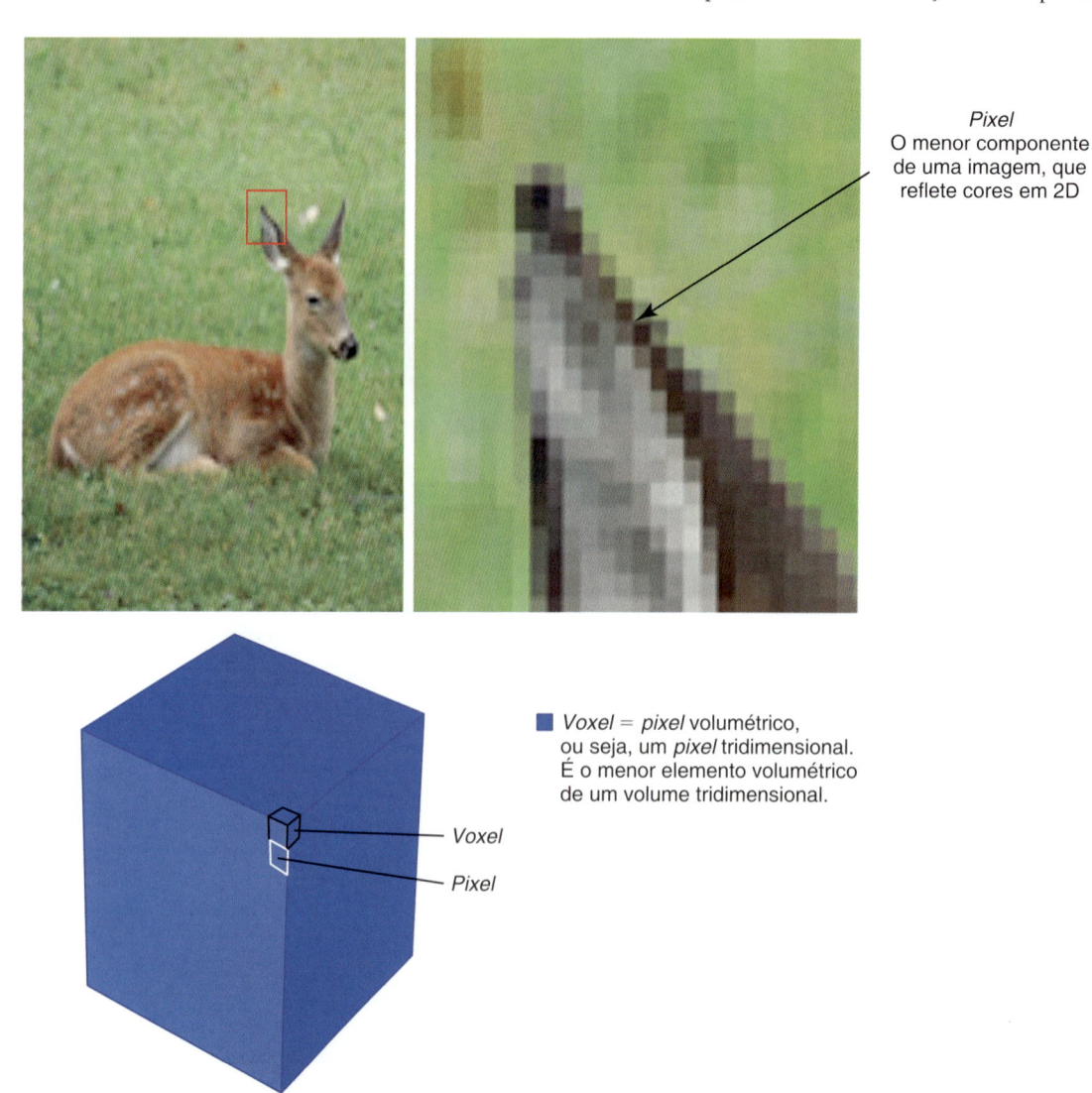

• **Figura 11.5** A imagem final da tomografia computadorizada depende do *pixel* (bidimensional [2D]) e do tamanho do *voxel* (tridimensional). (De Resnik RR, Misch CE. Radiographic imaging in implant dentistry. In: Misch CE, ed. Dental Implant Prosthetics. 2nd ed. St. Louis, MO: Elsevier; 2015.)

Boxe 11.3	Qualidade óssea.
Densidade	Unidade Hounsfield
D1	1.250
D2	850 a 1.250
D3	350 a 850
D4	0 a 350
D5	< 0

Boxe 11.4	Caracterização óssea.
Material	Unidade Hounsfield (UH)
Ar	−1.000
Água	0
Músculo	35 a 70
Osso trabecular	150 a 900
Osso cortical	900 a 1.800
Dentina	1.600 a 2.400
Esmalte	2.500 a 3.000
Alvéolo extraído	−700
Canal alveolar inferior	−700
Forame mentoniano	−400
Tecido mole	300 a 0

Patrick, S., Birur, N. P., Gurushanth, K., Raghavan, A. S., & Gurudath, S. (2017). Comparison of gray values of cone-beam computed tomography with hounsfield units of multislice computed tomography: An in vitro study. Indian Journal of Dental Research, 28(1), 66.

Tais unidades de escaneamento (varredura) de TC são máquinas tomográficas classificadas como 4, 8, 12, 16, 32 ou 64 canais. O número de canais corresponde ao número de vezes em que o feixe de raios X gira em torno da cabeça do paciente para obter os dados da tomografia computadorizada. Os números CT, ou unidades Hounsfield, são então reconstruídos matematicamente e formatados em imagens. No entanto, devido ao fato de essas imagens consistirem em uma série de imagens incrementais agrupadas, os cortes da TC espiral produzem reconstruções de imagem "medianas" com base nos múltiplos raios X que atravessam a área escaneada (digitalizada). Com tal reconstrução de imagens, uma pequena lacuna entre cada fatia está presente, o que contribui para um erro inerente aos *scanners* médicos.

Na década de 1980, a reconstrução transversal das imagens de TC melhorou drasticamente o diagnóstico e o planejamento do tratamento em implantologia oral. Essas imagens reformatadas permitiram a avaliação 3D das estruturas vitais (nobres) e da anatomia oral relacionada. No entanto, embora esses avanços tenham aprimorado as habilidades de diagnóstico, havia deficiências inerentes aos *scanners* médicos usados para fins odontológicos. Devido ao fato de os aparelhos não terem sido desenvolvidos para a reformatação odontológica, existem erros inerentes, como distorção, ampliação e problemas de posicionamento que levam a imprecisões quando reformatados. Além disso, nenhuma informação protética poderia ser coletada para prever o resultado final da prótese. Isso foi superado com o advento de sofisticados aparelhos de digitalização, protótipos (modelos de osso) estereolitográficos de resina, tecnologia de dentes virtuais, *software* interativo, guias cirúrgicas geradas por computador e sistemas de navegação guiada por imagem baseados em TC, que permitiram que a instalação e o resultado protético pudessem ser estabelecidos.

Embora os problemas clínicos dos *scanners* médicos tenham sido remediados, inúmeras desvantagens persistem, incluindo exposição à radiação e disponibilidade. A quantidade de exposição à radiação de exames médicos é um tema controverso há muitos anos e tem sido considerada excessiva. A disponibilidade melhorou drasticamente ao longo dos anos, com o advento da tecnologia do feixe cônico (Figura 11.6A).

Para superar algumas das desvantagens dos tomógrafos médicos convencionais, a TCFC se tornou extremamente popular (Tabela 11.1 e Figura 11.6B). Devido ao fato de a TC convencional estar associada a altas doses de radiação, essa técnica de obtenção de imagem sempre esteve sob críticas significativas quando usada para o plano de tratamento de implantes. No entanto, com o advento da tecnologia de feixe cônico, as limitações da TC médica foram superadas. Com a tecnologia do feixe cônico, existe a capacidade de fornecer imagens de diagnóstico mais precisas, juntamente com uma fração da exposição à radiação da TC convencional e adesão ao princípio ALARA.[18] Os *scanners* de feixe cônico são feitos para instalação e uso "no consultório", permitindo ao clínico e ao paciente a conveniência da digitalização no local (Figura 11.7).

Os *scanners* TCFC usam uma fonte rotativa de raios X que gera um feixe em forma cônica, que pode ser modificado para abranger a área desejada. Os dados atenuados do feixe de raios X são coletados por um único coletor. Esses dados são então convertidos em

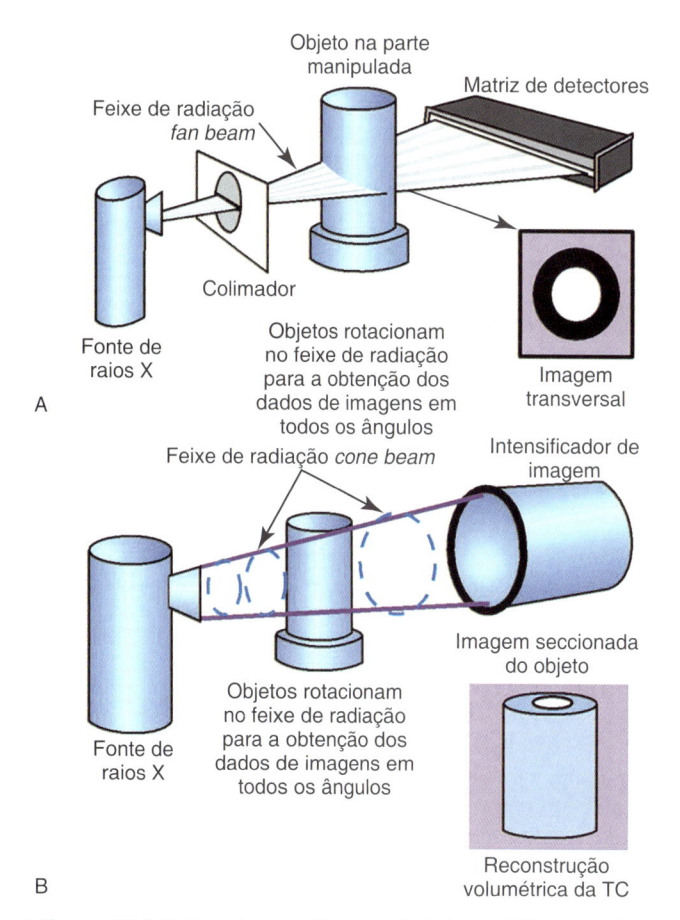

• **Figura 11.6 A.** Uma tomografia computadorizada (TC) convencional utiliza um "feixe-leque" ("*fan beam*") muito estreito, que gira em torno do paciente, gerando uma fatia fina (imagem) em cada giro. Devido à numerosa quantidade de giros necessários, a dose de radiação é aumentada. **B.** A tomografia volumétrica *cone beam* captura todos os dados em um só giro, reduzindo assim a radiação e evitando distorções e erros na reformatação. (De *Resnik RR, Misch CE. Radiographic imaging in implant dentistry. In: Misch CE, ed.* Dental Implant Prosthetics. 2nd ed. St. Louis, MO: Elsevier; 2015.)

Tabela 11.1	Comparação de *scanners* médicos espirais e tomografia computadorizada de feixe cônico.	
Especificações	Médico	*Cone beam*
Tempo de escaneamento	Cerca de 1 a 4 min	Cerca de 5 a 60 s
Exposição à radiação	Maior	Menor
Escaneamento	Múltiplas fatias	Uma rotação
Campo exposto	Um arco de cada vez	Ambos os arcos simultaneamente
Espalhamento	Maior	Menor
Posicionamento	Muito sensível à técnica	Muito mais fácil

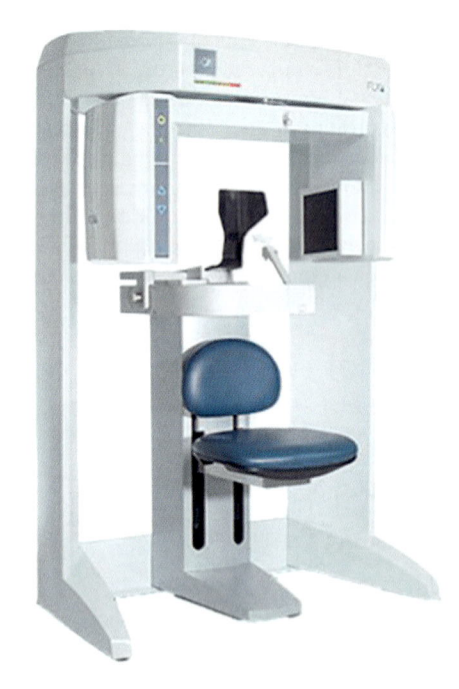

• **Figura 11.7** Unidade de tomografia computadorizada de feixe cônico (TCFC): unidade I-Cat com apenas requisitos mínimos de espaço (4 × 4 foot footprint).

vários tons de cinza, que são exibidos na tela do computador. A reconstrução dessas imagens pode estar em qualquer plano simplesmente realinhando a imagem ou dados de *voxel*. Isso permite a visualização dos dados em imagens axiais, sagitais, coronais, panorâmicas, 3D e de tecidos moles (Figura 11.8).

Ponto focal. A clareza das imagens da tomografia computadorizada não depende do tamanho do *voxel*. Na verdade, uma unidade TCFC pode ter um *voxel* de tamanho muito pequeno; no entanto, a qualidade da imagem pode ser comprometida por causa de um ponto focal grande. O ponto focal é a área do tubo de raios X que emite os raios X. Em geral, quanto menor o ponto focal, mais nítida a qualidade da imagem final. Assim, uma fonte ou ponto focal maior resultará em projeções de sombras da área digitalizada, o que resultará em embaçamento do objeto. Essa penumbra ou desfoque das bordas cria uma sombra, resultando em uma imagem de clareza e qualidade ruins.

As atuais unidades TCFC têm pontos focais que variam de 0,15 a 0,7 mm (Figura 11.9).

Campo de visão. As unidades TCFC variam na área de interesse ou no que é comumente denominado *campo de visão* (FOV) em radiologia. O FOV descreve o volume de varredura, que depende de muitos fatores, incluindo o tamanho e a forma do detector, a geometria do feixe projetado e a colimação do feixe. A colimação do feixe é fundamental para diminuir a exposição à radiação do paciente e garantir que apenas a área de interesse seja irradiada. Volumes menores de digitalização geralmente produzem imagens de alta resolução. Atualmente, as unidades TCFC são classificadas como FOVs pequenos, médios ou grandes (Figura 11.10).

Faixa de dose efetiva de tomografia computadorizada de feixe cônico

Scanners. Por causa do número crescente de unidades TCFC sendo desenvolvidas e lançadas no mercado, é difícil generalizar a dose de radiação da TCFC. Essas unidades apresentam uma grande variação de parâmetros de exposição, como espectro de raios X (pico de voltagem e filtração), exposição a raios X (mA e número de projeções) e FOV. Assim, a gama de unidades e protocolos de imagem resultará em diferentes doses de radiação absorvida.

A dose efetiva medida em *microsieverts* ainda é a forma mais aceita para determinar o risco de radiação para os pacientes. Uma série de estudos mediu a dose efetiva em unidades odontológicas de TCFC, usando dosímetros termoluminescentes com fantomas de dosimetria. Os fantomas são colocados em várias camadas ao longo do plano axial para permitir o acesso à anatomia interna. O dosímetro termoluminescente é colocado na área radiossensível a ser testada (ou seja, ramo, sínfise, tireoide, glândulas salivares). O operador pode controlar o FOV, kVp, mA e os tempos de varredura (*scanner*) para reduzir a dose efetiva. No entanto, essas reduções resultam em uma diminuição do sinal e pior qualidade de imagem (Figura 11.11).

Tipo de sensor (detector). O sensor de raios X recebe os raios X e os converte em dados elétricos, que são então convertidos em várias imagens por meio de programas especiais de computador. Dois tipos de sensores são usados hoje na tecnologia TCFC: (1) intensificadores de imagem (IIs) com dispositivos de acoplamento de carga e (2) detectores *flat panel* ("tela plana"). Os intensificadores de imagem têm muitas desvantagens em comparação com os detectores *flat panel*, incluindo resolução mais baixa, sendo mais volumosos, e exigindo uma dose de radiação mais alta ao paciente. Os detectores *flat panel*, embora mais onerosos do que intensificadores de imagem, produzem imagens com muito mais qualidade e resolução. A maioria dos detectores *flat panel* usada hoje, em unidades de TCFC, utiliza iodeto de césio como o cintilador cristalino de varredura. Os cintiladores de iodeto de césio produzem a maior resolução espacial possível entre várias varreduras de TCFC.

Tamanho do *Voxel*. O elemento de unidade na imagem 3D é denominado *voxel*, que é análogo ao *pixel* 2D. Imagens são compostas por vários *voxels* empilhados em linhas ou colunas isotrópicas. Isotrópico correlaciona-se a dimensões iguais nos planos x, y e z, e varia em tamanho de 0,075 a 0,6 mm. A cada *voxel* individual é atribuído um valor de escala de cinza que corresponde à atenuação do valor da estrutura anatômica. Assim, quanto menor o tamanho do *voxel*, maiores serão a resolução e a qualidade da imagem; porém, maior a dose de radiação resultante. Um tamanho de *voxel* de 0,2 a 0,3 mm é considerado ideal, pois permite uma troca equitativa entre a qualidade da imagem e a dose de radiação absorvida (Figura 11.12).

Resolução espacial. A resolução espacial é medida em linhas por milímetro (lp/mm) e refere-se à capacidade de distinguir dois objetos anatomicamente próximos. Em uma imagem TCFC, quanto maior a resolução espacial, maior será a capacidade de delinear dois objetos diferentes um do outro. Normalmente, *scanners* da TCFC (tamanho do *voxel* 0,075 a 0,6 mm) são mais comumente associados à alta resolução espacial que *scanners* de

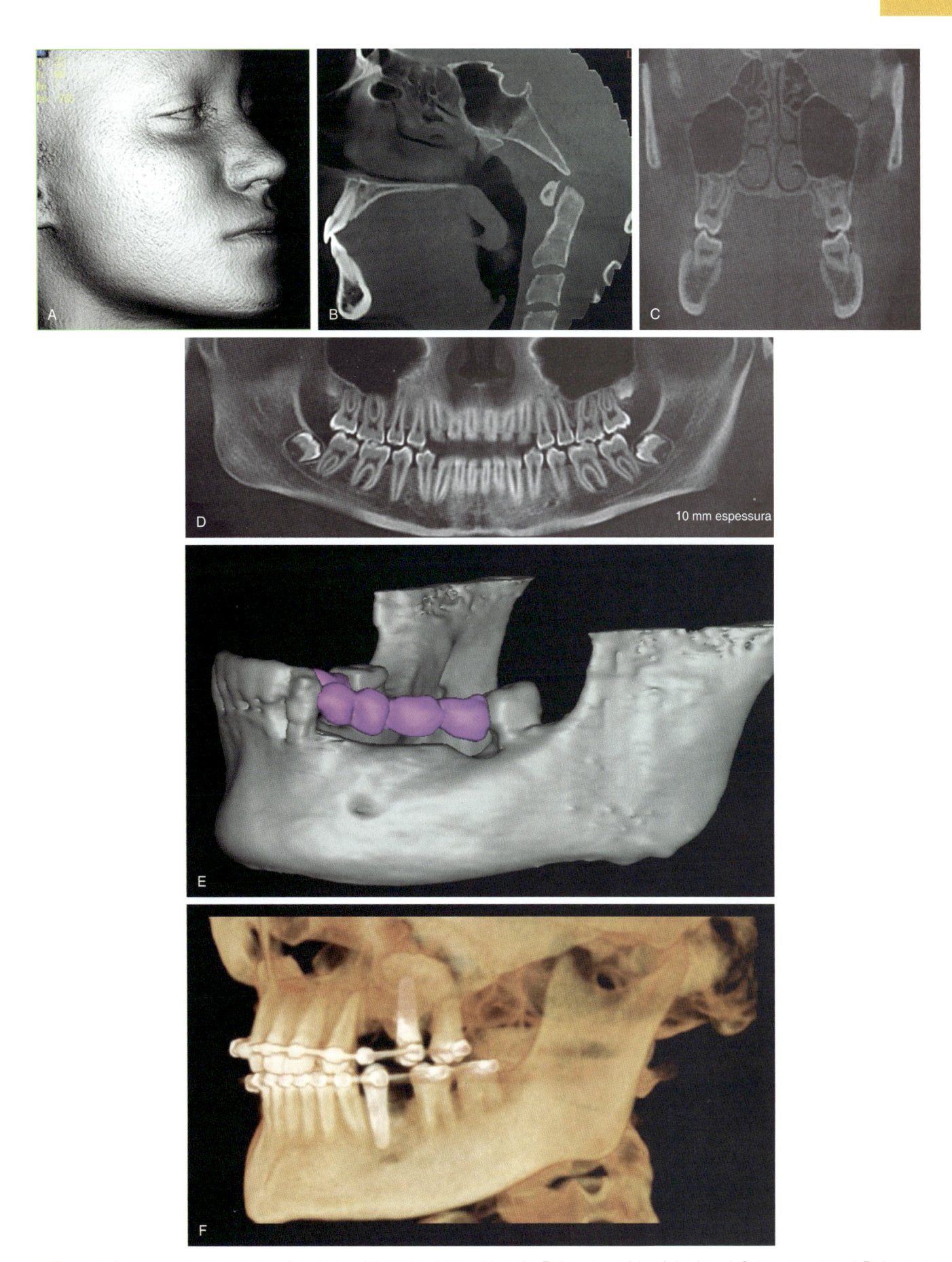

CAPÍTULO 11   Avaliação Radiográfica em Implantologia Oral   281

• **Figura 11.8** Imagens do feixe cônico. **A.** Imagem tridimensional do tecido mole. **B.** Imagem cefalométrica lateral. **C.** Imagem coronal. **D.** Imagem panorâmica. **E.** Imagem óssea lateral. **F.** Imagem de projeção de intensidade máxima (MIP).

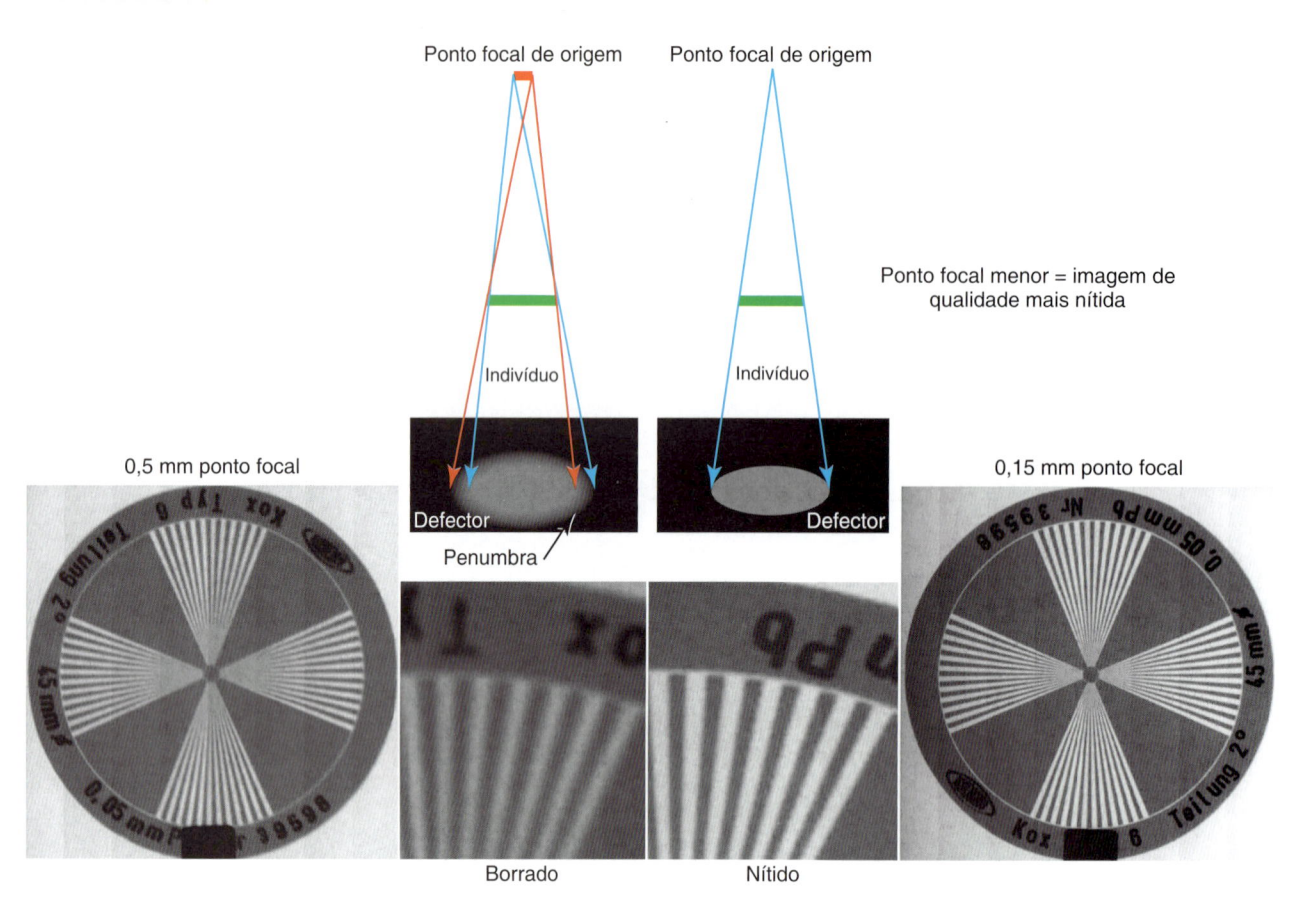

• **Figura 11.9** Ponto focal. Exemplo que demonstra a diferença entre um ponto focal de 0,15 e 0,5 mm representando um ponto focal menor está associado a uma imagem mais nítida. (De *Resnik RR, Misch CE. Radiographic imaging in implant dentistry. In: Misch CE, ed.* Dental Implant Prosthetics. *2nd ed. St. Louis, MO: Elsevier; 2015.*)

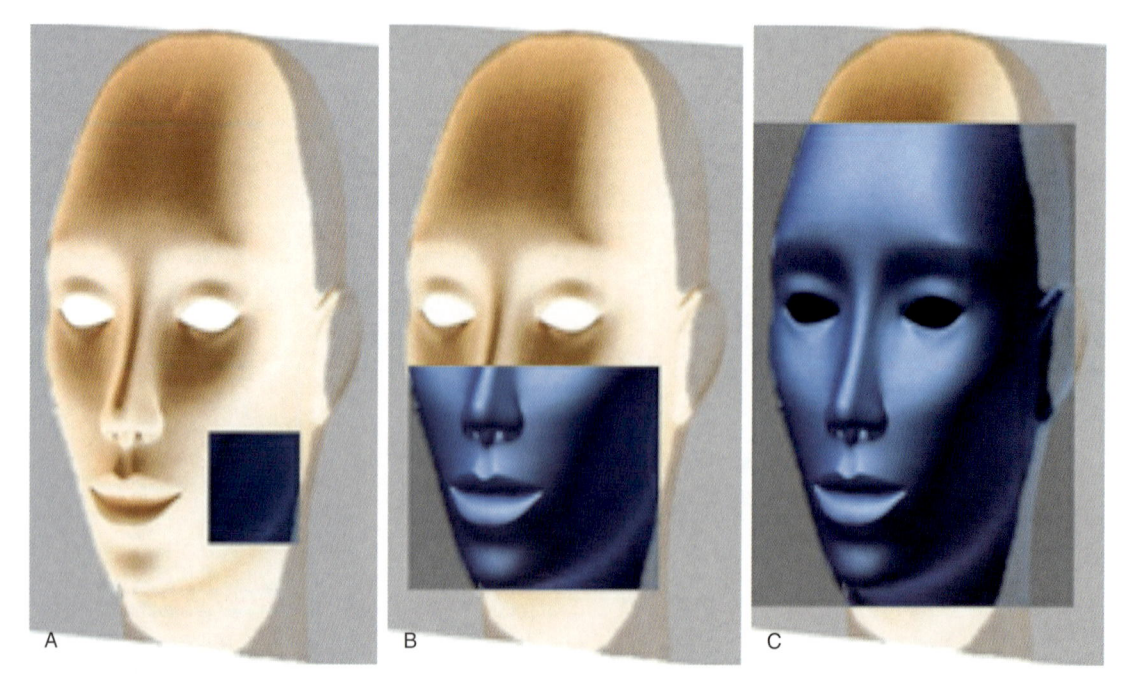

• **Figura 11.10** O campo de visão de uma unidade de tomografia computadorizada de feixe cônico: **A.** pequeno, **B.** médio e **C.** grande. (De *Resnik RR, Misch CE. Radiographic imaging in implant dentistry. In: Misch CE, ed.* Dental Implant Prosthetics. *2nd ed. St. Louis, MO: Elsevier; 2015.*)

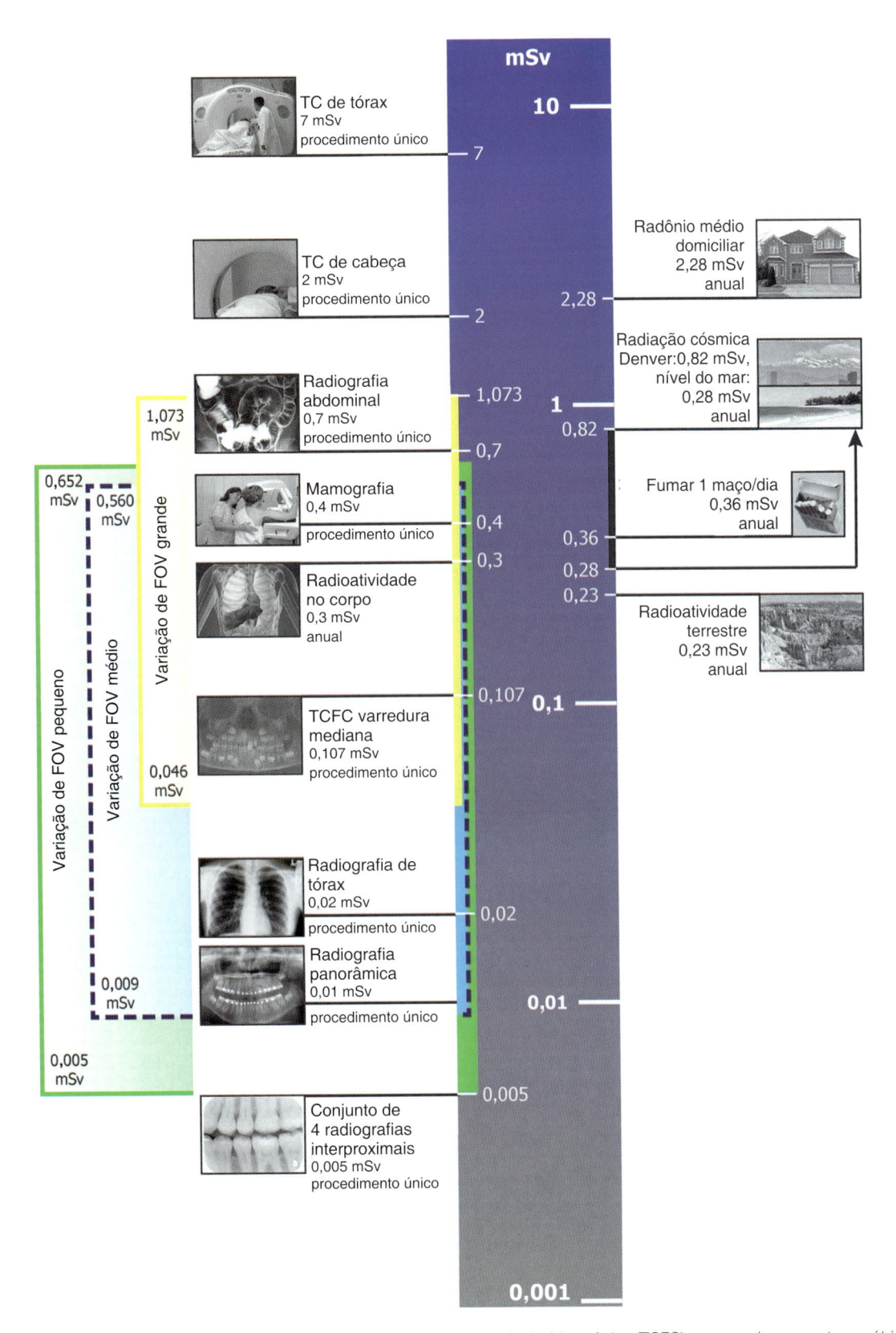

CAPÍTULO 11 Avaliação Radiográfica em Implantologia Oral

• **Figura 11.11** Dose efetiva (*microsieverts* [mSv]) da tomografia computadorizada de feixe cônico (TCFC) comparada com outras métricas de dose. FOV, campo de visão (De *Aanenson JW, Till JE, Grogan HA. Understanding and communicating radiation dose and risk from cone beam computed tomography in dentistry.* J Prosthet Dent. 2018;120:353-360.)

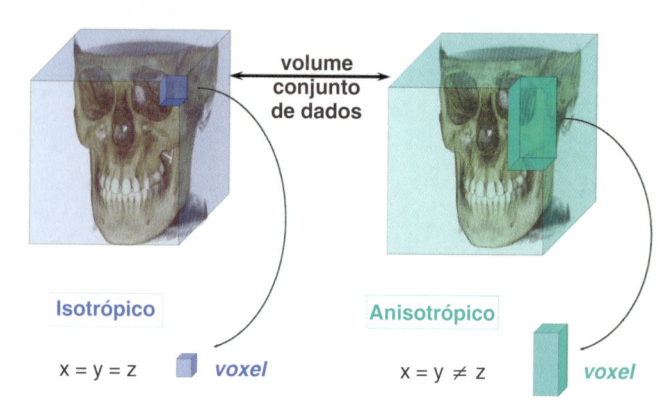

• **Figura 11.12** Comparação de conjuntos de volume de dados obtidos isotropicamente (esquerda) e anisotropicamente (direita). Como a tomografia computadorizada de feixe cônico obtém dados em função do tamanho do *pixel* do detector de área e não da aquisição de grupos de linhas com movimento translacional sequencial, os *voxels* de composição são iguais em todas as três dimensões, em vez de em coluna, sendo a altura diferente das dimensões de largura e profundidade. (De *Scarfe WC, Farman AG. What is cone-beam CT and how does it work?* Dent Clin North Am. *2008;52:707-730.*)

nível médico (tamanho do *voxel* 0,6 a 1 mm). Entretanto, uma diminuição da resolução espacial nas imagens de TCFC pode resultar de: (1) o uso de um *voxel* de tamanho maior (> 0,4; uso de *voxel* de tamanho > 0,3 mm para implantes não é recomendado devido à menor resolução espacial); (2) diminuição da radiação (kVp ou mA), o que resulta em aumento de ruído; (3) restaurações metálicas ou implantes resultando em artefatos; e (4) tamanho aumentado do ponto focal.

Resolução de contraste. A resolução de contraste é definida como a capacidade de diferenciar tecidos de diferentes radiodensidades. Idealmente, na implantologia, a capacidade de produzir diferentes tons de cinza é importante para uma imagem claramente diagnóstica. Como as imagens de TCFC usam menos radiação e são produzidas com configurações de kVp e mA mais baixas em comparação com unidades MDCT (*Multi-Detector Computerized Tomography*), a TCFC odontológica está associada a um contraste de imagem ligeiramente maior, modificável por meio de configurações de *software*. A TCFC odontológica geralmente tem um aumento do ruído e dispersão da imagem quando comparada com unidades médicas. Um FOV menor pode ser usado para minimizar o ruído e a dispersão. No entanto, FOVs menores geralmente estão associados a configurações de radiação ligeiramente mais altas.

Profundidade de *bits*. A qualidade das imagens TCFC está diretamente relacionada ao número de tons de cinza (profundidade de *bits*). As unidades TCFC atuais produzem acima de 16 *bits*, o que corresponde a 2^{16} (65.536 tons de cinza). No entanto, os monitores de computador podem exibir apenas até 8 *bits* (2^8; 256 tons de cinza). O brilho e o contraste do monitor podem ser ajustados para exibir 8 *bits* por imagem, para aumentar a qualidade da imagem.

Densidade óssea

MDCT/TCFC. Os dados da TC médica têm resolução de contraste inerentemente mais alta em comparação às imagens de TCFC odontológica, e as unidades médicas permitem a diferenciação entre tecidos com densidade física inferior a 1%. Em contraste, a radiografia convencional requer um mínimo de 10% de diferença na densidade física para ser vista.[19] Cada imagem da TC médica é composta de *pixels* e *voxels*, caracterizados por determinado valor numérico que reflete a atenuação do feixe de raios X. Esses valores são diretamente afetados pela densidade e espessura do tecido. Essas HUs ou números CT correlacionam-se com a densidade da imagem de TC médica e variam em valor de −1.000 (ar) a +3.000 (esmalte). Um tom de cinza específico ou um número de densidade é atribuído a cada número CT, que em última análise forma a imagem. A correlação desses números CT foi usada para associar a densidade da área de interesse com várias densidades ósseas usadas para planejamento das cirurgias e próteses. Assim, os valores de cinza representados nas imagens da TC médica são considerados valores reais de atenuação de raios X (HUs) (Figura 11.13). Ao se avaliar imagens de TCFC odontológicas em relação à densidade óssea, nota-se que não existe uma correlação direta (precisão da mensuração) em comparação com a TC médica. A maioria dos sistemas de TCFC odontológicos inerentemente tem uma variação aumentada e uma inconsistência com as estimativas de densidade. As estimativas de densidade dos níveis de cinza (valores de brilho) não são valores verdadeiros de atenuação (HUs), portanto ocorrem imprecisões no resultado das estimativas de densidade óssea.[20] Isso se deve principalmente ao alto nível de ruído nas imagens obtidas e às pequenas inconsistências na sensibilidade dos detectores TCFC. O *software* de imagem dentária frequentemente fornece valores de atenuação (HUs); no entanto, tais valores devem ser reconhecidos como aproximações, sem a precisão de valores HU derivados de unidades médicas de TC.

Técnica de escaneamento

1. *Protocolo de imagem*: o paciente deve ser posicionado dentro da unidade de TCFC de acordo com as recomendações do fabricante. Quando for realizar a varredura (o escaneamento), os dentes devem ser ligeiramente separados para que os diferentes arcos possam ser facilmente diferenciados na reformatação. Podem ser usados rolos de algodão, abaixadores de língua ou um registro de mordida. Além disso, os rolos de algodão podem ser colocados no vestíbulo para separar os lábios e bochechas da mucosa bucal. Isso permitirá uma representação mais precisa do contorno e espessura dos tecidos gengivais.
2. *Posição do* template *no escaneamento*: a posição dos marcadores radiográficos/*templates* na cavidade bucal durante a TCFC é crucial para a precisão na confecção do guia cirúrgico. Primeiro, é recomendável que um índice seja usado para posicionar e manter o modelo de digitalização na posição correta, o que evitará imprecisões e ajudará a estabilizar o *template* na boca. Além disso, pode ser utilizado um condicionador de tecido ou adesivo para próteses, nos casos de *templates* em desajuste ou com movimento associado.
3. *Espessura da mucosa*: ao confeccionar guias cirúrgicos mucossuportados, a espessura da mucosa pode ter um efeito direto sobre a precisão do planejamento dos locais de implante. O aumento da espessura da mucosa pode levar a um posicionamento impreciso dos guias transportados pela mucosa

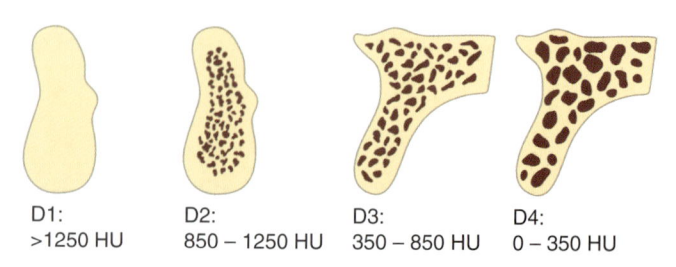

D1: >1250 HU
D2: 850 – 1250 HU
D3: 350 – 850 HU
D4: 0 – 350 HU

• **Figura 11.13** Correlação da unidade de Hounsfield com a classificação de densidade óssea de Misch (D1-D4).

durante o procedimento de instalação cirúrgica. Vasak *et al.*[21] demonstraram que uma espessura da mucosa bucal de 1 mm, pode resultar em um desvio vestibulolingual maior que 0,41 mm. Isso inevitavelmente causará mensurações imprecisas e possíveis desalinhamentos do guia cirúrgico, na instalação dos implantes.

Artefatos

1. *Endurecimento do feixe*: como a presença de objetos metálicos na cavidade bucal é associada a coeficientes de atenuação mais elevados do que o tecido mole, as imagens de TCFC odontológica são inerentemente predispostas a esses artefatos. Um dos tipos mais comuns de artefatos é denominado endurecimento do feixe. O endurecimento do feixe ocorre quando os raios X percorrem o osso/implante, resultando em mais fótons de baixa energia sendo absorvidos do que os fótons de alta energia. Por causa disso, a imagem terá a sua qualidade comprometida.[22] A superfície da liga de titânio é altamente suscetível a esses tipos de artefatos, em virtude da natureza de alta densidade do metal. Isso resulta em imprecisões, especialmente ao visualizar os níveis ósseos peri-implantares. As imagens intrabucais convencionais não exibirão esse artefato de endurecimento do feixe e podem ser usadas de forma adequada para avaliar melhor a qualidade e a quantidade de osso mesial e distal para um implante, quando os artefatos de endurecimento do feixe podem obliterar a visualização do osso interproximal, especialmente quando vários implantes são presentes no mesmo quadrante. Além disso, materiais de maior densidade encontrados na cavidade oral (como implantes dentais, reabilitações à base de metal) levarão à absorção completa do feixe e dos artefatos de endurecimento do feixe.[23]

   Existem dois tipos de artefatos de endurecimento de feixe que resultam em áreas de faixas escuras ou estrias entre objetos densos e artefato de "cálice". Os artefatos de "cálice" ocorrem quando os raios X passam pelo centro de um objeto altamente denso e são absorvidos mais do que os raios X periféricos. Isso resulta em uma imagem na qual um objeto uniformemente denso parece ser menos denso (mais escuro, números CT mais baixos) em seu centro e aparece como uma "cálice" (Figura 11.14).

2. *Artefatos relacionados ao movimento*: artefatos de movimento geralmente são consequência do movimento do paciente e resultam na representação imprecisa de marcações ósseas, mensuração e implantes.[24] O movimento e o posicionamento incorretos do paciente criam um desfoque (embaçamento), artefatos de linha de densidade dupla adjacentes às principais estruturas ósseas, que resultam em imagens não diagnósticas. Os pacientes devem ser instruídos a não se mover e evitar engolir durante o escaneamento. O desfoque decorrente do movimento causa "contornos duplos" anatômicos das estruturas, que redundam em uma diminuição da qualidade de digitalização e resolução espacial. Isso pode levar à instalação inadequada do implante e a possíveis danos às estruturas neurais.[25] Artefatos relacionados ao movimento podem ser diminuídos usando unidades de TCFC em que o paciente se senta, com apoios de cabeça ou diminuindo os tempos de escaneamento (Figura 11.15).

3. *Artefatos de listras (dispersão)*: as imagens TCFC são suscetíveis a artefatos de listras causados por raios X que percorrem objetos com alto número atômico (restaurações metálicas). Artefatos de listras geralmente são vistos como linhas claras e escuras que surgem do objeto de origem, resultando em imagens com qualidade diminuída e obscurecimento das estruturas anatômicas. Isso é causado por fótons (raios X) desviados de seu caminho original por objetos metálicos. Quando esses fótons desviados alcançam o sensor (detector), a intensidade do sinal é ampliada em uma magnitude não uniforme. O resultado final é uma imagem com resolução e qualidade diminuídas, o que acaba gerando imprecisões no número CT reconstruído ou na densidade de *voxel*.[26] O FOV da TCFC é proporcional à quantidade de espalhamento, portanto FOVs menores estão associados a menos dispersão. Em comparação ao espalhamento com MDCT e TCFC, imagens TCFC têm dispersão de radiação inerentemente maior do que a tomografia computadorizada de imagens de cunho médico[27] (Figuras 11.16 e 11.17).

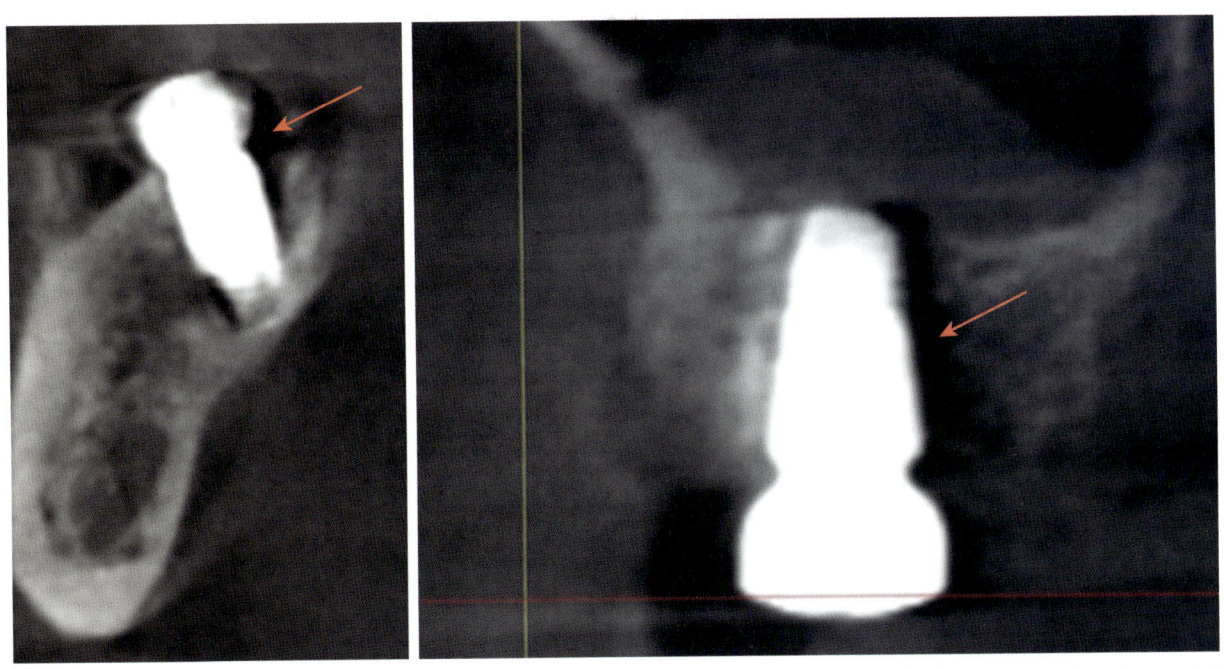

• **Figura 11.14 Artefatos de endurecimento de feixe.** Essas áreas radiolucentes próximas ao implante são causadas pela natureza densa dos implantes de titânio e a exposição de mais fótons de baixa energia (*setas vermelhas*).

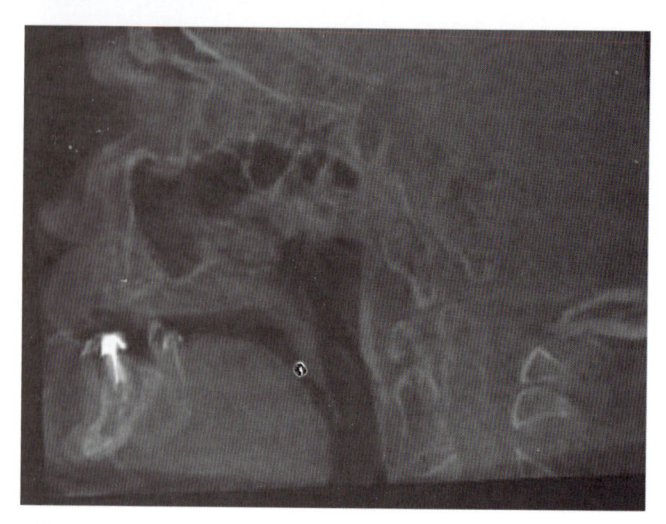

• **Figura 11.15** Artefato de movimento devido ao movimento do paciente, levando à sobreposição de "imagens duplas". Normalmente, as unidades TCFC *stand-up* (em pé) têm maior incidência de artefatos relacionados ao movimento. (De *Resnik RR, Preece JW. Radiographic complications and evaluation. In: Resnik RR, Misch CE, eds. Misch's Avoiding Complications in Oral Implantology. St. Louis, MO: Elsevier; 2018.*)

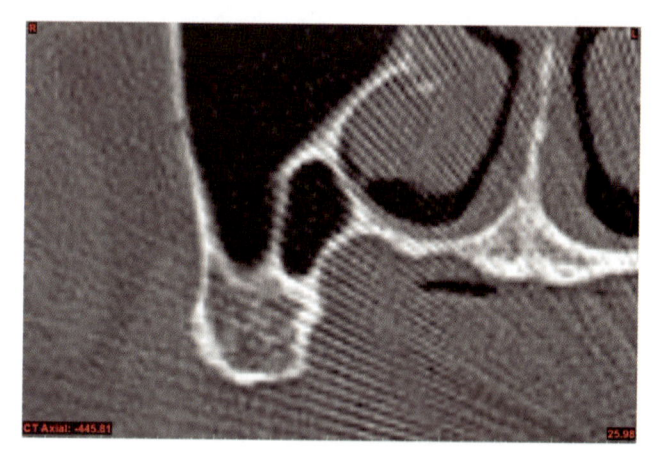

• **Figura 11.16** Imagem retratando "listras" resultantes das restaurações metálicas.

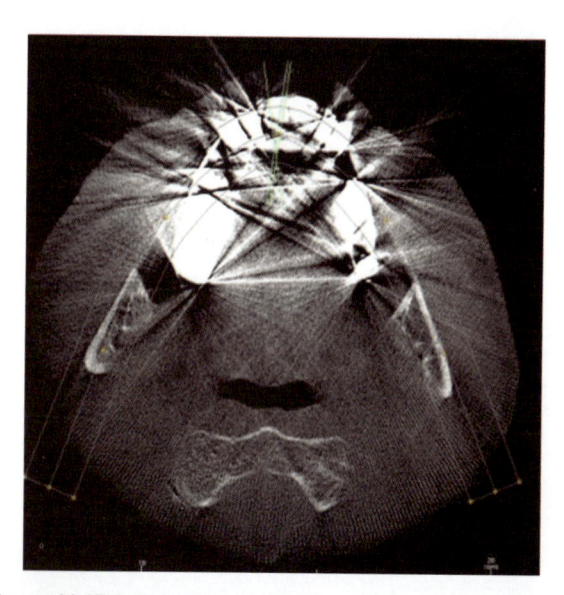

• **Figura 11.17** Imagem demonstrando artefatos significativos de "listras" que resultam em total obliteração da anatomia associada. Esses artefatos têm como consequência uma prótese total metalocerâmica.

4. *Ruído:* dois tipos de ruído estão associados às imagens TCFC: o aditivo (resultado de ruído elétrico) e a contagem de fótons (ruído quântico). Em virtude dos *scanners* TCFC operarem em configurações de amperagem mais baixa (mA) do que *scanners* MDCT, as imagens da TCFC estão associadas a um maior ruído quântico. O ruído é exibido como uma "granulação" da imagem e é o resultado da distribuição inconsistente do sinal, o que redunda em valores de atenuação (cinza) nas projeções das imagens (Figura 11.18).

5. *Deiscência óssea em imagens reformatadas em 3D*: dados de MDCT e TCFC odontológico podem ser reformatados por algoritmos de *software* para corresponder a imagens 3D projetando apenas os *voxels* que representam a superfície do objeto (superfície). Os pixels são iluminados na tela como se uma fonte de luz estivesse presente na frente do objeto. Quanto mais próximos os pixels, mais brilhantes aparecem. Esse efeito de sombreamento permite que o objeto seja projetado como um objeto 3D com profundidade. No entanto, algumas imagens 3D parecem ter grandes vazios ou nenhum osso presente na superfície por causa dos elementos de volume médio do *software*, e os vazios aparecem quando o *software* tenta reconstruir na imagem as partes cobertas por uma camada muito fina de osso. Ao avaliar as imagens transversais, o osso estará presente. Isso é resultado direto do processo de reformatação, que geralmente seleciona uma maior reformação de HU, o que resulta em dispersão diminuída na imagem 3D. Portanto, o implantodontista deve estar ciente de que as imagens 3D *não descrevem com precisão* o osso em um área; é apenas uma representação estilizada do esqueleto facial (Figura 11.19).

Achados incidentais

O papel da TCFC está emergindo rapidamente em todos os aspectos do diagnóstico e planejamento do tratamento com implantes dentais. Por causa da variação de FOVs, o implantodontista é colocado em uma posição para avaliar áreas maxilofaciais com as quais pode não estar familiarizado. Portanto, é crucial que o implantodontista seja capaz de interpretar estruturas anatômicas

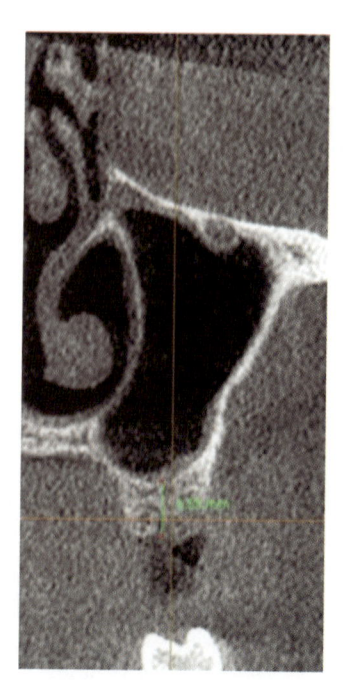

• **Figura 11.18** Imagem ilustrando o resultado de ruído (aparência granulada).

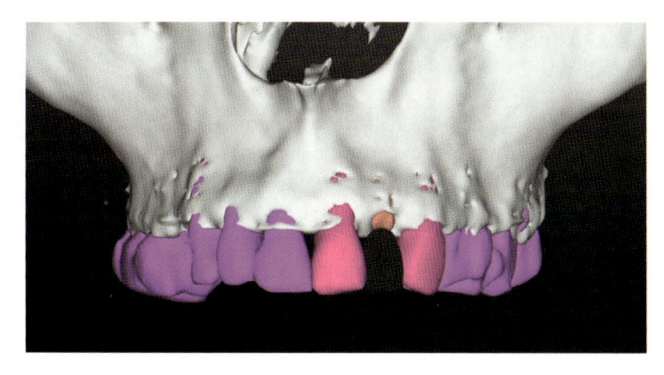

• **Figura 11.19** Deiscência óssea em imagens tridimensionais causada pela reformatação com um limite de unidade de Hounsfield muito alto.

e patologias fora da sua área de interesse principal. Em radiologia, um achado incidental é definido como uma descoberta inesperada encontrada em um exame radiológico realizado por motivo não relacionado. Infelizmente, muitas variantes anatômicas normais, anomalias de desenvolvimento e artefatos de imagem podem ser identificados erroneamente como possíveis condições patológicas por clínicos inexperientes,[28] o que pode levar a preocupações e estresse desnecessários para os pacientes e constrangimento para o clínico. Além disso, podem existir possíveis patologias significativas que ficam sem diagnóstico. Esse problema resulta em muitas questões profissionais, éticas, clínicas e legais para o implantodontista.

Prevenção de complicações

Compreendendo a incidência das descobertas incidentais. Os achados incidentais no escaneamento da TCFC foram bem documentados na literatura. A frequência exata de descobertas acidentais varia de estudo para estudo, dependendo da idade, sexo, etnia e FOV. Price et al.[29] demonstraram alta incidência (3,2 achados/escaneamento) de achados incidentais, com aproximadamente 16% exigindo intervenção ou encaminhamento. Esses achados incidentais variaram de benignos comuns a condições patológicas significativas. Miles[30] relatou um mínimo de dois achados por TCFC e também mostrou uma alta incidência de lesões periapicais que não foram detectadas nas radiografias convencionais. Cha et al.[31] determinaram, após a avaliação de 500 escaneamentos, uma taxa de incidência de 24,6% de achados incidentais, principalmente na região das vias respiratórias. Arnheiter et al.[32] demonstraram que os pacientes de 40 a 49 anos de idade tiveram maior porcentagem de achados incidentais reportáveis (70%), e menor porcentagem (40%) para pacientes de 20 a 29 anos.

Obtenção de um relatório radiológico. Os relatórios de radiologia imediatamente após os exames de TCFC, antes da cirurgia, minimizam a responsabilidade que pode representar para o implantodontista. Um relatório radiológico formal pode ser obtido de muitas fontes, de preferência de um radiologista em odontologia devidamente qualificado e certificado. Infelizmente, a distribuição geográfica dos radiologistas, em odontologia, não é uniforme dentro dos estados ou regiões de um estado, e uma pesquisa cuidadosa será necessária. Vários estados norte-americanos, mas não todos, exigem que o laudo seja feito por um radiologista em odontologia licenciado no estado e, portanto, é crucial verificar com seu cirurgião-dentista ou com o conselho local, para determinar se a licença no estado é necessária. O implantodontista deve ser capaz de reconhecer e avaliar as variações do normal e encaminhar para consulta médica qualquer achado incidental significativo, que possa constar no relatório radiológico.

Uso do menor campo de visão possível. Idealmente, o menor FOV deve ser usado para escaneamento durante o planejamento do tratamento com implantes dentais. Um FOV menor (~ FOV médio) reduzirá a dose de radiação ao paciente, aderindo assim ao princípio ALARA. No entanto, deve-se ter cuidado para não utilizar um FOV inadequado, que inclua visão insuficiente da área anatômica de interesse. A área anatômica mais comum para que isso ocorra é a região posterior da maxila, pois muitos profissionais definirão os limites do escaneamento superiormente para excluir o óstio maxilar. Ao colocar implantes ou enxertos ósseos na área posterior da maxila, é importante confirmar a patência do óstio para minimizar complicações associadas à obstrução do complexo ostiomeatal (Figura 11.20).

Anatomia radiográfica normal

Devido à natureza complexa do tratamento com implantes e ao potencial para complicações durante as fases cirúrgica e protética, o clínico deve ter uma compreensão completa da anatomia normal da região maxilofacial. O ensino odontológico tradicional tem se concentrado na interpretação de imagens radiográficas 2D convencionais para diagnóstico, mas com a introdução e o surgimento das imagens de TCFC, uma compreensão mais profunda da anatomia é necessária para se examinar as estruturas do paciente em três dimensões. Esta seção abordará a anatomia radiográfica básica, conforme vista nas três planos (axial, coronal, sagital) normalmente representados em uma imagem TCFC.

Anatomia mandibular

A mandíbula é o osso maior, mais forte e mais abaixo na área do rosto humano.[33] A mandíbula é formada pela fusão dos processos

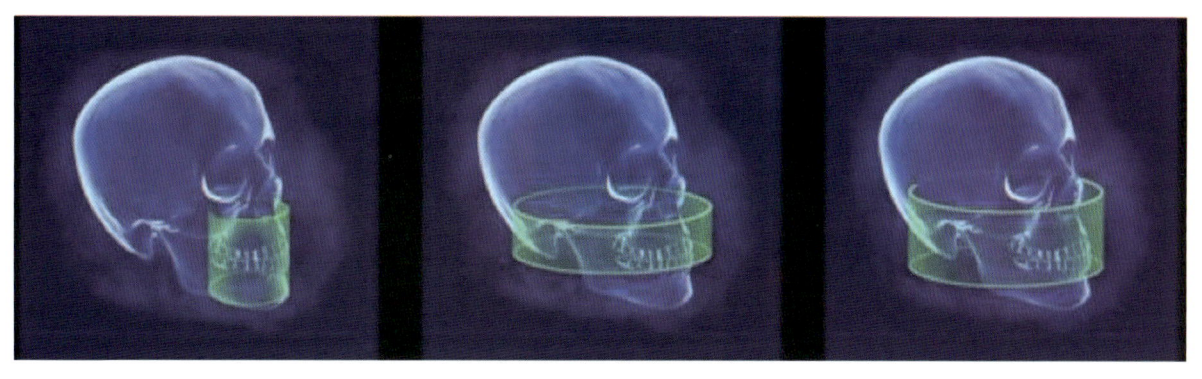

• **Figura 11.20** Unidades de tomografia computadorizada de feixe cônico mais recentes permitem a colimação ou campo de visão personalizado que diminuem a exposição à radiação.

direito e esquerdo, que se unem na área da linha média; consiste do corpo (sínfise) e do ramo (*ramus*). A inervação da mandíbula ocorre através do nervo alveolar inferior, que é um ramo do nervo trigêmeo. Ele entra no forame mandibular, na face lingual do ramo e percorre a região anterior, onde se divide em dois ramos: nervo mentoniano e nervo incisivo. O nervo mentoniano sai do forame mentoniano, o que dá inervação sensorial ao queixo, lábio e gengiva anterior. Os percursos do nervo incisivo suprem os dentes anteriores.

Canal mandibular e anatomia associada

A posição do canal mandibular (CM) à medida que percorre a mandíbula de posterior para anterior é altamente variável. Embora o percurso do nervo alveolar inferior e do nervo mentoniano esteja bem descrito na literatura, é fundamental que o implantodontista tenha uma compreensão clara de suas características anatômicas. Quando avaliando o curso intraósseo do CM vestibulolingual e inferossuperiormente dentro da mandíbula, existem muitas variações com base no sexo, etnia, quantidade de reabsorção óssea e idade.

O canal alveolar inferior ou CM contém o feixe neurovascular, que consiste no nervo alveolar inferior, artéria, veia e vasos linfáticos. O feixe do nervo alveolar inferior entra no forame mandibular, onde atravessa anteroinferiormente de lingual para vestibular dentro do corpo da mandíbula. Uma avaliação 3D da posição do CM é recomendada quando a instalação do implante deve ser posicionada próxima ao nervo. A avaliação mais precisa da posição anatômica é com TCFC, pois as imagens podem ser aprimoradas por meio de *software* de visualização, com ajustes de contraste, brilho e tons de cinza, para ajudar a descrever a localização anatômica do CM.

Avaliação da imagem. Radiograficamente, o CM aparece como uma sombra linear radiolúcida, com ou sem radiopacidade nas bordas inferior e superior. Estudos demonstraram que o comprimento total é de aproximadamente 62,5 mm, com medidas um pouco mais longas em indivíduos do sexo masculino (~ 2,5 mm).[34] O diâmetro médio do CM é de aproximadamente 2 a 3,4 mm, com o diâmetro sendo maior na parte posterior perto do forame mandibular.[35] O forame é de natureza triangular perto do forame mandibular, e à medida que progride anteriormente, torna-se mais de forma ovoide.[36] A localização é variável dependendo de etnia e sexo do paciente e quantidade de reabsorção óssea. Normalmente, o CM está localizado em uma saliência óssea, a língula, que está localizada na superfície medial do ramo. Estudos demonstraram que o forame fica a aproximadamente 19,7 mm da borda anterior do ramo.[37]

Os dados de TCFC são usados com *software* de visualização apropriado para identificar e rastrear o CM. A representação do CM permite ao implantodontista avaliar a posição em vários multiplanos e reformatações 3D. Inicialmente, o CM é mais facilmente desenhado na visão panorâmica reconstruída da TCFC, com confirmação da localização nas imagens transversais. Na maioria dos casos, os pontos terminais são os primeiros identificados (p. ex., forame mandibular, forame mentoniano), então a localização do CM é extrapolada entre esses dois pontos.

Percurso vestibulolingual do canal mandibular

Avaliação radiográfica. Na região posterior da mandíbula, o nervo alveolar inferior entra no forame mandibular, na face lingual da mandíbula, e progride anteriormente no corpo da mandíbula. Entre o CM e o forame mentoniano, a posição vestibulolingual é extremamente variável. Estudos têm demonstrado que a localização vestibulolingual é dependente de variáveis como a quantidade de reabsorção óssea, idade e etnia.[38] A posição vestibulolingual do CM é facilmente representada em imagens transversais depois que a localização do canal é verificada e destacada (Figura 11.21).

Significância clínica. O percurso intraósseo do CM é variável na posição vestibulolingual dentro da mandíbula, e idealmente deve ser realizado um levantamento radiográfico abrangente (TCFC) antes do início da osteotomia para instalação do implante, no intuito de determinar o caminho anatômico. Uma zona de segurança de 2 mm entre o implante e o CM deve sempre ser cumprida. Tentar instalar um implante por vestibular ou lingual ao feixe neurovascular pode resultar em um comprometimento neurossensorial.

Percurso inferossuperior do canal mandibular

Avaliação. A posição vertical do CM abaixo dos ápices dos dentes naturais, dentro da mandíbula, são altamente variáveis. Assim, generalizações não podem ser feitas, pois a distância do canal ao ápice das raízes *não* é consistente.[39] Uma classificação inicial das posições verticais do curso do nervo alveolar foi relatada por Carter e Keen.[40] Eles descreveram três tipos distintos: (1) em estreita aproximação com os ápices dos dentes, (2) um grande nervo aproximadamente no meio da mandíbula com fibras nervosas individuais que suprem os dentes inferiores e (3) um tronco nervoso próximo à tábua cortical inferior, com grandes plexos para os dentes inferiores. Depois de o CM estar localizado e desenhado na imagem panorâmica reconstruída usando *software* de visualização de TCFC, a posição vertical do caminho intraósseo pode ser determinada percorrendo as imagens em corte transversal. A posição vertical é então facilmente vista em secções transversais individuais ou imagens panorâmicas reconstruídas geradas por TCFC (Figura 11.22).

Significância clínica. O trajeto intraósseo do CM é variável na posição inferossuperior dentro da mandíbula, e uma pesquisa radiográfica abrangente (TCFC) deve ser concluída idealmente antes da osteotomia para instalação do implante. Um cuidado especial deve ser exercido em nervos do tipo 1, pois sua aproximação com os ápices radiculares resulta em uma altura óssea comprometida para a instalação do implante. Os nervos do tipo 3 são mais favoráveis para a instalação do implante na parte posterior da mandíbula, pois observa-se uma quantidade ideal de altura

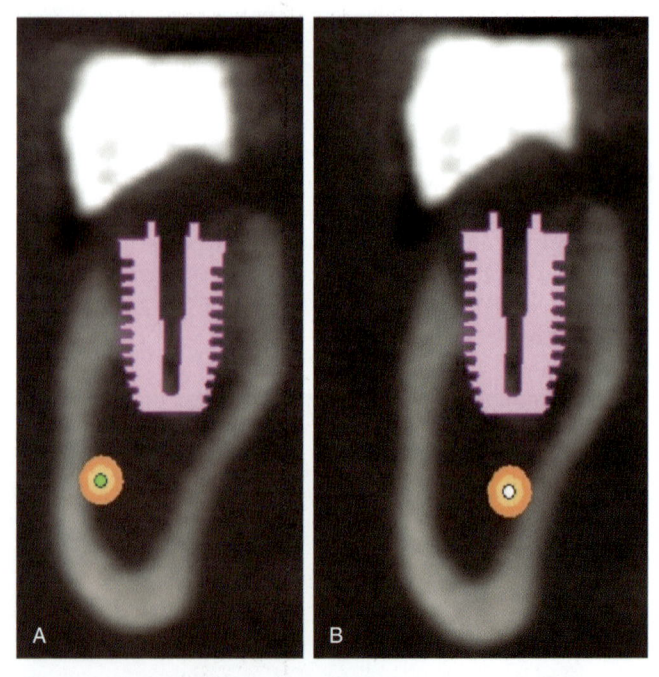

• **Figura 11.21 Posição vestibulolingual variável. A.** Posicionamento vestibular. **B.** Posicionamento lingual. (De *Resnik RR, Preece JW. Radiographic complications and evaluation.* In: Resnik RR, Misch CE, eds. Misch's Avoiding Complications in Oral Implantology. St. Louis, MO: Elsevier; 2018.)

óssea. Em muitos casos, o CM pode não ser facilmente representado na imagem da TCFC; portanto, a identificação pode ser extremamente desafiadora. A visibilidade do CM varia significativamente, ainda que dentro do mesmo indivíduo.

As paredes do CM geralmente não são compostas de osso compacto, demonstrando apenas uma coalescência de osso trabecular com vários graus de densidade.[41] Isso dificulta a determinação e localização verdadeira do canal. Estudos têm demonstrado a falta de confiabilidade em identificar todo o percurso CM, como resultado direto da tábua cortical ser mínima ou ausente ao redor do feixe nervoso, o que tem demonstrado ocorrer em aproximadamente 30% dos casos. O CM tem densidade de parede aumentada na parte posterior (~ forame mandibular > região do terceiro molar) em comparação com a região anterior.[42]

Com a TCFC, as imagens são suscetíveis a ruídos e artefatos, com baixo contraste resultante. Devido a esses problemas de qualidade inerentes, é difícil distinguir o CM de outros aspectos do componente interno trabeculado da imagem mandibular. Limiar, a incapacidade do *software* de distinguir entre dois objetos de perto com densidades relacionadas resulta na incapacidade de determinar a posição correta devido ao aumento do ruído. Se uma avaliação altamente precisa do canal mandibular for garantida, o implantodontista pode solicitar uma pesquisa de ressonância magnética, que demonstra representar muito melhor o tecido do que a TCFC.

Forame mentoniano

O forame mentoniano é uma abertura no aspecto anterolateral da mandíbula, comum no espaço interproximal entre o primeiro e o segundo pré-molares; no entanto, os indivíduos podem, raramente, exibir uma posição do forame anterior à área da cúspide e posteriormente até a bifurcação do primeiro molar. Um dos dois ramos terminais do nervo alveolar inferior é o nervo mentoniano, que sai do forame mentoniano com inervação sensorial para o queixo, lábio e gengiva anterior. O forame mentoniano termina sua formação após a 12ª semana gestacional, quando o nervo mentoniano se separa em vários fascículos. Se o nervo mentoniano se separar antes da formação do forame mentoniano, o resultado é a formação de forames acessórios.[43] A localização, o tamanho e o número do forame mentoniano são altamente variáveis, com muitos fatores dependentes, incluindo sexo, origem etnia, idade e composição do esqueleto.

Avaliação de imagem. O forame mentoniano pode ser mais facilmente identificado em imagens axiais, coronais e transversais. A relação entre o forame mentoniano e os dentes ou estruturas vitais pode ser avaliada mais facilmente em imagens volumétricas 3D. A localização do forame mentoniano em radiografia periapical e radiografia panorâmica convencional 2D demonstraram ser imprecisas, pois não mostram a verdadeira localização na maioria dos casos. Além disso, quando os implantes são imediatamente instalados na região pré-molar, deve-se observar a angulação e evitar a proximidade com o forame, pois o forame mentoniano está localizado coronalmente ao ápice da raiz dos pré-molares, em 25 a 38% dos pacientes. Assim, sempre que um implante for planejado para ser instalado perto do forame, recomenda-se uma avaliação por TCFC.[44] Contudo, o baixo contraste nas imagens da TCFC pode dificultar fazer isso sem obscurecer o canal ou incluir muito ruído no processo (Figura 11.23).

Canal incisivo

O canal incisivo mandibular é um canal ósseo dentro da mandíbula anterior, que é uma continuação do CM. Esse canal contém o ramo terminal do nervo alveolar inferior, que percorre inferiormente os dentes anteriores inferiores e termina na linha média. Aproximadamente na região do primeiro molar, o nervo alveolar inferior se bifurca nos nervos mentoniano e incisivo. O canal incisivo mandibular termina como terminações nervosas dentro dos dentes anteriores ou no osso perto da região lateral incisiva e se estende apenas até a linha média em 18% dos pacientes e, em alguns casos, haverá anastomose com o lado contralateral.[45]

Avaliação radiográfica. O canal incisivo nem sempre é visto radiograficamente na TCFC. O nervo incisivo pode ser diferenciado do nervo mentoniano pela determinação de qualquer canal que é anterior à saída do nervo/forame mentoniano. Quando presente, esse canal radiolúcido continuará anteriormente a partir do forame mentoniano e pode ser visto como uma bifurcação (Figura 11.24).

Significância clínica. O canal incisivo é muitas vezes confundido com uma alça anterior do nervo mentoniano; no entanto, esse nervo inerva os dentes anteriores e não tem inervação sensorial para tecido mole. Entretanto, se o canal incisivo está traumatizado, é observado caso de sangramento excessivo.

Loop (alça) anterior

À medida que o nervo mentoniano prossegue anteriormente na mandíbula, isso pode por ocasião se estender além do limite

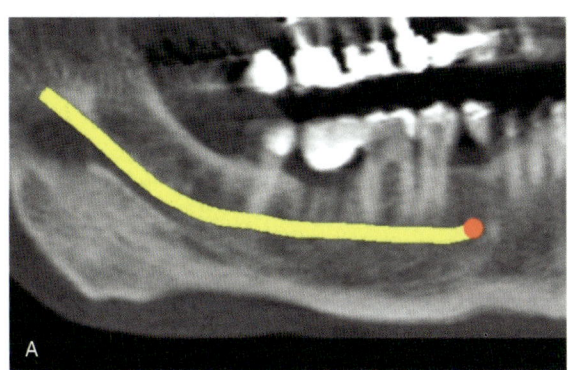

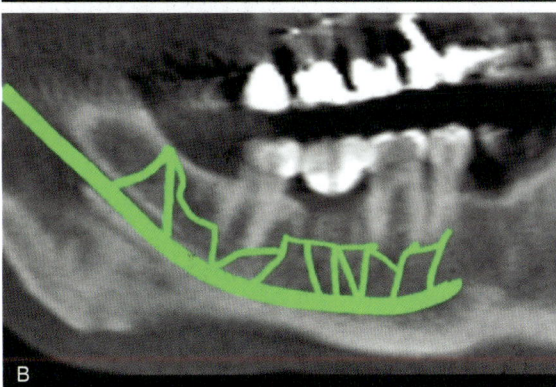

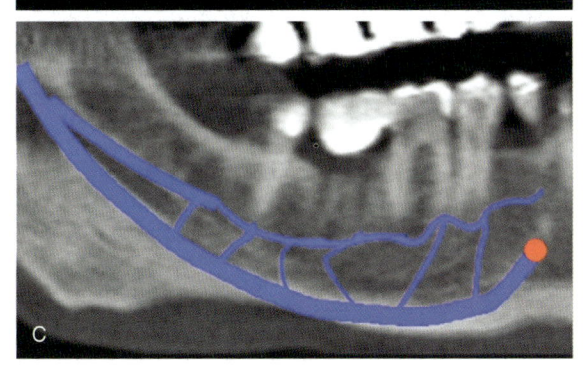

● **Figura 11.22 Nervos alveolares inferiores.** Nervos tipo 1 **(A)**, tipo 2 **(B)**, e tipo 3 **(C)**. (Adaptada de *Resnik RR, Preece JW. Radiographic complications and evaluation. In: Resnik RR, Misch CE, eds. Misch's Avoiding Complications in Oral Implantology. St. Louis, MO: Elsevier; 2018.*)

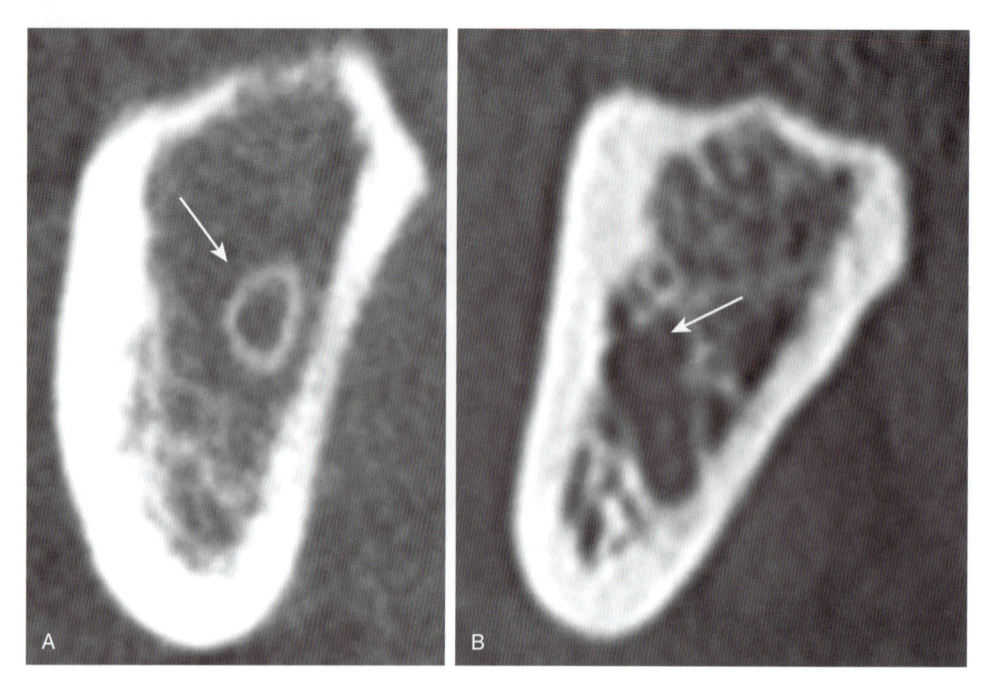

• **Figura 11.23 A.** O canal mandibular é facilmente visto quando um componente cortical espesso está presente. **B.** No entanto, em aproximadamente 30% dos pacientes, o canal mandibular não terá um componente cortical.

anterior do forame mentoniano. Esta alça curvada endóssea é próxima ao forame mentoniano e sai distalmente através do forame mentoniano, sendo denominada *alça anterior*. Estudos têm demonstrado uma taxa de prevalência de aproximadamente 35 a 50%, com distância média de 1,16 mm anteriormente ao forame.[46] Clinicamente, uma alça anterior pode ser determinada sondando dentro do forame mentoniano em uma direção posterior; porém, isso requer reflexão completa do forame mentoniano.

Avaliação radiográfica. A determinação de uma alça anterior é difícil de identificar e não pode ser determinada com precisão em radiografia 2D. Foram observados resultados altos de falso-positivo e falso-negativo, em radiografias panorâmicas e periapicais convencionais. Para identificar uma alça anterior, em uma imagem TCFC reformatada, o CM deve ser destacado, incluindo a imagem transversal que descreve a fatia do forame mentoniano. A parte anterior do forame mentoniano é marcada com uma linha perpendicular constante (Figura 11.25A). Em imagens axiais, a rolagem de superior para inferior é avaliada para qualquer parte do nervo anterior à linha. Se houver uma alça anterior, o nervo destacado será anterior à linha perpendicular (Figura 11.25).

Significância clínica. A importância de determinar a presença de uma alça anterior é crítica ao se instalar implantes anteriores para o forame mentoniano. A incapacidade de estabelecer a existência de uma alça anterior pode resultar na instalação do implante muito perto do nervo mentoniano, resultando em um possível comprometimento neurossensorial.

Foramina acessória e dupla

Em aproximadamente 6,6 a 12,4% dos pacientes, a foramina acessória (dupla) está presente, com diâmetro médio de 1 mm.[47-49] Um cuidado especial deve ser observado ao avaliar um canal acessório, pois pode haver componentes de um dos três ramos do nervo mentoniano. Acredita-se que foraminas acessórias sejam resultado da ramificação precoce do nervo alveolar inferior, antes de sair do forame mentoniano, durante a 12ª semana de gestação.[50]

Avaliação radiográfica. A técnica ideal para determinar um forame acessório é a avaliação de imagens coronais, junto com avaliação da imagem 3D. Na imagem coronal, o forame mandibular será mostrado bifurcando em dois canais, resultando na presença de dois forames. A avaliação de imagens 3D facilmente retrata dois canais. Normalmente, os canais acessórios estão localizados distais ao forame mentoniano (Figura 11.26). Em alguns casos, pequenas aberturas, que representam vasos de nutrientes, podem perfurar através da placa vestibular. Esses vasos aberrantes não têm consequências neurais.

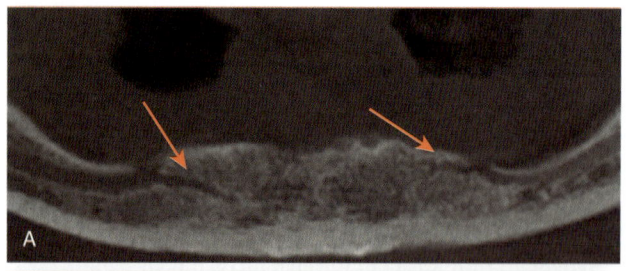

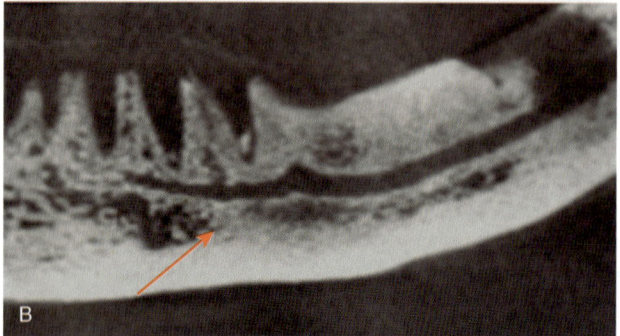

• **Figura 11.24 Canal incisivo. A** e **B.** O canal incisivo é uma continuação do canal alveolar inferior que contém o nervo incisivo, o qual envolve os dentes anteriores inferiores.

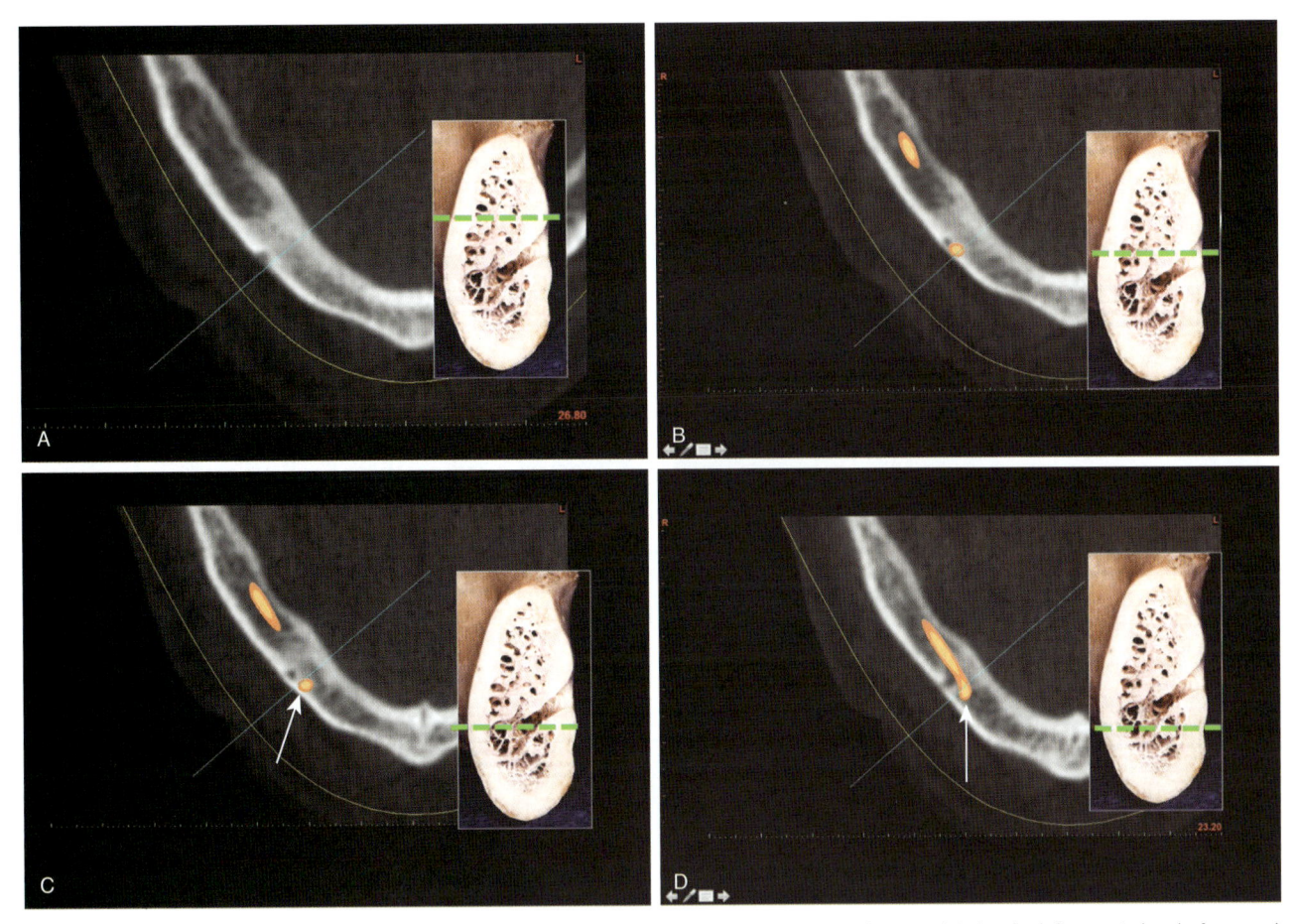

• **Figura 11.25** Uma alça anterior é determinada avaliando imagens axiais em uma direção superior para inferior. **A.** A face anterior do forame deve ser marcada (linha que permanece constante no plano vertical). **B.** Como as imagens axiais são avaliadas sequencialmente de superior para inferior, se qualquer parte do canal marcado se estender anteriormente às linhas **C** e **D.** (setas), uma alça anterior se faz presente. (De *Resnik RR, Preece JW. Radiographic complications and evaluation. In: Resnik RR, Misch CE, eds. Misch's* Avoiding Complications in Oral Implantology. St. Louis, MO: Elsevier; 2018.)

Significância clínica. Na maioria dos pacientes, pequenos forames acessórios geralmente contêm um pequeno ramo do nervo mentoniano, o que não é problemático devido à inervação cruzada. Porém, em alguns casos, um ramo maior do nervo mentoniano (igual ou de maior tamanho do forame) pode sair do forame mentoniano. Se um forame acessório maior está presente e existe dano resultante ao nervo, é possível que haja um comprometimento neurossensorial. No entanto, geralmente esses forames acessórios são menores e não causam distúrbios por causa da inervação colateral.

Hipomineralização do canal mandibular

Ao localizar o CM, em aproximadamente 41% do casos o canal não é visto devido à hipomineralização do osso.[51] Estudos têm demonstrado que, em 20,8% dos exames de TCFC, as paredes do CM estão hipomineralizadas.[52] Isso geralmente resulta em má localização do CM e às vezes é uma indicação precoce de osteopenia ou osteoporose (Figura 11.27).

Avaliação radiográfica. O brilho e o contraste podem ser alterados usando *software* de imagem para definir mais claramente as paredes do canal.

Significância clínica. A falta de identificação do CM pode resultar na incapacidade de localizar corretamente o CM. Isso pode resultar em morbidade aumentada, levando à instalação de implantes muito perto do nervo, tendo como consequência uma lesão nervosa. Nos casos em que a TCFC não consegue diferenciar o canal, uma ressonância magnética é alternativa razoável.

Ramo (ramus) mandibular (área doadora para enxerto autógeno)

A área do ramo mandibular tornou-se popular como local doador para enxerto em bloco autógeno e enxerto ósseo trefinado. Essa área anatômica da mandíbula é extremamente variável na quantidade de osso presente, bem como a posição vestibulolingual e inferossuperior do CM. Geralmente o aspecto lateral do ramo é colhido como um enxerto em bloco, que é usado para procedimentos de aumento de rebordo.

Avaliação de imagem. O ramo mandibular tem formato quadrilátero e contém duas superfícies, quatro bordas e dois processos. A superfície lateral é plana com duas cristas oblíquas, a externa e a interna. O músculo masseter se fixa em toda a superfície do ramo lateral. A superfície medial dá origem à língula, que é a entrada do nervo alveolar inferior e vasos associados. A incisura antegonial, anterior ao ângulo da mandíbula, quando presente, é significativa para a presença de parafunção.

A relação entre a tábua cortical lateral na área do ramo e a posição do CM é facilmente vista em imagens transversais, após a identificação da localização do nervo. Além disso, imagens 3D e protótipos (modelos ósseos) auxiliam na determinação da morfologia óssea nessa região, ajudando o clínico a selecionar o local de enxerto mais apropriado.

Historicamente, radiografias-padrão 2D para avaliação da área do ramo, como local doador, incluíam imagens panorâmicas convencionais, nas quais a localização da crista oblíqua externa e o

CM podiam ser notados. No entanto, a avaliação 2D dessa área pode ser difícil de ser utilizada para determinar a quantidade de osso presente e a posição do CM. Com tal procedimento, é vital que o implantodontista seja capaz de determinar a posição exata do CM, em relação à crista oblíqua externa e ao osso cortical lateral. Assim, uma superestimação de osso disponível pode resultar em aumento da morbidade; portanto, uma representação mais precisa dessa área é obtida com o uso de TCFC (Figura 11.28).

Concavidades linguais (posterior)

A trajetória/angulação da mandíbula, junto com as inerentes depressões, representam um problema significativo para o implantodontista. As concavidades linguais podem ocorrer na região anterior como uma ampulheta ou constrição do osso mandibular. Butura et al.[53] demonstraram que a incidência é de aproximadamente 4% nos pacientes, o que é mais provavelmente genético ou de desenvolvimento na origem.

Na região posterior, as concavidades são muito mais comuns, resultando em entalhes em aproximadamente 35% dos pacientes.[54] Por causa desses entalhes inferiores, a instalação do implante pode ser difícil, e pode ocorrer perfuração da tábua lingual.

Avaliação radiográfica. Os entalhes posteriores são mais facilmente vistos em imagens transversais e 3D.

Significância clínica. Na região posterior, a superestimação de osso disponível é uma complicação comum. Se uma osteotomia de implante for concluída nessa área, pode haver perfuração da tábua lingual, levando a um possível sangramento e morbidade do implante. O sangramento lingual, com risco à vida, pode ocorrer como resultado de lesão dos vasos sanguíneos, levando a sangramento nos tecidos moles. Além disso, pode ocorrer dano ao nervo lingual, na perfuração da tábua cortical lingual (Figura 11.29).

Canal/forame retromolar

A fossa retromolar da mandíbula forma uma depressão triangular, que margeia a crista temporal medialmente e a borda anterior do ramo mandibular lateralmente. Dentro dessa fossa uma variante anatômica denominada *forame retromolar* está presente em aproximadamente 14% dos pacientes.[55] O forame retromolar na superfície alveolar é a extremidade terminal do canal retromolar, que se ramifica no do CM.

Avaliação radiográfica. Os forames retromolares não são localizados em uma posição constante e geralmente não são bilaterais. Em geral, a maioria dos forames retromolares devem ser avaliados inicialmente por meio de cortes sagitais da TCFC e, então, verificados com imagens transversais.

Significância clínica. É importante confirmar a localização do forame e canal retromolares antes dos procedimentos cirúrgicos, pois essa área é um local doador comum para enxertos ósseos. Se houver perfuração do canal retromolar, poderá ocorrer sangramento excessivo (Figura 11.30).

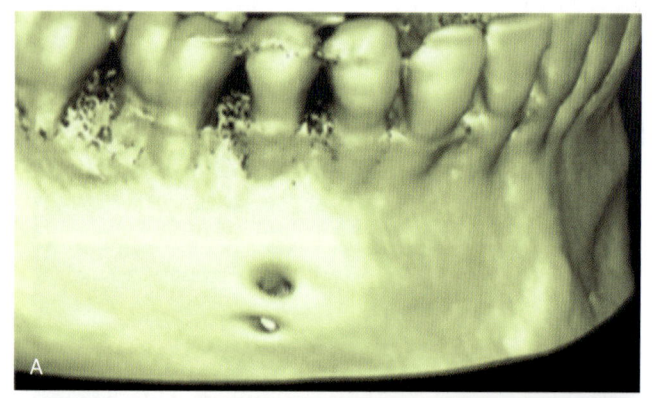

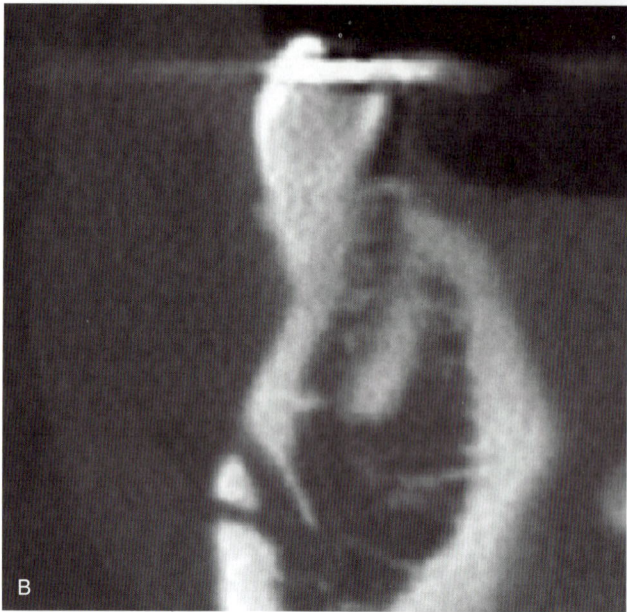

• **Figura 11.26 A.** Imagem da TCFC 3D que descreve um pequeno forame acessório inferior ao forame mentoniano primário. **B.** Imagem coronal demonstrando forame principal grande e forame acessório menor.

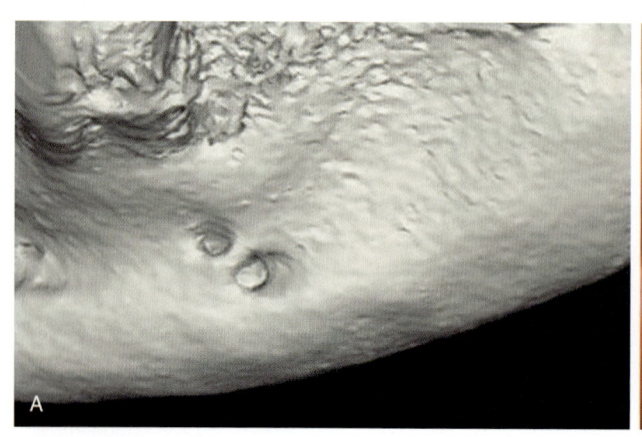

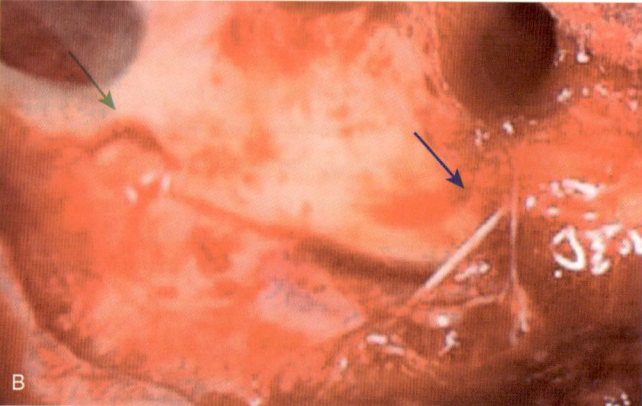

• **Figura 11.27 A.** Foramina acessória (dupla) que é facilmente vista em imagens 3D. **B.** Canais de nutrientes são pequenas aberturas que representam vasos de nutrientes (*seta verde*, forame mentoniano; *seta azul*, canal de nutrientes). (A: De *Resnik RR, Preece JW. Radiographic complications and evaluation. In: Resnik RR, Misch CE, eds. Misch's Avoiding Complications in Oral Implantology. St. Louis, MO: Elsevier; 2018.*)

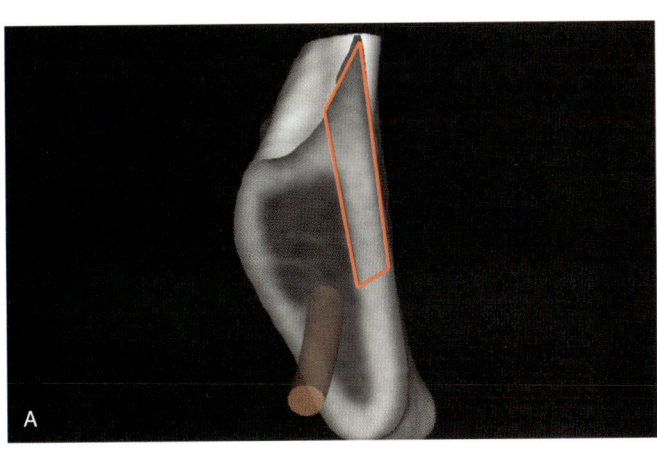

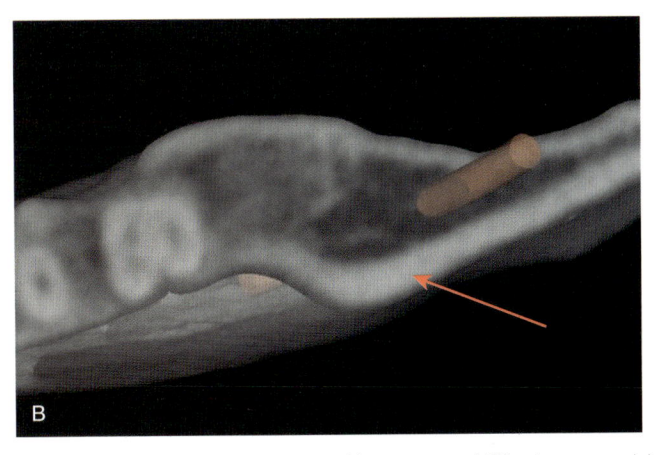

CAPÍTULO 11 Avaliação Radiográfica em Implantologia Oral   293

• **Figura 11.28** A área do ramo mandibular pode ser avaliada. **A** e **B.** Corte transversal (esboço para enxerto em bloco no ramo) **(A)** e imagem axial 3D **(B)** permitindo a avaliação da proximidade do nervo mandibular à tábua cortical vestibular. (De *Resnik RR, Preece JW. Radiographic complications and evaluation. In: Resnik RR, Misch CE, eds.* Misch's Avoiding Complications in Oral Implantology. *St. Louis, MO: Elsevier; 2018.*)

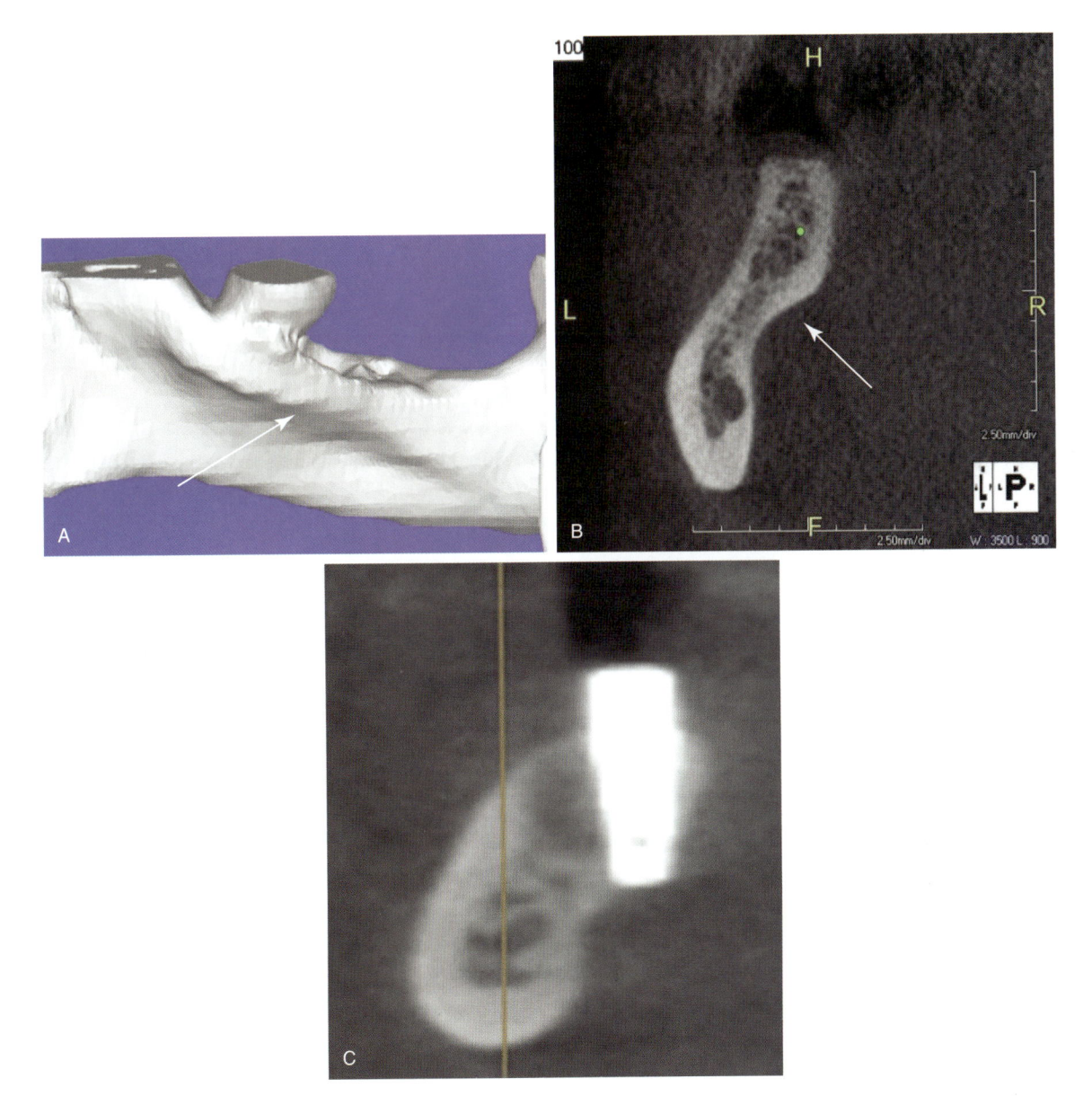

• **Figura 11.29 A.** Imagens tridimensionais que representam a concavidade (o entalhe) sublingual. **B.** Secção transversal representando uma concavidade inferior significativa. **C.** Instalação não ideal de implante perfurando a face lingual, o que pode predispor o paciente a um possível sangramento sublingual. (De *Resnik RR, Preece JW. Radiographic complications and evaluation. In: Resnik RR, Misch CE, eds.* Misch's Avoiding Complications in Oral Implantology. *St. Louis, MO: Elsevier; 2018.*)

Sínfise mandibular (instalação do implante e área óssea doadora)

A área da sínfise mandibular é comum para a instalação do implante, bem como doadora para enxerto autógeno em bloco. Essa região anatômica tem se mostrado um dos locais intraorais doadores mais ideais para coleta óssea. No entanto, a sínfise mandibular é suscetível à reabsorção óssea não uniforme e contém variações anatômicas que podem levar a complicações cirúrgicas.

Avaliação de imagem. A superfície anterior da mandíbula é denominada sínfise mandibular. Uma crista divide os lados em direito e esquerdo, que inferiormente formam a eminência triangular da protuberância mentoniana. O centro elevado dessa área deprimida forma o tubérculo mentoniano, que é a origem dos músculos mentonianos. Tal área deve ser avaliada em corte transversal, axial e imagens 3D. Sua imagem bidimensional deve ser usada apenas como uma avaliação preliminar para determinar a quantidade de osso. Angulação deficiente, cortes ósseos e medidas não podem ser determinados com radiografia 2D. A imagem em TCFC é altamente recomendada para evitar o mau posicionamento do implante ou superestimação do osso disponível para procedimentos de coleta, o que poderia levar a complicações aumentadas (Figura 11.31).

Anterior (formato de ampulheta)

Avaliação radiográfica. Os cortes anteriores são mais facilmente vistos em imagens transversais e 3D.

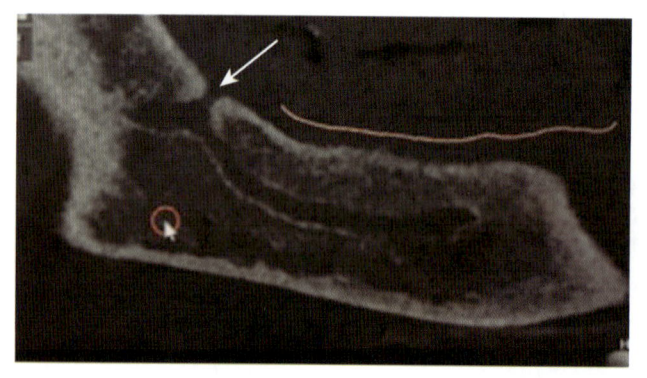

• **Figura 11.30** Tomografia computadorizada de feixe cônico demonstrando o canal retromolar amplo.

Significado clínico. Na região anterior, a perfuração das tábuas ósseas mandibulares durante osteotomias do implante podem levar a sangramento extenso de vasos sublinguais. Um plexo significativo de artérias sublinguais e submentais pode levar a um risco à vida pela formação de hematoma no assoalho da boca. Portanto, um exame completo de TCFC determinará a localização exata e a angulação para a instalação segura do implante (Figura 11.32).

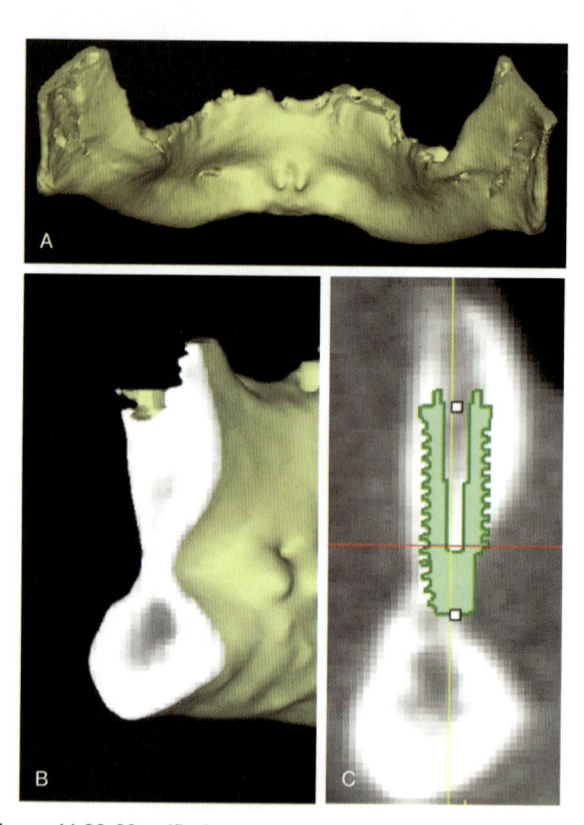

• **Figura 11.32 Mandíbula anterior. A.** Imagem tridimensional, a partir de tomografia computadorizada de feixe cônico, representando grandes cortes inferiores. **B.** Imagem transversal demonstrando a forma de ampulheta da mandíbula. **C.** Plano de tratamento interativo exibindo perfuração de um implante se colocado em uma mandíbula em forma de ampulheta. (A e C: de *Resnik RR, Preece JW. Radiographic complications and evaluation.* In: Resnik RR, Misch CE, eds. Misch's Avoiding Complications in Oral Implantology. St. Louis, MO: Elsevier; 2018.)

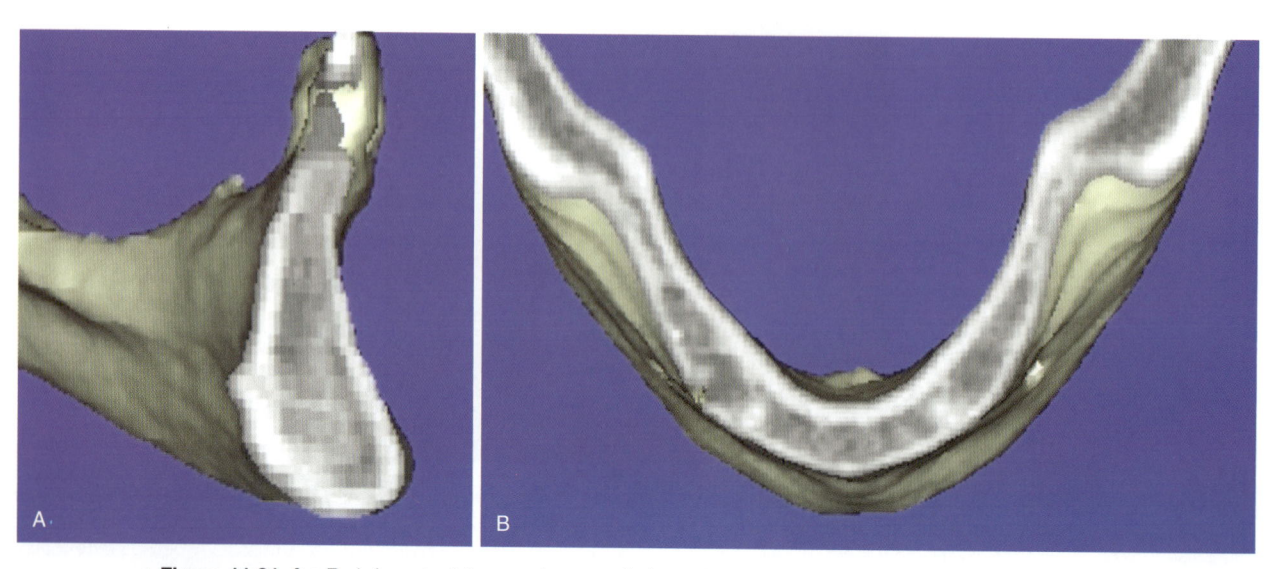

• **Figura 11.31 A e B.** A área da sínfese pode ser avaliada em imagens transversais, ao longo de cortes axiais.

Forame/canal lingual. Em geral, a região interforaminal na mandíbula anterior é uma área relativamente segura para a instalação do implante e para procedimentos de enxerto ósseo. No entanto, na tábua lingual da mandíbula, na linha média, encontra-se o forame ou foramina lingual. Essa estrutura anatômica abriga os ramos terminais da artéria lingual (artéria sublingual), artéria facial (artéria submentoniana) ou a anastomose de ambos. À medida que os vasos sanguíneos entram na mandíbula, eles são chamados de *canal vascular mediano mandibular*.

Avaliação radiográfica. Canais e forames linguais podem ser vistos radiograficamente como um canal radiolúcido na linha média da mandíbula e representam facilmente as vistas em corte transversal ou axial. Estudos verificaram que o canal vascular mediano está presente em 96 a 100% dos pacientes. O tamanho médio do canal vascular é proporcional ao diâmetro das artérias que entram no forame. O diâmetro médio é de aproximadamente 0,84 mm, com uma distância média da borda inferior mandibular de 11,2 mm. Considerando a extensão da penetração dentro da mandíbula, 19,4% dos canais terminam no terço lingual, 52,8% atingem o terço médio da mandíbula e 27,8% penetram no terço vestibular (Figura 11.33).[56]

Significância. Potencialmente, esses vasos podem causar extensos sangramentos na mandíbula durante a instalação do implante endósseo ou enxertos ósseos sinfisários. Quando existem canais linguais maiores (> 1 mm), há chance de problemas significativos de sangramento ocorrerem com um possível comprometimento da integração devido a uma interface de tecido mole com o implante.

Anatomia maxilar

A maxila é composta por ossos pareados, que se unem para formar o arco superior, e por quatro processos: posterolateral (zigomático, horizontal e medial), palatino (arco e inferior), alveolar e o processo frontal superior. Em implantologia oral, a maxila apresenta um desafio difícil e exigente no tratamento e na instalação de implantes, em virtude da sua complexa composição óssea, anatomia e variantes anatômicas.

Pré-maxila

A pré-maxilar anterior é uma das áreas mais difíceis para o implantodontista na avaliação pré-operatória, instalação cirúrgica,

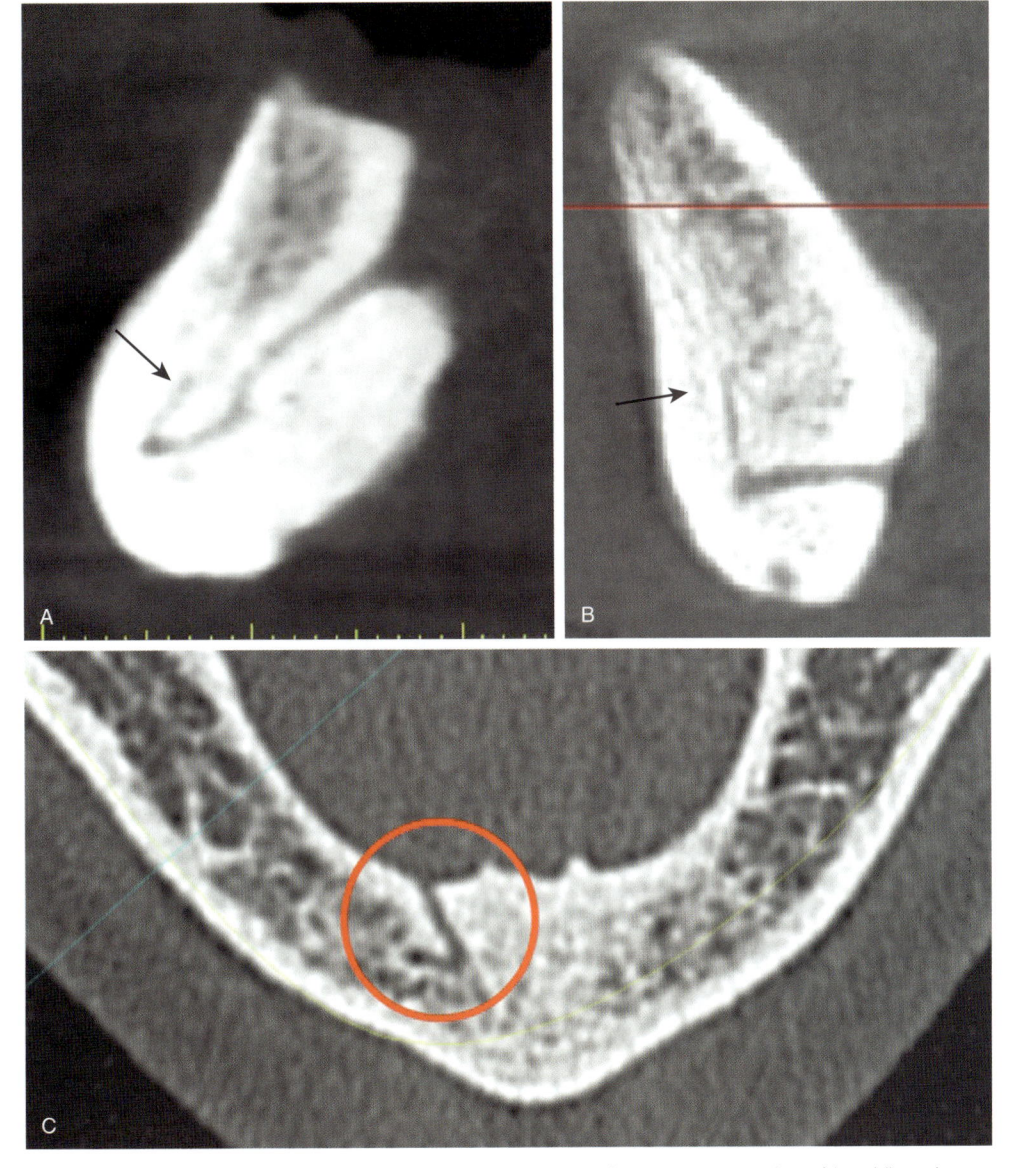

• **Figura 11.33 Canal Vascular Mandibular. A.** Canal vascular mandibular que contém a anastomose da artéria sublingual, que geralmente está presente na linha média inferior. **B** e **C.** Canal que se estende até a tábua vestibular e superiormente **(B)**, e fora da linha média do canal vascular lingual **(C)**.

demandas estéticas e protéticas. Numerosos fatores afetam a composição anatômica da pré-maxilar, que podem predispor a complicações cirúrgicas e resultar em diminuição da sobrevida do implante.

Biomecânica. Como resultado da reabsorção do rebordo alveolar após a perda dentária, o osso residual disponível migra para um mais posição palatal.[57] Isso leva a dificuldades no posicionamento do implante que, por sua vez, colocam o implantodontista em risco por causa de questões estéticas. Como a reabsorção óssea é resultado da tábua vestibular, a instalação do implante geralmente ocorre em uma posição mais palatina. Isso criará um maior momento de força na interface osso-implante, pilar protético e implantes. Juntamente com um ângulo de força, tanto em cêntrica quanto nas excursões, mais estresse é transmitido para os implantes pré-maxilares do que para aqueles em mandíbula anterior. Muitas vezes, mais implantes e implantes de maior diâmetro são indicados, com enxerto ósseo pela disseminação óssea ou por procedimentos de enxerto ósseo antes ou em conjunto com a instalação do implante.

Densidade óssea pobre. Na maioria dos pacientes, o osso é menos denso na maxila anterior do que na mandíbula anterior. A maxila frequentemente apresenta osso poroso fino na face vestibular, osso cortical poroso muito fino no assoalho do nariz e região do seio e osso cortical mais denso na face palatina.[58] O osso trabecular no pré-maxilar é geralmente fino e menos denso do que a região anterior da mandíbula. Devido a essa má qualidade óssea, pode ocorrer maior dificuldade na instalação do implante e maior probabilidade de sobrecarga do implante ou perda óssea do rebordo.

Perda óssea acelerada. Devido à má qualidade óssea na pré-maxila, o osso preexistente após a exodontia está predisposto a uma reabsorção significativa. Após a perda dentária, a tábua cortical vestibular reabsorve rapidamente durante a remodelação óssea inicial, e o rebordo anterior tem demonstrado perder até 25% de sua largura dentro do primeiro ano, bem como 40 a 50% nos próximos 3 a 5 anos, principalmente às custas do contorno labial (Figura 11.34).

Canal nasopalatino/forame incisivo

O canal nasopalatino (também denominado canal incisivo ou canal palatino anterior) é uma passagem dentro da linha média anterior da maxila que conecta o palato ao assoalho da cavidade nasal. A entrada do canal para a cavidade oral é através do forame incisivo, que é posterior aos dentes incisivos centrais. As estruturas vitais que passam através do canal incluem o ramo terminal da artéria maxilar interna e o nervo nasopalatino, que se comunica com a artéria esfenopalatina e o nervo palatino maior. As estruturas anatômicas no canal nasopalatino podem se apresentar com ampla variação na localização, forma, dimensões e sua existência.

Avaliação radiográfica. A localização e dimensão do canal nasopalatino é mais provavelmente vista em imagens axiais e coronais. Imagens em corte transversal e 3D também podem representar o tamanho, a forma e a localização do canal nasopalatino, juntamente com a avaliação de "choque" do implante nesse espaço.

Significância clínica. A determinação da morfologia do canal nasopalatino, por meio de imagens de TCFC, permite ao clínico verificar se o osso disponível está presente para a instalação do implante. A maxila anterior (área dos incisivos centrais) é o local anatômico mais desafiador para o implantodontista colocar implantes por causa das demandas biomecânica, funcional, estética e fonética. Especialmente com a instalação imediata do implante, deve-se considerar a presença do canal nasopalatino, incluindo uma avaliação cuidadosa de sua morfologia e posição para minimizar complicações da instalação dos implantes.

Instalação do implante. O forame incisivo frequentemente se expande lateralmente dentro do osso palatino, e a osteotomia do implante do incisivo central pode inadvertidamente invadir essa estrutura, resultando na formação de tecido fibroso na interface da região mesiopalatal. Se a osteotomia invadir o canal incisivo, as opções de tratamento incluem a remoção de tecido dentro do canal e enxerto ósseo e/ou instalação de implante. Quando existe um grande canal nasopalatino, uma instalação do implante posicionado mais distalmente na região do incisivo central impede a invasão nessa área. Como a maioria das reabilitações em uma pré-maxila edêntula é PF-2 ou PF-3, são selecionados os locais mais favoráveis pela largura do osso, mesmo quando estão em uma região interproximal dos locais dos incisivos centrais e laterais.

Forame/canal incisivo alargado. Quando existe um canal alargado, a falta de osso disponível provavelmente não permitirá a instalação ideal do implante. No entanto, é importante diferenciar os canais alargados dos cistos do canal incisivo. Os cistos do canal incisivo são conhecidos por causar dilatação localizada dos canais, com possível deslocamento dos dentes. Em pacientes edêntulos, o canal nasopalatino demonstrou ser significativamente maior em comparação com pacientes dentados (Figura 11.35).

Falha/sangramento do implante. Quando os implantes são posicionados em contato com o tecido neural, pode haver falta de osseointegração e falha do implante. Além disso, a instalação de implantes em estreita relação com os vasos sanguíneos

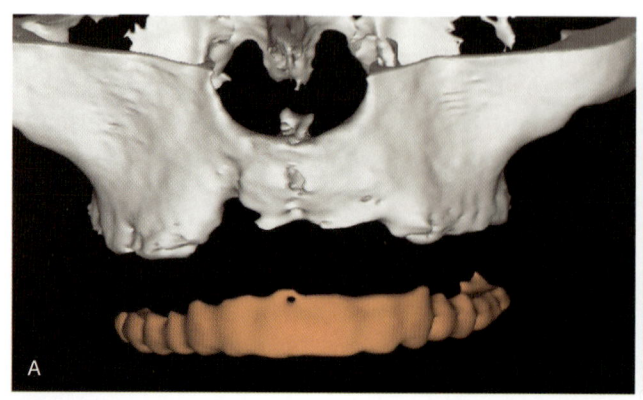

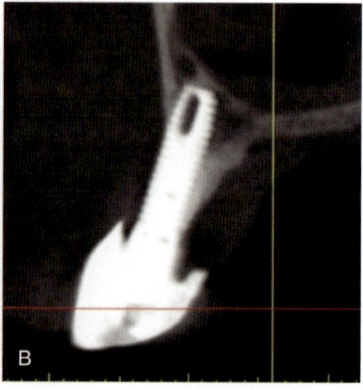

• **Figura 11.34** A pré-maxila apresenta uma área desafiadora para o implantodontista por causa da **(A)** significativa perda óssea vertical e horizontal e **(B)** osso mínimo para a instalação do implante, junto às considerações de trajetória.

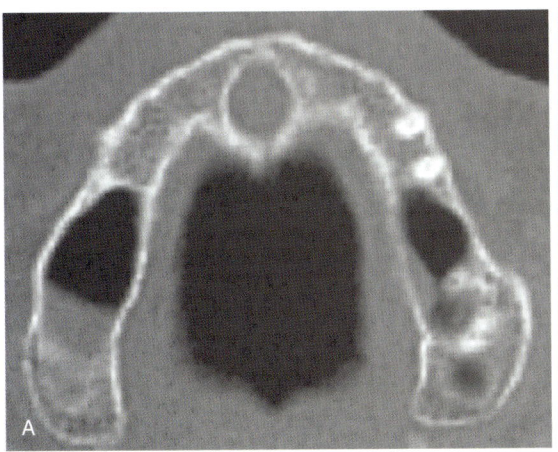

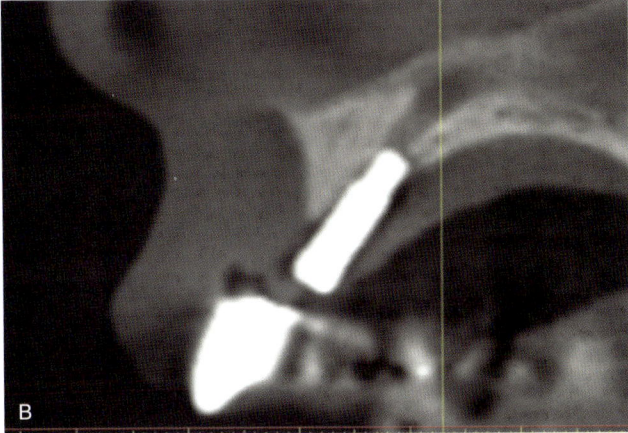

• **Figura 11.35** A área do canal nasopalatino deve ser avaliada quanto ao tamanho e à localização, pois a instalação do implante nessa área pode predispor à instalação dentro do tecido mole. **A.** Canal muito grande levando disponibilidade óssea mínima. **B.** Instalação do implante colidindo com o canal nasopalatino.

nasopalatinos pode causar sangramento excessivo durante procedimentos cirúrgicos; no entanto, isso geralmente é autolimitado e controlado por técnicas hemostáticas locais.

Forame infraorbital

O forame infraorbital está localizado na face anterior do osso maxilar abaixo da margem infraorbital. A artéria, a veia e o nervo infraorbital saem do forame. Em média, a distância do forame infraorbital à margem infraorbital é de aproximadamente 6,1 a 10,9 mm.[59]

Avaliação radiográfica. O forame infraorbital é facilmente visto em imagens coronais, junto com imagens reformatadas 3D.

Significância clínica. Variantes anatômicas foram relatadas para estar a até 14 mm da borda orbital em alguns indivíduos. Na maxila severamente atrófica, as estruturas neurovasculares infraorbitais saem do forame próximo à crista residual intraoral e deve-se evitar realizar procedimentos de enxerto de seio, para minimizar um possível comprometimento do nervo. Isso é particularmente preocupante na reflexão do tecido mole e no preparo ósseo da parte superior com aspecto de janela. Em função de o nervo infraorbital ser o responsável pelas inervações sensoriais na pele da parte superior da bochecha; mucosa do seio maxilar; incisivos, caninos e pré-molares superiores; e gengiva, pele e conjuntiva da pálpebra, nariz lateral e mucosa do lábio superior, a lesão desse nervo pode causar desconforto significativo ao paciente. Na maioria das vezes, o nervo não é seccionado e apresenta-se uma neurotmese que geralmente se resolve em 1 mês após a cirurgia (Figura 11.36).

Seios paranasais

Frontal. Os seios frontais são bilaterais e em forma de funil em cada lado da linha média superior aos ossos orbitais. As bordas do seio frontal são: inferiores, porção orbital do osso do seio frontal; posterior, separa a dura-máter do lobo frontal da mucosa de revestimento; e posterior, separa a dura-máter do lobo frontal da mucosa de revestimento. Os seios frontais estendem-se até o meato médio, e drenam através do ducto nasofrontal e do recesso frontal. A localização dos óstios frontais é de aproximadamente dois terços na parede posterior medial, o que anatomicamente dificulta a limpeza do seio após a infecção.[60] O recesso frontal, que é a via de drenagem do seio frontal, drena para o meato médio ou no infundíbulo etmoidal. Em imagens coronais de TCFC, o recesso frontal é superior e medial às células do *agger nasi*.

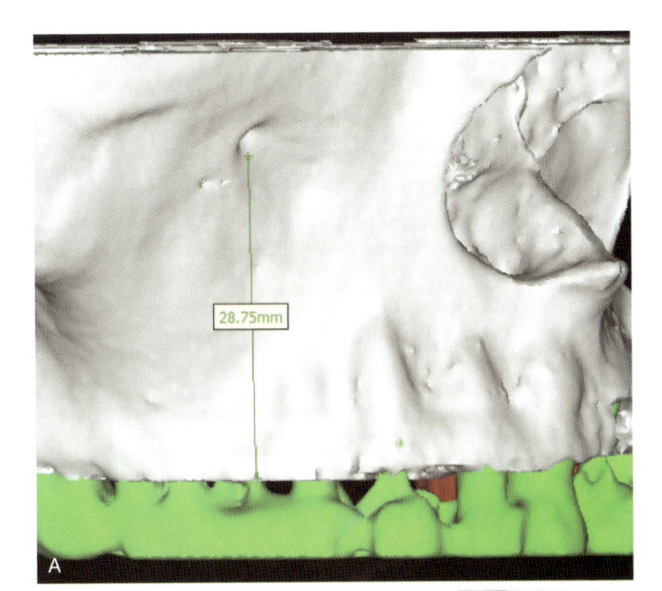

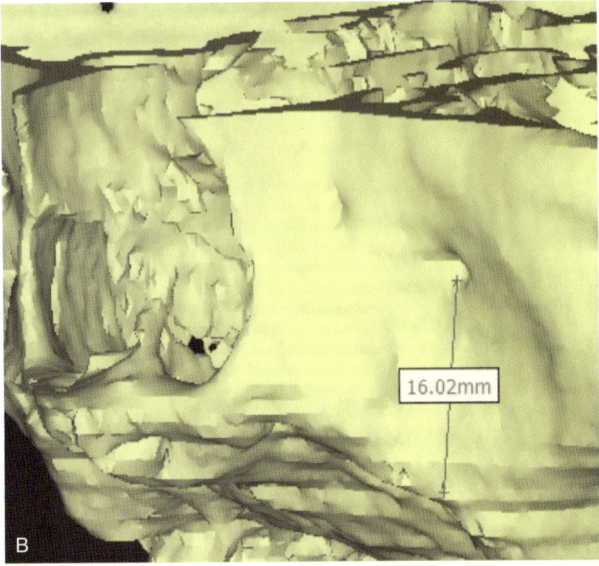

• **Figura 11.36 A.** Localização normal do nervo infraorbital. **B.** Variação mais próxima da crista que pode resultar em deficiência neurossensorial de retração ou possível transecção na reflexão do tecido. (De *Resnik RR, Preece JW. Radiographic complications and evaluation. In: Resnik RR, Misch CE, eds.* Misch's Avoiding Complications in Oral Implantology. *St. Louis, MO: Elsevier; 2018.*)

Etmoide. Os seios etmoides estão dentro do osso etmoide e são divididos em dois compartimentos, o anterior e o posterior. O seio etmoidal anterior drena para o meato médio, e os etmoides posteriores drenam para o recesso esfenoetmoidal. As bordas dos seios etmoidais incluem:

Etmoide anterior
  Lateral: lâmina papirácea da órbita
  Medial: concha média
  Superior: fóvea etmoidal, placa cribriforme
Etmoide posterior
  Lateral: lâmina papirácea da órbita
  Medial: concha superior
  Superior: fóvea etmoidal, placa cribriforme

Os seios etmoidais possuem vários marcadores anatômicos radiográficos, denominados *células aéreas*. A *bula etmoide* é a maior e mais proeminente radiograficamente na região anterior. As *células agger nasi* são geralmente as mais anteriores das células aéreas anteriores e estão localizadas anterior/superior ao corneto médio. Ao longo de borda inferior das órbitas estão as *células de Haller*, que podem prejudicar a depuração mucociliar quando aumentam e colidem com o infundíbulo etmoidal. As *células Onodi* derivam do etmoide posterior e estão localizadas superior e lateralmente ao seio esfenoidal.[61]

Seio esfenoidal. O seio esfenoidal está localizado dentro do osso esfenoidal e contém superiormente a fossa pituitária e nervos olfatórios. Inferiormente, o canal pterigoide corre abaixo da mucosa, com a porção cavernosa da carótida interna da artéria dentro da parede lateral. O óstio encontra-se na face superior e drena para o recesso esfenoetmoidal.[62]

Seio maxilar. Os seios maxilares são os maiores pares de seios paranasais e muitas vezes são uma área problemática para implantodontistas. A maxila posterior tem muitas desvantagens, incluindo baixa densidade óssea, espaço interoclusal anatômico mínimo e quantidade óssea insuficiente para a instalação do implante. Desse modo, o implantodontista deve ter conhecimento abrangente da anatomia normal *versus* anormal, em associação com a anatomia do seio maxilar e do seio paranasal. O seio maxilar tem alta prevalência de variantes anatômicas e patologias, o que predispõe o paciente ao aumento da morbidade. Assim, um amplo conhecimento e compreensão dessa área é importante para implantodontistas. Radiograficamente, o seio maxilar tem as seguintes bordas: superiormente, o seio maxilar é limitado pelo assoalho orbital, que abriga o canal infraorbital. Inferiormente, o assoalho do seio maxilar se aproxima das raízes dos dentes superiores. A parede medial coincide com a parede lateral da cavidade nasal e é a localização do óstio maxilar, a área de drenagem do infundíbulo etmoidal (Figura 11.37).

Cavidade nasal

As bordas da cavidade nasal são:

  Inferior: palato duro
  Lateral: paredes mediais dos seios maxilares direito e esquerdo
  Superior: ossos nasal, etmoide e esfenoide
  Medial: septo nasal

As paredes laterais da cavidade nasal são constituídas por cornetos (conchas), que são estruturas ósseas revestidas com epitélio que se projetam para a cavidade nasal e funcionam para aquecer/resfriar e filtrar o ar inspirado. Abaixo de cada concha estão espaços, denominados *meatos* (aberturas). O meato médio é o mais importante, pois é a área de drenagem para os seios maxilares, frontal e etmoide anterior. O meato inferior é o local de drenagem para o ducto nasolacrimal. O meato superior se interconecta com os seios etmoidal posterior e esfenoidal, através do recesso esfenoetmoidal.[63]

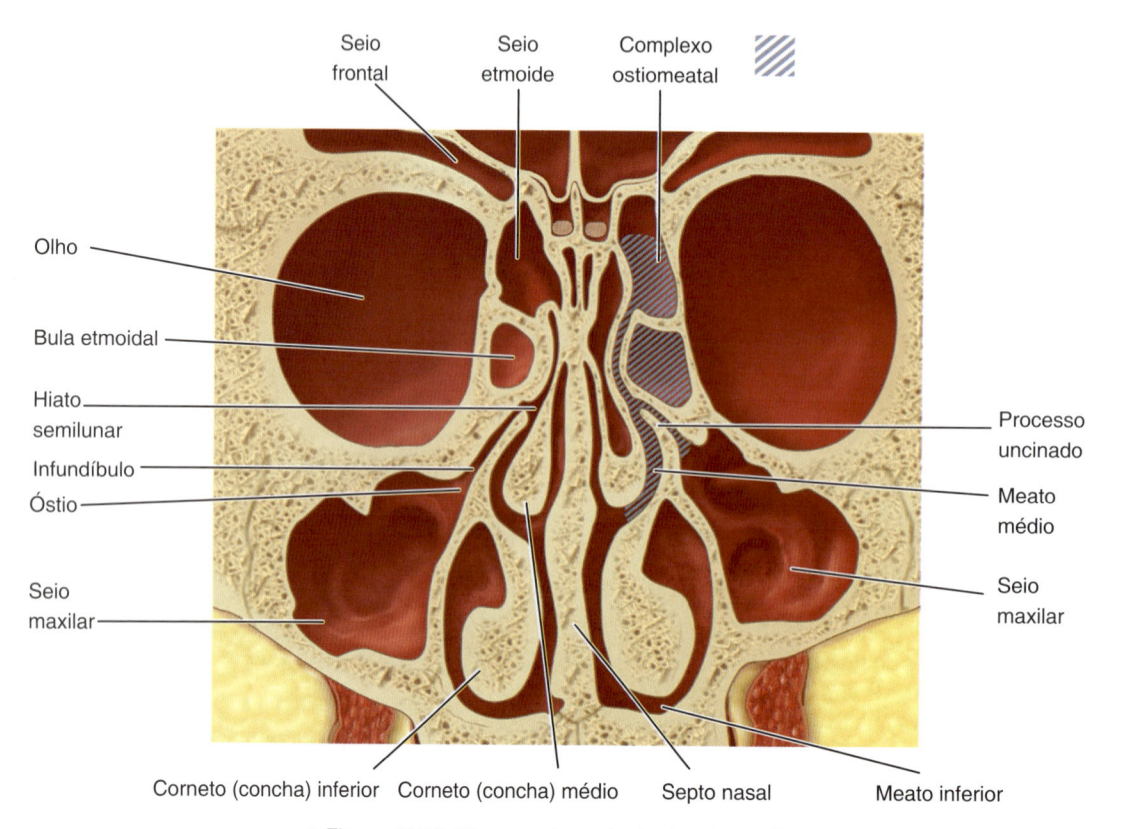

• **Figura 11.37** Diagrama da anatomia do seio maxilar.

Membrana do seio maxilar

O seio maxilar é revestido pela membrana schneideriana, que é idêntica ao epitélio respiratório. Esse epitélio colunar pseudoestratificado é contínuo com o epitélio nasal através do óstio maxilar no meato médio. A membrana tem uma espessura média de 0,8 mm e geralmente é mais fina e menos vascular do que o epitélio nasal.[64]

Avaliação radiográfica. Um escaneamento normal de TC, de seios paranasais saudáveis, revela um seio maxilar completamente radiolúcido (escuro). Qualquer área radiopaca (esbranquiçada) dentro da cavidade nasal é anormal e deve-se suspeitar de uma condição patológica. A membrana sinusal normal é radiograficamente invisível, enquanto qualquer inflamação ou espessamento dessa estrutura será radiopaca. A densidade do tecido doente ou acúmulo de fluido será proporcional a vários graus de valores de cinza (Figura 11.38).

Complexo ostiomeatal

A unidade ostiomeatal é composta pelo óstio maxilar, infundíbulo etmoidal, células etmoidais anteriores, processo uncinado e recesso frontal.

Avaliação radiográfica. O complexo ostiomeatal pode ser avaliado radiograficamente e mais facilmente visto em um escaneamento coronal que inclui as seguintes estruturas:
1. Óstio do seio maxilar.
2. Infundíbulo.
3. Bula etmoidal.
4. Processo uncinado.
5. Hiato semilunar.

Óstio maxilar

A principal via de drenagem do seio maxilar é através do óstio. O óstio maxilar é delimitado superiormente pelos seios etmoidais e inferiormente pelo processo uncinado. O óstio do seio maxilar está na face superior da parede medial do seio, aproximadamente a meio caminho entre as paredes anterior e posterior. Em geral, o óstio é oval e orientado horizontal ou obliquamente.[65]

Avaliação radiográfica. O óstio maxilar é visualizado em imagens coronais geralmente no terço anterior do seio maxilar. Essa abertura está localizada na face superior do seio maxilar medial (parede lateral da cavidade nasal). A patência do óstio maxilar deve ser sempre verificada ao se instalar implantes ou realizar enxerto ósseo no seio maxilar. A abertura pode ser verificada percorrendo várias imagens coronais (Figura 11.39).

Significância clínica. Se o óstio maxilar não tiver patente, a depuração mucociliar do seio maxilar pode ser afetada. É possível que isso leve a um aumento da morbidade para procedimentos relacionados a implantes.

Processo uncinado

O processo uncinado é uma estrutura importante na parede lateral da cavidade nasal. Essa projeção óssea semelhante a um dedo ajuda a formar os limites do hiato semilunar e a bula etmoidal, que permitem a drenagem dos seios frontal e maxilar.

Avaliação radiográfica. Em imagens de TCFC coronal ou transversal, o processo uncinado é limitado pela parede medial do seio maxilar e se articula com o processo etmoidal e concha nasal inferior. Inferiormente, faz fronteira com o hiato semilunar e, posteriormente, tem margem livre (ver Figura 11.37).

Significância clínica. Um processo uncinado desviado (ou lateral ou medialmente) pode estreitar o infundíbulo etmoidal, afetando assim o complexo ostiomeatal. As perfurações também podem estar presentes dentro do processo uncinado, levando à comunicação entre a cavidade nasal e o infundíbulo etmoidal. Além disso, o processo uncinado pode ser pneumatizado. Embora isso seja raro, pode comprometer o afastamento adequado dos seios da face. As variações do processo uncinado devem ser avaliadas e tratadas antes de qualquer procedimento em que a fisiologia do seio maxilar será alterada (p. ex., instalação de implante ou enxerto ósseo).

Hiato semilunar

O hiato semilunar é uma fissura curva na parede lateral da cavidade nasal, inferior à bula etmoidal. Conecta o meato médio às células etmoidais anteriores e contém as aberturas para o seio etmoidal frontal, maxilar e anterior (ver Figura 11.37).

Avaliação radiográfica. O hiato semilunar recebe esse nome em função da sua aparência arqueada e é mais bem identificado em imagens sagitais e transversais. Tal estrutura anatômica é limitada superiormente pela bula etmoidal e posteriormente pelo processo etmoide da concha nasal inferior.

Significância clínica. Devido à drenagem dos três seios para dentro do hiato semilunar, qualquer bloqueio mecânico nessa região pode causar inflamação e possível doença em um dos seios da face.

Variantes anatômicas

Concha bolhosa

O corneto médio desempenha um papel significativo na drenagem adequada do seio maxilar. Normalmente, o corneto médio é uma estrutura óssea fina; no entanto, pode ser aerado, o que é denominado *concha bolhosa*. Essa variante anatômica pode ser uni ou bilateral e demonstrou ter uma taxa de prevalência em até 53,6% da população.[66] Além disso, existe uma forte associação de conchas bolhosas e desvio de septo do lado contralateral.[67]

Avaliação radiográfica. As conchas bolhosas são facilmente identificadas em uma imagem coronal de TC/TCFC, que descreve um espaço aéreo radiolúcido no centro do meato médio e rodeado por uma borda óssea ovoide.

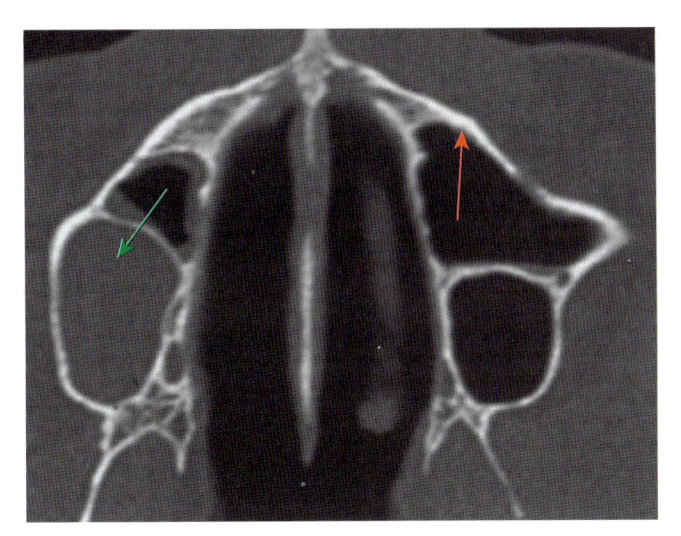

• **Figura 11.38** A membrana do seio maxilar (membrana schneideriana) com saúde deve ser invisível (*seta vermelha*). Quando existe inflamação ou patologia, será representado como um aumento na densidade/radiopacidade ou um aumento visível de espessura (*seta verde*).

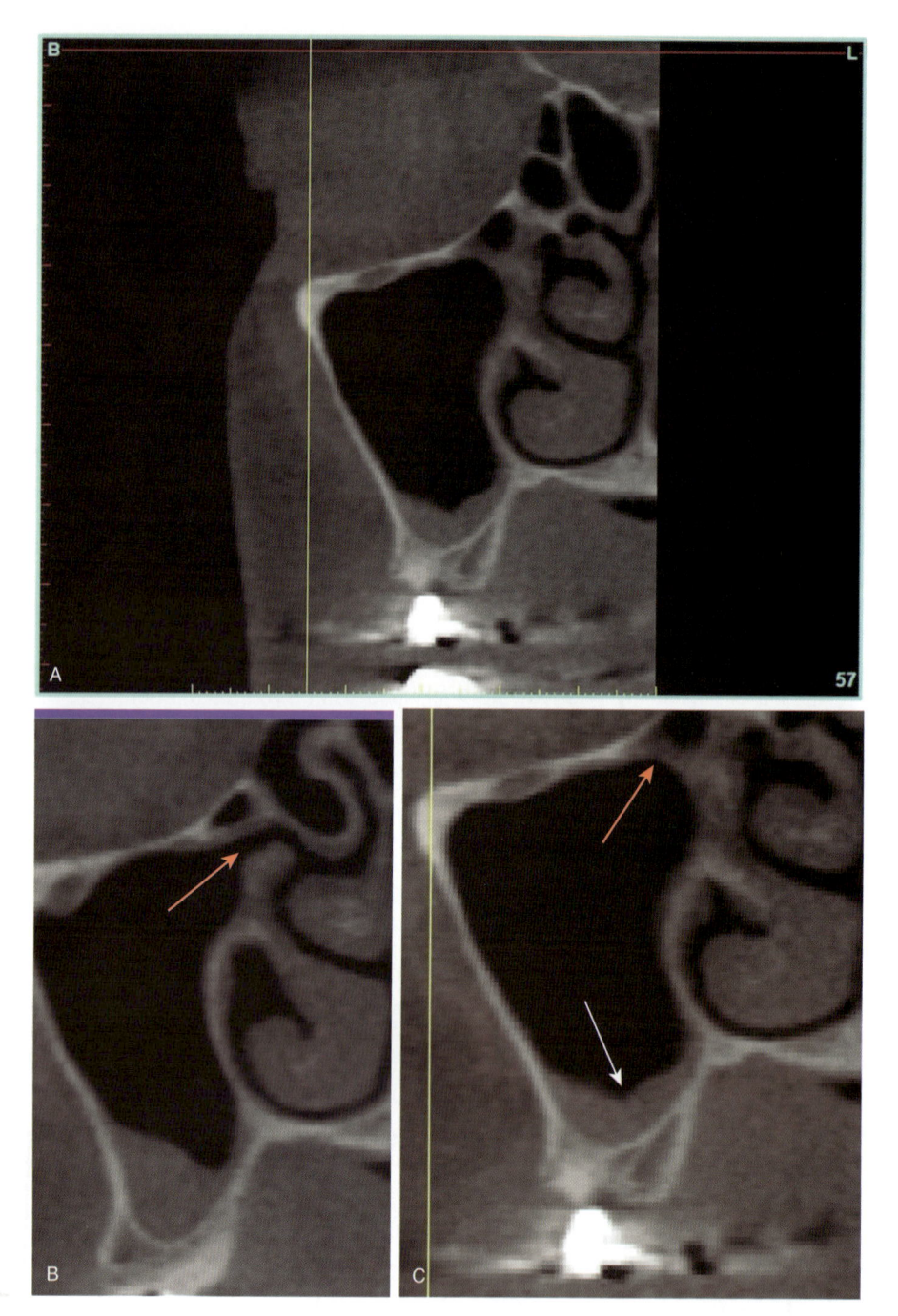

• **Figura 11.39 A e B.** A patência do óstio do seio maxilar é a área de drenagem mucociliar do seio maxilar. **C.** Óstio sem patente (*seta vermelha*, óstio sem patente; *seta branca*, inflamação da membrana).

Significância clínica. Na maioria dos casos de concha bolhosa, não há resultados de patologia dos seios paranasais. Quanto maior a concha bolhosa, mais provável a probabilidade de comprometer a drenagem do meato médio. Quando aumentada, a pressão contra o processo uncinado pode ocorrer, diminuindo a drenagem do infundíbulo, afetando, desse modo, a fisiologia do seio maxilar, o que leva a um problema no aumento da drenagem. Deve-se ter cuidado, pois os pacientes com concha bolhosa são mais predispostos a complicações pós-operatórias de enxerto ósseo e implantes na área do seio (Figura 11.40).

Concha média paradoxal

Uma concha média paradoxal é uma variante anatômica do corneto médio, com uma taxa de prevalência de aproximadamente 15% da população.[68] Essa anomalia é uma reversão da convexidade normal dirigida medialmente da concha média. A borda inferior da concha média pode ter várias formas exibindo curvatura excessiva, o que pode predispor o paciente a um bloqueio na cavidade nasal, infundíbulo e meato médio.[69]

Avaliação radiográfica. Uma concha média paradoxal é mais facilmente vista em uma imagem de tomografia computadorizada/TCFC coronal. Em certas imagens transversais, também pode ser vista. A convexidade do corneto médio paradoxal é direcionada lateralmente, em vez de medialmente, em direção ao septo nasal.

Significância clínica. Quando presente, o implantodontista deve levar em consideração a possibilidade de complicações mucociliares pós-operatórias, após enxerto ósseo ou instalação de implante no seio maxilar por bloqueio do óstio (Figura 11.41).

Desvio de septo

Uma das variantes anatômicas mais comuns na região oral é o desvio de septo, que pode ser de origem congênita ou traumática. Estudos demonstram uma taxa de prevalência de 70%, o que aumenta a possibilidade de bloqueio do complexo ostiomeatal. Isso ocorre quando o septo nasal é deslocado lateralmente em direção a um lado da cavidade nasal. Quando o desvio é grave, o fluxo de ar pela via da cavidade nasal é redirecionado e pode causar obstrução nasal, hipoplasia das conchas ipsilaterais ou hiperplasia da concha contralateral.

Avaliação radiográfica. Um desvio de septo pode ser visto mais facilmente por meio de escaneamento de imagem coronal e axial. Além disso, uma imagem 3D da estrutura da linha média permitirá uma avaliação direta. O septo nasal estará deslocado em direção a um lado da cavidade nasal (Figura 11.42).

Significância clínica. Quando o desvio é grave, o fluxo de ar através da cavidade nasal está comprometido, manifestando-se como congestionamento. Pacientes com desvio de septo estão predispostos a problemas de limpeza do seio, que aumentam a morbidade do enxerto ósseo e procedimentos de instalação de implantes na área posterior da maxila do lado do desvio. Normalmente, o lado contralateral terá depuração mucociliar normal.

Células de Haller

As células de Haller são células etmoidais infraorbitais que se projetam no teto do seio maxilar e na porção mais inferior da lâmina papirácea. As células de Haller geralmente estão presentes unilateralmente, com taxa de prevalência de aproximadamente 6% da população.[70] A origem das células de Haller é o etmoide anterior (88%) e o etmoide posterior (12%).[71]

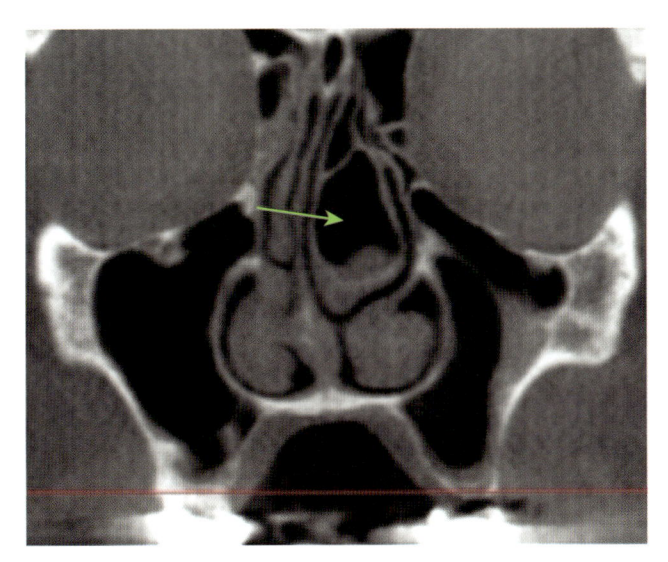

• **Figura 11.40** Uma variante anatômica que pode predispor o paciente candidato ao implante a um comprometimento mucociliar pós-operatório é uma concha bolhosa, que é uma concha média aerada.

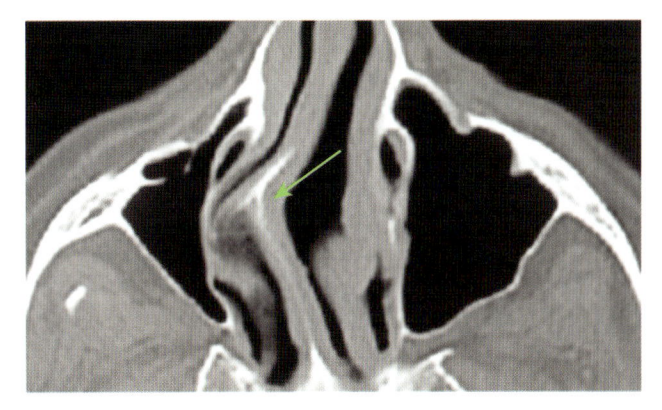

• **Figura 11.42** Uma variante anatômica que pode predispor o paciente candidato ao implante a comprometimentos mucociliares pós-operatórios é um desvio de septo. O lado de desvio pode causar bloqueio do óstio maxilar.

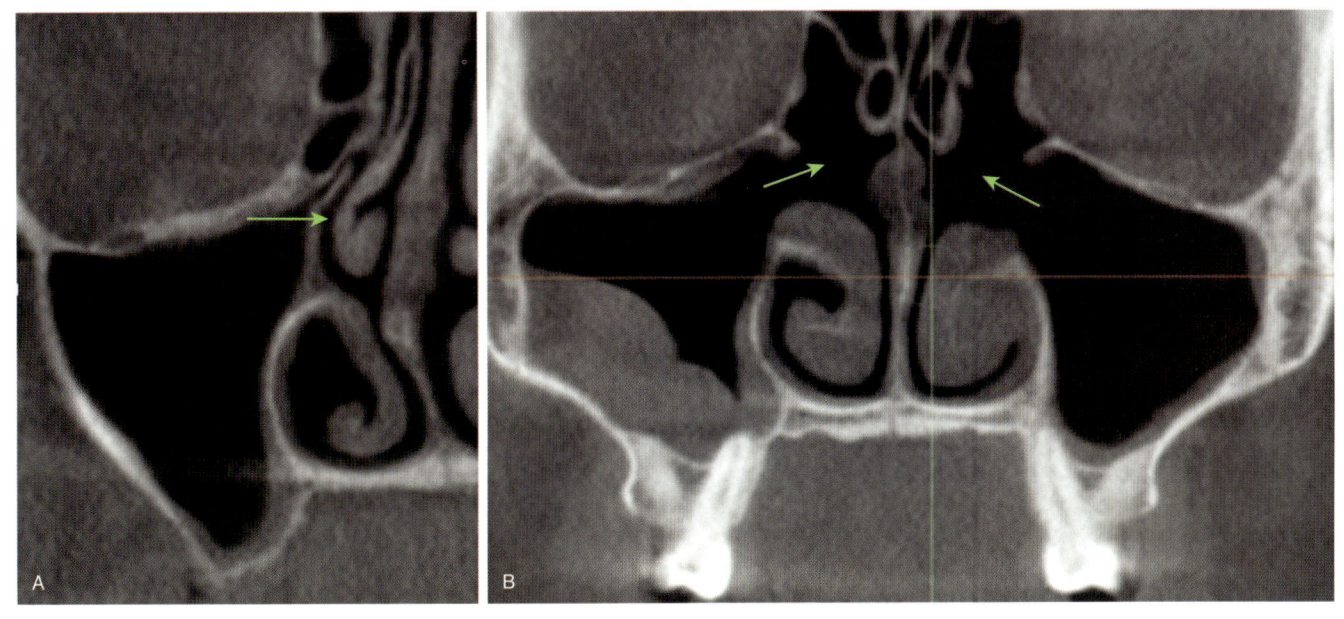

• **Figura 11.41** Concha média paradoxal. **A.** Variante anatômica que pode predispor o paciente candidato ao implante a um comprometimento mucociliar pós-operatório, denominado concha média paradoxal. O lado convexo do corneto médio é direcionado lateralmente, em vez de medialmente. **B.** Imagem que não demonstra nenhuma concha média direita ou esquerda, que é um tratamento recente para pacientes com rinossinusite crônica, para melhorar o fluxo mucociliar.

Avaliação radiográfica. As células de Haller são identificadas nas imagens coronais e estão localizadas abaixo da bula etmoidal e aderidas ao teto medial da órbita, e lateralmente ao processo uncinado.

Significância clínica. Essas células de ar podem se expandir na órbita e estreitar o óstio do seio maxilar, especialmente na presença de uma infecção. As células Haller foram associadas a uma alta incidência de rinossinusite crônica, pois podem interferir na permeabilidade do óstio maxilar, inibindo assim sua função. Procedimentos (implantes, enxertos ósseos) que podem envolver o seio maxilar têm uma morbidade aumentada quando as células de Haller estão presentes.

Células *Agger nasi*

As células *Agger nasi* são as células etmoidais mais anteriores que se estendem anteriormente ao osso lacrimal. Elas podem ser identificadas na TC/TCFC, em mais de 90% dos pacientes, e estão associadas à alta incidência de sinusite frontal.[72]

Avaliação radiográfica. As células *Agger nasi* são mais facilmente vistas em imagens coronais de TC/TCFC lateral à parede nasal (Figura 11.43).

Significância clínica. As células *Agger nasi* podem predispor o paciente às complicações pós-operatórias dos seios da face.

Septo do seio maxilar

Septos antrais (de suporte, rede e apoio) são as variantes anatômicas mais comuns vistas no seio maxilar. Underwood, um anatomista, descreveu pela primeira vez septos do seio maxilar em 1910. Krennmair et al.[73] classificaram ainda essas estruturas em dois grupos: primários, que são resultado do desenvolvimento da maxila; e secundário, que decorre da pneumatização do assoalho do seio após a perda dentária. A taxa de prevalência de septos foi relatada estar em 33% dos seios maxilares, no paciente dentado, e até 22%, no paciente edêntulo. Relatou-se que a localização mais comum de septos no seio maxilar está na região do meio (segundo pré-molar ao primeiro molar) da cavidade sinusal. Estudos de tomografia computadorizada mostraram que 41% dos septos são vistos na região média, seguidos pela região posterior (35%) e região anterior (24%). Para o diagnóstico e avaliação de septos, a tomografia computadorizada é o método mais preciso de avaliação radiográfica.[74] Septos sinusais podem criar dificuldade adicional no momento da cirurgia.

Avaliação radiográfica. Imagens tridimensionais retratam as características anatômicas dos septos mais facilmente em imagens de TCFC. Eles também podem ser facilmente vistos em panorâmicas reformatadas e imagens axiais e sagitais (Figura 11.44).

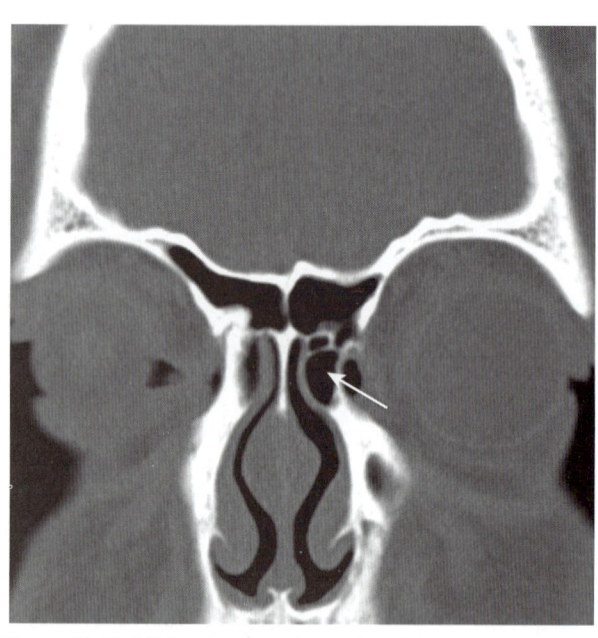

● **Figura 11.43** Células *Agger nasi* que são células etmoides anteriores aeradas (seta). (De *Koenig LJ, et al. Diagnostic Imaging: Oral and Maxillofacial*. 2nd ed. Philadelphia: Elsevier; 2017.)

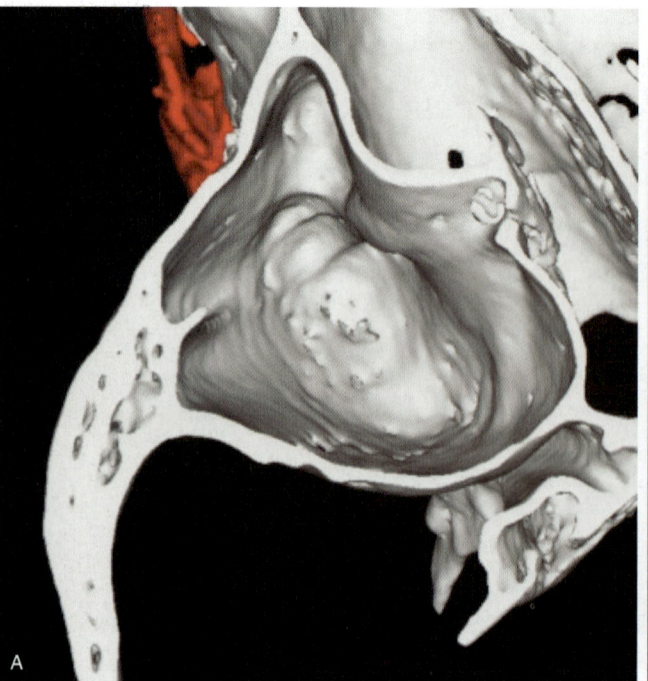

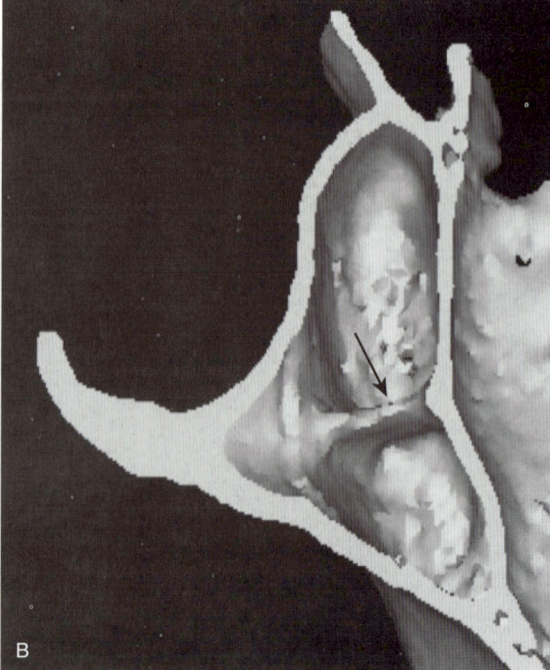

● **Figura 11.44** O assoalho inferior do seio maxilar. **A.** Assoalho do seio maxilar plano e liso. **B.** Assoalho estreito do seio maxilar com septo separando a cavidade do seio.

Significância clínica. Septos maxilares complicam a cirurgia de enxerto de seio nasal e podem impedir o acesso adequado e a visualização do assoalho do seio; portanto, é possível enxerto de seio nasal inadequado ou incompleto. Além disso, maior incidência de perfuração da membrana pode ocorrer quando septos estão presentes.

Hipoplasia do seio maxilar

A hipoplasia do seio maxilar pode ser um resultado direto de trauma, infecção, intervenção cirúrgica ou irradiação da maxila durante o desenvolvimento do osso maxilar. Essas ou outras condições congênitas de desenvolvimento interrompem o centro de crescimento maxilar, produzindo assim uma maxila menor do que o normal. Um processo uncinado malformado e posicionado está associado a esse distúrbio, levando a problemas de drenagem sinusal crônica.

Avaliação radiográfica. Dimensionalmente menor que o normal, o seio maxilar pode ser visto em imagens panorâmicas, transversais, coronais, axiais ou 3D.

Significância clínica. Na maioria das vezes, a hipoplasia do seio maxilar tem altura óssea adequada para a instalação do implante endósseo, e um enxerto de seio nasal não é necessário para ganhar altura vertical. Se a instalação do implante ou enxerto ósseo envolve o seio maxilar, deve-se ter cuidado, pois essa condição tem sido associada à doença sinusal crônica (Figura 11.45).

Pneumatização da concha inferior e do meato (variante big-nose)

Uma variante anatômica bastante incomum é a exibição, pelo terço inferior da cavidade nasal, de pneumatização dentro da maxila, localizando-se sobre a crista residual alveolar. Estudos demonstram uma taxa de incidência de aproximadamente 3%. Devido ao seio maxilar ser lateral à crista edêntula, existe uma altura óssea inadequada.

Avaliação radiográfica. Variantes *big-nose* podem ser determinadas pela avaliação em imagens panorâmicas de TCFC reconstruídas, como a cavidade nasal se estenderá distal ou posterior à área pré-molar.

Significância clínica. Se não houver conhecimento dessa condição, o implante pode ser instalado na cavidade nasal acima da crista residual, muitas vezes penetrando no meato inferior e entrando em contato com o corneto inferior. Um enxerto do seio pode ser contraindicado para um paciente com tal condição, pois o seio é lateral à posição do implante. Muito provavelmente, será necessário um enxerto em bloco para aumentar a altura do osso (Figura 11.46).

Espessura óssea vestibular na pré-maxila

Em média, as tábuas corticais vestibulares maxilares têm menos de 1 mm de espessura, significativamente mais fina do que os ossos alveolares mandibulares, que são maiores que 1 mm. Tábuas corticais finas (semelhantes ao tamanho do *voxel*) tendem a se tornar indistinguíveis do cemento adjacente ou dos implantes de titânio, em imagens TCFC.

Avaliação radiográfica. Estudos têm demonstrado que as restrições da resolução espacial da TCFC limitam a visibilidade óssea de espessura inferior a 0,6 mm, o que significa que esta é a espessura mínima para o osso ser mensurável. Além disso, estudos clínicos demonstram que quando a deiscência óssea está presente, uma verdadeira deiscência estava presente em apenas 50% das vezes, e a fenestração estava presente em 25% dos casos.[75]

Significância clínica. Devido ao alto grau de resultados falso-positivos, o diagnóstico e o planejamento do tratamento podem ser problemáticos. A espessura do osso deve ser correlacionada com todas as imagens de TCFC, especialmente as vistas em corte transversal (Figura 11.47).

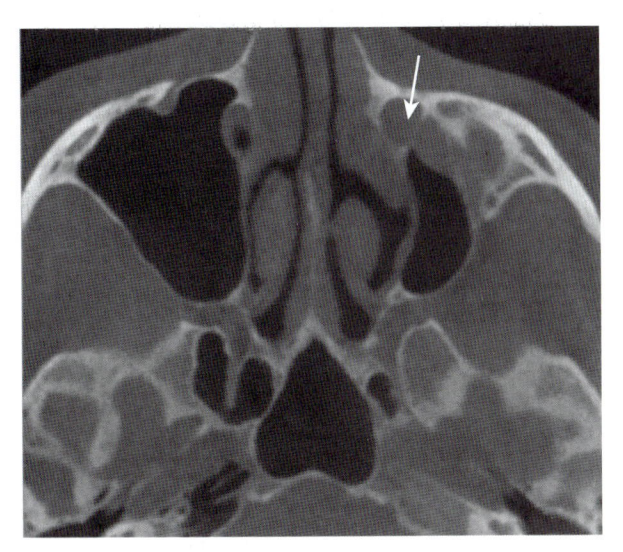

• **Figura 11.45** Hipoplasia do seio maxilar com inflamação (*seta branca*).

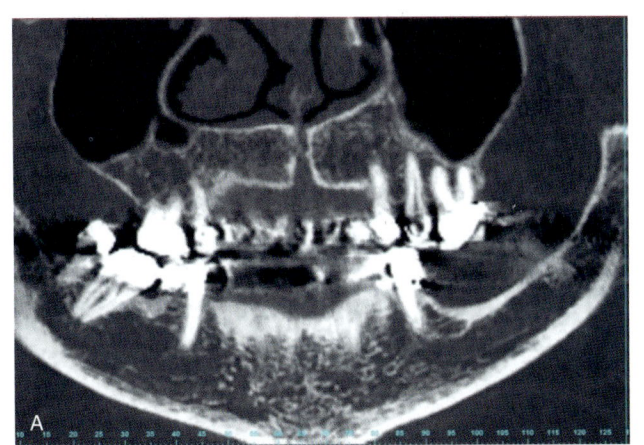

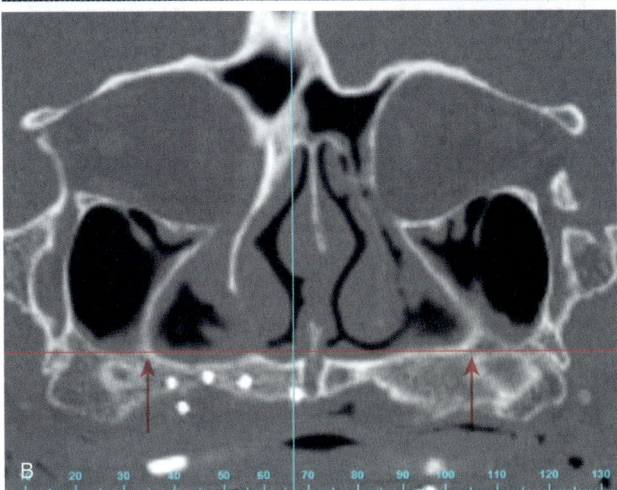

• **Figura 11.46 A** e **B.** Variante *big-nose*, a qual resulta em uma cavidade nasal estendida até a região de primeiro molar, deixando o osso inadequado para a instalação de implante na região de pré-molar.

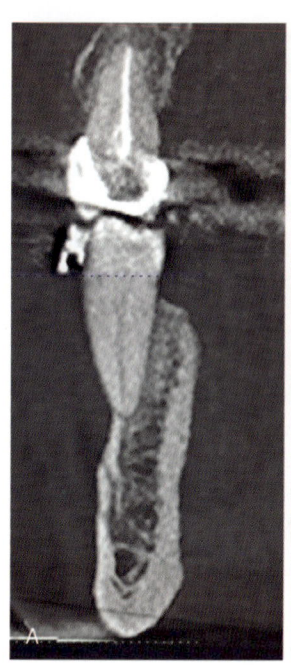

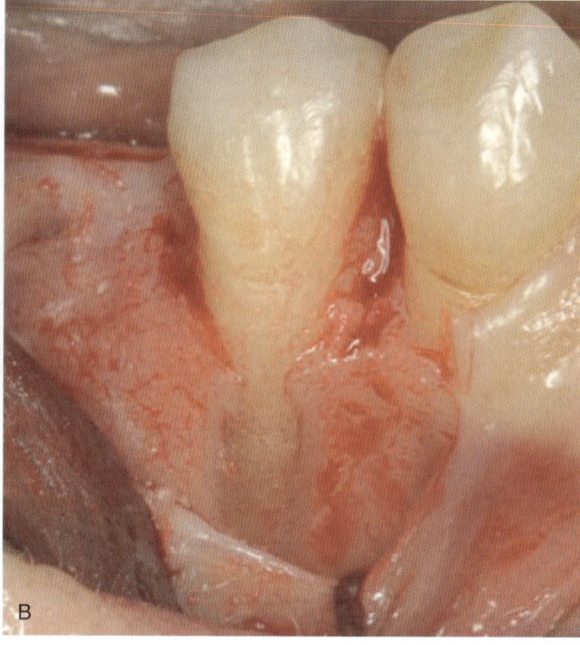

• **Figura 11.47 Imagem da espessura vestibular. A.** O osso vestibular pode ser muito confundidor, conforme ilustrado nesta secção transversal de tomografia computadorizada de feixe cônico, demonstrando nenhuma espessura óssea vestibular, e **B.** imagem fotográfica após reflexão completa, demonstrando que o osso vestibular está presente.

Anastomose intraóssea

Dentro da parede lateral do seio maxilar está a anastomose intraóssea, que é composta pelas artérias alveolar superior posterior e infraorbital. O componente vertical do acesso da parede lateral para o enxerto do seio frequentemente rompe esses vasos sanguíneos.

Avaliação radiográfica. A anastomose intraóssea é facilmente vista em cortes transversais ou coronais de um escaneamento de TCFC, como uma descontinuação da parede lateral com entalhe radiolúcido. Em média, essa estrutura é de aproximadamente 15 a 20 mm do rebordo à crista dentada.

Significância clínica. Quando é indicado o enxerto do seio da parede lateral, a avaliação dos escaneamentos de TCFC deve ser concluída para determinar a localização e o tamanho. Se ocorrer sangramento durante o osteotomia da parede lateral, isso pode ser tratado com cauterização por uma peça de mão e broca diamantada sem água, eletrocauterização ou pressão de uma esponja cirúrgica enquanto a cabeça está elevada (Figura 11.48).

Canal sinuoso

O nervo alveolar superior anterior ramifica-se do canal infraorbital, apenas lingual, para a área de molar. Esse canal radiolúcido é denominado canal sinuoso. O canal segue para a frente e inferiormente à parede inferior da órbita e à margem inferior da abertura nasal, e abre lateralmente ao septo nasal.[76] O canal sinuoso transmite o nervo, a artéria e a veia alveolares superiores anteriores.

Avaliação radiográfica. Se o clínico não tiver conhecimento do canal sinuoso, essa estrutura anatômica pode ser mal interpretada como patologia apical em radiografias 2D. Portanto, em escaneamento de TCFC, tal estrutura anatômica bilateral deve ser avaliada quanto à sua presença. Pode ser representada em imagens axiais, em corte transversal ou 3D. Estudos demonstraram que o canal sinuoso está presente em 87,5% de varreduras TCFC[77] (Figura 11.49).

Significância clínica. Em virtude de a região anterior da maxila ser uma área comum para a instalação de implantes, a presença do canal sinuoso pode levar a um alto grau de morbidade do implante. O impacto no canal pode levar a uma interface de tecido mole e falha do implante, disfunção sensorial temporária ou permanente e possíveis problemas de sangramento.[78] No entanto, são raras as deficiências sensoriais significativas devido à inervação cruzada.

Ateroma calcificado da artéria carótida

Ateromas da artéria carótida calcificada são calcificações localizadas na carótida comum, geralmente perto da bifurcação das artérias carótidas interna e externa. Essas calcificações fornecem

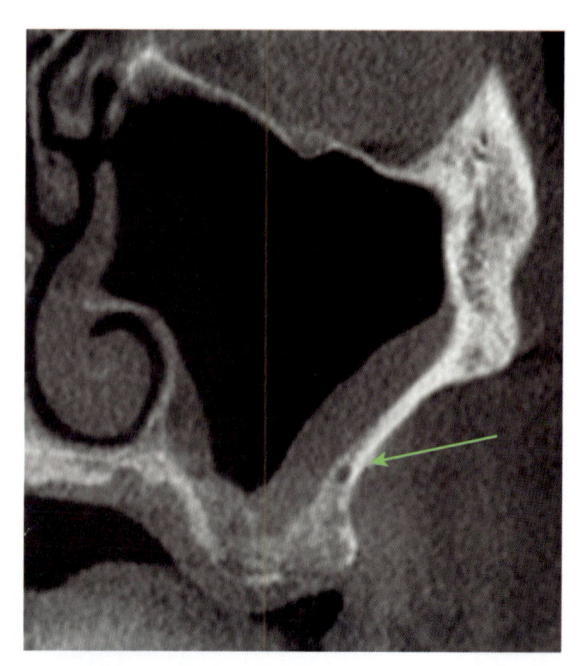

• **Figura 11.48** Anastomose intraóssea (seta) demonstrando, em um corte transversal, a imagem vista como descontinuidade da parede lateral e radiolucência ovoide.

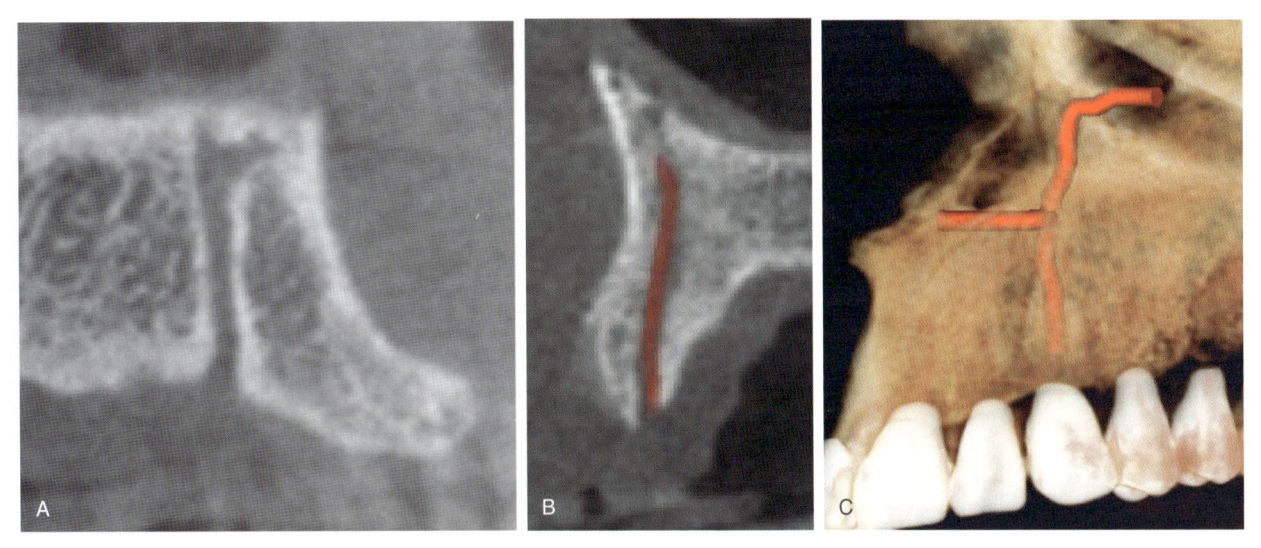

• **Figura 11.49 Canal sinuoso. A.** Imagem panorâmica de TCFC demonstrando o canal sinuoso, que transmite os vasos alveolares anterossuperiores. **B.** Imagem em corte transversal destacando o nervo em vermelho. **C.** Imagem 3D mostrando o curso do canal.

evidências radiográficas de aterosclerose, as quais são um indicador de possível acidente vascular cerebral ou doença metabólica. Foi demonstrado que aproximadamente 80% dos acidentes vasculares cerebrais são isquêmicos e devidos à doença aterosclerótica na bifurcação carotídea.[79]

Avaliação radiográfica. Calcificações da artéria carótida são pequenas radiopacidades múltiplas no espaço carotídeo anterior e lateral às vértebras cervicais C3-C4. Essas múltiplas e irregulares calcificações podem ter orientação vertical e geralmente são facilmente distinguidas do tecido mole adjacente. Elas podem ser facilmente vistas em imagens axiais e em 3D (Figura 11.50). Um local comum adicional para avaliar as calcificações da artéria carótida, em imagens de TCFC de grande volume, é lateralmente à fossa hipofisária.

Significância clínica. Por causa das complicações significativas que podem surgir da presença de calcificações carotídeas (doença cerebrovascular isquêmica é a segunda principal causa de morte na maioria dos países desenvolvidos), o paciente deve ser encaminhado para seu médico para avaliação de estenose da artéria carótida e possível avaliação com ultrassom.

Condições patológicas nos seios paranasais

Condições patológicas observadas em tomografias TCFC realizadas para outras indicações parecem estar aumentando em prevalência. Sinais de inflamação ou condições patológicas graves são uma preocupação quando os procedimentos de enxerto ósseo ou implantes dentais são planejados para a área. Portanto, o implantodontista deve ter uma forte base de conhecimento para várias condições patológicas, nos seios da face, para entender quando o encaminhamento adequado é recomendado. Na próxima parte deste capítulo, uma avaliação abrangente da patologia do seio maxilar será discutida, com ênfase no diagnóstico diferencial e relevância clínica.

Rinossinusite odontogênica (mucosite periapical)

A rinossinusite odontogênica ocorre quando a membrana sinusal é violada por infecção odontogênica e lesões patológicas das arcadas. A aproximação íntima das raízes dos dentes posteriores superiores ao assoalho do seio resulta em mudanças inflamatórias do periodonto ou do osso alveolar circundante, que promove o desenvolvimento de condições patológicas no seio maxilar.

Aparência radiográfica. A rinossinusite odontogênica geralmente produzirá hiperplasia generalizada da mucosa sinusal, que é vista como uma faixa radiopaca que segue os contornos do assoalho do seio. Uma mucosite periapical localizada revela um espessamento da membrana mucosa adjacente ao dente agressor e, ocasionalmente, uma perfuração até o assoalho do seio. Essa aparência radiográfica foi denominada efeito halo (Figura 11.51).

Diagnóstico diferencial. A rinossinusite odontogênica pode ser confundida com rinossinusite aguda ou espessamento leve da mucosa. No entanto, na rinossinusite odontogênica, o paciente mais provavelmente tem patologia associada a um dente existente (p. ex., dor em um dente posterior ou exodontia recente, exsudato ao redor dos dentes posteriores naturais existentes) e evidências radiográficas.

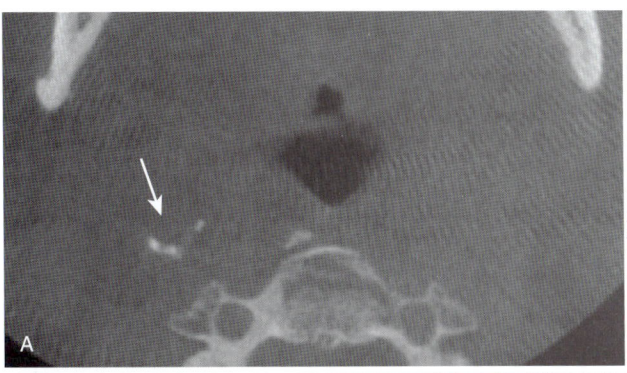

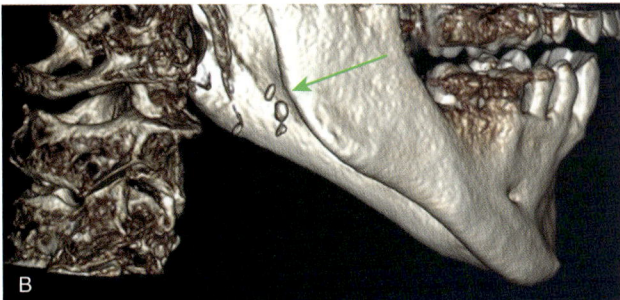

• **Figura 11.50 A e B.** Ateroma calcificado da carótida no nível da vértebra cervical C3-C4 (setas).

Rinossinusite aguda

Uma condição patológica não odontogênica também pode resultar em inflamação no seio maxilar na forma de rinossinusite. O tipo mais comum de rinossinusite no seio maxilar é a rinossinusite aguda. Os sinais e sintomas da rinossinusite aguda são bastante inespecíficos, dificultando a diferenciação do resfriado comum, sintomas de gripe e rinite alérgica. No entanto, os sintomas mais comuns incluem secreção purulenta nasal, dor e sensibilidade facial, congestão nasal e possível febre. A rinossinusite maxilar aguda resulta em 22 a 25 milhões de consultas médicas nos EUA a cada ano, com um custo direto ou indireto de US$6 bilhões. Embora existam quatro seios paranasais no crânio, os mais comumente envolvidos em sinusite são os seios maxilar e frontal.[80]

Aparência radiográfica. O marcador radiográfico da rinossinusite aguda é o aparecimento de um nível hidroaéreo. Uma linha de demarcação estará presente entre o fluido e o ar dentro do seio maxilar. Se o paciente estiver em decúbito dorsal (TCFC), então o líquido se acumulará na área posterior; se o paciente estiver na vertical durante a geração da imagem, o fluido será visto no assoalho e horizontalmente por natureza. Sinais radiográficos adicionais incluem mucosa lisa e espessada dos seios da face, com possível opacificação. Em casos graves, o seio da face pode se encher completamente com exsudatos, o que dá a aparência de um seio completamente opacificado. Os termos *piocelea* e *empiema* são aplicados a essas características (Figura 11.52).

Diagnóstico diferencial. Os diagnósticos diferenciais de rinossinusite aguda e infecção respiratória superior viral prolongada são semelhantes. No entanto, um nível clássico de fluido de ar no seio maxilar dará a confirmação de rinossinusite aguda. Além disso, a rinossinusite viral geralmente melhora dentro de 7 a 10 dias, enquanto a rinossinusite bacteriana aguda persiste por mais de 10 dias.[81]

Rinossinusite crônica

Se os sintomas de rinossinusite aguda não tiverem remissão em 12 semanas, é então denominada *rinossinusite crônica*. É a doença crônica mais comum nos EUA, afetando aproximadamente 37 milhões de pessoas. Os sintomas de rinossinusite crônica estão associados a episódios periódicos de secreção nasal purulenta, congestão nasal e dor facial.[82]

Aparência radiográfica. A rinossinusite crônica tem o traço característico do osso cortical esclerótico e espessado de inflamação mucoperiosteal de longa duração. Além disso, pode aparecer radiograficamente como mucosa sinusal espessada para completar opacificação do antro.

Rinossinusite alérgica

A rinossinusite alérgica é uma resposta local dentro dos seios da face causada por um alergênio irritante no trato respiratório superior. Portanto, o alergênio pode ser a causa da rinossinusite alérgica. Essa categoria de sinusite pode ser a mais comum, com 15 a 56% dos pacientes submetidos à endoscopia para sinusite mostrando evidências de alergia. A rinossinusite alérgica frequentemente leva à rinossinusite crônica em 15 a 60% dos pacientes.[83] A mucosa do seio se torna irregular ou lobulada, com a formação de pólipos.

Aparência radiográfica. A formação de pólipos relacionada à rinossinusite alérgica é geralmente caracterizada por sombras múltiplas, lisas, arredondadas e radiopacas nas paredes do seio maxilar. Em geral, esses pólipos estão localizados perto do óstio e são facilmente observados em uma varredura de TCFC. Em casos avançados, pode ocorrer oclusão do óstio, juntamente com o deslocamento ou destruição das paredes do seio, com uma imagem radiográfica de um seio completamente opacificado (Figura 11.53).

Rinossinusite fúngica (rinossinusite fúngica eosinofílica)

A rinossinusite granulomatosa é uma doença muito séria (e muitas vezes esquecida) dentro do seio maxilar. Acredita-se que pacientes que têm sinusite fúngica tenham uma extensa história de uso de antibióticos, exposição crônica a mofo ou fungos no ambiente, ou são imunocomprometidos.

Diagnóstico diferencial. Três possíveis sinais clínicos podem diferenciar a sinusite fúngica da rinossinusite aguda ou crônica:

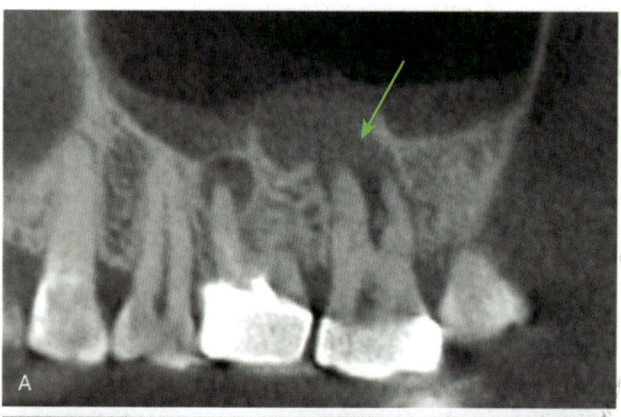

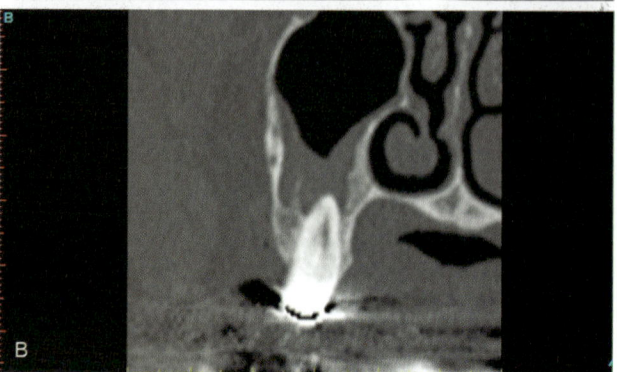

• **Figura 11.51** Rinossinusite odontogênica (**A** e **B**) associada a patologia odontogênica, estendendo-se até a cavidade sinusal.

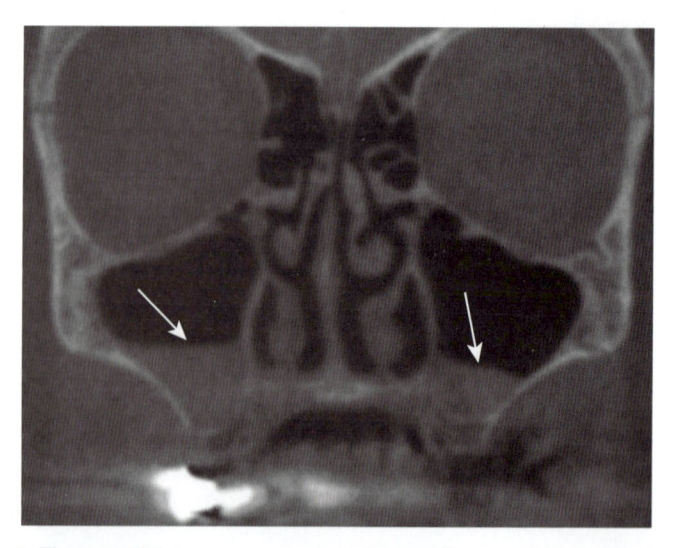

• **Figura 11.52** Imagem coronal de tomografia computadorizada de feixe cônico apresentando um nível de fluido aéreo que é um sinal radiográfico clássico de rinossinusite aguda bacteriana.

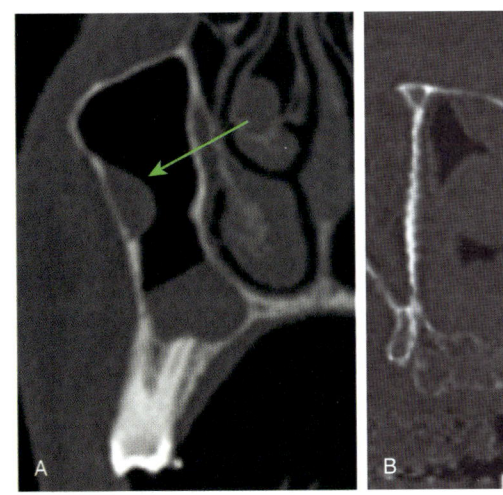

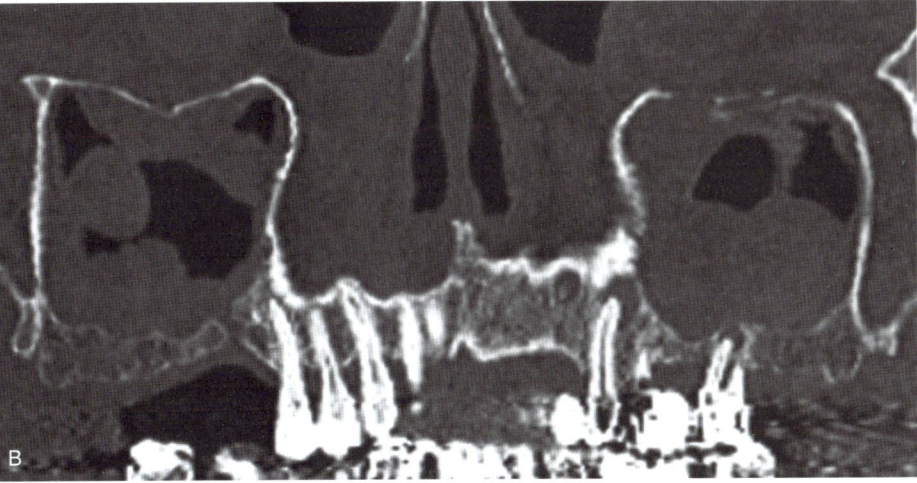

● **Figura 11.53 A.** Polipose bilateral, geralmente associada a alergias, demonstrando lesões circunferenciais de natureza polipoide. **B.** Seios da face parcialmente opacificados, bilateralmente representando um caso grave de rinossinusite alérgica; casos graves podem levar à opacificação completa.

(1) nenhuma resposta à terapia com antibióticos; (2) alterações dos tecidos moles nos seios da face associadas com osso reativo espessado, com áreas localizadas de osteomielite; e (3) associação de doença inflamatória dos seios da face que envolve a fossa nasal e tecidos moles faciais. Em alguns casos, um diagnóstico positivo pode exigir estudos micológicos e histológicos.

Aparência radiográfica. A rinossinusite fúngica costuma ser unilateral (78% dos casos), sendo rara a destruição óssea. Dentro dos seios da face, pode estar presente o espessamento leve até a completa opacificação. Na maioria dos casos, são vistos vários graus de densidade ("densidades duplas") (Figura 11.54).

Lesões císticas são uma ocorrência comum no seio maxilar, e os estudos relatam uma taxa de prevalência de 2,6 a 20%.[84] Eles podem variar de lesões microscópicas a grandes, destrutivas, condições patológicas expansivas que incluem pseudocistos, cistos de retenção, mucoceles primárias e cistos maxilares pós-operatórios.

Pseudocistos (cisto de retenção mucosa)

Os cistos mais comuns no seio maxilar são os cistos de retenção de muco. Depois de muita polêmica, em 1984 Gardner[85] distinguiu esses cistos em duas categorias: pseudocistos e cistos de retenção. Os pseudocistos são mais comuns e muito mais preocupantes durante a cirurgia de enxerto sinusal, em comparação com os cistos de retenção. Pseudocistos reaparecem em aproximadamente 30% dos pacientes e frequentemente não são associados aos sintomas de sinusite. Como consequência, muitos médicos não tratam essas lesões. No entanto, quando seu tamanho se torna grande em diâmetro, os pseudocistos podem obstruir o óstio maxilar durante um procedimento de enxerto sinusal e aumenta o risco de infecção pós-operatória.

Aparência radiográfica. Pseudocistos são descritos radiograficamente como lisos, homogêneos, em forma de cúpula, redondos a ovoides, de radiopacidade bem definida. Pseudocistos não têm um perímetro cortical marginal (radiopaco) e estão sempre no assoalho da cavidade nasal (Figura 11.55).

Cistos de retenção

Os cistos de retenção podem estar localizados no assoalho do seio, próximo ao óstio, ou dentro de pólipos antrais. Por conterem um revestimento epitelial, pesquisadores os consideram cistos de secreção mucosa e cistos "verdadeiros". Os cistos de retenção costumam ser microscópicos.

Aparência radiográfica. Os cistos de retenção são geralmente muito pequenos e não são observados clínica ou radiograficamente. Em casos raros podem atingir o tamanho adequado para serem vistos em uma imagem de TC e podem assemelhar-se à aparência de um pequeno pseudocisto.

Mucocele primária do seio maxilar

A mucocele primária é uma lesão cística, expansível e destrutiva, que pode incluir inchaço doloroso da bochecha, deslocamento dos dentes, obstrução nasal e possíveis sintomas oculares.[86]

Aparência radiográfica. Nos estágios iniciais, a mucocele primária envolve todo o seio e aparece como um seio opacificado. Conforme o cisto aumenta, as paredes tornam-se finas e, eventualmente, perfuram. Nos estágios finais, é evidente a destruição de uma ou mais paredes dos seios da face ao redor do seio (Figura 11.56).

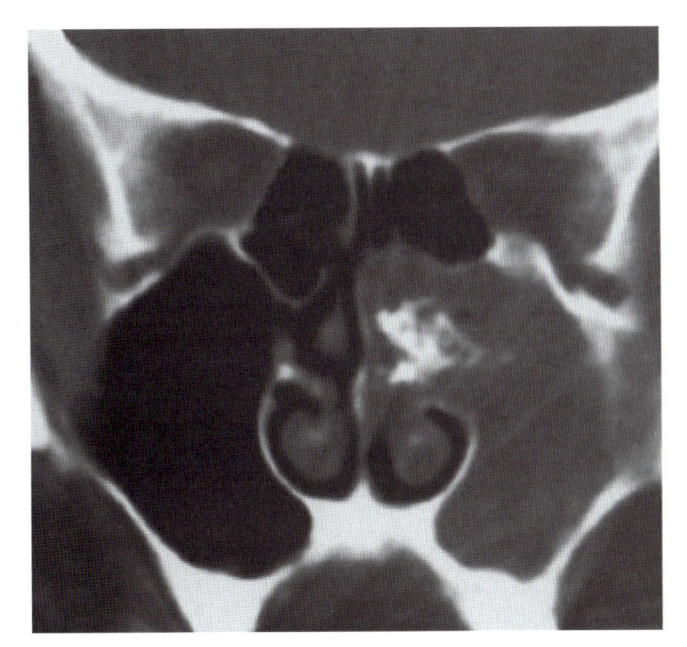

● **Figura 11.54** Imagem coronal demonstrando uma rinossinusite fúngica progressiva da área do seio paranasal esquerdo. Observe a radiopacidade densa, que é denominada *bola fúngica*.

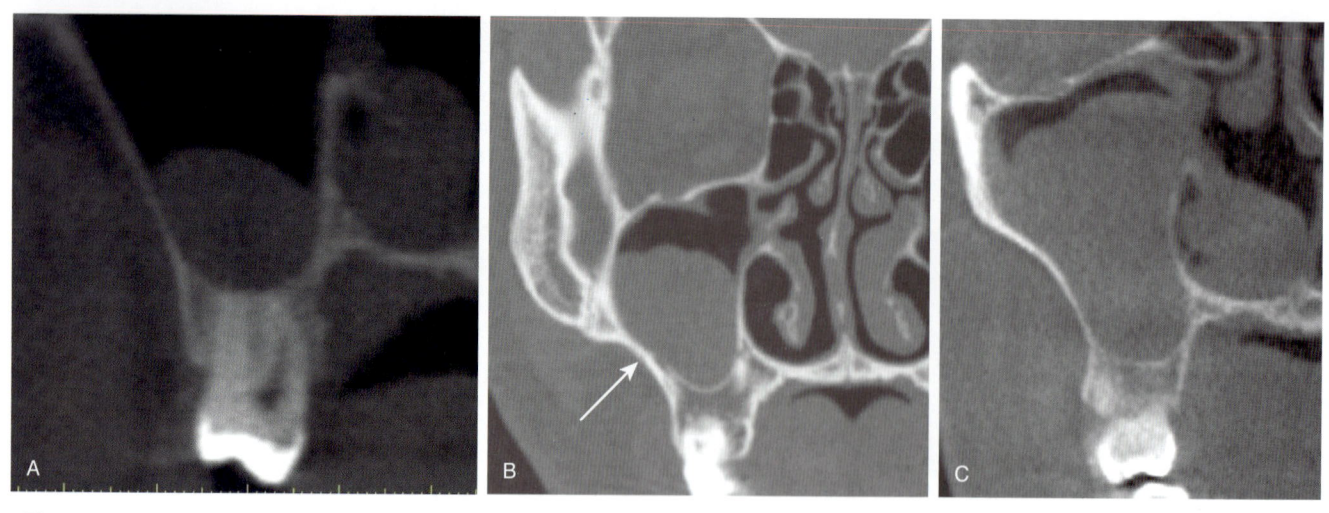

• **Figura 11.55 Pseudocisto. A – C.** Pequeno pseudocisto (cisto de retenção de muco) localizado no assoalho do seio **(A)**, cisto maior **(B)** e pseudocisto muito grande, que pode levar à obstrução do seio **(C)**.

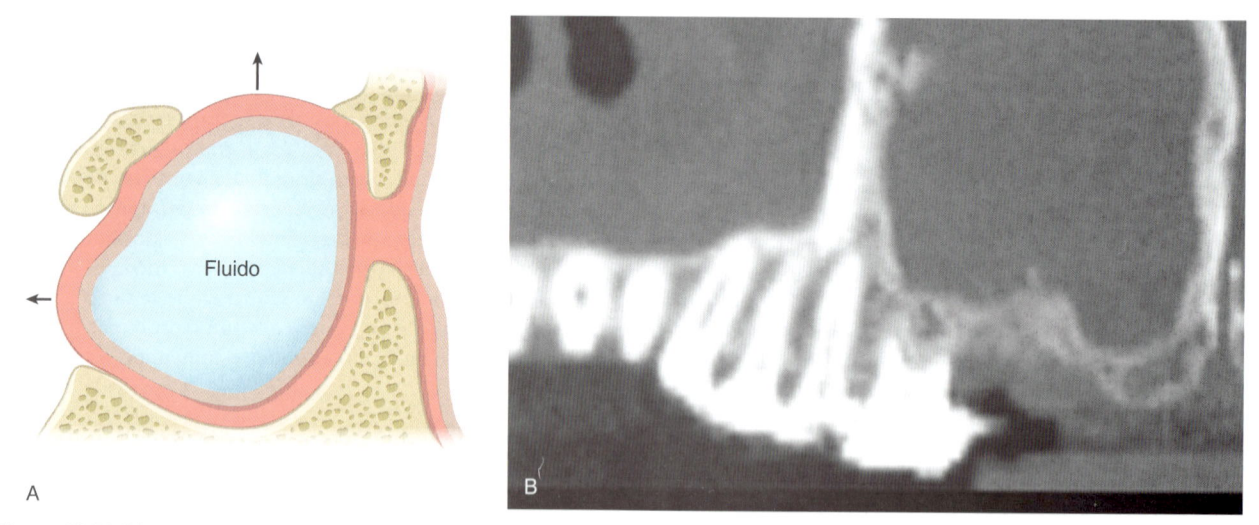

• **Figura 11.56 Mucocele primária. A.** A natureza expansiva da lesão causa destruição das paredes dos seios da face. **B.** Imagem clínica representando o lado direito de um seio completamente radiopaco com expansão das paredes.

Cisto maxilar pós-operatório

Um cisto maxilar pós-operatório do seio maxilar é uma lesão cística que geralmente se desenvolve secundária a um trauma anterior ou procedimento cirúrgico na cavidade sinusal. Também foi denominado como um cisto cirúrgico ciliado, mucocele pós-operatória do seio maxilar ou mucocele secundária.[87]

Aparência radiográfica. O cisto apresenta-se radiograficamente como uma radiolucência bem definida circunscrita pela esclerose. A lesão geralmente é esférica nos estágios iniciais, sem destruição óssea. À medida que avança, a parede do seio se torna fina e, eventualmente, perfura. Em estágios posteriores, ele aparecerá como dois compartimentos anatômicos separados (Figura 11.57).

Carcinoma de células escamosas e adenocarcinoma

Os tumores malignos dos seios paranasais são raros, com um carcinoma de células escamosas diferenciado compreendendo aproximadamente 80% dos tumores. Setenta por cento desses tumores são encontrados no seio maxilar.[88] Os sintomas podem variar; no entanto, neoplasias dos seios maxilares geralmente incluem obstrução nasal, rinorreia, epistaxe, neuropatias cranianas e dor. Casos avançados podem incluir distúrbios visuais, parestesias e possível má oclusão.

Aparência radiográfica. Sinais radiográficos de neoplasias podem incluir massas radiopacas de vários tamanhos, opacificação completa ou alterações da parede óssea. A falta de uma parede posterior em uma radiografia é um sinal de possível neoplasia (Figura 11.58).

Antrolitos do seio maxilar

Antrolitos do seio maxilar são o resultado de completa ou parcial incrustação de corpo estranho presente no seio da face. Essas massas encontradas dentro do seio maxilar originam-se de um *nidus* central, que pode ser endógeno ou exógeno.[89]

Aparência radiográfica. A aparência radiográfica de um antrolito maxilar assemelha-se ao *nidus* central (raiz retida) ou aparece como uma massa radiopaca calcificada dentro do seio maxilar (Figura 11.59).

Diagnóstico diferencial. Devido à composição do antrolito calcificado ser fosfato de cálcio ($CaPO_4$), sais de carbonato de cálcio, água e material orgânico, será consideravelmente mais radiopaco do que uma lesão inflamatória ou cística.[90] O *nidus* central do antrolito é semelhante à sua aparência radiográfica usual (Figura 11.60).

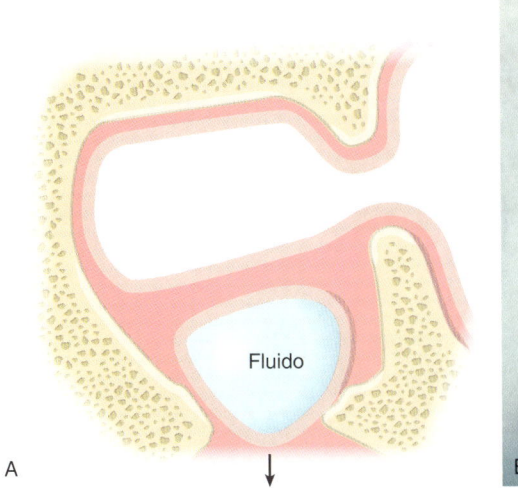

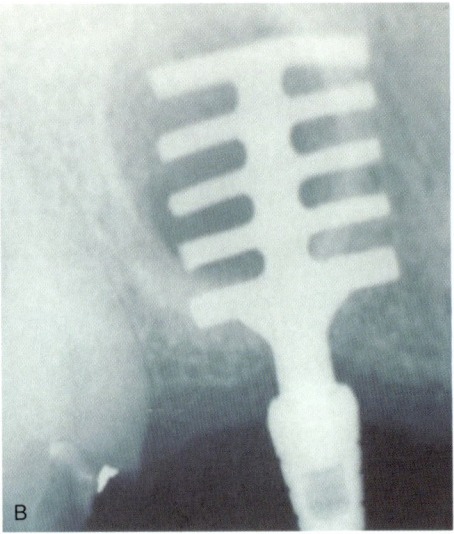

• **Figura 11.57 A.** Mucocele secundária é uma lesão radiolúcida bem definida, que separa a cavidade sinusal em dois compartimentos distintos, que geralmente são preenchidos com fluido. **B.** Radiografia que ilustra a área cística ao redor do implante.

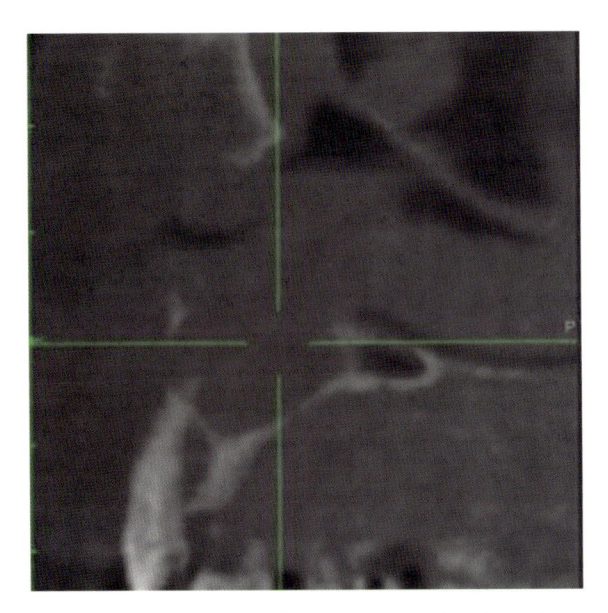

• **Figura 11.58** Carcinoma de células escamosas do seio maxilar direito demonstrando radiopacidade completa com expansão associada e destruição das paredes dos seios da face.

Relatórios radiológicos

Um modelo de relatório radiográfico típico incluirá os seguintes elementos básicos de informação.[91]

Seção de identificação do paciente/consultório

Esta seção registra: data do relatório, nome do paciente, data de nascimento, sexo, nome do médico de referência, data do exame e o nome do centro de digitalização ou consultório odontológico que faz o escaneamento.

Significância clínica. Esta seção tem informações críticas sobre o registro do paciente.

Imagens fornecidas

Inserir o tipo de imagens fornecidas para a revisão. Uma entrada típica seria: "Imagens de TC de feixe cônico com janela óssea; planos axial, coronal e sagital". Informações opcionais incluiriam

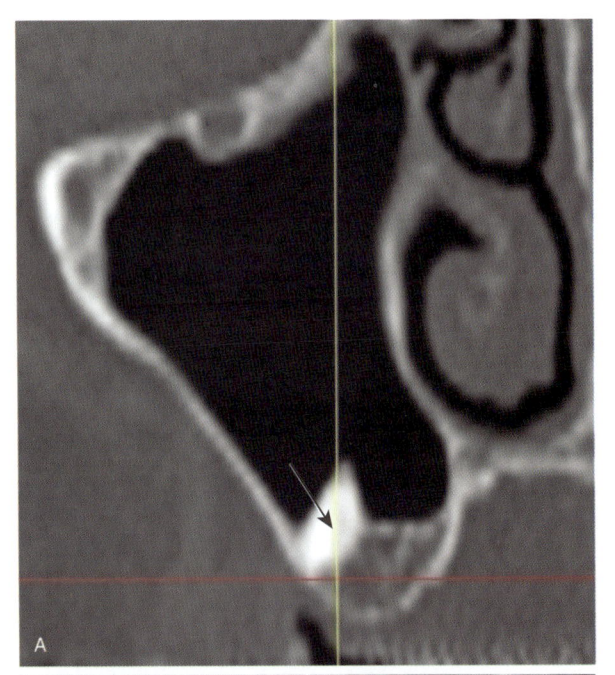

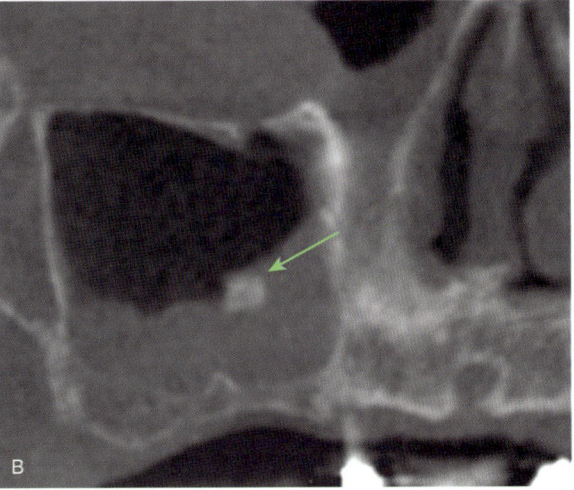

• **Figura 11.59** Antrolito ou massas calcificadas presentes nos seios da face (setas). **A.** Raiz do dente e **B.** Material restaurador.

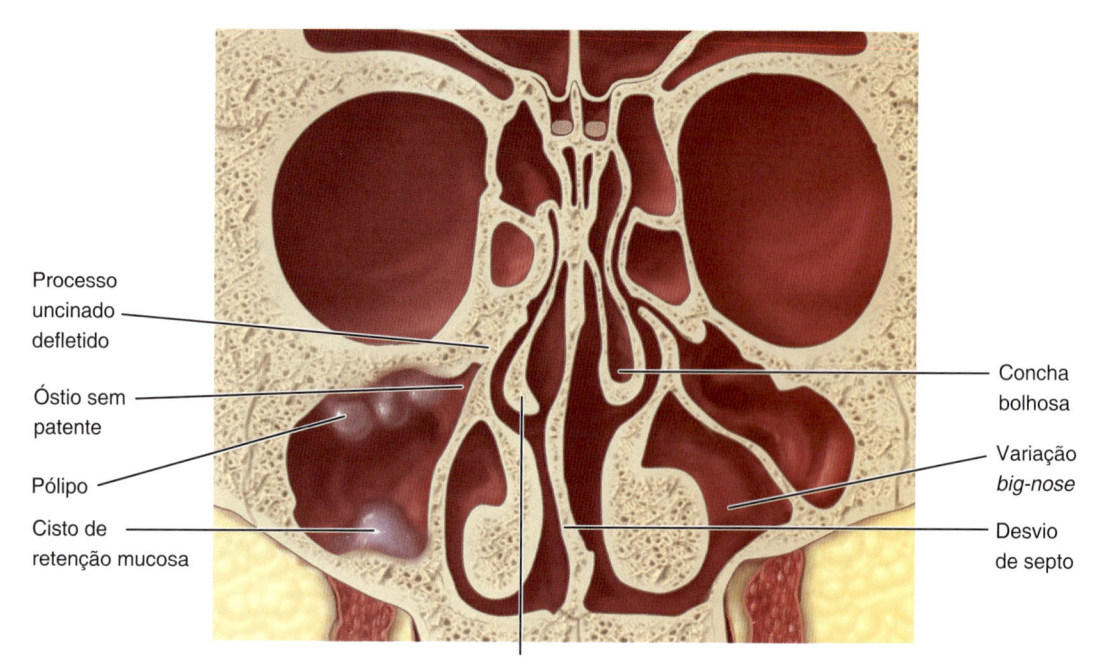

• **Figura 11.60** Resumo das condições patológicas mais comuns que ocorrem nos seios paranasais.

Labels: Processo uncinado defletido; Óstio sem patente; Pólipo; Cisto de retenção mucosa; Corneto médio paradoxal; Concha bolhosa; Variação *big-nose*; Desvio de septo.

nome da unidade TCFC, resolução de *pixel* (p. ex., 0,3 mm, tamanho do volume: pequeno, médio ou grande).

Significância clínica. *Informações críticas/registros do paciente.* Quando o tamanho do volume e a resolução de *pixels* estão incluídos, a reconstrução da dose do paciente é possível assim que a unidade de TCFC específica é identificada.

Informação clínica

Esta seção incluiria uma breve história relevante e/ou clínica. As informações podem incluir elementos como: "Avaliação de implante para áreas edêntulas da maxila", "Relação do implante endósseo no canal mandibular" etc.

Significância clínica. Isso inclui informação crítica/registro do paciente que fornecem a justificativa do clínico para obter uma imagem diagnóstica.

Objetivos de diagnóstico

O clínico solicitante insere seus objetivos específicos para o relato, como: (1) avaliação dos seios da face; (2) descartar patologia; (3) mensurações do implante nºs 16, 22, 26, 36, 45; (4) descartar osteomielite; e (5) patologia mandibular/maxilar.

Significância clínica. Isso inclui a solicitação específica do clínico ou preocupação potencial para o radiologista procurar como prioridade.

Achados radiográficos

Esta seção do formulário fornece ao radiologista/intérprete uma lista de áreas específicas a ser avaliada dentro do volume. Uma lista padrão incluiria:
• maxila
• seios paranasais
• cavidade nasal
• espaço aéreo
• articulação temporomandibular (ATM)

Achados odontológicos. O radiologista fornecerá comentários limitados nesta seção e normalmente não fará relatórios sobre lesões cariosas, cálculos e doenças periodontais associadas a dentes individuais. Normalmente, as posições do terceiro molar não serão relatadas, a menos que especificamente solicitado pelo clínico. A interpretação dessas anomalias está dentro do conjunto de habilidades de diagnóstico do cirurgião-dentista.

Significância clínica. Isso fornece um resumo dos achados radiográficos para o clínico identificar rapidamente as áreas de normalidade e anormalidade no volume do paciente.

(OBSERVAÇÃO: com um modelo digital para relatórios, essas áreas podem ter uma resposta "normal" listada e subsequentemente editada conforme necessário quando variações das aparências normais são identificadas.

Por exemplo: "maxila: nenhuma anomalia detectada; seios: nenhuma anomalia detectada, os complexos osteomeatais direito e esquerdo estão patentes; cavidade nasal: nenhuma anormalidade detectada etc.", para cada área da lista.)

Impressão radiográfica

Esta seção do formulário identificará variações específicas e desvios do "normal" para cada uma das áreas listadas nos achados radiográficos e fornecerá a impressão do radiologista ao desvio do normal.

Significância clínica. Isso dá um resumo dos achados radiográficos que fornecem ao clínico uma interpretação radiográfica diferencial dos desvios do normal.

Recomendações

Esta seção pode ser combinada com a impressão radiográfica anteriormente anotada. No entanto, pode ser separada para dar recomendações gerais para orientação clínica relacionada aos achados listados dentro da seção de impressão radiográfica anterior.

A seção "Recomendações" provavelmente incluiria afirmações como: "Encaminhamento médico para avaliação mais completa de:... (Incluída aqui a referência a qualquer anomalia *fora* do escopo da prática odontológica, conforme definido pelo conselho estadual de licenciamento.) Outras recomendações podem incluir: "Biopsia sugerida/recomendada para uma avaliação mais completa dos processos biológicos envolvidos em..." (p. ex., uma grande lesão semelhante a um cisto na região anterior pode representar um cisto do canal/forame incisivo, grande cisto radicular/periapical, ameloblastoma ou tumor de célula gigante, e uma biopsia seria útil para identificar o tumor de natureza específica biológica da lesão.)

Significância clínica. Isso fornece ao clínico uma visão geral orientada relacionada a uma anomalia específica e uma base para encaminhamento.

(OBSERVAÇÃO: em geral, o radiologista *não recomendará* um tipo de tratamento para qualquer achado, pois este relatório é consultivo e o médico é quem deve ter conhecimento do plano de tratamento e avaliação de resultados do paciente.)

Nome e assinatura do radiologista

Nível 4: significância clínica. Esta é uma informação importante de registro do paciente.

Descrições radiográficas típicas

Descrições e entidades devem ser relatadas como achados radiográficos.

Achados radiográficos

Maxila

Assimetrias entre os seios da maxila ou seios do lado direito e esquerdo são observadas, bem como mudanças no padrão ou textura óssea.

As descobertas típicas do relatório podem ser:

Uma assimetria foi observada entre os seios direito e esquerdo; o seio maxilar direito e a maxila exibem volume e tamanho menores do que o esquerdo, potencialmente sugestivo de hipoplasia maxilar. Sugere-se uma correlação da observação radiográfica com a avaliação clínica do paciente.

Significância clínica. Isso inclui a identificação da possibilidade de hipoplasia hemimaxilar, trauma anterior, displasia fibrosa etc.

Seios da face

Esta seção relatará os achados dentre todos os principais grupos dos seios da face: maxilar direito e esquerdo, etmoide, frontal e seios esfenoidais. Em circunstâncias "normais", os revestimentos dos seios da face não são radiograficamente visíveis e são relatados como "nenhuma anormalidade detectada". Quando o conteúdo se torna visível e se for de 3 mm ou mais em espessura é devido à presença de uma patologia sinusal.

Descrição dos achados comuns e sinusais

- **Mucosite/sinusite**: "o seio maxilar direito e o seio esfenoide exibiram um aumento na espessura e densidade do conteúdo sinusal."
- **Pseudocisto de retenção mucosa:** "um aumento homogêneo ovoide/em forma de cúpula na densidade foi observado dentro do seio maxilar esquerdo."
- **Sinusite:** "o seio maxilar direito estava parcialmente preenchido por uma área homogênea de densidade aumentada contendo bolhas."
- **Complexo osteomeatal:** se a abertura não for claramente visível, deve ser relatado como obstruído/bloqueado.
- **Outros achados menos comuns dos seios da face:** um espessamento, irregularidade e a esclerose das paredes do seio podem representar potencialmente uma inflamação crônica, de longa data, dos seios da face. Calcificações pequenas e irregulares dentro da densidade homogênea do tecidos do seio nasal podem ser uma indicação de formação de antrolito e uma indicação de sinusite crônica, de longa data, pequenos osteomas dentro do seio etmoidal.

O relatório dos achados comuns pode ser:

Os achados radiográficos parecem consistentes com uma sinusite crônica leve dos seios maxilares direito e esquerdo. Sugere-se uma revisão do histórico do paciente sobre sinusite/alergia crônica. Sugere-se o encaminhamento para uma avaliação médica mais completa, se for necessário pelos achados e sintomas.

Significância clínica. Isso inclui a identificação de potenciais alterações na região do seio que, na presença de sintomas, merecem encaminhamento médico em potencial.

Cavidade nasal

Esta seção incluirá quaisquer achados de assimetria associados à cavidade nasal, incluindo: cornetos inferior, médio e superior; desvios do septo nasal; e ausência de estruturas nasais internas potencialmente associadas a orelha, nariz e cirurgia de garganta. Uma variação na anatomia normal é uma dilatação dentro o corneto médio, conhecido como concha bolhosa.

Um típico relatório dos achados pode ser:

Leve desvio do septo nasal para a direita; ampliação da concha média consistente com uma concha bolhosa, considerada uma variação na forma anatômica normal. Desvio do septo nasal considerado uma variação na anatomia normal; não é indicado encaminhamento ou tratamento, a menos que o paciente forneça um histórico de dificuldade em respirar pelo nariz.

Significância clínica. Isso inclui a identificação de possíveis mudanças na cavidade nasal, potencialmente influenciando os padrões de respiração.

Espaço aéreo

Variações no tamanho das vias respiratórias também são observadas na seção como potenciais alargamentos das tonsilas adenoide e faríngea.

Um típico relatório dos achados pode ser:

O estreitamento das vias respiratórias tem sido associado a uma variedade de distúrbios respiratórios, incluindo um risco aumentado de apneia obstrutiva do sono. Sugere-se uma correlação da observação radiográfica com o histórico clínico do paciente. Avaliação clínica dos tecidos moles da faringe.

Significância clínica. Isso inclui a identificação de possíveis alterações das vias respiratórias que afetam os padrões de respiração do paciente.

DTM

Esta seção relata variações e desvios na simetria entre os côndilos direito e esquerdo, fossas articulares e espaços articulares.

O típico relatório dos achados pode ser:

O côndilo direito, a fossa articular e o espaço articular exibiram perfis e contornos ósseos normais; a fossa articular esquerda e o espaço articular exibiram contornos radiográficos normais; o côndilo esquerdo exibe uma descontinuidade localizada do contorno cortical, a presença de lacunas de reabsorção e esclerose do osso trabecular subjacente é consistente com doença articular degenerativa (DAD). Sugere-se uma correlação da observação radiográfica com os achados clínicos e sintomas do paciente.

Significância clínica. Isso inclui a identificação de possíveis alterações radiográficas dentro das estruturas ósseas da região da

ATM que afeta os sintomas/oclusão do paciente. Achados positivos para ATM podem predispor o paciente a complicações na reabilitação protética.

Outro achados

Esta seção é usada para relatar alterações radiográficas na anatomia de estruturas não associadas a maxila e mandíbula, mas incluídas dentro do volume, sem se limitar a: calcificações dentro da artéria carótida lateral à fossa pituitária e na parte inferior do colo, alterações radiograficamente visíveis dentro da vértebra cervical, incluindo a formação de osteófitos, esclerose, estreitamento e irregularidade na largura do espaço do disco intervertebral com potencial contato osso-osso; perda generalizada ou afinamento do osso cortical e ausência de trabeculado ósseo interno sugestivo de distúrbios metabólicos sistêmicos do osso/osteoporose; e aumento da densidade observada em um ou ambos os processos mastoides. Achados radiográficos incidentais comuns incluídos aqui seriam: calcificação do ligamento estilo-hióideo, calcificações da glândula pineal e seio cavernoso (área da fossa craniana média), calcificações idiopáticas dos tecidos moles dentro dos tecidos da pele ou tecidos moles da faringe (tonsilólitos), calcificações de glândula/ducto salivar, corpos estranhos metálicos, cera de ouvido, entre outros.

Um típico relatório dos achados pode ser:

(1) As pequenas áreas de densidade aumentada observadas lateralmente à fossa hipofisária estão anatomicamente associadas às artérias carótidas e são consistentes com calcificação das artérias carótidas. Calcificações vasculares foram associadas a um risco aumentado para doenças cardiovasculares e acidente vascular cerebral. Sugere-se revisão do histórico médico do paciente para aumento de fatores de risco, como hipertensão, colesterol elevado, estresse e tabagismo. É sugerido o encaminhamento médico, com achados de fatores de risco elevados ou se o paciente não está atualmente sob os cuidados de um médico. (2) Esclerose e formação de osteófitos na vértebra cervical podem ser as primeiras indicações de DAD da coluna cervical. Sugere-se correlação da observação radiográfica com os achados clínicos do paciente e sintomas de dor no colo/dor muscular/dor de cabeça crônica ou outros sintomas neurológicos. É sugerido o encaminhamento médico para uma avaliação mais completa se for necessário em função dos achados clínicos e dos sintomas. (3) Calcificação da glândula pineal é considerada um achado radiográfico incidental comum que não requer tratamento ou encaminhamento.

Significância clínica. Isso fornece a identificação de possíveis mudanças indicativas de condições sistêmicas que afetam a saúde geral e o bem-estar do paciente.

Achados odontológicos

Esta área fornece um resumo dos achados radiográficos que afetam estruturas dentais imediatamente adjacentes aos dentes. Ela normalmente relata patologia periapical ou outra patologia maxilar/mandibular envolvendo os dentes. São observadas a avaliação de caninos impactados, alterações de reabsorção dos dentes adjacentes e raízes de dilaceração, potencialmente impedindo a erupção dos dentes.

Um típico relatório dos achados pode ser:

O canino superior direito está impactado adjacente à superfície lingual do ápice do incisivo lateral superior direito; foram observadas alterações reabsortivas de moderadas a graves na raiz do incisivo lateral.

Significância clínica. Isso fornece a identificação de alterações/condições potenciais que afetam as decisões no plano do tratamento.

Relatório de informações sobre implantes

O modelo de relatório radiológico pode incluir seções separadas que delineiam implantes existentes ou a avaliação de potenciais locais de implante.

Implantes existentes

Esta seção incluiria uma breve notação das áreas que exibem implantes existentes e se o implante exibe integração com o osso adjacente ou a presença de alterações potenciais associadas à peri-implantite.

Medidas dos implantes

Esta seção normalmente corresponde a ilustrações dentro do relatório que exibem mensurações de locais de implante solicitados e, em geral, afirma: "As mensurações do implante foram fornecidas para os sítios solicitados". Nota: é importante para o clínico ser muito específico sobre os possíveis locais para os quais as mensurações estão sendo solicitadas; não se deve presumir que o radiologista conhecerá os locais de instalação do implante.

Relatório alternativo para "achados radiográficos incidentais"

A maioria dos achados incidentais não deve comprometer a saúde do paciente ou os resultados do tratamento odontológico, normalmente não requerem encaminhamento médico e são encontrados em uma alta porcentagem de volumes. Podem ser fornecidos como uma lista separada sem ilustrações, dependendo no radiologista.

Um típico relatório dos achados utilizando esse formato pode ser:

Achados incidentais: desvio de septo nasal, concha bolhosa, tonsilólitos, cera de ouvido, ligamentos estilo-hióideos alongados/calcificados, colapso/pequenas calcificações dentro da glândula pineal e seios cavernosos.

Significância clínica. Isso inclui a identificação de potenciais alterações/condições que não afetarão as decisões do plano do tratamento ou que requerem encaminhamento externo.

Estilos de relatórios radiológicos

Cada radiologista tem seu próprio estilo e formato para elaborar um laudo; é apropriado ao clínico que encaminhou que faça sua "devida diligência" e selecione o radiologista que fornecerá o tipo de relatório que ele se sente confortável em usar como base para as decisões de planejamento do tratamento (Figura 11.61). Por exemplo, alguns radiologistas especificam que sua revisão do volume é por meio da avaliação de "apenas seções transversais axiais", o que limita o potencial de visualização de anomalias radiográficas quando os volumes de TCFC e o *software* usado fornecem facilmente os cruzamentos das secções axial, coronal e sagital. Nossa sugestão é identificar um radiologista que forneça interpretação baseada em uma análise completa do volume, usando cortes transversais axial, coronal e sagital.

Imagem intraoperatória

O uso de imagens cirúrgicas mudou drasticamente a maneira como a implantologia cirúrgica é concluída. No passado, a desvantagem da radiografia periapical no perioperatório era ineficiente em termos de tempo. Para verificar o posicionamento e a localização de um local de osteotomia ou para a identificação de uma estrutura vital, o processamento do filme radiográfico padrão podia levar até 6 minutos. Por causa disso, os implantodontistas raramente verificavam o posicionamento das estruturas anatômicas durante a cirurgia. Com a tecnologia da radiografia digital, as

A. Relatório com informações mínimas:

Nome do paciente: xxxx   xxxxxxx   Data nasc.: 20/8/1991   Data: xx-xx-xxxx
Centro de digitalização: ou consultório odontológico de radiologia   Sexo: xxxx
Médico: xxxx xxxxxx   Data do exame: 26/5/15

Imagens fornecidas: imagens de TC de feixe cônico na janela óssea. Planos axial, coronal e sagital. Fornecidas varreduras (escaneamento) fechada e aberta

Informação clínica: dor de cabeça crônica, dor nas arcadas
Histórico relevante: não disponível
Observações do paciente: implante nº 16

Objetivos de diagnóstico
Descartar patologia

Achados
As secções transversais axial, coronal e sagital do paciente foram revisadas. Os achados radiográficos que potencialmente afetam seus objetivos de tratamento propostos não foram identificados.

Nome e assinatura do radiologista
Obrigado pelo encaminhamento deste paciente e pela oportunidade de servir a sua clínica.

B. Relatório estilo médico [apenas escrito, sem ilustrações]:

Nome do paciente: xxxx   xxxxxxx   Data nasc.: 20/8/1991   Data: xx-xx-xxxx
Centro de digitalização: ou consultório odontológico de radiologia   Sexo: xxxx
Médico: xxxx xxxxxx   Data do exame: 26/5/15

Imagens fornecidas: Imagens de TC de feixe cônico na janela óssea. Planos axial, coronal e sagital.

Informação clínica: dor de cabeça crônica, dor nas arcadas
Histórico relevante: não disponível
Observações do paciente: implante nº 16

Objetivos de diagnóstico
Descartar patologia

Achados
Maxila: sem anormalidades detectadas
Seios: uma pequena área em forma de cúpula de densidade aumentada foi observada dentro do seio maxilar no lado direito; os complexos osteomeatais direito e esquerdo estavam patentes.
Cavidade nasal: foi observado um desvio do septo nasal para o lado esquerdo
Mandíbula: sem anormalidades detectadas
Espaço aéreo: sem anormalidades detectadas
ATMs: ambos os côndilos, suas fossas articulares e eminências exibem boa simetria e anatomia óssea aparentemente normal; não foi observada nenhuma anormalidade das estruturas ósseas
Outros achados: esclerose e formação de osteófitos, estreitamento e irregularidade da largura do espaço do disco intervertebral com contato osso a osso foi observada dentro do colo cervical da vértebra
Achados odontológicos: sem anormalidades detectadas

Impressão radiográfica
Seios: os achados radiográficos parecem consistentes com uma mucosite crônica leve/sinusite/pseudocisto de retenção de muco. Sugere-se uma revisão da história do paciente para doenças crônicas sinusite/alergia. Encaminhamento médico se for necessário pelos achados clínicos e sintomas.
Cavidade nasal: o desvio do septo nasal é considerado uma variação anatômica normal; não são indicados encaminhamento e tratamento, a menos que o paciente forneça um histórico de dificuldade em respirar pelo nariz.
Outros achados: esclerose e formação de osteófitos, estreitamento e irregularidade da largura do espaço do disco intervertebral com contato osso com osso dentro da vértebra cervical podem ser indicações de DAD da coluna cervical. Sugere-se correlação da observação radiográfica com os achados clínicos do paciente e sintomas de dor no colo/dor muscular crônica/dor de cabeça ou outros sintomas neurológicos sugeridos. Sugere-se o encaminhamento médico para uma avaliação mais completa, se necessária, pelos achados clínicos e sintomas.

Nome do radiologista e assinatura
Obrigado pelo encaminhamento deste paciente e pela oportunidade de servir a sua clínica.

Comentário: usando o estilo do modelo médico de relatório radiológico, o radiologista fornece uma descrição escrita dos achados radiográficos, mas não fornece ilustrações dos achados ou mensurações de implantes.

• **Figura 11.61 Amostra de um relatório radiológico. A.** Relatório de informações mínimas. **B.** Estilo médico (somente escrito, sem ilustrações). (De *Resnik RR, Preece JW. Radiographic complications and evaluation. In: Resnik RR, Misch CE, eds.* Misch's Avoiding Complications in Oral Implantology. *St. Louis, MO: Elsevier; 2018.*) (*continua*)

> **C. Relatório híbrido – médico com ilustrações**
>
> Nome do paciente: xxxx   xxxxxxx   Data nasc.: 20/8/1991   Data: xx-xx-xxxx
> Centro de digitalização: ou consultório odontológico de radiologia   Sexo: xxxx
> Médico: xxxx xxxxxx   Data do exame: 26/5/15
>
> **Imagens fornecidas:** imagens de TC de feixe cônico na janela óssea. Planos axial, coronal e sagital.
>
> **Informações clínicas**
> Histórico relevante
> Observações do paciente:
>
> **Objetivos de diagnóstico**
> 1. Avaliação da ATM
> 2. Descartar patologia etc.
>
> **Achados**
> **Maxila:** sem anormalidades detectadas
> **Seios da face:** sem anormalidades detectadas
> **Cavidade nasal:** sem anormalidades detectadas
> **Mandíbula:** sem anormalidades detectadas
> **Espaço aéreo:** sem anormalidades detectadas
> **ATMs:** sem anormalidades detectadas
> **Outros achados:** sem anormalidades detectadas
> **Achados odontológicos:** sem anormalidades detectadas
>
> **Impressão radiográfica**
>
> **Recomendações**
>
> **Nome do radiologista e assinatura**
> Obrigado pelo encaminhamento deste paciente e pela oportunidade de servir a sua clínica.
>
> **Comentário:** muitos radiologistas odontológicos fornecem um relatório com estilo híbrido médico que incluirá imagens selecionadas ilustrando vários achados radiográficos. O médico responsável valoriza este tipo de relatório, pois as ilustrações fornecidas permitem-lhe avaliar a gravidade das condições que o radiologista identificou e podem ser usadas para educar o paciente quanto aos achados radiográficos.
> O encaminhamento do paciente a um médico para avaliação adicional com base em um relatório radiológico não tem as diretrizes claramente definidas e um julgamento clínico claramente profissional é a chave, levando em consideração e integrando os achados clínicos e os sintomas do paciente. Nós como prestadores de cuidados de saúde temos a responsabilidade de encaminhar os pacientes para outras avaliações quando considerado adequado; no entanto, não podemos forçar nossos pacientes a irem para médicos, se não quiserem. Como resultado, é prudente documentar no prontuário do paciente que o laudo radiológico indicou a presença de patologia potencial em uma área fora de nosso âmbito de prática e que foi solicitado ao paciente buscar um exame mais completo de um médico sobre a condição.

• **Figura 11.61** *(continuação)* **Amostra de uma relatório radiológico. C.** Estilo médico híbrido com ilustrações. (De *Resnik RR, Preece JW. Radiographic complications and evaluation. In: Resnik RR, Misch CE, eds.* Misch's Avoiding Complications in Oral Implantology. *St. Louis, MO: Elsevier; 2018.*)

imagens instantâneas são obtidas, permitindo que várias imagens sejam concluídas em uma fração do tempo. Vantagens adicionais das imagens digitais intraoperatórias incluem manipulação de imagens, calibração, precisão nas mensurações, nos posicionamentos e na manutenção do protocolo asséptico (Figura 11.62).

Imagem pós-cirúrgica imediata

Uma radiografia simples (periapical ou panorâmica) ou TCFC deve ser tirada no pós-operatório para que uma imagem de base possa ser usada em avaliações futuras. Com a facilidade na obtenção de imagens após a cirurgia, uma avaliação imediata do posicionamento e o deslocamento dos implantes podem ser realizados. Uma vez que a dose de radiação com TCFC tornou-se aceitável em função da redução significativa do tempo e da redução nos níveis de radiação (ou seja, menos de 5 segundos e tão baixo quanto 15 mSv), a imagem de TCFC pós-operatória imediata é um procedimento comum em implantodontia nos dias de hoje.

Imagem dos pilares e componentes protéticos

Ao avaliar as moldagens de transferência junto com a instalação do componente do pilar de duas peças, devem ser feitas radiografias para verificar o assentamento ideal. Radiografias intraorais devem ser usadas devido a sua alta resolução geométrica para avaliar qualquer discrepância de ajuste. No entanto, deve-se ter cuidado para que o feixe de raios X seja direcionado em um ângulo reto com o eixo longitudinal do implante. Mesmo uma ligeira angulação pode permitir que uma pequena lacuna de abertura passe despercebida. Quando o posicionamento é difícil para

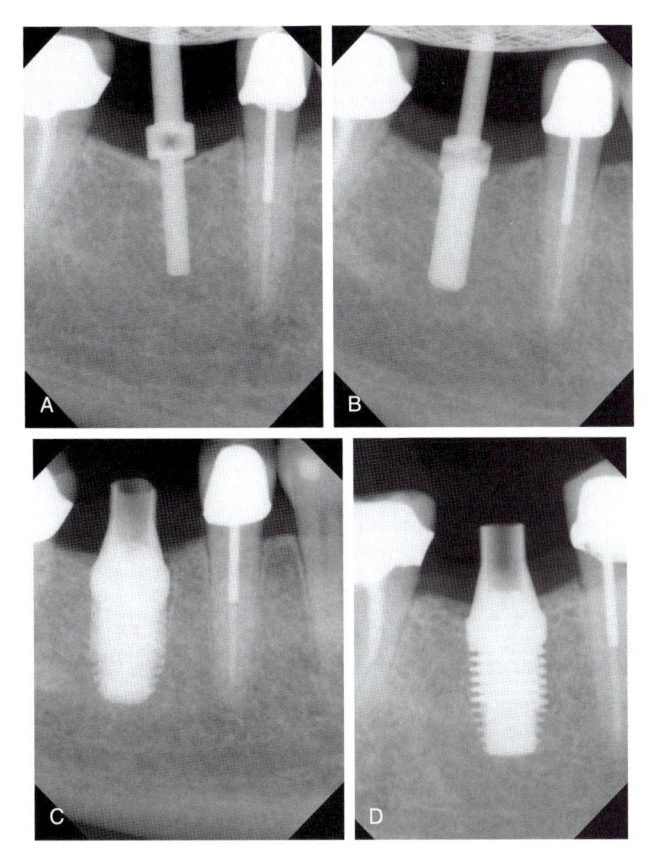

• **Figura 11.62 Radiografias intraorais. A.** Orientação inicial piloto com leve inclinação mesial. **B.** Angulação corrigida e verificada com a profundidade final. **C.** Instalação do implante. Observe a angulação pobre da radiografia, levando a mensurações distorcidas. **D.** Radiografia ideal do implante instalado. Observe a orientação perpendicular do feixe de raios X, pois todas as roscas são vistas sem distorção. (De *Resnik R, Kircos LT, Misch CE. Diagnostic imaging and techniques. In: Misch CE, ed. Contemporary Implant Dentistry. St. Louis, MO: Elsevier; 2008.*)

radiografias periapicais intraorais, radiografias interproximais ou panorâmicas podem ser realizadas (Figuras 11.63 e 11.64).

Imagem pós-protética

No passado, a imagem pós-protética era limitada a radiografias intraorais e panorâmicas. No entanto, com os avanços na tecnologia da TCFC, escaneamentos de TCFC mais precisos e com menos dispersão estão disponíveis em implantologia oral. Portanto, os escaneamentos de TCFC estão ganhando aceitação para uso em imagens pós-protéticas. Não existe evidência científica conclusiva de que a radiação ionizante de baixa dosagem tenha um efeito prejudicial no metabolismo e na cicatrização óssea. Uma radiografia pós-protética deve ser realizada para funcionar como uma linha de base para a futura avaliação da verificação do ajuste do componente e também para a avaliação do nível de osso marginal.

Imagens de recall (rechamada) e manutenção

Para a avaliação do sucesso do implante, a imobilidade e a evidência radiográfica do osso adjacente ao corpo do implante são os dois auxiliares de diagnóstico mais precisos na avaliação do sucesso. O acompanhamento clínico ou as radiografias de rechamada devem ser feitos após 1 ano da carga sobre o implante estar em função, e anualmente durante os primeiros 3 anos.[92] Vários estudos têm demonstrado que, no primeiro ano, são observadas uma perda óssea marginal e uma taxa mais elevada de falha.

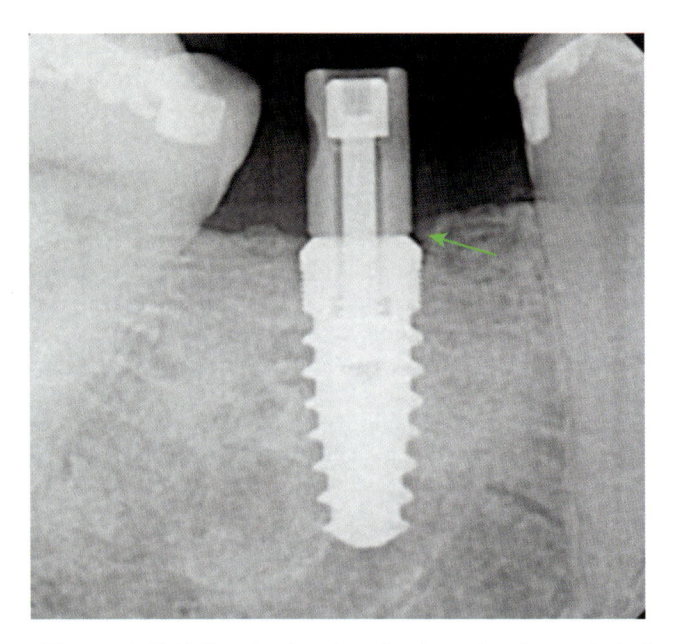

• **Figura 11.63** Verificação da colocação do *coping* de transferência direta antes da moldagem final. Observe a angulação ideal a partir do alinhamento da rosca.

Avaliação das alterações ósseas alveolares

Radiograficamente, a falta ou perda de integração é geralmente indicada como uma linha radiolúcida ao redor do implante. No entanto, diagnósticos falso-negativos podem ser feitos quando o tecido mole ao redor de um implante não é largo o suficiente para superar a resolução da modalidade radiográfica usada (ou seja, o implante pode não ter uma interface direta osso-implante). Além disso, diagnósticos falso-positivos podem ocorrer quando um "efeito das bandas de Mach" resultam de uma área de menor densidade radiográfica adjacente a uma área de alta densidade (implante), o que redunda em uma área mais radiolúcida do que a atual.[93] Entretanto, estudos têm demonstrado que a possibilidade do efeito da banda de Mach é significativamente reduzido com o processamento de uma imagem digital. Além disso, foi demonstrado que a radiografia digital tem vantagem sobre a radiografia convencional no que diz respeito ao "aprimoramento de borda", que é a capacidade de detectar espaço entre o implante e o osso circundante. Por causa da variabilidade de problemas controlados pelo operador, um protocolo de garantia de qualidade estrito deve ser usado para manter a qualidade de imagem ideal ao longo do tempo. O posicionamento adequado e as configurações de kVp e mA devem ser documentados para referências futuras.

Radiografias periapicais. Em exames radiográficos de rechamada, o nível do osso marginal é comparado com as radiografias pós-protéticas imediatas. Portanto, é fundamental que as radiografias sejam semelhantes em geometria, densidade, e contraste. Radiografias periapicais padronizadas são essenciais para garantir a precisão. No entanto, reproduzir o posicionamento é difícil. Numerosos dispositivos de suporte de filme foram documentados, que se ligam ao implante, ao pilar ou à prótese para padronizar a geometria da imagem. Quando as projeções adequadas são alcançadas, as roscas do implante, em ambos os lados, são claramente vistas. Se as roscas não são vistas claramente nas radiografias, é preciso que seja realizada uma modificação no ângulo do feixe. Se roscas difusas estiverem presentes à direita do implante, então o ângulo do feixe foi posicionado muito na direção superior. Se as roscas são difusas no lado esquerdo, então o ângulo do feixe foi posicionado muito para baixo (Figura 11.65). Com radiografias digitais aprimoradas, várias técnicas foram postuladas para medir os níveis ósseos em torno dos implantes. Medidas assistidas por computador, réguas, compassos e avaliação supraóssea da rosca demonstraram resultados altamente reproduzíveis.[94]

Radiografias interproximais. Nos casos em que a fonte de raios X não pode ser posicionada perpendicularmente ao implante por causa da anatomia oral ou da prótese existente, radiografias interproximais horizontais ou verticais podem ser realizadas para avaliar a área da crista óssea. Com essa projeção, o feixe central fica perpendicular ao implante e alvéolo, a distância objeto-filme é relativamente pequena e distorções muito menores estão presentes. A única limitação das radiografias interproximais é que a porção apical não pode ser vista.

Radiografias panorâmicas. Radiografias panorâmicas geralmente não são utilizadas rotineiramente para avaliação dos níveis de crista óssea ou como exame de rechamada/retorno. Devido às radiografias panorâmicas utilizarem intensificadores de imagem, a resolução não é tão boa quanto com as radiografias intraorais. No entanto, quando o posicionamento do filme ou quando vários implantes precisam ser avaliados, a radiografia panorâmica é a técnica de imagem de escolha.

Tomografia computadorizada. As radiografias bidimensionais (periapicais, panorâmicas) têm limitações por não retransmitirem informações vestibulolinguais sobre a condição atual do osso alveolar. A TCFC permite informações 3D sobre o estado ósseo em torno de um implante. Resolução e dispersão sempre foram um problema na avaliação dos implantes; no entanto, com o advento da tecnologia de feixe cônico, isso foi muito melhorado. A TCFC pode ser de grande benefício na avaliação no prognóstico do enxerto ósseo sinusal. Com a vantagem da avaliação da densidade óssea usando unidades Hounsfield, podem-se determinar informações importantes sobre a maturação óssea. Além disso, essa modalidade radiográfica é a imagem de escolha para a avaliação de infecção sinusal ou complicações de sinusite pós-cirúrgica (Figuras 11.66 e 11.67).

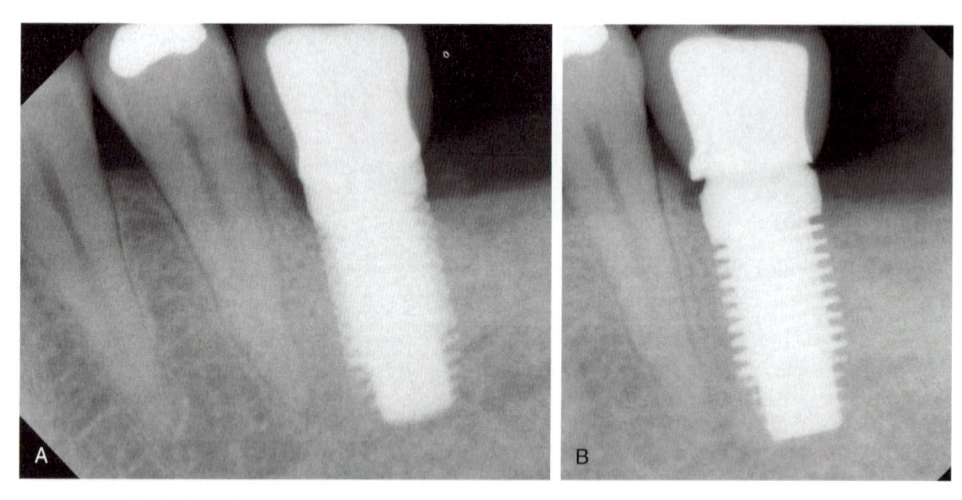

• **Figura 11.64 Assentamento final da prótese. A.** Angulação pobre dos raios X mostrando um falso-negativo ou completo assentamento da prótese. Observe as roscas difusas. **B.** Uma imagem de angulação corrigida expõe o problema de assentamento.

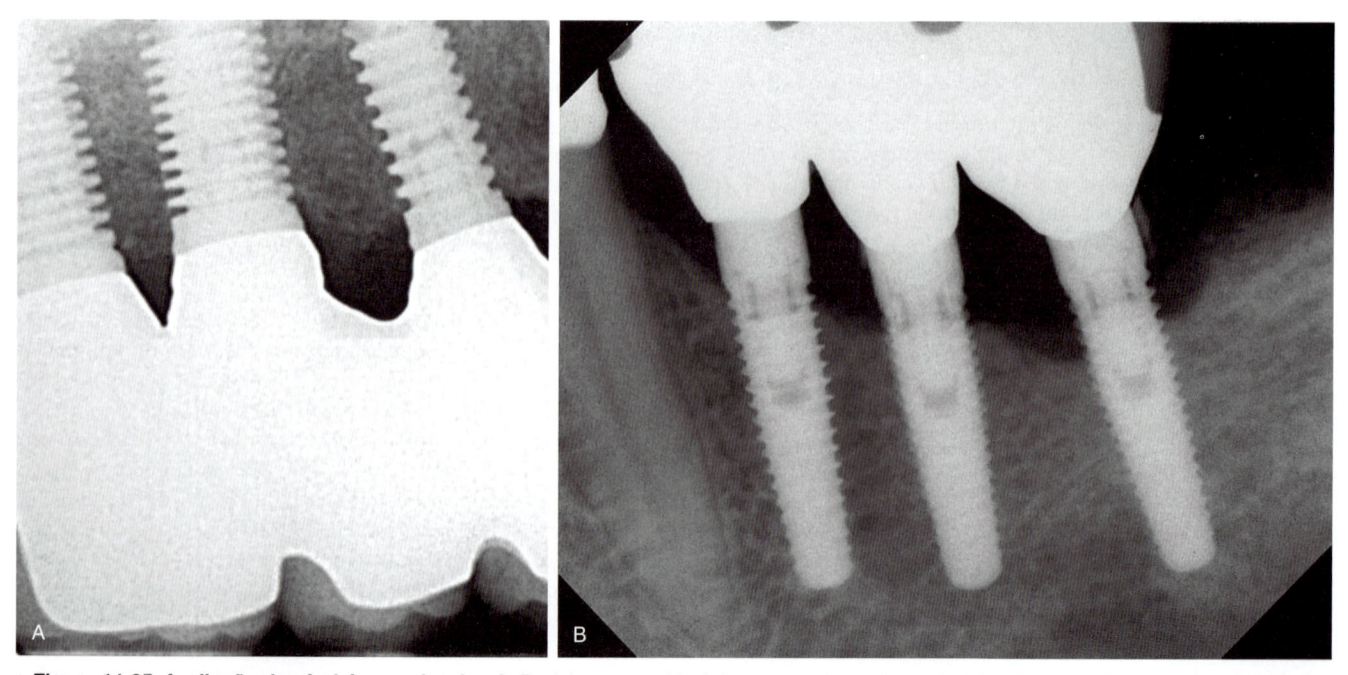

• **Figura 11.65 Avaliação do nível ósseo alveolar. A.** Posicionamento ideal demonstrando a orientação ideal da rosca. **B.** Angulação inadequada demonstrando orientação difusa da rosca.

Questões legais e tomografia computadorizada de feixe cônico

Com a TCFC se tornando mais prevalente no diagnóstico e planejamento de tratamento para implantes dentais, muitas questões legais estão surgindo. O implantodontista, como profissional da saúde, não é responsável pelo diagnóstico de qualquer anormalidade no escaneamento da TCFC. Cirurgiões-dentistas são considerados um padrão ao diagnosticar e tratar pacientes. Para ajudar a alcançar esse padrão, o implantodontista deve usar o levamento de imagens da TCFC de maneira adequada e ideal, maximizando assim a precisão diagnóstica. Portanto, é imperativo para o profissional estar atualizado com algumas das muitas questões jurídicas potenciais associadas à TCFC.

Fazer ou não um escaneamento

Na medicina, o equipamento radiográfico geralmente não é aprovado para uma finalidade ou indicação específica. Não há nenhum padrão de atendimento ou diretrizes universalmente aceitas para o uso de tecnologias TCFC. Em vez disso, qualquer padrão de cuidado aplicável é mandatório pela legislação ou conselho odontológico.[95] Por outro lado, mesmo na ausência de uma orientação expressa, é mais provável que um implantodontista seja questionado por não conseguir usar as tecnologias de TCFC disponíveis no pré-operatório, se surgirem complicações.

Parâmetros técnicos

O profissional que solicita o exame deve ter o cuidado de selecionar os parâmetros corretos de verificação. Configurações de TCFC inadequadas ou impróprias são sujeitas a responsabilidades. Os exemplos incluem pedir um exame com baixa resolução quando uma alta resolução for indicada (p. ex., fratura de dente).

Campo de visão

O FOV (limites anatômicos de varredura/escaneamento) é crucial na avaliação pré-operatória de um paciente com implante. Idealmente, o FOV deve ser o menor possível para reduzir a dosagem de raios X do paciente e melhorar a resolução espacial. No entanto, se o FOV for muito pequeno, haverá uma avaliação insuficiente da área anatômica. Isso é mais comum no enxerto posterior da maxila, quando um campo de visão muito pequeno é usado. Se existe algum tipo de patologia nos seios da face e a varredura não é adequada o suficiente para determinar a patência do óstio, o profissional corre o risco de causar problemas graves nos seios da face por causa da incapacidade de determinar a patência do óstio e a natureza da patologia.

Interpretando o escaneamento

Não há consenso atual sobre as ramificações legais da interpretação dos exames de TCFC. No entanto, como uma proposição geral, o implantodontista permanece responsável por interpretar todo o escaneamento.[96] O implantodontista tem três opções: (1) interpretar o escaneamento por conta própria; (2) enviar os dados da TCFC a um radiologista licenciado; ou (3) ter os dados da TCFC avaliados pelo radiologista do hospital ou centro de diagnósticos por imagem.

Encaminhamento para o radiologista

Idealmente, a maioria dos profissionais diminuirá sua responsabilidade encaminhando seus exames de TCFC para uma avaliação do radiologista. No entanto, se o profissional enviar o exame para um radiologista que não é qualificado para interpretá-lo, o cirurgião-dentista pode ser responsabilizado por encaminhamento negligente.[97] Além disso, a TCFC deve ser lida por um radiologista licenciado no mesmo estado norte-americano que o implantodontista. Caso contrário, o cirurgião-dentista pode estar sujeito a ação disciplinar por parte do conselho estadual, para reforçar e desencorajar a prática não licenciada do radiologista, e por encaminhamento negligente do exame do paciente para o profissional não licenciado.[98] O implantodontista também deve confirmar que o seguro contra erros médicos do radiologista cobre a leitura do escaneamento da TCFC.

Isenção de responsabilidade

Muitos implantodontistas que não são treinados na interpretação de TCFC solicitam que seus pacientes assinem uma renúncia de responsabilidade em relação à interpretação do escaneamento da TCFC ou uma renúncia ao direito de pedir que o escaneamento seja realizado por um radiologista. Em geral, um paciente não pode consentir com a negligência de seu cirurgião-dentista ou outro profissional de saúde.[99] Renúncias de responsabilidade normalmente não têm efeito legal e são inadmissíveis.

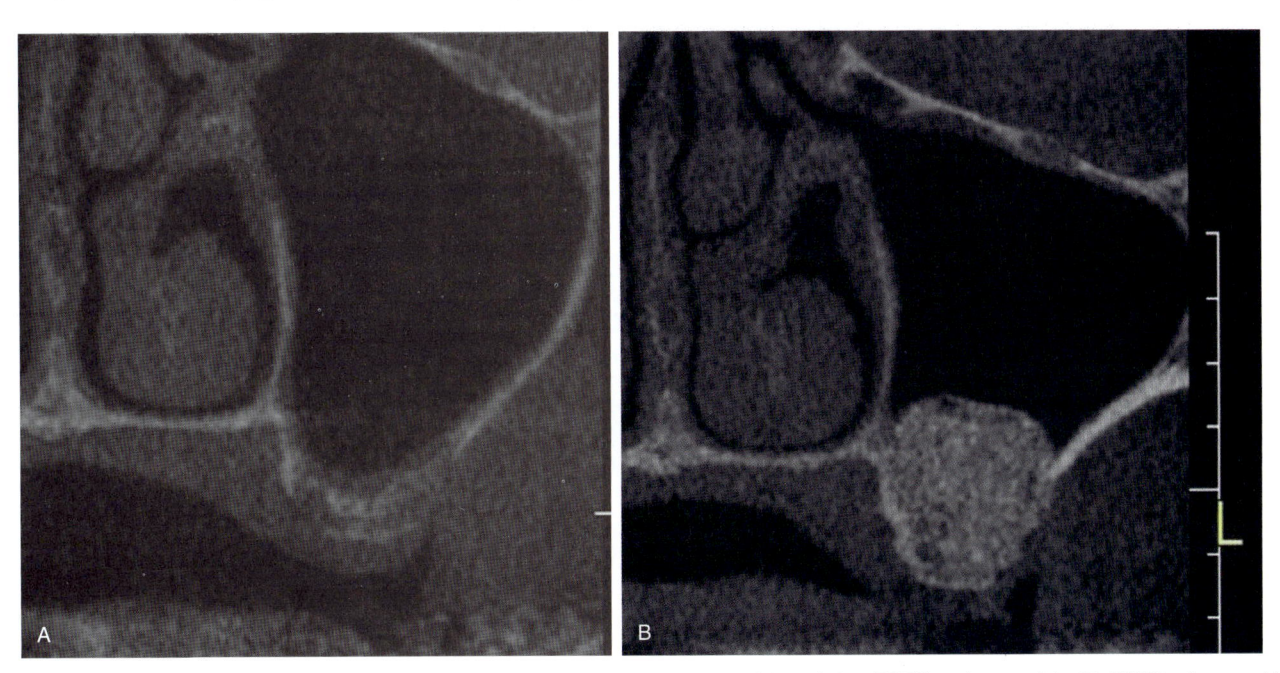

• **Figura 11.66 Avaliação do seio maxilar. A.** Tomografia computadorizada de feixe cônico (TCFC) pré-operatória. **B.** TCFC pós-operatória demonstrando rinossinusite maxilar após aumento do seio.

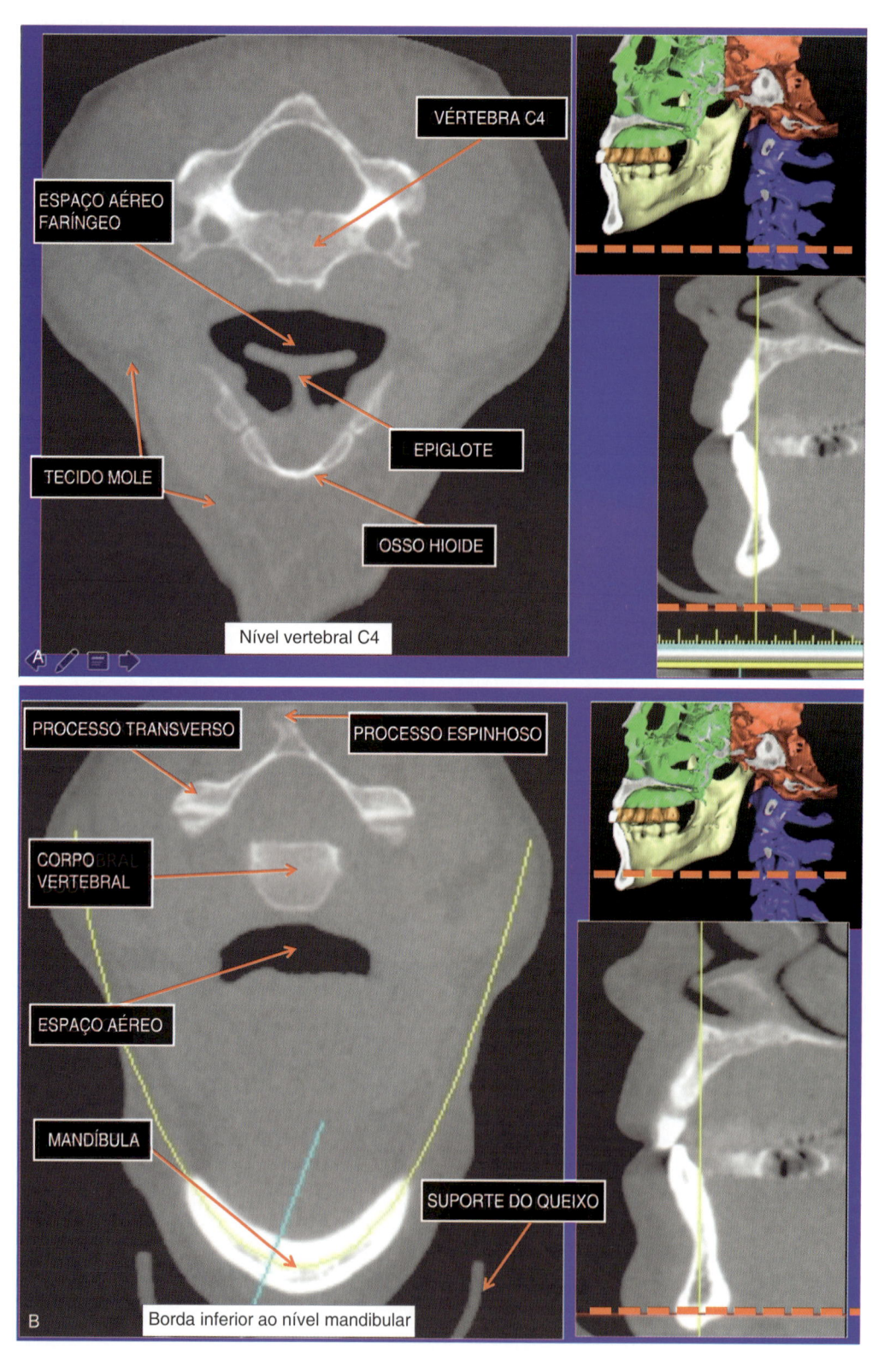

● **Figura 11.67** Imagens de tomografia computadorizada de feixe cônico (TCFC). **A.** Visão axial no nível C3 abaixo da mandíbula. **B.** Visão axial na borda inferior da mandíbula. (*continua*)

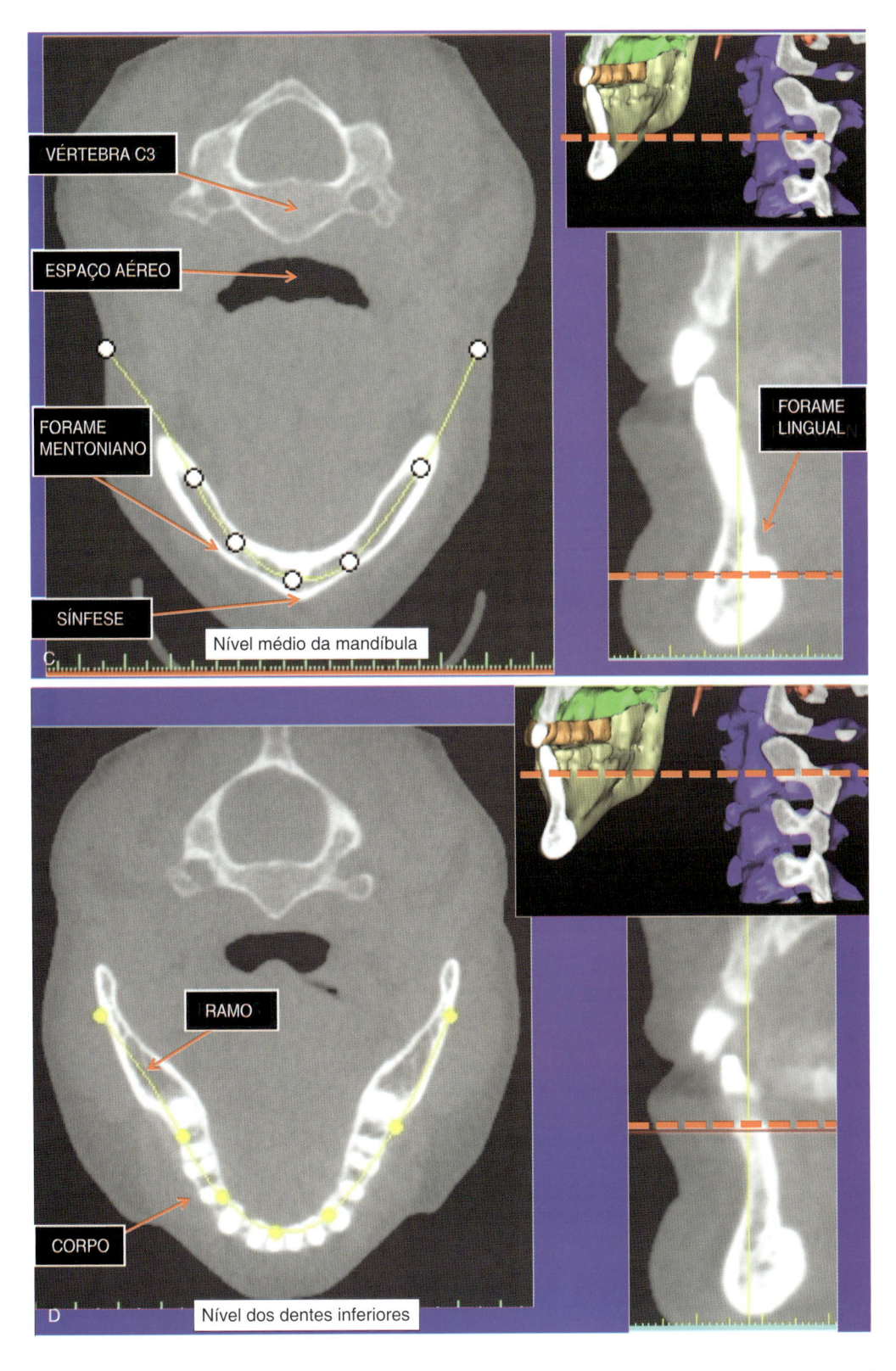

• **Figura 11.67** (*continuação*) **Imagens de tomografia computadorizada de feixe cônico (TCFC). C.** Visão axial no nível médio da mandíbula. **D.** Visão axial na JCE dos dentes inferiores. (*continua*)

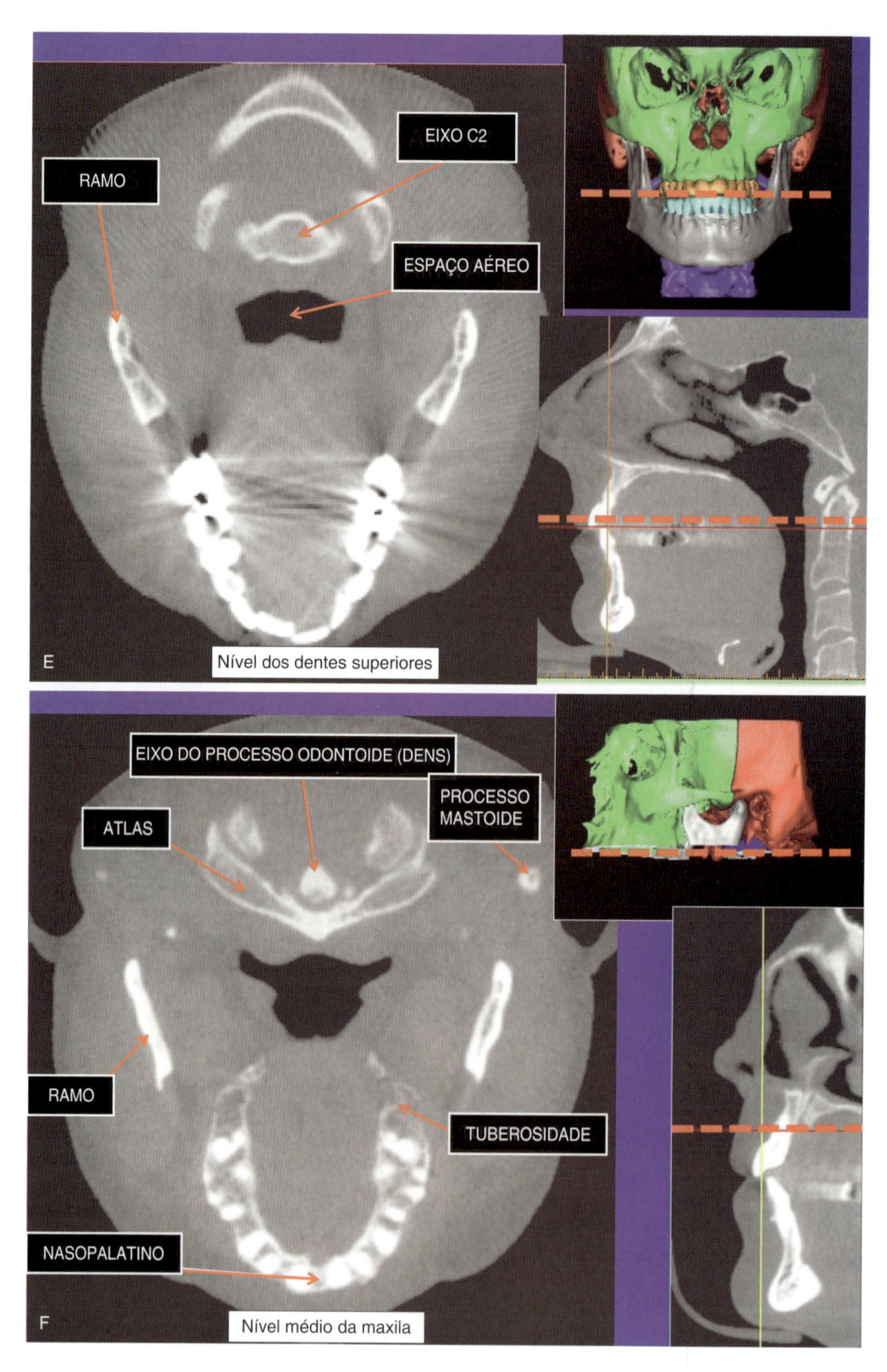

• **Figura 11.67** *(continuação)* **Imagens de tomografia computadorizada de feixe cônico (TCFC). E.** Visão axial nas bordas incisais dos dentes superiores e inferiores. **F.** Visão axial no nível médio da mandíbula. *(continua)*

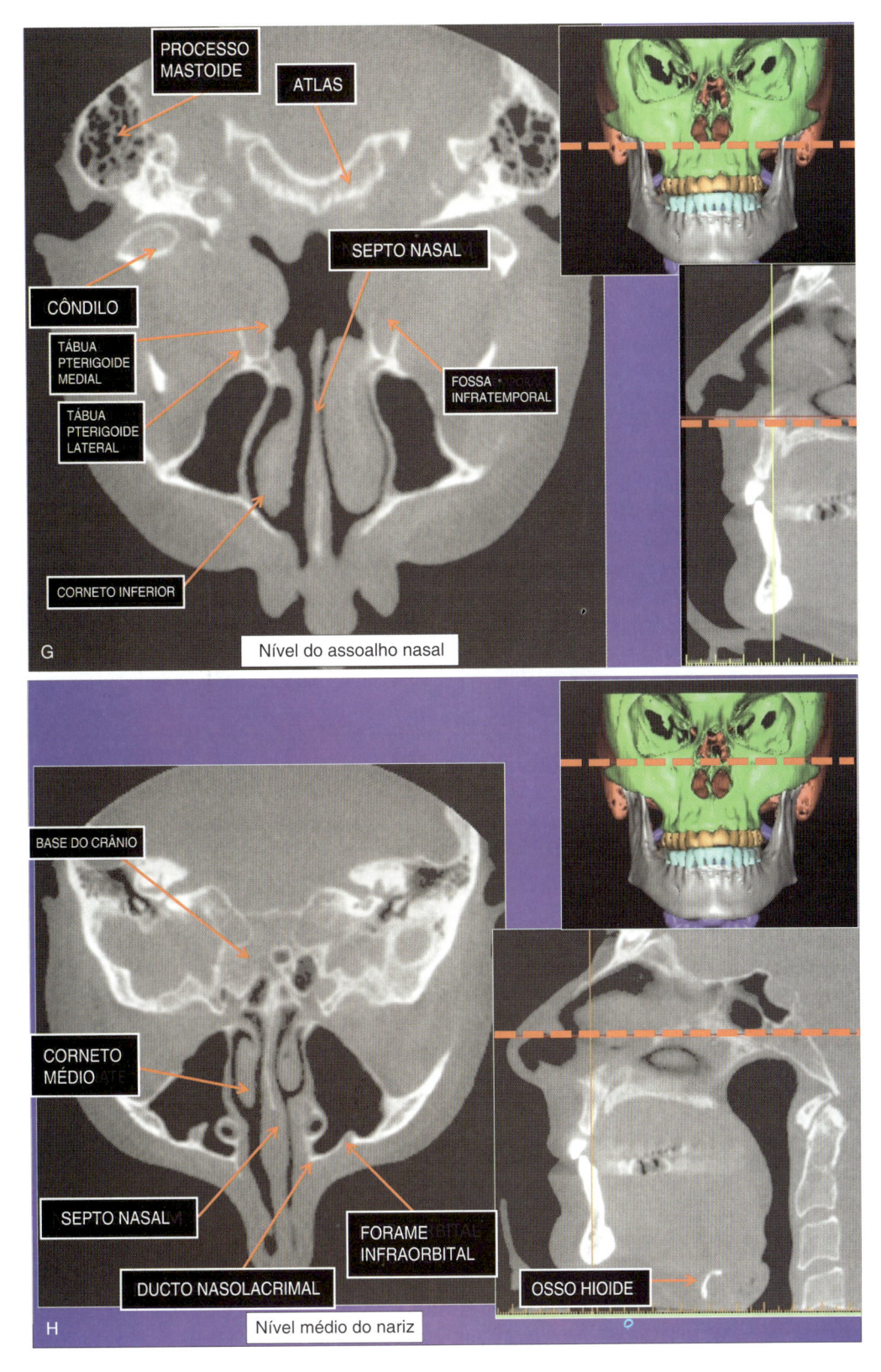

● **Figura 11.67** (*continuação*) **Imagens de tomografia computadorizada de feixe cônico (TCFC). G.** Visão axial na borda inferior da cavidade nasal. **H.** Visão axial no nível da cavidade nasal média. (*continua*)

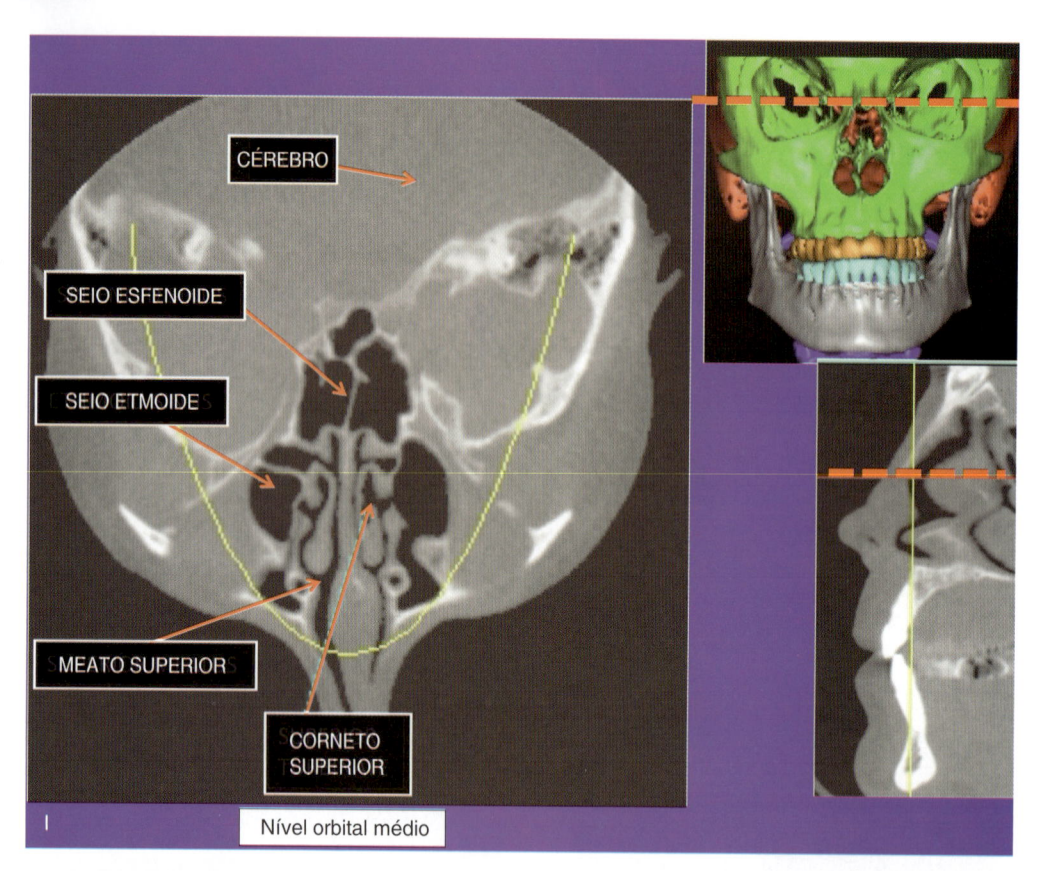

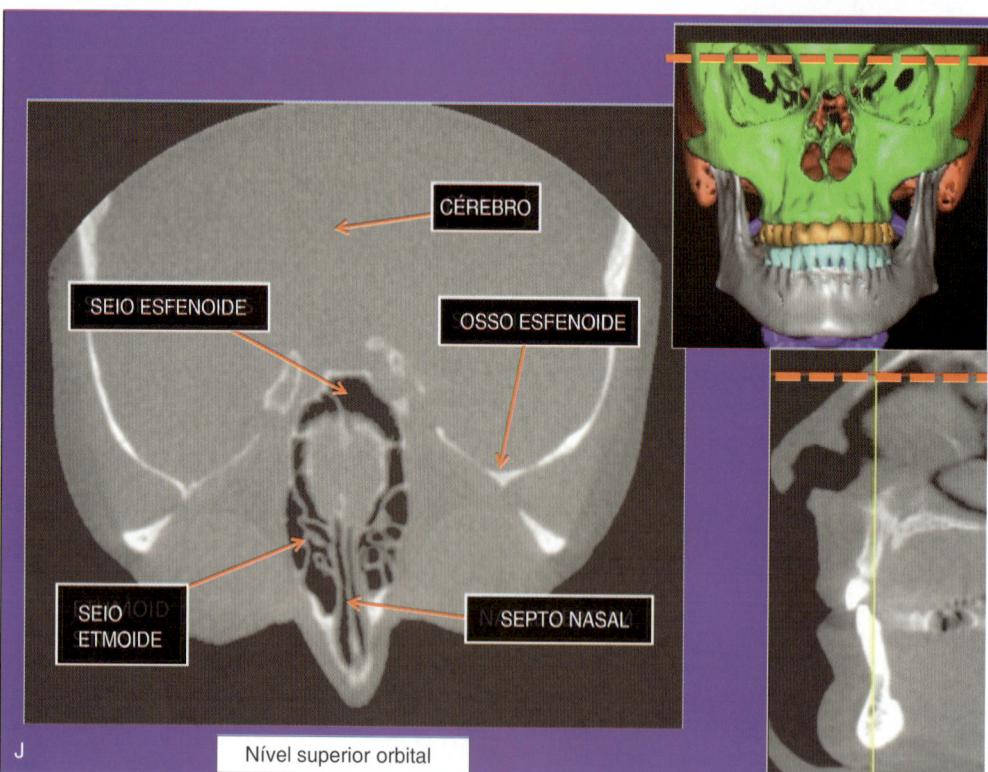

• **Figura 11.67** *(continuação)* **Imagens de tomografia computadorizada de feixe cônico (TCFC). I.** Visão axial no nível médio da órbita. **J.** Visão axial no nível da órbita superior. *(continua)*

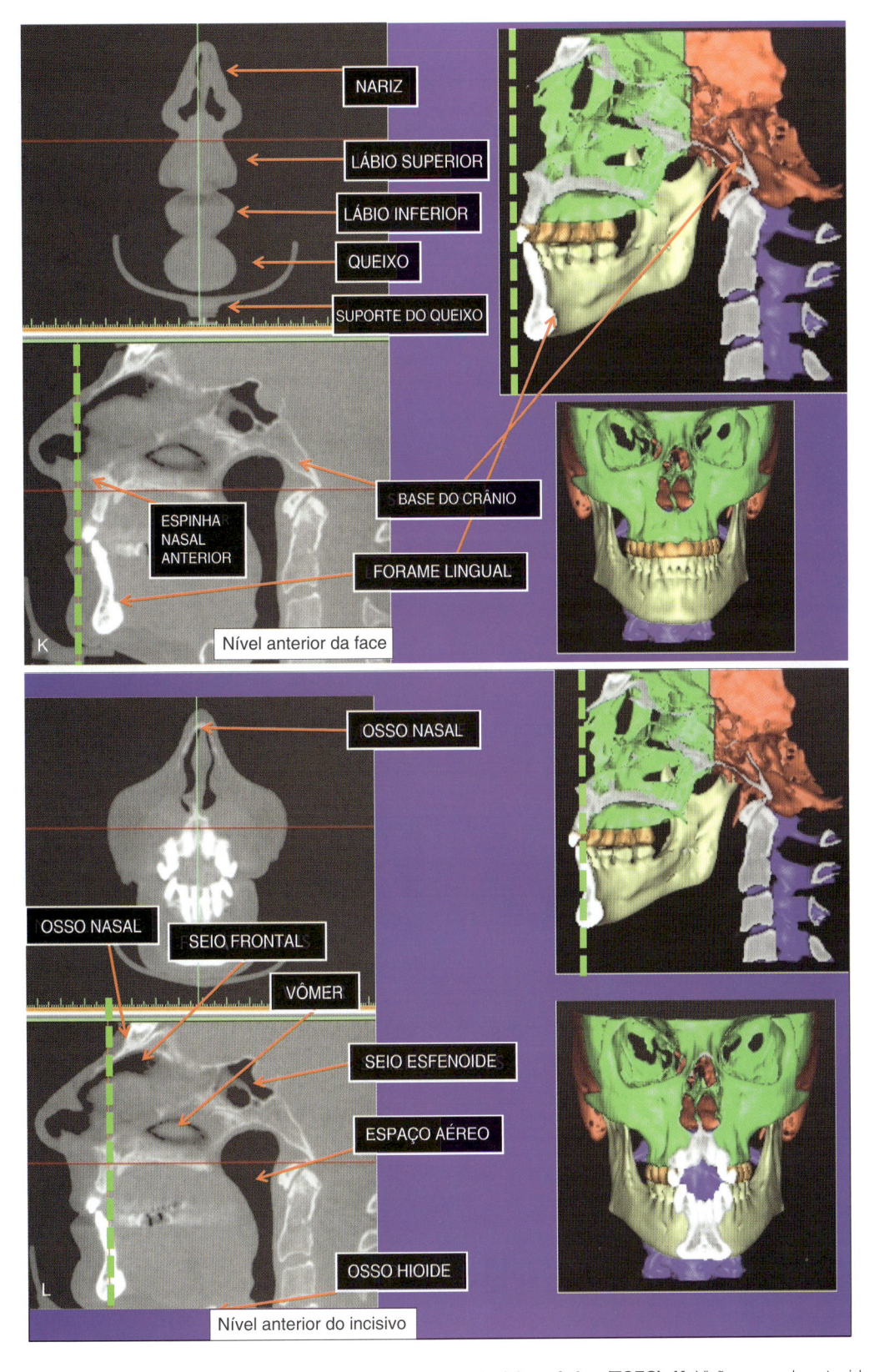

CAPÍTULO 11 Avaliação Radiográfica em Implantologia Oral 323

• **Figura 11.67** (*continuação*) **Imagens de tomografia computadorizada de feixe cônico (TCFC). K.** Visão coronal no tecido mole anterior à maxila e dentes inferiores. **L.** Visão coronal dos dentes anteriores superiores e inferiores. (*continua*)

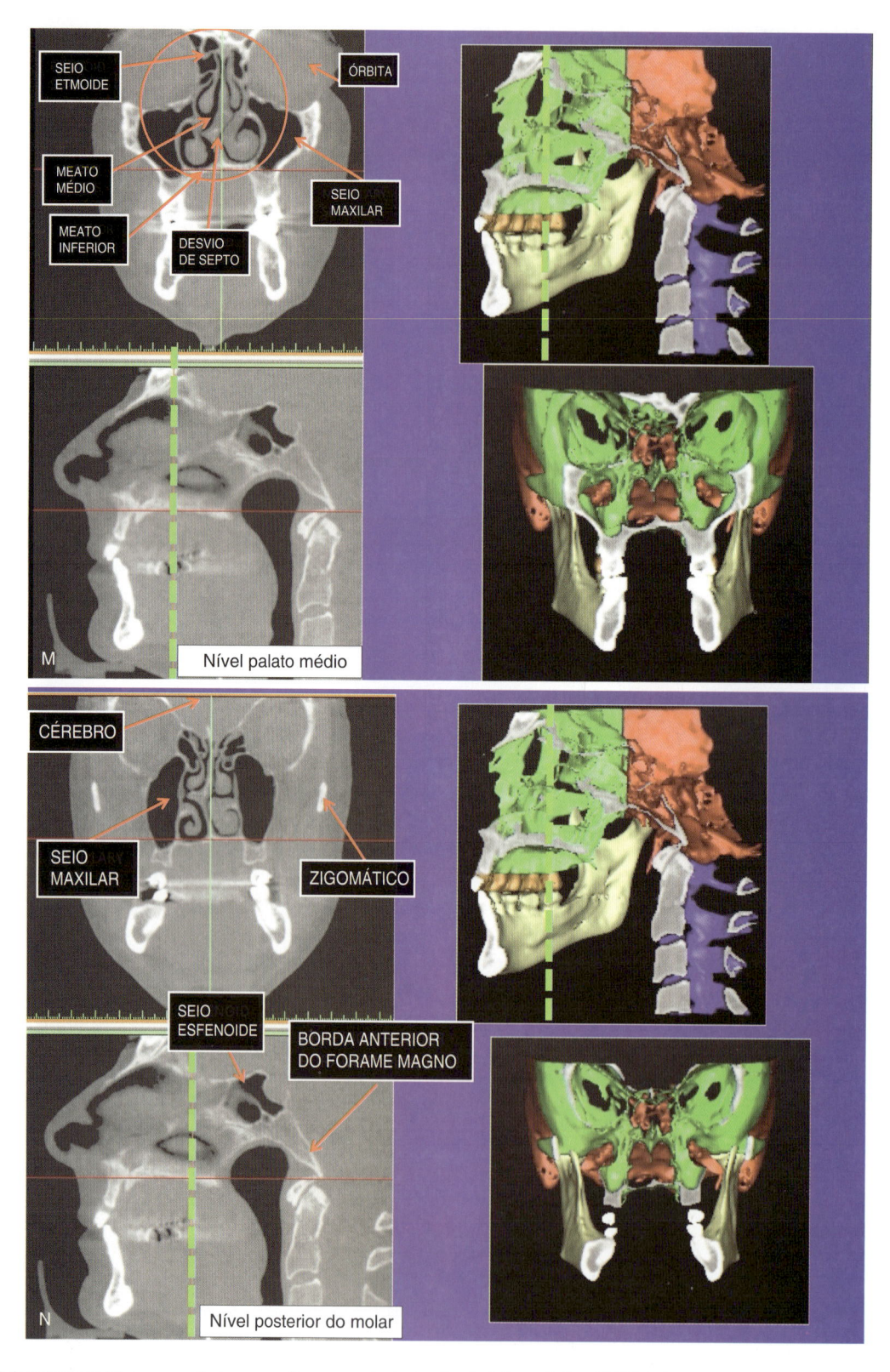

• **Figura 11.67** (continuação) **Imagens de tomografia computadorizada de feixe cônico (TCFC). M.** Visão coronal no nível médio do palato. **N.** Visão coronal no nível do molar. (continua)

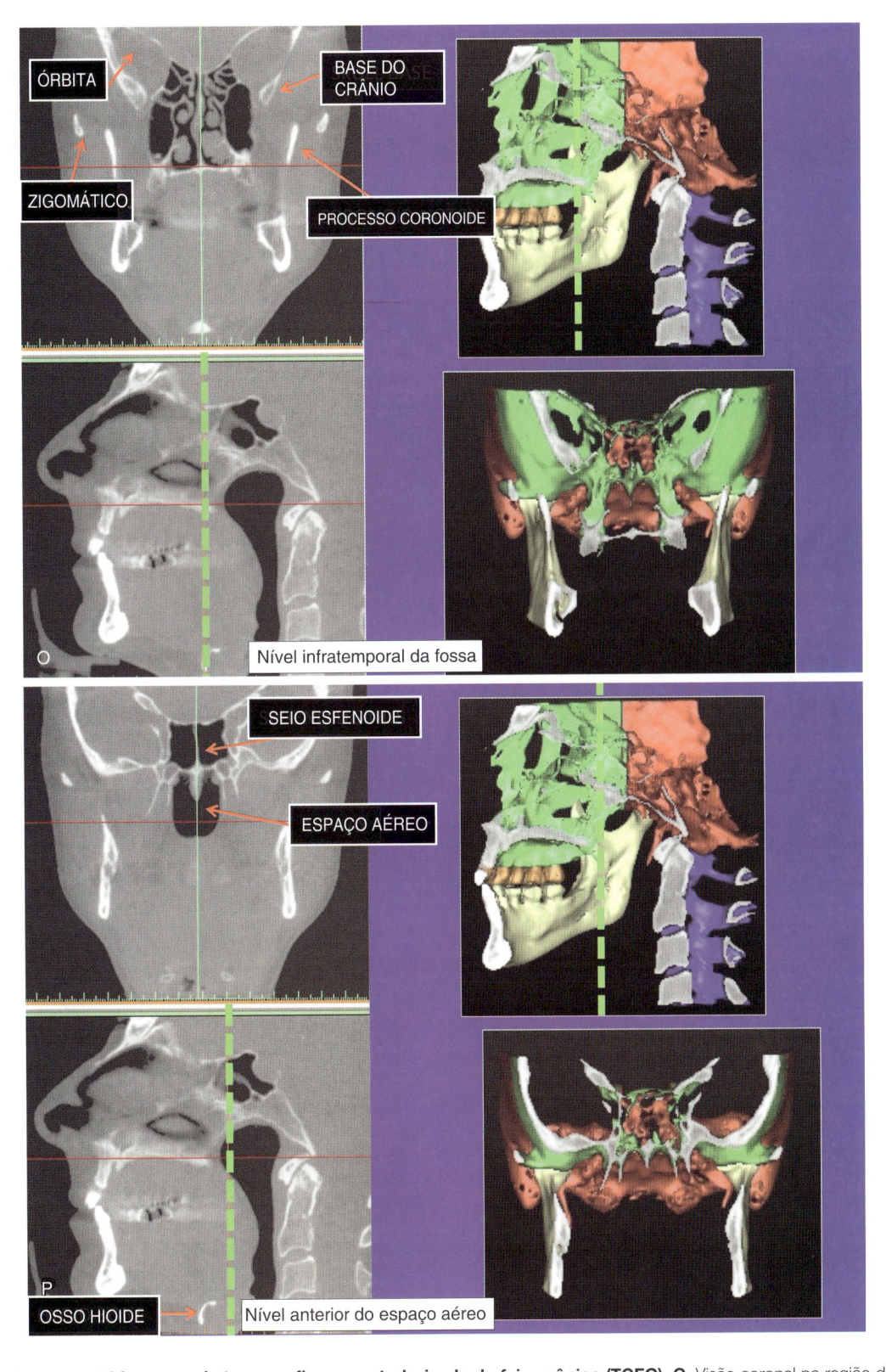

• **Figura 11.67** (continuação) **Imagens de tomografia computadorizada de feixe cônico (TCFC). O.** Visão coronal na região do terceiro molar. **P.** Visão coronal imediatamente anterior às vias respiratórias. (continua)

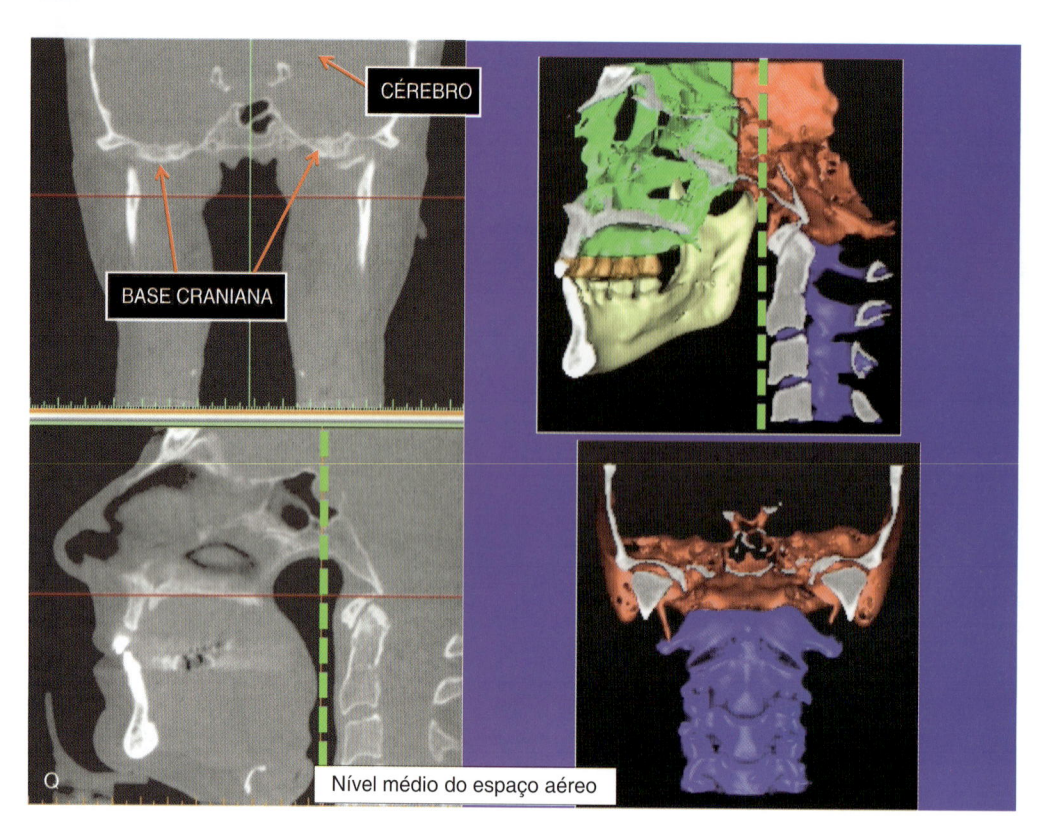

• **Figura 11.67** *(continuação)* **Imagens de tomografia computadorizada de feixe cônico (TCFC). Q.** Visão coronal na região das vias respiratórias. JCE: Junção Cemento-Esmalte.

Resumo

Uma das chaves para prevenir complicações potenciais durante as fases cirúrgica e protética do tratamento com implantes deve ser uma imagem tão clara da composição anatômica atual do paciente quanto for possível. Identificar deficiências ósseas permite ao clínico modificar a arquitetura óssea para obter a localização ideal do implante para o sucesso protético. Saber as localizações exatas das estruturas nobres nos permite planejar zonas seguras durante o tratamento para evitar complicações potencialmente catastróficas. O planejamento adequado é absolutamente fundamental para o sucesso em qualquer empreendimento, e ter um forte plano em vigor antes do início do tratamento com implante não é exceção.

A tecnologia de feixe cônico inaugurou uma nova era de precisão no planejamento do tratamento. Os profissionais não precisam mais confiar em "suposições" extrapolando medidas anatômicas de uma imagem 2D distorcida. Os protótipos podem ser feitos com base nas novas imagens 3D, para auxiliar os implantodontistas durante casos cirúrgicos difíceis, especialmente no início das respectivas curvas de aprendizagem. Assim, existem muitos benefícios em se usar a tecnologia da TC, e é difícil compreender a razão em não possuir um exame antes do início do tratamento com implantes. Questões legais (jurídicas) têm começado a surgir, visto que a TC está mais perto de se tornar o padrão de atendimento, de maneira geral.

Com a combinação de imagens 3D e um conhecimento profundo das áreas anatômicas que estão focadas neste capítulo, um clínico pode adquirir maior grau de confiança em que a probabilidade de complicações foi reduzida, o que torna o processo de tratamento com implantes menos estressante para paciente e profissional.

Referências bibliográficas

1. Beason RC, Brooks SL. Preoperative implant site assessment in southeast Michigan. *J Dent Res*. 2001;80:137.
2. Tyndall DA, Brooks SL. Selection criteria for dental implant site imaging: a position paper of the American Academy of Oral and Maxillofacial Radiology. *Oral Surg Oral Med Oral Pathol Oral Radiol Endod*. 2000;89(5):630–637.
3. Denio D, Torabinejad M, Bakland LK. Anatomical relationship of the mandibular canal to its surrounding structures in mature mandibles. *J Endod*. 1992;18(4):161–165.
4. Zarch SH Hoseini, et al. Evaluation of the accuracy of panoramic radiography in linear measurements of the jaws. *Iran J Radiol*. 2011;8(2):97.
5. Yosue T, Brooks SL. The appearance of mental foramina on panoramic radiographs. I. Evaluation of patients. *Oral Surg Oral Med Oral Pathol*. 1989;68(3):360–364.
6. Lindh C, Petersson A, Klinge B. Measurements of distances related to the mandibular canal in radiographs. *Clin Oral Implants Res*. 1995;6(2):96–103.
7. Yosue T, Brooks SL. The appearance of mental foramina on panoramic radiographs. I. Evaluation of patients. *Oral Surg Oral Med Oral Pathol*. 1989;68(3):360–364.
8. Sonick M, Abrahams J, Faiella RA. A comparison of the accuracy of periapical, panoramic, and computerized tomographic radiographs in locating the mandibular canal. *Int J Oral Maxillofac Implants*. 1994;9:455–460.
9. Kuzmanovic DV, Payne AG, Kieser JA, Dias GJ. Anterior loop of the mental nerve: a morphological and radiographic study. *Clin Oral Implants Res*. 2003;14(4):464–471.
10. Krennmair G, Ulm GW, Lugmayr H, et al. The incidence, location, and height of maxillary sinus septa in the edentulous and dentate maxilla. *J Oral Maxillofac Surg*. 1999;57:667–671.
11. Naitoh M, Yoshida K, Nakahara K, et al. Demonstration of the accessory mental foramen using rotational panoramic radiography

11. compared with cone-beam computed tomography. *Clin Oral Implants Res.* 2011;22:1415–1419.
12. Lauterbur PC. *Image Formation by Induced Local Interactions: Examples Employing Nuclear Magnetic Resonance*; 1973.
13. Gray CF, Redpath TW, Smith FW, Staff RT. Advanced imaging: magnetic resonance imaging in implant dentistry. *Clin Oral Implants Res.* 2003;14(1):18–27.
14. Zabalegui J, Gil JA, Zabalegui B. Magnetic resonance imaging as an adjunctive diagnostic aid in patient selection for endosseous implants: preliminary study. *Int J Oral Maxillofac.* 1990;5(3).
15. Eggers G, Rieker M, Fiebach J, Kress B, Dickhaus H, Hassfeld S. Geometric accuracy of magnetic resonance imaging of the mandibular nerve. *Dentomaxillofac Radiol.* 2005;34(5):285–291.
16. Kircos LT. Magnetic resonance imaging of the mandible utilizing a double scout technique for preprosthetic imaging. *J Magn Reson Med.* 1993;7:190–194.
17. Wanner Laura, et al. Magnetic resonance imaging—a diagnostic tool for postoperative evaluation of dental implants: a case report. *Oral Surg Oral Med Oral Pathol Oral Radiol Endod.* 2018;125(4):e103–e107.
18. Engstrom H, Svendsen P. Computed tomography of the maxilla in edentulous patients: Normal Anatomy. *Oral Surg Oral Med Oral Pathol Oral Radiol Endod.* 1981;52(5):557–560.
19. Gulsahi Ayse. In: Turkyilmaz Ilser, ed. *Bone Quality Assessment for Dental Implants, Implant Dentistry - The Most Promising Discipline of Dentistry, Prof.*; 2011. ISBN: 978-953-307-481-8.
20. Angelopoulos Christos, Aghaloo Tara. Imaging technology in implant diagnosis. *Dental clinics of North America.* 2011;55(1):141–158.
21. Vasak C, Watzak G, Gahleitner A, Strbac G, Schemper M, Zechner W. Computed tomography-based evaluation of Guided surgery template (NobelGuide)-guided implant positions: a prospective radiological study. *Clin Oral Implants Res.* 2011;22:1157–1163.
22. Schulze RK, Berndt D, d'Hoedt B. On cone-beam computed tomography artifacts induced by titanium implants. *Clin Oral Implants Res.* 2010;21(1):100–107.
23. Haramati N, Staron RB, Mazel-Sperling K, et al. CT scans through metal scanning technique versus hardware composition. *Comput Med Imaging Graph.* 1994;18(6):429–434.
24. Pettersson A, Komiyama A, Hultin M, Nasstrom K, Klinge B. Accuracy of virtually planned and template guided implant surgery on edentate patients. *Clin Implant Dent Relat Res.* 2012;14:527–537.
25. Visconti MA,PG, et al. Influence of maxillomandibular positioning in cone beam computed tomography for implant planning. *Int J Oral Maxillofac Surg.* 2013;42(7):880–886.
26. Wang Jing, Mao Weihua, Solberg Timothy. "Scatter correction for cone-beam computed tomography using moving blocker strips." *SPIE Medical Imaging. International Society for Optics and Photonics.* 2011.
27. *Specialty Imaging: Dental Implants Tamimi.*
28. Scarfe William C. Incidental findings on cone beam computed tomographic images: a Pandora's box? *Oral surgery, oral medicine, oral pathology and oral radiology.* 2014;117(5):537–540.
29. Price JB, Thaw KL, Tyndall DA, Ludlow JB, Padilla RJ. Incidental findings from cone beam computed tomography of the maxillofacial region: a descriptive retrospective study. *Clin. Oral Impl. Res.* 2012;23:1261–1268.
30. Miles DA, BA, DDS MS, FRCD(C). Clinical experience with cone-beam volumetric imaging—report of findings in 381 cases. Available from: http://www.learndigital.net/articles/2007/CBCT_Touch_Briefings.pdf.
31. Cha JY, Mah J, Sinclair P. Incidental findings in the maxillofacial area with 3- dimensional cone-beam imaging. *Am J Orthod Dentofacial Orthop.* 2007;132:7–14.
32. Arnheiter C, Scarfe WC, Farman AG. Trends in maxillofacial cone-beam computed tomography usage. *Oral Radiol.* 2006;22:80–85.
33. Standring Susan, Ellis H, Healy J, et al. Gray's anatomy: the anatomical basis of clinical practice. *Am J Neuroradiol.* 2005;26(10):2703.
34. Liu T, Xia B, Gu Z. Inferior alveolar canal course: a radiographic study. *Clin Oral Impl Res.* 2009;20:1212–1218.
35. Ikeda K, Ho KC, Nowicki BH, Haughton VM. Multiplanar MR and anatomic study of the mandibular canal. *Am J Neuroradiol.* 1996;17:579–584.
36. Lopes PT, Pereira GA, Santos AM. Morphological analysis of the lingula in dry mandibles of individuals in Southern Brazil. *J Morphol Sci.* 2010;27(3-4):136–138.
37. Hayward J, Richardson ER, Malhotra SK. The mandibular foramen: its anteroposterior position. *Oral Surg Oral Med Oral Pathol.* 1997;44:837–843.
38. Kim ST, Hu KS, Song WC, et al. Location of the mandibular canal and the topography of its neurovascular structures. *J Craniofac Surg.* 2009;20:936–939.
39. Anderson LC, Kosinski TF, Mentag PJ. A review of the intraosseous course of the nerves of the mandible. *J Oral Implantol.* 1991;17:394–403.
40. Carter RB, Keen EN. The intramandibular course of the inferior alveolar nerve. *J Anat.* 1971;108(pt 3):433–440.
41. Denio D, Torabinejad M, Bakland LK. Anatomical relationship of the mandibular canal to its surrounding structures in mature mandibles. *J endod.* 1992;18:161–165.
42. 5 Gowgiel JM. The position and course of the mandibular canal. *J Oral Implantol.* 1992;18:383–385.
43. Naitoh M, Hiraiwa Y, Aimiya H, Gotoh K, Ariji E. Accessory mental foramen assessment using cone-beam computed tomography. *Oral Surg Oral Med Oral Pathol Oral Radiol Endod.* 2009;107:289–294.
44. Fishel D, Buchner A, Hershkowith A, Kaffe I. Roentgenologic study of the mental foramen. *Oral Surg Oral Med Oral Pathol.* 1976;41(5):682–686.
45. Jacobs R, Mraiwa N, Van Steenberghe D, Sanderink G, Quirynen M. Appearance of the mandibular incisive canal on panoramic radiographs. *Surg Radiol Anat.* 2004;26(4):329–333. Epub 2004 Jun 10.
46. Filo K, Schneider T, Locher MC, et al. The inferior alveolar nerve's loop at the mental foramen and its implications for surgery. *J Am Dent Assoc.* 2014;145:260–269.
47. Hanihara T, Ishida H. Frequency variations of discrete cranial traits in major human populations IV. Vessel and nerve related variations. *J Anat.* 2001;199:273–287.
48. Singh Rajani, Srivastav AK. Study of position, shape, size and incidence of mental foramen and accessory mental foramen in Indian adult human skulls. *Int J Morphol.* 2010;28(4):1141–1146.
49. Juodzbalys G, Wang HL, Sabalys G. Anatomy of mandibular vital structures. Part II: Mandibular incisive canal, mental foramen and associated neurovascular bundles in relation with dental implantology. *J Oral Maxillofac Res.* 2010;1:e3.
50. Serman NJ. The mandibular incisive foramen. *Anat.* 1989;167:195–198.
51. De Oliveira-Santos C, Souza PH, de Azambuja Berti-Couto S, et al. Assessment of variations of the mandibular canal through cone beam computed tomography. *Clin Oral Investig.* 2012;16:387–393.
52. Leite Guilherme Mariano Fiuza, et al. Anatomic variations and lesions of the mandibular canal detected by cone beam computed tomography. *Surg Radiol Anat.* 2014;36(8):795–804.
53. Butura Caesar C, et al. Hourglass mandibular anatomic variant incidence and treatment considerations for all-on-four implant therapy: report of 10 cases. *J Oral Maxillofac Surg.* 2011;69(8):2135–2143.
54. Watanabe H, Mohammad Abdul M, Kurabayashi T, Aoki H. Mandible size and morphology determined with CT on a premise of dental implant operation. *Surg Radiol Anat.* 2010;32:343e349.
55. Athavale SA, et al. Bony and cadaveric study of retromolar region. *People's Journal of Scientific Research.* 2013;7 6(2). July 2013.
56. Babiuc IULIANA, Tarlungeanu Ioana, Pauna Mihaela. Cone beam computed tomography observations of the lingual foramina and their bony canals in the median region of the mandible. *Rom J Morphol Embryol.* 2011;52(3):827–829.
57. Atwood DA, Coy WA. Clinical cephalometric and densitometric study of reduction of residual ridges. *J Prosthet Dent.* 1971;26:200–295.

58. Misch CE. Density of bone: effect on treatment plans, surgical approach, healing and progressive bone loading. *Int J Oral Implantol.* 1991;6:23–31.
59. Macedo VC, Cabrini RR, Faig-Leite H. Infraorbital foramen location in dry human skulls. *Braz. J. Morphol. Sci.* 2009;26(1):35–38.
60. DelBalso AM. *Maxillofacial Imaging.* Philadelphia: W.B. Saunders CO; 1990:72.
61. Kantarci M, Karasen R, Alper F, et al. Remarkable anatomic variations in paranasal sinus region and their clinical importance. *Eur J Radiol.* 2004;50:296–302.
62. Seiden A, Tami T, Pensak M, et al. *Otolaryngology the Essentials.* New York: Thieme Medical Publishers; 2002:77–118.
63. Parks Edwin T. Cone Beam Computed Tomography for the Nasal Cavity and Paranasal Sinuses. *Dent Clin North Am.* 2014;58(3):627–651.
64. Van den Bergh JPA, ten Bruggenkate CM, et al. Anatomical aspects of sinus floor elevations. *Clin Oral Implants Res.* 2000;11:256–265.
65. Prasanna LC, Mamatha H. The location of maxillary sinus ostium and its clinical application. *Indian J Otolaryngol Head Neck Surg.* 2010;62(4):335–337.
66. Zinreich S, Albayram S, Benson M, Oliverio P. The ostiomeatal complex and functional endoscopic surgery. In: Som P, ed. *Head and Neck Imaging.* 4th ed. St Louis: Mosby; 2003:149–173.
67. Stallman Jamie S, Joao Lobo N, Som Peter M. The incidence of concha bullosa and its relationship to nasal septal deviation and paranasal sinus disease. *Am J Neuroradiol.* 2004;25(9):1613–1618.
68. Llyod GA. CT scan of the paransal sinuses: study of a control series in relation to endoscopic sinus surgery. *Laryngo Rhino Otol.* 1990;104:477–481.
69. Wani Asif A, et al. CT scan evaluation of the anatomical variations of the ostiomeatal complex. *Indian J Otolaryngol Head Neck Surg.* 2009;61(3):163–168.
70. Arslan Halil, et al. Anatomic variations of the paranasal sinuses: CT examination for endoscopic sinus surgery. *Auris Nasus Larynx.* 1999;26(1):39–48.
71. Kainz J, Braun H, Genser P. [Haller's cells: morphologic evaluation and clinico-surgical relevance]. *Laryngo-rhino-otologie.* 1993;72(12):599–604.
72. Brunner E, Jacobs JB, Shpizner BA, et al. Role of the agger nasi cell in chronic frontal sinusitis. *Ann. Otol. Rhinol. Laryngol.* 1996;105(9):694–700.
73. Krennmair G, Ulm CW, Lugmayr H, et al. The incidence, location and height of maxillary sinus septa in the edentulous and dentate maxilla. *J Oral Maxillofac Surg.* 1999;57:667–671.
74. Kim MJ, Jung UW, Kim CS, et al. Maxillary sinus septa: prevalence, height, location and morphology: a reformatted computed tomography scan analysis. *J Periodontol.* 2006;77:903–908.
75. Leung Cynthia C, et al. Accuracy and reliability of cone-beam computed tomography for measuring alveolar bone height and detecting bony dehiscences and fenestrations. *Am J Orthod Dentofacial Orthop.* 2010;137(4):S109–S119.
76. Neves FS, Souza MC, Franco LCS, Caria PHF, Almeida PB, Rebello IC. Canalis sinuosus: a rare anatomical variation. *Surg Radiol Anat.* 2012;34:563–566.
77. Wanzeler Ana Márcia Viana, et al. Anatomical study of the canalis sinuosus in 100 cone beam computed tomography examinations. *J Oral Maxillofac Surg.* 2014;19(1):49–53.
78. Jacobs RL, Martens W, Mraiwa N, Adriaenses P, Gelan J. Neurovascularization of the anterior jaw bones revisited using high resolution magnetic resonance imaging. *Oral Surg Oral Med Pathol Oral Radiol Endod.* 2007;103:683–693.
79. Almog DM, Tsimidis K, Moss ME, Gottlieb RH, Carter LC. Evaluation of a training program for detection of carotid artery calcifications on panoramic radiographs. *Oral Surg Oral Med Oral Pathol Oral Radiol Endod.* 2000;90:111–117.
80. American Academy of Otolaryngology—Head and Neck Surgery. Fact sheet: 20 questions about your sinuses. Available at http://www.entnet.org/healthinfo/ sinus/sinus_questions.cfm.
81. Rosenfeld RM, Andes D, Bhattacharyya N, et al. Clinical practice guideline: adult sinusitis. *Otolaryngol Head Neck Surg.* 2007;137(suppl 3):S1–S31.
82. Beule A. Epidemiology of chronic rhinosinusitis, selected risk factors, comorbidities, and economic burden. *GMS Curr Top Otorhinolaryngol Head Neck Surg.* 2015;14(11):1–31.
83. Beninger MS, Mickleson SA. Functional endoscopic sinus surgery, morbidity and early results. *Henry Ford Hosp Med J.* 1990;38:5.
84. Yoshiura K, Ban S, Hijiya K, et al. Analysis of maxillary sinusitis using computed tomography. *Dentomaxillofac Radiol.* 1993;22:86.
85. Gardner DG. Pseudocysts and retention cysts of the maxillary sinus. *Oral Surg Oral Med Oral Pathol.* 1984;58:561–567.
86. Kudo K, et al. Clinicopathological study of postoperative maxillary cysts. *J Jpn Stomatol Soc.* 1972;21:250–257.
87. Misch CM, Misch CE, Resnik RR, et al. Postoperative maxillary cyst associated with sinus elevation procedure: a case report. *J Oral Implantol.* 1991;18:432–437.
88. Tiwari R, Hardillo JA, Mehta D, et al. Squamous cell carcinoma of maxillary sinus. *Head Neck. Mar.* 2000;22(2):164–169.
89. Blaschke FF, Brady FA. The maxillary antrolith. *Oral Surg Oral Med Oral Pathol.* 1979;48:187–191.
90. Karges MA, Eversol LR, Poindexter BJ. Report of case and review of literature. *J Oral Surg.* 1971;29:812–814.
91. Resnik RR, Misch CE, eds. *Misch's Avoiding Complications in Oral Implantology.* St. Louis, MO: Elsevier; 2018.
92. Gröndahl K, Lekholm U. The predictive value of radiographic diagnosis of implant instability. *Int J Oral Maxillofac Implants.* 1997;12(1).
93. Sunden S, Gröndahl K, Gröndahl HG. Accuracy and precision in the radiographic diagnosis of clinical instability in Brånemark dental implants. *Clin Oral Implants Res.* 1995;6(4):220–226.
94. Wouters FR, Lavstedt S, Frithiof L, Söder PÖ, Hellden L, Salonen L. A computerized system to measure interproximal alveolar bone levels in epidemiologic, radiographic investigations: II. Intra-and inter-examiner variation study. *Acta Odontol Scand.* 1988;46(1):33–39.
95. Friedland B, Miles DA. Liabilities and risks of using cone beam computed tomography. *Dental Clinics.* 2014;58(3):671–685.
96. Friedland B. Clinical radiological issues in orthodontic practice. In: *Seminars in orthodontics.* WB Saunders; 1998, June;4(2);64–78
97. *Estate of Tranor v Bloomsburg Hosp.* 60 F. Supp. 2d 412, 416 (M.D. Pa. 1999) .
98. Texas Occupations Code, Title 3, Subtitle D, Chapter 251; California Business and Professions Code x2264.
99. Dahl D. *Doctors' 'no sue' contracts spark debate*, Lawyers USA May 21, 2007.

12

Anatomia Aplicada aos Implantes Dentais

MOHAMED SHARAWY*

A anatomia da maxila e da mandíbula fornecem a base necessária para a inserção cirúrgica segura dos implantes dentais. A anatomia também é um requisito para a compreensão das complicações que podem ocorrer inadvertidamente durante a cirurgia, como lesão de vasos sanguíneos ou nervos, bem como complicações pós-operatórias, como infecção. Essas informações também fornecem ao cirurgião a confiança necessária para lidar com tais complicações. Este capítulo aborda as questões importantes no campo da implantologia.

Anatomia cirúrgica da maxila como um órgão

A maxila tem formato piramidal, com a base do zigoma como seu ápice (Figuras 12.1 e 12.2). Este último pode ser palpado no vestíbulo bucal da cavidade oral. A base do zigoma divide a superfície vestibular da maxila em superfícies anterolateral e posterolateral da pirâmide. A terceira superfície da pirâmide é a face orbital da maxila. A base da pirâmide é a parede lateral da cavidade nasal ou a parede medial do seio maxilar. O processo alveolar da maxila relacionado à superfície anterolateral contém os incisivos, os caninos e os pré-molares, enquanto a superfície posterolateral contém os molares e termina como a tuberosidade da maxila. A parte intraoral da maxila é limitada pela prega mucovestibular do músculo orbicular da boca anteriormente e pelo músculo bucinador posteriormente. A superfície posterolateral da maxila acima da prega mucovestibular forma a parede anterior da fossa infratemporal e é difícil de palpar. No entanto, a superfície anterolateral da maxila além da prega mucovestibular pode ser palpada facilmente sob a pele junto com a espinha nasal anterior, a abertura nasal anterior e o processo frontal da maxila. Intraoralmente, é possível palpar a eminência canina, a fossa canina (distal à eminência canina e um local comum para acesso facial ao seio maxilar), a tuberosidade da maxila e a incisura hamular. A maxila se estende como uma placa horizontal medialmente para formar os dois terços anteriores do palato duro. A lâmina horizontal do osso palatino forma o terço posterior do palato duro. O osso palatino possui uma lâmina vertical que se articula com a base da maxila; possui também um processo piramidal que se interpõe entre a tuberosidade da maxila e os processos pterigoides do osso esfenoide. A incisão mucosa na tuberosidade da maxila que se estende até a incisura hamular pode expor o processo piramidal do osso palatino. Distal a esse ponto, pode-se expor o músculo pterigóideo medial, que se origina da tuberosidade e na face pterigóidea lateral do esfenoide. A parede medial da maxila começa na borda afilada da abertura nasal anterior e se estende posteriormente, com uma concavidade que delimita a fossa nasal e continua distalmente ao canino. Uma vez lá, ela forma a parede medial do seio maxilar e continua em direção posterior à tuberosidade da maxila. A parede medial da maxila fornece inserção à concha nasal inferior e à lâmina vertical do osso palatino. A abertura do seio maxilar encontra-se na parede medial da maxila, próximo ao assoalho da órbita. O diâmetro da abertura é reduzido pelo processo uncinado do osso etmoide. Este último fornece as conchas superior e média da parede nasal lateral. A face orbital da maxila forma o assoalho da órbita e também o teto do seio maxilar. O canal infraorbital contém os nervos e vasos infraorbitais e forma uma crista que pode ser vista na cavidade sinusal.

Músculos inseridos na maxila

À medida que o osso alveolar maxilar é reabsorvido, a crista do rebordo residual migra em direção aos músculos que se originam

1. Processo frontal da maxila
2. Forame infraorbital
3. Espinha nasal anterior
4. Fissura pterigomaxilar
5. Eminência canina
6. Fossa canina
7. Superfície posterolateral da maxila
8. Processo coronoide
9. Triângulo retromolar
10. Linha oblíqua externa
11. Eminência mentoniana
12. Forame mentoniano

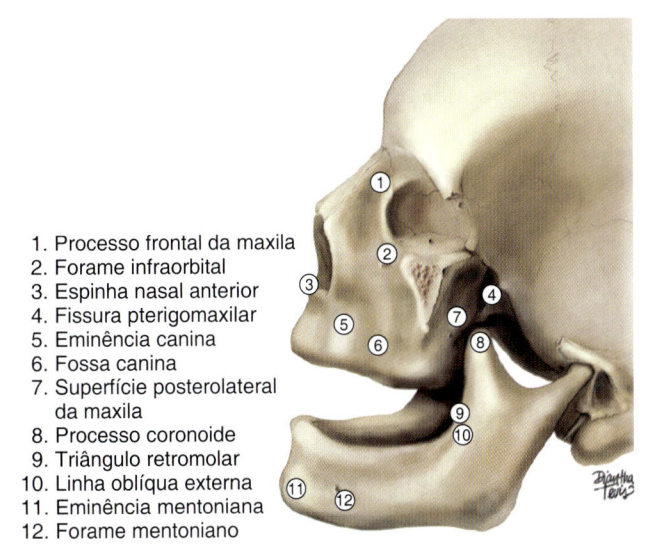

• **Figura 12.1** Aspectos anatômicos de importância clínica da maxila e mandíbula.

---

*Os autores agradecem a Francis T. Lake, por contribuir com a seção sobre suprimento sanguíneo de mandíbulas edêntulas, e a Lewis Hinley, pela habilidosa ilustração médica.

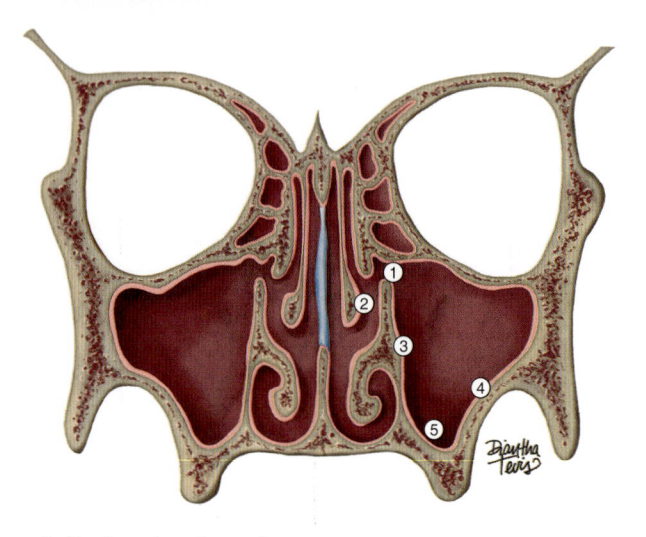

1. Abertura do seio maxilar
2. Meato médio
3. Parede medial do seio
4. Parede lateral do seio
5. Assoalho do seio e recesso alveolar

• **Figura 12.2** Aspectos anatômicos do seio maxilar.

do osso basal da maxila. Os músculos de importância cirúrgica para o implantodontista serão descritos a seguir (Figuras 12.3 a 12.5).

Músculo orbicular da boca

O músculo orbicular da boca se origina do modíolo em cada canto da boca. As fibras musculares estendem-se para dentro dos lábios superior e inferior, nos quais formam porções periféricas superior e inferior sob a pele e porções marginais sob a zona do vermelhão dos lábios. Algumas das fibras orbiculares da boca se ligam à asa do nariz e ao septo nasal. Na linha média do lábio superior, as porções periféricas de ambos os lados se interdigitam para criar o filtro. As porções marginais se interdigitam e criam o tubérculo labial. Embora não esteja inserido ao osso da maxila, o músculo limita a profundidade do vestíbulo facial superior e inferior. O orbicular da boca recebe inervação dos ramos bucal e mandibular do nervo facial.

Músculo incisivo do lábio superior

O músculo incisivo do lábio superior origina-se do assoalho da fossa incisiva da maxila acima da eminência do incisivo lateral e profundamente ao orbicular da boca. Para expor o osso do pré-maxilar entre os caninos, a reflexão de retalho mucoperiosteal pode desinserir o músculo incisivo do lábio superior. Também pode desinserir as fibras septais e oblíquas do músculo nasal. A primeira fibra está inserida à pele do septo nasal e a última fibra à asa do nariz. Esses pequenos músculos serão inseridos após a reposição do retalho. No entanto, se os músculos forem danificados, podem ocorrer a queda do septo e o alargamento da asa do nariz.

Músculo bucinador

O músculo bucinador origina-se na base do processo alveolar, relacionada ao primeiro, segundo e terceiro molares superiores e inferiores. Este músculo também se origina do hâmulo pterigóideo da lâmina medial do processo pterigóideo do osso esfenoide e, portanto, forma uma ponte sobre o vão entre a tuberosidade da maxila, no plano anterior, e o hâmulo, posteriormente. A extensão de um desenho de estrutura subperiosteal nas lâminas do processo pterigoide poderá interferir nas fibras desses músculos, sem adicionar muito à retenção do implante. Ao incisar e refletir

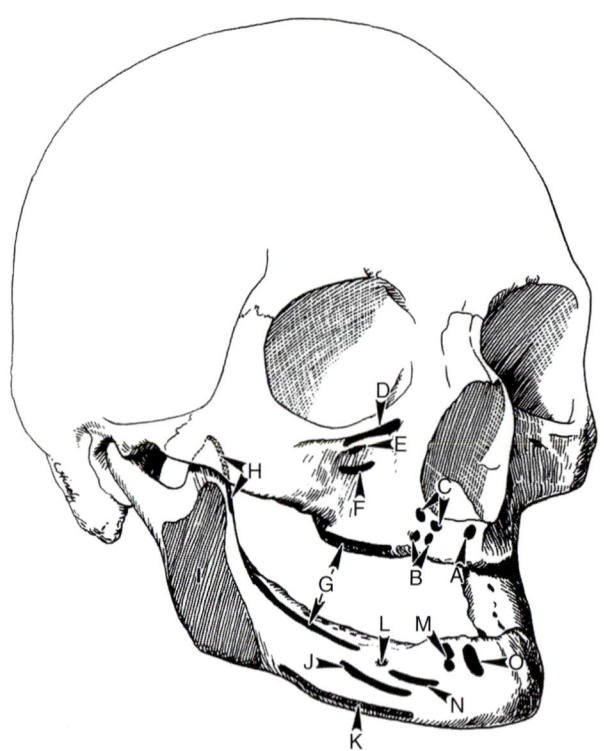

• **Figura 12.3 A.** Origem do músculo depressor do septo; **B.** origem do músculo incisivo superior; **C.** origem do músculo nasal; **D.** origem do músculo elevador do lábio superior; **E.** forame infraorbital; **F.** origem do músculo elevador do ângulo da boca (canino); **G.** origem do músculo bucinador; **H.** inserção do tendão lateral do músculo temporal; **I.** inserção do músculo masseter; **J.** origem do músculo depressor do ângulo da boca (triangular); **K.** inserção do músculo platisma; **L.** forame mentoniano; **M.** origem do músculo incisivo inferior; **N.** origem do músculo depressor do lábio inferior; **O.** origem do músculo mentoniano.

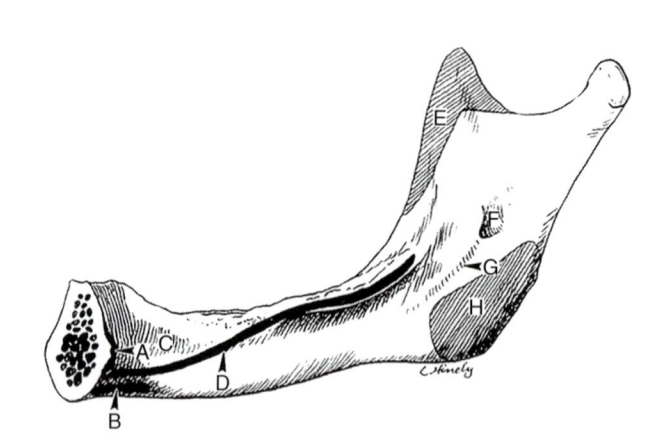

• **Figura 12.4 A.** Tubérculos genianos, local de origem dos músculos genioglosso (tubérculo superior) e gênio-hióideo (tubérculo inferior); **B.** fossa digástrica, local de origem do ventre anterior do músculo digástrico; **C.** fossa sublingual, local da glândula sublingual; **D.** linha milo-hióidea, local de origem do músculo milo-hióideo; **E.** inserção medial, tendão do músculo temporal; **F.** forame mandibular; **G.** sulco milo-hióideo, formado pelo nervo milo-hióideo; **H.** local de inserção do músculo pterigóideo medial.

a mucosa que recobre as áreas da tuberosidade da maxila e da incisura hamular antes de obtermos os moldes para os implantes subperiosteais maxilares, deve-se evitar lesionar o tendão do músculo tensor do palato mole, que passa ao redor do hâmulo pterigóideo. O tendão se movimenta sobre e sob uma bolsa subjacente a ele, cada vez que o palato mole se move e, portanto,

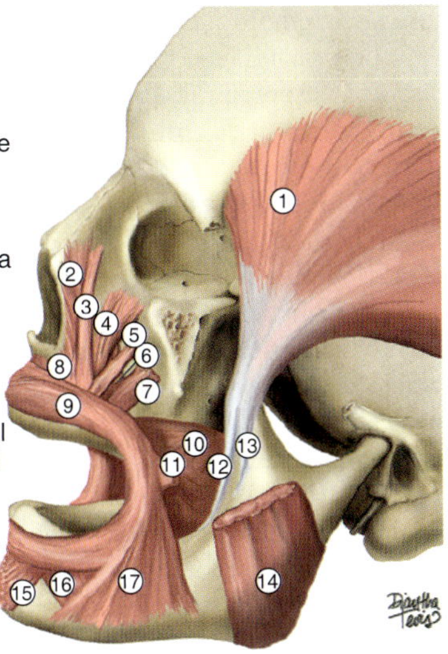

1. Temporal
2. Nasal
3. Elevador do lábio superior e asa do nariz
4. Elevador do lábio superior
5. Zigomático menor
6. Elevador do ângulo da boca
7. Zigomático maior
8. Porção oblíqua do nasal
9. Orbicular da boca
10. Bucinador
11. Risório
12. Tendão medial do temporal
13. Tendão lateral do temporal
14. Masseter
15. Mentoniano
16. Depressor do lábio inferior
17. Depressor do ângulo da boca

• **Figura 12.5** Músculos inseridos na maxila e na mandíbula.

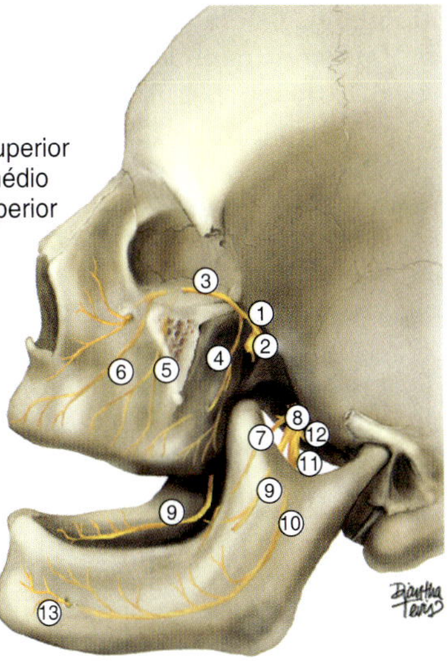

1. Nervo maxilar
2. Gânglio pterigopalatino
3. Nervo infraorbital
4. Nervo alveolar posterossuperior
5. Nervo alveolar superior médio
6. Nervo alveolar anterossuperior
7. Nervo bucal
8. Nervo mandibular
9. Nervo lingual
10. Nervo alveolar inferior
11. Nervo milo-hióideo
12. Nervo auriculotemporal
13. Ramo mentoniano do nervo alveolar inferior

• **Figura 12.6** Inervação sensorial da maxila e da mandíbula.

pode ficar irritado com a estrutura subperiosteal e resultar em inflamação e dor. Fibras dos músculos bucinador e pterigóideo medial também são encontradas na área de reflexão. A maioria das fibras do músculo pterigóideo medial origina-se da superfície medial da lâmina lateral do processo pterigóideo do osso esfenoide, enquanto o restante das fibras forma a cabeça tuberal, que tem origem na tuberosidade da maxila. Próximo ao hâmulo pterigoide, uma rafe de tecido fibroso ou, em alguns casos, uma ampla estrutura semelhante a uma fáscia é encontrada entre os músculos bucinador e constritor superior da faringe. Em alguns casos, nenhuma rafe ou fáscia são encontradas. Lesões neste último músculo devem ser evitadas durante a reflexão da mucosa, principalmente na face palatina da área do hâmulo.

Músculo elevador do lábio superior

O músculo elevador do lábio superior origina-se na margem infraorbital acima do forame infraorbital; portanto, raramente é uma preocupação do implantodontista. O ramo zigomático do nervo facial inerva esse músculo.

Músculo elevador do ângulo da boca (canino)

O músculo elevador do ângulo da boca se origina na maxila, abaixo do forame infraorbital. O nervo e os vasos infraorbitais surgem entre esse músculo e o elevador do lábio superior. Na maxila severamente atrófica da Divisão D, o forame infraorbital está relativamente próximo à crista do rebordo. A reflexão dos tecidos para enxertos autógenos e a instalação de implantes em enxertos sinusais podem se aproximar dessa região e causar parestesia. Em casos de implante subperiosteal que requer extensa estrutura para retenção, o operador deve estar ciente da localização do feixe neurovascular infraorbital em relação ao canino e aos músculos elevadores do lábio superior. O ramo zigomático do nervo facial inerva o músculo canino.

Inervação sensorial da maxila

O nervo maxilar (V2) inerva a maxila (Figura 12.6). O nervo deixa a fossa craniana média, passando pelo forame redondo, e aparece na fossa pterigopalatina. Sai da fossa e passa brevemente na fossa infratemporal; a partir daí, entra no assoalho da órbita ou no teto do seio maxilar, passando pela fissura infraorbital. O nervo então sai da órbita pelo forame infraorbital. A porção pterigopalatina do nervo maxilar fornece os ramos palatino descendente e esfenopalatino. O nervo esfenopalatino entra na cavidade nasal a partir da fossa pterigopalatina, passando pelo forame esfenopalatino. O nervo supre a cavidade nasal e se torna o nervo incisivo que supre a mucosa palatina relacionada aos seis dentes anteriores superiores. O nervo palatino descendente termina como o nervo palatino maior, que supre a mucosa do palato duro, e os nervos palatinos menores, que suprem a mucosa do palato mole. Esses nervos sensoriais também carregam fibras parassimpáticas do gânglio esfenopalatino que inervam as glândulas mucosas do palato. A porção infratemporal de V2 ramifica-se no nervo alveolar posterior e no nervo zigomático. Este último se divide em nervos cutâneos zigomático-facial e zigomático-temporal. O nervo alveolar superior posterior supre a gengiva vestibular, o osso alveolar vestibular, o segundo e o terceiro molares e duas raízes do primeiro molar. A porção infraorbital de V2 dá origem aos nervos alveolar anterossuperior e, ocasionalmente, ao nervo alveolar superior médio. Esses nervos correm em sulcos ósseos na parede vestibular do seio maxilar sob a membrana schneideriana. Os nervos suprem a parede sinusal e os pré-molares; o canino, incisivo lateral e central do mesmo lado; e o incisivo central do lado contralateral. O nervo infraorbital deixa a maxila no forame infraorbital e fornece ramos cutâneos para a pálpebra inferior, asa do nariz e lábio superior. Os implantodontistas geralmente precisam bloquear o V2 ou vários de seus ramos. Felizmente, isso pode ser obtido por via intraoral. O V2 pode ser alcançado através do forame palatino maior e do canal palatino descendente, ou através da fissura pterigomaxilar, seguindo a inclinação da superfície posterolateral da maxila para a fossa pterigopalatina.

Nervo alveolar superoposterior (dentário)

O nervo surge na fossa pterigopalatina, segue para baixo e para a frente, passa pela fissura pterigomaxilar e entra na região posterior da maxila. Passa entre o osso e o revestimento do seio maxilar. Esse nervo supre os seios da face, os molares, a gengiva vestibular e a porção adjacente da bochecha; pode ser lesionado durante um levantamento do seio maxilar com uma abordagem lateral. Clinicamente, isso não parece ter consequências significativas.

Nervo infraorbital

Este nervo é uma continuação do tronco principal da divisão maxilar do nervo trigêmeo. Ele sai da fossa pterigopalatina, passando pela fissura orbital inferior para entrar no assoalho da órbita. Corre no sulco infraorbital e depois no canal infraorbital. O nervo sai da órbita pelo forame infraorbital, para formar as ramificações cutâneas na pálpebra inferior, na asa e pele do nariz, e na membrana mucosa do lábio e bochecha. O forame infraorbital está localizado entre o músculo elevador do lábio superior, que se origina acima do forame, e o músculo elevador do ângulo da boca (canino), que se origina abaixo do forame. O forame e o conteúdo neurovascular estão de 5 a 10 mm do rebordo de uma maxila extremamente reabsorvida. Ao aplicar enxertos em bloco (*onlay*), que expõem toda a maxila, o implantodontista deve estar muito atento. Parafusos de fixação ou implantes podem causar parestesia quando inseridos nessa estrutura através do enxerto. Os implantes subperiosteais projetados para uma maxila atrofiada não devem se estender para o local do nervo e vasos infraorbitais. Em alguns casos de distúrbio do seio maxilar, o local do forame infraorbital torna-se sensível, provavelmente como resultado da inflamação do nervo infraorbital. Este é um teste diagnóstico importante para o possível envolvimento pós-operatório após procedimentos de levantamento do seio maxilar.

Nervo alveolar (dentário) mediossuperior

Esta ramificação do nervo infraorbital é originada quando o nervo infraorbital passa pelo sulco infraorbital. O nervo alveolar superior médio segue para baixo e para a frente na parede lateral do seio para suprir os pré-molares superiores. Essa região é rotineiramente violada na abordagem lateral dos enxertos sinusais, mas aparentemente sem consequências.

Nervo alveolar (dentário) superoanterior

Esta ramificação do nervo infraorbital surge dentro do canal infraorbital. Ele inicialmente corre lateralmente dentro da parede do seio e depois se curva medialmente para passar abaixo do forame infraorbital. O ramo segue em uma direção inferior para suprir os dentes anteriores superiores. Uma ramificação nasal passa para a cavidade nasal para fornecer o revestimento da mucosa de uma parte da cavidade nasal. Antes da elevação da mucosa nasal e da inserção dos enxertos, este nervo deve ser anestesiado. A anestesia de bloqueio do nervo infraorbital ou bloqueio do nervo maxilar é sugerida. Os implantodontistas também devem anestesiar esse ramo antes da instalação dos implantes na região dos incisivos. Os nervos alveolares superiores anterior, médio e posterior se misturam para formar o plexo alveolar (dentário) superior. Os nervos alveolares superior anterior, posterior e médio situam-se na parede facial do seio maxilar entre a membrana que os reveste e o osso. Durante os procedimentos de antrostomia para aumentar o assoalho do seio, o operador deve estar atento a essas estruturas, que estão presentes mesmo na ausência de dentes.

Nervo palatino

Os nervos palatinos maior (anterior) e menor (posterior) suprem o palato duro e o palato mole, respectivamente. Eles saem da fossa pterigopalatina através da abertura superior do canal palatino descendente, seguem para baixo e entram na cavidade oral por meio do forame palatino maior e menor. O nervo palatino maior segue na direção anterior, em um sulco na superfície inferior do palato duro para suprir a mucosa palatina até os dentes incisivos. Aqui, o nervo se comunica com o nervo nasopalatino. O nervo supre a gengiva, a membrana mucosa e as glândulas do palato duro. A artéria e veia palatinas maiores acompanham o nervo durante seu curso no palato duro. À medida que o processo alveolar maxilar se atrofia, ele se desloca para o palato e aproxima a crista da crista do sulco no qual se encontra o feixe neurovascular palatino maior. O protesista deve estar ciente de que uma incisão muito palatal para a crista do rebordo da maxila atrofiada pode causar lesões nessas estruturas vitais. Esse forame é inserido para uma anestesia com bloqueio do nervo maxilar. É possível descobri-lo com auxílio de um instrumento de corte e pressionando firmemente ao longo do ângulo do osso palatino e do processo alveolar. O instrumento abaixará sobre o forame quando estiver na posição correta.

Nervo nasopalatino (esfenopalatino)

O nervo nasopalatino desemboca na fossa pterigopalatina através do forame esfenopalatino localizado na parede medial da fossa. O nervo entra na cavidade nasal e supre porções das paredes lateral e superior da cavidade nasal. O ramo mais longo atinge o septo nasal, no qual se dirige para baixo e para a frente, percorrendo a superfície do septo. Enquanto no septo, forma uma ranhura no osso vômer. O nervo supre a mucosa nasal, desce para o assoalho do nariz próximo ao septo, passa pelo canal nasopalatino e desemboca no palato duro pelo forame incisivo. A última abertura é profunda na papila incisiva. O nervo incisivo se comunica com o nervo palatino maior. O nervo incisivo deve ser anestesiado antes da elevação da mucosa do assoalho nasal para enxertos subnasais ou implantes que envolvam o assoalho nasal na região dos incisivos.

Suprimento arterial da maxila

A maior parte do suprimento de sangue arterial (Figura 12.7) vem da artéria maxilar, que é um dos ramos terminais da artéria carótida externa. A artéria inicia-se profundamente na parte medial do colo do côndilo mandibular (porção mandibular) e então prossegue superficial ou profundamente para o músculo pterigóideo lateral (porção pterigoide). Em seguida, ramifica-se próximo à fissura pterigomaxilar, na qual um ramo entra na fossa (porção pterigopalatina). O outro ramo, denominado *artéria infraorbital*, entra no assoalho da órbita pela fissura infraorbital; ele prossegue no canal infraorbital e sai na face passando pelo forame infraorbital. Os ramos da artéria maxilar são os seguintes:

1. Porção mandibular: artérias auricular profunda, timpânica, artéria meníngea média e artérias alveolares inferiores.
2. Porção pterigoide: artérias temporal profunda, pterigóidea lateral, pterigóidea medial e massetérica.

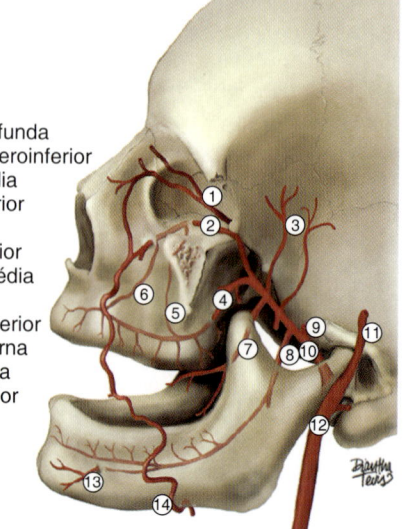

1. Artéria oftálmica
2. Artéria infraorbital
3. Artéria temporal profunda
4. Artéria alveolar posteroinferior
5. Artéria superior média
6. Artéria anterossuperior
7. Artéria bucal
8. Artéria alveolar inferior
9. Artéria meníngea média
10. Artéria maxilar
11. Artéria temporal superior
12. Artéria carótida externa
13. Ramo mentoniano da artéria alveolar inferior
14. Artéria facial

• **Figura 12.7** Suprimento arterial da maxila e da mandíbula.

3. Porção pterigopalatina: artérias alveolar superior posterior, palatina descendente e artérias esfenopalatinas.
4. Porção infraorbital: artérias alveolar superior anterior e média, palpebral, nasal e labial.

O suprimento sanguíneo arterial suplementar atinge a maxila por meio de dois ramos da porção cervical da artéria facial (artérias palatinas ascendentes e tonsilares), duas artérias dorso-linguais da artéria lingual e o ramo faríngeo ascendente da artéria carótida externa. Toda a circulação colateral atinge a maxila a partir da área do palato mole. Durante a cirurgia ortognática para corrigir o prognatismo maxilar, o cirurgião frequentemente corta as artérias alveolares superiores posterior, média e anterior, bem como as artérias palatinas descendentes, sem comprometer o suprimento sanguíneo da maxila devido à presença do suprimento sanguíneo suplementar mencionado anteriormente. É importante notar que a artéria maxilar fornece sangue ao osso da mandíbula por meio da artéria alveolar inferior e seus ramos aos músculos da mastigação. A desinserção dos músculos masseter e pterigóideo medial sem reinseri-los pode resultar em necrose do ramo da mandíbula. Além disso, todos os ramos arteriais mencionados surgem da artéria carótida externa; portanto, a arteriosclerose bilateral das carótidas, que é comum na velhice e em pacientes diabéticos não controlados, pode comprometer o suprimento sanguíneo da maxila e pode resultar em retardo da cicatrização após a inserção de implantes ou enxerto ósseo na área. Considerações mais detalhadas da anatomia aplicada do suprimento arterial para a maxila e mandíbula são apresentadas no final deste capítulo.

Drenagem venosa da maxila

As veias acompanham as artérias e carregam os mesmos nomes. A maxila drena para a veia maxilar. Esta se comunica livremente com o plexo venoso pterigóideo, e, então, une-se à veia temporal superficial para formar a veia facial posterior dentro da glândula parótida. A infecção da maxila pode seguir da veia maxilar para as veias do plexo pterigoide e, em seguida, para os seios cavernosos por meio de veias emissárias, causando trombose do seio cavernoso infectado. O suprimento arterial adequado e a drenagem venosa saudável são essenciais para a regeneração óssea e a remodelação dos enxertos ósseos.

Drenagem linfática

A maxila, incluindo os seios maxilares, drena seus vasos linfáticos para os linfonodos submandibulares. Além disso, a porção posterior da maxila e do palato mole drenam para os linfonodos faciais profundos, que fazem parte dos linfonodos cervicais profundos. A palpação dos gânglios linfáticos é uma parte essencial do exame físico da cabeça e do colo.

Anatomia cirúrgica da mandíbula

O clínico deve estar familiarizado com as características anatômicas das mandíbulas edêntulas ou não, não apenas pelas radiografias, mas também pelo exame físico (ver Figuras 12.1 a 12.4). A sínfise, a borda inferior, a incisura pré-masseter, o ângulo goníaco, o polo lateral do côndilo e o processo coronoide são todos palpáveis sob a pele. As características intraorais palpáveis da mandíbula a partir da superfície facial incluem a linha oblíqua externa e o triângulo retromolar, com o processo coronoide em sua ponta, a linha oblíqua externa limitando-o lateralmente e a linha oblíqua interna limitando-o medialmente. Esta última é chamada de *crista temporal,* pois é o local para a inserção do tendão medial do músculo temporal. O forame mentoniano pode estar localizado por uma linha que passa pelas pupilas nos ápices dos pré-molares. Do aspecto lingual, a linha oblíqua interna e o tórus mandibular podem ser palpados na região de pré-molar. A reflexão do retalho mucoperiosteal além da prega mucosa bucal vestibularmente expõe o músculo mental lateral à linha média, o forame mentoniano com o feixe neurovascular mentoniano, o depressor do lábio inferior e o triangular próximo à borda inferior na região pré-molar, a transação na base do processo alveolar antagonista aos molares e os tendões temporais na borda anterior do ramo. Uma mandíbula edêntula atrofiada afrouxa o processo alveolar, e a crista do rebordo pode ser encontrada no mesmo nível das cristas oblíqua externa e interna. É possível palpar o tubérculo genial superior com sua inserção do músculo genioglosso. O reflexo do retalho mucoperiosteal, após uma incisão na linha média da crista, pode expor o feixe neurovascular mentoniano, que está anormalmente localizado na crista do rebordo ou ocasionalmente na porção lingual. O músculo pode afrouxar sua inserção à linha oblíqua externa, enquanto o milo-hióideo pode surgir acima do nível da crista. O nervo lingual, que tem uma relação estreita com o osso alveolar do terceiro molar na mandíbula dentada, pode correr próximo à crista do rebordo edêntula; em alguns casos, pode ser encontrado sob a almofada retromolar.

Inserção muscular na mandíbula

A perda de dentes inicia uma cascata de eventos que leva à perda óssea alveolar em largura e altura. Conforme o osso alveolar mandibular é reabsorvido, o rebordo residual migra em direção a muitos dos músculos que se originam ou se inserem na mandíbula (ver Figuras 12.3 a 12.5). A origem, inserção, inervação e função dos músculos de importância cirúrgica para o implantodontista são discutidas.[1-7]

Inserções linguais ou medianas

Músculo milo-hióideo. O músculo milo-hióideo é o principal músculo do assoalho da boca. Tem origem em todo o comprimento das linhas milo-hióideas na face medial da mandíbula, bilateralmente. As fibras mais posteriores do milo-hióideo se inserem no corpo do osso hioide, enquanto as outras fibras se encontram na linha média para formar uma rafe mediana que se estende da mandíbula ao osso hioide. As estruturas acima do músculo milo-hióideo são sublinguais ou intrabucais em localização, e as estruturas abaixo do músculo milo-hióideo são extrabucais ou submandibulares. Com um rebordo residual severamente reabsorvido, a origem do músculo milo-hióideo se aproxima da crista do rebordo, especialmente na região posterior da mandíbula. Nestes casos, a manipulação cirúrgica na crista do rebordo pode lesionar o músculo milo-hióideo. Uma reflexão do periósteo mandibular para o implante subperiosteal geralmente reflete esse músculo para a região do segundo molar. A estrutura do implante tem, então, um local permucoso na área do primeiro molar e um suporte primário lingual acima e abaixo do músculo milo-hióideo. A manipulação cirúrgica do tecido do assoalho da boca pode causar edema do espaço sublingual (acima do músculo milo-hióideo), edema do espaço submandibular (abaixo do músculo milo-hióideo) ou ambos. As equimoses e/ou submucosa resultantes do acúmulo de sangue podem ocorrer SC. Em alguns casos, a infecção pode se iniciar e se disseminar pela língua e levar a um abscesso ou celulite tanto sublingualmente (intrabucal) como submandibular (extrabucal), dependendo do local de origem da infecção em relação à origem do músculo milo-hióideo. A celulite bilateral extensa dos espaços sublinguais pode empurrar a língua para trás ou comprimir a faringe, o que é possível resultar em obstrução das vias respiratórias e exigir uma traqueotomia ou cricotireoidotomia para manter as vias respiratórias. Funcionalmente, o músculo milo-hióideo eleva o osso hioide e o assoalho da boca, ou pode deprimir a mandíbula, se o osso hioide estiver fixo. O nervo milo-hióideo que inerva o músculo é um ramo motor do nervo alveolar inferior. Este último é um ramo do nervo mandibular (V3).

Músculo genioglosso. O músculo genioglosso forma a maior parte da língua. Tem origem no tubérculo geniano superior. As fibras anteriores se inserem na superfície dorsal da língua, desde a raiz até sua ponta, e as fibras posteriores se inserem no corpo do osso hioide. O músculo genioglosso é o principal responsável pela protrusão da língua. Os tubérculos genianos, particularmente o par superior, podem estar localizados próximos à crista do rebordo alveolar nas divisões C a D da mandíbula atrófica. Durante a elevação da mucosa lingual e antes de fazer a moldagem para um implante subperiosteal, deve-se estar atento à origem dessa estrutura para evitar lesões durante o procedimento. Uma parte desse músculo pode ser refletida do tubérculo geniano. No entanto, o músculo não deve ser totalmente descolado do tubérculo, pois isso pode resultar em retrusão da língua e possível obstrução das vias respiratórias. Um ramo do nervo hipoglosso (nervo craniano XII) supre o genioglosso.

Músculo pterigóideo medial. A maioria das fibras do músculo pterigóideo medial origina-se da superfície medial da lâmina lateral do processo pterigóideo do osso esfenoide. Uma pequena porção do músculo origina-se da tuberosidade da maxila. O músculo se insere na superfície medial do ângulo mandibular. O músculo pterigóideo medial limita o espaço pterigomandibular medialmente. Esse espaço é acessado quando um bloqueio anestésico do nervo alveolar inferior é realizado. Além disso, durante os procedimentos cirúrgicos executados no plano do tendão medial do músculo temporal, assim como na preparação para a inserção de um implante subperiosteal unilateral, o espaço pterigomandibular é geralmente envolvido. A infecção desse espaço é perigosa devido à sua proximidade com o espaço parafaríngeo e ao potencial de disseminação da infecção para o mediastino. A exposição cirúrgica de tecido posterior à tuberosidade da maxila também pode envolver o músculo pterigóideo medial porque uma porção do músculo tem origem na tuberosidade da maxila. No entanto, o número de fibras provenientes da tuberosidade é pequeno em comparação com as fibras da superfície medial da placa pterigóidea lateral. Um ramo da divisão mandibular (V3) do nervo trigêmeo inerva o músculo

Músculo pterigóideo lateral. Embora os músculos pterigóideos laterais raramente estejam envolvidos na cirurgia de implantes, sua possível ação na flexão ou adução mandibular durante a abertura da boca, bem como o efeito desse fenômeno em implantes subperiosteais ou a divisão protética de arco total de implantes mandibulares na região molar, justifica sua consideração. O músculo pterigóideo lateral consiste em ramos superiores e inferiores. O ramo superior origina-se da superfície infratemporal e na margem da asa maior do osso esfenoidal (teto da fossa infratemporal), enquanto o ramo inferior origina-se da superfície lateral da lâmina lateral do processo pterigóideo do osso esfenoidal. As fibras do ramo superior seguem uma trajetória descendente, inserindo-se na faixa anterior do disco da articulação temporomandibular (ATM) (cerca de 15% de suas fibras) e a fóvea pterigoide no colo da mandíbula. As fibras do ramo inferior seguem para cima para se inserirem na fóvea pterigoide e também no polo medial do côndilo, cápsula mediana e ligamento colateral mediano do disco da ATM. Devido à angulação dos músculos pterigóideos laterais, muitos autores acreditam que a flexão mandibular causando alteração na largura do arco mandibular e, às vezes, provocando dor em pacientes com implante subperiosteal de arco completo ou esplintagem protética, pode ser causada por contração dos músculos pterigóideos laterais. Os músculos normalmente funcionam na protração da mandíbula e são inervados por um ramo do nervo mandibular (V3).

Músculo temporal. O temporal é um músculo da mastigação em forma de leque. Ele se origina da fossa temporal e se insere no processo coronoide da mandíbula e na borda anterior do ramo, em uma altura tão inferior quanto o último molar na região da fossa retromolar. O músculo possui dois tendões que se inserem na mandíbula. O tendão superficial está localizado lateralmente e o tendão profundo é inserido medialmente. Os tendões temporais e sua fáscia associadas projetam-se anteromedial e inferiormente e servem como um ponto comum para a inserção dos músculos temporal, masseter e pterigóideo medial, bem como para os músculos bucinador e constritor superior da faringe. Os longos nervos e vasos bucais também estão localizados nessa área. Esse complexo tendão-fascial temporal se estende no que é tradicionalmente chamado de *triângulo retromolar*. A exposição cirúrgica do ramo mandibular medialmente envolveria esse complexo tendão-fascial, com seus conteúdos de fibras musculares, nervos e vasos, e pode levar à dor transacional e pós-operatória. As incisões executadas no ramo ascendente anterior, para implantes subperiosteais ou coleta de osso do oblíquo externo e ramo, devem ser inferiores à inserção dos dois tendões do músculo temporal. O músculo temporal é um poderoso elevador e retrator da mandíbula e, como todos os principais músculos da mastigação, é inervado por um ramo de V3.

Inserções vestibulares ou faciais

Músculo mentoniano. A superfície externa da mandíbula na linha média apresenta um rebordo indicativo da localização da sínfise mentoniana (ver Figura 12.5). O rebordo conduz inferiormente a uma elevação triangular conhecida como *protuberância mentoniana*. A base do triângulo é elevada em cada lado nos tubérculos mentonianos. Os músculos mentonianos originam-se do periósteo dos tubérculos mentonianos e das porções laterais da eminência mentoniana e se inserem na pele do mento e se interdigitam superiormente com o orbicular da boca no lábio inferior. Acima da origem mentoniana, os músculos incisivos se originam em pequenas fossas chamadas *fossas incisivas*. A reflexão completa dos músculos mentonianos com a finalidade de inserir um implante subperiosteal ou enxerto intrabucal na sínfise pode resultar em "queixo de bruxa", provavelmente causado pela falha da reinserção do músculo. Se o músculo for completamente descolado para expor a sínfise, então uma bandagem elástica é aplicada externamente no mento por 4 dias para ajudar na reinserção do músculo. Outra abordagem é incisar o músculo e deixar uma porção proximal presa ao osso e rebater a porção distal. As porções distal e proximal devem ser aproximadas com suturas reabsorvíveis antes de suturar a mucosa. O músculo mentoniano recebe seu suprimento nervoso do ramo marginal (mandibular) do nervo facial.

Músculo bucinador. As fibras do músculo bucinador (músculo da bochecha) originam-se das superfícies laterais dos processos alveolares da maxila e da mandíbula na área dos molares, na tuberosidade da maxila, no hâmulo pterigóideo, na rafe pterigomandibular e na fossa retromolar da mandíbula. A inserção do músculo é complexa. As fibras superiores e inferiores do bucinador misturam-se com as fibras do orbicular da boca nos lábios superior e inferior. As fibras centrais se interseccionam no modíolo antes de se inserirem no orbicular da boca. O modíolo é o local de cruzamento e mistura de fibras do músculo bucinador com as fibras dos músculos elevador e depressor do ângulo da boca. O modíolo forma um nó palpável dentro do ângulo da boca, oposto ao primeiro pré-molar superior. O ducto parotídeo oposto ao segundo molar superior trespassa o músculo bucinador. A fáscia bucofaríngea, que é uma parte da fáscia visceral do colo, cobre o músculo bucinador. Lateralmente à fáscia está o tecido adiposo (bola gordurosa de Bichat).

Alguns pacientes que usam implantes subperiosteais inferiores se queixam de inchaço episódico e dor no local de origem do músculo bucinador, particularmente após períodos de mastigação ou bruxismo. A incisão desses inchaços geralmente não produz exsudato ou purulência. A condição responde bem à aplicação de calor, drogas anti-inflamatórias e repouso. Embora a causa para essa condição não seja conhecida, especula-se que a miosite pode ser causada pela desinserção do músculo bucinador. O processo de reinserção do músculo à superfície do implante ou a um novo local deve ser investigado. O ramo bucal do nervo facial inerva o músculo.

Músculo masseter. Este potente músculo da mastigação cobre a superfície lateral do ramo e o ângulo da mandíbula. O masseter tem uma origem dupla de feixes superficiais e profundos. O feixe superficial origina-se dos dois terços anteriores da borda inferior da face externa do arco zigomático. O feixe profundo origina-se do terço posterior da face externa do arco zigomático e de toda a superfície profunda do arco. O músculo se insere na superfície externa do ramo da mandíbula desde a incisura sigmoide até o ângulo. No entanto, o músculo pode ser facilmente desviado durante a cirurgia para expor o osso para a obtenção de uma extensão do ramo, necessária para o suporte lateral de um implante subperiosteal. O espaço entre a fáscia massetérica e o músculo é cirúrgico em potencial, conhecido como *espaço massetérico*, no qual uma infecção pode se disseminar, causando miosite e trismo. O masseter é um dos principais elevadores da mandíbula. O nervo massetérico fornece a inervação do músculo e é um ramo da divisão mandibular (V3) do nervo trigêmeo.

Inervação da mandíbula e estruturas associadas

Nervo alveolar (dentário) inferior

Esse nervo surge como uma ramificação do nervo mandibular (V3) na fossa infratemporal (ver Figura 12.6). Ele aparece na borda inferior do feixe inferior do músculo pterigóideo lateral, segue em uma direção inferior e entra no forame mandibular na face medial do ramo. Antes de entrar no forame mandibular, o nervo se divide em vários ramos sensoriais que inervam o osso mandibular. Esses pequenos nervos estão associados a pequenos vasos nos canais neurovasculares. O nervo alveolar inferior pode correr como uma unidade através do canal mandibular até atingir a região pré-molar, na qual se divide em nervos mentoniano e incisivo. O nervo mentoniano sai do canal através do forame mentoniano. Em uma crista excessivamente reabsorvida, o forame mentoniano, com seu conteúdo de nervos e vasos mentonianos, pode ser encontrado na crista do rebordo. Ao fazer uma incisão ou reflexão da mucosa nessa área, deve-se evitar lesionar essas estruturas vitais. O conhecimento da posição do canal dentário inferior nas dimensões vertical e vestibulolingual é de suma importância durante o preparo do local para implantes. O uso potencial de técnicas de reconstrução, no detalhamento por tomografia computadorizada e na imagem por ressonância magnética, pode aumentar a capacidade de localizar o canal alveolar inferior precisamente dentro do osso maxilar. Também estão disponíveis técnicas muito menos dispendiosas, que usam imagens tomográficas panorâmicas em corte transversal. Em alguns casos, o nervo alveolar inferior tem a capacidade de se dividir em dois ou três ramos que ocupam canais separados conforme o nervo percorre a mandíbula para suprir o osso. Essas variações podem ser determinadas por técnicas radiográficas convencionais, e o operador deve modificar a abordagem cirúrgica e o tipo de implante para evitar lesão da porção do nervo que sai do forame. A lesão da porção do nervo alveolar inferior que permanece no osso atrofiado e não inerva os tecidos moles tem muito menos consequências. Os nervos inseridos no osso, quando em contato com um implante, podem ser responsáveis pela observação rara, mas ocasional, de sensibilidade, mesmo que o implante seja rígido e pareça saudável. Além disso, o tecido fibroso ao redor desses nervos pode causar um aumento na quantidade de tecido fibroso ao redor de um implante que é inserido em contato com essas estruturas.

Nervo lingual

O nervo lingual é um ramo do nervo mandibular que se origina na fossa infratemporal. Ele surge na borda inferior do feixe inferior do músculo pterigóideo lateral, no plano anterior ao nervo alveolar inferior. Ele segue para baixo e para a frente entre o ramo da mandíbula e o músculo pterigóideo medial. O nervo entra na cavidade oral acima da borda posterior do músculo milo-hióideo próximo à sua origem na região do terceiro molar. Como o nervo fica medial à almofada retromolar, as incisões nessa região devem permanecer laterais à almofada e a reflexão da mucosa deve ser feita com o elevador periosteal em contato constante com o osso para evitar lesão do nervo. O nervo prossegue na superfície do músculo hioglosso e então cruza o ducto da glândula submandibular medialmente para entrar no assoalho da boca e na língua. Enquanto está na fossa infratemporal, o nervo é unido pelo nervo corda do tímpano, que é um ramo do VII nervo craniano. O nervo corda do tímpano transporta fibras gustativas dos dois terços anteriores da língua e fibras pré-ganglionares parassimpáticas para o gânglio autônomo submandibular. O gânglio está conectado ao nervo lingual na superfície do músculo hipoglosso. Os neurônios pós-ganglionares do gânglio submandibular suprem as glândulas salivares submandibulares e sublinguais. Os ramos do nervo lingual na cavidade oral transportam informações sensoriais da mucosa lingual, da mucosa do assoalho da boca e dos dois terços anteriores da língua. A reflexão inadequada de um retalho mucoperiosteal lingual pode lesionar o nervo lingual e produzir parestesia unilateral ou anestesia da mucosa inervada, a perda do paladar e a redução da secreção salivar. A extensão do envolvimento depende do grau de lesão do nervo.

Nervo milo-hióideo

O ramo motor milo-hióideo do nervo alveolar inferior é originado logo antes de o nervo entrar no forame mandibular. Esse ramo desce em um sulco na superfície medial do ramo mandibular e então surge no triângulo submandibular na borda posterior do músculo milo-hióideo. O nervo supre o músculo milo-hióideo e segue em sua superfície com a artéria submentoniana (ramo da artéria facial) até atingir o ventre anterior do músculo digástrico, que também o supre. Como o nervo está intimamente relacionado ao ramo da mandíbula, a intervenção cirúrgica nessa área pode levar à lesão desse importante nervo motor.

Nervo bucal longo

Este nervo é um ramo sensorial da divisão mandibular do nervo trigêmeo e é distribuído para a pele e membrana mucosa da bochecha e pela gengiva vestibular oposta à região molar mandibular. O nervo percorre entre os dois feixes do músculo pterigóideo lateral, então precede medialmente, ou às vezes dentro, do tendão temporal medial para obter acesso à superfície do músculo bucinador. O nervo supre a pele da bochecha e desce até o nível da linha oblíqua externa, penetra o bucinador e espalha seus ramos sob a mucosa da bochecha, mucosa alveolar e gengivas aderidas opostas aos molares. O implantodontista que planeja acessar o ramo para excisão de um enxerto em bloco deve estar atento ao nervo bucal e evitar lesioná-lo. Além disso, a manipulação cirúrgica nesta área (p. ex., durante a inserção de um implante subperiosteal) pode lesar esse nervo.

Suprimento sanguíneo da maxila e da mandíbula

A região da cabeça e colo tem um suprimento de sangue abundante, com muitas anastomoses (ver Figura 12.7). A maxila e a mandíbula não são exceção. O suprimento sanguíneo para a mandíbula e maxila é derivado de uma fonte comum, a artéria carótida externa. A artéria carótida externa é um ramo da artéria carótida comum, que é um ramo direto do arco da aorta, no lado esquerdo, e um ramo da artéria braquiocefálica no lado direito do corpo.

A artéria principal que supre a mandíbula é a artéria alveolar (dentária) inferior, servindo como artéria nutriente para o osso e outros tecidos dentro da mandíbula. O tecido ósseo da maxila é suprido por ramos de dois vasos principais, a artéria alveolar (dentária) posterior e a artéria infraorbital. O ramo principal da artéria infraorbital que supre a maxila é a artéria alveolar (dentária) superior anterior. As artérias alveolares superiores posteriores e infraorbital são ramos da artéria maxilar, que é um dos dois ramos terminais da artéria carótida externa.

Conceitos gerais

A circulação sanguínea dentro dos ossos longos é centrífuga, isto é, o sangue circula da região medular para a superfície, através do osso cortical, terminando em vasos localizados no periósteo e tecidos moles associados ao osso.[8,9] O suprimento sanguíneo da região medular é por meio das artérias nutrientes, que são vasos relativamente grandes que atravessam o osso por canais de nutrientes para entrar nos espaços da medula. Dentro dos espaços da medula, a artéria nutriente forma uma rede de vasos chamada *plexo endósseo* ou *medular*. Os vasos desse plexo entram no osso cortical através dos canais de Volkmann e, por fim, alcançam a superfície do osso. Enquanto o sangue passa pelo osso cortical, numerosos vasos são originados em ângulos retos com relação a esses vasos intraósseos dentro dos canais de Volkmann. Esses ramos são os vasos encontrados dentro dos canais de Havers dos ósteons.[8,9] O osso osteonal é o principal tipo de osso encontrado no osso cortical da mandíbula. Uma vez que os vasos intraósseos alcançam a superfície externa do osso, eles se anastomosam com os vasos dentro da camada fibrosa do periósteo ou com as artérias que irrigam os tecidos moles. A rede de vasos associados ao periósteo é chamada de *plexo periosteal*. O plexo periosteal, por sua vez, se comunica com os vasos que suprem o sangue arterial aos músculos e outros tecidos moles da região.

A mandíbula e a maxila são ossos membranosos e, como tal, não se desenvolvem da mesma maneira que os ossos longos. A maioria dos pesquisadores concorda que a circulação sanguínea no corpo da mandíbula[10] e na maxila[11,12] é centrífuga, em condições normais. Como nos ossos longos, existem plexos endósseos e periosteais que estão conectados um ao outro.[12,13] Além dessas redes vasculares, um plexo periodontal é encontrado associado aos dentes.[12,13] Quando os dentes estão presentes, os vasos intraósseos enviam ramos nos processos alveolares (artérias intra-alveolares), nos dentes (artérias apicais) e nos ramos do plexo periodontal. As artérias intra-alveolares e o plexo periodontal, por sua vez, conectam-se aos vasos do plexo periosteal, bem como aos vasos dos tecidos moles que circundam o osso. Depois que um dente é removido, seu plexo periodontal é perdido. Quando existem condições circulatórias anormais dentro da mandíbula ou da maxila, como a obstrução da artéria nutritiva, o suprimento sanguíneo para o osso é revertido a fim de que a direção do fluxo seja de fora para dentro do osso.[10,11,14] Isso é chamado de *circulação centrípeta*.

Maxila

Os vasos que suprem a maxila são ramos da terceira parte da artéria maxilar. A artéria alveolar superior posterior deixa a artéria maxilar e percorre a porção infratemporal da maxila, na qual se divide em vários ramos. Alguns dos ramos entram nos canais alveolares na região posterior da maxila para se tornarem artérias intraósseas, que irrigam os molares e pré-molares e revestem o seio maxilar. Outros ramos da artéria alveolar superior posterior percorrem a superfície da maxila para suprir a área óssea dos dentes posteriores superiores. A lesão dessa artéria dentro do osso, durante procedimentos de levantamento do seio maxilar com abordagem lateral, pode causar hemorragia, o que requer coagulação ou o uso de cera óssea para controlar o sangramento ósseo.

A artéria infraorbital deixa a artéria maxilar e entra na cavidade orbital por meio da fissura orbital inferior. A artéria percorre o sulco infraorbital e, posteriormente, o canal infraorbital. Ambas as estruturas estão localizadas no assoalho da órbita. O canal infraorbital se abre na face como o forame infraorbital. Dentro do canal, a artéria se origina na artéria alveolar anterior superior, que desce através dos canais alveolares anteriores para suprir os dentes anteriores superiores e a membrana mucosa do seio maxilar. As artérias alveolares superiores anterior e posterior unem-se para formar uma alça arterial. A artéria alveolar superior média raramente é um ramo separado.[15] A artéria infraorbital também fornece ramos para o seio maxilar.[16]

Os vasos sanguíneos gengivais, vestibulares, labiais, palatinos, nasais e dos seios maxilares se anastomosam com as redes arteriais associadas à maxila. Esses vasos não apenas se unem ao plexo periosteal, mas também penetram no osso para se conectar com os vasos dos plexos endósseo e periodontal. Além disso, o trespasse abundante da linha média é possível nos tecidos moles do palato e da face.[13]

O mucoperiósteo da região anterior da maxila é suprido pelos ramos da artéria infraorbital e pelos ramos da artéria labial superior, que é um ramo importante da artéria facial.[13] O mucoperiósteo vestibular da região posterior da maxila é suprido por vasos das artérias alveolar posterossuperior, alveolar anteroposterior e bucal. O mucoperiósteo do palato duro é suprido por ramificações das artérias palatina maior (anterior) e nasopalatina. O palato mole é suprido pela artéria palatina menor (posterior). As comunicações das artérias palatinas menores com o ramo faríngeo ascendente da artéria carótida externa e o ramo palatino ascendente da artéria facial são críticas em muitos procedimentos de cirurgia ortognática executados em maxila.[12] Nesses procedimentos cirúrgicos, as artérias nutrientes da maxila às vezes são rompidas, mas o suprimento sanguíneo é mantido por meio das anastomoses presentes no palato mole. Os vasos do palato mole unem-se aos vasos do palato duro que, por sua vez, se comunicam com os plexos periosteal, periodontal e endósseo da maxila. Assim, a vitalidade dos tecidos da maxila é mantida por meio de um suprimento arterial derivado inteiramente de vasos que normalmente suprem o palato mole.

Mandíbula

A principal artéria que fornece o sangue para a mandíbula é a artéria alveolar inferior. A artéria entra na face medial do ramo da mandíbula e percorre para baixo e para a frente, dentro do canal mandibular, penetrando no corpo da mandíbula. A artéria se ramifica na região dos pré-molares para dar origem a dois ramos terminais: as artérias mentonianas e a incisiva. A artéria incisiva continua medialmente dentro do corpo para se anastomosar com a artéria do lado oposto. Essa artéria é frequentemente cortada durante a coleta de um bloco de osso monocortical da sínfise, no procedimento de enxerto para reconstrução de rebordos reabsorvidos. O sangramento é facilmente controlado quando se comprime por esmagamento do osso ao redor do vaso ou usando a cera óssea. A artéria mentoniana sai do corpo da mandíbula pelo forame mentoniano e supre a região do mento e se anastomosa com as artérias submentoniana e labial inferior. Perto de sua origem, a artéria alveolar inferior se origina em um ramo lingual que fornece sangue para a mucosa oral.[16]

Estudos em animais demonstraram que o processo coronoide, o processo condilar e o ângulo da mandíbula são supridos por artérias que fornecem sangue aos músculos que aderem a esses locais.[16] Estudos de material de cadáver humano mostram que o processo condilar é suprido pelo plexo vascular da cápsula da articulação da ATM e do músculo pterigóideo lateral. Além disso, os pesquisadores descobriram que os vasos do músculo temporal supriam o processo coronoide exclusivamente, e a artéria alveolar inferior supria o ângulo mandibular, bem como os músculos inseridos na área. Os mesmos pesquisadores descobriram que os vasos que suprem a porção pterigomassetérica (i. e., os músculos pterigóideo medial e masseter) também suprem a porção anterior do ramo.[17] Os achados empíricos de procedimentos de osteotomia mandibular em humanos apoiam muitos desses achados.[18] Assim, o reposicionamento da artéria alveolar inferior, procedimento que pode ser necessário em alguns casos antes da inserção do implante, não deve comprometer o suprimento sanguíneo para o osso nessa região (ver a discussão a seguir).

Alterações no suprimento sanguíneo para a mandíbula com a idade

Embora a circulação normal dentro do corpo da mandíbula seja centrífuga em indivíduos jovens, a direção do fluxo sanguíneo pode se reverter com o envelhecimento. Foi demonstrado que a artéria alveolar inferior é suscetível a alterações arterioscleróticas e tende a se tornar tortuosa e estreita com a idade.[19,20] A obstrução da artéria alveolar inferior ocorre anos antes de qualquer evidência clínica de obstrução ser detectada nos vasos da carótida. Estudos angiográficos de seres humanos vivos, de todas as idades, demonstraram bloqueio da artéria alveolar inferior em 79% de todos os indivíduos estudados, e em 33% dos pacientes o fluxo arterial estava ausente.[20] A incidência da ausência de fluxo na artéria alveolar inferior aumentou com a idade. A redução ou a ausência do fluxo dentro da artéria alveolar inferior pode estar associada à exodontia.[20] Estudos em humanos completamente edêntulos indicaram que a artéria alveolar inferior degenera a tal ponto que se torna desprezível no suprimento de sangue para a mandíbula.[19] Nesses casos, o suprimento sanguíneo para as estruturas ósseas e estruturas internas era dependente das conexões com o suprimento sanguíneo externo localizado dentro do periósteo e dos tecidos moles associados à mandíbula.[19,20] As principais artérias que provavelmente fornecem sangue para a mandíbula após a interrupção do fluxo sanguíneo da artéria alveolar inferior incluem a artéria mentoniana,[14] o ramo mandibular da artéria sublingual,[14] a artéria facial[10] e ramos musculares da artéria maxilar. Essas anastomoses são críticas em procedimentos cirúrgicos nos quais retalhos mucoperiosteais são criados na mandíbula. As mudanças no padrão de fluxo sanguíneo para a mandíbula atrófica são de especial importância para a implantodontia. A reflexão do retalho mucoperiosteal para o implante subperiosteal geralmente expõe 75% do corpo da mandíbula e aproximadamente 50% do terço inferior do ramo. Foi relatada deiscência da mucosa nas linhas de incisão. A redução do suprimento sanguíneo ósseo atrofiado pode ser um fator contribuinte. Os enxertos em bloco (onlay) da crista ilíaca às mandíbulas severamente atrofiadas também estão associados à deiscência da linha de incisão ocasional que se abre no pós-operatório. A limitação da reflexão cirúrgica dos músculos que se inserem ao osso melhora o suprimento sanguíneo, mas pode complicar o fechamento primário sem tensão. No entanto, as inserções musculares no osso basal da mandíbula, que não estão na via de inserção da colocação do enxerto, não devem ser refletidas. Além disso, a inserção dos implantes endósseos colocados em uma mandíbula anterior atrofiada pode ter menos suprimento de sangue na interface e exigir mais tempo para o desenvolvimento do osso de suporte. Misch sugeriu 5 meses de cicatrização no osso muito denso, quando encontrado em uma mandíbula anterior atrofiada.[21] Essas especulações, é claro, requerem verificação experimental. Reversão semelhante do fluxo sanguíneo com a idade não foi relatada na maxila, mas o comentário final sobre o fluxo sanguíneo na maxila edêntula envelhecida necessita de investigação adicional.

Implantodontistas podem encontrar feixes neurovasculares, como os nervos infraorbital, incisal e alveolares superior posterior, anterior e médio na maxila (p. ex., durante procedimentos de aumento sinusal ou de reflexão de retalho mucoperiosteal) e o nervo mentoniano, dentário inferior, e o nervo lingual na mandíbula (p. ex., durante a instalação do implante com formato radicular ou laminado, ou a reflexão de retalhos microperiosteais). O nervo pode ser mecanicamente lesionado por estiramento, compressão, ressecção parcial ou a transecção total.

Os fatores que afetam a resposta do nervo à lesão mecânica incluem os seguintes:

1. Tamanho e número de funículos (feixes de nervos) dentro do tronco nervoso.
2. Padrão funicular: a ramificação dentro do tronco do nervo levará a um aumento na densidade ou do número de fibras nervosas por seção transversal do nervo. Portanto, a lesão do nervo em um ponto pode causar danos a mais fibras do que à área adjacente do nervo que tem menor ramificação funicular.
3. A quantidade de tecido epineural: o tecido conjuntivo que circunda o nervo é denominado *epineuro*. Quanto mais fino o epineuro, maior a possibilidade de que uma lesão parcial do nervo possa danificar as fibras nervosas.
4. Posição das fibras nervosas no tronco nervoso: as fibras periféricas deixam o nervo primeiro, enquanto as fibras centrais inervam o tecido mais distal. Se um paciente desenvolver parestesia do lábio inferior após a instalação cirúrgica de implantes na região molar, isso significa que a lesão nervosa atravessou o centro do nervo para afetar as fibras nervosas mentonianas.
5. Suscetibilidade fisiológica: por uma razão desconhecida, as fibras motoras respondem de forma diferente quando sujeitas à deformação mecânica em comparação com as fibras sensoriais.

As fibras nervosas do sistema nervoso periférico (SNP) demonstram maior capacidade de regeneração do que as fibras nervosas do sistema nervoso central (SNC). Os axônios das fibras mielinizadas e amielínicas no SNP são circundados por células de Schwann, que são cobertas pela lâmina basal. Posteriormente, eles fornecem um tubo contínuo, mesmo após a fibra nervosa ser cortada nos segmentos distal e proximal. O segmento proximal ainda está conectado a um corpo vivo de células nervosas, enquanto o segmento distal se degenera gradualmente, e eventualmente desaparece. Isso é conhecido como *degeneração Walleriana*. As células de Schwann do segmento distal proliferam e formam uma cadeia celular, conhecida como *coluna de células de Schwann* ou *faixa de Büngner*, dentro do tubo da lâmina basal.[22] As células de Schwann também se tornam fagocíticas e, com os macrófagos, limpam o segmento distal dos axônios degenerados. O surgimento de novos axônios ocorre aproximadamente 4 semanas após a lesão e leva 5 semanas para que um número considerável de axônios ocupe o segmento distal. O excesso de brotos degenera e uma fibra encontra seu caminho para os segmentos distais. Se os axônios em regeneração evitam a coluna de células de Schwann e entram no tecido conjuntivo, eles param de crescer após um alongamento de alguns milímetros. As células de Schwann e a lâmina basal são indispensáveis para a regeneração de axônios, pois retêm fatores de crescimento. As células de Schwann também fornecem nova mielina para as fibras em regeneração, embora a propriedade de condução seja menos eficiente e a recuperação funcional possa nunca ser completa. O estágio de germinação pode causar dor ao paciente e a área pode ser sensível ao toque. A taxa de recuperação dependerá do tipo de lesão (p. ex., um nervo esmagado se regenera mais rapidamente do que um nervo cortado).

Referências bibliográficas

1. Sharawy M. *Companion of Applied Anatomy*. 4th ed. Augusta, Ga: Medical College of Georgia Printing Service; 1999.
2. Hickey JC, Zarb GA, Bolender CL. *Boucher's Prosthetic Treatment for Edentulous Patients*. 9th ed. St Louis: Mosby; 1982.
3. Atwood DA, Coy WA. Clinical cephalometric and densitometric study of reduction of residual ridges. *J Prosthet Dent*. 1977;26:280–299.
4. DuBrul EL. *Sicher's Oral Anatomy*. St Louis: Mosby; 1982.
5. Atwood DA. Some clinical factors related to rate of resorption of residual ridges. *J Prosthet Dent*. 1962;12:441–450.
6. Atwood DA. Reduction of residual ridges: a major oral disease entity. *J Prosthet Dent*. 1971;29:266–279.
7. Bays RA. The pathophysiology and anatomy of edentulous bone loss. In: Fonseca RJ, Davis WH, eds. *Reconstructive Pre-Prosthetic Oral and Maxillofacial Surgery*. Philadelphia: WB Saunders; 1986.
8. Brookes M. *The Blood Supply of Bone*. London: Butterworths; 1971.
9. Rhinelander FW. Circulation of bone. In: Bourne GH, ed. *The Biochemistry and Physiology of Bone*. New York: Academic Press; 1972:10.
10. Hellem S, Ostrup LT. Normal and retrograde blood supply to the body of the mandible in the dog. II. The role played by periosteo-medullary and symphyseal anastomoses. *Int J Oral Surg*. 1981;10:31–42.
11. Bell WH, Levy BM. Revascularization and bone healing after anterior mandibular osteotomy. *J Oral Surg*. 1970;28:196–203.
12. Bell WH. Biologic basis for maxillary osteotomies. *Am J Phys Anthropol*. 1973;38:279–290.
13. Bell WH. Revascularization and bone healing after anterior maxillary osteotomy: a study using adult rhesus monkeys. *J Oral Surg*. 1969;27:249–255.
14. Castelli WA, Nasjleti CE, Diaz-Perez R. Interruption of the arterial inferior alveolar flow and its effects on mandibular collateral circulation and dental tissues. *J Dent Res*. 1975;54:708–715.
15. Perint J. Surgical anatomy and physiology: detailed roentgenologic examination of the blood supply in the jaws and teeth by applying radiopaque solutions. *J Oral Surg*. 1949;2:2–20.
16. Williams PL, Warwick R. *Gray's Anatomy*. 36th ed. Philadelphia: WB Saunders; 1980.
17. Castelli W. Vascular architecture of the human adult mandible. *J Dent Res*. 1963;42:786–792.
18. Bell WH. Biologic basis for modification of the sagittal ramus split operation. *J Oral Surg*. 1977;35:362–369.
19. Bradley JC. Age changes in the vascular supply of the mandible. *Br Dent J*. 1972;132:142–144.
20. Bradley JC. A radiological investigation into the age changes of the inferior dental artery. *Br J Oral Surg*. 1975;13:82–90.
21. Misch CE. Density of bone, its effect on treatment planning, surgery, healing, and progressive bone loading. *Int J Oral Implantol*. 1990;6:23–31.
22. Ide C. Peripheral nerve regeneration. *Neurosci Res*. 1996;25:101–121.

13
Infecções dos Implantes Dentais

JOSEPH E. CILLO, JR.

Introdução

Os implantes dentários são uma solução contemporânea para a perda dentária e reabilitação oral, com uma conhecida alta taxa de sucesso de osseointegração. Estima-se que entre 100 mil e 300 mil implantes dentais são instalados por ano.[1] Embora a taxa de sucesso seja alta, podem ocorrer infecções dos implantes dentais que levam à falta ou perda da osseointegração e resultar em subsequente falha do implante. Essas falhas podem ser divididas em precoces ou tardias com base no tempo de sua ocorrência durante a vida útil de um implante. A falha precoce do implante ocorre antes da osseointegração e da carga protética, enquanto as falhas tardias se dão após a carga e é possível sucederem após anos ou décadas. A falha precoce do implante deve-se à contaminação bacteriana, como a formação de película ou biofilme, e à inflamação que previne ou prolonga a osseointegração. Da mesma forma, a sobrevida a longo prazo dos implantes depende, em parte, do controle da infecção bacteriana na região peri-implantar. A doença peri-implantar pode contribuir para o aumento da perda óssea e eventual falha do implante. A capacidade de diminuir os potenciais efeitos deletérios iniciais da contaminação bacteriana durante os aspectos cirúrgicos e protéticos da terapia com implantes dentários e os efeitos posteriores do envolvimento bacteriano nos tecidos peri-implantar começa com a compreensão do microambiente e seus habitantes. Essa compreensão do microambiente oral e sua influência na instalação dos implantes e próteses pode permitir o estabelecimento de estratégias que diminuem a ocorrência e a disseminação de infecções dos implantes.

Visão geral da infecção e disseminação oral, na cabeça e no colo

Os implantes dentais são biomateriais exclusivos de engenharia utilizados universalmente para substituir os dentes reabilitando a função oral. A forma mais comum de implante dentário é o tipo parafuso, ou endósseo, que consiste em uma única unidade de implante inserida em uma osteotomia dentoalveolar ou óssea basal. A presença de um implante no meio de bactérias da cavidade oral indicaria a alta probabilidade de um aumento no risco de infecção. No entanto, a taxa de falha devido à infecção de implantes (0 a 1,1%) instalados nesse ambiente contaminado é semelhante à das artroplastias articulares ortopédicas realizadas em um ambiente quase estéril (0,1 a 1,3%).[2] Por outro lado, a instalação de uma dispositivo ortopédico que rompe a barreira imunológica da epiderme e expõe o tecido estéril subjacente a um ambiente externo não estéril resulta em números muito maiores que 23%.[2]

O sucesso da resistência do implante à falha associada à infecção pode ser devido à capacidade de os tecidos orais cicatrizarem rapidamente na presença contínua de bactérias comensais e patógenos oportunistas, bem como à tolerância do sistema imunológico oral. A principal causa de falha de implante associada à infecção se dá quando o tecido local é incapaz de aderir, disseminar e cicatrizar na presença de contaminantes microbianos e um sistema imunológico intolerante. O papel da saliva no desenvolvimento da infecção de implantes é complicado. A saliva demonstrou ter propriedades antimicrobianas[3,4] e antifúngicas[5] que podem ser um fator contribuinte para a prevenção de infecções. No entanto, ela é responsável pela formação de películas às quais bactérias viáveis podem aderir e amadurecer, impedindo a cicatrização e produzindo a infecção.

Sinais e sintomas de infecção oral

Os sinais e sintomas de infecções do sítio cirúrgico (ISC) têm permanecido consistentes e geralmente são semelhantes em todo o corpo humano. O diagnóstico é baseado nos sinais clínicos da infecção, como tecidos moles hiperplásicos, supuração, mudanças de cor dos tecidos marginais peri-implantares e perda óssea gradual. Os quatro sinais fundamentais de infecção são dor ou sensibilidade (dor), inchaço localizado (tumor), vermelhidão (rubor) e calor ou febre (> 38°C) (calor) são os sinais característicos de infecção.[6] Isso pode ou não estar associado à drenagem purulenta (pus) ou formação de fístula.

A ocorrência de propagação bacteriana hematológica com a cirurgia de implante é comum e pode ocorrer 30 minutos após a instalação. A disseminação hematológica de microrganismos orais causada por essa bacteriemia transitória pode resultar em colonização bacteriana em locais extraorais e é um mecanismo proposto para lesão sistêmica por toxinas livres e inflamação sistêmica causada por antígenos solúveis de patógenos orais. Algumas das numerosas espécies envolvidas incluem *Staphylococcus epidermidis*, *Eubacterium* spp., *Corynebacterium* spp., e *Streptococcus viridans*, *Fusobacterium nucleatum*, *Porphyromonas gingivalis*, *S. mutans* e *Campylobacterium rectus*.[7,8] A propagação hematológica sistêmica de comensais orais e patógenos em locais distantes do corpo podem causar infecções extraorais e inflamação, levando a doenças cardiovasculares, como endocardite infecciosa com colonizadores precoces *S. gordonii*, *S. sanguinis* e *S. oligofermentans*,[9-11] resultados adversos na gravidez, artrite reumatoide, doença inflamatória intestinal e câncer colorretal (a carcinogênese direta e específica de adenomas colônicos de *F. nucleatum* induz o crescimento tumoral,[12] infecções do trato respiratório, inflamação de órgãos e abscessos por espécies orais virulentas). O desenvolvimento de condições perigosas e com risco de vida, como angina de Ludwig, comprometimento das vias respiratórias, ou fístula do seio cavernoso carotídeo, também pode ocorrer.[13]

Propagação da infecção na cabeça e no colo

Independentemente de seus potenciais patogênicos na cavidade oral, uma vez colonizadas nos locais extraorais, as bactérias orais frequentemente se tornam patógenos genuínos, especialmente em indivíduos imunocomprometidos, causando a manifestação da doença (Figuras 13.1 a 13.4).[7] A propagação da infecção de um implante, ou qualquer fonte oral, percorrerá o caminho de menor resistência, que geralmente são os espaços fasciais. Os espaços fasciais são espaços potenciais que existem sem a presença de patologia ou infecção e ficam entre as fáscias do tecido conjuntivo fibroso frouxo e os órgãos subjacentes e outros tecidos. O tecido conjuntivo fibroso frouxo que constitui a fáscia da cabeça e colo é encontrado em vários graus de densidade, com uma resistência à tração um pouco menor do que o tecido conjuntivo fibroso denso, localizado em outras partes do corpo. Na cabeça e no colo, a fáscia pode ser dividida em camadas superficiais e profundas com 16 espaços fasciais, divididos em quatro subtipos. Esses quatro subtipos são os espaços fasciais da face, os espaços fasciais supra-hióideos, os espaços fasciais infra-hióideos e os espaços fasciais do colo.

A fáscia superficial da cabeça e do colo encontra-se logo abaixo da pele (assim como em todo o corpo), reveste superficialmente os músculos miméticos (platisma, orbicular dos olhos e zigomatismo maior e menor) e, localizada em áreas anatômicas distintas, é composta por duas camadas, uma camada de gordura externa e uma fina membrana interna.[14] A fáscia profunda está ausente na face e no couro cabeludo e começa na borda anterior do músculo masseter e reveste os músculos da mastigação.

Os espaços fasciais da face são subdivididos em cinco espaços: canino, bucal, mastigatório (subdivididos nos espaços massetérico, pterigomandibular e temporal), parotídeo e infratemporal. O espaço canino está localizado entre os músculos levantador do ângulo da boca e o músculo elevador do lábio superior. A infecção pode se espalhar para esse espaço a partir de um abscesso dentário ou procedimentos relacionados a implantes realizados na região anterior da maxila. O acesso cirúrgico direto é realizado por incisão através da mucosa vestibular maxilar acima da junção mucogengival. O espaço bucal é delimitado anteriormente entre o espaço mastigatório e o músculo bucinador sem nenhum limite superior ou inferior verdadeiro e consiste em um tecido adiposo (a almofada de gordura bucal que preenche a maior parte do espaço), ducto de Stensen, a artéria e veia facial, vasos linfáticos, glândulas salivares menores e ramos dos nervos cranianos VII e IX.[15] O espaço bucal frequentemente se comunica posteriormente com o espaço mastigatório, onde se une à fáscia bucofaríngea.[16]

Quando a infecção está envolvida no espaço bucal, o espaço bucal pode servir como um canal para a disseminação da doença entre a boca e a glândula parótida. A falta de compartimentalização fascial nas direções superior, inferior e posterior permite a disseminação da patologia tanto para dentro quanto para fora do espaço bucal.[17] O acesso cirúrgico às infecções do espaço bucal pode ser facilmente realizado por meio de abordagem intraoral. No entanto, infecções mais complicadas, direcionadas pela localização dentro do espaço bucal e suspeita de malignidade, podem exigir uma abordagem pré-auricular e/ou submandibular. O espaço mastigatório é um tecido fibroso bem definido que envolve os músculos da mastigação e contém a artéria maxilar interna e o nervo alveolar inferior. A maioria das infecções do espaço massetérico resulta da disseminação na região dos molares inferiores,[18] tendo como característica clínica mais pronunciada o trismo, que frequentemente impede o exame intraoral. A tomografia computadorizada (TC) e/ou a imagem por ressonância magnética (IRM) podem ser um recurso inestimável na avaliação de infecções do espaço massetérico, porque muitas vezes podem influenciar a abordagem cirúrgica e a distinção entre abscesso e celulite.[18] A formação de abscesso nessa área é facilmente alcançada por acesso cirúrgico intraoral para o caso de abscessos simples, isolados, através de incisão e drenagem, mas se há abscessos com extensão para espaços adjacentes, pode ser necessária uma abordagem externa. O espaço pterigomandibular é delimitado lateralmente pela mandíbula e pelo músculo pterigóideo medial e inferiormente. A borda posterior é formada por tecido da glândula parótida, que se curva medialmente ao redor do ramo mandibular posterior e anteriormente pela rafe pterigomandibular, a junção fibrosa do bucinador e os músculos constritores superiores. Outras estruturas neste espaço são importantes na administração da anestesia local, incluindo os vasos alveolares inferiores,

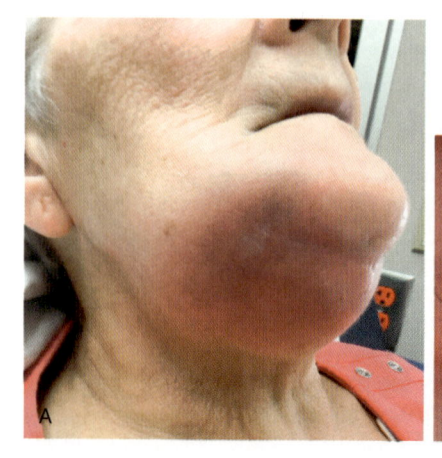

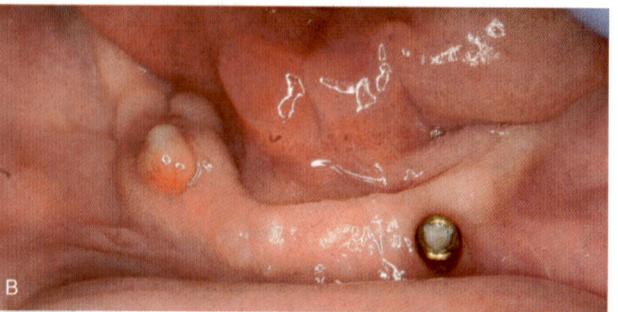

• **Figura 13.1 A.** Edema extraoral e intraoral e flutuação envolvendo assoalho bucal e **B.** Espaços submentoniano e submandibular da infecção do implante dental.

CAPÍTULO 13 Infecções dos Implantes Dentais

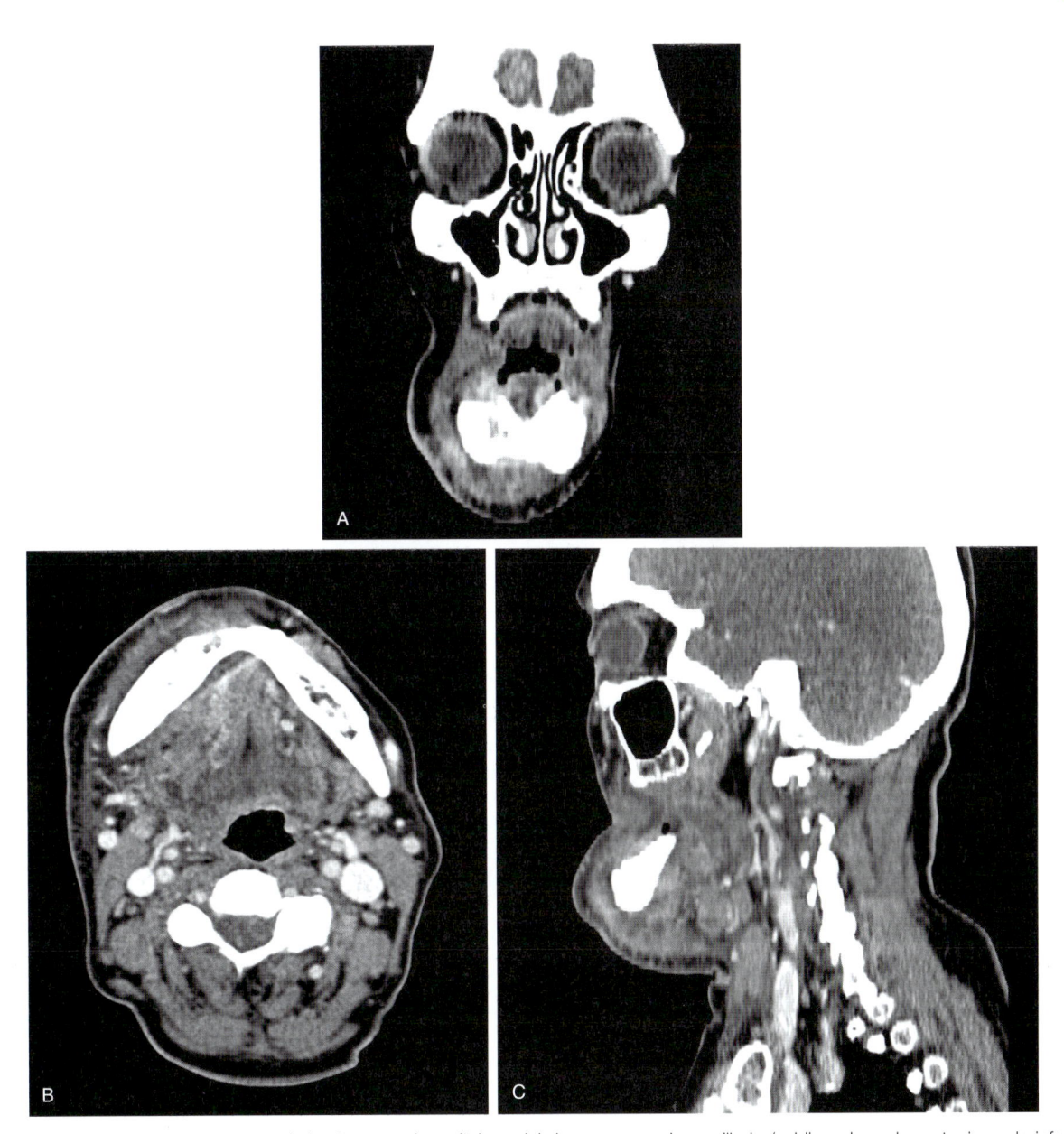

• **Figura 13.2 A-C.** Tomografia computadorizada coronal, sagital e axial de espaços submandibular/sublingual e submentoniano de infecção do implante dental.

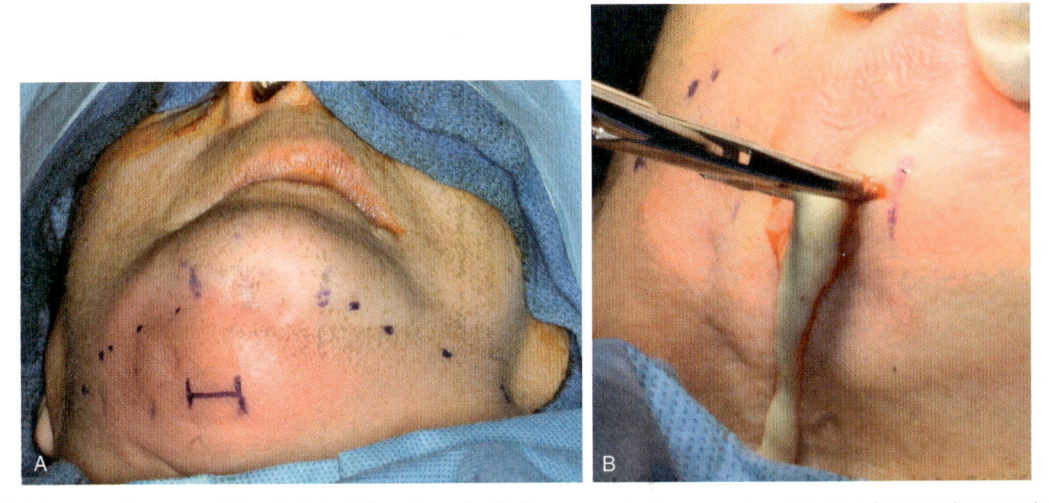

• **Figura 13.3** Imagens intraoperatórias de **A.** Incisão extraoral e **B.** Drenagem de abscesso dos espaços submentoniano e submandibular.

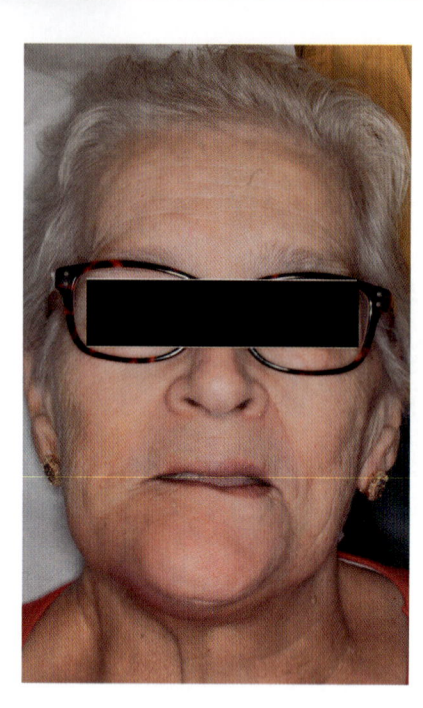

• **Figura 13.4** Recuperação pós-operatória de incisão extraoral e drenagem de infecção odontogênica.

o ligamento esfenomandibular e a fáscia interpterigóidea.[19] O acesso cirúrgico a esse espaço, para incisão e drenagem, pode ser realizado por via intraoral, no caso de infecção simples, mas pode requerer acesso extraoral quando várias áreas adjacentes estão envolvidas.[20] A fáscia temporal circunda o músculo temporal em uma camada fibrosa forte que é dividida em camadas superficiais e profundas claramente distinguíveis, que se originam da mesma região, com fibras musculares das duas camadas mescladas, na parte superior do músculo.[21]

O espaço sublingual é delimitado entre o músculo milo-hióideo e os músculos genio-hióideo e genioglosso. Esse espaço contém a artéria e o nervo lingual, o nervo hipoglosso, o nervo glossofaríngeo, o ducto de Wharton e a glândula salivar sublingual, que drena para a cavidade oral através de vários pequenos ductos excretores no assoalho da boca e um ducto principal conhecido como ducto de Bartholin. O espaço submentoniano é delimitado anteriormente pela sínfise da mandíbula, lateralmente pela porção anterior dos músculos digástricos, superiormente pelo músculo milo-hióideo e inferiormente pela fáscia superficial do músculo platisma. Não existem estruturas vitais que atravessam o espaço submentoniano. Esse espaço está geralmente envolvido em infecções odontogênicas dos dentes anteriores inferiores, com acesso cirúrgico para drenagem da infecção geralmente através de uma incisão extraoral abaixo do queixo.[22] O espaço submandibular se estende do osso hioide à mucosa do assoalho da boca e é limitado anterior e lateralmente pela mandíbula e inferiormente pela camada superficial da fáscia cervical profunda. O músculo milo-hióideo o separa superiormente do espaço sublingual, que se comunica com ele livremente ao redor da borda posterior do milo-hióideo. A maioria das infecções orais que perfuram a mandíbula lingual acima da linha milo-hióidea envolve o espaço sublingual. Quando a infecção se espalhou para os espaços submandibulares, sublinguais e submentoniano bilaterais, ela representa angina de Ludwig, uma condição potencialmente fatal que requer drenagem cirúrgica imediata e terapia antibiótica intravenosa.

O espaço faríngeo lateral (também chamado de espaço parafaríngeo) é um cone invertido com sua base na base do crânio e ápice no osso hioide e é limitado posteriormente pela fáscia pré-vertebral, anteriormente pela rafe do bucinador e constritores superiores músculos, e lateralmente pela mandíbula e fáscia parótida. O espaço faríngeo lateral pode ser dividido em compartimentos anterior (prestiloide) e posterior (retrostiloide) pelo processo estiloide. O compartimento anterior contém apenas gordura, nódulos linfáticos e músculos, enquanto o compartimento posterior contém a artéria carótida, a veia jugular interna e os nervos cranianos IX a XII. As infecções no espaço anterior podem se manifestar com dor, febre e edema cervical abaixo do ângulo da mandíbula e trismo. A rotação do colo para o lado oposto ao lado do edema causa dor intensa devido à tensão ipsilateral no músculo esternocleidomastóideo. Como esse espaço se comunica com os outros espaços da fáscia, a disseminação da infecção também pode surgir de várias fontes, incluindo amígdalas, parótida e espaços submandibulares, peritonsilares, mastigatórios ou retrofaríngeos. O fechamento das vias respiratórias causado pelo abaulamento medial da parede faríngea e edema supraglótico pode ocorrer ocasionalmente, o que pode exigir a obtenção de uma via respiratória estável por traqueotomia ou intubação.[23] O tratamento de infecções do espaço faríngeo lateral requer drenagem cirúrgica por via transoral ou abordagem extraoral.[24]

Espaços fasciais do colo

Todos os espaços fasciais do colo ficam entre a fáscia cervical profunda que circunda a faringe anteriormente e a coluna vertebral posteriormente. O espaço retrovisceral é dividido em espaços retrofaríngeos e espaços "perigosos" pela fáscia alar e serve como principal via para que as infecções orofaríngeas cheguem ao mediastino. Os outros espaços fasciais do colo incluem os espaços da bainha pré-vertebral e carótida.

O espaço retrofaríngeo é delimitado anteriormente pelos músculos constritores e posteriormente pela camada alar da fáscia cervical profunda e se conecta posteriormente ao espaço perigoso. As infecções nesse espaço podem se manifestar em sintomas como febre, rigidez do colo, salivação, disfagia e abaulamento da parede posterior da faringe. Eles podem ser complicados pelo desenvolvimento de edema supraglótico com obstrução das vias respiratórias, pneumonia aspirativa causada pela ruptura do abscesso, e mediastinite aguda que pode levar a empiema ou derrame pericárdico. A proximidade do espaço perigoso pode permitir que a infecção se espalhe para o mediastino no nível do diafragma e posteriormente para o espaço pré-vertebral. A drenagem cirúrgica deve ser realizada em âmbito hospitalar, por via transoral com a cabeça baixa para evitar ruptura durante a intubação e aspiração séptica.

O espaço perigoso é delimitado superiormente pela base do crânio, anteriormente pela fáscia alar e posteriormente pela fáscia pré-vertebral, terminando no nível do diafragma. As infecções do espaço perigoso podem seguir a partir do espaço retrofaríngeo localizado anteriormente entre a fáscia bucofaríngea e a fáscia alar e passar inferiormente ao mediastino e ao pericárdio e podem resultar em condições como pericardite purulenta.[25]

Microbiologia da infecção de implantes dentários

A cavidade oral é inundada por um meio de diferentes espécies e colônias microbianas. Mais de 19 mil tipos de bactérias eucarióticas e procarióticas, fungos, protozoários e espécies virais coexistem no microambiente oral.[26-28] Esse microbioma diverso consiste em organismos benéficos, patológicos e oportunistas e, quando em equilíbrio, pode produzir um organismo benigno ou até mesmo resultado benéfico para o indivíduo. Quando o desenvolvimento de comunidades polimicrobianas disbióticas ocorre com uma representação incorreta entre as espécies normalmente dominantes e as espécies normalmente superadas ou contidas, as espécies microbianas mais deletérias podem aumentar em número para preencher o vazio. Estudos longitudinais mostraram que os implantes bem-sucedidos são colonizados por uma flora facultativa predominantemente gram-positiva, que é estabelecida logo após a instalação do implante, sem alteração na composição em pacientes com implantes clinicamente estáveis ao longo de 5 anos.[29] A transição de uma flora facultativa gram-positiva saudável em uma flora anaeróbia gram-negativa doente é a marca registrada da infecção e falha de implante. Em pacientes com perda óssea e formação de bolsa ao redor dos implantes, uma flora significativamente diferente se desenvolve, consistindo de bactérias anaeróbias gram-negativas, particularmente fusobactérias, espiroquetas e organismos de pigmentação preta, como altas proporções de *Prevotella intermedia*. Embora possa haver causas primárias não microbianas para a falha do implante, os anaeróbios gram-negativos desempenham um papel nas infecções peri-implantar e sua eliminação pode levar à melhora da condição clínica. A introdução e o crescimento de microrganismos deletérios também podem ocorrer dentro do implante e na prótese, pois a interface implante/pilar protético pode não vedar totalmente a passagem dos microrganismos. Portanto, o interior do implante pode se tornar um reservatório de microrganismos patogênicos que produzem e mantêm a inflamação crônica nos tecidos ao redor dos implantes.

A espécie numericamente predominante na microbiota oral são as espécies de estreptococos. A maioria dos estreptococos orais são bactérias comuns, não periodontopatogênicas, mas alguns são conhecidos por causar doenças locais e distantes. Os estreptococos orais são divididos em cinco grupos diferentes: (1) Grupo Mutans (membros proeminentes são *S. mutans* e *S. sobrinus*), (2) Grupo Salivarius (*S. salivarius*), (3) Grupo Anginosus (*S. anginosus* e *S. intermedius*), (4) grupo Sanguinis (*S. sanguinis* e *S. gordonii*) e (5) grupo Mitis (*S. mitis* e *S. oralis*).[30-32] Essas espécies de estreptococos orais são conhecidas por serem os primeiros colonizadores para a formação de biofilme oral e influenciam fortemente o desenvolvimento de novas infecções e formação de biofilme. Como colonizadores primários, descobriu-se que os estreptococos orais apresentam interações metabólicas entre outros membros do biofilme oral, que podem desenvolver uma relação corporativa ou desconfortável. Relações simbióticas existem entre estreptococos orais e o gênero *Veillonella*, *V. atypica* e *V. parvula*, mais proeminentemente;[33,34] *Actinomyces naeslundii*;[35,36] *F. nucleatum*;[37] e o patógeno periodontal *Aggregatibacter actinomycetemcomitans*.[38] Essas relações simbióticas incluem eventos como coagregação entre *S. cristatus* e *F. nucleatum* e alimentação cruzada baseada em ácido láctico entre *S. gordonii* e o colonizador tardio e patógeno periodontal *A. actinomycetemcomitans*.

Os gêneros de bactérias anaeróbias, na cavidade oral, incluem *Actinomyces, Arachnia, Bacteroides, Bifidobacterium, Eubacterium, Fusobacterium, Lactobacillus, Leptotrichia, Peptococcus, Peptostreptococcus, Propionibacterium, Selenomonas, Treponema* e *Veillonella*. Em adultos, os anaeróbios estão sempre presentes com as maiores proporções encontradas no sulco gengival, em vez da margem gengival, superfícies dentais, mucosa vestibular, língua ou saliva.[39] As proporções de bactérias anaeróbias do sulco gengival saudável consistem em bacilos gram-positivos (5 a 14%), bacilos gram-negativos (13 a 29%), *Veillonella* (2 a 8%) e cocos gram-positivos (1 a 15%) da flora cultivável.[39] A placa marginal e a placa da superfície dentária consistem principalmente de bacilos gram-positivos e cocos gram-positivos, enquanto a *Veillonella* é o anaeróbio mais numeroso na saliva.

As espiroquetas são bactérias distintas de membrana dupla que geralmente têm células helicoidais ou espiraladas características e são conhecidas por serem um filo abundante na periodontite.[40] *Treponema denticola*, uma bactéria gram-negativa, anaeróbia obrigatória, móvel e altamente proteolítica, é a espiroqueta mais comum em periodontite e peri-implantite. Uma vez que as espiroquetas se desenvolvem no local do implante, elas são responsáveis pela perda óssea e podem ser extremamente difíceis de erradicar. As espiroquetas desenvolveram um mecanismo de defesa contra a administração de antibióticos por transformação em corpos granulares densos esféricos, o que as torna altamente resistentes aos antibióticos.[41] Esse fenômeno é visto em infecções seriais tratadas por múltiplas rodadas de antibióticos orais que parecem resolver e, em seguida, recorrem repetidamente.

Gêneros de fungos frequentemente encontrados na boca incluem *Candida, Cladosporium, Aspergillus, Fusarium, Glomus, Alternaria, Penicillium* e *Cryptococcus*.[42] As interações entre o micobioma e o microbioma bacteriano podem desempenhar um papel na saúde e na doença. Em alguns casos, a ocorrência de bactérias se correlaciona positivamente com a presença de fungos, como quando uma superinfecção por *Mycobacterium* ocorre ocasionalmente com aspergilose[43] ou quando bactérias competem com fungos, como quando o crescimento de espécies de *Candida* e possivelmente de outros fungos é suprimido pelo domínio de *Pseudomonas aeruginosa*.[44] Esses microrganismos são conhecidos por colonizar os implantes, as superfícies protéticas sobre implantes e os componentes internos, e podem levar à mucosite peri-implantar e peri-implantite.[45,46]

Arqueas são organismos procarióticos (o que significa que não possuem núcleos) que foram isolados na cavidade oral como uma fonte de doença. A presença ou aumento no nível de Arquea metanogênica alteram a composição da comunidade polimicrobiana, resultando em mudanças na virulência e composição da microflora nos locais doentes. Interações antagônicas de Arquea metanogênica e treponema[47] e *Synergistes* spp. têm sido sugeridas como possíveis parceiros sintróficos dos metanógenos.[48] *Methanobrevibacter oralis* é uma espécie de cocobacilar, não móvel, gram-positivo e produtor de metano, considerada a principal arquea metanogênica encontrada na cavidade oral e associada à periodontite grave.[49] Tem alta prevalência na placa subgengival de pacientes com periodontite crônica, embora seja indetectável em indivíduos saudáveis.[50] Foi relatado que um aumento no inóculo de arqueas metanogênicas e bactérias redutoras de sulfato está associado à gravidade da periodontite[51,52] e tem prevalência significativa aumentada em locais de peri-implantite.[53] *Methanobacterium congelense/curvum* também é um arquea encontrado em locais de peri-implantite, mas em um volume significativamente menor.

Patógenos periodontais como *Porphyromonas gingivalis, Tannerella forsythia, Prevotella intermedia* e *Capnocytophaga ochracea* foram mostrados agrupados em locais de perimucosite, sugerindo que os patógenos periodontais podem desempenhar papéis importantes na patogênese de doenças peri-implantares. A progressão para peri-implantite revela uma abundância relativa de *Eubacterium minutum, Prevotella intermedia* e *Propionibacterium acnes* na perimplantite.[54,55] Vários microrganismos foram identificados como possíveis determinantes patogênicos na infecção multiespécie de peri-implantite. Alguns, como *Enterococcus faecalis*, são persistentes e podem vegetar no osso após a exodontia e colonizar um implante após sua instalação no local cicatrizado, o que pode causar perda de fixação, perda óssea marginal ou progressão para osteomielite.[56]

Evidências recentes sugeriram que a fenda peri-implantar pode ser imunológica, histológica e microbiologicamente distinta do sulco subgengival.[57-59] Certos patógenos periodontais (como *P. gingivalis* e *T. denticola*) podem ser compartilhados entre o dente e os implantes em certos indivíduos.[60-64] No entanto, a maior parte da flora, especialmente as espécies abundantes, permanece distinta entre os dois ecossistemas, o que pode indicar que a proximidade não é suficiente para determinar completamente a microbiologia do ambiente local. A anatomia diversa da cavidade oral tem permitido microambientes únicos que moldam a evolução de uma flora bacteriana diversa. O epitélio bucal, fenda subgengival, vestíbulo anterior maxilar, língua, palato mole e duro, amígdalas e a superfície do dente são todos colonizados por diferentes combinações de espécies bacterianas ou filotipos.[27] Como tal, o microbioma periodontal tende a ser mais diverso do que o microbioma peri-implantar, particularmente na saúde. O processo da doença parece moldar as populações microbianas por meio do aumento da diversidade nos microambientes periodontais e peri-implantares em ambos os indivíduos doentes e saudáveis.[58] Nem todas as espécies presentes no sulco subgengival são capazes de sobreviver e prosperar no sulco peri-implantar, e evidências para justificar que as bactérias podem se deslocar de dentes doentes para dentes saudáveis e não necessariamente colonizarem o nicho[65] e a arquitetura, energia de superfície e características de superfície de estruturas abióticas, como implantes, ditam a composição do ecossistema ao seu redor.[66,67]

Causas e riscos de infecção do implante

A infecção é uma das causas mais importantes de falha precoce do implante e pode ser um indicativo de situação muito mais crítica do que se as mesmas complicações ocorressem mais tarde devido a uma interferência no processo de cicatrização óssea primária. Vários autores têm definido os critérios para falha do implante e infecção pós-operatória. Esposito *et al.*[68,69] definiram falha do implante e infecção como mobilidade do implante medida manualmente e/ou qualquer infecção direcionando a remoção do implante com qualquer complicação biológica, como deiscência da ferida, supuração, fístula, abscesso e osteomielite.

Da mesma forma, Abu-Ta'a *et al.*[70] definiram as falhas do implante causadas por infecção como a presença de sinais de infecção e/ou radiolucência peri-implantar que não conseguiu responder aos antibióticos e/ou consideraram uma falha após realização de cirurgia exploratória de retalho por cirurgião experiente. Quirynen *et al.* classificaram as falhas de implantes por infecção em um dos quatro grupos: infecção antes da instalação do implante, infecção pericirúrgica, infecção pós-cirúrgica grave e doença peri-implantar.[71]

Infecção antes da instalação do implante

Local de infecção ativo

A instalação e as funções imediatas do implante após a exodontia tornaram-se uma prática amplamente aceita na implantologia contemporânea (Figura 13.5).[72] Concluída com ou sem função imediata, estudos clínicos comparativos descobriram que as taxas de sobrevida do implante (SI) após a instalação imediata do implante é semelhante às taxas observadas com a instalação tardia do implante. A instalação imediata de implantes tem várias vantagens, tais como a redução no número de cirurgias, redução do tempo entre exodontias e instalação de prótese definitiva e manutenção das dimensões do rebordo alveolar. No entanto, existem certas situações que podem comprometer o sucesso da instalação imediata do implante, incluindo doença periodontal ou lesões periapicais. Uma infecção ativa em um local de extração recente pode ser considerada um prenúncio de falha imediata na instalação do implante. A instalação de um implante na presença de uma infecção ativa tem sido tradicionalmente considerada uma contraindicação, dada a possibilidade de embolia séptica que pode causar infecção pós-cirúrgica imediata ou tardia, como osteomielite ou abscesso peri-implantar, e pode aumentar o risco de não integração do implante. Este continua sendo um assunto controverso na implantologia, em razão da falta de pesquisas prospectivas de alto nível para substanciar tais alegações[73] e de uma literatura que consista principalmente de relatos de casos retrospectivos e séries.[74]

A série de casos clínicos demonstrou resultados favoráveis na colocação imediata de implantes em locais cronicamente infectados.[75-83] Foram relatados altos SIs de implantes, mesmo quando os

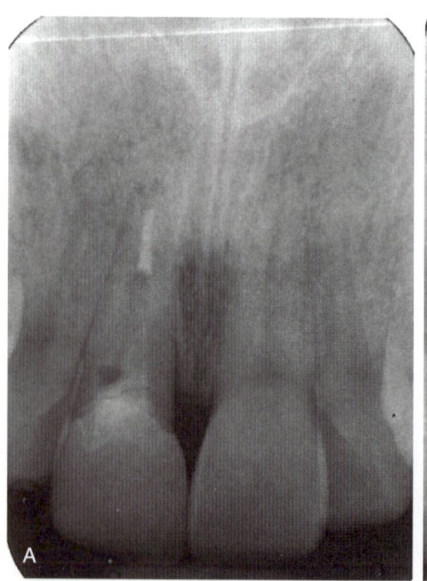

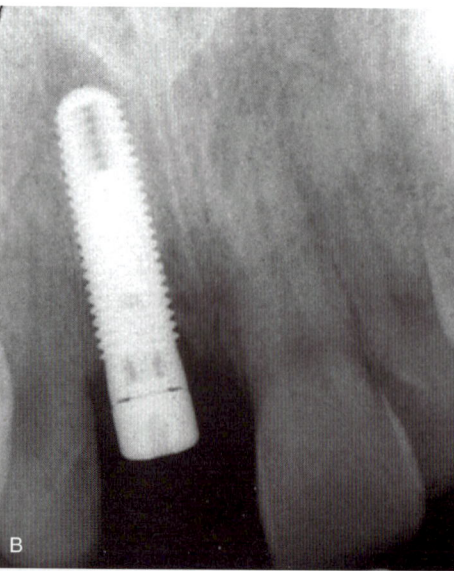

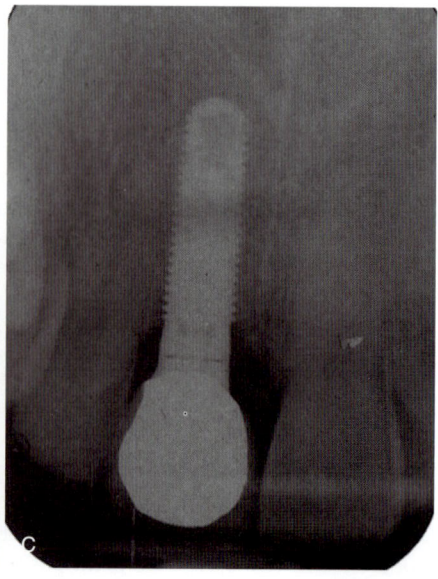

• **Figura 13.5** Radiografias periapicais de **A.** Elemento dentário 11 não restaurável com radiolucência periapical, **B.** Exodontia do elemento 11 com instalação imediata do implante, e **C.** Prótese com carga, após 1 ano.

implantes foram instalados imediatamente em extração de alvéolos infectados e provisórios, em 36 horas. A carga precoce ou imediata de implantes instalados em locais infectados periodontal ou endodonticamente não produziu diferença estatisticamente significativa nas taxas de falha entre locais infectados cronicamente ou não infectados.[82] Em implantes dentais instalados, com carga imediata ou precoce, em locais infectados cronicamente na zona estética da região anterior superior, Anitua et al.[75] não encontraram falhas e houve taxa de sucesso de 93%, levando-os a concluir que a carga imediata de implantes instalados em alvéolos frescos e infectados não é um fator de risco para a sobrevida do implante. Revisões sistemáticas da literatura revelam um alto SI, e apoiam a hipótese de que os implantes podem ser osseointegrados com sucesso quando instalados imediatamente após a exodontia de dentes que apresentam lesões endodônticas[76,81] ou periodontais.[77] Isso dependia de procedimentos apropriados de descontaminação clínica realizados antes da instalação do implante, como limpeza meticulosa, curetagem/desbridamento de alvéolo e enxágue/irrigação com clorexidina (0,12%).[78,80,83] Não submeter carga ao implante instalado em locais limpos periodontalmente ou locais endodonticamente infectados demostrou uma estabilidade primária inicial completa (100%) e uma taxa de sucesso de 98,7% no teste de torque reverso pós-operatório de osseointegração, entre 3 e 4 meses.[84] Da mesma forma, Bell et al.[79] encontraram taxas de sucesso altas, comparáveis e estatisticamente insignificantes, definida como osseointegração e reabilitação bem-sucedidas e ausência de evidência de perda óssea ou peri-implantite no último acompanhamento, entre implantes instalados em alvéolos frescos com patologia periapical crônica (97,5%) e locais cicatrizados (98,7%). Uma taxa de falha maior estatisticamente significativa é observada para implantes instalados adjacentes aos dentes retidos com patologia periapical. A instalação de implantes em alvéolos afetados por patologia periapical crônica pode ser considerada uma opção de tratamento segura e viável, mas a instalação adjacente a dentes com radiolucências periapicais apresenta alto risco de falha.

Uma metanálise de falha do implante e perda óssea marginal após a instalação imediata em locais infectados *versus* não infectados demonstrou que a instalação imediata, em um local infectado, teve um aumento de 116% no risco de falha do implante, sem diferença estatisticamente significativa na perda óssea marginal.[85] No entanto, as revisões e análises utilizadas foram consideradas de qualidade metodológica baixa ou moderada[86] e com a presença de fatores de confusão não controlados, respectivamente, e também devem ser interpretadas com cautela.[85] Seria recomendado que uma decisão clínica sólida seja usada para determinar se é prudente a instalação imediata do implante, em um local ativamente infectado, apesar dos procedimentos de descontaminação, e se deve ser seguido um protocolo tardio até que a cicatrização adequada do local tenha sido alcançada.

Doença periodontal

A doença periodontal é uma resposta infecciosa e inflamatória crônica às alterações patológicas do periodonto a um microambiente anaeróbio. Essas alterações geralmente resultam em um desequilíbrio e agregação de microrganismos deletérios que podem levar ao desenvolvimento de perimucosite, peri-implantite e perda óssea. As comparações de características clínicas, microbiológicas e de resposta do hospedeiro entre implantes saudáveis e dentes saudáveis e entre implantes infectados e dentes com doença periodontal foram consideradas semelhantes, respectivamente, com indivíduos em risco de doença periodontal também com risco de peri-implantite.[87] As bactérias associadas às doenças periodontais são predominantemente bactérias anaeróbias gram-negativas e podem incluir *A. actinomycetemcomitans, P. gingivalis, P. intermedia, B. forsythus, C. rectus, E. nodatum, P. micros, S. intermedius* e *Treponema sp.*, com números bacterianos associados a doenças até 100 mil vezes maiores do que os associados a dentes saudáveis. A frequência de quatro bactérias periodonto-patogênicas nos sulcos dentais (*A. actinomycetemcomitans, P. gingivalis, T. forsythia* e *T. denticola*) é significativamente maior em torno dos dentes naturais com bolsas periodontais mais profundas, mas não nos sulcos peri-implantares em subgrupos parcialmente edêntulos ou nos sulcos peri-implantares ou na gengiva alveolar de pacientes completamente edêntulos. A criação de citocinas e interleucinas a partir de patógenos periodontais estimula a produção de mediadores inflamatórios secretados no fluido do sulco peri-implantar, levando à destruição do tecido peri-implantar.[88]

Uma revisão sistemática das taxas de falha do implante, infecção pós-operatória e perda óssea marginal da instalação do implante em pacientes periodontalmente comprometidos em comparação a pacientes periodontalmente saudáveis apontou algumas evidências de que os pacientes tratados de periodontite podem ter mais perda de implante e complicações ao redor dos implantes, incluindo maior perda óssea e peri-implantite, do que pacientes sem periodontite.[89] Da mesma forma, os indivíduos tanto com a doença periodontal agressiva quanto com doença periodontal crônica têm um risco significativo de perda do implante, perda óssea peri-implantar e peri-implantite quando comparados a pacientes sem doença periodontal. O risco é maior para pacientes com periodontite agressiva em comparação a pacientes com periodontite crônica.[90]

Existem diferentes tipos de doença periodontal, incluindo gengivite, que é a forma mais branda, e periodontite agressiva, que é uma forma de periodontite que ocorre em pacientes clinicamente saudáveis e pode incluir rápida perda de inserção, destruição óssea e agregação familiar. Outro tipo é a periodontite crônica, que resulta em inflamação nos tecidos de suporte dos dentes, inserção progressiva e perda óssea, e é caracterizada pela formação de bolsa e/ou recessão gengival (Figura 13.6). As doenças periodontais necrosantes são outro tipo e são caracterizadas por necrose de tecidos gengivais, ligamento periodontal e osso alveolar. Periodontite geral e local têm sido implicadas como "reservatórios microbianos" na etiologia das doenças peri-implantares.

A gengivite é um processo inflamatório reversível nos tecidos moles ao redor dos dentes. Quando esse fenômeno envolve um implante osseointegrado sem a perda de osso marginal além da reabsorção normal, é conhecido como mucosite peri-implantar. A gengivite é onipresente na população adulta e, se não tratada, pode evoluir para doença periodontal e perda óssea. A gengivite é geralmente muito tratável e, em relação aos implantes, raramente leva à perda do implante ou infecção; não é uma contraindicação para a cirurgia de implante ou próteses quando uma medida apropriada de higiene oral é estabelecida.

A instalação de implantes em pacientes com histórico de doença periodontal agressiva generalizada pode ser considerada uma opção viável para reabilitar a função oral, apesar da natureza agressiva dessa doença e seu ataque aos níveis ósseos locais. Resultados semelhantes aos observados na doença periodontal crônica e periodonto saudável[91] com SIs elevadas e perda óssea marginal baixa[92] foram encontrados em indivíduos com doença periodontal agressiva generalizada. Uma revisão sistemática da literatura revelou que a SI de 3 anos foi alta, mas estatística e significativamente menor em indivíduos com doença periodontal generalizada agressiva (SI 97,98% *versus* 100%) em comparação aos indivíduos com periodonto saudável e periodontite crônica.[93]

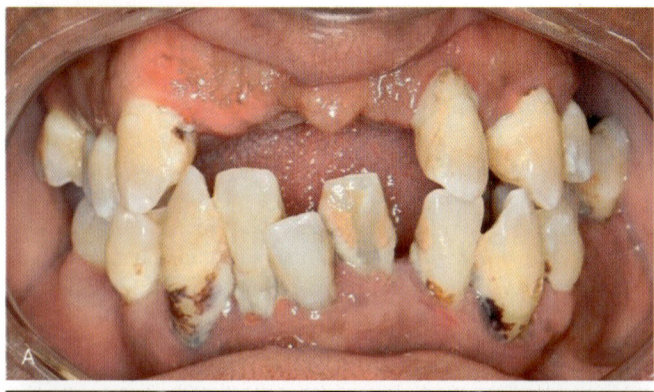

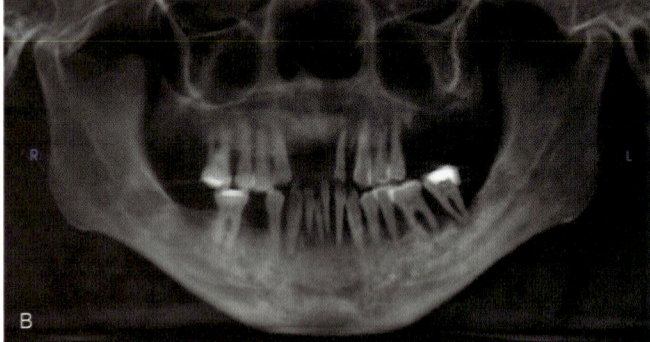

• **Figura 13.6** Doença periodontal agressiva constituída por **A.** Migração patológica generalizada, depósitos de cálculo, exsudato purulento, inflamação gengival, mobilidade grau II e III, profundidades de sondagem superiores a 5 mm, e **B.** sinais radiográficos de reabsorção óssea grave com múltiplos defeitos ósseos.

A única diferença significativa observada entre esses grupos na avaliação de 3 anos foi um aumento da profundidade de sondagem e perda de inserção em indivíduos com doença periodontal generalizada agressiva.[91] No acompanhamento de 10 anos, a perda óssea e de inserção foi maior com uma SI inferior, 83% em comparação com 100% em indivíduos com doença periodontal agressiva generalizada em comparação com indivíduos saudáveis.[94] Da mesma forma, a probabilidade de falha de uma infecção do implante em indivíduos com histórico de doença periodontal agressiva é significativamente maior (quase quatro vezes) em comparação aos indivíduos com periodonto saudável e doença periodontal crônica.[95] O sucesso a longo prazo do implante pode ser alcançado com o tratamento pós-periodontal, com uma excelente cooperação do paciente e protocolo de manutenção periodontal rigoroso.[96] Vários relatos de casos detalham o sucesso da reabilitação com implantes, em médio prazo, no manejo periodontal agressivo, envolvendo raspagem e alisamento radicular e cirurgia periodontal, no tratamento e manutenção do implante.[96-98] A sobrevida de implantes em função sob próteses e estruturas protéticas também tende a ser geralmente alta em indivíduos com doença periodontal agressiva (entre 95,9 e 100%) em acompanhamento de curto e longo prazo.[99]

A instalação imediata de implantes em alvéolos frescos com infecção periodontal foi avaliada na reabilitação de um e de múltiplos dentes e mostrou ser uma opção válida, com resultados previsíveis. Implantes unitários instalados em locais de extração de dentes infectados periodontalmente demonstraram, em 12 meses de acompanhamento, ser assintomáticos, sem sinais de infecção ou sangramento na sondagem, nenhuma diminuição no contato radiográfico osso-implante e nenhuma perda de nível de inserção clínica ou largura da mucosa queratinizada na localização vestibular do implante.[100]

Periodontite crônica

Existem evidências conflitantes sobre o sucesso de médio e longo prazo entre os implantes instalados para reabilitar a perda dentária associada à periodontite e à não periodontite. Ao longo de um período de 10 anos, os implantes têm sobrevida mais baixa e mais complicações biológicas entre a perda dentária associada à periodontite e não periodontite.[101] No entanto, embora a diferença tenha sido significativa entre esses dois grupos, a taxa de sucesso ainda foi alta entre o grupo da periodontite crônica (90,5%) e o grupo sem periodontite (96,5%). Da mesma forma, as próteses sobre implantes e a sobrevida dos implantes não são significativamente diferentes em um período de 10 anos, mas aumentam significativamente as incidências de peri-implantite em 10 anos e a perda óssea marginal peri-implantar em 5 anos com perda dentária associada à periodontite.[102] O aspecto importante do tratamento com implantes associado à periodontite existente ou a um histórico de periodontite crônica é a terapia periodontal adequada. A reabilitação do implante pode ser realizada com sucesso em pacientes com periodontite quando a terapia periodontal regular e a manutenção adequadas são realizadas. Bolsas residuais, abstenção em programa de manutenção periodontal e o tabagismo são fatores negativos para os resultados de implantes a longo prazo, na perda dentária associada à periodontite.[103]

Carga imediata na doença periodontal

Implantes instalados e que recebem carga imediata demonstraram ser previsíveis e bem-sucedidos.[104] O carregamento imediato de próteses totais inferiores sob implantes pode ser uma opção de tratamento viável para indivíduos edêntulos com história de infecção periodontal crônica. Em alvéolos cronicamente infectados, os implantes imediatamente instalados e carregados com uma prótese total implantossuportada, superior e inferior, têm demonstrado excelente sucesso a curto prazo[105] e uma sobrevida satisfatória, cumulativa em 3 anos.[106] A altura da crista óssea também é um indicador de sucesso do implante, pois o aumento da perda óssea pode levar a uma mudança no microambiente e na composição do microrganismo. Isso eventualmente levará à falha do implante e à necessidade de sua remoção. Implantes reabilitados imediatamente em pacientes com doença periodontal, após 1 ano, exibem taxas de perda óssea marginal semelhantes às observadas para implantes reabilitados convencionalmente.[107] A reabilitação imediata de implantes em indivíduos com periodontite não tratada também pode ser viável quando a terapia periodontal apropriada é fornecida e regularmente mantida.[108] Isso demonstra que a instalação imediata de implantes e a reabilitação são possíveis em indivíduos com doença periodontal, desde que a manutenção periodontal seja regular e consistentemente mantida.

Infecção pericirúrgica

Cirurgia intraoral, em geral, e cirurgia de implante, especificamente, são classificadas como cirurgia limpa de contaminação, pois o campo cirúrgico pode estar contaminado por muitas fontes de microrganismos que podem se infiltrar facilmente no sítio cirúrgico. Existem numerosas fontes de infecções potenciais do local pericirúrgico. Várias fontes potenciais específicas de contaminação pericirúrgica são derivadas da instrumentação cirúrgica, tais como ar, aspiração, instrumentação e saliva no campo cirúrgico, e sua relação com a pele da face, lábios e nariz.[109] Várias técnicas têm sido usadas para evitar a contaminação cruzada pericirúrgica do campo cirúrgico, incluindo redução da secreção de saliva com atropina,[110] aspiração dupla para evitar a contaminação salivar da cirurgia e enxágue com clorexidina para reduzir a carga microbiana oral.[71] Foi demonstrado que a clorexidina tem atividade antibacteriana eficaz na flora salivar e no desenvolvimento de biofilmes orais,[111-113] mas não em biofilmes maduros.[114] Além disso, foi demonstrado que a clorexidina é afetada por seu ambiente salivar local, como o pH. A clorexidina é mais eficaz em ambientes alcalinos do que em ambientes ácidos[115] e a presença de substâncias orgânicas e compostos alimentares reduzirá a atividade antimicrobiana.[116] No entanto, o efeito da saliva sobre a atividade antimicrobiana da clorexidina demonstrou ser fraco, mas estatisticamente significativo.[117] A presença de organismos microbianos extrabucais foi sugerida em contaminação pericirúrgica, como do nariz. Uma proteção nasal para evitar o contato com a pele nasal muito contaminada é fortemente recomendada para isolamento de campo operatório, no intuito de prevenir infecção; caso contrário, cobrir as narinas com uma máscara e filme plástico adesivo estéril não é essencial para evitar a contaminação microbiana no ar durante a cirurgia de instalação do implante.[118] As manifestações clínicas das infecções causadas por contaminação perioperatória são geralmente na forma de abscessos peri-implantares, radiolucência periapical, perda óssea marginal, fístulas orocutâneas e/ou osteomielite.

Infecção pós-cirúrgica grave

As infecções pós-operatórias são complicações raras que ocorrem no primeiro mês após a instalação do implante, com uma incidência de até 11,5%. Essas infecções geralmente ocorrem durante o período de osseointegração. A instalação de implantes na mandíbula e a cicatrização submersa são mais propensas a infecções pós-operatórias.[119] Os sinais e sintomas de infecção pós-operatória dos implantes são semelhantes a outras infecções orais e incluem dor, inchaço, calor e vermelhidão. Se o implante infectado não for removido e a área desbridada e descontaminada, uma fístula orocutânea[120,121] e/ou osteomielite podem se desenvolver.

Osteomielite

A osteomielite da mandíbula relacionada ao implante é uma complicação rara relatada na literatura (Figuras 13.7 e 13.8).[122-130] A incidência de osteomielite mandibular relacionada ao implante varia de 5[131] a 26%[130], em todos os casos. A osteomielite é um processo inflamatório agudo e crônico nos espaços medulares ou superfícies corticais ósseas que se estendem para longe do local inicial de envolvimento. Vários fatores locais e sistêmicos estão envolvidos no desenvolvimento e disseminação da osteomielite. Fatores locais, como trauma por exodontia ou instalação de implante, podem diminuir a vascularização e vitalidade do osso na área. Fatores sistêmicos, como imunossupressão ou diabetes melito, podem prejudicar os mecanismos de defesa do hospedeiro.

A mandíbula é um local muito mais prevalente para osteomielite do que a maxila devido à rica vascularização desta.[124,130,132-135] A introdução de patógenos bacterianos no osso, como na instalação cirúrgica de um implante, permite o acesso da bactéria no osso da mandíbula iniciando uma infecção local e resposta inflamatória. A resposta inflamatória desenvolvida para esses patógenos leva a um comprometimento do fluxo sanguíneo local. A infecção medular, então, se espalha por todos os espaços da medula, e a trombose dos vasos leva à necrose óssea extensa. As lacunas no osso esvaziam os osteócitos, enchem-se de pus e proliferam no tecido necrótico. A inflamação supurativa pode se estender do osso cortical até o periósteo, o que compromete ainda mais o suprimento vascular. Isso predispõe o osso a se tornar ainda mais necrótico, o que leva ao sequestro que se separa do osso vital circundante.

Fatores locais e sistêmicos do hospedeiro podem aumentar a suscetibilidade do paciente. Comorbidades como doenças sistêmicas crônicas, alcoolismo, imunossupressão, desnutrição, diabetes melito, abuso de drogas intravenosas, malignidade e doenças que podem resultar em osso hipovascularizado (como osteopetrose, doença de Paget, displasia cemento-óssea florida e radioterapia), ou, mais recentemente, a osteonecrose da mandíbula relacionada à medicação (ONRM) causada por terapias antirreabsortivas e antiangiogênicas também foram associadas a um aumento da frequência de osteomielite.

A apresentação clássica da osteomielite dos maxilares indica uma fase aguda que pode se manifestar como infecção supurativa ou não supurativa, causando comprometimento vascular, que resulta em isquemia local do tecido e necrose com sequestro ósseo. Os dois principais grupos de osteomielite (aguda e crônica) são diferenciados pelo curso clínico da doença após o início, em relação à terapia cirúrgica e antimicrobiana, com um limite de tempo arbitrário de 1 mês para diferenciar os dois grupos.[135-138]

A osteomielite crônica é classificada em vários tipos com base nas características clínicas pelo sistema de classificação de Zurich, que se baseia principalmente no curso clínico e na aparência da doença e em estudos de imagem.[134] A osteomielite crônica pode ser dividida em osteomielite crônica primária e secundária, com os tipos secundários subclassificados em três tipos clínicos principais: osteomielite crônica supurativa, osteorradionecrose da mandíbula e ONRM. A osteomielite crônica supurativa tem os principais sintomas de formação de abscesso/purulência, sequestro e exposição óssea.[134] Isso contrasta com a osteomielite crônica primária, que pode apresentar inflamação crônica não supurativa da mandíbula, ausência de infecção dentária causadora, formação de pus, formação de fístula ou sequestro.

Em geral, as características radiológicas da osteomielite relacionada ao implante são semelhantes a outros tipos de osteomielite. Os estágios iniciais podem parecer normais radiograficamente e podem não se manifestar até pelo menos 10 dias após o início do processo inflamatório. A progressão da infecção pode incluir lesões radiolúcidas ou mistas radiolúcidas-radiopacas, com bordas mal definidas que podem ser limitadas à área do implante que falhou, ou pode se estender a uma grande parte do arco.[123] Depois de ocorrer reabsorção óssea suficiente, é possível aparecer uma área irregular de radiolucência, roído por traça, que geralmente é patognomônica para osteomielite.

Os achados histopatológicos podem variar de osteomielite aguda e osteomielite crônica com características de uma lesão semelhante à fibro-óssea e contorno ocasional de osteoblastos atípicos.[123] A histologia de rotina mostrará perda de osteócitos nas lacunas, além de reabsorção periférica, colonização bacteriana e infiltrado inflamatório agudo consistindo de leucócitos polimorfonucleares nos canais de Havers e osso periférico. Além disso, pode ser observado também tecido conjuntivo inflamado no osso intertrabecular, sequestro ósseo disseminado e bolsas de abscesso.

A progressão da osteomielite relacionada ao implante envolve uma série de organismos causadores virulentos. Estes podem incluir *Streptococcus, Peptococcus* e espécies de *Peptostreptococcus* em geral[128] e *S. anginosus*[130] e *S. intermedius*[134,139] especificamente. A osteomielite também pode exibir grandes áreas de osso ocluído com biofilmes bem desenvolvidos que compreendem organismos microbianos embutidos em uma substância polimérica extracelular com predominância do gênero *Actinomyces*.[140]

O tratamento conservador por si só muitas vezes é insuficiente para promover a cura para a osteomielite crônica.[141,142] A progressão de um osteomielite diagnosticada ou tratada incorretamente

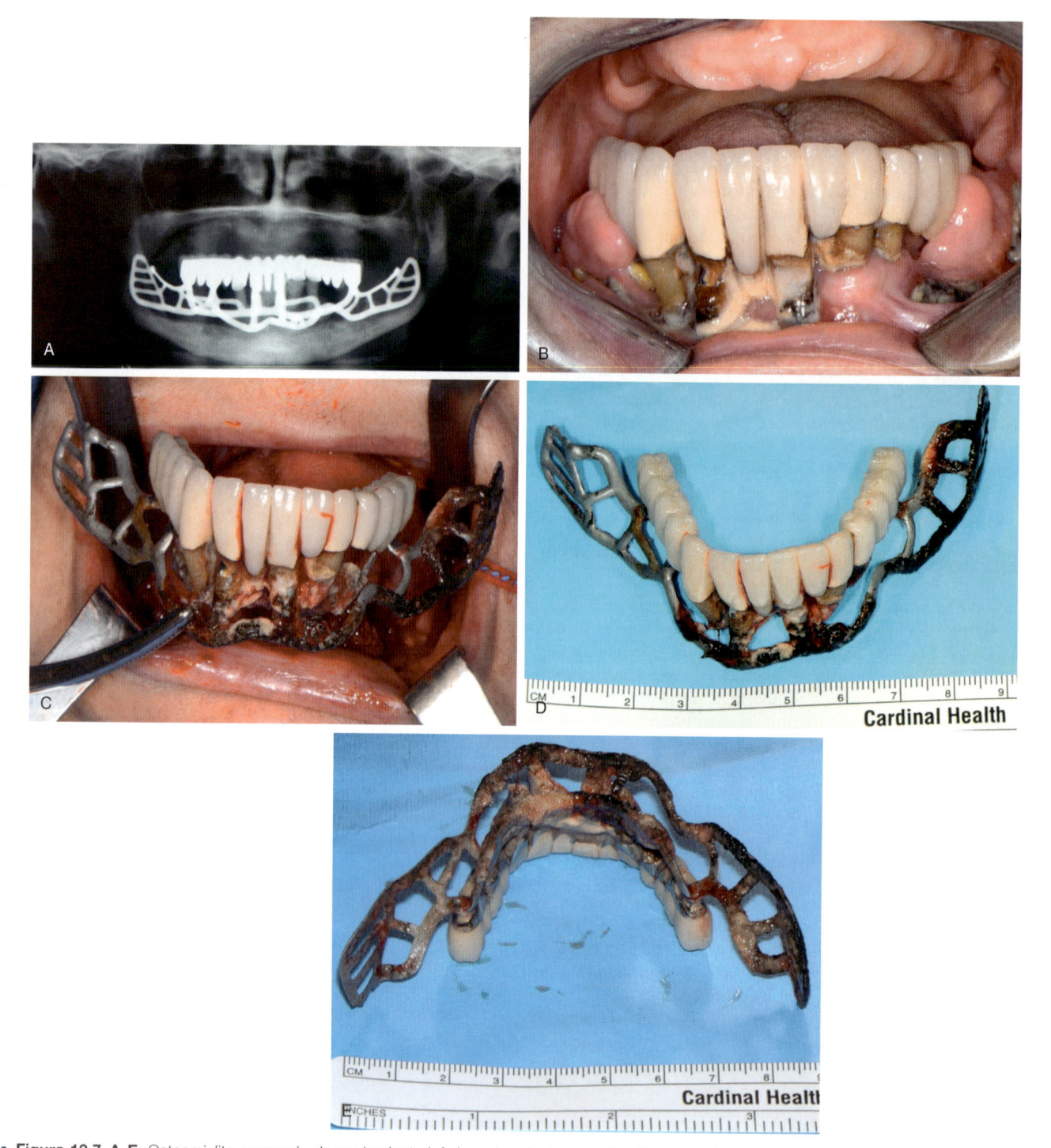

• **Figura 13.7 A-E.** Osteomielite avançada de um implante inferior subperiosteal resultando em perda óssea significativa, mobilidade do implante, infecção crônica e dor. Após a remoção, observe a quantidade de cálculo e camada de debri como evidência de suspeita de biofilme desenvolvido.

pode resultar em complicações graves, como fratura patológica e/ou extensão osteolítica para a borda inferior da mandíbula. Isso geralmente exigirá uma intervenção cirúrgica agressiva que inclui desbridamento da área infectada até que o sangramento ósseo seja visualizado. A condição pode progredir até o ponto em que exigirá mandibulectomia marginal ou ressecção segmentar mandibular. O defeito de continuidade resultante da ressecção também pode exigir uma reconstrução para estabilização com placa de titânio com ou sem procedimentos de reconstrução de tecidos mole e duro.[125]

Osteonecrose das arcadas relacionada com medicamentos

Embora a razão permaneça desconhecida, a literatura atual revela uma baixa taxa de ONRM em pacientes com implantes em uso de medicação antirreabsortiva em comparação com outros procedimentos invasivos, como exodontia.[143-145] Embora o mecanismo no desenvolvimento de ONRM em implantes esteja relacionado a questões mecânicas, como na instalação do implante,[146] um componente microbiano de biofilme foi identificado.[147] Esses casos

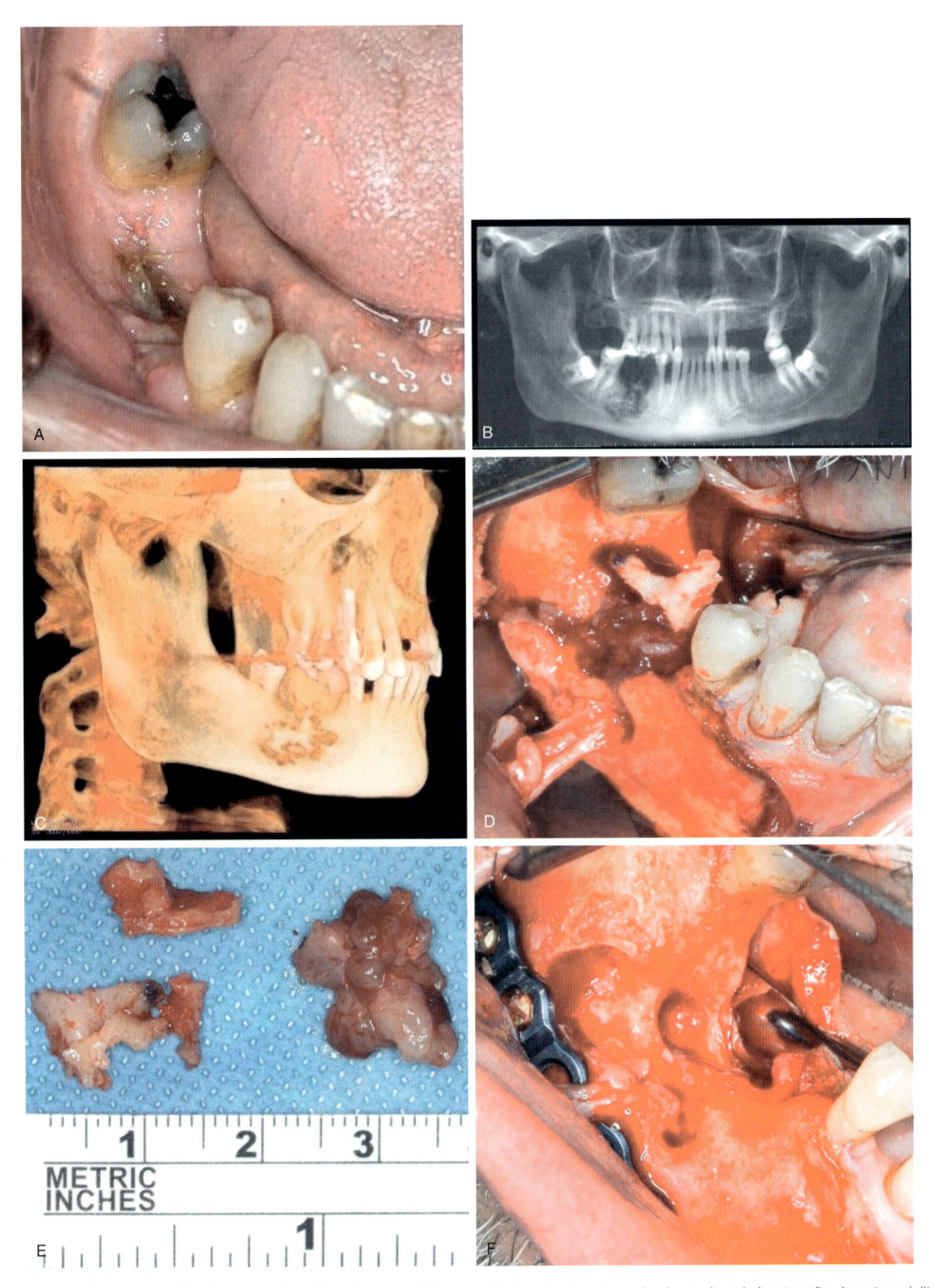

• **Figura 13.8 A-F.** Apresentação clínica e radiográfica da osteomielite mandibular relacionada ao implante dental. A extensão da osteomielite exigiu a colocação de uma placa de fratura mandibular para prevenir uma fratura patológica durante o desbridamento.

demonstraram grandes áreas de osso necrótico ocluído, com biofilmes, que comprometem muitos morfotipos e espécies bacterianas, como *Fusobacterium*, bacilos, *Actinomyces*, estafilococos, estreptococos, *Selenomonas* e treponemas e leveduras (espécies de *Candida*), todos com coagregação observada.[147] Isso representa alguns organismos bacterianos mais diversos, além de organismos fúngicos geralmente não vistos na osteomielite dos arcos dentários,[140] o que pode fornecer uma implicação terapêutica importante, pois os microrganismos presentes no biofilme representam um alvo clínico antibiofilme para esforços de prevenção e tratamento.

Biológico

"Biológicos" são anticorpos monoclonais usados contra alvos específicos no tratamento de doenças autoimunes, como artrite reumatoide, artrite psoriática e colite ulcerativa. Os medicamentos prescritos incluem adalimumabe, infliximabe e certolizumabe. Infecções pós-operatórias graves podem ocorrer quando drogas biológicas que suprimem o sistema imunológico são usadas e são mais apropriadas quando combinadas com outras drogas que também suprimem o sistema imunológico. Indivíduos que vão se submeter a qualquer procedimento cirúrgico de implante, oral ou dentário, devem consultar previamente o seu médico para avaliar os riscos de infecção e a possível necessidade de descontinuação do medicamento em questão.

Doença peri-implantar

Perimucosite e Peri-implantite

A mucosite peri-implantar é caracterizada por inflamação induzida por biofilme localizada na mucosa peri-implantar mole, mas sem evidência de destruição do osso de suporte (Figura 13.9). A progressão da inflamação pode levar à destruição gradual do osso, manifestando-se como peri-implantite. A mucosite peri-implantar e peri-implantite são análogas à gengivite e periodontite dos dentes naturais.[148] A mucosite ocorre em aproximadamente 80% dos pacientes com implantes e em 50% dos implantes. A prevalência de peri-implantite varia supostamente de 28 a 56% entre os pacientes e 12 a 43% entre os implantes.[149] As evidências indicam que a mucosite peri-implantar ocorre em 50 a 90% dos implantes, enquanto 20% de implantes com um tempo de função média de 5 a 11 anos desenvolvem peri-implantite.[149] Patógenos putativos associados à peri-implantite estão presentes em uma abundância relativamente moderada na mucosite peri-implantar, sugerindo que a mucosite peri-implantar é uma fase de transição inicial importante durante o desenvolvimento de peri-implantite.[54] Mucosite peri-implantar e peri-implantite são análogas à gengivite e periodontite de dentes naturais.[148] A literatura atual não garante o desenvolvimento de uma correlação de potenciais iniciadores ou promotores bacterianos de peri-implantite.

A peri-implantite é uma reação inflamatória irreversível nos tecidos peri-implantar moles e duros. Foi demonstrado que o acúmulo de biofilme ao redor dos implantes resulta no desenvolvimento de inflamação peri-implantar. Fatores contribuintes para o desenvolvimento de peri-implantite incluem doença periodontal, tabagismo, excesso de cimento e falta de terapia de suporte.[150] Bactérias periodontopatogênicas que foram implicadas na peri-implantite incluem *P. gingivalis*, *P. intermedia*, *Prevotella nigrescens* e *A. actinomycetemcomitans*.[151,152] A peri-implantite tem mais sintomas clínicos, pois na fase inicial pode apresentar os mesmos sinais da mucosite peri-implantar, mas estes são posteriormente acompanhados pelos próprios sintomas de perda óssea.

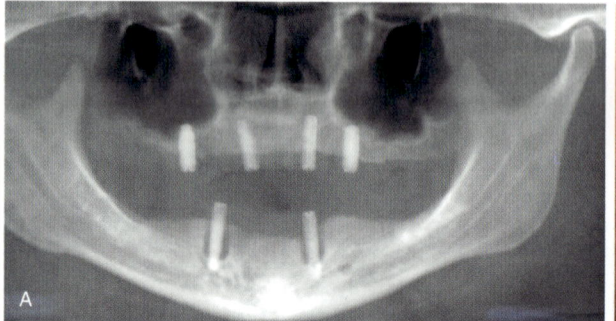

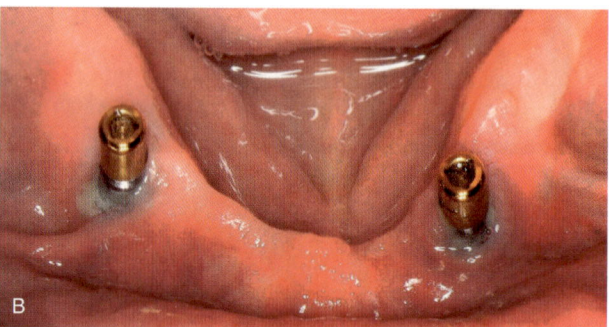

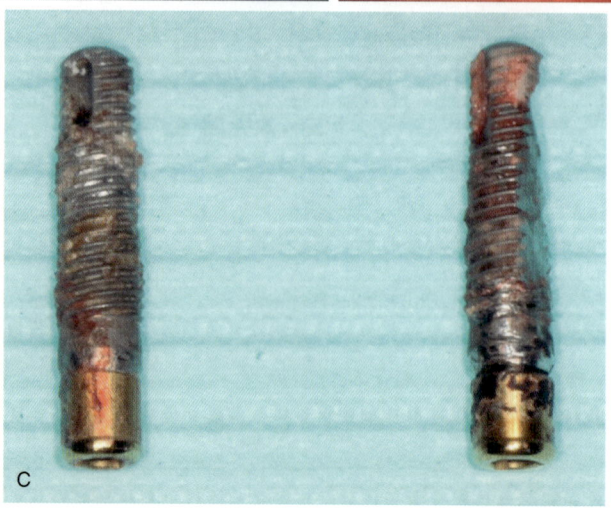

• **Figura 13.9 A** e **B**. Peri-implantite avançada envolvendo dois implantes de sobredentadura. Note a quantidade excessiva de perda óssea peri-implantar. **C.** Embora estáveis, os implantes necessitaram de remoção, em virtude da infecção crônica.

Os sinais mais comuns de peri-implantite são a presença de biofilme (placa bacteriana) e cálculo, edema e vermelhidão dos tecidos peri-implantar, hiperplasia da mucosa peri-implantar com falta de gengiva queratinizada, profundidades de sondagem aumentadas que podem atingir o ápice do implante, sangramento e purulência à sondagem e/ou palpação, destruição óssea vertical em relação a uma bolsa peri-implantar, presença radiológica de reabsorção óssea, mobilidade do implante e, possivelmente, dor.[153]

A falta de tratamento da peri-implantite progride para a perda óssea marginal. Um implante em movimento contínuo e radiolucência peri-implantar indicam que a doença está alcançando seu desfecho, caracterizado pela perda total da interface osso-implante. O exame radiológico é muito importante porque, embora as radiografias mostrem apenas osso nas superfícies mesial e distal do implante, os defeitos ósseos têm uma configuração circular ou em forma de funil; portanto, eles são maiores do que aqueles observados nas radiografias.

Biofilme

A maioria das infecções da cavidade oral é causada por bactérias, fungos e leveduras organizadas em biofilmes. A flora microbiana oral compreende um dos mais diversos biofilmes associados ao homem que é fortemente influenciado pelos estreptococos orais como o principal grupo de colonizadores iniciais. Acredita-se que as espécies de estreptococos orais representem mais de 80% dos primeiros constituintes do biofilme.[154] Sua fixação inicial determina a composição dos colonizadores posteriores no biofilme oral. Biofilmes são uma comunidade complexa, multiespécie e altamente comunicativa de acúmulos em várias camadas de bactérias ou fungos, imersos em uma matriz polimérica extracelular.[155,156] Os biofilmes se formam em uma sequência rápida de eventos e amadurecem em uma comunidade complexa de microrganismos que interagem entre si com propriedades diferentes das que apresentam isoladamente, resultando em uma comunidade mais resistente a agentes antimicrobianos, estresse e defesas do hospedeiro. Isso torna ineficaz o seu tratamento com antibióticos tradicionais e a remoção cirúrgica do tecido doente é necessária.

O estágio inicial da formação do biofilme é a adesão de células microbianas a uma superfície, como implante ou prótese, com uma película salivar adquirida. A película salivar é uma fina película orgânica acelular que se forma em qualquer tipo de superfície ao ser exposta à saliva. O papel da película é diverso, com funções conhecidas por serem altamente influenciadas pelas propriedades físico-químicas de ambos os substratos e o meio ambiente, que incluem proteção, lubrificação, remineralização, hidratação e atuação como barreira de difusão e tampão.[157] O próximo estágio envolve o desenvolvimento de uma ligação irreversível entre as adesinas bacterianas e a superfície da película salivar adquirida, com o grau de aderência dependente da espécie microbiana, do número de células e das propriedades físico-químicas de determinada superfície. IgA secretora, α-amilase e cistatinas foram identificadas como proteínas dominantes na película salivar que fortalecem a aderência às superfícies lisas de titânio e causam uma regulação positiva da atividade metabólica em colonizadores microbianos orais iniciais, como *S. oralis*.[158] Uma vez colonizado, os microrganismos envolvidos começam a produzir uma matriz polissacarídica extracelular.[156] Dentro dessa matriz, o crescimento subsequente em camadas de biofilme depende de muitos fatores, como fluxo salivar, conteúdo de nutrientes, disponibilidade de ferro, pH, osmolaridade, conteúdo de oxigênio, concentração de agentes antibacterianos e temperatura ambiente.[159] À medida que as microcolônias se formam, a maturação do biofilme segue de tal forma que a estrutura e a função dos microrganismos dentro do biofilme podem se assemelhar a organismos multicelulares causados por interações e comunicação entre células, mesmo de espécies diferentes, que funcionam como um consórcio, cooperando de forma relativamente complicada e coordenada.[156] Uma vez estabelecido, o biofilme pode causar um processo patogênico mesmo em locais anatomicamente distantes devido ao deslocamento de fragmentos que contêm agregados de células bacterianas, produção de endotoxina, evasão da resposta imunológica do hospedeiro e formação de nicho para replicação de células bacterianas resistentes a antimicrobianos.

Amostras microbianas obtidas por métodos tradicionais tendem a destruir a estrutura tridimensional do biofilme, resultando em misturas de bactérias de distritos não especificados do biofilme associadas a doenças peri-implantar. Avanços nos métodos de análise microbiana indicam que a doença peri-implantar pode ser vista como uma infecção anaeróbia mista e, na maioria dos casos, a composição da flora é comparável à flora subgengival de periodontite crônica dominada por bactérias gram-negativas, como *P. gingivalis, P. intermedia, B. forsythus* e bactérias gram-positivas, como peptostreptococos ou estafilococos.[61]

A presença de biofilme também afeta os materiais reabilitadores dos implantes. O biofilme pode levar a um coeficiente de atrito e ameaçar o comportamento biomecânico de uma única prótese implantossuportada e levar à falha relacionada à infecção.[160] Efeitos do material reabilitador do implante dentário/propriedades da superfície (como carga superficial, hidrofobicidade, rugosidade, topografia, e química) na adesão bacteriana e formação de biofilme mostraram que superfícies carregadas negativamente, superfícies super-hidrofóbicas, superfícies super-hidrofílicas e rugosidade de superfície em escala nanométrica reduzem a adesão bacteriana. A presença de um hospedeiro contendo uma película adquirida e proteínas derivadas de bactérias representa um grande desafio para o controle da adesão bacteriana e formação de biofilme com base em modificações de superfície. Outros fatores além das propriedades de superfície, como ingestão alimentar e microbioma oral complexo, também afetam a formação de biofilme.

Os biofilmes podem atuar como direcionadores ou promotores da reabsorção óssea mediada por células (osteoclastos) ou induzir a reabsorção óssea por meio de vários mecanismos microbianos. Uma vez estabelecidas, as defesas locais do hospedeiro e os mecanismos de reparo atuam para isolar e erradicar o osso morto por meio de sequestro.[161] Portanto, os biofilmes desempenham um papel importante na patogênese da osteonecrose das arcadas, além de explicar a natureza séptica dessa condição.

Antibióticos profiláticos

A administração de antibióticos sistêmicos pré-operatórios, perioperatórios ou pós-operatórios é geralmente realizada para prevenir a infecção dos implantes. Embora vários regimes profiláticos de antibióticos sistêmicos tenham sido sugeridos para minimizar o fracasso, o papel dos antibióticos na implantodontia permanece controverso. Parece não haver consenso em relação aos antibióticos em associação com a instalação de implantes de rotina, o tipo de regime a ser usado ou a eficácia na prevenção da perda precoce do implante. Além disso, a maioria dos regimes antibióticos usados não está de acordo com as recomendações atuais nos dados publicados.[162,163] A administração sistemática de antibióticos em pacientes que recebem implantes reduz significativamente a falha do implante, mas não há efeitos significativos aparentes dos antibióticos profiláticos sobre a ocorrência de infecções pós-operatórias em pacientes saudáveis recebendo implantes.[164,165]

Referências bibliográficas

1. Gupta A, Dhanraj M, Sivagami G. Status of surface treatment in endosseous implant: a literary overview. *Indian J Dent Res*. 2010;21(3):433–438. https://doi.org/10.4103/0970-9290.70805.
2. Yue C, Zhao B, Ren Y, et al. The implant infection paradox: why do some succeed when others fail? Opinion and discussion paper. *Eur Cell Mater*. 2015;29:303–310.
3. Farnaud SJ, Kosti O, Getting SJ, Renshaw D. Saliva: physiology and diagnostic potential in health and disease. *Sci World J*. 2010;10:434–456. https://doi.org/10.1100/tsw.2010.38.
4. Malamud D, Abrams WR, Barber CA, Weissman D, Rehtanz M, Golub E. Antiviral activities in human saliva. *Adv Dent Res*. 2011;23(1):34–37. https://doi.org/10.1177/0022034511399282.
5. Hanasab H, Jammal D, Oppenheim FG, Helmerhorst EJ. The antifungal activity of human parotid secretion is species-specific. *Med Mycol*. 2011;49(2):218–221. https://doi.org/10.3109/13693786.2010.512299.
6. Young PY, Khadaroo RG. Surgical site infections. *Surg Clin North Am*. 2014;94(6):1245–1264. https://doi.org/10.1016/j.suc.2014.08.008.
7. Han YW, Wang X. Mobile microbiome: oral bacteria in extra-oral infections and inflammation. *J Dent Res*. 2013;92(6):485–491. https://doi.org/10.1177/0022034513487559.
8. Bölükbaşı N, Özdemir T, Öksüz L, Gürler N. Bacteremia following dental implant surgery: preliminary results. *Med Oral Patol Oral Cir Bucal*. 2012;17(1):e69–e75.
9. Herzberg MC. Platelet-streptococcal interactions in endocarditis. *Crit Rev Oral Biol Med*. 1996;7:222–236.
10. Herzberg MC, Meyer MW, Kilic A, Tao L. Host-pathogen interactions in bacterial endocarditis: streptococcal virulence in the host. *Adv Dent Res*. 1997;11:69–74.
11. Matta M, Gousseff M, Monsel F, et al. First case of Streptococcus oligofermentans endocarditis based on sodA gene sequences determined after amplification directly from valvular samples. *J Clin Microbiol*. 2009;47:855–856.
12. Kostic AD, Chun E, Robertson L, et al. Fusobacterium nucleatum potentiates intestinal tumorigenesis and modulates the tumor-immune microenvironment. *Cell Host Microbe*. 2013;14(2):207–215. https://doi.org/10.1016/j.chom.2013.07.007.
13. Shimizu Y, Tsutsumi S, Yasumoto Y, Ito M. Carotid cavernous sinus fistula caused by dental implant-associated infection. *Am J Otolaryngol*. 2012;33(3):352–355. https://doi.org/10.1016/j.amjoto.2011.08.002.
14. Stuzin JM, Baker TJ, Gordon HL. The relationship of the superficial and deep facial fascias: relevance to rhytidectomy and aging. *Plast Reconstr Surg*. 1992;89(3):441–449.
15. Kim HC, Han MH, Moon MH, Kim JH, Kim IO, Chang KH. CT and MR imaging of the buccal space: normal anatomy and abnormalities. *Korean J Radiol*. 2005;6(1):22–30.
16. Tart RP, Kotzur IM, Mancuso AA, Glantz MS, Mukherji SK. CT and MR imaging of the buccal space and buccal space masses. *RadioGraphics*. 1995;15:531–550.
17. Smoker WRK. Oral cavity. In: Som PM, Curtin HD, eds. *Head and Neck Imaging*. 3rd ed. St. Louis: Mosby; 1996:488–544.
18. Schuknecht B, Stergiou G, Graetz K. Masticator space abscess derived from odontogenic infection: imaging manifestation and pathways of extension depicted by CT and MR in 30 patients. *Eur Radiol*. 2008;18(9):1972–1979. https://doi.org/10.1007/s00330-008-0946-5.
19. Khoury JN, Mihailidis S, Ghabriel M, Townsend G. Applied anatomy of the pterygomandibular space: improving the success of inferior alveolar nerve blocks. *Aust Dent J*. 2011;56(2):112–121.
20. Bratton TA, Jackson DC, Nkungula-Howlett T, Williams CW, Bennett CR. Management of complex multi-space odontogenic infections. *J Tenn Dent Assoc*. 2002;82(3):39–47.
21. Lee JY, Kim JN, Kim SH, et al. Anatomical verification and designation of the superficial layer of the temporalis muscle. *Clin Anat*. 2012;25(2):176.
22. Ural A, Imamoğlu M, Umit Işık A., et al. Neck masses confined to the submental space: our experience with 24 cases. *Ear Nose Throat J*. 2011;90(11):538.
23. Potter JK, Herford AS, Ellis 3rd E. Tracheotomy versus endotracheal intubation for airway management in deep neck space infections. *J Oral Maxillofac Surg*. 2002;60(4):349–354.
24. Dzyak WR, Zide MF. Diagnosis and treatment of lateral pharyngeal space infections. *J Oral Maxillofac Surg*. 1984;42(4):243–249.
25. Goodman LJ. Purulent pericarditis. *Curr Treat Options Cardiovasc Med*. 2000;2(4):343–350.
26. Kulik EM, Sandmeier H, Hinni K, Meyer J. Identification of archaeal rDNA from subgingival dental plaque by PCR amplification and sequence analysis. *FEMS Microbiol Lett*. 2001;196:129–133.
27. Aas JA, Paster BJ, Stokes LN, Olsen I, Dewhirst FE. Defining the normal bacterial flora of the oral cavity. *J Clin Microbiol*. 2005;43:5721–5732.
28. Keijser BJ, Zaura E, Huse SM, et al. Pyrosequencing analysis of the oral microflora of healthy adults. *J Dent Res*. 2008;87:1016–1020.
29. Mombelli A. Microbiology of the dental implant. *Adv Dent Res*. 1993;7(2):202–206.
30. Whiley RA, Beighton D. Current classification of the oral streptococci. *Oral Microbiol Immunol*. 1998;13(4):195–216.
31. Facklam R. What happened to the streptococci: overview of taxonomic and nomenclature changes. *Clin Microbiol Rev*. 2002;15:613–630.
32. Burton JP, Wescombe PA, Cadieux PA, Tagg JR. Beneficial microbes for the oral cavity: time to harness the oral streptococci? *Benef Microbes*. 2011;2(2):93–101. https://doi.org/10.3920/BM2011.0002.
33. Delwiche EA, Pestka JJ, Tortorello ML. The veillonellae: gram-negative cocci with a unique physiology. *Annu Rev Microbiol*. 1985;39:175–193.
34. Distler W, Kroncke A. The lactate metabolism of the oral bacterium *Veillonella* from human saliva. *Arch Oral Biol*. 1981;26:657–661.
35. McNab R, Ford SK, El-Sabaeny A, Barbieri B, Cook GS, Lamont RJ. LuxS-based signaling in *Streptococcus gordonii*: autoinducer 2 controls carbohydrate metabolism and biofilm formation with *Porphyromonas gingivalis*. *J Bacteriol*. 2003;185:274–284.
36. Rickard AH, Palmer Jr RJ, Blehert DS, et al. Autoinducer 2: a concentration-dependent signal for mutualistic bacterial biofilm growth. *Mol Microbiol*. 2006;60:1446–1456.
37. Edwards AM, Grossman TJ, Rudney JD. *Fusobacterium nucleatum* transports noninvasive *Streptococcus cristatus* into human epithelial cells. *Infect Immun*. 2006;74:654–662.
38. Brown SA, Whiteley M. A novel exclusion mechanism for carbon resource partitioning in *Aggregatibacter actinomycetemcomitans*. *J Bacteriol*. 2007;189:6407–6414.
39. Sutter VL. Anaerobes as normal oral flora. *Rev Infect Dis*. 1984;6(suppl 1):S62–S66.
40. Park OJ, Yi H, Jeon JH, et al. Pyrosequencing analysis of subgingival microbiota in distinct periodontal conditions. *J Dent Res*. 2015;94(7):921–927. https://doi.org/10.1177/0022034515583531.
41. Nordquist WD. Oral spirochetosis associated with dental implants: important clues to systemic disease. *Int J Clin Implant Dent*. 2009;1(1):32–39.
42. Cui L, Morris A, Ghedin E. The human mycobiome in health and disease. *Genome Med*. 2013;5(7):63. https://doi.org/10.1186/gm467.
43. Darling WM. Co-cultivation of mycobacteria and fungus. *Lancet*. 1976;2:740. 40.
44. Kerr J. Inhibition of fungal growth by *Pseudomonas aeruginosa* and *Pseudomonas cepacia* isolated from patients with cystic fibrosis. *J Infect*. 1994;28:305–310.
45. Matsubara VH, Igai F, Tamaki R, Tortamano Neto P, Nakamae AE, Mori M. Use of silver nanoparticles reduces internal contamination of external hexagon implants by candida albicans. *Braz*

Dent J. 2015;26(5):458–462. https://doi.org/10.1590/0103-644020130087.
46. Trindade LA, de Araújo Oliveira J, de Castro RD, de Oliveira Lima E. Inhibition of adherence of C. albicans to dental implants and cover screws by Cymbopogon nardus essential oil and citronellal. *Clin Oral Investig.* 2015;19(9):2223–2231. https://doi.org/10.1007/s00784-015-1450-3.
47. Lepp PW, Brinig MM, Ouverney CC, Palm K, Armitage GC, Relman DA. Methanogenic Archaea and human periodontal disease. *Proc Natl Acad Sci U S A.* 2004;101(16):6176–6181.
48. Vianna ME, Conrads G, Gomes BP, Horz HP. T-RFLP-based mcrA gene analysis of methanogenic archaea in association with oral infections and evidence of a novel Methanobrevibacter phylotype. *Oral Microbiol Immunol.* 2009;24(5):417–422. https://doi.org/10.1111/j.1399-302X.2009.00539. x.
49. Huynh HT, Nkamga VD, Drancourt M, Aboudharam G. Genetic variants of dental plaque Methanobrevibacter oralis. *Eur J Clin Microbiol Infect Dis.* 2015;34(6):1097–1101. https://doi.org/10.1007/s10096-015-2325-x.
50. Li CL, Liu DL, Jiang YT, et al. Prevalence and molecular diversity of Archaea in subgingival pockets of periodontitis patients. *Oral Microbiol Immunol.* 2009;24(4):343–346. https://doi.org/10.1111/j.1399-302X.2009.00514.x.
51. Bringuier A, Khelaifia S, Richet H, Aboudharam G, Drancourt M. Real-time PCR quantification of Methanobrevibacter oralis in periodontitis. *J Clin Microbiol.* 2013;51(3):993–994. https://doi.org/10.1128/JCM.02863-12.
52. Vianna ME, Holtgraewe S, Seyfarth I, Conrads G, Horz HP. Quantitative analysis of three hydrogenotrophic microbial groups, methanogenic archaea, sulfate-reducing bacteria, and acetogenic bacteria, within plaque biofilms associated with human periodontal disease. *J Bacteriol.* 2008;190(10):3779–3785. https://doi.org/10.1128/JB.01861-07.
53. Faveri M, Gonçalves LF, Feres M, et al. Prevalence and microbiological diversity of Archaea in peri-implantitis subjects by 16S ribosomal RNA clonal analysis. *J Periodontal Res.* 2011;46(3):338–344. https://doi.org/10.1111/j.1600-0765.2011.01347.x.
54. Zheng H, Xu L, Wang Z, et al. Subgingival microbiome in patients with healthy and ailing dental implants. *Sci Rep.* 2015;5:10948. https://doi.org/10.1038/srep10948.
55. Shiono Y, Ishii K, Nagai S, et al. Delayed *Propionibacterium acnes* surgical site infections occur only in the presence of an implant. *Sci Rep.* 2016;6:32758. https://doi.org/10.1038/srep32758.
56. Flanagan D. *Enterococcus faecalis* and dental implants. *J Oral Implantol.* 2017;43(1):8–11. https://doi.org/10.1563/aaid-joi-D-16-00069.
57. Berglundh T, Zitzmann NU, Donati M. Are peri-implantitis lesions different from periodontitis lesions? *J Clin Periodontol.* 2011;38(suppl 11):188–202.
58. Kumar PS, Mason MR, Brooker MR, O'Brien K. Pyrosequencing reveals unique microbial signatures associated with healthy and failing dental implants. *J Clin Periodontol.* 2012;39:425–433.
59. Salvi GE, Aglietta M, Eick S, Sculean A, Lang NP, Ramseier CA. Reversibility of experimental peri-implant mucositis compared with experimental gingivitis in humans. *Clin Oral Implants Res.* 2012;23:182–190.
60. Leonhardt A, Adolfsson B, Lekholm U, Wikstrom M, Dahlen G. A longitudinal microbiological study on osseointegrated titanium implants in partially edentulous patients. *Clin Oral Implants Res.* 1993;4:113–120.
61. Mombelli A, Décaillet F. The characteristics of biofilms in peri-implant disease. *J Clin Periodontol.* 2011;38(suppl 11):203–213. https://doi.org/10.1111/j.1600-051X.2010.01666.x.
62. Rutar A, Lang NP, Buser D, Burgin W, Mombelli A. Retrospective assessment of clinical and microbiological factors affecting peri-implant tissue conditions. *Clin Oral Implants Res.* 2001;12:189–195.
63. Tabanella G, Nowzari H, Slots J. Clinical and microbiological determinants of ailing dental implants. *Clin Implant Dent Relat Res.* 2009;11:24–36.
64. Takanashi K, Kishi M, Okuda K, Ishihara K. Colonization by *Porphyromonas gingivalis* and *Prevotella intermedia* from teeth to osseointegrated implant regions. *Bull Tokyo Dent Coll.* 2004;45:77–85.
65. Christersson LA, Slots J, Rosling BG, Genco RJ. Microbiological and clinical effects of surgical treatment of localized juvenile periodontitis. *J Clin Periodontol.* 1985;12:465–476.
66. Größner-Schreiber B, Teichmann J, Hannig M, Dörfer C, Wenderoth DF, Ott SJ. Modified implant surfaces show different biofilm compositions under in vivo conditions. *Clin Oral Implants Res.* 2009;20(8):817–826. https://doi.org/10.1111/j.1600-0501.2009.01729.x.
67. Yoshinari M, Oda Y, Kato T, Okuda K, Hirayama A. Influence of surface modifications to titanium on oral bacterial adhesion in vitro. *J Biomed Mater Res.* 2000;52(2):388–394.
68. Esposito M, Cannizzaro G, Bozzoli P, Chec-chi L, Ferri V, Landriani S, et al. Effectiveness of prophylactic antibiotics at placement of dental implants: a pragmatic multicentre placebo-controlled randomised clinical trial. *Eur J Oral Implantol.* 2010;3:135–143.
69. Esposito M, Cannizzaro G, Bozzoli P, et al. Efficacy of prophylactic antibiotics for dental implants: a multicentre placebo-controlled randomised clinical trial. *Eur J Oral Implantol.* 2008;1:23–31.
70. Abu-Ta'a M, Quirynen M, Teughels W, van Steenberghe D. Asepsis during periodontal surgery involving oral implants and the usefulness of peri-operative antibiotics: a prospective, randomized, controlled clinical trial. *J Clin Periodontol.* 2008;35:58–63. 25.
71. Quirynen M, De Soete M, van Steenberghe D. Infectious risks for oral implants: a review of the literature. *Clin Oral Impl Res.* 2002;13:1–19.
72. Jensen OT. Dental extraction, immediate placement of dental implants, and immediate function. *Oral Maxillofac Surg Clin North Am.* 2015;27(2):273–282. https://doi.org/10.1016/j.coms.2015.01.008.
73. Aghaloo TL, Mardirosian M, Delgado B. Controversies in implant surgery. *Oral Maxillofac Surg Clin North Am.* 2017;29(4):525–535. https://doi.org/10.1016/j.coms.2017.07.007.
74. Hegde R, Krishna Prasad D, Shetty DV, Shetty M. Immediate placement and restoration of implant in periapical infected site in the maxillary esthetic zone: a case report. *J Indian Prosthodont Soc.* 2014;14(suppl 1):299–302. https://doi.org/10.1007/s13191-014-0357-z.
75. Anitua E, Piñas L, Alkhraisat MH. Long-term outcomes of immediate implant placement into infected sockets in association with immediate loading: a retrospective cohort study. *J Periodontol.* 2016;87(10):1135–1140. https://doi.org/10.1902/jop.2016.160104.
76. Corbella S, Taschieri S, Tsesis I, Del Fabbro M. Postextraction implant in sites with endodontic infection as an alternative to endodontic retreatment: a review of literature. *J Oral Implantol.* 2013;39(3):399–405. https://doi.org/10.1563/AAID-JOI-D-11-00229.
77. Crespi R, Capparè P, Crespi G, Lo Giudice G, Gastaldi G, Gherlone E. Dental implants placed in periodontally infected sites in humans. *Clin Implant Dent Relat Res.* 2017;19(1):131–139. https://doi.org/10.1111/cid.12425.
78. Chrcanovic BR, Martins MD, Wennerberg A. Immediate placement of implants into infected sites: a systematic review. *Clin Implant Dent Relat Res.* 2015;17(suppl 1):e1–e16. https://doi.org/10.1111/cid.12098.
79. Bell CL, Diehl D, Bell BM, Bell RE. The immediate placement of dental implants into extraction sites with periapical lesions: a retrospective chart review. *J Oral Maxillofac Surg.* 2011;69(6):1623–1627. https://doi.org/10.1016/j.joms.2011.01.022.
80. Blus C, Szmukler-Moncler S, Khoury P, Orrù G. Immediate implants placed in infected and noninfected sites after atraumatic tooth extraction and placement with ultrasonic bone surgery. *Clin Implant Dent Relat Res.* 2015;17(suppl 1): e287–e297. https://doi.org/10.1111/cid.12126.
81. Montoya-Salazar V, Castillo-Oyag R, Torres-Sanchez C, Lynch CD, Gutirrez-Perez JL, Torres-Lagares D. Outcome of single

immediate implants placed in post-extraction infected and non-infected sites, restored with cemented crowns: a 3-year prospective study. *J Dent*. 2014;42(6):645–652.
82. Zuffetti F, Capelli M, Galli F, Del Fabbro M, Testori T. Post-extraction implant placement into infected versus non-infected sites: a multicenter retrospective clinical study. *Clin Implant Dent Relat Res*. 2017;19(5):833–840. https://doi.org/10.1111/cid.12523.
83. Waasdorp JA, Evian CI, Mandracchia M. Immediate placement of implants into infected sites: a systematic review of the literature. *J Periodontol*. 2010;81(6):801–808. https://doi.org/10.1902/jop.2010.090706.
84. Meltzer AM. Immediate implant placement and restoration in infected sites. *Int J Periodontics Restorative Dent*. 2012;32(5):e169–e173.
85. Zhao D, Wu Y, Xu C, Zhang F. Immediate dental implant placement into infected vs. non-infected sockets: a meta-analysis. *Clin Oral Implants Res*. 2016;27(10):1290–1296. https://doi.org/10.1111/clr.12739.
86. de Oliveira-Neto OB, Barbosa FT, de Sousa-Rodrigues CF, de Lima FJC. Quality assessment of systematic reviews regarding immediate placement of dental implants into infected sites: an overview. *J Prosthet Dent*. 2017;117(5):601–605. https://doi.org/10.1016/j.prosdent.2016.09.007.
87. Ata-Ali J, Ata-Ali F, Ata-Ali F. Do antibiotics decrease implant failure and postoperative infections? a systematic review and meta-analysis. *Int J Oral Maxillofac Surg*. 2014;43(1):68–74. https://doi.org/10.1016/j.ijom.2013.05.019.
88. Melo RF, Lopes BM, Shibli JA, Marcantonio Junior E, Marcantonio RA, Galli GM. Interleukin-1β and interleukin-6 expression and gene polymorphisms in subjects with peri-implant disease. *Clin Implant Dent Relat Res*. 2012;14:905–914.
89. Chrcanovic BR, Albrektsson T, Wennerberg A. Periodontally compromised vs. periodontally healthy patients and dental implants: a systematic review and meta-analysis. *J Dent*. 2014;42(12):1509–1527. https://doi.org/10.1016/j.jdent.2014.09.013.
90. Lee DW. Periodontitis and dental implant loss. *Evid Based Dent*. 2014;15(2):59–60. https://doi.org/10.1038/sj.ebd.6401031.
91. Mengel R, Schroeder T, Flores-de-Jacoby L. Osseointegrated implants in patients treated for generalized chronic periodontitis and generalized aggressive periodontitis: 3- and 5-year results of a prospective long-term study. *J Periodontol*. 2001;72(8):977–989.
92. Brignardello-Petersen R. Implants placed in patients with a history of aggressive periodontitis had high survival rates and low marginal bone loss. *J Am Dent Assoc*. 2017;148(4):e37. https://doi.org/10.1016/j.adaj.2017.02.023.
93. Theodoridis C, Grigoriadis A, Menexes G, Vouros I. Outcomes of implant therapy in patients with a history of aggressive periodontitis. A systematic review and meta-analysis. *Clin Oral Investig*. 2017;21(2):485–503. https://doi.org/10.1007/s00784-016-2026-6.
94. Mengel R, Behle M, Flores-de-Jacoby L. Osseointegrated implants in subjects treated for generalized aggressive periodontitis: 10-year results of a prospective, long-term cohort study. *J Periodontol*. 2007;78(12):2229–2237.
95. Monje A, Alcoforado G, Padial-Molina M, Suarez F, Lin GH, Wang HL. Generalized aggressive periodontitis as a risk factor for dental implant failure: a systematic review and meta-analysis. *J Periodontol*. 2014;85(10):1398–1407. https://doi.org/10.1902/jop.2014.140135.
96. Ramesh A, Ravi S, Kaarthikeyan G. Comprehensive rehabilitation using dental implants in generalized aggressive periodontitis. *J Indian Soc Periodontol*. 2017;21(2):160–163. https://doi.org/10.4103/jisp.jisp_213_17.
97. Rajan G, Natarajarathinam G, Kumar S, Parthasarathy H. Full mouth rehabilitation with zygomatic implants in patients with generalized aggressive periodontitis: 2-year follow-up of two cases. *J Indian Soc Periodontol*. 2014;18(1):107–111. https://doi.org/10.4103/0972-124X.128262.
98. Rasaeipour S, Siadat H, Rasouli A, Sajedinejadd N, Ghodsi S. Implant rehabilitation in advanced generalized aggressive periodontitis: a case report and literature review. *J Dent (Tehran)*. 2015;12(8):614–620.
99. Kim KK, Sung HM. Outcomes of dental implant treatment in patients with generalized aggressive periodontitis: a systematic review. *J Adv Prosthodont*. 2012;4(4):210–217. https://doi.org/10.4047/jap.2012.4.4.210.
100. Marconcini S, Barone A, Gelpi F, Briguglio F, Covani U. Immediate implant placement in infected sites: a case series. *J Periodontol*. 2013;84(2):196–202. https://doi.org/10.1902/jop.2012.110279.
101. Karoussis IK, Salvi GE, Heitz-Mayfield LJ, Brägger U, Hämmerle CH, Lang NP. Long-term implant prognosis in patients with and without a history of chronic periodontitis: a 10-year prospective cohort study of the ITI dental implant system. *Clin Oral Implants Res*. 2003;14(3):329–339.
102. Schou S, Holmstrup P, Worthington HV, Esposito M. Outcome of implant therapy in patients with previous tooth loss due to periodontitis. *Clin Oral Implants Res*. 2006;17(suppl 2):104–123.
103. Zangrando MS, Damante CA, Sant'Ana AC, Rubo de Rezende ML, Greghi SL, Chambrone L. Long-term evaluation of periodontal parameters and implant outcomes in periodontally compromised patients: a systematic review. *J Periodontol*. 2015;86(2):201–221. https://doi.org/10.1902/jop.2014.140390.
104. Del Fabbro M, Testori T, Francetti L, Taschieri S, Weinstein R. Systematic review of survival rates for immediately loaded dental implants. *Int J Periodontics Restorative Dent*. 2006;26(3):249–263.
105. Gomes JA, Sartori IAM, Able FB, de Oliveira Silva TS, do Nascimento C. Microbiological and clinical outcomes of fixed complete-arch mandibular prostheses supported by immediate implants in individuals with history of chronic periodontitis. *Clin Oral Implants Res*. 2017;28(6):734–741. https://doi.org/10.1111/clr.12871.
106. Alves CC, Correia AR, Neves M. Immediate implants and immediate loading in periodontally compromised patients-a 3-year prospective clinical study. *Int J Periodontics Restorative Dent*. 2010;30(5):447–455.
107. Horwitz J, Machtei EE. Immediate and delayed restoration of dental implants in patients with a history of periodontitis: a prospective evaluation up to 5 years. *Int J Oral Maxillofac Implants*. 2012;27(5):1137–1143.
108. Malo P, Nobre Mde A, Lopes A, Ferro A, Gravito I. Immediate loading of implants placed in patients with untreated periodontal disease: a 5-year prospective cohort study. *Eur J Oral Implantol*. 2014;7(3):295–304.
109. Lang NP, Wet AC. Histologic probe penetration in healthy and inflamed peri-implant tissues. In: Brånemark PI, Zarb GA, Albrektsson T, eds. *Tissue-Integrated Prostheses: Osseointegration in Clinical Dentistry*. Chicago: Quintessence; 1985:211–232.
110. Haanaes HR. Implants and infections with special reference to oral bacteria. *J Clin Periodontol*. 1990;17:516–524.
111. Ribeiro LG, Hashizume LN, Maltz M. The effect of different formulations of chlorhexidine in reducing levels of mutans streptococci in the oral cavity: a systematic review of the literature. *J Dent*. 2007;35:359–370. https://doi.org/10.1016/j.jdent.2007.01.007.
112. Roldan S, Herrera D, Santa-Cruz I, O'Connor A, Gonzalez I, Sanz M. Comparative effects of different chlorhexidine mouth-rinse formulations on volatile sulphur compounds and salivary bacterial counts. *J Clin Periodontol*. 2004;31:1128–1134. https://doi.org/10.1111/j.1600-051X.2004.00621.x.
113. van der Mei HC, White DJ, Atema-Smit J, van de Belt-Gritter E, Busscher HJ. A method to study sustained antimicrobial activity of rinse and dentifrice components on biofilm viability *in vivo*. *J Clin Periodontol*. 2006;33:14–20. https://doi.org/10.1111/j.1600-051X.2005.00859.x.
114. Vitkov L, Hermann A, Krautgartner WD, et al. Chlorhexidine-induced ultrastructural alterations in oral biofilm. *Microsc Res Tech*. 2005;68:85–89. https://doi.org/10.1002/jemt.20238.
115. Gilbert P, Moore LE. Cationic antiseptics: diversity of action under a common epithet. *J Appl Microbiol*. 2005;99:703–715. https://doi.org/10.1111/j.1365-2672.2005.02664.x.

116. Spijkervet FK, van Saene JJ, van Saene HK, Panders AK, Vermey A, Fidler V. Chlorhexidine inactivation by saliva. *Oral Surg Oral Med Oral Pathol.* 1990;69:444–449. https://doi.org/10.1016/0030-4220(90)90377-5.
117. Abouassi T, Hannig C, Mahncke K, et al. Does human saliva decrease the antimicrobial activity of chlorhexidine against oral bacteria? *BMC Research Notes.* 2014;7:711. https://doi.org/10.1186/1756-0500-7-711.
118. Van Steenberghe D. Complete nose coverage to prevent airborne contamination. *Clinical Oral Implants Research.* 1997;8:512–516.
119. Figueiredo R, Camps-Font O, Valmaseda-Castellón E, Gay-Escoda C. Risk factors for postoperative infections after dental implant placement: a case-control study. *J Oral Maxillofac Surg.* 2015;73(12):2312–2318. https://doi.org/10.1016/j.joms.2015.07.025.
120. Mahmood R, Puthussery FJ, Flood T, Shekhar K. Dental implant complications –extra-oral cutaneous fistula. *Br Dent J.* 2013;215(2):69–70. https://doi.org/10.1038/sj.bdj.2013.683.
121. Fujioka M, Oka K, Kitamura R, Yakabe A, Endoh H. Extra-oral fistula caused by a dental implant. *J Oral Implantol.* 2011;37(4):477–479. https://doi.org/10.1563/AAID-JOI-D-09-00008.1.
122. Schlund M, Raoul G, Ferri J, Nicot R. Mandibular osteomyelitis following implant placement. *J Oral Maxillofac Surg.* 2017;75(12):2560.e1–2560.e7. https://doi.org/10.1016/j.joms.2017.07.169.
123. Shnaiderman-Shapiro A, Dayan D, Buchner A, Schwartz I, Yahalom R, Vered M. Histopathological spectrum of bone lesions associated with dental implant failure: osteomyelitis and beyond. *Head Neck Pathol.* 2015;9(1):140–146. https://doi.org/10.1007/s12105-014-0538-4.
124. Semel G, Wolff A, Shilo D, Akrish S, Emodi O, Rachmiel A. Mandibular osteomyelitis associated with dental implants. A case series. *Eur J Oral Implantol.* 2016;9(4):435–442.
125. Yahalom R, Ghantous Y, Peretz A, Abu-Elnaaj I. The possible role of dental implants in the etiology and prognosis of osteomyelitis: a retrospective study. *Int J Oral Maxillofac Implants.* 2016;31(5):1100–1109. https://doi.org/10.11607/jomi.4527.
126. Naval L, Molini MS, Herrera G, Naval B. Dental implants and osteomyelitis in a patient with osteopetrosis. *Quintessence Int.* 2014;45(9):765–768. https://doi.org/10.3290/j.qi.a32443.
127. Pigrau C, Almirante B, Rodriguez D, et al. Osteomyelitis of the jaw: resistance to clindamycin in patients with prior antibiotics exposure. *Eur J Clin Microbiol Infect Dis.* 2009;28(4):317–323. https://doi.org/10.1007/s10096-008-0626-z.
128. Kesting MR, Thurmuller P, Ebsen M, Wolff KD. Severe osteomyelitis following immediate placement of a dental implant. *Int J Oral Maxillofac Implants.* 2008;23:137.
129. O'Sullivan D, King P, Jagger D. Osteomyelitis and pathological mandibular fracture related to a late implant failure: a clinical report. *J Prosthet Dent.* 2006;95(2):106–110.
130. Chatelain S, Lombardi T, Scolozzi P. Streptococcus anginosus dental implant-related osteomyelitis of the jaws: an insidious and calamitous entity. *J Oral Maxillofac Surg.* 2018; S0278-2391 (18):30032–30036. https://doi.org/10.1016/j.joms.2018.01.010.
131. Baltensperger M. *A Retrospective Analysis of 290 Osteomyelitis Cases Treated in the Past 30 Years at the Department of Cranio-Maxillofacial Surgery Zurich with Special Recognition of the Classification.* Zurich: Med Dissertation; 2003.
132. Hudson JW. Osteomyelitis of the jaws: a 50-year perspective. *J Oral Maxillofac Surg.* 1993;51:1294.
133. Topazian RG. Osteomyelitis of the jaws. In: Topazian RG, Goldberg MH, Hupp JR, eds. *Oral and Maxillofacial Infections.* 4th ed. Philadelphia, PA: WB Saunders; 2002:214–242.
134. Baltensperger M, Eyrich GK. Osteomyelitis of the jaws: Definition and classification. In: Baltensperger M, Eyrich GK, eds. *Osteomyelitis of the Jaws.* Berlin: Springer-Verlag; 2009:5–47.
135. Koorbusch GF, Deatherage JR, Curé JK. How can we diagnose and treat osteomyelitis of the jaws as early as possible? *Oral Maxillofac Surg Clin North Am.* 2011;23(4):557–567. https://doi.org/10.1016/j.coms.2011.07.011.
136. Marx RE. Chronic osteomyelitis of the jaws. *Oral Maxillofac Surg Clin North Am.* 1991;3(2):367–381.
137. Mercuri LG. Acute osteomyelitis of the jaws. *Oral Maxillofac Surg Clin North Am.* 1991;3(2):355–365.
138. Koorbusch GF, Fotos P, Goll KT. Retrospective assessment of osteomyelitis. Etiology, demographics, risk factors, and management in 35 cases. *Oral Surg Oral Med Oral Pathol.* 1992;74(2):149–154.
139. Doll C, Hartwig S, Nack C, Nahles S, Nelson K, Raguse JD. Dramatic course of osteomyelitis in a patient treated with immediately placed dental implants suffering from uncontrolled diabetes: a case report. *Eur J Oral Implantol.* 2015;8(4):405–410.
140. Sedghizadeh PP, Kumar SK, Gorur A, Schaudinn C, Shuler CF, Costerton JW. Microbial biofilms in osteomyelitis of the jaw and osteonecrosis of the jaw secondary to bisphosphonate therapy. *J Am Dent Assoc.* 2009;140(10):1259–1265.
141. Coviello V, Stevens MR. Contemporary concepts in the treatment of chronic osteomyelitis. *Oral Maxillofac Surg Clin North Am.* 2007;19:523.
142. Baur DA, Altay MA, Flores-Hidalgo A, et al. Chronic osteomyelitis of the mandible: Diagnosis and management—an institution's experience over 7 years. *J Oral Maxillofac Surg.* 2015;73:6559.
143. Chadha GK, Ahmadieh A, Kumar S, Sedghizadeh PP. Osseointegration of dental implants and osteonecrosis of the jaw in patients treated with bisphosphonate therapy: a systematic review. *J Oral Implantol.* 2013;39(4):510–520. https://doi.org/10.1563/AAID-JOI-D-11-00234.
144. Kwon TG, Lee CO, Park JW, Choi SY, Rijal G, Shin HI. Osteonecrosis associated with dental implants in patients undergoing bisphosphonate treatment. *Clin Oral Implants Res.* 2014;25(5):632–640. https://doi.org/10.1111/clr.12088.
145. Yuan K, Chen KC, Chan YJ, Tsai CC, Chen HH, Shih CC. Dental implant failure associated with bacterial infection and long-term bisphosphonate usage: a case report. *Implant Dent.* 2012;21(1):3–7. https://doi.org/10.1097/ID.0b013e3182425c62.
146. Pichardo SE, van Merkesteyn JP. Bisphosphonate related osteonecrosis of the jaws: spontaneous or dental origin? *Oral Surg Oral Med Oral Pathol Oral Radiol.* 2013;116(3):287–292. https://doi.org/10.1016/j.oooo.2013.05.005.
147. Sedghizadeh PP, Kumar SK, Gorur A, Schaudinn C, Shuler CF, Costerton JW. Identification of microbial biofilms in osteonecrosis of the jaws secondary to bisphosphonate therapy. *J Oral Maxillofac Surg.* 2008;66(4):767–775. https://doi.org/10.1016/j.joms.2007.11.035.
148. Heitz-Mayfield LJ, Lang NP. Comparative biology of chronic and aggressive periodontitis vs. periimplantitis. *Periodontol 2000.* 2010;53:167–181.
149. Zitzmann NU, Berglundh T. Definition and prevalence of peri-implant diseases. *J Clin Periodontol.* 2008;35(suppl 8):286–291.
150. Renvert S, Quirynen M. Risk indicators for peri-implantitis. A narrative review. *Clin Oral Implants Res.* 2015;26(suppl 11):15–44. https://doi.org/10.1111/clr.12636.
151. Botero JE, González AM, Mercado RA, Olave G, Contreras A. Subgingival microbiota in peri-implant mucosa lesions and adjacent teeth in partially edentulous patients. *J Periodontol.* 2005;76(9):1490–1495.
152. Renvert S, Roos-Jansåker AM, Lindahl C, Renvert H, Rutger Persson G. Infection at titanium implants with or without a clinical diagnosis of inflammation. *Clin Oral Implants Res.* 2007;18(4):509–516.
153. Bowen-Antolín A, Pascua-García MT, Nasimi A. Infections in implantology: from prophylaxis to treatment. *Med Oral Patol Oral Cir Bucal.* 2007;12:e323–e330.
154. Rosan B, Lamont RJ. Dental plaque formation. *Microbes Infect.* 2000;2:1599–1607.
155. Donlan RM, Costerton JW. Biofilms: survival mechanisms of clinically relevant microorganisms. *Clin Microbiol Rev.* 2002;15:167–193.

156. Dufour D, Leung V, Levesque C. Bacterial biofilm: structure, function, and antimicrobial resistance. *Endodontic Topics*. 2010;22(1):2–16. 03.
157. Lindh L, Aroonsang W, Sotres J, Arnebrant T. Salivary pellicles. *Monogr Oral Sci*. 2014;24:30–39. https://doi.org/10.1159/000358782.
158. Dorkhan M, Svensäter G, Davies JR. Salivary pellicles on titanium and their effect on metabolic activity in Streptococcus oralis. *BMC Oral Health*. 2013;13:32. https://doi.org/10.1186/1472-6831-13-32.
159. Davey ME, O'Toole GA. Microbial biofilms: from ecology to molecular genetics. *Microbiol Mol Biol Rev*. 2000;64:847–867.
160. Bordin D, Cavalcanti IM, Jardim Pimentel M, et al. Biofilm and saliva affect the biomechanical behavior of dental implants. *J Biomech*. 2015;48(6):997–1002. https://doi.org/10.1016/j.jbiomech.2015.02.004.
161. Nelson CL, McLaren AC, McLaren SG, et al. Is aseptic loosening truly aseptic? *Clin Orthop Rel Res*. 2005;437:25.
162. Camps-Font O, Viaplana-Gutiérrez M, Mir-Mari J, Figueiredo R, Gay-Escoda C, Valmaseda-Castellón E. Antibiotic prescription for the prevention and treatment of postoperative complications after routine dental implant placement. A cross-sectional study performed in Spain. *J Clin Exp Dent*. 2018;10(3):e264–e270. https://doi.org/10.4317/jced.54637.
163. Deeb GR, Soung GY, Best AM, Laskin DM. Antibiotic prescribing habits of oral and maxillofacial surgeons in conjunction with routine dental implant placement. *J Oral Maxillofac Surg*. 2015;73(10):1926–1931. https://doi.org/10.1016/j.joms.2015.05.024.
164. Chrcanovic BR, Albrektsson T, Wennerberg A. Prophylactic antibiotic regimen and dental implant failure: a meta-analysis. *J Oral Rehabil*. 2014;41(12):941–956. https://doi.org/10.1111/joor.12211.
165. Keenan JR, Veitz-Keenan A. Antibiotic prophylaxis for dental implant placement? *Evid Based Dent*. 2015;16(2):52–53. https://doi.org/10.1038/sj.ebd.6401097.
166. Esposito M, Grusovin MG, Worthington HV. Interventions for replacing missing teeth: antibiotics at dental implant placement to prevent complications. *Cochrane Database Syst Rev*. 2013;(7):CD004152. https://doi.org/10.1002/14651858.CD004152.pub4.

14

Farmacologia em Implantodontia

RANDOLPH R. RESNIK

Atualmente, dados o aumento na demanda e o uso de implantes dentais na odontologia, uma compreensão completa das indicações e do protocolo para o uso de agentes farmacológicos na implantodontia é essencial para o implantodontista. A morbidade das complicações relacionadas aos implantes pode, ocasionalmente, ser significativa; portanto, a escolha da medicação ideal e da dosagem suficiente dos níveis de medicamentos são indicados no pré e pós-operatório. Além disso, o escopo do tratamento com implantes geralmente abrange uma população mais idosa com casos e históricos médicos mais complexos. Como resultado, o tratamento requer maior compreensão do uso de agentes farmacológicos para diminuir a morbidade do implante e possíveis complicações.

Na implantodontia, não existe consenso sobre o protocolo farmacológico com base no estado de saúde do paciente e no tipo de procedimento. Muitos profissionais usam medicamentos empírica ou genericamente em relação a todos os procedimentos com pouca base em fatos e estudos científicos. O autor desenvolveu um protocolo farmacológico com o objetivo de diminuir as complicações e aumentar a taxa de sucesso dos implantes, com ênfase no estado de saúde do paciente e na invasividade do procedimento. Portanto, este capítulo fornecerá ao implantadontista um visão geral da farmacocinética e farmacodinâmica de várias classificações de medicamentos, juntamente com uma compreensão do protocolo de prescrição adequado usado em implantodontia atualmente, no que diz respeito às diferentes características do paciente e do procedimento.

Antimicrobianos

Uma complicação importante a prevenir após a cirurgia de implante é a infecção. Episódios infecciosos podem levar a uma série de problemas, incluindo dor, edema, perda óssea e possível falha do implante. Devido ao risco de morbidade resultante de infecções, a terapia antimicrobiana é um componente essencial do protocolo cirúrgico. Embora os efeitos adversos estejam associados à terapia com antibióticos, geralmente eles são leves e pouco frequentes. A maioria dos antimicrobianos usados em implantodontia consiste em antibióticos (locais e sistêmicos) e bochechos antimicrobianos (gliconato de clorexidina a 0,12%).

Antibióticos

O uso e compreensão dos vários regimes de antibióticos disponíveis em implantodontia são benéficos para o sucesso inicial e a manutenção a longo prazo do tratamento com implantes. A terapia antibiótica em implantodontia pode ser classificada como profilática (prevenir a infecção) ou terapêutica (tratar a infecção). O campo da odontologia tem demonstrado prescrever uma quantidade considerável de antibióticos nos EUA (7 a 11%).[1]

Profilaxia antibiótica

Na cirurgia geral, incluindo suas subespecialidades, os princípios da profilaxia antibiótica estão bem estabelecidos. As diretrizes são especificamente relacionadas ao procedimento, ao tipo de antibiótico e ao regime de dosagem.[2,3] O uso de antibióticos profiláticos em odontologia também foi documentado na prevenção de complicações de pacientes em risco de desenvolvimento de endocardite infecciosa e pacientes imunocomprometidos. No entanto, em implantologia não existe consenso sobre o uso e as indicações para antibióticos profiláticos. As desvantagens com o uso de antibióticos incluem custo, desenvolvimento de resistência bacteriana, reações adversas e uma possível técnica cirúrgica negligente resultante.[4-6] Como resultado, a necessidade de profilaxia antibiótica em pacientes saudáveis, o tipo de antibiótico, a dosagem e a duração da cobertura são controversos. Por outro lado, as infecções pós-operatórias da ferida cirúrgica podem ter um impacto significativo no bem-estar do paciente e na sobrevivência do implante ou enxerto ósseo. Casos documentados de possíveis consequências de infecção variam de um aumento de dor e edema até mesmo a morte do paciente. De acordo com Esposito e Hirsch,[7] uma das principais causas da falha do implante é devido à contaminação bacteriana na inserção do implante.

Um inóculo local deve estar presente para que ocorra uma infecção da ferida cirúrgica, para superar as defesas do hospedeiro e permitir o crescimento bacteriano. Esse processo tem muitas variáveis, incluindo vários hospedeiros, tecido local, fatores de virulência sistêmicos e microbianos. A profilaxia antibiótica é apenas um dos componentes dessa cascata complexa; no entanto, a eficácia e o impacto da profilaxia antimicrobiana têm demonstrado ser significativos.[4]

Vários estudos concluíram que existe um benefício no uso de antibióticos no pré-operatório para a implantologia.[8-10] No estudo mais abrangente e controlado até o momento, 33 hospitais formaram o Dental Implant Clinical Research Group e concluíram que o uso dos antibióticos no pré-operatório melhorou significativamente a sobrevida do implante, tanto em estágios iniciais quanto posteriores. Na avaliação de 2.973 implantes, uma diferença significativa foi encontrada com o uso de antibióticos no pré-operatório (4,6% de falha) em comparação com a ausência do uso de antibióticos (10% de falha).[8,9]

O principal objetivo do uso de antibióticos profiláticos é prevenir a infecção durante o período de cicatrização inicial do sítio da ferida cirúrgica, diminuindo assim o risco de complicações infecciosas dos tecidos mole e duro. Embora não haja evidências conclusivas sobre o mecanismo de antibióticos pré-operatórios, ao menos obtém-se um ambiente local muito provavelmente mais asséptico. Um estudo marcante desenvolvido por Burke[11] definiu a base científica para o uso pré-operatório de antibióticos para prevenir a infecção da ferida cirúrgica. Desse trabalho, vários princípios aceitos foram estabelecidos no uso pré-operatório de antibióticos profiláticos.[12]

Princípio 1: o procedimento deve ter um risco significativo para incidência de infecção pós-operatória. Para avaliar o risco de infecção da ferida pós-operatória, o American College of Surgeons (Committee on Control of Surgical Wound Infections) desenvolveu uma classificação de feridas operatórias e risco de infecção. Todos os procedimentos cirúrgicos foram classificados de acordo com quatro níveis de contaminação e taxas de infecção (Boxe 14.1). Dentro dessas classificações, geralmente é aceito que em todos os procedimentos classes 2, 3 e 4 justifica-se o uso de antibióticos profiláticos.[13] Por definição, a cirurgia eletiva de implante dental se enquadra na categoria classe 2 (limpo-contaminado). Os procedimentos cirúrgicos odontológicos e médicos classe 2 demonstraram ter uma taxa de infecção de aproximadamente 10 a 15%. No entanto, com a técnica cirúrgica adequada e profilaxia antibiótica, a taxa de incidência de infecção pode ser reduzida para menos de 1%.[14,15] Em um paciente saudável, o risco de infecção após cirurgia de implante dental é influenciado por numerosos fatores, como tipo e local da cirurgia, habilidade do cirurgião, métodos de manejo intraoperatório, fatores do paciente e técnica asséptica.[14,16] Além disso, fatores de risco adicionais relacionados ao paciente (sistêmicos e locais) que não estão incluídos nessas classificações também foram correlacionados com o aumento da suscetibilidade à infecção. Esses fatores devem ser tratados em referência à avaliação do uso e da duração da profilaxia antibiótica (Boxe 14.2).

Um dos fatores cirúrgicos mais importantes que podem contribuir para a infecção é a técnica asséptica inadequada. Várias rotas de transmissão de bactérias virulentas incluem: (1) contato direto com o sangue do paciente ou outros fluidos corporais; (2) contato indireto com objetos contaminados; (3) contato com a mucosa nasal, sinusal ou oral infectada; e (4) inalação de microrganismos transportados pelo ar. Para evitar essas condições, um ambiente asséptico controlado e bem monitorado deve ser providenciado para os procedimentos cirúrgicos que possuem alto risco de infecção. O local asséptico da cirurgia inclui desinfecção adequada e procedimentos de colocação de campos cirúrgicos no paciente, escovação/limpeza das mãos, aventais (pijamas cirúrgicos) esterilizados usados por todos os membros da equipe cirúrgica e manutenção da esterilidade completa da instrumentação.

Outro fator cirúrgico importante relacionado à infecção pós-operatória é a duração do procedimento cirúrgico. Este fator demonstrou ser o segundo fator de risco mais crítico (depois do fator contaminação da ferida), afetando as taxas de infecção pós-operatória.[17] Em geral, as cirurgias que duram menos de 1 hora têm taxa de infecção de 1,3%, enquanto aquelas com duração de 3 horas aumentam a taxa para mais de 4%.[18-20] Postula-se que a taxa de infecção dobra a cada hora de procedimento.[21] A habilidade e a experiência do cirurgião com a instalação de implantes têm demonstrado ser significativas nas infecções pós-operatórias e no insucesso dos implantes. Um estudo recente mostrou que cirurgiões menos experientes (< 50 implantes instados) têm um aumento de 7,3% nas taxas de falha em comparação com cirurgiões experientes.[9]

Na literatura médica está bem documentado que a inserção de qualquer implante protético ou dispositivo protético aumenta a chance de infecção no local da cirurgia. Um implante dental pode agir como um corpo estranho e, portanto, as defesas do hospedeiro podem ser comprometidas. A superfície do implante demonstrou facilitar a adesão bacteriana, e a presença de um implante pode comprometer as defesas do hospedeiro. Isso pode resultar em uma flora normal com baixo potencial de virulência para causar infecções na interface implante-hospedeiro, que demonstrou ser muito difícil de tratar.[22-24]

A probabilidade de risco de infecção para determinado procedimento é relacionada a fatores locais, sistêmicos e cirúrgicos. A classificação do paciente pela American Society of Anesthesiologists (ASA) pode ser usada como o fator sistêmico e então correlacionada com vários fatores locais e cirúrgicos. Um índice de risco pode então ser modificado da literatura para correlacionar esses fatores às cirurgias de implantes dentais (Tabela 14.1).

Boxe 14.1 Classificações de feridas cirúrgicas com as taxas de infecção associadas.

Classe 1: limpa (< 2%)
- Cirurgia eletiva não traumática; sem inflamação aguda; respiratória, gastrintestinal (GI) e vias biliares não envolvidas

Classe 2: limpa-contaminada (10 a 15%)
- Cirurgia eletiva das vias respiratórias, GI e vias biliares
- Procedimentos de implante dental e de enxerto ósseo

Classe 3: contaminada (20 a 30%)
- Inflamação, secreção espessa do GI e vias biliares, juntamente com as feridas traumáticas recentes

Classe 4: suja/infectada (50%)
- Infecção clínica estabelecida; perfuração do trato respiratório, GI e vias biliares

---

Boxe 14.2 Fatores associados ao risco aumentado de infecção nos procedimentos de implantes dentais.

Fatores Sistêmicos
- Diabetes
- Uso prolongado de corticosteroides
- Tabagismo, uso abusivo de álcool
- Distúrbios sistêmicos imunocomprometidos
- Desnutrição, obesidade
- População idosa
- ASA 3 ou ASA 4

Fatores Locais
- Uso/tipo do material de enxerto (autógeno, alógeno, aloplástico)
- Doença periodontal
- Inflamação tecidual
- Infecções odontogênicas
- Próteses provisórias mal adaptadas
- Deiscência na linha de incisão
- Higiene inadequada

Fatores Cirúrgicos
- Técnica asséptica ruim
- Habilidade/experiência do cirurgião
- Duração aumentada da cirurgia
- Contaminação da ferida durante a cirurgia
- Corpo estranho (implante)

Tabela 14.1	Probabilidade de infecção da ferida de acordo com tipo da ferida, índice de risco e classificação ASA (American Society of Anesthesiologists).		
	Índice de risco		
Classificação operatória	0	1	2
Limpa	1,0%	2,3%	5,4%
Limpa-contaminada	2,1%	4,0%	9,5%

Classificação do índice de risco: 0: ASA 1 ou ASA 2, e sem fatores locais ou cirúrgicos; 1: ASA ≥ 2; pelo menos um dos fatores cirúrgicos ou locais está presente; 2: ASA 2; ambos os fatores, cirúrgicos e locais estão presentes.
ASA: American Society of Anesthesiologists, classificação do estado físico.
Dados de Cruse PJ, Foord R. A 5-year prospective study of 23,649 surgical wounds. *Arch Surg.* 1973;107:206-210.

A probabilidade de infecção da ferida pode então ser correlacionada com o tipo de contaminação da ferida (classes 1 a 4) e o índice de risco. Portanto, uma ferida de classe 2 com índice de risco 2 tem risco maior de complicações, e uma ferida de classe 1 com índice de risco 0 tem o mínimo risco de infecção pós-operatória.[18,25]

Princípio 2: o antibiótico apropriado para o procedimento cirúrgico deve ser selecionado. O antibiótico profilático deve ser eficaz contra as bactérias que têm maior probabilidade de causar uma infecção. Na maioria dos casos, as infecções após a cirurgia são causadas por organismos que se originam no local da cirurgia.[12] A maioria das infecções pós-operatórias é causada por bactérias endógenas, incluindo cocos aeróbios gram-positivos (estreptococos), cocos anaeróbios gram-positivos (peptococos) e bastonetes gram-negativos anaeróbios (bacteroides)[14] (Boxe 14.3).

Embora as infecções orais sejam geralmente mistas, nas quais os anaeróbios superam os aeróbios em uma taxa de 2:1, foi demonstrado que os anaeróbios precisam dos aeróbios para fornecer um ambiente de proliferação.[26] Estudos subsequentes demonstraram que a fase inicial das infecções intraorais envolvem estreptococos que preparam o ambiente para a invasão anaeróbica subsequente.[27,28] Com isso em mente, o antibiótico ideal deve ser eficaz contra esses patógenos.

O segundo fator na seleção do antibiótico correto é usá-lo com o mínimo de efeitos adversos. Esses efeitos podem variar de náuseas leves à reação alérgica extrema.

O fator de seleção final é que o antibiótico deve, idealmente, ser bactericida. O objetivo da profilaxia antibiótica é matar e destruir as bactérias. Os antibióticos bacteriostáticos atuam inibindo o crescimento e a reprodução das bactérias, permitindo assim que as defesas do hospedeiro eliminem as bactérias restantes. No entanto,

Boxe 14.3	Microrganismos mais comumente associados às complicações peri-implantares.

- *Staphylococcus* spp.
- *Actinomyces* spp.
- Bactéria translocadora de superfície
- *Wolinella* spp.
- *Capnocytophaga* spp.
- *Fusobacterium* spp.
- *Entamoeba gingivalis*
- Bastonetes móveis
- Fusiformes
- Espiroquetas
- Bactérias entéricas gram-negativas
- *Candida albicans*

se as defesas do hospedeiro estiverem comprometidas de alguma forma, as bactérias e a infecção podem proliferar. Antibióticos bactericidas são vantajosos em relação aos antibióticos bacteriostáticos, pois: (1) há menos dependência na resistência do hospedeiro, (2) a bactéria pode ser destruída pelo antibiótico, (3) os resultados são mais rápidos do que com os medicamentos bacteriostáticos, e (4) há maior flexibilidade com os intervalos das dosagens.[14]

Princípio 3: uma concentração adequada de tecido do antibiótico deve estar presente no momento da cirurgia. Para que um antibiótico seja eficaz, uma concentração de tecido suficiente deve estar presente no momento da invasão bacteriana. Para cumprrir esse objetivo, o antibiótico deve ser administrado em uma dose que chegará aos níveis plasmáticos, que correspondem três a quatro vezes a concentração inibitória mínima da bactéria esperada.[29] A concentração mínima inibitória é definida como a menor concentração de antibiótico para destruir as bactérias específicas. Normalmente, para atingir esse nível celular, o antibiótico deve ser dado com o dobro da dose terapêutica e pelo menos 1 hora antes da cirurgia.[16] Foi demonstrado que os níveis sanguíneos terapêuticos normais são ineficazes para neutralizar a invasão bacteriana. Se a administração de antibióticos ocorrer após a contaminação bacteriana, nenhuma influência preventiva é observada, em comparação a não tomar antibiótico no pré-operatório.

Princípio 4: uso do antibiótico de menor eficácia. Em um paciente saudável, continuar com antibióticos após a cirurgia muitas vezes não diminui a incidência de infecções da ferida cirúrgica.[3,30,31] Portanto, dependendo do procedimento e do risco de infecção, em alguns pacientes uma única dose de antibióticos geralmente é suficiente. No entanto, para pacientes ou procedimentos com fatores de risco aumentados (ver Boxe 14.2), uma dose prolongada de antibióticos é justificada.[12] Com o alto grau de morbidade associado às infecções de implantes dentais, devem-se avaliar os benefícios *versus* riscos envolvidos para o uso prolongado de antibióticos.

Complicações da profilaxia antibiótica

Com o uso de antibióticos profiláticos para procedimentos com implantes dentais, muitos efeitos colaterais podem se desenvolver. Estima-se que aproximadamente 6 a 7% dos pacientes que estão tomando antibióticos terá algum tipo de evento adverso.[32] A incidência de complicações significativas com o uso de antibióticos profiláticos é mínima; no entanto, uma pequena porcentagem pode ser fatal. Os riscos associados aos antibióticos incluem complicações do trato gastrintestinal (GI), colonização por cepas fúngicas ou de resistência bacteriana, reações cruzadas com outros medicamentos e reações alérgicas.

As reações alérgicas têm ampla variedade de complicações, desde urticária leve a anafilaxia e morte. Estudos têm demonstrado que 1 a 3% da população que recebe penicilina apresentará reações do tipo urticária, com 0,04 a 0,011% apresentando episódios anafiláticos verdadeiros. Dessa pequena porcentagem de reações anafiláticas, 10% serão fatais.[33]

Uma complicação incomum, mas crescente na população em geral, após o uso de antibióticos, é a colite pseudomembranosa (CPM). Essa condição é causada pela alteração da flora intestinal e colonização por *Clostridium difficile*. O uso de penicilina e clindamicina tem sido significativamente associado com CPM; no entanto, tem sido demonstrado que todos os antibióticos são potenciais agentes causadores dessa condição. Os níveis de risco de colite relacionada aos antibióticos são descritos na Tabela 14.2. O tratamento mais comum para a colite induzida por antibióticos é a vancomicina ou metronidazol.

Tabela 14.2	Riscos para a colite pseudomembranosa induzida por antibióticos.	
Alto	**Médio**	**Baixo**
• Ampicilina	• Penicilina	• Tetraciclinas
• Amoxicilina	• Eritromicina	• Metronidazol
• Cefalosporina	• Quinolonas	• Vancomicina
• Clindamicina		

A preocupação mais recente sobre o uso de antibióticos é o desenvolvimento da resistência bacteriana. Foi observado que o crescimento excessivo da resistência bacteriana começa apenas depois que as bactérias suscetíveis do hospedeiro são mortas, o que geralmente leva pelo menos 3 dias de uso de antibióticos. Portanto, o uso de antibióticos a curto prazo (1 dia) possui pouca influência no crescimento da resistência bacteriana.[14]

Antibióticos usados em implantodontia

Antibióticos Betalactâmicos. Os antibióticos betalactâmicos mais comumente usados em implantodontia são as penicilinas e as cefalosporinas. Esses antibióticos têm estruturas químicas semelhantes, e o mecanismo de ação ocorre pela inibição da síntese da parede celular bacteriana (bactericida) através da interrupção da reticulação entre moléculas peptidoglicanas.

Penicilina V. A penicilina V é um dos antibióticos comuns mais usados em odontologia. É bem absorvida e atinge os picos dos níveis séricos dentro de 30 minutos após a administração, com níveis sanguíneos detectáveis durante 4 horas. A penicilina V é eficaz contra a maioria das espécies de estreptococos e anaeróbios orais. As principais desvantagens da penicilina são a dosagem de 4 vezes/dia e a suscetibilidade à resistência bacteriana.

Amoxicilina. A amoxicilina é um derivado da ampicilina, com a vantagem da absorção superior e uma biodisponibilidade de 70 para 80% com baixíssima toxicidade. Possui excelente difusão em tecidos infectados, e concentrações teciduais adequadas são facilmente alcançadas. A amoxicilina é considerada de amplo espectro e é eficaz contra cocos gram-negativos e bacilos gram-negativos. Esse antibiótico quando comparado com a penicilina V, também tem maior atividade contra estreptococos e anaeróbios orais.

Amoxicilina/ácido clavulânico. Uma combinação de dois antibióticos foi sintetizada para neutralizar a atividade de destruição das betalactamases nas penicilinas pelas bactérias resistentes, como o *Streptococcus aureus*. O ácido clavulânico, um antibiótico betalactâmico, foi adicionado à amoxicilina para formar o Clavulin®. Essa combinação antibiótica tem afinidade por bactérias produtoras de penicilinase. Ela funciona como uma "molécula suicida" que inativa a resistência bacteriana. Como resultado do aumento na prevalência dessas bactérias (especialmente nos seios da face), a combinação amoxicilina/ácido clavulânico está se tornando mais popular em implantologia. Esse antibiótico é usado principalmente em casos em que as bactérias penicilinase são suspeitas (ou conhecidas por cultura) e é prático como um antibiótico pré-operatório para procedimentos de levantamento de seio (Figura 14.1 e Boxe 14.4).

Cefalosporinas. A família das cefalosporinas é designada de acordo com sua geração (gerações 1 a 5), com o aumento da geração igualando o aumento da atividade do espectro. A primeira geração (cefalexina) tem cobertura semelhante à amoxicilina (ou seja, cocos gram-positivos com atividade limitada contra gram-negativos patógenos). As cefalosporinas de segunda geração têm maior patógeno gram-negativo e maior cobertura anaeróbia. A terceira geração das cefalosporinas exibe uma atividade gram-negativa ainda maior, com a quarta geração demonstrando eficácia contra a maioria das atividades gram-positivas e negativas. As cefalosporinas de quinta geração têm atividade contra *Staphylococcus aureus* resistente à meticilina.

Uma desvantagem frequentemente discutida é a reatividade cruzada com pacientes alérgicos à penicilina. As cefalosporinas são frequentemente usadas na odontologia como alternativa para o paciente alérgico à penicilina, embora a reatividade cruzada entre essas duas drogas possa ocorrer foram citadas taxas de aproximadamente 8 a 18% de reatividade cruzada com cefalosporinas de primeira geração em pacientes alérgicos à penicilina. O mais recente estudo sobre bactérias gram-positivas e negativas demonstrou que a cefalosporina não deveria ser administrada apenas aos pacientes que tinham tido tipo I (imunoglobulina E: reações de hipersensibilidade imediata). A cefalosporina de primeira geração pode ser administrada se o paciente tem histórico anterior de reação que não era imunoglobulina E mediada (tipos II, III ou IV, ou reações idiopáticas). A cefalosporina da segunda e da terceira geração exibe um espectro mais amplo, menos reatividade cruzada e maior resistência à destruição da betalactamase (Boxe 14.5).[34]

Macrolídeos

Durante anos, o macrolídeo mais comum usado em odontologia foi eritromicina. É ativa contra a maioria dos estreptococos, estafilococos e alguns anaeróbios, e é uma alternativa para pacientes

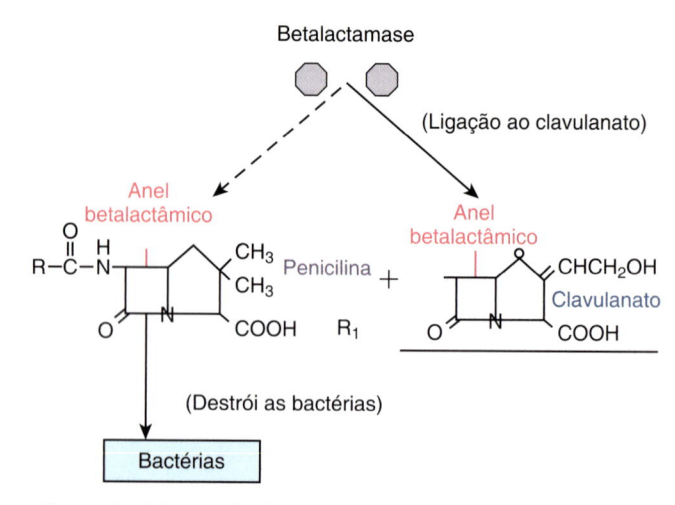

• **Figura 14.1** Inativação de betalactamase pela adição do ácido clavulânico à amoxicilina. Dada a alta afinidade de ligação do ácido clavulânico, a betalactamase será inativada, permitindo que a penicilina destrua as bactérias.

Boxe 14.4	Antibióticos penicilina comuns.
Nome genérico	
Amoxicilina	
Ampicilina	
Bacampicilina	
Carbenicilina	
Cloxacilina	
Dicloxacilina	
Flucloxacilina	
Mezlocilina	
Nafcilina	
Oxacilina	
Penicilina G	
Penicilina V	
Ticarcilina	

Boxe 14.5 Antibióticos cefalosporina comuns.

Nome genérico

Primeira geração
- Cefadroxila
- Cefalexina
- Cefalotina
- Cefapirina
- Cefazolina

Segunda geração
- Cefaclor
- Cefprozila (cefproxila)
- Cefuroxima

Terceira geração
- Cefdinir
- Cefixima
- Cefmenoxima
- Cefotaxima
- Cefpodoxima
- Ceftizoxima
- Cefoperazona
- Ceftazidima

Quarta geração
- Cefepima (parenteral)
- Cefpiroma (parenteral)

Quinta geração
- Ceftobiprol (parenteral)
- Ceftarolina (parenteral)

Boxe 14.6 Antibióticos macrolídeos comuns.

Nome genérico	Nome comercial
Azitromicina	Zithromax®
Eritromicina	
Claritromicina	Biaxin®

alérgicos à penicilina. A eritromicina tem a vantagem de excelente absorção e, ao contrário de muitas drogas, é afetada pela presença de comida. É administrada principalmente por via oral e apresenta toxicidade relativamente baixa. No entanto, esse antibiótico tem alta incidência de náuseas e é bacteriostático em vez de bactericida, por isso não é uma escolha de primeira linha para infecções na cavidade oral.

A eritromicina tem uso questionável quando uma infecção grave existir ou quando o paciente está imunocomprometido e requer atividade bactericida. Ainda mais perturbadora é a sua implicação em numerosas interações medicamentosas, incluindo sua propensão em elevar níveis séricos de digoxina, teofilina e carbamazepina. A eritromicina também foi responsável por retardar a conversão de terfenadina, um anti-histamínico não sedativo, ao seu metabólito ativo. Como resultado, as concentrações séricas elevadas do pré-fármaco podem resultar na cardiotoxicidade, apresentando uma forma particular de taquicardia ventricular denominada *torsade de pointes*.

Portanto, dois novos macrolídeos têm se mostrado vantajosos sobre eritromicina (ou seja, claritromicina [Biaxin®] e azitromicina [Zithromax®]). Ao contrário de outros macrolídeos, eles não parecem inibir as isozimas hepáticas do citocromo P450, que são responsáveis pela maior parte das interações medicamentosas inerentes à eritromicina. O Biaxin® tem demonstrado produzir menos náuseas e melhor atividade gram; o Zithromax® parece ser mais eficaz contra *Haemophilus influenzae* (Boxe 14.6).

Clindamicina

O uso de clindamicina é popular para o tratamento de infecções dentais, principalmente por causa de sua atividade contra bactérias anaeróbias. Também é ativa contra bactérias aeróbias, como estreptococos e estafilococos, e tem efeitos superiores contra *Bacteroides fragilis*. A clindamicina (fosfato de cleocina) é fornecida como uma solução aquosa (300 mg/2 mℓ), que às vezes é usada na incorporação do material de enxerto para procedimentos de aumento/levantamento do seio. No entanto, é bacteriostática em concentrações normais e tem alta toxicidade em concentrações maiores. Como resultado, a principal desvantagem da clindamicina é a ocorrência de diarreia em 20 a 30% dos pacientes tratados. Esse antibiótico também tem uma incidência maior de CPM causada pelo *C. difficile*, quando administrado por longos períodos. A CPM ocorre com a maioria dos antibióticos de uso prolongado.

A toxicidade dos antibióticos relacionados à CPM é elevada com a ampicilina, amoxicilina, cefalosporina e clindamicina. A penicilina, a eritromicina e as quinolonas são de risco moderado, e o mais baixo é com a tetraciclina, o metronidazol e a vancomicina. O último grupo é geralmente usado até mesmo para tratar as condições de CPM.

O paciente deve ser informado de que, se houver diarreia ou cólicas abdominais durante ou logo após a antibioticoterapia, o medicamento deve ser interrompido e o médico, notificado. Os medicamentos antidiarreicos devem ser evitados nesses casos, pois dificultam a eliminação fecal do patógeno. Se for necessário continuar o manejo da infecção odontogênica, deve-se realizar uma consulta com o médico do paciente.

Tetraciclinas

A tetraciclina é um antibiótico bacteriostático que inibe a síntese de proteínas. A tetraciclina está disponível desde 1950 e tem amplo espectro de atividade contra estreptococos, estafilococos, anaeróbios orais e bastonetes aeróbios gram-negativos. Como esse antibiótico foi amplamente usado no passado, existe alto grau de resistência bacteriana. A tetraciclina é um complemento atraente para o tratamento da doença gengival e periodontal, com alta biodisponibilidade no sulco gengival. Por tais razões, as tetraciclinas são agentes primários para o tratamento de doenças relacionadas aos implantes e às infecções em torno dos implantes. Sua eficácia para o gerenciamento de infecções infraósseas é questionável, considerando sua inatividade quando quelado com complexos de cálcio. As desvantagens desse antibiótico incluem alta incidência de infecção cruzada por *Candida* spp., e isso pode estar associado a reações de fotossensibilidade. A tetraciclina tem demonstrado ser vantajosa em permitir a reosseointegração resultante de doença peri-implantar. Relatos de caso demonstraram que a aplicação de tetraciclina 50 mg/mℓ por 5 minutos e, em seguida, realização de enxerto ósseo, resultou em crescimento ósseo preenchido nos defeitos peri-implantares.[35]

Fluoroquinolonas

Fluoroquinolonas são antibióticos bactericidas e têm amplo espectro antibacteriano, que pode ser usado por via oral ou parenteral. O ciprofloxacino é uma das quinolonas de primeira geração e é o antibiótico protótipo para essa classificação de antibióticos. As quinolonas mais novas de terceira geração têm sido desenvolvidas com grande atividade contra a resistência bacteriana e bactérias anaeróbias. No entanto, a Food and Drug Administration, dos EUA, colocou advertências sobre essa classe de antibióticos devido ao seu potencial de efeitos colaterais incapacitantes e potencialmente permanentes relacionados a danos no tendão. Portanto, esses antibióticos não são mais usados para tratar problemas relacionados a implantes, a menos que não existam outras opções. Recomenda-se, nessas situações, que o médico realize uma consulta e aprove sua utilização (Boxe 14.7).

Metronidazol

Metronidazol é um antibiótico bactericida usado com mais frequência para infecções anaeróbicas. Como o metronidazol não tem atividade contra bactérias aeróbicas, raramente é usado para infecções mistas, a menos que seja combinado com outro antibiótico. No entanto, ele pode ser associado com penicilina no tratamento de infecções graves. Os pacientes devem ser advertidos sobre não ingerir bebidas alcoólicas durante o uso desse medicamento, pois foram relatadas reações semelhantes ao dissulfiram. Estes consistem em náuseas intensas e cólicas abdominais causadas pela formação de um composto tóxico semelhante ao formaldeído. O metronidazol não deve ser prescrito para pacientes que estão tomando o anticoagulante oral varfarina.

Os antibióticos mais comuns e as dosagens usadas na implantologia oral para profilaxia, enxerto e instalação de implantes, infecção pós-operatória e complicações a longo prazo, estão listados em Tabela 14.3.

Boxe 14.7 — Antibióticos fluoroquinolonas comuns.

Nome genérico

Primeira geração
- Ácido nalidíxico
- Ácido oxolínico

Segunda geração
- Ciprofloxacino
- Norfloxacino
- Ofloxacino

Terceira geração
- Gatifloxacino
- Levofloxacino
- Moxifloxacino
- Temafloxacino

Quarta geração
- Trovafloxacino

Antibióticos profiláticos em implantodontia oral

As infecções pós-operatórias de feridas podem ter um efeito significativo sobre o sucesso dos implantes dentais e os procedimentos de enxerto ósseo. A ocorrência de defesas do hospedeiro ao trauma cirúrgico permite um ambiente propício ao crescimento bacteriano. Esse processo é complexo, com interações entre o hospedeiro, tecidos locais e fatores de virulência sistêmicos e microbianos. Várias medidas tentam minimizar a infecção, modificando os fatores teciduais e do hospedeiro. O uso de antimicrobianos tem se mostrado significativo na redução de infecções pós-operatórias e diminui a taxa de falha do implante.[36-38]

O antibiótico escolhido para a profilaxia deve abranger a bactéria mais conhecida por ser responsável pelo tipo de infecção relacionada ao procedimento cirúrgico. Portanto, os seguintes antibióticos são sugeridos contra patógenos conhecidos por causar infecções pós-operatórias de feridas cirúrgicas em cirurgias de enxertos ósseos ou implantes:

Tabela 14.3 — Antibióticos comumente utilizados na implantodontia.

Nome genérico	Bactericida/ Bacteriostático	TERAPÊUTICA		Dosagem profilática
		Dosagem ideal em adultos	Dosagem máxima em adultos	
Amoxicilina	Bactericida	250 a 500 mg, 3 vezes/dia	4 g/dia	SBE: 2 g/1 h antes Cirúrgico: 1 g, 1 h antes
Amoxicilina/ácido clavulânico	Bactericida	250 a 500 mg, 3 vezes/dia ou 825 mg, 2 vezes/dia	4 g/dia	Cirúrgico: 8235 mg
Cefalexina	Bactericida	250 mg, 4 vezes/dia ou 500 mg, 2 vezes/dia	4 g/dia	SBE: 2 g/1 h antes Cirúrgico: 1 g, 1 h antes
Cefadroxila	Bactericida	500 mg, 2 vezes/dia	4 g/dia	SBE: 2 g/1 h antes Cirúrgico: 1 g, 1 h antes
Azitromicina	Bacteriostático	500 mg imediatamente, 1.000 mg/dia	–	SBE: 500 mg, 1 h antes
Claritromicina	Bacteriostático	250 mg	–	SBE: 500 mg, 1 h antes
Eritromicina	Bacteriostático	250 mg, 4 vezes/dia	4 g/dia	–
Tetraciclina	Bacteriostático	250 mg, 4 vezes/dia	4 g/dia	–
Cloridrato de clindamicina	Bacteriostático	150 a 300 mg, 3 vezes/dia ou 4 vezes/dia	1,8 mg/dia	SBE: 600 mg, 1 h antes Cirúrgico: 600 mg, 1 h antes
Metronidazol	Bactericida	250 mg, 3 vezes/dia ou 4 vezes/dia	4 g/dia	
Levofloxacino	Bactericida	500 mg/dia	500 mg/dia	Cirúrgico: 500 mg
Moxifloxacino	Bactericida	400 mg/dia	400 mg/dia	–
Trimetoprima/ sulfametoxazol	Bacteriostático	160 mg (DS), 2 vezes/dia, 80 mg, 2 vezes/dia	–	–

DS: dupla resistência; SBE: endocardite subaguda bacteriana.
Levofloxacino e moxifloxacino: aprovação médica antes de prescrever.

1. **Amoxicilina** é a droga de escolha usual; no entanto, se o paciente é alérgico à amoxicilina, usar um dos dois antibióticos a seguir.
2. **Cefalexina** (alergia não anafilática à penicilina).
3. **Clindamicina** (alergia anafilática à penicilina).

Para procedimentos de levantamento do seio (p. ex., enxertos sinusais), os seguintes antibióticos são sugeridos:
1. **Amoxicilina/ácido clavulânico**.
2. **Levofloxacino** (se houver histórico de uso recente de antibióticos [em um período de 4 semanas]) ou doxiciclina

Uso terapêutico de antibióticos: infecções pós-operatórias

Foi demonstrado que as infecções pós-operatórias agudas mais comuns ocorrem entre o terceiro e o quarto dia após a cirurgia. Os microrganismos mais comuns associados às complicações pós-operatórias peri-implantares estão listados no Boxe 14.3.

Os sinais locais de infecção são dor, inflamação, sangramento e exsudato no local da cirurgia. Os sinais sistêmicos incluem febre, dor de cabeça, náuseas, dores musculares, vômitos e fraqueza. Quando surgem infecções na ferida cirúrgica, um diagnóstico específico é vantajoso para tratar a complicação. Ao avaliar os vários antibióticos que são possivelmente eficazes contra a bactéria em questão, um antibiótico betalactâmico de amplo espectro é frequentemente o antibiótico de primeira escolha. A duração do tratamento deve incluir a manutenção do antibiótico por 3 dias após a ocorrência de melhora clínica significativa (ou seja, geralmente no quarto dia) e, portanto, por um mínimo de 7 dias.[39]

Antibióticos terapêuticos em implantodontia

O tratamento recomendado para as infecções intraorais associadas ao enxerto ou terapia de implante inclui:
1. **Drenagem cirúrgica**
2. **Antibióticos sistêmicos:**

Amoxicilina (500 mg): dois comprimidos imediatamente, e então um comprimido 3 vezes/dia, por 1 semana ou se houver alergia à penicilina,

Clindamicina (300 mg): dois comprimidos imediatamente, e então um comprimido 3 vezes/dia, por 1 semana

Nota: se nenhuma melhora for observada após 4 dias, uma cultura e um teste de sensibilidade podem ser obtidos para selecionar o antibiótico mais eficaz contra os organismos responsáveis.
3. **Bochecho com gliconato de clorexidina 0,12%** (15 mℓ 2 vezes/dia durante 2 semanas)

Clorexidina

Outro medicamento usado para profilaxia antimicrobiana para a cirurgia de implante é o uso de um enxaguatório bucal, o digliconato de clorexidina a 0,12%. O gliconato de clorexidina é um potente antibacteriano que causa lise por ligação às membranas celulares bacterianas. Possui alta substantividade que lhe permite, em altas concentrações, exibir efeitos bactericidas, causando precipitação do citoplasma bacteriano e morte celular.[40,41] Na cavidade oral, a clorexidina demonstrou uma liberação lenta das superfícies teciduais ao longo de um período de 12 horas.[42,43]

Estudos *in vitro* demonstraram um efeito inibitório da clorexidina em células de cultura de tecido epitelial e no crescimento celular; no entanto, estudos clínicos não demonstraram esse efeito.[44-46] Por outro lado, o uso de clorexidina demonstrou ser um adjuvante eficaz na redução do acúmulo de placa bacteriana (biofilme), melhorando a saúde da mucosa,[46-48] melhorando a cicatrização dos tecidos moles,[49,50] no tratamento da doença periodontal, na prevenção da osteíte alveolar,[51,52] melhorando a cicatrização tecidual após as exodontias[53] e na reversão da peri-implantite,[54] e foi demonstrado não possuir efeito adverso nas superfícies dos implantes.[55]

Ao avaliar o efeito da clorexidina pré-operatória antes da cirurgia de implante, foram demonstradas uma redução significativa no número de complicações infecciosas (2:1) e uma diferença de 6:1 nos insucessos dos implantes, em comparação com o não uso de clorexidina.[56]

Uso de clorexidina na implantodontia

Como consequência de muitos benefícios relatados da clorexidina, esse antisséptico tem sido defendido para muitos usos em implantologia oral (Boxe 14.8).

Diversos

Ácido cítrico

O ácido cítrico foi relatado na literatura para a desintoxicação das superfícies de implantes expostas, resultantes de perda óssea. O ácido cítrico é utilizado para remover a *smear layer*, os lipopolissacarídeos, e expor as fibras colágenas. A desintoxicação resulta na melhoria da formação de coágulos de sangue com maior retenção de fibrina.[57,58] Numerosos artigos avaliaram a eficácia *in vitro* e *in vivo* do ácido cítrico; no entanto, não há um consenso sobre a concentração ideal e a duração da aplicação. Em um estudo com macacos *rhesus*, os implantes foram descontaminados com ácido cítrico com concentração de 40% e houve reosseointegração 40 meses após cirurgia.[59] Na maioria dos protocolos de desintoxicação, o ácido cítrico é usado em concentrações diferentes (10, 20 ou 40%) com uma bolinha de algodão para polir as superfícies expostas (Figura 14.2).

Tratamento da inflamação pós-operatória

O manejo do edema pós-cirúrgico é crucial para o tratamento da dor, controle do edema e incidência de infecção pós-operatória. Na maioria das cirurgias de implante dental, o tecido fica traumatizado, o que resulta em certo grau de reação inflamatória. Ao controlar a extensão da inflamação associada a procedimentos cirúrgicos, o edema, o trismo, a dor e a infecção podem ser reduzidos.

Os mediadores do processo inflamatório incluem a ciclo-oxigenase (COX) e as prostaglandinas, que desempenham um papel significativo no desenvolvimento da inflamação e dor pós-operatória (Figura 14.3). Quando ocorre a manipulação ou dano do tecido, os fosfolipídios são convertidos em ácido araquidônico pela ação da fosfolipase A_2. O ácido araquidônico, que é um aminoácido ácido, é liberado no tecido, que produz prostaglandinas por degradação enzimática das COXs. O resultado final é a formação de leucotrienos, prostaciclinas, prostaglandinas e tromboxano A_2, que são os mediadores de inflamação e dor. Para o tratamento

---

Boxe 14.8 Uso da clorexidina na implantodontia.

Prescrição: gliconato de clorexidina 0,12% (453,6 g)
1. Bochecho pré-cirúrgico do paciente: utilizado no protocolo asséptico antes da cirurgia para redução da carga bacteriana
2. Antisséptico de superfície: degermação intra e extraoral do paciente e das mãos do cirurgião antes da colocação do avental (pijama cirúrgico) e luvas
3. Bochecho pós-operatório: bochechar 2 vezes/dia, até que a linha de incisão cicatrize
4. Manutenção peri-implantar diária
5. Tratamento das infecções pós-operatórias

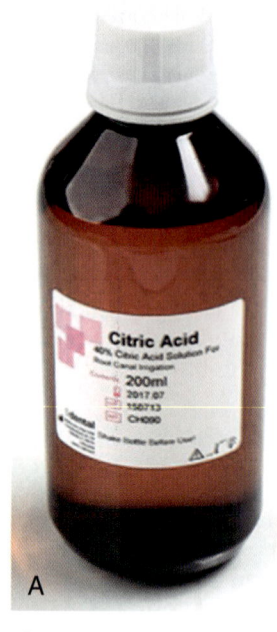

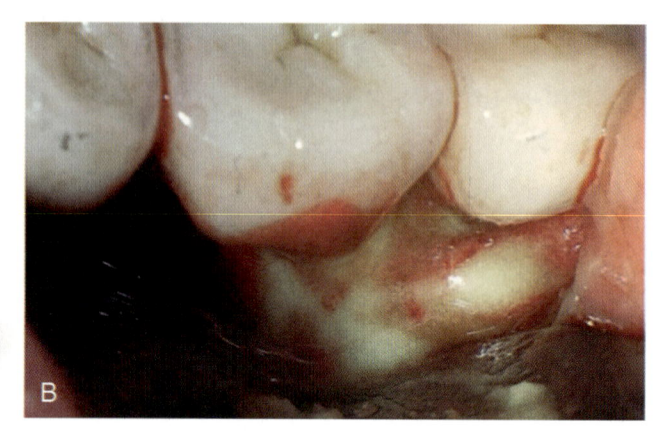

● **Figura 14.2 Ácido cítrico. A.** solução de ácido cítrico 40%. **B.** Ácido cítrico é utilizado para limpar a superfície de implantes antes do enxerto ósseo no tratamento da peri-implantite.

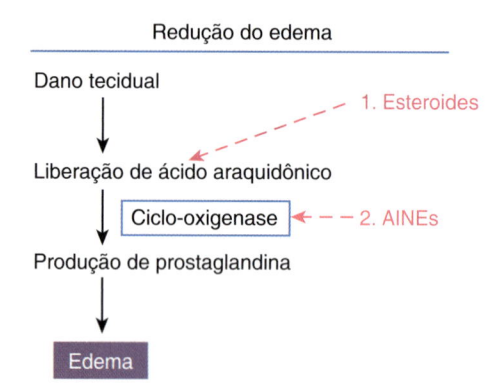

● **Figura 14.3** Mecanismo de ação de drogas anti-inflamatórias não esteroidais (AINEs) e esteroidais na redução da inflamação.

pós-operatório, medicamentos como ibuprofeno (medicamentos anti-inflamatórios não esteroides [AINEs]) e glicocorticosteroides (esteroides) são usados, os quais desempenham parte importante na neutralização dos efeitos negativos desta cascata.

Medicamentos anti-inflamatórios não esteroidais

Os AINEs têm efeito analgésico, bem como efeito anti-inflamatório. Esta classe de drogas reduz a inflamação ao inibir a síntese das prostaglandinas a partir do ácido araquidônico. Portanto, o uso do popular medicamento analgésico ibuprofeno tem efeito anti-inflamatório benéfico secundário. Os AINEs não têm efeito máximo para inflamação; no entanto, doses mais altas para atingir a qualidade anti-inflamatória são acompanhadas por efeitos colaterais graves. Em implantodontia, o uso de ibuprofeno é sugerido como um agente analgésico preventivo, pois tem propriedades anti-inflamatórias nos procedimentos dos tipos 1 a 5.

Glicocorticosteroides

O córtex adrenal (ou suprarrenal), que usa o colesterol como substrato, sintetiza e secreta dois tipos de hormônios esteroidais – os androgênicos e os corticosteroides. Os corticosteroides são classificados por suas ações: (1) glicocorticoides, que têm efeitos no metabolismo dos carboidratos e têm potentes ações anti-inflamatórias; e (2) mineralocorticoides, que possuem qualidades na retenção do sódio. O uso dos glicocorticosteroides sintéticos se tornou popular no manejo pós-operatório da dor e inflamação após procedimentos cirúrgicos orais. Esses glicocorticosteroides sintéticos têm maior potência anti-inflamatória, em comparação aos esteroides naturais com muito pouca retenção de sódio e água. A maioria desses esteroides tem estruturas químicas semelhantes; no entanto, diferem na sua potência por miligramas.[60] Seus efeitos anti-inflamatórios são obtidos alterando a resposta do tecido conjuntivo à lesão, causando assim uma diminuição na hiperemia, o que resulta em menos exsudato e migração celular junto com o infiltrado no local da lesão.[61,62]

Uma ampla variação das preparações de glicocorticosteroides está disponível para administração local, oral e parenteral. Com relação ao cortisol endógeno (hidrocortisona), os glicocorticoides sintéticos têm ação prolongada e são mais potentes. As principais diferenças baseiam-se na classificação como curta duração (< 12 horas), ação intermediária (12 a 36 horas) e ação prolongada (> 36 horas). Um resumo dos glicocorticoides mais comuns é apresentado na Tabela 14.4.[60]

Mecanismo de ação

Os glicocorticoides se ligam aos receptores de glicocorticoides no interior das células e formam um complexo glicocorticoide-GR. Esse complexo altera a síntese do RNA mensageiro a partir da molécula de DNA, afetando assim a produção de diferentes proteínas. Ao suprimir a produção de proteínas envolvidas na inflamação, os glicocorticoides também ativam as lipocortinas, que inibem a ação da fosfolipase A_2. A fosfolipase A_2 é uma enzima-chave envolvida na liberação do ácido araquidônico das membranas celulares.

O ácido araquidônico é um ácido graxo ômega-6 que é incorporado nas membranas celulares. Quando uma célula é danificada, o ácido araquidônico é liberado das membranas celulares e é convertido em prostaglandinas inflamatórias e dolorosas pela

Tabela 14.4 Glicocorticoides sintéticos.

Glicocorticosteroides	Potencial anti-inflamatório	Dose equivalente (mg)	Duração (horas)
Ação curta			
Hidrocortisona	1	20	< 12
Cortisona	0,8	25	< 12
Ação intermediária			
Prednisona	4	5	24 a 36
Prednisolona	4	5	24 a 36
Ação prolongada			
Dexametasona	25	0,75	> 48

enzima ciclo-oxigenase-2 (COX-2). A liberação do ácido araquidônico requer a ativação da enzima fosfolipase A_2. No entanto, as lipocortinas, que causam a inibição da fosfolipase A_2, evitam a liberação de ácido araquidônico, reduzindo assim as quantidades de prostaglandinas inflamatórias.

Supressão adrenal (suprarrenal)

Os glicocorticoides são essenciais para o organismo se adaptar a situações estressantes. A insuficiência suprarrenal pode predispor uma pessoa à incapacidade de responder ao estresse. Supressão adrenal foi mostrada ocorrer após 7 a 10 dias da administração de esteroides. Em situações estressantes, o colapso cardiovascular pode ocorrer e, se não for tratado apropriadamente, pode ser fatal. Como a maioria dos procedimentos com implantes dentais mantém alto nível de estresse, o implantodontista deve ser capaz de avaliar o nível de supressão suprarrenal em pacientes em terapia de reposição de glicocorticoides.

As terapias prolongada e a longo prazo com esteroides causam supressão suprarrenal, e é um fenômeno bem conhecido. A quantidade de supressão ocorre em função da duração do tratamento e da dose administrada. Estudos têm demonstrado que o uso de corticosteroides, a curto prazo, não afeta significativamente o eixo hipotálamo-hipófise-adrenal (HHA) e os níveis normais de cortisol, inicialmente suprimidos, voltam aos níveis normais após 7 dias.[63] A conclusão é de que o eixo HHA, embora alterado pela terapia inicial com dexametasona, é reestabelecido completamente. Além disso, a dimensão do estresse cirúrgico envolvido com os procedimentos cirúrgicos orais parece ser de magnitude insuficiente para superar a supressão HHA do mecanismo de *feedback* negativo causado pela administração de esteroides. Os níveis terapêuticos de esteroides estão presentes em nível celular para prevenir quaisquer manifestações de insuficiência suprarrenal.[64]

Tempo

O uso de esteroides sintéticos deve ser baseado na produção do cortisol esteroide natural (hidrocortisona) no corpo. Normalmente, o cortisol é produzido a partir do colesterol plasmático a uma taxa de 15 a 30 mg/dia.[65] Em situações estressantes (p. ex., infecção, doença, trauma), podem ser secretados até 300 mg de cortisol. As concentrações plasmáticas de cortisol são muito mais altas pela manhã, quando comparadas com o período da tarde. Estudos têm demonstrado que uma dose de dexametasona administrada pela manhã (às 8 h) não altera significativamente o nível de cortisol endógeno circulante. No entanto, a mesma dose ao final da tarde (às 16 h) pode causar supressão completa do ciclo HHA.[66] Essa taxa de secreção é ditada pelo eixo hipófise-adrenal com um ciclo de inibição por *feedback*.[67] Portanto, a administração de glicocorticoides deve idealmente ser administrada no início da manhã, para que a simulação do ritmo diurno normal seja alcançada, minimizando assim a possibilidade de supressão HHA.[68]

Uso de glicocorticoides em implantodontia

Desde o advento dos glicocorticoides em 1942, esses medicamentos têm sido usados clinicamente de duas maneiras: (1) tratamentos terapêuticos de várias doenças inflamatórias e autoimunes, e (2) tratamento profilático da inflamação e da dor associada. Tais medicamentos são usados, também, para uma série de doenças autoimunes. Os glicocorticoides têm sido bem documentados na literatura odontológica, considerados vantajosos na prevenção de complicações pós-operatórias após cirurgia oral traumática,[69] osteotomia sagital intraoral,[70] vestibuloplastia com enxertos de mucosa palatina e redução do edema e dor após procedimentos cirúrgicos orais.[61,62,71,72] Além disso, eles mostraram estar associados à menor necessidade de analgésicos após procedimentos cirúrgicos orais.[73,74] Foi demonstrado que essas drogas possuem a capacidade de serem duradouras e causam efeitos mínimos na cicatrização da ferida, infecção e supressão adrenal, com alteração mínima do sistema nervoso central (SNC).[66]

Anti-inflamatório/Analgésico. O uso de glicocorticoides é um parte integrante no tratamento do edema pós-cirúrgico após procedimentos de implante. A seleção do glicocorticoide sintético ideal para a cirurgia de implante dental deve manter alta potência inflamatória com mínimos efeitos mineralocorticoides. O glicocorticoide que melhor atende aos requisitos é o glicocorticoide de longa duração dexametasona. É imperativo que esse medicamento seja administrado antes da cirurgia para que sejam obtidos os níveis sanguíneos adequados. Além disso, deve ser administrado de manhã, em conjunto com a liberação natural de cortisol. Nesse período, ele interferirá o mínimo no sistema adrenocortical. Como a inflamação geralmente atinge seu pico entre 48 e 72 horas, o regime pós-operatório da dexametasona não deve exceder 3 dias após a cirurgia, a menos que exista comprometimento nervoso. A dose não deve exceder a equivalência de 300 mg de cortisol, com uma dose decrescente no segundo e terceiro dias para reduzir a possibilidade de efeitos colaterais. Essa terapia com glicocorticoides de alta dose e curto prazo tem demonstrado não afetar significativamente o eixo HHA.[64,75,76] Estudos avaliando a eficácia da dexametasona demonstraram resultados positivos na prevenção e no controle da dor pós-operatória e desconforto após a cirurgia de instalação de implante (Boxe 14.9).[77]

Deficiência neurossensorial. O uso de dexametasona tem demonstrado diminuir a morbidade de deficiências neurossensoriais. A dexametasona não apenas reduz a inflamação no local da lesão nervosa, como também melhora a regeneração dos nervos alveolares inferiores cortados e comprimidos.[78]

Boxe 14.9 Uso de glicocorticoides na implantodontia.

Prescrição:
- Dexametasona (comprimidos 0,5 mg, 0,75 mg, 4 mg, e 6 mg)
- Dexametasona injetável (4 mg/mℓ – frasco 30 mℓ)

1. Anti-inflamatório/Analgésico: administrar 4 mg de acordo com o protocolo farmacológico
2. Deficiência neurossensorial: 8 mg por 1 a 3 dias, 4 mg por 4 a 6 dias
NOTA: Também pode ser utilizada a forma injetável para ser aplicada localmente na lesão do nervo (1 a 2 mℓ de 4 mg/mℓ)
3. Náuseas e vômito pós-operatórios: 8 mg para serem administrados em duas doses de 4 mg, intravenoso

Metilprednisolona é uma alternativa ao dexametasona, mas tem potencial anti-inflamatório significativamente menor.

Náuseas e vômitos pós-operatórios. Um benefício adicional significativo da administração de dexametasona são os potentes efeitos antieméticos para o tratamento profilático de náuseas e vômitos pós-operatórios. Este é agora um medicamento aceito para cirurgia ambulatorial em hospital, geralmente administrado em doses de 8 a 10 mg por via intravenosa.[79-81] Ao usar a sedação intravenosa (consciente) para procedimentos de implante dental, observa-se uma eficácia alta na redução da dor e da inflamação, junto com a prevenção de náuseas e vômitos pós-operatórios. Normalmente, uma dose de 8 mg é recomendada, dividida em duas administrações, para reduzir a possibilidade de dor e coceira.

Contraindicação para glicocorticosteroides

As contraindicações para o uso de corticosteroides incluem infecções ativas (virais, bacterianas, fúngicas), tuberculose, herpes simples ocular, glaucoma primário, psicose aguda e diabetes melito. Atenção especial deve ser dada aos pacientes com diabetes, pois os glicocorticoides têm ação anti-insulina que resulta em aumento da glicose sérica e glicosúria.[82] Foi relatado que a dexametasona induz imunossupressão quando prescrita por longos períodos, o que poderia ser uma preocupação na terapia com implantes.[83] No entanto, o uso recomendado em nosso protocolo farmacológico envolve apenas o uso a curto prazo, minimizando assim os riscos para essas complicações indesejadas.

Crioterapia

Um regime terapêutico adicional para ajudar a reduzir a quantidade e duração da inflamação pós-operatória é a aplicação de compressas frias. É relatado que tais compressas na forma de bolsas de gelo ou bolsas de gelo pré-fabricadas, aplicadas extraoralmente ao local cirúrgico, minimizam o edema.[84] Acredita-se que a aplicação de compressas frias cause vasoconstrição dos vasos capilares, portanto reduzindo o fluxo sanguíneo e linfático na região, resultando em menos inflamação.[85] Além disso, com a temperatura mais baixa no local da cirurgia, o metabolismo celular é reduzido. Como resultado, as células na região do trauma consomem menos oxigênio, o que lhes permite sobreviver a um longo período de isquemia. A hipotermia localizada induzirá vasoconstrição e diminuição da microcirculação em mais de 60%, e esses efeitos podem durar até 30 minutos após a cessação. Além disso, existe uma redução da dor como resultado de menos edema, bem como restabelecimento da condução dos nervos motores e sensoriais.[86]

Ao aplicar gelo no local da cirurgia, deve-se ter cuidado para não causar uma necrose térmica do tecido, em virtude de um longo tempo de aplicação. Idealmente, a crioterapia deve ser aplicada por 20 minutos, seguido de 20 minutos de descanso. A justificativa para esse protocolo inclui possível vasodilatação (hiperemia reativa) após a vasoconstrição induzida pela crioterapia inicial. A vasodilatação é uma reação compensatória, também chamada de "resposta de caça", que resulta do fluxo sanguíneo através das anastomoses arteriovenosas.[87] Portanto, para evitar a possibilidade de aumento do edema, é recomendado um protocolo de 20 minutos ativos/20 minutos de descanso (Boxe 14.10).

Tratamento da dor pós-cirúrgica

Tem sido relatado que a dor é inadequadamente tratada em 50% de todos os procedimentos cirúrgicos.[88] Essas experiências dolorosas predispõem o paciente à amplificação de estímulos nocivos (hiperalgesia) e faz com que sensações geralmente indolores sejam experimentadas como dor (alodinia).[89,90] Portanto, pacientes que tiveram experiências dolorosas podem ter uma dor aumentada e a necessidade do uso de analgésico adicional em cirurgias futuras. A meta para o controle da dor, em implantologia oral, é obter níveis analgésicos antes da cessação da anestesia local e um regime analgésico pós-operatório bem administrado, para o conforto do paciente.

Boxe 14.10 — Uso de crioterapia na implantodontia.

Prescrição: Bolsa de gelo[a]

1. Bolsa de gelo (curativo frio) deve ser aplicada extraoralmente sobre o local cirúrgico, por 20 minutos, com descanso de outros 20 min, nas primeiras 24-36 horas.

[a]Deve-se tomar cuidado e limitar a aplicação de gelo por não mais do que 36 horas, pois o uso prolongado pode causar novo edema e destruição celular.

Mecanismo da dor

O mecanismo de estímulos dolorosos é modulado pelo sistema nervoso central e periférico. Estímulos nocivos (dano ao tecido) fazem com que os nociceptores periféricos transmitam sinais ao longo das fibras nervosas localizadas na raiz ganglionar dorsal. Seus axônios fazem sinapse no corno dorsal da medula espinal e, em seguida, caminham ao longo do trato espinotalâmico da medula espinal em direção ao tálamo e ao córtex. Dentro do córtex e do tálamo, o sinais provenientes do dano tecidual formam a interpretação subjetiva da dor.

Com estímulos nocivos repetidos, os nociceptores periféricos tornam-se mais responsivos. A sensibilidade a esses receptores é ainda mais potencializada por fatores teciduais e os mediadores inflamatórios liberados no curso do dano tecidual. Numerosos mediadores inflamatórios estão presentes, incluindo prostaglandinas, cininas, leucotrienos, substância P e histamina. Esses mediadores iniciam e ampliam os impulsos nociceptivos que são transmitidos ao SNC para a percepção da dor.

Os mediadores mais importantes, as prostaglandinas, são extremamente importantes na sensibilização dos neurônios periféricos aos estímulos locais. As prostaglandinas também são sintetizadas na medula espinal e no cérebro, e aumentam a sensibilidade à dor, recrutando neurônios secundários para responder ao estímulo primário.[91]

Um dos analgésicos mais usados, os AINEs, funcionam no local do dano ao tecido e na medula espinal e cérebro para prevenir a formação de prostaglandinas pela inibição de COX. A COX é uma enzima que decompõe o ácido araquidônico para a síntese da prostaglandina. No tecido, existem duas COXs bem identificadas, a COX-1 e a COX-2. As enzimas COX-1 auxiliam a hemostasia (desgranulação e adesão plaquetária), na integridade da mucosa gástrica e na regulação da função renal. As enzimas COX-2 são uma forma induzida cuja síntese é ativada no tecido danificado, o que leva à formação de prostaglandinas pró-inflamatórias que desempenham papel importante na inflamação, dor e febre. Uma COX relativamente nova foi descrita (COX-3), a qual é encontrada no cérebro e acredita-se ser o sítio de ação do paracetamol.[92]

Em contraste com os AINEs, os opioides têm um mecanismo diferente de ação para reduzir a dor. Os opioides agem no SNC ligando-se a receptores específicos (μ-opioides), evitando assim a transmissão do impulso nociceptivo, ao mesmo tempo que ativa as vias inibitórias que descem para a medula espinal. Ao se ligar a esses receptores μ-opioides, a substância P é impedida de ser liberada, evitando estímulos dolorosos.[93]

Protocolos para dor pós-operatória

Em implantodontia, diferentes classificações e mecanismos de supressão da dor podem ser usados. A técnica mais eficaz para diminuir a dor é uma combinação de analgesia preemptiva e um protocolo de tratamento multimodal da dor. Usando um protocolo multimodal de terapia, doses mais baixas de medicação podem ser usadas, o que resulta em menos efeitos colaterais e resultados vantajosos. Portanto, o autor desenvolveu um protocolo de controle da dor que simplifica e padroniza os vários aspectos do alívio da dor (Figura 14.4, Boxe 14.11 e Tabela 14.5).

Analgesia Preemptiva

A analgesia preemptiva é definida como a introdução de um regime analgésico antes do início de estímulos nocivos. Em relação à cirurgia de implante dentário, é vantajoso ter um analgésico adequado nos níveis sanguíneos presentes antes do início da cirurgia. O conceito de analgesia preemptiva é baseado em avanços na pesquisa clínica apoiada em evidências. Recentemente, foi refinado e evoluído para um conceito amplo, de acordo com o qual a incisão cirúrgica por si só não é o gatilho para sensibilização. O objetivo é evitar a sensibilização do sistema nervoso a estímulos subsequentes que possivelmente poderiam amplificar a dor. A cirurgia de implante é ideal para esse tipo de tratamento, pois geralmente é eletiva e o momento dos estímulos nocivos é conhecido.

A manipulação dos tecidos duro e mole, durante os procedimentos de instalação do implante e de enxerto ósseo, predispõe o paciente a dor pós-operatória. A extensão da reflexão do tecido, a quantidade de preparação óssea, fatores inerentes ao paciente e a duração do procedimento cirúrgico afetam a intensidade e a duração da dor pós-operatória. A hiperalgesia é caracterizada por intensas sensações de dor, uma redução do limiar de dor e um aumento supralimiar nos estímulos nocivos. Com a administração de analgésicos antes do dano tecidual, a sensibilidade desses receptores é drasticamente reduzida e pode ser eliminada.[94]

Muitos estudos sobre o medicamento ideal para uso em analgesia preemptiva com ibuprofeno (400 mg), paracetamol (1.000 mg) ou celecoxibe (200 mg) demonstram resultados positivos para a redução da dor pós-operatória[95] (Boxe 14.12).

Medicamentos pós-operatórios

Medicamentos não opioides

Os analgésicos não opioides usados em implantodontia incluem paracetamol, AINEs, inibidores da COX-2 e tramadol (Boxe 14.13).

Paracetamol (acetaminofeno). O modo de ação do paracetamol não é conhecido; no entanto, acredita-se que envolva as vias da prostaglandina dentro do SNC, com pouca influência na

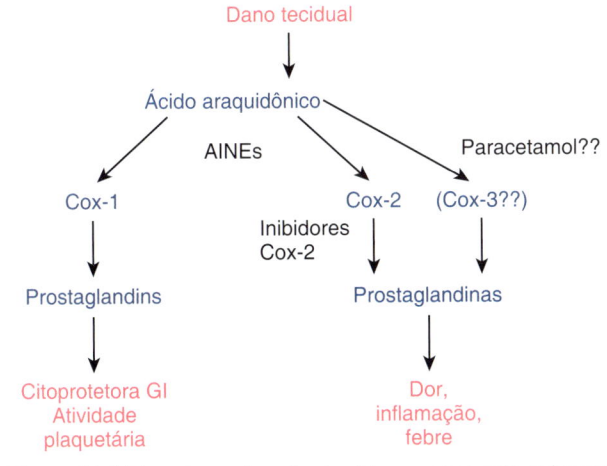

• **Figura 14.4** Mecanismo de ação de várias enzimas ciclo-oxigenases. COX: ciclo-oxigenase; GI: gastrintestinal; AINEs: anti-inflamatórios não esteroidais.

Boxe 14.11 Classificação analgésica em odontologia.

Não opioides
- Drogas anti-inflamatórias não esteroidais
- Paracetamol
- Tramadol
- Inibidores da ciclo-oxigenase-2

Opioides
- Codeína
- Hidrocodona
- Oxicodona
- Meperidina

Adjuvantes
- Glicocorticosteroides
- Anestésicos de longa duração
- Antidepressivos tricíclicos

Tabela 14.5 Medicações analgésicas comuns na implantodontia.

Medicação	Vantagens	Desvantagens
AINEs não seletivos	Baixo custo Venda livre Excelente para alívio da dor Excelente efeito anti-inflamatório	Muita interação medicamentosa Uso limitado em pacientes com problemas gastrintestinais
Paracetamol	Baixo custo Venda livre Bom para alívio da dor	Sem efeito anti-inflamatório
Opioides	Bom a excelente no alívio da dor	Potencial de vício Interação medicamentosa Sem efeito anti-inflamatório
Corticosteroides	Excelente ação anti-inflamatória	Uso restrito em pacientes diabéticos Alteração do eixo hipotálamo-hipófise-adrenal

AINEs: anti-inflamatórios não esteroides

Analgésicos profiláticos
1. Analgesia preemptiva

Analgésicos pós-operatórios
1. Analgésicos não opioides (não narcóticos)
2. Analgésicos opioides (narcóticos)
3. Adjuvantes

Boxe 14.12 Analgésicos preventivos.

Prescrições
- Ibuprofeno (400 mg)
- Paracetamol (1.000 mg)
- Celecoxibe (200 mg)

Administrado 1 hora antes do procedimento.

Boxe 14.13 Analgésicos não opioides.

Prescrições
- Ibuprofeno (400 a 600 mg): 400 mg a cada 4 horas; não exceder 1.200 mg/dia
- Paracetamol (500 mg): 1 g a cada 6 horas; não exceder 4 g/dia
- Celecoxibe (50, 100, 200, 400 mg): 200 mg, 2 vezes/dia, conforme necessário
- Tramadol: 50 a 100 mg dose oral, a cada 4 a 6 horas conforme necessário; não exceder 400 mg/dia
- Ultram: 50 mg tramadol
- Ultracet: 37,5 mg tramadol/1.000 mg paracetamol
- Ultram ER: 100 mg tramadol – liberação estendida 1 vez/dia

síntese periférica da prostaglandina. Foi descrito que a COX-3 é totalmente expressa no cérebro, na medula espinal e no coração. A função primária dessa enzima é regular as respostas à dor e à febre, e tem sido postulada como o local de ação do paracetamol.[96]

O paracetamol é indicado para dor leve a moderada e como uma alternativa segura aos AINEs. Tem excelentes propriedades analgésicas e antipiréticas e não apresenta efeitos colaterais associados com AINEs. Como os AINEs, o paracetamol também tem uma dose máxima (4 g/dia) para efeitos analgésicos. No entanto, ao contrário dos AINEs, o paracetamol é limitado, pois possui mínimas qualidades anti-inflamatórias. O principal efeito colateral é o dano hepático, que está associado com o uso prolongado dessa droga.

Medicamentos anti-inflamatórios não esteroidais. Os AINEs são um dos analgésicos mais usados na implantodontia atualmente. Os ensaios clínicos demonstraram que os AINEs são eficazes em todos os níveis de dor (leve, moderada, intensa).[97,98] O mecanismo de ação dos AINEs ocorre pela inibição da síntese de prostaglandinas do ácido araquidônico. Com a inibição da COX, a conversão de ácido araquidônico aos precursores imediatos das prostaglandinas é prevenida. Com a falta de prostaglandinas no tecido, a hiperalgesia e o edema associados à inflamação aguda são minimizados.[99]

As principais razões pelas quais os AINEs são tão amplamente usados é porque funcionam muito bem como analgésicos e têm efeitos variáveis na inflamação (dependente da droga e da dose). A inflamação e a dor são duas entidades separadas, com doses analgésicas possuindo efeito máximo[100] e as doses anti-inflamatórias não possuindo efeito máximo. Em relação ao efeito analgésico, não há razão para exceder a capacidade analgésica para o tratamento da dor aguda, visto que altas doses não fornecem alívio adicional da dor, ao mesmo tempo que aumentam a probabilidade de efeitos colaterais.

Existem duas classes de AINEs: "não seletivos" (p. ex., ibuprofeno) e "seletivos" (p. ex., celecoxibe). A enzima COX está realmente presente em duas formas diferentes, COX-1 e COX-2. As enzimas COX-1 protegem a mucosa gástrica do ácido que o estômago produz naturalmente e também está envolvida com a agregação plaquetária. As enzimas COX-2 são responsáveis pela produção de prostaglandinas que mediam a dor e a inflamação. O alvo seletivo dos AINEs são apenas as enzimas COX-2 que diminuem a dor e a inflamação enquanto mantêm os fatores de proteção do estômago, assim como não interrompem a função plaquetária. Os efeitos colaterais dos AINEs são numerosos, incluindo distúrbios gastrintestinais (dispepsia, erosões, ulcerações) e efeitos hepáticos, renais e cardíacos.[101] Este grupo de medicamentos é responsável pelo maior número de complicações graves relacionadas a medicamentos, superando todos os outros medicamentos por uma ampla margem.[102] Os vários tipos de AINEs e seus riscos associados são listados na Tabela 14.6.[103] Os AINEs têm muito pouco efeito sobre a agregação plaquetária, pois os tempos de sangramento não são prolongados. Com o uso prolongado de AINEs, foi observada uma interferência com a maioria das classes de anti-hipertensivos. Portanto, se os pacientes tomam AINEs por mais de 5 dias após a cirurgia, a pressão arterial deve ser monitorada. Embora os AINEs tenham inúmeras vantagens, eles podem ter um potencial efeito prejudicial no metabolismo ósseo. Numerosos estudos em animais foram inconclusivos. Alguns demonstraram que os AINEs podem prejudicar a angiogênese e a diferenciação dos precursores de osteoblastos/osteoclastos, especialmente no primeiro mês após a instalação do implante. No entanto, outros estudos não demonstraram diferenças nos resultados a longo prazo.[104]

Ibuprofeno. O ibuprofeno foi introduzido pela primeira vez em 1969, como um novo AINE e desde então tem sido o AINE mais popular. O ibuprofeno é um inibidor COX não seletivo, pois inibe duas isoformas de COX, COX-1 e COX-2. Está disponível com vários nomes comerciais diferentes. O ibuprofeno é usado para tratar dor leve a moderada e provou, em estudos clínicos, reduzir significativamente a dor odontogênica pós-operatória.[106,107] A dose máxima do analgésico é de 400 mg/dose e 1.200 mg/dia;[108] nessas doses, demonstrou ser tão seguro quanto o paracetamol, ao mesmo tempo que alcança melhor analgesia com menos náuseas e cólicas.[109]

Ácido acetilsalicílico (aspirina). O ácido acetilsalicílico foi o primeiro protótipo do AINE. Possui propriedades analgésicas, anti-inflamatórias e antipiréticas. No entanto, em doses analgésicas, seu risco relativo de complicações gastrintestinais é alto. O ácido acetilsalicílico não é uma droga de escolha no tratamento de pacientes cirúrgicos com implantes, devido aos seus efeitos antiplaquetários muito significativos.

Inibidores COX-2. Um tipo adicional de AINE visa especificamente a COX-2. Como esta classe de medicamentos é seletiva para COX-2, o risco de efeitos colaterais ao GI é reduzido. Essas drogas não bloqueiam as enzimas COX-1, que produzem prostaglandinas que protegem o estômago e promovem a coagulação do sangue. Como a COX-1 não é alterada, a possibilidade de úlceras ou aumento do sangramento é reduzida. Recentemente, rofecoxibe e valdecoxibe foram retirados do mercado devido a um possível aumento de infarto do miocárdio e AVC. Atualmente, o celecoxibe 200 mg está disponível nos EUA.

Paracetamol + medicamentos anti-inflamatórios não esteroides (Ibuprofeno). Prescrever paracetamol e AINEs juntos tornou-se popular na prática clínica, com resultados positivos.[110] Embora os AINEs tenham poucas restrições regulatórias, muitos efeitos adversos significativos podem estar presentes em altas

Tabela 14.6 Riscos relativos de medicamentos anti-inflamatórios não esteroides para complicações gastrintestinais.

AINEs	Risco relativo
Nenhum	1
Ibuprofeno	2,1
Cetoprofeno	3,2
Naproxeno	4,3
Indometacina	5,5
Ácido acetilsalicílico	8 a 11
Cetorolaco	24,7

AINEs: anti-inflamatórios não esteroidais.

doses ou por períodos mais longos de tratamento. O paracetamol é seguro e amplamente aceito; no entanto, tem alívio mínimo da dor por si só. Combinando um AINE e paracetamol permitem-se os benefícios de ambos os medicamentos sem aumentar a dose ou o risco. Normalmente, o paracetamol é dado em um regime de dosagem de 1 g a cada 6 horas, e o ibuprofeno em uma dosagem de 400 mg a cada 8 horas. Esse regime de dosagem é vantajoso, pois a dosagem assíncrona demonstrou ser menos eficaz.[111]

Tramadol. O tramadol representa uma classificação única de analgésicos, pois é um análogo sintético da codeína; no entanto, tem afinidade reduzida para receptores opioides, embora tenha ação sobre inibidores da recaptação de 5-hidroxitriptamina-norepinefrina. Portanto, é um analgésico de ação central com duas características: opioide e antidepressivo. Funciona por inibição da recaptação de norepinefrina e serotonina, nas vias da dor no SNC e também por sua afinidade relativamente fraca pelo receptor μ-opioide.[109] O tramadol é um medicamento não controlado e está associado a menos efeitos colaterais semelhantes aos opioides, como dependência, sedação, depressão respiratória e constipação intestinal.[112,113] A eficácia analgésica do tramadol é semelhante à codeína (60 mg) e é indicado para o manejo da dor moderada a moderadamente intensa. Essa droga é uma alternativa analgésica apropriada para o tratamento da dor pós-operatória em pacientes com intolerância gastrintestinal relacionada aos AINEs e opioides. O tramadol demonstrou ser eficaz na redução da dor quando usado em combinação com paracetamol. A combinação tramadol/paracetamol demonstrou excelente eficácia em estudos de dor e é fornecida como uma combinação analgésica contendo 37,5 mg de tramadol e 325 mg de paracetamol.[114,115]

Narcóticos (opioides)

Os narcóticos (opioides) são os principais medicamentos para analgesia de dor moderada a intensa de origem dentária. Eles são analgésicos de ação central que atuam como agonistas nos receptores μ- e κ-opioides. A morfina, que é um opioide de ocorrência natural, é geralmente aceita como o protótipo dos narcóticos. Todos os outros narcóticos são comparados em potência à morfina.

Ao contrário dos analgésicos não opioides, os opioides não têm efeito máximo para analgesia. À medida que a dose aumenta, o efeito analgésico aumenta. No entanto, além de aliviar a dor pela ligação ao receptor μ, podem ocorrer euforia, náuseas, vômito e constipação intestinal. Com doses altas, a sedação e a depressão respiratória são possíveis. Com o uso crônico, a dependência física e psicológica são comuns.

A seção a seguir discute os narcóticos mais usados na implantodontia. Estruturalmente, esses narcóticos são semelhantes à morfina e proporcionam o mesmo grau de alívio da dor e eficácia ilimitada em doses equipotentes.

Codeína. A codeína é um alcaloide natural classificado como um analgésico suave. A codeína tem excelentes propriedades antitússicas; no entanto, está associada a altos graus de náuseas e constipação intestinal. A codeína administrada por via oral tem apenas 60% de biodisponibilidade, o que resulta em apenas 10% sendo desmetilados em morfina. Esses 10% são a única parte responsável pelas propriedades analgésicas, fazendo, portanto, com que 90% não tenham eficácia analgésica. Devido aos efeitos colaterais e à baixa potência em comparação com outros opioides, a codeína não é em geral a primeira escolha de narcóticos usados em implantodontia.

Hidrocodona. O bitartarato de hidrocodona é um analgésico narcótico semissintético e antitussígeno com múltiplas ações qualitativamente semelhantes à codeína. Geralmente é usado como uma combinação analgésica, sendo combinado com paracetamol ou ibuprofeno. Por vários anos, esse narcótico foi o medicamento de prescrição mais frequentemente dispensada nos EUA. A hidrocodona causa dependência, e as reações adversas mais frequentes são tonturas, sedação, náuseas e vômitos.

Oxicodona. A oxicodona é um opioide semissintético com ação analgésica semelhante à morfina. É indicada para dores moderadas a graves, tendo como principais ações analgesia e sedação. Possui excelente biodisponibilidade oral, pois retém metade de sua atividade analgésica quando administrada por via oral. A oxicodona tem os mesmos efeitos adversos da maioria dos opioides, com um potencial aumentado para abuso e dependência. A oxicodona é comercializada como uma combinação narcótica com o paracetamol ou com o ácido acetilsalicílico. Uma oxicodona de liberação lenta foi lançada recentemente, a qual possui alto potencial de abuso.

Meperidina. A meperidina é usada principalmente em hospitais por meio de administração intramuscular. A maioria da meperidina é convertida em normeperidina, que é um metabólito sem propriedade analgésica; no entanto, é um forte estimulante do SNC. Como a meperidina, na forma oral, tem biodisponibilidade oral pobre (25%), maior risco desenvolve-se com o acúmulo de normeperidina. Como resultado, a meperidina é má escolha para um opioide administrado por via oral.

Terapia analgésica combinada para dor pós-operatória

Uma estratégia de controle da dor usando múltiplos analgésicos com diferentes mecanismos de ação é denominada *terapia analgésica combinada*. O objetivo de combinar diferentes tipos de analgésicos é aumentar o efeito analgésico enquanto diminui os possíveis efeitos colaterais. Quando vários medicamentos são usados em combinação, os efeitos aditivos e sinérgicos permitem o uso de doses menores de cada medicamento individual.

Com a terapia combinada, o paracetamol ou os AINEs são usados com um opioide. Por causa dos efeitos máximos do paracetamol e dos AINEs, aumentos adicionais na dosagem não fornecerão qualquer analgesia; no entanto, eles aumentarão os efeitos colaterais (Tabela 14.7).

Agentes analgésicos em implantologia oral

A seleção de um analgésico ou um regime analgésico para o tratamento da dor pós-cirúrgica é idealmente relacionada à intensidade da dor esperada. Isso pode ser baseado no histórico médico do paciente, no limiar passado de dor, no tipo de procedimento, na extensão da reflexão do tecido e na duração do procedimento. Devido aos vários agentes e às inúmeras opções para o tratamento da dor pós cirurgia de implante, um protocolo de controle da dor foi formulado para auxiliar na administração adequada desses agentes. De acordo com as diretrizes da Organização Mundial da Saúde, o procedimento e o paciente devem ser avaliados e classificados como leves, moderados ou graves.

Dor suave

A dor leve é autolimitada e geralmente será resolvida com doses recomendadas de AINEs.

Dor moderada

A dor moderada envolve dor mais intensa do que dor leve e geralmente não será totalmente resolvida pelos AINEs. A dor esperada vai interferir na função e interromper as atividades diárias do paciente.

Tabela 14.7 Combinação analgésica.

Nome genérico	Dose média para adulto	Esquema
5 mg de codeína/300 mg de paracetamol	1 a 2 comprimidos a cada 4 h	III
15 mg de codeína/300 mg de paracetamol	1 a 2 comprimidos a cada 4 h	III
30 mg codeína/300 mg de paracetamol	1 a 2 comprimidos a cada 4 h	III
60 mg codeína/300 mg de paracetamol	1 comprimido a cada 4 h	III
5 mg de hidrocodona/500 mg de paracetamol	1 a 2 comprimidos a cada 4 a 6 h (máximo: 8 comprimidos/24 h)	III
7,5 mg de hidrocodona/750 mg de paracetamol	1 comprimido a cada 4 a 6 h	III
7,5 mg de hidrocodona/650 mg de paracetamol	1 comprimido a cada 4 a 6 h	III
10 mg de hidrocodona/660 mg de paracetamol	1 comprimido a cada 4 a 6 h	III
10 mg de hidrocodona/650 mg de paracetamol	1 comprimido a cada 4 a 6 h	III
7,5 mg de hidrocodona/200 mg de ibuprofeno	1 a 2 comprimidos a cada 6 h	III
5 mg de oxicodona/325 mg de paracetamol	1 a 2 comprimidos a cada 4 a 6 h	II
7,5 mg oxicodona/500 mg de paracetamol	1 a 2 comprimidos a cada 4 a 6 h (máximo: 8 por dia)	II
10 mg oxicodona/650 mg de paracetamol	1 comprimido a cada 4 a 6 h	II
5 mg de oxicodona/400 mg de ibuprofeno	1 comprimido a cada 6 h (máximo: 4 por dia)	II

Dor grave

A dor grave é definida como a dor que interfere com algumas ou todas as atividades cotidianas. O paciente pode ficar confinado na cama, e o tratamento com opioides fortes precisará ser continuado por dias. Terapias com drogas adjuvantes podem ser necessárias para suplementação.

Controle da dor cirúrgica pós-operatória

Atualmente, nos EUA, tem sido relatado um aumento alarmante de mortes por prescrição de opioides. Uma fonte de um número substancial de opioides são as sobras de medicamentos pós-operatórios, que mais tarde são compartilhados entre amigos e familiares. Entre os profissionais que prescrevem opioides, os cirurgiões-dentistas têm demonstrado ser os principais fornecedores desses medicamentos.[116] Portanto, o cirurgião-dentista tem a obrigação de aconselhar os pacientes sobre o uso indevido de opioides e ter cautela nas práticas de prescrição.

O implantodontista é colocado em uma situação desafiadora no que diz respeito ao manejo da dor pós-operatória. Muitos procedimentos realizados são bastante invasivos, o que pode levar à dor intensa no pós-operatório. Identificar pacientes que podem ser suscetíveis a má gestão da dor ou dor aguda não controlada é difícil. Portanto, é vantajoso para o implantodontista ser capaz de avaliar os pacientes e propor planos de controle da dor que minimizarão o risco e maximizarão os benefícios inerentes. Assim, as boas práticas envolvem uma avaliação inicial abrangente, estratégia individualizada de gestão da dor e reavaliação, se necessário.

O objetivo do gerenciamento da dor pós-cirúrgica é otimizar o conforto do paciente por meio de estratégias farmacológicas e comportamentais. A Organização Mundial de Saúde formulou uma "escada" analgésica para o tratamento do controle da dor. O seguinte protocolo descreve três etapas no tratamento da dor aguda (Boxe 14.14):[103]

1. O primeiro passo é maximizar o uso de AINEs (paracetamol, ibuprofeno) para dor leve a moderada.
2. Quando a dor moderada é esperada ou persiste, um opioide (hidrocodona, codeína) deve ser adicionado ao AINE. A dose fixa de opioides com os AINEs fornece analgesia adicional. Medicamentos adjuvantes, como glicocorticoides e crioterapia, são frequentemente sugeridos.

Boxe 14.14 Pirâmide analgésica da Organização Mundial da Saúde.

Modelo conceitual de três passos
1. Não opioide + adjuvante
2. Não opioide + adjuvante + opioide (moderado)
3. Não opioide + adjuvante + opioide (grave)

---

3. A dor moderada a grave que é esperada ou persiste deve ser tratada com o aumento na dosagem de opioides. Medicamentos adjuvantes, como glicocorticoides e crioterapia, são frequentemente sugeridos.

Com as diretrizes da Organização Mundial da Saúde, um protocolo de controle da dor foi formulado para tratamento de procedimentos com base na dor pós-operatória esperada.

Protocolo de controle da dor

Avaliação pré-operatória

1. Uma avaliação completa que inclui um histórico médico e odontológico abrangente: isso deve incluir triagem sobre o uso anterior e atual de opioides, benzodiazepínicos, sedativos-hipnóticos, antidepressivos ou ansiolíticos.
2. Acessar e verificar o Programa de Monitoramento de Prescrição para o uso anterior e atual das categorias de medicamentos anteriores. Essas informações podem ser comparadas com as informações médicas e odontológicas, juntamente com a determinação da extensão da história do paciente sobre o uso crônico de opioides ou medicamentos sedativos. Em alguns casos, pode ser recomendável uma consulta e liberação médica.

Desenvolvimento de um protocolo de controle da dor

Após obter essas informações, o seguinte protocolo de prescrição pode ser seguido:

Etapa (degrau) 1: analgésicos preventivos – uso de ibuprofeno (400 mg), paracetamol (1.000 mg) ou celecoxibe (200 mg) – devem ser tomados 1 hora antes do procedimento.

Etapa (degrau) 2: analgésicos não opioides devem ser usados como a primeira escolha no controle da dor.
a. Os AINEs são usados de maneira ideal porque exibem grande controle da dor junto com efeitos anti-inflamatórios. Evitar AINEs se houver hipersensibilidade conhecida, sangramento gastrintestinal ou histórico de alergia ao ácido acetilsalicílico. Para pacientes em risco de sangramento, um inibidor seletivo de COX-2 (p. ex., celecoxibe) pode ser considerado.
b. Se um efeito analgésico aumentado for necessário, a combinação de um AINE com paracetamol pode ser usada. Evitar paracetamol se houver histórico de doença hepática ou hipersensibilidade ao medicamento.
c. Estratégias de dor multimodal adjuvante devem ser integradas no manejo da dor aguda pós-operatória (p. ex., crioterapia, anestésicos de ação prolongada, glicocorticosteroides).

Etapa (degrau) 3: se um opioide for indicado, os seguintes protocolos devem ser respeitados:
a. Deve ser prescrita a menor dose efetiva de opioides de liberação imediata.
b. A quantidade deve ser proporcional à duração esperada da dor; geralmente isso vai cobrir 3 dias, e é raro uma quantidade exceder 7 dias.
c. Obter autorização médica antes de prescrever medicamentos opioides a qualquer paciente com histórico de uso crônico.

Anestésicos locais

Os anestésicos locais são um componente importante de todos os procedimentos cirúrgicos com implantes dentais. Eles são necessários para realizar a cirurgia sem dor e são eficazes para diminuir o início e a duração da dor. O cirurgião-dentista deve ter conhecimento significativo da farmacocinética dos diferentes anestésicos locais usados em implantodontia. Os anestésicos odontológicos mais usados são as amidas, conhecidas por sua baixa toxicidade e relativa falta de alergenicidade.

Os anestésicos locais evitam a dor pós-operatória, bloqueando a geração e a condução dos potenciais de ação nos neurônios sensitivos. Isso prevenirá que impulsos nociceptivos induzidos cirurgicamente atinjam o SNC causando hiperalgesia pós-operatória mediada centralmente. A Tabela 14.8 fornece a dosagem de anestésico local.

Lidocaína

O composto com o qual a maioria dos outros anestésicos locais é comparada é a lidocaína a 2% com 1:100.000 epinefrina. Esta solução é mais comumente usada em anestesia infiltrativa ou de bloqueio, e é considerada um anestésico de média duração. A lidocaína é fornecida em duas outras formas: com vasoconstritor de alta concentração (1:50.000 epinefrina) e sem vasoconstritor (simples).

Mepivacaína

A mepivacaína é um anestésico muito semelhante à lidocaína em início de ação, duração e toxicidade. A dosagem usual aplicada na odontologia é uma solução a 2% com a adição de 1:20.000 de levonordefrina como vasoconstritor. Esse anestésico local também é feito em solução a 3% (simples), que é usada para procedimentos curtos ou quando um vasoconstritor é contraindicado.

Articaína

A articaína é um novo tipo de anestésico amida que foi aprovado em 2000 pela Food and Drug Administration, para uso nos EUA. A articaína difere estruturalmente de outros anestésicos do grupo amida, permitindo que tenha melhor solubilidade lipídica, o que melhora a permeabilidade das barreiras lipídicas nas membranas nervosas. A articaína também tem uma meia-vida muito curta (20 minutos) em comparação com os outros anestésicos do grupo amida. Essa meia-vida mais curta ocorre porque ela é hidrolisada em mais de 90% pelas esterases plasmáticas, e não pelo fígado, tal qual ocorre com as outras amidas. Como resultado, a articaína é menos preocupante em indivíduos com insuficiência hepática e é um medicamento mais seguro para reinjeções em procedimentos de maior duração.

Anestésicos de ação prolongada

Foi demonstrado que a dor dentária pós-operatória atinge sua intensidade máxima durante as primeiras 12 horas pós-operatórias.[117] Ao comparar analgesia (redução da sensação de dor) com anestesia (eliminação completa do sentimento e sensação de dor), a completa eliminação da dor pode ser benéfica em todo o período pós-operatório imediato. Os anestésicos locais desempenham papel fundamental na experiência da dor pós-operatória pelos pacientes. Se o implantodontista puder manter o paciente confortável durante o período inicial, a dor e o desconforto a curto prazo também serão minimizados. A maior duração da anestesia e diminuição da dor pós-operatória é eficaz na redução da quantidade de analgésicos necessários após a cirurgia.[118]

O anestésico do tipo amida de ação prolongada mais comum é a bupivacaína. Esse anestésico local pode desempenhar um papel vital no controle da dor. Devido à sua farmacocinética única, a bupivacaína foi estudada extensivamente e provou ser segura e muito superior a outros anestésicos locais de ação prolongada. A bupivacaína é um anestésico local do tipo amida que é estruturalmente semelhante à lidocaína e à mepivacaína. É mais potente e menos tóxica do que outros tipos de anestésicos do grupo amida. Devido ao seu alto pKa (8,1), a bupivacaína dura duas a três vezes mais do que lidocaína ou mepivacaína. A concentração de epinefrina da bupivacaína é muito menor (epinefrina 1:200.000) do que o anestésico padrão, limitando assim sua capacidade de afetar a hemostasia.

Tabela 14.8 Informação da dose anestésica local.

Solução anestésica	Dose máxima	pKa	Início (min)	Duração Maxila	Duração Mandíbula	Meia-vida de eliminação (min)
Lidocaína a 2% (epinefrina 1: 100.000)	7 mg/kg	7,9	2 a 4	170	190	90
Mepivacaína a 2% (levonordefrina 1:20.000)	6,6 mg/kg	7,6	2 a 4	130	185	115
Articaína a 4% (epinefrina 1:100.000)	7 mg/kg	7,8	2 a 4	140	270	20
Bupivacaína a 0,5% (epinefrina 1:200.000)	1,3 mg/kg	8,1	5 a 8	340	440	210
Mepivacaína a 3% (sem epinefrina)	6,6 mg/kg	7,6	2 a 4	90	165	115

Dados de Haas DA: An update on local anesthetics in dentistry. *J Can Dent Assoc*. 2002,68:546-551.

Superdosagem do anestésico local

Uma complicação séria, a sobredosagem do anestésico local é uma grande preocupação na implantodontia. Como muitas cirurgias relacionadas a implantes são de longa duração, uma quantidade maior de anestésico é frequentemente administrada. Deve-se ter atenção especial durante a cirurgia de instalação do implante quanto ao número de tubetes e ao tipo de anestésico usado durante um procedimento. A Tabela 14.9 lista os anestésicos e a dose máxima recomendada pelos fabricantes, relacionando o peso do paciente ao número de tubetes. No entanto, o número máximo de tubetes é tempo-dependente. A meia-vida de eliminação não é indicativa da duração da anestesia; contudo, ela pode ser usada como um guia para a administração repetida de anestésicos durante um procedimento demorado. Após uma meia-vida, até 50% da dose permitida pode ser administrada com segurança razoável, se a função hepática estiver normal.

Deve-se ter cuidado especial com o uso combinado de anestésicos locais. Na implantodontia, é comum o uso de dois anestésicos do grupo amida juntos – lidocaína e bupivacaína. Embora seja aceitável, as doses totais não devem exceder as doses máximas recomendadas combinadas. Os cálculos devem levar em consideração a dose total da combinação e se decorreu tempo suficiente para a eliminação da dose inicial.[81] Se ocorrerem reações de toxicidade por anestésico local[119], podem ocorrer excitação do SNC, convulsões, depressão respiratória e parada cardíaca (Boxe 14.15).

A maioria dos anestésicos do grupo amida (exceto a articaína) é metabolizada pelo fígado por um sistema enzimático microssômico. Portanto, especial atenção deve ser dada aos pacientes com função hepática diminuída, especialmente os pacientes idosos (p. ex., alcoolismo crônico, hepatite). Foi demonstrado que a meia-vida da lidocaína é 2,5 vezes maior do que os valores normais em pacientes com doença hepática.[120] Deve-se, também, ter atenção especial à quantidade de anestésico usado, e a preocupação com a reinjeção deve ser avaliada estritamente nesses pacientes. Além da disfunção hepática, os rins são os principais órgãos responsáveis pela excreção dos anestésicos locais e seus metabólitos. Pacientes com insuficiência renal significativa também terão dificuldade em eliminar os anestésicos do sangue, resultando em uma chance maior de toxicidade.

Pacientes com doença cardiovascular devem ser bem avaliados antes do uso de anestésicos contendo epinefrina, e cuidados devem ser tomados em relação à quantidade de epinefrina administrada. Recomendações sobre a dose máxima segura para um paciente saudável são 0,2 de epinefrina *versus* 0,04 mg de epinefrina para o paciente com insuficiência cardíaca. Deve-se notar que, quando a epinefrina não é incluída no anestésico, a captação sistêmica da droga é mais rápida e o número máximo de tubetes administrados é significativamente menor em comparação com os anestésicos com vasoconstritores.

Boxe 14.15 Sinais e sintomas de toxicidade do anestésico local.

Sintomas leves
- Loquacidade
- Disartria
- Apreensão
- Espasmos musculares localizados
- Delírio/vertigem
- Zumbido (tinido)
- Desorientação

Sintomas progressivos
- Letargia
- Não responsividade
- Sonolência/sedação
- Ausência de tônus muscular
- Diminuição leve da pressão sanguínea, frequência cardíaca e taxa respiratória

Uso de anestésico pós-cirúrgico

Para manter o paciente o mais confortável possível, o uso de anestésicos é altamente recomendado tanto no início quanto no final do procedimento. Ao administrar um anestésico de ação prolongada no final, o paciente permanecerá "sem dor" por mais tempo e terá uma diminuição na iniciação de estímulos nocivos. No entanto, deve-se ter cuidado com o número e a quantidade de anestésico local para evitar sobredosagem.

Agentes sedativos

O uso de sedação consciente é um complemento valioso para terapia de procedimentos com implante. A American Dental Association define sedação consciente como um nível de consciência minimamente deprimido que retém a capacidade do paciente de independente e continuamente manter a via respiratória e responder adequadamente à estimulação física ou comando verbal, e que é produzida por um medicamento ou método não farmacológico, farmacológico ou uma combinação de ambos.[121] Diversos agentes

Tabela 14.9 Número máximo de tubetes recomendado pelo fabricante.

Peso do paciente (kg)	Lidocaína 2%, epinefrina 1:100.000	Mepivacaína 2%, levonordefrina 1:20.000	Articaína 4%, epinefrina 1:100.000	Bupivacaína 5%, epinefrina 1:200.000
36,2	6,5	6,5	3,5	5
45,3	8	8	4,5	6,5
54,4	10	10	5,5	8
63,5	11,5	11	6	9
72,5	13	11	7	10
81,6	13,5	11	7	10
90,7	13,5	11	7	10

Dados de Malamed SF: *Handbook of local anesthesia*, ed 4, St Louis, Mosby; 1997.

sedativos estão atualmente disponíveis para administração oral e sedação intravenosa. A Tabela 14.10 fornece os agentes sedativos mais utilizados pelas vias oral e intravenosa.

Benzodiazepínicos

Os benzodiazepínicos são os medicamentos mais eficazes disponíveis para ansiedade relacionada ao tratamento odontológico. Essas drogas têm efeitos depressores sobre os níveis subcorticais do SNC. Os benzodiazepínicos produzem diminuição na ansiedade e amnésia anterógrada, que são extremamente úteis para os pacientes submetidos à sedação consciente para procedimentos odontológicos. O exato mecanismo não é conhecido, mas acredita-se que os benzodiazepínicos têm efeito no sistema límbico e no tálamo, que estão relacionados com as emoções e o comportamento.[122]

Diazepam

O diazepam geralmente não é um agente eficaz para pacientes altamente apreensivos, a menos que seja administrado por via intravenosa. No entanto, é extremamente eficaz se administrado por via oral na noite anterior ao procedimento com uma dose de 5 a 10 mg. As vantagens do diazepam para procedimentos odontológicos são que ele reduz o fluxo salivar e relaxa os músculos esqueléticos.

A principal desvantagem do diazepam é a meia-vida de 24 horas para adultos e meia-vida de 85 horas para pacientes idosos. Os metabólitos ativos (desmetildiazepam e oxazepam) são responsáveis pela sedação prolongada e pela recuperação, juntamente com comprometimento psicomotor.[122,123]

Midazolam

O midazolam é um benzodiazepínico de ação rápida que é duas vezes mais potente que o diazepam. Ele está disponível como um xarope e também como uma solução injetável formulada. O midazolam possui propriedades anticonvulsivantes e também é um excelente relaxante muscular, sedativo e amnésico. Os efeitos inibitórios no SNC são intensificados; portanto, o midazolam não deve ser combinado com outras drogas depressoras do SNC.

Triazolam

O triazolam é um benzodiazepínico administrado por via oral e um hipnótico de curta duração. Quando administrado por via oral, esse medicamento tem ação rápida e tem se mostrado seguro e eficaz para procedimentos odontológicos. Estudos demonstraram que o triazolam, administrado em doses de 0,25 a 0,5 mg, não produz efeitos adversos na respiração, frequência cardíaca ou pressão arterial. Esse medicamento também é ideal para pacientes com hipertensão, pois foi demonstrado que a pressão arterial diminui em cinco pontos.[122,123]

Ansiolíticos sedativos adicionais

Fentanila

A fentanila é um narcótico agonista opioide sintético que produz analgesia, sonolência, sedação e euforia, mas não amnésia. Todos os agonistas opioides produzem depressão ventilatória dose-dependente. A depressão respiratória é o resultado de uma resposta diminuída dos centros ventilatórios para o dióxido de carbono. Por esse motivo, o cuidado deve ser tomado ao administrar opioides agonistas, especialmente em combinação com outros sedativos. Náuseas e vômito são outros efeitos indesejáveis dos opioides agonistas. As náuseas e o vômito induzidos por opioides são causados pela estimulação direta dos receptores da dopamina na zona de gatilho quimiorreceptora no assoalho do quarto ventrículo.[122]

Propofol

Propofol é um agente sedativo-hipnótico intravenoso comercialmente introduzido nos EUA em 1989 pela Zeneca Pharmaceuticals. Foi o primeiro de uma nova classe de agentes anestésicos intravenosos: os alquilfenóis (ou alcifenóis). O propofol é um anestésico sedativo ideal para a odontologia, pois tem ação rápida e meia-vida curta. A eliminação da meia-vida do propofol foi

Tabela 14.10 Agentes sedativos orais e intravenosos mais utilizados.

Agente sedativo	Classe	Administração	Início (mín)	Duração	Meia-vida (horas)	Metabólitos ativos	Dose oral	Dose IV	Amnésia	Analgesia
Triazolam	Benzodiazepínico	PO	60	1 a 2 h	2 a 3	Não	0,125 a 0,25 mg	–	Sim	Não
Diazepam	Benzodiazepínico	PO/IV	PO: 60 IV: 1 a 2	0,25 a 0,5 h	21 a 37	Sim	0,2 a 0,5 mg/kg (máximo: 15 mg) Sim	0,1 mg/kg	Sim	Não
Lorazepam	Benzodiazepínico	PO/IV	PO: 120 a 240	IV: 1 a 2 h	10 a 20	Não	0,053 mg/kg (máximo: 4 mg)	0,03 a 0,04 mg/kg	Sim	Não
Metho-hexital	Barbitúrico	IV	0,5	0,3 h	4	Não	–	0,2 a 0,4 mg/kg	Sim	Não
Fentanila	Narcótico	IV	0,5	0,75 a 1 h	3 a 4	Não	–	1 a 2 mg/kg	Não	Sim
Propofol	Sedativo-hipnótico	IV	0,2 a 0,5	3 a 8 min	0,5 a 1,5	Não	–	25 a 100 mg/kg/min	Sim	Não
Midazolam	Benzodiazepínico	PO/IV	0,5 a 1	0,25 a 1,25 h	1 a 4	Não	0,5 mg/kg	0,01 a 0,1 mg/kg	Sim	Não

IV: intravenoso; PO: pela boca.

estimada em ser entre 2 e 24 horas. No entanto, seu efeito clínico é muito mais curto, pois o propofol é rapidamente distribuído nos tecidos periféricos. Devido ao seu efeito depressivo respiratório pronunciado e à sua taxa terapêutica estreita, o propofol deve ser administrado apenas por indivíduos treinados no manejo das vias respiratórias.[122,123]

Agentes de reversão

O flumazenil é um antagonista benzodiazepínico usado como agente de reversão para o tratamento da superdosagem dos benzodiazepínicos. Ele reverte os efeitos dos benzodiazepínicos por inibição competitiva no sítio de ligação benzodiazepínico no receptor $GABA_A$. Foi introduzido em 1987 por Hoffman-LaRoche, com o nome comercial de Anexate®.

O início de ação é rápido e geralmente os efeitos são vistos dentro de 1 a 2 minutos. O pico do efeito é visto em 6 a 10 minutos. A dose recomendada para adultos é de 200 µg, a cada 1 a 2 minutos, até que o efeito seja observado, até um máximo de 3 mg por hora. Está disponível na forma de solução clara, incolor, para injeção intravenosa, contendo 500 µg, em 5 mℓ. É metabolizado pelo fígado em compostos inativos, que são excretados na urina.[122,123]

NOTA: muitos benzodiazepínicos têm meia-vida mais longa do que o flumazenil. Portanto, podem ser necessárias doses repetidas de flumazenil para prevenir sintomas recorrentes de sobredosagem após a dose inicial de flumazenil desaparecer. Como mencionado, este é metabolizado pela fígado, em compostos inativos, os quais são excretados na urina.

O naloxone é uma droga usada como um agente reversor para a toxicidade narcótica. O naloxone é injetado por via intravenosa, para ação mais rápida. A droga age após cerca de 2 minutos, e seus efeitos podem durar cerca de 45 minutos.

Muitos opioides possuem meia-vida mais longa do que o naloxone. Portanto, os pacientes que estão recebendo naloxone devem ser monitorados para ressedação e podem requerer doses repetidas de naloxone, se a ressedação ou depressão respiratória ocorrer.[122,123]

Protocolo farmacológico abrangente

Devido às muitas variáveis (p. ex., local, sistêmica, cirúrgica) que precisam ser consideradas no uso dos agentes farmacológicos em implantodontia, foi desenvolvido um protocolo para padronizar o uso profilático desses agentes. Uma classificação de cinco categorias é proposta com base no estado ASA do paciente e no tipo de procedimento (Tabela 14.11).

a. **Seleção de pacientes:** os pacientes são avaliados de acordo com seu estado ASA: ASA1 – paciente normal e saudável; ASA2 – doença sistêmica leve; ASA3 – doença sistêmica grave; e ASA4 – paciente com doença sistêmica grave que representa uma ameaça à vida.

b. **Procedimentos:** os procedimentos específicos são categorizados em protocolo de acordo com a extensão, invasividade, duração da cirurgia e sangramento esperado.

c. **Antimicrobianos:** o tipo de antibiótico selecionado é o mais específico para combater o tipo de bactéria presente no sítio cirúrgico. A duração da administração do antibiótico pode ser uma dose única pré-operatória ou prolongada no pós-operatório. A duração do uso de antibióticos é ditada pelo estado de saúde do paciente e a invasividade do procedimento. O antibiótico de primeira escolha é amoxicilina para categorias dos tipos 1 a 4 e a combinação amoxicilina/ácido clavulânico para a categoria tipo 5. Os antibióticos de segunda escolha incluem clindamicina (tipos 1 a 4) e Ceftin® ou doxiciclina para o tipo 5. O uso de clorexidina é recomendado para todos os procedimentos de implante antes e depois da cirurgia.

d. **Glicocorticoide:** dexametasona (4 mg) é recomendada para cirurgias do tipo 2 a 5, com aumento da dose e duração, considerando a extensão e a invasividade da cirurgia.

e. **Analgésico:** o ibuprofeno é o analgésico preventivo ideal para ser usado em todas as cirurgias. Alternativas ao ibuprofeno incluiriam paracetamol. Consulte a seção anterior do Protocolo do controle da dor, que consiste em maximizar primeiro os medicamentos não opioides e adicionar narcóticos apenas se garantido.

Possíveis interações medicamentosas na implantodontia

Veja a Tabela 14.12 para possíveis interações medicamentosas.

Tabela 14.11 Protocolo farmacológico para implantodontia.

	Seleção do paciente	Procedimentos	Antibiótico	Glicocorticoide	Antimicrobiano	Analgésico
CATEGORIA 1	ASA 1/ASA 2 > ASA 2 = Categoria 2	• Implante unitário com mínima reflexão	**Amoxicilina 1 g:** 1 h antes da cirurgia	Nenhum	**Clorexidina:** 15 ml, 2 vezes/dia, por 2 semanas	Protocolo de controle da dor **PCP 1 a 2**
CATEGORIA 2	ASA 1/ASA 2 > ASA 2 = Categoria 4	• Exodontia traumática com patologia • Enxerto alveolar • Implante unitário com reflexão extensa • Procedimento sinusal AS-1 • Implante imediato sem patologia	**Amoxicilina 1 g:** 1 h antes da cirurgia, então 500 mg, 6 h após	**Dexametasona 4 mg** • 1 comprimido na manhã da cirurgia	**Clorexidina:** 15 ml, 2 vezes/dia, por 2 semanas	Protocolo de controle da dor **PCP 1 a 2**
CATEGORIA 3	ASA 1/ASA 2 > ASA 2 = Categoria 4	• Implante unitário com enxerto ósseo e reflexão excessiva do tecido • Múltiplos implantes com extensa reflexão • Enxerto ósseo (alógeno/autógeno)	**Amoxicilina 1 g:** 1 h antes da cirurgia, então 500 mg, 3 vezes/dia, por 3 dias	**Dexametasona 4 mg** • 1 comprimido na manhã da cirurgia • 1 comprimido na manhã seguinte à cirurgia • 1 comprimido, de manhã, 2 dias depois da cirurgia	**Clorexidina:** 15 ml, 2 vezes/dia, por 2 semanas	Protocolo de controle da dor **PCP 2 a 3**
CATEGORIA 4	Qualquer um dos seguintes: • > ASA 2 • Cirurgia de longa duração • Cirurgião com menos experiência • Imunocomprometidos • Doença periodontal ativa	• Qualquer procedimento categoria 3 com fatores cirúrgicos ou do paciente • Implante imediato com patologia • Enxerto ósseo autógeno em bloco	**Amoxicilina 1 g:** 1 h antes da cirurgia, então 500 mg, 3 vezes/dia, por 5 dias	**Dexametasona 4 mg** • 2 comprimidos na manhã da cirurgia • 2 comprimidos na manhã seguinte à cirurgia • 1 comprimido, de manhã, 2 dias depois da cirurgia	**Clorexidina:** 15 ml, 2 vezes/dia, por 2 semanas	Protocolo de controle da dor **PCP 3 a 4**
CATEGORIA 5	Todos SA-3/SA-4 pacientes sinusais	Todos os procedimentos sinusais SA-2, SA-3, e SA-4	**Clavulin®** *(875 mg/125 mg):* 1 comprimido, 2 vezes/dia, iniciando 1 dia antes, então 1 comprimido 2 vezes/dia, por 5 dias	**Dexametasona 4 mg** • 2 comprimidos na manhã do dia anterior à cirurgia • 2 comprimidos na manhã da cirurgia • 1 comprimido na manhã seguinte à cirurgia • 1 comprimido, de manhã, 2 dias depois da cirurgia	**Clorexidina:** 15 ml, 2 vezes/dia, por 2 semanas	Protocolo de controle da dor **PCP 2 a 3**

ASA: American Society of Anesthesiologists; PCP: protocolo de controle da dor; SA: subantral; SBE: endocardite subaguda bacteriana.

Medicamentos alternativos
Amoxicilina (1 g) = cefalexina (1 g), clindamicina (600 mg)
Amoxicilina/ácido clavulânico (875/125) = Ceftin® (500 mg) = doxiciclina (100 mg)
Profilaxia SBE: alteração da dose pré-operatória antibiótica da amoxicilina (2 g), cefalexina (2 g) ou clindamicina
Protocolo de controle da dor:
PCP 1: ibuprofeno 400 mg, 1 hora antes da cirurgia
PCP 2: ibuprofeno 400 mg + 5 mg/300 mg hidrocodona PRN
PCP 3: ibuprofeno 400 mg + 7,5 mg/300 mg hidrocodona
PR PCP 4: ibuprofeno 400 mg + 10 mg/300 mg hidrocodona PRN
Protocolo de controle da dor recomendado:
PCP 1: dor branda esperada
Ibuprofeno: 400 mg, 1 hora antes da cirurgia
PCP 2: dor branda a moderada esperada:
Ibuprofeno: 400 mg, 1 hora antes da cirurgia (continuar 4 vezes/dia, por 2 dias) + hidrocodona: 5 mg/300 mg conforme necessário
PCP 3: dor moderada esperada

Ibuprofeno: 400 mg, 1 hora antes da cirurgia (continuar 4 vezes/dia, por 2 dias, então, PRN) + hidrocodona: 7,5 mg/350 mg (4 vezes/dia), por 2 dias, e, então, PRN
PCP 4: dor grave esperada
Ibuprofeno: 400 mg, 1 hora antes da cirurgia (continuar 4 vezes/dia, por 4 dias, então, PRN) + hidrocodona: 10 mg/300 mg (4 vezes/dia), por 2 dias, e, então, PRN
Medicamentos alternativos
Hidrocodona (5 mg/500 mg) > Tylenol® #2/Tramadol® (50 mg)
Hidrocodona (7,5 mg/750 mg) > Tylenol® #3/Tramadol® (100 mg)/Nucynta® (50, 75, 100 mg)
Hidrocodona (10 mg/660 mg) > oxicodona (Percocet®) 7,5/500 mg
Se o paciente não puder tomar o medicamento por via oral:
1. Ibuprofeno suspensão oral (venda livre)
2. Lortab® elixir (7,5 mg hidrocodona/500 mg APAP/15 ml)
De Misch International Implant Institute.
APAP, acetil-para-aminofenol.

Tabela 14.12 Interações medicamentosas.

Medicação	Interação medicamentosa	Efeitos adversos
Todas as penicilinas	Antibióticos bacteriostáticos	O medicamento estático prejudicará a ação da penicilina
	Metotrexato	Diminui a secreção de metotrexato
Todas as cefalosporinas	Antibióticos bacteriostáticos	O medicamento estático prejudicará a ação da penicilina
	Anticoagulantes	O risco de distúrbios hemorrágicos pode ser aumentado em pacientes anticoagulados
Lincomicina Cindamicina	Eritromicina	Possibilidade de antagonismo EVITAR USO RECORRENTE
Macrolídeos: Diritromicina Claritromicina Eritromicina	Anticoagulantes	O risco de distúrbios hemorrágicos é aumentado em pacientes anticoagulados – monitorar paciente
	Benzodiazepínicos	Possível aumento dos níveis de benzodiazepina, resultando em depressão do SNC, evitar em idosos
	CCBs diltiazem e verapamil	Prolongamento do intervalo QT, pode causar morte súbita
	Ciclosporina "Estatinas"	Toxicidade renal aumentada da ciclosporina Níveis aumentados de estatinas com possível toxicidade muscular
Metronidazol	Anticoagulantes	O risco de distúrbios hemorrágicos aumenta em pacientes anticoagulados
	Etanol	Reações graves semelhantes ao dissulfiram
	Tacrolimus	O metronidazol dobra os níveis de tacrolimus
Quinolonas: Ciprofloxacino Gatifloxacino Levofloxacino Moxifloxacino	Antiácidos	Diminuição da absorção de quinolonas
	Anticoagulantes	Aumento do risco de distúrbios hemorrágicos Monitorar a proporção normatizada internacional
	Antineoplásicos	Os níveis séricos de quinolona antineoplásica podem estar diminuídos
	Ciclosporina	A toxicidade renal da ciclosporina pode ser aumentada
	AINEs	Estimulação aprimorada do SNC de AINEs
	Cafeína	Aumento dos efeitos da cafeína Fraqueza muscular – lesão no tendão
AINEs e ácido acetilsalicílico	Anticoagulantes (varfarina)	Aumentam o risco de distúrbios hemorrágicos em pacientes anticoagulados, possível hemorragia gastrintestinal
	Anti-hipertensivos (todos, exceto CCBs) (inibidor da enzima de conversão da angiotensina, beta bloqueadores, diuréticos)	Efeito anti-hipertensivo diminuído Monitorar a pressão arterial
	Bisfosfonatos	Toxicidade GI
	Ciclosporina	A nefrotoxicidade de ambos os agentes pode estar aumentada
	Metotrexato	A toxicidade do metotrexato pode ser aumentada e há possibilidade aumentada de estomatite
	ISRS	Sangramento gastrintestinal, depleção da serotonina plaquetária necessária para agregação
	AINE + salicilatos	Bloqueio da ação antiplaquetária com aumento dos efeitos gastrintestinais
Paracetamol	Barbitúricos, carbamazepina, fenitoína, rifampicina,	A hepatotoxicidade do APAP pode ser aumentada pela administração de altas doses ou administração prolongada dessas drogas
	Sulfinpirazona	Aumento de sedação e depressão respiratória
	Sedativos/ansiolíticos Etanol	Hepatotoxicidade aumentada de APAP com ingestão crônica de etanol
Tramadol	Qualquer droga que aumente a atividade da serotonina (ISRS, antidepressivos, "triptanos" para enxaqueca aguda)	Possível síndrome de serotonina
	IMAO	Toxicidade IMAO aumentada
	Quinidina	Tramadol aumentou/metabólito diminuiu
Todos os opioides	Álcool, depressores do SNC, anestésicos locais, antidepressivos, antipsicóticos, anti-histamínicos, cimetidina	Pode ocorrer aumento do SNC e depressão respiratória Use com cuidado
Hidrocodona/Codeína	Inibidores 2D6, amiodarona, cimetidina, desipramina, fluoxetina, paroxetina, propafenona, quinidina, ritonavir	Inibição da biotransformação da codeína na forma analgésica ativa Use narcótico diferente em pacientes que tomam inibidor 2D6
	Antidepressivos SSRI e bupropiona	Efeito analgésico reduzido
Amidas (p. ex., lidocaína)	Álcool, depressores do SNC, opioides, antidepressivos, antipsicóticos, anti-histamínicos	Aumento do SNC e depressão respiratória podem ocorrer Aumento da depressão cardíaca
	Drogas antiarrítmicas	Metabolismo da lidocaína é reduzido
	Betabloqueadores, cimetidina Bupivacaína	A toxicidade é aditiva, a dose total não deve exceder as dosagens máximas combinadas

(continua)

Tabela 14.12 Interações medicamentosas. *(continuação)*

Medicação	Interação medicamentosa	Efeitos adversos
Vasoconstritores (epinefrina, levonordefrina)	TCAs – dose alta (amitriptilina, desipramina, imipramina, nortriptilina etc.) Betabloqueadores (não seletivos) (p. ex., propranolol, nadolol) Fenotiazinas (p. ex., clorpromazina)	Possíveis efeitos simpaticomiméticos aumentados Limite a epinefrina a 0,04 mg com ATCs em altas doses Possível prescrição hipertensiva e/ou cardíaca Limitar epinefrina a 0,04 mg/2 h Ação vasoconstritora inibida, levando a possível resposta hipotensiva Use com cuidado
Anti-histamínicos Difenidramina Hidroxizina Prometazina	Anticolinérgicos Depressores do SNC (álcool, narcóticos)	Aumento de boca seca, taquicardia, retenção urinária Maior duração e intensidade da sedação Reduzir dosagens
Benzodiazepínicos	Rifampicina, carbamazepina	Aumento do metabolismo levando à diminuição da resposta sedativa

APAP: acetil-para-aminofenol; CCB: bloqueador dos canais de cálcio; SNC: sistema nervoso central; GI: gastrintestinal; IMAO: inibidor da monoamina oxidase; AINE: medicamento anti-inflamatório não esteroide; ISRS: inibidor seletivo da recaptação da serotonina; ATC: antidepressivo tricíclico.
De Resnik RR, Resnik RJ. Medical/medication complications in oral implantology. In: *Misch's Avoiding Complications in Oral Implantology*. Philadelphia: Elsevier; 2018.

Referências bibliográficas

1. Dana R, Azarpazhooh A, Laghapour N, et al. Role of dentists in prescribing opioid analgesics and antibiotics: an overview. *Dent Clin North Am*. 2018;62(2):279–294.
2. Munckhof W. Antibiotics for surgical prophylaxis. *Aust Prescr*. 2005;28(2):38–40.
3. Stone HH, Haney BB, Kolb LD, et al. Prophylactic and preventative antibiotic therapy. *Ann Surg*. 1979;189:691–699.
4. Peterson LJ, Booth DF. Efficacy of antibiotic prophylaxis in intraoral orthognathic surgery. *J Oral Surg*. 1976;34:1088.
5. Peterson JA, Cardo VA, Stratigos GT. An examination of antibiotic prophylaxis in oral and maxillofacial surgery. *J Oral Surg*. 1970;28:753.
6. Gynther GW, Kondell PA, Moberg LE, et al. Dental implant installation without antibiotic prophylaxis. *Oral Surg Oral Med Oral Pathol Oral Radiol Endod*. 1998;85:509–511.
7. Esposito M, Hirsch JM. Biological factors contributing to failure of osseointegrated oral implants. *Eur J Oral Sci*. 1998;106:721–764.
8. Laskin D, Dent C, Morris H. The influence of preoperative antibiotics on success of endosseous implants at 36 months. *Annu Periodontol*. 2000;5:166–174.
9. Dent CD, Olson JW, Farish SE, et al. Influence of preoperative antibiotics on success of endosseous implants up to and including stage 2 surgery. *J Oral Maxillofac Surg*. 1997;55:19–24.
10. Larsen P, McGlumphy E. Antibiotic prophylaxis for placement of dental implants. *J Oral Maxillofac Surg*. 1993;51:194.
11. Burke JF. The effective period of preventive antibiotic action in experimental incisions and dermal lesions. *Surgery*. 1961;50:161.
12. Peterson LJ. Antibiotics: their use in therapy and prophylaxis. In: Kruger GO, ed. *Oral and Maxillofacial Surgery*. St Louis: Mosby; 1984.
13. Woods RK, Dellinger MD. Current guidelines for antibiotic prophylaxis surgical wounds. *Am Fam Physician*. 1998;57:2731–2740.
14. Peterson LJ. Antibiotic prophylaxis against wound infections in oral and maxillofacial surgery. *J Oral Maxillofac Surg*. 1990;48:617.
15. Olson M, O'Connor M, Schwartz ML. Surgical wound infection: a 5-year prospective study of 10,193 wounds at the Minneapolis VA Medical Center. *Ann Surg*. 1984;199:253.
16. Page CP, Bohnen JMA. Antimicrobial prophylaxis for surgical wounds: guidelines for clinical care. *Arch Surg*. 1993;128:79.
17. Haley RW, Culver DH, Morgan WM, et al. Identifying patients at risk of surgical wound infection: a simple multivariate index of patient susceptibility and wound contamination. *Am J Epidemiol*. 1985;121:206–215.
18. Garibaldi RA, Cushing D. Risk factors for post-operative infection. *Am J Med*. 1991;91(suppl 3B). 158S–157S.
19. Cruse PJ, Foord R. A five-year prospective study of 23,649 surgical wounds. *Arch Surg*. 1973;107:206–210.
20. Cruse PJ, Foord R. The epidemiology of wound infection: a 10-year prospective study of 62,939 wounds. *Surg Clin North Am*. 1980;60:27–40.
21. Rider CA. Infection control within the oral surgeon's office. *Compend Contin Educ Dent*. 2004;25:529–534.
22. Gristina AG, Costerton JW. Bacterial adherence and the glycocalyx and their role in musculoskeletal infections. *Orthop Clin North Am*. 1984;15:517–535.
23. Lee KH, Maiden MF. Microbiata of successful osseointegrated dental implants. *J Periodontol*. 1999;70:131.
24. Drake DR, Paul J. Primary bacterial colonization of implant surfaces. *Int J Oral Maxillofac Implants*. 1999;14:226.
25. Culver DH, Horan TC, Gaynes RP, et al. Surgical wound infection rates by wound class, operative procedure and patient risk index: National Nosocomial Infections Surveillance System. *Am J Med*. 1991;91:152–157.
26. Greenberg RN, James RB, Marier RL, et al. Microbiologic and antibiotic aspects of infections in the oral and maxillofacial region. *J Oral Surg*. 1979;37:873–884.
27. Aderhold L, Knothe H, Frenkel G. The bacteriology of dentogenous pyogenic infections. *Oral Surg Oral Med Oral Pathol*. 1981;52:583–587.
28. Lewis MA, MacFarlane TW, McGowan DA. Quantitative bacteriology of acute dento-alveolar abscesses. *J Med Microbiol*. 1986;21:101–104.
29. Norris LH, Doku HC. Antimicrobial prophylaxis in oral surgery. *Oral Maxillofacial Surg Infect*. 1992;2:85–92.
30. Hossein K, Dahlin C. Influence of different prophylactic antibiotic regimens on implant survival rate: a retrospective clinical study. *Clin Dent Res Relat Res*. 2005;7:32–35.
31. Binhamed A, Stowkeych A. Single preoperative dose versus long-term prophylactic regimens in dental implant surgery. *Int J Oral Max Implants*. 2005;20:115–117.
32. Alanis A, Weinstein AJ. Adverse reactions associated with the use of oral penicillins and cephalosporins. *Med Clin North Am*. 1983;67:113.
33. Parker CW. Allergic reactions in man. *Pharmacol Rev*. 1982;34:85–104.
34. Pichichero ME. Prescribing cephalosporins to penicillin-allergic patients. *North Am Pharmacother*. 2006;54:1–4.
35. Tinti C, Parma-Benfenati S. Treatment of peri-implant defects with the vertical ridge augmentation procedure: a patient report. *Int J Oral Maxillofac Implants*. 2001;16(4):572–577.
36. Esposito M, Grusovin MG, Worthington HV. Interventions for replacing missing teeth: antibiotics at dental implant placement to prevent complications. *Cochrane Database Syst Rev*. 2013;7:CD004152.

37. Ata-Ali J, Ata-Ali F, Ata-Ali F. Do antibiotics decrease implant failure and postoperative infections? A systematic review and meta-analysis. *Int J Oral Maxillofac Surg*. 2014;43:68–74.
38. Chrcanovic BR, Albrektsson T, Wennerberg A. Prophylactic antibiotic regimen and dental implant failure: a meta-analysis. *J Oral Rehabil*. 2014;41:941–956.
39. Newman MG, Van Winkehoff AJ. *Antibiotic and Antimicrobial use in Dental Practice*. 2nd ed. Chicago: Quintessence; 2001.
40. Hugo WB, Longworth AR. The effects of chlorhexidine on the electrophoretic mobility, cytoplasmic constituents, dehydrogenase activity and cell walls of E. coli and S. aureus. *J Pharmacy Pharmacol*. 2001;18:569–578.
41. Ciancio SG, Bourgault PC. *Clinical Pharmacology for Dental Professionals*. 3rd ed. Chicago: Year Book Medical Publishers; 1989.
42. Schiott C, Loe H. The effect of chlorhexidine mouthrinses on the human oral flora. *J Periodont Res*. 1970;5:84–89.
43. Bonesvoll P, Lokken P. Influence of concentration, time, temperature and pH on the retention of chlorhexidine in the oral cavity after mouth rinses. *Arch Oral Biol*. 1974;19:1025–1029.
44. Helgeland K, Heyden G. Effect of chlorhexidine on animal cells in vitro. *Scand J Dent Res*. 1971;79:209–215.
45. Goldschmidt P, Cogen R. Cytopathologic effects of chlorhexidine on human cells. *J Periodontol*. 1977;48:212–215.
46. Sanz M, Newman MG. Clinical enhancement of post-periodontal surgical therapy by a 0.12% chlorhexidine gluconate mouthrinse. *J Periodontol*. 1989;60:570–576.
47. Langeback J, Bay L. The effect of chlorhexidine mouthrinse on healing after gingivectomy. *Scand J Dent Res*. 1976;84:224–228.
48. Newman MG, Sanz M. Effect of 0.12% chlorhexidine on bacterial recolonization following periodontal surgery. *J Periodontol*. 1989;60:577–581.
49. Brownstein CN, Briggs SD. Irrigation with chlorhexidine to resolve naturally occurring gingivitis: a methodologic study. *J Clin Periodontol*. 1990;17:558.
50. Beiswanger DD, Mallat ME. Clinical effects of a 0.12% chlorhexidine rinse as an adjunct to scaling and root planning. *J Clin Dent*. 1992;3:33.
51. Larson PE. The effect of a chlorhexidine rinse on the incidence of alveolar osteitis following the surgical removal of impacted third molars. *J Oral Maxillofac Surg*. 1991;49:932.
52. Ragano JR, Szkutnik AJ. Evaluation of 0.12% chlorhexidine rinse on the prevention of alveolar osteitis. *Oral Surg Oral Med Oral Pathol*. 1991;72:524.
53. Lang NP, Schild U. Effect of chlorhexidine (0.12%) rinses on periodontal tissue healing after tooth extraction. I. Clinical parameters. *J Clin Periodontol*. 1994;21:422.
54. Hammerle CHF, Fourmousis I. Successful bone fill in late peri-implant defects using guided tissue regeneration: a short communication. *J Periodontol*. 1995;66:303.
55. Thomson-Neal D, Evans GH. Effects of various prophylactic treatments on titanium, sapphire and hydroxyapatite-coated implants: an SEM study. *Int J Perodont Restorative Dent*. 1989;9:300.
56. Lambert PM, Morris HF. The influence of 0.12% chlorhexidine digluconate rinses on the incidence of infectious complications and implant success. *J Oral Maxillofac Surg*. 1997;55:25–30.
57. Leite FR, Sampaio JE, Zandim DL, et al. Influence of root-surface conditioning with acid and chelating agents on clot stabilization. *Quintessence Int*. 2010;41(4):341–349.
58. Valderrama P, Wilson Jr TG. Detoxification of implant surfaces affected by peri-implant disease: an overview of surgical methods. *Int J Dent*. 2013:740680.
59. Hanisch O, Tatakis DN, Boskovic MM, et al. Bone formation and reosseointegration in peri-implantitis defects following surgical implantation of rhBMP-2. *Int J Oral Maxillofac Implants*. 1997;12(5):604–610.
60. *Accepted Dental Therapeutics*. 40th ed. Chicago: American Dental Association; 1984.
61. Esen E, Tasar F. Determination of the anti-inflammatory effects of methylprednisolone on the sequelae of third molar surgery. *J Oral Maxillofac Surg*. 1999;57:1201–1206.
62. Messer EJ, Keller JJ. The use of intraoral dexamethasone after extraction of mandibular third molars. *Oral Surg*. 1975;40:594–597.
63. Hooley JR, Hohl TH. Use of steroids in the prevention of some complications after traumatic surgery. *J Oral Surg*. 1974;32:8634–8866.
64. Williamson LW, Lorson EL, Osborn DB. Hypothalamic-pituitary-adrenal suppression after short-term dexamethasone therapy for oral surgical procedures. *J Oral Surg*. 1980;38:20–28.
65. Misch CE, Moore P. Steroids and the reduction of pain, edema and dysfunction in implant dentistry. *Int J Oral Implant*. 1989;6:27–31.
66. Nichols T, Nugent CA, Tyle FH. Diurnal variation in suppression of adrenal function by glucocorticoids. *J Clin Endocrinol Metab*. 1965;25:343.
67. Bahn SL. Glucocorticosteroids in dentistry. *J Am Dent Assoc*. 1982;105:476–481.
68. Messer EJ, Keller JJ. The use of intraoral dexamethasone after extraction of mandibular third molars. *Oral Surg*. 1975;40:594–597.
69. Ross R, White CP. Evaluation of hydrocortisone in prevention of postoperative complications after oral surgery: a preliminary report. *J Oral Surg*. 1958;16:220.
70. Guernsey LH, DeChamplain RW. Sequelae and complications of the intraoral sagittal osteotomy in the mandibular. *Oral Surg Oral Med Oral Pathol*. 1971;32:176–192.
71. Neuper EA, Lee JW, Philput CB, et al. Evaluation of dexamethasone for reduction of postsurgical sequelae of third molar removal. *J Oral Maxillofac Surg*. 1992;50:1177–1182.
72. Moore PA, Barr P, Smiga ER, et al. Preemptive rofecoxib and dexamethasone for prevention of pain and trismus following third molar surgery. *Oral Surg Oral Med Oral Pathol Oral Radiol Endod*. 2005;99:E1–E7.
73. Hooley JR, Francis FH. Betamethasone in traumatic oral surgery. *J Oral Surg*. 1969;27:398–403.
74. Baxendale BR, Vater M, Lavery KM. Dexamethasone reduces pain and swelling following extraction of third molar teeth. *Anaesthesia*. 1993;48:961–964.
75. Sisk A, Bonnington GJ. Evaluation of methylprednisolone and flurbiprofen for inhibition of postoperative inflammatory response. *Oral Surg Oral Med Oral Pathol*. 1985;60:137–145.
76. Montgomery MT, Hogg JP, Roberts DL, et al. The use of glucocorticosteroids to lessen the inflammatory sequelae following third molar surgery. *J Oral Maxillofac Surg*. 1990;48:179–187.
77. Bahammam MA, Kayal RA, Alasmari DS, et al. Comparison between dexamethasone and ibuprofen for postoperative pain prevention and control after surgical implant placement: a double-masked, parallel-group, placebo-controlled randomized clinical trial. *J Periodontol*. 2017;88(1):69–77.
78. Gao W, Tong D, Li Q, et al. Dexamethasone promotes regeneration of crushed inferior alveolar nerve by inhibiting NF-κB activation in adult rats. *Arch Oral Biol*. 2017;80:101–109.
79. Wang JJ, Ho ST, Lee SC, et al. The prophylactic effect of dexamethasone on postoperative nausea and vomiting in women undergoing thyroidectomy: a comparison of droperidol with saline. *Anesth Analg*. 1999;89:200–203.
80. Liu K, Hsu CC, Chia YY. Effect of dexamethasone on post-operative emesis and pain. *Br J Anaesth*. 1998;80:85–86.
81. Moore PA. Adverse drug interactions in dental practice: interactions associated with local anesthetics, sedatives and anxiolytics. *J Am Dent Assoc*. 1999;130:541–554.
82. Beaver WT. Combination analgesics. *Am J Med*. 1984;77:38–53.
83. Coutinho AE, Chapman KE. The anti-inflammatory and immunosuppressive effects of glucocorticoids, recent developments and mechanistic insights. *Mol Cell Endocrinol*. 2011;335:2–13.

84. Filho JRL, Silva EDO. The influence of cryotherapy of reduction of swelling, pain, trismus after third molar extraction. *J Am Dent Assoc*. 2005;136:774–778.
85. Forsgren H, Heimdahl A. Effect of application of cold dressings on postoperative course in oral surgery. *Int J Oral Surg*. 1985;14:223–228.
86. Meeusen R, Lievens P. The use of cryotherapy in sports injuries. *Sports Med*. 1986;3:398–414.
87. Laureano Filo JR, de Oliveira e Silva ED, Batista CI, et al. The influence of cryotherapy on reduction of swelling, pain and trismus after third-molar extraction: a preliminary study. *J Am Dent Assoc*. 2005;136(6):774–778.
88. Carr DB, Jacox AK. *Clinical Practice Guidelines for Acute Pain Management: Operative or Medical Procedures and Trauma*. Washington, DC: Agency for Health Care Policy and Research, DHHS publication no. 95-0034; 1992.
89. Bachiocco V, Scesi M. Individual pain history and familial pain tolerance models: relationships to post-surgical pain. *Clin J Pain*. 1993;9:266–271.
90. Taenzer P, Melzack R. Influence of psychological factors on postoperative pain, mood and analgesic requirements. *Pain*. 1986;24:331–342.
91. Huynh MP, Yagiela JA. Current concepts in acute pain management. *J Calif Dent Assoc*. 2003:1–13.
92. Chandraasekharan NV, Dai H. COX-3, a cyclooxygenase-1 variant inhibited by acetaminophen and other analgesic/antipyretic drugs: cloning, structure, and expression. *Proc Natl Acad Sci U S A*. 2002;99:13926–13931.
93. Basbaum AL, Leveine JD. Opiate analgesia. How central is a peripheral target? *N Engl J Med*. 1991;325:1168–1169.
94. Gottschalk A, Smith DS. New concepts in acute pain therapy: pre-emptive analgesia. *Am Fam Physician*. 2001;63:1979–1984.
95. Al-Sukhun J, Al-Sukhun S, Penttila H, et al. Preemptive analgesic effect of low doses of celecoxib is superior to low doses of traditional nonsteroidal anti-inflammatory drugs. *J Craniofac Surg*. 2012;23(2):526–529.
96. Schwab JM, Schluesener HJ. COX-3: just another COX or the solitary elusive target of paracetamol? *Lancet*. 2003;361:981–982.
97. Ahmad N, Grad HA. The efficacy of non-opioid analgesics for post-operative dental pain: a meta-analysis. *Anesth Prog*. 1997;44:119–126.
98. Dionne RA, Gordon SM. Nonsteroidal anti-inflammatory drugs for acute pain control. *Dent Clin North Am*. 1994;38:645–667.
99. Jackson DL, Moore PA. Preoperative nonsteroidal anti-inflammatory medication for the prevention of postoperative dental pain. *J Am Dent Assoc*. 1989;119:641–647.
100. Ruffalo RL, Jackson RL, Ofman JJ, et al. The impact of NSAID selection on gastrointestinal injury risk for cardiovascular events: identifying and treating patients at risk. *Therapy*. 2002;20:570–576.
101. Hernández-Diaz S, García-Rodríguez LA. Epidemiologic assessment of the safety of conventional nonsteroidal anti-inflammatory drugs. *Am J Med*. 2001;110(suppl 3A):20S–27S.
102. Smalley WE, Griffin MR. The risks and costs of upper gastrointestinal complications attributable to NSAIDS. *Gastrointerol Clin North Am*. 1996;25:373–379.
103. United States Department of Health and Human Services. *Agency for Health Care Policy and Research Clinical Practice Guidelines, Number 9*. Washington, DC: U.S. Government Printing Office; 1994.
104. Bryce G, Bomfim DI, Bassi GS. Pre- and post-operative management of dental implant placement. Part 1: management of post-operative pain. *Br Dent J*. 2014;217(3):123–127.
105. Busson M. Update on ibuprofen: review article. *J Int Med Res*. 1986;14:53–62.
106. Cooper SA. Five studies on ibuprofen for post-surgical dental pain. *Am J Med*. 1984;77:70–77.
107. Winter L, Bass W. Analgesic activity of ibuprofen (Motrin) in post-operative oral surgical pain. *Oral Surg Oral Med Oral Pathol*. 1978;45:159–166.
108. Seymour RA, Ward-Booth P. Evaluation of different doses of ibuprofen and ibuprofen tablets in postoperative dental pain. *Br J Oral Maxillofac Surg*. 1996;34:110–114.
109. Driessen B, Reimann W. Interaction of the central analgesic, tramadol, with the uptake and release of 5-hydroxytryptamine in the rat brain in vitro. *Br J Pharmacol*. 1992;105:147–151.
110. Bailey E, Worthington HV, van Wijk A, et al. Ibuprofen and/or paracetamol (acetaminophen) for pain relief after surgical removal of lower wisdom teeth. *Cochrane Database Syst Rev*. 2013;(12): CD004624.
111. TGA Medicines Evaluation Committee, 2003. Australia: Therapeutic Goods Administration; 2003. Review of Non-Prescription Analgesics: Multiple Strength of Oral Liquids.
112. Moore PA. Pain management in dental practice: tramadol vs. codeine combinations. *J Am Dent Assoc*. 1999;130:1075–1079.
113. Vickers MD, O'Flaherty D. Tramadol: pain relief by an opioid without depression of respiration. *Anaesthesia*. 1992;47:291–296.
114. Mullican WS, Lacy JR. Tramadol/acetaminophen combination tablets and codeine/acetaminophen combination capsules for the treatment of pain: a comparative trial. *Clin Ther*. 2001;23:1429–1445.
115. Medve RA, Wang A. Tramadol and acetaminophen tablets for dental pain. *Anesth Prog*. 2001;48:79–81.
116. Volkow ND, McLellan TA, Cotto JH, Karithanom M, Weiss SR. Characteristics of opioid prescriptions in 2009. *JAMA*. 2011;305:1299–1301.
117. Seymour RA, Blair GS. Postoperative dental pain and analgesic efficacy. *Br J Oral Surg*. 1983;21:290–297.
118. Kaurich MJ, Otomo-Corgel J. Comparison of postoperative bupivacaine with lidocaine on pain and analgesic use following periodontal surgery. *J West Soc Periodontol Periodontal Abstr*. 1997;45:5–8.
119. Moore PA. Prevention of local anesthesia toxicity. *J Am Dent Assoc*. 1992;123:60–64.
120. Thomson PD, Melmo KL. Lidocaine pharmacokinetics in advanced heart failure, liver disease, and renal failure in humans. *Ann Intern*. 1973;78:499–513.
121. American Dental Association. *American Dental Association guidelines for the use of conscious sedation, deep sedation and general anesthesia for dentists*. http://www.ada.org/prof/resources/positions/statements/anesthesia_guidelines.pdf. Accessed July 16, 2007.
122. Stoelting RK. *Pharmacology and Physiology in Anesthetic Practice*. 4th ed. Philadelphia: Lippincott Williams & Wilkins; 2006.
123. *Mosby's Dental Drug Reference*. 8th ed. St Louis: Elsevier; 2008.

PARTE 4

Princípios do Plano de Tratamento

15 | Tomografia Computadorizada Interativa e Plano de Tratamento em Implantodontia, *382*
16 | Osso Disponível e Planos de Tratamento para Implantes Dentais, *413*
17 | Opções Protéticas em Implantodontia, *435*
18 | Densidade Óssea: Fator Determinante para o Plano de Tratamento, *449*
19 | Planos de Tratamento Considerando Posição e Número de Implantes, *466*

15
Tomografia Computadorizada Interativa e Plano de Tratamento em Implantodontia

RANDOLPH R. RESNIK

Um dos avanços mais significativos na tecnologia de tomografia computadorizada de feixe cônico (TCFC) foi a tomografia computadorizada interativa (TCI). A TCI descreve uma técnica que foi desenvolvida para preencher a lacuna entre o levantamento radiográfico da TCFC e a instalação cirúrgica de implantes ou colocação de enxertos ósseos. Com essa tecnologia, o computador do implantodontista torna-se uma estação de trabalho radiológica diagnóstica, com ferramentas ilimitadas para medir o comprimento e a largura do alvéolo, determinar a qualidade óssea, avaliar as estruturas vitais, diagnosticar patologias, analisar o tipo de local e tamanho específico dos implantes, avaliar e pré-planejar a prótese. Ao visualizar os dados por meio do *software* interativo, várias vistas que incluem cortes axial, transversal, panorâmica, sagital, coronal e tridimensional (3D) podem ser obtidas. Áreas ou regiões específicas da anatomia do paciente podem ser selecionadas para exibição, manipuláveis por meio de modificações na ampliação ou na escala cinza, para facilitar a avaliação das estruturas anatômicas, variantes anatômicas ou processos de doença.

Uma característica importante da TCI é que o implantodontista é capaz de realizar uma cirurgia eletrônica (CE) selecionando e colocando vários tamanhos de implantes em áreas anatômicas específicas. Com um modelo de diagnóstico adequadamente projetado, a CE pode ser desenvolvida para o planejamento eletrônico, em três dimensões, do tratamento do paciente. Os implantes eletrônicos podem ser colocados em posições e orientações arbitrárias em relação uns aos outros, ao alvéolo, às estruturas anatômicas vitais e à prótese final. A CE e a TCI permitem o desenvolvimento de um plano de tratamento 3D passível de ser integrado à anatomia do paciente, podendo ser visualizado antes da cirurgia pela equipe de implantologia e pelo paciente, para aprovação ou modificação. Com o número e o tamanho dos implantes determinados com precisão, juntamente com a densidade do osso nos locais propostos para a instalação dos implantes, o implantodontista pode determinar as especificações necessárias exatas dos implantes ou do enxerto ósseo, antes da cirurgia. Avanços recentes permitiram que essa tecnologia avançasse ainda mais um passo, com o advento da cirurgia guiada por navegação. A cirurgia guiada por navegação permite que o clínico instale precisamente os implantes em "tempo real" com o auxílio do *software* especializado de computador e do sistema global de posicionamento (GPS).

Portanto, este capítulo discutirá uma visão geral dos conceitos básicos e do uso da tecnologia da TCI em implantodontia, incluindo: (1) avaliar e determinar a posição ideal do implante antes de realizar uma TCFC, (2) obter o escaneamento (varredura) de TCFC, (3) obter um conjunto de dados, (4) integrar o conjunto de dados em um computador com *software* interativo, (5) desenvolver vários planos de tratamento com os dados da TCFC, (6) projetar um *template* cirúrgico a partir do plano de tratamento, e (7) integrar o plano/*template* cirúrgico ao procedimento cirúrgico.

Avaliação e determinação da posição ideal do implante antes da obtenção de uma TCFC

A localização ideal da posição final do dente ou da prótese deve ser determinada e correlacionada com o posicionamento do implante em relação ao osso disponível. Sem uma localização protética conhecida, o implante pode ser colocado cirurgicamente em posição incorreta, levando a problemas biomecânicos e complicações futuras. Portanto, uma relação entre o implante e a localização da prótese final deve existir em combinação com o levantamento radiográfico para a obtenção dessa informação. Se não houver correlação, existe o risco de o posicionamento ideal do implante ficar incorreto e levar a complicações (Figura 15.1). Os métodos de visualização radiográfica na determinação da localização ideal dos implantes planejados podem ser de duas categorias: *templates* (guias) radiográficos e reabilitações virtuais.

Confecção de um *template* radiográfico (guia de digitalização)

Na literatura, existe uma confusão significativa no uso da terminologia e nomenclatura protética ao descrever *templates* (gabaritos) radiográficos e cirúrgicos. Os termos *stent*, *guias*, *modelo*, e os *aparelhos* foram usados indistintamente na descrição dessas próteses. Termos adicionais às vezes usados na identificação dessas próteses incluem aparelho de varredura, *stent* de varredura,

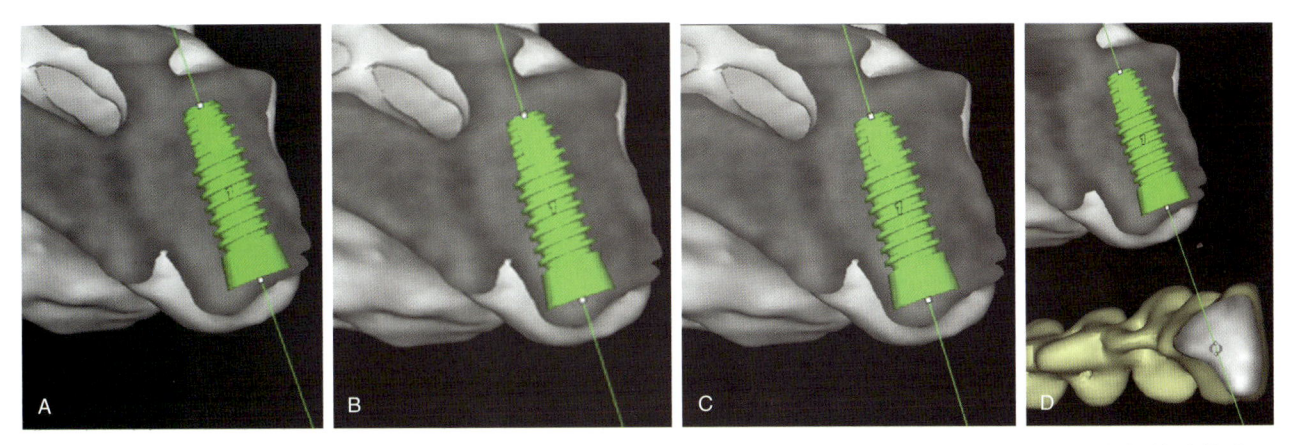

• **Figura 15.1 A a C.** Se não houver correlação entre o implante e a prótese final, o implante pode não ser planejado na posição ideal. **D.** Com um guia radiopaco, é possível a posição ideal do implante ser transferida corretamente para o plano de tratamento cirúrgico, permitindo, assim, que a instalação do implante seja diretamente relacionada com a prótese final.

aparelho radiográfico ou cirúrgico e guia radiopaco. Contudo, de acordo com o glossário de termos de prótese dentária do *Journal of Prosthetic Dentistry's*, a definição de *template* é a que melhor descreve o propósito da prótese (Boxe 15.1).

Muitos tipos diferentes de *templates* radiográficos têm sido utilizados em implantodontia. Um *template* radiopaco descreve uma prótese que é confeccionada para ser utilizada durante a obtenção da TCFC, e que associa a posição ideal da prótese em relação ao osso. Os *templates* radiopacos são geralmente confeccionados por meio do processo de diagnóstico do posicionamento do dente através de enceramento diagnóstico, orientação dos dentes ou duplicação da prótese existente. Essa informação é então transferida para o *template* e usada na pesquisa radiográfica (ou seja, o paciente usa um *template* radiopaco durante a TCFC). Em alguns casos, o *template* radiopaco pode ser transformado em um *template* de uso cirúrgico, para instalação do implante (Figura 15.2).

Material radiopaco

Um material radiopaco deve ser usado para correlacionar a posição do dente e o tecido em relação ao osso disponível e às estruturas vitais. Muitos materiais diferentes foram descritos na literatura e podem ser usados na confecção de um *template* radiopaco. Em implantodontia, o material mais comum usado hoje é o sulfato de bário ($BaSO_4$), que é um composto inorgânico usado por anos como um material de radiocontraste em imagens diagnósticas médicas (Figura 15.3). Esse material é ideal para o diagnóstico por imagem da região maxilofacial, pois pode representar com precisão os contornos existentes dos dentes ou tecidos moles, sem artefatos de dispersão. Várias técnicas para incorporar $BaSO_4$ ao *template* radiográfico incluem: (1) preenchimento da área edêntula com $BaSO_4$; (2) pintura das superfícies vestibular e lingual do *template*; e (3) uso de dentes pré-fabricados de $BaSO_4$. Ao usar $BaSO_4$, deve-se ter cuidado para não o utilizar em concentração muito alta, pois pode causar dispersão excessiva no escaneamento. Por isso, *kits de monômero e polímero comercialmente disponíveis incluem as concentrações ideais* (p. ex., Salvin Dental Inc.). Outros materiais radiopacos que têm sido utilizados incluem guta-percha, amálgama, folha de chumbo e luvas de metal. No entanto, esses materiais são úteis para delinear a posição final do dente, mas fornecem poucas informações sobre os contornos da prótese.[1,2]

Na literatura, a prótese radiopaca usada durante o escaneamento da TCFC foi denominada de diferentes formas (modelo radiopaco, modelo ou dispositivo de sulfato de bário, *template* de digitalização e dispositivo de digitalização). A prótese radiopaca pode ser confeccionada por várias técnicas:

1. *Matriz plastificadora a vácuo*: um dos métodos mais simples de confeccionar um modelo radiopaco é com o uso de um molde transparente feito de uma prótese em gesso, em uma plastificadora a vácuo. Após a confecção de um enceramento diagnóstico, realiza-se a duplicação do modelo. A matriz plastificada transparente é feita no vácuo. Com o uso de $BaSO_4$, o material é adicionado nos sítios edêntulos. O paciente, então, usa a prótese durante o processo de digitalização. Essa prótese pode ser confeccionada por um laboratório ou em um consultório técnico (Boxe 15.2).

2. *Duplicação da prótese*: se a prótese atual do paciente não precisa de modificação devido a estética ou função, ela é duplicada por meio de um duplicador de prótese. O paciente usa o modelo radiopaco totalmente edêntulo durante o processo de digitalização. Deve-se ter cuidado para que a prótese esteja estável ao longo do procedimento de digitalização. É altamente recomendável utilizar adesivo para prótese antes do escaneamento, para evitar imprecisões na localização dos dentes. Outra opção seria fazer uma matriz transparente em plastificadora a vácuo sobre a prótese existente. A matriz é aparada e o sulfato de bário é pintado sobre as superfícies vestibulares da matriz. O paciente utiliza a prótese (com a matriz) durante a obtenção da TCFC. Uma vez que a varredura é obtida, a matriz é removida (Figura 15.4; Boxe 15.3).

Boxe 15.1 Glossário de termos de prótese dentária.

Aparelho: um dispositivo ou prótese; algo desenvolvido pela aplicação de ideias ou princípios que são projetados para servir a um propósito especial ou desempenhar uma função especial; um termo amplo aplicado a qualquer material ou prótese que restaura ou substitua a estrutura dentária, os dentes ou tecidos orais, que foram perdidos

Guia: não existe definição no "Glossário de termos de prótese dentária"

Modelo: um *fac-símile* usado para fins de exibição; uma representação em miniatura de alguma coisa

Stent: nomeada em homenagem ao cirurgião-dentista que primeiro descreveu seu uso, Charles R. Stent, tal prótese auxiliar é usada para aplicar pressão aos tecidos moles, facilitando a cicatrização (ou seja, *stent* periodontal, *stent* de enxerto de pele)

Template: uma forma fina e transparente duplicada de uma superfície de tecido ou de uma prótese dentária, usada como um guia em um procedimento cirúrgico moldando o processo alveolar; um guia usado para auxiliar na instalação cirúrgica do implante em posição e angulação adequadas

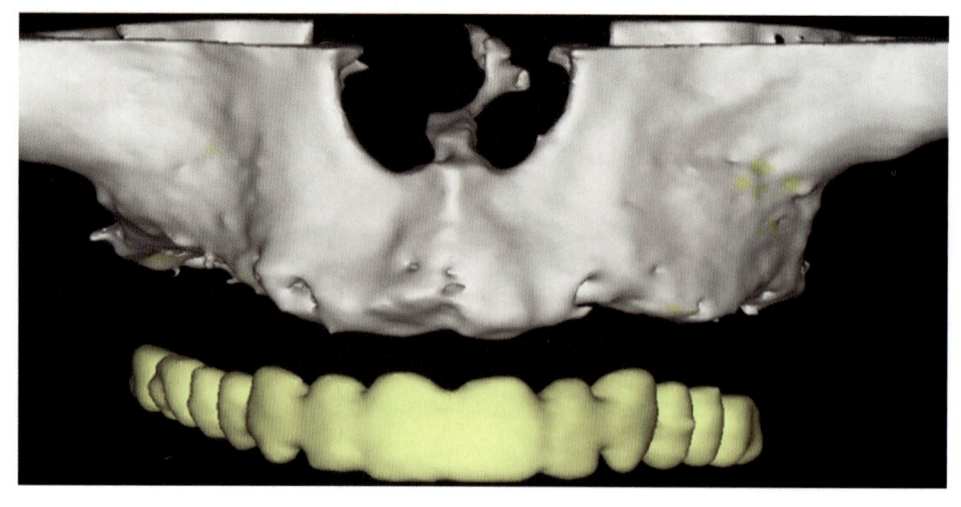

• **Figura 15.2** *Template* radiopaco confeccionado a partir de um enceramento diagnóstico com a correta posição dentária e dimensão vertical. Observe a quantidade de perda óssea (espaço entre o modelo radiopaco e a crista óssea residual).

> **Boxe 15.2** Protocolo laboratorial para a confecção de *template* radiopaco parcialmente edêntulo.
>
> 1. Realizar enceramento diagnóstico da área edêntula, incluindo o contorno completo dos dentes a serem substituídos, juntamente com a oclusão adequada.
> 2. Duplicar o enceramento diagnóstico usando hidrocoloide irreversível e despejar gesso sobre o molde. Aparar o modelo duplicado.
> 3. Usar material transparente termoplastificado (cerca de 1,5 mm, 127 × 127 mm) para confeccionar um molde transparente processado a vácuo do molde duplicado aparado.
> 4. Aparar o modelo para incluir no mínimo meia cobertura dos dentes adjacentes e cobertura total das áreas edêntulas.
> 5. Bloquear os cortes nos dentes adjacentes à área edêntula, com cera ou compósito de bloqueio. Lubrificar as áreas adjacentes dos dentes, bem como o espaço edêntulo.
> 6. Despejar uma mistura de sulfato de bário nas áreas edêntulas do molde. Remover o molde do modelo, aparar e dar polimento conforme necessário.

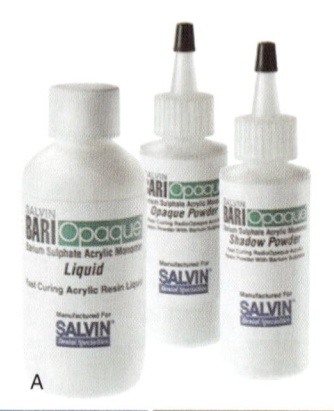

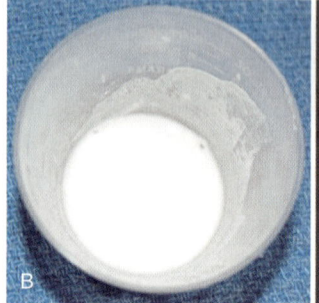

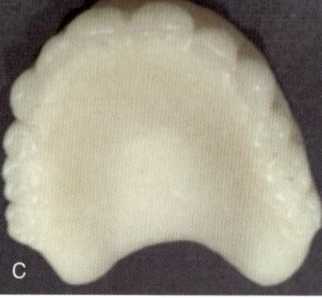

• **Figura 15.3 A.** Monômero e polímero de sulfato de bário (Salvin Dental Specialties, Inc., Charlotte, N.C.). **B.** Mistura homogênea que pode ser adicionada ao *template* radiográfico antes do escaneamento da tomografia computadorizada de feixe cônico (TCFC). **C.** Prótese total de sulfato de bário (ou seja, dispositivo para escaneamento) usada pelo paciente para o escaneamento da TCFC.

Técnica do template sem retalho

1. *Técnica de arco total sem retalho (escaneamento único)*: o sulfato de bário é usado para identificar os dentes do enceramento diagnóstico, em uma solução de $BaSO_4$ a 20%. Se um *template* de tecido mole (cirurgia sem retalho) for feito, os dentes são idealmente identificados com uma solução de $BaSO_4$ a 20%, e a base (tecido mole) com uma mistura de 10%. Isso permite a diferenciação dos dentes do tecido mole. Uma mistura incorreta resultará em uma mistura não homogênea que exibirá áreas de alta radiolucência.

2. *Técnica de arco total sem retalho (escaneamento duplo)*: As desvantagens de um único escaneamento por TCFC para auxiliar a técnica cirúrgica estão associadas a custos aumentados, maior consumo de tempo e um processo sensível à técnica. Para eliminar essas desvantagens, uma novo técnica de escaneamento, conhecida como *técnica de escaneamento duplo*, tem sido introduzida em procedimentos sem retalho de pacientes edêntulos. Essa técnica permite dados de digitalização rápidos, fáceis e precisos, a um custo significativamente reduzido. Com a técnica de escaneamento duplo, o escaneamento pode ser obtido na consulta inicial, sem a necessidade de uma prótese duplicada ou uma modificação irreversível na prótese existente.

A técnica de escaneamento duplo utiliza dois escaneamentos para obter os dados para confeccionar um *template* com suporte em tecido. O primeiro escaneamento é obtido com a prótese atual

3. *Dentes virtuais*: a maioria dos *softwares* atuais permite uma alternativa ao *template* radiográfico. Essa técnica foi genericamente denominada função de "dentes virtuais". O benefício dessa técnica é que o clínico pode projetar os dentes de substituição em um programa de computador especializado, sem a confecção de *template* radiopaco. Essa ferramenta especializada pode ser usada para a substituição de um único dente e curtos espaços edêntulos. No entanto, deve-se ter cautela, pois o uso dessa modalidade deve ser limitado a casos ideais em que nenhuma alteração maxilomandibular é necessária (Figura 15.5; Boxe 15.4).

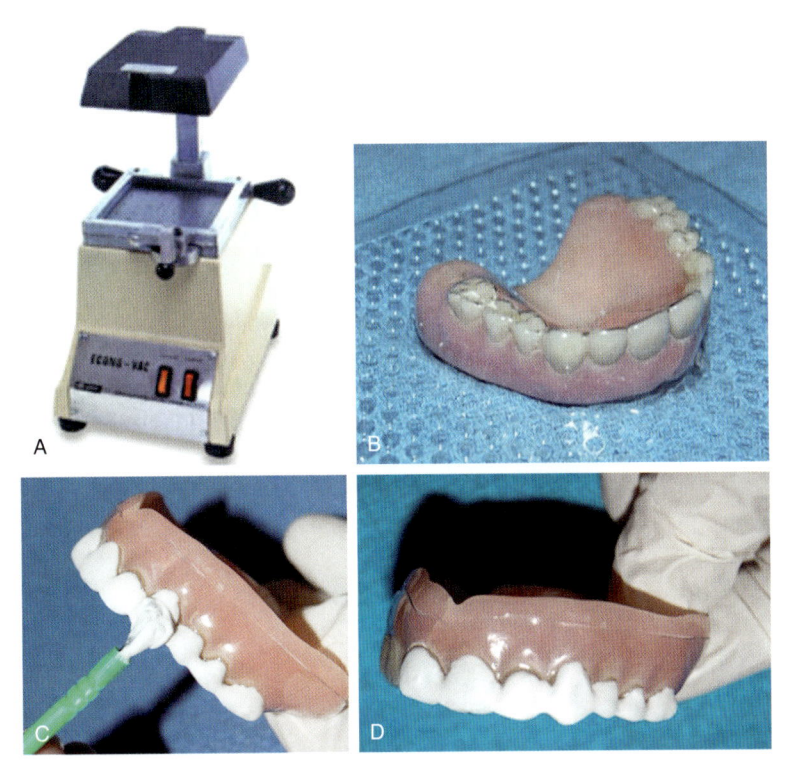

• **Figura 15.4** Técnica alternativa para confecção imediata de um guia radiopaco para indivíduo totalmente edêntulo. **A.** Equipamento termoplastificador. **B.** Confecção de um guia termoplastificado sobre a prótese existente. **C.** Contornos vestibulares e linguais pintados. **D.** O paciente usará o guia radiopaco durante o exame. (De *Resnik RR, Misch CE. Diagnostic casts, surgical templates, and provisionalization. In: Misch CE, ed. Dental Implant Prosthetics. 2nd ed. St. Louis, MO: Mosby; 2015.*)

Boxe 15.3 Passos laboratoriais para confecção de guia radiopaco total (edêntulo total).

Opção 1: *template* confeccionado em laboratório

1. Com o uso de um frasco duplicador de prótese, misture e encha metade do frasco com alginato.
2. Coloque a prótese (dentes primeiro) dentro do alginato com os dentes perpendiculares ao fundo do frasco.
3. Depois que o alginato estiver gelificado, apare o excesso que cobre a flange da prótese.
4. Lubrifique o alginato e a prótese exposta com material separador.
5. Preencha a outra metade do frasco, junto com a parte da crista da prótese, com alginato.
6. Feche o frasco, garantindo o vedamento completo. Depois que o alginato gelificar, abra e remova a prótese.
7. Despeje a resina acrílica incolor (*template* cirúrgico incolor) ou radiopaca (*template* radiopaco) nas superfícies incisal e oclusal, garantindo que não haja bolhas. Despeje o restante da mistura no palato ou na área do vestíbulo.
8. Polimerize por no mínimo 20 minutos na bancada do laboratório ou em uma panela polimerizadora de pressão a 30 psi.
9. Apare o excesso e dê polimento.

Nota: Se houver a necessidade de modificações na prótese existente, a prótese teste deve ser duplicada após todas as alterações necessárias serem feitas.

Opção 2: *template* imediato

1. Com a prótese total existente do paciente, confeccione um molde incolor em uma plastificadora (cerca de 1,5 mm, 127 × 127 mm).
2. Usando monômero de sulfato de bário e polímero, pinte as superfícies vestibular e lingual do *template*. Deixe secar.
3. Realize a tomografia computadorizada de feixe cônico com o *template* radiopaco.
4. Após a digitalização ser concluída, o *template* é removido da prótese (ver Figura 15.4)

---

do paciente, com marcadores radiopacos junto com um registro de mordida (relação cêntrica). O segundo escaneamento é obtido apenas com a prótese atual, com marcadores radiopacos adicionados. Depois que os escaneamentos são obtidos, os dados brutos (conjuntos de dados da Digital Imaging and Communications in Medicine [DICOM]) são reformatados com qualquer um dos *softwares* disponíveis. Ao sobrepor os marcadores esféricos uns sobre os outros, um modelo de osso 3D é produzido com o *template* radiográfico.

Processo de escaneamento (digitalização)

Primeiro escaneamento: a prótese existente do paciente é modificada pela adição de marcadores autoadesivos radiopacos Suremark Clearmarkers® (3D Diagnostix) sobre a flange e as áreas palatinas. Um registro de mordida é então obtido e usado durante o primeiro escaneamento, para permitir a estabilidade da prótese. Idealmente, as especificações da digitalização devem incluir uma matriz de 512-×-512, espessura inferior a 1,0 mm, um algoritmo de computador de reconstrução de alta resolução e exportação para o formato DICOM.

Segundo escaneamento: para o segundo escaneamento, a prótese (com os marcadores anexados) é removida da boca do paciente e colocada em um suporte (preso ao suporte para o queixo), o que permite que a prótese seja posicionada paralelamente ao chão. A prótese deve ser colocada relativamente na mesma posição do primeiro escaneamento.

Mesclagem dos dois conjuntos de dados

A maioria dos *softwares* hoje permite a fusão dos dois arquivos de conjunto de dados. Os arquivos do conjunto de dados da TCFC são mesclados, alinhando os marcadores radiopacos para que a prótese seja visível sobre a anatomia óssea disponível, permitindo

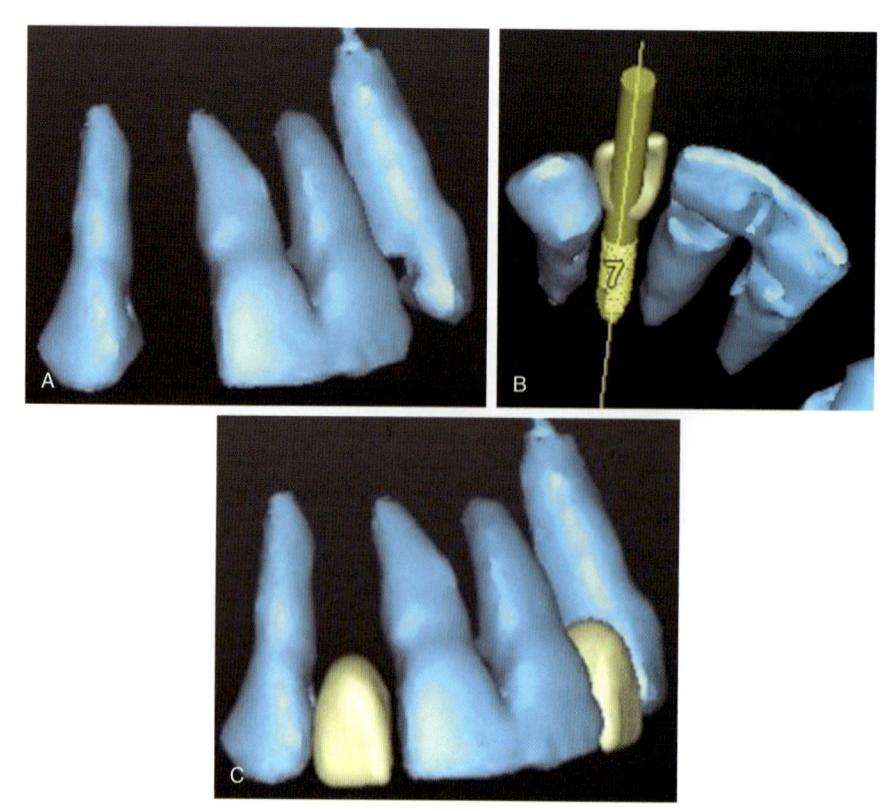

• **Figura 15.5** Dente virtual. **A.** Ausência de incisivo lateral superior direito. **B** e **C.** Elemento dentário 12 localizado na posição ideal.

Boxe 15.4 Criação de um dente virtual.

1. Selecione "Criar dentes virtuais" na janela de visualização de corte axial 2D.
2. Selecione (a) o(s) dente(s) que você gostaria de criar, (b) gênero do paciente e (c) curva panorâmica.
3. Os dentes são criados e suas posições podem ser modificadas com o botão esquerdo do *mouse*.
4. O tamanho, a forma e a cor podem ser modificados posicionando o cursor do *mouse* no ícone do canto e arrastando o *mouse* para a esquerda.

---

assim que o *template* radiográfico e a anatomia do paciente sejam vistos juntos ou separadamente. O planejamento virtual é então concluído no osso e/ou modelo protético, o que permite a execução do plano de tratamento final e *template* (férula) cirúrgico[3] (Figura 15.6; Boxe 15.5).

Obtendo um escaneamento em tomografia computadorizada de feixe cônico

Escaneamento médico *vs.* Tomografia computadorizada de feixe cônico

A segunda etapa na técnica do plano de tratamento interativo é a obtenção de uma tomografia computadorizada (TCFC ou médica). Hoje os *scanners* médicos estão se tornando menos populares, principalmente pela disponibilidade e benefícios das unidades de TCFC no ambiente do consultório. Atualmente, uma ampla variedade de equipamentos TCFC estão disponíveis na implantodontia. Com a maioria das unidades de TCFC, existem dois componentes da produção da TCFC: configuração de aquisição e detecção de imagem.

1. *Configuração de aquisição*: a primeira etapa no processo de TCFC é a aquisição dos dados por meio da fonte de raios X. Como na maioria das unidades, o escaneamento parcial ou rotacional origina-se da fonte de raios X, enquanto um detector de área recíproca se move ao redor da área de interesse por meio de um fulcro fixo. Durante essa rotação, cada feixe de raios X da imagem projetada é capturado pelo detector. As dimensões da aquisição de dados são dependentes do campo de visão (FOV), que é ditado pela tamanho e pela forma inerente do detector. A maioria dos equipamentos de imagem TCFC utiliza um escaneamento de arco circular completo, de 360 graus, para adquirir o dados.
2. *Detecção de imagem*: as unidades de TCFC atuais têm dois tipos de detectores de imagem: um tubo intensificador de imagem/ dispositivo de carga acoplada ou um gerador de imagens de tela plana. A resolução das imagens é principalmente determinada pelo tamanho do *voxel* (elementos de volume individuais) especificado na unidade de TCFC. A dimensão do *voxel* depende do tamanho do *pixel* do detector e é exibida em submilímetros (intervalo de 0,07 a 0,04 mm). A resolução do *voxel*, nas unidades TCFC, é isotrópica ou igual nas dimensões *x*, *y* e *z*.[4]

Para um plano de tratamento interativo, é imperativo reduzir artefatos e aumentar a resolução e precisão do escaneamento. Portanto, para maximizar a precisão, o seguinte deve ser realizado:

- Usar o menor FOV que abranja a área de interesse. Os FOVs são geralmente classificados como pequenos, médios ou grandes
- Os pacientes devem usar um *template* radiopaco quando indicado. Se houver falta de retenção da prótese radiográfica, o paciente deve usar a prótese com adesivo de prótese para garantir a estabilidade. A prótese também pode ser revestida com tecido condicionador ou material de revestimento macio para melhorar a retenção. Algum movimento ou assentamento impróprio resultará em erros, levando à posição incorreta do implante
- Sempre separar os arcos (ou seja, rolo de algodão), para que os contornos ideais dos dentes possam ser verificados e a

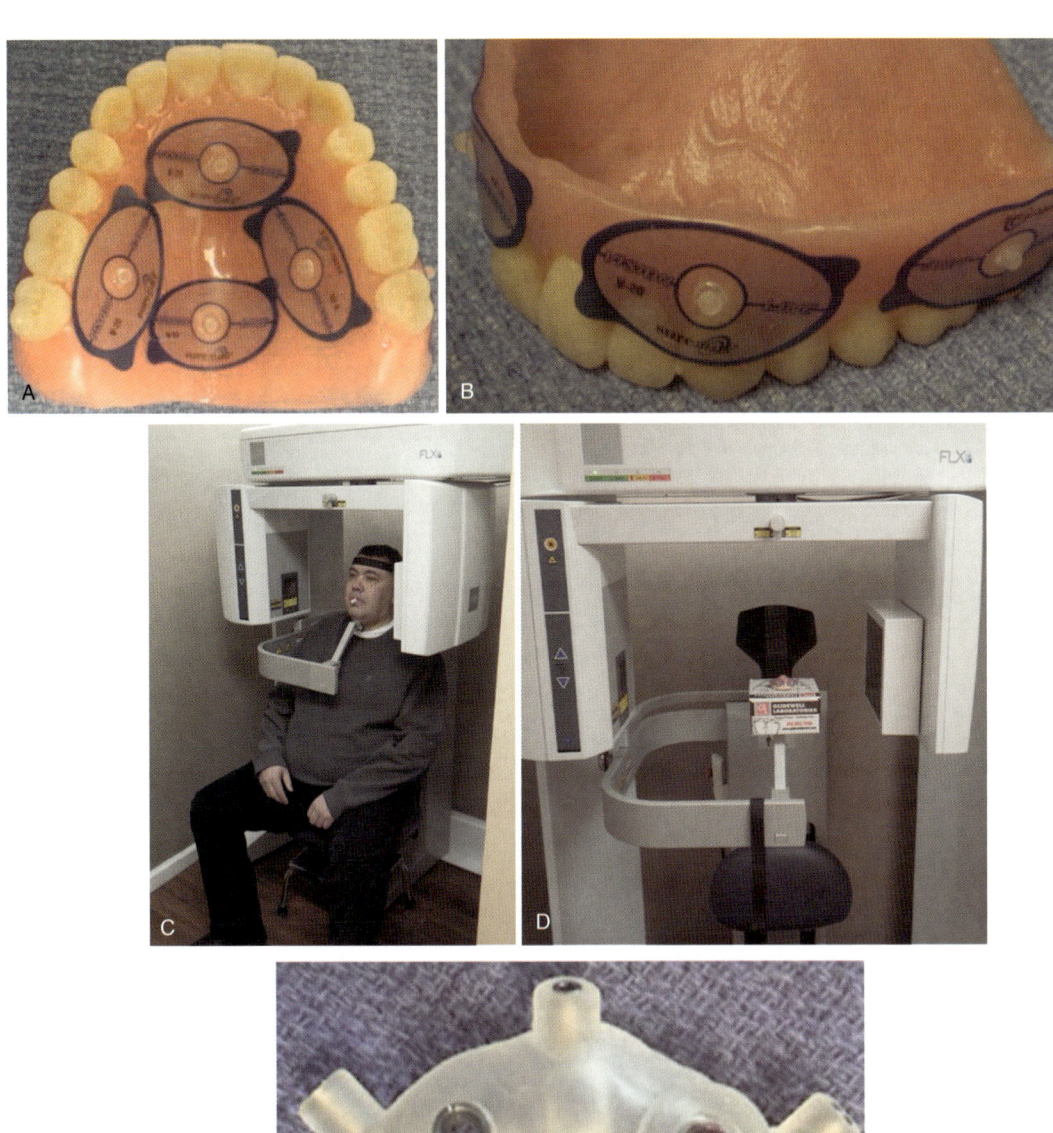

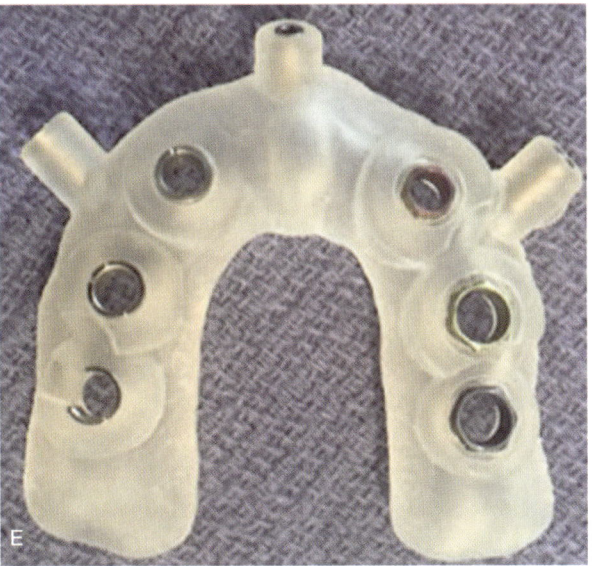

• **Figura 15.6** Escaneamento duplo. **A.** Os marcadores são colocados no palato (marcadores SureMark®). **B.** Marcadores colocados nas flanges direita e esquerda. **C.** Tomografia computadorizada de feixe cônico (TCFC) obtida com o paciente utilizando a prótese existente + marcadores. **D.** Escaneamento TCFC da prótese + marcadores. **E.** *Template* cirúrgico final produzido após TCFC.

maxila e a mandíbula possam ser diferenciadas no processo de reformatação (Figura 15.7).

Obtenção do conjunto de dados

Os dados gerados a partir da escaneamento de TCFC incluem múltiplas fatias com espessura variável (ou seja, 1 a 5 mm), que é dependente no tipo de *scanner*. As projeções individuais podem ser numeradas de 100 a mais de 600, cada uma com mais do que um milhão de *pixels*, com cada *pixel* contendo 12 a 16 *bits* de dados por *pixel*. Todas as imagens são armazenadas em um arquivo denominado *conjunto de dados*. Para criar o conjunto de dados volumétricos, o computador de aquisição reconstruirá os dados em um formato que permitirá a transferência para outros computadores, para avaliação e manipulação das informações.

> **Boxe 15.5** Escaneamento duplo.

1. O primeiro escaneamento é feito com o paciente usando a matriz radiolucente sobre a prótese com Dual Scan Markers 3D Diagostix® e registro de mordida. O registro de mordida é usado para estabilizar a prótese durante o procedimento de digitalização.
2. O posicionamento do paciente é comparável ao do tomógrafo odontológico. O plano de corte transaxial deve ser paralelo ao chão.
3. A maxila e a mandíbula, incluindo o *template* de digitalização, devem estar dentro do FOV.
4. O segundo escaneamento é feito apenas da prótese, aplicando as mesmas configurações gerais que foram usadas para obter o primeiro escaneamento.
5. É importante que a posição da prótese seja a mesma posição de quando estava na boca. Os materiais para fixar a prótese deve ser mais radiolúcido do que a própria prótese. Podem ser usados polietileno e materiais de espuma de poliuretano. Alternativamente, uma caixa de papelão pode ser usada para fixar a prótese na posição vertical.

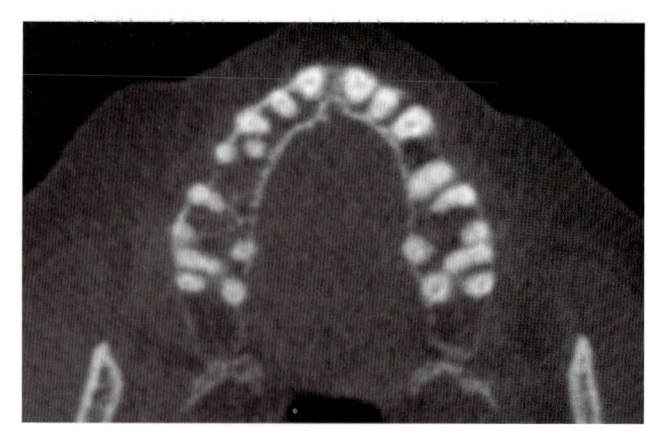

• **Figura 15.8** Imagem individual armazenada em Digital Imaging and Communication in Medicine (DICOM). Um conjunto de dados é feito de muitas imagens DICOM.

Idealmente, o conjunto de dados deve ser salvo como arquivo Digital Imaging and Communication in Medicine (DICOM). Esse formato foi desenvolvido para criar um sistema generalizado para aquisição de imagem digital, armazenamento e exibição em radiografia médica. Se o conjunto de dados for salvo no formato ".dcm", os dados são facilmente transferidos para os vários *softwares* de TCFC disponíveis para avaliação de dados (Figura 15.8).

Conjunto de dados integrados em *software* especializado

A maioria dos *softwares* de planejamento de tratamento tem seu próprio protocolo específico; entretanto, todos são compatíveis com arquivos DICOM. Esses arquivos podem ser gerados diretamente e baixados do *scanner*. Se o conjunto de dados é salvo em um formato de "visualização", na maioria dos casos, os dados não poderão ser extraídos para fins de reformatação em *software* de terceiros.

Reconstrução (manipulação dos dados para formular um plano de tratamento)

Com o uso da TCFC gerada por *software* (p. ex., SimPlant®, Co-Diagostix®), a relação anatômica pode ser determinada de forma previsível antes da cirurgia para o planejamento do tratamento ideal. Após a integração bem-sucedida do conjunto de dados no *software*, existem vários métodos diferentes para avaliar as imagens.

Determinação da curva panorâmica

A janela de visualização inicial da maioria dos *softwares* de TCFC consistirá em qualquer uma das seguintes imagens: vistas axial, coronal, sagital, panorâmica e transversal, junto com representações 3D. Em muitos programas, uma *spline* ("estria") está presente, o que permite ao clínico representar a área ou a profundidade da imagem em uma orientação vestibulolingual. Esses cortes sagitais permitem que as estruturas anatômicas sejam vistas claramente (p. ex., canal mandibular [CM]). O clínico pode então percorrer as várias secções transversais das imagens que podem auxiliar na visualização das dimensões ósseas (vestibular para lingual).

Identificação do canal mandibular

Métodos para identificar o canal mandibular

A identificação do CM é realizada manualmente e estimada em múltiplos *endpoints* que fazem referência cruzada a todos os tipos de imagem do conjunto de dados (Figura 15.9; Boxe 15.6).[5]

A identificação precisa do CM é crucial para o planejamento do tratamento pré-operatório para a instalação do implante, na região posterior da mandíbula. Como a altura óssea disponível, presente entre a crista alveolar e o CM, dita o posicionamento

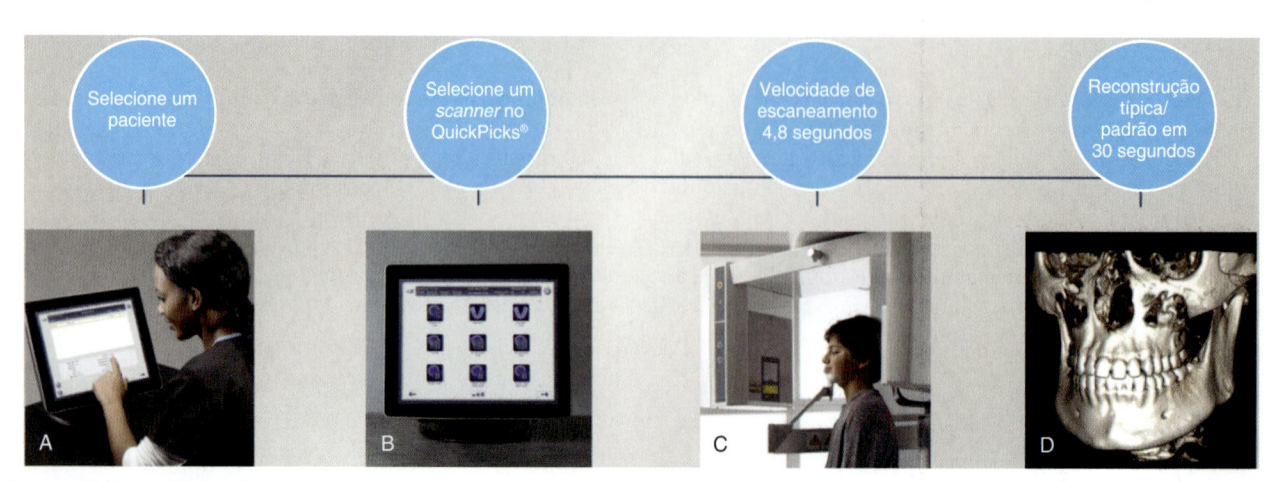

• **Figura 15.7** Aquisição de tomografia computadorizada de feixe cônico (TCFC) (I-cat). **A.** Informações do paciente são adicionadas. **B.** Campo de visão selecionado. **C.** Varredura de TCFC realizada (~ < 5 segundos). **D.** Reconstrução de dados de varredura (~ < 30 segundos).

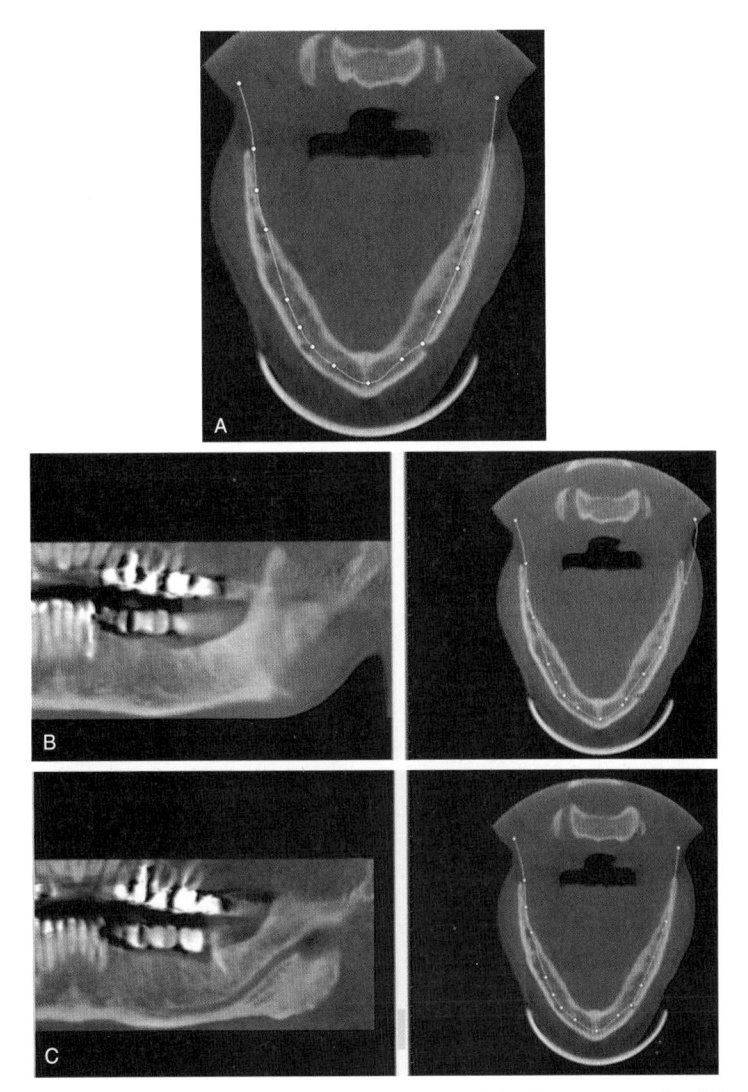

• **Figura 15.9 A.** Curva panorâmica delineada em uma imagem axial. **B.** Curva panorâmica fora do campo focal do canal mandibular (CM), resultando em não visualização do CM. **C.** Curva panorâmica alterada dentro do CM, permitindo a avaliação do CM.

Boxe 15.6 Identificação do canal mandibular.

Manipulação das imagens

1. Selecione a vista panorâmica reconstruída usando o software TCFC, para acessar o CM.
2. Se o CM não for visto claramente, manipule a curva mandibular na vista axial vestibulolingualmente
3. Quando o CM pode ser visto claramente, o nervo é desenhado (canal do nervo principal) da parte posterior ao forame mentual.
4. Nas vistas em corte transversal, role até que o canal/forame mentoniano seja visto. Desenhe o primeiro nervo (verde) do CM para a saída do forame mentoniano. Desenhe o segundo nervo (laranja) de anterior para posterior.
5. Se o CM não puder ser visto claramente, marque os limites posterior e anterior do CM e extrapole por meio de imagens transversais. O CM pode então ser desenhado, conectando os pontos de extrapolação na imagem panorâmica.

Técnicas adicionais

Se o exame da TCFC não retratar claramente o CM, um exame de ressonância magnética pode ser concluído para ver mais facilmente o osso cortical e esponjoso, o nervo e os vasos sanguíneos. Estudos têm demonstrado que as imagens de ressonância magnética fornecem menos variabilidade na determinação das localizações do nervo mandibular, do forame mentual e do forame mandibular do que as imagens de TCFC. Mesmo que não exista radiação ionizante, a tecnologia da ressonância magnética é limitada em odontologia por causa do custo, disponibilidade e nenhuma referência cruzada.

e o tamanho do implante, quaisquer imprecisões podem levar a um aumento da morbidade. Devido à variável incapacidade para determinar os limites corticais no CM, com diferentes padrões trabeculares, em alguns casos pode ser difícil determinar a localização exata. Estudos têm demonstrado que a visibilidade do CM diminui em direção ao forame mentoniano. Essa falta de confiabilidade da visualização do CM, perto do forame mentoniano, é devido à falta de paredes definidas na porção anterior do canal. Mesmo com a grande variação de imagens de TCFC, a identificação dessa estrutura é diretamente proporcional à densidade óssea e à espessura do osso cortical em torno do CM.

Lofthag-Hansen et al.[6] determinaram que o CM é visível em apenas um terço das imagens transversais. No entanto, quando outras imagens (sagitais e axiais) foram avaliadas, a visibilidade do CM aumentou significativamente para aproximadamente 87%. Portanto, múltiplas imagens sequenciais aumentam a localização do CM[6] (Figura 15.10).

Avaliação da densidade óssea

A determinação dos valores de densidade óssea permite a modificação do procedimento cirúrgico (protocolo de perfuração, torque de inserção, determinação do tamanho do implante, número de implantes) e protético (tempo de cicatrização, carga óssea progressiva).

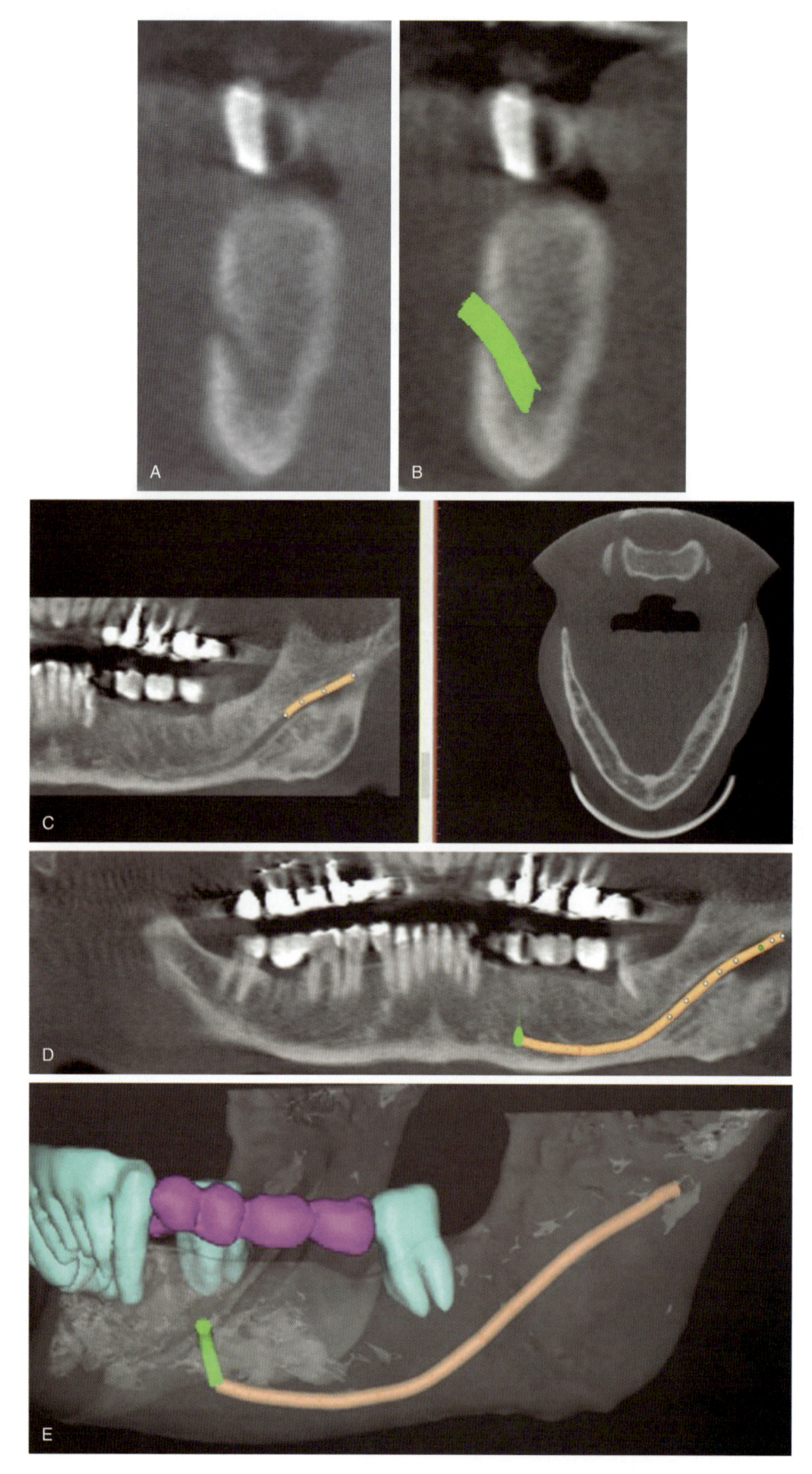

• **Figura 15.10 Identificação do canal mandibular (CM). A.** O forame mentoniano e o canal são identificados na secção transversal. **B.** O Forame e o canal são marcados usando o módulo de marcação de nervo no *software*. **C.** Na visão panorâmica da TCFC, o CM é marcado a partir da parte posterior em pequenos segmentos. **D** e **E.** Canal é marcado anteriormente até que a marcação do CM se conecte com o canal mentoniano.

A densidade óssea é uma mensuração relativa em unidades de TCFC, pois baseia-se em muitos fatores, incluindo valores de cinza, calibração do equipamento e configurações e interpretação do *software*, enquanto os *scanners* de TC de nível médico estão diretamente relacionados às unidades Hounsfield (Figura 15,11; Boxe 15.7).

Colocação virtual do implante

A colocação manual do implante pode ser realizada na maioria das vistas associadas após a reformatação das imagens em DICOM. O *software* digital permitirá que o usuário coloque um "implante virtual" na posição proposta, de acordo com as características anatômicas. Para o posicionamento ideal, podem ser realizadas análises e as modificações são facilmente concluídas. A maioria dos *softwares* tem bibliotecas de implantes, que consistem em vários tipos de implantes, e permite a determinação das dimensões exatas do implante (ou seja, diâmetro, comprimento e tamanho da rosca). A posição do implante pode ser avaliada e ajustada de acordo com a anatomia óssea, tipo de prótese e localização das estruturas vitais (Figuras 15.12 e 15.13).

Zona de segurança

A maioria dos *softwares* contém recursos de zona de segurança que impedem a instalação do implante muito perto de uma estrutura vital (p. ex., um implante com proximidade ao CM). Normalmente, uma zona de segurança de 2 mm será predefinida dentro do programa, o que impedirá a instalação de implantes também próximo ao CM (Figura 15.14).

Simulação de enxerto ósseo

Quando casos avançados de reabsorção da crista estão presentes, os defeitos do enxerto ósseo podem precisar ser tratados e avaliados. Os procedimentos de enxerto ósseo (p. ex., levantamento do seio, aumento da crista óssea) podem ser simulados e concluídos por meio de *softwares* interativos (Figura 15.15). Com alguns *softwares*, até o volume real do enxerto ósseo pode ser determinado.

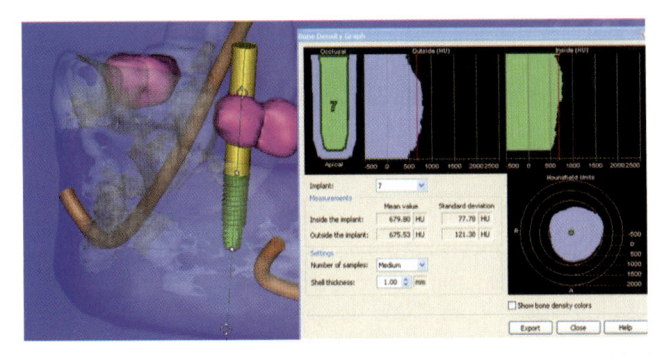

• **Figura 15.11 Determinação da densidade óssea.** A densidade óssea pode ser determinada "dentro" do implante (*i. e.*, fornece ao clínico informações ao perfurar a osteotomia) e "fora" do implante (ou seja, fornece ao clínico informações sobre a cicatrização do implante).

Boxe 15.7	Relação da densidade óssea com números Hounsfield.[29]

D1: > 1.250
D2: 850 a 1.250
D3: 350 a 850
D4: 0 a 350

Plano de tratamento para instalação cirúrgica

A especialidade da implantologia tem visto uma grande mudança e demanda na instalação de implante à mão livre tradicional para a intervenção cirúrgica computadorizada. Isso pode ser feito facilitando-se a tradução precisa do plano de tratamento interativo para a realidade, utilizando-se gabaritos cirúrgicos (*templates*). O tratamento interativo tridimensional assistido por ferramentas computadorizadas de *softwares* de planejamento tem facilitado um processo preciso, garantindo a instalação adequada. Esse processo computadorizado de transferência pode ser realizado pelo uso de brocas-guias de perfuração estereolitográfica ou navegação direta. O uso dos *templates* cirúrgicos tem demonstrado ser confiável e um método comprovado para transferir o plano cirúrgico para o campo cirúrgico, através de *templates* de perfuração guiada.

Confecção de *templates* cirúrgicos

Comercial

Depois que o plano de tratamento é verificado, o clínico pode facilmente fazer o *upload* do plano salvo em um *site* de terceiros para a confecção de modelos. Dentro da maioria dos *softwares*, os dados do paciente, tipo de *template*, sequência de perfuração e os diâmetros de perfuração podem ser inseridos manualmente no programa (Figura 15.16).

No consultório

Novas técnicas permitiram a integração do seguinte; (1) TCFC, (2) escaneamento digital e (3) *template* cirúrgico de um projeto auxiliado por computador/confecção auxiliada por computador (CAD/CAM). Esse tipo de modelo é geralmente fresado ou impresso em 3D (aditivo 3D fabricado). Embora os *templates* sejam mais estáveis dimensionalmente e menos frágeis, o custo e a natureza demorada são desvantagens. Por preços acessíveis, impressoras 3D de alta qualidade para uso no consultório agora estão disponíveis, produzindo *templates* com desperdício limitado e contração de polimerização mínima, para combater essas desvantagens. Tais impressoras 3D são altamente precisas e produzem modelos anatômicos e *templates* cirúrgicos precisos (Figuras 15.17 e 15.18).

Instalação cirúrgica do implante com *template* cirúrgico

Um *template* cirúrgico (guia) é definido como uma prótese usada para auxiliar na instalação cirúrgica dos implantes. Na literatura, três projetos diferentes de *templates* cirúrgicos são baseados na restrição: não limitante, limitação parcial e limitação total.

Template de restrição cirúrgica

Projeto não limitante

Um *template* cirúrgico não limitante permite uma localização generalizada do local ideal do implante. Nenhum guia direcional real está embutido nesse tipo de *template* além dos contornos vestibular e lingual do posicionamento ideal dos dentes. Um método simples e barato de confeccionar esse tipo de *template* é duplicar uma prótese existente ou uma placa incolor modificada

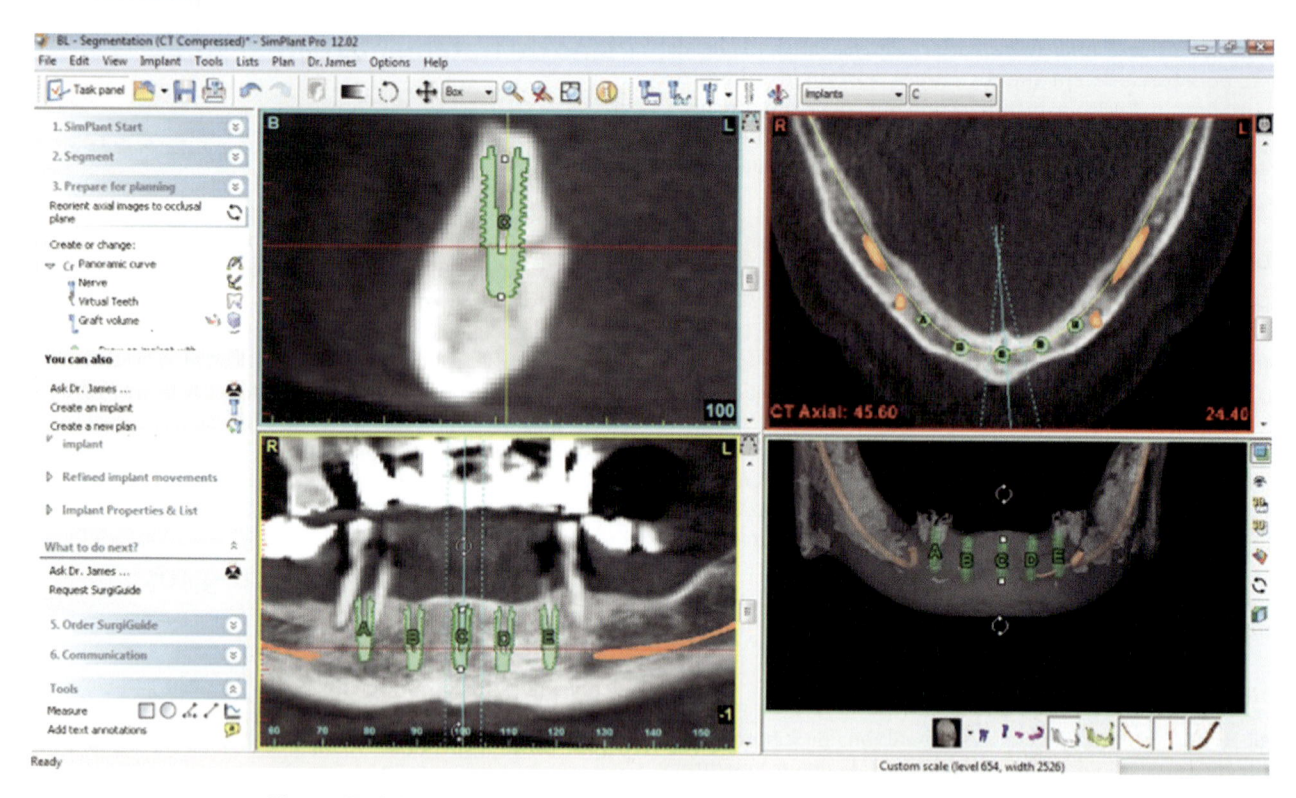

• **Figura 15.12** Instalação virtual do implante. Espaço mesiodistal avaliado e mensurado.

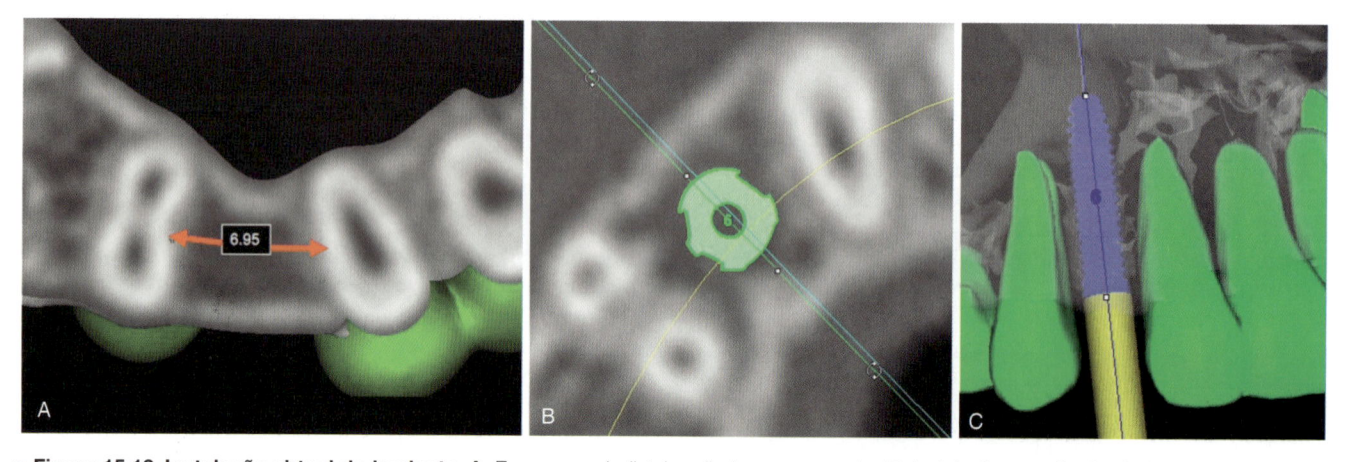

• **Figura 15.13 Instalação virtual do implante. A.** Espaço mesiodistal avaliado e mensurado. **B.** Instalação e avaliação do implante entre raízes adjacentes. **C.** Posicionamento final verificado na secção transversal.

de Preston, para o diagnóstico de contornos dentais, posição dentária e forma oclusal.[7]

O encerramento diagnóstico é realizado para avaliar o tamanho do dente, a posição, o contorno e a oclusão nas regiões edêntulas onde os implantes serão inseridos. Um modelo de arco total, com moldagem em hidrocoloide irreversível ou polivinil siloxano é feito do encerramento diagnóstico e um modelo em gesso é obtido. No molde duplicado, com os dentes encerados, é confeccionada uma placa em acrílico (1,524 a 2,032 mm) a vácuo para adaptar sobre os dentes e contornos gengivais das faces vestibulares e rebordo. Se nenhum dente natural estiver presente na porção posterior, então o modelo deve ser mantido para auxiliar no posicionamento, cobrindo a região retromolar ou tuberosidades e o palato.

A superfície oclusal é recortada sobre os locais ideais e opcionais de instalação do implante, mantendo o ângulo da linha facial e oclusal do *template* cirúrgico. Uma linha preta é então desenhada no modelo com um marcador para indicar o centro de cada implante e a angulação desejada. Isso fornece latitude para o implantodontista para a instalação do implante, e informa a posição ideal e a angulação do dente durante a cirurgia.

O *template* cirúrgico deve estar de acordo com o contorno facial ideal. Muitos rebordos edêntulos perderam o osso vestibular, e o *template* pode ajudar a determinar a quantidade de aumento necessária para a instalação do implante ou suporte dos lábios e face. O *template* cirúrgico pode ser usado para um enxerto ósseo, e mais tarde o mesmo molde pode ser usado para inserção dos implantes e novamente para a reabertura do implante.

Projeto de limitação parcial

O projeto de limitação parcial incorpora uma luva guiada ou uma fenda que permite a angulação de um tamanho de broca, geralmente a broca piloto. Portanto, após a primeira broca ser usada, o restante dos locais de osteotomia é concluído à mão livre. Várias técnicas podem ser usadas, incluindo *templates* manuais confeccionados em laboratório ou *templates* confeccionados a partir de um *template* radiográfico, que é então convertido em um *template* cirúrgico.

Projeto de limitação total

Com o projeto de limitação total, a posição, a angulação e a profundidade da osteotomia são ditadas pelas anilhas metálicas, restringindo assim qualquer variação pelo implantodontista.

Esse tipo de *template* evita qualquer erro de osteotomia nos planos vestibulolingual e mesiodistal (*i. e.*, limitação total). Além disso, brocas de perfuração com *stop* podem ser incorporadas para evitar a preparação excessiva do local. Com o desenho de limitação total, a posição final do implante é conhecida antes da cirurgia propriamente dita. O projeto de limitação total é ideal, pois o pilar protético ou a prótese provisória podem ser pré-fabricados para provisionalização imediata após a instalação do implante (Figura 15.19).

- **Figura 15.14 Zona de segurança.** A maioria dos *softwares* tem zonas de segurança que evitam a instalação de implantes muito perto de uma estrutura vital. Neste exemplo, uma zona de segurança de 2 mm está presente em torno do implante na prevenção da instalação próxima ao nervo mandibular.

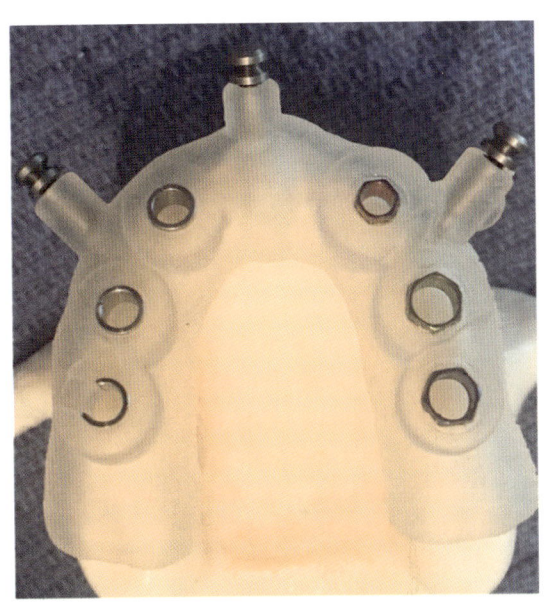

- **Figura 15.16** *Template* cirúrgico.

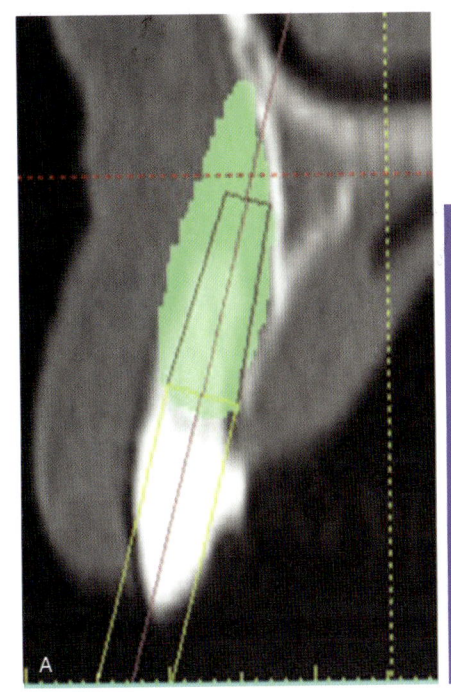

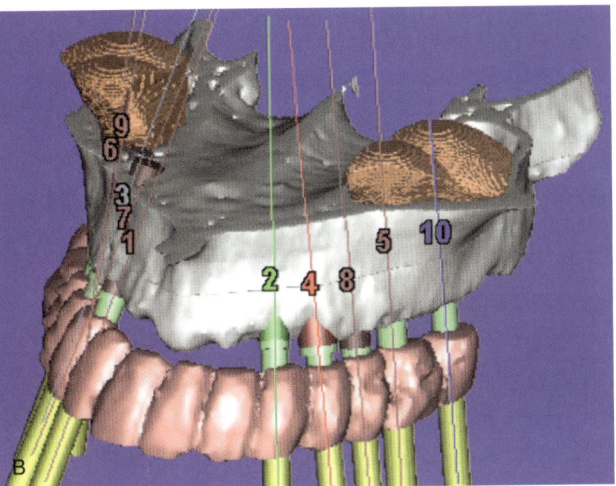

- **Figura 15.15 Simulação de enxerto ósseo. A.** É necessário enxerto ósseo vestibular. **B.** Simulação de enxerto sinusal.

394 PARTE 4 | Princípios do Plano de Tratamento

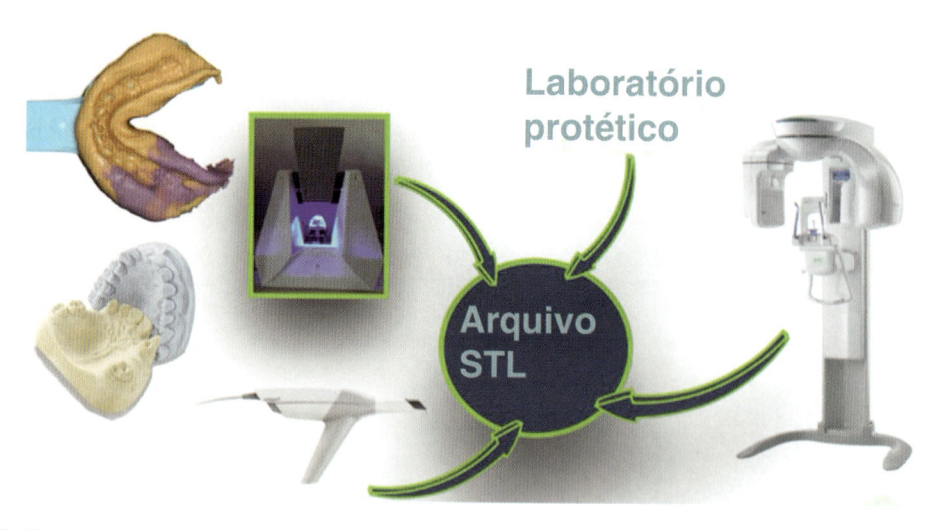

● **Figura 15.17 Arquivo STL.** O arquivo STL é obtido a partir de modelos de estudo, impressão digital ou escaneamento de TCFC.

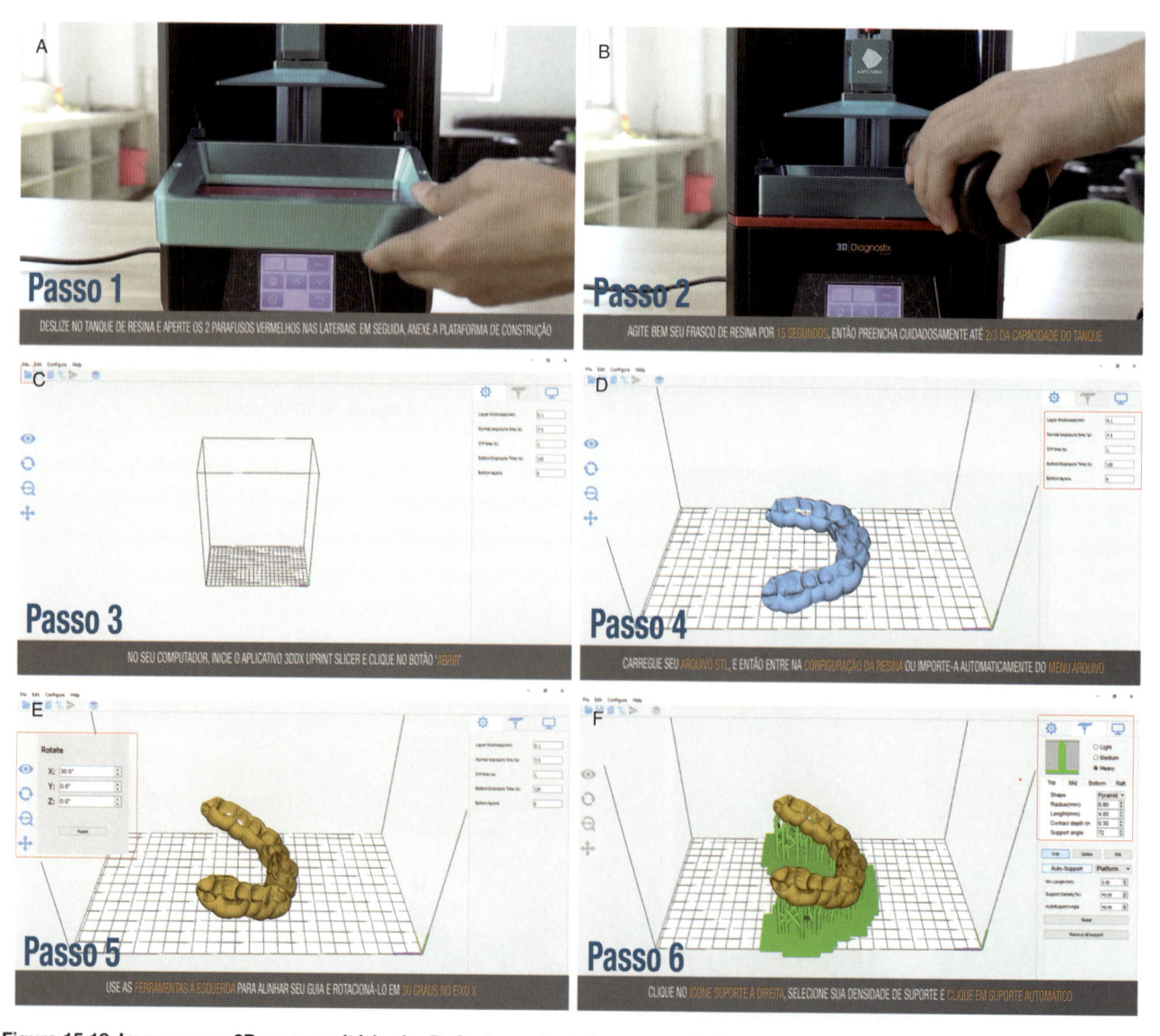

● **Figura 15.18 Impressoras 3D no consultório. A** e **B.** Configuração da impressora. **C.** Computador integrado. **D.** Arquivo STL carregado. **E** e **F.** Projeto do modelo. (*continua*)

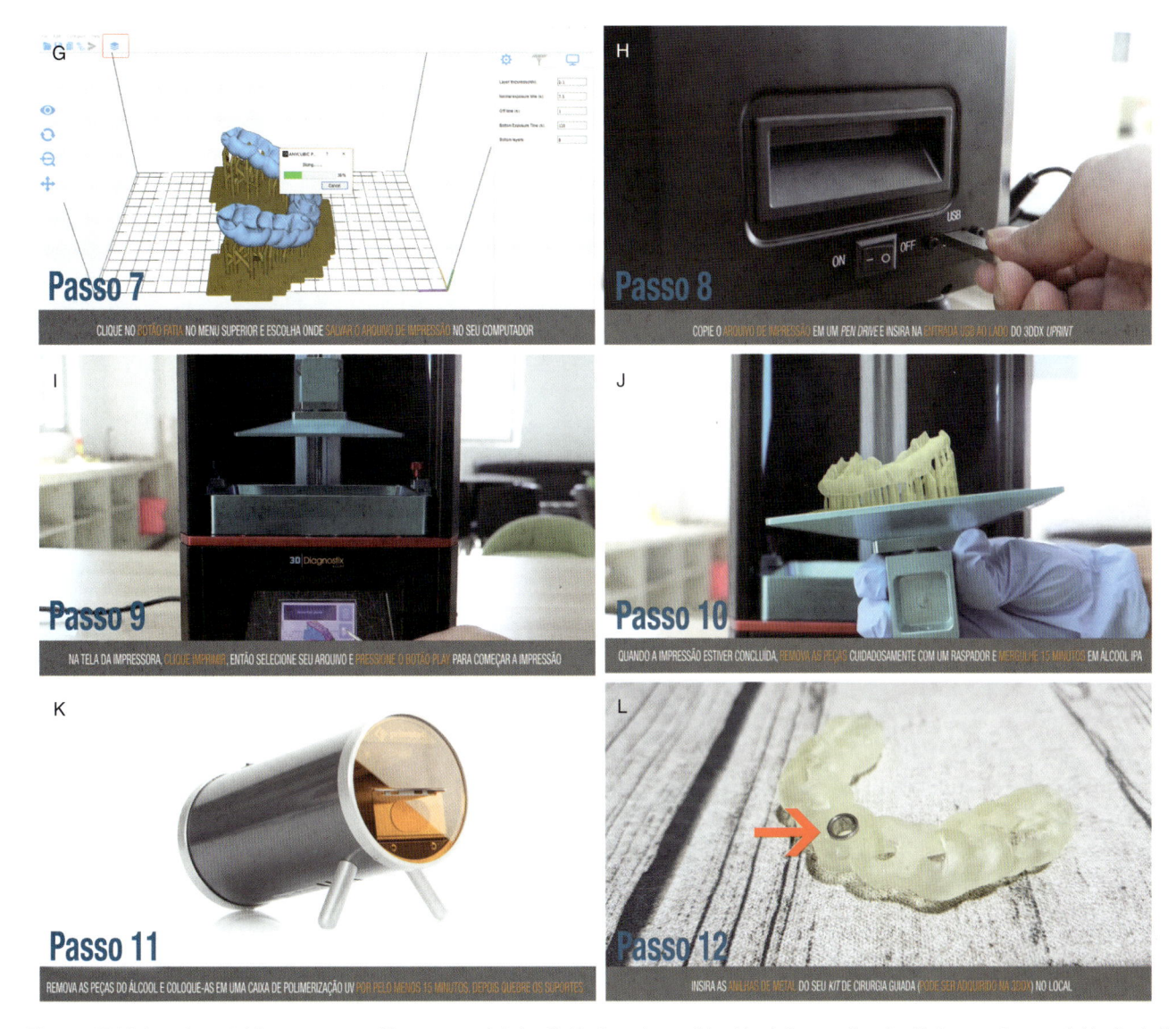

● **Figura 15.18** (*continuação*) **Impressoras 3D no consultório. G.** Projeto do modelo. **H** e **I.** Impressão. **J** e **K.** Impressão concluída. **L.** Anilha metálica colocada no modelo.

Templates TCFC de suporte

Ao usar um plano de tratamento gerado por TCFC, o desenho de limitação total é o mais comum. Existem três tipos de *templates* de TCFC de suporte: dente, osso ou tecido.

Guias com suporte dentário

Guias com suporte dentário são os guias mais precisos e fáceis de usar.[8,9] Esses guias são usados principalmente em pacientes parcialmente edêntulos e altamente dependentes da precisão do molde e modelo de estudo. Esses guias geralmente são translúcidos, portanto permitem a visualização do assentamento completo do guia. Nenhuma lacuna deve estar presente entre a guia e os dentes no modelo de estudo ou na boca. Além disso, o guia deve ser estável e não apresentar movimento quando levemente manipulado (Figura 15.20).

Indicações
1. Pacientes parcialmente edêntulos.
2. Número suficiente de dentes para suportar o guia.

Requisitos (um dos seguintes)
1. Modelo de estudo + TCFC.
2. Modelo de estudo estereolitográfico de arquivo STL + TCFC.
3. Impressão digital + TCFC.

Guias com suporte ósseo

Guias com suporte ósseo podem ser utilizados em pacientes edêntulos parciais ou totais. Esses guias exigem extensa espessura total de reflexão para expor as cristas ósseas e permitir o assentamento adequado do guia. Se uma modificação óssea for indicada, o assentamento adequado do guia pode ser difícil, resultando em erros na instalação do implante. Em alguns casos, um guia de redução óssea pode ser usado antes assentando o guia com suporte ósseo. Deve-se notar que podem existir pequenas protuberâncias ósseas abaixo da resolução do escaneamento. Portanto, uma avaliação meticulosa do osso e dos contornos deve ser considerada antes da preparação do local da osteotomia (Figura 15.21).

Indicações
1. Pacientes edêntulos.
2. Pacientes parcialmente edêntulos (mínimo de três dentes ausentes).

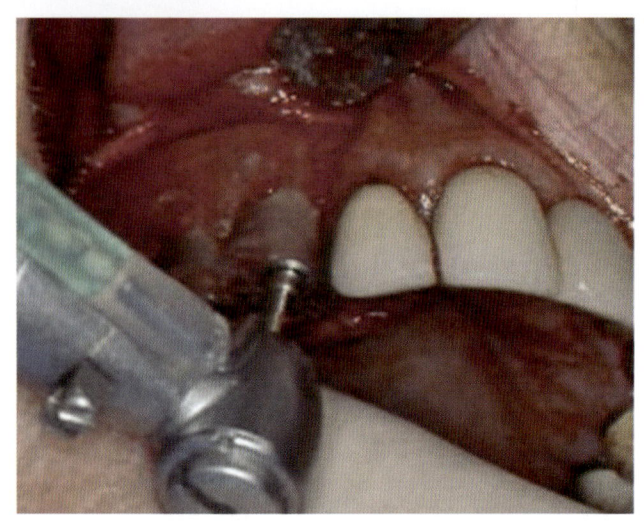

• **Figura 15.19** *Template* de limitação total. *Template* preciso confeccionado a partir de dados de tomografia computadorizada de feixe cônico.

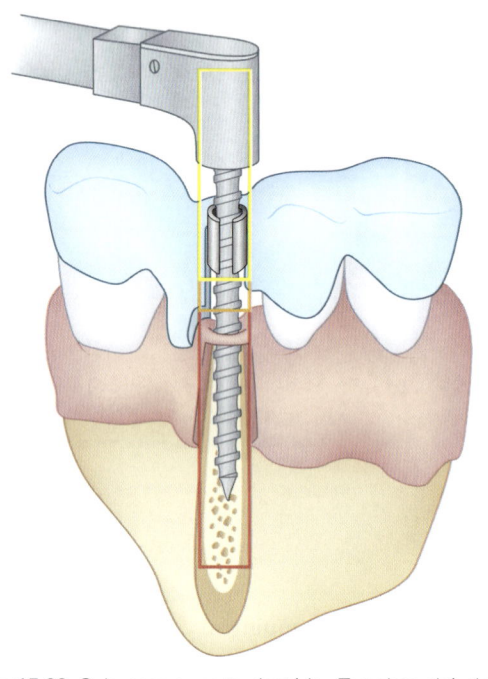

• **Figura 15.20** Guia com suporte dentário. *Template* cirúrgico que é completamente suportado por dentes adjacentes e é o tipo mais preciso de *template*.

Guia suportado por tecido mole

Guias suportados por tecido mole são geralmente indicados para pacientes completamente edêntulos, e essas cirurgias geralmente são denominadas *sem retalho*. Em alguns casos, os guias são difíceis de assentar corretamente, especialmente se houver superextensão além do vestíbulo ou assoalho da boca. Os registros de mordida às vezes são usados para garantir posicionamento e instalação ideais. Em muitos casos, pinos ou parafusos estabilizadores são colocados para melhorar a estabilidade durante a osteotomia e a instalação do implante. Os casos mais desafiadores para o uso de guias de tecidos moles são a maxila com abóbadas palatinas planas e a mandíbula com fundo de sulco profundo, com muito pouco vestíbulo.

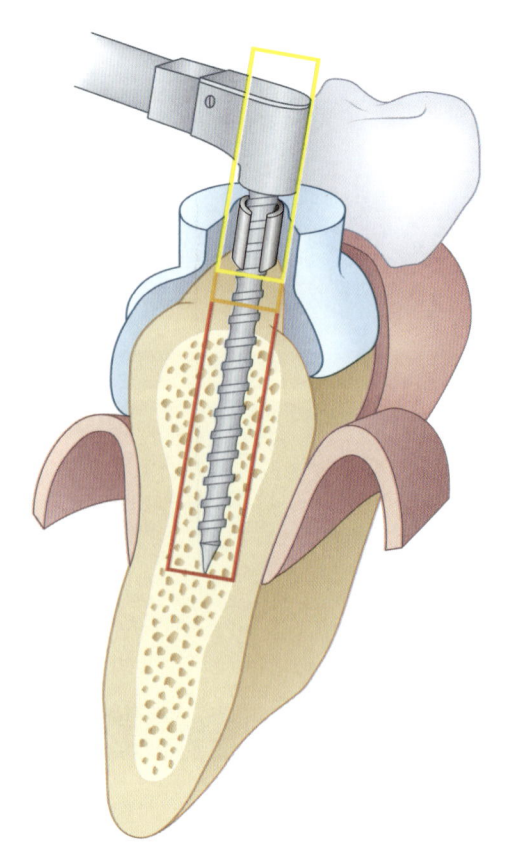

• **Figura 15.21 Guia com suporte ósseo.** *Template* cirúrgico completamente suportado pelo osso existente. Este tipo de *template* é frequentemente usado quando a modificação óssea existente é indicada.

A maioria dos guias com suporte em tecido mole, de arco total, é confeccionada utilizando-se a técnica de "escaneamento duplo" (Figura 15.22).

Indicações
1. Apenas pacientes edêntulos.
2. Deve ter suporte suficiente.
   a. Maxila (palato)
   b. Mandíbula: suporte vestibular ou lingual suficiente da prótese.

Requisitos
Técnica de escaneamento duplo.

Estudos: estudos de acurácia comparando os três tipos de guias demonstraram que os guias suportados por dentes são os mais precisos, seguidos por guias suportados por ossos. Guias de tecidos moles são os menos precisos, principalmente por causa da consistência e alterações do tecido.[8,10]

TCFC por orientação de broca (Figura 15.23)

Guia piloto (Figura 15.24)

- Ideal para a posição inicial (vestibulolingual, mesiodistal)
- Apenas a primeira broca usada
- Brocas finais devem ser feitas à mão livre e instalação do implante
- Pode ter controle de profundidade (brocas guiadas com *stop*).

Usos: posição e angulação do implante.

Guia universal (Figura 15.25)

- Compatível com todos os sistemas de implante
- Guia de orientação de perfuração
- Controle de profundidade
- Finaliza a osteotomia com sistema cirúrgico
- Deve colocar o implante à mão livre.
  Usos: profundidade, posição e angulação.

Totalmente guiada (Figura 15.26)

- *Kits* cirúrgicos específicos da marca
- Orientação de perfuração com controle de profundidade (sequência completa)
- Orientação do implante com controle de profundidade
- Possível sorriso imediato.
  Usos: profundidade, posição, angulação e instalação do implante.

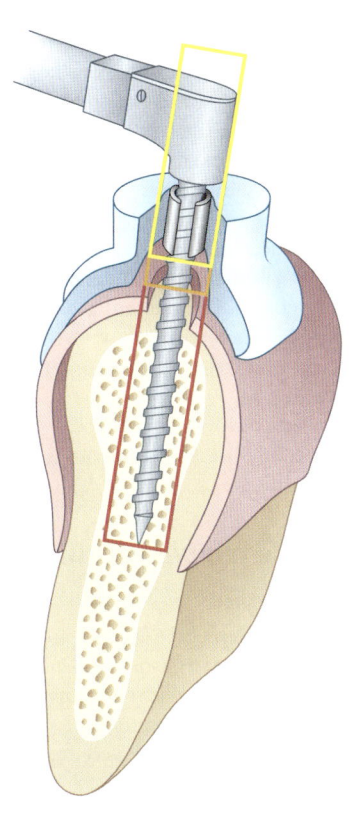

• **Figura 15.22 Guia com suporte em tecido mole.** *Template* cirúrgico totalmente suportado pelo tecido mole e utilizado principalmente em cirurgia sem retalho.

Cirurgia guiada TCFC

Broca-guia
1. Piloto
2. Universal
3. Totalmente guiado

Broca-suporte
1. Dente
2. Osso
3. Tecido

• **Figura 15.23** Resumo dos *templates* cirúrgicos da tomografia computadorizada de feixe cônico (TCFC).

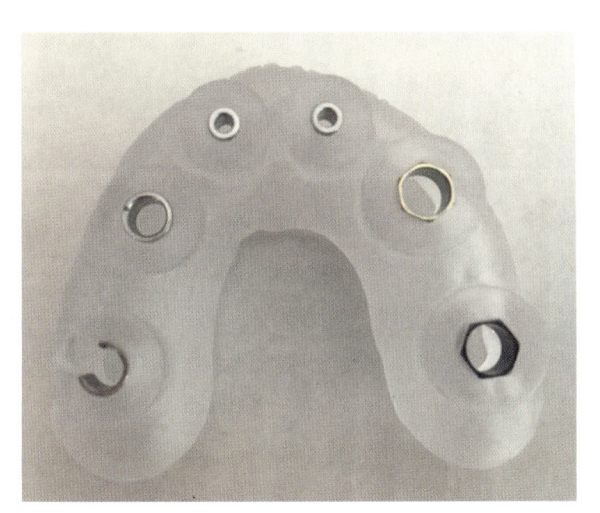

• **Figura 15.24 Guia piloto.** *Template* cirúrgico que descreve a colocação do guia piloto na região anterior (elementos dentários 11 e 21). Após a primeira broca, o clínico deve completar as osteotomias à mão livre. Na região de pré-molares, a instalação dos implantes é realizada com o guia universal e na região dos molares com instalação totalmente guiada.

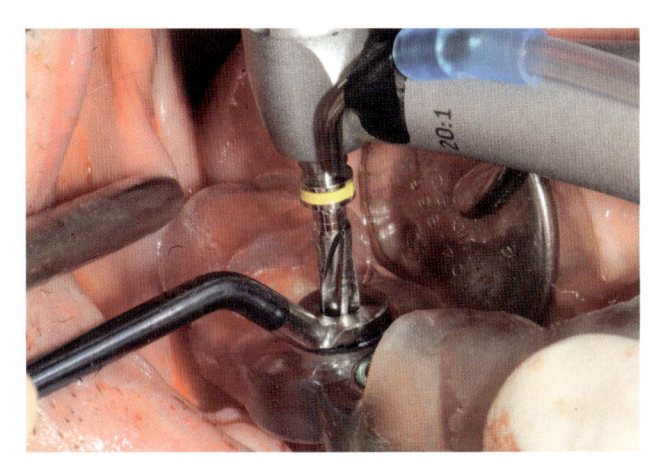

• **Figura 15.25 Guia universal.** *Template* cirúrgico que pode ser usado com qualquer implante de sistema cirúrgico. Todas as brocas, exceto a última, são usadas a partir de um *kit* cirúrgico universal e chaves especiais que se encaixam diretamente nos tubos cirúrgicos.

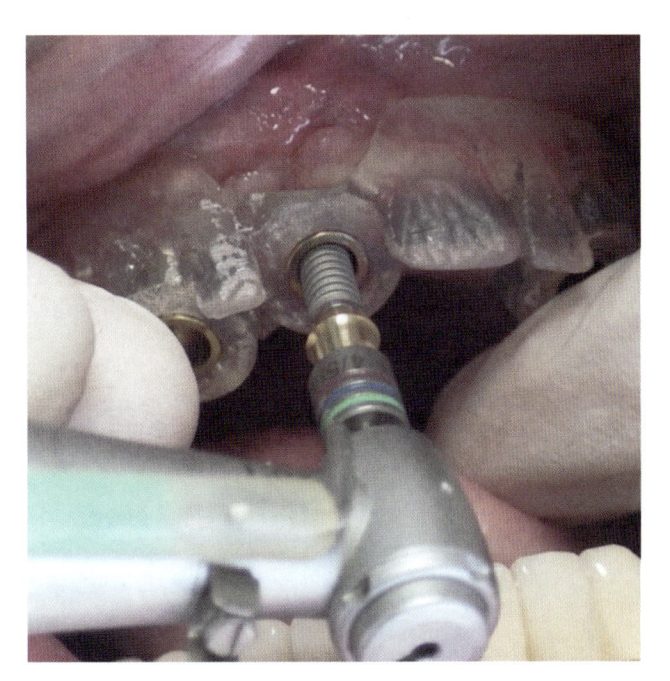

• **Figura 15.26 Totalmente guiada.** *Template* cirúrgico que permite todas as osteotomias com brocas, as quais são usadas junto com a instalação do implante através da guia.

Requisitos de um *template* cirúrgico

1. O *template* deve permitir que o clínico instale o implante na posição ideal de acordo com os eixos *x*, *y* e *z* (ou seja, nas dimensões vestibulolingual, mesiodistal e apicocoronal).
2. O *template* deve ser estável e rígido quando colocado na posição correta. Não deve existir nenhum "balanço" ou assentamento incompleto do *template*.
3. Se o arco a ser tratado tiver dentes naturais remanescentes, o *template* deve abranger o máximo de dentes possível para estabilizar o *template* na posição. Quando não há dentes remanescentes, o *template* deve se estender nas regiões de tecido mole não refletidas (ou seja, o palato e as tuberosidades da maxila ou as regiões retromolares na mandíbula) para *templates* em tecido mole.
4. O acesso para irrigação deve estar presente porque a perfuração de osteotomia sem irrigação resultará em superaquecimento do osso (necrose) e falta de integração do implante. O diâmetro da anilha do *template* cirúrgico é aproximadamente 0,2 mm maior; portanto, é difícil conseguir uma irrigação adequada.
5. O *template* deve ser capaz de ser esterilizado para garantir a assepsia da cirurgia. Os modelos devem poder ser desinfetados com glutaraldeído a 3,2% e imersos em clorexidina 0,12% durante a cirurgia.

Confecção dos *templates* cirúrgicos

Guias cirúrgicos são guias de perfuração gerados por computador, confeccionados pelo processo de estereolitografia. O conceito de guia cirúrgico é baseado no plano de tratamento pré-cirúrgico, usando-se um *software* especializado de implante dentário para o posicionamento ideal do implante. Os guias de broca da osteotomia cirúrgica podem ser suportados pelos ossos, dentes ou mucosas.

Os *templates* cirúrgicos têm tubos metálicos cilíndricos que correspondem ao número de tubos preparados para a osteotomia, com os diâmetros específicos das brocas. O diâmetro do tubo de perfuração é aproximadamente 0,2 mm maior do que a broca correspondente, tornando o desvio do ângulo altamente improvável.

Dados clínicos e estudos de estereolitografia auxiliada por computador demonstraram que a colocação do implante é melhorada com o uso dos *templates* e que permite uma tradução precisa de um plano de tratamento predeterminado diretamente para o campo cirúrgico. Nickenig *et al.*[9] avaliaram a margem de erro da instalação do implante à mão livre *vs.* instalação guiada, e mostraram um desvio apical de 0,6 a 0,9 mm (guiado) e 2,0 a 2,5 mm (à mão livre).

Existem dois tipos de técnicas de confecção de guias cirúrgicos pelo *software* de planejamento de tratamento: (1) fotopolimerização a *laser* da resina líquida e (2) CAD/CAM.

Tipos adicionais de *templates* (guias)

Modelos estereolitográficos

A confecção de modelos estereolitográficos é uma técnica de polimerização rápida *laser*-dependente que utiliza camadas sequenciais de polímeros que podem duplicar a forma exata da anatomia óssea.[10-13] Esses tipos de modelos incluem:

1. Modelos de guia cirúrgico usados na confecção de guias cirúrgicos
2. Modelos pré-cirúrgicos usados na avaliação pré-operatória para instalação do implante, enxerto ósseo e cirurgia ortognática (Figura 15.27); e
3. Guias de redução óssea: semelhantes aos *copings* de redução em coroa e próteses convencionais, e usados para reduzir a altura óssea antes da instalação do implante (Figura 15.28).

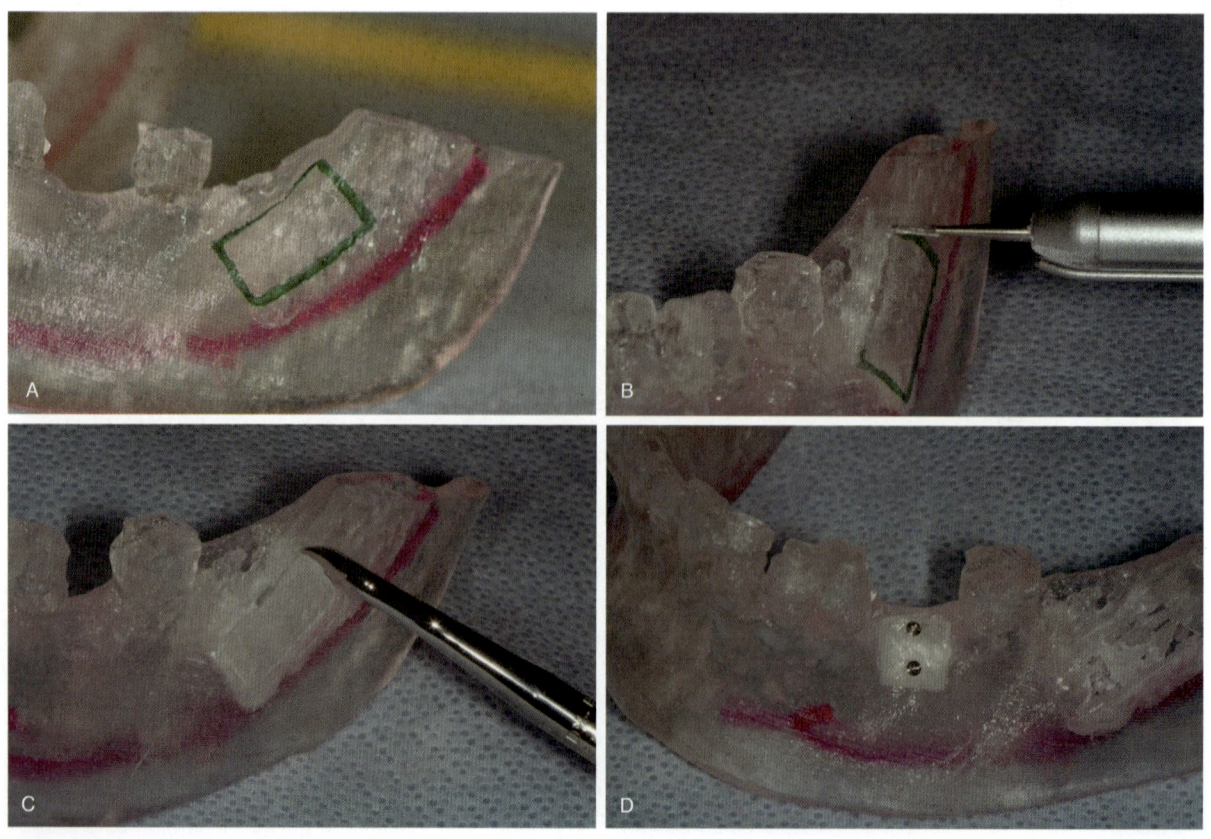

● **Figura 15.27 Modelo de enxerto ósseo. A.** Modelo de enxerto ósseo do ramo. **B.** Cortes ósseos no modelo. **C.** Enxerto doador removido. **D.** Enxerto colocado no sítio receptor.

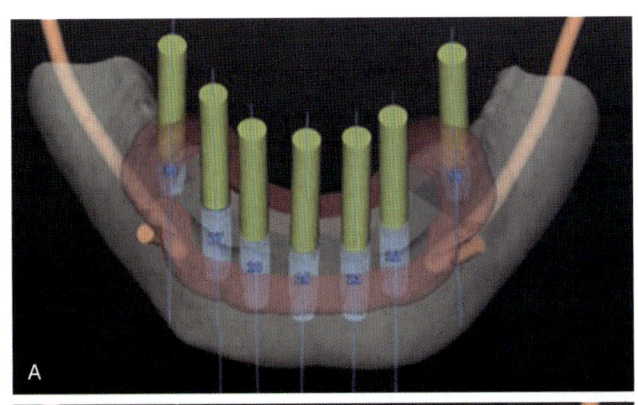

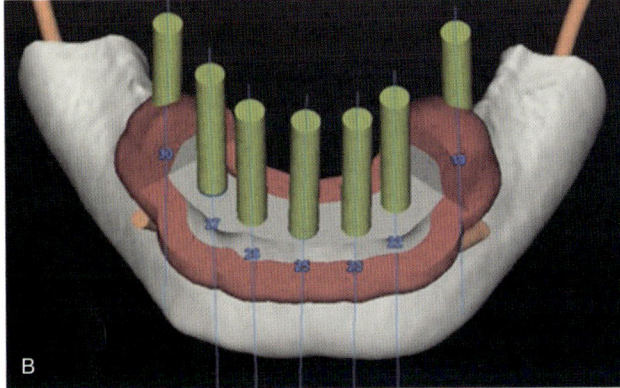

• **Figura 15.28 Guia de redução óssea. A.** A quantidade de redução óssea é determinada pelo plano de tratamento protético. **B.** Esboço da redução óssea demonstrando a relação entre implantes e altura óssea.

Templates de orientação cirúrgica e sistemas de navegação

Os sistemas de navegação, originalmente desenvolvidos em neurocirurgia, agora estão disponíveis para facilitar os procedimentos de instalação de implantes dentais durante a cirurgia. Os sistemas de navegação de implantes são baseados em imagens TCFC em combinação com posicionamento óptico, que auxilia na instalação precisa de implantes dentais.[15] Usando-se um *software* de planejamento pré-operatório e exibição em tempo real, a profundidade e a trajetória da sequência de perfuração pode ser feita para as especificações da posição pré-planejada. Os sistemas de navegação demonstraram prevenir danos aos dentes adjacentes e estruturas vitais, como o nervo alveolar inferior.[16,17]

A navegação cirúrgica para instalação do implante é comparável a um GPS que é composto por três componentes: (1) localizador (satélite no espaço), (2) instrumento ou sonda cirúrgica (rastreamento de ondas emitidas pela unidade GPS), e (3) conjunto de dados TCFC ("mapa do percurso").[18]

Dois tipos diferentes de sistemas de navegação estão disponíveis atualmente: o óptico e o eletromagnético. Com um sistema óptico, também conhecido como sistema infravermelho, são fixados à cabeça do paciente sensores infravermelhos, juntamente com refletores de luz, e uma sonda portátil para rastrear a posição dos instrumentos no campo cirúrgico. O sistema eletromagnético utiliza um campo eletromagnético e pontos de referência em um dispositivo que é preso à cabeça do paciente e a um instrumento cirúrgico com fio.

Ao instalar os implantes com cirurgia assistida por navegação, um protocolo generalizado inclui:
1. Confecção de *stent* (*template*)
• Um *stent* termoplástico é confeccionado diretamente nos dentes do paciente.
2. Imagens de TCFC
• O paciente é "escaneado" usando o *stent* pré-fabricado, junto com marcadores para a referência cruzada das posições das arcadas com o escaneamento TCFC.
3. Plano de tratamento da instalação do implante
• A instalação do implante e da prótese são planejadas usando *software* TCFC.
4. Cirurgia de instalação do implante
• Usando-se o processo de orientação dinâmica, a instalação do implante é concluída em tempo real. A peça de mão cirúrgica é equipada com um dispositivo de posicionamento 3D, com digitalizadores eletromagnéticos[19] ou diodos emissores de luz.[20] Marcadores extraorais fixados ao guia cirúrgico também são necessários para que o computador possa analisar as posições das arcadas e a peça de mão em relação uma à outra. A reavaliação contínua de localizações e correspondência com os dados de tomografia computadorizada durante a cirurgia permite a visualização de osteotomias e a comparação do planejamento e da perfuração. Alguns sistemas computacionais são equipados com avisos sonoros ou visuais quando a osteotomia desvia das posições pré-planejadas ou quando uma estrutura vital está prestes a ser lesionada.

Pesquisas

Pesquisas têm demonstrado que essa abordagem, embora complexa, pode produzir resultados favoráveis na região adjacente de 0,5 mm.[21,22] Outros estudos demonstraram que a cirurgia guiada com guias CAD/CAM pode atingir a precisão de forma consistente dentro de 1 mm da localização planejada do implante na instalação e em 5° da angulação desejada[23] (Figura 15.29).

Templates agregados para próteses provisórias (Sorrisos imediatos)

Levar a tecnologia gerada por TC para o próximo nível envolve a confecção de próteses provisórias antes da inserção do implante. Primeiro, o plano de tratamento virtual é criado pelo implantodontista, seguido pela confecção estereolitográfica dos guias cirúrgicos. Um laboratório de prótese dentária usa o guia cirúrgico e os modelos de diagnóstico articulados para confeccionar as próteses provisórias (em alguns casos, finais). O implantodontista então usa o guia cirúrgico para instalar os implantes e pilares. A prótese provisória (ou final) é então instalada imediatamente após a instalação do implante (Figura 15.30).

Tecnologia digital

O uso da tecnologia CAD/CAM tornou-se extremamente popular em todas as fases da odontologia. O sistema CAD/CAM nos consultórios odontológicos tem permitido aos clínicos a oportunidade de projetar, fresar e instalar restaurações de cerâmica em uma única consulta, juntamente com o plano de tratamento e confecção de próteses sobre implantes. A capacidade de confeccionar várias reabilitações protéticas sem utilizar métodos tradicionais, de laboratório protético, provou ser recompensadora de várias maneiras.

O fluxo de trabalho prototípico para CAD/CAM normalmente começa com o acúmulo de dados intraorais ou baseado em modelos escaneados. Os dados digitais obtidos são processados usando vários programas de computador especializados que criam informações específicas de 3D, via algoritmos de modelagem. A informação então pode ser analisada e os dados obtidos alterados via *software* CAD específico para odontologia, para projetar uma gama completa de reabilitações (Boxe 15.8).

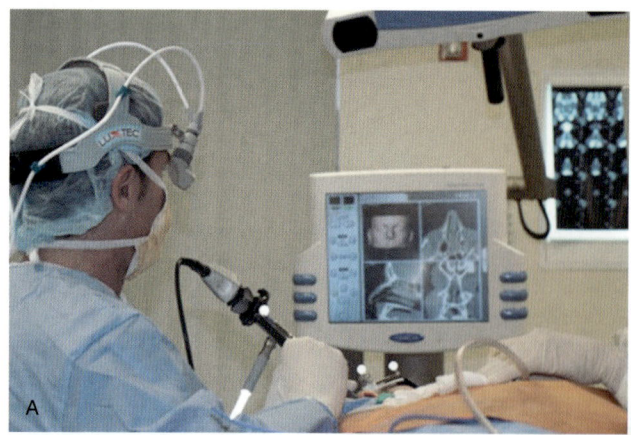

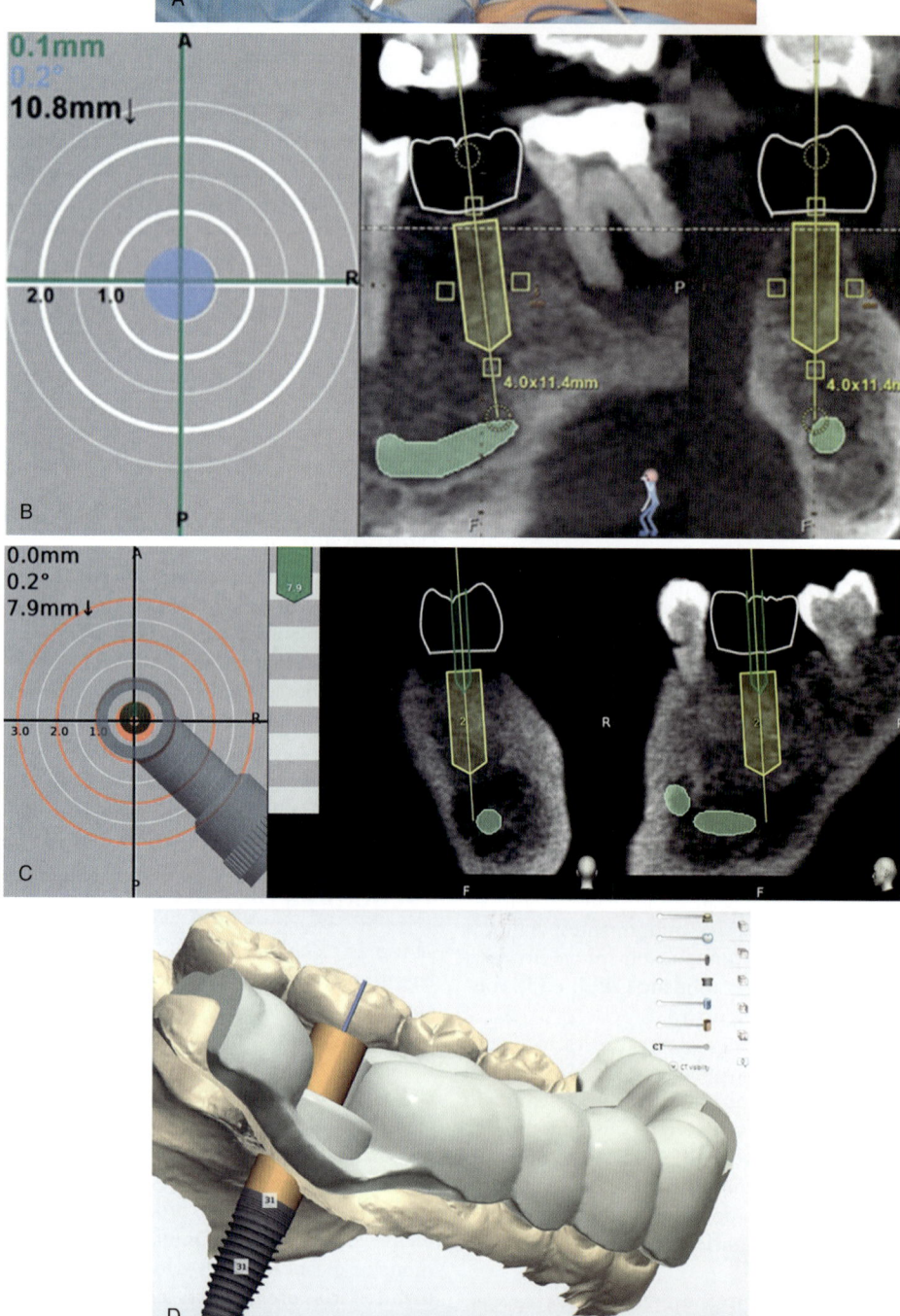

• **Figura 15.29 Cirurgia de navegação. A.** Configuração para cirurgia de navegação. **B** e **C.** Plano de tratamento de instalação do implante. **D.** Instalação final do implante.

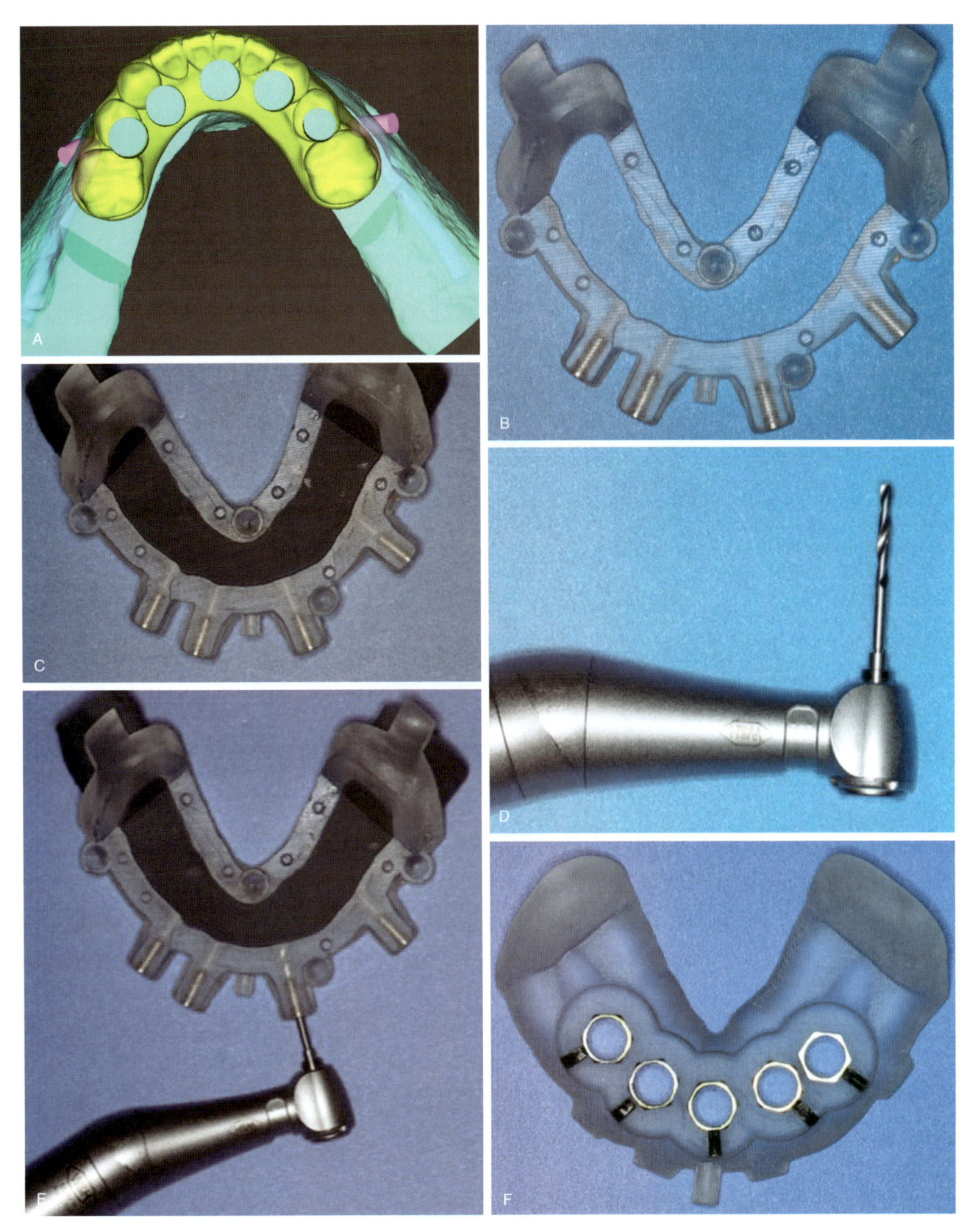

CAPÍTULO 15 Tomografia Computadorizada Interativa e Plano de Tratamento em Implantodontia

• **Figura 15.30 Guias agregados. A.** Plano de tratamento interativo. **B** e **C.** Guia de redução agregado. **D** e **E.** Parafusos de fixação. **F.** Guia de instalação do implante. (*continua*)

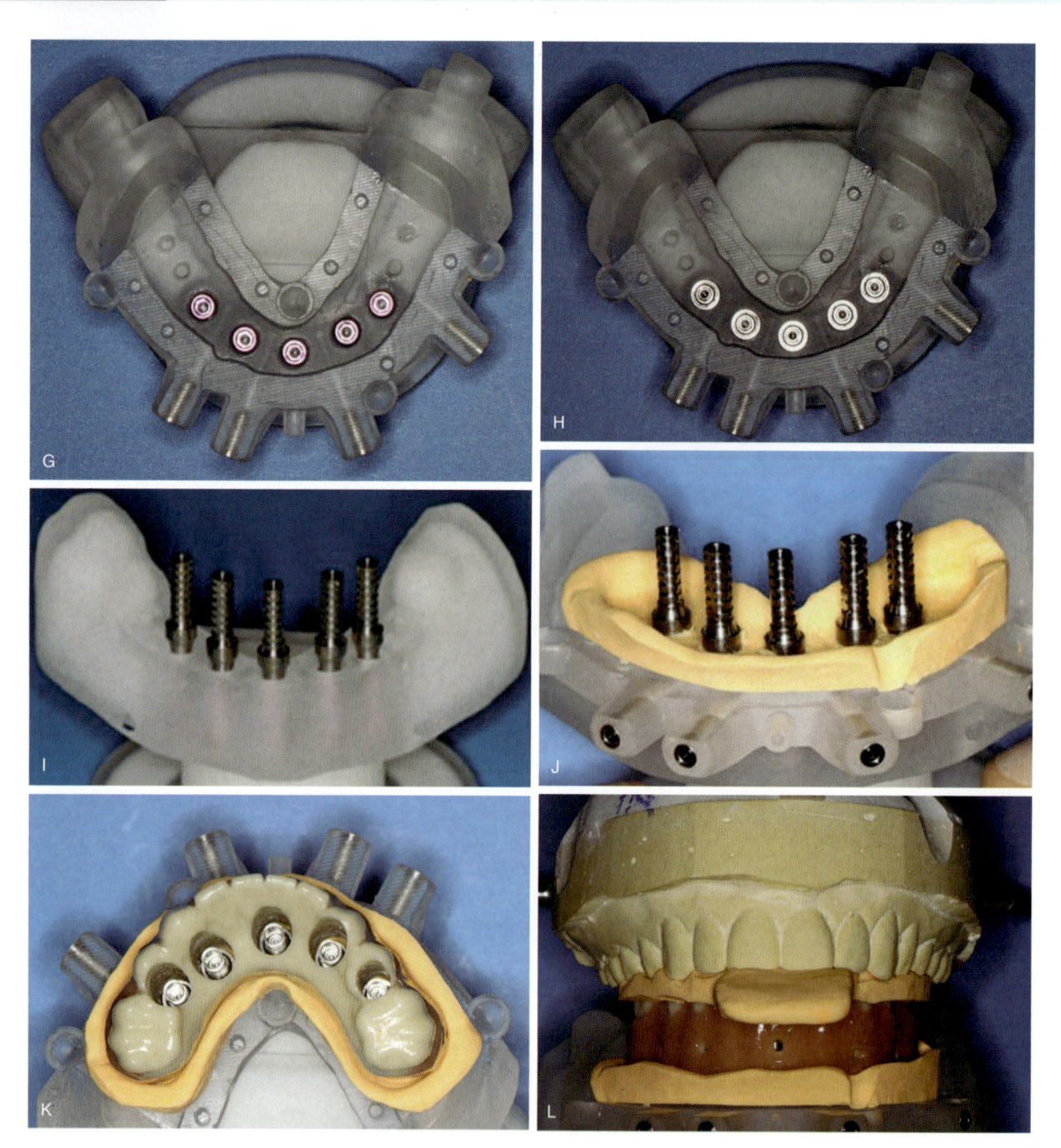

• **Figura 15.30** (*continuação*) **Guias agregados. G.** Instalação do implante. **H.** Pilares inseridos. **I.** Pilares não unidos. **J.** Instalação do registro. **K** e **L.** Polimetilmetacrilato provisório.

Boxe 15.8 Definições.

CAD/CAM: projeto auxiliado por computador/confecção auxiliada por computador
Guia estereolitográfico: guias cirúrgicos que auxiliam na instalação dos implantes para coincidir com a posição planejada usando estereolitografia (camada/impressão 3D) para criar objetos 3D de plástico sólido a partir de CAD, por meio de desenhos solidificados seletivamente em resina líquida sensível a ultravioleta (fotopolímero) usando um feixe de *laser*
Arquivo STL: arquivo para sistemas CAD estereolitográficos
Cirurgia guiada por computador (estática): uso de um *template* cirúrgico estático que reproduz a posição virtual do implante diretamente dos dados de TCFC e não permite modificação intraoperatória da posição do implante
Cirurgia navegada por computador (dinâmica): uso de um sistema de navegação cirúrgica que reproduz diretamente a posição virtual do implante a partir dos dados de TCFC e permite mudanças intraoperatórias da posição do implante

Impressões ópticas

As impressões ópticas digitais estão se tornando ideais e de maior precisão técnica para ser integrada à prática clínica no fluxo de trabalho. Essa tecnologia é simples e requer uma curva de aprendizado mínima. Impressões digitais são vantajosas sobre as técnicas tradicionais por serem mais eficientes, com menor consumo de tempo, maior conforto ao paciente e aumento da rentabilidade da prática odontológica. O escaneamento óptico produz uma réplica positiva dos dentes e tecidos, não uma réplica negativa, como um molde convencional. A posição dos dentes, o contorno do tecido mole, as restaurações existentes, os espaços edêntulos e contatos oclusais podem ser avaliados facilmente usando imagens 3D de alta resolução.

Estudos têm demonstrado que a precisão das impressões ópticas é muito maior do que a das técnicas convencionais.

Devido à ausência de discrepância dimensional, como com moldes convencionais, a precisão é muito superior. Além disso, o diagnóstico e o plano de tratamento podem ser realizados instantaneamente, juntamente com recursos educacionais do paciente (Boxe 15.9).

Sistemas digitais

Dois tipos de sistemas digitais são usados hoje na odontologia clínica: (1) sistemas de impressão digital; e (2) sistemas CAD/CAM com *software* orientado para a clínica. Para o laboratório de prótese dentária, existe um espectro completo de tecnologia, incluindo *scanners*, fresadoras e unidades rápidas de protótipo. O laboratório protético tem disponível a tecnologia mais sofisticada, baseada no fluxo de trabalho CAD/CAM de dados digitais, que são enviados pelo consultório odontológico. Os dados geralmente são transmitidos eletronicamente para o laboratório protético para uso em várias aplicações, que podem incluir confecção de modelo de estudo, projeto protético, plano de tratamento da instalação do implante e confecção de restauração. Depois de se obter os dados da impressão digital, o laboratório pode converter a impressão digital em um modelo analógico através das técnicas de fresagem ou prototipagem rápida.

A maioria dos sistemas atuais de CAD/CAM exigem um método direto de entrada dos dados para captura das condições intraorais no *software* CAD. Esses sistemas usam uma câmera digital intraoral ou *scanner* para aquisição da imagem diretamente na cavidade oral. Alguns sistemas CAD/CAM utilizam sistemas de câmera intraoral para escanear modelos de gesso produzidos pelo clínico, por meio da técnica tradicional. No entanto, o objetivo do sistema de impressão digital é substituir o método tradicional analógico de registro da condição intraoral de um paciente por uma técnica de moldagem tradicional.

A maioria desses sistemas de impressão digital de consultório incluem *hardware* para digitalização e *software* para gerenciamento dos dados do paciente. As curvas de aprendizagem com os vários sistemas diferem ligeiramente, é primordial a compreensão da modalidade de imagem específica do escaneamento do indivíduo (imagens estáticas *versus* videotransmissão).[24]

Processo de escaneamento digital

O *software* do *scanner* digital irá capturar e armazenar os dados digitais do escaneamento intraoral e também registrará todos os exames médicos necessários e informações de prescrição. Os dados acumulados são arquivados dentro do computador e depois transmitidos digitalmente para o laboratório via *internet*. Uma vez transmitidos, os dados podem ser usados pelo laboratório de prótese para avaliação, projeto ou fresamento individual do caso. O laboratório pode converter a impressão digital em um modelo analógico, por meio do processo de fresagem ou prototipagem rápida, como a estereolitografia.[25] Após a confecção do modelo, o laboratório pode iniciar uma restauração direta ou usar o modelo como referência ou avaliação da restauração CAD/CAM final (Figura 15.31).

Para os sistemas CAD/CAM de consultório, a câmera ou *scanner* intraoral é capaz de projetar e fresar dentro do ambiente de consultório; no entanto, é necessário um conjunto maior de habilidades. Estudos têm demonstrado que os sistemas digitais são mais precisos do que as técnicas tradicionais; no entanto, um cuidado meticuloso deve ser exercido na configuração adequada, protocolos consistentes e calibração dos parâmetros de fresamento, para garantir a precisão.[26]

Planejando o tratamento com implantes

Melhorias significativas nos sistemas CAD/CAM permitiram fluxos de trabalho no consultório e no laboratório, a serem integrados à terapia com implante. O *software* CAD de raios X levou a avanços no planejamento da instalação dos implantes e na cirurgia guiada de implante. Com o uso de dados TCFC, *softwares* especiais de implante permitiram a integração de dados CAD de sistemas de impressão digital para auxiliar no planejamento da reabilitação e instalação de implantes. O *software* especializado pode encerar dentes virtualmente baseado em uma avaliação funcional e estética, posicionando e exportando a prótese/restauração virtual para o ambiente digital do *software* TCFC, que auxilia no posicionamento ideal do implante pelo uso de um *template* cirúrgico.

Aplicações dos implantes reabilitadores

As aplicações reabilitadoras CAD/CAM se expandiram para impressões digitais em nível de implante, desenho e fresamento de pilares de cicatrização personalizados, pilares protéticos personalizados, restaurações provisórias, próteses unitárias, próteses de arcos múltiplos e total, estruturas de barra de sobredentadura e próteses de implante telescópico (Figuras 15.32 a 15.34).

Aplicações dos implantes laboratoriais

Os laboratórios agora têm a capacidade de fazer a transição de moldagens clínicas e modelos *master* para próteses sobre implante CAD/CAM. Existe uma gama completa de *scanners* de bancada baseados em laboratório que variam de pequenos *scanners* para impressão simples, matriz e digitalização de modelo, para os grandes *scanners* que permitem a digitalização de modelos totalmente articulados.

Materiais

Grandes avanços foram feitos na tecnologia CAD/CAM, incluindo tipo de material, resistência, química, biocompatibilidade e estética. Materiais cerâmicos vítreos podem ser usados para a confecção em consultório de próteses unitárias adesivas, sendo possíveis, no futuro, muitas reabilitações de dentes. Materiais como óxido de zircônio, titânio comercialmente puro, liga de titânio, metais nobres e ligas, resinas compostas, cera e os acrílicos reforçados com fibras são principalmente a base das restaurações processadas em laboratório. Materiais CAD/CAM baseados em laboratório são fornecidos de modo que várias restaurações possam ser fresadas dentro de um grande bloco de material (monolítico) para reduzir desperdício e custo do material.

Boxe 15.9 Vantagens dos moldes ópticos.

- Elimina a necessidade de moldes tradicionais
- Elimina a necessidade de registros de mordida
- Aumenta a precisão marginal
- Diminui o número de consultas
- Melhora a eficiência do fluxo de trabalho

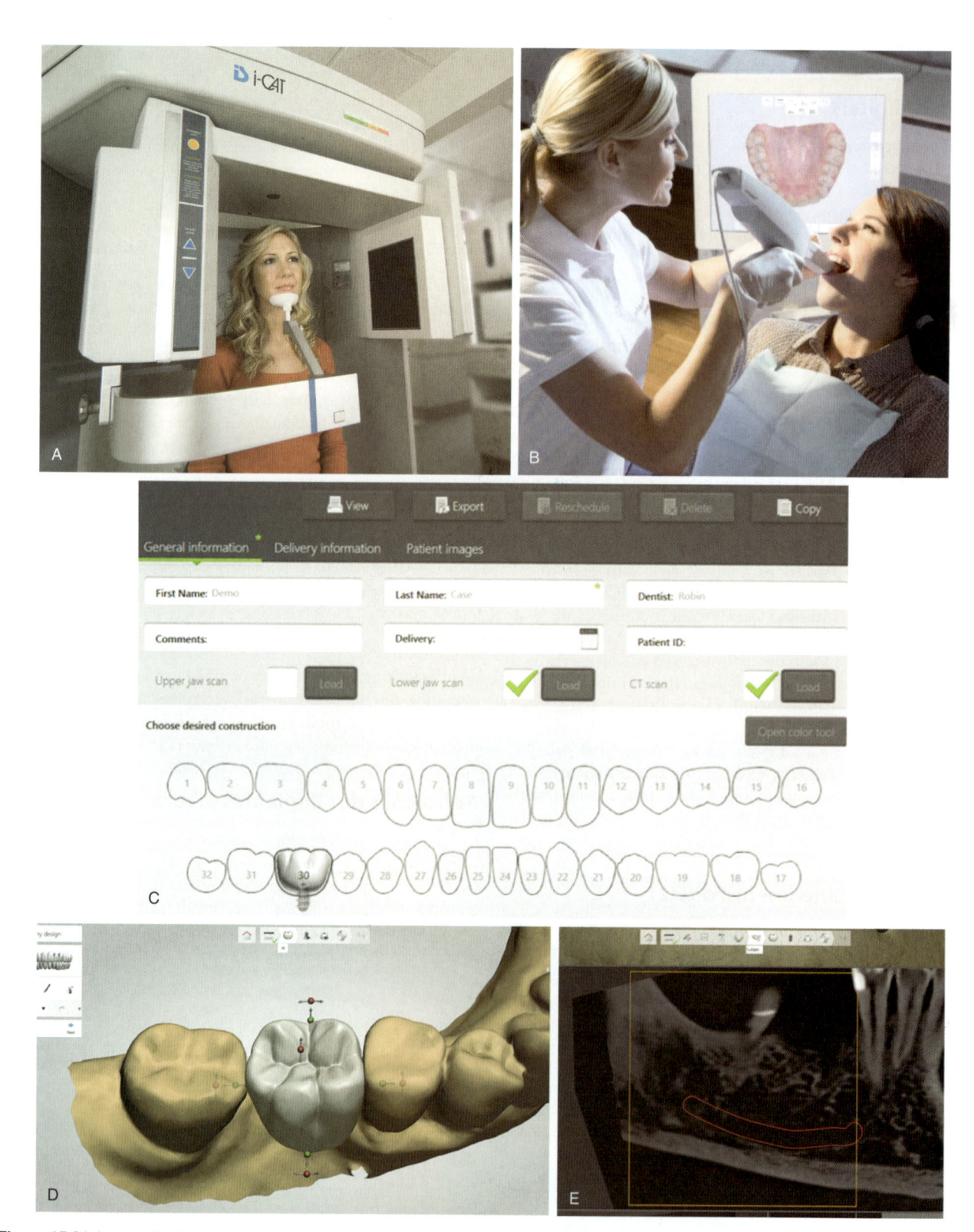

• **Figura 15.31** Integração da tomografia computadorizada de feixe cônico (TCFC), escaneamento digital e *software* especializado para confeccionar um *template* cirúrgico no consultório: **A** e **B.** Etapa 1: *upload* do escaneamento de TCFC + escaneamento da superfície do implante. **C.** Plano de tratamento da instalação do implante. **D.** Desenvolvimento da prótese. **E.** Posição do nervo verificada. (*continua*)

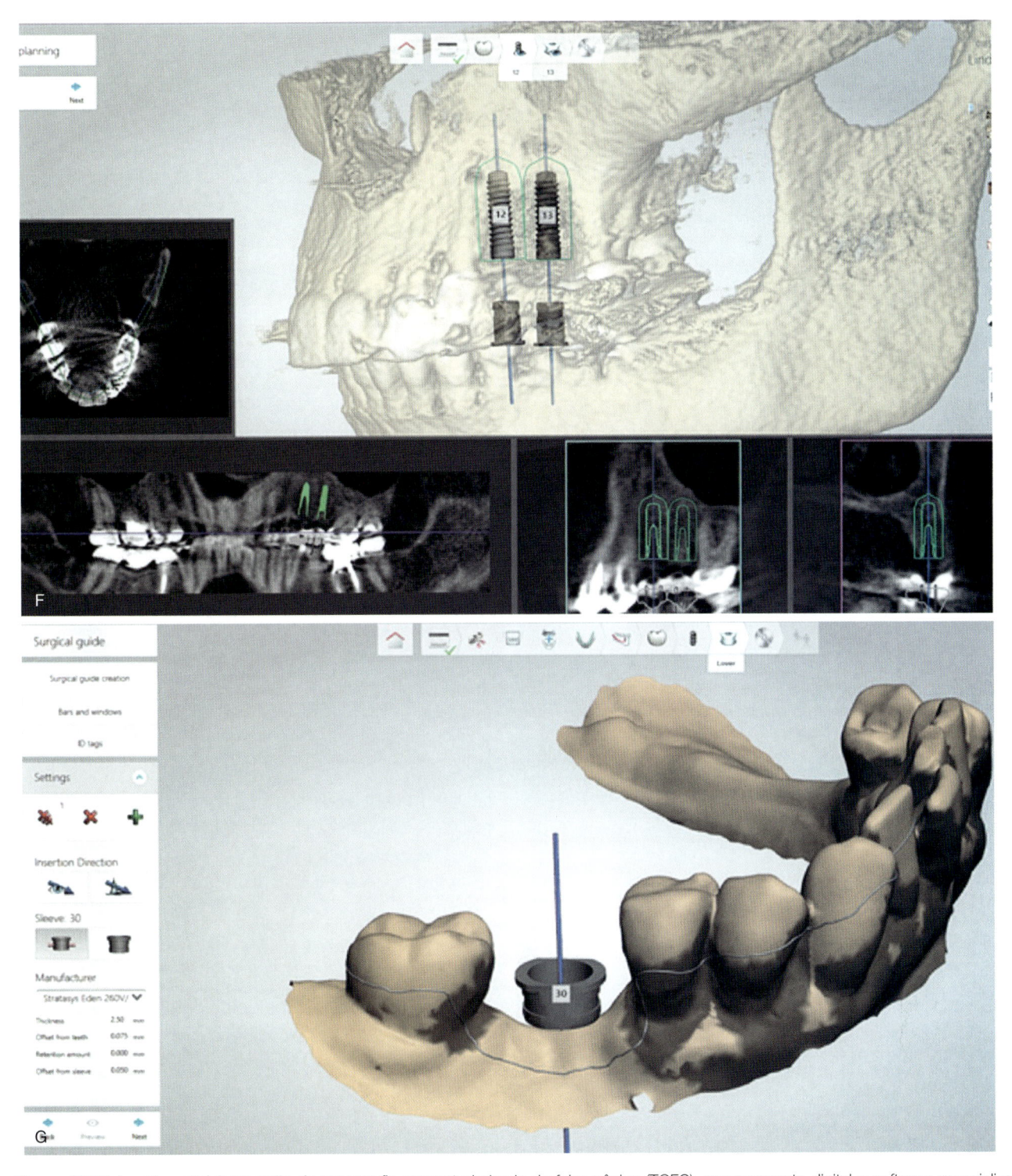

• **Figura 15.31** (*continuação*) Integração da tomografia computadorizada de feixe cônico (TCFC), escaneamento digital e *software* especializado para confeccionar um *template* cirúrgico no consultório: **F.** Posição final do implante. **G** a **I.** Desenvolvimento do guia. **J** a **L.** Plano final. **M.** *Template* final. (*continua*)

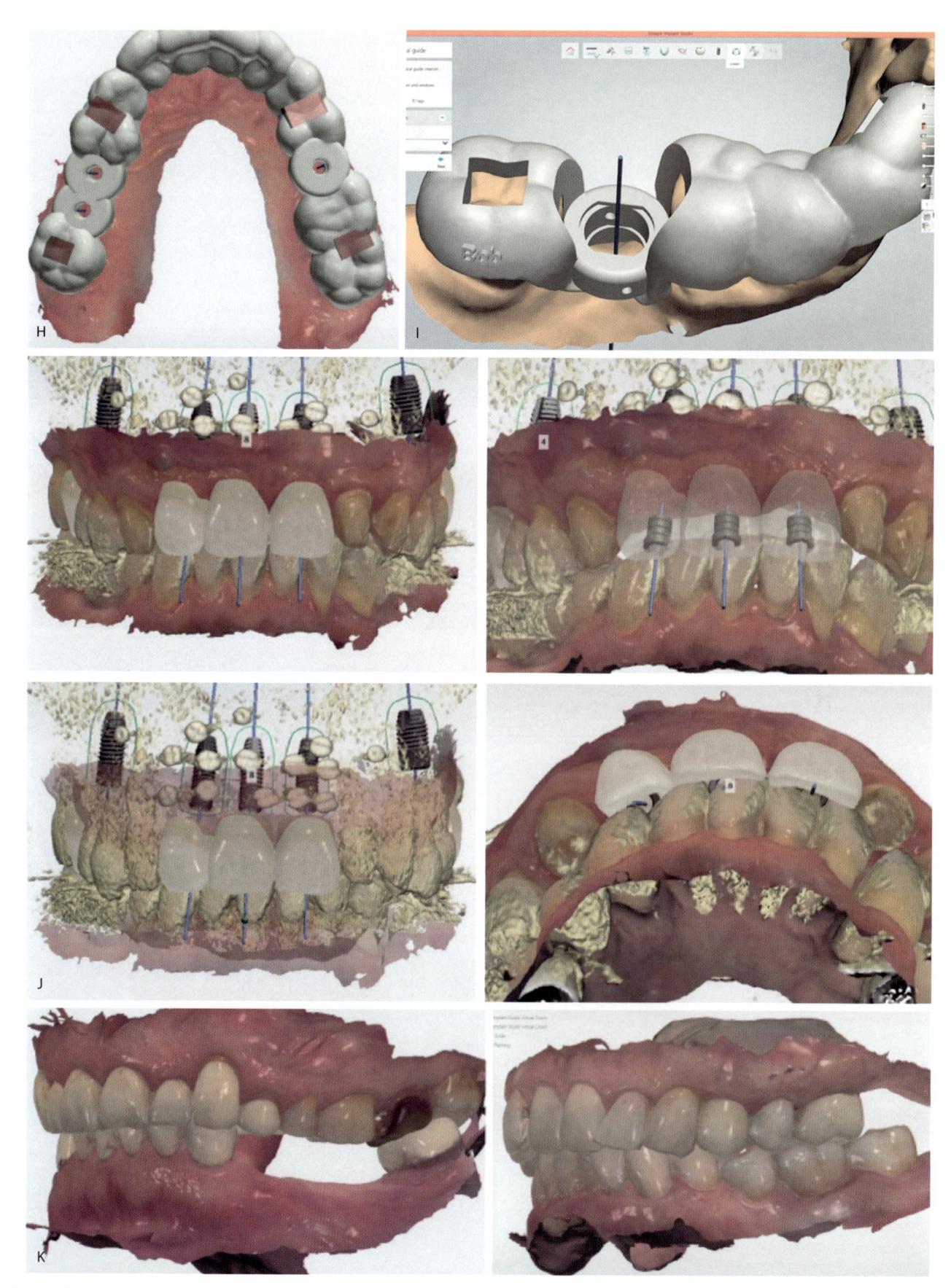

• **Figura 15.31** (*continuação*) Integração da tomografia computadorizada de feixe cônico (TCFC), escaneamento digital e *software* especializado para confeccionar um *template* cirúrgico no consultório: **G** a **I**. Desenvolvimento do guia. **J** a **L**. Plano final. **M**. *Template* final. (*continua*)

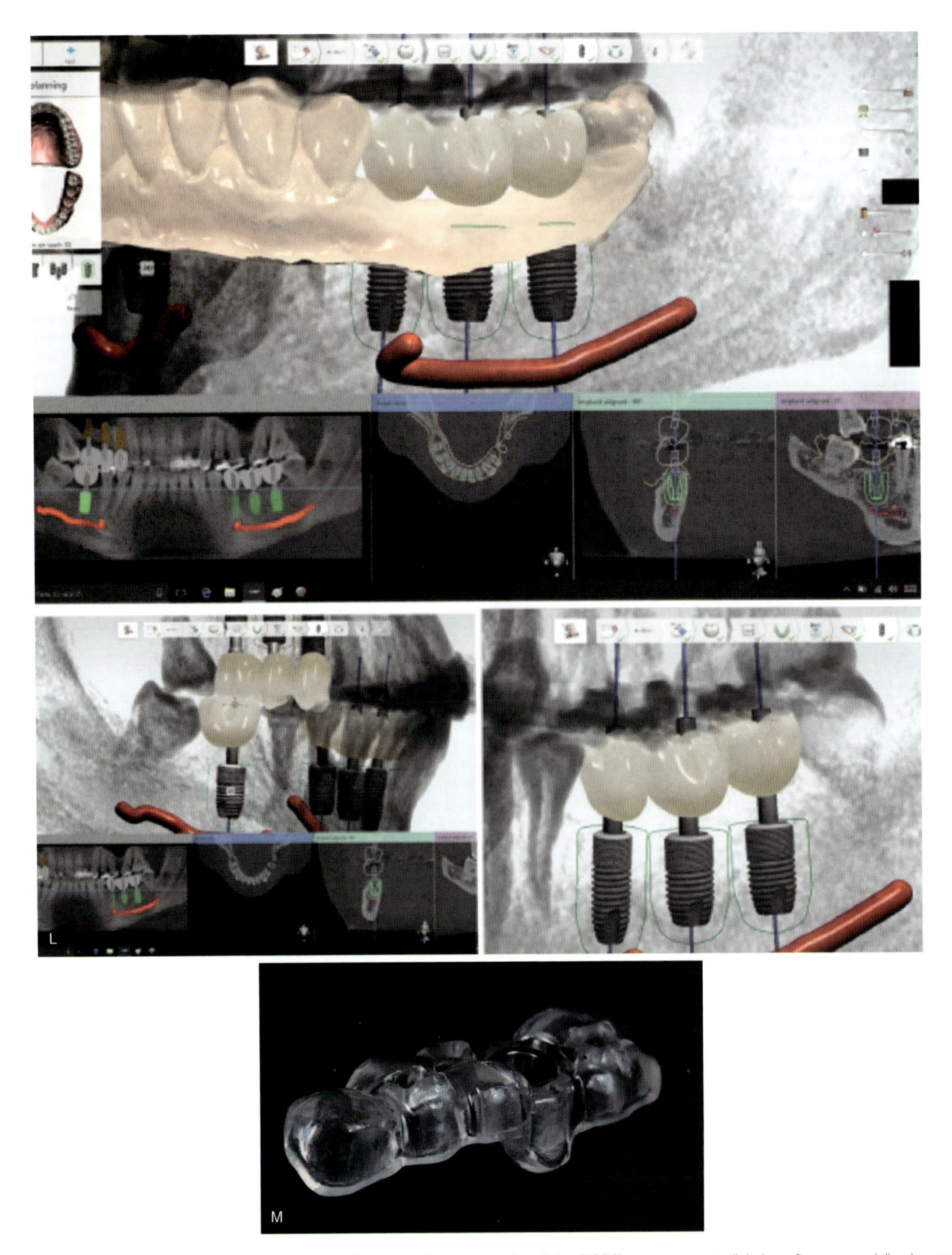

• **Figura 15.31** (*continuação*) Integração da tomografia computadorizada de feixe cônico (TCFC), escaneamento digital e *software* especializado para confeccionar um *template* cirúrgico no consultório: **J** a **L.** Plano final. **M.** *Template* final.

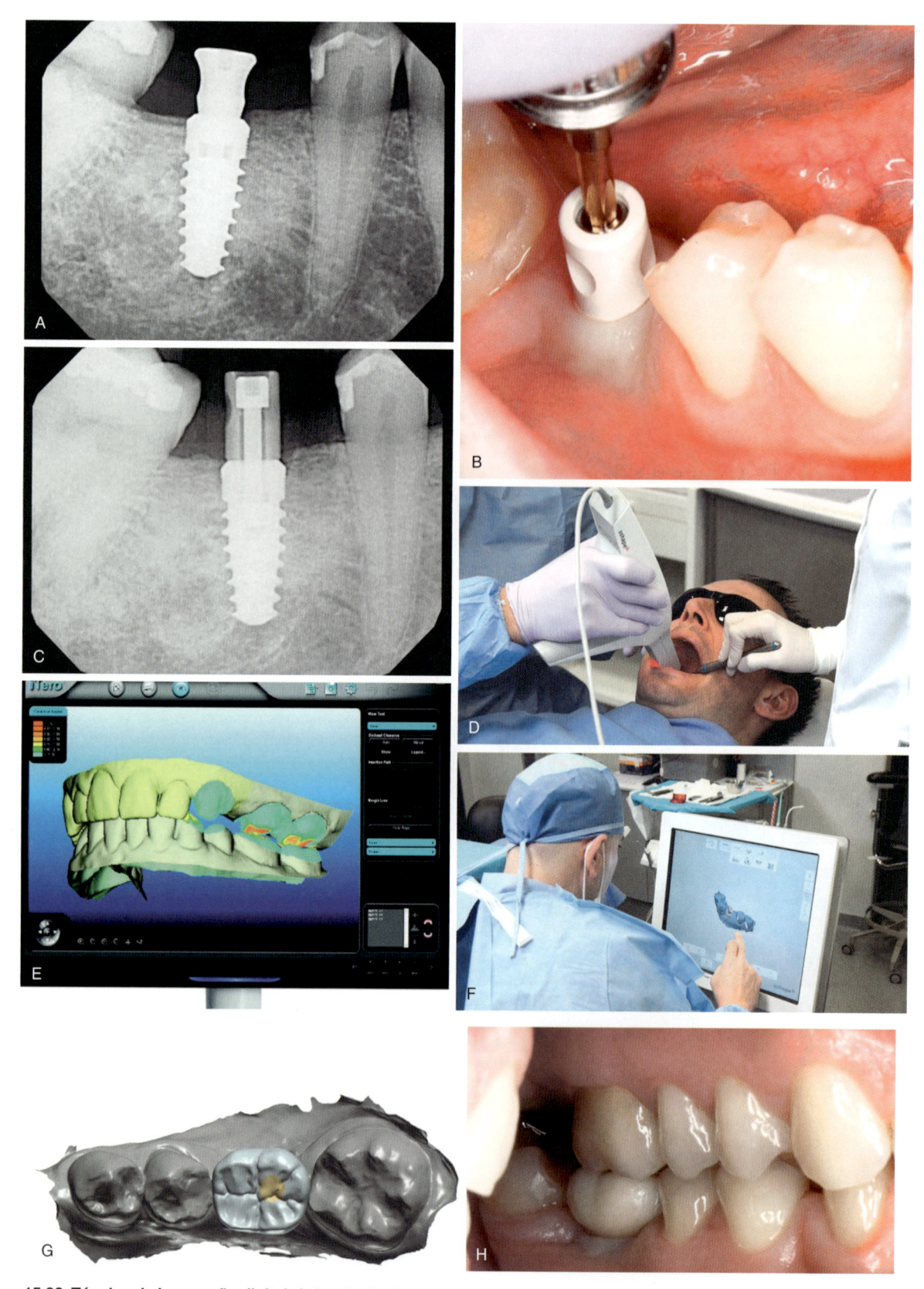

● **Figura 15.32 Técnica de impressão digital. A.** Instalação do implante. **B.** Pilar digitalizado colocado. **C.** Verificação do assentamento completo do pilar. **D.** Impressão digital. **E** e **F.** Projeto da coroa com *software* especializado. **G.** Fresamento da coroa em consultório. **H.** Prótese final.

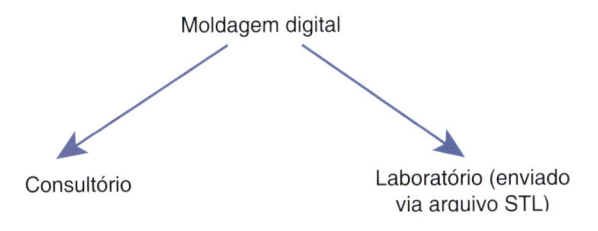

CAPÍTULO 15 Tomografia Computadorizada Interativa e Plano de Tratamento em Implantodontia

Figura 15.33 Tipos de moldes digitais.

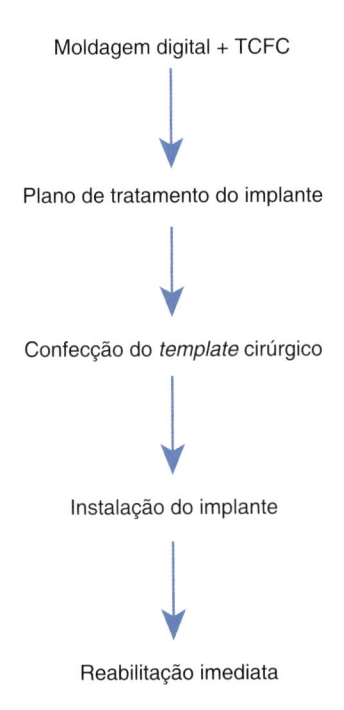

Figura 15.34 Instalação imediata/protocolo reabilitador.

Complicações do *template* cirúrgico

Superaquecimento do osso

Devido às tolerâncias entre o tamanho da broca e a anilha cirúrgica (p. ex., geralmente menor de 0,2 mm), muitas vezes ocorre uma irrigação inadequada. Para evitar essa complicação, é fundamental que se utilize o máximo de irrigação possível.

1. Isso pode envolver o uso de irrigação suplementar na forma de irrigação externa (ou seja, seringa curva monojato). Na maioria dos *templates*, a face vestibular pode ser alterada, o que permite a entrada de solução salina adicional (Figura 15.35).
2. A preparação da "dança óssea" é o mais importante para melhor qualidade óssea (osso D1 ou D2). A "dança óssea" inclui a preparação da osteotomia em um movimento de "bombeamento", o que permite a irrigação para dentro da anilha e osteotomia.[27]
3. Irrigação por refrigeração: Barrak *et al.*[28] demonstraram que o resfriamento do fluido de irrigação a 10°C é um método seguro para o preparo do local de instalação de implante e perfuração por meio de um guia de perfuração, em termos de controle de temperatura. Os resultados não demonstraram aumento médio em temperatura. Portanto, o fluido de irrigação salino estéril pode ser armazenado em uma geladeira antes de procedimentos cirúrgicos.[28]

Acesso inadequado

Uma complicação comum com *templates* cirúrgicos pode existir na instalação de implante na região posterior. Como a maioria das brocas guiadas é mais longa do que as brocas cirúrgicas padrão, em muitos casos o clínico pode não ter espaço suficiente entre arcos para perfurar as osteotomias (Figura 15.36). Além disso, a maioria das anilhas usadas em *templates* cirúrgicos é de aproximadamente 5 mm de altura, o que aumenta ainda mais a dificuldade de acesso à broca. Muitos fabricantes de *templates* cirúrgicos podem produzir acessos "vestibulares" ou "linguais" dentro das guias, o que permite maior acesso do clínico (Figura 15.37).

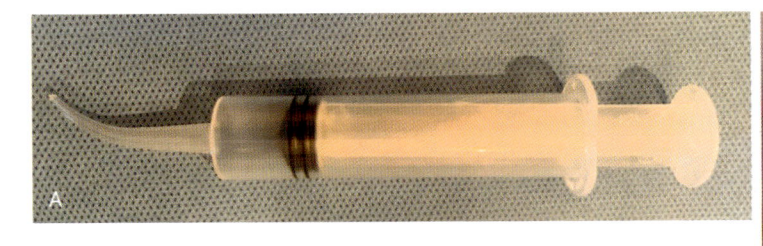

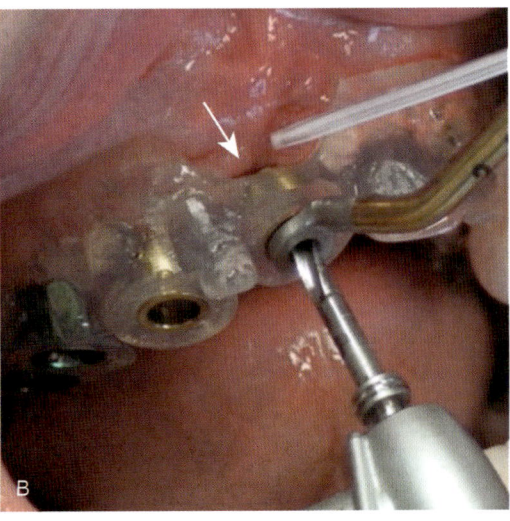

Figura 15.35 A. Seringa curva monojato. **B.** Face vestibular do *template* alterado para permitir a irrigação externa.

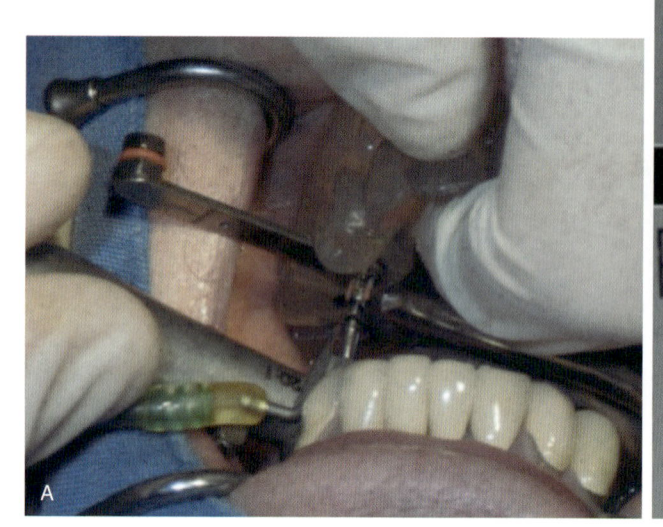

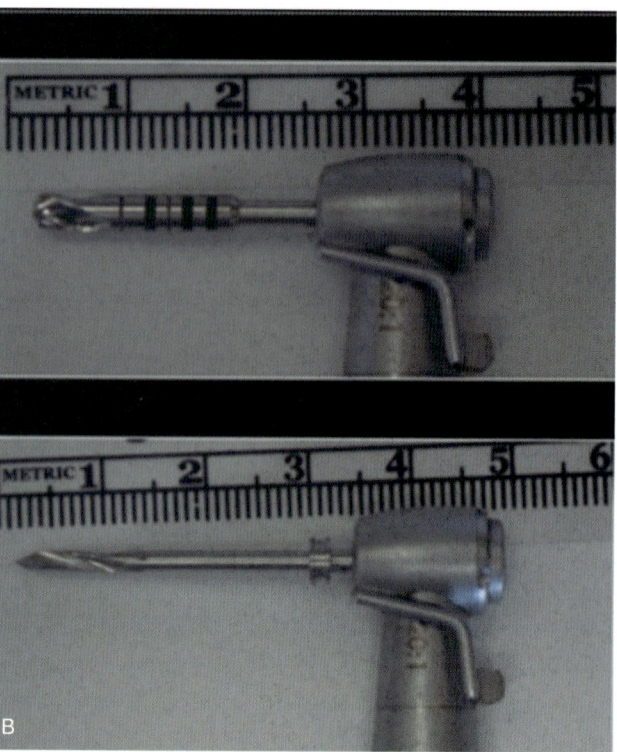

• **Figura 15.36 A.** Instalação de implante em região posterior com *template* de tomografia computadorizada de feixe cônico (TCFC), o espaço disponível limita o acesso. **B.** Broca cirúrgica padrão *versus* broca guiada com limitador de profundidade é aproximadamente 10 mm mais comprida.

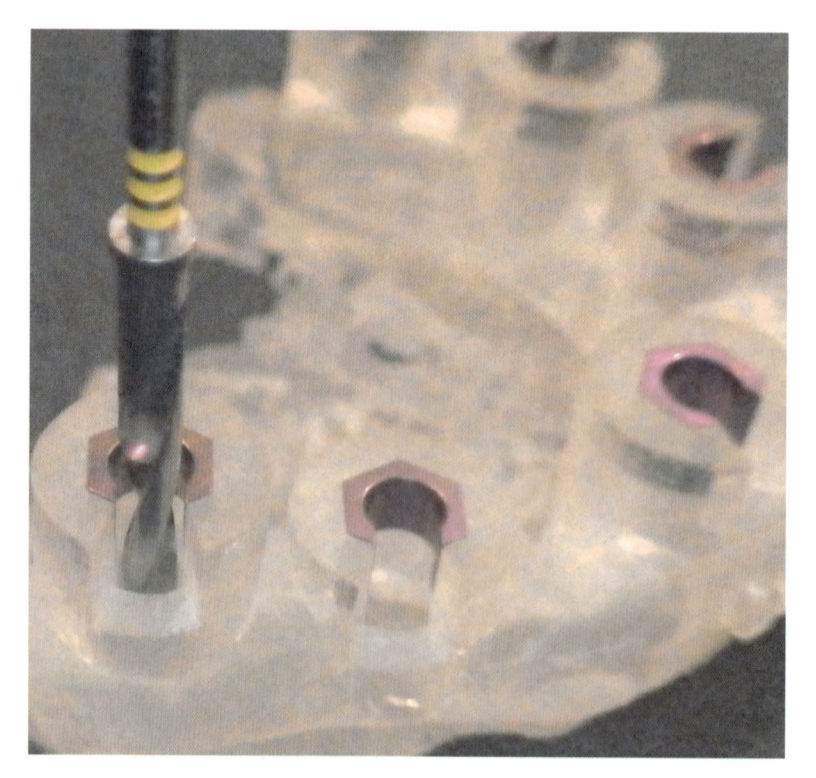

• **Figura 15.37 Tubo de perfuração de acesso lateral.** A broca cirúrgica é inserida a partir do acesso lateral, diminuindo assim a quantidade de espaço interoclusal em aproximadamente 5 mm. Isso permite a instalação do implante guiado na região posterior em casos de espaço interoclusal comprometido.

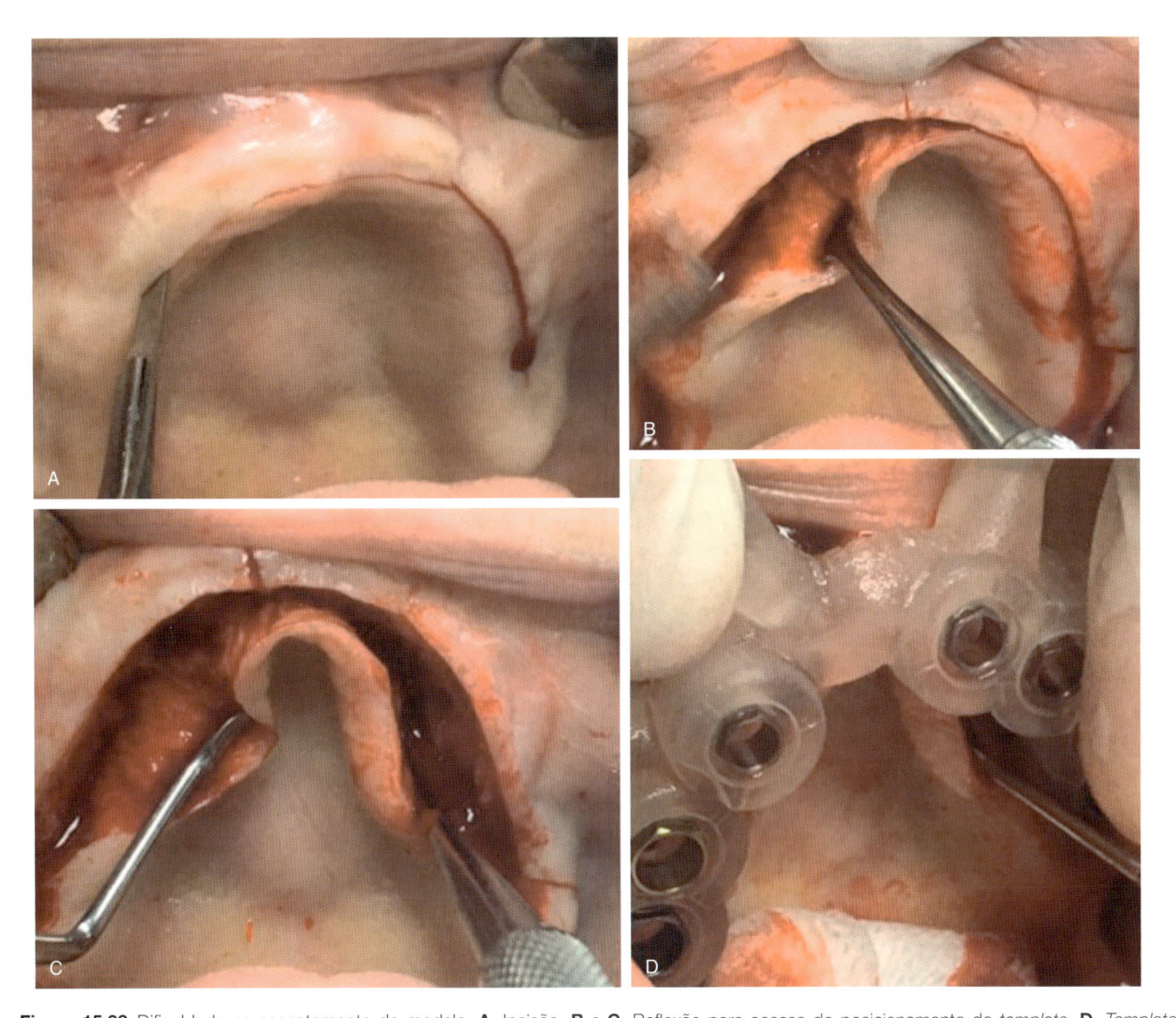

● **Figura 15.38** Dificuldade no assentamento do modelo. **A.** Incisão. **B** e **C.** Reflexão para acesso do posicionamento do *template*. **D.** *Template* posicionado por baixo do retalho de tecido mole.

Dificuldade no posicionamento do *template*

Com guias de suporte ósseo, muitos clínicos podem ter dificuldade em assentar o *template* devido à extensão necessária de reflexão. É imperativo que o *template* assente completamente no osso, e nenhum tecido mole impeça o assentamento. Portanto, a incisão e a reflexão devem ser pré-planejadas para acomodar o tamanho e a extensão periférica do *template* cirúrgico (Figura 15.38).

Resumo

A tecnologia digital é responsável pelo que há de mais inovador que a odontologia já viu. Ser capaz de obter uma réplica digital das estruturas orofaciais para aprimorar o diagnóstico e o planejamento do tratamento, junto com o uso em procedimentos cirúrgicos e tratamentos protéticos, mudou a implantodontia para sempre. Os escaneamentos ópticos dos dentes e tecidos moles podem ser combinados com imagens 3D TCFC para aprimorar ainda mais o escopo da implantodontia. Esses avanços na tecnologia CAD/CAM e a ciência dos materiais odontológicos estão consolidando um futuro para aplicações da implantodontia digital. Os sistemas digitais para CAD/CAM na odontologia permitiram o fluxo de trabalho e os resultados clínicos finais para a terapia do paciente candidato à implantodontia. Enquanto os sistemas CAD/CAM continuam a evoluir, a pesquisa e a evidência clínica da sua eficácia na odontologia levarão a implantodontia para o próximo nível.

Referências bibliográficas

1. Basten CHJ, Kois JC. The use of barium sulfate for implant templates. *J Prosthet Dent.* 1996;76(4):451–454.
2. Plemons JM, Watkins P, et al. Barium-coated surgical stent and computer-assisted tomography in the preoperative assessment of dental implant patients. *Int J Periodontics Restorative Dent.* 1992;12:52–61.
3. Resnik, R. "Dual CBCT Scanning Technique for Completely Edentulous Arches." *Dentistry Today* 35, nº 12 (2016): 50-52.
4. Scarfe William C, Farman Allan G. What is cone-beam CT and how does it work? *Dental Clinics.* 2008;52(4):707–730.
5. Chau A. Comparison between the use of magnetic resonance imaging and conebeam computed tomography for mandibular nerve identification. *Clin Oral Implant Res.* 2012;23:253–256.
6. Lofthag-Hansen S, Gröndahl K, Ekestubbe A. Cone-beam CT for preoperative implant planning in the posterior mandible: visibility of anatomic landmarks. *Clin Implant Dent Relat Res.* 2009;11:246.

7. Hebel MKS, Gajjar R. Anatomic basis for implant selection and positioning. In: Babbush C, ed. *Dental Implants: the Art and Science*. Philadelphia: WB Saunders; 2001:85–103.
8. Ozan O, Turkyilmaz I, Ersoy AE, et al. Clinical accuracy of 3 different types of computed tomography-derived stereolithographic surgical guides in implant placement. *J Oral Maxillofac Surg*. 2009;67(2):394–401.
9. Nickenig HJ, Wichmann M, Hamel J, et al. Evaluation of the difference in accuracy between implant placement by virtual planning data and surgical guide templates versus the conventional free-hand method–a combined in vivo–in vitro technique using cone-beam CT (Part II). *J Oral Maxillofac Surg*. 2010;38(7):488–493.
10. Turbush SK, Turkyilmaz I. Accuracy of three different types of stereolithographic surgical guide in implant placement: an in vitro study. *J Prosthet Dent*. 2012;108(3):181–188.
11. Lal K, White GS, Morea DN, Wright RF. Use of stereolithographic templates for surgical and prosthodontic implant planning and placement. Part I. The concept. *J Prosthodont*. 2006;15:51–58.
12. Lal K, White GS, Morea DN, Wright RF. Use of stereolithographic templates for surgical and prosthodontic implant planning and placement. Part II. A clinical report. *J Prosthodont*. 2006;15:117–122.
13. Molé C, Gérard H, Mallet JL, et al. A new three-dimensional treatment algorithm for complex surfaces: applications in surgery. *J Oral Maxillofac Surg*. 1995;53:158–162.
14. Nikzad S, Azari A. A novel stereolithographic surgical guide template for planning treatment involving a mandibular dental implant. *J Oral Maxillofac Surg*. 2008;66(7):1446–1454.
15. Ewers R, Schicho K, Truppe M, et al. Computer-aided navigation in dental implantology: 7 years of clinical experience. *J Oral Maxillofac Surg*. 2004;62:329e34.
16. Birkfellner W, Solar P, Gahleitner A, et al. In-vitro assessment of a registration protocol for image guided implant dentistry. *Clin Oral Implants Res*. 2001;12:69e78.
17. Siessegger M, Schneider BT, Mischkowski RA, et al. Use of an image-guided navigation system in dental implant surgery in anatomically complex operation sites. *J Craniomaxillofac Surg*. 2001;29:276e81.
18. Sukegawa S, Kanno T, Furuki Y. Application of computer-assisted navigation systems in oral and maxillofacial surgery. *Japanese Dental Science Review*.
19. Solar P, Grampp S, Gsellmann B. A computer-assisted navigation for oral implant surgery using 3D-CT reconstruction and real time video-projection. In: Farman AG, ed. *Computer Assisted Radiology—CAR*. Amsterdam: Elsevier; 1996.
20. Shapira L. Image-guided implantology: real-time guidance of dental implant surgery in the operative field using CT-scan image. In: Vannier MW, Inamura K, Farman AG, et al., eds. *Proceedings of the 16th International Congress, Computer-Assisted Radiology and Surgery*. Paris: France; 2002.
21. Gaggl A, Schultes G. Assessment of accuracy of navigated implant placement in the maxilla. *Int J Oral Maxillofac Implants*. 2002;17:263–270.
22. Casap N, Wexler A, Persky N, et al. Navigation surgery for dental implants: assessment of accuracy of the image guided implantology system. *Oral Maxillofac Surg*. 2004;62:116–119.
23. Nickenig HJ, Eitner S, Rothamel D, Wichmann M, Zoller JE. Possibilities and limitations of implant placement by virtual planning data and surgical guide templates. *Int J Comput Dent*. 2012;15(1):9–21.
24. Seelbach P, Brueckel C, Wöstmann B. Accuracy of digital and conventional impression techniques and workflow. *Clin Oral Investig*. 2013;17(7):1759–1764.
25. Dunne P. Digital dentistry and SLA technology. *Lab Management Today*. 2008;Nov/Dec:44-45.
26. Fasbinder DJ, Neiva GF, Dennison JB, et al. Evaluation of zirconia crowns made from conventional and digital impressions [abstract]. *J Dent Res*. 2012;91 (speciss A). Abstract 644.
27. Jeong SM, Yoo JH, Fang Y, Choi BH, Son JS, Oh JH. The effect of guided flapless implant procedure on heat generation from implant drilling. *J Craniomaxillofac Surg*. 2014;42(6):725–729.
28. Barrak I, Joób-Fancsaly A, Varga E, Boa K, Piffko J. Effect of the combination of low-speed drilling and cooled irrigation fluid on intraosseous heat generation during guided surgical implant site preparation: an in vitro study. *Implant Dentistry*. 2017;26(4):541–546.
29. Misch CE. *Contemporary Implant Dentistry*. 3rd ed. St Louis: Mosby; 2008.

16
Osso Disponível e Planos de Tratamento para Implantes Dentais

CARL E. MISCH E RANDOLPH R. RESNIK

O sucesso a longo prazo em implantodontia requer a avaliação de mais de 50 critérios odontológicos, muitos dos quais são exclusivos para esta especialidade.[1] No entanto, o treinamento e a experiência do cirurgião-dentista, além da quantidade e da densidade do osso disponível no local edêntulo do paciente são indiscutivelmente os principais fatores determinantes na previsão do sucesso individual do paciente. Hoje, os requisitos e propósitos protéticos do paciente devem ser determinados previamente; em seguida, avalia-se uma série de fatores que incluem força do paciente, densidade óssea, principais posições do implante, número do implante e tamanho. No passado, o osso disponível não era modificado e era o principal fator intraoral que influenciava o plano de tratamento. Greenfield,[2] já em 1913, documentou a importância da quantidade de osso disponível. No entanto, com a previsibilidade de aumento ósseo hoje, até mesmo os pacientes com grandes defeitos ósseos estão se tornando candidatos para implantes dentários. Portanto, este capítulo descreverá o conceito tridimensional do osso disponível e das opções de tratamento com implantes (classificação de Misch) para cada tipo de anatomia óssea.

Revisão da literatura

O processo de atrofia do volume ósseo após a perda do dente e a perda do alvéolo foi documentado integralmente na literatura (Figura 16.1).[3-19] As alterações características do volume ósseo após a perda do dente foram avaliadas na mandíbula anterior, por Atwood (Figura 16.2).[4-6] Os seis estágios de rebordos residuais descritos são benéficos para avaliar as formas e as variações da perda óssea. Tallgren[7] relatou que a quantidade de perda óssea que ocorre no primeiro ano após a perda dentária é quase 10 vezes maior do que nos anos seguintes. A região posterior edêntula da mandíbula é reabsorvida a uma taxa aproximadamente quatro vezes mais rápida do que a mandíbula edêntula anterior.[8]

Tem sido sugerido que, na sínfise mandibular, mulheres apresentam maior redução total e perda óssea mais rápida durante os primeiros 2 anos.[9] Estudos mais recentes em usuários de próteses totais confirmaram maior taxa de reabsorção no primeiro ano de edentulismo.[10,11] A região anterior da maxila é reabsorvida em altura mais lentamente do que a anterior da mandíbula. No entanto, a altura original do osso disponível na região anterior da mandíbula é o dobro da altura da região anterior da maxila. Portanto, a atrofia maxilar resultante, embora mais lenta, afeta o osso disponível de um paciente candidato a implante com a mesma frequência.[7] As alterações na dimensão do rebordo edêntulo da região anterior da maxila podem ser drásticas em altura e largura (atingindo até 70%), especialmente quando várias exodontias são realizadas.[12] Além disso, muitos pacientes perdem osso adicional por procedimentos de alveolectomia simultâneos a procedimentos pós-exodontia, antes da confecção de uma prótese.[13] Embora existam pequenas diferenças entre as técnicas de alveolectomia, todas são prejudiciais ao volume do rebordo.[14]

O rebordo residual se desloca para a palatina na maxila e lingualmente na mandíbula, em relação à posição dentária, na região cortical óssea vestibular em todas as áreas da maxila e da mandíbula, independentemente do número de dentes ausentes.[15-19] No entanto, após a perda óssea inicial, a maxila continua a ser reabsorvida em direção à linha média, enquanto o osso basal mandibular é mais largo do que a posição original do osso alveolar e resulta na reabsorção tardia da mandíbula, que progride na vestibular. Esse fato, além de uma mudança acentuada na posição mandibular, faz com que um usuário de prótese dentária apresente a fisionomia clássica de protrusão mandibular e inversão labial.[20] A região

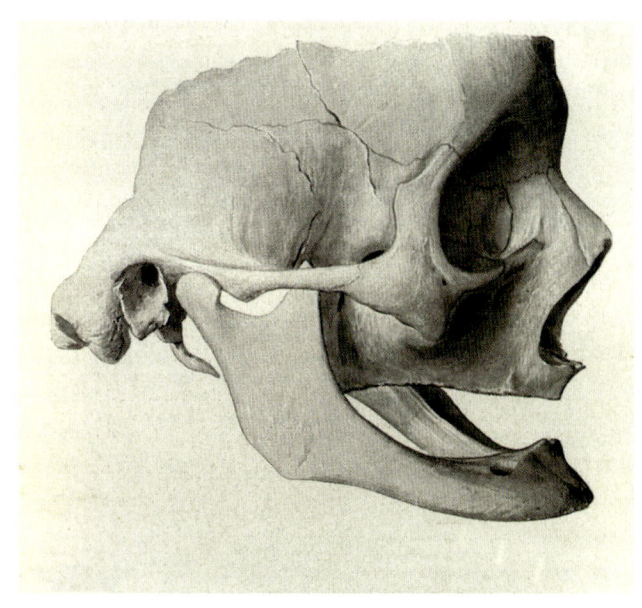

• **Figura 16.1** Atrofia maxilar e mandibular após a perda dentária foi documentada por J. Misch, em 1922.

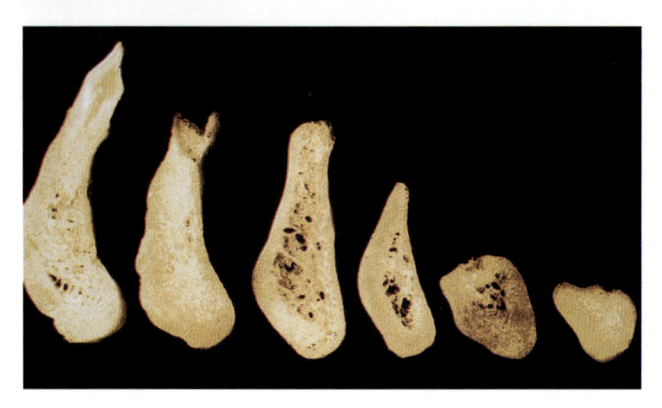

Figura 16.2 Atwood apresentou uma classificação de perda óssea após a perda dentária na região anterior da mandíbula, em 1963.

posterior da maxila perde volume ósseo mais rapidamente do que qualquer outra região. Não só a doença periodontal pode causar perda óssea inicial antes da perda dos dentes, mas também a perda inicial do rebordo ósseo é substancial após a exodontia. Além disso, após a perda dentária, o seio maxilar se expande em direção à crista do rebordo edêntulo. Como resultado, quando comparado a qualquer outra localização intraoral, o local mais frequentemente indicado para o enxerto ósseo é a região posterior da maxila. Em 1974, Weiss e Judy[21] desenvolveram uma classificação da atrofia mandibular e a sua influência no tratamento com implantes subperiosteais. Em 1982, Kent[22] apresentou uma classificação da deficiência do rebordo alveolar elaborada para o enxerto ósseo aloplástico. Outra classificação do volume ósseo foi proposta em 1985 por Lekholm e Zarb[23] para a morfologia residual da maxila e da mandíbula remanescentes, relacionada à instalação de implantes Brånemark. Eles descreveram cinco estágios de reabsorção mandibular, variando da mínima à extrema (Figura 16.3). A reabsorção mandibular foi descrita apenas para a perda em altura. Todos os cinco estágios de reabsorção, nos dois arcos, utilizavam a mesma modalidade de implante, abordagem cirúrgica e tipo de prótese definitiva. Além disso, à medida que o volume de osso diminuía, o número de implantes também diminuía.

Um processo de reabsorção alveolar maxilar após a perda dentária, seguindo a descrição de Atwood para a mandíbula, foi apresentada por Fallschüssel[24] em 1986. As seis categorias de reabsorção desse arco variavam de totalmente preservado a moderadamente largo e alto, estreito e alto, pontiagudo e alto, largo com altura reduzida e extremamente atrofiado. As classificações de Atwood, Zarb e Lekholm e Fallschüssel não descrevem o processo real de reabsorção em ordem cronológica, sendo, portanto, mais descritivos do osso residual.[25] Outra classificação de reabsorção óssea, que incluía a expansão do seio maxilar, também foi proposta por Cawood e Howell[26] em 1988. Embora semelhante a outras categorias, as alterações do volume do osso não refletiam as mudanças necessárias para o posicionamento dos implantes ou para procedimentos cirúrgicos de enxerto ósseo.

Em 1985, Misch e Judy estabeleceram quatro divisões básicas de osso disponível para implantodontia na maxila edêntula e mandíbula, que seguem os fenômenos naturais de reabsorção de cada região e determinam uma abordagem diferente para cada categoria.[1,27-33] A angulação do osso e a altura da coroa também foram incluídas para cada volume ósseo, pois interferem na reabilitação protética. Essas quatro divisões originais do osso foram expandidas em mais duas subcategorias, para fornecer uma abordagem organizada sobre opções de tratamento com implantes para cirurgia, enxerto ósseo e prótese dentária (Figura 16.4). A capacidade de organizar o osso disponível do sítio potencial do implante em categorias específicas relacionadas às opções e condições comuns de tratamento é de suma importância tanto para o clínico iniciante como para o experiente. A melhoria na comunicação entre profissionais da saúde e a coleta de dados específicos e relevantes para cada categoria são também importantes. A classificação óssea de Misch-Judy facilitou esses processos durante as últimas três décadas dentro da profissão, nas universidades, em programas de implantes e nas sociedades internacionais de implantodontia. Para entender a classificação de osso disponível, o clínico deve primeiro ter conhecimento do tamanho do implante (ou seja, largura ou diâmetro e altura ou comprimento).

Tamanho do implante

A categoria e o *design* da prótese definitiva e as posições ideais de implantes são determinados após uma entrevista com o paciente e avaliação das condições médicas e odontológicas existentes. Os fatores de força do paciente e a densidade óssea são de particular importância. Os pilares necessários para apoiar a prótese são então estabelecidos pelo número e tamanho do implante, e inicialmente sem considerar as condições ósseas disponíveis.

Largura do implante (diâmetro)

Os fabricantes descrevem as dimensões dos implantes de formato radicular em dimensões de largura e comprimento (p. ex., Hahn

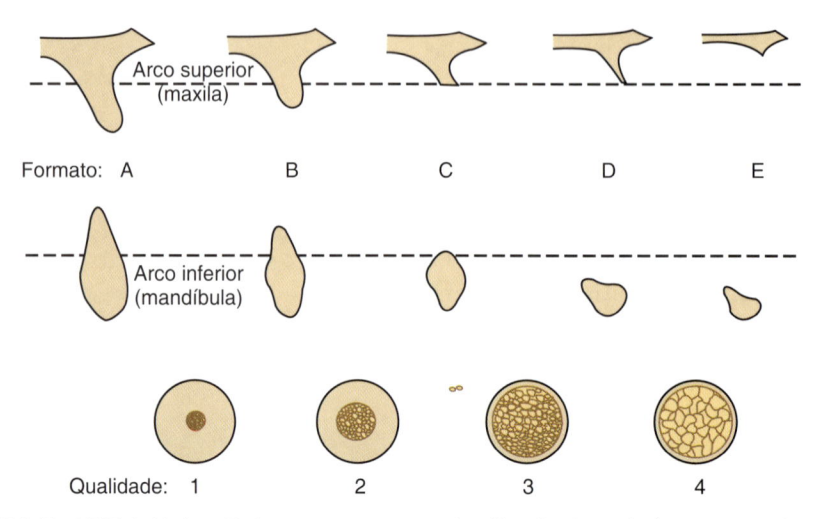

Figura 16.3 Em 1985, Lekholm e Zarb apresentaram uma classificação de perda óssea em maxilares edêntulos.

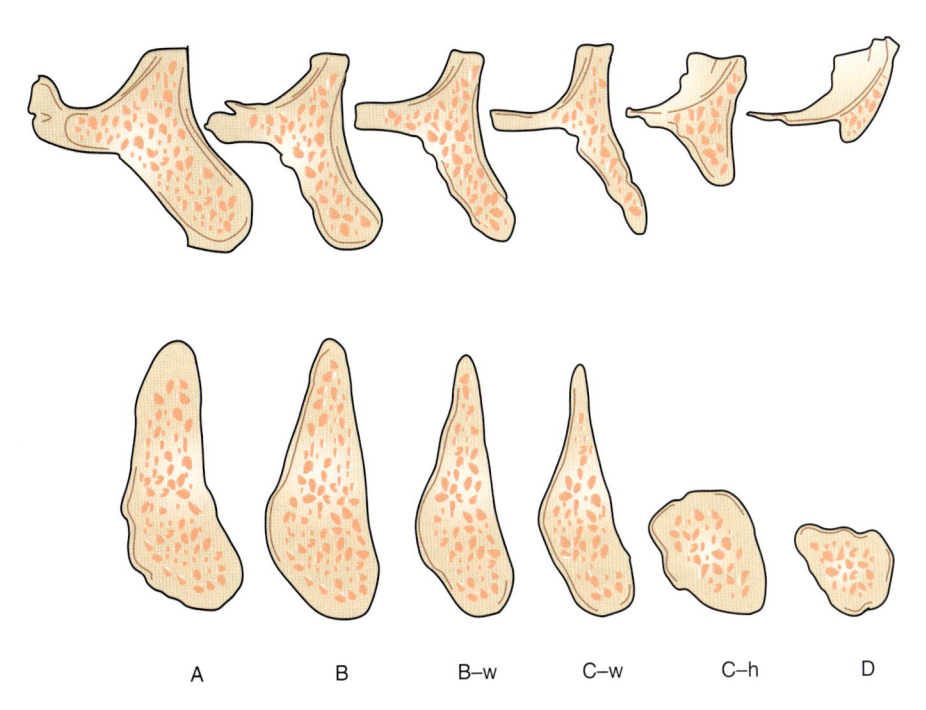

CAPÍTULO 16 Osso Disponível e Planos de Tratamento para Implantes Dentais   415

A   B   B–w   C–w   C–h   D

• **Figura 16.4** Em 1985, Misch e Judy apresentaram uma classificação de osso disponível (Divisões A, B, C e D), que é similar para as duas arcadas. Para cada categoria de osso, foram sugeridos tratamentos que levavam em consideração os implantes, os métodos de enxertos ósseos e a reabilitação protética. *h*: Altura inadequada; *w*: largura inadequada.

4,3 mm × 16,0 mm). O comprimento do implante corresponde à altura do osso disponível. Portanto, este texto se refere à altura ou ao comprimento do implante de formato radicular. A largura de um implante de formato radicular é frequentemente relacionada ao diâmetro e comprimento mesiodistal do osso disponível. A maioria dos implantes de formato radicular tem uma *design* transversal para auxiliar no posicionamento cirúrgico; logo, o diâmetro do implante corresponde a sua largura. Muitos fabricantes propõem implantes com um colar cervical mais largo do que a dimensão do corpo do implante. No entanto, muitas vezes a dimensão que o fabricante disponibiliza é a largura do corpo, que é menor. Por exemplo, o implante Nobel Biocare de 3,75 mm de diâmetro possui um colar de 4,1 mm. O clínico deve ter conhecimento de todas as dimensões do implante, especialmente porque a dimensão da crista óssea (onde a parte de maior dimensão, o colar cervical, é posicionada) é geralmente a região mais estreita do osso disponível, além de ser o local em que o implante está mais próximo de um dente adjacente (Figura 16.5).

Todos os dentes são diferentes quando considerados como pilares para uma prótese. O protesista sabe avaliar a área da superfície das raízes dos pilares naturais para uma prótese fixa. Um primeiro molar superior hígido com mais de 450 mm² da área de superfície radicular constitui um pilar melhor para uma prótese fixa do que um incisivo lateral inferior com 150 mm² de suporte radicular. Os dentes de maior diâmetro correspondem às regiões da cavidade bucal com maior força de mordida. É interessante notar que o aumento na área da superfície dos dentes naturais é mais dependente do diâmetro e de uma mudança no desenho do que no comprimento.

Todos os tamanhos e *designs* (projetos) de implantes possuem áreas de superfície diferentes e não devem ser considerados iguais para pilares protéticos. Quanto maior for a área de superfície de contato osso-implante, menor será a tensão transmitida ao osso, o que favorece o prognóstico do implante. Em um projeto genérico de implante com formato radicular cilíndrico, cada aumento de 0,25 mm no diâmetro corresponde a um aumento na área de superfície de aproximadamente 5 a 8%. Portanto, um implante cilíndrico de formato radicular que seja 1 mm maior em diâmetro terá um aumento na área de superfície total de aproximadamente 20 a 30%. Visto que tensão (T) é igual à força (F) dividida pela área funcional (A) sobre a qual é aplicada ($T = F/A$), um maior diâmetro diminui a quantidade de tensão na interface crista osso-implante. Devido à perda óssea precoce estar relacionada às

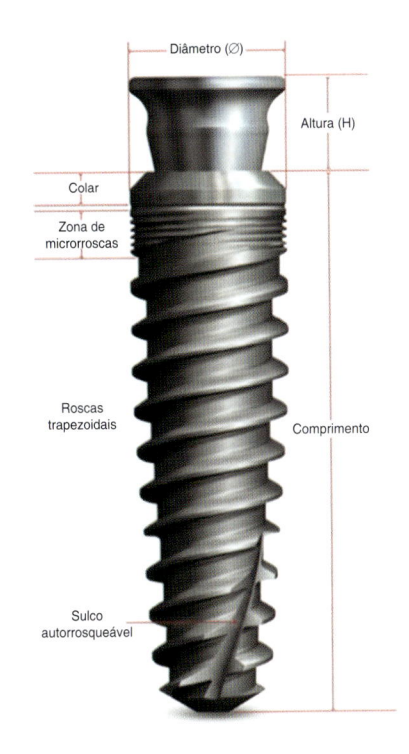

• **Figura 16.5** Implante dental cônico demonstrando largura e comprimento com uma diferença entre o diâmetro da crista e do corpo. (De *Glidewell Dental, Newport Beach, California.*)

regiões da crista óssea e às complicações protéticas poderem estar relacionadas ao tamanho do colar cervical de um implante, a largura do implante é muito mais crítica do que seu comprimento, após um altura mínima ter sido obtida.

Altura do implante (comprimento)

A altura do implante também afeta sua área de superfície total. Um implante cilíndrico de formato radicular 3 mm mais longo fornece 20 a 30% de aumento na área da superfície. A vantagem do comprimento aumentado não se expressa na interface da crista óssea, mas sim na estabilidade inicial do implante, na quantidade total da interface osso-implante e em maior resistência ao torque rotacional durante o aperto do parafuso do pilar protético. O comprimento aumentado de um implante em um sítio de exodontia imediata maior em diâmetro do que o implante também aumenta a porcentagem de contato inicial com o osso, o que pode diminuir o risco inicial de movimento na interface. Além disso, a crista óssea e o ponto de referência anatômico oposto são frequentemente compostos por osso cortical, que é mais denso e mais resistente do que o osso trabecular. Como resultado, isso pode ajudar a estabilizar o implante enquanto o osso reticular trabecular se forma. De tal modo, uma interface direta osso-implante é estimulada, pode ser particularmente vantajoso quando um protocolo de carga imediata de implantes for usado com uma prótese provisória. No entanto, depois que o implante cicatrizou, a região da crista é a zona que recebe a maior parte da tensão. Como resultado, o comprimento do implante passa a não ser tão eficaz quanto a largura para diminuir as cargas na crista ao redor de um implante (ou seja, evita perda óssea futura).

Para o sucesso a longo prazo de implantes endósseos, o comprimento mínimo está em parte relacionado à densidade do osso. O osso mais denso pode acomodar um implante mais curto (ou seja, 8 mm), e o osso menos denso, menos resistente, requer um implante maior (ou seja, 12 mm). Após ser estabelecido o comprimento mínimo do implante para cada projeto e cada densidade óssea, a largura torna-se mais importante do que o comprimento adicional. Este capítulo apresenta principalmente as exigências do volume ósseo para situações de densidade óssea ideal ou D2, na qual o trabeculado ósseo se apresenta mais espesso e envolto por um osso cortical poroso a denso.

Antes de 1981, o corpo do implante do tipo rosqueável Brånemark e a abordagem osseointegrada eram fornecidos como um único diâmetro (3,75 mm) e era usado apenas na região posterior completamente edêntula da maxila e mandíbula.[34] As brocas de implante cortavam 10 mm de profundidade, e o implante de "10 mm" tinha 9 mm de comprimento. Em 1990, essa filosofia se expandiu para todas as regiões da mandíbula e muitos tamanhos de implantes. No entanto, as taxas de falha relatadas na literatura para implantes menores que 9 mm tenderam a ser mais altas, independentemente do projeto do fabricante, da característica da superfície e do tipo de aplicação.[35-50] Por muitos anos existiu uma altura mínima de 12 mm que se aplicava à maioria dos projetos de implantes endósseos em formato de parafuso em osso de boa densidade (D2).[51-53] Não obstante, com novos *designs* e revestimentos de implantes, isso foi refutado. Atualmente, estão disponíveis muitos estudos que discutem o alto sucesso dos implantes dentais curtos (~8 mm). Com projetos e revestimentos de implantes mais recentes, implantes de comprimento mais curto estão ganhando aceitação (Figura 16.6).

Mensuração do osso disponível

O osso disponível descreve a quantidade de osso na região edêntula considerada para a instalação do implante. É medido em largura, altura, comprimento, angulação e espaço da altura da coroa (EAC; Figura 16.7). Historicamente, o osso disponível nunca foi modificado e ditou a posição e o tamanho do implante (ou tratamento contraindicado com implante). Hoje, se o osso é inadequado para suportar um pilar protético ideal para a prótese ou enxerto ósseo pretendido, um local ideal é frequentemente indicado, ou um local alternativo pode ser considerado. Como orientação geral, são mantidos 2 mm de erro cirúrgico entre o implante e uma estrutura vital. Hoje, infelizmente muitos implantes são instalados violando-se esse princípio, levando a complicações e morbidade do paciente. Por exemplo, implantes instalados próximos ao canal mandibular podem resultar em comprometimento neurossensorial (Figura 16.8). Os implantes instalados na cavidade nasal ou seio maxilar podem resultar em infecção. Portanto, ao avaliar um local edêntulo, o osso pode ser classificado em quatro parâmetros: (1) altura, (2) largura, (3) comprimento e (4) angulação.

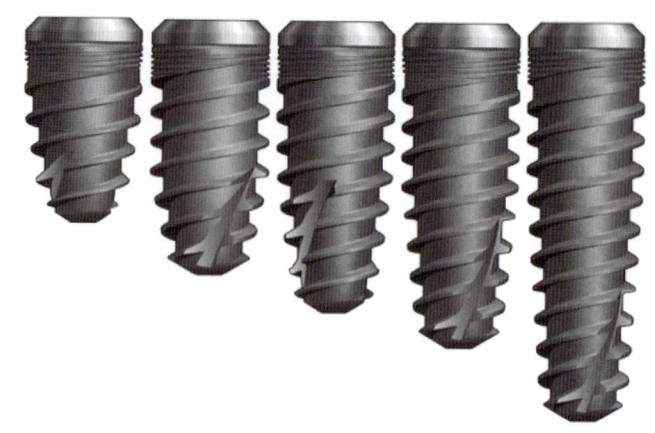

• **Figura 16.6** Comprimento do implante. A maioria dos sistemas de implante incluem vários implantes de tamanhos variando em comprimento, com implantes "longos" de aproximadamente 16 mm e implantes "curtos" com aproximadamente ± 8 mm de comprimento. (*De Glidewell Dental, Newport Beach, California.*)

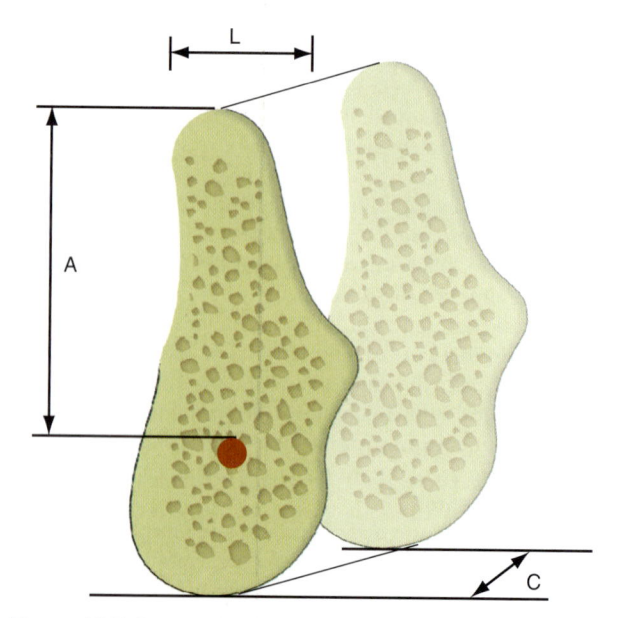

• **Figura 16.7** O osso disponível é medido pela altura (A), largura (L) e comprimento (C). Também são considerados o espaço da altura da coroa e a angulação do osso (direção da força aplicada sobre o corpo do implante).

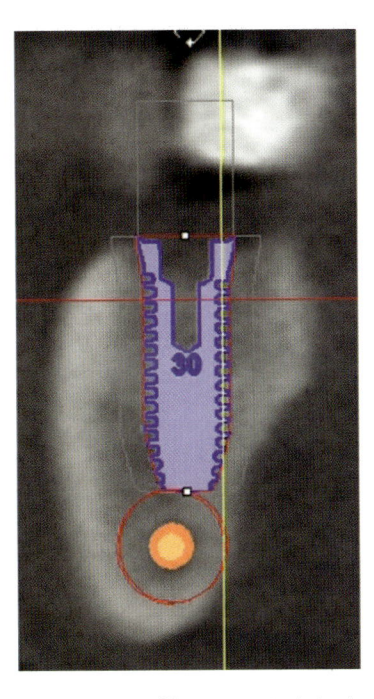

• **Figura 16.8** Imagem tomográfica computadorizada de feixe cônico da instalação do implante com zona de segurança de 2 mm para evitar comprometimento neurossensorial.

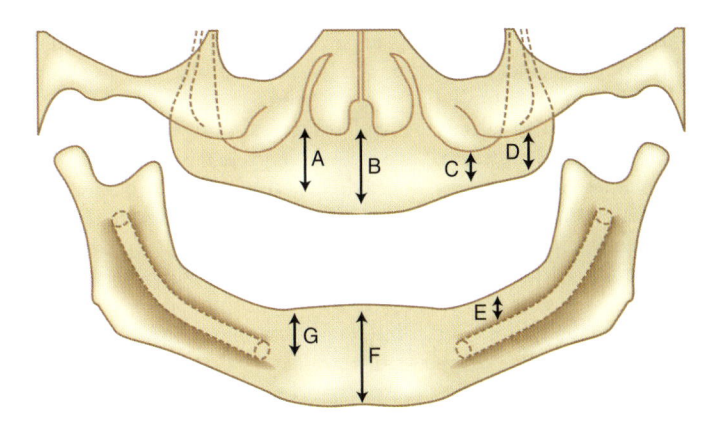

• **Figura 16.9** A altura do osso disponível é medida desde a crista do rebordo edêntulo até o ponto de referência oposto. O ponto de referência oposto pode estar na região dos caninos superiores (A), no assoalho da fossa nasal (B), no seio maxilar (C), na tuberosidade (D), no osso acima do canal mandibular inferior (E), na região anterior da mandíbula (F), na região anterior dos caninos inferiores (G).

Altura do osso disponível

A altura óssea disponível é estimada primeiro por avaliação radiográfica nas regiões edêntulas ideais e opcionais, onde os pilares do implante são necessários para a prótese pretendida. Uma tomografia computadorizada de feixe cônico (TCFC) é o método mais comum para a determinação da altura óssea disponível.

A altura do osso disponível é medida a partir da crista do rebordo edêntulo ao ponto de referência oposto. As regiões anteriores são limitadas pelas fossas nasais ou pela borda inferior da mandíbula. Normalmente, as regiões anteriores dos ossos da maxila e da mandíbula têm maior altura, porque o seio maxilar e o nervo alveolar inferior limitam essa dimensão nas regiões posteriores. A região da eminência canina na maxila geralmente oferece a maior altura de osso disponível na região anterior da maxila.[54] Na região posterior da mandíbula, geralmente há maior altura óssea na região do primeiro pré-molar superior do que na região do segundo pré-molar, que tem maior altura do que os sítios dos molares devido à morfologia côncava do assoalho do seio maxilar. Da mesma forma, a região do primeiro pré-molar inferior é comumente anterior ao forame mentoniano, e proporciona o bloco de osso mais vertical na região posterior da mandíbula. No entanto, em algumas ocasiões, este sítio do pré-molar pode apresentar um altura reduzida em comparação com a região anterior, devido à posição do forame mentoniano ou à alça anterior do canal mandibular (quando presente), à medida que passa abaixo do forame e prossegue superiormente, a seguir, distalmente, antes de sua saída pelo forame mentoniano (Figura 16.9).

O dilema do osso disponível em implantodontia envolve a anatomia existente da mandíbula e maxila edêntula. A altura inicial do osso mandibular é influenciada pela anatomia esquelética, com pacientes classe II de Angle com altura mandibular mais curta e pacientes classe III de Angle exibindo maior altura. A altura inicial do osso disponível na região anterior da maxila é menor que a altura óssea disponível na mandíbula. Os pontos de referência opostos para a altura óssea inicial disponível são mais limitantes nas regiões posteriores. A região mandibular posterior é reduzida devido à presença do canal mandibular, situado a aproximadamente 12 mm acima da borda inferior da mandíbula. Como resultado, nas áreas onde as maiores forças são geradas e a dentição natural apresenta dentes mais largos com duas ou três raízes, os implantes mais curtos, se houver, são frequentemente usados e em quantidade insuficiente por causa dos fatores anatômicos limitantes. Um estudo com 431 pacientes revelou que, na maxila e mandíbula parcialmente edêntula, a instalação de implantes posteriores com comprimento de pelo menos 6 mm foi possível em apenas 38 e 50% dos casos, respectivamente. As regiões anteriores de arcos edêntulos podem receber implantes em 55 e 61% dos casos, respectivamente.[55] Muitas vezes, a anatomia óssea existente do paciente candidato a implante requer modificação para aumentar o sucesso do implante a longo prazo. Por exemplo, enxertos ósseos de seio maxilar na região posterior permitem a instalação de implantes endósseos posteriores em altura óssea restabelecida.

A altura óssea disponível em um local edêntulo é crucial para se considerar um implante, porque afeta tanto o comprimento do implante quanto a altura da coroa. A altura da coroa afeta os fatores de carga e estética. Além disso, o aumento ósseo é mais previsível em largura do que em altura; portanto, mesmo quando a largura é inadequada para a instalação de um implante, o enxerto ósseo pode ser usado para criar os requisitos de um sítio ideal para instalação do implante e reabilitação protética.

Largura do osso disponível

A largura do osso disponível é medida entre as corticais vestibulares e linguais na crista do sítio do implante em potencial. A crista óssea edêntula é apoiada frequentemente por uma base mais larga. Na maioria das áreas, por causa dessa secção transversal em forma triangular, uma osteoplastia pode ser realizada resultando em uma largura maior de osso, embora de altura reduzida. No entanto, a região anterior da maxila muitas vezes não segue essa regra, porque a maioria das cristas edêntulas exibe uma concavidade labial na área dos incisivos, com uma configuração de ampulheta. A redução da crista afeta a localização do ponto de referência oposto, com possíveis consequências para a cirurgia, seleção da altura do implante, a aparência e o desenho da prótese definitiva. Esse fato é particularmente importante quando uma prótese fixa tipo 1 (PF-1) é planejada, com o objetivo de se obter um contorno normal e perfil de tecido mole apropriados ao redor da reabilitação de um único dente ausente.

Depois que a altura adequada estiver disponível, o próximo critério mais significativo, que afeta a sobrevida a longo prazo dos implantes endósseos, é a largura do osso disponível. Implantes de formato radicular com 4 mm de diâmetro na crista normalmente requerem uma largura óssea superior a 7 mm (4,0 mm + 2,0 mm vestibular + 1,0 mm lingual) para garantir espessura óssea suficiente e suprimento de sangue ao redor do implante para uma sobrevida previsível. Essas dimensões fornecem mais de 1,5 mm de osso na crista óssea na face vestibular e pelo menos 1,0 mm na face lingual. Quando for necessário medir a largura do osso, deve-se sempre determinar o verdadeiro diâmetro do implante na crista, pois muitos sistemas de implantes baseiam o diâmetro na área da raiz do implante, não na área do colo. Devido ao osso em geral se alargar apicalmente, essa dimensão mínima aumenta rapidamente. Para implantes em formato radicular, a espessura óssea mínima está localizada no contorno médio vestibular e lingual da região da crista óssea, exclusivamente (Figura 16.10). O aspecto da crista do rebordo remanescente é frequentemente de natureza cortical e exibe maior densidade do que as regiões ósseas trabeculares, especialmente na mandíbula. Essa vantagem mecânica permite uma fixação imediata do implante, desde que a camada cortical não tenha sido removida pela osteoplastia.

A largura inicial do osso disponível está relacionada à perda inicial de osso na crista após a colocação de carga sobre o implante. Os rebordos edêntulos maiores de 6 mm de largura demonstraram menos perda óssea da crista do que quando as dimensões ósseas mínimas estão disponíveis. Em geral, os alvéolos pós-exodontia com mais largura na crista também perdem menos osso durante a cicatrização inicial do que os sítios que apresentam largura mínima das corticais vestibulares ou linguais no sítio de exodontia.

Comprimento do osso disponível

O comprimento mesiodistal do osso disponível em uma área edêntula é, na maioria das vezes, limitado por dentes adjacentes ou implantes. Como regra geral, o implante deve estar a pelo menos 1,5 mm de um dente adjacente e 3 mm de um implante adjacente. Essa dimensão não só permite o erro cirúrgico, mas também compensa a largura de um implante ou defeito ósseo, que geralmente é inferior a 1,4 mm. Como resultado, se ocorrer perda óssea na região do colar cervical de um implante ou devido à doença periodontal de um dente, o defeito ósseo vertical não se estenderá para um defeito horizontal e causará perda óssea na estrutura adjacente.[56] Portanto, no caso de uma reabilitação de um elemento dentário, o comprimento mínimo de osso disponível necessário para um implante endósseo depende da largura do implante. Por exemplo, um implante de 5 mm de diâmetro deve ter pelo menos 8 mm de osso mesiodistal, para que possa haver 1,5 mm presente na parede vestibular e 1,0 mm na lingual. Um comprimento mesiodistal mínimo de 7 mm geralmente é suficiente para um implante de 4 mm de diâmetro. Claro que o diâmetro do implante também está relacionado com a largura do osso disponível e é principalmente limitado nessa dimensão em vários sítios adjacentes. Por exemplo, uma largura de osso de 5,0 mm sem aumento requer um implante de 3,5 mm ou menor, com comprometimentos inerentes (como área de superfície mínima e maior concentração de tensão na crista sob carga oclusal). Então, no rebordo mais estreito, muitas vezes é indicado instalar dois ou mais implantes de diâmetro estreito, quando possível, para obter área de superfície óssea-implante suficiente para compensar a deficiência de largura do implante. Dada a necessidade de os implantes estarem a 3 mm de distância um do outro e 1,5 mm de cada dente, podem ser precisos 13 mm ou mais (3,5 mm + 3,5 mm + 3,0 mm entre os implantes + 1,5 mm + 1,5 mm dos dentes adjacentes) no comprimento mesiodistal do osso disponível quando os implantes de dimensões mais estreitas são usados para substituir um dente posterior.

A largura ideal do implante para a substituição de um único dente ou de múltiplos implantes adjacentes geralmente está relacionada ao dente natural sendo substituído no local. O dente possui a sua maior largura no contato interproximal, é mais estreito na junção cimento-esmalte (JCE) e é ainda mais estreito na porção cervical, que é idealmente 2 a 3 mm abaixo do JCE (ou 3 mm abaixo da margem gengival livre).[57] O diâmetro ideal do implante corresponde à largura do dente natural 2 mm abaixo do JCE, caso também esteja a 1,5 mm do dente adjacente. Dessa forma, o perfil de emergência da coroa do implante pelo tecido mole pode ser semelhante ao de um dente natural. Por exemplo, um pré-molar superior apresenta aproximadamente 8 mm no contato interproximal, 5 mm na JCE e 4 mm em um ponto 2 mm abaixo da JCE. Portanto, um implante de 4 mm de diâmetro (no colar cervical) apresentaria o diâmetro ideal para o implante, se também estivesse a pelo menos 1,5 mm das raízes adjacentes (2 mm abaixo da JCE) (Figura 16.11).

Angulação do osso disponível

A angulação do osso é o quarto elemento determinante para o osso disponível. A angulação inicial do osso alveolar representa a trajetória da raiz do dente natural em relação ao plano oclusal. Idealmente, é perpendicular ao plano de oclusão, que está alinhado com as forças de oclusão e é paralelo ao longo do eixo da prótese dentária reabilitadora. As superfícies incisal e oclusal dos dentes seguem a curva de Wilson e a curva de Spee. Como tal, as raízes dos dentes superiores são anguladas em direção a um ponto comum, aproximadamente 10 cm de distância. As raízes dos dentes inferiores são afuniladas, de modo que as coroas anatômicas são mais inclinadas para lingual nas regiões posteriores e mais vestibularmente inclinadas na área anterior, quando comparadas com as raízes subjacentes. A ponta da cúspide do primeiro pré-molar é geralmente vertical ao ápice radicular.

Os dentes anteriores superiores são o único segmento em qualquer arco que não recebe uma carga no longo eixo das raízes dentárias, mas em vez disso geralmente as cargas são aplicadas

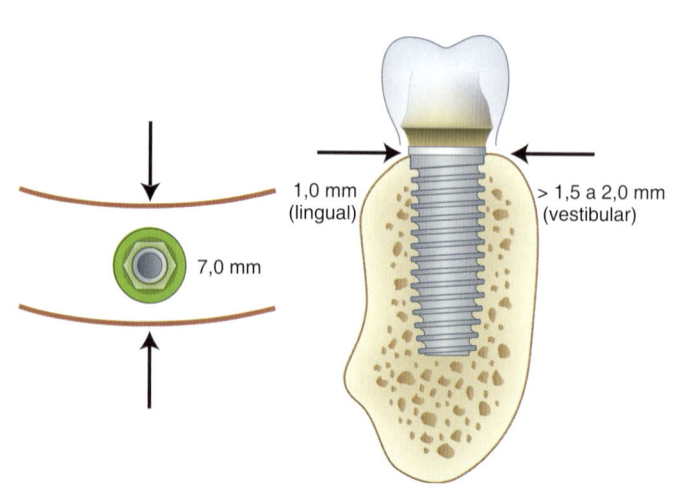

• **Figura 16.10** A largura mínima de osso para um implante de formato radicular de 4 mm de diâmetro é de 7 mm para permitir mais de 1,5 mm na região vestibular e um mínimo de 1,0 mm na região lingual.

em um ângulo de 12°. Como tal, o diâmetro radicular é maior do que os dentes anteriores inferiores. Em todas as outras regiões da boca, os dentes são carregados perpendicularmente à curva de Wilson ou curva de Spee. Raramente a angulação óssea permanece ideal após a perda dentária, especialmente no arco anterior edêntulo (Figura 16.12). Nessa região, concavidades vestibulares e reabsorção após a perda dentária[12,15,16] muitas vezes exige maior angulação do implantes ou correção do local antes da instalação do implante. Na região posterior da mandíbula, a fossa submandibular exige a instalação de um implante com angulação crescente à medida que progride distalmente. Portanto, na região do segundo pré-molar, a angulação pode ser de 10° com o plano horizontal; nas áreas dos primeiros molares, 15°; e na região do segundo molar, 20 a 25°.

O fator limitante da angulação da força entre o corpo e o pilar protético de um implante está correlacionado à largura do osso.

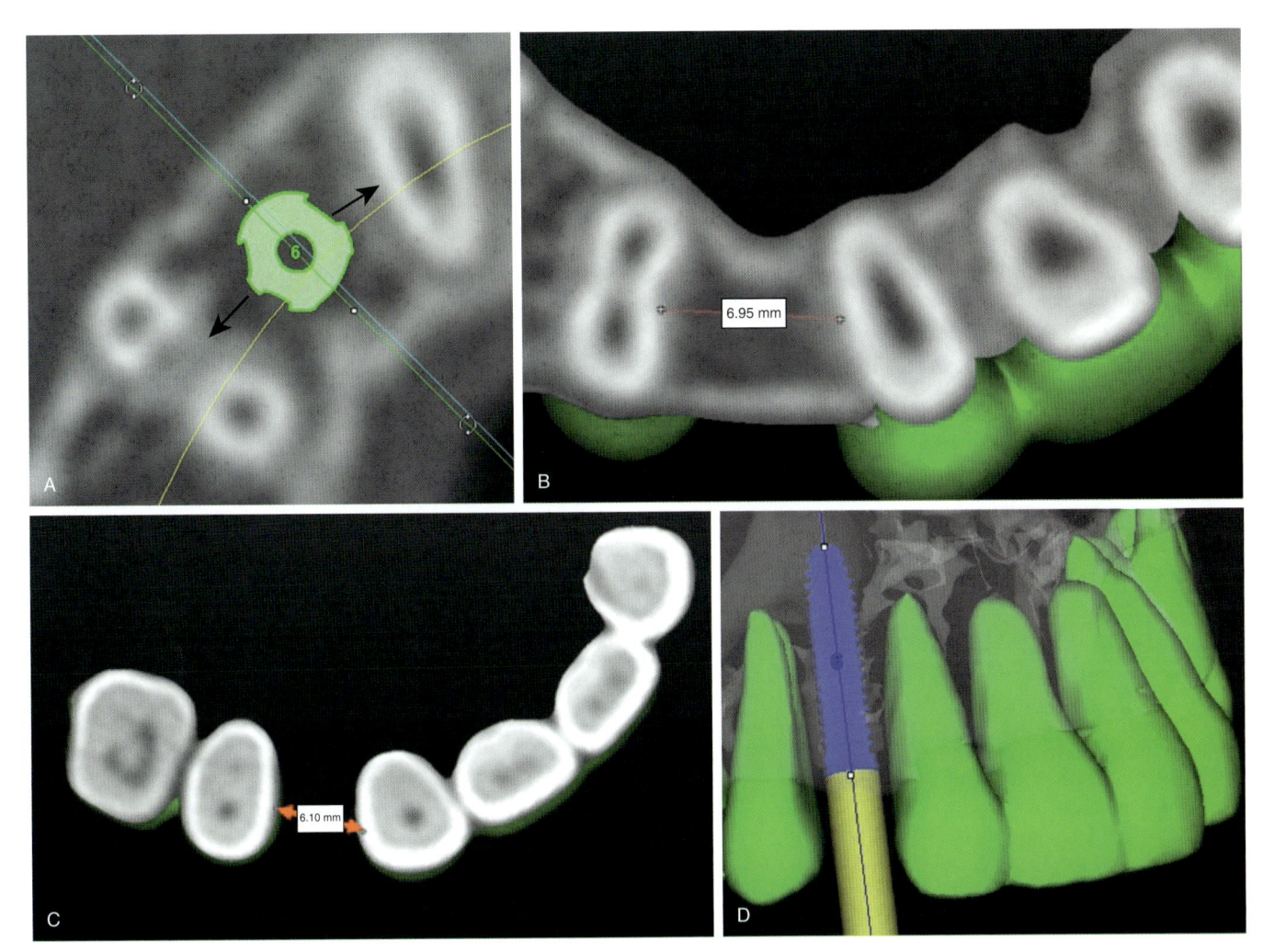

• **Figura 16.11** **A.** Definição da posição ideal entre as raízes dos dentes adjacentes. **B.** Medição do espaçamento entre raízes. **C.** Medição do espaço clínico da coroa. **D.** Verificação da posição ideal em 3D.

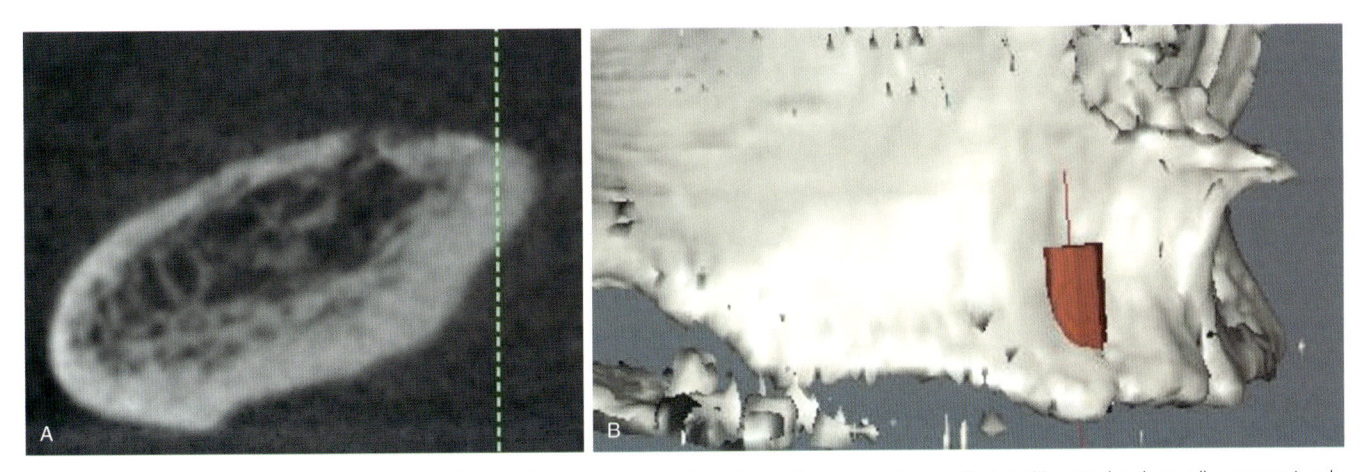

• **Figura 16.12** Angulação óssea. **A.** A angulação mandibular anterior contraindica os implantes dentais. **B.** A região anterior da maxila apresentando problemas de trajetória óssea não ideal devido a extensa atrofia.

Em áreas edêntulas com um rebordo amplo, implantes com formato radicular mais amplo podem ser selecionados. Esses implantes podem permitir até 25° de divergência com os implantes adjacentes, dentes naturais ou forças axiais de oclusão com comprometimento moderado. As cargas anguladas no corpo de um implante aumentam as tensões da crista, mas quanto maior o diâmetro do implante, menor a quantidade de estresse transmitido para a crista óssea. Além disso, a maior largura do osso oferece alguma latitude na angulação na instalação do implante. O corpo do implante muitas vezes pode ser inserido de forma a reduzir a divergência dos pilares protéticos sem comprometer a mucosa.

Um rebordo estreito, mas com largura adequada, na maioria das vezes requer um implante de formato radicular com desenho mais estreito. Comparados aos diâmetros maiores, projetos (*designs*) de diâmetros menores causam maior tensão na crista e podem não oferecer o mesmo resultado dos pilares protéticos personalizados. Além disso, a largura mais estreita do osso não permite tanta latitude durante a instalação, no que se refere à angulação dentro do osso. Isso limita a angulação aceitável de osso em um rebordo estreito a 20° do eixo das coroas clínicas adjacentes ou de uma linha perpendicular ao plano oclusal.

Divisões do osso disponível

Divisão A (osso abundante)

O osso abundante da Divisão A frequentemente é formado tão logo a exodontia seja realizada. O volume ósseo abundante permanece por uma variação de tempo que depende de muitos fatores. Estudos têm demonstrado que a largura da crista original pode ser reduzida em mais de 30%, por 2 anos.[12] O osso da Divisão A corresponde a um osso disponível em abundância em todas as dimensões (Boxe 16.1 e Figura 16.13). Deve ser enfatizado que a altura óssea disponível pode ser maior do que 20 mm para a Divisão A, mas isso não significa que o comprimento do implante deve ser igual à altura do osso. Devido às tensões na interface do implante instalado serem dependentes da densidade óssea, o comprimento ideal do implante é impulsionado pela densidade óssea e pelo fator de força.

A largura da Divisão A de mais de 6,5 mm (1,5 mm em vestibular, 1,0 mm em lingual) está baseada em um diâmetro de implante de pelo menos 4 mm no colar cervical, pois diversos dados foram publicados levando em consideração este tamanho de implante.[35,43] Em uma largura abundante de osso (osso A +) maior que 7 mm, um implante mais largo (5 mm de diâmetro) pode ser instalado, desde que 1,5 mm de osso permaneça ao redor da face vestibular e 0,5 mm na face lingual do implante. A osteoplastia pode ser realizada para se obter largura óssea adicional.

O implante de escolha, no osso Divisão A, deve ter formato radicular de 4 mm ou mais de diâmetro. Sugere-se um implante de diâmetro maior nas regiões de molar (5 a 6 mm de diâmetro).

Boxe 16.1	Dimensões da Divisão A.

- Largura > 7 mm
- Altura > 10 mm
- Comprimento mesiodistal > 7 mm
- Angulação da carga oclusal (entre o plano oclusal e o corpo do implante) < 25°
- EAC ≤ 15 mm
- Prótese:
- Fixo: FP-1 provável, possível FP-2
- Removível: RP-4 ou RP-5

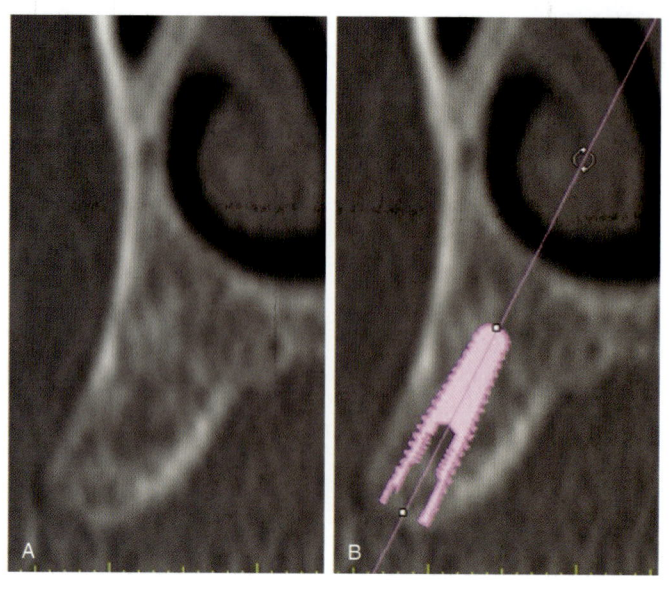

• **Figura 16.13** Osso da Divisão A. **A.** Imagem tomográfica computadorizada de feixe cônico que descreve a largura e o comprimento ósseo adequados. **B.** Por causa do osso adequado, o implante da Divisão A foi inserido de maneira ideal no osso.

O comprimento do implante (8 a 16 mm) é principalmente dependente da densidade óssea e secundariamente dependente dos fatores de força. Implantes mais longos em geral são sugeridos em opções de tratamento de instalação e carga imediata. O osso de Divisão A idealmente não deve ser tratado com implantes de menor diâmetro para a prótese definitiva. Existem várias vantagens na utilização de implantes iguais ou maiores que 4 mm de diâmetro, em comparação com implantes de diâmetro menor (Boxe 16.2).

Um paciente com osso Divisão A deve ser informado de que este é o momento ideal para restaurar sua condição edêntula com implantes. Muitas vezes, o clínico deixa de informar o paciente sobre a rápida diminuição da largura do volume ósseo e as consequências de se atrasar o tratamento. Quando o volume ósseo é Divisão A, há uma diminuição nos custos do tratamento, devido à redução na quantidade e na complexidade das cirurgias para a área edêntula, com benefícios significativos para o paciente. Esses pacientes, por não terem problemas expressivos com as próteses existentes, infelizmente podem não se sentir motivados para resolver a situação. Conforme o osso é reabsorvido e os problemas surgem, os benefícios das próteses implantossuportadas são mais valorizados. Da mesma maneira que o protesista explica a necessidade de substituir um único elemento dentário antes da inclinação e extrusão dos dentes adjacentes, ou antes que ocorra o risco de perdas dentárias adicionais, o paciente deve ser informado sobre o benefício do tratamento com implantes enquanto a área ainda apresenta osso abundante.

As opções protéticas para a Divisão A podem ser todas as próteses fixas e removíveis. Uma prótese PF-1 definitivamente exigirá um rebordo da Divisão A. Uma prótese PF-2 na maioria das vezes também requer um osso da Divisão A. A prótese PF-2 é a prótese posterior mais comum suportada por vários implantes adjacentes, em pacientes parcialmente edêntulos, devido à perda óssea ou osteoplastia antes da instalação do implante. Uma prótese PF-3 é muitas vezes a opção selecionada na região anterior do osso da Divisão A, quando a posição da linha de sorriso é alta ou quando o lábio inferior expõe regiões além da posição da coroa anatômica natural durante a fala.

| Boxe 16.2 | Vantagens do implante de formato radicular da Divisão A. |

- Quanto maior o diâmetro de um implante, maior a área de superfície e menor a tensão distribuída na região da crista óssea
- Os implantes de diâmetros maiores estão mais próximos às corticais ósseas, que têm maior densidade e, portanto, maiores resistência, módulo de elasticidade e porcentagens de contato do osso ao implante
- Os implantes de diâmetros maiores são menos suscetíveis à fratura, pois a resistência do material é aumentada em quatro vezes devido ao raio do implante. (Um implante de 4 mm de diâmetro é 16 vezes mais resistente que um implante de 2 mm de diâmetro.)
- Os implantes de diâmetro menor (cerca de 3,0 mm) são frequentemente de peça única para diminuir o risco de fratura. Os implantes de peça única requerem uma reabilitação imediata, em vez de um submerso ou de estágio único. Dessa maneira, possivelmente podem sofrer a ação de carga e micromovimentos na interface implante-osso, apresentando risco aumentado da perda da crista óssea e/ou perda do implante
- O ângulo do perfil de emergência da coroa está relacionado ao diâmetro do implante. Os dentes de diâmetros maiores podem ser reabilitados mais esteticamente com implantes de diâmetros maiores
- Quanto maior o diâmetro do implante, menor a tensão aplicada ao parafuso do pilar protético e, portanto, complicações como o afrouxamento ou fratura do parafuso são menos prováveis
- Os pilares protéticos com diâmetros maiores proporcionam melhor retenção para a cimentação da coroa da reabilitação definitiva
- Os procedimentos de higiene bucal ficam mais comprometidos ao redor dos implantes de diâmetro menor, que são reabilitados com maiores ângulos no perfil de emergência e com sobrecontorno
- O colar cervical e a porção crestal de muitos implantes de pequeno diâmetro de duas peças são feitos de metal liso para aumentar a espessura da parede do corpo, criando força de cisalhamento na crista óssea e aumentando o risco de perda óssea
- O custo dos implantes está relacionado ao número de implantes e não ao seu diâmetro. Logo, aumentar o número de implantes de diâmetros menores aumenta o custo para o paciente (e para o cirurgião-dentista)
- Os implantes de formato radicular da Divisão A são projetados para diversas densidades ósseas e podem fornecer a maior gama de opções protéticas

Para sobredentadura removível suportada por implante no osso da Divisão A, a posição final dos dentes e a barra da estrutura de suporte devem ser avaliadas antes da cirurgia. Um espaço da altura da coroa (EAC) limitado pode ocorrer no osso da Divisão A e uma prótese removível definitiva tipo 4 (PR-4) ou PR-5 pode exigir uma osteoplastia significativa antes da instalação do implante. O osso da Divisão A pode representar uma contraindicação para as conexões do tipo *O-ring* de perfil alto ou estruturas posicionadas muitos milímetros acima do tecido por questões de higiene, devido ao risco de comprometimento do EAC para acomodar os componentes protéticos (Figura 16.14). Em casos de EAC inadequado, é possível ocorrerem complicações e falhas na prótese, na forma de descolamento de dente, prótese fraturada ou problemas de fixação.

Divisão B (osso apenas suficiente)

À medida que o osso é reabsorvido, sua largura disponível primeiro diminui na região da cortical vestibular, pois o osso cortical é mais espesso na face lingual do osso alveolar, especialmente nas regiões anteriores da maxila e da mandíbula. Estudos têm demonstrado uma possível diminuição de 25% na largura do osso no primeiro ano e uma diminuição de 40% na largura do osso nos primeiros 1 a 3 anos após a exodontia.[12,15,16] O rebordo mais estreito resultante é muitas vezes inadequado para muitos implantes em formato radicular com 4 mm de diâmetro. A atrofia óssea leve a moderada é frequentemente usada para descrever essa condição clínica. Depois que esse volume de osso da Divisão B é atingido, pode permanecer por mais de 15 anos na região anterior da mandíbula.[5] No entanto, a altura da região posterior da mandíbula é reabsorvida quatro vezes mais rapidamente do que a região anterior. As regiões posteriores da maxila exibem menor altura óssea disponível (ou seja, como consequência da expansão do seio maxilar) e também apresentam a diminuição da altura óssea de qualquer região intraoral. Como resultado, as regiões posteriores da maxila podem se tornar inadequadas em altura (C–h) mais rapidamente do que nas regiões anteriores.

O osso da Divisão B oferece altura óssea disponível suficiente com largura comprometida (Boxe 16.3). A largura do osso disponível da Divisão B pode ser ainda classificada em rebordos de 4 a 7 mm de largura, além da divisão B com menos largura (B–w), de 2,5 a 4 mm, onde as técnicas de enxerto ósseo são geralmente indicadas (Figura 16.15). Devido ao fato de a largura mesiodistal mínima de um rebordo da Divisão B ser menor do que a da Divisão A, um implante de menor diâmetro (ou seja, 3 mm) pode ser usado dependendo da área e dos fatores de força. Considerando o fato de largura da crista e o diâmetro do implante serem mais estreitos e o aumento das forças à medida que o ângulo de carga aumenta, a angulação de carga oclusal também é menor. Um EAC de 15 mm ou menos (semelhante à Divisão A) é necessário

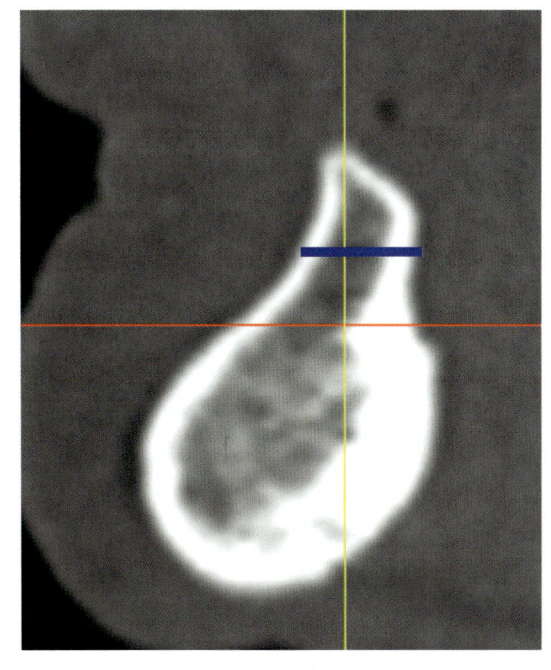

• **Figura 16.14** Osteoplastia indicada (apenas se o espaço da altura da coroa não for comprometido) para mudar um rebordo da Divisão B para uma Divisão A.

| Boxe 16.3 | Dimensões da Divisão B. |

- 2,5 a 7 mm de largura
- B +: 4 a 7 mm
- B–w: 2,5 a 4 mm
- Altura > 10 mm
- Comprimento mesiodistal > 6 mm
- Angulação < 20°
- EAC < 15 mm
- Prótese:
- Fixa: provavelmente PF-2 ou PF-3
- Removível: PR-4 ou PR-5

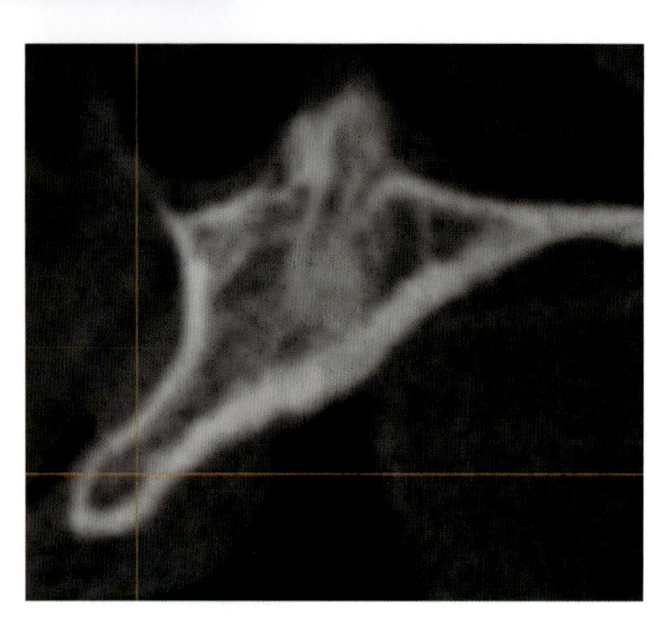

• **Figura 16.15** Osteoplastia contraindicada porque o aumento ósseo é obrigatório. Se a osteoplastia for realizada, haverá um comprometimento do espaço de altura da coroa.

na Divisão B para diminuir o momento de forças com cargas laterais ou de deslocamento, especialmente por causa da menor dimensão de largura.

Três opções de tratamento estão disponíveis para o rebordo edêntulo da Divisão B:
1. Modificar o rebordo existente da Divisão B para a Divisão A por osteoplastia a fim de permitir a instalação de implantes de formato radicular com diâmetro de 4 mm ou mais (Figura 16.16). Quando o resultado é de mais de 10 mm de altura do osso, este se converte em Divisão A. Quando o resultado é de menos de 10 mm de altura do osso, ele se torna Divisão C–h.
2. Instalar um implante em formato radicular da Divisão B (p. ex., implante de 3,0 mm para incisivos laterais superiores ou anteriores inferiores).
3. Modificar o osso da Divisão B existente para a Divisão A por enxerto ósseo.

É necessário, primeiro, considerar a prótese final para selecionar a abordagem ideal para essa categoria de osso. Quando um rebordo da Divisão B é transformado em um da Divisão A por procedimentos de osteoplastia, o projeto da prótese definitiva tem que compensar o EAC aumentado. Por exemplo, antes da cirurgia, a altura do osso disponível pode ser compatível com o *design* protético de uma PF-1. Se, no momento da cirurgia, o rebordo encontrado for deficiente na largura para a instalação do implante, não é incomum remover de 1 a 3 mm da crista óssea antes de a largura da Divisão A ser alcançada. Isso resultará na prótese final exigindo 3 mm adicionais de altura e a mudança do tipo de prótese para uma PF-2 ou PF-3 (Figura 16.17).

A opção pela osteoplastia é o tratamento de escolha menos provável para uma PF-1 com rebordo B-w, pois uma redução ainda maior da altura de osso é necessária. Portanto, mudar uma Divisão B para A muito provavelmente resultará em uma prótese fixa sendo PF-2 ou PF-3.

Quando a prótese definitiva for uma sobredentadura implantossuportada, a abordagem mais comum é modificar o rebordo mais estreito da Divisão B para uma outra divisão através da osteoplastia (Figuras 16.18 a 16.20). A crista óssea do rebordo edêntulo pode ser reduzida, aumentando consequentemente a largura do rebordo. Se o EAC for menor do que 15 mm, a divisão do rebordo se torna Divisão A com uma largura maior que 6 mm, ideal para um PR-4 ou PR-5. Se a altura do rebordo for menor do que 15 mm, a divisão do rebordo se torna Divisão A. No entanto, deve-se ter cuidado para não diminuir a altura para um volume ósseo da Divisão C-h, onde cantiléveres verticais ou forças laterais podem ocorrer na prótese. Uma prótese PR-4 ou PR-5 na maioria das vezes requer a opção 1 – osteoplastia – em que o EAC adequado é criado para permitir a confecção da sobredentadura e da barra da estrutura com retentores, sem que haja um comprometimento protético.

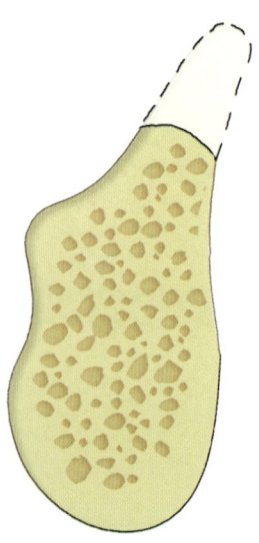

• **Figura 16.16** O rebordo ósseo da Divisão B pode ser modificado por osteoplastia para aumentar a largura do osso. A osteoplastia aumenta o espaço da altura da coroa para a prótese.

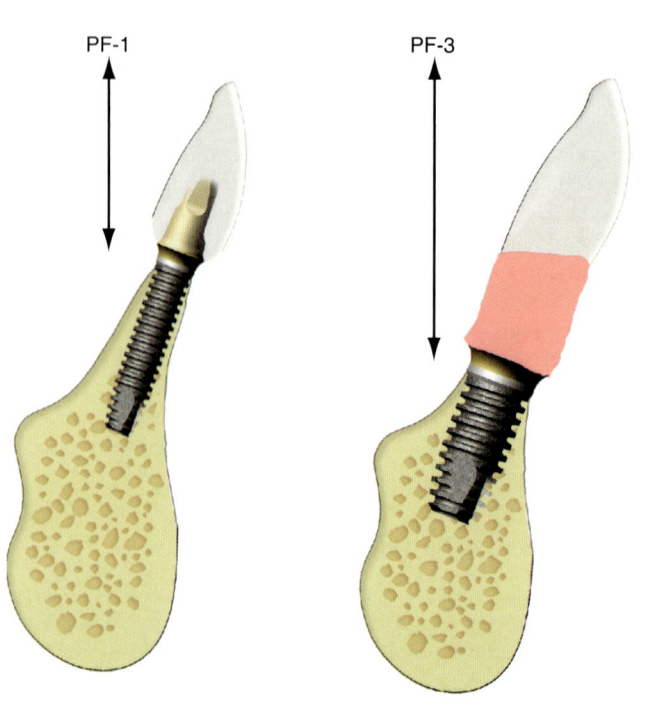

• **Figura 16.17** As opções de tratamento do rebordo da Divisão B na região anterior da mandíbula incluem um implante estreito com uma prótese definitiva mais próxima das dimensões anatômicas (PF-1) (*à esquerda*) ou uma osteoplastia com implante de formato radicular da Divisão A e extensão na altura da coroa (PF-2 ou PF-3) (*à direita*).

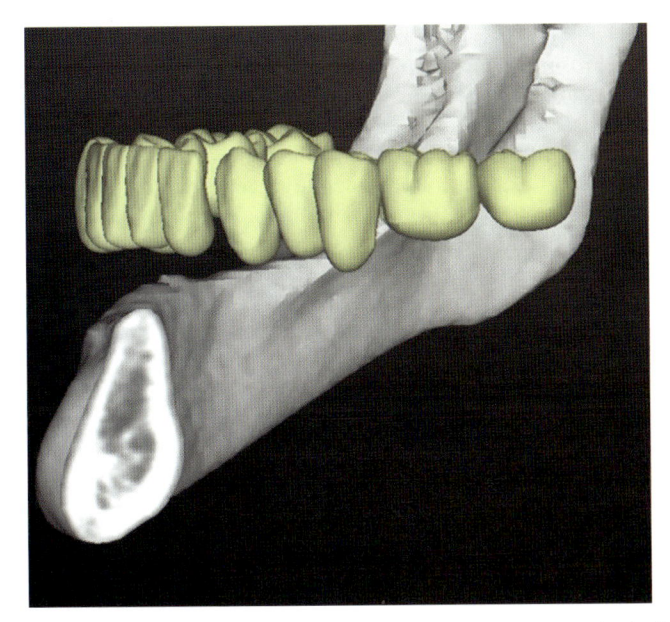

• **Figura 16.18** Avaliação da quantidade necessária de osteoplastia é determinada avaliando a posição da prótese definitiva.

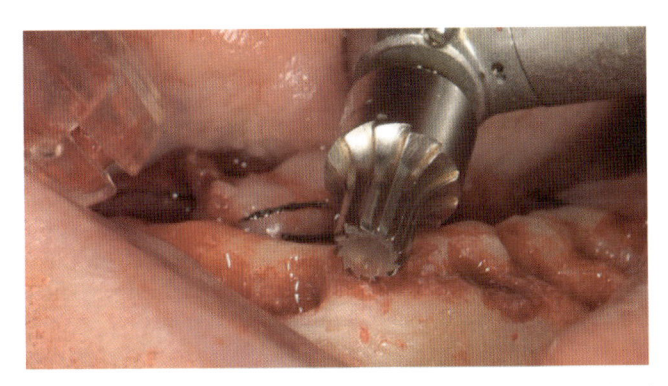

• **Figura 16.19** Conclusão da osteoplastia com broca de redução de rebordo.

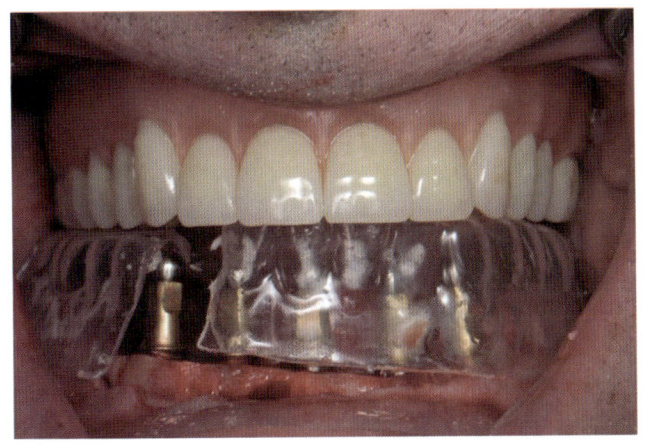

• **Figura 16.20** Avaliação do espaço interoclusal necessário para a prótese definitiva por meio de um *template* de diagnóstico confeccionado a partir da prótese existente do paciente ou enceramento diagnóstico.

A segunda principal opção de tratamento para o osso estreito disponível da Divisão B é o implante de formato radicular de pequeno diâmetro. Os implantes de formato radicular de menor diâmetro (~3,0 mm, não "mini-implantes") são projetados principalmente para o osso disponível da Divisão B. O osso da Divisão B é mais estreito, então o corpo do implante deve atravessar o osso, e a angulação do implante torna-se menos flexível. Os implantes de formato radicular da Divisão B apresentam várias desvantagens inerentes, em comparação aos implantes de diâmetro maior (Boxe 16.4).[56-61] Como um resultado dessas preocupações em relação ao formato radicular da Divisão B, essa opção é usada principalmente para a substituição de um único elemento dentário, como incisivos laterais superiores ou incisivos inferiores, onde o osso disponível está restrito à largura mesiodistal e ao comprimento vestibulolingual.[62,63]

A terceira alternativa de tratamento para o osso da Divisão B é transformar o rebordo da Divisão B em um da Divisão A, por meio de enxerto autógeno no rebordo edêntulo ou de uma combinação de enxerto alógeno e aloplástico, com ou sem uma técnica de regeneração óssea guiada (Figura 16.21). Se esse enxerto se destina à instalação de um implante, um período de cicatrização de pelo menos 4 a 6 meses é necessário para a maturação do enxerto antes de os implantes endósseos serem instalados. Uma prótese PF-1 geralmente exige a opção de enxerto. O ângulo do perfil de emergência da coroa definitiva, que não comprometa a higiene, requer um implante de formato radicular da Divisão A, com a exceção dos incisivos laterais superiores ou dos incisivos inferiores. Fatores de estresse também podem ditar a abordagem cirúrgica no osso da Divisão B. Na presença de fatores de tensão desfavoráveis, o número e a largura dos pilares devem ser elevados sem aumentar o EAC, para fornecer maior área de superfície de resistência às forças aumentadas. O enxerto é indicado no osso da Divisão B para atingir esse objetivo.

O sucesso de materiais regenerativos para o enxerto está correlacionado com o número de paredes ósseas em contato com o material enxertado.[64] Portanto, um defeito ósseo de cinco paredes, como uma cavidade dentária, forma osso de maneira mais previsível com um material aloplástico *versus* um defeito de parede única com um enxerto em bloco. A distinção entre B e B–w é especialmente importante quando o aumento é o método de escolha.

Boxe 16.4 Desvantagens dos implantes com formato radicular em Divisão B.

1. Quase o dobro da tensão é concentrado no topo da região da crista ao redor do implante.
2. Uma menor área de superfície total significa que as cargas laterais sobre o implante resultam em tensão quase três vezes maior que a dos implantes com forma radicular da Divisão A.
3. As fraturas causadas por fadiga do pilar protético são mais comuns, principalmente quando submetidas a cargas laterais.
4. O perfil de emergência da coroa é menos estético (exceto para incisivos laterais superiores ou incisivos inferiores).
5. As condições para o cuidado diário ao redor da região cervical da coroa são deficientes.
6. O projeto do implante é geralmente deficiente na região marginal. A fim de aumentar a espessura da parede do corpo do implante para reduzir a possibilidade de fraturas, nenhuma rosca ou desenho de força compressiva está presente, mas este aspecto acentua ainda mais a tensão e a intensidade das cargas de cisalhamento sobre o osso.
7. O ângulo da carga deve ser reduzido para menos de 20° a fim de compensar o diâmetro pequeno.
8. Dois implantes são normalmente necessários para o suporte protético adequado, a não ser no reposicionamento de um elemento unitário anterior para incisivos laterais superiores ou incisivos inferiores, uma vez que a área de superfície acaba sendo maior devido ao número de implantes e *não por causa do tamanho*.
9. Os custos do implante não são referentes ao diâmetro, por isso o aumento do número de implantes resulta em custo maior para o cirurgião-dentista e o paciente.

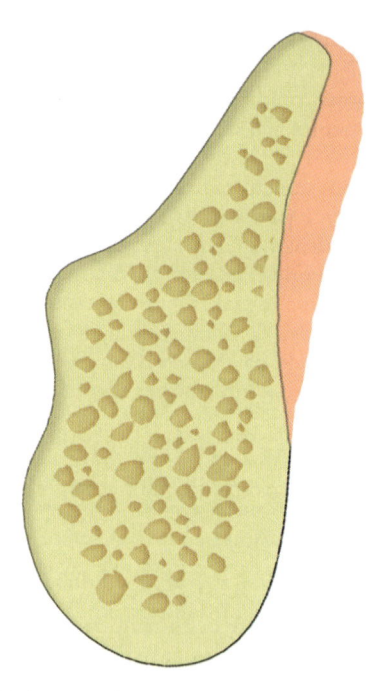

• **Figura 16.21** A anatomia do rebordo ósseo da Divisão B pode ser modificada para a Divisão A por procedimentos de enxerto.

O enxerto ósseo é mais previsível quando o volume do enxerto for mínimo e estiver sendo utilizado para aumentar em largura, e menos previsível quando uma aumento em altura for desejado. Por exemplo, um aumento na largura de 1 a 3 mm pode ser obtido com aloenxerto e regeneração óssea guiada, enquanto um aumento maior que 3 mm de largura é mais previsível com bloco de enxerto autógeno. Algumas regiões da cavidade bucal são mais apropriadas para o aumento em altura (p. ex., o assoalho do seio maxilar *versus* a região posterior da mandíbula).

Distração osteogênica

Uma alternativa para a abordagem de enxerto para osso da Divisão B é a distração osteogênica (um procedimento de expansão óssea). Uma pequena osteotomia pode ser realizada entre as duas corticais ósseas, e afastadores de osso são conectados ao sítio edêntulo. O rebordo da Divisão B pode ser expandido para um da Divisão por meio dessa técnica, permitindo que um implante da Divisão A ou um material aloplástico seja inserido.[65]

O rebordo da Divisão B-w requer mais do que 2 mm de aumento na largura, logo o osso autógeno é útil para aumentar a largura do osso de forma previsível. Se o contorno do rebordo da Divisão B-w precisar ser alterado para melhorar as relações protéticas, um enxerto de osso autógeno em bloco geralmente é indicado. O material autógeno pode ser removido de uma região intraoral (como a sínfise ou ramo) e posicionado ao longo da margem lateral do rebordo de forma que corresponda a um arco ideal (Figura 16.22). A instalação do implante deve ser realizada somente após o procedimento do enxerto, para permitir um posicionamento ideal do implante e para garantir a formação óssea completa antes da instalação do implante. Na maioria dos casos, implantes com formato radicular da Divisão A podem ser instalados de 4 a 6 meses após o enxerto autógeno.[64-66]

O paciente com osso da Divisão B que esteja retardando o tratamento deve ser notificado sobre o futuro processo de reabsorção do volume ósseo. O aumento do osso em altura é muito menos previsível e requer técnicas mais avançadas do que apenas o aumento da largura. Por exemplo, o paciente pode não estar tendo problemas com o uso de uma prótese superior, mas o osso da Divisão B será reabsorvido em altura e diminuirá a estabilidade e a retenção da prótese removível mucossuportada, ao longo do tempo. Quando o paciente espera que os problemas comecem para iniciar o tratamento, o resultado geral pode ser mais difícil de se alcançar e pode custar mais para o paciente.

O tipo de prótese definitiva para o rebordo da Divisão B é dependente da opção cirúrgica selecionada. Os enxertos de rebordo serão utilizados mais frequentemente quando uma prótese fixa for desejada, enquanto os rebordos tratados com a osteoplastia antes da instalação do implante provavelmente serão um suporte para próteses removíveis. O tratamento mais comum direcionado pela osteoplastia para uma crista da Divisão B é na região anterior da mandíbula. A opção de tratamento pode ser influenciada pela região a ser reabilitada. Por exemplo, na região anterior da maxila parcialmente edêntula, o enxerto é selecionado por causa da estética na maioria das vezes. A osteoplastia é comum na região anterior da mandíbula edêntula pois sua estética é menos preocupante (Figura 16.23).

Divisão C (osso comprometido)

O rebordo da Divisão C é deficiente em uma ou mais dimensões (largura, comprimento, altura ou angulação) (Boxe 16.5), independentemente da posição do corpo do implante no sítio edêntulo.

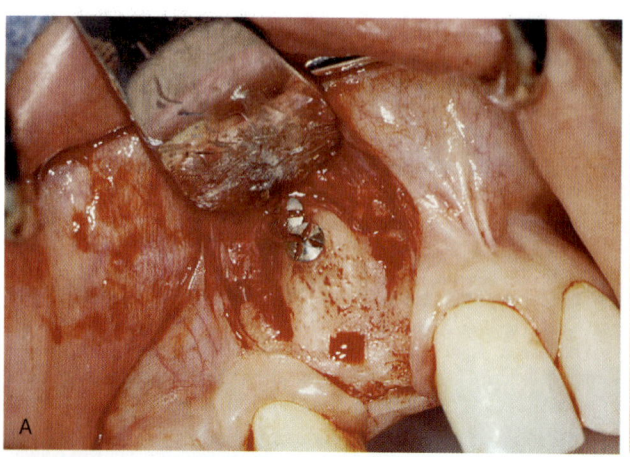

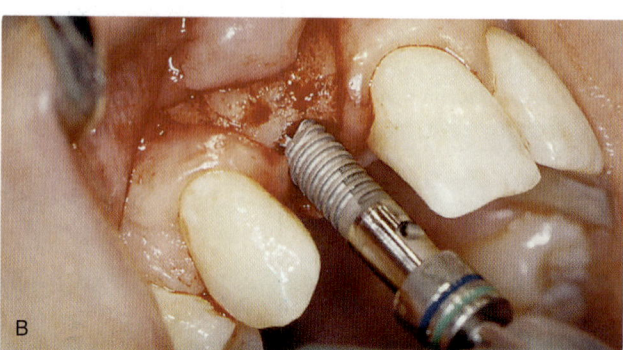

• **Figura 16.22 A.** Segundo momento cirúrgico de um enxerto ósseo de ramo sobreposto a um rebordo da Divisão B-w. O rebordo está agora modificado para Divisão A. **B.** O implante em forma radicular pode agora ser instalado sem comprometer a posição do implante ou a largura existente do osso.

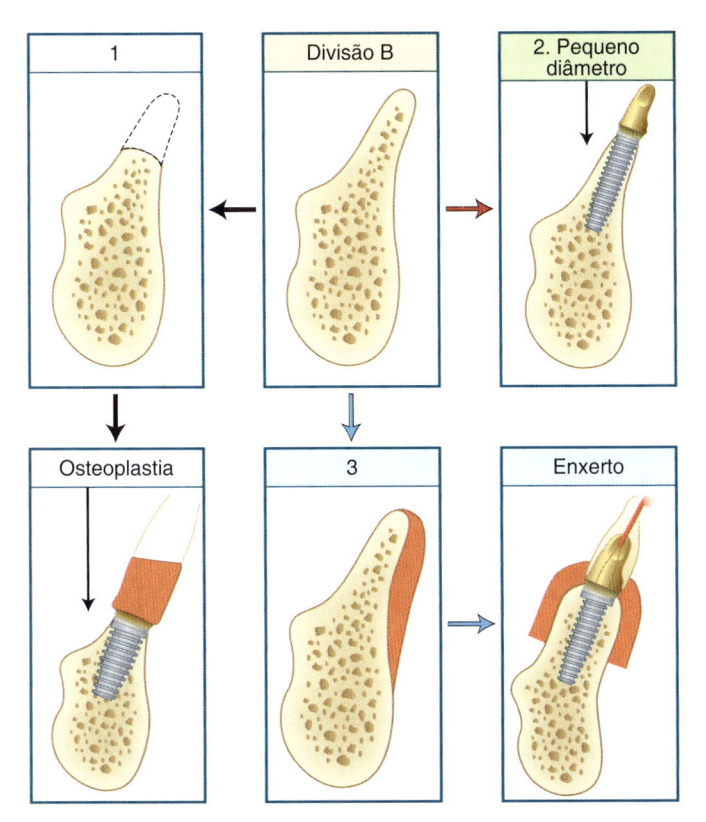

Figura 16.23 Resumo da Divisão B: **1.** A osteoplastia pode comprometer o espaço da altura da coroa, **2.** O implante de pequeno diâmetro pode não ser biomecanicamente ideal, **3.** O enxerto é o tratamento mais ideal, pois restaura o implante para condições preexistentes.

O padrão de reabsorção ocorre primeiro em largura e depois em altura. Como resultado, o rebordo da Divisão B continua a ser reabsorvido em largura, embora a altura do osso ainda esteja presente, até que se torne inadequada para qualquer projeto de implante endósseo. Essa categoria de osso é chamada de Divisão C menos a largura (C–w) (Figura 16.24). O processo de reabsorção continua, e o osso disponível é então reduzido em altura (C–h). A atrofia moderada a avançada pode ser usada para descrever as condições clínicas da Divisão C. A região posterior da maxila ou mandíbula resulta na Divisão C–h mais rapidamente do que as regiões anteriores, pois o seio maxilar ou canal mandibular limitam a altura vertical mais cedo do que as placas corticais opostas nas regiões anteriores. Quando a região anterior da mandíbula é C–h, o assoalho bucal geralmente está no nível ou abaixo da crista do rebordo mandibular residual. Durante a deglutição, o assoalho pode se deslocar para cima do rebordo residual e dos sítios de implante, causando irritação constante nos implantes transmucosos, além de impedir o *design* adequado das estruturas protéticas.

O clínico deve reconhecer que o osso C–w será reabsorvido até o ponto do rebordo C–h tão rápido quanto a Divisão A reabsorve a Divisão B e mais rápido que a divisão B reabsorve a C–w.

> **Boxe 16.5** Osso da Divisão C.
>
> - Largura (osso C–w): 0-2,5 mm
> - Altura (osso C–h)
> - Angulação da carga oclusal (osso C–a) > 30°
> - Espaço da altura da coroa (EAC) > 15 mm
> - Prótese:
> - Fixa: provavelmente PF-2 ou PF-3
> - Removível: idealmente PR-5 devido ao aumento do EAC

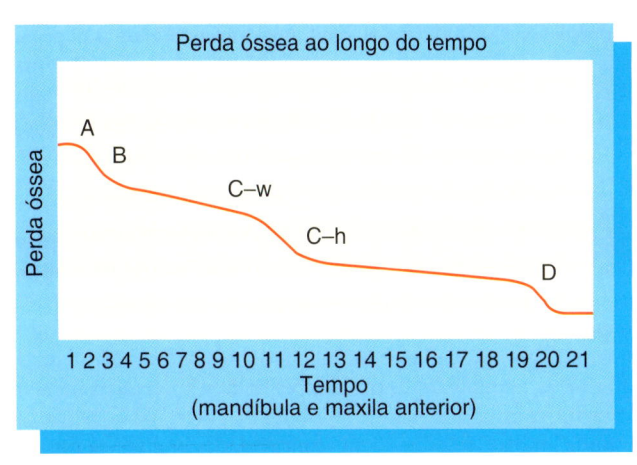

Figura 16.24 O osso é reabsorvido da Divisão A para a Divisão B rapidamente, e da Divisão C–w para C–h para Divisão D, lentamente. Existe um longo platô da Divisão B para a Divisão D. É por isso que é importante prevenir a perda óssea imediatamente após uma exodontia para reabsorver.

Além disso, sem intervenção de instalação de implante ou enxerto ósseo, o osso disponível C–h eventualmente evoluirá para uma Divisão D (atrofia grave). Muitos pacientes completamente edêntulos são tratados com implantes na mandíbula e próteses convencionais na maxila, principalmente porque o arco mandibular C–h é mais frequentemente a causa da reclamação do paciente (Figura 16.25). No entanto, o paciente deve ser informado sobre a futura perda óssea maxilar, que fará com que o tratamento com implantes na maxila seja quase impossível de ser realizado sem procedimentos avançados de enxerto ósseo antes da instalação dos implantes.

O rebordo edêntulo da Divisão C não oferece tantos elementos para a previsibilidade de sobrevida do implante endósseo ou do tratamento protético, quando comparado às Divisões A ou B. Os pontos de referência anatômicos opostos determinarão as angulações ou as posições do implante, uma vez que o rebordo marginal normalmente não está presente; portanto, maior habilidade cirúrgica é necessária. O clínico e o paciente devem compreender que as próteses implantossuportadas em

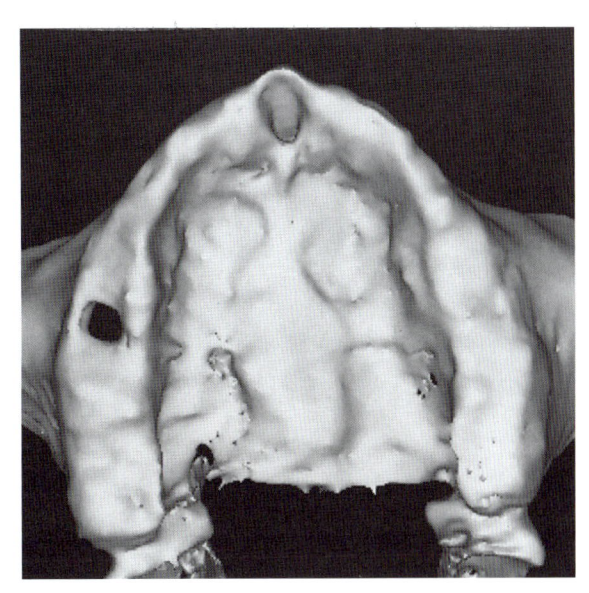

Figura 16.25 Divisão C pré-maxila: reabsorção significativa da crista levando a um osso C–w e, em seguida, a uma crista C–h.

rebordos da Divisão C são mais complexas e têm um pouco mais de complicações na fase de cicatrização, no desenho protético ou na manutenção a longo prazo. Por outro lado, esses pacientes geralmente apresentam maior necessidade de suporte protético. Apesar do volume ósseo reduzido, alterações no plano de tratamento que diminuam a tensão podem proporcionar um tratamento a longo prazo previsível.

Existe uma subcategoria incomum da Divisão C, denominada C-a. Nessa categoria, o osso disponível é adequado em altura e largura, mas a angulação é maior que 30°, independentemente do posicionamento do implante (Figura 16.26). Quando presente, essa condição é mais frequentemente encontrada na região anterior da mandíbula; outras regiões menos observadas incluem a maxila com concavidades vestibulares graves ou a região de segundo molar inferior com concavidade lingual grave. Os implantes de formato radicular posicionados nessa categoria óssea podem ser colocados no assoalho bucal e comprometer a reabilitação protética, a fala e o conforto (Figura 16.27).

O plano de tratamento com implante para arco edêntulo total C-h é mais complexo do que na Divisão A ou B. Existem sete opções de tratamento de implante para osso Divisão C (Boxe 16.6); todas essas opções requerem maior habilidade do clínico do que as modalidades de tratamento semelhantes na Divisão A ou B.

Opções de tratamento

Uma crista C-w pode ser tratada por osteoplastia, que provavelmente transformará o rebordo em um C-h, não Divisão A (ou seja, devido à falta de altura após osteoplastia). Isso ocorre com mais frequência na região anterior da mandíbula para permitir a instalação de implantes com formato radicular. Na ocasião, a osteoplastia C-w pode converter a crista em Divisão D, especialmente na região posterior da mandíbula ou da maxila. Deve-se ter cuidado para não deixar que isso ocorra, pois os procedimentos de enxerto ósseo serão contraindicados ou mais desafiadores depois que a altura for reduzida.

Outra opção de tratamento é alterar a Divisão C por enxerto. Depois que o rebordo for aumentado, ele é tratado com as opções disponíveis para a divisão óssea adquirida. O paciente que deseja uma prótese fixa muitas vezes requer um enxerto autógeno previamente à instalação do implante para adquirir suporte labial adequado e altura de coroa ideal.

O enxerto ósseo da C-w é mais frequentemente usado quando o planejamento protético indica a necessidade de uma prótese fixa ou quando fatores de força excessivos exigem implantes de maior área de superfície e biomecânica aprimorada para a prótese. O enxerto ósseo da C-w é mais difícil do que para o osso da Divisão B, pois a necessidade de volume ósseo é maior, ainda que o sítio receptor seja mais deficiente. Portanto, os enxertos ósseos em bloco são normalmente indicados.[66-68] As complicações de tecido mole, como o não fechamento da incisão e a falta de papila, são mais comuns em enxertos ósseos da C-w comparados aos da Divisão B.

A região posterior da maxila C-h é uma condição de edentulismo comum e singular. O rebordo residual é reabsorvido em largura e altura após a perda dentária, semelhante a outras regiões. No entanto, por causa da dimensão inicial da largura do rebordo, uma diminuição em 60% da dimensão ainda permite a instalação adequada de implantes de 4 mm de diâmetro. Além da reabsorção do osso alveolar remanescente, o seio maxilar se expande após a perda dentária (pneumatização). Como resultado, a altura óssea disponível é diminuída tanto nas regiões da crista óssea quanto nas apicais. O enxerto ósseo do seio, que realiza o levantamento da membrana do assoalho do seio maxilar e, em seguida, realiza o enxerto na região anterior do assoalho, foi desenvolvido por Tatum[65] em meados da década de 1970. Essa área é a região intraoral mais previsível para que um aumento de mais de 10 mm de osso vertical seja alcançado. Portanto, o levantamento do seio (parede lateral ou transcrestal) é frequentemente prescrito antes de se instalarem implantes endósseos na região posterior da maxila C-h (Figura 16.28).

Várias abordagens de implante são utilizadas para o osso disponível na Divisão C-h. Os implantes endósseos menores são as opções mais comuns.[52,53] Um implante em formato radicular da Divisão C-h tem, geralmente, 4 mm ou mais de largura do colar cervical e 10 mm ou menos de altura. Vários estudos anteriores

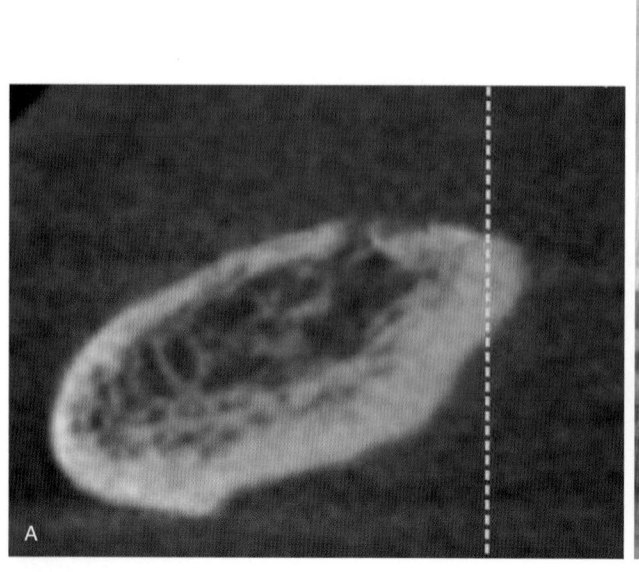

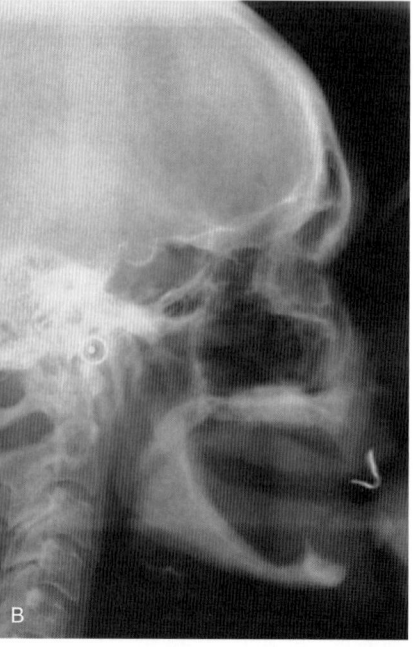

• **Figura 16.26 A.** Seção transversal de tomografia computadorizada de feixe cônico retratando região anterior C-a da mandíbula; a angulação resultante contraindica a instalação do implante. **B.** Cefalograma lateral de um mandíbula com trajetória de 45° para o plano oclusal.

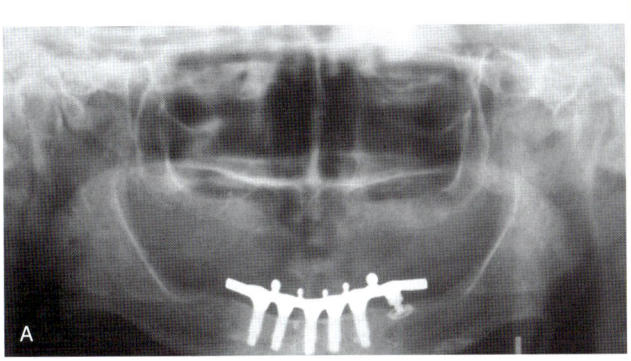

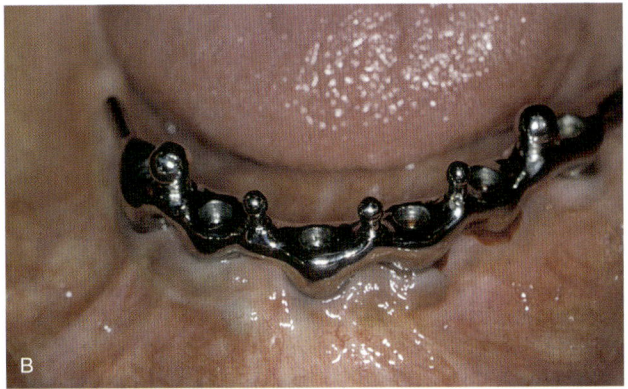

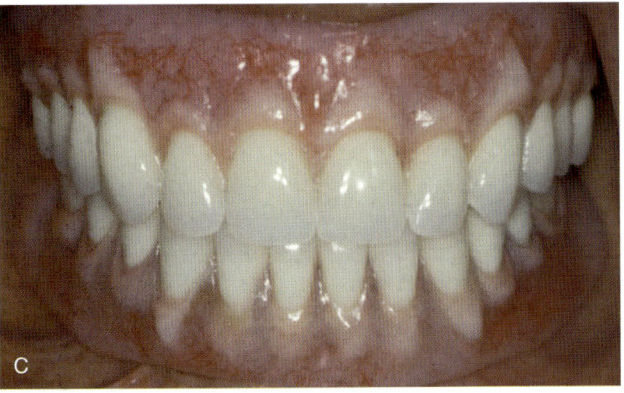

CAPÍTULO 16   Osso Disponível e Planos de Tratamento para Implantes Dentais   427

• **Figura 16.27 A.** Radiografia panorâmica da região edêntula da mandíbula C–h com implante em forma de disco na região posterior esquerda conectado a cinco implantes em forma radicular anterior com barra da sobredentadura. **B.** Uma visão intraoral da barra da sobredentadura para prótese PR-4 em mandíbula C–h. **C.** Os cinco implantes de formato radicular e o implante em forma de disco apoiam uma barra para a sobredentadura mandibular PR-4, que oclui com uma prótese total superior convencional. (De *Misch DE. Available bone and dental implant treatment plans.* In: *Misch CE, ed. Dental Implant Prosthetics. 2nd ed. St. Louis, MO: Mosby; 2015.*)

Boxe 16.6	Opções de tratamento da Divisão C.

- Osteoplastia (C–w)
- Implantes em formato radicular (C–h)
- Procedimentos de enxerto antes da instalação do implante
- Implante subperiosteal (C–h, C–a parcial ou mandíbula totalmente edêntula)
- Implantes de disco

---

indicaram que a sobrevida do implante é diminuída, uma vez que um implante de 10 mm em altura, ou menos, seja utilizado.[35,69,70] Por exemplo, um grande estudo multicêntrico de 31 locais diferentes e de 6 diferentes projetos de implantes observou 13% de falha com implantes de 10 mm, 16% de falha com implantes de 8 mm e 25% de falha com implantes de 7 mm.[35] O insucesso do implante não ocorre logo após a cirurgia, mas sim depois da reabilitação protética. Contudo, muitos estudos recentes têm demonstrado altas taxas de sucesso para implantes curtos em comparação com implantes mais longos.

Quando implantes endósseos em formato radicular são usados no osso da Divisão C–h com maiores alturas de coroa, implantes adicionais devem ser instalados para aumentar a área total de superfície osso-implante, e a prótese deve fornecer carga aos implantes no sentido axial. Devido ao fato de o EAC ser maior que 15 mm, o *design* de uma prótese removível deve frequentemente reduzir o comprimento do cantiléver e incorporar um mecanismo de alívio da tensão. Nesses casos, espera-se uma

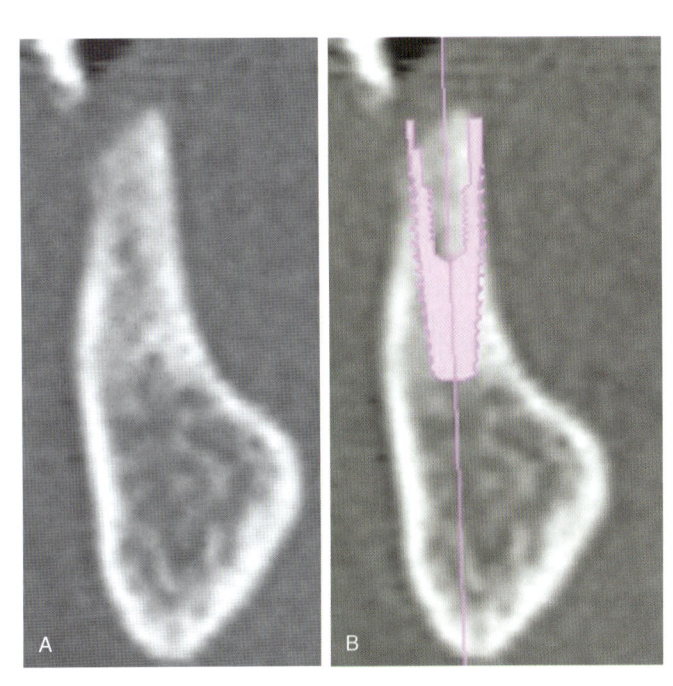

• **Figura 16.28** Instalação de implante em osso da Divisão C–w. **A.** Corte transversal de imagem tomográfica computadorizada de feixe cônico mostrando largura comprometida de osso, necessitando idealmente de enxerto ósseo. **B.** Instalação de implante de pequeno diâmetro mostrando osso disponível inadequado que provavelmente resultaria em perda da crista óssea.

previsibilidade reduzida a longo prazo se implantes adicionais ou próteses com menos tensão não forem usados, pois um maior momento de força é transmitido aos implantes. A maneira mais eficiente de reduzir a tensão é mantendo a sobredentadura como uma PR-5, e não como uma PR-4. Com uma PR-5, o tecido mole absorverá a maior parte da força primária, pois os implantes ou encaixes são usados apenas para suporte secundário.

Um desenho alternativo para implantes endósseos na região posterior mandibular edêntula da Divisão C-h consiste na utilização de implantes subperiosteais e implantes em forma de disco (Figura 16.29).[71-73] Os implantes subperiosteais são mais previsíveis no arco mandibular do que na maxila; no entanto, caíram em desuso recentemente. As limitações da anatomia para implantes de formato radicular podem ser encontradas na angulação do osso, um arco com formato de quadrado ou uma altura óssea inadequada. Quando a angulação óssea anterior for desfavorável, os implantes de formato radicular podem ser posicionados o mais lingualmente possível para o suporte protético, a fala ou a higiene. A estrutura de suporte e os pilares protéticos para os implantes subperiosteais são planejados e moldados antes da instalação do implante. Os pilares transmucosos podem ser projetados com maior latitude do que implantes endósseos. Quando implantes em formato radicular são instalados em mandíbula edêntula com forma de arco quadrado, a estrutura pode não se apresentar em cantiléver distalmente pelo fato de a distância anteroposterior ser reduzida. Como resultado, uma prótese fixa ou sobredentadura PR-4 são contraindicadas com a utilização de implantes anteriores de formato radicular em um arco de forma quadrada. Um implante subperiosteal pode fornecer suporte ósseo anterior e posterior, o que não contraindica uma prótese PR-4, em um arco de forma quadrada. Enxertos autógenos ou reposicionamento do nervo podem ser necessários para permitir a instalação dos implantes endósseos na região posterior da Divisão C-h da mandíbula. O aumento do tempo de tratamento, os riscos cirúrgicos e as complicações pós-operatórias (como parestesia) devem ser amplamente discutidos com o paciente. Implantes subperiosteais circunferenciais ou unilaterais permitem a instalação de unidades protéticas posteriores sem risco de parestesia por reposicionamento do nervo ou tempo de tratamento prolongado associado a enxertos ósseos autógenos e implantes endósseos.[73]

Outra alternativa para a região posterior da mandíbula ou para a pré-maxila apresentarem um osso da Divisão C-h seria um projeto de implante de disco que se encaixasse à margem lateral do osso cortical e poderia ser usado em um osso com altura disponível de 3 mm ou mais. Como regra geral, esses implantes são usados em adição a outros implantes de formato radicular. Sua inclusão no plano de tratamento para regiões posteriores de mandíbulas edêntulas C-h elimina cantiléveres em próteses totais.[71,74]

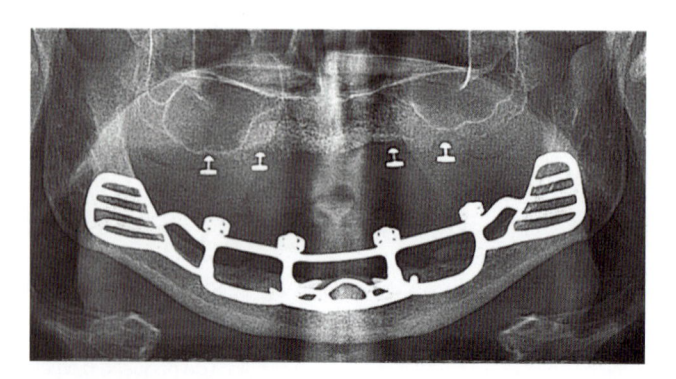

• **Figura 16.29** Implante subperiosteal mandibular que é um implante personalizado instalado no topo do osso, que retém uma prótese PR-4.

As opções protéticas para rebordos da Divisão C consistem mais frequentemente em prótese removível em arco completamente edêntulo na maxila. Uma sobredentadura superior no rebordo da Divisão C permite o suporte do lábio superior sem comprometer a higiene. Em uma mandíbula da Divisão C, o maior EAC muitas vezes exige um projeto de sobredentadura mucossuportada (PR-5). Uma prótese fixa em uma mandíbula da Divisão A muitas vezes requer um suporte de implante anterior e posterior. As próteses fixas confeccionadas para um osso da Divisão C, com uma EAC maior que 15 mm, se apresentam na maioria das vezes como dispositivos híbridos formados pelos dentes da prótese sendo unidos por resina acrílica e estrutura de suporte de metais preciosos. Desse modo, as complicações e os custos de uma prótese fixa metalocerâmica podem ser reduzidos.

Em geral, a Divisão C-h apresenta biomecânicos menos favoráveis ao suporte por meio de implantes. Portanto, muitas vezes é necessário que implantes ou dentes adicionais, estabilização poligonal, suporte de tecido mole ou uma prótese removível no arco oposto sejam considerados no planejamento protético para melhorar o prognóstico a longo prazo. Tratar o rebordo da Divisão C requer maior experiência, cuidado e treinamento do que nas duas divisões de osso anteriormente apresentadas; no entanto, excelentes resultados podem ser alcançados.

O paciente completamente edêntulo que não tenha sido tratado com o uso de implantes deve ser bem informado sobre o processo de reabsorção óssea que continuará ocorrendo, o qual aumenta significativamente os riscos de uma prótese removível convencional. Esperar para tratar o paciente até que os problemas irreparáveis se desenvolvam é uma alternativa de tratamento não recomendável, que resulta na necessidade de procedimentos mais avançados, como o enxerto da crista ilíaca e riscos significativos de complicações associadas.

Resumindo, como em todas as outras divisões de osso, a prótese definitiva determina a opção de tratamento. Para próteses inferiores PR-4, cinco implantes de formato radicular podem ser usados na região anterior da mandíbula (se os outros critérios dentários permitirem). Todavia, um maior EAC ou um arco de formato quadrado podem exigir a necessidade de uma prótese PR-5 com implantes anteriores de formato radicular. Uma opção de tratamento incomum para a PR-4 ou para a prótese fixa no arco inferior é o uso combinado de implantes anteriores de formato radicular com implantes posteriores subperiosteais (ou implantes em forma de disco). Esses tipos de opções de tratamento requerem um avançado conjunto de habilidades não apenas cirúrgicos, mas também com relação à fase protética. O enxerto ósseo é muitas vezes necessário para uma prótese fixa em qualquer um dos arcos completamente edêntulos da Divisão C, se os fatores de tensão forem altos e não puderem ser reduzidos.

Divisão D (osso insuficiente)

A reabsorção óssea a longo prazo pode resultar na perda completa do rebordo remanescente, acompanhada da atrofia do osso basal (Figura 16.30). A atrofia grave descreve a condição clínica do rebordo da Divisão D. Em um momento, acreditava-se que apenas o processo alveolar seria reabsorvido após a perda do dente e que o osso basal permaneceria. No entanto, a perda óssea pode continuar além das raízes dentárias anteriores e pode até mesmo incluir a cortical óssea que recobre o nervo mandibular inferior ou a espinha nasal da maxila. A perda óssea basal eventualmente resultará em uma maxila completamente plana. Na mandíbula, os tubérculos genianos superiores tornam-se a margem mais superior do rebordo. O músculo mentoniano perde muito de sua inserção, embora a inserção da porção superior do músculo esteja próxima

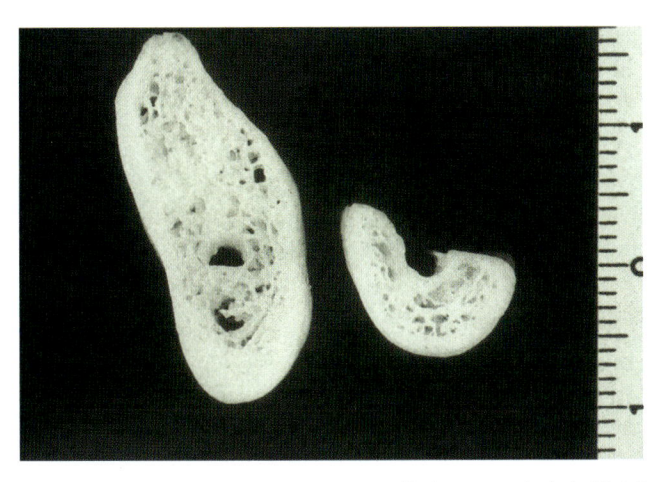

Figura 16.30 A região posterior da mandíbula esquerda é da Divisão A, com um osso abundante em altura e largura (à esquerda). O rebordo residual do lado direito é da Divisão D, com o canal mandibular exposto.

Boxe 16.7 Osso da Divisão D.

- Atrofia grave
  Perda óssea basal
  Maxila plana, região anterior da maxila alargada
  Mandíbula extremamente afiada
- Prótese com altura da coroa > 20 mm
  - Fixa: PF-3
  - Removível: idealmente PR-5 devido ao aumento de EAC

da crista óssea do rebordo reabsorvido. O músculo bucinador pode se aproximar do músculo milo-hióideo e formar uma aponeurose acima do corpo da mandíbula. O arco mandibular também apresenta com forame mentoniano e porções descentes do canal mandibular. Portanto, não é raro que esses pacientes relatem parestesia (*déficits* neurossensoriais) do lábio inferior, principalmente durante a mastigação. O EAC é maior que 20 mm, o que representa um multiplicador de força significativo e raramente pode ser reduzido o suficiente para render sucesso a longo prazo (Figura 16.31 e Boxe 16.7).

A reabilitação protética para Divisão D sem enxerto ósseo é o pior resultado de tratamento de todas as divisões do osso. As próteses fixas são quase sempre contraindicadas devido a um EAC tão significativo. As sobredentaduras totalmente implantossuportadas são indicadas sempre que possível, para diminuir as complicações do tecido mole e do nervo; porém, necessitam de suporte de implantes anteriores e posteriores, o que quase sempre requer um enxerto ósseo antes da instalação do implante. O enxerto ósseo para a Divisão D dificilmente diminui o EAC o bastante para possibilitar uma prótese fixa. Uma prótese PR-5 não é sugerida, pois a perda óssea continuará progredindo na região mucossuportada da sobredentadura e, geralmente, a cortical vestibular (área primária de suporte de tensão) não está presente.

O paciente completamente edêntulo da Divisão D é o mais difícil de tratar em implantodontia. Os benefícios devem ser cuidadosamente considerados contra os riscos e as complicações. Embora o clínico e o paciente muitas vezes considerem essa condição como a mais desesperadora, esses pacientes geralmente não entendem as possíveis complicações que podem resultar (p. ex., fístulas antrais orais, desvio facial). Se ocorrer a falha do implante, o paciente pode se tornar um incapacitado dental – incapaz de usar qualquer prótese e ficar pior do que antes do tratamento (Figura 16.32).

Enxertos ósseos autógenos da crista ilíaca são fortemente recomendados para melhorar a divisão D antes de qualquer tentativa de tratamento com implantes.[74] Após o posicionamento do enxerto autógeno e o período de cicatrização de 5 meses ou mais, a divisão do osso é geralmente transformada na Divisão C–h ou na Divisão A, permitindo a instalação de implantes endósseos (Figuras 16.33 e 16.34).

Os enxertos ósseos autógenos devem sempre ser indicados para a instalação de implantes, nunca para aumentar o suporte da prótese. Os enxertos ósseos autógenos não se destinam a um suporte melhorado para próteses. Se próteses mucossuportadas forem confeccionadas sobre enxertos autógenos, 90% do osso enxertado estará reabsorvido em um período de 5 anos, como resultado de uma reabsorção acelerada.[75] Não é indicado que se faça um enxerto adicional para compensar essa reabsorção. Mudanças repetidas do perfil, principalmente de tecido mole, regiões doloridas e frustração do paciente são consequências desse processo. Por outro lado, os enxertos ósseos autógenos são mantidos a longo prazo quando associados à instalação de implantes em função da tensão no osso. Outra opção com baixa taxa de sucesso é a adição de hidroxiapatita densa para melhorar o suporte para a prótese. Migração do enxerto no momento da cirurgia ou no futuro, após a carga sobre os tecidos moles, é uma sequela frequente.

O paciente parcial ou totalmente edêntulo com uma região posterior de maxila da Divisão D pode ser submetido a

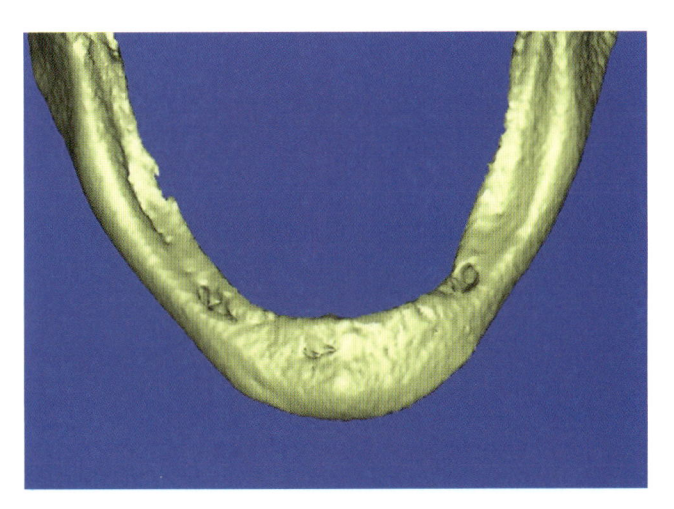

Figura 16.31 Mandíbula com osso da Divisão D, principalmente basal, na parte anterior, e nervos de deiscência na parte posterior.

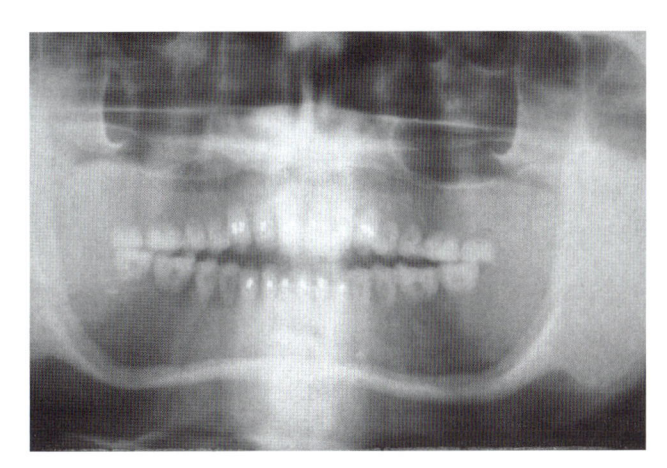

Figura 16.32 Divisão D da mandíbula com atrofia extensa levando a possível fratura patológica.

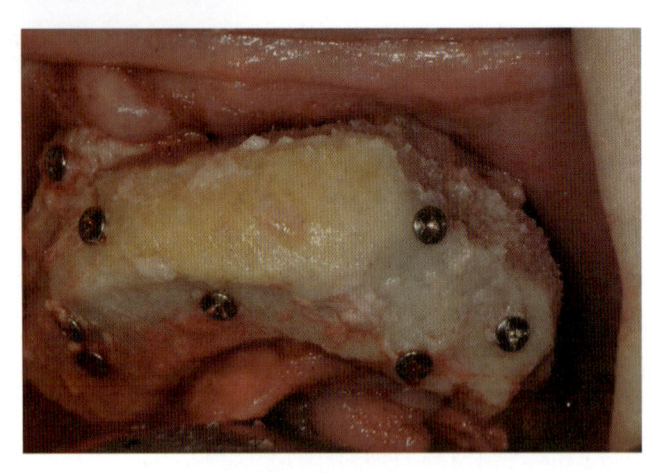

• **Figura 16.33** Enxerto autógeno de crista ilíaca: enxerto ósseo *in situ* de uma crista ilíaca autóloga. O bloco é fixado com parafusos ao osso hospedeiro.

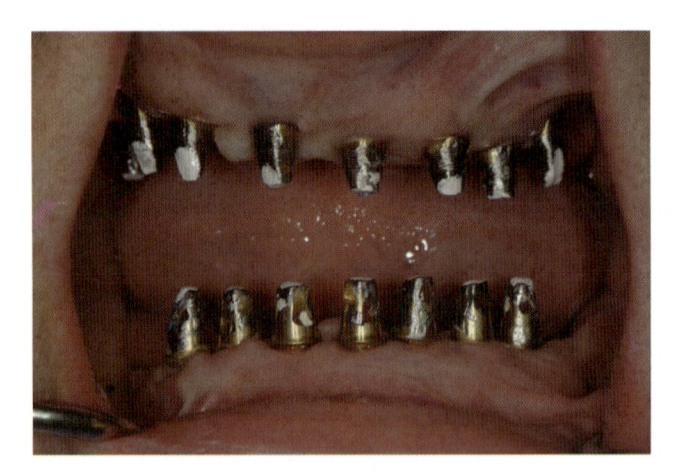

• **Figura 16.34** Instalação dos implantes pós-enxerto.

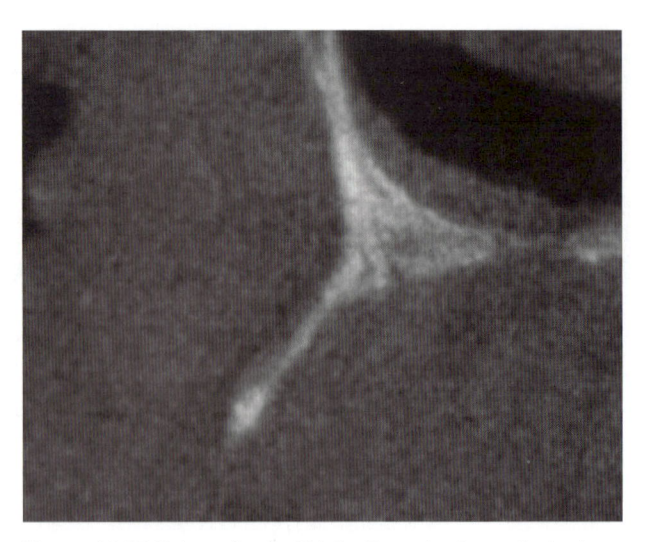

• **Figura 16.35** Pré-maxila da Divisão D revelando ausência de osso hospedeiro.

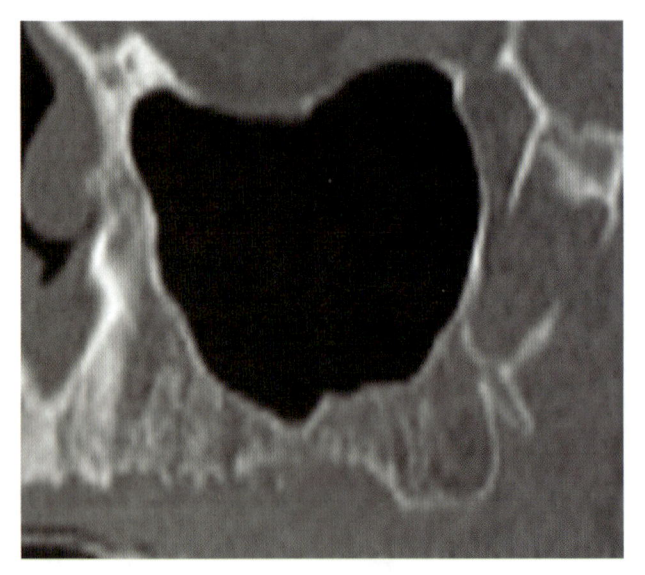

• **Figura 16.36** Região posterior da maxila da Divisão D demonstrando osso posterior na área edêntula, porém osso insuficiente onde os implantes são indicados.

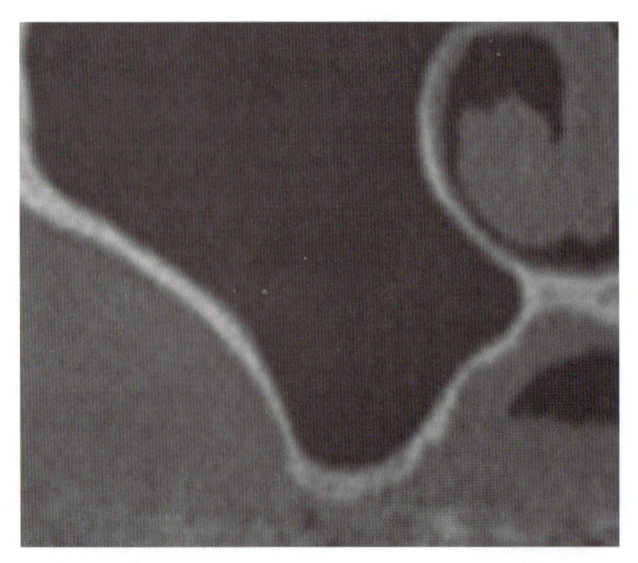

• **Figura 16.37** Corte transversal de tomografia computadorizada de feixe cônico demonstrando ausência de osso.

procedimentos de enxerto sinusal com uma combinação de materiais regenerativos de autoenxerto e aloenxerto.[65] O EAC pode ser insuficiente para enxertos em bloco na região posterior da maxila, apesar da falta de altura óssea disponível, pois o seio se expande mais rapidamente do que a crista óssea é reabsorvida. Implantes endósseos de altura adequada raramente podem ser posicionados sem um levantamento do seio. Após a região posterior da maxila da divisão D ser reabilitada para Divisão A ou C–h, implantes em formato radicular podem ser instalados para o suporte protético posterior. Na maioria dos casos, uma área maior de superfície é necessária na forma de aumento do número ou diâmetro dos implantes (Figuras 16.35 a 16.39).

Os implantes endósseos de formato radicular sem enxertos autógenos podem ser usados em raras ocasiões na região anterior da mandíbula, quando o osso remanescente é denso e o arco oposto é edêntulo. Deve-se tomar cuidado durante a instalação, pois a fratura mandibular é uma possível complicação na instalação ou na cicatrização pós-operatória.[76,77] Nessas condições, o espaço da altura da coroa é muito bom, e o número de implantes geralmente gira em torno de quatro ou menos. A possibilidade de falha do implante após a aplicação da carga é um risco maior. A falha do implante resulta da perda óssea circunferencial, que pode estar associada à fratura mandibular no local do implante. Uma prótese removível PR-5 geralmente é indicada para a Divisão D apenas com implantes anteriores. No entanto, a prótese PR-5 permite que a reabsorção óssea e a atrofia continuadas

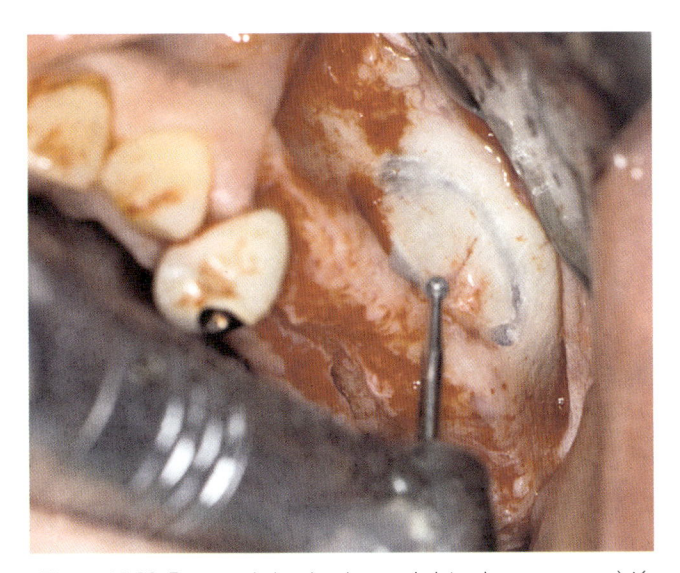

• **Figura 16.38** Preparo da janela, via parede lateral, para acesso à técnica de levantamento de seio maxilar.

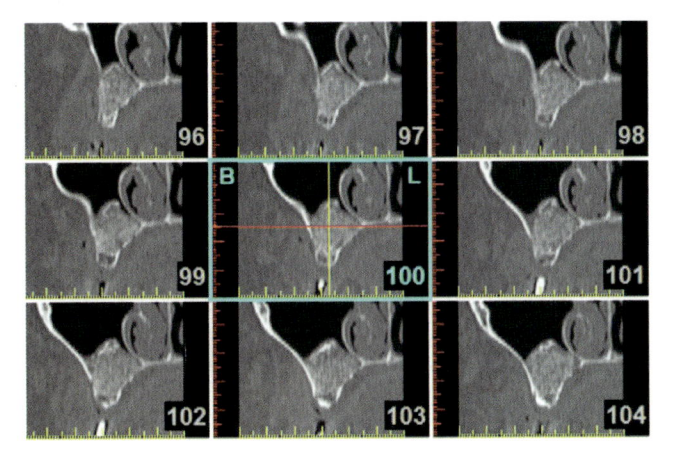

• **Figura 16.39** Cortes transversais de tomografia computadorizada de feixe cônico demonstrando seio maxilar pós-enxerto.

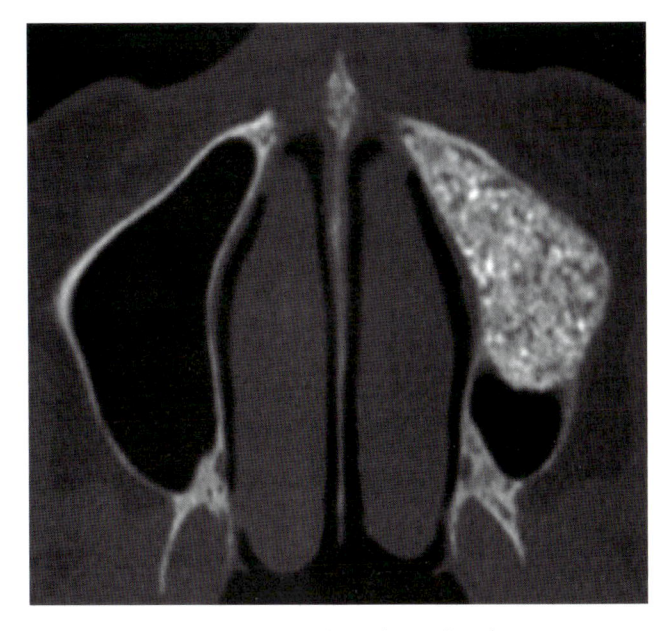

• **Figura 16.40** Vista axial do seio maxilar pós-enxerto.

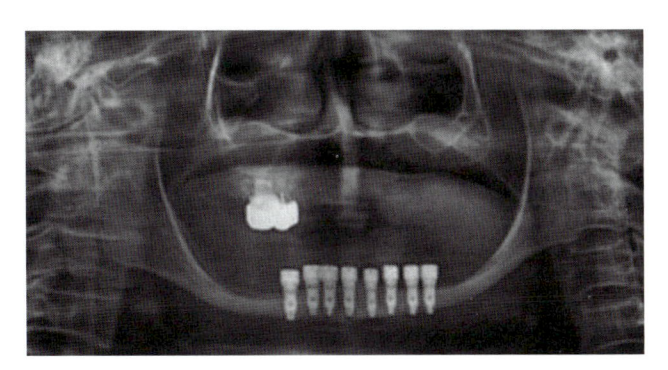

• **Figura 16.41** Implantes em formato radicular foram instalados em mandíbula anterior da Divisão D. Como resultado da falha de um implante, a mandíbula apresenta fratura com defeito de continuidade.

permaneçam nas regiões posteriores. Assim, a solução prudente é informar ao paciente sobre os riscos de sua condição atual e oferecer um enxerto ósseo autólogo e implantes para apoiar uma prótese PR-4. A escolha do tratamento é do clínico, não do paciente. O suporte do implante não deve ser comprometido quando a falha pode resultar em riscos significativamente maiores.

O arco da Divisão D requer maior treinamento do cirurgião-dentista e resulta em complicações mais frequentes relacionadas ao enxerto, perda precoce do implante e insucesso no manejo do tecido mole; portanto, as opções de tratamento devem incluir um prognóstico mais cauteloso. Deveria ser o objetivo de todo cirurgião-dentista informar e tratar o paciente antes do desenvolvimento de uma condição do osso da Divisão D. Em contraste, o profissional monitora a perda óssea ao redor dos dentes em frações de milímetros e oferece cuidados continuados para reduzir os riscos de perdas dentárias e ósseas futuras. Da mesma maneira, o cirurgião-dentista prudente deve monitorar a perda óssea em sítios edêntulos e oferecer educação e tratamento antes do surgimento dos efeitos deletérios (Figuras 16.40 a 16.42).

Resumo

Em implantodontia, a prótese é projetada no início de tratamento para satisfazer as necessidades e desejos do paciente e obter resultados ideais. Isso pode variar de uma prótese completamente fixa para uma com suporte principalmente sobre tecido mole. Após o estabelecimento da prótese definitiva, as principais posições do implante, os fatores de força do paciente, a densidade óssea nos locais dos implantes e o número de implantes, tamanho e *design* são determinados. O principal critério para o suporte adequado do implante é a quantidade de osso disponível. Foram apresentadas quatro divisões de osso disponível, com base na largura, altura, comprimento, angulação e EAC no sítio edêntulo. Os procedimentos compatíveis com o plano de tratamento elaborado para os implantes em cada categoria de osso devem ser seguidos.

O rebordo edêntulo da Divisão A oferece osso abundante em todas as dimensões. Os implantes de formato radicular da Divisão A são usados de forma otimizada e na maioria das vezes como suporte independente para a prótese. O osso da divisão B pode fornecer largura adequada para implantes endósseos mais estreitos, de pequeno diâmetro e formato radicular. A largura diminuída e a área de superfície geralmente exigem que implantes adicionais sejam incluídos no projeto da prótese definitiva. A Divisão B pode ser transformada em uma da Divisão A por meio de enxerto ou osteoplastia. As opções de tratamento podem ser selecionadas de acordo com a área a ser tratada. Por exemplo, na região anterior da maxila, o enxerto ósseo é, na maioria das

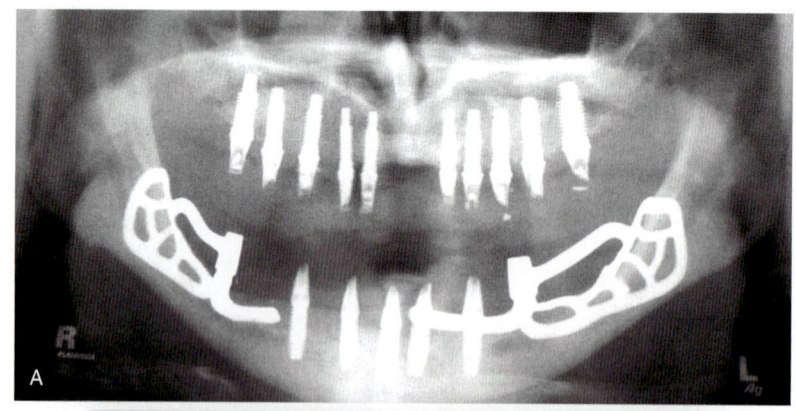

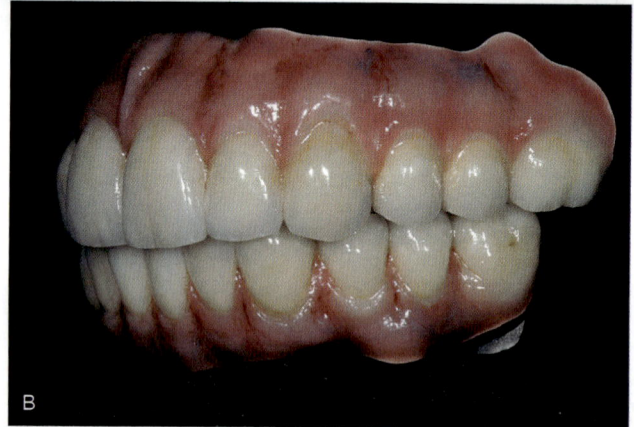

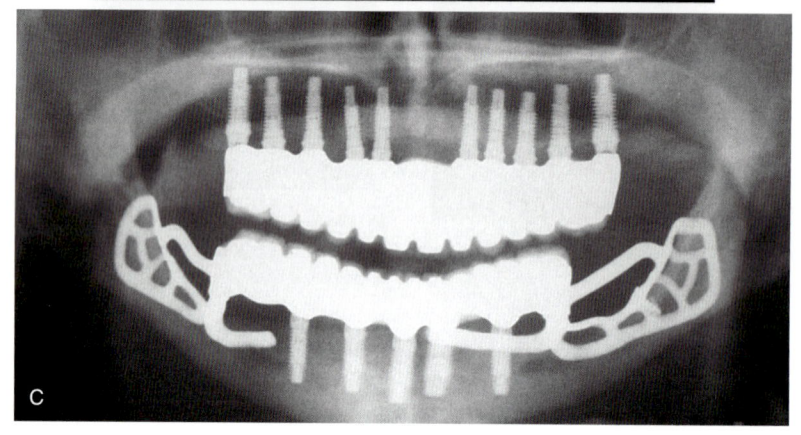

• **Figura 16.42 A.** Radiografia panorâmica de 10 implantes instalados em uma maxila edêntula após enxerto de seio. A mandíbula possui cinco implantes endósseos em uma região anterior de mandíbula C–h. A região posterior possui implantes subperiosteais bilaterais instalados para suporte protético posterior. **B.** Reabilitação da maxila e mandíbula PF-3. **C.** Uma radiografia panorâmica das próteses FP-3 *in situ*. *(De Misch DE. Available bone and dental implant treatment plans. In: Misch CE, ed. Dental Implant Prosthetics. 2nd ed. St. Louis, MO: Mosby; 2015.)*

vezes, selecionado por causa da estética. Na região anterior da mandíbula, a osteoplastia é comum devido a altura óssea disponível e baixas preocupações estéticas. Na região posterior da mandíbula, vários implantes da Divisão B podem ser usados, porque a densidade do osso é boa, a altura do osso disponível é limitada e a estética não é um fator principal. Quando os fatores de tensão são maiores, o enxerto ósseo precede os implantes de formato radicular da Divisão A, independentemente da localização anatômica.

O rebordo edêntulo da Divisão C exibe reabsorção moderada e apresenta fatores mais limitantes para a reabilitação previsível com implantes endósseos. A decisão de utilizar implantes endósseos ou de melhorar a divisão do osso através do enxerto ósseo antes da instalação do implante é influenciada pela prótese, pelos fatores de força do paciente e pelos desejos do paciente. O rebordo edêntulo da Divisão D corresponde à perda de osso basal e atrofia grave, resultando em canais mandibulares deiscentes ou uma maxila completamente plana. O paciente muitas vezes necessita do enxerto com osso autógeno antes da reabilitação protética com implantes.

Se as condições existentes não se qualificam para um resultado final esperado, o pensamento ou a cavidade oral do paciente devem ser modificados. Por exemplo, as expectativas do paciente devem ser reduzidas para que uma prótese possa ser alterada de PF-1 para PR-4, ou o procedimento de enxerto ósseo deve ser realizado para melhorar a altura e a largura de maneira que altere a divisão do osso, com o objetivo de tornar compatíveis o suporte dos implantes e o planejamento protético a longo prazo.

Referências bibliográficas

1. Misch CE, Judy KWM. Patient dental-medical implant evaluation form. *Int Cong Oral Implant.* 1987.
2. Greenfield EJ. Implantation of artificial crown and bridge abutments. *Dent Cosmos.* 1913;55:364–369.
3. Misch J. In: *Lehrbuch der Grenzgebiete der Medizin und Zahnheilkunde.* Vol. 1. 2nd ed. Leipzig, Germany: FCW Vogal; 1922.
4. Atwood DA. Postextraction changes in the adult mandible as illustrated by microradiographs of midsagittal sections and serial cephalometric roentgenograms. *J Prosthet Dent.* 1963;13:810–824.
5. Atwood DA. Reduction of residual ridges: a major oral disease entity. *J Prosthet Dent.* 1971;26:266–279.
6. Atwood DA, Coy WA. Clinical, cephalometric and densitometric study of reduction of residual ridges. *J Prosthet Dent.* 1971;26:280–295.
7. Tallgren A. The continuing reduction of the residual alveolar ridges in complete denture wearers. A mixed longitudinal study covering 25 years. *J Prosthet Dent.* 1972;27:120–132.
8. Atwood DA. Some clinical factors related to the rate of resorption of residual ridges. *J Prosthet Dent.* 1962;12:441–450.
9. Karkazis HC, Lambadakis J, Tsichlakis K. Cephalometric evaluation of the changes in mandibular symphysis after 7 years of denture wearing. *Gerodontology.* 1997;14:10–15.
10. Karagaclioglu L, Ozkan P. Changes in mandibular ridge height in relation to aging and length of edentulism period. *Int J Prosthodont.* 1994;7:368–371.
11. Kovacic I, Celebic A, Knezovic Zlataric D, et al. Influence of body mass index and the time of edentulousness on the residual alveolar ridge resorption in complete denture wearers. *Coll Antropol Suppl.* 2003;2:69–74.
12. Lam RV. Contour changes of the alveolar process following extraction. *J Prosthet Dent.* 1960;10:25–32.
13. Berg H, Carlsson GE, Helkimo M. Changes in shape of posterior parts of upper jaws after extraction of teeth and prosthetic treatment. *J Prosthet Dent.* 1975;34:262–268.
14. Gazabatt C, Parra N, Meissner C. A comparison of bone resorption following intraseptal alveolectomy and labial alveolectomy. *J Prosthet Dent.* 1965;15:435–443.
15. Pietrokovski J, Sorin S, Hirschfeld Z. The residual ridge in partially edentulous patients. *J Prosthet Dent.* 1976;36:150–157.
16. Pietrokovski J, Massler M. Alveolar ridge resorption following tooth extraction. *J Prosthet Dent.* 1967;17:21–27.
17. Pietrokowski J. The bony residual ridge in man. *J Prosthet Dent.* 1975;34:456–462.
18. Parkinson CF. Similarities in resorption patterns of maxillary and mandibular ridges. *J Prosthet Dent.* 1978;39:598–602.
19. Wical KE, Swoope CC. Studies of residual ridge resorption. Part I: use of panoramic radiographs for evaluation and classification of mandibular resorption. *J Prosthet Dent.* 1974;32:7–12.
20. Tallgren A, Lang BR, Miller RL. Longitudinal study of soft-tissue profile changes in patients receiving immediate complete dentures. *Int J Prosthodont.* 1991;4:9–16.
21. Weiss CM, Judy KWM. Severe mandibular atrophy: biological considerations of routine treatment with complete subperiosteal implants. *J Oral Implant.* 1974;4:431–469.
22. Kent JN. Correction of alveolar ridge deficiencies with non-resorbable hydroxyapatite. *J Am Dent Assoc.* 1982;105:99–100.
23. Lekholm U, Zarb G. Patient selection and preparation. In: Brånemark PI, ed. *Tissue Integrated Prostheses: Osseo-Integration in Clinical Dentistry.* Chicago: Quintessence; 1985.
24. Fallschüssel GKH. Untersuchungen zur Anatomie des zahnlosen Oberkiefers. *Z Zahnarztl Implantol.* 1986;2:64–72.
25. Gruber H, Solar P, Ulm C. Maxillomandibular anatomy and patterns of resorption during atrophy. In: Watzek G, ed. *Endosseous Implants: Scientific and Clinical Aspects.* Chicago: Quintessence; 1996.
26. Cawood JJ, Howell RA. A classification of the edentulous jaws classes I to VI. *Int J Oral Maxillofac Surg.* 1988;17:232–279.
27. Misch CE. *Treatment Planning and Implant Dentistry [Abstract].* Dearborn, Mich: Misch Implant Institute Manual; 1985.
28. Misch CE, Judy KWM. Classification of partially edentulous arches for implant dentistry. *Int J Oral Implant.* 1987;4:7–12.
29. Misch CE. Available bone influences prosthodontic treatment. *Dent Today.* Feb. 1988:44–75.
30. Misch CE. Bone classification, training keys to implant success. *Dent Today.* May. 1989:39–44.
31. Misch CE. Classifications and treatment options of the completely edentulous arch in implant dentistry. *Dent Today.* Oct. 1990:26–30.
32. Misch CE. Divisions of available bone in implant dentistry. *Int J Oral Implant.* 1990;7:9–17.
33. Misch CE. Classification de l'os disponible en implantologie [in French]. *Implantodontie.* 1992;6/7:6–11.
34. Brånemark PI. Osseointegration and its experimental background. *J Prosthet Dent.* 1983;50:399–410.
35. Minsk L, Polson A, Weisgold A, et al. Outcome failures of endosseous implants from a clinical training center. *Compend Contin Educ Dent.* 1996;17:848–859.
36. Stultz RE, Lofland R, Sendax VI, et al. A multicenter 5-year retrospective survival analysis of 6,200 integral implants. *Compend Contin Educ Dent.* 1993;14:478–486.
37. Saadoun A, LeGall MG. An 8-year compilation of clinical results obtained with Steri-Oss endosseous implants. *Compend Contin Educ Dent.* 1996;17:669–688.
38. van Steenberghe D, DeMars G, Quirynen M, et al. A prospective split mouth comparative study of two screw-shaped self-tapping pure titanium implant system. *Clin Oral Impl Res.* 2000;11:202–209.
39. Naert I, Koutsikakis G, Duyck J, et al. Biologic outcome of implant-supported restorations in the treatment of partial edentulism, part I: a longitudinal clinical evaluation. *Clin Oral Implants Res.* 2002;13:381–389.
40. Pylant T, Triplett RG, Key MC, et al. A retrospective evaluation of endosseous titanium implants in the partially edentulous patient. *Int J Oral Maxillofac Implants.* 1992;7:195–202.
41. Naert I, Quirynen M, van Steenberghe D, et al. A six-year prosthodontic study of 509 consecutively inserted implants for the treatment of partial edentulism. *J Prosthet Dent.* 1992;67:236–245.
42. Jemt T, Lekholm U. Oral implant treatment in posterior partially edentulous jaws: a 5-year follow-up report. *Int J Oral Maxillofac Implants.* 1993;8:635–640.
43. Lekholm U, van Steenberghe D, Herrmann I, et al. Osseointegrated implants in the treatment of partially edentulous jaws: a prospective 5-year multicenter study. *Int J Oral Maxillofac Implants.* 1994;9:627–635.
44. Higuchi KW, Folmer T, Kultje C. Implant survival rates in partially edentulous patients: a 3-year prospective multicenter study. *J Oral Maxillofac Surg.* 1995;53:264–268.
45. Gunne J, Jemt T, Linden B. Implant treatment in partially edentulous patients: a report on prostheses after 3 years. *Int J Prosthodont.* 1994;7:142–146.
46. Friberg B, Jemt T, Lekholm U. Early failures in 4,641 consecutively placed Brånemark dental implants: a study from stage 1 surgery to the connection of completed prostheses. *Int J Oral Maxillofac Implants.* 1991;6:142–146.
47. Jemt T, Lekholm U. Implant treatment in edentulous maxillae: a 5-year follow-up report on patients with different degrees of jaw resorption. *Int J Oral Maxillofac Implants.* 1995;10:303–311.
48. Testori T, Younan R. Clinical evaluation of short, machined-surface implants followed for 12 to 92 months. *Int J Oral Maxillofac Implants.* 2003;16:894–901.
49. Testori T, Wisemen L, Wolfe S, et al. A prospective multicenter clinical study of the Osseotite implant: four-year interim report. *Int J Oral Maxillofac Implants.* 2001;16:193–200.
50. Weng D, Jacobson Z, Tarnow D, et al. A prospective multicenter clinical trial of 3i machined-surface implants: results after 6 years of follow-up. *Int J Oral Maxillofac Implants.* 2003;16:417–423.

51. Misch CE. Density of bone: effect on treatment plans, surgical approach, healing and progressive bone loading. *Int J Oral Implant.* 1990;6:23–31.
52. Misch CE. Short dental implants: a literature review and rationale for use. *Dent Today.* 2005;24:64–68.
53. Misch CE, Steigenga K, Barboza E, et al. Short dental implants in posterior partial edentulism: a multicenter retrospective 5 year case study. *J Periodontol.* 2006;77:1470–1477.
54. Razavi R, Zena RB, Khan Z, et al. Anatomic site evaluation of edentulous maxillae for dental implant placement. *J Prosthet Dent.* 1995;4:90–94.
55. Oikarinen K, Raustia AM, Hartikainen M. General and local contraindications for endosseal implants—an epidemiological panoramic radiographic study in 65 year old subjects. *Community Dent Oral Epidemiol.* 1995;23:114–116.
56. Tarnow DP, Cho SC, Wallace SS. The effect of interimplant distance on the height of inter-implant bone crest. *Periodontology.* 2000;71:546–549.
57. Hebel KS, Gajjar R. Achieving superior aesthetic results: parameters for implant and abutment selection. *Int J Dent Symp.* 1997;4:42–47.
58. Rangert B, Krogh P, Langer B, et al. Bending overload and implant fracture: a retrospective clinical analysis. *Int J Oral Maxillofac Impl.* 1995;10:326–334.
59. Misch CE, Bidez MW. Occlusion and crestal bone resorption: etiology and treatment planning strategies for implants. In: McNeill C, ed. *Science and Practice of Occlusion.* Chicago: Quintessence; 1997.
60. Misch CE, Wang HL. The procedures, limitations and indications for small diameter implants and a case report. *Oral Health.* 2004;94:16–26.
61. Misch CE, Bidez MW. Implant protected occlusion, a biomechanical rationale. *Compend Contin Educ Dent.* 1994;15:1330–1342.
62. Misch CE. Maxillary anterior single tooth implant health esthetic compromise. *Int J Dent Symp.* 1995;3:4–9.
63. Misch CE, D'Alessio R, Misch-Dietsh F. Maxillary partial anodontia and implant dentistry—maxillary anterior partial anodontia in 255 adolescent patients: a 15 year retrospective study of 276 implant site replacements. *Oral Health.* 2005;95:45–57.
64. Misch CE, Dietsh F. Bone grafting materials in implant dentistry. *Impl Dent.* 1993;2:158–167.
65. Tatum HO. Maxillary and sinus implant reconstructions. *Dent Clin North Am.* 1980;30:207–229.
66. Misch CM, Misch CE, Resnik RR, et al. Reconstruction of maxillary alveolar defects with mandibular symphysis grafts for dental implants: a preliminary procedural report. *Int J Oral Maxillofac Impl.* 1992;3:360–366.
67. Misch CM, Misch CE. The repair of localized severe ridge defects for implant placement using mandibular bone grafts. *Impl Dent.* 1995;4:261–267.
68. Misch CM. Ridge augmentation using mandibular ramus bone grafts for the placement of dental implants: presentation of a technique. *Pract Perio Aesth Dent.* 1996;8:127–135.
69. Ivanoff CJ, Grondahl K, Sennerby L, et al. Influence of variations in implant diameters: a 3-to 5-year retrospective clinical report. *Int J Oral Maxillofac Implants.* 1999;14. 173-160.
70. Scurria MS, Morgan ZV, Guckes AD, et al. Prognostic variables associated with implant failure: a retrospective effectiveness study. *Int J Oral Maxillofac Implants.* 1998;13:400–406.
71. Scortecci GM. Immediate function of cortically anchored disk design implants without bone augmentation in moderately to severely resorbed completely edentulous maxillae. *J Oral Implant.* 1999;25:70–79.
72. Judy KW, Misch CE. Evolution of the mandibular subperiosteal implant. *N Y Dent J.* 1983;53:9–11.
73. Misch CE, Dietsh F. The unilateral mandibular subperiosteal implant: indications and technique. *Int J Oral Implant.* 1992;8:21–29.
74. Misch CE, Dietsh F. Endosteal implants and iliac crest grafts to restore severely resorbed totally edentulous maxillae: a retrospective study. *J Oral Implantol.* 1994;20:110.
75. Curtis TA, Ware WH, Beirne OR, et al. Autogenous bone grafts for atrophic edentulous mandibles: a final report. *J Prosthet Dent.* 1987;57:73–78.
76. Albrektsson T. A multicenter report on osseointegrated oral implants. *J Prosthet Dent.* 1988;60:75–84.
77. Mason ME, Triplett RG, van Sickels JE, et al. Mandibular fractures through endosseous cylinder implants: report of cases and review. *J Oral Maxillofac Surg.* 1990;48:311–317.

17

Opções Protéticas em Implantodontia

RANDOLPH R. RESNIK E CARL E. MISCH

A implantodontia é semelhante a todos os aspectos da medicina em que o tratamento começa com um diagnóstico da condição do paciente. A maioria das opções de tratamento é derivada das informações de diagnóstico obtidas. A Odontologia tradicional oferece opções limitadas de tratamento para o paciente edêntulo. Como o cirurgião-dentista não pode adicionar pilares, o projeto da reabilitação está diretamente relacionado com a condição bucal existente. Por outro lado, a implantodontia pode fornecer uma série de pilares adicionais, permitindo assim uma ampla variedade de opções de tratamento. O aumento ósseo pode promover uma mudança na condição de edentulismo existente, tanto em arcos totalmente edêntulos quanto nos parcialmente edêntulos, e por isso afeta também o projeto final da prótese. Como resultado, uma série de opções de tratamento estão disponíveis para a maioria dos pacientes parcial e completamente edêntulos. Portanto, uma vez que o diagnóstico está completo, a escolha do plano de tratamento com implantes, em determinado momento, é feita com base no problema do paciente. Nem todos os pacientes devem ser tratados com o mesmo tipo ou *design* de prótese.

Quase todas as criações feitas pelo homem, seja arte, edifícios ou próteses, exigem que o resultado final seja visualizado e tenha sido planejado com precisão a fim de se obterem resultados satisfatórios. O projeto indica os melhores detalhes das "construções". A estrutura final deve ser claramente identificada antes de começar o projeto, mas ainda assim implantodontistas geralmente se esquecem desse axioma simples, mas fundamental. Historicamente, em implantodontia, a disponibilidade do osso para a inserção do implante ditou o número e as localizações dos implantes dentais. A prótese então era frequentemente determinada depois que a posição e o número de implantes eram selecionados. O objetivo da implantodontia é devolver ao paciente edêntulo a condição de normalidade no que diz respeito ao contorno facial, conforto, função, estética, fala e saúde, independentemente da condição de atrofia, doença ou lesão anterior do sistema estomatognático. É a prótese final, não os implantes, que cumpre esses objetivos. Em outras palavras, os pacientes necessitam de dentes, e não de implantes. A prótese deve ser projetada primeiro, para satisfazer previsivelmente as necessidades e os desejos de um paciente. No teorema[1] de tratamento de forças o produto é o primeiro a ser traçado, semelhante ao planejamento de um arquiteto que projeta um edifício antes de fazer a fundação. Somente depois da conclusão dessa etapa, os pilares se fazem necessários para servir de base ao desenho final da prótese (Figura 17.1).

Projeto de prótese para pacientes completamente edêntulos

O paciente completamente edêntulo é muitas vezes tratado como se o custo fosse o principal fator no estabelecimento de um plano de tratamento. No entanto, o clínico e a equipe devem perguntar especificamente sobre os desejos do paciente. Alguns pacientes têm forte desejo de que a prótese fixa (PF) seja o mais semelhante possível aos dentes naturais. Em contraste, alguns pacientes não expressam sérias preocupações se a prótese é fixa ou removível, desde que sejam resolvidos seus problemas específicos. Em geral, um paciente com dentes existentes que devem ser extraídos são mais propensos a se interessar em um prótese sobre implante. No entanto, um paciente com uma prótese removível (PR) está geralmente mais interessado em uma sobredentadura. A anatomia existente é avaliada após ter sido determinado o que se deseja como prótese, fixa ou removível, para que se avalie o desenho protético ideal definitivo.

Um axioma do tratamento com implante é fornecer um tratamento mais previsível e mais econômico que irá satisfazer as necessidades anatômicas e os desejos pessoais de cada paciente. No paciente completamente edêntulo, uma prótese removível implantossuportada oferece várias vantagens sobre uma prótese fixa sobre implante (Boxe 17.1). No entanto, alguns pacientes completamente edêntulos requerem uma prótese fixa por escolha pessoal ou porque a condição bucal não permite a construção de uma prótese removível. Por exemplo, quando o paciente tem osso em abundância e os implantes já foram instalados, a falta de espaço na altura da coroa (espaço interoclusal) inviabiliza a instalação de uma prótese removível (PR).[2]

Muitas vezes, planos de tratamento para pacientes completamente edêntulos consistem em uma prótese total superior e uma sobredentadura inferior com dois implantes. No entanto, a longo prazo, essa opção de tratamento pode se tornar ineficaz ao paciente. Os arcos manterão a perda óssea, e esta pode até ser acelerada na pré-maxila.[3,4] Uma vez que essa dimensão é perdida, o paciente terá muito mais dificuldade com retenção e estabilidade da prótese. Além disso, a ausência de implantes na região posterior da mandíbula permitirá que a perda óssea posterior continue.[5] Mudanças faciais e redução na dimensão vertical de oclusão posterior podem acontecer. O clínico deve diagnosticar a quantidade de perda óssea e suas consequências na estética facial, na função, nas condições psicológicas e na saúde em geral.

Boxe 17.1	Vantagens das próteses removíveis implantossuportadas nos pacientes completamente edêntulos.

- A estética facial pode ser aprimorada com flange vestibular e dentes de prótese total comparados com dentes personalizados de metal ou cerâmica. O contorno labial da prótese removível pode substituir a perda óssea em largura e altura, e ainda dar apoio ao tecido mole vestibular sem comprometer a higiene
- A prótese pode ser removida à noite para tratamento de parafunção noturna
- Menos implantes podem ser necessários
- Pode ser necessário menos aumento ósseo antes da inserção do implante
- Tratamento mais curto se nenhum aumento ósseo for necessário
- O tratamento pode ser menos oneroso ao paciente
- O tratamento de complicações a longo prazo é facilitado
- O cuidado domiciliar diário é mais fácil
- Os reparos são muito mais fáceis do que com uma prótese fixa

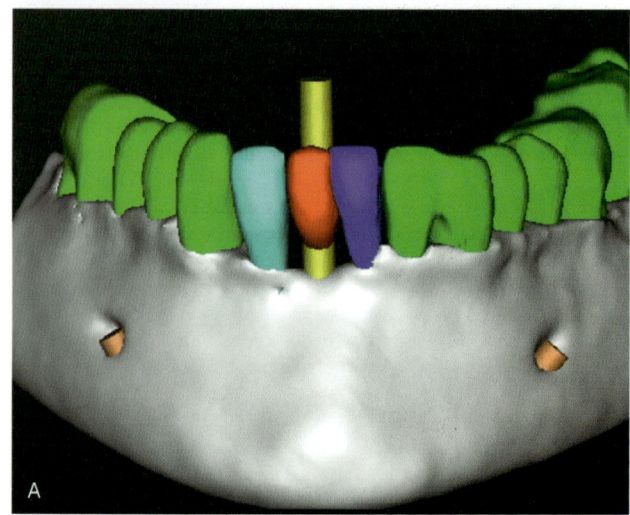

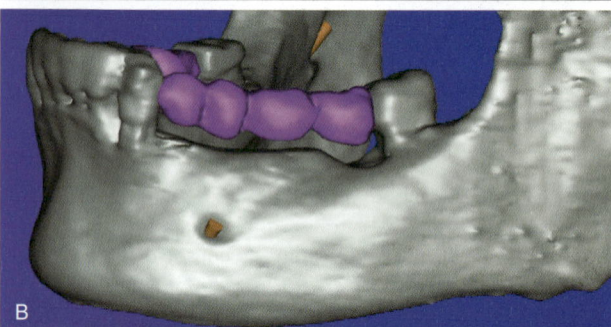

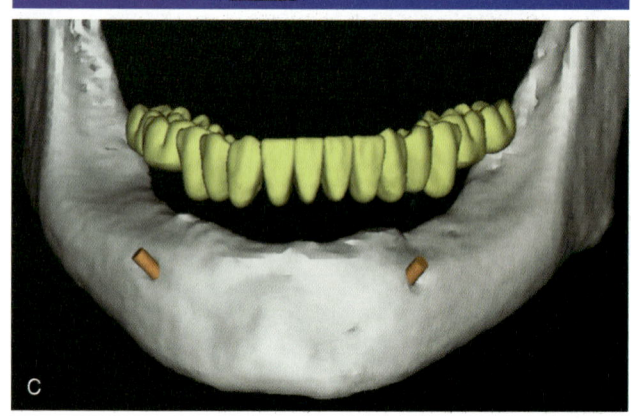

• **Figura 17.1** Ao avaliar sítios edêntulos para planos de tratamento com implante, as imagens TCFC devem ser utilizadas para determinar a prótese mais adequada. **A.** Imagem 3D de TCFC do implante instalado na área do elemento dentário 41 ausente. A posição do implante para os dentes adjacentes pode ser facilmente determinada juntamente com o espaço da altura da coroa. A prótese definitiva provavelmente será uma PF-2. **B.** Imagem de TCFC demonstrando o contorno ósseo em relação à coroa clínica da prótese. Observe o defeito vertical no segundo molar que provavelmente mudará o tipo de prótese. **C.** Imagem 3D TCFC de um arco edêntulo demonstrando a discrepância entre o nível ósseo e a prótese. Nesta situação, a prótese provavelmente será PF-3.

Os pacientes devem ser informados sobre as consequências do tratamento, em virtude da possibilidade de perda óssea na região onde implantes não são inseridos.

É ainda mais importante visualizar a prótese final antes de realizar a fixação dos implantes. Após essa primeira etapa importante, as áreas individuais de suporte ideal ou do pilar-chave são determinadas para avaliar se é possível instalar os implantes para apoiar a prótese pretendida. Os fatores de força do paciente e a densidade óssea na região de suporte do implante são avaliados. Os implantes adicionais para suportar as forças esperadas na prótese projetada podem então ser determinados, com o tamanho do implante e *design* selecionado para corresponder às condições de força e área. Só então a condição óssea disponível é avaliada para determinar se é possível instalar os implantes que sustentarão a prótese pretendida. Em situações inadequadas relacionadas a dentes naturais ou pilares de implantes, as condições bucais existentes ou os desejos e anseios dos pacientes podem ser limitados. Em outras palavras, a cavidade bucal deve ser modificada por enxerto para que seja possível instalar os implantes nas posições anatômicas corretas, ou o desejo do paciente deve ser modificado para aceitar uma prótese diferente e as suas limitações. Uma prótese fixa implantossuportada pode ser indicada para o paciente parcial ou totalmente edêntulo. A vantagem psicológica dos dentes fixos é um grande benefício, e pacientes edêntulos muitas vezes sentem que os dentes do implante são melhores do que seus próprios. A melhoria sobre sua prótese removível é significativa.

A sobredentadura totalmente suportada por implante (PR-4) geralmente exigirá o mesmo número de implantes que uma prótese fixa sobre implante. Assim, o custo da cirurgia de instalação do implante pode ser semelhante às próteses removíveis. As PFs costumam ter maior longevidade do que as sobredentaduras, pois os encaixes que precisam ser substituídos não estão presentes, e os dentes acrílicos da prótese se desgastam mais rápido do que a metalocerâmica ou a zircônia.[6] A chance de impactação de alimentos sob uma sobredentadura é muitas vezes maior do que para uma prótese fixa, pois é frequente a necessidade de extensões no tecido mole e no suporte. O custo laboratorial para uma PF pode ser semelhante ao de uma barra, encaixes de precisão e sobredentadura. Devido às próteses totais ou parciais terem custos muito menores do que as PFs, muitos clínicos cobram do paciente um preço muito inferior para sobredentaduras sobre implantes. No entanto, o tempo clínico gasto e os custos laboratoriais são muitas vezes semelhantes aos custos das próteses fixas ou removíveis implantossuportadas. Portanto, sobredentaduras implantossuportadas (p. ex., PR-4) devem muitas vezes ter um custo comparável ao de uma prótese fixa ou os clínicos cobrarão menos por sobredentaduras suportadas por implantes.

Projeto de prótese para pacientes parcialmente edêntulos

Um axioma comum na prótese dentária tradicional para edentulismo parcial é fornecer uma prótese parcial fixa sempre que possível.[7,8] Quanto menos dentes naturais estiverem ausentes, melhor será a indicação de uma prótese parcial fixa. Essa máxima também se aplica a prótese sobre implante em paciente parcialmente edêntulo. Idealmente, a prótese parcial fixa é completamente suportada por implantes, em vez de unir os implantes aos dentes. Esse conceito leva ao uso de mais implantes no plano de tratamento. Embora isso possa ser uma desvantagem de custo, é compensado por benefícios significativos de saúde bucal. A inclusão de implantes no local edêntulo resulta em menos pônticos, mais unidades retentivas na prótese e menos tensão no osso de suporte. Como resultado, as complicações são minimizadas e a longevidade do implante e da prótese, aumentadas (Boxe 17.2).

Opções protéticas

Em 1989, Misch[9,10] propôs cinco opções protéticas para implantodontia (Tabela 17.1). As três primeiras opções são PFs (PF-1, PF-2, e PF-3). Essas três opções podem substituir parcialmente (um ou vários dentes) ou totalmente e podem ser cimentadas ou parafusadas. Elas são usadas para reproduzir a aparência da prótese final a todos os membros da equipe de implante e ao paciente. Essas opções dependem da quantidade de estruturas de tecidos duro e mole substituídas e do aspecto da prótese na zona estética. É comum em todas as opções fixas que o paciente não possa remover sua prótese. Os dois tipos de próteses removíveis finais são PRs (PR-4 e PR-5); elas dependem da quantidade de suporte dos implantes, e não da aparência da prótese.

Próteses fixas

PF-1

A PF-1 é uma prótese fixa e o paciente sente que ela substitui apenas as coroas anatômicas dos dentes naturais ausentes. Deve haver perda mínima de tecidos duro e mole para confeccionar este tipo de prótese. O volume e a posição do osso residual devem permitir a *instalação ideal* do implante em um local semelhante à raiz de um dente natural. Em relação ao tamanho e contorno, a prótese final parece semelhante à maioria das PFs tradicionais usadas para restaurar ou substituir coroas naturais de dentes (Figura 17.2).

A prótese PF-1 é mais frequentemente desejada na região anterior da maxila, especialmente na zona estética durante o sorriso ou fala e em pacientes com linha do sorriso alta. Para o paciente, a prótese final PF-1 parece ser semelhante a uma coroa sobre um dente natural. No entanto, o pilar do implante raramente pode ser tratado exatamente como um dente natural preparado para a coroa total. Por exemplo, o diâmetro cervical de um incisivo central superior é de ~ 6,5 mm, com uma secção transversal oval ou triangular. No entanto, o pilar do implante tem geralmente 4 mm de diâmetro e secção transversal redonda. Portanto, discrepâncias estão presentes entre dentes naturais e implantes.

Boxe 17.2 Vantagens das próteses fixas no paciente completamente edêntulo.

- Maior força mastigatória
- Maior satisfação do paciente
- Psicológico (parecem mais com os dentes naturais)
- Menor impactação de alimentos
- Menos manutenção (sem encaixes para trocar ou ajustar)
- Longevidade (menos falha da prótese)
- Possível custo indireto como sobredentaduras totalmente implantossuportadas

Tabela 17.1 Classificação protética.

Tipo	Definição
PF-1	Prótese fixa; repõe apenas a coroa; semelhante ao dente natural
PF-2	Prótese fixa; repõe a coroa e a parte radicular; o contorno da coroa parece normal na metade oclusal, mas é alongado ou hipercontornado na metade gengival
PF-3	Prótese fixa; repõe as coroas perdidas, a cor gengival e parte do sítio edêntulo; as próteses quase sempre usam dentes de estoque (dentes da prótese) e gengiva acrílica, mas podem ser de metal, cerâmica ou zircônia
PR-4	Próteses removíveis; sobredentaduras suportadas completamente em implantes, sem suporte em tecido mole.
PR-5	Próteses removíveis; sobredentaduras sustentadas por ambos: tecido mole e implantes. A tensão primária nas áreas de suporte são mantidas na prótese (maxila – crista residual e palato horizontal; mandíbula sem cantiléver)

Misch CE. Bone classification training keys. *Dent Today*. 1989;8:39-44.

Além disso, a instalação do implante raramente corresponde exatamente à posição raiz-coroa do dente natural. O fino osso labial sobreposto à região vestibular de uma raiz anterior superior remodela-se depois da perda óssea e da largura do rebordo, desviando-se para o palato, diminuindo até 40% nos primeiros 2 anos.[11] Geralmente, a mesa oclusal também é modificada em regiões não estéticas, conforme o tamanho e a posição do implante e de acordo com as forças verticais diretas que atuam sobre o corpo do implante. Por exemplo, próteses implantossuportadas na parte posterior da mandíbula têm mesas oclusais mais finas às custas do contorno bucal, pois o implante é menor em diâmetro e é instalado na região da fossa central do dente.[12]

Devido à largura ou à altura da crista óssea, por muitas vezes perdida depois de múltiplas extrações, o enxerto ósseo é necessário antes da instalação do implante para se obter uma aparência natural das coroas na região cervical (Figura 17.3). Raramente observam-se papilas interdentais em cristas edêntulas; portanto, o aumento do tecido mole também é frequentemente necessário para melhorar o contorno gengival interproximal. Ignorar essa etapa no processo causa espaços triangulares "escuros" abertos (ou seja, onde as papilas geralmente deveriam estar) quando o paciente sorri. As próteses PF-1 são especialmente difíceis nesse aspecto quando mais de dois dentes adjacentes estiverem ausentes. A perda óssea e a falta de tecido mole interdental dificultam o resultado estético final, principalmente na região cervical da coroa (Figura 17.4). O material reabilitador de escolha para uma prótese PF-1 é zircônia ou dissilicato de lítio.

PF-2

A PF-2 parece restaurar a coroa anatômica e uma parte da raiz do dente natural. O volume e a topografia do osso disponível são mais apicais em comparação à posição óssea ideal de uma raiz natural (1 a 2 mm abaixo da junção cemento-esmalte) e dita a instalação mais apical do implante em comparação à prótese PF-1. Como resultado, embora a borda incisal fique na posição correta, o terço gengival da coroa se estende demais ou apresenta hipercontorno, geralmente em relação apical e lingual à posição do dente natural. Essas próteses são semelhantes aos dentes exibindo perda óssea periodontal e recessão (retração) gengival (Figura 17.5).

O paciente e o clínico devem estar cientes, desde o início do tratamento, de que os dentes protéticos finais parecerão mais longos do que dentes naturais saudáveis (sem perda óssea). A zona

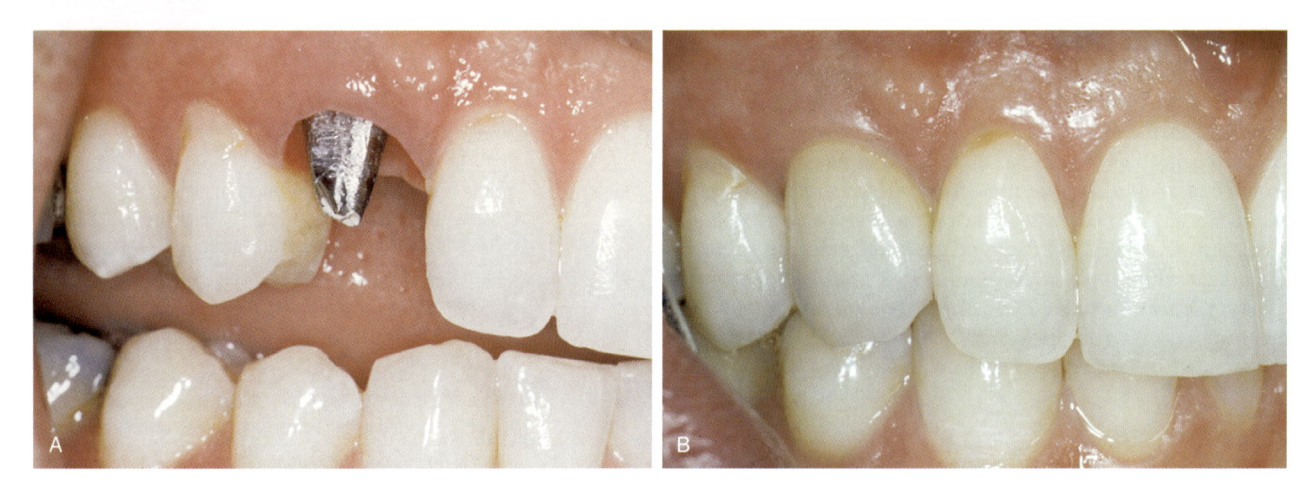

• **Figura 17.2 A.** O implante está posicionado na maxila no lugar do canino direito. As condições de tecido mole e duro são ideais para uma coroa de tamanho e contorno normais. **B.** Coroa sobre implante do canino superior direito em posição. O recobrimento do tecido mole é similar ao dente natural, e o contorno da coroa é similar ao contorno da coroa clínica do dente natural. Este é o objetivo da prótese PF-1.

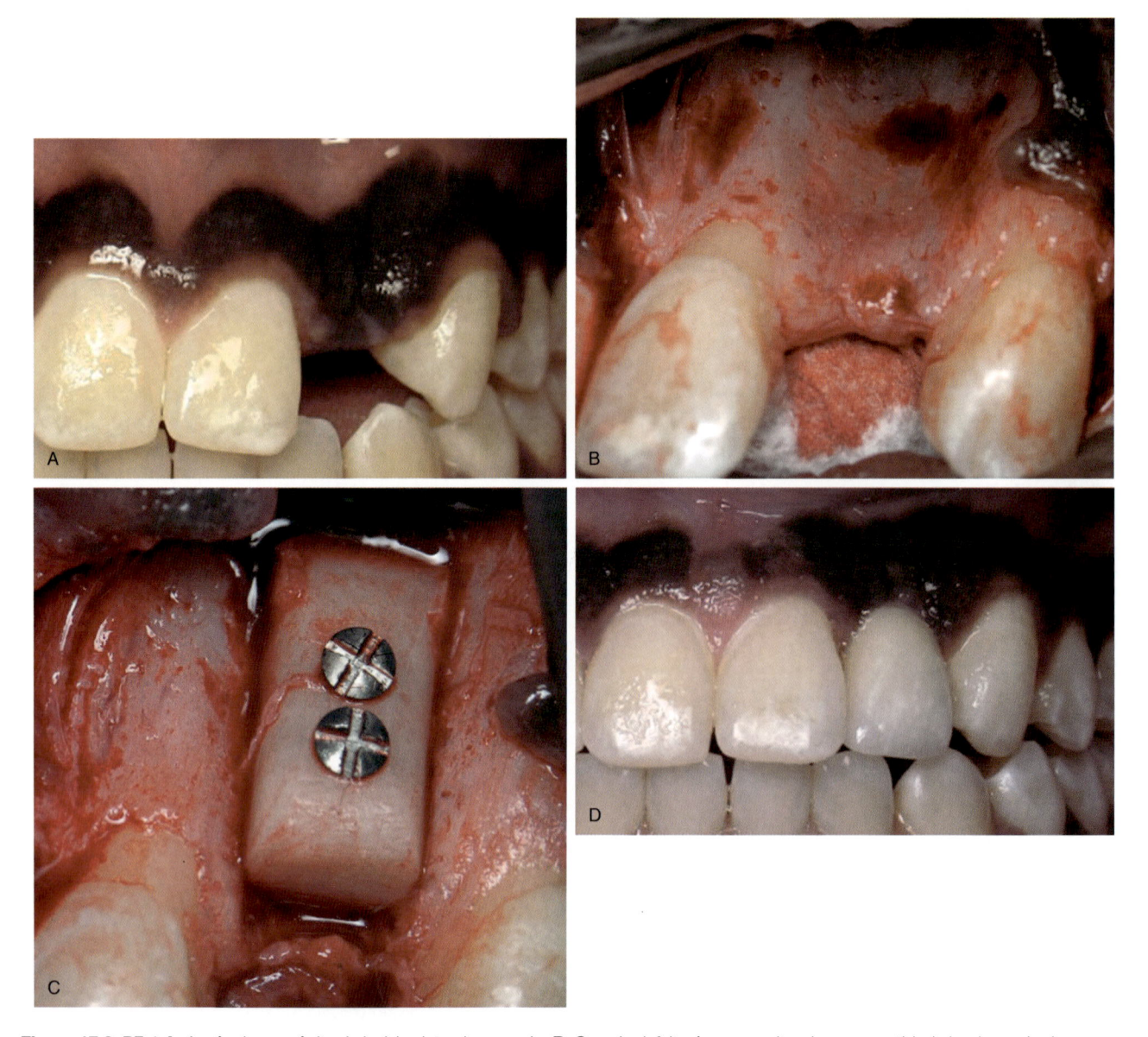

• **Figura 17.3** PF-1 **A.** Ausência congênita do incisivo lateral esquerdo. **B.** Grande defeito ósseo resultando em quantidade inadequada de osso para a instalação do implante. **C.** Enxerto em bloco autógeno. **D.** Reabilitação final com PF-1 de zircônia.

estética de um paciente é estabelecida durante o sorriso no arco superior e durante a fala de sons sibilantes para o arco inferior (Figuras 17.6 e 17.7). Se a linha labial superior, durante o sorriso, ou a linha do lábio inferior, durante a fala, não aparecem nas regiões cervicais, os dentes mais longos geralmente não têm consequências estéticas, desde que o paciente seja informado antes do tratamento.

À medida que o paciente envelhece, a zona estética superior é alterada. Apenas 10% dos pacientes mais jovens não mostram nenhum tecido mole durante o sorriso, enquanto 30% dos pacientes com 60 anos e 50% dos pacientes com 80 anos não exibem regiões gengivais durante o sorriso (Figura 17.8). A posição do lábio inferior durante a fala não é tão afetada quanto a linha alta do sorriso. Apenas 10% de pacientes mais velhos mostram o tecido mole inferior durante a fala.[13,14]

Uma prótese PF-2 de unidades múltiplas não requer uma posição do implante tão específica na posição mesial ou distal, pois o contorno cervical não é exibido durante a função. A posição do implante pode ser escolhida em relação à largura óssea ideal, angulação ou considerações higiênicas, em vez de demandas puramente estéticas (em comparação com a prótese PF-1). Na ocasião, o implante pode até ser instalado em uma ameia entre dois dentes. Isso geralmente ocorre para dentes anteriores inferiores de próteses totais implantossuportadas. Se ocorrer, a área mais estética geralmente requer que os dois terços incisais das duas coroas tenham largura ideal, como se o implante não estivesse presente. Apenas a região cervical é comprometida. Embora o implante não esteja instalado em um posição mesiodistal ideal, deve ser inserido na posição lingual correta para garantir que o contorno, a higiene e a direção das forças não sejam comprometidos. O material de escolha para um PF-2 é zircônia ou dissilicato de lítio.

PF-3

A prótese fixa PF-3 parece substituir as coroas dos dentes naturais e tem materiais reabilitadores de cor rosa para substituir uma parte do tecido mole. Tal como acontece com a prótese PF-2, a altura óssea original disponível foi reduzida pela reabsorção natural ou osteoplastia no momento da instalação do implante. Para posicionar a borda incisal dos dentes adequadamente, em relação a estética, função, suporte labial e fala, a dimensão vertical excessiva a ser restabelecida requer dentes que tenham um comprimento que não parece natural. No entanto, ao contrário da prótese PF-2, o paciente pode ter uma linha labial superior de normal a alta durante o sorriso ou uma linha labial baixa durante a fala. A linha do sorriso superior ideal exibe a papila interdental dos dentes anteriores superiores, mas não o tecido mole acima da região médio-cervical. Aproximadamente 7% dos homens e 14% das mulheres têm sorriso alto, ou sorriso "gengival", e exibem mais de 2 mm de gengiva acima da margem gengival livre dos dentes[13] (Figura 17.9).

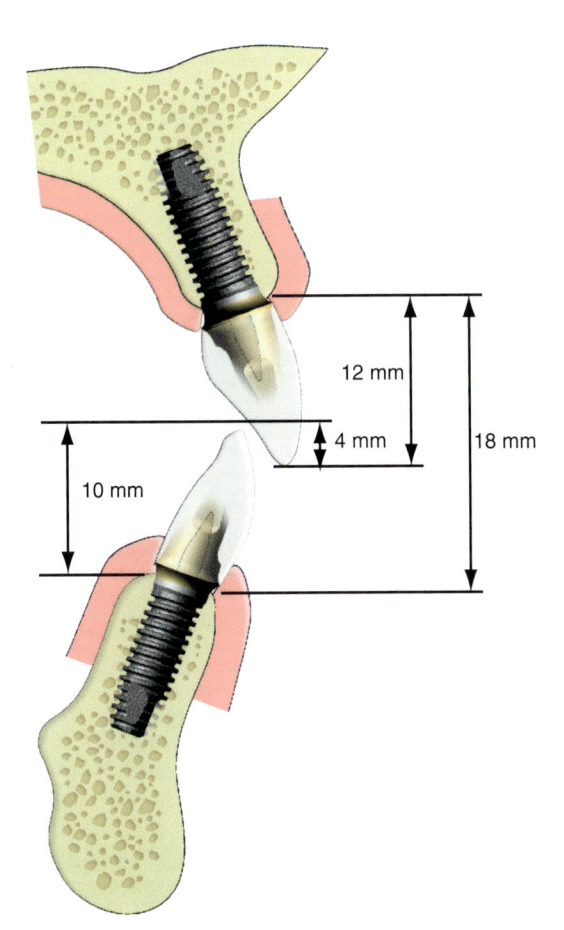

• **Figura 17.4** O osso e o tecido mole devem ter volume e posição ideais para se obter a aparência final de uma prótese PF-1. Quando vários dentes são repostos, geralmente é necessário um aumento de osso e de tecido para se obter uma prótese PF-1.

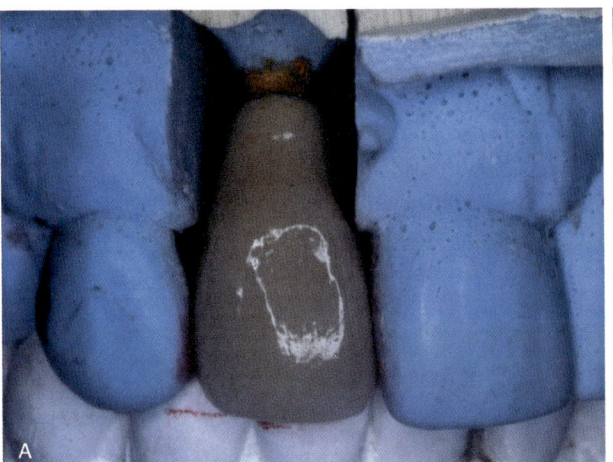

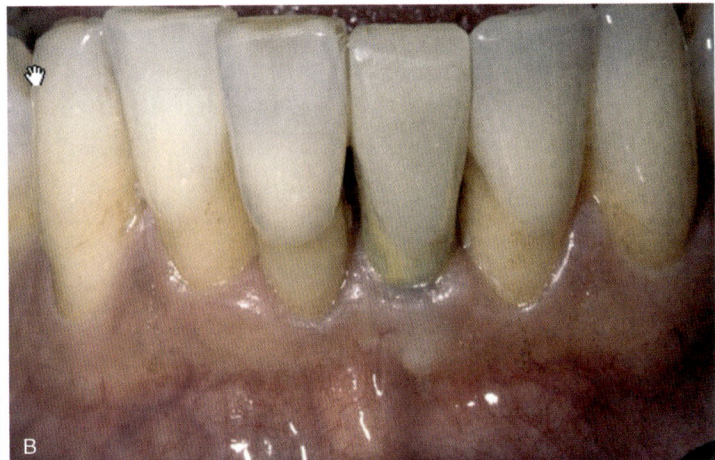

• **Figura 17.5 A.** Prótese PF-2 resultante da instalação do implante muito apicalmente. Idealmente, o colar do implante deve estar 2 a 3 mm abaixo da margem gengival livre dos dentes adjacentes. **B.** Devido à prótese PF-2 ser hipercontornada, muitas vezes não é esteticamente agradável. No entanto, neste exemplo, por causa do osso e da perda de tecido dos dentes adjacentes, a prótese PF-2 apresentou aspecto agradável.

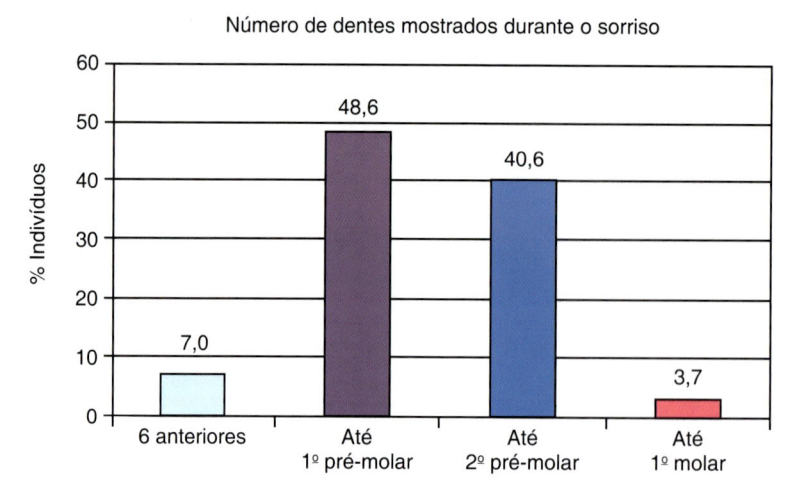

Figura 17.6 O número de dentes observados durante a linha de sorriso máximo é variável. Cerca de 50% dos pacientes mostram dentes até os primeiros pré-molares. Apenas 3,7% dos pacientes mostram os dentes maxilares até o primeiro molar. (Adaptada de *Tjan AHL, Miller GD. Some esthetic factors in a smile*. J Prosthet Dent. *1984;51:24-28*.)

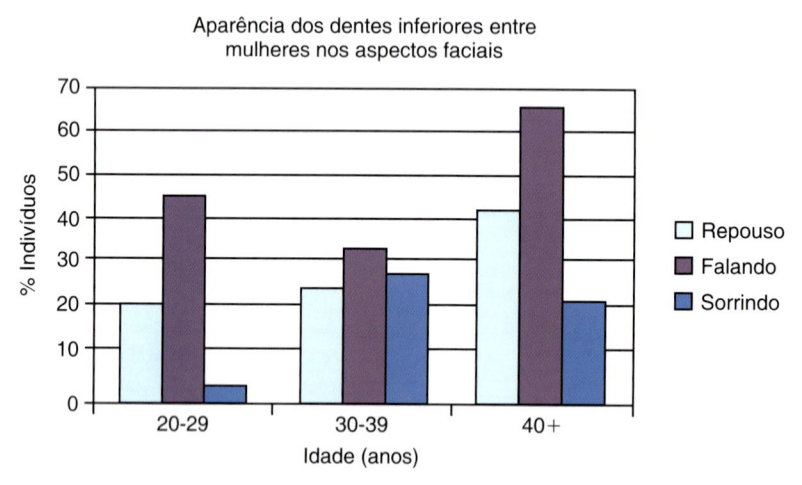

Figura 17.7 Os dentes inferiores na zona estética são observados durante sons sibilantes, já que um maior número de dentes é mostrado durante a fala do que durante o repouso ou o sorriso. (Adaptada de *Cade RE. The role of the mandibular anterior teeth in complete denture esthetics*. J Prosthet Dent. *1979;42:368-370.*)

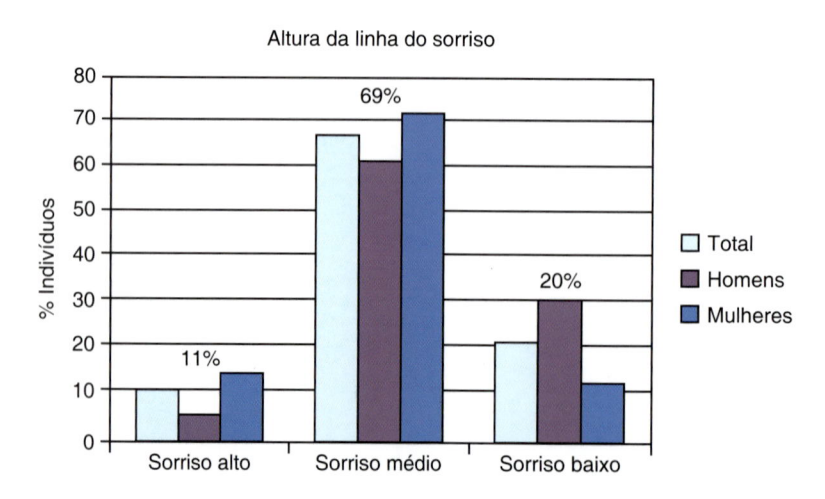

Figura 17.8 Um sorriso que expõe as papilas interdentais, mas não o tecido cervical, é ideal e é encontrado em 70% dos pacientes. Uma linha de sorriso baixa não mostra tecido mole durante o sorriso e é vista em 20% dos casos (mais em homens do que mulheres). Uma linha de sorriso alta mostra as papilas interdentais e as regiões cervicais acima dos dentes, e é observada em 11% dos pacientes (mais em mulheres do que em homens). (Adaptado de *Tjan AHL, Miller GD. Some esthetic factors in a smile*. J Prosthet Dent. *1984;51:24-28*.)

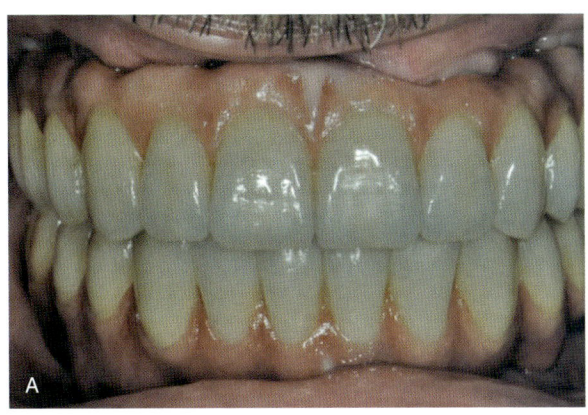

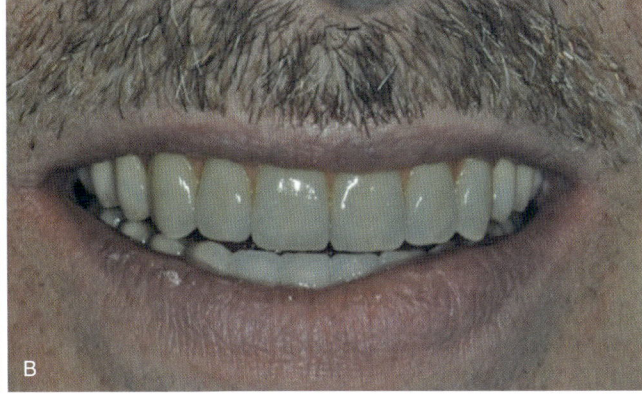

• **Figura 17.9 A.** Prótese total superior PF-3. Observe a instalação dos implantes em áreas de ameia e nível de tecido irregular. **B.** Linha de sorriso alto do mesmo paciente. A posição do lábio baixo durante o sorriso permitiu a confecção de uma prótese PF-2.

O paciente também pode ter maiores demandas estéticas mesmo quando os dentes estão fora das zonas estéticas do sorriso e da fala. Os pacientes relatam que os dentes maiores são pouco naturais mesmo quando os lábios não precisam ser afastados para que seja possível enxergá-los. Como resultado do restabelecimento da cor gengival na PF-3, os dentes têm uma aparência mais natural em tamanho e forma, e o material reabilitador rosa imita as papilas interdentais e a região de emergência cervical. A adição de resina acrílica ou cerâmica ou zircônia rosa é indicada para dar aparência mais natural à PF e é frequentemente indicada aos implantes com múltiplos pilares, pois a perda óssea é comum nessas condições. Existem basicamente três abordagens para uma prótese PF-3: (1) uma prótese híbrida de dentes de acrílico e subestrutura metálica,[15] (2) uma prótese metalocerâmica, ou (3) um prótese de zircônia monolítica. Os fatores mais importantes envolvidos na seleção do material protético são a estética e a longevidade. Hoje, o material que é vantajoso e atende a esses requisitos é a zircônia monolítica (Figuras 17.10 e 17.11; Tabela 17.2).

Outro fator que determina o material reabilitador é a quantidade de espaço da altura da coroa.[2,16] Uma altura excessiva de espaço da coroa significa que uma prótese metalocerâmica tradicional terá grande quantidade de metal na subestrutura, portanto a espessura da cerâmica não será maior que 2 mm. Caso contrário, há um aumento em fratura da cerâmica. Metais preciosos são indicados para os implantes para diminuir o risco de corrosão e melhorar a precisão da fundição, visto que os metais não preciosos contraem mais durante o processo de fundição. No entanto, a grande quantidade de metal na estrutura atua como reservatório de calor e dificulta a aplicação da cerâmica durante a confecção da prótese. Além disso, à medida que o metal esfria após a fundição, suas regiões mais finas esfriam primeiro e criam porosidades na estrutura. Isso pode levar à fratura da estrutura após a aplicação da carga. Ademais, quando a fundição é reinserida no forno para a queima da cerâmica, o calor é mantido em taxas diferentes dentro da fundição; com isso, a taxa de resfriamento da cerâmica torna-se variável, o que aumenta o risco de fratura da cerâmica. Além disso, a quantidade de metal precioso na fundição aumenta o peso e o custo da prótese. Uma prótese PF-3 metalocerâmica é mais difícil de ser confeccionada pelo laboratório técnico do que uma prótese PF-2. A cerâmica rosa é mais difícil de se parecer com o tecido mole e geralmente requer mais ciclos de queima, o que aumenta o risco de porosidade ou fratura da cerâmica (Figuras 17.12 e 17.13).

Uma alternativa para a PF tradicional metalocerâmica é a prótese híbrida (ver Tabela 17.2). Esse projeto de reabilitação utiliza uma estrutura metálica menor, com dentes de prótese total (dentes de acrílico) para unir esses elementos. Essa prótese é menos dispendiosa de se confeccionar e é altamente estética em função dos dentes pré-fabricados e da resina acrílica rosa como substitutos do tecido mole. Além do mais, a resina acrílica atua como intermediária entre os dentes da prótese total e a estrutura, podendo reduzir as forças de impacto da dinâmica de forças oclusais.

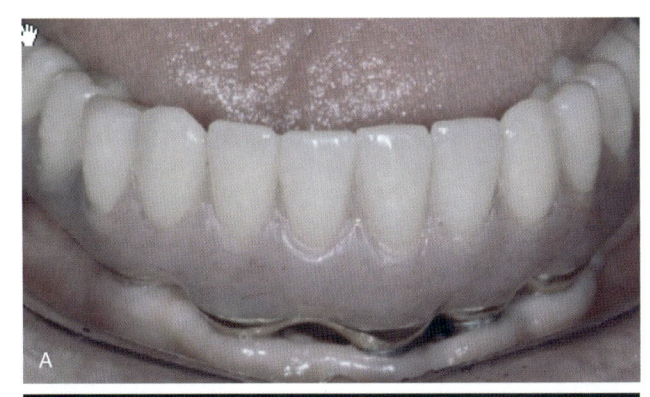

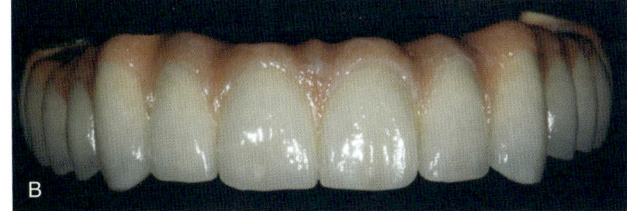

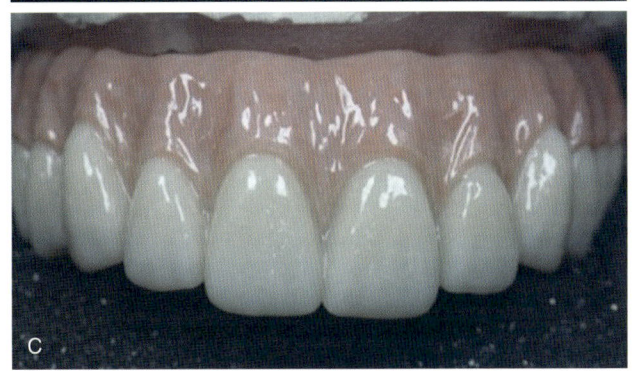

• **Figura 17.10 Materiais reabilitadores PF-3. A.** PF-3 híbrida consistindo em dentes de acrílico e subestrutura metálica. **B.** Cerâmica fundida ao metal da PF-3, consistindo em uma subestrutura de metal e cerâmica. **C.** Zircônia monolítica, que é confeccionada a partir de um bloco sólido de zircônia e pigmentada com as cores de dentes e tecido.

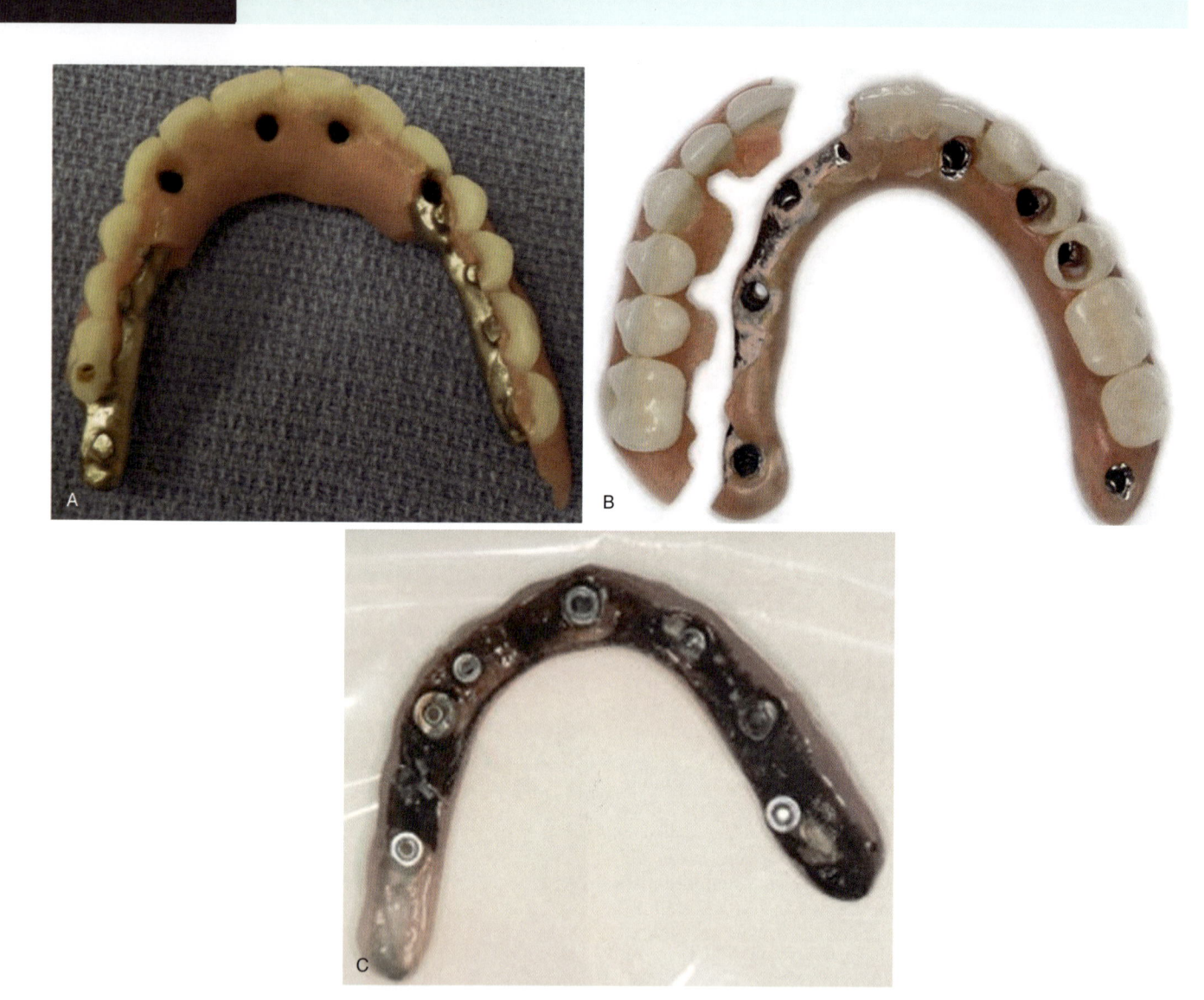

• **Figura 17.11 Complicações das próteses híbridas PF-3. A.** Atrito e desgaste dos dentes da prótese, especialmente se opostos aos dentes naturais ou de cerâmica. **B.** A delaminação é comum, o que geralmente é causado por excesso de força na prótese. **C.** Os dentes de acrílico e a estrutura tendem a acumular bactérias, levando à dificuldade na higiene e muitas vezes causando doença peri-implantar.

Tabela 17.2 Comparação da prótese metalocerâmica *versus* prótese híbrida (PF-3).

Consideração	Cerâmica	Híbrida	Zircônia monolítica/Metal
Dimensão vertical de oclusão	> 12 mm	≥ 15 mm	≥ 10 mm
Técnica	Igual	Igual	Igual
Retenção	Cimentada ou parafusada	Cimentada ou parafusada	Cimentada ou parafusada
Adaptação marginal	Razoável	Razoável/boa	Boa
Estética	Igual	Igual	Igual
Tecido mole	Difícil	Fácil	Fácil
Tempo/consultas	Igual	Menor	Igual
Peso	Maior	Menor	Maior
Custo	Maior	Menor	Maior
Forças de impacto	Maior	Menor	Excelente
Volume (largura)	Igual	Igual	Igual
Longevidade	Igual	Igual	Excelente
Oclusão	Estável	Variável	Estável
Fala/pronúncia	Igual	Igual	Igual
Acúmulo de biofilme	Médio	Alto	Baixo
Higiene	Igual	Igual	Igual
Complicações	Médias	Altas	Baixas
Desgaste dos materiais	Menor	Maior	Menor

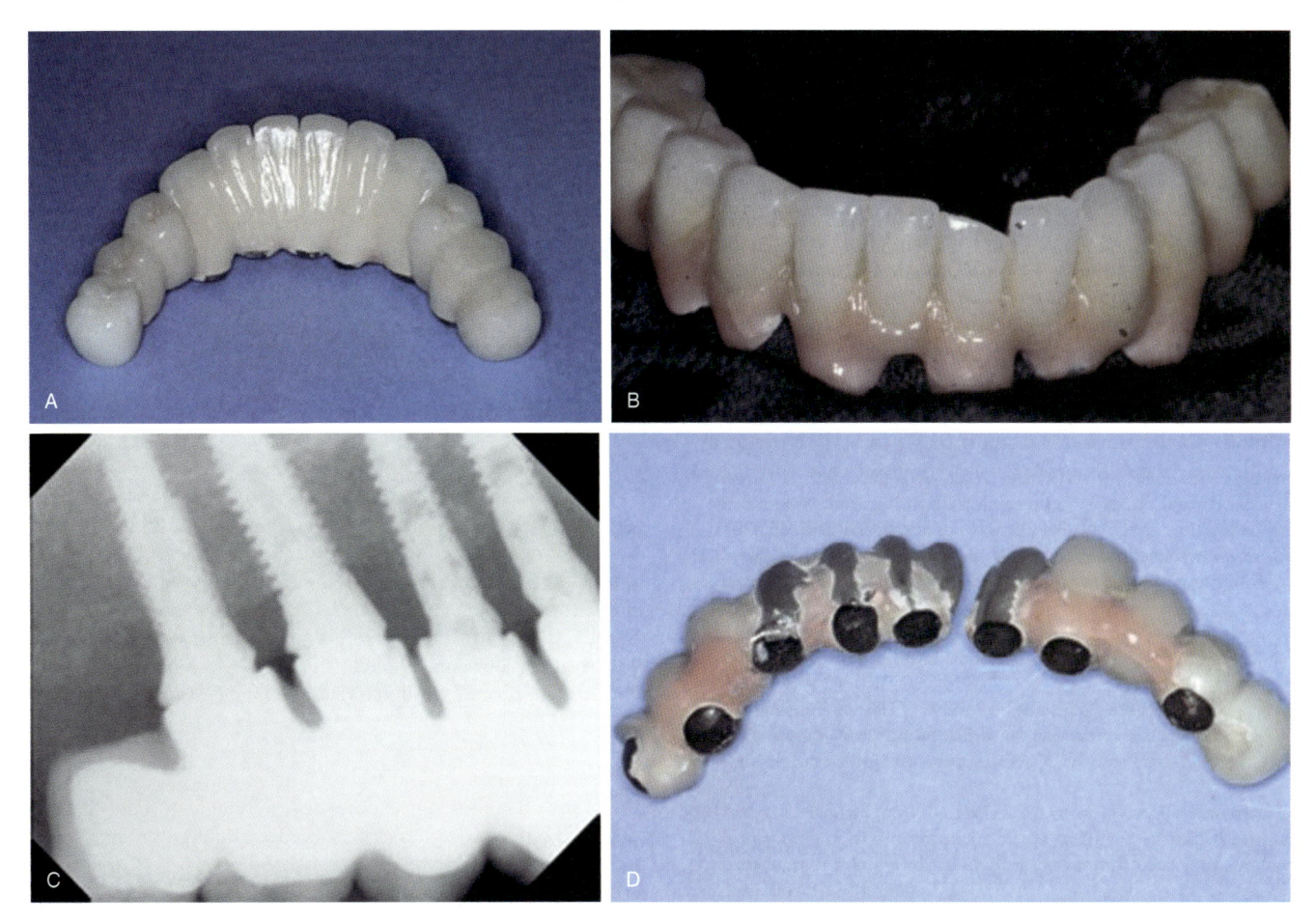

• **Figura 17.12 Complicações da prótese metalocerâmica. A.** A prótese metalocerâmica tende a ser muito pesada, especialmente se houver aumento da perda de tecido (ou seja, será necessário mais metal na estrutura). Isso geralmente resulta em pacientes relatando abertura comprometida ou sintomas articulares temporomandibulares. **B.** A fratura da cerâmica é a complicação mais comum, muitas vezes exigindo uma nova confecção de prótese. **C.** A integridade marginal é um problema significativo devido à dificuldade em obter uma fundição passiva e, para aumentar a integridade marginal, a estrutura de metal é frequentemente soldada (**D**); entretanto, isso resulta em maior possibilidade de fratura da prótese.

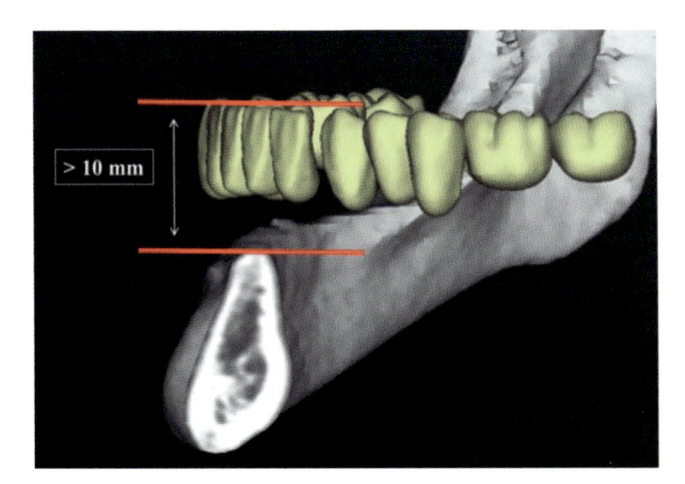

• **Figura 17.13 Espaço interoclusal.** O espaço interoclusal é medido a partir da borda incisal à crista alveolar. Uma prótese PF-3 requer um mínimo de 10 mm para inserção de zircônia monolítica, ~ 12 mm para uma prótese metalocerâmica e > 15 mm para próteses híbridas. A quantidade do espaço pode ser facilmente determinada a partir de imagens de tomografia computadorizada de feixe cônico.

A prótese híbrida é mais fácil de reparar em comparação à cerâmica, pois o dente pode ser substituído com menos risco do que adicionar cerâmica a uma prótese metalocerâmica tradicional. No entanto, a fadiga da resina acrílica é maior que na prótese tradicional; assim, é comum haver maior necessidade de reparo nessa prótese.

A zircônia monolítica tem sido capaz de reduzir todas as complicações das próteses híbridas e metalocerâmicas fundidas. A zircônia monolítica demonstrou ter alta resistência à flexão e à compressão, que se aproxima de 1.465 MPa. Devido à sua natureza monolítica, é necessário um espaço interoclusal mínimo (~ 8 mm) para a confecção da prótese e pode ser confeccionada com espaço interoclusal de ~ 0,5 mm. Uma alta taxa de sucesso, de 5 anos, tem sido observada com complicações mínimas.[17] O desgaste antagonista é mínimo e é vantajoso para dentes em cerâmica e naturais em esmalte. Por último, há menos doença peri-implantar, pois acumula menos biofilme em comparação com a prótese em cerâmica.

A determinação do espaço da altura da coroa para uma prótese híbrida é de aproximadamente 15 mm do osso ao plano oclusal. Quanto menor for a dimensão disponível, mais recomendada é a prótese metalocerâmica. Frequentemente se confecciona uma prótese híbrida quando existe espaço maior de altura da coroa. Implantes instalados em posição muito vestibular, lingual ou em ameias são mais fáceis de reabilitar quando o osso vertical foi perdido e, para isso, são confeccionadas próteses PF-2 ou PF-3, pois mesmo as linhas de sorriso altas não expõem os pilares do implante. As maiores alturas de coroa permitem a correção das posições das bordas incisais. No entanto, a prótese PF-2 ou PF-3 tem altura de coroa maior em comparação com a prótese

PF-1; portanto, um maior momento de força é colocado nas regiões cervicais do implante, especialmente durante as forças laterais (p. ex., excursões mandibulares ou com próteses em cantiléver). Como resultado, para essas próteses devem ser considerados pilares adicionais ou um cantiléver em tamanho reduzido (Figuras 17.14 e 17.15).

Uma prótese PF-2 ou PF-3 raramente tem a papila interdental do paciente ou contornos de tecido mole ideal ao redor das coroas, pois as próteses são utilizadas quando há mais espaço da altura da coroa e a linha do sorriso não expõe a região de tecido mole do paciente. No arco superior, as ameias largas entre os implantes podem causar impactação de alimentos ou problemas na fala. Essas complicações podem ser resolvidas com o uso de uma gengiva removível ou fazendo um sobrecontorno da região cervical da prótese. A prótese superior PF-2 ou PF-3 é frequentemente estendida ou justaposta ao tecido mole superior, de modo que a fala não seja prejudicada. A higiene é mais difícil de controlar, embora o acesso próximo a cada pilar de implante seja fornecido.

A prótese mandibular pode ser deixada acima do tecido, semelhante a um pôntico higiênico. Isso facilita a higiene bucal na mandíbula, especialmente quando o local da mucosa peri-implantar referente ao implante está nivelado com o assoalho da boca e com a profundidade do vestíbulo. No entanto, se o espaço abaixo da prótese for muito grande, pode faltar suporte para o lábio inferior na região labiomental. Raramente esse espaço pode ser deixado na maxila, pois impacta na estética ou afeta a fala (p. ex., o paciente pode exibir sons de "assobio" ou extrusão de saliva através dos espaços).

Próteses removíveis

Existem dois tipos de próteses removíveis PRs (PR-4 e PR-5), com base no suporte da prótese (ver Tabela 17.1). Os pacientes são capazes de remover a prótese, mas não a estrutura implantossuportada fixada aos pilares. A diferença nas duas categorias de próteses removíveis não está na aparência (como nas categorias das próteses fixas). Em vez disso, as duas categorias removíveis são determinadas pelo suporte do implante e do tecido mole.[18] As próteses removíveis sobre implante mais comuns são sobredentaduras para pacientes completamente edêntulos, que têm apresentado alta previsibilidade.[6,19-23] Um dos benefícios mais significativos de uma prótese removível sobre implante (PR-4 e PR-5) é a capacidade de melhorar o perfil do tecido mole. Com uma PF (PF-1, PF-2 ou PF-3) em um paciente edêntulo, muitas vezes é difícil aumentar a plenitude do tecido mole sem o sobrecontorno da prótese e a dificuldade de higiene (Figura 17.16).

PR-4

A PR-4 é uma prótese removível totalmente suportada pelos implantes, dentes, ou ambos, sem suporte de tecido mole. A prótese é rígida quando inserida: as conexões da sobredentadura geralmente conectam as próteses removíveis a uma barra de baixo perfil ou a uma estrutura que une os pilares do implante. Normalmente, são necessários cinco ou seis implantes na mandíbula e seis a oito implantes na maxila para confeccionar as PR-4 completamente implantossuportadas, em pacientes com critérios dentários favoráveis.

O critério de instalação do implante na prótese PR-4 é diferente daquele para uma PF. É necessário mais espaço interoclusal para permitir espaço suficiente para o acrílico e os dentes da prótese. Além disso, uma superestrutura e conexões da sobredentadura devem ser adicionadas aos pilares do implante. Isso requer uma instalação de implante mais lingual e apical em comparação à posição do implante para uma PF. Se a instalação do implante não está posicionada mais lingualmente ou apicalmente, o espaço

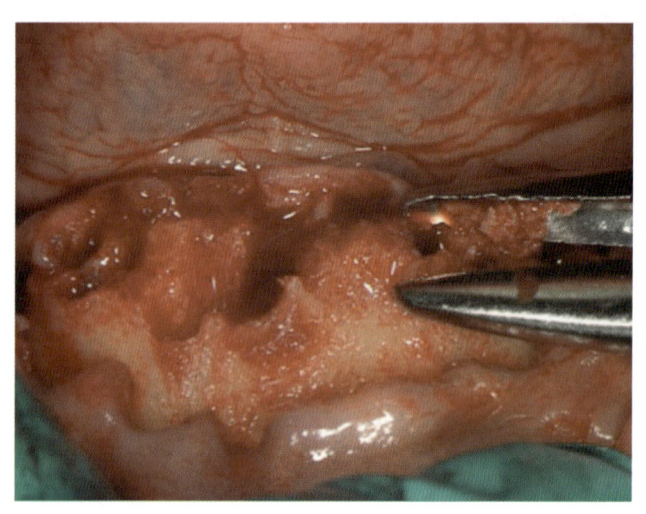

• **Figura 17.14 Técnicas para aumentar o espaço interoclusal.** Idealmente, a quantidade de espaço interoclusal é determinada antes da instalação dos implantes. Geralmente é necessária uma osteoplastia antes da instalação do implante para se obter um espaço interoclusal aumentado.

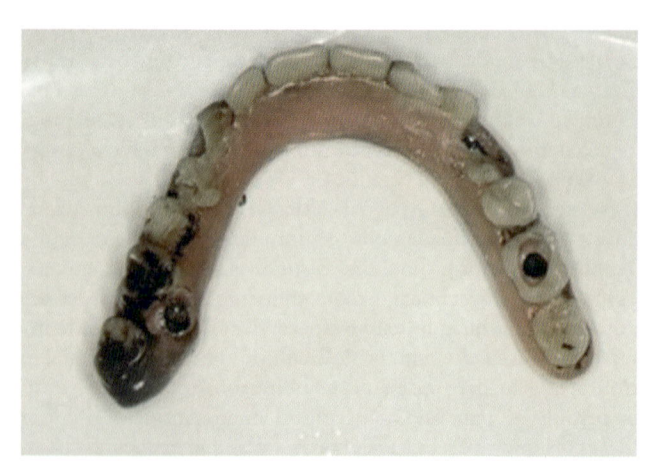

• **Figura 17.15 Complicação de prótese híbrida PF-3.** Quando existe espaço interoclusal insuficiente, é comum que os dentes da prótese fraturem ou descolem.

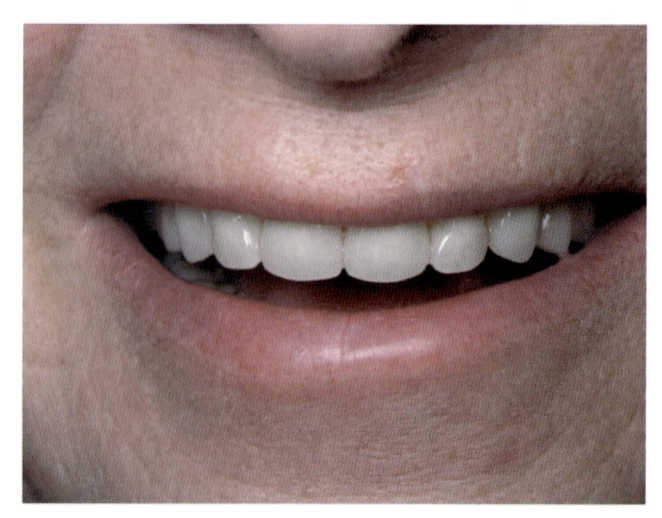

• **Figura 17.16** O perfil do tecido mole pode ser alterado ou modificado muito facilmente com uma prótese PR-4 e PR-5. Isso pode ser concluído adicionando-se volume nas áreas de flange da prótese.

torna-se insuficiente para reter os dentes da prótese. Os implantes em uma prótese PR-4 (e uma PF-2 ou PF-3) devem ser instalados na posição mesiodistal para propiciar biomecânica e higiene melhores. Ocasionalmente, a posição de uma conexão na estrutura ou na prótese também pode afetar o espaçamento entre os implantes. Por exemplo, um clipe de Hader requer que o espaçamento do implante seja maior do que 6 mm de crista a crista e, como consequência, reduz o número de implantes que podem ser instalados entre os forames mentonianos. A prótese PR-4 pode ter a mesma aparência que uma PF-1, PF-2 ou PF-3. Uma prótese metalocerâmica com conexões específicas sobre pilares-coroas pode ser confeccionada para pacientes com expectativas estéticas de uma PF. A conexão da sobredentadura permite melhor higiene bucal ou proporciona que o paciente durma sem forças excessivas de bruxismo noturno sobre a prótese (Figura 17.17).

PR-5

A PR-5 é uma prótese removível com suporte de tecido mole (primário) e do implante (secundário). Existem muitas opções para uma prótese PR-5. Por exemplo, a sobredentadura inferior completamente edêntula pode ter: (1) dois implantes anteriores independentes uns dos outros, (2) implantes unidos na região canina para aumentar a retenção, (3) três implantes unidos nas áreas dos pré-molares e incisivos centrais para fornecer estabilidade lateral, ou (4) implantes unidos com uma barra em cantiléver para reduzir a abrasão no tecido mole e para limitar a quantidade de cobertura de tecido mole necessária para suporte da prótese. A principal vantagem de uma restauração PR-5 é o custo reduzido. A prótese é semelhante às sobredentaduras tradicionais suportadas por dentes naturais (Figura 17.18). Na maxila, dependendo da forma do arco, são indicados quatro, cinco ou seis implantes. A prótese definitiva é uma prótese total convencional que recebe o suporte primário do tecido mole e secundariamente dos implantes.

Uma prótese de tratamento pré-implantar pode ser confeccionada para garantir a satisfação do paciente. Essa técnica é especialmente indicada para pacientes com necessidades e desejos exigentes em relação ao resultado estético final. O implantodontista também pode usar o tratamento protético como guia para a instalação do implante. O paciente pode usar a prótese durante a fase de cicatrização. Depois que os implantes forem reabertos, a estrutura é confeccionada dentro das diretrizes da prótese do tratamento existente. Em seguida, a prótese pré-implante pode ser convertida em PR-4 ou PR-5. O clínico e o paciente devem perceber que o osso continuará a ser reabsorvido nas regiões de tecido mole da prótese. O reembasamento e os ajustes oclusais são requisitos de manutenção comuns a uma PR-5 ao longo dos anos. A reabsorção óssea com prótese PR-5 pode ocorrer de duas a três vezes mais rápido do que a reabsorção observada em próteses totais.[5] Esse pode ser um fator a se considerar para o tratamento em pacientes jovens, apesar do menor custo e da baixa taxa de insucesso.

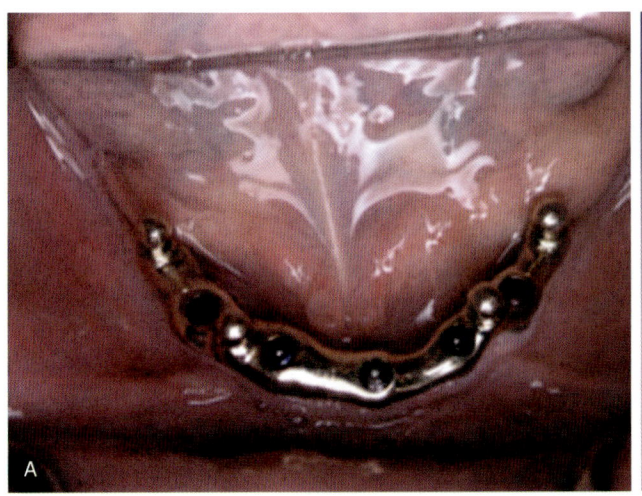

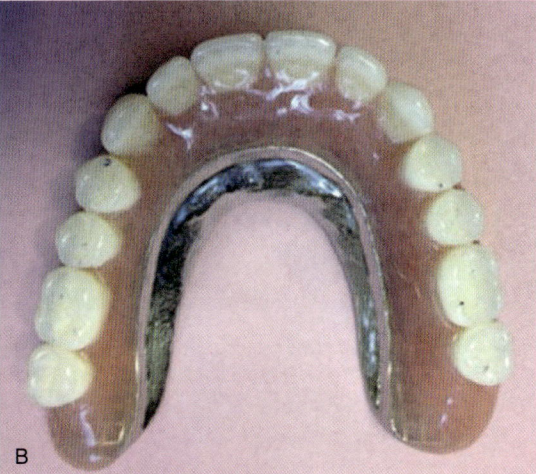

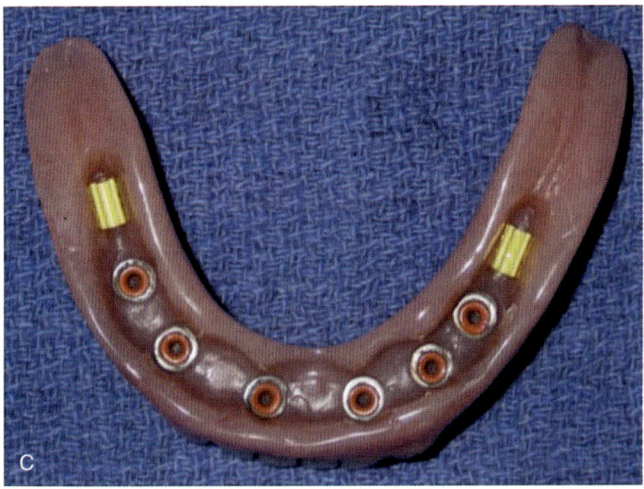

- **Figura 17.17 Prótese PR-4.** Uma prótese PR-4 é uma prótese totalmente implantossuportada, sem suporte de tecido mole. **A.** Normalmente, esse tipo de prótese é retido com uma barra esplintada. **B.** Um PR-4 maxilar é uma prótese sem palato que geralmente é reforçada com metal ou fibra para aumentar a resistência. **C.** A prótese PR-4 mandibular é totalmente implantossuportada, sem suporte de tecido mole (p. ex., sem cantiléver).

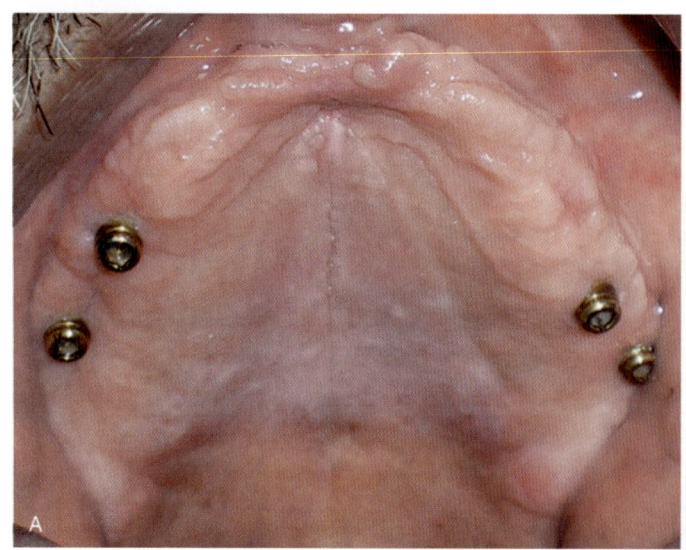

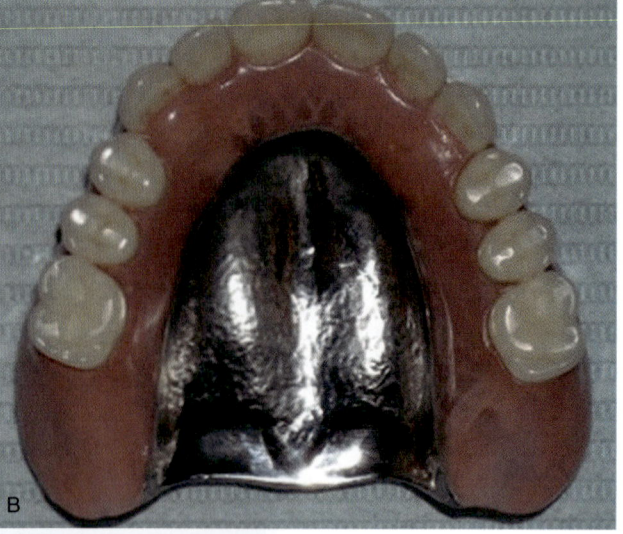

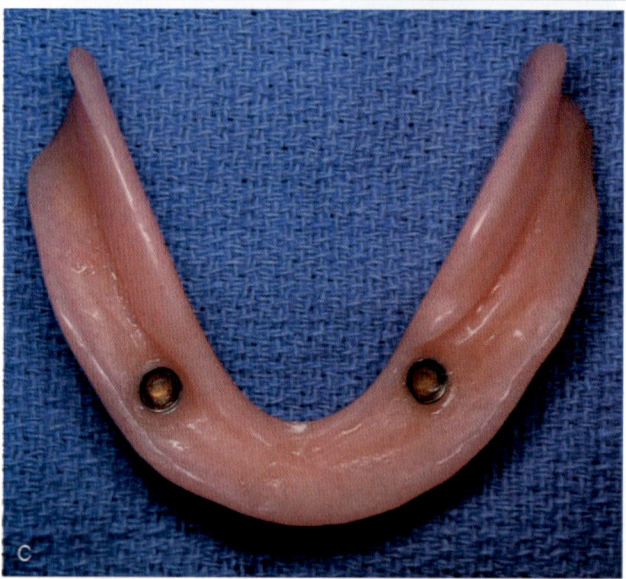

• **Figura 17.18 Prótese PR-5.** Uma prótese PR-5 é uma prótese suportada por tecido mole com suporte secundário em implante. **A.** Normalmente, uma prótese PR-5 é retida com conexões não fragmentadas (p. ex., sem subestrutura de barra). **B.** Uma prótese superior PR-5 tem palato completo (p. ex., deve ter suporte palatino completo). **C.** A prótese inferior PR-5 é suportada por tecido mole com extensão de flange em cantiléver.

Resumo

Na odontologia tradicional, a reabilitação reflete a condição existente do paciente. Os pilares naturais são avaliados primeiro, e uma prótese removível ou fixa é confeccionada de acordo com a situação. A implantodontia é única porque uma base adicional pode ser criada para o resultado protético desejado. Portanto, ambas as necessidades e expectativas psicológicas e anatômicas do paciente devem ser avaliadas e determinadas. A prótese que satisfaz esses objetivos e elimina os problemas existentes pode, então, ser projetada. A prótese pode ser fixa ou removível para o paciente completamente edêntulo, enquanto próteses fixas são planejadas para a maioria dos pacientes parcialmente edêntulos.

Se apenas uma abordagem de implante fosse usada para todos os pacientes, as mesmas situações cirúrgico-protéticas e falhas seriam invariavelmente repetidas. Por exemplo, se todas as mandíbulas edêntulas fossem tratadas com dois implantes, não apenas o implante e a cirurgia seriam semelhantes, independentemente das condições intra ou extraorais, mas a prótese PR-5 geralmente daria mais resultados, apesar das necessidades e desejos do paciente. Vários pacientes aceitarão uma prótese PR-5; no entanto, muitos não o farão. Portanto, os pacientes precisam ser informados sobre as vantagens e desvantagens dos vários tipos de próteses.

Os benefícios da implantodontia podem ser percebidos somente quando a prótese é discutida e determinada em princípio. Uma abordagem organizada de tratamento com base na prótese permite prever os resultados do tratamento. Estão disponíveis cinco opções protéticas, postuladas por Misch. Três próteses são fixas e variam na quantidade de tecidos duro e mole substituídos; duas são removíveis e são baseadas na quantidade e tipo de suporte para a prótese (Figuras 17.19 e 17.20). O volume de suporte necessário para uma prótese sobre implante deve inicialmente ser projetado de maneira semelhante às próteses tradicionais. Uma vez que a prótese pretendida é projetada, os implantes e o tratamento em torno desse resultado podem ser estabelecidos.

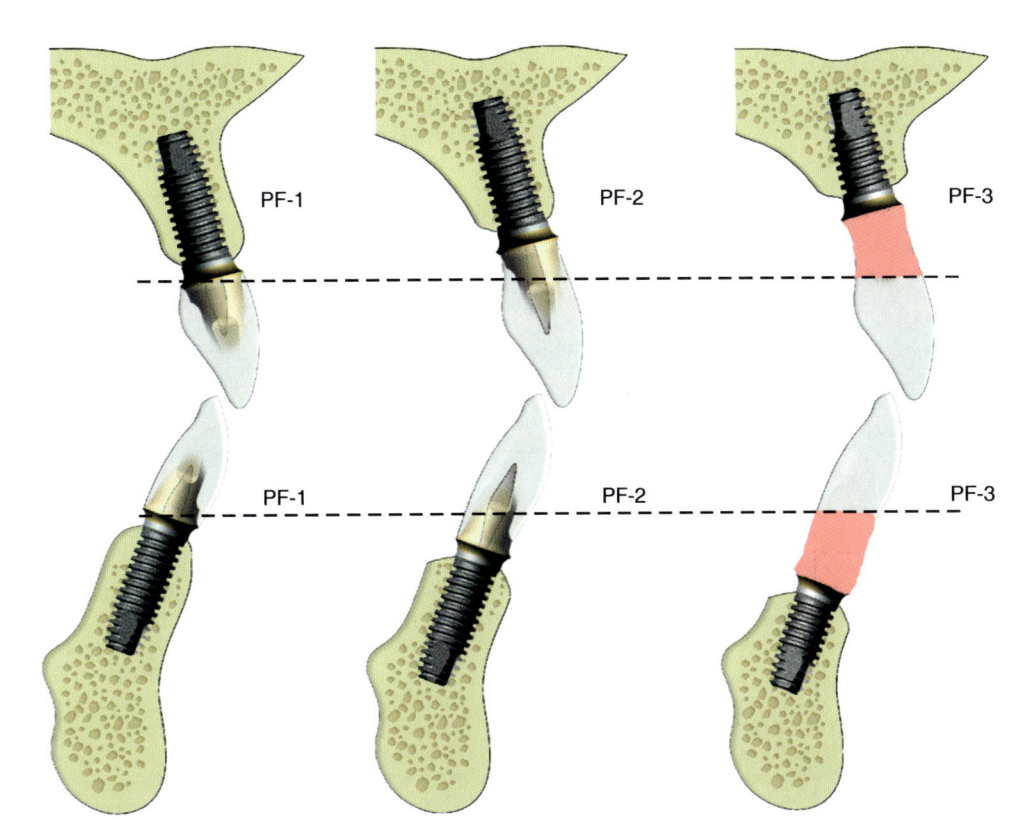

• **Figura 17.19** São três as categorias de próteses fixas: PF-1, PF-2, PF-3. O tipo de prótese está relacionado ao contorno da prótese (a PF-1 é ideal, a PF-2 é hipercontornada e a PF-3 repõe a gengiva com cerâmica ou resina acrílica rosa. A diferença entre a PF-2 e a PF-3 é mais relacionada à linha alta do sorriso ou na posição da linha inferior durante a pronúncia de sons sibilantes. PF-2 e PF-3 normalmente requerem mais superfícies de implantes pelo incremento do número de implantes ou tamanho, ou pelas considerações de ajuste do projeto.

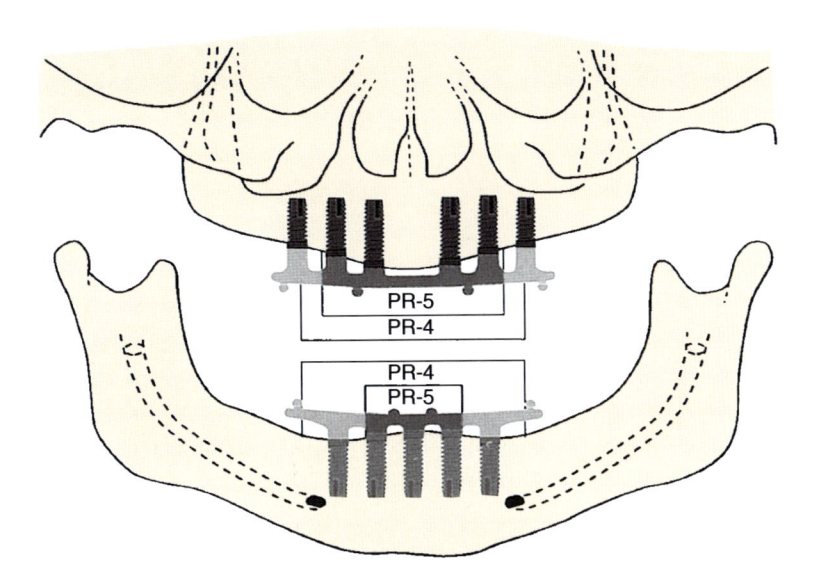

• **Figura 17.20** Existem dois tipos de próteses removíveis relacionadas à quantidade de suporte sobre os implantes. As próteses PR-4 têm estrutura de suporte anterior e posterior. Na mandíbula, a estrutura em barra muitas vezes está em cantiléver dos implantes posicionados entre os forames. As próteses superiores PR-4 geralmente têm mais implantes e pouco ou nenhum cantiléver. A prótese PR-5 tem apoio principalmente nos implantes anteriores e no tecido mole posterior na maxila e na mandíbula. Com frequência, poucos implantes são necessários e o enxerto ósseo é pouco indicado.

Referências bibliográficas

1. Misch CE. Consideration of biomechanical stress in treatment with dental implants. *Dent Today*. 2006;25(80). 82,84,85; quiz 85.
2. Misch CE, Goodacre CJ, Finley M, et al. Consensus conference panel reports: crown-height space guidelines for implant dentistry—part 1. *Implant Dent*. 2005;14:312–318.
3. Jacobs R, van Steenberghe D, Nys M, et al. Maxillary bone resorption in patients with mandibular implant-supported overdentures: a survey. *Int J Prosthodont*. 1996;9:58–64.
4. Barber HD, Scott RF, Maxon BB, et al. Evaluation of anterior maxillary alveolar ridge resorption when opposed by the transmandibular implant. *J Oral Maxillofac Surg*. 1990;48:1283–1287.
5. Jacobs R, Schotte A, van Steenberghe D, et al. Posterior jaw bone resorption in osseointegrated implant overdentures. *Clin Oral Implants Res*. 1992;2:63–70.
6. Goodacre CJ, Bernal G, Rungcharassaeng K, et al. Clinical complications with implants and implant prosthodontics. *J Prosthet Dent*. 2003;90:121–132.
7. Dykema RW, Goodacre CJ, Phillips RW. *Johnston's Modern Practice on Fixed Prosthodontics*. 4th ed. Philadelphia: WB Saunders; 1986.
8. Tylman SD, Malone WFD. *Tylman's Theory and Practice of Fixed Prosthodontics*. 7th ed. St Louis: Mosby; 1978.
9. Misch CE. Bone classification, training keys. *Dent Today*. 1989;8:39–44.
10. Misch CE. Prosthetic options in implant dentistry. *Int J Oral Implantol*. 1991;7:17–21.
11. Misch CE. Early maxillary bone loss after tooth extraction: a clinical observation. In: *Misch Implant Institute Manual*. Dearborn, MI: Misch Implant Institute; 1991.
12. Misch CE. Posterior single tooth replacement. In: Misch CE, ed. *Dental Implant Prosthetics*. St Louis: Mosby; 2005.
13. Tjan AH, Miller GD, The JG. Some esthetic factors in a smile. *J Prosthet Dent*. 1984;51:24–28.
14. Cade RE. The role of the mandibular anterior teeth in complete denture esthetics. *J Prosthet Dent*. 1979;42:368–370.
15. Brånemark PI, Zarb GA, Albrektsson T. *Tissue Integrated Prostheses*. Chicago: Quintessence; 1985.
16. Misch CE, Misch-Dietsh F. Preimplant prosthodontics. In: Misch CE, ed. *Dental Implant Prosthetics*. St Louis: Mosby; 2005.
17. Sulaiman TA, Abdulmajeed AA, Donovan TE, et al. Fracture rate of monolithic zirconia restorations up to 5 years: a dental laboratory survey. *J Prosthet Dent*. 2016;113(3):436–439.
18. Misch CE. Implant overdentures relieve discomfort for the edentulous. *Dentist*. 1989;67:37–38.
19. Naert I, Quirynen M, Theuniers G, et al. Prosthetic aspects of osseointegrated fixtures supported by overdentures: a 4-year report. *J Prosthet Dent*. 1991;65:671–680.
20. Spiekermann H, Jansen VK, Richter J. A 10-year follow-up of IMZ and TPS implants in the edentulous mandible using bar-retained overdentures. *Int J Oral Maxillofac Implants*. 1995;10:231–243.
21. Chan MFW, Johnston C, Howell RA, et al. Prosthetic management of the atrophic mandible using endosseous implants and overdentures: a 6-year review. *Br Dent J*. 1995;179:329–337.
22. Johns RB, Jemt T, Heath MR, et al. A multicenter study of overdentures, supported by Brånemark implants. *Int J Oral Maxillofac Implants*. 1992;7:513–522.
23. Zarb GA, Schmitt A. The edentulous predicament. I. The longitudinal effectiveness of implant-supported overdentures. *J Am Dent Assoc*. 1996;127:66–72.

18
Densidade Óssea: Fator Determinante para o Plano de Tratamento

RANDOLPH R. RESNIK E CARL E. MISCH*

O osso disponível é uma parte crucial da implantodontia e descreve a arquitetura externa ou o volume da área edêntula considerada para implantes. Historicamente, o osso disponível não foi modificado em função dos implantes. Em vez disso, o volume ósseo existente foi o principal fator usado para desenvolver um plano de tratamento. Implantes curtos e em menor número foram usados em regiões com menos disponibilidade de osso, e implantes longos e em maior número foram inseridos em regiões com grande volume ósseo. Atualmente, o plano de tratamento deve começar com a determinação da prótese definitiva e, então, avaliar os fatores de força do paciente seguidos pela densidade óssea.

A estrutura interna do osso é descrita quanto a qualidade ou densidade, o que se reflete em uma série de propriedades biomecânicas, como resistência e módulo de elasticidade. As arquiteturas externa e interna do osso controla praticamente todas as facetas da prática da implantodontia. A densidade do osso disponível em um sítio edêntulo é fator determinante no plano do tratamento, projeto (*design*) do implante, abordagem cirúrgica, tempo de cicatrização e carga inicial progressiva sobre o osso durante a reconstrução protética.[1,2] Este capítulo apresenta os aspectos da densidade óssea relacionados ao planejamento geral de um implante.

Influência da densidade óssea no índice de sucesso do implante

A qualidade do osso muitas vezes depende da sua posição no arco.[3-7] O osso mais denso é geralmente observado na região anterior da mandíbula, seguido pela região anterior da maxila e região posterior da mandíbula, e o osso menos denso é normalmente encontrado na região posterior da maxila. Seguindo um protocolo cirúrgico e protético padrão, Adell et al.[8] relataram uma taxa de sucesso de aproximadamente 10% maior na região anterior da mandíbula em comparação com a região anterior da maxila. Schnitman et al.[9] também observaram menores taxas de sucesso na região posterior da mandíbula em comparação com a região anterior quando o mesmo protocolo foi seguido. As maiores taxas de falha clínica foram relatadas na região posterior da maxila, onde a magnitude da força é maior e a densidade óssea é mais pobre.[5-7,9-13] A literatura é, portanto, bastante abundante sobre a sobrevida dos implantes em relação à posição no arco.

Além da localização no arco, vários grupos independentes relataram diferentes taxas de falha relacionadas com a qualidade do osso.[3-21] Engquist et al.[16] observaram que 78% de todas as falhas de implantes ocorreram em ossos macios. Friberg et al.[3] observaram que 66% das falhas de implante observadas no seu grupo ocorreram na maxila reabsorvida com pouco osso denso. Jaffin e Berman,[15] em um estudo de 5 anos, relataram que 44% dos implantes foram perdidos quando a maxila apresentava um osso de baixa densidade. O artigo documentou perda de implante de 35% em qualquer região da boca quando a densidade óssea era baixa. De todos os implantes perdidos neste estudo, 55% ocorreram em osso pouco denso. Johns et al.[17] relataram uma taxa de falha de 3% dos implantes em densidades ósseas moderadas, mas uma taxa de falha de implante de 28% no tipo de osso mais pobre. Smedberg et al. relataram uma taxa de falha de 36% na densidade óssea mais pobre.[18] A redução da sobrevida do implante está mais frequentemente relacionada à densidade óssea do que à localização no arco. Em um estudo com 15 anos de acompanhamento, Snauwaert et al.[12] relataram que perdas recentes e tardias foram encontradas com mais frequência na maxila. Herrmann et al.[13] constataram que as falhas do implante foram fortemente correlacionadas com fatores do paciente, incluindo qualidade óssea, especialmente quando associados ao baixo volume ósseo (65% desses pacientes perderam implantes). Essas perdas não estão relacionadas à cicatrização da cirurgia, pois ocorrem após a carga protética. Além disso, com o passar dos anos, muitos grupos clínicos independentes, seguindo um protocolo cirúrgico padronizado, documentaram a influência indiscutível da densidade óssea no sucesso clínico (Figura 18.1). No entanto, um protocolo estabelecido por Misch, que adapta o plano de tratamento, a seleção de implante, a abordagem cirúrgica, o regime de cicatrização e a carga protética inicial, resultou em taxas de sucesso semelhantes em todas as densidades ósseas e todas as posições no arco. Este capítulo propõe um raciocínio científico para a modificação do plano de tratamento em função da densidade óssea, para alcançar taxas de sucesso comparáveis em todos os tipos de osso.

Etiologia da densidade óssea variável

O osso é um órgão capaz de mudar em relação a vários fatores, incluindo hormônios, vitaminas e influências mecânicas. No entanto, parâmetros biomecânicos, tais como duração do estado edêntulo, são predominantes.[26-30] A consciência dessa adaptabilidade tem sido relatada por mais de 1 século. Em 1887, Meier[31]

In memoriam.

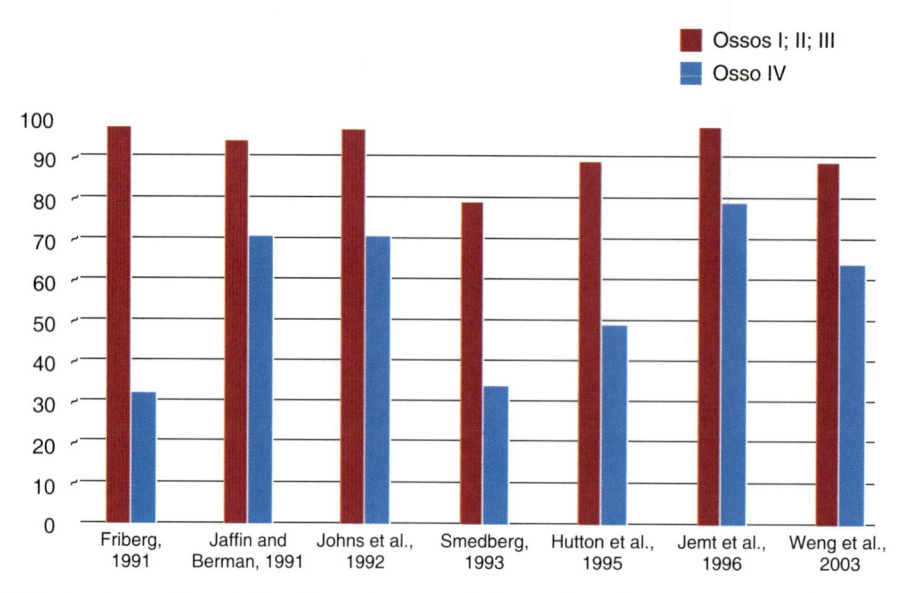

Figura 18.1 Com o passar dos anos, vários estudos clínicos observaram índices maiores de sucesso em osso (ossos I a III) de melhor qualidade e índices de sobrevida menor em osso de qualidade ruim (osso IV).

descreveu qualitativamente a arquitetura do osso trabecular no fêmur. Em 1888, Kulmann[32] notou a semelhança entre o padrão do osso trabecular no fêmur e as trajetórias de tensão em vigas de construção. Em 1892, Wolff[33] aprofundou esses conceitos e publicou: "Cada alteração na forma e na função do osso ou somente na sua função é seguida por certas alterações definitivas na arquitetura interna e alteração igualmente definitiva na sua conformação externa, de acordo com as leis matemáticas". A função modificada do osso e as alterações definitivas na formação interna e externa do esqueleto vertebral que são influenciadas pela carga mecânica foram relatadas por Murry.[34] Portanto, a arquitetura externa das alterações ósseas em relação à sua função e à estrutura óssea interna também é modificada.

MacMillan[35] e Parfitt[36] descreveram as características estruturais e a variação das trabéculas nas regiões alveolares da maxila e da mandíbula. Por exemplo, a maxila e a mandíbula possuem diferentes funções biomecânicas (Figura 18.2). A mandíbula, como estrutura independente, é projetada como uma unidade de absorção de força. Por conseguinte, quando os dentes estão presentes, a cortical óssea externa é mais densa e espessa, e o osso trabecular é mais irregular e denso (Figura 18.3). Em contraste, a maxila é uma unidade de distribuição de força. Qualquer tensão que incida sobre a maxila é transferida pelo arco zigomático e palato para longe do cérebro e da órbita. Como consequência, a maxila tem uma lâmina cortical fina e osso trabecular regular suportando os dentes (Figura 18.4). Eles também notaram que o osso é mais denso ao redor dos dentes (lâmina cribriforme) e mais densos ao redor dos dentes na crista em comparação com as regiões ao redor dos ápices (Figura 18.5). A reabsorção óssea alveolar associada à terapia ortodôntica também ilustra a sensibilidade biomecânica dos processos alveolares.[37] A perda de osso trabecular generalizada na maxila e na mandíbula ocorre nas regiões ao redor do dente, a partir da redução da deformação mecânica.[38] Orban[39] demonstrou uma diminuição no padrão ósseo trabecular ao redor de um molar superior sem antagonista, se comparado com um dente com contatos oclusais no lado contralateral (Figura 18.6). A densidade óssea na maxila e na mandíbula também diminui após a perda do dente. Essa perda está principalmente associada ao tempo em que a região se tornou

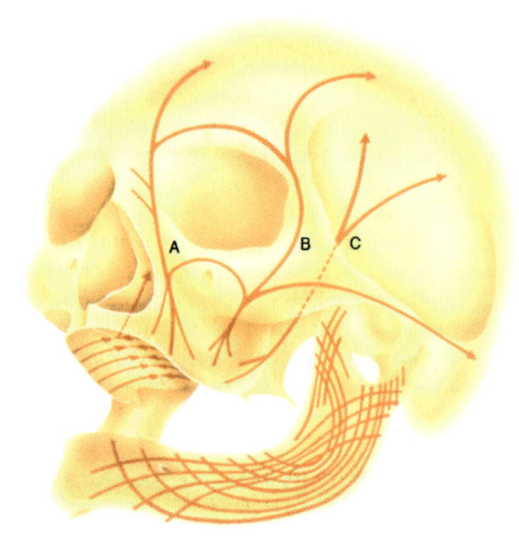

Figura 18.2 A maxila é uma unidade de distribuição de força que permite o redirecionamento dessa força para longe do cérebro e da órbita (**A**, **B** e **C**). A mandíbula é projetada para absorver a força, formando um osso cortical mais denso e espesso e osso trabecular mais grosso.

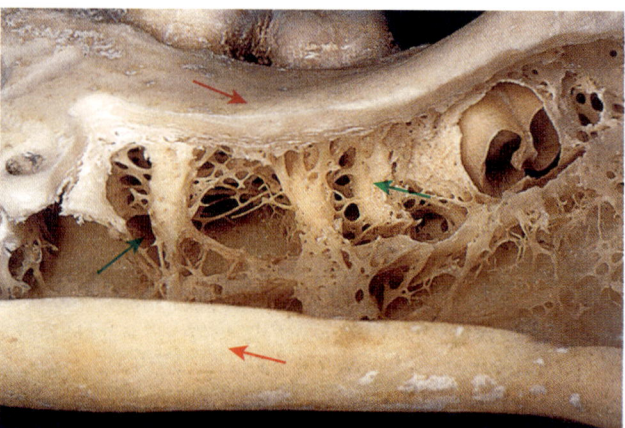

Figura 18.3 O osso trabecular na mandíbula dentada é mais grosso do que na maxila (*setas verdes*). A mandíbula, como uma estrutura independente, é um elemento de absorção de força. Além disso, a cortical óssea é mais espessa e mais densa (*setas vermelhas*).

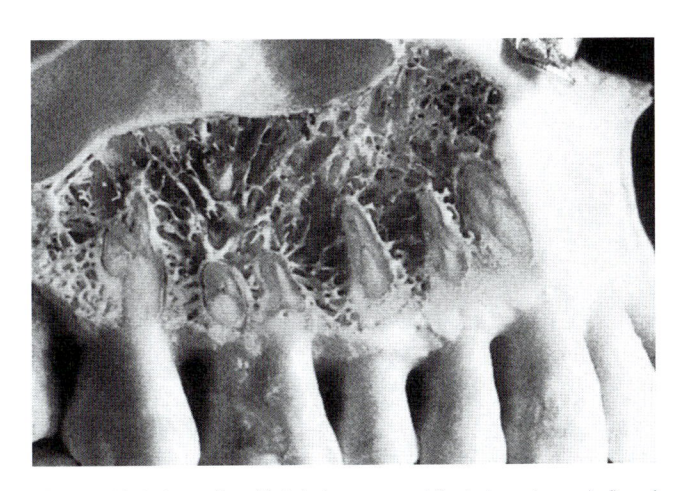

• **Figura 18.4** A maxila edêntula tem um padrão trabecular mais fino do que a mandíbula. A maxila é uma unidade de distribuição de força e é designada para proteger a órbita e o cérebro.

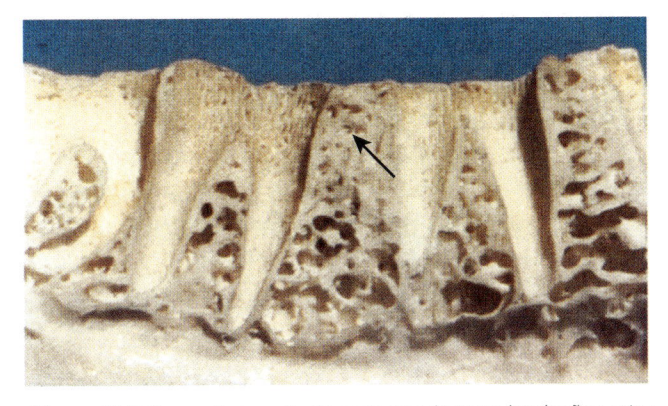

• **Figura 18.5** O osso trabecular de cada arcada possui variações estruturais. O osso trabecular é mais denso próximo ao dente, onde ele forma a lâmina cribiforme. Entre os dentes, o osso geralmente é mais denso próximo à margem e menos denso próximo ao ápice.

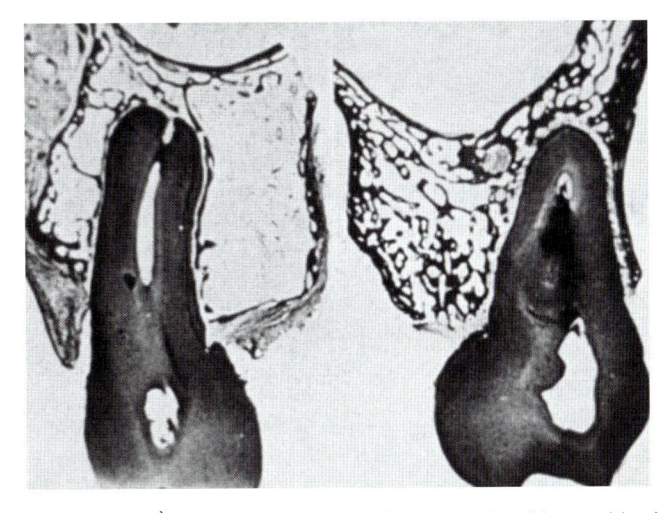

• **Figura 18.6** À esquerda, o dente inferior antagonista foi removido. A falta de contato oclusal resultou em perda de osso trabecular ao redor do dente superior. O dente à direita é do mesmo macaco, mas com o elemento antagonista em posição. O osso trabecular é muito mais denso ao redor do dente. A atrofia por desuso observada à esquerda ocorre a partir das condições de microdeformações inadequadas para manutenção do osso. (De Orban B. *Oral Histology and Embryology.* 3rd ed. St. Louis, MO: Mosby; 1953.)

edêntula e sem colocação apropriada de cargas, à densidade óssea inicial, à flexão e à torção na mandíbula, e à parafunção antes e após a perda dentária. Em geral, a alteração da densidade após a perda do dente é maior na região posterior da maxila e menor na região anterior da mandíbula.

Os ossos corticais e trabeculares em todo o corpo estão constantemente em modificação por modelagem ou remodelagem.[40] A modelagem possui locais independentes de formação e reabsorção, e resulta na alteração da forma ou tamanho do osso. A remodelagem é um processo de reabsorção e formação no mesmo local que substitui o osso previamente existente e afeta principalmente a renovação interna do osso, incluindo a região onde os dentes são perdidos ou o osso próximo a um implante endósseo.[41,42] Esse fenômeno adaptativo tem sido associado à alteração da tensão mecânica e deformação no interior do osso receptor.[43,44] A tensão é determinada pela magnitude da força dividida pela área funcional sobre a qual ela é aplicada. A deformação é definida como a mudança no comprimento de um material dividido pelo comprimento original. Quanto maior a magnitude da tensão aplicada ao osso, maior a deformação observada nele.[45] A modelagem e remodelagem óssea são controladas principalmente, em parte ou no todo, pelo ambiente mecânico de deformação. Em geral, a densidade do osso alveolar evolui como um resultado da deformação mecânica provocada pela microdeformação.

Frost[46] propôs um modelo de quatro padrões histológicos de osso compacto no que se refere à adaptação mecânica à deformação. A zona de sobrecarga patológica, zona de sobrecarga leve, janela de adaptação e a janela de desuso aguda foram descritas para o osso em relação à quantidade de microdeformação experimentada pelo osso (Figura 18.7). Essas quatro categorias também podem ser usadas para descrever a resposta do osso trabecular na maxila e na mandíbula. O osso na janela de desuso agudo perde densidade mineral, e a atrofia por desuso ocorre porque a modelagem para novo osso é inibida e a remodelação é estimulada, com perda óssea em cadeia e gradual. A microdeformação óssea para uma carga trivial é relatada como de 0 a 50. Esse fenômeno pode ocorrer durante todo o sistema esquelético, como evidenciado por uma diminuição de 15% na lâmina cortical e perda óssea trabecular extensa em consequência da imobilização de membros por 3 meses.[47] Uma diminuição na densidade óssea cortical de 40% e uma diminuição na densidade óssea trabecular de 12% também foram relacionadas ao desuso do osso.[48,49] Curiosamente, uma perda óssea semelhante à atrofia por desuso tem sido associada a ambientes de microgravidade no espaço sideral, porque a microdeformação no osso resultante da gravidade da Terra não está presente no ambiente "sem peso" do espaço.[50] Na verdade, um astronauta a bordo da estação espacial russa Mir por 111 dias perdeu quase 12% de seus minerais ósseos.[51,52]

A *janela adaptada* (50 a 1.500 microdeformações) representa um equilíbrio entre modelagem e remodelagem, e as condições ósseas são mantidas nesse nível. O osso nesse ambiente de deformação permanece em um estado estacionário, e isso pode ser considerado a janela homeostática da saúde. A descrição histológica desse osso é principalmente um osso lamelar ou de suporte de cargas. Aproximadamente 18% do osso trabecular e 2 a 5% do osso cortical são remodelados a cada ano[26] na zona de carga fisiológica, correspondendo à janela adaptada. Essa é a variação de deformação ideal e desejada ao redor do implante, uma vez que o equilíbrio de tensão tenha sido estabelecido (Figura 18.8). A renovação óssea é necessária na janela adaptada, conforme Mori e Burr[53], que forneceram evidências de remodelagem em regiões de microfratura óssea devido ao desgaste por fadiga dentro da faixa fisiológica.

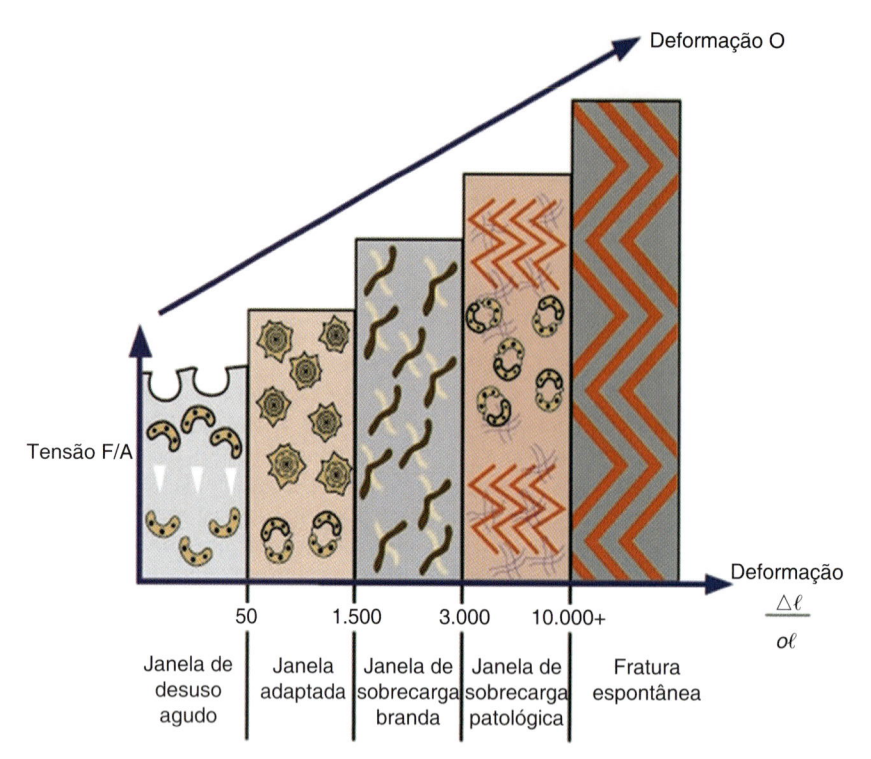

• **Figura 18.7** Quatro zonas de osso relacionadas com a adaptação mecânica da deformação antes da fratura espontânea. A janela de desuso agudo é a que apresenta a menor quantidade de microdeformação. A janela adaptada é uma zona ideal de carga fisiológica. A zona de sobrecarga branda provoca microfraturas e desencadeia um aumento da remodelação óssea, produzindo um osso primitivo. A zona de sobrecarga patológica leva a um aumento de fraturas associadas a fadiga, remodelação e reabsorção óssea.

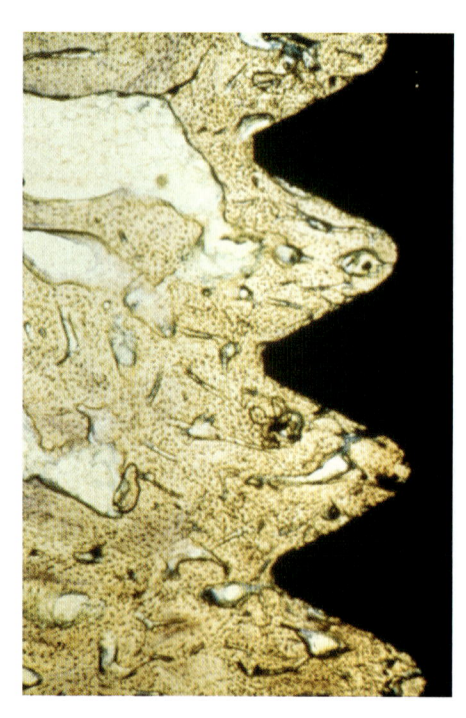

• **Figura 18.8** Uma interface osso-implante ideal apresenta osso lamelar organizado próximo ao implante. A zona de janela adaptada à microdeformação mostra um equilíbrio na remodelação e permite que o osso mantenha essa condição.

A *zona de sobrecarga branda* (1.500 a 3.000 unidades de microdeformações) causa maior taxa de microfratura por fadiga e aumento da taxa de renovação celular do osso. Como resultado, resistência e densidade óssea podem eventualmente diminuir. A descrição histológica do osso nessa zona é, em geral, de osso primitivo ou reparado. Esse pode ser o estado do osso quando um implante endósseo é sobrecarregado e a interface do osso sofre alteração em função do ambiente de deformação. Durante o processo de reparo, o osso primitivo torna-se mais fraco do que o osso lamelar mineralizado, mais maduro.[41] Assim, enquanto o osso receber cargas na zona de sobrecarga branda, deve-se tomar cuidado porque a "margem de segurança" para a resistência óssea é reduzida durante o reparo.[42]

As *zonas patológicas de sobrecarga* ocorrem quando as microdeformações chegam a mais de 3 mil unidades.[46] As fraturas do osso cortical ocorrem em um índice de 10 mil a 18 mil unidades de microdeformação (1 a 2% deformação). A sobrecarga patológica pode, portanto, iniciar em níveis de microdeformação de apenas 18 a 40% da resistência final ou fratura física do osso cortical. O osso pode ser reabsorvido e formar tecido fibroso ou, quando presente, o osso primitivo é reparado nesta zona, porque uma taxa de rotatividade sustentada é necessária. A perda óssea marginal evidenciada durante a sobrecarga do implante pode ser resultado do fato de o osso estar na zona de sobrecarga patológica. A perda do implante por sobrecarga também pode ser resultado de osso na zona de sobrecarga patológica.

Esquemas de classificação óssea relacionados com a implantodontia

A avaliação da densidade óssea e sua relação com a implantodontia existe há quase 50 anos. Linkow e Chercheve[54], em 1970, classificaram a densidade óssea em três categorias:

Estrutura óssea Classe I: esse tipo de osso ideal consiste em trabéculas uniformemente espaçadas, com pequenos espaços esponjosos.
Estrutura óssea Classe II: o osso possui espaços esponjosos um pouco maiores e com menor uniformidade do padrão ósseo.

Estrutura óssea de Classe III: existem grandes espaços preenchidos por medula entre o trabeculado ósseo.

Linkow sugeriu que o osso Classe III resulta em má adaptação do implante; que o osso Classe II era satisfatório para os implantes; e que o osso Classe I foi o mais apropriado para a fundação das próteses implantossuportadas. Lekholm e Zarb,[55] em 1985, listaram quatro qualidades ósseas encontradas nas regiões anteriores do osso maxilar e mandibular (Figura 18.9). A Qualidade 1 era composta de osso compacto homogêneo. A Qualidade 2 apresentava uma camada espessa de osso compacto circundando um núcleo de osso trabecular denso. A Qualidade 3 exibia uma camada fina de osso cortical circundando o osso trabecular denso de resistência favorável. A Qualidade 4 demonstrava uma fina camada de osso cortical circundando um núcleo de osso trabecular de baixa densidade. Independentemente das diferentes qualidades ósseas, todos os ossos foram tratados com o mesmo *design* de implante e protocolo cirúrgico-protético.[8] Seguindo esse protocolo, Schnitman *et al.*[9] observaram uma diferença de 10% na sobrevida dos implantes entre o osso de Qualidade 2 e osso de Qualidade 3, e 22% menor na sobrevida em osso de pior densidade. Johns *et al.*[17] relataram um fracasso de 3% no osso tipo III, mas de 28% em osso tipo IV. Smedberg *et al.*[18] relataram um índice de perda de 36% em osso tipo IV. Higuchi *et al.*[19] também observaram maior falha no osso macio da maxila. Está claro que a padronização em protocolos cirúrgicos, protéticos e de *design* não produz resultados semelhantes em todas as densidades ósseas. Além disso, esses estudos referiam-se à sobrevivência do implante, não à qualidade de saúde dos implantes remanescentes. O volume de perda da crista óssea marginal também tem sido relacionado à densidade óssea[56-60] e, assim, um protocolo diferente deve ser proposto para ossos de baixa densidade.

Em 1988, Misch[1,2] propôs quatro grupos de densidade óssea independentes das regiões que ocupavam na maxila ou mandíbula, com base nas características macroscópicas dos ossos cortical e trabecular. As regiões da maxila e da mandíbula com densidades semelhantes frequentemente eram consistentes. Planos de tratamento, projetos de implantes, protocolo cirúrgico, cicatrização e períodos de carga progressiva têm sido descritos para cada tipo de densidade óssea.[24,60,61] Seguindo esse regime, índices semelhantes de sobrevida dos implantes foram observados em todas as densidades ósseas.[22-24]

Classificação da densidade óssea proposta por Misch

O osso cortical denso ou poroso é encontrado nas superfícies externas de osso e inclui a crista de um rebordo edêntulo. Tipos ósseos trabeculares grossos e finos são encontrados dentro da cápsula externa do osso cortical e, ocasionalmente, na superfície da crista de um rebordo residual edêntulo. Essas quatro estruturas macroscópicas do osso podem ser organizadas a partir da estrutura menos densa para a mais densa, conforme descrito por Frost[46] (Figura 18.10).

Combinadas, essas quatro densidades macroscópicas crescentes constituem quatro categorias ósseas descritas por Misch (D1, D2, D3 e D4) e estão localizadas nas áreas edêntulas da maxila e mandíbula (Figura 18.11). As localizações regionais das diferentes densidades ósseas do osso cortical são mais consistentes do que as do osso trabecular, o qual é altamente variável.

O osso D1 é principalmente do tipo cortical denso. O osso D2 apresenta uma cortical porosa e densa na crista e, no interior, osso trabecular grosso. O osso D3 possui uma crista com cortical porosa fina e um osso trabecular fino na região próxima ao implante. O osso D4 tem pouca ou nenhuma crista óssea cortical. O trabeculado ósseo fino compõe quase a totalidade do volume ósseo peri-implantar (Tabela 18.1 e Figura 18.12). Um osso muito macio, com mineralização incompleta e espaços intertrabeculares grandes, pode ser tratado como osso D5. Esse tipo de osso é mais frequentemente um osso imaturo visto em um enxerto sinusal em desenvolvimento.

Determinação da densidade óssea

A densidade óssea pode ser determinada por várias técnicas incluindo sensação tátil, durante a cirurgia, a localização geral ou a avaliação radiográfica (TCFC).

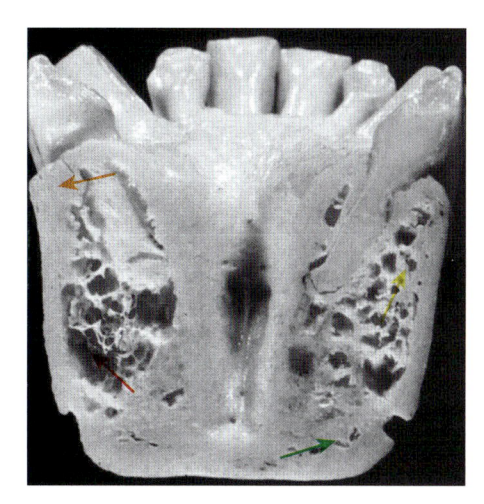

• **Figura 18.10** A estrutura macroscópica do osso pode ser descrita da menos densa para a mais densa, tal como **1.** trabecular fina (*seta vermelha*), **2.** trabecular grossa (*seta amarela*), **3.** cortical porosa (*seta verde*) e **4.** cortical densa (*seta laranja*).

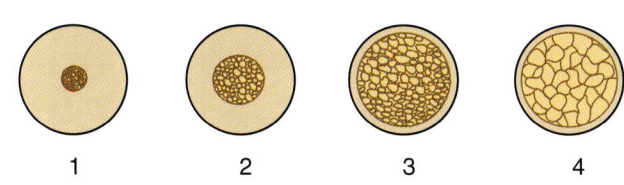

• **Figura 18.9** Quatro tipos de qualidades ósseas para a região anterior dos maxilares. A Qualidade 1 é composta de osso compacto homogêneo. A Qualidade 2 tem uma camada espessa de osso cortical circundando um osso trabecular denso. A Qualidade 3 possui uma fina camada de osso cortical ao redor de um osso trabecular denso de resistência favorável. A Qualidade 4 tem uma fina camada de osso cortical circundando um núcleo de osso trabecular de baixa densidade. (De *Lekholm U, Zarb GA: Patient selection and preparation. In Brånemark P-I, Zarb GA, Albrektsson T, editors:* Tissue integrated protheses: osseointegration in clinical dentistry, *Chicago, 1985, Quintessence.*)

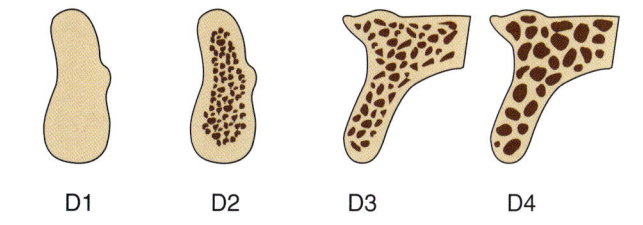

• **Figura 18.11** Quatro densidades ósseas encontradas nas regiões edêntulas da maxila e da mandíbula. O osso D1 em geral é um osso cortical denso; o osso D2 tem um osso cortical denso, espesso e poroso na margem e trabecular grosso no seu interior; o osso D3 possui margem cortical porosa mais fina e um osso trabecular fino no seu interior; e o osso D4 quase não apresenta osso cortical na crista. O osso trabecular fino constitui quase todo o volume ósseo.

Tabela 18.1	Esquema de classificação da densidade óssea de Misch.		
Densidade óssea	Descrição	Analogia tátil	Localização anatômica típica
D1	Osso cortical denso	Tábua de carvalho ou bordo	Região anterior da mandíbula
D2	Osso cortical poroso e trabecular grosso	Pinheiro ou abeto	Região anterior da mandíbula Região posterior da mandíbula Região anterior da maxila
D3	Osso cortical poroso (estreito) e trabecular fino	Madeira balsa	Região anterior da maxila Região posterior da maxila Região posterior da mandíbula
D4	Osso trabecular fino	Isopor	Região posterior da maxila Região anterior da maxila
D5	Osso osteoide	Isopor macio	Enxerto ósseo pobremente mineralizado

Tabela 18.2	Localização anatômica usual dos tipos de densidade óssea (% de ocorrência).			
Osso	Região anterior da maxila	Região posterior da maxila	Região anterior da mandíbula	Região posterior da mandíbula
D1	0	0	92	8
D2	8	0	66	26
D3	75	22	0	3
D4	38	40	0	22
D5	Enxerto ósseo pobremente mineralizado			

Localização

Uma revisão da literatura e uma pesquisa com pacientes total e parcialmente edêntulos após a cirurgia indicaram que a localização de diferentes densidades ósseas muitas vezes pode ser sobreposta nas diferentes regiões da cavidade bucal[3-7,11-13,15-18,62-66] (Tabelas 18.1 e 18.2). O osso D1 quase nunca é observado na maxila e raramente é observado na maioria das mandíbulas (Figura 18.13). Na mandíbula, o osso D1 é observado em aproximadamente 6% das vezes na região anterior da mandíbula na Divisão A e 3% do tempo na região posterior da mandíbula, principalmente quando o implante está envolvendo a lâmina cortical lingual. Em um volume ósseo C–h (atrofia moderada) na região anterior da mandíbula, a prevalência do osso D1 se aproxima de 25%, em homens. A mandíbula C–h frequentemente exibe aumento na torção, na flexão ou em ambas no segmento anterior entre os forames, durante a função. Esse aumento da tensão pode fazer com que o osso aumente em densidade. O osso D1 também pode ser encontrado na divisão A anterior da mandíbula de um paciente Kennedy Classe IV parcialmente edêntulo com um histórico de parafunção e extrações recentes. Além disso, o osso D1 foi observado na mandíbula anterior ou posterior quando a angulação do implante pode exigir uma fixação com a lâmina cortical lingual.

A densidade óssea D2 é a mais observada na mandíbula (Figuras 18.14 e 18.15). A região anterior da mandíbula consiste em osso D2 em aproximadamente dois terços dos casos. Quase metade dos pacientes tem osso D2 na região posterior da mandíbula. A maxila apresenta osso D2 com menos frequência do que a mandíbula. Aproximadamente um quarto dos pacientes tem osso D2, e este é mais provável na região anterior do paciente parcialmente edêntulo e região de pré-molar, em vez da região posterior completamente edêntula na área de molar. A variação é de que um ou dois dentes em áreas parcialmente edêntulas em qualquer arco quase sempre têm osso D2.

A densidade óssea D3 é comum na maxila (Figura 18.16). Mais da metade dos pacientes tem osso D3 na arcada superior. A região anterior superior edêntula tem osso D3 em aproximadamente 75% das vezes, enquanto quase metade dos pacientes tem osso D3 na região posterior da maxila (mais frequentemente na região pré-molar). Quase metade das regiões posteriores da mandíbula também apresentam osso D3, enquanto aproximadamente 25% das mandíbulas edêntula na região anterior apresentam osso D3.

O osso mais mole, D4, é mais frequentemente encontrado na região posterior da maxila (aproximadamente 40%), especialmente nas regiões de molares ou após um aumento do seio por enxerto (onde quase dois terços dos pacientes têm osso D4) (Figura 18.17). A região anterior da maxila tem osso D4 em menos de 10% dos casos – mais frequentemente após enxerto ósseo em bloco com crista ilíaca. A mandíbula apresenta osso

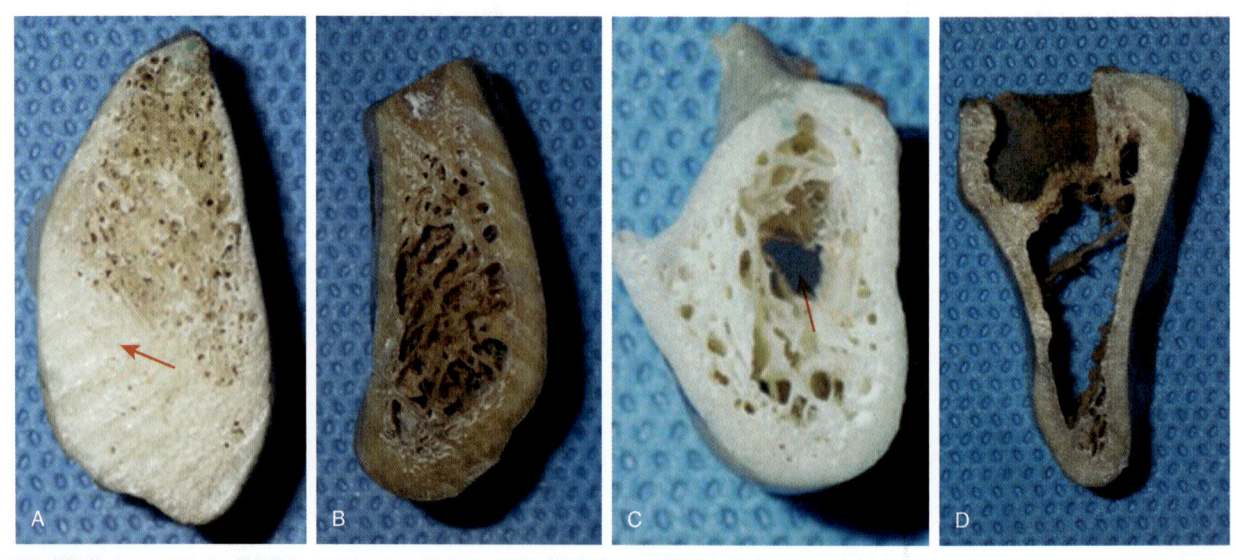

• **Figura 18.12** As quatro qualidades ósseas macroscópicas são **A.** D1 (*seta*), **B.** D2, **C.** D3 (*seta*) e **D.** D4. A variação da densidade óssea depende da localização anatômica e da história de deformação local do osso após a perda do dente.

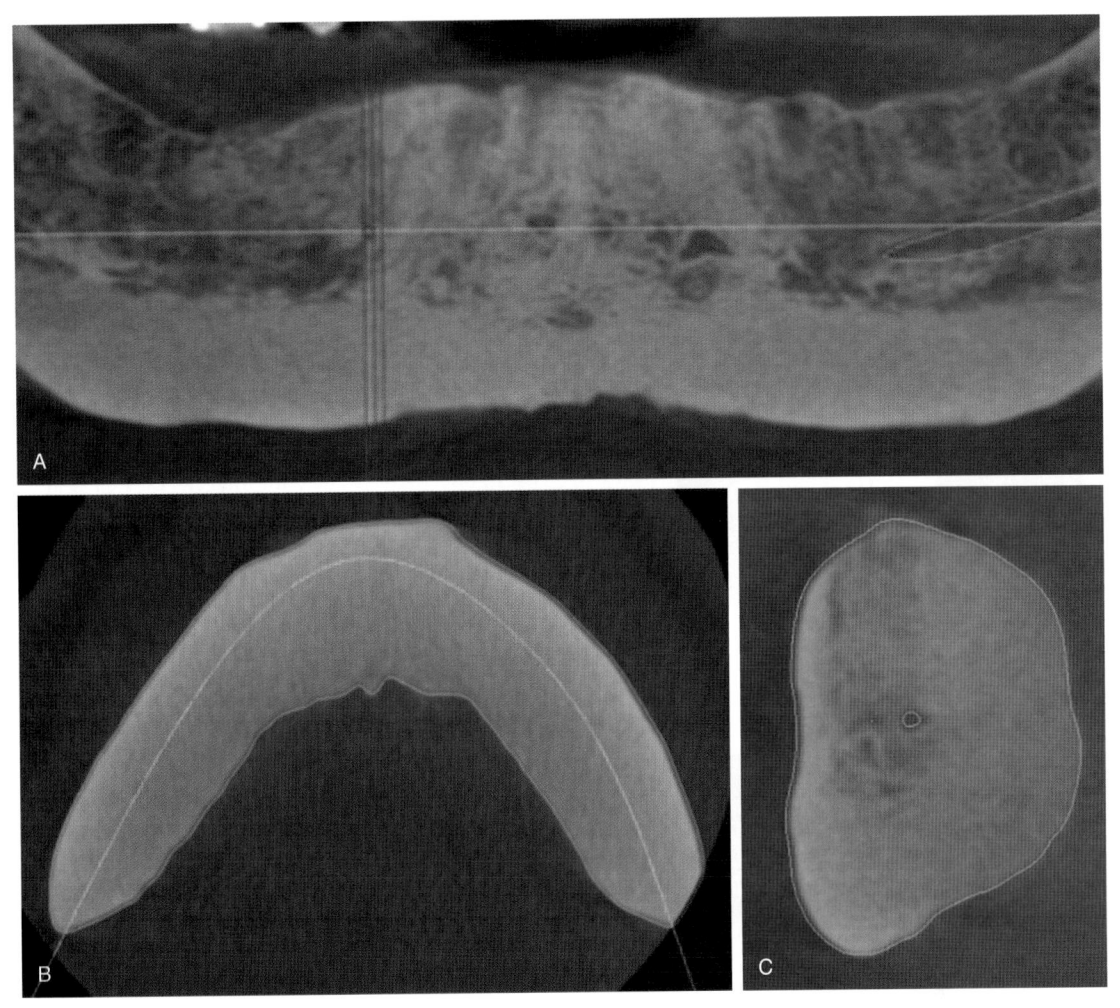

CAPÍTULO 18   Densidade Óssea: Fator Determinante para o Plano de Tratamento

• **Figura 18.13 A – C. Osso D1:** observe a falta de osso trabecular. O osso D1 tem quase todo o osso cortical, levando a uma tendência de superaquecimento durante a preparação e o suprimento de sangue comprometido durante a cicatrização.

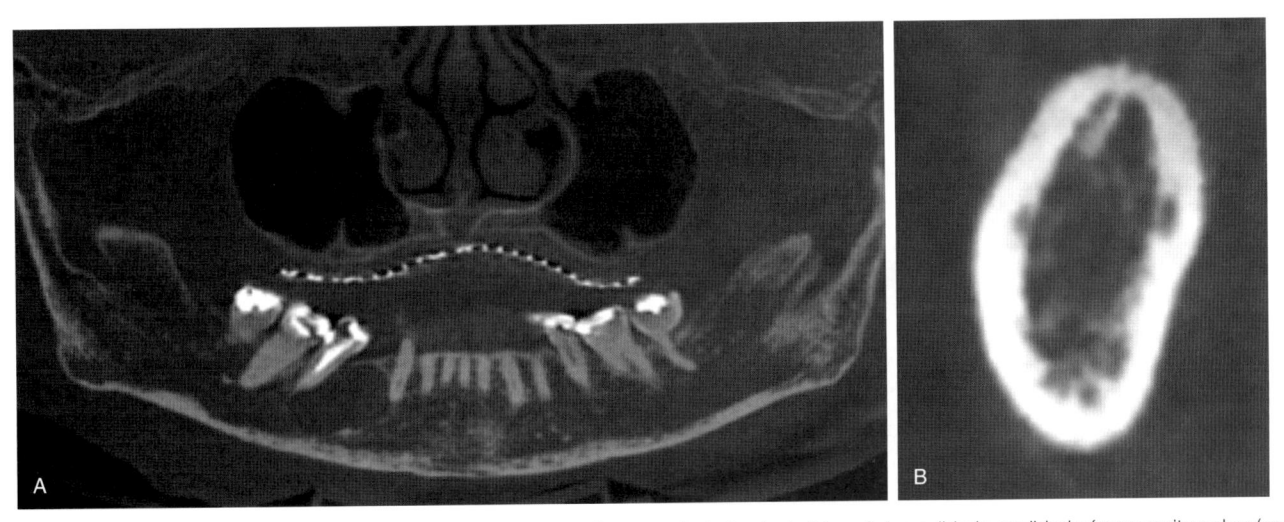

• **Figura 18.14 Osso D4l. A.** Imagem panorâmica de uma tomografia computadorizada de feixe cônico exibindo qualidade óssea muito pobre (osso trabecular mínimo) em um paciente com osteoporose. **B.** O osso cortical será manchado em um paciente com osteoporose.

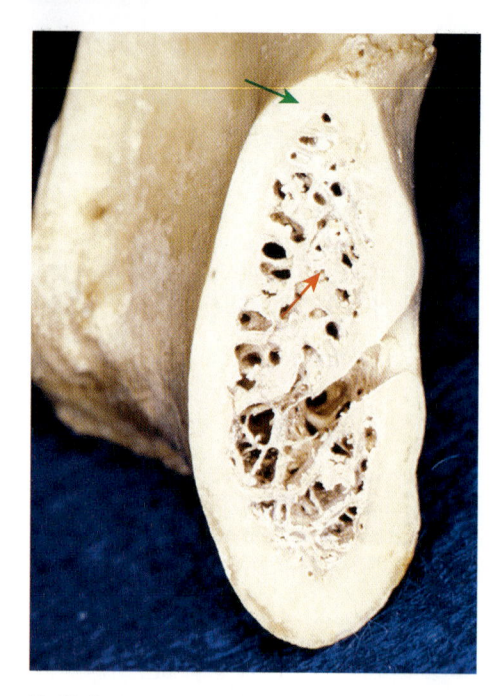

• **Figura 18.15** Corte transversal de uma mandíbula D2 na região do forame mentoniano. Existe uma lâmina cortical espessa na margem (*seta verde*), com osso trabecular grosso (*seta vermelha*) em seu interior.

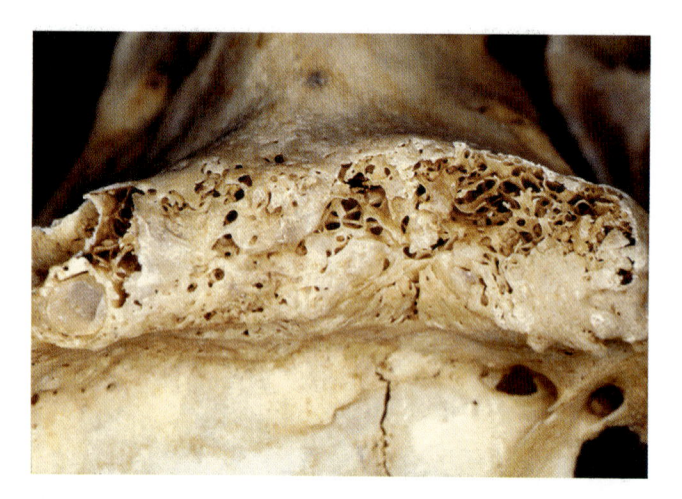

• **Figura 18.16** Região posterior da maxila mostrando um osso D3 com lâmina cortical porosa fina na margem e osso trabecular fino no seu interior.

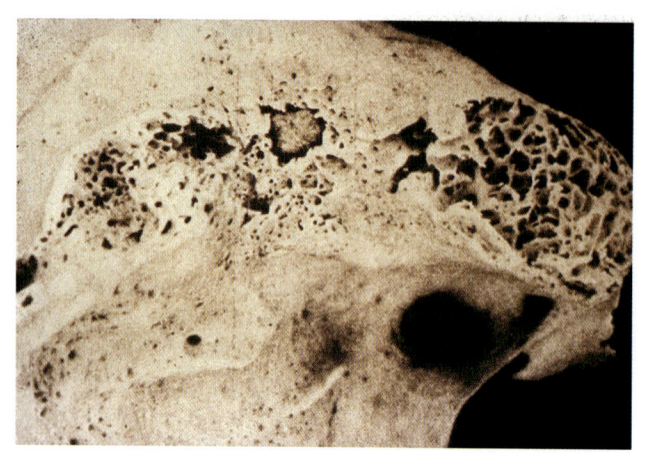

• **Figura 18.17** Na região posterior da maxila D4, a região de crista possui pouco ou nenhum osso cortical e é composta principalmente de osso trabecular fino.

D4 em menos de 3% dos pacientes. Quando observado, geralmente é um osso da Divisão A em um paciente, completamente edêntulo há muito tempo, após uma osteoplastia para remover o osso da crista.

As generalizações para o plano de tratamento podem ser feitas com prudência, com base na localização. A densidade óssea pelo método de localização é a primeira maneira pela qual o clínico pode estimar a densidade óssea dos locais de implante e, assim, desenvolver um plano de tratamento inicial. É mais seguro errar no plano de tratamento em regiões de osso menos denso, assim, a prótese será planejada com um pouco mais de suporte, em vez de menos suporte. Portanto, o plano de tratamento inicial antes da realização da tomografia computadorizada (TCFC) ou cirurgia sugere que a região anterior da maxila seja tratada como osso D3, a região posterior da maxila como osso D4, a região anterior da mandíbula como osso D2 e a região posterior da mandíbula como osso D3. Uma determinação mais precisa da densidade óssea pode ser realizada com imagens de TCFC antes da cirurgia ou por meio tátil, durante a cirurgia de instalação do implante.

Avaliação radiográfica

As radiografias periapicais ou panorâmicas são minimamente benéficas na determinação da densidade óssea devido à sua natureza bidimensional e ao fato de as lâminas corticais laterais frequentemente obscurecem a densidade óssea trabecular. Além disso, as alterações mais sutis de D2 a D3 não podem ser quantificadas por essas radiografias. Por conseguinte, o plano de tratamento inicial, que muitas vezes começa com essas radiografias, deve ser seguido pela determinação da densidade óssea pelo método da localização. A densidade óssea pode ser mais precisamente determinada por tomografias, especialmente a computadorizada de feixe cônico (TCFC).[67-70] A tomografia computadorizada (TC) produz imagens axiais da anatomia do paciente, perpendiculares ao eixo longo do corpo. Cada imagem é composta por *pixels*. A cada *pixel* na imagem TC é atribuído um número, também conhecido como um número de CT ou Hounsfield. A escala CT Hounsfield está calibrada de modo que os valores da escala Hounsfield sejam baseados em água (0 HU) e ar (–1.000 HU). Em geral, quanto maior o número de CT, mais denso é o tecido. O HU é uma medida quantitativa usada em tomografia computadorizada para expressar números de CT em um formulário padronizado. O HU foi criado por Sir Godfrey Hounsfield e obtido a partir de uma transformação linear dos coeficientes de atenuação medidos de água (0 HU) e ar (–1.000 HU).

Ao avaliar a TCFC dentária em relação à densidade óssea, não existe um correlação direta (precisão da mensuração) em comparação com a TC médica. A maioria dos sistemas odontológicos de TCFC inerentemente tem aumento na variação e inconsistência com as estimativas de densidade.

As estimativas de densidade dos níveis de cinza (valores de brilho) não são valores verdadeiros de atenuação (HU); portanto, estimativas da densidade óssea podem resultar em imprecisões.[71] Isso se deve principalmente ao alto nível de ruído nas imagens adquiridas e às pequenas inconsistências na sensibilidade dos detectores TCFC. O *software* de imagem dentária com frequência fornece valores de atenuação (HU); no entanto, esses valores devem ser reconhecidos como aproximações sem a precisão dos valores HU derivados de unidades médicas de tomografia computadorizada.

As unidades HUs foram correlacionadas com a densidade óssea e o plano do tratamento para implantes dentais.[72-74] Em um estudo retrospectivo das imagens de tomografias computadorizadas de pacientes com implantes, Kircos e Misch[69] estabeleceram correlação entre HUs de TC e a densidade no momento da cirurgia. A classificação da densidade óssea de Misch pode ser avaliada nas imagens de TC por correlação com uma gama de HUs (Boxe 18.1).[69] Um tecido ósseo muito macio observado após alguns enxertos ósseos não materializados pode ser de 50 a 180 unidades.[69] Até mesmo números negativos, sugestivos de tecido adiposo, têm sido observados nas lâminas corticais de algumas mandíbulas, incluindo a região anterior da mandíbula. Norton e Gamble[72] também encontraram uma correlação geral entre os escores subjetivos de densidade óssea de Lekholm e Zarb e os valores de TC. Vários estudos correlacionando as forças de torque na inserção do implante com os valores de densidade óssea pré-operatória das TCs relataram conclusões semelhantes.[75-77] Dados pré-operatórios de tomografia computadorizada de áreas que levaram a sucesso ou insucesso da instalação de um implante têm sido relatados. Na mandíbula, os locais com falha exibiram HUs maiores que o normal. Isso foi correlacionado com perda em osso denso, possivelmente devido à falta de vascularização ou ao superaquecimento durante a cirurgia. Ao contrário, na maxila, a densidade óssea era menor nos sítios com perda.[68] A densidade óssea pode ser diferente perto da crista, em comparação com a região apical onde a instalação do implante é planejada.[74] A região mais crítica de densidade óssea são os 7 a 10 mm da crista óssea, onde a maior parte das forças é aplicada na interface óssea dos implantes osseointegrados. Portanto, como a densidade óssea varia entre a região mais próxima à crista e a apical ao redor do implante, os 7 a 10 mm de crista determinam o protocolo do plano de tratamento (Figuras 18.18 e 18.19).

Muitos *softwares* TCFC estão disponíveis agora e permitem a determinação pré-operatória da densidade óssea na área de interesse para a instalação do implante. A Figura 18.18 demonstra um implante posicionado idealmente no osso em uma imagem de tomografia computadorizada. Um HU médio é dado dentro do implante, que se correlaciona com a densidade óssea que o implantodontista vai perfurar. A HU fora do implante relaciona-se com a densidade óssea média em torno da periferia do implante, que fornece ao clínico informações sobre o contato osso-implante (BIC). Isso é especialmente importante para determinar o protocolo protético ou o protocolo de carga óssea progressiva.

Sensação tátil

Há grande diferença na sensação tátil durante o preparo da osteotomia em diferentes densidades ósseas, pois a densidade está diretamente relacionada à sua resistência.[1,2,77,78] Para comunicar mais amplamente ao profissional o sentido do tato das diferentes densidades ósseas, Misch[1,2] propôs que as diferentes densidades ósseas de sua classificação fossem comparadas com materiais de densidades variadas. A preparação do local e a instalação do implante no osso D1 são semelhantes à resistência de uma broca preparando uma osteotomia em uma tábua de carvalho ou bordo (p. ex., madeira dura). O osso D2 é semelhante à sensação tátil de uma perfuração em pinho branco ou abeto (p. ex., madeira macia). O osso D3 é semelhante a perfurar uma madeira de balsa comprimida. O osso D4 é semelhante a perfurar um isopor. Essa observação clínica pode ser correlacionada a diferentes densidades ósseas histomorfométricas.[62] Quando a perfuração de um implante é realizada a 1.500 a 2.500 rpm, pode ser difícil sentir a diferença entre o osso D3 e D4. No osso D4, a perfuração pode alcançar a profundidade desejada sem rotação. Em outras palavras, em vez de um processo de extração, um processo de compressão óssea pode ser usado com a broca. O osso D3 é fácil de preparar, mas requer que a broca rotacione enquanto é pressionada na posição. Quando esse método tátil for o principal método empregado, o cirurgião deve saber como modificar o plano de tratamento se essa densidade óssea for diferente da primeira estimativa ao desenvolver o plano de tratamento (Figura 18.20).

Boxe 18.1	Determinação da densidade óssea por TC.

D1: > 1.250 HU
D2: 850 a 1.250 HU
D3: 350 a 850 HU
D4: 0 a 350 HU
D5: < 0 HU

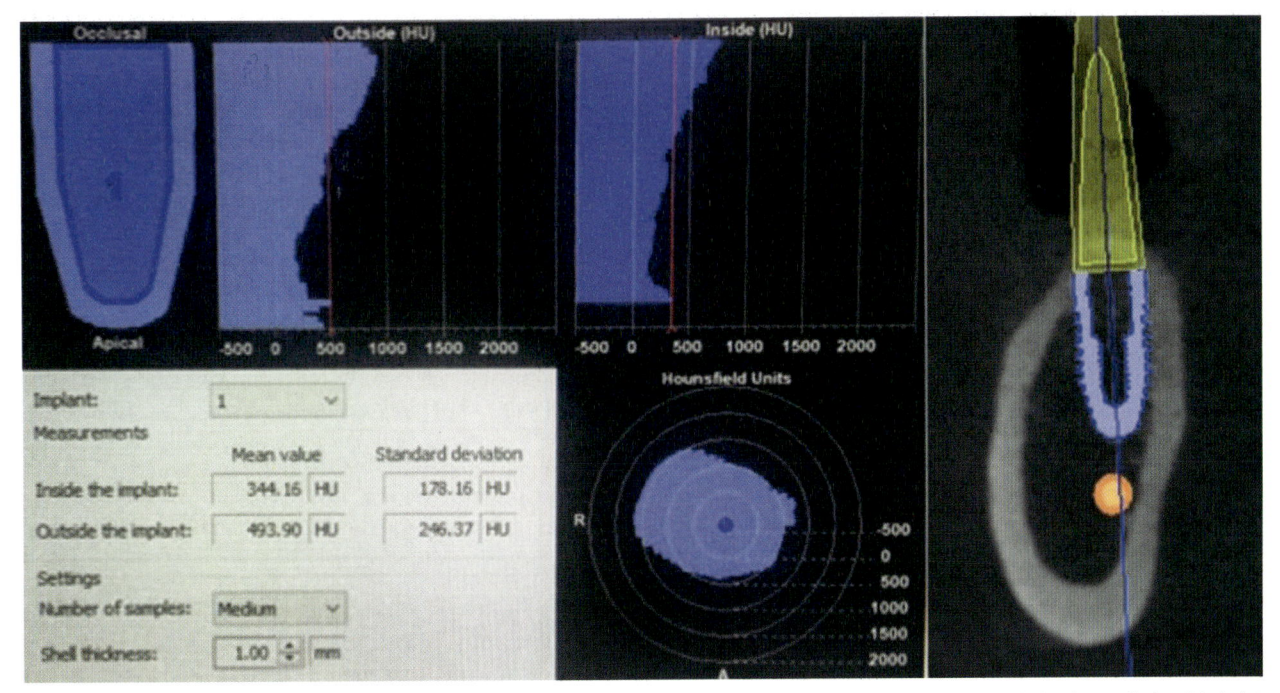

• **Figura 18.18** Determinação da densidade óssea por tomografia computadorizada de feixe cônico dentro e fora do implante. A densidade interna se correlacionaria com a densidade óssea preparada para osteotomia. A densidade externa se correlacionará com a densidade óssea que envolverá o implante após a inserção.

458 PARTE 4 Princípios do Plano de Tratamento

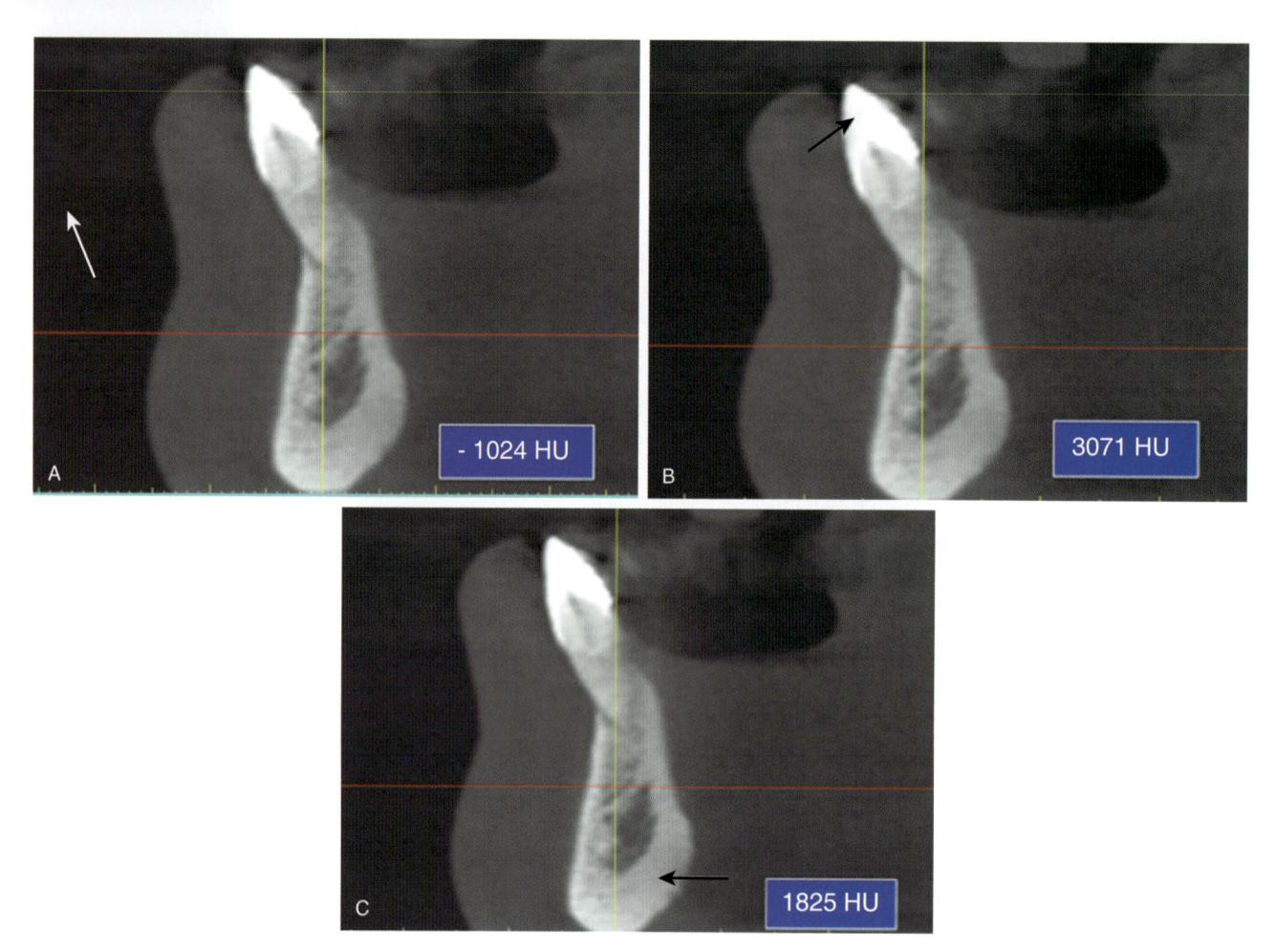

• **Figura 18.19 Determinação da densidade óssea do osso cortical. A.** Seta demonstrando uma densidade óssea de –1024 HU, que denota ar. **B.** Mensuração da densidade óssea na coroa, que se correlaciona com 3071 HU. **C.** Mensuração da densidade óssea no osso cortical, que corresponde a uma densidade óssea de 1071 HU.

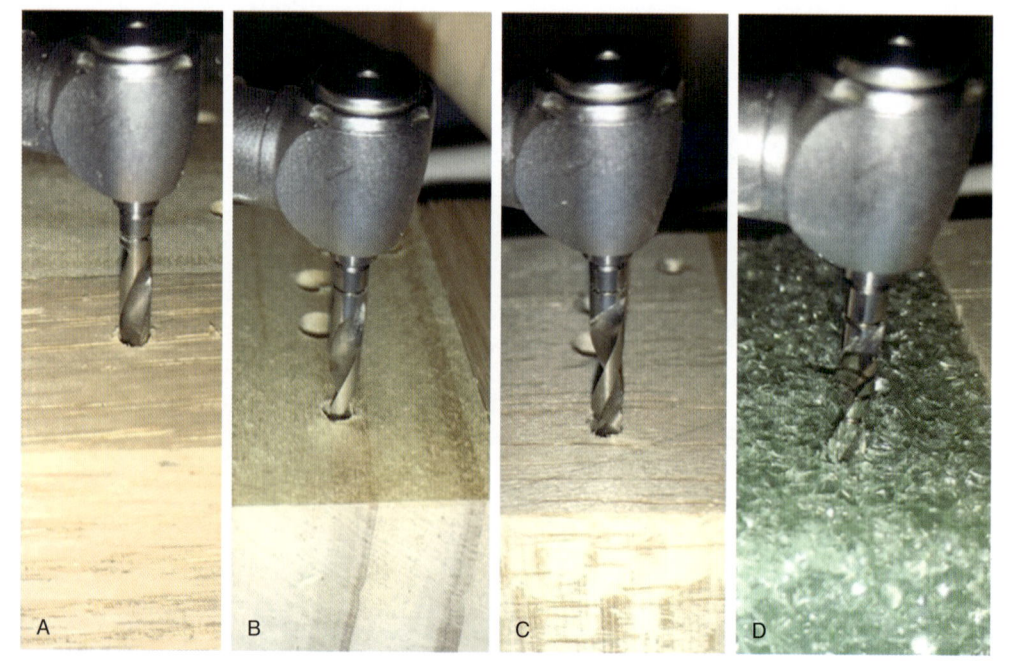

• **Figura 18.20 Sensação tátil. A.** Osso D1 (madeira dura), que é basicamente osso cortical basal. **B.** Osso D2 (madeira macia), o osso ideal para preparação e cicatrização. **C.** Osso D3 (madeira balsa), osso cortical mínimo e trabéculas curtas. **D.** Osso D4 (isopor), que não possui osso cortical com trabéculas mínimas.

Plano de tratamento baseado na justificativa científica da densidade óssea

Resistência e densidade óssea

A densidade óssea está diretamente relacionada à resistência do osso antes da microfratura.[79,80] Misch et al.[78] descreveram as propriedades mecânicas do osso trabecular na mandíbula, empregando a classificação de densidade de Misch. Uma diferença de dez vezes na resistência óssea pode ser observada entre o osso D1 e o D4. O osso D2 exibiu uma resistência à compressão de 47 a 68% maior comparada com a do osso D3 (Figura 18.21). Em outras palavras, em uma escala de 1 a 10, o osso D1 está em 9 a 10 de resistência relativa e o osso D2 está em 7 a 8 nesta escala. O osso D3 é 50% mais frágil do que o osso D2 e está em 3 ou 4 na escala de resistência. O osso D4 está em 1 a 2 e é 10 vezes mais frágil do que o osso D1 (Figura 18.22). Misch e Bidez[81] realizaram análises tridimensionais de elemento finito nos ossos de pacientes da Divisão A, B e C–w. Cada modelo reproduziu as propriedades dos materiais dos ossos cortical e trabecular das quatro densidades descritas. A falha clínica foi prevista matematicamente no osso D4 e em algumas densidades D3 sob cargas oclusais (Figura 18.23). As densidades ósseas que originalmente dependiam da impressão clínica agora estão totalmente correlacionadas a valores objetivos quantitativos obtidos a partir de tomografias computadorizadas e medidas de resistência óssea. Esses valores podem ajudar a prevenir perdas em situações específicas de baixa densidade.

Módulo de elasticidade e densidade

O módulo de elasticidade descreve a quantidade de deformação (alterações no comprimento divididas pelo comprimento original) como resultado de determinada quantidade de tensão. Ele é diretamente relacionado à densidade aparente de osso.[80] O módulo de elasticidade de um material é um valor que se relaciona à rigidez do material. O módulo de elasticidade do osso é mais flexível do que o titânio. Quando tensões mais altas são aplicadas a uma prótese sobre implante, o titânio apresenta menor deformação (alteração no formato) em comparação ao osso. A diferença entre os dois materiais pode criar condições de microdeformações a uma sobrecarga patológica e levar à perda do implante (Figura 18.24A). Quando a tensão aplicada sobre o implante é baixa, a diferença de microdeformação entre titânio e osso é minimizada e permanece na zona da janela adaptada, mantendo o osso lamelar na interface (Figura 18.24B).

Misch et al.[78] observaram que o módulo de elasticidade na mandíbula humana é diferente para cada densidade óssea (Figura 18.25). Como resultado, quando tensão é aplicada a uma prótese de implante no osso D1, a interface titânio-osso D1 exibe uma diferença muito pequena de microdeformação. Em comparação, quando a mesma quantidade de tensão é aplicada a um implante no osso D4, a diferença de microdeformação entre o titânio e o osso D4 é maior e pode estar na zona de sobrecarga patológica (Figura 18.26). Como resultado, o osso D4 é mais provável de causar mobilidade e perda do implante.[81] Vários estudos

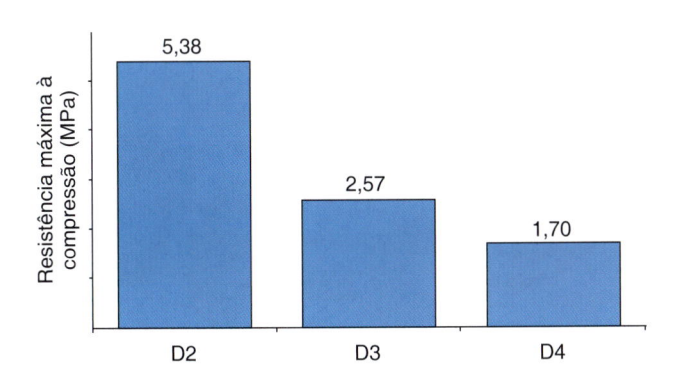

• **Figura 18.21** A resistência máxima à compressão do osso trabecular D2 é maior do que a do osso trabecular D3. O osso trabecular D4 é o mais fraco.

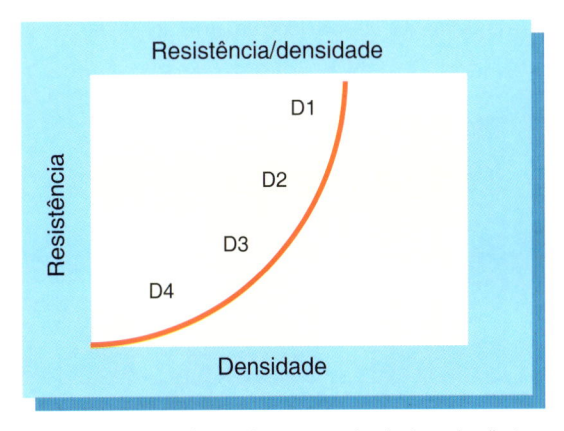

• **Figura 18.22** A resistência do osso está relacionada diretamente à densidade do osso.

Divisão A, D1/D2
Densidade 100%
Resistência máxima à compressão: 22,5 MPa

Nenhuma perda observada

Divisão A, D3
Densidade 50%
Resistência máxima à compressão: 7,5 MPa

Nenhuma perda observada

Divisão A, D4
Densidade 25%
Resistência máxima à compressão: 3,5 MPa

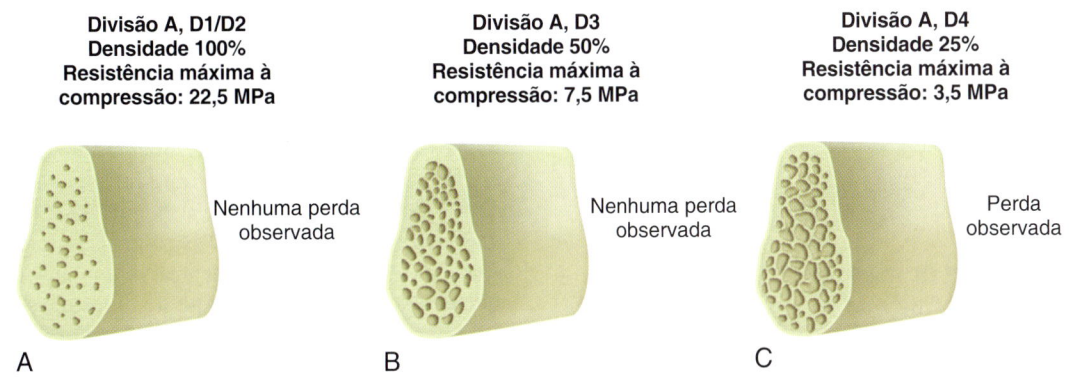

Perda observada

A   B   C

• **Figura 18.23 A.** Um estudo com análise de elemento finito de osso D1 com volume de osso Divisão A, B ou C demonstrou nenhuma perda de implante. **B.** Em um estudo com análise de elemento finito de osso D3 com um terço de resistência, nenhuma perda foi observada no osso da Divisão A. **C.** Em um estudo de análise de elemento finito, o osso D4 foi inadequado, considerando a resistência para o sucesso do implante, mesmo em osso da Divisão A.

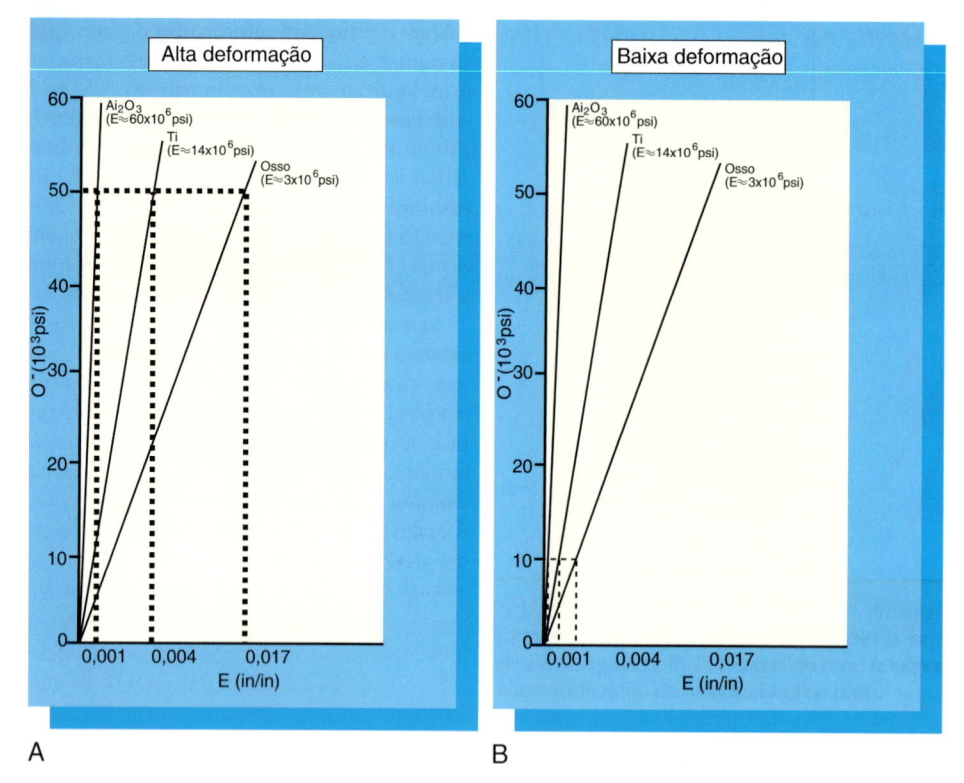

• **Figura 18.24 A.** Quando a microdeformação é alta (50 × 10³ psi neste exemplo), a diferença de alteração no formato entre o titânio e o osso é ampla e pode resultar em uma zona de sobrecarga patológica. Como resultado, são esperadas a formação de tecido fibroso na interface e a mobilidade do implante. **B.** Quando a microdeformação é baixa (10 × 10³ psi neste exemplo), a diferença da alteração no formato entre o titânio e o osso é pequena e pode resultar na zona ideal da janela adaptada. Assim, osso lamelar organizado pode permanecer na interface do implante.

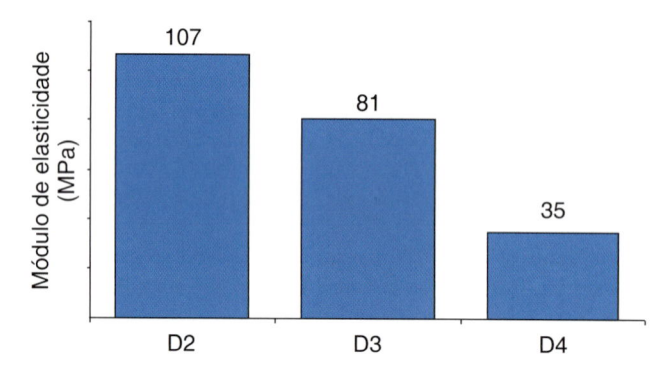

• **Figura 18.25** O módulo de elasticidade do osso trabecular D2 é maior do que o do osso trabecular D3, e o osso trabecular D4 tem o módulo de elasticidade mais baixo.

usando modelos de análise de elemento finito, com vários desenhos de implantes e qualidades ósseas, avaliaram a distribuição da tensão/deformação no osso ao redor dos implantes. Os resultados estão de acordo com o estudo anterior e demonstram a importância da qualidade óssea na fase de planejamento do tratamento e prognóstico a longo prazo.[82-87]

Densidade óssea e porcentagem de contato osso-implante

A densidade óssea inicial não só fornece a imobilização mecânica do implante durante a cicatrização, como também após a cicatrização permite a distribuição e transmissão das tensões a partir das próteses para a interface implante-osso. A distribuição mecânica da tensão ocorre principalmente onde o osso está em contato com o implante. Espaços medulares abertos ou zonas de tecido fibroso desorganizado não permitem a dissipação controlada da força ou condições de microdeformação às células ósseas locais. Uma vez que a tensão é igual à força dividida pela área sobre a qual a força é aplicada, quanto menor a área de contato do osso com o corpo do implante, maior será a tensão geral, considerando que todos os outros fatores sejam iguais. Portanto, o percentual do BIC pode influenciar a quantidade de tensão/deformação na interface.

Misch[2] observou, em 1990, que a densidade óssea influencia a quantidade de osso em contato com a superfície do implante, não apenas no primeiro estágio cirúrgico como também no segundo estágio e na carga protética inicial. A porcentagem de BIC é significativamente maior no osso cortical do que no osso trabecular. O osso muito denso D1 da região anterior da mandíbula reabsorvida por C–h ou a lâmina cortical lingual da Divisão A da região anterior ou posterior da mandíbula fornecem a porcentagem mais alta de osso em contato com o implante endósseo e pode chegar a mais de 85% do BIC (Figura 18.27). O osso D2, após a cicatrização inicial, geralmente apresenta 65 a 75% de BIC (Figura 18.28). O osso D3 tipicamente possui de 40 a 50% de BIC após a cicatrização inicial (Figura 18.29). As trabéculas ósseas esparsas frequentemente encontradas na região posterior da maxila (D4) oferecem menos áreas de contato com o corpo do implante. Nos implantes com superfície usinada, o BIC apresenta menos de 30% BIC de contato e está mais relacionado ao projeto do implante e às condições da superfície (Figura 18.30). Consequentemente, maior área de superfície do implante é necessária para obter quantidade semelhante de BIC em osso mole em comparação com uma qualidade óssea mais densa encontrada ao redor de um implante na região anterior da mandíbula.

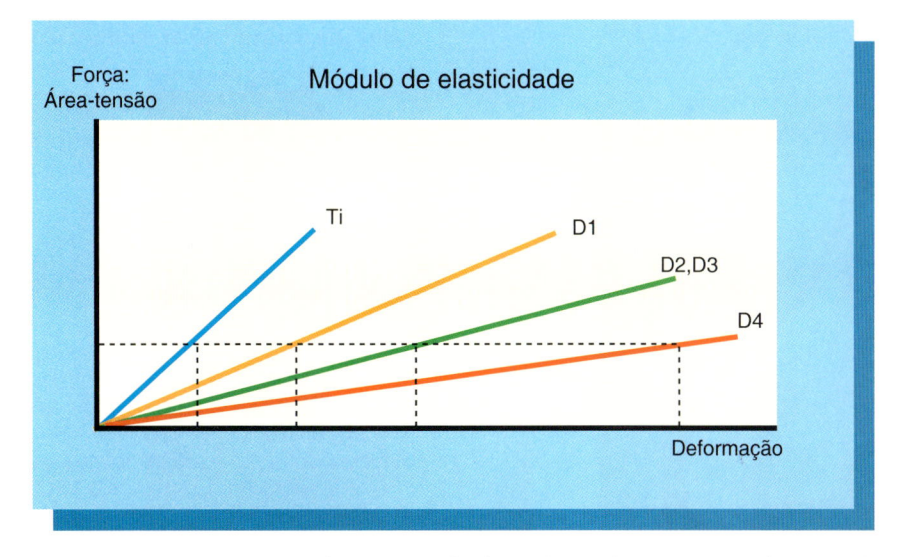

• **Figura 18.26** A diferença de microdeformação entre o titânio e o osso D4 é grande e pode estar na zona de sobrecarga patológica, enquanto, no mesmo nível de tensão, a diferença de microdeformação entre o titânio e o osso D2 pode estar dentro da zona ideal da janela adaptada.

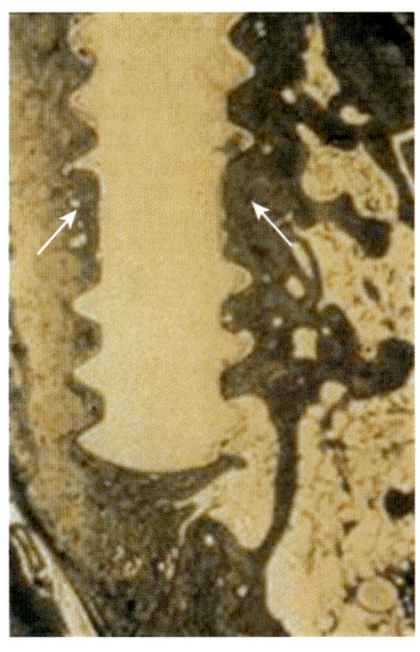

• **Figura 18.27** Osso de densidade D1 possui a maior quantidade de contato osso-implante. Uma vez que a tensão é igual à força dividida pela área, o aumento da área de contato resulta na diminuição da quantidade de tensão.

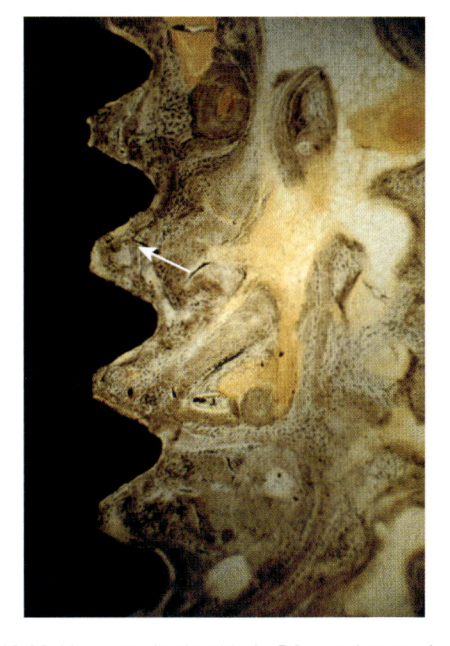

• **Figura 18.28** No osso de densidade D2, geralmente é encontrado osso trabecular grosso próximo ao implante. O contato osso-implante é maior do que no osso D3, mas menor do que no osso D1.

Densidade óssea e transferência de tensão

A perda da crista óssea e a perda precoce do implante após os resultados de carga podem ocorrer em decorrência do excesso de força na interface osso-implante.[49-52,56-59,82-86] Uma variação de perda óssea tem sido observada em implantes com condições similares de carga.[59] Misch[2] observou, em 1990, que parte desse fenômeno pode ser explicada pela avaliação da análise por elemento finito do perfil da tensão no osso para cada densidade óssea. Como resultado da correlação da densidade óssea, módulo de elasticidade do osso e porcentagem de BIC, quando uma carga é aplicada sobre um implante, os perfis da tensão no osso são diferentes para cada densidade óssea. No osso D1, as maiores tensões estão concentradas ao redor do implante, e, próximo à crista, a tensão é de menor magnitude. O osso D2, com a mesma carga, apresenta uma deformação ligeiramente maior da crista, e a intensidade da deformação se estende mais rápido no sentido apical ao redor do corpo do implante (Figura 18.31). O osso D4 exibe as maiores deformações da crista, e a magnitude da tensão no implante se processa mais rápido no sentido apical ao redor do corpo do implante (Figura 18.32). Como resultado, a magnitude da carga protética pode permanecer semelhante e resultar em uma das três seguintes situações clínicas, com base na densidade óssea: (1) carga fisiológica sobre o osso na janela adaptada e nenhuma perda óssea marginal, (2) osso com sobrecarga moderada à sobrecarga patológica e perda de crista óssea ou (3) sobrecarga patológica generalizada e falha do implante. Portanto, para obter um resultado clínico semelhante em cada prótese sobre implante, as variáveis de cada paciente também devem ser eliminadas ou consideradas no plano de tratamento. Devido à imensidão de variáveis em relação à densidade óssea não poder ser eliminada,

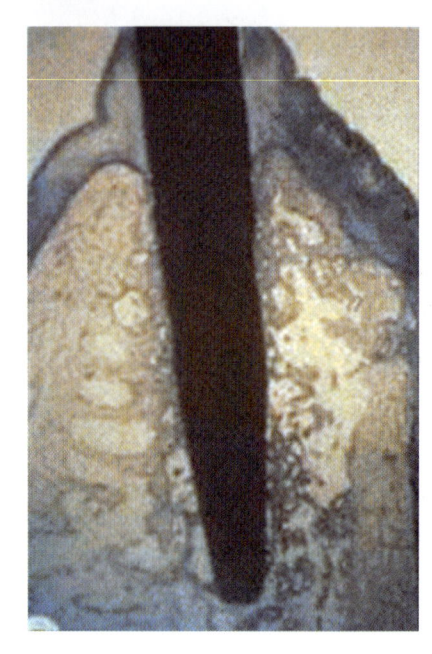

● **Figura 18.29** O osso trabecular D3 fino inicialmente cicatriza próximo ao implante com 40 a 50% de contato osso-implante.

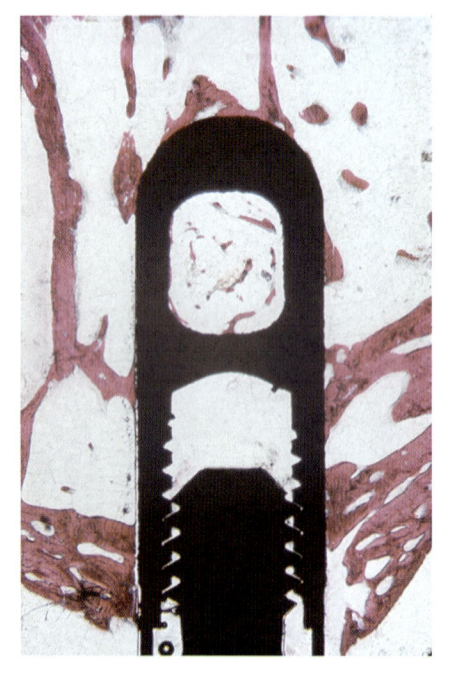

● **Figura 18.30** O osso D4 tem o menor contato osso-implante. Como resultado, a tensão é maior na interface osso-implante D4. O osso trabecular é fino, a resistência é baixa e a diferença no módulo de elasticidade da microdeformação é maior. A diferença de microdeformação para cada densidade óssea não é a mesma. O osso D4 é o que apresenta maior risco, ao passo que o osso D1 apresenta o menor risco.

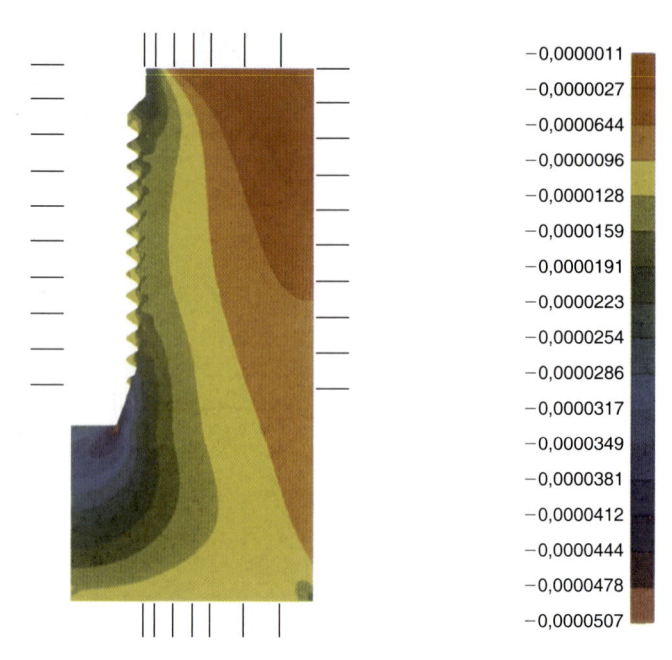

● **Figura 18.31** Transferência de tensão ao redor da interface do implante é diferente para cada densidade óssea. Nessa análise de elemento finito bidimensional, o osso D2 possui intensidade de tensão intermediária ao redor do implante (verde). Muito pouco da tensão de alta intensidade (vermelho) atinge a interface do implante.

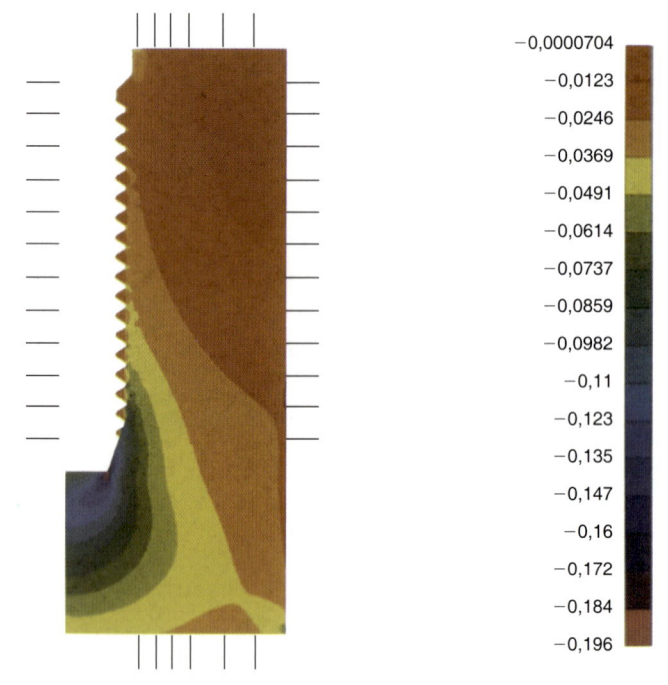

● **Figura 18.32** Uma análise de elemento finito bidimensional demonstra que o osso D4 possui uma intensidade de tensão maior ao redor do implante, e essa tensão aumentada se estende à zona ao redor das roscas apicais (*vermelho*).

o plano de tratamento (incluindo o número, tamanho e *design* do implante) deverá ser modificado.

Plano de tratamento

Na implantodontia atual, está se tornando mais comum o levantamento radiográfico inicial com um escaneamento de TCFC. Portanto, o implantodontista pode usar a localização e o levantamento radiográfico como indicadores na avaliação qualitativa da densidade óssea do paciente. Após a avaliação inicial da densidade óssea ser determinada, fatores adicionais determinantes, como a posição e o número de implantes, o tamanho e o *design* do implante e o osso disponível são avaliados.

Existem quatro princípios-chave que ajudam a formar a base para modificação do plano de tratamento em função da qualidade óssea: (1) cada densidade óssea tem uma resistência diferente, (2) a densidade óssea afeta o módulo de elasticidade, (3) diferenças nas densidades ósseas resultam em diferentes quantidades de porcentagem de BIC e (4) diferenças nas densidades ósseas resultam em uma distribuição diferente de tensão/deformação na interface osso-implante quando os implantes recebem uma carga. Portanto, a densidade óssea é um modificador do plano de tratamento de várias maneiras – fatores protéticos, tamanho e desenho do implante, condição da superfície do implante, número de implantes e a necessidade ou método de carga progressiva.

À medida que a densidade óssea diminui, a resistência do osso também diminui. Para diminuir a incidência de microfratura óssea, a deformação do osso deve ser reduzida. A deformação está diretamente relacionada à tensão. Consequentemente, a tensão no sistema de implante deveria também ser reduzida à medida que a densidade óssea diminui (Boxe 18.2). Um modo de se reduzir as cargas biomecânicas sobre os implantes é por meio do *design* da prótese para diminuir a força. A técnica ideal é a união de vários implantes. Técnicas adicionais incluem o comprimento do cantiléver encurtado ou eliminado, mesas oclusais mais estreitas e cargas de deslocamento minimizadas, tudo isso reduz a quantidade de carga.[45] Próteses PR-4, em vez de próteses fixas, permitem que o paciente remova a prótese noturna e reduza as forças parafuncionais noturnas. Próteses PR-5 permitem que o tecido mole compartilhe a força oclusal e reduza a tensão sobre os implantes. O uso de proteções oclusais ajuda a dissipar as forças parafuncionais em um sistema de implante. À medida que a densidade óssea diminui, esses fatores protéticos tornam-se mais importantes.

A carga sobre o implante também pode ser influenciada pela direção da força no corpo do implante.[81] Uma carga direcionada ao eixo longo do corpo do implante diminui a quantidade de tensão na região da crista óssea em comparação com uma carga angulada. Conforme a densidade óssea diminui, cargas axiais no corpo do implante tornam-se, portanto, mais críticas. Os enxertos ósseos ou distração osteogênica para aumentar a largura do osso e melhorar a posição do implante com relação à carga pretendida são considerados para tipos ósseos macios.

A tensão também pode ser reduzida com o aumento da área funcional sobre a qual a força é aplicada. O aumento do número de implantes é uma excelente maneira de reduzir as tensões aumentando a área de carga funcional. A instalação de três implantes, em vez de dois, pode diminuir pela metade o torque aplicado sobre os implantes e reduzir as forças de reação do osso para dois terços, dependendo da posição e do tamanho do implante.[45] Idealmente, uma prótese sobre implante em paciente com forças normais sobre o osso deveria ter pelo menos um implante por dente. Na região de molares, dois implantes para cada molar ausente pode ser apropriado. Em pacientes com força normal no osso D2, um pôntico pode substituir um dente entre dois implantes. No osso D3, um implante por dente geralmente é o mais apropriado.

> **Boxe 18.2** Modificação do plano de tratamento para densidade óssea diminuída.
>
> ↓ Densidade óssea = ↑ Área de superfície do implante
> (Tensão = força/área)
> a. Diminuição da força
>   - Posição ideal do implante
>   - Diminuição da força de parafunção
>   - Oclusão antagonista favorável
> b. Aumento da área de superfície
>   - aumento no número de implantes
>   - aumento no tamanho do implante (diâmetro)
>   - superfície e *design* ideais do implante

A área de superfície da macrogeometria do implante pode ser aumentada para diminuir a tensão da interface osso-implante.[60,88] A largura do implante pode diminuir a tensão aumentando a área de superfície.[60,89] Isso também pode reduzir o comprimento requerido. Para cada 0,5 mm de aumento na largura, há um aumento da área de superfície entre 10 e 15% para um implante cilíndrico, e uma diferença ainda maior é encontrada em implantes rosqueáveis. Devido às maiores tensões estarem concentradas na região marginal do implante, a largura é mais significativa do que o comprimento no projeto de um implante, uma vez que o comprimento adequado tenha sido estabelecido. O osso D4 deve frequentemente exigir implantes mais largos em comparação com o osso D1 ou D2. Isso pode exigir enxertos em bloco ou distração osteogênica para aumentar a largura do osso quando outros fatores de tensão são elevados. Esse requisito de comprimento de implante pode requerer enxertos de seio, na região posterior da maxila. No entanto, como a região marginal é o local onde a sobrecarga patológica do osso mais frequentemente ocorre após a carga protética, uma vez que a cicatrização inicial está completa, o comprimento do implante não é tão eficaz para diminuir a perda da crista óssea (e a qualidade da saúde do implante) como outros fatores (p. ex., *design* e largura do implante).

O *design* afeta a magnitude das tensões e seus impactos na interface osso-implante[10,82,90,91] e pode alterar drasticamente a quantidade e o perfil das deformações ósseas concentradas na interface. Diferentes critérios de *design* de implante respondem a diferentes densidades ósseas. As densidades ósseas exibem uma diferença de dez vezes na resistência, e o módulo de elasticidade é significativamente diferente entre D1 e D4.

Os revestimentos ou a condição da superfície de um corpo de implante podem aumentar a porcentagem de BIC e, portanto, a área de superfície funcional. Uma superfície mais rugosa é fortemente sugerida para osso macio e resultou em melhora dos índices de sobrevida a curto prazo, em comparação com implante de titânio usinado.[11] Após 1 a 2 anos, a carga mecânica sobre o *design* geral do implante é mais crítica para a quantidade e tipo de contato ósseo em comparação com a condição da superfície do implante. As condições de superfície rugosa também podem ter algumas desvantagens. Algumas das preocupações com as superfícies rugosas são retenção de biofilme (placa bacteriana) quando exposta acima do osso, contaminação e custo elevado. O benefício e o risco das condições de superfície sugerem que as superfícies mais rugosas são usadas com mais frequência apenas em tipos ósseos mais macios.

A carga óssea progressiva proporciona um aumento gradual nas cargas oclusais, que são separadas por um intervalo de tempo para permitir a maturação e acomodação do osso. Com o passar do tempo, a carga progressiva altera a quantidade e a densidade do contato osso-implante. O aumento da densidade óssea na interface do implante melhora o mecanismo geral do sistema de suporte. Quanto mais macio for o osso, mais importante será a necessidade de carga progressiva.[1,2]

Resumo

Um fator determinante para o sucesso clínico é o diagnóstico da densidade óssea em um local potencial para instalação do implante. A resistência do osso está diretamente relacionada à densidade óssea. O módulo de elasticidade está relacionado à densidade óssea. A porcentagem de BIC está relacionada à densidade óssea, e a distribuição axial das tensões ao redor do implante é afetada pela densidade óssea. Como consequência, estudos clínicos anteriores que não alteraram o protocolo de tratamento relacionado com a densidade óssea apresentaram taxas de sobrevida variáveis. Por outro lado, alterar o plano de tratamento para compensar os tipos ósseos macios tem resultado em índices de sobrevida semelhantes em todas as densidades ósseas. Uma vez que a opção protética, a posição principal do implante e os fatores de força do paciente tenham sido determinados, a densidade óssea nos locais de instalação dos implantes deve ser avaliada para modificar o plano de tratamento, reduzindo a força sobre a prótese ou aumentando a área de carga por meio do aumento do número de implantes, posição, tamanho e desenho do implante ou condição da superfície do corpo do implante.

Referências bibliográficas

1. Misch CE. Bone character: second vital implant criterion. *Dent Today*. 1988;7:39–40.
2. Misch CE. Density of bone: effect on treatment plans, surgical approach, healing, and progressive loading. *Int J Oral Implant*. 1990;6:23–31.
3. Friberg B, Jemt T, Lekholm U. Early failures in 4,641 consecutively placed Brånemark dental implants: a study from stage I surgery to the connection of completed prostheses. *Int J Oral Maxillofac Implants*. 1991;6:142–146.
4. van Steenberghe D, Lekholm U, Bolender C, et al. Applicability of osseointegrated oral implants in the rehabilitation of partial edentulism: a prospective multicenter study on 558 fixtures. *Int J Oral Maxillofac Implants*. 1990;5:272–281.
5. Hutton JE, Heath MR, Chai JY, et al. Factors related to success and failure rates at 3 year follow up in a multicenter study of overdentures supported by Brånemark implants. *Int J Oral Maxillofac Implants*. 1995;10:33–42.
6. Esposito M, Hirsch JM, Lekholm U, et al. Biological factors contributing to failures of osseointegrated oral implants. (II) Etiopathogenesis. *Eur J Oral Sci*. 1998;106:721–764.
7. Morris HF, Ochi S, Crum P, et al. AICRG, Part I: a 6-year multicentered, multidisciplinary clinical study of a new and innovative implant design. *J Oral Implantol*. 1804;30:125–133.
8. Adell R, Lekholm U, Rockler B, et al. A 15-year study of osseointegrated implants in the treatment of the edentulous jaw. *Int J Oral Surg*. 1981;6:387–416.
9. Schnitman PA, Rubenstein JE, Whorle PS, et al. Implants for partial edentulism. *J Dent Educ*. 1988;52:725–736.
10. Minsk L, Polson A, Weisgold A, et al. Outcome failures of endosseous implants from a clinical training center. *Compend Contin Educ Dent*. 1996;17:848–859.
11. Fugazzotto PA, Wheeler SL, Lindsay JA. Success and failure rates of cylinder implants in type IV bone. *J Periodontol*. 1993;64:1085–1087.
12. Snauwaert K, Duyck D, van Steenberghe D, et al. Time dependent failure rate and marginal bone loss of implant supported prostheses: a 15-year follow-up study. *Clin Oral Investig*. 1800;4:13–18.
13. Herrmann I, Lekholm U, Holm S, et al. Evaluation of patient and implant characteristics as potential prognostic factors for oral implant failures. *Int J Oral Maxillofac Implants*. 1805;18:218–230.
14. Brånemark PI, Hansson BO, Adell R, et al. *Osseointegrated Implants in the Treatment of the Edentulous Jaw—Experience from a 10-Year Period*. Stockholm: Almquist and Wiksell International; 1977.
15. Jaffin RA, Berman CL. The excessive loss of Brånemark fixtures in the Type IV bone: a 5-year analysis. *J Periodontol*. 1991;62:2–4.
16. Engquist B, Bergendal T, Kallus T, et al. A retrospective multicenter evaluation of osseointegrated implants supporting overdentures. *Int J Oral Maxillofac Implants*. 1988;3:129–134.
17. Johns Jr B, Jemt T, Heath MR, et al. A multicenter study of overdentures supported by Brånemark implants. *Int J Oral Maxillofac Implants*. 1992;7:513–522.
18. Smedberg JI, Lothigius E, Bodin L, et al. A clinical and radiological two-year follow-up study of maxillary overdentures on osseointegrated implants. *Oral Clin Implants Res*. 1993;4:39–46.
19. Higuchi KW, Folmer T, Kultje C. Implant survival rates in partially edentulous patients: a 3-year prospective multicenter study. *J Oral Maxillofac Surg*. 1995;53:264–268.
20. Weng D, Jacobson Z, Tarnow D, et al. A prospective multicenter clinical trial of 3i machined surface implants: results after 6 years of follow up. *Int J Oral Maxillofac Implants*. 1803;18:417–423.
21. Jemt T, Chai J, Harnett J. A 5-year prospective multicenter follow-up report on overdentures supported by osseointegrated implants. *Int J Oral Maxillofac Implants*. 1996;11:291–298.
22. Misch CE, Hoar JE, Hazen R, et al. Bone quality based implant system: a prospective study of the first two years of prosthetic loading. *J Oral Implantol*. 1999;25:185–197.
23. Kline R, Hoar JE, Beck GH. A prospective multicenter clinical investigation of a bone quality based dental implant system. *Implant Dent*. 2002;11:224–234.
24. Misch CE, Poitras Y, Dietsh-Misch F. Endosteal implants in the edentulous posterior maxilla—rationale and clinical results. *Oral Health*. 2000;90:7–16.
25. Misch CE, Steigenga J, Cianciola LJ, et al. Short dental implants in posterior partial edentulism: a multicenter retrospective 5-year case series study. *J Periodontol*. 1800;77:1340–1347.
26. Roberts EW, Turley PK, Brezniak N, et al. Bone physiology and metabolism. *J Calif Dent Assoc*. 1987;15:54–61.
27. Klemetti E, Vaino P, Lassila V, et al. Trabecular bone mineral density and alveolar height in postmenopausal women. *Scand J Dent Res*. 1993;101:166–170.
28. Mercier P, Inoue S. Bone density and serum minerals in cases of residual alveolar ridge atrophy. *J Prosthet Dent*. 1981;46:250–255.
29. Atwood DA, Coy WA. Clinical cephalometric and densitometric study of reduction of residual ridges. *J Prosthet Dent*. 1971;26:280–295.
30. Lavelle CLB. Biomechanical considerations of prosthodontic therapy: the urgency of research into alveolar bone responses. *Int J Oral Maxillofac Implants*. 1993;8:179–184.
31. Meier GH. Die architektur der spongiosa. *Arch Anat Physiol Wess Med*. 1993;34:615–628.
32. Kulmann C. *Die graphische Statik 1*. Aufl, Zurich: Meyer and Zeller; 1888.
33. Wolff J. *Das Gesetz der Transformation der Knochen*. Berlin: A Hirshwald; 1892.
34. Murry PDF. *Bones: A Study of Development and Structure of the Vertebral Skeleton*. Cambridge: Cambridge University Press; 1936.
35. MacMillan HA. Structural characteristics of the alveolar process. *Int J Ortho*. 1926;12:722–730.
36. Parfitt AM. Investigation of the normal variations in the alveolar bone trabeculation. *Oral Surg Oral Med Oral Pathol*. 1962;15:1453–1463.
37. Harris EF, Baker WC. Loss of root length and crestal bone height before and during treatment in adult and adolescent orthodontic patients. *Ann J Orthod Dentofac Orthop*. 1990;98:463–469.
38. Neufeld JO. Changes in the trabecular pattern of the mandible following the loss of teeth. *J Prosthet Dent*. 1958:685–697.
39. Orban B. *Oral Histology and Embryology*. 3rd ed. St Louis: Mosby; 1953.
40. Enlow DH. *Principles of Bone Remodeling: an Account of Post-Natal Growth and Remodeling Processes in Long Bones and the Mandible*. Springfield, Ill: Thomas; 1963.
41. Roberts WE, Smith RK, Zilberman Y, et al. Osseous adaptation to continuous loading of rigid endosseous implants. *Am J Orthod*. 1984;86:96–111.
42. Garretto LP, Chen J, Parr JA, et al. Remodeling dynamics of bone supporting rigidly fixed titanium implants. A histomorphometric comparison in four species including human. *Implant Dent*. 1995;4:235–243.
43. Rhinelander FW. The normal circulation of bone and its response to surgical intervention. *J Biomed Mater Res*. 1974;8:87–90.
44. Currey JD. Effects of differences in mineralization on the mechanical properties of bone. *Philos Trans R Soc Lond B Biol Sci*. 1984;1121:509–518.
45. Bidez MW, Misch CE. Force transfer in implant dentistry: basic concepts and principles. *J Oral Implantol*. 1992;18:264–274.

46. Frost HM. Mechanical adaptation. Frost's mechanostat theory. In: Martin RB, Burr DB, eds. *Structure, Function, and Adaptation of Compact Bone*. New York: Raven Press; 1989.
47. Kazarian LE, Von Gierke HE. Bone loss as a result of immobilization and chelation: preliminary results in Macaca mulatta. *Chin Orthop Relat Res*. 1969;65:67–75.
48. Minaire MC, Neunier P, Edouard C, et al. Quantitative histological data on disuse osteoporosis: comparison with biological data. *Calcif Tissue Res*. 1974;17:57–73.
49. Uhthoff HK, Jaworski ZF. Bone loss in response to long-term immobilisation. *J Bone Joint Surg Br*. 1978;60-B:418–429.
50. Simmons DJ, Russell JE, Winter F. Space flight and the non-weight bearing bones of the rat skeleton. *Trans Orthop Res Sco*. 1981;4:65.
51. Ingebretsen M. Out of this world workouts. *World Traveler Feb*. 1997:10–14.
52. Oganov VS. Modern analysis of bone loss mechanisms in microgravity. *J Gravit Physiol*. 1804;11:143–146.
53. Mori S, Burr DB. Increased intracortical remodeling following fatigue damage. *Bone*. 1993;14:103–109.
54. Linkow LI, Chercheve R. *Theories and Techniques of Oral Implantology*. Vol. 1. St Louis: Mosby; 1970.
55. Lekholm U, Zarb GA. Patient selection and preparation. In: Brånemark PI, Zarb GA, Albrektsson T, eds. *Tissue Integrated Prostheses: Osseointegration in Clinical Dentistry*. Chicago: Quintessence; 1985.
56. Misch CE. Early crestal bone loss etiology and its effect on treatment planning for implants. *Postgraduate Dentistry*. 1995;2:3–17.
57. Oh T, Yoon J, Misch CE, et al. The cause of early implant bone loss: myth or science? *J Periodontol*. 2002;73:322–333.
58. Misch CE, Suzuki JB, Misch-Dietsh FD, et al. A positive correlation between occlusal trauma and peri-implant bone loss—literature support. *Implant Dent*. 2005;14:108–116.
59. Manz MC. Radiographic assessment of peri-implant vertical bone loss: DICRG interim report no. 9. *J Oral Maxillofac Surg*. 1997;55:62–71.
60. Misch CE, Bidez MW, Sharawy M. A bioengineered implant for a predetermined bone cellular response to loading forces: a literature review and case report. *J Periodontol*. 2001;72:1276–1286.
61. Misch C. Progressive bone loading. *Dent Today*. 1995;12:80–83.
62. Trisi P, Rao W. Bone classification: clinical-histomorphometric comparison. *Clin Oral Implants Res*. 1990;10:1–7.
63. Orenstein IH, Synan WJ, Truhlar RS, et al. Bone quality in patients receiving endosseous dental implants: DICRG interim report no. 1. *Implant Dent*. 1994;3:90–94.
64. Quirynen M, Naert I, van Steenberghe D, et al. A study of 589 consecutive implants supporting complete fixed prostheses. Part I: periodontal aspects. *J Prosthet Dent*. 1992;8:655–663.
65. Rothman SLG. Interactive implant surgical planning with Sim/Plan. In: Rothman SLG, ed. *Dental Applications of Computerized Tomography: Surgical Planning for Implant Placement*. Chicago: Quintessence; 1998.
66. Genant HK. Quantitative computed tomography: update. *Calcif Tissue Int*. 1987;41:179–186.
67. Cann CE. Quantitative CT for determination of bone mineral density: a review. *Radiology*. 1988;166:509–522.
68. Rothman SLG. Computerized tomography of the mandible. In: Rothman SLG, ed. *Dental Applications of Computerized Tomography: Surgical Planning for Implant Placement*. Chicago: Quintessence; 1998.
69. Kircos LT, Misch CE. Diagnostic imaging and techniques. In: Misch CE, ed. *Contemporary Implant Dentistry*. 2nd ed. St Louis: Mosby; 1999.
70. Todisco M, Trisi P. Bone mineral density and bone histomorphometry are statistically related. *Int J Oral Maxillofac Implants*. 2005;20:898–904.
71. Angelopoulos C, Aghaloo T. Imaging technology in implant diagnosis. *Dent Clin North Am*. 2011;55:141–158.
72. Norton MR, Gamble C. Bone classification: an objective scale of bone density using the computerized tomography scan. *Clin Oral Implants Res*. 2001;12:79–84.
73. Turkyilmaz I, Tözüm TF, Tumer C, Bone density assessments of oral implant sites using computerized tomography. *J Oral Rehabil*. 2007; 34(4):267–272.
74. Shahlaie M, Gantes B, Schulz E, et al. Bone density assessments of dental implant sites: 1. Quantitative computed tomography. *Int J Oral Maxillofac Implants*. 2003;18:224–231.
75. Homolka P, Beer A, Birkfellner W, et al. Bone mineral density measurement with dental quantitative CT prior to dental implant placement in cadaver mandibles: pilot study. *Radiology*. 2002;224:247–252.
76. Aranyarachkul P, Caruso J, Gantes B, et al. Bone density assessments of dental implant sites: 2. Quantitative cone-beam computerized tomography. *Int J Oral Maxillofac Implants*. 2005;20:416–424.
77. Ikumi N, Tsutsumi S. Assessment of correlation between computerized tomography values of the bone and cutting torque values at implant placement: a clinical study. *Int J Oral Maxillofac Implants*. 2005;20:253–260.
78. Misch CE, Qu Z, Bidez MW. Mechanical properties of trabecular bone in the human mandible implications of dental implant treatment planning and surgical placement. *J Oral Maxillofac Surg*. 1999;57:700–706.
79. Carter DR, Hayes WC. Bone compressive strength: the influence of density and strain rate. *Science*. 1976;194:1174–1176.
80. Rice JC, Cowin SC, Bowman JA. On the dependence of the elasticity and strength of cancellous bone on apparent density. *J Biomech*. 1988;21:155–168.
81. Misch CE, Bidez MW. Implant protected occlusion. *Pract Periodontics Aesthet Dent*. 1995;7:25–29.
82. Kitagawa T, Tanimoto Y, Nemoto K, et al. Influence of cortical bone quality on stress distribution in bone around dental implants. *Dent Mater J*. 1805;24:219–224.
83. Sevimay M, Turhan F, Kilicarsian MA, et al. Three-dimensional finite element analysis of the effect of different bone quality on stress distribution in an implant-supported crown. *J Prosthet Dent*. 1805;93:227–234.
84. Tada S, Stegaroiu R, Kitamura E, et al. Influence of implant design and bone quality on stress/strain distribution in bone around implants: a 3-dimensional finite element analysis. *Int J Oral Maxillofac Implants*. 1803;18:357–368.
85. Crupi B, Guglielmino E, LaRosa G, et al. Numerical analysis of bone adaptation around an oral implant due to overload stress. *Proc Inst Mech Eng [H]*. 2004;218(6):407–415.
86. Ichikawa T, Kanitani H, Wigianto R, et al. Influence of bone quality in the stress distribution—an in vitro experiment. *Clin Oral Implants Res*. 1997;8:18–22.
87. Bassi F, Procchio M, Fava C, et al. Bone density in human dentate and edentulous mandibles using computed tomography. *Clin Oral Implants Res*. 1999;10:356–361.
88. Steigenga JT, Alshammari KF, Nociti FH, et al. Dental implant design and its relationship to long term implant success. *Implant Dent*. 1803;12:306–317.
89. Petrie CS, Williams JL. Comparative evaluation of implant designs: influence of diameter, length and taper on strains in the alveolar crest: a three-dimensional finite element analysis. *Clin Oral Implants Res*. 1805;16:486–494.
90. Rieger MR, Adams WK, Kinzel GL, et al. Finite element analysis of bone-adapted and bone-bonded endosseous implants. *J Prosthet Dent*. 1989;62:436–440.
91. Schenk RK, Buser D. Osseointegration: a reality. *Periodontology*. 1998;1800(17):22–35.

19
Planos de Tratamento Considerando Posição e Número de Implantes

CARL E. MISCH* E RANDOLPH R. RESNIK

No passado, o plano de tratamento em implantodontia era direcionado principalmente pelo volume ósseo existente nas regiões edêntulas (ou seja, plano de tratamento direcionado pelo osso). Como resultado, os implantes eram instalados em áreas onde o osso estava presente, mas não necessariamente na melhor posição para a reabilitação protética. Por causa do posicionamento não ideal, próteses atípicas resultaram em problemas biomecânicos significativos. Uma segunda fase histórica do plano do tratamento tem sido com base na estética e na biomecânica ideal. Nesse esquema, as posições dos implantes são principalmente ditadas e controladas pelos dentes (próteses) que estão sendo substituídos. Se o osso disponível for insuficiente ou em uma posição não ideal, o aumento ósseo é realizado para aumentar o volume ósseo e posicionar os implantes de forma mais ideal.

É geralmente aceito que, quando os implantes são inseridos em um volume ósseo abundante e com tempo suficiente para integração antes do estabelecimento de carga, a taxa de sucesso cirúrgico é maior que 98%. Na maioria dos estudos, essa taxa de sucesso não está relacionada com posição, número, tamanho ou *design* do implante e, mais importante, com o sucesso da prótese.[1] Pesquisas têm mostrado que, quando o implante recebe carga oclusal com a prótese por um período, a taxa de falha pode ser maior que três a seis vezes a taxa de falha cirúrgica. Por exemplo, uma meta-análise revelou taxas de falha de 15% (com vários relatos de falha de > 30%) quando a prótese sobre implante recebe carga oclusal em um osso mais macio.[1] Essa falha ocorre mais frequentemente durante os primeiros 18 meses de carga e é denominada *falha de carga precoce*. A principal causa dessa complicação em implantodontia está relacionada a fatores biomecânicos, com estresse biomecânico excessivo aplicado ao sistema de suporte do implante ou osso muito fraco para suportar a carga.[2]

É imperativo, portanto, que o implantodontista reduza o estresse biomecânico da prótese sobre o implante. Isso pode ser feito por vários métodos (p. ex., eliminação de cantiléveres, posicionamento ideal do implante, número de implante adequado e implantes de imobilização sempre que possível).[1] As complicações mecânicas dos componentes do implante ou da prótese superam em muito o número de falhas cirúrgicas, que podem incluir afrouxamento do parafuso do pilar, próteses não cimentadas e falha do material reabilitador. Essas complicações potenciais podem ser exacerbadas por hábitos parafuncionais, dentes antagonistas desfavoráveis e esquemas oclusais inadequados. Como as complicações mecânicas estão relacionadas a fatores biomecânicos, Misch[2] desenvolveu uma sequência de plano de tratamento para diminuir o risco de sobrecarga biomecânica, consistindo no seguinte:

1. Desenvolvimento do desenho da prótese.
2. Avaliação dos fatores de força do paciente.
3. Determinação da densidade óssea nas regiões edêntulas.
4. Determinação da principal posição e número de implantes.
5. Determinação do tamanho do implante.
6. Determinação do osso disponível nas regiões edêntulas.

Este capítulo discutirá as principais posições do implante e os princípios de plano de tratamento relacionados a uma prótese sobre implante para reduzir o estresse biomecânico do sistema.

Regras principais das posições do implante para uma prótese fixa sobre implante

A posição dos implantes dentro do arco é crucial para o sucesso a longo prazo. Algumas posições de implante são mais críticas do que outras no que diz respeito à redução da força. Para uma prótese fixa, quatro diretrizes gerais foram postuladas com o propósito de auxiliar o clínico no plano do tratamento (Boxe 19.1):

1. Os cantiléveres da prótese devem ser reduzidos e, de preferência, eliminados (principalmente na maxila); portanto, os pilares terminais na prótese são posições-chave.
2. Não devem ser projetados mais de três pônticos adjacentes na prótese.
3. As regiões de canino e primeiro molar são posições-chave, especialmente quando os dentes adjacentes estão ausentes.
4. O arco é dividido em cinco segmentos. Quando mais de um segmento de um arco for substituído, uma posição-chave de implante é de pelo menos um implante em cada segmento.

Boxe 19.1 Diretrizes para posições determinantes dos implantes.

- Ausência de cantiléveres
- Máximo de três pônticos adjacentes
- Canino
- Regra do molar
- Dinâmica do arco

*In memoriam.

Regra 1: minimize os cantiléveres

A primeira regra para as posições-chave ideais dos implantes dita que o uso de cantiléveres deve ser reduzido e minimizado no projeto da prótese (Figura 19.1). Cantiléveres aumentam a força sobre os implantes, pilares protéticos, cimento ou parafusos protéticos e a interface implante-osso. Ampliadores de força são variáveis que aumentam ou potencializam a força do sistema. É bem aceito que cantiléveres em próteses parciais fixas suportadas por dentes naturais têm uma taxa de complicações mais alta que a de próteses com pilares terminais, incluindo reabilitações não cimentadas. Isso é especialmente observado com a parafunção ou em espaços reduzidos de altura da coroa.[3] As posições-chave ideais do implante incluem, portanto, as posições do pilar terminal quando dentes adjacentes estão ausentes.

O comprimento do cantiléver é diretamente relacionado com a quantidade de força adicional aplicada sobre o pilar protético. Por exemplo, quando uma força de 11,35 kg é aplicada ao eixo longo de um implante, o sistema de implante (ou seja, coroa, cimento, pilar protético, parafuso do pilar protético, corpo do implante, osso marginal do implante e interface implante-osso) recebe uma carga de 11,35 kg. Quando uma força da mesma magnitude (11,35 kg) é aplicada em um cantiléver de 10 mm, o momento da força no pilar é aumentado para uma força milimétrica de 113,5 kg. Como resultado, qualquer parte do sistema de implante tem risco aumentado de falha biomecânica (p. ex., fratura da cerâmica, perda da cimentação da prótese, afrouxamento do parafuso do pilar protético, perda óssea marginal, falha do implante, de um componente do implante ou fratura do corpo) (Figura 19.2).

Uma prótese com cantiléver sobre vários implantes pode ser comparada com uma alavanca Classe I. A extensão da prótese desde o último pilar é o *braço de potência* da alavanca. O último pilar próximo ao cantiléver atua como um fulcro quando uma carga é aplicada à alavanca. A distância entre o último pilar e o pilar mais distante da extremidade do cantiléver representa o *braço de resistência* e pode ser chamada de *distância anteroposterior* ou *distribuição A-P* dos implantes. O comprimento (geralmente em milímetros) do cantiléver (braço de potência) dividido pelo braço de resistência representa a *vantagem mecânica*. Por conseguinte, quando dois implantes estão separados por 10 mm um do outro, com um cantiléver ou extensão de 20 mm, a vantagem mecânica é dois (20 mm/10 mm). Neste exemplo, uma força de 11,35 kg sobre o cantiléver resulta em uma força de 22,7 kg no pilar mais distante do cantiléver (11,35 kg × 2 = 22,7 kg). O pilar mais próximo do cantiléver (fulcro) recebe uma força igual à soma das outras duas forças, ou neste exemplo: 34 kg (11,35 kg + 22,7 kg). Portanto, os cantiléveres aumentam as forças em todos os pilares que suportam a prótese.

Portanto, o plano de tratamento ideal deve minimizar o uso de cantiléveres. No entanto, em algumas condições clínicas, um cantiléver é a opção de tratamento mais prudente. Por exemplo, em uma mandíbula edêntula, o osso disponível na região posterior pode ser insuficiente para a instalação de um implante em forma de raiz, sem procedimentos cirúrgicos avançados (p. ex., reposicionamento de nervo, enxertos ósseos da crista ilíaca). Um plano de tratamento alternativo pode ser a adição de pônticos em cantiléver de implantes anteriores. No entanto, quando pilares terminais não são projetados no plano de tratamento e um cantiléver é planejado, outros fatores de força e área de superfície devem compensar o aumento na força (Figura 19.3). Quando essa opção é considerada, os fatores de força como parafunção, densidade óssea, altura da coroa, dinâmica mastigatória, localização do implante e arco antagonista são examinados cuidadosamente. Além dos modificadores da força, a distância A-P (distribuição A-P) dos implantes distal e anterior também é um fator. Quando os implantes estão em um plano, o cantiléver raramente deve se estender além da distância A-P, independentemente de quão baixos sejam os fatores de força do paciente. Quando os fatores de força são desfavoráveis, o comprimento do cantiléver deve ser reduzido ou eliminado, enquanto o número, o tamanho e as áreas de superfície do implante devem ser aumentados. A forma de arco quadrado é a menos desejável, pois equivale a uma distribuição A-P curta e mínima. A forma de arco cônico é a mais ideal, pois a distância entre os implantes anterior e posterior é maior. A forma de arco ovoide está associada a uma forma de arco entre o quadrado e o cônico (Figura 19.4).

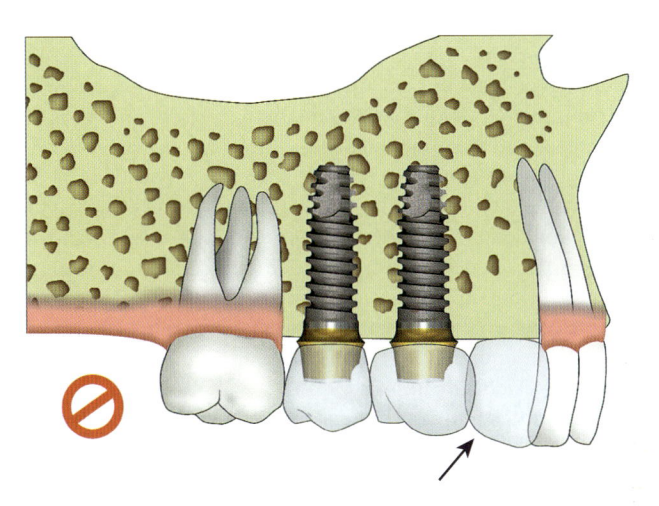

• **Figura 19.1** As posições ideais dos implantes incluem as posições dos pilares terminais quando os dentes adjacentes estão ausentes. Na ausência de um pilar terminal, há cantiléver na reabilitação, o que aumenta as complicações biomecânicas. Isso é particularmente importante quando forças excessivas estão presentes.

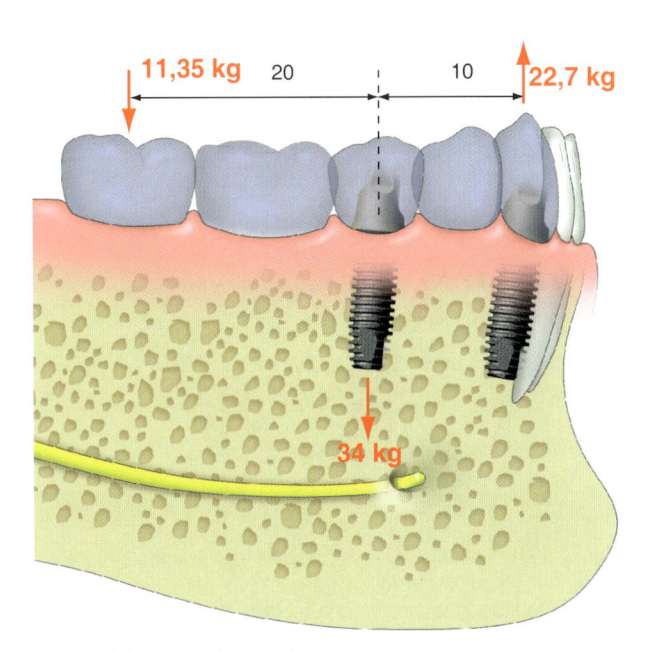

• **Figura 19.2** Um cantiléver sobre dois implantes pode ser considerado uma alavanca Classe I. Por exemplo, quando o centro de cada implante está a 10 mm de distância um do outro, com um cantiléver de 20 mm, uma vantagem mecânica de 2 é criada. Portanto, a carga no cantiléver pode ser multiplicada por 2 no implante mais distante, e o implante mais próximo ao cantiléver recebe a tensão total das duas cargas.

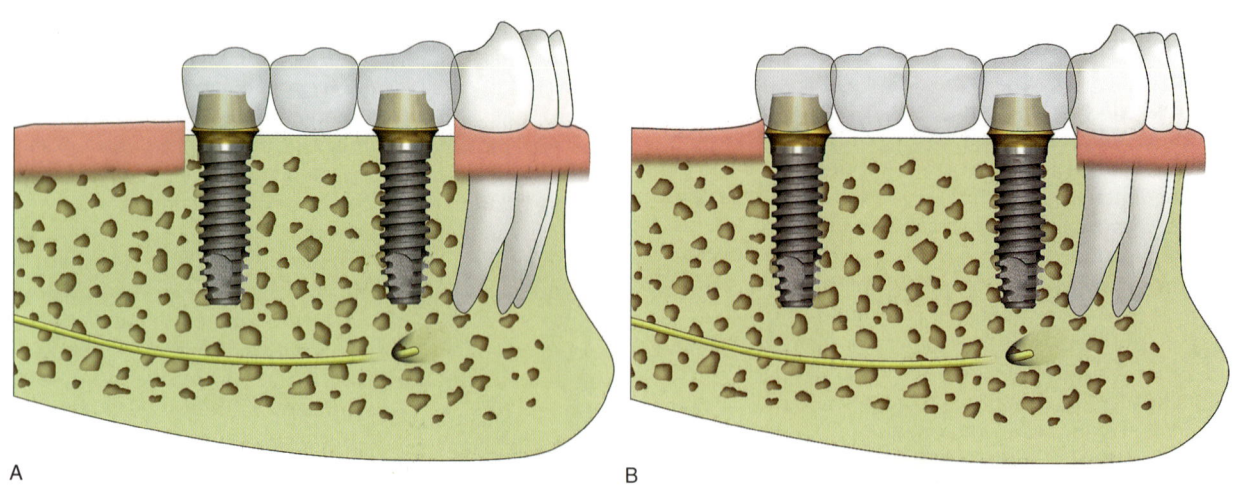

• **Figura 19.3 A.** Quando três dentes adjacentes estão ausentes, os pilares terminais representam as posições determinantes dos implantes. Quando todos os fatores de força do paciente são baixos e a densidade óssea é boa, dois implantes podem ser adequados na reposição de três dentes ausentes. Contudo, quando os fatores de força são altos, é recomendado um implante para cada dente ausente. **B.** Quando quatro dentes adjacentes estão ausentes, os pilares terminais são as posições determinantes dos implantes. Raramente esses dois implantes são suficientes para substituir quatro dentes posteriores (ou seja, a exceção seria opor-se a uma prótese total). É mais comum quando três implantes são instalados com o implante adicional colocado idealmente na posição mais disponível por causa das forças oclusais mais altas.

Regra 2: limite o número de pônticos adjacentes

Na maioria dos desenhos de próteses, mais de três pônticos adjacentes são contraindicados em implantes, assim como são contraindicados em pilares de dentes naturais.[4] A exceção a essa regra é a presença de fatores de força muito baixos junto com condições favoráveis do implante (ou seja, densidade óssea, osso disponível, fatores de força mínimos). A complicação resultante de múltiplos pilares adjacentes é a força adicional que é aplicada especialmente nas regiões posteriores.

Os pilares adjacentes estão sujeitos a consideráveis forças adicionais quando devem suportar três dentes ausentes, em especial nas regiões posteriores da boca. Além disso, todos os espaços de pônticos entre os pilares flexionam sob carga. Quanto maior for o espaço entre os pilares, maior será a flexão da prótese. Quanto maior for a carga, maior será a flexão. Dessa flexão resultante incidem forças de cisalhamento e tração nos pilares.[5] Além disso, quanto maior a flexão, maior o risco de fratura da cerâmica/zircônia, próteses não cimentadas e afrouxamento do parafuso do pilar.

A flexão de materiais em espaços longos é um problema maior para os implantes do que para os dentes naturais. Como as raízes do dente natural têm mobilidade no sentido apical e lateralmente, o dente atua como um absorvente de tensão e a intensidade da flexão do material pode ser reduzida. Como o implante é mais rígido do que um dente (e também tem um módulo de elasticidade maior do que um dente natural), as complicações do aumento da carga e da flexão do material são maiores para uma prótese sobre implantes. Isso é especialmente importante com próteses anterossuperiores, nas quais as forças anguladas aumentam a quantidade de força no sistema de implante.

O espaço dos pônticos no plano de tratamento ideal deve ser limitado em tamanho, reduzindo a mesa oclusal e a altura da cúspide. Se for substituído o espaço do tamanho de um molar (mesiodistal), pode ser usado o tamanho de dois dentes equivalente ao um pré-molar. Ao estreitar a mesa oclusal, a quantidade de forças prejudiciais (i. e., cisalhamento, fora do eixo) reduzirá a força no sistema. Ao diminuir a altura da cúspide, o potencial das forças de cisalhamento é reduzido significativamente (Figura 19.5).

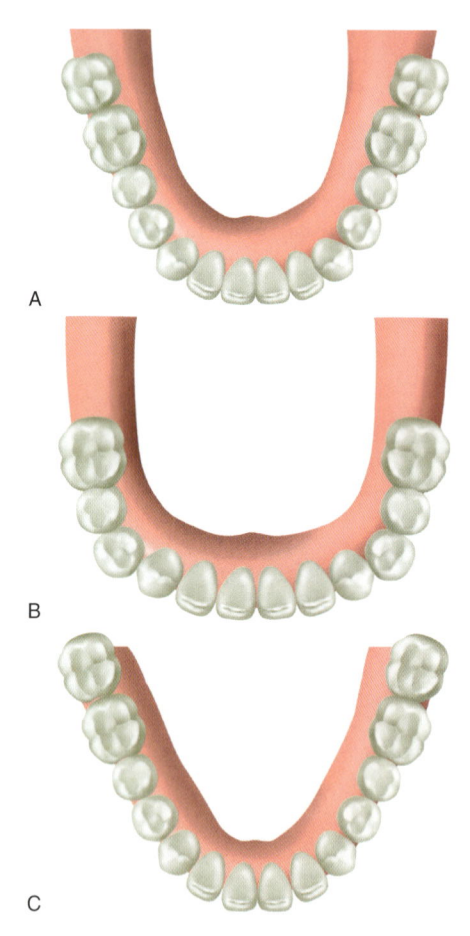

• **Figura 19.4** A distância anteroposterior (distribuição A-P) de cinco implantes na mandíbula é medida a partir da distal dos dois últimos implantes até a posição mediana do implante na posição mais anterior. Devido ao fato de esses implantes esplintados formarem um arco, o cantiléver pode ser estendido até 2,5 vezes a distância A-P (quando os fatores de força do paciente são baixos e a densidade óssea é boa). A forma do arco afeta a distância A-P. **A.** Um arco de forma ovoide frequentemente tem uma distância A-P de 6 a 8 mm. **B.** Um arco com forma quadrada frequentemente tem um distância A-P de 2 a 5 mm. **C.** Um arco estreito tem a maior distância A-P, sendo ela maior do que 8 mm.

Regra 3: implante posicionado na região de canino

Uma prótese fixa substituindo um canino apresenta risco maior que quase qualquer outra prótese na boca. O incisivo adjacente, superior ou inferior, é um dos dentes mais frágeis da boca, e o primeiro pré-molar costuma ser um dos dentes posteriores mais frágeis. Um conceito tradicional de prótese fixa sugere ser contraindicado substituir um canino e dois ou mais dentes adjacentes.[4,6] Se um paciente deseja uma prótese fixa e os fatores de força não são, portanto, favoráveis, os implantes são necessários sempre que os seguintes dentes adjacentes estiverem ausentes em qualquer arco: (1) o primeiro pré-molar, canino e incisivo lateral; (2) o segundo pré-molar, o primeiro pré-molar e o canino; e (3) o canino, o incisivo lateral e os incisivos centrais (Figura 19.6). Sempre que essas combinações de dentes estão ausentes, os implantes são necessários para restaurar o paciente, pois: (1) o comprimento do espaço é de três dentes adjacentes; (2) a direção lateral da força durante as excursões mandibulares aumenta a tensão; e (3) a magnitude da força mastigatória é aumentada na região de canino em comparação à região anterior. Sob essas condições, pelo menos duas posições de implantes são, portanto. necessárias para repor esses três dentes adjacentes, sendo, geralmente, as posições terminais do espaço (especialmente quando um dos pilares terminais está na posição de canino) (Figuras 19.7 e 19.8).

Quando os três dentes adjacentes são o primeiro pré-molar, o canino e o incisivo lateral, os implantes devem ser posicionados na região do primeiro pré-molar e do canino. Essas posições resultam em um cantiléver anterior para substituir o incisivo lateral. No entanto, como o incisivo lateral é o menor dente do arco e na região anterior observa-se uma menor força mastigatória, o cantiléver tem impacto negativo limitado. Além disso, o implante no canino é geralmente maior do que um implante no incisivo lateral, para atender as necessidades estéticas da restauração, o que reduz ainda mais o efeito do cantiléver (Figura 19.9). Ademais, a oclusão é modificada para que nenhum contato oclusal esteja presente no pôntico do incisivo lateral em oclusão cêntrica ou excursões da mandíbula. Quando os fatores de força são maiores do que o usual, um implante de pequeno diâmetro também pode ser usado para apoiar o incisivo lateral, e três implantes sem cantiléver reduzem os riscos aumentados do fator de força.

Quando há vários dentes ausentes e o local edêntulo de canino é uma posição intermediária de pilar, a posição do canino é determinante para ajudar a desoclusão dos dentes posteriores nas excursões mandibulares. Como resultado, quando quatro ou mais dentes adjacentes estão ausentes, incluindo um canino e pelo menos um dente pré-molar adjacente, as principais posições do implante são os pilares terminais, a posição de canino e os pilares adicionais intermediários, que limitam os espaços dos pônticos a não mais do que dois dentes (Figura 19.10).

A localização do canino também é crucial para a oclusão ideal. Na maioria dos planos de tratamento sobre implantes, é recomendada uma oclusão protegida do implante. Esse esquema oclusal permite a desoclusão do canino (ou seja, guia canina), protegendo assim os dentes de forças prejudiciais. Williamson e Lundquist[7] demonstraram em estudos eletromiográficos que, quando uma

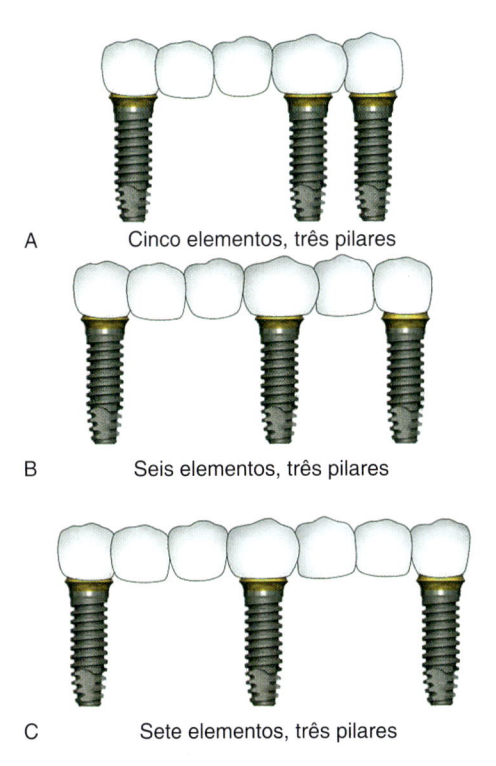

• **Figura 19.5 A a C.** Uma prótese fixa com cinco a sete elementos tem três posições determinantes para os pilares. O pilar terminal segue a Regra 1 (ausência de cantiléver) e um pilar central é posicionado seguindo a Regra 2 (ausência de três pônticos adjacentes). Raramente esses três pilares são suficientes para suportar a prótese a longo prazo. Pilares adicionais são necessários quando os fatores de força são de moderado a grave ou a densidade óssea ao redor do implante é ruim.

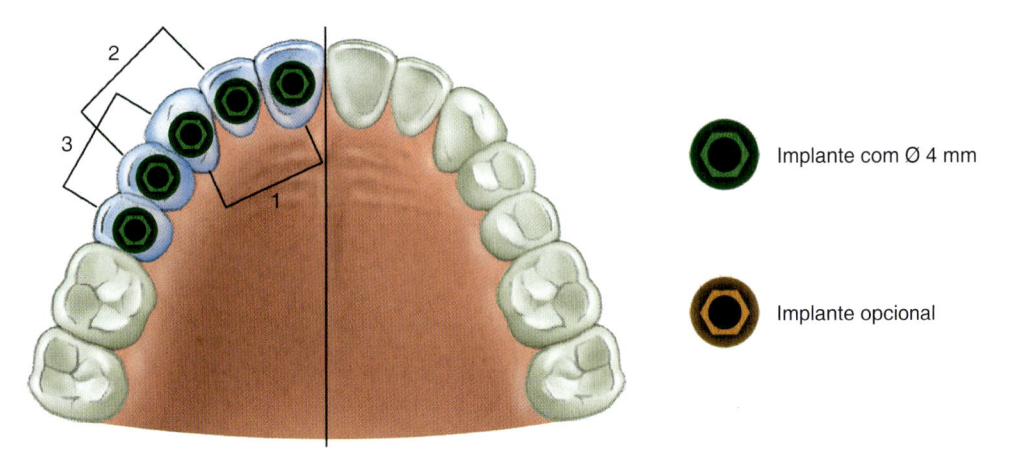

A — Cinco elementos, três pilares
B — Seis elementos, três pilares
C — Sete elementos, três pilares

• **Figura 19.6** Sempre que um canino e três dentes adjacentes estão ausentes, são necessários implantes para suportar uma prótese. Por conseguinte, quando (1) o canino, incisivo lateral e central, (2) o incisivo lateral, o canino e o primeiro pré-molar ou (3) o canino, o primeiro e o segundo pré-molar estão ausentes, um implante deve ser instalado na posição canina.

Implante com Ø 4 mm
Implante opcional

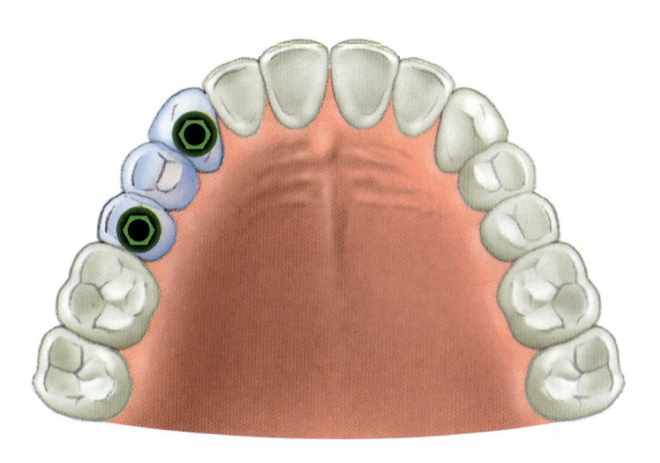

• **Figura 19.7** Quando um canino, um primeiro pré-molar e um segundo pré-molar estão ausentes, as posições determinantes dos implantes estão no canino e no segundo pré-molar para suportar esses três dentes.

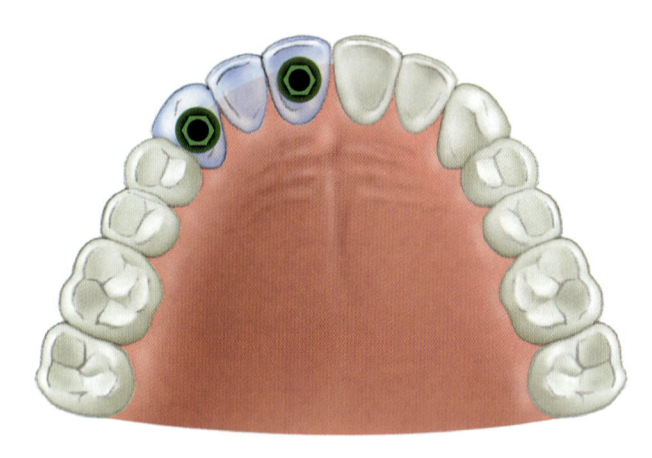

• **Figura 19.8** Quando um canino, um incisivo lateral e o central estão ausentes, as posições determinantes dos implantes estão no incisivo central e canino para suportar esses três dentes.

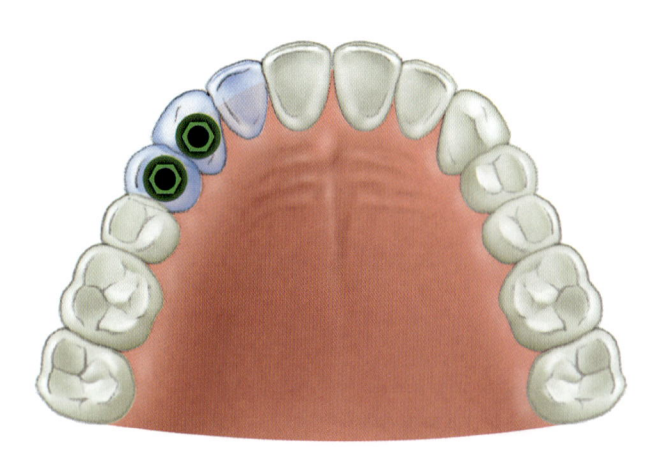

• **Figura 19.9** Quando o primeiro pré-molar, o canino e os incisivos laterais estão ausentes, as posições determinantes estão no primeiro pré-molar e no canino. Mesmo que isso possa resultar em um cantiléver na restauração, o incisivo lateral é o menor dente, a região anterior tem a menor força mastigatória e o implante no canino pode ser mais largo do que no incisivo lateral, por exigência estética.

oclusão mutuamente protegida está presente, dois terços das fibras musculares temporal/masseter o fazem sem contração. Portanto, ao posicionar um implante na posição da cúspide, a atividade muscular resultante do músculo temporal e os músculos masseteres são bastante reduzidos.[7]

Regra 4: implante posicionado na região de molar

O primeiro molar também é uma posição determinante quando três dentes posteriores adjacentes estão ausentes. A força de mordida dobra na região de molar em comparação com a região de pré-molar, tanto na maxila quanto na mandíbula. Além disso, o espaço edêntulo de um primeiro molar ausente é de 10 a 12 mm, em comparação a 7 mm de espaço para um pré-molar. Como resultado, quando três ou mais dentes adjacentes estão ausentes, incluindo um primeiro molar, as principais posições dos implantes incluem os pilares terminais e a posição do primeiro molar (Figura 19.11). Por exemplo, em um paciente com ausência do segundo pré-molar, primeiro molar e segundos molares, três posições de implantes determinantes são necessárias para restaurar o contorno completo dos dentes molares ausentes: os pilares terminais no segundo pré-molar e no segundo molar e o pilar do primeiro molar (Figura 19.12). Quando um implante substitui um molar (para um espaço menor do que 13 mm), o implante deve ter pelo menos 5 mm de diâmetro. Quando um implante de diâmetro menor é selecionado, o molar pode ser substituído por dois pré-molares.

Regra 5: implante posicionado em cada segmento do arco

Um arco (maxila ou mandíbula) pode ser dividido em cinco segmentos, semelhantes a um pentágono aberto. Os dois incisivos centrais e os dois incisivos laterais estão em um segmento, os caninos estão em segmentos independentes e os pré-molares e molares em cada lado formam um segmento. Em outras palavras, cada segmento é essencialmente uma linha reta, com pouca vantagem biomecânica inerente a uma força lateral. No entanto, quando dois ou mais segmentos de um arco são conectados, o efeito do tripé é maior e, como benefício, uma distância A-P (extensão A-P) é criada a partir dos pilares terminais mais distais ao pilar mais anterior (Figura 19.13).

Quando vários dentes adjacentes ausentes se estendem ao longo de um dos segmentos do pentágono aberto, o implante precisa estar posicionado dentro de cada segmento. Portanto, se o paciente for edêntulo do primeiro pré-molar ao primeiro pré-molar, as principais posições do implante incluem os pilares terminais (os dois primeiros pré-molares), os dois caninos e qualquer uma das posições dos incisivos centrais (Figura 19.14). Essas posições dos implantes seguem as regras de (1) ausência de cantiléver, (2) ausência de três pônticos adjacentes, (3) posição do canino e (4) pelo menos um implante em cada segmento edêntulo do arco.

Número de implantes

No passado, o número de implantes era determinado pela quantidade de osso disponível na dimensão mesiodistal. Por exemplo, em um arco edêntulo, cinco a seis implantes frequentemente eram usados em osso abundante entre os forames mentonianos, enquanto quatro implantes eram usados em casos com reabsorção moderada a grave para próteses totais fixas (Figura 19.15).[8]

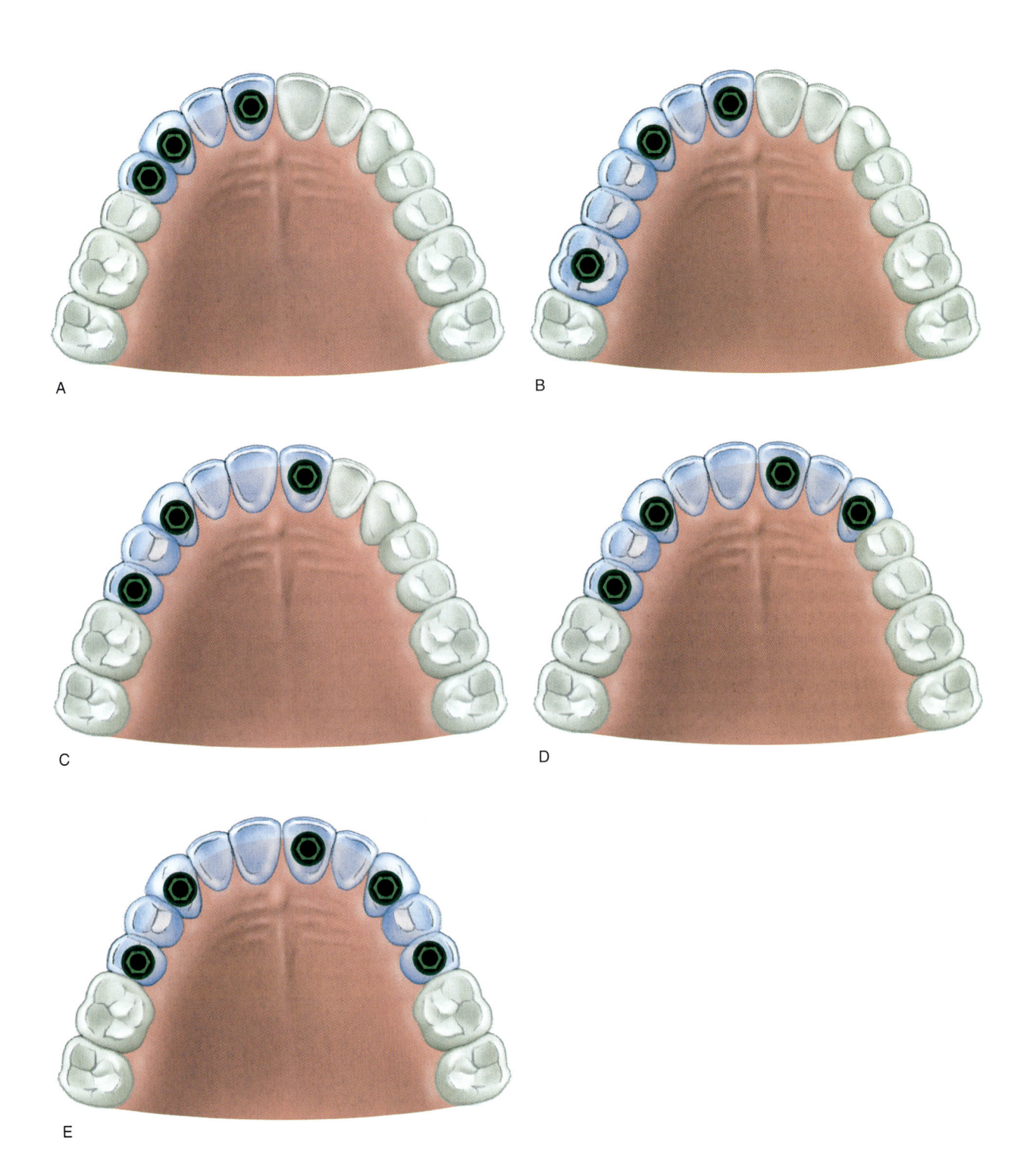

• **Figura 19.10 A.** Quando os incisivos lateral e central, canino e primeiro pré-molar estão ausentes, as posições ideais dos implantes estão no incisivo central e primeiro pré-molar (Regra 1, ausência de cantiléver) e no canino (Regra 3, posição do canino e o primeiro molar). **B.** Quando os incisivos central e lateral, canino, primeiro pré-molar, segundo pré-molar e primeiro molar estão ausentes, as três posições determinantes dos implantes são no incisivo central e primeiro molar (Regra 1), e região de canino (Regras 2 e 3, ausência de três pônticos adjacentes e posição de canino e primeiro molar). **C.** Quando o incisivo central, lateral, canino, primeiro pré-molar e segundo pré-molar estão ausentes, as três posições determinantes dos implantes estão no incisivo central e segundo pré-molar (Regra 1, ausência de cantiléver) e posição de canino (Regra 3, posição de canino e primeiro molar). **D.** Quando oito dentes adjacentes estão ausentes a partir do segundo pré-molar até o canino do lado oposto, existem quatro posições determinantes: o canino e o segundo pré-molar (Regra 1), o canino do lado oposto (Regra 3) e uma das posições dos incisivos centrais (Regra 2). **E.** Quando 10 dentes adjacentes estão ausentes do segundo pré-molar ao segundo pré-molar, existem cinco posições determinantes: região de dois segundos pré-molares (Regra 1), região dos dois caninos (Regra 3) e uma das posições dos incisivos centrais (Regra 2).

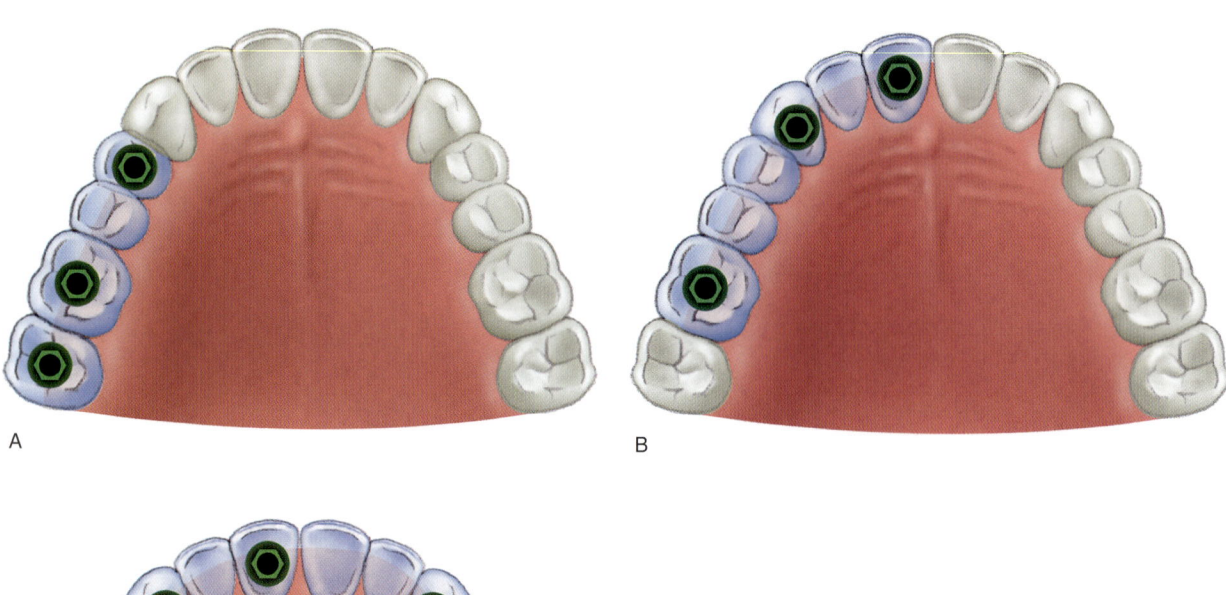

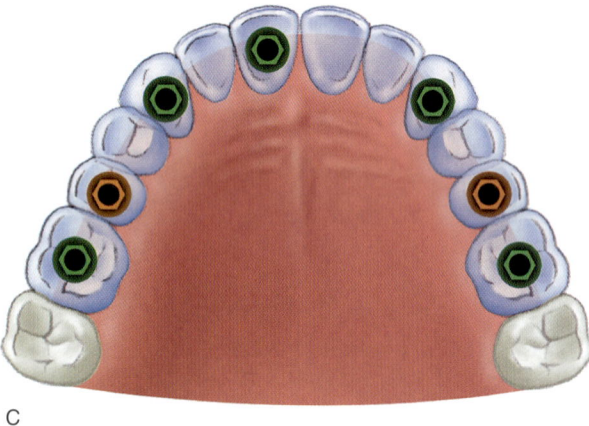

• **Figura 19.11 A.** Quando o paciente tem ausência de quatro dentes de primeiro pré-molar a segundo molar, existem três posições determinantes para substituir os quatro dentes: as regiões de primeiro pré-molar e segundo molar (Regra 1) e primeiro molar (Regra 3). **B.** Quando o paciente tem ausência de seis dentes adjacentes, de incisivos centrais até o primeiro molar, existem três posições determinantes: a região de incisivo central e primeiro molar (Regra 1) e canino (Regra 3). Quando um implante mais largo não pode ser instalado dentro da região de molares, um implante adicional é necessário para seguir a Regra 2. **C.** Quando o paciente tem ausência de primeiro molar a primeiro molar, existem cinco posições de implantes determinantes: os dois primeiros molares (Regra 1), os dois caninos (Regra 3), e incisivo central (Regra 2). Implantes adicionais na região posterior estão indicados quando um implante de largo diâmetro não é posicionado na região de primeiros molares (Regra 2). Os implantes na região de segundo pré-molar também são geralmente indicados quando fatores de força são moderados ou a densidade óssea é D3. Ainda mais suportes por implantes são sugeridos quando os fatores de força são graves ou a densidade óssea é D4.

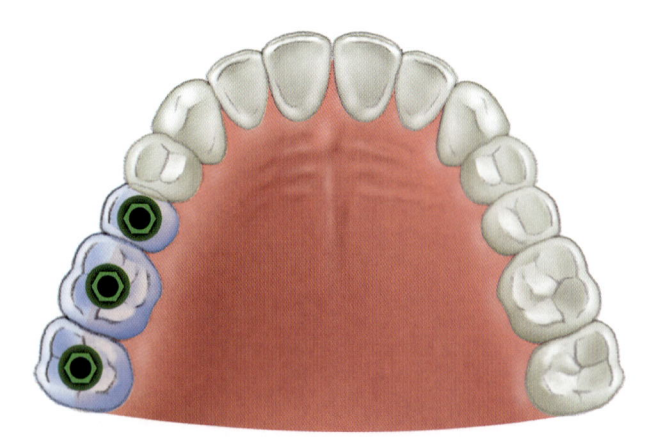

• **Figura 19.12** Em um paciente com ausência de segundo pré-molar, primeiro e segundo molares, três posições fundamentais do implante são necessárias para restaurar o contorno total dos dentes molares ausentes; o segundo pré-molar e o segundo molar, pilares terminais, e o primeiro molar, pilar intermediário.

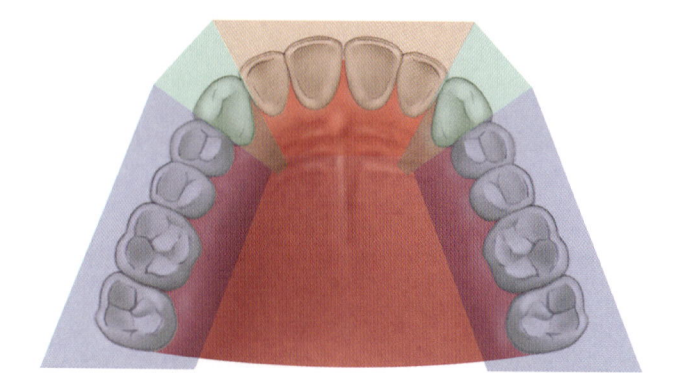

• **Figura 19.13** Um arco pode ser considerado um pentágono aberto: a região dos dois pré-molares e molares, a região dos dois caninos e dos incisivos centrais e a dos laterais representam esses cinco lados.

No entanto, essa opção de tratamento não considera os amplificadores de força da coroa ou espaço de altura, ou a distância A-P (distribuição A-P) dos implantes em relação aos cantiléveres posteriores bilaterais substituindo os dentes posteriores.

Normalmente, um arco totalmente edêntulo é sustentado por uma prótese fixa de 12 elementos, estendendo-se do primeiro molar ao primeiro molar. Raramente os segundos molares são substituídos na prótese, a menos que o arco oposto tenha um segundo molar presente. Nesse cenário, a posição dos implantes não pode seguir as quatro regras principais de posição do implante e incluir quatro pônticos entre os implantes anteriores ou três pônticos suspensos dos implantes mais distais. Além disso, o número de implantes em um plano de tratamento raramente deve ser um número mínimo. Não há fator de segurança se um implante falhar. Por exemplo, se 25 pacientes recebessem quatro implantes para suportar uma prótese fixa, haveria 25 próteses fixas e 100 implantes. Se cada paciente perdesse um implante, restariam apenas três implantes e, como resultado, quase todas as 25 próteses fixas estariam em risco de falha por sobrecarga. Se 20% dos implantes falharem (com uma falha por paciente), apenas 5 dos 25 pacientes teriam quatro implantes para suportar a prótese (20% de sucesso da prótese). Esse tipo de planejamento de tratamento pode inicialmente ser menos oneroso para o paciente, mas a perda de um implante a qualquer momento após a cirurgia de implante coloca a prótese do paciente em um risco considerável.

As principais posições do implante muitas vezes não oferecem suporte suficiente para a reabilitação do implante, a menos que todos os fatores de força do paciente sejam baixos (p. ex., parafunção, dinâmica mastigatória, altura da coroa) e a densidade óssea seja boa (D1, D2). Portanto, na maioria das vezes, implantes adicionais (além dos implantes principais) são incorporados ao plano de tratamento.

Um dos métodos mais eficientes para aumentar a área de superfície e diminuir a tensão é aumentar o número de implantes. Por exemplo, apenas dois implantes como pilares terminais de uma prótese sobre implante de quatro elementos no canino e na região posterior representam um suporte de implante inadequado, a menos que os fatores de força do paciente sejam baixos, a densidade óssea seja ideal e o tamanho do implante não seja comprometido. Na maioria das situações, três implantes para substituir quatro dentes ausentes é um número de implante ideal. Quando os fatores de força são altos e a densidade óssea é pobre (ou seja, região posterior da maxila), um número de quatro implantes para substituir quatro dentes costuma ser apropriado (Figura 19.16).

Estudos anteriores demonstraram que três pilares para um espaço de cinco dentes distribuem a tensão de forma mais favorável do que dois pilares para o mesmo espaço. O único implante adicional pode diminuir a força de reação no implante em duas vezes e reduzir a flexão do metal em cinco vezes. Além disso, no planejamento de três pilares, os momentos de força são reduzidos.[9,10] Em próteses totais, estudos comparando seis implantes e quatro implantes com pilares demonstraram melhor distribuição e tensão reduzida nos componentes de seis implantes (coroa, cimento, pilar protético, parafuso do pilar protético, osso marginal, interface implante-osso e componentes do implante).

A decisão sobre o número de implantes no plano de tratamento começa com os implantes nas posições-chave ideais. Números adicionais são frequentemente necessários, e estão principalmente

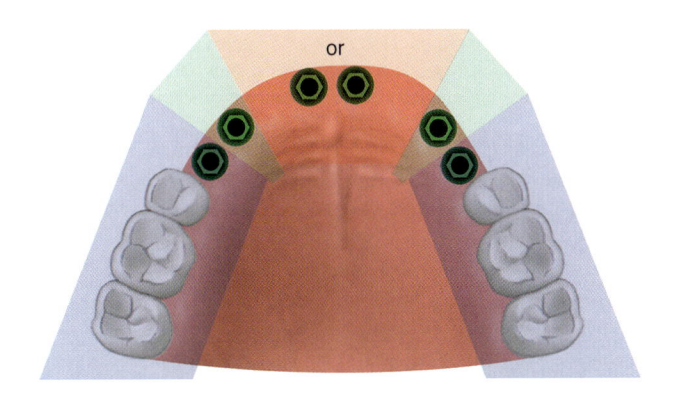

• **Figura 19.14** Quando o paciente tem oito dentes ausentes de primeiro pré-molar até primeiro pré-molar, existem cinco posições determinantes: região de primeiro pré-molar (Regra 1: ausência de cantiléver e Regra 4: um implante em cada segmento do pentágono aberto), os dois caninos (Regra 3: regra de canino e primeiro molar e Regra 4: um implante em cada segmento do pentágono), e um implante em uma das posições de incisivos centrais (Regra 2: ausência de três pônticos adjacentes e Regra 4: um implante em cada segmento de pentágono aberto).

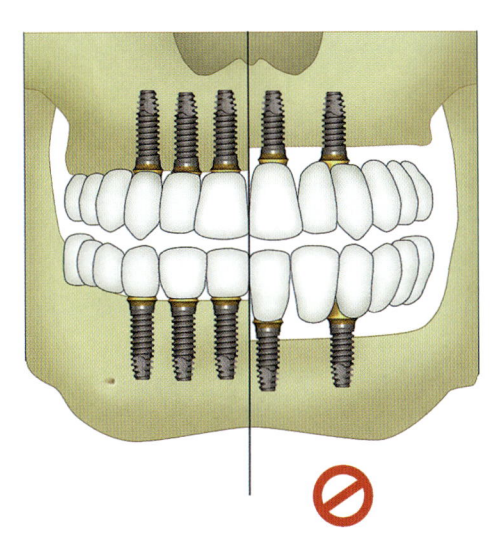

• **Figura 19.15** No passado, em um arco edêntulo, eram usados seis implantes para suportar uma prótese fixa em situações de osso abundante e quatro implantes para suportar uma prótese total completa quando volumes ósseos mínimos estavam presentes.

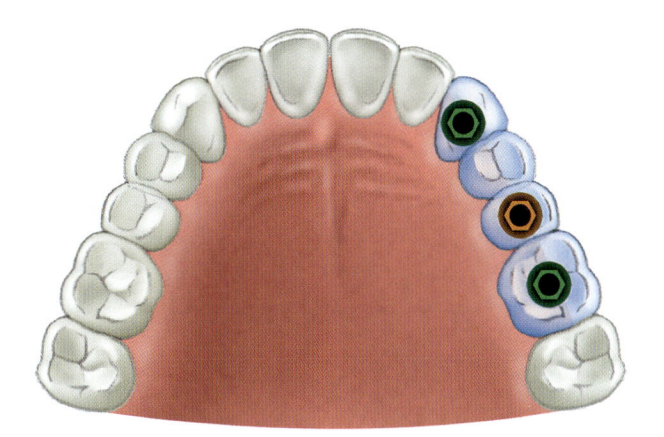

• **Figura 19.16** Quando quatro dentes adjacentes estão ausentes de canino a primeiro molar, as duas posições determinantes são geralmente inadequadas para suportar a prótese sobre implantes. Um ou dois implantes adicionais são necessários na maior parte das situações clínicas (dependendo dos fatores de força do paciente e da densidade óssea). Um implante adicional de escolha está na região do segundo pré-molar, especialmente quando um implante de largo diâmetro não é instalado na região de molar.

relacionados aos fatores de força do paciente ou à densidade óssea nas regiões edêntulas. Portanto, em um homem jovem e grande com bruxismo grave, com espaço de altura da coroa maior do que o normal nas regiões posteriores da boca, a prótese sobre implantes exigirá um implante para cada raiz ausente (dois implantes para cada molar). Da mesma forma, pacientes com fatores de força moderada e baixa densidade óssea (osso D4) na região do implante também podem precisar de mais implantes.

Como uma observação geral, o número de implantes para substituir todos os dentes inferiores varia de cinco a nove, com pelo menos quatro entre os forames mentonianos. Quando menos de seis implantes são usados, um cantiléver deve ser projetado na prótese fixa como resultado da flexão mandibular. Os cantiléveres na mandíbula devem idealmente ser projetados em apenas um quadrante posterior para aumentar a distância A-P e reduzir a força nos implantes (Figura 19.17). Quando os implantes são instalados em quatro das cinco posições do pentágono aberto na mandíbula, um cantiléver está em risco reduzido de sobrecarga devido à dinâmica favorável do arco, à distância A-P aumentada e à densidade óssea favorável. Quando sete ou mais implantes são usados, duas próteses separadas podem ser confeccionadas sem cantiléver posterior para permitir a flexão e a torção mandibular. Normalmente, o segundo molar não é substituído na mandíbula edêntula. Um número maior de implantes em geral é necessário na maxila para compensar o osso menos denso e a biomecânica mais desfavorável da pré-maxila, e varia de 7 a 10 implantes, com pelo menos 3 implantes de canino a canino (Figura 19.18).

Na maioria das situações, um implante deve ser posicionado a pelo menos 1,5 mm de um dente natural adjacente e 3 mm de um implante adjacente.[12-18] Usando essas diretrizes, cada implante de 4 mm de diâmetro requer 7 mm de espaço mesiodistal (Figura 19.19). Portanto, o número máximo de implantes entre os dentes adjacentes pode ser calculado pela soma do modelo da plataforma de um implante (p. ex., 4 mm) adicionando essas dimensões (Figura 19.20). Por exemplo, um espaço edêntulo de 21 mm é necessário para três implantes adjacentes de 4 mm de diâmetro e 28 mm para quatro implantes adjacentes entre dois dentes. Como regra geral, é melhor errar para um número seguro de implantes do que para um número menor. Portanto, em caso de dúvida, adicione um implante ao plano de tratamento.

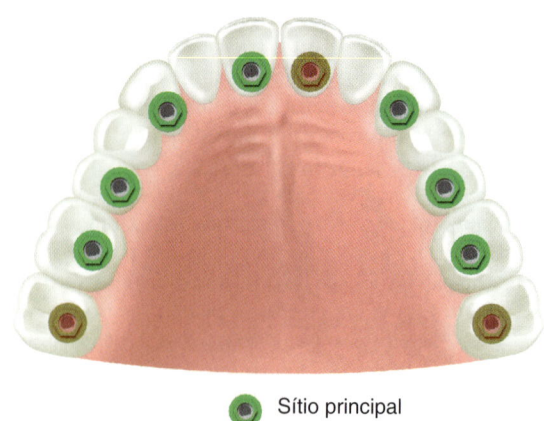

● Sítio principal
● Sítio secundário

● **Figura 19.18** As posições de sete implantes em arcos maxilares edêntulos incluem pelo menos a posição de um incisivo central, caninos bilaterais, região de segundos pré-molares e regiões bilaterais na metade distal dos primeiros molares. Nos casos de fatores de tensão pesados, um implante adicional anterior e outros dois no segundo molar bilateralmente (para aumentar a distância anteroposterior) podem ser benéficos.

Em geral, as coroas sobre implantes (ou implantossuportadas) nas regiões posteriores da boca têm o tamanho de pré-molares. Esse conceito muitas vezes permite a instalação de dois implantes para substituir um molar, quando o espaço é de pelo menos 14 mm para implantes de 4 mm de diâmetro (3 mm entre cada implante e 1,5 mm dos dentes adjacentes). Quando o molar ausente é o mais distal do arco, um espaço de 12,5 mm é necessário para dois implantes de 4 mm de diâmetro (3 mm entre cada implante e 1,5 mm do dente anterior), pois uma distância de 1,5 mm a partir do último dente não é mais necessária.

Existem várias vantagens de um pré-molar de 7 a 8 mm de largura e uma coroa do tamanho de um molar. Mais implantes podem ser usados para restaurar os dentes perdidos. Os implantes podem variar de 4 a 5 mm de diâmetro, que são os tamanhos mais comuns, e muitas vezes o osso disponível tem dimensão

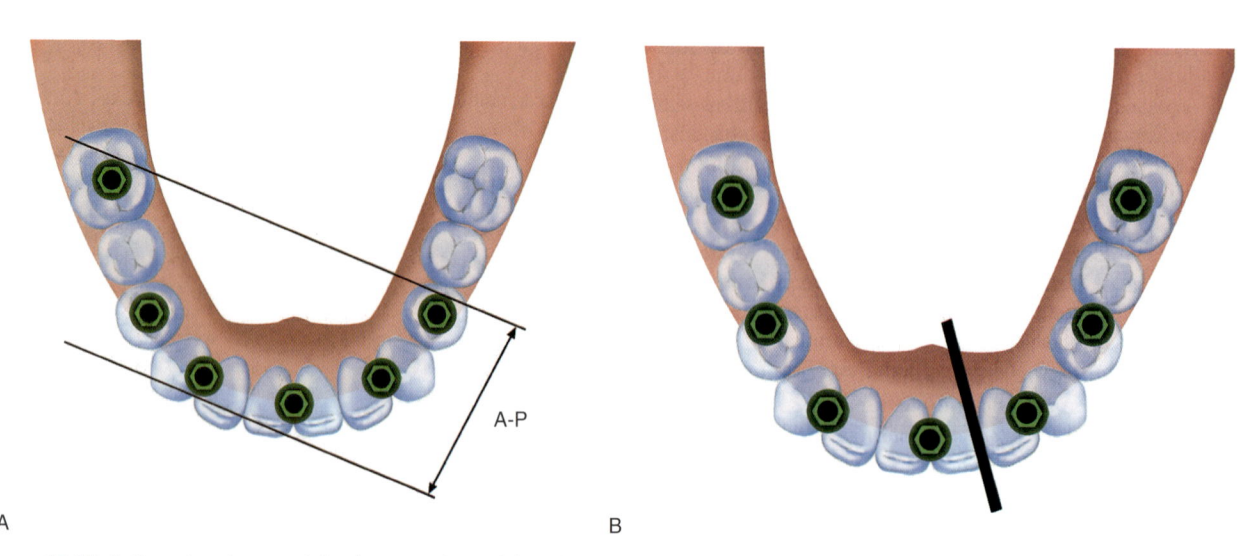

● **Figura 19.17 A.** Quando seis ou mais implantes estão posicionados na mandíbula (primeiro molar, dois primeiros pré-molares, dois caninos e um incisivo central), um cantiléver pode ser projetado na mandíbula por causa da dinâmica do arco, com quatro dos cinco lados do pentágono aberto unidos, uma grande distância anteroposterior (A-P) e uma densidade óssea favorável. **B.** Quando sete ou mais implantes são instalados em uma mandíbula edêntula, duas próteses separadas sem cantiléver posterior devem ser projetadas. A flexão e a torção da mandíbula estarão livres para ocorrerem quando a separação entre as duas próteses estiver entre os forames mentonianos.

óssea vestibulolingual adequada nessa região. O perfil de emergência das coroas nos implantes com essa dimensão permite a sondagem de sulco. Além disso, a largura da mesa oclusal diminui os momentos de forças mesial e distal, comparada com uma coroa do tamanho de um molar.[19]

Princípios adicionais ao plano de tratamento

Próteses independentes

Como regra geral, uma prótese implantossuportada deve ser independente dos dentes naturais adjacentes. Esse conceito reduzirá o risco de cárie marginal nos dentes naturais próximos ao pôntico ou ao pilar protético adjacente. A incidência de cárie em um dente esplintado em uma prótese parcial fixa é responsável por 22% das complicações em 10 anos, enquanto as coroas unitárias têm menos de 1% de risco de cárie nesse período.[20] Dentes naturais não restaurados apresentam menor risco de cárie, e os implantes não se deterioram. Uma segunda complicação comum das próteses fixas dentossuportadas são os fatores relacionados à endodontia que ocorrem em aproximadamente 15% dos casos em 10 anos.[21] Pilares protéticos de implantes não requerem procedimentos endodônticos, e coroas dentais naturais sem esplintagem têm menos procedimentos endodônticos. Próteses sobre implantes independentes também podem reduzir ou eliminar os pônticos, ao mesmo tempo que aumentam o número de pilares e distribuem as forças de maneira mais eficaz. O aumento no número de pilares diminui o risco de uma prótese não cimentada, que é a terceira complicação mais comum de prótese fixa suportada por dentes naturais. Portanto, próteses sobre implante independente causam menos complicações e exibem maiores taxas de sucesso a longo prazo e maiores taxas de sobrevida dos dentes adjacentes.[22] Contudo, quando uma prótese sobre implante é unida a um dente natural, aumenta o risco de afrouxamento do parafuso do pilar, ocorre perda óssea marginal do implante, cárie dentária e prótese não retida. Além disso, a distribuição das forças oclusais é otimizada quando são projetadas próteses sobre implante independentes. Como resultado, o plano de tratamento ideal para um paciente parcialmente edêntulo inclui uma prótese sobre implante independente (Figura 19.21).

Implantes esplintados

A esplintagem de implantes dentais é controversa. Muitos clínicos utilizam, para os implantes dentais, os mesmos princípios de plano de tratamento existentes para os dentes naturais. No entanto, os implantes e os dentes são muito diferentes biomecanicamente. O fato de que os dentes se adaptam a forças muito diferentes dos implantes é significativo na decisão de esplintar ou não.

Existem muitas vantagens em implantes esplintados. Os implantes esplintados aumentam a área de superfície funcional de suporte, com o aumento da distância A-P (propagação A-P) para resistir às cargas laterais, distribuir a força por uma área maior, aumentar a retenção do cimento da prótese, diminuir o risco de

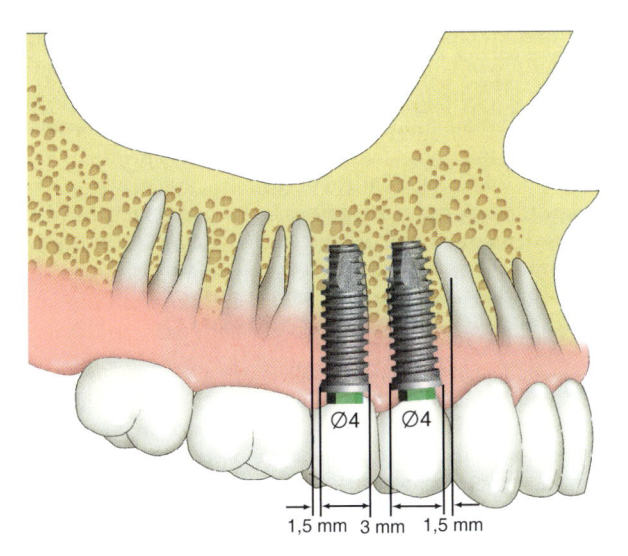

- **Figura 19.19** A dimensão mesiodistal mínima para dois implantes de 4 mm de diâmetro é 1,5 mm + 4 mm + 3 mm + 4 mm + 1,5 mm = 14 mm.

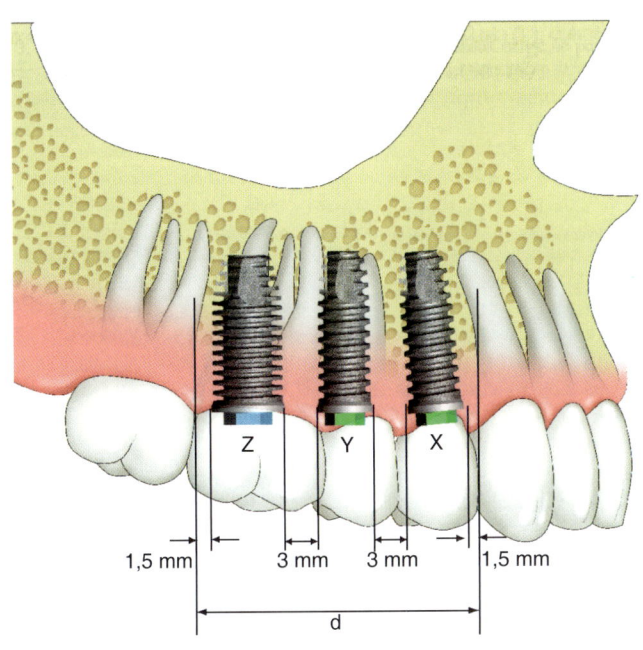

$d = 1{,}5\ mm + \varnothing Z + 3\ mm + \varnothing Y + 3\ mm + \varnothing X + 1{,}5\ mm$

- **Figura 19.20** Quando três dentes adjacentes estão ausentes (dois pré-molares e primeiro molar), as médias de distância mesiodistal são 7,1 mm + 6,6 mm + 10,4 mm = 24,1 mm. Nessa situação, o planejamento de implantes de 4 mm para confeccionar dois pré-molares de 7 mm cada (1,5 mm + 4 mm + 1,5 mm) e um implante de 5 mm de diâmetro para o primeiro molar permite mais osso ao redor de cada implante.

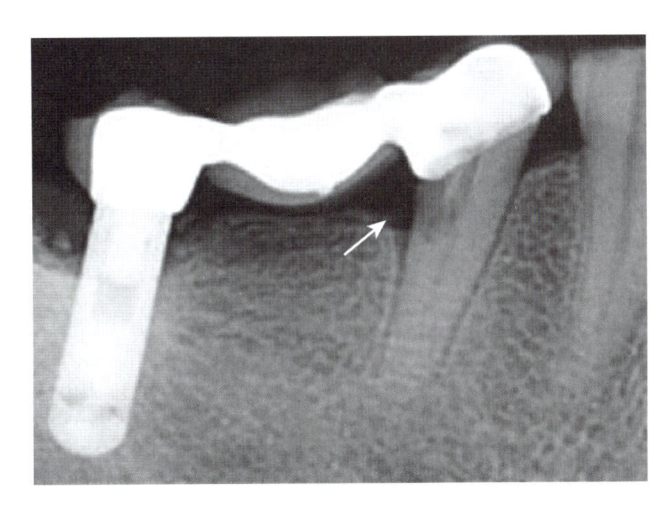

- **Figura 19.21 Prótese sobre implante independente.** Idealmente, os implantes deveriam ser sempre mantidos independentes dos dentes naturais devido a inúmeras diferenças biomecânicas. Uma das complicações mais comuns é a cárie recorrente no pilar dentário natural.

afrouxamento do parafuso do pilar protético, diminuir o risco de perda óssea marginal e diminuir o risco de fratura do componente do implante. Em outras palavras, todo o sistema se beneficia.[23-26]

Além de razões biomecânicas, se um implante independente falhar com o tempo, o implante é removido, o local é enxertado e recebe um novo implante, e uma nova coroa é confeccionada. Quando, entre vários implantes esplintados, um deles falha, o implante afetado pode ser seccionado abaixo da coroa e o implante ou a região da coroa convertidos em um pôntico, usando a mesma prótese. Como resultado, em vez de vários procedimentos cirúrgicos e protéticos durante um período prolongado até que as unidades independentes sejam reabilitadas, a complicação pode ser resolvida em uma consulta relativamente curta, quando as coroas são esplintadas juntas.

Os implantes esplintados distribuem menos força aos corpos dos implantes, o que diminui o risco de perda óssea marginal e fratura do corpo do implante. Em um estudo de Sullivan e Siddiqui,[27] um implante unitário de 4 mm substituindo um molar apresentou fratura do corpo do implante em 14% dos casos. Em comparação, vários implantes esplintados tiveram fratura do corpo do implante em 1% dos casos.[1]

Os implantes esplintados reduzem o risco de afrouxamento do parafuso. A maior complicação protética com implantes unitários é o afrouxamento do parafuso do pilar protético. Em um estudo de Balshi e Wolfinger,[28] implantes unitários para a substituição de um molar apresentaram 48% de afrouxamento do parafuso, em um período de 3 anos. Quando dois implantes foram esplintados para substituir um molar, a taxa de incidência de afrouxamento do parafuso foi reduzida para 8%, no mesmo período.

A exceção à regra no implante esplintado está na prótese total sobre implantes no arco mandibular. O corpo da mandíbula flexiona distalmente ao forame mentoniano na abertura de boca e tem torção durante a mastigação pesada com potencial significado clínico para próteses totais sobre implantes.[29,30] Como resultado, uma prótese total substituindo os primeiros ou segundos molares não deve ser esplintada nos molares do lado oposto. Portanto, próteses totais mandibulares devem ter um cantiléver ou ser realizadas em duas ou três secções para acomodar a dinâmica mandibular durante a função. O conceito de flexão e torção não afeta a maxila, onde todos os implantes muitas vezes são esplintados, independentemente de suas posições no arco.

Quando as coroas dos implantes são esplintadas, elas fornecem maior retenção da prótese e transferem menos força para a interface do cimento. Como resultado, uma prótese sobre implante cimentada tem menos probabilidade de se tornar não cimentada. Isso é especialmente significativo quando os pilares protéticos são curtos ou forças laterais estão presentes.

Muitos implantodontistas não gostam de esplintar implantes devido às complexidades das técnicas associadas. A trajetória de instalação da prótese, a necessidade de pilares não fixos e as dificuldades de inserção da prótese podem desencorajar muitos profissionais. No entanto, com os avanços nas técnicas e materiais protéticos e laboratoriais, isso tem se tornado cada vez menos uma preocupação na implantodontia.

Ao esplintar implantes, muitos clínicos e pacientes reclamam sobre a capacidade de realizar a higiene interproximal. No entanto, esse conceito não é tão significativo com implantes por dois motivos. Em primeiro lugar, uma porcentagem muito baixa da população usa fio dental regularmente, especialmente se os fios dentais forem indicados.[31] Como os implantes geralmente estão separados por 3 mm ou mais, se um paciente deseja realizar higiene interproximal, a maioria dos auxiliares (p. ex., dispositivos auxiliares de fio dental, escova *proxy*, água-*pik*) pode facilmente limpar essa região.

A segunda razão pela qual os implantes esplintados não são populares é a incapacidade de reparar a fratura do material restaurador. No entanto, quando os implantes são esplintados, as cristas marginais da coroa entre os implantes são sustentadas por conectores de metal/zircônia; portanto, a cerâmica/zircônia é colocada sob compressão. Como unidades independentes, as margens das coroas de metalocerâmica são mais frequentemente colocadas sob cargas de cisalhamento, o que aumenta o risco de fratura. No entanto, o aumento do uso de zircônia monolítica diminuiu significativamente a fratura do material. Além disso, as próteses aparafusadas estão se tornando mais populares; portanto, a prótese pode ser removida e reparada com muito mais facilidade.

Por último, os clínicos têm a mentalidade de dentes naturais e cáries recorrentes. Uma única coroa em um dente natural apresenta risco de cárie inferior a 1% em 10 anos. No entanto, quando os dentes naturais são esplintados, a cárie na margem interproximal geralmente ocorre a uma taxa de aproximadamente 22%.[32] Além disso, o risco endodôntico aumenta quando as coroas são esplintadas. Uma única coroa apresenta risco endodôntico de 3 a 5,6%. Os dentes esplintados têm risco endodôntico de 18%.[20] Portanto, unidades independentes reduzem a incidência de complicações e permitem ao clínico tratá-las mais prontamente. No entanto, os implantes não se deterioram nem precisam de terapia endodôntica. Como resultado, unidades independentes não seriam necessárias para tratar dessas complicações (Figura 19.22).

O planejamento do tratamento não deve ser ditado pelos custos

Muitos pacientes têm expectativas pouco realistas quanto à duração do tratamento com implantes. Não é incomum um paciente exigir que o tratamento seja "concluído mais rápido", especialmente quando o aumento ósseo é idealmente indicado. Por exemplo, uma porcentagem de clínicos pode não se sentir confortável com tais procedimentos e pode prosseguir com a instalação de implantes sem enxerto ósseo porque o custo é maior e o procedimento é mais complexo. Os fabricantes complicaram ainda mais a situação com tratamentos questionáveis de implantes ultracurtos,

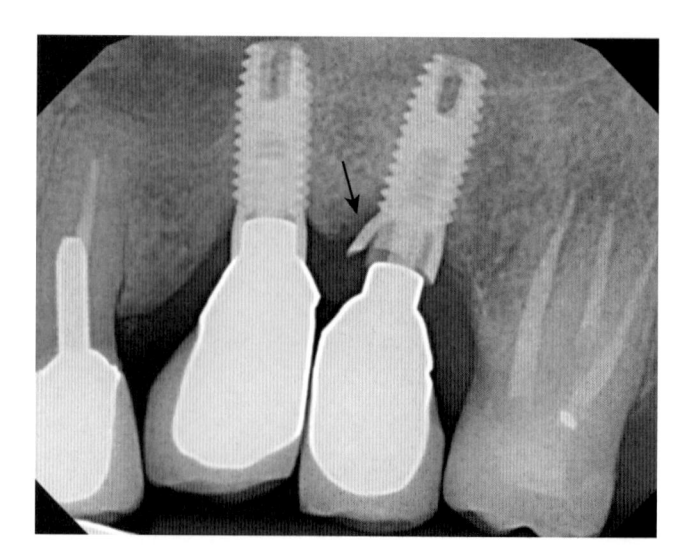

• **Figura 19.22 Prótese esplintada.** Os implantes devem ser esplintados sempre que possível, conforme a força (ou seja, carga oclusal) é distribuída sobre um área maior. Observe a fratura do implante mais posterior, provavelmente devido a problemas de força oclusal.

"mini-implantes", implantes em ângulo excessivo ou procedimentos de atalho.

Portanto, como a maioria das complicações relacionadas à biomecânica costuma ocorrer nos primeiros anos de função, o clínico pode se colocar em risco significativo quando um procedimento não ideal ou de atalho é recomendado. Como resultado, quando ocorre uma falha e o tratamento corretivo é necessário, muitas vezes o paciente espera que o clínico repita o tratamento gratuitamente. Além disso, se o paciente procura atendimento de outro provedor, isso geralmente está associado a um custo maior. Como resultado, é mais provável que o paciente busque soluções jurídicas.

Resumo

Um plano de tratamento com base biomecânica reduz as complicações após a aplicação de carga no implante com a prótese. Para reduzir as condições de tensão, existem posicionamentos determinantes dos implantes para uma prótese substituir dentes perdidos: (1) minimizar cantiléveres no *design* da prótese, (2) devem ser evitados mais de três pônticos adjacentes, (3) o canino e as regiões dos primeiros molares são posições de vital importância em um arco e (4) o arco superior é dividido em cinco segmentos. Quando mais de um segmento de um arco está sendo substituído, uma posição de implante é determinada por pelo menos um implante em cada segmento ausente.

Aumentar o número de implantes é o método mais eficiente para aumentar a área de superfície e reduzir a tensão geral. Portanto, após a seleção das principais posições do implante, implantes adicionais são indicados para reduzir os riscos de sobrecarga em pacientes com fatores de força ou regiões com densidade óssea reduzida. Em caso de dúvida quanto ao número de implantes necessários, é vantajoso adicionar um implante.

Referências bibliográficas

1. Goodacre CJ, Bernal G, Rungcharassaeng K, et al. Clinical complications with implant and implant prostheses. *J Prosthet Dent.* 2003;90:121–132.
2. Misch CE. Consideration of biomechanical stress in treatment with dental implants. *Dent Today.* 2006;25:80–85.
3. Rosenstiel SF, Land MF, Fujimoto J. *Contemporary Fixed Prosthodontics.* 4th ed. St Louis: Mosby; 2006.
4. Shillinburg HT, Hobo S, Lowell D, et al. Treatment planning for the replacement of missing teeth. In: Shillinburg HI, Hobo S, eds. *Fundamentals of Fixed Prosthodontics.* 3rd ed. Chicago: Quintessence; 1997.
5. Smyd ES. Mechanics of dental structures: guide to teaching dental engineering at undergraduate level. *J Prosthet Dent.* 1952;2:668–692.
6. Tylman SD. *Theory and Practice of Crown and Fixed Partial Prosthodontics.* St Louis: Mosby; 1965.
7. Williamson EH, Lundquist DO. Anterior guidance: its effect one electromyographic activity of the temporal and masseter muscles. *J Prosthet Dent.* 1983;49:816–823.
8. Adell R, Lekholm U, Rockler B, et al. A 15-year study of osseointegrated implants in the treatment of the edentulous jaw. *Int J Oral Surg.* 1981;6:387–416.
9. Bidez MW, Misch CE. *The Biomechanics of Interimplant Spacing.* Charleston, SC: Proceedings of the 4th International Congress of Implants and Biomaterials in Stomatology; 1990.
10. Rangert B, Renouard F. *Risk Factors in Implant Dentistry.* Chicago: Quintessence; 1999.
11. McAlarney ME, Stavropoulos DN. Theoretical cantilever lengths versus clinical variables in fifty-five clinical cases. *J Prosthet Dent.* 2000;83:332–342.
12. Tarnow DP, Cho SC, Wallace SS. The effect of interimplant distance on the height of interimplant bone crest. *J Periodontol.* 2000;71:546–569.
13. Hatley CL, Cameron SM, Cuenin MF, et al. The effect of dental implant spacing peri-implant bone using the rabbit (Oryctolagus cuniculus) tibia model. *J Prosthodont.* 2001;10:154–159.
14. Gastaldo JF, Cury PR, Sendyk WR. Effect of the vertical and horizontal distances between adjacent implants and between a tooth and an implant on the incidence of interproximal papilla. *J Periodontol.* 2004;75:1242–1246.
15. Novaes Jr AB, Papalexiou V, Muglia V, et al. Influence of interimplant distance on gingival papilla formation and bone resorption: clinical-radiographic study in dogs. *Int J Oral Maxillofac Implants.* 2006;21:45–51.
16. Papalexiou V, Novaes Jr AB, Ribeiro RF, et al. Influence of the interimplant distance on crestal bone resorption and bone density: a histomorphometric study in dogs. *J Periodontol.* 2006;77:614–621.
17. Desjardins RP. Tissue-integrated prostheses for edentulous patients with normal and abnormal jaw relationships. *J Prosthet Dent.* 1988;59:180–187.
18. Hobo S, Ichida E, Garcia LT. *Osseointegration and Occlusal Rehabilitation.* Chicago: Quintessence; 1989.
19. Allahyar G, Morgano SM. Finite element analysis of three designs of an implant-supported molar crown. *J Prosthet Dent.* 2004;5:434.
20. Goodacre CJ, Bernal G, Rungcharassaeng K, et al. Clinical complications in fixed prosthodontics. *J Prosthet Dent.* 2003;90:31–41.
21. Bergenholtz G, Nyman S. Endodontic complications following periodontal and prosthetic treatment of patients with advanced periodontal disease. *J Periodontol.* 1984:55(2):63–68.
22. Priest GE, Priest J. The economics of implants for single missing teeth. *Dent Econ.* 2004:130–138.
23. Skalak R. Biomechanical considerations in osseointegrated prostheses. *J Prosthet Dent.* 1983;49:843.
24. Rangert B, Jemt T, Jorneus L. Forces and moments on Brånemark implants. *Int J Oral Maxillofac Implants.* 1998;4:241.
25. Wang TM, Leu IJ, Wang J, et al. Effects of prosthesis materials and prosthesis splinting on peri-implant bone stress around implants in poor quality bone: a numeric analysis. *Int J Oral Maxillofac Implants.* 2002;17:231.
26. Guichet DL, Yoshinobu D, Caputo AA. Effects of splinting and interproximal contact tightness on load transfer by implants restorations. *J Prosthet Dent.* 2002;87:528.
27. Sullivan D, Siddiqui A. Wide-diameter implants: overcoming problems. *Dent Today.* 1994;13:50–57.
28. Balshi TJ, Wolfinger GJ. Two-implant-supported single molar replacement: interdental space requirements and comparison to alternative options. *Int J Perio Rest Dent.* 1997;17:426–435.
29. Abdel-Latif H, Hobkirk J, Kelleway J. Functional mandibular deformation in edentulous subjects treated with dental implants. *Int J Prosthodont.* 2000;13:513–519.
30. Hobkirk JA, Havthoulas TK. The influence of mandibular deformation, implant numbers, and loading position on detected forces in abutments supporting fixed implant superstructures. *J Prosthet Dent.* 1998;80:169–174.
31. Segelnick S. A survey of floss frequency, habit and technique in a hospital dental clinic and private periodontal practice. *NY State Dent J.* 2004;70:28–33.
32. Scurria MS, Bader JD, Shugars DA. Meta-analysis of fixed partial denture survival: prostheses and abutments. *J Prosthet Dent.* 1998;79:459–464.

PARTE 5

Planejamento de Tratamento de Local Edêntulo

20 | Planos de Tratamento para Arcos Parcial e Totalmente Edêntulos em Implantodontia, *480*
21 | Próteses Pré-Implante: Fatores Relacionados com Cirurgia e Plano de Tratamento, *495*
22 | Substituição Única ou Múltipla: Opções de Tratamento, *532*
23 | Plano de Tratamento para Maxila Posterior Edêntula, *554*
24 | Mandíbula Edêntula: Plano de Tratamento com Prótese Fixa *versus* Removível, *568*
25 | Maxila Edêntula: Plano de Tratamento com Prótese Fixa *versus* Removível, *590*

20
Planos de Tratamento para Arcos Parcial e Totalmente Edêntulos em Implantodontia

CARL E. MISCH* E RANDOLPH R. RESNIK

Arcos parcialmente edêntulos

Para a confecção dos planos de tratamento em uma abordagem consistente, é necessária uma classificação das condições do paciente. Como existem mais de 65 mil possíveis combinações de dentes e espaços edêntulos em um único arco, não existe um acordo universal sobre o uso de qualquer sistema de classificação. Inúmeras classificações foram propostas para arcos parcialmente edêntulos. Seu uso permite a visualização e comunicação pelos profissionais sobre o relacionamento dos tecidos mole e duro. Este capítulo analisa uma classificação para o diagnóstico e o plano de tratamento de pacientes que estão parcial ou totalmente edêntulos e necessitam de próteses sobre implantes. Usando esta classificação, que Misch[1] apresentou pela primeira vez em 1985, o clínico será capaz de transportar as dimensões do osso disponível na área edêntula e também de indicar a posição estratégica da área a ser reabilitada.

Histórico

Cummer,[2] Kennedy[3] e Bailyn[4] originalmente propuseram as classificações para os arcos parcialmente edêntulos mais utilizadas. Essas classificações foram conceitualmente desenvolvidas para organizar o planejamento de próteses parciais removíveis (PPR). Outras classificações também foram propostas[5-12] (incluindo uma pelo American College of Prosthodontists), mas nenhuma delas foi universalmente aceita. A classificação Kennedy, no entanto, é ensinada na maioria das faculdades de odontologia americanas.

A classificação de Kennedy divide arcos parcialmente edêntulos em quatro classes: Classe I tem espaços edêntulos bilaterais posteriores, a Classe II tem um espaço edêntulo unilateral posterior, a Classe III tem uma área edêntula interdental (intercalar) e a Classe IV tem uma área edêntula anterior que cruza a linha média.

A classificação Kennedy é de difícil utilização em muitas situações sem o emprego de certas regras de qualificação. As oito regras de *Applegate* são usadas para ajudar a esclarecer o sistema. Elas podem ser resumidas em três princípios gerais.

*In memoriam.

1. O primeiro princípio diz que a classificação deve incluir apenas dentes naturais envolvidos na prótese final e só deve ser feita após quaisquer exodontias que possam alterar a classificação original. Esse conceito, por exemplo, considera se os segundos ou terceiros molares devem ser substituídos na prótese final.
2. O segundo princípio diz que a área edêntula mais posterior sempre determina a classificação.
3. O terceiro princípio diz que outras áreas edêntulas, além daquelas que determinam a classificação, denominam-se como modificações e são designadas apenas pelo seu número. A extensão da modificação não é considerada.

Classificação dos arcos parcialmente edêntulos

A classificação do volume ósseo em implantodontia, desenvolvida por Misch e Judy[13] em 1985, baseia-se nas quatro classes de edentulismo parcial descritas no sistema Kennedy-Applegate. Isso facilita a comunicação das posições dos dentes e dos sítios principais entre os muitos profissionais já familiarizados com tal classificação, e permite o uso de princípios e métodos de tratamento em geral estabelecidos para cada classe. A classificação sugerida por Misch e Judy[13] também inclui as mesmas quatro divisões de volume de osso disponível apresentadas anteriormente para áreas edêntulas. Outras regiões edêntulas interdentais que não sejam determinantes da classe Kennedy-Applegate não são especificadas dentro da secção óssea disponível, caso os implantes não sejam considerados na região da modificação. No entanto, se também for incluído no plano de tratamento, o segmento de modificação é, então, listado, seguido da divisão de osso disponível que o caracteriza.

Plano de tratamento: Classe I

Em pacientes Classe I, os segmentos edêntulos distais são bilaterais, e os dentes anteriores naturais estão presentes (Figura 20.1). Na maioria desses arcos estão faltando apenas os molares e quase todos têm, pelo menos, os incisivos e os caninos. Uma vez restaurados na dimensão vertical oclusal adequada, os dentes anteriores naturais contribuem, portanto, para a distribuição das forças por toda a boca na oclusão de relação cêntrica. Mais importante é que, quando se têm como antagonistas dentes naturais ou próteses

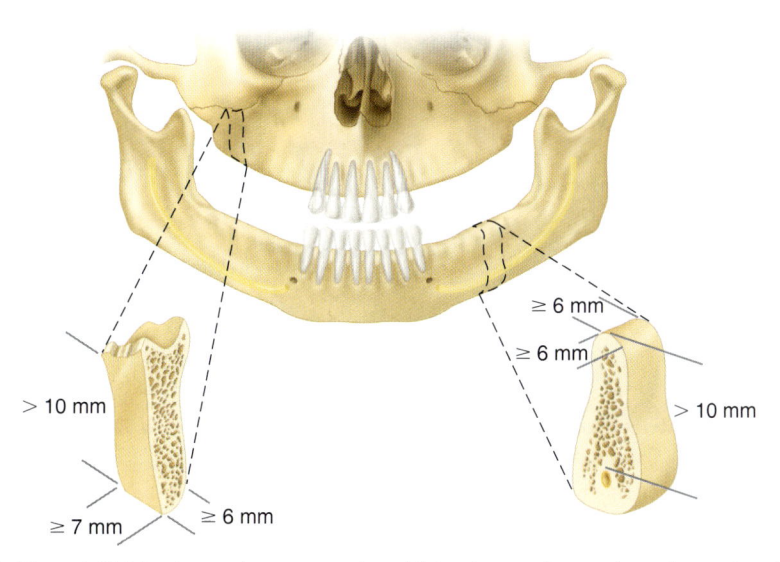

• **Figura 20.1** Arcada dentária Classe I, Divisão A, tem dentes posteriores bilaterais ausentes e volume ósseo abundante nos locais edêntulos. (De Misch CE. Treatment plans for partially and completely edentulous arches in implant dentistry. In: Misch CE, ed. Dental Implants Prosthetics. 2nd ed. St. Louis, MO: Mosby; 2015.)

fixas, eles também permitem a desoclusão das próteses suportadas por implantes posteriores durante o movimento excursivo mandibular, protegendo-as de forças laterais. No entanto, muitos desses pacientes Classe I mandibulares possuem próteses totais superiores, caso no qual a oclusão bilateral balanceada é mais apropriada.

O paciente Classe I tem mais probabilidade de usar um PPR que o paciente Classe II ou III, pois a mastigação e/ou o suporte de uma prótese removível superior é mais difícil na ausência de uma prótese inferior. As próteses parciais de Classe I suportadas por tecido mole são projetadas para transmitir cargas às regiões edêntulas ou aos dentes anteriores naturais. Os desenhos com grampos, que transmitem menos força aos dentes (p. ex., grampo a barra), depositam maior força ao osso. As PPRs que transmitem mais força aos dentes pilares (p. ex., próteses parciais de precisão), transmitem menos força no osso. Em ambos os casos, a prótese removível frequentemente acelera a perda óssea posterior. Além disso, uma prótese parcial mal projetada ou sem manutenção adequada distribui cargas adicionais aos dentes pilares e pode até mesmo contribuir para o prejuízo da saúde periodontal. As combinações dessas condições levam à perda óssea nas regiões edêntulas e ao enfraquecimento dos pilares naturais adjacentes.[14] Como resultado, foi observado pelos autores que pacientes Classe I que usam PPR por longos períodos geralmente apresentam cristas ósseas em Divisão C e dentes pilares com mobilidade.

Pacientes Classe I frequentemente apresentam dentes anteriores com mobilidade, devido à falta de suporte posterior bilateral, causada pelo uso a longo prazo de uma PPR precariamente adaptada, ou pelo não uso de uma prótese, o que resulta em sobrecarga aos dentes remanescentes. Por conseguinte, esses pacientes muitas vezes requerem uma prótese posterior sobre implante que não se apoie nos dentes anteriores. Além disso, o esquema oclusal deve ser adaptado às condições específicas dos dentes anteriores com mobilidade. Isso exige um aumento do suporte de implantes nos segmentos posteriores em comparação com a maioria dos pacientes Classe II ou III, assim como deve ser maior a atenção com a oclusão, que demanda ajustes mais frequentes.

O plano de tratamento deve considerar os fatores de força previamente identificados e relacioná-los à condição edêntula bilateral existente. A osteoplastia para aumentar a espessura óssea não pode ser tão agressiva na Classe I se comparar ao paciente Classe IV ou paciente totalmente edêntulo, nos quais os implantes serão posicionados fundamentalmente na região anterior, devido aos limites anatômicos (seio maxila ou canal mandibular). Os procedimentos de enxerto ósseo são frequentemente necessários para melhorar o volume ósseo na região posterior, aumentar a superfície de contato do implante e permitir a confecção de próteses sobre implantes independentes.

Questões financeiras podem determinar a sequência do tratamento ao longo dos anos. Geralmente restaura-se primeiro a região posterior com o maior volume de osso, se nenhum enxerto ósseo for necessário. Desse modo, implantes de maior comprimento e área de superfície podem resistir às forças oclusais enquanto o paciente aguarda por tratamento futuro. Se muitos anos se passam sem a instalação de implantes na área com menos osso disponível, então a reabsorção contínua pode exigir um enxerto ósseo antes da reabilitação. Se ambos os segmentos posteriores necessitam de enxerto ósseo, o paciente é encorajado a realizá-los ao mesmo tempo. Assim, a porção autóloga do enxerto pode ser colhida e distribuída para ambas as regiões posteriores, diminuindo o número de episódios cirúrgicos para o paciente.

Plano de tratamento da Divisão A

Quando os pacientes são colocados em uma categoria Classe I, Divisão A, geralmente indica-se uma prótese fixa implantossuportada. Dois ou mais implantes endósseos em formato radicular são necessários para substituir molares por próteses independentes (Figura 20.2). Quanto maior o número de dentes ausentes, maior será o tamanho e/ou número de implantes necessários. O osso disponível na região posterior é limitado em altura pelo canal mandibular ou pelo seio maxilar. Os primeiros implantes posicionados na região de pré-molares devem evitar a invasão no ápice da raiz canina e ainda evitar a alça anterior do canal mandibular ou seio maxilar (Figura 20.3).

Plano de tratamento da Divisão B

Pacientes Classe I, Divisão B possuem osso estreito nos espaços edêntulos posteriores e dentes naturais anteriores. Para essa categoria também se indica uma prótese fixa. A altura óssea disponível é restrita pelo canal mandibular ou pelo seio maxilar. Por essa razão, a osteoplastia para aumentar a espessura óssea deve ser limitada.

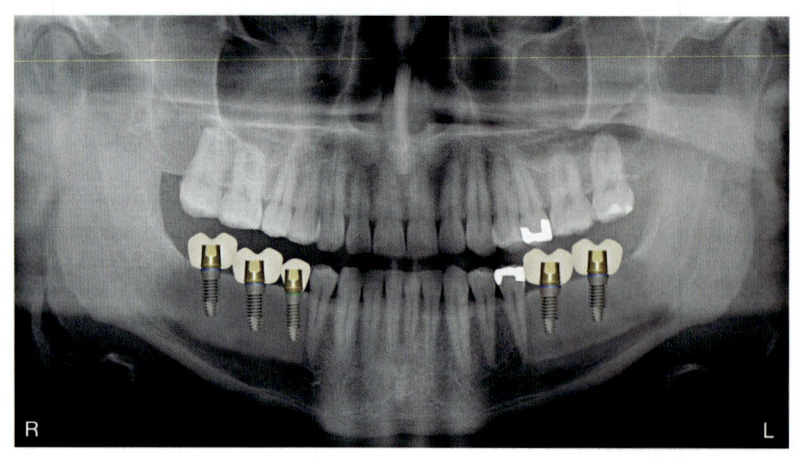

• **Figura 20.2** Mandíbula Classe I, Divisão A. As principais posições dos implantes são determinadas e os tamanhos dos implantes ideais são (4 mm × 10 mm nos pré-molares, e 5 mm × 10 mm, nos molares). (De Misch CE. Treatment plans for partially and completely edentulous arches in implant dentistry. In: Misch CE, ed. Dental Implants Prosthetics. 2nd ed. St. Louis, MO: Mosby; 2015.)

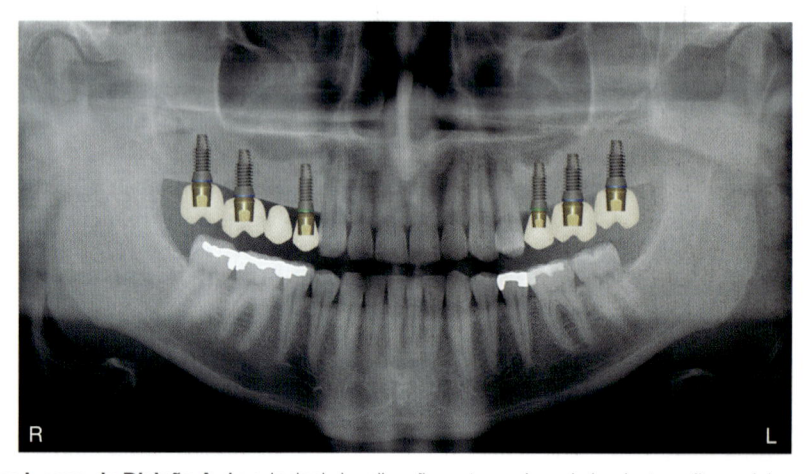

• **Figura 20.3** Maxila Classe I, osso da Divisão A. As principais localizações e tamanhos de implantes são posicionados sem limitação. (De Misch CE. Treatment plans for partially and completely edentulous arches in implant dentistry. In: Misch CE, ed. Dental Implants Prosthetics. 2nd ed. St. Louis, MO: Mosby; 2015.)

Podem-se utilizar implantes endósseos em formato radicular e de diâmetro reduzido na região posterior mandibular com crista edêntula da Divisão B. Se eles forem utilizados, é indicado um número maior de implantes do que na Divisão A, e recomenda-se o uso de um implante para cada raiz ausente sem cantiléver.

O paciente com ausência de molares e ambos os pré-molares requer suporte adicional de implantes. Quatro implantes em forma de raiz da Divisão B podem suportar uma prótese parcial fixa independente (PPF) na mandíbula, dependendo de outros fatores de estresse. Se esses fatores de estresse são relevantes (como resultado da parafunção) ou a densidade óssea é baixa (como na maxila), então o osso da Divisão B deve ser aumentado para a Divisão A antes da inserção do implante de diâmetro maior. Os dentes anteriores de pacientes Classe I devem fornecer a desoclusão dos implantes posteriores durante as excursões mandibulares quando o antagonista for dentes naturais ou próteses fixas. Os implantes endósseos de molares não devem ser rigidamente imobilizados entre si no paciente Classe I. A flexão da mandíbula durante a abertura pode fazer com que a conexão rígida exerça forças laterais sobre os implantes posteriores. São indicadas, portanto, as próteses independentes (Figura 20.4).

Plano de tratamento da Divisão C

Quando não há osso adequado em altura, espessura, comprimento ou angulação, ou se a proporção coroa/implante for igual ou superior a 1, o profissional deve considerar algumas opções. A primeira opção de tratamento é não usar o implante como suporte, mas, sim, orientar o paciente em direção a uma prótese parcial removível convencional. No entanto, embora essa condição seja mais fácil de tratar com uma prótese mucossuportada, a perda óssea continuará e pode eventualmente comprometer qualquer modalidade reabilitadora.

A segunda opção é realizar um procedimento de enxerto ósseo. Se a intenção do enxerto ósseo é transformar uma Divisão C em uma Divisão A ou B para possibilitar o uso de implantes endósseos, então pelo menos algum osso autógeno é indicado. O enxerto é usado com mais frequência na maxila Classe I, onde a combinação de osso alógeno e autógeno para enxerto maxilar é uma modalidade previsível. Os implantes devem ser instalados depois que o enxerto produzir um rebordo ósseo Divisão A, e o plano de tratamento segue as opções abordadas anteriormente.

Na mandíbula, a terceira opção é o reposicionamento do nervo e a instalação de implantes endósseos em pacientes Classe I que não são bons candidatos ao enxerto ósseo. Existem riscos de parestesia a longo prazo, que pode incluir hiperestesia e dor. Relatos na literatura referem-se à disestesia e fratura de mandíbula com atrofia grave.[15] Além disso, o ganho em altura na mandíbula classificada como C–h pode permitir a instalação de implantes de 10 mm de altura, o que ainda é insuficiente para compensar maior altura da coroa e resultando em uma relação coroa/

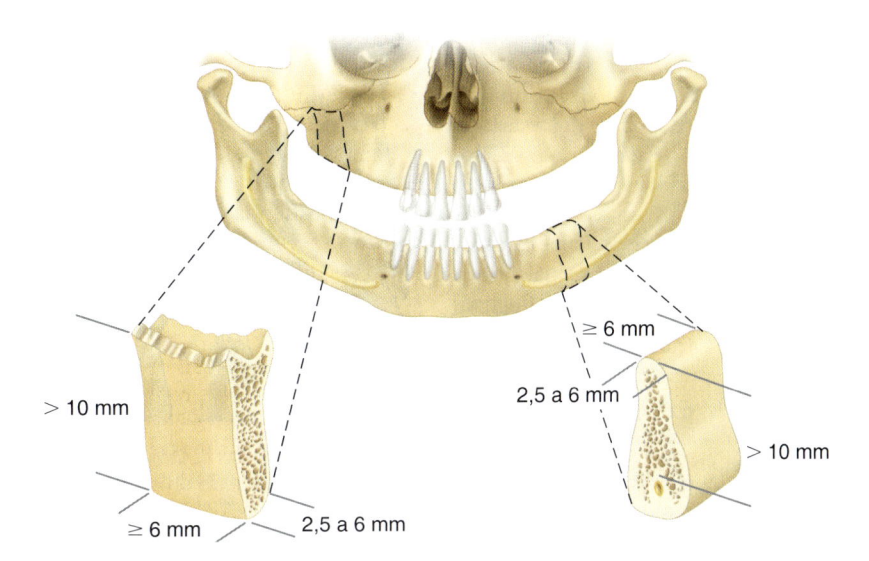

• **Figura 20.4** A arcada dentária Classe I, Divisão B tem altura de osso adequada, mas a largura é insuficiente. (De *Misch CE. Treatment plans for partially and completely edentulous arches in implant dentistry. In: Misch CE, ed. Dental Implants Prosthetics. 2nd ed. St. Louis, MO: Mosby; 2015.*)

implante desfavorável. É recomendado que o reposicionamento do nervo deve ser tentado apenas por médicos com extenso treinamento e experiência com os procedimentos.

Na quarta opção, os dentes anteriores inferiores são extraídos, e os implantes em forma de raiz são instalados entre os forames mentonianos. Este é um tratamento especialmente previsível, pois o paciente se beneficiará de maior eficiência mastigatória e força, além de uma estética melhorada.

Plano de tratamento da Divisão D

Classe I, Divisão D geralmente ocorre com mais frequência em maxila edêntula a longo prazo. Normalmente é realizado enxerto no seio antes da instalação do implante. Rebordos Classe I, Divisão D raramente são encontradas em paciente com mandíbula parcialmente edêntula. Quando observadas, as causas mais comuns são de trauma ou excisão cirúrgica de neoplasias. Esses pacientes geralmente precisam de enxertos ósseos autógenos, para melhorar o sucesso do implante e prevenir a fratura patológica antes reconstrução protética. Depois da maturação do enxerto ósseo e melhora no osso disponível, o paciente é avaliado e tratado de maneira semelhante a outros pacientes com volume ósseo favorável (Figura 20.5).

Plano de tratamento: Classe II

Os pacientes parcialmente edêntulos Classe II Kennedy-Applegate apresentam dentes ausentes em um dos segmentos posteriores. Esses pacientes muitas vezes são capazes de exercer a função mastigatória sem uma prótese removível e é menos provável que tolerem ou superem as complicações menores desse tipo de prótese. Como resultado, não são tão propensos a usá-las. Por esse motivo, portanto, frequentemente o osso disponível é adequado para implantes endósseos, mesmo quando é um caso de edentulismo a longo prazo. Entretanto, a densidade óssea local pode estar diminuída. O uso de implantes endósseos com osteoplastia mínima é uma modalidade comum nesses pacientes, que geralmente são classificados como Classe II, Divisão A ou B.

Como o paciente tem menos probabilidade de usar uma PPR, os dentes naturais antagonistas muitas vezes estão extrudados para a região edêntula posterior. O plano oclusal e os dentes inclinados ou extrudados devem ser cuidadosamente avaliados e reabilitados conforme indicado para promover um ambiente favorável em termos de oclusão e distribuição de forças. Não é incomum necessitar de exodontia do segundo molar, tratamento endodôntico, aumento de coroa clínica e coroa protética do primeiro molar, e ameloplastia do segundo pré-molar (Figura 20.6).

Plano de tratamento da Divisão A

Quando os pacientes são classificados como Classe II, Divisão A, indica-se uma prótese fixa implantossuportada independente. Dois ou mais implantes endósseos em formato radicular são necessários para substituir os molares com próteses independentes. Quanto maior for o número de dentes ausentes, maior será o tamanho e/ou número de implantes necessários. O osso disponível na região posterior é limitado em altura pelo canal mandibular ou pelo seio maxilar. O implante instalado na região de primeiro pré-molar não deve invadir o ápice da raiz do canino, e deve evitar ainda a alça anterior do canal mandibular ou o seio maxilar (Figura 20.7).

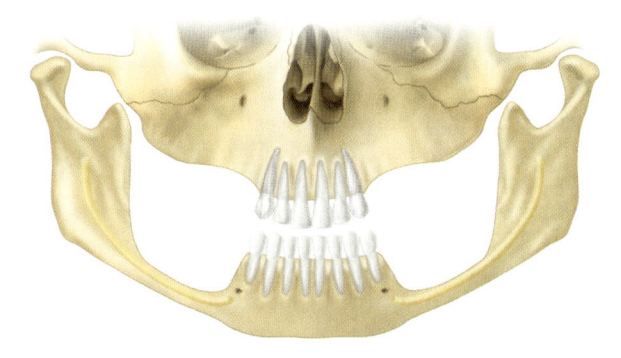

• **Figura 20.5** Paciente Classe I, Divisão D geralmente é visto com esta maxila quando o seio maxilar se expandiu e menos de 5 mm de osso está presente em altura sob o seio. (De *Misch CE. Treatment plans for partially and completely edentulous arches in implant dentistry. In: Misch CE, ed. Dental Implants Prosthetics. 2nd ed. St. Louis, MO: Mosby; 2015.*)

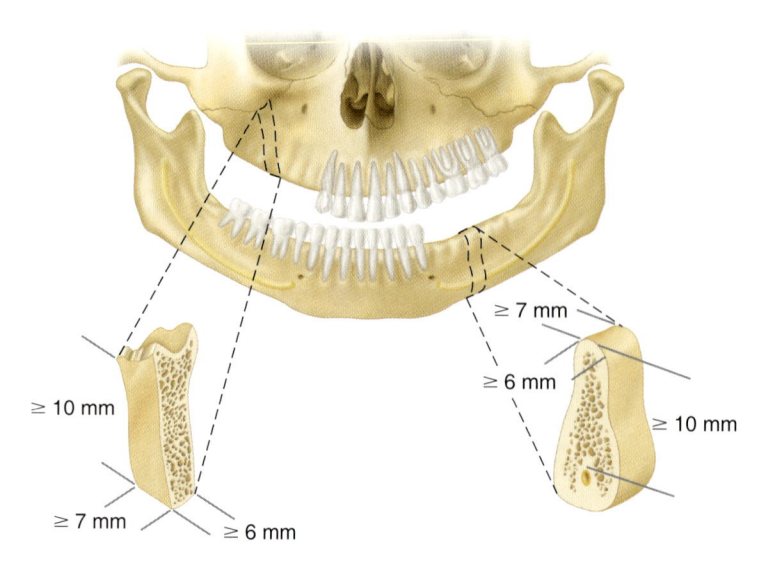

Divisão A

- **Figura 20.6** Paciente Classe II com ausência de dentes posteriores em um quadrante. Quando o osso disponível é abundante, caracteriza-se a Divisão A. (De *Misch CE. Treatment plans for partially and completely edentulous arches in implant dentistry. In: Misch CE, ed*. Dental Implants Prosthetics. 2nd ed. St. Louis, MO: Mosby; 2015.)

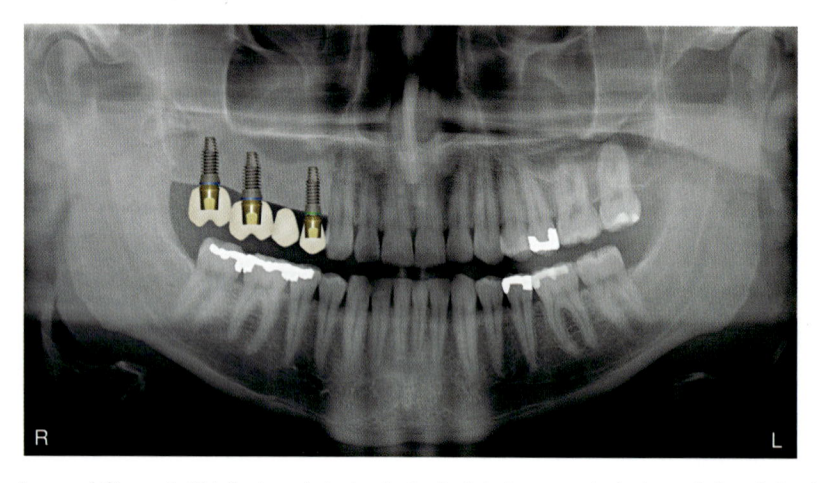

- **Figura 20.7** Um arco superior que é Classe II, Divisão A pode ter implantes instalados nas principais posições de implante e com tamanhos ideais. (De *Misch CE. Treatment plans for partially and completely edentulous arches in implant dentistry. In: Misch CE, ed*. Dental Implants Prosthetics. 2nd ed. St. Louis, MO: Mosby; 2015.)

Plano de tratamento da Divisão B

Pacientes Classe II, Divisão B apresentam osso estreito no espaço edêntulo posterior e dentes naturais anteriores. Uma prótese fixa também é indicada nesses casos. A altura óssea disponível é restrita pelo canal mandibular ou seio maxilar. Portanto, a osteoplastia para aumentar a espessura óssea tem aplicações limitadas. Implantes endósseos em forma de raiz, de diâmetro médio, podem ser instalados em um rebordo edêntulo posterior Divisão B. Se estes forem utilizados, é indicado um número maior de implantes do que na Divisão A, e recomenda-se o uso de um implante para cada raiz ausente sem cantiléver.

O paciente com ausência de molares e ambos os pré-molares requer suporte adicional de implantes. Quatro implantes, da Divisão B, em formato radicular, podem suportar uma PPF independente em mandíbula, dependendo dos demais fatores. Se esses fatores forem relevantes (como resultado de parafunção) ou a densidade óssea for precária (como na maxila), então o osso da Divisão B deve ser aumentado para a Divisão A antes da inserção do implante de diâmetro maior. Os dentes anteriores em pacientes de Classe II devem permitir a desoclusão dos implantes posteriores durante todas as excursões mandibulares (Figura 20.8).

Plano de tratamento da Divisão C

Quando não há osso adequado em altura, largura, comprimento ou angulação, ou se a proporção coroa/implante for igual ou superior a 1, então o profissional deve considerar algumas opções. Na mandíbula, a primeira opção de tratamento é não usar implantes e sim considerar a confecção de uma PPR em cantiléver, substituindo uma coroa com tamanho de pré-molar, usando dois ou três dentes anteriores como pilar protético. Essa é a opção mais fácil e altamente recomendada quando apenas os molares estão ausentes.

A segunda opção é realizar procedimentos de enxerto ósseo. Se a intenção do enxerto ósseo é transformar uma Divisão C em uma Divisão A ou B para implantes endósseos, então ao menos algum enxerto autógeno é indicado. O enxerto ósseo é usado com maior frequência na maxila Classe II, onde a combinação de osso

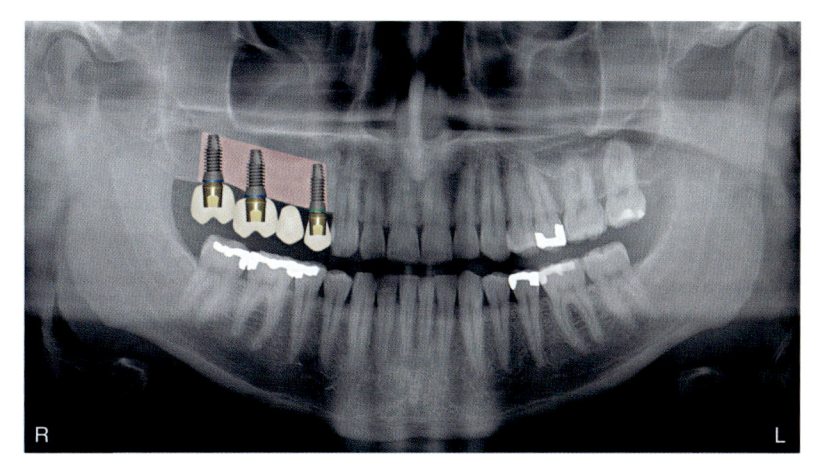

• **Figura 20.8** Maxila Classe II, Divisão B, muitas vezes tem enxerto ósseo com membrana para aumentar largura (*rosa*) seguido por implantes nas posições determinantes e de tamanhos ideais.

alógeno e autógeno para enxerto do seio maxilar é uma modalidade previsível. Os implantes devem ser instalados após o enxerto ter produzido um rebordo ósseo Divisão A, e o plano de tratamento segue as opções anteriores descritas.

A terceira opção, em mandíbula de pacientes Divisão C é instalar um implante subperiosteal unilateral de Classe II ou um implante de disco acima do canal.

A quarta opção de tratamento na mandíbula é o reposicionamento do nervo e a instalação de implantes endósseos em pacientes Classe II que não são bons candidatos para enxerto ósseo. Há riscos de parestesia a longo prazo, hiperestesia e dor. Além disso, o ganho de altura em mandíbulas C–h pode permitir a instalação de implantes de 10 mm de comprimento, o que ainda é insuficiente para compensar o aumento da altura da coroa, resultando em uma proporção coroa/implante desfavorável (Figura 20.9).

Plano de tratamento da Divisão D

Classe II, Divisão D geralmente ocorre com mais frequência na maxila edêntula por longos anos. Normalmente é feito um enxerto no seio antes da instalação do implante. Rebordos Classe II, Divisão D são raramente encontrados no paciente parcialmente edêntulo na mandíbula. Quando observadas, as causas mais comuns são trauma ou excisão cirúrgica de neoplasias. Esses pacientes geralmente precisam de enxertos de osso autógeno em bloco, para melhorar a chance de sucesso do implante e prevenir a fratura patológica antes da reconstrução prostética. Após a maturação do enxerto e o aumento do osso disponível melhorado, o paciente é avaliado e tratado de maneira semelhante a outros pacientes com volume ósseo favorável (Figura 20.10).

Plano de tratamento: Classe III

Normalmente, as duas condições mais encontradas em pacientes de Classe III que buscam tratamento com implantes são a ausência de um único dente ou um espaço edêntulo posterior extenso. Na ausência de múltiplos dentes posteriores normalmente se consegue fazer uma prótese independente. Uma revisão da literatura demonstrou que a junção de implantes em dentes em uma mesma prótese nessas condições é possível.

Um implante unitário é o tratamento de escolha quando o osso e os tecidos moles estão dentro da faixa normal antes ou durante tratamento com implantes. Próteses fixas aumentam o risco de cárie, de envolvimento pulpar e de doença periodontal nos dentes pilares naturais.[16] Tanto a prótese tradicional quanto o dente pilar apresentam uma taxa de sobrevida mais baixa do que as próteses sobre implantes. Como resultado, implantes unitários são normalmente indicados (Figura 20.11).

Plano de tratamento da Divisão A

Pacientes Classe III, Divisão A geralmente são excelentes candidatos para instalação de implante endósseo, em forma de raiz, no espaço edêntulo. Isso permite que a reabilitação de dentes naturais seja independente e permite, também, a confecção de próteses menos extensas. É mais fácil de obter a altura óssea máxima disponível para a instalação de implantes anteriormente ao forame mandibular ou ao seio maxilar. Como regra geral, a prótese final deve ser completamente implantossuportada, e dois implantes devem apoiar cada três raízes de dentes ausentes (e não três coroas ausentes). Dentes naturais com mobilidade, adjacentes ao espaço edêntulo, causam maiores cargas no implantes; portanto, pode ser indicado um implante para cada raiz ausente. Se os dentes adjacentes apresentam mobilidade, o implante precisa suportar tanto os dentes ausentes quando os dentes com mobilidade durante a oclusão.

Plano de tratamento da Divisão B

Em pacientes de Classe III, Divisão B, implantes endósseos de diâmetro estreito podem ser instalados nos espaços edêntulos extensos da mandíbula. Esse plano de tratamento é usado principalmente para próteses fixas quando o espaço é muito extenso ou as forças oclusais são muito grandes para que os dentes naturais suportem uma prótese sozinhos. A prótese definitiva sobre implante deve ser independente desses dentes (Figuras 20.12 e 20.13).

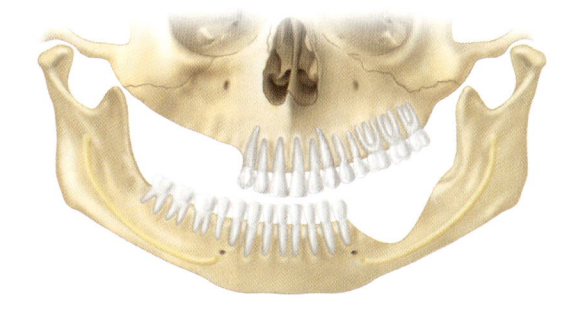

Divisão C

• **Figura 20.9** Arco Classe I, Divisão C–h tem de 7 a 9 mm de altura óssea no sítio edêntulo. (De *Misch CE. Treatment plans for partially and completely edentulous arches in implant dentistry. In: Misch CE, ed*. Dental Implants Prosthetics. *2nd ed. St. Louis, MO: Mosby; 2015.*)

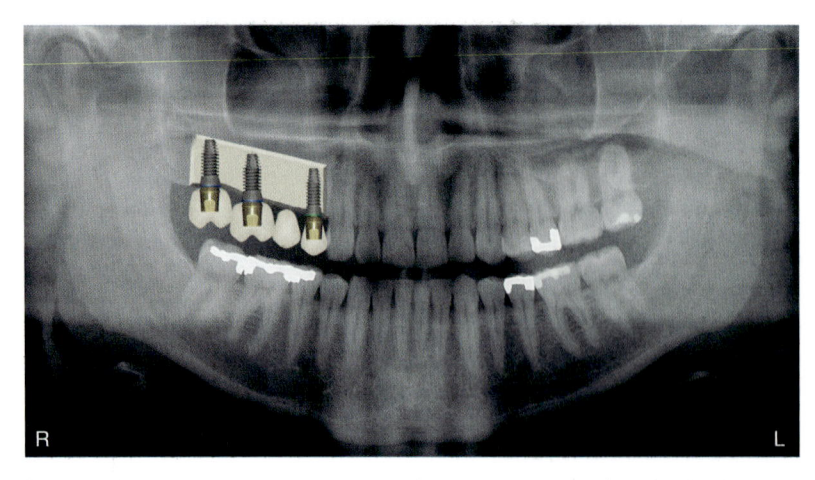

• **Figura 20.10** Maxila Classe II, Divisão C–h frequentemente tem enxerto ósseo sinusal (branco) e então implantes nas posições determinantes e de tamanhos ideais. (De *Misch CE. Treatment plans for partially and completely edentulous arches in implant dentistry. In: Misch CE, ed.* Dental Implants Prosthetics. *2nd ed. St. Louis, MO: Mosby; 2015.*)

Divisão B

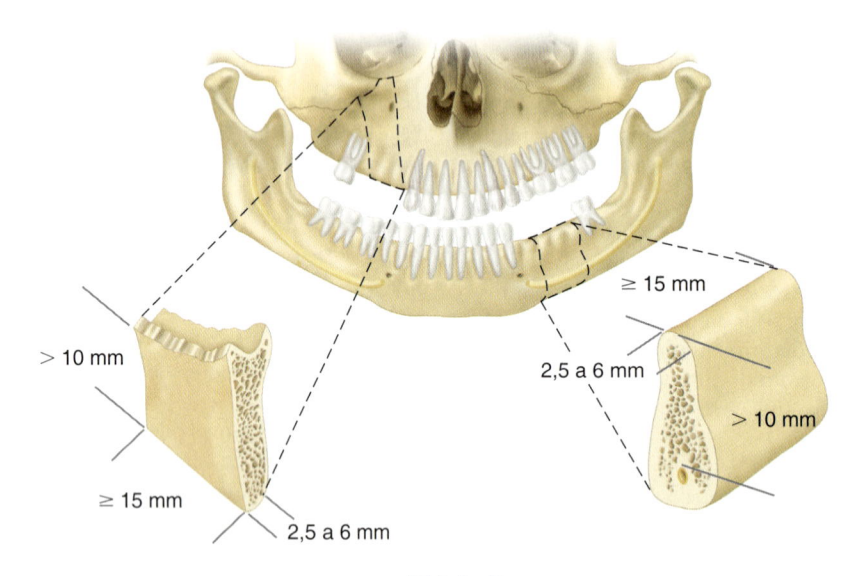

• **Figura 20.11** Paciente de Classe III tem espaço intradental edêntulo não tratado. Quando está adequado em altura, mas apenas suficiente em largura, é caracterizado como osso da Divisão B. (De *Misch CE. Treatment plans for partially and completely edentulous arches in implant dentistry. In: Misch CE, ed.* Dental Implants Prosthetics. *2nd ed. St. Louis, MO: Mosby; 2015.*)

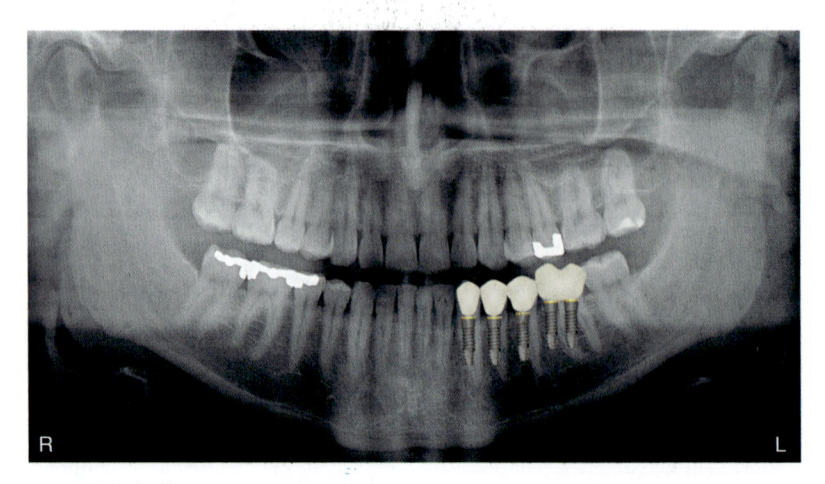

• **Figura 20.12** Mandíbula Classe III, Divisão B pode usar implantes de diâmetro menor. Quando essa opção é usada, um implante para cada raiz de dente ausente é frequentemente indicado. (De *Misch CE. Treatment plans for partially and completely edentulous arches in implant dentistry. In: Misch CE, ed.* Dental Implants Prosthetics. *2nd ed. St. Louis, MO: Mosby; 2015.*)

Plano de tratamento da Divisão C ou D

Quando a Divisão C é encontrada em pacientes Classe III, o plano de tratamento mais comum na maxila é o enxerto ósseo antes da instalação do implante e uma prótese sobre implante independente. O enxerto de seio no rebordo posterior da Divisão C é previsível.

Na mandíbula, deve-se considerar uma prótese fixa tradicional para Divisão C em pacientes Classe III com volume ósseo, pois o enxerto ósseo para ganho de altura é difícil, requer um conjunto de habilidades adicionais e é menos previsível do que na maxila (Figuras 20.14 e 20.15).

Plano de tratamento: Classe IV

No paciente Classe IV, o espaço edêntulo anterior cruza a linha média. No passado, as próteses parciais fixas (PPF) tradicionais costumavam ser o tratamento de escolha quando os caninos estavam presentes. Hoje, normalmente indica-se uma prótese sobre implante independente. No entanto, é comum a falta de volume ósseo anterior na maxila, e geralmente há necessidade de enxertos ósseos antes da instalação do implante, para prevenir que o implante seja instalado mais para a palatina em relação às raízes dos dentes naturais. Com frequência se cria um cantiléver para fora do corpo do implante, posicionando corretamente a borda do incisivo superior em relação à estética e à fala. O momento de força gerado é maior do que quando encontrado na mandíbula. Isso, além de outros fatores, torna a pré-maxila uma das regiões mais difíceis de tratar com sucesso. Como regra geral, um implante para cada dente é considerado na pré-maxila, a menos que a perda do osso vestibular tenha sido significativa, o que diminui o comprimento disponível. Na mandíbula, geralmente um implante pode substituir dois dentes, com implantes instalados nas áreas de ameia com uma prótese retida por parafuso (Figura 20.16).

Plano de tratamento da Divisão A

Os pacientes da Divisão A são bons candidatos à instalação de implantes endósseos em forma de raiz no espaço edêntulo. Idealmente, a prótese deve ser reabilitada independentemente dos dentes naturais. Como regra geral, a prótese definitiva deve ser totalmente implantossuportada, e dois implantes devem apoiar cada seção de três raízes dos dentes ausentes (e não três coroas ausentes), desde que existam fatores de força favoráveis. Dentes naturais com mobilidade adjacente ao espaço edêntulo causam maiores cargas sobre os implantes. Portanto, um implante para cada raiz ausente pode ser indicado (Figuras 20.17 e 20.18).

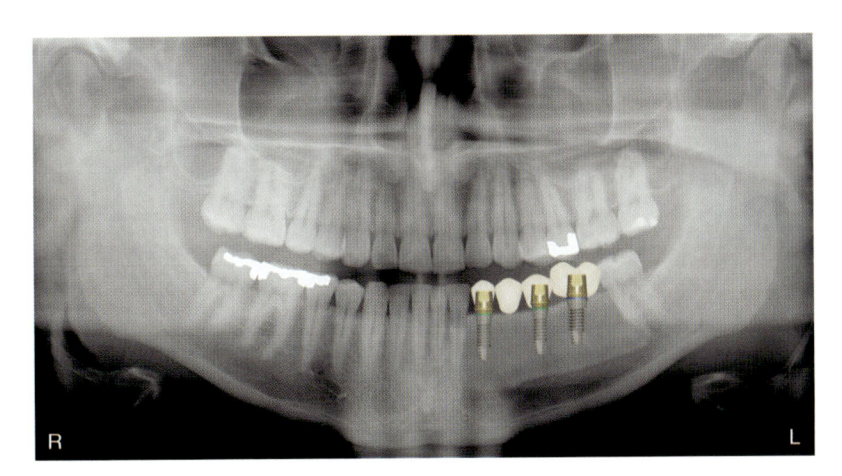

• **Figura 20.13** Mandíbula Classe III, Divisão B pode ter um enxerto ósseo com membrana para aumentar a largura do pilar (cinza) seguido por tamanhos ideais de implante nas posições determinantes. (De *Misch CE. Treatment plans for partially and completely edentulous arches in implant dentistry. In: Misch CE, ed*. Dental Implants Prosthetics. *2nd ed. St. Louis, MO: Mosby; 2015.*)

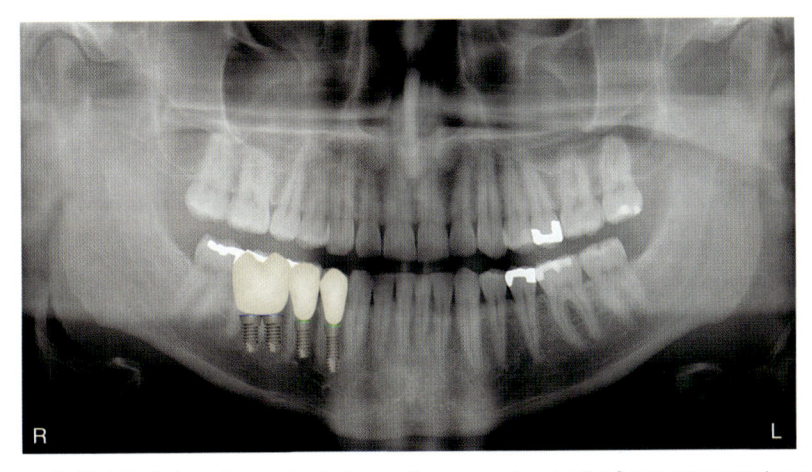

• **Figura 20.14** Paciente Classe III, Divisão C–h pode usar implantes em forma de raiz entre 7 e 9 mm para suportar uma prótese fixa. A orientação incisal nos dentes anteriores durante todas as excursões mandibulares é indicada para eliminar forças maiores nas alturas estendidas das coroas (De *Misch CE. Treatment plans for partially and completely edentulous arches in implant dentistry. In: Misch CE, ed*. Dental Implants Prosthetics. *2nd ed. St. Louis, MO: Mosby; 2015.*)

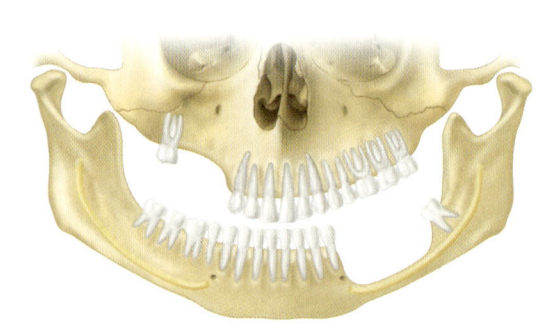

Divisão D

- **Figura 20.15** Paciente Classe III, Divisão D é mais frequentemente observado no arco superior. (De *Misch CE. Treatment plans for partially and completely edentulous arches in implant dentistry. In: Misch CE, ed. Dental Implants Prosthetics. 2nd ed. St. Louis, MO: Mosby; 2015.*)

Divisão B

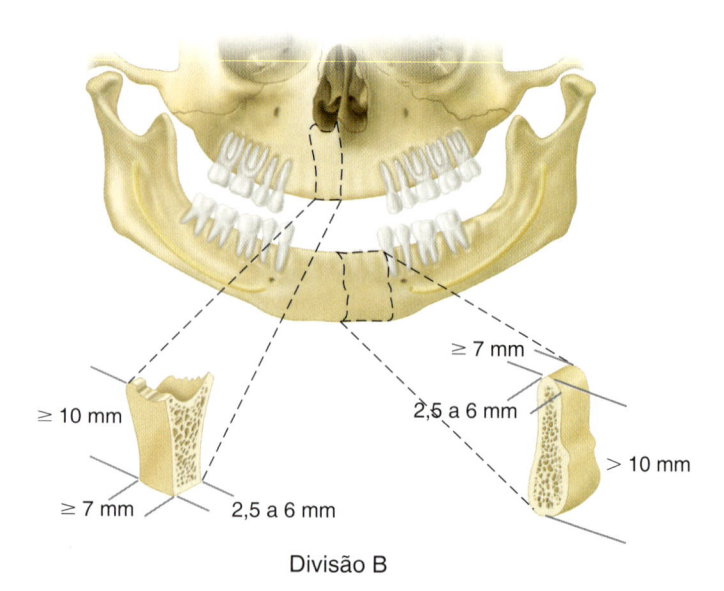

- **Figura 20.16** Paciente Classe IV tem dentes ausentes que cruzam a linha média. Quando o osso é adequado em altura, mas apenas suficiente em largura, é Divisão B. (De *Misch CE. Treatment plans for partially and completely edentulous arches in implant dentistry. In: Misch CE, ed. Dental Implants Prosthetics. 2nd ed. St. Louis, MO: Mosby; 2015.*)

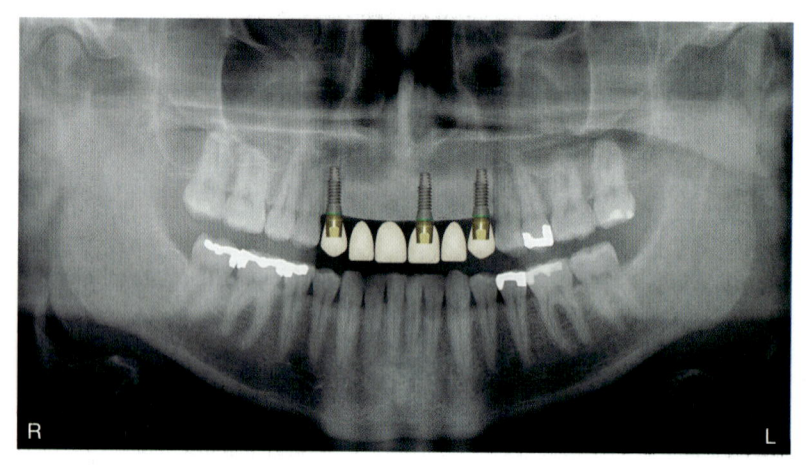

- **Figura 20.17** Paciente Classe IV, Divisão A tem implantes posicionados nas posições determinantes, com largura e comprimento ideais. (De *Misch CE. Treatment plans for partially and completely edentulous arches in implant dentistry. In: Misch CE, ed. Dental Implants Prosthetics. 2nd ed. St. Louis, MO: Mosby; 2015.*)

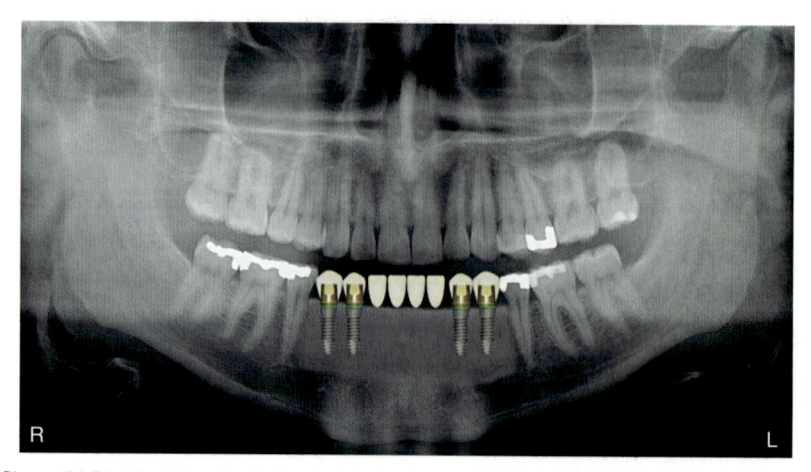

- **Figura 20.18** Mandíbula Classe IV, Divisão A tem implantes instalados nas posições determinantes. Quando os fatores de força são de baixo a moderados e a densidade óssea é boa, o implante entre as posições dos caninos pode ser eliminado quando os implantes posteriores são conectados aos implantes caninos. (De *Misch CE. Treatment plans for partially and completely edentulous arches in implant dentistry. In: Misch CE, ed. Dental Implants Prosthetics. 2nd ed. St. Louis, MO: Mosby; 2015.*)

Plano de tratamento da Divisão B

O paciente Classe IV, Divisão B é mais frequentemente tratado com enxerto ósseo antes da instalação do implante. Se o rebordo é Divisão B e inadequado em espessura para a instalação de implantes em forma de raiz na Divisão A, então a utilização de implantes em forma de raiz de diâmetro estreito compromete a estética e os procedimentos de higiene bucal. O enxerto ósseo é usado com mais frequência em regiões edêntulas anteriores com osso estreito, e são indicados implantes Divisão A para melhorar o contorno final da coroa, a aparência estética e a manutenção diária. Implante e substituição de dente devem permanecer independentes. O canino é um importante pilar natural. Quando o canino e dois dentes adjacentes estão ausentes, uma prótese fixa é contraindicada (de acordo com princípios básicos de prótese dentária). Em outras palavras, um implante deve substituir um canino sempre que vários dentes estiverem ausentes, incluindo o canino (Figuras 20.19 e 20.20).

Plano de tratamento da Divisão C e D

A primeira opção para um paciente Classe IV é utilizar procedimentos de enxerto ósseo. Se a intenção do enxerto ósseo é mudar uma divisão C ou D para uma Divisão A ou B para implantes endósseos, então o osso autógeno é indicado. Os implantes podem ser instalados após o enxerto ter produzido um rebordo da Divisão A, e o plano de tratamento segue as opções abordadas anteriormente (Figuras 20.21 a 20.23).

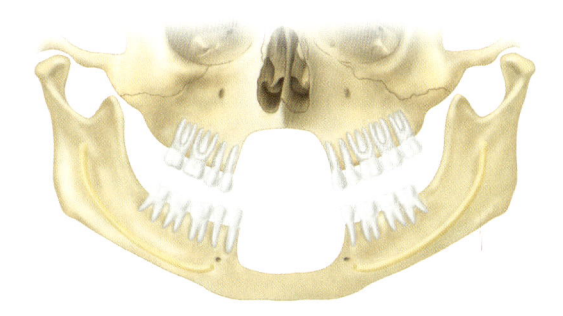

Divisão C

• **Figura 20.21** Maxila Classe IV, Divisão C–h, com osso comprometido em altura. Se a largura do osso estiver comprometida, é C–w. (De *Misch CE. Treatment plans for partially and completely edentulous arches in implant dentistry. In: Misch CE, ed.* Dental Implants Prosthetics. *2nd ed. St. Louis, MO: Mosby; 2015.*)

Classificação dos arcos totalmente edêntulos

As classificações dos arcos totalmente edêntulos na literatura incluem a classificação de Kent e da Louisiana Dental School.[17] A classificação foi originalmente idealizada para o enxerto do rebordo com hidroxiapatita e uma prótese convencional.

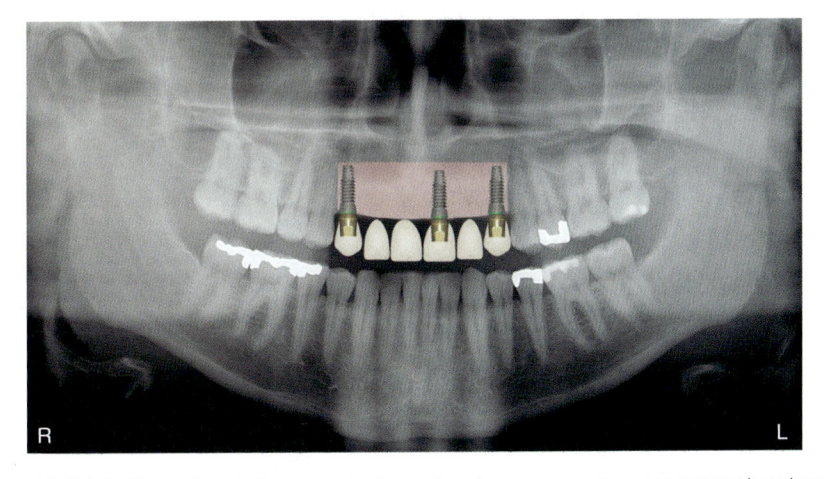

• **Figura 20.19** Maxila Classe IV, Divisão B geralmente tem enxerto ósseo (*rosa*) para aumentar a espessura de volume ósseo. Após o enxerto, as posições determinantes e os tamanhos ideais de implante podem ser usados para apoiar uma prótese fixa. (De *Misch CE. Treatment plans for partially and completely edentulous arches in implant dentistry. In: Misch CE, ed.* Dental Implants Prosthetics. *2nd ed. St. Louis, MO: Mosby; 2015.*)

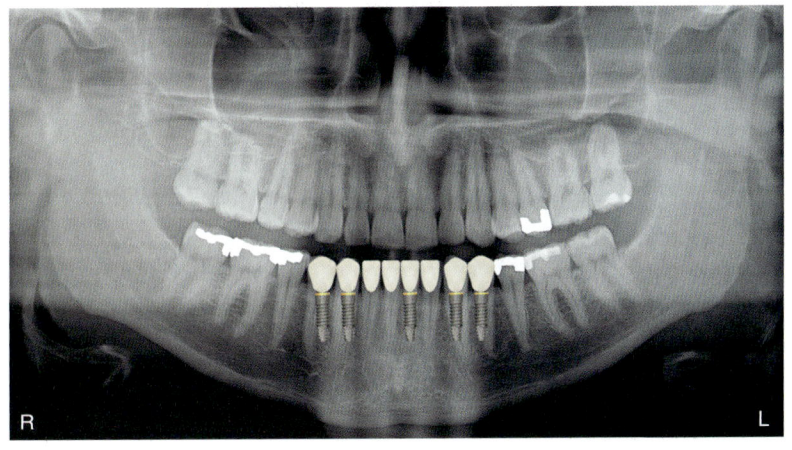

• **Figura 20.20** Mandíbula Classe IV, Divisão B pode usar um implante de diâmetro mais estreito (3,0 a 3,5 mm) do comprimento ideal do implante (≥12 mm). As posições determinantes devem ser selecionadas, incluindo um implante entre as posições caninas. (De *Misch CE. Treatment plans for partially and completely edentulous arches in implant dentistry. In: Misch CE, ed.* Dental Implants Prosthetics. *2nd ed. St. Louis, MO: Mosby; 2015.*)

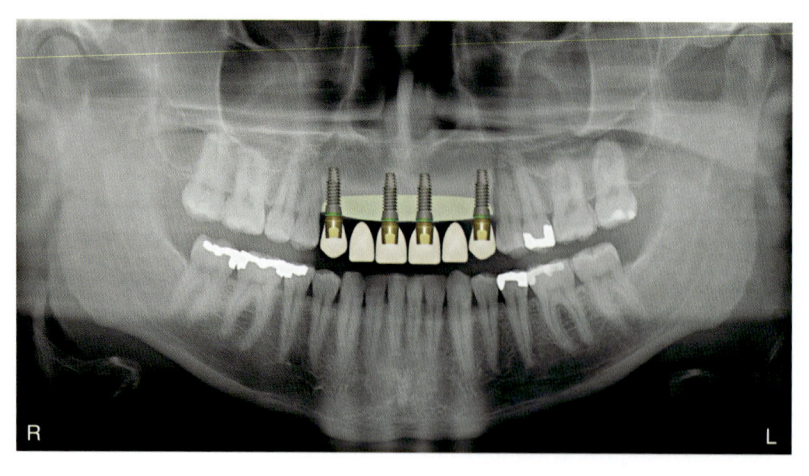

• **Figura 20.22** Paciente com maxila Classe IV, Divisão C–w pode receber procedimentos de enxerto em bloco para aumento da espessura do osso, seguido por implantes nas posições determinantes. Um implante adicional pode ser necessário se a densidade óssea for baixa ou os fatores de força forem maiores que o normal. (De *Misch CE. Treatment plans for partially and completely edentulous arches in implant dentistry. In: Misch CE, ed*. Dental Implants Prosthetics. 2nd ed. St. Louis, MO: Mosby; 2015.)

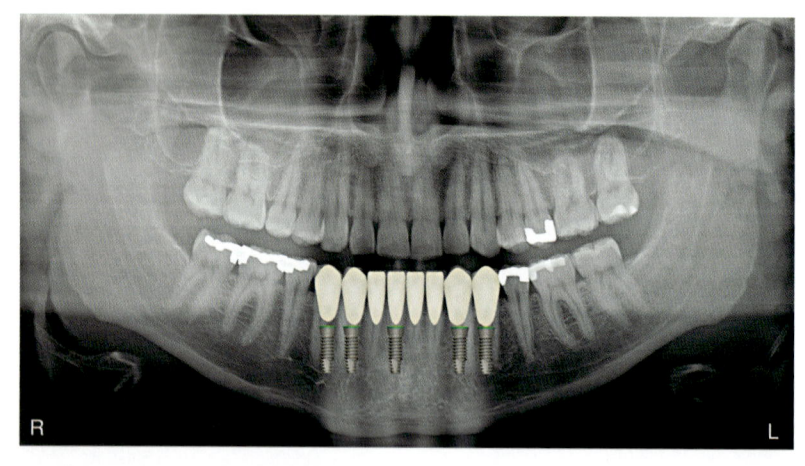

• **Figura 20.23** Mandíbula Classe IV, Divisão C–h, muitas vezes pode ter implantes nas posições determinantes. A densidade óssea é geralmente boa e, em oclusão cêntrica, os implantes podem sofrer aplicação de carga no seu eixo longo. (De *Misch CE. Treatment plans for partially and completely edentulous arches in implant dentistry. In: Misch CE, ed*. Dental Implants Prosthetics. 2nd ed. St. Louis, MO: Mosby; 2015.)

Esta classificação trata todas as regiões de um arco edêntulo de maneira semelhante e não faz referências às variações regionais. Da mesma forma, a classificação de Lekholm e Zarb[18] abordou apenas a região anterior da maxila e da mandíbula, sempre utilizando implantes em forma de raiz, sem considerar a enxertia óssea, e sempre utiliza uma prótese fixa, independente das considerações biomecânicas. As divisões do osso anteriormente apresentadas por Misch e Judy[13] são a base da classificação do paciente completamente edêntulo apresentada neste capítulo. Seu objetivo é permitir a comunicação não apenas do volume ósseo, mas também da sua localização. Elas organizam as opções de próteses sobre implantes mais comuns para o paciente totalmente edêntulo.

O arco edêntulo (maxila ou mandíbula) é dividido em três regiões (uma anterior e duas posteriores) descritas de acordo com a classificação Misch-Judy.[19] Na mandíbula, as secções posteriores direita e esquerda se estendem desde o forame mentoniano até a região retromolar, e a área anterior está localizada entre os forames mentonianos. A secção anterior geralmente se estende do primeiro pré-molar (mesial) ao primeiro pré-molar (mesial), devido à localização do forame (ou seja, entre os dois pré-molares). As regiões posteriores direita e esquerda da maxila edêntula também se iniciam a partir dos sítios dos primeiros pré-molares (mesiais), onde o seio maxilar mais frequentemente determina a altura do osso disponível. A secção da região anterior da maxila consiste na região entre os primeiros pré-molares e geralmente é anterior ao seio maxilar (Figura 20.24). A divisão óssea em cada secção do arco edêntulo então determina a classificação do arco edêntulo. As três áreas ósseas são avaliadas independentemente uma da outra. Portanto, uma, duas ou três divisões diferentes do osso podem existir. O termo *tipo* é usado na classificação dos arcos totalmente edêntulos, em vez de *classe*, como é usado na classificação dos arcos parcialmente edêntulos.

Tipo 1

No arco edêntulo Tipo 1, a divisão óssea é semelhante em todos os três segmentos anatômicos. Portanto, quatro categorias diferentes de arcos edêntulos Tipo 1 estão presentes.

Divisão A

No rebordo edêntulo Tipo 1, Divisão A, com osso abundante em todas as três secções, podem ser instalados quantos implantes com forma de raiz forem necessários para suportar a prótese definitiva. Como regra geral, uma média de 5 a 9 implantes podem ser usados na mandíbula e de 6 a 10 implantes na maxila, para uma prótese fixa.

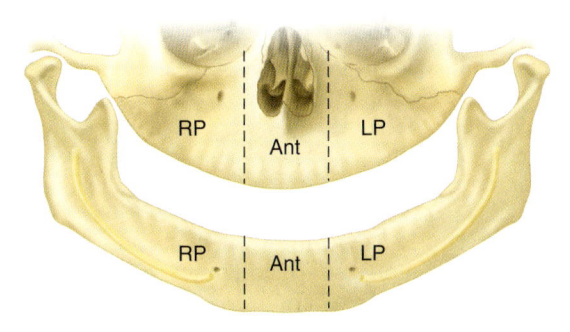

• **Figura 20.24** Mandíbula completamente edêntula é dividida em três segmentos. O componente anterior (Ant) está entre os forames mentonianos ou na frente do seio maxilar. Os segmentos posteriores direito (RP) e esquerdo (LP) correspondem aos lados direito e esquerdo do paciente. (De *Misch CE. Treatment plans for partially and completely edentulous arches in implant dentistry. In: Misch CE, ed. Dental Implants Prosthetics. 2nd ed. St. Louis, MO: Mosby; 2015.*)

Divisão B

O rebordo edêntulo Tipo 1, Divisão B, apresenta osso adequado em todas as três secções para a instalação de implantes de diâmetro estreito, em formato radicular. É prática comum modificar a secção anterior da mandíbula por osteoplastia para se conseguir uma Divisão A e, com isso, instalar implantes em forma de raiz e de tamanho ideal nessa região. É menos comum ter altura suficiente na região posterior da mandíbula que permita uma osteoplastia para melhorar a divisão. Por isso, frequentemente são indicados implantes de diâmetro mais estreito na região posterior da mandíbula, se não for realizado enxerto. Um implante é usado para cada raiz dentária para compensar a diminuição em área de superfície do implante. Pode-se indicar aumento por distração osteogênica (ou expansão óssea) na maxila, se o paciente deseja uma prótese fixa, especialmente quando os antagonistas são dentes naturais. Se os fatores de estresse forem grandes, pode ser necessário também um enxerto lateral na região posterior para permitir um aumento do diâmetro do implante.

Divisão C

Arcos edêntulos Tipo 1, Divisão C–w apresentam altura óssea adequada, mas com espessura inadequada. Se o paciente deseja uma prótese removível implantossuportada, pode-se fazer uma osteoplastia para converter o rebordo em C–h. O plano de tratamento então segue o recomendado para o Tipo 1, Divisão C–h. Quando se deseja uma prótese fixa, geralmente é necessário um enxerto autógeno em bloco para converter o rebordo em Divisão A antes da instalação do implante.

Arcos edêntulos Tipo 1, Divisão C–h muitas vezes não apresentam todos os requisitos essenciais para prótese a longo prazo implantossuportada previsível. Uma PR-4 ou PR-5 é normalmente indicada para reduzir as cargas oclusais. A prótese deve ser totalmente suportada por implante (PR-4) para interromper a perda óssea contínua nas regiões posteriores. Quando só se consegue instalar implantes em formato radicular na região anterior da Divisão C, pode ser necessário suporte de tecido mole posterior (PR-5).

A maxila edêntula é muitas vezes tratada com uma prótese removível convencional até que a mandíbula esteja completamente reabilitada. Se essa prótese precisa de retenção ou estabilidade adicional, pode-se usar hidroxiapatita para aumentar a pré-maxila. Isso regulariza a forma do rebordo e promove resistência às excursões oclusais durante a função. Podem-se usar, também, inserções intramucosas para aumentar a retenção da prótese total removível. Não obstante, tanto o paciente quanto o clínico devem estar cientes de que a perda óssea continuará e poderá tornar uma futura instalação de implante ainda mais difícil.

Para os pacientes com maxila C–h deve-se considerar o enxerto subnasal combinado com implantes em forma de raiz na região da eminência canina e enxerto de seio com implantes em forma de raiz com prótese PR-4. É necessário treinamento cirúrgico adicional para essas duas últimas alternativas, e elas apresentam maior incidência de complicações.

Próteses fixas podem precisar de enxertos de crista ilíaca autógena para alterar a divisão óssea anterior e melhorar a condição estética e o sucesso a longo prazo. Os enxertos de seio também são indicados nessas situações (Figura 20.25).

Os arcos edêntulos classificados como Tipo 1, Divisão D são o maior desafio para a odontologia tradicional e implantodontia. Quando um implante falha em um paciente Tipo 1, Divisão D, podem ocorrer fraturas patológicas ou condições quase irrecuperáveis; e mais, estes são os pacientes que mais precisam de suporte para suas próteses. Os benefícios *versus* riscos devem ser avaliados cuidadosamente para cada paciente. Os implantes endósseos

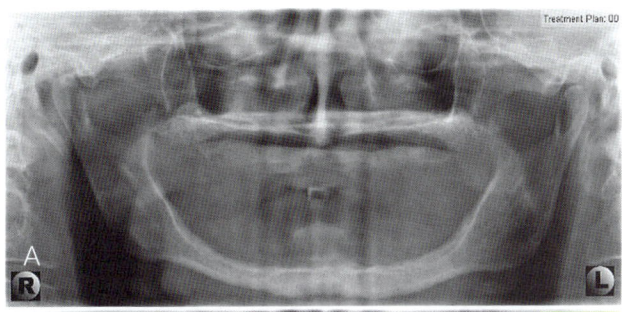

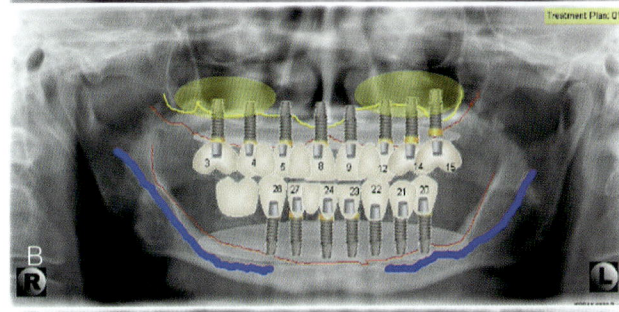

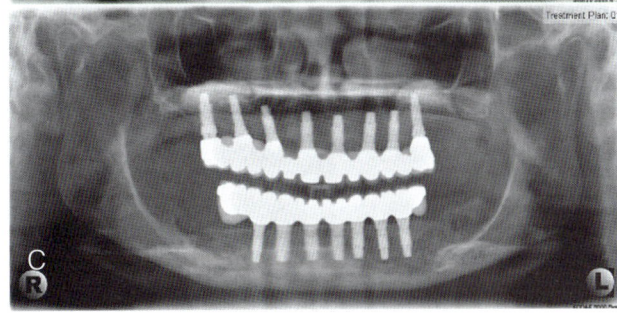

• **Figura 20.25 A.** Mandíbula e maxila Tipo I, Divisão C–h devem ser transformadas em Divisão A com enxertos autógenos quando uma prótese fixa é desejada. **B.** Planos de tratamento assistidos por computador com cinco a nove implantes colocados nos volumes de osso enxertado podem ser desenvolvidos antes do tratamento (XCPT, Nápoles, FL). **C.** Radiografia panorâmica de um paciente com maxila e mandíbula Divisão C–h transformadas em arcos de Divisão A, com enxerto de crista ilíaca, implantes endósseos e próteses fixas superior e inferior. (De *Misch CE. Treatment plans for partially and completely edentulous arches in implant dentistry. In: Misch CE, ed. Dental Implants Prosthetics. 2nd ed. St. Louis, MO: Mosby; 2015.*)

podem ser instalados na região anterior da mandíbula. Porém, a altura da coroa desfavorável maior que 20 mm e o risco de fratura mandibular durante a instalação do implante ou após a perda do implante podem resultar em complicações significativas.[20]

Geralmente, a melhor solução é alterar a divisão com enxertos autógenos, para depois reavaliar as condições melhoradas e modificar o plano de tratamento apropriadamente. Os rebordos Tipo 1, Divisão D na maioria das vezes usam enxertos autógenos de crista ilíaca. Após 6 meses, um total de cinco a nove implantes podem ser instalados nas regiões anterior e posterior.

Tipo 2

Nos arcos completamente edêntulos Tipo 2, as seções ósseas posteriores são semelhantes, mas diferem do segmento anterior. Os arcos mais comuns nesta categoria apresentam menos osso nas regiões posteriores, sob o seio maxilar, ou sobre o canal mandibular, do que no segmento anterior. Esses rebordos edêntulos são descritos na classificação dos arcos completamente edêntulos com duas letras após Tipo 2, representando as divisões, sendo o segmento anterior listado primeiro por ser o que normalmente determina o plano geral de tratamento. Portanto, uma mandíbula com osso Divisão A entre os forames e Divisão C distal ao forame mandibular é um arco Tipo 2, Divisão A, C. Essa condição é comum na mandíbula, pois as regiões posteriores reabsorvem quatro vezes mais rápido do que as regiões anteriores. Devido à dificuldade de previsibilidade dos enxertos em bloco na região posterior da mandíbula, normalmente utiliza-se apenas o segmento anterior para a instalação de implantes.

No arco Tipo 2, Divisão A, B, os segmentos posteriores podem ser tratados com implantes de diâmetro estreito, enquanto a seção anterior é adequada para implantes radiculares de diâmetro maior para dar suporte à prótese (Figura 20.26). Quando possível, a secção posterior Divisão B pode ser convertida em Divisão A. O enxerto autógeno é mais debilitante e requer longos períodos de cicatrização, mas pode ser indicado pelo benefício do enxerto da espessura do osso na região posterior quando os fatores de estresse e os desejos do paciente são elevados. Segmentos menores podem ser aumentados com enxertos em bloco colhidos intraoralmente. Na parte posterior da maxila, deve-se considerar a expansão óssea e a instalação de implantes com formato radicular para Divisão A. Quanto mais macio for o osso, mais fácil será a expansão.

Existem dois modos principais para reabilitar um rebordo edêntulo Tipo 2, Divisão A, C. Na mandíbula, a opção mais comum é usar apenas a secção anterior para a instalação de implantes em forma de raiz (Figura 20.27). O arco superior pode ser tratado com um combinação de enxerto do seio e implantes endósseos, se for necessário um suporte posterior adicional para a prótese. Dado o fato de a densidade óssea na mandíbula ser maior que na maxila e os momentos de força permanecerem direcionados dentro da forma do arco, raramente a mandíbula requer suporte posterior adicional com enxertos ou implantes subperiosteais circunferenciais. No entanto, para um paciente com arco quadrado ou dinâmica mastigatória alta, como a presença de dentes naturais antagonistas, pode ser necessário o suporte posterior para uma prótese PR-4 ou prótese fixa.

Um rebordo edêntulo com perda óssea posterior grave e osso abundante na região anterior é incomum e ocorre mais frequentemente na maxila. O paciente Tipo 2, Divisão A, D é tratado de maneira semelhante ao paciente Tipo 2, Divisão A, C. Os tratamentos de escolha mais frequentes são enxerto do seio e implantes endósseos na maxila ou implantes apenas na região anterior com ou sem enxerto autógeno na mandíbula.

O arco edêntulo Tipo 2, Divisão B, C pode ser tratado de duas maneiras principais. Pode-se converter a secção anterior para

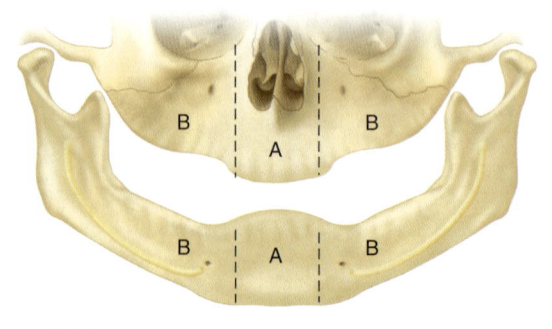

• **Figura 20.26** Arco Tipo 2, Divisão A, B tem uma seção anterior classificada como Divisão A **(A)** e seções posteriores classificadas como divisão B **(B)**. A região anterior domina o plano geral de tratamento em todos os arcos edêntulos e geralmente tem maior volume de osso que a região posterior. (De *Misch CE. Treatment plans for partially and completely edentulous arches in implant dentistry.* In: Misch CE, ed. Dental Implants Prosthetics. 2nd ed. St. Louis, MO: Mosby; 2015.)

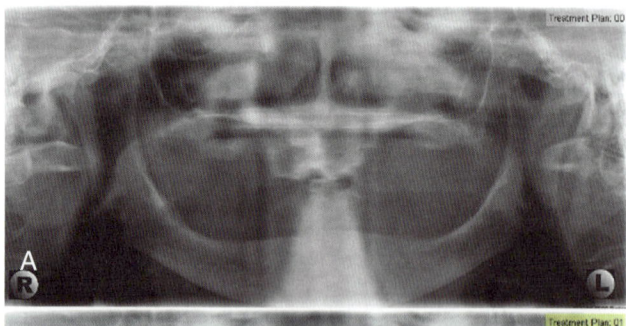

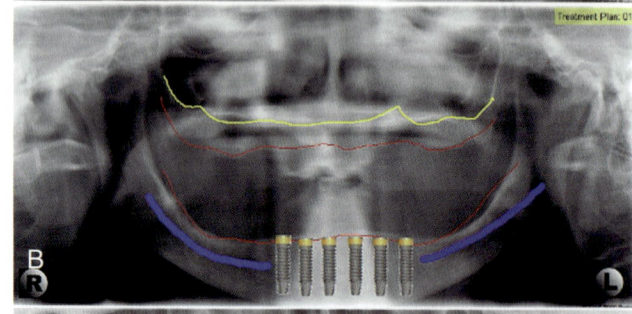

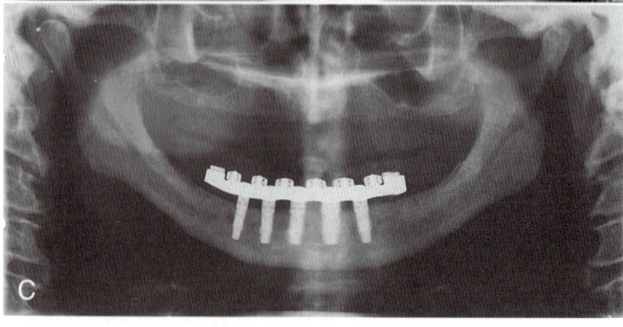

• **Figura 20.27 A.** Uma opção de tratamento para Tipo 2, Divisão A, C. **B.** Um plano de tratamento gerado por computador com locais biomecânicos favoráveis para a instalação dos implantes na secção anterior da mandíbula e reabilitação do arco com secções posteriores em equilíbrio (XCPT, Naples, FL). **C.** Em uma situação com maior dinâmica mastigatória ou parafunção noturna, esse tipo de arco pode exigir a confecção de uma prótese PR-4 em vez de uma prótese fixa. (De *Misch CE. Treatment plans for partially and completely edentulous arches in implant dentistry.* In: Misch CE, ed. Dental Implants Prosthetics. 2nd ed. St. Louis, MO: Mosby; 2015.)

uma Divisão A por meio de osteoplastia se as condições anatômicas permitirem. Depois, esses pacientes são tratados exatamente como descrito anteriormente para o Tipo 2, Divisão A, C. Quando o rebordo não apresenta altura suficiente após a osteoplastia para atualizar a divisão, os segmentos posteriores podem ser melhorados com enxertos de seio e todo o arco tratado da mesma maneira que Tipo 1, Divisão B ou Tipo 2, Divisão B, A. Os enxertos em bloco são menos previsíveis do que os enxertos do seio; por isso, a região anterior da mandíbula deve ser alterada para uma Divisão C por osteoplastia, e pode-se tratar o paciente Tipo 1, Divisão C com um implante subperiosteal completo e uma reabilitação PR-4 ou implantes anteriores, com formato radicular, e uma prótese PR-5.

Pacientes que apresentam atrofia avançada nos segmentos posteriores e espessura e altura adequadas de rebordo na região anterior podem ser descritos como Tipo 2, Divisão B, D. Essa condição quase nunca ocorre na mandíbula, mas eventualmente pode ser encontrada na maxila. Esses pacientes são tratados de maneira semelhante a pacientes com Tipo 2, Divisão B, C, conforme descrito anteriormente. A principal diferença é que o enxerto posterior é mais extenso e requer meses adicionais para cicatrização antes da inserção do implante e reconstrução protética. Na mandíbula, os pacientes do Tipo 2, Divisão C, D podem ser tratados de forma semelhante a um paciente Tipo 1, Divisão D com enxerto ósseo autógeno antes da instalação do implante.

Tipo 3

Em arcos edêntulos Tipo 3, as secções posteriores da maxila ou mandíbula diferem entre si. Essa condição é menos comum que os outros dois tipos e é encontrada com mais frequência na maxila do que a mandíbula. O volume ósseo anterior é listado primeiro, depois o segmento posterior direito, seguido pelo segmento posterior esquerdo. Assim, a maxila edêntula sem osso disponível para implantes na secção posterior esquerda, osso abundante na seção anterior e osso adequado no segmento posterior direito é um arco edêntulo Tipo 3, Divisão A, B, D (Figura 20.28).

O paciente que apresenta mandíbula com osso adequado no segmento posterior direito e osso inadequado do outro lado, mas com osso abundante na região anterior, possui um rebordo edêntulo Tipo 3, Divisão A, B, C. Pode-se instalar um implante de diâmetro estreito no segmento posterior direito, assim como implantes em forma de raiz na secção anterior, conforme projetado pela prótese. Se for necessário um suporte adicional à prótese, na região mandibular esquerda, devem-se instalar implantes radiculares adicionais anteriores e esplintagem com os implantes posteriores, deixando os dentes ou a barra em cantiléver, sem suporte na região posterior esquerda. O paciente Tipo 3, Divisão A, C, B é tratado como uma imagem espelhada do Tipo 3, Divisão A, B, C.

O plano de tratamento para o paciente Tipo 3, Divisão A, D, C (ou Tipo 3, Divisão A, C, D) é semelhante aos planos discutidos para o Tipo 2, Divisão A, C. Os implantes endósseos, em forma de raiz, são instalados na secção anterior; se for necessário suporte posterior adicional para a prótese, então considera-se a possibilidade de enxertos, principalmente na região posterior da maxila. Pacientes com arcos Tipo 3 com Divisão anterior B ou C são tratados de forma semelhante aos pacientes Tipo 2 com Divisão anterior B ou C. Na maxila, não é incomum que a pré-maxila apresente volume ósseo insuficiente e um quadrante posterior necessite de enxerto do seio (Tipo 3, Divisão C, A, D). Nesse caso, se houver volume ósseo apropriado na área de canino e fatores de força favoráveis, então pode-se confeccionar uma prótese total fixa após enxerto de seio e instalação de implante nas regiões posteriores, contornando a pré-maxila (Figura 20.29).

O arco é do tipo 3, mesmo quando a região anterior é semelhante para uma das seções posteriores. Por exemplo, a crista Tipo 3, Divisão C, D, C tem Divisão C na atrofia anterior grave na secção direita e atrofia moderada na secção esquerda. Em um arco mandibular desse tipo, a instalação do implante na secção anterior pode ser suficiente para restaurar o paciente, embora um implante subperiosteal possa ser indicado. A maxila geralmente requer enxertos de seio nasal e elevação subnasal por causa do biomecânica e qualidade óssea.

A secção anterior geralmente determina o plano de tratamento. Raramente os implantes posteriores são instalados sem nenhum suporte de implante anterior. Nas próteses tradicionais, pacientes Classe I, modificação I de Kennedy-Applegate, com dentes anteriores ausentes, recebem normalmente uma PPF anterior e uma PPR posterior. Isso limita a oscilação da prótese e diminui as forças transmitidas aos pilares. Próteses convencionais também têm como preceito que uma PPF não é indicada quando o canino e dois dentes adjacentes estão ausentes. Isso também se aplica quando há ausência dos seis dentes anteriores e não se podem instalar implantes. Esses conceitos da prótese tradicional, testados

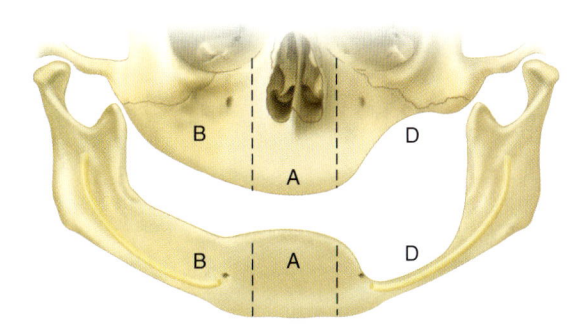

• **Figura 20.28** Arco Tipo 3, Divisão A, B, D tem osso anterior abundante (A), atrofia óssea moderada na região posterior direita (B) e atrofia grave no segmento posterior esquerdo (D). O enxerto do seio é um tratamento comum se implantes posteriores forem necessários na maxila. No entanto, o enxerto ósseo na região posterior da mandíbula para a Divisão D é mais incomum, e os implantes anteriores adicionais na Divisão A com um cantiléver são mais típicos. Outra opção é usar implantes mais estreitos na região posterior direita, esplintados aos implantes anteriores. (De Misch CE. Treatment plans for partially and completely edentulous arches in implant dentistry. In: Misch CE, ed. Dental Implants Prosthetics. 2nd ed. St. Louis, MO: Mosby; 2015.)

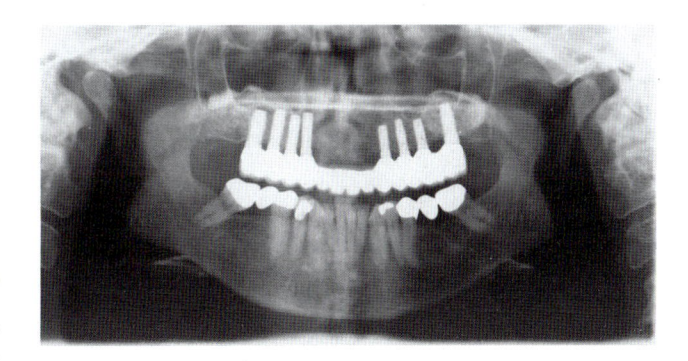

• **Figura 20.29** Maxila edêntula quadrada com Tipo 3, Divisão C, D, E pode necessitar de enxertos sinusais bilaterais e implantes em região de canino com elevação nasal para dar suporte a uma prótese fixa. (De Misch CE. Treatment plans for partially and completely edentulous arches in implant dentistry. In: Misch CE, ed. Dental Implants Prosthetics. 2nd ed. St. Louis, MO: Mosby; 2015.)

ao longo do tempo, indicam que não se devem instalar implantes posteriores sem que haja suporte de implante ou dente natural na região anterior. No entanto, esse conceito é frequentemente ignorado na maxila, onde os clínicos costumam confiar exclusivamente em enxertos de seio e implantes no segmento posterior. Se nenhum implante for instalado na região de canino, a falta de suporte anterior pode causar rotação da prótese e acelerar a perda dos implantes posteriores. As duas secções posteriores não estão conectadas porque a distância entre os primeiros pré-molares é muito grande, e os implantes posteriores são colocados quase em linha reta, com pouca vantagem biomecânica. A báscula anterior e as forças laterais posteriores sobre esses implantes em linha reta aumentam o insucesso do implante. A condição do paciente é muitas vezes pior do que antes de qualquer terapia com implantes. Geralmente, é muito mais prudente convencer o paciente a ser tratado com um enxerto em bloco anterior e instalação de implantes anteriores para que uma prótese total (PR-4 ou fixo) seja confeccionada.

Resumo

Uma classificação de implantodontia foi postulada, permitindo a visualização de dentes e ossos em arcos parcialmente edêntulos. A base dessa classificação é o sistema Kennedy-Applegate, que é a classificação mais utilizada em prótese dentária. Além disso, foi desenvolvida uma classificação para os arcos totalmente edêntulos com base na quantidade de osso disponível.

Referências bibliográficas

1. Misch CE. *Available Bone Improved Surgical Concept in Implant Dentistry*. Congress XI, Birmingham, AL: Paper presented at the Alabama Implant Study Group; 1985.
2. Cummer WE. Possible combinations of teeth present and missing in partial restorations. *Oral Health*. 1920;10:421.
3. Kennedy E. *Partial Denture Construction*. Brooklyn, NY: Dental Items of Interest; 1928.
4. Bailyn M. Tissue support in partial denture construction. *Dent Cosmos*. 1928;70:988.
5. Neurohr F. *Partial Dentures: a System of Functional Restoration*. Philadelphia: Lea & Febiger; 1939.
6. Mauk EH. Classification of mutilated dental arches requiring treatment by removable partial dentures. *J Am Dent Assoc*. 1942;29:2121.
7. Godfrey RJ. Classification of removable partial dentures. *J Am Coll Dent*. 1951;18:5.
8. Beckett LS. The influence of saddle classifications on the design of partial removable restoration. *J Prosthet Dent*. 1953;3:506.
9. Friedman J. The ABC classification of partial denture segments. *J Prosthet Dent*. 1953;3:517.
10. Austin KP, Lidge EF. *Partial Dentures: A Practical Textbook*. St. Louis: Mosby; 1957.
11. Skinner CNA. Classification of removable partial dentures based upon the principles of anatomy and physiology. *J Prosthet Dent*. 1959;9:240–246.
12. Applegate OC. *Essentials of Removable Partial Denture Prosthesis*. 3rd ed. Philadelphia: WB Saunders; 1965.
13. Misch CE, Judy WMK. Classifications of the partially edentulous arches for implant dentistry. *Int J Oral Implantol*. 1987;4:7–12.
14. Laney WR, Gibilisco JA. *Diagnosis and Treatment in Prosthodontics*. Philadelphia: Lea & Febiger; 1983.
15. Davis WH. Neurologic complications in implant surgery. In the American Association of Oral and Maxillofacial Surgeons Congress. *Clin Study Guide*. 1992.
16. Walton JN, Gardner MF, Agar JR, et al. A survey of crown and fixed partial denture failures: length of service and reasons for replacement. *J Prosthet Dent*. 1986;56:416–420.
17. Kent JN. Correction of alveolar ridge deficiencies with nonresorbable hydroxylapatite. *J Am Dent Assoc*. 1982;105:99–100.
18. Lekholm U, Zarb GA. Patient selection and preparation. In: Brånemark PI, Zarb GA, Albrektsson T, eds. *Tissue Integrated Prostheses: Osseointegration in Clinical Dentistry*. Chicago: Quintessence; 1985.
19. Misch CE. Classification of partially and completely edentulous arches in implant dentistry. In: Misch CE, ed. *Contemporary Implant Dentistry*. St. Louis: Mosby; 1993.
20. Tolman DE, Keller EE. Management of mandibular fractures in patients with endosseous implants. *Int J Oral Maxillofac Implants*. 1991;6:427–436.

21

Próteses Pré-Implante: Fatores Relacionados com Cirurgia e Plano de Tratamento

CARL E. MISCH,* RANDOLPH R. RESNIK E FRANCINE MISCH-DIETSH

Os implantes servem como base para o suporte protético dos dentes ausentes. No entanto, no paciente parcialmente edêntulo, os dentes existentes muitas vezes podem exigir restaurações ou tratamento. As condições existentes do sistema estomatognático devem ser avaliadas e tratadas, quando indicado. Assim, as considerações protéticas pré-implante são uma fase vital do tratamento geral antes da cirurgia de instalação do implante. Por exemplo, a decisão cirúrgica de enxerto ósseo ou realização de osteoplastia antes da cirurgia de instalação do implante depende principalmente do resultado protético desejado. Quase todas as formas convencionais de construção, de edifícios a formas de arte requerem um plano detalhado e uma visão clara do resultado final antes de um projeto ser iniciado.

Avaliação geral

A avaliação protética pré-implante da condição geral do paciente se assemelha muito à odontologia tradicional. Quando um protesista avalia pela primeira vez as necessidades protéticas de um paciente, um processo ordenado é necessário, independentemente do estado atual da dentição. Em outras palavras, independentemente de o paciente possuir todos os dentes ou nenhum, após o cirurgião-dentista aceitar a responsabilidade de oferecer orientação profissional a longo prazo, além do tratamento conforme necessário, uma abordagem consistente ao atendimento é benéfica. Existem cinco elementos iniciais que devem ser avaliados em sequência e tratados quando indicado. Esses elementos incluem o posicionamento dos dentes anteriores superiores, a dimensão vertical de oclusão existente (DVO), o posicionamento da borda do incisivo inferior, a posição do plano oclusal superior e o plano oclusal inferior (Boxe 21.1). Esses elementos são avaliados em um paciente parcialmente edêntulo durante o exame clínico inicial e em modelos de diagnóstico montados (que também podem servir para os procedimentos de enceramento diagnóstico).

Posição dos dentes anteriores superiores

A posição dos dentes anteriores superiores existentes é avaliada primeiro. Na maioria das vezes, esses dentes naturais são

Boxe 21.1 Sequência de tratamento.

Avaliação geral
- Posicionamento dos dentes anteriores superiores
- Dimensão vertical de oclusão
- Borda incisal mandibular
- Plano posterior maxilar
- Plano posterior mandibular

Critérios específicos
- Linha labial alta e baixa (maxilar e mandíbula)
- Relação maxilomandibular
- Oclusão existente
- Espaço e altura da coroa
- Estado da articulação temporomandibular
- Extração de dentes "condenados" ou de prognóstico duvidoso
- Próteses existentes
- Forma do arco (oval, triangular e quadrado)
- Dente natural adjacente à região do implante
- Avaliação dos tecidos moles das áreas edêntulas

adequados quanto à localização e ao posicionamento da borda incisal. No entanto, se o posicionamento estiver inadequado por alguma razão, podem ser indicadas a ortodontia ou a intervenção protética convencional. Se a borda do incisivo superior for modificada no plano horizontal ou vertical, todos os outros quatro elementos do sistema estomatognático também podem necessitar de modificações.

O posicionamento labial dos dentes anteriores superiores é inicialmente determinado com o lábio em repouso (i. e., posição de repouso). A avaliação é feita em função do suporte geral do lábio superior e da sua relação com o equilíbrio da face, principalmente com referência ao nariz e à presença ou ausência do filtro na linha média (Figura 21.1).[1-7] Quando os dentes estão posicionados mais para a vestibular, a posição vertical do lábio está elevada. Da mesma forma, uma posição mais palatina dos dentes anteriores superiores resulta em um posicionamento mais inferior ou mais estendido do lábio. Se a posição vestibular ou horizontal for alterada, a terapia ortodôntica é o tratamento de escolha ideal. Oportunamente, uma abordagem protética ou cirúrgica pode ser indicada, com ou sem tratamento ortodôntico.

*In memoriam.

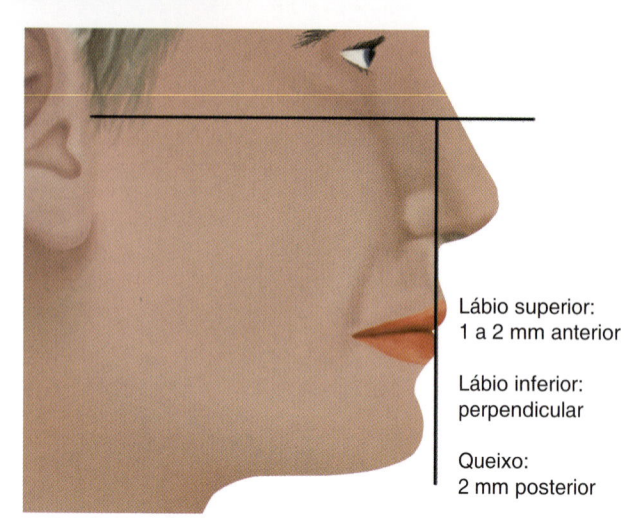

• **Figura 21.1** Posição ideal do tecido mole. A posição labial dos dentes é a primeira a ser avaliada em relação ao suporte do lábio superior. Uma linha vertical desenhada através do ponto subnasal e perpendicular ao plano de Frankfurt pode ser usada como linha de base. Idealmente, o lábio superior deve estar 1 a 2 mm anterior a esta linha, o lábio inferior alinhado com a linha, e o queixo, 2 mm atrás da linha.

A próxima etapa no processo de avaliação (quando a posição labial é aceitável) é a posição vertical dos dentes anteriores superiores em relação ao lábio em repouso. O canino superior é a chave dessa posição. Misch sugeriu que a ponta do canino deve estar localizada a aproximadamente 1 mm do nível do lábio em repouso, independentemente da idade ou gênero do paciente (Figura 21.2).[8] Uma linha horizontal desenhada de uma ponta do canino a outra deve ser nivelada ao horizonte. Normalmente, os incisivos centrais são 1 a 2 mm mais longos do que os caninos em um plano horizontal. Se o paciente estiver usando uma prótese total superior, então o posicionamento dos dentes anteriores superiores muitas vezes fica incorreto em comparação à posição natural do dente. Como resultado de uma reabsorção da pré-maxila, a prótese total se desloca apical e posteriormente após o contorno da perda óssea. Nenhuma outra região da boca deve ser reabilitada até que essa posição seja corrigida, ou pode haver uma influência negativa ao adequado posicionamento de todos os outros segmentos (p. ex., DVO, posicionamento dos dentes anteriores inferiores, planos de oclusão posteriores).

Os posicionamentos horizontal e vertical dos dentes anteriores superiores são avaliados antes de qualquer outro segmento dos arcos, incluindo a DVO. Se os dentes anteriores superiores estiverem significativamente mal posicionados, o clínico deve realizar mais estudos de diagnóstico, tais como uma tomografia de feixe cônico, para determinar a relação da maxila à base do crânio. O paciente pode ter relações esqueléticas desfavoráveis (excesso ou deficiência vertical da maxila). Se o posicionamento dos dentes anteriores superiores naturais está inadequado por qualquer motivo, pode-se indicar a ortodontia, a cirurgia ortognática ou a intervenção protética. Quando o posicionamento dos dentes anteriores superiores estiver aceitável, a etapa protética seguinte é a avaliação da DVO.

Dimensão vertical de oclusão existente

Para determinar o espaço para a altura da coroa (EAC), deve-se considerar a questão geral da DVO. A DVO existente do paciente deve ser avaliada no início de um plano de tratamento protético com implante, visto que qualquer modificação irá alterar significativamente o tratamento geral. Uma alteração na DVO não irá

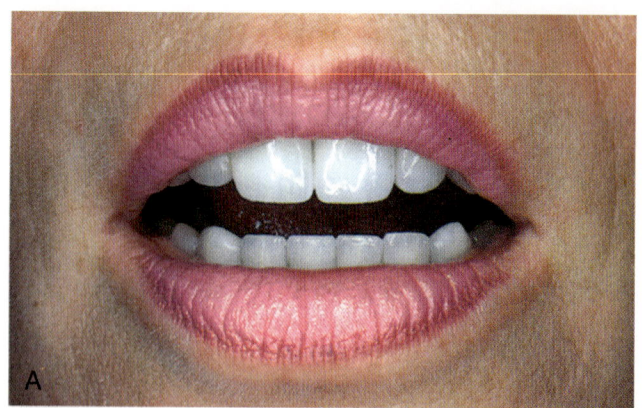

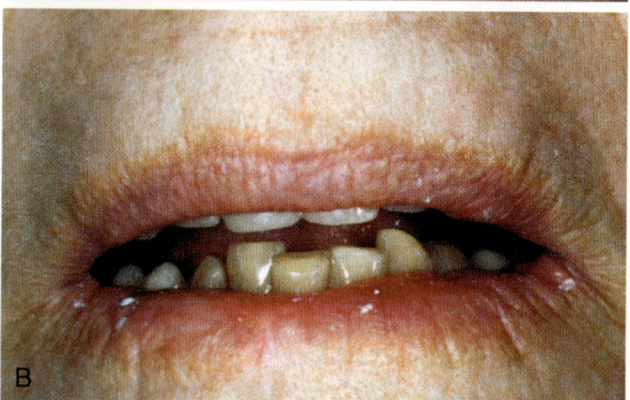

• **Figura 21.2 A.** A posição vertical dos dentes anteriores superiores é verificada para avaliar a posição dos caninos. A posição ideal é determinada pela ponta do canino ao lábio em posição de repouso: uma linha horizontal é traçada de uma ponta do canino até a outra ponta, e os incisivos centrais são 1 a 2 mm mais longos. **B.** Esta posição é constante (dentro de 1 mm), independentemente da idade ou gênero do paciente.

apenas requerer que um arco completo seja reabilitado, mas também afetará o EAC e, portanto, o número potencial, o tamanho, a posição e a angulação do implantes. A DVO é definida como a distância entre dois pontos (um na maxila e outro diretamente abaixo da mandíbula) quando as unidades oclusais estão em contato.[9] Essa dimensão requer uma avaliação clínica do paciente e não pode ser baseada apenas nos modelos de estudo.

A determinação da DVO não é um processo preciso, uma vez que é possível haver uma variedade de dimensões sem sintomas clínicos.[10-23] Ao mesmo tempo, acreditava-se que a DVO era muito específica e permanecia estável ao longo da vida do paciente. No entanto, essa posição não é necessariamente estável quando os dentes estão presentes ou depois que os dentes são perdidos. Estudos longitudinais demonstraram que esta não é uma dimensão constante e que, muitas vezes, diminui ao longo do tempo sem consequências clínicas, seja no paciente com dentes ou no paciente parcial ou totalmente edêntulo.

A DVO pode ser alterada sem os sintomas de dor ou disfunção, entretanto é específica de cada caso. Contudo, isso não quer dizer que alterar a DVO não traga consequências. Uma mudança na DVO afeta o EAC. Como tal, pode afetar a biomecânica do sistema de suporte de uma prótese sobre implante. Além disso, qualquer mudança na DVO também modificará a relação dimensional horizontal da maxila com a mandíbula; portanto, uma mudança na DVO modificará o guia anterior, o limite de função e a estética.

O efeito mais importante da DVO na carga do dente (implante) pode ser o efeito na biomecânica do guia anterior.

Quanto mais fechada (diminuída) a DVO, mais à frente é a rotação da mandíbula e mais o mento se assemelha à Classe III (Figuras 21.3 e 21.4). Em um paciente Classe II, Divisão 2, quanto mais fechada a DVO, mais inclinado é o guia anterior e maior é o trespasse vertical dos dentes anteriores. O guia anterior é necessário para manter o guia incisal durante as excursões mandibulares para reduzir o risco de interferências posteriores. Em pacientes completamente edêntulos restaurados com próteses fixas sobre implantes, uma mudança na DVO em qualquer direção pode afetar a biomecânica. A abertura da DVO e a redução do guia incisal resultando em uma oclusão equilibrada bilateral pode aumentar as forças nos implantes posteriores durante as excursões mandibulares. O fechamento da DVO tem a capacidade de aumentar as forças sobre os implantes anteriores durante qualquer excursão. Oportunamente, uma mudança na DVO também pode afetar os sons sibilantes devido à alteração da posição horizontal da mandíbula. De acordo com Kois e Phillips, três situações são mandatórias na modificação da DVO: (1) estética, (2) função e (3) necessidades estruturais da dentição.[12] A estética está relacionada à DVO pelo posicionamento das bordas incisais, medidas faciais e plano oclusal. A função está relacionada à posição dos caninos, guia incisal e ângulo de carga aos dentes ou aos implantes. Requisitos estruturais estão relacionados com as dimensões dos dentes para reabilitação enquanto são mantidas as distâncias biológicas.

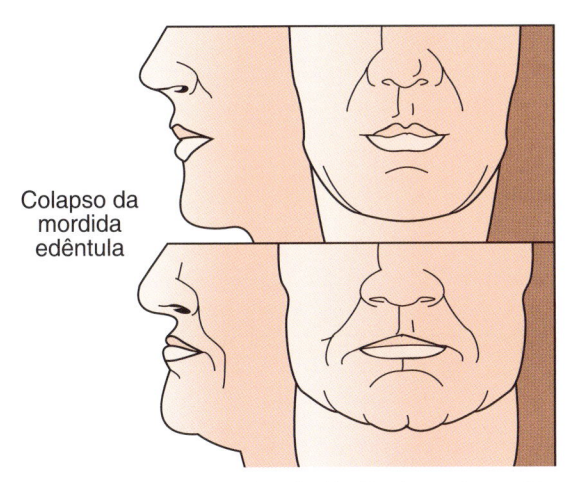

• **Figura 21.3** Dimensão vertical diminuída. O colapso da mordida edêntula resulta em uma dimensão vertical de oclusão fechada que gira o queixo mais para a frente. Isso dá uma aparência de Classe III.

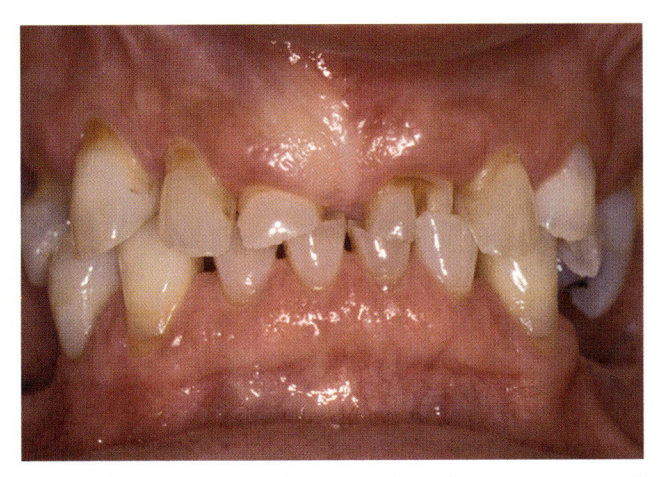

• **Figura 21.4** Quanto mais fechada a dimensão vertical de oclusão, mais para a frente os dentes anteriores inferiores ocluem.

Métodos para avaliar a dimensão vertical de oclusão

Na prótese tradicional, uma variedade de técnicas tem sido descritas para estabelecer a DVO. Métodos objetivos utilizam medidas das dimensões faciais, enquanto os métodos subjetivos dependem da estética, do posicionamento dos arcos em repouso e de um espaço de fala (pronúncia) reduzido. Não há consenso sobre o método ideal para obtenção da DVO; portanto, um pouco dessa dimensão é forma de arte, um pouco é ciência. Além disso, é um componente crucial do processo de reabilitação, então a DVO deve ser determinada antes da conclusão de um plano de tratamento definitivo.

Métodos subjetivos

Os métodos subjetivos para determinar a DVO incluem a distância interoclusal em repouso e as técnicas fonéticas usando sons sibilantes. Niswonger propôs o uso da distância interoclusal ("espaço funcional livre"), que pressupõe que o paciente relaxa a mandíbula para a mesma posição fisiológica de repouso constante.[13] Em seguida, o clínico então subtrai 3 mm da medida para determinar a DVO. Duas observações conflitam com essa abordagem. Primeiro, a quantidade de espaço livre é muito variável no mesmo paciente, dependendo de fatores como postura da cabeça, estado emocional, presença ou ausência de dentes, parafunção e momento do registro (por ser maior pela manhã). Em segundo lugar, a distância interoclusal em repouso varia de 3 a 10 mm de um paciente para outro. Como resultado, a distância obtida pela subtração a partir do espaço funcional livre é desconhecida para um paciente específico; portanto, a posição fisiológica de repouso não deve ser o método principal para avaliar a DVO. No entanto, a distância deve ser avaliada uma vez que a DVO esteja estabelecida, para garantir que exista um espaço livre quando a mandíbula estiver em repouso.

Silverman afirmou que deve existir cerca de 1 mm entre os dentes quando o som de S for pronunciado.[14]

Pound desenvolveu ainda mais esse conceito para o estabelecimento de registros de relação cêntrica e vertical da mandíbula para próteses totais.[15,16] Embora ele seja aceitável não se correlaciona com a DVO original do paciente; portanto, o espaço da fala não deve ser usado como o único método para estabelecer a DVO. Após a DVO ter sido determinada, o espaço de pronúncia deve ser observado, e os dentes não devem se tocar durante os sons sibilantes. Oportunamente, um curto período de algumas semanas para ajustes pode ser necessário para estabelecer esse critério. Por conseguinte, uma prótese provisória deve ser usada para avaliar essa posição, podendo ser modificada antes da reabilitação definitiva.

Kois[12] notou que o método subjetivo de estética para estabelecer a DVO é o mais difícil de ser ensinado aos estudantes inexperientes de odontologia; portanto, é o menos apropriado a ser abordado no início, quando os conceitos de determinação da DVO estão sendo ensinados. Contudo, clínicos experientes costumam valorizar esse método mais do que qualquer outro para avaliar a DVO. Após a posição da borda do incisivo superior ser determinada, a OVD influencia a estética do rosto em geral.

Métodos objetivos

As dimensões faciais estão diretamente relacionadas à estética facial ideal de um indivíduo e podem ser avaliadas com facilidade, independentemente da experiência do clínico.[17-25] Essa avaliação objetiva geralmente é o método de escolha para avaliar a DVO existente ou estabelecer uma DVO diferente durante a reabilitação protética. Além disso, pode ser realizada sem a necessidade de testes diagnósticos adicionais.

Medidas faciais podem ser rastreadas até a antiguidade, quando escultores e matemáticos seguiam a proporção áurea para as proporções corporais e faciais, conforme descrito por Pitágoras. A proporção áurea está relacionada à extensão e à largura do retângulo áureo de 1 para 0,618. Muitas proporções do corpo humano seguem a proporção áurea porque ela é considerada a mais esteticamente atraente para o olho humano.[18-20,25] Mais tarde, Leonardo da Vinci contribuiu com várias observações e desenhos sobre proporções faciais, as quais ele chamou proporções divinas.[21] Ele observou que a distância entre o queixo e a parte inferior do nariz (ou seja, a DVO) tem uma dimensão semelhante a (1) distância entre a linha do cabelo até as sobrancelhas, (2) altura da orelha, e (3) distância entre as sobrancelhas até a parte inferior do nariz. Cada uma dessas dimensões equivalia a um terço do rosto.

Muitos profissionais, incluindo cirurgiões plásticos, cirurgiões orais, artistas, ortodontistas e agentes funerários usam medidas faciais para determinar a DVO. Uma revisão da literatura demonstrou que muitas fontes diferentes revelam muitas correlações de características que podem corresponder a DVO (Boxe 21.2; Figura 21.5).

Boxe 21.2 Correlações da dimensão vertical de oclusão.

1. A distância horizontal entre as pupilas
2. A distância horizontal entre a comissura externa de um olho à comissura interna do outro olho
3. Duas vezes a extensão horizontal de um olho
4. Duas vezes a distância entre a comissura interna de um olho à comissura interna do outro olho
5. A distância horizontal da comissura externa do olho até a orelha
6. A distância horizontal de uma comissura labial a outra, seguindo a curvatura da boca (comissura a comissura)
7. A distância vertical do canto externo de um olho (comissura externa) à comissura labial
8. A altura vertical da sobrancelha até a asa do nariz
9. O comprimento vertical do nariz na linha média (da espinha nasal [subnásio] até o ponto da glabela)
10. A distância vertical da linha do cabelo à linha da sobrancelha
11. A altura vertical da orelha
12. A distância entre a ponta do polegar e a ponta do dedo indicador quando a mão fica espalmada, com os dedos próximos uns aos outros

Todas essas medidas não correspondem exatamente umas às outras, mas geralmente não variam em mais do que alguns milímetros (com exceção da altura vertical da orelha) quando aspectos faciais aparecem em equilíbrio. Uma média de várias dessas mensurações pode ser usada para determinar a DVO existente. Em um estudo clínico de Misch, a DVO era ligeiramente maior do que as medidas faciais listadas (mais em homens do que em mulheres), mas raramente era uma dimensão menor.[22] Os critérios subjetivos da estética agradável podem então ser considerados depois que as dimensões faciais estiverem em equilíbrio entre si.

Métodos radiográficos utilizados para determinar uma DVO objetiva também são descritos na literatura. Quando excessos ou deficiências grosseiras nas arcadas são notadas, sugerem-se traçados em uma radiografia cefalométrica. Tais condições podem ser decorrentes do excesso maxilar vertical, deficiência maxilar vertical, excesso mandibular vertical (queixo longo), deficiência mandibular vertical (queixo curto) e situações de apertognatia ou Classe II, Divisão 2 (mordida profunda). O plano do tratamento ortodôntico de um paciente com dentes quase sempre inclui um cefalograma lateral e pode ser usado para avaliar a DVO (glabela-subnásio, subnásio-mento). As mesmas medidas podem ser realizadas no paciente edêntulo.[26,27] A estética é influenciada pela DVO por causa da relação com as posições maxilomandibulares. Quanto menor a DVO, maior se torna a relação da mandíbula de Classe III; quanto maior a OVD, mais Classe II a relação se torna. O posicionamento dos dentes anteriores superiores é determinado primeiro e é o mais importante para os critérios estéticos da reabilitação. Alteração na DVO para estética raramente inclui o posicionamento dos dentes superiores. Por exemplo, a posição da DVO pode ser influenciada pela necessidade de suavizar o queixo em um paciente com grande protuberância mentoniana. Depois que a DVO satisfizer os requerimentos estéticos da reabilitação protética, ela pode ainda ser ligeiramente refinada. Por exemplo, a DVO pode ser modificada para melhorar a direção da força nos implantes anteriores.

Além disso, implantes anteriores inferiores oportunamente estão mais vestibularizados em relação ao posicionamento das bordas incisais, e o aumento da DVO torna muito mais fácil reabilitá-los. Por conseguinte, dado o fato de a DVO não ser uma medida exata, a capacidade de alterar essa dimensão dentro dos limites pode muitas vezes ser benéfica. A avaliação da DVO de

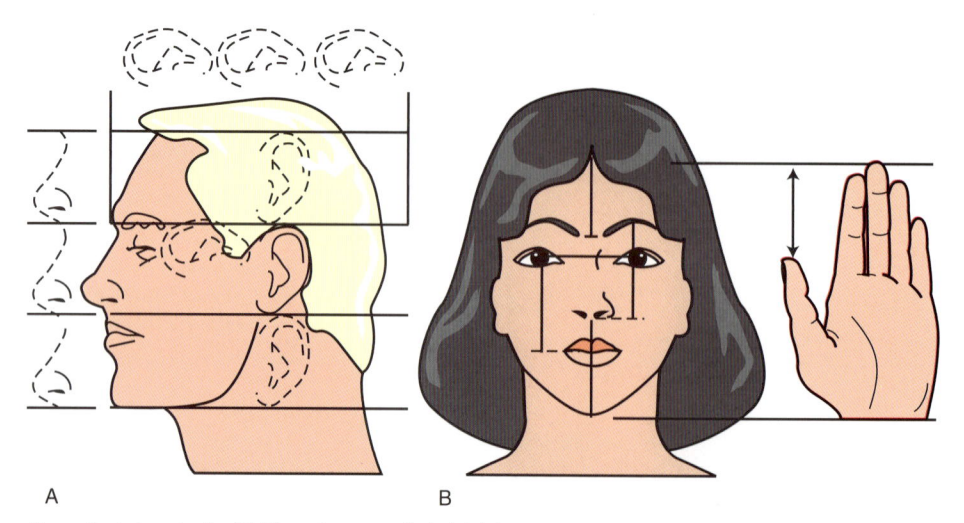

• **Figura 21.5** Dimensão vertical de oclusão (DVO) pode ser avaliada inicialmente por medidas objetivas, comparando as dimensões faciais com a DVO existente. Leonardo da Vinci descreveu as proporções divinas da seguinte forma: **A.** "A distância entre o queixo e o nariz e entre a linha do cabelo e as sobrancelhas são iguais à altura da orelha e a um terço da face. Da comissura externa do olho à orelha, a distância é igual à altura da orelha e a um terço da altura da face." **B.** Além disso, a altura facial (do queixo até a linha do cabelo) é igual à altura da mão, e o nariz é do mesmo tamanho da distância entre a ponta do polegar e a ponta do dedo indicador.

pré-tratamento também é muito importante para o paciente que utiliza prótese total superior em oposição a uma mandíbula parcialmente edêntula, especialmente no caso de segmentos posteriores edêntulos que não são compensados por um prótese parcial removível (Classe I de Kennedy-Applegate). Nessas condições, uma síndrome da combinação (Kelly) pode estar presente e é especialmente notável se a DVO estiver dentro dos limites normais.[28] Os sintomas clínicos incluem (1) o posicionamento mais superior e rotacionado para trás em relação ao ideal do incisivo superior da prótese, (2) dentes anteriores inferiores naturais extruídos e invadindo o plano oclusal, (3) plano oclusal horizontal inclinado apicalmente na região anterior e oclusalmente nas regiões posteriores, (4) tuberosidades aumentadas invadindo o espaço interarcos, (5) hiperplasia palatina maxilar e (6) tecido altamente móvel no pré-maxilar. Além disso, devido aos dentes posteriores da mandíbula estarem ausentes há muitos anos, o que justifica o desenvolvimento dessa síndrome, há uma falta de osso posterior na mandíbula para instalar implantes endósseos (Figura 21.6).

O posicionamento da borda incisal superior e DVO adequados são especialmente críticos para esses pacientes devido à incidência de extrusão dos incisivos inferiores em direção ao plano oclusal superior. A extrusão é em geral acompanhada pelo processo alveolar. Para posicionar os incisivos superiores corretamente, os dentes anteriores inferiores devem ser reposicionados no plano incisal adequado. A terapia endodôntica e os procedimentos de aumento da coroa geralmente precedem a reabilitação da arcada inferior para obter uma reabilitação retentiva e estética.

Na ocasião, as raízes remanescentes dos dentes anteriores inferiores ficam muito curtas para serem consideradas para o prognóstico a longo prazo, após o aumento de coroa ser executado. Nessas condições, podem ser indicadas as exodontias dos dentes anteriores inferiores, a alveoloplastia e a instalação de implantes. Quando a forma do arco é oval para triangular, cinco implantes anteriores podem ser adequados para servir como suporte para uma prótese total implantossuportada. Portanto, os implantes substituem os dentes extraídos devido à extrusão, e podem ainda substituir os dentes posteriores ausentes. Isso geralmente é muito útil, visto que os segmentos posteriores edêntulos a longo prazo geralmente apresentam deficiência de volume ósseo. Assim, essa abordagem elimina a necessidade de enxertos ósseos posteriores para reabilitar o arco inferior com uma prótese implantossuportada.

Posicionamento da borda incisal mandibular

Depois que a borda incisal superior e a DVO são consideradas clinicamente aceitáveis, a posição dos dentes anteriores inferiores é avaliada. Quando dentes naturais estão presentes, ou quando uma prótese fixa está planejada na região anterior, a borda incisal dos dentes inferiores deve entrar em contato com a face palatina dos dentes anteriores superiores na posição de DVO desejada. Um trespasse vertical com o os dentes anteriores superiores varia entre 3 e 5 mm. O guia incisal é definido como a influência das superfícies de contato dos dentes anteriores inferiores e superiores durante os movimentos mandibulares.[9] O ângulo do guia incisal é formado pela intersecção do plano de oclusão com a linha dentro do plano sagital, determinada pela borda incisal dos incisivos centrais superiores e incisivos inferiores quando em máxima intercuspidação (MI). O guia incisal é responsável pela medida de separação dos dentes posteriores durante as excursões mandibulares e, para isso, deve ser mais inclinado do que a eminência articular que guia o conjunto côndilo-disco (fenômeno de Christensen). Portanto, qualquer prótese planejada e as curvas de compensação associadas devem ser desenvolvidas dentro desses limites. Se não forem, o posicionamento maxilomandibular dos arcos pode ser inadequado (ou seja, em paciente de Classe II esquelética) e os dentes posteriores podem exibir contatos laterais durante as excursões mandibulares. Sob essas condições, os músculos masseter e temporal não reduzem as forças de contração durante esses movimentos (como fazem quando apenas os dentes anteriores ocluem durante as excursões), e os músculos fortes de mastigação continuam a contrair e a exercer uma força maior sobre todo o sistema estomatognático.

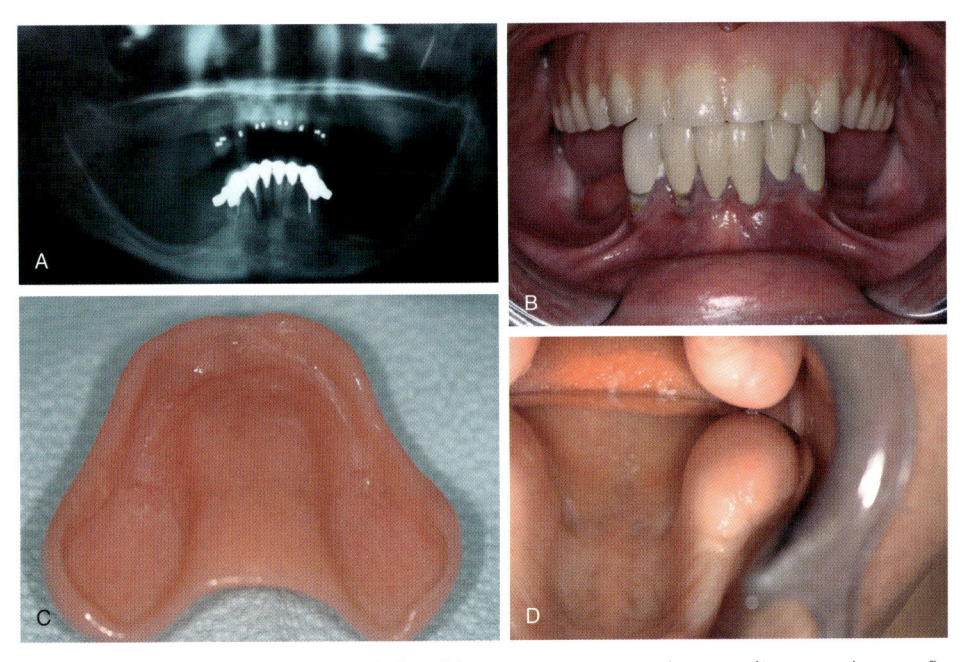

• **Figura 21.6 A.** Síndrome da combinação descreve as condições clínicas que ocorrem quando uma prótese superior se opõe aos dentes anteriores inferiores e nenhuma prótese parcial. Os dentes inferiores extruem à medida que a prótese superior sobe na parte anterior e desce na parte posterior. **B.** Visão clínica dos dentes superiores anteriores com erupção passiva do osso alveolar mandibular sem suporte posterior. **C.** Prótese superior demonstrando extensa atrofia da pré-maxila e tuberosidades aumentadas. **D.** Na maioria dos casos de síndrome da combinação, a redução da tuberosidade é indicada antes do tratamento protético.

O guia incisal pode ser avaliado nos modelos de diagnóstico montados. Um guia incisal inclinado ajuda a evitar interferências posteriores em movimentos protrusivos. No entanto, quanto mais íngreme (inclinado) é o guia incisal anterior, maior é a força aplicada às coroas dos dentes anteriores. Isso pode representar um problema significativo para uma reabilitação unitária sobre implante. Às vezes, o dente é perdido como resultado de uma parafunção grave sobre um dente com guia anterior inclinado (geralmente como consequência de uma fratura após terapia endodôntica). Por outro lado, se o guia anterior existente for raso, pode ser necessário planejar um recontorno ou uma reabilitação protética dos dentes posteriores que exibem contato durante as excursões.

Planos oclusais existentes (planos posteriores de oclusão mandibular e maxilar)

Depois que a posição dos dentes anteriores superiores, a DVO e a posição dos dentes anteriores inferiores são consideradas aceitáveis, os planos horizontais oclusais são avaliados nas regiões posteriores da boca. Seus posicionamentos em relação às curvas de Wilson (médio-lateral) e Spee (anteroposterior [A-P]) e em relação um ao outro podem permitir oclusão harmoniosa, com máxima intercuspidação oclusal e desoclusão pelo canino ou oclusão mutuamente protegida. Idealmente, o plano oclusal posterior maxilar deve ser paralelo ao plano de Camper (ou seja, ao posicionamento médio do trágus) (Figura 21.7). O plano oclusal dos dentes existentes é fundamental na avaliação de pacientes parcialmente edêntulos em relação às próteses finais implantossuportadas. Modificação oclusal, tratamento endodôntico ou coroas são indicadas para solucionar inclinações ou extrusões dos dentes naturais adjacentes ou antagonistas. Um encerramento diagnóstico de pré-tratamento é fortemente sugerido para avaliar as mudanças necessárias antes da instalação dos implantes. Uma curva de Spee e de Wilson adequadas também são indicadas para uma estética satisfatória e são reproduzidas na curva de compensação na confecção de próteses totais (Figura 21.8).

O plano oclusal parece um passo óbvio na avaliação dentária do paciente; no entanto, o plano oclusal existente não é rotineiramente avaliado antes da confecção da prótese. O protesista deve explicar ao paciente a existência da extrusão ou esfoliação dos dentes circundantes, o que muitas vezes é óbvio em radiografias ou modelos de diagnóstico. A necessidade de reabilitar os dentes perdidos o mais rápido possível é evidente para o paciente, uma vez que os dentes já estão se deslocando como resultado do colapso dos arcos. Se o paciente não puder arcar com o plano de tratamento completo relacionado aos dentes perdidos, o arco antagonista com o plano oclusal inadequado deve ser tratado primeiro, e não o arco com os dentes ausentes. Dessa forma, os quadrantes opostos serão, em última análise, reabilitados a uma relação adequada. Um guia de plano oclusal pode ser utilizado nos modelos de diagnóstico para avaliar as condições de pré-tratamento e auxiliar na correção intraoral dos planos oclusais. Guias padrões oclusais são confeccionados em vários tamanhos. O tamanho médio corresponde a uma esfera de 10,2 cm e fornece um ponto de partida para as curvas ideais de Wilson e de Spee. Qualquer discrepância observada no modelo pode ser corrigida na boca. Uma réplica do plano oclusal deve ser confeccionada no laboratório com essa intenção. No laboratório, uma matriz acrílica é adaptada a vácuo ou prensada sobre o modelo. O guia padrão de plano oclusal é então usado para avaliar e corrigir um plano oclusal inadequado. Uma peça de mão é usada para desgastar a matriz acrílica e as cúspides oclusais projetadas no modelo de diagnóstico duplicado. A concha de acrílico transparente é então retirada por via intraoral e inserida sobre os dentes. Qualquer cúspide que se estenda através da matriz acrílica é recontornada ao nível do acrílico circundante. Dessa forma, o plano oclusal é rapidamente corrigido para uma condição ideal (Figura 21.9).

A dentição natural oposta a um rebordo parcialmente edêntulo também deve ser cuidadosamente examinada e, muitas vezes, requer modificação antes da instalação cirúrgica dos implantes, principalmente nas regiões posteriores da boca. Os dentes antagonistas muitas vezes estão desviados ou inclinados para dentro da área edêntula antagonista como resultado de contatos oclusais antagônicos inadequados ou ausentes.

O EAC na área edêntula pode estar significativamente reduzido como resultado da extrusão posterior ou esfoliação. As brocas de implante e a inserção do corpo do implante muitas vezes

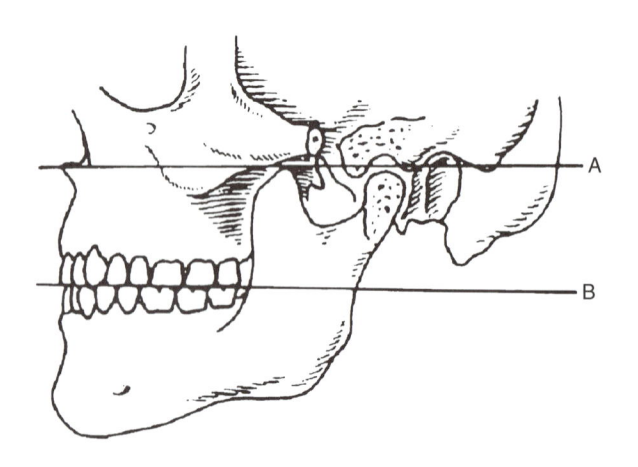

• **Figura 21.7** A linha nasal-trágus (plano de Camper) *(Linha A)* é paralela ao plano oclusal dos dentes superiores *(Linha B)*.

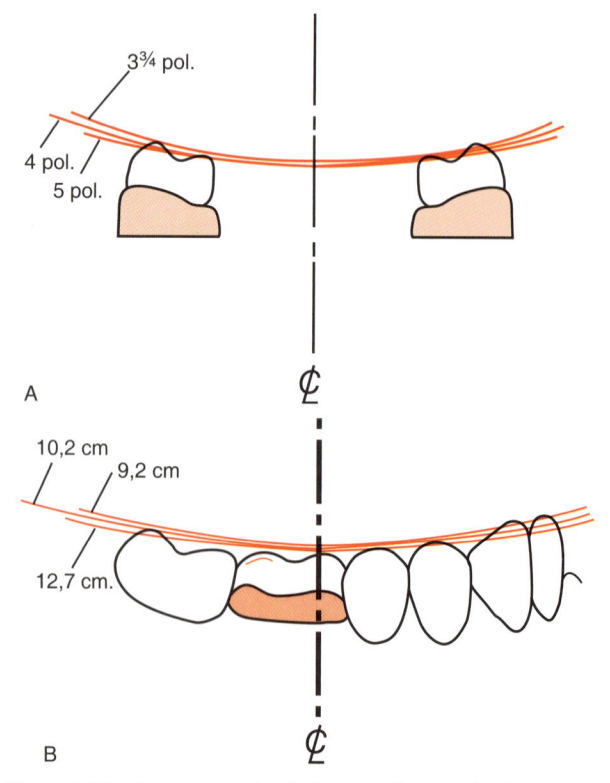

• **Figura 21.8** Planos oclusais. **A.** A curva de Spee também é semelhante ao raio de uma esfera de 10,2 cm e está relacionada ao tamanho do crânio. **B.** A curva de Wilson é avaliada antes da reabilitação na região. O raio médio da curva corresponde ao raio de uma esfera de 10,2 cm.

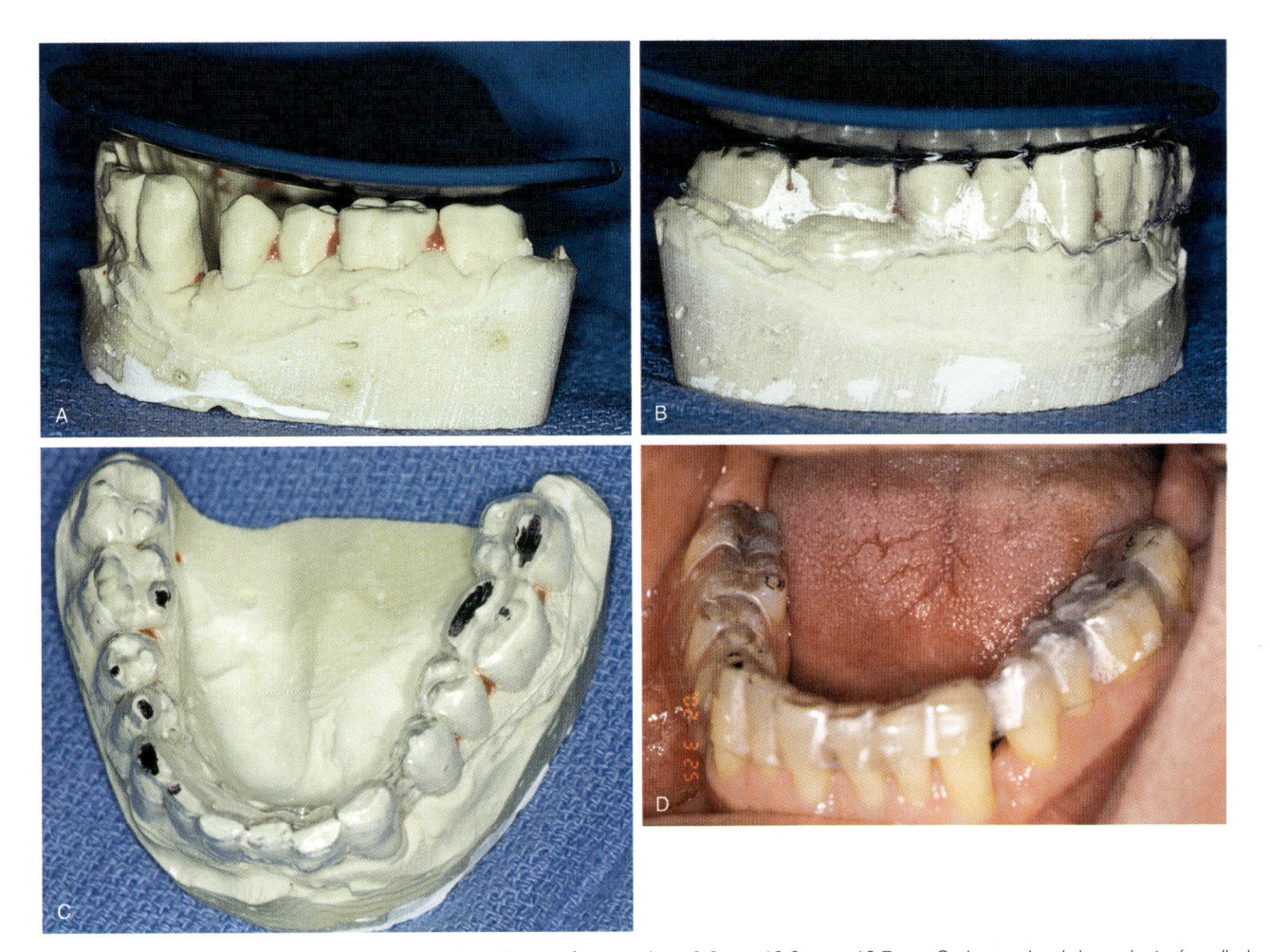

• **Figura 21.9 A.** O guia oclusal de Misch é confeccionado em três tamanhos: 9,2 cm, 10,2 cm e 12,7 cm. O plano oclusal do paciente é avaliado antes da reabilitação do arco antagonista. **B.** Uma matriz acrílica confeccionada a vácuo é posicionada sobre um modelo de estudo duplicado do paciente. O gabarito e os dentes são ajustados até que os modelos sigam o guia oclusal de Misch mais precisamente. **C.** As áreas no modelo são marcadas para indicar as áreas a serem modificadas intraoralmente. O gabarito modificado é inserido na boca, e as regiões dentárias sobre o gabarito são recontornadas. **D.** Intraoralmente, a correção é realizada usando o gabarito.

requer um EAC posterior de mais de 8 mm até o plano oclusal ideal; assim, a peça de mão, a broca ou o implante podem ser inseridos na posição e angulação corretas. Esse problema aumenta quando é utilizado um *template* cirúrgico como guia.

O rebordo posterior parcialmente edêntulo com reabsorção facial pode requerer uma inserção do implante mais medial em relação à fossa central original da dentição natural. A ameloplastia das cúspides dos dentes antagonistas é geralmente indicada para redirecionar forças oclusais ao longo do eixo do corpo do implante e pode ser determinada com os modelos diagnósticos e modificadas na boca antes da moldagem do arco antagonista e do registro interoclusal na consulta de moldagem final. Em seguida, na entrega final da prótese, são feitas as modificações finais da dentição antagonista. O objetivo da avaliação pré-protética é identificar e restaurar os parâmetros protéticos dentro dos limites normais. Primeiro, as posições dentárias corretas devem ser determinadas, então, mesmo que o tempo total de tratamento seja estendido ao longo de vários anos, pelo menos cada segmento vai apontar em direção a um objetivo consistente. Muitas vezes, o protesista assume que o paciente deseja o tratamento mais barato ou mais rápido relacionado a cada sessão de tratamento. Como consequência, a boca é reabilitada com um dente de cada vez, adaptando a reabilitação à condição oclusal atual do paciente, que geralmente piora com o tempo e nunca melhora por conta própria. Como resultado, após o paciente ter estado na mesma prática por várias décadas, a boca está em pior condição do que quando o paciente tinha começado. Embora seja mais fácil reabilitar uma boca inteira às relações oclusais corretas de uma só vez, também é possível obter um resultado semelhante, com um dente de cada vez, contanto que cada etapa prossiga ao longo do curso predeterminado de tratamento.

Critérios específicos

Depois de os cinco elementos dos dentes existentes (restaurações) terem sido avaliados e modificados quando necessário, várias outras condições, se negligenciadas, podem modificar e retardar o curso do tratamento com implantes. Essas condições devem ser consideradas antes do plano tratamento final; o plano apresentado ao paciente (Boxe 21.3) inclui o seguinte.

Linhas labiais

As posições dos lábios são avaliadas, incluindo a linha labial em repouso, linha labial maxilar alta (sorriso) e linha labial mandibular inferior (fala) em relação à posição vertical dos dentes. As posições da linha labial são especialmente observadas se os dentes anteriores tiverem que ser substituídos. Os posicionamentos labiais em repouso são altamente variáveis, mas, em geral, estão relacionados com a idade do paciente. Via de regra, os pacientes

Boxe 21.3 — Critérios específicos para avaliar.

1. Linhas labiais
2. Relacionamento maxilomandibular dos arcos
3. Oclusão existente
4. Espaço de altura da coroa
5. Estado da articulação temporomandibular
6. Extração de dentes "sem condições clínicas de reabilitação" ou de prognóstico duvidoso
7. Próteses existentes
8. Forma do arco (oval, afilado e quadrado)
9. Dente natural adjacente ao local do implante
10. Avaliação de tecidos moles adjacentes aos locais edêntulos

mais velhos mostram menos os dentes superiores em repouso e durante o sorriso, mas demonstram mais os dentes inferiores durante os sons sibilantes.[4] São então aplicadas diretrizes protéticas para a posição da borda incisal estabelecidas em relação a estética, fonética e oclusão.[1-8,29-35]

Uma diretriz comum para próteses removíveis é a de 1 a 2 mm de borda incisal com o lábio em repouso, independentemente da idade do paciente. Em vez disso, o objetivo deve ser posicionar os dentes artificiais na posição mais semelhante ao dente natural do paciente. Homens tendem a mostrar menos dentes do que uma mulher da mesma idade. Em um homem de 50 anos, a borda incisal superior costuma estar nivelada com o lábio superior em repouso. Essa posição é semelhante para uma mulher de 60 anos de idade. A média para o lábio superior é de 20 a 22 mm para mulheres e 22 a 26 mm para homens. A borda incisal superior está geralmente em uma média de 22 a 24 mm do assoalho do nariz, dependendo da extensão e do contorno do lábio. Para um lábio superior curto, a diretriz padrão para a borda incisal do incisivo central não deveria ser aceitável, pois diminuiria a altura do arco superior.

A posição do incisivo superior em relação ao lábio superior e a idade do paciente é muito mais variável do que a posição do canino. O arco labial no centro do lábio superior eleva-se vários milímetros em algumas mulheres, enquanto é pouco notável em outras. Quanto mais alto o arco labial, mais a superfície do incisivo central é vista no paciente, independentemente da idade. Os homens raramente exibem um arco labial exagerado e, portanto, têm uma borda incisal mais compatível com a posição do lábio. A posição do canino no canto do lábio não é afetada pelo efeito do arco labial. Como tal, é uma posição mais consistente e geralmente corresponde à extensão da posição labial em repouso dos 30 aos 60 anos de idade, tanto em homens quanto em mulheres.[8]

Na dentição natural, o lábio superior costuma ser mais longo do que a borda incisal em pacientes com idade superior a 65 anos. Contudo, a maioria dos pacientes deseja que os dentes superiores sejam pelo menos ligeiramente visíveis. Porém, é arriscado estender a posição do dente superior para diminuir a idade do sorriso sem considerar as consequências de um aumento da altura da coroa nos momentos de força (biomecânica). Se as coroas anteriores são mais sustentadas por pônticos do que por implantes, essa condição biomecânica ruim é ampliada.

Uma alternativa para aumentar o comprimento dos dentes anteriores pode ser aumentar a espessura do rebordo alveolar. Esse suporte extra deixa o lábio para fora e também eleva o limite do vermelhão do lábio. Como resultado, os dentes não ficam maiores, mas a borda do lábio fica mais alta. Além disso, se a extensão adicional do rebordo é obtida com osso autógeno, a substituição dos dentes por implantes em vez de pônticos melhora ainda mais a situação. O lábio superior mais cheio também pode parecer mais jovem, visto que as linhas verticais de idade também podem ser reduzidas.

Linha labial alta

A linha labial alta maxilar é determinada enquanto o paciente exibe um sorriso amplo e natural.[36,37] Existem três categorias de linhas labiais maxilares: baixa, média (ideal) e alta ("gengival"). A linha labial baixa não exibe a papila interdental ou a gengiva acima dos dentes durante o sorriso. A linha labial alta mostra toda a papila interdental e mais de 2 mm de tecido acima do colo dos dentes. As características clínicas da linha labial média ou do sorriso estético ideal incluem a exposição da extensão total da coroa (coroas de altura normal), uma posição e alinhamento normal do dente (os incisivos laterais não podem ser completamente retos), uma forma dentária normal, a papila interdental e uma exposição gengival mínima sobre as cervicais dos dentes (lábio na margem gengival livre dos centrais e caninos) (Figura 21.10). Aproximadamente 70% da população adulta tem uma linha do sorriso a poucos milímetros da margem gengival livre. Na implantodontia, a prótese PF-1 tenta reproduzir um contorno normal da coroa. No entanto, com uma posição labial alta durante o sorriso, esse objetivo também deve incluir o contorno do tecido mole ao redor da coroa. Como consequência, os requisitos estéticos são muito mais exigentes e muitas vezes exigem etapas cirúrgicas adicionais para aumentar os tecidos moles e duros antes da confecção da coroa. A seleção de uma prótese fixa PF-2 e PF-3 é quase sempre baseada somente na avaliação da linha labial alta. Uma prótese

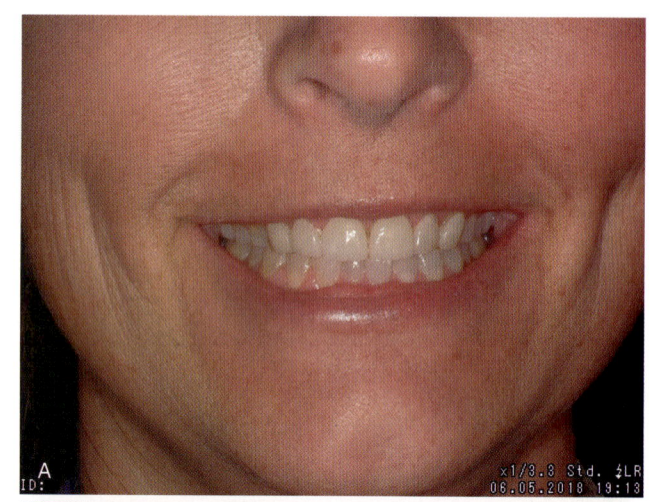

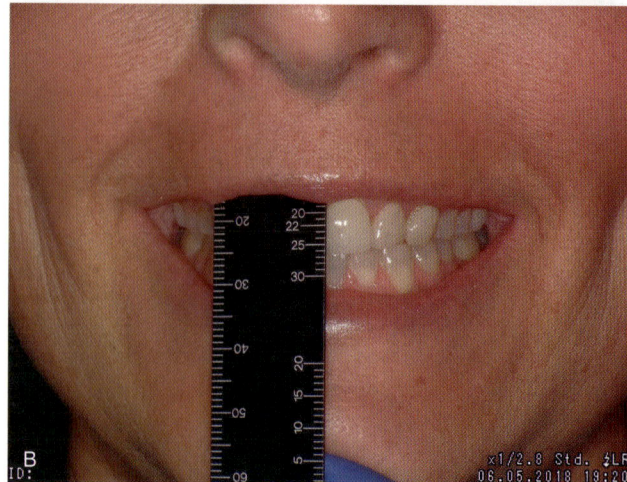

• **Figura 21.10 A.** Uma linha de sorriso superior ideal; embora esta paciente mostre a coroa clínica e as papilas interdentais na região anterior, a região posterior direita mostra menos dentes do que a região posterior esquerda. **B.** Medindo a altura da coroa clínica exposta.

PF-2 é mais fácil de ser confeccionada, pois requer menos ciclos de queima da cerâmica.

Aproximadamente 15 a 20% dos adultos têm uma linha labial baixa e não mostram a papila interdental ao sorrir (mais os homens do que as mulheres) (Figura 21.11). Nesses pacientes, o contorno do tecido mole não requer um foco principal e muitas vezes pode ser ajustado com uma prótese PF-2, quando o paciente é informado antes do tratamento. No entanto, uma posição labial de média a alta durante o sorriso contraindica esse tipo de prótese devido à estética cervical deficiente. A prótese de cerâmica ou zircônia rosa (PF-3) substitui o tecido mole por ser estética, mas raramente é o tratamento de escolha para a substituição de um único dente. Por outro lado, quando há a ausência de múltiplos dentes anteriores adjacentes, cerâmica rosa ou zircônia são muitas vezes o tratamento de escolha, pois o contorno do tecido mole geralmente está longe do ideal, mesmo com enxerto de tecido mole e duro.

Em um paciente completamente edêntulo, a flange labial da prótese que ele já utiliza pode ser removida e a posição labial é avaliada antes de ser realizado o plano de tratamento completo de uma prótese fixa. Quando o lábio precisa do suporte da flange labial por motivo estético, ainda que se planeje uma prótese fixa, enxertos em bloco com hidroxiapatita (HA) podem ser indicados para aumentar a espessura do tecido vestibular para um suporte labial adequado.

Uma linha do sorriso alta ou gengival ocorre em 14% das mulheres jovens e em 7% dos homens jovens (Figura 21.12).[36] A proporção clínica normal da relação largura/altura da coroa clínica é de 0,86 para o incisivo central, 0,76 a 0,79 para o incisivo lateral e 0,77 a 0,81 para o canino. Se o paciente demonstrar uma faixa de gengiva acima das áreas cervicais dos dentes, a altura das coroas clínicas é avaliada, em relação à sua largura. O aumento estético da coroa é muitas vezes uma boa opção quando a altura da coroa clínica central é menor que 10 mm (e a largura é maior que 8 mm). Muitas vezes, o efeito do aumento da coroa é uma melhoria drástica e pode ser realizado ao mesmo tempo que a cirurgia de implante.

Em pacientes com linha labial alta que têm ausência de todos os dentes anteriores, os dentes artificiais podem ser feitos mais longos (maiores que 12 mm) em vez da altura média de 10 mm

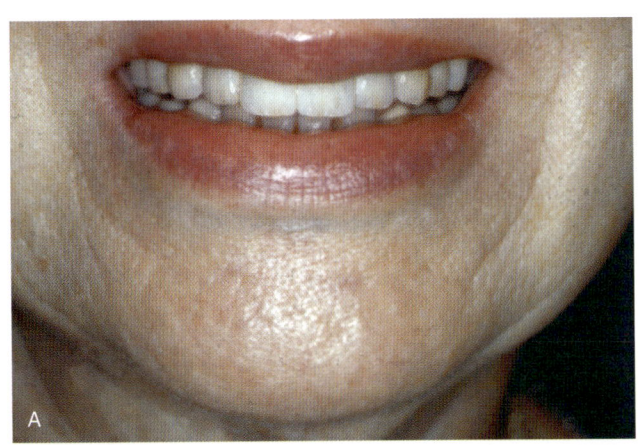

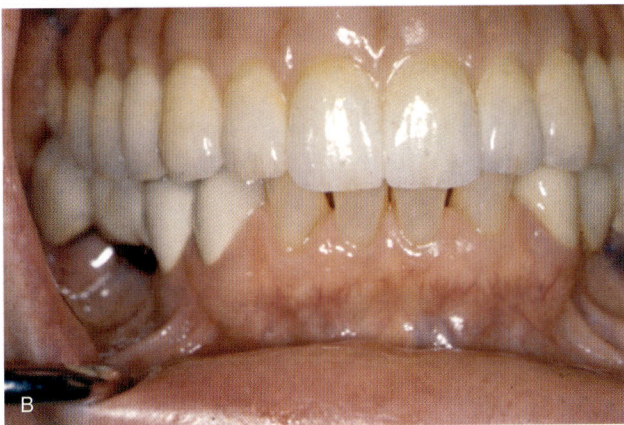

• **Figura 21.11 A.** Uma linha do sorriso baixa não mostra as papilas interdentais durante o sorriso. **B.** O paciente em (A) tem uma prótese total implantossuportada PF-3.

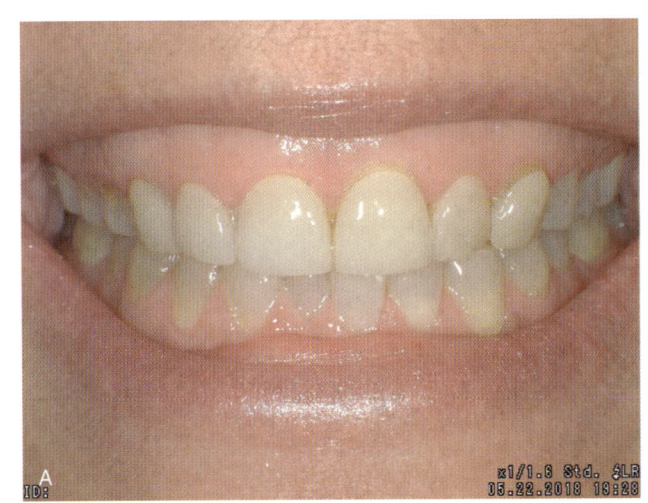

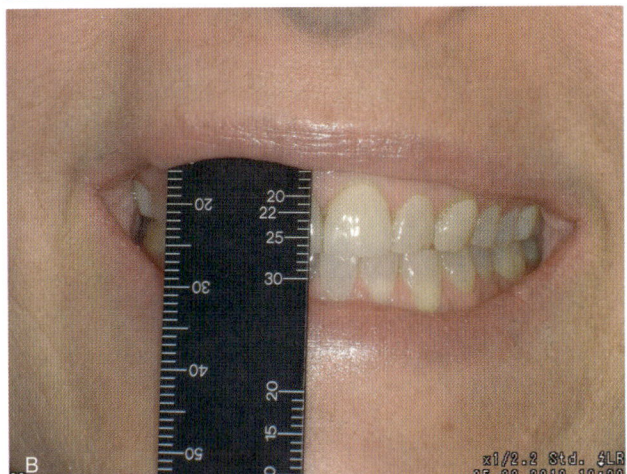

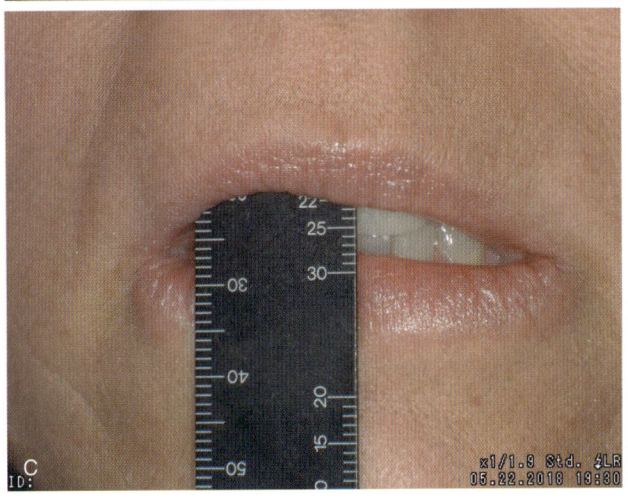

• **Figura 21.12 A.** Uma linha alta do sorriso expõe toda a coroa clínica, as papilas interdentais e toda a margem gengival acima dos dentes. **B.** Medida da linha alta do sorriso. **C.** Medida da linha baixa do sorriso.

para reduzir a exposição gengival, e resultar em uma prótese mais estética. Portanto, a altura dos dentes anteriores superiores é determinada pelo estabelecimento do limite incisal com o lábio em repouso. Em seguida, a linha alta do sorriso determina a altura do dente (de 9 a 12 mm). Em terceiro, a largura dos dentes anteriores é determinada pela proporção altura/largura.

O terço cervical dos pré-molares superiores também é observado com base em uma linha de sorriso alta. Não é incomum revelar o terço cervical e a gengiva do pré-molar com uma linha labial alta. Esses dentes não devem parecer tão longos ou artificiais em altura. A reabsorção também pode fazer com que os implantes sejam instalados mais palatinamente nessa área. O posicionamento dessas coroas pode então ser muito palatino e, dessa forma, afetar o resultado estético. Os enxertos ósseos são os principais métodos para eliminar a necessidade de adição de cerâmica rosa na gengiva. Eles também são indicados para reduzir a altura da coroa.

Linha labial mandibular

A posição labial baixa mandibular costuma ser negligenciada, o que ocasiona resultados estéticos desastrosos. Os incisivos inferiores são mais visíveis em pacientes de meia-idade e em pacientes mais velhos durante a fala. Além disso, os incisivos centrais inferiores são frequentemente visíveis em seus dois terços incisais durante sorrisos exagerados.[37,38] Apesar de a linha labial alta superior ser avaliada durante o sorriso, a posição labial baixa inferior (mandibular) deve ser avaliada durante a fala. Na pronúncia do som S, ou sons sibilantes, alguns pacientes podem expor os dentes anteriores inferiores inteiros e o contorno gengival. Os pacientes muitas vezes desconhecem essa posição preexistente dos lábios e culpam a prótese final pela exibição da gengiva inferior, ou então queixam-se de que os dentes parecem muito longos. Portanto, é recomendado conscientizar o paciente sobre as linhas labiais existentes antes do início do tratamento e enfatizar que essas posições labiais serão similares ao final do tratamento. Uma prótese inferior PF-3 pode ser indicada para reabilitar um paciente com posição labial mandibular baixa.

Relação maxilomandibular dos arcos

Depois que as posições dos dentes anteriores superiores, a DVO e as posições dos dentes anteriores inferiores são avaliadas, as relações maxilomandibulares são avaliadas nos planos vertical, horizontal e lateral. Uma posição esquelética inadequada pode ser modificada pela ortodontia ou cirurgia. É muito melhor discutir essas opções com o paciente antes da cirurgia de instalação do implante porque a instalação do implante pode comprometer o resultado protético final se as posições do arco forem alteradas após a inserção do implante. Comprometimentos específicos do resultado final devem ser discutidos quando a cirurgia ortognática ou o tratamento ortodôntico forem recusados pelos pacientes com discrepâncias esqueléticas.

As relações dos arcos são frequentemente afetadas em rebordos edêntulos. A maxila edêntula anterior e posterior é reabsorvida em direção ao palato após a perda do dente.[39] A largura do rebordo alveolar pode diminuir 40% dentro de alguns anos, principalmente à custa da lâmina vestibular. Consequentemente, os implantes são frequentemente instalados palatinamente à posição original do dente. A prótese final é então sobrecontornada vestibularmente para restaurar os dois terços incisais na posição dentária ideal por estética. Isso resulta em uma força em cantiléver no corpo do implante. A maxila, na maioria das vezes, é mais afetada do que a mandíbula porque a posição da borda incisal nas zonas estéticas não pode ser modificada e é ditada pela estética, fala, posição dos lábios e oclusão. Coroas em cantiléver anteriores de implantes anteriores superiores muitas vezes requerem implantes adicionais unidos por talas e um aumento na distância A-P entre o mais distal à maioria das posições anteriores do implante para compensar o aumento cargas laterais e forças de momento, especialmente durante excursões mandibulares.

Um cantiléver anterior em implantes no arco mandibular pode corrigir uma relação esquelética de Classe II da mandíbula de Angle. Os dentes anteriores superiores suportam o lábio inferior em repouso em ambos os relacionamentos dos ossos esqueléticos de Classes I e II de Angle. Uma dentadura mandibular tradicional completa não pode se estender além do suporte anatômico ou zona neutra dos lábios sem diminuir a estabilidade da prótese. No entanto, com implantes, os dentes da dentadura podem ser colocados em uma posição ideal mais estética e funcional. Um cantiléver anterior na mandíbula também depende do número de implante adequado e da distância A-P entre os implantes esplintados. Para neutralizar o efeito do cantiléver anterior, o plano de tratamento deve fornecer um melhor suporte de implantes, aumentando a área de superfície pelo número, tamanho, *design* ou posicionamento A-P dos implantes. Nesses casos, uma PR-4, projetada para evitar impactação de alimentos, pode facilitar o cuidado diário e ajudar a controlar as forças oclusais, em comparação com uma prótese PF-3.

Com o padrão de reabsorção palatina (da maxila), juntamente à rotação anterior da mandíbula a longo prazo, pacientes que utilizam próteses totais podem apresentar aspectos de uma relação de Classe III em uma radiografia cefalométrica lateral. No entanto, nessa condição, a mecânica de Classe III mandibular não se aplica (principalmente mastigadores verticais com pouca ou nenhuma excursão anterior durante a mastigação ou parafunção). Pelo contrário, esses pacientes exibem uma grande variação de excursões mandibulares e podem acrescentar forças laterais significativas na reabilitação da maxila, que estão em cantiléver para fora da base do implante para obter uma prótese estética Classe I. Assim, implantes adicionais esplintados são sugeridos na maxila, com a maior distância A-P disponível. Isso geralmente requer enxertos de seio nasal e implantes posteriores em primeiro ou segundo molar esplintados ao suporte do implante anterior.

As relações transversais dos arcos incluem a existência de mordidas cruzadas posteriores, que ocorrem com frequência em implantodontia. Após as perdas dentárias, os arcos superiores posteriores edêntulos são reabsorvidos palatal e medialmente. Os enxertos de seio podem restaurar a altura óssea disponível, mas o rebordo permanece medial à fossa central do dente inferior antagonista. Isso é especialmente pronunciado quando em oposição a uma mandíbula moderadamente atrófica ou Divisão C–h, pois a mandíbula se alarga após a reabsorção do rebordo alveolar residual. Por exemplo, quando implantes inferiores são usados em um volume ósseo C–h para suporte de implantes em oposição a uma prótese total, os dentes posteriores podem ser ajustados em mordida cruzada (especialmente quando acontece fora de uma zona estética) para diminuir os momentos de força que se desenvolvem nos dentes posteriores superiores, causando instabilidade da prótese.

Oclusão existente

A MI é definida como a intercuspidação completa dos dentes antagonistas independentemente da posição condilar, que às vezes é descrita como o melhor encaixe dos dentes, qualquer que seja a posição condilar.[9] A *oclusão cêntrica* é definida como a oclusão dos dentes antagonistas quando a mandíbula está em relação cêntrica (RC).[9] Esta pode ou não coincidir com a posição do dente em MI. Sua relação com a RC (uma posição neuromuscular independente de contato dentário com os côndilos em uma posição anterior superior) é notável para os protesistas devido à necessidade potencial de ajustes oclusais para eliminar contatos dentários deficientes e à avaliação dos seus potenciais efeitos nocivos sobre a dentição existente e a reabilitação planejada. Corrigir os problemas antes do tratamento apresenta muitas vantagens e pode seguir uma variedade de abordagens, dependendo da gravidade do mau posicionamento dentário: desgaste seletivo (uma técnica subtrativa), reabilitação com coroa total (com ou sem terapia endodôntica) ou exodontia do elemento prejudicado. A oclusão existente é mais bem avaliada com modelos de diagnóstico montados com arco facial e registro interoclusal em RC.

Existe controvérsia quanto à necessidade de haver uma harmonia entre a MI e a oclusão em RC. A maioria dos pacientes não apresenta essa relação de harmonia, mas não apresenta patologia clínica ou perda dentária precoce. Portanto, é difícil afirmar que essas duas posições devem ser semelhantes. O importante é avaliar a oclusão existente e as excursões mandibulares para conscientemente decidir se a situação existente deve ser modificada ou mantida. Em outras palavras, os cirurgiões-dentistas devem determinar quando vão ignorar ou controlar a oclusão do paciente (Figura 21.13). Como regra geral, quanto mais dentes substituídos ou reabilitados, mais provavelmente o paciente será restaurado para a oclusão RC. Por exemplo, se uma mandíbula completamente edêntula for reabilitada com uma prótese fixa implantossuportada, então a oclusão em RC fornece consistência e reprodutibilidade entre o articulador e a condição intraoral. Pequenas alterações na DVO para a instalação dos implantes anteriores em uma posição mais favorável devem ser estudadas e executadas no articulador, sem a necessidade de registrar a nova posição vertical oclusal no paciente.

Por outro lado, quando um dente anterior está sendo substituído, a posição MI existente é muitas vezes satisfatória para reabilitar o paciente, mesmo que uma interferência posterior e um deslize anterior para a intercuspidação completa estejam presentes. A questão fundamental que ajuda a determinar a necessidade de correção oclusal antes da restauração do paciente de implante é a observação de sintomas negativos relacionados à condição existente. Isso pode incluir condições da articulação temporomandibular, sensibilidade dentária, mobilidade, fraturas dentárias ou abfração, ou fratura da cerâmica. Quanto menor a quantidade de achados, e menor sua significância, menor a necessidade de uma modificação oclusal geral antes da reabilitação do paciente. Entretanto, para avaliar adequadamente essas condições, o cirurgião-dentista não deve ignorá-las antes do tratamento.

Espaço para a altura da coroa

A distância interarcos é definida como a distância vertical entre os arcos dentados ou edêntulos sob condições específicas (p. ex., a mandíbula em repouso ou em oclusão).[9] Uma dimensão de apenas um arco não tem um termo definido na prótese; portanto, Misch propôs o termo *espaço da altura da coroa*.[40] O EAC em implantodontia é medido desde a crista óssea até o plano oclusal na região posterior e na borda incisal de arco em questão na região anterior (Figura 21.14). O EAC ideal para uma prótese fixa implantossuportada PF-1 deve variar entre 8 e 12 mm. Esse espaço é responsável pela largura biológica, altura do pilar para cimentação ou fixação por parafuso da prótese, material oclusal resistente, estética e considerações de higiene ao redor das coroas dos pilares. Próteses removíveis geralmente requerem mais de 12 mm de EAC para a resistência dos dentes artificiais e da base de resina acrílica, encaixes, barras e fatores de higiene bucal.[41,42]

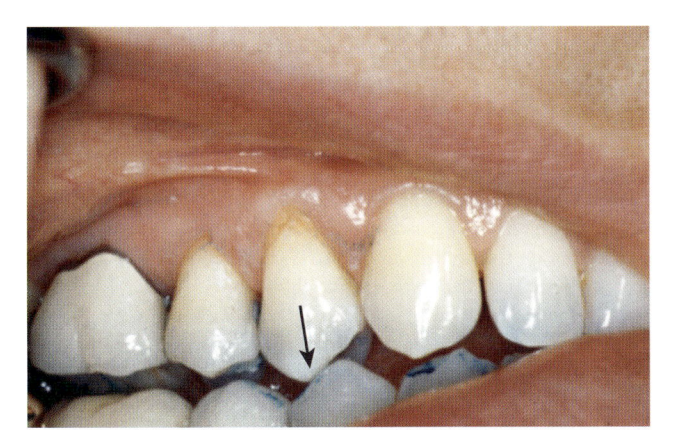

• **Figura 21.13** Oclusão não ideal. A oclusão existente é avaliada para determinar se a máxima intercuspidação é semelhante à relação cêntrica. As excursões mandibulares também são avaliadas. A falta de guia canino com um contato prematuro no primeiro pré-molar e o plano oclusal irregular indicaram a correção da oclusão antes da reabilitação definitiva.

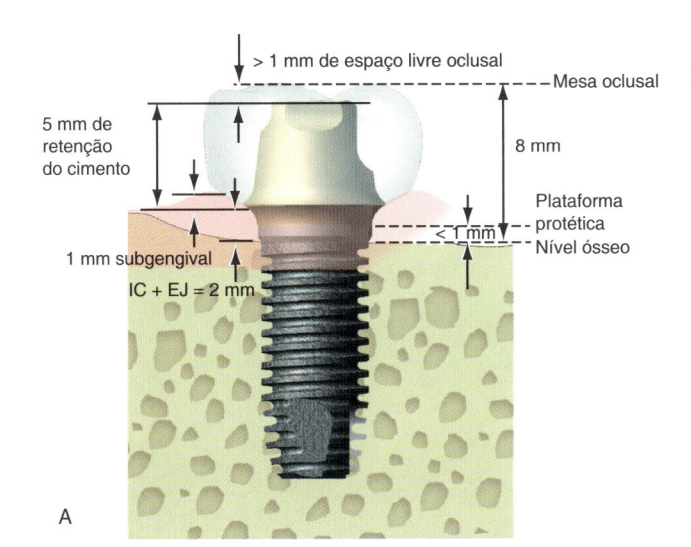

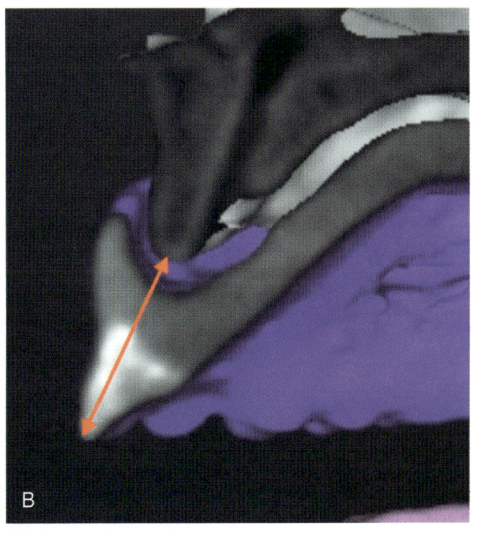

• **Figura 21.14 A.** Espaço da altura da coroa (EAC) é medido do plano oclusal ao nível ósseo. *TC*: tecido conjuntivo; *JE*: epitélio juncional. Idealmente, um mínimo de 8 mm é necessário entre o nível do osso e o nível da mesa oclusal, porém é dependente do tipo de material da prótese. **B.** Secção transversal de TCFC que representa o espaço da altura da coroa disponível.

Espaço para altura da coroa excessivo

Os índices de complicações mecânicas para próteses sobre implantes são, geralmente, os maiores de todas as complicações relatadas na literatura[43,44] e são quase sempre causados por estresse excessivo aplicado ao sistema implante-prótese. A falha do corpo do implante ou do componente pode ocorrer por sobrecarga e resultar em falha protética e perda óssea ao redor do implante.[43] A perda da crista óssea também pode estar relacionada a forças excessivas e geralmente ocorre antes da fratura do corpo do implante.

A biomecânica do EAC está relacionada à mecânica das alavancas. As questões de cantiléveres e implantes foram demonstradas na mandíbula edêntula em que a extensão do cantiléver posterior está diretamente relacionada às complicações ou a falha das próteses.[44] Em vez de ser um cantiléver posterior, o EAC é um cantiléver vertical e, portanto, também é um extensor de forças. Quando o direcionamento da força ocorre no longo do eixo do implante, as tensões transmitidas para o osso não são ampliadas em relação ao EAC (Figura 21.15). No entanto, quando as forças aplicadas ao implante estão em um cantiléver ou uma força lateral é aplicada à coroa, as forças são ampliadas em relação direta com a altura da coroa. Bidez e Misch avaliaram o efeito de um cantiléver sobre um implante e sua relação com a altura da coroa.[45,46] Quando a altura da coroa é aumentada de 10 para 20 mm, dois de seis desses momentos são aumentados em 200%. Quando a altura óssea disponível é diminuída, o EAC é aumentado. Uma carga oblíqua a uma coroa também aumenta a força para o implante. Os dentes anteriores superiores estão geralmente em um ângulo de 12° ou mais para os planos oclusais. Portanto, mesmo os implantes instalados em posição ideal geralmente recebem carga oblíqua. Além disso, as coroas anteriores superiores são, na maioria dos casos, mais longas do que quaisquer outros dentes do arco, portanto os efeitos da altura da coroa causam maior risco. A força oblíqua ao implante também pode ocorrer durante as excursões protrusivas e laterais, uma vez que o ângulo do guia incisal pode ser de 20° ou mais. As coroas anteriores implantossuportadas receberão, assim, carga em um ângulo considerável durante as excursões, em comparação ao longo eixo do implante. Como resultado, um aumento na força aos implantes anteriores superiores deve ser compensado no plano de tratamento.

A maioria das forças aplicadas ao corpo do implante osseointegrado é concentrada em 7 a 9 mm do osso da crista, independentemente do desenho do implante e da densidade óssea. Sendo assim, o comprimento do corpo do implante não é um método eficaz para conter o efeito da altura da coroa. Uma perda óssea moderada antes da instalação do implante pode resultar em uma proporção altura da coroa/altura óssea maior do que 1, com maiores forças laterais aplicadas à crista óssea do que a um osso abundante (onde a altura da coroa é menor). Existe uma relação linear entre a carga aplicada e as tensões internas.[47,48] Consequentemente, quanto maior for a carga aplicada, maior será a tensão de tração e compressão transmitida na interface óssea e nos componentes protéticos. Quanto maior o EAC, maior o número de implantes geralmente necessários para a prótese, principalmente na presença de outros fatores de força. Essa é uma mudança completa de paradigma dos conceitos defendidos originalmente com muitos implantes em um osso disponível maior e pequenas alturas de coroa, e poucos implantes com maiores alturas de coroa em osso atrófico (Figura 21.16). Como o aumento nas forças biomecânicas tem relação direta com o aumento do EAC, o plano de tratamento da reabilitação do implante deve considerar opções de redução do estresse sempre que o EAC é aumentado. Métodos para diminuir o estresse são apresentados no Boxe 21.4.[40,41]

O EAC é definido como excessivo quando é maior do que 15 mm. O tratamento para um EAC excessivo como resultado de uma reabsorção óssea vertical antes da instalação dos implantes inclui métodos cirúrgicos para aumentar a altura óssea ou métodos de redução de estresses para a prótese. Várias técnicas cirúrgicas podem ser consideradas para aumentar a altura óssea, incluindo enxertos ósseos em bloco, enxertos ósseos particulados com malha de titânio ou membranas de barreira, enxertos ósseos interpostos e distração osteogênica.[41,42,49]

O aumento ósseo pode ser preferível à substituição protética. O aumento cirúrgico da altura do rebordo residual reduz o EAC, melhora a biomecânica do implante e muitas vezes permite a instalação de implantes de diâmetro mais largo com o benefício associado de aumento da área de superfície. Embora a prótese seja a opção mais utilizada para tratar o EAC em excesso, deveria ser

- **Figura 21.15** A altura da coroa não é um multiplicador de força quando a carga está no eixo longo do implante. No entanto, qualquer força angular ou em cantiléver aumenta a força, e a altura da coroa aumenta o efeito.

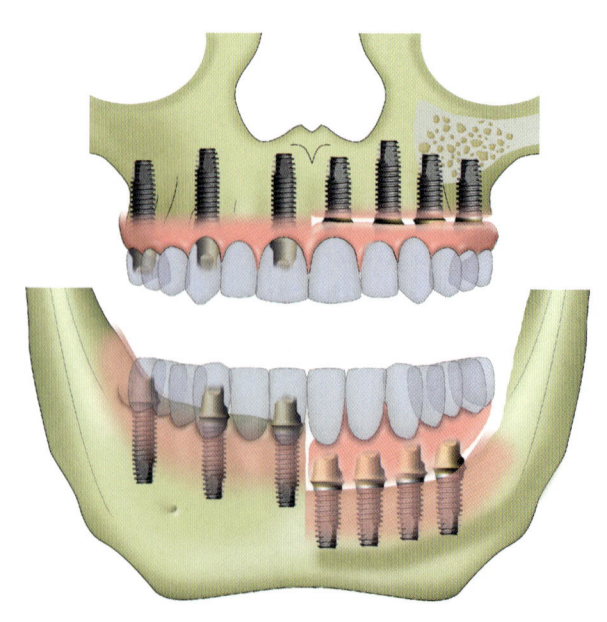

- **Figura 21.16** Quanto maior o espaço para altura da coroa (EAC), mais implantes são necessários para reabilitar o paciente (lado direito). Quanto menor o EAC (lado esquerdo), menos implantes são necessários para reabilitar o paciente.

CAPÍTULO 21   Próteses Pré-Implante: Fatores Relacionados com Cirurgia e Plano de Tratamento

Boxe 21.4	Excesso de espaço para altura da coroa: opções de plano de tratamento para reduzir o estresse.

- Redução da extensão do cantiléver
- Minimizar as cargas vestibulares e linguais oblíquas
- Redução da mesa oclusal
- Aumentar o número de implantes
- Aumentar o diâmetro dos implantes
- Projetar implantes para maximizar a área de superfície
- Confeccionar próteses removíveis (menos retentivas) e incorporar o suporte de tecido
- Remover a prótese durante as horas de sono para reduzir o efeitos nocivos da parafunção noturna
- Unir os implantes, independentemente de serem compatíveis com uma prótese removível
- Manutenção das dimensões verticais e evitar o colapso dos tecidos moles

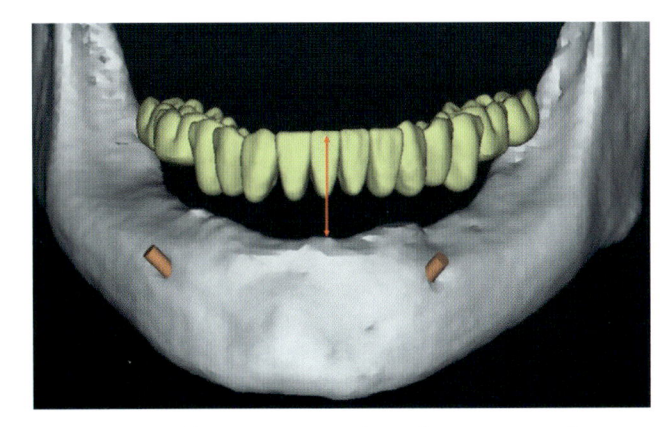

• **Figura 21.17** Um espaço para altura da coroa excessivo requer volume maior de material (ou seja, prótese metalocerâmica ou de zircônia), o que aumenta o risco de possíveis complicações protéticas.

a última opção empregada. Quando um EAC excessivo é reabilitado, deve sempre ser cogitado o uso de materiais protéticos de cor de gengiva (cerâmica ou resina acrílica rosa) em próteses fixas ou a alteração do desenho protético para uma prótese removível.

Na maxila, uma perda óssea vertical resulta em um posicionamento mais palatino do rebordo. Como resultado, os implantes são frequentemente instalados mais para palatina do que a posição natural do dente. As próteses removíveis apresentam várias vantagens nessas circunstâncias clínicas. A prótese removível não requer ameias para a higienização e pode ser removida durante o sono para diminuir os efeitos de um aumento no EAC durante a parafunção noturna. A prótese também é capaz de melhorar o suporte labial vestibular deficiente. A sobredentadura pode ter volume suficiente de resina acrílica para permitir o posicionamento dos dentes artificiais sem violação da estrutura e para reduzir o risco de fratura da prótese. No entanto, tem requisitos idênticos aos de uma prótese fixa porque é rígida durante a função (situação de cantiléver oculto).

No caso das próteses removíveis com mobilidade e mucossuportadas, e suporte mucoso (do tecido mole) duas alavancas protéticas de altura devem ser consideradas. A primeira é a altura do sistema de encaixes até a crista óssea. Quanto maior a distância da altura, maiores são as forças aplicadas à barra, aos parafusos e aos implantes. O segundo EAC a ser considerado é a distância do encaixe ao plano oclusal. Essa distância representa o aumento das forças protéticas aplicadas aos encaixes. Portanto, em um EAC de 15 mm, um *O-ring* deve estar afastado em 7 mm da crista óssea, resultando em uma ação de alavanca de 7 mm aplicada ao implante. A distância do ponto de rotação do *O-ring* para o plano oclusal pode ser de 8 mm adicionais. Nessas condições, maior ação de alavanca é aplicada à interface do implante. Isso resulta em aumento na instabilidade da prótese sob forças laterais.[42]

Um EAC maior resulta em maior quantidade de metal a ser utilizado na estrutura. Isso muitas vezes pode predispor o paciente a fraturar material restaurador (Figura 21.17). Com a estrutura fundida com base em metal, o controle das porosidades superficiais após a fundição torna-se cada vez mais difícil, pois suas diferentes partes resfriam em intensidades diferentes.[50] Sem um controle adequado, esses dois fatores aumentam o risco de fratura da cerâmica sob a carga aplicada.[51] Para um EAC excessivo, o peso considerável da prótese (aproximando-se de 85,05 g de liga) pode afetar as consultas de prova na maxila, pois a prótese não permanece em posição sem o uso de um adesivo. Uma vez que os metais nobres são utilizados para controlar a expansão térmica da liga ou a corrosão, o custo de tais próteses implantossuportadas é aumentado dramaticamente. Os métodos propostos para produzir estruturas ocas para suavizar esses problemas incluem o uso de moldeiras individuais personalizadas para alcançar um ajuste passivo, que pode dobrar ou triplicar os custos laboratoriais.[52]

Um método alternativo para confeccionar próteses fixas com EAC igual ou maior do que 15 mm é a prótese total fixa ou prótese híbrida, que possui uma estrutura metálica menor, dentes de estoque e resina acrílica para unir os materiais (Figura 21.18). Infelizmente, esse tipo de prótese apresenta alta incidência de fratura/delaminação. As áreas interproximais subcontornadas são projetadas pelo laboratório em próteses de grandes EACs para auxiliar a higiene bucal, e têm sido denominadas como próteses *high-water*. Esse é um excelente método na mandíbula; no entanto, resulta em impactação de alimentos, afeta os padrões de passagem de ar e pode contribuir para problemas de fala na região anterior da maxila.

Como a altura da coroa é um considerável ampliador de forças, quanto maior a altura da coroa, menor será o cantiléver protético que deve se estender a partir do sistema de suporte do implante. Em alturas de coroa maiores do que 15 mm, nenhum cantiléver deve ser considerado, a menos que todos os outros fatores de força sejam mínimos. A intensidade do contato oclusal deve ser reduzida em qualquer carga de deslocamento do suporte do sistema de implante. Os contatos oclusais em RC podem até mesmo ser eliminados no aspecto mais posterior de um cantiléver. Dessa forma, uma carga de parafunção pode ser reduzida, pois a porção de maior cantiléver da prótese receberá apenas carga durante a atividade funcional, enquanto mastiga os alimentos.

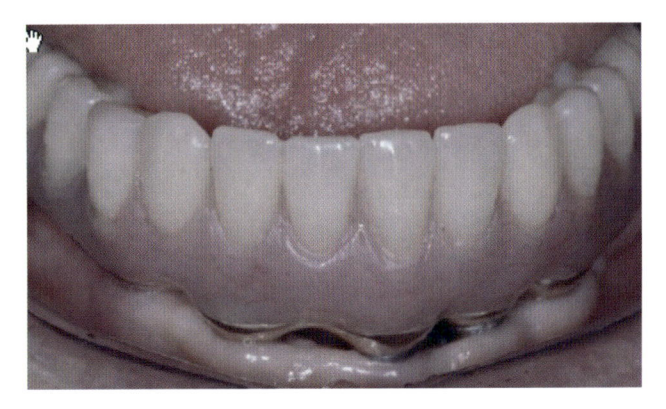

• **Figura 21.18** Espaço para altura da coroa excessivo. Para uma prótese total, uma prótese híbrida (barra fresada de titânio + acrílico) pode ser usada a fim de diminuir a espessura e o peso associados a uma prótese com EAC excessivo. Outra opção de prótese é a zircônia, muito mais leve do que o metal convencional fundido à cerâmica.

Espaço para altura da coroa reduzido

Os problemas relacionados ao EAC são acentuados por um EAC excessivo que gera mais forças sobre o implante e o sistema protético, e um EAC reduzido torna os componentes protéticos mais frágeis. Um EAC reduzido tem problemas biomecânicos relacionados a resistência reduzida do implante ou dos componentes protéticos, maior flexibilidade do material e redução da necessidade de retenção da prótese. A resistência à fadiga e à flexão de um material está relacionada ao seu raio elevado à quarta potência. Em próteses fixas, a flexão de material de diâmetro reduzido pode causar fratura da cerâmica, perda do parafuso ou desunião de próteses cimentadas. Portanto, nos casos de EAC reduzido, as falhas dos materiais são mais prováveis (Boxe 21.5).

Boxe 21.5 | Espaço para altura da coroa reduzido.

1. Problemas de integridade estrutural de uma prótese aumentam com um EAC reduzido
2. Procedimentos cirúrgicos durante a instalação do implante podem aumentar o EAC, geralmente por meio de procedimentos de osteoplastia
3. As complicações de um EAC reduzido podem ser aumentadas pela posição cirúrgica do implante (ou seja, angulação inadequada, plataforma do implante vários milímetros acima do osso)
4. Diferentes sistemas de implantes têm um EAC mínimo diferente em relação à altura dos componentes protéticos
5. Problemas estéticos podem resultar de um EAC reduzido

EAC: espaço para altura da coroa.

Discrepâncias esqueléticas (mordida profunda), DVO reduzida por atrito ou abrasão, atrofia óssea mínima após a perda do dente e extrusão de dentes não antagonistas podem resultar em um espaço inferior ao ideal para a substituição protética da dentição. Próteses tradicionais e procedimentos reabilitadores são indicados para restaurar a DVO adequada e o plano de oclusão. No entanto, às vezes, mesmo quando o arco antagônico está correto, o EAC pode ainda estar abaixo do ideal (< 8 mm). O requisito mínimo de 8 mm para o EAC consiste em 2 mm de espaço oclusal para o material, 4 mm de altura mínima do pilar para retenção e 2 mm acima do osso para a dimensão da largura biológica (que não inclui o sulco, pois a margem da coroa deve ser 1 mm subgengival para retenção ou estética). Quando a DVO está reduzida em pacientes parcialmente edêntulos, a DVO pode ser restabelecida pela ortodontia, que é o método ideal. Essa correção também pode exigir uma cirurgia ortognática, com uma osteotomia LeFort I e reposicionamento superior. No entanto, a prótese é uma abordagem comum e pode envolver um arco inteiro.

Quando os dentes antagonistas estão na posição correta e o EAC é insuficiente, um espaço adicional pode ser obtido cirurgicamente com osteoplastia e redução de tecido mole de um arco, desde que a altura óssea adequada permaneça após o procedimento, a fim de haver condições para a instalação dos implantes e suporte protético (Figura 21.19). Se uma prótese removível implantossuportada for planejada, uma alveoloplastia agressiva deve ser realizada após a exodontia para fornecer espaço protético adequado.

Espaço protético adicional também pode ser obtido em muitas situações clínicas pela redução de tecido mole, especialmente na maxila. A redução do tecido mole pode ser realizada em conjunto

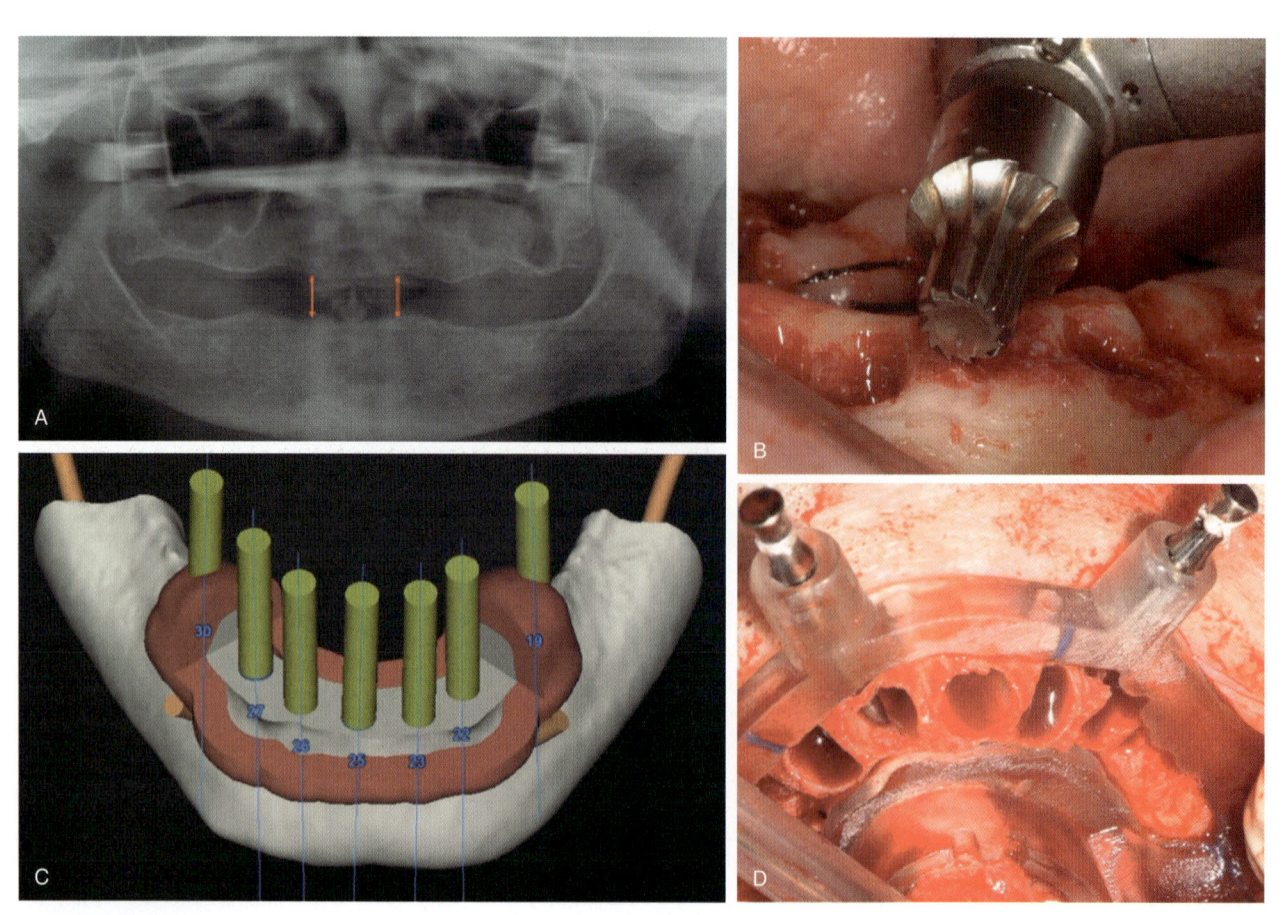

● **Figura 21.19** Espaço para altura da coroa (EAC) reduzido. **A.** Radiografia panorâmica demonstrando um EAC comprometido (*setas vermelhas*). **B.** Uma osteoplastia com broca de redução de rebordo é indicada para aumentar o EAC antes da inserção do implante. **C.** Pode-se confeccionar um guia de redução utilizando tomografia computadorizada de feixe cônico e o *software* de planejamento de tratamento interativo, para simular a quantidade de osso a ser removida. **D.** Guia cirúrgico de redução fixado no osso receptor para preparação da redução do rebordo.

com o segundo tempo cirúrgico se os implantes cicatrizarem em uma posição submersa. Isso permite que o tecido mais espesso proteja os implantes de uma carga descontrolada por uma prótese mucossuportada durante a cicatrização. Se os implantes cicatrizam através da mucosa, então os procedimentos de redução devem ser realizados durante a instalação do implante. Os procedimentos de redução de tecido mole podem incluir gengivectomia, remoção de tecido conjuntivo ou reposicionamento apical do retalho. Esforços devem ser realizados para a manutenção do tecido queratinizado adequado ao redor dos implantes. A redução de tecido mole também tem a vantagem de diminuir a profundidade de sondagem ao redor dos implantes. No entanto, a definição do EAC vai do osso ao plano oclusal; portanto, embora o espaço protético seja melhorado, o EAC permanece semelhante quando apenas a redução do tecido mole é realizada. Um EAC muito pequeno pode ser ainda mais complicado quando o cirurgião instala o implante acima do osso. Quando o EAC é inferior ao ideal, os seguintes parâmetros protéticos devem ser identificados:[42]

1. Espaço disponível.
2. Conicidade do pilar.
3. Área de superfície do pilar.
4. Tipo de cimento.
5. Acabamento de superfície.
6. Topografia oclusal e material.
7. Carga na prótese final.
8. Ajuste da prótese ao pilar.
9. Retenção da prótese.
10. Fabricante do implante para a dimensão do plano oclusal.

As consequências do EAC insuficiente incluem uma diminuição na altura do pilar (o que pode levar à retenção inadequada da prótese), volume inadequado de material reabilitador para resistência ou estética e más condições de higiene, que comprometem a manutenção a longo prazo.[53] Além disso, a prótese definitiva flexiona inversamente ao cubo da espessura do material. Uma prótese fixa com metade da espessura flexionará oito vezes mais e resultará na perda da retenção do cimento, afrouxamento/fratura dos parafusos de fixação ou fratura da cerâmica.[54] Uma espessura inadequada de cerâmica ou resina acrílica na oclusal ou material oclusal sem suporte, causada por um projeto inadequado de estrutura metálica, também pode resultar em complicações como fratura de um componente.

Os requisitos reabilitadores mínimos variam em função do sistema de implante. O espaço mínimo para reabilitação pode ser determinado limitando o material oclusal a 1 mm e reduzindo a altura do pilar ao topo do parafuso de retenção.

Quando uma prótese cimentada é confeccionada, a técnica reabilitadora (indireta versus direta) pode ser influenciada pelo EAC. Uma vez que uma altura adicional do pilar para retenção pode ser alcançada com uma margem subgengival, a técnica indireta (fazendo uma moldagem ao nível do corpo do implante) pode ter uma vantagem sobre uma moldagem intraoral direta. Uma moldagem no nível do corpo do implante permite que a reabilitação seja posicionada mais de 1 mm subgengival, com maior precisão, representando um benefício em um situação de EAC reduzido, especialmente quando o tecido mole tem vários milímetros de espessura. A técnica indireta também é usada para personalizar os pilares, que podem ser projetados com um diâmetro aumentado para aumentar a área de superfície para ganho de retenção. Um pilar personalizado também pode ser confeccionado para diminuir o ângulo de convergência oclusal total com o objetivo de aumentar a retenção para próteses cimentadas.

A diferença de retenção e resistência entre um pilar de 3 mm de altura e um de 5 mm de altura pode ser de até 40% para um pilar de 4,5 mm de diâmetro. Um pilar com altura inferior a 3 mm indica uma coroa parafusada, com 3 a 4 mm, que requer uma prótese parafusada ou cimentada com cimento resinoso, e uma altura de pilar superior a 4 mm permite a preferência do clínico. Unir implantes, independentemente de as próteses serem parafusadas ou cimentadas, também pode aumentar a retenção.

Condições como dureza do cimento, estado da superfície do pilar e material oclusal (zircônia vs. cerâmica vs. metal) também devem ser consideradas em situações limitadas do EAC. O material oclusal é importante, a ser considerado em EAC reduzido por duas razões. Quando a zircônia ou o metal são utilizados como superfície de oclusão, é possível proporcionar maior retenção para a prótese como resultado de um aumento na altura do pilar. A altura do pilar pode ser maior porque o espaço oclusal necessário acima do pilar tem apenas 1 mm, enquanto a cerâmica requer 2 mm de espaço oclusal e a resina acrílica requer 3 mm ou mais. Quando um parafuso é usado para reter a coroa, a resistência da cerâmica oclusal é reduzida em 40%. A resina acrílica requer a maior dimensão para resistência e é muito mais provável que frature quando o EAC for limitado. É por isso que sobredentaduras em resina acrílica requerem mais EAC do que uma prótese fixa metalocerâmica.

O clínico pode agravar o problema protético do EAC limitado instalando o implante angulado em relação à posição ideal. Os pilares angulados perdem a área de superfície de retenção do orifício do parafuso do pilar protético e comprometem ainda mais as condições de espaço limitado. Além disso, uma angulação de 30° em um pilar protético para corrigir o paralelismo perde mais de 30% da área de superfície do pilar e diminui drasticamente a retenção do pilar.

As sobredentaduras também apresentam maiores complicações em situações de EAC reduzido. Próteses removíveis têm requisitos de espaço para elementos como uma barra de conexão e o tipo e posição de conectores e material reabilitador (metal versus resina). De acordo com English,[55] o EAC mínimo para conexões unitárias é um EAC de 4,5 mm para conexão do tipo-locator e entre 12 e 15 mm para uma barra e O-rings. Marinbach relatou que o EAC ideal para próteses removíveis é > 14 mm e o mínimo em altura é de 10,5 mm (ou seja, sobredentadura sem barra).[42] O perfil mais baixo possível deve ser usado em situações de EAC reduzido para caber dentro dos contornos da reabilitação, fornecer maior volume de resina acrílica para diminuir a fratura e permitir a posição adequada dos dentes da prótese sem a necessidade de enfraquecer a retenção e a resistência da base de resina.

Barras de sobredentadura podem ser parafusadas ou cimentadas. O método atual mais comum de retenção para uma prótese fixa é o parafuso retido. O método mais comum de retenção da barra, em quase a mesma porcentagem, para sobredentaduras é a retenção por parafuso; no entanto, as vantagens da retenção por cimento para uma prótese fixa também se aplicam a uma barra de sobredentadura. Portanto, em situações com EAC reduzido, a barra parafusada tem clara vantagem.

Articulação temporomandibular

A articulação temporomandibular (ATM) pode exibir sinais e sintomas de disfunção. Os sintomas incluem dor e sensibilidade muscular experimentada pelo paciente. Estalidos ou cliques na articulação durante a abertura, desvio da mandíbula durante a abertura e movimentos limitados da mandíbula são sinais de disfunção potencial observados durante o exame do paciente. Queixas de pacientes ou sinais coletados durante essa fase devem ser avaliados cuidadosamente antes de avançar no tratamento reabilitador.

A palpação dos músculos temporal, masseter e pterigóideo interno e externo faz parte do exame da ATM. Os músculos não devem estar sensíveis durante esse processo. A parafunção pode contribuir para distúrbios da ATM e é uma fonte direta de sensibilidade muscular. Sob tais condições, os músculos geralmente ficam hipertrofiados como resultado do excesso de forças oclusais. Os músculos masseter e temporal são facilmente palpados. O músculo pterigóideo lateral costuma ser usado em demasia nesse perfil de paciente, mas é difícil de palpar. Os músculos pterigóideos mediais podem ser tão diagnósticos e são mais fáceis de avaliar na região hamular. Eles agem como antagonistas para o músculo pterigóideo lateral em hiperfunção, e, quando sensível, são um bom indicador de uso excessivo de qualquer um dos músculos. O desvio para um lado na abertura indica desequilíbrio muscular do mesmo lado do desvio e possível doença articular degenerativa.[56,57] O paciente deve também ser capaz de realizar excursões mandibulares irrestritas. A abertura máxima é observada durante esse exame e normalmente é maior de 40 mm da borda incisal superior até a incisal inferior, em um paciente Classe I esquelético de Angle. Se houver trespasse horizontal ou sobremordida vertical, subtrai-se do mínimo de 40 mm a medida de abertura.[58] A variedade de abertura sem considerar o trespasse ou sobremordida varia de 38 a 65 mm em homens e 36 a 60 mm nas mulheres, de uma borda incisal à outra. O clínico é encorajado a avaliar cuidadosamente o estado da ATM. Está além do escopo deste texto abordar os métodos de tratamento da disfunção da ATM. No entanto, muitos pacientes com próteses mucossuportadas e disfunção da ATM se beneficiam da estabilidade e precisão das características oclusais que a terapia com implantes fornece. Como tal, esses pacientes podem se beneficiar do suporte de implante para melhorar sua condição.

Extração de dentes sem condições clínicas de reabilitação ou prognóstico duvidoso

Manter os dentes naturais saudáveis, funcionais e estéticos é o objetivo principal de todos os cirurgiões-dentistas. No passado, a manutenção de um dente natural era fundamental, pois as técnicas de substituição dentária eram onerosas e não tão previsíveis quanto reabilitar o dente natural. Contudo, procedimentos avançados de reparo, como apicectomia, tratamento de furca ou aumento funcional da coroa, podem ter uma taxa de sucesso menor do que a substituição por um implante. Portanto, para um dente natural que está significativamente comprometido indicam-se a exodontia e a substituição por um implante. Um dente pode ser extraído devido a considerações protéticas, endodônticas ou periodontais. Em raras ocasiões, a ortodontia considera a extração em vez de reabilitar os dentes em uma posição mais estética ou funcional.

Cárie

A cárie em um dente natural geralmente pode ser removida e o dente restaurado. No entanto, às vezes, o dente não pode ser restaurado depois que a lesão cariosa é removida. Em prótese dentária é fundamental que haja pelo menos 1,5 a 2 mm de estrutura dentária para que a coroa tenha efeito de férula cervical. Além disso, devem existir uma retenção e uma resistência adequadas do preparo do dente. Como resultado da cárie, podem ser necessárias intervenções endodônticas, confecção de pilar e coroa e aumento funcional da coroa. Assim, os procedimentos para manter o dente são onerosos e não previsíveis. Ocasionalmente, o resultado final pode não ser previsível ou esteticamente agradável. Por exemplo, quando um incisivo central requer aumento considerável da coroa, a margem da gengiva pode estar comprometida e ter resultado estético ruim.

Terapia endodôntica

Um paciente com um histórico de altos índices de lesões cariosas com recorrência de cárie sob uma coroa, requerendo tratamento endodôntico com confecção de pino e coroa antes da reabilitação, também pode ser mais bem solucionado com a exodontia e instalação de implante. As cáries recorrentes podem ser eliminadas, pelo menos para aquele dente, com um implante. Quando a lesão cariosa se estende dentro do canal radicular, as paredes estruturais externas da raiz natural podem ficar muito finas para servirem como pilar ou serem passíveis de restauração. Como resultado, a exodontia e a instalação do implante têm prognóstico melhor.

Considerações endodônticas também podem considerar a exodontia em lugar do tratamento tradicional. Quando o canal radicular não pode ser acessado por causa da anatomia anormal da raiz, podem-se considerar a exodontia e a instalação do implante. Ocasionalmente, o procedimento endodôntico fica comprometido ou uma apicectomia tem risco de parestesia de moderada a alta. A instalação de um implante após a exodontia pode ser menos invasiva e tem menor risco de parestesia. Um dente com síndrome da "raiz fraturada" pode ter recebido tratamento endodôntico, com dor ainda presente durante a função. Em vez de uma apicectomia, a exodontia e a instalação do implante são geralmente um tratamento definitivo que elimina a dor durante a função de forma mais previsível.

Um dente vital tem taxas de sucesso endodôntico acima de 93%, enquanto um dente não vital tem taxa de 89%. Uma grande lesão periapical (maior que 5 mm) compromete a taxa de sucesso da endodontia tradicional. Um dente não vital com grande patologia periapical tem taxa de sucesso de 78% (Figura 21.20).[59,60] Portanto, a terapia endodôntica deve ser realizada e avaliada ao longo de vários meses antes do tratamento de pino e coroa. Um retratamento endodôntico de um dente com lesão periapical tem taxa de sucesso relatada de 65%. Como resultado, características para exodontia e substituição por implante podem ser consideradas para dentes não vitais com radiolucências apicais de mais de 5 mm que não se resolvem, ou quando há o retratamento endodôntico de lesões periapicais. Os dentes existentes em um paciente edêntulo devem ser avaliados quanto à longevidade e à existência de doença. A implantodontia modificou a filosofia do plano de tratamento nesses pacientes.

Doença periodontal

A doença periodontal avançada pode ser tratada com extração dos pilares protéticos questionáveis com mais frequência do que no passado, desde que a área edêntula resultante ofereça osso suficiente para instalação e prognóstico previsível de implante endósseo.[61] A herodontia é desencorajada quando o prognóstico é ruim ou a falha do tratamento pode resultar em osso inadequado para a instalação do implante. O custo de um tratamento periodontal questionável pode resultar na incapacidade do paciente em pagar pela terapia mais previsível com implantes mais tarde. Isso é especialmente observado quando o osso existente disponível ao redor das raízes dentárias está comprometido em altura, especialmente na região posterior da mandíbula. O tratamento periodontal sem sucesso e a perda óssea contínua podem levar o osso remanescente a uma condição inadequada para extração e instalação de implantes.

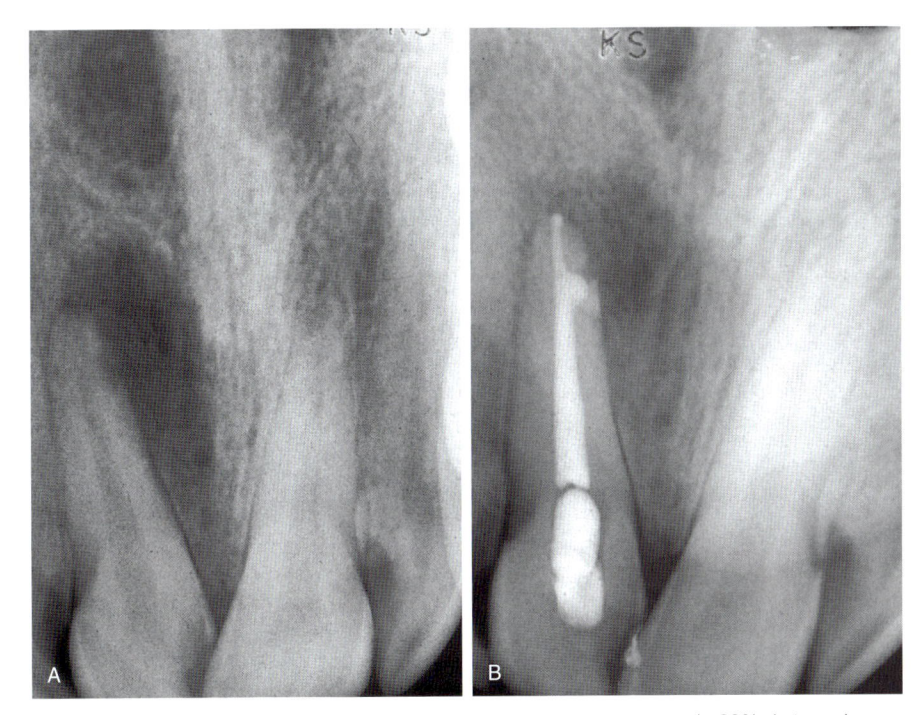

● **Figura 21.20 A.** Um dente não vital com uma lesão endodôntica de mais de 5 mm tem menos de 88% de taxa de sucesso no tratamento. **B.** O acompanhamento pós-operatório do dente indica sucesso endodôntico. Pode ser restaurado com menor risco de falha. Se não for bem-sucedido, a exodontia, em vez do retratamento, é considerada, pois a taxa de sucesso do retratamento é de 65%.

A etiologia do envolvimento da furca inclui bactérias e placa (biofilme) na furca, com extensão da inflamação na região com perda de osso inter-radicular. Isso leva a um processo progressivo e sítio-específico de perda de inserção na maioria dos indivíduos. A bifurcação de um primeiro molar não pode ser acessada com instrumentos manuais em 58% do casos.[62] Além disso, patologias pulpares com canais acessórios na furca podem causar complicações. Também pode ocorrer fratura radicular vertical após terapia endodôntica.

O tratamento da furca dos molares pode incluir a amputação da raiz. A menor taxa de sucesso para a ressecção da raiz foi encontrada na ressecção da raiz distal em dentes inferiores (75%) (Figura 21.21). Mesmo quando bem-sucedido, a ausência radicular indica a necessidade de intervenção endodôntica, confecção de pino e coroa e a substituição da raiz distal. Um implante substitui todo o dente, com maior taxa de sucesso e, muitas vezes, com menor custo. Um molar superior que perdeu osso na região de furca perdeu quase 30% da área de superfície da raiz de suporte. Portanto, quando um dente, tem uma raiz curta ou multirradicular, um considerável aumento funcional da coroa pode comprometer o suporte remanescente ou resultar em comprometimento da furca. A endodontia, pino e coroa, e o aumento funcional da coroa podem não ser tão previsíveis quanto a exodontia e a inserção do implante. Além disso, o custo do tratamento convencional pode ser o dobro do custo de um implante. Métodos tradicionais para a manutenção do dente têm aumentado o custo ao longo dos anos. A terapia endodôntica multirradicular agora se aproxima do custo de uma cirurgia de instalação do implante. Quando são necessários o aumento da coroa e o pós-tratamento endodôntico, os custos geralmente são maiores do que a exodontia e a instalação do implante. Portanto, parte da equação de se extrair ou tratar um dente também pode estar relacionada ao custo do serviço fornecido. O molar natural que requer tratamento endodôntico, amputação radicular, instalação de pino e coroa e uma raiz comprometida com área de superfície radicular pobre pode ter um custo proibitivo para o serviço prestado.

Um implante no local após a exodontia costuma ser menos oneroso e mais previsível a longo prazo. No entanto, a tendência recente de exodontias em dentes com bom prognóstico após tratamento endodôntico ou periodontal é desencorajada. Os implantes ainda não são 100% previsíveis e não devem substituir dentes naturais com prognóstico bom. A Tabela 21.1 resume o protocolo de tomada de decisão envolvendo um dente natural como pilar. O cirurgião-dentista avalia os dentes naturais quanto à qualidade de saúde com índices protéticos, periodontais e endodônticos amplamente usados. Depois de feito isso, o cirurgião-dentista obtém uma estimativa da longevidade e decide se vai extrair ou tratar e manter o dente, seguindo a regra de 0, 5 ou 10 anos. Se o dente natural tem um prognóstico favorável por

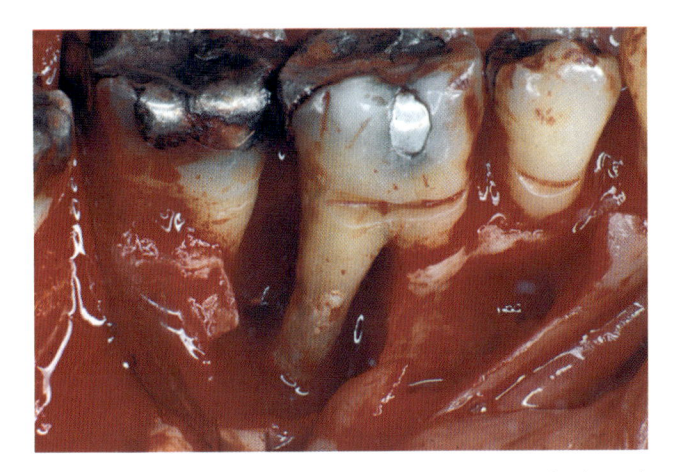

● **Figura 21.21** Prognóstico da ressecção radicular. Um primeiro molar inferior com ressecção radicular distal geralmente tem uma taxa de sucesso de 75%. Mesmo quando bem-sucedida, a raiz mesial requer tratamento endodôntico, confecção de pino e coroa, e a raiz distal precisa ser substituída. Portanto, é indicado um implante ou uma prótese parcial fixa de três elementos. É mais econômico extrair, implantar e confeccionar uma coroa, mesmo quando a enxertia óssea é indicada.

Tabela 21.1 — Extrair ou manter o dente natural: regra de 0, 5 e 10 anos.

Prognóstico	Protocolo
> 10 anos	Manter o dente e restaurar conforme indicado
5 a 10 anos	O ideal é manter os dentes e implantes como próteses independentes
< 5 anos	Extrair o dente e colocar o enxerto ou o implante imediatamente no local

mais de 10 anos, está incluído no plano de tratamento. A decisão de usá-lo ou não como um pilar requer informações adicionais, mas algumas razões apoiam a remoção do dente para reabilitar o paciente parcialmente edêntulo.

Se o prognóstico natural do dente (após terapia periodontal, endodôntica, ou restauradora quando necessário) está na faixa etária de 5 a 10 anos, são indicadas próteses implantossuportadas independentes. Se a região edêntula não fornece suporte de implante suficiente para uma prótese independente, então é indicada a instalação de quantos implantes forem possíveis ao redor do dente, com tratamentos alternativos que permitam a remoção do dente sem sacrificar a prótese. Por exemplo, um casquete pode ser colocado no dente com um prognóstico de 5 a 10 anos, e o dente pode agir como um "pôntico vivo" na restauração final, cercado por implantes suficientes para fornecer suporte. Não importa se o dente está ausente ou presente. Dessa forma, a prótese pode ser removida no futuro e o dente pode ser extraído (se indicado). A prótese é essencialmente mantida sem comprometimento.[63-65]

Os casquetes sobre os dentes devem ser projetados com um eixo de inserção diferente de uma prótese parcial fixa (PPF) e devem ser cimentados com cimento definitivo, enquanto a prótese fixa sobre implante é geralmente cimentada com um cimento mais fraco (fácil acesso) ou provisório. Assim, o eixo de remoção do PPF difere daquele do casquete do dente natural e, juntamente com o cimento mais fraco, permite que a prótese seja removida enquanto o casquete permanece definitivamente cimentado no dente. O preparo dos casquetes nos dentes naturais muitas vezes requer a remoção adicional da estrutura dentária para evitar restaurações sobrecontornadas e, consequentemente, pode indicar tratamento endodôntico. Caso a higiene seja deficiente em pacientes com alto índice de cárie ou com envolvimento de furca grau II ou III nos molares, o dente geralmente será classificado na categoria de 0 a 5 anos e indicado para extração, especialmente quando outros dentes no mesmo quadrante estiverem ausentes ou sem prognóstico favorável, ou restarem apenas 8 a 10 mm de osso entre a crista óssea e o ponto de referência oposto. Um prognóstico de menos de 5 anos para um dente natural adjacente a um sítio edêntulo, apesar do tratamento restaurador ou periodontal, justifica a exodontia, com enxerto e planejamento para implantes adicionais como parte do plano de tratamento inicial. Esse cenário de tratamento pode muitas vezes ser mais rápido, fácil, e menos oneroso dentro de um período de 5 a 10 anos quando comparado à manutenção de um dente adjacente questionável. Molares inferiores com envolvimento de furca grau I muitas vezes são classificados na categoria de prognóstico de 5 a 10 anos. No entanto, os molares superiores apresentam maior risco de complicações de furca e são perdidos em 33% dos casos dentro de 5 anos. Os molares inferiores apresentam um índice de falha de 20% nesse mesmo período de referência. Depois que o molar tem um envolvimento de furca grau II ou mais, há um risco maior de falha e deve ser inserido na categoria de 0 a 5 anos.[66-69] O cirurgião-dentista deve avaliar especialmente os dentes próximos às múltiplas áreas edêntulas. Um dente natural distante do local de uma futura prótese implantossuportada tem menos probabilidade de afetar a reabilitação do implante e alterar as sequências de tratamento nessa área. Entretanto, o comprometimento de um dente natural adjacente a um local de implante pode causar sua falha e, quase sempre (ocorrendo falha ou não), faz com que a prótese seja atrasada e comprometida. Portanto, se o profissional não está certo se o dente está na categoria de 0 a 5 anos ou de 5 a 10 anos, deve-se sempre considerar o pior prognóstico.

Próteses existentes

Quando presentes, as próteses existentes são avaliadas quanto à função e *design* adequados. Uma prótese parcial removível mucossuportada antagonista a uma prótese implantossuportada proposta é particularmente interessante. As forças oclusais variam muito à medida que o osso subjacente se remodela. O paciente pode nem mesmo utilizar a prótese parcial removível no futuro, o que modificará dramaticamente as condições oclusais. Consequentemente, são indicadas manutenção contínua e avaliações de acompanhamento, incluindo reembasamento e avaliações oclusais.

O paciente deve ser questionado sobre seus desejos estéticos atendidos com as próteses atuais. Não é incomum que a prótese seja completamente aceitável, mas o paciente deseje uma cor ou contorno diferente para os dentes. Os motivos da insatisfação devem ser anotados, caso a prótese seja inaceitável para o paciente. Além disso, as próteses existentes são avaliadas em toda a boca quanto à harmonia clínica. É preferível manter uma prótese esteticamente inadequada, mas que esteja em harmonia oclusal, do que fornecer uma que seja estética, porém inadequada em posição porque a última pode influenciar todas as futuras próteses. Regiões de pônticos das próteses existentes muitas vezes podem ser melhoradas com o acréscimo de enxertos de tecido conjuntivo.

Uma prótese removível superior preexistente aceitável, que será substituída por uma prótese implantossuportada, deve ser utilizada como modelo para a reabilitação durante a confecção de uma prótese fixa ou removível implantossuportada. A espessura da flange vestibular da prótese existente é examinada e muitas vezes removida para avaliar a diferença no posicionamento e suporte dos lábios. Se os implantes podem ser corretamente instalados, ainda que um suporte de lábio adicional seja necessário quando a flange labial é removida, geralmente são indicados um enxerto de HA, de tecido conjuntivo ou enxerto dérmico acelular. Esse enxerto não é planejado para a sustentação de implantes; em vez disso, destina-se a aumentar o suporte da mucosa labial alveolar, melhorando o suporte labial superior (da maxila).

Forma do arco

A forma de arco edêntulo no plano horizontal é descrita como oval, triangular ou quadrada. No paciente edêntulo, a forma oval é a mais comum, seguida pela forma quadrada e, depois pela forma triangular. A forma de arco quadrada pode resultar da formação inicial do osso esquelético basal. No entanto, a presença de uma forma de arco quadrada é mais comum em pacientes com implante na maxila, como resultado da reabsorção do osso vestibular na região da pré-maxila, quando os dentes anteriores são perdidos antes dos caninos. A forma de arco triangular é normalmente encontrada em pacientes Classe II esqueléticos como resultado de hábitos parafuncionais durante o crescimento e o desenvolvimento. É comum encontrar diferentes formas de arco nos arcos superior e inferior.

Duas formas de arco devem ser consideradas para próteses sobre implantes. A primeira forma de arco é do osso residual edêntulo e determina a distância A-P para o suporte dos implantes. A segunda é a da substituição do reposicionamento dos dentes. As formas de arco dentado e edêntulo não estão necessariamente relacionadas, e a pior situação na maxila corresponde a uma forma de arco residual quadrada que suporta uma reabilitação dentária triangular. O cantiléver para fora do osso disponível é maior nessa combinação (Figura 21.22).

A forma de arco biomecânica ideal depende da situação reabilitadora. A forma de arco triangular do rebordo residual é favorável quando implantes anteriores suportam cantiléveres posteriores. A forma de arco dentário quadrada é preferível quando implantes posteriores e caninos são usados para sustentar dentes anteriores em qualquer arco. A forma de arco oval tem qualidades dos arcos triangulares e quadrados.

A forma do arco é um elemento crítico quando implantes anteriores são esplintados e sustentam uma prótese com cantiléver posterior. Para essas condições, uma forma de arco quadrada fornece um prognóstico pior do que uma forma de arco triangular. A distância A-P ou a extensão A-P é a distância do centro do implante mais anterior a uma linha que une as faces distais dos dois implantes mais distais.[55,70] A distância fornece uma indicação quanto à quantidade de cantiléver que pode ser razoavelmente planejada. Quando cinco implantes anteriores na mandíbula são usados para suporte da prótese, a parte posterior em cantiléver da prótese não deve exceder 2,5 vezes a extensão A-P, quando toda a força do paciente e os fatores de estresse são baixos. A extensão real do cantiléver depende da posição do implante e de outros fatores de estresse, incluindo parafunção, altura da coroa, largura e número de implantes. Em outras palavras, os fatores predominantes para determinar a extensão do cantiléver estão relacionados ao estresse e não à distância A-P.[45,46] Por exemplo, a distância entre dois implantes que sustentam o cantiléver (C) forma uma alavanca Classe I. Para implantes com 10 mm de distância e um cantiléver posterior de 10 mm, as seguintes forças são aplicadas: uma força de 11,3 kg no cantiléver C resulta em 11,3 kg de força no implante mais anterior do cantiléver (A) e 22,6 kg para o implante mais próximo ao cantiléver (B), que atua como um fulcro. Uma distância interimplante de 5 mm com o mesmo cantiléver de 10 mm, e uma força de 11,3 kg aplicada em C, resulta em uma força de 22,6 kg em A e uma força de 33,9 kg em B. A redução da distância entre os implantes aumenta significativamente as forças para ambos os implantes, mas no primeiro exemplo, se um paciente com parafunção morde com uma força de 113 kg em C, a força no implante A é de 113 kg e a força no implante B é de 226 kg. Em outras palavras, a parafunção é muito mais significativa em termos de força do que a distância interimplante ao projetar um cantiléver. Portanto, a distância A-P é apenas um fator de estresse a ser avaliado para a extensão do cantiléver. Parafunção, altura da coroa, dinâmica mastigatória, posicionamento do arco, arco antagonista, direção da força, densidade óssea, número de implante, largura do implante, desenho do implante e distância A-P são fatores a serem considerados. Quando os fatores de força são baixos e os fatores de área (número de implantes, largura e desenho) são altos, a extensão do cantiléver pode ser até 2,5 vezes a distância A-P.

Como já foi mencionado, os implantes endósseos anteriores muitas vezes podem não ser instalados em sua localização ideal na maxila como resultado da reabsorção da lâmina vestibular e espessura óssea inadequada no local do implante. Isso não só requer a instalação do implante mais palatino em comparação com os dentes naturais, mas também pode anular as posições lateral e central e exigir o uso das regiões do canino em arcos atróficos mais avançados. A reabilitação resultante é uma prótese fixa com cantiléver anterior para recuperar a forma original do arco. Sob essas condições, maiores tensões são colocadas nas formas de arco triangular dentado em comparação com as formas de arco quadrado dentado, com todos os outros fatores idênticos. O cantiléver anterior maxilar, para substituir os dentes em uma forma de arco triangular dentado, requer o suporte de implantes adicionais de maior largura e número para neutralizar o aumento da carga lateral e momento de força. Por exemplo, não apenas os implantes na região de canino são necessários, mas mais dois implantes anteriores são sugeridos, mesmo que o enxerto ósseo seja necessário antes de sua instalação. Além disso, implantes posteriores adicionais nas regiões de primeiro a segundo molar esplintados mais anteriormente são altamente sugeridos. Portanto, se uma forma de arco superior requer essa abordagem de tratamento, são indicados pelo menos oito implantes (quatro de cada lado) e um aumento da distância A-P dos implantes nas regiões de molares esplintados aos implantes anteriores. Na maxila, a dimensão recomendada para o cantiléver anterior é menor do que a dimensão recomendada para o cantiléver posterior na mandíbula, devido à baixa densidade óssea e às forças direcionadas para fora do arco durante as excursões.

Dentes naturais adjacentes à região do implante

Uma norma protética comum é, sempre que possível, fornecer ao paciente parcialmente edêntulo uma prótese fixa. A implantodontia muitas vezes pode fornecer os pilares adicionais necessários para cumprir essa meta, independentemente do número de dentes ausentes. A capacidade de adicionar pilares em locais específicos, em vez de ser limitada a um pilar natural remanescente que nem

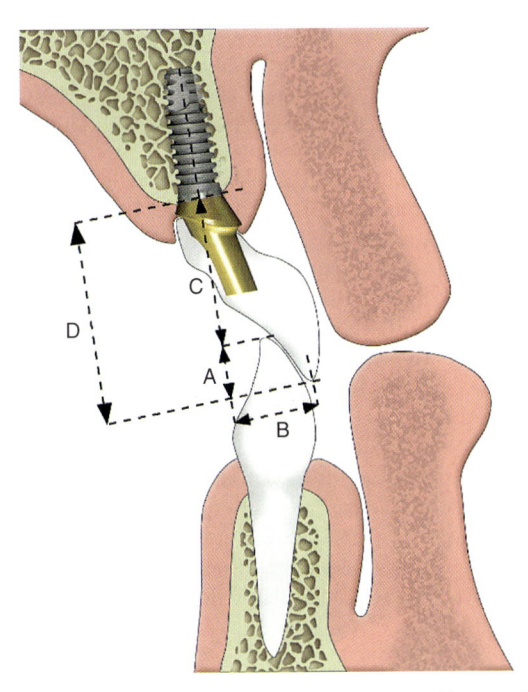

• **Figura 21.22** A forma do arco dentário pode ser diferente da forma do arco residual. Uma forma de arco triangular em uma forma de osso residual quadrada é a pior combinação porque os dentes anteriores ficarão em cantiléver em relação aos pilares do implante. **A.** Quantidade de sobremordida vertical. **B.** Quantidade de cantiléver anterior superior. **C.** Espaço vertical da altura da coroa menos a sobremordida. **D.** Nível do osso maxilar até a borda incisal.

sempre está em ótima saúde, permite ao cirurgião-dentista expandir essa norma protética para a maioria dos pacientes. O cirurgião-dentista pode usar implantes como suporte independente para a reabilitação ou, mais raramente, juntamente com os dentes naturais na mesma prótese. Em qualquer situação, o plano de tratamento é fortemente influenciado pela avaliação dentária dos pilares naturais remanescentes adjacentes à região edêntula. Os dentes naturais podem exigir um tratamento adicional antes de a prótese definitiva ser concluída. É melhor comunicar ao paciente todos os tratamentos necessários envolvidos no processo de reabilitação antes da instalação cirúrgica dos implantes. Caso contrário, as sequências de resultados do tratamento e o custo podem levar à insatisfação com o resultado originalmente projetado e à necessidade de modificar o plano de tratamento original ou a um prognóstico pior.

Quer sejam considerados para suporte de pilar ou não, os dentes adjacentes a uma região parcialmente edêntula são avaliados exaustivamente e por uma perspectiva diferente do restante da dentição. Muitas vezes o dente adjacente exibe perda óssea próxima à região edêntula e apresenta qualidade de saúde inadequada. Além disso, as características do osso disponível imediatamente adjacentes ao dente são altamente influenciadas por sua presença. Isso frequentemente é um fator determinante na escolha entre uma prótese sobre implante independente, uma PPF tradicional ou uma prótese removível. Quando vários dentes estão ausentes, o tratamento se torna ainda mais complexo, com opções reabilitadoras adicionais, como a utilização de implantes e dentes naturais como pilares na mesma prótese.

Os critérios dentários para o dente adjacente a uma região edêntula abordados nesta seção estão descritos no Boxe 21.6, assim como parâmetros importantes a serem avaliados quando se consideram implantes e dentes na mesma reabilitação. Considerações adicionais para auxiliar na avaliação da possibilidade de reabilitação dos dentes adjacentes a potenciais locais de instalação de implantes estão no Boxe 21.7.

Opções de pilares

Várias opções estão disponíveis para a reabilitação de um segmento edêntulo. Em condições ideais, a instalação de implantes em número suficiente para confeccionar uma prótese implantossuportada apresenta várias vantagens. A causa mais comum de falha de próteses fixas dentossuportadas é a cárie dos dentes pilares.[71-73] Dentes naturais não restaurados não se deterioram tão frequentemente quanto dentes restaurados; implantes não se deterioram. A segunda causa mais comum de falha da prótese fixa é a falha endodôntica ou complicações do dente pilar natural. Os implantes não precisam de terapia endodôntica. Como resultado, os índices de sobrevida de 10 anos indicam uma taxa superior a 25% para próteses implantossuportadas em comparação às PPF dentossuportadas.[74,75] Dentes pilares naturais, quando comparados aos dentes naturais não restaurados, são mais difíceis de higienizar, acumulam e retêm mais biofilme (placa bacteriana), são geralmente mais sensíveis à temperatura ou ao contato e estão mais sujeitos a futuros tratamentos protéticos, periodontais ou endodônticos. Cáries, problemas endodônticos ou ambos podem causar não só uma perda da prótese fixa em mais de 25% dos casos dentro de 10 anos, mas quase sempre levam a falha e extração de pelo menos um dos dentes pilares naturais. Como resultado, uma prótese sobre implante independente é o tratamento de escolha para quase todas as áreas edêntulas de múltiplos dentes ausentes em um paciente parcialmente edêntulo.[76]

Os dentes naturais respondem às forças oclusais de maneira diferente dos implantes. Uma força leve produz a maior parte do movimento registrado em um dente, enquanto a extensão do movimento do implante está relacionada diretamente à força aplicada.[77-79] Em arcos com implantes e pilares naturais, é mais fácil ajustar duas próteses independentes. Quando se planeja uma prótese sobre implante independente, em vez de utilizar um dente natural como um dos pilares de extremidade (terminal), o cirurgião-dentista geralmente requer a instalação de pelo menos mais um implante. O aumento no número de implantes melhora a interface implante-osso e, portanto, reduz o estresse do sistema de suporte e melhora a capacidade de a prótese fixa resistir às forças adicionais, quando necessário. Além disso, devido às unidades retentivas adicionais, a perda de próteses parafusadas ou cimentadas ocorre com menor frequência. Próteses não retidas são a terceira complicação mais comum relatada em próteses fixas.[73,74] O afrouxamento do parafuso do pilar protético é uma complicação comum relatada para próteses sobre implantes, principalmente durante o primeiro ano.[43,80-86]

O aumento no número de implantes também reduz a quantidade de forças sobre os parafusos dos pilares e, assim, o risco de perda do parafuso do pilar; como resultado, muitas razões justificam o uso de um número suficiente de implantes para uma prótese independente. Existem tantas vantagens para uma prótese fixa implantossuportada independente com múltiplas unidades, que tal tratamento é sempre a primeira escolha quando possível. Infelizmente, próteses fixas totalmente implantossuportadas em pacientes parcialmente edêntulos nem sempre são viáveis e apresentam maior risco cirúrgico. Assim, o dente natural pode ocasionalmente ser considerado um pilar em potencial. No entanto, o cirurgião-dentista deve considerar a esplintagem dos implantes e dentes naturais dentro da mesma prótese somente quando a área de superfície do implante não permite a substituição do número total de dentes ausentes e a instalação de implantes adicionais não é uma possibilidade.

Anatomia óssea adjacente

A estrutura óssea edêntula adjacente ao dente natural varia em altura, largura, extensão e angulação, e é um reflexo da história do dente precedente. Se a topografia do rebordo não for ideal para a instalação de um implante endósseo no local imediatamente adjacente ao dente pilar natural, então o cirurgião-dentista deve

---

Boxe 21.6 Dentes adjacentes à região do implante.

1. Opções de pilares
2. Extrair ou manter
3. Anatomia óssea adjacente
4. Cantiléveres
5. Conectar implantes aos dentes
6. Pilares intermediários – natural e de implante

Boxe 21.7 Avaliação do pilar natural.

1. Tamanho do pilar
2. Proporção coroa/raiz (implante)
3. Condição endodôntica
4. Configuração da raiz
5. Posicionamento do dente (no arco)
6. Paralelismo
7. Área de superfície da raiz
8. Cárie: possibilidade de restauração
9. Condição periodontal
10. Contatos com o arco antagonista

considerar um enxerto ósseo ou um pôntico. Uma osteoplastia, necessária para obter largura óssea adequada na área adjacente ao dente natural, pode comprometer o suporte radicular natural adjacente, aumentar a altura da coroa na prótese definitiva e afetar o resultado estético. Portanto, a osteoplastia para ganho de largura adicional raramente é indicada nessa situação.

Se a posição protética ideal para o pilar for adjacente a um dente natural e uma espessura óssea disponível for inadequada, o aumento da região edêntula antes da inserção do implante pode melhorar a anatomia óssea sem comprometer o pilar natural. Contudo, uma altura óssea inadequada adjacente ao dente oferece um prognóstico pior para tal aumento do que em outras situações. Em geral, aumentar o osso em altura é mais difícil do que aumentá-lo em largura. Contudo, quando a altura óssea inadequada da área edêntula inclui a região adjacente à raiz natural, a capacidade de ganhar mais altura óssea torna-se ainda mais imprevisível e geralmente malsucedida. O aumento da altura óssea não é previsível em uma raiz de dente natural com defeito horizontal. Se a raiz do dente natural perdeu osso adjacente ao local, o aumento da altura não vai ocorrer acima da posição do osso sobre a raiz. Uma alternativa para solucionar a questão da altura óssea inadequada próxima de um dente natural é a extrusão ortodôntica, juntamente com enxerto ósseo. O movimento ortodôntico vai aumentar a altura óssea próxima ao dente e melhorar o prognóstico do enxerto ósseo. No entanto, o dente geralmente requer tratamento endodôntico e restauração após o processo ortodôntico. Um implante posicionado apicalmente, com mais de 3 a 4 mm abaixo da junção cemento-esmalte (JCE) e o nível ósseo interproximal da raiz do dente natural, apresenta problemas potenciais de contorno de tecido mole (Figura 21.23). O tecido mole entre o dente e o implante cria uma inclinação rasa, diferentemente do declive íngreme do nível da crista óssea entre os elementos. Sob essas condições, uma bolsa de tecido mole maior do que 6 mm pode surgir na coroa do implante adjacente ao dente natural. Portanto, quando um enxerto ósseo com finalidade de ganho em altura é necessário para instalar um implante adequadamente adjacente a uma raiz natural, o cirurgião-dentista deve considerar um pôntico para substituir o elemento ausente ao lado do dente natural. O pôntico pode ser suportado em cantiléver pelos implantes ou dentes, ou utilizar suporte duplo de dentes e implantes. Em caso de volume ósseo inadequado adjacente ao dente, o cirurgião-dentista considera as opções de tratamento na seguinte ordem: (1) enxertar a área com largura inadequada para permitir uma instalação de implante Divisão A ou B, (2) utilizar um pôntico em cantiléver sustentado por dois ou mais dentes naturais ou dois ou mais implantes da Divisão A, e (3) confeccionar uma prótese fixa com um pôntico conectando um implante a um ou dois dentes, dependendo da condição do dente adjacente (Figura 21.24).

Cantiléveres

Cantiléveres em próteses fixas resultam em um momento de força ou torque nos pilares.[87-91] Eles são usados com mais frequência para próteses implantossuportadas do que em pilares de dentes naturais, e as recomendações para seu uso variam amplamente, podendo ser de nenhuma extensão a vários dentes.[87-93] A força sobre o cantiléver pode ser comparada a uma alavanca Classe I. A distância entre os pilares mais anteriores e os mais distais é dividida na extensão do cantiléver para determinar a sobrecarga mecânica para o pilar mais distante do cantiléver. Por exemplo, se os implantes estão separados por 10 mm e um cantiléver distal de 15 mm estiver presente, então a sobrecarga mecânica é de 1,5 vez. Uma carga compressiva de 11,3 kg (força mastigatória) é transformada em uma força de tração de 17 kg no pilar mais anterior. O pilar mais próximo ao cantiléver atua como um fulcro e recebe a soma das duas cargas, ou uma carga compressiva de 28,3 kg.

A complicação mais comum para uma prótese em cantiléver é a desunião (perda do cimento) do pilar mais distante do cantiléver. Isso ocorre porque o cimento é cerca de 20 vezes mais fraco em tensão do que quando comparado às forças de compressão. Por exemplo, a resistência à compressão do cimento de fosfato de zinco é 12 mil libras por polegada quadrada (psi), mas sua resistência à tração antes da fratura é de apenas 500 psi. Takayama[94] sugeriu que o cantiléver não deveria se estender além da distância entre os implantes para manter a sobrecarga mecânica inferior a

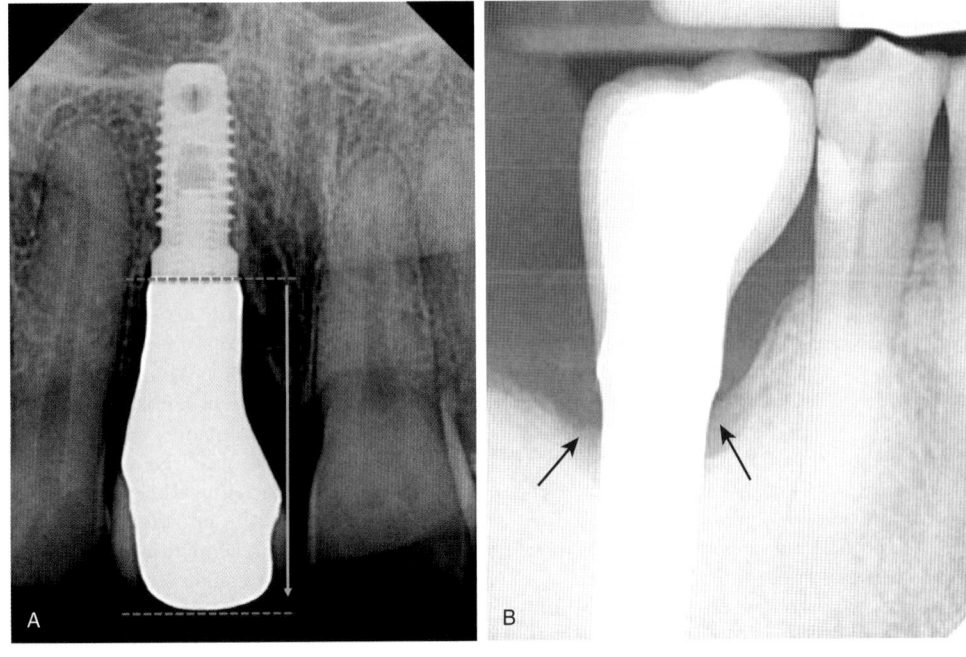

• **Figura 21.23** Implante posicionado apicalmente. **A.** Instalação do implante superior muito abaixo da posição ideal (ou seja, 3 mm abaixo da margem gengival livre). **B.** Implante posicionado muito apicalmente, levando à perda da crista óssea e doença peri-implantar.

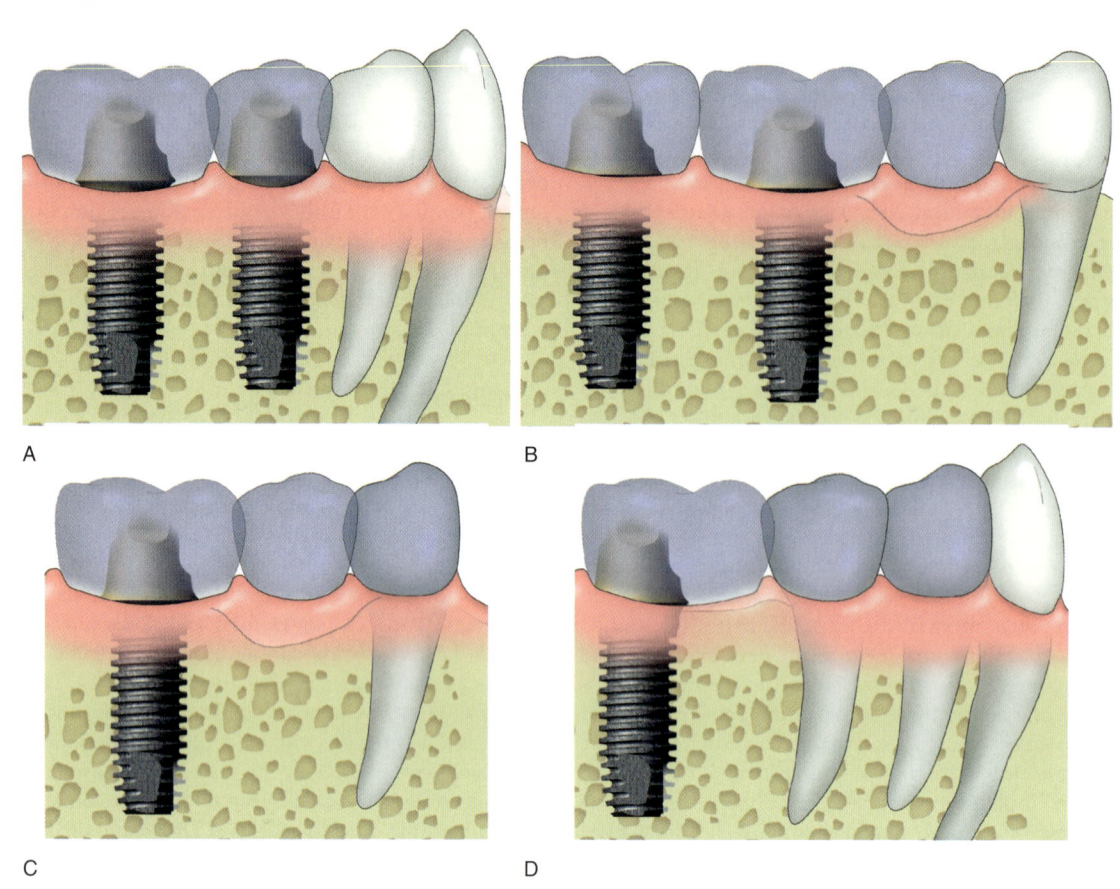

• **Figura 21.24 A.** Quando o osso inadequado adjacente a um dente pode ser enxertado para a instalação do implante e de uma prótese independente, este se torna o tratamento de escolha. **B.** Quando o osso inadequado adjacente a um dente não pode ser enxertado, uma opção é substituir o dente ausente com um pôntico em cantiléver sustentado por dentes anteriores ou implantes posteriores. Os implantes posteriores permitem a substituição de mais de um dente, mas exigem pelo menos dois implantes na maioria das situações. **C.** Quando o osso inadequado adjacente a um dente não pode ser enxertado, outra opção é inserir um implante mais distal e confeccionar uma prótese parcial fixa de três elementos conectando o implante a um dente sem mobilidade. **D.** Quando o osso inadequado adjacente a um dente não pode ser enxertado e o dente apresenta mobilidade leve, uma opção é inserir um implante mais distal e confeccionar uma prótese fixa de quatro elementos, unindo o implante a dois dentes mais anteriores (quando o dente mais anterior não apresenta mobilidade).

uma vez essa distância. A distância mais comum entre o centro de dois implantes é de 7 a 8 mm (*i. e.*, para um implante com 4 mm de diâmetro), de modo que as dimensões externas dos implantes possam estar a 3 mm de distância e as coroas dos implantes semelhantes em tamanho a um pré-molar. Assim, o tamanho do cantiléver não deve ser maior do que um pré-molar de tamanho semelhante quando dois implantes sustentam a prótese. Idealmente, se presente, o cantiléver deve se estender mais para mesial do que para distal, a fim de reduzir a quantidade de força oclusal sobre a alavanca.[95] O fator mais importante na determinação da extensão do cantiléver é a quantidade de força que ele recebe do paciente. Em outras palavras, a quantidade de força gerada contra o cantiléver é mais crítica do que os outros fatores, incluindo a extensão do cantiléver e a vantagem mecânica. Além disso, um força oblíqua é mais prejudicial do que uma força no eixo longo dos pilares.

A altura da coroa também influencia a quantidade de resistência sobre a interface cimento e osso. Como tal, o cantiléver aumenta qualquer outro fator de força presente e, por isso, deve ser usado com cautela. Quando cantiléveres são usados na prótese definitiva, a oclusão nos pônticos em cantiléver deve ser reduzida sem realizar contato no pôntico durante as excursões mandibulares. Os cantiléveres sobre dois implantes não devem ser utilizados quando os fatores de força são de moderados a graves ou quando outros fatores de força estão presentes (Figura 21.25). Em vez disso, implantes adicionais ou enxertos e implantes posicionados sem cantiléveres normalmente reduzem as complicações.

Implantes unidos a dentes

Antes de 1988, muitos profissionais uniam um implante a um ou dois dentes naturais. Esses implantes eram projetados para ter um tecido fibroso ou uma interface direta com o osso. Quando havia osseointegração da raiz em um arco edêntulo pelo conceito de Brånemark, as próteses totais implantossuportadas tornavam-se as mais dominantes em meados da década de 1980, e os implantes passavam a ser utilizados em arcadas parcialmente edêntulas. Acreditava-se, na época, que unir um implante rígido a um dente natural causaria complicações biomecânicas no implante, na prótese sobre implante, ou em ambos. Desde então, vários estudos têm indicado que um implante rígido pode ser unido a um dente natural na mesma prótese.[96,97] Na verdade, próteses em cantiléver sobre implante em pacientes edêntulos parciais têm mais complicações do que quando os implantes são unidos aos dentes. Existem mais pacientes parcialmente edêntulos sem dentes posteriores do que dentes anteriores. Como resultado, o cenário mais comum para o qual um implante em forma de raiz pode ser unido a um dente natural está nas regiões posteriores. É recorrente um pilar terminal em um paciente sem os molares. Por exemplo, no caso de um paciente com primeiro e segundo molares ausentes em um

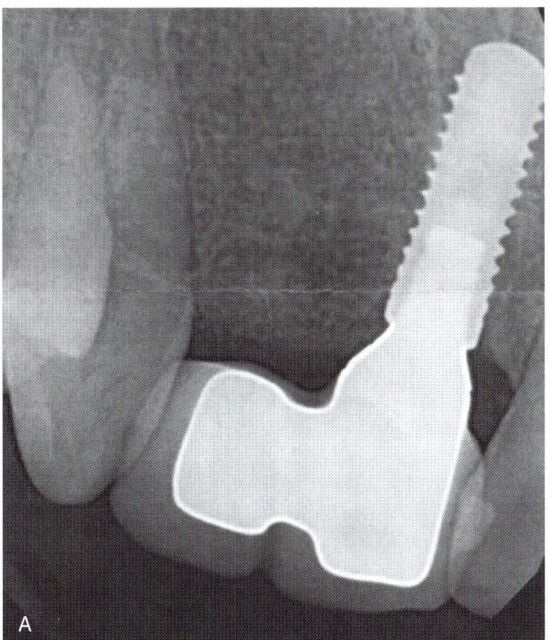

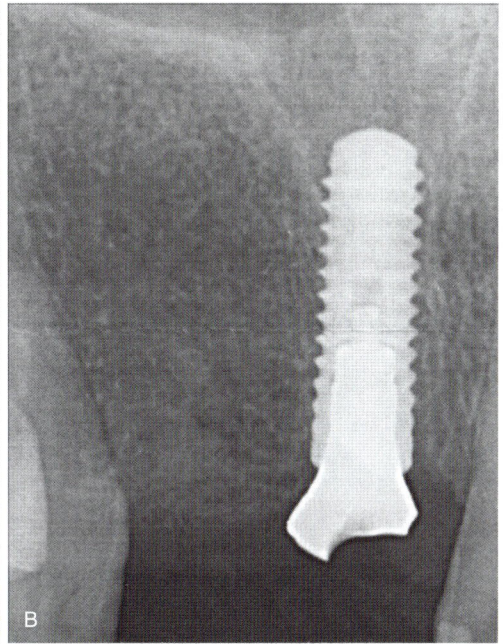

• **Figura 21.25** Prótese sobre implante em cantiléver. **A.** Implante de incisivo central superior com incisivo lateral em cantiléver. **B.** Por causa das forças horizontais excessivas, a prótese sobre implante fraturou no nível do pilar.

quadrante (com ausência do terceiro molar), então o segmento requer pelo menos dois implantes de tamanho adequado e uma prótese independente desses dois dentes. Se houver osso adequado na região do segundo molar e na metade distal do primeiro molar, mas osso inadequado na metade mesial do primeiro molar, então é necessário um pôntico do tamanho de um pré-molar. O pôntico pode ser em cantiléver dos dentes naturais anteriores ou dos implantes posteriores. Qualquer uma dessas opções pode resultar em complicações devido às forças de tração no selamento do cimento do pilar mais distante do pôntico.

A conexão dos dentes naturais aos implantes osseointegrados dentro de uma única prótese rígida tem gerado preocupações apresentadas em publicações, estudos e orientações para os dois extremos.

Em outras palavras, alguns estudos relatam complicações, mas outros afirmam que não existe nenhum problema. Para ser mais aplicável a determinada situação, mais informações são necessárias para criar um plano de tratamento. Dois projetos protéticos estão disponíveis para a conexão de implantes a dentes dentro da mesma prótese: uma PPF convencional ou uma PPF com conector não rígido. Para resolver essa questão, deve-se avaliar a mobilidade do pilar natural (Figuras 21.26 e 21.27).

Etiologia

A mobilidade dos pilares potenciais naturais influencia a decisão de unir implantes e dentes mais do que qualquer outro fator. Na prótese fixa rígida sobre implante-dente, cinco componentes podem contribuir para a mobilidade do sistema: o implante, o osso, o dente, a prótese e os componentes protéticos do implante.

Mobilidade dentária existente

O dente exibe movimentos fisiológicos normais nas direções vertical, horizontal e rotacional. A quantidade de movimento do dente natural está relacionada com sua área de superfície e com forma da raiz. Portanto, o número e o comprimento das raízes; seu diâmetro, forma e posições; e a saúde do ligamento periodontal são as principais influências na mobilidade dentária. Um dente saudável não apresenta mobilidade clínica na direção vertical. O movimento dentário vertical inicial real é de cerca de 28 μm e é o mesmo para os dentes anteriores e posteriores.[98] A recuperação imediata do dente é de cerca de 7 μm e requer quase 4 horas para recuperação total, então forças adicionais aplicadas dentro de 4 horas comprimem o dente aquém da força original.[78] O movimento vertical de um implante rígido foi medido como entre 2 e 5 μm sob uma força de 4,5 kg e é atribuível principalmente às propriedades viscoelásticas do osso subjacente (Figura 21.28).[79] O movimento do implante não é tão rápido quanto o movimento do dente porque o movimento dentário é

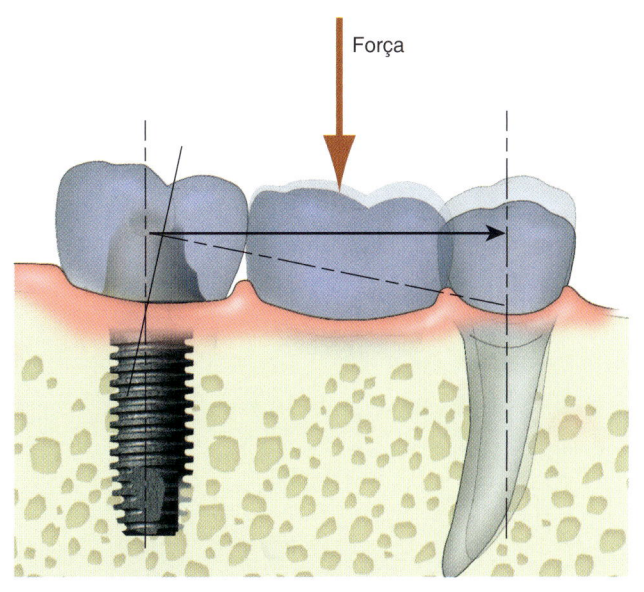

• **Figura 21.26** A esplintagem de um implante rígido a um dente natural tem causado preocupações em relação às diferenças biomecânicas de movimentação entre o implante e o dente. Como o dente se move mais do que o implante, o implante pode receber um momento de força criado pelo "cantiléver" da prótese.

uma consequência do ligamento periodontal, não a elasticidade do osso circundante.

A mobilidade horizontal do dente é maior do que o movimento vertical. Uma força muito leve (500 g) move o dente horizontalmente de 56 a 108 μm (Figura 21.29). A mobilidade horizontal inicial de um dente posterior sem mobilidade é menor do que o dente anterior e varia de 56 a 75 μm, que é de duas a nove vezes o movimento vertical do dente. A mobilidade horizontal inicial é ainda maior nos dentes anteriores e varia de 90 a 108 μm em dentes saudáveis.

Muhlemann[77] descobriu que o movimento dentário pode ser dividido em mobilidade inicial e movimento secundário. A mobilidade inicial é observada com uma força leve, ocorre imediatamente e é uma consequência do ligamento periodontal. Se uma força adicional for aplicada ao dente, então um movimento secundário é observado, o que é relacionado diretamente à quantidade de força. O movimento dentário secundário está relacionado à viscoelasticidade (resiliência) do osso e mede mais de 40 μm sob uma força consideravelmente maior (Figura 21.30). O movimento dentário secundário é semelhante ao movimento do implante.

Movimento da prótese

Uma prótese fixa que conecta um dente e um implante também apresenta movimento. Estudos têm demonstrado que sob uma

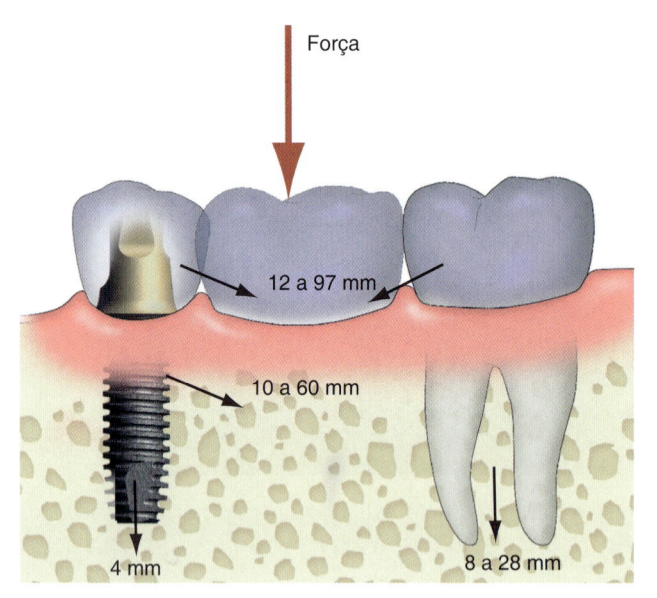

• **Figura 21.27** Uma prótese de metal precioso de três ou quatro elementos com um implante e um dente posterior rigidamente esplintados apresenta algum movimento inerente. O implante move-se apicalmente de 0 a 5 μm e o dente se move apicalmente de 8 a 28 μm, mas pode rotacionar até 75 μm em direção ao implante devido a um momento de força. O metal da prótese pode flexionar de 12 a 97 μm, dependendo da extensão do espaço e da largura dos conectores. O movimento do componente pilar-implante pode ser de até 60 μm, pois o parafuso do pilar protético flexiona. Como resultado, uma carga vertical na prótese cria um pequeno risco biomecânico quando unida a um dente sem mobilidade, devido ao projeto.

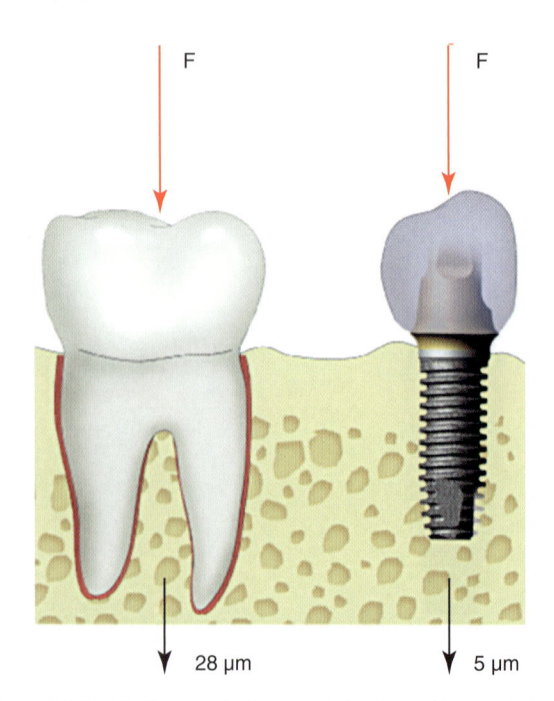

• **Figura 21.28** Movimento do dente e do implante. Em condições normais, a mesma força aplicada a um dente e a um implante resulta no dente se movendo significativamente mais (28 μm) em comparação ao implante (5 μm).

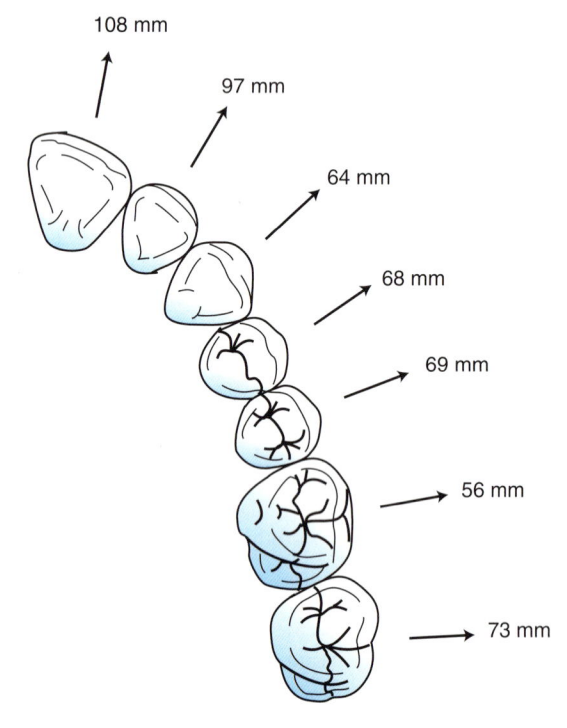

• **Figura 21.29** Movimento horizontal dos dentes. Um dente natural saudável pode mover-se lateralmente de 56 a 108 μm, com os dentes anteriores movendo-se significativamente mais do que os posteriores.

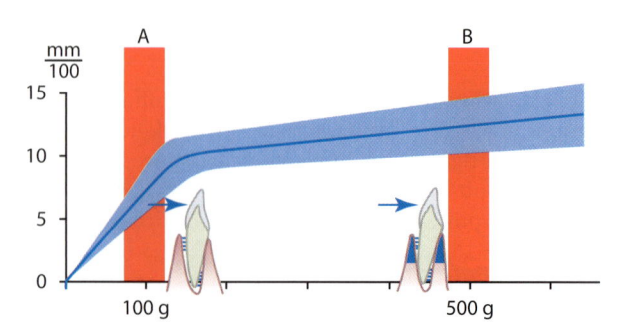

• **Figura 21.30** Os dentes têm um movimento relacionado ao ligamento periodontal. Isso é responsável pelo movimento apical de 28 μm e um movimento lateral de 56 a 108 μm. Eles também têm mobilidade secundária retardada relacionada à natureza viscoelástica do osso.

força vertical de 11,3 kg, uma prótese com um conector de 2 mm confeccionada em metal nobre resulta em um movimento de 12 μm para um espaço de um pôntico e de 97 μm para um espaço de dois pônticos (Figura 21.31).[99] O movimento da PPF ajuda a compensar alguma diferença na mobilidade vertical de um dente saudável e um implante.

Rangert et al. relataram um estudo in vitro de uma prótese fixa implantossuportada por um implante e um dente natural, e demonstraram que o pilar ou a união parafuso-cilindro de ouro do sistema também atua como um elemento flexível. A flexibilidade inerente se iguala à mobilidade vertical do dente natural. O movimento mínimo do dente e o fato de que implantes, próteses e componentes dos pilares têm alguma mobilidade indicam que o risco é pequeno na direção vertical, com a diferença biomecânica de um implante e um dente na mesma prótese quando um ou dois pônticos separam essas unidades.[100]

Mobilidade do implante

A interface implante-osso também exibe movimento lateral. Sekine et al.[79] avaliaram o movimento dos implantes endósseos com fixação rígida e encontraram um intervalo de 12 a 66 μm de movimento na direção vestibulolingual. Komiyama mediu 40 a 115 μm de movimento do implante na direção mesiodistal sob uma força de 2.000 g ($\approx$ 4,5 psi) e uma variação vestibulolingual de 11 a 66 μm (Figura 21.32).[101] O maior movimento do implante no sentido mesiodistal corresponde à falta de osso cortical ao redor dos implantes nesse sentido, comparado às lâminas corticais laterais mais espessas presentes no sentido vestibulolingual. A mobilidade dos implantes varia em proporção direta à carga aplicada e à densidade óssea, que reflete a deformação elástica do tecido ósseo.

Embora o implante tenha uma variação de mobilidade, a mobilidade está relacionada ao componente viscoelástico do osso, não ao aspecto fisiológico da membrana periodontal. Como tal, quando o implante e o dente recebem uma carga na mesma prótese, o dente se move imediatamente (movimento primário do dente), e então o dente e o implante se movem juntos. Em outras palavras, o movimento secundário do dente é semelhante ao movimento do implante porque ambos dependem da resiliência do osso. Em um estudo de Sekine et al.[79] quando um dente recebe carga gradualmente ao longo de um período de 2 segundos, o dente imediatamente movimenta-se 36 μm e então, gradualmente, movimenta-se mais 6 μm. O implante que recebe carga gradualmente tem movimento proporcional à quantidade de carga e eventualmente movimentou-se até 22 μm. O movimento secundário do dente foi semelhante ao movimento do implante (Figura 21.33).

Em resumo, quando todos os fatores são considerados, um implante move-se vertical e horizontalmente, os pilares e próteses flexionam, e o dente tem movimentos apicais e laterais. Contudo, a principal diferença no movimento entre implantes e dentes está mais relacionada à direção do movimento (a dimensão horizontal é mais comparada com muito menos diferença à dimensão vertical).

Diretrizes para unir implantes a dentes

Sem força lateral na prótese. Para reduzir as condições biomecânicas, as quais aumentam o risco de complicações, um requisito para unir o implante ao dente natural é que nenhuma força lateral deve ser projetada em uma prótese unilateral. Forças laterais aumentam a quantidade de movimento dentário e diminuem a quantidade de movimento do implante (vestibulolingual *versus* mesiodistal). Forças horizontais aplicadas sobre um implante também aumentam a quantidade de tensão na região da crista óssea.

Dente natural sem mobilidade clínica

Um movimento vertical ou força aplicada sobre um implante posterior unido a um dente posterior saudável causa tensão mesial no implante.

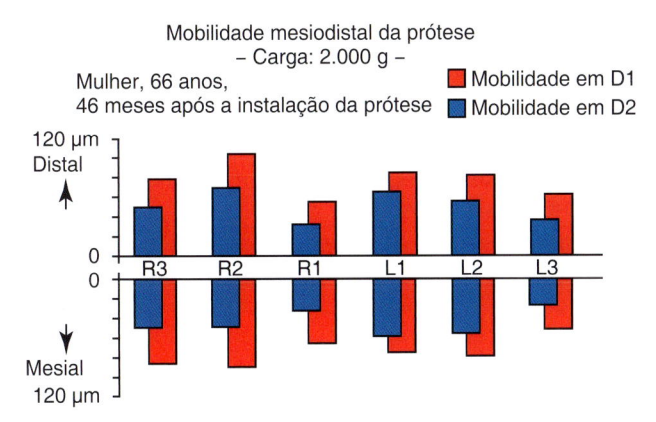

• **Figura 21.31** O movimento do implante é mais mesiodistal do que vestibulolingual, alcançando valores entre 40 e 115 μm.

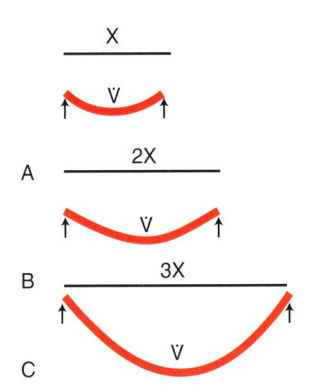

• **Figura 21.32** A flexão da ponte está relacionada ao cubo do espaço entre os pilares. **A.** Enquanto uma prótese com um pôntico pode flexionar 12 μm, uma prótese com dois pônticos flexiona até 97 μm (**B**); portanto, a flexão aumentará ainda mais a incompatibilidade biomecânica entre os dentes e os implantes (**C**).

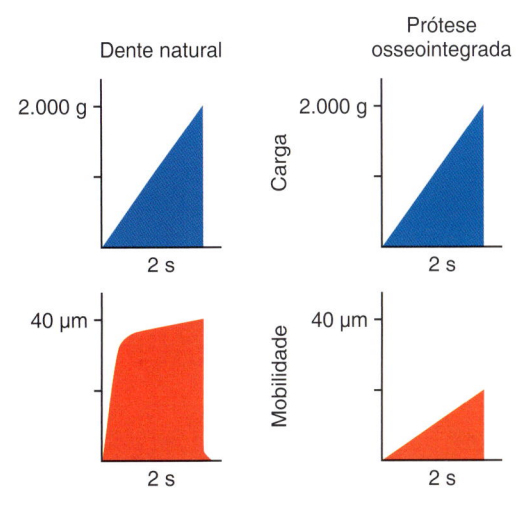

• **Figura 21.33** Sekine comparou o movimento do dente sob uma carga gradual ao longo de 2 segundos (à esquerda) com o movimento do implante. O movimento secundário do dente foi semelhante ao movimento do implante.

O implante pode se mover verticalmente de 3 a 5 μm e mesialmente 40 a 115 μm, e uma prótese fixa de metal nobre com um pôntico permite um movimento mesiodistal de 6 μm. Um dente natural com nenhuma mobilidade clínica pode ser conectado rigidamente a um implante osseointegrado sem forças laterais porque o implante, o osso e a prótese compensam o leve movimento dentário. Elemento finito, fotoelasticidade e documentação clínica confirmam que os implantes podem ser conectados rigidamente a dentes estáveis.[102] No entanto, a oclusão deve ser modificada para permitir os contatos oclusais iniciais no dente natural de modo que o implante não suporte a principal parte da carga inicial.[103]

A mobilidade lateral dos dentes incisivos saudáveis muitas vezes é registrada como um (+) com uma faixa de movimento de 90 a 108 μm. A avaliação clínica visual, pelo olho humano, pode detectar movimento maior que 90 μm. Quando a mobilidade horizontal de um dente natural (anterior ou posterior) pode ser observada, a mobilidade é maior do que 90 μm e muito grande para ser compensada pelo movimento do implante, do osso e da prótese.

Quando o movimento posterior vertical do dente e do implante, o movimento mesiodistal do implante e o movimento da prótese são comparados com as mesmas condições de um dente "móvel" com cargas laterais, os fatores de risco biomecânicos não são os mesmos. Uma das principais condições para unir um implante aos dentes naturais é a falta de movimento clínico observável do pilar natural durante o movimento funcional. Dentes posteriores sem mobilidade, sem forças laterais na prótese, podem se unir a implantes rígidos. No entanto, os implantes raramente devem ser conectados a um dente anterior unitário porque (1) os dentes anteriores exibem mobilidade clínica 10 vezes maior do que o implante, e (2) as forças laterais aplicadas à prótese durante as excursões mandibulares são transmitidas ao dente natural e aos pilares do implante.

Quando o pilar natural exibe movimento horizontal clínico ou as condições promovem forças horizontais contra o dente-pilar, duas opções podem ser selecionadas para a prótese definitiva. A primeira, e a opção de escolha, é colocar implantes adicionais e evitar a inclusão de pilares naturais na prótese definitiva. Isso pode incluir a exodontia do elemento com mobilidade e a substituição por um implante. A outra opção é melhorar a distribuição da tensão pela esplintagem dos pilares naturais adicionais até que nenhuma mobilidade clínica das unidades seja observada.

Conectores rígidos são contraindicados

Os implantes não devem ser unidos a dentes com mobilidade a conectores rígidos, o que basicamente adiciona um cantiléver ao implante (o dente atuando como um pôntico vivo). Se o dente natural está com muita mobilidade em relação ao implante na mesma prótese, várias complicações podem ocorrer e prejudicar o dente e o implante.

Se a prótese for cimentada, o movimento pode fraturar o selamento do pilar do implante de cimento. O cimento não adere tão bem ao titânio quanto à dentina. Além disso, o dente com mobilidade se movimentará (o que diminui a força de impacto) em vez de fraturar o cimento. No entanto, o implante rígido terá maiores tensões aplicadas à coroa retida por cimento (ou parafuso). Depois que a prótese está solta do implante, maior tensão é aplicada ao dente natural com mobilidade. Como resultado, o dente pode ter a mobilidade aumentada ou se fraturar (especialmente quando procedimentos endodônticos foram realizados) (Figura 21.34).

Conectores não rígidos são contraindicados

Uma conexão não rígida (móvel) entre o implante e o dente natural geralmente não é um benefício. Um encaixe móvel se move mais do que um implante ou um dente; portanto, não é um "encaixe". O pôntico é o equilíbrio a partir do implante com pouco ou nenhum suporte de dente. Geralmente, é melhor ter um conector rígido entre implantes e dentes do que um conector não rígido.

Embora os conectores não rígidos tenham sido defendidos na literatura, um conector não rígido em uma prótese unilateral raramente é indicado para próteses fixas com implante e pode ser prejudicial.[104] A conexão não rígida não melhora a distribuição de tensão entre os diferentes pilares e tem sido relatado que causa a migração dos dentes naturais.[105,106]

Se o conector não rígido apresenta qualquer mobilidade, ele se move mais do que o implante. Como tal, a parte implantossuportada da prótese estará em cantiléver em relação ao encaixe. Além disso, o encaixe não rígido (ou móvel) adiciona custo, cria pilares sobrecontornados, prejudica a higiene diária e não reduz o movimento dentário clínico.

Prevenir a intrusão do dente. Quando os implantes são unidos aos dentes que atuam como um pilar terminal, um cimento definitivo deve ser usado para o dente natural. O dente não pode intruir, a menos que se torne não retido pelo pilar (ou tenha um conector não rígido entre as unidades).

Relatos de intrusão do dente natural conectado a um implante geralmente inclui o uso de cimento temporário para unir a coroa ao pilar natural, deixando a prótese final não cimentada ao casquete, ou o uso de um conector não rígido.

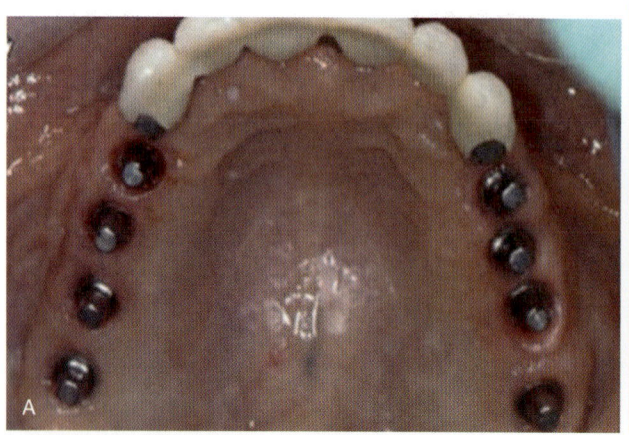

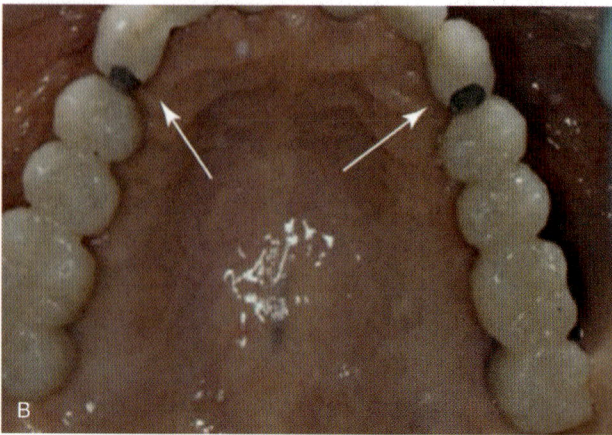

• **Figura 21.34** Implante de conexão rígida. **A** e **B.** Plano de tratamento envolvendo coroas posteriores implantossuportadas conectadas aos dentes naturais. Idealmente, os implantes devem ser independentes dos dentes.

Uma possível explicação para a intrusão dentária pode ser a de que o dente é empurrado verticalmente em 28 μm, mas recua apenas 8 μm. A prótese fixa recua imediatamente e traciona o dente. O selamento do cimento eventualmente se rompe, causando um espaço para expandir que é ocupado pelo ar. A prótese, então, atua como um aparelho ortodôntico e continuamente movimenta o dente na direção vertical. Eventualmente, o espaço é ocupado por saliva e o sistema hidráulico continua mantendo a força para baixo durante a mastigação. O dente enfim submerge ou intrui a partir da prótese.

Condições ideais e favoráveis. Unir o(s) implante(s) a um dente natural se todos os outros fatores forem favoráveis é uma alternativa possível. Essa opção de tratamento é mais provável na presença de um rebordo Divisão C–h na região do pôntico, quando a altura óssea inadequada adjacente ao dente natural diminui o prognóstico de um enxerto ósseo vertical. Essa opção também está disponível quando um implante posterior está posicionado muito distal para que seja confeccionada uma coroa unitária. Quase sempre é melhor unir o implante ao dente adjacente, em vez de confeccionar uma coroa unitária, especialmente quando há parafunção.

Pilar (intermediário) de sustentação

Um pilar intermediário é aquele entre dois outros pilares, também denominado pilar de sustentação. O pilar intermediário pode ser um implante ou um dente natural, e cada tipo desempenha uma função diferente no tratamento geral. Quando um implante serve como um pilar de sustentação entre dois dentes naturais, a diferença entre a movimentação do implante e do dente pode aumentar a taxa de complicações em comparação a um dente unido a dois implantes. O pilar intermediário exibe menos movimento do que um pilar de extremidade e atua como fulcro de uma alavanca Classe I (Figura 21.35). Esse problema é ampliado por um braço de alavanca mais longo, como um pôntico entre o implante e o dente. Um implante como pilar de sustentação pode causar complicações, mesmo quando unido a dentes sem mobilidade como pilares terminais. A resistência à tração do cimento é geralmente 20 ou mais vezes menor do que a resistência à compressão. Portanto, quando o implante atua como um fulcro, um pilar não cimentado (geralmente o dente com menor mobilidade ou a coroa menos retentiva) é uma consequência comum, sendo a lesão cariosa a segunda ocorrência mais comum. Próteses não cimentadas são uma complicação habitual nas PPFs, mesmo quando todos os aspectos do tratamento estão dentro dos limites aceitáveis. Qualquer condição que possa aumentar esse problema, como a que estamos abordando nesta seção, deve ser evitada com cuidado. Para a maioria das situações clínicas, é possível um implante adicional ser instalado em pelo menos uma das áreas próximas ao dente para fornecer o suporte necessário para a confecção de prótese implantossuportada independente, em cantiléver. A melhor opção é realizar um enxerto ósseo, instalar os implantes em ambos os locais de pilares terminais e evitar unir implantes a dentes (Figura 21.36). Quando o enxerto ósseo não é uma opção e implantes adicionais não podem ser instalados, um encaixe móvel pode ser usado para reabilitar o pilar intermediário de implante entre dois dentes naturais sem mobilidade (Figura 21.37). O encaixe não rígido pode conectar o implante e a coroa menos retentiva para prevenir que o pilar intermediário atue como fulcro. Em próteses fixas convencionais, a porção "macho" de um encaixe não rígido normalmente está localizada na face mesial do pôntico posterior, enquanto a porção "fêmea" está na face distal do pilar intermediário natural. Isso previne uma inclinação mesial pelo não assentamento do encaixe.[108] No entanto, um implante não sofre inclinação mesial e a localização do conector não rígido é mais flexível. Quando um dente natural, em vez de um implante, serve como pilar intermediário entre dois ou mais implantes, a situação é completamente diferente do cenário anterior. Quando dois ou mais implantes podem suportar sozinhos a carga da prótese, o dente natural torna-se um pôntico vivo. Em outras palavras, na ausência do dente, a unidade dentária seria um pôntico. Devido ao fato de o dente apresentar maior mobilidade do que o implante e pouco contribuir para a sustentação da carga protética, ele é referido como um pôntico com raiz ou um pôntico vivo (não mais do que uma área adjacente deveria ser um pôntico) (Figura 21.38). Essa situação é melhor quando não há pônticos adicionais entre os implantes e o dente.

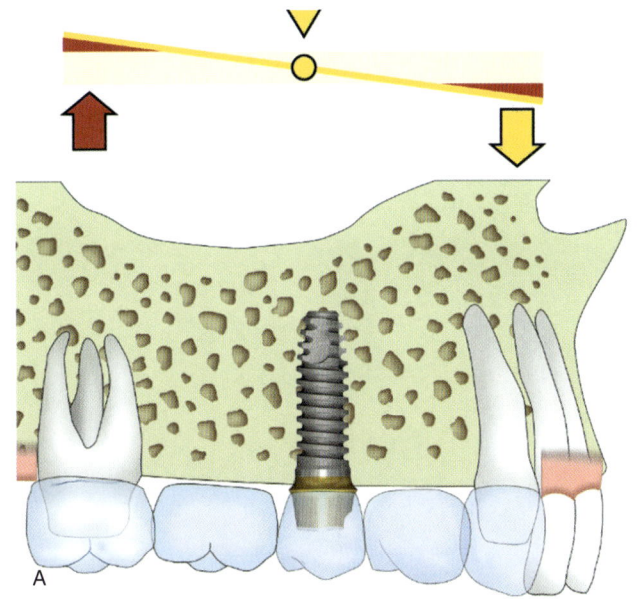

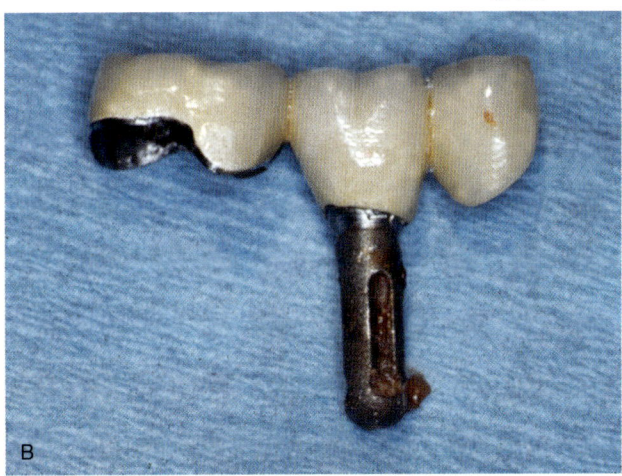

• **Figura 21.35 A.** Quando um implante atua como um pilar intermediário, o risco biomecânico de próteses não cimentadas é aumentado, especialmente sob as cargas laterais. O implante mais rígido pode atuar como fulcro de uma alavanca Classe I. O selamento do cimento fratura no dente mais rígido ou no pilar menos retentivo. **B.** Esse implante estava sobrecarregado e falhou devido à vedação do cimento ter se fraturado no dente natural. A força de compressão no pôntico levou a uma força de tração no dente, e o implante agia como um fulcro. O cimento é 10 vezes mais fraco sob tensão. Depois que o selamento do cimento fraturou no dente, todas as cargas foram aplicadas apenas ao implante, que então falhou por sobrecarga.

Algumas vezes, vários implantes são unidos para sustentar um ou dois pônticos em cantiléver; ainda assim, um dente saudável e natural é posicionado entre os implantes. Essencialmente, o dente é ignorado no desenvolvimento do plano de tratamento, exceto pelo fato de o cirurgião-dentista ter que confeccionar uma coroa em vez de um pôntico na prótese esplintada. Para um pilar intermediário natural entre dois implantes, não é indicado um disjuntor de tensão. Uma vantagem de manter o dente natural, mesmo que este não contribua para a sustentação da prótese, é o aspecto proprioceptivo do complexo periodontal.[97-109] Próteses implantossuportadas apresentam maior força de mordida durante a mastigação do que as próteses sustentadas por dentes naturais devido à diminuição da percepção oclusal. Um pôntico vivo pode reduzir a interação das forças durante a função.

Avaliação do pilar natural

A avaliação de um pilar potencial adjacente a um local edêntulo inclui o seguinte: (1) tamanho do pilar, (2) proporção coroa/raiz (implante), (3) posição do dente, (4) paralelismo, (5) cárie, (6) configuração da raiz, (7) área de superfície da raiz, (8) condição endodôntica e (9) condição periodontal.

Tamanho do pilar

A desunião (não cimentação) das próteses é uma das complicações mais comuns das próteses fixas.[71-73] Depois que a coroa sobre o pilar natural se torna não cimentada, uma preocupação significativa é a lesão de cárie. A cárie pode progredir rapidamente e resultar na perda do pilar, criando uma necessidade de tratamento endodôntico, pino e coroa, uma nova prótese, ou um pilar com retenção ainda pior. Essas mesmas condições existem se o retentor natural se tornar não cimentado de uma prótese implanto-dentossuportada. Além disso, o implante está sob maior risco. A prótese fixa, então, atua como um cantiléver com um aumento drástico no momento da força no implante. Outras complicações comuns são a perda da crista óssea, fratura da prótese ou parafuso do pilar, fratura do implante ou mobilidade e falha do implante. Quando os pilares naturais e implantes são combinados na mesma prótese, a não cimentação (a desunião) ocorre com mais frequência no implante. A mobilidade dentária fadiga o selamento do cimento e aumenta as forças sobre o implante. Os parâmetros de retenção são semelhantes para um dente ou implante, e são influenciados principalmente pelo diâmetro e altura do pilar.[110-112] Os molares são mais retentivos do que os pré-molares devido à maior área de superfície, mantendo todos os outros fatores iguais. Pilares de implante mais largos são mais retentivos do que os mais estreitos. Uma altura limitada de coroa devido a um espaço limitado interarcos também diminui a retenção. Esplintagem dos dentes com altura limitada da coroa para melhorar a retenção muitas vezes compromete o acesso para higiene nas áreas interproximais. Em vez disso, o aumento da coroa é frequentemente indicado em caso de espaço interarco limitado para melhorar a retenção da prótese e o resultado estético, sem comprometer os cuidados domiciliares. Um pilar de diâmetro maior personalizado pode ser usado sobre um pilar de implante de altura reduzida. Coroas de tamanho reduzido requerem conicidade mínima e elementos retentivos adicionais, tais como sulcos ou caixas para limitar o eixo de inserção e direção de deslocamento.[111-113]

Proporção coroa/raiz

A proporção coroa/raiz representa a altura da coroa da porção mais incisal ou oclusal à crista óssea alveolar ao redor do dente em comparação à altura da raiz dentro do osso. Esse critério é mais importante quando as forças laterais contra a coroa são esperadas, como nas excursões mandibulares. As forças laterais atuam como uma alavanca Classe I sobre o dente, com o fulcro na crista óssea. À medida que a altura da coroa aumenta, a altura da raiz diminui, criando um multiplicador de forças.

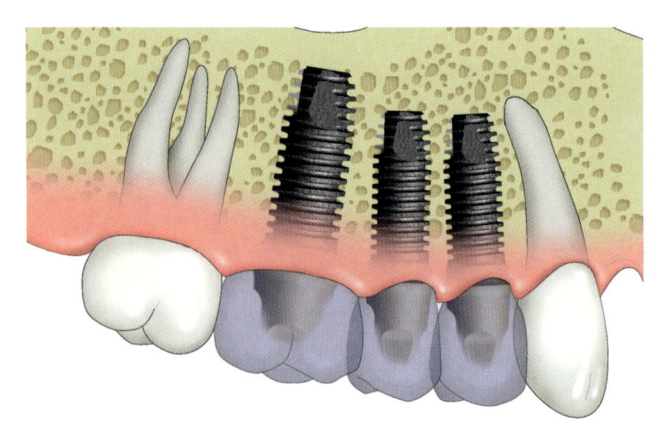

• **Figura 21.36** A opção ideal é enxertar os locais e instalar os implantes em regiões de pilares de extremidade e confeccionar uma prótese independente.

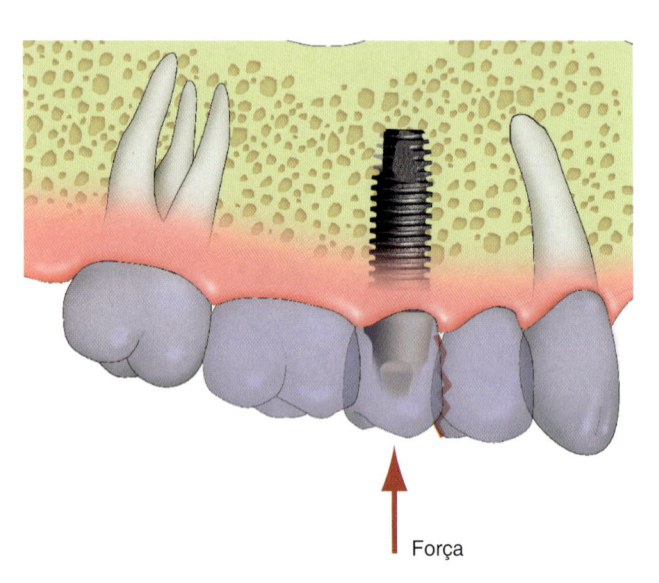

• **Figura 21.37** Quando enxerto e implantes adicionais não são uma opção, um encaixe não rígido pode ser utilizado para simular o movimento do dente.

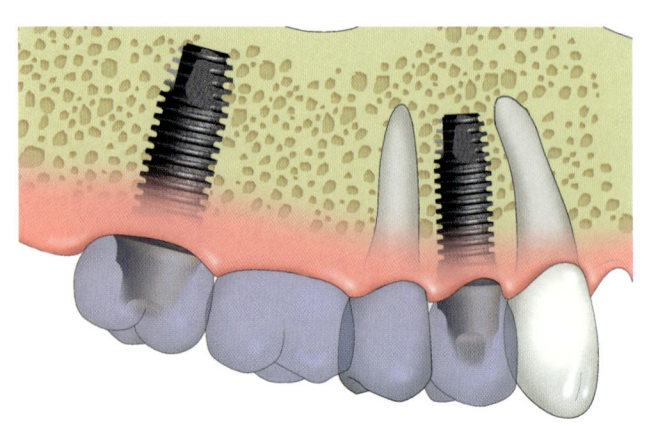

• **Figura 21.38** Quando um dente natural serve como um pilar de sustentação entre dois ou mais implantes, o dente pode atuar como um pôntico vivo. Nenhum disjuntor de tensão é necessário nessa situação.

A proporção coroa/raiz é indicativa do risco de mobilidade e quantidade de tensão adicional que o dente pode suportar quando usado como um pilar de PPF. Um paciente com histórico de doença periodontal pode apresentar uma proporção coroa/raiz aumentada, mas nenhum mobilidade no pilar. No entanto, o risco de mobilidade aumenta a longo prazo se o dente é usado como pilar de uma prótese. Forças laterais são mais prejudiciais nesta situação por causa do aumento no momento da força. A esplintagem pode ser indicada para distribuir a tensão, e esquemas oclusais devem ser modificados para proteger esses pilares de tensões horizontais.[114] A proporção coroa/raiz ideal para um pilar protético fixo é 1:2, mas isso raramente é observado. Uma condição mais comum é a de 1:1,5, e uma proporção de 1:1 é o requisito mínimo quando o antagonista são dentes naturais ou implantes, e quando estiver servindo como pilar para uma prótese implantossuportada.[115] Além disso, o clínico e o paciente devem perceber que os dentes com uma proporção coroa/raiz aumentada muitas vezes são reabilitados com uma PF-2 ou uma prótese PF-3. Uma linha labial alta durante o sorriso e uma linha labial baixa durante a fala devem ser avaliadas cuidadosamente para determinar o projeto da prótese. A proporção coroa/implante não é considerada semelhante à proporção coroa/raiz. O implante não rotaciona em torno de um centro localizado nos dois terços abaixo da porção endóssea/raiz, como um dente. Em vez disso, ele apreende a força na crista do rebordo. O comprimento do implante não afeta sua mobilidade e resistência às forças laterais. Embora exista um mínimo de exigência de altura, que se aproxima de 9 mm, implantes maiores do que 12 mm em áreas de osso cicatrizado não demonstram benefício clínico. Isso não quer dizer que a altura da coroa não seja importante. A altura da coroa é um cantiléver vertical sobre um dente ou implante e vai ampliar as forças oblíquas, laterais ou em cantiléver. No entanto, o efeito da altura da coroa não pode ser reduzido pelo aumento do comprimento do implante. Em vez disso, o cirurgião-dentista deve considerar a redução de forças oblíquas sobre as próteses.

Posicionamento do dente

O cirurgião-dentista considera o posicionamento do dente próximo ao local edêntulo, inclusive quando o dente está na região anterior da boca, na região intermediária ou na região posterior. Independentemente da posição no arco, algumas considerações permanecem semelhantes. Quando o dente natural adjacente à área do implante está na região anterior, maior mobilidade e, na maioria das vezes, direções laterais de força acontecem. Portanto, sob essas condições, o implante raramente é conectado a um dente natural como um pilar terminal. A situação mais comum na qual um implante pode ser unido rigidamente a um dente natural como um pilar terminal é em uma área edêntula posterior, com um segundo ou primeiro pré-molar adjacente à área de implante potencial.

O osso adjacente ao dente natural quase sempre está comprometido, especialmente nos pacientes Classe I ou II de Kennedy-Applegate, a longo prazo. Nessas condições, a área edêntula é frequentemente deficiente em espessura e altura. Como mencionado, a espessura do enxerto ósseo é muito mais previsível do que a altura, especialmente nas regiões posteriores inferiores. Um enxerto de seio pode fornecer altura óssea adequada para implantes endósseos na região posterior superior, mas enxertos em bloco na região posterior inferior são muito menos previsíveis, e o reposicionamento do nervo antes da instalação do implante é repleto de complicações potenciais. O aumento da espessura óssea é um plano de tratamento usual, e enxerto ósseo em altura na maxila posterior tornou-se um procedimento de rotina, mas a região posterior da mandíbula é candidata menos frequente a aumento de altura, a menos que enxertos em bloco ou técnicas de enxerto mais avançadas sejam selecionadas.

Quando os dentes adjacentes estão ausentes por um longo período, o pilar natural remanescente muitas vezes se desvia da posição ideal e com frequência exibe inclinação, rotação ou extrusão. O cirurgião-dentista deve considerar a correção da posição do pilar natural no plano de tratamento original do paciente edêntulo, estando ou não o pilar natural unido ao implante. Um bom hábito a ser adquirido é avaliar e corrigir qualquer unidade dentária que entrará em contato com a nova prótese. A ameloplastia para melhorar a oclusão ou alterar o formato e a posição de contato próximo à prótese sobre implante é um procedimento comum. O eixo de inserção da prótese implantossuportada e o tamanho e formato do espaço interproximal também podem exigir modificação. O tratamento também podem consistir na confecção de uma coroa e faz-se necessário mais do que meramente remodelar o dente. Pode ser indicada, também, a movimentação ortodôntica para correção interarcos ou correção oclusal grosseira, especialmente quando os padrões esqueléticos exigem melhora. É possível o tratamento ortodôntico ser planejado junto com a fase de cicatrização dos implantes. Também pode ser utilizado o tratamento ortodôntico para aumentar o osso disponível para um implante próximo a um dente natural. A movimentação lenta do dente no osso para uma posição mais afastada gera crescimento ósseo e uma área mais adequada para instalação do implante.

Paralelismo

Conforme já foi discutido, movimentações clínicas podem ser eliminadas com a esplintagem dos pilares naturais. Como tal, a esplintagem dos incisivos inferiores é mais comum em implantodontia do que na prótese dentária tradicional. Esses dentes geralmente estão apinhados ou rotacionados. Além disso, o eixo de inserção de uma prótese que inclui unidades dentárias anteriores e posteriores muitas vezes necessita de um preparo dentário extensivo. Algumas das indicações para os encaixes em uma prótese parcial fixa ou removível incluem a união de dentes não paralelos ou a união dos dentes anteriores e posteriores na mesma prótese. O encaixe deve ser preciso em seu desenho, tamanho e confecção. Todos esses fatores limitam o eixo de inserção da prótese definitiva. Vários pilares podem precisar de terapia endodôntica para alcançar esse objetivo. Se isso não for explicado ao paciente antes do início do tratamento e a terapia endodôntica for necessária, o paciente muitas vezes sente que foi ofertado um tratamento inadequado.

O tratamento endodôntico ou pinos e coroas para dentes anteriores ainda podem gerar ameias inadequadas para higiene. Essa condição não só compromete a estética, mas também pode resultar na perda de mais de um dente devido a doença periodontal. A extração seletiva dos incisivos pode até ser indicada se rotações ou apinhamentos criarem um ambiente desfavorável para a manutenção diária.[116]

Cárie

O cirurgião-dentista deve eliminar todas as lesões de cáries antes da instalação do implante, mesmo quando os dentes forem reabilitados com coroas após cicatrização do implante para instalação da prótese definitiva. Implantes rigidamente fixados geralmente necessitam de vários meses de cicatrização após a instalação inicial. A progressão da cárie pode alterar o plano de tratamento final, com uma diminuição na retenção da coroa e aumento do risco de tratamento endodôntico, pinos, núcleos ou mesmo perda de um pilar desejado. Se o tratamento endodôntico for indicado, a obturação dos canais idealmente deve ser concluída antes da cirurgia de instalação do implante para evitar possíveis confusões no diagnóstico diferencial, caso ambos os tratamentos estejam sendo realizados ao mesmo tempo e na mesma região. Se as lesões de cárie forem eliminadas simultaneamente à cirurgia de instalação do implante, a eliminação da lesão de cárie deve ser realizada antes da reflexão de qualquer tecido.

Configuração da raiz

A configuração das raízes naturais pode afetar a quantidade de tensão adicional à qual o dente pode resistir sem complicações potenciais.[116] Raízes cônicas ou fusionadas e ápices arredondados são exemplos de capacidade reduzida de suportar as cargas oclusais adicionais necessárias para uma prótese fixa. O segundo molar superior frequentemente apresenta essas configurações de raízes variadas. Implantes adicionais e próteses implantossuportadas independentes geralmente são indicadas na presença dessas condições, em vez do uso desses dentes como pilares terminais. Dilaceração ou curvatura radicular melhoram a qualidade de sustentação de um dente pilar. No entanto, tal morfologia radicular também pode invadir o volume ósseo adjacente disponível e aumentar o risco de instalação do implante. Isso é mais bem exemplificado nas regiões do canino superior e primeiro pré-molar. O canino apresenta uma angulação distal de 11° e uma curvatura radicular distal em 60% dos casos. Desse modo, a localização da área edêntula do pré-molar é limitada. Na maioria dos casos, um implante inserido nesse local deve ser mais curto e seguir a angulação do canino em vez da angulação do segundo pré-molar. Antes da instalação do implante, o cirurgião-dentista deve avaliar cuidadosamente qualquer dente natural adjacente com raízes curvas no ápice.

Raízes com secção transversal circular não representam um bom pilar protético como aqueles com uma secção transversal ovoide. Portanto, o pré-molar superior é um pilar melhor do que o incisivo central superior, embora suas áreas de superfície radicular sejam semelhantes.[111] O incisivo lateral superior pode apresentar menos mobilidade lateral do que o incisivo central como resultado de sua anatomia transversal.[78] Todos esses fatores da prótese dentária tradicional também fazem parte da avaliação dentária do candidato a instalação de implante.

Área de superfície radicular

Em geral, quanto maior a área da superfície radicular de um dente pilar proposto, maior o suporte protético. Dentes posteriores fornecem maior área de superfície periodontal e maior suporte do que os dentes anteriores. Dentes afetados pela doença periodontal perdem área de superfície e representam elementos de suporte mais pobres para a prótese. Para um primeiro molar superior, a perda óssea até o início da região de furca corresponde a uma perda da área de superfície radicular de 30%.[117] A Lei de Ante requer que a área de superfície da raiz dos dentes pilares seja igual ou maior do que aquela dos dentes substituídos pelos pônticos da prótese fixa.[118] Embora empírica em seu princípio, a Lei de Ante tem resistido ao teste do tempo e ainda serve como uma diretriz clínica.

Avaliação endodôntica

O pilar natural adjacente ou incluído em uma combinação de prótese dentoimplantossuportada deve apresentar uma condição de saúde pulpar ou sucesso no tratamento endodôntico bem-sucedido. Se a condição pulpar ou endodôntica do pilar é questionável, então o tratamento prudente é a terapia endodôntica. Dessa forma, a coroa do pilar deve ser avaliada quanto a retenção, necessidade de pino e núcleo, e para quaisquer outros critérios relacionados antes de ser realizado o tratamento protético final. Lesões potenciais de origem endodôntica são mais bem avaliadas antes da cirurgia de implante porque uma exacerbação da lesão durante a cicatrização inicial do implante pode resultar em um caminho de destruição na área adjacente ao implante, falha do implante e perda óssea extensa.

Na literatura, o sucesso tem sido relatado tão baixo quanto 47% e tão alto quanto 98%. No entanto, a maioria dos estudos relata sucesso na faixa de 85 a 90%, em 5 ou mais anos.[117,119,120] Assim, quando o tratamento endodôntico tem um bom prognóstico e o dente pode ser restaurado adequadamente, o tratamento de canal da raiz é indicado. Contudo, um número de falhas de implante a cada ano é atribuído a falha endodôntica adjacente. À primeira vista, isso pode parecer contraditório. Falhas na cicatrização de implantes são raras na maioria das vezes e são responsáveis por menos de 2% dos implantes instalados com a abordagem clássica de duas etapas cirúrgicas. No entanto, quando essas falhas de 2% são avaliadas, um grande número de falhas ocorre perto de dentes naturais que tiveram uma complicação endodôntica durante a cicatrização inicial do implante.

Avaliação do sucesso endodôntico antes da cirurgia de implante frequentemente é difícil.[121-123] O paciente pode estar livre de sintomas, mas uma infecção de baixo grau está presente no ápice. A interface de cicatrização do implante é mais propensa a complicações com o dente apresentando essa condição, visto que a interface de cicatrização é mais frágil do que a condição óssea prévia, e pode existir um caminho a percorrer até a interface do implante em desenvolvimento. Se um dente é assintomático, mas tem um tratamento endodôntico anterior e uma radiolucência periapical, deve-se considerar o retratamento ou a extração. Quando a lesão periapical apresenta 5 mm ou mais, o sucesso do retratamento endodôntico não é previsível. Durante a fase de plano de tratamento, os dentes adjacentes ao segmento edêntulo devem ser examinados quanto ao potencial problema endodôntico, lembrando que o preparo de um dente para receber uma coroa apresenta risco de 3 a 6% para morte pulpar como consequência do procedimento. Além disso, dentes com envolvimento periodontal pregresso correm maior risco de doença pulpar após o preparo dentário.

Condição periodontal

A avaliação periodontal de pilares naturais a serem conectados aos implantes é idêntica à avaliação de outros pilares para PPF. Uma atenção especial pode ser direcionada à área do implante adjacente, que pode ser contaminada por bactérias durante a cirurgia periodontal. A linha de incisão e o *design* do retalho para a instalação do implante frequentemente incluem os dentes pilares. O implantodontista deve decidir se a terapia periodontal é indicada no dente pilar antes ou ao mesmo tempo que a instalação do implante. A redução no número de procedimentos cirúrgicos é um benefício notável para o paciente; no entanto, uma infecção ativa deve ser minimizada durante a instalação do implante. Portanto, a condição patológica dos dentes pilares é frequentemente abordada antes da reflexão do tecido mole na região da osteotomia do implante. A profilaxia dentária e as considerações de higiene bucal são geralmente agendadas antes da cirurgia de instalação do implante. O uso de clorexidina 0,12% para reduzir a contagem bacteriana é benéfico.

Em resumo, uma prótese totalmente suportada por implantes é desejável, independentemente dos dentes naturais. A enxertia do local edêntulo ou o uso de implantes adicionais geralmente é o tratamento de escolha. No entanto, quando o suporte disponível do implante é insuficiente, os dentes naturais podem ser considerados como pilares em potencial. O critério mais importante para avaliar os dentes em uma prótese dentoimplantossuportada é a mobilidade dentária. Uma avaliação clínica de mobilidade zero muitas vezes permite uma conexão rígida entre o dente e o implante. Porém, se houver mobilidade, o profissional deve projetar a prótese para incluir mais pilares naturais e devolver aos elementos dentários a mobilidade zero ou considerar uma prótese implantossuportada independente. A esplintagem de dentes naturais é o método usual para reduzir a mobilidade.

Vários fatores adicionais são críticos para a união dente-implante como suporte de uma prótese fixa: tamanho da coroa, proporção coroa/raiz, posicionamento dentário, paralelismo, cárie, configuração da raiz, área de superfície da raiz, endodontia e condição periodontal. Embora esses mesmos critérios sejam importantes para qualquer prótese fixa, cada um apresenta aspectos exclusivos nas próteses dentoimplantossuportadas.

Suporte mucoso

A avaliação do suporte mucoso (do tecido mole) é uma preocupação primária quando se avaliam os potenciais locais de instalação do implante. O suporte mucoso é de extrema importância ao se planejar uma sobredentadura PR-5 (ou seja, ganha suporte primário do tecido mole e suporte secundário dos implantes). Os seguintes fatores precisam ser avaliados: formato do rebordo, tamanho, paralelismo e formato do palato. Grandes formatos de rebordo com reabsorção mínima fornecem um suporte melhor do que cristas ósseas de formas menores com maior atrofia, tanto na maxila quanto na mandíbula (Figura 21.39).

O suporte protético depende da forma do rebordo residual e, na maxila, da abóbada palatina. Uma forma de rebordo quadrada produz resistência e estabilidade ótimas. Um rebordo relativamente plano representa um fator que compromete a retenção e a estabilidade, embora o suporte permaneça adequado. Rebordos triangulares na abóbada palatina geralmente equivalem a uma baixa estabilidade.[124-126] O paralelismo do rebordo também é avaliado. O rebordo edêntulo paralelo ao plano oclusal é mais favorável ao suporte mucoso. Se os rebordos são divergentes, a estabilidade da prótese será muito afetada.

O formato do arco glossopalatino em uma prótese superior ou em uma prótese PR-5 deve ser avaliado. A inclinação do palato mole é favorável quando possui uma inclinação longa e gradual a partir da junção do palato duro com o palato mole,[127] o que permite maior extensão do selamento palatino posterior e melhora a retenção. Por outro lado, um palato mole Classe III, que forma um ângulo agudo com o palato duro, pode causar dor, perda de vedação e ânsia de vômito. Esses elementos são de grande valor diagnóstico na avaliação do paciente edêntulo total superior que pode considerar uma sobredentadura implantossuportada. Um maior número de estruturas anatômicas desfavoráveis pode direcionar o plano de tratamento para uma prótese PR-4 com maior implante de sustentação e nenhum suporte mucoso para atender todas as necessidades do paciente. Deve ser enfatizado ao paciente que uma prótese parcial ou total mucossuportada não estabiliza a perda óssea. Ao contrário, a perda óssea continuará e pode até ser acelerada porque a prótese é gasta com mais frequência e as forças de mordida aumentam. Como resultado, todas as próteses mucossuportadas devem ser consideradas próteses provisórias. A maioria dessas próteses requer repetidos realinhamentos, reembase e nova confecção para substituir o osso ausente. Uma prótese totalmente implantossuportada (fixa ou removível) não requer suporte mucoso e pode ser considerada uma prótese definitiva.

Muitas próteses mucossuportadas são confeccionadas porque o paciente não pode pagar uma prótese implantossuportada, especialmente o paciente completamente edêntulo. No entanto, o clínico muitas vezes esquece que, se um paciente não pode pagar pelo tratamento ideal hoje, isso não significa que ele não possa pagar pelo tratamento mais tarde. Por exemplo, se um paciente necessita reabilitar quatro primeiros molares, mas não tem condições de pagar todas as próteses nesse momento, o profissional na maioria das vezes ainda pode reabilitar um dos molares. Então, alguns anos mais tarde, o próximo dente pode ser reabilitado. Eventualmente, os quatro molares são tratados e a forma do arco e a oclusão são restabelecidas. De modo similar, um paciente com recursos para pagar apenas dois implantes para reter uma prótese total inferior possivelmente pode custear um tratamento posterior. Portanto, uma estratégia de saúde a longo prazo deve ser estabelecida, com a possibilidade de incluir-se a adição de mais implantes no futuro a fim de reduzir e eventualmente interromper a perda óssea contínua e as consequências na estética e na função.

Próteses pré-tratamento

Próteses fixas

As próteses pré-tratamento em implantodontia são frequentemente indicadas para se obter um diagnóstico, melhorar a saúde dos tecidos moles antes da confecção de próteses mucossuportadas, restabelecer ou confirmar a dimensão vertical, avaliar as considerações estéticas ou tratar a disfunção da ATM (Figura 21.40). Além disso, a prótese pré-tratamento pode ser usada para

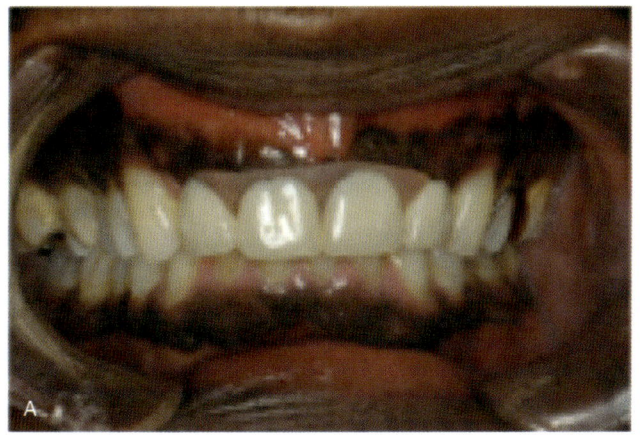

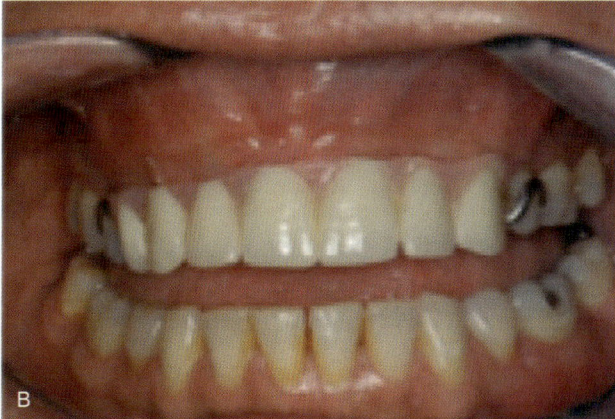

• **Figura 21.39** Prótese de "tratamento" removível. **A** e **B.** Para determinar o perfil ideal do tecido mole, estética e relação da mandíbula, uma prótese removível temporária pode ser usada. Observe como as flanges vestibulares foram modificadas para reduzir o perfil do tecido mole vestibular.

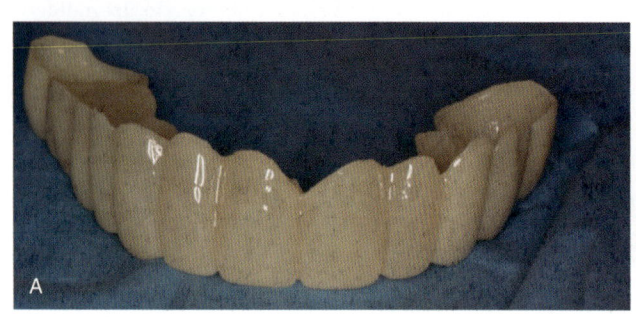

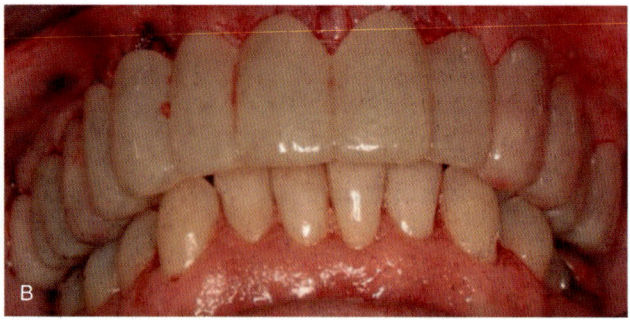

• **Figura 21.40** Transição de sorriso (Glidewell Laboratories, Newport Beach, Califórnia). **A.** Prótese provisória usada para restaurar a função, avaliar as relações dos arcos ("prótese de tratamento"). **B.** A prótese provisória é inserida sobre os dentes pilares remanescentes, o que permite a avaliação da estética, da função, das relações mandibulares, bem como diminui a força para os futuros locais de implante.

selecionar uma opção protética, para aplicar carga progressivamente ao osso e melhorar sua resistência, e como uma prótese de transição (provisória) para proteger um enxerto ósseo ou um implante em cicatrização. Muitas vezes, a carga imediata de um sistema de implante usa uma prótese provisória fora de oclusão, em situação de edentulismo parcial. Na reabilitação de arco completo com carga imediata, a prótese provisória não tem cantiléveres em áreas não estéticas. As próteses de tratamento também podem ajudar a avaliar a atitude psicológica de um paciente antes de procedimentos irreversíveis de instalação do implante (Boxe 21.8).

O diagnóstico da saúde é o primeiro passo para estabelecer um tratamento para uma doença ou distúrbio. Do mesmo modo, para estabelecer um plano de tratamento para um paciente parcial ou totalmente edêntulo, um diagnóstico adequado deve ser estabelecido. É possível que uma prótese de tratamento seja necessária para ajudar nesse processo. Por exemplo, dentes questionáveis podem exigir uma restauração inicial para avaliar seu prognóstico relacionado à necessidade ou não da exodontia e terapia de substituição por implante. Uma prótese de tratamento pode corrigir o plano oclusal existente, identificar dentes extruídos e indicar se será necessário terapia endodôntica, aumento de coroa ou exodontia, para completar o plano de tratamento final. É importante lembrar que, depois que o aumento de coroa protética é realizado, geralmente pelo menos 4 mm da estrutura do dente é supracrestal (2 mm para tecido conjuntivo e inserção do epitelial juncional e 2 mm para criar um efeito de férula na coroa para reduzir o risco de fratura radicular). Além disso, a proporção coroa/raiz está aumentada e a mobilidade deve ser avaliada. A mobilidade excessiva pode exigir implantes, esplintagem ou até mesmo a exodontia e instalação de implantes adicionais. Muitas vezes, um paciente parcialmente edêntulo há anos usa uma prótese fixa de tratamento, que também atua como prótese provisória. Próteses de transição reforçadas com metal podem ser usadas quando quatro ou cinco pônticos estão presentes. Essas próteses fixas de tratamento de transição podem ser usadas durante a fase de cicatrização de enxertos ósseos ou de implantes para diminuir forças sobre os tecidos moles e sobre o enxerto ou implantes.

Próteses removíveis

Próteses de tratamento podem servir para melhorar os tecidos moles utilizados para suporte, estabilidade ou retenção antes de procedimentos reabilitadores com uma sobredentadura PR-5 ou de uma prótese total. A primeira evidência de destruição do rebordo residual por causa de uma prótese mal adaptada é muitas vezes a deformação ou trauma do tecido mole de revestimento.[128] O leito do tecido mole pode exibir diferentes graus de hiperplasia, epúlide, hipertrofia ou abrasões.[129,130] Um tratamento de condicionamento do tecido geralmente é indicado para restaurar a saúde do tecido mole antes de ser realizada a moldagem final para a prótese mucossuportada. O condicionador de tecido mole pode precisar ser substituído a cada 2 a 3 dias, embora 10 a 14 dias sejam geralmente suficientes para que o tecido mole retorne à condição normal. Frequentemente, a prótese total existente é usada como prótese de tratamento. Tratamentos complementares, tais como remoção cirúrgica de tecidos flácidos em excesso, geralmente são indicados antes de ocorrer o condicionamento do tecidos mole.

Deve-se notar que os condicionadores de tecido mole são diferentes de reembasadores usados em áreas de suporte mucoso das próteses removíveis. Os condicionadores de tecido geralmente alteram as dimensões durante as primeiras 18 a 24 horas. Assim, à medida que os tecidos voltam a uma condição mais normal, o material altera suas dimensões para permitir e promover essas mudanças. Entretanto, muitos condicionadores de tecido que contêm modificadores necessários para essa reação sofrem lixiviação e interrompem o processo dentro de 1 dia, resultando em um material rígido. Os reembasadores macios, por outro lado, permanecem macios por mais tempo do que os condicionadores de tecido, especialmente quando recobertos com um selante. No entanto, o material não altera suas

---

Boxe 21.8 Próteses de tratamento com implante.

1. Auxilia no diagnóstico
    a. Indicações de aumento de coroa
    b. Avaliação do plano oclusal
    c. Determinação de dente sem condições clínicas de reabilitação
2. Avalia o perfil psicológico do paciente
    a. Prótese antes da cirurgia de instalação do implante
3. Melhora os tecidos moles antes da moldagem final para sobredentaduras implantossuportadas
4. Mantém o perfil do tecido mole durante o período de cicatrização pós-operatório
5. Avalia a dimensão vertical oclusal
6. Avalia o estado da articulação temporomandibular
7. Melhora a posição do implante em relação à posição final do dente
8. Avalia a estética antes da cirurgia
9. Avalia os contornos higiênicos das próteses fixas
10. Determina se a prótese removível é necessária para o suporte de lábio superior (PR *versus* PF)
11. Protege o enxerto ósseo ou implantes durante a fase de cicatrização
12. Gerenciamento financeiro e de conformidade do paciente
13. Procedimentos de aplicação de carga progressiva
14. Fonética e estética para PFs em pacientes totalmente edêntulos

PF: prótese fixa; PR: prótese removível.

dimensões durante o primeiro dia e, portanto, não acomodará uma condição de alteração do tecido.

Na maioria das vezes, os condicionadores de tecido são usados para melhorar tecidos antes de uma moldagem final para uma prótese removível. Além disso, esses materiais são usados após a cirurgia de implante em regiões sob uma prótese removível, enquanto a interface implante-osso cicatriza. O condicionador de tecidos pode responder ao edema e às alterações teciduais que ocorrem logo após a reflexão do tecido mole. Além disso, é aliviado sobre a área do implante. Na consulta de remoção da sutura, o condicionador de tecido é removido e substituído por um reembasador macio selador. Esse material permanece macio durante longos períodos e é menos provável que aplique carga ao implante através do tecido mole.

Prótese de transição após instalação do implante

Normalmente, para próteses totais, uma prótese provisória pode ser confeccionada para funcionar como prótese provisória a longo prazo. A maioria das próteses provisórias (de transição) é feita de polimetilmetacrilato (PMMA). Em virtude das inovações tecnológicas na confecção por *design* (CAD)/assistida por computador (CAM), essas próteses agora podem ser fresadas a partir de um único bloco de material, resultando em uma peça provisória forte, durável e estética que é resistente a desgaste, fratura e manchas. Então o paciente pode adaptar a prótese com ênfase na estética, oclusão e dimensão vertical antes da conclusão da prótese definitiva (Figura 21.41; Boxe 21.9). Além disso, esses tipos de próteses

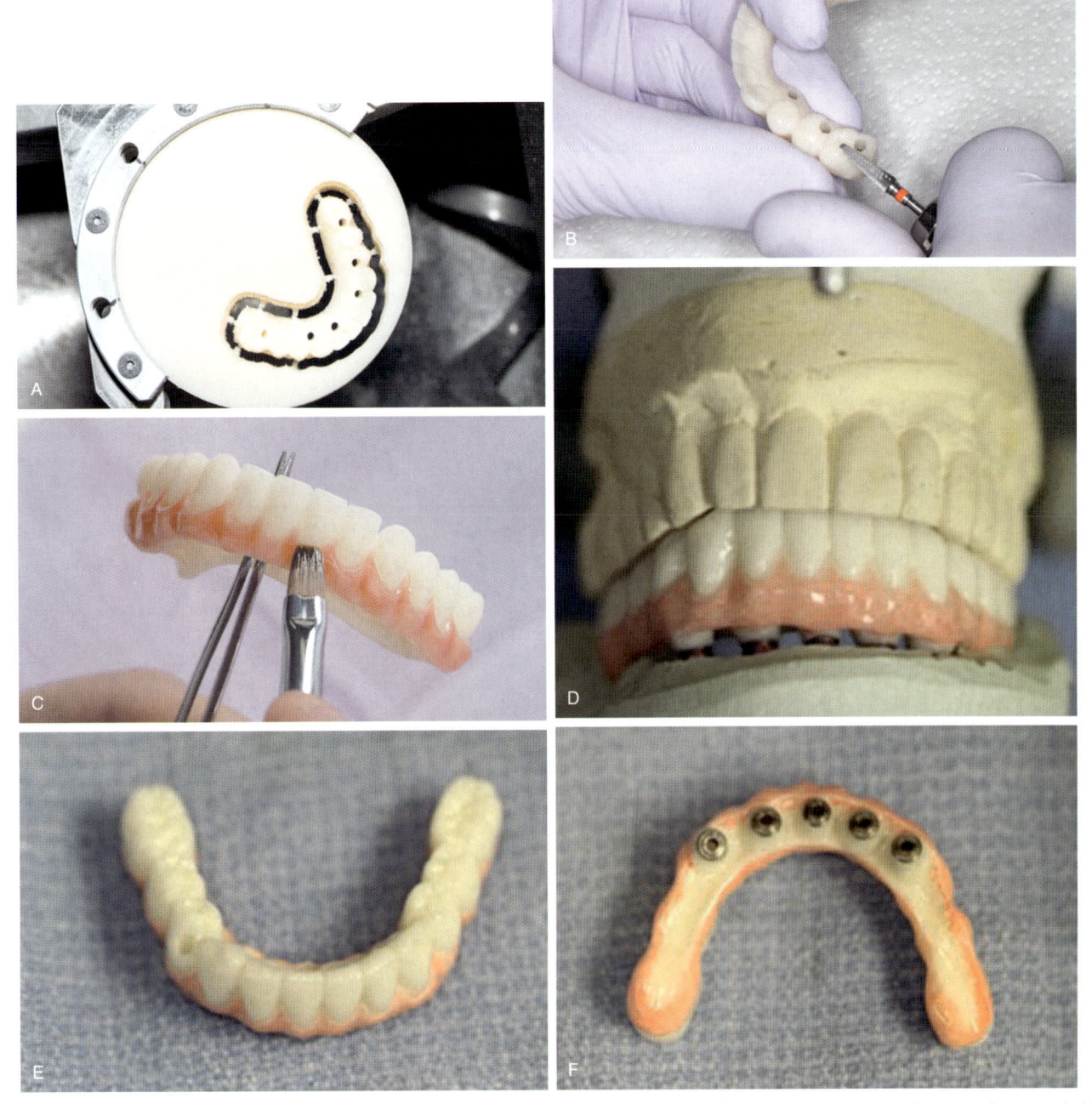

• **Figura 21.41** Prótese de polimetilmetacrilato (PMMA). **A.** A partir de um enceramento diagnóstico ou escaneamento de uma prótese provisória, a prótese de PMMA é fresada. **B.** Polimento da prótese. **C.** Aplicação de cor na prótese. **D – F.** Prótese provisória final de PMMA (*continua*).

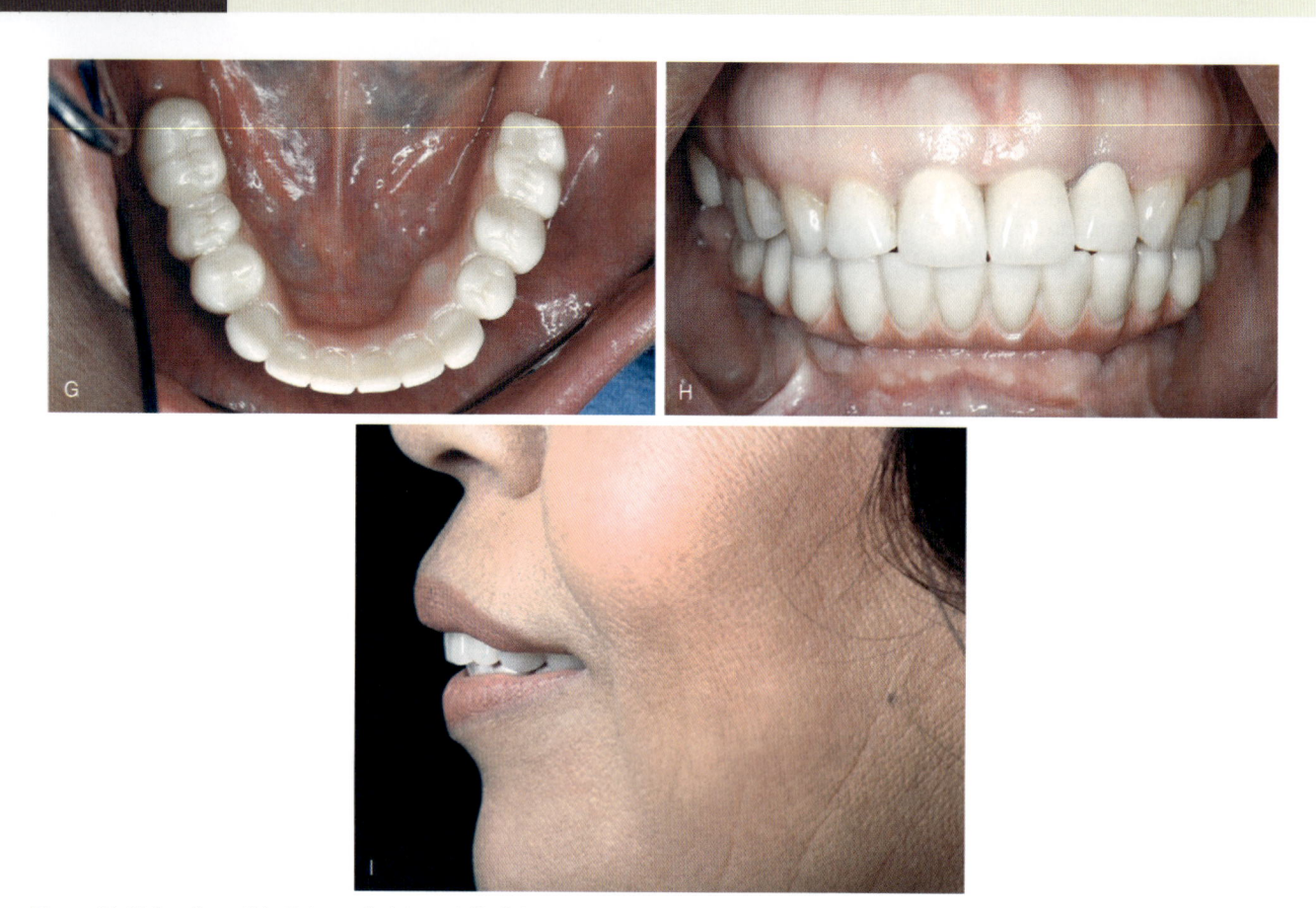

• **Figura 21.41** (*continuação*). **G.** Inserção intraoral. **H.** Oclusão verificada. **I.** O paciente utiliza a prótese para determinar a estética ideal, oclusão e dimensão vertical.

Boxe 21.9 — Vantagens de uma prótese provisória de polimetilmetacrilato.

- Fresada por CAD/CAM a partir de um único bloco de polimetilmetacrilato
- Evita procedimentos tradicionais de teste de cera
- O paciente é capaz de avaliar a função, a estética e os contornos da prótese
- Facilidade da prótese definitiva após aprovação do paciente
- Mantém as dimensões verticais e evita o colapso dos tecidos moles.

CAD/CAM: design assistido por computador/confecção assistida por computador.

---

permitem ao paciente e ao profissional determinar se há necessidade de alterações como dimensão vertical, oclusão, estética e perfil do tecido mole na prótese definitiva.

Dimensão vertical de oclusão

Pacientes edêntulos por um longo período e que utilizavam a mesma prótese podem necessitar de uma prótese de tratamento para restaurar a DVO e o relacionamento dos rebordos antes do tratamento com implante.[131] A DVO pode entrar em colapso gradual, especialmente em pacientes edêntulos totais, como resultado da perda óssea contínua e do desgaste oclusal da prótese. A disfunção da ATM pode ser uma consequência adicional dessa condição. Uma prótese de tratamento para restabelecer a DVO adequada ou avaliar uma articulação sintomática ajuda a determinar as necessidades específicas do paciente em relação à disfunção.

Conforme a DVO diminui, a mandíbula rotaciona para a frente e entra em colapso, em uma relação pseudoclasse III mais prognata. Para instalar os implantes na angulação correta, a DVO deve ser restabelecida antes da cirurgia de implante, para que a posição correta do dentes em relação ao arco seja estabelecida. No caso de carga imediata, uma prótese de tratamento é instalada no momento ou logo após a cirurgia de implante. O projeto da estrutura protética concomitante com a estrutura do implante é necessário para a carga na sobredentadura. Portanto, uma prótese de tratamento é indicada para estabelecer a DVO adequada e o posicionamento dentário antes da instalação dos implantes e da confecção da barra metálica.

À medida que a DVO aumenta, a relação maxilomandibular evolui para uma relação Classe II. Isso influencia a posição ou angulação do implante. Ademais, a localização de uma barra de sobredentadura pode ser igualmente influenciada por variações na DVO. É possível usar a prótese de tratamento para estabelecer a posição protética dos dentes.

Se uma prótese de PMMA não puder ser utilizada, uma alternativa seria a instalação de uma prótese removível convencional. Esse tipo de prótese é provavelmente confeccionado com dentes de resina acrílica para facilitar os ajustes e a adição de resina acrílica autopolimerizável para reparos ou para modificar a DVO ou o suporte labial.

Avaliação estética

Muitas vezes, o desejo do paciente por uma melhor estética pode ser muito exigente ou irreal. No paciente edêntulo total, uma prótese de tratamento (parcial ou completa) pode ser utilizada para satisfazer essas questões estéticas antes da cirurgia de instalação do implante. O formato do dente, a qualidade da superfície, o tamanho e posição, a cor do dente, o contorno do lábio e do tecido mole, a posição do dente, a cor da gengiva e o suporte da papila devem ser avaliados. Se o paciente não se satisfizer com a prótese de pré-tratamento, é muito melhor perceber isso antes da instalação do implante ou da instalação da prótese definitiva. Embora pacientes exigentes possam não estar satisfeitos com a prótese de pré-tratamento, eles podem decidir reduzir as expectativas e continuar com o tratamento ou ser encaminhados a outro cirurgião-dentista. Se este for o caso, é prudente entrar em contato com o próximo profissional e informá-lo de que outra prótese de pré-tratamento é indicada antes da instalação do implante.

A linha labial alta na maxila ou a posição da linha labial baixa na mandíbula podem influenciar a necessidade de um contorno e cor gengival específicos na prótese, porém as necessidades de manutenção da prótese podem comprometer o resultado estético final. Uma prótese fixa deve ser projetada para permitir o acesso a procedimentos de higiene adequados ao redor dos dentes e implantes. Uma prótese de pré-tratamento pode ajudar a determinar se uma prótese removível implantossuportada, em vez de uma prótese fixa, é necessária para satisfazer as necessidades e interesses do paciente em seus objetivos estéticos e de reabilitação, sendo, no entanto, removível para permitir uma manutenção diária adequada. O vermelhão do lábio frequentemente é alterado pela perda do suporte dos dentes anteriores superiores. Depois que o osso também é perdido, o suporte natural de todo o lábio é muitas vezes deficiente e dependente da flange vestibular da prótese. Uma PPF pode requerer um cantiléver anterior, além do tecido mole em uma dimensão horizontal e vertical, para fornecer tal suporte. Uma prótese de pré-tratamento pode fornecer essa informação, necessária para determinar se a prótese fixa vai permitir a estética, o suporte e a higiene na região acima dos dentes.

Outra vantagem de uma prótese provisória é a capacidade de progressivamente aplicar carga aos implantes. Uma prótese pré-tratamento para melhorar a qualidade do osso é mais utilizada em implantes com suporte ósseo D3 ou D4 antes da confecção da prótese definitiva. Próteses provisórias acrílicas que gradualmente aplicam carga ao osso podem ser consideradas como próteses de pré-tratamento. Uma redução na perda da crista óssea e na falha do implante, especialmente em tipos ósseos macios, são vantagens particulares das próteses de tratamento com carga progressiva. Próteses pré-tratamento também auxiliam na determinação da forma final e função da prótese definitiva, especialmente nos pacientes totalmente edêntulos. A prótese de "pré-tratamento" pode ser a primeira prótese total fixa que eles utilizam após vários anos de uso de uma prótese, permitindo assim um período de transição mais fácil.

Resumo

Próteses pré-implante para pacientes edêntulos parcial ou total incluem avaliação geral de cinco segmentos intraorais: (1) borda incisiva superior, (2) DVO, (3) borda incisiva inferior, (4) plano oclusal maxilar e (5) plano oclusal mandibular.

Além disso, existem 10 critérios específicos que afetam um plano de tratamento: (1) linhas labiais, (2) relações maxilomandibulares, (3) oclusão existente, (4) EAC, (5) estado da ATM, (6) exodontia de dentes sem condições de reabilitação clínica ou de prognóstico duvidoso, (7) prótese existente, (8) forma do arco, (9) dente natural adjacente a um espaço edêntulo e (10) avaliação do tecido mole. Próteses de pré-tratamento também são usadas em um processo de avaliação para próteses implantossuportadas.

A avaliação protética para os candidatos a implantes apropria-se de vários critérios convencionais da avaliação de pilares naturais. Além disso, muitas dessas situações exigem uma abordagem única para as próteses sobre implantes e podem influenciar o plano de tratamento. O objetivo do implantodontista é atingir uma fixação rígida e previsível de implantes endósseos. A responsabilidade do protesista é manter a interface osso-implante em um ambiente que satisfaça todos os critérios protéticos tradicionais.

Referências bibliográficas

1. Rufenacht CR. *Fundamentals of Esthetics*. Chicago: Quintessence; 1990.
2. Lynn BD. The significance of anatomic landmarks in complete denture service. *J Prosthet Dent*. 1964;14:456.
3. Harper RN. The incisive papilla: the basis of a technique to reproduce the positions of key teeth in prosthodontics. *J Dent Res*. 1948;27:661.
4. Vig RG, Brundo GC. The kinetics of anterior tooth display. *J Prosthet Dent*. 1978;39:502–504.
5. Hulsey CM. An esthetic evaluation of lip-teeth relationships present in smile. *Am J Orthod*. 1970;57:132.
6. Matthews TG. The anatomy of smile. *J Prosthet Dent*. 1978;39:128.
7. Robinson SC. Physiological placement of artificial anterior teeth. *Can Dent J*. 1969;35:260–266.
8. Misch CE. Incisal edge position, the canine is the guide. *J ProsthOdontics*. (in press).
9. The glossary of prosthodontic terms. *J Prosthet Dent*. 1999;81: 39–110.
10. Sharry JJ. *Complete Denture Prosthodontics*. New York: McGraw-Hill; 1968.
11. Shannon TEJ. Physiologic vertical dimension and centric relation. *J Prosthet Dent*. 1956;6:741–747.
12. Kois JC, Phillips KM. Occlusal vertical dimension: alteration concerns. *Compend Contin Educ Dent*. 1997;18:1169–1180.
13. Niswonger ME. The rest position of the mandible and centric relation. *J Am Dent Assoc*. 1934;21:1572–1582.
14. Silverman MM. Accurate measurement of vertical dimension by phonetics and the speaking centric space, part I. *Dent Dig*. 1951;57:265.
15. Pound E. Let /S/ be your guide. *J Prosthet Dent*. 1977;38:482–489.
16. Pound E. Utilizing speech to simplify a personalized denture service. *J Prosthet Dent*. 1970;24:586–600.
17. McGee GF. Use of facial measurements in determining vertical dimension. *J Am Dent Assoc*. 1947;35:342–350.
18. Danikas D, Panagopoulos G. The golden ratio and proportions of beauty. *Plast Reconstr Surg*. 2004;114:1009.
19. Amoric M. The golden number: applications to cranio-facial evaluation. *Funct Orthod*. 1995;12:18.
20. Haralabakis NB, Lagoudakis M, Spanodakis E. A study of esthetic harmony and balance of the facial soft tissue [in Greek (modern)]. *Orthod Epitheor*. 1989;1:175.
21. da Vinci L. *The Anatomy of Man*. Drawings from the collection of Her Majesty Queen Elizabeth II, Windsor, United Kingdom, ca 1488.
22. Misch CE. Vertical Occlusal Dimension by Facial Measurement, *Continuum: Misch Implant Institute Newsletter*, summer, 1997.
23. Misch CE. Objectives subjective methods for determining vertical dimensions of occlusion. *Quintessence Int*. 2000;31:280–281.
24. Mach MR. Facially generated occlusal vertical dimension. *Compendium*. 1997;18:1183–1194.
25. Ricketts RM. The biologic significance of the divine proportion and Fibonacci series. *Am J Orthod*. 1982;1:357–370.
26. Brzoza D, Barrera N, Contasti G, et al. Predicting vertical dimension with cephalograms, for edentulous patients. *Gerodontology*. 2005;22:98–103.
27. Ciftci Y, Kocadereli I, Canay S, et al. Cephalometric evaluation of maxillomandibular relationships in patients wearing complete dentures: a pilot study. *Angle Orthod*. 2005;75:821–825.
28. Kelly E. Changes caused by a mandibular removable partial denture opposing a maxillary complete denture. *J Prosthet Dent*. 1978;27:140–150.

29. Renner RP, Boucher LJ. *Removable Partial Dentures*. Chicago: Quintessence; 1987.
30. Laney WR, Gibilisco JA. *Diagnosis and Treatment in Prosthodontics*. Philadelphia: Lea & Febiger; 1983:164–165.
31. Kokich VO, Kiyak Hl, Shapiro PA. Comparing the perception of dentists and lay people to altered dental esthetics. *J Esthetic Dent*. 1999;11:311–324.
32. Kokich VG, Spear FM, Kokich VO. Maximizing anterior esthetics: an interdisciplinary approach: esthetics and orthodontics. In: McNamara JA, ed. *Craniofacial Growth Series*. Ann Arbor, Mich: Center for Human Growth and Development, University of Michigan; 2001.
33. Levin EI. Dental esthetics and the golden proportion. *J Prosthet Dent*. 1978;40:244.
34. Pound E. *Personalized Denture Procedures: Dentist's Manual*. Anaheim, Calif: Denar Corp; 1973.
35. Robbins WJ. *The Incisal Edge Position in Complex Restorative Dentistry*. Texas GP: spring; 2000:12–13.
36. Tjan AHL, Miller GD, Josephine GP. Some esthetic factors in a smile. *J Prosthet Dent*. 1984;51:24–28.
37. Crispin BJ, Watson JF. Margin placement of esthetic veneer crowns. Part 1: anterior tooth visibility. *J Prosthet Dent*. 1981;45:278–282.
38. Cade RE. The role of the mandibular anterior teeth in complete denture esthetics. *J Prosthet Dent*. 1979;42:368–370.
39. Pietrokovski J, Masseler M. Alveolar ridge resorption following tooth extraction. *J Prosthet Dent*. 1967;17:21–27.
40. Misch CE. Natural teeth adjacent to multiple implant sites: effect on diagnosis and treatment plan. In: Misch CE, ed. *Dental Implant Prosthetics*. St Louis: Mosby; 2005.
41. Misch CE, Goodacre CJ, Finley JM, et al. Consensus Conference Panel Report: crown-height space guidelines for implant dentistry—part 1. *Implant Dent*. 2005;14:312–318.
42. Misch CE, Goodacre CJ, Finley JM, et al. Consensus Conference Panel Report: crown-height space guidelines for implant dentistry—part 2. *Implant Dent*. 2006;15:113–121.
43. Goodacre CJ, Bernal G, Rungcharassaeng K, et al. Clinical complications with implants and implant prostheses. *J Prosthet Dent*. 2003;90:121–132.
44. Bragger U, Aeschlimann S, Burgin W, et al. Biological and technical complications and failures with fixed partial dentures (FPD) on implants and teeth after four to five years of function. *Clin Oral Impl Res*. 2001;12:26–43.
45. Bidez MW, Misch CE. Issues in bone mechanics related to oral implants. *Impl Dent*. 1992;1:289–294.
46. Bidez MW, Misch CE. Force transfer in implant dentistry: basic concepts and principles. *J Oral Implant*. 1992;18:264–274.
47. Kakudo Y, Amano N. Dynamic changes in jaw bones of rabbit and dogs during occlusion, mastication and swallowing. *J Osaka Univ Dent Soc*. 1972;6:126–136.
48. Kakudo Y, Ishida A. Mechanism of dynamic responses of canine and human skull due to occlusal masticatory and orthodontic forces. *J Osaka Univ Dent Soc*. 1972;6:137–144.
49. Jensen OT, Cockrell R, Kuheke L, et al. Anterior maxillary alveolar distraction osteogenesis—a prospective 5-year clinical study. *Int J Oral Maxillofac Implants*. 2002;17:507–516.
50. Bidger DV, Nicholls JI. Distortion of ceramometal fixed partial dentures during the firing cycle. *J Prosthet Dent*. 1981;45:507–514.
51. Bertolotti RL, Moffa JP. Creep rate of porcelain-bonding alloys as a function of temperature. *J Dent Res*. 1980;59:2061–2065.
52. Bryant RA, Nicholls JI. Measurement of distortion in fixed partial dentures resulting from degassing. *J Prosthet Dent*. 1979;42:515–520.
53. Finley JM. *Personal Communication*; 2005.
54. Smyd E. Mechanics of dental structures. Guide to teaching dental engineering at undergraduate level. *J Prosthet Dent*. 1952;2:668–692.
55. English CE. The mandibular overdenture supported by implants in the anterior symphysis: a prescription for implant placement and bar prosthesis design. *Dent Implantol Update*. 1993;4:9–14.
56. Dawson PE. *Evaluation, Diagnosis and Treatment of Occlusal Problems*. 2nd ed. St Louis: Mosby; 1989.
57. Dawson PE. Determining the determinants of occlusion. *Int Periodont Rest Dent*. 1983;6:9.
58. Tanaka TT. Recognition of the pain formula for head, neck and TMJ disorders. The general physical examination. *Calif Dent Assoc J*. 1984;12:43–49.
59. Farzaneh M, Abitbol S, Friedman S. Treatment outcome in endodontics: the Toronto study. Phases I and II: orthograde retreatment. *J Endod*. 2004;30:627–633.
60. Farzaneh M, Abitbol S, Lawrence HP, et al. Treatment outcome in endodontics—the Toronto study. Phase II: initial treatment. *J Endod*. 2004;30:302–309.
61. Klokkevold PR, Newman MG. Current status of dental implants: a periodontal perspective. *Int J Oral Maxillofac Implants*. 2000;15:56–65.
62. Bower RC. Furcation morphology relative to periodontal treatment: furcation entrance architecture. *J Periodontol*. 1979;50:23–27.
63. Linkow LI, Chercheve R. *Theories and Techniques in Oral Implants*. St Louis: Mosby; 1970.
64. Balshi TJ. Osseointegration for the periodontally compromised patient. *Int J Prosthodont*. 1988;1:51–58.
65. Reider CE. Copings on tooth and implant abutments for superstructure prostheses. *Int J Periodontics Restorative Dent*. 1990;10:437–454.
66. Langer B, Sullivan DY. Osseointegration: its impact on the interrelationship of periodontics and implant dentistry, part II. *Int J Periodontics Rest Dent*. 1989;9:165–183.
67. Hamp SE, Ravald N, Teiwik A, et al. Modes of furcation treatment in a long-term prospective study. *J Parodontol*. 1992;11:11–23.
68. Muller HP, Eger T, Lange DE. Management of furcation-involved teeth: a retrospective analysis. *J Clin Periodontol*. 1995;22:911–917.
69. Wang HL, Burgett FG, Shyr Y, et al. The influence of molar furcation involvement and mobility on future clinical periodontal attachment loss. *J Periodontol*. 1994;65:25–29.
70. English CE. Prosthodontic prescriptions for mandibular implant overdentures—part 1. *Dent Implantol Update*. 1996;7:25–28.
71. Holm C, Tidehaq P, Tillberg A, et al. Longevity and quality of FPDs: a retrospective study of restorations 30, 20, and 10 years after insertion. *Int J Prosth*. 2003;16:283–289.
72. Goodacre CJ, Bernal G, Rungcharassaeng K, et al. Clinical complications in fixed prosthodontics. *J Prosthet Dent*. 2003;90:31–41.
73. Tan K, Pjetursson BE, Lang NP, et al. A systematic review of the survival and complication rates of fixed partial dentures (FPDs) after an observation period of at least 5 years. III. Conventional FPDs. *Clin Oral Impl Res*. 2004;15:654–666.
74. Priest G. Failure rates of restorations for single tooth replacement. *Int J Prosthodont*. 1996;9:38–45.
75. Pjetursson BE, Tan K, Lang NP, et al. A systematic review of the survival and complication rates of fixed partial dentures (FPDs) after an observation period of at least 5 years. I. Implant-supported FPDs. *Clin Oral Impl Res*. 2004;15:625–642.
76. Priest G, Priest J. The economics of implants for single missing teeth. *Dental Econ*. 2004:130–138.
77. Muhlemann HR. Tooth mobility: a review of clinical aspects and research findings. *J Periodontol*. 1967;38:686–708.
78. Parfitt GS. Measurement of the physiologic mobility of individual teeth in an axial direction. *J Dent Res*. 1960;39:608–612.
79. Sekine H, Komiyama Y, Hotta H, et al. Mobility characteristics and tactile sensitivity of osseointegrated fixture-supporting systems. In: van Steenberghe D, ed. *Tissue Integration in Oral Maxillofacial Reconstruction*. Amsterdam: Elsevier; 1986.
80. Dixon DI, Breeding LC, Sadler JB, et al. Comparison of screw loosening, rotation, and deflection among three implant designs. *J Prosthet Dent*. 1995;74:270–278.

81. US Food and Drug Administration. *MDR Data Device Experience Network Database*. Rockville, MD: Center for Devices and Radiological Health CDRH/FDA; 1995.
82. Balshi TJ, Hernandez RE, Pryszlak MC, et al. A comparative study of one implant versus two replacing a single molar. *Int J Oral Maxillofac Implants*. 1996;11:372–378.
83. Gunne J, Astrand P, Ahlen K, et al. Implants in partially edentulous patients. *Clin Oral Implants Res*. 1992;3:49–56.
84. Naert I, Quirynen M, van Steenberghe D, et al. A six year prosthodontic study of 509 consecutively inserted implants for the treatment of partial edentulism. *J Prosthet Dent*. 1992;67:236–245.
85. Hemmings KW, Schmitt A, Zarb GA. Complications and maintenance requirements for fixed prostheses and overdentures in the edentulous mandible: a 5-year report. *Int J Oral Maxillofac Implants*. 1994;9:191–196.
86. Gunne J, Jemt T, Linden B. Implant treatment in partially edentulous patients: a report on prostheses after 3 years. *Int J Prosthodont*. 1994;7:143–148.
87. English CE. The critical A-P spread. *Implant Soc*. 1990;1:2–3.
88. Falk H, Laurell L, Lundgren D. Occlusal force pattern in dentitions with mandibular implant-supported fixed cantilever prostheses occluded with complete dentures. *Int J Oral Maxillofac Implants*. 1989;4:55–62.
89. Falk H, Laurell L, Lundgren D. Occlusal interferences and cantilever joint stress in implant-supported prostheses occluding with complete dentures. *Int J Oral Maxillofac Implants*. 1990;5:70–77.
90. White SN, Caputo AA, Anderkvist T. Effect of cantilever length on stress transfer by implant-supported prostheses. *J Prosthet Dent*. 1994;71:493–499.
91. Wang S, Hobkirk JA. Load distribution on implants with a cantilevered superstructure: an in vitro pilot study. *Implant Dent*. 1996;5:36–42.
92. McAlarney ME, Stavropoulos DN. Determination of cantilever length-anterior-posterior spread ratio assuming failure criteria to be the compromise of the prosthesis retaining screw-prosthesis joint. *Int J Oral Maxillofac Implants*. 1996;11:331–339.
93. Schackleton JL, Carr L, Slabbert JC, et al. Survival of fixed implant supported prostheses related to cantilever lengths. *J Prosthet Dent*. 1994;71:23–26.
94. Takayama H. Biomechanical considerations on osseointegrated implants. In: Hobo S, Ichida E, Garcia CT, eds. *Osseointegration and Occlusal Rehabilitation*. Chicago: Quintessence; 1989.
95. English CE. Biomechanical concerns with fixed partial dentures involving implants. *Implant Dent*. 1993;2:221–242.
96. Astrand P, Borg K, Gunne J, et al. Combination of natural teeth and osseointegrated implants as prosthesis abutments: a 2-year longitudinal study. *Int J Oral Maxillofac Implants*. 1991;6:305–312.
97. Cavicchia, Fabrizio, Bravi F. Free-standing vs tooth-connected implant supported fixed partial restorations: a comparative retrospective clinical study of the prosthetic results. *Int J Oral Maxillofac Implants*. 1994;9(6).
98. Adell R, Lekholm U, Rockler B, et al. A 15-year study of osseointegrated implant in the treatment of the edentulous jaw. *Int J Oral Surg*. 1981;6:387.
99. Bidez MW, Lemons JE, Isenberg BF. Displacements of precious and nonprecious dental bridges utilizing endosseous implants as distal abutments. *J Biomed Mater Res*. 1986;20:785–797.
100. Rangert B, Gunne J, Sullivan DY. Mechanical aspects of a Brånemark implant connected to a natural tooth: an in vitro study. *Int J Oral Maxillofac Implants*. 1991;6:177–186.
101. Komiyama Y. Clinical and research experience with osseointegrated implants in Japan. In: Albrektsson T, Zarb G, eds. *The Brånemark Osseointegrated Implant*. Chicago: Quintessence; 1989.
102. Ismail YH, Misch CM, Pipko DJ, et al. Stress analysis of a natural tooth connected to an osseointegrated implant in a fixed prosthesis. *J Dent Res*. 1991;70:460.
103. Misch CE, Bidez MW. Implant protected occlusion, a biomechanical rationale. *Compendium*. 1994;15:1330–1342.
104. Shillingburg HT, Fisher DW. Nonrigid connectors for fixed partial dentures. *J Am Dent Assoc*. 1973;87:1195–1199.
105. Misch CM, Ismail YH. Finite element analysis of tooth to implant fixed partial denture designs. *J Prosthodont*. 1993;2:83–92.
106. Pesun IJ. Intrusion of teeth in the combination implant-to-natural-tooth fixed partial denture: a review of the theories. *J Prosthodont*. 1997;6:268–277.
107. Cho GC, Chee WL. Apparent intrusion of natural teeth under an implant supported prosthesis: a clinical report. *J Prosthet Dent*. 1992;68:3–5.
108. Shillingburg HT, Fisher DW. Nonrigid connectors for fixed partial dentures. *J Am Dent Assoc*. 1973;87:1195–1199.
109. Kay HB. Free standing implant-tooth interconnected restorations: understanding the prosthodontic perspective. *Int J Periodontics Restorative Dent*. 1993;13:47–69.
110. DeClercq M, Naert I, Theuniers G, et al. Damages at implant parts and prosthetical superstructures supported by osseointegrated implants. *J Dent Res*. 1989;68:901.
111. Shillinburg HT, Hobo S, Whitsett LD, et al. *Fundamentals of Fixed Prosthodontics*. 3rd ed. Chicago: Quintessence; 1997.
112. Kaufmann EG, Coelho AB, Colin L. Factors influencing the retention of cemented gold castings. *J Prosthet Dent*. 1961;11:487–502.
113. Jorgensen KD. The relationship between retention and convergence angle in cemented veneer crowns. *Acta Odontol Scand*. 1955;13:35–40.
114. Reynolds JM. Abutment selection for fixed prosthodontics. *J Prosthet Dent*. 1968;19:483.
115. Penny RE, Kraal JH. Crown to root ratio: its significance in restorative dentistry. *J Prosthet Dent*. 1979;42:34–38.
116. Laney WR, Gibilisco JA. *Diagnosis and Treatment in Prosthodontics*. Philadelphia: Lea & Febiger; 1983.
117. Rapp EL, Brown Jr CE, Newton CW. An analysis of success and failure of apicoectomies. *J Endod*. 1991;17:508–512.
118. Ante IH. The fundamental principles of abutments. *Mich Dent Soc Bull*. 1926;8:14.
119. Sjogren U, Hagglund B, Sundquist G, et al. Factors affecting the long-term results of endodontic treatment. *J Endod*. 1990;16:498–504.
120. Peak JD. The success of endodontic treatment in general dental practice: a restrospective clinical and radiographic study. *Prim Dent Care*. 1994;1:9–13.
121. Esposito M, Hirsch J, Lekholm U, et al. Differential diagnosis and treatment strategies for biologic complications and failing oral implants: a review of the literature. *Int J Oral Maxillofac Implants*. 1999;14:472–490.
122. Brisman DL, Brisman AS, Moses MS. Implant failures associated with asymptomatic endodontically treated teeth. *J Am Dent Assoc*. 2001;132:191–195.
123. Shaffer M, Juruaz D, Haggerty P. The effect of periradicular endodontic pathosis on the apical region of adjacent implants. *Oral Surg Oral Med Oral Pathol Oral Radiol Endod*. 1998;86:578–581.
124. Laney WR, Desjardins RP. Surgical preparation of the partially edentulous patient. *Dent Clin North Am*. 1973;17:611–630.
125. Zarb GA, Bolender CL, Hickey JC, et al. Diagnosis and treatment planning for the patient with no teeth remaining. In: Zaeb GA, Bolender CL, eds. *Boucher's Prosthodontic Treatment for Edentulous Patients*. 10th ed. St Louis: Mosby; 1990.
126. House MM. *Full Denture Technique*. Notes from study club; 1950.
127. House MM. The relationship of oral examination to dental diagnosis. *J Prosthet Dent*. 1958;8:208–219.
128. Lytle RB. Soft tissue displacement beneath removable partial and complete dentures. *J Prosthet Dent*. 1962;12:34–43.
129. Lambson GO. Papillary hyperplasia of the palate. *J Prosthet Dent*. 1966;16:636–645.
130. Lytle RB. The management of abused oral tissue in complete denture construction. *J Prosthet Dent*. 1957;7:27–42.
131. Turbyfill WF. The successful mandibular denture implant. Part two. *Dent Econ*. 1996:104–106.

22
Substituição Única ou Múltipla: Opções de Tratamento

RANDOLPF R. RESNIK E NEIL I. PARK

A introdução do implante dental expandiu o escopo dos serviços que os clínicos podem oferecer aos pacientes odontológicos na reabilitação ideal da forma, da função e da estética. Pacientes com dentes ausentes ou patologia que necessitem de extração agora têm inúmeras opções de tratamento além das próteses fixas ou removíveis. A perda óssea progressiva como consequência da exodontia poderá ser minimizada. A tecnologia permitiu que os implantodontistas se aproximassem muito mais do objetivo ideal de auxiliar os pacientes com a obtenção ou a manutenção da saúde dentária.

Os clínicos são frequentemente confrontados com pacientes com uma condição edêntula ou uma patologia que necessita de exodontia. O clínico tem a obrigação ética e legal de informar ao paciente as vantagens e desvantagens de cada opção terapêutica disponível para restabelecer a saúde dentária.

O objetivo deste capítulo é fornecer aos clínicos um protocolo de tratamento abrangente para condições edêntulas comuns, incluindo vantagens e desvantagens de cada um. Informando o paciente de cada opção disponível (incluindo nenhum tratamento), o cirurgião-dentista pode ajudá-lo a formar uma opinião sobre o tratamento que atende suas necessidades e valores.

Substituição dentária

Nos EUA, 70% da população tem ausência de pelo menos um dente. A substituição de um elemento unitário vai, muito provavelmente, abranger uma porcentagem maior dentre as próteses dentárias no futuro, em comparação às gerações anteriores. Em 1960, a média dos americanos com idade superior a 55 anos era de apenas sete dentes naturais. Atualmente, a média da população com 65 anos de idade é de 18 dentes naturais; no entanto, podemos esperar que os *baby boomers* (nascidos entre 1946 e 1964) tenham pelo menos 24 dentes naturais quando atingirem 65 anos de idade[1] (Figura 22.1).

Ao avaliar as opções de substituições dentárias, é prudente que o clínico utilize a saúde baseada em evidências, que consiste no uso consciente, explícito e judicioso da melhor literatura e pesquisas na tomada de decisões relativas ao cuidado do indivíduo. Ao longo dos anos, os pesquisadores observaram que a evidência clínica invalidaria o tratamento previamente aceito e permitiria a substituição por novas modalidades mais eficazes e seguras. Portanto, uma abordagem baseada em evidências deve ser aplicada ao plano de tratamento para a substituição de dentes.[2]

Ao se discutir um plano de tratamento com um paciente, é muito fácil obter foco em determinada opção de tratamento, com base nas reais necessidades e valores percebidos do paciente. Os implantodontistas às vezes favorecem certos tratamentos (ou seja, sobredentadura *versus* prótese fixa) de acordo com sua curva de aprendizado, treinamento ou preferência pessoal. A partir de um ponto de vista ético e legal, é imperativa a perspectiva de que o clínico discuta todas as opções de tratamento, incluindo uma conversa sobre as vantagens e desvantagens de cada opção. A maioria dos conselhos odontológicos estaduais, nos EUA, como parte de seu código de ética, exige que todos os pacientes recebam todas as possibilidades e opções viáveis, incluindo vantagens e desvantagens.

No plano de tratamento de um único local edêntulo, existem cinco opções de tratamento possíveis para a substituição do dente (Boxe 22.1). Ao se avaliarem espaços edêntulos unitários, muitos fatores devem ser levados em consideração ao determinar as opções de tratamento. Um dos mais importantes é o espaço interoclusal, que deve ser avaliado com cuidado, independentemente do tratamento selecionado. Pacientes com espaço vertical insuficiente podem ser contraindicados para qualquer prótese sem a correção prévia do plano oclusal e da relação maxilomandibular. Além disso, a condição, o prognóstico e a angulação dos dentes adjacentes precisam ser avaliados para determinar se há algum fator que contraindique o tratamento.

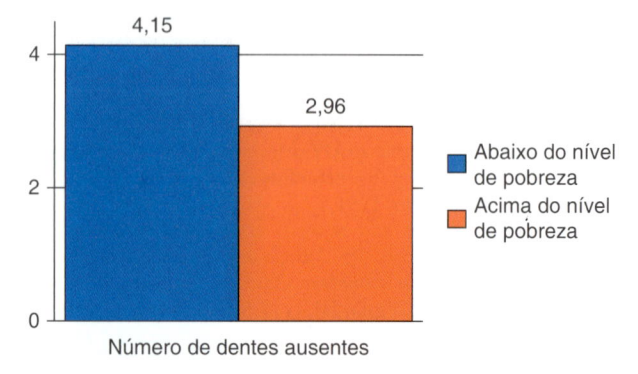

• **Figura 22.1** Número médio de dentes ausentes em uma população de 20 a 64 anos é semelhante, independentemente da renda.

CAPÍTULO 22   Substituição Única ou Múltipla: Opções de Tratamento

Boxe 22.1 Opções de tratamento para um único sítio edêntulo.

1. Sem tratamento
2. Prótese parcial removível
3. Prótese adesiva
4. Prótese parcial fixa
5. Implante

Um dente ausente

Sem tratamento

Embora na maioria dos casos optar nenhum tratamento não seja ideal, o paciente deve sempre ser informado dos possíveis desdobramentos que podem ocorrer se nenhum tratamento for realizado. Essa opção de tratamento pode parecer contraintuitiva para os clínicos, porque o objetivo da odontologia é restaurar a função ideal do paciente; no entanto, oferecê-la permite ao clínico discutir sobre as várias consequências da perda dentária.

Vantagens

As únicas vantagens de nenhum tratamento são: (1) o paciente não passar por procedimentos adicionais para resolver a situação; e (2) não haver despesas para o paciente.

Desvantagens

No entanto, sem tratamento, são muitas as desvantagens.

Movimento dos dentes adjacentes. Quando um paciente perde um único dente, inúmeras consequências podem resultar na criação de uma desarmonia oclusal e em um potencial para complicações dentárias adicionais. Se um dente for extraído em qualquer posição anterior aos segundos molares, o paciente pode esperar que o dente mais distal se incline mesialmente no espaço edêntulo. Isso vai muito provavelmente resultar em uma alteração do plano oclusal nesse lado. Enquanto o dente inclina-se para mesial, a alteração da direção da carga pode causar tensão excessiva ao ligamento periodontal. Os dentes antagonistas começarão a extruir em relação às alterações no plano oclusal. A correção de futuros dentes extruídos pode exigir tratamento ortodôntico ou endodôntico/coroa. Em algumas situações, pode ser necessária a exodontia.

Forças oclusais. Outra consequência da ausência de um elemento dentário é que o paciente normalmente utiliza o lado totalmente dentado para mastigar, devido a uma diminuição da eficiência mastigatória no lado parcialmente edêntulo. Essa situação resulta em uso excessivo do lado totalmente dentado, levando a problemas relacionados à fadiga. Exemplos dessas complicações incluem fratura de coroas (cerâmica, zircônia), fraturas de esmalte/restaurações existentes, desgaste oclusal significativo ou síndrome da dor miofascial (Figura 22.2).

Prótese parcial removível

Vantagens

As principais vantagens da prótese parcial removível (PPR) de reabilitar a ausência de um elemento dentário são baseadas na conveniência. O paciente pode receber uma PPR dentossuportada após algumas consultas, e nenhum tratamento invasivo ser realizado nessa modalidade. Na maioria das vezes há um custo associado mais baixo em comparação à maioria das outras opções de tratamento.

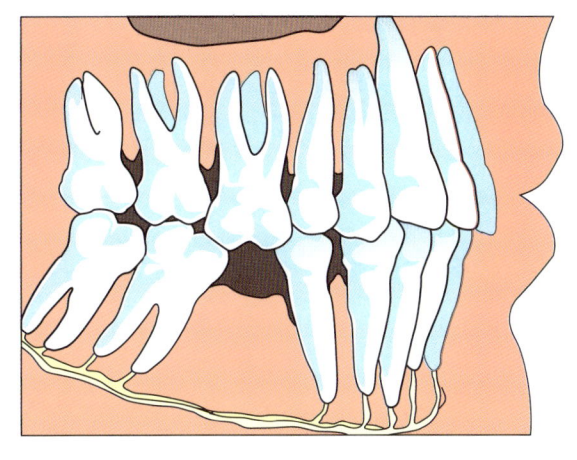

• **Figura 22.2 Consequências do não tratamento.** Complicações que podem surgir do não tratamento de um único local edêntulo, como extrusão de dentes, inclinação de dentes adjacentes, eventual perda de dentes adjacentes por cárie e impactação de alimentos.

Desvantagens

Aceitação diminuída. Próteses parciais removíveis, mesmo aquelas que são principalmente dentossuportadas, têm baixa aceitação do paciente em comparação às outras opções de tratamento. Os pacientes experimentam dificuldade de comer, porque resíduos alimentares podem ficar retidos sob a prótese. Os padrões de fala são frequentemente perturbados porque o paciente precisa se acostumar à estrutura parcial na boca. A prótese costuma ser volumosa, cobrindo parte do tecido palatino na maxila ou tecido lingual na mandíbula.

Aumento da morbidade dos dentes pilares. Estudos sobre PPRs indicam que a saúde da dentição remanescente e dos tecidos orais circundantes frequentemente se deteriora. Em um estudo que avaliou o necessidade de reparo de um dente pilar como indicador de falha, as taxas de "sucesso" das PPRs convencionais foram de 40% em 5 anos e 20% em 10 anos.[3] Pacientes que usam próteses parciais frequentemente apresentam maior mobilidade dos dentes pilares, maior retenção de biofilme (placa bacteriana), aumento do sangramento à sondagem, maior incidência de cárie, inibição na fala, diminuição do paladar e não aceitação do uso. Um estudo de Shugars et al.[4] observou que a perda do dente pilar para um PPR pode ser tão alta quanto 23% em 5 anos e 38% em 8 anos.

Aumento da perda óssea. Os dentes pilares naturais, nos quais retentores diretos e indiretos são projetados, devem se submeter a forças laterais adicionais. Como os dentes pilares são frequentemente comprometidos por suporte periodontal deficiente, muitas próteses parciais são projetadas para minimizar as forças aplicadas a eles. O resultado é um aumento na mobilidade da prótese removível e maior suporte de tecido mole. Essas condições protegem os dentes remanescentes, mas aceleram a perda óssea nas regiões edêntulas.[5] Notavelmente, a perda óssea é acelerada nas regiões mucossuportadas em pacientes que usam próteses parciais removíveis em comparação aos pacientes que não usam.

Deglutição acidental da prótese. Outra desvantagem da confecção de uma PPR de um dente (*Nesbit*) é que não há estabilidade de arco cruzado (retenção indireta); portanto, é possível ocorrer de o paciente engolir ou aspirar a prótese acidentalmente se ela for desalojada. Numerosos relatos de casos têm discutido a deglutição inadvertida da prótese, o que necessitou de tratamento médico, incluindo sua remoção do esôfago.[6,7]

Em suma, a avaliação baseada em evidências para a substituição de um único local edêntulo por uma PPR não é idealmente indicada. Próteses parciais podem acelerar a perda de dentes adjacentes e permitir a perda óssea contínua, associada à predisposição do paciente à morbidade aumentada (Boxe 22.2 e Figura 22.3A).

Prótese parcial fixa adesiva

Outra opção para substituir um dente ausente é a prótese adesiva (*i. e.*, prótese de Maryland). Próteses adesivas são usadas clinicamente desde 1960 e passaram por muitas transformações ao longo dos anos. Esse tipo de prótese é usado para substituir um único dente ausente através da cimentação ou colagem de um dente pôntico aos dentes adjacentes. Tal tratamento conservador geralmente não é usado como primeira linha de tratamento devido à imprevisibilidade de longevidade.

Vantagens

Tratamento conservador. Quase nenhum preparo dentário é indicado, pois a retenção não depende de métodos retentivos convencionais. Portanto, mesmo que o preparo seja necessário, geralmente é restrito ao esmalte.

Tratamento reversível. A prótese geralmente pode ser removida sem danificar os dentes pilares. Isso é útil, especialmente se usado como um tratamento provisório (ou seja, futura instalação de implante em um paciente em crescimento).

Tratamento convencional rápido. São necessárias poucas consultas. Geralmente envolve uma moldagem convencional ou digital seguida por uma segunda consulta de instalação.

Pouco dispendioso. Custos indiretos, custo laboratorial e tempo clínico são bastante reduzidos.

Desvantagens

Taxa mais alta de insucesso. Há maior desunião da prótese em comparação às próteses convencionais. As taxas de insucesso relatadas na literatura são muito díspares, mas a maioria dos estudos indica falha de pelo menos 30% em 10 anos e tão alta quanto 54% em 11 meses. A maioria das falhas ocorre a partir da falha do cimento (união) durante a função.[8]

Cáries mais recorrentes. Esse tipo de prótese é altamente suscetível ao deslocamento parcial ou total, podendo resultar em cárie.[9]

Espaço não ideal. Em muitos casos, os diastemas estão presentes ou o espaço do pôntico é muito grande ou pequeno (espaço não ideal). Isso resulta em dificuldade na distribuição do espaço entre o pôntico e o dente pilar. Frequentemente, podem ocorrer problemas estéticos.

Perda dos dentes pilares. Se a prótese for parcialmente desalojada, pode resultar na movimentação de um dos dentes pilares, especialmente se os procedimentos anteriores incluíram tratamento ortodôntico (Boxe 22.3 e Figura 22.3B).

Prótese parcial fixa

No passado, o tratamento mais comum para um único dente ausente era uma prótese parcial fixa (PPF), que inclui o preparo dos dentes adjacentes. Devido às altas taxas de sucesso desse tipo de tratamento, as PPFs têm sido o tratamento de escolha desde 1950.[10,11]

Vantagens

Tipo comum de tratamento. Uma prótese fixa é um tipo de procedimento convencional e comum que a maioria dos clínicos se sente confortável em realizar. A prótese pode ser confeccionada muito rapidamente, visto que o laboratório é capaz de produzir uma prótese em 1 a 2 semanas e satisfaz os critérios de normalidade de contorno, conforto, função, estética, fala e saúde. A maioria dos pacientes tem maior adesão a esse tipo de tratamento, principalmente porque nenhuma intervenção cirúrgica é necessária.

Necessidade mínima de enxerto de tecidos moles e duros. Com uma PPF, o enxerto da área edêntula é incomum. Como o pôntico pode ser modificado para abranger qualquer

---

Boxe 22.2 | Tratamento com prótese parcial removível.

Vantagens
1. Facilidade de higiene
2. Reposição de tecidos moles em áreas estéticas
3. Suporte de tecido mole
4. Preparação dentária mínima
5. Custo reduzido
6. Tratamento reversível

Desvantagens
1. Volume do material – muitas vezes requer estabilização de arco cruzado (retenção indireta)
2. Maior acúmulo de resíduos alimentares e biofilme
3. Movimento inerente
4. Fala e função comprometidas
5. Aceleração da perda óssea em local edêntulo
6. Perda de dentes pilares
7. Possível aspiração

Boxe 22.3 | Prótese adesiva.

Vantagens
1. Preparo mínimo dos dentes
2. Tratamento conservador (reversível)
3. Estética

Desvantagens
1. Altas taxas de desunião (~ 50% em 3 anos)
2. Risco de cárie nos dentes pilares quando parcialmente desunidos
3. Movimento dos dentes pilares se ocorrer desalojamento

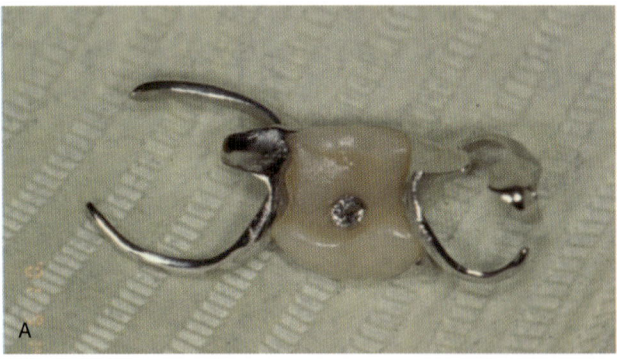

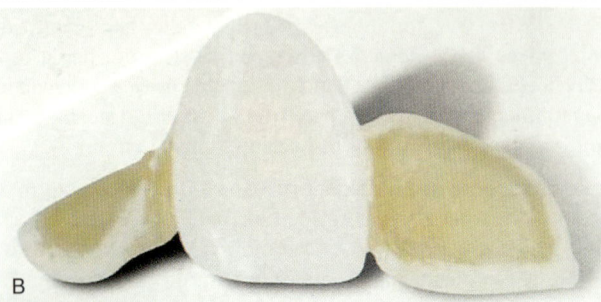

Figura 22.2 Opções não ideais de substituição de um único dente. **A.** Prótese parcial removível. **B.** Prótese adesiva.

defeito, os procedimentos cirúrgicos de enxerto geralmente não são necessários. Em alguns casos, haverá falta de tecido aderido nos dentes pilares; no entanto, isso é raro.

Desvantagens

Índice de cárie aumentado. Apesar das muitas vantagens que a PPF tem sobre a PPR, a modalidade de tratamento tem desvantagens inerentes. Cárie e falha endodôntica de dentes pilares são as causas mais comuns de insucesso da PPF.[12] A lesão cariosa ocorre em mais de 20% das vezes, e as complicações endodônticas para os dentes pilares de uma PPF, em 15% das vezes. As lesões cariosas na coroa dos pilares ocorrem principalmente na margem ao lado do pôntico. Menos de 10% dos pacientes usam fio dental regularmente e aqueles que usam um passador de fio dental são ainda menos numerosos.[13] Como resultado, o pôntico atua como uma grande saliência próxima à coroa e um reservatório de biofilme. A saúde periodontal a longo prazo dos dentes pilares também pode ter maior risco como resultado do aumento do biofilme, incluindo perda óssea.

Tratamento endodôntico aumentado. Quando um dente vital é preparado para uma coroa, estudos têm demonstrado que o paciente tem até 6% de chance de sofrer uma lesão pulpar irreversível e subsequente necessidade de tratamento endodôntico.[14] Não só o preparo do dente apresenta um risco para endodontia em cada um dos dentes pilares vitais, mas a margem da coroa próxima ao pôntico também está em maior risco de cárie e tem, como resultado, a necessidade de tratamento endodôntico. Até 15% dos dentes pilares para uma prótese fixa necessitam de terapia endodôntica, em comparação a 6% dos dentes não pilares com preparo para coroa.[15]

Resultados desfavoráveis do insucesso de prótese parcial fixa. Vários problemas podem ocorrer quando uma PPF falha. Isso pode incluir não apenas a necessidade de substituir a prótese com falha, mas também a perda de um dente pilar e a necessidade de pônticos e dentes pilares adicionais à prótese de substituição. A terapia endodôntica não é 100% bem-sucedida, e os estudos de metanálise demonstram uma taxa de sucesso de 90%, em 8 anos. Devido a aproximadamente 15% dos dentes pilares em PPF necessitarem de endodontia, muitos dentes pilares podem ser perdidos. Além disso, um pilar dentário posterior tratado endodonticamente apresenta maior risco de fratura. Os estudos indicam que os dentes pilares para um PPF falham devido a complicações endodônticas (p. ex., fratura) quatro vezes mais do que aqueles com polpas vitais.[16] A fratura do dente pode resultar em falha da prótese e dente pilar.

Os dentes pilares de uma PPF podem ser perdidos por cárie, complicações endodônticas ou fratura radicular em taxas de até 30% por 8 a 14 anos.[17] Estudos recentes indicam que 8 a 18% dos dentes pilares que retêm uma PPF são perdidos em 10 anos. Isso é ainda mais alarmante porque 80% dos pilares não têm lesão cariosa anterior ou são minimamente restaurados antes da confecção da PPF[18] (Boxe 22.4 e Figura 22.4A).

Implante unitário

A última opção de tratamento para substituir um dente ausente é um implante unitário. No passado, os pacientes eram aconselhados a deixar seus desejos de lado e aceitar as limitações de uma PPF. As razões primárias para sugerir a PPF eram sua facilidade clínica e tempo de tratamento reduzido.

Idealmente, o principal motivo para sugerir ou realizar um tratamento não deve apenas estar relacionado a tempo, custo ou dificuldade do tratamento para realizar o procedimento, mas também refletir a melhor solução a longo prazo possível para cada indivíduo.

Boxe 22.4 Prótese parcial fixa.

Vantagens
1. Tratamento rápido
2. Restaura a função, a estética e a saúde interarcos
3. Sobrevida a longo prazo comprovada
4. Custo reduzido
5. Requer espaço mínimo de altura da coroa para retenção

Desvantagens
1. Aumento da incidência de cárie e falha endodôntica dos dentes pilares
2. Aumento do biofilme
3. Preparo irreversível dos dentes pilares
4. Complicações de fratura (cerâmica, dente)
5. Complicações estéticas (coroas menos estéticas do que dentes naturais)

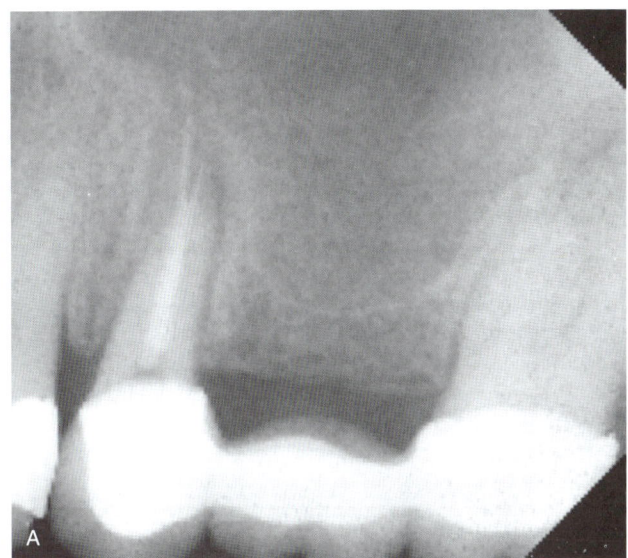

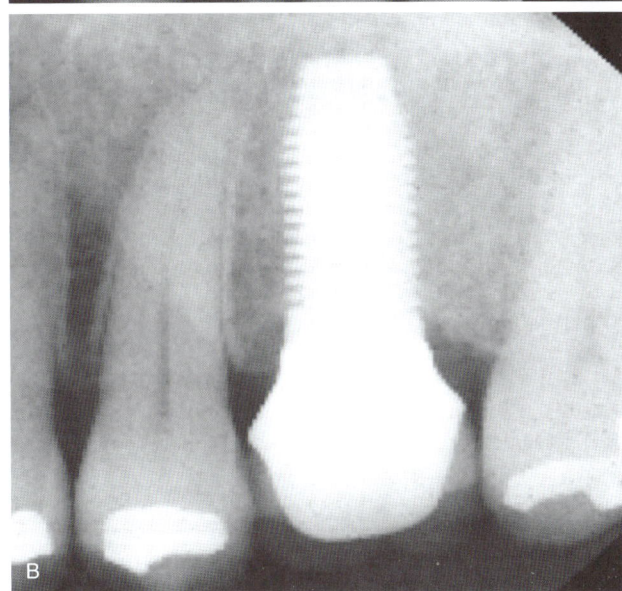

• **Figura 22.4** Opções comuns de substituição de um único dente. **A.** Prótese parcial fixa. **B.** Implante dentário.

Vantagens

Maior taxa de sucesso. Antes da década de 1990, poucos estudos a longo prazo com foco na substituição de implantes unitários osseointegrados em qualquer região da boca foram publicados. Os primeiros indicaram que os resultados do implante unitário foram menos previsíveis do que se tornaram "desde o final dos anos 2000". Por exemplo, em 1990, Jemt et al.[19] relataram insucesso do implante em 9% dentro de 3 anos após a conclusão da prótese em 23 implantes (21 na maxila, 2 na mandíbula). Em 1992, Andersson et al.[20] publicaram um relatório preliminar de um estudo prospectivo de 37 implantes reabilitados com coroa unitária em 34 pacientes. Um acompanhamento de 3 anos incluiu esse "grupo de desenvolvimento" e mais 23 pacientes com 28 coroas. A taxa de sucesso cumulativa registrada foi de 93,7%, com 89% do grupo de desenvolvimento em função depois de 3 a 4 anos.[20] Desde aproximadamente 1993 até o presente, os implantes unitários têm se tornado o método mais previsível de substituição dentária, com taxas de sucesso que excedem 95%.[21]

Higiene. O plano de tratamento com implantes dentais permite uma higiene mais fácil, pois as superfícies proximais podem ser facilmente acessadas para o uso do fio dental. Isso atua como uma medida preventiva contra doenças periodontais e lesões cariosas.

Sem alteração dos dentes adjacentes. Os dentes adjacentes não precisam ser alterados com a opção pelo implante, o que diminui o risco para cáries recorrentes ou problemas endodônticos nesses dentes. Devido a tais vantagens, o paciente possui um risco muito menor de perder dentes adicionais no futuro.

Melhor comparação de custos. Estudos de comparação de custos concluem que a reabilitação do implante demonstra uma relação custo-benefício mais favorável.[22] Mesmo quando os dentes adjacentes não são perdidos, a PPF convencional frequentemente precisa ser substituída a cada 10 a 20 anos em média, por causa de lesão cariosa, complicações endodônticas, fratura da cerâmica ou da prótese não retida (que pode deteriorar e exigir endodontia).

Maior taxa de sucesso. O implante unitário apresenta as taxas de sobrevida mais altas das cinco opções de tratamento apresentadas para a substituição de um único dente. Além disso, os dentes adjacentes têm a maior taxa de sobrevida e a menor taxa de complicações, o que é uma vantagem considerável.

Desvantagens

Aumento do tempo de tratamento. O procedimento de implante unitário leva muito mais tempo para o tratamento do que a PPR ou a PPF. Desde a instalação cirúrgica inicial, a média de tempo que o implante requer é de 3 a 6 meses para que ocorra a osseointegração. Esse período depende da densidade óssea nessa área do paciente, bem como o volume de osso que estava presente na instalação. Em um esforço para acelerar o processo, aplicar uma carga imediata após a instalação é uma técnica popular na implantodontia hoje; no entanto, existem limitações.

Possível necessidade de tratamento adicional. Especialmente em áreas estéticas, modificações no tecido mole podem ser necessárias em um esforço para alterar o tecido mole ou o biotipo do tecido do paciente. Além disso, em alguns casos, o tecido duro (osso) pode requerer enxerto para a instalação ideal do implante e o sucesso a longo prazo.

Estética. Com base no osso disponível e no espaço para altura da coroa (EAC), a prótese definitiva pode apresentar um contorno dentário tradicional (PF-1), uma forma de coroa mais longa (PF-2), ou pode exigir a adição de cerâmica ou zircônia rosa para imitar os contornos normais dos tecidos moles (PF-3). O paciente deve estar ciente desses possíveis resultados, pois seus valores estéticos podem ditar a necessidade de procedimentos adjuvantes de enxerto ósseo.

Em suma, o implante unitário exibe a maior taxa de sobrevida de todas as opções de tratamento apresentadas para a substituição de um único dente. Os dentes adjacentes têm a maior taxa de sobrevida e a menor taxa de complicações, o que é uma vantagem considerável (Figura 22.4B e Boxe 22.5).

Boxe 22.5 | Implante.

Vantagens
1. Menor risco de cárie, endodontia, restauração e fratura dentária, prótese não retida
2. Sem preparo de dentes adjacentes
3. Melhores condições de higiene
4. Estética melhorada: na maioria dos casos
5. Mantém o tecido ósseo duro e mole no local
6. Diminui a perda de dente adjacente

Desvantagens
1. Aumento do tempo de tratamento
2. Possível enxerto de tecido duro e mole

Indicações específicas para implantes unitários

Anodontia

A ausência de um ou mais dentes é conhecida como anodontia e pode ser completa (rara) ou parcial (também chamada de *hipodontia*). É muitas vezes mais comum do que dentes supranumerários.[23] A principal causa da anodontia parcial (excluídos os terceiros molares) é a hereditariedade familiar, e a taxa de incidência varia de 1,5% a até 10% na população dos EUA.[24] A ausência congênita parece ocorrer com menos frequência em asiáticos e afro-americanos (2,5%) do que em brancos (5,15%). A maior média foi relatada em países escandinavos (10,1% na Noruega e 17,5% no Skolt Lapps finlandês). Além disso, existem várias síndromes na literatura que incluem vários dentes ausentes, dentre as quais a displasia ectodérmica é a mais comum. Uma alta correlação é encontrada entre a ausência de dente decíduo e a ausência de um dente permanente; no entanto, a ausência dentária ocorre com mais frequência na dentição permanente. Caprioglio et al.[25] avaliaram os registros de quase 10 mil pacientes entre as idades de 5 e 15 anos. De todos os dentes ausentes, o segundo pré-molar inferior estava ausente na maioria das vezes (38,6%), seguido pelo incisivo lateral superior (29,3%), o segundo pré-molar superior (16,5%), e o incisivo central inferior (4,0%). Os dentes restantes estavam ausentes a uma taxa entre 0,5% e 1,8%, sendo o primeiro molar superior o menos afetado. A falta do segundo pré-molar inferior ocorreu principalmente em pacientes do sexo masculino, e o incisivo lateral superior ausente principalmente no sexo feminino.[25] Entre os múltiplos dentes perdidos mais comumente (exceto terceiros molares) estão os incisivos laterais superiores seguidos pelos segundos pré-molares inferiores e segundos pré-molares superiores (Figuras 22.5 e 22.6).

A ausência congênita de dentes é, portanto, um cenário comum na clínica geral. Felizmente, menos de 1% dos indivíduos que não têm dentes têm mais de dois dentes ausentes, e menos de 0,5% desse grupo tem ausência de mais de cinco dentes permanentes. Na maioria das crianças, a ausência de mais de cinco dentes está relacionada com displasia ectodérmica.[26]

A ausência congênita do segundo pré-molar inferior, na maioria das vezes, tem um segundo molar decíduo. Em alguns casos, o segundo molar decíduo pode ser extraído com idade aproximada de 5 a 6 anos. Isso pode permitir que o molar permanente entre em erupção em uma posição mais mesial. Quando o primeiro molar decíduo é perdido naturalmente (em torno de 9 a 11 anos de idade), o primeiro pré-molar permanente e o primeiro molar podem ser posicionados ortodonticamente adjacentes um ao outro. Essa abordagem elimina a necessidade da substituição

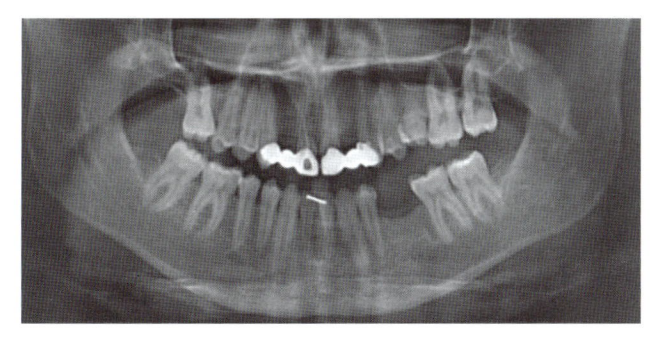

• **Figura 22.5** Ausência congênita do segundo pré-molar inferior esquerdo: o dente ausente mais comum. Observe o aumento da distância mesiodistal devido à retenção do molar decíduo.

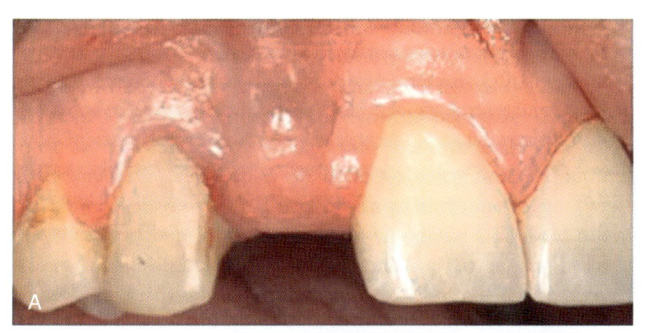

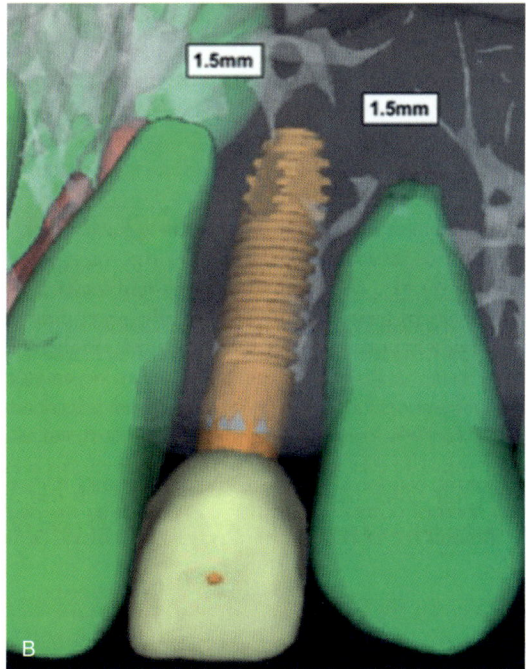

• **Figura 22.6** Ausência congênita do incisivo lateral superior: o dente ausente mais difícil de ser substituído por um implante. **A.** Imagem clínica de incisivo lateral ausente. **B.** A instalação ideal do implante é de aproximadamente 1,5 mm das raízes.

do segundo pré-molar. Dado o fato de o espaço do segundo pré-molar ser eliminado com ortodontia, não é necessário substituir o espaço com enxerto ósseo, cirurgia de implante ou coroa (ou combinação desses tratamentos). Existem poucas desvantagens no uso da ortodontia para eliminar o espaço posterior do dente ausente.

Um cenário comum é manter o segundo molar decíduo pelo maior tempo possível. Frequentemente, o dente decíduo fratura e precisa ser extraído. Quando o segundo molar decíduo é mantido, pode ocorrer a anquilose em aproximadamente 10% dos casos. Como resultado, o segundo pré-molar superior antagonista extrui, e os dentes adjacentes geralmente se inclinam sobre o dente decíduo. Além disso, devido ao molar decíduo ser 1,9 mm maior do que um pré-molar, o espaço mesiodistal é maior do que o espaço usual para o pré-molar, após o molar decíduo ser perdido em uma data posterior na vida do paciente adulto.

Geralmente um implante é o tratamento de escolha para substituir o segundo pré-molar. No entanto, o dente decíduo não tem largura vestibulolingual do osso adequada para um diâmetro maior do implante. A coroa para a dimensão maior do dente é suportada por um implante de tamanho regular, o que aumenta as forças no parafuso do pilar e aumenta o risco de complicações de afrouxamento do parafuso. No entanto, esse é o tratamento de escolha mais frequente entre adultos, em vez de preparar os dentes adjacentes para uma PPF tradicional. Uma alternativa para o paciente adulto com implante é aumentar a largura do local e instalar um implante de diâmetro maior (5 mm). Essa opção melhora o perfil de emergência e diminui o risco de afrouxamento do parafuso do pilar protético.

Outra opção em um paciente adulto sem um pré-molar é o fechamento ortodôntico do espaço. No entanto, deve-se ter cuidado para que o componente anterior dos dentes não se desloque distalmente e abra a relação de mordida oclusal cêntrica. Para evitar essa ocorrência, um mini-implante ortodôntico (dispositivo transitório de ancoragem) pode ser inserido distal à raiz canina e usado como ancoragem para tracionar os molares para a frente e fechar o espaço (Figura 22.7). Essa abordagem também pode anular a necessidade de extrair um terceiro molar no quadrante quando realizado em adolescentes.

Especificações do tamanho do implante unitário

Quando um local edêntulo é avaliado, o clínico deve usar parâmetros específicos para determinar se o local é aceitável para a instalação do implante. O diâmetro ideal de um implante unitário depende diretamente da dimensão mesiodistal do dente ausente e da dimensão vestibulolingual do local do implante. Ao avaliar o tamanho do implante, medidas específicas de orientação devem ser seguidas:
- 1,5 a 2,0 mm de um dente adjacente
- 3,0 mm entre implantes
- 2 mm de uma estrutura vital
- 1,5 a 2,0 mm de osso vestibular (após a instalação do implante)
- 1,0 mm de osso lingual (após a instalação do implante).

Deve-se ter cuidado ao se instalar implantes com osso vestibular comprometido. Quando um implante tem uma espessura óssea vestibular menor de 1 mm de cortical óssea, há um risco aumentado de perda óssea e podem ocorrer falhas do implante.[27] Como consequência, o diâmetro ideal do implante é de 1,5 mm ou mais de cada dente adjacente, 1,5 mm ou mais da lâmina vestibular e 1,0 mm da lâmina lingual (ou seja, a lâmina lingual é sempre mais espessa e mais resistente à perda óssea em comparação com a lâmina vestibular).

Reposição de dentes anteriores

Mandíbula

Uma das áreas edêntulas mais difíceis na cavidade bucal para elaborar um plano de tratamento é a região anterior da mandíbula. Por causa do comprimento mesiodistal comprometido, colocar

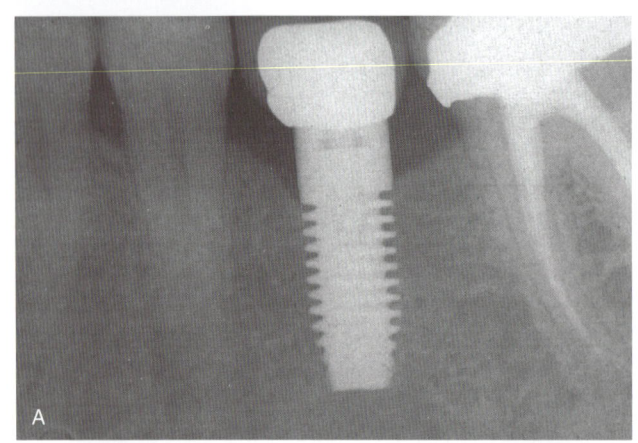

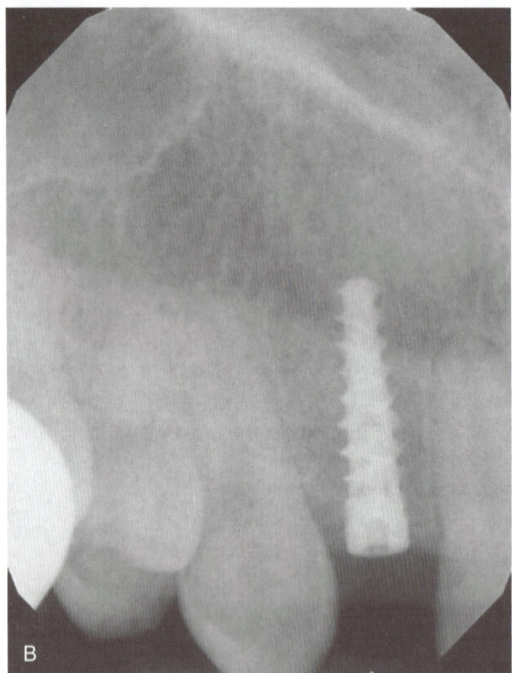

• **Figura 22.7 A e B.** Tratamento pós-ortodôntico da ausência congênita mais comum.

um implante para cada dente ausente é difícil, se não impossível. Quando faltam dois incisivos inferiores (~ elementos 31 a 41), geralmente um implante pode ser colocado, ligeiramente para lingual, com uma prótese aparafusada. Se todos os quatro incisivos inferiores estiverem faltando, dois implantes podem ser instalados, distribuindo igualmente o cantiléver. Essa área envolve fatores de força mais baixos. Quando todos os incisivos inferiores estão ausentes (~ elementos 32 a 42), então geralmente dois implantes são instalados nas áreas interproximais (elementos 32 a 31 e 41 a 42), e uma prótese de quatro elementos é confeccionada. Isso permite que os implantes estejam longe o suficiente da mesial dos caninos, não causando, assim, problema peri-implantar. Quando os caninos inferiores estão ausentes, então quatro implantes são instalados, com implantes mais distais nas áreas dos elementos 33 a 32 e 42 a 43 (Figura 22.8). Isso evita o desenvolvimento de um defeito ósseo na mesial da região dos caninos.

Maxila

Os espaços edêntulos anteriores da maxila são uma das áreas de tratamento mais difíceis. Ao contrário da ausência de dentes posteriores, quase todos os pacientes têm resposta emocional em relação a um dente anterior superior ausente. Não há dúvida quanto

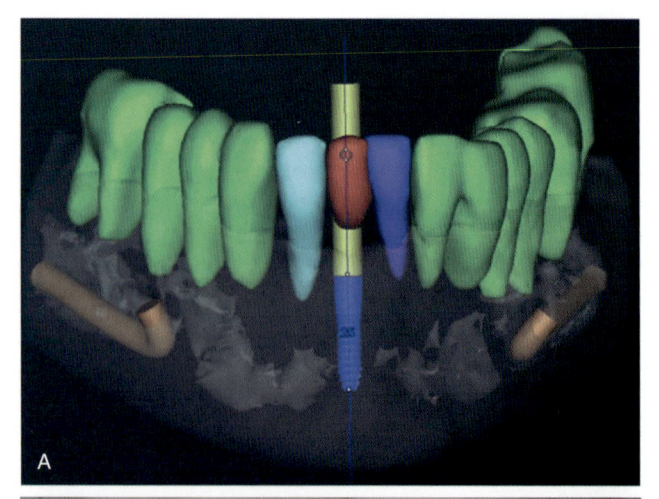

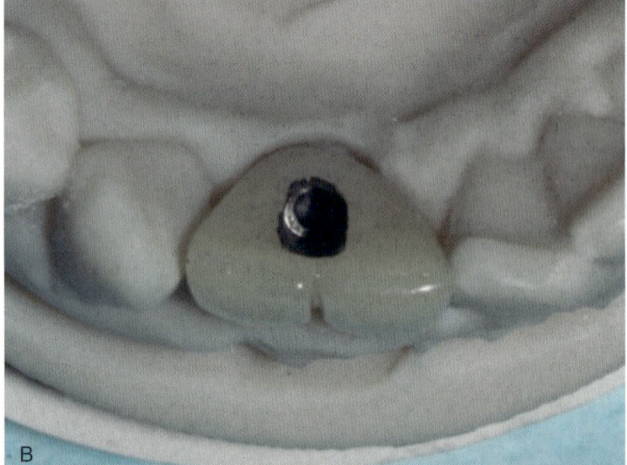

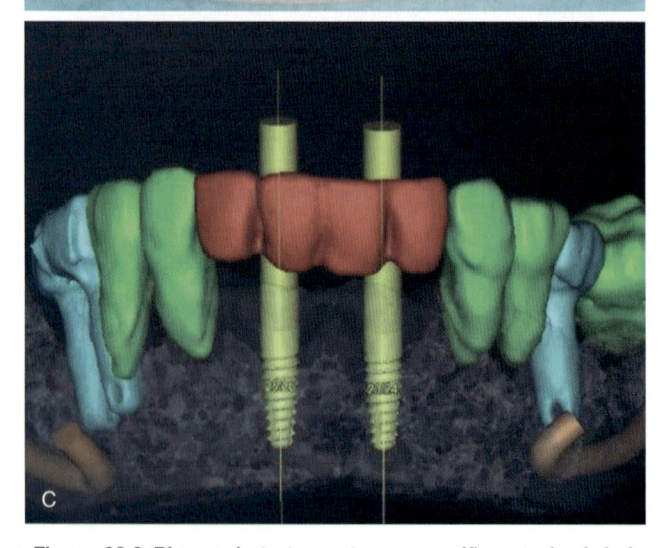

• **Figura 22.8 Planos de tratamento para região anterior inferior.** **A.** Ausência do elemento 31 ou 41 – instalação do implante desde que haja espaço ideal disponível. **B.** Ausência dos elementos 31 e 41 – implante instalado na área da ameia com uma prótese aparafusada. **C.** Ausência dos elementos 32 a 42 – dois implantes instalados na área da ameia.

à necessidade de substituir o dente, e as considerações financeiras são menos importantes. Quando os dentes posteriores são extraídos, pouca resistência ao preparo dos dentes adjacentes pode ser dada ao cirurgião-dentista. Contudo, quando dentes anteriores de aparência normal devem ser preparados para servir como pilares da PPF, o paciente está mais ansioso e muitas vezes procura uma alternativa. Na perspectiva do paciente, as próteses fixas anteriores nunca são tão estéticas quanto os dentes naturais. Em parte, isso ocorre porque os pacientes são capazes de distinguir entre resultados estéticos bons e maus. Devido aos pacientes serem capazes de notar apenas as próteses que não são naturais na aparência, eles acreditam que as PPFs anteriores não são estéticas. Em pacientes mais jovens com ausência congênita de incisivos laterais superiores ou com trauma no incisivo central superior (que resultou em sua perda, muitas vezes após terapia endodôntica), os pais estão ansiosos para fornecer a melhor opção de substituição possível. Eles muitas vezes percebem essa opção no implante unitário. Como consequência de fatores psicológicos, um local comum para um implante unitário em uma prática reabilitadora é o incisivo central ou lateral superior.

A zona altamente estética da pré-maxila frequentemente requer a reabilitação de tecido duro (ossos e dentes) e de tecidos moles. O contorno do tecido mole costuma ser o aspecto mais difícil do tratamento. Como consequência, a substituição de um elemento unitário superior anterior é muitas vezes um desafio, independentemente da experiência e habilidade do cirurgião-dentista. A falha endodôntica é menos provável na região anterior superior em comparação com os dentes posteriores, mas a causa da necrose pulpar pode levar à reabsorção radicular mais frequentemente, em comparação com a região posterior.

Antes de 1990, poucos estudos a longo prazo referentes a implante unitário foram realizados. No entanto, estudos recentes estão se tornando mais prevalentes. Misch *et al.*[28] relataram 276 implantes unitários anteriores superiores para reabilitar dentes ausentes por agenesia. Em 255 pacientes adolescentes, os implantes foram monitorados por um intervalo de 2 a 16 anos, com uma taxa de sobrevida de implantes e próteses de 98,6%. No mesmo ano, em um estudo prospectivo de 5 anos com 45 implantes unitários, Wennstrom *et al.*[29] relataram uma taxa de sobrevida do implante de 97,7% com perda óssea mínima. Zarone *et al.*[30] relataram a instalação de 34 implantes para reabilitar incisivo lateral superior por ausência congênita, uma taxa de sobrevida de 97% em 39 meses.

Mais estudos clínicos foram realizados sobre a reabilitação de dentes anteriores superiores ausentes com implantes unitários do que qualquer outra opção de tratamento. Estudos retrospectivos estão disponíveis, assim como em outras modalidades; no entanto, mais importante é o fato de que muitos estudos clínicos prospectivos confirmam os dados de estudos anteriores. O implante dental anterior superior tem uma taxa de sucesso muito alta em comparação com qualquer outra opção de tratamento para substituir os dentes ausentes com uma prótese sobre implante (ou seja, sobredentadura, PPF provisória, PPF de arcada completa ou implante unitário).[31] Em uma revisão sistemática sobre implantes unitários em todas as regiões da boca, Creugers *et al.*[32] relataram uma taxa cumulativa de sucesso de 97% em 4 anos, com 83% relatando manutenção simples. Lindhe *et al.*[33] publicaram uma metanálise de implantes com nove estudos sobre implantes unitários, com um total de 570 coroas unitárias com acompanhamento entre 1 e 8 anos e uma taxa de sobrevida de 97,5%. Uma revisão da literatura de Goodacre *et al.*[34] detectou que estudos de implantes unitários tiveram maior taxa de sobrevida do que qualquer tipo de prótese, com média de 97%.

Mais recentemente, surgiu uma tendência para instalação de implantes após extração imediata e de estágio único. Isso parece especialmente interessante na região anterior superior, onde o tecido mole é ideal antes da extração e os pacientes ficam mais ansiosos para ter uma substituição. Em um estudo prospectivo de 102 implantes unitários superiores anteriores, Kemppainen *et al.*[35] relataram uma taxa de sucesso de 99% usando implantes de um estágio e de dois estágios. Outros estudos recomendaram um estágio e carga imediata com algum sucesso em situações específicas.

Tão importante quanto as taxas de sobrevida do implante *versus* prótese é o fato de que o prognóstico dos dentes adjacentes é melhorado com implantes unitários em comparação com qualquer outra opção. Em um estudo de 10 anos, Priest[36] indicou que os dentes adjacentes a implantes têm menos cárie, risco endodôntico, sensibilidade, retenção de biofilme e evidências de perda do dente adjacente. Estudos de Misch *et al.*[37] também resultaram em conclusões semelhantes. Como tal, o implante anterior superior tornou-se o tratamento de escolha quando os parâmetros ósseos e espaciais são suficientes ou podem ser criados.

Um dos procedimentos mais comuns realizados em implantodontia é a substituição de um único dente. Apesar das altas taxas de sucesso do implante nas regiões da maxila, a alta expectativa do paciente, os elevados requisitos estéticos e o manejo sensível dos tecidos moles e duros agravam a complexidade da reabilitação protética dos dentes anteriores. Uma única coroa central superior em um dente natural é muitas vezes um desafio difícil para o protesista. Esse desafio é significativamente agravado quando um implante serve como apoio ou suporte para a prótese. Como consequência, os implantes para substituir um único dente anterior superior continuam sendo um dos tratamentos mais difíceis de atuar em implantodontia.

Reposição dos dentes posteriores

Reposição do pré-molar

O dente posterior mais fácil e ideal para ser substituído por um implante é o primeiro pré-molar superior (Figura 22.9). Quando usado como um pilar para PPF de três elementos, o canino apresenta um risco aumentado de fratura ou não cimentação do material (em função das forças laterais aplicadas) e muitas vezes é mais difícil de reabilitar à sua aparência natural do que os outros dentes anteriores ou posteriores. O osso disponível vertical é geralmente maior no primeiro pré-molar do que em qualquer outra posição posterior. Na maxila, é quase sempre anterior ou inferior ao seio maxilar, e é o local perfeito para um clínico que está aprendendo inicialmente a instalação do implante. Na mandíbula, o primeiro pré-molar é quase sempre anterior ao forame mentoniano e ao complexo neurovascular mandibular associado. A trajetória óssea para a instalação do implante é mais favorável no primeiro pré-molar inferior do que para qualquer outro dente no arco.

Os pré-molares superiores geralmente estão na zona estética dos pacientes com uma linha de sorriso alta. É bastante comum haver a necessidade de enxerto ósseo antes da instalação do implante do primeiro pré-molar, porque o processo de exodontia da raiz vestibular fina muitas vezes resulta em perda óssea vestibular durante ou após a extração. A instalação do implante sem enxerto ósseo pode resultar em um perfil de emergência retraído, que, no passado, era corrigido com a fixação de uma crista vestibular em torno da coroa. Contudo, não permite uma higiene adequada ou sondagem da região do sulco vestibular da coroa e, por isso, deve ser utilizada como último recurso.

Para garantir um resultado estético adequado e evitar a necessidade de uma coroa com uma crista ao redor, muitas vezes o corpo do implante é posicionado de forma semelhante a um implante anterior, sob a ponta da cúspide vestibular (um terço vestibular, dois terços lingual) em vez de crista média (que está sob a fossa central). A ligeira instalação do implante vestibular melhora o perfil de emergência cervical da coroa dos pré-molares superiores.

O pré-molar natural tem 7 mm de largura na mandíbula e 6,5 a 7 mm na maxila. A raiz do pré-molar é geralmente de 4,2 mm de diâmetro em média, e se localiza a uma distância de 2 mm abaixo da junção cemento-esmalte (JCE), que é a posição ideal do osso. Como consequência, o diâmetro de implante mais comum é geralmente 4 mm na plataforma do implante. Isso também fornece aproximadamente 1,5 mm de osso sobre as superfícies proximais adjacentes aos dentes naturais quando o espaço mesiodistal é de 7 mm ou mais. Porém, quando a dimensão mesiodistal é de apenas 6,5 mm, recomenda-se um implante de 3,5 mm.

A raiz do canino superior muitas vezes é angulada 11° distalmente e apresenta uma curva distal em 32% dos casos, podendo se estender sobre a raiz mais curta do primeiro pré-molar superior. Com a inserção posterior do implante, o corpo do implante costuma ser mais longo do que a raiz do dente natural. O cirurgião pode, inadvertidamente, instalar o implante paralelo ao segundo pré-molar e, consequentemente, atingir a raiz do canino. Isso pode não apenas resultar em terapia endodôntica do canino, mas também causar fratura radicular e perda do dente. Portanto, na região do primeiro pré-molar superior, deve-se ter cuidado ao avaliar a angulação do canino e a limitação de altura vertical. O implante do primeiro pré-molar pode precisar ser instalado paralelamente à raiz do canino, e ser necessário um implante mais curto do que o considerado ideal (Figura 22.10). Um implante de corpo cônico no terço apical também pode ser benéfico para evitar invasão na região apical do canino.

Os ápices radiculares do segundo pré-molar podem estar localizados sobre o canal (ou forame) neurovascular mandibular ou no seio maxilar. O forame está geralmente 2 mm ou mais acima do canal neurovascular. Portanto, a altura óssea disponível do segundo pré-molar pode ser menor que a região do primeiro molar. Isso também resulta em uma altura reduzida do osso em comparação com a região anterior dos arcos. Como resultado, é comum que um implante mais curto que o ideal seja utilizado na região do segundo pré-molar.

Reposição do primeiro molar. O primeiro molar é um dos dentes mais comuns a serem extraídos. Os molares naturais recebem o dobro da carga dos pré-molares e têm 200% a mais de área de superfície radicular; portanto, é lógico que o suporte do implante nessa região deve ser maior do que na região de pré-molar.

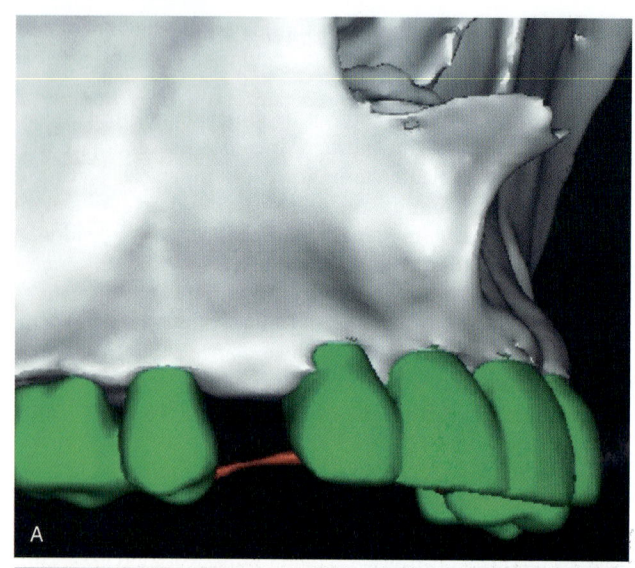

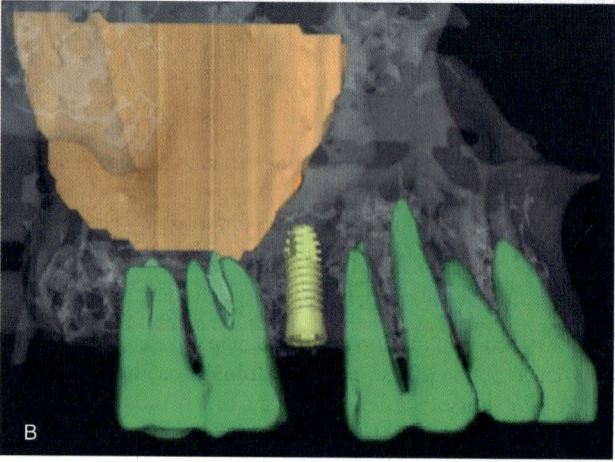

• **Figura 22.9 Reposição do pré-molar. A.** O primeiro pré-molar superior é a posição mais segura e fácil para instalar um implante. **B.** Na maioria dos casos, um implante pode ser posicionado anterior ao seio maxilar na posição do segundo pré-molar.

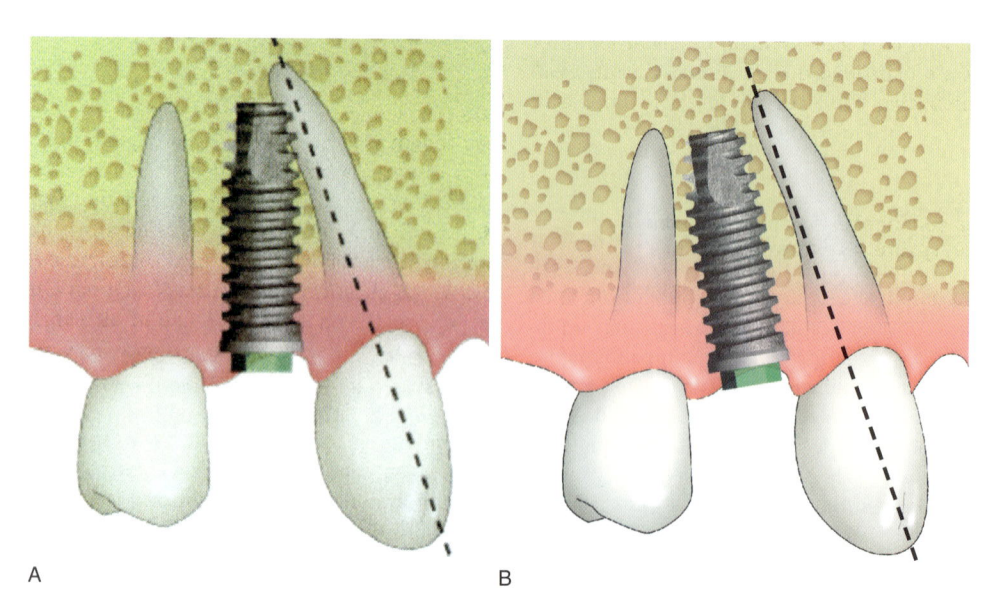

• **Figura 22.10 A.** A raiz do canino é frequentemente angulada em 11° para distal e tem uma curva distoapical em 32% dos casos. Como consequência, o implante do primeiro pré-molar pode entrar em contato com a raiz do canino. **B.** O implante do primeiro pré-molar pode precisar ser inclinado para que fique paralelo ao canino, em vez do segundo pré-molar.

Sua dimensão mesiodistal geralmente varia de 8 a 12 mm, dependendo do tamanho do dente original e da quantidade de força mesial do segundo molar antes da instalação do implante. Deve-se observar que o tamanho ideal do implante precisa ser medido pela distância da JCE de cada dente adjacente, não pela distância interproximal das cristas marginais. Um dente adjacente inclinado deve ser recontornado para uma condição mais ideal, para que não ocorra a impactação de alimentos sob os contatos interproximais no espaço alargado da papila interdental triangular, que é formada após a coroa sobre o implante ser instalada.

Quando um implante de 4 mm de diâmetro é instalado para apoiar uma coroa com dimensão mesiodistal de 12 mm, isso pode criar um cantiléver de 4 a 5 mm sobre as cristas marginais da coroa sobre o implante (Figura 22.11). As forças oclusais ampliadas (especialmente importantes na parafunção) podem causar a perda óssea (com possibilidade de complicar o cuidado bucal domiciliar), o aumento da frequência de afrouxamento do parafuso do pilar protético e o aumento da perda do pilar protético ou do implante devido à sobrecarga.

Sullivan[38] relatou uma taxa de fratura de implante de 14% para molares confeccionados sobre implantes de 4,0 mm compostos por titânio grau 1, e concluiu que este não é um tratamento viável. Rangert et al.[39] relataram que a reabsorção óssea induzida por sobrecarga antecedeu a fratura do implante em um número significativo de próteses sobre implantes de um único molar de 4,0 mm de diâmetro. Portanto, um implante de maior diâmetro deve ser instalado para melhorar as propriedades mecânicas do sistema de implante por meio da área de superfície aumentada, maior resistência à fratura do componente, aumento da estabilidade do pilar protético e perfil de emergência otimizado para as coroas.

Quando a dimensão mesiodistal do dente ausente é de 8 a 12 mm, com uma largura vestibulolingual maior que 7 mm, sugere-se a utilização de um implante de 5 a 6 mm de diâmetro (Figura 22.12). Langer et al.[40] também recomendaram o uso de implantes de diâmetro maior em osso de má qualidade ou para a substituição imediata de implantes perdidos. O implante de diâmetro maior não requer um corpo de implante tão longo para resultar em uma área de superfície de carga semelhante, o que também é um benefício por causa da altura reduzida do osso vertical posterior disponível devido a limitações anatômicas e pontos de referência presentes, como o seio maxilar ou canal mandibular. Quando a dimensão mesiodistal do local do dente ausente é de 14 a 20 mm, deve-se considerar a utilização de dois implantes de 4 a 5 mm de diâmetro para reabilitar a região (Figura 22.13). Quando dois implantes substituem a região de molar, as cargas de deslocamento mesiodistal da prótese podem ser eliminadas, pois cada implante pode ser instalado a 1,5 mm do dente adjacente. A área de superfície total de suporte é maior para os dois implantes, em comparação à área de superfície fornecida por um implante de diâmetro maior (dois implantes de 4 mm de diâmetro > um implante de 5 ou 6 mm de diâmetro). Além disso, os dois implantes de tamanho regular fornecem maior redução de tensão do que apenas um implante de diâmetro maior, que, por sua vez, reduz a incidência de afrouxamento do parafuso do pilar protético.

Em 1996, Bahat e Handelsman[41] relataram os resultados de uma seleção de vários números e tamanho de implantes. A taxa geral de perda foi de 1,2%, com os dois implantes de 5 mm, tendo 100% de sucesso. Em 1997, Balshi e Wolfinger[42] compararam

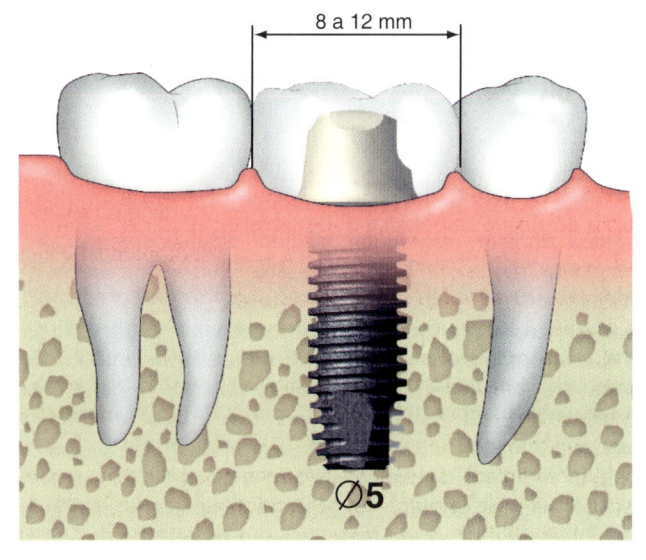

• **Figura 22.12** Quando o espaço mesiodistal nas regiões posteriores é de 8 a 12 mm, sugere-se um implante de 5 a 6 mm de diâmetro.

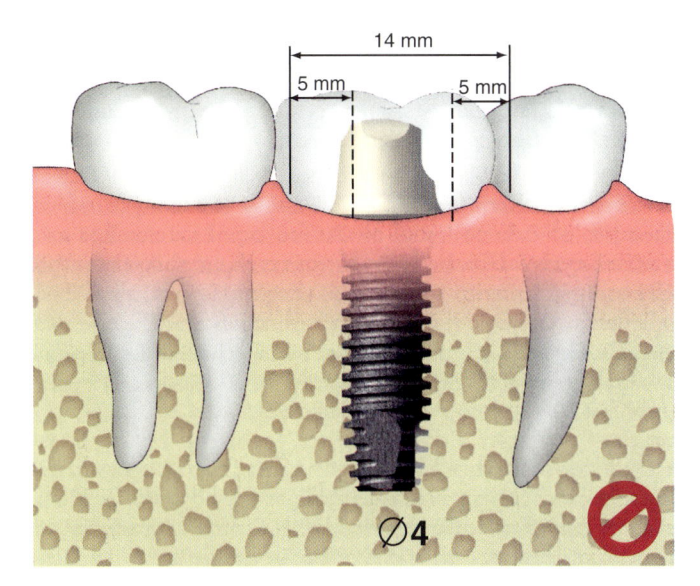

• **Figura 22.11** Quando um implante de 4 mm de diâmetro substitui um molar, um cantiléver mesial e distal é criado na coroa, o que não é ideal. Além disso, se houver uma grande mesa oclusal (vestibulolingual), podem ocorrer forças de cisalhamento por causa dos cantiléveres mesial, distal, vestibular e lingual.

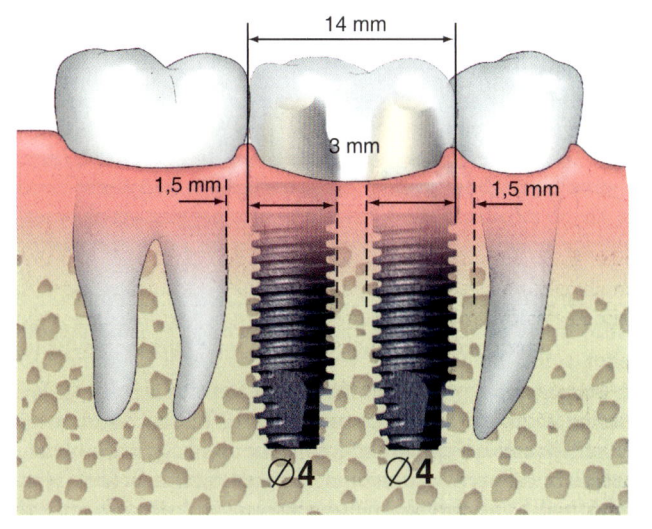

• **Figura 22.13** Quando o espaço mesiodistal é de 14 a 20 mm, dois implantes devem ser utilizados para apoiar as coroas.

a utilização de um e dois implantes para substituir um único molar. A taxa cumulativa de sucesso em um período de 3 anos foi de 99%. A mobilidade da prótese e o afrouxamento do parafuso foram as complicações mais comuns para o grupo com um implante (48%); essa taxa de complicações foi reduzida para 8% no grupo com dois implantes.

Em uma análise de elemento finito de três diferentes implantes sustentando um projeto de coroa molar, Geramy e Morgano[43] demonstraram uma redução de 50% na tensão mesiodistal e vestibulolingual entre implantes de 5 mm e de diâmetro padrão. A estrutura com implante duplo apresentou a menor tensão de todas. Portanto, sempre que possível, devem ser utilizados dois implantes para substituir o espaço de um único molar, a fim de reduzir as cargas de cantiléver e o afrouxamento do parafuso do pilar protético.

Quando o espaço posterior for de 14 a 20 mm, pode ser planejado um implante de maior diâmetro para os dois implantes subtraindo 6 mm (1,5 mm de cada dente para o tecido mole e o risco cirúrgico e 3 mm entre os implantes) da distância entre dentes e dividindo por 2, para determinar o tamanho de cada implante (16 mm − 6 mm = 10 mm ÷ 2 = implantes de 5 mm). Lembre-se, quando dois molares adjacentes estiverem ausentes, é vantajoso colocar cada implante a 1,5 a 2 mm dos dentes adjacentes (ou sob a mesial do primeiro molar e distal da coroa do segundo molar) e esplintar os implantes em vez de instalar um implante no centro de cada dente. Isso elimina o cantiléver para mesial e distal dos implantes.

Idealmente, dois implantes devem ser de 3 mm de distância, pois pode ocorrer perda da crista óssea ao redor de cada implante. A largura do defeito da crista é, geralmente, inferior a 1,5 mm. Portanto, os dois implantes adjacentes, com 3 mm ou mais de distância entre eles, não serão atingidos pelo defeito ósseo angular, transformando-o em um defeito horizontal que pode aumentar a profundidade do sulco e causar perda de altura da papila.[44] Embora essa região esteja frequentemente fora da zona estética, a perda de altura da papila aumenta a impactação de alimentos.

Quando o espaço mesiodistal é de 12 a 14 mm de JCEs adjacentes, o plano de tratamento de escolha é menos óbvio. Um implante de diâmetro de 5 mm pode resultar em cantiléveres de até 5 mm sobre cada crista marginal da coroa. No entanto, dois implantes apresentam maior risco cirúrgico, protético e de higiene. Infelizmente, o espaço de 12 a 14 mm é incomum. O objetivo principal é obter pelo menos 14 mm de espaço, em vez de 12 a 14 mm (Figura 22.14). Espaço adicional pode ser obtido de várias formas. A ortodontia pode ser o tratamento de escolha para verticalizar uma posição inclinada do segundo molar ou aumentar o espaço intradentário. Um implante anterior pode ser instalado e uma mola ortodôntica ser incorporada à coroa provisória; a mola empurra o dente mais para distal. Após a movimentação ortodôntica, o segundo implante pode ser instalado com menos risco e melhor higiene entre cada implante. Outra opção é utilizar a ortodontia para diminuir o espaço e instalar apenas um implante e uma coroa.

Os implantes podem não estar centralizados na largura da crista óssea. Em vez disso, um implante é posicionado mais vestibular e o outro em uma diagonal em direção à lingual (Figura 22.15). A dimensão diagonal aumenta o espaço mesiodistal em 0,5 a 1,0 mm. Quando os implantes são posicionados dessa forma, deve-se dar atenção à higiene bucal e à oclusão. Na mandíbula, o implante mais anterior é posicionado mais para lingual em relação ao meio da crista óssea, e o implante mais distal é instalado mais para vestibular para facilitar o acesso de um passador de fio dental a partir da vestibular, na direção do espaço entre os implantes. Os

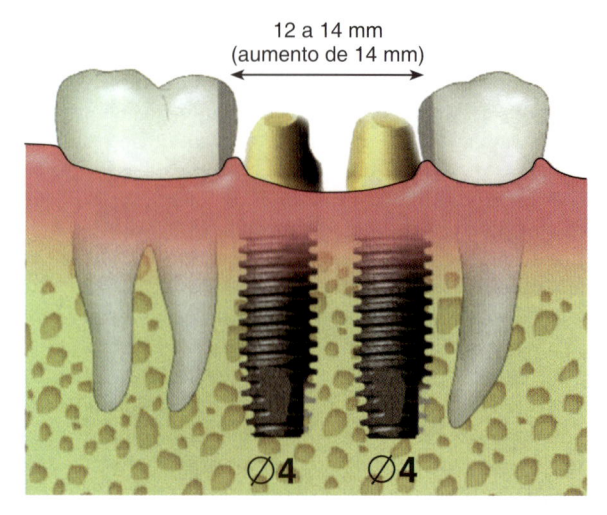

• **Figura 22.14** Quando o espaço entre os dentes naturais é de 12 a 14 mm, a escolha do tamanho do implante e o número de instalações são menos óbvios.

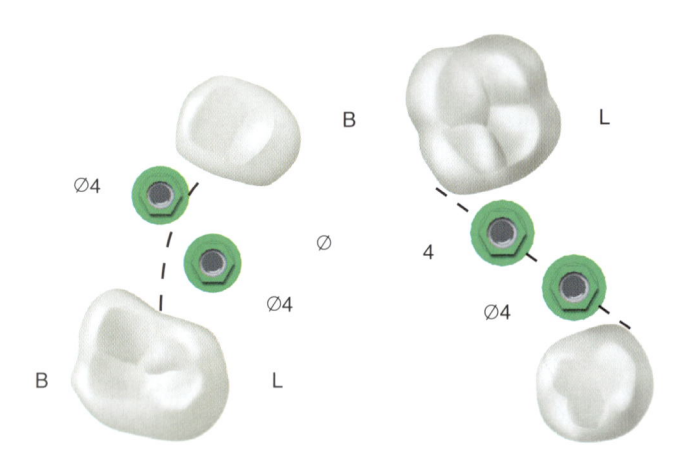

• **Figura 22.15** À esquerda (na maxila), o implante mesial é posicionado mais vestibular e o implante distal mais palatino. À direita (na mandíbula), o implante mesial é posicionado mais lingual e o implante distal mais vestibular.

contatos oclusais são também ligeiramente modificados na face vestibular do implante mesial para ocluir sobre a fossa central. Na maxila, o implante anterior é posicionado mais vestibular e à distal do implante para a região do palato, para melhorar a estética da metade mais visível do dente. O contato oclusal distal é colocado sobre a cúspide lingual, e o contato oclusal mesial está localizado na posição central da fossa. A estética cervical do molar superior está comprometida na metade distal do dente para proporcionar o benefício de maior distância entre os dentes e para acesso mais fácil nos cuidados domiciliares. Esse posicionamento do implante superior requer que a furca entre os implantes seja acessada a partir do palato em vez de um acesso por vestibular, como na mandíbula.

Reposição do segundo molar. Em geral, quando os terceiros molares estão ausentes, o segundo molar inferior geralmente não é reabilitado. O segundo molar inferior não está na zona estética do paciente. Noventa por cento da eficiência mastigatória é gerada anteriormente à metade mesial do primeiro molar inferior, então a função raramente é o principal motivo para substituir o segundo molar. Uma força oclusal 10% maior é medida no segundo molar em comparação com o primeiro. Como resultado, complicações biomecânicas relacionadas à tensão são mais arriscadas, incluindo afrouxamento do parafuso do pilar protético. É mais provável que esse dente exiba interfaces funcionais ou não funcionais durante as excursões mandibulares. Como resultado do aumento das forças e interferências oclusais, observa-se maior incidência de fratura da cerâmica/zircônia.

O EAC diminui à medida que prossegue posteriormente e representa acesso limitado para a instalação do implante, junto com o parafuso e a inserção do pilar, especialmente quando se opõe à dentição natural. Um EAC reduzido resulta na diminuição da altura do pilar, assim a retenção da coroa pode ser comprometida. Devido à proximidade do músculo bucinador, é comum observar mordida na bochecha nessa região.

O curso do canal mandibular anterior para meio primeiro molar costuma corresponder ao nível do forame mentoniano. Porém, na região do segundo molar, seu curso torna-se altamente variável, com menos altura óssea disponível e um risco elevado para parestesia e dano do feixe neurovascular durante a instalação cirúrgica do implante. A qualidade óssea na região do segundo molar inferior é frequentemente inferior a outras regiões da mandíbula, com um risco aumentado para perda óssea ou perda do implante como consequência. A topografia da fossa submandibular é mais profunda na região do segundo molar em comparação com a região dos pré-molares ou primeiros molares, e exige maior angulação do corpo do implante, associado a um aumento das tensões na região da crista óssea, aumentando assim o risco de perda óssea e afrouxamento do parafuso do pilar. Além disso, a artéria facial está localizada na fossa submandibular antes de cruzar a incisura mandibular e a face. A perfuração da lâmina lingual na região do segundo molar pode lesionar a artéria e causar sangramento com risco à vida. A mandíbula exibe aumento da flexão e torção nessa área durante a abertura ou a mordida pesada, e a dinâmica mastigatória é menos favorável. Como resultado, o implante pode não se integrar em um paciente com bruxismo moderado a grave ou apertamento. Finalmente, o custo de um implante ou uma prótese fixa para substituir o segundo molar muitas vezes não garante os benefícios alcançados. Como consequência, o segundo molar inferior geralmente não é substituído quando o terceiro e o segundo molares são os únicos dentes inferiores ausentes.

A principal desvantagem de se optar por não substituir um segundo molar inferior é o potencial para extrusão e perda do segundo molar superior, ou perda do contato interproximal adequado com o dente adjacente, com risco aumentado de cárie, doença periodontal, ou ambos. A extrusão do segundo molar superior geralmente não é uma preocupação estética ou oclusal. Quando a mandíbula se move para uma excursão, o segundo molar superior está atrás do primeiro molar inferior e não altera a via de movimento mandibular, mesmo que o segundo molar superior extrua. Se a extrusão do segundo molar superior é uma preocupação para o paciente ou clínico, então uma coroa no primeiro molar inferior pode incluir um contato oclusal com a crista marginal mesial do segundo molar superior, ou o segundo molar superior pode ser unido ao primeiro molar superior.

Por outro lado, um segundo molar superior ausente antagonista de um segundo molar inferior com extrusão pode resultar em preocupação oclusal quando a mandíbula se move para uma excursão. A extrusão de um segundo molar inferior resulta em uma interferência oclusal quando a mandíbula se move em excursão protrusiva ou lateral. Portanto, como regra geral, os segundos molares superiores são geralmente substituídos por um implante quando se opõem a um dente natural (Figura 22.16).

O segundo molar inferior geralmente é substituído quando o terceiro molar está em função e permanecerá presente. Além disso, alguns pacientes desejam uma dentição intacta e ter o dente restituído, independentemente de possuírem um terceiro molar. Se o osso é abundante e nenhuma parestesia ou risco cirúrgico é aparente, então o segundo molar pode ser substituído. Contudo, geralmente é uma exceção à regra de tratamento e geralmente substitui apenas um dente do tamanho de um pré-molar (Figura 22.17 e Tabela 22.1).

Múltiplos dentes ausentes

Sem tratamento

Vantagens

Não há vantagens na opção de não tratar ausências dentárias múltiplas, a não ser pelas finanças e pelo tempo. Quando um paciente tem ausência de múltiplos dentes, educar e informá-lo é ainda mais importante. Embora não haja compromisso financeiro ou de tempo para o paciente, as desvantagens são mais significativas em comparação com a ausência de elemento unitário.

Desvantagens

Função mastigatória diminuída. A principal desvantagem da não substituição de vários dentes é a diminuição da função mastigatória. Os pacientes colocarão mais força e tensão nos dentes remanescentes, o que levará a um aumento da morbidade. As forças mastigatórias são transmitidas aos dentes remanescentes, o que resulta em maior possibilidade de cárie, mobilidade, problemas periodontais e perda dentária. Quanto mais tempo a crista

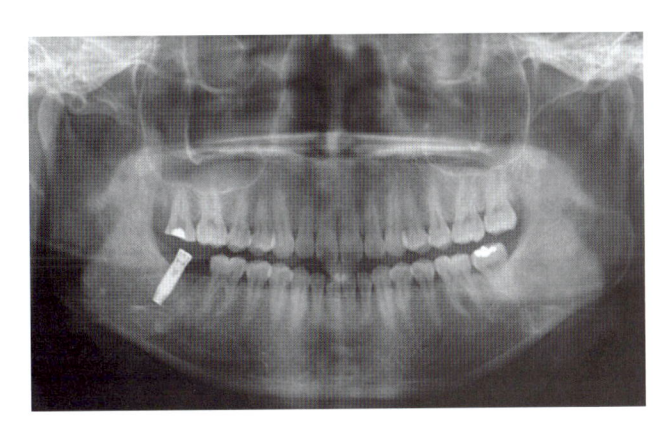

• **Figura 22.16 Reposição do segundo molar.** A substituição do segundo molar geralmente não é recomendada devido ao espaço comprometido da altura da coroa.

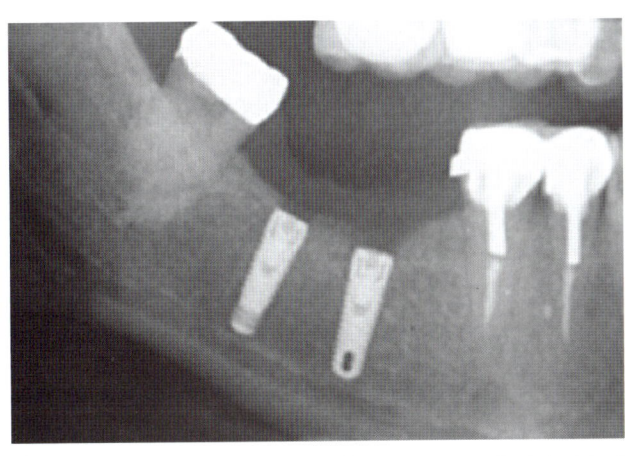

• **Figura 22.17** Complicações que podem ocorrer a partir da instalação de segundos molares que resultam em comprometimento neurossensorial.

edêntula permanecer sem estimulação, maior a chance de ocorrer perda óssea. Isso pode levar à necessidade futura de procedimentos de enxerto de tecidos mole e duro, para aumentar o volume para a instalação do implante.

Movimento dentário. Os dentes remanescentes podem continuar a mudar em relação às tensões da mastigação, causando movimento e inclinação. Os dentes no arco oposto serão extruídos devido à falta de estimulação por um dente antagonista, causando exposição radicular e desarmonia oclusal. Esses fenômenos combinados complicam drasticamente a reabilitação do implante.

Estética. Se nenhum tratamento for realizado para a área edêntula, como consequência haverá problemas estéticos óbvios. Na maioria dos casos, a aceitação das áreas edêntulas pelo paciente não é observada, e a estética é geralmente um fator motivador na busca pela reabilitação.

Prótese parcial removível

Consulte o Boxe 22.2 para as vantagens e desvantagens da PPR.

Múltiplas coroas implantossuportadas (Figura 22.18)

Vantagens

Prótese ideal. A prótese fixa implantossuportada é a opção de tratamento mais próxima disponível para um paciente edêntulo restabelecer a forma, a função e a estética ideais. A maioria dos pacientes que recebe uma prótese fixa afirmará que "parecem dentes naturais", o que tem profundo impacto psicológico. A prótese não requer remoção e é menos provável de impactar os alimentos em comparação com uma prótese removível.

Menos perda óssea em áreas em cantiléver. Wright et al.[45] avaliaram a perda óssea inferior posterior em sobredentaduras implantossuportadas (sobredentadura [PR-5]) em comparação com as próteses fixas anteriores implantossuportadas em cantiléver. O índice anual de perda óssea observado nas sobredentaduras PR-5 variou de +0,02 a –0,05, com 14 de 20 pacientes perdendo osso nas regiões posteriores. O grupo de próteses fixas teve uma variação de +0,07 a –0,015, com 18 de 22 pacientes ganhando

Tabela 22.1 Desvantagens da substituição dos segundos molares.

1. Fora da zona estética
2. Segundo molar superior extruído, consequência não estética ou oclusal
3. Menos de 5% da eficiência total de mastigação nessa região
4. Uma força de mordida 10% maior (risco aumentado de perda óssea, fratura da cerâmica/zircônia e risco de afrouxamento do parafuso do pilar)
5. Exibe interferências oclusais durante as excursões com mais frequência
6. Localização mais alta e menos previsível do canal mandibular nesse local
7. Osso menos denso
8. Profundidade maior da fossa submandibular
9. Angulação óssea maior do plano oclusal
10. Espaço para altura da coroa limitado ou desfavorável para retenção de cimento (risco aumentado de desunião)
11. Acesso limitado para a instalação do parafuso oclusal
12. Acesso limitado para a instalação correta do implante
13. Posição da mordida cruzada – implante instalado mais vestibular do que o dente superior
14. Acesso difícil para a higiene
15. É mais comum morder a bochecha
16. Maior abertura da linha de incisão após a cirurgia
17. Maior flexão mandibular durante a parafunção
18. Maior custo para o paciente

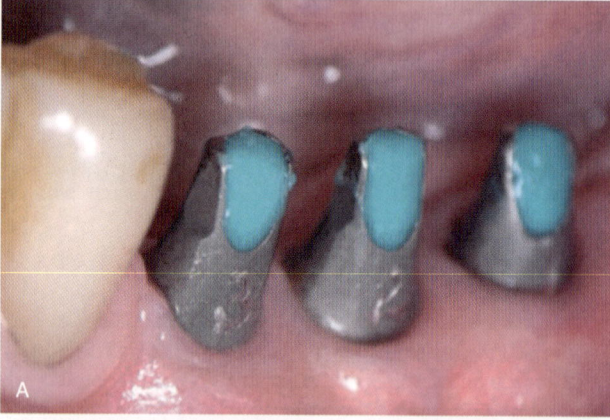

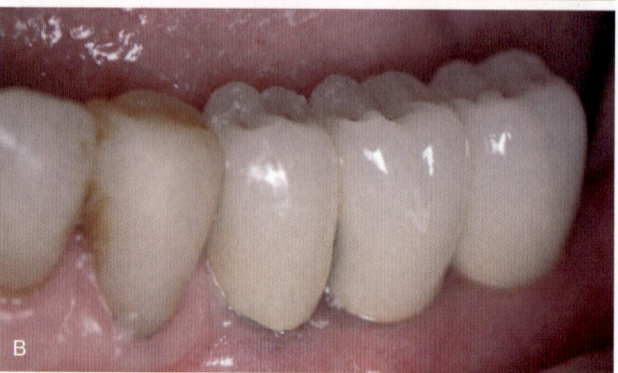

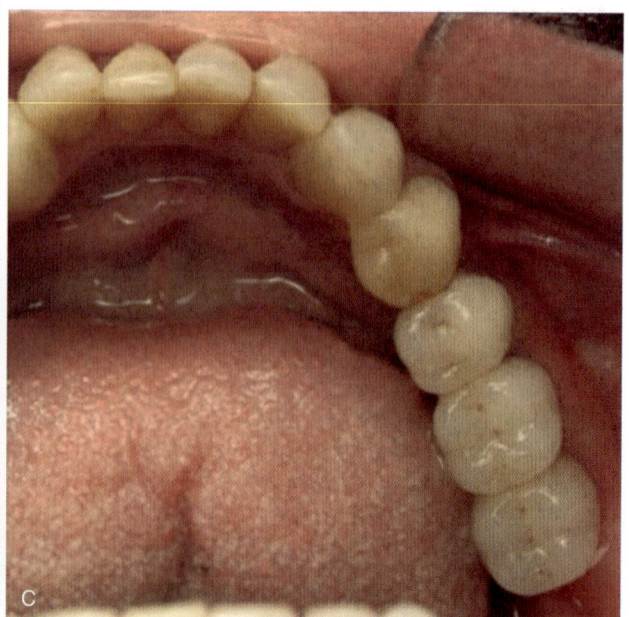

• **Figura 22.18** Prótese múltipla sobre implante: **A.** Três pilares cimentáveis para prótese cimentada. **B.** Visão clínica vestibular. **C.** Vista oclusal.

osso na área posterior. Reddy *et al.*[46] também encontraram uma observação clínica semelhante em 60 próteses fixas em cantiléver tratadas consecutivamente, suportadas por cinco a seis implantes instalados entre os forames. A altura do corpo mandibular foi medida 5, 10, 15 e 20 mm distalmente ao último implante. As mensurações da linha de base até 4 anos após a função aumentaram de 7,25 ± 0,25 a 8,18 ± 0,18 mm. Quase todo o crescimento ósseo ocorreu durante o primeiro ano de função. Portanto, a manutenção e até mesmo a regeneração óssea posterior da mandíbula são importantes para a reabilitação total implantossuportada.

Manutenção diminuída. Devido à não utilização de encaixes em prótese fixa sobre implante, muito menos manutenção é necessária. Isso também diminuirá os custos com os quais o paciente deverá se comprometer comparados com os de um tratamento de sobredentadura.

Desvantagens

Custo. O custo de uma prótese fixa geralmente é maior do que os demais planos de tratamento, e podem servir como barreira à aceitação. Em pacientes com parafunção grave surge o argumento para a confecção de uma sobredentadura em oposição à prótese fixa em cerâmica.

Estética. A estética de uma prótese fixa destacável pode ser inferior a uma prótese removível. Como o suporte destacável de tecido mole para melhora na aparência vestibular muitas vezes é necessário para um paciente candidato a implante com perda óssea avançada, uma prótese fixa geralmente não oferecerá um suporte para os tecidos moles como uma sobredentadura. Por não haver flange vestibular na prótese fixa, pode ocorrer comprometimento dos tecidos moles. Se o sobrecontorno da prótese for concluído pelo laboratório, frequentemente resultará em dificuldade de acesso para a higiene.

Impactação de alimentos. Com uma prótese fixa, uma queixa comum é o aumento na impactação de alimentos. Isso provavelmente ocorre quando um pilar personalizado é utilizado para deslocar o implante de um posicionamento não ideal.

Tipos de próteses

O clínico deve ter um forte conhecimento das várias opções protéticas que podem ser usadas para a reabilitação de implantes unitários ou múltiplos em arcos parcialmente edêntulos. Os métodos primários utilizados para a retenção dessas próteses são cimento e retenção por parafuso. Embora existam outras opções, incluindo sistemas de componentes de encaixe por fricção, esses métodos encontram sua maior utilidade na retenção de próteses removíveis.

Próteses parafusadas

Próteses parafusadas podem ser fixadas diretamente ao corpo do implante (Figura 22.19) ou anexadas utilizando-se um pilar padrão, que, por sua vez, é mantido no lugar com um parafuso de retenção (Figura 22.20). Os primeiros trabalhos de Brånemark *et al.*, focados na reabilitação do arco totalmente edêntulo, destacam exclusivamente próteses parafusadas (Figura 22.21). A versão atualizada desse tipo de prótese (Figura 22.22) apresenta um perfil para o pilar e fornece ao paciente uma prótese com estética e função aprimoradas (Boxe 22.6).

Vantagens

Recuperabilidade. Próteses parafusadas são facilmente removidas pelo clínico a qualquer momento após a instalação, caso haja alguma complicação, como fratura da prótese, que exige intervenção com a prótese fora da boca. Embora uma prótese

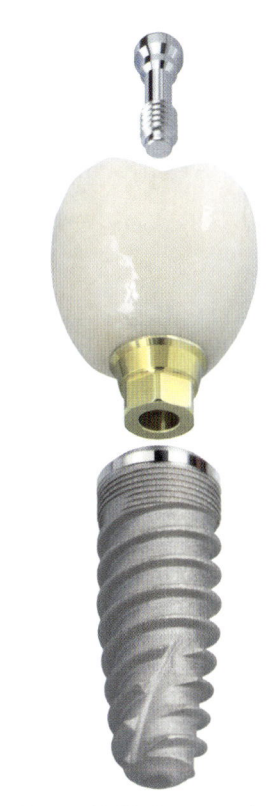

● **Figura 22.19** Coroa parafusada.

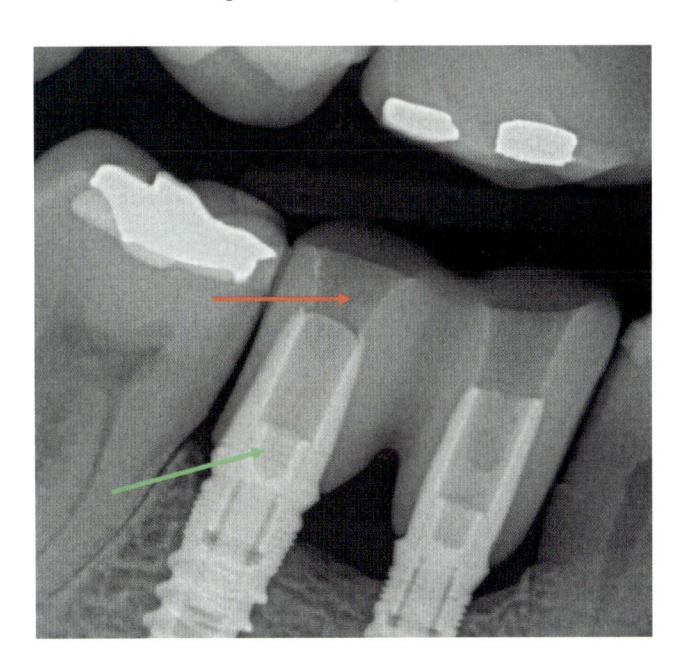

● **Figura 22.20** Coroas parafusadas com esplintagem. Observe o acesso ao parafuso de retenção (*seta vermelha*) e parafuso de retenção (*seta verde*).

cimentada também possa ser removida pelo clínico, é um procedimento menos previsível e pode causar danos à prótese e ao implante. Por isso, a retenção do parafuso é frequentemente recomendada para restaurações de espaços extensos, arcada completa e em cantiléver, ou nos casos em que a prótese possa precisar ser removida no futuro.

Falta de cimento. A ausência da interface de cimento entre a prótese e o pilar do implante é outra importante vantagem de uma prótese aparafusada. O excesso de cimento na margem tem

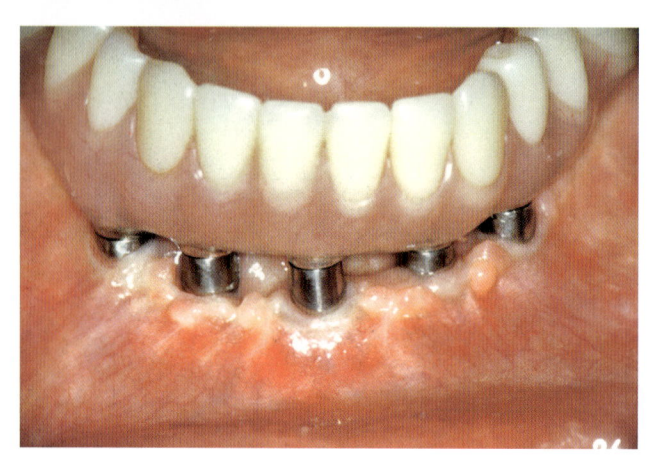

• **Figura 22.21** Projeto original de Brånemark "Swedish high-water bridge" *(De Misch CE. The completely edentulous mandible: treatment plans for fixed restorations. In: Dental Implant Prosthetics. 2nd ed. St. Louis, MO: Elsevier; 2015.)*

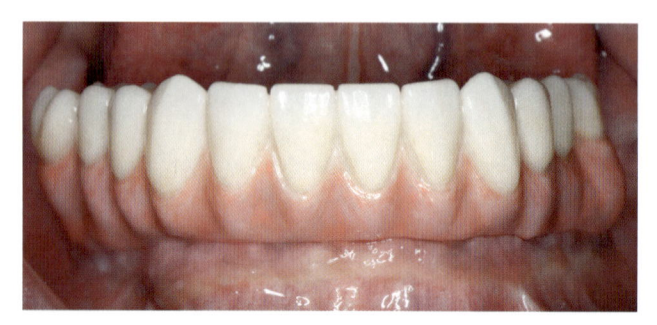

• **Figura 22.22** Projeto contemporâneo de prótese total parafusada.

Boxe 22.6 — Coroas parafusadas.

Vantagens
- Recuperabilidade (reparável)
- Retenção conhecida
- Nenhum risco de deixar cimento residual
- Espaço interoclusal limitado

Desvantagens
- Altamente dependente da posição do implante (não estético)
- Orifício de acesso
- Mais oneroso
- Oclusão (uso do orifício de acesso)
- Múltiplas unidades unidas – passividade
- Fratura da cerâmica – cerâmica sem suporte

se mostrado um importante fator iatrogênico que contribui para complicações do implante, como perimucosite do implante e peri-implantite. Embora existam técnicas estabelecidas para mitigar esse risco, continua a ser uma consideração importante. Por exemplo, em situações clínicas em que a interface do tecido mole faz parte do sorriso do paciente e é necessário colocar a margem da prótese subgengivalmente, recomenda-se uma prótese aparafusada.

Falta de espaço para altura da coroa. Em áreas onde há mínimo espaço interoclusal (*i. e.*, EAC), uma prótese parafusada proporcionará melhor retenção para a prótese. A cimentação em um pilar de implante curto oferece o mesmo risco de desunião (decimentação) do que com próteses em dentes naturais.

Desvantagens

A estética depende do posicionamento do implante. Para uma prótese parafusada, a estética da prótese é altamente dependente do posicionamento do implante nos eixos x, y e z. Na cavidade bucal, a área que mais apresenta problemas é a região anterior da maxila. Devido à trajetória inerente do alvéolo nessa área, é comum que o implante seja posicionado vestibularmente. Portanto, o orifício de acesso deveria estar na face vestibular da coroa, o que leva a um óbvio problema estético.

Orifício de acesso. A maior desvantagem das próteses parafusadas envolve o orifício de acesso do parafuso na prótese. Particularmente em próteses de cerâmica ou metalocerâmica, o paciente frequentemente é capaz de perceber os vestígios desse acesso e, sem a devida explicação pré-operatória, pode se preocupar. Felizmente, esse resultado pode ser amplamente mitigado pelo clínico usando compósitos mais recentes, que oferecem uma combinação notavelmente boa com o material restaurador utilizado (p. ex., compósito opaco) (Figura 22.23).

Dificuldade na obtenção de ajuste passivo. Alguns autores têm relatado maior dificuldade na obtenção de ajuste passivo para próteses parafusadas em comparação às próteses cimentadas. O raciocínio é que, devido a algum grau de relevo espacial fornecido ao redor de cada pilar cimentado, a prótese deve ser mais tolerante com um desajuste menor. Embora haja alguma lógica para esse argumento, é uma sorte que a melhoria das técnicas laboratoriais, especificamente o uso do gabarito de verificação de implante e técnicas de projeto/confecção auxiliada por computador (CAD/CAM), tem feito dos desafios do ajuste passivo algo cada vez mais raro.

Próteses cimentadas

As próteses cimentadas consistem em uma coroa convencional ou prótese cimentada sobre um ou mais pilares, os quais são fixados ao implante com um parafuso (Figura 22.24). O pilar para uma prótese cimentada pode ser um pilar padronizado ou personalizado. Pilares padronizados têm margens pré-preparadas que tentam imitar os contornos do tecido mole da interface do implante. Pilares personalizados, embora originalmente confeccionados com técnica de encerramento e fundição, agora são amplamente fresados a partir de componentes de titânio de precisão usando a tecnologia CAD/CAM (Boxe 22.7).

Vantagens

Técnica protética mais tradicional. Muitos clínicos preferem uma prótese cimentada porque os procedimentos protéticos e laboratoriais são paralelos às próteses tradicionais. As técnicas de preparo, moldagem, laboratório e instalação são semelhantes aos

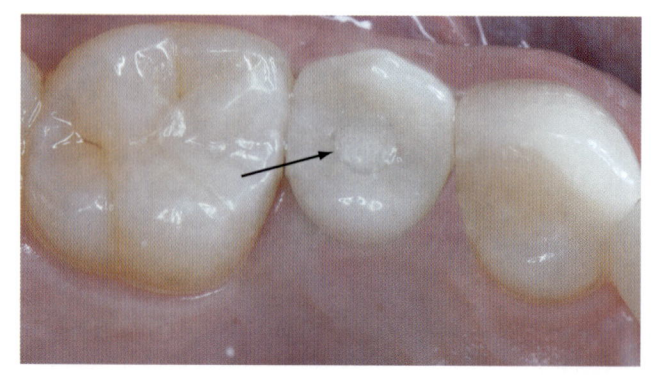

• **Figura 22.23** Prótese parafusada (pré-molar) com orifício de acesso preenchido com compósito.

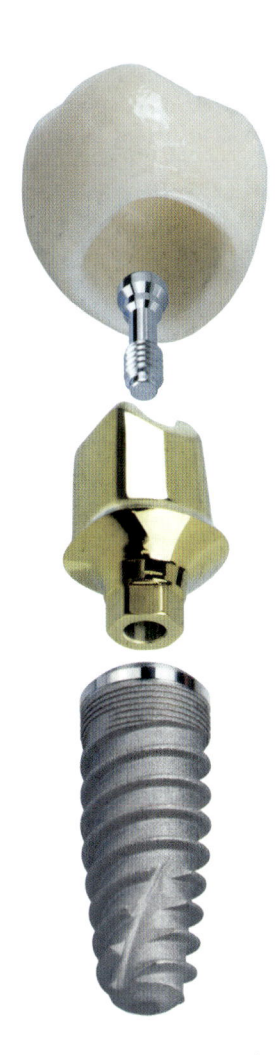

CAPÍTULO 22 Substituição Única ou Múltipla: Opções de Tratamento

• **Figura 22.24** Coroa cimentada, demonstrada em posição sobre um pilar personalizado parafusado.

Boxe 22.7 Coroas cimentadas.

Vantagens
- Mais passivo
- Menos onerosa
- Estética aprimorada
- Próteses tradicionais (técnicas convencionais de laboratório)
- Mais liberdade de posicionamento do implante

Desvantagens
- Uso de cimento
- Retenção desconhecida
- Pode ser difícil de remover

---

procedimentos realizados em dentes naturais. Portanto, muitos profissionais e suas equipes de consultório sentem-se à vontade para executar próteses cimentadas.

Ajuste passivo. Foi demonstrado que uma prótese cimentada é vantajosa devido ao ajuste mais passivo obtido. Como a prótese cimentada contém um "espaço de cimento", a prótese será mais passiva em comparação à prótese parafusada. O espaço de cimento ideal é de aproximadamente 40 μm e compensa qualquer variação de ajuste. Quando uma prótese parafusada é fixada a implantes, as condições de tensão permanente se desenvolvem conforme a força é transmitida dos parafusos protéticos para o corpo do implante. Portanto, estudos concluíram que a maioria dos parafusos retidos às próteses apresenta algum grau de não passividade.[47]

Sem orifício de acesso. Outra vantagem importante da prótese cimentada é a ausência de um orifício de acesso do parafuso na prótese. Embora um orifício de acesso oclusal em uma coroa posterior possa ser preenchido de forma razoavelmente estética, implantes angulares, nos quais o acesso do parafuso é pela vestibular ou incisal, são capazes de criar desafios estéticos. Mesmo que componentes tenham sido projetados especialmente para corrigir esses ângulos, muitos clínicos consideram a prótese cimentada uma solução mais viável.

O orifício de acesso do parafuso, mesmo quando colocado corretamente na superfície oclusal da coroa, pode ainda apresentar dificuldades clínicas. Ao utilizar próteses cerâmicas e metalocerâmicas, é possível existir material cerâmico sem suporte e suscetível a falhas em torno do canal do parafuso. Embora essa complicação raramente ocorra nos materiais monolíticos mais fortes, agora de uso comum, como a zircônia BruxZir (Glidewell Dental), ainda é um risco quando se utilizam materiais cerâmicos em camadas. Além disso, os contatos oclusais podem ocorrer na área de um orifício de acesso do parafuso, resultando em um esquema de oclusão que varia do plano reabilitador original.

Desvantagens

Recuperabilidade dificultada. A recuperabilidade das próteses cimentadas são mais difíceis para o clínico remover após a instalação. Mesmo quando um cimento provisório é usado, o clínico corre o risco de danificar a prótese ou o implante no processo de remoção. Ao utilizar uma prótese cimentada, ele deve seguir os mesmos princípios retentivos estabelecidos para coroas em dentes naturais. O preparo deve ser suficientemente retentivo ou haverá um risco significativo de descolamento (desunião). Uma prótese cimentada também requer distância interoclusal maior do que uma prótese parafusada.

Requer maior espaço para altura da coroa. Uma prótese cimentada requer um mínimo de 7 a 8 mm de EAC, enquanto uma prótese parafusada pode ser entregue com sucesso com um espaço de 5 a 7 mm (dados internos, Glidewell Dental).

Retenção do cimento. Talvez a desvantagem mais significativa para o uso de próteses cimentadas sobre implantes seja o risco do excesso de cimento retido e as complicações peri-implantares que podem resultar. Devido à ausência de ligações fibrosas fortes entre o implante e o tecido mole, os tecidos peri-implantares são mais facilmente deslocados e retêm o cimento mais facilmente em comparação com o dente natural e suas conexões fibrosas mais fortes (Figura 22.25).

Próteses diversas

Canal de parafuso angulado

Em algumas situações clínicas, a angulação do implante requer um orifício de acesso através da face vestibular da prótese sobre implante. A tecnologia propiciou o desenvolvimento de um canal de parafuso angulado (CPA). O CPA permite que uma prótese parafusada seja confeccionada quando as angulações do implante forem inferiores a 25°. Isso é possível utilizando-se um acesso lingual para a fixação da prótese.

Prótese parafusada-cimentada (combinação)

Em casos clínicos nos quais vários implantes são esplintados e um ou mais dos implantes são posicionados com o acesso do parafuso na face vestibular da prótese, pode ser confeccionada uma prótese combinada. Essa técnica combina as vantagens da prótese

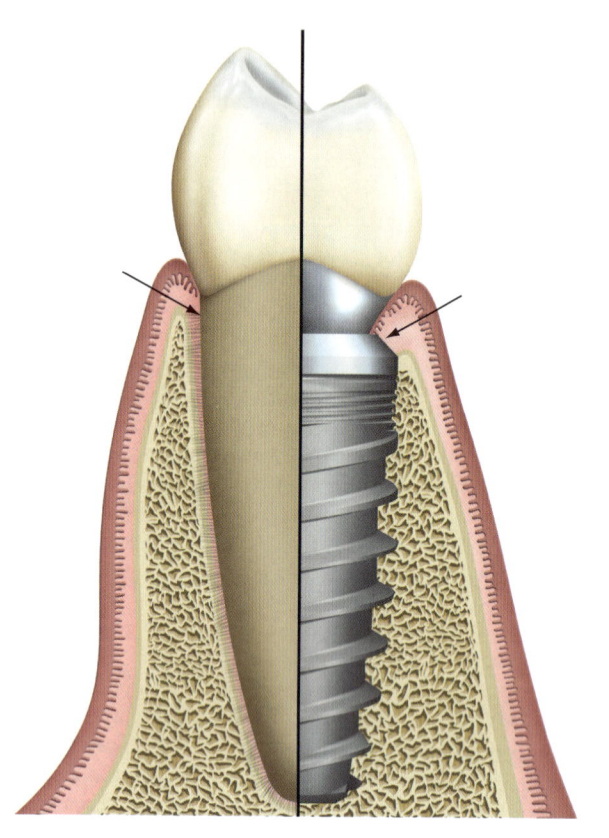

• **Figura 22.25** Inserções teciduais em dente natural *versus* em implante. Não existe fixação do tecido à superfície do implante como é visto em um dente natural (*setas*).

cimentada às da prótese parafusada, na mesma prótese. A prótese combinada permite o uso de um cimento temporário sobre o pilar telescópico (cimentado) e os parafusos de fixação na parte parafusada da prótese. Isso permite a recuperação, juntamente com a facilidade de assentamento e estética aprimorada (Figura 22.26).

Posicionamento ideal para prótese parafusada e cimentada

O posicionamento ideal do implante deve ser concluído para otimizar a estética da prótese sobre implante. A seguir, estão as recomendações para o posicionamento ideal do implante (longo eixo do corpo do implante) para próteses parafusadas e cimentadas (Figura 22.27):

<u>Anterior</u>
Cimentada: ligeiramente lingual à borda incisal
Parafusada: área do cíngulo

<u>Posterior</u>
Cimentada: fossa central
Parafusada: fossa central

Opções de pilares

Pilares para próteses cimentadas

Pilares padronizados (estoque)

Pilares padronizados (estoque) são componentes pré-fabricados que são parafusados e devem ser conectados diretamente à plataforma do implante endósseo. Esses pilares são usados para a retenção de

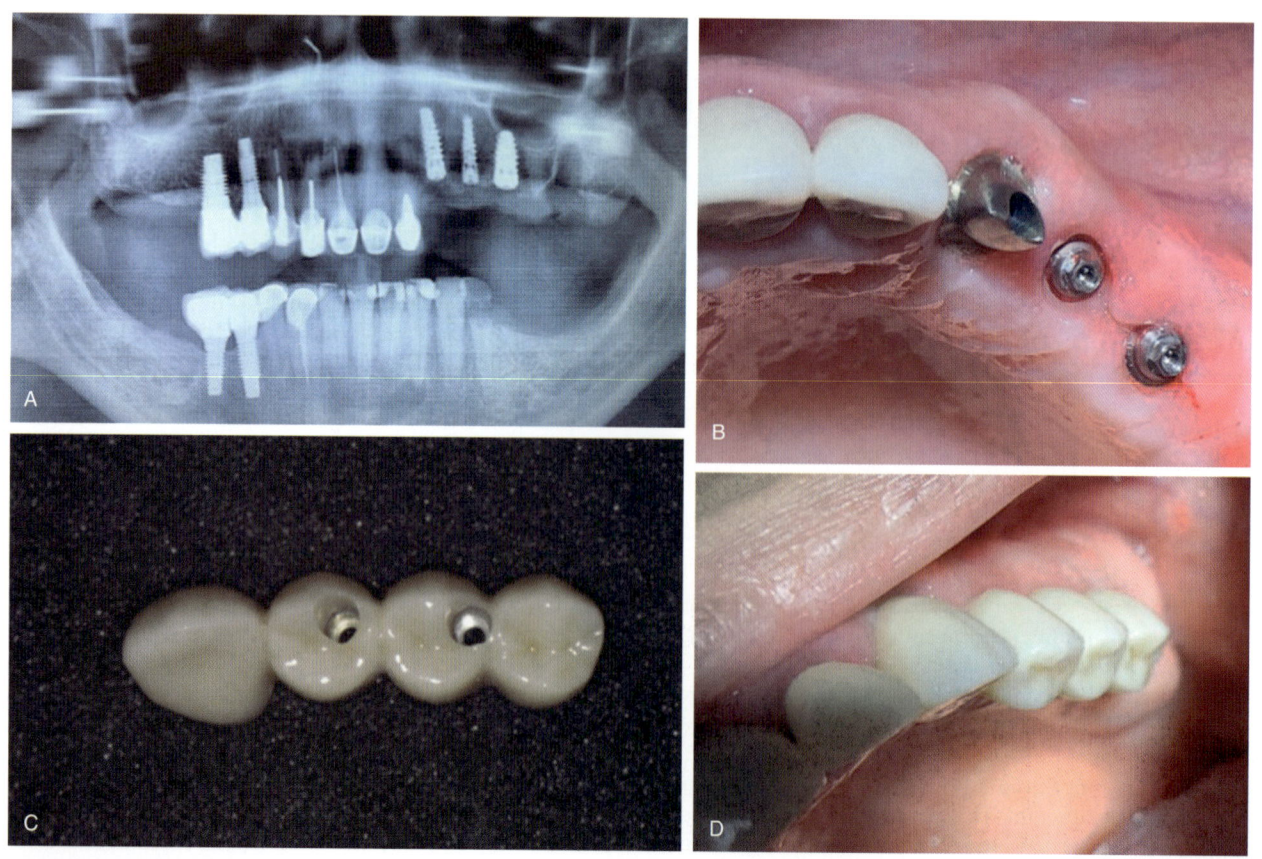

• **Figura 22.26 Prótese combinada. A.** Radiografia demonstrando a instalação do implante 23/24/25. **B.** Visão intraoral do pilar personalizado 23 e pilares parafusados 24 e 25. **C.** Prótese combinada parafuso-cimento com 23 (cimentado) e 24 a 25 (parafusado). **D.** Instalação final da prótese parafusada-cimentada.

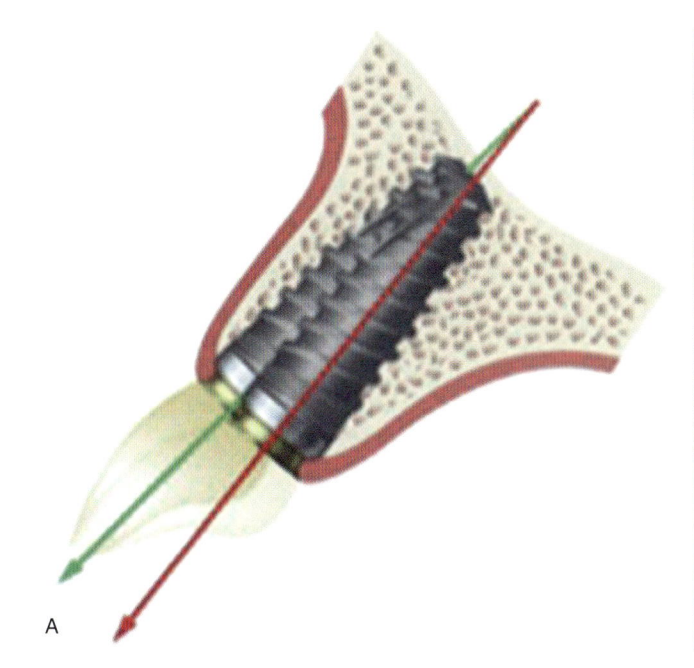

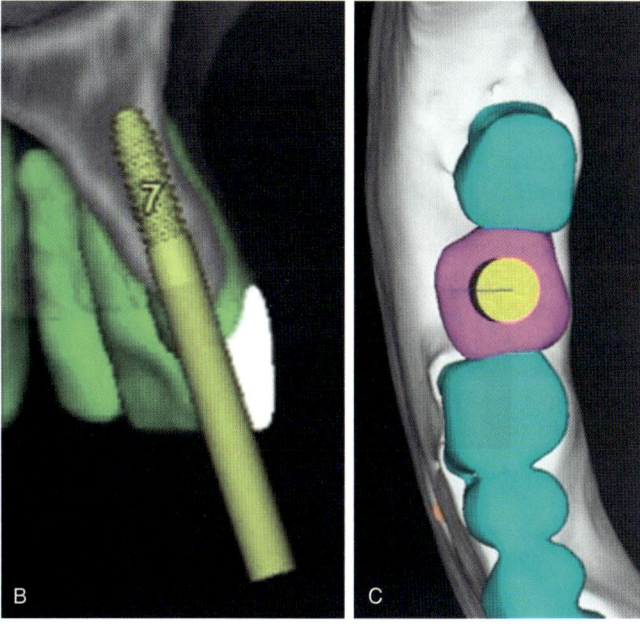

• **Figura 22.27** Posicionamento ideal: **A.** Cimentada – levemente lingual à borda dos incisivos (*seta verde*), e parafusada – área do cíngulo (*seta vermelha*). **B.** Secção transversal de TCFC que apresenta o posicionamento ideal para a prótese cimentada. **C.** Parafuso posterior e cimentado.

uma prótese cimentada e indicados para implante unitário ou próteses sobre múltiplos implantes. Cada pilar de estoque é específico para a plataforma reabilitadora e o tipo de implante. Existem vários projetos comuns (p. ex., reto, angular, estético), que variam com base na posição e nos contornos das margens (Figura 22.28).

Pilares padronizados são vantajosos, pois são baratos e muitas vezes podem ser modificados pelo clínico ou laboratório para cada caso em específico. As desvantagens desses pilares são a propensão em permitir a transparência do tecido (ou seja, escurecimento devido à translucidez do tecido) e a associação com uma piora na saúde do tecido.[48]

Pilares personalizados

Pilares personalizados podem ser confeccionados utilizando-se um pilar moldável ou por meio de um processo CAD/CAM. Eles podem ser produzidos a partir de titânio, liga de ouro ou zircônia moída com uma base de titânio (Figura 22.29). Esses pilares podem ser projetados com a margem na posição ideal em relação ao tecido mole ao redor do implante.

Pilares personalizados permitem melhor saúde do tecido mole e a correção da instalação de um implante não ideal. A desvantagem dos pilares personalizados inclui um custo laboratorial aumentado.

Pilares para próteses parafusadas

Com poucas exceções, a maioria dos pilares para próteses parafusadas são componentes padronizados (p. ex., pilares multiunidades). Atualmente, o projeto contemporâneo do pilar multiunidades difere-se marcadamente do componente introduzido por Brånemark no protocolo original. Embora o pilar padrão já tenha sido comercializado pela Nobelpharma® (Figura 22.30), fornecendo

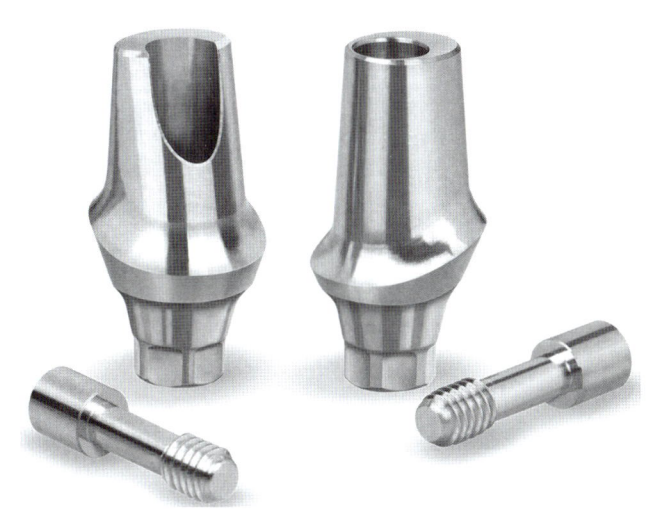

• **Figura 22.28** Pilares padronizados para próteses cimentadas.

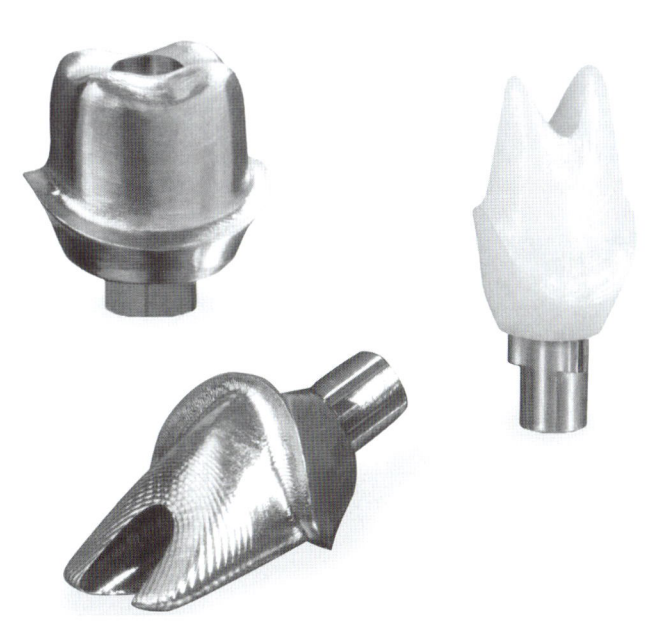

• **Figura 22.29** Pilares personalizados para próteses cimentadas. São demonstrados, da esquerda para a direita, o pilar de titânio posterior, o pilar de titânio anterior e o pilar híbrido de cerâmica-titânio anterior.

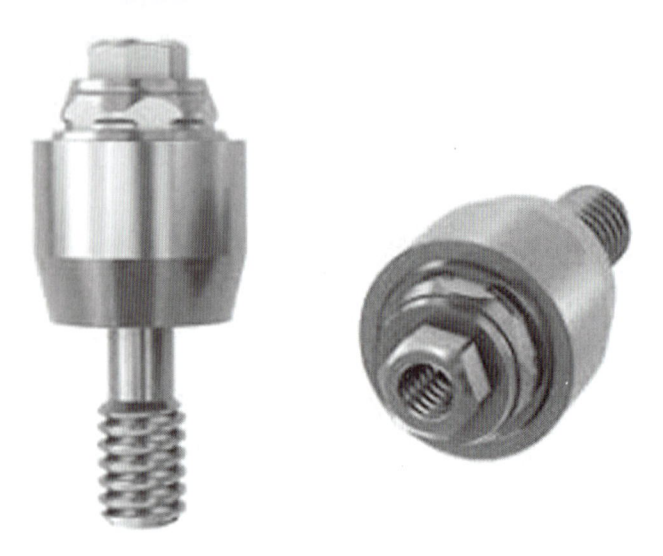

• **Figura 22.30** "Pilar padrão", que não é mais produzido.

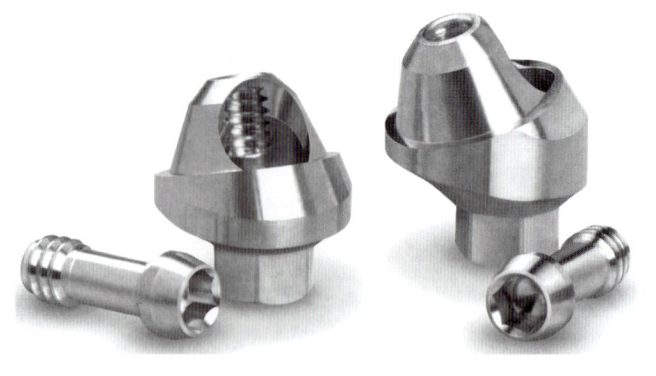

• **Figura 22.32** Pilar Multiunidade (Glidewell Dental).

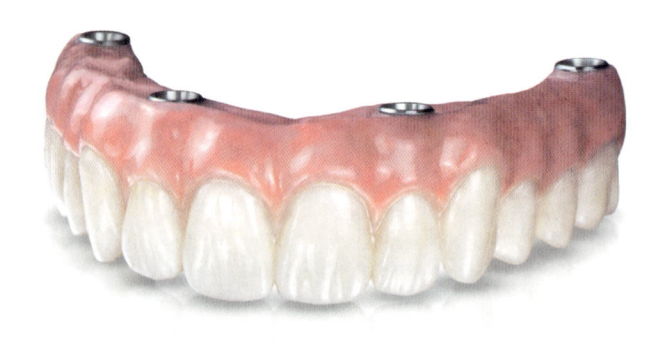

• **Figura 22.33** Prótese total monolítica, fixada por pilares multiunidades (BruxZir).

vantagens da retenção ao parafuso, o desenho cilíndrico coloca a prótese muito acima do perfil de emergência dos tecidos moles, resultando no projeto *Swedish high-water* (Figura 22.31). Com o desenvolvimento de pilares multiunidades (Figura 22.32), agora é possível projetar próteses que imitam um perfil de emergência natural do tecido mole (Figura 22.33).

Materiais reabilitadores

Existem poucas áreas da odontologia restauradora que avançaram tanto nos últimos anos quanto as escolhas de materiais reabilitadores que são oferecidos ao clínico para a reabilitação dos implantes. O uso desses materiais é possível graças aos avanços concomitantes em CAD/CAM. Além dos avanços das fresadoras guiadas por computador, que permitem a confecção desses projetos, houve um rápido desenvolvimento na manufatura aditiva, ou impressão tridimensional, no fornecimento de próteses sobre implantes. Hoje, na implantodontia, o estado da arte em materiais reabilitadores consiste em cerâmica monolítica, como zircônia (cerâmica) e dissilicato de lítio (vitrocerâmica), bem como cerâmica fundida ao metal.

Zircônia

O uso da zircônia é cada vez mais popular do que a prótese tradicional em metalocerâmica. A maioria das próteses monolíticas de zircônia é feita de zircônia parcialmente estabilizada (*i. e.*, 3%

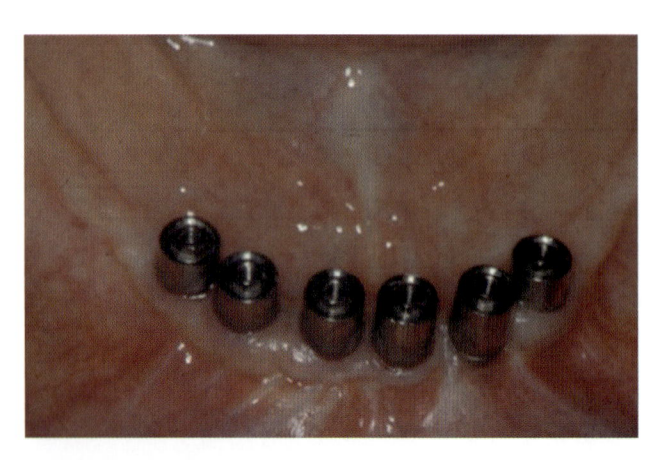

• **Figura 22.31** Projeto *Swedish high-water*: pilares padrão que se fixam ao implante, colocando a prótese acima do nível do tecido.

de ítria, 97% de zircônia). Comparada com outra coroa e prótese totalmente em cerâmica, a zircônia monolítica exibe uma combinação única de alta resistência à flexão, tenacidade à fratura e estética excepcional. Originalmente, essas reabilitações foram confeccionadas especificamente para próteses posteriores; no entanto, tornou-se também uma opção estética anterior devido as formulações melhoradas e processos de confecção, translucidez e colorização aprimoradas.

A zircônia monolítica posterior (p. ex., BruxZir zircônia sólida resistência total) pode ser utilizada para coroas posteriores parafusadas, próteses posteriores e próteses totais (Figura 22.34). Técnicas avançadas de coloração permitiram que os técnicos criassem uma prótese de peça única com resistência que excede em muito as próteses híbridas ou em camadas, ao mesmo tempo que oferece uma estética excelente. Nas regiões anteriores da boca, um material de terceira geração (p. ex., BruxZir Esthetic) exibe excelente translucidez e coloração, e resistência à tração que excede em muito outros materiais reabilitadores estéticos. Pode ser usado para coroas anteriores, facetas (*veneers*), coroas anteriores parafusadas e próteses com espaço curto na parte anterior (Figura 22.35).

Dissilicato de lítio e silicato de lítio

Dissilicato de lítio, introduzido pela Ivoclar Vivadent® como IPS e.max, e silicato de lítio, fabricado pela Glidewell Dental®, como Obsidian, são materiais monolíticos vitrocerâmicos altamente estéticos e versáteis que podem ser fresados ou prensados para criar facetas, coroas e próteses de espaço curto. Embora não forneça a mesma resistência ou tenacidade à fratura demonstrada por materiais de zircônia, exibem níveis mais elevados de translucidez do que as versões de materiais de resistência total (Figura 22.36).

Metalocerâmica

Próteses metalocerâmica foram desenvolvidas na década de 1970 para fornecer uma alternativa de maior resistência às

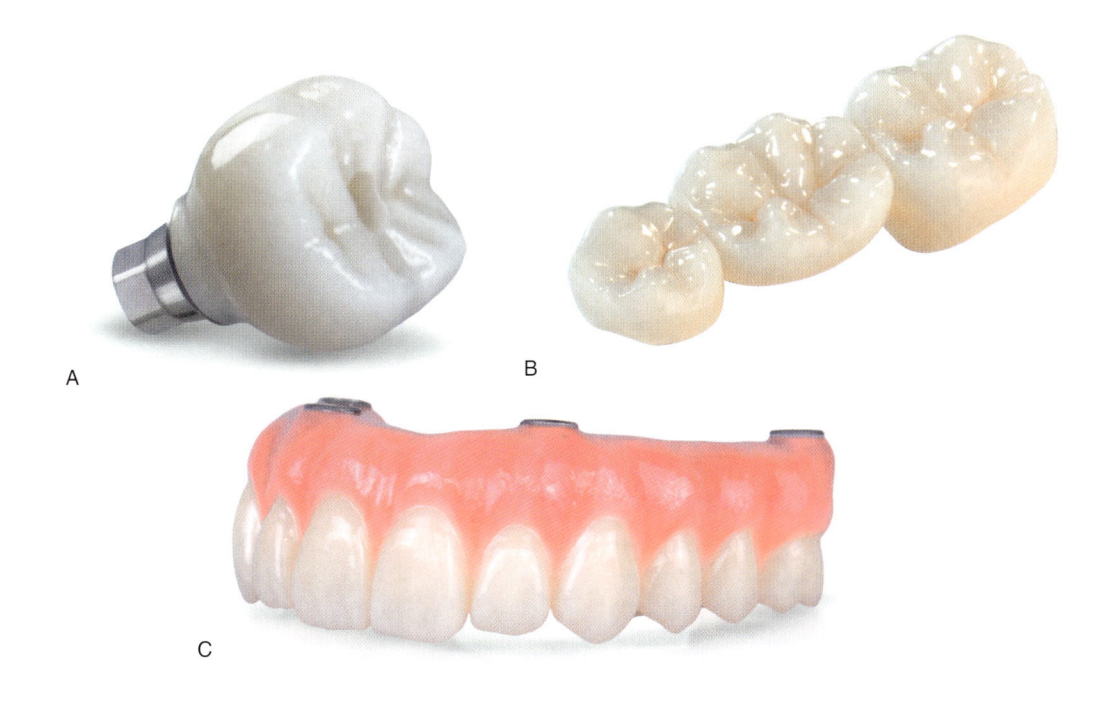

CAPÍTULO 22 Substituição Única ou Múltipla: Opções de Tratamento 551

• **Figura 22.34** Zircônia monolítica. **A.** BruxZir SRC (coroa parafusada). **B.** Prótese BruxZir. **C.** Prótese total parafusada BruxZir.

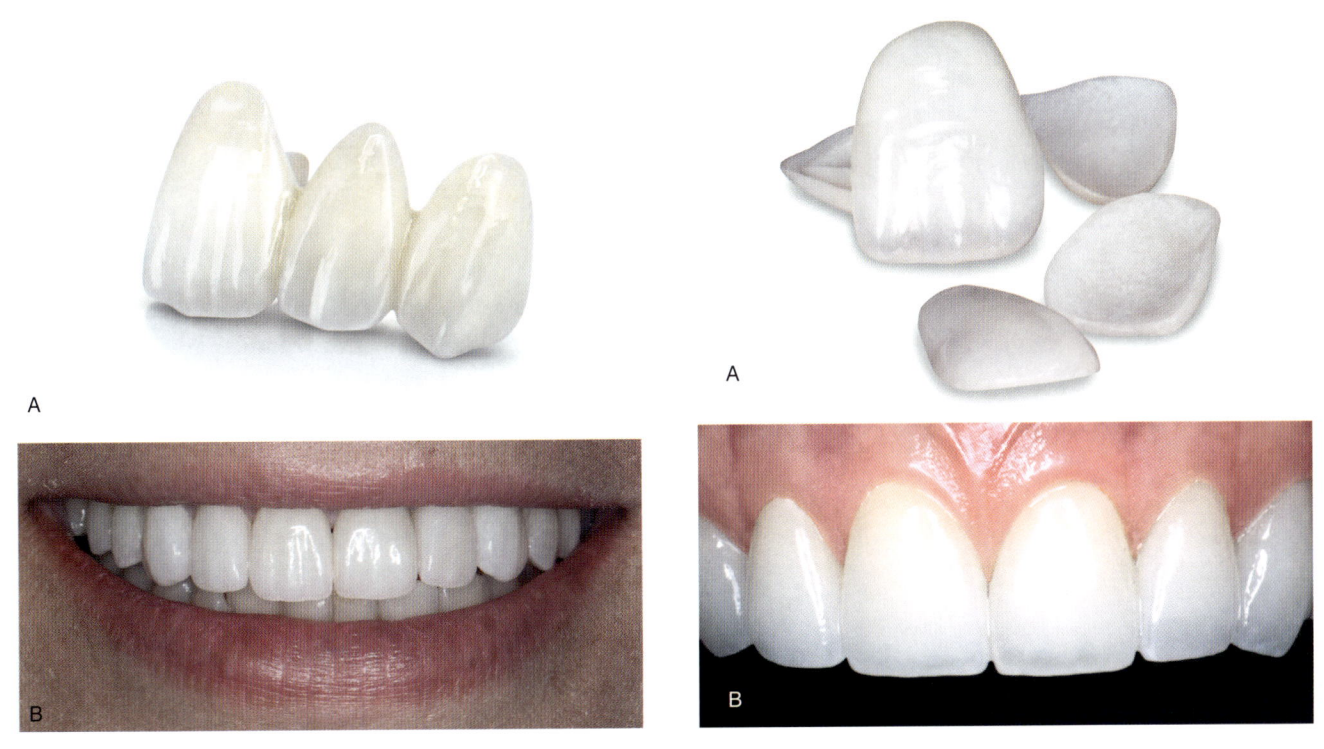

• **Figura 22.35** Zircônia monolítica. **A.** Prótese estética BruxZir. **B.** Coroas e *veneers* estéticos BruxZir.

• **Figura 22.36 A** e **B.** Facetas de dissilicato de lítio (e.max).

cerâmicas feldspáticas até então disponíveis. Ao criar uma estrutura de metal fundido recoberta por camadas de cerâmica feldspática, os laboratórios protéticos foram capazes de aumentar significativamente a resistência da prótese, e ainda manter alta estética. Dois grandes avanços tecnológicos permitiram o desenvolvimento de uma nova geração de próteses metalocerâmicas que exibem ainda mais resistência, estética e precisão de ajuste. O advento da sinterização direta a *laser* do metal, ou a impressão tridimensional de estruturas dentais, proporcionou um novo nível de ajuste e consistência para o metal subjacente à prótese metalocerâmica. Além disso, foi desenvolvido um material de silicato de lítio injetado (prensado), Obsidian, que é significativamente mais forte do que as cerâmicas feldspáticas anteriormente utilizadas para estratificação. A combinação criou uma prótese resistente e altamente estética, que fornece um ajuste melhor do que uma prótese metálica. Obsidian prensada para próteses metálicas pode ser usada na parte anterior ou posterior em coroas simples, próteses com espaços curtos ou longos e coroas sobre implantes parafusados (Figura 22.37).

Liga de ouro

Por mais de 100 anos, as restaurações em liga de ouro têm sido um material odontológico previsível e altamente útil. Nenhum material odontológico tem mais documentação a longo prazo do que a liga de ouro. Esse material diminuiu em popularidade devido ao custo crescente dos metais nobres, bem como a demanda dos pacientes por restaurações mais estéticas. A liga de ouro é usada principalmente para coroas, próteses e coroas sobre implantes parafusadas na parte posterior (Figura 22.38).

Polimetilmetacrilato

Polimetilmetacrilato (PMMA) é uma resina estável que demonstra resistência e translucidez quando fresada usando tecnologia CAD/CAM. É de uso comum na criação de provisórios para uso de curto e médio prazo para reabilitações sobre implantes, para avaliar a estética e a fonética, e para permitir planos de tratamentos com carga progressiva. Também é usado em pacientes para prototipagem de próteses totais sobre implantes de zircônia, permitindo ao paciente o uso de uma réplica de PMMA de sua prótese definitiva de zircônia, para fornecer uma aprovação do projeto final (Figura 22.39 e Tabela 22.2).

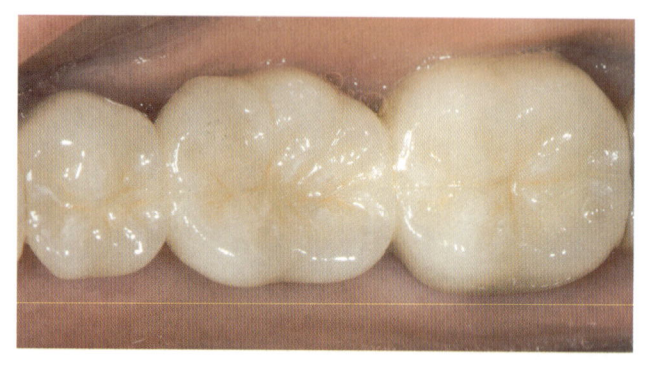

• **Figura 22.37** Dissilicato de lítio (Obsidian prensada a próteses metálicas).

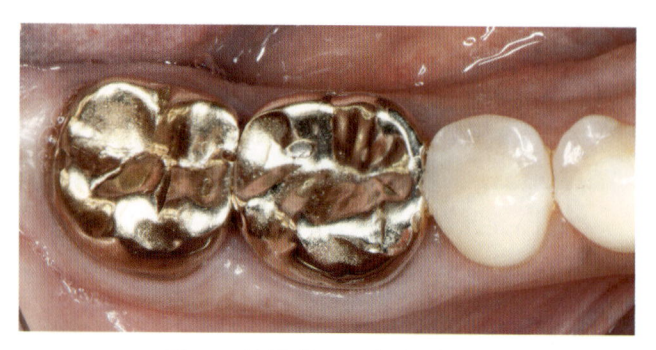

• **Figura 22.38** Coroas de liga de ouro.

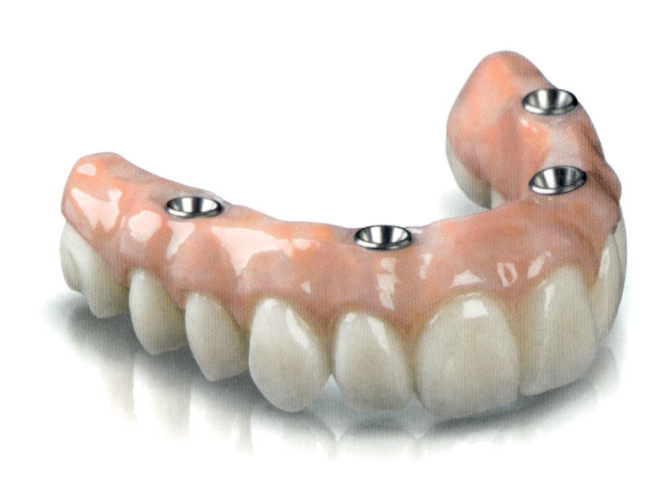

• **Figura 22.39** Prótese total provisória de polimetilmetacrilato sobre implantes.

Tabela 22.2 Recomendações atuais para coroas unitárias e de múltiplos implantes.

Coroas unitárias

Anterior

1. Zircônia monolítica (BruxZir Esthetic)
2. Vitrocerâmica monolítica (IPS e.max, Obsidian)
3. Metalocerâmica (Obsidian prensada ao metal)
4. Metalocerâmica (cerâmica fundida ao metal)

Posterior

1. Zircônia monolítica (BruxZir Full-Strength)
2. Metalocerâmica (Obsidian prensada ao metal)
3. Metalocerâmica (cerâmica fundida ao metal)

Coroas de múltiplos implantes

Anterior

1. Zircônia monolítica (BruxZir Esthetic)
2. Vitrocerâmica monolítica (IPS e.max, Obsidian)
3. Metalocerâmica (Obsidian prensada ao metal: sinterizada a *laser* em metal não precioso, semi ou precioso)

Posterior

1. Zircônia monolítica (BruxZir Full-Strength)
2. Metalocerâmica (Obsidian prensada ao metal: sinterizada a *laser* em metal não precioso, semi ou precioso)
3. Metalocerâmica (cerâmica fundida ao metal)

Referências bibliográficas

1. Misch CE. *Dental Implant Prosthetics*. 2nd ed. St Louis: Mosby; 2015.
2. Chalmers I. The Cochrane Collaboration: preparing, maintaining, and disseminating systematic reviews of the effects of health care. *Ann N Y Acad Sci*. 1993;703:156–165.
3. Wetherell J, Smales R. Partial dentures failure: a long-term clinical survey. *J Dent*. 1980;8:333–340.
4. Shugars DA, Bader JD, White BA, et al. Survival rates of teeth adjacent to treated and untreated posterior bounded edentulous spaces. *J Am Dent Assoc*. 129:1085.
5. Rissin L, House JE, Conway C, et al. Effect of age and removable partial dentures on gingivitis and periodontal disease. *J Prosthet Dent*. 1979;42:217–223.
6. Krišto B, Krželj I. Foreign body in the esophagus: chronically impacted partial denture without serious complication. *Otolaryngology Case Reports*. 2016;1(1):5–7.
7. Hashmi S, Walter J, Smith W, Latis S. Swallowed partial dentures. *J Royal Society Med*. 2004;97(2):72–75.
8. Priest GF. Failure rates of restorations for single tooth replacements. *Int J Prosthodont*. 1996;9:38–45.
9. Wood M, Kern M, Thomson VP, et al. Ten year clinical and microscopic evaluation of resin bonded restorations. *Quintessence Int*. 1996;27:803–807.
10. Johnston JE, Phillips RN, Dykema RW, eds. *Modern Practice in Crown and Bridge Prosthodontics*. Philadelphia: WB Saunders; 1971.
11. Creugers NH, Kayser HF, Van 't Hof MA. A meta-analysis of durability data on conventional fixed bridges. *Community Dent Oral Epidemiol*. 1994;22:448–452.
12. Walton JN, Gardner FM, Agar JR. A survey of crown and fixed partial denture failures, length of service and reasons for replacement. *J Prosthet Dent*. 1986;56:416–421.
13. Payne BJ, Locker D. Oral self-care behaviours in older dentate adults. *Community Dent Oral Epidemiol*. 1992;20:376–380.
14. Jackson CR, Skidmore AE, Rice RT. Pulpal evaluation of teeth restored with fixed prostheses. *J Prosthet Dent*. 1992;67:323–325.
15. Bergenholtg G, Nyman S. Endodontic complications following periodontal and prosthetic treatment of patients with advanced periodontal disease. *J Peridontol*. 1984;55:63–68.
16. Randow K, Glantz PO, Zoger B. Technical failures and some related clinical complications in extensive fixed prosthodontics: an epidemiological study of long-term clinical quality. *Acta Odontol Scand*. 1986;44:241–255.
17. Bell B, Rose CL, Damon A. The Normative Aging Study: an interdisciplinary and longitudinal study of health and aging. *Int J Aging Hum Dev*. 1972;3:5–17.
18. Misch CE, Misch-Dietsh F, Silc J, et al. Posterior implant single tooth replacement and status of abutment teeth: multicenter 10 year retrospective report. *J Periodontol*. 2008;79(12):2378–2382.
19. Jemt T, Lekholm U, Grondahl K. Three year follow up study of early single implant restoration ad modum Brånemark. *Int J Periodontics Restorative Dent*. 1990;10:340–349.
20. Andersson B, Odman P, Lidvall AM, et al. Single tooth restoration supported by osseointegrated implants: results and experience from a prospective study after 2 to 3 years. *Int J Oral Maxillofac Implants*. 1995;10:702–711.
21. Schmitt A, Zarb GA. The longitudinal clinical effectiveness of osseointegrated dental implants for single tooth replacement. *Int J Prosthodont*. 1993;6:187–202.
22. Goodacre CJ, Bernal G, Rungcharassaeng K, et al. Clinical complications with implants and implant prostheses. *J Prosthet Dent*. 2003;90:121–132.
23. Graber TM. Anomalies in number of teeth. In: Graber TM, ed. *Orthodontics: Principles and Practice*. 2nd ed. Philadelphia: WB Saunders; 1966.
24. Maklin M, Dummett Jr CO, Weinberg R. A study of oligodontia in a sample of New Orleans children. *J Dent Child*. 1979;46:478–482.
25. Caprioglio D, Vernole B, Aru G, et al. *Le Agenesie Dentali*. Milan, Italy: Masson; 1988:1–14.
26. Oosterle LJ. Implant considerations in the growing child. In: Higuchi KW, ed. *Orthodontic Applications of Osseointegrated Implants*. Chicago: Quintessence; 2000.
27. Spray JR, Black CG, Morris HF, et al. The influence of bone thickness on facial marginal bone response: stage 1 placement through stage 2 uncovering. *Ann Periodontol*. 2000;5:119–128.
28. Misch CE, D'Alessio R, Misch-Dietsh F. Maxillary partial anodontia and implant dentistry-maxillary anterior partial anodontia in 255 adolescent patients: a 15-year retrospective study of 276 implant site replacement. *Oral Health*. 2005;95:4557.
29. Wennstrom JL, Ekestubbe A, Grondahl K, et al. Implant-supported single-tooth restorations: a 5-year prospective study. *J Clin Periodontol*. 2005;32:567–574.
30. Zarone F, Sorrentino R, Vaccaro F. Prosthetic treatment of maxillary lateral incisor agenesis with osseointegrated implants: a 24-39 month prospective clinical study. *Clin Oral Implants Res*. 2006;17:94–101.
31. Lindhe T, Gunne J, Tillberg A. A meta-analysis of implants in partial edentulism. *Clin Oral Implants Res*. 1998;9:80–90.
32. Creugers NH, Kreuler PA, Snoek RJ, et al. A systematic review of single tooth restorations supported by implants. *J Dent*. 2000;28:209–217.
33. Lindhe T, Gunne J, Tillberg A. A meta-analysis of implants in partial edentulism. *Clin Oral Implants Res*. 1998;9:80–90.
34. Goodacre CJ, Bernal G, Rungcharassaeng K, et al. Clinical complications with implants and implant prostheses. *J Prosthet Dent*. 2003;90:121–132.
35. Kemppainen P, Eskola S, Ylipaavalniemi A. Comparative prospective clinical study of two single tooth implants: a preliminary report of 102 implants. *J Prosthet Dent*. 1997;77:382–387.
36. Priest GF. Failure rates of restorations for single tooth replacements. *Int J Prosthodont*. 1996;9:38–45.
37. Misch CE, D'Alessio R, Misch-Dietsh F. Maxillary partial anodontia and implant dentistry-maxillary anterior partial anodontia in 255 adolescent patients: a 15-year retrospective study of 276 implant site replacement. *Oral Health*. 2005;95:45–57.
38. Sullivan DY. Wide implants for wide teeth. *Dent Econ*. 1994;84:82–83.
39. Rangert B, Krogh PH, Langer B, et al. Bending overload and fixture fracture: a retrospective clinical analysis. *Int J Oral Maxillofac Implants*. 1995;10:326–334.
40. Langer B, Langer L, Herrman I, et al. The wide fixture: a solution of special bone situations and a rescue for the compromised implant. *Int J Oral Maxillofac Implants*. 1993;8:400–408.
41. Bahat O, Handelsman M. Use of wide implants and double implants in the posterior jaw, a clinical report. *Int J Oral Maxillofac Implants*. 1996;11:379–386.
42. Balshi TJ, Wolfinger GJ. Two-implant-supported single molar replacement: interdental space requirements and comparison to alternative options. *Int J Periodontics Restorative Dent*. 1997;17:426–435.
43. Geramy A, Morgano SM. Finite element analysis of three designs of an implant-supported molar crown. *J Prosthet Dent*. 2004;92:434–440.
44. Tarnow DR, Cho SC, Wallace SS. The effect of inter-implant distance on the height of inter-implant bone crest. *J Periodontol*. 2000;71:546–549.
45. Wright PS, Glastz PO, Randow K, et al. The effects of fixed and removable implant-stabilized prostheses on posterior mandibular residual ridge resorption. *Clin Oral Implants Res*. 2002;13:169–174.
46. Reddy MS, Geurs NC, Wang IC, et al. Mandibular growth following implant restoration: does Wolff's Law apply to residual ridge resorption? *Int J Periodontics Restorative Dent*. 2002;22:315–321.
47. Carr AB, Stewart RB. Full-arch implant framework casting accuracy: preliminary in vitro observation for in vivo testing. *J Prosthodontics*. 1993;2(1):2–8.
48. Broggini N, et al. Persistent acute inflammation at the implant-abutment interface. *J Dental Res*. 2003;82(3):232–237.

23
Plano de Tratamento para Maxila Posterior Edêntula

RANDOLPH R. RESNIK E CARL E. MISCH*

Historicamente, a região posterior da maxila tem sido uma das regiões mais difíceis de serem tratadas na cavidade bucal. O edentulismo parcial ou total posterior da maxila é uma das áreas de tratamento mais comuns em implantodontia. No entanto, a região posterior edêntula da maxila apresenta muitas condições desafiadoras em implantodontia, que há muitos anos tornou-se a área com maior taxa de insucesso de implante. Ao longo dos anos, muitos protocolos cirúrgicos novos e avanços tecnológicos levaram essa região a ser tão previsível quanto qualquer outra na cavidade bucal. O mais notável desses métodos cirúrgicos inclui levantamento do seio maxilar para aumentar a altura óssea disponível, enxerto da crista óssea para aumentar a largura do osso, implantes mais curtos e bem projetados, e abordagens cirúrgicas modificadas para inserir implantes em densidade óssea mais baixa.[1] O levantamento (com enxerto) do seio maxilar para superar o problema de redução vertical de osso disponível tornou-se muito popular e um procedimento previsível desde a década de 1990. Após a introdução inicial por Tatum, em meados da década de 1970, e a publicação inicial de Boyne e James, em 1980, muitos estudos foram publicados sobre levantamento do seio com resultados superiores a 90%.[2-38] Este capítulo abordará as várias desvantagens inerentes à região posterior da maxila, junto com os fatores do plano de tratamento e conceitos específicos para regiões edêntulas posteriores parciais ou completas da maxila.

Desvantagens inerentes do tratamento da maxila posterior

Densidade óssea pobre

Em geral, a qualidade óssea é pior na região posterior edêntula da maxila em comparação com qualquer outra região intraoral.[30] Uma revisão da literatura de estudos clínicos revelou que a densidade óssea mais pobre pode resultar na sobrevida de implantes em função reduzida a uma média de 16%, e tem sido relatado ser tão baixa quanto 40%.[31] A causa para a baixa taxa de sucesso está relacionada a muitos fatores. A resistência óssea está diretamente relacionada com sua densidade, e a baixa densidade óssea dessa região é, muitas vezes, 5 a 10 vezes mais fraca em comparação ao osso encontrado na região anterior da mandíbula (qualidade óssea - D2).[32] As densidades ósseas influenciam diretamente a porcentagem de contato implante-superfície óssea (contato osso-implante ou BIC), que é responsável pela transmissão da força ao osso. O contato osso-implante (~ < 30%) é mais baixo no osso D4 (Tipo 4) em comparação com outras densidades ósseas. Os padrões de tensão distribuída dentro do osso de baixa densidade migram mais em direção ao ápice do implante. Como resultado, a perda óssea é mais pronunciada e ocorre mais profundamente também ao longo do corpo do implante, em vez de apenas na crista, como em outras condições ósseas mais densas. O osso D4 também demonstrou exibir a maior diferença de módulo de elasticidade biomecânica em comparação com o titânio sob carga.[32] Essa incompatibilidade biomecânica desenvolve uma condição de maior deformação para o osso, o qual pode estar na faixa de sobrecarga patológica. Assim, protocolos cirúrgicos modificados são garantidos para aumentar o contato osso-implante.

Na região posterior da maxila, estruturas ósseas deficientes mais pobres e a lâmina cortical mínima no rebordo da crista comprometerão a estabilidade inicial do implante (torque de inserção) no momento da instalação (Figura 23.1). Geralmente, a lâmina cortical vestibular é fina e o rebordo, largo. Como resultado, o contato osso-implante cortical lateral para estabilizar o implante é muitas vezes insignificante, pois a instalação do implante raramente

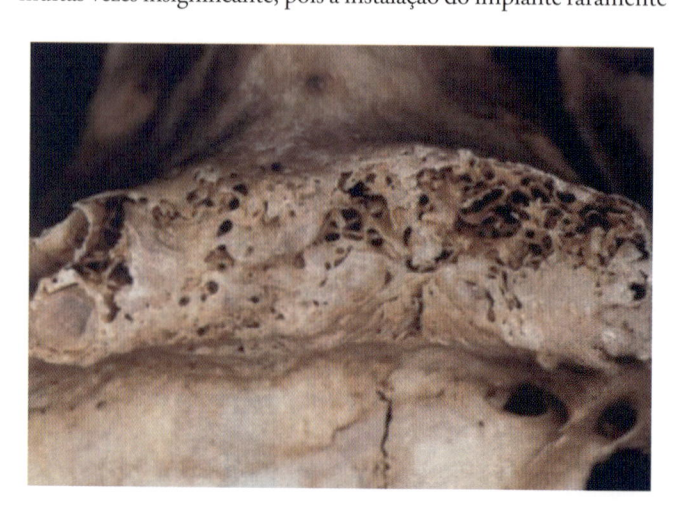

• **Figura 23.1** Densidade óssea D4, geralmente encontrada na região posterior da maxila. Este tipo de osso geralmente exibe osso cortical mínimo e tem osso trabecular muito fino.

In memoriam.

envolve a lâmina vestibular. Portanto, muitas vezes a cicatrização inicial de um implante em um osso D4 é comprometida, e estudos clínicos indicam um sucesso de cicatrização inicial inferior quando comparado aos ossos D2 ou D3.

Osso disponível reduzido

Na região posterior da maxila, o implantodontista é frequentemente confrontado com uma diminuição da quantidade de osso, comprometendo assim a instalação do implante. É comum que a maxila dentada esteja associada a uma lâmina cortical no lado vestibular, se comparada com a mandíbula. Devido ao osso trabecular na região posterior da maxila ser mais fino do que outras regiões dentadas, a perda dos dentes posteriores da maxila resulta em uma diminuição inicial na espessura óssea à custa da cortical óssea vestibular. A espessura da região posterior da maxila diminui mais rapidamente do que em qualquer outra região dos arcos (maxila e mandíbula). O fenômeno de reabsorção é acelerado pela perda de vascularização do osso alveolar e o tipo de osso trabecular fino existente. No entanto, como o rebordo residual inicial é muito espesso na região posterior da maxila, mesmo com uma diminuição significativa na largura do rebordo, geralmente podem ser instalados implantes com formato radicular (Figura 23.2).

Aumento da pneumatização do seio maxilar

A pneumatização é um processo fisiológico normal que ocorre em todos os seios paranasais durante o período de crescimento, o que resulta em um aumento do volume. Estudos histológicos têm demonstrado que o processo de pneumatização ocorre por reabsorção osteoclástica das paredes corticais do seio. No entanto, a etiologia da pneumatização do seio maxilar é pouco compreendida e tem sido associada a hereditariedade, impulso de pneumatização da membrana mucosa nasal, configuração craniofacial, densidade óssea, hormônios de crescimento e pressão de ar intrassinusal.[39]

O processo de pneumatização aumenta de tamanho após a exodontia. Muito provavelmente, isso é resultado de uma diminuição das forças funcionais que são transferidas para o osso após a perda do dente e o processo de remodelação envolvendo atrofia por desuso, de acordo com Lei de Wolff.[40] Devido à proximidade e possível protrusão das raízes dentárias no seio maxilar, a falta de osso cortical no assoalho após a exodontia permitirá que o seio se expanda. Estudos também demonstram que a pneumatização é maior após a exodontia do molar em comparação com as extrações de pré-molares, principalmente por causa do maior defeito resultante.[41] Em estudos sobre pneumatização, Sharan e Madjar[39] demostraram que uma curva pré-extração do seio nasal resultou em maior expansão. Além disso, quando dois ou mais dentes posteriores adjacentes foram extraídos ou quando um segundo molar foi extraído (em comparação com o primeiro molar), foi relatada maior expansão (Figura 23.3).

Aumento do espaço para altura da coroa resultante

À medida que aumenta a perda óssea vertical, aumenta o espaço para altura da coroa. Isso provavelmente resultará na instalação do implante inferior ao osso interproximal adjacente (se presente) e inferior à posição apical-coronal ideal (ou seja, 2 a 3 mm abaixo da margem gengival livre). O posicionamento inferior resulta em um aumento do espaço para a altura da coroa, aumentando assim a morbidade para o prognóstico, a longo prazo, da prótese sobre implante. Em uma análise tridimensional de elementos finitos, Sevimay et al.[42]

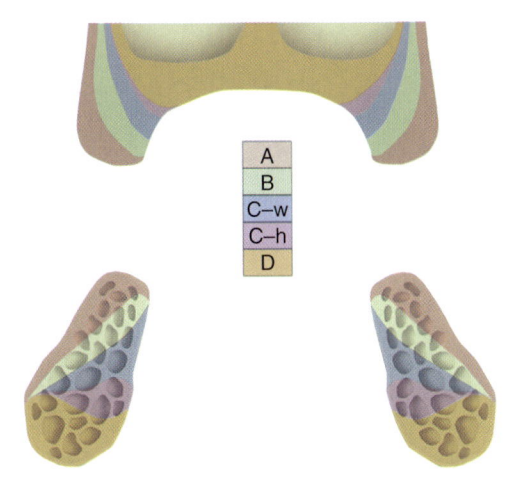

• **Figura 23.2** À medida que o osso é reabsorvido na maxila, a crista se desloca em direção ao palato e invade o seio maxilar. Isso também resultará em uma mudança na relação maxilomandibular.

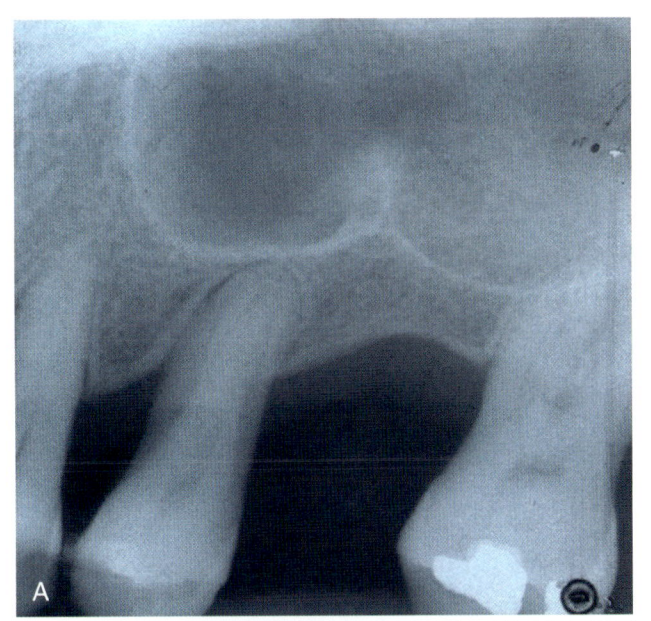

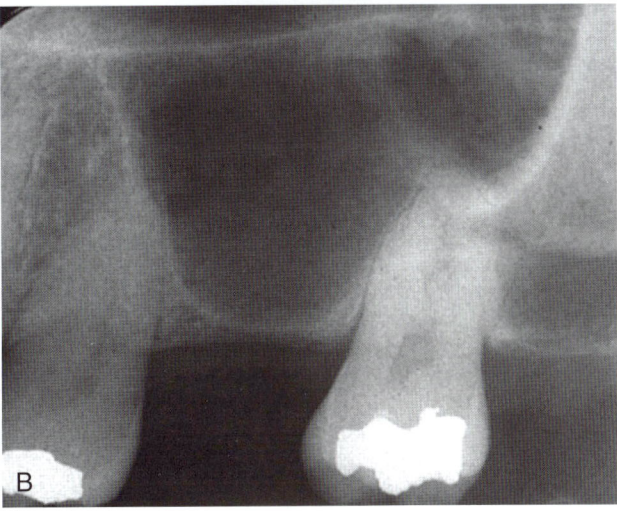

• **Figura 23.3** Pneumatização do seio maxilar. **A** e **B.** Após a perda do dente, o seio maxilar se expande (não uniformemente) e se aproxima do assoalho do seio maxilar, o que diminui o osso disponível para a instalação do implante.

demonstraram que, ao aumentar a altura da coroa de 10 a 20 mm, os valores de tensão colocados na prótese sobre o implante aumentaram 72% em tração e 41% em compressão (Figura 23.4). Portanto, próteses sobre implante nessa área possuem um risco aumentado em comparação com as outras áreas da cavidade bucal.

Orientação palatina da crista

Como resultado do processo de reabsorção óssea horizontal, a crista irá deslocar-se progressivamente em direção ao palato até que a crista seja reabsorvida em um volume ósseo mais estreito posicionado medialmente.[29] A região posterior da maxila continua a se remodelar em direção à linha média conforme o processo de reabsorção óssea permanece. Por causa desse padrão de reabsorção, a prótese final geralmente será em cantiléver para satisfazer os requisitos estéticos em detrimento da biomecânica nas cristas atróficas moderadas a graves (Figura 23.5).

Localização anatômica

Por causa da localização anatômica posterior da maxila, o acesso é um problema comum. Especialmente quando ocorre falta de abertura, a instalação cirúrgica de implantes na parte posterior às vezes é difícil devido à falta de espaço interoclusal. É mais comum que a abertura máxima da boca seja medida na parte anterior usando o distância interincisal. Os estudos variam na definição de uma abertura restrita; entretanto, em geral está dentro da distância de 35 a 40 mm.[43] Como a abertura posterior é muito menor que a anterior, obter espaço suficiente para a instalação do implante ou para os procedimentos protéticos geralmente é difícil. Espaço insuficiente também se torna cada vez mais problemático ao usar um *template* cirúrgico durante a tomografia computadorizada de feixe cônico (TCFC) para a instalação do implante. Além disso, a falta de espaço aumentará o risco de engolir ou aspirar objetos (Figura 23.6).

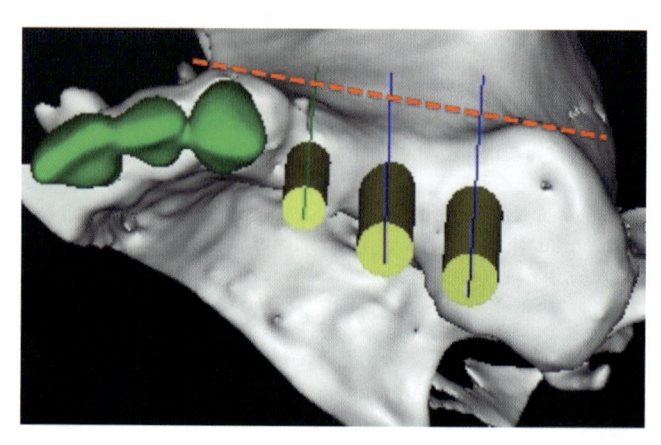

• **Figura 23.5** Outro componente do processo de reabsorção posterior da maxila é o deslocamento da crista para a palatina. Por causa do posicionamento palatino, os implantes são frequentemente colocados em uma posição vestibulopalatina não ideal.

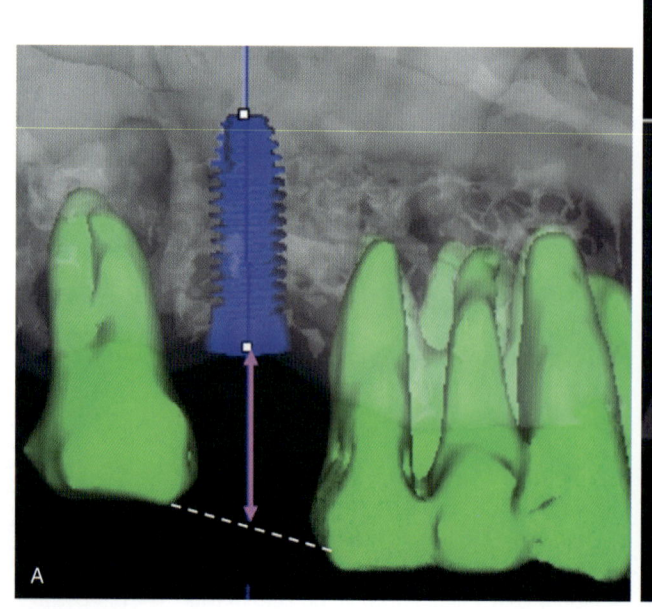

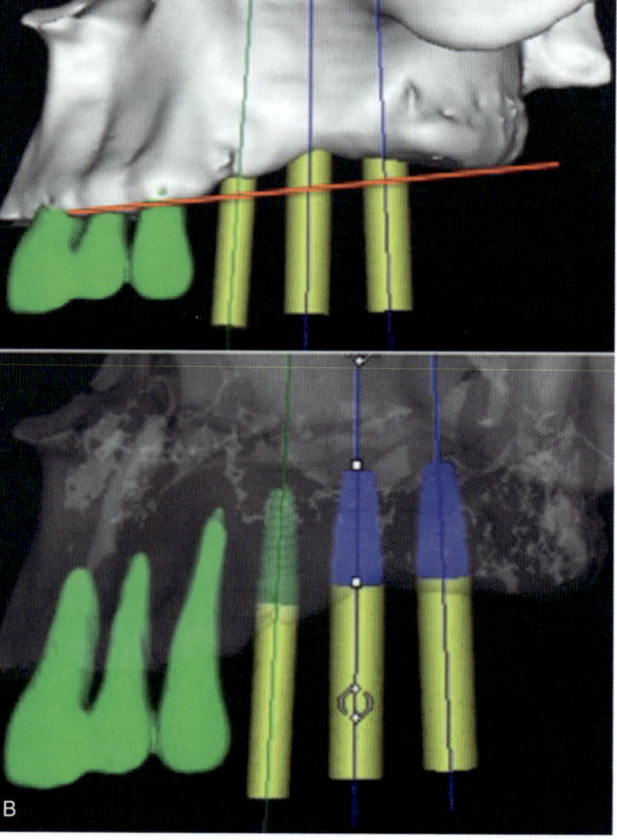

• **Figura 23.4 Espaço para a altura da coroa. A.** Medida do topo do implante até o plano oclusal. **B.** À medida que o osso é reabsorvido da Divisão A para a Divisão D, a posição da altura vertical torna-se mais apical. Isso resulta em um aumento da altura da coroa, mesmo se o enxerto vertical for concluído dentro do seio.

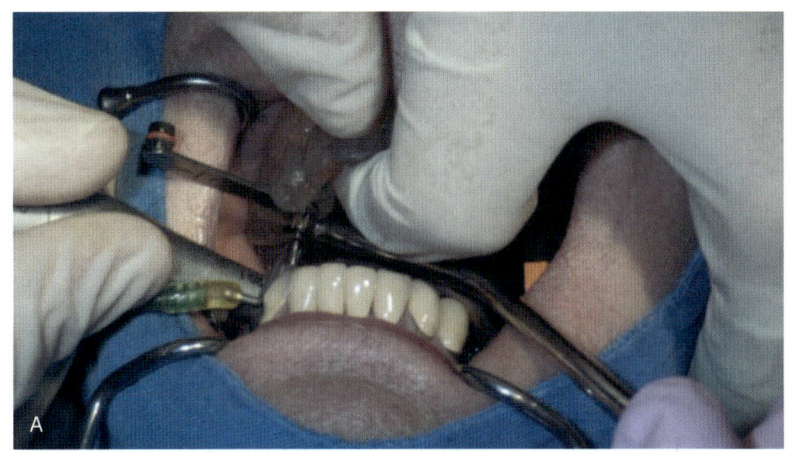

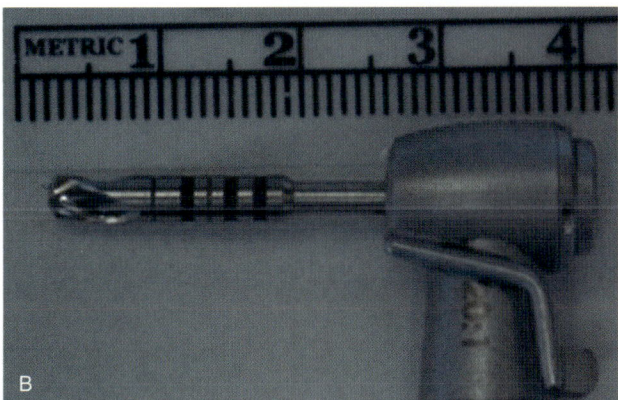

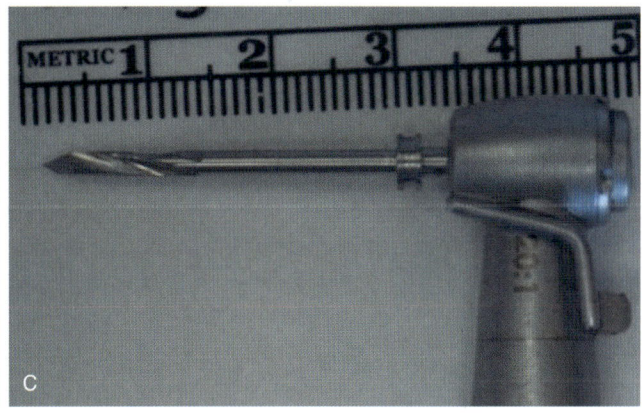

• **Figura 23.6 A.** Muitas vezes é difícil ter espaço adequado para a instalação do implante, especialmente na parte posterior da maxila. Com a popularidade da cirurgia guiada, isso tornou-se ainda mais difícil, pois um espaço maior é necessário para a instalação do implante. **B.** Broca cirúrgica padrão. **C.** Os *kits* de brocas guiadas contêm brocas que geralmente são mais longas (± 10 mm) do que as brocas de tamanho normal.

Maior força de mordida

As forças oclusais na região posterior são maiores do que na região anterior da boca. Estudos têm demonstrado que a força máxima de mordida na região anterior varia de 24,60 a 35,15 g/mm². A força de mordida na região molar de uma pessoa dentada varia de 140,60 a 175,80 g/mm². Portanto, existe uma proporção de 5:1 entre a maxila e a mandíbula. Forças parafuncionais podem aumentar a força resultante em até três vezes, o que leva a um implante maior e morbidade protética.[44-46] Como consequência, os molares superiores dos dentes naturais têm 200% mais área de superfície do que os pré-molares e são significativamente mais largos em diâmetro (Figura 23.6).[1] Ambas as características reduzem a pressão no osso, o que também reduz a deformação óssea. Seguindo essa seleção natural, o suporte do implante deve ser maior na região posterior de molar do que em qualquer outra área da boca.[1] Portanto, a diminuição na quantidade e na qualidade ósseas e as forças aumentadas devem ser consideradas no plano de tratamento para essa região da boca (Figura 23.7).[47]

Requisito de maior diâmetro de área de superfície dos implantes e forças oclusais minimizadas

Quando se planeja tratamento na região posterior da maxila para minimizar as forças biomecânicas, o ideal é que as condições sejam simuladas às dos dentes naturais. Devido às tensões ocorrerem principalmente na região da crista, devem ser implementados *designs* biomecânicos nos implantes para minimizar seus efeitos nocivos.[47] O diâmetro do implante é um método eficaz para aumentar a área de superfície na região da crista e minimizar as forças.[47,48] Idealmente, os implantes da Divisão B não são usados na região posterior da maxila. Um estudo retrospectivo de 12 anos envolvendo 653 enxertos sinusais, realizado por Misch, revelou 14 falhas em implantes.[49] Oito falhas do implante foram causadas por fratura do implante no colo dos implantes de menor diâmetro. Portanto, são sugeridos implantes de pelo menos 5 mm

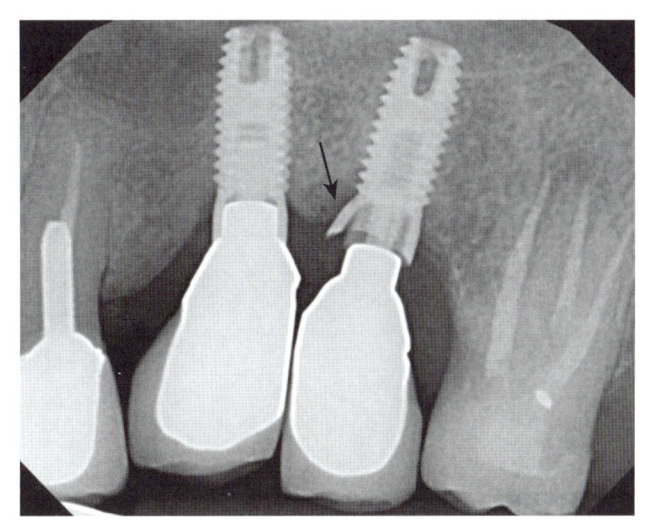

• **Figura 23.7** O aumento da força de mordida pode levar à perda acelerada da crista óssea, com complicações de tensão mecânica, como próteses fraturadas, afrouxamento do parafuso e fratura dos implantes.

de diâmetro, ou múltiplos implantes de 4 mm esplintados na região de molar.

Ao longo dos anos, o conceito de comprimento do implante tornou-se menos importante para o sucesso a longo prazo do implante. Devido à maior intensidade da força ser transmitida apenas para a área da crista média do implante, uma menor ênfase tem sido dada à necessidade de implantes mais longos. Em geral, quanto melhor a qualidade óssea, menos crítico será o comprimento do implante. No entanto, uma pior qualidade óssea, ou áreas extensas com enxerto, maior comprimento aumenta a área de superfície, permitindo melhor fixação inicial ou estabilidade primária.

Em certos casos, aumentar o número de implantes é um excelente método para diminuir as tensões associadas. Normalmente um implante é indicado para cada dente ausente. No entanto, se os implantes mais estreitos são indicados, então mais implantes devem ser instalados e esplintados para reduzir o estresse ósseo. Se fatores de força excessivos ocorrerem, dois implantes para cada molar são então recomendados.

Por último, cantilêveres posteriores em próteses sobre implante devem ser minimizados. Mesas oclusais estreitas com pontos de contato do implante centralizados evitam forças do tipo cisalhamento, que são prejudiciais à interface do implante (Figura 23.8).

Seio maxilar tem alta incidência de patologia

O seio maxilar tem a maior incidência de patologia em comparação com qualquer outro seio paranasal. A maioria dos estudos relata que 30 a 40% dos pacientes assintomáticos têm algum tipo de patologia presente nos seios (ou seja, inflamação, cistos, mucoceles, rinossinusite, infecções fúngicas, carcinomas, antrolito). Portanto, como muitas regiões posteriores de maxila requerem enxerto, a presença de patologia resulta em complicações e atrasos no tratamento (Figura 23.9).[51,52]

História do tratamento

Tratamento da região posterior da maxila – análise da literatura

Ao longo dos anos, várias estratégias têm sido indicadas para reabilitar a região posterior da maxila e solucionar a deficiência de volume e a má qualidade óssea. As diversas abordagens podem ser categorizadas da seguinte forma:
- Evitar o seio maxilar e instalar os implantes anterior, posterior ou
- Instalar os implantes e perfurar o assoalho do seio[55,56]
- Realizar procedimentos de aumento do seio com instalação simultânea ou tardia do implante[2-6,13,57-62]
- Elevar o assoalho sinusal durante a instalação do implante[2,3,5,57-66]
- Utilizar tipos alternativos de implantes
- Utilizar implantes subperiosteais[67,68]
- Realizar osteotomia horizontal, enxerto ósseo interposicional e implantes endósseos.[69,70]

No passado, os implantes eram instalados na região posterior da maxila sem modificar a topografia do seio maxilar. Em geral, os implantes de comprimento mais curto eram instalados abaixo do antro. A área de superfície diminuída, agravada por osso de qualidade deficiente, resultava em baixa estabilidade do implante

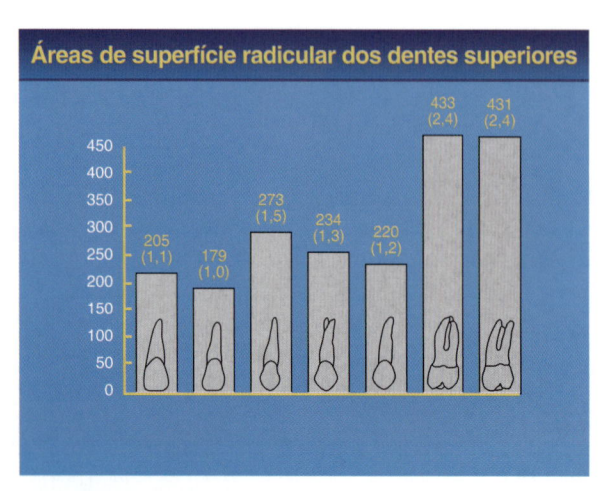

• **Figura 23.8** As áreas de superfície de suporte da raiz são significativamente maiores na região posterior *versus* a região anterior.

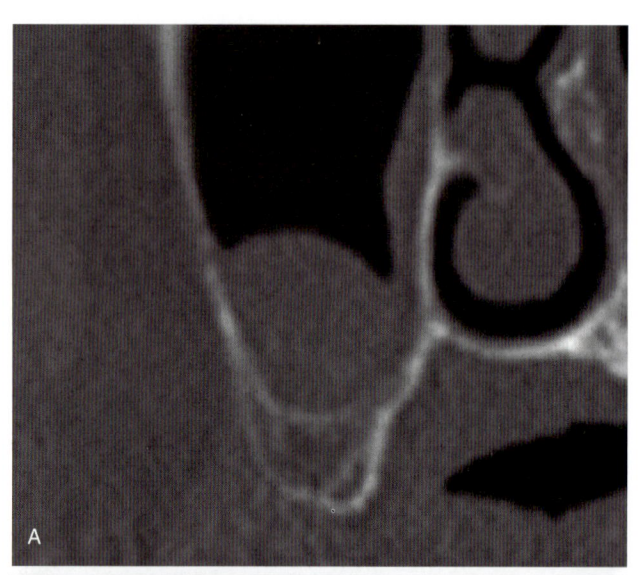

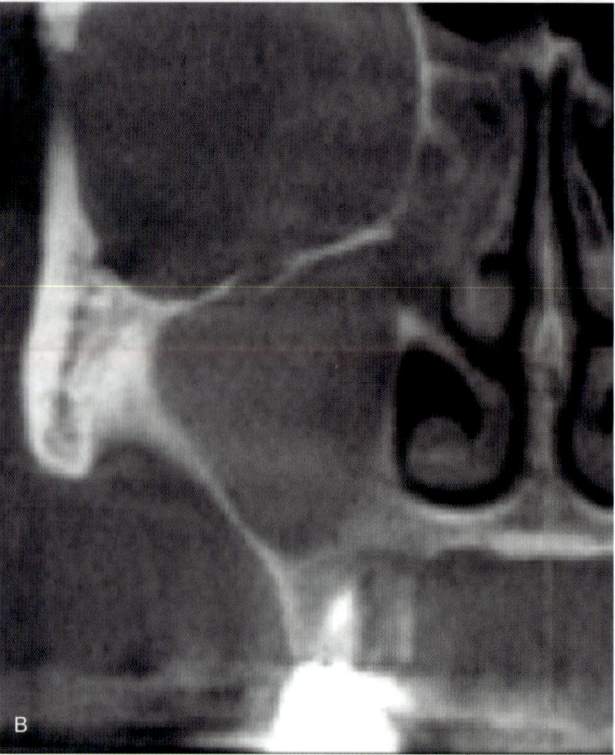

• **Figura 23.9** O seio maxilar tem alta incidência de patologia, que podem variar de lesões císticas (**A**) a cavidades sinusais completamente opacificadas (**B**).

e aumento no índice de falhas. Tentativas de instalar implantes endósseos maiores posteriormente ao antro, na tuberosidade e nas lâminas pterigoides, também resultaram em situações comprometidas. Embora viável sob o ponto de vista cirúrgico, raramente os pilares para terceiro ou quarto molares são indicados para suporte protético adequado. Essa abordagem em geral requer um espaço pôntico maior (ou seja, três ou mais pônticos entre os implantes anterior e posterior). A consequência da extensão da prótese resultante é flexibilidade excessiva da prótese, próteses não retidas, tensões excessivas e falha do implante.

No fim dos anos 1960, Linkow relatou que o implante em forma de lâmina poderia ser rombo e a membrana do seio maxilar ligeiramente elevada para permitir a instalação do implante "dentro" do seio na região posterior da maxila.[71] Essa técnica exigia a presença de pelo menos 7 mm de altura óssea vertical abaixo do antro.

Geiger e Pesch[55] relataram que os implantes de cerâmica instalados através do assoalho do seio maxilar podem cicatrizar e se estabilizar sem complicações. Brånemark et al.[56] demonstraram que os implantes podem ser instalados no seio maxilar sem consequências se a integração ocorrer entre os implantes e o osso abaixo do seio. No entanto, eles também relatam uma taxa de falha mais elevada (taxa de sucesso de 70% em 5 a 10 anos) para essa técnica. Ashkinazy[54] tem relatado o uso de tomografias computadorizadas para determinar se existe osso adequado na face palatina do seio maxilar para implantes em forma de lâmina. No entanto, Stoler[72] afirmou que, após 25 tomografias computadorizadas consecutivas de maxilas, não foi encontrado osso adequado para o suporte do implante na face medial do seio. Assim, parece que, se houver osso suficiente medialmente ao seio, trata-se de uma rara exceção.

No início dos anos 1970, Tatum[2,3,58,63] introduziu o levantamento da região posterior da maxila com osso de costela autógeno em bloco para produzir osso vertical para suporte do implante. O autor observou que os enxertos em bloco abaixo da crista alveolar existente diminuiria de maneira significativa a altura intradental posterior, ainda que muito pouco osso pudesse ser obtido para implantes endósseos. Portanto, em 1974, Tatum desenvolveu uma modificação no procedimento de Caldwell-Luc para levantamento da membrana sinusal e aumento subantral (SA).[2,3] O procedimento Caldwell-Luc foi estabelecido pelo americano George Caldwell e o francês Henry Luc, que, em 1893, descreveu uma nova técnica e procedimento para acesso ao seio maxilar por janela lateral.[73] A crista do rebordo da maxila foi fraturada para dentro e utilizada para elevar a membrana do seio maxilar. O osso autógeno era, então, adicionado na área anteriormente ocupada pelo terço inferior do seio. Os implantes endósseos foram inseridos no osso enxertado após aproximadamente 6 meses. Os implantes foram submetidos à carga sobre a prótese após 6 meses adicionais.[2,3]

Em 1975, Tatum desenvolveu uma técnica cirúrgica de abordagem lateral que permitiu o levantamento da membrana sinusal e a instalação do implante na mesma cirurgia. O sistema de implante usado foi um implante de cerâmica de uma peça, e era necessário um pilar transmucoso durante o período de cicatrização. Os primeiros implantes de cerâmica não tinham o formato adequado para esse procedimento, e os resultados com a técnica eram imprevisíveis. Em 1981, Tatum[58] desenvolveu um implante de titânio submerso para uso na região posterior da maxila.[3] As vantagens da cicatrização submersa, o uso do titânio em vez de óxido de alumínio como biomaterial, uma biomecânica aprimorada e uma técnica cirúrgica melhorada tornaram essa modalidade de implante mais previsível.

De 1974 a 1979, o principal material de enxerto para o procedimento de enxerto sinusal era o osso autólogo. Em 1980, a aplicação da técnica de levantamento de seio com a abordagem lateral foi expandida por Tatum com o uso de osso sintético. No mesmo ano, Boyne e James[4] relataram o uso de osso autógeno para enxertos subantrais. A maioria dos dados publicados na década de 1980 era empírica ou com base em amostras muito pequenas. Em 1987, Misch[5] organizou uma abordagem de tratamento para a região posterior da maxila baseada na quantidade de osso abaixo do antro e, em 1989, ele expandiu a abordagem do tratamento para incluir a espessura óssea disponível relacionada a abordagem cirúrgica e formato do implante (Figura 23.10).[61,62] Desde então, pequenas modificações em relação aos materiais de enxerto ou abordagem cirúrgica têm sido propostas.

Na década de 1990, a profissão desenvolveu um interesse muito maior na técnica de enxerto sinusal.[13] Diversos relatos surgiram na literatura propondo pequenas alterações na técnica, diferentes materiais utilizados nos enxertos, diferentes origens para a porção autógena do enxerto, dados histomorfométricos relativos à cicatrização do enxerto e outros estudos retrospectivos relativos às taxas de sobrevida de implantes instalados em seios enxertados com uma abordagem simultânea ou tardia.[60-62,74-87]

Resultados a longo prazo foram relatados por Tatum et al.[60] como acima de 95%, e foram realizados mais de 1.500 levantamentos de seio. O procedimento de enxerto sinusal foi métodos mais previsíveis para aumentar a altura do osso de 5 a 20 mm, quando comparado com qualquer outra técnica de enxerto ósseo intraoral, com taxa de sucesso do enxerto e índice de sobrevida do implante superiores a 95%.

Uma técnica alternativa menos invasiva, usando osteótomos, foi introduzida em 1994 por Summers.[88] As técnicas mais recentes incluem o uso de implantes mais curtos, instalação de implantes para evitar o seio, implante zigomático alongado e implantes de placa pterigoide.

Classificação subantral

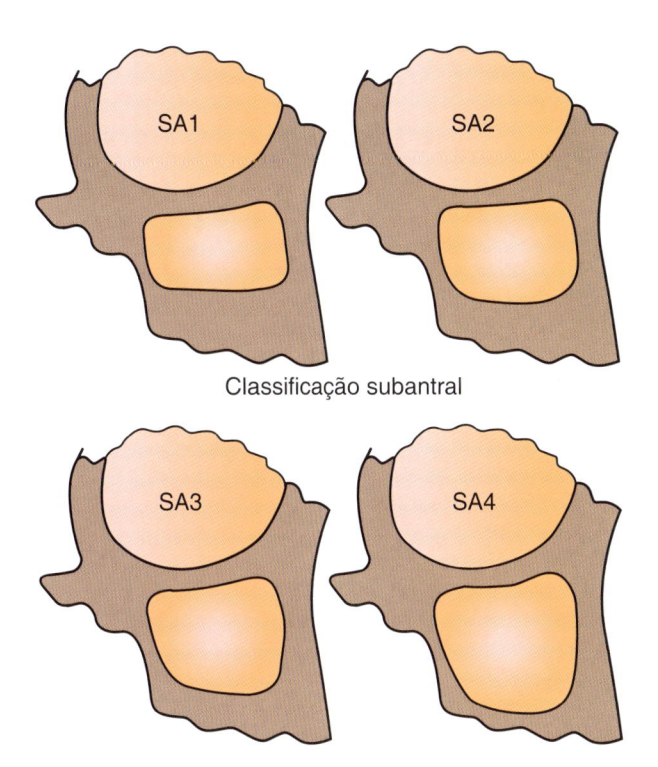

• **Figura 23.10** Em 1987, Misch apresentou quatro opções de tratamento subantral fundamentados na quantidade de osso abaixo do seio maxilar. A categoria de levantamento subantral 1 (SA-1) utiliza as abordagens tradicionais para implantes. A categoria SA-2 utiliza um procedimento de levantamento de seio dentro da osteotomia. Para as categorias SA-3 e SA-4, um procedimento de enxerto de seio nasal de Tatum é realizado antes da instalação do implante.

Opções de enxerto sinusal para a região posterior da maxila

Uma classificação baseada na quantidade de altura óssea disponível entre o assoalho do antro e a crista do rebordo residual na região ideal para instalação do implante, foi apresentada por Misch[5] em 1987, e posteriormente modificada por Resnik em 2017 (Tabela 23.1). Esse protocolo detalhou a abordagem cirúrgica, o material de enxerto ósseo e o cronograma para cicatrização antes da reabilitação protética. Em 1988, Cawood e Howell também classificaram a região posterior edêntula da maxila, que incluía a perda óssea e a pneumatização do seio maxilar.[89] Em 1995, Misch modificou a classificação de 1987 para incluir a dimensão lateral da cavidade sinusal, e essa dimensão foi usada para modificar o protocolo do período de cicatrização, visto que os seios de menor largura (0 a 10 mm) tendem a formar osso mais rápido do que os mais largos (> 15 mm). Outras classificações do procedimento de enxerto sinusal foram propostas por Jensen,[90] em 1998, e Chiapasco,[80] em 2003. Em 2017, Resnik modificou ainda mais a classificação de Misch para incluir diferentes técnicas de enxerto e o uso de implantes curtos em relação aos fatores de força existentes.

Classificação de Misch-Resnik para a região posterior da maxila

Existem quatro classificações de tratamento baseadas na quantidade de osso disponível abaixo do seio maxilar (ou seja, SA-1, SA-2, SA-3 e SA-4). Devido aos implantes na região posterior da maxila serem suscetíveis à tensão biomecânica, cada categoria foi ainda dividida em duas partes: fatores favoráveis ou desfavoráveis de força.

Condições favoráveis
- Boa qualidade óssea (osso D2/D3) com presença de osso cortical
- Fatores mínimos de força oclusal
- Sem parafunção
- Razão ideal coroa/implante

Condições desfavoráveis
- Parafunção, fatores de alta força
- Má qualidade óssea (osso D3/D4) sem osso cortical
- Fatores de força oclusal aumentados
- Forças parafuncionais presentes
- Má relação coroa/implante

Opção subantral 1: instalação de implante convencional

A primeira opção de tratamento SA, a SA-1, é aplicada quando existe altura óssea disponível suficiente para permitir a instalação de implantes endósseos sem entrada no seio propriamente dito. A altura óssea mínima "ideal" está relacionada aos fatores de força e à densidade óssea. Para a região posterior da maxila com fatores de força favoráveis, um implante de pequeno comprimento (cerca de 8 mm) pode ser usado, desde que exista osso suficiente para que uma largura mínima acomode um implante de 5 mm de diâmetro. Para fatores de força desfavoráveis, é necessário um mínimo de 10 mm de altura.

Pacientes com volume ósseo mais estreito (Divisão B) podem ser tratados com osteoplastia ou enxerto para aumentar a espessura do osso. A inserção de implantes com área de superfície menor não é sugerida porque as forças são maiores nas regiões posteriores da cavidade bucal, e a densidade óssea é menor do que na maioria das regiões. Além disso, o rebordo estreito é muitas vezes mais medial do que a fossa central dos dentes inferiores, o que resultará em um deslocamento da carga sobre a prótese, aumentando a deformação sobre o osso. A osteoplastia na região posterior da maxila do tipo SA-1 pode alterar a categoria SA se a altura do osso remanescente for inferior a 8/10 mm após a conclusão da modificação óssea. O aumento da espessura pode ser realizado com enxerto de membrana, expansão óssea e enxerto autógeno em bloco ou enxertos aposicionais. Implantes de maior diâmetro frequentemente são necessários na região de molar, e a expansão óssea para instalação dos implantes mais largos é a abordagem mais comum quando a densidade óssea é pobre. Se houver menos que 2,5 mm de espessura disponível na região posterior edêntula (Divisão C–w), a opção de tratamento mais previsível é aumentar a largura com enxerto ósseo autógeno em bloco.[92] Após a maturação do enxerto, a área é então reavaliada para determinar a classificação do plano de tratamento adequado. Contudo, a região posterior da maxila da Divisão C–w é imprevisível e requer um conjunto maior de habilidades.

Embora na implantodontia exista o conceito básico de se permanecer 2 mm ou mais aquém de um ponto de referência oposto, isso não é indicado na região SA (ou seja, assoalho do seio). Enquanto a patologia não estiver presente no seio maxilar, não existem contraindicações para a instalação de implantes no nível ou envolvendo a cortical do assoalho do seio. A cicatrização de implantes na categoria SA-1 ocorre sem intercorrências por um mínimo de 4 a 6 meses, dependendo da densidade óssea. Normalmente, a aplicação de carga progressiva é recomendada durante as fases protéticas do tratamento quando houver osso D3 ou D4 (Figuras 23.11 e 23.12; Boxe 23.1).

Opção subantral 2: elevação do seio nasal e instalação simultânea do implante

A segunda opção SA, SA-2, é selecionada quando há um mínimo de 6/8 mm de osso vertical presente (Figura 23.11). Na técnica SA-2, o assoalho do seio é elevado 1 a 2 mm por meio da osteotomia do implante (Figuras 23.12 e 23.13). Essa técnica foi desenvolvida originalmente por Tatum[2,3] em 1970 e publicada por

Tabela 23.1 Tempos de cicatrização para as categorias de tratamento.

Procedimento	Altura (mm): condições favoráveis/desfavoráveis	Procedimento	Tempo de cicatrização (meses): enxerto	Tempo de cicatrização (meses): implante
SA-1	≥ 8/≥ 10	Instalação do implante, formato radicular Divisão A	Sem enxerto	4 a 6 (sem enxerto ósseo)
SA-2	≥ 6/≥ 8	Levantamento do seio; instalação simultânea de implante, com formato radicular Divisão A	Sem enxerto	6 a 8 (sem enxerto ósseo)
SA-3	≥ 5/≥ 8	Enxerto sinusal (transcrestal ou parede lateral + instalação do implante)	6 a 8	6 a 8[a]
SA-4	< 5/< 5	Enxerto sinusal por abordagem pela parede lateral; instalação tardia de implante, formato radicular Divisão A	6 a 8	6 a 10[a]

[a]Avaliar na instalação do implante.
SA: opção de levantamento subantral.

Misch[5] em 1987 e, muitos anos depois, por Summers,[93] em 1994. A osteotomia para o implante endósseo é preparada conforme determinado pelo protocolo de densidade óssea. A profundidade da osteotomia é de aproximadamente 1 a 2 mm aquém do assoalho do antro. É selecionado um osteótomo em forma de concha do mesmo diâmetro (ou ligeiramente menor) que a osteotomia final.[94] Ele apresenta uma forma final diferente dos osteótomos usados para a expansão óssea.[93] O osteótomo é inserido e batido com firmeza em incrementos de 0,5 a 1 mm além da osteotomia até sua posição final de 2 mm além da osteotomia preparada para o implante. Essa abordagem cirúrgica causa uma fratura em galho verde no assoalho antral e eleva lentamente o osso não preparado e a membrana sinusal sobre o osteótomo. O implante pode ser inserido na osteotomia após o levantamento de seio e estendido 2 mm acima do assoalho do seio. O implante é lentamente rosqueado na posição, de modo que a membrana tenha pouca probabilidade de se lacerar à medida que é elevada. A porção apical do implante se encaixa no osso mais denso da cortical do assoalho, com osso sobre o ápice, e uma membrana sinusal intacta.

Boxe 23.1 SA-1: instalação do implante – não ocorre acesso do seio.

Indicações

<u>**Condições favoráveis**</u>: osso hospedeiro > 8 mm (implante ≥ 8 mm de comprimento)

<u>**Condições desfavoráveis**</u>: osso hospedeiro > 10 mm (implante ≥ 10 mm de comprimento)

Ver Capítulo 37 para informações sobre o protocolo cirúrgico.

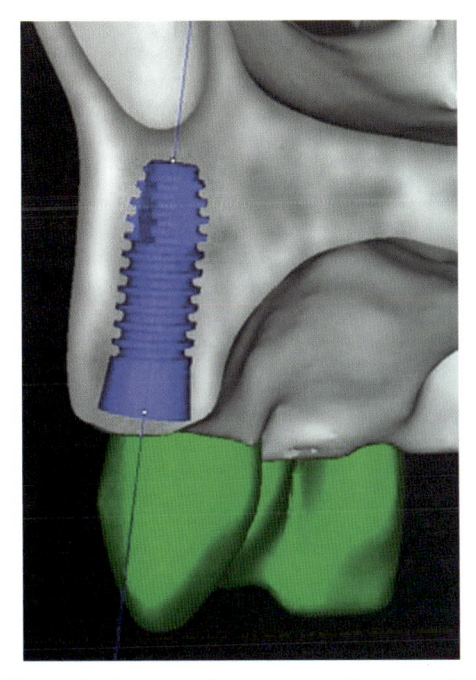

• **Figura 23.11** Técnica da opção subantral 1 (SA-1), que inclui instalação do implante sem acesso ao seio propriamente dito.

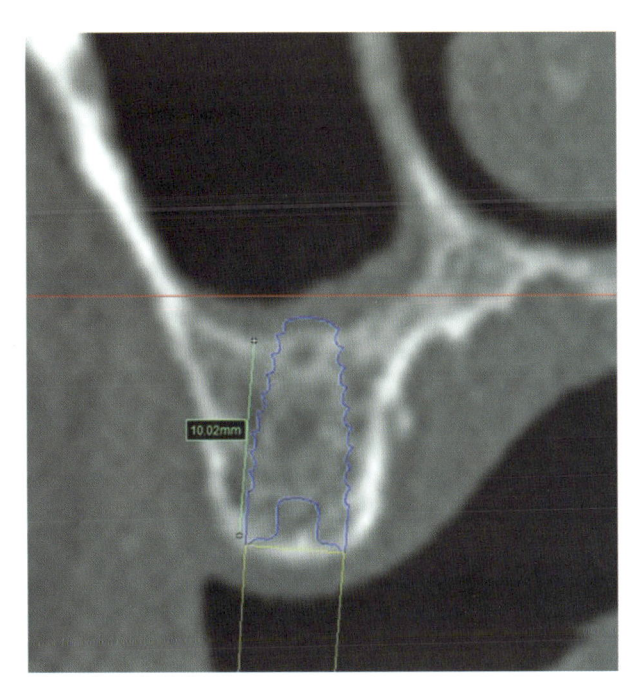

• **Figura 23.13** Técnica da opção subantral 2 (SA-2) com instalação do implante que inclui um pequeno levantamento do seio (cerca de 1 mm).

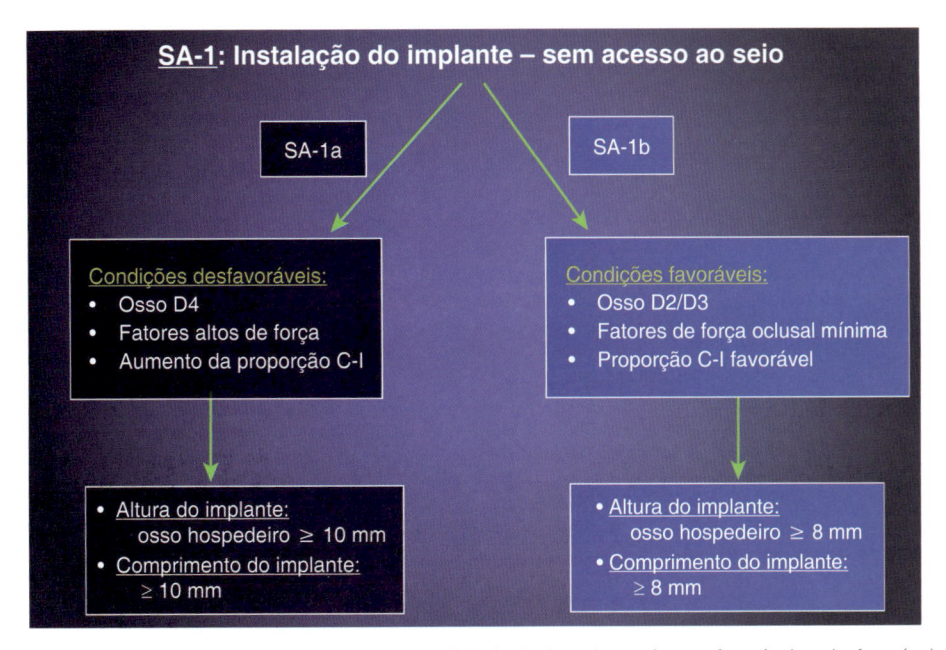

• **Figura 23.12** Árvore de decisão do protocolo da opção subantral 1 (SA-1) relacionada aos fatores favoráveis e desfavoráveis. *C-I*: Coroa/implante.

O implante pode se estender idealmente até 2 mm além do assoalho do seio, e a espessura óssea de 1 a 2 mm que recobre o ápice pode resultar em uma elevação de até 3 mm da mucosa dos seios da face (Figura 23.14).

Por causa do osso autógeno presente acima da porção apical do implante, junto com a membrana sinusal rica em células osteoprogenitoras, a nova formação óssea é acelerada. O sucesso do levantamento da membrana sinusal intacta não pode ser confirmado antes ou no momento da instalação do implante. Tentativas de se sentir a elevação da membrana a partir da osteotomia do implante de 8 mm de profundidade, que apresenta aproximadamente 3 mm de diâmetro, podem facilmente causar laceração do revestimento sinusal.

O tratamento protético do paciente pode proceder de forma semelhante ao da categoria SA-1. Se houver formação inadequada de osso ao redor da porção apical de um implante após a cicatrização inicial, sugere-se o protocolo de carga progressiva para osso D4.

Alguns autores relataram a tentativa de levantamento do seio SA-2 para ganhar mais de 3 mm da altura vertical para o implante.

Técnicas cirúrgicas cegas, como a técnica SA-2, aumentam o risco de perfuração da membrana sinusal. Quando a mucosa do seio é perfurada, o risco de infecção pós-operatória aumenta. A perfuração da membrana é a principal razão pela qual a técnica SA-2 restringe-se a elevar a membrana apenas 1 a 2 mm. Além disso, a presença de um septo na área de elevação aumenta a possibilidade de uma perfuração. Se ocorrer uma infecção sinusal, uma camada de esfregaço bacteriano pode se acumular no ápice do implante, o potencializa a precipitação de problemas de depuração mucociliar e possíveis infecções nos seios da face.

Worth e Stoneman[95] relataram um fenômeno comparável ao crescimento ósseo sob uma membrana sinusal elevada, denominado *formação de halo*. Eles observaram a elevação natural do seio da face membrana ao redor dos dentes com doença periapical. A elevação da membrana resultou em neoformação óssea, uma vez eliminada a infecção (Figuras 23.13 e 23.14; Boxe 23.2).

Opção subantral 3: enxerto de seio com instalação imediata de implante endósseo

A terceira abordagem à região posterior edêntula da maxila, SA-3, é indicada quando há pelo menos 5 mm de altura óssea vertical e espessura suficiente entre o assoalho antral e a crista

---

Boxe 23.2 SA-2: instalação do implante: levantamento 1 a 2 mm sem enxerto (técnica da osteotomia).

Indicações

Condições favoráveis: > 6 mm de osso hospedeiro (comprimento do implante = altura do osso + 1 a 2)

Condições desfavoráveis: > 8 mm de osso hospedeiro (comprimento do implante = altura do osso + 1 a 2)

Ver Capítulo 37 para informações sobre o protocolo cirúrgico.

---

do rebordo residual na área onde é necessário um pilar protético (Figura 23.15). O mínimo de 5 mm é necessário porque é a quantidade de osso necessária para alcançar a fixação rígida para a instalação do implante.

Existem duas opções diferentes para o enxerto do seio no protocolo SA-3. Na primeira técnica, o enxerto ósseo é realizado transcrestalmente. A osteotomia é realizada e o assoalho é fraturado de maneira semelhante à técnica SA-2. Antes da instalação do implante, a técnica de estratificação é usada consistindo em uma membrana de colágeno (primeira camada) e aloenxerto (segunda camada). O osso autógeno pode ser colocado em casos SA-3 quando houver osso de baixa qualidade.

A segunda técnica é a abordagem de Tatum através da parede lateral da maxila. Com esse procedimento, uma osteotomia da parede lateral da maxila é realizada para permitir a instalação do enxerto ósseo antes da inserção do implante. Isso resulta em uma janela de acesso lateral que expõe a membrana sinusal e permite que a janela lateral seja rotacionada para dentro e para cima em uma posição superior. Contanto que haja espessura suficiente, o implante pode ser instalado ao mesmo tempo após a conclusão do enxerto. O material de enxerto selecionado é geralmente aloenxerto, a menos que haja fácil acesso ao osso autógeno. O osso autógeno é de menor importância em função do osso hospedeiro existente (mínimo de 5 mm de altura) (ver Boxes 23.1 e 23.2). Quando a espessura original do rebordo é da Divisão B ou C–w, o enxerto de membrana ou em bloco, em conjunto com o levantamento do seio, é uma possível opção de tratamento, e geralmente o caso é classificado como SA-4 porque a instalação do implante será tardia.

A altura óssea inicial mínima de 5 mm em uma região posterior de maxila SA-3 pode ter osso cortical na crista residual, e osso

---

SA-2: Instalação do implante + levantamento (1 a 2 mm)

- **SA-2a**
  - Condições desfavoráveis:
    - Osso D4
    - Fatores de força altos
    - Aumento da proporção C-I
  - Altura do implante: osso hospedeiro ≥ 8 mm
  - Comprimento do implante: altura do implante + 1 a 2 mm

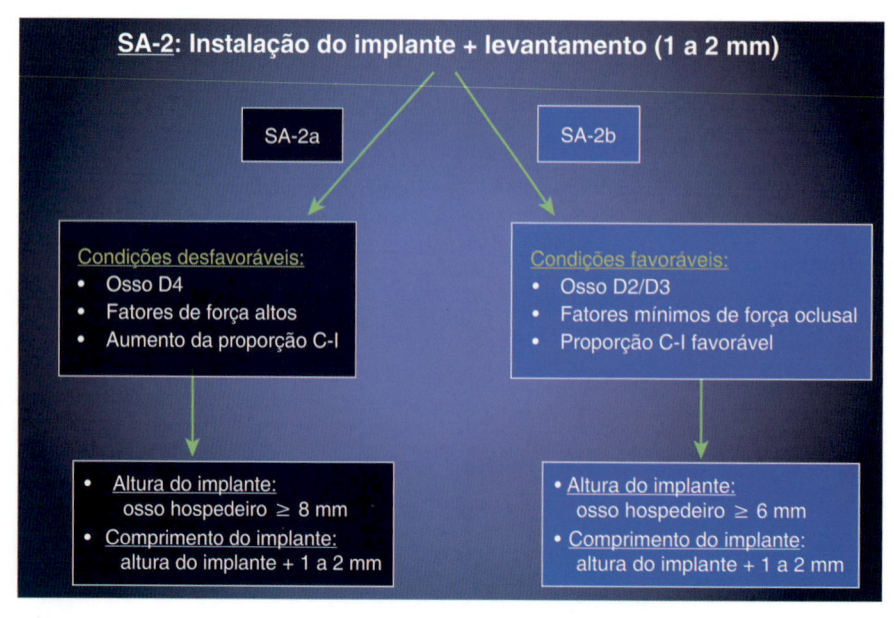

- **SA-2b**
  - Condições favoráveis:
    - Osso D2/D3
    - Fatores mínimos de força oclusal
    - Proporção C-I favorável
  - Altura do implante: osso hospedeiro ≥ 6 mm
  - Comprimento do implante: altura do implante + 1 a 2 mm

• **Figura 23.14** Árvore de decisão do protocolo da opção subantral 2 (SA-2) relacionada aos fatores favoráveis e desfavoráveis.

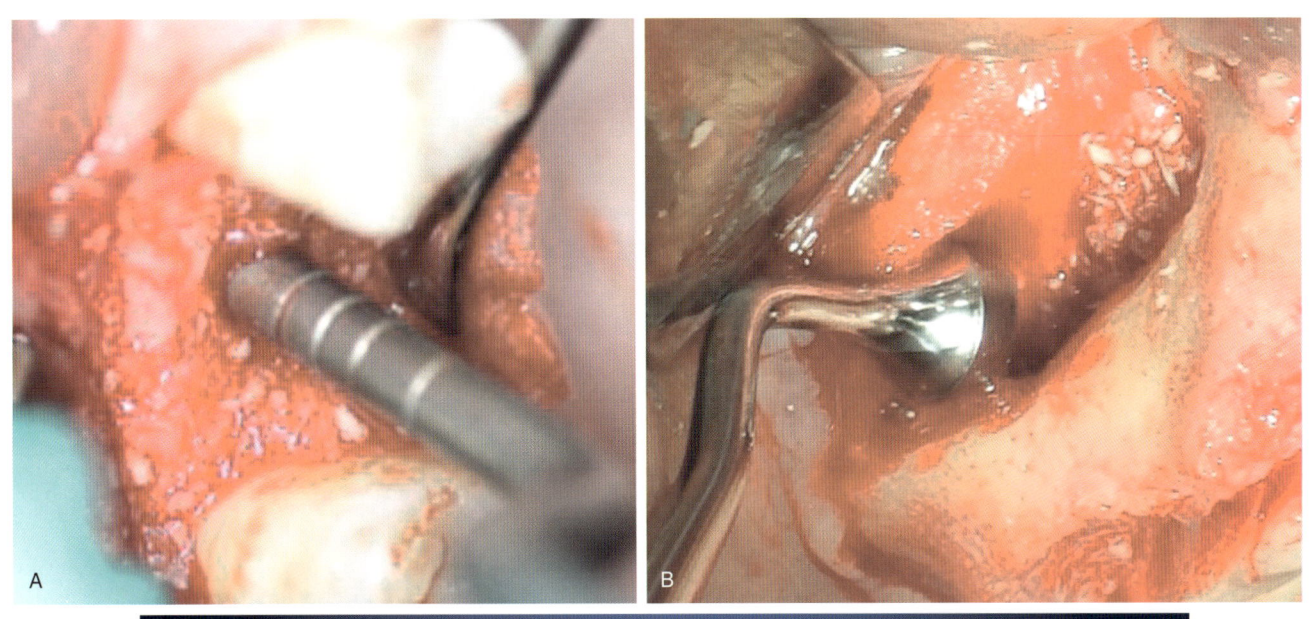

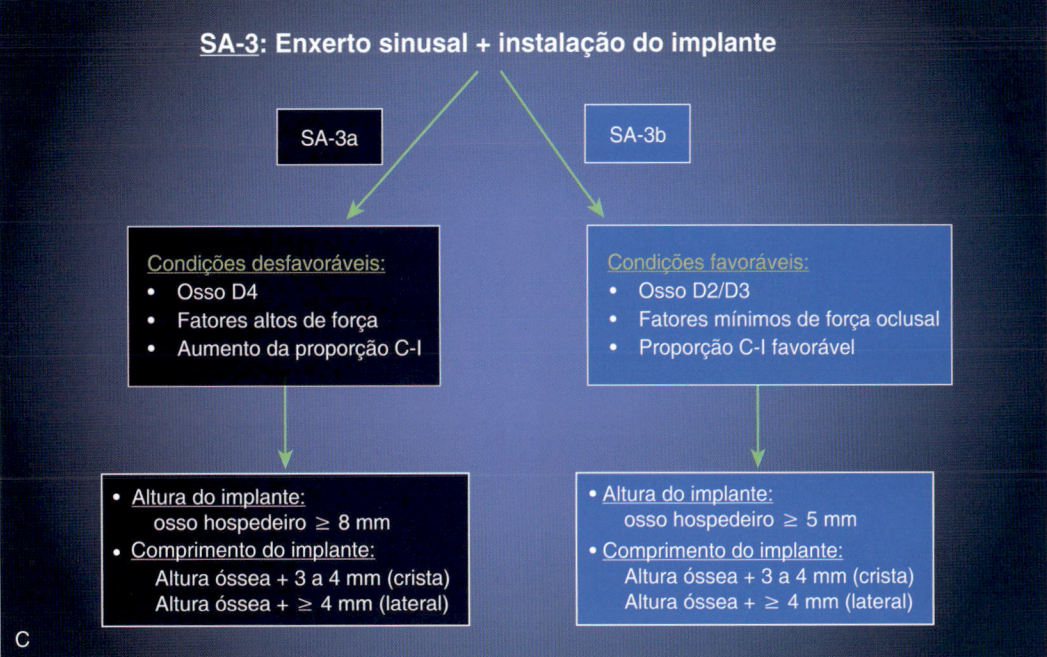

• **Figura 23.15** Técnica da opção subantral 3 (SA-3). **A.** Instalação do implante com enxerto ósseo (crista). **B.** Instalação do implante com enxerto ósseo (parede lateral). **C.** Árvore de decisão relacionada a fatores favoráveis e desfavoráveis e técnica da crista *versus* parede lateral.

semelhante ao cortical no assoalho antral original pode estabilizar um implante que é inserido no momento do enxerto e permite sua estabilidade primária. Portanto, um implante endósseo pode ser inserido nessa consulta e há muitos anos tem sido defendido por Misch.[5] (Figuras 23.15 e 23.16; Boxe 23.3).[12,15,59]

Opção subantral 4: cicatrização do enxerto sinusal e espera estendida para inserção do implante

Na quarta opção de tratamento com implantes na região posterior da maxila, a SA-4, a região do seio maxilar primeiro é aumentada para uma futura inserção do implante endósseo. Essa opção é indicada quando restam menos de 5 mm entre a crista óssea residual e o assoalho do seio maxilar. Nessas condições, há osso vertical inadequado para instalação previsível do implante ao mesmo tempo que o enxerto sinusal, e há menos osso receptor para atuar como um leito vascular para o enxerto e para a estabilidade primária (Figura 23.17). O protocolo SA-4 corresponde a um antro maior e a um osso hospedeiro mínimo nas regiões lateral, anterior e distal do enxerto, porque o antro geralmente se expande de forma mais agressiva nessas regiões.

Infelizmente, na região posterior da maxila SA-4 há menos osso autógeno para se obter na tuberosidade, o que promove um atraso na regeneração óssea no local. Além disso, geralmente há menos septos no seio, o que diminui as complicações e em geral exibe dimensões mesiodistais e lateromediais maiores. Por conseguinte, quanto menos paredes ósseas, menos leito vascular favorável, mínimo osso autógeno local e maior volume de enxerto demandam maior período de cicatrização e abordagem cirúrgica levemente alterada.

A abordagem de Tatum pela parede lateral para enxerto sinusal é realizada como no procedimento SA-3 anterior (parede lateral). A maioria das regiões SA-4 fornece melhor acesso cirúrgico do

SA-3: instalação do implante + levantamento do seio

CRISTA
Adição de material de enxerto
*Elevação máxima
3 a 4 mm

PAREDE LATERAL
Adição de material de enxerto
Elevação > 4 a 15 mm

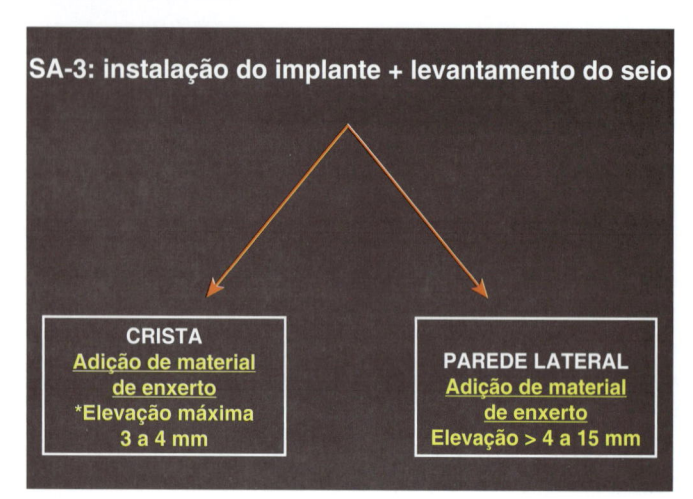

• **Figura 23.16** Técnica da opção subantral 3 (SA-3) que inclui técnica da crista *versus* parede lateral.

Boxe 23.3 SA-3: requisitos da opção subantral 3 para colocação de enxerto + implante: seio enxertado com instalação de implante (parede lateral ou osteotomia).

Indicações
Condições favoráveis: > 5 mm de osso hospedeiro (comprimento do implante = altura do osso + 3 a 4 mm (crista), > 4 a 15 mm (lateral)
Condições desfavoráveis: > 8 mm de osso hospedeiro (comprimento do implante = altura do osso + 3 a 4 mm (crista), > 4 a 15 mm (lateral)

*Ver Capítulo 37 para informações sobre o protocolo cirúrgico.

SA-4: Enxerto sinusal

Condição favorável ou desfavorável

- < 5 mm de osso hospedeiro
- Condições SA-3 desfavoráveis (*i. e.*, necessidade de aumento do rebordo)
- Patologia sinusal existente

Instalação tardia do implante

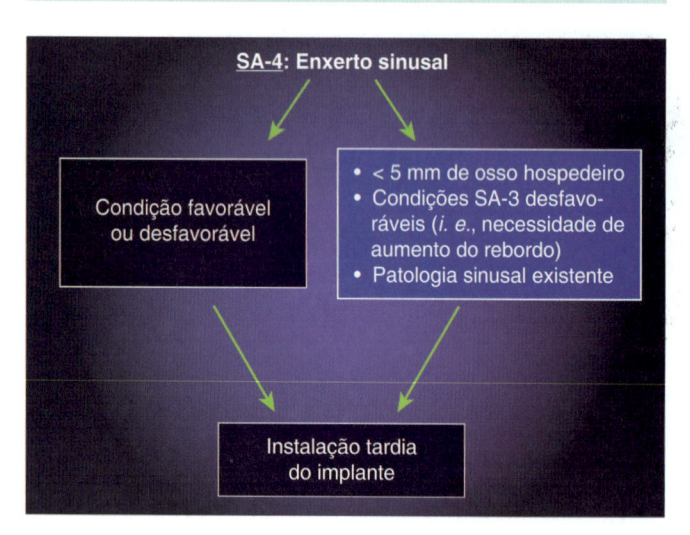

• **Figura 23.17** Indicações da opção 4 subantral (SA-4).

que as SA-3, pois o assoalho do antro está mais próximo da crista em comparação à maxila SA-3. A parede medial da membrana sinusal é elevada até o nível da altura da janela lateral, de modo que uma altura adequada esteja disponível para a futura instalação de implante endósseo.

A combinação de materiais de enxerto utilizados e sua instalação são semelhantes aos da técnica SA-3. No entanto, geralmente se obtém menos osso autógeno da tuberosidade; assim, em alguns casos, um local de coleta adicional pode ser necessário, na maioria das vezes na mandíbula (ou seja, no ramo ascendente). Em virtude de o osso hospedeiro presente estar comprometido, é obrigatória a necessidade de mais osso autógeno.

A maturação da região enxertada ocorre entre 6 e 10 meses antes da reabertura para instalação dos implantes endósseos. O grau de cicatrização inicial está relacionado ao tamanho antral (incluindo os tamanhos lateromediais pequeno, médio ou grande) e à quantidade de osso autólogo utilizado no terço inferior do seio. Normalmente, a espessura do osso da crista é grande o suficiente nas regiões SA-4 para a instalação de implantes em forma de raiz após a maturação do enxerto.

A cirurgia de instalação de implante na reabertura na técnica SA-4 é semelhante à SA-1, com uma exceção. O acesso anterior da janela pode parecer completamente cicatrizado com osso; macio e cheio de material de enxerto solto ou com tecido fibroso em forma de cone (com a base do cone voltada para a parede lateral); ou em quaisquer estados de variação. Se o local do enxerto parecer clinicamente com o osso, a osteotomia do implante e a instalação devem seguir a abordagem cirúrgica designada pela densidade óssea. Normalmente com a técnica SA-4, a instalação do implante é concluída no processo de estágio II.

O intervalo para a reabertura do estágio II e os procedimentos protéticos após a inserção do implante dependem da densidade do osso na instalação do implante. A crista do rebordo e o assoalho original do seio podem ser o único osso cortical na região para fixação do implante. A densidade óssea mais observada é a D4, e muitas vezes menor do que a região em geral. A carga progressiva após a reabertura é mais importante quando o osso é particularmente macio e menos denso.

Na maioria das vezes, a espessura do local que receberá enxertos sinusais é da Divisão A; entretanto, quando existe a Divisão C–w para B, indica-se a regeneração óssea guiada ou um enxerto em bloco para aumentar a espessura. Quando o enxerto não puder ser fixado ao osso hospedeiro, muitas vezes é preferível realizar o enxerto sinusal 6 a 9 meses antes do enxerto ósseo, para ganhar espessura. Após maturação do enxerto, os implantes podem ser inseridos.

Existem muitas vantagens da técnica SA-4 sobre a técnica SA-3:
1. A cicatrização do enxerto pode ser avaliada antes da cirurgia de instalação do implante via escaneamento TCFC. Devido aos avanços na tecnologia de TCFC, a exposição à radiação não é uma desvantagem significativa. Além disso, a qualidade óssea pode ser avaliada durante a osteotomia do implante antes da sua inserção. O tempo de cicatrização do implante não é mais arbitrário, mas mais específico para cada paciente.
2. A infecção pós-operatória do enxerto sinusal ocorre em aproximadamente 3 a 5% dos pacientes, o que é muito maior do que a porcentagem para cirurgia de instalação de implante. Se o enxerto de seio se tornar infectado com um implante em posição, uma camada de esfregaço bacteriano pode se desenvolver no implante e tornar o futuro contato do osso com o implante menos previsível. A infecção também é mais difícil de tratar quando os implantes estão em posição e pode resultar em maior reabsorção do enxerto. Se a infecção não puder ser adequadamente tratada, o enxerto e o implante devem ser removidos. Portanto, há também uma diminuição do risco de perda do enxerto e do implante se uma infecção pós-operatória ocorrer no caso de instalação tardia do implante. Relatos na literatura indicam, de fato, um maior índice de falha dos implantes quando estes são inseridos simultaneamente em comparação a uma abordagem tardia.[60,80,91,92]
3. Os vasos sanguíneos são necessários para formar e remodelar o osso. Um implante de titânio no centro do enxerto sinusal não fornece uma fonte de vasos sanguíneos; portanto, obter suprimento vascular é mais difícil e geralmente requer tempo maior de cicatrização.

4. O aumento da espessura óssea pode ser indicado em conjunto com enxertos sinusais para restaurar as relações maxilomandibulares adequadas do rebordo ou aumentar o diâmetro do implante na região de molar. Esse aumento pode ser realizado simultaneamente com o enxerto sinusal. Como resultado, podem ser instalados implantes de maior diâmetro com a técnica SA-4.
5. O osso no enxerto sinusal é mais denso após a cicatrização ideal com a abordagem SA-4. Assim, a angulação e a posição do implante podem ser melhoradas porque não são determinadas pelas limitações anatômicas existentes no momento do enxerto sinusal.

A principal desvantagem da abordagem SA-4 é o atraso na instalação do implante, o que exige cirurgia adicional (Figuras 23.17 e 23.18; Boxe 23.4).

Resumo

No passado, a região posterior da maxila foi relatada como a área menos previsível para a sobrevida do implante. As causas citadas incluem quantidade inadequada de osso, baixa densidade óssea, difícil acesso e forças oclusais altas. As modalidades de implante anteriores tentaram evitar essa região, com abordagens como cantiléveres excessivos quando implantes posteriores não eram instalados ou um número aumentado de pônticos quando os implantes eram instalados posteriormente ao antro.

O seio maxilar pode ser elevado e o osso SA regenerado para melhorar a altura do implante. Tatum começou a desenvolver essas técnicas já em meados da década de 1970. Misch desenvolveu quatro opções para o tratamento da região posterior da maxila, em 1987, com base na altura do osso entre o assoalho do antro e a crista do osso residual. Essas opções foram modificadas por Resnik para incluir dimensões ósseas específicas dependentes de condições favoráveis *versus* desfavoráveis, bem como da técnica de aumento transcrestal e de implantes de comprimento curto. Embora o manejo da região posterior da maxila apresente muitos desafios para o implantodontista, o progresso em uma série de frentes tornou cada vez mais possível criar próteses ósseas bem-sucedidas nessa região, aderindo às classificações descritas neste capítulo (Boxe 23.5).

Boxe 23.4	Requisitos da opção 4 subantral: enxerto sinusal (parede lateral) com instalação tardia do implante.

Indicações

Condições favoráveis ou desfavoráveis: < 5 mm de osso hospedeiro

*Ver Capítulo 37 para informações sobre o protocolo cirúrgico.

Boxe 23.5	Resumo do protocolo de tratamento considerando o osso disponível.
< 5 mm	SA-4 parede lateral
5 mm	SA-3 ou SA-4
6 mm	SA-2, SA-3 ou SA-4
7 mm	SA-2, SA-3 ou SA-4
8 mm	SA-1, SA-2 ou SA-3
9 mm	SA-1, SA-2
10 mm	SA-1 ou SA-2
> 10 mm	SA-1

SA: opção subantral.

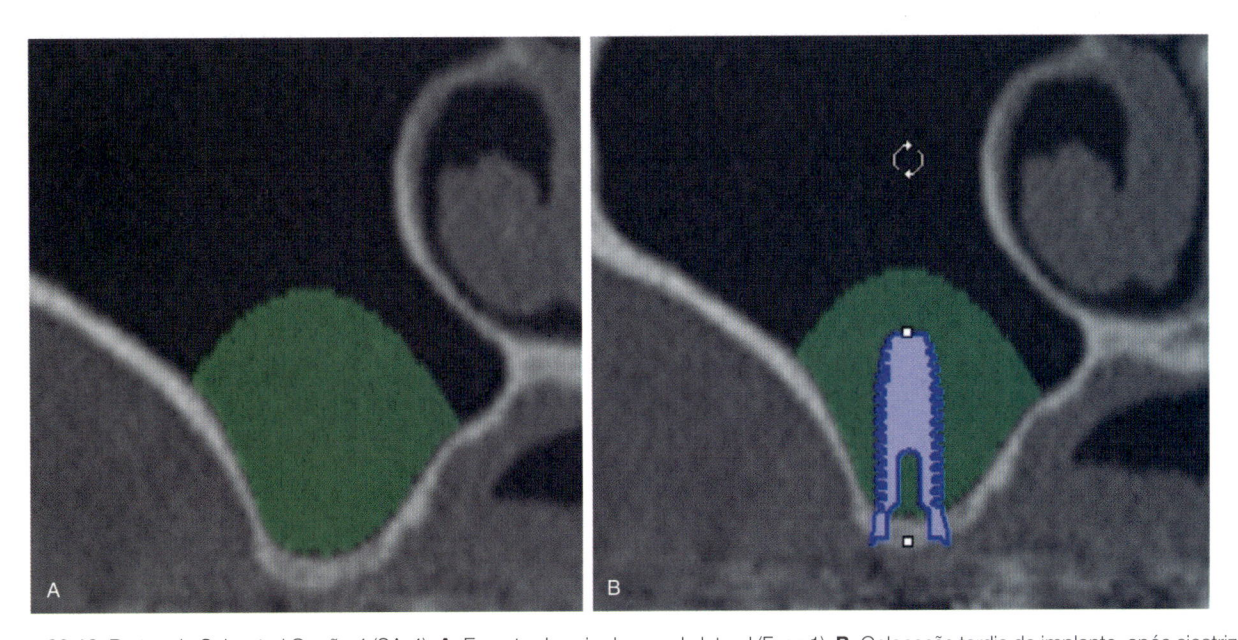

● **Figura 23.18** Protocolo Subantral Opção 4 (SA-4). **A**. Enxerto de seio da parede lateral (Fase 1). **B**. Colocação tardia do implante, após cicatrização suficiente (Fase 2).

Referências bibliográficas

1. Misch CE. Treatment planning for edentulous maxillary posterior region. In: Misch CE, ed. *Contemporary Implant Dentistry*. St Louis: Mosby; 1993.
2. Tatum OH. *Maxillary Subantral Grafting*. Lecture presented at Alabama Implant Study Group. 1977.
3. Tatum OH. Maxillary and sinus implant reconstruction. *Dent Clin North Am*. 1986;30:207–229.
4. Boyne PJ, James RA. Grafting of the maxillary sinus floor with autogenous marrow and bone. *J Oral Surg*. 1980;38:613–616.
5. Misch CE. Maxillary sinus augmentation for endosteal implants: organized alternative treatment plans. *Int J Oral Implant*. 1987;4:49–58.
6. Smiler DG, Holmes RE. Sinus lift procedure using porous hydroxylapatite: a preliminary clinical report. *J Oral Implantol*. 1987;13:2–14.
7. Chanavaz M. Maxillary sinus: anatomy, physiology, surgery and bone grafting relating to implantology—eleven years of clinical experience. *J Oral Implantol*. 1990;16:199–209.
8. Tidwell JK, Blijdorp PA, Stoelinga PJW, et al. Composite grafting of the maxillary sinus for placement of endosteal implants. *Int J Oral Maxillofac Surg*. 1992;21:204–209.
9. Smiler DG, Johnson PW, Lozada JL, et al. Sinus lift grafts and endosseous implants: treatment of the atrophic posterior maxilla. *Dental Clin North Am*. 1992;36:151–186.
10. Jensen J, Sindet-Petersen S, Oliver AJ. Varying treatment strategies for reconstruction of maxillary atrophy with implants: results in 98 patients. *J Oral Maxillofac Surg*. 1994;52:210–216.
11. Chiapasco M, Ronchi P. Sinus lift and endosseous implants: preliminary surgical and prosthetic results. *Eur J Prosthodont Rest Dent*. 1994;3:15–21.
12. Blomqvist JE, Alberius P, Isaksson S. Retrospective analysis of one-stage maxillary sinus augmentation with endosseous implants. *Int J Oral Maxillofac Implants*. 1996;11:512–521.
13. Jensen OT, Shulman LB, Block MS, et al. Report of the sinus consensus conference of 1996. *Int J Oral Maxillofac Implants*. 1998;13(suppl):11–45.
14. Valentini P, Abensur DJ. Maxillary sinus grafting with anorganic bovine bone: a clinical report of long-term results. *Int J Oral Maxillofac Impl*. 2003;18:556–560.
15. Lozada JL, Emanuelli S, James RA, et al. Root form implants in subantral grafted sites. *J Cal Dent Assoc*. 1993;21:31–35.
16. Wallace SS, Froum SJ. Effect of maxillary sinus augmentation on the survival of endosseous dental implants. A systematic review. *Ann Periodontol*. 2003;8:328–343.
17. Del Fabbro M, Testori T, Francetti L, et al. Systematic review of survival rates for implants placed in grafted maxillary sinus. *Int J Periodont Restorative Dent*. 2004;24:565–577.
18. Peleg M, Garg AK, Mazor Z. Predictability of simultaneous implant placement in the severely atrophic posterior maxilla: a 9-year longitudinal experience study of 2132 implants placed into 731 human sinus grafts. *Int J Oral Maxillofac Implants*. 2006;21:94–102.
19. Hising P, Bolin A, Branting C. Reconstruction of severely resorbed alveolar ridge crests with dental implants using a bovine bone mineral for augmentation. *Int J Oral Maxillofac Implants*. 2001;16:90–97.
20. Piattelli M, Favero GA, Scarano A, et al. Bone reactions to anorganic bovine bone (Bio-Oss) used in sinus augmentation procedures: a histologic long-term report of 20 cases in humans. *Int J Oral Maxillofac Implants*. 1999;14:835–840.
21. Valentini P, Abensur D, Wenz B, et al. Sinus grafting with porous bone mineral (Bio-Oss) for implant placement: a 5-year study on 15 patients. *Int J Periodontics Restorative Dent*. 2000;20:245–253.
22. Velich N, Nemeth Z, Toth C, et al. Long-term results with different bone substitutes used for sinus floor elevation. *J Craniofac Surg*. 2004;15:38–41.
23. Fugazzotto PA, Vlassis J. Long-term success of sinus augmentation using various surgical approaches and grafting materials. *Int J Oral Maxillofac Implant*. 1998;13:52–58.
24. Hallman M, Sennerby L, Lundgren S. A clinical and histologic evaluation of implant integration in the posterior maxilla after sinus floor augmentation with autogenous bone, bovine hydroxyapatite, or a 20:80 mixture. *Int J Oral Maxillo Implants*. 2002;17:635–643.
25. Rodoni LR, Glauser R, Feloutzis A, et al. Implants in the posterior maxilla: a comparative clinical and radiologic study. *Int J Oral Maxillofac Implants*. 2005;20:231–237.
26. Maiorana C, Sigurta D, Mirandola A, et al. Bone resorption around dental implants placed in grafted sinuses: clinical and radiologic follow-up to 4 years. *Int J Oral Maxillofac Implants*. 2005;20:261–266.
27. Chanavaz M. Sinus grafting related to implantology statistical analysis of 15 years of surgical experience, 1979-1994. *Oral Implantol*. 1996;22:119–130.
28. Aghaloo TL, Moy PK. Which hard tissue augmentation techniques are the most succesful in furnishing bony support for implant placement? *Int J Maxillofac Implants*. 2007;22(suppl):49.
29. Pietrokovski J. The bony residual ridge in man. *J Prosthet Dent*. 1975;34:456–462.
30. Misch CE. Bone character: second vital implant criterion. *Dent Today*. 1988;7:39–40.
31. Goodacre JC, Bernal G, Rungcharassaeng K, et al. Clinical complications with implants and implant prostheses. *J Prosthet Dent*. 2003;2:121–132.
32. Misch CE, Qu Z, Bidez MW. Mechanical properties of trabecular bone in the human mandible: implications for dental implant treatment planning and surgical placement. *J Oral Maxillofac Surg*. 1999;57:700–706.
33. Blitzer A, Lawson W, Friedman WH, eds. *Surgery of the Paranasal Sinuses*. Philadelphia: WB Saunders; 1985.
34. Lang J, ed. *Clinical Anatomy of the Nose, Nasal Cavity and Paranasal Sinuses*. New York: Thieme; 1989.
35. Anon JB, Rontal M, Zinreich SJ. *Anatomy of the Paranasal Sinuses*. New York: Thieme; 1996.
36. Stammberger H. History of rhinology: anatomy of the paranasal sinuses. *Rhinology*. 1989;27:197–210.
37. Takahashi R. The formation of the human paranasal sinuses. *Acta Otolaryngol*. 1984;408:1–28.
38. Karmody CS, Carter B, Vincent ME. Developmental anomalies of the maxillary sinus. *Trans Am Acad Ophthalmol Otol*. 1977;84:723–728.
39. Sharan A, Madjar D. Maxillary sinus pneumatization following extractions: a radiographic study. *Int J Oral Maxillofac Implants*. 2008;23(1).
40. Weinmann JP, Sicher H. *Bone and Bones. Fundamentals of Bone Biology*. 2nd ed. St Louis: Mosby; 1955:123–126.
41. Wehrbein H, Diedrich P. Progressive pneumatization of the basal maxillary sinus after extraction and space closure [in German]. *Fortschr Kieferorthop*. 1992;53:77–83.
42. Sevimay M, et al. Three-dimensional finite element analysis of the effect of different bone quality on stress distribution in an implant-supported crown. *J Dent Res*. 2005;93(3):227–234.
43. Dworkin SF, LeResche L. Research diagnostic criteria for temporomandibular disorders: review, criteria, examinations and specifications, critique. *J Craniomandib Disord*. 1992;6:301–355.
44. Gibbs C, Mahan P, Mauderli A. Limits of human bite strength. *J Prosthet Dent*. 1986;56:226–237.
45. Hagberg C. Assessment of bite force: a review. *J Craniomandib Disord Facial Oral Pain*. 1987;1:162–169.
46. Brunski JB. Forces on dental implants and interfacial stress transfer. In: Laney WR, Tolman DE, eds. *Tissue Integration in Oral, Orthopedic and Maxillofacial Reconstruction*. Chicago: Quintessence; 1990:108–124.
47. Fanuscu MI, Iida K, Caputo AA, et al. Load transfer by an implant in a sinus-grafted maxillary model. *Int J Oral Maxillofac Implants*. 2003;18:667–674.
48. Herzberg R, Doley E, Schwartz-Arad D. Implant marginal bone loss in maxillary sinus grafts. *Int J Oral Maxillofac Implants*. 2006;21:103–110.
49. Misch CE. *Contemporary Implant Dentistry-E-Book: Arabic Bilingual Edition*. St Louis: Elsevier; 2007.

50. Hsiao YJ, Yang J, Resnik RR, Suzuki JB. Prevalence of maxillary sinus pathology based on cone-beam computed tomography evaluation of multiethnicity dental school population. *Implant Dent.* 2019;28(4):356–366.
51. Manji A, Faucher J, Resnik RR, Suzuki JB. Prevalence of maxillary sinus pathology in patients considered for sinus augmentation procedures for dental implants. *Implant Dent.* 2013;22(4):428–435.
52. Linkow LI. Tuber blades. *J Oral Implant.* 1980;9:190–216.
53. Tulasne JF. Implant treatment of missing posterior dentition. In: Albrektsson T, Zarb G, eds. *The Brånemark Osseointegrated Implant.* Chicago: Quintessence; 1989.
54. Ashkinazy LR. Tomography in implantology. *J Oral Implant.* 1982;10:100–118.
55. Geiger S, Pesch HJ. Animal experimental studies of the healing around ceramic implants in bone lesions in the maxillary sinus region. *Deutsche Zahnarztl Z.* 1977;32:396–399.
56. Brånemark PI, Adell R, Albrektsson T, et al. An experimental and clinical study of osseointegrated implants penetrating the nasal cavity. *J Oral Maxillofac Surg.* 1984;42:497–505.
57. Linkow LI. *Maxillary Implants: A Dynamic Approach to Oral Implantology.* North Haven, Conn: Glarus; 1977.
58. Tatum OH. *Omni Implant Systems, S Series Implants.* St Petersburg, Fla: Omni; 1981.
59. Raghoebar GM, Brouwer TJ, Reintsema H, et al. Augmentation of the maxillary sinus floor with autogenous bone for the placement of endosseous implants: a preliminary report. *J Oral Maxillofac Surg.* 1993;51:1198–1203.
60. Tatum OH, Lebowitz MS, Tatum CA, et al. Sinus augmenta-tion: rationale, development, long term results. *N Y St Dent J.* 1993;59:43–48.
61. Misch CE. Treatment plans for implant dentistry. *Dent Today.* 1993;12:56–61.
62. Misch CE. Maxillary posterior treatment plans for implant dentistry. *Implantodontie.* 1995;19:7–24.
63. Tatum OH. The Omni implant system. In: Hardin JF, ed. *Clarke's Clinical Dentistry.* Philadelphia: Lippincott; 1984.
64. Feigel A, Maker M. The significance of sinus elevation for blade implantology: report of an autopsy case. *J Oral Implant.* 1989;15:232–247.
65. Jensen J, Simonsen EK, Sindet Pedersen S. Reconstruction of the severely resorbed maxilla with bone grafting and osseointegrated implants: a preliminary report. *J Oral Maxillofac Surg.* 1990;48:27–32.
66. Wood RM, Moore DL. Grafting of the maxillary sinus with intraorally harvested autogenous bone prior to implant placement. *Int J Oral Maxillofac Impl.* 1988;3:209–214.
67. Linkow LI. Maxillary pterygoid extension implants: the state of the art. *Dent Clin North Am.* 1980;24:535–551.
68. Cranin AN, Satler N, Shpuntoff R. The unilateral pterygo-hamular subperiosteal implant evolution of a technique. *J Am Dent Assoc.* 1985;110:496–500.
69. Keller EE, van Roekel NB, Desjardins RR, et al. Prosthetic surgical reconstruction of severely resorbed maxilla with iliac bone grafting and tissue integrated prostheses. *Int J Oral Maxillofac Impl.* 1987;2:155.
70. Sailer HF. A new method of inserting endosseous implants in totally atrophic maxillae. *J Cranio Maxillofac Surg.* 1989;17:299–305.
71. Linkow LI. Clinical evaluation of the various designed endoosseus implants. *J Oral Implant Transplant Surg.* 1966;12:35–46.
72. Stoler A. *The CAT-Scan Subperiosteal Implant.* Hong Kong: International Congress of Oral Implantologist World Meeting; 1986.
73. Fonseca RJ, Marciani RD, Turvey TA. *Oral and Maxillofacial Surgery.* 2nd ed. St Louis: Saunders; 2008.
74. Boyne PT. Analysis of performance of root form endosseous implants placed in the maxillary sinus. *J Long Term Effects Med Implants.* 1993;3:143–159.
75. Small SA, Zinner ID, Panno FV, et al. Augmenting the maxillary sinus for implants, report of 27 patients. *Int J Oral Maxillofac Impl.* 1993;8:523.
76. Gonzalez-Garcia R, Naval-Gias L, Munoz-Guerra MF, et al. Pre-prosthetic and implantological surgery in patients with severe maxillary atrophy. *Med Oral Patol Oral Cir Bucal.* 2005;10:343–354.
77. Merkx MA, Maltha JC, Steolinga PJ. Assessment of the value of anorganic bone additives in sinus floor augmentation: a review of clinical reports. *Int J Oral Maxillofac Surg.* 2003;32:1–6.
78. Tong DC, Rioux K, Drangsholt M, et al. A review of survival rates for implants placed in grafted maxillary sinuses using meta-analysis. *Int J Oral Maxillofac Implants.* 1998;13:175–182.
79. Hallman M, Sennerby I, Zetterqvist L, et al. A 3-year prospective follow-up study of implant-supported fixed prostheses in patients subjected to maxillary sinus floor augmentation with a 80:20 mixture of deproteinized bovine bone and autogenous bone: clinical, radiographic and resonance frequence analysis. *Int J Oral Maxillofac Surg.* 2005;34:273–280.
80. Chiapasco M. Tecniche ricostruttive con innesti e/o osteo-tomie. In: Chiapasco M, Romeo E, eds. *Riabilitazione Implanto-Protesica Dei Casi Complessi.* Torino, Italy: UTET ed; 2003.
81. Loukota RA, Isaksson SG, Linner EL, et al. A technique for inserting endosseous implants in the atrophic maxilla in a single stage procedure. *Br J Oral Maxillofac Surg.* 1992;30:46–49.
82. Jensen OT, Greer R. Immediate placement of osseo-integrated implants into the maxillary sinus augmented with mineralized cancellous allograft and Gore-Tex, 2nd stage surgical and histological findings. In: Laney WR, Tolman DE, eds. *Oral Orthopedic and Maxillofacial Reconstruction.* Chicago: Quintessence; 1992.
83. Hirsch JM, Ericsson I. Maxillary sinus augmentation using mandibular bone grafts and simultaneous installation of implants—a surgical technique. *Clin Oral Impl Res.* 1991;2:91–96.
84. Hurzeler MB, Kirsch A, Ackermann KL, et al. Reconstruction of the severely resorbed maxilla with dental implants in the augmented maxillary sinus—a 5 year clinical investigation. *Int J Oral Maxillofac Impl.* 1996;11:466–475.
85. Chiapasco M, Romeo E, Vogel G. Tridimensional reconstruction of knife-edge edentulous maxillae by sinus elevation, onlay grafts, and sagittal osteotomy of the anterior maxilla: preliminary surgical and prosthetic results. *Int J Oral Maxillofac Implants.* 1998;13:394–399.
86. Widmark G, Andersson B, Andrup B, et al. Rehabilitation of patients with severely resorbed maxillae by means of implants with or without bone grafts: a 1-year follow-up study. *Int J Oral Maxillofac Implants.* 1998;13:474–482.
87. Yildirin M, Spiekermann H, Biesterfeld S, et al. Maxillary sinus augmentation using xenogenic bone substitute material Bio-Oss in combination with venous blood. A histologic and histomorphometric study in humans. *Clin Oral Implants Res.* 2000;11:217–229.
88. Summers RB. A new concept in maxillary implant surgery: the osteotome technique. *Compend Contin Educ Dent.* 1994;15:152.
89. Cawood JL, Howell RA. A classification of the edentulous jaws. *Int J Oral Maxillofac Surg.* 1988;17:232–236.
90. Jensen O. *The Sinus Bone Graft.* Carol Stream, Ill: Quintessence; 1999.
91. Misch CE, Chiapasco M. Identification for and classification of sinus bone grafts. In: Jensen O, ed. *The Sinus Bone Graft.* 2nd ed. Carol Stream, Ill: Quintessence; 2006.
92. Misch CE, Dietsh F. Bone grafting materials in implant dentistry. *Impl Dent.* 1993;2:158–167.
93. Summers RB. Maxillary implant surgery: the osteotome technique. *Compend Cont Educ Dent.* 1994;15:152–162.
94. Zaninari A. Rialzo del Seno Mascellare Prima parte. *Tam Tam Dentale.* 1990;2:8–12.
95. Worth HM, Stoneman DW. Radiographic interpretation of antral mucosal changes due to localized dental infection. *J Can Dent Assoc.* 1972;38:111.

24

Mandíbula Edêntula: Plano de Tratamento com Prótese Fixa *versus* Removível

RANDOLPH R. RESNIK E CARL E. MISCH*

Historicamente, o paciente com mandíbula edêntula tem sido um dos pacientes mais comuns a serem tratados com implantes dentais. A instalação de implantes nesta área tem demonstrado muito sucesso na obtenção de suporte, retenção e estabilidade de uma prótese mandibular, seja esta fixa ou removível. Do ponto de vista da conservação do volume ósseo, pacientes edêntulos totais devem ser tratados com implantes suficientes para suportar uma prótese na maxila ou na mandíbula. A perda óssea continuada após a perda dentária e os comprometimentos associados a estética, função e saúde tornam todos os pacientes edêntulos possíveis candidatos a implantes. A perda óssea que ocorre durante o primeiro ano após a perda dentária é 10 vezes maior do que nos anos seguintes. No caso de exodontias múltiplas, isso geralmente significa uma perda óssea vertical de aproximadamente 4 mm, nos primeiros 6 meses. À medida que a crista óssea é reabsorvida, as inserções musculares nivelam-se à crista edêntula, comprometendo assim o ajuste de uma prótese mandibular. Em vez de esperar até que o paciente perca a maior parte do osso residual, o clínico deve informar e enfatizar ao paciente os benefícios dos implantes e por que eles devem ser instalados antes que o osso seja perdido. O clínico deve, portanto, tratar a perda óssea por exodontias de forma semelhante à perda óssea por doença periodontal. Em vez de esperar que o osso seja reabsorvido ou o paciente faça uma queixa, o cirurgião-dentista deve informar o paciente sobre a perda óssea, processo este causado não só pela doença periodontal, mas também pela falta de estimulação e suas consequências de reabsorção óssea, e explicar como os implantes estão disponíveis para tratar a doença. Por conseguinte, a maioria dos pacientes edêntulos totais deve ser informada da necessidade de implantes dentais para manter o volume ósseo, a função mastigatória, estética e saúde mental. Pacientes com dentes não restauráveis devem ter a opção de incluir implantes para suportar uma futura prótese. A prótese total tradicional pode ser apresentada como uma medida temporária para fornecer função cosmética e oral durante o tratamento com implante. Para um paciente edêntulo, existem duas opções de tratamento: (1) prótese fixa (PF-1, PF-2 ou PF-3) ou (2) prótese removível (PR-4 ou PR-5) (Figura 24.1).

Princípios do plano de tratamento mandibular

Extensão anteroposterior

A distância do centro do implante mais anterior a uma linha que une a face distal dos dois implantes mais distais em cada lado é chamada de *distância anteroposterior* (A-P) ou *extensão A-P*[1] (Figura 24.2). Em teoria, quanto maior a extensão A-P, mais distante o cantiléver distal pode ser estendido para substituir os dentes posteriores ausentes. Como regra geral, quando cinco a seis implantes anteriores são instalados na região anterior da mandíbula, entre os forames para apoiar uma prótese fixa, o cantiléver não deve exceder duas vezes a extensão A-P, com todos os outros fatores de estresse sendo baixos.

A taxa de sobrevida de implantes e próteses deve-se à ampla utilização da mesma posição de implante, independentemente de altura da coroa, dentição antagonista, comprimento do implante, posicionamento A-P dos implantes e parafunção. A forma do arco, a posição de forames mentonianos, fatores de força e densidade óssea são importantes critérios quando entre quatro e seis implantes são instalados apenas na parte anterior do segmento para substituir todo o arco mandibular. A forma do arco anterior e a posição dos forames afetam a posição da parte mais distal dos implantes. Por conseguinte, a distância em cantiléver é variável para os diferentes pacientes.

A distância A-P é afetada pela forma do arco. Os tipos de forma de arco podem ser separados em quadrados, ovais e estreitos. Um arco em forma quadrada na região anterior da mandíbula tem extensão A-P de 0 a 6 mm entre os implantes mais distais e mais anteriores (Figura 24.3). Um arco em forma oval tem distância A-P de 7 a 9 mm e é o tipo mais comum (Figura 24.4). Uma forma de arco estreito tem distância A-P maior que 9 mm (Figura 24.5).

Enquanto uma forma de arco estreito pode, portanto, suportar um cantiléver de 20 mm, uma forma de arco quadrado requer que o cantiléver seja reduzido para 12 mm ou menos; no entanto, é diretamente dependente dos fatores de força. A posição do forame mentoniano pode afetar a extensão A-P. O forame mentoniano é encontrado mais frequentemente entre os ápices das raízes dos pré-molares. Contudo, pode estar localizado tanto anterior

---

In memoriam.

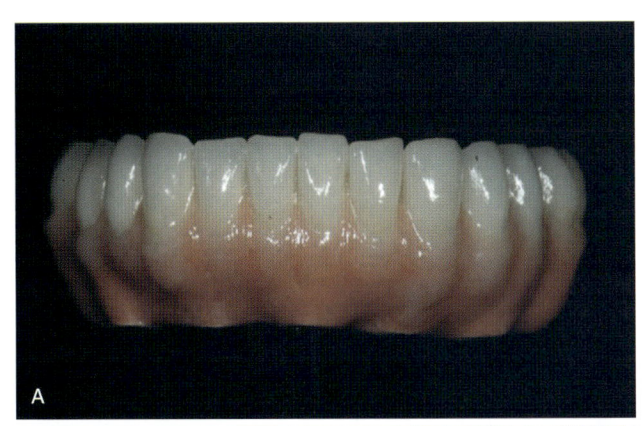

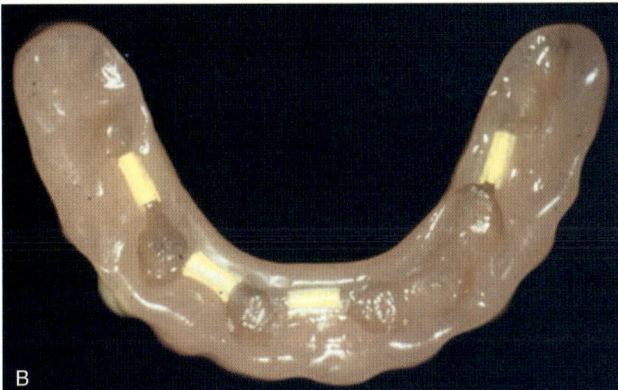

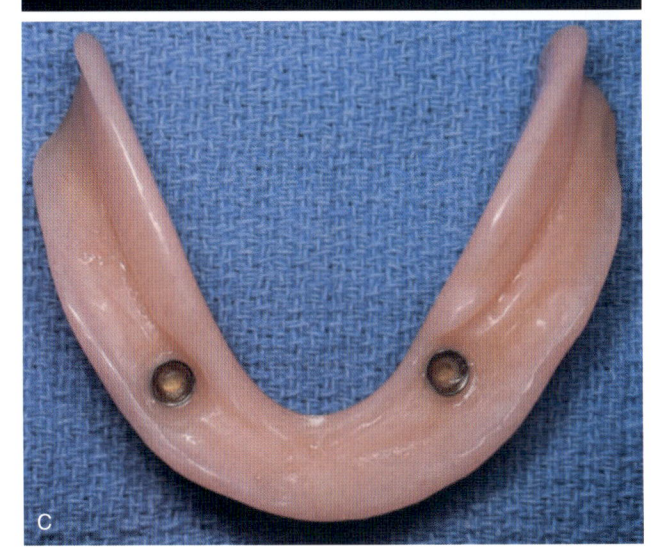

• **Figura 24.1 Próteses totais mandibulares. A.** Prótese fixa (PF-3), geralmente confeccionada em zircônia, metalocerâmica ou acrílico/dentes artificiais. **B.** Prótese removível (PR-4), que é totalmente implantossuportada; observe a natureza sem flange da prótese. **C.** Prótese removível (PR-5), que é sustentada principalmente pelo tecido mole.

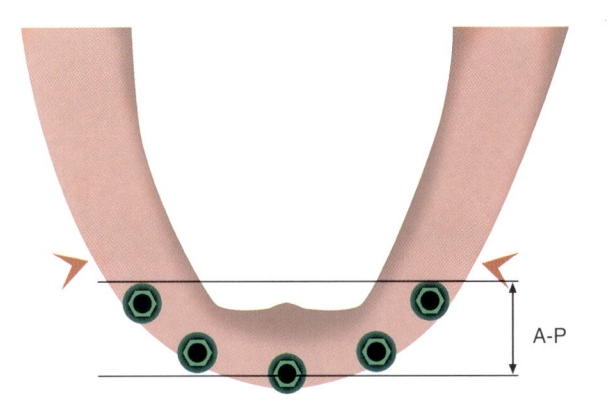

• **Figura 24.2** A distância anteroposterior (A-P) é determinada por uma linha traçada a partir da porção distal do implante mais distal em cada lado do arco e outra linha paralela traçada através do centro do implante anterior a partir do cantiléver.

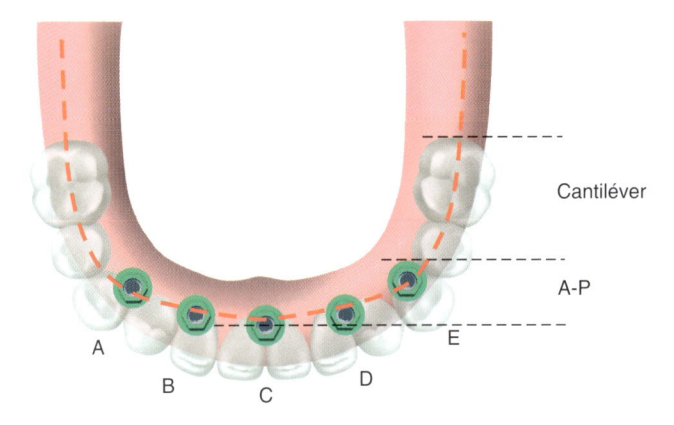

• **Figura 24.3** Um arco mandibular com forma quadrada tem distância anteroposterior (A-P) de 0 a 6 mm. Como resultado, um cantiléver é limitado. (De *Misch CE. The completely edentulous mandible: treatment plans for fixed restorations. In:* Dental Implant Prosthetics. 2nd ed. St. Louis, MO: Mosby; 2015.)

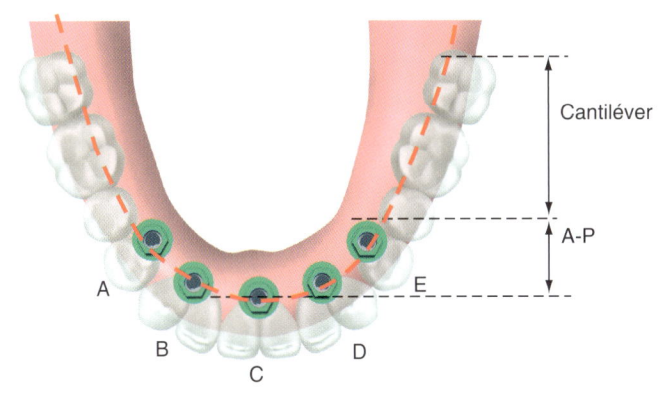

• **Figura 24.4** Um arco mandibular com forma oval tem distância anteroposterior (A-P) de 7 a 9 mm e é o tipo mais comum. Um cantiléver pode se estender até 18 mm com o arco oval. (De *Misch CE. The completely edentulous mandible: treatment plans for fixed restorations. In:* Dental Implant Prosthetics. 2nd ed. St. Louis, MO: Mosby; 2015.)

quanto distal ao canino e tão distal quanto a mesial do ápice do primeiro molar.[2] Quanto mais à frente do forame, menor será o comprimento do cantiléver porque a extensão A-P é reduzida. A extensão A-P é apenas um dos fatores de força a serem considerados para a extensão do cantiléver distal. Se os fatores de tensão forem altos (p. ex., parafunção, altura da coroa, dinâmica da musculatura mastigatória, arco antagonista), o comprimento do cantiléver de uma prótese deve ser reduzido e pode até ser contraindicado. A densidade do osso também é um critério importante. Os tipos de ossos mais macios (D3 e D4) não devem ter um cantiléver maior do que os tipos mais densos (D1 e D2).

Portanto, o comprimento do cantiléver posterior depende dos fatores de força específicos do paciente, dos quais a extensão A-P é apenas um. O número e o tamanho dos implantes também podem afetar o comprimento do cantiléver. Tensão é igual a força dividida pela área sobre a qual essa força é aplicada. A área sobre a qual as forças são aplicadas na prótese sobre os implantes

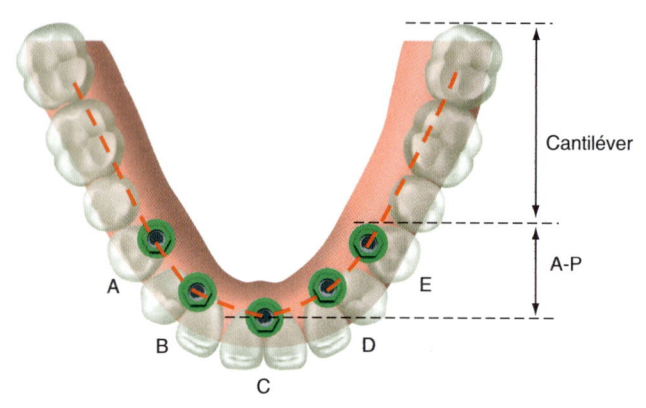

• **Figura 24.5** Um arco mandibular com forma cônica tem distância anteroposterior (A-P) maior que 9 mm e é o tipo menos observado. Um cantiléver corre menos risco para essa forma de arco. (De *Misch CE. The completely edentulous mandible: treatment plans for fixed restorations.* In: Dental Implant Prosthetics. 2nd ed. St. Louis, MO: Mosby; 2015.)

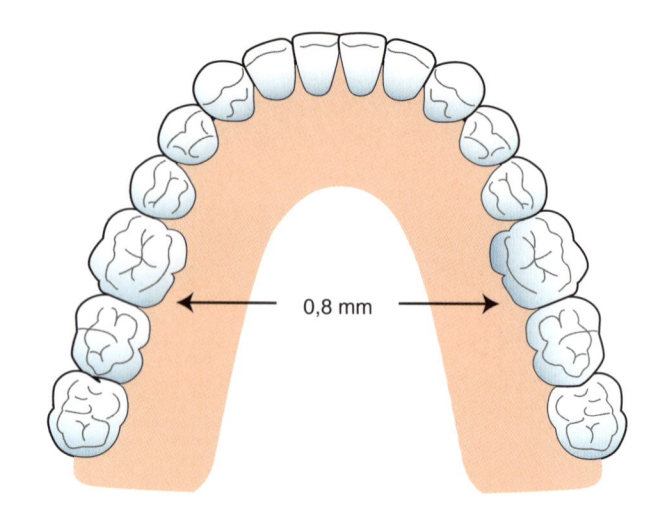

• **Figura 24.6** A flexão da mandíbula durante os movimentos de abertura e protrusão ocorre distalmente aos forames mentonianos. A quantidade de flexão depende da quantidade de volume ósseo e dos locais em questão. O movimento medial do primeiro molar ao primeiro molar pode ser de 800 mm.

pode ser modificada por meio do número, tamanho e *design* dos implantes. Um cantiléver raramente é indicado em três implantes, mesmo com uma extensão A-P semelhante a cinco implantes.

Flexão mandibular

Movimento medial

Muitos relatos abordaram as mudanças dimensionais da mandíbula durante a atividade mandibular, como resultado da ação dos músculos mastigatórios.[3-6] Cinco movimentos diferentes foram postulados.

A convergência medial é a mais abordada.[7] A mandíbula, entre os forames mentonianos, é estável em relação à flexão e à torção. No entanto, na distal dos forames, a mandíbula exibe um movimento considerável em direção à linha média na abertura.[8,9] Esse movimento é causado principalmente pela inserção dos músculos pterigóideos internos na face medial do ramo da mandíbula.

A distorção da mandíbula ocorre no início do ciclo de abertura, e as alterações máximas podem ocorrer com apenas 28% de abertura (ou cerca de 12 mm). Essa flexão também foi observada durante movimentos protrusivos da maxila e da mandíbula.[10] Quanto maiores forem a abertura ativa e os movimentos protrusivos, maior será a amplitude da flexão. A intensidade do movimento varia entre os indivíduos e depende da densidade, do volume ósseo e da localização da área em questão. Em geral, quanto mais distais os locais, mais medial a flexão. A amplitude da flexão do corpo da mandíbula em direção à linha média foi medida em 800 μm da região do primeiro molar ao primeiro molar contralateral, até 1500 μm nas áreas de ramo a ramo (Figura 24.6). Em um estudo de Hobkirk e Havthoulas[11] sobre deformação da mandíbula em indivíduos com próteses fixas implantossuportadas, uma convergência medial de até 41 mm foi observada.

Torção

A torção do corpo mandibular distal aos forames também foi documentada em estudos com animais e humanos.[12,13] Hylander[14] avaliou os maiores animais de uma família de macaco *rhesus* (*macacca*) e encontrou a mandíbula rotacionada no lado de trabalho e inclinada no plano parassagital sobre o lado de balanço durante a mastigação e na mordida unilateral (Figura 24.7). A inclinação parassagital da mandíbula humana durante a mastigação unilateral foi confirmada por Marx,[15] que mediu a distorção mandibular localizada *in vivo* em humanos por meio de mensuradores de tensão conectados aos parafusos inseridos no osso

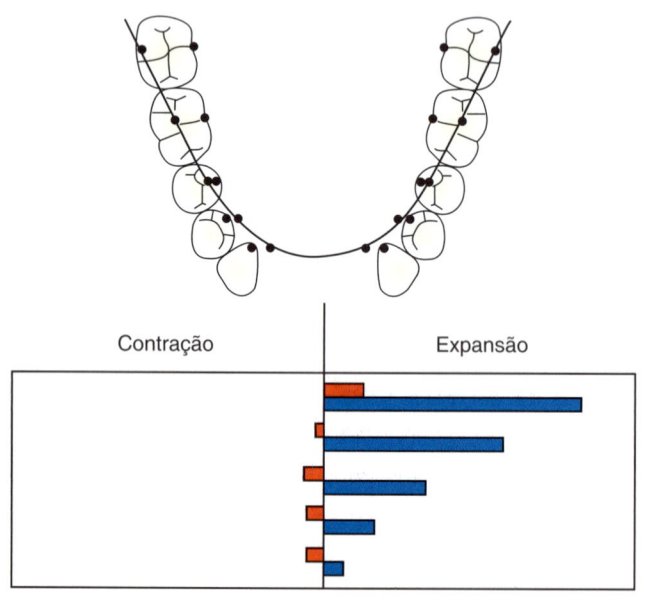

• **Figura 24.7** Mordedura de molar unilateral faz com que a mandíbula sofra torção, com a parte inferior da mandíbula se expandindo para fora e a crista da mandíbula girando medialmente. (De *Misch CE. The completely edentulous mandible: treatment plans for fixed restorations.* In: Dental Implant Prosthetics. 2nd ed. St. Louis, MO: Mosby; 2015.)

cortical das regiões de sínfise e gônio. Abdel-Latif *et al.*[12] confirmaram que a mandíbula de pacientes com próteses implantossuportadas mediu mais de 19° de distorção dorsoventral. A torção durante a parafunção é causada principalmente pela contração vigorosa das inserções do músculo masseter (Figura 24.8). Portanto, o bruxismo parafuncional e o apertamento podem causar problemas no sistema de suporte do implante e nas próteses, quando os dentes inferiores são unidos de molar a molar.

O ganho ósseo posterior em pacientes edêntulos reabilitados com próteses em cantiléver sobre implantes anteriores pode ser uma consequência da flexão e da torção mandibular, que estimulam as células ósseas na região. Em virtude de a força de mordida poder aumentar 300% com uma prótese implantossuportada, quando comparada com uma prótese total, a torção aumentada

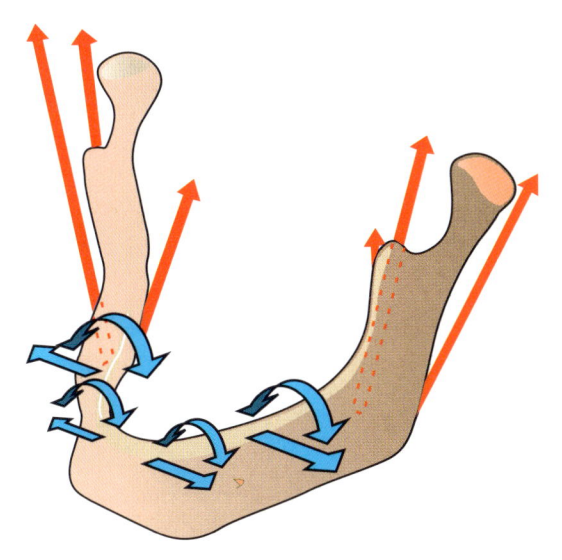

CAPÍTULO 24 Mandíbula Edêntula: Plano de Tratamento com Prótese Fixa *versus* Removível

• **Figura 24.8** A mandíbula flexiona em direção à linha média na abertura ou durante os movimentos de protrusão como resultado das inserções do músculo pterigoide interno no ramo (*setas azuis*). A mandíbula também torce, com a borda inferior rotacionando para fora e para cima e a região da crista rotacionando lingualmente. O movimento é causado pelos músculos masseteres durante uma mordida forte ou parafunção (*setas vermelhas*).

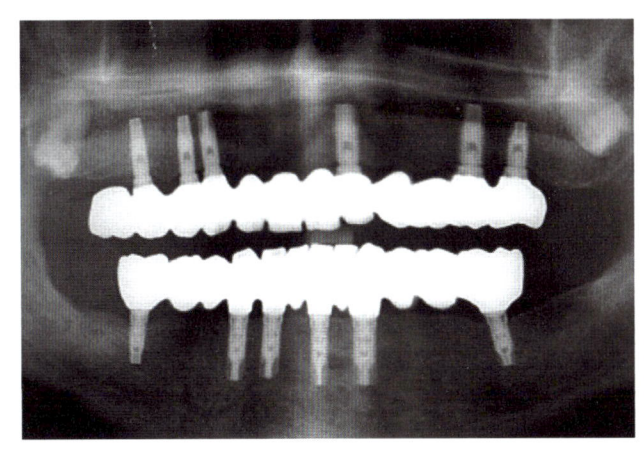

• **Figura 24.9** Para apoiar uma prótese total mandibular, alguns autores propõem que as posições ideais do implante são os molares bilaterais e os caninos bilaterais, imobilizados em conjunto com uma estrutura rígida. Essas posições não são ideais devido à dinâmica mandibular (flexão e torção) durante a abertura e função.

pode estimular o corpo mandibular posterior a aumentar em tamanho, conforme relatado por Wright *et al.*[16] e Reddy *et al.*[17]

Misch[18] observou que o aumento da flexão na região posterior da mandíbula é resultado do enfraquecimento do forame mentoniano na cortical vestibular. Como tal, a mandíbula flexiona e tem torção distal ao forame. A posição mais comum do forame mentoniano é entre o primeiro e o segundo pré-molares. Por conseguinte, quando se unem bilateralmente os dentes, distalmente à posição pré-molar, a dinâmica mandibular deve ser considerada. Implantes rígidos posteriores esplintados uns aos outros em uma reabilitação de arco total estão sujeitos a uma força vestibulolingual considerável na abertura e durante a parafunção.[19,20]

Um estudo de Miyamoto *et al.*[21] identificou a flexão da mandíbula como a principal causa da perda de implantes posteriores em próteses totais mandibulares esplintadas. Quanto mais distal a união rígida de um lado ao outro, maior o risco de que a dinâmica mandibular possa influenciar os implantes ou o prognóstico da prótese. Além disso, o corpo da mandíbula flexiona mais quando o tamanho do osso diminui. Como resultado, a mandíbula da Divisão C menos a altura (C–h) ou a Divisão D flexiona ou apresenta torção maior do que a mandíbula da Divisão A, quando todos os outros fatores são semelhantes.

A diferença de movimento entre um implante e um dente tem sido abordada como uma preocupação pelos cirurgiões-dentistas. O movimento de um dente natural varia de 28 μm apicalmente e 56 a 108 μm lateralmente. Em contraste, o implante rígido apresenta movimento de até 5 μm apicalmente e de 10 a 60 μm lateralmente. No entanto, a flexão e a torção mandibular podem ser mais de 10 a 20 vezes o movimento de um dente saudável. Portanto, a flexão e a torção do corpo da mandíbula são mais críticas na avaliação do paciente comparadas com casos em que o implante deve ser unido à dentição natural.

Alguns autores sugeriram quatro implantes na mandíbula com uma prótese total fixa unida – dois nos primeiros molares e dois nas regiões de canino (Figura 24.9).[22] Implantes adicionais têm sido utilizados com essa opção de reabilitação unida por todo o arco, com até quatro outros implantes nas regiões de pré-molares

e incisivos.[23] No entanto, a imobilização completa dos implantes com uma prótese rígida e fixa deve ser reconsiderada na mandíbula. A flexão da mandíbula é impedida pela prótese, mas isso introduz tensões laterais no sistema de implante (cimento, parafuso, crista óssea e interface osso-implante).[24-26] Essas tensões laterais colocam os implantes, os parafusos e o osso da região de molares sob risco aumentado devido à flexão mandibular e à torção abordadas anteriormente.

Em implantes mandibulares subperiosteais completos, foi observada dor durante a abertura em 25% dos pacientes na consulta de remoção de sutura, quando uma barra rígida foi unida nas regiões de molar a molar. Quando a barra de conexão foi cortada em duas secções entre os forames, a dor durante a abertura foi imediatamente eliminada. Essa observação clínica não significa que os outros 75% dos pacientes não apresentavam flexão do arco mandibular na abertura. A observação demonstra, no entanto, que essa flexão pode ser relevante para complicações pós-operatórias.

Vantagens das sobredentaduras sobre implantes (PR-4 e PR-5)

Para uma sobredentadura suportada por implante, os implantes idealmente devem ser instalados em locais planejados e específicos, e seu número deve ser predeterminado pelo clínico e pelo paciente. As principais indicações para uma sobredentadura implantossuportada (SIS) mandibular são problemas frequentemente encontrados em próteses inferiores, como a falta de retenção ou estabilidade, diminuição da função, dificuldades na fala, sensibilidade do tecido e abrasões dos tecidos moles. Se um paciente edêntulo deseja permanecer com uma prótese removível, uma sobredentadura costuma ser o tratamento de escolha. Além disso, se o custo é uma preocupação para o paciente, a sobredentadura pode servir como uma prótese provisória até que implantes adicionais possam ser instalados e reabilitados. Ao avaliar SISs mandibulares, existem muitas vantagens (Boxe 24.1).

Suporte aprimorado para tecidos moles

A perda óssea dita a aparência do terço inferior da face. Uma sobredentadura superior frequentemente fornece suporte melhorado para os lábios e tecidos moles em comparação com uma prótese fixa, pois o contorno da prótese não precisa acomodar os requisitos diários de higiene.

> **Boxe 24.1 Vantagens da sobredentadura implantossuportada mandibular.**
>
> 1. Suporte aprimorado de tecidos moles
> 2. Maior eficiência de mastigação em comparação com próteses convencionais
> 3. Menos despesas/implantes
> 4. Estética
> 5. Facilidade de higiene
> 6. Hábitos parafuncionais
> 7. Menos impactação de alimentos

Os dentes da prótese também fornecem um substituto estético para a dentição natural, que é mais desafiador para o técnico recriar com próteses metalocerâmicas. Para o laboratório criar o rosa da papila interdental, bem como substituir o contorno do tecido mole, é mais fácil com uma sobredentadura em comparação com uma prótese fixa metalocerâmica ou próteses de zircônia. Além disso, os dentes podem ser inseridos em uma posição mais estética, sem nenhuma restrição quanto à relação com a crista atrofiada, porque a estabilidade agora é fornecida pelo implante e não depende da posição dentária na crista do rebordo (Figura 24.10).

Maior eficiência mastigatória em comparação às próteses convencionais

Um estudo da eficiência mastigatória comparou usuários de próteses totais com pacientes com sobredentaduras suportadas por implantes. O grupo da prótese total necessitou de 1,5 a 3,6 vezes mais movimentos mastigatórios do que o grupo da sobredentadura.[27] A eficiência mastigatória com uma SIS é melhorada em 20% em comparação com uma prótese total convencional.[28,29]

Menos despesas/implantes

Quando o custo é um fator, duas sobredentaduras implantossuportadas podem melhorar a condição do paciente por um custo geral de tratamento significativamente mais baixo do que uma prótese fixa implantossuportada. Um estudo realizado em 10 países por Carlsson *et al.*[30] indicou ampla gama de opções de tratamento. A proporção de SISs *versus* próteses fixas sobre implantes foi mais alta na Holanda (93%) e mais baixa na Suécia e na Grécia (12%). O custo foi citado como o fator determinante número um na escolha. No entanto, em geral, o tratamento com a sobredentadura é menos oneroso do que uma prótese fixa sobre implante, principalmente pela diminuição do número de implantes obrigatórios.

Estética

A estética para muitos pacientes edêntulos com perda óssea de moderada a avançada é melhorada com uma sobredentadura em comparação com uma prótese fixa. O suporte de tecido mole para a aparência facial frequentemente é necessário para um paciente com implante devido à perda óssea avançada, especialmente na maxila. A papila interdental e o tamanho do dente são mais fáceis de reproduzir ou controlar com uma sobredentadura. Os dentes da prótese reproduzem facilmente contornos e estética em comparação ao tempo necessário para confecção e sensibilidade da técnica das próteses metalocerâmica e em zircônia. A flange labial pode ser projetada para otimizar a aparência, mas não a higiene diária.

Facilidade de higiene

As condições de higiene e os cuidados domiciliares e profissionais são melhorados com a sobredentadura em comparação à prótese

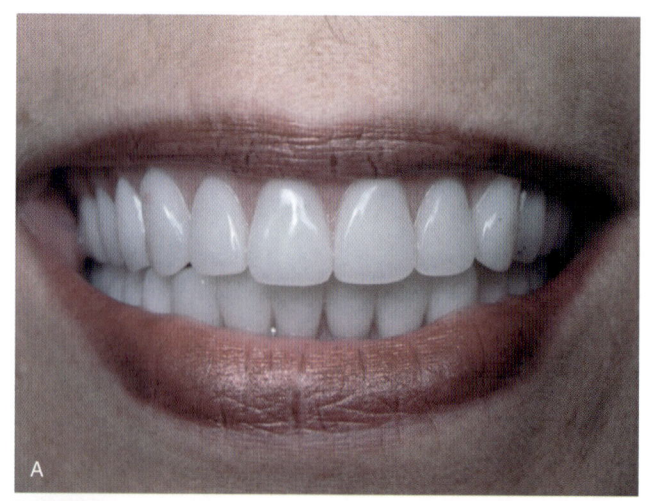

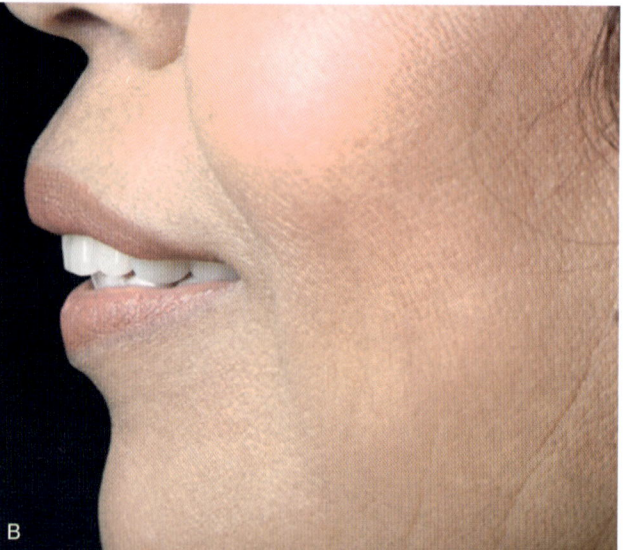

• **Figura 24.10 A e B.** Suporte de tecido mole: devido à capacidade de modificar a flange da prótese, pode ser obtido um suporte ideal do tecido mole.

fixa. A sondagem peri-implante é diagnóstica e mais fácil ao redor de uma barra do que em uma prótese fixa, pois a coroa muitas vezes impede o acesso em linha reta ao longo do pilar até a crista óssea. A sobredentadura pode ser estendida sobre os pilares para evitar que o alimento fique preso durante a função. A fala não é comprometida porque a prótese pode se estender até os tecidos moles na mandíbula e evitar que o ar e a saliva escapem (Figura 24.11).

Hábitos parafuncionais

Uma sobredentadura pode ser removida na hora de dormir para reduzir o efeito nocivo da parafunção noturna, o qual aumenta o estresse sobre o sistema de suporte do implante. A sobredentadura também pode fornecer alívio do estresse entre a estrutura e a prótese, e o tecido mole pode compartilhar uma parte da carga oclusal. A prótese geralmente é mais fácil de reparar do que uma prótese fixa. Na maioria dos casos, existe um custo reduzido do tratamento de sobredentadura em comparação com uma prótese fixa. Além disso, pacientes com prótese há muito tempo não parecem ter problemas psicológicos associados à capacidade de remover suas próteses sobre implantes.[31,32] Portanto, pacientes com prótese geralmente se adaptam muito bem a um tratamento com sobredentadura.

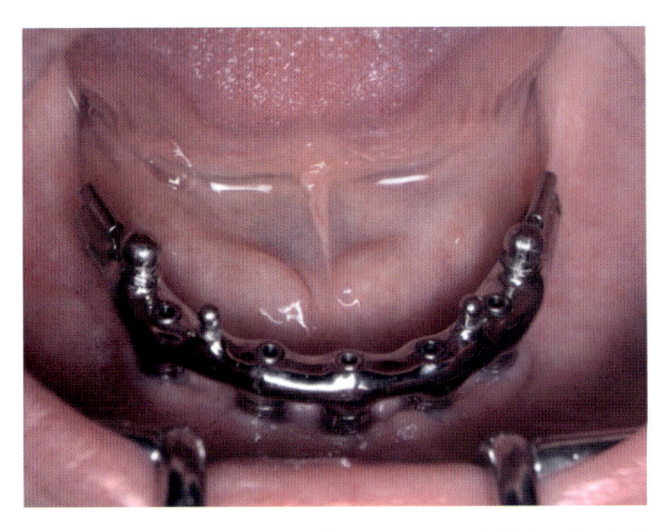

• **Figura 24.11** Higiene: devido à natureza removível da sobredentadura, o acesso higiênico é muito mais fácil de ser realizado em comparação a uma prótese fixa.

Menos impactação dos alimentos

Especialmente com uma prótese PR-5, há menos impactação de alimentos com uma sobredentadura em comparação com uma prótese fixa. As flanges da prótese (PR-5) geralmente se estendem para formar uma vedação periférica que minimiza a impactação de alimentos. Por causa da natureza da prótese fixa inferior, muitas vezes ela é estendida demais por motivos estéticos. Em comparação com uma prótese convencional, restos de alimentos migram e ficam impactados sob a prótese durante a deglutição. Como a prótese inferior "flutua" e se move durante a função, o alimento não fica retido com tanta facilidade, enquanto a SIS captura os restos alimentares contra os implantes, as barras e os conectores.

Revisão da literatura acerca da sobredentadura

Em 1986, um estudo multicêntrico reportou 1739 implantes instalados na sínfise mandibular de 484 pacientes. Os implantes recebiam carga imediata e eram reabilitados com barras e sobredentaduras com clipes como retenção. A taxa de sucesso geral foi de 94%.[33] Engquist et al.[34] relataram uma taxa de falha do implante de 6 a 7% para sobredentaduras implantossuportadas inferiores e de 19 a 35% para as superiores. Em 25% dos casos houve ocorrência de hiperplasia abaixo da barra. Jemt et al.[35] relataram um estudo multicêntrico prospectivo de 5 anos em 30 maxilas (117 implantes Brånemark) e 103 mandíbulas com 393 implantes. As taxas de sobrevida na mandíbula foram 94,5% para implantes e 100% para próteses; na maxila, as taxas de sobrevida foram de 72,4% para implantes e 77,9% para próteses. Os maiores índices de falha foram relacionados diretamente às baixas densidade e quantidade de osso, com um característico padrão de falha de cluster.[35]

Wismeijer et al.[36] relataram que em 64 pacientes com 218 implantes de titânio pulverizados com plasma, a taxa de sobrevida com sobredentadura foi de 97% em uma avaliação de 6,5 anos. Naert et al. encontraram 100% de sucesso em 5 anos do implante para sobredentaduras com diferentes sistemas de ancoragem. Na Bélgica, Naert et al.[37] relataram 207 pacientes consecutivamente tratados com 449 implantes Brånemark e sobredentadura com barra Dolder. Neste estudo, a taxa de falha cumulativa do implante foi de 3%, em 10 anos.

Misch[38] relatou uma taxa de falha do implante inferior em 1% e sem falha da prótese com 147 pacientes ao longo de um período de 7 anos ao utilizar as diretrizes e as opções de tratamento apresentadas neste capítulo. Kline et al.[39] relataram 266 sobredentaduras implantossuportadas em 51 pacientes, com um taxa de sobrevida do implante de 99,6% e uma taxa de sobrevida da prótese de 100%. Mericke-Stern[40] relatou uma taxa de sobrevida do implante de 95% com duas sobredentaduras implantossuportadas.

Em um estudo clínico randomizado, Awad et al.[41] compararam a satisfação e a função de próteses totais (48 pacientes) com duas sobredentaduras em 56 pacientes. Houve satisfação, conforto e capacidade de mastigação significativamente maiores no grupo da SIS.

Thomason et al.[42], no Reino Unido, relataram uma taxa de 36% a mais de satisfação para os pacientes com SIS do que os usuários de próteses totais, nos critérios de conforto, estabilidade e mastigação.

Em Israel, em um estudo de 10 anos sobre SIS com 285 implantes e 69 SISs, Schwartz-Arad et al.[43] relataram que a taxa de sobrevida do implante foi de 96,1% com maiores taxas de sucesso na mandíbula. Muitos estudos foram publicados nas últimas duas décadas e concluem que as sobredentaduras suportadas por implantes representam uma opção benéfica válida para usuários de próteses. Deve-se notar que a maioria dos estudos trata de sobredentadura implantossuportada por apenas dois implantes.[44,45]

Plano de tratamento com sobredentadura mandibular (PR-4 e PR-5)

Anatomia da mandíbula

No plano do tratamento da mandíbula para uma prótese fixa ou removível, a mandíbula é dividida em três regiões: (1) anterior da mandíbula, (2) posterior direita e (3) posterior esquerda. O osso disponível na mandíbula anterior é dividido em cinco colunas iguais de osso servindo como potenciais locais de implante, rotulados como A, B, C, D e E, começando pelo lado direito do paciente.[46,47] Independentemente da opção de tratamento em uso, todos os cinco locais de implante são mapeados no momento do planejamento do planto de tratamento e da cirurgia (Figura 24.12).

Seleção do local de instalação do implante na mandíbula

A retenção anterior e a estabilidade para uma sobredentadura oferecem várias vantagens. A maior altura de osso disponível está localizada na região anterior da mandíbula, entre os forames mentonianos. Essa região também geralmente apresenta uma densidade óssea favorável (p. ex., D2) para suporte do implante. Além disso, sobredentaduras com movimento posterior (PR-5) possuem melhor aceitação do que próteses removíveis com movimento anterior. O objetivo do projeto da prótese parcial removível é obter suporte protético rígido na região anterior. Quando a prótese apresenta deficiências anteriores e suporte posterior deficiente, ocorre um desequilíbrio para a frente e para trás. Esse desequilíbrio aplica torção aos pilares e aumenta as tensões nos componentes da sobredentadura e na interface osso-implante. Portanto, as forças anteriores devem ser resistidas por implantes ou barras, enquanto as forças posteriores podem ser direcionadas a uma área de tecido mole tal como a região vestibular mandibular (i. e., área primária de suporte de tensão). Além disso, as opções de tratamento SIS apresentadas são projetadas para a instalação[38] de implante anterior com quantidade de osso adequada.

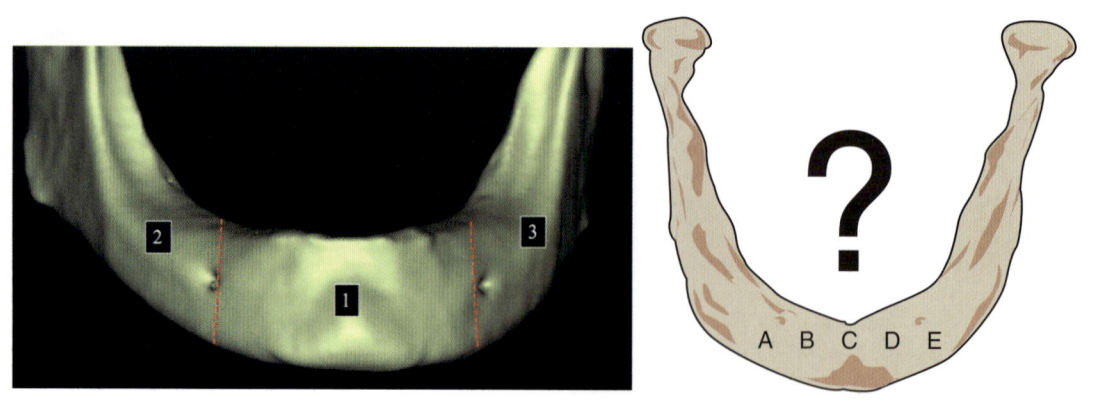

• **Figura 24.12 A.** A mandíbula é dividida em três regiões para o plano de tratamento. **B.** A mandíbula anterior é dividida por meio das posições A, B, C, D e E.

Dessa forma, o paciente sempre tem a opção de obter suporte de implante adicional no futuro. Por exemplo, um paciente pode receber suporte adequado para um SIS com quatro implantes. No entanto, se o paciente deseja uma prótese fixa no futuro, esses quatro implantes podem ficar aquém dos novos requisitos. Se o clínico não planejou um local de implante adicional na cirurgia inicial, e em vez disso colocou os quatro implantes a uma distância igual, o espaço adicional pode não estar disponível sem a remoção de um dos implantes presentes. Além disso, um paciente pode desejar uma reabilitação completa implantossuportada como PR-4 ou prótese fixa, mas não pode pagar o tratamento de uma vez. Três implantes nas posições A, C e E e uma sobredentadura podem ser fornecidos atualmente, dois implantes podem ser adicionados nos locais B e D posteriormente, e uma sobredentadura totalmente suportada por implante ou prótese fixa pode ser confeccionada.

Além disso, se ocorrer complicação do implante que resulte em um falha, os procedimentos corretivos podem ser concluídos. Se os implantes forem colocados nas posições A, B, D e E, e um implante não permitir a obtenção de uma fixação rígida, o implante que falhou pode ser removido e um implante adicional colocado na posição C ao mesmo tempo. Isso economiza tempo, pois não é necessário cirurgia adicional, o que elimina o tempo adicional de cicatrização óssea antes de outro implante poder ser reinserido.

Opções de tratamento com sobredentadura mandibular

Em 1985, Misch[48] apresentou opções organizadas de tratamento para sobredentaduras implantossuportadas mandibulares em um paciente completamente edêntulo. As opções de tratamento variavam, principalmente de suporte de tecido mole com retenção secundária do implante (PR-5) a uma prótese total implantossuportada (PR-4) com estabilidade rígida (ou seja, sem suporte de tecido mole) (Tabela 24.1). As opções de tratamento iniciais são apresentadas para pacientes completamente edêntulos com osso de Divisão A (abundante) ou B (suficiente) na região anterior, tratados com implantes de Divisão A de formato radicular anterior, com 4 mm de diâmetro ou mais.

Ao avaliar o paciente para uma sobredentadura, o clínico deve avaliar as próteses existentes quanto à resistência à carga oclusal. A retenção descreve a resistência da prótese para movimentação afastada dos tecidos. Estabilidade é o critério de resistência lateral. As queixas do paciente, anatomia, desejos e compromisso financeiro determinam a quantidade de suporte, a retenção e a estabilidade necessárias ao implante para previsivelmente lidar com essas condições. A quantidade de resistência fornecida pela SIS está relacionada ao número e à posição dos implantes.

Tabela 24.1 Opções de tratamento de sobredentadura mandibular.

Opção	Descrição	Tipo de prótese removível
SD-1	2 implantes (posições B e D) independentes um do outro	PR-5 Forma de rebordo posterior ideal Forma de rebordo posterior e anterior ideais O custo é um fator importante (cadeira de dois pés)
SD-2	3 implantes (posições A, C e E)	PR-5 Forma de rebordo posterior ideal (cadeira de três pés)
SD-3	4 implantes (posições A, B, D e E)	PR-4 (fatores de força favoráveis) PR-5 (fatores de força desfavoráveis) O paciente deseja maior retenção, maior estabilidade e suporte (cadeira de quatro pés)
SD-4	5 implantes (posições A, B, C, D e E)	O paciente tem altas demandas ou desejos Retenção, estabilidade e suporte (cadeira de quatro pés)

SD: opção de sobredentadura.

Opção 1 de sobredentadura

A primeira opção de tratamento para sobredentaduras mandibulares (SD-1) é indicada principalmente quando o custo é o fator mais significativo para o paciente e uma retenção mínima é necessária. O paciente deve ser informado sobre quanta retenção pode ser obtida. A maioria das sobredentaduras sobre dois implantes pode ser correlacionada com uma cadeira de duas pernas (ou seja, ocorrerão rotação e articulação). O volume ósseo deve ser abundante (Divisão A ou B) no rebordo anterior, e a forma do rebordo posterior deve ser em U invertido, com paredes paralelas altas para se ter boas a excelentes condições anatômicas para a prótese oferecer suporte e estabilidade. O corredor bucal (área de apoio à tensão primária) deve ser proeminente para suportar as forças. Sob essas condições, dois implantes podem ser instalados nas posições B e D. Os implantes geralmente permanecem independentes um do outro e não estão conectados com a estrutura. O tipo mais comum de encaixe utilizado na SD-1 é um *design* Locator ou um *O-ring*, pois haverá movimento da prótese.

O posicionamento dos implantes nas posições B e D é uma opção protética muito melhor em SD-1 do que o posicionamento nas regiões A e E (Figura 24.13). Implantes independentes nas posições A e E permitem maior amplitude de movimento da prótese em comparação com implantes nas regiões B e D (Figura 24.14). Ao usar implantes B e D, o movimento anterior da prótese é reduzido, e a prótese pode até funcionar como um *splint* para os dois implantes durante a força de mordida anterior, diminuindo assim a tensão para cada implante. No entanto, a maioria das situações não permite que a prótese atue como um verdadeiro *splint* porque um encaixe para diminuir a tensão permite o movimento em qualquer plano. Como resultado, apenas um implante absorve a carga por vez, na maioria das situações. A estabilidade e o suporte da prótese são obtidos principalmente a partir da anatomia da mandíbula e do *design* da prótese, que é semelhante a uma prótese total convencional. O mecanismo de suporte do implante é precário, uma vez que o alívio da tensão é permitido em qualquer plano.

A principal vantagem do paciente com SD-1 é o custo. A prótese existente muitas vezes pode ser adaptada com um reembasamento e procedimento de captura dos encaixes intrabucais. As indicações adicionais são quando a forma do arco é consideravelmente estreita, de forma que a barra de conexão tenha que ser muito deslocada para vestibular ou interfira na fala e na mastigação, se for muito lingual. Os procedimentos de higiene também são facilitados com conexões independentes.

As desvantagens do SD-1 relacionam-se ao seu pequeno apoio e estabilidade sobre o implante, em comparação às outras opções, devido à natureza independente dos dois implantes. Outras desvantagens da SD-1 estão relacionadas a um aumento nas consultas de manutenção da prótese. Para a prótese ser instalada e funcionar idealmente, os dois implantes devem ser paralelos entre si, perpendiculares ao plano oclusal, na mesma altura horizontal (paralelo ao plano oclusal) e equidistantes da linha média. Se um implante não estiver paralelo ao outro, a prótese desgastará um encaixe mais rapidamente do que o outro devido ao maior deslocamento durante a inserção e a remoção. Se a diferença de angulação for grave, a prótese pode não se adaptar por completo a um dos encaixes. Os implantes também devem ser perpendiculares ao plano oclusal. Tendo em vista que o objetivo é permitir que a região posterior da sobredentadura movimente-se para baixo, transmitindo a carga do tecido mole sobre a superfície óssea mandibular, a rotação em dobradiça deve ser de 90° em relação ao eixo de rotação. Além disso, como apenas dois implantes sustentam a carga oclusal durante a função ou parafunção, é ideal minimizar as forças aos componentes dos implantes e à crista óssea, permitindo a sua dissipação no sentido do longo eixo do corpo dos implantes e perpendicular ao plano oclusal (Figura 24.15).

Os dois implantes independentes devem ser posicionados na mesma altura oclusal, paralela ao plano oclusal. Se um implante estiver mais alto do que o outro, a prótese se desadaptará do implante de baixo durante a função e girará principalmente sobre o implante mais alto. Essa situação acelerará o desgaste do encaixe

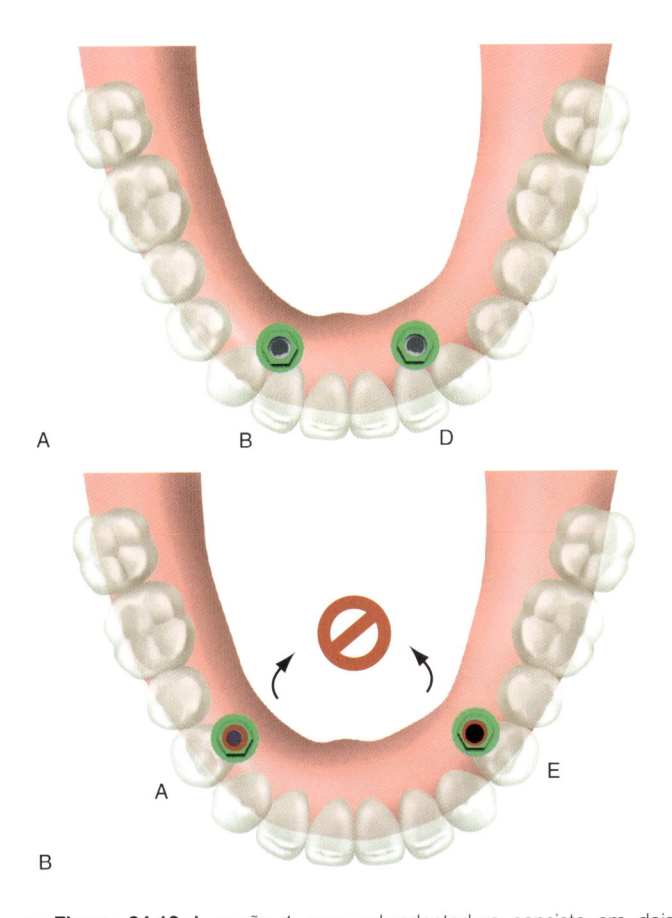

• **Figura 24.13** A opção 1 para sobredentadura consiste em dois implantes independentes. Estes são mais bem posicionados nas regiões B e D **(A)** para limitar o balanço da prótese para frente durante a função. Implantes independentes nas posições A e E **(B)** permitem maior rotação da prótese e colocam maiores forças de sustentação contra os implantes.

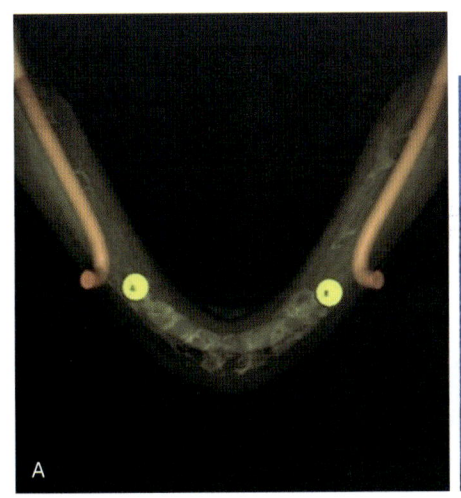

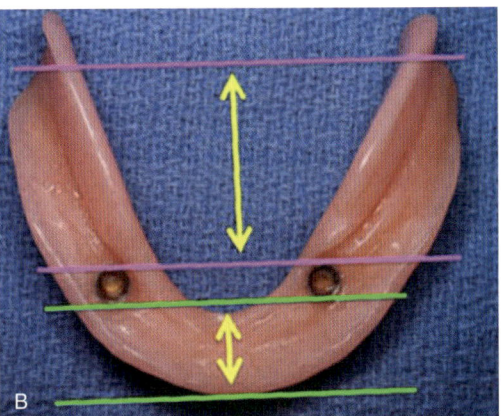

• **Figura 24.14** Sobredentadura com dois implantes. **A.** Posição A e E. **B.** Esta posição frequentemente resulta em um "balanço" anterior e "rotação" posterior da prótese. Além disso, o encaixe pode colidir com o espaço da língua na fase seguinte, exigindo sobrecontorno do acrílico.

paciente oclui com o segmento posterior. Sendo assim, o encaixe no implante mais medial se desgastará mais rapidamente e o implante mais distal receberá carga oclusal maior (Boxe 24.2 e Figura 24.16).

Opção 2 de sobredentadura

Três implantes em forma de raiz são instalados nas posições A, C e E para a segunda opção de tratamento de sobredentadura (SD-2). A vantagem de esplintagem dos implantes nas posições A, C e E em comparação aos implantes nas posições B e D são inúmeras. O implante adicional fornece uma redução de seis vezes na flexão da estrutura (ou seja, se a barra esplintada for usada) e limita as consequências discutidas anteriormente.[49] Além disso, o afrouxamento do parafuso ocorre com menos frequência porque três parafusos de pilar retêm a estrutura em vez de dois. As forças de reação do implante são reduzidas com um terceiro implante em comparação com dois implantes. A maior área de superfície implante/osso permite melhor distribuição das forças. O risco de

---

Boxe 24.2 | **Opção 1 de tratamento: dois implantes (B-D)**

Vantagens
- Custo diminuído
- Maior suporte da prótese do que a prótese convencional
- Procedimentos cirúrgicos e protéticos menos invasivos

Desvantagens
- Pode não atender às expectativas do paciente
- Aumento do número de consultas de manutenção
- Custo contínuo associado à substituição dos encaixes
- O realinhamento da prótese deve ser realizado com mais frequência
- Depende de tecido mole para suporte primário

Indicações
- Preço mais baixo
- Cirurgia menos complicada
- Paciente que precisa de retenção mínima aumentada (PR-5)

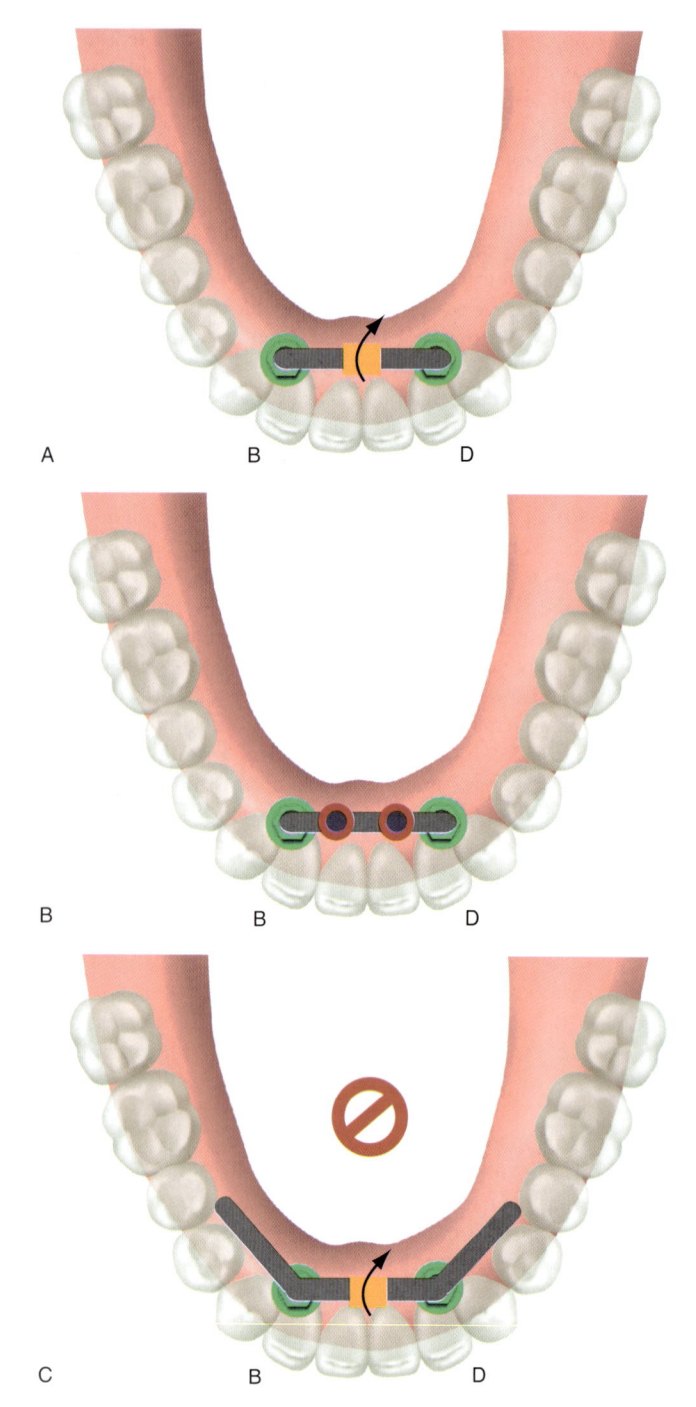

• **Figura 24.15 A.** A opção de tratamento 2 apresenta implantes nas regiões *B* e *D*, e uma barra que une os implantes. A barra não deve ter cantiléver distal aos implantes. O movimento da prótese será reduzido e a aplicação de muita força na barra e nos implantes aumentará as complicações. Encaixes como o *O-ring* **(B)** ou um clipe Hader **(C)**, que permitem a movimentação da prótese, podem ser adicionados à barra. Os encaixes são instalados na mesma altura, equidistantes da linha média e paralelos entre si.

no implante de baixo. Além disso, pelo fato de o implante mais alto receber a maior parte da carga oclusal, pode ocorrer um risco aumentado de complicações, incluindo o afrouxamento do parafuso do pilar, perda óssea na crista e falha do implante.

Os implantes devem estar à mesma distância da linha média. Se um implante estiver mais distal (mais longe da linha média), ele servirá como o ponto de rotação primária ou fulcro quando o

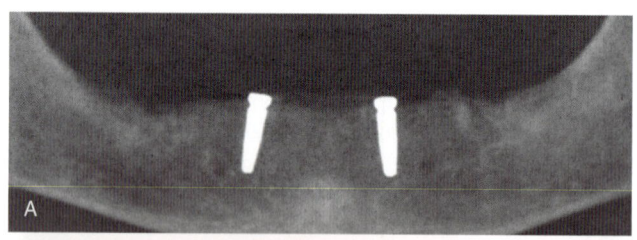

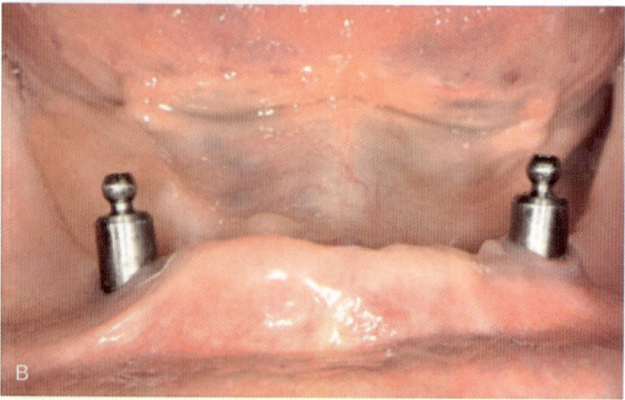

• **Figura 24.16 A.** Quando dois implantes são utilizados no plano de tratamento, os implantes devem ficar o mais paralelo possível. **B.** Dois implantes que não são paralelos e em alturas diferentes provavelmente causarão complicações protéticas.

afrouxamento do parafuso do pilar é reduzido ainda mais, pois os fatores de força são diminuídos. Três sítios transmucosos distribuem a tensão de forma mais eficiente e minimizam a perda óssea da crista. Como a crista óssea é a primeira região do osso a ser afetada, isso representa grande vantagem. Existe uma redução dupla no momento de força quando um sistema de três implantes é comparado a um sistema de dois implantes nas regiões A e E (Figura 24.17).[50] Uma sobredentadura com três implantes (PR-5) pode ser correlacionada a um cadeira com três pés, para fins educacionais do paciente.

Idealmente, os implantes nas posições A, C e E não devem formar uma linha reta. O implante C fica anterior aos implantes mais distais A e E e diretamente abaixo da posição do cíngulo do dente da prótese. A prótese se beneficia de uma distribuição de carga oclusal direta ao suporte dos implantes no arco anterior. Quando mais de dois implantes estão na região anterior da mandíbula, pode ser estabelecido um sistema de suporte em tripé. Quanto maior a extensão A-P dos implantes A, C e E, maior será a vantagem biomecânica para reduzir a tensão sobre o implante e melhor será a estabilidade lateral da barra sobre os implantes e sobre o sistema de sobredentaduras. A rotação da prótese também pode ser mais limitada em comparação à opção SD-1. Um terceiro implante para uma SD-2 mostra-se, portanto, como uma vantagem considerável para pacientes edêntulos mandibulares. Esta é geralmente a primeira opção de tratamento para os pacientes com queixas mínimas, que estão mais preocupados com a retenção e a estabilidade anteriores quando o custo é um fator moderado. A forma do rebordo posterior determina a extensão da flange lingual posterior da prótese, o que limita os movimentos laterais da prótese. Se os formatos do rebordo anterior e posterior são favoráveis (Divisões A ou B), os implantes são instalados nas regiões A, C e E, e uma ampla gama de encaixes fica disponível (Figura 24.18).[50]

Se o formato do rebordo posterior for precário (Divisão C–h), a falta de estabilidade lateral impõe forças adicionais aos implantes anteriores. Os implantes, então, são mais bem instalados na posição B-C-D para permitir maior liberdade de movimento da prótese. Quanto maior é a tensão para o sistema, mais indicado é

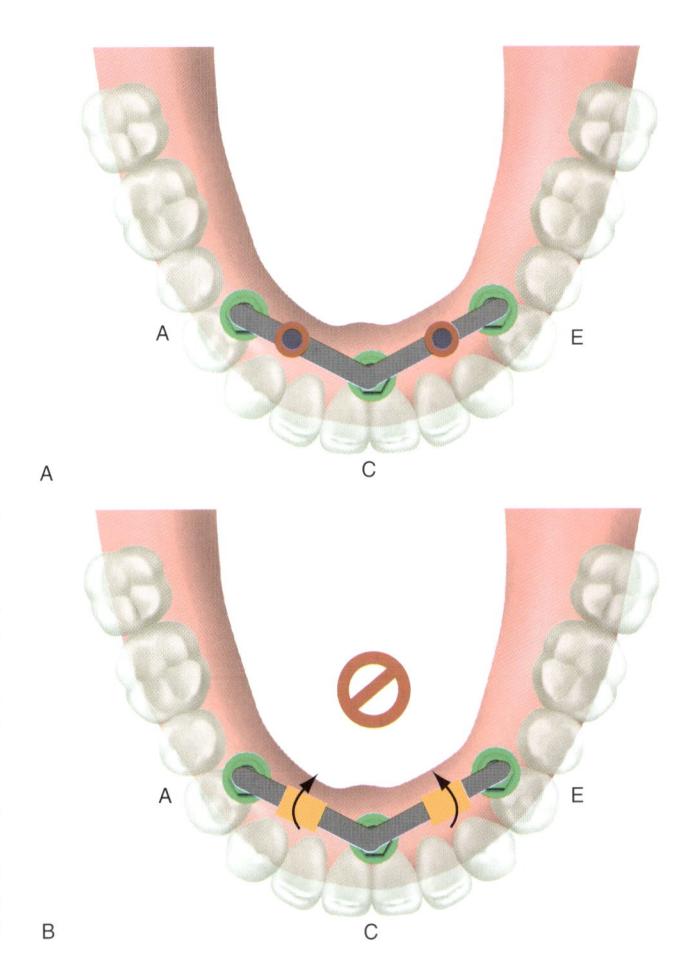

● **Figura 24.18** A opção 3 de sobredentadura corresponde a implantes nas posições A, C e E conectados a uma barra. Os encaixes devem ser posicionados de modo a permitir a movimentação da secção distal da prótese **(A)**. Dois clipes Hader não alinhados não permitirão movimento **(B)**.

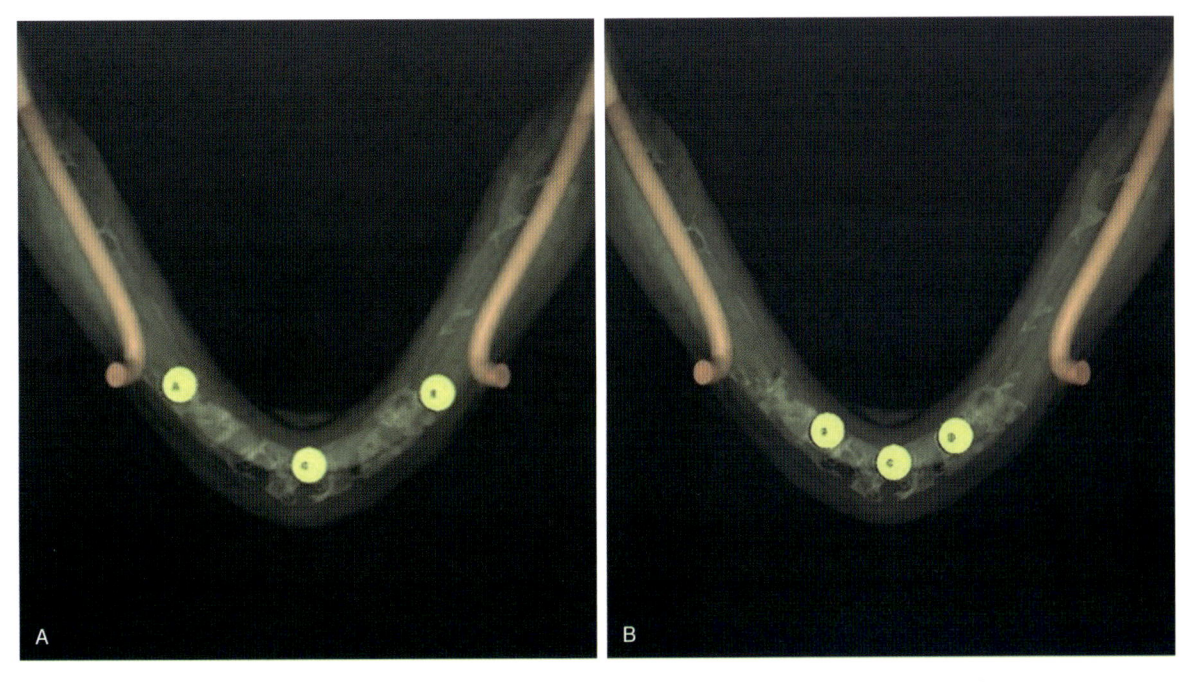

● **Figura 24.17** Sobredentadura com três implantes. **A.** Posições A-C-E. **B.** Posições B-C-D.

o alívio no movimento/tensão da prótese. Isso aumenta o movimento posterior da prótese, porém diminui o quanto de tensão é aplicado sobre os implantes e a barra parafusada.

O movimento da prótese para três implantes com osso posterior divisão C–h deve ser maior para minimizar as forças sobre os implantes e o sistema de retenção em barra. Se um paciente com rebordo posterior em forma precária necessitar de mais estabilidade, são indicados mais de três implantes. Na região posterior da mandíbula da Divisão D, são indicados cinco implantes anteriores para sustentar a prótese (Boxe 24.3).

Opção 3 de sobredentadura

Na terceira opção de sobredentadura mandibular (SD-3), são instalados quatro implantes nas posições A, B, D e E. Esses implantes geralmente fornecem suporte suficiente para incluir um cantiléver distal de até 10 mm de cada lado, se os fatores de tensão forem baixos. A estrutura em cantiléver é uma característica da opção de tratamento com quatro ou mais implantes por três motivos: a primeira está relacionada com o aumento no suporte de implantes em comparação às opções SD-1 a SD-3. A segunda é que a posição biomecânica dos implantes é melhorada em um formato de arco oval ou cônico em comparação às opções SD-1 ou SD-2. A terceira está relacionada à retenção adicional fornecida pela estrutura da barra, o que limita o risco de afrouxamento do parafuso e outras complicações relacionadas às próteses em cantiléver (Figura 24.19).

Boxe 24.3 Opção 2 de tratamento com sobredentadura: três implantes (A-C-E).

Vantagens
- Maior retenção
- Cirurgia e próteses menos invasivas
- Aumento da distância A-P da opção 1

Desvantagens
- Pode não atender às expectativas do paciente (prótese PR-5)
- Aumento do número de consultas de manutenção
- Custo contínuo associado à substituição de encaixes
- O realinhamento da prótese deve ser concluído com mais frequência
- Depende de tecido mole para suporte primário

Indicações
- Custo relativamente baixo
- Cirurgia e próteses menos complicadas
- Paciente que precisa de retenção mínima aumentada (PR-5)

Ao considerar um cantiléver distal para uma barra de sobredentadura mandibular, a posição do implante é o principal determinante local. Os cantiléveres podem ser comparados ao nível classe 1 em mecânica. Os implantes mais distais de cada lado agem como um fulcro quando forças oclusais são aplicadas na distal do cantiléver. Portanto, a quantidade de força oclusal é ampliada pelo comprimento do cantiléver, que atua como uma alavanca. Por exemplo, uma carga de 11,3 kg em um cantiléver de 10 mm resulta em um momento de força de 113 kg.

Esse momento de força é sustentado pelo comprimento da barra anterior ao fulcro. Por conseguinte, se os dois implantes anteriores têm 10 mm a partir do fulcro (implantes distais), o efeito do cantiléver posterior é neutralizado. Se os implantes estiverem 5 mm separados, a vantagem mecânica do cantiléver é de 10 mm divididos por 5 mm da extensão A-P, que é igual a 2. Uma força distal de 11,33 kg é ampliada para 22,67 kg no implante anterior e 34 kg (22,67 + 11,33 = 34) no implante distal (fulcro).

A forma do arco mandibular pode ser quadrada, angular ou oval. As formas de arco quadrada limitam a extensão A-P entre os implantes e podem não ser capazes de neutralizar o efeito de um cantiléver distal. Portanto, raramente os cantiléveres distais são projetados para arco de formato quadrado. Em um arco de forma angulada, a extensão A-P entre os implantes nas posições A-E e B-D é maior e, portanto, permite um cantiléver distal mais longo. Essa extensão A-P frequentemente é de pelo menos 10 mm, e, portanto, muitas vezes permite um cantiléver de até 10 mm distante das posições A e E. Em um arco oval, que é o mais comum, a extensão A-P entre AE e BD é geralmente de 8 mm. O cantiléver pode ter, portanto, até 8 mm de comprimento da distal dos implantes A e E.

A extensão A-P é apenas um fator para determinar o comprimento do cantiléver. Quando os fatores de tensão são maiores, como as forças de oclusão, o cantiléver deve ser reduzido. Quando a altura da coroa é duplicada, o momento de força é duplicado. Portanto, sob condições ideais de pouca força (altura da coroa menor que 15 mm, ausência de parafunção, pacientes idosas do gênero feminino, arco antagonista com prótese total convencional), o cantiléver pode ser de até 1,5 vez a extensão A-P para sobredentaduras SD-3.

Os pacientes indicados para a opção de tratamento SD-3 são os que apresentam anatomia da região posterior de moderada a precária, o que leva à falta de retenção e estabilidade, lesões ao tecido mole e dificuldade na fala. A região posterior edêntula da mandíbula é reabsorvida quatro vezes mais rápido do que a região anterior da mandíbula. Na região posterior da mandíbula do tipo C–h, a

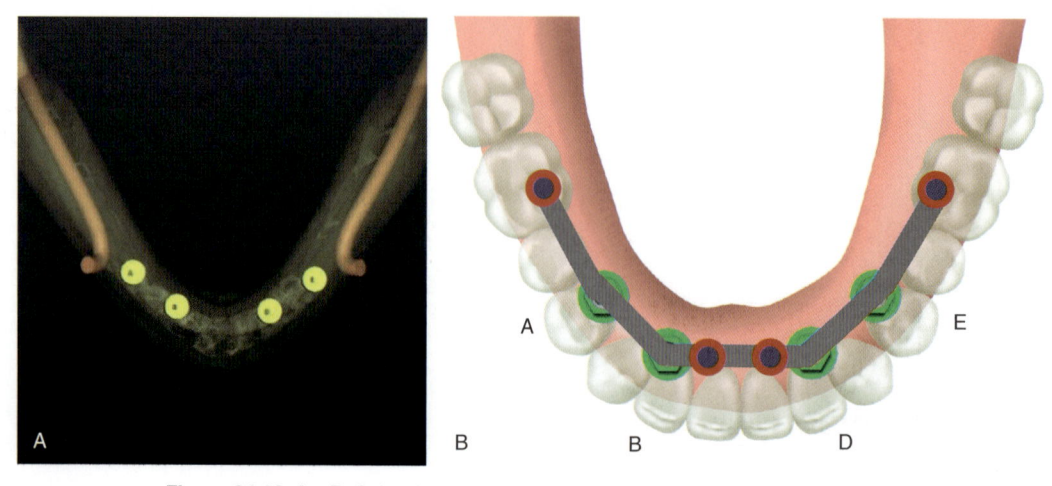

• **Figura 24.19 A** e **B.** Sobredentadura de quatro implantes nas posições A, B, D e E.

linha oblíqua externa e a crista milo-hióidea estão altas e muitas vezes correspondem à crista do rebordo residual. Portanto, as inserções musculares, estão no topo do rebordo. As queixas e desejos do paciente são maiores do que as opções de tratamento anteriores.

A prótese SD-3 é indicada para se obter maior estabilidade e maior limitação na quantidade de movimento da prótese. Os encaixes dessa sobredentadura geralmente são colocados nos cantiléveres distais. A prótese ainda é uma PR-5, mas com menor suporte de tecido mole de todos os desenhos da PR-5. O encaixe anterior deve permitir o movimento vertical da prótese no aspecto distal da prótese para que ela rotacione em direção ao tecido mole. Os clipes, que permitem a rotação, são difíceis de ser utilizados em estruturas com cantiléver. O clipe deve ser colocado perpendicularmente ao caminho da rotação para permitir o movimento, e não ao longo da barra em cantiléver, onde sua única função é a retenção.

O paciente se beneficia dos três implantes em função do melhor suporte da carga oclusal e estabilidade lateral da prótese. A prótese só dissipa carga para o tecido mole nas regiões de primeiro e segundo molares e na região retromolar. Portanto, a quantidade de força oclusal é reduzida porque a barra não se estende até a região de molar, onde as forças são maiores. O tamanho do cantiléver distal está relacionado principalmente aos fatores de força e à forma do arco, que corresponde à extensão A-P do centro do implante mais anterior à porção distal dos implantes das regiões A e E. No entanto, sem um implante na posição "C", a extensão A-P não é tão grande (Boxe 24.4).

Boxe 24.4 — Opção 3 de tratamento: quatro implantes (A-B-D-E).

Vantagens
- Aumento da extensão anteroposterior das opções 1 e 2
- Pode ter cantiléver com barra
- Pode ser usado como uma PR-4 ou PR-5 de acordo com os fatores de força
- Possível ausência de suporte de tecido mole (PR-4)

Desvantagens
- Mais implantes necessários
- Tratamento mais oneroso
- Procedimentos cirúrgicos e protéticos mais complicados

Indicações
- Maior retenção
- Diminuição do movimento da prótese
- Maior variedade de opções protéticas

Opção 4 de sobredentadura

A quarta opção de sobredentadura mandibular (SD-4) foi projetada para três tipos de pacientes. Esta é uma opção mínima de tratamento para pacientes com problemas de moderados a graves relacionados à prótese tradicional. As necessidades e desejos do paciente são frequentemente maiores e podem incluir limitação do volume ou tamanho da prótese, grandes preocupações em relação à função ou estabilidade, pontos de feridas posteriores e a incapacidade de usar uma prótese total inferior.

A segunda condição do paciente é para o tratamento da perda óssea contínua na região posterior da mandíbula. Se não houver carga da prótese no osso posterior, o processo de reabsorção é consideravelmente retardado e geralmente é revertido. A terceira condição do paciente se dá quando este sofre de pontos doloridos graves nos tecidos moles ou apresenta história de xerostomia. Devido ao suporte natural completo deste plano de tratamento com implante, nenhuma força resultante será aplicada ao tecido mole.

Portanto, mesmo quando nenhum implante posterior é inserido, os encaixes, a barra em cantiléver e a sobredentadura evitam que a carga incida sobre o rebordo residual e muitas vezes interrompa seu processo de reabsorção. Estudos demonstraram que próteses implantossuportadas podem aumentar a quantidade de altura óssea posterior, mesmo quando não são instalados implantes posteriores.[17,51] A melhor opção para prevenir essa perda óssea é a inserção de implantes posteriores antes da ocorrência de atrofia óssea. Essa opção de tratamento é mais apropriada quando o paciente deseja uma prótese fixa ou quando o arco tem forma quadrada (Figura 24.20 e Boxe 24.5).

Região anterior inferior da Divisão C–h

As quatro opções de tratamento propostas para sobredentadura mandibular implantossuportada fornecem uma abordagem organizada para a resolução das queixas ou limitações anatômicas do paciente. O suporte da prótese e a amplitude de movimento devem fazer parte do diagnóstico inicial. As opções de tratamento propostas inicialmente são projetadas para pacientes completamente edêntulos com rebordo anterior Divisão A que desejam uma sobredentadura. Essas opções são modificadas quando o rebordo ósseo anterior é da Divisão C–h. O aumento na proporção coroa/implante e a redução na área de superfície do implante obrigam à execução de modificações nessas primeiras opções de tratamento.

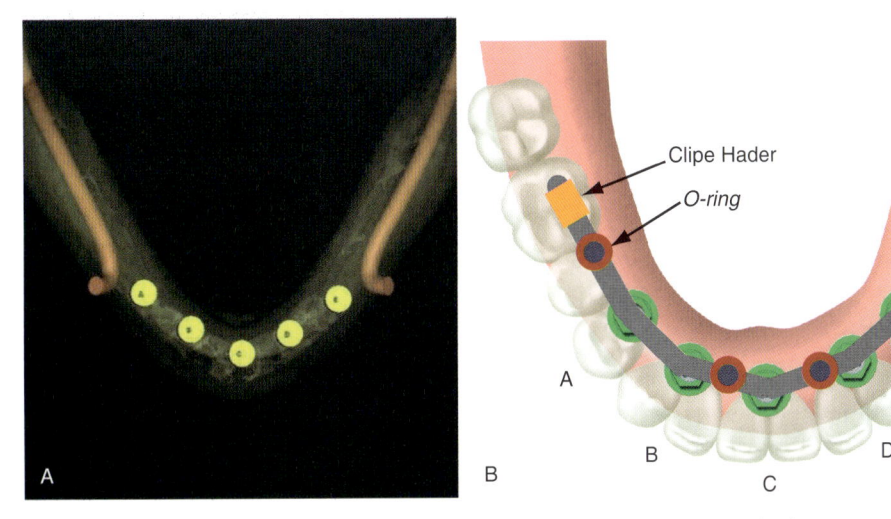

• **Figura 24.20 A e B.** Sobredentadura de cinco implantes e uma prótese PR-4 com implantes nas posições A, B, C, D e E.

> **Boxe 24.5** Opção 4 de tratamento: cinco implantes (A-B-C-D-E).
>
> **Vantagens**
> - Aumento da extensão anteroposterior das opções 1, 2 e 3
> - Normalmente, o cantiléver retido pela barra pode ser usado
> - Prótese PR-4
> - Sem suporte de tecido mole
>
> **Desvantagens**
> - Mais implantes necessários
> - Tratamento mais oneroso
> - Procedimentos cirúrgicos e protéticos mais complicados
>
> **Indicações**
> - Maior quantidade de retenção para uma sobredentadura
> - Diminuição do movimento da prótese
> - Maior variedade de opções protéticas

> **Boxe 24.6** Vantagens da prótese fixa implantossuportada mandibular.
>
> 1. Fator psicológico
> 2. Fala aprimorada
> 3. Diminuição da irritação dos tecidos moles
> 4. Maior força de mordida
> 5. Menor reabsorção óssea
> 6. Menos extensão de tecido mole
> 7. Menos despesas a longo prazo
> 8. Menor necessidade de espaço interoclusal
> 9. Pacientes com destreza limitada
> 10. Maior eficiência de mastigação

No paciente com volume ósseo anterior C–h, mais um implante é adicionado a cada opção e a SD-1 é completamente eliminada. Idealmente, uma PR-5 com bom suporte é recomendada.

Informação ao paciente sobre as várias opções de sobredentadura mandibular

O clínico e a equipe podem explicar a quantidade de suporte que cada opção de tratamento pode fornecer comparando-as ao sistema de suporte de uma cadeira. A opção de tratamento SD-1 está relacionada a uma cadeira de duas pernas. A prótese fornece algum suporte vertical, mas pode inclinar-se para frente e para trás. A opção SD-2 com três implantes é comparada com uma cadeira de três pernas. Esse sistema fornece suporte adicional, mas sob forças laterais pode ser inclinado para um lado ou para outro. Uma cadeira de quatro pernas fornece o maior suporte e é semelhante à SD-3 e à SD-4, que são próteses retentivas estáveis.

Prótese fixa

Vantagens da prótese fixa

Psicológica

Uma prótese fixa oferece a vantagem psicológica de sensação e ação semelhantes aos dentes naturais, enquanto uma sobredentadura, mesmo se totalmente suportada pelo implante, continua sendo uma prótese removível. Na sociedade de hoje, a maioria dos pacientes não quer ser capaz de remover a prótese. Uma prótese fixa muitas vezes é percebida como uma parte real do corpo do paciente, e se o principal pedido é não remover a prótese, um sobredentadura implantossuportada não satisfaria a necessidade psicológica desse paciente (Boxe 24.6).

Fala aprimorada

A prótese total inferior e as sobredentaduras, até certo ponto, se movimentam com frequência enquanto ocorrem os movimentos da mandíbula durante a função e a fala. A contração dos músculos mentoniano, bucinador ou milo-hióideo podem erguer a prótese do tecido mole. Como consequência, os dentes podem se tocar durante a fala e provocar ruídos (cliques). A natureza retentiva de uma prótese fixa permite que ela permaneça no lugar durante o movimento mandibular. A língua e a musculatura perioral podem retomar uma posição mais natural, pois não são necessárias para limitar o movimento da prótese ou da sobredentadura.

Irritação reduzida dos tecidos moles

Lesões de tecidos moles e perda óssea acelerada são mais sintomáticas do movimento horizontal da prótese sob forças laterais. Uma prótese inferior pode se movimentar em até 10 mm durante a função. Uma sobredentadura suportada por implante pode limitar os movimentos laterais e direcionar forças mais longitudinais. Nessas condições, os contatos oclusais específicos e o controle das forças mastigatórias são quase impossíveis. Uma prótese fixa implantossuportada fornece estabilidade à prótese e o paciente é capaz de reproduzir consistentemente determinada oclusão cêntrica.[52] Uma prótese fixa é especialmente benéfica em pacientes com xerostomia (ou seja, boca seca) porque não há contato com o tecido, o que minimiza qualquer possível irritação dos tecidos moles (Figura 24.21).

Maior força de mordida

Forças de mordida mais altas foram documentadas para próteses fixas implantossuportadas mandibulares. A força oclusal máxima de um paciente com próteses pode melhorar 300% com uma prótese implantossuportada.[53] Jemt et al.[54] demonstraram uma diminuição na força oclusal quando os implantes conectores da barra foram removidos, aos quais atribuiu-se perda de suporte, estabilidade e retenção. Se um suporte suficiente do implante for fornecido, a prótese resultante pode ser completamente suportada, retida e estabilizada pela prótese sobre implante (i. e., PR-4). Müller et al.[55] relataram maior espessura do masseter, eficiência de mastigação e força de mordida em pacientes edêntulos com prótese fixa implantossuportada em um estudo transversal multicêntrico.

Menor reabsorção óssea

Quando os implantes são instalados na região anterior da mandíbula, a reabsorção óssea é diminuída. Estudos confirmaram que, após a exodontia dos elementos inferiores, uma média de perda

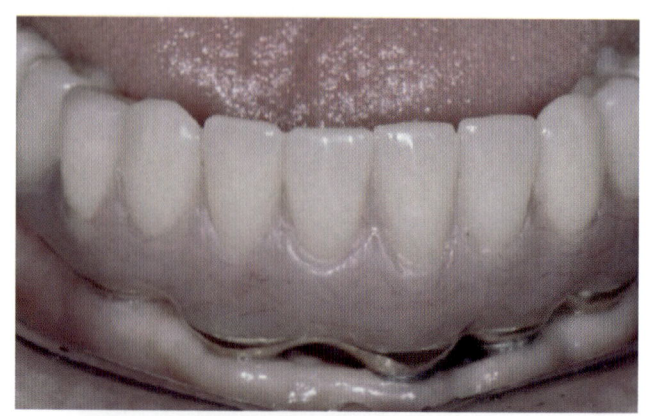

• **Figura 24.21 Irritação do tecido mole.** Como não há contato com o tecido mole para uma prótese fixa, os pacientes com histórico de irritação do tecido mole ou xerostomia se beneficiam muito da prótese fixa.

óssea vertical de 4 mm ocorre durante o primeiro ano após o tratamento. Essa perda óssea continuará indefinidamente, com a mandíbula experimentando um quádruplo a mais de perda óssea vertical do que a maxila.[56] O osso sob uma sobredentadura pode reabsorver até 0,6 mm verticalmente ao longo de 5 anos, e a longo prazo a reabsorção pode permanecer em menos de 0,05 mm por ano.[57,58]

Um estudo clínico mais recente, de Wright et al.[16], avaliaram a perda óssea da região posterior mandibular em SISs (PR-5) em comparação a próteses fixas em cantiléver com implantes anteriores. O índice anual de perda óssea observado nas sobredentaduras PR-5 variou de +0,02 a +0,05, com 14 de 20 pacientes perdendo osso na região posterior. Por outro lado, o grupo de próteses fixas teve uma variação de +0,07 a +0,015, com 18 de 22 pacientes ganhando osso na região posterior. Reddy et al.[17] também encontraram uma observação clínica semelhante em 60 próteses fixas em cantiléver, tratadas consecutivamente, com a instalação de cinco a seis implantes entre os forames. A altura do corpo mandibular foi medida 5, 10, 15 e 20 mm da distal ao último implante. As mensurações da linha de base até 4 anos após a função aumentou de 7,25 ± 0,25 para 8,18 ± 0,18 mm. Quase todo o crescimento ósseo ocorreu durante o primeiro ano de função. Portanto, uma vantagem importante para uma prótese total implantossuportada é a manutenção e a possível regeneração óssea região posterior da mandíbula. Isso é especialmente importante porque a perda óssea na região posterior pode levar a alterações neurossensoriais e fratura do corpo da mandíbula (Figuras 24.22 e 24.23).

Extensão menor em tecido mole

A prótese fixa implantossuportada reduz a cobertura do tecido mole e a extensão da prótese. Isso é especialmente importante para novos usuários de próteses, pacientes com toros ou exostoses, ou pacientes com baixos limiares de engasgo. Além disso, a existência de flange labial em uma prótese convencional pode resultar em contornos exagerados para o paciente com extrações recentes.

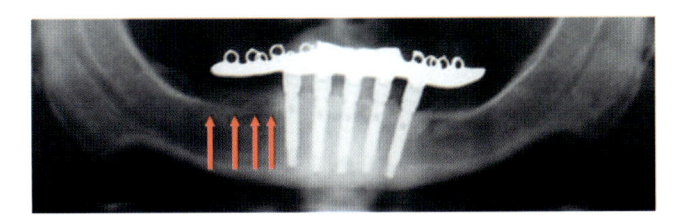

- **Figura 24.22 Prótese fixa implantossuportada**. Um aumento ósseo é visto com uma prótese PF-3 (setas). Com uma sobredentadura removível, a perda óssea é observada e é contínua.

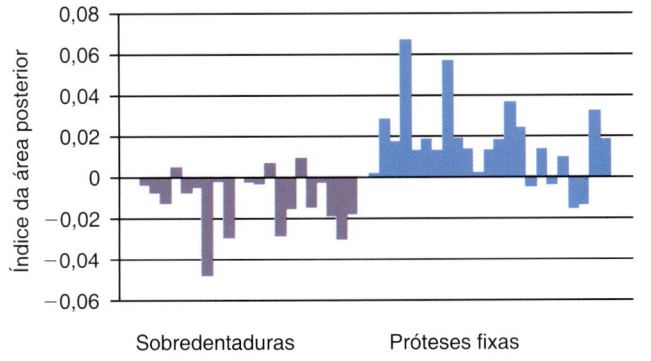

- **Figura 24.23** Sobredentaduras implantossuportadas com suporte de tecido mole posterior perdem osso nas regiões posteriores em quase 75% dos casos. Próteses fixas em cantiléver sobre implantes anteriores ganham osso nas regiões posteriores em mais de 80% dos casos (lado direito do gráfico).

Próteses suportadas por implantes não requerem extensões labiais ou cobertura estendida de tecidos moles. A prótese fixa deve ser idealmente convexa na superfície da deiscência, não côncava, o que leva a dificuldades de higienização.

Menos despesas a longo prazo

Usuários de sobredentaduras mandibulares muitas vezes incorrem em maiores despesas a longo prazo quando comparados aos de próteses fixas. Encaixes do tipo *locator*, *O-rings* ou clipes se desgastam e devem ser substituídos regularmente. As substituições parecem mais frequentes durante o primeiro ano, mas permanecem como etapas de manutenção necessária. Os dentes da prótese desgastam-se mais rapidamente em uma SIS do que em uma prótese tradicional, porque a força de mordida e a dinâmica mastigatória é melhorada.

Walton e McEntee[59] observaram que havia três vezes mais manutenção e ajustes para próteses removíveis comparadas às próteses fixas. As SISs muitas vezes exigem que os encaixes sejam alterados em uma base regular e os dentes da prótese costumam se desgastar, exigindo que uma nova prótese seja confeccionada com maior frequência. Em uma revisão da literatura realizada por Goodacre et al.,[60] as SISs têm problemas de retenção e ajuste em 30% dos casos, necessidade de reembasamento em 19%, fratura do clipe ou fixação em 17% e fratura da prótese em 12%. Uma prótese fixa (PF-3) requer menos reparo e menos manutenção. Educar o paciente sobre os requisitos de manutenção a longo prazo deve ser descrito no início do tratamento com implantes.

Menor necessidade de espaço interoclusal

O plano de tratamento com sobredentadura mandibular pode exigir até 15 mm de espaço entre a crista óssea e o plano oclusal. Quando não há espaço suficiente para a altura da coroa, a prótese está mais sujeita a fadiga dos componentes e fratura. O espaço necessário para a altura da coroa (ou seja, 15 mm para uma sobredentadura com barra implantossuportada e 9 mm para encaixes independentes) fornece volume adequado de acrílico para resistir à fratura, espaço para definir os dentes sem modificação e espaço para encaixes, barras, tecidos moles e higiene. No entanto, com uma prótese fixa, são necessários apenas 8 mm para uma prótese em zircônia e 10 mm para uma prótese metalocerâmica. Frequentemente é indicado que se faça osteoplastia para aumentar o espaço para altura da coroa antes da instalação de implantes ou de uma prótese fixa quando há altura e espessura óssea abundante (Figura 24.24).

Pacientes com destreza limitada

Uma prótese fixa sobre implante é ideal para pacientes com destreza limitada, como pacientes com doenças autoimunes (p. ex., artrite reumatoide, esclerodermia). Com uma prótese removível, pode ser difícil ou impossível remover a prótese devido à fixação do encaixe. Atualmente, vários dispositivos de higiene estão disponíveis para auxiliar os pacientes na higiene diária.

Maior eficiência mastigatória

Gonçalves et al.[61] mostraram em estudos que uma prótese fixa sobre implantes resulta em um aumento significativo da eficiência de mastigação em comparação com uma SIS. No grupo da prótese fixa sobre implante, os músculos masseter e temporal apresentaram maior espessura e a satisfação do paciente foi muito maior do que com uma prótese removível.[61]

Prótese fixa mandibular (PF-1, PF-2 e PF-3)

No passado, a reabilitação funcional e estética de pacientes edêntulos sempre foram áreas de frustração e desafio na odontologia.

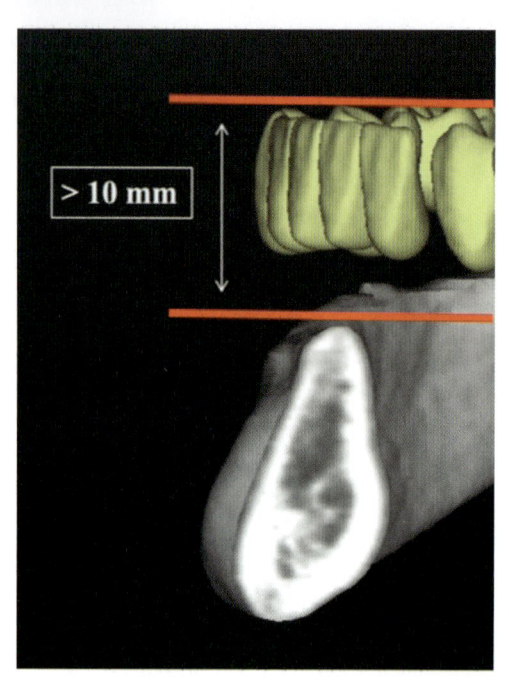

• **Figura 24.24** Proporção coroa/implante. É imperativo que haja espaço suficiente para confeccionar uma prótese fixa, que é de aproximadamente 10 mm para uma metalocerâmica (ou seja, 8 mm para uma prótese em zircônia).

No entanto, com a utilização dos implantes dentais, os pacientes agora são capazes de obter uma reabilitação clinicamente bem-sucedida com uma prótese fixa. Atualmente, os pacientes edêntulos têm ampla variedade de opções de tratamento para uma prótese fixa no arco inferior.

Opções de tratamento para prótese fixa implantossuportada

Opção de tratamento 1: protocolo de Brånemark

Entre as opções fixas implantossuportadas, a prótese que segue o protocolo de Brånemark demonstrou ter uma excelente longevidade e eficácia clínica.[62] Esse plano de tratamento clássico envolve quatro a seis implantes entre os forames mentonianos, e os cantilévers distais bilaterais substituem os dentes posteriores da mandíbula, geralmente para a região do primeiro molar. A mandíbula não sofre flexão ou apresenta torção significativa entre os forames mentonianos. Portanto, implantes anteriores podem ser esplintados sem risco ou comprometimento. A instalação de quatro a seis implantes de formato radicular entre o forame mentoniano e um cantiléver distal posterior para substituir os dentes posteriores foi o tratamento de escolha nos estudos clínicos de 1967 a 1981, com o sistema Brånemark.[62] Essa abordagem de tratamento resultou em 80 a 90% de sobrevida do implante por 5 a 12 anos após o primeiro ano de carga. Em um estudo a longo prazo, de 18 a 23 anos, Attard e Zarb[63] relataram um índice de sucesso de 84% usando essa opção de tratamento (Figura 24.25).

A opção de tratamento 1 depende muito dos fatores de força do paciente; forma do arco; e número, tamanho e *design* do implante. Como resultado, tal opção deve ser reservada para pacientes com baixos fatores de força, opondo-se a uma prótese removível, menor força de mordida, densidade óssea favorável e osso disponível para as dimensões ideais do implante (Boxe 24.7 e Figura 24.26).

Opção de tratamento 2: técnica modificada de Brånemark

Um segundo plano de tratamento fixo mandibular envolve uma modificação da técnica de Brånemark. Bidez e Misch[19] avaliaram mandíbulas dentadas e edêntulas e desenvolveram um modelo tridimensional de tensão óssea para flexão e torção. Estudos foram realizados para avaliar as diferentes opções de implantes esplintados que não comprometem a estrutura da prótese. Como consequência, várias opções de áreas para implantes tornaram-se disponíveis.[64]

Boxe 24.7 Opção de tratamento 1 com prótese fixa: quatro a seis implantes entre os forames.

Vantagens
- Normalmente, osso suficiente entre os forames para a instalação do implante
- Área relativamente segura para a instalação do implante
- A quantidade de osso posterior para implante não é relevante

Desvantagens
- Cantiléver posterior bilateral
- Suscetível a fatores de força excessivos

Indicações
- Fatores de força baixos
- Extensão anteroposterior positiva (oval ou cônica)

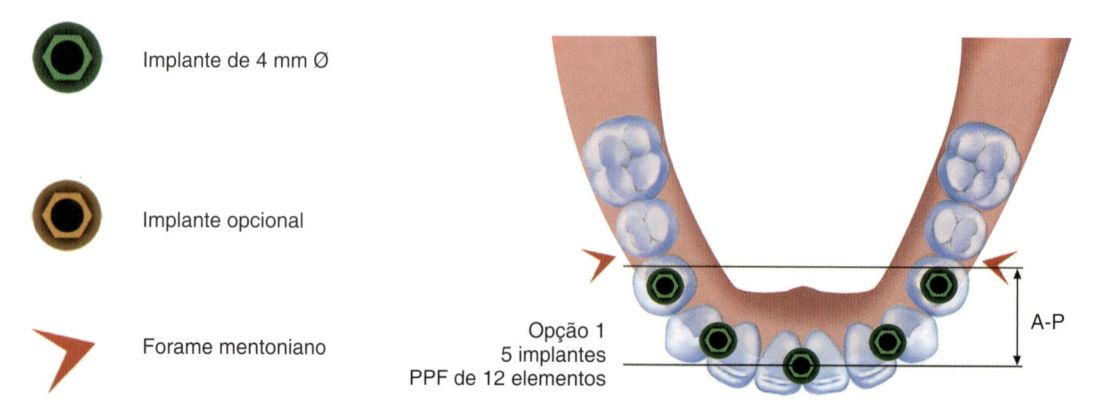

• **Figura 24.25** O número mais comum de implantes entre os forames para a opção 1 é cinco. Esses implantes fornecem a maior distância anteroposterior (A-P) possível entre os forames, com espaçamento interimplante suficiente para o tratamento de complicações. PPF: prótese parcial fixa.

Uma ligeira variação do protocolo de Brånemark é instalar implantes adicionais acima dos forames mentonianos porque a mandíbula sofre flexão distalmente ao forame. Um implante acima de um ou ambos os forames apresenta várias vantagens. Primeiro, o número de implantes pode ser aumentado para até sete, o que aumenta a área de superfície do implante. Em segundo lugar, a extensão A-P para a instalação do implante é bastante aumentada. As posições mais distais do implante reduzirão as forças de alavanca classe 1, geradas a partir do cantiléver distal (Figura 24.27). Em terceiro, o comprimento do cantiléver é reduzido drasticamente porque o implante mais distal é instalado a, pelo menos, um dente mais posterior.

Um pré-requisito para a opção de tratamento 2 é a presença de osso disponível em altura e largura sobre um ou ambos os forames. Quando o osso disponível está presente, o forame muitas vezes requer implantes de altura reduzida em comparação com os implantes anteriores. O implante mais distal suporta a maior carga quando as cargas são colocadas no cantiléver (age como um fulcro); portanto, as maiores forças são geradas sobre os implantes mais curtos. Uma altura mínima recomendada para o implante é de 8 mm; além disso, são recomendados um diâmetro maior ou um desenho de área de superfície aprimorada para compensar o comprimento reduzido do implante.

As principais posições do implante na opção de tratamento 2 são as regiões dos segundos pré-molares, dos caninos e o incisivo central ou posição da linha média. Os dois locais de implante opcionais são as regiões dos primeiros pré-molares e são mais frequentemente indicados quando os fatores de força do paciente são maiores do que o normal (Boxe 24.8 e Figura 24.28).

Opção de tratamento 3: implantes anteriores e implante posterior unilateral

A terceira opção de tratamento com prótese fixa é usada quando há osso inadequado sobre o forame e o suporte é necessário mais posteriormente. O modelo de tensão de Bidez e Misch[65] para uma mandíbula edêntula indica que os implantes em uma secção posterior podem ser esplintados a implantes anteriores sem comprometimentos. Misch avaliou próteses totais fixas sobre implantes com um segmento posterior conectado à região anterior, por mais de 20 anos, e não observou nenhuma complicação adicional durante esse período em comparação aos com segmentos independentes.[65]

Portanto, uma opção de plano de tratamento melhorado para oferecer suporte a uma prótese mandibular consiste em implantes adicionais na posição do primeiro molar ou segundo pré-molar (ou ambos), unidos a quatro ou cinco implantes entre os forames mentonianos. Por conseguinte, um total de cinco a sete implantes geralmente são colocados nessa opção de tratamento (Figura 24.29).

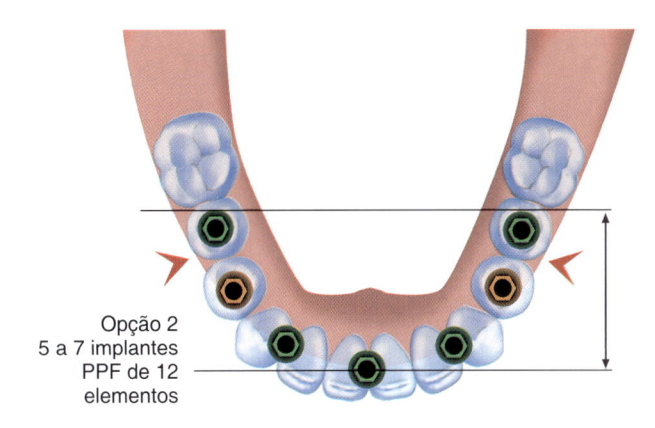

• **Figura 24.27** A opção de tratamento 2 apresenta cinco posições-chave de implantes: dois implantes instalados sobre os forames mentonianos, dois implantes na região dos caninos e um implante na linha média. Os implantes secundários podem ser posicionados nas regiões dos primeiros pré-molares. PPF: prótese parcial fixa.

Boxe 24.8 Opção de tratamento 2 com prótese fixa: implantes anteriores e sobre os forames.

Vantagens
- Cantiléver diminuído
- Aumento da extensão anteroposterior

Desvantagens
- Deve ter osso posterior adequado
- Mais implantes necessários

Indicações
- Fatores de força maiores
- Formas de arco quadrada

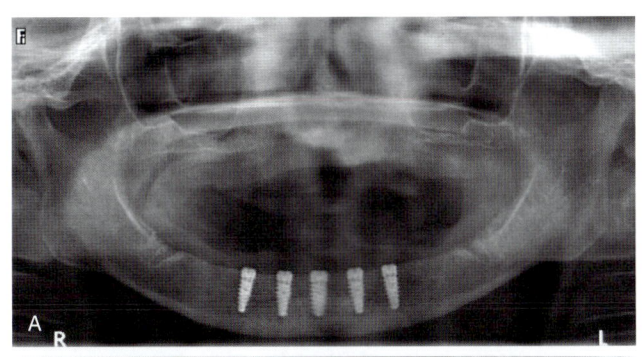

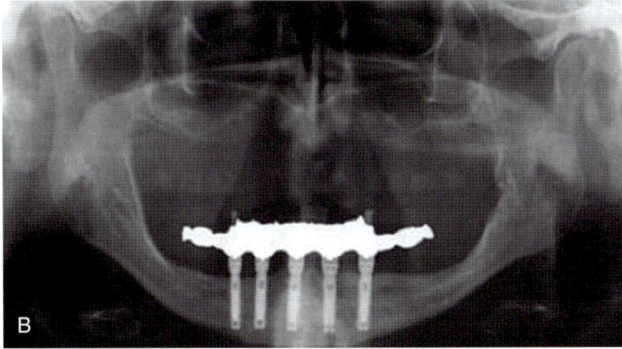

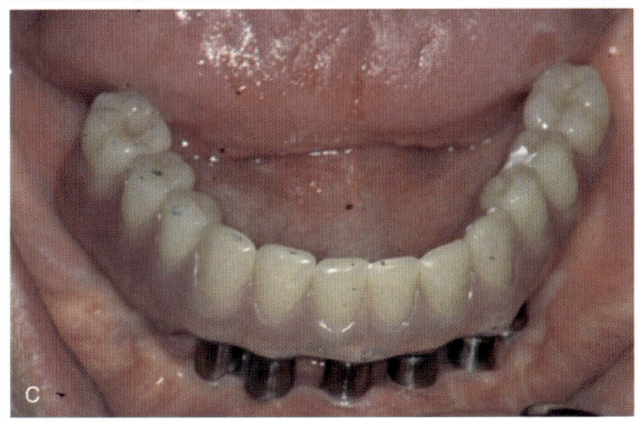

• **Figura 24.26 Opção de tratamento 1. A.** Imagem clínica da técnica mandibular tradicional de Brånemark. **B.** Prótese FP-3 com cinco implantes. **C.** Prótese fixa híbrida Brånemark.

As principais posições do implante para a opção de tratamento 3 são o primeiro molar (em um lado apenas), as posições dos primeiros pré-molares bilaterais e as regiões dos caninos bilaterais. As posições secundárias do implante incluem a região do segundo pré-molar no mesmo lado do implante molar e a região do incisivo central (linha média). Ocasionalmente, uma área adicional pode incluir a posição sobre o forame mentoniano no lado do cantiléver. Embora o movimento mandibular durante a função ocorra, não foram observadas complicações causadas por ele, porque o lado oposto ao implante molar não possui implante(s) esplintado(s).

A opção de tratamento 3 é melhor do que a de implantes anteriores com cantiléveres bilaterais (opção 1 ou 2) por vários motivos. Quando um ou dois implantes são colocados distalmente ao forame de um lado e são unidos a implantes anteriores entre os forames, obtém-se uma vantagem biomecânica considerável. Embora o número de implantes possa ser o mesmo da opção 1 ou 2, a extensão A-P é 1,5 a 2 vezes maior, pois, em um lado, a área distal do último implante agora corresponde à porção distal do primeiro molar. Além disso, existe apenas um cantiléver em vez de cantiléveres bilaterais. Quando os fatores de força são maiores, podem ser utilizados de seis a sete implantes para essa opção. Cinco implantes entre os forames e um ou dois implantes distais de um dos lados correspondem à instalação mais comum.[66] Essa abordagem é superior à opção de tratamento 1 ou 2 com cantiléveres bilaterais porque: (1) a distância A-P é drasticamente aumentada; (2) mais implantes podem ser usados se desejado; e (3) apenas um lado tem cantiléver. No entanto, esta opção requer osso disponível em pelo menos uma região posterior da mandíbula (Figura 24.30 e Boxe 24.9).

Opção de tratamento 4: implantes anteriores e implantes posteriores bilaterais

As opções de plano de tratamento para próteses totais fixas também podem incluir implantes posteriores bilaterais, desde que

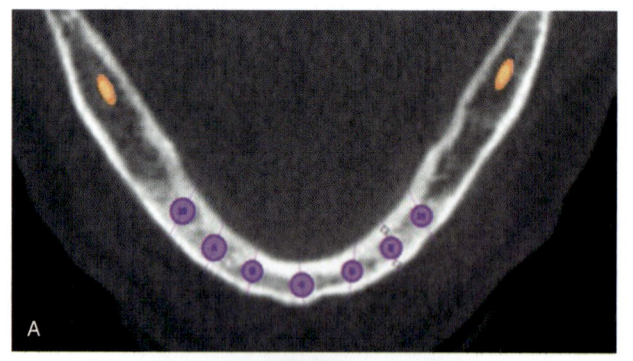

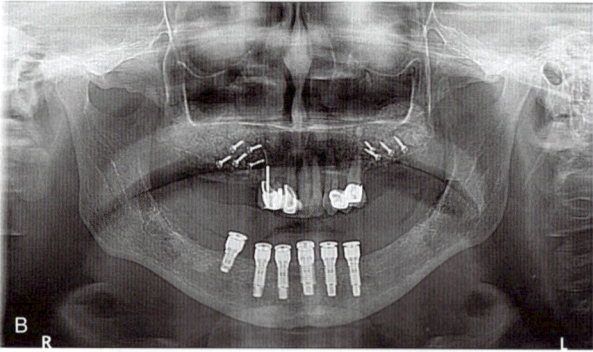

• **Figura 24.28 Opção de tratamento 2. A.** Plano de tratamento utilizando tomografia computadorizada de feixe cônico para implantes sobre a área dos forames. **B.** Imagem clínica da instalação de um implante sobre o forame direito para aumentar a extensão anteroposterior.

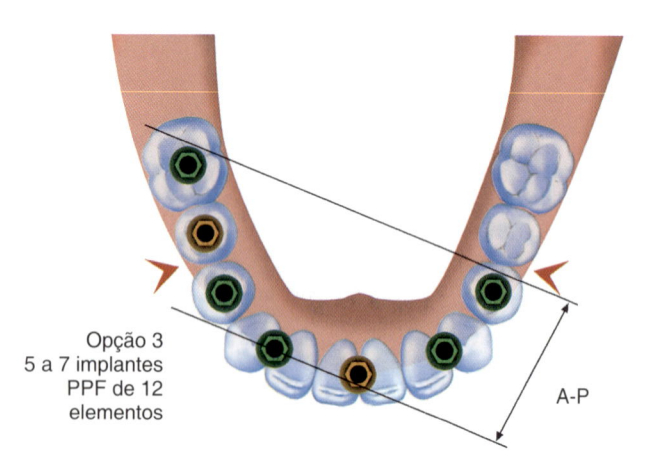

• **Figura 24.29** A opção de tratamento 3 apresenta as principais posições-chave para os implantes na região de primeiro molar, regiões dos primeiros pré-molares bilaterais e região dos dois caninos. Os implantes secundários podem ser instalados na região dos segundos pré-molares bilateral e na região da linha média. A distância anteroposterior (A-P) é medida a partir dos dois implantes mais distais ao implante mais anterior do cantiléver. PPF: prótese parcial fixa.

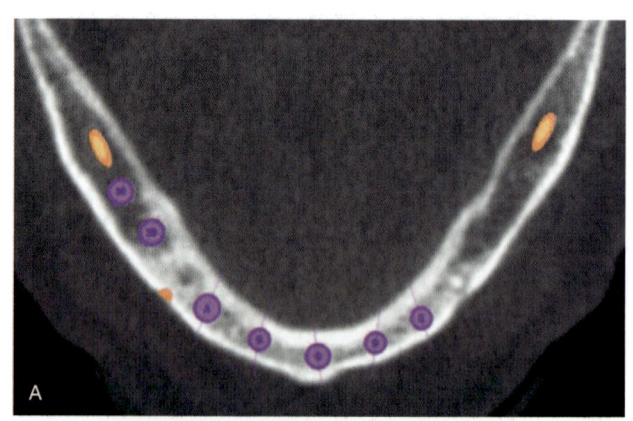

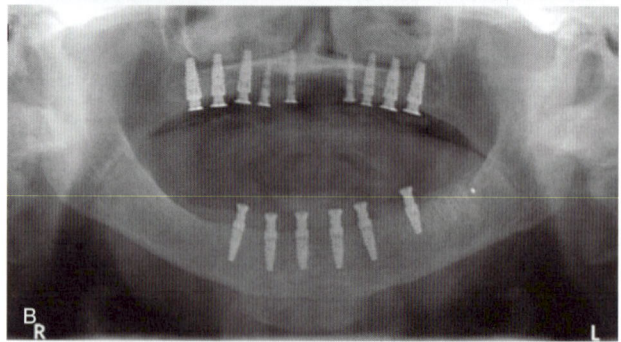

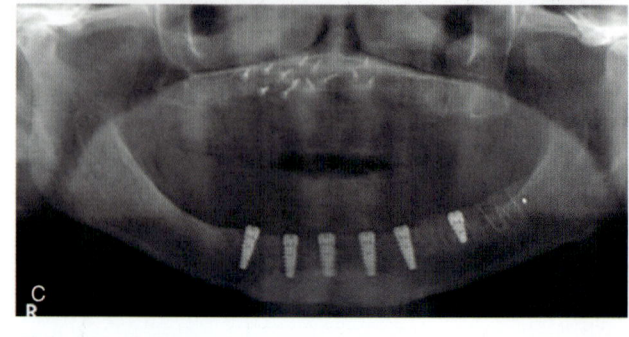

• **Figura 24.30 Opção 3 de plano de tratamento. A.** Dois implantes unilaterais posteriores. **B** e **C.** Imagens clínicas de um implante unilateral que aumenta a extensão anteroposterior e reduz o efeito cantiléver bilateral.

CAPÍTULO 24 Mandíbula Edêntula: Plano de Tratamento com Prótese Fixa *versus* Removível

Boxe 24.9 Opção de tratamento 3 com prótese fixa: implante na região anterior e na região posterior unilateral.

Vantagens
- Cantiléver unilateral
- Aumenta a extensão anteroposterior

Desvantagens
- Deve ter osso adequado na região posterior
- Mais implantes necessários

Indicações
- Fatores de força maiores
- Formas de arco quadrada

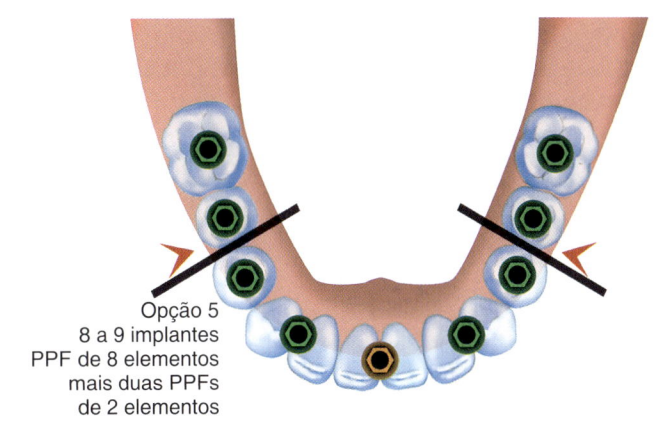

Opção 5
8 a 9 implantes
PPF de 8 elementos
mais duas PPFs
de 2 elementos

• **Figura 24.32** O projeto protético alternativo é para três próteses separadas, da região do primeiro pré-molar ao primeiro pré-molar, suportadas por quatro ou cinco implantes e dois segmentos posteriores. PPF: prótese parcial fixa.

não sejam esplintados com uma prótese. Esta opção é selecionada quando os fatores de força são grandes ou a densidade óssea é inadequada. A má qualidade óssea geralmente é observada na região posterior da maxila, mas, às vezes, também existe na mandíbula. Várias opções para próteses fixas estão disponíveis quando implantes posteriores bilaterais são incluídos; contudo, a prótese precisa ter mais de uma peça.[67]

Na opção de tratamento 4, os implantes são colocados em todos os três segmentos da mandíbula. As posições-chave do implante para essa opção de tratamento incluem as regiões dos dois primeiros molares, os dois primeiros pré-molares e as duas posições de caninos. Implantes secundários podem ser adicionados nas posições dos segundos pré-molares ou na posição dos incisivos (linha média ou ambos) (Figura 24.31).

Proteticamente, todos os implantes na região anterior e em um lado posterior podem ser unidos a uma prótese fixa. O outro segmento posterior é reabilitado de forma independente com uma prótese fixa de três elementos sustentada por implantes na região do primeiro pré-molar e primeiro molar.

Três implantes (primeiro pré-molar, segundo pré-molar e molar) são usados com mais frequência para o segmento menor, para compensar os fatores de força e o alinhamento dos implantes (porque eles são quase em linha reta). Normalmente, pelo menos seis implantes são usados nessa opção, mas sete são usados com mais frequência, então o segmento menor tem três implantes (Figura 24.32).

A principal vantagem dessa opção de tratamento é a eliminação de cantiléveres. Como resultado, os riscos de sobrecarga oclusal são reduzidos. Outra vantagem é que a prótese possui dois segmentos em vez de um. O segmento maior (do molar ao canino contralateral) tem vantagem aprimorada porque possui implantes em três a quatro planos horizontais diferentes. Como não há cantiléver, menos forças prejudiciais são aplicadas à prótese. Se a prótese exigir reparo, o segmento afetado pode ser removido mais facilmente porque apenas ele precisará da remoção. A prótese deve apresentar desoclusão posterior em excursões para limitar as cargas laterais, especialmente para a prótese suportada por menos implantes.

As desvantagens da opção de tratamento 4 incluem a necessidade de osso abundante em ambas as regiões posteriores da mandíbula e os custos adicionais para um a quatro implantes adicionais.

Outra modificação para a mandíbula completamente edêntula é a confecção de três próteses independentes em vez de duas. A região anterior da mandíbula pode ter quatro a cinco implantes. Os principais implantes estão nas duas regiões dos primeiros molares, nas duas regiões dos primeiros pré-molares e duas na região dos caninos. As posições secundárias são os dois segundos pré-molares e incisivos centrais (linha média). Com esse protocolo, as próteses posteriores estendem-se de primeiro molar a primeiro pré-molar, e uma prótese anterior substitui os seis dentes anteriores.

As vantagens dessa opção são segmentos menores para próteses individuais, caso haja fratura ou perda da cimentação. Além disso, se for esperado um maior movimento do corpo mandibular por causa da parafunção ou da diminuição no tamanho do corpo da mandíbula, as próteses independentes permitem maior flexibilidade e torção da mandíbula.

A principal desvantagem da opção 4 é o maior número de implantes necessários. Além disso, as necessidades ósseas disponíveis são maiores com essa opção de tratamento. Raramente são necessários nove implantes para substituir os dentes inferiores, independentemente da densidade óssea ou dos fatores de força presentes. A opção 4 é o tratamento de escolha quando os fatores de força são graves (Boxe 24.10 e Figura 24.33).

Opção de tratamento 5: protocolo all-on-Four

A opção de tratamento 5 inclui o conceito "*all-on-four*", que foi desenvolvido para evitar procedimentos regenerativos que aumentam potencialmente os custos do tratamento e a morbidade do paciente. Esse protocolo, desenvolvido por Malo, utiliza quatro implantes na região anterior de um arco totalmente edêntulo

Opção 4
6 a 9 implantes
e duas PPFs

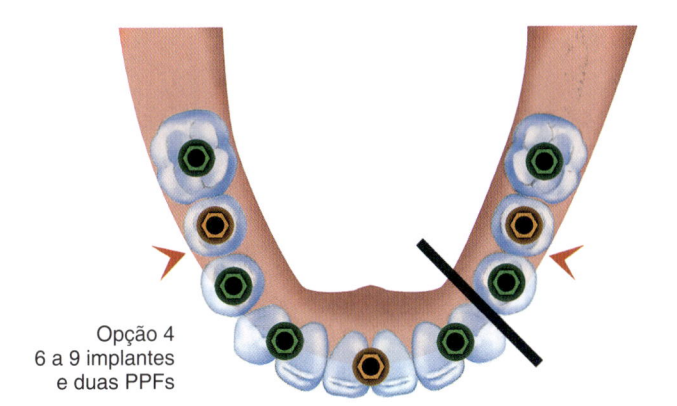

• **Figura 24.31** A opção de tratamento 4 apresenta implantes em ambas as regiões de molares. Outras posições-chave incluem as regiões dos dois primeiros pré-molares e dos dois caninos. Os implantes secundários também podem ser instalados nas regiões dos segundos pré-molares e na linha média. PPF: prótese parcial fixa.

| Boxe 24.10 | Opção de tratamento 4 com prótese fixa: implantes nas três regiões |

Vantagens
- Sem cantiléver
- Aumenta a extensão anteroposterior
- Maior suporte

Desvantagens
- Mais implantes necessários
- Osso posterior bilateral

Indicações
- Fatores de força maiores
- Fraca extensão anteroposterior
- Baixa densidade óssea

para apoiar uma prótese provisória, fixa e de carga imediata. É mais comum os dois implantes mais anteriores serem instalados axialmente, enquanto os dois implantes posteriores são instalados em um ângulo (geralmente em ângulo de aproximadamente 45°) para aumentar a extensão A-P junto com a diminuição do comprimento do cantiléver (Figura 24.34).[68,69]

Implantes inclinados demonstraram resultados biomecânicos favoráveis[70] e, em uma meta-análise, não houve diferença significativa em nenhuma taxa de falha em comparação tanto aos implantes instalados axialmente[71] quanto à perda óssea marginal.[72] Os implantes inclinados oferecem várias vantagens, que incluem o uso de implantes mais longos (ou seja, maior área de superfície e estabilidade primária), comprimento do cantiléver reduzido ou nulo e prevenção das estruturas vitais, como o canal alveolar inferior.[73] Esse procedimento se tornou popular entre os clínicos e pacientes por causa da redução dos custos e da duração do tratamento.[74] A literatura tem demonstrado alta taxa de sobrevida e baixa incidência de complicações com tal procedimento (Figura 24.35).[75,76] A maioria dos índices de implantes e próteses dentais aproxima-se de 98% (Boxe 24.11).[47,48,77,78] No entanto, os protocolos *all-on-four* exigem que o clínico tenha habilidades adicionais para procedimentos cirúrgicos e protéticos. Por causa do aumento do nível de habilidade exigido, os clínicos ainda em início da curva de aprendizado devem ter cautela nesses casos.

Resumo

O tratamento da mandíbula edêntula é um procedimento comum que os implantodontistas veem regularmente. Existe um conjunto completo de opções para os pacientes, que incluem cinco planos de tratamento com prótese fixa e quatro opções de tratamento com sobredentadura removível. As SISs utilizam vários princípios de sobredentaduras dentossuportadas. As vantagens das SISs estão relacionadas à capacidade de colocar pilares rígidos e saudáveis nas posições de escolha. O número, a localização, o projeto da estrutura e a amplitude protética de movimento podem ser

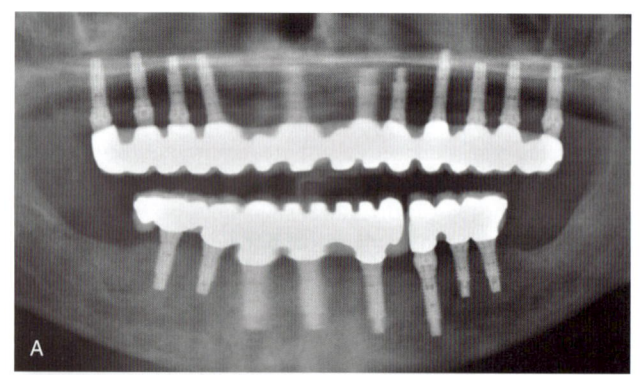

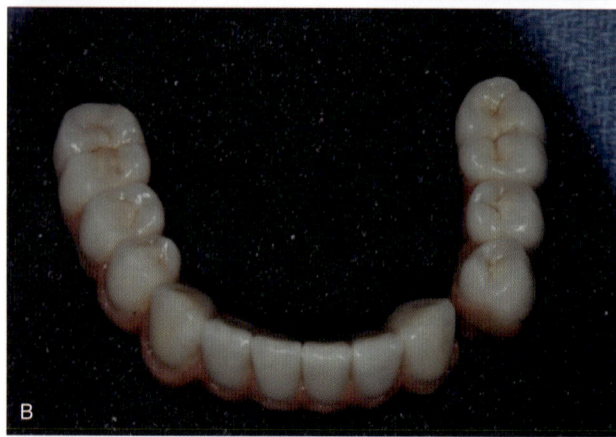

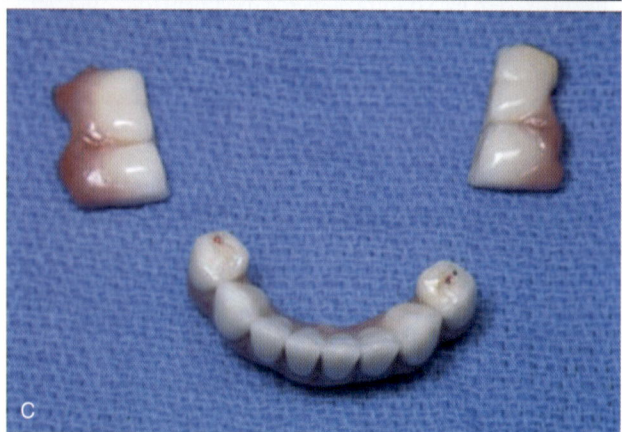

• **Figura 24.33 Plano de tratamento 4. A** e **B.** Imagem clínica de oito implantes mandibulares com duas próteses independentes. **C.** Uma opção de prótese adicional são três próteses independentes, sendo uma anterior e duas posteriores.

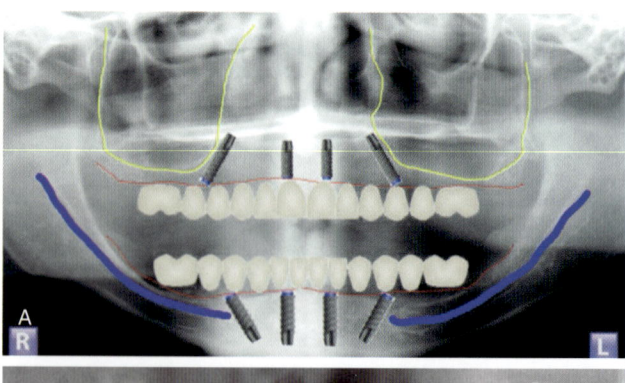

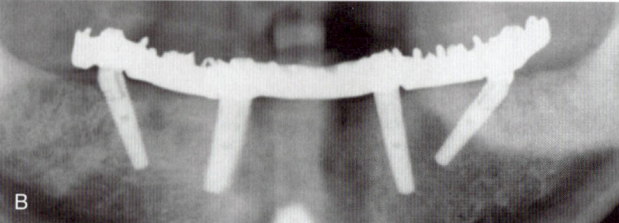

• **Figura 24.34 Protocolo *all-on-four*. A.** Dois implantes são instalados na região anterior e dois na região posterior, em um ângulo para aumentar a extensão anteroposterior e evitar o forame mentoniano. **B.** Imagem clínica de uma prótese *all-on-four* mandibular.

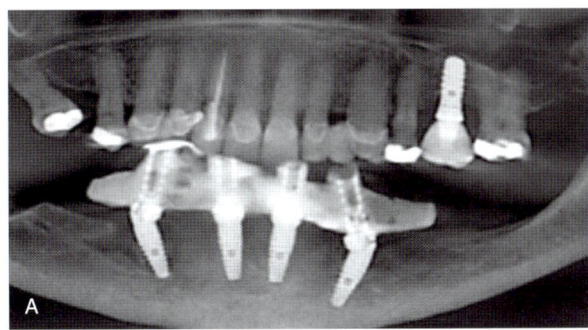

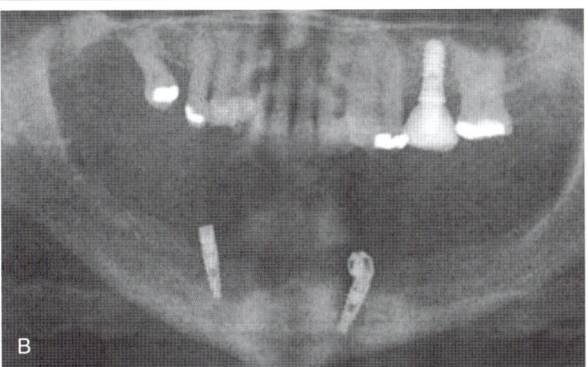

• **Figura 24.35 Complicação no *All-on-Four*. A e B.** Se um ou mais dos implantes falham, a prótese é perdida e podem ser necessários novos implantes e enxerto ósseo para refazer a prótese.

Boxe 24.11 Opção de tratamento 5 com prótese fixa: *All-on-Four.*

Vantagens
- Protocolo fixo imediato
- Protocolo cirúrgico e protético aceito
- Menos implantes, custos mais baixos
- Tratamento mais rápido

Desvantagens
- Tecnicamente difícil (cirúrgico e protético)
- As complicações são difíceis de se corrigir

Indicações
- Implantes de instalação imediata
- Carga imediata

---

predeterminados e com base nas necessidades e desejos expressos pelo paciente. Raramente a instalação de dois implantes deve ser utilizada anteriormente ao forame mentoniano. A sobredentadura deve ser projetada para satisfazer os desejos do paciente e suas limitações anatômicas de maneira previsível.

Muitos pacientes completamente edêntulos desejam uma prótese fixa em vez de uma prótese removível. O custo de uma prótese fixa implantossuportada muitas vezes tem sido um impedimento, mas deveria ser mais semelhante a uma sobredentadura implantossuportada. O número e a posição dos implantes devem estar relacionados com a tensão transmitida ao osso durante a oclusão, a parafunção e a densidade óssea. Outras considerações incluem a flexão e a torção mandibulares. Cinco opções de tratamento geralmente estão disponíveis para essa prótese fixa inferior implantossuportada. As opções de tratamento acomodam uma dinâmica óssea mandibular mais forte, sem afetar a prótese.

Referências bibliográficas

1. English CE. The mandibular overdenture supported by implants in the anterior symphysis: a prescription for implant placement and bar prosthesis design. *Dent Implantol Update*. 1993;4:9–14.
2. Cutright B, Quillopa N, Shupert W, et al. An anthropometric analysis of key foramina for maxillofacial surgery. *J Oral Maxillofac Surg*. 2003;61:354–357.
3. De Marco TJ, Paine S. Mandibular dimensional change. *J Prosthet Dent*. 1974;31:482–485.
4. Fischman B. The rotational aspect of mandibular flexure. *J Prosthet Dent*. 1990;64:483–485.
5. Goodkind RJ, Heringlake CB. Mandibular flexure in opening and closing movement. *J Prosthet Dent*. 1973;30:134–138.
6. Grant AA. Some aspects of mandibular movement: acceleration and horizontal distortion. *Ann Acad Med Singapore*. 1986;15:305–310.
7. Hylander WL. The human mandible: lever or link? *Am J Phys Anthropol*. 1975;43:227–242.
8. Osborne J, Tomlin HR. Medial convergence of the mandible. *Br Dent J*. 1964;117:112–114.
9. Regli CP, Kelly EK. The phenomenon of decreased mandibular arch width in opening movement. *J Prosthet Dent*. 1967;17:49–53.
10. McDowell JA, Regli CP. A quantitative analysis of the decrease in width of the mandibular arch during forced movements of the mandible. *J Dent Res*. 1961;40:1183–1185.
11. Hobkirk JA, Havthoulas TK. The influence of mandibular deformation, implant numbers, and loading position on detected forces in abutments supporting fixed implant superstructures. *J Prosthet Dent*. 1998;80:169–174.
12. Abdel-Latif HH, Hobkirk JA, Kelleway JP. Functional mandibular deformation in edentulous subjects treated with dental implants. *Int J Prosthodont*. 2000;13:513–519.
13. Omar R, Wise MD. Mandibular flexure associated with muscle force applied in the retruded axis position. *J Oral Rehabil*. 1981;8:209–221.
14. Hylander WL. Mandibular function in Galago crassicaudatus and Macaca fascicularis: an in vivo approach to stress analysis of the mandible. *J Morphol*. 1979;159:253–296.
15. Marx H. Untersuchungen des funktionsbedingten elastis-chen Deformierung der menschlichen Mandibula. *Dtsch Zahnarztl Z*. 1966;21:937–938.
16. Wright PS, Glastz PO, Randow K, et al. The effects of fixed and removable implant-stabilized prostheses on posterior mandibular residual ridge resorption. *Clin Oral Implants Res*. 2002;13:169–174.
17. Reddy MS, Geurs NC, Wang IC, et al. Mandibular growth following implant restoration: does Wolff's Law apply to residual ridge resorption? *Int J Periodontics Restorative Dent*. 2002;22:315–321.
18. Misch CE. Treatment options for mandibular full arch implantsupported fixed prostheses. *Dent Today*. 2001;20:68–73.
19. Miyamoto Y, Fujisawa K, Takechi M, et al. Effect of the additional installation of implants in the posterior region on the prognosis of treatment in the edentulous mandibular jaw. *Clin Oral Implants Res*. 2003;14:727–733.
20. Zarone F, Apicell A, Nicolais L, et al. Mandibular flexure and stress build-up in mandibular full-arch fixed prostheses supported by osseointegrated implants. *Clin Oral Implants Res*. 2003;14:103–114.
21. Miyamoto Y, Fujisawa K, Takechi M, et al. Effect of the additional installation of implants in the posterior region on the prognosis of treatment in the edentulous mandibular jaw. *Clin Oral Implants Res*. 2003;14:727–733.
22. Parel SM, Sullivan D. Full arch edentulous ceramometal restoration. In: Parel SM, Sullivan D, eds. *Esthetics and Osseointegration*. Dallas: Osseointegration Seminars; 1989.
23. Balshi TJ. Opportunity to prevent or resolve implant complications. *Implant Soc*. 1990;1:6–9.
24. Fishman BM. The influence of fixed splints on mandibular flexure. *J Prosthet Dent*. 1976;35:643–667.

25. de Oliveria RM, Emtiaz S. Mandibular flexure and dental implants: a case report. *Implant Dent.* 2000;9:90–95.
26. Paez CY, Barco T, Roushdy S, et al. Split-frame implant prosthesis designed to compensate for mandibular flexure: a clinical report. *J Prosthet Dent.* 2003;89:341–343.
27. Geertman ME, Slagter AP, van Waas MA, et al. Comminution of food with mandibular implant retained overdentures. *J Dent Res.* 1994;73:1858–1864.
28. Rissin L, House JE, Manly RS, et al. Clinical comparison of masticatory performance and electromyographic activity of patients with complete dentures, overdentures and natural teeth. *J Prosthet Dent.* 1978;39:508–511.
29. Sposetti VJ, Gibbs CH, Alderson TH, et al. Bite force and muscle activity in overdenture wearers before and after attachment placement. *J Prosthet Dent.* 1986;55:265–273.
30. Carlsson GE, Kronstrom M, de Baat C, et al. A survey of the use of mandibular implant overdentures in 10 countries. *Int J Prosthodont.* 2004;17:211–217.
31. Feine JS, de Grandmont P, Boudrias P, et al. Within subject comparisons of implant-supported mandibular prostheses: choice of prosthesis. *J Dent Res.* 1994;73:1105–1111.
32. de Grandmont P, Feine JS, Tache R, et al. Within subject comparisons of implant-supported mandibular prostheses: psychometric evaluation. *J Dent Res.* 1994;73:1096–1104.
33. Babbush CA, Kent JN, Misiek DJ. Titanium plasma spray (TPS) Swiss screw implants for the reconstruction of the edentulous mandible. *J Oral Maxillofac Surg.* 1986;44:247–282.
34. Engquist B, Bergendal T, Kallus T, et al. A retrospective multicenter evaluation of osseointegrated implants supporting overdentures. *Int J Oral Maxillofac Implants.* 1988;3:129–134.
35. Jemt T, Chai J, Harnett J. A 5-year prospective multicenter follow-up report on overdentures supported by osseointegrated implants. *Int J Oral Maxillofac Implants.* 1996;11:291–298.
36. Wismeijer D, Van Waas MAJ, Vermeeren J. Overdenture supported by implants: a 6.5 year evaluation of patient satisfaction and prosthetic after care. *Int J Oral Maxillofac Implants.* 1995;10:744–749.
37. Naert I, Alsaadi G, Quirynen M. Prosthetic aspects and patient satisfaction with two-implant-retained mandibular overdentures: a 10-year randomized clinical study. *Int J Prosthodont.* 2004;17(4).
38. Misch CE. Treatment options for mandibular implant overdentures: an organized approach. In: Misch CE, ed. *Contemporary Implant Dentistry.* St Louis: Mosby; 1993.
39. Kline R, Hoar J, Beck GH, et al. A prospective multicenter clinical investigation of a bone quality based dental implant system. *Implant Dent.* 2002;11:224–234.
40. Mericke-Stern R. Clinical evaluation of overdenture restorations supported by osseointegrated titanium implants: a retrospective study. *Int J Oral Maxillofac Implants.* 1990;5:375–383.
41. Awad MA, Lund JP, Dufresne E, Feine JS. Comparing the efficacy of mandibular implant-retained overdentures and conventional dentures among middle-aged edentulous patients: satisfaction and functional assessment. *Int J Prosthodont.* 2003;16(2).
42. Thomason JM, Lund JP, Chehade A, et al. Patient satisfaction with mandibular implant overdentures and conventional dentures 6 months after delivery. *Int J Prosthodont.* 2003;16:467–473.
43. Schwartz-Arad D, Kidron N, Dolev E. A long-term study of implants supporting overdentures as a model for implant success. *J Periodontol.* 2005;76:1431–1435.
44. Takanashi Y, Penrod JR, Lund JP, et al. A cost comparison of mandibular two-implant overdenture and conventional denture treatment. *Int J Prosthodont.* 2004;17:181–618.
45. Attard NJ, Zarb GA. Long-term treatment outcomes in edentulous patients with implant overdentures: the Toronto study. *Int J Prosthodont.* 2004;17:425–433.
46. Malo P, de Araujo Nobre M, Lopes A, et al. A longitudinal study of the survival of all-on-4 implants in the mandible with up to 10 years of follow-up. *J Am Dent Assoc.* 2011;142(3):310–320.
47. Agliardi E, Panigatti S, Clerico M, et al. Immediate rehabilitation of the edentulous jaws with full fixed prostheses supported by four implants: interim results of a single cohort prospective study. *Clin Oral Implants Res.* 2010;21(5):459–465.
48. Misch CE. Implant overdentures relieve discomfort for the edentulous patient. *Dentist.* 1989;67:37–38.
49. Jager K, Wirz EJ. In: *Vitro Spannung Analysen on Implantaten fur Zahnartzt und Zahntechniker.* Berlin: Quintessenz; 1992.
50. Bidez MW, Misch CE. The biomechanics of interimplant spacing. In: *Proceedings of the Fourth International Congress of Implants and Biomaterials in Stomatology.* Charleston, SC; 1990:24–25.
51. Davis WH, Lam PS, Marshall MW, et al. Using restorations borne totally by anterior implants to preserve the edentulous mandible. *J Am Dent Assoc.* 1999;130:1183–1189.
52. Jemt T, Stalblad PA. The effect of chewing movements on changing mandibular complete dentures to osseointegrated overdentures. *J Prosthet Dent.* 1986;55:357–361.
53. Haraldson T, Jemt T, Stalblad PA, et al. Oral function in subjects with overdentures supported by osseointegrated implants. *Scand J Dent Res.* 1988;96:235–242.
54. Jemt T, Book K, Karlsson S. Occlusal force and mandibular movements in patients with removable overdentures and fixed prostheses supported by implants in the maxilla. *Int J Oral Maxillofac Implants.* 1993;8:301–308.
55. Müller Frauke, et al. Masseter muscle thickness, chewing efficiency and bite force in edentulous patients with fixed and removable implant-supported prostheses: a cross-sectional multicenter study. *Clin Oral Implants Res.* 2012;23:2.
56. Tallgren A. The reduction in face height of edentulous and partially edentulous subjects during long-term denture wear: a longitudinal roentgenographic cephalometric study. *Acta Odontol Scand.* 1966;24:195–239.
57. Naert I, Gizani S, Vuylsteke M, et al. A 5-year randomized clinical trial on the influence of splinted and unsplinted oral implants in the mandibular overdenture therapy. 1. Peri-implant outcome. *Clin Oral Implants Res.* 1998;9:70–177.
58. Adell R, Lekholm U, Rockler B, et al. A 15-year study of osseointegrated implants in the treatment of the edentulous jaw. *Int J Oral Surg.* 1981;10:387–416.
59. Walton JN, McEntee MI. Problems with prostheses on implants: a retrospective study. *J Prosthet Dent.* 1994;71:283–288.
60. Goodacre CJ, Bernal G, Rungcharassaeng K, Kan JY. Clinical complications with implants and implant prostheses. *J Prosthet Dent.* 2003;90(2):121–132.
61. Gonçalves TMSV, et al. Mastication improvement after partial implant-supported prosthesis use. *J Dent Res.* 2013;92(suppl 12):189S–194S.
62. Smith DE, Zarb GA. Criteria for success of osseointegrated endosseous implants. *J Prosthet Dent.* 1989;62(5):567–572.
63. Attard NJ, Zarb GA. Long-term treatment outcomes in edentulous patients with implant-fixed prostheses: the Toronto study. *Int J Prosthodont.* 2004;17:417–424.
64. Misch CE, Bidez MW. Implant-protected occlusion: a biomechanical rationale. *Compendium (Newtown, Pa.).* 1994;15(11):1330–1332.
65. Bidez M, Misch C. *Clinical Biomechanics in Implant Dentistry*; 2005.
66. Misch Carl E, Resnik R. Misch's avoiding complications in oral implantology-e-book. *Elsevier Health Sci.* 2017.
67. Bidez MW, Misch CE. Force transfer in implant dentistry: basic concepts and principles. *J Oral Implantol.* 1992;18(3):264–274.
68. Paulo Maló, Bo Rangert, Nobre Miguel. All-on-four immediate-function concept with Brånemark system implants for completely edentulous mandibles: a retrospective clinical study. *Clin Implant Dent Relat Res.* 2003;5:2–9.
69. Paulo Malo, Bo Rangert, Nobre Miguel. All-on-4 immediate-function concept with brånemark system implants for completely edentulous maxillae: a 1-year retrospective clinical study. *Clin Implant Dent Relat Res.* 2005.
70. Rossetti PH, Bonachela WC, Rossetti LM. Relevant anatomic and biomechanical studies for implant possibilities on the atrophic maxilla: critical appraisal and literature review. *J Prosthodont.* 2010;19:449–457.

71. Menini M, Signori A, Tealdo T, et al. Tilted implants in the immediate loading rehabilitation of the maxilla: a systematic review. *J Dent Res.* 2012;91:821–827.
72. Francetti L, Romeo D, Corbella S, Taschieri S, Del Fabbro M. Bone level changes around axial and tilted implants in full-arch fixed immediate restorations. Interim results of a prospective study. *Clin Implant Dent Relat Res.* 2012;14:646–654.
73. Bevilacqua M, Tealdo T, Menini M, et al. The influence of cantilever length and implant inclination on stress distribution in maxillary implant-supported fixed dentures. *J Prosthet Dent.* 2011;105:5–13.
74. Malo P, Nobre M, Lopes A. The rehabilitation of completely edentulous maxillae with different degrees of resorption with four or more immediately loaded implants: a 5-year retrospective study and a new classification. *Eur J Oral Implantol.* 2011;4(3):227–243.
75. Babbush CA, Kanawati A, Kotsakis GA, Hinrichs JE. Patient-related and financial outcomes analysis of conventional full-arch rehabilitation versus the All-on-4 concept: a cohort study. *Implant Dent.* 2014;23(2):218–224.
76. Maló P, Lopes A, de Araújo Nobre M, Ferro A. Immediate function dental implants inserted with less than 30 N· cm of torque in full-arch maxillary rehabilitations using the All-on-4 concept: retrospective study. *Int J Oral Maxillofac Surg.* 2018.
77. Butura CC, Galindo DF, Jensen OT. Mandibular all-on-four therapy using angled implants: a three-year clinical study of 857 implants in 219 jaws. *Dent Clin North Am.* 2011;55(4):795–811.
78. Babbush CA, Kutsko GT, Brokloff J. The all-on-four immediate function treatment concept with NobelActive implants: a retrospective study. *J Oral Implantol.* 2011;37(4):431–445.

25

Maxila Edêntula: Plano de Tratamento com Prótese Fixa *versus* Removível

RANDOLPH R. RESNIK E CARL E. MISCH*

Em todas as fases da implantodontia, o plano do tratamento da maxila edêntula é o mais complicado para o sucesso a longo prazo dos implantes e da prótese. A maxila é predisposta a desvantagens anatômicas inerentes, o que tem levado muitos estudos a verificar taxas de sucesso muito menores em comparação à mandíbula. Historicamente, a maioria das pesquisas sobre arcos edêntulos foi concluída na mandíbula porque a maioria dos pacientes frequentemente descreveu instabilidade da prótese inferior em comparação à superior. Em geral, os pacientes apresentam maior probabilidade de utilizar uma prótese superior em comparação à prótese inferior. Muitos pacientes costumam esperar mais antes de procurar tratamento para a maxila edêntula, o que resulta em extensa reabsorção.

O arco superior tem menor taxa de sucesso, principalmente porque, no passado, os princípios do arco superior seguiam os mesmos princípios usados no arco inferior. O prognóstico a longo prazo para implantes na maxila tem se mostrado menos previsível em comparação à mandíbula. Devido ao padrão de reabsorção da maxila (ou seja, perda óssea horizontal duas vezes maior que a reabsorção vertical logo após a exodontia), estruturas anatômicas como a cavidade nasal e o seio maxilar desempenham um papel importante no plano do tratamento. Devido à alta prevalência de redução na quantidade e qualidade óssea, aliado ao aumento da demanda estética, o arco superior requer abordagens mais detalhadas para o plano de tratamento com relação à prótese fixa ou removível (Figura 25.1).

Fatores do plano de tratamento

Ao avaliar um paciente para a instalação de implantes no arco superior, uma das ferramentas diagnósticas mais importantes é a prótese existente do paciente. A partir da prótese do paciente, da linha do sorriso, da quantidade de suporte labial, do tamanho e da forma dos dentes, do espaço interoclusal (espaço para altura da coroa), a retenção relativa da prótese pode ser determinada.

Linha do sorriso

A linha do sorriso é uma variável importante ao avaliar a quantidade de dentes que o paciente mostra com o movimento do lábio superior durante a fala e quando sorri. Tjan *et al.*[1] relataram que o sorriso médio permite que aproximadamente 75 a 100% dos incisivos superiores e gengiva interproximal sejam visíveis. Com um arco edêntulo, o clínico deve avaliar a quantidade de rebordo que aparece ao sorrir sem a prótese. Se a crista do rebordo aparecer durante o sorriso, o plano de tratamento de uma prótese sobre implante pode ser muito desafiador (Figura 25.2).

Suporte labial

O suporte labial e do tecido mole é derivado dos contornos dos dentes anteriores superiores e também da posição do rebordo residual. O suporte labial e dos tecidos moles deve ser avaliado com a prótese existente colocada em posição e sem a prótese. Isso fornecerá informações cruciais sobre se uma prótese fixa ou removível seria mais ideal. Se a prótese existente suporta muito o lábio, então uma prótese fixa pode não ser a ideal, porque muitas vezes é difícil obter suporte labial de uma prótese fixa superior. O suporte do tecido mole é principalmente a flange vestibular da prótese superior, pois a reabsorção na maxila ocorre em uma direção craniomedial.

Além disso, um paciente com lábio superior curto provavelmente mostra os dentes superiores em repouso. Portanto, lábios superiores curtos são muito mais desafiadores do que lábios superiores longos. Com um lábio superior longo, muito pouco ou nenhum dos dentes superiores será visível (Figura 25.3).

Posição da crista

Dependendo da quantidade de reabsorção óssea, em geral o rebordo residual é posicionado significativamente mais para palatina/lingual com relação à posição ideal dos dentes na região anterior e posterior da maxila. Essa discrepância deve ser levada em consideração ao avaliar a posição ideal dos implantes para que seja confeccionada uma prótese que atenda adequadamente o suporte labial, a fonética e a aprovação do paciente, além de permitir espaço suficiente para a língua. Quando existe a diferença entre o rebordo e a posição do dente (*i. e.*, forma de arco quadrada e dente em posição cônica), dificuldades protéticas significativas, como fatores de força anterior (ou seja, a partir da discrepância

In memoriam.

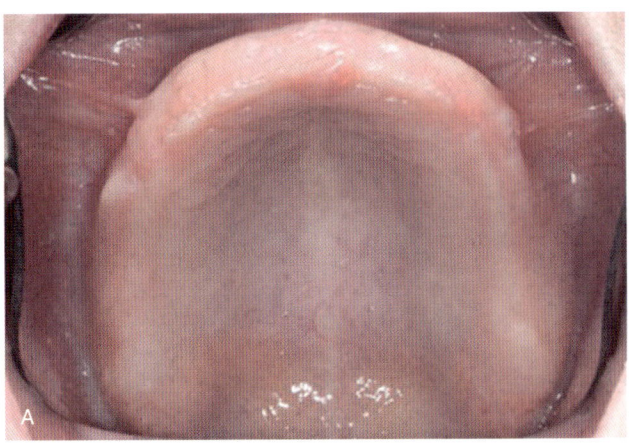

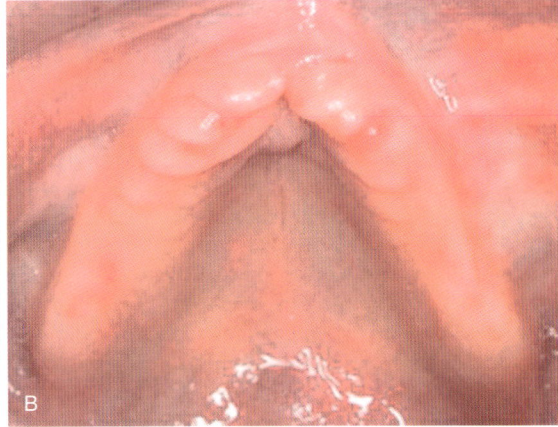

• **Figura 25.1** A maxila varia muito, desde osso abundante com tecido aderido (**A**) até uma maxila severamente reabsorvida com tecido duro e mole comprometido (**B**).

em cantiléver entre o rebordo e a posição do dente), podem predispor complicações.

Tecido mole

A espessura e a qualidade do tecido mole devem ser avaliadas tanto clinicamente quanto por meio de um exame de tomografia computadorizada de feixe cônico. Conforme o rebordo superior é reabsorvido, o tecido torna-se delgado e é menos denso com perda de tecido queratinizado. Em regiões da pré-maxila severamente reabsorvidas, o tecido se tornará hipermóvel, o que gera muito pouco suporte para a prótese. Frequentemente, o paciente com maxila edêntula busca uma prótese fixa estética semelhante aos dentes naturais. É imperativo, portanto, que o paciente compreenda a dificuldade em alcançar uma arquitetura papilar semelhante à condição de pré-exodontias. A regeneração da papila, a qual resultaria em uma PF-1 (prótese fixa com coroa clínica de tamanho normal), geralmente é difícil e, em alguns casos, impossível de se alcançar.[2]

Espaço para altura da coroa (espaço interoclusal)

A quantidade de espaço entre o rebordo residual e a borda incisal é um fator importante no plano de tratamento de uma prótese superior. Para uma prótese fixa implantossuportada *versus* removível, existem diferentes tolerâncias dimensionais para acomodar a prótese. Por conseguinte, uma avaliação e determinação pré-operatória da quantidade de espaço para a altura da coroa precisa ser concluída antes de qualquer instalação cirúrgica dos implantes dentais. Em geral, a avaliação pode ser realizada com uma configuração articulada da maxila e da mandíbula. No entanto, um modelo de estudo não relacionará com precisão a avaliação da

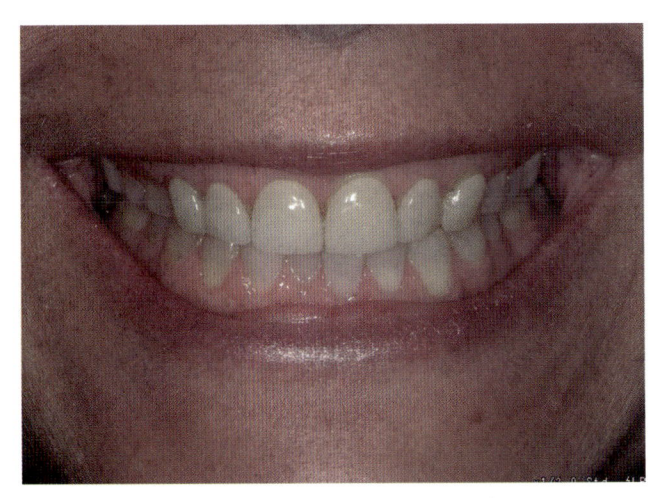

• **Figura 25.2 Linha do sorriso.** Quando os pacientes apresentam uma linha do sorriso alta, deve-se ter cuidado no planejamento do tratamento da arcada edêntula, pois a estética final pode ser problemática.

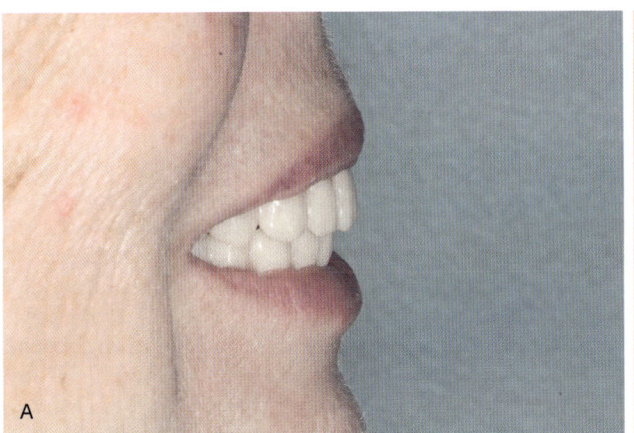

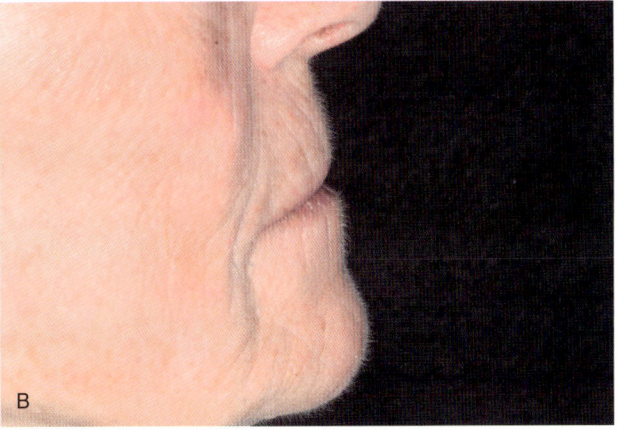

• **Figura 25.3 Suporte labial.** O suporte labial deve ser avaliado com a prótese colocada (**A**) e sem a prótese (**B**) para determinar as futuras demandas protéticas.

espessura do tecido mole. Novos *softwares* permitem, portanto, a avaliação tridimensional dos dentes em máxima intercuspidação facilmente obtida com um exame de tomografia computadorizada de feixe cônico.

Próteses sobre implantes parafusados convencionais (ou seja, próteses em zircônia ou metalocerâmicas) podem ser confeccionadas com 8 a 10 mm (zircônia) entre os rebordos edêntulos e o plano oclusal antagonista. Para uma prótese híbrida, são obrigatórios aproximadamente 15 mm de espaço interoclusal, pois é necessário aumentar o espaço para prevenir fratura do material acrílico.[3] Um espaço suficiente para a altura da coroa permitirá volume adequado de material, estética mais ideal e possibilidade de higiene. Se o espaço estiver comprometido, as complicações protéticas poderão aumentar.[4,5]

Para uma prótese removível superior, um espaço comprometido pode ser mais problemático em comparação ao arco inferior. Quando não há espaço adequado disponível para uma prótese removível, é possível ocorrer fratura da prótese ou comprometimento da estética. Uma variável significativa é se os implantes são independentes ou unidos à barra. Para uma sobredentadura implantossuportada (SIS) de encaixe independente, um mínimo de 9 mm de espaço é necessário (ou seja, encaixe *locator*). Se uma prótese retida por barra for confeccionada, é necessário um mínimo de 12 a 14 mm de espaço, dependendo do sistema de fixação.[6] Para evitar a fratura da base da prótese ou dos encaixes, são necessários 2 a 3 mm para fornecer resistência adequada como uma prótese de base (Figura 25.4) e evitar o deslocamento dos dentes da prótese.[7]

Revisão da literatura

Em geral, estudos têm demonstrado que a sobredentadura e a prótese superior são menos previsíveis e associadas a maior morbidade e taxa de insucesso (falha) quando comparadas às próteses inferiores. Jemt[8] avaliou próteses fixas superiores em 449 implantes por um período de 5 anos e encontrou uma taxa cumulativa de sobrevida de implantes e próteses de 92,1% e de 95,9%, respectivamente. A perda óssea marginal média foi de aproximadamente 1,2 mm, na avaliação de 5 anos. Neste estudo, as queixas mais comuns dos pacientes foram problema na fala, seguido por fratura das próteses em resina acrílica.

Foi relatado que as sobredentaduras superiores apresentam a maior taxa de insucesso quando comparadas a qualquer outro tipo de prótese. Ao avaliar o sucesso da sobredentadura superior, Hutton et al.[9] demonstraram uma taxa de insucesso nove vezes maior na maxila em comparação à mandíbula. Inúmeros estudos demonstraram taxas de insucesso do implante de 2 a 5% antes da aplicação de carga, e até 30% após a carga.[10-13] Para falha tardia, estudos com sobredentadura maxilar demonstraram taxas de falha de até 5 a 15%.[14-17]

Wilbom et al.[18] avaliaram prótese fixa superior *versus* sobredentadura superior, por um período de 5 anos. Curiosamente, a taxa de sobrevida foi de 77% no grupo da sobredentadura e 46% no grupo com plano de tratamento para prótese fixa; no entanto, foi então que alteraram para uma sobredentadura. Com esse estudo, uma taxa muito alta de falha foi observada, especialmente com pacientes nos quais a prótese fixa foi alterada para prótese removível.

Próteses superiores também foram associadas a várias desvantagens inerentes em comparação às próteses fixas. A maioria dos problemas decorre do aumento da cobertura palatal que uma prótese convencional ou sobredentadura PR-5 apresentam em comparação à sobredentadura PR-4. Shannon et al.[19] demonstraram comprometimento do fluxo da parótida quando a cobertura palatal estava presente, diminuindo assim o fluxo salivar ao usar uma sobredentadura PR-5. Os pacientes frequentemente relatam falta de paladar ao usar uma sobredentadura superior com cobertura palatal. Isso foi demonstrado em muitos estudos.[20,21]

Além disso, estudos longitudinais sobre sobredentaduras superiores implantossuportadas demonstraram uma taxa de frequência aumentada de hiperplasia maxilar de até 30%.[22] Em um estudo retrospectivo, a hiperplasia foi observada em mais de 64% dos indivíduos originalmente planejados para uma prótese fixa superior, mas que fizeram tratamento com sobredentadura devido a falha do implante.[23] A situação mais comum foi o tecido hiperplásico visto ao redor das barras de retenção.

Planos de tratamento com prótese fixa superior (maxilar)

Uma revisão da literatura encontrou muitos artigos que indicam que próteses fixas superiores implantossuportadas são confeccionadas com uma média de seis implantes de diâmetro padrão e com cantiléveres posteriores em molares. Mais recentemente, vários artigos demonstraram o sucesso de uma prótese fixa sobre quatro implantes. No entanto, a maxila edêntula demonstrou ter a menor sobrevida de implantes para próteses implantossuportadas fixas ou removíveis quando comparadas às próteses inferiores (mandibulares).[24-27] Todos os estudos corroboram com o achado de que o osso maxilar tende a ser de pior qualidade e volume, e apresenta várias desvantagens biomecânicas. Para compensar as más condições locais, um maior número de implantes deve ser planejado juntamente com maior distância anteroposterior (A-P). Por conseguinte, uma série de princípios básicos é usada durante o planejamento do arco superior edêntulo para prótese fixa; seguindo esses princípios, a taxa de sucesso aumenta.

1. O número de implantes é relacionado à forma da arcada dentária.
2. A forma do arco é ditada pela dentição final ou prótese, não pela forma do rebordo edêntulo.
3. Existem posições-chave do implante: anterior, canino, pré-molar e molar.
4. Uma PR-4 (prótese removível totalmente implantossuportada) deve ser planejada da mesma forma que uma prótese fixa.

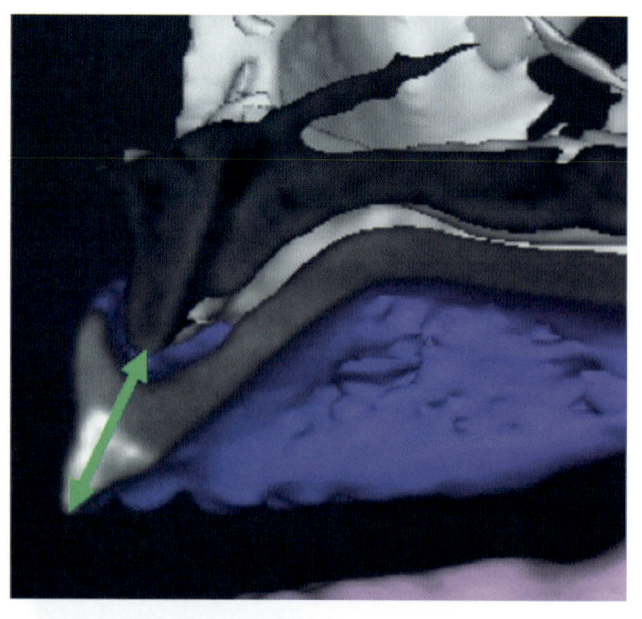

• **Figura 25.4 Espaço para altura da coroa superior.** Medido a partir do rebordo residual até a borda incisal, o espaço mínimo requerido é de 8 a 10 mm para uma prótese fixa, 9 mm para uma sobredentadura independente e 12 a 14 mm para uma prótese com barra.

Existem três formas comuns de formato de arco para a maxila: quadrado, oval e cônico. Como consequência da reabsorção óssea, o rebordo edêntulo geralmente será diferente da forma do arco dentado. A forma da arcada dentária do paciente é determinada pela posição final dos dentes na pré-maxila e não pela forma do arco do rebordo residual. Um rebordo residual pode parecer quadrado por causa de reabsorção ou trauma. No entanto, possivelmente a posição final dos dentes será em cantiléver vestibularmente com a prótese final. Em outras palavras, uma forma de arco oval pode ser necessária para restaurar uma forma de arco quadrado de rebordo residual. O número e a posição dos implantes são relacionados à forma do arco da dentição final (prótese), não à forma do arco edêntulo existente (Tabela 25.1).

A forma da arcada dentária na região anterior da maxila é determinada pela distância de duas linhas horizontais. A primeira linha é desenhada a partir de um canino (ou seja, em um encerramento diagnóstico ou prótese existente, se nenhum dente estiver presente) à ponta da borda incisal do outro. Essa linha se divide com mais frequência na papila incisiva. A segunda linha é desenhada paralelamente à primeira, ao longo da posição vestibular dos dentes anteriores (Figura 25.5). Quando a distância entre essas duas linhas é inferior a 8 mm, observa-se a presença de um arco de forma quadrada. Quando a distância entre essas duas linhas é de 8 a 12 mm, observa-se a presença de um arco em forma oval – o mais observado. Quando a distância entre as duas linhas é maior do que 12 mm, a forma do arco dentado é triangular.

Com relação à forma da arcada dentária, os autores têm, portanto, postulado quatro opções diferentes de tratamento para a prótese fixa superior.

Opção 1 de tratamento com prótese fixa superior (maxilar) (Boxe 25.1)

Em uma forma de arco dentário quadrada, os incisivos laterais e centrais não formam um cantiléver muito vestibularizado com relação à posição dos caninos, resultando em menor necessidade de implante na posição central ou lateral. Quando a opção 1 de tratamento com prótese fixa superior é utilizada, as excursões mandibulares e as forças oclusais exercem menos estresse nos implantes de canino. Como resultado, os implantes instalados na posição dos caninos para substituir os seis dentes anteriores podem ser suficientes quando os fatores de força são baixos e quando são esplintados a implantes posteriores adicionais (Figuras 25.6 e 25.7).

Opção 2 de tratamento com prótese fixa superior (maxilar)

Se a posição final dos dentes tem a forma de arco oval, pelo menos três implantes devem ser instalados na pré-maxila: um em cada canino e, de preferência, um na região do incisivo central (Figura 25.8). A posição do incisivo central aumenta a distância A-P do canino ao central e fornece um suporte biomecânico aprimorado para a prótese. Em maxilas edêntulas há muito tempo com atrofia significativa, a opção de tratamento 2 provavelmente necessitará de enxerto ósseo antes da instalação do implante (Boxe 25.2). Quando os fatores de força do paciente são de baixo a moderado, o implante anterior pode ser posicionado na região de um incisivo lateral, se a região do central não for ideal. Os três posicionamentos de implantes na pré-maxila resistirão às forças adicionais criadas nessa forma de arco, aumentando a retenção da prótese e reduzindo o risco de afrouxamento do parafuso do pilar.

Os locais sugeridos para esta opção de tratamento são pelo menos uma posição de incisivo central (ou lateral), posição do canino bilateral, região do segundo pré-molar bilateral, e a metade distal bilateral da região dos primeiros molares superiores. Os sete implantes devem ser esplintados para funcionar como um arco.

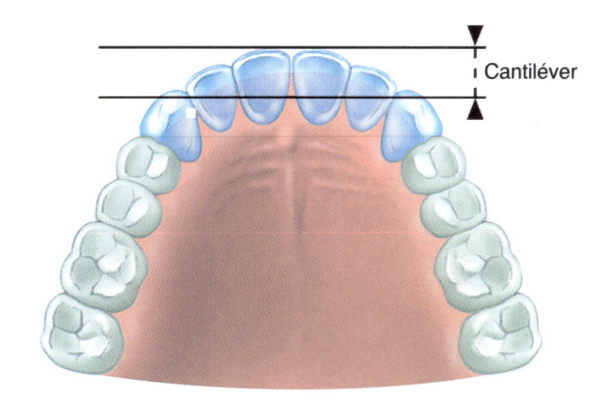

• **Figura 25.5** Determinação da forma do arco dentário: duas linhas horizontais são desenhadas. A primeira linha divide a papila incisal e conecta as pontas dos caninos. A segunda linha é paralela e ao longo da posição vestibular do incisivo central. A distância entre essas linhas determina se a forma do arco dentado é quadrada, oval ou triangular.

Boxe 25.1	Plano de tratamento 1: prótese fixa superior (PF-1, 2 ou 3).

Indicações: forma de arco quadrado
Implantes: 6
Posições (bilaterais):
  Canino
  Segundo pré-molar
  Primeiro molar

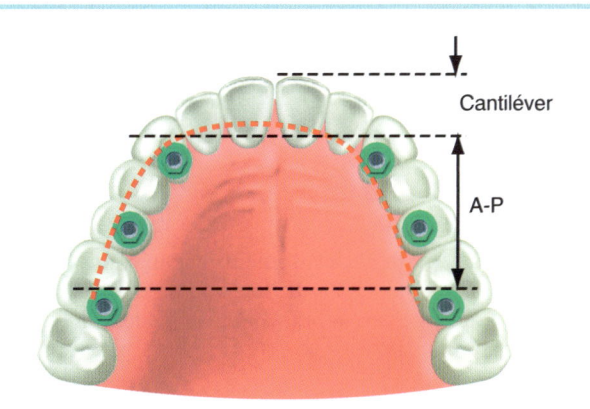

• **Figura 25.6** Opção 1 de tratamento com prótese fixa: quando os fatores de força são baixos, uma forma de arco dentado quadrada pode utilizar seis implantes para uma prótese fixa ou RP-4 (prótese removível totalmente implantossuportada). A-P: distância anteroposterior.

Tabela 25.1	Plano de tratamento para pré-maxila edêntula.		
Forma do arco	Cantiléver anterior (mm)	Número de implantes anteriores	Posição do implante
Quadrado	< 8	2	Caninos
Oval	8 a 12	3	Dois caninos e um incisivo
Triangular	> 12	4	Dois caninos e dois incisivos

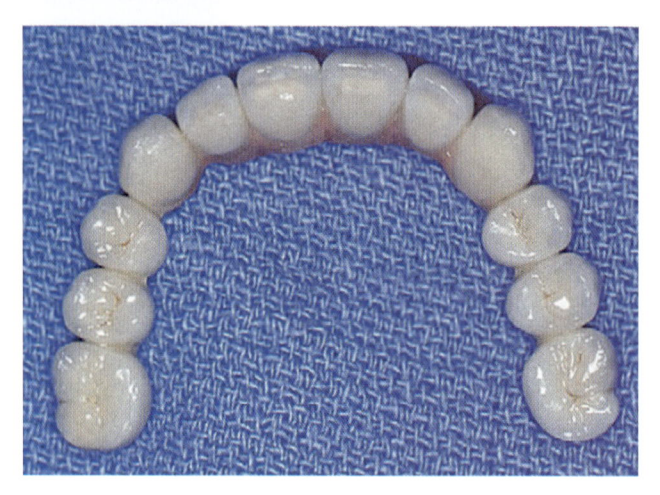

• **Figura 25.7** PF-3 superior (prótese fixa tipo 3). Esta prótese segue uma forma de arco dentado quadrada e, portanto, é sustentada por seis implantes (caninos, segundos pré-molares e primeiros molares). Como resultado do arco de forma quadrada, observa-se um cantiléver mínimo.

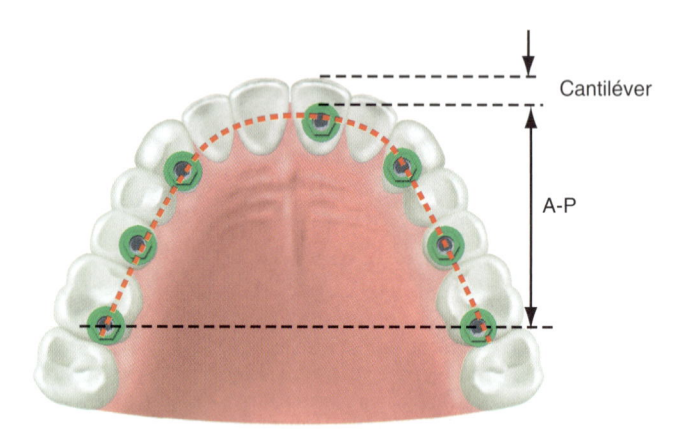

• **Figura 25.8** Opção 2 de tratamento com prótese fixa: em uma forma de arco dentado oval, devem ser planejados três implantes na pré-maxila: um em cada região de canino e um implante adicional. Além disso, pelo menos quatro implantes posteriores devem ser unidos para formar um arco. A-P: distância anteroposterior.

Boxe 25.2	Plano de tratamento 2: prótese fixa superior (PF-1, 2 ou 3).

Indicações: forma de arco oval
Implantes: 7
Posições (bilaterais):
   Incisivo central (unilateral)
   Canino
   Segundo pré-molar
   Primeiro molar

Essas posições dos implantes criam espaço suficiente entre cada implante para permitir maior diâmetro dos implantes (ou seja, quando necessário para fatores de força ou densidade óssea). Os implantes idealmente devem ficar com pelo menos 3 mm de distância após a instalação.

Opção 3 de tratamento com prótese fixa superior (maxilar)

O plano de tratamento de um arco em forma triangular aplica as maiores forças sobre os implantes anteriores, especialmente durante as excursões mandibulares quando o osso residual apresenta uma forma de rebordo oval ou quadrada. Os dentes anteriores criam um cantiléver vestibular significativo a partir da posição do canino, e as forças de mordida anteriores frequentemente levam a um tipo de força de cisalhamento. Como tal, devem ser considerados quatro implantes para substituir os seis dentes anteriores (Figuras 25.9 e 25.10).

As posições relativas aos caninos e incisivos centrais bilateralmente representam a melhor opção. Essas posições são preferíveis quando outros fatores de força são maiores, tais como altura da coroa, parafunção e dinâmica mastigatória muscular. O pior cenário se dá quando um paciente requer uma prótese em forma de arco dentário triangular em um rebordo com forma quadrada. Os quatro implantes não apenas são necessários para compensar a posição dos dentes em cantiléver de forma adequada, como também devem ser unidos a implantes posteriores adicionais, preferencialmente incluindo implantes mais distais à posição dos segundos molares. Portanto, no plano de tratamento 3, quando os fatores de força são moderados ou a forma da arcada dentária é triangular, o número mínimo de implantes deve aumentar para oito (Boxe 25.3). Quando os fatores de força são maiores do que o normal ou a densidade óssea é precária, sugerem-se implantes adicionais em qualquer uma das formas de arco. Na forma de arco quadrado e oval, pelo menos um implante adicional é posicionado na pré-maxila. Para pacientes com fatores de força

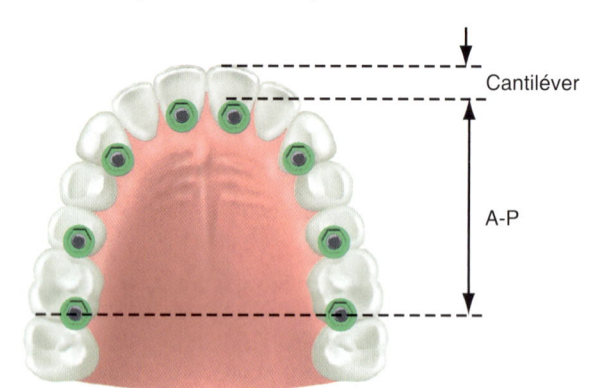

• **Figura 25.9** Opção 3 de tratamento com prótese fixa: em uma forma de arco triangular, o cantiléver anterior é maior e deve ser sustentado por implantes na pré-maxila. Devem ser adicionados pelo menos quatro implantes posteriores para reabilitar o arco completamente edêntulo. A-P: distância anteroposterior.

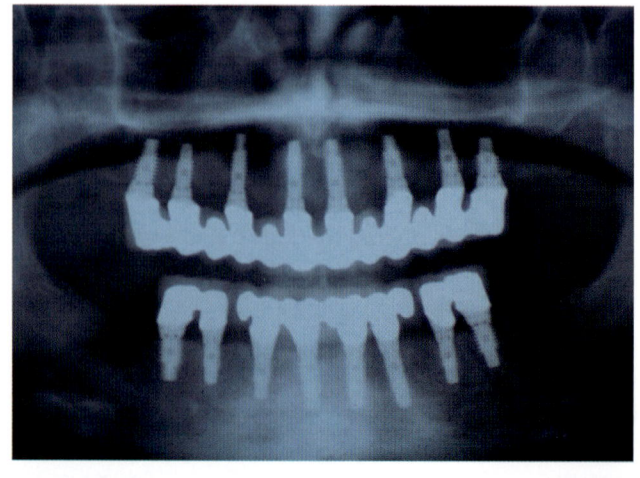

• **Figura 25.10** Forma do arco triangular tratada com oito implantes na maxila e prótese esplintada.

> **Boxe 25.3** Plano de tratamento 3: prótese fixa superior (PF-1, 2 ou 3).

Indicações: forma de arco triangular.
Implantes: 8
Posições (bilaterais):
  Incisivo central
  Canino
  Segundo pré-molar
  Primeiro molar

---

mais elevados ou baixa densidade óssea, dois implantes adicionais são planejados na metade distal da posição do segundo molar para melhorar a forma do arco. Isso resultará em um aumento da extensão A-P em comparação com a região do primeiro molar, que compensará os fatores de força aumentados ou a baixa densidade óssea (Figura 25.11). As diretrizes sobre o número e a posição do implante também podem neutralizar o efeito de um cantiléver incisal fora do rebordo ósseo anterior para uma posição dentária estética e é indicado para pacientes com parafunção crônica (como bruxismo).

A desvantagem dos implantes de segundo molar para um plano de tratamento ideal é o custo adicional do implante de segundo molar, possível enxerto ósseo e prótese. Além disso, muitos pacientes não têm um segundo molar existente no arco inferior. No entanto, a razão para essa posição do implante deve-se à transferência de força, não necessariamente para fins estéticos ou funcionais.

Opção 4 de tratamento com prótese fixa superior (maxilar): *all-on-four*

Hoje, na implantodontia, uma alteração nas opções de tratamento tornou-se popular para minimizar o tempo e os custos do tratamento, além da diminuição da morbidade do paciente. O conceito de tratamento *all-on-four* foi relatado por Maló et al.[28] em muitos estudos na tentativa de abordar esses objetivos na implantodontia atual. Em geral, a técnica *all-on-four* inclui a instalação de quatro implantes na maxila, com dois implantes instalados axialmente na região anterior e dois implantes posicionados na região posterior, angulados em 30 a 45°.[28] Embora a instalação de quatro implantes seja muito menor do que o que tem sido aceito há anos (ou seja, geralmente de seis a oito implantes necessários para uma prótese fixa superior) em implantodontia, altas taxas de sucesso de 93 a 98% foram demonstradas[29-32] (Boxe 25.4).

Maló et al.[28] afirmam que a técnica *all-on-four* na maxila utiliza uma densidade óssea mais favorável na região anterior, junto com implantes mais longos na região posterior que são angulados, o que aumenta a extensão A-P. Em um estudo de elemento finito, Zampelis et al.[33] concluíram que os implantes posteriores inclinados têm uma vantagem biomecânica em comparação aos implantes axiais em cantiléver. A técnica *all-on-four* é mais usada em situações de carga imediata (consulte o Capítulo 33).

Em conclusão, a técnica *all-on-four* demonstrou muitos resultados promissores na literatura. No entanto, uma seleção cuidadosa do paciente, aliada a um cirurgião experiente e protesista hábil, são essenciais para o sucesso do tratamento. Devido à pneumatização dos seios maxilares e à necessidade de enxerto ósseo em muitos casos, a técnica *all-on-four* permite evitar a anatomia do seio inclinando os implantes, o que, em última análise, aumenta a extensao A-P (Figura 25.12).

Planos de tratamento com próteses removíveis superiores (maxilar)

A principal vantagem da sobredentadura implantossuportada (SIS) em maxila quando comparada à prótese fixa é a capacidade de fornecer flange para o suporte labial superior e o baixo custo. Como consequência, antes da seleção de um tipo específico de prótese e para facilitar o diagnóstico, pode-se remover a flange labial acima dos dentes superiores da prótese existente (ou enceramento diagnóstico de uma nova prótese) e avaliar a aparência do lábio superior sem suporte.

As complicações da SIS superiores (maxilares), como desgaste do encaixe e fratura da prótese ou do componente, são mais frequentes do que em uma prótese fixa e ocorrem principalmente como resultado do volume inadequado de acrílico e resistência mínima da estrutura, em comparação a uma prótese fixa (Tabela 25.2).

Poucos estudos foram publicados comparando uma sobredentadura implantossuportada superior a uma inferior. A maioria dos estudos discute PR-5 com suporte de tecido mole posterior e retenção anterior do implante. De acordo com Goodacre et al.,[34] a prótese com a mais alta-taxa de insucesso do implante é a sobredentadura superior (taxa de insucesso de 19%). Em 1994, Palmqvist et al.[35] relataram resultados ruins semelhantes para um período de 5 anos, em estudo prospectivo multicêntrico em 30 maxilas e 103 mandíbulas. Jemt e Lekholm[36] relataram que a taxa de sobrevida dos implantes inferiores foi de 94,5%

● **Figura 25.11** O posicionamento ideal de sete implantes para um arco edêntulo superior inclui pelo menos uma posição de incisivo central, regiões de caninos bilaterais, segundos pré-molares e metade distal dos primeiros molares, bilateralmente. Em caso de fortes fatores de tensão, pode ser vantajoso inserir um implante anterior adicional e nas regiões de segundos molares bilateralmente (para aumentar a distância anteroposterior).

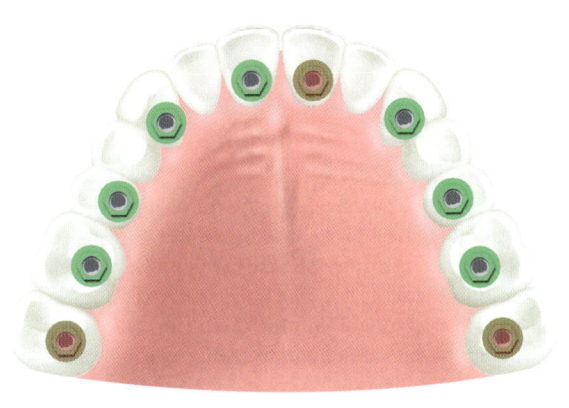

Sítio primário
Sítio secundário

> **Boxe 25.4** Plano de tratamento 4: prótese fixa superior (PF-1, 2 ou 3).

Indicações:
  Menor tempo de tratamento necessário
  Contraindicação para enxerto ósseo
  Baixos fatores de força
Implantes: 4
Posições (bilaterais):
  Anterior
  Posterior (angulado em 30 a 45°), anterior ao seio

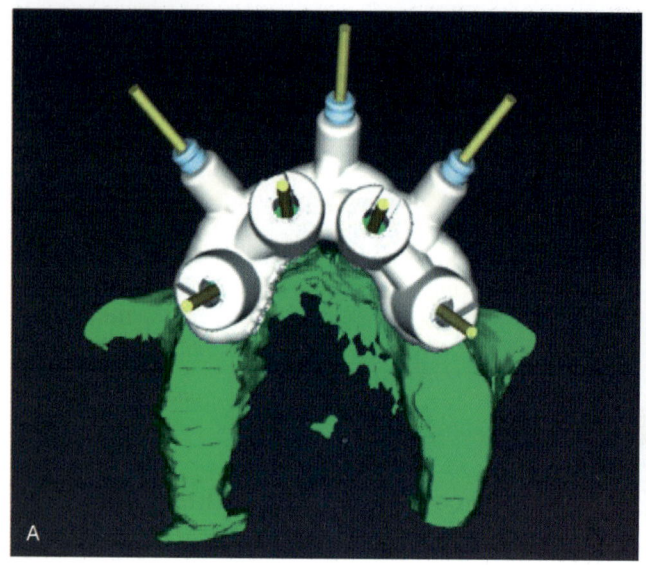

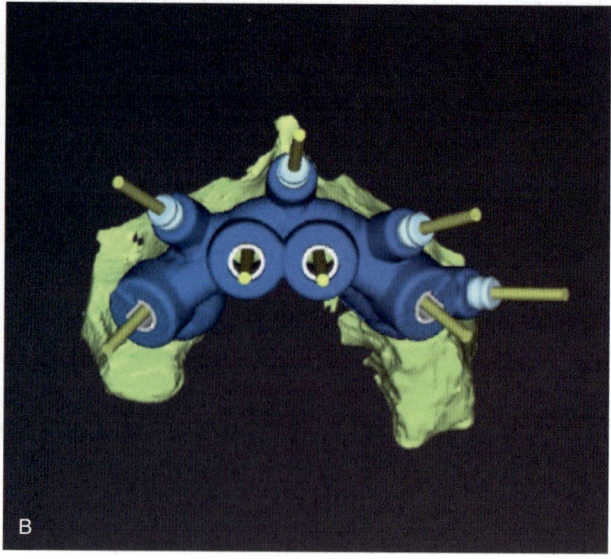

• **Figura 25.12** Protocolo *all-on-four*. **A** e **B.** Dois implantes instalados axialmente na região anterior e dois implantes instalados posteriormente, que são angulados com menos de 45° para evitar o seio maxilar.

versus 100% para próteses inferiores. Na maxila, a taxa de sobrevida do implante foi de 72,4%, e da prótese foi de 77,9%. Os autores sugeriram que o resultado do tratamento pode ser previsto pelo volume e quantidade óssea. Um estudo prospectivo de Johns et al.[11] relatou SIS superiores em 1, 3 e 5 anos.[9,37] Dezesseis pacientes foram acompanhados durante todo o estudo com uma taxa cumulativa de sucesso de 78% para próteses e 72% para implantes. Uma taxa de sobrevida combinada de implante superior e próteses removíveis foi relatada de 76,6%, em 5 anos.[11,37-39]

Alternativamente, Misch acompanhou 75 SIS superiores (PR-4) e 615 implantes, por 10 anos, com taxa de sobrevida para implantes em 97% e em 100% para próteses.[40] A principal diferença nessa modalidade de tratamento tem sido a SIS (PR-4) implantossuportada, retida e estável; um maior número de implantes; e as posições-chave dos implantes seguindo as diretrizes do plano de tratamento baseado em conceitos biomecânicos básicos para reduzir o insucesso e os riscos.

Opções de tratamento com sobredentadura implantossuportada superior (maxilar)

Apenas duas opções de tratamento estão disponíveis para SIS maxilares, enquanto cinco opções de tratamento estão disponíveis para a SIS mandibular. A diferença se deve principalmente às desvantagens biomecânicas da maxila, quando comparada às da mandíbula. Assim, as duas opções de tratamento são limitadas a uma PR-5 com quatro a seis implantes com suporte mucoso posterior, ou uma prótese PR-4 com seis a oito implantes (que são completamente suportados, retidos e estabilizados por implantes). O espaço para altura da coroa é crítico para sobredentaduras superiores, e com frequência a falta de espaço pode comprometer o posicionamento dentário quando comparada à situação mandibular. A necessidade de espaço para altura da coroa anterior da maxila é maior do que a dimensão posterior. É necessário um mínimo de 14 mm de espaço anterior para a altura da coroa e 12 a 14 mm de espaço posterior para a SIS (ou seja, barra retida) devido às maiores dimensões coronárias dos dentes anteriores e às localizações específicas (Figura 25.13).

Opção 1: sobredentadura implantossuportada PR-4 superior (maxilar)

A primeira opção para uma SIS superior é uma PR-4 com seis a oito implantes, que são rígidos durante a função (ou seja, o suporte primário ocorre por meio dos implantes, não pelo suporte do tecido mole) (Boxe 25.5). Esta opção é o desenho de SIS preferido porque mantém maior volume ósseo e fornece melhor retenção e confiança ao paciente quando comparada à prótese total ou PR-5. Devido ao palato ser removido dessa prótese (ou seja, em forma de ferradura), o suporte do tecido mole é perdido, exigindo assim um maior número de implantes. O custo do tratamento é semelhante ao de uma prótese fixa devido ao aumento no número de implantes necessários.

Infelizmente, muitos profissionais acreditam que uma sobredentadura PR-4 requer menos implantes e menos atenção à biomecânica da carga oclusal, apenas pelo fato de a prótese ser removível. Na opinião do autor, essa é a principal razão para uma alta taxa de insucesso dos implantes em uma SIS superior. Fatores combinados, como o custo reduzido, o medo do paciente com

Tabela 25.2	Comparação das próteses superiores.		
Fator	Prótese fixa (PF-1, 2 ou 3)	Prótese removível PR-4	Prótese removível PR-5
Psicológico	+++	++	+
Material	Zircônia, metalo-cerâmica, híbrida acrílica	Barra de titânio ou ouro Prótese acrílica	Barra de titânio ou ouro ou encaixes independentes Prótese acrílica
Suporte labial	+	+++	+++
Estética	Zircônia ou cerâmica ++	Acrílico ++	Acrílico ++
Fonética	+++	++	+
Função	+++	++	+
Sucesso a longo prazo	+++	++	+
Força de mordida	+	++	++
Higiene			

+++ = ótimo; ++ = melhor; + = bom.

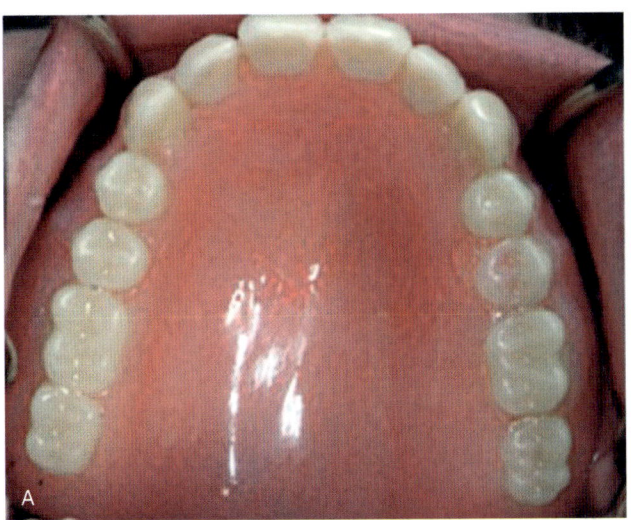

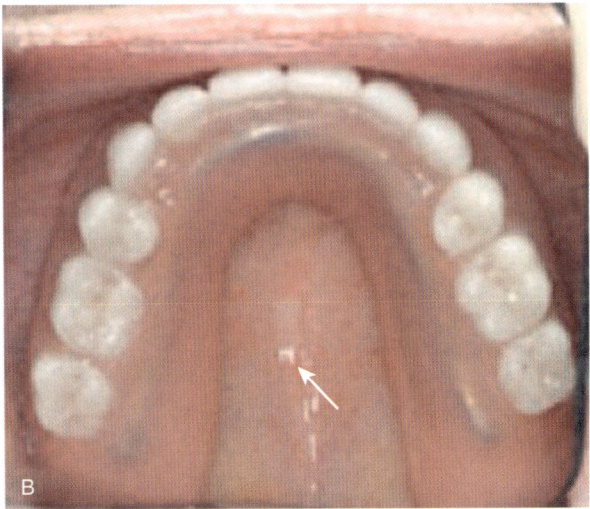

• **Figura 25.13 Sobredentaduras superiores**. **A.** PR-5: cobertura palatina completa para a qual o tecido mole fornece suporte primário e os implantes são para suporte secundário. **B.** PR-4: prótese em forma de ferradura que recebe seu suporte primário dos implantes e nenhum suporte do tecido mole. Observe a falta de suporte palatino (área de suporte de tensão primária).

Boxe 25.5 | Plano de tratamento 1: prótese removível superior (PR-4).

Indicações:
- Pacientes que não toleram cobertura total do palato
- Reflexo de vômito
- Pacientes que requerem prótese sem movimento

Design da prótese: prótese em forma de ferradura suportada por barra

Vantagens
- Menor cobertura palatal (formato de ferradura)
- Melhora na fala, no paladar
- Sem suporte de tecido mole, totalmente suportado por implantes
- Higiene mais fácil do que a prótese fixa

Desvantagens
- Palato removido: falta de volume de acrílico > fratura
- Custo: mais implantes
- Necessidade de osso posterior: enxertos sinusais

Posições (com base no formato do arco dentário)
- **Quadrado:** 6 implantes: canino bilateral, pré-molar e primeiro molar
- **Oval:** 7 implantes: caninos bilaterais, pré-molares e primeiros molares
- **Triangular:** 8 implantes: caninos bilaterais, pré-molares, primeiros molares e incisivo

---

relação a enxerto ósseo e a falta de treinamento avançado do profissional, são frequentemente determinantes e motivam a escolha de uma SIS superior.

O plano de tratamento para as sobredentaduras PR-4 superiores é semelhante ao de uma prótese fixa, porque a SIS é fixa durante a função. Duas das principais posições-chave dos implantes para a SIS PR-4 superior estão bilateralmente nos caninos e na metade distal dos primeiros molares. Essas posições dos implantes geralmente requerem o levantamento do seio na região dos molares. Os implantes posteriores adicionais estão localizados bilateralmente na região dos pré-molares, de preferência na região do segundo pré-molar. Além disso, frequentemente se faz necessário pelo menos um implante anterior entre os caninos. Seis implantes é o número mínimo para uma PR-4. Quando os fatores de força são maiores, as próximas áreas mais importantes são a região dos segundos molares (bilateralmente) para aumentar a distância A-P e melhorar a biomecânica do sistema. O esquema oclusal para a PR-4 é semelhante ao de uma prótese fixa: oclusão mutuamente protegida (a menos que seja antagonista de uma prótese total inferior) (Figura 25.14).

Opção 2: sobredentadura implantossuportada removível PR-5 maxilar

A segunda opção de tratamento para o arco superior é a PR-5 (Boxe 25.6). Uma prótese total convencional superior geralmente apresenta boa retenção, suporte e estabilidade. Apesar de uma SIS PR-5 superior ser melhor do que uma prótese total, muitos pacientes não veem grande diferença. As principais vantagens de uma SIS PR-5 superior são a manutenção do osso anterior e o fato de ser uma opção de tratamento menos onerosa em comparação a uma PR-4 ou prótese fixa. O tratamento é menos oneroso porque não são necessários levantamentos de seios bilaterais e implantes na região de molares. Esse plano de tratamento geralmente é utilizado, portanto, como uma transição para a PR-4 ou PF-3, quando as questões financeiras do paciente requerem um tratamento em etapas, ao longo de vários anos.

A primeira opção de tratamento para uma maxila completamente edêntula utiliza de quatro a seis implantes que suportam uma PR-5, dos quais pelo menos três estão posicionados na pré-maxila. Com base nos baixos índices de sucesso relatados na literatura, nos requisitos biomecânicos específicos e na baixa qualidade óssea, o menor número de implantes para uma sobredentadura superior PR-5 deve ser quatro, com um extensão A-P ampla. Os implantes-chave são posicionados nas regiões bilaterais de caninos e pelo menos um é inserido na posição de incisivo central ou lateral. Em alguns casos, a instalação do implante na região do incisivo central pode reduzir a quantidade de espaço disponível para a prótese. Implantes adicionais secundários podem ser instalados na região do primeiro ou segundo pré-molar. Nesses casos, devido à extensão A-P reduzida e ao implante na região do incisivo lateral como o mais anterior, a posição do segundo pré-molar também deve ser utilizada no lado contralateral (juntamente ao canino) para melhorar a extensão A-P. Quando os fatores de força são maiores, geralmente são indicados seis implantes para uma PR-5.

A SIS PR-5 superior é desenhada exatamente como uma prótese total com cobertura total do palato e flanges. Quando *locators* ou *O-rings* são utilizados para reter a prótese, eles podem ser

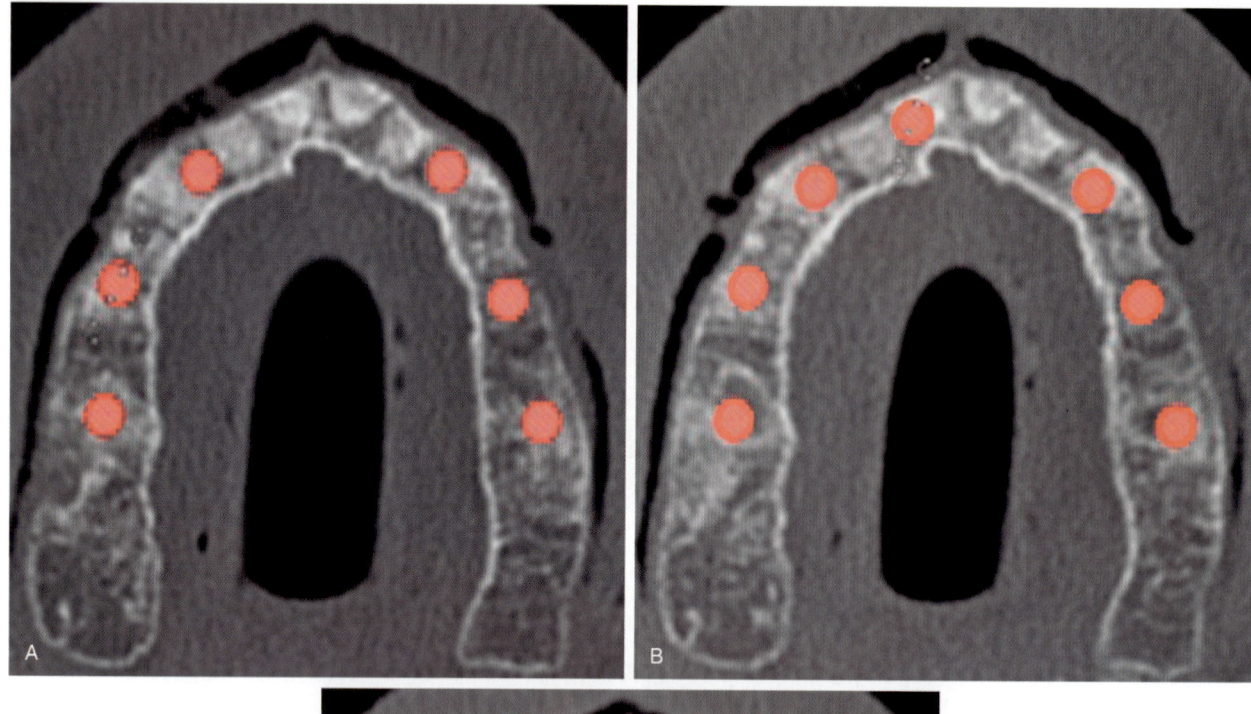

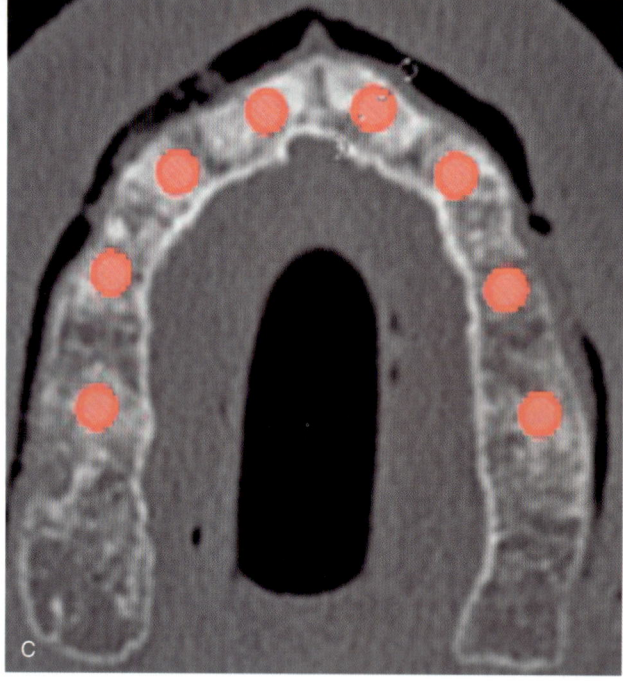

• **Figura 25.14** Opções de tratamento com sobredentadura PR-4. **A.** Arco quadrado – seis implantes. **B.** Oval – sete implantes. **C.** Triangular – oito implantes. Uma PR-4 é um tratamento planejado de forma semelhante a uma prótese fixa superior.

Boxe 25.6 — Plano de tratamento 1 com prótese removível superior (PR-5).

Indicações:
- Menor tempo de tratamento necessário
- Contraindicação para enxerto ósseo

Projeto de prótese: acessórios apenas – cobertura palatina completa (suporte primário do tecido mole)

Vantagens
- Maior retenção e estabilidade em comparação com uma prótese
- Manter o osso da pré-maxila
- Custo reduzido (~PR-4)

Desvantagens
- Requer palato completo (~suporte primário de tecido macio)
- Deve ter osso adequado na área anterior e de pré-molar
- Necessita de espaço adequado para altura da coroa

Posições (com base no formato do arco dentário)
- **Quadrado:** 4 implantes: caninos bilaterais, pré-molares e/ou incisivos
- **Oval:** 5 implantes: canino bilateral, pré-molar bilateral e incisivo
- **Triangular:** 6 implantes: caninos, incisivos e pré-molares bilaterais

posicionados mais distais do que um clipe de Hader, muitas vezes em posição distal imediata à posição do canino. A prótese deve poder se movimentar ligeiramente na região incisal durante a função, de forma que possa rotacionar na direção do tecido mole posterior em torno de um fulcro localizado na região do canino ou pré-molar. Os benefícios de uma sobredentadura PR-5 superior são o suporte no tecido mole e um suporte secundário dos implantes. Além disso, o benefício da manutenção óssea da pré-maxila é observado devido ao estímulo do implante (Figuras 25.15 e 25.16).

Resumo

SIS superiores podem ser tão previsíveis quanto sobredentaduras inferiores, quando considerações biomecânicas específicas para a maxila são incorporadas ao plano de tratamento. Em geral, isso requer implantes em maior número e maior conhecimento dos princípios protéticos.

Apenas duas opções de tratamento para SIS superior estão disponíveis. O menor número de implantes para esta restauração é de quatro a seis implantes para sustentar a PR-5. Uma SIS rígida

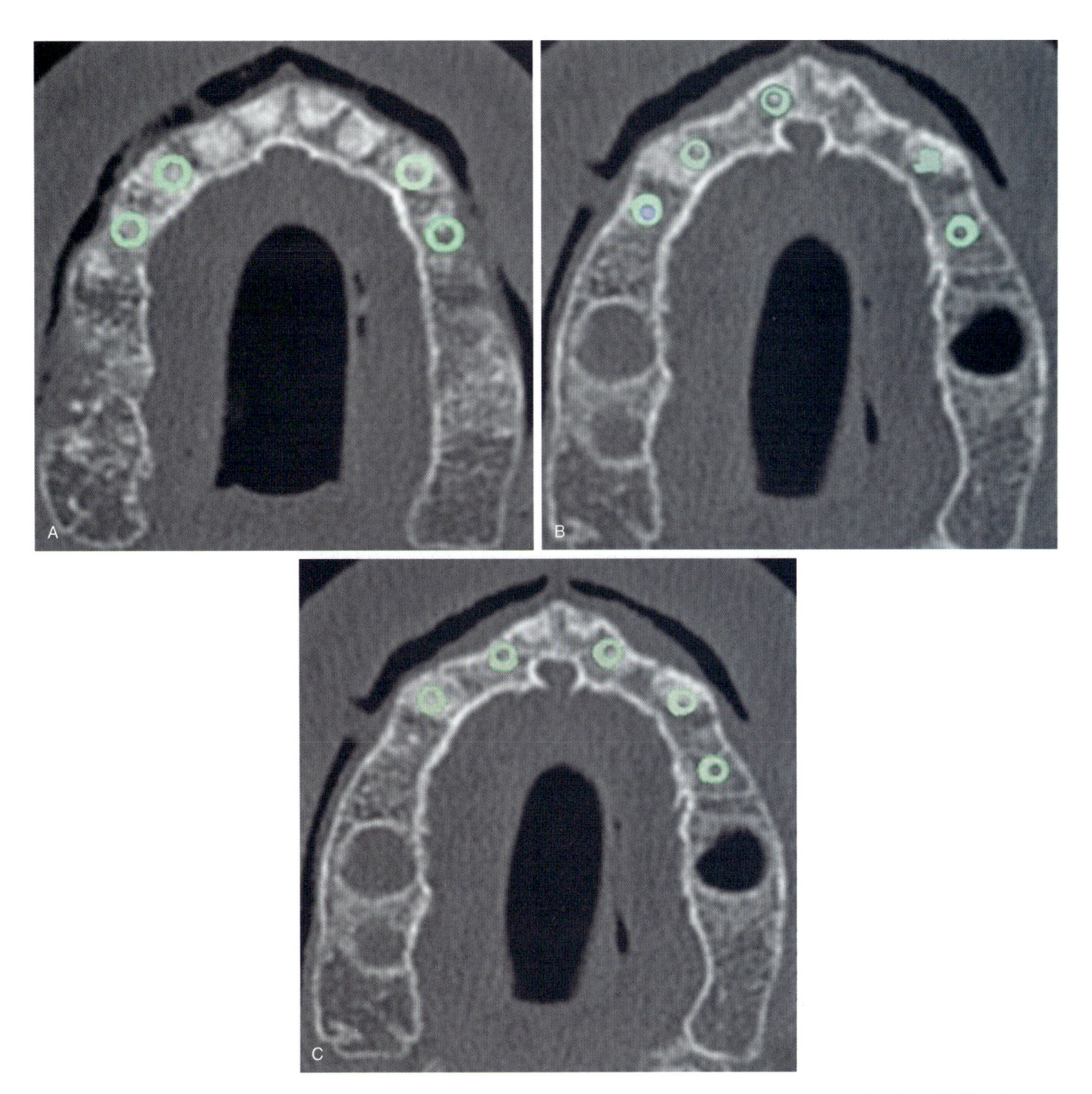

● **Figura 25.15 Opções de tratamento PR-5. A.** Quatro implantes em posições na região de caninos e primeiros pré-molares. **B.** Cinco implantes na posição dos caninos, primeiros pré-molares e incisivo central/lateral. **C.** Cinco implantes em caninos, um implante em pré-molar e incisivos centrais/laterais. Deve-se ter cuidado para não remover a cobertura do palato da PR-5.

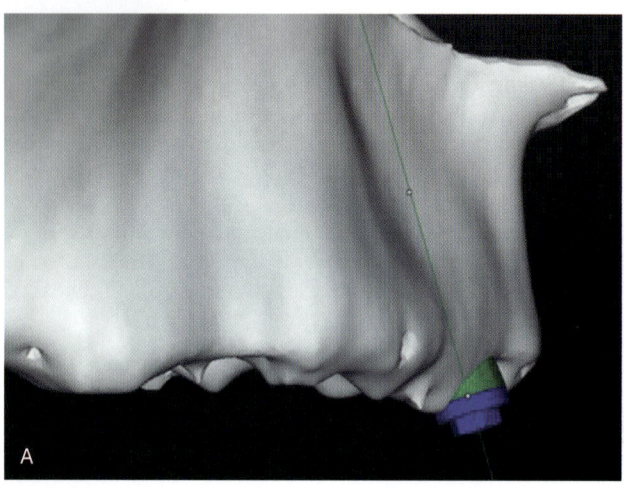

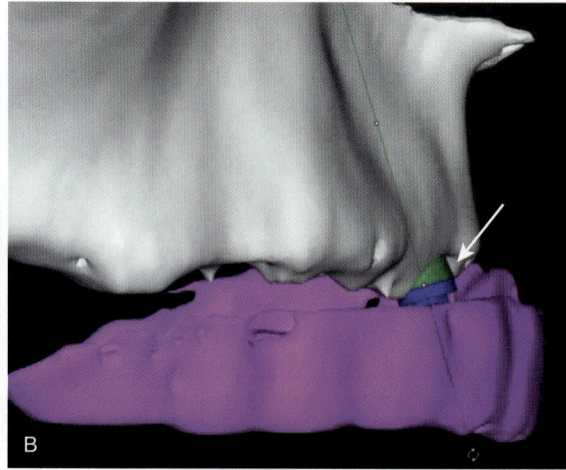

• **Figura 25.16 Instalação de implante do incisivo central. A.** Em arcos com formato triangular, a instalação de um implante na região do incisivo central pode colidir com a prótese. **B.** Posicionamento do implante que resulta em espaço inadequado para a prótese. Portanto, pode ser necessário colocar os implantes na posição centro-lateral ou lateral para permitir maior espaço protético.

(PR-4) geralmente requer a instalação de sete ou mais implantes. Em outras palavras, SIS superiores são completamente diferentes das inferiores. Na maxila completamente edêntula, uma SIS é muitas vezes o tratamento de escolha. Ao contrário da mandíbula, o lábio superior frequentemente requer suporte adicional como consequência da perda óssea. Uma linha labial ideal expõe as papilas interdentais entre os dentes anteriores. O uso de sobredentaduras para substituir os tecidos duro e mole é mais fácil do que tentar essa substituição por meio de enxertos ósseos e de tecido mole, ou por próteses em zircônia.

Uma SIS totalmente implantossuportada (PR-4) requer o mesmo número e posição de implantes que uma prótese fixa. Desse modo, são indicados levantamento de seio e implantes anteriores, independentemente de a prótese ser fixa ou removível. A falta de paladar é uma complicação comum que surge quando quatro a seis implantes são instalados e uma SIS PR-4 sem palato é confeccionada. Sem o suporte primário na região palatina, os implantes são frequentemente submetidos ao aumento dos fatores de força, aumentando, assim, as complicações e a morbidade.

Referências bibliográficas

1. Tjan AH, Miller GD, The JG. Some aesthetic factors in a smile. *J Prosthet Dent.* 1984;51:24–28.
2. Misch CE. *Premaxilla Implant Considerations: Surgery and Fixed Prosthodontics. Contemporary Implant Dentistry.* St. Louis, MO: Mosby Year Book; 1993:427–431.
3. Block Michael S. Maxillary fixed prosthesis design based on the preoperative physical examination. *J Oral Maxillofac. Surg.* 2015;73(5):851–860.
4. Lee CK, Agar JR. Surgical and prosthetic planning for a two-implant-retained mandibular overdenture: a clinical report. *J Prosthet Dent.* 2006;95:102–105.
5. Trakas Theodoros, et al. Attachment systems for implant retained overdentures: a literature review. *Implant Dentistry.* 2006;15(1):24–34.
6. Jivraj S, Chee W, Corrado P. Treatment planning of the edentulous maxilla. *Br Dent J.* 2006;201:5.
7. Naert I, DeClercq M, Theuniers G, et al. Overdentures supported by osseointegrated fixtures for the edentulous mandible. A 2.5 year report. *Int J Oral Maxillofac Impl.* 1988;3:191–196.
8. Jemt T. Fixed implant-supported prostheses in the edentulous maxilla. A five-year follow-up report. *Clin Oral Implants Res.* 1994;5(3):142–147.
9. Hutton JE, Heath MR, Chai JY, et al. Factors related to success and failure rates at 3-year follow-up in a multicenter study of overdentures supported by Brånemark implants. *Int J Oral Maxillofac Implants.* 1995;10:33–42.
10. Enquist B, Bergendal T, Kallus T. A retrospective multicenter evaluation of osseointegrated implants supporting overdentures. *Int J Oral Maxillofac Implants.* 1988;3:129–134.
11. Johns RB, Jemt T, Heath MR, et al. A multicenter study of overdentures supported by Brånemark implants. *Int J Oral Maxillofac Implants.* 1992;7:513–522.
12. Bergendal T, Enquist B. Implant-suppported overdentures: a longitudinal prospective study. *Int J Oral Maxillofac Implants.* 1998;13:253–262.
13. Hooghe M, Naert I. Implant supported overdentures—The Leuven experience. *J Dent.* 1997;25(1):25–32.
14. Smedberg JI, Nilner K, Frykholm A. A six-year follow-up study of maxillary overdentures on osseointegrated implants. *Eur J Prosthodont Restor Dent.* 1999;7:51–56.
15. Kiener P, Oetterli M, Mericske E, Mericske-Stern R. Effectiveness of maxillary overdentures supported by implants: maintenance and prosthetic complications. *I J Prosthodont.* 2001;14:133–140.
16. Mericske-Stern R, Oetterli M, Kiener P, Mericske E. A follow-up study of maxillary implants supporting an overdenture: clinical and radiographic results. *Int J Oral Maxillofac Implants.* 2002;17:678–686.
17. Narhi TO, Hevinga M, Voorsmit RA, Kalk W. Maxillary overdentures retained by splinted and unsplinted implants: a retrospective study. *Int J Oral Maxillofac Implants.* 2001;16:259–266.
18. Widbom C, Soderfeldt B, Kronstrom M. A retrospective evaluation of treatments with implant-supported maxillary overdentures. *Clin Implant Dent Relat Res.* 2005;7:166–172.
19. Shannon IL, Terry JM, Nakamoto RY. Palatal coverage and parotid flow rate. *J Prosthet Dent.* 1970;24:601–607.
20. Strain JC. The influence of completed dentures upon taste perception. *J Prosthet Dent.* 1952;2:60–67.
21. Giddon DB, Dreisbach ME, Pfaffman C, Manley RS. Relative abilities of natural and artificial dentition patients for judging the sweetness of solid foods. *J Prosthet Dent.* 1954;4:263–268.
22. Watson RM, Jemt T, Chai J, et al. Prosthodontic treatment, patient response and the need for maintenance of complete implant-supported overdentures: an appraisal of 5 years of prospective study. *Int J Prosthodont.* 1997;10:345–354.
23. Ekfeldt A, Johansson LA, Isaksson S. Implant-supported overdenture therapy: a retrospective study. *Int J Prostho- dont.* 1997;10:366–374.
24. Bryant SR, MacDonald-Jankowski D, Kwonsik K. Does the type of implant prosthesis affect outcomes for the completely edentulous arch? *Int J Oral Maxillofac Implants.* 2007;22:117–139.

25. Ivanoff CH, Grondahl K, Bergstrom C, et al. Influence of bicortical or monocortical anchorage on maxillary implant stability: a 15-year retrospective study of Brånemark system implants. *Int J Oral Maxillofac Implants*. 2000;15:103–110.
26. Jemt T, Bergendal B, Arvidson K, et al. Implant-supported welded titanium frameworks in the edentulous maxilla: a 5-year prospective multicenter study. *Int J Prosthodont*. 2002;15:544–548.
27. Engfors I, Ortorp A, Jemt T. Fixed implant-supported prostheses in elderly patients: a 5-year retrospective study of 133 edentulous patients older than 79 years. *Clin Implant Dent Relat Res*. 2004;6:190–198.
28. Maló Paulo, Rangert Bo, Dvärsäter Lisbeth. Immediate function of Brånemark implants in the esthetic zone: a retrospective clinical study with 6 months to 4 years of follow-up. *Clin Implant Dent Relat Res*. 2000;2(3):138–146.
29. Fortin Y, Sullivan RM, Rangert BR. The Marius implant bridge: surgical and prosthetic rehabilitation for the completely edentulous upper jaw with moderate to severe resorption: a 5-year retrospective clinical study. *Clin Implant Dent Relat Res*. 2002;4:69–77.
30. Rocci A, Martignoni M, Gottlow J. Immediate loading in the maxilla using flapless surgery, implants placed in predetermined positions, and prefabricated provisional restorations. A restrospective 3-year clinical study. *Clin Implant Dent Relat Res*. 2003;5:S29–S36.
31. Olsson M, Urde G, Andersen E, Sennerby L. Early loading of maxillary fixed cross-arch dental prostheses supported by six or eight oxidized titanium implants: results after 1 year of loading, case series. *Clin Implant Dent Relat Res*. 2003;5:S81–S87.
32. Fischer K, Stenberg T. Three-year data from a randomized, controlled study of early loading of single-stage dental implants supporting maxillary full-arch prostheses. *Int J Oral Maxillofac Implants*. 2006;21:245–252.
33. Zampelis A, Rangert B, Heijl L. Tilting of splinted implants for improved prosthodontic support: a two-dimensional finite element analysis. *J Prosthet Dent*. 2007;97:S35–S43.
34. Goodacre CJ, Bernal G, Rungcharassaeng K, et al. Clinical complications with implants and implant prostheses. *J Prosthet Dent*. 2003;90:121–132.
35. Palmqvist S, Sondell K, Swartz B. Implant-supported maxillary overdentures: outcome in planned and emergency cases. *Int J Oral Maxillofac Implants*. 1994;9:184–190.
36. Jemt T, Lekholm U. Implant treatment in edentulous maxillae: a 5-year follow-up report on patients with different degrees of jaw resorption. *Int J Oral Maxillofac Implants*. 1995;10:303–311.
37. Jemt T, Chai J, Harnett J, et al. A 5-year prospective multi-center follow-up report on overdentures supported on osseointegrated implants. *Int J Oral Maxillofac Implants*. 1996;11:291–298.
38. Chan MF, Narhito, de Bart C, et al. Treatment of the atrophic edentulous maxilla in the implant supported overdentures: a review of the literature. *Int J Prosthodont*. 1998;11:7–15.
39. Cox JF, Zarb GA. The longitudinal clinical efficacy of osseointegrated dental implants: a 3-year report. *Int J Oral Maxillofac Implants*. 1987;2:91–100.
40. Misch CE. *Dental Implant Prosthetics-E-Book*. St. Louis, MO. Elsevier. 2004.

PARTE 6

Cirurgia de Implante

26 | Técnicas Cirúrgicas Básicas e Instrumental, *604*
27 | Protocolo Cirúrgico de Instalação do Implante, *644*
28 | Posicionamento Ideal do Implante, *670*
29 | Instalação de Implante na Região Anterior da Maxila, *706*
30 | Implicações Anatômicas Mandibulares para a Cirurgia de Implante Dental, *737*
31 | Complicações com Implantes Dentais, *770*
32 | Protocolo Cirúrgico de Instalação Imediata do Implante, *828*
33 | Carga Imediata/Restauração em Implantologia, *858*

26
Técnicas Cirúrgicas Básicas e Instrumental

CHRISTOPHER R. RESNIK E RANDOLPH R. RESNIK

Métodos básicos de cirurgia odontológica eram praticados no início dos tempos romanos, quando os tecidos gengivais doentes eram excisados com instrumentos e sem anestésico local. Hoje, muitos dos princípios dos procedimentos cirúrgicos modernos são baseados nos ensinamentos de William Stewart Halsted, MD, o "pai da cirurgia moderna". Halsted, um cirurgião americano e cofundador do Hospital Johns Hopkins, desenvolveu princípios cirúrgicos no fim do século XIX que ainda são usados universalmente. Ele enfatizou uma técnica asséptica estrita e princípios de manuseio dos tecidos para se obter taxas previsíveis de sucesso cirúrgico em tecidos moles. Ele determinou que o manuseio suave dos tecidos lacerados ajudaria na cicatrização, causando menos danos aos vasos e nervos que suprem o campo operatório. Com o seu trabalho, resultaram os "Princípios de Halsted", que ajudaram a orientar os princípios da cirurgia em todas as disciplinas médicas[1] (Boxe 26.1).

A cirurgia de implante dental abrange ampla gama de procedimentos envolvendo os tecidos duros e moles da cavidade oral. Os procedimentos variam desde simples exodontia até desafios técnicos de boca inteira, enxerto ósseo e procedimentos de implante. O implantodontista deve ter uma base sólida dos princípios cirúrgicos básicos, de modo que complicações potenciais sejam evitadas. A maioria dos procedimentos de implante, instrumentos e arsenais específicos, bem como protocolos, foi desenvolvida para facilitar os procedimentos. Com esses princípios básicos em mente, protocolos cirúrgicos e princípios biológicos foram desenvolvidos no campo da implantologia oral. Ao longo dos anos, o tratamento cirúrgico do paciente com implante dental tem levado a uma prática baseada em evidências e à introdução de técnicas e instrumentos aprimorados. Portanto, este capítulo enfatizará os princípios cirúrgicos básicos que devem ser idealmente utilizados durante os procedimentos relacionados aos implantes. Além disso, será discutida uma revisão abrangente do instrumental cirúrgico.

Design do retalho

Retalhos cirúrgicos são feitos para se obter acesso a uma área cirúrgica ou para realocar o tecido de uma área para outra. Ao longo dos anos, o *design* do retalho mucogengival usado na implantologia mudou drasticamente. O uso da tecnologia tem permitido colocação mais precisa e ideal de implantes e enxertos ósseos, além de melhores técnicas de manuseio dos tecidos e preservação do suprimento sanguíneo. Nos primeiros anos da implantologia oral, a maioria das cirurgias era concluída com um retalho completo agressivo da área cirúrgica, incluindo incisões de liberação total que traumatizavam o tecido e comprometiam o suprimento sanguíneo. Seguindo o protocolo original de Brånemark, os implantes eram instalados abaixo do tecido e deixados para se integrar por 4 a 6 meses, antes de uma segunda cirurgia para reabrir e colocar um pilar de cicatrização (técnica de estágio 2). Na década de 1990, uma técnica de cirurgia mais conservadora e de estágio único tornou-se popular, envolvendo a colocação de um pilar de cicatrização no momento da instalação do implante. Esse procedimento apresentou resultados notáveis, com diminuição da morbidade. Então, na década de 2000, a instalação imediata de implantes tornou-se popular e os avanços na cirurgia guiada permitiram o advento da cirurgia "sem retalho", que resultou em muito menos trauma. Com o avanço da tecnologia, os clínicos agora podem imprimir guias cirúrgicos em 3D, em seus consultórios, baseados em imagens tomográficas computadorizadas de feixe cônico para a instalação ideal do implante e anatomia precisa, o que resultou em maior precisão com técnicas sem retalho. Porém, a cirurgia sem retalho não é indicada em todos os casos e certamente pode levar à maior morbidade. Portanto, é imperativo que o implantodontista entenda os princípios básicos do *design* do retalho.

O tipo de retalho usado na cirurgia varia dramaticamente, com muitos dos critérios de *design* baseados na finalidade e na área anatômica do sítio cirúrgico. Os *designs* dos retalhos podem ser classificados pelo tipo de tecido (espessura total ou parcial) e pelo número e tipos de incisões usadas para criá-los (envelope, preservação da papila, triangular, trapezoidal, vestibular etc.).

Ao desenvolver o *design* de retalho ideal, alguns princípios básicos se aplicam a todos os retalhos usados em implantodontia.

Boxe 26.1 Princípios de Halsted.

1. Manuseio suave dos tecidos
2. Técnica asséptica
3. Dissecção anatômica nítida dos tecidos
4. Hemostasia cuidadosa, utilizando material de sutura fino e não irritante em quantidade mínima
5. Obliteração do espaço morto na ferida
6. Prevenção da tensão
7. Importância do trauma para o pós-operatório do sítio cirúrgico

Manutenção do suprimento sanguíneo

O objetivo principal de qualquer *design* de retalho é reter e maximizar o suprimento sanguíneo nativo para nutrir continuamente o tecido circundante e o osso.[2] Se o suprimento sanguíneo for interrompido para a margem da ferida, teoricamente a saúde do tecido pode ser comprometida, o que pode levar à má cicatrização da ferida. Foi demonstrado que três fatores essenciais são necessários para manter e regenerar a qualidade do tecido mole com procedimentos relacionados ao implante: (1) preservação do suprimento sanguíneo para a papila adjacente, (2) preservação do osso na região dos dentes adjacentes e (3) formação de tecido cicatricial mínimo durante a cirurgia.[3] Quando o tecido mole se torna rígido e não flexível como resultado de manipulação cirúrgica traumática ou intervenções cirúrgicas anteriores, pode não haver a adaptação ou flexibilidade ideal em torno do implante dental ou da prótese.[4]

Mais importante ainda na zona estética, é imperativo manter a papila. A vascularização do tecido papilar é fornecida por várias anastomoses vasculares que cruzam a crista alveolar. Se ocorrerem incisões repetidas e trauma ao suprimento vascular, a formação de tecido cicatricial resultará na ativação prematura dos fibroblastos para formar o excesso de tecido fibrótico. Esse tipo de tecido costuma ser difícil de manipular e pode causar recessão e complicações estéticas. Um nível exagerado de eritema, edema e desconforto pode ser indicativo de suprimento sanguíneo comprometido.[5]

A base do retalho é importante para a manutenção do suprimento sanguíneo. Idealmente, o retalho deve ser sempre mais largo do que a margem livre (ou seja, área da crista) para preservar o suprimento sanguíneo. Todas as áreas do retalho devem ter uma fonte de vascularização ininterrupta para evitar a necrose isquêmica do retalho.[6] Idealmente, os retalhos devem ter lados que convergem, movendo-se da base para o ápice (crista). O comprimento do retalho geralmente não deve exceder o dobro da largura da base. A base do retalho não deve ter pressão significativa ou estar excessivamente esticada ou torcida, o que pode comprometer o suprimento sanguíneo (Figura 26.1).

Design do retalho para fornecer acesso

O *design* do retalho deve fornecer acesso suficiente para propiciar a visualização necessária de toda a área cirúrgica. O acesso adequado também deve existir para a inserção dos instrumentos necessários para realizar a cirurgia e rebater o tecido, mantendo o acesso. O retalho deve ser mantido fora do campo operatório por um afastador que, idealmente, deve estar apoiado no osso intacto sem tensão. O excesso de tensão provavelmente resultará em trauma do tecido e aumento do edema.[7] Se houver aumento do edema, o paciente pode sentir maior desconforto e há maior possibilidade de abertura da linha de incisão ou cicatrização comprometida (Figura 26.2).

Retalho de espessura total

O retalho deve ser mucoperiosteal de espessura total que incluirá a superfície da mucosa, submucosa e periósteo. Como a cirurgia de implante geralmente requer acesso ao osso alveolar subjacente, todo o tecido deve ser suficientemente rebatido. Além disso, os retalhos de espessura total são ideais porque o periósteo é o principal tecido responsável pelo processo de consolidação óssea, e a recolocação do periósteo em sua posição original acelera esse processo de cicatrização. Além disso, o tecido incisionado, dividido e macerado cicatriza muito mais lentamente do que um retalho de espessura total rebatido de forma limpa, retardando assim o processo de cicatrização.[8]

Um bisturi afiado deve ser usado para marcar o osso a fim de se obter uma reflexão de espessura total, garantindo a penetração completa através das camadas de tecido. Ao refletir (rebater) o tecido, o osso subjacente deve ser "raspado", minimizando a possibilidade de um retalho de espessura parcial. Deve-se ter cuidado ao refletir o tecido para separá-lo do osso. Ao usar um elevador periosteal (p. ex., Molt 2-4), a borda da ponta deve sempre repousar sobre o osso para evitar rasgar o retalho de tecido (Figura 26.3).

Minimizar trauma tecidual

O manuseio meticuloso é necessário para minimizar o trauma ao tecido mole. Usar adequadamente de pinças de tecido apropriado

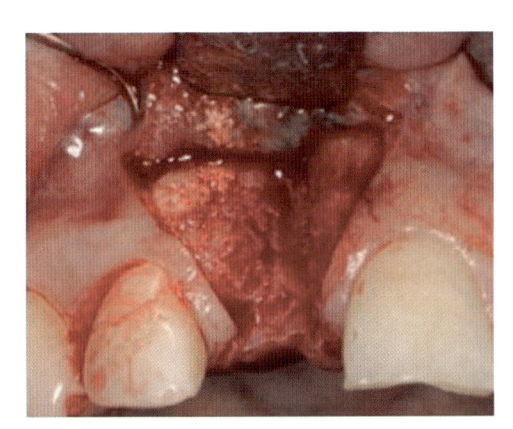

• **Figura 26.1** *Design* de retalho ideal, com incisão ampla na base, que preserva o suprimento sanguíneo. Observe como a largura da base da incisão é muito maior do que a crista.

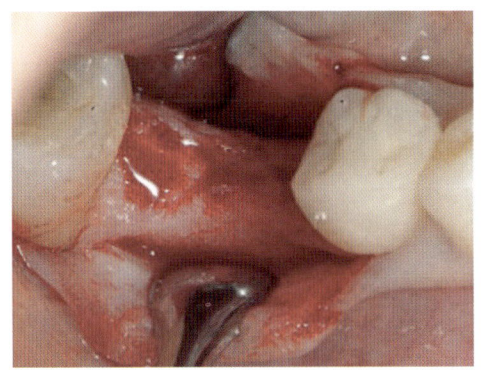

• **Figura 26.2** O *design* do retalho fornece acesso suficiente para visualizar todo o campo cirúrgico. Um retalho muito pequeno levará ao alongamento do tecido e ao aumento da inflamação.

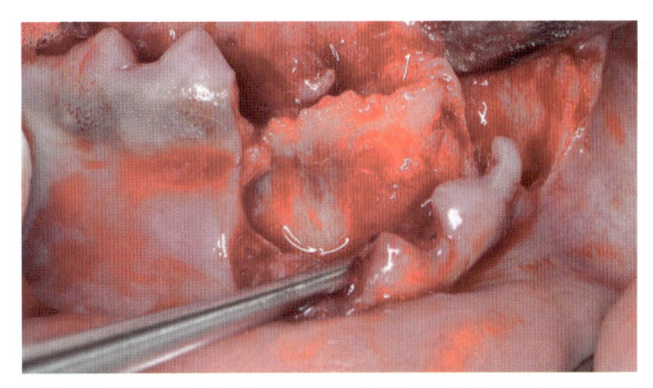

• **Figura 26.3** Reflexão de espessura total com instrumento Molt 2-4.

e evitar sucção excessiva pelo assistente e suturas "*tie-back*" contribuem para melhorar o manejo do retalho. Coletores de tecido sem travamento (p. ex., pinça Adson) são comumente utilizados para manter os tecidos moles no lugar ao retrair o tecido ou durante o processo de sutura. Existem vários *designs* de pinças de tecido, os mais comuns são os de pontas lisas, pontas hachuradas ou dentes serrilhados (muitas vezes chamados de *dentes de rato*). As pinças dentadas serrilhadas usadas em tecidos resultarão em mais danos ao tecido porque podem rasgá-lo, enquanto as pinças de superfície lisa tendem a ser muito mais suaves para o tecido.

Os afastadores de tecido devem ser selecionados e colocados em uma posição para evitar pressão indevida no retalho. Manter os afastadores no osso e não no tecido minimizará o trauma ao tecido. A pressão e a tensão excessivas no retalho do tecido prejudicam a circulação sanguínea, alteram a cicatrização fisiológica da ferida cirúrgica e predispõem a ferida à colonização bacteriana, o que pode levar à abertura da linha de sutura (Figura 26.4).[9]

Incisões de liberação vertical

As incisões de liberação vertical podem ser feitas para manter o suprimento sanguíneo e diminuir a tensão no retalho. Normalmente, o suprimento sanguíneo primário é para o retalho vestibular, que provém da mucosa móvel não queratinizada. As incisões de liberação vertical frequentemente são feitas até a altura da junção mucogengival, e alargadas 45° para permitir a propagação do tecido e a manutenção do suprimento sanguíneo.[10] As incisões de liberação vertical não devem ser feitas sobre proeminências ósseas (p. ex., eminência canina), pois isso aumentará a tensão na linha da sutura e pode aumentar a possibilidade de abertura da linha de incisão. Além disso, muitas vezes é difícil suturar nessas áreas, visto que o tecido tende a ser muito fino (Figura 26.5).

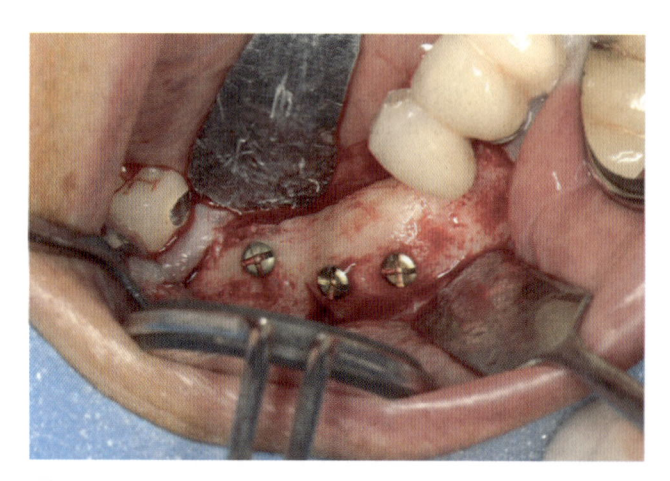

• **Figura 26.4** Os afastadores de tecido devem ser posicionados idealmente no osso para fornecer acesso ideal ao campo cirúrgico e minimizar o trauma ao tecido e às estruturas vitais.

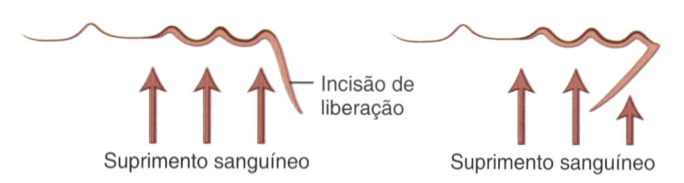

• **Figura 26.5** As incisões de liberação vertical são necessárias para fornecer acesso ao campo cirúrgico e evitar o excesso de pressão nos retalhos do tecido. A incisão de liberação correta está à esquerda, a qual mantém o suprimento sanguíneo. O *design* incorreto do retalho é ilustrado à direita, pois o suprimento sanguíneo é interrompido devido à localização da incisão de liberação.

Manter as margens do retalho sobre o osso

O *design* do retalho de tecido mole também deve ter as margens da ferida sobre o osso hospedeiro sempre que possível. Isso é especialmente importante ao aproximar tecido sobre enxertos ósseos ou membranas de barreira. O osso hospedeiro fornece fatores de crescimento para as margens e permite que o periósteo se regenere mais rapidamente no local.[11] As margens distais ao retalho elevado devem exibir mínima reflexão. O retalho palatino e os tecidos vestibulares distais ao retalho refletido geralmente não são elevados do osso palatino (i. e., a menos que o aumento seja necessário) porque o suprimento sanguíneo para a linha de incisão ficará comprometido. Em alguns casos, a reflexão do tecido mole distal ao local da cirurgia pode ser dividida em espessura para manter o periósteo no osso ao redor da linha de incisão. Isso melhorará a vascularização precoce da linha de incisão e a adesão das margens para reduzir a retração durante a cicatrização inicial.

Prevenir a dessecação do tecido

Os tecidos devem ser mantidos em ambiente úmido sem períodos prolongados de dissecação.[12] Se ocorrer o ressecamento excessivo dos tecidos, há menor probabilidade de ocorrer o fechamento completo da ferida. Se as margens do tecido ficarem desidratadas, irrigações periódicas com soro fisiológico estéril (cloreto de sódio a 0,9%) ou gaze umedecida com soro fisiológico podem ser usadas.

Mobilidade do retalho

A passividade do retalho é fundamental para o sucesso da cicatrização de feridas nos tecidos moles. Quando as suturas são posicionadas muito apertadas para superar a tensão residual do retalho, pode haver alteração do suprimento sanguíneo, reduzindo a patência do vaso e prejudicando a vascularização.[13] A tensão excessiva do retalho é o fator causal mais frequente que leva à abertura da linha de sutura.[14] A melhor maneira de evitar isso é por meio de incisão e *design* de retalho apropriados, uso de incisões de liberação periosteal (ILPs) e dissecção romba ("alongamento do tecido").

As técnicas anteriores para expandir o tecido utilizavam principalmente a reflexão do tecido mais apical e a pontuação horizontal do periósteo paralela à incisão primária. Historicamente, a abordagem vestibular por Brånemark permitiu a visualização ideal de marcos anatômicos, sutura remota da área cirúrgica, cobertura completa do tecido, bem como fechamento primário previsível e cicatrização.[15] As desvantagens pós-operatórias dessa abordagem incluem distorção do vestíbulo e outros pontos de referência anatômicos, edema, dificuldade de remoção da sutura e desconforto cumulativo do paciente.[16]

Langer e Langer[17] documentaram o uso de retalhos de espessura parcial sobrepostos. Essa abordagem resulta na extensão da superfície coronal do retalho vestibular ou palatino, permitindo o fechamento por intenção primária ao redor do local, de maneira sobreposta. Isso geralmente é eficaz para o fechamento primário quando é necessário um avanço inferior a 5 mm do retalho (Figura 26.6).

Uma técnica do espaço submucoso, desenvolvida por Misch[18] no início dos anos 1980, é um método eficaz para expandir o tecido sobre enxertos maiores (mais de 15 Å ~ 10 mm de altura e largura) (Boxe 26.2).

A utilidade da incisão periosteal para obter a liberação do retalho foi estudada por Park.[19] O autor observou que os retalhos poderiam ser avançados em até 171,3% (mais de 1½ do seu comprimento original) por duas incisões verticais e uma ILP sob a tensão mínima

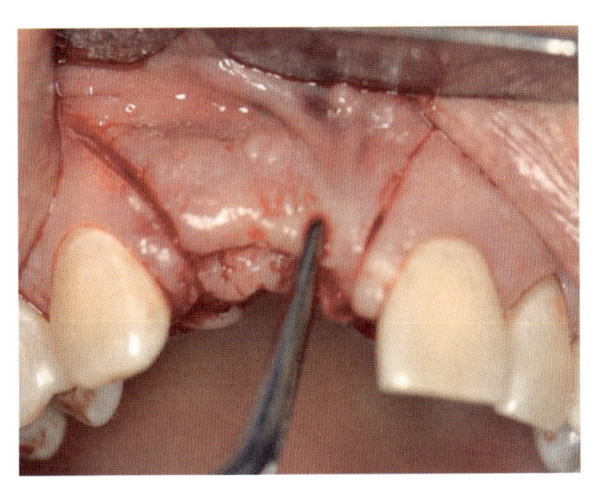

• **Figura 26.6** Retalho com excesso de tensão aumenta a possibilidade de abertura da linha de incisão.

> **Boxe 26.2** Técnica do espaço submucoso.
>
> 1. Um retalho vestibular de espessura total primeiro é elevado do osso vestibular aproximadamente 5 mm acima da altura do vestíbulo.
> 2. Uma incisão com bisturi, de 1 a 2 mm de profundidade, é feita através do periósteo, paralela à incisão da crista e 3 a 5 mm acima da altura vestibular do mucoperiósteo. Esta incisão rasa é feita em toda a extensão do retalho vestibular e pode até estender-se acima e além das incisões de liberação vertical. Deve-se ter o cuidado de fazer essa incisão acima da junção mucogengival; caso contrário, o retalho pode ser perfurado e retardar a cicatrização do tecido mole.
> 3. Tesouras de tecido mole (p. ex., Metzenbaum) são utilizadas na técnica de dissecção de bloco, para se criar um túnel apical ao vestíbulo e acima do periósteo não refletido. A tesoura é fechada e empurrada através da incisão inicial do bisturi com aproximadamente 10 mm de profundidade e, em seguida, aberta lentamente.
> 4. Este espaço submucoso é paralelo à superfície da membrana (não é profundo em direção ao osso sobrejacente) e acima do periósteo não refletido. A espessura do retalho vestibular deve ser de 3 a 5 mm, pois a tesoura fica paralela à superfície. Esse túnel é expandido com a tesoura de tecido vários milímetros acima e distal às incisões de relevo vertical.
> 5. O espaço submucoso é desenvolvido e o retalho é avançado na distância do "túnel" e colocado sobre o enxerto para aproximar o tecido para fechamento primário sem tensão. Idealmente, o retalho vestibular deve ser capaz de avançar sobre o enxerto e ultrapassar a margem do retalho lingual em mais de 5 mm. O retalho vestibular pode então ser devolvido à margem do retalho lingual e suturado. Esse procedimento de tecido mole é realizado antes de preparar a região hospedeira para qualquer tipo de enxerto ósseo ou aumento ao redor de um implante.

de 5 g, enquanto uma ou duas incisões verticais sem ILP poderiam avançar o retalho apenas em 113,4 e em 124,2%, respectivamente. Esses resultados sugeriram que a ILP pode ser usada de forma previsível para obter o fechamento primário sem tensão, sob uma tensão mínima de tração dos retalhos (Figura 26.7). Uma lâmina afiada, em um ângulo de 45°, ou tesouras Metzenbaum são utilizadas para marcar o periósteo e criar uma extensão maior do retalho. Isso permitirá o fechamento primário sem tensão.

Tipos de retalhos

Sem retalho

A cirurgia de implante sem retalho tornou-se popular devido à diminuição da dor e da morbidade associadas. Na técnica sem retalho, um punção de tecido é feita para remover o tecido gengival sobre o local da osteotomia. Essa técnica tem sido defendida devido à preservação do fluxo sanguíneo para a papila e a diminuição da dor pós-operatória. Oliver[20] demonstrou que a cirurgia sem retalho é vantajosa para preservar o osso da crista e é reduzida quando o tecido gengival é espesso (> 3 mm).[21] No entanto, ao realizar a cirurgia sem retalho, deve haver uma quantidade de osso adequada, juntamente com tecido queratinizado suficiente. A desvantagem associada a essa técnica é a incapacidade de visualizar o osso subjacente. A tomografia computadorizada de feixe cônico e a cirurgia guiada tornaram a cirurgia sem retalho mais previsível; no entanto, ainda existem erros inerentes. Na maioria dos casos de cirurgia sem retalho, uma punção de tecido é utilizada para expor o osso. O tecido gengival será removido na área da osteotomia. Deve-se ter cuidado ao usar uma punção de tecido quando uma quantidade inadequada de tecido queratinizado está presente. Foi demonstrado que a cirurgia sem retalho resulta em superaquecimento do osso, pois muitas vezes é difícil irrigar adequadamente a osteotomia quando um retalho não é levantado (Figura 26.8 e Boxe 26.3).[22]

Preservação da papila

O tecido mole interproximal em locais próximos aos dentes naturais adjacentes pode ser classificado em três categorias: (1) papilas têm uma altura aceitável no sítio edêntulo, (2) papilas têm altura menor que a aceitável, ou (3) uma papila é aceitável e a outra papila está reduzida e requer elevação.[23] Quando a papila interproximal tem altura aceitável, incisões "que salvam a papila" são feitas adjacentes a cada dente vizinho. As incisões verticais são feitas na face vestibular do sítio edêntulo e começam 1 mm abaixo da junção mucogengival, dentro do tecido queratinizado. Estender as

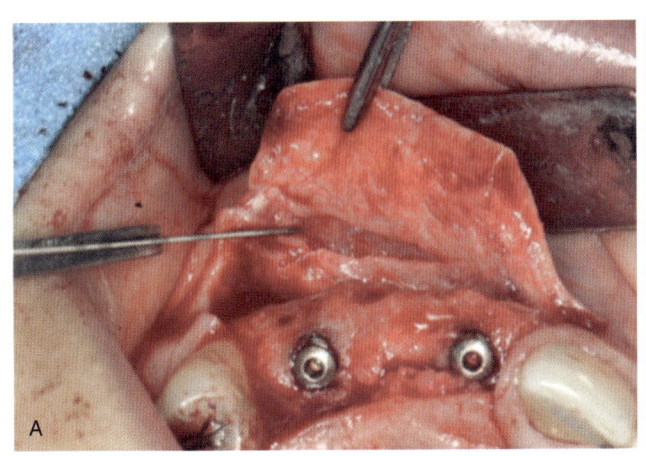

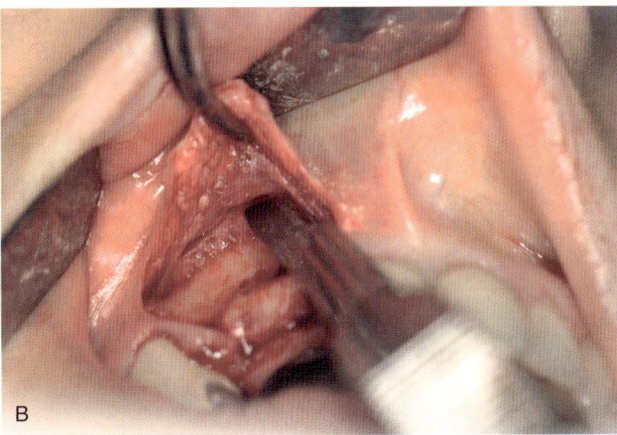

• **Figura 26.7** Redução da tensão do tecido: (**A**, **B**) Corte das fibras periosteais com lâmina 15 paralela; o retalho.

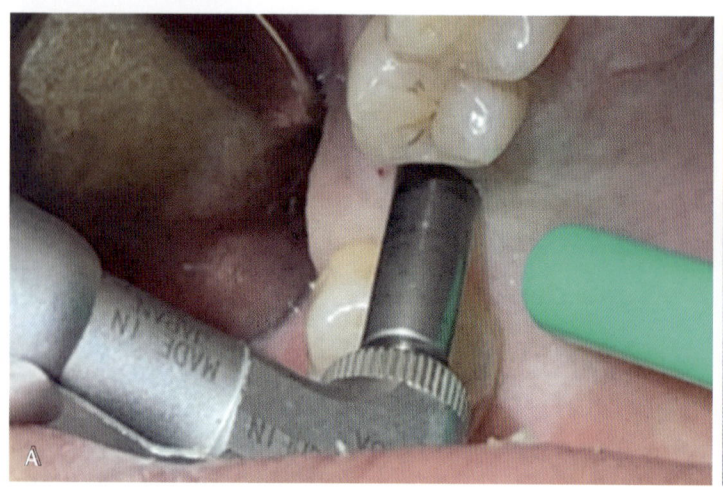

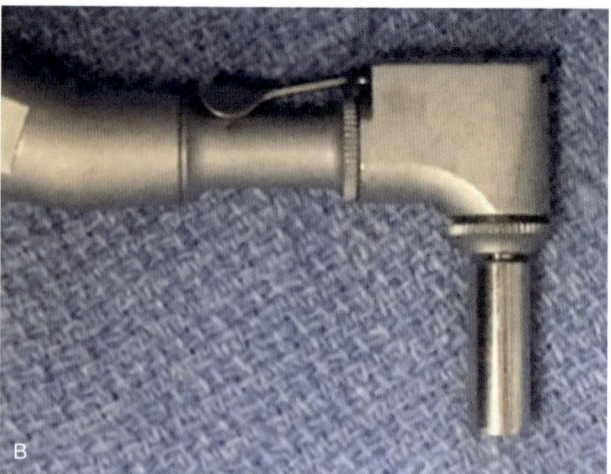

• **Figura 26.8** Incisão sem retalho. **A.** Broca de perfuração de tecido que corresponde ao diâmetro do tamanho do implante pretendido. **B.** Peça de mão com contra-ângulo, em baixa velocidade, utilizada para remover tecido.

Boxe 26.3 Cirurgia sem retalho.

Vantagens
- Menos invasiva
- Mantém a vascularização tecidual
- Sem incisões verticais
- Menos desconforto para o paciente

Desvantagens
- Visibilidade limitada
- Superaquecimento ósseo
- Acesso limitado para avaliar o osso
- O mau posicionamento é mais comum (a menos que seja orientado)

---

incisões verticais além da junção mucogengival aumenta o risco de formação de cicatriz no local da incisão. A incisão de espessura total então se aproxima da crista do sítio edêntulo, deixando 1 a 1,5 mm da papila interproximal adjacente a cada dente. Isso mantém o suprimento sanguíneo para as papilas e ajudará a preservá-las após a cicatrização. O objetivo é que o retalho vestibular seja avançado sobre o implante ou em aproximação a uma extensão de perimucosa ao término do procedimento, sem vazios na região da linha de incisão e fechamento primário (Figura 26.9). As incisões de liberação verticais vestibulares bilaterais devem se estender obliquamente em um ângulo e se conectar à incisão horizontal. Esse retalho é indicado na zona estética, áreas onde é necessário aumentar a quantidade de gengiva queratinizada na boca, ou em pacientes com biotipo gengival fino (Boxe 26.4).

Envelope

Um retalho em envelope é desenhado com uma incisão no meio da crista sobre o local do implante, seguida por incisões sulculares na vestibular e palatina que se estendem pelo menos um dente para mesial e distal. Um retalho de espessura total é refletido usando uma dissecção romba. Um dos benefícios desse retalho é que as cicatrizes das incisões verticais serão evitadas. Na reflexão, se mais acesso for necessário para defeitos ósseos ou complicações na instalação do implante, uma incisão de liberação vertical pode ser adicionada para se criar um retalho triangular ou trapezoidal. O retalho em envelope é contraindicado nos casos em que um enxerto ósseo extenso é necessário, devido ao acesso limitado e ao aumento do risco de tensão no fechamento (Figura 26.10 e Boxe 26.5).

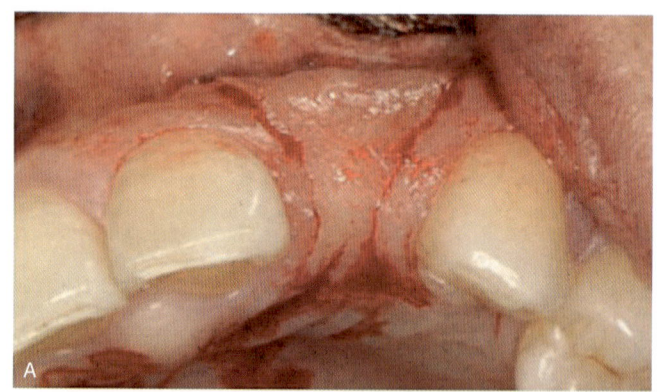

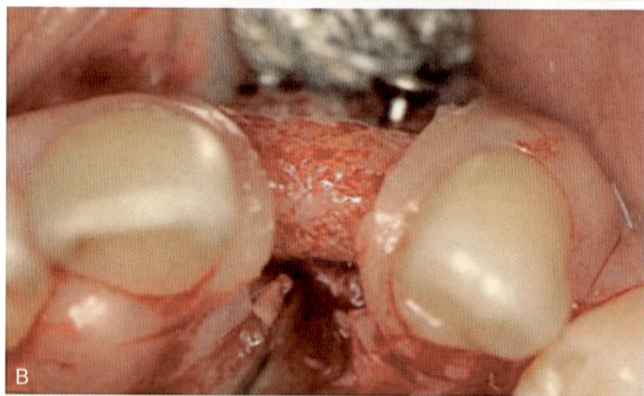

• **Figura 26.9** Incisão preservando a papila. **A.** Incisão mantendo 1 mm de tecido papilar. **B.** Retalho refletido mantendo o tecido papilar intacto.

Boxe 26.4 Cirurgia preservando a papila.

Vantagens
- Sem romper as papilas
- Menos morbidade
- Ruptura mínima da vascularização

Desvantagens
- Sem acesso a sítios adicionais
- Necessita de um conjunto de habilidades adicionais
- Espaço mínimo refletido para a instalação do implante
- Dificuldade no enxerto ósseo
- Possível cicatriz em tecido não queratinizado

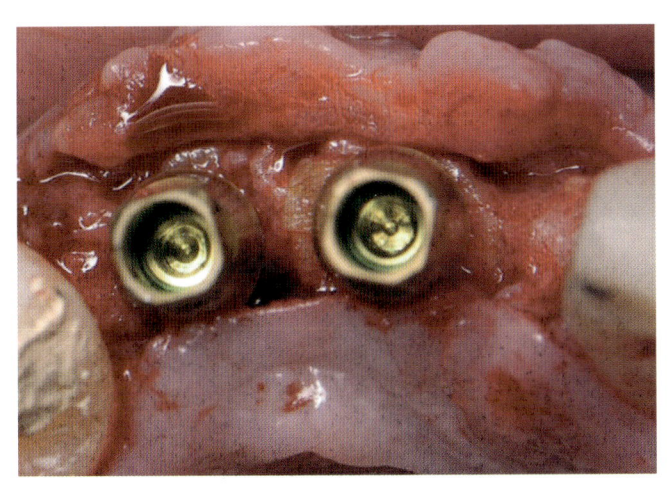

• **Figura 26.10 Retalho em envelope.** Retalho mínimo que mantém o suprimento sanguíneo.

| Boxe 26.5 | Cirurgia de retalho em envelope. |

Vantagens
- Sem incisões verticais
- Fácil de suturar
- Fácil de modificar

Desvantagens
- Acesso limitado
- Perturbação moderada da vascularização
- Maior risco de tensão no fechamento
- A regeneração óssea guiada não é possível

Triangular e trapezoidal

As incisões triangulares e trapezoidais são incisões mais agressivas iniciadas sobre o local do implante e incisões sulculares que continuam horizontalmente até pelo menos um dente adjacente. Ambas as incisões triangulares e trapezoidais envolvem uma incisão sulcular e incisões de liberação vertical (ou seja, triangular: uma liberação vertical; trapezoidal: duas incisões de liberação vertical). Uma incisão de liberação vertical é então estendida apicalmente acima da junção mucogengival. Ao se colocar a incisão de liberação vertical o mais distal possível, pode-se evitar a formação de cicatrizes que capazes de ocorrer durante a cicatrização.[24] As ILPs são realizadas para auxiliar no avanço do retalho para obtenção de um fechamento primário sem tensão. A principal vantagem desses retalhos é a visibilidade direta do osso, o que permite acesso ao recontorno ósseo, bem como à enxertia óssea. Esses retalhos são contraindicados em pacientes com biotipo gengival fino devido à tensão colocada no retalho[25] (Figura 26.11 e Boxe 26.6).

Vestibular

A incisão do retalho vestibular é uma técnica minimamente invasiva que permite a preservação do tecido interproximal e o acesso para recontorno da crista vestibular e enxerto de tecido mole.[26] Essa técnica envolve uma ou mais incisões verticais de espessura total no vestíbulo, longe da margem gengival e do sulco. Após a elevação do tecido, uma bolsa subperiosteal é criada para deixar espaço para um enxerto ósseo. A principal limitação desse retalho é a falta de visualização e acesso ao rebordo alveolar (Boxe 26.7).

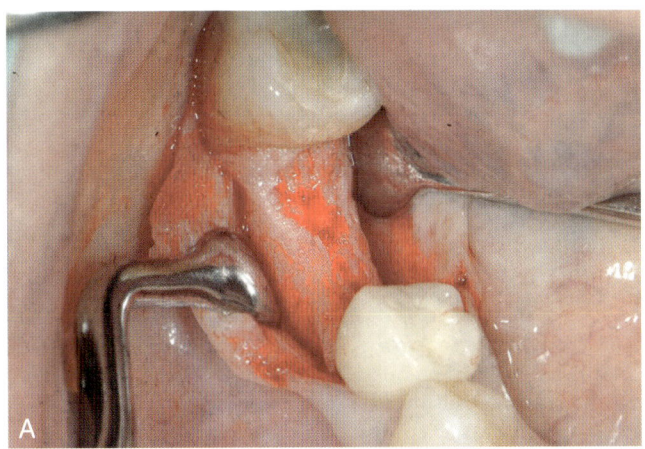

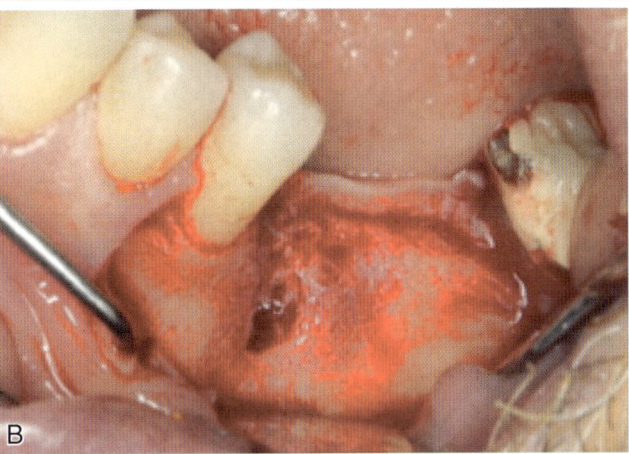

• **Figura 26.11** Exemplos de *designs* de retalhos maiores e mais agressivos: **A.** Triangular. **B.** Trapezoidal.

| Boxe 26.6 | Cirurgia de retalho triangular/trapezoidal. |

Vantagens
- Melhor visibilidade
- Maior possibilidade de fechamento sem tensão
- Acesso a locais adicionais

Desvantagens
- Aumento da perda óssea e recessão
- Aumento da interrupção do suprimento sanguíneo
- Reflexão/sutura da papila adjacente
- Aumento da morbidade do paciente

| Boxe 26.7 | Cirurgia de retalho vestibular. |

Vantagens
- Menos invasiva
- Sem interrupção das papilas
- Pode ser utilizada com procedimentos de enxerto ósseo

Desvantagens
- Acesso limitado
- Baixa visibilidade
- Não indicada para instalação do implante

Técnica adequada de incisão

O *design* da incisão cirúrgica é baseado em muitos fatores, como localização anatômica, qualidade do tecido, tipo de procedimento e resultado desejado de cicatrização.[27] Os *designs* de retalhos podem ser classificados quanto a tipo de tecido (espessura total ou parcial), número de incisões usadas para criá-los (envelope, preservação de papila, triangular, trapezoidal) ou incisões secundárias que determinam a direção do retalho (rotação *versus* avanço coronário *versus* apical).[25]

Com o passar dos anos, o *design* do retalho mucogengival usado na implantodontia mudou drasticamente. A tecnologia permitiu a colocação mais precisa e ideal dos implantes e dos enxertos ósseos. Melhores técnicas e métodos de manuseio dos tecidos e a preservação do suprimento sanguíneo tornaram-se realidade. Nos primeiros anos da implantologia oral, a maioria das cirurgias era realizada com uma reflexão completa e agressiva da área cirúrgica, com múltiplas incisões de liberação (relaxantes). A maioria dos implantes era instalada com uma técnica submersa (estágio 2). Na década de 1990, uma técnica de cirurgia de estágio único mais conservadora tornou-se popular, envolvendo a colocação de um pilar de cicatrização no momento da instalação do implante. Esse procedimento apresentou resultados notáveis com diminuição da morbidade. No início dos anos 2000, os avanços da cirurgia guiada permitiram o advento da cirurgia "sem retalho", a qual resultou em muito menos trauma e complicações para o paciente.

Na maioria dos procedimentos de implante dental, são necessárias incisões cirúrgicas. Com uma incisão posicionada corretamente, o implantodontista pode obter acesso adequado ao local da cirurgia para a instalação do implante, identificar os pontos de referência necessários e evitar complicações desnecessárias. O desenho da incisão cirúrgica é baseado em vários fatores, como localização anatômica, qualidade do tecido, quantidade de tecido queratinizado, procedimento, quantidade de acesso necessária e resultado de cicatrização desejado. Existem vários princípios que devem ser seguidos para a maioria das incisões.

Posicionamento adequado da incisão

A incisão primária deve ser idealmente localizada em tecido queratinizado, sempre que possível. Isso permitirá um aumento da área de superfície da ferida e um aumento resultante na vascularização da linha de incisão.[28] Isso não apenas reduz o sangramento intraoral inicial significativo, mas também resultará em menor rompimento dos vasos sanguíneos, o que resultará em uma redução do edema pós-operatório, o qual diminui a tensão na linha de incisão e uma possível abertura da linha de incisão. Se houver 3 mm ou mais de gengiva inserida na crista do rebordo edêntulo, a incisão deve, idealmente, seccionar o tecido mole, colocando metade da largura da gengiva inserida em cada lado da incisão (ou seja, 1,5 mm), fortalecendo assim a linha de incisão. Se houver menos de 3 mm de tecido queratinizado aderido à crista do rebordo, a incisão deve ser feita mais lingualmente para que pelo menos 1,5 mm de tecido inserido seja colocado na face vestibular do implante. Tal conceito é especialmente importante na região posterior da mandíbula, pois é necessário tecido aderido para evitar a tensão e a tração do músculo bucinador (Figura 26.12).

Incisões feitas através da gengiva inserida e sobre osso saudável são mais desejáveis do que aquelas feitas através da gengiva não inserida e sobre contornos ósseos sem saúde ou ausentes. Quando defeitos ósseos estão presentes, as incisões realizadas corretamente permitem que as margens da ferida, que estão a pelo menos alguns milímetros de distância do defeito ósseo, sejam suturadas sobre o osso intacto e saudável. Isso resultará no apoio à cicatrização da ferida. Em zonas estéticas, um retalho que "salve a papila" pode ser usado para preservar a papila e minimizar possível recessão do tecido (Figura 26.13).

Em resumo, o local da incisão pode variar dependendo de vários fatores. O objetivo de qualquer incisão é permitir a exposição adequada do campo operatório e minimizar possíveis danos

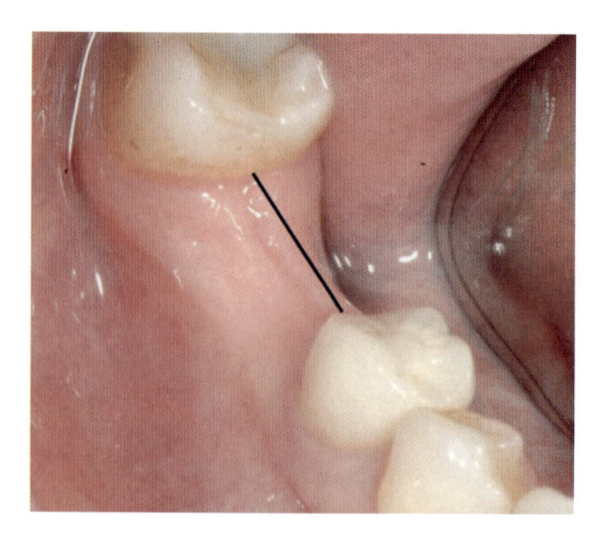

● **Figura 26.12** *Design* da incisão com base na quantidade de tecido inserido. Se houver menos de 3 mm de tecido inserido, a incisão será posicionada mais lingualmente.

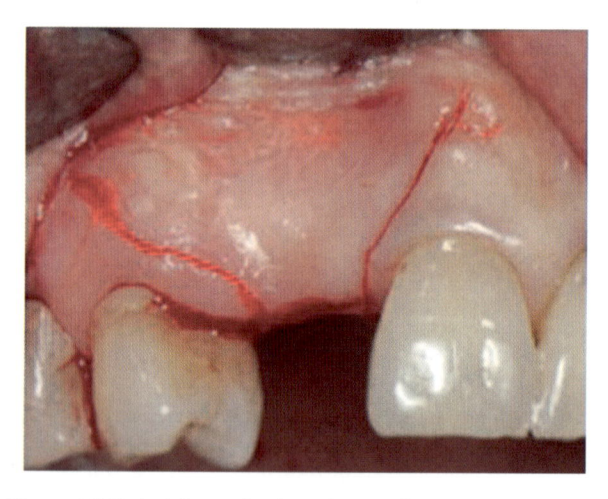

● **Figura 26.13** Incisão realizada mais para lingual, para aumentar o tecido inserido na região vestibular. Observe a incisão de preservação da papila com base ampla.

ou rasgamento das margens do tecido, o que levará a uma chance melhor de obtenção do fechamento primário, resultando em melhor cicatrização e menos chance de complicações pós-operatórias.[29]

Uso de lâmina de bisturi afiada

Uma lâmina de bisturi afiada permite que as incisões sejam feitas de forma limpa, sem danos desnecessários de cortes repetidos, especialmente se não ocorrerem no mesmo plano. Muitos fatores determinam a rapidez com que a lâmina de bisturi perderá o corte ("cegará"), como contato com os dentes, com titânio (p. ex., implantes, pilares, parafusos de cobertura de cicatrização) e osso denso, o que tende a levar à perda acelerada do corte. A resistência e a espessura dos tecidos podem tirar o corte da lâmina em taxas diferentes; portanto, o cirurgião deve trocar a lâmina do bisturi sempre que notar diferença na nitidez do corte. Dissecções pontiagudas tendem a minimizar o trauma na linha de incisão, o que resultará em menos trauma do tecido e edema pós-operatório (Figura 26.14).

Técnica do bisturi

Incisões limpas e precisas permitem o fechamento ideal da ferida. Uma incisão ideal inclui um único movimento através do tecido em uma direção com pressão firme e uniforme no bisturi. Tentativas de cortes, especialmente em planos diferentes, aumentarão a quantidade de tecido danificado e a quantidade de sangramento e inflamação. Cortes longos e contínuos são preferíveis aos mais curtos, inconsistentes e interrompidos. Idealmente, a incisão deve ser sempre sobre o osso.

Na maioria dos casos, a lâmina deve ser mantida perpendicular à superfície epitelial. Isso resultará em um ângulo que produz margens quadradas da ferida, que são mais fáceis de reaproximar durante a sutura e menos prováveis de provocar necrose da ferida cirúrgica e abertura da linha de incisão[30] (Figura 26.15).

Evite estruturas vitais

A incisão e o retalho devem ser projetados para evitar possíveis lesões em estruturas vitais. As duas estruturas mais importantes na mandíbula incluem o nervo mentoniano e o nervo lingual. Ao fazer incisões na região dos pré-molares inferiores, deve-se ter cuidado com a anatomia do nervo mentoniano. Normalmente, três a quatro ramos do nervo mentoniano ascenderão do exterior e estarão localizados superficialmente no tecido mole. Em casos de edêntulos mandibulares, a lâmina de bisturi deve permanecer sempre no osso. Isso evitará "escorregar" da crista e danificar estruturas vitais mais profundas. Em casos de atrofia mandibular grave, o canal mandibular pode ser afastado, o que pode levar à transecção direta das fibras nervosas. Nos casos em que o nervo fica no topo da crista, a incisão é realizada por via lingual até a crista para evitar a ruptura do nervo. Na região posterior da mandíbula, o nervo lingual pode estar intimamente aderido à face lingual da mandíbula. Na região retromolar, as incisões devem, portanto, sempre ser posicionadas lateralmente ao trígono retromolar.

Na maxila, raramente uma incisão danifica uma estrutura vital. Por vestibular, não existem vasos que sejam problemáticos, exceto o nervo infraorbital, que sai pelo forame infraorbital. No entanto, o trauma direto geralmente é raro nessa área. Na face palatina, os vasos nasopalatinos saem do forame incisivo e irrigam a gengiva palatina anterior. Se essa área for incisada, ocorrerá um sangramento mínimo e o tecido neural se regenerá rapidamente.[31] As incisões de liberação palatina posterior devem ser evitadas porque o nervo palatino maior e a artéria podem estar traumatizados, o que pode levar ao aumento de episódios de sangramento (Figura 26.16).

Controle adequado do bisturi

Empunhadura de lápis

O bisturi é segurado próximo à lâmina entre as pontas do polegar e do dedo indicador, com o cabo restante apoiado na rede do polegar, como se estivesse segurando um lápis. Com essa empunhadura, o movimento é predominantemente do polegar e do dedo indicador, permitindo o corte preciso do tecido. Um descanso de dedo pode ser usado para aumentar a precisão do corte fino. Essa empunhadura também pode ser "revertida" invertendo-se a direção da lâmina sem alterar a posição do braço. A empunhadura de lápis é mais bem aplicada em movimentos curtos e finos para incisões precisas, pois os músculos da mão são usados significativamente mais do que os músculos do antebraço. O bisel da lâmina é geralmente mantido a 30 a 40° do tecido. Uma das limitações dessa técnica é o maior ângulo, que resulta em menor contato de ponta e limita a profundidade da incisão (Figura 26.17).

Empunhadura de ponta de dedo

Com esta técnica, o bisturi é segurado entre o polegar e o dedo médio, enquanto o dedo indicador é colocado no corpo da lâmina do bisturi para aplicar pressão para baixo, da mesma forma que se

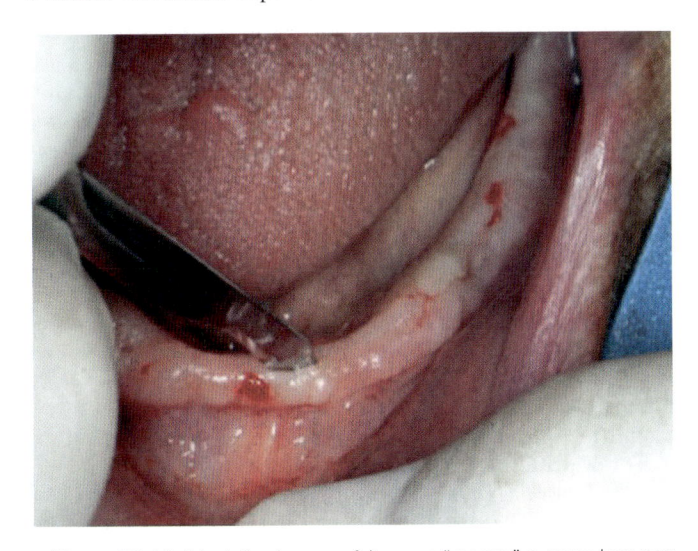

• **Figura 26.14** A incisão deve ser feita para "marcar" o osso; isso permite a reflexão de espessura total do tecido.

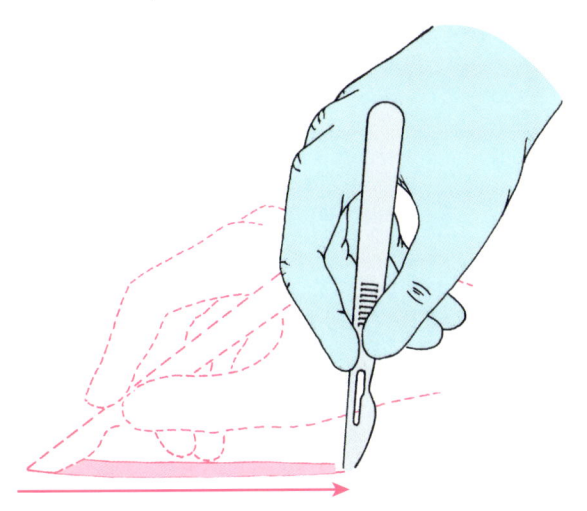

• **Figura 26.15** Método adequado de fazer incisão usando lâmina de bisturi nº 15. Observe que o movimento do bisturi é feito movendo-se a mão no pulso e não todo o antebraço. (De *Hupp JR, Ellis E, Tucker MR. Contemporary Oral and Maxillofacial Surgery. 7th ed. Philadelphia: Elsevier; 2020.*)

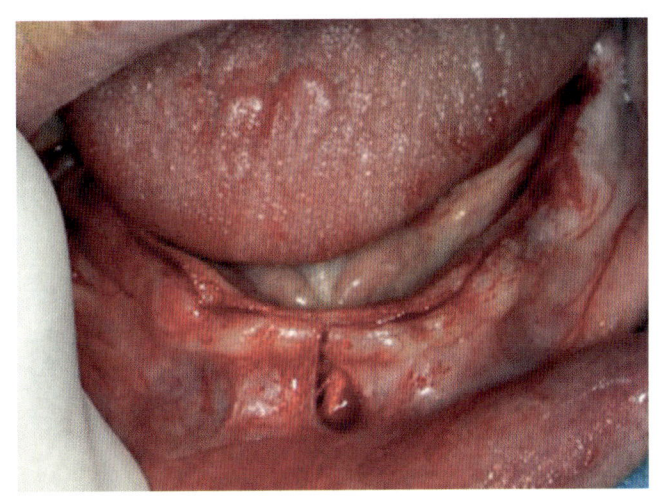

• **Figura 26.16** As incisões devem ser feitas para evitar quaisquer estruturas vitais; por exemplo, o forame mentoniano e o nervo lingual na mandíbula.

segura uma faca de manteiga. Essa técnica de apreensão utiliza mais o movimento do braço e é usada principalmente para fazer longas incisões na pele. A principal vantagem é o maior contato entre a lâmina e o tecido, que proporciona um bom controle de profundidade e direção. Quanto maior o comprimento do contato do tecido com o bisturi, mais as paredes da incisão resistem a mudanças mínimas ou repentinas de direção, permitindo incisões mais suaves e retas. A principal desvantagem da empunhadura na ponta do dedo é que ela não possibilita cortes precisos da lâmina.

Empunhadura palmar

A empunhadura palmar é utilizada quando uma forte pressão é indicada para a incisão no tecido. O bisturi é segurado na palma da mão dominante com o dedo indicador no topo do cabo. A pressão de corte é derivada da palma e dos dedos, bem como de todo o braço. No entanto, essa pegada raramente é usada em implantodontia (Figura 26.17).

Instrumental cirúrgico

Uma gama completa de instrumentos pode ser usada na implantologia oral e, com o tempo, normalmente, o clínico desenvolverá preferências pessoais em relação a vários procedimentos. A seguir, um resumo de alguns dos instrumentos mais populares usados atualmente.

Instrumento para incisar o tecido

Bisturi/lâminas cirúrgicas

O bisturi é o instrumento ideal para fazer incisões e separar tecidos. Os bisturis são fabricados basicamente em duas formas: descartável e cabo metálico reutilizável. O bisturi mais utilizado na implantodontia é o bisturi nº 3, que normalmente possui régua métrica em um dos lados, o que permite mensurações transoperatórias. Conforme afirmado anteriormente, o bisturi deve ser segurado de modo que permita o controle total do instrumento e, ao mesmo tempo, liberdade de movimento. O cabo do bisturi é segurado entre o polegar e o terceiro e quarto dedos, e o dedo indicador é colocado sobre a parte de trás da lâmina para fornecer um controle firme.

A lâmina de bisturi mais usada em implantodontia é a lâmina nº 15 ou a lâmina nº 15 c. A lâmina nº 15 tem lâmina de corte curta e arredondada, combinada com ponta angular. Além disso, a lâmina nº 12 ou nº 12b em geral é utilizada principalmente ao redor dos dentes ou em áreas de difícil acesso. Essas lâminas são pequenas, pontiagudas e em formato crescente, cortadas na extremidade interna da curva. As lâminas podem ser de aço carbono ou aço inoxidável. As lâminas cirúrgicas de aço carbono são mais afiadas do que as lâminas de aço inoxidável, mas podem ceder mais rapidamente (Figura 26.18).

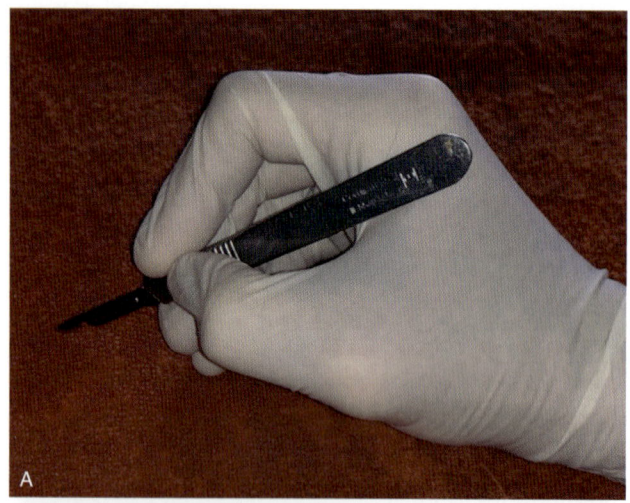

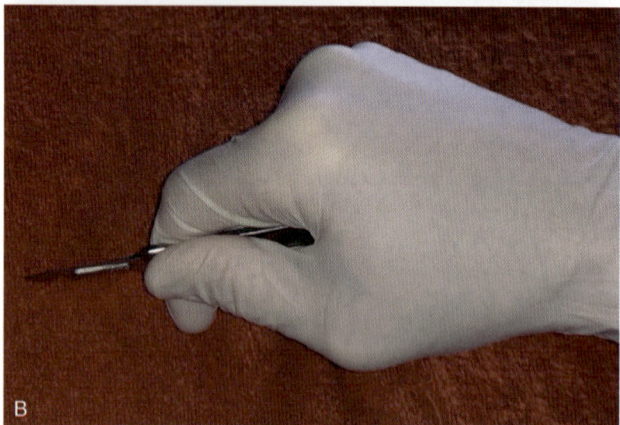

• **Figura 26.17 Empunhadura do bisturi. A.** Empunhadura de lápis: empunhadura de bisturi ideal porque se obtém o controle máximo. **B.** Empunhadura na palma da mão: empunhadura de bisturi não ideal com controle mínimo, raramente usada em implantodontia.

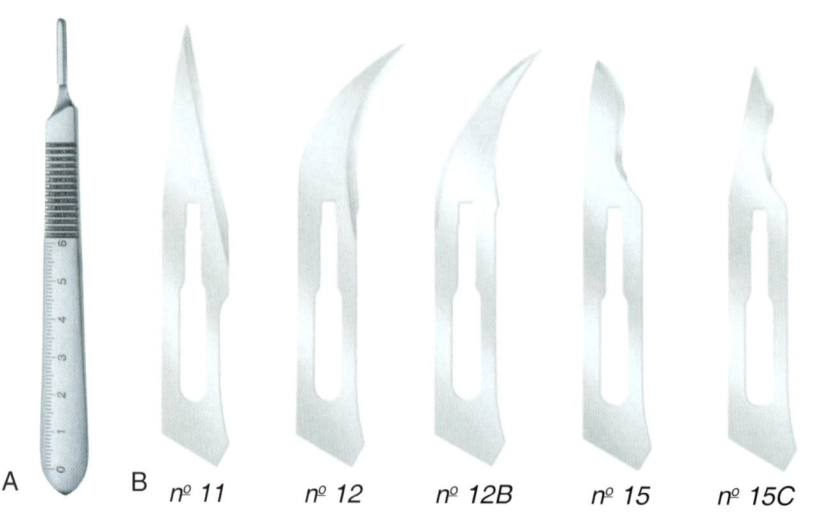

• **Figura 26.18 A.** Cabo de bisturi: o mais comum é o Bard-Barker. **B.** Lâminas de bisturi diferentes: nº 11 é utilizada para incisão de abscessos ou infecções; nº 12 e nº 12b são utilizadas ao redor dos dentes para conectar incisões em áreas de difícil acesso; nº 15 é a lâmina mais comum usada em implantodontia; e nº 15 c tem pescoço menor que permite um acesso mais fácil ao redor dos dentes.

Instrumentos para rebater o tecido

Uma vez feita a incisão, a mucosa e o periósteo devem ser rebatidos para expor o osso. O descolador de periósteo Molt (nº 9) é um dos instrumentos mais comuns para realizar essa tarefa. O descolador de periósteo geralmente tem uma extremidade pontiaguda e afiada e uma extremidade larga e plana. Normalmente, a extremidade pontiaguda é usada para iniciar a reflexão, seguida pela extremidade larga, que permite que maior volume de tecido seja refletido. Na opinião dos autores, um instrumento mais fácil e eficiente de usar para refletir o tecido é o Molt 2/4. Esse instrumento de ponta dupla tem duas áreas pequenas, arredondadas e pontiagudas, 2/4 (4 mm/6 mm), e é posicionado de forma abaulada para permitir que o tecido seja refletido mais facilmente (Figura 26.19).

Em geral, o tecido pode ser rebatido (refletido) de três maneiras diferentes: (1) movimento de elevar – extremidade pontiaguda usada em um movimento de levantar o tecido mole; (2) movimento de empurrar – usado após incisão de espessura total para deslizar por baixo do retalho; e (3) puxar ou raspar – usado para remover marcas de tecido do osso em um movimento de raspagem (Figura 26.20).

Instrumentos para pinçar o tecido

As pinças de tecido são usadas para estabilizar retalhos de tecidos moles para sutura e reflexão de retalhos. As pinças de tecido mais comuns usadas em implantodontia incluem as pinças Adson e Allison.

Pinça Adson (coletora): para segurar e estabilizar retalhos de tecidos moles durante procedimentos de sutura ou implante e enxerto ósseo. Essas pinças delicadas têm pequenos dentes ou serrilhados para segurar delicadamente o tecido para estabilidade. Deve-se ter cuidado para não esmagar o tecido, pois ele pode ser irreversivelmente danificado (Figura 26.21).

Pinça Allison: essa pinça tem dentes maiores e mais agressivos, usados para segurar tecidos pesados ou de alta tensão. Em implantodontia, esse tipo de pinça raramente é utilizado.

Instrumento para remoção de osso/tecido

Pinça rongeur

Um *rongeur* é um instrumento cirúrgico pesado com ponta afiada em forma de concha, usado para remover ou cortar o osso. A palavra *rongeur* é de origem francesa e significa "roedor". Na implantologia oral, o *rongeur* é usado para cortar ou contornar o tecido ou para remover pedaços de osso. A pinça Rongeur tem uma mola entre as alças, o que aumenta a magnitude da força de remoção. Um tipo comum usado é denominado *rongeur de ação dupla*, o qual gera significativamente mais força do que um *rongeur* de ação única. Como as lâminas são côncavas para dentro, o osso coletado é facilmente retido para ser usado em áreas de enxerto.

1. *Corte lateral* para cortar e contornar o osso, remover arestas vivas; reterá osso para fins de enxerto
2. *Corte final* para cortar e contornar o osso; uma ponta pode envolver o osso para raspar o osso da crista (Figura 26.22)

Brocas cirúrgicas

Brocas cirúrgicas também podem ser usadas para remover osso. É importante sempre usar irrigação ao usar brocas cirúrgicas. O tecido deve ser refletido adequadamente para evitar trauma com as brocas. Brocas cilíndricas de corte transversal podem ser usadas para fazer orifícios-guia no osso hospedeiro, que permitirão que o osso seja removido com um cinzel. Brocas adicionais usadas para remover osso (*i. e.*, alveoplastia) incluem brocas especiais para redução de crista, brocas retas (peça de mão) em forma de barril ou brocas redondas (Figura 26.23).

Lima óssea

Uma lima de osso é um instrumento serrilhado de dupla extremidade, usado para remover cristas pontiagudas e espinhosas dentro do osso (Figura 26.24).

Instrumentos para remover tecido de alvéolos ou defeitos ósseos

A *cureta cirúrgica* é um instrumento usado para garantir a remoção de resíduos e tecido doente. Esses instrumentos são geralmente

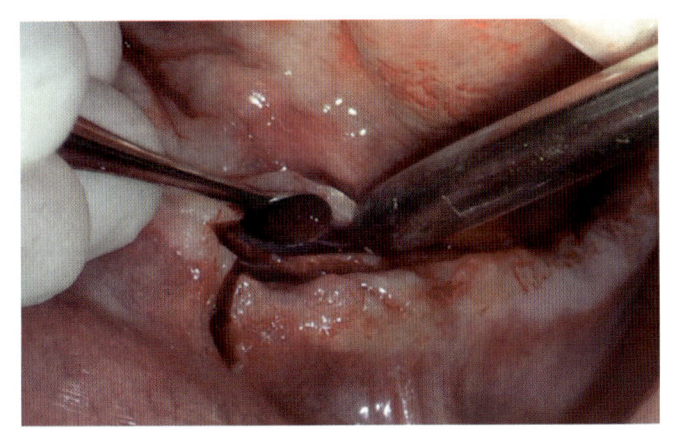

• **Figura 26.19** Técnica de reflexão para retalho de espessura total com o instrumento de Molt 2/4.

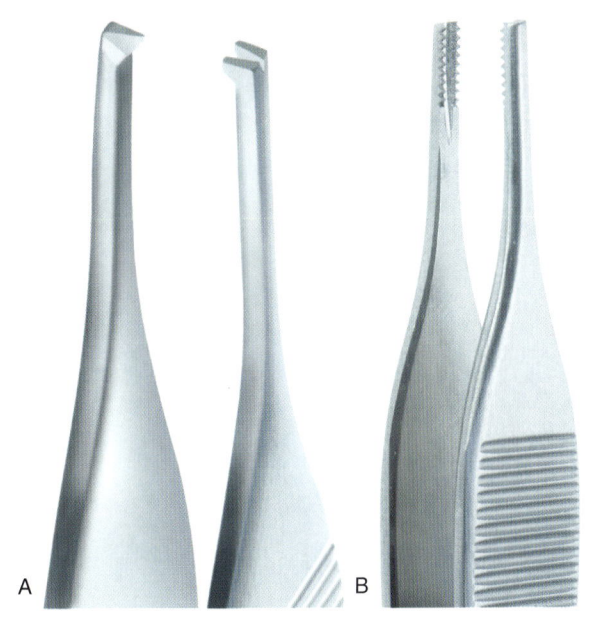

• **Figura 26.21** Pinça Adson. **A.** Dentes: podem perfurar e dilacerar o tecido; no entanto, permite melhor apreensão do tecido. **B.** Serrilhado: menor chance de perfurar o tecido.

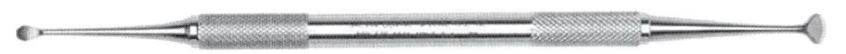

• **Figura 26.20** Instrumento recomendado para reflexão do periósteo: Molt 2/4.

em forma de colher e possuem bordas afiadas que permitem a raspagem das paredes ósseas. Além de a raspagem remover os tecidos moles, as curetas também iniciarão o fenômeno de aceleração regional (FAR). A cureta cirúrgica mais usada e recomendada tem bordas serrilhadas (p. ex., cureta Lucas 86) (Figuras 26.25 e 26.26).

Instrumentos de enxerto ósseo

Raspadores de osso

Raspadores de osso são usados principalmente por clínicos para coletar osso autógeno da cavidade bucal e permitir que as partículas de osso coletadas sejam enviadas ao local da cirurgia. Esses instrumentos consistem em uma lâmina de coleta e uma câmara de coleta, com uma seringa de ponta estreita para áreas de acesso restrito (Figura 26.27).

Colher e condensador de enxerto

Esses instrumentos seguram o osso para ser colocado em uma área específica com um instrumento do tipo colher. Normalmente, um condensador está presente no outro lado do instrumento, o que permite a condensação do material do enxerto ósseo no defeito (Figura 26.28).

Tesouras cirúrgicas

Existe uma gama completa de tesouras usadas na implantodontia: retas, curvas, serrilhadas e não serrilhadas. Tesouras cirúrgicas são usadas para cortar tecido, expandir tecido e cortar suturas. Normalmente, o polegar e o dedo anelar são colocados nos anéis da tesoura, com o dedo indicador para firmar a tesoura. As tesouras curvas são geralmente preferidas pela maioria dos cirurgiões, pois fornecem um melhor campo de visão e acesso a áreas restritas.

Dean: a tesoura mais usada em implantodontia, que possui cabos ligeiramente curvos e lâminas serrilhadas que permitem fácil acesso para cortar suturas e remover tecido doente. As tesouras Dean apresentam lâminas angulares com aproximadamente 3 cm de comprimento a partir do meio da rosca. Possuem uma lâmina serrilhada, com cabo ligeiramente curvo.

Íris: tesoura muito pequena, extremamente afiada e de ponta fina. Algumas tesouras Íris têm lâminas curvas para certos tipos de tarefas de precisão, enquanto outras podem ter lâminas retas.

Kelly: geralmente usada para aparar tecidos ou cortar suturas, pois têm um lado de corte serrilhado para a tesoura.

Metzenbaum: tesouras cirúrgicas projetadas para tecidos delicados e dissecção romba. As tesouras estão disponíveis em comprimentos variáveis e têm uma relação haste-lâmina relativamente longa. São produzidas em aço inoxidável e podem ter superfície de corte em carboneto de tungstênio. As lâminas podem ser curvas ou retas (Figura 26.29).

Hemostáticos

A pinça hemostática é um instrumento que possui pontas serrilhadas que permitem a "fixação" de tecidos ou pequenos materiais. Diretamente acima dos anéis há uma catraca para controlar o grau de força ou restrição. Na implantodontia, as pinças hemostáticas são usadas para contrair os vasos sanguíneos (ou seja, sangramento), recuperar objetos soltos na cavidade bucal e apreender itens pequenos com segurança (Figura 26.30).

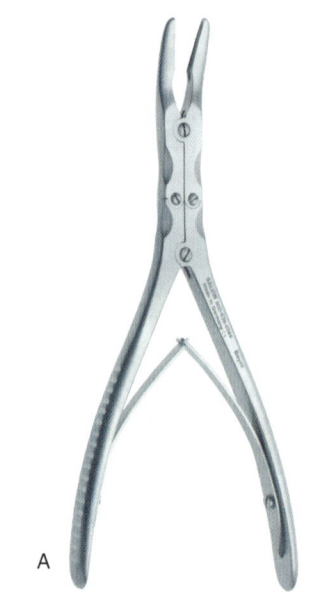

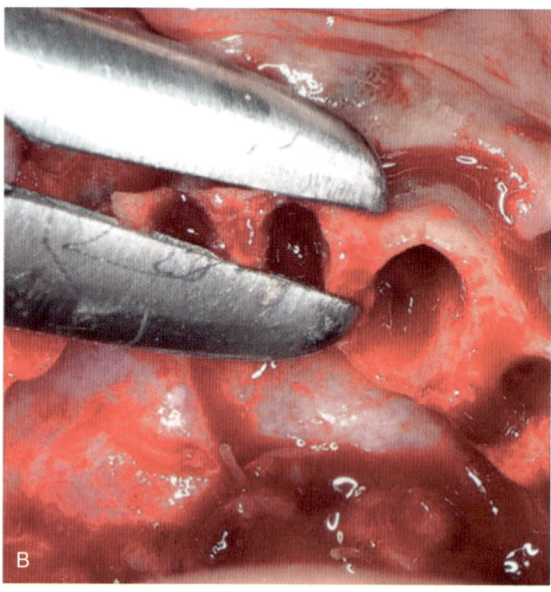

• **Figura 26.22 Rongeur. A.** Rongeur de ação dupla permite maior força para a remoção do osso. **B.** Remoção do osso utilizando-se um movimento de "balanço".

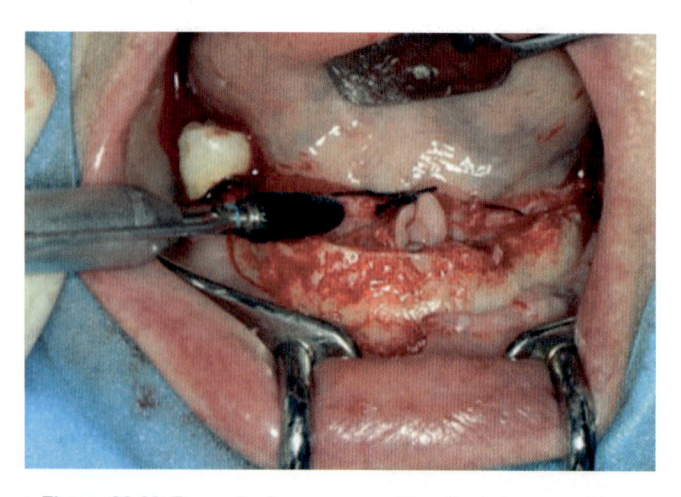

• **Figura 26.23** Remoção óssea com a utilização de broca carbide em peça de mão reta 1:1.

CAPÍTULO 26 Técnicas Cirúrgicas Básicas e Instrumental   615

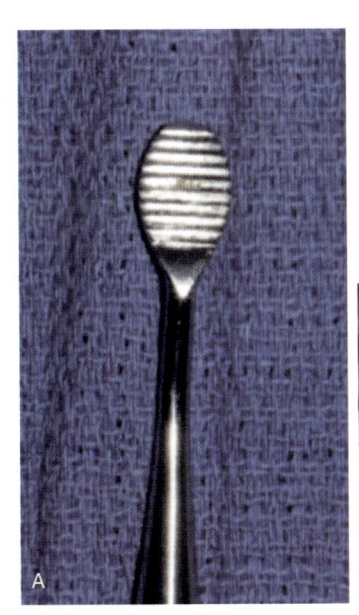

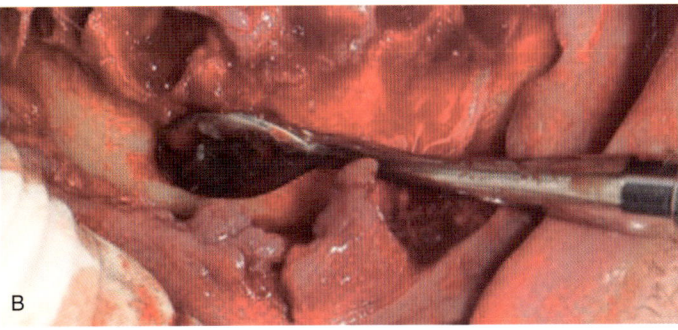

• **Figura 26.24** Lima óssea (**A**) usada para suavizar cristas pontiagudos, (**B**) que podem levar à irritação tecidual pós-operatória, especialmente após a realização dos procedimentos de osteoplastia.

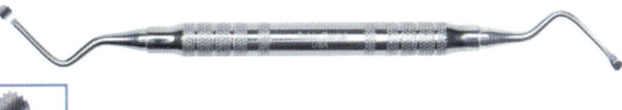

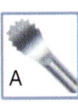

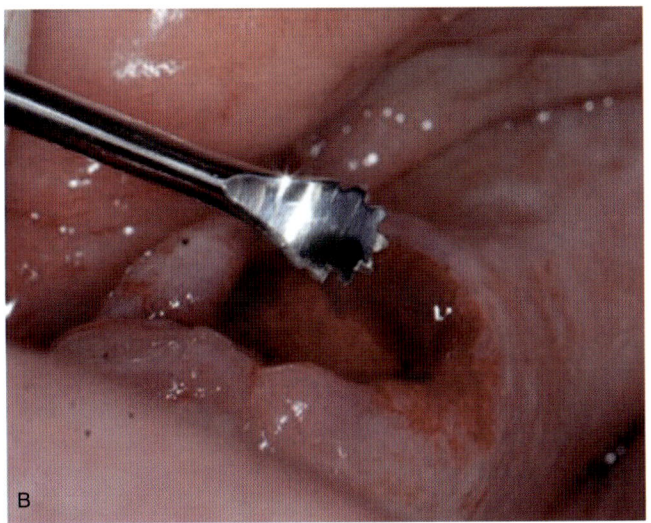

• **Figura 26.25 A.** Cureta cirúrgica Lucas 86 (Salvin), que é uma colher escavadeira serrilhada. **B.** Remoção de tecido dentro de um alvéolo e iniciando o fenômeno de aceleração regional.

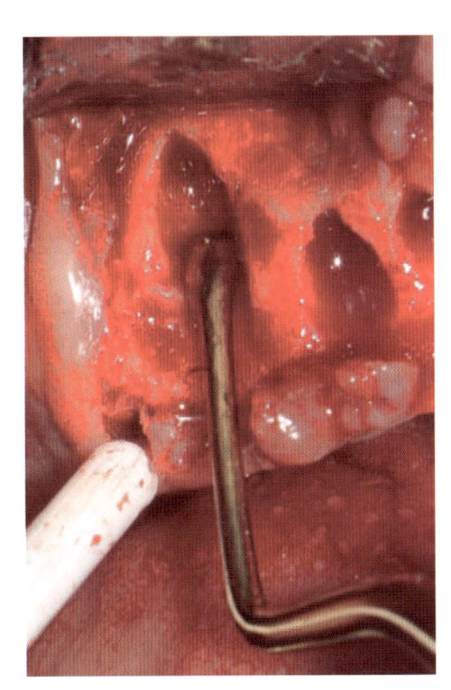

• **Figura 26.26** Técnica de curetagem do alvéolo antes da enxertia ou adição de material de enxerto ósseo.

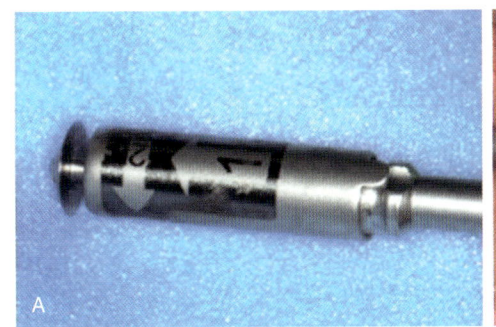

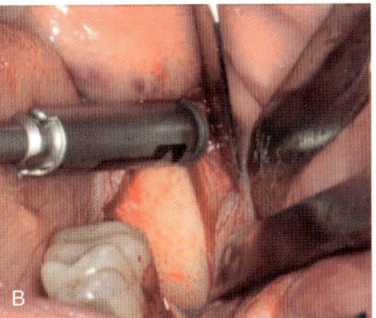

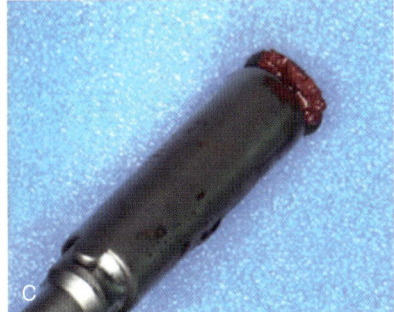

• **Figura 26.27 A.** Raspador de osso. **B.** Raspador de osso sendo usado para coletar osso da área da tuberosidade. **C.** Osso colhido em raspador de osso.

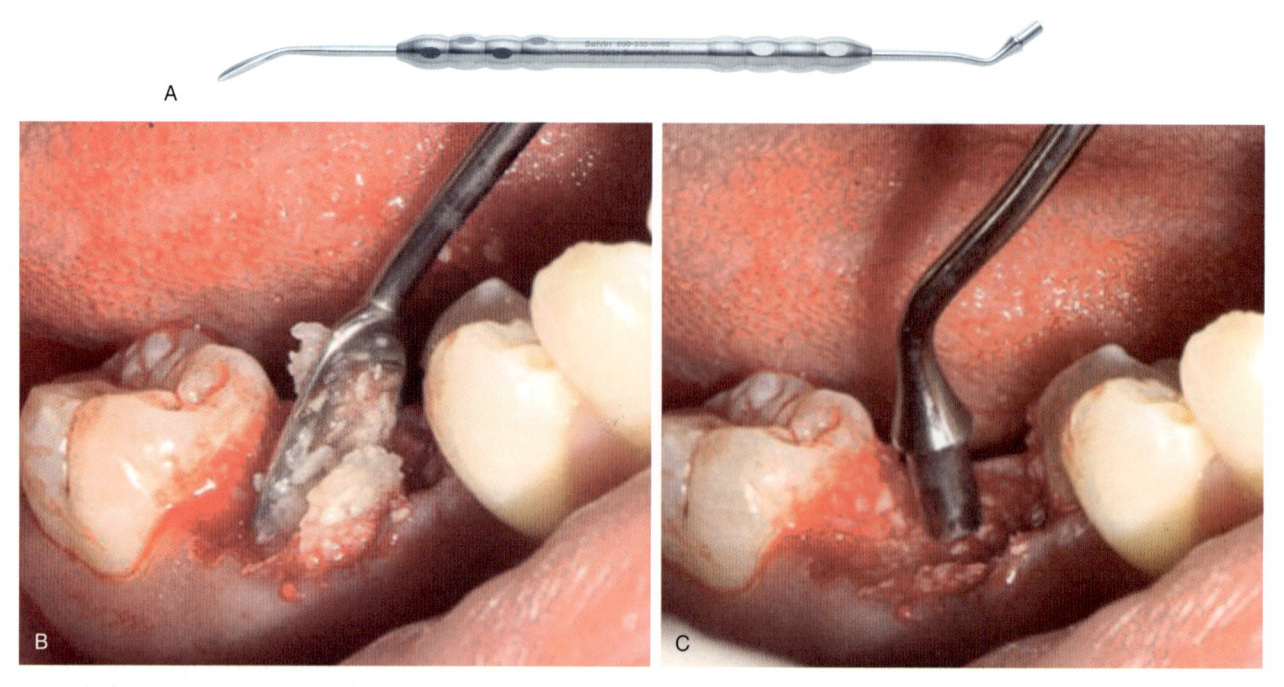

• **Figura 26.28 Instrumentos de enxerto. A.** Colher de enxerto e instrumento condensador. **B.** Colher para transportar material de enxerto para o local cirúrgico. **C.** Condensando o enxerto no local cirúrgico.

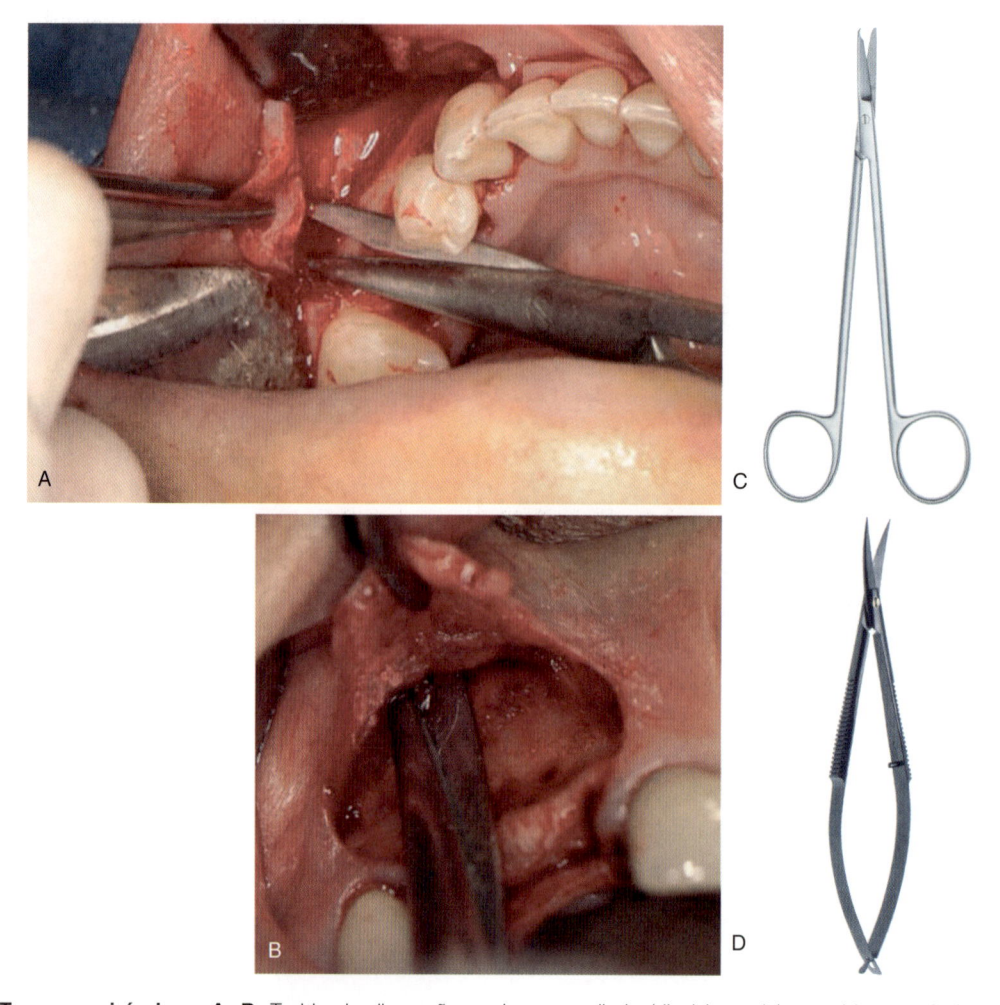

• **Figura 26.29 Tesouras cirúrgicas. A, B.** Tecido de dissecção romba expandindo (divulsionando) o tecido para fechamento sem tensão. **C.** Tesouras de sutura. **D.** Tesoura Castroviejo.

Instrumentos para retração de tecido

Os afastadores são utilizados para segurar a bochecha, a língua ou o retalho, o que permite a visibilidade do local cirúrgico. Exemplos incluem:

Espelho – espelho bucal convencional para retrair a língua
Afastador de língua Weider – amplo afastador em forma de coração com sulcos e perfurações que mantêm a língua e a bochecha afastadas do local da cirurgia
Afastador Seldin – com dupla extremidade, extremidades arredondadas e cegas, utilizado para retrair um retalho de tecido do osso após uma incisão
Afastador Minnesota – para retrair a língua ou bochecha da área cirúrgica, tem a vantagem de afastar os dois ao mesmo tempo
"Colher" de Misch para afastar bochecha e língua – para manter a língua ou bochecha longe do local da cirurgia, ergonomicamente projetado para reduzir a fadiga das mãos
Afastador de bochecha no enxerto sinusal – afastador de retalho de base ampla que reduz a força na área do forame infraorbital, reduzindo assim a possibilidade de neuropraxia (Figura 26.31)

Instrumentos para manter a boca aberta

Bloco de mordida – bloco de borracha esterilizável em vários tamanhos para manter a boca aberta durante os procedimentos
Abridor de boca Molt – instrumento projetado com catraca com pontas de borracha que permite variação na abertura
Afastador Orringer – suporte de boca com mola que mantém a boca aberta com mola de automanutenção, mantendo a retração dos tecidos moles superiores e inferiores (Figura 26.32)
Sugadores/aspiradores – a sucção é crucial para manter o campo cirúrgico livre de detritos, permitindo que o cirurgião tenha uma visibilidade clara
Sugador cirúrgico geral – usado para desobstruir as vias respiratórias ou o local da cirurgia; pode ser feito de metal, que é autoclavável, ou plástico, que é descartável
Sugador Fraser – sugador que contém um orifício na alça que pode ser coberto; orifício de alívio de vácuo controla a sucção cobrindo ou descobrindo o orifício com a ponta do dedo; quando descoberto, muito pouca sucção resultará, o que é importante ao trabalhar-se com osso ou membranas (Figura 26.33)

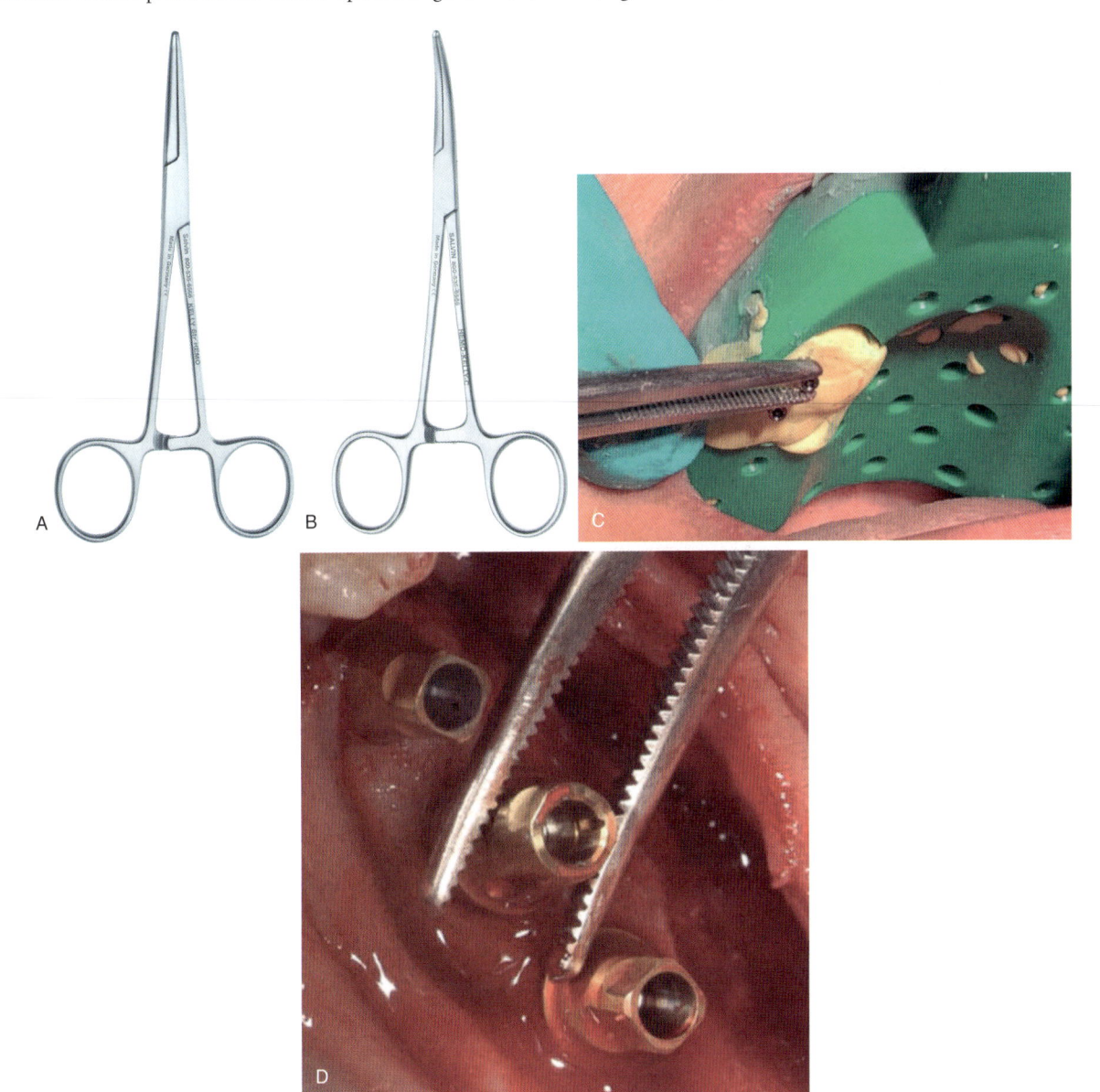

• **Figura 26.30 Hemostáticos. A.** Reto. **B.** Curvo. **C.** Hemostáticos usados para remover parafusos de transferente de moldagem direta. **D.** Pinças hemostáticas curvas usadas para apreender o pilar e evitar o contratorque.

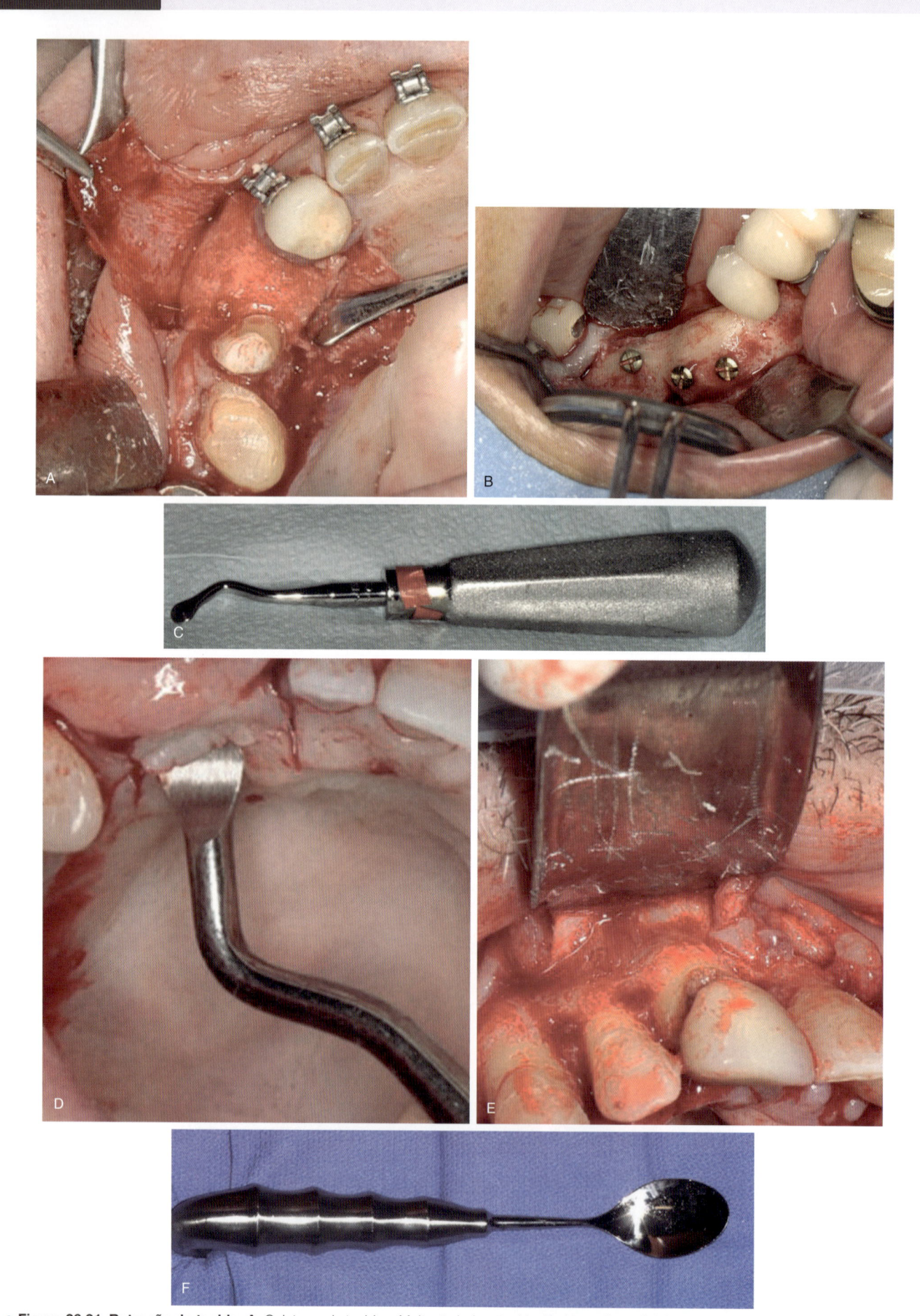

• **Figura 26.31 Retração do tecido. A.** Coletores de tecido e Molt retraindo o tecido. **B.** Afastadores Seldin ou retentores de tecido. **C.** Descolador de rebordo Misch. **D.** Imagem clínica do tecido rebatido pelo descolador de Misch. **E.** Afastador Minnesota. **F.** Colher Misch. (*continua*)

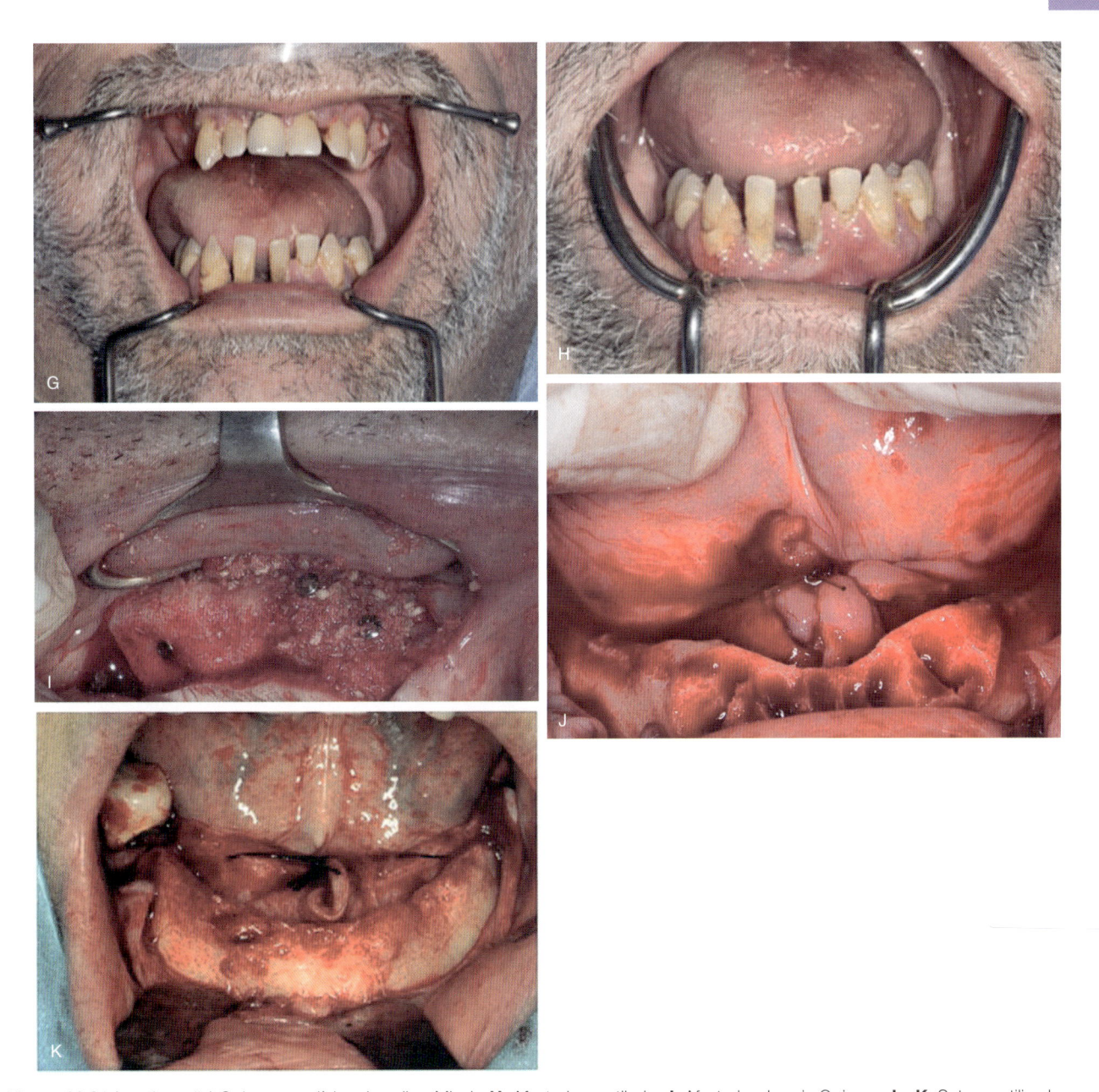

● **Figura 26.31** (*continuação*) **G.** Imagem clínica da colher Misch. **H.** Afastador vestibular. **I.** Afastador de seio Orringer. **J** e **K.** Suturas utilizadas para amarrar o tecido lingual.

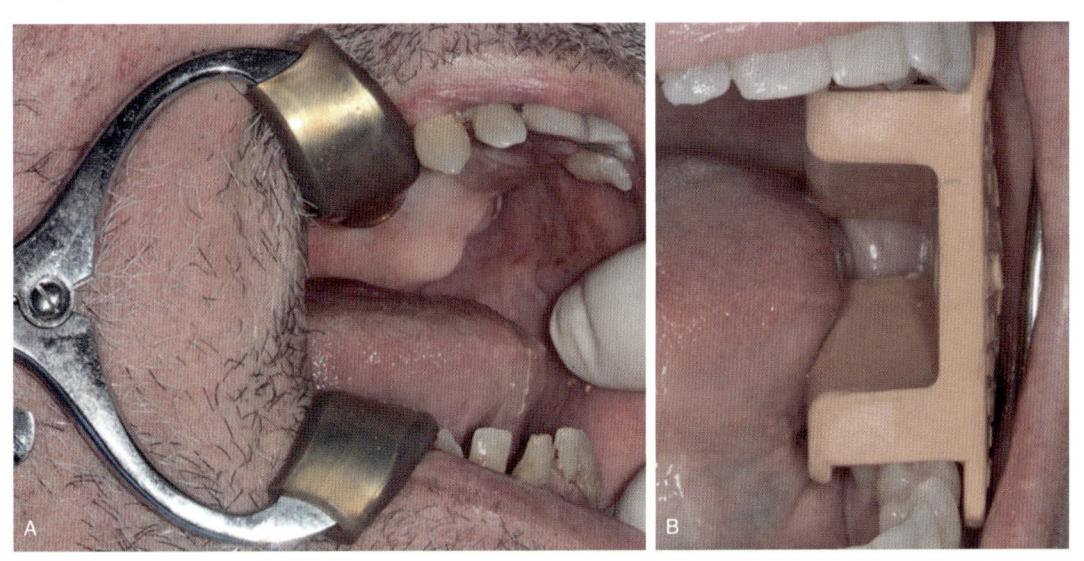

● **Figura 26.32** Instrumentos para manter a boca aberta. **A.** Abridor de boca Molt. **B.** Abridor de boca de borracha.

Aspirador de Yankauer – sugador longo e angular, que possui uma extremidade tipo bola perfurada para sucção na orofaringe posterior; o Yankauer é usado para aspirar secreções orofaríngeas de forma muito eficaz para prevenir a aspiração (Figura 26.34)

Instrumentos para apreensão de campo

Pinça Towel – uma pinça não perfurante usada para apreender instrumentos e materiais cirúrgicos, como tubulação de sucção para os campos cirúrgicos (Figura 26.35)

Peças de mão/motores

1. *Motor cirúrgico:* composto por console, pedal e cabo motor, que permite a utilização de contra-ângulo ou peça de mão reta
   - *Peças de mão 1:1:* peças de mão geralmente retas que funcionam em velocidades mais altas por minuto (*i. e.*, 40.000 a 50.000 revoluções por minuto); usadas para procedimentos de enxerto ósseo
   - *Peças de mão 16:1 ou 20:1:* peças de mão com contra-ângulo para realizar osteotomias e/ou instalar implantes (Figura 26.36)
2. *Unidades de piezocirurgia:* a cirurgia óssea piezoelétrica é uma inovação tecnológica que corta seletivamente o tecido mineralizado sem danificar o tecido mole. Essa tecnologia usa uma vibração de alta frequência (ou seja, 25 a 35 kHz) que é transmitida para pontas cirúrgicas especializadas. As principais vantagens dessa tecnologia são a alta precisão, o mínimo dano térmico, a melhora da cicatrização e o menor trauma aos tecidos moles. Existem muitos usos da piezocirurgia em implantodontia, que diferem em várias pontas versáteis que são utilizadas de forma intercambiável na peça de mão. Esse tipo de unidade cirúrgica pode ser usado para exodontias atraumáticas, remoção de implantes, procedimentos de enxerto ósseo e procedimentos de levantamento de seio (Figura 26.37).

Osteótomos

Um osteótomo é um instrumento cirúrgico usado para cortar, expandir ou dividir o osso. Existem vários tipos que são específicos do procedimento.

Pontiagudo: projetado para expansão circunferencial (circular) progressiva (ou seja, expansão óssea) das cristas alveolares que são comprometidas em largura (*i. e.* Divisão B).

Osteótomos progressivos: para aumentar ou expandir o osso de forma incremental, antes da instalação do implante

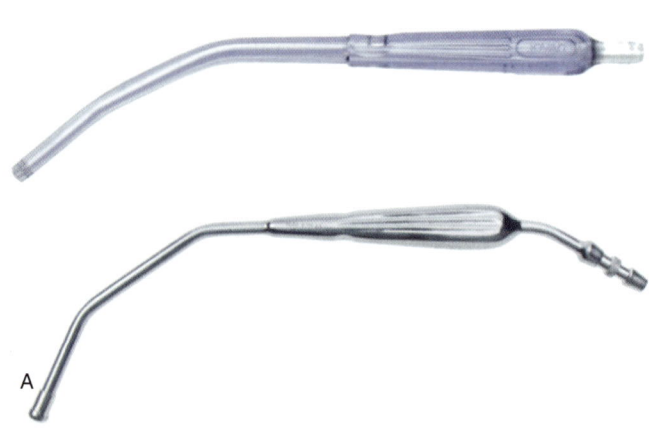

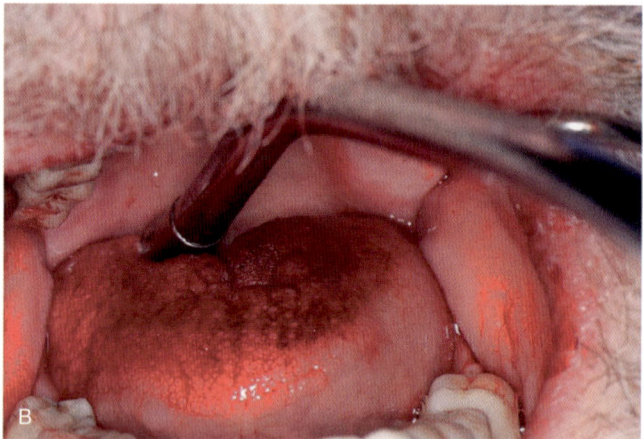

• **Figura 26.34 Sugador Yankauer. A.** Sucção estendida para orofaringe posterior. **B.** O sugador Yankauer é utilizado para aspirar detritos da área posterior do palato.

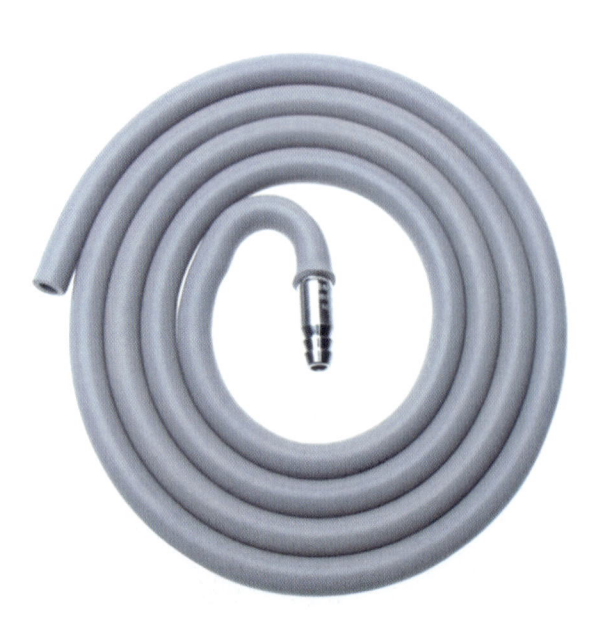

• **Figura 26.33** Tubulação de sucção flexível.

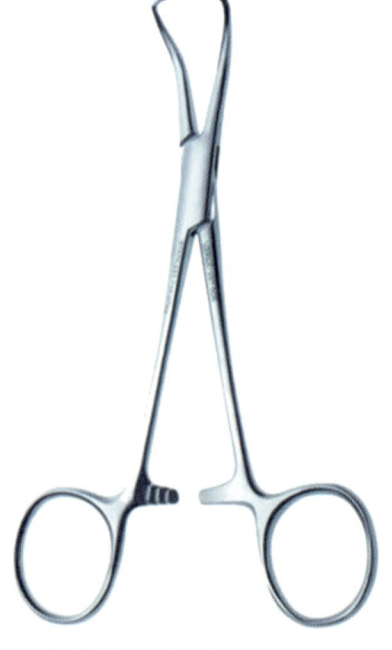

• **Figura 26.35** Pinça Towel para campos cirúrgicos.

CAPÍTULO 26   Técnicas Cirúrgicas Básicas e Instrumental

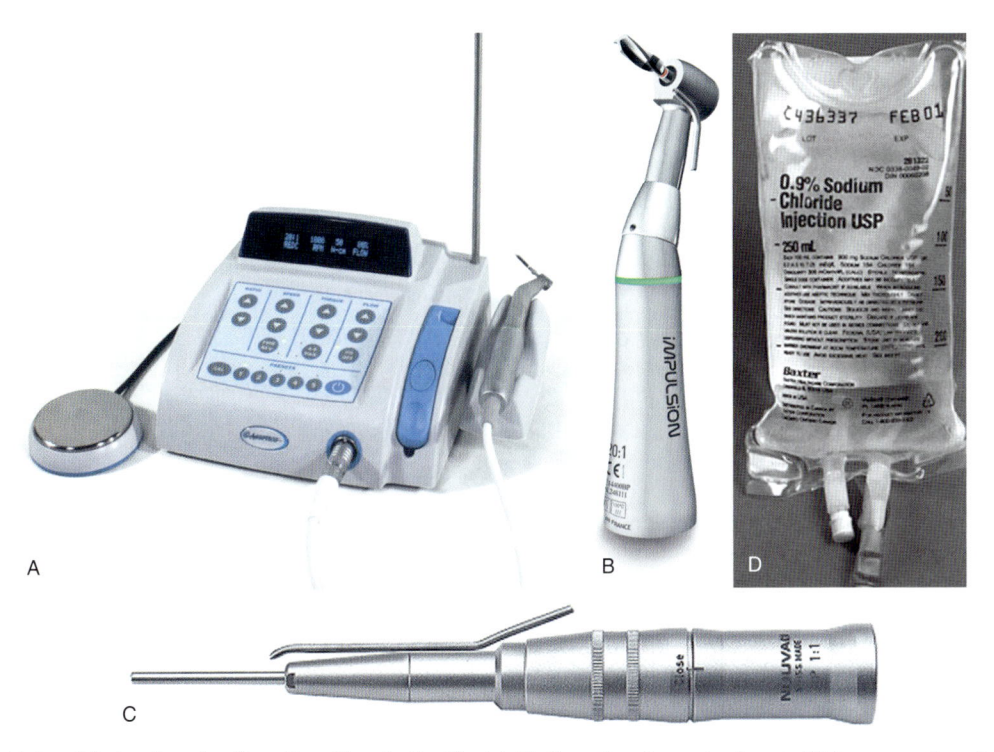

• **Figura 26.36 A.** Motor cirúrgico Aseptico (Aseptico, Woodinville, Wash.). **B.** Peça de mão contra-ângulo 20:1, para perfuração de osteotomia e instalação de implantes (Aseptico). **C.** Peça de mão 1:1, utilizada para remoção de osso ou coleta de enxertos ósseos autógenos (Nouvag, Goldach, Suíça). **D.** A solução de irrigação deve ser cloreto de sódio a 0,9% ou soro fisiológico estéril (Baxter, Deerfield, Illinois).

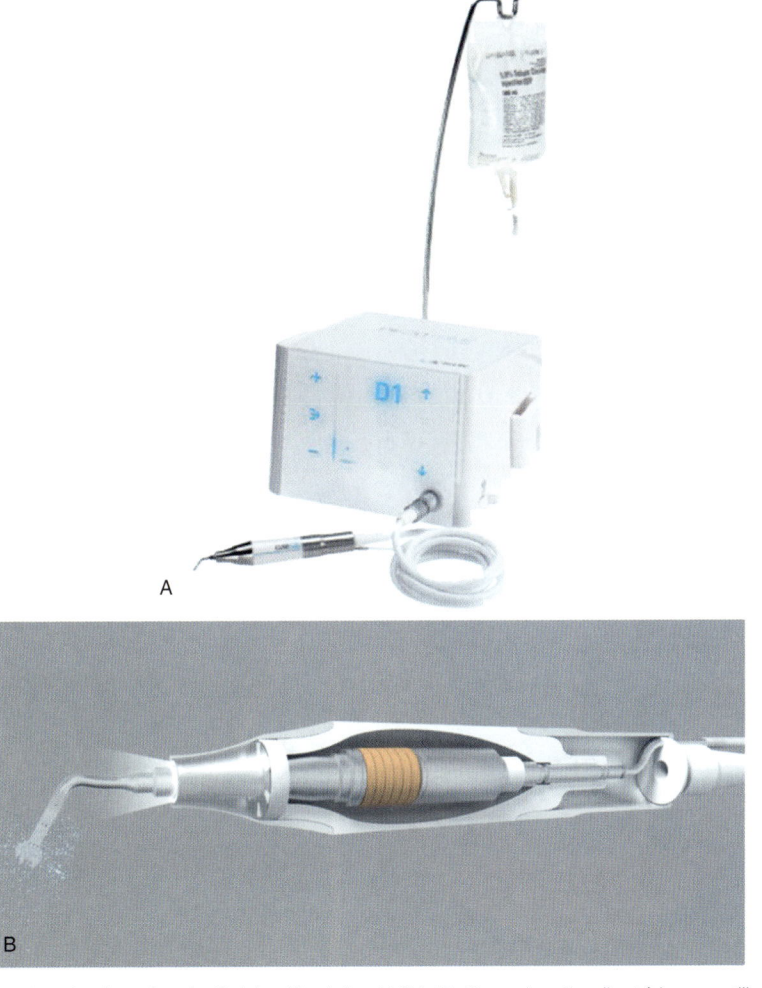

• **Figura 26.37 A.** Console do motor de piezocirurgia (Salvin, Charlotte, N.C.). **B.** Peça de mão vibratória que utiliza tecnologia de frequência de ultrassom, resultando em precisão e corte seguro de tecido duro.

1. *Côncavo:* osteótomos côncavos são usados para romper o assoalho do seio maxilar através da osteotomia do implante. A ponta côncava retém o material do enxerto ósseo.
2. *Convexo:* osteótomos convexos são usados para elevar o assoalho do seio maxilar após fratura (técnica SA-2) (Figura 26.38).

Curetas sinusais

Curetas de membrana: usadas para auxiliar no levantamento da membrana sinusal, essas curetas apresentam uma ponta lisa e arredondada para levantar o seio com mínimo risco de punção (Figura 26.39).

Técnica asséptica

Idealmente, qualquer procedimento cirúrgico no qual possa haver um aumento da lesão bacteriana deve usar uma técnica estéril. Existe um equívoco, porém, quando se trata dos termos *limpo*, *asséptico* e *estéril*.

- *Técnica limpa:* a técnica limpa inclui a rotina de lavar as mãos, secar as mãos e usar luvas não esterilizadas
- *Técnica asséptica:* a técnica asséptica é usada para procedimentos invasivos curtos. Inclui antisséptico para lavagem das mãos, luvas esterilizadas, enxágue antisséptico e uso de uma área limpa
- *Técnica estéril:* a técnica estéril inclui medidas para prevenir a propagação de bactérias do ambiente para o paciente, eliminando todos os microrganismos naquele ambiente. Isso é usado principalmente para qualquer procedimento em que a contagem bacteriana precise ser reduzida e um aumento na contagem de infecção levará a morbidade significativa. Isso inclui lavagem cirúrgica das mãos, mãos secas com toalhas estéreis, campo estéril completo, avental estéril, máscara e luvas (Tabela 26.1; Boxes 26.8 e 26.9).

Alcançar a assepsia cirúrgica requer várias etapas, incluindo luvas cirúrgicas e aventais cirúrgicos, além de manter um campo estéril. Cada membro da equipe envolvido em um procedimento estéril é responsável pela manutenção do ambiente asséptico.

Campo estéril

Os campos estéreis são mais frequentemente usados dentro de uma área estéril para cobrir qualquer área cirúrgica usada durante a cirurgia (Figura 26.40). Os campos vêm em vários tamanhos e são mais facilmente adquiridos em um *kit*. A superfície interna do campo estéril, exceto por uma borda de 2,54 cm, é considerada o campo estéril que pode ser usado para adicionar itens estéreis. Esses 2,54 cm de borda também podem ser usados para posicionar o campo dentro do campo cirúrgico. Ao colocar itens estéreis no campo cirúrgico, os itens podem ser soltos de aproximadamente 15 cm, acima do campo estéril.

Escovação cirúrgica

A escovação cirúrgica é o processo que remove o máximo possível de microrganismos da área ungueal, das mãos e dos antebraços por meio de escovação mecânica e antissepsia química para um procedimento cirúrgico. Isso resultará em uma diminuição na contagem microbiana e inibição do crescimento de bactérias. Existem dois tipos diferentes de técnicas de escovação: uma esponja/escova estéril com

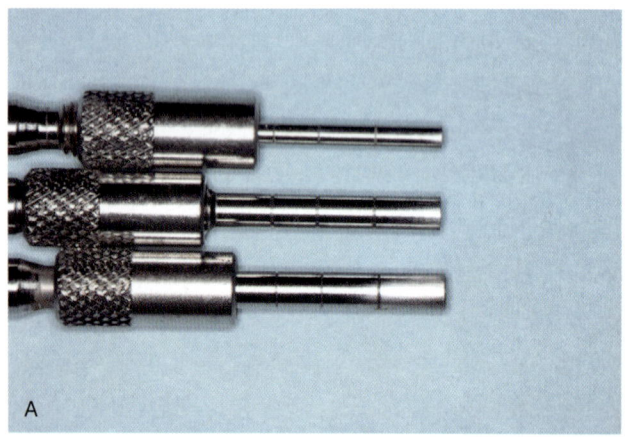

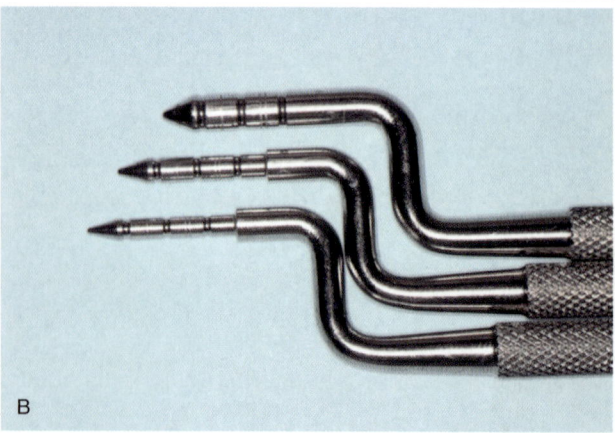

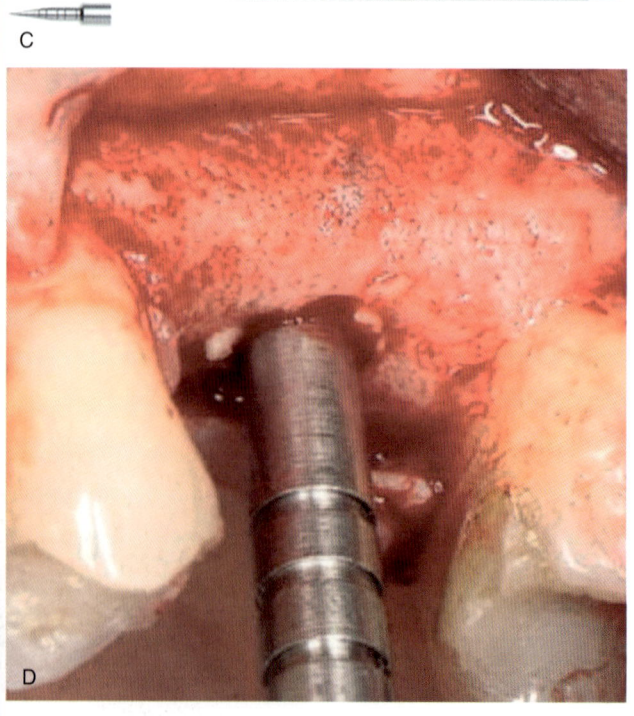

• **Figura 26.38 Osteótomos. A.** Osteótomos sinusais com *stops* ajustáveis. **B.** Osteótomos expansores para aumentar o diâmetro da osteotomia. **C.** Osteótomo reto para expansão óssea. **D.** Imagem clínica de enxerto ósseo na crista, com osteótomo.

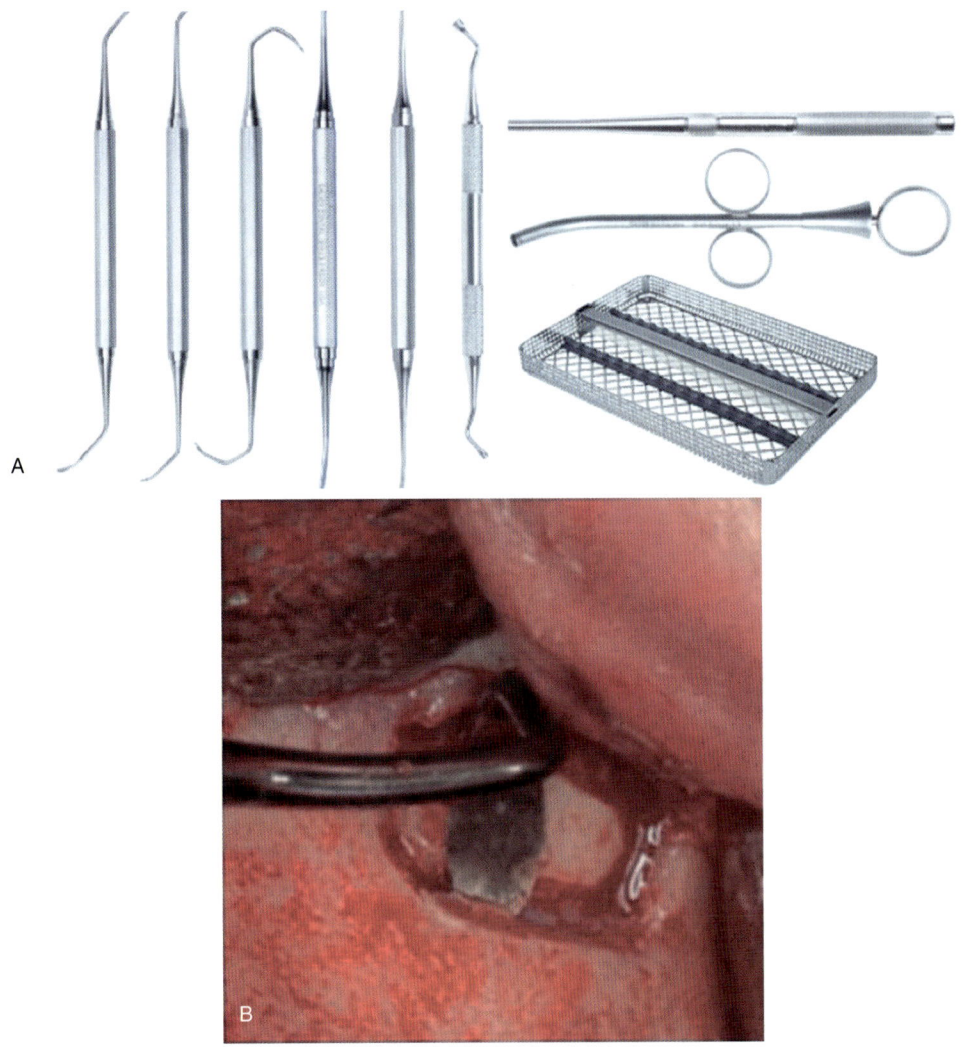

• **Figura 26.39 A.** Kit básico de cirurgia dos seios da face. **B.** Cureta sinusal refletindo a membrana do seio.

Tabela 26.1	Limpo *versus* asséptico *versus* estéril.		
	Limpo	**Asséptico**	**Estéril**
Espaço do procedimento	Consultório odontológico	Centro cirúrgico	Centro cirúrgico
Luvas	Não estéril	Estéril	Cirúrgica estéril
Procedimentos de higiene das mãos antes da cirurgia	Rotina	Asséptico (*i. e.*, álcool)	Pijama cirúrgico, iodóforos, clorexidina
Antissepsia da pele	Não	Álcool	Clorexidina
Campo estéril	Não	Não	Sim
Vestimenta estéril, máscara, gorro	Não	Não	Sim

De Suzuki JB, Resnik RR. Wound dehiscence: incision line opening. In: Resnik RR, Misch CE, eds. *Misch's Avoiding Complications in Oral Implantology*. St. Louis, MO: Mosby; 2018.

Boxe 26.8 Princípios gerais para uma técnica estéril.

- Apenas materiais e instrumentos estéreis são colocados dentro do campo estéril
- Confira os indicadores químicos para verificar a esterilidade dos itens colocados no campo estéril, junto com a integridade da embalagem e a validade da embalagem (se apropriado)
- Acima e abaixo da mesa de campo estéril é considerado "não estéril"
- Os materiais que exibem a data de validade de um fabricante devem ser considerados inseguros para uso, após essa data. (Justificativa: datas de validade não garantem esterilidade ou falta de esterilidade.)
- Se algum item estéril (material, instrumento, avental, luva) foi comprometido, o conteúdo da embalagem, jaleco ou o campo estéril é considerado contaminado. Isso pode acontecer quando:
    - Itens não estéreis entram em contato com itens estéreis
    - Líquidos ou umidade penetram em um campo, jaleco ou pacote
- Os materiais de uso único devem ser usados apenas em um paciente individual para um procedimento único e depois descartado
- Os dispositivos clínicos reutilizáveis devem ser reprocessados e esterilizados de acordo com as instruções do fabricante
- Qualquer item que caia abaixo do nível da mesa deve ser considerado não estéril

Boxe 26.9 | Técnica de escovação estéril.

Etapa 1: Pré-lavagem

Deve ser realizada uma pré-lavagem (com escova), desde as mãos até o cotovelo. Isso é realizado para remover microrganismos superficiais e detritos grosseiros

- Antes da escovação, certificar-se de que já está usando pijama cirúrgico, máscara e gorro, e remover todas as joias. Os vidros (lupas, foco/iluminadores etc.) devem ser colocados na posição ideal
- Realizar um enxágue das pontas dos dedos até os cotovelos para que a água flua da área mais limpa (pontas dos dedos) para a área menos limpa (cotovelos). Utilizar uma pia ampla e profunda para que ambos os braços fiquem dentro das bordas e a água não saia da pia
- Abrir a escova e executar uma escovação preliminar desde os dedos até os cotovelos. A próxima parte da escovação é limpar a área subungueal de cada dedo. Com o dispositivo descartável de limpeza de unhas, remover qualquer detrito sob cada unha. O lado de cerdas da escova pode ser usado sobre cada unha.

Etapa 2: Escovação

Dependendo do hospital ou centro cirúrgico, o protocolo de escovação pode variar. O método de contagem parece ser o mais eficiente para garantir a esterilidade. Com o lado de esponja da escova, realizar cinco fricções de cada lado de cada dedo (quatro lados), cinco fricções para cada lado da mão e cinco fricções para cada lado do antebraço. Limpar mãos e braços sob água corrente em apenas uma direção, da ponta dos dedos aos cotovelos. Deve-se ter cuidado para garantir que dedos, mãos e braços não toquem em nenhuma superfície não estéril (p. ex., torneira). As mãos devem permanecer acima da cintura e abaixo da axila. Se a água for controlada por alavancas de controle manual, um assistente cirúrgico não esterilizado deve fechar a torneira. Normalmente, a pré-lavagem e a escovação demoram aproximadamente 3 min.

Etapa 3: Paramentação

As mãos devem ser secas com compressas estéreis. Deve-se ter cuidado para evitar a contaminação do avental ou luvas estéreis com a água. Ao se mover da pia para a área estéril, mantenha as mãos na frente do corpo, acima da cintura e abaixo da axila. O decote, os ombros, as mangas são considerados não estéreis.

O avental cirúrgico estéril deve ser vestido imediatamente após a secagem completa das mãos e antebraços, antes de calçar as luvas. Mesmo que o avental cirúrgico esteja estéril, quando colocado na mesa esterilizada, uma vez que é vestido, apenas a frente da cintura até a axila é considerada estéril. O avental deve ser elevado e afastado da mesa, podendo ser aberto pelo decote ou pelas cavas. Segurar a parte interna da frente do avental no nível da cava para permitir que ele se desdobre. Não tocar na parte externa do avental com as mãos desprotegidas. Estender ambos os braços para dentro das cavas, e o avental e as mangas se desdobrarão. Ajustar o avental no corpo com os punhos das mangas estendidos sobre as mãos. Não empurrar as mãos completamente para fora dos punhos.

Os aventais cirúrgicos estabelecem uma barreira que minimiza a possibilidade de contaminação de áreas não estéreis para as estéreis, o que vem sendo referido como barreira protetora (ou *strikethrough*). Eles são feitos de um material resistente ao sangue e penetração de fluidos.

Etapa 4: Luvas estéreis

Luvas estéreis são embaladas em um pacote estéril. A técnica de luvas fechadas é o mais amplamente utilizado. Isso garante que as mãos toquem apenas o interior do avental e as luvas. Com a mão dominante, pegue a luva não dominante pela parte interna dobrada, colocando-a na mão não dominante. Guie e direcione os dedos na luva. Usando a mão enluvada, pegue a luva restante e guie-a na mão dominante, certificando-se de que o punho do avental esteja coberto. A luva não dominante puxará então o punho da luva dominante sobre o avental.

Etapa 5: Amarração do avental

Depois que o avental e as luvas estiverem colocados, as tiras do decote devem ser amarradas. O cirurgião segura a tira esquerda com a mão esquerda e segura a tira direita com uma etiqueta larga com a mão direita. A etiqueta é entregue a um assistente. O cirurgião gira 360° e o assistente arranca a etiqueta, deixando a tira direita e a esquerda para o cirurgião amarrar.

---

agente antimicrobiano ou uma técnica sem escova com álcool/gliconato de clorexidina (Figuras 26.41 e 26.42). Todos os anéis, relógio, pulseiras e joias devem ser removidos antes de iniciar a escovação das mãos. Gorros cirúrgicos, óculos de proteção, iluminadores (focos) e máscara cirúrgica devem ser colocados antes da assepsia cirúrgica das mãos. A secagem das mãos e dos braços é uma prioridade, pois as superfícies úmidas permitem que as bactérias se multipliquem. O avental, a utilização de luvas e a amarração frontal do avental ocorrem após a escovação das mãos (Figuras 26.43 e 26.44).

Utilização da sutura ideal

Materiais e técnicas

O objetivo da sutura adequada da ferida operatória é posicionar e fixar as margens das incisões para promover uma cicatrização adequada. O objetivo do material de sutura e da técnica é segurar as margens da ferida em posição até que a ferida tenha cicatrizado o suficiente para suportar a tensão funcional normal e o estresse na linha de incisão.[32] Se as feridas cirúrgicas não forem aproximadas adequadamente, ocorrerá uma separação das margens, o que levará ao aumento da morbidade pós-cirúrgica. O clínico deve selecionar um fio de sutura com qualidades que incluem alta resistência à tração,[33] biocompatibilidade do tecido que evita sua irritação, facilidade de amarrar o nó e capacidade de evitar o deslizamento mínimo do nó (Tabela 26.2).

Tipo de sutura

Absorvível

Suturas absorvíveis são populares e vantajosas na implantodontia em virtude da eliminação de uma consulta para remoção de sutura. Existem dois tipos de suturas reabsorvíveis: naturais e sintéticas.

Natural Suturas naturais são decompostas principalmente por enzimas corporais. As suturas naturais mais comuns são catgut simples e cromado (Figura 26.45).

Catgut simples. O catgut simples é um monofilamento derivado de colágeno altamente purificado da submucosa intestinal da ovelha. É altamente antigênico, perdendo 50% da resistência à tração após 24 horas. O catgut tem absorção imprevisível em função das enzimas e macrófagos que o decompõem. Esse tipo de sutura demonstrou ter alta incidência de reações teciduais, que impedem a cicatrização.

Catgut cromado. O catgut cromado também é derivado do colágeno purificado da submucosa intestinal de ovelha que é tratado com sais de cromo, os quais diminuem a absorção. Esse material é altamente antigênico e perde 50% da resistência à tração após 5 dias. Como um monofilamento, causa reatividade tecidual significativa. O catgut cromado

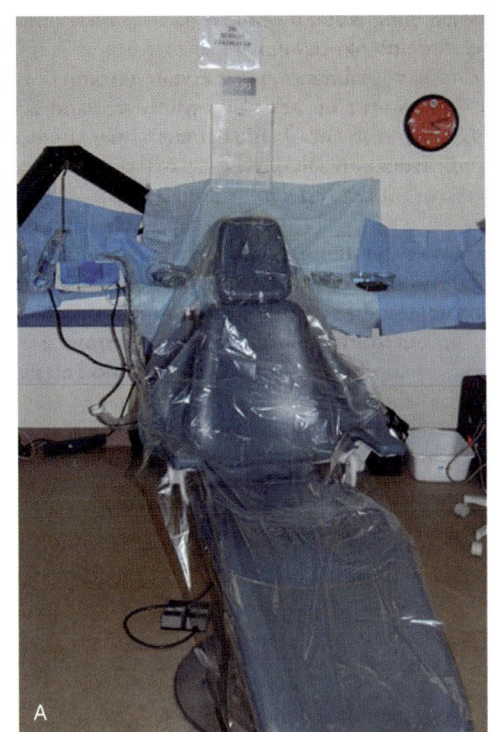

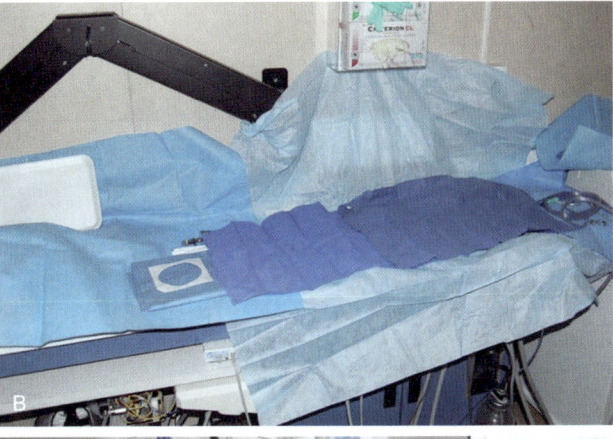

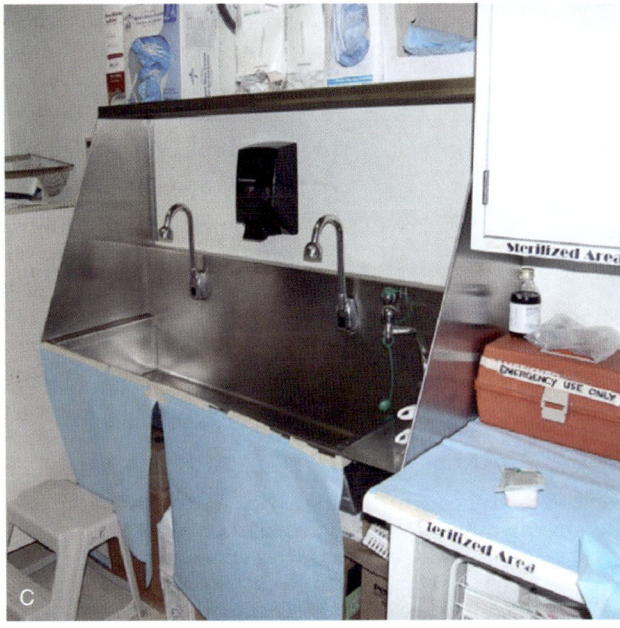

• **Figura 26.40 Configuração do ambiente cirúrgico. A.** Um campo cirúrgico estéril inclui campo de mesa estéril para cobrir qualquer área que irá conter materiais cirúrgicos. Idealmente, a cadeira é coberta; no entanto, é considerado não estéril. **B.** Todos os suprimentos estéreis são colocados dentro dos limites dos campos estéreis. **C.** Uma área de pia deve estar presente para permitir uma área de escovação cirúrgica e paramentação.

causa inflamação, perda de tensão e é reabsorvido muito rapidamente para manter a aproximação do tecido mole em um local com enxerto. Não é recomendado quando os tecidos são avançados para um enxerto ósseo. Foi demonstrado que as reações de hipersensibilidade ocorrem por causa das partículas cromadas presentes na sutura.[34]

Sintética Suturas sintéticas sofrem hidrólise devido à sua natureza hidrofóbica. A sutura sintética absorvível mais comum em implantodontia é o ácido poliglicólico (PGA) (Figura 26.46). *PGA (Vicryl).* Como as suturas PGA são absorvidas por hidrólise, elas não são afetadas por um pH baixo. Por serem confeccionadas em polímeros sintéticos, sua reabsorção é mais lenta e, com isso, mantêm a linha de incisão com resistência à tração por muito mais tempo do que a maioria dos fios de sutura. Esse material de sutura manterá tensão suficiente durante as primeiras 2 semanas (75%), 50% após 3 semanas e 25% após 2 semanas. As suturas PGA têm taxas de reabsorção variáveis, que se consistem em ruptura regular ($\approx$ 21 a 28 dias) e absorção rápida ($\approx$ 7 a 14 dias). O material de sutura é inerte e apresenta uma reação tecidual relativamente baixa.

Não absorvível

Suturas não absorvíveis são compostas de materiais feitos pelo homem, que não são metabolizados pelo corpo. A sutura não absorvível mais utilizada em odontologia é a fibra natural, seda, que passa por um processo especial de fabricação para torná-la adequada para seu uso em cirurgia. Outras suturas não absorvíveis são feitas de fibras artificiais (p. ex., polipropileno, poliéster, náilon), que podem conter revestimentos para melhorar suas características de desempenho (Figura 26.47).

Seda: com o tempo, a seda tem sido o material de sutura mais usado universalmente na odontologia devido ao seu baixo custo e facilidade de manuseio. No entanto, a seda tem muitas desvantagens em relação à implantodontia. Primeiro, não é reabsorvível e deve ser removida. Como a seda é um multifilamento, foi demonstrado que o "fio" resulta no acúmulo de bactérias e fluido na ferida cirúrgica.[35] E, por último, foi demonstrado que a seda libera menos tensão durante a retração inicial do retalho após a cicatrização, além de provocar maiores reações de inflamação, o que pode contribuir para a abertura da linha de incisão com mais frequência do que os materiais sintéticos.[36,37]

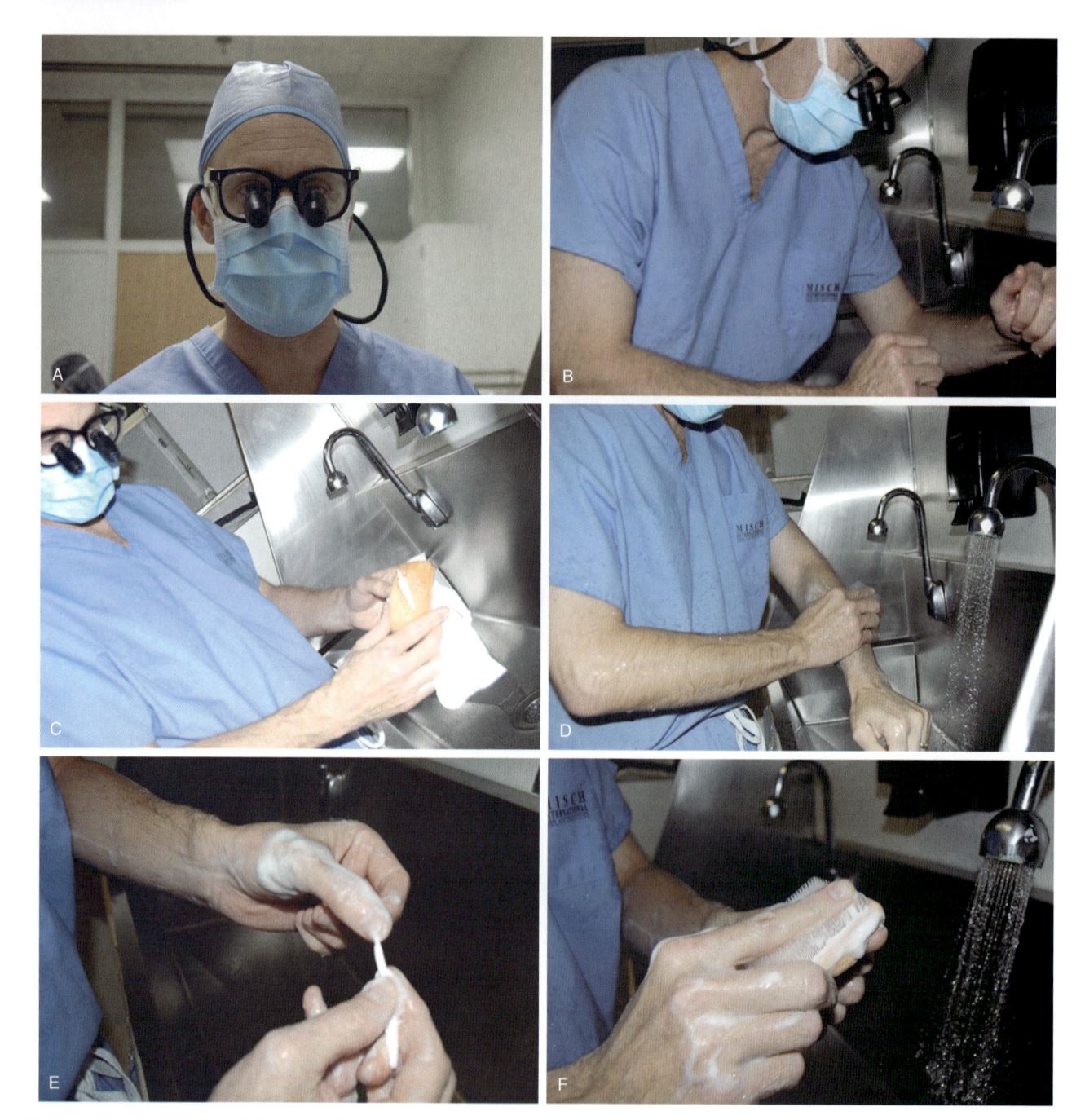

• **Figura 26.41 Técnica de pré-lavagem. A.** Certificar-se de que gorro, máscara, óculos e fonte de luz estejam sendo usados e em posição antes do início da técnica de escovação. **B.** Com água morna, enxaguar previamente da ponta dos dedos até o cotovelo. **C.** Abrir a escova cirúrgica com limpador de ponta de unhas. **D.** Realizar uma escovação preliminar das mãos até o cotovelo com escova e sabão. **E.** Utilizar o limpador de unhas. **F.** Utilizar o lado das cerdas da escova para completar a limpeza das unhas.

Polipropileno (ou seja, PROLENE): esta sutura, que é um monofilamento, não perderá a resistência à tração com o tempo. É inerte, tem muito pouca reação tecidual, baixo coeficiente de fricção, passa facilmente pelo tecido e tem boa segurança de nó. A principal desvantagem desse tecido de material de sutura é a irritação das pontas cortadas do material de sutura.

Politetrafluoroetileno: o material de sutura de politetrafluoroetileno (PTFE) é um monofilamento, que tem resistência à tração relativamente alta e não torce (baixo acúmulo de bactérias). Além disso, as suturas de PTFE têm boas qualidades de manuseio, são fáceis de amarrar com excelente segurança de nó, são macias e confortáveis para os pacientes e são biologicamente inertes.

As principais desvantagens do PTFE é que são muito caros. As suturas de PTFE são escorregadias e têm baixa resistência ao atrito para afrouxamento do nó. São necessários pelo menos sete pontos planos e igualmente tensionados para produzir um nó seguro ao usar material de PTFE.

Qualidades da sutura

A seleção do material de sutura deve ser feita de acordo com o local e o tipo de procedimento cirúrgico realizado. No entanto, um material de sutura ideal deve apresentar alta resistência à tração, baixa reatividade ao tecido e ser absorvível.

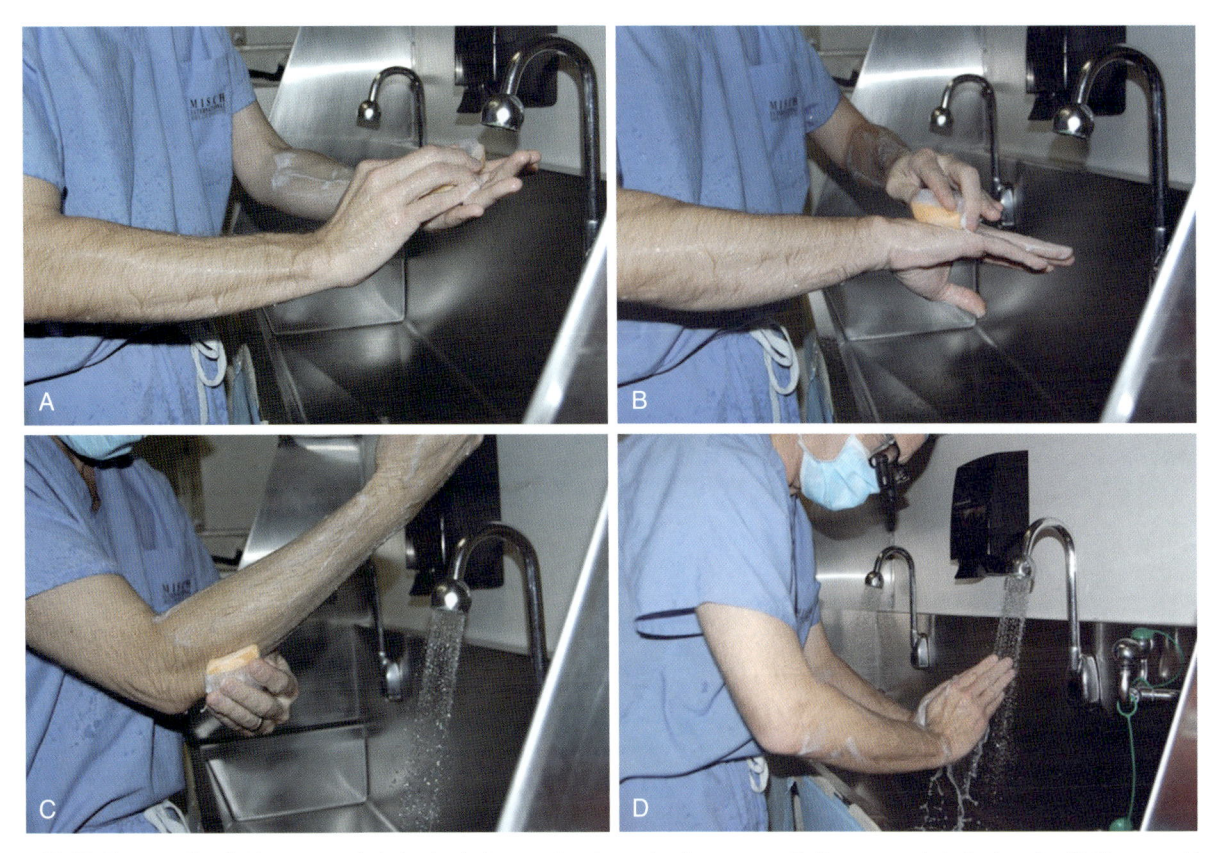

CAPÍTULO 26 Técnicas Cirúrgicas Básicas e Instrumental 627

• **Figura 26.42 Escovação. A.** Escovar cada lado do dedo aproximadamente cinco vezes. **B.** Escovar cada lado da mão. **C.** Escovar até o pulso e depois até o cotovelo. **D.** Enxaguar da ponta dos dedos até os cotovelos. A teoria é remover todos os detritos/bactérias da ponta dos dedos até o pulso. Todo o processo de escovação deve levar aproximadamente 3 minutos.

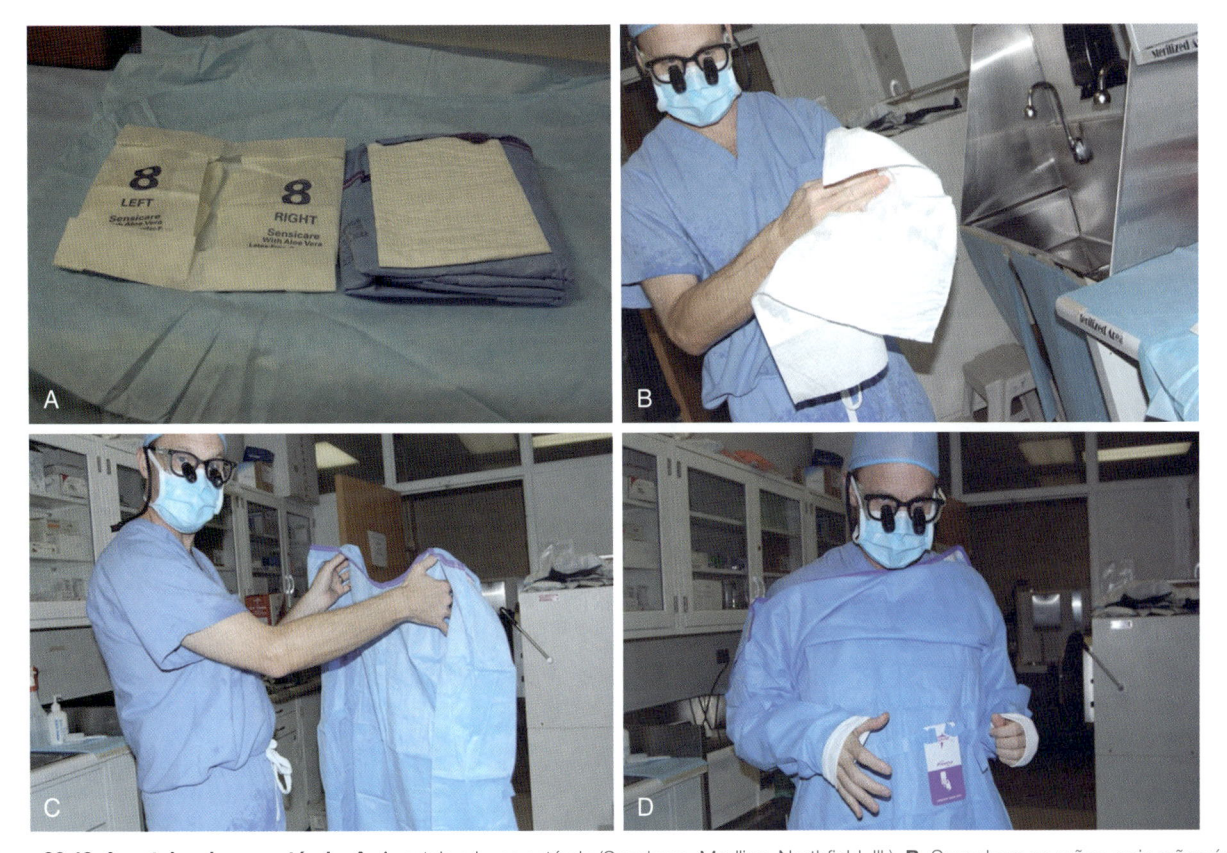

• **Figura 26.43 Aventais e luvas estéreis. A.** Aventais e luvas estéreis (Sensicare, Medline, Northfield, Ill.). **B.** Secar bem as mãos, pois mãos úmidas prejudicarão o posicionamento das luvas; sempre manter as mãos entre a cintura e o queixo para esterilização. **C.** Pegar o avental do campo estéril pela superfície interna do avental; afastar-se do campo estéril, permitindo que o avental se desdobre; e colocar os braços nas mangas do avental. **D.** Quando o avental está na posição ideal, as mãos estão na costura do punho interno. Manter as mãos entre a cintura e o queixo para manter a esterilização.

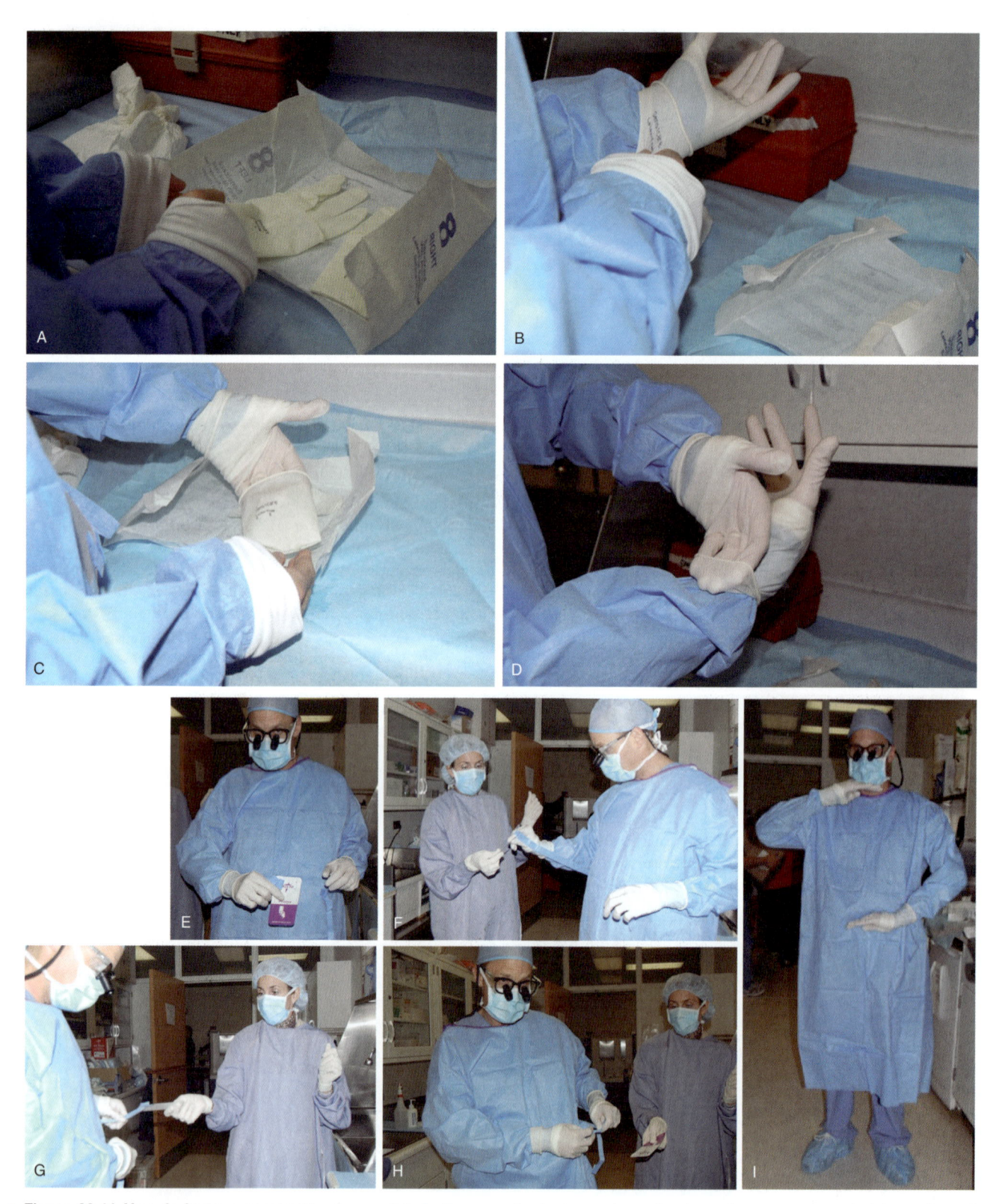

• **Figura 26.44 Uso de luvas e amarração do avental. A.** Pegar a primeira luva pelo punho, tocando apenas na parte interna do punho. **B.** Enquanto segura o punho em uma mão, deslizar a outra mão na luva. **C.** Pegar a segunda luva deslizando os dedos da mão enluvada sob o punho da segunda luva. **D.** Colocar a segunda luva na mão sem luva usando o punho. **E.** O cirurgião deve segurar a tira esquerda (curta) com a mão esquerda, segurar a etiqueta e a tira direita (longa) com a mão direita; em seguida, puxar a etiqueta com a direita. **F.** O cirurgião deve entregar a etiqueta ao auxiliar. **G.** O cirurgião deve girar 360° e o assistente entrega a tira longa ao cirurgião, que amarra na frente do avental. **H.** O cirurgião deve amarrar os laços frontais e o assistente ou circulador amarrar o velcro para trás. **I.** Cirurgião vestido com avental e as mãos estão abaixo da área estéril. A área estéril fica abaixo da axila e acima da cintura.

Tabela 26.2 Materiais de sutura utilizados em implantodontia.

Sutura	Tipos	Cor do material	Matéria-prima	Resistência à tração / Retenção *in vivo*	Taxa de absorção	Reação tecidual	Contraindicações	Precauções
Catgut	Simples	Amarelo-bronze Tingido de azul	Colágeno derivado de mamíferos saudáveis (p. ex., vaca, ovelha)	Perdido dentro de 3 a 5 dias; as características individuais do paciente podem afetar a taxa de perda de resistência à tração	Absorvido pelas enzimas proteolíticas do corpo dentro de 7 a 10 dias	Moderada	Não deve ser usado nos tecidos que cicatrizam lentamente e requerem suporte ou sob área de alta tensão	Absorve relativamente rápido
Catgut	Cromado	Marrom Tingido de azul	Colágeno derivado de mamíferos saudáveis (p. ex., vaca, ovelha), tratado para resistir à absorção pelos tecidos do corpo	Perdido dentro de 7 a 10 dias; as características individuais do paciente podem afetar a taxa de perda de resistência à tração	Absorvido pelas enzimas do corpo dentro de 7 a 10 dias	Moderada, mas menor do que a reação do catgut simples	Sendo absorvível, não deve ser usado onde for requerida uma prolongada aproximação dos tecidos sob estresse	Suturas à base de proteína absorvível têm tendência a se desgastar quando amarradas
VICRYL (poliglicólico 910)	Trançado	Violeta não tingido (natural)	Copolímero de lactídeo e glicolídeo revestido de poliglatina 370 e estereato de cálcio	Aproximadamente 60% permanecem por 2 semanas; aproximadamente 30% permanecem por 3 semanas (dependendo do tipo)	Mínimo até cerca de 40 dias; essencialmente completo entre 60 e 90 dias; absorvido por hidrólise lenta	Suave	Mesmo tendo uma alta resistência à tração, pode não ser suficiente para áreas de alto estresse	Não se sabe
PDS (polidioxanone)	Monofilamento	Violeta-claro	Poliéster tereftalato de polietileno revestido de polibutilato	Aproximadamente 70% permanecem por 2 semanas; aproximadamente 50% permanecem por 4 semanas; aproximadamente 25% permanecem por 6 semanas	Mínimo até o 90º dia; essencialmente completo em 210 dias; absorvido por hidrólise lenta	Rápida	Sendo absorvível, não deve ser usado onde é necessária uma aproximação prolongada do tecido sob estresse	Não se sabe
Seda cirúrgica	Trançado	Branco Preto	Fibra de proteína natural de seda crua fiada pelo bicho-da-seda (ou seja, fibroína)	Perde tudo ou muito em cerca de 1 ano	Normalmente não pode ser encontrado depois de 2 anos; pode resultar em encapsulamento por tecido fibroso conjuntivo	Reação inflamatória aguda	Não deve ser usado em nenhuma área onde a remoção da sutura seja difícil	Absorve lentamente, reação tecidual
e-PTFE (politetrafluoretileno)	Monofilamento	Branco	Citoplasto	Não reabsorvível	Não absorvível	Biologicamente inerte Confortável ao paciente	Nenhuma	Nenhuma
Aço cirúrgico	Monofilamento Multifilamento	Prata metálico	Liga de ferro-níquel-cromo	Indefinida	Não absorvível: permanece encapsulado no tecido	Baixa	Não deve ser usado quando uma prótese de outra liga é implantada	Pode corroer e quebrar em pontos de dobra, torcção e nó

(continua)

Tabela 26.2 Materiais de sutura utilizados em implantodontia. *(continuação)*

Sutura	Tipos	Cor do material	Matéria-prima	Resistência à tração Retenção *in vivo*	Taxa de absorção	Reação tecidual	Contraindicações	Precauções
Náilon ETHILON	Monofilamento	Preto Verde Claro	Polímero de poliamida	Perde 15 a 20% por ano	Degrada a uma taxa de aproximadamente 15 a 20% por ano	Extremamente baixa	Nenhuma	Nenhuma
Náilon NUROLON	Trançado	Preto Branco	Polímero de poliamida	Perde 15 a 20% por ano	Degrada a uma taxa de aproximadamente 15 a 20% por ano	Extremamente baixa	Nenhuma	Nenhuma
Fibra poliéster MERSILENE	Trançado	Verde Branco	Poliéster tereftalato de polietileno	Indefinida	Não absorvível: permanece encapsulado nos tecidos	Mínima	Nenhuma	Nenhuma
Fibra poliéster ETHIBOND	Trançado	Verde Branco	Poliéster tereftalato de polietileno revestido de polibutilato	Indefinida	Não absorvível: permanece encapsulado nos tecidos	Mínima	Nenhuma	Não foi avaliado em cirurgia oftalmológica
Polipropileno PROLENE	Monofilamento	Azul-claro	Polímero do propileno	Indefinida	Não absorvível: permanece encapsulado nos tecidos	Transiente mínimo de reação inflamatória aguda	Nenhuma	Nenhuma

Adaptada de Suzuki JB, Resnik RR. Wound dehiscence: incision line opening. In: Resnik RR, Misch CE, eds: *Misch's Avoiding Complications in Oral Implantology*. St. Louis, MO: Mosby; 2018.

Alta resistência à tração

A alta resistência à tração é a força medida, em quilogramas, que a sutura suportará antes de se romper. Um material de sutura com baixa resistência à tração levará à ruptura da sutura, o que provavelmente comprometerá a cicatrização da linha de incisão. A resistência à tração do tecido a ser suturado determinará idealmente a resistência à tração da sutura selecionada. A resistência à tração da sutura deve ser pelo menos tão forte quanto a resistência à tração do tecido sendo suturado.

Baixa reatividade do tecido

Foi demonstrado que a reação do tecido do material de sutura é exibida por meio de uma resposta inflamatória, que geralmente se desenvolve durante os primeiros 2 a 7 dias após a sutura do tecido. O material de sutura selecionado deve ter uma reatividade tecidual inerente baixa.[38] Baixa reatividade tecidual significa que o material de sutura deve exibir uma resposta inflamatória mínima, que não retardará a cicatrização da ferida ou aumentará a taxa de infecção. A reação do tecido é refletida por uma resposta inflamatória que se desenvolve durante os primeiros 2 a 7 dias após a sutura do tecido. Vários estudos publicados nos últimos quarenta anos relataram que os materiais sintéticos exibem desempenho superior aos tecidos bucais em termos de reações inflamatórias dos tecidos em comparação ao material de sutura não sintético.

Absorvível

O material de sutura absorvível permite a conveniência de não necessitar de remoção da sutura. Esses tipos de suturas sofrem degradação e absorção nos tecidos; assim, as suturas não precisam ser removidas. Existem dois mecanismos de degradação das suturas absorvíveis: quebra enzimática ou degradação por hidrólise (PGA). Suturas derivadas de uma origem biológica (ou seja, catgut simples e cromado) são digeridas por enzimas intraorais. Normalmente, esses tipos de suturas perdem sua resistência à tração rapidamente (alguns dias após a cirurgia) e não são ideais para procedimentos de implante. Em segundo lugar, essas suturas podem se reabsorver ainda mais rápido quando o pH intraoral é baixo. A diminuição do pH pode resultar de infecção, medicamentos, distúrbios metabólicos ou boca seca. O trauma decorrente da remoção da sutura às vezes pode levar à abertura da linha de incisão.

Implicações do tratamento

Para procedimentos de implante dental envolvendo instalação do implante e enxerto ósseo, o material de sutura ideal deve exibir

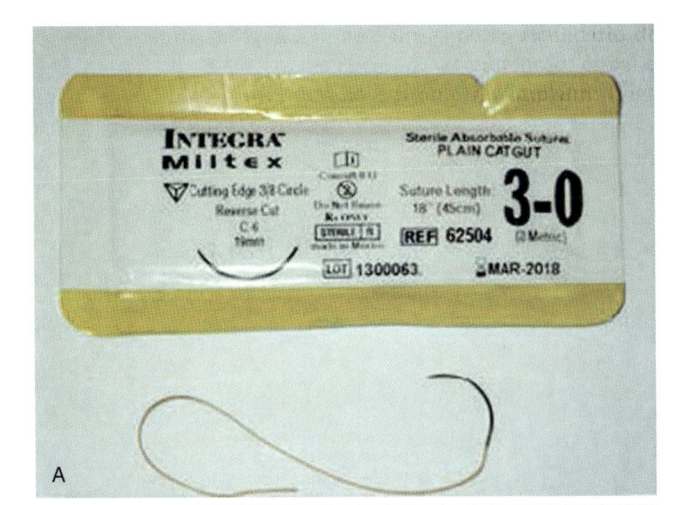

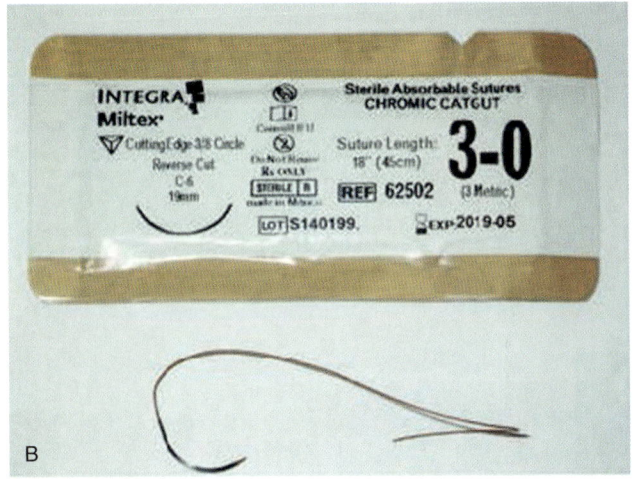

• **Figura 26.45** Suturas absorvíveis de reabsorção rápida (Integra LifeSciences, Plainsboro, N.J.) com baixa resistência à tração. **A.** Catgut simples. **B.** Catgut cromado.

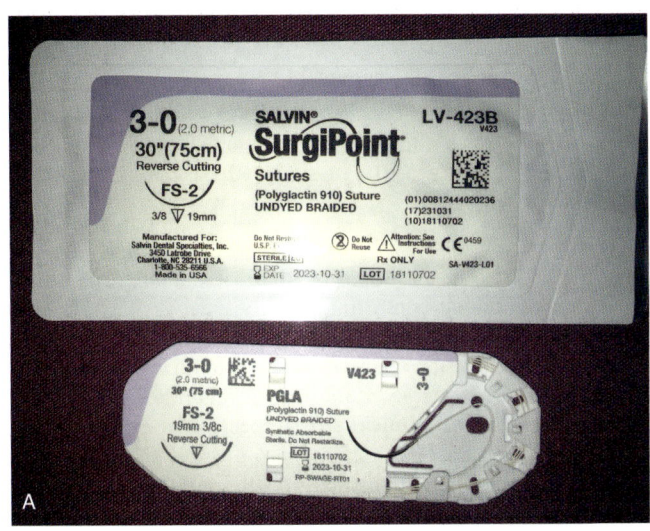

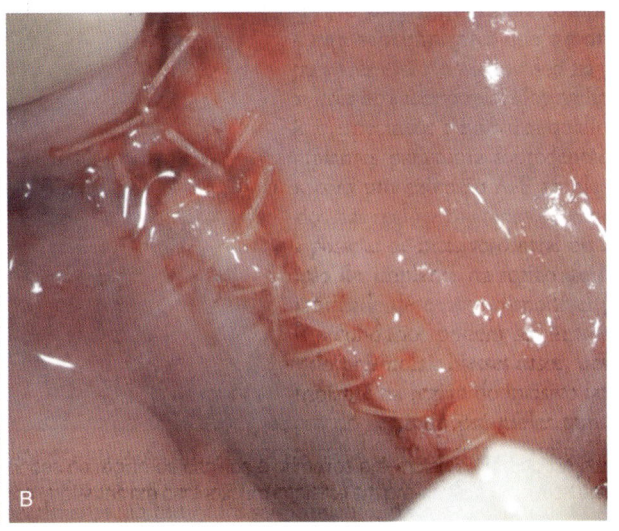

• **Figura 26.46** Suturas absorvíveis de reabsorção rápida com alta resistência à tração. **A.** Sutura sintética absorvível: suturas de ácido poliglicólico (PGA), que são fornecidas em várias taxas de reabsorção (Salvin, Charlotte, N.C.). **B.** Imagem clínica da sutura PGA, que tem a vantagem de ser reabsorvível com excelente resistência à tração.

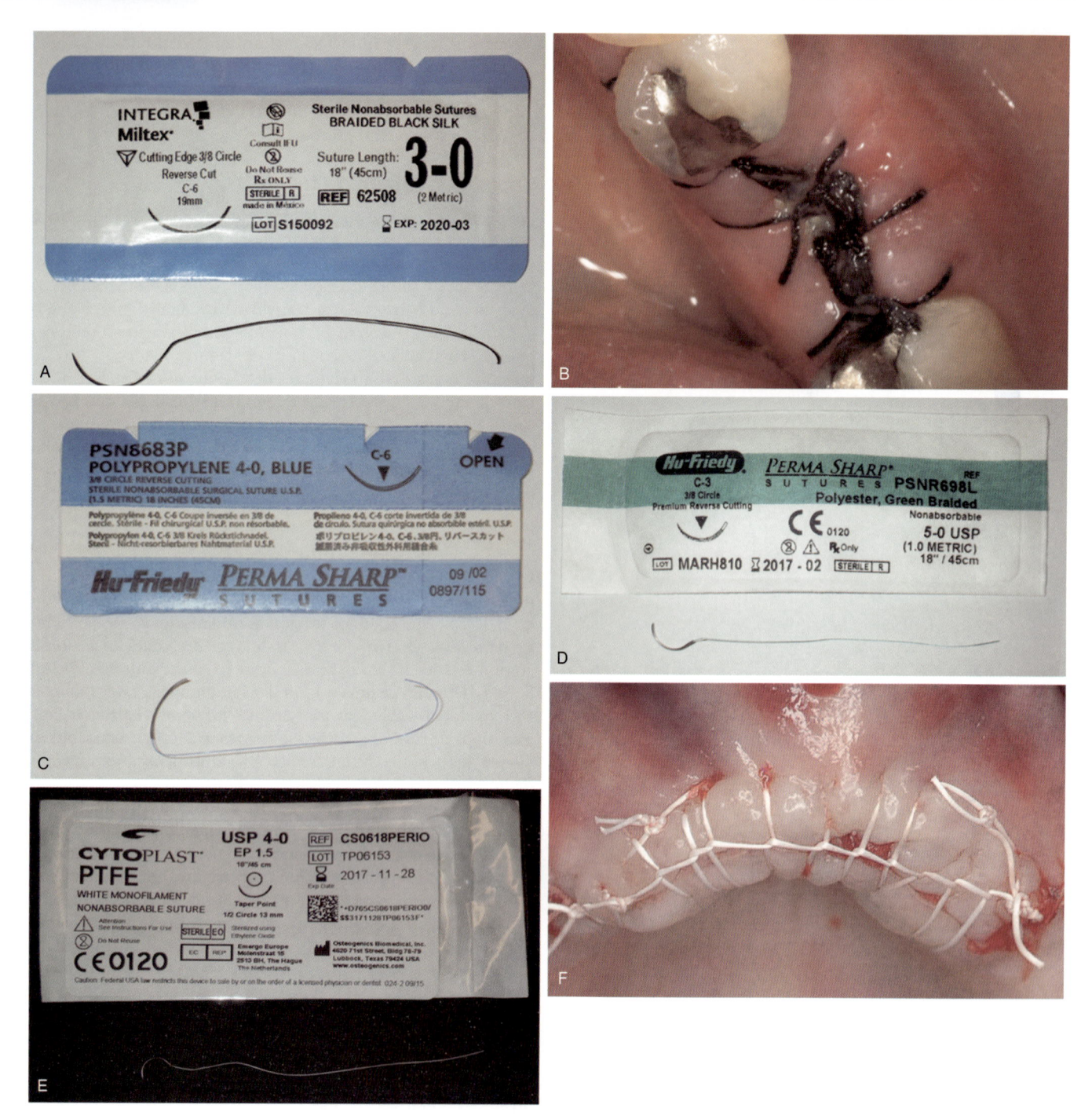

• **Figura 26.47 Suturas não absorvíveis. A.** Seda (Integra LifeSciences, Plainsboro, N.J.). **B.** Presença de absorção em suturas de seda. **C.** Polipropileno (Hu-Friedy, Chicago, Ill.). **D.** Poliéster (Hu-Friedy, Chicago, Ill.). **E.** Politetrafluoroetileno (PTFE) (Osteogenics Biomedical, Lubbock, Tex.). **F.** Imagem clínica de sutura com PTFE que exibe excepcional resistência à tração.

alta resistência à tração, baixa reatividade do tecido e deve ser absorvível ou facilmente removido. Os mais comuns hoje em dia incluem o uso de PGA ("Vicryl"). Uma alternativa não reabsorvível seria uma sutura de PTFE (p. ex., Cytoplast), que exibe alta resistência à tração e não acumula detritos.

Tamanho da sutura

Os fios cirúrgicos são classificados por diâmetro, variando de 1 a 10, sendo o maior número o menor tamanho do fio. Em implantodontia, o diâmetro mais comum é 3/0 para linhas de incisão e 4/0 ou 5/0 ao redor das margens do tecido ou áreas que exibem tecido mais fino. Em algumas situações, uma sutura 2/0 será usada, geralmente como um nó para o tecido lingual ao realizar a cirurgia mandibular. Idealmente, deve ser usado o material de sutura de menor diâmetro que mantenha adequadamente o tecido em aproximação. Conforme os diâmetros da sutura diminuem, também diminuem suas respectivas resistências à tração (Figura 26.48).

Agulha de sutura

A agulha cirúrgica é composta por três partes: (1) ponta, (2) corpo da agulha e (3) fundo (olho). O tipo de agulha é classificado por

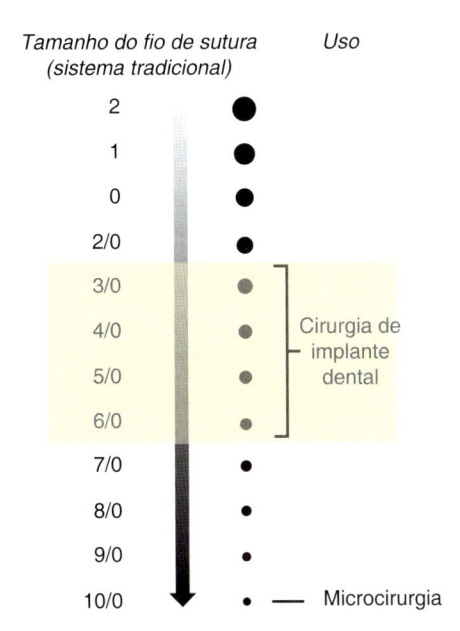

• **Figura 26.48 Tabela de tamanhos do fio de sutura.** O tamanho do fio de sutura aumenta com o aumento do número. O tamanho do fio de sutura mais comum em implantodontia é 3/0 e 4/0. Para procedimentos com tecidos mais finos, 5/0 e 6/0 são os mais comumente usados.

curvatura, raio e forma. As agulhas de sutura mais usadas em implantodontia são as agulhas 3/8 e semicirculares.[37] A agulha 3/8 permite a passagem da agulha de vestibular para lingual de uma vez. A semicircular é geralmente usada em áreas mais restritivas, como molares superiores, e na cirurgia periosteal e mucogengival.[39] O clínico deve sempre estar ciente de que existem dois tipos de desenhos de agulha: corte reverso e convencional. Em implantodontia, o corte reverso deve sempre ser usado, pois minimizará a separação dos tecidos. A agulha de corte reverso tem uma curvatura interna lisa, com a terceira borda cortante localizada em sua borda convexa (externa) (Figura 26.49).

Técnica de sutura

Interrompida

Ponto simples. O ponto simples é a sutura mais comum utilizada em implantodontia. É utilizada para aproximar retalhos cirúrgicos em áreas edêntulas. Cada ponto é amarrado e cortado após a inserção no tecido. A desvantagem dessa sutura é que ela consome mais tempo do que uma sutura contínua. No entanto, tem a vantagem de que, se um dos pontos se soltar ou romper, os pontos restantes provavelmente manterão a ferida unida para minimizar a deiscência da ferida (Figura 26.50).

Em oito. A sutura em oito é realizada como um laço simples na vestibular; entretanto, na lingual, a agulha passa pela face externa do retalho. A principal desvantagem da sutura em oito é que o material de sutura fica interposto entre os retalhos após o fechamento total. A sutura em oito é mais comumente usada nos locais de extração e ao redor da papila (Figura 26.51).

Cirurgia de segundo estágio: sutura do pilar transmucoso. Uma modificação da sutura interrompida pode ser realizada na cirurgia de segundo estágio com um pilar transmucoso através de um sulco para sutura. Um sulco para sutura, 3 a 5 mm acima da conexão da plataforma, pode ser incorporado ao pilar de cicatrização (p. ex., sistema de implante externo, anteriormente conhecido como sistema dentário Maestro [BioHorizons IPH, Inc.]) (Figura 26.52).

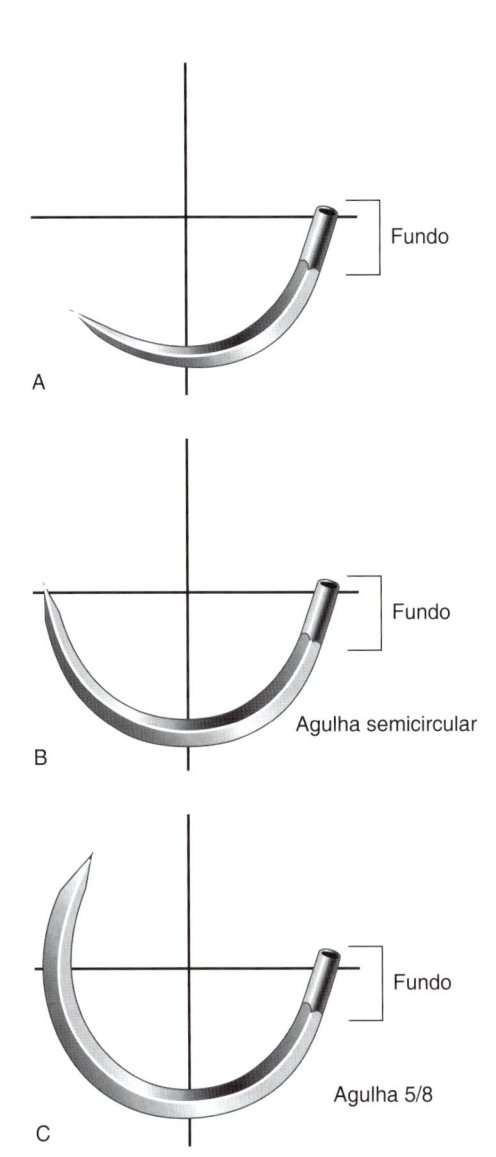

• **Figura 26.49** Tamanhos comuns de agulha utilizadas em implantodontia: (**A**) 3/8 de círculo; (**B**) Semicircular; e (**C**) 5/8 de círculo. (De *Suzuki JB, Resnik RR. Deiscência da ferida: abertura da linha de incisão. In: Resnik RR, Misch CE, eds.* Misch's Avoiding Complications in Oral Implantology. St. Louis, MO: Mosby; 2018.)

Quando o tecido requer reposicionamento apical ou quando tem 3 a 4 mm de espessura e pode crescer sobre o pilar de cicatrização, o sulco para sutura pode ser utilizado. Uma sutura é realizada próxima ao pilar de cicatrização. Uma pinça de tecido levanta a sutura da linha de incisão e a sutura é, então, rotacionada para formar um laço. A alça é colocada sobre o pilar de cicatrização alargado e na ranhura da sutura ou sob a tampa de cicatrização. Então, a sutura pode ser amarrada, prendendo o tecido na altura do sulco para sutura. Uma técnica semelhante é usada no outro lado do pilar de cicatrização. Essas duas suturas (uma de cada lado) apreendem o tecido no nível do sulco para sutura e evitam que ele se levante e fique sobre o pilar de cicatrização durante a cicatrização do tecido mole.

Contínuo

Extensões de tecido mole que requerem quatro ou mais suturas interrompidas são mais bem aproximadas com suturas contínuas sem bloqueio. Esse *design* de sutura exerce menos tensão na linha de sutura e no tecido mole e permite uma vascularização mais rápida dos retalhos de tecido mole refletidos. Porém, seja travado

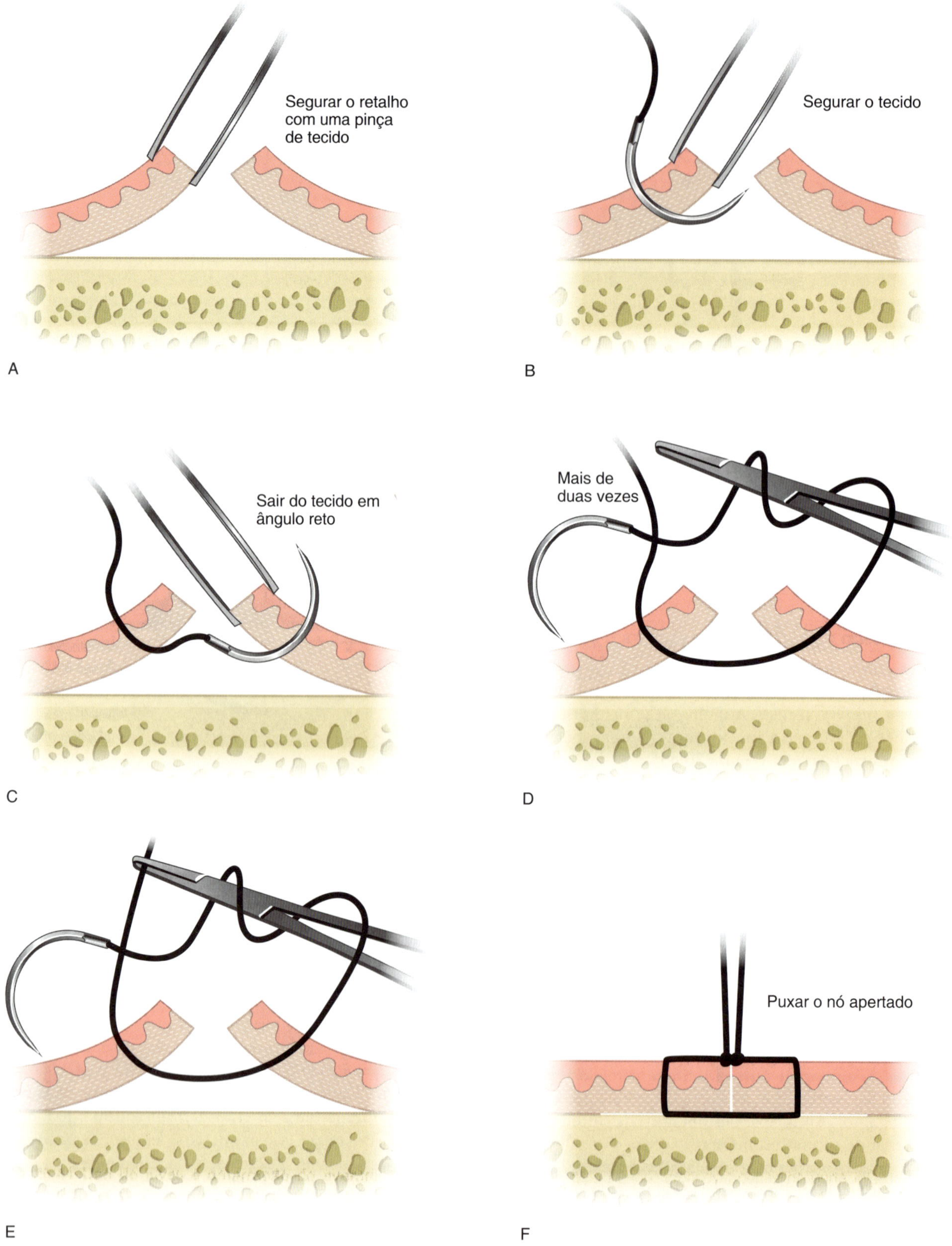

• **Figura 26.50 Sutura interrompida simples. A.** O tecido é apreendido com pinça de tecido. **B.** Entrar no tecido em um ângulo de 90°. **C.** Sair do tecido em um ângulo de 90°. **D.** Duas voltas sobre o porta-agulhas. **E.** Os porta-agulhas prendem a extremidade oposta do fio de sutura. **F.** O primeiro nó é puxado com força para ficar plano. (*continua*)

CAPÍTULO 26   Técnicas Cirúrgicas Básicas e Instrumental   **635**

Mais uma vez na direção oposta

G

H

Mais uma vez da mesma forma que o primeiro laço

I

J

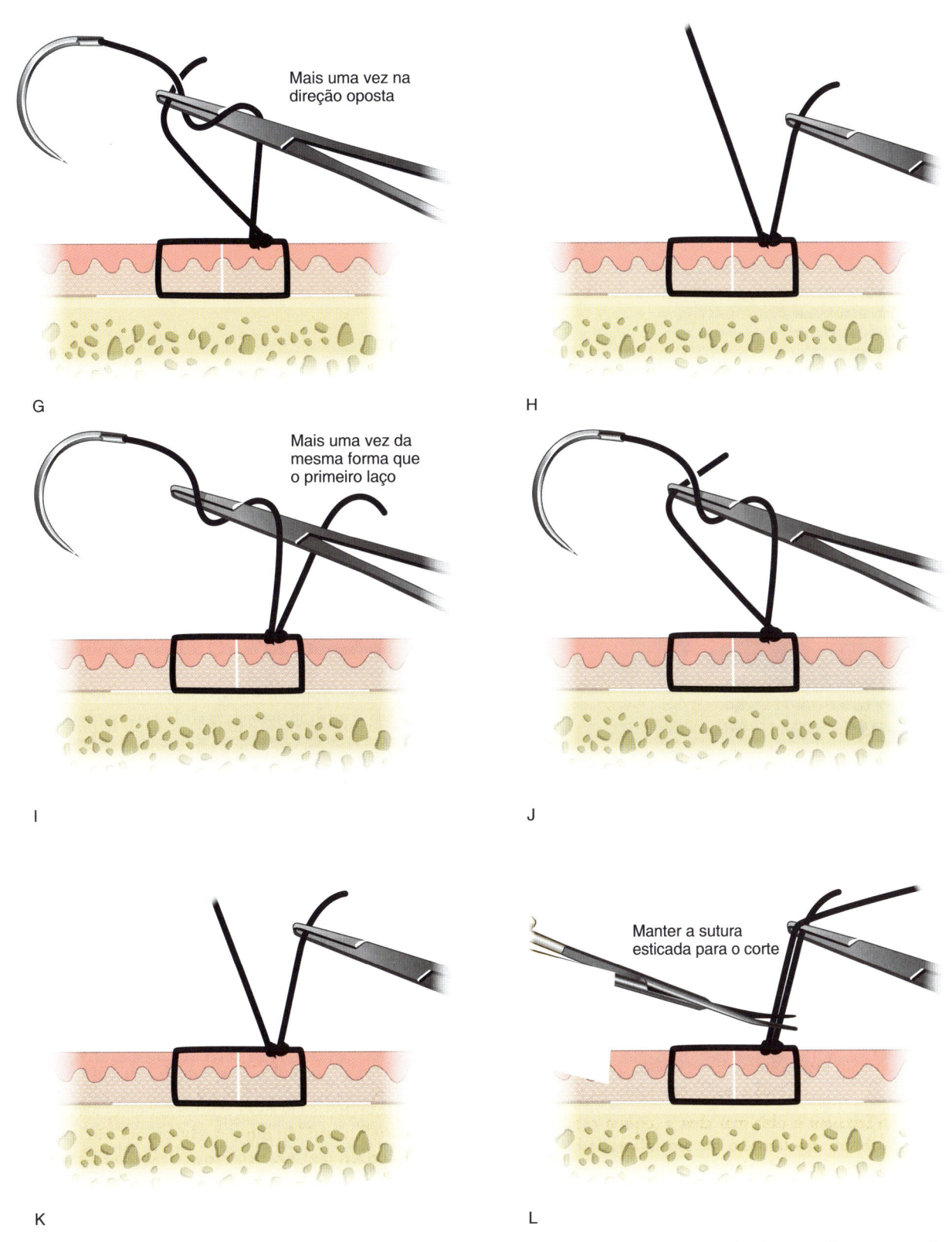

Manter a sutura esticada para o corte

K

L

• **Figura 26.50** (*continuação*) **G.** Uma volta no sentido oposto ao primeiro. **H.** O segundo nó é dado. **I.** Uma volta da mesma forma que a primeira. **J.** O porta-agulha se encaixa na extremidade oposta do fio de sutura. **K.** Terceiro nó dado. **L.** As pontas do fio de sutura são cortadas com aproximadamente 3 mm de comprimento. (De *Suzuki JB, Resnik RR. Deiscência da ferida: abertura da linha de incisão. In: Resnik RR, Misch CE, eds.* Misch's Avoiding Complications in Oral Implantology. *St Louis, MO: Mosby; 2018.*)

636 PARTE 6 Cirurgia de Implante

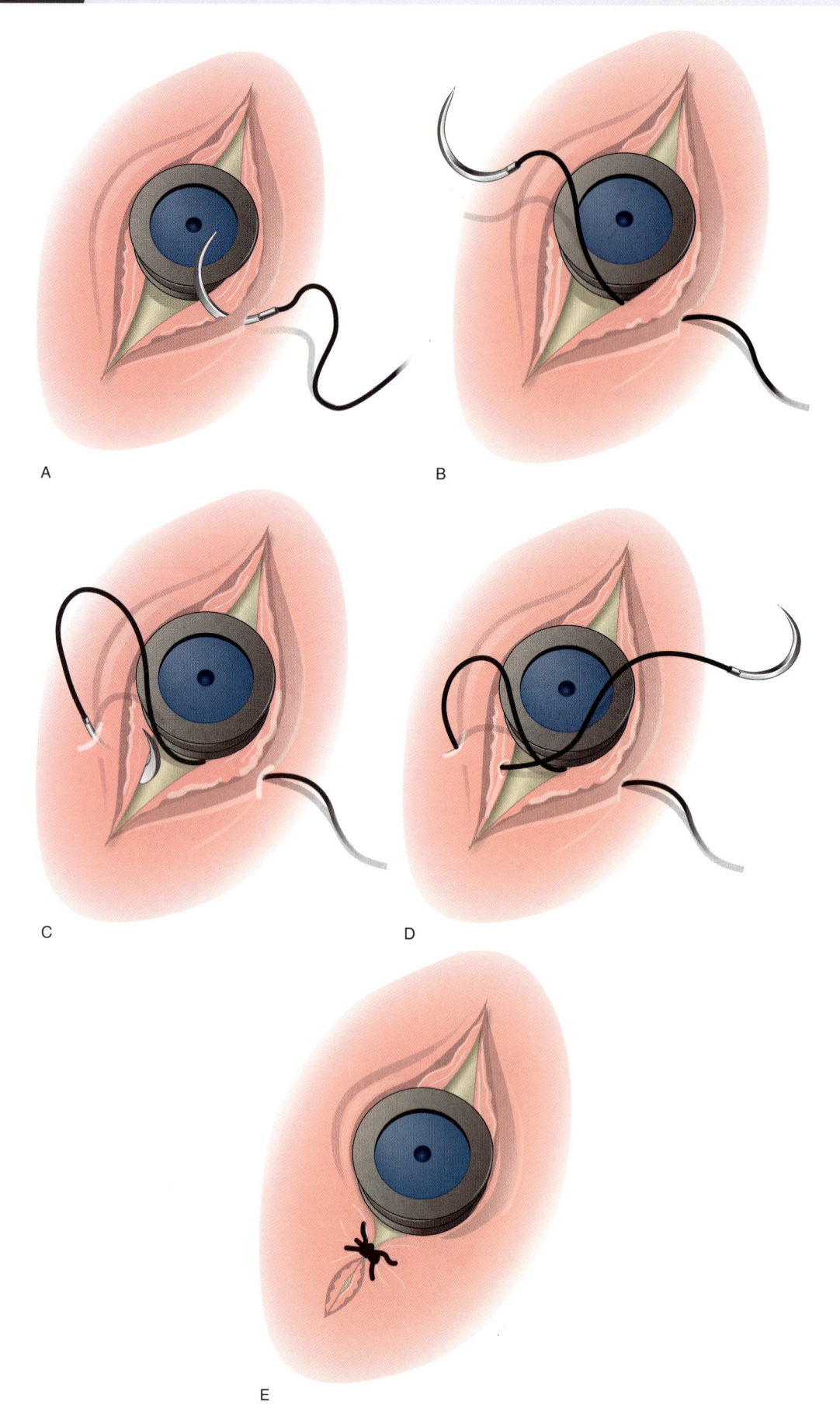

• **Figura 26.51 Sutura em oito que normalmente é realizada ao redor dos pilares. A.** Entrar no tecido vestibular a 90°. **B.** Não inserir a agulha no retalho lingual. **C.** Entrar pela lingual em 90°. **D.** Não entrar no retalho vestibular. **E.** Amarrar as pontas da sutura. (De *Suzuki JB, Resnik RR. Deiscência da ferida: abertura da linha de incisão.* In: Resnik RR, Misch CE, eds. *Misch's Avoiding Complications in Oral Implantology. St. Louis, MO: Mosby; 2018.*)

ou não, esse nó de sutura tem tendência a se soltar com distribuição desigual de tensão, o que resulta em um comprometimento da integridade do nó da sutura (Figura 26.53).

Colchoeiro horizontal/vertical

As suturas de colchoeiro são uma variação da sutura interrompida e são mais usadas onde existe tração muscular ou alta tensão. Esse tipo de técnica de sutura everterá as bordas da ferida cirúrgica, o que mantém o epitélio afastado das estruturas subjacentes e manterá os retalhos de tecido nas estruturas subjacentes (ou seja, implante dental, material de enxerto, membrana).[40]

Existem dois tipos de sutura de colchoeiro, horizontal e vertical. Ambos permitem que maior tensão seja aplicada no fechamento do tecido mole sem risco de rasgar o retalho do tecido mole. Deve-se enfatizar que eles não são usados para obter o fechamento primário quando há tensão nos retalhos de partes moles no momento da cirurgia. Os tecidos devem repousar passivamente juntos, antes da sutura. No entanto, durante o movimento funcional/parafuncional dos tecidos, a tensão na linha de incisão pode ser reduzida com uma sutura de colchoeiro horizontal. São frequentemente utilizados na mandíbula quando o assoalho bucal está próximo ao retalho lingual e o tecido é delgado. Eles também podem ser utilizados em um retalho vestibular com forte tração muscular no tecido mole. Além disso, as suturas horizontais do ponto de colchoeiro evertem a margem do tecido mole e garantem o fechamento primário sem aprisionamento do epitélio. Uma combinação de algumas suturas de colchoeiro horizontal com uma sutura contínua pode ser indicada para fechar grandes extensões de tecido mole (Figuras 26.54 e 26.55; Boxe 26.10).

Instrumentos de sutura

É imperativo que o implantodontista tenha conhecimento completo dos instrumentos utilizados nas técnicas de suturas.

Coletores de tecido

O objetivo da coleta de tecido é segurar o tecido (ou seja, retalho) durante a sutura. Deve-se ter cuidado para não esmagar ou romper o tecido. Existem vários tipos de coletores de tecido, sendo o serrilhado o mais popular. A apreensão de 1 × 2 dentes geralmente resulta em ruptura do tecido, especialmente quando o tecido é fino (Figura 26.56).

Porta-agulhas

A maioria dos porta-agulhas é feita de aço inoxidável, titânio e com ponta de carboneto de tungstênio. Os porta-agulhas com ponta de carboneto de tungstênio tendem a deformar menos a agulha de sutura. O uso correto de porta-agulhas inclui:
- Sempre usar o porta-agulhas de tamanho apropriado para o tamanho da agulha. Quanto maior o tamanho da agulha, mais largos e pesados os porta-agulhas devem ser. Em contraste, com tecido mais fino com agulha e material de sutura menores, porta-agulhas menores e mais delicados são recomendados (p. ex., Castroviejo)
- Evitar colocar o porta-agulhas perto da saliência ou furo da agulha. As agulhas devem ser seguradas de aproximadamente um quarto a metade do comprimento da área de cravação

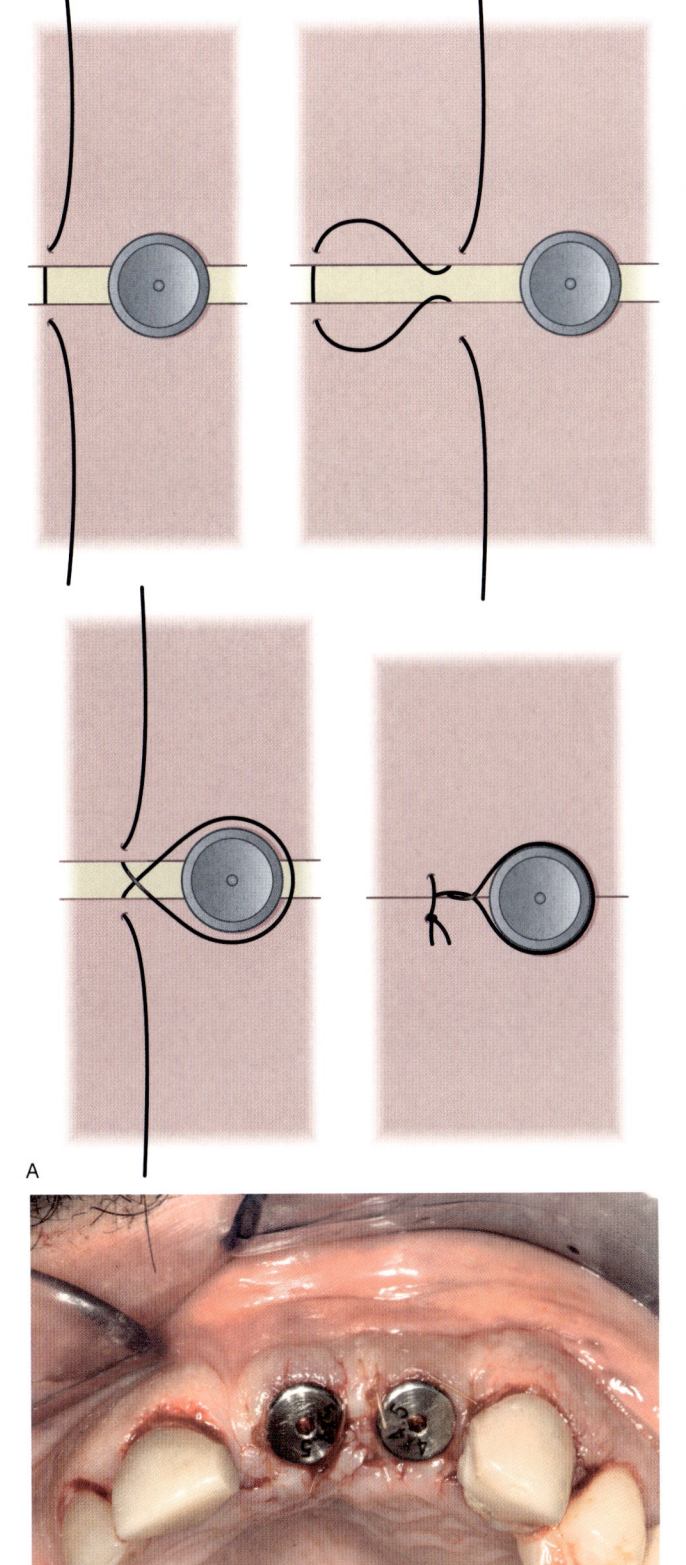

• **Figura 26.52 Técnica do sulco para sutura. A.** Um sulco para sutura na extensão transmucosa pode ser posicionado 3 a 5 mm acima do osso. **B.** O sulco para sutura ajuda a reposicionar apicalmente o tecido, de forma que ele ficará com menos de 3 a 5 mm de espessura, reduzindo a profundidade do sulco.

638 PARTE 6 Cirurgia de Implante

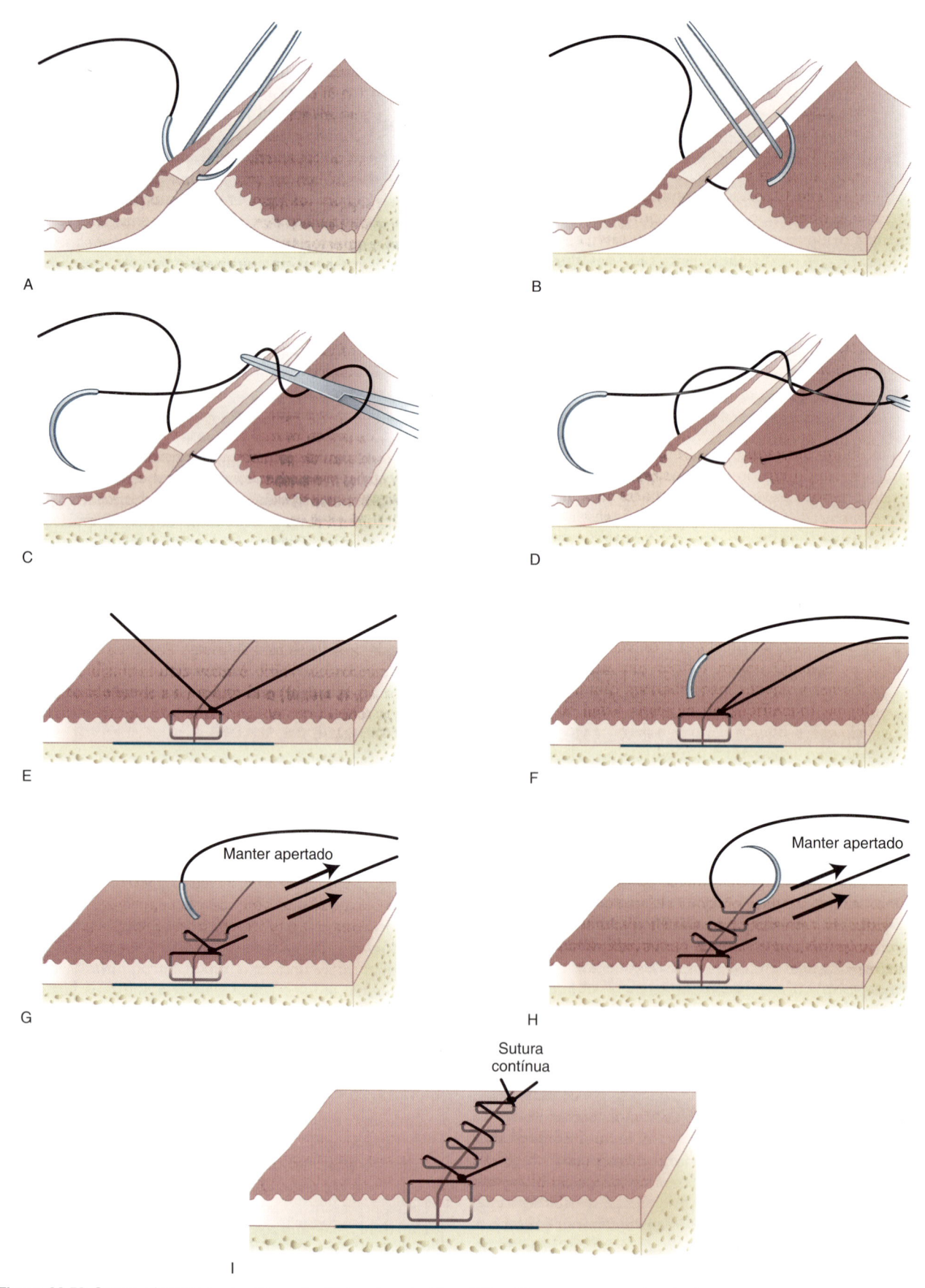

- **Figura 26.53 Sutura simples ou contínua. A** a **E.** Inserir no tecido a 90° e utilizar o mesmo protocolo de uma sutura interrompida simples. **F.** Em vez de ambos os fios (pontas) serem cortados, corte apenas o fio curto, deixando uma cauda de 2 a 3 mm. O segundo ponto deve ser feito a aproximadamente 3 mm da primeira sutura. **G** e **H.** Vários pontos são feitos abrangendo toda a linha de incisão. **I.** O último ponto não é puxado completamente através do tecido. Em vez disso, o laço é segurado com o porta-agulhas e usado como fio curto para amarrar a extremidade distal do fechamento da sutura.

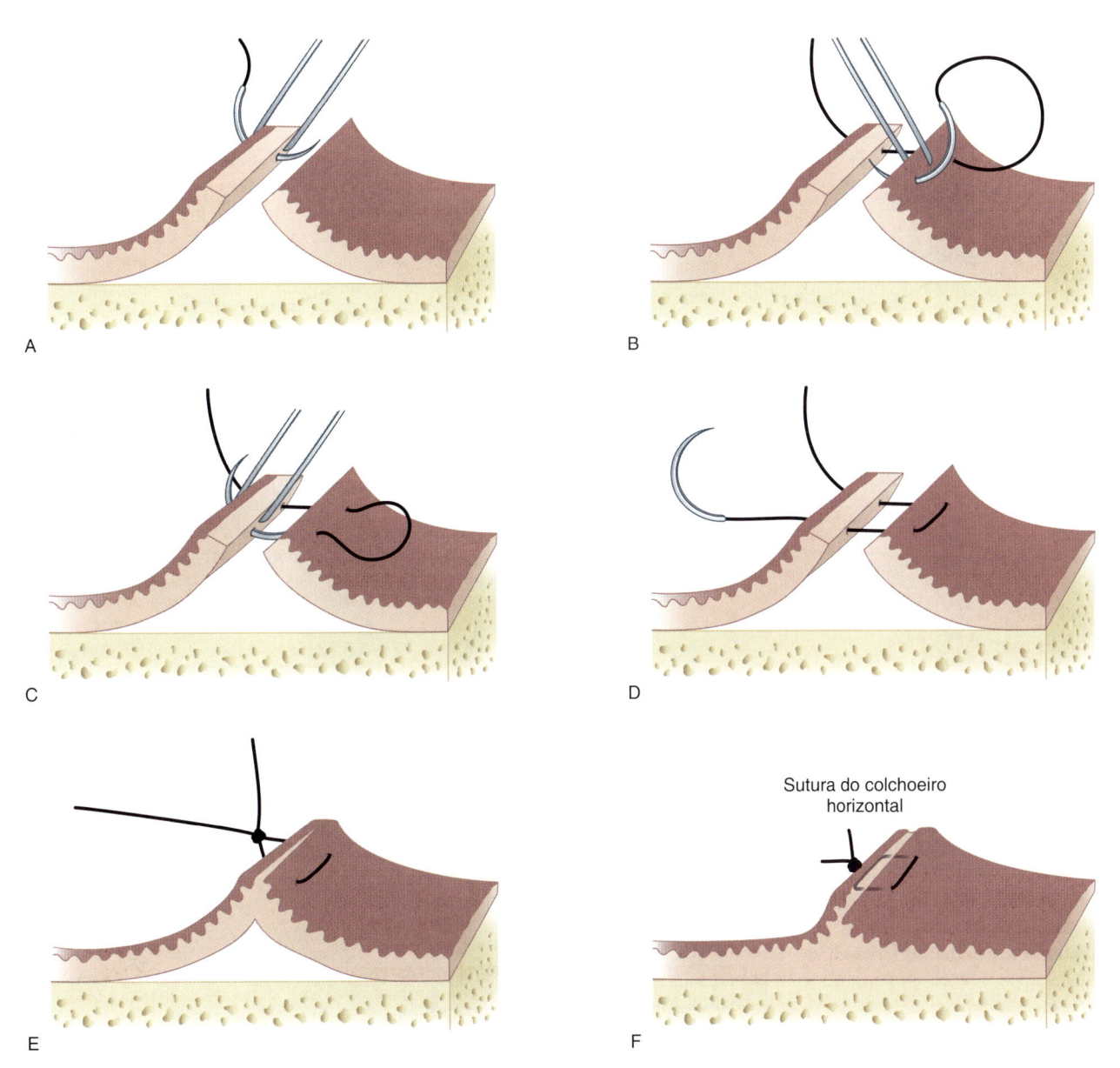

CAPÍTULO 26   Técnicas Cirúrgicas Básicas e Instrumental   639

● **Figura 26.54 Sutura colchoeiro horizontal. A.** A agulha penetra no tecido a 90° e sai no lado lingual da incisão. **B** a **E.** A agulha é então colocada para trás no porta-agulha e é inserida aproximadamente 4 mm mais abaixo do primeiro ponto. A agulha passa do lado oposto para o lado próximo (vestibular). **F.** A sutura é então amarrada suavemente no lado da ferida onde a sutura se originou.

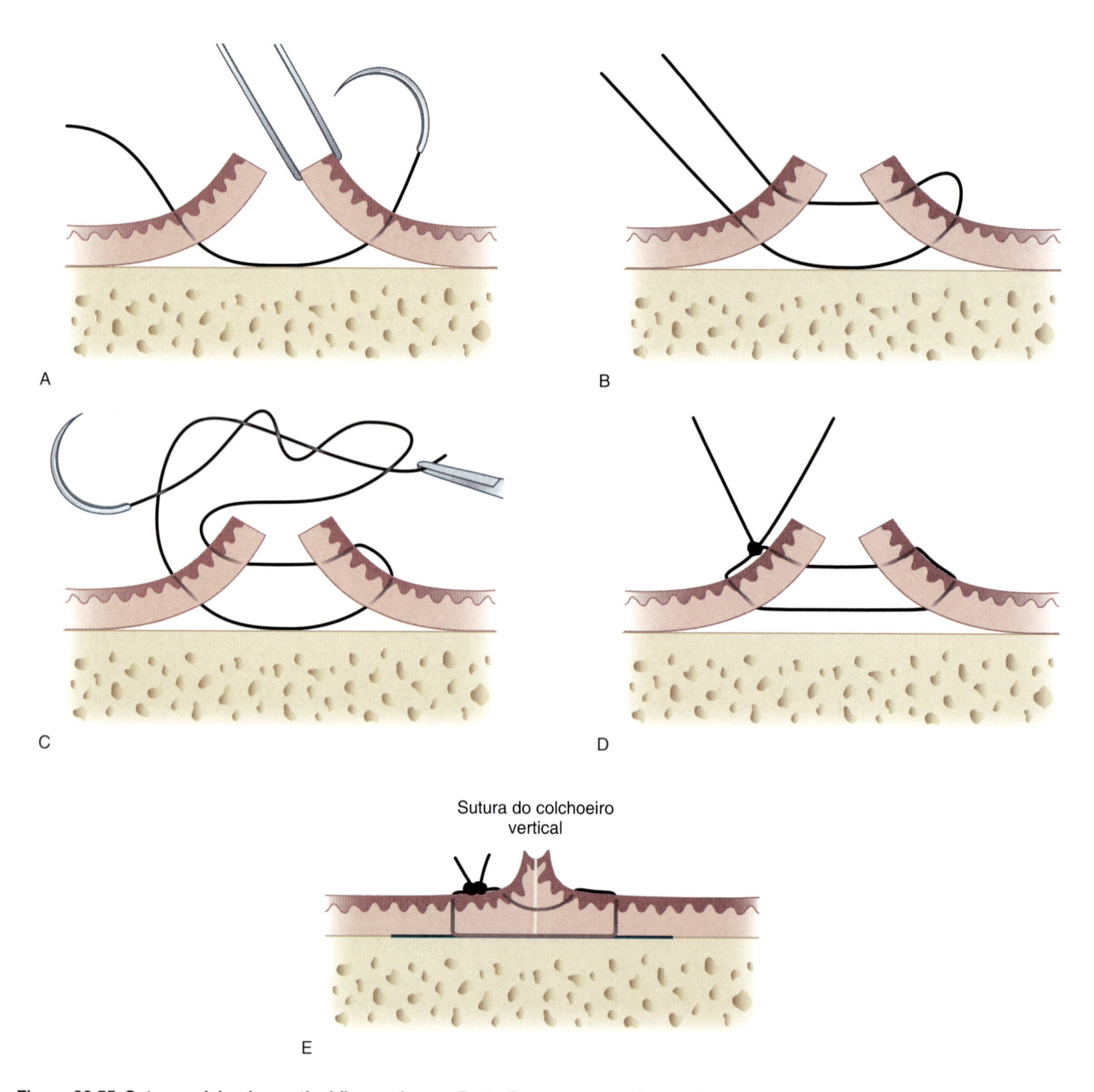

● **Figura 26.55 Sutura colchoeiro vertical (Longe-Longe-Perto-Perto ou Ponto Donatti). A.** A agulha deve entrar no tecido a 90° a aproximadamente 5 a 6 mm da margem da incisão e sair pelo lado oposto (mesma distância na face lingual do tecido que na face vestibular). **B** e **C.** A agulha é colocada para trás no porta-agulhas e penetra no tecido lingual em direção à vestibular (aproximadamente a distância da linha de incisão). **D** e **E.** O ponto é então amarrado na face vestibular.

- Verificar o alinhamento das pontas do porta-agulhas, certificando-se de que não haja abertura entre as pontas. A agulha não deve balançar, torcer ou girar dentro das pontas do porta-agulhas
- Fechar o porta-agulhas sempre na primeira ou na segunda catraca. Se a agulha for apreendida com muita força, ela pode quebrar ou enfraquecer. Os hemostáticos nunca devem ser usados como substitutos dos porta-agulhas, pois podem danificar a agulha e o material de sutura (Figura 26.57).

Boxe 26.10 — Princípios básicos da sutura.

1. Suturar a partir de tecidos móveis em direção aos tecidos imóveis: isso permite um melhor controle e manipulação do tecido.
2. Não segurar a agulha no fundo: isso pode levar a entortar a agulha.
3. Entrar no tecido a 90°: isso permitirá a passagem mais fácil da agulha através do tecido e evitar rasgos.
4. Manter os dedos no porta-agulhas (dedo indicador por segurança): normalmente, os dedos polegar e indicador são usados para segurar o porta-agulhas. Os dedos devem sempre permanecer na alça do porta-agulhas, pois agiliza o processo de sutura, além de permitir um melhor controle.
5. Inserir 2 a 3 mm e sair da margem do tecido: menos de 2 mm levarão ao rompimento da margem do tecido.
6. Suturar com 3 a 5 mm de distância: suturas em excesso prejudicam o suprimento sanguíneo na linha de incisão e aumentam a possibilidade da abertura da linha de incisão (ALI).
7. A primeira laçada deve ser plana: depois que o primeiro laço é amarrado, é obrigatório manter o laço plano. Se dobrado, o laço perderá a tensão e a segurança do nó será perdida. A tensão final do primeiro nó deve ser tão horizontal quanto possível.
8. Evitar tensão excessiva: a amarração muito apertada dos nós leva o tecido à isquemia e à ALI. A tensão do nó não deve causar a isquemia do tecido. Ao dar o nó, um movimento de "serrar" deve ser evitado, pois pode resultar no enfraquecimento da integridade da sutura.
9. Everter o tecido, não inverter: isso torna menos provável que a ALI ocorra.
10. Cortar os fios aproximadamente 2 a 3 mm do nó: menos de 2 mm levam à perda de tensão do nó, e mais do que 3 mm causam irritação ao paciente. Quando as pontas são muito longas, os pacientes tendem a ter irritação na área com a língua.
11. Nó final: deve ser apertado e firme, assim não ocorrerá deslizamento. Idealmente, o menor nó possível deve ser usado para prevenir reações de tecido e corpo estranho.

Tesoura de sutura

Muitos tipos diferentes de tesouras podem ser usados no processo de sutura. Existem tesouras de sutura retas, curvas e especiais que são usadas para cortar suturas, especialmente para remover suturas no pós-operatório (Figura 26.58). Ao usar uma tesoura de sutura para cortar as pontas do nó amarrado, certifique-se de que ambas as pontas da tesoura estejam visíveis para evitar cortar inadvertidamente o tecido além da sutura.

Nós das suturas

A amarração do nó da sutura cirúrgica é o aspecto mais importante da sutura e, frequentemente, a área problemática mais comum. Os nós cirúrgicos na cavidade bucal devem ser particularmente seguros para superar o potencial de afrouxamento com a saliva e a função normal.[41] Existem três componentes de um nó de sutura: (1) laçada, que é criada pelo nó; (2) nó, que é composto de pontos, cada um dos quais representa uma trama de dois fios; e (3) orelhas, que são compostas pelas pontas cortadas da sutura.[41] Para que os nós sejam eficazes, eles devem conter todas as três partes e possuir atributos de segurança do nó e segurança do ponto. A segurança do nó é definida como a eficácia do nó em resistir ao deslizamento quando a carga é aplicada. Isso depende de três fatores: fricção, interferência interna e folga entre os pontos de sutura.

A segurança da laçada é a habilidade em manter uma alça de sutura apertada enquanto um nó é amarrado.[42] Qualquer nó amarrado pode ter uma boa segurança de nó, mas uma laçada pouco segura (uma alça de sutura solta). As alças de sutura soltas podem ser ineficazes na aproximação das bordas do tecido a serem fixadas.

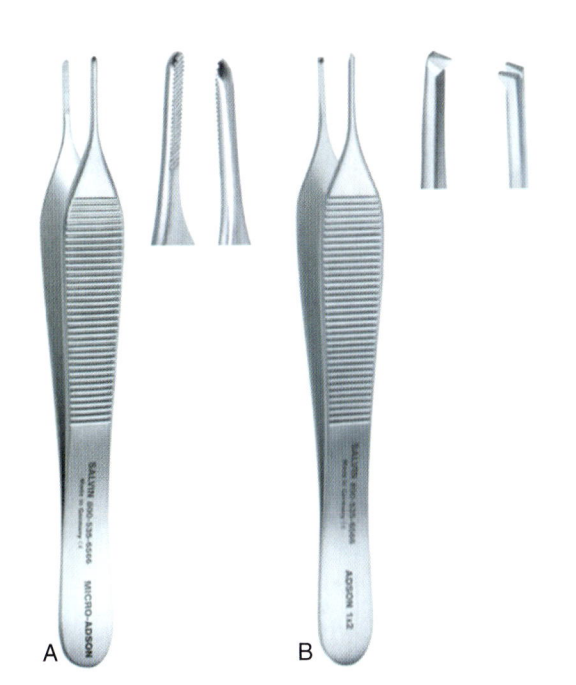

● **Figura 26.56** Captadores de tecido. **A.** Serrilhado. **B.** Duas pontas de 1 Å ∼ 2. (Cortesia Salvin Dental Specialties, Inc., Charlotte, N.C.)

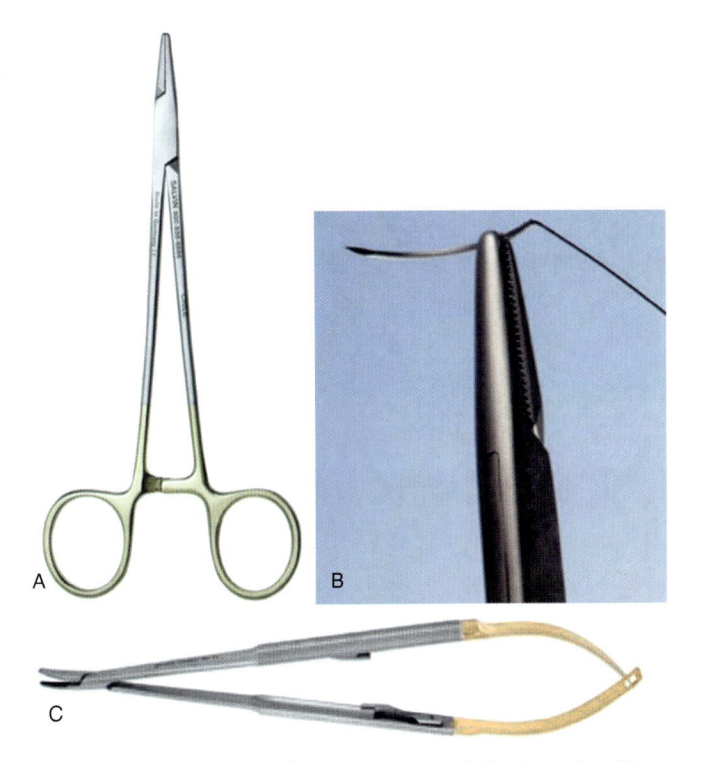

● **Figura 26.57** Porta-agulhas para sutura. **A.** Porta-agulhas Mayo. **B.** Colocação ideal da agulha no porta-agulhas. (**A** e **B:** Cortesia Hu-Friedy Mfg. Co., LLC, Chicago, Ill.) **C.** Porta-agulhas Castroviejo.

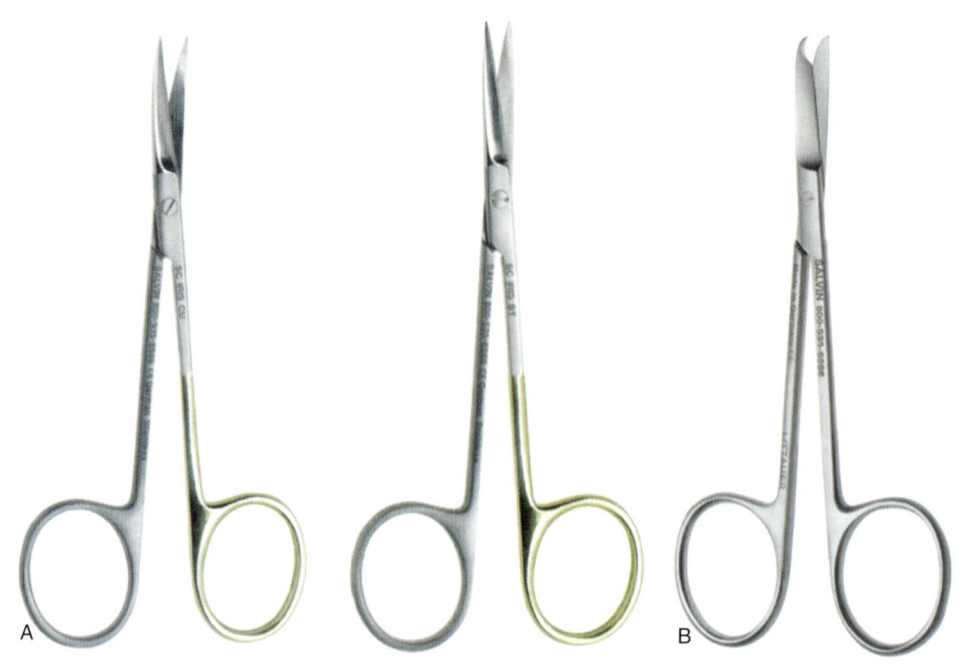

• **Figura 26.58 A.** Vários tipos de tesouras retas e curvas. **B.** Tesoura pós-operatória. (B: Cortesia Salvin Dental Specialties, Inc., Charlotte, N.C.)

Idealmente, o nó deve ter um volume mínimo e ser amarrado de forma que falhe apenas por rompimento, e não por deslizamento. Um nó de cirurgião triplo (2/1/1) deve ser usado.[43] A segurança do nó vai depender do material usado, da profundidade e localização da ferida e da quantidade de tensão que será colocada na ferida pós-operatória. A experiência do operador é um fator importante porque uma variação considerável pode resultar entre nós feitos por cirurgiões diferentes e até mesmo entre nós feitos pelo mesmo indivíduo em ocasiões diferentes (Figura 26.59).

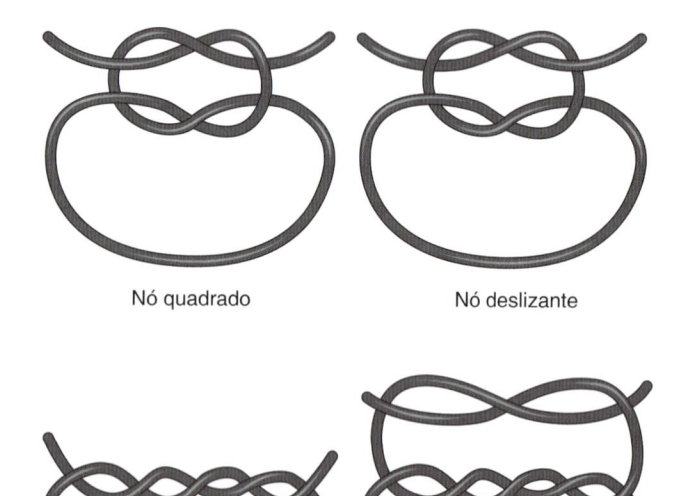

Nó quadrado   Nó deslizante

Nó de cirurgião

• **Figura 26.59 Vários tipos de nós de sutura.** A maioria dos nós na odontologia de implantes usa uma modificação do nó do cirurgião. (De Suzuki JB, Resnik RR. Deiscência da ferida: abertura da linha de incisão. In: Resnik RR, Misch CE, eds. *Misch's Avoiding Complications in Oral Implantology*. St. Louis, MO: Mosby; 2018.)

Implicações de tratamento

O tipo de nó cirúrgico está diretamente relacionado ao material de sutura utilizado. Ao usar seda, PTFE expandido, catgut simples ou cromado, um nó deslizante deve ser usado. Com materiais de sutura sintéticos reabsorvíveis e não absorvíveis, é recomendado um nó de cirurgião modificado.[45]

Para a maioria dos procedimentos de implante dental, o nó de cirurgião de escolha é o nó de cirurgião modificado. O nó de cirurgião básico é composto por dois nós por cima. O primeiro nó é duplo (ou seja, composto de dois laços ou pontos) e o segundo nó é um único (laçado) enrolado na direção oposta. Pode-se alcançar uma segurança de nó adicional pela modificação comum do nó de cirurgião, consistindo na adição de um terceiro nó (composto de dois laços) na mesma direção que o primeiro laço.[46]

Referências bibliográficas

1. Cameron J. Williams Stewart Halsted: Our Surgical Heritage. *Ann Surg*. 1997;225(5). 265–258.
2. Mormann W, Ciancio SG. Blood supply of human gingiva following periodontal surgery. A fluoresceinangiographic study. *J Periodontol*. 1977;48:681–692.
3. Froum SJ, Wang WC, Hafez T, et al. Incision design and soft tissue management to maintain or establish an interproximal papilla around integrated implants: a case series. *Int J Periodontics Restorative Dent*. 2018;38(1):61–69.
4. Tsutsui J, Wang J, Suzuki M, et al. Incision Design and Soft Tissue Management to Establish an Interproximal Papilla Around Integrated Implants: A Case Series. *Int J Periodontics Restorative Dent*. 2018;38(1):61–69.
5. Hunt BW, Sandifer JB, Assad DA, Gher ME. Effect of flap design on healing and osseointegration of dental implants. *Int J Periodontics Restorative Dent*. 1996;16(6).
6. Hupp J. Principles of more complex exodontia. In: *Contemporary Oral and Maxillofacial Surgery*. Elsevier; 2014.
7. Hunt WB, Sandifer JB, Assad DA, Gher ME. Effect of flap design on healing and osseointegration of dental implants. *Int J Periodontics Restorative Dent*. 1996;16:583–593.

8. Pfeifer J. The reaction of alveolar bone to flap procdeures in man. *Periodontics*. 1965;3:135–141.
9. Burkhardt R, Lang NP. Role of flap tension in primary wound closure of mucoperiosteal flaps: a prospective cohort study. *Clin Oral Implants Res*. 2010;21(1):50–54.
10. Koymen R, Karacayli U, Gocmen-Mas N, et al. Flap and incision design in implant dentistry: clinical and anatomical study. *Surg Radiol Anat*. 2009;31(4):301–306.
11. Hermann JS, Buser D. Guided bone regeneration for dental implants. *Curr Opin Periodontol*. 1996;3:168–177.
12. Velvert P, Peters IC, Peters AO. Soft tissue management: flap design, incision, tissue elevation, and tissue retraction. *Endodontic Topics*. 2005;11:78–97.
13. de Sanctis M, Clementini M. Flap approaches in plastic periodontal and implant surgery: critical elements in design and execution. *J Clin Periodontol*. 2014.
14. Greenstein G, Greenstein B, Cavallaro J, Elian N, Tarnow D. Flap advancement: practical techniques to attain tension-free primary closure. *J Periodontol*. 2009;80(1):4–15.
15. Zarb GA, Albrektsson T, Branemark PI. *T Issue-Integrated Prostheses: Osseointegration in Clinical Dentistry Illinois*. Quintessnce; 1985.
16. Buser D, Dahlin C, Schenk R. *Guided Bone Regeneration*. Chicago: Quintessence; 1994.
17. Langer B, Langer L. Overlapped flap: a surgical modification for implant fixture installation. *Int J Periodontics Restorative Dent*. 1990;10:208–215.
18. Misch CE. Bone augmentation for implant placement: keys to bone grafting. In: Misch CE, ed. *Contemporary Implant Dentistry*. 2nd ed. St Louis: Mosby; 1999. 421–267.
19. Park JC, Kim CS, Choi SH, et al. Flap extension attained by vertical and periosteal-releasing incisions: a prospective cohort study. *Clin Oral Implants Res*. 2012;23:993–998.
20. Oliver R. Flapless dental implant surgery may improve hard and soft tissue outcomes. *J Evid Based Dent Pract*. 2012;12(3):87–88.
21. Sclar AG. Guidelines for flapless surgery. *J Oral Maxillofac Surg*. 2007;65:20–32.
22. Misir AF, Sumer M, Yenisey M, Ergioglu E. Effect of surgical drill guide on heat generated from implant drilling. *J Oral Maxillofac Surg*. 2009;67:2663–2668.
23. Greenstein G, Tarnow D. Using papillae-sparing incisions in the esthetic zone to restore form and function. *Compendium*. 2014.
24. Park JC, Kim CS, Choi SH, et al. Flap extension attained by vertical and periosteal-releasing incisions: a prospective cohort study. *Clin Oral Implants Res*. 2012;23:993–998.
25. Hutchens LH, Beauchamp SD, Mcleod SH, et al. Considerations for Incision and Flap Design With Implant Therapy in the Esthetic Zone. *Implant Dentistry*. 2018;27(3):381–387.
26. Zadeh HH. Minimally invasive treatmetn of maxillary anterior gingival recession defects by vestibular incision subperiosteal tunnel access and platelet derived growth factor BB. *Int J Periodontics Restorative Dent*. 2011;31:653–660.
27. Kleinheinz J, Buchter A, Kruse-Losler B, Weingart D, Joos U. Incision design in implant dentistry based on vascularization of the mucosa. *Clin Oral Impl Res*. 2005;16:518–523.
28. Flanagan D. An incision design to promote a gingival base for the creation of interdental implant papillae. *J Oral Implantol*. 2002;28:25–28.
29. Al-Juboori MJ, bin Abdulrahaman S, Dawood HF. Principles of flap design in dental implantology. *Dent Implantol Update*. 2012;23:41–44.
30. Peterson LJ, Ellis E, Hupp JR, et al. *Oral and Maxillofacial Surfery*. St Louis: Mosby; 1998.
31. Cavallaro J, Tsuji S, Chiu TS, Greenstein G. Management of the nasopalatine canal and foramen associated with dental implant therapy. *Compend Contin Educ Dent*. 2016;38(6):367–372.
32. Wound Closure Manual, Somerville, NJ: Ethicon Inc;1985:1–101.
33. Silverstein LH. *Principles of Dental Suturing: The Complete Guide to Surgical Closure*. Mahwah, NJ: Montage Medgia; 1999.
34. Engler RJ, Weber CB, Turnicky R. Hypersensitivity to chromated catgut sutures: a case report and review of the literature. *Ann Allergy*. 1986;56:317–320.
35. Manor A, Kaffe I. Unusual foreign body reaction to a braided silk suture: A case report. *J Periodontol* 1981;53:86–88.
36. Leknes KN, Selvig KA, Boe OE, et al. Tissue reactions to sutures in the presence and absence of antiinfective therapy. *J Clin Periodontol*. 2005;32:130–138.
37. Cohen ES. *Atlas of Cosmetic and Reconstructive Periodontal Surgery*. New York: PMPH-USA; 2007.
38. Lilly GE, Armstrong JH, Salem JE, et al. Reaction of oral tissues to suture materials, Part II. *Oral Surg Oral Med Oral Pathol*. 1968;26(4):592–599.
39. Silverstein LH. Suture selection for optimal flap closure and tissue healing. Perio-implant showcase. *Pract Periodontics Aesthet Dent*. 2005;16:2–3.
40. Silverstein LH, Kurtzman GM. A review of dental suturing for optimal soft-tissue management. *Compend Contin Educ Dent*. 2005;26:163–166.
41. Edlich RF, Rodeheaver GT, Morgan RF, et al. Principles of emergency wound management. *Ann Emerg Med*. 1988;17:1284–1302.
42. Burkhart SS, Wirth MA, Simonich M, et al. Knot security in simple sliding knots and its relationship to rotator cuff repair: how secure must the knot be? *Arthroscopy*. 2000;16:202–207.
43. Drake DB, Rodeheaver PF, Edlich RF, et al. Experimental studies in swine for measurement of suture extrusion. *J Long Term Eff Med Implants*. 2004;14(3):251–259.
44. Herrmann J. Tensile strength and knot security of surgical suture materials. *Am Surg*. 1971;37:209.
45. Silverstein LH. *Principles of Dental Suturing: The Complete Guide to Surgical Closure*. New York: Montage Media; 1999.
46. Alzacko SM, Majid OW. "Security loop" tie: a new technique to overcome loosening of surgical knots. *Oral Surg Oral Med Oral Pathol Oral Radiol Endod*. 2007;104:e1–e4.

27
Protocolo Cirúrgico de Instalação do Implante

RANDOLPH R. RESNIK

Protocolos de instalação pré-implante

A técnica para cirurgia de instalação do implante dental evoluiu ao longo dos anos a partir do protocolo original, iniciado na década de 1970 por Per-Ingvar Brånemark, um médico e pesquisador sueco. Com a abordagem de duas etapas de Brånemark, a instalação do implante era realizada e, após um período de cicatrização, os implantes eram expostos e reabilitados proteticamente. Hoje, com a integração do computador e da tecnologia digital, os implantodontistas agora têm uma gama completa de opções para a instalação dos implantes dentais.

Design do retalho

Antes da instalação dos implantes, o osso subjacente e o local da osteotomia devem ser expostos para preparação da osteotomia e inserção do implante (ver Capítulo 26).

Retalho de espessura total: a técnica mais comum inclui um retalho mucoperiosteal, que pode envolver as áreas vestibular, lingual e da crista óssea.

Sem retalho: esta técnica não reflete o tecido mole da crista. Em vez disso, um núcleo de tecido queratinizado (do tamanho do diâmetro do módulo da crista do implante) é removido sobre o osso da crista. A osteotomia do implante é então realizada no centro do núcleo do osso exposto. Esse protocolo não requer suturas ao redor do pilar de cicatrização após a instalação do implante. As vantagens dessa técnica incluem menos desconforto, sensibilidade e inchaço, que geralmente são mínimos.

A principal desvantagem da abordagem sem retalho é a incapacidade de avaliar o volume ósseo antes ou durante a osteotomia ou inserção do implante. Portanto, essa técnica só deve ser usada quando a largura do osso é abundante (> 7 mm). Além disso, as necessidades e os procedimentos de enxerto ósseo não podem ser avaliados com precisão. O tecido mole ao redor do local do implante deve ser ideal na quantidade de mucosa queratinizada aderida, pois a bolsa de tecido mole fica sobre o local do osso, e não em uma região relacionada ao tecido mole. Frequentemente, o tecido queratinizado é reduzido na metade vestibular da crista e a punção de tecido pode inadvertidamente remover todo o tecido queratinizado na face vestibular do implante. Como a crista do rebordo está abaixo do tecido mole, é difícil ver as linhas na broca para acessar a profundidade da perfuração. Portanto, as marcações na broca são particularmente benéficas. O clínico pode ter dificuldade em avaliar a localização do módulo da crista do implante em relação à crista óssea porque também está abaixo do tecido mole. E, por último, as papilas interdentais não podem ser elevadas com essa técnica. Portanto, o campo de tecido mole deve ser ideal em volume de tecido queratinizado, tanto vestibulolingualmente quanto mesiodistalmente.

Abordagens cirúrgicas

Cirurgia à mão livre: pode incluir a técnica de retalho ou sem retalho, com o clínico instalando o implante com as informações de diagnóstico disponíveis (ou seja, posição dos dentes adjacentes, radiografias). A cirurgia à mão livre pode incluir o uso de *templates* cirúrgicos sem limitações, que permitem ao cirurgião a variabilidade dimensional na localização do implante, pois o *template* indicará a posição da prótese definitiva; no entanto, ele não orientará especificamente a instalação do implante (ver Capítulo 15 para abordagens cirúrgicas).

Guiada: este tipo de cirurgia, que pode ser realizada com ou sem retalho, orienta a osteotomia a partir de uma férula cirúrgica desenhada e impressa digitalmente. Permite o mais alto nível de precisão e controle porque a posição do implante é ditada por meio de uma avaliação tridimensional abrangente da anatomia. A cirurgia guiada pode ser diferenciada pelo tipo de suporte do *template*:

Suporte ósseo: o *template* repousa sobre o osso alveolar e essa técnica requer a reflexão de um retalho de espessura total.

Suporte em tecido (mucosa): o *template* é suportado pelo tecido mole. Esse tipo de modelo é mais usado com a técnica sem retalho.

Suporte em dente: Esta é a técnica mais precisa e inclui a colocação do *template* diretamente nos dentes naturais para suporte.

A cirurgia guiada também pode ser classificada de acordo com a quantidade de orientação de perfuração:

Template piloto: permite orientação para a posição e angulação apenas para a primeira broca no protocolo cirúrgico. Após a primeira broca, a osteotomia é concluída à mão livre.

Template universal: este tipo de *template* é compatível com todos os sistemas de implantes e permite profundidade, posição e angulação. No entanto, a broca de osteotomia final, juntamente com a colocação do implante, é concluída à mão livre.

Template totalmente guiado: *template* que permite profundidade, posição, angulação e colocação do implante por meio da guia.

Cirurgia dirigida por navegação: a cirurgia por navegação computadorizada evoluiu dos procedimentos neurocirúrgicos para o campo da implantodontia. Essa técnica permite, com precisão, que o clínico transfira para o paciente um plano pré-cirúrgico de implante detalhado. O clínico usa navegação computadorizada para ajustar a posição e a angulação da broca cirúrgica de acordo com o plano de implante digital pré-cirúrgico. A imagem em tempo real da broca cirúrgica permite atualizações contínuas no posicionamento da broca para evitar estruturas anatômicas críticas.

Preparação da osteotomia para o implante dental

Diminuindo o calor durante a preparação da osteotomia

O calor gerado durante uma osteotomia de implante está relacionado a presença e temperatura de irrigação,[1-3] quantidade de osso sendo preparado,[4,5] nitidez e *design* da broca,[5,6] tempo de preparo,[7] profundidade da osteotomia,[8,9] pressão na broca,[5] velocidades da broca[10] e variação na espessura cortical (densidade óssea).[11]

A sobrevida das células ósseas é muito suscetível ao calor. Eriksson demonstrou que, em estudos com animais, a temperatura óssea tão baixa quanto 3°C acima do normal (40°C) pode resultar em necrose das células ósseas.[12] Portanto, um esforço consciente é feito para controlar a elevação da temperatura toda vez que um instrumento rotativo é colocado em contato com o osso. Muitas variáveis de preparação para os implantes dentais precisam ser abordadas na compreensão da redução de calor durante o processo de osteotomia.

Com irrigação versus sem irrigação

Embora alguns autores tenham defendido o preparo da osteotomia para o implante sem irrigação, a literatura não o apoia.[13] Yacker *et al.* demonstraram que, sem irrigação, temperaturas de broca superiores a 100°C são atingidas em segundos de osteotomia e temperaturas consistentes superiores a 47°C são mensuradas a muitos milímetros de distância da osteotomia para o implante.[14] Benington *et al.* relataram que a temperatura da osteotomia pode subir até 130,1°C sem irrigação após monitorar as mudanças na temperatura óssea durante a sequência de perfuração para preparação do local para o implante.[15]

Para minimizar a geração de calor, pelo menos 50 mℓ/min de irrigação resfriada de solução salina estéril (NaCl a 0,9%) deve ser usada como irrigante e isso é um fator crítico no processo de osteotomia. Quanto mais denso for o osso, maior será a necessidade de irrigação abundante. Água destilada não deve ser usada, pois pode ocorrer morte celular rápida nesse meio.[4,9] O irrigante também pode atuar como um lubrificante e remover partículas ósseas do local da osteotomia para o implante. As temperaturas do irrigante também podem afetar a temperatura óssea. Barrak *et al.* relataram que, resfriando o fluido de irrigação a 10°C, nenhuma mudança de temperatura média > 1°C ocorrerá. Portanto, colocar o fluido de irrigação em um refrigerador antes da cirurgia de implante ajudará a prevenir a geração de calor durante a instalação do implante[16,17] (Figura 27.1).

Perfuração graduada versus *perfuração em uma etapa*

A quantidade de calor produzida no osso está diretamente relacionada à quantidade de osso removido por cada broca.[18] Por exemplo, uma broca piloto de 2 mm gera mais calor do que uma broca piloto de 1,5 mm.[4] Como resultado, a maioria dos fabricantes sugere que a primeira broca (piloto) deve ter aproximadamente 1,5 mm de diâmetro. De modo semelhante, a quantidade de calor gerada por sucessivas brocas também está diretamente relacionada ao aumento no diâmetro da broca.[19] Por exemplo, uma broca de 3 mm, após uma broca de 2 mm, remove 0,5 mm de cada lado da broca. Uma broca de 2,5 mm após uma broca de 2 mm corta apenas 0,25 mm de osso de cada lado da osteotomia. O menor tamanho da broca incremental permite que o clínico prepare o local mais rápido, com menos pressão e menor geração de calor.[6] Além disso, quando aumentos maiores no diâmetro da broca são usados para preparar o osso, o clínico pode inadvertidamente alterar a angulação da broca, pois a broca maior está removendo maior volume ósseo e a sensação tátil é reduzida. Como resultado, uma osteotomia elíptica pode ser preparada sem que corresponda com precisão ao diâmetro do implante redondo. O aumento gradual do tamanho da osteotomia também reduz a fratura da broca na abertura da crista, que pode, inadvertidamente, fragmentar a crista óssea, na qual o contato ósseo completo é especialmente desejado. O aumento gradual do diâmetro da broca também a mantém afiada por um período maior, o que também reduz a geração de calor (Figura 27.2).

Velocidade de perfuração

A velocidade de perfuração tornou-se um assunto muito controverso na implantodontia atual. Eriksson *et al.* originalmente recomendaram velocidades de perfuração de 1.500 a 2.000 rotações por minuto (rpm) com irrigação.[20] Mais recentemente, na implantodontia, sugeriu-se que a velocidade de rotação da broca seja inferior a 2.000 rpm, e vários fabricantes recomendam velocidades tão baixas quanto 50 rpm. Kim *et al.* sugeriram perfurar osteotomias a 50 rpm sem irrigação e afirmaram que a temperatura óssea pode não aumentar significativamente.[13]

No entanto, Yeniyol *et al.* demonstraram que velocidades de perfuração excessivamente baixas (menos de 250 rpm) aumentaram o grau de fragmentação da borda da osteotomia.

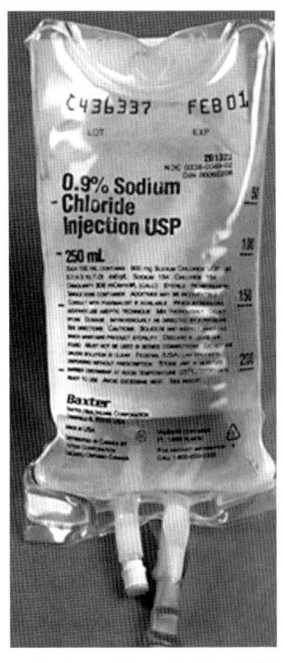

● **Figura 27.1** A irrigação deve utilizar NaCl a 0,9% (solução salina estéril), que pode ser resfriada para reduzir a geração de calor. As bolsas de irrigação podem ser armazenadas no refrigerador.

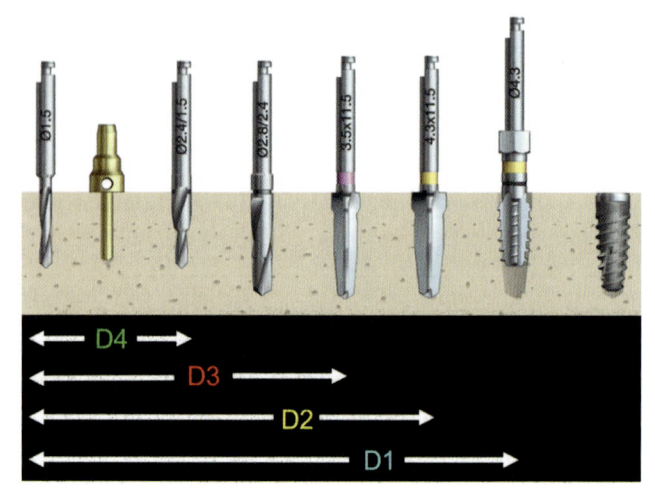

• **Figura 27.2** O número de etapas no preparo da osteotomia está relacionado à densidade óssea. Normalmente, o D1 exigirá todas as brocas, incluindo a chave de rosca; o protocolo D2 usa todas as brocas, exceto a chave de rosca; o D3 exige que o protocolo padrão pare na penúltima broca; e o D4 utiliza apenas a primeira ou a segunda broca.

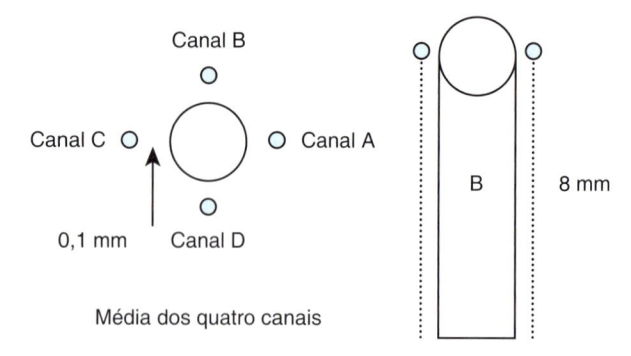

• **Figura 27.3** Os termopares foram posicionados a 1 mm do local da broca e inseridos no osso em uma profundidade de 8 mm. Os cabos foram conectados a um computador para aferir a temperatura, o tempo de preparo e o tempo em que a temperatura do osso foi elevada.

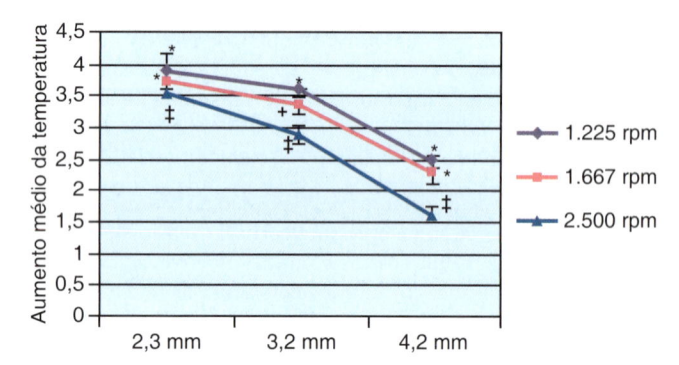

• **Figura 27.4** A broca resfriada internamente no sistema de implantes Paragon registrou 41°C com a primeira broca a 1.225 rpm; 2.500 rpm reduziram a temperatura do osso preparado para todos os diâmetros de broca.

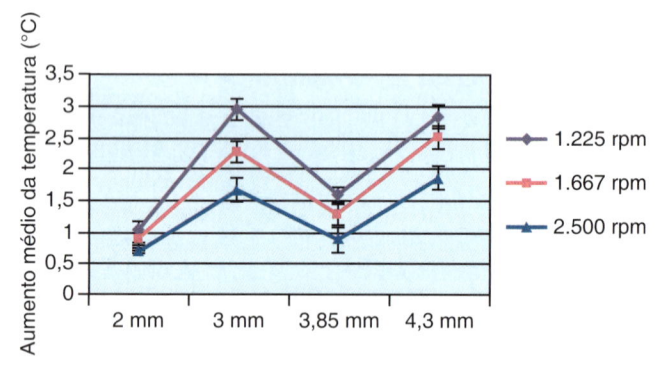

• **Figura 27.5** As brocas resfriadas externamente ao sistema de implante Brånemark registraram temperaturas reduzidas a 2.500 rpm, em comparação com velocidades mais lentas.

Foi demonstrado que as brocas em baixa velocidade "oscilam", o que leva à preparação excessiva do local da osteotomia.[21]

Um assunto controverso em implantodontia é se a maior velocidade de perfuração está correlacionada com a temperatura óssea mais alta durante o preparo. Embora alguns relatórios tenham mostrado isso, a maioria dos estudos bem documentados refuta esse achado. Por exemplo, se o preparo em alta velocidade fosse prejudicial, então instrumentos manuais de baixa velocidade seriam usados para preparar dentes naturais. Um instrumento manual de alta velocidade (∼ 300.000 rpm) pode remover o osso sobre um dente impactado ou durante uma apicectomia e ainda permitir a regeneração óssea. Rafel preparou osso a 350.000 rpm, em uma mandíbula humana, e observou a temperatura de apenas 23,5°C a uma distância de 3 mm da periferia da broca.[22] Brocas de alta velocidade a 300.000 rpm têm sido utilizadas para preparar osteotomias de implante em lâmina por anos; mesmo assim, estudos comprovaram que o osso cresceu sobre o ombro da lâmina e estava em contato direto com o implante.[23]

Um estudo realizado por Sharawy *et al.* comparou quatro projetos de perfuração (dois irrigados internamente e dois irrigados externamente) a velocidades de 1.225, 1.667 e 2.500 rpm. Termopares conectados a um computador para registrar a temperatura e o tempo foram colocados a 1 mm do local da osteotomia no osso do tipo D2 (Figura 27.3). Todos os projetos de perfuração do estudo registraram temperaturas ósseas mais baixas com as maiores rotações por minuto e, inversamente, encontraram as temperaturas ósseas mais altas com as menores rotações por minuto (Figuras 27.4 e 27.5). Tão importante quanto, as rotações mais lentas por minuto resultaram em temperaturas ósseas iguais ou superiores a 40°C, o que pode ser um limiar de morte celular óssea. As maiores rotações por minuto (2.500) aumentaram a temperatura do osso em 2 a 3,5°C, enquanto a 1.225 rpm registrou uma temperatura óssea maior que 41°C. Portanto, a velocidade mais alta de 2.500 rpm pode preparar o osso a uma temperatura inferior a 1.500 rpm, especialmente quando em osso denso. A velocidade de rotação da broca é um dos critérios mais críticos para reduzir a temperatura óssea.

Sharawy *et al.* demonstraram que, independentemente do projeto de perfuração ou método de irrigação, o osso foi preparado com a velocidade de 2.500 rpm a uma temperatura mais baixa do que com velocidades mais lentas.[4] O clínico deve permitir que a superfície de corte da broca entre em contato com o osso D1 e o D2 por menos de 5 de cada 10 segundos. Idealmente, um movimento de bombeamento para cima e para baixo (ou seja, oscilante) é usado para preparar a osteotomia e fornecer irrigação constante para a superfície de corte da broca. Ele também mantém uma velocidade de perfuração constante e reduz o tempo de fricção contra o osso, o que reduz o calor.

Tempo de perfuração

Eriksson relatou a morte de células ósseas quando uma temperatura de 40°C foi aplicada por 7 minutos, ou quando uma temperatura de 47°C foi aplicada por 1 minuto.[12] Em outras palavras, o tempo e a temperatura são fatores críticos inter-relacionados no preparo do local do implante. À medida que a temperatura aumenta, deve-se reduzir o tempo em que a temperatura do osso é elevada. No estudo de Sharawy et al.,[4] o tempo em que a temperatura óssea permaneceu elevada foi registrado para cada rotação por minuto avaliada. Quando a broca preparou uma osteotomia de 8 mm de profundidade, a temperatura permaneceu elevada por 45 a 58 segundos (Figura 27.6). Quanto mais lentas as rotações por minuto (1.225), mais tempo a temperatura do osso permaneceu acima da linha de base. Como duas a três brocas são usadas para preparar um local de implante, a primeira broca pode aumentar a temperatura para 41°C a 1.225 rpm, a segunda broca para 45°C e a terceira broca para 49°C, quando o tempo entre cada sequência não se estende por mais de 1 minuto. No estudo de Sharawy et al., o diâmetro da primeira broca registrou o tempo de preparo e a maior temperatura, e o tempo de recuperação mais longo. Portanto, para reduzir o tempo de preparo ósseo a um mínimo no osso do tipo D1, o clínico não deve aplicar pressão constante na broca, mas sim "oscilante", com pressão intermitente por 1 segundo no osso D1 e depois 1 a 2 segundos fora do osso, permitindo que a irrigação resfrie e inunde o local.

Em resumo, no osso D1 e no D2, uma velocidade mais alta (1.500 a 2.000 rpm) deve ser usada no preparo do osso. Em osso de pior qualidade (p. ex., D3 e D4), a velocidade de perfuração não é tão crucial; portanto, uma velocidade mais baixa pode ser usada (~1.000 rpm).

Pressão de perfuração

A pressão exercida no preparo da osteotomia não deve resultar em geração de calor. Hobkirk e Rusiniak observaram que a força média aplicada em um instrumento manual durante o preparo da osteotomia é de 1,2 kg.[11] Matthews e Hirsch concluíram que a força aplicada à peça de mão era mais influente do que a velocidade da broca, na elevação da temperatura.[24] Quando a pressão sobre a peça de mão foi adequadamente aumentada, as velocidades de perfuração de 345 a 2.900 rpm não afetaram a temperatura. Matthews e Hirsch observaram que aumentar a velocidade e a pressão permitia que a broca cortasse com mais eficiência e gerasse menos calor. O efeito da velocidade e da pressão da broca em relação à temperatura do osso também foi relatado por Brisman.[10] No osso cortical, velocidades de 1.800 rpm com uma carga de 1,2 kg produziram o mesmo calor de quando a velocidade aumentou para 2.400 rpm com uma pressão de 2,4 kg. Velocidade e pressão maiores foram mais eficientes do que velocidades baixas. Aumentar a pressão isoladamente aumenta o calor; aumentar a velocidade por si só também aumentou o calor. Diferentes quantidades de pressão são, portanto, usadas em resposta à densidade do osso. Deve-se usar pressão suficiente na broca para prosseguir pelo menos 2 mm a cada 5 segundos. Se isso não for possível, então brocas novas (mais afiadas) ou brocas de menor diâmetro são indicadas para cada sítio de preparo. A pressão sobre as brocas não deve reduzir as rotações por minuto, o que torna a broca menos eficiente e aumenta a temperatura. Para evitar essa complicação, devem ser usados instrumentos manuais com torque suficiente.

Perfuração intermitente versus contínua

Ao preparar um local de osteotomia, a perfuração contínua (ou seja, sem movimento oscilatório) resulta em várias consequências negativas possíveis. Quando a pressão constante é aplicada, a irrigação não pode entrar no local da osteotomia; portanto, isso pode resultar em problemas relacionados ao calor. Além disso, ao não remover a broca do local da osteotomia durante o preparo, restos ósseos são mantidos dentro das estrias das brocas cirúrgicas, resultando em potencial geração de calor. Isso também leva a uma perfuração menos eficiente.

Quando a perfuração é intermitente ou oscilatória (i. e., trazendo continuamente a broca cirúrgica para dentro e para fora do local da osteotomia), há menor geração de calor. Ao trazer a broca para dentro e para fora do local da osteotomia, a irrigação pode entrar no local e permitir que quaisquer detritos sejam removidos, tornando o processo de corte mais eficiente. A única desvantagem da técnica oscilatória é a possibilidade de alteração da angulação ou alargamento inadvertido do local da osteotomia.[25] Deve-se ter o cuidado de retirar e inserir a broca do implante na mesma trajetória ou angulação.

Torque de inserção

O torque de inserção (TI) é a força usada para inserir um implante dentário em uma osteotomia preparada. A medida do torque é expressa em unidades de Newton por centímetros (N/cm), o que determina o protocolo de carga. O TI é o fator primário mais importante na determinação da estabilidade primária, com valores de torque mais altos levando a maior estabilidade primária.[26]

Foi demonstrado que valores mais baixos de TI estão associados à perda do implante.[27]

Muitos estudos têm indicado um TI perto da faixa de 35 a 45 N/cm como o ideal para a integração do implante.[28,29]

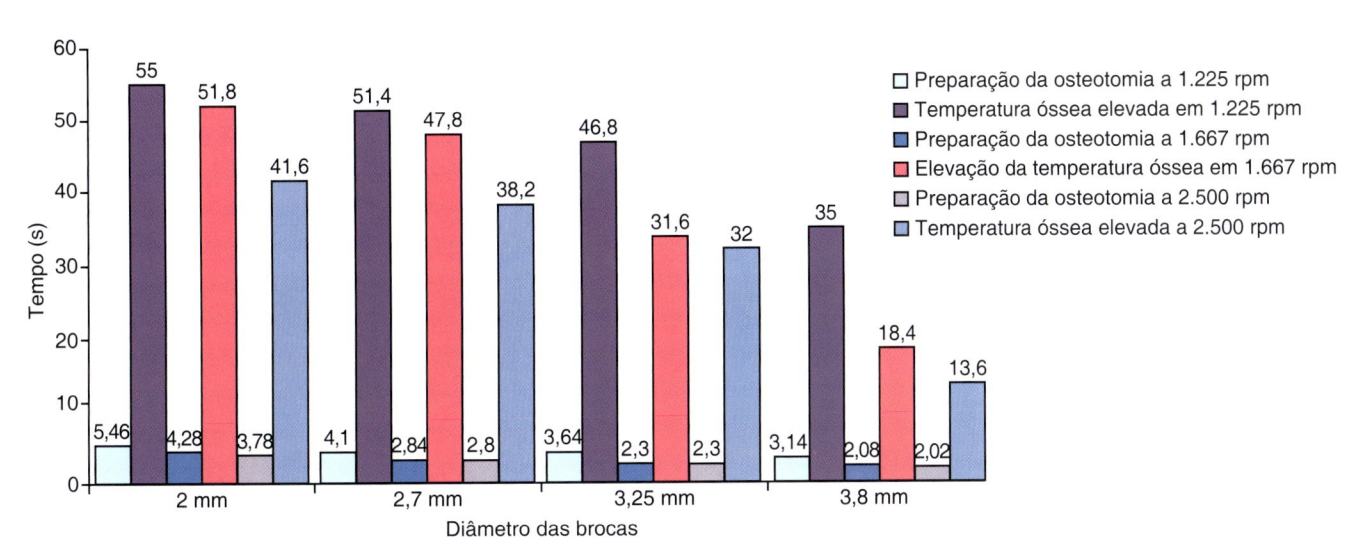

• **Figura 27.6** Brocas resfriadas internamente, do sistema de implante Nobel Biocare, Steri-Oss, demonstram que a temperatura no osso permanece elevada por um período prolongado (até 58 segundos) após os preparativos do local no osso D2. Quanto mais baixas forem as rotações por minuto, mais tempo a temperatura permanecerá elevada.

A fim de padronizar a quantidade de torque, chaves de torque calibradas, instrumentos fisiodispensadores com configurações de controle de torque eletrônico integrado e predefinido devem ser utilizados nas configurações de torque nos sistemas de motor elétrico do implante (Boxe 27.1).

Fatores de densidade óssea relacionados à preparação do implante

Conforme discutido no Capítulo 18, a densidade do osso disponível tem efeito significativo na previsibilidade e no sucesso dos implantes dentais. No passado, os estudos clínicos que não alteravam o protocolo cirúrgico e protético apresentavam taxas de sobrevida variáveis. Neste capítulo, um protocolo cirúrgico genérico será discutido, o qual está diretamente relacionado à densidade óssea que tem demonstrado aumentar o sucesso dos implantes dentais.

A densidade do osso disponível em um local edêntulo tem influência primária no planejamento do tratamento, no projeto do implante, na abordagem cirúrgica, no tempo de cicatrização e na carga óssea progressiva inicial durante a reconstrução protética. A qualidade do osso receptor influencia diretamente a quantidade de trauma gerado durante o preparo da osteotomia. Isso, por sua vez, provoca uma cascata de reações na interface osso-implante que afetam diretamente a qualidade da superfície de suporte de carga.

Uma vez que o implante é inicialmente integrado ao osso, o processo de aplicação de carga óssea das forças oclusais torna-se um fator crítico na sobrevida do implante a longo prazo. A densidade óssea sob carga está diretamente relacionada à resistência óssea e, portanto, é um parâmetro crítico para a sobrevida a longo prazo.[30,31] As tensões oclusais aplicadas ao osso através do implante devem permanecer dentro da zona de sobrecarga fisiológica a leve sobrecarga; caso contrário, pode ocorrer sobrecarga patológica com perda óssea associada e microfratura levando à falha do implante. O planejamento do tratamento e a justificativa racional de força, módulo de elasticidade, percentual de contato osso-implante (BIC) e diferença de transferência de tensão relacionada à densidade óssea foram abordados no Capítulo 18. Este capítulo aborda as modificações da estrutura cirúrgica e aspectos de cicatrização relacionados a cada densidade óssea da cavidade bucal.

Revisão da literatura

Lekholm e Zarb listaram quatro qualidades ósseas encontradas nas regiões anteriores da maxila e da mandíbula: qualidade 1, compreendida por osso compacto homogêneo; qualidade 2, uma camada espessa de osso compacto envolvendo o núcleo de osso trabecular denso; qualidade 3, uma fina camada de osso cortical circundando o osso trabecular denso de resistência favorável; e qualidade 4, uma fina camada de osso cortical envolvendo núcleo de osso trabecular de baixa densidade.[32] Independentemente das diferentes qualidades ósseas, todos os ossos foram tratados pelo mesmo projeto de implante e protocolos cirúrgicos e protéticos padronizados.

Após os protocolos propostos por Brånemark et al., verificou-se que a sobrevida do implante no sucesso cirúrgico inicial estava relacionada à qualidade do osso.[33] Observou-se maior falha cirúrgica em tipos de ossos mais macios, especialmente na maxila. Por exemplo, Engquist relatou uma perda cirúrgica de 38 entre 191 implantes na maxila em osso D4 (perda de 20%) em comparação com 8 de 148 implantes mandibulares (perda de 5%) antes da cirurgia de estágio II.[34] Jaffin e Berman relataram 8,3% em perda total de cirurgia e cicatrização inicial, em 444 implantes superiores com osso mais macio.[35] Friberg et al. relataram 4,8% de falha do implante na reabertura de estágio II para 732 implantes posteriores maxilares, que foi maior do que a perda mandibular.[36] Quirynen et al. também relataram 4,1% em perda de implante na reabertura de estágio II de 269 implantes maxilares. Fugazzotto et al. relataram 22 falhas de 34 implantes instalados em osso de qualidade 4.[38] Hutton et al. identificaram baixa quantidade óssea e qualidade 4 como o maior risco de falha do implante em um estudo de 510 implantes, com uma taxa geral de falha na maxila nove vezes maior do que na mandíbula.[39] Sullivan et al. indicaram uma taxa de falha de estágio II de 6,4% na maxila (12/188) e uma falha de 3,2% na mandíbula (7/216).[40] Snauwaert et al. relataram falhas precoces mais frequentes em maxilas de baixa densidade.[41] Herrmann et al. correlacionaram fatores de falha, como má qualidade e volume ósseos.[42] Vários relatos na literatura demonstram que o maior risco de falha cirúrgica foi observado no tipo de osso mais macio (D4), principalmente quando encontrado na maxila.

Por outro lado, um grande estudo clínico de 33 hospitais do U.S. Department of Veterans Affairs (VA) do Dental Implant Clinical Research Group (DICRG) afirmou que o osso de qualidade 1 teve a maior taxa de falha cirúrgica (4,3%), seguido pelo de qualidade 4 (3,9%), de qualidade 2 (2,9%) e de qualidade 3 com o menor número de falhas em 2,6% (Figura 27.7). A falha cirúrgica geral do implante foi de 3%; a maxila teve melhor sucesso na cirurgia de estágio II (98,1%) do que a mandíbula (96,4%).[43] Deve-se ressaltar que esses relatos apresentam apenas falhas de implante até a reabertura do estágio II. O DICRG também observou que a taxa de falha foi duas vezes maior para cirurgiões que tinham instalado menos de 50 implantes, em comparação com cirurgiões mais experientes. A literatura contém muitos relatos publicados que indicam uma faixa de falha cirúrgica do implante de 3,2 a 5% na mandíbula e de 1,9 a 20% na maxila, com a maioria dos relatos indicando as maiores taxas de falha

---

Boxe 27.1 Resumo do preparo genérico para osteotomia.

- **Irrigação:** grandes quantidades de NaCl a 0,9%
- **Temperatura da solução de irrigação:** refrigerar antes de usar
- **Técnica de perfuração:** protocolo graduado (mais brocas)
- Intermitente (oscilatória)
- **Velocidade de perfuração:** ossos D1 e D2 são de 1.500 a 2.000 rpm; ossos D3 e D4 são de cerca de 1.000 rpm
- **Tempo de perfuração:** maior tempo de perfuração, maior geração de calor
- **Pressão de perfuração:** minimizar a pressão, nunca permitir a diminuição de rotações por minuto devido a excesso de pressão
- **Torque de inserção:** 35 a 45 N/cm

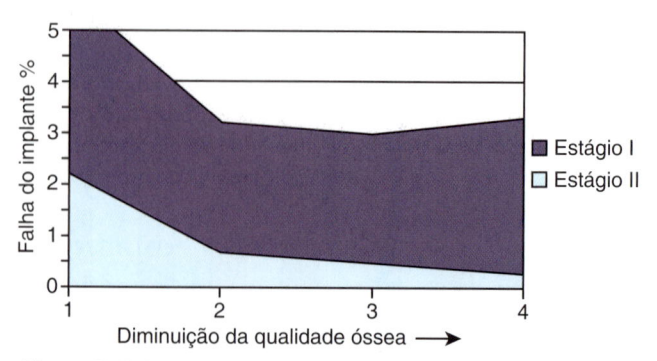

• **Figura 27.7** Um estudo do Dental Implant Research Group representou 33 hospitais diferentes que instalam implantes dentais. A maior taxa de falha cirúrgica foi para o osso de qualidade 1, seguido pelo osso de qualidade 4. O menor número de falhas cirúrgicas foi observado no osso de qualidade 3.

em implantes maxilares com osso macio. Fica claro, a partir desses estudos, que uma ampla gama de resultados pode ser alcançada; portanto, devem-se considerar os métodos que melhoram a sobrevida cirúrgica.

Em 1988, Misch desenvolveu um protocolo cirúrgico diferente para as diferentes qualidades ósseas. A classificação de densidade óssea de Misch inclui quatro categorias, D1, D2, D3 e D4, que são baseadas na quantidade de osso cortical e esponjoso. O osso D1 é principalmente composto por osso cortical denso e encontrado na região anterior da mandíbula, com osso basal. O osso D2 tem osso cortical de denso a poroso na crista e trabecular grosso dentro do osso. Os tipos de osso D3 têm uma crista cortical porosa mais fina e osso trabecular fino na região próxima ao implante. O osso D4 quase não tem osso cortical na crista. O osso trabecular fino compõe quase todo o volume total do osso próximo ao implante.

Após esses métodos específicos, estudos clínicos multicêntricos prospectivos e retrospectivos em uma ampla gama de ambientes de consultório descobriram que a sobrevida cirúrgica era superior a 99%, independentemente do tipo de densidade do osso, do arco (mandíbula *versus* maxila), do sexo e da idade do paciente. Portanto, um protocolo cirúrgico diferente para diferentes densidades ósseas parece justificado. O projeto do implante, o protocolo cirúrgico, a cicatrização, o plano de tratamento e os intervalos de tempo relativos à aplicação de carga progressiva são exclusivos para cada tipo de densidade óssea. Mais recentemente, o uso de instrumentos rotatórios aprimorados, os *designs* dos implantes e a abordagem cirúrgica para diferentes qualidades ósseas foram reconhecidos como recomendações válidas. Um estudo clínico prospectivo multicêntrico de Misch *et al.*, com 364 implantes em 104 pacientes consecutivos, encontrou uma taxa de sobrevida cirúrgica (até a conexão do pilar protético) no estágio II de 100% para implantes em osso D1, 98,4% para D2, 99,8% para D3 e 100% para implantes D4[46] (Figura 27.8). Alterar a abordagem cirúrgica para cada densidade óssea pode render uma sobrevida cirúrgica geral do implante de 99,8% e uma sobrevida de 2 anos de 99,4%. Neste capítulo, as considerações cirúrgicas e o tempo ideal de cicatrização são discutidos em relação a cada categoria óssea, com base na literatura, estudos clínicos prospectivos e experiência a longo prazo.

Classificações de densidade óssea

Misch definiu quatro grupos de densidade óssea em todas as regiões dos arcos (maxila e mandíbula), que variam nos tipos macroscópicos de osso cortical e trabecular.[47] As regiões dos arcos são divididas em (1) anterior da maxila (segundo pré-molar a segundo pré-molar), (2) posterior da maxila (região de molares), (3) anterior da mandíbula (de primeiro pré-molar a primeiro pré-molar) e (4) posterior da mandíbula (segundo pré-molar e molares). As regiões dos arcos costumam ter densidades ósseas semelhantes (Figura 27.9).

Em geral, a região anterior da mandíbula é formada por osso D2, a região posterior da mandíbula apresenta osso D3, assim como a região anterior da maxila; e a região posterior da maxila é frequentemente formada por osso D4. Essa generalização é usada para o plano de tratamento inicial. No entanto, as regiões reabsorvidas anteriores dos arcos podem ser formadas por osso D1 em aproximadamente 25% dos pacientes do sexo masculino e a região posterior da maxila pode apresentar osso D3 após 6 meses na maioria dos pacientes com enxerto de seio. As localizações regionais das diferentes densidades de osso cortical são mais consistentes do que as de osso trabecular, que é altamente variável. A densidade óssea pode ser determinada com mais precisão antes da cirurgia, por meio de uma tomografia computadorizada (TC) do local edêntulo (acompanhada pelos valores ósseos de Hounsfield). *Softwares* mais atuais permitem "cirurgias eletrônicas" das imagens de TCFC e relacionam os valores de Hounsfield na interface implante-osso. As radiografias dentais convencionais, como periapicais, panorâmicas ou imagens cefalométricas laterais, normalmente não são diagnósticas (Boxes 27.2 e 27.3) na avaliação da densidade óssea.

Um ponto comum para avaliar a qualidade óssea é durante a cirurgia. A presença e a espessura de uma lâmina cortical na crista e a densidade óssea trabecular são facilmente determinadas durante o preparo da osteotomia para o implante. A densidade óssea é determinada pela perfuração óssea inicial e a avaliação continua até o preparo final da osteotomia.

Deve ser enfatizado que a classificação da densidade óssea (D1-D4) de Misch é ligeiramente diferente dos tipos de qualidade

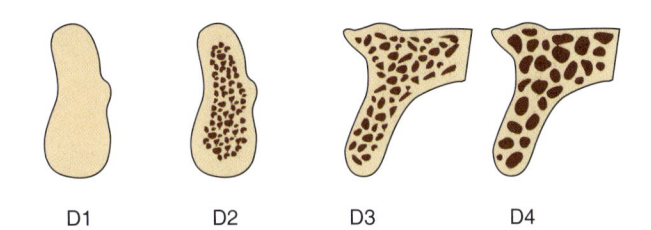

• **Figura 27.9** Classificação de Misch para densidade óssea. *D1*: osso cortical denso; *D2*: osso cortical denso a poroso com osso trabecular grosso; *D3*: crista cortical porosa mais fina e osso trabecular fino; e *D4*: osso cortical mínimo na crista com osso trabecular fino.

Boxe 27.2	Determinação da densidade óssea.

1. Radiografia TCFC (unidades de Hounsfield)
2. Localização
3. História pregressa de cirurgia na área
4. Sensação tátil

Boxe 27.3	Números de unidade de Hounsfield relacionados à densidade óssea.

D1: > 1.250
D2: 850 a 1.250
D3: 350 a 850
D4: 0 a 350

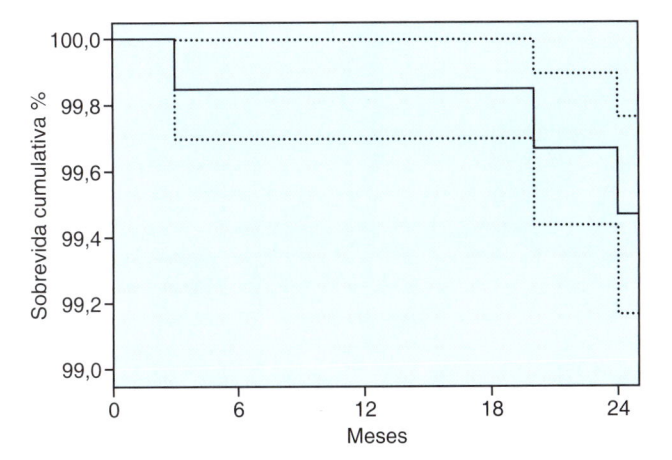

• **Figura 27.8** Estudo multicêntrico reportou um sucesso cirúrgico de 99,6%, independentemente da qualidade óssea. (Dados de Misch CE, Hoar JB, Beck G, *et al*. A bone quality based implant system: a preliminary report of stage I and stage II. *Implant Dent*. 1998;7:35–42.)

óssea apresentada por Lekholm e Zarb (Q1-Q4). De acordo com Misch *et al.*, o osso D3 tem trabéculas finas que são de 47 a 68% mais fracas do que as trabéculas do osso D2 e 20% mais fortes do que as trabéculas do osso D4, enquanto Lekholm e Zarb afirmaram que o osso Q3 tem trabéculas favoravelmente mais fortes, semelhantes ao osso Q2.[34,36] Em outras palavras, a força real do osso trabecular é diferente para cada densidade óssea, independentemente da presença ou ausência de osso cortical adjacente ao implante. Além disso, a qualidade óssea de Lekholm e Zarb avaliou apenas o osso na região anterior da maxila e da mandíbula. A escala de densidade óssea de Misch também avaliou as regiões dos molares posteriores nos arcos. Como resultado, uma diferença primária entre os ossos D3 e D4 é também a presença de osso cortical em D3, o que aumenta sua resistência geral e o módulo de elasticidade.[32] A qualidade 4 do osso de Lekholm e Zarb é semelhante ao D3 de Misch, enquanto o osso D4 é ainda mais fraco, porque há pouco ou nenhum osso cortical presente para melhorar a resistência ou o módulo de elasticidade do osso trabecular fino.

Osseodensificação

Um novo método de preparo para o implante, denominado osseodensificação (OD), foi recentemente introduzido na implantodontia. Em 2013, Huwais[48] introduziu um protocolo cirúrgico que inclui o uso de brocas especiais de densificação, o que resulta em baixa deformação plástica do osso. As brocas especialmente projetadas (brocas Densah) resultam na densificação do osso conforme a osteotomia é preparada, aumentando assim o osso na interface do implante.

As brocas Densah utilizam o conceito de osteótomos, juntamente com a velocidade de perfuração para compactar o osso lateralmente durante a preparação. O osso é preservado e condensado por autoenxerto de compactação, aumentando a densidade óssea e melhorando a estabilidade mecânica do implante.[49] Brocas cirúrgicas convencionais escavam o osso durante as osteotomias do implante, que requerem aproximadamente 12 semanas de remodelação óssea para reparo. Como o protocolo OD preserva o osso enquanto aumenta a densidade, o tempo de cicatrização pode ser menor.[46]

Outros métodos de OD pelo uso de subdimensionamento das brocas foram estabelecidos. Degidi *et al.* demonstraram um aumento significativo na estabilidade primária diminuindo o tamanho do preparo em 10%.[50] Alghamdi *et al.* usaram uma técnica adaptada de preparo do local do osso, subdimensionando os locais da osteotomia em baixa densidade óssea, e demonstraram taxas favoráveis de sobrevida do implante.[51] Portanto, no protocolo de Misch para instalação do implante, o protocolo cirúrgico é específico para cada densidade óssea e varia com a quantidade de super e subpreparação dos locais de osteotomia.

Sequência genérica de perfuração

Antes de discutir o protocolo cirúrgico de instalação do implante específico para cada densidade óssea, o clínico deve compreender o protocolo genérico de preparo da osteotomia e da instalação do implante dental.

Etapa 1: broca piloto

Com a maioria dos *kits* cirúrgicos, uma broca piloto cirúrgica de 1,5 mm ou 2 mm é usada para iniciar a osteotomia. As brocas piloto possuem corte para iniciar a osteotomia geralmente no centro da crista em uma dimensão mesiodistal e vestibulolingual. A osteotomia deve ser concluída com um instrumento manual de redução (contra-ângulo) (p. ex., peça de mão de alto torque de 16: 1 ou 20: 1) e um motor elétrico a uma velocidade preferencial de 2.000 rpm (ou seja, para osso D1 e D2) e > 1.000 rpm (ou seja, para D3 e D4) sob grandes quantidades de solução salina resfriada para irrigação. A osteotomia é realizada com no máximo 7 a 9 mm de profundidade no osso (Figura 27.10). A justificativa para a preparação de apenas 7 a 9 mm é se a angulação for determinada como não ideal, então é mais fácil modificá-la.

Fresa
Ø 1,5 × 8 mm

A   B

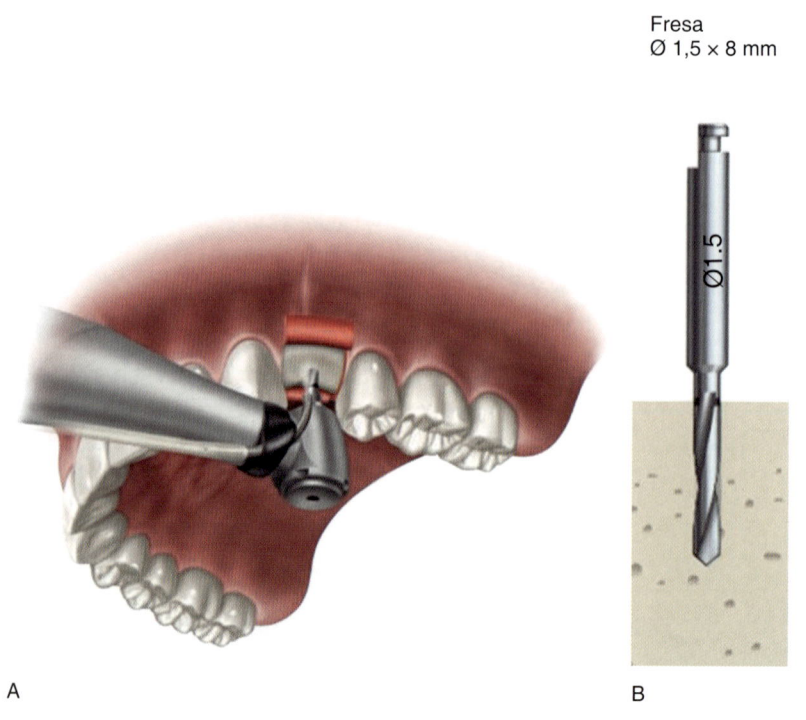

• **Figura 27.10** Broca piloto. **A** e **B.** Como a maioria dos *kits* cirúrgicos, a primeira broca inclui uma broca piloto com um diâmetro aproximado de 1,5 mm. Essa broca inicial geralmente não é preparada para a profundidade final para permitir a modificação da direção, se necessário.

Etapa 2: verificação de posição

Uma vez que a osteotomia inicial é realizada, ela é avaliada quanto à posição ideal (ver Capítulo 28). Caso esteja incorreto, o local da osteotomia pode ser "estendido" até a posição adequada utilizando-se uma broca Lindemann, de corte lateral. Essa broca torna a perfuração mais alongada na direção do centro da posição correta. Após a obtenção da nova posição, ela deve ser aprofundada 1 a 2 mm além da profundidade da osteotomia inicial. Isso evitará que a segunda broca cirúrgica entre na primeira osteotomia não ideal.

Normalmente, um indicador de direção (medidor de profundidade), que corresponde ao diâmetro inicial da broca, é então inserido na osteotomia e a angulação e a posição são avaliadas (Figura 27.11). Se os indicadores de direção não estiverem disponíveis, brocas cirúrgicas mais antigas podem ser usadas após uma ligeira modificação (ou seja, encurtadas de 2 a 4 mm para permitir facilidade radiográfica). Uma radiografia periapical deve ser obtida para determinar a proximidade de quaisquer estruturas vitais. O clínico deve estar ciente do fator "Y" de seu sistema de broca cirúrgica. O fator Y corresponde ao comprimento adicional da broca que é inerente às brocas cirúrgicas (ou seja, uma broca de profundidade de 10 mm pode perfurar a um comprimento que excede 11 mm).

O posicionamento final ideal do implante deve ser de no mínimo 1,5 mm de um dente adjacente, 3 mm de outro implante e 2 mm de uma estrutura vital, como o canal alveolar inferior ou forame mentoniano.

Etapa 3: segunda fresa

A segunda broca usada tem aproximadamente 2,5 mm de diâmetro e é uma broca de ponta rosqueada necessária para a osteotomia inicial na profundidade necessária. A localização e a angulação da osteotomia são reavaliadas neste momento. Uma ligeira correção de posição ou angulação com uma broca Lindemann pode ser realizada; no entanto, idealmente deve ser realizado após a primeira broca (Figura 27.12).

Etapa 4: Brocas finais de modelagem

Dependendo do sistema (*kit*) cirúrgico utilizado, a maioria das brocas de modelagem é usada para alargar sequencialmente a osteotomia para o diâmetro correspondente do implante que está sendo instalado. Dependendo do diâmetro, podem ser usadas várias fresas. Deve-se verificar a profundidade desejada, localização e angulação ideais da osteotomia. A maioria dos *kits* de perfuração de implante identificará claramente a sequência de perfuração e o diâmetro final da osteotomia relacionado a cada diâmetro do implante (Figura 27.13). Normalmente, a broca final estará dentro de 1 mm do diâmetro final do implante (ou seja, um implante de 4 mm terá um tamanho de broca final de aproximadamente 3,2 mm).

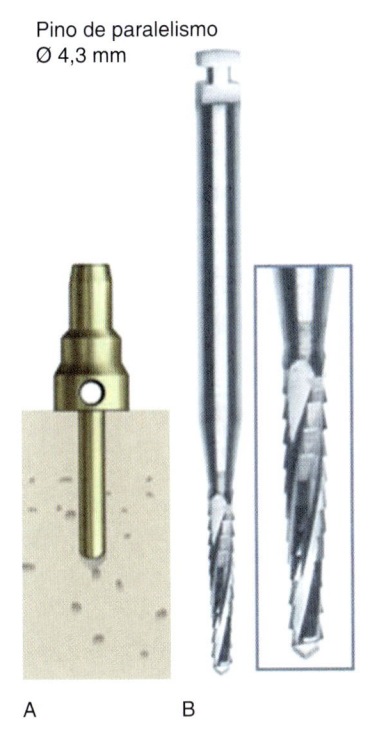

• **Figura 27.11 A.** Pino de paralelismo colocado na osteotomia feita com broca piloto, para verificar o posicionamento clínico e radiográfico. **B.** Se a modificação da osteotomia for indicada, uma broca Lindemann deve ser usada para reposicionar a osteotomia.

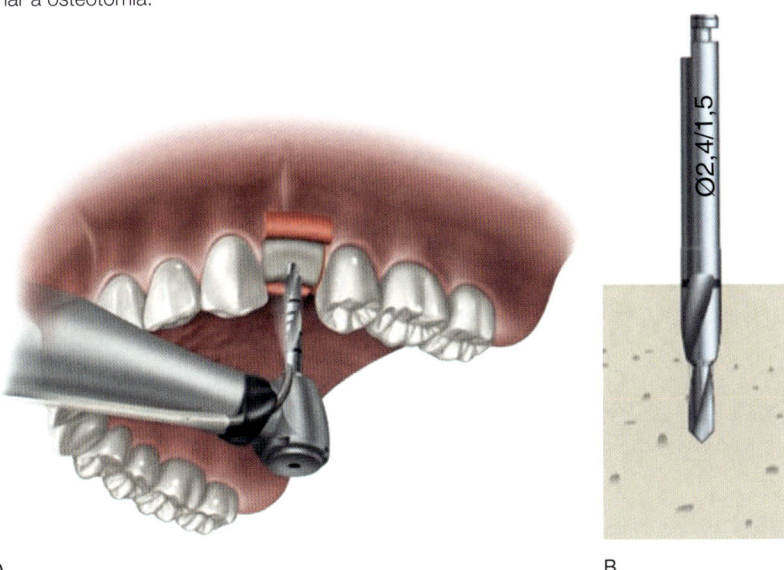

• **Figura 27.12 A** e **B.** A segunda fresa é usada para alargar a osteotomia e permitir o uso de brocas de maior diâmetro.

Etapa 5: módulo da crista e chave de rosca óssea

A maioria dos módulos de crista do implante (colo do implante) é maior em diâmetro do que o corpo do implante. O diâmetro maior geralmente requer uma broca de módulo da crista de corte lateral em situações de crista óssea D1 (e algumas D2) para preparar a osteotomia para o implante. Essa broca não é recomendada quando a densidade óssea é baixa (D3 e D4) (Figura 27.14). É usada para preparar a crista do rebordo para acomodar o módulo da crista mais largo. Quando utilizada, devem-se empregar grandes quantidades de solução salina.

Além disso, geralmente alguns sistemas de implante exigirão o uso de uma chave de rosca óssea ou formador de rosca para preparar as roscas no osso antes da inserção do implante no osso D1. Na maioria das vezes, para implantes unitários, os formadores de rosca ou machos devem usar uma peça de mão de alto torque e baixa velocidade e rotacionados a menos de 30 rpm no osso. A irrigação também ajuda a lubrificar e limpar detritos da chave de rosca e do local da osteotomia durante esse processo.

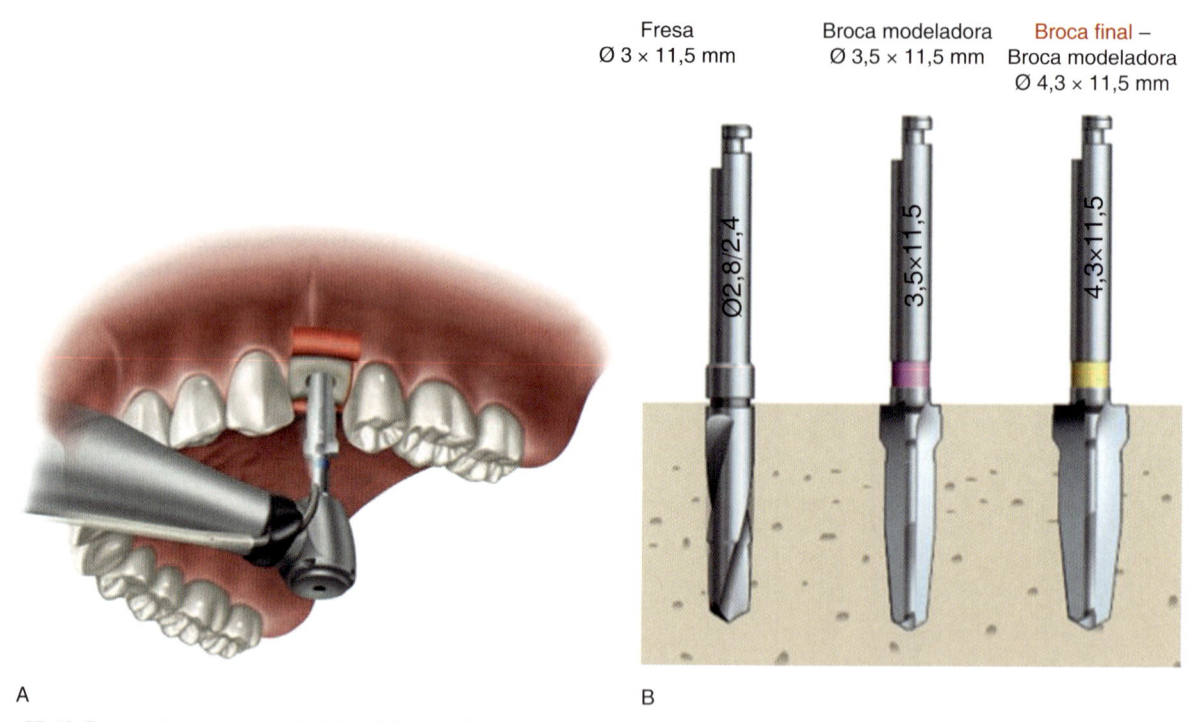

• **Figura 27.13** Brocas de modelagem final. **A** e **B.** Brocas finais usadas para alargar a osteotomia para acomodar o diâmetro do implante pretendido.

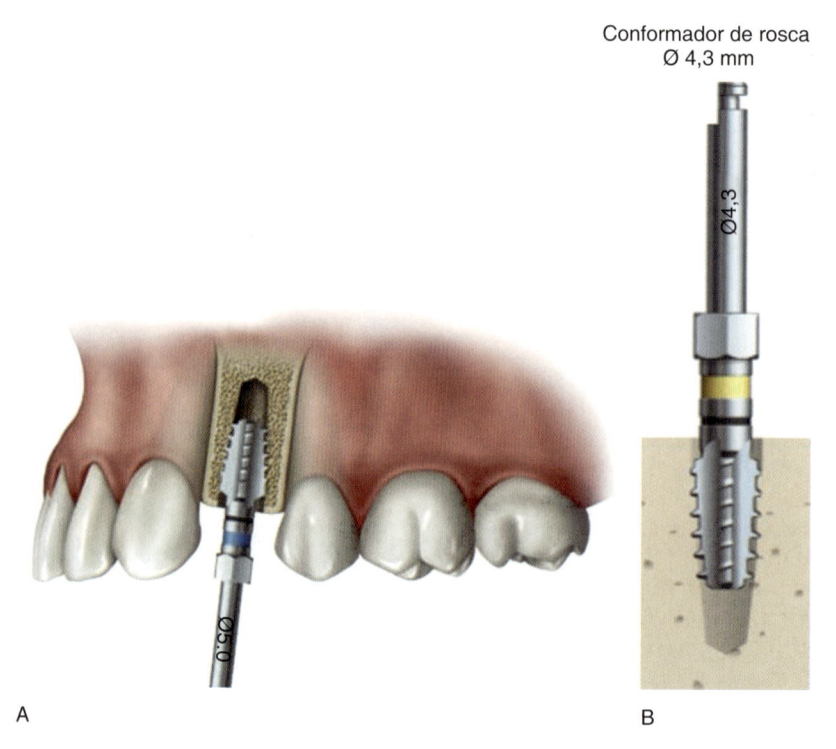

• **Figura 27.14** Broca cônica. **A** e **B.** Utilizada principalmente no osso D1 a aproximadamente 30 rpm.

Etapa 6: inserção do implante

O local do implante pode então ser preparado para a instalação do implante. A osteotomia é lavada com solução salina estéril e aspirada para remover resíduos ósseos e sangue estagnado. Isso reduz o risco de esses materiais serem forçados para os espaços da medula óssea ou canais neurovasculares durante a inserção do implante, causando pressão hidrostática. Essa pressão pode aumentar a zona desvitalizada do osso ao redor do implante ou mesmo causar deficiências neurossensoriais a curto prazo, quando o local do implante está nas proximidades do canal mandibular.

O implante pode ser inserido com uma catraca manual ou peça de mão. A vantagem de inserir um implante com uma peça de mão é que a instalação será mais ideal e o desvio menos provável, especialmente em ossos de pior qualidade (como osso D3 e D4). No entanto, em melhor qualidade óssea, especialmente D1, às vezes pode ocorrer dificuldade de inserção. Ao instalar um implante com uma catraca manual, uma boa pressão apical deve ser usada para diminuir a possibilidade de desvio do caminho do implante. Se o implante for apertado na osteotomia e ocorrer uma tensão significativa na região da crista, pode ocorrer necrose por pressão e um aumento na zona desvitalizada do osso ao redor do implante durante a cicatrização. Se isso ocorrer, o implante pode ser afrouxado em 1 a 2 mm e então reinserido na osteotomia. Quando o implante é inserido na posição final, uma radiografia periapical pós-inserção é feita para verificar o posicionamento ideal (Figura 27.15).

Protocolo cirúrgico 1 para instalação de implante dental (osso D1)

Osso cortical denso (D1)

O osso denso D1 (ou seja, semelhante à dureza da madeira de carvalho ou bordo) é composto quase todo de osso cortical denso. A maxila quase nunca apresenta osso D1. No osso da Divisão A, aproximadamente 4% da região anterior da mandíbula e 2% da região posterior da mandíbula têm essa categoria óssea densa. No osso da divisão C–h, da região anterior da mandíbula, esses números aumentam e podem chegar a 25% nos homens, enquanto a densidade óssea mais fraca D3 e D4 é menos comumente encontrada.

Os números das unidades de Hounsfield são geralmente maiores que 1.250 HU.

Vantagens do osso D1

O tipo de osso D1, homogêneo e denso, apresenta várias vantagens para a implantodontia. Composto histologicamente por osso lamelar denso com sistemas haversianos completos, é altamente mineralizado e capaz de suportar maiores cargas oclusais. O osso lamelar cortical pode cicatrizar com pouca formação de osso entrelaçado, garantindo excelente resistência óssea durante a cicatrização próxima ao implante.[52,53]

O osso D1 é mais encontrado na região anterior da mandíbula, com reabsorção de moderada a grave e maiores relações coroa/implante. Os implantes instalados nessa densidade óssea melhoram a dissipação de tensões na região cortical da crista, apesar dos momentos mais elevados de força da altura maior da coroa, para sustentar a tensão funcional a longo prazo.

A porcentagem de leve contato microscópico do osso na interface do implante é maior no tipo de osso D1 e maior do que 80% (Figura 27.16). Além disso, essa densidade óssea exibe maior força do que qualquer outro tipo de osso. O osso mais forte também beneficia resultados do maior BIC. Por causa da densidade desse osso, menos tensão é transmitida ao terço apical dos implantes do que em outros tipos de osso. Como resultado, os implantes mais curtos podem ser melhores em suportar cargas maiores do que em quaisquer outras densidades ósseas. Na verdade, a instalação de implantes mais longos pode diminuir as taxas de sobrevida cirúrgica, pois o superaquecimento durante a preparação da osteotomia é um fator primário de preocupação nesse tipo de osso. Uma quantidade maior de calor frequentemente é gerada na porção apical da osteotomia, especialmente ao preparar o osso denso.[54]

Desvantagens do osso D1

Aumento da proporção coroa-implante. O osso cortical denso também apresenta várias desvantagens. Como esses casos são geralmente vistos em mandíbulas com altura limitada (ou seja, geralmente menos de 12 mm), o espaço para a altura da coroa é frequentemente maior que 15 mm. Como resultado, fatores adicionais de multiplicação de força (ou seja, como cantiléveres ou forças laterais) são ainda mais elevados no sistema de implante-prótese. É imperativo que fatores de redução de tensão possam ser incorporados ao desenho da prótese para reduzir esses efeitos, não apenas sobre o osso, mas também sobre os componentes protéticos (Figura 27.17).

Pobre fornecimento de sangue. O osso D1 tem menos vasos sanguíneos do que os outros três tipos; portanto, é mais dependente do periósteo para a sua nutrição. O osso cortical

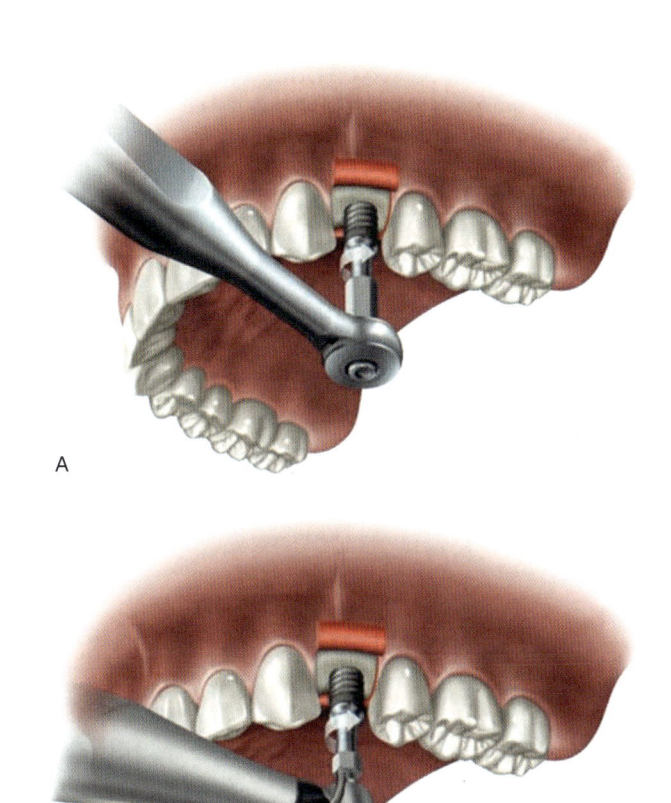

• **Figura 27.15** Inserção do implante. **A.** Instalação do implante com catraca manual, geralmente utilizada apenas em osso D1 e D2. **B.** Instalação do implante com peça de mão, geralmente indicada para ossos D2, D3 e D4.

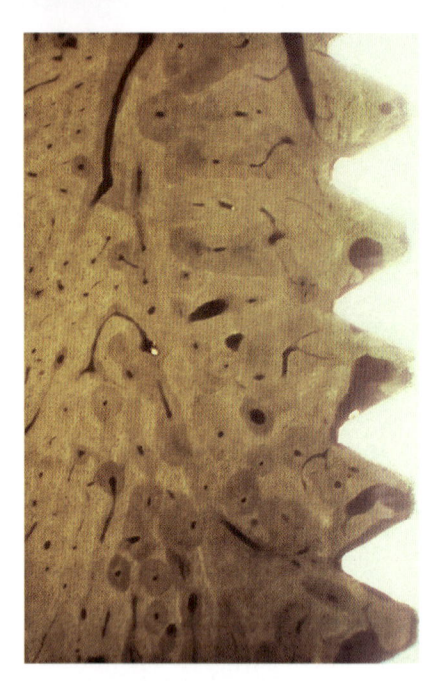

• **Figura 27.16** O osso D1 tem o maior contato osso-implante (BIC), geralmente maior que 80% após a cicatrização óssea inicial. Portanto, o osso mais forte é também o osso com o maior BIC. Ambas as condições tornam o osso D1 o mais adequado para a aplicação de carga oclusal.

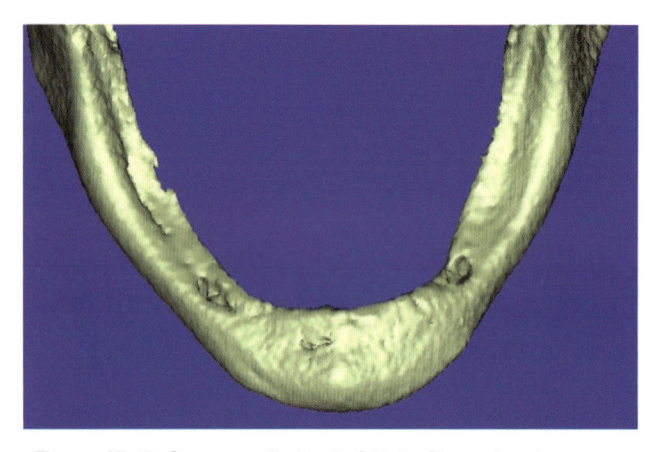

• **Figura 27.17** Osso mandibular da Divisão D, geralmente composto por osso D1. Devido à extensa atrofia, a proporção coroa-implante é aumentada.

recebe externamente um terço de todo o seu suprimento arterial e venoso do periósteo.[55] Essa densidade óssea é quase toda cortical, e a capacidade de regeneração é prejudicada por causa da circulação sanguínea insuficiente. Portanto, é indicada uma reflexão periosteal delicada e mínima. Quando há densidade D1, a largura óssea é abundante e a mandíbula se alarga apicalmente. Felizmente, existem poucas ocorrências quando reentrâncias vestibulares ou linguais são observadas na densidade óssea D1 e, então, a reflexão do retalho pode ser mantida a um mínimo. O fechamento preciso do periósteo e do tecido de cobertura demonstrou ajudar a recuperar o suprimento sanguíneo, por isso, é encorajado.[56] Por causa do suprimento sanguíneo comprometido, esse tipo de osso realmente leva mais tempo para cicatrizar em comparação ao osso D2.

Superaquecimento do osso. O principal problema cirúrgico do osso D1 é que o osso cortical denso é mais difícil de preparar para implantes endósseos do que qualquer outra densidade óssea. A causa mais comum de falha do implante nessa qualidade óssea é o trauma cirúrgico resultante do superaquecimento do osso durante os procedimentos de osteotomia para o implante, pois as brocas cirúrgicas progridem com mais dificuldade.

A zona de osso desvitalizado que se forma ao redor do implante é maior nessa densidade óssea e deve ser remodelada e substituída por osso vital para que a interface suporte carga (Figura 27.18). Como resultado, a falha cirúrgica do implante pode ser maior no osso D1 do que em qualquer outra densidade óssea. Portanto, é imperativo que o clínico se esforce para minimizar o trauma térmico.

Necrose por pressão. Por causa do osso cortical espesso e denso, a instalação de um implante pode levar a um aumento das tensões internas na região da crista. Portanto, após a instalação do implante até a altura do nível ósseo, o implante pode ser desrosqueado 1 a 2 mm, o osso pode aliviar as tensões e, então, é reinserido no nível de instalação final. Ao permitir que o osso se expanda pelo escoamento, é menos provável que ocorra necrose por pressão, a qual leva a perda óssea ou morte (Boxe 27.4).

Sequência da osteotomia para o implante

No osso D1, devem ser utilizadas todas as brocas do *kit* cirúrgico. Devido à densidade desse tipo de osso, mais brocas graduadas resultarão em menos geração de calor. Uma causa secundária de falta de integração óssea pode estar relacionada a um trauma mecânico do osso. Existem vários métodos para reduzir o trauma mecânico no osso D1, e um deles está relacionado à seleção do tamanho final da broca. No osso D1, o preparo ósseo final pode ser dimensionado um pouco maior em largura e altura, especialmente para um implante rosqueado, do que o protocolo cirúrgico recomendado pelo fabricante. Isso reduz o risco de trauma por microfratura entre as roscas do implante durante a inserção, o que pode levar à formação de tecido fibroso na interface osso-implante. Além disso, uma dimensão de broca final usada apenas no osso D1 permanece mais nítida para essa etapa crítica.

Se uma broca cirúrgica de diâmetro ligeiramente maior não estiver disponível com o sistema de implante, o clínico pode usar o tamanho final da broca disponível e passá-la várias vezes dentro da osteotomia. Ao entrar no local da osteotomia várias vezes, o diâmetro da osteotomia ficará ligeiramente sobredimensionado. Na verdade, todas as brocas para a sequência de perfuração D1 podem usar esse método; portanto, menos osso é removido com as brocas futuras, resultando em menor geração de calor.

Uma chave de rosca óssea deve ser usada no osso D1 antes da inserção de um implante rosqueado. Existem várias razões para

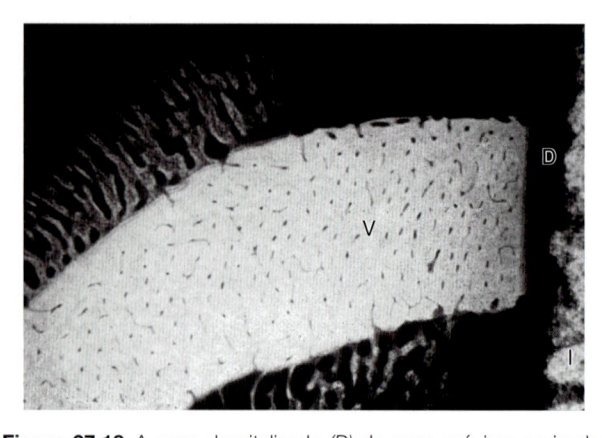

• **Figura 27.18** A zona desvitalizada *(D)* do osso próxima ao implante *(I)* é criada principalmente pelo calor gerado durante a cirurgia, que se irradia a partir do local, especialmente na direção do osso cortical. Outros fatores que contribuem são falta de suprimento sanguíneo, necrose por pressão da instalação do implante, microfratura derivada da formação da rosca óssea e inserção do implante. *V*, osso com vitalidade.

| Boxe 27.4 | Desvantagens do osso D1. |

Necrose óssea
Prevenção:
- Instalar implante no nível do osso ou acima
- Desrosquear 1/2 volta para aliviar tensões internas

Diminuição do suprimento sanguíneo
Prevenção:
- Principalmente do periósteo
- Aumento do tempo de cicatrização
- Reflexão mínima

Deve usar chave de rosca
Prevenção:
- Diminui a necrose por pressão
- Permite o ajuste passivo do implante
- Impede a microfratura interna da interface implante-corpo/implante-osso
- Remove restos de perfuração

Superaquecimento durante a osteotomia
Prevenção:
- Novos *designs*, canais e geometria de brocas de perfuração
- Irrigação externa abundante
- Pressão intermitente na broca (oscilante)
- Pausa a cada 3 a 5 segundos; continuar irrigando
- Sequência de broca incremental (mais brocas; passar a mesma broca mais de uma vez para alargar a osteotomia na preparação da próxima broca)

o uso de uma chave de rosca. Como a osteotomia final da broca é quase 1 mm menor do que o diâmetro externo do implante, a inserção do osso cria o espaço para a rosca do implante. Essa broca possui estrias abertas, que permitem que a raspagem do osso acumule e seja removida antes da instalação do implante. Uma inserção de implante autorrosqueável comprime o osso na região das roscas. Essa é uma vantagem em tipos de osso mais macios, mas não em osso cortical. A rosca reduz o trauma mecânico ao osso enquanto o implante é inserido. O osso também é capaz de se recuperar ligeiramente do trauma da chave de rosca, uma vez que é removido e permite uma colocação mais passiva do implante. Watzek *et al.*[57] encontraram uma interface mais alta de osso entrelaçado (ou seja, um sinal de trauma ósseo) quando um implante com *design* autorrosqueável foi usado, em comparação com um local de implante pré-rosqueado. Satomi *et al.*[58] encontraram um BIC mais alto após a cicatrização inicial com osteotomias de implante pré-rosqueável em comparação com um local de autotravamento, que também é indicativo de menos trauma ósseo. O uso de uma técnica de inserção de implante autorrosqueável em osso denso demonstrou um grau significativamente mais alto de trauma de tecidos duros; portanto, não é recomendado no osso D1.

A chave de rosca deve ser usada com catraca manual e irrigação. A peça de mão de baixa velocidade (contra-ângulo) e alto torque é muito eficiente e tem várias vantagens no osso D2. No entanto, o osso D1 é tão forte que as engrenagens do instrumento manual podem se desgastar e é mais provável que precisem de reparos repetidos.

A posição da mão do cirurgião é importante para manter a força e a direção constantes na catraca durante o processo de formação da rosca. Ao usar uma catraca, a rotação horizontal da chave de rosca faz com que ela se incline para a frente e para trás em torno do eixo vertical. Portanto, ao usar uma catraca, deve-se segurá-la enquanto o polegar da outra mão é colocado diretamente sobre a broca formadora de osso, o dedo indicador da mesma mão afasta o lábio para melhorar o acesso e a visão. A catraca gira a broca formadora de rosca com uma mão enquanto o polegar e o dedo médio da outra mão aplicam pressão e direção constantes à broca formadora de rosca, para que ela não incline para a frente e para trás ou arranque o local da osteotomia (o que pode acontecer se a broca formadora de rosca não continuar a avançar dentro da osteotomia a cada volta em si mesma).

Uma broca formadora de rosca óssea em um osso do tipo D1 evita que o componente antirrotacional do corpo do implante seja danificado durante a inserção do implante nesse tipo de osso denso. Uma pequena vantagem em utilizar a broca formadora de rosca pode ser o fato de que os vestígios da perfuração são mais propensos a serem deixados na osteotomia do implante durante o preparo no osso denso ou com uma nova broca e corte afiado. A broca formadora de rosca pode remover esses resíduos e diminuir o risco de corrosão a longo prazo pelo contato entre metais diferentes dentro do osso, embora nenhum relato na literatura tenha indicado que isso seja um problema.

Uma vez concluído o processo de formação de rosca, a osteotomia é irrigada e aspirada. O implante deve ser inserido com uma catraca manual, minimizando os danos da peça de mão e permitindo ao clínico medir o torque de inserção do implante. O implante não deve ser apertado com uma pressão de alto torque (> 75 N/cm) até a profundidade total da osteotomia; isso causa um "afundamento" e pode configurar microfraturas ao longo da interface do implante. Em vez disso, uma vez que o implante rosqueado é introduzido na osteotomia e está em posição final, é frequente desrosquear de 1 a 2 mm para garantir que não haja pressão residual ao longo da interface óssea. Então, após 20 a 30 segundos, o implante pode ser reinserido em sua posição final. Essa etapa é usada principalmente no osso D1, porque uma tensão inicial excessiva pode se formar na interface do osso cortical mesmo com uma rotação extra do implante.[59] O estresse rotacional é geralmente mais alto na região da crista, o que pode até causar microfratura óssea mecânica e perda óssea marginal.

Uso de irrigação abundante. À medida que se aumenta a profundidade da osteotomia, aumenta o risco de irrigação inadequada.[60] Portanto, o método de preparo oscilante é primordial, principalmente quando se atinge a região apical da osteotomia. Devem ser usadas grandes quantidades de irrigação em qualquer uma das técnicas de perfuração; entretanto, muitos outros fatores devem ser compreendidos. Irrigação, desenho da broca, rotações por minuto e dimensionamento da broca são fundamentais para reduzir o calor. Além disso, o resfriamento das bolsas de solução salina (ou seja, colocados na geladeira antes do uso) permite a diminuição da geração de calor (Figura 27.19).

Remoção de resíduos ósseos. Durante a preparação da osteotomia de osso D1, fragmentos de osso frequentemente aderem às estrias das brocas cirúrgicas. Esse osso é uma excelente fonte de enxerto em torno de locais comprometidos após a instalação do implante. Além disso, lascas de osso na osteotomia podem causar um aumento no calor de fricção e devem ser removidas por irrigação no osso D1, para manter a ação de corte ideal (Figura 27.20). Os resíduos ósseos devem ser limpos frequentemente das ranhuras cortantes da broca com uma esponja cirúrgica. Essas aparas de osso impedem que a refrigeração atinja o osso e fazem com que a broca seja menos eficiente. É importante avaliar a cor dessas aparas de osso. Qualquer coloração bege nos restos ósseos indica que o calor excessivo está sendo gerado e os restos ósseos não são vitais (Figura 27.21). Uma cor acastanhada indica que a morte das células ósseas se estende a vários milímetros da osteotomia do implante. A cor dos restos ósseos deve ser avermelhada ou branca, o que indica osso vital (Figura 27.22).

Uso de novas brocas. O uso de novas brocas com um corte afiado é crítico para a cirurgia óssea D1. As brocas ósseas tornam-se opacas após o uso repetido, especialmente se autoclavadas com frequência. Chacon *et al.* avaliaram três sistemas de perfuração diferentes após repetidas perfurações e esterilizações. A temperatura do osso a 0,5 mm do preparo de osteotomia aumentou a cada 25 utilizações do sistema, embora a avaliação microscópica de luz tenha demonstrado pouco desgaste.[6] O clínico pode não perceber em osso mais macio quando as brocas se tornam cegas, mas quando o osso D1 é preparado, a afiação da broca pode se tornar crítica.

Módulo da crista maior. A maioria dos projetos de implante tem um módulo da crista maior em comparação com o corpo do implante. Esse recurso de *design* garante um "selamento" ósseo ao redor da parte superior do implante depois que ele é rosqueado na posição. Por exemplo, um módulo da crista é geralmente de 4,1 mm para um implante de 3,75 mm de diâmetro. Como a broca de osteotomia final de muitos sistemas está na faixa de 3,2 mm de diâmetro, a diferença de 0,9 mm é substancial, especialmente no osso cortical da crista. Como resultado, uma broca de osso de crista é usada no osso D1, que prepara o diâmetro maior no topo da osteotomia (Figura 27.23). Em um estudo realizado por Novaes *et al.*, a diferença na perda óssea da crista após um período de cicatrização inicial de 3 meses foi de 1,5 mm entre o uso de uma broca de crista em comparação com nenhuma broca de crista.[61] O trauma ósseo adicional da compressão de um módulo da crista maior na osteotomia é significativo e pode aumentar a perda óssea ao redor do implante (ou seja, necrose por pressão). Portanto, uma broca de osso de crista deve ser usada no osso D1 como a última etapa da osteotomia.

Posicionamento final do implante. O comprimento ideal do implante para osso D1 é de 10 mm para um implante de 4 mm de diâmetro. Há pouco ou nenhum benefício em aumentar o comprimento do implante além de 10 mm em um osso D1 para um corpo de implante rosqueável, pois a maioria das tensões após a cicatrização é limitada à metade da crista do implante,

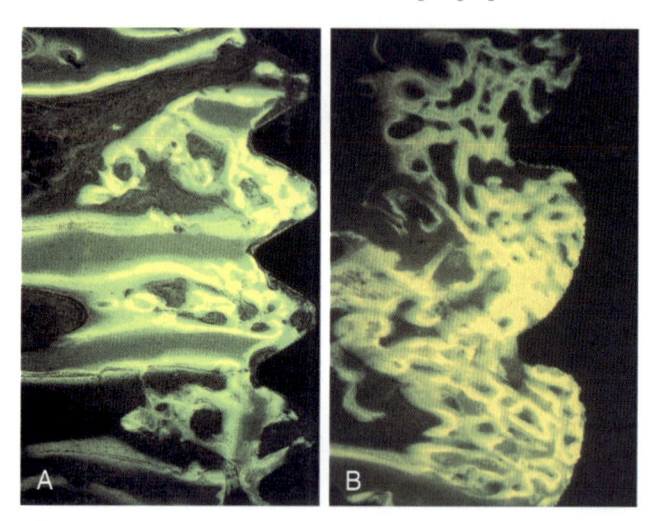

• **Figura 27.19 A.** O local do osso pré-rosqueado tem menos tecido (recém-gerado) e ilustra menos trauma na inserção do implante. **B.** A inserção de um implante autorrosqueável causa maior trauma ósseo e, como consequência, exibe uma formação óssea regenerativa maciça. (De Watzek G, Danhel-Mayhauser M, Matejka M, *et al.* Experimental comparison of Brånemark and TPS dental implants in sheep [abstract]. In: *UCLA Symposium: Implants in the Partially Edentulous Patient; 1990.*)

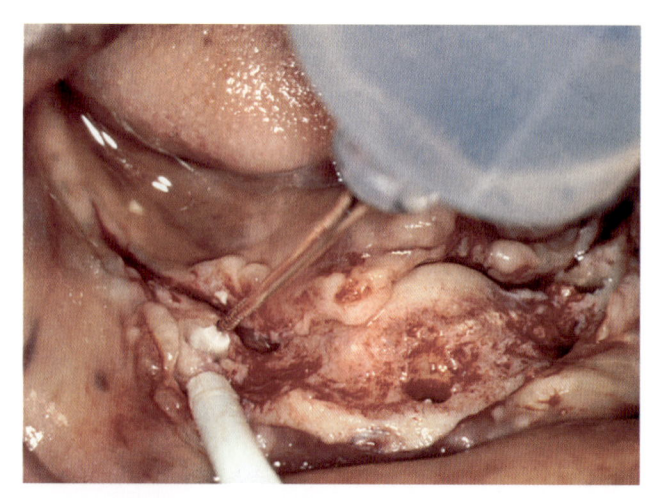

• **Figura 27.20** Os fragmentos ósseos devem ser removidos com frequência por irrigação no osso D1 para melhorar a eficiência da broca e antes da inserção do implante após o acesso ósseo.

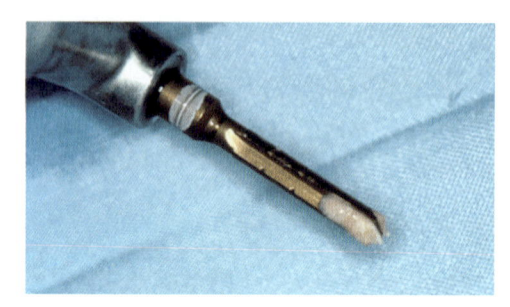

• **Figura 27.21** Detritos ósseos na broca devem ser avaliados. Uma cor marrom ou bege indica que a temperatura está muito alta e o osso está desvitalizado.

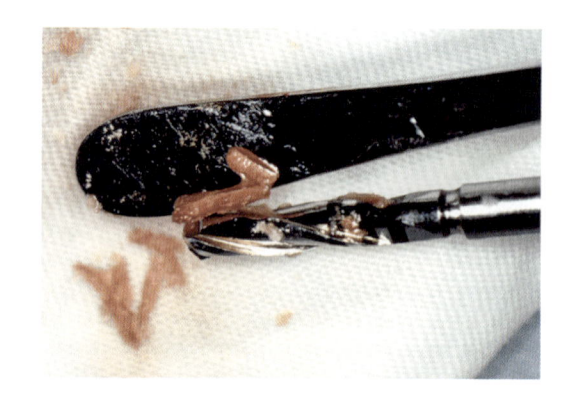

• **Figura 27.22** Os resíduos ósseos na broca devem ser brancos ou avermelhados, o que indica osso vital e condições ideais de preparo.

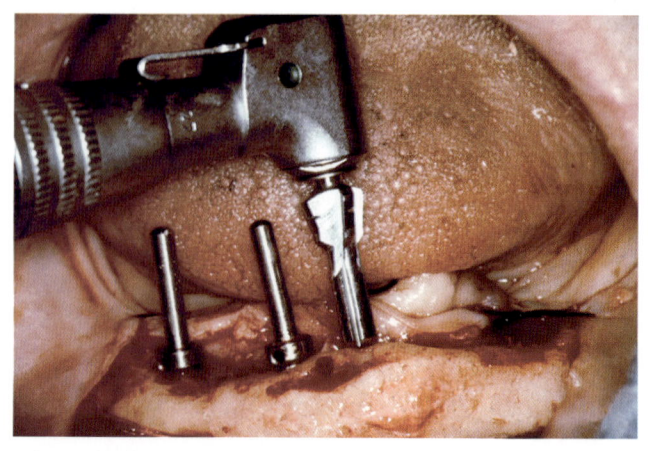

• **Figura 27.23** A chave de rosca da crista deve ser usada no osso D1 para preparar o osso marginal para receber o módulo da crista do corpo do implante, que é maior em diâmetro do que o corpo do implante.

com a carga oclusal (Figura 27.24). O implante mais longo torna o preparo do osso mais difícil e gera mais calor nesse tipo de osso. A instalação final do implante em relação à crista do rebordo está relacionada ao seu desenho e à densidade óssea. Uma abordagem cirúrgica de um estágio é frequentemente usada no osso D1. Um pilar de cicatrização pode ser adicionado para permitir que o implante cicatrize acima do tecido mole, eliminando assim uma cirurgia de segundo estágio.

O osso compacto denso D1 geralmente tem altura reduzida. Portanto, o sistema de suporte real do implante pode ser aumentado na divisão C–h no tipo de osso de altura limitada, não desgastando a parte lisa do módulo da crista do implante abaixo da crista do rebordo. A parte lisa do corpo do implante pode ser inserida acima do rebordo, se nenhuma carga for aplicada ao implante durante a cicatrização inicial e o risco de micromovimento durante esse período for mínimo.

Cicatrização óssea

Muitos dos cones de corte que se desenvolvem a partir de monócitos no sangue circulante são responsáveis pela remodelação óssea na interface do implante. Essas células sanguíneas se originam dos vasos sanguíneos encontrados no osso trabecular vascularizado, que tem capacidade de regeneração maior do que o osso compacto. Portanto, em alguns aspectos, o osso cortical requer mais tempo de cicatrização em comparação com o osso trabecular.

Por outro lado, devido à capacidade de suporte de carga do osso D1 e ao excelente contato osso-implante (BIC), a aplicação de carga sobre a prótese em um osso D1 pode começar antes da conclusão da fase inicial de cicatrização. As condições que contribuem para a ausência de movimento durante a cicatrização são primordiais para alcançar uma interface direta osso-implante. O osso D1 é forte e frequentemente capaz de resistir ao micromovimento, independentemente de o implante estar sob carga. Como resultado, a carga imediata do implante muitas vezes é possível quando vários implantes são esplintados, sem comprometer a taxa geral de sobrevida do implante. No entanto, na maioria das vezes, uma combinação de condições de tratamento resulta em um período mínimo de cicatrização sem carga de 3 meses nesse tipo de osso.

Uma vez estabelecida a interface osso-implante, ela exibe as propriedades de suporte de carga mais fortes do que qualquer tipo de osso. Como resultado, a carga progressiva sobre o osso não é necessária para desenvolver uma condição estável. O protesista pode prosseguir sem demora, conforme desejado, até a prótese definitiva (Boxe 27.5; Figura 27.25).

Boxe 27.5 Protocolos cirúrgicos de instalação de implantes.

Protocolo cirúrgico ósseo D1
- Velocidade de perfuração: ~ 2.000 a 2.500 rpm
- Chave de rosca: 25 rpm
- Irrigação: grandes quantidades de solução salina
- Técnica oscilante: muito crítica para reduzir o calor
- Realizar osteotomia várias vezes com cada broca para osteotomia de tamanho grande
- É ideal usar brocas novas
- Sempre inserir o implante com uma chave de mão, não uma peça de mão

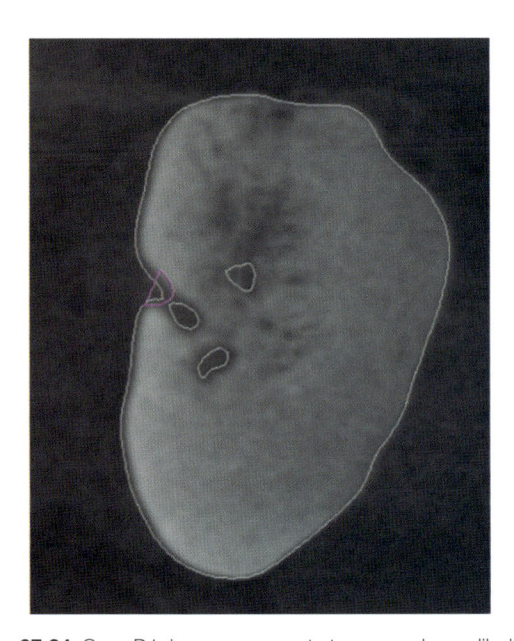

• **Figura 27.24** Osso D1: imagem em corte transversal mandibular mostrando principalmente o osso denso D1.

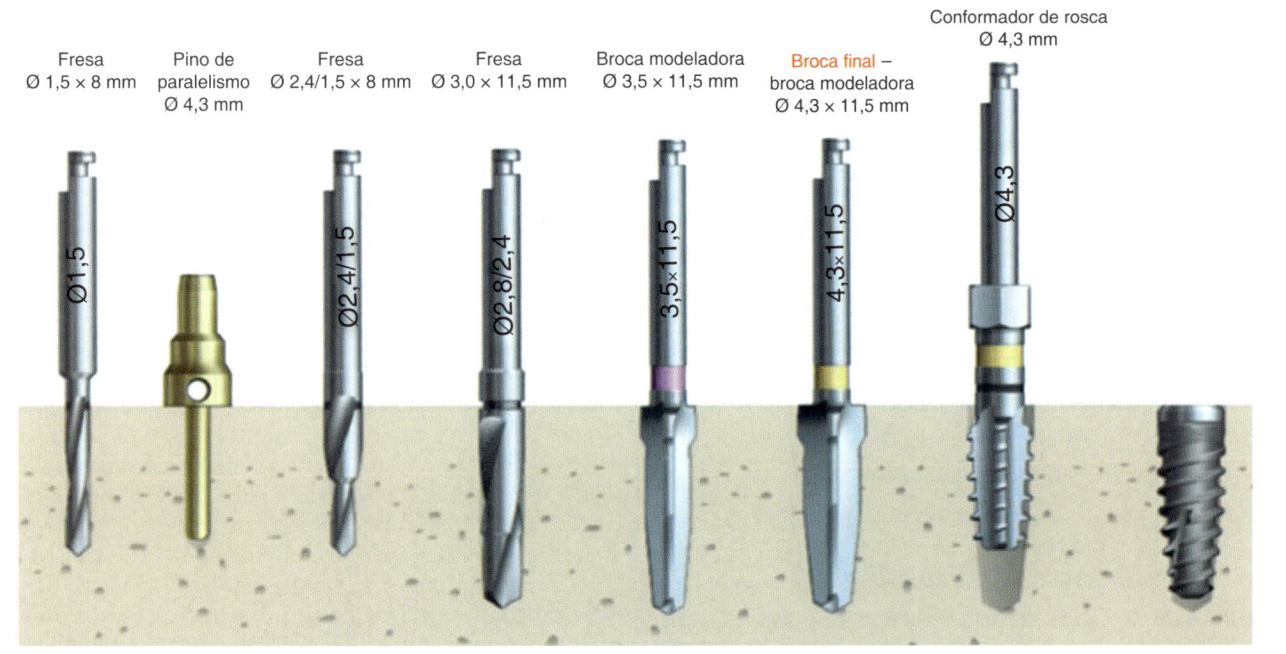

• **Figura 27.25** Protocolo cirúrgico de instalação do implante D1. Neste protocolo, todas as brocas cirúrgicas são usadas, incluindo uma punção para osso.

Protocolo cirúrgico 2 para instalação de implante dental (osso D2)

Osso cortical poroso denso a espesso e osso trabecular grosso (D2)

A segunda densidade óssea encontrada nos arcos edêntulos (D2) é uma combinação de osso cortical denso a poroso na crista e osso trabecular grosso dentro das lâminas corticais (Figura 27.26). Os valores de Hounsfield em imagens reformatadas de TCFC são de 750 a 1.250 unidades para essa qualidade óssea. A sensação tátil ao preparar essa densidade óssea é semelhante à das preparações na madeira do abeto vermelho ou pinho branco (ou seja, madeira macia). As trabéculas ósseas D2 são 40 a 60% mais fortes do que as trabéculas do osso D3. Esse tipo de osso ocorre mais frequentemente na região anterior da mandíbula, seguido pela região posterior da mandíbula. Ocasionalmente, é observado na região anterior da maxila, especialmente para um único dente ausente, embora o osso cortical denso a poroso seja encontrado principalmente na superfície lingual do local do implante.[62]

Vantagens do osso D2

O osso D2 fornece excelente cicatrização da interface do implante e a osteointegração é muito previsível; portanto, é o tipo ideal de osso. Não existem desvantagens no osso D2.

A maioria dos sistemas de implantes refere-se a essa densidade óssea para seu protocolo cirúrgico habitual. O osso cortical denso a poroso na crista ou porções laterais do local do implante fornece uma interface inicial rígida segura. O implante pode até ser instalado ligeiramente acima da crista do rebordo, com diminuição do comprometimento ou pouco risco de movimento na interface durante a cicatrização, comparado com tipos de ossos mais macios. O suprimento sanguíneo intraósseo permite o sangramento durante a osteotomia, o que ajuda a controlar o superaquecimento durante o preparo e é muito benéfico para a cicatrização na interface osso-implante.[63]

Sequência da osteotomia para o implante

A sequência de perfuração para osso D2 é semelhante à do osso D1, com algumas exceções. Portanto, todas as brocas na sequência cirúrgica são usadas, exceto a formadora de rosca. O uso da chave de rosca para osso D2 depende do tamanho final da osteotomia, do tamanho do corpo do implante, da profundidade da rosca e da forma da rosca. Uma chave de rosca na maioria das vezes levará a uma diminuição da estabilidade primária no osso D2. Uma broca para crista óssea deve ser usada para a maioria dos projetos de implantes no osso D2.[64] A preparação da osteotomia deve prosseguir a uma velocidade mais alta (como ~2.000 rpm). Sharawy *et al.*[4] demonstraram que o osso D2 com uma profundidade de osteotomia de 8 mm pode ser preparado em 4 a 8 segundos, dependendo do desenho da broca e rpm. Portanto, a profundidade da osteotomia não deve prosseguir lentamente, criando calor adicional. Deve ser aplicada pressão suficiente no instrumento manual para prosseguir aproximadamente pelo menos 5 mm a cada 5 segundos.

O implante pode ser rosqueado na posição com uma peça de mão de baixa velocidade (menos de 30 rpm) e alto torque (75 N/cm), em vez de usar uma catraca manual. A peça de mão permite uma rotação mais precisa do implante, e uma pressão constante garante que o implante irá progredir no local sem risco de lascar o osso dentro das roscas. Durante esse processo, a irrigação pode ser interrompida para que o paciente não tente fechar a boca e engolir, o que pode contaminar o implante e fazer com que o implante seja empurrado para fora do eixo da osteotomia do implante. No entanto, se houver sangramento mínimo, uma pequena quantidade de irrigação pode ser usada.

Um implante rosqueado na região anterior da mandíbula envolve o osso cortical espesso na crista edêntula e, frequentemente, no lado lateral lingual. No osso da Divisão C–h, o implante também pode envolver a região cortical apical; entretanto, na mandíbula, deve-se ter cuidado para não perfurar a borda inferior. Isso fornece estabilidade imediata e sobrevida comprovada a longo prazo.

Quando a região anterior da maxila apresenta essa densidade óssea, ela é tratada de forma semelhante à mandíbula D2. Um implante rosqueado deve envolver a cortical do palato em vez do osso cortical vestibular, que é mais fino e poroso. No entanto, deve-se ter cuidado, pois o implante pode ser empurrado mais vestibular, ultrapassando até mesmo ao se retirar a cortical vestibular. A região anterior da maxila geralmente tem menos altura óssea disponível do que a região anterior da mandíbula. Como resultado, o ápice do implante pode comprometer a lâmina cortical fina do assoalho da cavidade nasal quando um sistema parafusado tradicional, sólido, é utilizado. Como as maiores tensões após a cicatrização são transmitidas principalmente ao redor da crista, a principal vantagem da extremidade apical do implante preso à cortical óssea é a estabilidade inicial durante a cicatrização.

Cicatrização

O excelente suprimento sanguíneo e a fixação rígida inicial do osso D2 permitem a cicatrização óssea adequada em 4 meses. A interface osso lamelar-implante já está mais de 60% estabelecida no intervalo de cicatrização de 4 meses. O BIC é de aproximadamente 70% neste momento, especialmente quando o osso cortical envolve as porções vestibulares e linguais do implante (Figura 27.27). A colocação de pilares e a terapia protética podem então começar. Deve-se notar que o período de tempo para a consolidação óssea inicial é baseado na densidade do osso e não na localização no arco. Portanto, uma fase de cicatrização rígida de 4 meses é adequada para osso cortical poroso e trabecular espesso (D2), mesmo quando presente na maxila. A aplicação de carga óssea progressiva geralmente não é necessária para o osso D2, embora um aumento no BIC ocorra durante o período de carga inicial (Boxe 27.6; Figura 27.28).

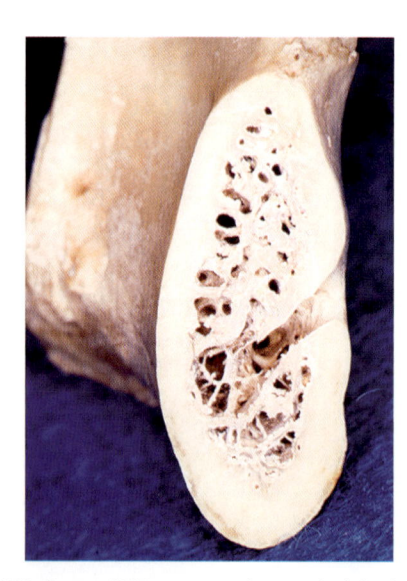

• **Figura 27.26** O osso D2 tem uma crista cortical de densa a porosa, e o osso trabecular interno é grosso. É encontrado mais frequentemente na região anterior da mandíbula.

Protocolo cirúrgico 3 para instalação de implante dental (osso D3)

Osso cortical poroso e trabecular fino (D3)

A terceira densidade óssea (D3) é composta de osso cortical poroso mais fino na crista e osso trabecular fino no rebordo

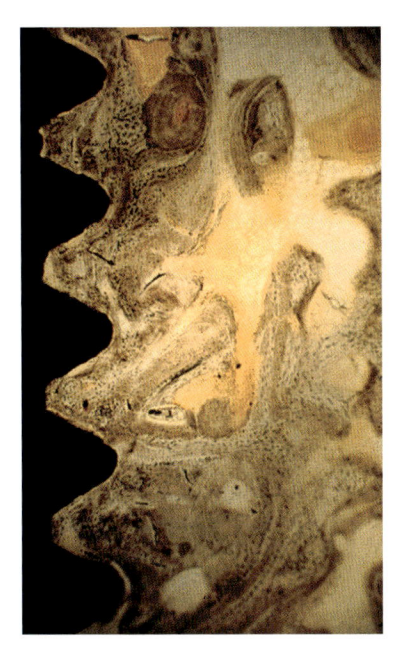

• **Figura 27.27** O contato osso-implante é de aproximadamente 70% no osso D2 após a cicatrização inicial e é excelente para suportar carga.

Boxe 27.6 Protocolo cirúrgico para osso D2.

- Velocidade de perfuração: ~ 2.000 a 2.500 rpm
- Chave de rosca: geralmente não é necessária
- Irrigação: grandes quantidades de solução salina
- Técnica oscilante: muito crítica para reduzir o calor
- Instalação do implante: com chave de inserção ou peça de mão

---

(Figura 27.29). As imagens reformatadas por TCFC podem ter um intervalo de 375 a 750 HU. Essa qualidade óssea fornece ao clínico uma sensação tátil semelhante à perfuração em madeira de balsa comprimida. As trabéculas são aproximadamente 50% mais fracas do que aquelas no osso D2. O osso D3 é encontrado mais frequentemente na região anterior da maxila e nas regiões posteriores da boca em qualquer arco. Também pode ser encontrado na Divisão B do rebordo edêntulo, modificado por osteoplastia para fornecer largura adequada para a instalação de um implante em forma radicular. Os enxertos de aumento de seio são frequentemente de osso D3 na região posterior da maxila após um período de cicatrização de 6 meses ou mais.[65] O osso D3 é menos prevalente na Divisão C–h ou na Divisão D na região anterior da mandíbula. Implantes de maior diâmetro (5 mm ou 6 mm) são mais essenciais no osso D3, nas regiões de molares, do que nas categorias anteriores. Um corpo de implante rugoso (ou seja, condicionado com ácido ou jateamento por meio absorvível) apresenta vantagens nessa densidade óssea, independentemente do *design*, para compensar o contato ósseo inicial limitado e a diminuição da resistência óssea inerente à arquitetura trabecular.

A camada cortical porosa é mais fina na crista e na vertente vestibular da maxila, e o padrão trabecular fino é mais discreto em áreas edêntulas amplas. A região anterior da maxila D3 geralmente tem menos largura do que sua contraparte mandibular D3. O osso D3 não é apenas 50% mais fraco do que o osso D2, mas o BIC também é menos favorável no osso D3. Esses fatores adicionais podem aumentar o risco de falha do implante. Portanto, implantes de pequeno diâmetro não são sugeridos na maioria das situações. Em vez disso, a expansão do osso nessa densidade óssea é mecanicamente mais fácil de realizar (ou seja, menor espessura cortical) e permite a instalação de implantes de maior diâmetro. Os implantes de diâmetro aumentado levam a um melhor prognóstico, especialmente quando forças laterais ou magnitudes de força maiores são esperadas. Além disso, a expansão óssea compacta o osso trabecular e aumenta sua densidade após a cicatrização inicial (p. ex., OD).

Vantagens do osso D3

A principal vantagem do osso compacto poroso e trabecular fino D3 é que o tempo geralmente é menos do que 10 segundos e a

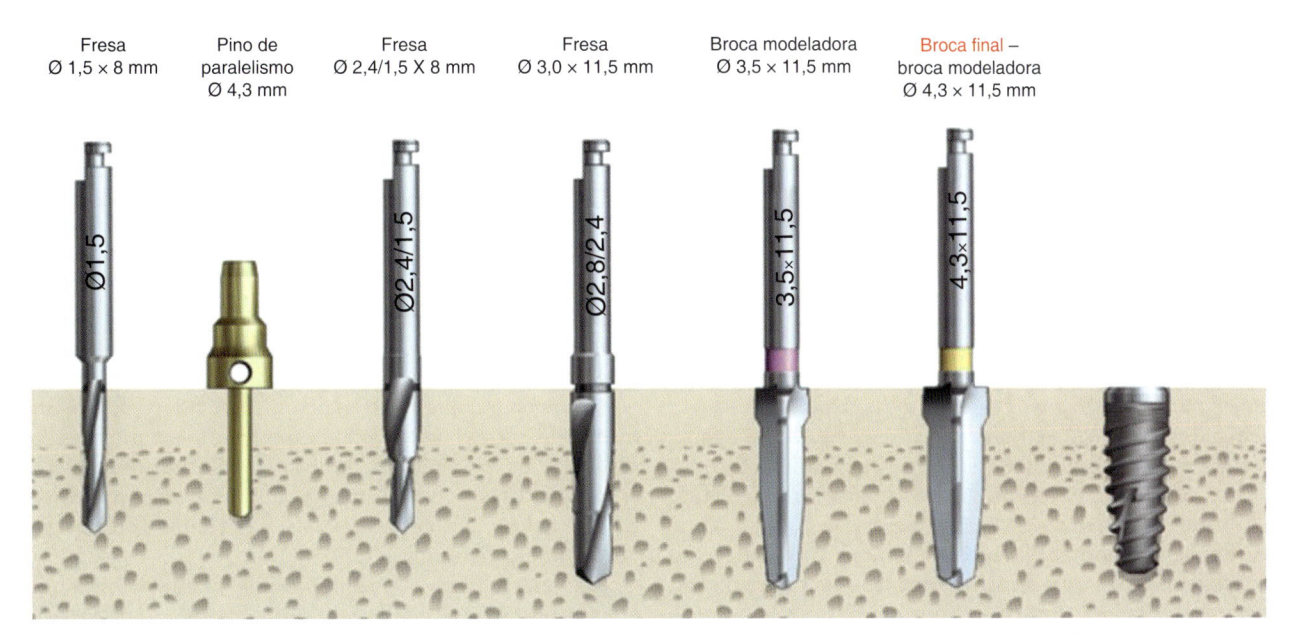

• **Figura 27.28** Protocolo cirúrgico D2. Observe o uso de todas as brocas cirúrgicas, exceto a chave de rosca.

Fresa Ø 1,5 × 8 mm | Pino de paralelismo Ø 4,3 mm | Fresa Ø 2,4/1,5 × 8 mm | Fresa Ø 3,0 × 11,5 mm | Broca modeladora Ø 3,5 × 11,5 mm | Broca final – broca modeladora Ø 4,3 × 11,5 mm

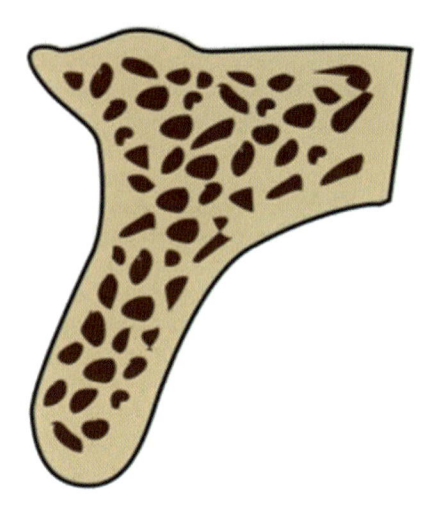

D3

● **Figura 27.29** O osso D3 exibe osso cortical mínimo e osso trabecular fino.

dificuldade de preparo da osteotomia para o implante é mínima para cada tamanho de broca. A broca do tipo *countersink* e a broca formadora de rosca óssea podem ser eliminadas do protocolo cirúrgico. O suprimento sanguíneo é excelente para a cicatrização inicial e o sangramento intraósseo auxilia no resfriamento durante o preparo da osteotomia. Como resultado, essa densidade óssea costuma estar associada a uma alta taxa de sobrevida cirúrgica.

Desvantagens do osso D3

O osso D3 também apresenta várias desvantagens. É mais delicado de tratar cirurgicamente do que os dois tipos anteriores de densidade óssea, pois sua preparação exige um esforço mínimo.

A velocidade do motor na perfuração da osteotomia não é tão importante quanto no osso D1 ou D2. Portanto, o preparo ósseo no osso D3 pode variar de 1.000 a 2.000 rpm e deve ser feito com cuidado constante na direção para evitar alargamento ou preparo elíptico do local.

Um erro comum que causa a formação de um local elíptico (ou seja, uma osteotomia excessiva) é a pronação do punho, que redireciona a peça de mão. No osso denso, o lado da broca ultrapassa os limites da crista cortical densa, que se opõe ao movimento e interrompe a rotação antes que a osteotomia da crista seja ampliada. No osso D3, o percurso arqueado não é interrompido e a osteotomia no nível da crista óssea tem um diâmetro maior que a broca. Se o *design* do implante não aumentar na região da crista, o defeito cirúrgico criado ao redor do topo do implante pode cicatrizar com tecido fibroso em vez de osso e causar uma bolsa óssea inicial.

Portanto, a osteotomia deve ser perfurada com o braço em um tipo de movimento de "furadeira" (ou seja, em um plano). Para melhorar a fixação rígida durante a cicatrização de *designs* tradicionais com formas radiculares, o osso cortical fino oposto ao assoalho nasal ou antral é frequentemente utilizado como ancoragem na maxila ou na cortical apicolingual na mandíbula, quando a carga imediata (CI) é considerada. Se a altura original do implante determinada antes da cirurgia não envolver o osso cortical oposto, a osteotomia é aumentada em profundidade até que o implante seja encaixado. Implantes ligeiramente mais longos podem ser instalados com essa abordagem para aumentar ainda mais a área de superfície de suporte. No entanto, deve ser lembrado que tal técnica melhora a estabilidade durante a cicatrização, mas não diminui a carga da crista óssea após a cicatrização. Em vez disso, o desenho do módulo da crista do implante e o terço da crista do corpo do implante são necessários para diminuir a tensão quando a prótese do implante recebe carga.

O clínico deve ter cuidado para evitar perfurações laterais indesejáveis do osso cortical durante procedimentos de osteotomia, especialmente na lâmina cortical porosa vestibular da maxila. Um erro comum é a remoção das lâminas vestibulares finas durante a osteotomia. As brocas inicial e intermediária passam pelo osso trabecular fino sem incidentes. No entanto, o aspecto lingual da broca de corte final atinge o osso cortical palatino espesso com a osteotomia, que resiste ao preparo, e empurra a broca no sentido vestibular, o que pode remover a lâmina vestibular. Para prevenir complicações não desejadas, é importante que o cirurgião tenha mão muito firme, o que evita o deslocamento lateral da broca e do instrumento manual durante a osteotomia do implante e não permite que a broca se mova vestibularmente.

Sequência da osteotomia para o implante

No osso D3, a broca final (ou seja, em alguns sistemas as duas brocas finais) não é usada, pois a instalação do implante permite o deslocamento lateral do osso, aumentando a densidade óssea. Uma broca para a crista óssea não deve ser utilizada no osso D3. O osso cortical fino e poroso da crista fornece estabilidade inicial melhorada do implante quando é comprimido contra o módulo da crista do implante. Ao contrário do osso D1 e do D2, o diâmetro final da broca (3,0 a 3,4 mm para um implante de diâmetro padrão) é benéfico para a dimensão do módulo da crista de 4,1 mm a 4,2 mm para comprimir o osso mais fraco. O osso menos denso comprimido não apenas fornece maior estabilidade, mas também cicatriza com um BIC mais alto, o que é um benefício durante o processo inicial de aplicação de carga óssea.

Uma broca formadora de rosca óssea nunca é indicada no osso D3, pois as trabéculas finas são 50% mais fracas do que as trabéculas do osso D2 e, quando o implante é rosqueado na posição, ele comprime o osso. Isso fornece estabilidade inicial aprimorada e aumenta o BIC durante a cicatrização inicial. A compactação óssea é um benefício quando a densidade óssea é baixa. Como as brocas do módulo da crista e formadora de rosca não são geralmente utilizadas no osso D3, o número de etapas e o tempo de preparo são reduzidos. Com qualquer broca no osso D3, ela deve ser passada apenas uma vez na osteotomia para evitar sobredimensionamento do preparo. Por outro lado, muitas vezes ocorre uma complicação ao inserir o implante rosqueado no local do osso preparado da região anterior da maxila. O implante rosqueado não rosqueia completamente na lâmina palatina mais densa do osso nessa região, e o implante pode ser empurrado na direção vestibular, frequentemente removendo o osso vestibular porque o implante é rosqueado na posição. Isso geralmente ocorre quando uma catraca é usada em vez de uma peça de mão ao instalar o implante. Uma catraca manual frequentemente distorce e alarga a parte superior da osteotomia e prejudica o contato ósseo adequado com o módulo da crista do implante. Além disso, a catraca manual frequentemente empurra o implante em direção ao osso vestibular, no osso mais macio. Isso faz com que o implante seja posicionado mais vestibularmente do que o originalmente preparado e pode até mesmo lascar a fina lâmina cortical na face vestibular da osteotomia.

Em volume ósseo abundante, o implante pode ser autorrosqueado no osso trabecular macio e fino para aumentar a estabilidade inicial. Um implante com módulo da crista mais largo pode comprimir a crista óssea quando inserido sem o uso de uma broca *countersink*. O implante não deve ser removido e reinserido, pois a fixação rígida inicial pode ser comprometida. Se somente o osso cortical está no topo da crista, como na região posterior da mandíbula, os implantes não são instrumentados abaixo da crista nessa densidade óssea. A placa cortical fina e porosa fornece maior estabilidade inicial do que o osso trabecular fino subjacente. Isso é especialmente importante na região posterior da mandíbula de um paciente com aperto parafuncional, pois a torção óssea ocorre durante fortes pressões de mordida.

Portanto, para a instalação de um implante no osso D3, deve-se usar uma peça de mão de baixa velocidade (30 rpm) e alto torque, em vez de uma catraca manual para a inserção de um implante autorrosqueável. Isso diminui o risco de superdimensionamento da osteotomia com a inserção elíptica de um implante, que geralmente resulta da inserção com chave de catraca no osso mais macio. Uma mão firme durante a inserção da peça de mão também pode evitar que o implante seja empurrado na direção vestibular, afastado da lâmina cortical palatina mais espessa. O aperto de um implante rosqueado, depois de inserido, não é recomendado para aumentar a fixação, pois pode ocorrer deformação das roscas e diminuição da fixação.

Uma condição de superfície rugosa ou um revestimento no corpo de implante rosqueável é vantajoso nessa condição de osso macio para aumentar a estabilidade inicial e a quantidade de osso trabecular inicial na interface osso-implante. A quantidade de osso inicialmente na interface osso-implante é reduzida, em comparação com os osso tipos D1 e D2. Se o osso cortical lingual e apical não estiverem envolvidos no momento da instalação do implante, menos de 50% da superfície do implante pode realmente entrar em contato com o osso. Um implante adicional pode ser usado para melhorar a distribuição da carga e o suporte protético durante o período inicial de carga. Frequentemente, uma técnica de dois estágios é recomendada para minimizar a carga precoce sobre o implante (Figura 27.30; Boxe 27.7).

Cicatrização

O período necessário para uma cicatrização atraumática é geralmente de 5 meses ou mais. A interface real do implante se desenvolve mais rapidamente do que o osso D2; entretanto, o tempo estendido permite que o fenômeno de aceleração regional (FAR) decorrente da cirurgia para o implante estimule a formação de padrões ósseos mais trabeculares. Além disso, a mineralização óssea mais avançada, que ocorrerá em mais alguns meses, também aumenta a sua resistência antes da aplicação de carga. Um período estendido de carregamento gradual (p. ex., carregamento ósseo progressivo) também é recomendado para melhorar ainda mais essa densidade óssea durante a carga óssea inicial (Boxe 27.8).

Boxe 27.7 | Desvantagens do osso D3.

Contato osso-implante
- Aproximadamente 50%
- Período de cicatrização mais longo
- Implantes adicionais recomendados

Instalação do implante
- Chance única, alargar a osteotomia
- Osso cortical da crista fino, o que diminui a estabilidade primária
- Maior risco de sobrecarga durante a cicatrização

Boxe 27.8 | Protocolo cirúrgico osso D3.

- Sem preparo: sem última broca (osseodensificação)
- Velocidade de perfuração: ~1.000 a 2.500 rpm (velocidade não tão importante nos ossos de qualidade mais pobre)
- Broca final e chave de rosca: não utilizada
- Irrigação: grandes quantidades de solução salina
- Técnica oscilante: não tão crítica em comparação com osso de melhor qualidade
- Instalação do implante: peça de mão

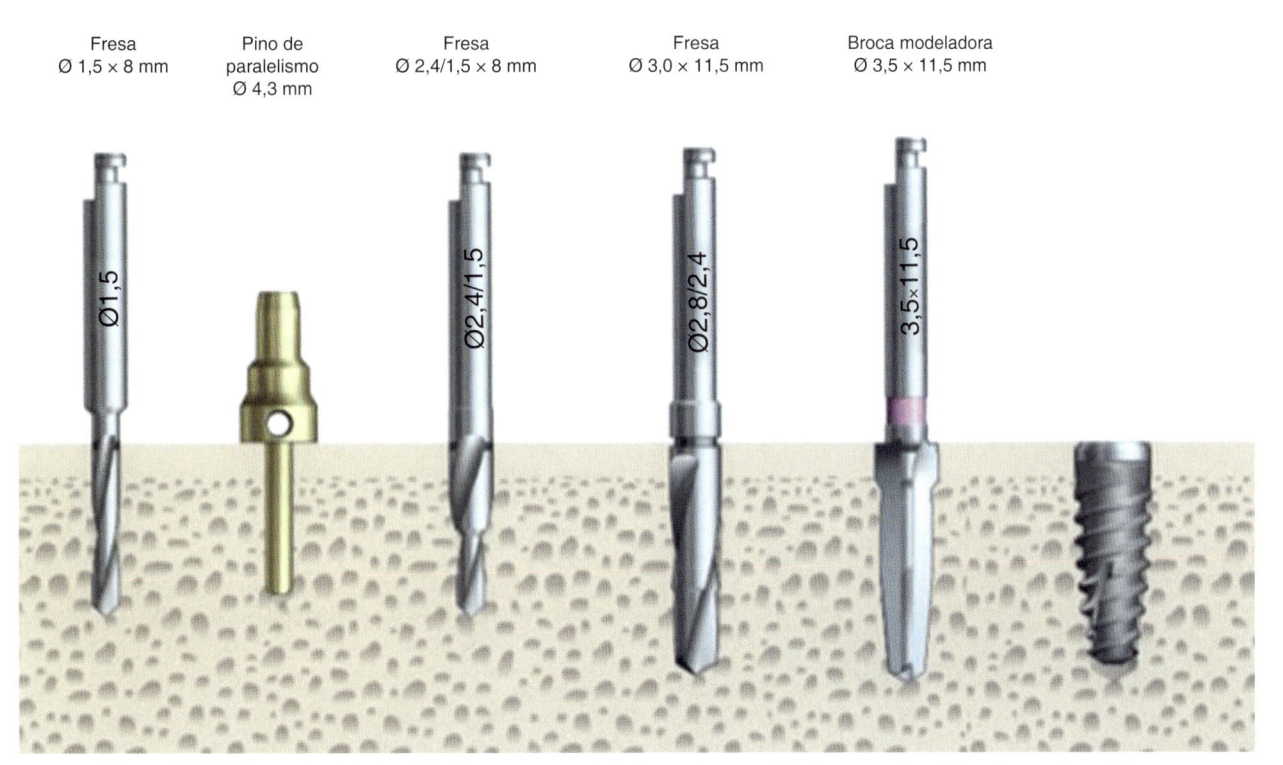

| Fresa Ø 1,5 × 8 mm | Pino de paralelismo Ø 4,3 mm | Fresa Ø 2,4/1,5 × 8 mm | Fresa Ø 3,0 × 11,5 mm | Broca modeladora Ø 3,5 × 11,5 mm |

● **Figura 27.30** Protocolo cirúrgico D3. Observe o uso de todas as brocas cirúrgicas, exceto a última broca de modelagem.

Protocolo cirúrgico 4 para instalação de implante dental (osso D4)

Osso trabecular fino (D4)

O osso trabecular fino (D4) tem muito pouca densidade e pouco ou nenhum osso cortical de crista. É o espectro oposto do osso cortical denso (D1). As localizações mais comuns para esse tipo de osso são a região posterior de molar da maxila em um paciente edêntulo a longo prazo, ou em uma crista aumentada em altura e largura com osso particulado ou substituto ósseo, ou em um enxerto de seio. Raramente é observado na mandíbula, mas pode ocorrer. Esses rebordos edêntulos costumam ser muito largos, mas têm altura vertical reduzida. Também existe esse tipo de osso após a osteoplastia nos rebordos largos D3, porque o osso cortical da crista é removido durante tal procedimento.

A sensação tátil durante o preparo da osteotomia desse osso é semelhante ao de um isopor denso e rígido. As trabéculas ósseas podem ser até 10 vezes mais fracas do que o osso cortical do tipo D1. O BIC após a carga inicial costuma ser menor que 25% (Figura 27.31). Um *scan* de TCFC com imagens reformatadas do osso D4 tem número de Hounsfield de 0 a 350 HU.

Os implantes da Divisão B não são sugeridos nesse tipo de osso. O espaçamento do osso é mais fácil nessa densidade óssea, e implantes de maior diâmetro são sugeridos sempre que possível. Uma superfície rugosa ou um revestimento da superfície do implante são quase obrigatórios para melhorar a quantidade de BIC nessa qualidade óssea após a cicatrização inicial.

Desvantagens do osso D4

O osso trabecular fino apresenta o esforço mais árduo para obter uma fixação rígida. As trabéculas ósseas são esparsas e, como resultado, a fixação inicial de qualquer *design* de implante representa um desafio cirúrgico (Figura 27.32).

Implantes adicionais são colocados para melhorar a distribuição da carga implante-osso e a reabilitação protética, especialmente durante o primeiro ano crítico de função. Para próteses fixas, nenhum cantiléver na prótese é usado com tal densidade óssea. Um implante adicional pode ser instalado no momento da cirurgia na região do segundo molar para melhorar ainda mais o suporte. O implante de escolha na região posterior da maxila ampla com osso D4 é um implante de diâmetro maior e superfície rugosa ou um implante rosqueável revestido com HA. Quando inserido corretamente, o implante rosqueável pode ser mais estável e fornecer maior área de superfície. O implante de diâmetro maior oferece maior área de superfície para suporte, comprime ainda mais o osso trabecular fino para maior rigidez inicial, tem maior chance de envolver as regiões laterais do osso cortical para suporte e melhora a transferência de estresse durante a aplicação de carga (Boxe 27.9).

Sequência da osteotomia para o implante

A broca inicial e possivelmente a segunda broca são usadas para determinar a profundidade e a angulação do local, são as únicas que devem ser usadas nesse tipo de osso, após as quais os osteótomos podem ser usados com um martelo cirúrgico ou peça de mão para comprimir o local do osso, em vez de removê-lo, à medida que a osteotomia aumenta de tamanho (Figuras 27.33 e 27.34).

A técnica de compactação do local é preparada com muito cuidado. O sítio ósseo pode ser facilmente distorcido, resultando em redução da estabilidade inicial do implante. O diâmetro final da osteotomia é semelhante ao do preparo do osso D3. A crista residual é facilmente expandida nesse tipo de osso. A osteotomia pode comprimir as trabéculas ósseas e expandir o local da osteotomia.

O implante deve fazer um autorrosqueamento no osso ou modelar o local receptor do implante, enquanto é assentado com uma peça de mão de baixa velocidade e alto torque. Uma chave de catraca é contraindicada, pois pode desviar o posicionamento do implante. A pressão no implante durante a inserção corresponde à

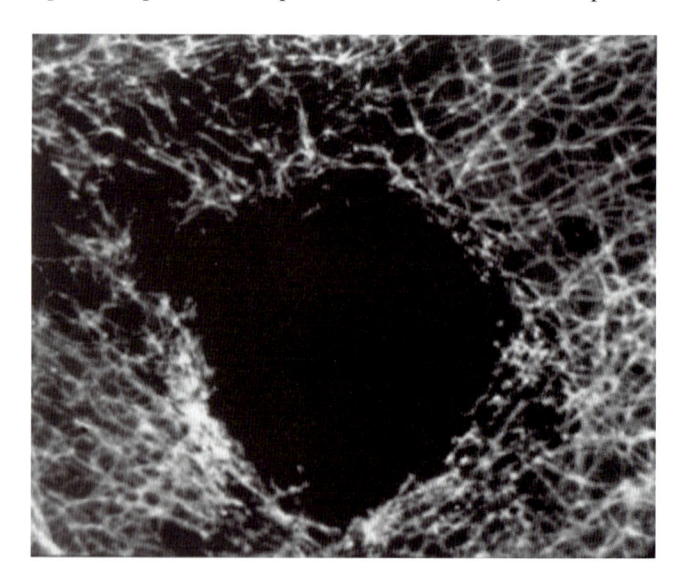

• **Figura 27.32** O procedimento de perfuração convencional utiliza uma técnica de extração que remove o osso do local. Observe a fragmentação da margem da osteotomia.

Boxe 27.9	Desvantagens do osso D4.

Anatomia óssea
Posição:
- Crista cortical mínima, crista cortical de estabilidade primária diminuída
- Altura óssea diminuída (*i. e.*, região posterior da maxila)
- Requer mais implantes

Osteotomia
- Osteotomia deve ser subdimensionada para osseodensificação
- Acesso cirúrgico (*i. e.*, região posterior da maxila)

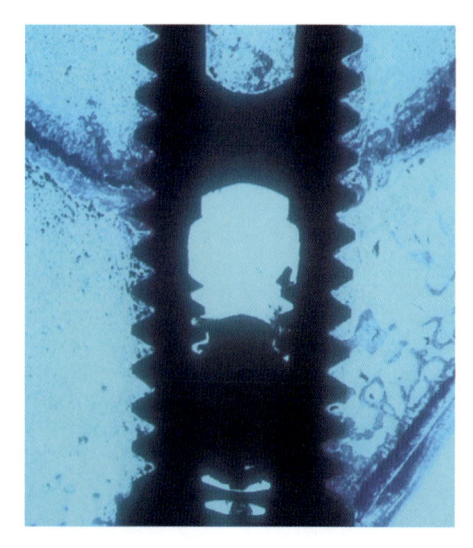

• **Figura 27.31** A região posterior da maxila pode ser de osso D4, com contato osso-implante após aplicação de carga inicial não superior a 25%.

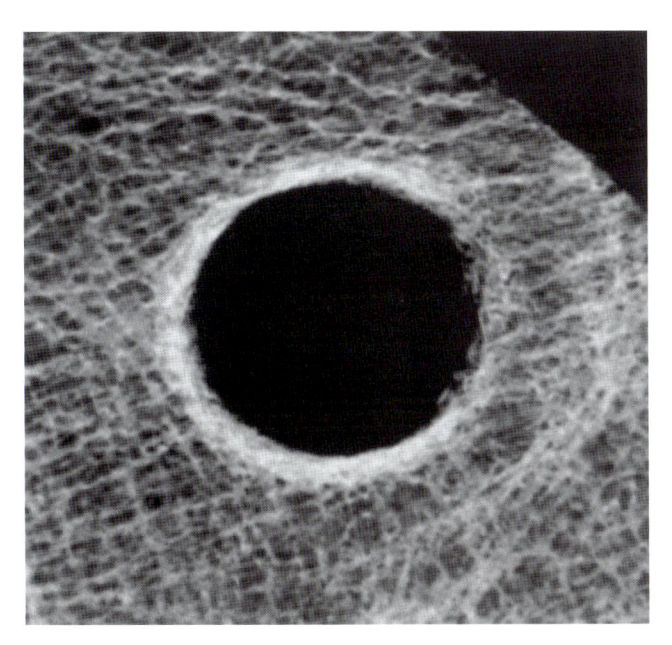

• **Figura 27.33** Técnica de compactação óssea para preparar o local do implante, o que resulta em osseodensificação.

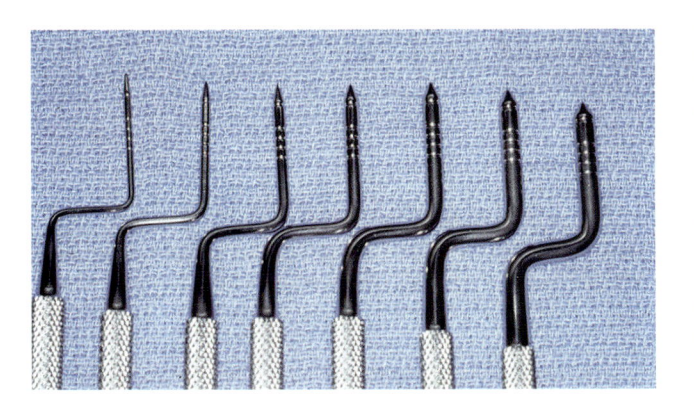

• **Figura 27.34** Instrumentos de compactação óssea (osteótomos) são usados após a broca piloto inicial, para preparar a osteotomia.

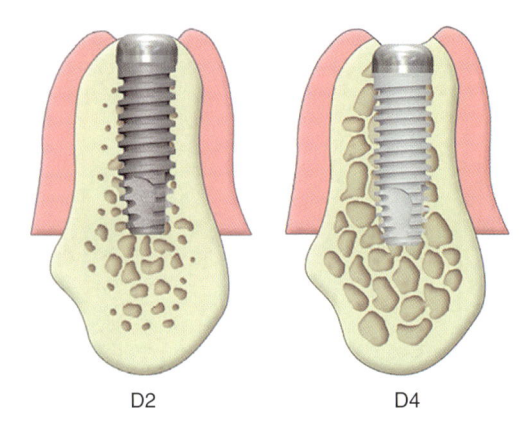

• **Figura 27.35** No osso D4, o implante é frequentemente inserido abaixo da crista do rebordo, onde quer que a reabilitação mucossuportada esteja durante a fase inicial de cicatrização. No osso D2, o implante geralmente é instalado na crista do osso.

Boxe 27.10 Protocolo cirúrgico ósseo D4.

- Sem preparo (osseodensificação)
- Velocidade de perfuração: ~1.000 a 2.500 rpm (velocidade não tão importante em ossos de qualidade mais pobre)
- Irrigação: grandes quantidades de solução salina
- Técnica oscilante: não recomendada, pois aumenta a osteotomia
- Instalação do implante: peça de mão (não se desvia da osteotomia original)

velocidade de rotação, e o implante prossegue executando o autorrosqueamento no osso macio. É difícil rosquear um implante em um osso macio em regiões de difícil acesso. Se houver qualquer osso cortical no ponto de referência oposto, ele é envolvido para aumentar a estabilidade e, simultaneamente, garantir o comprimento máximo do implante. Um implante com diâmetro da crista maior apresenta o benefício adicional de comprimir ainda mais a crista óssea para a estabilidade.

Uma vez inserido, o implante não deve ser removido e reinserido; em vez disso, a inserção única é obrigatória. O implante é colocado abaixo do nível ósseo se houver qualquer risco de carga durante a cicatrização (p. ex., sob uma prótese mucossuportada). A instalação do implante abaixo da crista reduz o risco de micromovimento durante a cicatrização nesse osso muito macio. Nenhuma broca *countersink* é utilizada antes do escareamento. Uma técnica de dois estágios é recomendada porque minimizará a carga prematura sobre o implante (Figura 27.35; Boxe 27.10).

Cicatrização

A cicatrização e a sequência progressiva de carga do osso D4 requerem mais tempo do que os outros três tipos de osso. É necessário tempo para permitir que o osso se remodele na superfície e intensifique seu padrão trabecular. O tempo adicional também permite mineralização óssea mais avançada e maior resistência. São sugeridos seis ou mais meses de cicatrização sem nenhuma carga. A técnica de compressão para cirurgia, o tempo de cicatrização estendido e o protocolo de carga óssea progressiva permitem a remodelação desse osso em uma qualidade mais organizada e de carga semelhante ao osso D3 antes da carga protética final sobre os implantes (Figura 27.36).

Estabilidade primária

A avaliação precisa da estabilidade primária é crucial no protocolo de instalação do implante. Métodos de mensuração da estabilidade do implante incluem teste de percussão, IT, teste de torque reverso, análise de frequência de ressonância (AFR) e experiência cirúrgica.

Periotest

Nos primórdios da implantologia, os testes de percussão usavam o sistema Periotest. As avaliações com o Periotest são usadas para medir a estabilidade primária. O sistema é composto por uma haste metálica de rosqueamento em uma peça de mão, que é acionada eletromagneticamente e controlada eletronicamente. Os sinais produzidos pelo toque são convertidos em valores exclusivos, chamados valores Periotest. Esses resultados são expressos em unidades arbitrárias com valores Periotest aceitáveis nas faixas de −4 a −2 e −4 a +2. No entanto, hoje, esse dispositivo foi suplantado pela AFR devido à falta de reprodutibilidade dos resultados derivados das mensurações do Periotest (Figura 27.37).

Análise da frequência de ressonância

Na implantodontia atual, o método mais comum para determinar a estabilidade primária é a análise da frequência de ressonância (AFR). A AFR é um método de teste que fornece mensurações

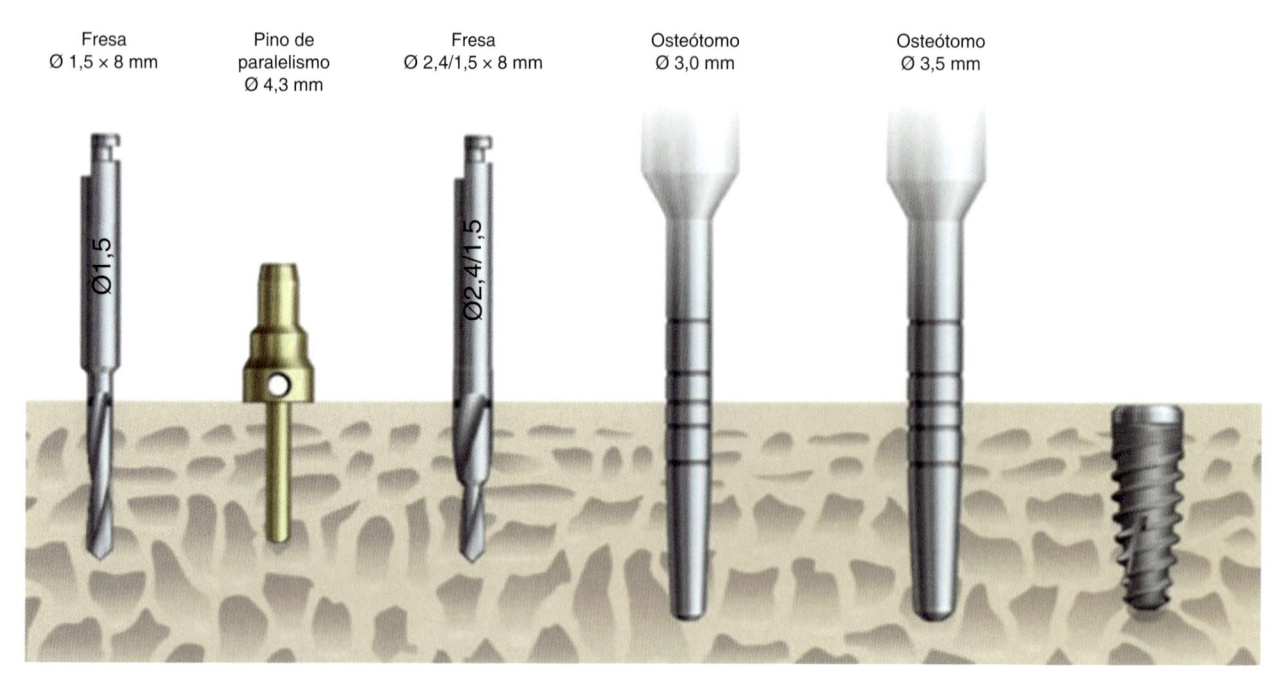

Figura 27.36 Protocolo cirúrgico D4. Apenas uma ou duas brocas são usadas, então os osteótomos osseodensificam a osteotomia, o que resulta em um aumento da densidade óssea.

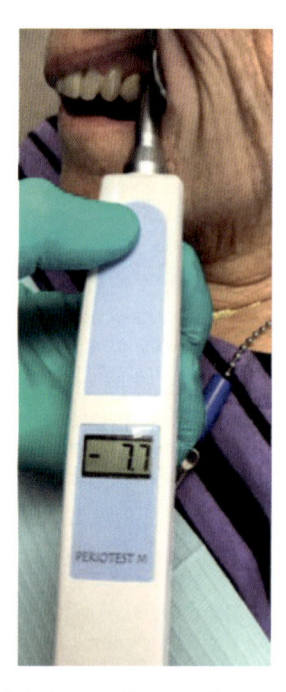

Figura 27.37 Periotest, que utiliza uma haste para avaliar a estabilidade do implante.

objetivas e confiáveis da micromobilidade lateral em vários estágios do processo de tratamento do implante. O método analisa a primeira frequência de ressonância de um pequeno transdutor conectado a um implante ou pilar protético. Ele pode ser usado para monitorar as alterações na rigidez e estabilidade na interface implante-tecido e para discriminar entre implantes bem-sucedidos e falhas clínicas. O Quociente de Estabilidade do Implante (QEI) é a escala de mensuração para uso com o método AFR.

Essa avaliação mais objetiva da estabilidade pode ajudar a melhorar a curva de aprendizado do clínico e é útil para comparação futura. Vários estudos[66,67] determinaram que uma faixa de estabilidade aceitável está entre 55 e 85 QEI, com nível médio de QEI de 70.[68]

Vários estudos demonstraram que o protocolo AFR pode fornecer ao clínico informações importantes sobre o *status* atual da interface osso-implante por meio dos valores QEI. Em combinação com achados clínicos e radiográficos, o uso da AFR pode ser usado como um valioso auxiliar de diagnóstico com relação à densidade óssea, protocolos de cicatrização e protocolos de carga para implantes dentais, bem como reconhecer a falha potencial dos implantes.

Sennerby relatou uma classificação dos valores do QEI em relação à saúde dos implantes dentais. Os valores QEI foram colocados em três zonas com base nas mensurações de AFR no momento da instalação do implante. As recomendações incluem a "zona segura", com valores QEI de 70 ou mais. Esses altos valores de QEI geralmente são adequados para protocolos de carga imediata. A segunda classificação abrange implantes "questionáveis", que representam valores QEI de 55 a 70. Os valores neste intervalo requerem monitoramento contínuo para determinar se os números de QEI aumentam após uma cicatrização mais longa. Recomenda-se que os implantes com QEIs nessa faixa sejam submetidos a técnicas de carga óssea progressiva. A última zona inclui implantes com um valor QEI inferior a 55. Esses implantes estão comprometidos e possivelmente associados a um aumento da taxa de falha. Portanto, tempos de cicatrização aumentados são recomendados juntamente com protocolos de carga óssea progressiva. Se as leituras subsequentes ainda permanecerem baixas após a cicatrização e os protocolos de carregamento ósseo progressivo, uma cicatrização adicional pode ser necessária.[69]

Numerosos estudos demonstraram o uso bem-sucedido de AFR na avaliação da saúde do implante. Sjöström *et al.*[70] avaliaram a estabilidade primária de implantes maxilares que falharam *vs.* bem-sucedidos. O QEI médio para os implantes bem-sucedidos foi 62 QEI, e para os implantes que falharam foi 54 QEI. Turkyilmaz e McGlumphy,[71] em um estudo retrospectivo de

300 implantes ao longo de 3 anos, demonstraram implantes com falha com um QEI médio de 46 e implantes bem-sucedidos, uma média de 67 QEI. Na avaliação das unidades de Hounsfield e do torque de inserção, diferenças significativas semelhantes foram encontradas. (Figura 27.38; Boxe 27.11).

Em geral, a técnica AFR por valores QEI fornece informações valiosas sobre o *status* atual da interface osso-implante. Os valores de QEI se correlacionam com a micromobilidade do implante, que é diretamente relacionada às propriedades biomecânicas do tecido ósseo circundante e à qualidade da interface osso-implante. Em vários estudos foi demonstrado que valores de QEI mais baixos estão diretamente associados a uma eventual falha do implante. Portanto, a técnica AFR é uma modalidade valiosa na avaliação da saúde do implante dental durante qualquer fase do processo de implante.[72]

Um estágio *versus* dois estágios

O clínico muitas vezes se depara com a escolha de concluir o procedimento de instalação do implante dental com um protocolo de um ou dois estágios. Numerosos estudos não demonstraram nenhuma diferença nas taxas de sucesso entre as duas técnicas.[73,74]

Cirurgia em dois estágios

A técnica de cirurgia em dois estágios envolve a colocação do implante e um parafuso de cobertura de baixo perfil, que é inserido no corpo do implante. Quando o parafuso de cobertura está na posição final, pode ser ligeiramente apertado, afrouxado e apertado novamente. Nenhum tecido, coagulante sanguíneo ou partículas de osso devem impedir o assentamento completo do parafuso de cobertura. Além disso, o parafuso de cobertura não deve ser apertado com força significativa, pois isso pode resultar na rotação do implante, o que aumenta a possibilidade de não integração.

A abordagem cirúrgica em dois estágios oferece várias vantagens. Submergindo o implante abaixo do tecido, nenhuma pressão é colocada no local da cirurgia, permitindo que o implante cicatrize sem interferências. Além disso, há menos chance de infecção e sobrecarga prematura do implante. No entanto, com uma abordagem em dois estágios, uma cirurgia de segundo estágio é necessária, o que geralmente leva a tempos de cicatrização mais longos. Estudos têm demonstrado que menos tecido queratinizado está presente em comparação ao protocolo de um estágio.

A cirurgia em dois estágios é indicada sempre que a estabilidade primária estiver em questão, como com o comprometimento da densidade óssea. Se houver hábitos parafuncionais excessivos, submergir o implante é o tratamento ideal para minimizar a possibilidade de sobrecarga biomecânica. Por último, se os procedimentos de enxerto ósseo forem usados em conjunto com a instalação do implante,

---

Boxe 27.11 | Análise da frequência de ressonância.

- Autoclavável
- Os transdutores calibrados usados são SmartPegs
- O pino magnético é fixado ao suporte do implante ou pilar
- O pino é excitado por pulsos magnéticos e começa a vibrar, induzindo uma voltagem elétrica que é captada pela ARF magnética
- Estabelecimento de uma nova unidade para descrever as frequências = QEI
- As leituras são feitas em duas direções (MD) e VL e a média é registrada como o QEI

VL: vestibulolingual; QEI: quociente de estabilidade do implante; MD: mesiodistal; ARF: análise de radiofrequência.

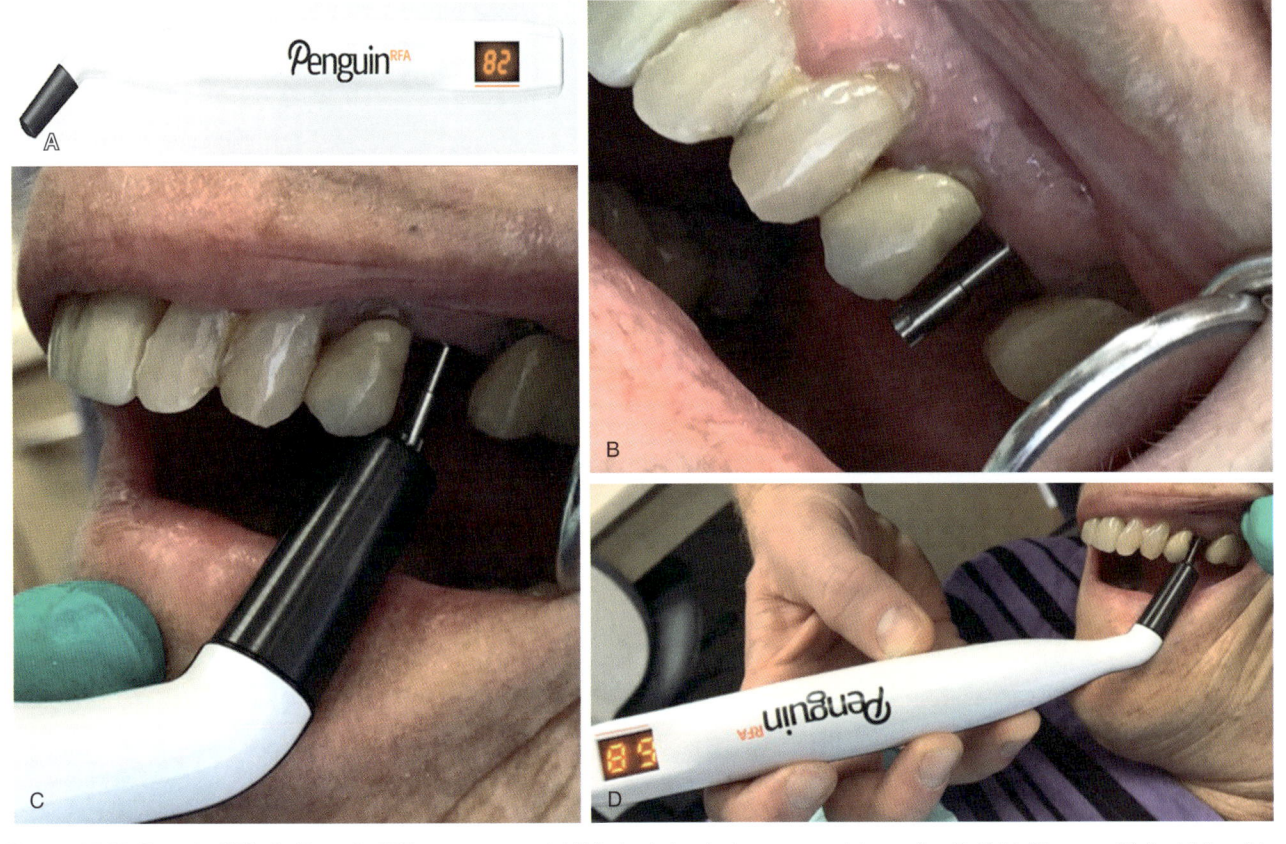

● **Figura 27.38** Penguin RFA. **A.** Penguin RFA mensura a estabilidade do implante e a osseointegração. **B.** O MulTipeg reutilizável é inserido no corpo do implante. **C.** O Penguim é colocado em aproximação ao MulTipeg reutilizável. **D.** Leitura final do RFA; idealmente, a leitura do Quociente de Estabilidade do Implante será maior que 55.

a cicatrização sem interferência através da utilização da cirurgia em dois estágios é o ideal (Figura 27.39; Boxe 27.12).

Cirurgia de estágio único

Um protocolo cirúrgico de estágio único envolve a instalação de um pilar de cicatrização que se estende ligeiramente acima da crista do tecido. O tecido mole é então suturado ao redor do pilar de cicatrização para formar um campo de tecido mole durante o período de cicatrização. Existem inúmeras vantagens na técnica de cirurgia de um estágio.

Uma vantagem é que o tecido mole amadurece enquanto a interface do osso cicatriza. Isso permite que a prótese seja confeccionada com avaliação completa do perfil do tecido mole. Em procedimentos de duas etapas, o tecido mole é menos maduro quando a prótese é confeccionada, pois é necessária uma cirurgia de estágio II para descobrir o implante e colocar um pilar de cicatrização.

Como um pilar de cicatrização foi colocado no implante, um segundo procedimento cirúrgico e marcação de remoção de sutura não são necessários. Isso evita o desconforto do paciente e resulta em duas consultas a menos (reabertura no estágio II e remoção da sutura).

O pilar para a conexão do implante pode ser colocado acima da crista do osso na cirurgia de estágio único. A localização mais alta da conexão implante-pilar pode reduzir parte da perda óssea inicial da crista em uma interface de implante em desenvolvimento. Além disso, Weber observou uma conexão melhorada entre o tecido mole hemidesmossomo e o implante quando os componentes acima do osso não foram removidos e reinseridos, como quando o pilar de cicatrização está abaixo do osso.[75] Dependendo do desenho do módulo da crista, a abordagem cirúrgica de estágio único pode ter menos perda óssea precoce da crista.

A técnica de estágio único também tem inúmeras desvantagens. A extensão transmucosa de perfil mais alto (ETPM) corre mais risco de sofrer carga durante a cicatrização, especialmente quando uma prótese provisória mucossuportada é utilizada. Portanto, uma desvantagem pode ser a taxa de falha mais alta na cicatrização. No entanto, estudos clínicos de cirurgia em estágio único indicam taxas de sobrevida de implantes semelhantes em bons volumes e qualidade óssea.

Como o pilar de cicatrização é colocado com pressão digital, os pacientes podem tender a aplicar força desnecessária no pilar por meio da língua. Isso pode resultar no afrouxamento do pilar e possível aspiração. Se o pilar de cicatrização ficar parcialmente solto, o tecido mole frequentemente crescerá entre o pilar e o implante, impedindo o assentamento completo das próteses. Quando um enxerto ósseo é colocado no momento da inserção do implante, o fechamento primário dos tecidos moles melhora o ambiente para o crescimento ósseo. Portanto, a abordagem de um estágio é indicada com menos frequência sob essas condições.

Um protocolo cirúrgico de estágio único é indicado quando a instalação do implante envolve excelente estabilidade primária. O paciente não deve apresentar hábitos parafuncionais ou relacionados à força e não deve haver procedimentos de enxerto ósseo concluídos em conjunto com a instalação do implante (Figura 27.40; Boxe 27.13; Tabela 27.1).

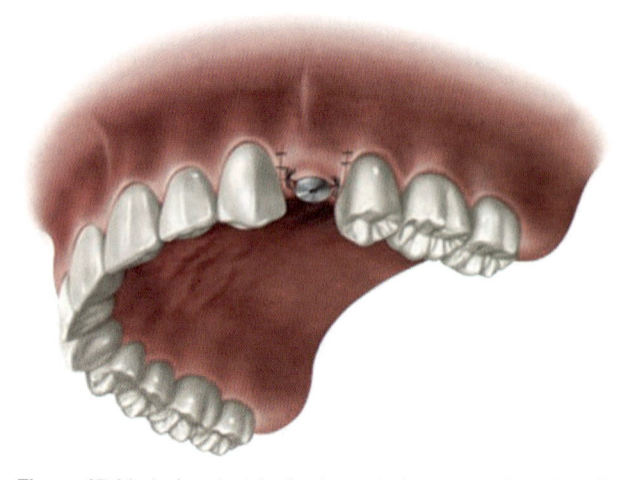

• **Figura 27.39** Após a instalação do implante, um parafuso de cobertura é inserido no implante. Uma cirurgia de segundo estágio é indicada para expor o implante para reabilitação protética.

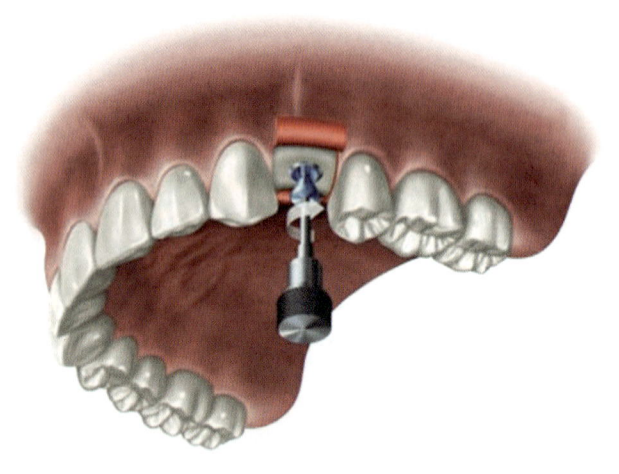

• **Figura 27.40** Após a instalação do implante, um pilar de cicatrização é inserido no implante para permitir a cicatrização ideal do tecido mole.

Boxe 27.12 Protocolo cirúrgico em dois estágios.

Vantagens
- Implante submerso
- Sem pressão no local da cirurgia
- Menor chance de infecção

Desvantagens
- Necessária uma cirurgia de segundo estágio
- Tempos de cicatrização mais longo
- Menos tecido queratinizado *versus* um estágio

Indicações
- ? Estabilidade primária
- Enxerto/membranas ósseas
- Problemas de parafunção/força

Boxe 27.13 Protocolo cirúrgico estágio único.

Vantagens
- Sem segunda cirurgia
- Reduz o tempo de tratamento
- Melhor saúde para o tecido

Desvantagens
- Pilares de cicatrização podem afrouxar
- Problemas relacionados à força
- Menos espaço para indicações de próteses provisórias

Indicações
- Estabilidade primária favorável
- Sem enxerto ósseo/membranas
- Sem problemas de parafunção/força

Tabela 27.1 Preparo cirúrgico e protocolo de instalação do implante.

Densidade óssea	Localização	Densidade similar	Protocolo de perfuração	Velocidade de perfuração	Nível de inserção	Técnica de inserção	Cicatrização ideal
D1	Região anterior da mandíbula	Madeira de bordo/carvalho	Todas as brocas + formadora de rosca óssea	2.000 rpm (técnica oscilante)	Ligeiramente acima da crista ou na crista	Catraca de mão	3 a 4 meses
D2	Região anterior da mandíbula Região posterior da mandíbula Região anterior da maxila	Madeira de pinho branco	Todas as brocas (possível broca formadora de rosca óssea)	2.000 rpm (técnica oscilante)	Nível da crista	Catraca de mão ou peça de mão	4 meses
D3	Região anterior da maxila Região posterior da mandíbula	Madeira balsa	Todas as brocas, exceto a última broca de modelagem	Cerca de 1.000 rpm	Ligeiramente abaixo da crista ou na crista	Peça de mão (30 rpm)	4 a 5 meses
D4	Região posterior da maxila	Isopor	Somente uma a duas brocas iniciais, então osteótomo	Cerca de 1.000 rpm	Levemente abaixo da crista	Peça de mão (30 rpm)	5 a 6 meses

Resumo

O osso se remodela em relação às forças exercidas sobre ele. Dependendo da localização do rebordo edêntulo e do tempo em que a área esteve edêntula, a densidade do osso é variável. Clinicamente, o cirurgião pode correlacionar a dureza do osso trabecular e a presença de uma lâmina cortical com quatro densidades ósseas diferentes. As localizações típicas dessas diferentes densidades, a alteração na técnica cirúrgica para cada tipo e as vantagens e as desvantagens de cada um foram relacionadas a cada classificação de densidade. O osso cortical denso de D1 é o osso mais forte, aproximadamente 10 vezes mais do que o osso D4, e é o mais difícil de preparar. O osso trabecular espesso e cortical espesso e poroso D2 é duas vezes mais forte que o osso D3 e é ideal para suporte de implantes. O osso trabecular fino e cortical poroso e fino D3 é semelhante ao preparo de uma madeira de balsa comprimida. O osso trabecular fino de D4 é semelhante às osteotomias em um isopor denso. As perfurações iniciais podem ser usadas para distinguir entre os quatro tipos de densidade óssea.

Foi discutido um protocolo de preparo cirúrgico e inserção de implante que se relaciona especificamente com a densidade óssea. O osso D1 cicatriza com uma interface de osso lamelar e tem a maior porcentagem de osso nas regiões de contato com o corpo do implante. O osso D2 cicatriza com osso trançado e lamelar, é adequadamente mineralizado em 4 meses e é comum haver aproximadamente 70% do osso em contato inicial após a cicatrização com o corpo do implante. O osso D3 tem cerca de 50% de osso na interface inicial do implante após a cicatrização e se beneficia de uma superfície rugosa no corpo do implante em forma de parafuso, para aumentar a fixação inicial e o contato ósseo. Um período adicional de 1 mês (total de 5 meses) é usado para a consolidação óssea inicial, em comparação ao osso D2, para permitir que maior porcentagem de trabéculas ósseas se mineralizem e se formem ao redor do implante. A densidade óssea D4 tem a menor quantidade de trabéculas na instalação do implante. O tempo adicional para a cicatrização óssea e a aplicação incremental de carga óssea irão melhorar a densidade e resultarão em um índice de sobrevida do implante semelhante ao de outras densidades ósseas.

Referências bibliográficas

1. Eriksson AR, Albrektsson T, Albrektsson B. Heat caused by drilling in cortical bone. Temperature measured in vivo in patients and animals. *Acta Orthop Scand*. 1984;55:629–631.
2. Schroeder A. Preparation of the implant bed. In: Schroeder A, Sutter F, eds. *Oral Implantology*. New York: Thieme; 1996.
3. Ercoli C, Funkenbusch PD, Lee HJ, et al. The influence of drill wear on cutting efficiency and heat production during osteotomy preparation for dental implants: a study of drill durability. *Int J Oral Maxillofac Implants*. 2004;19:335–349.
4. Sharawy M, Misch CE, Weller N, et al. Heat generation during implant drilling: the significance of motor speed. *Oral Maxillofac Surg*. 2002;60:1160–1169.
5. Matthews J, Hirsch C. Temperatures measured in human cortical bone when drilling. *J Bone Joint Surg*. 1972;45A:297–308.
6. Chacon GE, Bower DL, Larsen PE, et al. Heat production by 3 implant drill systems after repeated drilling and sterilization. *J Oral Maxillofac Surg*. 2006;64:265–269.
7. Adell R, Lekholm U, Brånemark PI. Surgical procedures. In: Brånemark PI, Zarb GA, Albrektsson T, eds. *Tissue-integrated Prostheses Osseointegration in Clinical Dentistry*. Chicago: Quintessence; 1985.
8. Wiggins KL, Malkin S. Drilling of bone. *J Biomech*. 1976;9:553–559.
9. Rafel SS. Temperature changes during high-speed drilling on bone. *J Oral Surg Anesth Hosp Dent Serv*. 1962;20:475–477.
10. Brisman DL. The effect of speed, pressure, and time on bone temperature during the drilling of implant sites. *Int J Oral Maxillofac Implants*. 1996;11:35–37.
11. Hobkirk J, Rusiniak K. Investigation of variable factors in drilling bone. *J Oral Surg*. 1977;35:968–973.
12. Eriksson RA, Albrektsson T. Temperature threshold levels for heat-induced bone tissue injury: a vital-microscopic study in the rabbit. *J Prosthet Dent*. 1983;50:101–107.
13. Kim SJ, Yoo J, Kim YS, Shin SW. Temperature change in pig rib bone during implant site preparation by low-speed drilling. *J Appl Oral Science*. 2010;18(5):522–527.
14. Yacker M, Klein M. The effect of irrigation on osteotomy depth and bur diameter. *Int J Oral Maxillofac Implants*. 1996;11:635–638.
15. Benington IC, Biagioni PA, Briggs J, Sheridan S, Lamey PJ. Thermal changes observed at implant sites during internal and external irrigation. *Clin Oral Implants Res*. 2002;13(3):293–297.

16. Barrak I, et al. Effect of the combination of low-speed drilling and cooled irrigation fluid on intraosseous heat generation during guided surgical implant site preparation: an in vitro study. *Implant Dentistry*. 2017;26(4):541–546.
17. Boa K, et al. Intraosseous generation of heat during guided surgical drilling: an ex vivo study of the effect of the temperature of the irrigating fluid. *Br J Oral Maxillofac Surg*. 2016;54(8):904–908.
18. Davidson SR, James DF. Drilling in bone: modeling heat generation and temperature distribution. *J Biomech Eng*. 2003;125:305–314.
19. Yacker M, Klein M. The effect of irrigation on osteotomy depth and bur diameter. *Int J Oral Maxillofac Implants*. 1996;11:635–638.
20. Eriksson RA, Adell R. Temperatures during drilling for the placement of implants using the osseointegration technique. *J Oral Maxillofac Surg*. 1986;44:4–7.
21. Yeniyol S, Jimbo R, Marin C, et al. The effect of drilling speed on early bone healing to oral impl Oral. *Surg Oral Med Oral Pathol Oral Radiol*. 2013;116:550–555.
22. Rafel SS. Temperature changes during high-speed drilling on bone. *J Oral Surg Anesth Hosp Dent Serv*. 1962;20:475–477.
23. Babbush CA. The endosteal blade vent implant—the histology of animal studies and scanning electron microscope observations. In: Babbush CA, ed. *Surgical Atlas of Dental Implant Techniques*. Philadelphia: WB Saunders; 1980.
24. Matthews J, Hirsch C. Temperatures measured in human cortical bone when drilling. *J Bone Joint Surg*. 1972;45A:297–308.
25. Watcher R, Stoll P. Increase of temperature during osteotomy. In vitro and in vivo investigations. *Int J Oral Maxillofac Surg*. 1991;20:245–249.
26. Meredith N. A review of implant design, geometry and placement. *Appl Osseointegr Res*. 2008;6:6e12.
27. Ottoni JM, Oliveira ZF, Mansini R, Cabral AM. Correlation between placement torque and survival of single-tooth implants. *Int J Oral Maxillofac Implants*. 2005;20(5):769–776.
28. da Cunha HA, Francischone CE, Filho HN, de Oleviera RC. A comparison between cutting torque and resonance frequency in the assessment of primary stability and final torque capacity of standard and TiUnite single-tooth implants under immediate loading. *Int J Oral Maxillofac Implants*. 2004;19(4):578–585.
29. Horwitz J, Zuabi O, Peled M, Machtei EE. Immediate and delayed restoration of dental implants in periodontally susceptible patients: 1 year results. *Int J Oral Maxillofac Implants*. 2007;22(3):423–429.
30. Qu Z. *Mechanical Properties of Trabecular Bone in Human Mandible [doctoral Thesis]*. Birmingham, Ala: University of Alabama at Birmingham.; 1994.
31. Misch CE, Qu Z, Bidez MW. Mechanical properties of trabecular bone in the human mandible: implications for dental implant treatment planning and surgical placement. *J Oral Maxillofac Surg*. 1999;57:700–706.
32. Lekholm U, Zarb GA. Patient selection and preparation. In: Brånemark PI, Zarb GA, Albrektsson T, eds. *Tissue-integrated Prostheses*. Chicago: Quintessence; 1985.
33. Adell R, Lekholm U, Rockler B. A 15-year study of osseointegrated implants in the treatment of the edentulous jaw. *Int J Oral Surg*. 1981;10:387–416.
34. Engquist B, Bergendal T, Kallus T, et al. A retrospective multicenter evaluation of osseointegrated implants supporting overdentures. *Int J Oral Maxillofac Implants*. 1988;3:129–134.
35. Jaffin RA, Berman CL. The excessive loss of Brånemark fixtures in type IV bone: a 5-year analysis. *J Periodontol*. 1991;62:2–4.
36. Friberg B, Jemt T, Lekholm U. Early failures in 4,641 consecutively placed Brånemark dental implants: a study from stage I surgery to the connection of completed prostheses. *Int J Oral Maxillofac Implants*. 1991;6:142–146.
37. Quirynen M, Naert I, van Steenberghe D, et al. A study of 589 consecutive implants supporting complete fixed prostheses: dental and periodontal aspects. *J Prosthet Dent*. 1992;68:655–663.
38. Fugazzotto PA, Wheeler SL, Lindsay JA. Success and failure rates of cylinder implants in type IV bone. *J Periodontol*. 1993;64:1085–1087.
39. Hutton JE, Heath MR, Chai JY, et al. Factors related to success and failure rates at 3 year follow up in a multicenter study of overdentures supported by Branemark implants. *Int J Oral Maxillofac Implants*. 1995;10:33–42.
40. Sullivan DY, Sherwood RL, Collins TA, et al. The reverse-torque test: a clinical report. *Int J Oral Maxillofac Implants*. 1996;11:179–185.
41. Snauwaert K, Duyck D, van Steenberghe D, et al. Time dependent failure rate and marginal bone loss of implant supported prostheses: a 15-year follow-up. *Study Clin Oral Invest*. 2000;4:13–20.
42. Herrmann I, Lekholm U, Holm S, et al. Evaluation of patient and implant characteristics as potential prognostic factors for oral implant failures. *Int J Oral Maxillofac Implants*. 2005;20:220–230.
43. Truhlar RS, Morris HF, Ochi S, et al. Second stage failures related to bone quality in patients receiving endosseous dental implants: DICRG Interim Report No. 7. Dental Implant Clinical Research Group. *Implant Dent*. 1994;3:252–255.
44. Misch CE, Hoar JB, Beck G, et al. A bone quality based implant system: a preliminary report of stage I and stage II. *Implant Dent*. 1998;7:35–42.
45. Misch CE, Poitras Y, Dietsh-Misch F. Endosteal implants in the edentulous posterior maxilla—rationale and clinical results. *Oral Health*. 2000:7–16.
46. Frost HM. A brief review for orthopedic surgeons: Fatigue damage (microdamage) in bone (its determinants and clinical implications). *J Orthop Sci*. 1998;3:272–281.
47. Misch CE. Density of bone: effect on treatment plans, surgical approach, healing, and progressive bone loading. *Int J Oral Implantol*. 1990;6:23–31.
48. Huwais S. *Inventor; Fluted osteotome and surgical method for use*. US Patent Application US2013/0004918. 2013.
49. Huwais S, Meyer E. Osseodensification: a novel approach in implant osteotomy preparation to increase primary stability, bone mineral density and bone to implant contact. *Int J Oral Maxillofac Implants*. 2016;32:27–36.
50. Degidi M, Giuseppe Daprile, Piattelli A. Influence of underpreparation on primary stability of implants inserted in poor quality bone sites: an in vitro study. *J Oral Maxillofac Surg*. 2015;73(6):1084–1088.
51. Alghamdi H, Anand PS, Anil S. Undersized implant site preparation to enhance primary implant stability in poor bone density: a prospective clinical study. *J Oral Maxillofac Surg*. 2011;69(12):e506–e512.
52. Roberts EW, Turley PK, Brezniak N, et al. Bone physiology and metabolism. *J Calif Dent Assoc*. 1987;15:54–61.
53. Roberts WE. Fundamental principles of bone physiology, metabolism and loading. In: Naert I, van Steenberghe D, Worthington P, eds. *Osseointegration in Oral Rehabilitation*. Carol Stream: Ill: Quintessence; 1993.
54. Haider R, Watzek G, Plenk Jr H. Influences of drill cooling and bone structure on primary implant fixation. *Int J Oral Maxillofac Implants*. 1993;8:83–91.
55. Chanavaz M. Anatomy and histophysiology of the periosteum: classification of the periosteal blood supply to the adjacent bone with 855r and gamma spectrometry. *J Oral Implantol*. 1995;21:214–219.
56. Crock JG, Morrisson WA. A vascularized periosteal flap: anatomical study. *Br J Plast Surg*. 1992;45:474–478.
57. Watzek G, Danhel-Mayhauser M, Matejka M, et al. *Experimental Comparison of Brånemark and TPS Dental Implants in Sheep [Abstract] Presented at Ucla Symposium: Implants in the Partially Edentulous. Patient* Palm Springs, CA; 1990.
58. Satomi K, Akagawa Y, Nikai H, et al. Bone implant interface structures after nontapping and tapping insertion of screw type titanium alloy endosseous implants. *J Prosthet Dent*. 1988;59:339–342.
59. Beer A, Gahleitner A, Holm A, et al. Adapted preparation technique for screw-type implants: explorative in vitro pilot study in a porcine bone model. *Clin Oral Implants Res*. 2007;18:103–107.
60. Watzek G, Haider R, Gitsch M, et al. *Influence of Drill Cooling and Bone Structure on Primary Implant Fixation*. Boston: American Academy of Osseo-integration; 1991. [abstract].

61. Novaes Jr AB, de Oliveira RR, Taba Jr M, et al. Crestal bone loss minimized when following the crestal preparation protocol: a histomorphometric study in dogs. *J Oral Implantol*. 2005;31:276–282.
62. Orenstein IH, Synan WJ, Truhlar RS, et al. Bone quality in patients receiving endosseous dental implants: DICRG Interim Report No. 1. *Implant Dent*. 1994;3:90–94.
63. Rhinelander FW. The normal circulation of bone and its response to surgical intervention. *J Biomed Mater Res*. 1974;8:87–90.
64. Degidi M, Daprile G, Piattelli A. Determination of primary stability: a comparison of the surgeon's perception and objective measurements. *Int J Oral Maxillofac Implants*. 2010;25(3):558–561.
65. Misch CE. Maxillary sinus augmentation for edentulous arches for implant dentistry: organized alternative treatment plans. *Int J Oral Implantol*. 1987;4:7–12.
66. Bischof M, et al. Implant stability measurement of delayed and immediately loaded implants during healing. *Clin Oral Implants Res*. 2004;15(5):529–539.
67. Sennerby L, Meredith N. Resonance frequency analysis: measuring implant stability and osseointegration. *Compend Contin Educ Dent*. 1998;19(5):493–498, 500, 502; quiz 504.
68. Konstantinović VS, Ivanjac F, Lazić V, et al. Assessment of implant stability by resonant frequency analysis. *Military Med Pharm J Serbia*. 2015;72(2):169.
69. Lars S. Resonance frequency analysis for implant stability measurements. A review. *Integration Diagn Update*. 2015;1:11.
70. Sjöström M, Lundgren S, Nilson H, Sennerby L. Monitoring of implant stability in grafted bone using resonance frequency analysis. A clinical study from implant placement to 6 months of loading. *Int J Oral Maxillofac Surg*. 2005;34:45–51.
71. Turkyilmaz I, McGlumphy EA. Influence of bone density on implant stability parameters and implant success: a retrospective clinical study. *BMC Oral Health*. 2008;8:32.
72. Östman PO, Hellman M, Wendelhag I, Sennerby L. Resonance frequency analysis measurements of implants at placement surgery. *Int J Prosthodont*. 2006;19(1).
73. Cardelli P, et al. Clinical assessment of submerged vs non-submerged implants placed in pristine bone. *Oral Implantol*. 2013;6(4):89.
74. Byrne G. Outcomes of one-stage versus two-stage implant placement. *J Am Dent Assoc*. 2010;141(10):1257–1258.
75. Weber HP, Fiorellini JP. The biology and morphology of the implant-tissue interface. *Alpha Omegan*. 1992;85:61–64.

28
Posicionamento Ideal do Implante

RANDOLPH R. RESNIK E CARL E. MISCH*

O posicionamento tridimensional do implante dental dentro do osso é crítico para obter a estética e a função ideais de uma prótese implantossuportada. O mau posicionamento do implante dental pode levar a complicações significativas do implante e aumento da morbidade. O posicionamento não ideal do implante pode criar resultados indesejáveis que, em última análise, afetam o sucesso e a longevidade da reabilitação protética.[1] Para alcançar um resultado ideal para o paciente, o clínico deve estar ciente da instalação do implante no que diz respeito à orientação ideal e correta do *design* da prótese definitiva. O posicionamento ideal do implante dental é ditado pela instalação tridimensional dos implantes em relação à biomecânica e aos princípios protéticos relacionados da prótese definitiva sobre o implante.

Recentemente, os avanços na tecnologia da implantodontia criaram maior valorização dos resultados estéticos da prótese sobre implante. A implantodontia passou por uma mudança profunda, de um processo de pensamento funcional com abordagem cirúrgica estética para um protocolo orientado mais protética e biologicamente.[2] O implante dental deve ser posicionado em uma relação ideal com a posição dos dentes existentes, das estruturas vitais e de outros implantes, bem como com as dimensões vestibulolingual, mesiodistal e apicocoronal. Quando os implantes são posicionados sem ênfase para a localização tridimensional, qualquer um dos seguintes efeitos prejudiciais pode ocorrer (Figura 28.1 e Boxe 28.1):

O posicionamento tridimensional ideal de um implante dental precisa ser considerado antes do procedimento cirúrgico. A falta de um planejamento adequado é capaz de levar ao mau posicionamento, que pode ser avaliado nos três planos espaciais. A instalação de um implante dental em osso disponível é comparável a um objeto no espaço, definido pelas coordenadas x, y e z. Em implantodontia, o eixo x é definido pelo plano mesiodistal, o eixo y é a dimensão vestibulolingual, e o eixo z é conhecido como apicocoronal (comprimento do corpo do implante em relação à crista óssea).[3] Infelizmente, muitos implantes dentais

In memoriam.

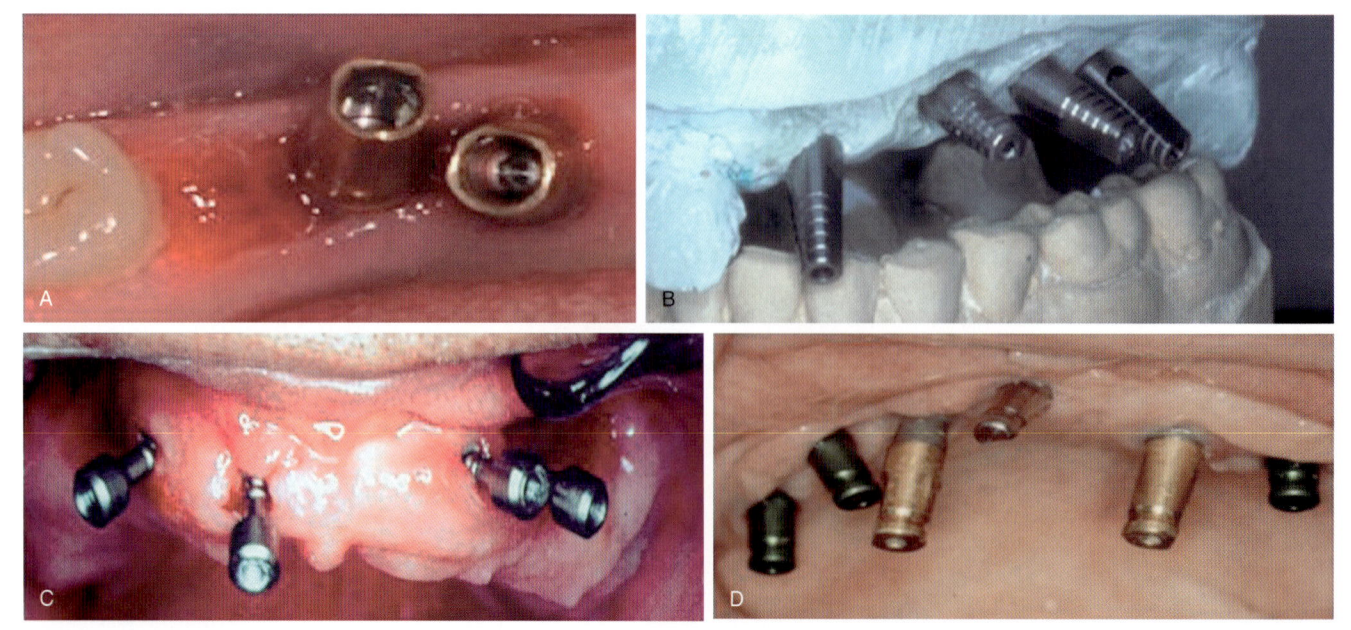

• **Figura 28.1** Implantes mal posicionados. **A.** Implantes posteriores inferiores instalados muito próximos uns dos outros, muito distantes do dente anterior adjacente e com má angulação. **B.** Implante superior esquerdo com mau posicionamento e má angulação. **C** e **D.** Instalação do implante superior sem considerar o posicionamento e a prótese definitiva.

Boxe 28.1	Complicações do posicionamento não ideal do implante.

- Aumento da morbidade do implante
- Aumento das complicações protéticas (p. ex., estética, prótese)
- Aumento dos custos protéticos (p. ex., peças de implante, custos de laboratório)
- Aumento das complicações peri-implantares
- Diminuição da longevidade da prótese
- Menos aceitação do paciente

são instalados dentro da disponibilidade óssea sem respeitar as três dimensões. Neste capítulo, o posicionamento adequado dos implantes será discutido de acordo com as necessidades protéticas finais e demandas do paciente e os protocolos de tratamento para implantes que são instalados em posições não ideais.

Posicionamento do eixo *X* (mesiodistal)

Distância insuficiente implante-dente (apical)

Posicionamento ideal
Idealmente, é melhor permitir pelo menos um mínimo de 1,5 mm da raiz ou estrutura dentária adjacente.[4] Mantendo-se essa distância de uma raiz dentária, diminui a possibilidade de danos ao dente e complicações pós-operatórias (Figura 28.2).

Avaliação de pré-tratamento
No pré-operatório, a técnica mais precisa para determinar o espaço disponível para um implante adjacente a um dente é com uma imagem axial de tomografia computadorizada de feixe cônico (TCFC).

A angulação e a posição ideais do eixo *x* precisam ser determinadas por meio de um planejamento interativo com TCFC e transferidas para o procedimento cirúrgico. Isso é mais facilmente realizado com um *template* cirúrgico gerado pela TCFC. Se a instalação do implante for realizada à mão livre, então uma radiografia intraoral (p. ex., periapical) deve ser usada após a primeira broca piloto, para determinar o posicionamento ideal em relação aos dentes adjacentes. Após a avaliação inicial, o posicionamento da osteotomia pode ser alterado ou modificado por meio de uma broca Lindemann (*i. e.*, broca de corte lateral) (Figura 28.3).

Os implantes que estão posicionados muito perto de uma raiz de dente adjacente são geralmente o resultado de um planejamento de tratamento inadequado (espaço inadequado), técnica cirúrgica (angulação inadequada) ou instalação do corpo do implante que é muito largo. Isso também pode ocorrer quando existem dilacerações radiculares de um dente adjacente ou se um dente foi reposicionado ortodonticamente no local onde a raiz do dente invadiu o espaço entre as raízes.

A posição do incisivo lateral superior pode representar um desafio significativo em alguns casos, especialmente se a área substitui a ausência de um incisivo lateral. Muitas vezes, após o tratamento ortodôntico, existe uma distância mesiodistal ideal das coroas clínicas; contudo, uma distância comprometida entre raízes pode ser observada, devido à inclinação dos dentes reposicionados ortodonticamente (ou seja, a coroa clínica do incisivo central se move mesialmente e o terço apical se move distalmente). A falta de espaço pode contraindicar a instalação do implante ou exigir tratamento ortodôntico para o reposicionamento das raízes (Figura 28.4).

Outra área comum para complicações de aproximação radicular é o sítio edêntulo do primeiro pré-molar superior. Deve-se avaliar cuidadosamente a angulação de um canino natural. A

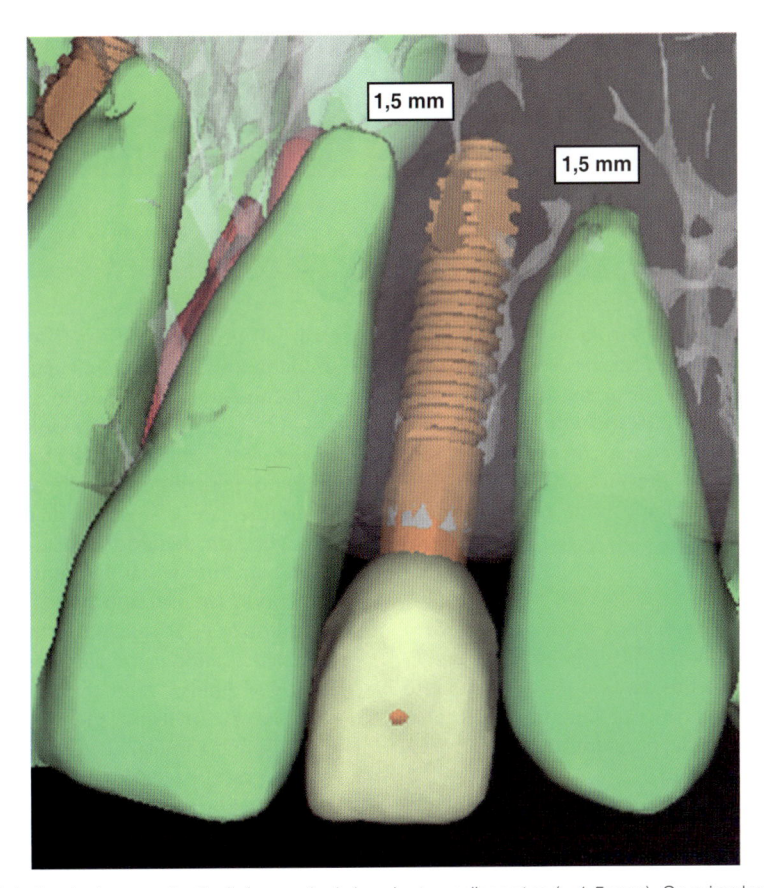

• **Figura 28.2** Instalação ideal do implante em relação à área apical dos dentes adjacentes (> 1,5 mm). Se o implante invadir a raiz, podem ocorrer complicações.

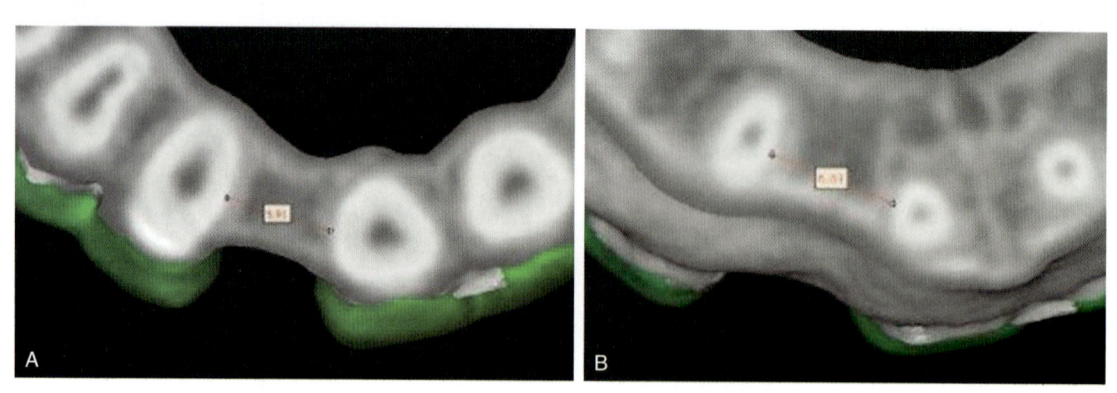

• **Figura 28.3** Avaliação de tomografia computadorizada de feixe cônico (TCFC). **A.** Visão axial tridimensional de TCFC medindo a distância entre raízes. **B.** Visão axial medindo a extensão mais apical das raízes dos dentes.

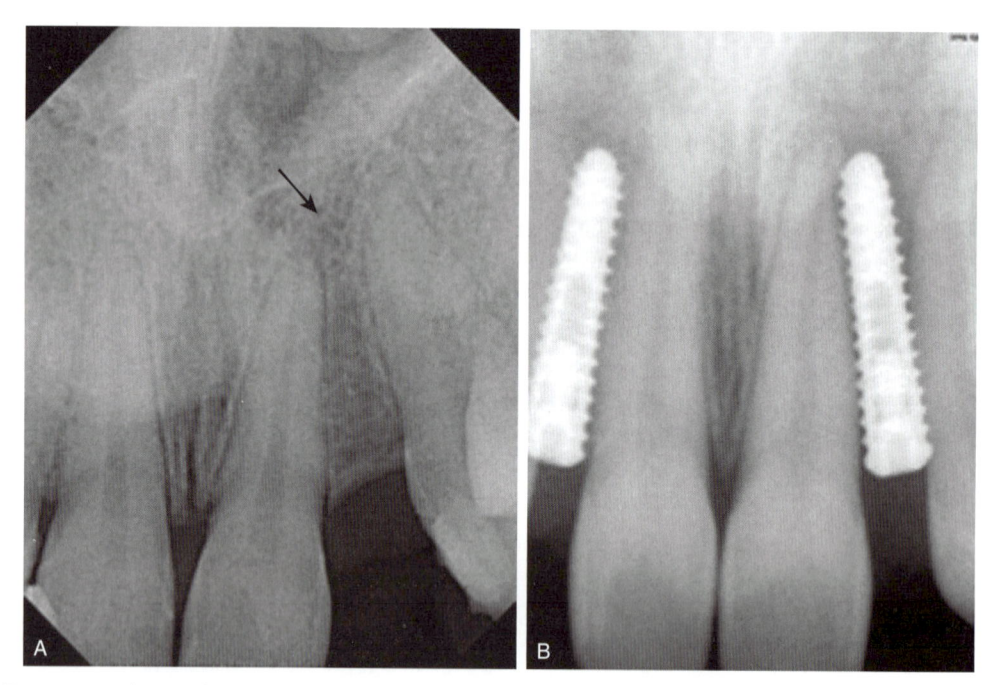

• **Figura 28.4 A.** Tratamento pós-ortodôntico exibindo inclinação da coroa do incisivo central superior para mesial, o que cria inclinação do ápice radicular distalmente e resulta em menos espaço disponível para um implante de incisivo lateral. **B.** Plano de tratamento deficiente para dois incisivos laterais com ausência congênita e espaço insuficiente, resultando em impacto nas raízes dentárias adjacentes.

inclinação distal média de 11° e a curvatura distal da raiz do canino, geralmente, colocam o ápice da raiz na área de implante do primeiro pré-molar. O implante deve ser inclinado para seguir a raiz do canino e evitar contato ou perfuração da raiz natural. Um implante mais curto frequentemente é indicado, especialmente quando um segundo pré-molar também estiver presente. Em alguns casos, um implante pode ser contraindicado (Figura 28.5).

Complicações

Os implantes posicionados muito próximos a um dente podem causar danos ao ligamento periodontal (LP) e às estruturas adjacentes. Isso pode causar deslocamento do osso para o espaço do LP e resultar em alterações de suprimento sanguíneo ao dente adjacente, perda de vitalidade dentária, periodontite apical e reabsorção interna ou externa (Figura 28.6).[5]

Devido à proximidade dos implantes a um dente, o implante pode falhar por infecção ou reabsorção óssea. Se houver menos de 1,5 mm de espaço entre o implante e o ápice radicular, então o LP pode ser danificado, o que sujeita o dente natural a trauma irreversível e reabsorção interna ou externa. Portanto, colocar um implante muito perto da superfície radicular pode levar à perda do implante ou do dente em curto ou longo prazo.

No campo atual da ortodontia, dispositivos de ancoragem temporária (DATs) tornaram-se populares para os casos que requerem ancoragem. Os implantes DATs têm menor diâmetro (< 1,8 mm), são inseridos perpendicularmente ao eixo longo do dente nos espaços interradiculares da maxila e da mandíbula. Os DATs são usados para movimento dentário (p. ex., retração do segmento vestibular ou movimento mesial dos dentes) ou para ancoragem intraoral em que pode ser realizado movimento dentário nos três planos. As complicações do implante ortodôntico interradicular incluem possivelmente perda da vitalidade do dente, perda dentária, osteosclerose e anquilose dentoalveolar.[6,7] Esses implantes devem ser colocados com cautela porque muitas vezes estão posicionados em áreas de distância inter-radicular mínima e acima da linha mucogengival no tecido aderido, o que muitas vezes leva a efeitos prejudiciais na estrutura dentária adjacente[8] (Figura 28.7).

Tratamento

Instalação inicial. Se houver espaço insuficiente entre um implante e o ápice da raiz após a instalação inicial, então o implante

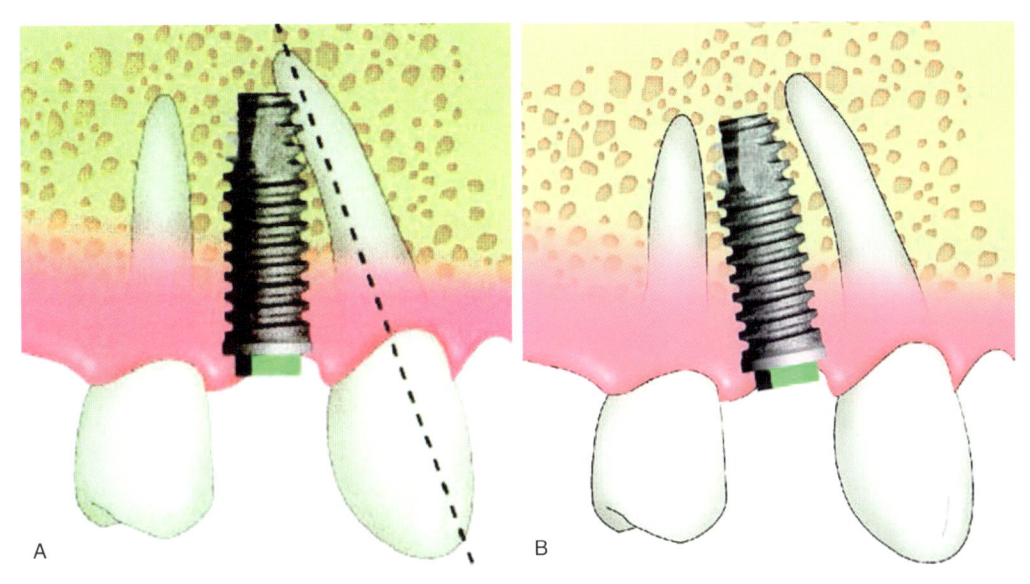

• **Figura 28.5** Área do primeiro pré-molar superior. **A.** Frequentemente, o primeiro pré-molar superior é colocado e pode invadir a curvatura natural do canino superior. **B.** Idealmente, o implante deve ser instalado paralelo à raiz do canino ou ser mais curto para minimizar a possibilidade de invasão da raiz.

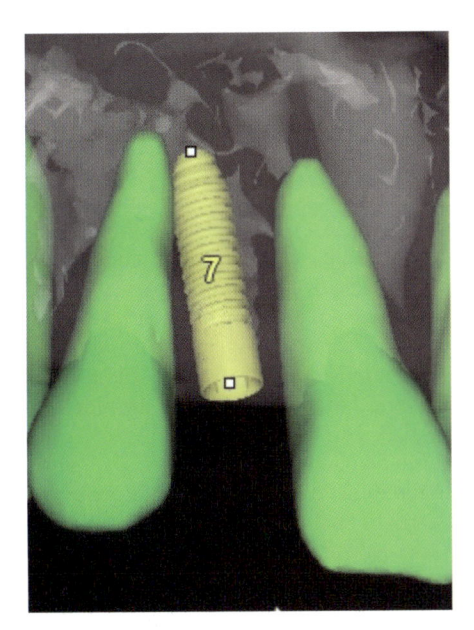

• **Figura 28.6** Posicionamento não ideal em relação ao ápice radicular. O implante tem posicionamento ideal da crista; no entanto, o posicionamento apical faz com que ele fique muito próximo ao ápice da raiz.

deve ser removido e reposicionado, especialmente se o dente adjacente se torna sintomático. Se o espaço disponível for comprometido, então as raízes devem ser reposicionadas via tratamento ortodôntico ou deve-se alterar o plano de tratamento para um tipo diferente de prótese.

Posicionamento anterior. Se um implante foi reabilitado e existe aproximação da raiz (< 1,5 mm), então o dente/implante deve ser monitorado em uma base de recuperação clínica e radiográfica mais rigorosa, além de informar o paciente sobre uma possível morbidade. O paciente deve ser informado a respeito da proximidade e das possíveis complicações que podem ocorrer. Se houver presença de patologia sintomática ou radiográfica, então o implante deve ser removido e reposicionado junto com o teste de vitalidade do dente (Figura 28.8; Boxe 28.2).

Distância insuficiente implante-dente (coronal)

Posicionamento ideal

Para a saúde do tecido e do perfil de emergência ideal, deve haver no mínimo 2,0 mm entre o colo do implante e o dente adjacente[9] (Figura 28.9). Quando o implante e o dente adjacente estão mais próximos do que os milímetros necessários, qualquer perda óssea relacionada a uma microfenda, largura biológica ou concentração

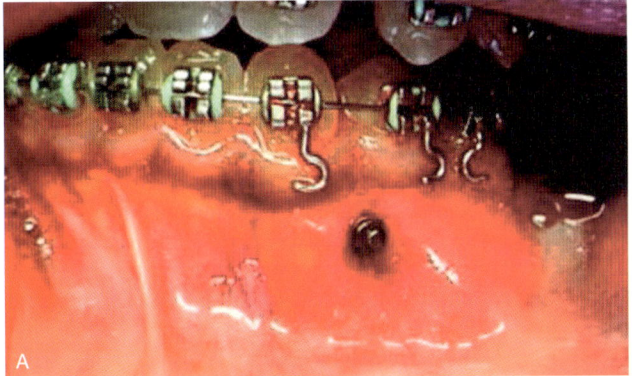

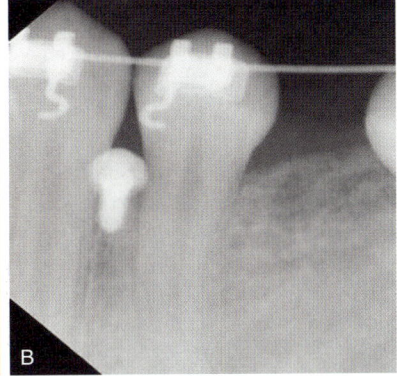

• **Figura 28.7** Implantes ortodônticos (dispositivos de ancoragem temporária [DATs]) usados para ancoragem geralmente estarão muito próximos às raízes adjacentes. **A.** Imagem clínica que descreve um DAT colocado entre duas raízes e perpendicular ao osso. **B.** Radiografia intraoral demonstrando espaço mínimo para a instalação do implante entre as raízes dentárias.

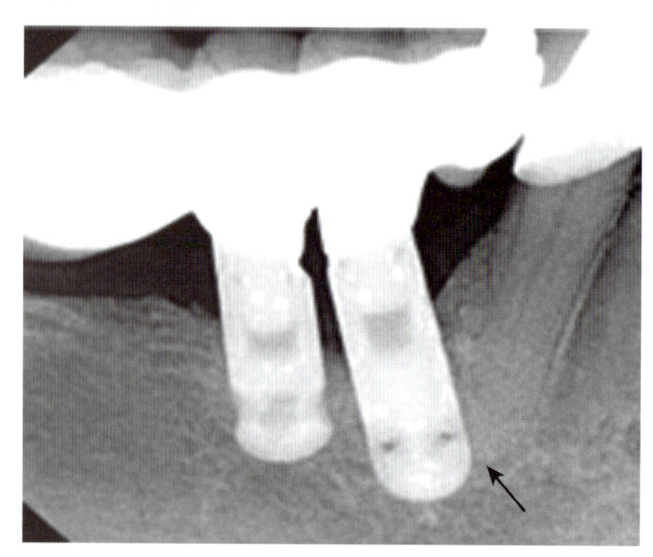

• **Figura 28.8** Proximidade da raiz dentária em uma prótese definitiva. O paciente deve ser informado e uma avaliação mais frequente deve ser realizada juntamente com testes regulares de vitalidade pulpar.

| Boxe 28.2 | Falta de espaço entre o dente/implante (apical). |

Complicação
- Hipersensibilidade dentária
- Perda da vitalidade dentária
- Patologia periapical
- Perda dentária
- Perda do implante

Prevenção
- Posicionamento ideal (> 1,5 mm)
- Avaliação radiográfica precisa (tomografia computadorizada de feixe cônico)
- Enceramento diagnóstico/planejamento de tratamento interativo

Tratamento
- Pré-protético
- Remover o implante
- Verificar a vitalidade dentária
- Pós-protética
- Avaliação estrita de *recall*
- Monitorar a vitalidade dos dentes

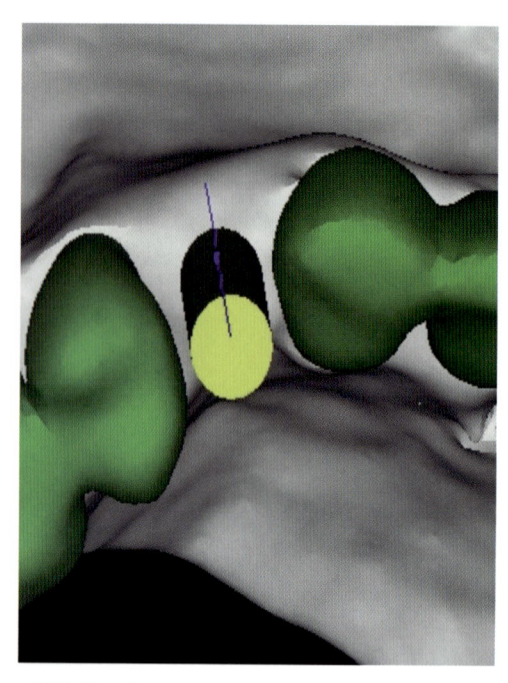

• **Figura 28.9** Em alguns casos, um espaço mesiodistal insuficiente estará presente, o que diminui o espaço clínico da coroa. Idealmente, deve haver 2 mm entre o implante e o dente adjacente (crista).

de tensão pode causar perda do implante e perda óssea. É necessário mais espaço na área coronal (1,5 mm *vs.* 2,0 mm) para acomodar a papila.

Dentro de um espaço edêntulo, o implante deve ser colocado no meio, com quantidade igual de osso em direção a cada dente adjacente. Idealmente, deve haver 2,0 mm ou mais da junção cemento-esmalte adjacente (JCE) de cada dente. Ao avaliar a largura do defeito em torno de um implante com perda óssea, geralmente observa-se menos de 1,5 mm de largura. Portanto, se a perda óssea ao redor do implante ocorrer, permanecerá um defeito vertical e é menos provável que cause perda óssea no dente natural adjacente. Se o osso for mantido e nenhuma perda óssea ocorrer ao redor da área adjacente do dente, então a altura da papila interdental será mantida.

Avaliação de pré-tratamento

A distância coronal implante-dente pode ser determinada avaliando imagens de TCFC (ou seja, imagens axiais) ou pelo uso de modelos de estudo em conjunto com enceramentos diagnósticos. Na avaliação pré-operatória, se houver espaço inadequado para a instalação do implante, o seguinte tratamento pode ser concluído para aumentar a distância mesiodistal:

1. Ameloplastia (modificação das áreas de contato interproximal) pode ser realizada nos contornos proximais dos dentes adjacentes para aumentar as dimensões mesiodistais. Contudo, deve ser realizado com cuidado no que diz respeito à quantidade de esmalte removido, pois uma modificação agressiva pode levar à hipersensibilidade e possível intervenção endodôntica (Figura 28.10A, 28.10D).

2. A intervenção ortodôntica pode ser feita para movimentar um dente adjacente inclinado, aumentando o espaço intradentário. Para espaços maiores (espaços múltiplos), um implante pode ser instalado e uma mola ortodôntica incorporada na coroa provisória. A mola empurra o dente distal mais para distal e, após a movimentação ortodôntica, insere-se o segundo implante com menos risco e higiene melhorada entre cada implante. Outra opção é ortodonticamente reduzir o espaço e instalar apenas um implante e coroa (ver Figura 28.10B).

3. Para espaços maiores (múltiplos implantes), os implantes podem ser deslocados, com um implante instalado mais para vestibular e o outro implante diagonal em direção à lingual.[9] A dimensão diagonal aumenta o espaço mesiodistal em 0,5 a 1 mm. Na mandíbula, a maioria dos implantes anteriores é colocada na face lingual da crista média e o implante mais distal é instalado na face vestibular para facilitar o acesso de passador de fio dental no espaço intraimplante. Os contatos oclusais também são ligeiramente modificados na face vestibular do implante mesial para ocluir sobre a fossa central. Na maxila, o implante anterior é instalado mais para vestibular e o implante distal mais para palatina para melhorar a estética. O contato oclusal distal é colocado sobre a cúspide lingual, e o contato oclusal mesial na posição da fossa central. A estética cervical dos molares superiores é comprometida na metade distal do dente para alcançar uma distância intradentes maior e acesso mais fácil para os cuidados domiciliares. Essa instalação de implante

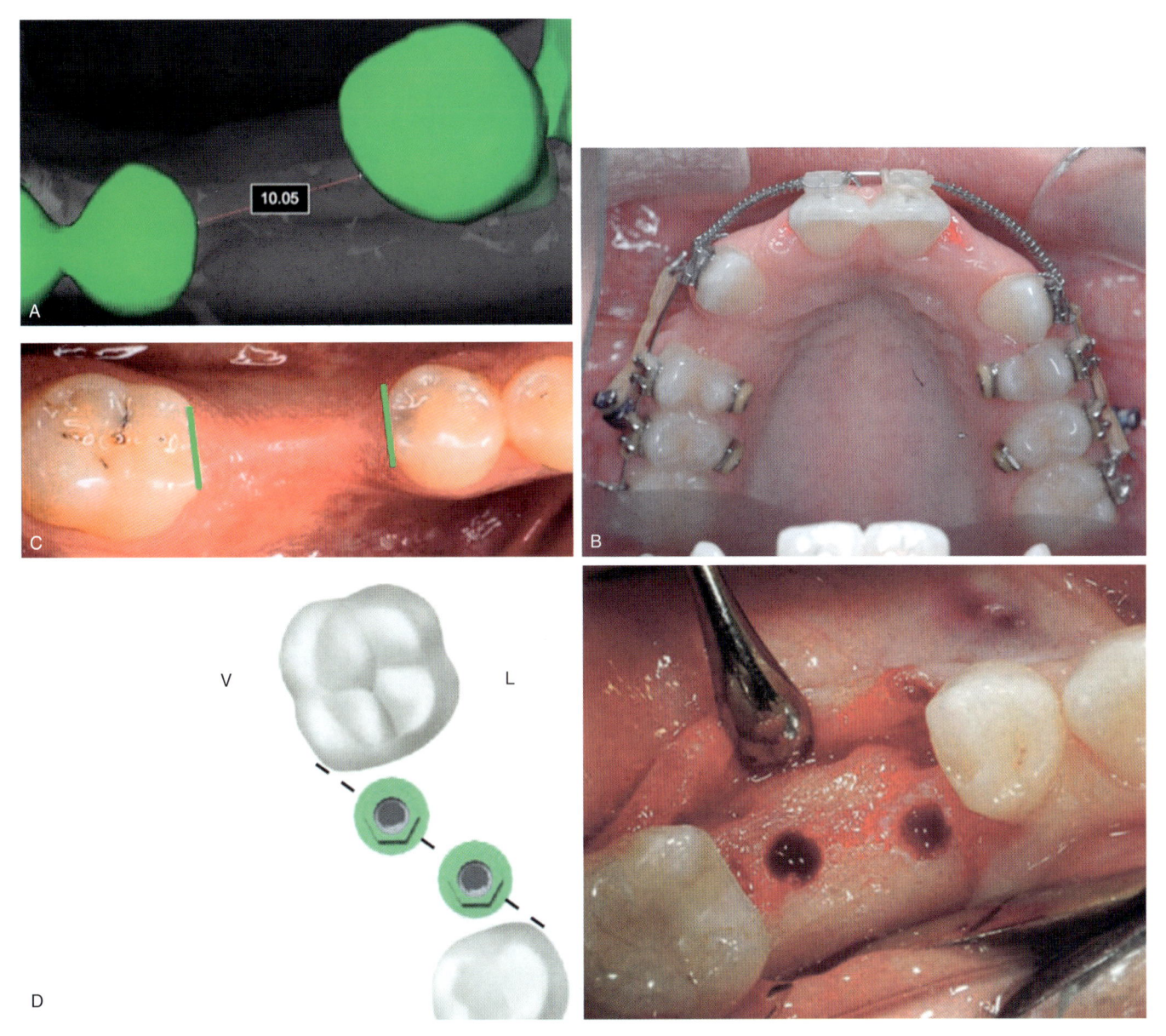

Figura 28.10 Possíveis opções de tratamento para espaçamento inadequado. **A.** Determinação da medida exata do espaço disponível em um espaço edêntulo por meio de imagens tomográficas computadorizadas de feixe cônico. **B.** Reposicionamento ortodôntico permitindo espaçamentos adicionais. **C.** A ameloplastia do dente adjacente permite espaço adicional para a emergência da prótese. **D.** Em alguns casos, dois implantes de diâmetro menor podem ser instalados para substituir um molar; no entanto, deve-se ter cuidado para não posicionar os implantes muito próximos uns dos outros ou muito próximos do dente adjacente.

maxilar requer acesso à furca intraimplante pelo palato, em vez de uma abordagem vestibular, como ocorre na mandíbula (Figura 28.10D).

Prevenção

Uma técnica comum para evitar a instalação de implantes muito próximos de um dente é o uso de um *template* (guia) cirúrgico. Um guia piloto, universal ou cirúrgico totalmente guiado com *template* pode ser usado para evitar que o implante seja instalado muito perto do dente. Além disso, se um *template* não for usado, existem dispositivos de posicionamentos múltiplos que permitem o posicionamento ideal da osteotomia (ou seja, 1,5 a 2,0 mm do dente adjacente). Um espaçador cirúrgico pode ser usado, o que permite que a osteotomia inicial seja localizada na posição correta, permitindo espaço adequado entre o dente e a posição final do implante (Figura 28.11A-B). Sistemas de guias cirúrgicos (Salvin, Charlotte, Carolina do Norte) também podem ser utilizados para garantir a instalação ideal do implante (espaçamento vestibulolingual e mesiodistal) com qualquer sistema (*kit*) cirúrgico (ver Figura 28.11C-D). Contudo, os adjuntos de posicionamento mais precisos são os *templates* cirúrgicos (dentossuportados) gerados pela TCFC (ver Figura 28.11E).

Complicações

A falta de espaço entre a plataforma do implante e a face coronal do dente adjacente ocorre mais provavelmente a partir de um posicionamento inicial deficiente da osteotomia, planejamento do tratamento inadequado ou uso de um corpo de implante muito grande. Isso levará a uma situação na qual o implante invade o espaço do dente adjacente. Os implantodontistas devem estar cientes de que a maioria das plataformas de implantes é maior do que o corpo do implante, o que resultará em diminuição do espaço com o dente adjacente (p. ex., um implante de 3,8 mm pode ter uma plataforma de 4,1 mm) (Figura 28.12; Tabela 28.1).

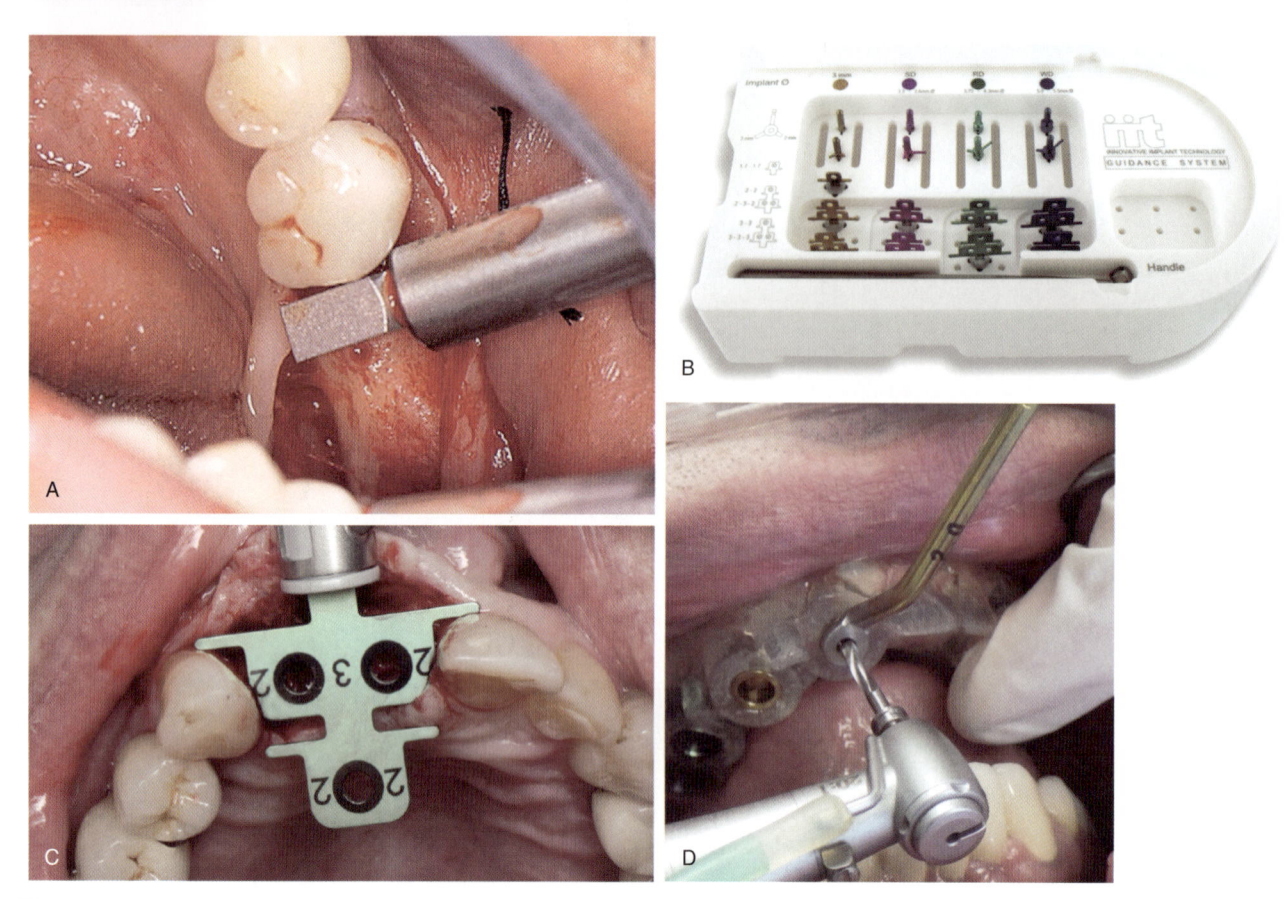

• **Figura 28.11** Instalação ideal do implante. **A.** Dispositivo de posicionamento colocado no contato distal do dente adjacente, indica o local ideal da osteotomia no espaço edêntulo. **B** e **C.** Os sistemas de orientação cirúrgica podem ser usados para várias situações e espaçamentos entre os dentes. (Cortesia Salvin Dental Specialties, Inc., Charlotte, NC.) **D.** *Template* cirúrgico suportado por dentes que permite o posicionamento preciso do implante.

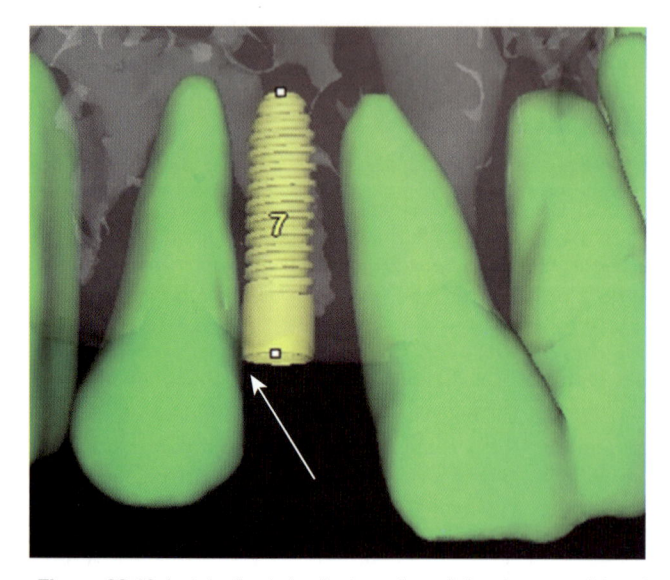

• **Figura 28.12** Instalação do implante muito próximo à coroa clínica do dente adjacente (< 2 mm).

Tabela 28.1 Largura média mesiodistal dos dentes permanentes.

Dente	Mandíbula (mm)	Maxila (mm)
Incisivo central	5,3	8,6
Incisivo lateral	5,7	6,6
Canino	6,8	7,6
Primeiro pré-molar	7,0	7,1
Segundo pré-molar	7,1	6,6
Primeiro molar	11,4	10,4
Segundo molar	10,8	9,8

De Hebel MKS, Gajjar R. Anatomic basis for implant selection and positioning. In: Babbush C, ed. *Dental implants: The art and science.* 2nd ed. Philadelphia, PA: Saunders; 2001.

Proteticamente, quando existir falta de espaço entre a coroa clínica adjacente e o implante, talvez seja difícil, se não impossível, formar um perfil de emergência ideal na nova prótese definitiva. A falta de perfil de emergência adequado leva a complicações estéticas, higiênicas e de tecidos moles, as quais aumentam a morbidade do implante (Figura 28.13A-C). Dificuldades de higiene tornar-se-ão mais frequentes por causa dos contornos não naturais da prótese e da falta de espaço para limpeza. Isso geralmente resultará em acúmulo de biofilme e complicações peri-implantares relacionadas. Técnicas de higiene convencionais deverão ser modificadas para acessar as áreas e promover uma limpeza adequada.

Além disso, devido à falta de espaço entre o implante e a porção coronal do dente, provavelmente ocorrerá perda óssea. A perda óssea interproximal pode resultar da falta de suprimento sanguíneo suficiente. Esposito *et al.* demonstraram uma correlação entre aumento da perda óssea e diminuição da distância do implante ao dente adjacente.[10] Os autores relataram que a perda óssea aumentou com a diminuição da distância, especialmente na região dos incisivos superiores. Devido à perda óssea interproximal causada

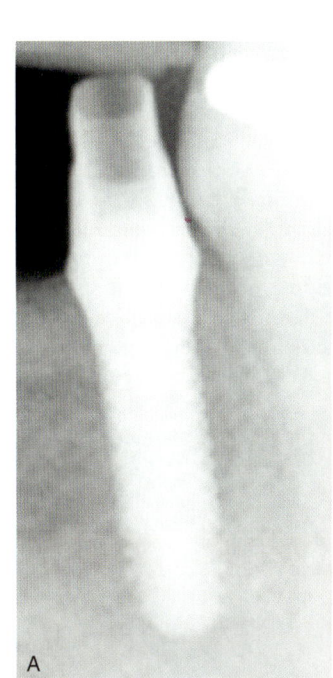

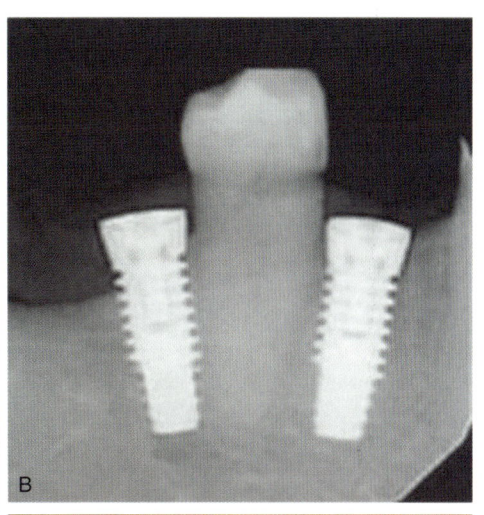

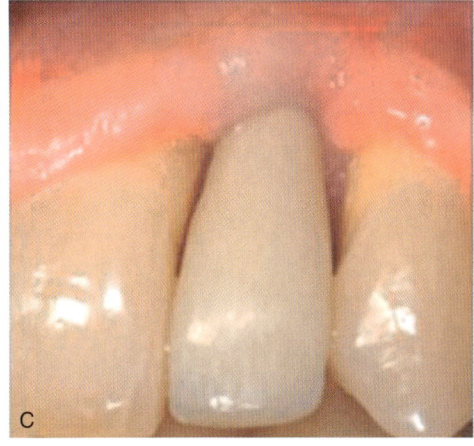

• **Figura 28.13** Complicações resultantes do impacto nos dentes adjacentes. **A** e **B.** Posicionamento deficiente do implante, resultando na incapacidade de criar um perfil de emergência para as coroas. **C.** O corpo do implante, que é muito largo, resulta em perda óssea seguida por perda de tecido.

pela proximidade do implante e à porção coronal do dente, haverá falta ou redução no tamanho de papila. Isso resultará em condições peri-implantares e problemas estéticos (ver Figura 28.13).

Tratamento

Instalação inicial. Na instalação cirúrgica do implante, se a posição do implante estiver a menos de 2,0 mm da coroa clínica do dente adjacente, devem-se realizar a remoção e o reposicionamento do implante. Se o implante estiver posicionado a 1,5 a 2,0 mm do dente adjacente, uma opção possível seria modificar (ameloplastia) o dente adjacente, desde que não seja considerado um dano irreversível ao dente e um perfil de emergência ideal possa ser estabelecido.

Instalação anterior. Se o implante foi reabilitado e existe aproximação (< 1,5 mm), o dente/implante deve ser monitorado rigorosamente. Se o dente natural se tornar sintomático, então o implante deve ser removido e reposicionado, junto com teste de vitalidade a longo prazo do dente adjacente (Boxe 28.3).

Distância excessiva entre implante e dente (coronal)

Posicionamento ideal

Se houver espaço excessivo (> 4,0 mm) entre o corpo do implante e o dente adjacente, uma desvantagem biomecânica resultará em virtude do efeito em cantiléver (ou seja, área de contato do dente adjacente). Idealmente, o implante deve receber carga no eixo longo do corpo do implante. Devido ao espaço excessivo entre o implante e o dente, será necessária uma prótese definitiva com sobrecontorno para atingir uma área de contato com o dente adjacente (Figura 28.14).

Avaliação de pré-tratamento

Para evitar a instalação de um implante muito longe de um dente adjacente, um *template* gerado por TCFC pode ser usado para dar

---

Boxe 28.3 | Falta de espaço entre dente/implante (coronal).

Complicação
- Perda óssea interproximal
- Perfil de emergência comprometido
- Dificulta procedimentos protéticos
- Altura reduzida da papila
- Dificuldades de higiene

Prevenção
- Posicionamento ideal (cerca de 2 mm)
- Avaliação radiográfica precisa (tomografia computadorizada de feixe cônico)
- Encerramento diagnóstico/plano de tratamento interativo
- Uso de *template* cirúrgico

Tratamento
- Pré-protético
- Ameloplastia, coroa dentária natural
- Possível remoção do implante e reposicionamento

precisão na instalação do implante. Na presença de dentes, um guia dentossuportado seria o *template* mais preciso em comparação aos guias ósseos ou mucossuportados. Além disso, dispositivos especiais de posicionamento permitem osteotomia e aderência ideais à instalação ideal de 1,5 a 2,0 mm do dente adjacente. Esses espaçadores predeterminados de distância minimizarão a possibilidade de se instalar o implante muito perto ou muito longe do dente adjacente (Figura 28.15).

Complicações

Espaço excessivo entre o implante e o dente adjacente resultará em problemas biomecânicos e possíveis complicações estéticas. A aplicação de carga na área em cantiléver produzirá força de cisalhamento resultante. Como o osso é mais fraco com forças de cisalhamento, a perda óssea provavelmente ocorrerá ao redor da área da crista do implante. Cantiléveres presentes em próteses sobre implante são mais problemáticos do que nos dentes naturais por várias razões. As forças são ampliadas para todo o sistema de implante, o que pode resultar em afrouxamento do parafuso do implante, falha de retenção do cimento ou até mesmo mobilidade e falha do próprio implante. Em segundo lugar, devido ao implante estar em uma região sem LP, não há sistema de liberação de estresse no local para proteger o implante. Estudos têm demonstrado que um aumento de 1 mm no deslocamento horizontal de uma prótese sobre implante pode produzir aumento de 15% no torque durante a função, e um aumento de 1 mm no deslocamento vertical introduz um aumento de 5%.[11] A coroa sobrecontornada leva a forças de cisalhamento resultantes, que podem levar à falha do componente (*i. e.*, afrouxamento do parafuso, fratura do parafuso, fratura do implante).

Devido à necessidade de se obter contato interproximal, a prótese definitiva será atípica, o que pode levar a um aumento na dificuldade da moldagem protética, laboratorial e procedimentos de inserção (Figuras 28.16 e 28.17). A impactação

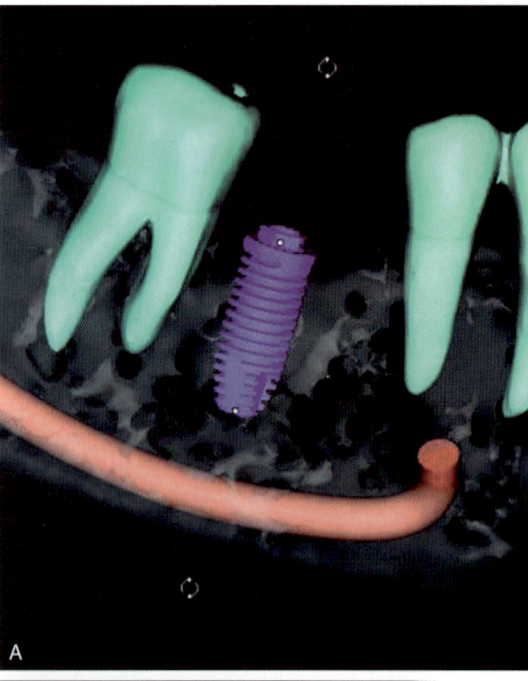

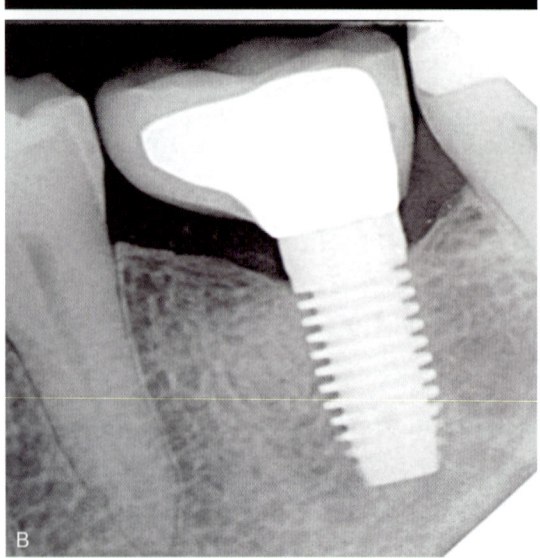

• **Figura 28.14** Implante instalado muito longe do dente adjacente. **A.** O implante deve ser instalado no ponto médio da distância mesiodistal. **B.** A instalação não ideal pode resultar em desvantagens biomecânicas como o efeito em cantiléver.

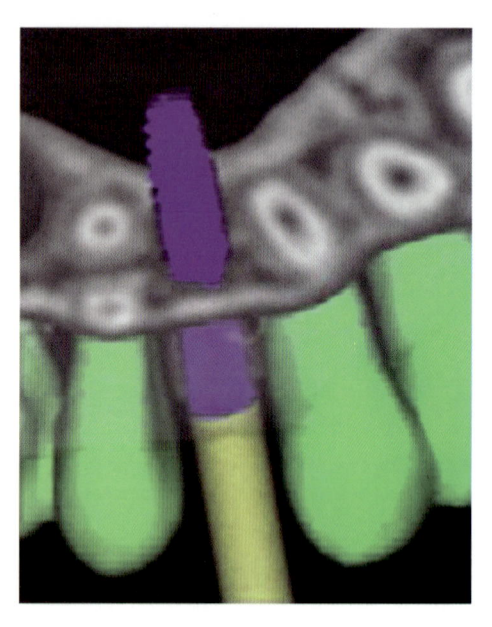

• **Figura 28.15** O implante deve ser instalado no ponto médio da distância mesiodistal por meio de um plano de tratamento interativo tridimensional proporcionado pela tomografia computadorizada de feixe cônico.

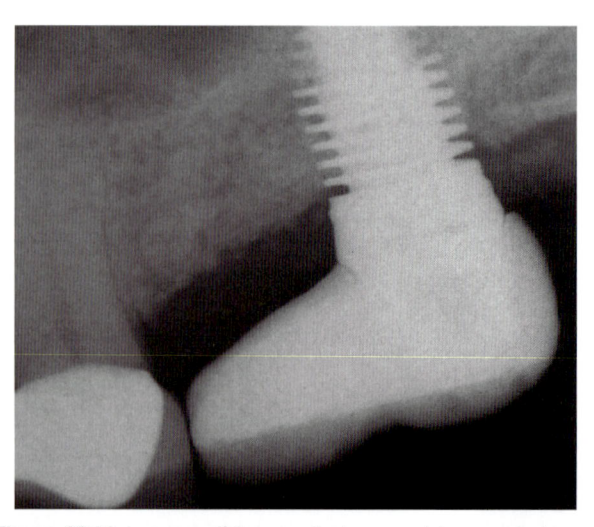

• **Figura 28.16** Imagem clínica que ilustra o posicionamento incorreto do implante levando a um efeito significativo em cantiléver. As forças aplicadas no cantiléver mesial resultarão em forças de cisalhamento na área da crista do implante.

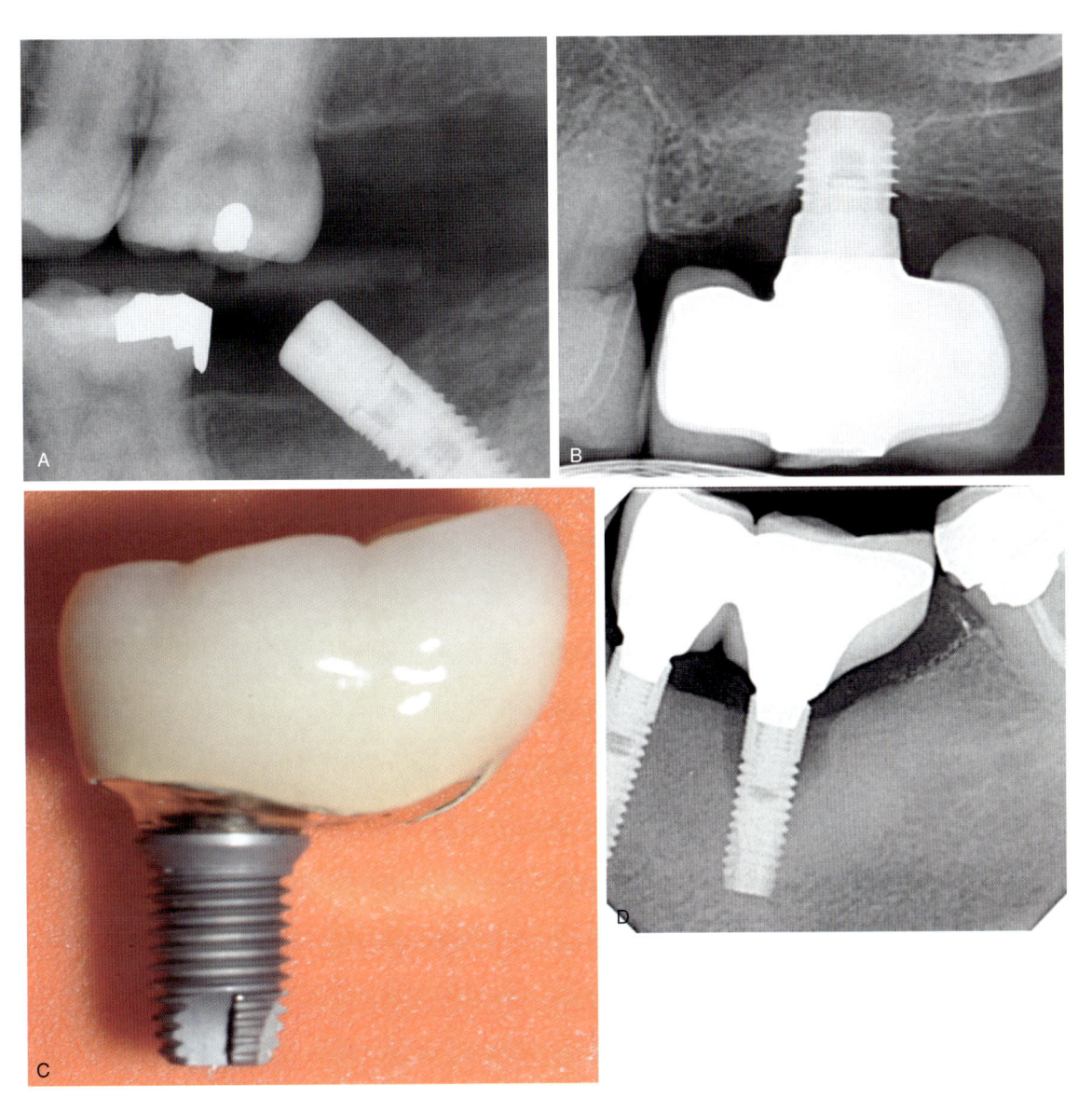

• **Figura 28.17** Posicionamento do implante muito distante do dente. **A.** Instalação do implante muito posterior, levando o implante a uma possibilidade não restaurável. **B.** Mau posicionamento do implante, resultando em prótese que tem cantiléveres anterior e posterior. **C** e **D.** Prótese atípica devido à instalação não ideal de implante e necessidade de se obter área de contato, o que resulta em complicações biomecânicas e impactação de alimentos.

de alimentos é uma reclamação comum de pacientes com distância dente-implante aumentada, pois a manutenção periodontal é difícil como resultado de complicações relacionadas aos tecidos moles. Os problemas crônicos de tecidos moles podem levar a doença peri-implantar (ou seja, perimucosite, peri-implantite), que resulta em um aumento da morbidade do implante.

Tratamento

Instalação inicial. Se a instalação não ideal for determinada durante a cirurgia, o implante deve ser reposicionado na posição ideal (ou seja, 1,5 a 2,0 mm do dente adjacente). Para prevenir o mau posicionamento, a seguinte fórmula de osteotomia pode ser usada: ½ diâmetro do implante + 2,0 mm do dente = início do local da osteotomia.

Em outras palavras, uma osteotomia piloto para implante de 4,0 mm seria 2,0 mm + 2,0 mm = 4,0 mm do dente adjacente. Se a osteotomia inicial não é ideal, então uma broca Lindemann (corte lateral) é utilizada para reposicionar a osteotomia na posição.

Instalação anterior. Se o implante já foi instalado e está pronto para ser reabilitado, então a quantidade de força oclusal deve ser avaliada para determinar o tratamento ideal:

Forças oclusais mínimas: se existirem fatores de força favoráveis (p. ex., prótese removível antagonista, falta de parafunção), pode ser confeccionado um cantiléver (coroa sobrecontornada) (Figura 28.18A) com o seguinte:
- Mesa oclusal estreita
- Altura mínima da cúspide: foi relatado que cada aumento de 10° na inclinação da cúspide leva a um aumento de 30% no torque aplicado à prótese durante a função[10]
- Sem contatos laterais
- Área de contato forte e longa.

Forças oclusais altas: se forças desfavoráveis (p. ex., prótese fixa antagonista ou prótese sobre implante, parafunção) estão presentes, então um cantiléver é contraindicado e a distância mesiodistal é reduzida por:
- Sobrecontorno da coroa adjacente (p. ex., coroa, compósito) (ver Figura 28.18B)
- Remover o implante e reposicionar (Boxe 28.4).

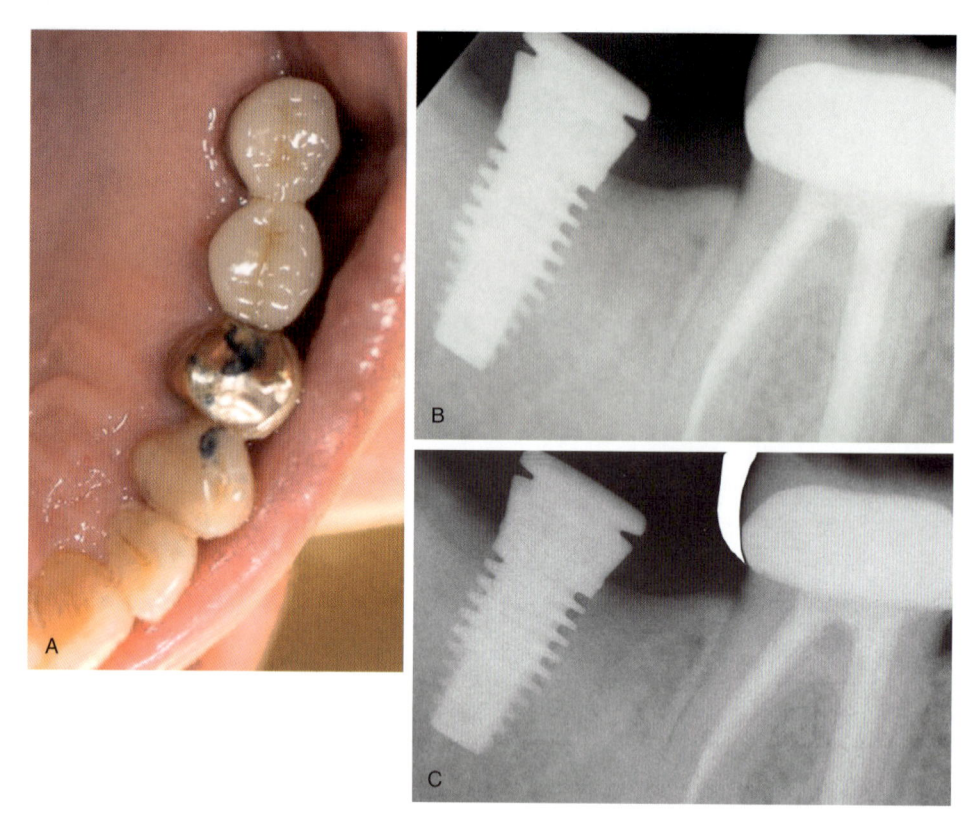

• **Figura 28.18** Tratamento de distância excessiva. **A.** Prótese com mesa oclusal estreita, altura de cúspide mínima e sem contatos laterais mantém a oclusão protegida pelo implante. **B** e **C.** Para diminuir a distância implante-dente, o dente natural pode ser alongado ou sobrecontornado com o uso de uma coroa ou união.

Falta de distância implante-implante

Posicionamento ideal

A distância entre dois implantes foi determinada como fator significativo no que diz respeito à perda da crista óssea, à presença de papila interimplante e à saúde generalizada dos tecidos.

Boxe 28.4 Espaço excessivo entre dente/implante.

Complicação
- Coroas sobrecontornadas
- Próteses atípicas
- Efeito em cantiléver (biomecânica)
- Impactação de alimentos
- Complicações periodontais

Prevenção
- Posicionamento ideal (1,5 a 2 mm do dente)
- Avaliação radiográfica precisa (tomografia computadorizada de feixe cônico)
- Encerramento diagnóstico/planejamento interativo do tratamento
- Eixo longo paralelo ao dente adjacente
- Uso de *template* cirúrgico

Tratamento

Forças oclusais mínimas:
1. Mesa oclusal estreita
2. Altura mínima da cúspide
3. Sem contatos laterais
   - Cantiléver (coroa sobrecontornada)

Forças oclusais altas:
1. Sobrecontorno do dente adjacente
   - Reduzir a distância mesiodistal
2. Remover o implante e reposicionar

Idealmente, deve haver 3 mm ou mais de espaço entre quaisquer dois implantes adjacentes. Isso permitirá espaço adequado para a papila interdental e saúde tecidual, facilidade de limpeza, *coping* de transferência durante a moldagem e perda óssea horizontal mínima. Quando implantes são instalados muito próximos uns dos outros, geralmente é resultado de um plano de tratamento ou técnica cirúrgica inadequada (Figura 28.19).

Avaliação de pré-tratamento

A avaliação preliminar para determinar a distância para vários implantes é a avaliação e mensuração do espaço na dimensão do eixo axial. Isso pode ser realizado pelo uso de uma imagem TCFC

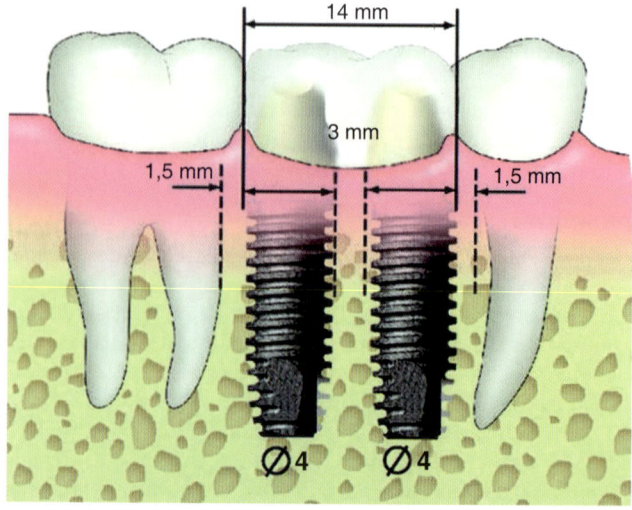

• **Figura 28.19** Distância ideal entre implantes: 3,0 mm entre os implantes e 1,5 mm 1,0 a 2,0 mm dos dentes adjacentes.

(axial) representando as raízes dos dentes adjacentes para mensuração (Figura 28.20).

Mensuração da Osteotomia. Existe uma fórmula para osteotomias iniciais anteriores às instalações dos implantes. Por exemplo, ao instalar implantes de 5,0 e 4,0 mm, adicionar ½ diâmetro do implante + 3 mm entre os implantes e 2,5 mm + 2,0 mm + 3,0 mm = 7,5 mm entre os locais de osteotomia. Neste exemplo, os locais de osteotomia iniciais podem ser colocados a aproximadamente 7,5 mm entre os dois orifícios-piloto. Além disso, guias especiais de espaçamento podem ser usados para posicionamento. Idealmente, a largura do diâmetro do implante deve corresponder à largura do dente natural a 2 mm abaixo da JCE.

Complicações

Quando a falta de osso interproximal (ou seja, < 3,0 mm) está presente, haverá diminuição no suprimento sanguíneo, levando à perda óssea. Tarnow *et al.* demonstraram que os implantes instalados a menos de 3,0 mm de distância podem ter estabilidade e função adequadas; no entanto, esse posicionamento provavelmente resultará em perda da crista óssea. Neste estudo, os implantes com distância superior a 3 mm entre uns e outros resultaram em perda óssea de 0,45 mm, enquanto os implantes posicionados a menos de 3 mm tiveram mais de duas vezes a quantidade de perda óssea, ou aproximadamente 1,04 mm (Figura 28.21).[12]

Além disso, quando existe falta de espaço entre os implantes, a perda óssea resultante será responsável pela perda da papila. Conforme o osso é reabsorvido, a distância entre o ponto de contato das coroas e o nível do osso aumenta. Como essa distância aumenta (ou seja, > 5 mm), a papila se tornará menor em tamanho e contorno.

A falta de espaço também pode levar à dificuldade de acesso à higiene, o que resultará em problemas de saúde do tecido. A condição do tecido resultante muito provavelmente levará à perimucosite ou peri-implantite. Proteticamente, a falta de espaço pode

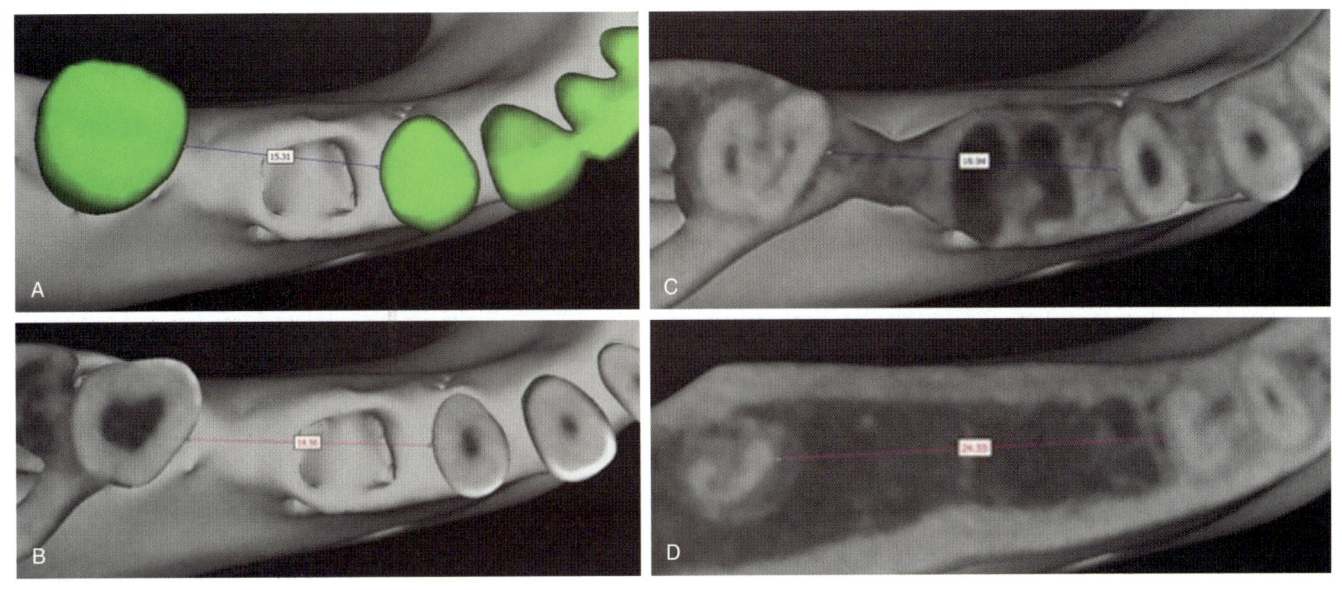

• **Figura 28.20** Avaliação da distância interdental. **A.** Mensuração clínica da coroa. **B.** Mensuração da junção cemento-esmalte. **C.** Distância intrarraízes. **D.** Distância apical.

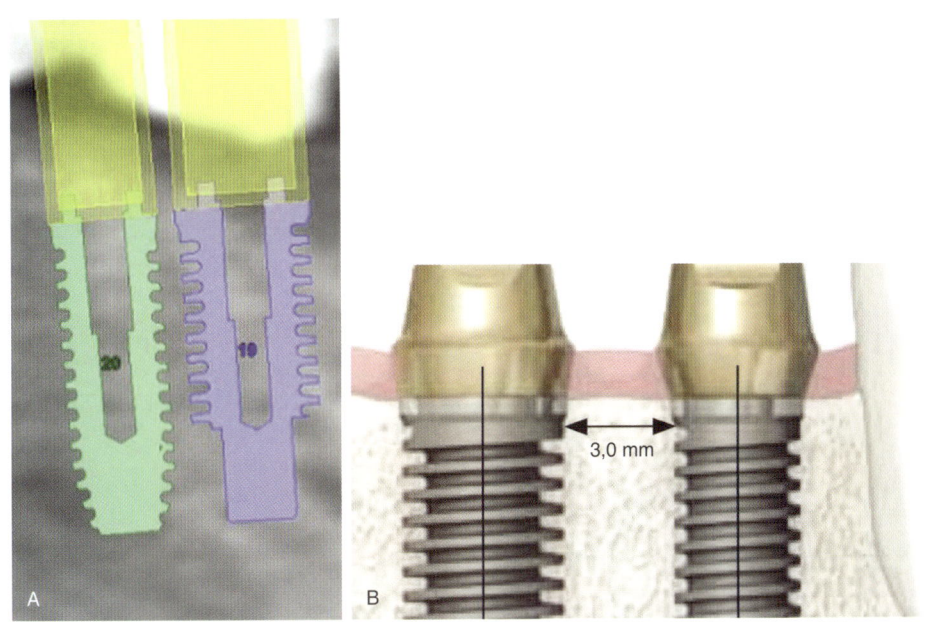

• **Figura 28.21 A.** Implantes instalados muito próximos uns dos outros. **B.** Idealmente, o espaço deve ser de 3,0 mm.

resultar em dificuldade na obtenção de uma moldagem final (ou seja, instalação de *copings* de transferência para moldagem) e assentamento da prótese. Com alguns sistemas de implante, os *copings* de transferência podem ser ajustados para permitir a moldagem dos corpos dos implantes. Adicionalmente, uma prótese sobre implante não convencional (com contorno irregular) provavelmente precisa ser confeccionada (Figura 28.22).

Tratamento

Instalação inicial. Se os implantes não estiverem posicionados de maneira ideal, a osteotomia deve ser reposicionada nas posições ideais (3 mm entre os implantes). As posições do implante podem ser alteradas com a broca Lindemann de corte lateral (Figura 28.23).

Instalação anterior. Se os implantes foram reabilitados, a remoção dos implantes e o reposicionamento devem ser realizados se o paciente não consegue higienizar adequadamente a prótese. Em alguns situações, o pilar protético/corpo do implante pode ser minimamente modificado para ganhar espaço, geralmente com uma broca diamantada em formato de chama. Isso é mais bem realizado com implantes hexagonais externos, pois a modificação dos implantes hexagonais internos pode alterar a integridade estrutural do implante, levando à possível fratura (Boxe 28.5).

Posicionamento vestibulolingual ("eixo Y")

O posicionamento vestibulopalatino (vestibulolingual) do implante dental é imprescindível para a eficácia da estética e da biomecânica da prótese definitiva. Frequentemente, o posicionamento do implante é ditado pelo osso disponível resultante, levando a complicações de angulação. A remodelação óssea após exodontias é comum, com reabsorção inicialmente ocorrendo da placa vestibular, diminuindo a largura do osso e mudando a posição da crista mais para lingual. Ao avaliar o posicionamento vestibulopalatino, duas dimensões precisam ser investigadas:
1. Posição da crista vestibulopalatina
2. Posição de angulação vestibulopalatina

Posicionamento ideal (dimensões do rebordo vestibulopalatino)

A posição vestibulopalatina do implante com largura óssea adequada é no meio ou ligeiramente para palatina na crista edêntula. Essa abordagem permite o uso do implante de maior diâmetro a ser instalado no espaço, em relação às dimensões naturais do dente. Idealmente, depois da instalação do implante, a crista óssea deve ter pelo menos 2,0 mm na face vestibular do implante e 1,0 mm ou mais na face palatina (Figura 28.24).[13]

Avaliação de pré-tratamento

Com este protocolo de posicionamento, se ocorrer perda óssea do implante, então a placa vestibular permanecerá intacta e não causará retração na face vestibular da coroa sobre o implante. Portanto, para um implante de 4 mm de diâmetro, é necessária uma largura de osso vestibulopalatino de no mínimo 7 mm (ou seja, implante de 4,0 mm de diâmetro + 2,0 mm de osso vestibular + osso lingual de 1 mm). A expansão óssea em conjunto com a instalação do implante ou enxerto ósseo na face vestibular do sítio edêntulo podem ser indicados quando a crista está comprometida em largura.

Ao avaliar as imagens de TCFC, a largura óssea disponível pode ser determinada por meio das imagens em corte transversal. Com o planejamento interativo de tratamento, as posições

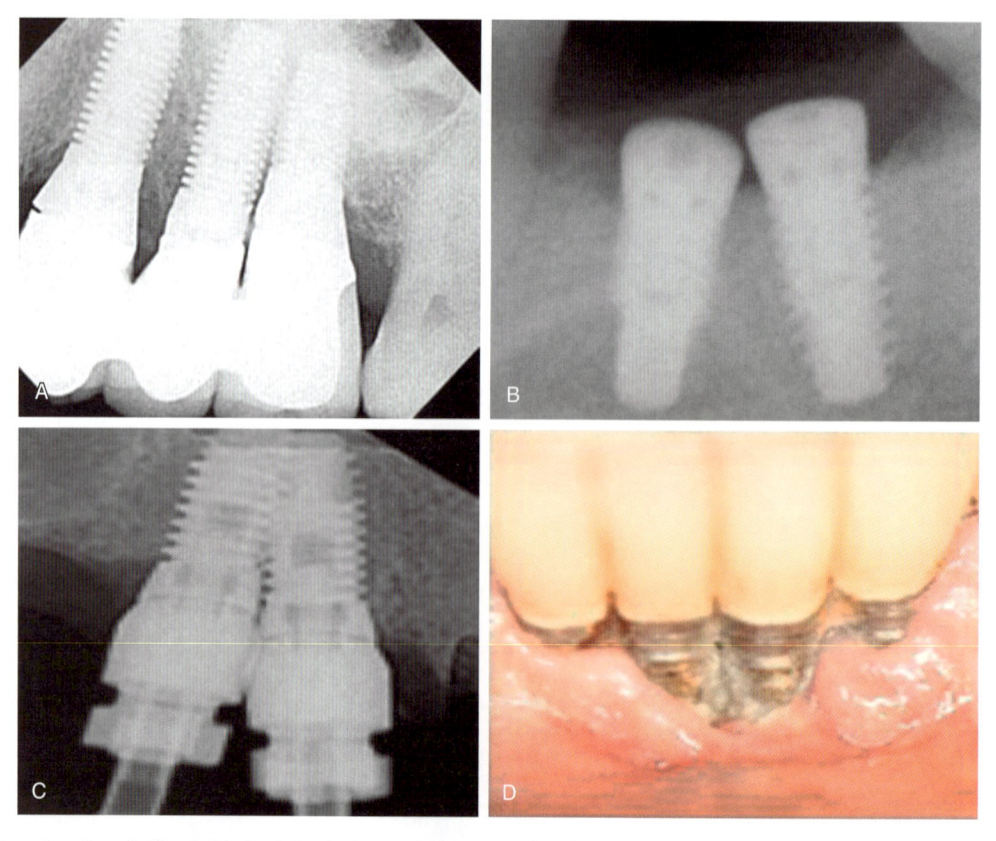

• **Figura 28.22** Complicações. **A.** Proximidade de implantes posteriores, resultando em perda óssea. **B** e **C.** Quando os implantes estão muito próximos, os procedimentos protéticos podem ser difíceis ou impossíveis de realizar. **D.** Proximidade do implante, resultando em dificuldade de higiene e doença peri-implantar.

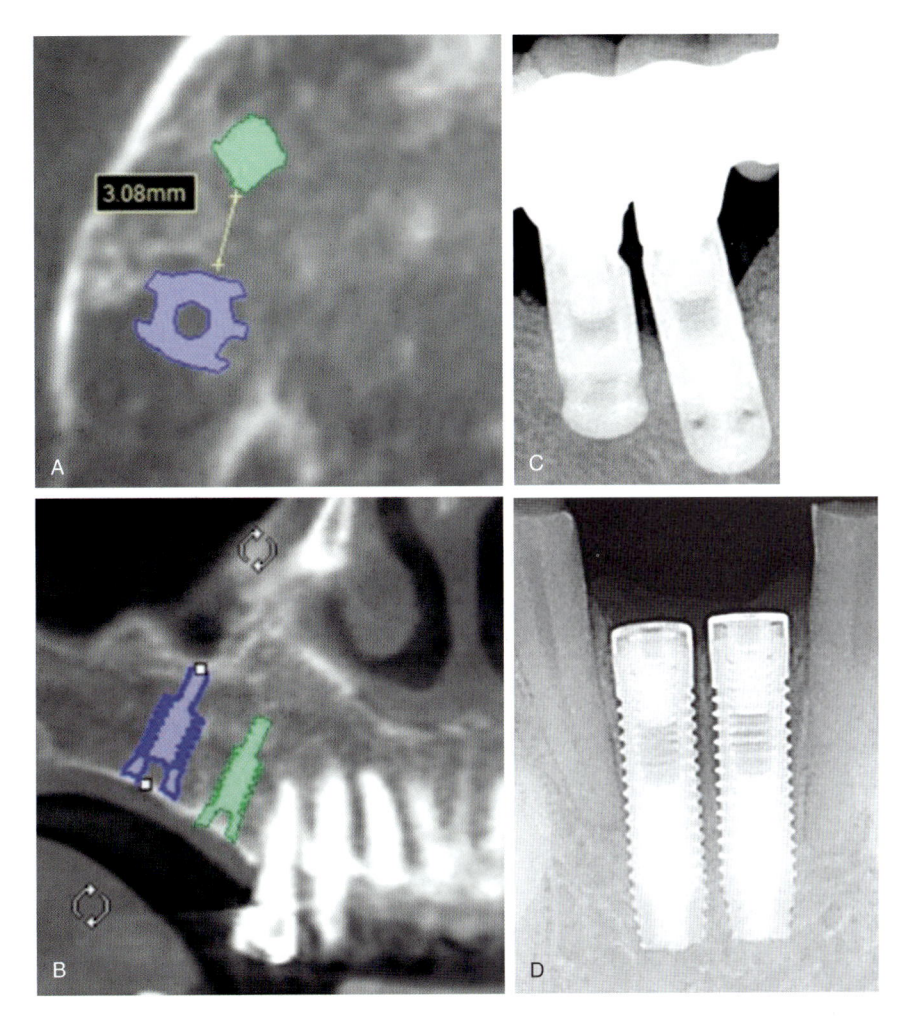

• **Figura 28.23** Espaço inadequado entre os implantes. **A.** A prevenção de múltiplos implantes instalados muito próximos inclui o uso de plano de tratamento interativo (múltiplas vistas de tomografia computadorizada de feixe cônico) para garantir o espaçamento ideal. **B.** Espaço inadequado entre os implantes; idealmente, um dos os implantes deve ser removido e reinstalado em uma posição mais ideal. **C.** Quando os implantes já estão reabilitados, um exame rigoroso deve ser seguido para monitorar a perda óssea e as complicações periodontais relacionadas. **D.** Dois implantes instalados na região anterior da mandíbula com espaço insuficiente entre os implantes (> 3,0 mm) e falta de espaço entre os dentes adjacentes (1,5 a 2,0 mm).

Boxe 28.5 Falta de espaço entre os implantes (implante:implante).

Complicação
- Aumento da perda óssea
- Perda de papila interdental
- Problemas de higiene
- Complicações da prótese (Moldagem/Perfil de emergência precário)

Prevenção
- Posicionamento ideal (3,0 mm entre implantes)
- Avaliação radiográfica precisa (tomografia computadorizada de feixe cônico)
- Enceramento diagnóstico/plano de tratamento interativo
- Uso de *template* cirúrgico

Tratamento
- Pilares personalizados
- *Recall* estrito
- Remover os implantes e reposicionar
- Forças oclusais mínimas

dos implantes podem ser avaliadas para garantir um mínimo de 2 mm presentes na boca e 1 mm nas faces linguais das cristas (Figura 28.25). A largura vestibulopalatina não é tão crítica na face palatina (ou seja, em relação ao osso vestibular) do implante porque geralmente contém osso cortical denso, que é mais resistente à perda óssea e geralmente não está na zona estética.

Quando presente, a cortical óssea vestibular minimiza a futura retração de tecidos duro e mole. Nesse cenário, se a perda óssea ocorrer no implante, a placa vestibular permanecerá intacta e resultará em retração mínima na face vestibular do implante. Spray *et al.* demonstraram que, se o osso vestibular tiver mais de 1,8 mm de espessura (após a instalação do implante), raramente resultará em retração. Porém, se a lâmina vestibular for menor que 1,8 mm, a reabsorção vertical ocorre rapidamente, sobretudo pela falta de suprimento sanguíneo.[14] Portanto, o posicionamento vestibulolingual impróprio tem efeito direto sobre a saúde a longo prazo do implante e da prótese.

Um erro comum, especialmente com clínico no início de sua curva de aprendizado, é usar apenas radiografias bidimensionais ou avaliação clínica da espessura do tecido mole. Muitas vezes, isso é enganoso e pode representar mudança significativa na instalação do implante ou da prótese definitiva. Assim, vendo a

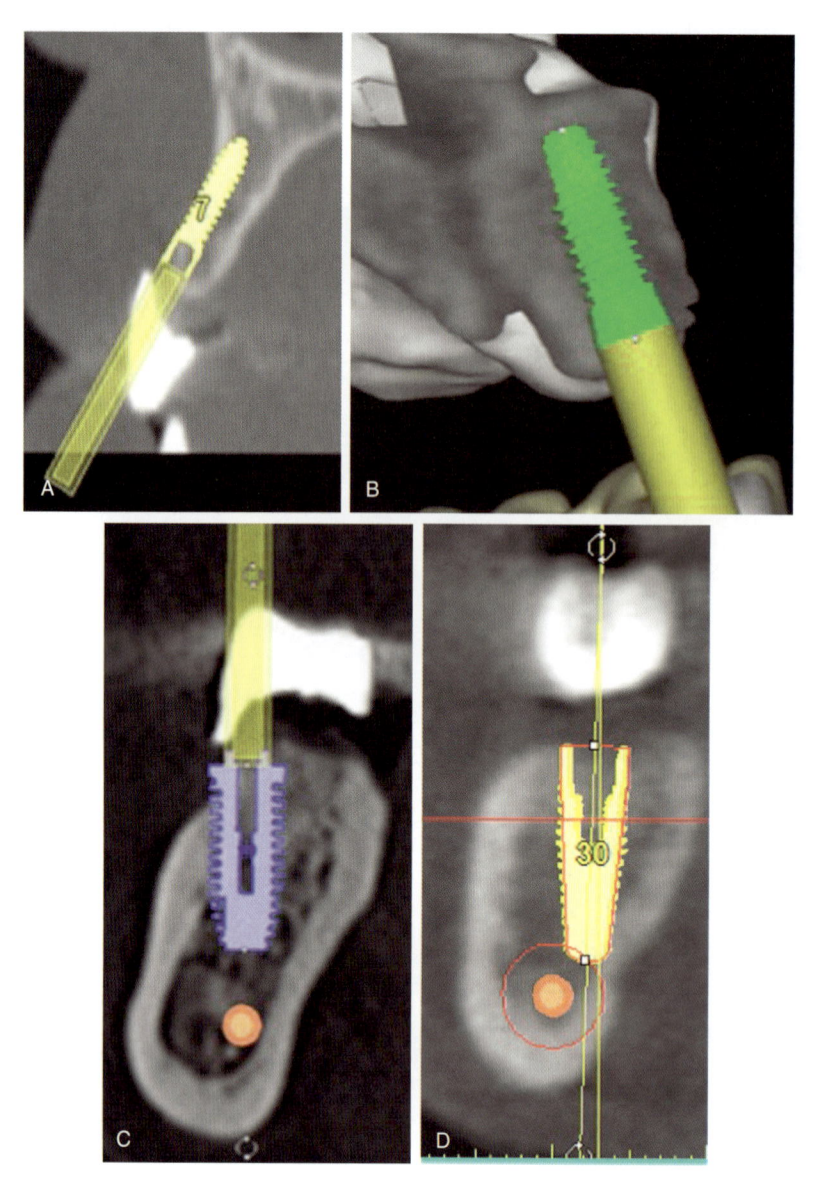

● **Figura 28.24** Posicionamento vestibulolingual: **A.** Posicionamento maxilar não ideal. **B.** Posicionamento maxilar ideal. **C.** Posicionamento mandibular não ideal muito vestibular. **D.** Posicionamento ideal na fossa central da prótese.

terceira dimensão do osso (ou seja, pesquisa por TCFC), permitirá a avaliação precisa da largura do osso e da posição ideal do implante (Figura 28.26).

Posicionamento ideal (angulação vestibulopalatina)

A angulação vestibulopalatina é um fator crucial no sucesso a longo prazo do implante dental e da prótese. Uma área em que o posicionamento vestibulopalatino é mais crítico é a região anterior da maxila. Por causa dos problemas inerentes de angulação (ou seja, trajetória dos dentes naturais em relação ao osso disponível), por estar na zona estética, há muito pouco espaço para erro quando se instalam implantes nessa área. Na literatura, são discutidos três protocolos diferentes para as angulações vestibulolinguais (vestibulopalatino) do corpo do implante: (1) semelhante à posição vestibular dos dentes naturais adjacentes, (2) sob a borda incisal da prótese definitiva, e (3) dentro da posição do cíngulo da coroa sobre o implante (Figura 28.27).

Angulação do corpo do implante para vestibular (anterior). Em teoria, uma angulação do corpo do implante maxilar anterior deve ser posicionada na emergência vestibular da coroa definitiva, e essa posição deve estar na mesma posição de um dente natural.

No entanto, o contorno vestibular da coroa de um dente natural tem dois planos, e sua borda incisal é palatina à emergência vestibular do dente natural de 12 a 15° (Figura 28.28). É por isso que os preparos da coroa anterior superior estão em dois ou três planos (Figura 28.29). Além disso, uma vez que o implante é mais estreito em diâmetro do que a dimensão da raiz vestibulopalatina, quando o corpo do implante é orientado como um dente natural e tem emergência vestibular, um pilar reto não é largo o suficiente para permitir a redução de dois ou três planos para trazer a borda incisal do preparo mais para palatina. Como resultado, a borda incisal do preparo permanece muito vestibular e exigirá modificação significativa ou um pilar angulado.

Portanto, o corpo do implante deve ser mais palatino do que uma raiz natural, então 2 mm de osso existem na face vestibular. Vários implantodontistas, especialmente no início de sua curva de aprendizado, tentarão alinhar o corpo do implante com a face vestibular dos dentes adjacentes e o implante poderá ser inadvertidamente inserido muito vestibularizado. Quando isso ocorre, não existe nenhum método previsível para reabilitar adequadamente a estética.

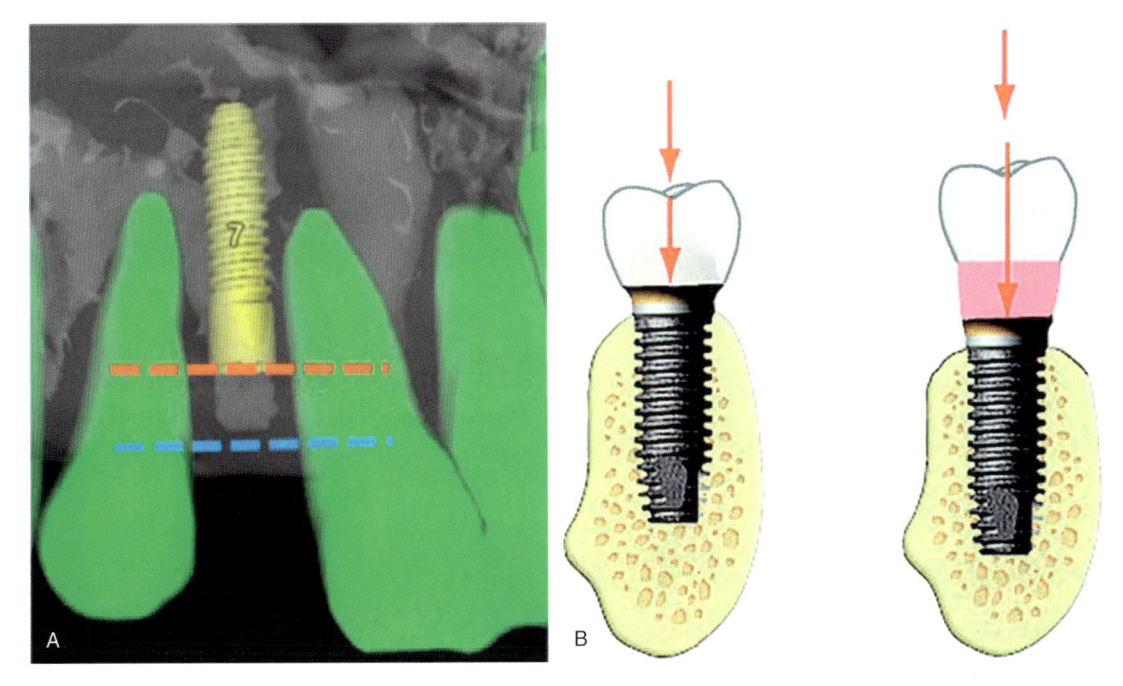

• **Figura 28.25** Instalação muito profunda do implante. **A.** Implante instalado a mais de 4 mm da margem gengival livre, o que aumenta as complicações potenciais. **B.** A altura da coroa não é um multiplicador de força quando a carga está no eixo longo do implante. No entanto, qualquer força angular ou em cantiléver aumenta a força e a altura da coroa amplia o efeito.

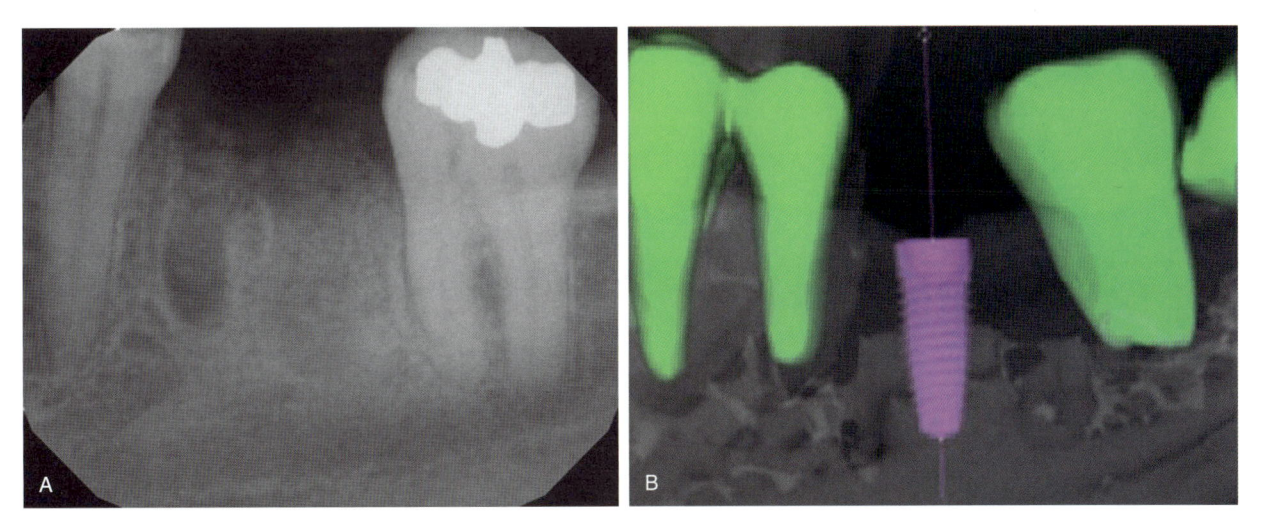

• **Figura 28.26 A.** Radiografia bidimensional que não mostra as dimensões ósseas verdadeiras devido a imprecisões inerentes. **B.** Imagem em corte transversal da tomografia computadorizada de feixe cônico permitindo a representação precisa das dimensões ósseas.

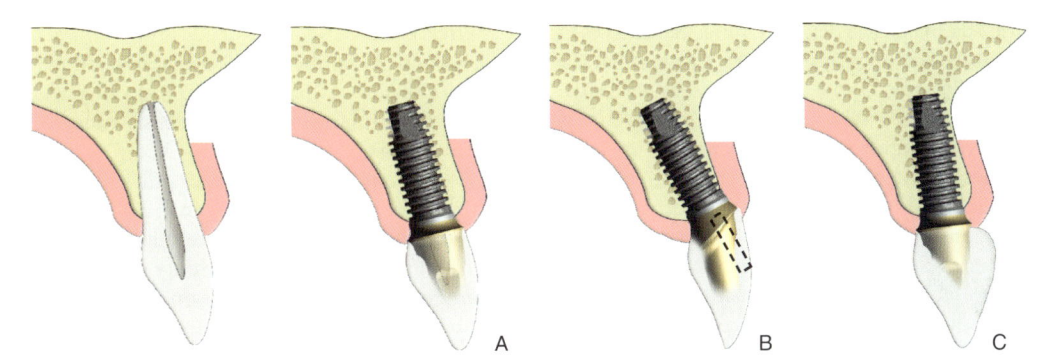

• **Figura 28.27** Três posições de angulação do implante são sugeridas na literatura para um implante dentário anterior superior. **A.** Sob a borda incisal. **B.** Semelhante à posição vestibular dos dentes adjacentes. **C.** Sob a posição do cíngulo da coroa do implante. (De Misch CE. Single-tooth implant restoration: maxillary anterior and posterior regions. *Dental Implant Prosthetics*. St Louis, MO: Elsevier Mosby; 2015.)

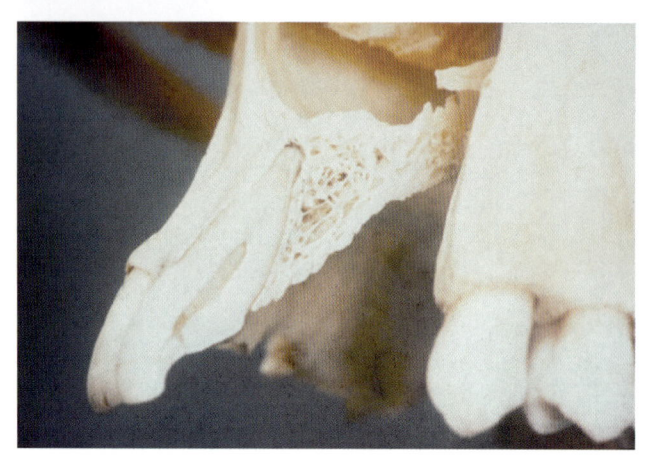

• **Figura 28.28** Os dentes anteriores superiores têm uma borda incisal de 12 a 15° mais palatina do que a posição de emergência vestibular da coroa. (De Misch CE. Single-tooth implant restoration: maxillary anterior and posterior regions. *Dental Implant Prosthetics*. St Louis, MO: Elsevier Mosby; 2015.)

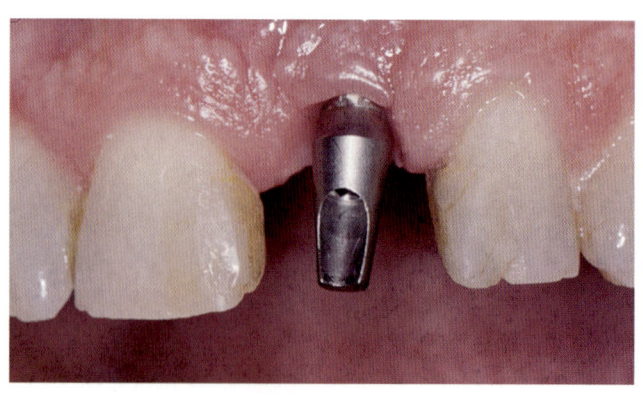

• **Figura 28.30** Implante posicionado muito vestibularizado e muito superficial. Um pilar angulado deve ser preparado para abrir espaço para materiais reabilitadores e para permitir uma posição mais apical da margem da coroa. (De Misch CE. Single-tooth implant restoration: maxillary anterior and posterior regions. *Dental Implant Prosthetics*. St Louis, MO: Elsevier Mosby; 2015.)

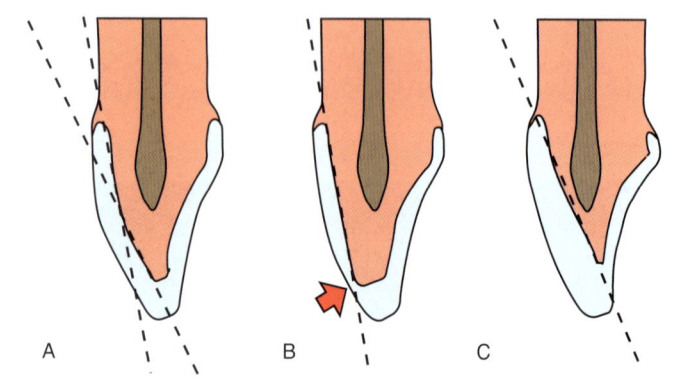

• **Figura 28.29 A.** Os preparos da coroa anterior superior são feitos em dois ou mais planos. **B** e **C.** Quando utilizado apenas o plano do perfil de emergência, a borda incisal do preparo fica muito vestibularizada. (De Misch CE. Single-tooth implant restoration: maxillary anterior and posterior regions. *Dental Implant Prosthetics*. St Louis, MO: Elsevier Mosby; 2015.)

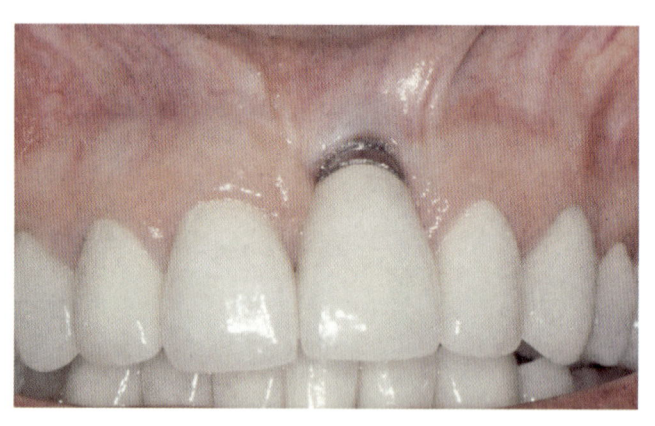

• **Figura 28.31** Implante instalado muito para vestibular e o tecido fino retraiu após perda da crista óssea. (De Misch CE. Single-tooth implant restoration: maxillary anterior and posterior regions. *Dental Implant Prosthetics*. St Louis, MO: Elsevier Mosby; 2015.)

Na melhor das hipóteses, a coroa definitiva aparecerá alongada. Esse problema é agravado quando o implante também é inserido muito superficialmente e um espaço insuficiente está presente para a obtenção de um perfil de emergência adequado. Para corrigir um implante inadequado com enxertos de tecido mole ou aumento ósseo, raramente obterá sucesso após o implante já estar instalado em uma posição definitiva (Figura 28.30).

Na região anterior da maxila, os dentes naturais recebem carga em um ângulo devido à sua angulação natural em comparação aos dentes anteriores inferiores. Essa é uma das razões pelas quais os dentes anteriores superiores são mais largos em diâmetro do que os dentes anteriores inferiores (ou seja, que recebem carga em seu eixo longo). A posição da angulação vestibular do corpo do implante muitas vezes corresponde a uma angulação do corpo do implante, frequentemente com até 15° fora do eixo de cargas. Essa carga angular aumenta a força para o complexo parafuso-implante-osso em 25,9% em comparação com uma carga no eixo longo.[15] Essas cargas compensadas aumentam os riscos de afrouxamento do parafuso do pilar, da perda de crista óssea e de retração do tecido mole cervical marginal.[16] Como resultado, os implantes em ângulo vestibularizados podem comprometer a estética e aumentar o risco de complicações (Figura 28.31).

Angulação do corpo do implante no cíngulo. Uma segunda angulação sugerida na literatura é mais palatina, com emergência sob o cíngulo da coroa. Isso também pode ser o resultado da instalação do implante em rebordo com deficiência de largura (Divisão B), pois o osso é perdido inicialmente na sua porção vestibular e a crista se desloca em direção lingual. Tal posição geralmente é o objetivo quando se utiliza uma coroa parafusada como prótese definitiva. O parafuso de fixação da prótese (ou seja, para reter uma coroa anterior superior) não pode ser localizado na região incisal ou vestibular da coroa, pois isso comprometerá a estética.

Essa posição também é sugerida para aumentar a espessura do osso na porção vestibular do corpo do implante. No entanto, a posição do implante no cíngulo pode causar um comprometimento considerável de higiene.[17] O corpo do implante, na região anterior superior, é circular e normalmente tem de 3,5 a 5,5 mm de diâmetro. O contorno cervical vestibular da coroa sobre o implante deve ser semelhante aos dentes adjacentes, para o efeito estético final. Devido ao eixo longo do implante, para a coroa parafusada emergir da posição do cíngulo, existe a necessidade de uma projeção vestibular da coroa ou "correção vestibular" a partir do corpo do implante. A borda do rebordo vestibular deve se estender de 2 a 4 mm e muitas vezes é semelhante em contorno à borda do pôntico modificado de uma prótese fixa de três elementos.

A borda modificada da coroa tornou-se uma solução comum para corrigir a estética da prótese quando o implante é instalado em osso estreito ou segue uma posição de angulação palatina.[18,19] Contudo, o controle do biofilme na face vestibular do implante é quase impossível. Ao contrário de um pôntico sobre uma prótese parcial fixa (PPF), o rebordo da borda da coroa tem um sulco gengival que requer higiene sulcular. Mesmo que uma escova de dentes (ou sonda) pudesse alcançar sob o rebordo vestibular até o sulco gengival, nenhum dispositivo de higiene ou medida pode ser manipulado em um ângulo reto para prosseguir até o sulco gengival vestibular. Como resultado, embora uma prótese estética aceitável possa ser desenvolvida, especialmente com cerâmica adicional na cervical, as necessidades de higiene tornam essa abordagem menos aceitável (Figura 28.32).

Alguns autores argumentam que um contorno melhorado pode ser desenvolvido subgengivalmente em vez de supragengivalmente com uma posição palatina do implante. Para criar esse contorno, o corpo do implante deve ser posicionado o mais apical possível. Tal posição pode evitar que o alimento se acumule na "mesa" cervical da coroa. No entanto, a "borda subgengival" não permite o acesso ao sulco vestibular do corpo do implante para a eliminação do biofilme, assim como para avaliar o índice de sangramento ou perda óssea vestibular (Figura 28.33). Portanto, a necessidade de manutenção da região sulcular vestibular do implante sugere que essa modalidade não é uma opção primária.

Maior separação interarcos é geralmente necessária com um implante na posição palatina, pois o pino transmucoso sai do tecido em posição mais palatina. O espaço interarcos inadequado pode impedir especialmente a reabilitação de pacientes Classe II de Angle, Divisão 2, com o implante nessa posição.

Angulação ideal do implante. A terceira angulação do implante na literatura descreve a angulação de implante mais desejável. O clínico determina a linha para a melhor angulação pelo ponto da posição da borda incisal da coroa do implante e a posição mediovestibulopalatina (*i. e.*, ou ligeiramente palatina) na crista óssea. O centro do implante é posicionado diretamente sob a borda incisal, de forma que o pilar reto de retenção da prótese cimentada possa ser usado. Devido ao perfil da coroa ser em dois planos, com a borda incisal mais para palatina do que a porção cervical, a posição da borda incisal é ideal para a instalação do implante e também favorece alguma perda óssea vestibular que geralmente ocorre antes da instalação do implante.

O perfil de emergência vestibular da coroa mimetiza os dentes adjacentes, seguindo desde o corpo do implante sob o tecido (Figura 28.34). A angulação de força do implante é menor no eixo longo, o que diminui as tensões na crista óssea e no parafuso do pilar. Quando em dúvida, o implantodontista deve desviar em direção à porção palatina da posição da borda incisal, não na porção vestibular, pois é mais fácil corrigir uma ligeiramente palatinizada no contorno da coroa, em comparação ao corpo do implante muito vestibularizado.

A angulação do corpo do implante ligeiramente lingual à borda incisal também pode ser usada para próteses cimentadas ou parafusadas. Em próteses parafusadas, um pilar angulado para retenção do parafuso é instalado, e o parafuso do *coping* para a coroa deve estar localizado dentro do cíngulo. Esse método não requer uma borda de rebordo vestibular da coroa definitiva, o que diminui o risco de comprometer a higiene. No entanto, deve-se notar que o afrouxamento do parafuso protético é uma das complicações mais comuns de coroas parafusadas anteriores superiores.[20]

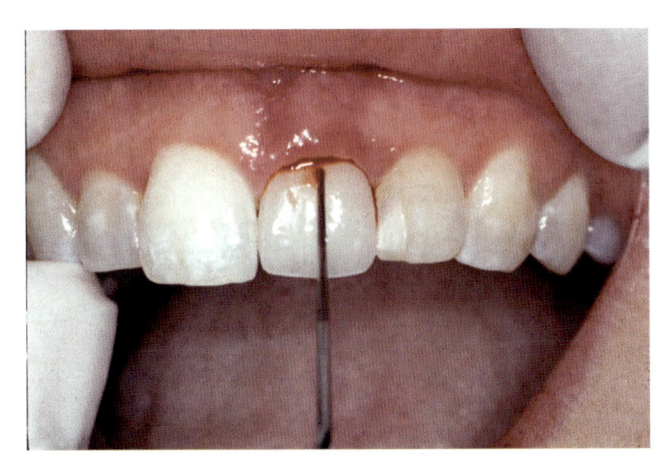

- **Figura 28.32** Coroa sobre implante com uma "sobreposição de crista modificada". O tecido fica periodicamente inflamado porque os auxiliares de higiene (ou sonda dental) não podem entrar no sulco do implante; em vez disso, eles só podem deslizar ao longo da volta da crista facial até a margem gengival livre. (De Misch CE. Single-tooth implant restoration: maxillary anterior and posterior regions. *Dental Implant Prosthetics*. St Louis, MO: Elsevier Mosby; 2015.)

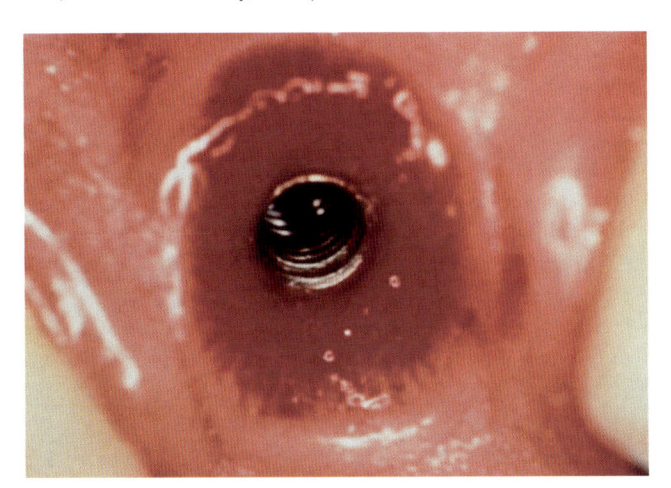

- **Figura 28.33** Implante com uma "coroa de rebordo subgengival" e um sulco gengival inflamado. (De Misch CE. Single-tooth implant restoration: maxillary anterior and posterior regions. *Dental Implant Prosthetics*. St Louis, MO: Elsevier Mosby; 2015.)

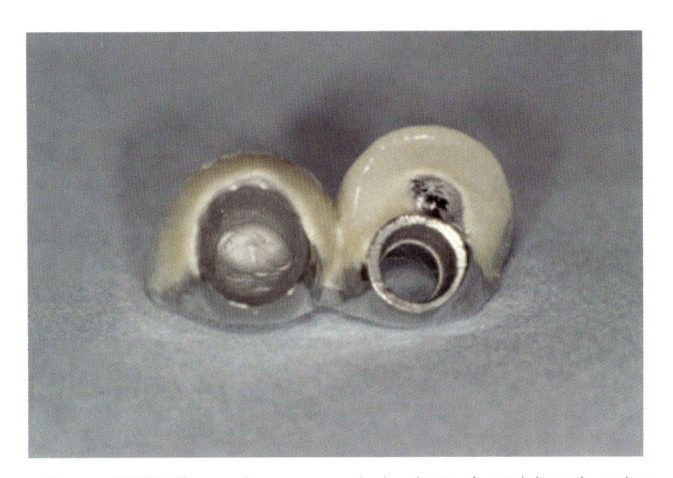

- **Figura 28.34** *Esquerda:* a coroa do implante é posicionada sob a borda incisal e tem um perfil de emergência vestibular semelhante aos dentes adjacentes. *Direita:* O implante foi posicionado sob o cíngulo e requer coroa parafusada com sobreposição de rebordo vestibular para ter uma emergência vestibular da coroa semelhante aos dentes adjacentes. (De Misch CE. Single-tooth implant restoration: maxillary anterior and posterior regions. *Dental Implant Prosthetics*. St Louis, MO: Elsevier Mosby; 2015.)

Quando isso ocorrer, há risco aumentado de perda óssea marginal como resultado do movimento da coroa e da microfenda criada pelo parafuso solto. Quando o volume ósseo ideal estiver presente, pode ser utilizado um *template* cirúrgico que indique a borda incisal e o contorno vestibular da prótese definitiva.

Posicionamento vestibulopalatino

A. Angulação com respeito ao tipo de prótese

1. Prótese PF-1 e PF-2

Retida por cimento (anterior). A angulação ideal para uma PF-1 ou PF-2, na região anterior, é ligeiramente lingual à borda incisal. Isso é vantajoso por duas razões. Primeiro, um pilar reto pode ser usado, o que é esteticamente mais agradável e proteticamente menos complexo. Quando uma prótese PF-1/PF-2 é indicada, a instalação precisa do implante com angulação vestibulolingual é necessária para se obter um resultado estético ideal. Na região anterior, a posição ideal do implante permite a instalação de um pilar reto ligeiramente lingual à borda incisal da coroa definitiva para uma prótese cimentada. As forças resultantes são concentradas ao longo do eixo longo do implante, minimizando as forças prejudiciais de cisalhamento. Além disso, se o acesso é sempre necessário para tratar o afrouxamento do parafuso, a coroa pode ser retida, evitando que uma nova coroa tenha que ser confeccionada.

Retida por parafuso (anterior). Para próteses retidas por parafuso na região anterior, o implante deve emergir dentro da área do cíngulo do dente anterior para que o orifício de acesso não afete a estética da prótese. Se o implante for instalado muito para vestibular, o acesso ao orifício afetará a estética da prótese (ou seja, o furo do parafuso através da vestibular da prótese). Se o implante for colocado muito longe da língua, pode resultar em sobrecontorno da coroa final em questões biomecânicas e possíveis interferências oclusais (Figura 28.35A-C).

Região posterior (retida por cimento ou por parafuso). Na região posterior, o eixo longo do implante deve emergir dentro do centro aproximado (fossa central) da prótese para PF-1 ou PF-2 parafusada ou cimentada. Isso permite que as forças oclusais sejam dirigidas idealmente ao longo do eixo longo do implante (ver Figura 28.35D).

Complicações

Vestibular. Se o implante for instalado muito para vestibular para uma prótese PF-1 ou PF-2, problemas estéticos resultarão do sobrecontorno da prótese. A deiscência óssea geralmente será acompanhada por retração do tecido, e essa complicação é mais pronunciada em pacientes com biotipo fino. O posicionamento vestibular costuma ser uma complicação quando os implantes são instalados em locais de extração imediata. Para corrigir a posição vestibular do implante, um pilar angulado deve ser usado. No entanto, por causa do orifício de acesso, a cinta do pilar é mais volumosa. Isso resulta em sobrecontorno da face vestibular da prótese, o que levará a retração tecidual e perda óssea (Figura 28.36).

Lingual. Implantes instalados muito longe da lingual podem resultar em tratamento vestibular com sobrecontorno da prótese definitiva (rebordo) por motivos estéticos. A moldagem protética e a instalação da prótese são também dificultadas, o que resulta em dificuldade com o assentamento do pilar. Devido ao sobrecontorno dos contornos linguais, os pacientes costumam se queixar de falta de espaço para a língua, o que pode impedir a fala. Na região anterior, um implante instalado mais para a lingual pode tornar o implante não passível de reabilitação se o paciente tiver uma mordida profunda e o espaço interoclusal for insuficiente (Figura 28.37).

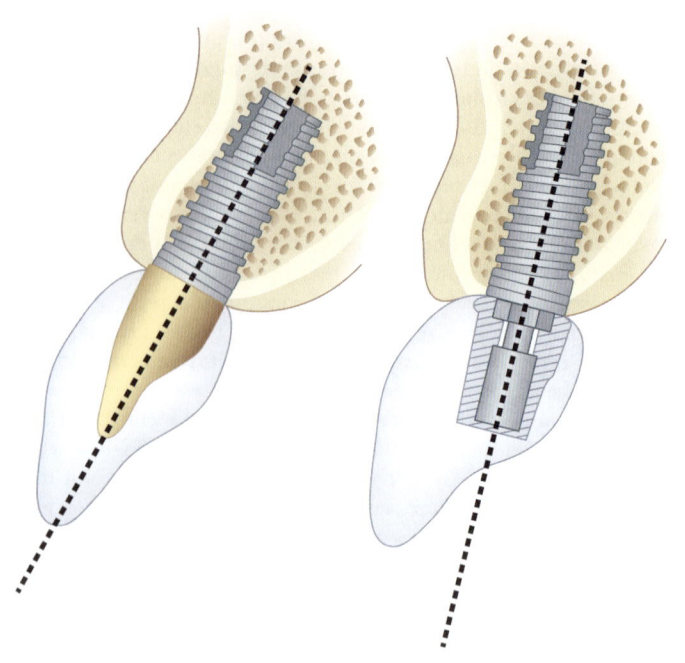

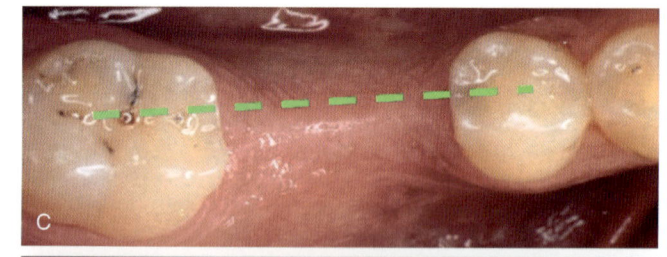

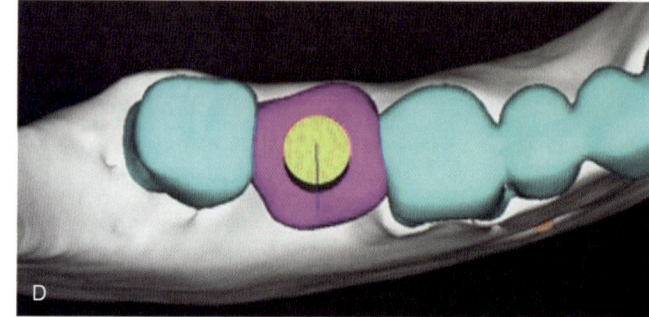

● **Figura 28.35 A** e **B**. Instalação ideal do implante para prótese cimentada e parafusada na região anterior. **C** e **D**. Instalação ideal de implante posterior em linha com os dentes adjacentes na fossa central.

Prótese PF-3

Retida por parafuso. Após avaliação da configuração articulada, forma do arco, osso disponível e fatores de força, as próteses PF-3 devem ser determinadas para ser parafusadas ou retidas por cimento. Para próteses parafusadas, o posicionamento ideal deve ser ligeiramente lingual aos dentes da prótese/cerâmica/zircônia para minimizar fraturas dentárias e delaminação. Na parte posterior, o posicionamento do implante deve ser dentro da fossa central dos dentes da prótese.

Retida por cimento. Para próteses cimentadas, o posicionamento do implante deve ser localizado ligeiramente lingual à borda incisal na região anterior e na área da fossa central na região posterior. Se os fatores de força são uma preocupação, então a instalação ideal do implante é crucial para minimizar a sobrecarga biomecânica.

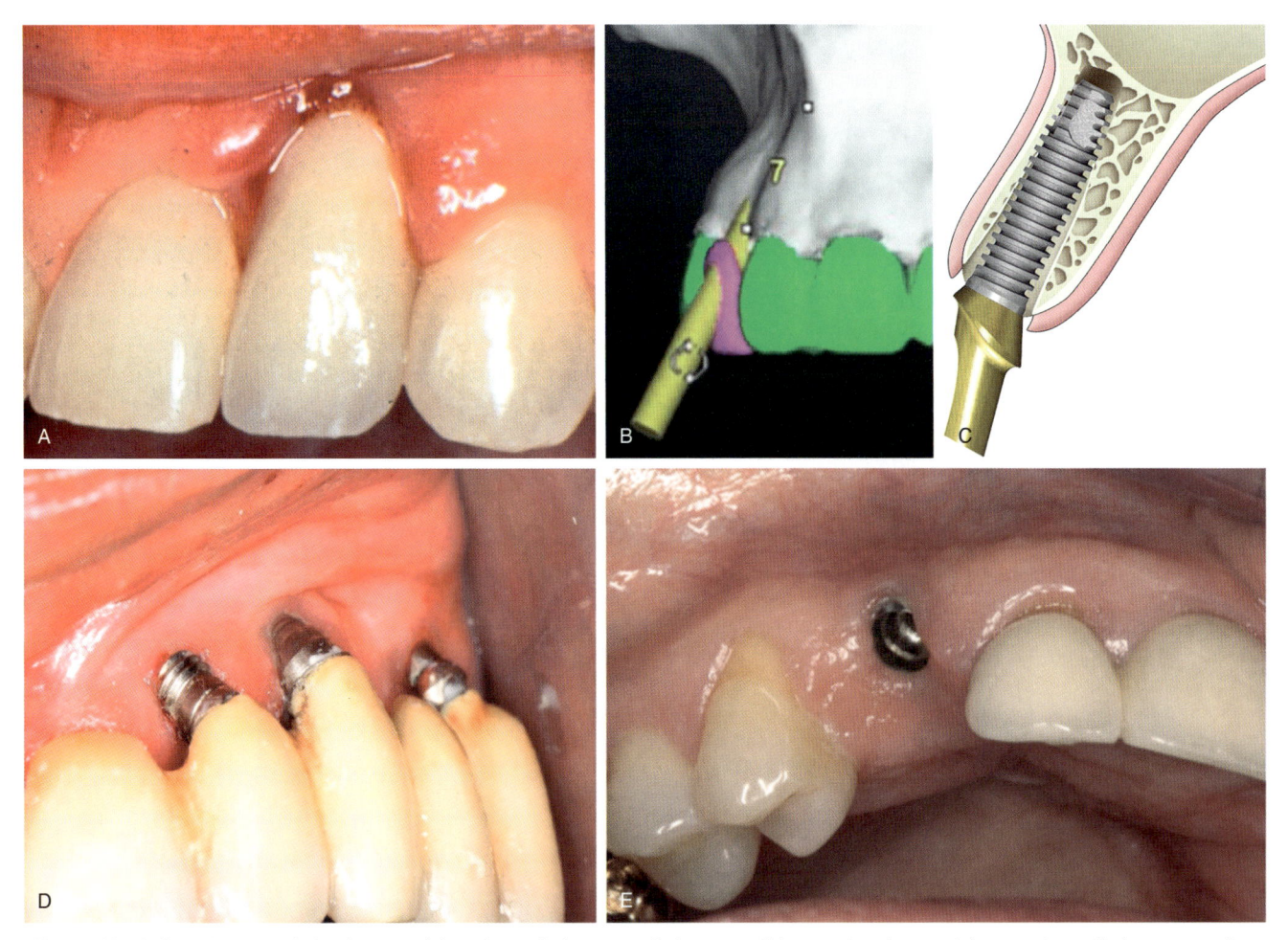

• **Figura 28.36** Complicações do implante posicionado vestibularmente. **A.** Imagem clínica mostrando o posicionamento vestibular que resulta em perimucosite. **B.** A avaliação pré-tratamento deve ser realizada para evitar mau posicionamento. **C.** O implante anterior posicionado vestibularmente com frequência exigirá um pilar angulado ou personalizado. **D.** Implante inclinado para vestibular resultando em problemas estéticos e de perda óssea. **E.** Posicionamento vestibular tornando o implante não restaurável.

No entanto, se os fatores de força são mínimos, a instalação não ideal é menos problemática com próteses cimentadas devido à angulação do pilar poder ser modificado (Figura 28.38).

Complicações

Vestibular. Implantes posicionados muito vestibularmente afetam a estética, dificultam a inserção do parafuso e resultam em aumento de fraturas dos componentes da prótese. Devido aos orifícios de acesso extruírem através dos contornos vestibulares dos dentes, o acesso vai precisar ser coberto com resina composta. Isso predispõe a prótese à perda ou descoloração dos *plugs* de resina composta. Ademais, os implantes inclinados para a vestibular podem causar irritação dos tecidos moles devido à falta de gengiva inserida.

Lingual. Implantes instalados muito longe da lingual resultarão em uma prótese com contornos excessivos, redundando em possíveis problemas de fala e aglomeração da língua na mandíbula. Devido à necessidade de maior quantidade de material para dar resistência à prótese, esse sobrecontorno frequentemente resulta em uma prótese atípica. Além disso, os implantes instalados lingualmente em geral terá como consequência a falta de gengiva inserida, o que pode levar a problemas crônicos de tecidos moles (Figuras 28.39 e 28.40).

PR-4 e PR-5. A angulação vestibulopalatina para implantes instalados para sobredentaduras removíveis deve ser posicionada para emergir dentro do corpo da base da prótese. Isso é crucial para os componentes (p. ex., encaixes, barra) que estão ligados ao implante não interferirem na configuração ideal dos dentes da prótese. A prótese em resina acrílica requer um mínimo de 2,0 mm de volume para força e forma de resistência, evitando fraturas e delaminação.

Mau posicionamento

Lingual. Implantes que são posicionados muito longe da lingual para uma sobredentadura resultarão no sobrecontorno da superfície lingual. Isso pode interferir na fonética e, muitas vezes, os pacientes se queixarão da falta de espaço para a língua. Se a face lingual da prótese é muito desgastada durante o ajuste, isso resultará em uma área de possível fratura ou perda de fixação.

Vestibular. Implantes instalados muito longe da vestibular irão interferir no posicionamento ideal da prótese, levando a possível prótese dentária a "se soltar". Muitas vezes, a estética fica comprometida por causa do mau posicionamento necessário aos dentes da prótese. Além disso, os implantes posicionados vestibularmente muitas vezes resultam em falta de tecido inserido adequado e potenciais problemas periodontais, pois a irritação gengival e a retração são mais prováveis de ocorrer. Isso pode levar à dor crônica, e a remediação geralmente não é bem-sucedida (Figura 28.41; Boxes 28.6 e 28.7).

Apicocoronal (eixo Z)

A profundidade da instalação do implante no osso é um fator significativo em relação à longevidade dos implantes. Seja o implante

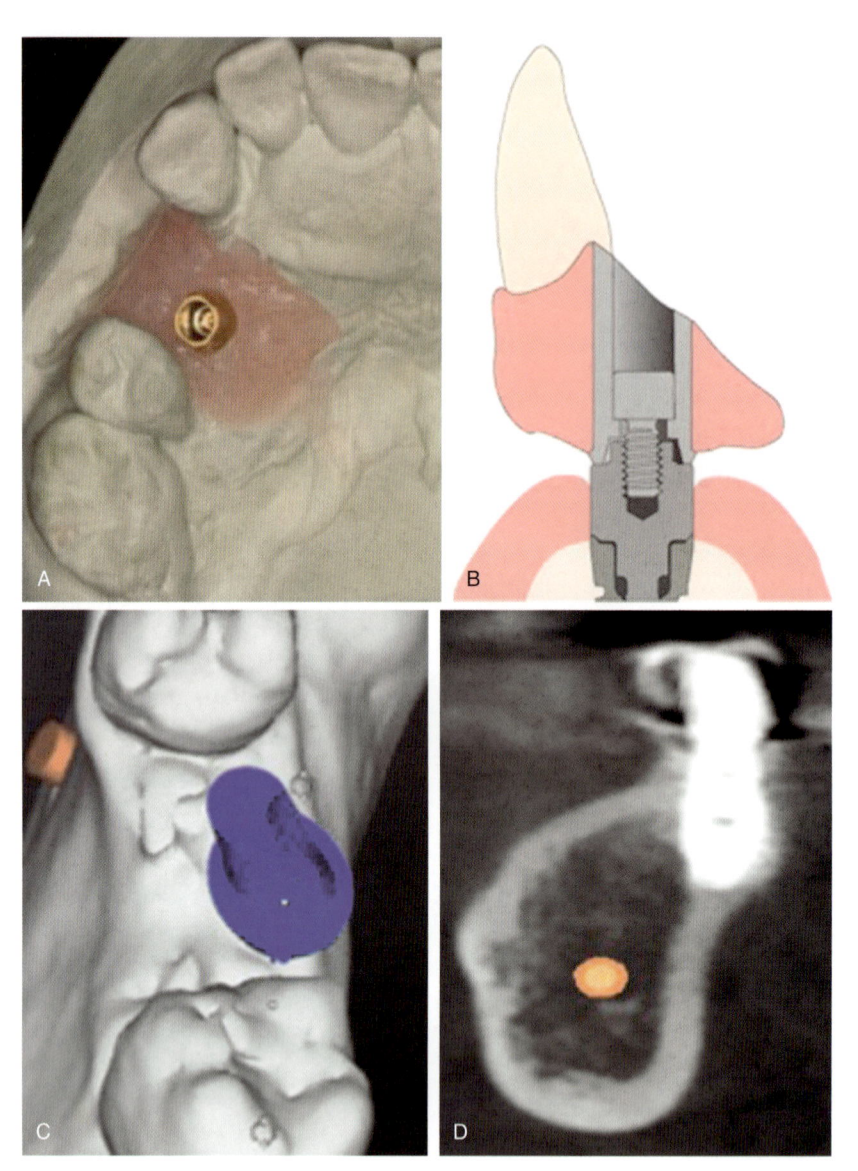

• **Figura 28.37** Complicações do implante posicionado lingual. **A.** Pilar instalado lingualmente requerendo sobrecontorno e possíveis complicações de pinçamento da língua. **B.** Geralmente, os implantes instalados mais para lingual podem ser reabilitados com uma prótese parafusada. **C.** Implante posterior instalado muito longe da língua, exigindo pilar angulado. **D.** Implante posterior instalado lingualmente, perfurando a placa lingual.

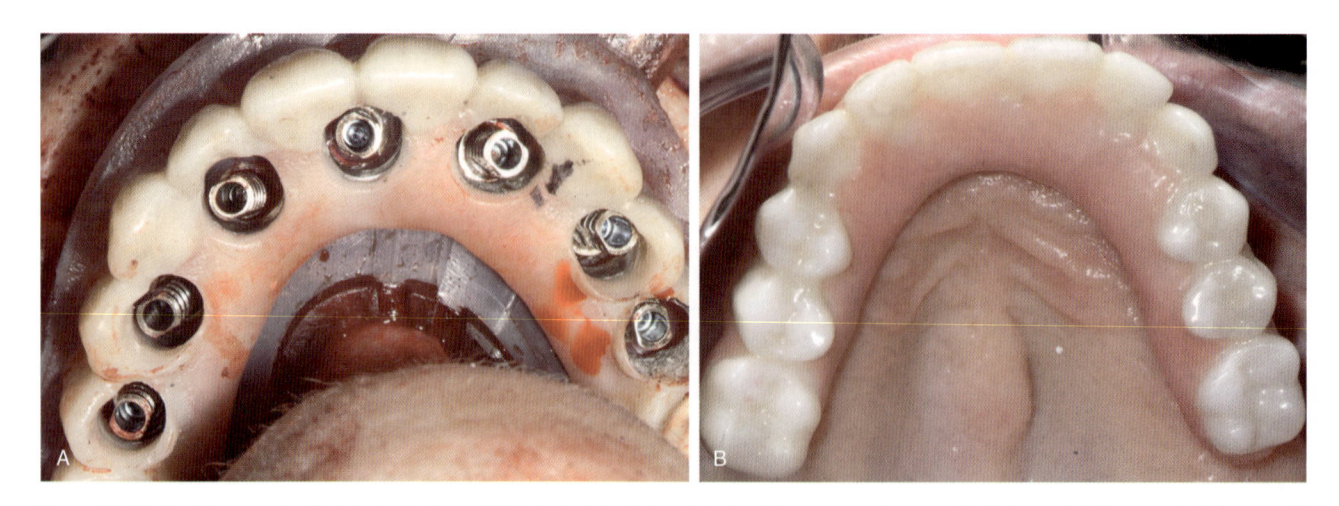

• **Figura 28.38** Posicionamento ideal do implante em PF-3. **A.** Instalação imediata/posicionamento da carga. **B.** Prótese definitiva em zircônia monolítica.

instalado muito profundo ou não apical o suficiente, complicações protéticas e periodontais podem aumentar a morbidade do implante.

Posicionamento ideal

Na maioria das regiões da boca, foi sugerido que a plataforma de implante seja colocada aproximadamente de 2 a 4 mm para apical à junção cemento-esmalte (JCE) adjacente ou à margem gengival livre (MGL). Mais recentemente, a margem gengival livre tem sido utilizada como o ponto de referência anatômico, pois isso permite mais precisão quando há retração de tecidos moles e duros[21] (Figura 28.42).

O melhor nível de plataforma para um implante de dois estágios é semelhante ao nível ósseo mais desejável antes da perda de um dente natural, que está 2 mm abaixo da JCE do dente adjacente.[22] Isso posiciona a plataforma do implante aproximadamente 3 mm abaixo da MGL vestibular da coroa do implante. Essa posição permitirá 3 mm de tecido para a emergência da coroa do implante no meio da região vestibular e mais à medida que as mensurações do tecido mole prosseguem em direção às regiões interproximais. Tal profundidade também aumenta a espessura dos tecidos moles sobre a face vestibular do corpo do implante em titânio, que mascara a cor mais escura. É mais fácil usar as MGLs dos dentes adjacentes para ajudar a determinar a profundidade do que tentar usar a JCE como um ponto de referência (Figura 28.43).

Em resumo, a posição ideal anterior e posterior do corpo do implante é 2 a 4 mm abaixo da MGL vestibular dos dentes adjacentes. A profundidade de uma plataforma de implante maior do que 4 mm abaixo do JCE adjacente é muito grande. Uma posição de plataforma de implante menor que 2 mm abaixo da MGL da coroa é bastante superficial. Portanto, a posição de profundidade ideal da plataforma do implante é superior a 2 mm e menor de 4 mm abaixo da MGL.

Profundidade excessiva

Alguns autores têm sugerido que os implantes sejam aprofundados (parafusados) abaixo da crista óssea, mais de 4 mm sob a JCE vestibular dos dentes adjacentes para desenvolver um perfil de emergência da coroa semelhante a um dente natural (Figura 28.44).[22,23] Isso fornece uma transição de emergência de cerca de 5 mm na porção vestibular para alcançar a largura do dente natural (4 mm abaixo da JCE, e a MGL ideal na porção vestibular é de 1 mm acima da JCE). Esse conceito foi originalmente desenvolvido para um implante de 4 mm de diâmetro, e o diâmetro de uma raiz de incisivo central é de 4 mm em uma posição

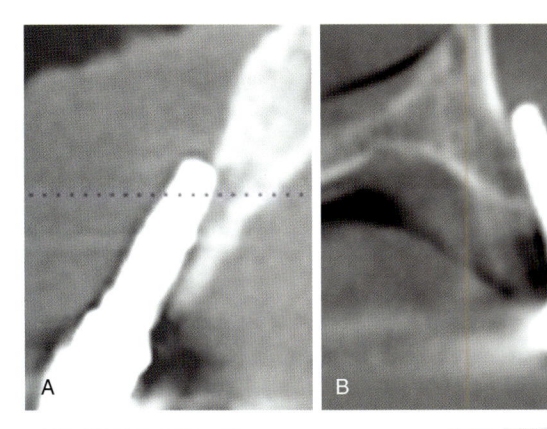

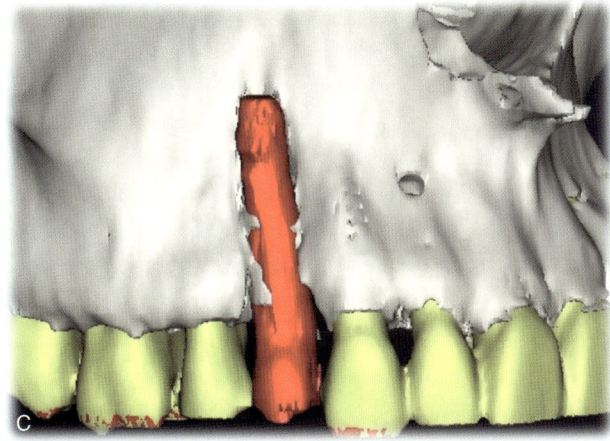

• **Figura 28.39** **A** e **B.** Implantes posicionados vestibularmente. **C.** Imagem 3D de TCFC mostrando falta de osso do implante inclinado para a vestibular.

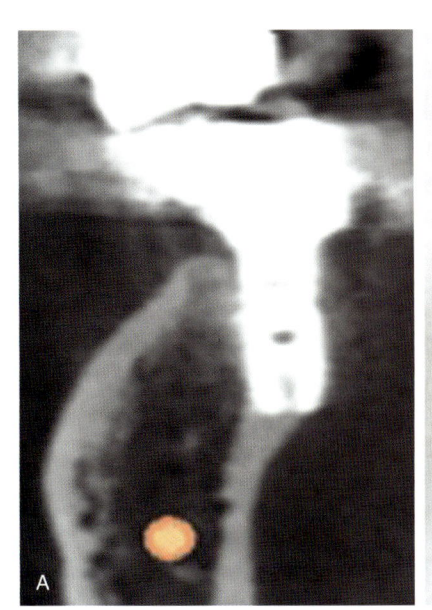

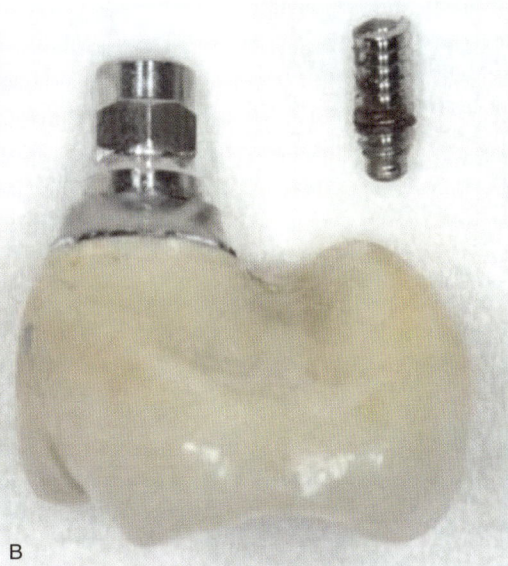

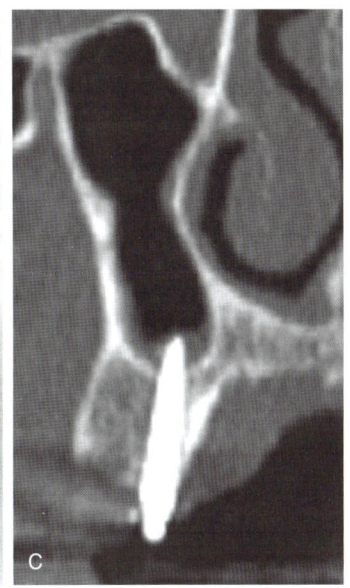

• **Figura 28.40** **A.** Implante instalado lingualmente colidindo com o espaço da língua. Observe o sobrecontorno vestibular em cantiléver para fins oclusais. **B.** Implante instalado mais para lingual, exigindo pôntico sobreposto e parafuso fraturado. **C.** Implante superior em ângulo lingual.

Boxe 28.6   Angulação excessiva (por vestibular).

Complicação
- Perda óssea (deiscência)
- Estética (sobrecontorno)
- Tecido fino (retração)
- Complicações protéticas
- Falha do implante

Prevenção
- Compreender a angulação ideal em relação ao tipo de prótese final
- Avaliação radiográfica precisa (tomografia computadorizada de feixe cônico)
- Enceramento diagnóstico/planejamento de tratamento interativo
- Uso de *template* cirúrgico

Tratamento
- Pilares personalizados
- Possível remoção do implante

Boxe 28.7   Angulação excessiva (por lingual).

Complicação
Maxila:
- Sobreposição de rebordo
- Coroa volumosa

Mandíbula:
- Falta de espaço para a língua
- Dificuldade na fala
- Sobrecontorno

Prevenção
- Compreender a angulação ideal em relação ao tipo de prótese definitiva
- Avaliação radiográfica precisa (tomografia computadorizada de feixe cônico)
- Enceramento diagnóstico/planejamento de tratamento interativo
- Uso de *template* cirúrgico

Tratamento
- Sobreposição de rebordo modificado retido por parafuso
- Diminuir os fatores de força oclusal
- Remover/reposicionar o implante

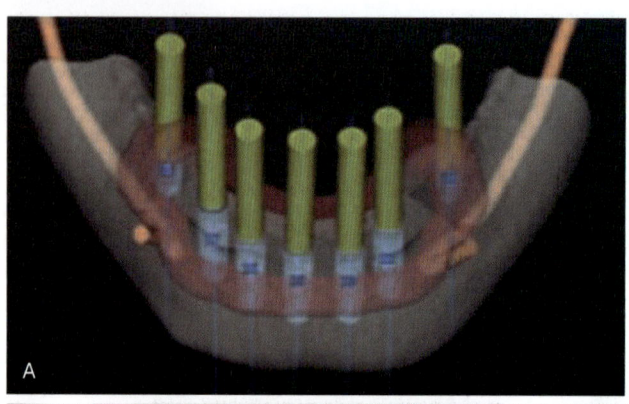

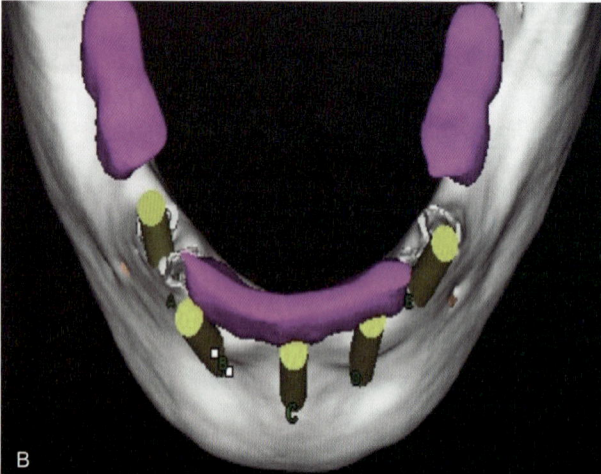

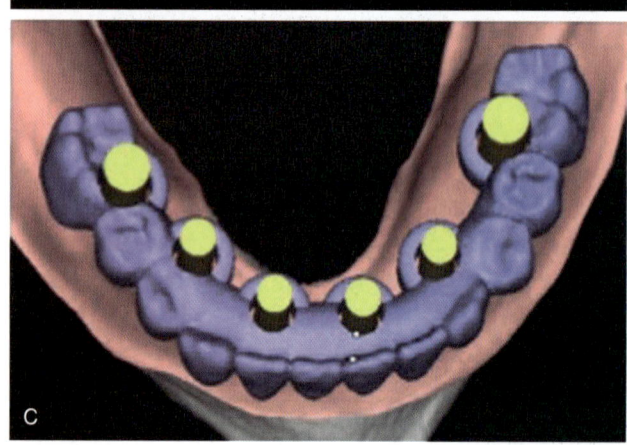

• **Figura 28.41 A.** Planejamento do pré-tratamento para a instalação ideal do implante. **B.** Implante angulado vestibularmente afetando a estética e a prótese. **C.** Instalação ideal do implante.

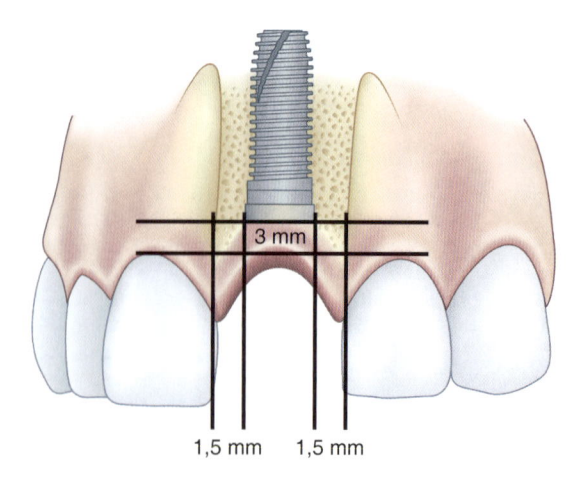

• **Figura 28.42** Imagem ilustrando o posicionamento ideal do implante (1,5 mm dos dentes adjacentes e 3 mm abaixo da margem gengival livre).

4 mm abaixo da JCE[24] (Figura 28.45). Próteses muito estéticas podem ser confeccionadas com essa posição de profundidade do implante, pois a maior parte da cerâmica subgengival fornece cor e contorno adequados para a coroa. No entanto, surgem preocupações em relação à saúde sulcular a longo prazo ao redor do implante quando está colocado mais de 4 mm abaixo da JCE.

Vários estudos têm mostrado uma faixa de perda óssea média de 0,5 a 3,0 mm durante o primeiro ano de função, dependendo parcialmente de projeto do implante. O osso é perdido pelo menos 0,5 mm abaixo da conexão do pilar com o corpo do implante e se estende a qualquer superfície lisa ou usinada além do módulo de crista (plataforma).[25] Por exemplo, Malevez *et al.* observaram uma perda óssea mais pronunciada para implantes cônicos que tinham uma plataforma longa e afunilada.[26]

Isso pode levar à profundidade de sondagem vestibular de 7 a 8 mm ou maior. Grunder avaliou implantes unitários em função por 1 ano, e observou que os níveis ósseos eram 2 mm apical em relação à conexão implante-pilar protético, e a profundidade de sondagem sulcular era de 9 a 10,5 mm, usando um projeto

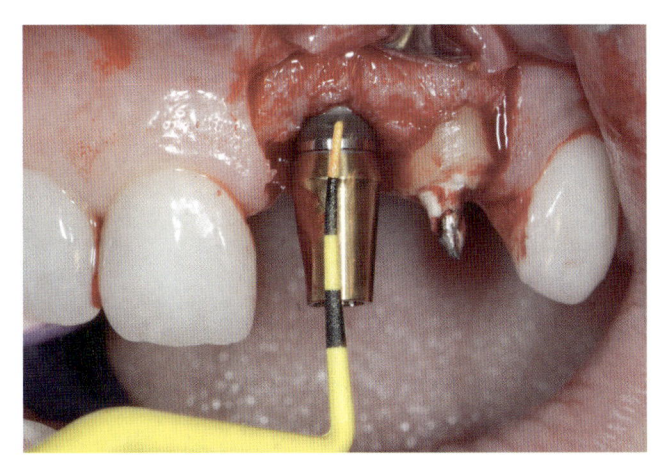

• **Figura 28.43** A profundidade ideal do implante é 3 mm abaixo da margem gengival livre da futura coroa sobre o implante. Esse implante é muito superficial para uma instalação ideal. (De Misch CE. Single-tooth implant restoration: maxillary anterior and posterior regions. *Dental Implant Prosthetics*. St Louis, MO: Elsevier Mosby; 2015.).

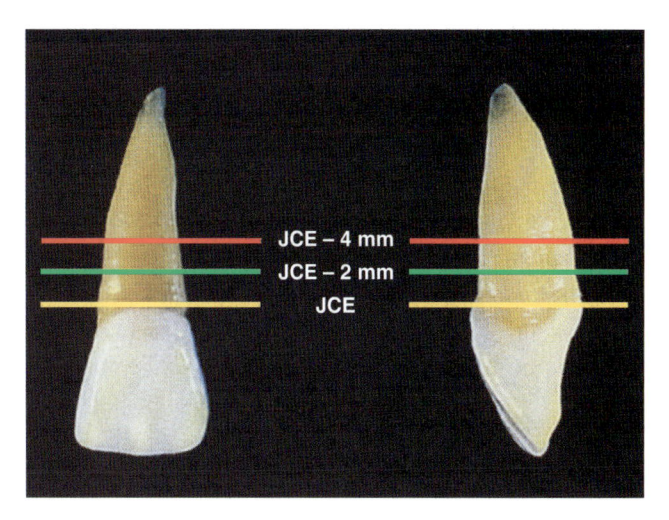

• **Figura 28.45** A raiz do incisivo central tem 4 mm de diâmetro quando é medido 4 mm abaixo da junção cemento-esmalte. (De Misch CE. Single-tooth implant restoration: maxillary anterior and posterior regions. *Dental Implant Prosthetics*. St Louis, MO: Elsevier Mosby; 2015.)

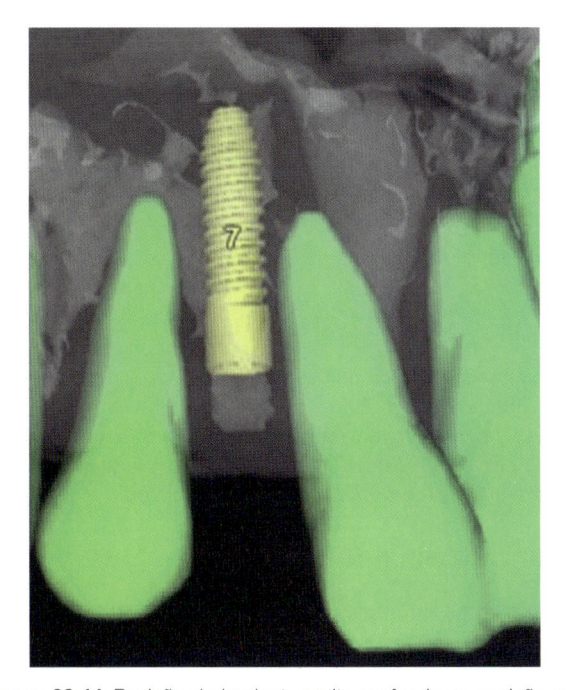

• **Figura 28.44** Posição do implante muito profunda na posição apicocoronal.

de implante de Brånemark.[27] Como resultado, os dispositivos de cuidado diário não podem manter a saúde do sulco, e as bactérias anaeróbias estão mais propensas a se desenvolver. As regiões interproximais da coroa do implante, que correspondem a incidência ou ausência das papilas interdentais, geralmente exibem profundidades de sondagem ainda maiores. Como resultado, a retração gengival do tecido é mais provável de ocorrer quando o implante é instalado a mais de 4 mm abaixo da posição vestibular da JCE adjacente.

O mecanismo de fixação do tecido mole acima do osso é menos tenaz comparado com um dente, e o mecanismo de defesa dos tecidos peri-implantares pode ser mais fraco que o dos dentes.[28] O cirurgião-dentista, ao errar para o lado da segurança para as melhores condições de saúde sulcular, deve limitar as profundidades sulculares adjacentes para implantes a menos de 5 mm.[29] Isso pode ser ainda mais relevante para implantes unitários, por causa das consequências devastadoras de retração gengival para a estética a longo prazo. Ademais, as regiões interproximais da coroa sobre o implante unitário são compartilhadas com os dentes adjacentes, e as bactérias anaeróbicas que se formam na região próxima ao implante podem afetar o dente natural adjacente como resultado de um defeito horizontal (especialmente quando o implante está mais próximo do que 1,5 mm do dente adjacente).

Quando o implante é parafusado abaixo da crista cortical óssea (como com esta técnica de profundidade), o osso trabecular ao redor da plataforma é mais fraco contra cargas oclusais. Além disso, quando o implante é instalado abaixo da crista óssea, o resultado inicial é uma altura coronária aumentada, assim como um aumento de forças de momento. Um risco aumentado de perda óssea adicional também está presente a partir das cargas de momento aumentadas aplicadas ao osso trabecular mais fraco, o que também pode resultar em retração do tecido mole a longo prazo. O resultado final são coroas clínicas mais longas, que também diminuem gradualmente em largura (conforme a abordagem de implante com dimensões estreitas). A região interproximal pode resultar em espaçamentos triangulares escuros no lugar de papilas interdentais.

O aumento da altura da coroa também aumenta as forças para o parafuso do pilar e aumenta o risco de afrouxamento do parafuso.

PF-1, PF-2 e PF-3

Posicionamento muito profundo. Quando a instalação do implante resulta em posicionamento mais profundo do que 4 mm abaixo da JCE ou MGL, pode haver muitas complicações:
1. Espaço para altura da coroa desfavorável (EAC; relação coroa-implante).
2. Complicações periodontais devido à incapacidade de realizar higiene adequada e perda óssea associada nos dentes adjacentes.
3. Forças de momento mais altas que causam sobrecarga biomecânica, resultando em perda da crista óssea.
4. As próteses são mais complicadas, com dificuldade de se realizar moldagem, colocar pilar protético e assentar a prótese.
5. Com implantes instalados profundamente, muitas vezes a placa vestibular será reabsorvida, especialmente se houver inclinação vestibular.
6. A saúde a longo prazo do sulco é diminuída porque há pouco ou nenhum osso cortical. O osso trabecular ao redor do módulo de crista (plataforma) é mais fraco contra cargas oclusais.
7. A altura inicial da coroa e as forças de momento resultantes são aumentadas. Um risco ainda maior de retração do tecido mole

ocorre a longo termo, com perda óssea adicional na plataforma. O resultado são coroas clínicas mais longas, que também diminuem gradualmente em largura (conforme as dimensões de estreitamento se aproximam do corpo do implante), com espaçamentos triangulares escuros resultantes no lugar de papilas interdentais, e a estética é comprometida a longo prazo (Figuras 28.46 e 28.47).

Tratamento

Fase de planejamento do tratamento. Durante a fase de planejamento do tratamento, se for determinado que não existem alternativas para instalar os implantes em uma profundidade comprometida (ou seja, enxerto ósseo contraindicado), para diminuir as possíveis complicações, pode-se:
1. Aumentar o número de implantes.
2. Aumentar os diâmetros dos implantes.
3. Projetar implantes para maximizar a área de superfície.
4. Confeccionar próteses removíveis (menos retentivas) e incorporar suporte para tecidos moles.
5. Retirar a prótese removível durante as horas de sono para reduzir os efeitos nocivos da parafunção noturna.
6. Utilizar implantes esplintados, independentemente de suportarem uma prótese fixa ou removível (Figura 28.48).

No momento da cirurgia. Se um implante for inserido, e sabe-se que a posição é excessivamente profunda, idealmente o implante deve ser removido, o local do osso enxertado e, em seguida, o implante deve ser substituído em uma posição ideal após a cicatrização. Se a fixação rígida não pode ser realizada, então o implante deve ser removido e a enxertia deve cicatrizar, com futura instalação do implante.

Implante integrado. Se, após a integração, for determinado que a posição do implante está comprometida, o risco *versus* o benefício da remoção do implante precisa ser determinado. Se a morbidade de remover o implante é muito significativa, então o implante pode ser reabilitado com as seguintes diretrizes:
1. Reduzir o comprimento do cantiléver.
2. Minimizar as cargas de deslocamento vestibular e lingual.
3. Utilizar perfil de emergência ideal.
4. Considerar que a carga de contato oclusal deve ser reduzida em qualquer carga de deslocamento do sistema de suporte do implante.

Contatos oclusais em oclusão de relação cêntrica (RC) podem ser eliminados na área de carga de deslocamento. Uma carga de parafunção pode ser reduzida, pois a parte mais em cantiléver da prótese recebe carga apenas durante a atividade funcional ao comer alimentos.[30]

Nota: tratamentos questionáveis, incluindo osteotomias segmentares, não são recomendados devido à invasividade, ao tempo de tratamento e ao prognóstico questionável (Boxe 28.8).

Profundidade inadequada

Quando o corpo do implante está posicionado a menos de 2 mm abaixo da MGL da coroa, a estética cervical da prótese está sob risco aumentado, pois o espaço limitado está presente subgengivalmente

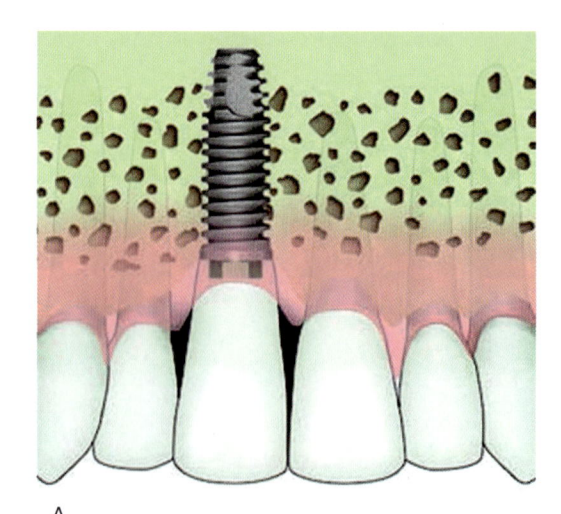

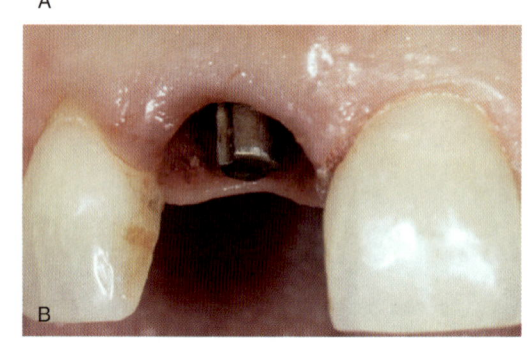

• **Figura 28.47 A.** Formação de triângulo escuro como resultado do implante posicionado apical. **B.** Instalação do implante muito profunda, resultando em uma coroa clínica significativamente maior.

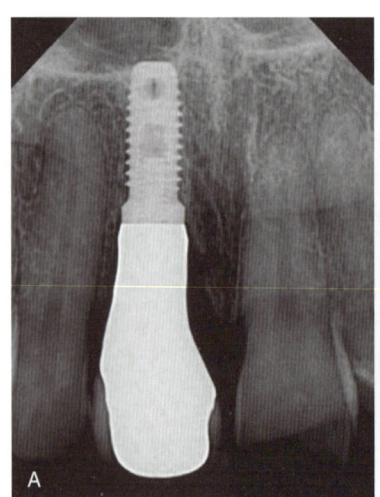

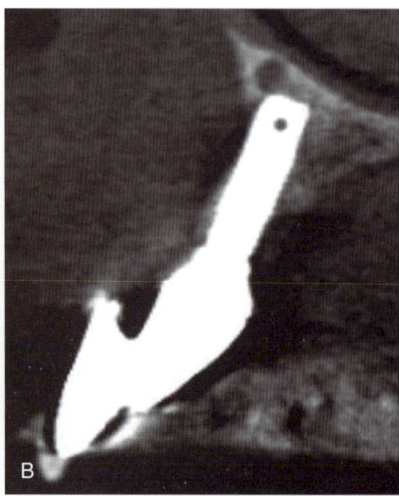

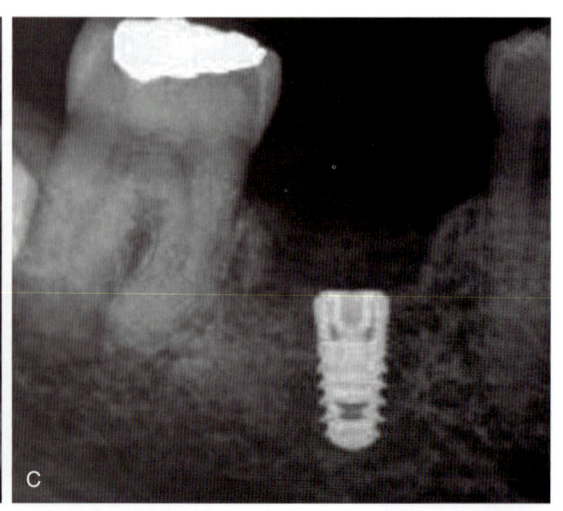

• **Figura 28.46 A.** Implante posicionado apicalmente resultando em prótese atípica, predispondo o implante a perda óssea e doença peri-implantar. **B.** Prótese resultante de implante posicionado apicalmente. **C.** Implante mandibular posicionado apicalmente muito próximo ao canal mandibular.

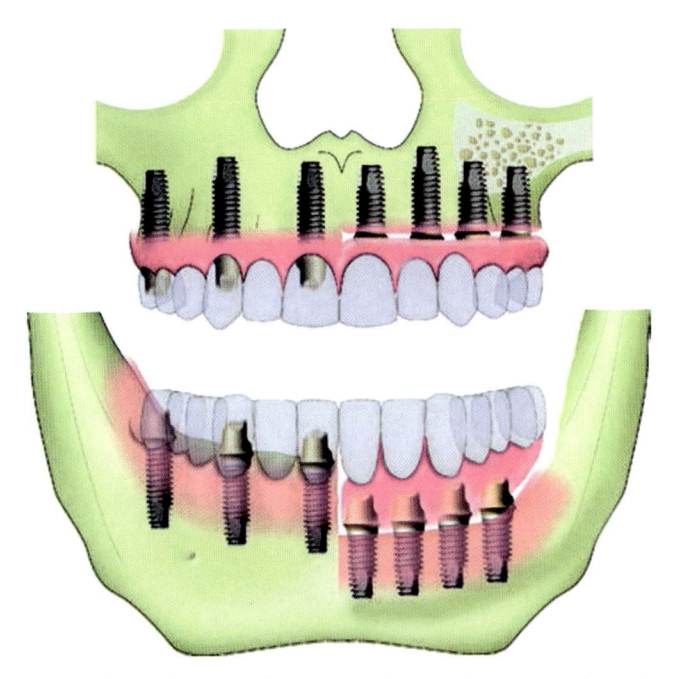

• **Figura 28.48** Quanto maior a proporção coroa-implante, maior será a necessidade de mais implantes e implantes esplintados.

Boxe 28.8 Instalação muito profunda do implante (apicocoronalmente).

Complicação
- Espaço para altura da coroa desfavorável
- (proporção coroa:implante)
- Forças de momento mais altas: perda óssea
- Complicações periodontais
- Próteses mais difíceis

Prevenção
- Ideal:
  - 3 mm abaixo da margem gengival livre (2 a 4 mm)
- Opções:
  - Enxerto
  - Alteração para prótese parcial fixa

Tratamento
1. Remover o implante
2. Perfil de emergência ideal
3. Monitorar
4. ? Tratamento

para desenvolver o perfil de emergência vestibular da coroa. A cerâmica ou zircônia da coroa pode não ser subgengival o suficiente para mascarar a cor do de titânio do pilar protético ou implante abaixo da margem da coroa (Figura 28.49A). Se ocorrer perda óssea, então o pilar ou corpo do implante de titânio pode também formar uma sombra escura sob os tecidos gengivais. Se ocorrer retração apical do tecido, então o pilar de titânio escuro e o corpo do implante podem se tornar diretamente visíveis. Os procedimentos cirúrgicos periodontais para posicionar o tecido mole sobre o titânio exposto são imprevisíveis.

Ocasionalmente, a altura da crista óssea é coronal à altura óssea ideal (3 mm abaixo da MGL vestibular). As duas condições mais comuns que resultam nesse achado são (1) quando os dentes adjacentes estão mais próximos do que 6 mm (na agenesia do incisivo lateral) e (2) quando um enxerto ósseo em bloco regenerou o excesso de largura e altura do osso. Idealmente, o osso da crista média está 3 mm abaixo do osso interproximal e segue a curvatura interproximal da JCE do dente ausente. Quando os dentes estão mais próximos do que 6 mm (ou seja, um incisivo lateral superior), a altura óssea interproximal de cada dente adjacente ao espaço ausente é capaz de estimular e manter o osso no nível da região interproximal. As mesmas condições podem ocorrer quando o aumento ósseo ganha altura até a altura interproximal do osso.

Quando um implante unitário substitui um dente ausente nessas condições, deve-se realizar uma osteoplastia para que a região média da crista esteja 3 mm apical à MGL do dente adjacente; caso contrário, a posição do implante será muito rasa e resultará em uma altura curta da coroa nas margens gengivais.

Para resolver o problema de um corpo de implante instalado muito superficialmente, o protesista pode precisar preparar a plataforma do implante e instalar a margem da coroa diretamente sobre o corpo do implante (mesmo que seja necessário um alongamento estético da coroa do osso circundante e do tecido mole) (ver Figura 28.49B-D). A margem da borda da pena também deve ser usada para minimizar esse enfraquecimento do pilar ou corpo do implante.

O seguinte pode ocorrer quando o posicionamento do implante não é profundo o suficiente (< 3 mm de JCE, < 2 mm de MGL):

1. Perfil de emergência inadequado (transição do diâmetro mais estreito do implante em comparação à dimensão mais ampla da coroa).
2. Diminuição da retenção do implante, o que pode levar a próteses não cimentáveis ou fratura do componente.
3. Estética pobre, visto que o pilar protético do implante ou o corpo do implante ficarão visíveis, resultando em escurecimento da cervical, e se isso ocorrer na região anterior, pode ser desagradável para o paciente. Normalmente, ocorre quando a margem vestibular da coroa não é capaz de ser colocada subgengival o suficiente para mascarar a cor do titânio do pilar.
4. Espaço inadequado devido à localização da plataforma dificultará a higiene adequada. Resultará em mudança abrupta da plataforma protética para o diâmetro da prótese. Em geral, isso provavelmente resultará em dificuldade de higiene (Figura 28.50).

Tratamento

Fase de planejamento do tratamento. Durante a fase de planejamento do tratamento, se for determinado que o posicionamento do implante resultará em um implante em local não ideal em relação à MGL, podem-se indicar modificações no plano de tratamento ou na prótese definitiva. Discrepâncias esqueléticas (mordida profunda), dimensão vertical oclusal (DVO) reduzida por atrito ou abrasão, atrofia óssea mínima após a perda do dente e extrusão de dentes não antagonistas podem resultar em espaço inferior ao ideal para a substituição protética do dente. Próteses tradicionais e procedimentos reabilitadores são indicados para restaurar a DVO adequada, o plano oclusal e o aumento do EAC:

1. A modificação ou ajuste da oclusão antagonista deve sempre ser explicada ao paciente no início do tratamento para evitar problemas de falha de comunicação. Isso é extremamente importante, especialmente se a alteração do dente antagonista resultar em necessidade de terapia endodôntica.
2. Idealmente, 8 mm de espaço são necessários para uma prótese cimentável. O requisito de 8 mm para EAC consiste em 2 mm de espaço do material oclusal, altura mínima do pilar protético de 4 mm para retenção, e 2 mm acima do osso para o dimensão da largura (que não inclui o

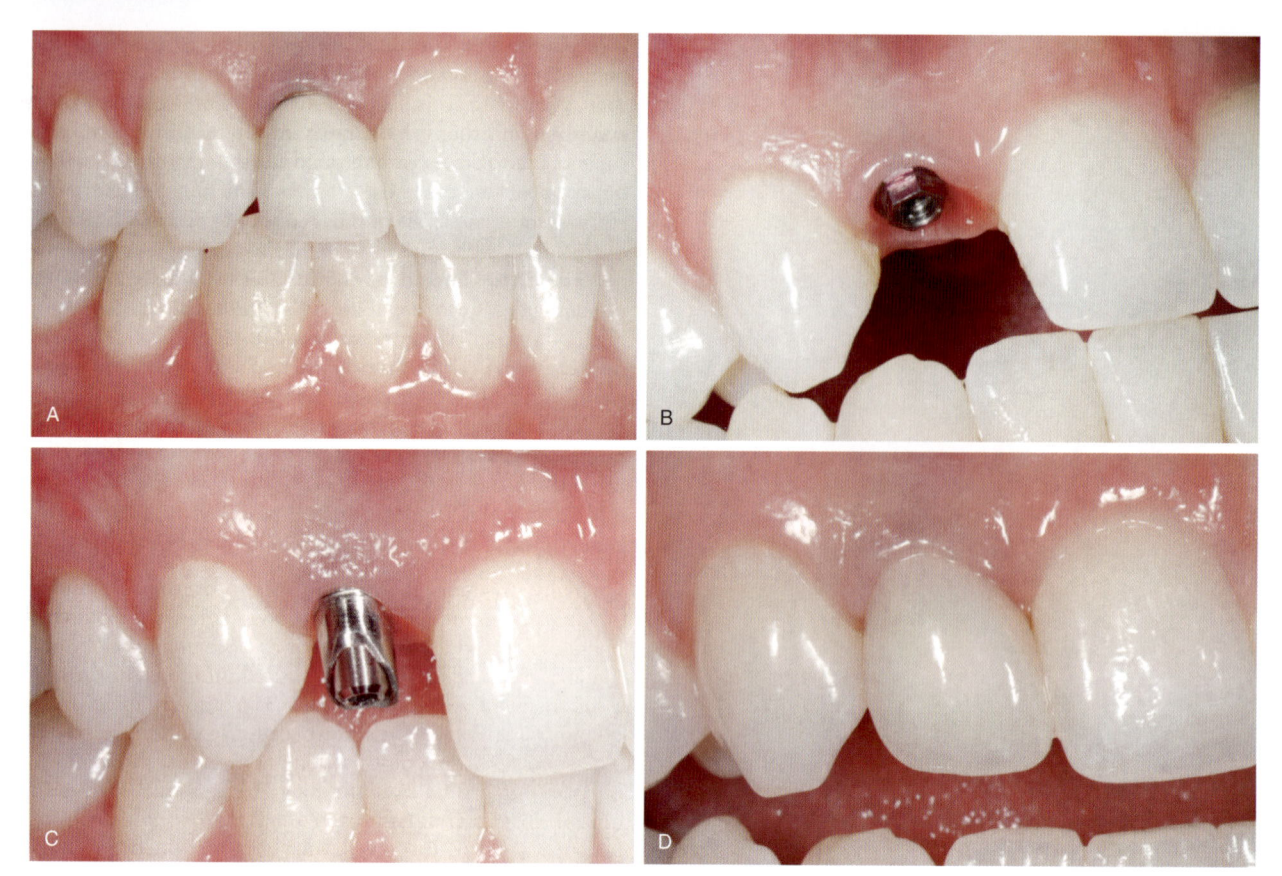

• **Figura 28.49 A.** Um implante substituindo um incisivo lateral superior inserido muito superficialmente. A coroa do implante não é colocada subgengival o suficiente para desenvolver um perfil de emergência ou para mascarar a cor do pilar protético. **B.** O implante está posicionado muito superficialmente. **C.** Um pilar protético é inserido e uma margem subgengival é criada no corpo do implante. **D.** A coroa definitiva sobre o implante é inserida 1,5 mm abaixo do tecido e no corpo do implante. (De Misch CE. Single-tooth implant restoration: maxillary anterior and posterior regions. *Dental Implant Prosthetics*. St Louis, MO: Elsevier Mosby; 2015.)

sulco porque uma margem da coroa pode ser subgengival de 1 mm para retenção ou estética). Se isso não puder ser feito, é indicada uma prótese retida por parafuso ou uma mudança para plano de tratamento com PPF.

No momento da cirurgia. Se o implante é inserido e a posição é conhecida por ser excessivamente superficial, indica-se a remoção do implante; a osteotomia deve ser aprofundada se houver osso disponível e o implante reinserido em local com profundidade mais favorável. A localização das estruturas vitais deve ser sempre determinada antes do aprofundamento da osteotomia.

Implante integrado. Após a integração do implante, se o implante for determinado como de profundidade inadequada, idealmente ele deve ser removido. No entanto, se a morbidade de remover o implante for significativa, então as seguintes alternativas podem ser avaliadas como opções de tratamento possíveis:
- Uma prótese aparafusada
- Encurtar o comprimento do cantiléver/mesa oclusal estreita
- Minimizar as cargas de deslocamento vestibular e lingual
- Perfil de emergência ideal (Figura 28.51)
- Aumentar a retenção mecânica e química do pilar tornando sua superfície áspera ou com ranhuras retentivas.

PR-4 e PR-5

Ao avaliar um plano de tratamento para uma prótese removível sobre implante, vários fatores precisam ser considerados. Primeiro, deve ser determinado que existe espaço interoclusal adequado, especialmente se uma barra de conexão for utilizada. Para uma barra e sobredentadura com encaixes, são necessários 15 mm de espaço a partir da crista do rebordo até a borda incisal. Se o espaço interoclusal é insuficiente, então uma osteoplastia no momento da cirurgia deve ser realizada para aumentar o espaço para a prótese definitiva. O plano de tratamento interativo pode ser usado para confeccionar uma guia de redução, que permitirá ao implantodontista remover a quantidade ideal de osso.

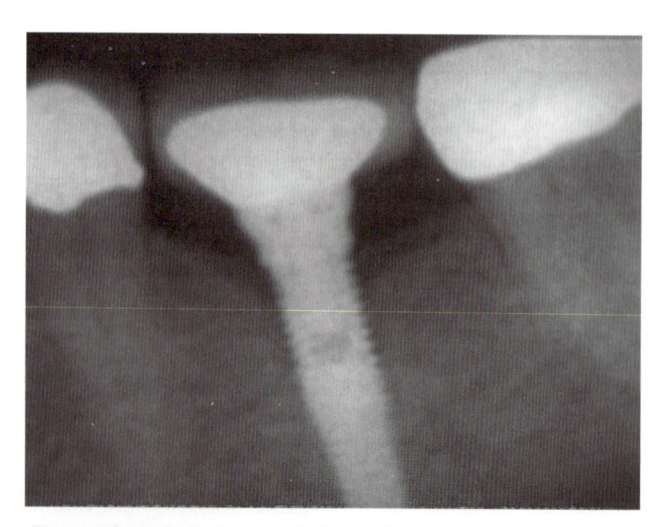

• **Figura 28.50** Perfil de emergência precário como resultado de instalação inadequada do implante em profundidade.

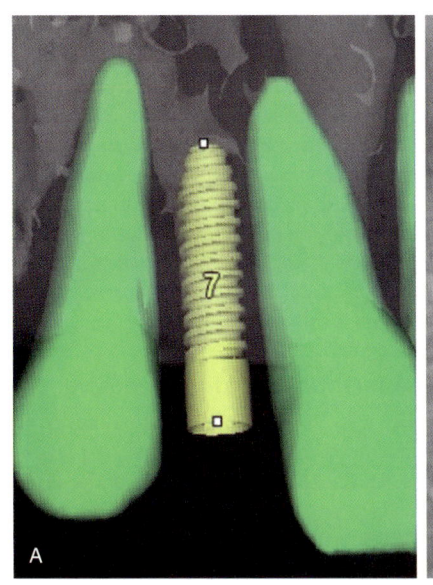

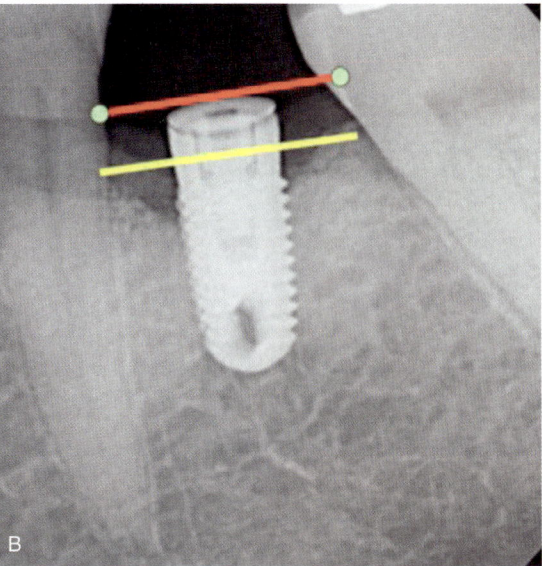

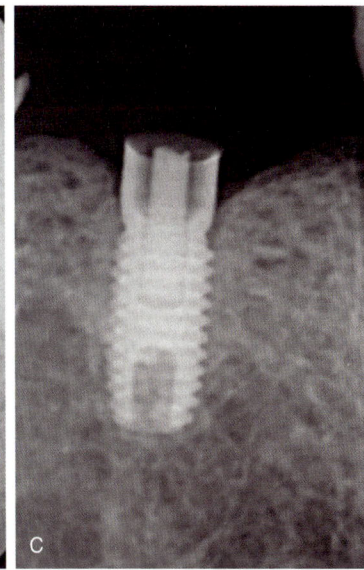

• **Figura 28.51** Posicionamento do implante muito superficial. **A.** Imagem de tomografia computadorizada de feixe cônico que descreve a instalação de um implante muito superficial. **B.** Radiografia periapical mostrando profundidade insuficiente (*vermelho*) e posicionamento ideal (*amarelo*). **C.** Profundidade inadequada, que levou à fratura do parafuso do pilar do implante.

Um mínimo de 2 mm de acrílico é necessário para reter adequadamente os dentes da prótese e manter sua integridade estrutural.

Complicações: mais de 15 mm

Para uma prótese PR-5, um maior espaço interoclusal geralmente não é problemático por causa do suporte do tecido mole. No entanto, com uma PR-4 (implantossuportada), maior espaço interoclusal pode representar um problema, com aumento do "balanço" da prótese devido à falta de suporte de tecido mole (*i. e.*, PR-4 é completamente implantossuportada). Com próteses removíveis, dois níveis de altura devem ser levados em consideração. O primeiro é a altura do sistema de fixação à crista óssea. Quanto maior a distância da altura, maiores serão as forças aplicadas a barras, parafusos e estruturas do implante. O segundo a se considerar é o EAC, isto é, a distância da fixação ao plano oclusal. Essa distância representa o aumento das forças protéticas aplicadas ao encaixe. Por exemplo, em um EAC de 15 mm, um *locator* pode estar a 7 mm da crista óssea, resultando em alavanca de 7 mm aplicada sobre os implantes. A distância do ponto de rotação do *locator* ao plano oclusal pode ser um adicional de 8 mm. Nessas condições, é aplicada à prótese uma alavanca maior do que à interface do implante. Isso resulta em aumento da instabilidade da prótese sob forças laterais (Figura 28.52).[30]

Tratamento

Se houver mais de 15 mm de espaço, uma prótese PR-5 deve ter espaço interoclusal ideal para a prótese definitiva. A extensão periférica e o suporte primário da área de suporte de tensão (maxila-palato horizontal, crista residual; mandíbula-porção vestibular) devem ser usados para diminuir a força de carga excessiva. A oclusão deve incluir contatos bilaterais equilibrados sem prematuridade oclusal. Se houver força excessiva (ou seja, EAC excessivo e/ou parafunção), então uma PR-4 (totalmente implantossuportada) pode ser alterada para PR-5 (mucossuportada) para diminuir a força.

Complicações: menos de 15 mm

Quando falta EAC suficiente e a prótese é mais propensa à fadiga e à fratura do componente, uma sobredentadura é mais difícil de ser confeccionada do que uma prótese fixa metalocerâmica ou prótese monolítica de zircônia. O EAC mínimo de 15 mm fornece volume adequado de acrílico para resistir à fratura; espaço para definir os dentes da prótese sem modificação; e espaço para encaixes, barras, tecidos moles e higiene. Na mandíbula (Figura 28.53), o tecido mole frequentemente fica de 1 a 3 mm de espessura acima do osso, de modo que o plano oclusal para o tecido mole deve ter pelo menos 9 a 11 mm de altura. Uma osteoplastia para aumentar o EAC antes da instalação do implante ou de uma prótese fixa frequentemente é indicada quando há altura e largura óssea abundantes (Figura 28.54).

Tratamento

Se houver menos de 15 mm de CHS, então as PR-4 e PR-5 podem apresentar problemas. Sem espaço suficiente para

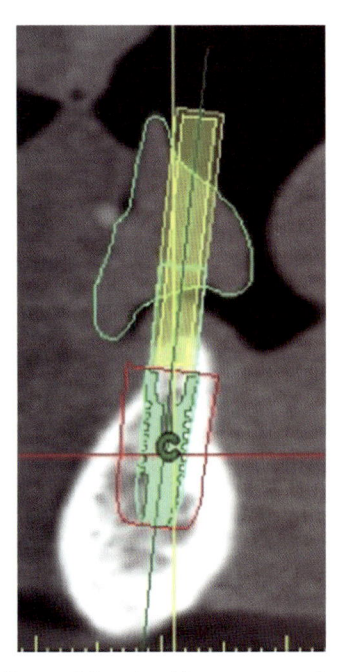

• **Figura 28.52** Espaço interoclusal (espaço para altura da coroa) avaliado em imagens 3D de TCFC.

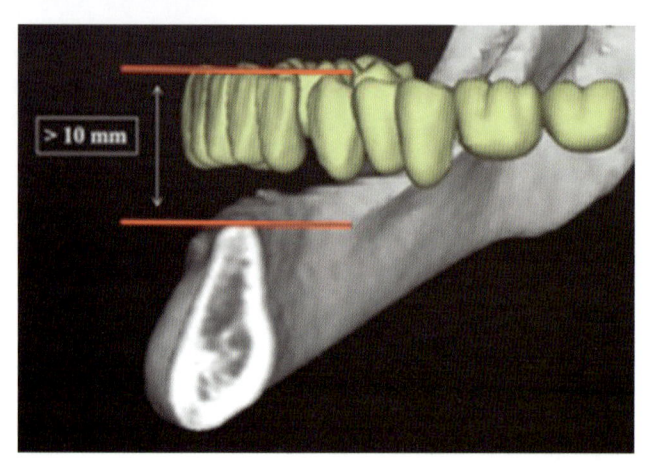

• **Figura 28.53** Espaço mínimo interoclusal para uma prótese PF-3.

a saúde do tecido, espaço de fixação, volume de acrílico e dentes artificiais não modificados para prótese, a sobredentadura pode sofrer fadiga e possíveis fraturas. A PR-4 pode ser alterada para uma PR-5 a fim de obter suporte de tecido mole, minimizando as forças sobre os encaixes. Além disso, a sobredentadura deve ser substituída por uma base de metal, metal reforçado ou malha de fibra para aumentar a resistência da prótese, prevenindo fratura da prótese (Boxe 28.9).

Posição do implante com respeito às estruturas vitais

Canal do nervo alveolar inferior ou forame mentoniano

O posicionamento preciso dos implantes em aproximação ao canal alveolar inferior e forame mentoniano é crucial na prevenção de deficiência neurossensorial. A localização correta do nervo

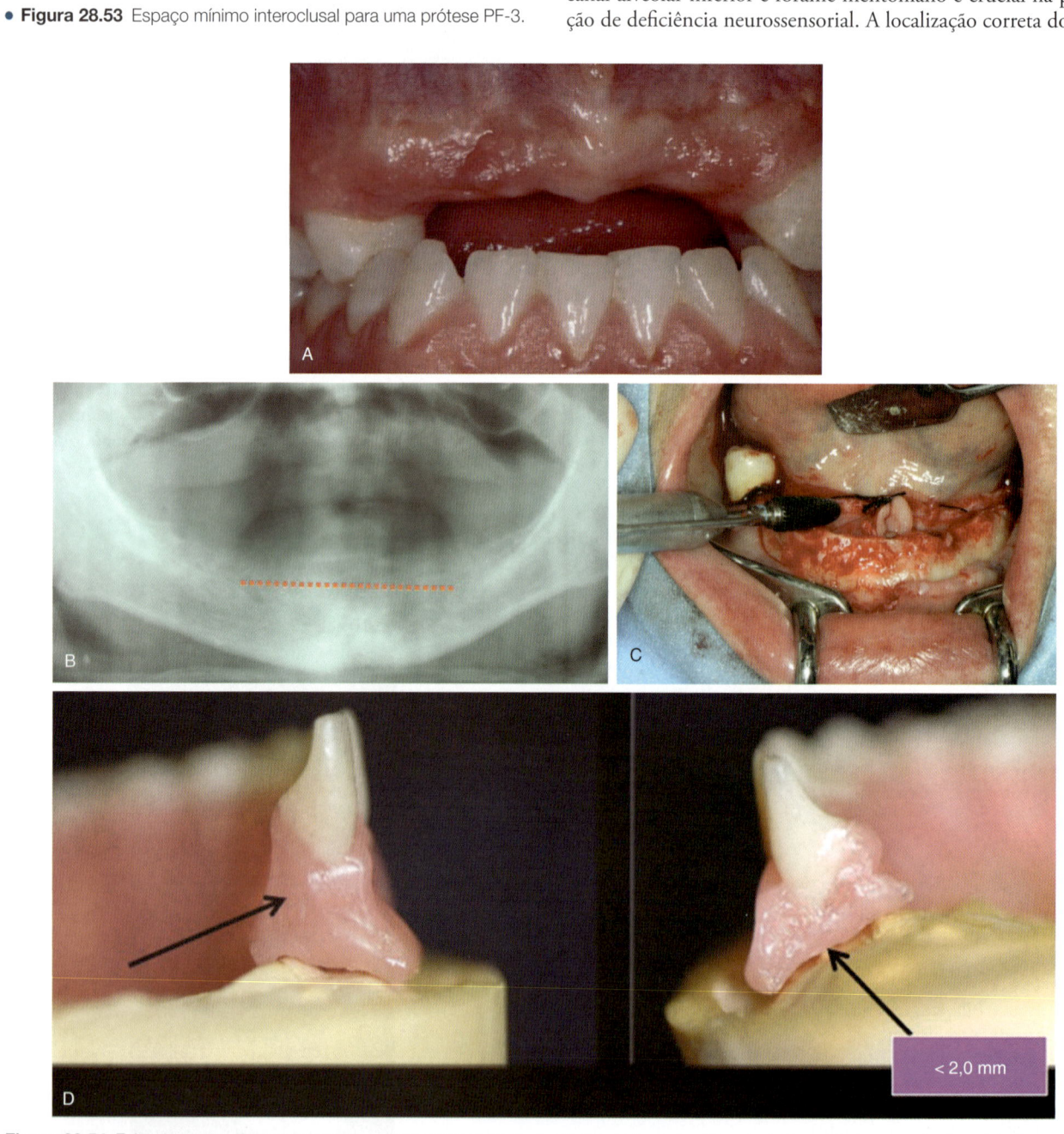

• **Figura 28.54** Falta de espaço interoclusal para prótese removível. **A.** Avaliação na fase de plano do tratamento com paciente ocluindo em relação cêntrica. **B.** A quantidade de osteoplastia deve ser determinada no pré-operatório (*linha vermelha*). **C.** Osteoplastia com broca. **D.** A falta de volume de acrílico leva a má retenção dos dentes da prótese e possível fratura da base da prótese (< 2 mm); pelo menos 2 mm de acrílico são necessários para a resistência adequada.

> **Boxe 28.9** Profundidade insuficiente na instalação do implante (apicocoronalmente).

Complicação
- Retenção diminuída
- Perfil de emergência pobre
- Fratura de componente

Prevenção
- Ideal:
  - 3 mm abaixo da margem gengival livre (2 a 4 mm)
- Opções:
  - Mudança para prótese parcial fixa

Tratamento
- Retida por parafuso
- Remover o implante, substituir por um implante mais profundo

---

e canal deve ser verificada por meio de imagens tridimensionais, especialmente quando o implante pode estar a 2 mm do nervo. Após a identificação das estruturas vitais, o implante deve ser instalado a mais de 2 mm do canal alveolar inferior ou forame mentoniano. A instalação do implante em menos de 2 mm aumenta o risco de compressão ou lesões traumáticas no tronco nervoso, que pode resultar em *déficits* neurossensoriais (Figura 28.55)

Borda inferior da mandíbula

A instalação de implantes dentais na região anterior da mandíbula pode levar a complicações significativas e até fatais. Deve-se ter cuidado ao avaliar a angulação e a trajetória da região anterior da mandíbula com imagens tridimensionais para minimizar a possibilidade de perfuração do córtex lingual. Radiografias bidimensionais (ou seja, panorâmicas) podem levar a uma falsa representação da quantidade de osso disponível. Se a borda inferior da mandíbula for perfurada, então o sangramento pode se tornar evidente a partir dos vasos sanguíneos sublingual e submentoniano. Como essa área é de difícil acesso, é possível surgirem complicações perigosas de sangramento sublingual (Figura 28.56).

Cavidade nasal

A região anterior da maxila costuma ser uma área muito desafiadora para a instalação de implantes. Por causa do osso comprometido em largura e altura, junto com problemas de angulação, os implantes são frequentemente mal posicionados. A instalação de implantes na região anterior da maxila pode ser muito desafiadora, especialmente quando uma altura mínima de osso está presente. Idealmente, os implantes devem ser posicionados logo abaixo do assoalho nasal, sem envolver o assoalho inferior fino da cavidade nasal. Existem técnicas cirúrgicas mais avançadas em que os implantes podem se estender para o interior da cavidade nasal em 1 a 2 mm por meio de enxerto subnasal; no entanto, esses procedimentos devem ser realizados com cuidado (Figura 28.57).[31]

Distância do seio maxilar (borda inferior)

Uma das áreas mais desafiadoras para a instalação de implantes envolve a região posterior da maxila. O implantodontista frequentemente encontra altura óssea comprometida e baixa qualidade

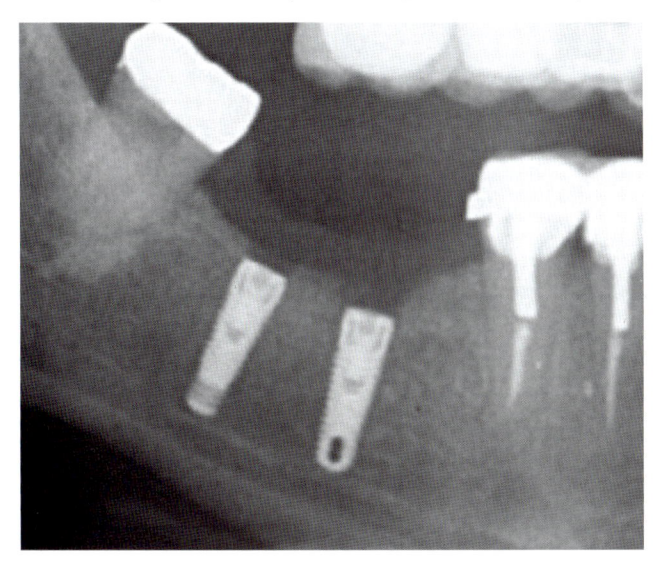

• **Figura 28.55** Mau posicionamento levando a impacto do canal alveolar inferior.

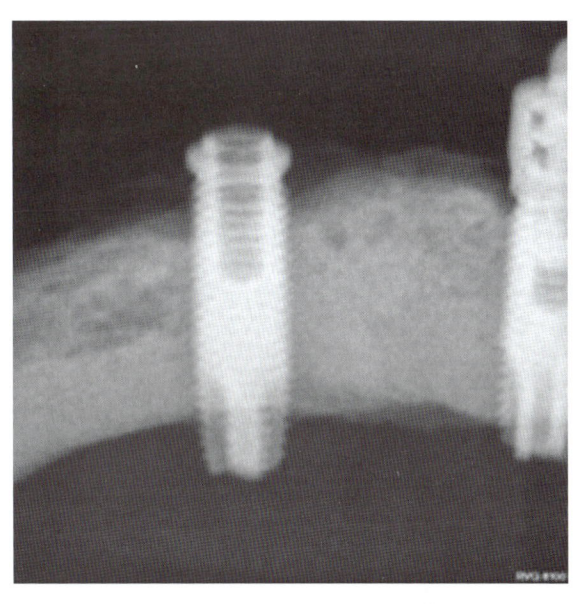

• **Figura 28.56** Mau posicionamento levando à perfuração da borda inferior da mandíbula.

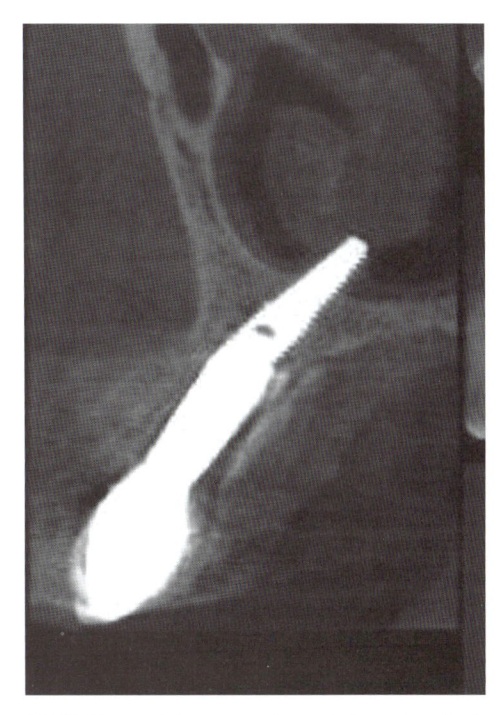

• **Figura 28.57** Mau posicionamento levando à perfuração da cavidade nasal.

óssea nessa área devido a perda óssea e pneumatização do seio maxilar. Existem quatro opções de tratamento (classificação de Misch) para implantes instalados nessa área, no que diz respeito à quantidade de osso da crista do rebordo até a borda inferior do seio (Figura 28.58):[32]

1. SA-1: instalação do implante que não penetra adequadamente no seio maxilar.
2. SA-2: instalação do implante com penetração no seio maxilar em aproximadamente 1 a 2 mm, sem enxerto ósseo.
3. SA-3: instalação do implante junto com o enxerto ósseo, seja com a abordagem pela crista ou lateralmente
4. SA-4: enxerto ósseo a partir de uma abordagem lateral com instalação tardia do implante

Prevenção de mau posicionamento do implante

Plano de tratamento ideal

A maneira mais segura de minimizar erros de posicionamento durante a cirurgia de instalação do implante é desenvolver uma estratégia abrangente durante a fase de avaliação pré-operatória do tratamento. A análise de TCFC oferece ao clínico uma avaliação excelente da anatomia do paciente para planejar adequadamente a posição, o diâmetro e o comprimento do implante, o que ajuda a evitar problemas de posição, espaçamento e profundidade.

Osso disponível ideal

A quantidade de largura óssea disponível (vestibulopalatina) deve ser pelo menos 3 mm maior do que o diâmetro do implante (ou seja, 2 mm de osso vestibular e 1 mm de osso lingual). Por exemplo, um implante de 4 mm requer pelo menos 7 mm da largura do osso (mínimo). O enxerto se tornou muito previsível e aceito na implantodontia, portanto o clínico nunca deve ceder quando o osso adequado não está disponível. Várias técnicas e materiais de enxerto ósseo estão disponíveis para que o clínico implemente no tratamento desses casos comprometidos.

Compreendendo o tipo de prótese e posicionamento ideal associado

Quando planejar o tratamento, a prótese definitiva deve sempre ser avaliada primeiro, antes da instalação do implante. O implantodontista deve ter um conhecimento consistente dos vários tipos de próteses (p. ex., PF-1, PF-2, PF-3, PR-4, PR-5) junto com as

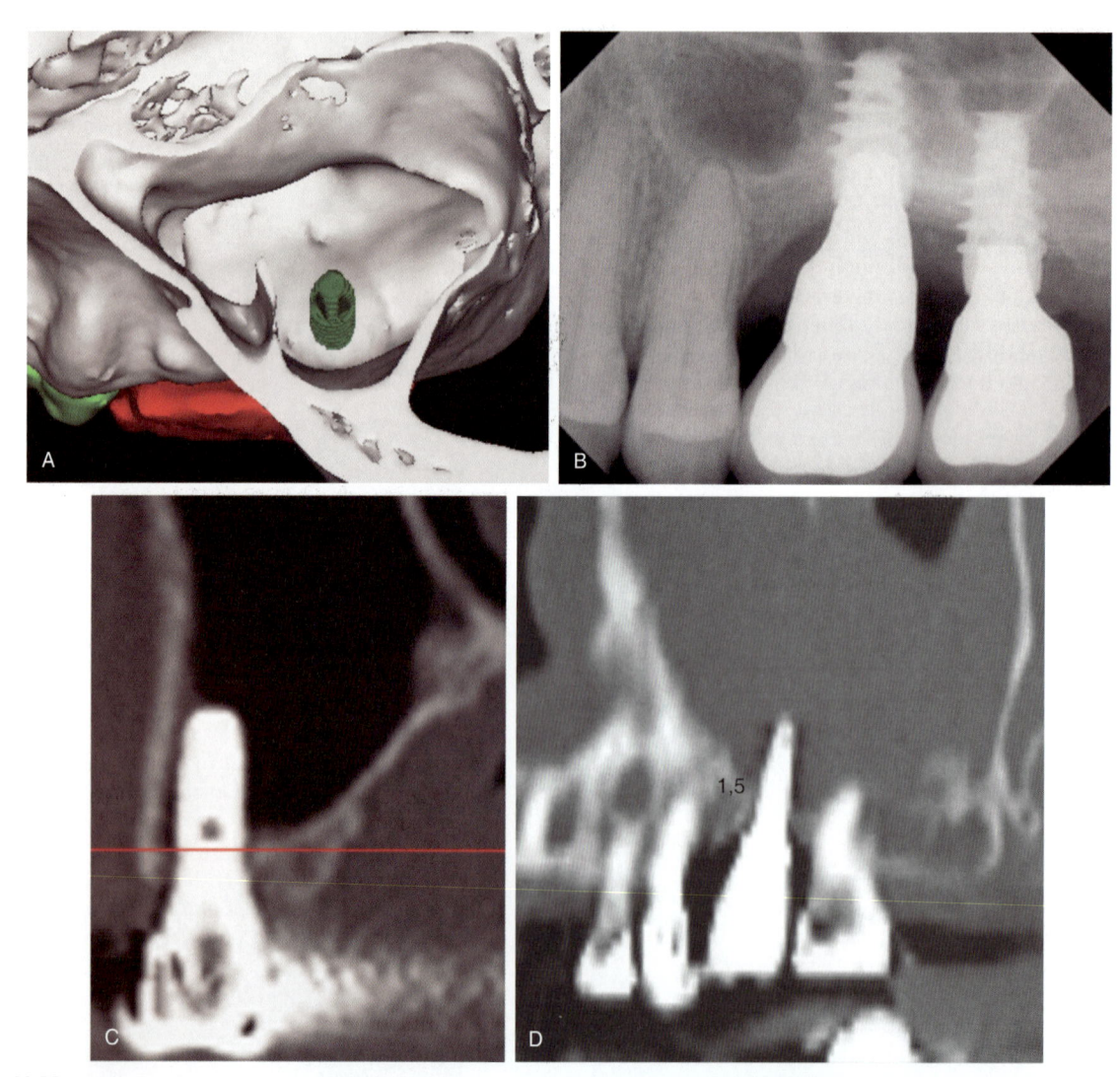

• **Figura 28.58** Instalação do implante na região posterior da maxila sem enxerto ósseo. **A** e **B.** Perfuração do implante na cavidade sinusal. **C.** Implante instalado no seio, demonstrando não haver osso no seio, levando a um suporte inadequado para a prótese. **D.** Implante instalado no seio causando rinossinusite.

posições e demandas da prótese. O tipo de prótese (fixa [PF-1, PF-2, PF-3] ou removível [PR-4, PR-5]) dita a instalação ideal dos implantes. É imperativo que o paciente seja totalmente informado sobre os vários tipos de próteses, suas vantagens e desvantagens.

Avaliação de tecido mole

O biotipo tecidual (fino *versus* espesso) deve sempre ser avaliado antes da instalação do implante. Biotipos finos estão em maior risco de retração gengival e problemas estéticos, especialmente na região anterior da boca. Pacientes com biotipo fino são mais suscetíveis a problemas de mau posicionamento, e maior ênfase deve ser observada em condições ideais. Se necessário, o aumento do tecido mole deve ser realizado antes da instalação do implante.

Condição dos dentes adjacentes

Antes da instalação do implante em locais edêntulos, os dentes naturais adjacentes devem ser avaliados quanto à capacidade de reabilitação e à presença de patologia. Uma janela de prognóstico de 5 a 10 anos deve ser estabelecida para cada dente natural antes da conclusão de um plano de tratamento com implantes. Se um dente não possui prognóstico favorável de 5 a 10 anos, a exodontia ou alternativas de opções de tratamento devem ser discutidas.

Presença de patologia

O local pretendido para a instalação do implante deve ser avaliado cuidadosamente para a existência de patologia no local ou patologia adjacente latente associada a dentes naturais, o que pode levar a um aumento da morbidade do implante. É comum a presença de bactérias residuais, especialmente se uma exodontia foi realizada em um dente natural recentemente infectado. Além disso, os dentes adjacentes devem ser avaliados quanto à patologia periapical, pois pode levar à peri-implantite retrógrada.

Técnica cirúrgica adequada

Para minimizar a possibilidade de posicionamento incorreto, o implantodontista deve avaliar a localização da osteotomia após o uso da primeira broca piloto. Normalmente, a broca piloto é usada a uma profundidade de 6 a 8 mm. Um indicador de direção é colocado e deve ser avaliado radiograficamente, com um *template* cirúrgico para posicionamento adequado. A posição também pode ser avaliada, pedindo-se que o paciente feche levemente a boca para determinar o posicionamento interoclusal com o indicador de direção. Quaisquer modificações da angulação devem ser realizadas com uma broca Lindemann.

Osso fracamente denso

Em osso pouco denso (cerca de D4), o preparo excessivo da osteotomia local pode levar ao redirecionamento do implante na instalação. Além disso, os implantes devem ser inseridos com uma peça de mão em vez do uso de uma catraca de mão. Quando os implantes são instalados em osso pouco denso com uma catraca, o implante pode ser facilmente redirecionado para uma direção mais elíptica.

Compreendendo a verdadeira localização das estruturas vitais

Saber a localização exata das estruturas vitais é fundamental para evitar complicações. Impactar em estruturas vitais como o canal mandibular, seio maxilar ou cavidade nasal pode aumentar a morbidade e colocar o paciente em risco de complicações irreversíveis.

Uso de *templates* cirúrgicos

Um *template* cirúrgico é definido pelo glossário de prótese dentária como um guia usado para auxiliar na instalação cirúrgica ideal e angulação de implantes dentais.[21] O objetivo de se usar um *template* cirúrgico é fornecer uma instalação precisa do implante de acordo com o planto de tratamento. Existem muitos tipos diferentes de *templates* cirúrgicos usados hoje. Stumpel classificou os *templates* cirúrgicos de acordo com a restrição cirúrgica aplicada no *template*. As categorias de projeto são (1) não limitantes, (2) limitantes parciais e (3) limitação completa.[33]

Projeto não limitante

O modelo não limitante permite que o implantodontista dimensione a variabilidade na localização do implante porque o modelo indica o espaço ideal (localização) para a prótese definitiva, não a real angulação mesiodistal. O *template* não limitante é vantajoso devido à facilidade de confecção e ao baixo custo envolvido.

Esses *templates* permitem ao implantodontista apenas uma localização inicial da prótese proposta, não a angulação exata (vestibulolingual) e a posição (mesiodistal). Muita flexibilidade e latitude em relação à posição final do implante é inerente a esse tipo de *template* (Figura 28.59).

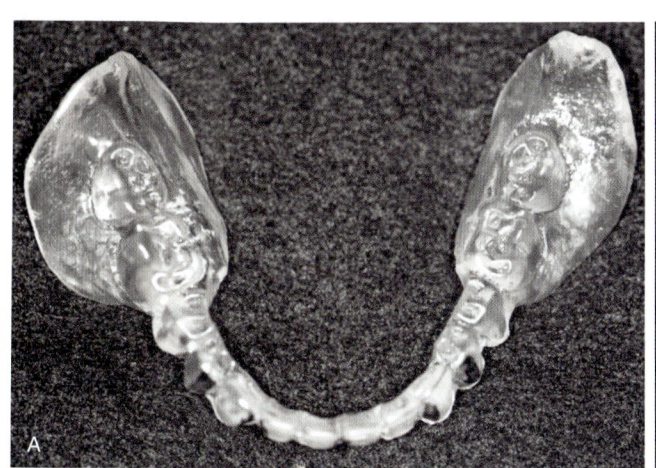

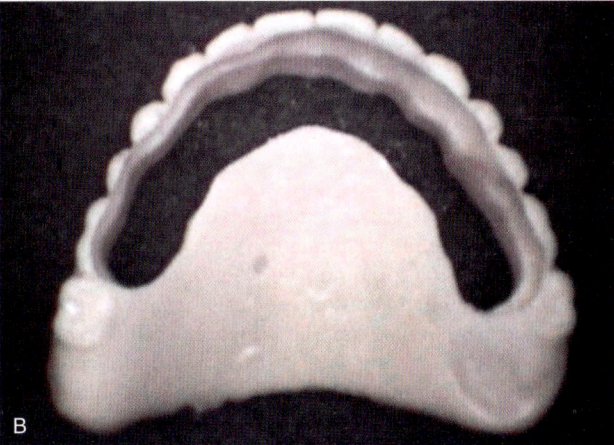

• **Figura 28.59** *Templates* cirúrgicos não limitantes: **A.** Prótese mandibular com contorno lingual removido. **B.** Prótese maxilar com contorno palatino removido e retenção do palato para apoio.

Projeto com limitação parcial

O projeto de limitação parcial incorpora uma luva guiada ou uma ranhura que permite a angulação de um tamanho de broca (geralmente a broca piloto). Depois que a primeira broca é usada, o restante da osteotomia é realizada à mão livre. Várias técnicas podem ser usadas na confecção de um *template* com limitação parcial, incluindo confecção manual em laboratório ou modelos confeccionados a partir de um modelo radiográfico, que é então convertido em um *template* cirúrgico.

Complicação. Embora o desenho de limitação parcial seja mais preciso do que o não limitante, esses *templates* ainda não permitem o posicionamento final do implante. Estudos clínicos têm demonstrado que esses tipos de guias têm alto grau de erro na orientação vestibulolingual (Figura 28.60).[34]

Projeto com limitação completa

Com o projeto do *template* com limitação completa, a posição, a angulação e a profundidade da osteotomia são ditadas pelos tubos guiados ou anilhas, restringindo qualquer variação pelo implantodontista. Esse tipo de guia evita qualquer erro de osteotomia na região vestibulolingual e planos mesiodistais. Além disso, os batentes de perfuração podem ser incorporados para evitar a preparação excessiva na profundidade do local. Basicamente, com o desenho com limitação completa, a posição final do implante é conhecida antes da cirurgia real. Essa técnica é extremamente popular porque o pilar protético final ou a prótese provisória podem ser pré-fabricados para provisionalização imediata após a instalação do implante.

Complicação. O uso de *templates* cirúrgicos com limitação completa confeccionados a partir do plano de tratamento interativo com tomografia computadorizada de feixe cônico tem se mostrado altamente preciso. Contudo, deve-se ter cuidado ao empregar *templates* cirúrgicos confeccionados convencionalmente (não a partir de TCFC) em modelos de estudo, que são superfícies rígidas e não funcionais sem informação da espessura do tecido mole e morfologia óssea. Esses tipos de *templates* cirúrgicos, geralmente feitos de modelos de estudo, permitem a instalação de implantes de acordo com uma estimativa da localização dos dentes, tecidos moles e duros, e estruturas vitais sem orientação tridimensional (Figuras 28.61, 28.62 e 28.63).[35]

Uso de guias cirúrgicos por TCFC

Para superar as limitações e complicações inerentes dos *templates* cirúrgicos convencionais, o uso de *templates* gerados por TCFC evoluiu na implantodontia hoje. Um guia cirúrgico gerado por computador (limitação parcial ou limitação completa) fornece uma ligação entre o plano de tratamento de TCFC e a cirurgia real transferindo o plano interativo com precisão para o local da cirurgia.

Com o uso de *softwares* gerados por TCFC, essa relação anatômica pode ser determinada de maneira previsível antes da cirurgia. Após concluir a verificação, os dados devem ser convertidos em um formato que pode ser usado pelo *software* de digitalização. Cada *software* de planejamento do tratamento tem seu protocolo específico, mas todo *software* é compatível com imagem digital e arquivos de comunicação em medicina (DICOM), gerados e baixados do *scanner*. Embora muitas empresas concluam o processo de planejamento de tratamento interativo, é altamente recomendado que o implantodontista esteja envolvido no processo. Depois que os arquivos forem convertidos no *software*, pode ser realizada uma avaliação de potenciais locais de implante na área desejada. Os implantes virtuais podem ser colocados por meio de bibliotecas de implantes, que incluem marca, tipo, diâmetro e comprimento. O osso disponível e as dimensões podem ser verificadas, juntamente com a densidade e a angulação em relação à prótese planejada. Após a conclusão das posições finais do implante, o plano de tratamento é salvo, e o *template* cirúrgico é projetado.[29] A literatura tem uma documentação adequada no que diz respeito aos *templates* serem significativamente mais precisos do que a instalação à mão livre.[36] Com todos os tipos de guias, o implantodontista deve mostrar bom senso em relação à precisão do modelo e deve ser capaz de determinar quaisquer discrepâncias (especialmente no volume ósseo) entre o local pretendido de osteotomia e a atual arquitetura óssea do paciente.

Resumo

Uma das habilidades mais críticas na prática da implantodontia é a capacidade de instalar um implante na posição ideal e correta. A complexidade desse conjunto de habilidades é subestimada; o clínico precisa entender os três planos de instalação, junto com a

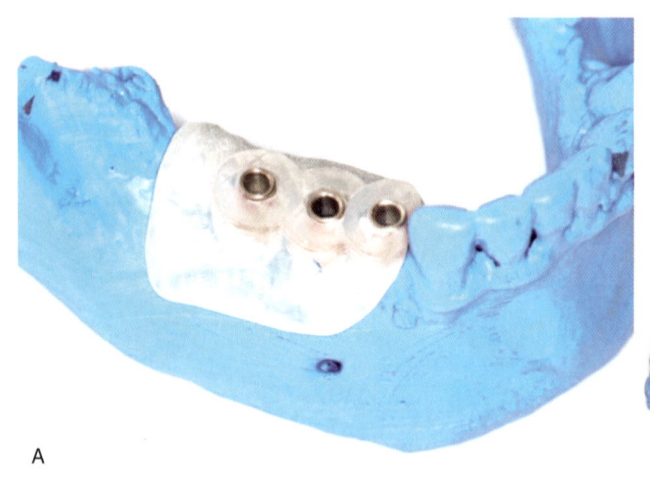

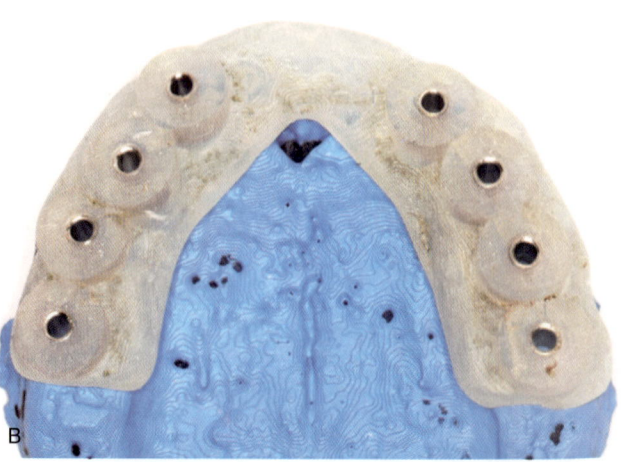

• **Figura 28.60** *Templates* cirúrgicos de limitação completa. **A** e **B**. Confecção de modelos de limitação completa, que permite um posicionamento preciso nas dimensões mesiodistal e vestibulolingual.

CAPÍTULO 28 Posicionamento Ideal do Implante 703

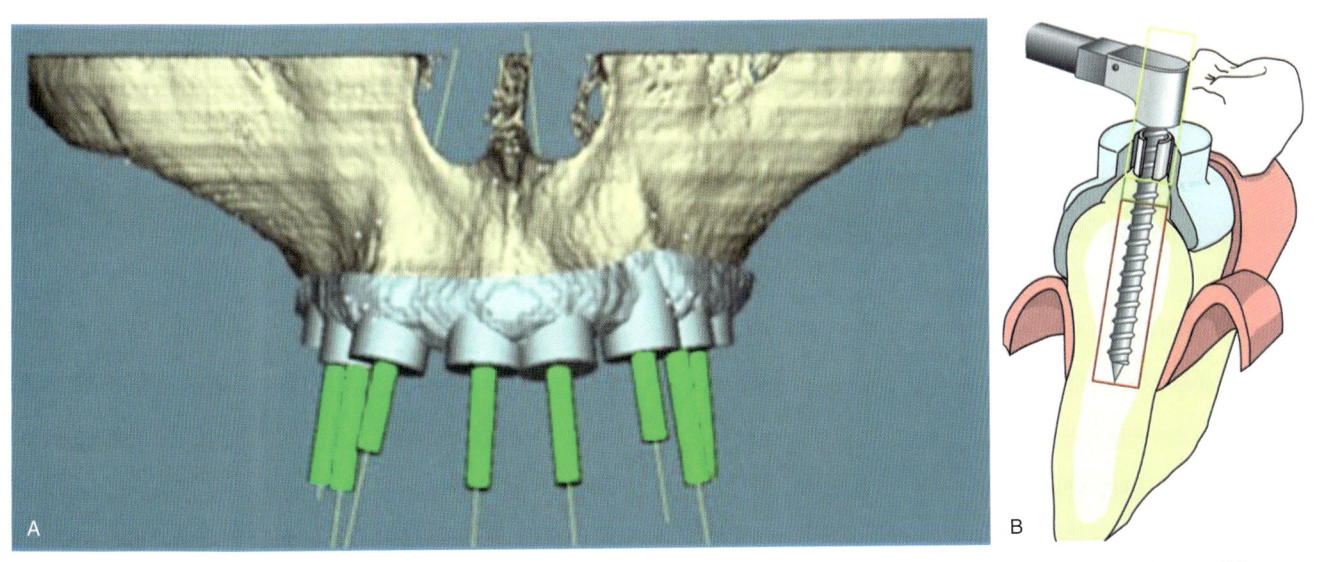

• **Figura 28.61** *Template* cirúrgico suportado por osso. **A** e **B.** O *template* requer a exposição do osso e seu assentamento completo.

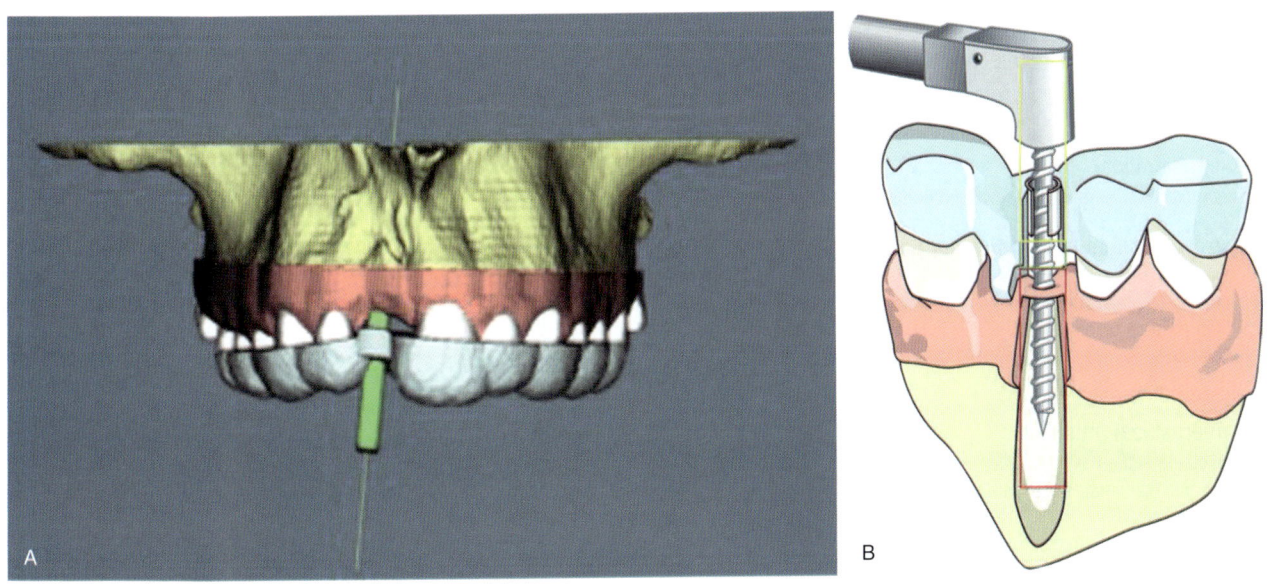

• **Figura 28.62** *Template* cirúrgico suportado por dente. **A** e **B.** O *template* requer dentes remanescentes adequados para assentamento e estabilização completa sobre os dentes.

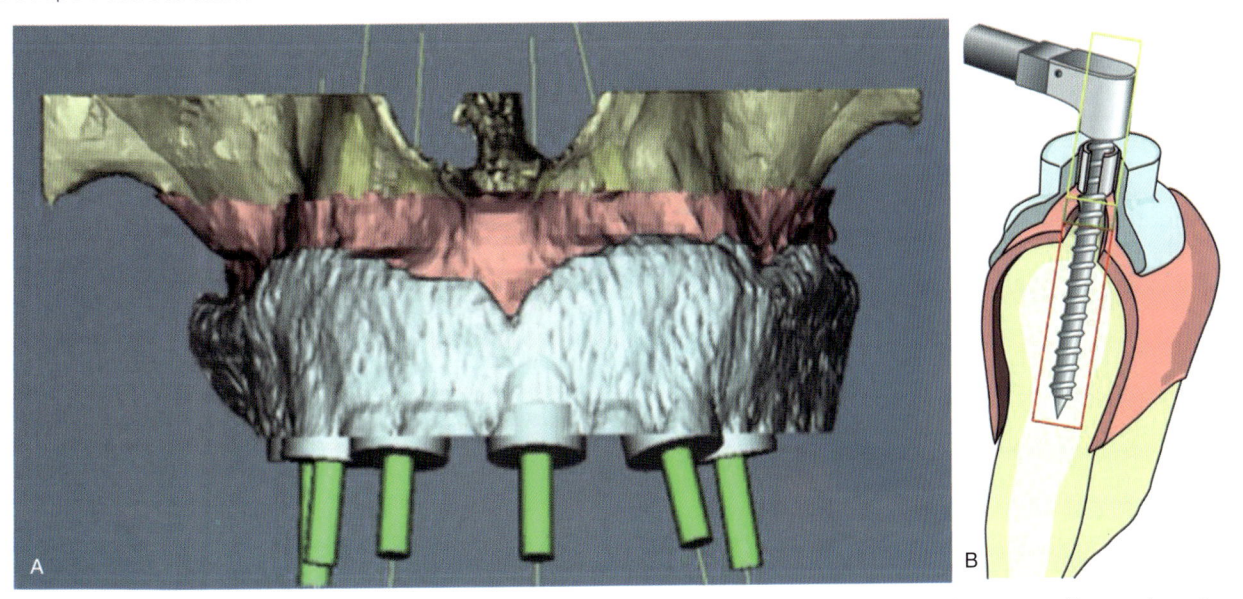

• **Figura 28.63** *Template* cirúrgico suportado por tecido mole. **A** e **B.** O *template* requer tecido mole adequado para permitir assentamento e estabilização completa.

manutenção de uma distância segura de estruturas vitais. O mau posicionamento pode resultar em uma integração bem-sucedida do implante, mas pode colocar a prótese pretendida em risco de complicação e/ou falha. Avanços tecnológicos como a cirurgia guiada e os *templates* cirúrgicos provaram ser úteis para os implantodontistas, especialmente aqueles no início de sua curva de aprendizagem cirúrgica ou nos casos em que as tolerâncias de espaço são baixas. No entanto, essas técnicas também têm margens de erro e tolerâncias que precisam ser totalmente compreendidas. Com uma combinação de plano de tratamento adequado e diretrizes de posicionamento ideal, o implantodontista pode garantir uma cirurgia previsível e um bom resultado protético (Boxe 28.10).

Boxe 28.10 — Resumo do posicionamento ideal do implante.

Distâncias de implante
- Implante-dente: 1,5 mm (apical), 2 mm (coronal)
- Implante-implante: 3 mm

Espessura óssea (após a instalação do implante)
- Vestibular = 2 mm
- Lingual = 1 mm

Posicionamento ideal
- Apicocoronal: 2 a 3 mm apical à margem gengival livre

Tipo de prótese (cimento *vs.* retido por parafuso)
- Anterior
  - Cimento: ligeiramente lingual na borda incisal
  - Parafuso: área do cíngulo
- Posterior
  - Cimento/parafuso: fossa central

Espaço interoclusal (mínimo)
- Prótese cimentada
  - 7 a 8 mm (zircônia), 8 a 10 mm (metalocerâmica)
- Prótese parafusada
  - 5 a 6 mm (zircônia/metalocerâmica)
- Sobredentadura
  - Barra retida: 14 a 16 mm (dependendo do encaixe)
  - Encaixe independente: 9 mm (p. ex., *locator*)

Distância da estrutura vital
- Cavidade nasal: pode envolver o osso cortical sem perfuração
- Seio maxilar: (no seio propriamente dito)
  - SA-1: instalação do implante abaixo do assoalho do seio
  - SA-2: elevação da membrana de 1 a 2 mm
  - SA-3: transcrestal (3 a 4 mm), parede lateral (> 4 mm)
  - SA-4: parede lateral: mínimo de 5 mm de osso receptor
- Anterior mandibular: sem perfuração do osso cortical
- Posterior mandibular: 2 mm do canal mandibular/forame mentoniano

Referências bibliográficas

1. Katona TR, Goodacre CJ, Brown DT, et al. Force-moment systems on single maxillary anterior implants: effects of incisal guidance, fixture orientation, and loss of bone support. *Int J Oral Maxillofac Implants*. 1993;8:512–522.
2. Priest GF. The esthetic challenge of adjacent implants. *J Oral Maxillofac Surg*. 2007;65(suppl 1):2–12.
3. Stumpel L. Model-based guided implant placement; planned precision. *Inside Dent*. 2008;4(9):72–77.
4. Buser D, Martin W, Belser UC. Optimizing esthetics for implant restorations in the anterior maxilla: anatomic and surgical considerations. *Int J Oral Maxillofac Implants*. 2004;19(suppl):43–61.
5. Margelos JT, Verdelis KG. Irreversible pulpal damage of teeth adjacent to recently placed osseointegrated implants. *J Endod*. 1995;21:479–482.
6. Asscherickx K, Vannet BV, Wehrbein H, et al. Root repair after injury from miniscrew. *Clin Oral Implants Res*. 2005;16:575–578.
7. Kravitz ND, Kusnoto B. Risks and complications of orthodontic miniscrews. *Am J Orthod Dentofacial Orthop*. 2007;131:S43–S51.
8. Brisceno CE, Rossouw PE, Carrillo R. Healing of the roots and surrounding structures after intentional damage with miniscrew implants. *Am J Orthod Dentofacial Orthop*. 2009;135:292–301.
9. Buser D, Martin W, Belser UC. Optimizing esthetics for implant restorations in the anterior maxilla: anatomic and surgical considerations. *Int J Oral Maxillofac Implants*. 2004;19(suppl):43–61.
10. Esposito M, Ekestubbe A, Grondahl K. Radiologic evaluation of marginal bone loss at tooth surfaces facing single Branemark implants. *Clin Oral Implants Res*. 1993;4:151–157.
11. Rieger MR, Mayberry M, Brose MO. Finite element analysis of six endosseous implants. *J Prosthet Dent*. 1990;63:671–676.
12. Tarnow DP, Cho SC, Wallace SS. The effect of inter-implant distance on the height of inter-implant bone. *J Periodontol*. 2000;71:546–549.
13. Su CY, Fu JH, Wang HL. The role of implant position on long-term success. *Clin Adv Periodontics*. 2014;4(3):187–193.
14. Spray JR, Black CG, Morris HF. The influence of bone thickness on facial marginal bone response: stage 1 placement through stage 2 uncovering. *Ann Periodontol*. 2000;5:119–128.
15. Misch CE, Bidez MW. Occlusion and crestal bone resorption: etiology and treatment planning strategies for implants. In: McNeil C, ed. *Science and Practice of Occlusion*. Chicago: Quintessence; 1997.
16. Ha CY, Lim YJ, Kim MJ, et al. The influence of abutment angulation on screw loosening of implants in anterior maxilla. *J Oral Maxillofac Implants*. 2011;26:45–55.
17. Misch CE. The maxillary anterior single tooth implant aesthetic-health compromise. *Int J Dent Symp*. 1995;3:4–9.
18. Perel S, Sullivan Y, eds. *Esthetics and Osseointegration*. Chicago: Quintessence; 1994.
19. Saadouin AP, Sullivan DY, Korrschek M, et al. Single tooth implant management for success. *Pract Periodontics Aesthet Dent*. 1994;6:73–82.
20. Goodacre CJ, Kan JK, Rungcharassaeng K. Clinical complications of osseointegrated implants. *J Prosthet Dent*. 1999;81:537–552.
21. Nisapakultorn K, Suphanantachat S, Silkosessak O, Rattanamongkolgul S. Factors affecting soft tissue level around anterior maxillary single-tooth implants: soft tissue level at single-tooth implants. *Clin Oral Implants Res*. 2010;21(6):662–670. https://doi.org/10.1111/j.1600-0501.2009.01887.x.
22. Misch CE. The maxillary anterior single tooth implant aesthetic-health compromise. *Int J Dent Symp*. 1995;3:4–9.
23. Saadouin AP, Sullivan DY, Korrschek M, et al. Single tooth implant management for success. *Pract Periodontics Aesthet Dent*. 1994;6:73–82.
24. Perel S, Sullivan Y, eds. *Esthetics and Osseointegration*. Chicago: Quintessence; 1994.
25. Hansson S. The implant neck smooth or provided with retention elements. *Clin Oral Implants Res*. 1999;10:394–405.
26. Malevez C, Hermans M, Daelemans P. Marginal bone levels at Brånemark system implants used for single tooth restoration: the influence of implant design and anatomical region. *Clin Oral Implants Res*. 1996;7:162–169.
27. Grunder U. Stability of the mucosal topography around single tooth implants and adjacent teeth: 1 year results. *Int J Periodontics Restorative Dent*. 2000;20:11–17.
28. Berglundh T, Lindhe J, Ericsson I, et al. The soft tissue barrier at implants and teeth. *Clin Oral Implants Res*. 1991;2:81–90.
29. Yukna RA. Periodontal considerations for dental implants. In: Block MS, Kent JN, eds. *Endosseous Implants for Maxillofacial Reconstruction*. Philadelphia: WB Saunders; 1995.

30. Misch CE, Goodacre CJ, Finley JM, et al. Consensus conference panel report: crown-height space guidelines for implant dentistry—part 2. *Implant Dent.* 2006;15:113–121.
31. Naitoh M, Ariji E, Okumura S, et al. Can implants be correctly angulated based on surgical templates used for osseointegrated dental implants? *Clin Oral Implants Res.* 2000;11:409–414.
32. Ha CY, Lim YJ, Kim MJ, et al. The influence of abutment angulation on screw loosening of implants in anterior maxilla. *Int J Oral Maxillofac Implants.* 2011;26:45–55.
33. Stumpel 3rd LJ. Cast-based guided implant placement: a novel technique. *J Prosthet Dent.* 2008;100:61–69.
34. Almog DM, Torrado E, Meitner SW. Fabrication of imaging and surgical guides for dental implants. *J Prosthet Dent.* 2001;85:504–508.
35. Ramasamy M, Giri RR, et al. Implant surgical guides: from the past to the present. *J Pharm BioAllied Sci.* 2013;5(suppl 1):S98–S102.
36. Nickenig HJ, Wichmann M, Hamel J, et al. Evaluation of the difference in accuracy between implant placement by virtual planning data and surgical guide templates versus the conventional free-hand method—a combined in vivo—in vitro technique using cone-beam CT (Part II). *J Cranio-Maxillo-Fac Surg.* 2010;38(7):488–493.

29
Instalação de Implante na Região Anterior da Maxila

RANDOLPH R. RESNIK E CARL E. MISCH*

Colocação de implante anterior maxilar

Ao contrário de perder um dente posterior, a maioria dos pacientes tem um resposta emocional em relação a um dente anterior superior ausente. Em virtude de os dentes da pré-maxila estarem diretamente envolvidos com a linha do sorriso, não existe dúvida quanto à necessidade de substituir o dente, e as considerações financeiras geralmente são menos importantes. Quando os dentes posteriores são extraídos, pouca resistência é dada ao cirurgião-dentista quanto ao preparo dos dentes adjacentes. No entanto, quando são dentes anteriores, devem ser preparados dentes com aparência normal para servir como pilares para próteses parciais fixas (PPFs), o paciente fica mais ansioso e frequentemente procura uma alternativa. Sob a perspectiva do paciente, a PPF na região anterior nunca é tão estética quanto os dentes naturais. Isso em parte é porque são capazes de distinguir entre a estética de um dente natural e uma prótese em cerâmica/zircônia.

O clínico e os pacientes estão, portanto, gravitando sobre substituir com implantes em vez de utilizarem próteses convencionais. Os implantes unitários são agora um dos procedimentos de implante mais realizados nos EUA. Na região posterior não estética, o implante dental é um dos procedimentos mais simples em cirurgia de implantes e próteses. No entanto, deve-se notar, a substituição dentária na região anterior da maxila é frequentemente o procedimento mais difícil em toda a implantodontia.

A zona altamente estética da pré-maxila normalmente requer reabilitação de tecido duro (ossos e dentes) e de tecido mole. O tecido mole geralmente é o aspecto mais difícil de desenvolver e manter. Como consequência, a substituição de um dente anterior superior muitas vezes é um desafio significativo, independentemente da experiência e habilidade do clínico.

Estudos sobre implante anterior superior

Em geral, o implante unitário tem a maior taxa de sucesso em comparação com qualquer outra opção de tratamento para substituir os dentes ausentes com uma prótese sobre implante (p. ex., PPF provisória, PPF total, implante unitário).[1-4] Misch et al. relataram sobre 276 implantes anteriores superiores utilizados para reabilitar os dentes ausentes por agenesia. Em 255 pacientes adolescentes, os implantes foram monitorados por um intervalo de 2 a 16 anos, com uma taxa de sobrevida da coroa sobre o implante de 98,6%.[5] Na mesma época, em um estudo prospectivo de 5 anos com 45 implantes unitários, Wennstrom et al. relataram uma taxa de sobrevida de 97,7% com mínima perda óssea.[6] Em 2006, Zarone et al. relataram a substituição de incisivo lateral ausente por agenesia com 34 implantes, com taxa de sobrevida de 97%, em 39 meses.[7] Uma revisão da literatura realizada por Goodacre et al. reportou que os estudos com implantes unitários tiveram a maior taxa de sobrevida de qualquer tipo de prótese e em média 97%.[8] Portanto, o implante na região anterior da maxila foi bem pesquisado e a maioria dos estudos demonstra taxa de sucesso muito alta.

Mais recentemente, surgiu uma tendência para implantes em estágio único e de instalação imediata, parecendo especialmente atraente na região anterior da maxila. Isso é preferível porque o tecido mole é mais fácil de reter, e esse tipo de tratamento, com tempo mais curto, é vantajoso. Kemppainen et al., em um estudo prospectivo de 102 implantes unitários na região anterior da maxila, relataram uma taxa de sucesso de 99% utilizando os protocolos de estágio único e de dois estágios.[9] Outros estudos recomendam cirurgia em um estágio e carga imediata com sucesso esmagador.[10,11]

Avaliação dos dentes anteriores superiores

O implante na região anterior da maxila é bem-sucedido apenas se a prótese definitiva que ele suporta estiver totalmente adequada funcional e esteticamente com a dentição adjacente. O crescimento exponencial do campo da implantodontia foi acompanhado por empolgantes avanços na odontologia estética e cirurgia plástica regenerativa. Esse crescimento fez com que o clínico percebesse que a reabilitação do tecido peri-implantar mole e duro para uma arquitetura ideal é a chave para uma bem-sucedida reabilitação com implante. Não é mais aceitável atingir a osseointegração apenas com um implante. O ideal para um complexo reabilitador com implantes na zona estética deve ser alcançado em um contexto que respeita todos os tecidos biológicos (Figura 29.1).

Quando o objetivo da reposição de um único dente incisivo superior é obter o resultado ideal, o clínico deve primeiro avaliar não apenas o local edêntulo, mas também os dentes anteriores remanescentes. Como apenas um dente está ausente, os dentes adjacentes na maioria das vezes ditam seu comprimento, contorno, forma e posição. Se isso não for satisfatório, uma

*In memoriam.

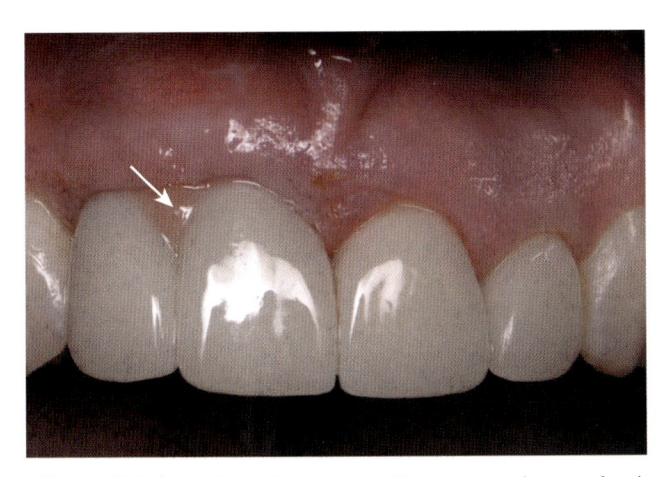

• **Figura 29.1** Implantes anteriores superiores que podem ser funcionais; no entanto, em algumas situações (ou seja, linha de sorriso alta) podem não ser esteticamente agradáveis aos pacientes devido à adição de cerâmica rosa entre os incisivos lateral e central.

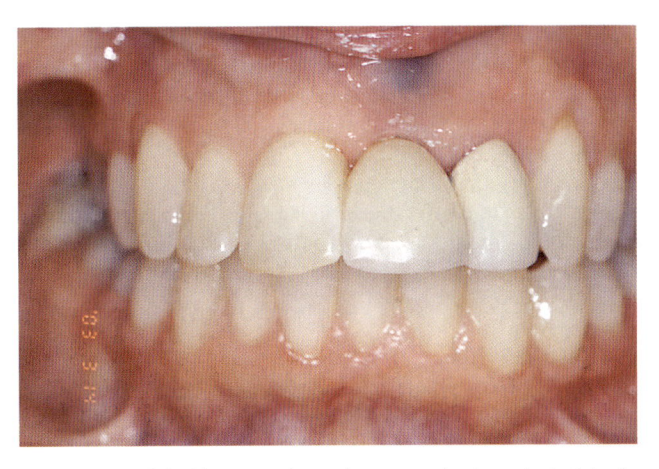

• **Figura 29.2** O incisivo central superior esquerdo do paciente foi substituído por um implante e uma coroa. O dente é mais largo que o incisivo central direito. A ortodontia poderia ter reduzido o trespasse horizontal dos incisivos lateral e central, resultando em dentes mais simétricos. Uma segunda opção é uma faceta no incisivo central direito para corrigir a rotação e tornar o dente natural mais simétrico à coroa sobre implante.

modificação potencial pode precisar ser integrada ao plano geral de tratamento.

Os parâmetros para uma prótese anterior estética saudável têm sido estabelecidos. As seguintes diretrizes foram propostas por colegas da odontologia estética e cosmética. Esses parâmetros desempenham um papel determinante no resultado final e não devem ser negligenciados. O paciente deve ser informado sobre sua condição atual antes do início do tratamento, e o ponto de partida precisa ser documentado. O paciente, uma vez plenamente informado da existência de discrepâncias e de seu potencial efeito negativo sobre o resultado previsto, pode decidir abordar e corrigir os problemas existentes dos dentes adjacentes ou simplesmente optar por aceitar o comprometimento. A correção pode ser tão simples como clarear os dentes remanescentes ou tão complexo quanto a reabilitação estética completa com aumento de coroa, cirurgia plástica de tecidos moles, facetas *(veneers)* ou coroas e terapia ortodôntica (ou uma combinação desses procedimentos).

Tamanho do dente superior

Os dois incisivos centrais superiores devem parecer simétricos e de tamanhos semelhantes, ainda mais quando o paciente tem uma linha do sorriso alta. Isso é mais crítico para avaliar quando o dente ausente é um incisivo central (Figura 29.2). A assimetria de contorno é visualmente aceitável quanto mais distal da linha média o olho estiver. Quando um dente superior está ausente, o espaço restante pode ser comprometido pelo desvio dos dentes adjacentes. Uma intervenção ortodôntica pode ser indicada quando o dente ausente é um incisivo central com espaço mesiodistal menor ou maior que o tamanho do incisivo central correspondente. A outra opção é modificar o incisivo central existente com uma faceta ou restauração para torná-lo semelhante em tamanho e forma à prótese do dente ausente. Essa opção tem a vantagem de diminuir o contato mesial interproximal, tornando os dois centrais mais quadrados, o que diminui a exigência de altura da papila. Os tons dos dois centrais é mais fácil de combinar quando confeccionados ao mesmo tempo no laboratório. Para entender o tamanho ideal do dente, o clínico deve ter visão clara das dimensões normais e médias dos dentes.

Incisivo central. O comprimento clínico médio da coroa do incisivo central superior é de 10,2 mm para um paciente do sexo masculino e 9,4 mm para uma paciente do sexo feminino.[12] Em alguns casos, o aumento cirúrgico da coroa e dentes anteriores mais longos podem ser indicados para reduzir a exposição gengival durante uma posição de sorriso alto. Em virtude da altura clínica da coroa de um incisivo central implantossuportado ser muitas vezes mais longo do que o dente adjacente, pode-se utilizar uma coroa estética que alongue o dente natural para alinhar as margens gengivais. Quando uma coroa sobre implante é mais longa do que o dente natural correspondente, um procedimento de aumento da coroa pode ser mais previsível no dente natural do que tentar aumentar a coroa sobre implante com tecido mole. No entanto, as coroas clínicas dos dentes naturais raramente têm mais do que 12 mm de altura. A largura média de um incisivo central superior é de 8,6 mm para um paciente masculino e 8,1 mm para uma paciente do sexo feminino. Embora os dentes dos homens sejam geralmente um pouco mais longos e mais largos, a proporção de comprimento e largura é semelhante aos dentes femininos, (0,85 para pacientes masculinos e 0,86 para pacientes do sexo feminino). Uma variação de 0,70 a 0,86 foi relatada como aceitável para os incisivos centrais quando semelhantes. Quando os dentes anteriores são feitos mais longos e ambos os centrais têm a mesma largura, pode ser obtido um resultado aceitável.

Incisivo lateral. O comprimento clínico médio da coroa do incisivo lateral superior é de 8,7 mm para um paciente do sexo masculino e de 7,8 mm para um paciente do sexo feminino. Portanto, o incisivo lateral médio é quase 1,5 mm mais curto do que o incisivo central (em ambas as regiões, gengival e borda incisal). As margens gengivais dos incisivos laterais superiores podem ser semelhantes às dos centrais e caninos, mas não devem ser mais altas do que os dentes vizinhos. Portanto, uma coroa sobre implante no incisivo lateral não deve ser mais longa que o central ou canino. A largura média de um incisivo lateral é de 6,6 mm para um paciente do sexo masculino e 6,1 mm para uma paciente do sexo feminino, mas isso é mais variável do que para qualquer outro dente anterior. A relação comprimento/largura é ligeiramente maior para uma paciente do sexo feminino (0,79, em comparação com o paciente do sexo masculino cuja proporção é de 0,76). Um espaço do incisivo lateral pode ser ligeiramente mais estreito do que o outro dente natural; no entanto, ao substituir o incisivo lateral, pode ser preferível realizar um ligeiro desgaste mesial do canino adjacente para duplicar e tornar os incisivos laterais simétricos.

Canino. O comprimento clínico médio da coroa de caninos em homens é de 10,1 mm e largura de 7,6 mm, com uma proporção de 0,77. O canino geralmente tem a mesma altura que o central, mas 1 mm mais estreito. Normalmente o incisivo lateral é 1 mm mais estreito que o canino. O canino, nas mulheres, tem altura média de 8,9 mm (0,5 mm mais curto do que o central) e 7,2 mm de largura (1 mm mais estreito), com proporção de 0,81. Como regra geral, independentemente do sexo, o incisivo central é 2 mm mais largo que o incisivo lateral e 1 mm mais largo que o canino. No entanto, no plano horizontal, o canino é 1 a 2 mm mais curto que o incisivo central e corresponde à curvatura do lábio inferior durante o sorriso.

Formato do dente

Existem três formas básicas de dentes superiores anteriores: (1) quadrado, (2) oval e (3) triangular. A forma do dente influenciará diretamente a área de contato interproximal e a ameia gengival. O dente com formato quadrado é o mais favorável para se obter um contorno ideal dos tecidos moles em torno da coroa e das papilas, pois o contato interproximal é mais apical e há mais estrutura dentária preenchendo a região interproximal. Em contraste, o dente com formato triangular tem contato interproximal mais incisal, papila gengival mais alta e ponto de contato mais distante do topo da crista óssea interproximal (Figura 29.3). Como resultado, existe sempre um espaço entre o contato interproximal e a papila interdentária dos dentes remanescentes. Isso é especialmente notável de se observar no exame inicial. Quando o tecido mole preenche o espaço interproximal dos dentes anteriores remanescentes que têm formato triangular, os tecidos podem ficar muito vulneráveis e desaparecer facilmente durante as fases de cicatrização após a cirurgia do implante. Deve-se tomar cuidado se os tecidos moles adjacentes necessitarem de reflexão para o enxerto ósseo antes da instalação do implante. O restabelecimento ideal do tecido mole com um dente em formato triangular é menos previsível.

O contorno cervical dos dentes adjacentes ao sítio edêntulo deve ser avaliado em particular. Um dente triangular é estreito na cervical, bem como é ampla a base do tecido interproximal. Além disso, o contato do dente adjacente é frequentemente muito superior ao tecido, aumentando o risco de criar um espaço triangular escuro. Quando existe essa condição nos dentes adjacentes ao dente ausente, é provável que a região da papila interdental também seja comprometida na coroa sobre o implante. A forma do dente também afeta a topografia dos tecidos duros subjacentes. As raízes dos dentes triangulares estão posicionadas mais afastadas; portanto, têm osso vestibular e interproximal mais espesso. Isso pode diminuir a quantidade de perda da crista óssea após

uma exodontia. Além disso, o prognóstico para a instalação imediata de um implante é mais favorável nessas situações, uma vez que o defeito ósseo é menor em diâmetro e o osso interproximal mais suscetível a fornecer a espessura recomendada de no mínimo 1,5 mm ou mais de osso interproximal a partir do dente adjacente. O dente em formato quadrado é mais passível de ter menos osso interproximal entre as raízes. Por isso, apresenta um risco maior de perda da crista óssea interproximal na instalação imediata do implante, tornando-se menos favorável à instalação imediata do implante após a exodontia.

Contorno dos tecidos moles

A altura do lábio superior ao sorrir (linha do lábio superior) é um dos critérios mais importantes a se avaliar ao observar a região cervical dos dentes anteriores superiores. Sua posição geralmente está relacionada à idade, com homens mais velhos mostrando menor quantidade de dentes e tecidos moles, e pacientes do sexo feminino mais jovens exibindo maior quantidade. Alguns pacientes (15% dos pacientes do sexo masculino e 6% das pacientes do sexo feminino) mostram apenas a metade incisal dos dentes anteriores quando sorriem.[13] Esses pacientes devem ser identificados e não é obrigatório um resultado ideal dos tecidos moles na região gengival. Resultados clínicos em contornos de emergência, presença de papila interdental, e até mesmo sombra e contorno da coroa, são muito menos exigidos. Portanto, cirurgias extras e o custo podem não ser necessários quando esses pacientes estão dispostos a aceitar um pequeno comprometimento na estética ideal (Figura 29.4).

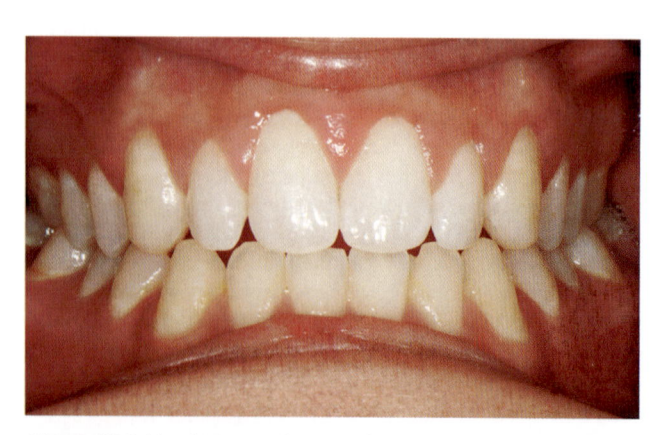

• **Figura 29.3** Um dente com formato triangular tem a concavidade gengival mais alta e o osso interproximal está mais distante do topo da papila. Após uma exodontia, a retração do tecido faz com que o tecido mole fique coberto com a forma do dente, dificultando seu restabelecimento.

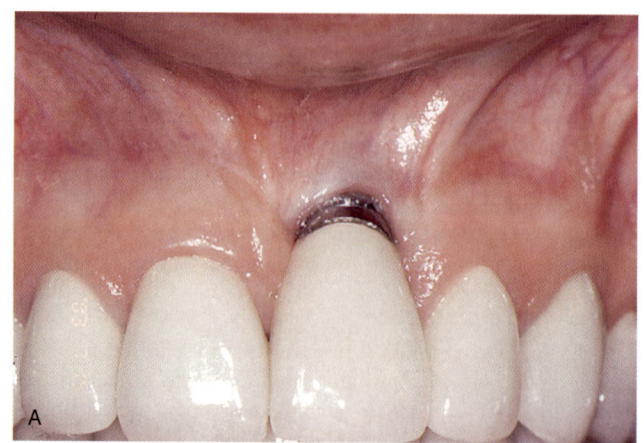

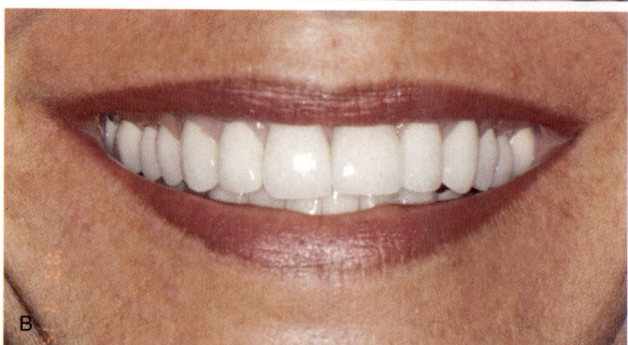

• **Figura 29.4 A.** O incisivo central superior esquerdo foi reabilitado com uma coroa sobre implante. A paciente desejava um enxerto de tecido mole para cobrir o módulo de crista (plataforma) do implante. **B.** A posição alta do lábio durante o sorriso não exibiu a região cervical dos incisivos centrais da paciente. Embora este não seja um resultado ideal, cirurgias adicionais não melhorariam a aparência da coroa na zona estética, e a bolsa de tecido mole criada poderia aumentar o risco de peri-implantite.

Idealmente, a altura do lábio superior deveria repousar na junção da margem gengival livre sobre a face vestibular dos incisivos centrais superiores e caninos.[14,15] Assim, as papilas interdentais são visíveis, mas pouca exposição gengival é vista sobre as coroas clínicas. Quase 70% dos pacientes têm essa posição ideal de sorriso. Um sorriso "gengival" é definido por exibir mais de 2 mm de tecido mole acima da coroa clínica dos dentes superiores, e é mais aceitável em pacientes do sexo feminino. Pode ocorrer em mais de 14% da população feminina e 7% da população masculina. Quanto mais alta a linha do sorriso, maiores os requisitos estéticos para os dentes remanescentes e para a substituição de um elemento unitário. Portanto, a condição dos dentes anteriores superiores está estritamente controlada quando existe uma linha de sorriso alta e maior exigência nos resultados desejados.

O contorno dos tecidos moles dos dentes remanescentes deve ser avaliado, especialmente se exposto durante a postura do lábio em uma linha de sorriso alta. Em condições ideais, os tecidos moles preenchem completamente o espaço interproximal, sem triângulos escuros por ausência de luz dentro da cavidade bucal. O contato interproximal entre os incisivos centrais superiores deverá ter início no terço incisal dos dentes e chegar até a altura da papila interdental central. Em um paciente sadio, muito pouco ou nenhum espaço é visto entre as papilas e contato interproximal. De acordo com Kois, a distância da margem gengival até a altura do centro da papila interproximal é geralmente de 4 a 5 mm; no entanto, a altura da papila interdental é de aproximadamente 40 a 50% da altura exposta do dente.[16] Os contatos interproximais incisais começam progressivamente na área mais gengival do incisivo central até o canino. A altura da papila é muitas vezes maior entre os incisivos centrais, ligeiramente menor entre os incisivos centrais e laterais, e ainda mais baixa entre os incisivos laterais e caninos (Figura 29.5).

No entanto, a altura da papila é, na maior parte dos casos, semelhante entre os incisivos centrais e laterais. Sob condições ideais, a curvatura óssea na região anterior da maxila começa 2 mm abaixo da junção cemento-esmalte (JCE) do meio da vestibular e vai até um ponto de 3 mm mais incisal na região interproximal. Os tecidos moles seguem essa curvatura óssea. Uma distância biológica dos tecidos moles de aproximadamente 3 mm de altura acima do osso está presente na região vestibular (1 mm acima da JCE) e de 3 a 5 mm acima do osso interproximal. Por conseguinte, se o contato interproximal está dentro de 3 a 5 mm do osso interproximal, então a papila interdental na maioria das vezes preencherá completamente o espaço. Tarnow et al.[17] e Norland e Tarnow[18] mediram a distância a partir do bordo inferior do contato interproximal à altura vertical do osso interproximal em dentes naturais e observaram com qual frequência o espaço interproximal seria completamente preenchido por tecidos moles. As distâncias variaram de 3 a 10 mm, com constatação de contato ósseo em 88% dos casos que apresentaram distâncias de 5 mm, 6 mm ou 7 mm; a medida mais comum foi de 6 mm (40%), seguida por 5 mm (25%) e 7 mm (22%) (Figura 29.6).

Quando a distância do ponto de contato até o osso era de 3 a 5 mm, a papila quase sempre preenchia o espaço. Quando o contato era de 6 mm, uma ausência de papila foi observada em quase 45% das vezes; a uma distância de 7 mm, a papila não preencheu o espaço 75% das vezes (Figura 29.7). Em outras palavras, uma diferença de 1 a 2 mm a partir do contato interproximal até o septo da crista óssea é muito significativa em relação

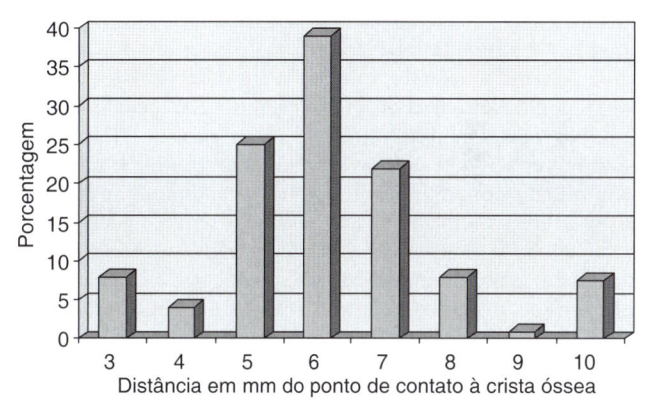

• **Figura 29.6** A distância que separa o contato interproximal do topo da crista óssea com dentes naturais na maioria das vezes mede 5 mm, 6 mm ou 7 mm.[58] (Tarnow, D. P., Magner, A. W., & Fletcher, P. (1992). The effect of the distance from the contact point to the crest of bone on the presence or absence of the interproximal dental papilla. *Journal of periodontology*, 63(12), 995-996.)

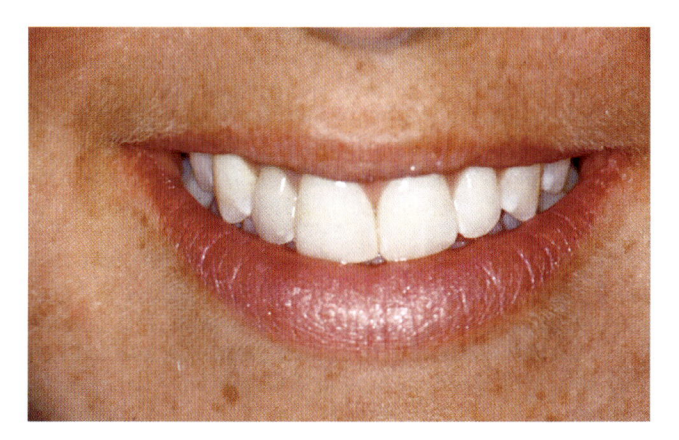

• **Figura 29.5** As papilas interdentais são, na maioria das vezes, mais altas entre os incisivos centrais, com altura progressivamente menor à medida que prosseguem para a distal. A linha de sorriso alta mostra a papila interdistal em mais de 85% dos pacientes. (Observação: o incisivo lateral superior direito é uma coroa sobre implante.)

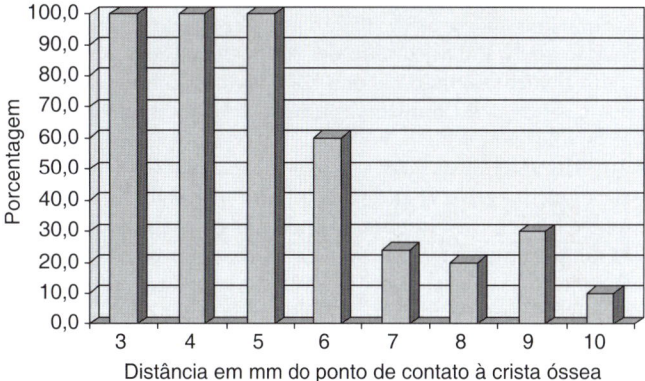

• **Figura 29.7** Quando a distância de contato interproximal até o osso é de 5 mm ou menos, a papila interdental preenche completamente (100%) o espaço entre os dentes. Quando a distância do ponto de contato ao osso é de 6 mm (a mensuração mais comum), ocorre um espaço triangular escuro entre os dentes pela ausência da papila preenchendo o espaço em quase 40% dos casos. A uma distância de 7 mm ou mais do ponto de contato com o osso, quase sempre apresenta um preenchimento incompleto do espaço interproximal com o tecido mole. (De Tarnow DP, Magner AW, Fletcher P. The effect of the distance from the contact point to the crest of bone on the presence or absence of the interproximal dental papilla. *J Periodontol*. 1992;63(12):995-996.)

aos tecidos moles interproximais. Portanto, é fundamental avaliar essa dimensão antes da cirurgia do implante. Se a altura do osso interproximal é perdida ou o contato interproximal é mais incisal, então o tecido mole provavelmente preencherá o espaço interproximal. Além disso, as distâncias do ponto de contato até o osso de 7 mm às vezes apresentam uma papila em um primeiro momento, mas após a reflexão cirúrgica, as chances dessa papila retornar à posição original podem ser inferiores a 25%.

Quanto mais alto for o contorno gengival ou a diferença entre a altura da papila e da margem gengival livre, maior será o risco de perda gengival após a exodontia. Da mesma forma, uma vez que o dente é extraído e o sítio edêntulo cicatrizado, menor será a probabilidade de que os procedimentos cirúrgicos e reabilitadores sejam capazes de restaurar um contorno ideal dos tecidos moles. Em contraste, contornos gengivais planos e um tecido interproximal perto da crista óssea conduzem a mínima retração e a um resultado mais adequado. A altura máxima do contorno gengival vestibular está localizada no meio do dente para os incisivos laterais superiores e inferiores, e nos quatro dentes anteriores inferiores; no entanto, é ligeiramente desviada para a distal nos incisivos centrais e caninos. A altura das margens gengivais livres dos dois incisivos centrais é semelhante à dos caninos. A altura cervical dos incisivos laterais pode ser no nível ou abaixo da altura dos incisivos centrais e caninos, mas simétricas entre si. Pode ser mais fácil aumentar o contorno cervical do incisivo contralateral ao substituir um incisivo lateral ausente por um implante do que tentar diminuir o contorno gengival sobre o implante quando ocorre a retração gengival e de tecido ósseo. O mínimo de contorno gengival desejável é visto quando um dente anterior é mais alto do que o resto. Infelizmente, essa é uma ocorrência comum com a coroa de um implante quando não há enxerto de osso e/ou tecido mole em conjunto com a instalação do implante ou na cirurgia de reabertura.

A cor e a textura do tecido também são avaliadas no sítio edêntulo. O tom e a cor rósea da gengiva queratinizada inserida devem ser semelhantes ao redor do pilar protético do implante em comparação com os dentes adjacentes saudáveis. O biotipo da gengiva geralmente é classificado como fino ou grosso. O tecido mais espesso é mais resistente à retração ou recessão e com frequência leva à formação de uma bolsa periodontal após a perda óssea. Tecidos gengivais finos ao redor dos dentes são mais propensos à retração após a exodontia e são mais difíceis de se elevar ou aumentar após a perda dentária. A recessão gengival é a complicação estética mais comum de biotipos finos após a exodontia de um elemento unitário anterior, e é também uma preocupação após a cirurgia do implante, cirurgia de reabertura ou ambas. De acordo com Kois[19], a previsibilidade do implante unitário na região anterior da maxila é, em última análise, determinada pela apresentação da anatomia do próprio paciente. As condições favoráveis incluem (1) posição do dente mais coronal em relação à margem gengival inteira, (2) dentes de formato quadrado, (3) contorno gengival raso, (4) biotipos de periodonto espesso e (5) altura (< 3 mm) distante da posição da crista óssea vestibular dos dentes e do meio da crista. Uma anatomia desfavorável do paciente inclui as seguintes características: (1) dente preexistente alinhado ou apical (em relação à margem gengival livre), (2) dentes com formato triangular, (3) contorno gengival alto, (4) tipos de periodonto fino e (5) baixo (> 4 mm) posicionamento da crista óssea vestibular dos dentes e do meio da crista.

Desafios anatômicos

Tamanho natural do dente versus diâmetro do implante

Muitas vezes, a estética de uma coroa unitária anterior superior em um dente natural é um dos procedimentos mais difíceis na reabilitação oral. Quando um implante está sendo reabilitado, os desafios são ainda maiores (Figuras 29.8 e 29.9). Ao comparar o tamanho e a forma de um implante *versus* dente natural, o implante apresenta muitas vezes 5 mm ou menos de diâmetro e secção transversal circular. A região cervical da coroa de um dente natural superior apresenta aproximadamente 4,5 a 7 mm de secção transversal mesiodistal e nunca é completamente circular. Na verdade, o incisivo central natural e os caninos são frequentemente maiores em sua dimensão vestibulopalatina na JCE do que na dimensão mesiodistal. Como o osso é perdido primeiro na largura vestibulopalatina, seria necessária uma largura ainda maior dos implantes nessa dimensão do que se exige atualmente. Como resultado, a estética cervical de uma coroa sobre implante unitário deve acomodar um implante de diâmetro circular e equilibrar os parâmetros de higiene e estética. Etapas protéticas adicionais e componentes com perfis de emergência variados ou pilares protéticos personalizados da cor do dente muitas vezes são necessários para reproduzir a ilusão de uma coroa em um pilar natural.

Altura óssea comprometida

O osso disponível deve ser avaliado de perto, pois influenciará muito o contorno do tecido mole, o tamanho do implante, a posição do implante (angulação e profundidade) e, finalmente, o resultado estético final. A topografia do tecido duro é pré-requisito para uma ótima reabilitação estética de implantes. Portanto,

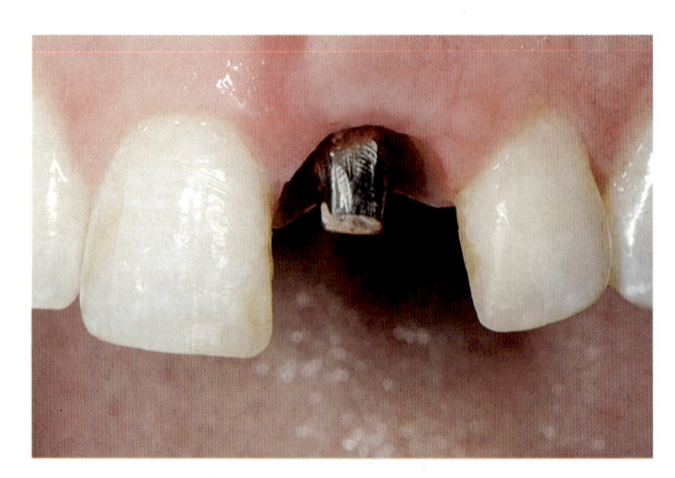

• **Figura 29.8** Um único incisivo central ausente costuma ser o mais desafiador implante cirúrgico e protético para ser concluído. Os tecidos moles e duros precisam ser ideais para a obtenção de um resultado estético aceitável.

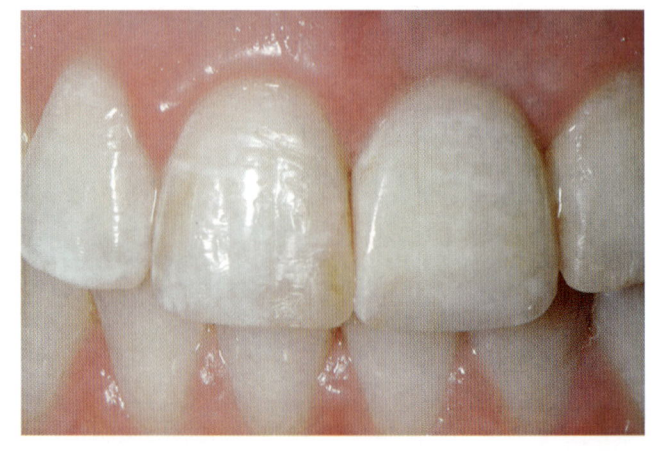

• **Figura 29.9** Coroa de um incisivo central superior esquerdo sobre implante, em posição. O contorno do tecido mole é estabelecido por meio de métodos cirúrgicos e protéticos.

a avaliação abrangente, por meio de tomografia computadorizada de feixe cônico (TCFC), do volume de osso disponível é obrigatória para determinar a posição ideal do implante. A posição da crista óssea média do sítio edêntulo deve estar aproximadamente 2 a 3 mm abaixo da JCE vestibular ou da margem gengival livre dos dentes adjacentes. O osso interproximal deve ser recortado 3 mm mais incisal do que a posição média da crista.

A posição da crista óssea interproximal é uma consideração anatômica importante, especialmente para o desenvolvimento da altura do tecido mole interproximal. Becker *et al.* classificaram a faixa de altura do osso interproximal acima da curvatura vestibular média de plano a contornado (2,8 mm) a contorno pronunciado (< 4,1 mm). A anatomia plana deve corresponder a um dente em formato quadrado, o contorno a um dente em formato oval e o contorno pronunciado de um dente em formato triangular (Figura 29.10). No entanto, essas relações nem sempre existem. Quando uma dimensão interdental plana para a crista é encontrada nos dentes triangulares, o espaço interproximal geralmente não será preenchido com tecido mole, pois a dimensão do contato interproximal com o osso será maior que 5 mm (Figura 29.11).[21]

Muitas vezes, a crista óssea pode ser mais apical do que o ideal em ambos, no local do implante e nas raízes dos dentes adjacentes. Sob essas condições, o contorno ideal da coroa, a emergência do tecido mole e as condições do tecido interproximal são menos prováveis (Figuras 29.12 e 29.13). Em vez da esperada prótese PF-1, muito provavelmente uma prótese PF-2 será o resultado final. Alterações ósseas e de tecidos moles após a perda dentária anterior superior é bastante rápida e de considerável consequência. Como resultado, muitos locais edêntulos anteriores superiores requerem pelo menos alguma modificação do osso e/ou do tecido mole antes, em conjunto com e/ou na reabertura do implante.

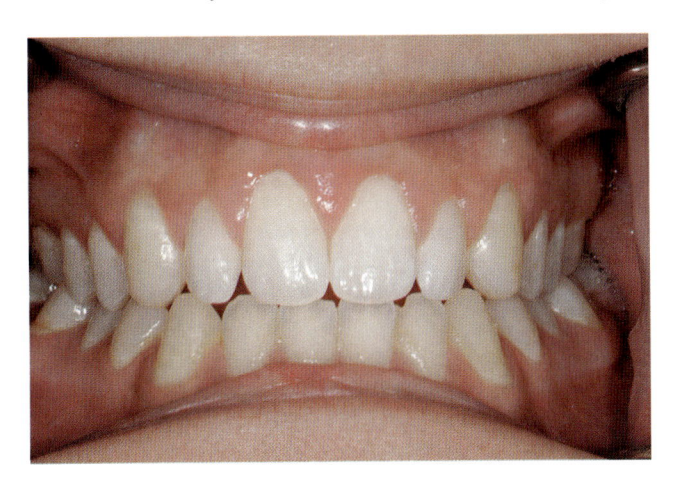

• **Figura 29.10** A forma triangular do dente corresponde à maior largura e altura das papilas interdentais e o contato interproximal mais incisal à posição na coroa.

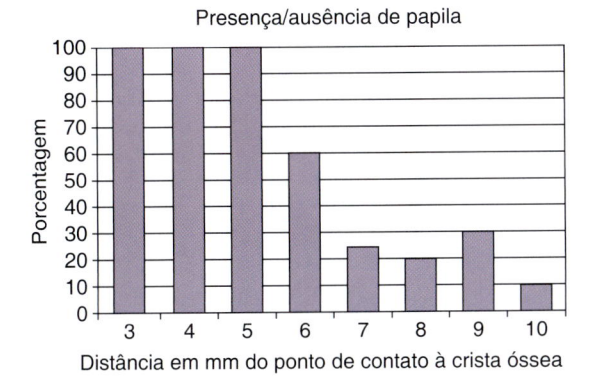

• **Figura 29.11** Quando os dentes naturais têm contato de coroa interproximal com distância óssea interseptal de 5 mm ou menos, a papila interdental quase sempre preenche o espaço interproximal. Quando a distância é de 6 mm, o espaço interproximal não é preenchido com tecido mole em quase 40% das vezes; a uma distância de 7 mm, o espaço interproximal é preenchido com uma papila interproximal em 25% dos casos.

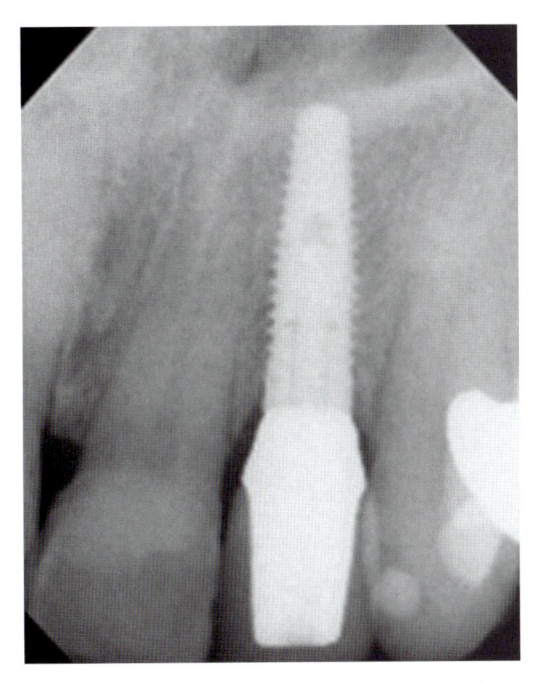

• **Figura 29.12** Posição do implante ligeiramente apical aos 3 mm ideais abaixo da margem gengival livre, resultando em uma prótese PF-2 (aumento clínico da coroa em comparação com os dentes adjacentes).

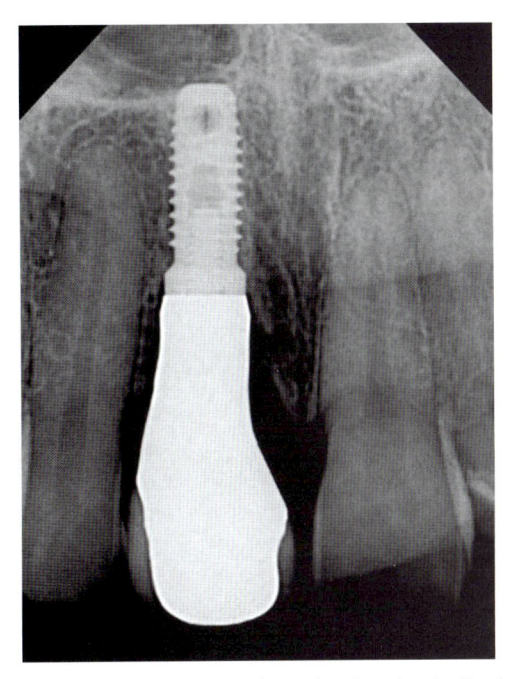

• **Figura 29.13** A posição do implante é colocada significativamente mais apical aos dentes adjacentes, o que resultará na remodelação da crista óssea. Note o aumento do espaço para altura da coroa levando a uma prótese PF-3 (prótese substituindo coroa clínica e tecido mole com cerâmica rosa ou zircônia).

Espaço mesiodistal comprometido

O espaço mesiodistal adequado é necessário para um resultado estético de prótese sobre implante e a saúde do tecido mole interproximal dos dentes adjacentes. Um implante tradicional de duas peças deve ter no mínimo 1,5 mm de um dente adjacente. Quando o implante está mais perto de um dente adjacente, qualquer perda óssea relacionada à microfenda, largura biológica e/ou estresse pode resultar em perda óssea ao redor do implante ou do dente adjacente. Isso é capaz de comprometer a estética interproximal e/ou a saúde sulcular do implante e do dente natural (Figura 29.14).[22] Ademais, quando um implante é menor que 1,5 mm de um dente natural, um espaço inadequado fica disponível para um perfil de emergência ideal da prótese sobre o implante.

Largura vestibulopalatina comprometida

Na maioria dos casos em que um único dente anterior superior é perdido, a lâmina óssea vestibular ficará comprometida. Estudos têm demonstrado uma diminuição de 25% na largura vestibulopalatina no primeiro ano de perda dentária, e evolução rápida com redução de 30% a 40%, em 3 anos. Como resultado, mesmo um alvéolo intacto de 6 a 8 mm de largura tem amplitude muitas vezes inadequada, após 1 ano, para um implante em formato radicular da Divisão A, em uma posição de incisivo central, e após 3 anos quase nunca apresenta osso disponível adequado para um implante de tamanho ideal. A perda de largura óssea ocorre principalmente na região vestibular, pois a lâmina vestibular é muito fina em comparação com a lâmina palatina, e deiscências vestibulares são frequentes sobre as raízes dos dentes (Figura 29.15).[23] Estudos demonstraram que a espessura alveolar vestibular mediana na região anterior da maxila é 1 mm apical à margem óssea alveolar = 0,83 mm, raiz média = 0,70 mm e 1 mm do ápice do dente = 0,88. Um enxerto ósseo é frequentemente necessário para restaurar a anatomia adequada da crista e para evitar o comprometimento do implante na posição mais palatal e apical.

A largura óssea disponível (vestibulopalatina) deve ser pelo menos 3 mm maior do que o diâmetro do implante na inserção do implante. Portanto, um implante de 3,5 mm requer pelo menos 6,5 mm de largura óssea. O enxerto ósseo em largura é muito previsível. Em muitos casos é realizado antes da instalação do implante; no entanto, em alguns casos, pode ser realizado no momento da instalação do implante, especialmente quando uma deiscência mínima do implante é visível. Deve ser enfatizado que a mensuração do diâmetro do implante está no módulo da crista (plataforma) do implante. A maioria dos corpos de implante de 3,75 mm de diâmetro tem 4,1 mm no módulo da crista. Nessas situações, a limitação mesiodistal é de 7,1 mm e a limitação da largura vestibulolingual é de 7,1 mm.

Seleção do tamanho do implante

O primeiro fator que influencia o tamanho de um implante é a dimensão mesiodistal do dente ausente. A dimensão mesiodistal média de um incisivo central é 8,6 mm (homens) e 8,1 mm (mulheres), um incisivo lateral tem 6,6 mm (homens) e 6,1 mm (mulheres), e um canino tem 7,6 mm (homens) e 7,2 mm (mulheres). Em geral, o corpo do implante não deve ser tão largo quanto o dente natural ou a coroa clínica, pois o contorno de emergência e a região das papilas interdentais podem não ser devidamente estabelecidos.

As dimensões mesiodistais do incisivo central superior na cervical (de preferência 1 mm abaixo da margem gengival livre) é, em média, 6,4 mm; a dimensão do incisivo lateral é de 4,7 mm; e de dentes naturais caninos na região cervical é de 5,6 mm (Tabela 29.1).[24] No entanto, essas dimensões também são grandes

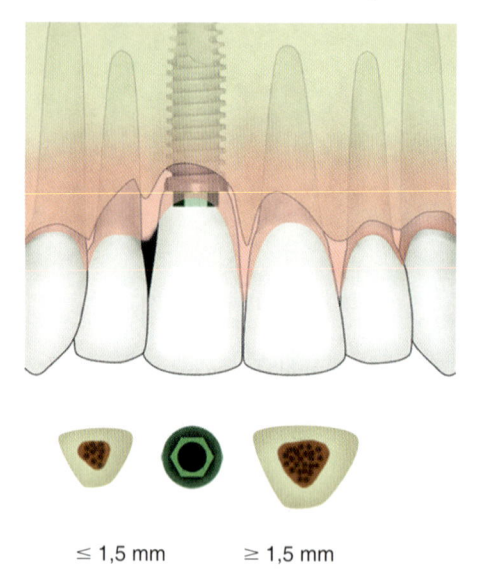

• **Figura 29.14** Se ocorrer perda óssea em um implante instalado próximo a 1,5 mm de um dente (na parte distal), então o osso e o tecido mole também serão perdidos no dente. Como resultado, a distância do contato da coroa interproximal ao osso interproximal aumenta, e o risco de retração do tecido mole e perda de papila interdental aumenta. Quando o implante está a mais de 1,5 mm do dente (na mesial), a perda óssea nos implantes não causa perda óssea na raiz do dente. O contato da coroa interproximal à relação óssea interproximal permanece ideal, e a papila interdental é mantida.

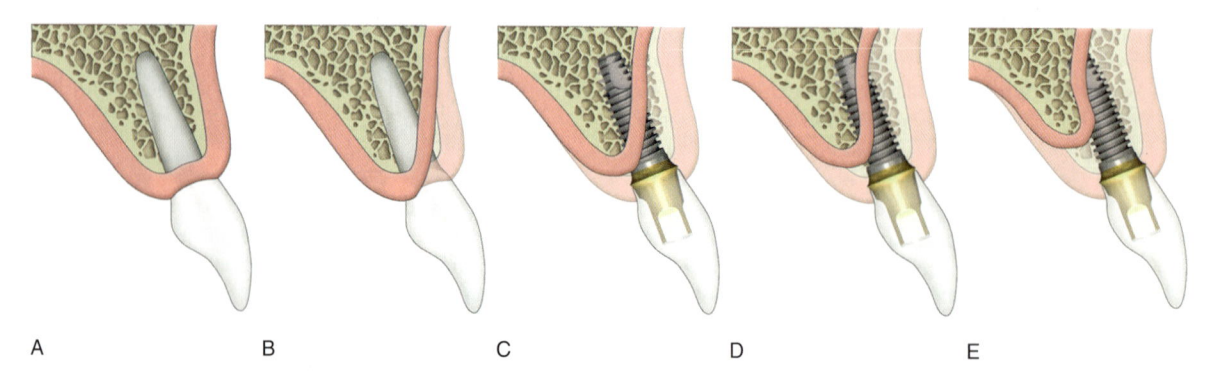

• **Figura 29.15** Reabsorção óssea na região anterior superior **A.** Antes da perda de um dente anterior superior, muitas vezes existe osso ao redor das raízes. **B.** A exodontia não raro causa perda da fina lâmina óssea vestibular sobre a raiz. Após a exodontia, a crista residual frequentemente diminui em largura (Divisão B). **C.** Após 6 meses a 1 ano, a crista residual continua a ser reabsorvida e se torna a Divisão B–w. **D.** Eventualmente, a crista residual forma um volume ósseo C–w que é ligeiramente deficiente em altura e com menos de 2,5 mm em largura. **E.** Esse volume ósseo em geral se estende quase até o assoalho do nariz.

Tabela 29.1	Dimensões dos dentes superiores.				
Tipo de dente	Coroa mesiodistal (mm)	Colo mesiodistal (mm)	Coroa vestibulopalatina (mm)	Colo vestibulopalatino (mm)	2 mm abaixo da junção amelo-cementária
Incisivo central	8,6	6,4	7,1	6,4	5,5
Incisivo lateral	6,6	4,7	6,2	5,8	4,3
Canino	7,6	5,6	8,1	7,6	4,6

demais para um implante. O nível ósseo em dentes naturais é de aproximadamente 2 mm abaixo da JCE, e as dimensões dos dentes naturais a esse nível ósseo são reduzidas a 5,5 mm para incisivos centrais, 4,3 mm para incisivos laterais e 4,6 mm para caninos. Portanto, em teoria, as últimas dimensões mais se assemelham ao diâmetro ideal do implante, a fim de imitar o perfil de emergência de um dente natural. No entanto, essa dimensão é geralmente muito grande para reabilitar adequadamente o contorno do tecido mole do dente anterior ausente.

O segundo fator que determina o diâmetro mesiodistal do implante é a distância necessária em relação à raiz do dente adjacente.[25] Durante o primeiro ano em função, a perda óssea vertical em torno de um implante é variável, de 0,5 a mais de 3 mm. A altura do septo ósseo (interimplante) em parte determina a incidência da presença ou ausência de papilas interdentais. Quando a distância a partir da crista óssea até o contato interproximal for de 5 mm ou menos, a papila preenche o espaço. Quando a distância é de 6 mm, uma ausência parcial de papila é vista em 45% das vezes, e em 7 mm o risco de um espaço interproximal comprometido é de 75%.[26] A altura óssea intraseptal está, portanto, relacionada com a manutenção da papila interdental e deve ser preservada. Como consequência, o implante deve estar a pelo menos 1,5 mm dos dentes adjacentes, sempre que possível, e o osso interseptal nos dentes adjacentes deve estar 5 mm abaixo do ponto de contato interproximal da coroa.

Em resumo, dois parâmetros mesiodistais determinam o tamanho ideal do implante. A largura sugerida do implante unitário deve corresponder à largura do dente natural ausente, 2 mm abaixo da JCE. No entanto, a distância entre as raízes dos dentes adjacentes também deve ser medida. O diâmetro do implante + 3 mm (1,5 mm de cada lado) deve ser igual ou menor que a distância entre as raízes adjacentes, no topo da crista (que é 2 mm abaixo da JCE interproximal).

A próxima dimensão que determina a largura de um implante anterior é a dimensão do osso no sentido vestibulopalatino. A largura ideal do osso deve permitir pelo menos 1,5 mm na face vestibular do implante, a fim de que, se um defeito vertical se formar ao redor do módulo de crista (plataforma), não se torne um defeito horizontal, mudando o contorno cervical da gengiva vestibular (Figura 29.16). Devido ao seu volume inicial reduzido, o osso vestibular tende a ser lábil, e sua reabsorção é responsável pela maior parte do comprometimento estético a longo prazo na região anterior da maxila. A dimensão da largura vestibulopalatina não é tão crítica na face palatina do implante, pois o osso cortical é denso, mais resistente à perda óssea, e não está na zona estética. O enxerto ósseo vestibular no momento da instalação do implante é frequentemente indicado porque o volume ósseo em largura geralmente está comprometido (Figuras 29.17 e 29.18).

A largura ideal do implante deve imitar o surgimento de um dente natural e ajudar a preservar o osso e a saúde dos ossos e dentes adjacentes. A distância natural entre as raízes de dois incisivos centrais é de aproximadamente 2 mm. No entanto, a distância das raízes naturais do central para o lateral e do lateral para o canino são, geralmente, menores que 1,5 mm e, muitas vezes, separados por apenas 0,5 mm. Como consequência, o tamanho ideal do implante unitário geralmente é menor em diâmetro do que a raiz do dente natural.

O diâmetro ideal de um implante utilizado para substituir o tamanho do dente, em média, resulta em um implante de 4 a 5,2 mm para um incisivo central, 3 a 3,5 mm para um incisivo lateral, e de 3,7 a 4,2 mm para um canino. A diferença no perfil de emergência de um implante de 4 mm de diâmetro e de um implante de 5 mm de diâmetro é insignificante e, muitas vezes, não é clinicamente relevante para um dente anterior, pois uma diferença de 0,5 mm ocorre em cada lado do implante. Portanto, em caso de dúvida, o clínico deve usar um implante com diâmetro menor. Dessa modo, um implante de 4 mm de diâmetro pode frequentemente ser utilizado na posição do incisivo central para substituição de um elemento unitário. Do mesmo modo, um implante de 3 a 3,5 mm frequentemente é utilizado em implantes unitários para a substituição de um incisivo lateral (Boxe 29.1).

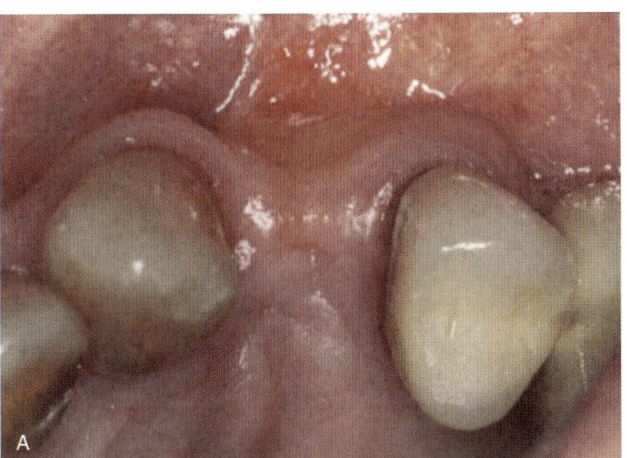

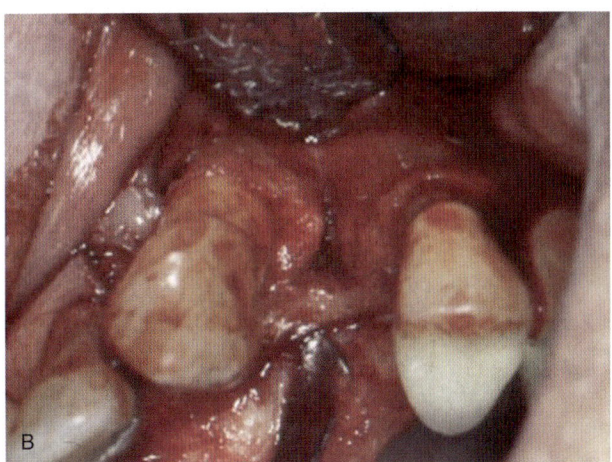

• **Figura 29.16** Largura óssea comprometida. **A.** A visão pré-operatória engana muito e pode ser um falso positivo sobre a quantidade de osso presente. **B.** A reflexão do tecido da crista revela a existência de um defeito significativo.

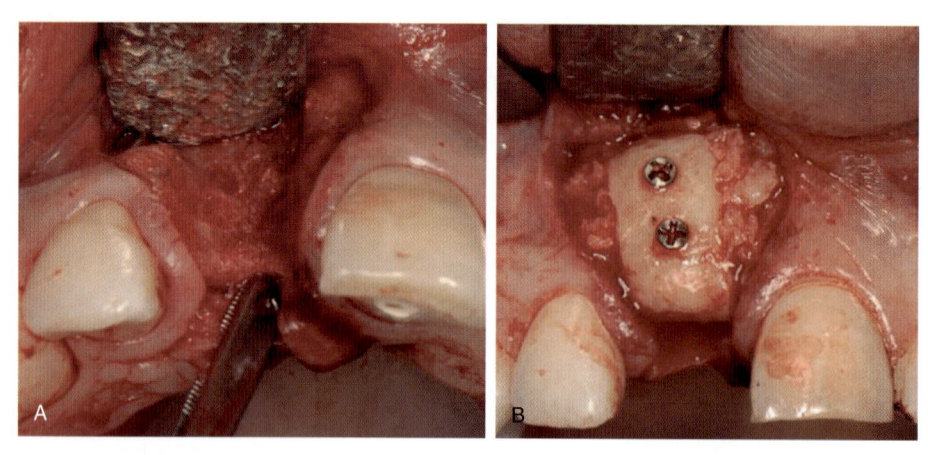

• **Figura 29.17 A.** Grande defeito na crista. **B.** Para obter largura adequada de osso, um enxerto ósseo de sínfise é realizado.

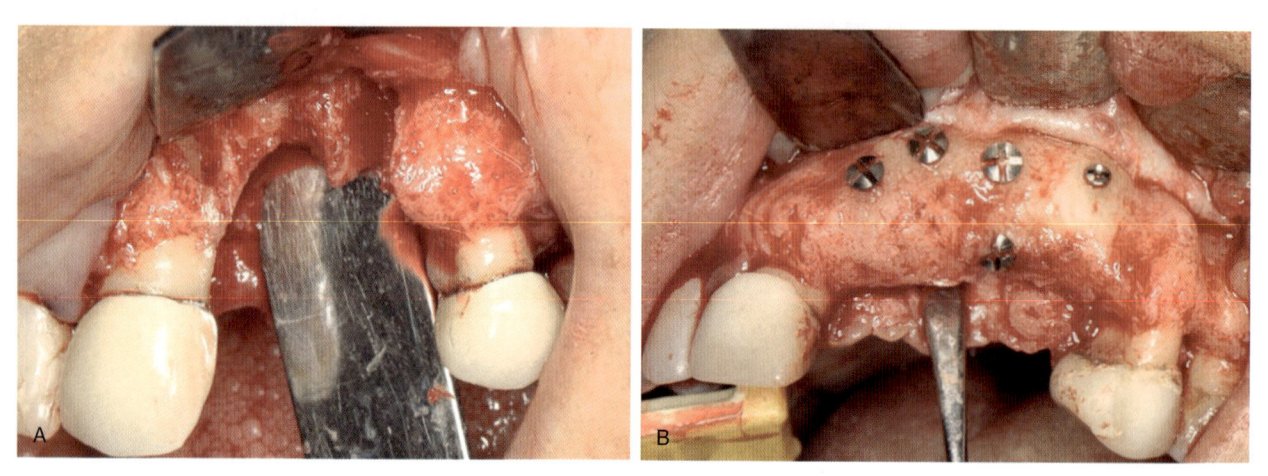

• **Figura 29.18 A.** Crista comprometida com deficiência significativa de largura. **B.** Regeneração óssea guiada necessária para obtenção de largura e altura suficientes para a instalação do implante.

Boxe 29.1	Diâmetro médio ideal do implante.

Incisivo central: 4 a 5,2 mm
Incisivo lateral: 3 a 3,5 mm
Canino: 3,7 a 4,2 mm

Posição do implante

O implante dental na região anterior da maxila deve ser posicionado precisamente em três planos. Do ponto de vista mesiodistal, o implante na maioria das vezes é instalado no meio do espaço, com igual quantidade de osso interproximal em direção a cada dente adjacente. De vez em quando, o implante do incisivo central é posicionado ligeiramente para distal do espaço intrarradicular (Figura 29.19), quando o forame incisivo for largo e invadir o posicionamento ideal. Quando um implante de incisivo central for planejado e o forame entre a raiz do incisivo central existente e o local do implante forem maiores do que o normal, o osso remanescente pode ser inadequado para a instalação.

O forame nasopalatino também pode se expandir para um lado da linha média dentro do canal ósseo. Quando o implante substitui um incisivo central, pode haver invasão do canal e resultar em uma interface de tecido mole na superfície mesiopalatina do implante. Como precaução, o clínico deve refletir o tecido palatino quando for instalar um implante de incisivo central superior e, se necessário, instalar o implante em uma posição mais distal (Figura 29.20). Isso geralmente requer um implante de diâmetro menor do que o normal para permanecer 1,5 mm ou mais

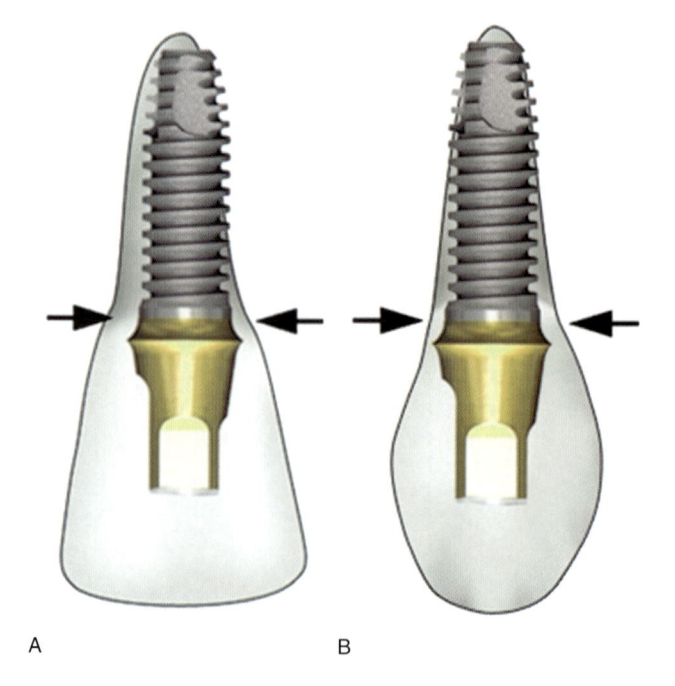

• **Figura 29.19 A.** A posição ideal do implante no sentido mesiodistal para um incisivo central é 0,5 a 1 mm mais distal do que a posição média do dente. Isso diminui o risco de invadir o canal incisivo. **B.** A melhor posição mesiodistal para um canino é centralizado na posição do canino.

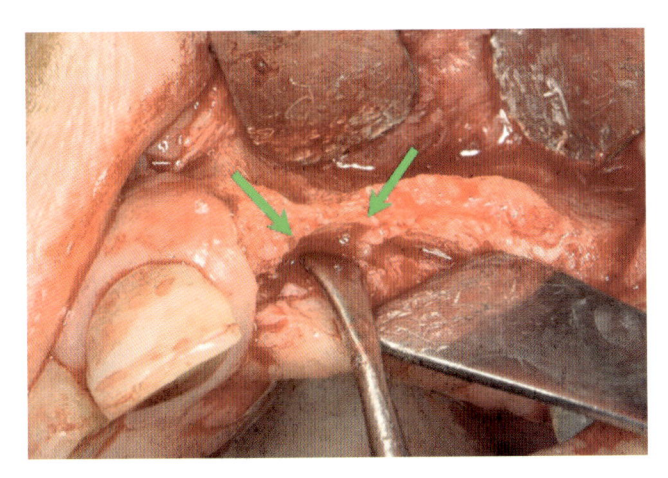

• **Figura 29.20** Reflexão completa do tecido palatino para determinar a posição e o tamanho do forame e do canal nasopalatino. O canal e o forame nasopalatino aumentados levam a um comprometimento ósseo para a instalação do implante.

corpo do implante são sugeridas: (1) uma angulação vestibular, de modo que a emergência da coroa seja semelhante à dos dentes adjacentes, (2) sob a borda incisal da prótese definitiva, e (3) na posição do cíngulo da coroa sobre o implante (Figura 29.21).

Angulação vestibular do corpo do implante

Os pesquisadores muitas vezes teorizam que a angulação do corpo do implante na região anterior da maxila deve ser posicionada no perfil de emergência da coroa. A posição vestibular do implante é baseada no conceito de que o perfil de emergência vestibular da coroa do implante na região cervical deve ser o mesmo de um dente natural. No início, isso faz sentido. No entanto, a coroa de um dente natural tem dois planos, e seu bordo incisal é palatino à emergência vestibular do dente natural em cerca de 12 a 15° (Figura 29.22). É por isso que os preparos para a coroa anterior são em dois ou três planos. O corpo do implante está mais palatino do que uma raiz natural, de forma que 1,5 mm de osso exista vestibularmente. Além disso, devido ao implante ser mais estreito em diâmetro do que a dimensão radicular vestibulopalatina, quando o corpo do implante está orientado como um dente natural e tem uma emergência vestibular, um pilar reto não é largo o suficiente para permitir a redução a dois ou três planos, para trazer a borda incisal do preparo mais para palatina. Como resultado, a borda incisal do preparo permanece muito vestibular. Portanto, quando o implante é angulado para a emergência vestibular de um dente, um pilar protético angulado de 15° deve ser usado para trazer a borda incisal mais para palatina. A maioria dos pilares angulados de duas peças tem um formato de fenda que compromete a estética cervical vestibular. A conta metálica vestibular do parafuso do pilar é mais fina do que um pilar reto e pode resultar em fratura (especialmente porque as cargas anguladas são impostas ao implante posicionado vestibularmente). Os fabricantes aumentam o perfil do pilar na região vestibular para reduzir o risco de fratura. Contudo, esse formato de fenda traz a margem cervical vestibular mais para vestibular e mais larga do que o corpo do implante, que já está tão vestibular quanto o dente adjacente. Como resultado, a margem da coroa do implante fica vestibularmente sobrecontornada. O protesista então deve preparar a porção vestibular do pilar metálico para a estética, o que o torna enfraquecido e propenso à fratura. Quando o implantodontista tenta alinhar o corpo do implante com a porção vestibular dos dentes adjacentes, o implante pode inadvertidamente ser instalado muito vestibularizado. Não existe um único método para restabelecer a estética adequada quando o pilar do implante for instalado sobre a gengiva marginal livre dos dentes adjacentes.

do incisivo lateral. Na ocasião, o conteúdo do forame pode ser removido e um enxerto ósseo inserido, para diminuir o tamanho do canal incisivo.

A posição mediovestibulopalatina do implante é no meio do rebordo ligeiramente para palatino em 0,5 mm da crista edêntula de contorno adequado. Essa abordagem permite o uso do implante de maior diâmetro. A crista óssea deve ser pelo menos 1,5 a 2 mm mais larga na face vestibular do implante e 1 mm na face palatina. Portanto, um implante de 4 mm de diâmetro necessita de largura vestibulopalatina mínima de 6,5 mm de osso para posicionar um incisivo central ou canino, e 6 mm de largura óssea são necessários para um incisivo lateral com implante de 3,5 mm. A expansão óssea em conjunto com a instalação do implante ou enxerto ósseo na face vestibular do sítio edêntulo podem ser indicados quando o rebordo for menos largo do que o desejável. A espessura do osso na porção vestibular de uma raiz natural é geralmente 0,5 a 0,7 mm de espessura na região anterior. Como resultado, se o implante for colocado no centro da crista, será de 1 mm ou mais para a palatina do que o perfil de emergência vestibular das coroas adjacentes na gengiva marginal livre.

O centro do implante é posicionado no centro vestibulopalatino da crista edêntula e em posição médio-mesiodistal. A angulação do corpo do implante a partir desse ponto é considerada a seguir. Dentro na literatura, três angulações vestibulopalatinas do

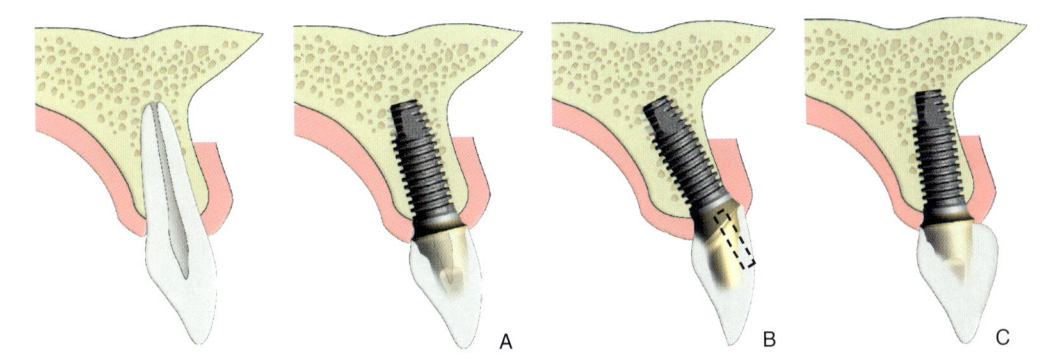

A B C

• **Figura 29.21** São encontradas na literatura três posições de implantes relacionadas à posição final da coroa. **A.** Uma posição abaixo da borda incisal é mais bem utilizada para uma coroa cimentada na zona estética. **B.** Um implante na posição da raiz natural do dente. Embora isso faça sentido, a instalação muito vestibular do implante indicará a necessidade de um pilar protético angulado. **C.** Um implante na posição do cíngulo que é utilizado quando uma coroa parafusada é o tratamento de escolha. Esta posição requer um contorno vestibular em cerâmica quando utilizado para próteses PF-1 em zona estética.

Na melhor das hipóteses, a coroa definitiva parece muito alongada e vestibularizada. Enxerto de tecido mole e/ou aumento ósseo não melhoram a condição, uma vez que o implante foi instalado incorretamente (Figura 29.23).

Os dentes anteriores superiores naturais recebem uma carga em angulação de 12 a 15º devido à sua angulação natural, em comparação com os dentes anteriores inferiores. Essa é uma das razões pelas quais os dentes anteriores superiores são mais largos em diâmetro do que os dentes anteriores inferiores (que em geral recebem uma carga em seu eixo longo). A angulação vestibular do corpo do implante muitas vezes corresponde à angulação do corpo do implante, a qual leva a cargas em 15º fora do seu eixo e aumenta a força para o complexo osso-implante-parafuso do pilar em 25,9%, comparada com uma carga no eixo longo. Essa carga fora do eixo aumenta os riscos de afrouxamento do parafuso do pilar, perda da crista óssea e retração marginal do tecido mole cervical. Em resumo, implantes angulados muito vestibularmente comprometem a estética e aumentam o risco de complicações (Figura 29.24).

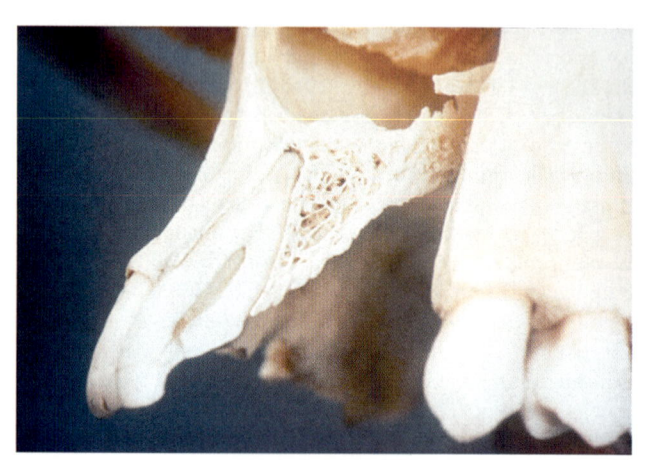

• **Figura 29.22** O dente natural tem cortical óssea vestibular muito fina sobre a raiz, e a borda incisal da coroa está 12 a 15° para palatina em relação ao perfil de emergência vestibular. Esta não é uma posição ideal para um implante. O osso na região palatina é mais adequado para um implante e permite que este seja posicionado sob a borda incisal.

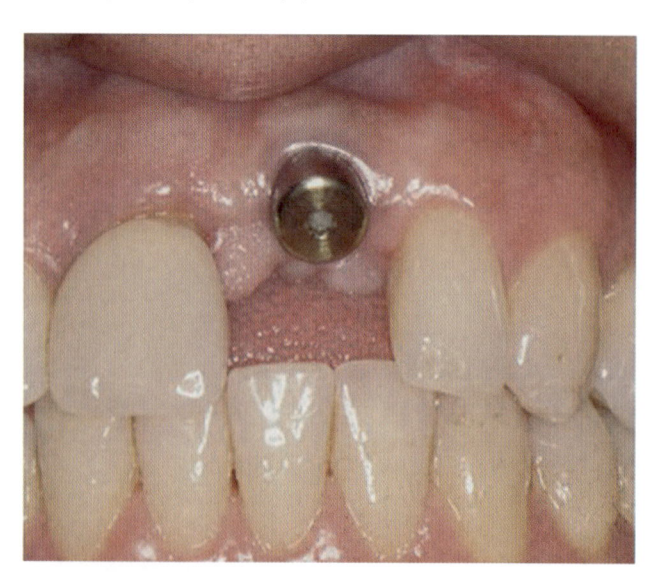

• **Figura 29.23** A instalação do implante posicionada muito por vestibular. Enxertos de tecido mole não corrigirão o mau posicionamento e geralmente o tratamento mais ideal é a remoção do implante e o reposicionamento em uma posição mais ideal.

Angulação do corpo do implante no cíngulo

Uma segunda angulação sugerida na literatura localiza-se mais palatal, com emergência sob o cíngulo da coroa. Isso também pode ser o resultado da instalação do implante em rebordo com pouca largura (Divisão B), pois o osso é perdido principalmente na face vestibular. Tal posição costuma ser o objetivo quando uma coroa parafusada é usada como prótese definitiva. O parafuso da prótese fixa (para reter uma coroa anterossuperior) não pode ser localizado na região incisal ou vestibular da coroa, pois afetará a estética.

O implante na posição do cíngulo pode resultar em considerável comprometimento. O corpo do implante é circular e geralmente apresenta de 4 a 5,5 mm de diâmetro. O contorno cervical vestibular da coroa sobre o implante deve ser semelhante aos dentes adjacentes, para o efeito estético final. Como o eixo longo do implante de uma coroa parafusada precisa emergir na posição do cíngulo, isso mais frequentemente requer uma projeção vestibular da coroa ou "correção vestibular" a partir do corpo do implante. O bordo do rebordo vestibular deve se estender de 2 a 4 mm e é geralmente semelhante em contorno ao bordo de um pôntico modificado de uma prótese fixa de três elementos (Figura 29.25).

O bordo modificado da coroa tornou-se uma solução comum para corrigir a estética da prótese quando o implante é instalado em osso estreito ou segue uma posição de angulação palatina. Contudo, o controle do biofilme na face vestibular do implante é quase impossível. Mesmo que a escova de dente alcance o sulco gengival, não há método de higiene que possa ser utilizado na angulação correta que permita o acesso a esse sulco vestibular. Como resultado, embora uma prótese aceitável esteticamente possa ser desenvolvida, especialmente com cerâmica cervical adicional, os requisitos de higiene e os padrões de implantodontia presentes tornam essa abordagem inaceitável (Figura 29.26).

Alguns autores argumentam que um contorno melhorado pode ser desenvolvido subgengivalmente com um implante em posição palatina. Para criar esse contorno, o corpo do implante

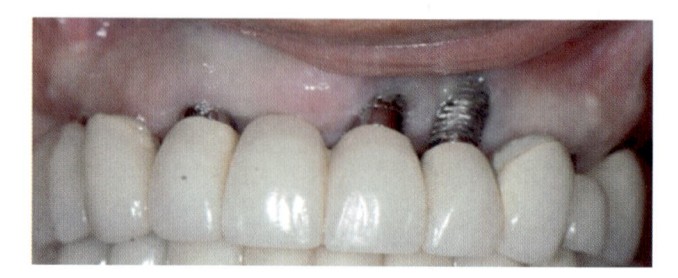

• **Figura 29.24** Implante posicionado vestibularmente levando a um comprometimento estético.

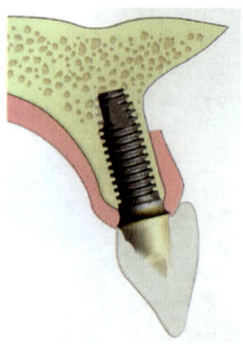

• **Figura 29.25** O implante instalado na posição do cíngulo geralmente exigirá um contorno rígido na coroa do implante para restabelecer o contorno vestibular do dente.

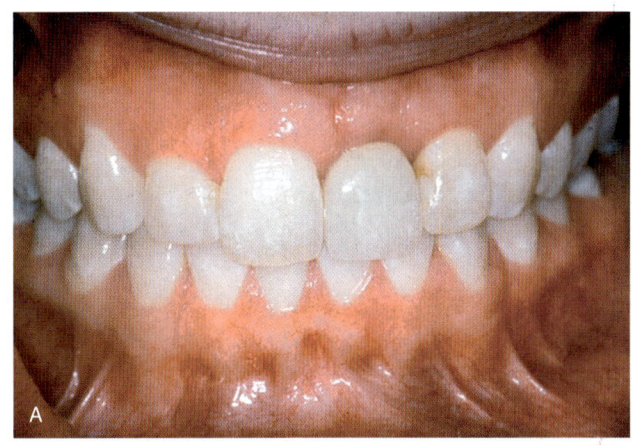

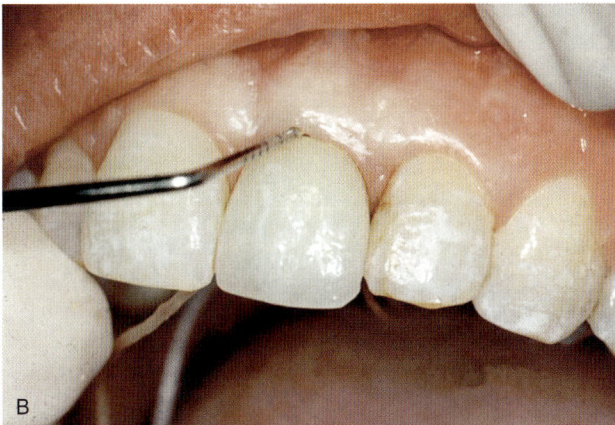

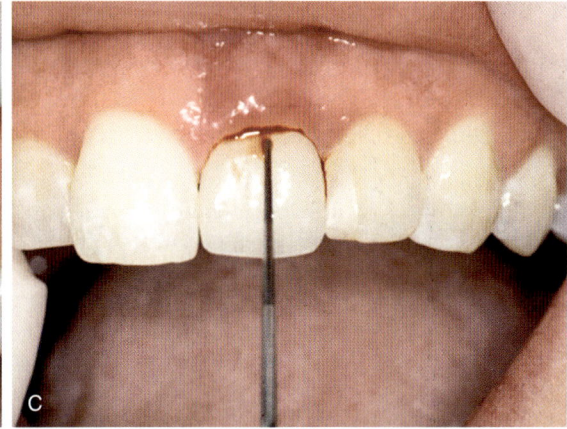

• **Figura 29.26 A.** Um incisivo central superior esquerdo (*lado direito*) com o contorno da coroa da crista apresenta estética aceitável. **B.** No entanto, a sondagem da porção vestibular mede a distância até o implante, mas não pode avaliar a perda óssea vestibular, pois esta não pode ser direcionada apicalmente até a profundidade da bolsa. **C.** Periodicamente, o implante de um incisivo central esquerdo apresenta inflamação, e o índice de sangramento aumenta como resultado da incapacidade de limpeza do sulco dessa região na porção vestibular.

deve ser posicionado o mais apical possível. Essa posição pode evitar que os alimentos se acumulem na "mesa" cervical da coroa. Contudo, o bordo subgengival não permite o acesso ao sulco vestibular do corpo do implante para a eliminação de biofilme, assim como a avaliação do índice de sangramento ou da perda óssea vestibular. Por conseguinte, os requisitos de manutenção para a região do sulco vestibular do implante não permitem que o clínico considere essa modalidade como uma opção primária válida.

Maior separação interarcos é geralmente necessária com o implante na posição palatina, pois o pino transmucoso sai do tecido em posição mais palatina. O espaço interarcos inadequado excepcionalmente pode retardar a reabilitação de pacientes com oclusão Classe II de Angle, Divisão 2, com o implante nessa posição. O rebordo ósseo deve ser aumentado se estiver muito estreito para o diâmetro e posição ideal do implante, ou uma opção de tratamento alternativo, deve ser selecionada

Angulação ideal do implante

A terceira angulação do implante na literatura descreve a mais desejável. Uma linha reta é determinada pela união de dois pontos. O clínico determina a linha para a melhor angulação pelo ponto ligeiramente lingual à posição da borda incisal da coroa do implante e a posição mediovestibulopalatina na crista óssea. O centro do implante é posicionado ligeiramente lingual à borda incisal da coroa de modo que o pilar reto de retenção da prótese cimentada saia diretamente abaixo da borda incisal (Figura 29.27). Devido ao perfil da coroa ser em dois planos, com a borda incisal mais palatal do que a porção cervical, a posição da borda incisal é perfeita para a instalação do implante e também favorece alguma perda óssea vestibular que geralmente ocorre antes da instalação do implante. O perfil de emergência vestibular da coroa mimetiza os dentes adjacentes, proveniente do corpo do implante sob o tecido. O ângulo de força do implante também é melhorado, o que diminui o estresse transmitido ao osso e ao parafuso do pilar protético. Na dúvida, o clínico deve desviar em direção à porção palatina da posição da borda incisal, não para a porção vestibular, pois é mais fácil corrigir uma posição ligeiramente palatinizada no contorno da coroa definitiva, em comparação com um corpo de implante muito vestibularizado.

O pilar selecionado para um implante unitário anterossuperior é quase sempre para a confecção de uma coroa cimentada; entretanto, as próteses parafusadas estão se tornando mais populares. Além disso, existe uma grande variedade de opções corretivas com a coroa cimentada para implantes não idealmente instalados. A localização da margem cervical de uma coroa cimentada pode ser em qualquer ponto do pino do pilar protético ou até mesmo no corpo do implante, desde que esteja a 1 mm ou mais acima do osso.

A angulação do corpo do implante sob a borda incisal também pode ser utilizada para próteses parafusadas. Nesses casos, é instalado um pilar protético angulado para o parafuso de retenção, e o casquete parafusado para a coroa deve estar localizado no cíngulo. Esse método não exige uma borda de rebordo vestibular da coroa definitiva, o que diminui o risco de higiene comprometida. Quando o volume ósseo é ideal, pode ser utilizado um *template* cirúrgico que correlacione idealmente a borda incisal e o contorno vestibular da prótese definitiva.

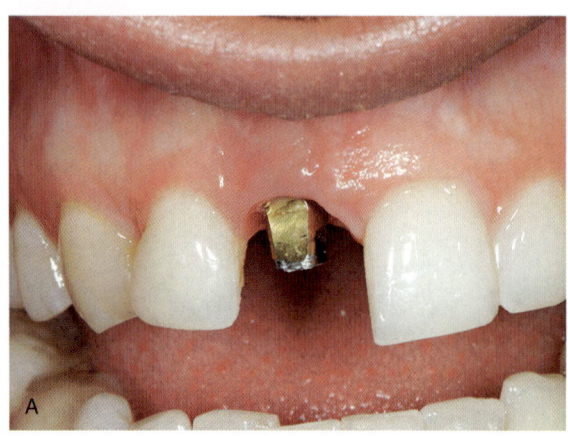

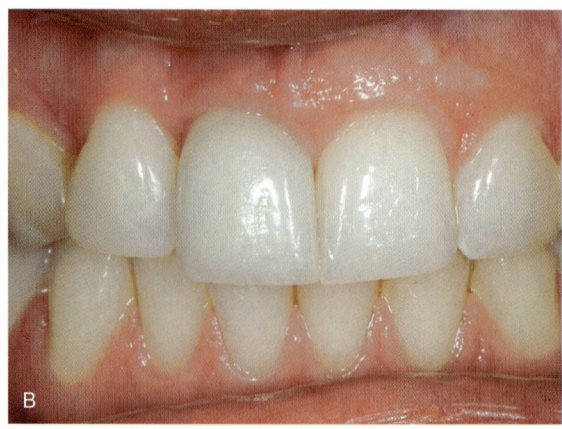

• **Figura 29.27 A.** A posição perfeita para um implante unitário anterior é sob a borda incisal para a posição aproximada no meio da crista. Um incisivo central deve ter a posição ligeiramente distal e ligeiramente em direção ao palato. **B.** A coroa do implante tem uma margem subgengival de 1,0 a 1,5 mm e inicia um contorno vestibular, mesial e distal nesse ponto, para emergir do tecido de forma semelhante ao contorno do dente adjacente.

Incisão de tecido mole: protocolo cirúrgico

Obter e manter o campo de tecido ideal é muitas vezes o aspecto mais difícil da substituição dentária anterossuperior dentro da zona estética. Várias abordagens diferentes têm sido defendidas para melhorar a aparência do tecido mole. As abordagens podem ser cirúrgicas (adição ou subtração) ou protéticas, e incluem (1) enxerto de tecido mole antes do aumento ósseo, (2) aumento de tecido mole em conjunto com um enxerto ósseo antes da instalação do implante, (3) aumento do tecido mole em conjunto com a instalação do implante, (4) manipulação do tecido mole no momento da reabertura do implante, (5) modificação protética da posição de contato interproximal, (6) alteração na inserção da coroa sobre o implante, ou (7) substituição protética do tecido mole por cerâmica cor de rosa (Boxe 29.2).

Técnicas cirúrgicas adicionais, como aprofundamento do fundo de vestíbulo, enxertos interposicionais, retalhos deslizantes e enxertos de tecido conjuntivo (autógeno ou de matriz dérmica acelular), têm sido propostas. Um enxerto de tecido mole pode ser realizado como procedimento separado, antes de qualquer outra cirurgia, quando o paciente tem dinâmica de lábio alto e a cor e/ou volume do tecido mole são grosseiramente deficientes. Geralmente, é indicado um enxerto de tecido conjuntivo para melhorar a cobertura de tecido mole.

Um enxerto ósseo e um aumento do tecido mole estão indicados quando o osso sobre os dentes adjacentes está dentro dos limites normais (2 mm abaixo da JCE), mas deficiente em largura e volume médio da crista. Quando o osso interproximal não está dentro dos limites normais, considera-se a extrusão ortodôntica, seguida por uma coroa e, possivelmente, terapia endodôntica. O objetivo do aumento do tecido mole para cada um dos dois procedimentos prévios é obter altura de tecido mole na crista do rebordo na mesma altura do nível da papila interproximal.

Ao elevar o tecido interproximal na região anterior da maxila, incisões para "proteger a papila" são feitas adjacentes a cada dente vizinho (Figura 29.28). As incisões verticais são feitas na porção vestibular do local edêntulo e começam 1 mm abaixo da junção macrogengival, dentro do tecido queratinizado. A extensão das incisões verticais, além da junção macrogengival, aumenta o risco de formação cicatricial no local da incisão. A incisão de espessura total aborda, então, a região edêntula, deixando de 1,0 a 1,5 mm da papila interproximal adjacente a cada dente. As incisões verticais não são mais largas na base do que na largura da crista do tecido. Isso permite que o retalho vestibular esteja cobrindo o implante ou esteja curto e adjacente a uma extensão transmucosa na conclusão do procedimento, sem espaços na linha de incisão e sutura primária.

Quando as papilas estão reduzidas no local edêntulo, incisões verticais relaxantes são feitas ao longo do ângulo da raiz de cada dente adjacente, começando 1 mm abaixo da junção macrogengival, assim como em cada sulco do dente adjacente. Portanto, a região interproximal torna-se parte do retalho de tecido mole vestibular.

A incisão da crista é feita na inclinação palatina do local edêntulo para fornecer maior espessura do tecido queratinizado sobre a porção vestibular do retalho. Isso também permite que mais tecido interproximal seja elevado para aumentar a altura da papila.

O tecido mole é refletido (descolado), e a largura óssea da crista é avaliada. Quando o local de um incisivo central é descolado, o retalho palatino é rebatido até o forame incisivo para identificação e avaliação. Ocasionalmente, sua posição pode exigir que o tecido mole seja removido e um enxerto posicionado em seu lugar. Uma broca piloto é inicialmente posicionada nas regiões mesiodistal e vestibulopalatina do rebordo e aprofunda-se aproximadamente de 7 a 9 mm dentro da cavidade sob irrigação abundante de solução salina estéril resfriada. Um indicador de direção é posicionado no

---

Boxe 29.2 — Contorno do tecido mole e perfil de emergência.

Cirurgia pré-protética
- Enxerto de tecido mole antes do aumento ósseo
- Enxerto de tecido mole em conjunto com enxerto ósseo antes da cirurgia de instalação do implante

Cirurgia de Estágio I
- Aumento de tecido mole
- Enxerto de hidroxiapatita não reabsorvível
- Incisão orientada lingualmente para posicionar mais tecido por vestibular
- Incisões protegendo a papila

Cirurgia de Estágio II
- Enxerto de tecido conjuntivo (subepitelial)
- Cirurgia plástica de tecidos moles
- Gengivoplastia (broca diamantada)
- Próteses
- Pilar largo de cicatrização
- Contorno temporário por meio de prótese provisória
- Pilar anatômico, pilar da cor do dente
- Cerâmica rosa/zircônia no pilar
- Incisão orientada lingualmente para posicionar mais tecido por vestibular

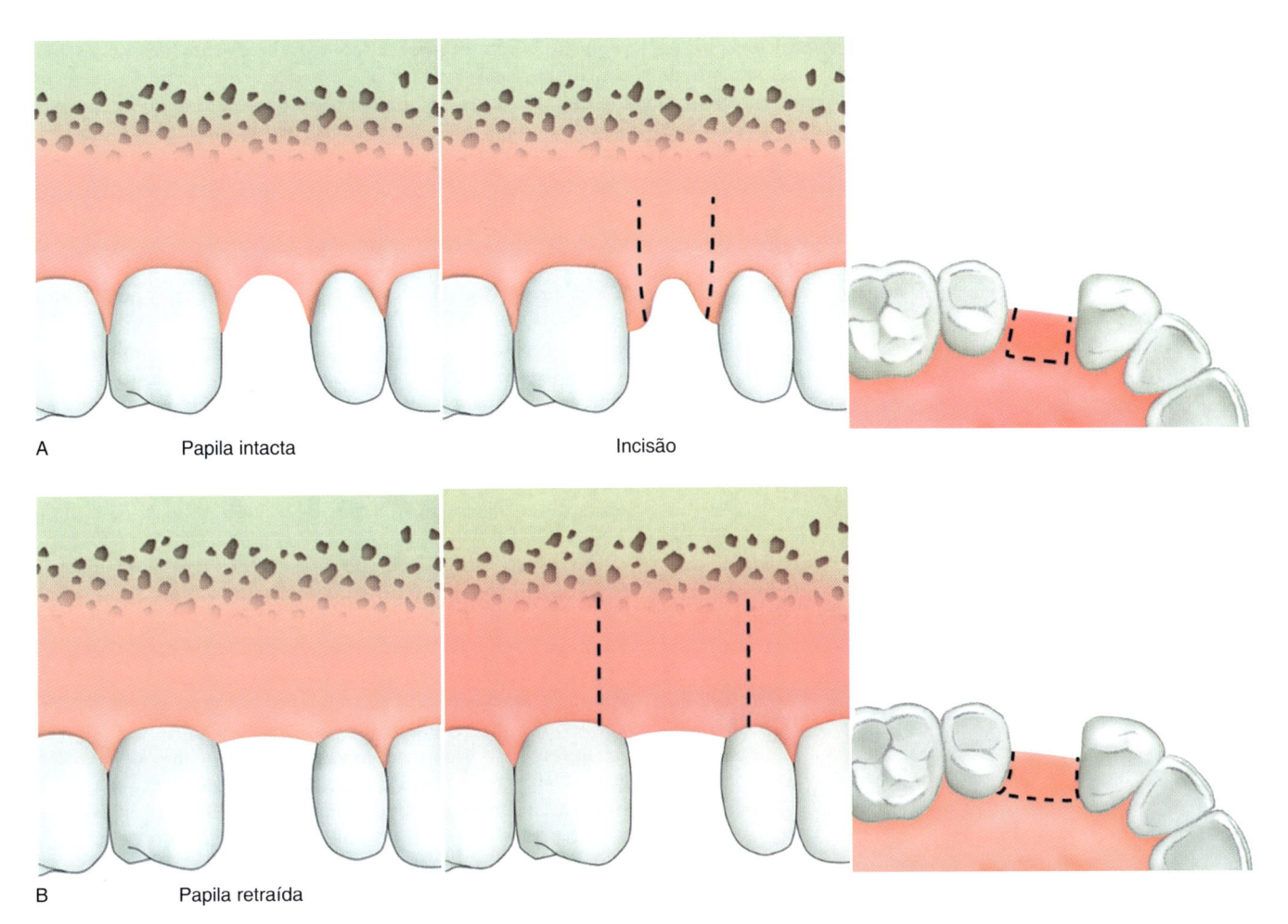

• **Figura 29.28 A.** Quando as papilas interdentais estão em uma posição aceitável, as incisões de preservação da papila são feitas para minimizar a reflexão (o descolamento) do tecido mole. As incisões são verticais para permitir a cicatrização primária. Quando as papilas estão retraídas, as incisões verticais relaxantes incluem a papila no local edêntulo. **B.** Em situações com um tecido mole mais retraído, o tecido e as papilas dos dentes adjacentes são também descolados. A incisão na crista é feita na inclinação palatina do rebordo.

local para determinar a posição do implante em relação aos ossos da região vestibular, palatal, mesial e distal da posição final do implante. É realizada uma radiografia periapical e a osteotomia inicial em relação às raízes adjacentes e marco anatômico oposto (ou seja, assoalho do nariz) é avaliada. Se forem necessários ajustes, então uma broca de corte lateral (i. e., broca de Lindemann) pode ser utilizada.

A segunda broca (fresa) é usada para aumentar a profundidade e a largura da osteotomia em aproximadamente 2.000 rotações por minuto (rpm) (no osso D1 e D2) sob grandes quantidades de solução salina estéril resfriada. A perfuração da osteotomia deve ser completada com uma preparação "técnica oscilante" para evitar o superaquecimento do osso. Se a densidade óssea é D3 ou D4, rotações mais baixas por minuto podem ser usadas (–1.000 rpm). Se uma guia cirúrgica não for usada, a angulação da broca deve estar dentro do eixo longo da posição pretendida de instalação do implante para coincidir com a face lingual da borda incisal. Se a osteotomia não estiver posicionada idealmente, a broca de corte lateral (Lindemann) é introduzida na osteotomia, e o osso palatino é removido "raspando" para cima e para baixo a porção palatina do preparo.

A broca final de osteotomia é usada para completar a osteotomia de acordo com o protocolo cirúrgico de densidade óssea. Em geral, uma broca para crista óssea e um conformador (ou formador) de rosca não devem ser usados na região anterior da maxila, pois a maxila geralmente tem pouco ou nenhum osso cortical presente na crista óssea. Usando uma broca de crista óssea, muitas vezes ocorre diminuição da estabilidade primária do implante e redução da espessura do osso vestibular.

O implante rosqueável é instalado com uma peça de mão a 30 rpm, pois esta é a técnica de instalação mais precisa. Quando o implante for instalado com uma chave de inserção, pode ocorrer posicionamento em direção vestibular sem que o clínico tenha consciência. Quando uma peça de mão for utilizada, as forças contrárias no cabo da peça de mão e os dedos da outra mão sobre a cabeça da peça de mão podem permitir que o implante seja instalado sem comprometer a angulação ou a posição.

O implante é parafusado na sua posição final, com um componente antirrotacional nivelador em direção vestibular (i. e., dependendo do tipo e desenho do implante). O monta-implante pode ser removido, e o clínico decide quando usar um parafuso de baixo perfil (dois estágios) ou um pilar de cicatrização (estágio único) no implante. Quando os contornos do tecido duro e mole são ideais e é feita uma incisão para proteger a papila, um pilar de cicatrização pode ser usado. Quando um enxerto ósseo é colocado e/ou o tecido da crista elevado para aumentar a altura da papila, um parafuso de cobertura de baixo perfil é mais frequentemente usado para permitir a cicatrização sem interferências. Uma vez que o parafuso de cobertura é inserido, o clínico decide se enxerto ósseo na vestibular é indicado. Quando o osso vestibular sobre o implante tiver menos de 1,5 mm de espessura, um enxerto particulado e uma membrana reabsorvível podem ser utilizados para aumentar a região. Se for necessário o aumento em espessura do tecido, uma matriz dérmica acelular pode ser usada em vez de uma membrana de colágeno (Figura 29.29) para aumentar o volume do tecido, permitindo assim um resultado mais estético.

Sutura de tecido mole

O tecido mole é aproximado e suturado com fios reabsorvíveis (mais comumente 4-0 ou 5-0) ao redor do pilar de cicatrização ou sobre o parafuso de cobertura, dependendo de onde o tecido estiver, se estiver em sua posição ideal ou tiver sido aumentado. A espessura tecidual aumentada facilita a escultura de papilas interdentais na cirurgia de Estágio II, melhora o contorno do rebordo e evita que o matiz acinzentado do corpo do implante de titânio seja exposto através da mucosa vestibular, no caso de futura perda óssea da crista.

Prótese provisória

Uma prótese provisória mucossuportada não é recomendada, pois pode aumentar a perda da crista óssea durante o período de cicatrização. Além disso, pode deprimir as papilas interdentais dos dentes adjacentes. Para a área edêntula de elemento unitário, uma prótese fixa adesiva pode ser confeccionada para fornecer estética e melhora na fala e na função, especialmente quando a regeneração da crista óssea é realizada. Quando uma prótese esplintada é utilizada, os dentes adjacentes não são preparados e a prótese é colada sobre o dente, abaixo dos contatos oclusais cêntricos.

Para múltiplos dentes anteriores superiores ausentes, uma prótese removível parcial ou total (Smile Transitions™ – Glidewell Laboratories) pode ser utilizada durante o período de cicatrização. A prótese é retida pelos dentes naturais remanescentes, evitando assim a pressão ou choque nos tecidos moles que recobrem o local da cirurgia (Figura 29.29).

Outras opções incluem um aparelho Essix®, que é uma concha acrílica semelhante a uma moldeira de clareamento, que tem um dente artificial para prótese fixado para substituir o dente ausente. Essa prótese é a mais fácil para substituir o dente ausente, após os procedimentos cirúrgicos. Outra opção pode incluir uma prótese parcial removível com grampo fundido (PPR) e nichos de apoio indireto para evitar movimentos de rotação no local da cirurgia (Figura 29.30).

Em alguns casos, uma colocação imediata/prótese com aplicação de carga pode ser usada; no entanto, isso precisa ser realizado em condições ideais (p. ex., estabilidade primária favorável e torque de inserção, densidade óssea, ausência de parafunção). Os benefícios da inserção imediata do implante após a exodontia estão relacionados a melhor preservação do tecido mole e da arquitetura óssea, comparados com o colapso após a exodontia. Como resultado, o enxerto ósseo e de tecido mole podem ser evitados. O procedimento tem sido descrito como uma técnica de preservação com o objetivo de manter a arquitetura gengival harmoniosa. Também reduz o número de procedimentos cirúrgicos, o que pode diminuir o custo para o paciente.

Complicações

As principais complicações estéticas dos implantes unitários na região anterior da maxila incluem deficiência da papila interdental e retração gengival após a instalação da coroa.

Deficiência de papila interdental

A JCE interproximal de um dente natural exibe reentrância reversa em direção à borda incisal. O mesmo padrão é seguido

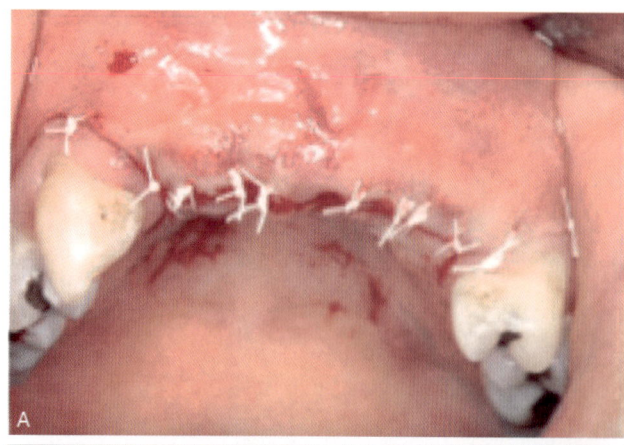

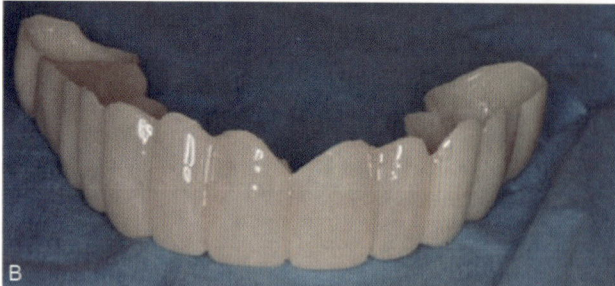

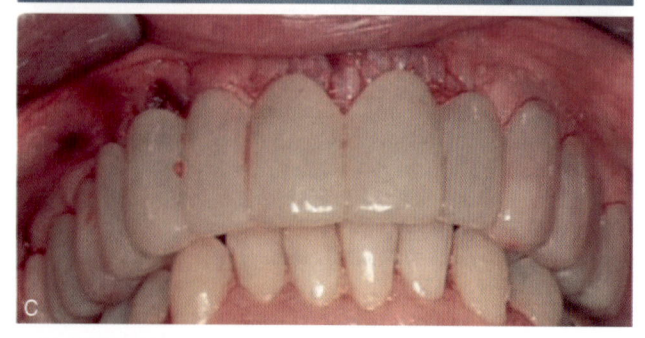

• **Figura 29.29** Prótese provisória removível: **A.** Sítio cirúrgico na região anterior da maxila. **B.** Prótese provisória Smile Transitions, que é durável, altamente estética e evita pressão no sítio cirúrgico. **C.** Prótese removível em posição.

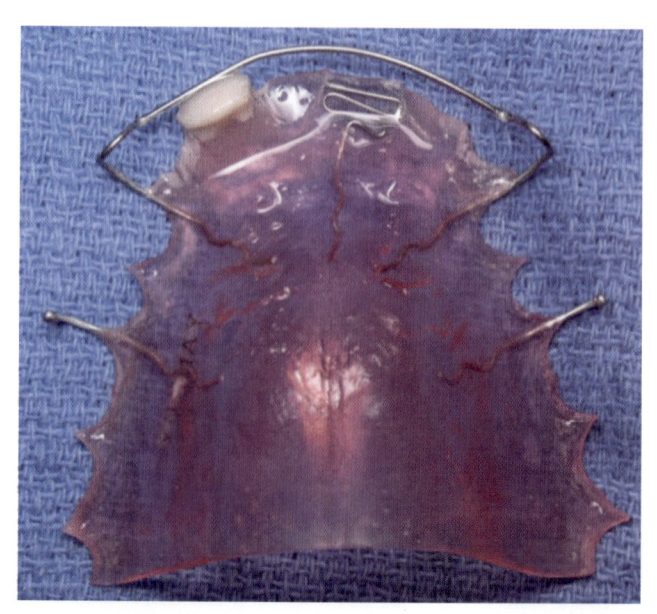

• **Figura 29.30** Aparelho Hawley com um dente artificial adicionado; pode ser usado como uma prótese provisória.

pelo osso alveolar interproximal, que está mais coronal nas regiões interproximais do que nas lâminas vestibular ou lingual. Como consequência, a profundidade de sondagem na região da papila de um dente natural é bastante semelhante às profundidades de sondagem vestibular ou palatina. O osso interproximal ao redor do implante não segue tal contorno. Como resultado, as papilas interdentais que têm aparência natural e desenvolvem-se para preencher as regiões interproximais entre os dentes adjacentes saudáveis exibem profundidades de sondagem maiores do que as outras superfícies da coroa sobre o implante. De fato, devido à altura óssea interproximal também ser perdida próximo aos dentes adjacentes, a papila dentária e a do implante também correspondem a maior profundidade de sondagem proximal perto do dente natural. Uma maior profundidade do sulco aumenta o risco de retração após gengivoplastia ou posteriormente, ainda que com um bom cuidado diário. Consequentemente, mesmo anos depois, o tecido pode retrair e resultar em uma situação estética interproximal precária (Figura 29.31).

Conforme abordado anteriormente, existem quatro momentos na sequência cirúrgica para abordar a altura óssea interproximal: (1) antes de um enxerto ósseo com um enxerto de tecido conjuntivo; (2) em conjunto com um enxerto ósseo, geralmente utilizando um enxerto de tecido acelular (p. ex., OrACELL; Salvin, Charlotte, Carolina do Norte); (3) no momento da instalação do implante, com uma elevação do tecido sobre um pilar de cicatrização; e (4) na reabertura do implante (ou seja, técnica *split-finger*). Existem vários outros métodos para melhorar o contorno do tecido mole. Essas abordagens utilizadas para modificar os tecidos moles são métodos relacionados à prótese.

A solução protética mais comum para compensar as limitações dos tecidos moles é útil quando a cirurgia dos tecidos moles não recriou uma altura ideal da papila interproximal. A região interproximal pode ser tratada de forma semelhante à região interproximal do pôntico de uma PF de três elementos (Figura 29.32). Raramente as papilas interdentais se apresentam junto aos pônticos de uma prótese fixa. Em vez disso, melhor do que elevar o tecido até o contato interproximal da coroa, o contato interproximal é estendê-lo em direção ao tecido, e a região cervical do pôntico é ligeiramente contornada. Uma abordagem similar pode ser aplicada ao implante unitário. Os contatos interproximais dos dentes adjacentes são recontornados, especialmente no ângulo da linha palatina, para se tornarem alongados e estendidos em direção ao tecido. As áreas de contato da coroa unitária são estendidas, especialmente no ângulo da linha palatina em direção à gengiva. A região cervical do implante unitário é ligeiramente sobrecontornada em largura, à semelhança do pôntico de uma prótese fixa. Esse conceito compromete ligeiramente a estética interproximal. A papila não é tão alta perto da coroa sobre o implante quanto entre os dentes naturais, e a largura cervical da coroa é 0,5 mm mais larga.

Contudo, a profundidade do sulco é reduzida no dente e na coroa sobre o implante, e as condições de higiene diária são melhoradas. Além disso, é menos provável que ocorra retração do tecido a longo prazo. Essa opção deve ser o método de escolha sempre que possível e principalmente quando a posição do lábio superior durante o sorriso não expõe as regiões gengivais ao redor dos dentes

Forame e canal nasopalatino (Incisivo)

Anatomia

O canal nasopalatino (incisivo) conecta a cavidade oral (forame nasopalatino) com o assoalho da cavidade nasal. O tecido mole que recobre o forame frequentemente é associado a dois canais laterais, que muitas vezes se fundem antes de sair do forame.[27] A divisão maxilar do nervo trigêmeo emite o ramo do nervo nasopalatino, que entra na cavidade nasal posterior através do forame esfenopalatino, atravessa o teto da cavidade nasal e prossegue ao longo do septo nasal entre o periósteo e a mucosa antes de sair do forame nasopalatino.[28] Mraiwa *et al.* relataram que o forame nasopalatino

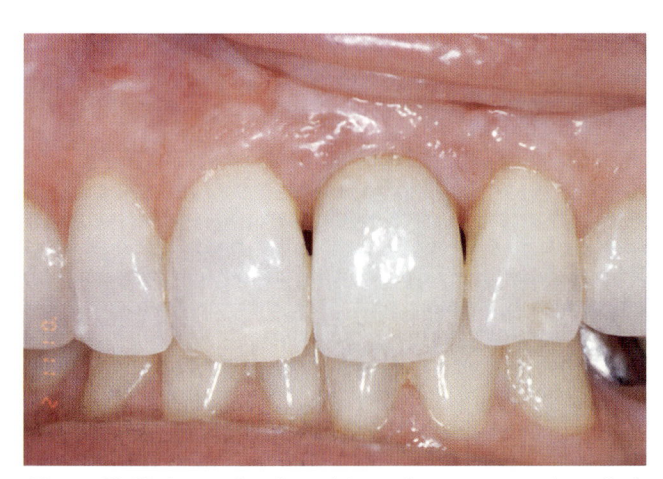

• **Figura 29.31** A complicação estética mais comum na pré-maxila é o retalho do tecido mole inadequado ao redor da coroa sobre o implante. O incisivo central esquerdo do paciente exibe espaços escuros interproximais.

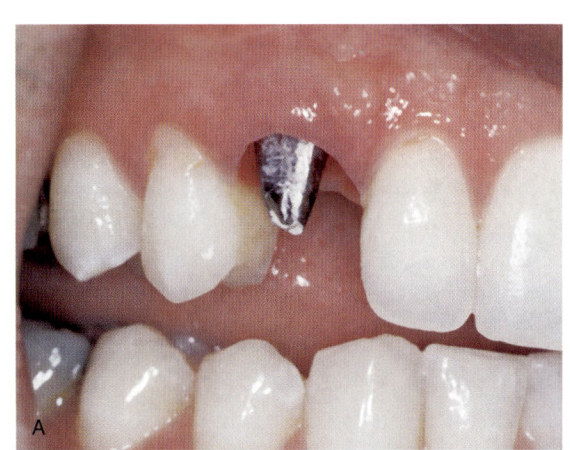

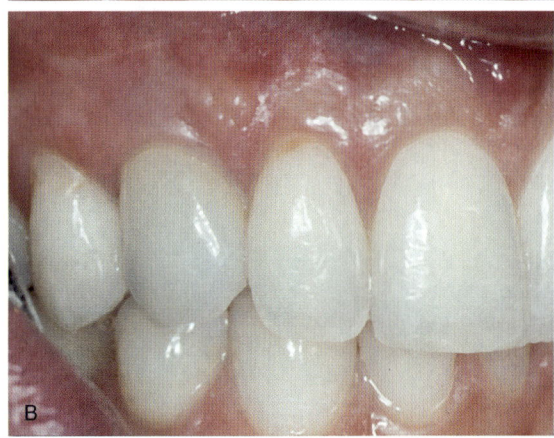

• **Figura 29.32 A.** Uma solução protética para altura inadequada da papila é abaixar o contato interproximal da coroa pelo recontorno dos dentes adjacentes. **B.** A coroa do implante do canino preenche o espaço e elimina os espaços interdentais causados pela deficiência de altura da papila.

está localizado aproximadamente 7,4 mm da superfície vestibular da crista óssea não reabsorvida na região anterior da maxila e que a distância irá variar após a quantidade de reabsorção óssea depois de exodontias. O diâmetro médio do forame nasopalatino mostrou ser de aproximadamente 4,6 mm (intervalo de 1,5 a 9,2 mm).[29] O comprimento do canal nasopalatino foi relatado como de aproximadamente 9 mm, com uma variação de 3 a 14 mm.[30] A altura média foi documentada como aproximadamente 10,08 a 10,86 mm.[31,32] No entanto, conforme a pré-maxila é reabsorvida, o canal nasopalatino diminui de tamanho.[33] Quando o alvéolo da pré-maxila é reabsorvido em altura, o canal incisivo reduz em comprimento; portanto, os ossos da Divisão A, B e C–w têm maior comprimento do canal do que os ossos das Divisões C–h e D. O ângulo do canal nasopalatino varia de 46 a 99° em relação ao plano horizontal, com uma angulação média de 66°.[34] Uma projeção vertical acima do canal incisivo ao longo do assoalho nasal é chamada de asa da pré-maxila. O processo nasal da pré-maxila eleva de 2 a 3 mm acima do assoalho nasal (Figura 29.33).

Abordagens cirúrgicas para o canal nasopalatino

Na maioria dos casos, um implante pode ser posicionado para substituir um incisivo central sem invadir o canal nasopalatino. No entanto, se houver extensa reabsorção ou canal amplo, então o canal nasopalatino pode ter efeito direto no posicionamento do implante. Portanto, idealmente, o implante nunca deve entrar em contato com qualquer conteúdo de tecido mole do canal. Para evitar que isso ocorra, existem várias abordagens quando o nasopalatino afeta diretamente o posicionamento do implante. Kraut et al. relataram que aproximadamente 4% dos canais nasopalatinos afetam diretamente o posicionamento ideal dos implantes na pré-maxila.

Enxerto ósseo do canal nasopalatino com instalação tardia do implante

Uma opção quando o tamanho e a posição do canal nasopalatino impactam na instalação do implante é enxertar osso no canal. O canal nasopalatino é exposto por reflexão do tecido em espessura total e os tecidos moles dentro do canal são inteiramente curetados. Podem ser utilizadas colheres (curetas) serrilhadas (p. ex., Lucas 86) com uma broca carbide esférica para remover completamente qualquer tecido mole remanescente no canal. Rosenquist et al. relataram, pela primeira vez, a remoção do conteúdo do canal nasopalatino e enxerto ósseo autógeno da área. A instalação do implante ocorreu de forma tardia, aproximadamente 5 meses depois, com 100% de sucesso.[35] Desde então, numerosos estudos adicionais demonstraram resultados positivos com esse procedimento, incluindo técnicas de regeneração óssea guiada junto com o enxerto do canal nasopalatino (Figura 29.34).[36,37]

Remoção do conteúdo do canal + instalação do implante

Uma segunda opção inclui a enucleação do canal nasopalatino seguido pela instalação imediata do implante. O forame incisivo é primeiro refletido e identificado, e uma sonda periodontal avalia o ângulo e a profundidade do canal ósseo para garantir um comprimento mínimo de 9 mm. Os tecidos moles no canal incisivo são curetados a partir do canal local, que tem aproximadamente 4 mm de diâmetro em seu ápice. Uma broca carbide esférica (p. ex., broca esférica nº 6 ou nº 8) em uma peça de mão reta pode ser usada para remover os restos de tecido mole. Além disso, o trauma advindo da broca carbide esférica inicia o fenômeno de aceleração regional (FAR), que permite uma cicatrização mais previsível (Figura 29.35).

Uma vez que o tecido mole é removido, as brocas aumentam progressivamente o diâmetro até o diâmetro de osteotomia final para o

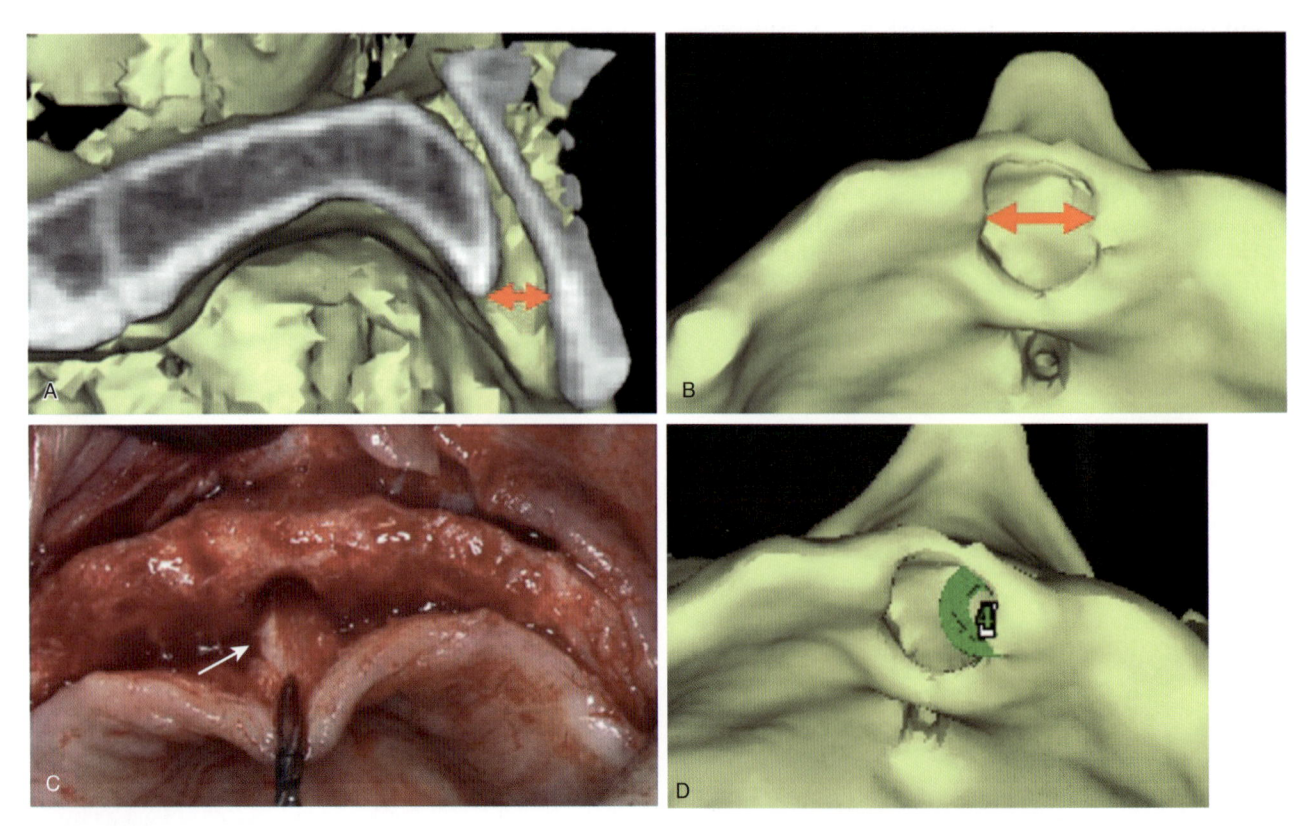

• **Figura 29.33** Canal e forame nasopalatino. **A.** Canal nasopalatino amplo. **B.** Forame nasopalatino amplo. **C.** Imagem clínica da exposição do forame nasopalatino, que compromete a instalação do implante na região do incisivo central. **D.** A tentativa de instalar o implante em casos com canal nasopalatino amplo leva à penetração no canal e na interface de tecido mole.

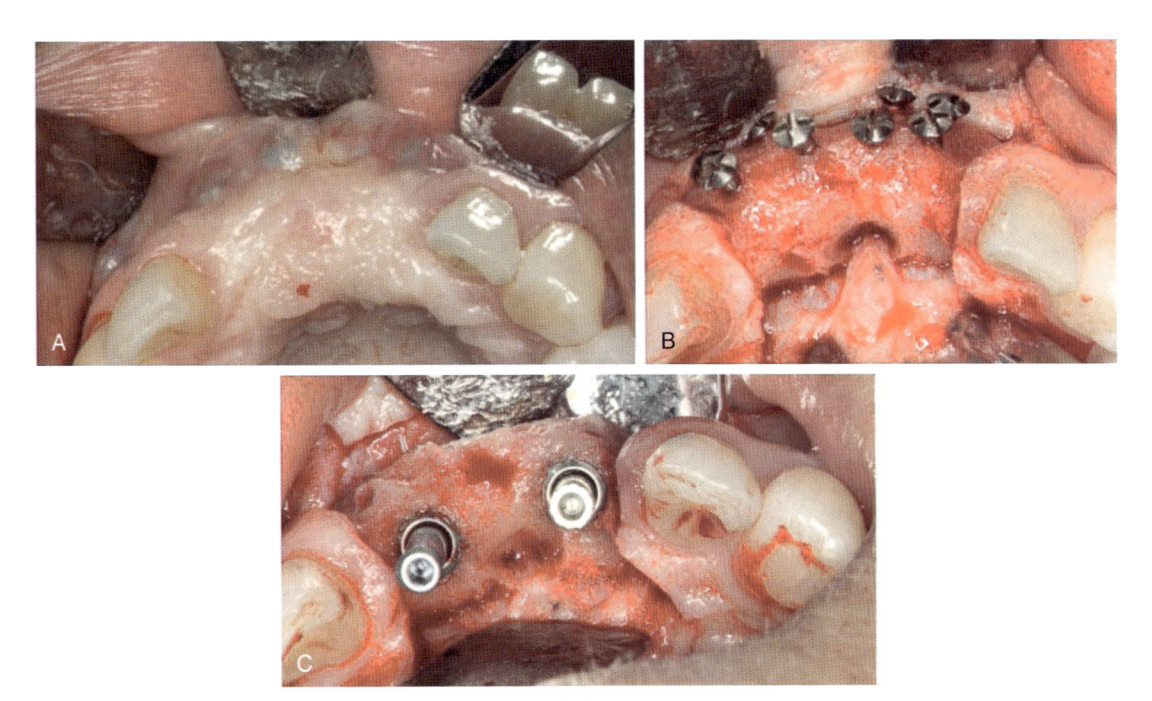

• **Figura 29.34** Enxerto ósseo com instalação tardia do implante. **A** e **B**. Enxerto do rebordo para aumento de largura óssea para que a instalação do implante não coincida com o forame nasopalatino. **C**. Instalação ideal do implante.

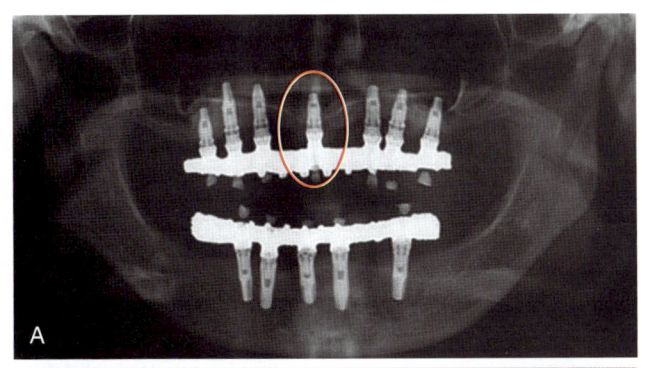

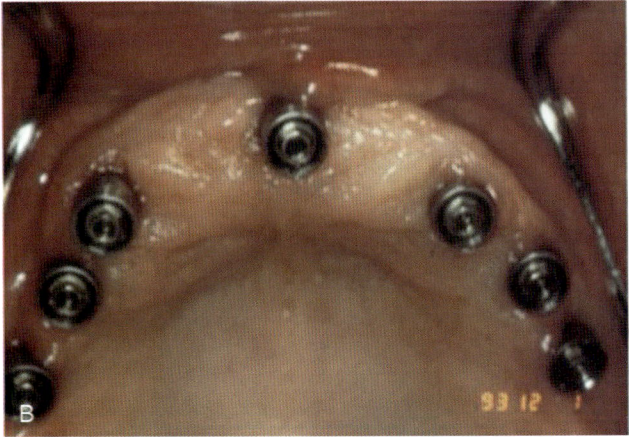

• **Figura 29.35 A**. Instalação do implante no canal nasopalatino para sobredentadura implantossuportada. Instalando um implante no canal nasopalatino, a propagação anteroposterior é aumentada. **B**. Imagem clínica que ilustra o implante no canal nasopalatino.

implante 2 mm abaixo da altura final do canal. Um osteótomo atenuado, com força de impacto suave e repentina com um martelo prepara, em seguida, os 2 mm apicais do local da instalação do implante. Um implante rosqueável de grande diâmetro (> 5 mm) geralmente é usado e deve ser maior que o diâmetro do forame (Figura 29.36). Quando o diâmetro do forame é maior do que o diâmetro disponível para o implante, o canal é aumentado com um enxerto autólogo ou aloenxerto, e a inserção do implante é adiada por vários meses. Essa técnica costuma ser clinicamente desafiadora.

Posicionando o implante longe do canal nasopalatino

Na literatura, alguns autores têm sugerido a instalação do implante em uma posição não ideal para evitar o canal nasopalatino. Se a prótese pretendida é uma sobredentadura, o implante pode ser posicionado para evitar a penetração no canal. A posição mais comum estaria na posição central e lateral. Isso resultaria na manutenção da propagação anteroposterior, junto com a não penetração no canal. No entanto, deve-se ter cuidado para não angular o implante muito longe da vestibular, pois isso pode interferir na estética da prótese.

Kraut *et al.* avaliaram as tomografias TCFC e observaram que 4% das vezes o canal nasopalatino interfere no preparo normal de uma osteotomia para um implante.[38] Mardinger *et al.* relataram que, após a exodontia, o comprimento médio do canal é encurtado de 10,7 para 9 mm e o forame nasopalatino abrangia 36,5% da largura da crista (variação, 13 a 58%) à medida que aumentava em todas as direções. Em cristas ósseas severamente reabsorvidas, o forame nasopalatino aumentado em 32% (1,8 mm) atingiu aproximadamente 5,5 mm de diâmetro, o que poderia ocupar até 58% do rebordo.[39]

Outra técnica para uma prótese fixa é angular o implante intencionalmente, muitas vezes instalando-o em uma posição apical aumentada. A teoria inclui permitir mais espaço para a prótese que cria um ambiente mais favorável de perfil de emergência. No entanto, essa técnica aumenta o espaço para altura da coroa, que é um ampliador de força. Além disso, os dentes adjacentes podem estar periodontalmente comprometidos.

Complicações dos implantes nasopalatinos

Migração do implante

Algumas complicações bastante significativas podem estar associadas a implantes no canal incisivo. A primeira complicação cirúrgica de um implante do forame incisivo está relacionada ao

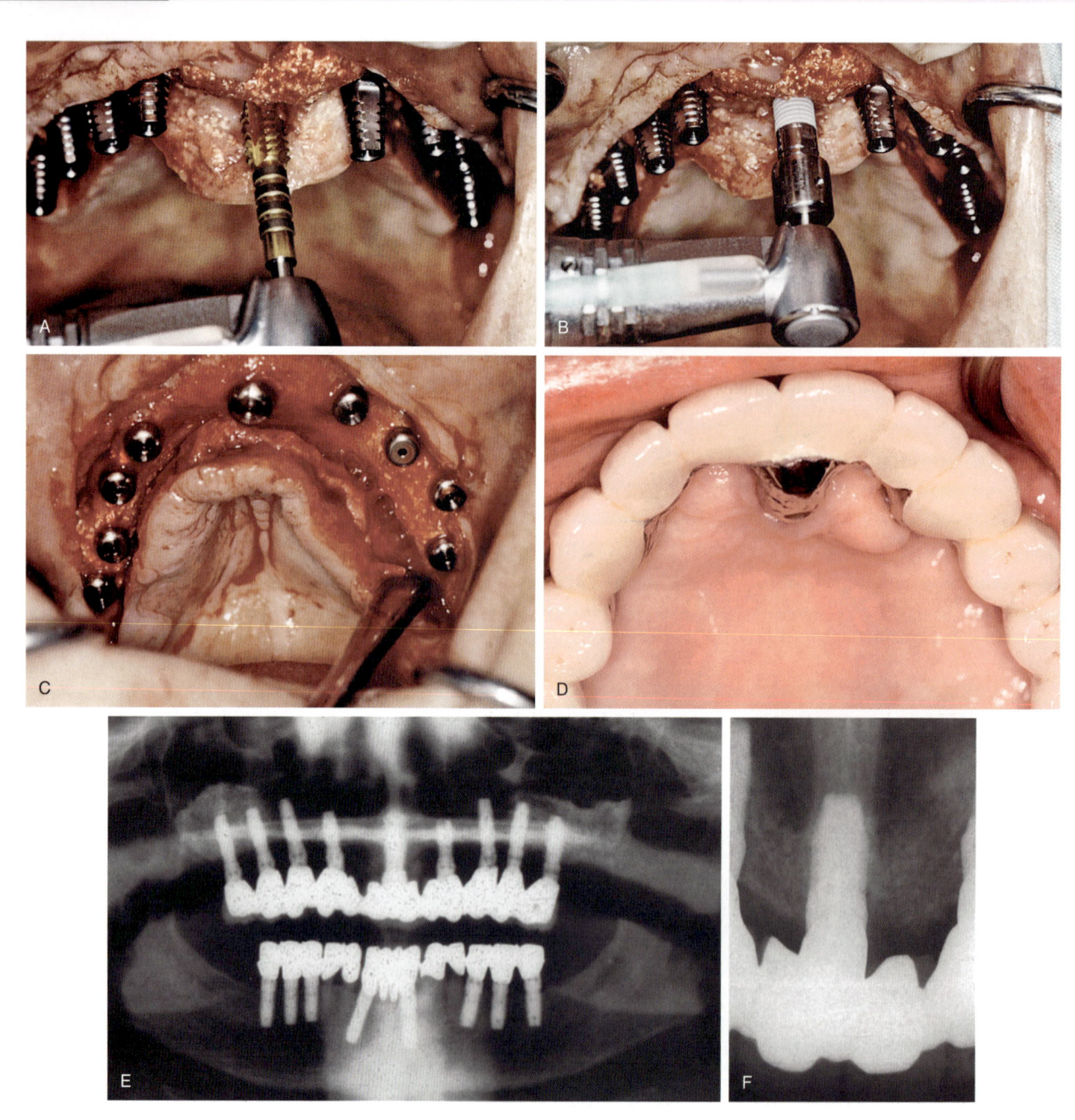

● **Figura 29.36 A.** O forame incisivo foi escavado e preparado para um implante. O local pode ser conformado antes da inserção do implante. **B.** Um implante de 5 mm de diâmetro é inserido no forame incisivo após o preparo para o implante. **C.** A reabertura em Estágio II revela osso ao redor do implante do forame incisivo. **D.** Às vezes, uma prótese fixa pode ser confeccionada com os implantes anteriores na posição de canino e forame incisivo. **E.** Radiografia panorâmica do implante no forame incisivo, enxertos sinusais bilaterais e nove implantes (incluindo as posições de caninos). **F.** Radiografia periapical de um implante no forame incisivo após 5 anos de função.

implante que se mostra muito pequeno para o forame e não devidamente fixado (ou seja, estabilidade primária inadequada). O implante pode ser inadvertidamente empurrado através do canal incisivo e, então, para dentro das narinas propriamente ditas. Como o paciente está deitado em decúbito dorsal durante a cirurgia, o implante pode cair dentro da placa mole e, em seguida, dentro da traqueia ou esôfago. Se o implante desaparece do sítio oral, a cabeça do paciente deve ser virada para o lado imediatamente, depois para baixo e para a frente. Um espéculo nasal e uma pinça de tecido podem então ser usados para recuperar o implante ou deve-se realizar o encaminhamento médico imediato.

Sangramento excessivo

Uma segunda complicação cirúrgica pode incluir sangramento excessivo do forame incisivo. Embora essa complicação seja muito rara, ela é possível. Quando o descolamento do tecido palatino para fora do canal incisivo está associado ao sangramento arterial, um cinzel ósseo rombo (cabo do espelho) pode ser colocado sobre o canal, e um martelo, usado para bater no instrumento com firmeza, esmagando o osso sobre a artéria. Depois de muitos minutos, o procedimento pode continuar, e a inserção do implante irá obstruir e interromper o sangramento. Técnicas adicionais incluem o uso de injeção direta de epinefrina 1:50.000 no forame. Uma unidade de eletrocautério também pode ser usada com um tipo de bola de encaixe.[40]

Deficiência neurossensorial

Uma terceira complicação de implante do forame nasopalatino está associada à enucleação do tecido mole do forame, que pode resultar em comprometimento neurológico dos tecidos moles no palato anterior. Essas complicações podem ser anestesia ou parestesia do tecido mole ou uma disestesia, resultando em sensação de queimação, que foram relatadas em vários estudos.[41,42] Na maioria dos casos, ocorre inervação colateral do nervo palatino maior para o palato anterior que elimina qualquer possível complicação neurossensorial.

Regeneração tecidual

A quarta complicação é a longo prazo, e pode incluir a regeneração do tecido mole no canal incisivo, resultando em perda óssea e falha do implante (Figura 29.37). Quando o implante é removido e o tecido mole biopsiado, as fibras nervosas podem ser visualizadas reinvadindo o sítio. Isso provavelmente ocorre porque o implante era muito pequeno para o tamanho do forame, e o tecido mole pôde reformar-se ao redor do implante. O tratamento dessa complicação inclui retirar o implante e, se necessário para o plano de tratamento, reenxertar e/ou reimplantar posteriormente.

Implantes em aproximação à cavidade nasal

Considerações anatômicas

A espinha nasal anterior possui um componente anterior que mede 4,1 mm (0 a 9 mm) em média, nos adultos.[27] Posteriores e laterais a ela, dois processos planos, as asas da pré-maxila, projetam-se superior e lateralmente. A abertura piriforme é limitada abaixo e lateralmente pela maxila. A largura da abertura piriforme em adultos varia de 20 a 28 mm, com média de 23,6 mm.[43,44] A borda inferior da abertura piriforme inferior pode ser pontiaguda ou arredondada. Essa parte geralmente ergue-se do osso pré-maxila e termina anteromedialmente na espinha nasal anterior. A anatomia do assoalho nasal é variável em relação aos cornetos inferiores e normalmente situa-se de 5 a 9 mm abaixo do nível dessa estrutura (Figura 29.38).[45]

Quando os dentes anteriores superiores estão presentes ou mantiveram o osso residual, a borda piriforme inferior geralmente é nivelada ou está alguns milímetros acima do assoalho nasal na região central e lateral.[46] A borda piriforme inferior acima do assoalho nasal forma a fossa pré-nasal, encontrada em 12% dos pacientes.[47] Nesses casos, uma depressão rasa se estende em direção ao arco alveolar, atrás de uma borda afiada da margem piriforme inferior. Como resultado, quando a margem piriforme inferior é usada como guia para a altura da lâmina cortical oposta à crista do rebordo na maxila durante a cirurgia, para determinar o comprimento do implante, a porção inferior do assoalho nasal e da mucosa nasal pode ser perfurada inadvertidamente durante a osteotomia e a instalação do implante. Idealmente, a instalação do implante deve ser próxima ao assoalho nasal.

A posição do canino é imediatamente distal à borda piriforme lateral. A eminência canina nessa área é perdida após vários anos de edentulismo, e a crista do volume ósseo C–h é palatina à posição original do dente. A cavidade nasal geralmente está acima, medial e palatina à posição canina no paciente dentado. No entanto, um recesso nasal está presente atrás da borda piriforme lateral. Esse recesso nasal corresponde à região apical da posição canina na maxila C–h, que sofreu reabsorção palatina e agora está sob a cavidade nasal. Os implantes colocados na posição de canino do volume ósseo C–h podem estender-se mais superiormente do que a raiz natural do canino.

O suprimento sanguíneo arterial para o nariz é derivado das artérias carótidas externa e interna. A ramificação terminal da artéria maxilar (uma ramificação da carótida externa) supre a artéria esfenopalatina, que, por sua vez, supre a parede lateral e medial da

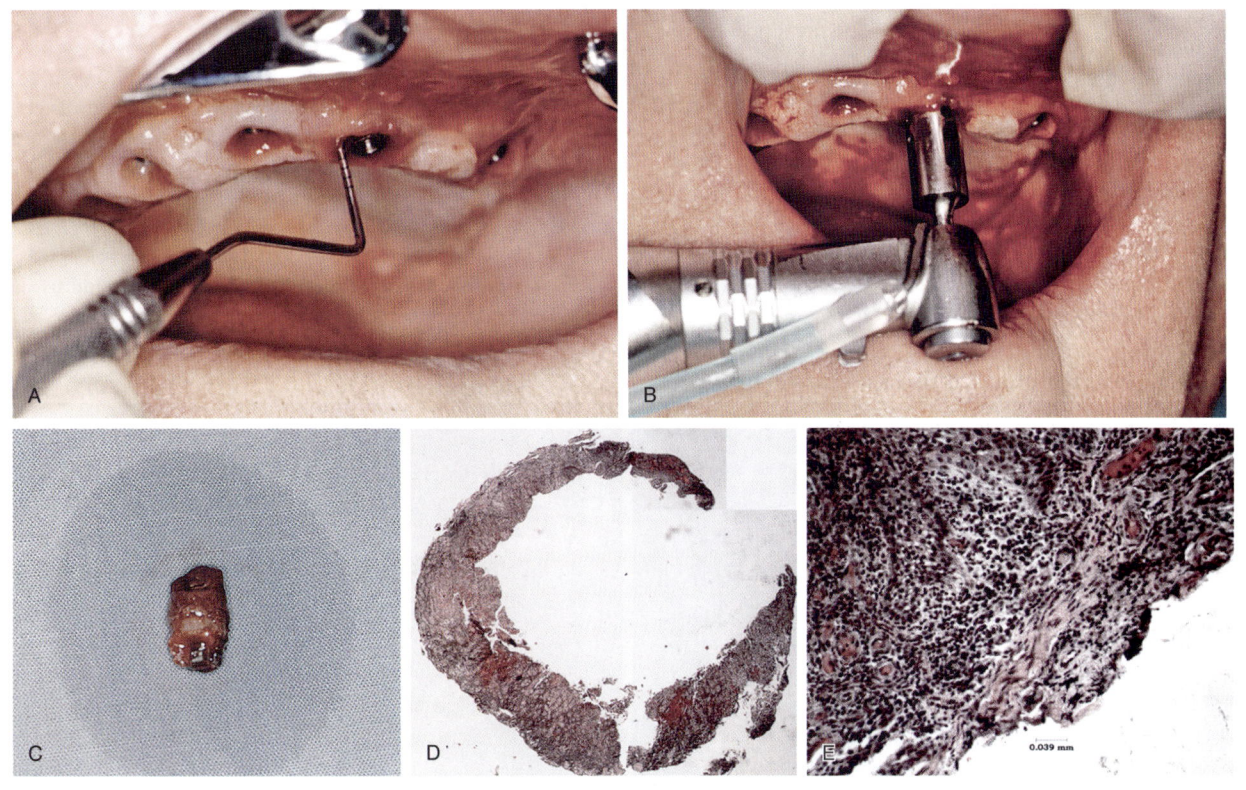

● **Figura 29.37 A.** Uma complicação a longo prazo de um implante do forame incisivo pode ser a perda óssea ao redor do implante, que se estende por todo o seu comprimento. **B.** Quando mais de 50% do implante for perdido, na maioria das vezes ele deve ser removido. Uma broca trefina pode remover a porção integrada do implante. **C.** O implante removido é circundado por tecido mole. **D.** Exame histológico do tecido mole ao redor do implante revela que o conteúdo do canal incisivo estava se reformando ao redor do implante. **E.** Exame histológico demonstra fibras nervosas no tecido mole ao redor do implante.

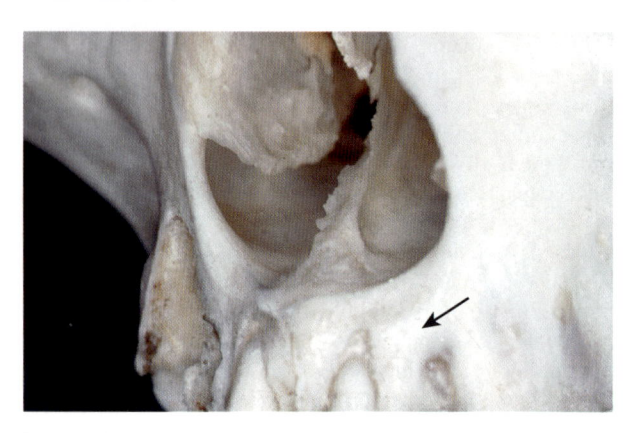

• **Figura 29.38** A raiz do canino natural é distal à borda piriforme lateral do nariz. No entanto, o recesso nasal estende-se para distal, e para posterior da margem piriforme, e acima do sítio do canino da maxila reabsorvida, que é mais palatino do que a posição da raiz dentária. A concha nasal inferior está 4 a 6 mm acima dessa região do recesso.

câmara nasal. As artérias etmoidais anterior e posterior (ramos da artéria oftálmica) suprem o vestíbulo nasal e a porção anterior do septo. Além disso, alguns vasos da artéria palatina maior passam pelo canal incisivo do palato, a fim de alcançar a parte anterior do nariz. Na junção entre o epitélio escamoso do vestíbulo nasal e o epitélio respiratório da cavidade nasal, localiza-se uma faixa com cerca de 1,5 mm de largura, que cobre uma região de vasos capilares largos e longos, conhecidas como plexo de *Kiesselbach*.[48] Ela se estende até a parte inferior e central do septo cartilaginoso e é uma região comum de sangramento nasal (Figura 29.39).

Idealmente, os implantes dentários devem ser posicionados próximos da cavidade nasal. Wolff *et al.* relataram um caso descrevendo um implante colocado na cavidade nasal, resultando em congestão grave no pós-operatório. Portanto, os implantes dentários projetando-se na cavidade nasal podem causar alterações no fluxo de ar. Se isso ocorrer, o implante deve ser removido ou a porção apical do implante protuberante pode ser removida por meio de abordagem transnasal (Figura 29.40).[49]

Anodontia anterior superior

O dente anterossuperior mais substituído por implante é um incisivo central perdido por trauma (p. ex., falha endodôntica, fratura, reabsorção da raiz) e/ou um incisivo lateral ausente como resultado de agenesia. A ausência de um ou mais dentes é conhecida como anodontia e pode ser completa (muito rara) ou parcial (também chamada de hipodontia). É muitas vezes mais comum do que os dentes supranumerários. A principal causa da anodontia parcial é a hereditariedade familiar e a incidência varia de 1,5% a até 10% na população dos EUA.[50] A predisposição genética foi associada ao polimorfismo PAX9.[51] Além disso, existe uma série de síndromes na literatura que inclui a ausência de vários dentes, dos quais a displasia ectodérmica é a mais comum.

Uma alta correlação é encontrada entre a ausência de dente decíduo e de um dente permanente correspondente; no entanto, a perda de um dente ocorre mais frequentemente na dentição permanente. Caprioglio *et al.*[52] avaliaram os registros de quase 10 mil pacientes, com idades entre 5 e 15 anos de idade. De todos os dentes unitários ausentes, o segundo pré-molar inferior estava ausente com mais frequência (38,6%), seguido pelo incisivo lateral superior (29,3%), o segundo pré-molar superior (16,5%) e o incisivo central inferior (4%). A taxa de ausência dos demais dentes era de apenas 0,5 a 1,8%, com o primeiro molar superior sendo o menos afetado. A ausência do segundo pré-molar inferior ocorreu principalmente em pacientes do sexo masculino, enquanto a do incisivo lateral superior ocorreu principalmente em pacientes do sexo feminino. A ausência múltipla mais comum (exceto dos terceiros molares) foi dos incisivos laterais superiores, seguido dos segundos pré-molares inferiores e dos segundos pré-molares superiores. Dentes cuja ausência tem origem congênita são, portanto, um cenário comum na prática atual. Felizmente, menos de 1% das pessoas que possuem agenesia têm mais de dois dentes ausentes, e menos de 0,5% desse grupo apresenta ausência de mais de cinco dentes permanentes.

Quando condições aceitáveis podem ser criadas, um implante unitário é o tratamento de escolha para a ausência congênita de dente anterior. No entanto, o tratamento da ausência congênita de dentes é muito desafiador, com demandas estéticas e funcionais significativas.

Em geral, a substituição de dentes ausentes congenitamente ocorre durante o período da adolescência. Por causa dessa população de pacientes, muitas questões dificultam o tratamento, incluindo (1) abordagem interdisciplinar, (2) retenção pós-ortodôntica, (3) tempo de instalação do implante, (4) necessidade de instalação ideal e (5) problemas estéticos e de tecidos moles associados.

Essa condição é especialmente benéfica para um incisivo lateral porque a região cervical ideal do dente é semelhante ao diâmetro

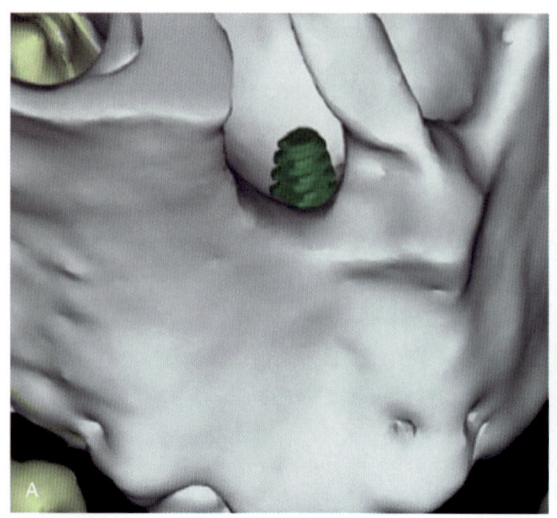

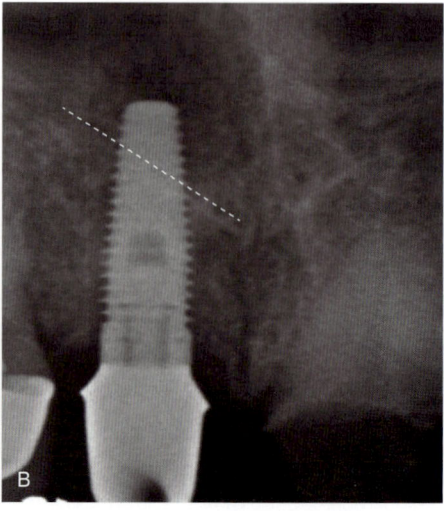

• **Figura 29.39 A e B.** A colocação do implante na cavidade nasal adequada não é recomendada porque podem ocorrer irritação e problemas de congestão nasal.

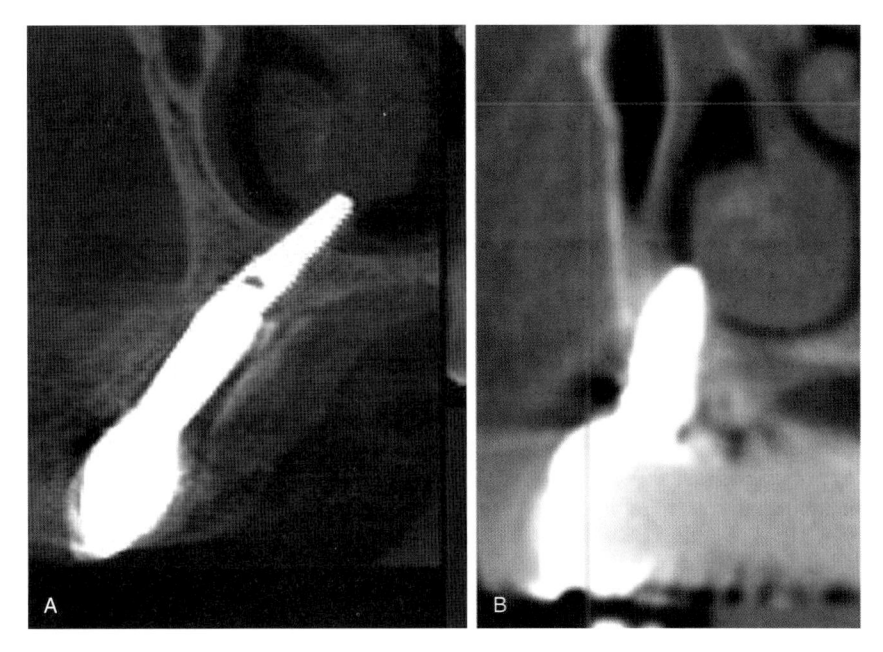

• **Figura 29.40 A e B.** A instalação do implante na cavidade nasal pode resultar em espaço para altura da coroa comprometido e irritação ao violar o meato inferior e o corneto. Observe que os implantes estão realmente em contato com o corneto.

do implante. No entanto, as raízes dos dentes naturais adjacentes frequentemente coincidem no espaço edêntulo, resultando em um espaço mesiodistal insuficiente para um implante dental. Como consequência, a terapia ortodôntica antes da instalação do implante deve ser frequentemente considerada. Uma vantagem adicional da ortodontia, antes ou em conjunto com o tratamento com o implante no dente com ausência congênita, é a de que o incisivo lateral ausente pode ser reabilitado provisoriamente por um dente artificial de prótese associado a um fio ortodôntico, para fornecer substituição estética sem trauma à crista aumentada ou ao implante durante a cicatrização.

O incisivo lateral superior ausente é mais frequentemente substituído por um implante dental porque as outras opções ortodônticas ou protéticas geralmente são alternativas precárias. O clínico deve primeiro determinar se procedimentos de abertura de espaço (manutenção) ou fechamento de espaço (ortodontia) são o tratamento de escolha para o dente ausente. As opções de tratamento geralmente são diferentes para o segundo pré-molar inferior em comparação com o incisivo lateral superior.

Graber[53] notou uma forte correlação entre a perda de um único dente e o tamanho e o formato do dente alterado, ou ambos. Uma condição comum é a ausência de um incisivo lateral, em que o incisivo lateral contralateral é menor do que o habitual ou um microdente. Como tal, o espaço mesiodistal é frequentemente limitado a menos de 6,5 mm. Nesses casos, um implante não funcional de pequeno diâmetro, de 3 mm, pode ser considerado. Quando o espaço entre as raízes é inferior a 5 mm, outras opções de tratamento devem ser consideradas, incluindo uma PPF em cantiléver a partir do canino.

Protocolo de tratamento de incisivo lateral com ausência congênita

Na maioria dos casos de ausência congênita de incisivos laterais, é necessária uma intervenção ortodôntica. Geralmente, há três fases de tratamento para a substituição de incisivos laterais com ausência congênita, (1) tratamento ortodôntico, (2) tratamento pós-ortodôntico e (3) tratamento final com implante.

Ortodôntico

Existem dois tratamentos ortodônticos diferentes para a reabilitação de um incisivo lateral congenitamente ausente: substituição pelo canino (fechamento do espaço)[54] e tratamento convencional (abertura do espaço).[55]

Com a substituição pelo canino, o canino permanente é reposicionado ortodonticamente no espaço dos incisivos laterais e o primeiro pré-molar no espaço canino. A vantagem desse tratamento é que utiliza um tratamento ortodôntico convencional, que geralmente envolve cuidados ortodônticos abrangentes. A desvantagem é que a maioria dos pacientes acaba com uma oclusão em Classe 1; portanto, resulta em má oclusão. Em geral, o paciente não tem uma desoclusão em canino, mas resultará em uma função de grupo. Além disso, esteticamente, o canino difere muito em forma, tamanho e cor em comparação a um incisivo lateral. Em geral, a tonalidade do canino é um a dois tons mais escura do que o lateral, e o recontorno do canino é necessário; geralmente, a transparência da dentina vai deixar o dente ainda mais escuro. Em regra, canino é 1 mm mais largo que o incisivo lateral; reduzindo as áreas interproximais do dente, resultará em mais escurecimento.[56] Por último, o canino permanente é mais convexo do que o lateral; portanto, remodelar frequentemente resultará em hipersensibilidade e problemas estéticos. O primeiro pré-molar é normalmente mais curto e mais estreito do que o canino contralateral (Figura 29.41).

O tratamento ortodôntico convencional inclui a abertura do espaço para permitir uma futura reabilitação, que geralmente inclui um implante endósseo. O objetivo do tratamento ortodôntico convencional é atingir o espaço coronal e apical ideais para um implante, junto com um esquema oclusal favorável para a prótese definitiva (Figura 29.42).

A quantidade de espaço necessária é de no mínimo 6 mm, que resulta da "proporção áurea".[57] A proporção áurea descreve a relação entre o incisivo central e o lateral, que afirma que o incisivo lateral é 2/3 do tamanho (largura mesiodistal) do incisivo central. O incisivo central médio tem 9 mm de largura; portanto, a largura do incisivo lateral seria de 6 mm. Chu descreveu outro método de determinar a largura do incisivo lateral. Com esse método, o incisivo central é determinado como *x*. O incisivo lateral então é calculado como "*x* – 2 mm" e o canino é "*x* – 1 mm".[58] Por último, o autor utiliza um método que mede o lado contralateral e duplica esse espaço na reabilitação final. Em alguns casos, restaurações cosméticas podem precisar ser concluídas para tornar os espaços ideais.

Requisitos de espaçamento

Antes de instalar um implante em um espaço com falta congênita, uma TCFC deve ser obtida para determinar o espaço exato entre os dentes adjacentes, tanto coronal quanto apicalmente. Em muitos casos, os clínicos determinarão se há espaço coronal adequado; no entanto, o espaço apical está comprometido. Isso geralmente ocorre quando o espaço é obtido pelo uso de um expansor palatino e, em seguida, os incisivos são "inclinados", em vez de serem "fisicamente" movidos de volta à posição. Ao fechar o espaço entre os incisivos centrais, os vértices das raízes serão aproximados, deixando espaço inadequado para o implantodontista. Na maioria dos casos, a distância entre raízes deve ser de no mínimo 6 mm (Figura 29.43).[59,60] O espaço mínimo necessário deve ser verificado por meio de um exame TCFC, medindo as áreas coronal, entre raízes e apical.

Contenção pós-ortodôntica

Na maioria dos casos de tratamento pós-ortodôntico, o paciente geralmente é muito jovem para o tratamento com implante. Portanto, é imperativo que os pacientes sejam mantidos durante esse período para prevenir recidiva. A contenção pós-ortodôntica geralmente é feita por meio de um aparelho removível ou prótese rígida. Próteses removíveis comuns incluem um Aparelho Hawley ou aparelho Essix.[61] Infelizmente, foi demonstrado que recidiva apical ou reaproximação ocorre em cerca de 11% dos casos pós-ortodônticos, devido ao não cumprimento do uso da contenção, erupção compensatória e aumento do crescimento vertical.[62] Idealmente, para evitar a aproximação da raiz, uma prótese rígida e não removível deve ser usada. A contenção rígida, em regra, envolve a inserção de uma prótese adesiva, o que é vantajoso por se tratar de uma prótese não removível; no entanto, observa-se alta taxa de descolamento.[63]

Prótese definitiva

Para um incisivo lateral com ausência congênita, uma prótese implantossuportada é vantajosa sobre todas as outras opções (p. ex., prótese adesiva, PF, PF em cantiléver e PPR). O clínico deve avaliar e levar em consideração os seguintes fatores no planejamento do tratamento para uma prótese sobre implante: tempo, osso disponível presente, espaço coronal e apical, posicionamento, estética e contornos gengivais.

Tempo. Uma complicação comum ocorre quando os clínicos utilizam a idade cronológica como o fator determinante para o tempo de instalação do implante. Idealmente, a instalação do implante deve ser realizada quando o paciente cessar o crescimento vestibular. Na literatura, a cessação do crescimento foi documentada para ser determinada com o uso de desenvolvimento dentário,[64] mudanças de voz,[65] radiografias de mão-punho,[66] maturação de vértebras cervicais[67] e radiografias cefalométricas laterais periódicas.[68] Infelizmente, a maioria das opções para determinar a interrupção do crescimento ocorre por meio de exposição à radiação. Portanto, para reduzir a exposição à radiação em pacientes adolescentes, o autor recomenda medir a cessação do crescimento monitorando o crescimento da estatura, geralmente com a ajuda do pediatra do paciente. Estudos têm demonstrado que menos de 0,5 cm de crescimento em um período de 6 meses é o momento ideal para iniciar o tratamento odontológico com implante.[69]

Se os implantes forem instalados antes da cessação do crescimento, o crescimento da maxila resultará em implantes em infraoclusão em comparação com os dentes naturais. Quando ocorre o crescimento vestibular, as mudanças resultarão na posição do dente. Por causa da osseointegração (ou seja, anquilose) do implante, não

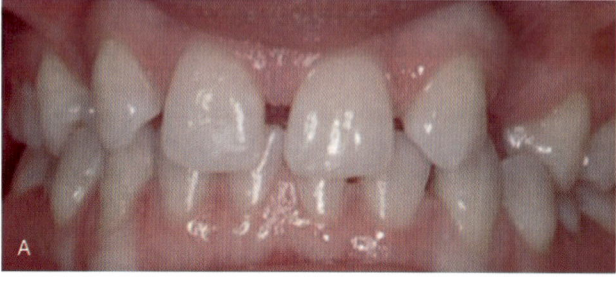

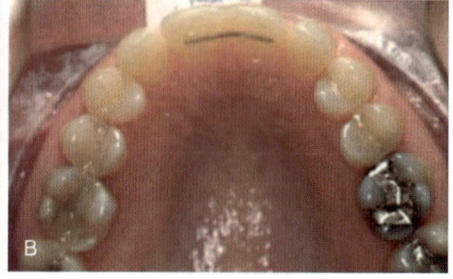

• **Figura 29.41** Substituição do canino. **A.** Imagem pré-operatória mostrando incisivos laterais com ausência congênita. **B.** Imagem pós-operatória final mostrando o canino reposicionado na posição do lateral e o primeiro pré-molar reposicionado na posição do canino.

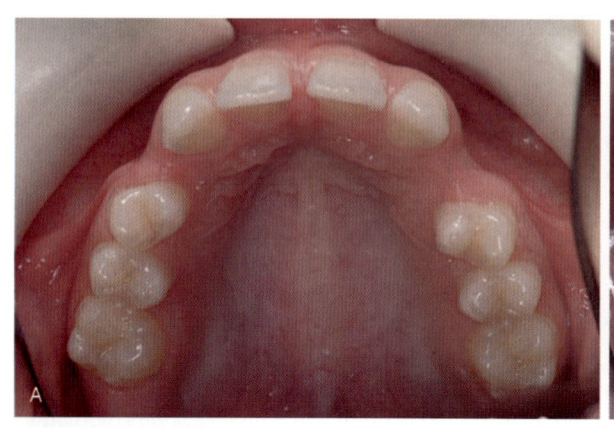

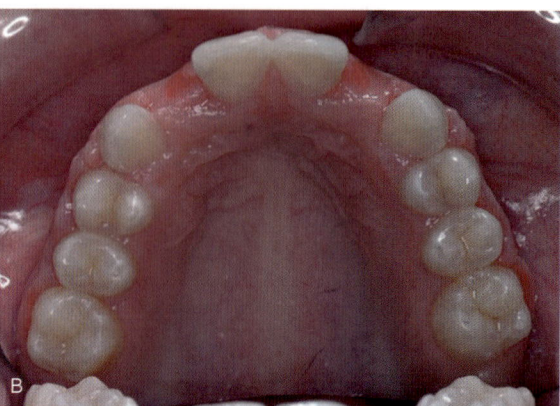

• **Figura 29.42** Tratamento ortodôntico convencional. **A.** Pré-operatório, ausência congênita de incisivo lateral. **B.** Pós-operatório, os caninos são reposicionados em sua posição ideal, permitindo a futura instalação do implante.

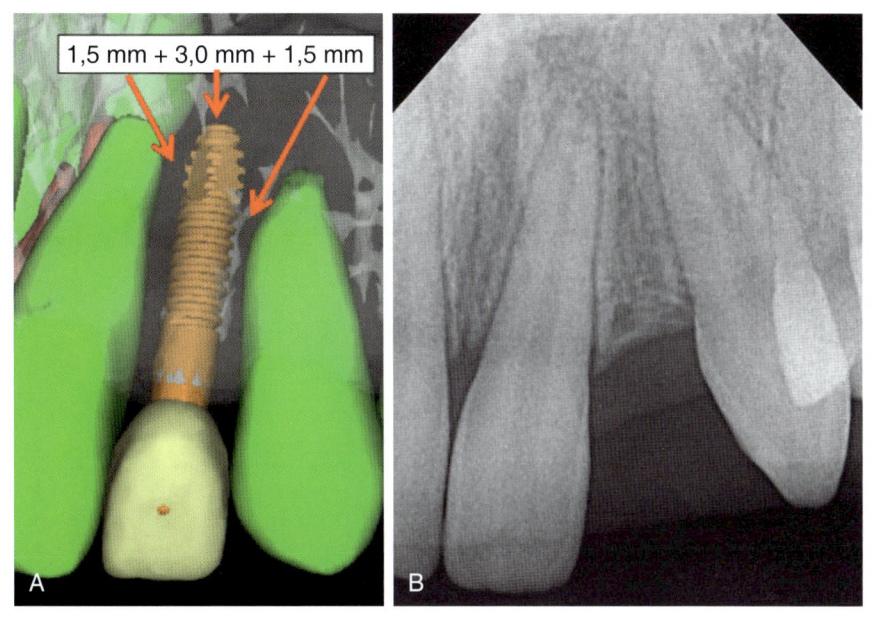

• **Figura 29.43 A.** Instalação de implante ideal na região de incisivo lateral, 1,5 mm dos dentes e um diâmetro de implante de 3 mm. **B.** Espaço não ideal causado pela inclinação ortodôntica dos incisivos centrais.

será possível mudar de posição, o que pode resultar em complicações estéticas.[70] Westwood *et al.* relataram que os implantes instalados aos 12 anos ficaram em infraoclusão de 5 a 7 mm, 4 anos depois.[71] Ranly demonstrou que, aos 16 anos, os dentes estão localizados a aproximadamente 10 mm coronais de sua posição aos 7 anos de idade.[72] Em geral, a submersão do implante não é fácil de se corrigir. Pode ser possível colocar uma nova prótese sobre o implante para corrigir a discrepância oclusal, aumento da proporção de implante de coroa e a estética precária. No entanto, problemas biomecânicos significativos, juntamente com possível doença peri-implantar, podem ser observados. Se ocorrer erupção dos dentes adjacentes, a opção é explantar o implante, realizar aumento ósseo e instalar um novo implante (Figura 29.44).

Presença de osso disponível. Devido à falta congênita do dente decíduo, não se observa um botão de dente permanente, o osso disponível na área na maioria das vezes está comprometido em qualidade e quantidade. Na maioria dos casos, um osso da Divisão B ou Divisão C–w está presente. Para obter osso adequado para a instalação do implante, recomenda-se o enxerto ósseo. O enxerto ósseo pode ser realizado antes da cessação do crescimento; no entanto, deve ser acompanhado corretamente com a instalação do implante quando não houver mais crescimento futuro. Em alguns casos, o canino permanente pode irromper mesialmente através do alvéolo na posição lateral dos incisivos. Por causa de suas dimensões vestibulolinguais significativas, a crista edêntula é mantida. Quando o canino permanente é movido ortodonticamente para a posição canina ideal, um aumento na largura vestibulolingual será mantido (Figuras 29.45 e 29.46).[73]

• **Figura 29.44 A.** Instalação precoce do implante. Por causa do crescimento contínuo da maxila, o implante (incisivo central esquerdo) ficou posicionado em infraoclusão. **B.** Incisivos laterais bilaterais em infraoclusão. Observe a recessão do tecido e a exposição do implante do incisivo lateral superior direito.

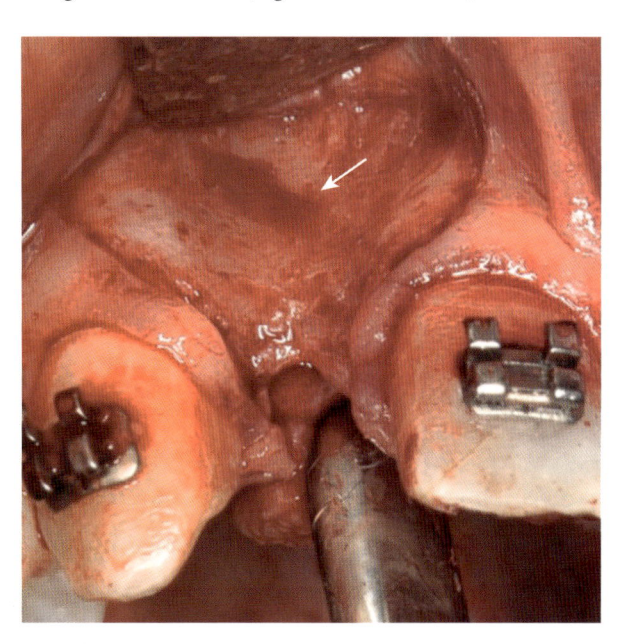

• **Figura 29.45** Incisivo lateral superior direito demonstrando osso comprometido. Observe a grande concavidade adjacente às raízes dos dentes adjacentes.

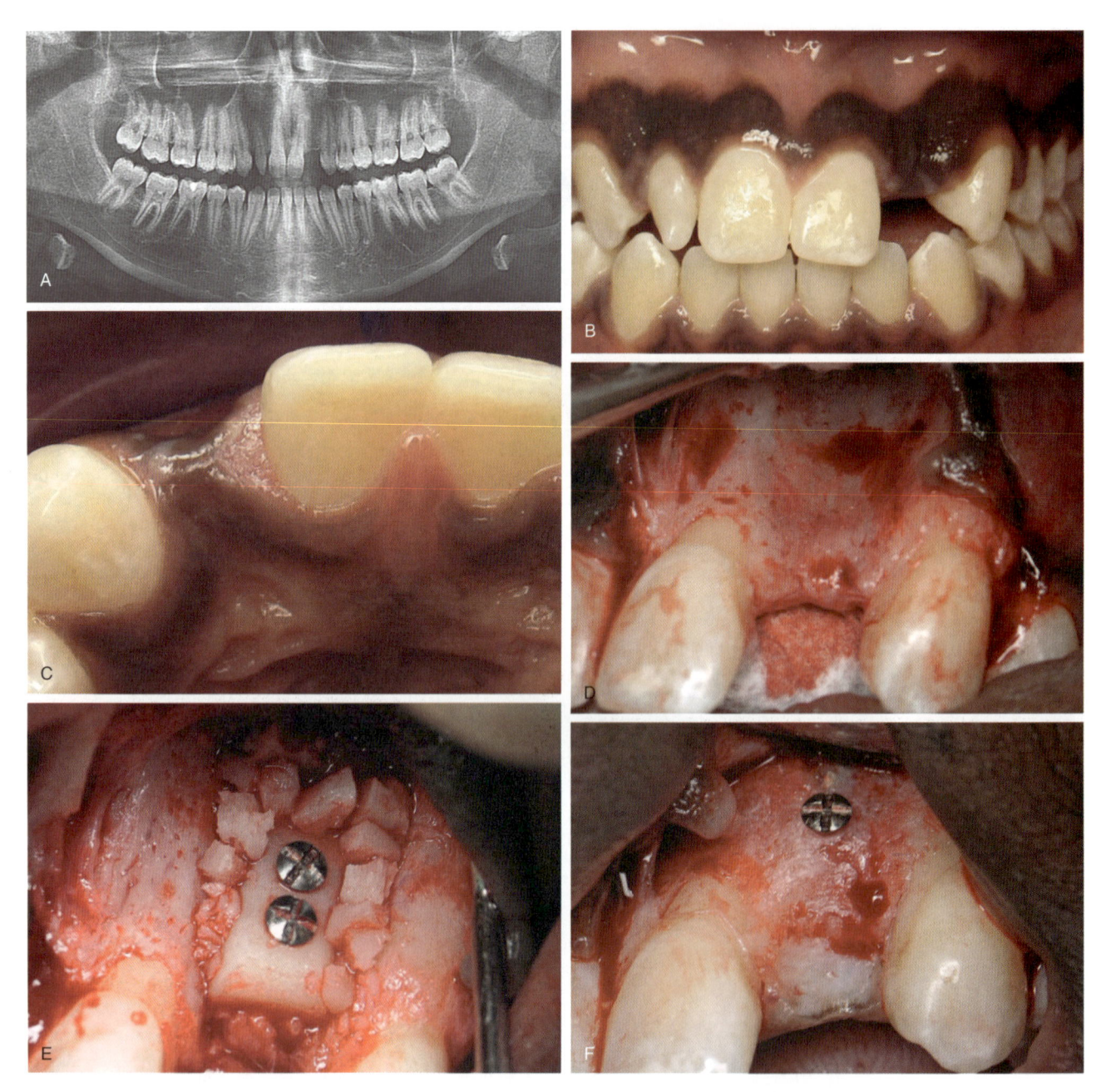

● **Figura 29.46 A.** Incisivo lateral superior esquerdo ausente congenitamente. **B** e **C.** Imagens clínicas de comprometimento ósseo e de tecido mole disponíveis. **D.** Reflexão do tecido mostrando grande defeito ósseo. **E.** Enxerto ósseo autógeno. **F.** Cicatrização pós-enxerto. (*continua*)

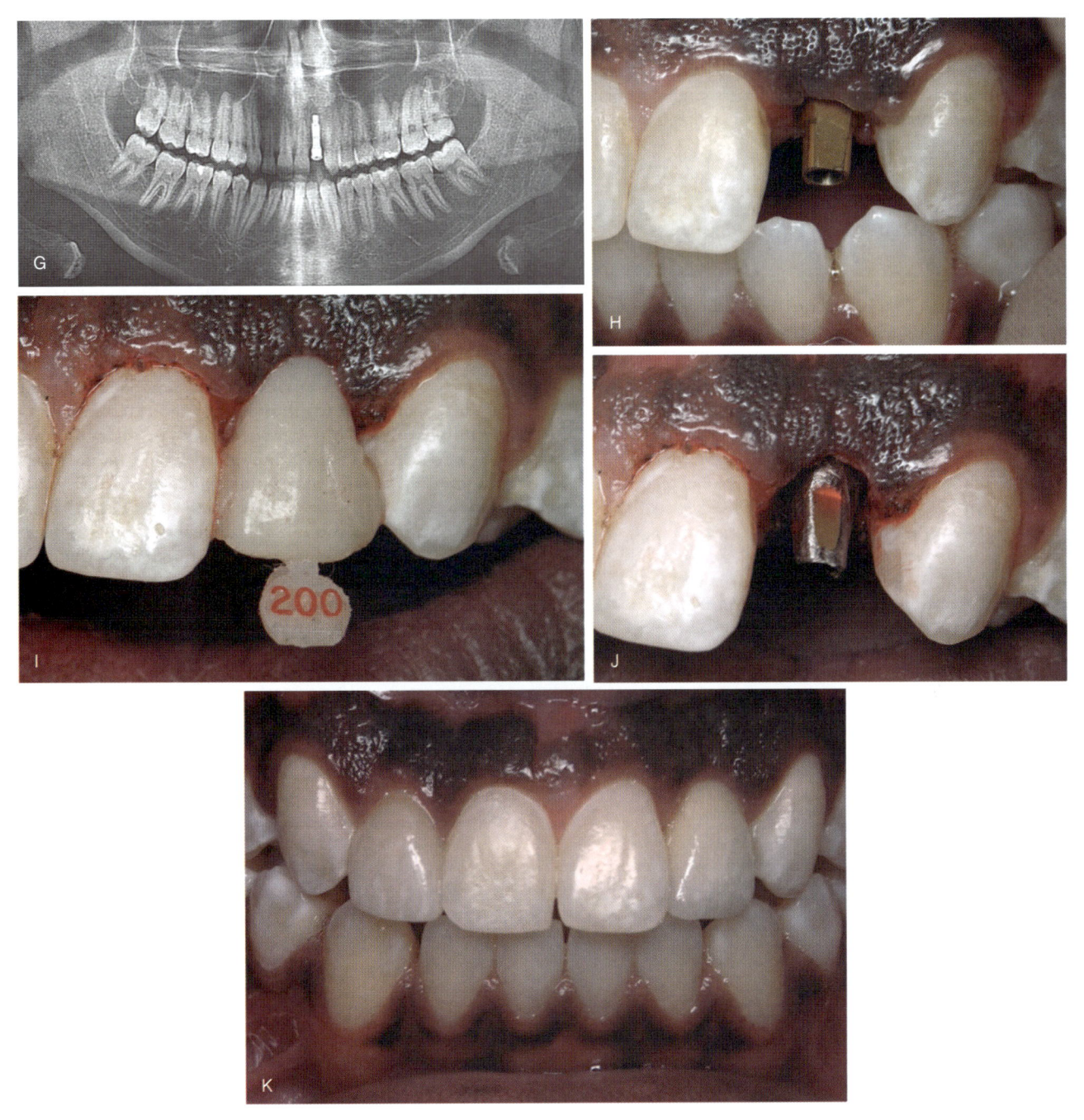

• **Figura 29.46** (*continuação*) **G.** Instalação do implante. **H.** Cirurgia de segundo estágio pós-instalação do implante, para desenvolver o contorno do tecido mole. **I.** Prótese provisória confeccionada para desenvolver tecido mole. **J.** Papila desenvolvida. **K.** Prótese definitiva sobre implante.

Espaço coronal e apical. Um exame TCFC deve ser realizado para verificar se um mínimo de 6 mm de espaço está presente coronal e apicalmente. Um mínimo de 1,5 mm de espaço necessário deve estar presente entre a posição final do implante e a raiz adjacente do dente. Se a instalação do implante estiver muito perto da raiz de um dente adjacente, pode resultar em uma série de complicações, incluindo desvitalização dos dentes, desenvolvimento de patologia ao redor dos dentes ou implante, sensibilidade dos dentes e perda dos dentes ou implante. Se o espaço coronal estiver comprometido, ocorrerá a migração apical da papila, levando a ameias gengivais abertas e contorno gengival comprometido (Figuras 29.47 e 29.48).[74]

Posicionamento do implante. Frequentemente, os implantes instalados na pré-maxila são posicionados muito vestibularmente. Isso ocorre por causa de uma fina placa vestibular e da trajetória óssea existente. Se um implante é posicionado por vestibular, pode resultar em problemas estéticos, incluindo tecido visível através do implante ou pilar e recessão gengival (Figura 29.49). Além disso, a perda óssea pode ocorrer por fatores de força desfavorável. Para uma prótese cimentada, o implante deve ser instalado ligeiramente lingual à borda incisal do dente. Para uma prótese parafusada, o implante deve ser posicionado na área do cíngulo. Na posição apicocoronal, o corpo do implante deve idealmente ser posicionado 2 a 3 mm abaixo das margens gengivais livres do incisivo central e canino (Figura 29.50).[75]

Complicações do tecido mole. Normalmente, quando um dente está ausente congenitamente, a papila associada não estará presente. Para aumentar a espessura do tecido, derme acelular (OrACELL) pode ser usada no momento do enxerto ósseo ou da instalação do implante. Após a instalação do implante, o enxerto de tecido é mais difícil e menos previsível. Outra opção para aumentar a espessura do tecido é o uso da técnica *split-finger*, que é realizada na consulta de cirurgia de segundo estágio e utiliza um pilar de cicatrização para aumentar o tamanho da papila.[76] Por último, o tecido pode ser guiado através de uma prótese provisória. Concluída a cicatrização do implante, uma prótese provisória pode ser colocada sobre o implante para guiar proteticamente o tecido mole para a posição ideal. Os contornos subgengivais de uma prótese provisória demonstraram influenciar a posição final da prótese (Figura 29.51).[77]

Resumo

A substituição de dentes perdidos na pré-maxila é muito desafiadora devido aos critérios altamente específicos dos tecidos moles e duros, além de todos os demais requisitos estéticos, fonéticos, funcionais e oclusais. A perda dentária anterior superior geralmente compromete o volume ósseo ideal e a posição para instalação adequada do implante. O diâmetro do implante, em comparação com o dente natural, resulta em um desafio estético cervical. Conceitos protéticos e de cirurgia única são implementados para resultados adequados. Apesar de todas as dificuldades técnicas que o implantodontista e o protesista podem enfrentar, o implante dental anterior é a modalidade ideal de escolha para substituir um dente ausente anterior superior. No entanto, o clínico deve ter uma base sólida para as complicações inerentes envolvidas na substituição dos dentes anteriores superiores.

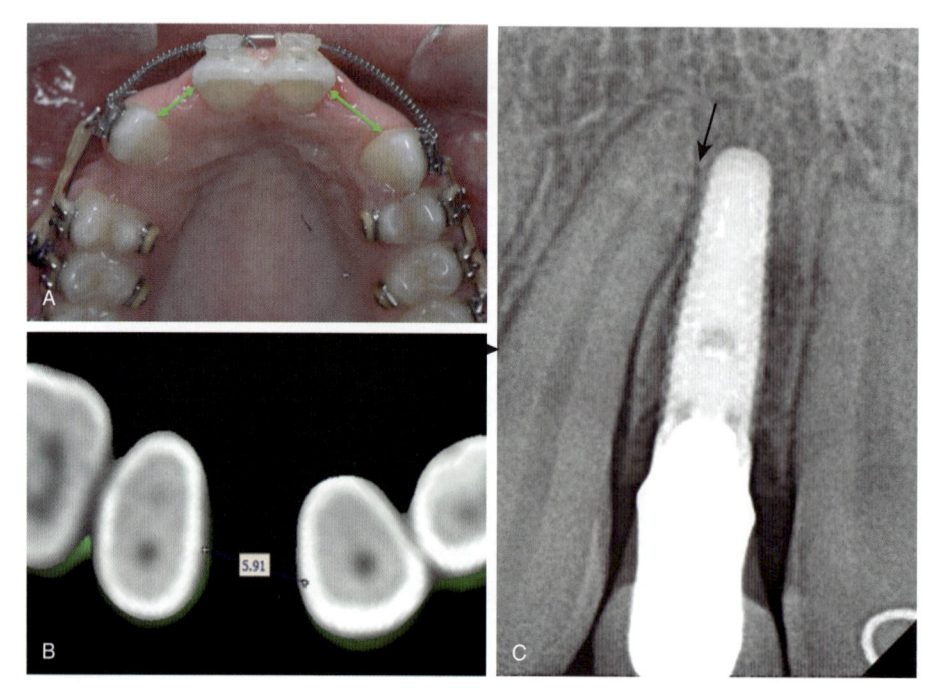

• **Figura 29.47** Espaço coronal. **A.** Espaço coronal não simétrico que está sendo tratado por meio de tratamento ortodôntico convencional. **B.** Imagem tridimensional de tomografia computadorizada de feixe cônico medindo o espaço ideal para o implante. **C.** Espaço não ideal para implantes. A instalação de implantes coloca os dentes adjacentes em risco significativo.

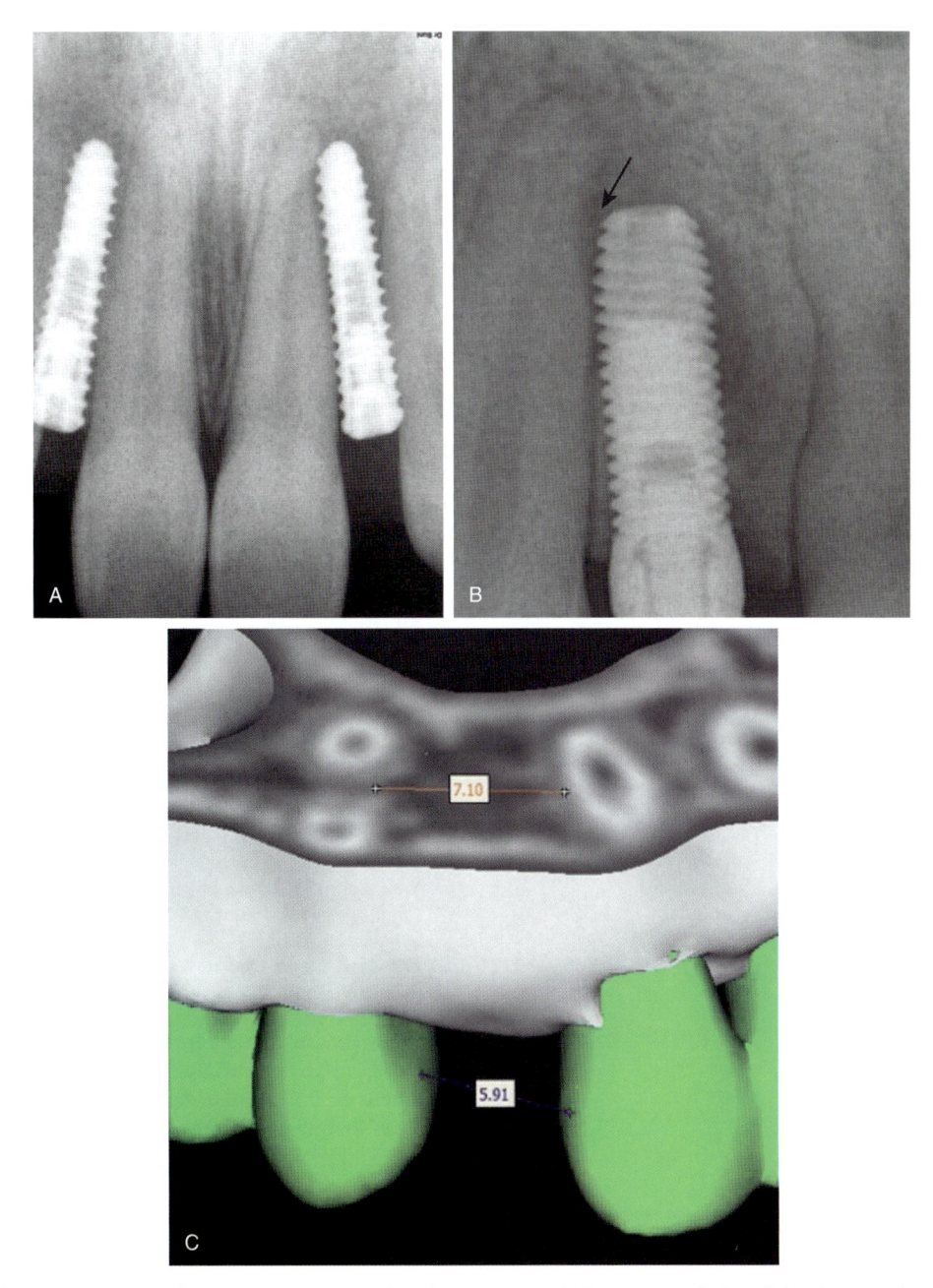

• **Figura 29.48 A.** Falta de osso disponível para implantes que invadem o espaço do ligamento periodontal dos dentes adjacentes. **B.** Mau posicionamento levando à patologia envolvendo o implante e o dente natural. **C.** A TCFC deve sempre ser utilizada para determinar o osso disponível para a instalação do implante.

• **Figura 29.49** A instalação do implante muito vestibular, levando à incapacidade de confeccionar uma prótese parafusada ou requerendo um pilar angulado personalizado.

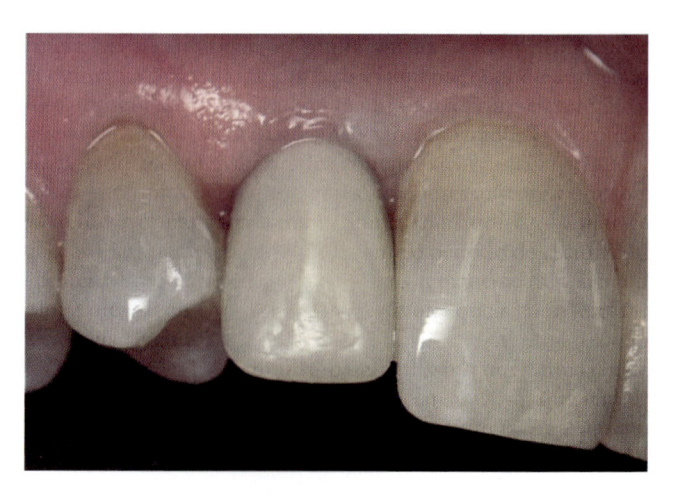

• **Figura 29.51** Incisivo lateral superior direito com papila comprometida mostrando o início de triângulos escuros.

Referências bibliográficas

1. Priest GF. Failure rates of restorations for single tooth replacements. *Int J Prosthodont (IJP)*. 1996;9:38–45.
2. Watson MT. Implant dentistry, a 10 year retrospective report. *Dent Prod Rep*. 1996:25–32.
3. Scurria MS, Bader JD, Shugars DA. Meta-analysis of fixed partial denture survival: prostheses and abutments. *J Prosthet Dent*. 1998;79:459–464.
4. Goodacre CJ, Bernal G, Rungcharassaeng K, et al. Clinical complications with implants and implant prostheses. *J Prosthet Dent*. 2003;90:121–132.
5. Misch CE, D'Alessio R, Misch-Dietsh F. Maxillary partial anodontia and implant dentistry—maxillary anterior partial anodontia in 255 adolescent patients: a 15-year retrospective study of 276 implant site replacement. *Oral Health*. 2005;95:45–57.
6. Wennstrom JL, Ekestubbe A, Grondahl K, et al. Implant supported single-tooth restorations: a 5-year prospective study. *J Clin Periodontol*. 2005;32:567–574.
7. Zarone F, Sorrentino R, Vaccaro F, et al. Prosthetic treatment of maxillary lateral incisor agenesis with osseointegrated implants: a 24-39 month prospective clinical study. *Clin Oral Implants Res*. 2006;17:94–101.
8. Goodacre CJ, Bernal G, Rungcharassaeng K, et al. Clinical complications in fixed prosthodontics. *J Prosthet Dent*. 2003;90:31–41.
9. Kemppainen P, Eskola S, Ylipaavalniemi P. A comparative prospective clinical study of two single tooth implants: a preliminary report of 102 implants. *J Prosthet Dent*. 1997;77:382–387.
10. Kan JY, Rungcharassaeng K. Immediate implant placement and provisionalization of maxillary anterior single implants: a surgical and prosthodontic rationale. *Pract Periodont Aesthet Dent*. 2000;12:817–824.
11. Groisman M, Frossard WM, Ferreira H, et al. Single tooth implants in the maxillary incisor region with immediate provisionalization: 2-year prospective study. *Pract Proced Aesth Dent*. 2003;15:115–122.
12. Sterett JD, Olivier T, Robindon F, et al. Width and length ratios of normal clinical crowns of maxillary anterior dentition in man. *J Clin Periodontol*. 1999;26:153–157.
13. Tjan AH, Miller GD. The JG: some esthetic factors in a smile. *J Prosthet Dent*. 1984;51:24–28.
14. Kokich V. Esthetics and anterior tooth position: an orthodontic perspective. Part I. Crown length. *J Esthet Dent*. 1993;5:19–23.
15. Kokich Jr VO, Kiyak AH, Shapiro PA. Comparing the perception of dentists and lay people to altered dental esthetics. *J Esthet Dent*. 1999;11(6):311–324.
16. Kois MCJ. Altering gingival levels: the restorative connector. I. Biologic variables. *J Esthet Dent*. 1994;6:3–9.

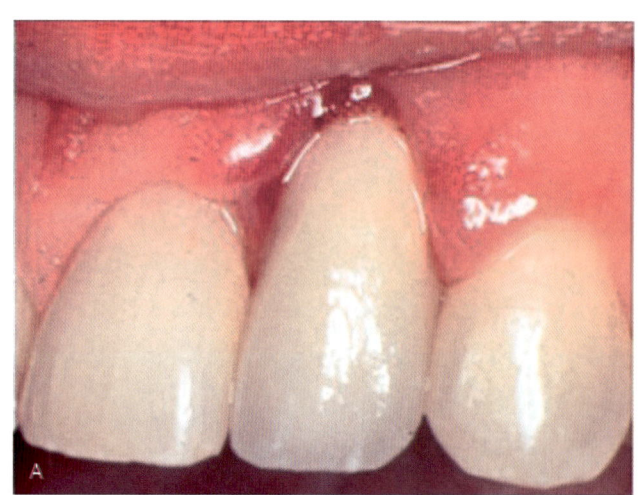

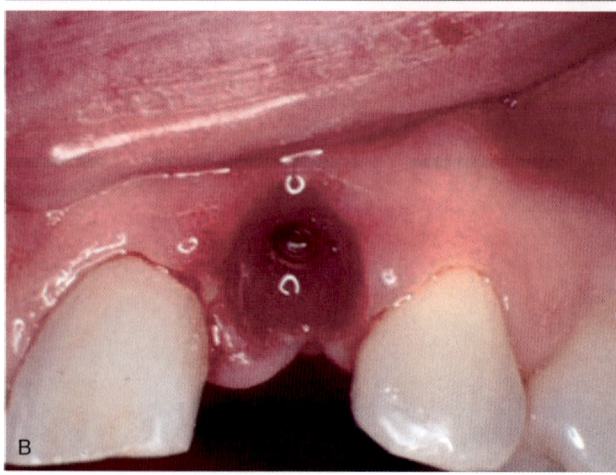

• **Figura 29.50 A.** Instalação do implante muito apical, levando ao aumento do espaço para altura da coroa e doença peri-implantar. **B.** Imagem que apresenta o sangramento, tecido doente resultante da incapacidade de manter higiene apropriada.

17. Tarnow DP, Magner AW, Fletcher P. The effect of the distance from the contact point to the crest of bone on the presence or absence of the interproximal papilla. *J Periodontol.* 1992;63:995–996.
18. Nordland WP, Tarnow DP. A classification system for loss of papillary height. *J Periodontol.* 1998;69:1124–1126.
19. Kois JC. Predictable single tooth peri-implant esthetics—five diagnostic keys. *Compend Contin Educ Dent.* 2001;22:199–218.
20. Becker W, Ochsenbein C, Tibbetts L, et al. Alveolar bone anatomic profiles as measured from dry skulls: clinical ramifications. *J Clin Periodontol.* 1997;24:727–731.
21. Tarnow DP, Magner AW, Fletcher P. The effect of the distance from the contact point to the crest of bone on the presence or absence of the interproximal papilla. *J Periodontol.* 1992;63:995–996.
22. Tarnow DP, Eskow RM. Preservation of implant esthetics, soft tissue and restorative considerations. *J Esthet Dent.* 1996;8:12–19.
23. Vera C, De Kok IJ, Reinhold D, Yap AK, et al. Evaluation of buccal alveolar bone dimension of maxillary anterior and premolar teeth: a cone beam computed tomography investigation. *Int J Oral Maxillofac Implants.* 2012;27(6).
24. Wheeler RC. *A Textbook of Dental Anatomy and Physiology.* 4th ed. Philadelphia: Lea & Febiger; 1965.
25. Tarnow DP, Cho SC, Wallace SS. The effect of interimplant distance on the height of inter-implant bone crest. *J Periodontol.* 2000;71:546–549.
26. Tarnow DP, Magner AW, Fletcher P. The effect of the distance from the contact point to the crest of bone on the presence or absence of the interproximal papilla. *J Periodontol.* 1992;63:995–996.
27. Allard RH, van der Kwast WA, van der Waal I. Nasopalatine duct cyst. Review of the literature and report of 22 cases. *Int J Oral Surg.* 1981;10(6):447–461.
28. Liang X, Jacobs R, Martens W, et al. Macro- and micro-anatomical, histological and computed tomography scan characterization of the nasopalatine canal. *J Clin Periodontol.* 2009;36(7):598–603.
29. Mraiwa N, Jacobs R, Van Cleynenbreugel J, et al. The nasopalatine canal revisited using 2D and 3D CT imaging. *Dentomaxillofac Radiol.* 2004;33(6):396–402.
30. Thakur, Arpita Rai, Krishna Burde, Kruthika Guttal, and Venkatesh G. Naikmasur. Anatomy and morphology of the nasopalatine canal using cone-beam computed tomography. *Imaging science in dentistry.* 2013;43(4):273–281.
31. Tozum TF, Guncu GN, Yildirim YD, et al. Evaluation of maxillary incisive canal characteristics related to dental implant treatment with computerized tomography: a clinical multicenter study. *J Periodontol.* 2012;83(3):337–343.
32. Thakur AR, Burde K, Guttal K, et al. Anatomy and morphology of the nasopalatine canal using cone-beam computed tomography. *Imaging Sci Dent.* 2013;43(4):273–281.
33. Cavallaro J, et al. Management of the nasopalatine canal and foramen associated with dental implant therapy. *Compend Contin Educ Dent. (Jamesburg, NJ: 1995).* 2016;38(6):367–372.
34. Thakur AR, Burde K, Guttal K, et al. Anatomy and morphology of the nasopalatine canal using cone-beam computed tomography. *Imaging Sci Dent.* 2013;43(4):273–281.
35. Rosenquist JB, Nystrom E. Occlusion of the incisal canal with bone chips. A procedure to facilitate insertion of implants in the anterior maxilla. *Int J Oral Maxillofac Surg.* 1992;21(4):210–211.
36. Scher ELC. Use of the incisive canal as a recipient site for root form implants: preliminary clinical reports. *Implant Dent.* 1994;3(1):38–41.
37. Verardi S, Pastagia J. Obliteration of the nasopalatine canal in conjunction with horizontal ridge augmentation. *Compend Contin Educ Dent.* 2012;33(2):116–120. 122.
38. Kraut RA, Boyden DK. Location of incisive canal in relation to central incisor implants. *Implant Dent.* 1998;7(3):221–225.
39. Mardinger O, Namani-Sadan N, Chaushu G, et al. Morphologic changes of the nasopalatine canal related to dental implantation: a radiologic study in different degrees of absorbed maxillae. *J Periodontol.* 2008;79(9):1659–1662.
40. Cavallaro J, et al. Management of the nasopalatine canal and foramen associated with dental implant therapy. *Compend Contin Educ Dent. (Jamesburg, NJ: 1995).* 2016;38(6):367–372.
41. Peñarrocha D, Candel E, Guirado JL, et al. Implants placed in the nasopalatine canal to rehabilitate severely atrophic maxillae: a retrospective study with long follow-up. *J Oral Implantol.* 2014;40(6):699–706.
42. Raghoebar GM, den Hartog L, Vissink A. Augmentation in proximity to the incisive foramen to allow placement of endosseous implants: a case series. *J Oral Maxillofac Surg.* 2010;68(9):2267–2271.
43. Lang J, Baumeister R. Uber das postnatale Wachtumder Nasenhohle. *Gegenbaurs Morphol Jahrb.* 1982;128:354–393.
44. Lang J. *Clinical Anatomy of the Nose, Nasal Cavity and Paranasal Sinuses.* New York: Thieme; 1989.
45. Bell WH, Proffit WR, White RP. *Surgical Corrections of Dental Facial Deformities.* Philadelphia: WB Saunders; 1980:1.
46. Blitzer A, Lawson W, Friedman W, eds. *Surgery of the Paranasal Sinuses.* Philadelphia: WB Saunders; 1985.
47. Hovorka O. *Die Aussere Nase.* Vienna: Hohler; 1893.
48. Kiesselbach W. Uber nasenbluten. *Wien Med.* 1885;2:501.
49. Wolff J,KHK, et al. Altered nasal airflow: an unusual complication following implant surgery in the anterior maxilla. *Int J Imp Dent.* 2016;2(1):6.
50. Stamatiou J, Symons AL. Agenesis of the permanent lateral incisor: distribution, number and sites. *J Clin Pediatr Dent.* 1991;15:244–246.
51. Shimizu T, Maeda T. "Prevalence and genetic basis of tooth agenesis. *Jpn Dent Sci Rev.* 45 (1):52-58.
52. Caprioglio D, Vernole B, Aru G, et al. *Leagenesie Dentali.* Milan, Italy: Masson; 1988:1–14.
53. Graber LW. Congenital absence of teeth: a review with emphasis on inheritance patterns. *J Am Dent Assoc.* 1978;96(2):266–275.
54. Millar BJ, Taylor NG. Lateral thinking: the management of missing upper lateral incisors. *Br Dent J.* 1995;179(3):99–106.
55. Pinho T. Agenesis of upper lateral incisors- case study: orthodontic and restaurative procedures. *Gnathos.* 2003;2(2):35–42.
56. Chu SJ. Range and mean distribution frequency of individual tooth width of maxillary anterior dentition. *Pract Proced Aesthet Dent.* 2007;19:209–215.
57. Lombardi RE. The principles of visual perception and their application to dental esthetics. *J Prosthet Dent.* 1973;29:358.
58. Chu SJ. Range and mean distribution frequency of individual tooth width of the maxillary anterior dentition. *Pract Periodontics Aesthet Dent.* 2007;19(4):209.
59. Thilander B, Odman J, Gröndahl K, Friberg B. Osseointegrated implants in adolescents. An alternative in replacing missing teeth? *Eur J Orthod.* 1994;16:84–95.
60. Esposito M, Ekkestube A, Gröndahl K. Radiological evaluation of marginal bone loss at tooth surfaces facing single-tooth implants. *Clin Oral Implants Res.* 1993;4:151.
61. Park JH, Okadakage S, et al. Orthodontic treatment of a congenitally missing maxillary lateral incisor. *J Esthet Restor Dent.* 2010;22(5):297–312.
62. Olsen TM, Kokich VG Sr. Postorthodontic root approximation after opening space for maxillary lateral incisorImplants. *Am J Orthod Dentofacial Orthop.* 2010;137:158.e1–158.e8.
63. Zarone F, Sorrentino R, et al. Prosthetic treatment of maxillary lateral incisor agenesis with osseointegrated implants: a 24-39-month prospective clinical study. *Clin Oral Implants Res.* 2006;17(1):94–101.
64. Lewis AB, Garn SM. The relationship between tooth formation and other maturation factors. *Angle Orthod.* 1960;30:70–77.
65. Hägg U, Taranger J. Menarche and voice changes as indicators of the pubertal growth spurt. *Acta Odontol Scand.* 1980;38:179–186.
66. Hägg U, Taranger J. Skeletal stages of the hand and wrist as indicators of the pubertal growth spurt. *Acta Odontol Scand.* 1980;38:187.
67. O'Reilly M, Yanniello GJ. Mandibular growth changes and maturation of cervical vertebrae—a longitudinal cephalometric study. *Angle Orthod.* 1988;58:179–184.

68. Nanda RS. The rates of growth of several facial components measured from serial cephalometric roentgenograms. *Am J Orthod.* 41:658–673
69. Heij, GOp D, Opdebeeck H, et al. Facial development, continuous tooth eruption, and mesial drift as compromising factors for implant placement. *Int J Oral Maxillofac Implants.* 2006;21(6).
70. Bernard JP, Schatz JP, Christou P, Belser U, Kiliaridis S. Long-term vertical changes of the anterior maxillary teeth adjacent to single implants in young and mature adults. A retrospective study. *J Clin Periodontol.* 2004;31:1024–1028.
71. Westwood R, Mikel, James M, Duncan. Implants in adolescents: a literature review and case reports. *Int J Oral Maxillofac Implants.* 1996;11(6).
72. Ranly DM. Early orofacial development. *J Clin Pediatr Dent.* 1998;22(4):267–275.
73. Kokich VG. Managing orthodontic-restorative treatment for the adolescent patient. In: McNamara JA, Brudon WL, eds. *Orthodontics and Dentofacial Ortho-Pedics*. Ann Arbor, MI: Needham Press; 2001:423–452.
74. Esposito M, Ekestubbe A, Gr€ondahl K. Radiological evaluation of marginal bone loss at tooth surfaces facing single Br#anemark implants. *Clin Oral Implants Res.* 1993;4:151–157.
75. Kokich VG. Maxillary lateral incisor implants: planning with the aid of orthodontics. *Int J Oral Maxillofac Surg.* 2004;62:48–56.
76. Misch CE, Al-Shammari KF, Wang H-L. Creation of interimplant papillae through a split-finger technique. *Implant Dent.* 2004;13(1): 20–27.
77. Yamamoto M, Miyoshi Y, Kataoka S. Special discussion—fundamentals of esthetics: contouring techniques for metal ceramic restorations. *Quintessence Dent Technol.* 1990/1991;14:10–81.

30

Implicações Anatômicas Mandibulares para a Cirurgia de Implante Dental

RANDOLPH R. RESNIK

Hoje, na implantologia oral, é imperativo que o clínico tenha profunda compreensão da anatomia cirúrgica e variações no que diz respeito à instalação do implante na mandíbula. Antes do início da cirurgia de instalação do implante, uma avaliação cuidadosa e detalhada deve ser realizada considerando as estruturas vitais mandibulares. Isso pode ser feito incluindo uma avaliação clínica, um exame visual juntamente com palpação das áreas anatômicas. O clínico deve ter visão tridimensional (3D) clara e concisa das estruturas anatômicas em relação ao procedimento cirúrgico de implante pretendido.

Um exame radiográfico completo precisa ser realizado para fornecer informações sobre a localização e a topografia da anatomia 3D. Neste capítulo, uma avaliação abrangente das áreas anatômicas mandibulares importantes será discutida, com sua relevância clínica na cirurgia de instalação do implante dental (Figura 30.1).

Região anterior da mandíbula

Regiões anteriores da mandíbula em ampulheta

A região anterior da mandíbula historicamente tem sido considerada uma das regiões mais seguras e previsíveis para a instalação de implantes. A previsibilidade decorre da qualidade favorável do osso (ou seja, osso cortical espesso e trabecular denso) mais presente nesta área. A morfologia da região anterior da mandíbula foi classificada com os seguintes formatos: ampulheta, oval, pera, foice e triangular. O formato de pera, que geralmente é abundante com osso, tem se mostrado o mais comum entre pacientes edêntulos e dentados.[1]

No entanto, essa área anatômica pode ser comprometida por uma largura alveolar estreita ou grave constrição óssea. Esses tipos de variações ósseas, que foram chamadas de *efeito de ampulheta*, geralmente são indicativos de anormalidades de desenvolvimento. Mandíbulas em forma de ampulheta, que têm apresentado taxa de incidência de aproximadamente 4%, devem ser sempre consideradas pelo clínico devido a possíveis osteotomias durante a cirurgia de instalação do implante.[2] A posição da constrição alveolar pode variar significativamente porque tem se mostrado alta, baixa ou variável dentro do alvéolo. Um exame tomográfico computadorizado de feixe cônico 3D completo (TCFC) deve ser realizado para evitar complicações nessa área; além disso, é recomendada uma cirurgia guiada para minimizar a possibilidade de perfurações[3] (Figura 30.2).

Butura *et al.*[4] classificaram constrições na região anterior da mandíbula como: (1) constrição vestibular, (2) constrição lingual e (3) constrição em ampulheta. Os autores discutiram várias opções de tratamento para incluir alveoloplastia em um nível além da constrição, reconstrução com enxerto ósseo, implantes em ângulo posterior e anterior para evitar o local e implantes extralongos para contornar a constrição e envolver a borda inferior da mandíbula.[4]

Relevância clínica

Devido à expressão variável das mandíbulas em formato de ampulheta, as estratégias de tratamento são baseadas na localização e extensão do corte inferior. Em alguns casos, a instalação de implantes nessa área será contraindicada. Em constrições menos graves, uma osteoplastia pode ser realizada com a instalação do implante. No entanto, o espaço para a altura da coroa pode ser aumentado significativamente, levando a possíveis questões biomecânicas. Além disso, outras restrições podem exigir procedimentos de enxerto de aumento do volume ósseo para a instalação do implante (Figura 30.3).

Se o posicionamento de um implante dental levar à perfuração das placas ósseas mandibulares, podem ocorrer episódios de hemorragia com possível risco à vida. Esses eventos foram relatados quando uma broca perfura a placa lingual da região sublingual da mandíbula e traumatiza a artéria sublingual ou submentoniana, especialmente na região de canino.[5,6] Se a perfuração da placa cortical lingual está associada a sangramento arterial, é fundamental identificar sua origem e tratar de forma agressiva. A origem do sangramento no assoalho da região anterior da cavidade bucal pode ser da artéria lingual, da artéria facial ou de um de seus ramos. A perfuração da artéria submentoniana (origina-se da artéria facial) ou da artéria sublingual (origina-se da artéria lingual) pode levar a perfuração óssea e sangramento, causando uma equimose expansiva (hematoma sublingual) e comprometimento das vias respiratórias. Se isso ocorrer, o paciente deve ser reposicionado em uma posição vertical, e uma pressão bimanual deve ser aplicada à área de sangramento. Se a via respiratória for comprometida, deve-se solicitar assistência de emergência imediatamente (Figura 30.4).

Canal vascular mediano

Na linha média mandibular, o exame radiográfico frequentemente revela a presença de um canal radiolúcido, denominado *canal vascular mediano*. Este canal abriga as artérias sublinguais bilaterais que entram no forame lingual, localizado na face lingual da

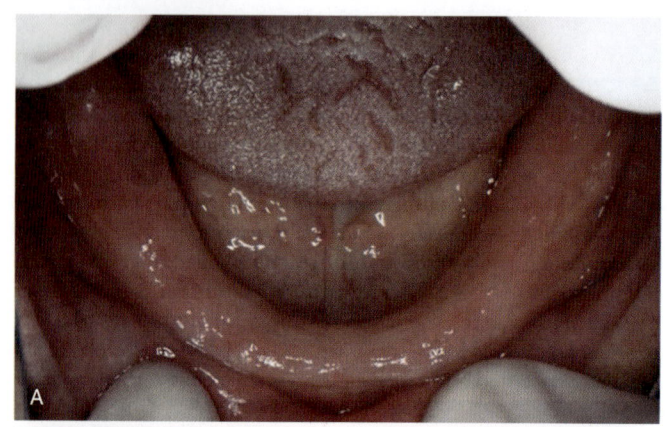

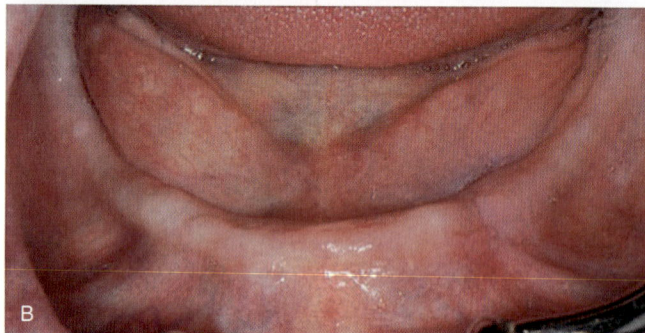

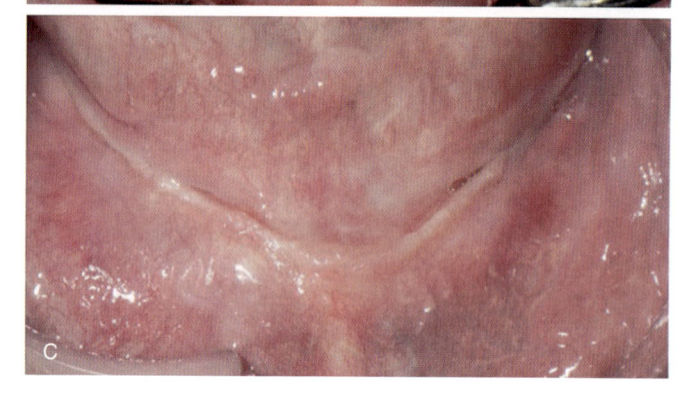

• **Figura 30.1 Anatomia mandibular variável.** O arco mandibular varia dramaticamente no que diz respeito à quantidade de reabsorção de tecido duro e mole. **A.** Arco mandibular com quantidade significativa de osso e tecido queratinizado. **B.** Conforme ocorre a reabsorção óssea, ocorre a perda do tecido aderido. **C.** Reabsorção avançada dos tecidos duros e moles, resultando em uma mandíbula severamente atrófica com o mínimo de tecido aderido.

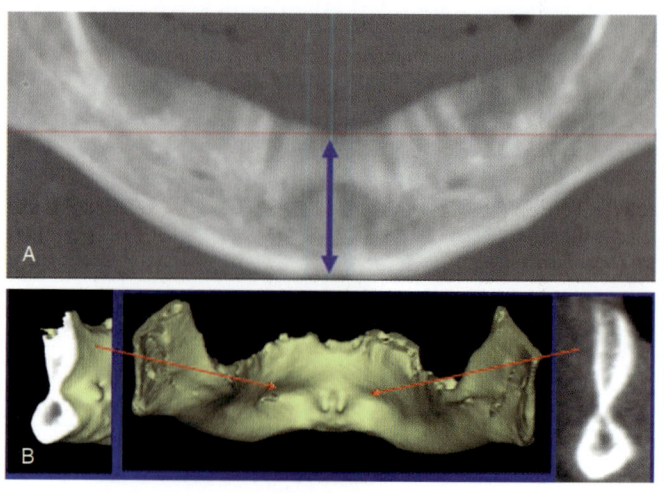

• **Figura 30.2 Constrição anterior da mandíbula. A.** Exame tomográfico computadorizado panorâmico de feixe cônico que mostra quantidade significativa de osso disponível; no entanto, não indica presença de constrição. **B.** Imagens em corte transversal apresentam a aparência de ampulheta da região anterior da mandíbula, o que contraindica a instalação do implante.

mandíbula. O forame lingual é visto como uma radiopacidade abaixo dos tubérculos genianos, visível em aproximadamente 52% das imagens de TCFC.[7] Tal anastomose arterial pode ser transversalmente anterior, inferior ou superior dentro da região anterior da mandíbula, em alguns casos saindo do aspecto facial da área de sínfise. Vários estudos têm demonstrado que os canais vasculares medianos estão presentes em 100% dos casos, detectados em exames de TCFC. As radiografias panorâmicas bidimensionais (2D) observam sua presença em apenas 4,2% do tempo.[8] Isso é provavelmente devido à sobreposição das vértebras cervicais e à orientação do feixe panorâmico em relação à posição dos canais. Gahleitner et al.[9] relataram um a cinco canais por paciente com diâmetro médio de 0,7 mm, com variação de 0,4 a 1,5 mm (Figura 30.5).

A presença e o tamanho da anastomose sublingual e o canal vascular mediano são facilmente vistos em um corte transversal ou uma imagem axial de um escaneamento de TCFC. Em aproximadamente 31% do sistema vascular do canal lingual há diâmetro superior a pelo menos 1 mm.[10] A artéria sublingual é um ramo da artéria lingual que se origina da parte externa da artéria carótida. A artéria lingual segue medialmente para a maior parte do osso hioide e cruza inferior e vestibularmente em torno do nervo hipoglosso. Em seguida, atravessa profundamente os músculos digástrico e estilo-hióideo e percorre os músculos hipoglosso e genioglosso. Existem quatro ramos principais da artéria lingual: o supra-hióideo, dorsal lingual, lingual profundo e sublingual (Figura 30.6).

Relevância clínica

Ao planejar implantes na região anterior da mandíbula, se uma grande anastomose estiver presente, a posição pode ser modificada para evitar a invasão da estrutura. Se essa área for violada, pode haver sangramento excessivo. O sangramento intraósseo geralmente é bem controlado pela instalação de um implante, indicador de direção ou broca cirúrgica na osteotomia local. Não haverá problema neurossensorial com a invasão dessa área, pois não há fibras sensoriais dentro do canal (Figura 30.7).

Região anterior da mandíbula severamente angulada

Existe uma subcategoria incomum da Divisão C, a saber, chamada C-a (ou seja, osso da Divisão C com angulação excessiva). Nessa categoria, o osso disponível é adequado em altura, mas a angulação é maior do que 30°, independentemente da instalação do implante. Quando presente, tal condição é mais encontrada na região anterior da mandíbula. Para a instalação ideal do implante, geralmente é necessário enxerto ósseo. No entanto, um enceramento diagnóstico deve ser concluído primeiro, pois as mandíbulas da Divisão C-a são geralmente associadas a pacientes Classe III esquelética (Figura 30.8).

Relevância clínica

Os implantes em formato radicular instalados no osso da Divisão C-a levarão a um mau posicionamento, que provavelmente não será reabilitado com uma prótese. Isso provavelmente resultará em uma prótese com contornos excessivos, dificuldade de fala, espaço comprometido da língua e incapacidade de obtenção de

a. Forma de pera	b. Forma de foice	c. Oval	d. Triangular	e. Constrição vestibular	f. Constrição lingual	g. Ampulheta
Tratamento						
1. Enxerto ósseo ou 2. Osteoplastia	1. Enxerto ósseo	Sem tratamento	1. Osteoplastia	1. Enxerto ósseo	1. Enxerto ósseo	1. Enxerto ósseo

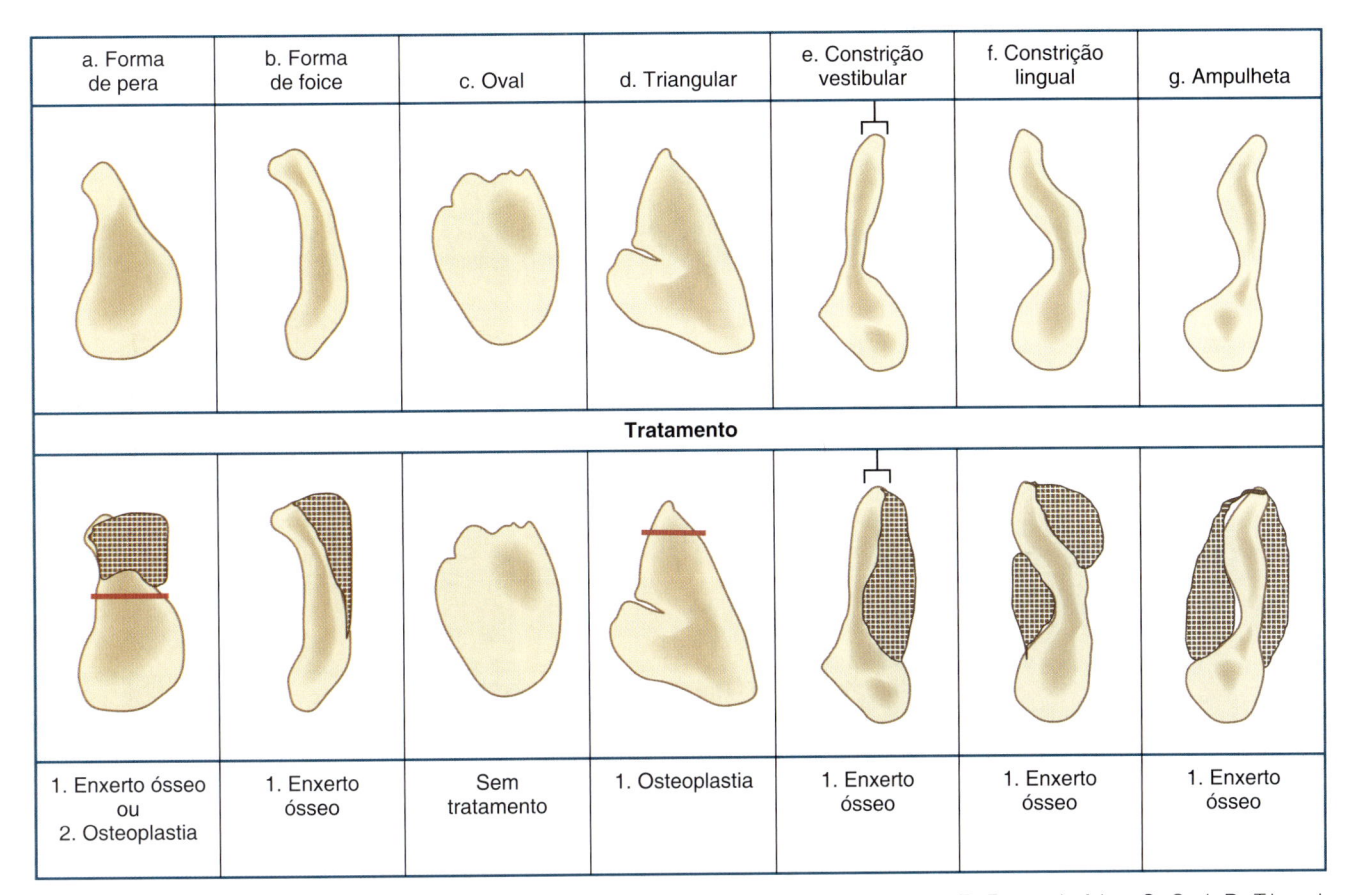

• **Figura 30.3 Morfologia e tratamento transversal da mandíbula anterior. A.** Forma de pera. **B.** Forma de foice. **C.** Oval. **D.** Triangular. **E.** Constrição vestibular. **F.** Constrição lingual. **G.** Ampulheta.

oclusão ideal. Portanto, na maioria dos casos, um estágio com enxerto ósseo e um plano de tratamento para instalação do implante devem ser formulados.

Falta de tecido queratinizado

À medida que o processo ósseo mandibular progride, a presença de tecido queratinizado fica mais comprometida. Em geral, os implantes são mais saudáveis quando existe tecido queratinizado suficiente. Alguns relatos indicam que a falta de tecido queratinizado pode contribuir para o fracasso do implante.[11] Foi demonstrado que mucosa com mobilidade não queratinizada exibe maiores profundidades de sondagem, o que foi confirmado histologicamente. A ausência de mucosa queratinizada também aumenta a suscetibilidade das regiões peri-implantares à destruição induzida pelo biofilme.[12] Estudos adicionais demonstraram que a mucosa com mobilidade pode interromper a zona de fixação epitelial-implante e contribuir para um risco aumentado de inflamação por biofilme.[13] Para rebordos edêntulos maiores, a zona de tecido aderido no retalho vestibular (mandíbula) proporciona maior resistência das suturas contra a tensão do músculo mentoniano na região anterior e do músculo bucinador nas regiões de molares e pré-molares, que muitas vezes causam a abertura da linha de incisão. Como resultado, uma incisão vestibular na gengiva inserida pode causar isquemia parcial do tecido da crista. Além disso, a incisão no tecido vestibular não queratinizado pode romper os vasos sanguíneos maiores, o que aumenta o sangramento e diminui a visão durante a cirurgia, ao mesmo tempo que pode complicar a sutura final (Figura 30.9).

Relevância clínica

Para locais de implante, uma avaliação da qualidade e da quantidade de tecido queratinizado deve ser realizada. Se houver tecido insuficiente aderido, os procedimentos de aumento tecidual devem ser realizados antes da instalação do implante. Para locais edêntulos maiores, especialmente na mandíbula, em alguns casos a incisão pode ser modificada para manter o tecido inserido. Se a crista do rebordo estiver acima do assoalho da cavidade bucal e houver mais de 3 mm de gengiva queratinizada aderida à crista do rebordo, uma incisão de espessura total é feita dividindo o tecido aderido ao meio. Se houver menos de 3 mm de gengiva inserida na crista, a incisão de espessura total é feita mais para a lingual, de modo que pelo menos 1,5 mm do tecido inserido esteja na face vestibular da linha de incisão. Outra opção de tratamento inclui o uso de uma derme acelular (p. ex., OraCell®; Salvin Dental Corp.®). A derme acelular pode ser colocada no momento da instalação do implante, aumentando assim a espessura e a qualidade do tecido durante a integração dos implantes (Figura 30.10).

Largura inadequada do osso

Uma consequência comum da perda dentária e remodelação óssea na região anterior da mandíbula é o estreitamento resultante e uma configuração de ponta de faca das cristas ósseas mandibulares (i. e., osso disponível da Divisão B). Pietrokovski et al.[14] avaliaram cristas edêntulas em mandíbulas humanas e observaram que 43% das cristas anteriores da mandíbula e 38% na região dos pré-molares eram em faca. Nishimura et al.[15] relataram maior incidência de rebordo mandibular em faca em mulheres em comparação

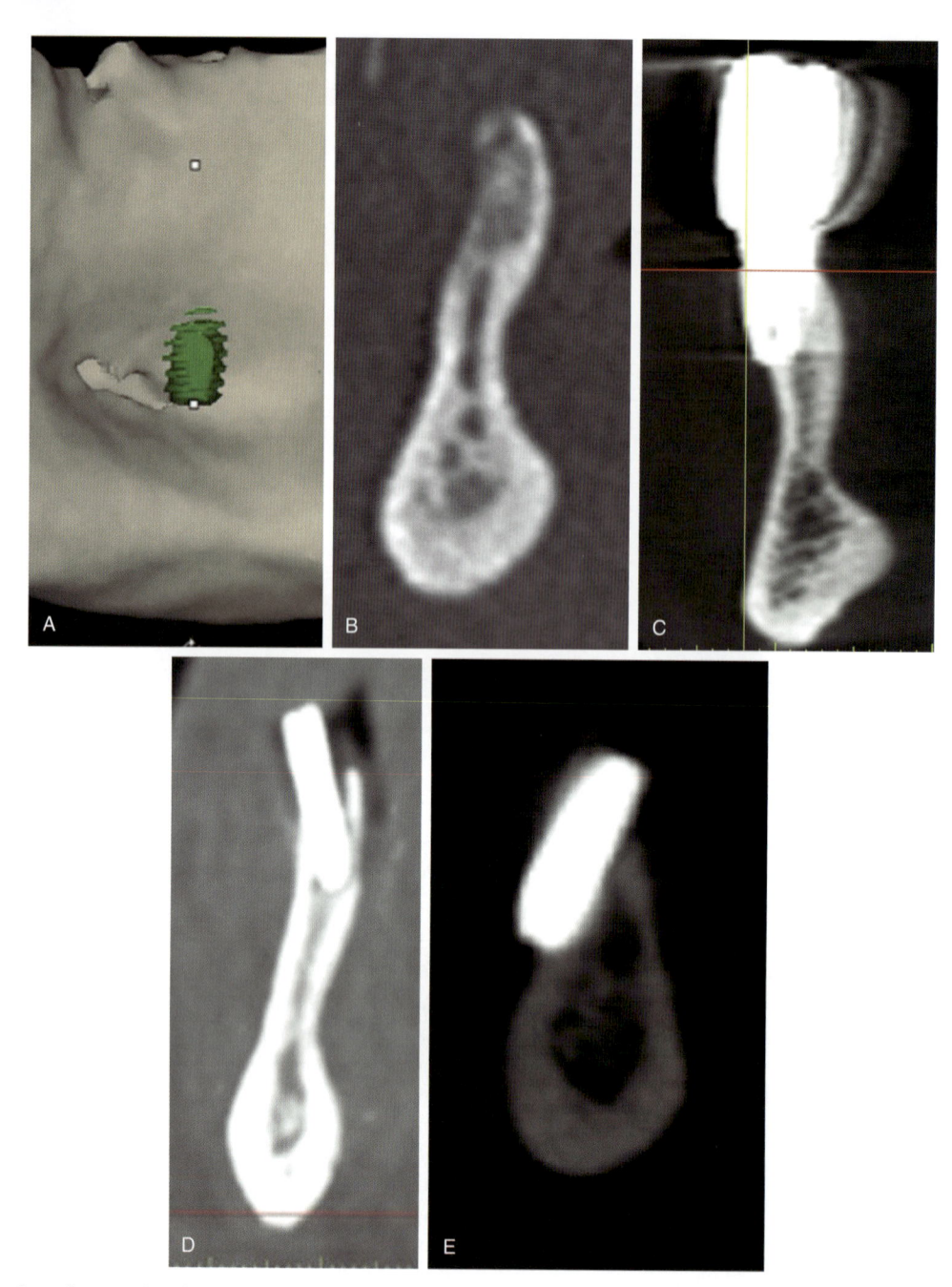

• **Figura 30.4 Perfuração anterior da mandíbula. A.** Plano de tratamento do implante mostrando perfuração da borda inferior da mandíbula. **B.** Constrição lingual que pode levar a complicações hemorrágicas, juntamente com irritação crônica do tecido. **C** a **E.** Instalação do implante em uma crista constrita levando a instalação não ideal do implante.

aos homens, principalmente devido ao aumento de alterações de osteopenia com valores desfavoráveis de densidade mineral óssea.

Relevância clínica

Portanto, antes da instalação do implante, muitas vezes é necessário reduzir a altura do osso (ou seja, osteoplastia), o que resulta em um aumento da largura horizontal do osso disponível. Uma osteoplastia pode ser realizada com vários métodos, incluindo brocas de osteoplastia, brocas de barril (*i. e.*, brocas acrílicas), *rongeurs* (pinças goiva), cinzéis ósseos e unidades de piezocirurgia. Ao aumentar a largura do osso, os implantes dentários podem ser instalados com osso suficiente na vestibular (~ 2,0 mm) e na lingual (~ 1,0 mm).

Embora uma osteoplastia aumente o osso disponível para a instalação do implante, podem ocorrer muitos efeitos prejudiciais.

A redução de uma crista em forma de faca diminuirá a quantidade de osso cortical presente. O osso cortical é um componente crucial para a estabilidade primária do implante e é responsável por maior distribuição de tensões. Além disso, à medida que a altura óssea é reduzida, o espaço para altura da coroa aumenta. O aumento da proporção coroa/implante resulta em maior tensão na interface peri-implantar, o que predispõe o implante a complicações biomecânicas.

A quantidade de osteoplastia necessária deve ser determinada antes da cirurgia por meio do uso do plano de tratamento através de TCFC. Em geral, se uma prótese fixa (p. ex., PF-1, PF-2, PF-3) for indicada, recomenda-se uma osteoplastia mínima. Ao minimizar a redução da altura óssea, reduz-se a possibilidade de um problema de proporção coroa/implante resultante. Em alguns

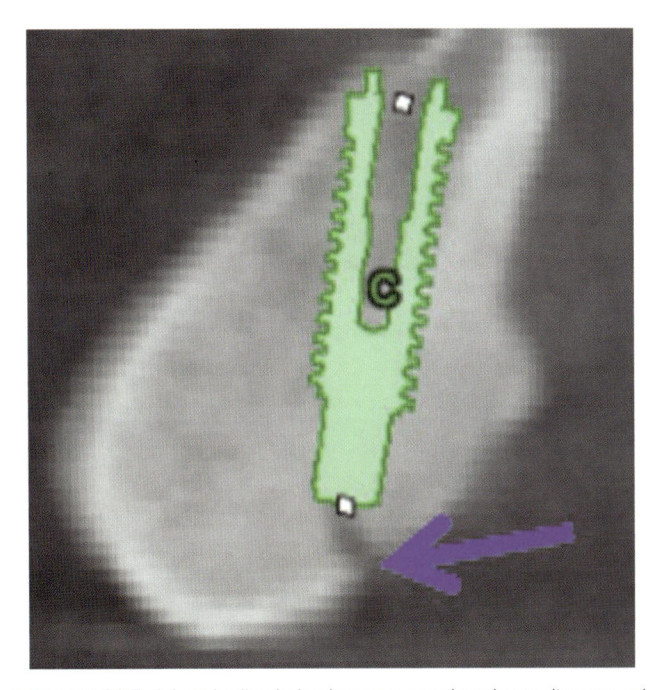

CAPÍTULO 30   Implicações Anatômicas Mandibulares para a Cirurgia de Implante Dental   741

• **Figura 30.7** A instalação do implante no canal pode resultar em episódios de sangramento.

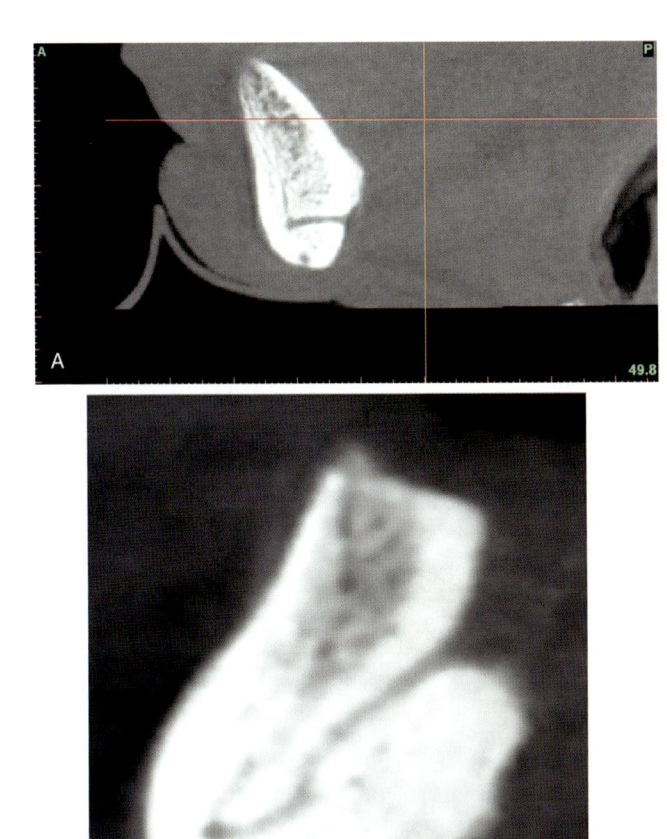

• **Figura 30.5 Canal vascular mediano. A.** Canal estendendo-se próximo à placa vestibular e superiormente até quase a região da crista. **B.** Canal estendendo-se inferiormente e depois superiormente.

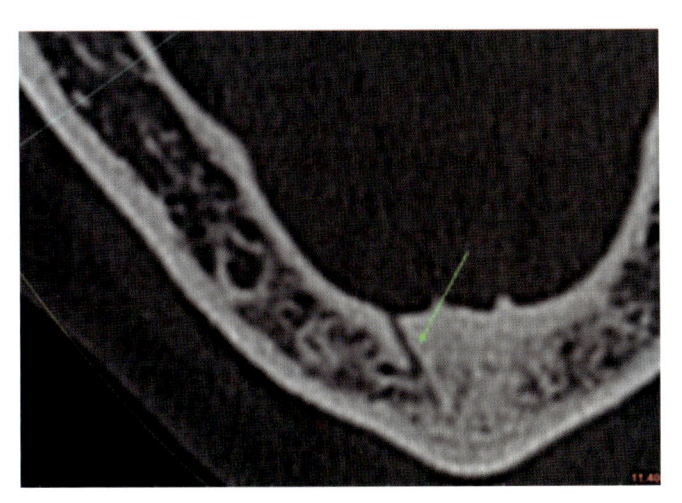

• **Figura 30.6** Canal vascular raro fora da linha média.

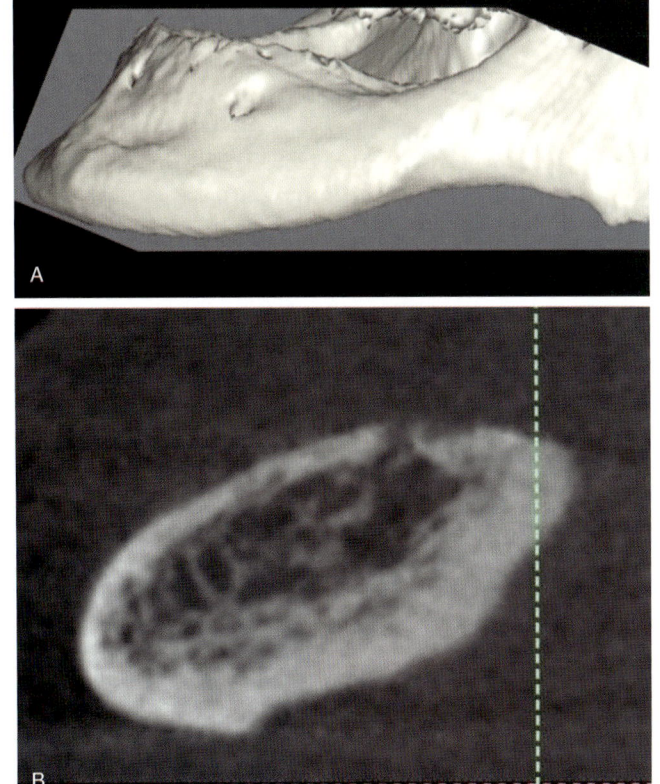

• **Figura 30.8 Divisão C–a mandibular. A.** Divisão C–a na região anterior da mandíbula com angulação extrema. **B.** Imagem em corte transversal de uma Divisão C–a mandibular.

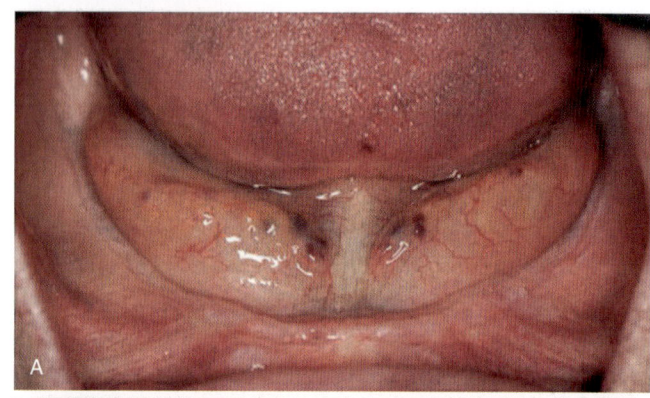

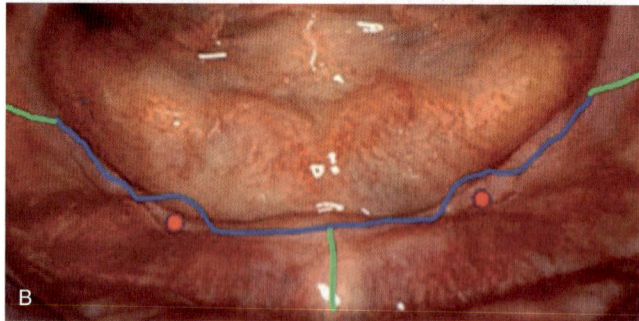

• **Figura 30.9 A.** Rebordo anterior maxilar com gengiva inserida comprometida. **B.** Quando menos de 3 mm de gengiva inserida está presente, a incisão no arco inferior deve incluir uma incisão mais lingual e se estender até a face lingual da mandíbula quando houver deiscência do nervo.

casos, o aumento ósseo pode ser necessário para manter a altura do osso e aumentar a largura óssea, em vez de reduzir a crista por meio de uma osteoplastia. Se uma prótese removível (p. ex., PR-4, PR-5) for indicada, recomenda-se uma osteoplastia agressiva, pois permitirá maior espaço para a prótese removível (ou seja, espessura de acrílico, espaço de fixação). Em geral, quanto maior o espaço interoclusal, menos provável que ocorra uma fratura da prótese ou dos encaixes (Boxe 30.1 e Figura 30.11).

Região posterior da mandíbula

Embora a região posterior da mandíbula seja considerada uma área anatômica previsível para a instalação de implantes, existem muitas desvantagens que incluem osso disponível comprometido em altura e largura, cortes significativos, acesso difícil e numerosas estruturas vitais que podem ser danificadas (p. ex., nervo alveolar inferior [NAI], nervo mentoniano, glândula submandibular). Uma violação iatrogênica dessas estruturas vitais pode resultar em distúrbios neurossensoriais, dor, infecção, sangramento excessivo e posicionamento comprometido do implante (Figura 30.12).

Falta de altura óssea

A região posterior da mandíbula é reabsorvida de vestibular para lingual, transformando-se de uma Divisão A em uma Divisão B muito rapidamente. Devido à trajetória da região posterior da mandíbula, pode ser difícil a instalação do implante em uma posição ideal para reabilitação protética. Quando existe uma altura limitada da crista alveolar, geralmente estão disponíveis quatro opções: (1) nenhum tratamento; (2) aumento da crista vertical com instalação tardia do implante; (3) aumento ósseo vertical com a instalação simultânea do implante; e (4) uso de implante curto.[16-19]

Aumento ósseo vertical (com instalação simultânea ou tardia do implante)

Com cristas alveolares severamente reabsorvidas na região posterior da mandíbula, a altura óssea disponível para a instalação de implante padrão é frequentemente limitada pela proximidade do canal mandibular. O aumento ósseo vertical é uma opção para aumentar as dimensões do rebordo, permitindo assim a instalação de implantes de comprimento padrão. Aumentando a altura óssea, complicações estéticas e biomecânicas são menos propensas a impactar a longevidade da prótese sobre o implante.

No entanto, o aumento da altura óssea na região posterior da mandíbula é um dos procedimentos mais desafiadores em implantodontia. Para aumentar o osso disponível, várias técnicas, incluindo enxertos autógenos em bloco, regeneração óssea guiada e expansão óssea têm sido discutidos na literatura. Contudo, aumentos da taxa de complicações cirúrgicas e da morbidade do paciente têm sido associados a esses tipos de procedimentos.

Implantes mais curtos

Recentemente, o uso de implantes curtos (~ 8 mm) na região posterior da mandíbula atrófica foi introduzido para contornar a necessidade de aumento ósseo vertical. Devido ao fato de a perda de altura óssea vertical ser frequentemente associada à insuficiência de osso disponível para a instalação do implante, a zona de segurança (2 mm de distância entre o implante e o canal nervoso) às vezes fica comprometida com implantes de comprimento convencional. Se isso ocorrer, pode haver maior possibilidade de deficiência neurossensorial.

Portanto, o uso de implantes de menor comprimento oferece ao clínico muitas vantagens em comparação ao aumento ósseo vertical: é uma cirurgia menos invasiva, requer menos experiência cirúrgica, é menos dispendiosa e tem um tempo de tratamento mais rápido. No entanto, os implantes mais curtos têm desvantagens: podem resultar em maior espaço para altura da coroa, área de superfície menor em comparação com os implantes de comprimento padrão e uma possível taxa maior de complicações biológicas e técnicas de sobrecarga oclusal.

Em resumo, os estudos sobre o uso de implantes curtos (~ 8 mm) são promissores.[20,21] Muitos fatores precisam ser avaliados ao decidir se implantes curtos devem ser usados em vez do aumento ósseo vertical. Fatores de força (p. ex., oclusão antagonista, parafunção) devem ser favoráveis e uma oclusão protegida por implante necessita ser aderida. Além disso, com implantes curtos, o implante de maior diâmetro possível deve ser selecionado, juntamente com um número maior de implantes. A prótese final envolvendo múltiplos implantes precisa ser sempre imobilizada para maior distribuição de força (Figura 30.13).

Deformação mandibular (flexão da mandíbula)

Próteses totais implantossuportadas com uma estrutura rígida tornaram-se controversas em implantodontia devido ao aumento da tensão associada à interface osso-implante. Devido à interface rígida osso-implante estar associada aos implantes, a deformação da mandíbula pode transmitir um estresse excessivo que pode resultar em complicações. Na literatura, a dor tem sido associada a próteses totais esplintadas rigidamente.[22,23] Gates e Nicholls[24] relataram deformação do material de moldagem quando foram realizadas moldagens de arco total com a boca bem aberta. As imprecisões podem resultar em estruturas inadequadas ou não passivas em diferentes posições da mandíbula. Além disso, a deformação mandibular tem sido associada ao afrouxamento de próteses totais implantossuportadas e possíveis fraturas de próteses durante a mastigação.[25,26]

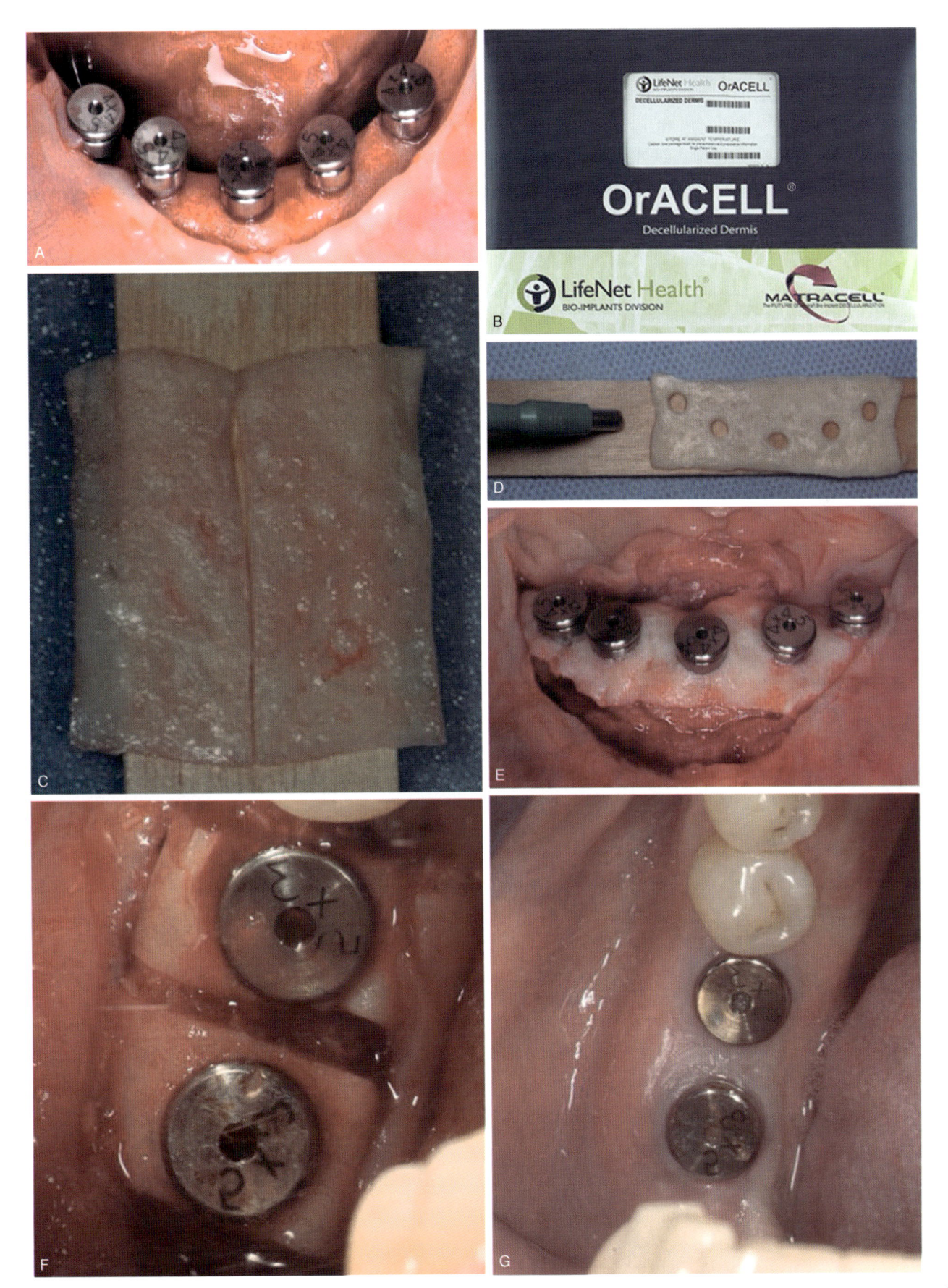

CAPÍTULO 30   Implicações Anatômicas Mandibulares para a Cirurgia de Implante Dental

● **Figura 30.10 A.** Região anterior da mandíbula com mínimo tecido queratinizado aderido e implante instalado. **B** e **C.** Derme acelular de OrACELL®. **D.** Orifícios de 4 mm feitos com bisturi circular (*punch*) para encaixar no colo dos implantes. **E.** Derme acelular colocada com pilares de cicatrização. Essa técnica tem a vantagem de aumentar a quantidade de tecido em conjunto com a cicatrização do implante. **F** e **G.** Antes e depois do caso de instalação de implante e derme acelular.

> **Boxe 30.1** Espaço interoclusal mínimo aproximado (do nível ósseo até a borda incisal).
>
> 1. **Prótese fixa sobre implante (PF-1, PF-2, PF-3)**
>   a. Metalocerâmica: 10 mm
>   b. Zircônia: 8 mm
> 2. **Prótese removível sobre implante (PR-4, PR-5)**
>   a. Encaixe (sem barra): 9 mm (p. ex., *Locator*)
>   b. Barra + encaixe: 15 mm

Etiologia

Flexão. O corpo da mandíbula flexiona distalmente ao forame na abertura e tem torção durante a mordida forte, com potencial clínico significativo para próteses totais implantossuportadas. Muitos estudos abordaram as mudanças dimensionais da mandíbula durante a atividade como resultado da ação do músculo mastigatório. Cinco diferentes movimentos foram postulados. A convergência medial é o movimento mais abordado.[27] A mandíbula entre os forames mentonianos é estável em relação a flexão e torção. No entanto, no sentido distal ao forame, a mandíbula exibe um movimento considerável em direção à linha média na abertura.[28] Esse movimento é causado principalmente pela inserção dos músculos pterigoides internos no ramo medial da mandíbula. A distorção da mandíbula ocorre no início do ciclo de abertura, e as mudanças máximas podem ocorrer com apenas 28% de abertura (ou cerca de 12 mm). Essa flexão também foi observada durante os movimentos mandibulares protrusivos.[29] Quanto maiores a abertura ativa e os movimentos de protrusão, maior a amplitude de flexão mandibular. A quantidade de movimento varia entre os indivíduos e depende da densidade, do volume ósseo e da localização em questão. Em geral, quanto mais distais os locais, mais medial é a flexão. A amplitude da flexão do corpo mandibular em direção à linha média foi medida em até 800 μm na região de primeiro molar a primeiro molar e até 1.500 μm nos locais de ramo a ramo.

Torção. Torção do corpo mandibular posicionado distalmente ao forame também foi documentado em estudos com animais e humanos. Hylander[30] avaliou os maiores membros da família dos macacos *rhesus* e observou que a mandíbula sofria torção no lado de trabalho e inclinava no plano parassagital no lado de balanço durante a mastigação e na mordida unilateral. A flexão parassagital da mandíbula humana durante a mordida unilateral foi confirmada por Abdel-Latif et al.,[31] que mostraram que pacientes com próteses implantossuportadas mediram mais de 19° de cisalhamento dorsoventral.

A torção durante a parafunção é causada principalmente pela contração vigorosa das inserções do músculo masseter. O bruxismo parafuncional e o apertamento podem causar problemas relacionados à torção no sistema de suporte do implante e na prótese quando os dentes inferiores são esplintados na região de molar a molar.

Implantes instalados anteriormente aos forames e esplintados ou implantes unidos a implantes anteriores em um quadrante posterior não apresentaram essas complicações relacionadas a flexão ou torção da mandíbula. Próteses totais fixas implantossuportadas podem interromper a perda óssea posterior associada ao edentulismo, melhorar a saúde psicológica e produzir menos complicações protéticas quando comparadas com as próteses removíveis. Todos os pacientes edêntulos mandibulares devem ter a opção de ter uma prótese fixa. No entanto, o aumento nas forças de mastigação, o aumento na força com pacientes com fatores de força maiores (p. ex., parafunção, espaço para altura da coroa, tipo de arco antagonista) ou densidade óssea reduzida nos locais de implante justificam um aumento no número de implantes ou na posição do implante em locais anteriores e posteriores do implante (Figura 30.14).

Prevenção

O conceito de flexão e torção não afeta a maxila, onde todos os implantes são frequentemente fixados juntos, independentemente de suas posições no arco. A prevenção da flexão mandibular deve incluir os seguintes planos de tratamento:

Implantes posteriores bilaterais: se os implantes forem posicionados bilateralmente nas regiões de pré-molares/molares da mandíbula, a prótese final deve ser confeccionada com dois cortes. Isso minimizará a possibilidade de problemas de flexão/torção. Normalmente, a prótese é esplintada na região de pré-molar.

Implantes anteriores com implantes posteriores unilaterais: com o suporte do implante em apenas um lado posterior, as próteses totais esplintadas não estarão sujeitas aos problemas de flexão/torção.

Implantes anteriores sem implantes posteriores: sem suporte de implante posterior, próteses totais esplintadas podem ser confeccionadas sem preocupação com problemas de flexão/torção.

Tratamento

Se uma prótese total esplintada for confeccionada e o paciente exibir complicações (como dor, dificuldade de abertura, perda óssea posterior) relacionadas à flexão/torção da mandíbula, é ideal que a prótese seja refeita para permitir o alívio da tensão das forças de flexão e torção. Isso é mais provavelmente obtido com a confecção da prótese em mais de uma peça.

Áreas anatômicas ósseas

Corte inferior lingual posterior

Na região posterior da mandíbula, é imperativo que o implantodontista tenha conhecimento detalhado da anatomia tridimensional da área. Frequentemente, há um recorte lingual, o que pode levar a complicações com consequências fatais.

Parnia et al.[32] classificaram as concavidades linguais posteriores em três tipos: tipo 1 (20%): depressões planas com menos de 2 mm em profundidade; tipo 2 (52%): ocorrem com 2 a 3 mm de profundidade; tipo 3 (28%): apresentam concavidades significativas de mais de 3 mm. Nickenig et al.[33] classificaram a morfologia posterior da mandíbula como sendo em forma de U (corte inferior), em forma de P (paralelo) e em forma de C (convexo). Os cortes linguais tiveram taxa de prevalência de 68% na região molar, com taxa de prevalência muito maior na região do segundo molar (90%) do que na região do primeiro molar (56%).[33] Outros estudos demonstraram que cortes linguais ocorrem em aproximadamente 66% da população, com redução média de 2,4 mm (Figura 30.15).[34]

Relevância clínica

Se a perfuração da placa lingual for feita com broca cirúrgica ou na instalação do implante, podem ocorrer situações de risco à vida pelo sangramento sublingual. Dentro da área inferior lingual, estão presentes as artérias sublinguais e submentonianas. Um trauma para qualquer dessas artérias pode resultar em hematoma sublingual e comprometimento das vias respiratórias.

Se a perfuração ocorresse acima do músculo milo-hióideo, poderia haver danos ao nervo lingual com comprometimento neurossensorial. Se um implante for inserido nessa área que se estende para dentro do recorte, a irritação constante do implante

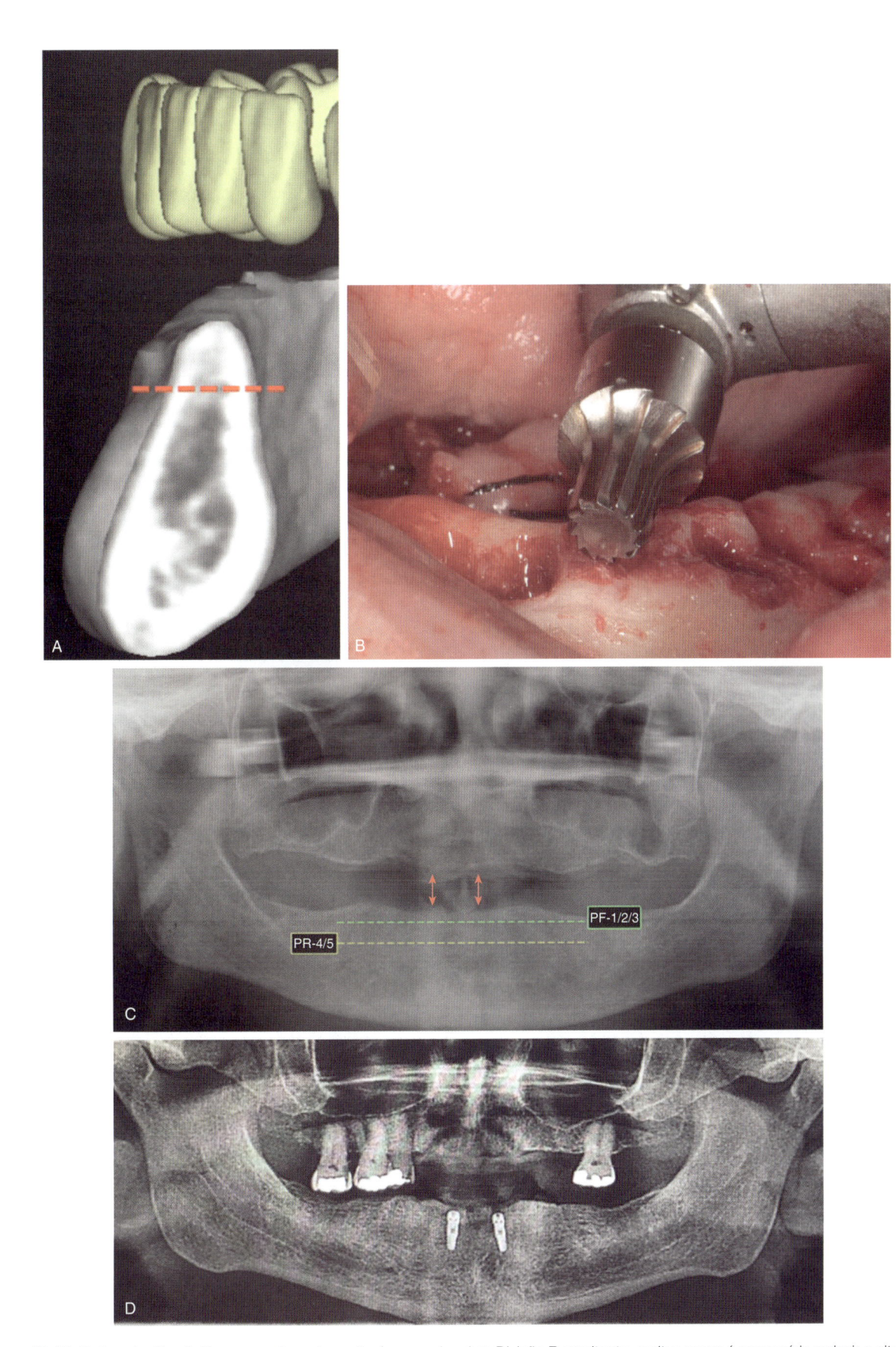

• **Figura 30.11 Osteoplastia. A.** Por causa da reabsorção óssea e da crista Divisão B resultante, muitas vezes é necessário reduzir a altura do osso por meio da osteoplastia. **B.** Osteoplastia da crista anterior da mandíbula para ganho de largura óssea e aumento do espaço interoclusal. **C.** Em geral, para uma prótese fixa (p. ex., PF-1, PF-2, PF-3), a osteoplastia mínima deve ser concluída para minimizar problemas de espaço para altura da coroa. Para uma prótese removível (p. ex., PR-4, PR-5), uma osteoplastia mais agressiva deve ser realizada a fim de aumentar o espaço para reabilitação protética. **D.** Instalação do implante para uma sobredentadura implante-suportada com espaço interoclusal insuficiente levando à impossibilidade de reabilitação dos implantes.

no tecido mole pode causar dor crônica no paciente. Em alguns casos, a lesão pode predispor o paciente à infecção. Um exame clínico sempre deve ser realizado para determinar se existe recorte ósseo. Isso pode ser confirmado com um exame de TCFC, visto que as imagens transversais são uma forma eficaz de observar cortes linguais. É possível que a lesão nessa área cause infecção ou irritação constante do implante em contato com o tecido mole.

Além dos vasos sanguíneos na área sublingual, duas glândulas salivares também estão presentes. A fossa submandibular é uma depressão na superfície medial da região posterior da mandíbula, que é inferior à crista milo-hióidea. Dentro dessa fossa está a glândula submandibular. Anteriormente à glândula submandibular está a fossa sublingual, presente em ambos os lados do forame mentoniano. A glândula sublingual é encontrada na fossa sublingual. As fossas submandibular e sublingual devem ser palpadas e avaliadas antes das osteotomias para instalação do implante. Nessa área, a perfuração da placa lingual pode danificar qualquer uma das glândulas, resultando em possível infecção.

Mensurações precisas devem ser determinadas para evitar o preparo excessivo do local da osteotomia na região posterior da mandíbula.

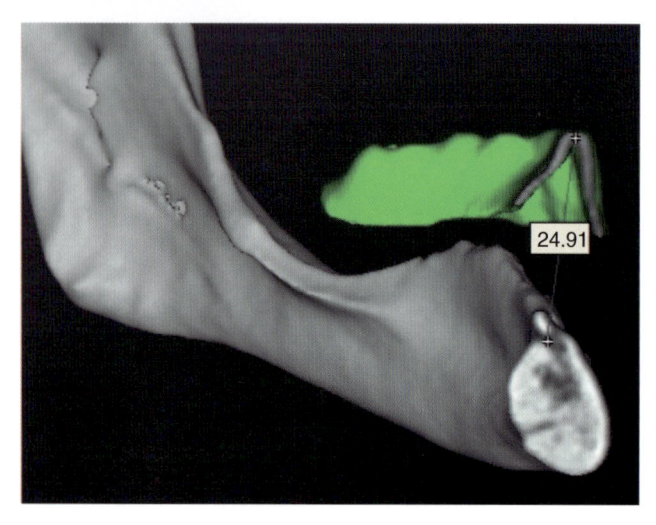

• **Figura 30.12 Região posterior da mandíbula**. Devido a morfologia óssea e padrões de reabsorção da região posterior da mandíbula, esta área anatômica é frequentemente difícil de tratar.

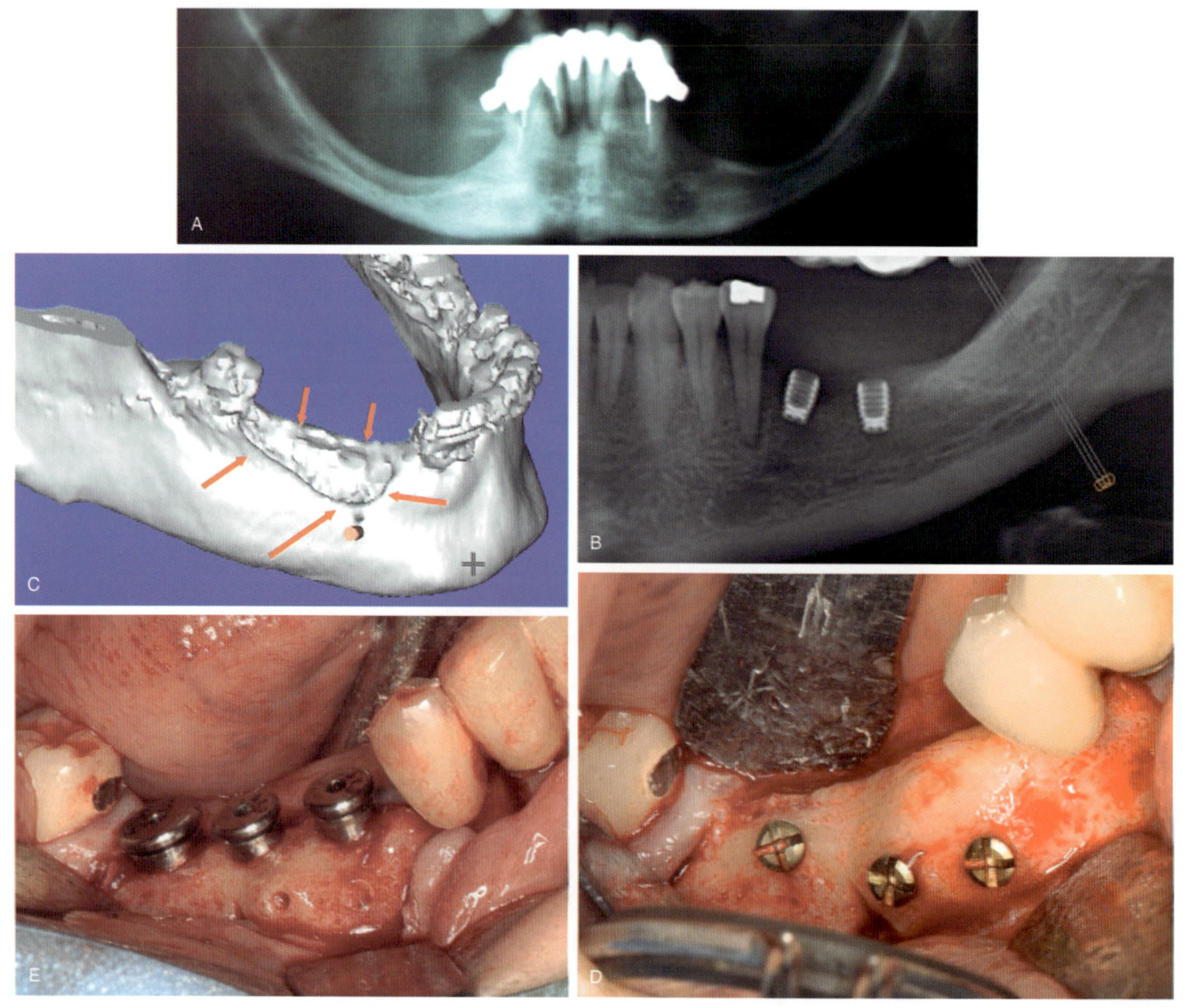

• **Figura 30.13 Enxerto *versus* implante curto. A.** Devido à atrofia extensa, a reabsorção posterior resulta em uma crista Divisão D que contraindica o enxerto ósseo. **B.** Instalação de implante curto que evita o comprometimento do nervo, mas predispõe o paciente a problemas biomecânicos. **C a E.** Enxerto ósseo vertical: grande defeito com enxerto autógeno, com instalação tardia do implante.

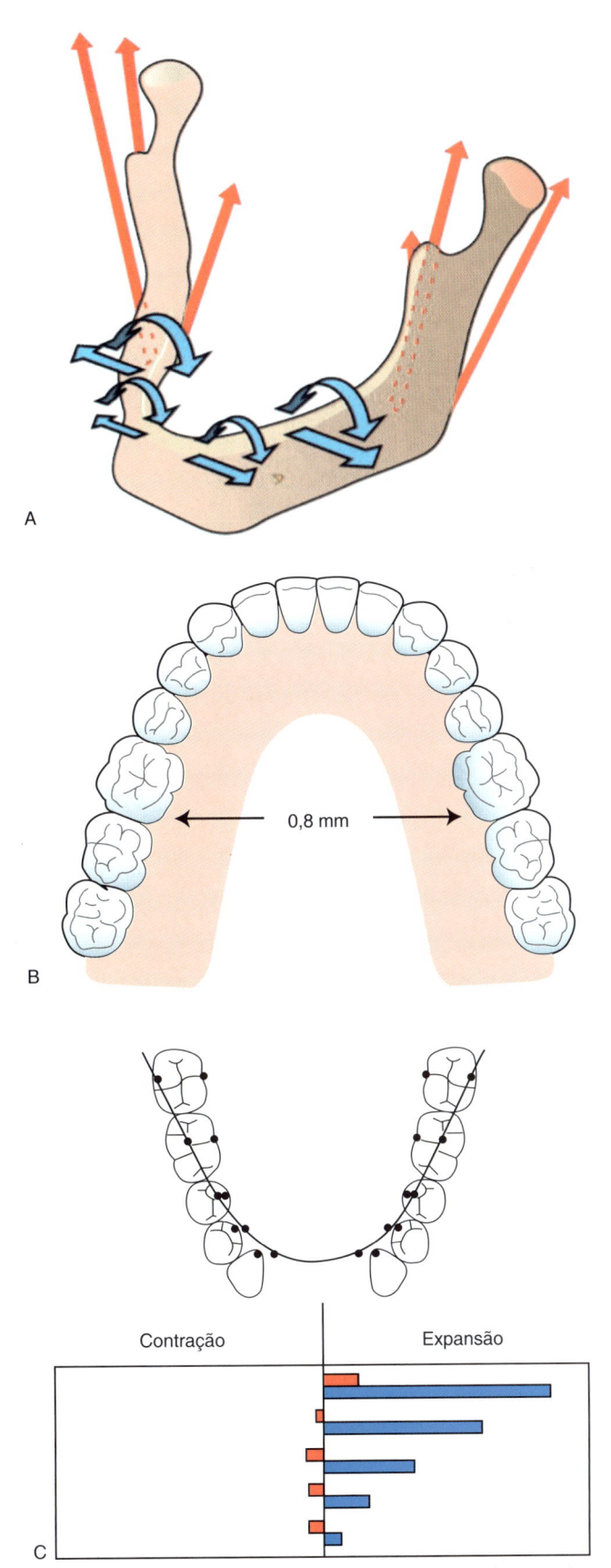

• **Figura 30.14 A.** A mandíbula flexiona em direção à linha média na abertura ou durante os movimentos de protrusão como resultado das inserções do músculo pterigóideo interno no ramo. A mandíbula também torce, com a borda inferior girando para fora e para cima e a região da crista rotacionando lingualmente. O movimento é causado pelos músculos masseteres durante uma mordida forte ou parafunção. **B.** A quantidade de flexão depende da quantidade de volume ósseo e dos locais em questão. O movimento medial de primeiro molar a primeiro molar pode ser 800 μm. **C.** A mordida unilateral de molar faz com que a mandíbula sofra torção com a parte inferior da mandíbula se expandindo para fora e a crista mandibular rotacionando medialmente. (Adaptada de Hylander WL. *Mandibular function in Galago crassicaudatus and Macaca fascicularis: an in vivo approach to stress analysis of the mandible*. J Morphol. 1979;159:253-296.)

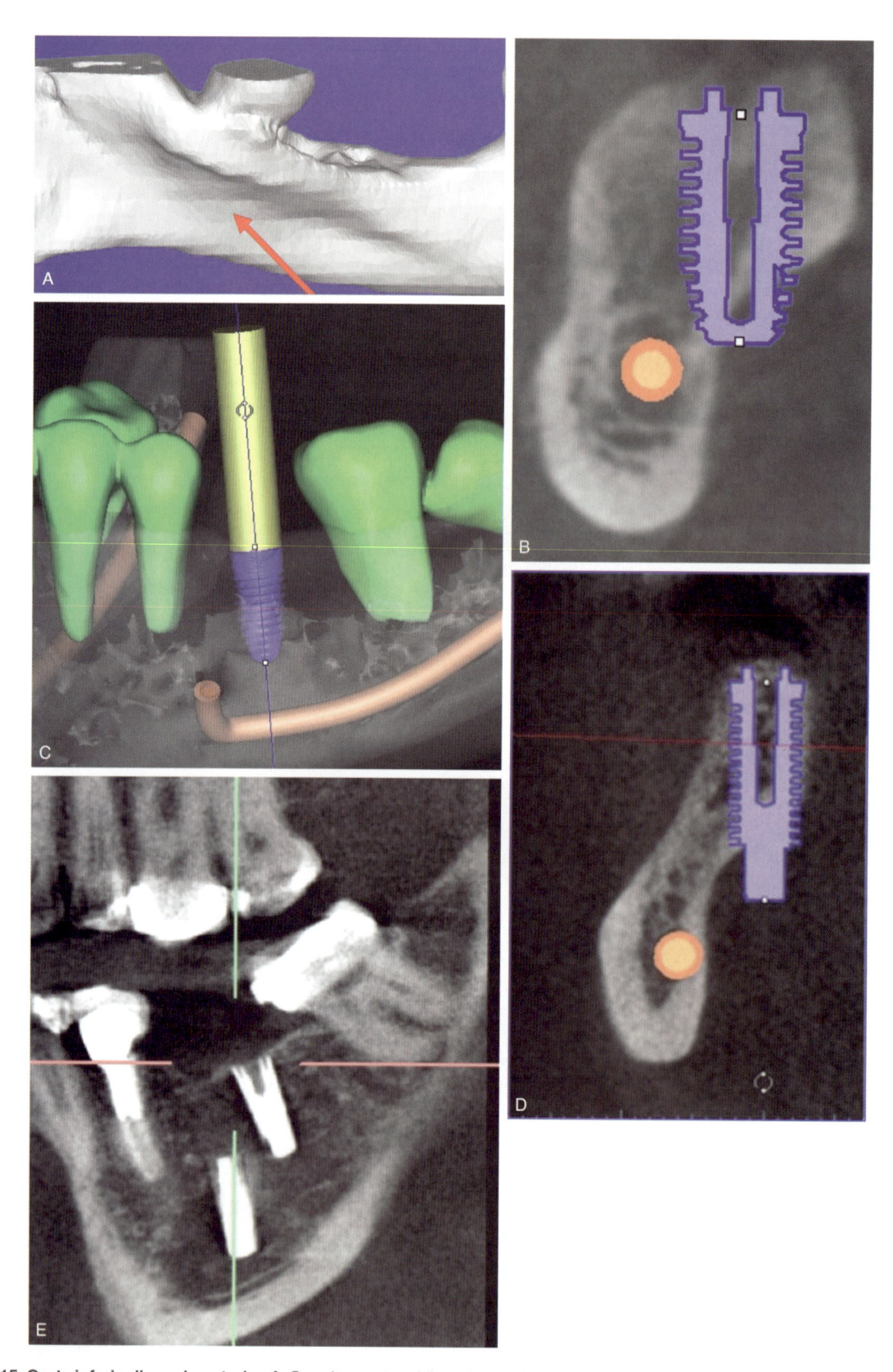

• **Figura 30.15 Corte inferior lingual posterior. A.** Grande recorte sublingual posterior. **B.** Possibilidade considerável de perfuração lingual. **C** e **D.** As mensurações das dimensões do implante nunca devem ser feitas a partir de vistas panorâmicas da tomografia computadorizada de feixe cônico, pois uma terceira dimensão do osso precisa ser determinada. **E.** A instalação do implante sem levar em consideração o corte inferior sublingual resulta na migração do implante para o espaço sublingual.

Isso é feito mais facilmente com um exame TCFC. Deve-se realizar também exame clínico e palpação da crista óssea no local proposto para a instalação do implante. A angulação da osteotomia deve ser avaliada cuidadosamente, pois uma angulação inadequada também pode causar perfurações. As perfurações podem causar infecção capaz de se espalhar para o espaço parafaríngeo e retrofaríngeo. As infecções nesses espaços evoluem para complicações graves, como mediastinite, aneurisma micótico, trombose da veia jugular interna ou obstrução das vias respiratórias superiores.[35] Essas complicações podem ocorrer imediatamente ou podem ser tardias e devem ser tratadas de forma agressiva.

Implantes mais curtos com um desenho cônico têm se mostrado benéficos para evitar perfurações ósseas linguais.[36] Idealmente, os implantes devem sempre ser posicionados no longo eixo das forças oclusais; portanto, os implantes não devem ser instalados com angulação excessiva (> 30°) para evitar danos. De Souza et al.[37] demonstraram que a fossa submandibular tem influência direta na instalação do implante (ou seja, tamanho, posição e angulação do implante) em 20% do tempo (Figura 30.16).

Considerações vasculares

Vasos do canal incisivo

A artéria incisiva é o segundo ramo terminal da artéria alveolar inferior, que é um ramo da artéria maxilar. O ramo incisivo continua anteriormente após suprir a região do primeiro molar inferior, onde inerva os incisivos e se anastomosa com a artéria incisal

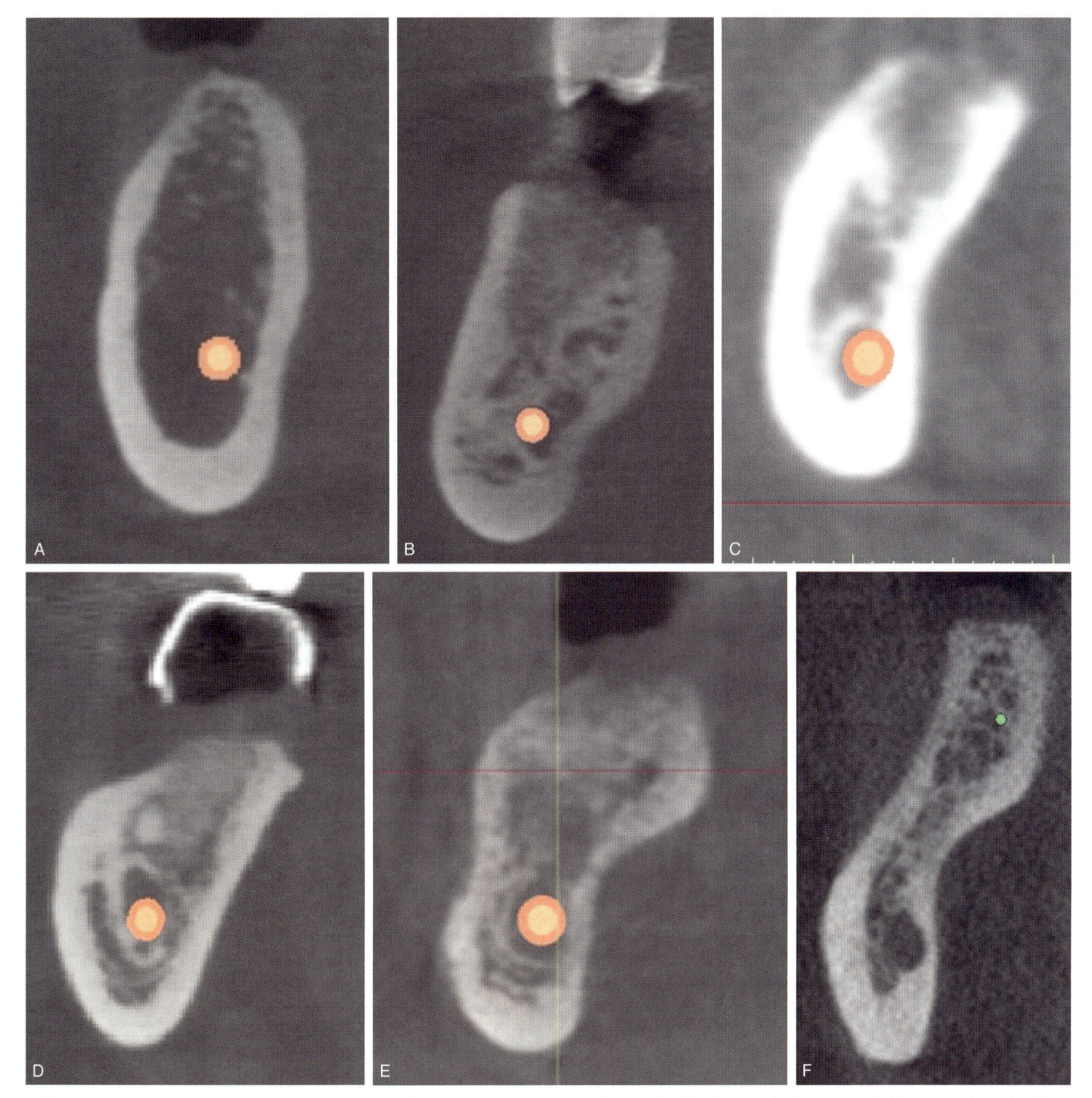

- **Figura 30.16 Anatomia óssea posterior variável. A.** Reta, sem angulação. **B.** Ligeira angulação com rebaixamento lingual mínimo. **C.** Reentrância maior na face lingual, resultante de atrofia mais extensa. **D.** Angulação mais significativa resultante da reabsorção óssea vestibular. **E** e **F.** Reentrâncias linguais extensas.

contralateral. Em casos raros, o canal incisivo é grande, levando a um maior sangramento durante a osteotomia ou procedimentos de enxerto ósseo. A localização exata do canal incisivo é facilmente determinada por meio de uma avaliação de TCFC de vista panorâmica ou sagital.

Relevância clínica

Os clínicos costumam confundir o canal incisivo com uma alça anterior do nervo mentoniano. O nervo, a artéria e a veia dentro desse canal podem causar episódios de sangramento se traumatizados. Normalmente, na instalação do implante, um indicador de direção ou broca cirúrgica podem ser colocados na osteotomia para aplicar pressão e permitir o processo de coagulação.

Artéria alveolar inferior

A artéria alveolar inferior é um ramo da artéria maxilar, um dos dois ramos terminais da carótida externa. Antes de entrar no forame mandibular, origina a artéria milo-hióidea. Aproximadamente na região do primeiro molar, divide-se no ramo mentoniano e incisivo. O ramo mentoniano sai do forame mentoniano e supre o queixo e o lábio inferior, onde eventualmente irá se anastomosar com as artérias labiais submentoniana e inferior. A localização exata da artéria alveolar inferior é facilmente determinada por meio de uma avaliação de TCFC em vista panorâmica ou sagital.

Relevância clínica

Normalmente, a artéria alveolar inferior está localizada superiormente ao nervo alveolar inferior (NAI) dentro do canal mandibular. A perfuração ou instalação de um implante no canal alveolar inferior pode predispor a um sangramento significativo. Alguns autores têm recomendado a instalação de um implante ou indicador de direção próximo ao canal para controlar o sangramento; no entanto, isso pode levar a possíveis distúrbios neurossensoriais de hematoma ou irritação local no canal do NAI. Uma zona de segurança de 2 mm deve ser estabelecida para prevenir complicações nessa área. Se ocorrer sangramento, o acompanhamento pós-operatório é essencial devido à formação de hematoma dentro do canal, podendo levar a um comprometimento neurossensorial. Essa condição deve ser monitorada, pois pode progredir para uma depressão respiratória por meio de um hematoma dissecante no assoalho da cavidade bucal.

Artéria bucal

Um local doador comum para enxerto autógeno é o ramo lateral na região posterior da mandíbula. Ao fazer a incisão lateral na região retromolar, um vaso sanguíneo comum a se romper é a artéria bucal. A artéria bucal é um ramo da artéria maxilar e provavelmente pode causar um episódio de sangramento significativo. Essa artéria corre obliquamente entre o pterigoide interno e a inserção do temporal na superfície externa do bucinador.

Relevância clínica

Na maioria dos casos, o dano à artéria bucal é muito difícil de evitar. A incisão e a reflexão geralmente abrangem a área de localização da artéria bucal. Ao realizar uma cirurgia nessa área, uma pinça hemostática deve estar sempre disponível para acesso imediato para pinçar o vaso. Uma pinça hemostática curva deve ser usada para pinçar o vaso, diminuindo assim o sangramento. Deve ser deixado no local por 3 a 5 minutos. Se o sangramento persistir, uma ligadura pode ser realizada com material de sutura Vicryl (ou seja, reabsorvível) (Figura 30.17).

A artéria facial é um ramo da artéria carótida externa, situada superior à artéria lingual e medialmente ao ramo da mandíbula. Percorre abaixo dos músculos digástrico e estilo-hióideo, e passa por um sulco na glândula submandibular antes de se tornar superficial ao redor da borda inferior da mandíbula. Existem dois ramos principais da artéria facial: a facial e a cervical. O ramo facial abrange cinco ramos, que suprem o olho, o nariz e os lábios. Existem quatro ramos da região cervical, suprindo a faringe, o palato mole, a tuba auditiva e a glândula submandibular.

Relevância clínica

A retração excessiva nesta área pode levar a traumas na artéria facial. Se houver sangramento da artéria facial, imediatamente deve-se aplicar pressão no ângulo da mandíbula sobre o vaso. Normalmente, é necessário solicitar assistência médica imediata.

Considerações neurais

Nervo lingual

O nervo lingual é um ramo do nervo trigêmeo que fornece inervação sensorial para o tecido lingual mandibular e os dois terços anteriores da língua. O nervo lingual é uma preocupação para os implantodontistas, pois pode ser danificado durante a reflexão do retalho lingual. O nervo lingual é mais encontrado 3 mm apical à crista alveolar e 2 mm horizontal à placa cortical lingual. No entanto, 22% das vezes, pode entrar em contato com a placa cortical lingual.[38] Variações desse nervo têm sido relatadas por se localizar lingualmente à área do terceiro molar, na crista óssea ou acima.[39]

Relevância clínica

Ao elevar o tecido na região posterior da mandíbula, deve-se sempre manter o afastador no osso e minimizar o estiramento do tecido na face lingual da mandíbula. O nervo lingual é muito suscetível a tipos de neuropraxia de deficiências nervosas. Além disso, nenhuma incisão lingual de liberação vertical deve ser usada em virtude da anatomia da variante do nervo lingual. Ademais, na região do ramo posterior, as incisões devem ser sempre laterais à região retromolar, pois o nervo lingual atravessa tal área em 10% dos casos (Figura 30.18).

Nervo alveolar inferior

A prevenção de lesões iatrogênicas na terceira divisão do nervo trigêmeo é fundamental na implantodontia. A deficiência neurossensorial resultante, na região da cabeça e do colo, pode afetar a qualidade de vida do paciente e apresentar problemas médico-legais potencialmente significativos para o clínico. A fim de evitar danos a essas estruturas nervosas vitais, é imperativo para o implantodontista realizar um levantamento radiográfico abrangente da região, ter conhecimento profundo da anatomia normal *versus* variante e conhecimento das técnicas cirúrgicas intraoperatórias para minimizar a possibilidade de comprometimento nervoso (Figura 30.19).

Considerações radiográficas

Radiografia bidimensional

Hoje, o uso de radiografia 2D está se tornando menos comum para o planejamento de implantes dentais. As radiografias bidimensionais, principalmente as panorâmicas, têm muitas desvantagens inerentes na avaliação de potenciais locais de implante. Todas as radiografias panorâmicas (2D) exibem algum grau de

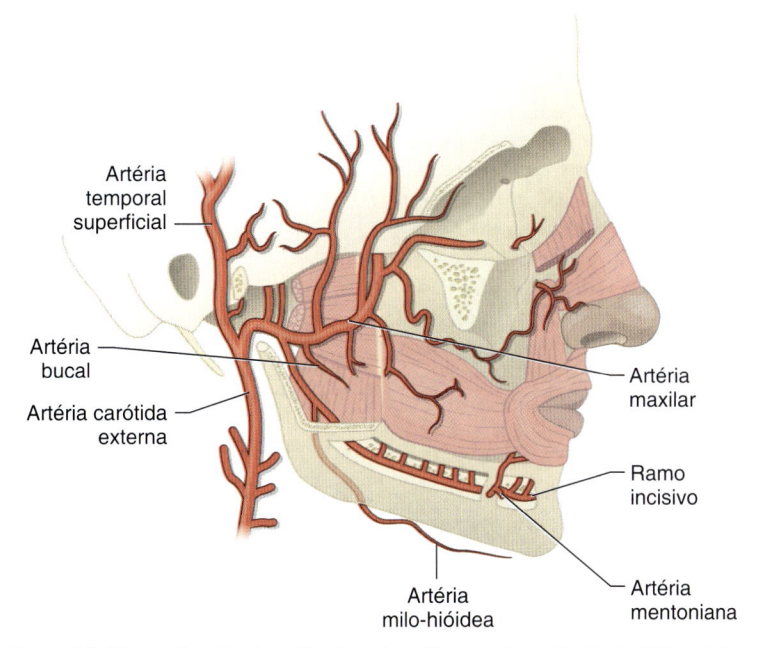

CAPÍTULO 30 Implicações Anatômicas Mandibulares para a Cirurgia de Implante Dental   751

• **Figura 30.17** Localização da artéria bucal e artérias mais comuns na cabeça e no colo.

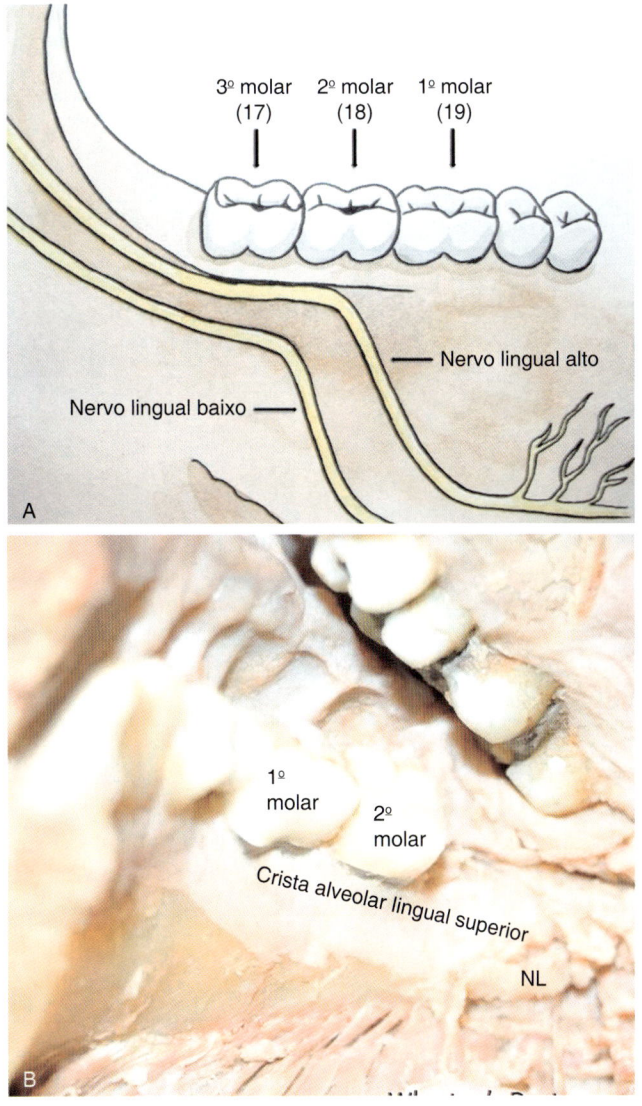

• **Figura 30.18** Anatomia do nervo lingual e posições variantes. **A** e **B.** Observe a proximidade com a crista do rebordo na posição da variante "alta". Uma incisão realizada na língua ou uma retração excessiva podem causar danos ao nervo lingual. (De *Benninger B, Kloenne J, Horn JL. Clinical anatomy of the lingual nerve and identification with ultrasonography*. Br J Oral Maxillofac Surg. *2013;51:541-544.*)

distorção, ampliação não uniforme e sobreposição de imagem, o que pode levar a mensuração incorreta e avaliação de estruturas neurais. Estudos têm demonstrado que a radiografia periapical e a panorâmica não são confiáveis na avaliação da verdadeira localização do canal alveolar inferior e do forame mentoniano.[40] Deve-se ter cuidado extremo quando for utilizada uma radiografia 2D como a única modalidade para avaliação do local do implante (Figura 30.20). Radiografias bidimensionais podem ser utilizadas para avaliação inicial de possíveis locais de implantes.

Mesmo com a aceitação generalizada da radiografia de TCFC no diagnóstico e no planejamento do tratamento com implantes dentais, vários fabricantes ainda disponibilizam aos implantodontistas guias de ampliação e *softwares* digitais de radiografias intraorais para auxiliar na instalação de implantes sobre estruturas vitais. O clínico deve estar ciente de que as radiografias panorâmicas têm ampliação variável (ou seja, nem 25%, conforme relatado por muitas empresas de implantes e panorâmicas), e mesmo *softwares* intraorais calibrados não podem avaliar com precisão as distâncias reais devido à sua origem 2D. As radiografias periapical e panorâmica estão associadas a uma ampliação inconsistente e difícil de determinar. Schropp *et al.*[41] demonstraram que, em mais de 70% dos casos em que o tamanho do implante foi determinado inicialmente por meio de radiografias panorâmicas, ele teve que ser alterado após a avaliação de TCFC. Guias de ampliação nunca devem ser usadas como o único critério para avaliação do local do implante, pois podem levar à superestimação das dimensões ósseas disponíveis.

Radiografia tridimensional

Na maioria dos casos, uma modalidade radiográfica 3D é recomendada para a avaliação do arco mandibular e anatomia do nervo relacionado. Estudos demonstraram que aproximadamente 50% das lesões nervosas foram resultantes de avaliação radiográfica inadequada.[42,43] Portanto, para determinar a localização ideal e os parâmetros de mensuração associados à instalação do implante, o clínico deve ser capaz de mensurar com precisão a distância entre a crista alveolar e a borda superior do canal mandibular, bem como a largura do osso no local proposto para a instalação do implante. A tomografia computadorizada de corte médico (TCCM) e as imagens de TCFC têm se mostrado as modalidades radiográficas mais precisas na avaliação do osso disponível e na identificação do NAI.[44] Um conhecimento completo da posição 3D relativa do NAI é crucial na prevenção do comprometimento do nervo mandibular antes da instalação do implante (Figura 30.21).

Como TCCM e TCFC demonstraram ser 1:1 (sem ampliação), o implantodontista tem a capacidade de instalar implantes, medir o osso disponível, avaliar a densidade óssea, determinar o plano de tratamento protético e solicitar *templates* cirúrgicos diretamente de seu plano de tratamento digital. Os *softwares* de planejamento de tratamento interativo disponíveis atualmente contêm bibliotecas da maioria dos sistemas de implantes, que permitem ao clínico acessar com precisão o tamanho, o tipo e o posicionamento ideais do implante em relação às estruturas anatômicas. Esse plano de tratamento virtual pode, então, ser transferido para a cirurgia do paciente por meio de um *template* cirúrgico ou sistema de navegação assistida por computador.

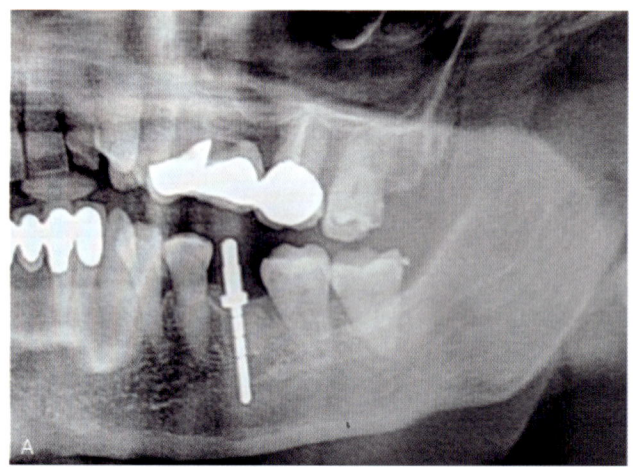

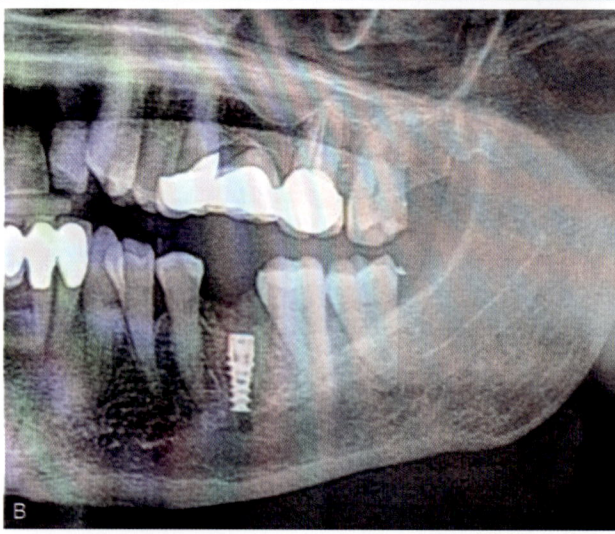

• **Figura 30.19 Complicação posterior da mandíbula. A.** Osteotomia para instalação do implante afetou o canal alveolar inferior por mau planejamento pré-operatório. **B.** Instalação do implante resultando em um *déficit* neurossensorial.

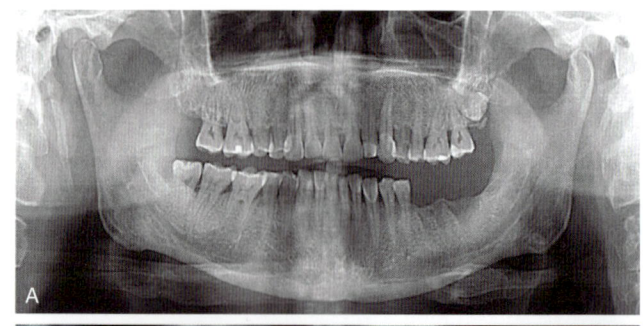

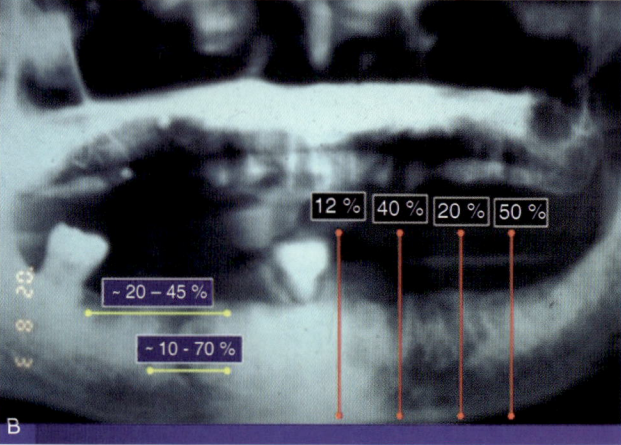

• **Figura 30.20 Radiografias bidimensionais. A.** As radiografias panorâmicas são inerentemente imprecisas e não mostram a posição precisa do canal alveolar inferior ou forame mentoniano. **B.** As radiografias panorâmicas têm fator de ampliação variável nos planos vertical e horizontal.

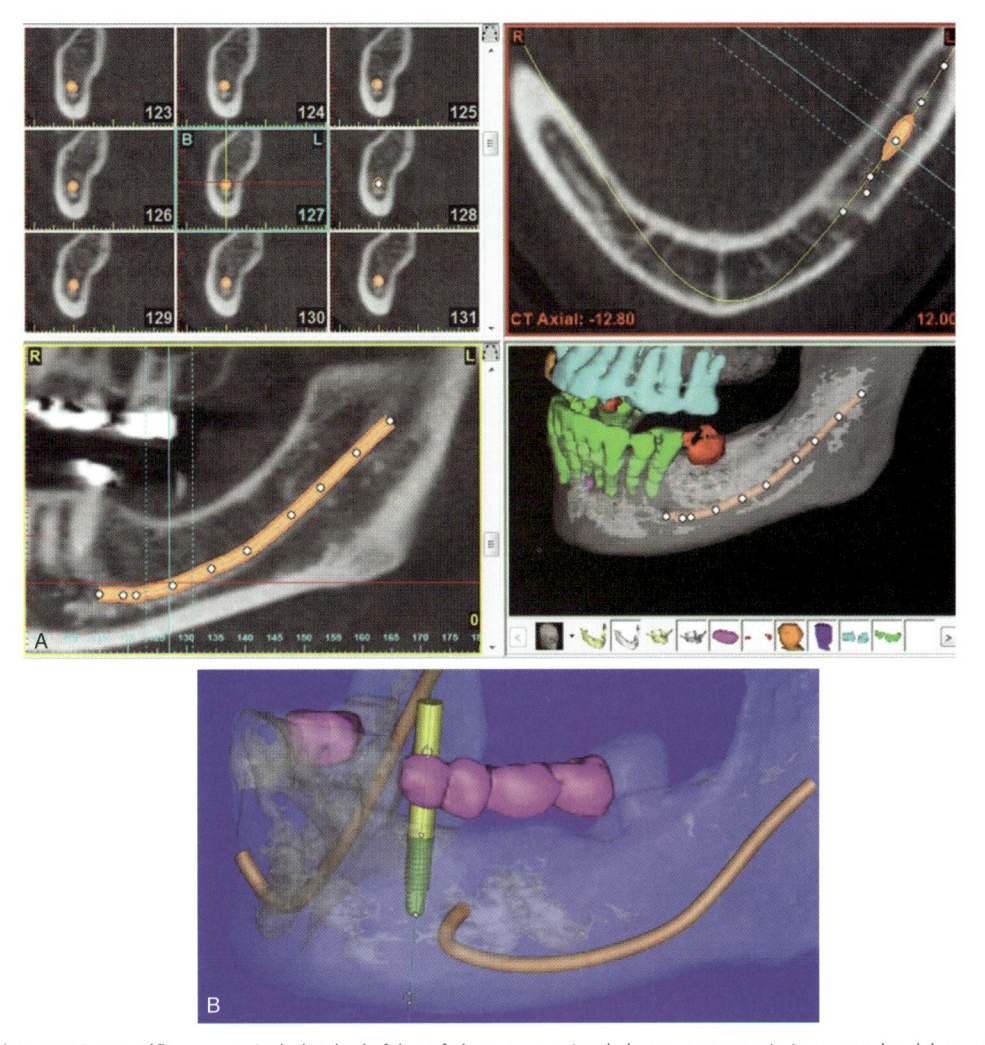

● **Figura 30.21 A.** Imagem tomográfica computadorizada de feixe cônico representando imagens em corte transversal, axial, panorâmico e tridimensional. **B.** Plano de tratamento virtual ilustrando o nervo mandibular em relação à instalação de um implante.

Para os clínicos no início de sua curva de aprendizado, a confecção de um modelo ósseo pode ser uma ferramenta diagnóstica pré-operatória inestimável. Os modelos ósseos são feitos diretamente dos dados da TCFC dicom (.dcm), que são facilmente confeccionados por impressoras 3D no consultório. O clínico é capaz de avaliar a morfologia óssea exata (largura de osso, cortes inferiores, marcos ósseos) e a localização de estruturas vitais (codificadas por cores no modelo) antes da cirurgia propriamente dita. As osteotomias para a instalação dos implantes podem ser realizadas em um ambiente de laboratório para permitir que o implantodontista possa concluir o procedimento antes da cirurgia.

Problemas de deficiência neurossensorial são mais frequentemente uma sequela inadvertida de diagnóstico, plano de tratamento ou técnica cirúrgica inadequada. Muitas dessas complicações podem ser superadas pelo uso de guias cirúrgicos 3D para o posicionamento e instalação ideal de implantes. Basicamente, o guia cirúrgico "conduz" a transferência do plano de tratamento interativo do computador para o procedimento cirúrgico real do paciente. Isso permite que o implantodontista seja capaz de instalar os implantes no local exato de acordo com o plano de tratamento. Os guias cirúrgicos são categorizados com base no método de retenção: suporte em dente, osso ou mucosa. Além disso, distinguem-se os guias pela técnica cirúrgica envolvida: totalmente guiada – todas as osteotomias e instalação de implantes são concluídas através do guia; guia universal – todas as osteotomias, exceto o uso da broca final e a instalação do implante, são concluídas através do guia; e piloto – apenas a primeira broca é usada através do guia. A cirurgia guiada com *templates* cirúrgicos foi relatada por melhorar a precisão da instalação do implante em situações clínicas em comparação com os métodos cirúrgicos convencionais (Figura 30.22).[45] Nickenig *et al.*[46] demonstraram que os implantes instalados com os *templates* cirúrgicos estavam dentro de 0,9 mm das posições planejadas, enquanto a instalação à mão livre resultou em desvios de aproximadamente 2 a 3 mm.

Considerações anatômicas

Para evitar danos ao NAI, o clínico deve ter conhecimento completo da anatomia da região posterior da mandíbula normal *versus* variante.

Canal alveolar inferior

Plano inferior-superior

Existe uma crença comum de que a posição vertical do NAI é relativamente constante na mandíbula. Normalmente, o NAI percorre um caminho côncavo de posterior para anterior, com segmentos terminais anteriores saindo do forame mentoniano (nervo mentoniano) e um ramo que sobe até a linha média da mandíbula (nervo incisivo). No entanto, vários estudos anatômicos confirmaram que

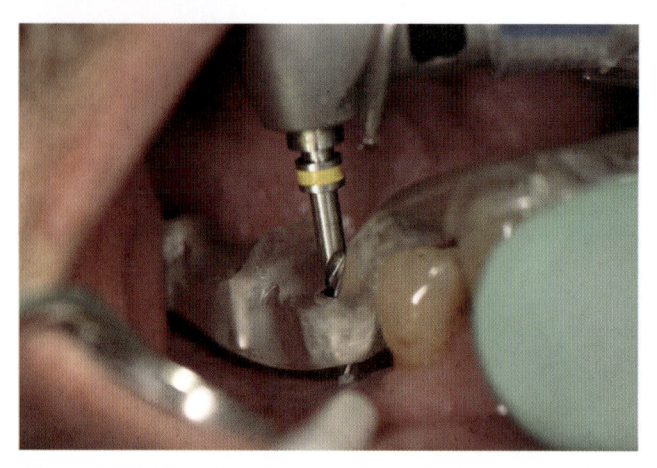

• **Figura 30.22 Cirurgia guiada para implante.** Com o uso de *templates* cirúrgicos, os implantes podem ser posicionados com mais precisão, evitando assim possíveis complicações nos nervos.

as posições inferossuperiores (vertical) do NAI não são consistentes.[47,48] Uma classificação inicial das posições verticais do curso do nervo alveolar foi relatada por Carter e Keen[49]. Os autores descreveram três tipos distintos: (1) em estreita aproximação aos ápices dos dentes, (2) um grande nervo aproximadamente no meio da mandíbula com nervos individuais suprindo os dentes inferiores e (3) um tronco nervoso próximo à placa cortical inferior com grandes plexos para os dentes inferiores. Nos nervos tipo 1, o comprometimento é comum devido à proximidade com o feixe nervoso. Três por cento dos pacientes podem ter o NAI em contato direto com uma ou ambas as raízes do primeiro molar inferior.[50] É altamente recomendável que um abrangente levantamento radiográfico seja realizado para avaliar o NAI em um plano vertical, especialmente com nervos tipo 1 e 2 (Figura 30.23). Juodzbalys *et al*.[51] categorizaram o posicionamento inferior-superior como: (1) alto, dentro de 2 mm dos ápices dos dentes; (2) intermediário; ou (3) baixo. Heasman[52] relatou que 68% dos pacientes apresentam um posicionamento intermediário da zona do canal NAI, com distância média de 3,5 a 5,4 mm das raízes do primeiro e segundo molar.

Plano vestibulolingual

Estudos têm demonstrado a localização vestibulolingual do NAI, uma vez que sua progressão anteriormente não é constante. As vias nervosas foram descritas no sentido vestibulolingual com alto grau de variabilidade e são dependentes da quantidade de reabsorção óssea, bem como variáveis de idade e etnia.[53]

Kim *et al*.[54] avaliaram e classificaram a localização do NAI vestibulolingual em três tipos: tipo 1, o canal NAI está próximo à cortical lingual (~ 70%); tipo 2, canal NAI segue o meio do ramo dos segundos molares aos primeiros molares (~ 15%); e o tipo 3, o canal NAI segue os terços médio ou lingual do ramo da mandíbula para o corpo (~ 15%).

Além disso, grupos de pacientes mais velhos e caucasianos demonstraram menor distância entre a face vestibular do nervo e a borda inferior da mandíbula. Outros estudos demonstraram que a maior área comum para o NAI é estar no meio das corticais vestibular e lingual, na região do primeiro molar.[55] Assim, no plano vestibulolingual, o NAI é altamente variável; portanto, imagens transversais 3D devem ser usadas para determinar a verdadeira posição do nervo (Figura 30.24).

Forame mentoniano

Determinar a localização exata do forame mentoniano é crucial ao se instalar implantes na região posterior da mandíbula. Embora

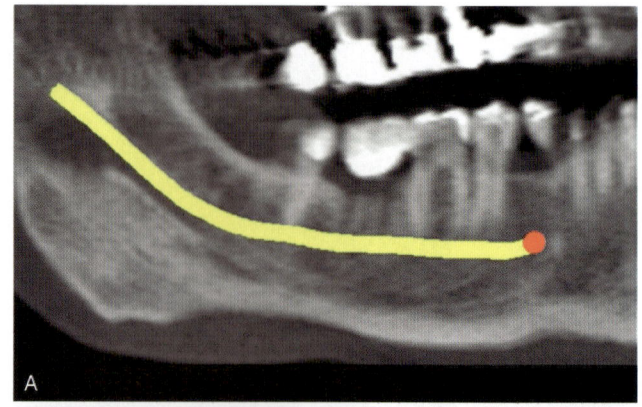

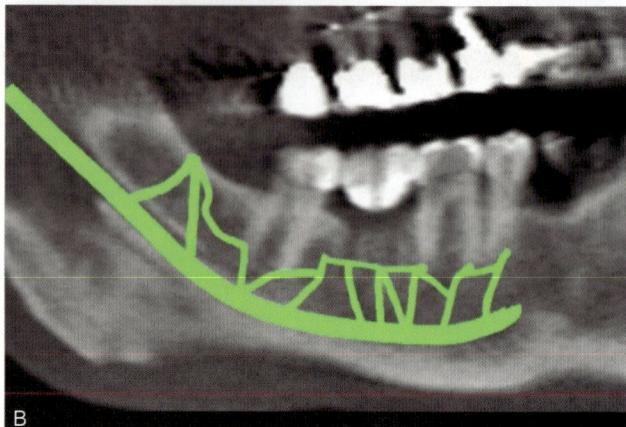

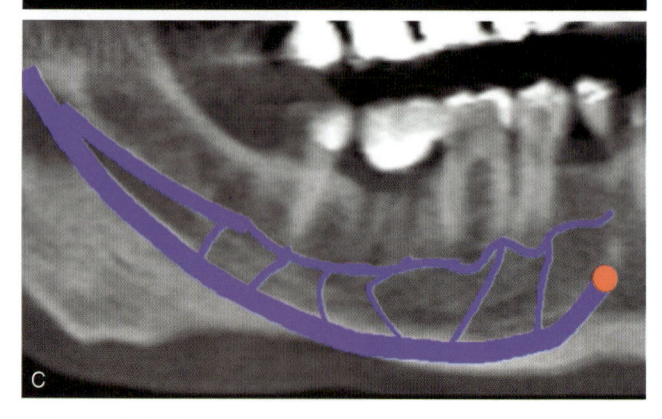

• **Figura 30.23 Nervo alveolar inferior (plano inferior-superior). A.** Tipo 1 (alto): posicionado próximo ao ápice do dente. **B.** Tipo 2 (intermediário): posição mais comum no meio da mandíbula. **C.** Tipo 3 (baixo): posicionado na borda inferior da mandíbula.

tenha sido pensado que o forame era simétrico ao lado contralateral na maioria dos pacientes, a localização tem se mostrado altamente variável.[56] O nervo mentoniano passa pelo forame mentoniano com três a quatro ramos nervosos que saem com um diâmetro médio de 1 mm.[57] Esse nervo vai inervar a pele da área mentoniana, e os outros dois continuam a inervar a pele da parte inferior do lábio, membranas mucosas e gengiva tão posteriormente quanto o segundo pré-molar. Qualquer trauma nesse nervo pode resultar em comprometimento neurossensorial na área.

Tamanho, formato, localização e angulação de abertura do forame mentoniano são variáveis. Normalmente, o nervo mentoniano sai do forame mentoniano pelo canal mentoniano. O canal mentoniano em geral é mais inclinado em direção superior à do canal mandibular (ou seja, a média é de aproximadamente 50°, com uma variação de 11 a 70°).[58] Tem-se relatado na literatura que o tamanho do forame mentoniano está na

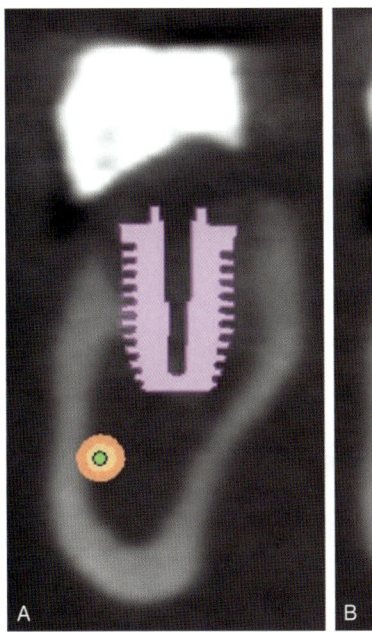

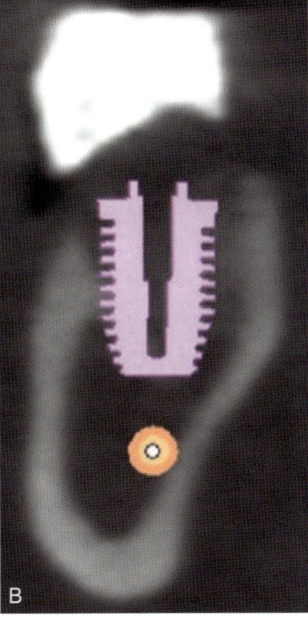

Figura 30.24 Posição vestibulolingual do canal do nervo alveolar inferior. A posição vestibulolingual é variável: **A.** posicionado por vestibular. **B.** posicionado por lingual.

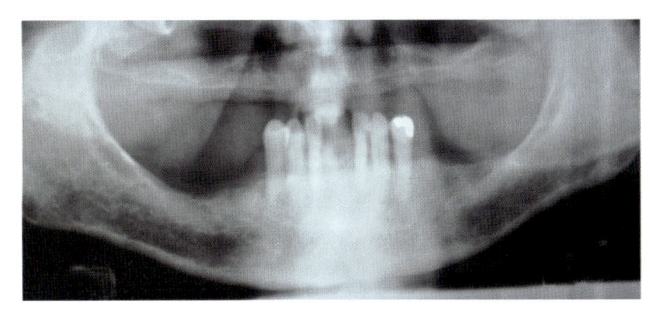

Figura 30.25 Radiografia bidimensional que tem demonstrado representar a verdadeira localização do forame mentoniano em apenas 50% dos casos.

faixa de 2,5 a 5,5 mm. O formato mais comum é oval (~ 65%) e redondo (~ 23%).[59]

O posicionamento do forame mentoniano também é extremamente variável nos planos vertical e horizontal. Clinicamente, existem muitas técnicas diferentes na identificação do forame, com ampla variação de previsibilidade.

Visualização do nervo mentoniano

Radiografias bidimensionais. Estudos têm mostrado que o forame mentoniano não está no local representado na imagem 2D em mais de 50% das radiografias periapicais e panorâmicas.[60] A radiografia convencional 2D nunca deve ser usada como a única modalidade diagnóstica na avaliação da posição do forame (Figura 30.25).

Radiografia tridimensional. A literatura tem mostrado que a imagem 3D é a ferramenta de diagnóstico mais precisa para determinar a localização exata do forame mentoniano. TCFC panorâmica e imagens transversais, juntamente com imagens 3D, são as técnicas mais fáceis e precisas para determinar a localização exata do forame (Figura 30.26).[61]

Palpação. Em casos raros, o clínico pode ser capaz de palpar a localização do forame mentoniano. Mais notavelmente, quando a reabsorção óssea faz com que o nervo seja determinado. Nesses casos, a localização do forame mentoniano pode ser marcada com uma caneta cirúrgica. Quando o nervo está localizado na superfície vestibular da mandíbula, o método de identificação por palpação tem utilidade muito baixa.

Marcos anatômicos. Na literatura, muitos autores têm postulado que marcos como dentes e áreas ósseas mandibulares podem ajudar a identificar a localização do forame mentoniano. Com relação aos dentes, a localização não pode ser associada com um dente específico de forma conclusiva (p. ex., primeiro pré-molar, segundo pré-molar, entre os ápices dos pré-molares), pois estudos têm demonstrado que a localização é dependente de gênero, idade e etnia.[62] Além disso, os pacientes apresentam diferentes tipos de crescimento facial e esquelético, juntamente com fatores ortodônticos que tornam os marcos da dentição completamente imprecisos. Numerosos estudos mostram alta correlação entre a localização do forame mentoniano e a etnia. No entanto, a maioria desses estudos associa a localização do forame mentoniano a um dente específico[63-66] (Figura 30.27).

Avaliação direta. A técnica mais precisa disponível hoje para determinar a localização exata do forame mentoniano é por avaliação direta. Expor o forame mentoniano pode ser intimidante para alguns clínicos, especialmente no início de sua curva de aprendizado. Isso pode ser realizado com morbidade muito baixa; no entanto, o sucesso da técnica depende do treinamento do clínico e de sua experiência.

Técnica para expor o forame mentoniano

1. A incisão da crista é feita da posição do canino (mesial) até a posição do primeiro molar, com incisões verticais de liberação (relaxantes) de 45° anterior e posterior (Figura 30.28).
2. A reflexão de espessura total é concluída abaixo da junção mucogengival: uma gaze úmida 4 × 4 é colocada sobre o dedo indicador, e o retalho é elevado apicalmente até a porção superior onde o forame está localizado (Figura 30.29).
3. A gaze pode ser usada anterior e posterior ao forame para confirmar a localização do forame.
4. Uma vez que o forame é localizado, uma sonda periodontal pode ser usada para medir a altura do rebordo. O comprimento do implante é geralmente 2 mm menor que a distância medida.

Ultrassom tridimensional. A técnica de imagem mais promissora para o futuro é o ultrassom. O ultrassom tem a vantagem de não emitir radiação ionizante e a capacidade de reconstruir imagens 3D de superfícies ósseas com um nível de precisão de 24 μm. No momento, as unidades de ultrassom não estão disponíveis especificamente para uso odontológico.[67]

Variantes do nervo mentoniano

Forame acessório e duplo. Estudos têm demonstrado que, em aproximadamente 6,62 a 12,5% dos pacientes, um forame acessório está presente.[68,69] Na maioria dos casos, pequenos forames acessórios geralmente contêm um pequeno ramo do nervo mentoniano ou um ramo que fornece suprimento aos dentes. Geralmente não são problemáticos por causa da inervação cruzada ou realmente contêm ramos nutrientes e sem fibras sensoriais para o tecido mole. Forames acessórios são geralmente diferenciados radiograficamente de um forame duplo no forame acessório, que será visto em uma TCFC como um forame muito pequeno, geralmente anterior ao maior forame mentoniano.

No entanto, em uma pequena porcentagem dos casos, um ramo maior do nervo mentoniano (forame de tamanho igual ou maior) pode sair do segundo forame mentoniano, denominado *forame duplo*. Um cuidado especial deve ser estendido nessa

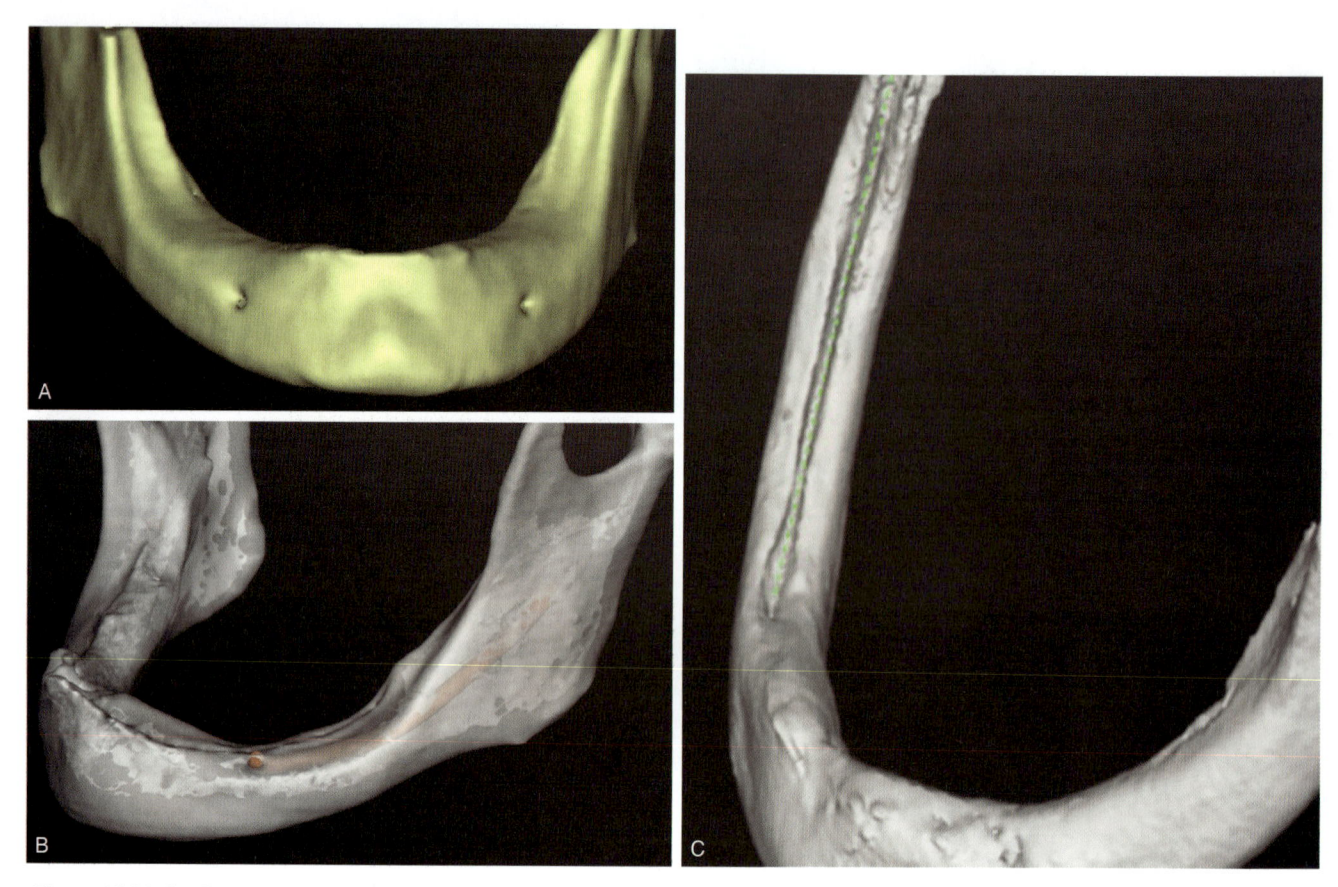

• **Figura 30.26 A** e **B.** Imagem tomográfica computadorizada tridimensional de feixe cônico mostrando a posição real e o tamanho do forame mentoniano. **C.** Deiscência completa do canal mandibular.

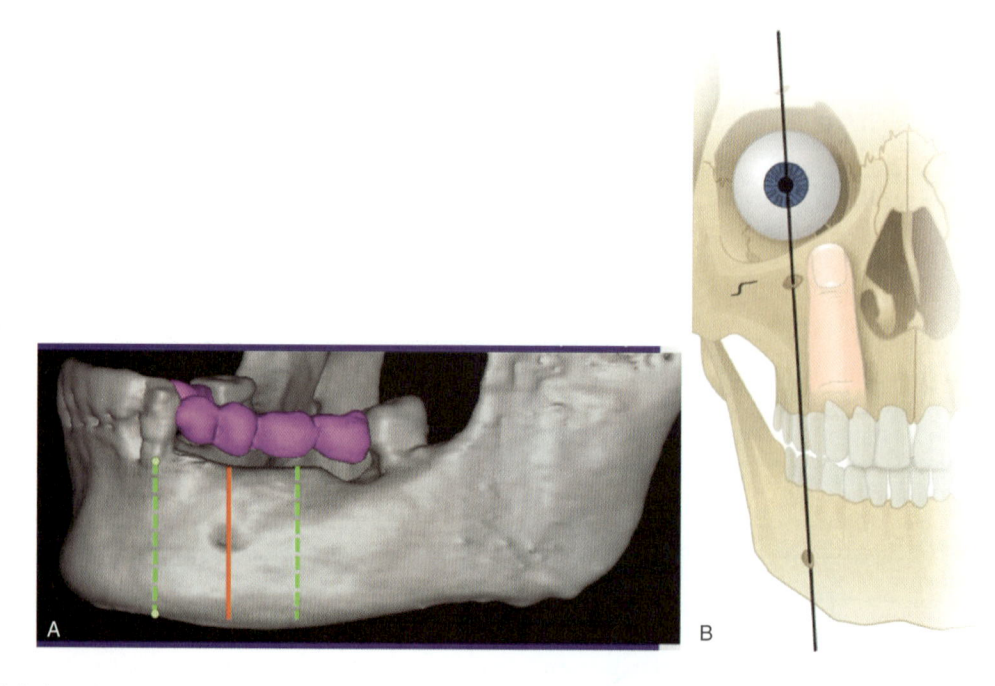

• **Figura 30.27 A.** A posição do forame mentoniano não corresponde a um marco anatômico específico (p. ex., primeiro pré-molar, segundo pré-molar). O forame mentoniano pode ser posicionado tão anterior quanto a região de canino e tão posterior quanto a região do primeiro molar. **B.** Na literatura, uma linha vertical imaginária traçada a partir da pupila do olho e do forame infraorbital estará em estreita aproximação com o forame mentoniano. No entanto, essa técnica tem imprecisões inerentes, pois muitos pacientes têm relações esqueléticas diferentes.

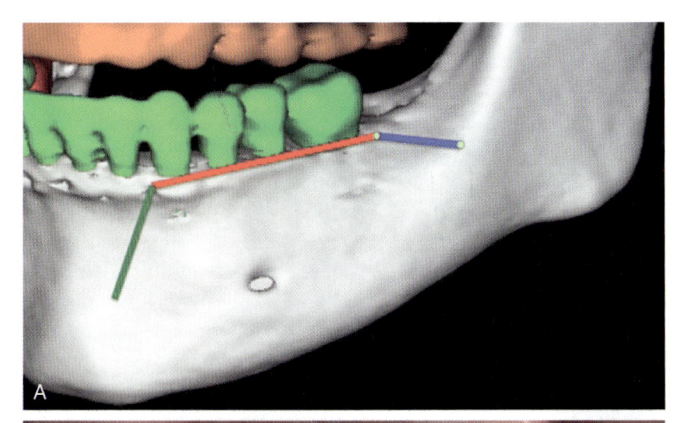

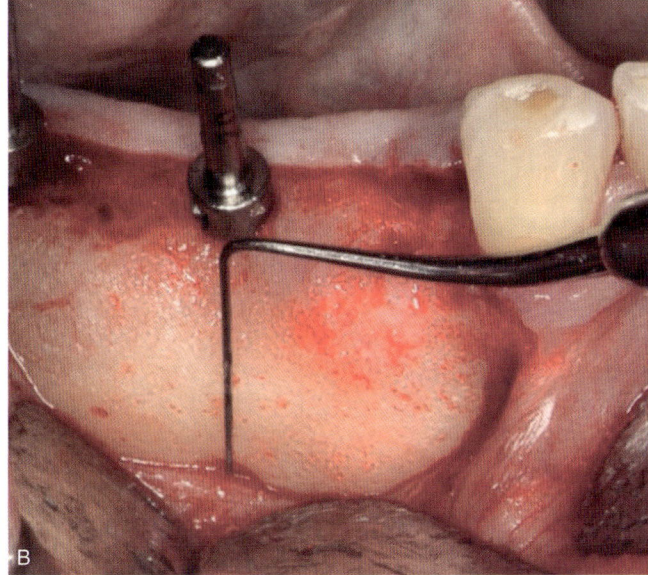

• **Figura 30.28 A.** O contorno da incisão para expor o forame consiste em uma incisão na crista da mesial do canino a distal do molar, com incisão de liberação vertical anterior e posterior. **B.** Após a exposição do forame, a altura do osso disponível pode ser determinada.

situação, pois pode conter componentes de um dos três ramos do nervo mentoniano. Acredita-se que forames acessórios sejam o resultado da ramificação inicial do NAI, antes de sair do forame mentoniano durante a 12ª semana de gestação.[70] Forames duplos são facilmente vistos em imagens 3D, ou em imagens coronais do TCFC, representadas como dois forames de tamanho maior, geralmente do mesmo tamanho (Figura 30.30).

Alças anteriores do nervo mentoniano. À medida que o nervo mentoniano prossegue anteriormente na mandíbula, às vezes percorre inferior e anterior ao forame mentoniano. Esse componente anterior e caudal do nervo mentoniano curva-se cranialmente de volta ao forame mentoniano e é denominado *alça anterior*.[71] Recentemente, estudos com TCFC e de dissecção apresentaram taxa de prevalência bastante alta (70%) de alças anteriores, com média de 1,16 mm de distância anteriormente. A alça anterior pode ser representada de forma mais previsível nas imagens axiais de TCFC, sendo que as radiografias 2D não são confiáveis.

Determinar a presença de uma alça anterior é fundamental quando a instalação de implantes for realizada anteriormente ao forame mentoniano. A incapacidade de verificar a presença de uma alça anterior pode resultar em danos ao nervo mentoniano (Figura 30.31). A mensuração da alça anterior deve ser adicionada à zona segura para evitar danos ao nervo mentoniano.

Por exemplo, se uma alça anterior de 1,0 mm estiver presente, então a zona de segurança deve ser calculada em 3,0 mm (1,0 mm alça anterior + 2,0 mm zona de segurança).

Ramo do nervo incisivo. O ramo do nervo incisivo, uma continuação e ramificação terminal do NAI, supre os dentes caninos e incisivos e é visto como um canal radiolúcido na região anterior da mandíbula. O canal está mais presente no terço médio da mandíbula e se estreita em direção à linha média, atingindo a linha média em apenas 18% dos casos.[72] O nervo incisivo é frequentemente confundido com uma alça anterior na mandíbula. Por não haver um componente sensorial de tecido mole nesse nervo, os implantes podem ser instalados próximos a ele sem comprometimento do nervo. Estudos têm mostrado que os canais incisivos têm diâmetro médio de 1,8 mm e localização a 9,7 mm da borda cortical inferior.[73] O nervo incisivo foi reconhecido como uma importante estrutura anatômica que deve ser levada em consideração ao se realizarem cirurgias nessa área. Foi relatado sangramento excessivo como uma complicação intraoperatória significativa na área quando ocorre a perfuração durante a osteotomia (Figura 30.32). No entanto, isso geralmente é remediado pela instalação do implante com indicador de direção ou broca cirúrgica no local da osteotomia.

Princípios cirúrgicos para diminuir complicações neurossensoriais

Fique atento à zona de segurança

Uma zona de segurança de 2 mm com preparo para osteotomia e instalação final do implante é fundamental na prevenção de complicações neurossensoriais.[74] Portanto, a posição final do implante deve sempre manter uma distância mínima de 2 mm do canal do NAI. Lesões relacionadas à compressão (neuropraxia) podem ocorrer por invasão no NAI sem contato real. Prejuízos nervosos foram relatados quando os implantes são instalados a menos de 2 mm do canal sem invasão real do canal.

Foi demonstrado que sangramento e hematomas resultantes causam dano ao nervo devido ao posicionamento final do implante muito próximo ao canal neurovascular.[75] Além disso, o osso cortical superior do NAI pode ser comprimido, causando necrose por pressão com comprometimento do nervo resultante.[76] Um *software* de planejamento interativo do tratamento permite que o implantodontista avalie com precisão a instalação ideal em relação a essa estrutura vital (Figura 30.33).

Sempre leve em consideração a dimensão Y da broca do implante

Deve-se sempre tomar cuidado para saber a perfuração exata em profundidade na realização de osteotomias sobre estruturas vitais, principalmente na região posterior da mandíbula. O implantodontista deve fazer dupla verificação da profundidade de marcação nas brocas antes de iniciar a osteotomia. O princípio de "medir duas vezes, perfurar uma vez" deve ser seguido para prevenir o superpreparo iatrogênico do local do implante. Além disso, a dimensão Y do sistema de implante usado deve ser conhecida. Com muitos *kits* cirúrgicos de implante, a profundidade das linhas milimétricas inscritas nas brocas cirúrgicas nem sempre coincidem com a profundidade real da broca. A maioria das brocas contém uma porção apical em forma de V projetada para eficiência de corte (dimensão Y). Normalmente, quanto mais larga for a broca, maior será a dimensão Y. O implantodontista deve sempre avaliar o comprimento da broca do fabricante em relação ao comprimento do implante antes de realizar

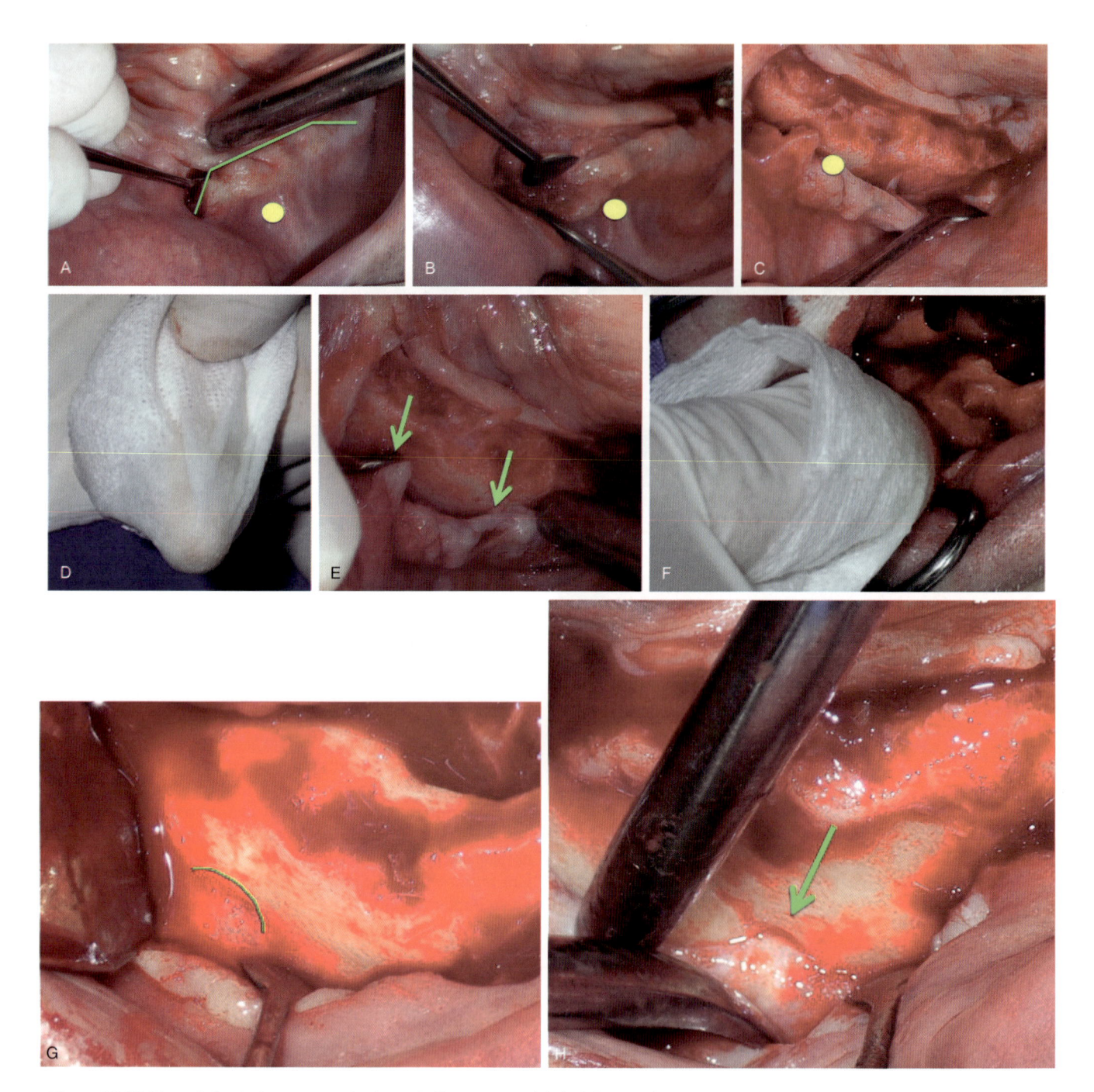

• **Figura 30.29 Exposição do forame mentoniano. A.** Contorno geral da incisão com forame mentoniano destacado em amarelo. **B.** Reflexão de espessura total anterior. **C.** Reflexão de espessura total posterior. **D.** Uma gaze úmida 4 × 4 colocada sobre o dedo indicador. **E.** O tecido anterior e posterior (*setas verdes*) é refletido apicalmente com gaze. **F.** Tecido refletido apicalmente com gaze. **G.** Identificação da margem superior do forame. **H.** Verificação de forame exposto.

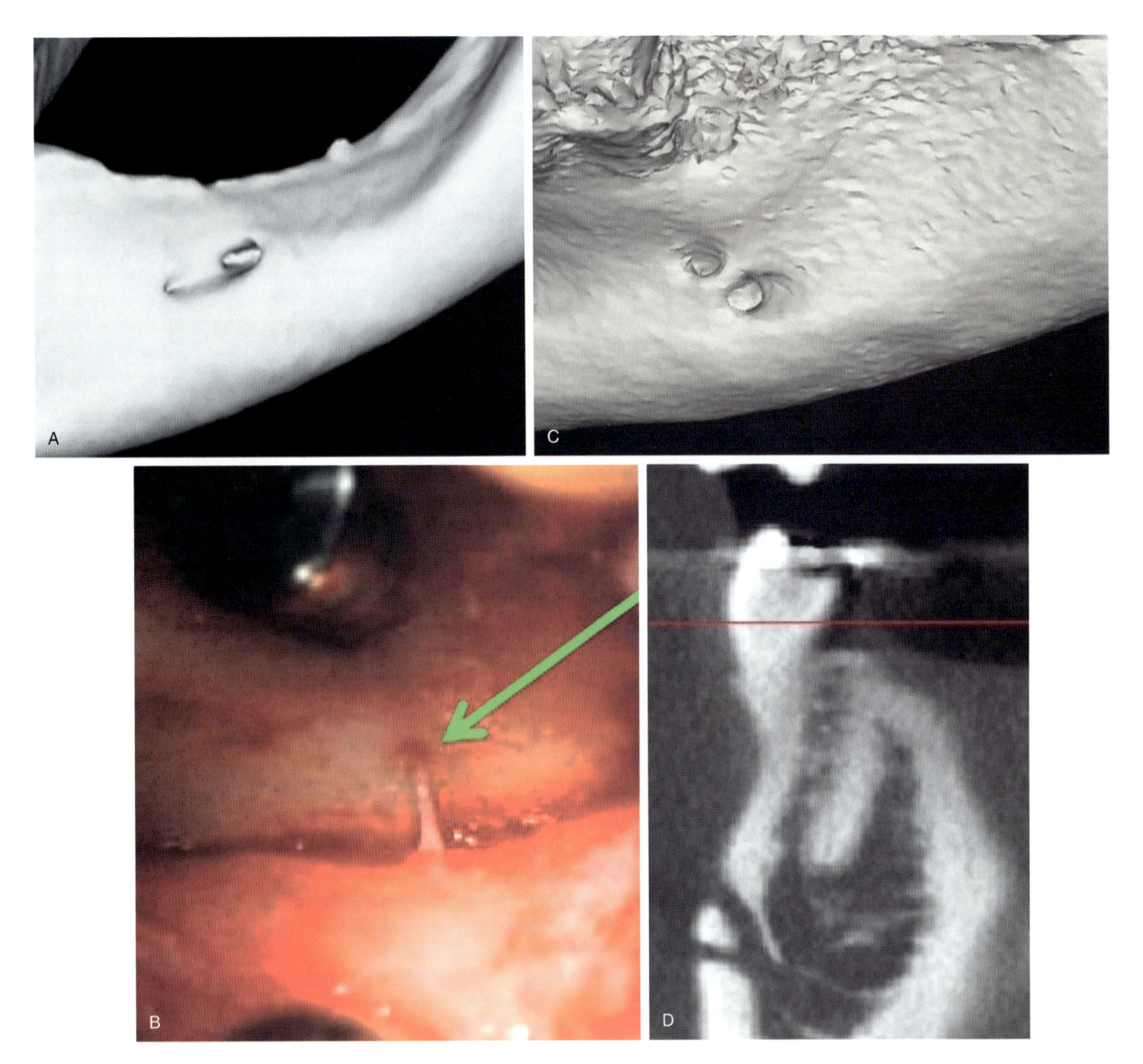

CAPÍTULO 30   Implicações Anatômicas Mandibulares para a Cirurgia de Implante Dental

● **Figura 30.30 A** e **B.** Forame acessório, representado com um forame pequeno e um grande. **C** e **D.** Forame duplo, representado com dois grandes forames.

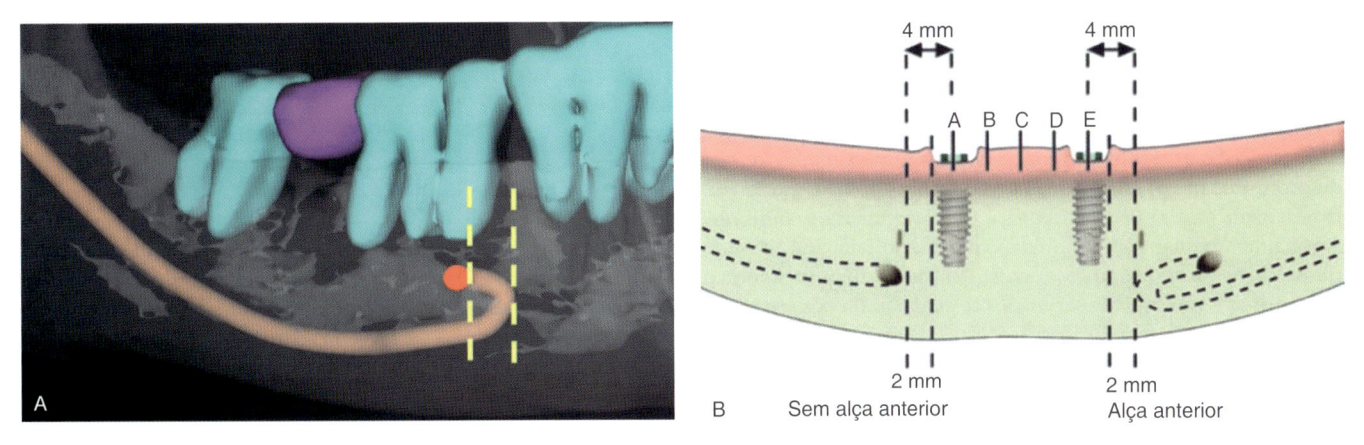

● **Figura 30.31 Alça anterior. A.** Alça anterior do nervo mentoniano que é consistente com o nervo mentoniano anterior ao forame mentoniano. **B.** A mensuração da alça anterior deve ser adicionada à zona de segurança de 2 mm para garantir um espaço adequado entre o implante e o forame.

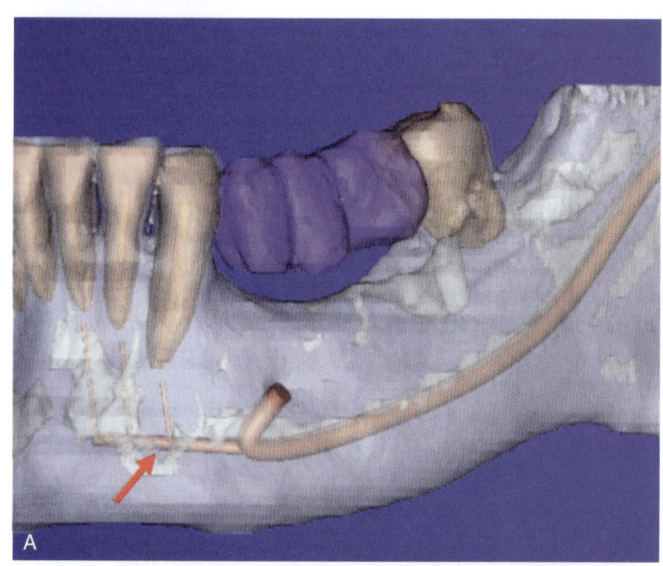

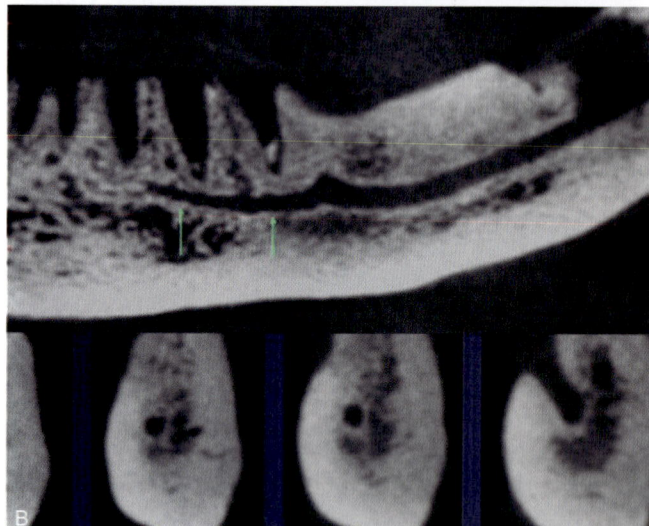

• **Figura 30.32 Nervo incisivo. A.** Imagem tridimensional representando o nervo incisivo, que é o segundo ramo terminal do nervo alveolar inferior. **B.** Imagens panorâmicas e transversais de tomografia computadorizada de feixe cônico mostrando o canal do nervo incisivo (*setas verdes*).

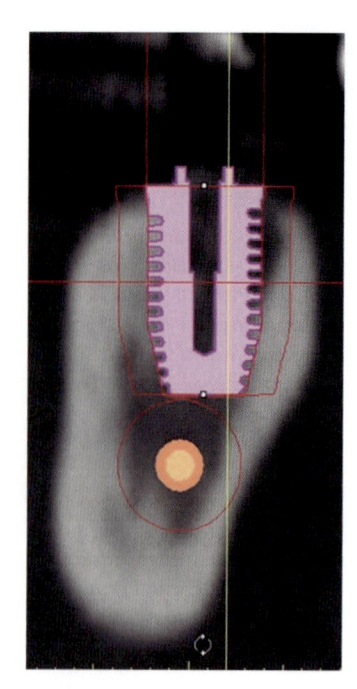

• **Figura 30.33 Zona de segurança.** Deve sempre haver uma zona de segurança de 2 mm entre o implante e o canal alveolar inferior.

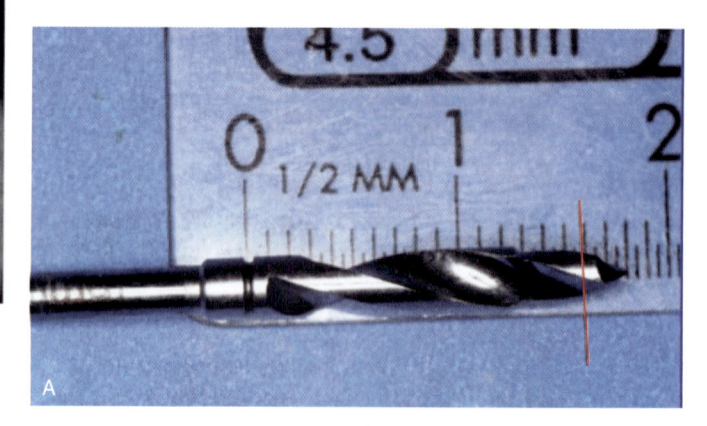

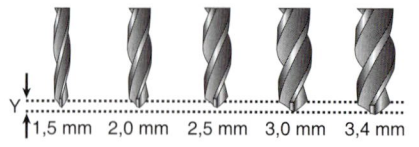

a osteotomia. Se esse conceito não for respeitado, pode ocorrer uma preparação excessiva do local, resultando em dano ao nervo (Figura 30.34).

Use brocas com stop de perfuração para evitar preparo excessivo

Uma técnica adicional para evitar o preparo excessivo do local da osteotomia é o uso de brocas com *stop*. Essas brocas têm marcação de profundidade predeterminada que evita o preparo excessivo. Brocas com *stop* são benéficas na área posterior da mandíbula, especialmente quando a visibilidade e o acesso estão comprometidos. *Kits* genéricos de brocas com *stop* de perfuração também estão disponíveis e podem ser usados com a maioria dos *kits* cirúrgicos de implantes (Salvin Dental Corp.). Esses *kits* autoclaváveis e reutilizáveis podem ser utilizados para implantes de qualquer tamanho e qualquer broca correspondente (Figura 30.35). Alguns *kits* cirúrgicos de implante têm brocas com profundidade específica que coincidem com a profundidade real do implante (p. ex., Hahn Implantes®; Glidewell Corp.®).

Diâmetro da broca	Dimensão Y
1,5 mm	0,43 mm
2,0 mm	0,58 mm
2,5 mm	0,74 mm
3,0 mm	0,86 mm
3,2 mm	0,94 mm
3,4 mm	0,99 mm
3,7 mm	1,07 mm
4,0 mm	1,17 mm
4,2 mm	1,22 mm
4,4 mm	1,27 mm
4,7 mm	1,35 mm

• **Figura 30.34 Dimensão Y. A.** Todas as brocas cirúrgicas têm dimensão Y inerente, o que resulta em maior comprimento de broca para cada uma. **B.** A dimensão Y aumenta à medida que as brocas cirúrgicas aumentam de tamanho.

Entenda a anatomia da crista óssea

Devido à reabsorção óssea resultante após a exodontia, a crista alveolar fica comprometida em largura (osso Divisão B) à custa da placa vestibular. Ao medir a altura óssea disponível, deve-se dar atenção especial à localização final da porção superior da plataforma do implante, não à existência da crista do rebordo. Muitas vezes parecerá que há altura vertical adequada para a instalação do implante; no entanto, quando a osteotomia é iniciada, a crista fina será perdida (ou seja, devido ao diâmetro da broca exceder a largura do osso) e o implante será instalado inferior ao originalmente planejado. Isso pode levar à perfuração profunda e a um implante instalado muito perto do ponto de estrutura vital. O clínico deve aumentar a crista para manter a altura vertical ou reduzir o cálculo da altura pela quantidade de osteoplastia induzida pela osteotomia (Figura 30.36).

Mantenha o controle total da peça de mão

Ao realizar osteotomias na região posterior da mandíbula, deve-se ter cuidado especial para manter o controle total da peça de mão cirúrgica. Grandes espaços medulares (ou seja, onde há falta de ou osso trabecular fino) frequentemente estão presentes, o que pode permitir que o local da osteotomia se torne mais profundo do que o pretendido. Isso vai resultar em instalação mais apical do implante, levando a comprometimento neurossensorial. Uma avaliação abrangente de TCFC permite que o implantodontista veja a qualidade do osso antes da cirurgia. A maioria dos *softwares* associados às unidades de TCFC permite que o clínico verifique a densidade no local pretendido. O implantodontista também pode determinar a densidade óssea pela sensação tátil quando realiza a perfuração. Além disso, ao perfurar a osteotomia perto do forame, deve-se ter cuidado para não dobrar o punho. Isso pode potencialmente redirecionar a instalação da broca ou implante em um local com direção indesejada (p. ex., perto do forame mentoniano, em uma raiz dentária). Os gabaritos (guias) e *templates* cirúrgicos são benéficos na prevenção dessa complicação de mau posicionamento.

Não coloque o material de enxerto ósseo em estreita aproximação com o nervo

Após as exodontias, principalmente nas áreas dos pré-molares inferiores, deve-se ter cuidado ao colocar o material de enxerto ósseo (autólogo, alogênico, xenogênico) em contato direto com um NAI exposto. Seja enxerto de alvéolo ou em conjunto com a instalação de implantes, estudos de caso têm demonstrado prejuízo neurossensorial resultante do material de enxerto ósseo causando compressão, esmagamento ou queimaduras químicas.[77] Ao se realizar o enxerto de alvéolos com um canal NAI exposto, a pressão excessiva deve ser evitada. Além disso, um pequeno pedaço de colágeno de rápida reabsorção (p. ex., OraTape®, OraPlug®) pode

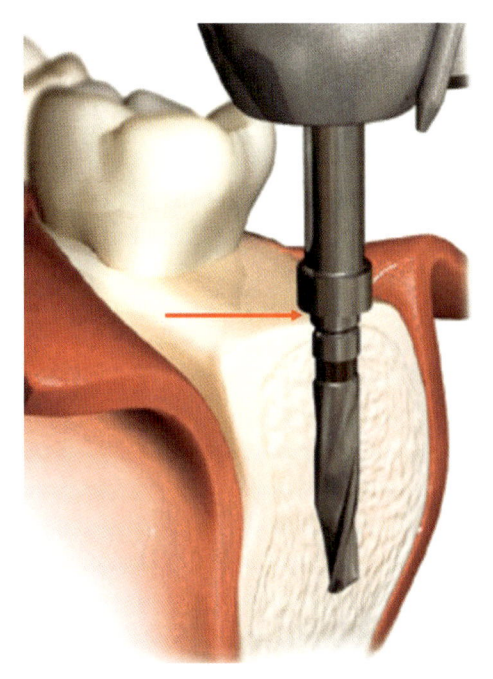

• **Figura 30.35 Broca com *stop*.** Para evitar perfurações excessivas em profundidade, brocas especiais têm batentes de profundidade predeterminados que correspondem ao comprimento do implante pretendido.

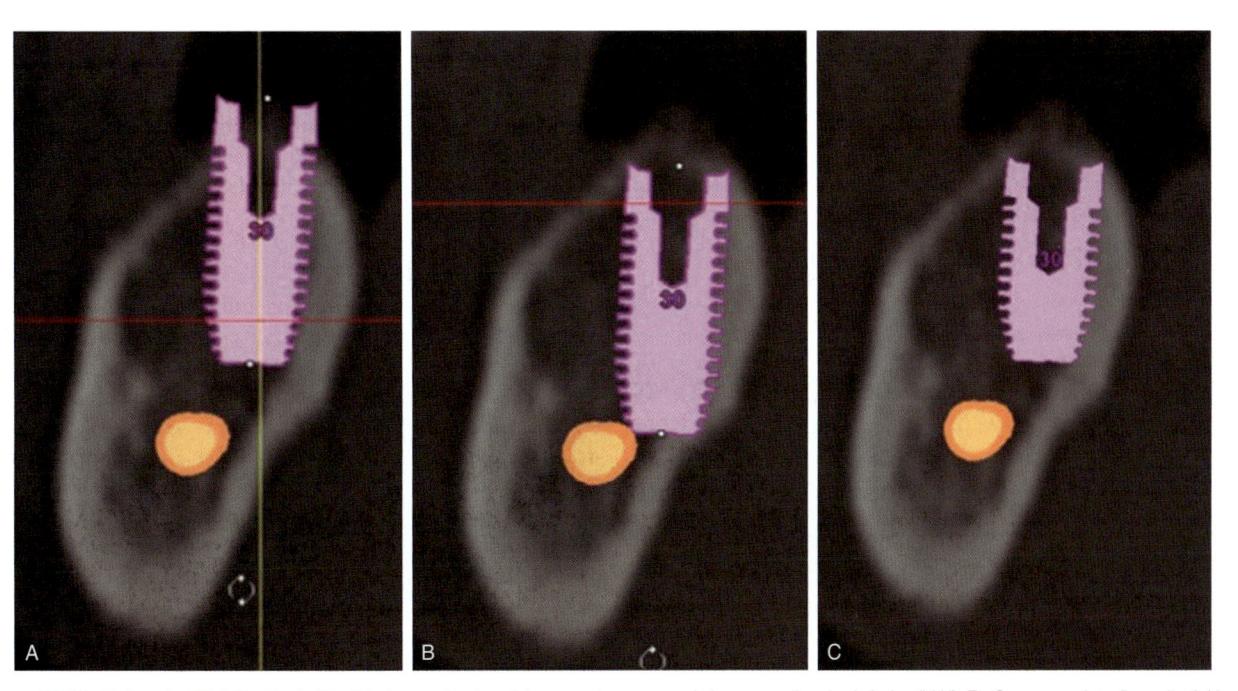

• **Figura 30.36 Rebordo Divisão B. A.** Medida incorreta da crista superior ao canal do nervo alveolar inferior (NAI). **B.** Como a crista fina não foi levada em consideração, a instalação do implante levará à invasão do canal do NAI. **C.** Seleção ideal do comprimento e do posicionamento do implante.

ser colocado antes da adição do material de enxerto. Isso diminuirá a chance de colocar enxerto particulado diretamente sobre o canal do nervo (Figura 30.37).

Utilize grandes quantidades de irrigação

O superaquecimento ósseo durante a osteotomia é capaz de produzir estímulos térmicos que podem levar à necrose peri-implantar e lesão nervosa secundária pós-operatória. O tecido neural é extremamente sensível e pode ser danificado por estímulos de calor. A espessura da área necrótica é proporcional à quantidade de calor gerado durante o preparo.[78] O implantodontista deve ter cuidado para não superaquecer o osso. Isso pode ser minimizado pela "técnica oscilante", que envolve a perfuração em intervalos curtos, permitindo que a irrigação entre na osteotomia, evitando a geração de calor. Além disso, brocas novas (afiadas) e de tamanho intermediário podem ser usadas para reduzir a geração de calor. Isso é mais crucial em densidade óssea mais dura (p. ex., D1 ou D2) ou em osso com comprometimento vascular.

Evite lesões relacionadas à incisão

Evite lesões relacionadas à incisão ao fazer incisões próximas ao forame mentoniano e estruturas nervosas associadas à região posterior da mandíbula. Em casos de atrofia óssea grave, a presença de deiscência nervosa pode resultar inadvertidamente em um nervo

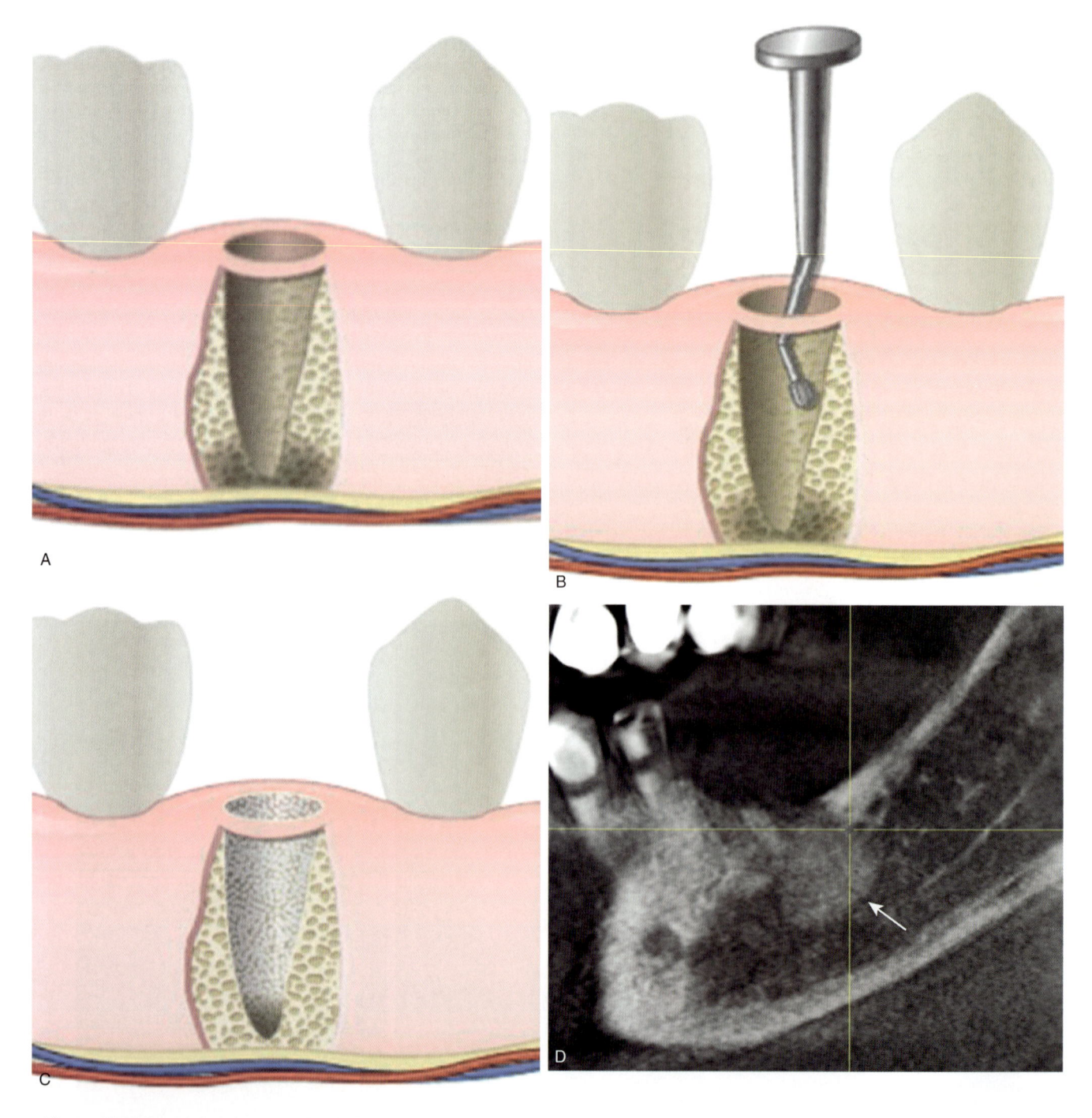

• **Figura 30.37 Local de pós-extração. A.** Deve-se ter cuidado ao enxertar um local de extração muito próximo ao nervo alveolar inferior. **B.** A cureta deve ser usada com cautela, pois podem ocorrer danos diretos ao nervo. **C.** A enxertia próxima ao canal pode causar traumatismo do nervo. **D.** Material de enxerto ósseo colocado em um alvéolo pós-extração, resultando em comprometimento do nervo.

seccionado durante a incisão inicial (ou seja, fazendo a incisão na crista do rebordo). Marcos anatômicos, modelos 3D, mensurações precisas de escaneamento de TCFC e palpação dos nervos são maneiras de evitar essa complicação. Além disso, incisões na parte posterior da cavidade bucal nunca devem ser realizadas sobre o trígono retromolar. Isso pode resultar em possível lesão do nervo lingual, que em 10% dos casos corta essa área[79] (Figura 30.38).

Evite lesões relacionadas ao retalho/retração

Prejuízos neurossensoriais também podem ocorrer devido ao uso excessivo ou instalação incorreta de afastadores. Afastadores de base larga (não pontiagudos) devem ser usados para retrair o tecido que não está diretamente sobre o forame mentoniano, pois o alongamento excessivo do tronco nervoso pode causar danos irreversíveis. É imperativo que o forame mentoniano e ramos associados ao nervo mentoniano sejam identificados nessa área ao colocar afastadores. Afastadores devem sempre ser colocados e segurados no osso para evitar deslocamento ou pressão excessiva do tecido mole, que pode levar a um tipo de neuropraxia de dano do nervo (Figura 30.39). O estiramento excessivo do tecido também pode levar a deficiências neurossensoriais. Foi demonstrado que o perineuro protege os fascículos; no entanto, se ocorrer alongamento superior a 30% do nervo, ocorrerão danos estruturais às fibras nervosas.[80]

Tenha cuidado especial ao liberar o periósteo sobre o forame mentoniano

É um procedimento comum durante o fechamento após a instalação do implante ou enxerto ósseo esticar o tecido periosteal para permitir o fechamento "livre de tensão".

Várias técnicas são usadas para "liberar" o tecido para melhorar vascularização da linha de incisão e adesão das margens ao evitar a abertura da linha de incisão. A técnica submucosa desenvolvida por Misch, em 1988, é um método eficaz para expandir o tecido. Esse procedimento envolve o uso de uma lâmina de bisturi nº 15 e tesouras para tecido mole (ou seja, Metzenbaum) para criar uma dissecção romba. É necessário o conhecimento da localização dos três ramos do nervo mentoniano, pois incisões inadvertidas sobre os ramos do nervo mentoniano podem resultar em neurotmese (transecção), um tipo de lesão nervosa (Figura 30.40).

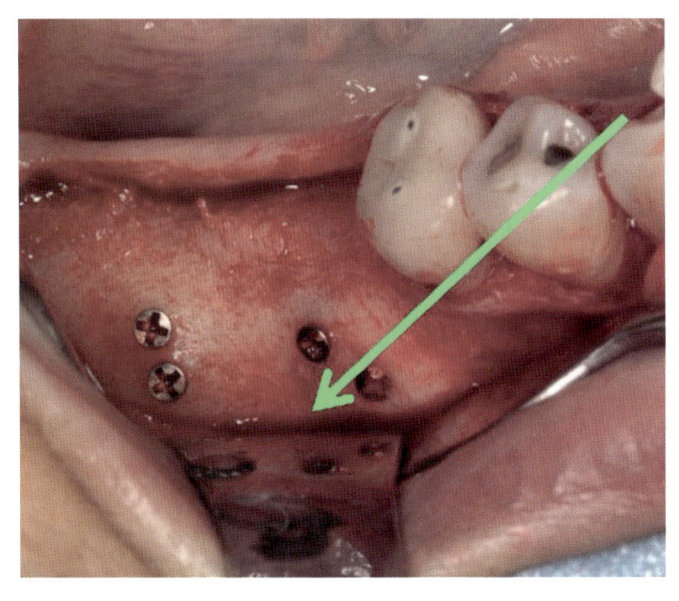

• **Figura 30.39 Lesões relacionadas à retração do retalho.** Afastadores devem ser posicionados cuidadosamente para evitar esticar ou danificar o nervo alveolar inferior.

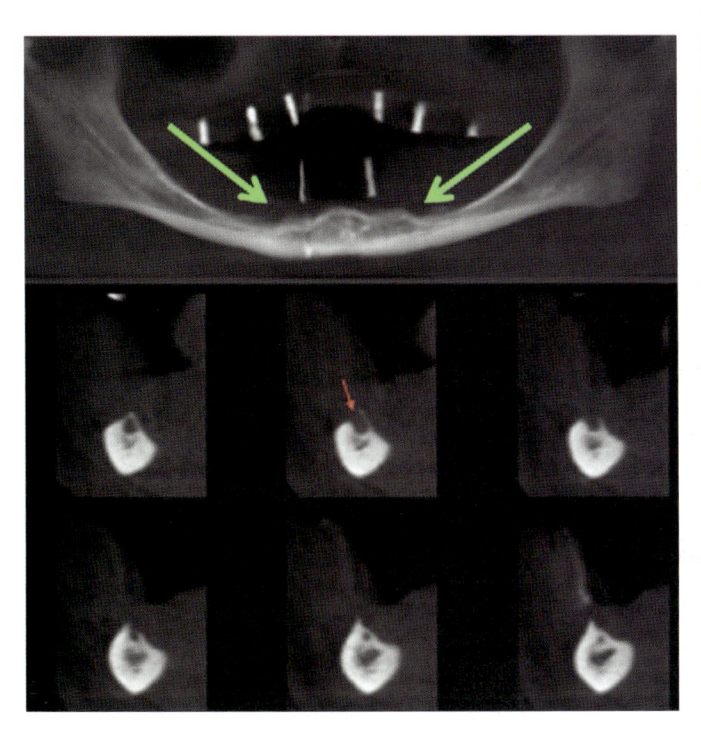

• **Figura 30.38 Lesões relacionadas à incisão.** Em pacientes com atrofia mandibular significativa e deiscência do canal nervoso, podem ocorrer possíveis lesões relacionadas à incisão. A incisão deve ser modificada para evitar nervos expostos, estendendo-se para a lingual ao abordar os nervos expostos.

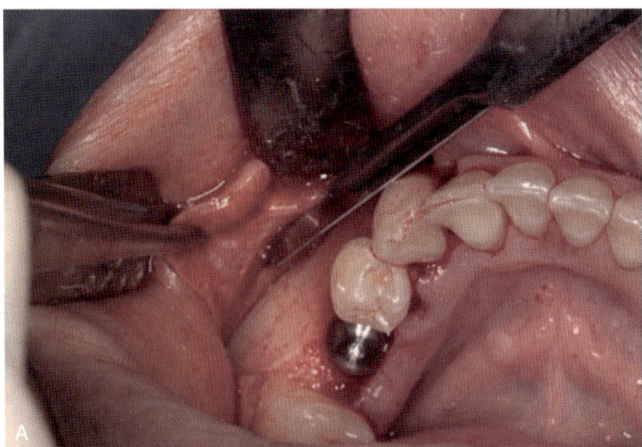

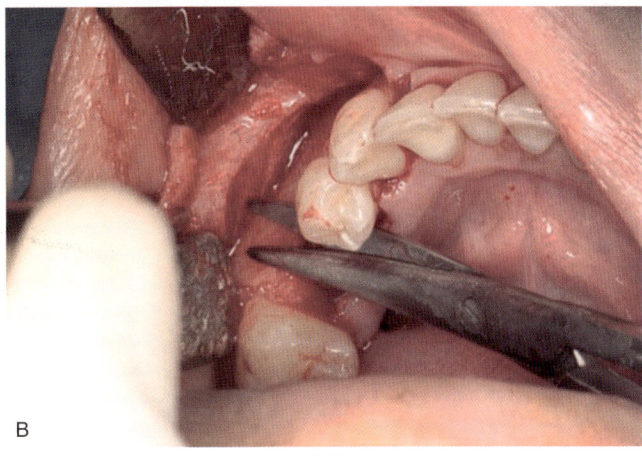

• **Figura 30.40 A e B.** Incisão de liberação periosteal (**A**) e a dissecção romba (**B**) nunca devem ser concluídas em estreita aproximação com o nervo mandibular.

Proceda à sutura cuidadosa

Quando o nervo mentoniano é exposto, deve-se ter cuidado para evitar que o tecido nervoso fique preso às suturas. O nervo mentoniano emerge do forame mentoniano e se divide em três ramos abaixo do músculo depressor do ângulo da boca. Deve-se ter cuidado para prevenir qualquer um dos ramos do nervo mentoniano de ficar preso dentro do material de sutura, potencialmente causando lesão do nervo do tipo neuropraxia (compressão). Além disso, as fibras nervosas podem ser danificadas com a passagem da agulha de sutura extremamente afiada através do tecido.

Verifique o posicionamento correto dos guias cirúrgicos da TCFC

Estudos têm demonstrado que o método cirúrgico mais preciso e acurado de *templates* são dentossuportados. Ao usar guias cirúrgicos com suporte em tecido ou osso, deve-se ter cuidado para posicionar corretamente o guia, pois um erro na instalação pode resultar em danos ao NAI. Os guias dentossuportados devem sempre ser a primeira escolha, se possível, pois é clinicamente comprovado que causam menor número de erros de posicionamento. O menos preciso é o mucossuportado, geralmente usado em cirurgias sem retalho.[66] Estudos têm demonstrado consistentemente que guias cirúrgicos sem retalho apresentam desvios das posições dos implantes em relação aos locais ideais. Perfurações da placa vestibular podem ser encontradas em mais de 50% dos casos de retalhos.[81] Uma discrepância muito pequena (anteroposterior) na instalação do guia pode levar ao choque com estruturas vitais. Os *templates* cirúrgicos devem, portanto, sempre ser fixados e ter sua posição ideal verificada.

Procedimentos cirúrgicos que aumentam as complicações neurossensoriais

Implantes imediatos na área pré-molar mandibular

Implantes imediatos ganharam popularidade esmagadora nos dias atuais. Um extremo cuidado deve ser exercido ao se realizar uma exodontia e imediatamente instalar implantes na área dos pré-molares inferiores. Conforme observado anteriormente, muitas variáveis ditam a posição do forame mentoniano, com o forame sendo altamente variável. Estudos demonstram que, em 25 a 38% dos casos, o forame mentoniano está acima do ápice dos pré-molares.[82] Como a maioria dos locais de osteotomia para instalação do implante imediato envolve a perfuração do local da osteotomia mais profundamente para estabilidade (~ 2 a 4 mm), as chances de trauma do nervo aumentam bastante. Por causa disso, o implantodontista deve ser muito seletivo nos casos que envolvem extração e instalação imediata do implante nessa área anatômica (Figura 30.41).

Perfuração até que a placa cortical superior seja "sentida"

Tem sido defendido na literatura que a profundidade da osteotomia pode ser determinada pela "sensação" da placa cortical superior do canal alveolar inferior. Uma zona de segurança de 2 mm deve ser sempre considerada, pois estudos demonstraram que não há placa cortical superior sobre o canal alveolar inferior em aproximadamente 28% das mandíbulas na região posterior.[83] Além disso, estudos mostram que é impossível usar o sentido tátil para verificar a presença de um osso cortical circundando o canal mandibular. Estudos clínicos revelaram que hemorragia no canal, ou fragmentos ósseos, podem causar compressão ou isquemia do nervo ao envolver a placa cortical superior. A dependência da capacidade de "sentir" a placa cortical superior pelo sentido tátil aumenta a probabilidade de complicações nervosas (Figura 30.42).

Técnica infiltrativa

Uma técnica alternativa na instalação de implantes na parte posterior da mandíbula é não utilizar anestesia por bloqueio do nervo mandibular. Em vez disso, realiza-se uma anestesia infiltrativa no tecido mole ao redor do local da osteotomia, e o paciente é solicitado a alertar o clínico do implante sobre a proximidade da broca ao feixe nervoso.[84] Essa alternativa técnica resulta em alto grau de subjetividade em relação às respostas dos pacientes, por causa dos vários graus de limiares de dor. Além disso, as desvantagens desse método cirúrgico incluem anatomia inconsistente do nervo mandibular, com localizações variadas de ramos nervosos dentais-alveolares. Com o sucesso da radiografia de TCFC na implantodontia atual e a determinação da localização exata do NAI, essa técnica deve ser evitada devido ao alto

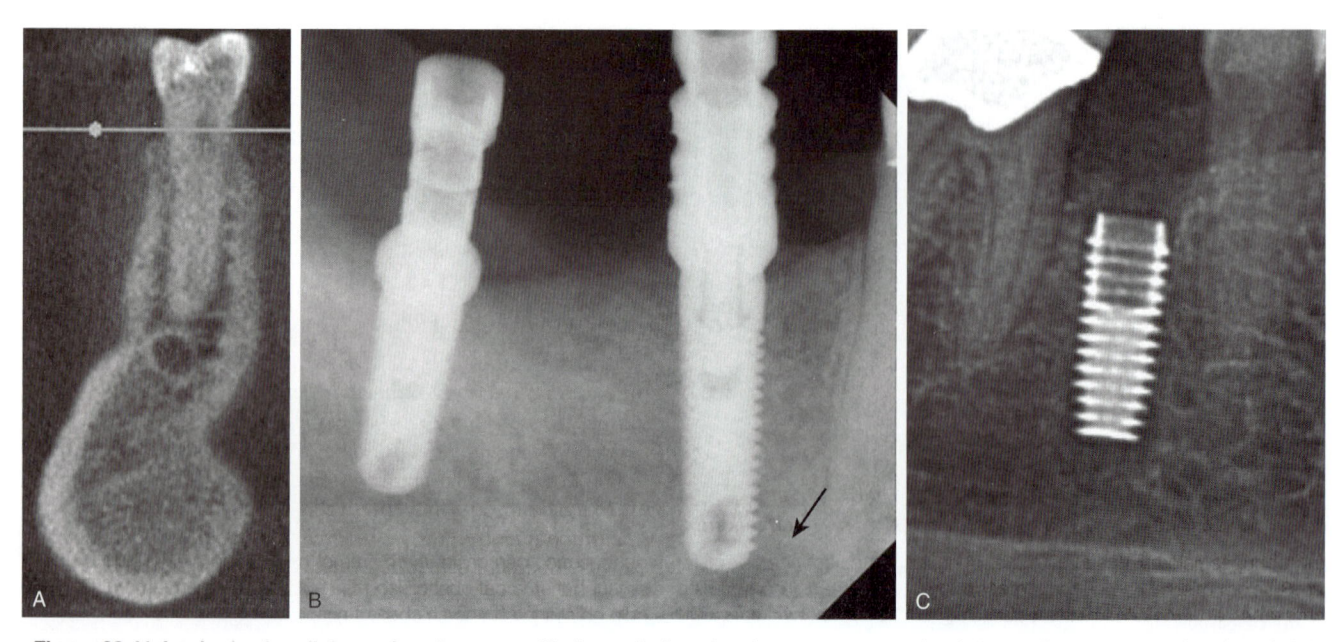

• **Figura 30.41 Implantes imediatos pré-molares mandibulares. A.** Aproximadamente um terço dos ápices radiculares dos pré-molares inferiores estão abaixo do forame mentoniano. **B** e **C.** Instalação do implante no forame mentoniano levando a comprometimento neurossensorial.

grau de resultados falso-negativos e falso-positivos dos pacientes. Etoz et al.[85] demonstraram que tal técnica infiltrativa supraperiosteal é segura em 91% dos casos. No entanto, de acordo com esse estudo, cerca de 1 paciente em cada 10 acabou com *déficit* neurossensorial.

Instalação de implantes linguais ao forame ou canal do nervo alveolar inferior

Muitos autores têm defendido a instalação de implantes linguais ao feixe neurovascular (Kumar; Stellar). Como afirmado anteriormente, a posição do nervo vestibulolingual dentro da mandíbula é extremamente variável, com incidência e trajetória das concavidades ósseas linguais. A tentativa de instalar implantes por vestibular ou lingual no canal alveolar inferior ou forame mentoniano está associada a um alto grau de morbidade, mesmo com o uso de cirurgia guiada por TCFC. Além disso, pode ocorrer perfuração da placa cortical, sangramento sublingual ou formação de hematoma sublingual (Figura 30.43).

Instalação dos implantes na profundidade dos ápices da raiz adjacente

Muitos implantodontistas usam a localização e o comprimento dos dentes adjacentes como um guia para determinar o tamanho (comprimento) do implante a ser instalado. Normalmente, uma radiografia panorâmica ou periapical é utilizada na determinação desse comprimento. Quando essa técnica é usada nos cursos

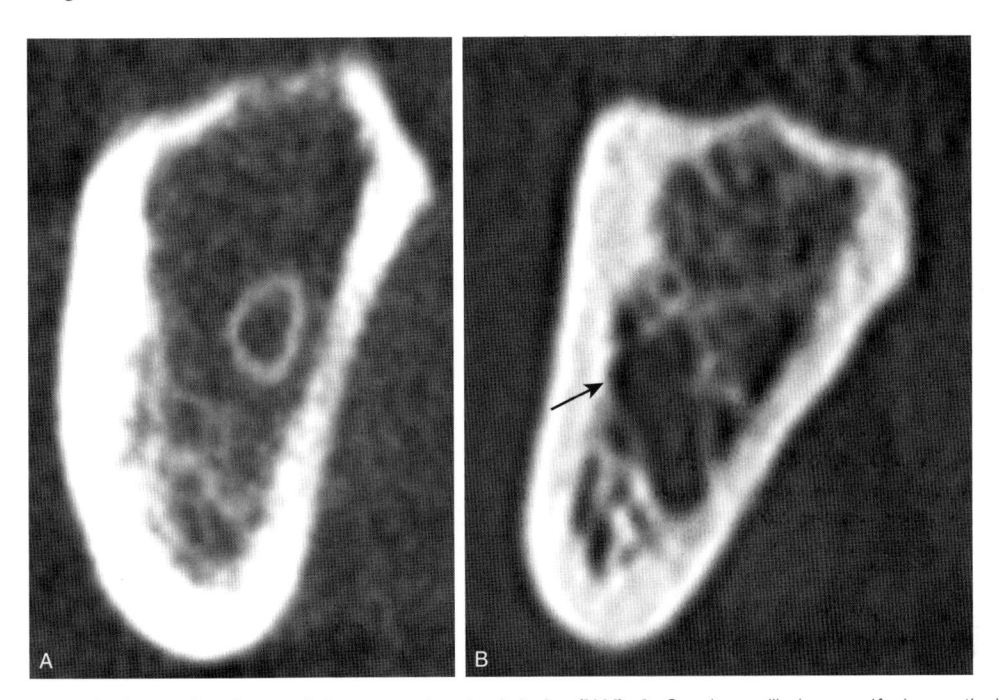

- **Figura 30.42 Placa cortical superior do canal do nervo alveolar inferior (NAI). A.** Canal mandibular com lâmina cortical espessa, o que é incomum. **B.** Osso cortical fino ou ausente podem ser observados sobre o canal do NAI.

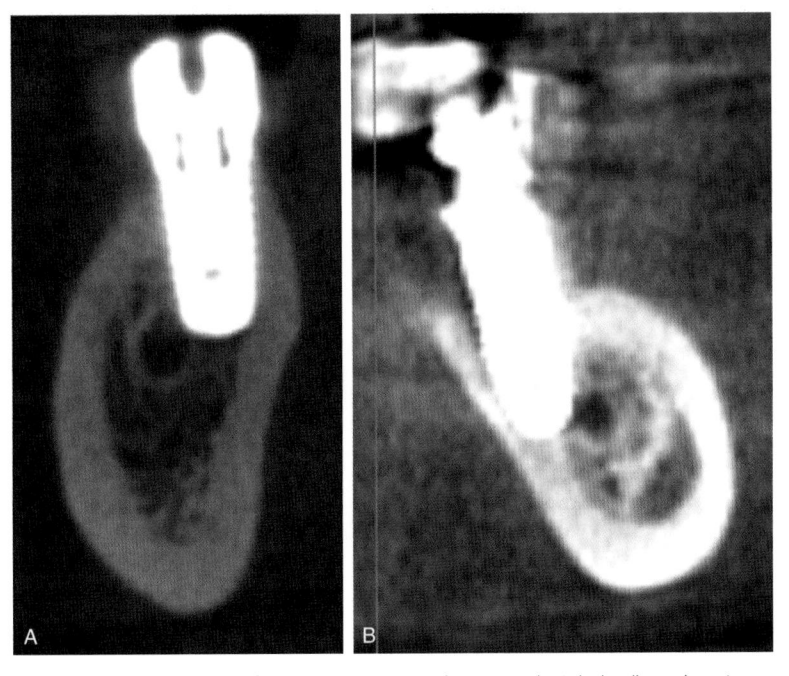

- **Figura 30.43 Implante instalado na lingual. A** e **B.** Os implantes nunca devem ser instalados lingualmente ao canal do nervo alveolar inferior, pois pode ocorrer lesão do nervo ou perfuração da placa lingual.

nervosos do tipo anatômico 2 ou 3 (ou seja, mais apicalmente posicionado à dimensão vertical), a incidência de comprometimento do nervo é baixa. No entanto, em mandíbulas que exibem um curso nervoso tipo 1 (próximo ao ápice da raiz), uma grande aproximação do implante ao canal é mais provável, levando a maior probabilidade de *déficit* neurossensorial. Idealmente, o implantodontista deve verificar o osso disponível acima do canal mandibular por meio da análise de uma radiografia 3D (Figura 30.44).

"Contanto que não haja sangramento excessivo, o canal mandibular não foi violado"

Outra técnica não convencional para evitar o comprometimento do nervo é a avaliação da quantidade de sangramento da osteotomia local. Muitos clínicos correlacionam a quantidade de hemorragia com a proximidade do feixe neurovascular (NAI, artéria, veia e vasos linfáticos). Estudos anatômicos têm demonstrado que a artéria alveolar inferior pode estar paralela ao nervo e lingual à medida que atravessa anteriormente. Sua posição varia em relação ao NAI dentro do canal mandibular. Outros estudos demonstram que a artéria alveolar inferior aparece sozinha e fica superior e lingual ao NAI, ligeiramente acima da posição horizontal.[86] Além disso, existem múltiplas veias alveolares inferiores posicionadas acima do nervo, o que pode causar exsudação venosa se diretamente traumatizada. Um resultado falso-positivo pode ocorrer se essa área for danificada por causa de grandes espaços medulares, que podem causar sangramento excessivo, comuns na região posterior da mandíbula (Osso D3). O grau de sangramento não deve ser usado como uma indicação de proximidade do nervo ou violação do canal mandibular.

Substituição de segundos molares

Existem muitas desvantagens protéticas e cirúrgicas ao avaliar os locais de segundos molares inferiores edêntulos para instalação do implante. As desvantagens incluem alta incidência de reentrâncias sublinguais, que podem resultar em perfuração da região lingual ou problemas de angulação, diminuição do espaço interoclusal (especialmente com extrusão do dente adjacente), acesso difícil para cirurgia e inserção de componentes protéticos, e o fato de que há 10% mais de força oclusal no segundo molar em comparação ao primeiro molar. A função não é o principal motivo para substituição, pois 90% da eficiência mastigatória é gerada anterior à metade mesial do primeiro molar inferior, e mordidas na bochecha são mais comuns nessa área devido à proximidade do músculo bucinador. Uma das desvantagens mais importantes é a proximidade com o canal mandibular na área do segundo molar, o que dificulta a instalação de implantes nessa área. Quando os implantes são instalados, geralmente o osso disponível presente está comprometido em altura. Como resultado, o segundo molar muitas vezes não é substituído quando os únicos dentes posteriores ausentes são os segundos e terceiros molares. A principal desvantagem de não substituir o segundo molar é a extrusão do segundo molar superior antagonista. Se a extrusão for uma preocupação significativa, uma coroa total no primeiro molar inferior pode incluir contato oclusal com a crista marginal mesial do segundo molar superior (Figura 30.45).

Reposicionamento do nervo

Tratamento de pacientes que apresentam crista alveolar comprometida em altura na região posterior da mandíbula pode ser muito desafiador. As técnicas incluem o uso de implantes mais

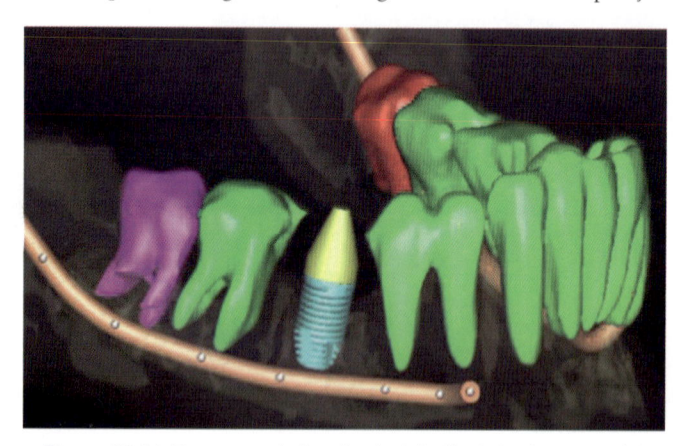

• **Figura 30.44** Em nervos do tipo 1, a instalação de implantes no ápice do dente adjacente pode resultar em trauma direto ao nervo.

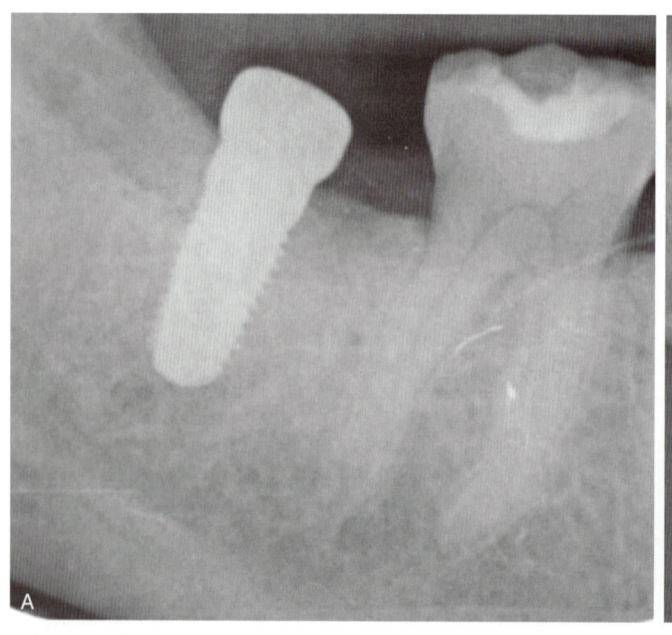

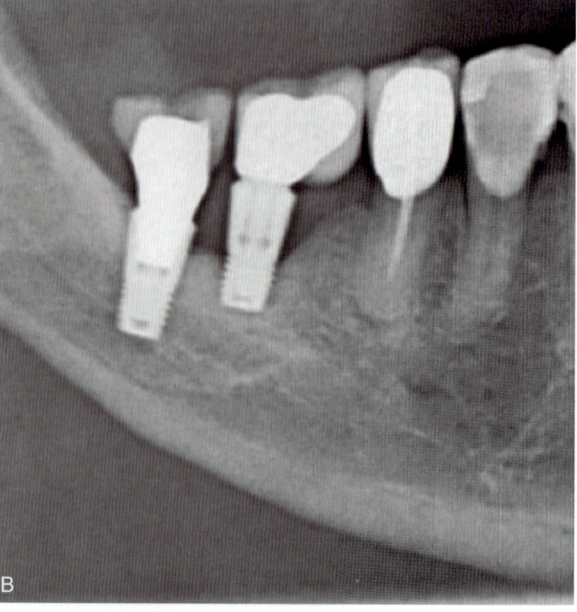

• **Figura 30.45** Implantes de segundos molares. **A** e **B**. Os implantes na região do segundo molar apresentam alta incidência de traumatismo do nervo devido à localização do nervo mandibular em relação ao segundo molar, local da instalação do implante.

curtos, que se tornam comprometidos biomecanicamente, ou o uso de enxerto ósseo para aumentar o osso disponível para a futura instalação do implante. Uma técnica alternativa é reposicionar o NAI lateralmente, seja pela lateralização ou pela transposição nervosa. Na lateralização do nervo, o NAI é exposto e retraído lateralmente enquanto os implantes são instalados. A técnica de transposição, publicada pela primeira vez em 1987 por Jensen e Nock,[87] inclui o forame mentoniano na osteotomia, resultando no NAI sendo posicionado mais posteriormente. O risco inerente a esses procedimentos complexos é o *déficit* neurossensorial (anestesia, parestesia ou disestesia) do ramo do nervo mentoniano. Embora seja uma opção de tratamento válida em casos significativamente atrofiados, essa técnica deve ser reservada para clínicos com treinamento avançado e experiência em tal procedimento (Figura 30.46).

Conclusão

Antes dos procedimentos de instalação do implante ou enxerto ósseo mandibular, uma avaliação clínica e radiográfica cuidadosa e detalhada é fundamental para identificar estruturas vitais na mandíbula. O uso de tomografia computadorizada de feixe cônico é essencial para determinar a localização de estruturas anatômicas normais e variantes, como osso com reentrâncias, densidade óssea precária, angulação óssea extrema, vasos sanguíneos, canal mandibular e forame mentoniano. As complicações que podem resultar variam de problemas muito menores a circunstâncias de risco à vida. Portanto, o clínico deve compreender as possíveis sequelas e o manejo em caso de violação comprometendo uma dessas estruturas mandibulares vitais.

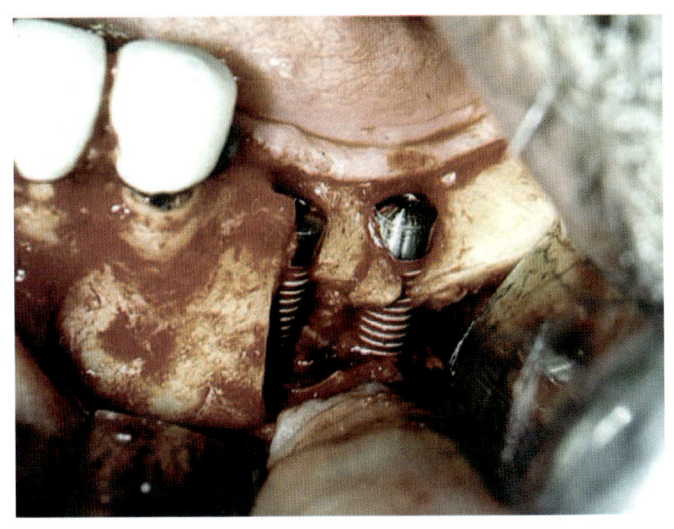

• **Figura 30.46 Reposicionamento do nervo.** O reposicionamento do nervo alveolar inferior deve ser realizado apenas por clínicos experientes com treinamento avançado na técnica.

Referências bibliográficas

1. Wright DMD, Roberta A. *An Analysis of Anterior Mandibular Anatomy Using Cone Beam Computed Tomography: A Study of Dentate and Edentulous Mandibles*; 2016.
2. Butura CC, Galindo DF, Cottam J, Adams M, Jensen O. Hourglass mandibular anatomic variant incidence and treatment considerations for all-on-four implant therapy: report of 10 cases. *J Oral Maxillofacial Surg*. 2011;69(8):2135–2143.
3. Greenstein G, Cavallaro J, Tarnow D. Practical application of anatomy for the dental implant surgeon. *J Periodontol*. 2008;79(10):1833–1846.
4. Butura CC, Galindo DF, Cottam J, Adams M, Jensen O. Hourglass mandibular anatomic variant incidence and treatment considerations for all-on-four implant therapy: report of 10 cases. *J Oral Maxillofacial Surg*. 2011;69(8):2135–2143.
5. Kalpidis CD, Anthony B. Konstantinidis. Critical hemorrhage in the floor of the mouth during implant placement in the first mandibular premolar position: a case report. *Implant Dentistry*. 2005;14(2):117–124.
6. Rosano G, Taschieri S, Gaudy Jean François, Testori T, Del Fabbro M. Anatomic assessment of the anterior mandible and relative hemorrhage risk in implant dentistry: a cadaveric study. *Clinical Oral Implants Res*. 2009;20(8):791–795.
7. Sheikhi M, Mosavat F, Ahmadi A. Assessing the anatomical variations of lingual foramen and its bony canals with CBCT taken from 102 patients in Isfahan. *Dental Res J*. 2012;9(suppl 1):S45.
8. Babiuc IULIANA, Tarlungeanu I, Mihaela P. Cone beam computed tomography observations of the lingual foramina and their bony canals in the median region of the mandible. *Rom J Morphol Embryol*. 2011;52(3):827–879.
9. Gahleitner A, Hofschneider U, et al. Lingual vascular canals of the mandible: evaluation with dental CT. *Radiology*. 2001;220(1):186–189.
10. Babiuc IULIANA, Tarlungeanu I, Mihaela P. Cone beam computed tomography observations of the lingual foramina and their bony canals in the median region of the mandible. *Rom J Morphol Embryol*. 2011;52(3):827–879.
11. Kirsch A, Ackermann KL. The IMZ osteointegrated implant system. *Dent Clin North Am*. 1989;33:733–791.
12. Warrer K, Buser D, Lang NP, et al. Plaque-induced periimplantitis in the presence or absence of keratinized mucosa: an experimental study in monkeys. *Clin Oral Implants Res*. 1995;6:131–138.
13. Listgarten M, Lang NP, Schroeder HE, et al. Periodontal tissues and their counterparts around endosseous implants. *Clin Oral Implants Res*. 1991;2:81–90.
14. Pietrokovski J, Ruth S, Arensburg B, Kaffe I. Morphologic characteristics of bony edentulous jaws. *J Prosthodontics*. 2007;16(2):141–147.
15. Nishimura I, Hosokawa R, Atwood DA. The knife-edge tendency in mandibular residual ridges in women. *J Prosthetic Dentistry*. 1992;67(6):820–826.
16. Felice P, Checchi V, Pistilli R, Scarano A, Pellegrino G, Esposito M. Bone augmentation versus 5-mm dental implants in posterior atrophic jaws. Four-month post-loading results from a randomized controlled clinical trial. *Eur J Oral Implantol*. 2009;2:267–281.
17. Simion M, Jovanovic SA, Tinti C, Benfenati SP. Long-term evaluation of osseointegrated implants inserted at the time or after vertical ridge augmentation. A retrospective study on 123 implants with 1–5 year follow-up. *Clin Oral Implants Res*. 2001;12:35–45.
18. Simion M, Dahlin C, Rocchietta I, Stavropoulos A, Sanchez R, Karring T. Vertical ridge augmentation with guided bone regeneration in association with dental implants: an experimental study in dogs. *Clin Oral Implants Res*. 2007;18:86–94.
19. Rocchietta I, Fontana F, Simion M. Clinical outcomes of vertical bone augmentation to enable dental implant placement: a systematic review. *J Clin Periodontol*. 2008;35(suppl):203–215.
20. Amine M, Guelzim Y, Benfaida S, Bennani A, Andoh A. Short implants (5–8 mm) vs. long implants in augmented bone and their impact on peri-implant bone in maxilla and/or mandible: systematic review. *J Stomatol, Oral Maxillofacial Surg*. 2018.
21. Thoma DS, Cha JK, Jung UW. Treatment concepts for the posterior maxilla and mandible: short implants versus long implants in augmented bone. *J Periodontal Implant Sci*. 2017;47(1):2–12.
22. Gates GN, Nicholls JI. Evaluation of mandibular arch width change. *J Prosthet Dent*. 1981;46:385.
23. Grant AA. Some aspects of mandibular movement: acceleration and horizontal distortion. *Ann Acad Med Singap*. 1986;15:305.
24. Gates GN, Nicholls JI. Evaluation of mandibular arch width change. *J Prosthet Dent*. 1981;46:385.

25. Meijer HJA, Starmans FJM, Steen WHA, et al. A comparison of three finite element models of an edentulous mandible provided with implants. *J Oral Rehab*. 1993;20:147.
26. Gregory M, Murphy WM, Scott J, et al. A clinical study of the Branmark dental implant system. *Br Dent J*. 1995;168:18.
27. Hylander WL. The human mandible: lever or link? *Am J Phys Anthropol*. 1975;43:227–242.
28. Osborne J, Tomlin HR. Medial convergence of the mandible. *Br Dent J*. 1964;117:112–114.
29. De Marco TJ, Paine S. Mandibular dimensional change. *J Prosthet Dent*. 1974;31:482–485.
30. Hylander WL. Mandibular function in Galago crassicaudatus and macaca fascicularis: an in vivo approach to stress analysis of the mandible. *J Morphol*. 1979;159:253–296.
31. Abdel-Latif HH, Hobkirk JA, Kelleway JP. Functional mandibular deformation in edentulous subjects treated with dental implants. *Int J Prosthodont (IJP)*. 2000;13:513–519.
32. Parnia F, Fard EM, Mahboub F, Hafezeqoran A, Gavgani FE. Tomographic volume evaluation of submandibular fossa in patients requiring dental implants. *Oral Surg Oral Med Oral Pathol Oral Radiol Endod*. 2010;109:e32–e36.
33. Nickenig HJ, Wichmann M, Eitner S, Zöller JE. Matthias Kreppel. Lingual concavities in the mandible: a morphological study using cross-sectional analysis determined by CBCT. *J Cranio-Maxillofacial Surg*. 2015;43(2):254–259.
34. Chan HL., Brooks SL, et al. Cross-sectional analysis of the mandibular lingual concavity using cone beam computed tomography. *Clinical Oral Implants Res*. 2011;22(2):201–206.
35. Chan HL, Brooks SL, Fu JH, Yeh CY, Rudek I, Wang HL. Cross-sectional analysis of the mandibular lingual concavity using cone beam computed tomography. *Clin Oral Implants Res*. 2011;22:201–206.
36. Leong DJ, Chan HL, Yeh CY, Takarakis N, Fu JH, Wang HL. Risk of lingual plate perforation during implant placement in the posterior mandible: a human cadaver study. *Implant Dent*. 2011;20:360–363.
37. de Souza, Azevedo L, et al. Assessment of mandibular posterior regional landmarks using cone-beam computed tomography in dental implant surgery. *Ann Anat*. 2016;205:53–59.
38. Behnia H, Kheradvar A, Shahrokhi M. An anatomic study of the lingual nerve in the third molar region. *J Oral Maxillofacial Surg*. 2000;58(6):649–651.
39. Pogrel MA, Goldman KE. Lingual flap retraction for third molar removal. *J Oral Maxillofacial Surg*. 2004;62(9):1125–1130.
40. Yosue T, Brooks SL. The appearance of mental foramina on panoramic and periapical radiographs. II. Experimental evaluation. *Oral Surg Oral Med Oral Pathol*. 1989;68:488–492.
41. Schropp L, Wenzel A, Kostopoulos L. Impact of conventional tomography on prediction of the appropriate implant size. *Oral Surg Oral Med Oral Pathol Oral Radiol Endod*. 2001;92:458–463.
42. Yilmaz Z, et al. A survey of the opinion and experience of UK dentists: Part 1: the incidence and cause of iatrogenic trigeminal nerve injuries related to dental implant surgery. *Implant Dent*. 2016;25(5):638–645.
43. Pinchi V, et al. Analysis of professional malpractice claims in implant dentistry in Italy from insurance company technical reports, 2006 to 2010. *Int J Oral Maxillofac Implants*. 2014;29:1177–1184.
44. Ylikontiola L. Comparison of three radiographic methods used to locate the mandibular canal in the buccolingual direction before bilateral sagittal split osteotomy. *Oral Surg Oral Med Oral Pathol Oral Radiol Endod*. 2002;93:736–742.
45. Fortin T, Bosson JL, Coudert JL, Isidori M. Reliability of preoperative planning of an image-guided system for oral implant placement based on 3-dimensional images: an in vivo study. *Int J Oral Maxillofac Implants*. 2003;18:886–893.
46. Nickenig HJ, et al. Evaluation of the difference in accuracy between implant placement by virtual planning data and surgical guide templates versus the conventional free-hand method—a combined in vivo–in vitro technique using cone-beam CT (Part II). *J Cranio-Maxillofacial Surg*. 2010;38(7):488–493.
47. Anderson LC, Kosinski TF. A review of the intraosseous course of the nerves of the mandible. *J Oral Implantol*. 1991;17:394–403.
48. Narayana K, Vasudha S. Intraosseous course of the inferior alveolar (dental) nerve and its relative position in the mandible. *Indian J Dent Res*. 2004;15:99–102.
49. Carter RB, Keen EN. The intramandibular course of the inferior dental nerve. *J Anat*. 1971;108(Pt 3):433–440.
50. Simonton JD. Age- and gender-related differences in the position of the inferior alveolar nerve by using cone beam computed tomography. *J Endod*. 2009;35:944–949.
51. Juodzbalys G, Wang HL, Sabalys G. Anatomy of mandibular vital structures. Part I: mandibular canal and inferior alveolar neurovascular bundle in relation with dental implantology. *J Oral Maxillofacial Research*. 2010;1(1).
52. Heasman PA. Variation in the position of the inferior dental canal and its significance to restorative dentistry. *J Dentistry*. 1988;16(1):36–39.
53. Kim ST, Hu KS, Song WC, et al. Location of the mandibular canal and the topography of its neurovascular structures. *J Craniofac Surg*. 2009;20:936–939.
54. Kim ST, Hu KS, et al. Location of the mandibular canal and the topography of its neurovascular structures. *J Craniofacial Surgery*. 2009;20(3):936–939.
55. Miller CS, Nummikoski PV, Barnett DA, Langlais RP. Cross-sectional tomography. A diagnostic technique for determining the buccolingual relationship of impacted mandibular third molars and the inferior alveolar neurovascular bundle. *Oral Surg Oral Med Oral Pathol*. 1990;70:791–797.
56. Narayana K, Vasudha S. Intraosseous course of the inferior alveolar (dental) nerve and its relative position in the mandible. *Indian J Dent Res*. 2004;15:99–102.
57. Mraiwa N, Jacobs R, Daniel van Steenberghe, Quirynen M. Clinical assessment and surgical implications of anatomic challenges in the anterior mandible. *Clini Implant Dentistry Related Res*. 2003;5(4):219–225.
58. Solar P, Ulm C, Frey G, Matejka M. A classification of the intraosseous paths of the mental nerve. *Int J Oral Maxillofacial Implants*. 1994;9(3).
59. Gershenson A, Nathan H, Luchansky E. Mental foramen and mental nerve: changes with age. *Acta Anat*. 1986;126(1):21–28.
60. Yosue T, Brooks SL. The appearance of mental foramina on panoramic and periapical radiographs. II. Experimental evaluation. *Oral Surg Oral Med Oral Pathol*. 1989;68:488–492.
61. Beshtawi KR. *The Accuracy of the Mental Foramen Position on Panoramic Radiographs and CBCT*; 2017.
62. Juodzbalys G, Wang HL, Sabalys G. Anatomy of mandibular vital structures. Part II: mandibular incisive canal, mental foramen and associated neurovascular bundles in relation to dental implantology. *J Oral Maxillofac Res*. 2010;1:e3.
63. Fishel D, Buchner A, Hershkowith A, Kaffe I. Roentgenologic study of the mental foramen. *Oral Surg Oral Med Oral Pathol*. 1976;41(5):682–686.
64. Wang TM, Shih C, Liu JC, Kuo KJ. A clinical and anatomical study of the location of the mental foramen in adult Chinese mandibles. *Acta Anat*. 1986;126(1):29–33.
65. Shankland 2nd WE. The position of the mental foramen in Asian Indians. *J Oral Implantol*. 1994;20(2):118–123.
66. al Jasser NM, Nwoku AL. Radiographic study of the mental foramen in a selected Saudi population. *Dentomaxillofac Radiol*. 1998;27(6):341–343.
67. Tsui BCH. Ultrasound imaging to localize foramina for superficial trigeminal nerve block. *Can J Anaesth*. 2009;56(9):704–706.
68. Shankland WE 2nd. The position of the mental foramen in Asian Indians. *J Oral Implantol*. 1994;20:118–123.
69. Haghanifar S, Rokouei M. Radiographic evaluation of the mental foramen in a selected Iranian population. *Indian J Dental Res*. 2009;20:150–152.
70. Apostolakis D, Brown JE. The anterior loop of the inferior alveolar nerve: prevalence, measurement of its length and a recommendation

71. Apostolakis D, Brown JE. The anterior loop of the inferior alveolar nerve: prevalence, measurement of its length and a recommendation for interforaminal implant installation based on cone beam CT imaging. *Clin Oral Implants Res*. 2012;23:1022–1030.
72. Mraiwa N, Jacobs R, Moerman P, Lambrichts I, Daniel van Steenberghe, Quirynen M. Presence and course of the incisive canal in the human mandibular interforaminal region: two-dimensional imaging versus anatomical observations. *Surg Radiol Anat*. 2003;25(5–6):416–423.
73. Mraiwa N, Jacobs R, Moerman P, et al. Presence and course of the incisive canal in the human mandibular interforaminal region: two-dimensional imaging versus anatomical observations. *Surg Radiol Anat*. 2003;25:416–423.
74. Misch CE, ed. *Contemporary Implant Dentistry*. St Louis: Mosby; 2008.
75. Lamas Pelayo J, Peñarrocha Diago M, Martí Bowen E, Peñarrocha Diago M. Intraoperative complications during oral implantology. *Med Oral Patol Oral Cir Buca*. 2008;13:E239–E243.
76. Khawaja N, Renton T. Case studies on implant removal influencing the resolution of inferior alveolar nerve injury. *Br Dent J*. 2009;206: 365–370.
77. Bagheri SC, Meyer RA. Management of mandibular nerve injuries from dental implants. *Atlas Oral Maxillofac Surg Clin North Am*. 2011;19:47–61.
78. Tehemar SH. Factors affecting heat generation during implant site preparation: a review of biologic observations and future considerations. *Int J Oral Maxillofac Implants*. 1999;14:127–136.
79. Mendes, Marcelo Breno Meneses, Carla Maria de Carvalho Leite Leal, Maria Cândida de Almeida Lopes Nunes. Anatomical relationship of lingual nerve to the region of mandibular third molar. *J Oral Maxillofacial Res*. 2013;4(4).
80. Hubbard JH. The quality of nerve regeneration. Factors independent of the most skillful repair. *Surg Clin North Am*. 1972;52(5): 1099–1105.
81. Van de Velde T, Glor F, De Bruyn H. A model study on flapless implant placement by clinicians with a different experience level in implant surgery. *Clin Oral Implants Res*. 2008;19:66–72.
82. Juodzbalys G, Wang HL, Sabalys G. Anatomy of mandibular vital structures. Part II: mandibular incisive canal, mental foramen and associated neurovascular bundles in relation with dental implantology. *J Oral Maxillofac Res*. 2010;1:e3.
83. Khawaja N, Renton T. Case studies on implant removal influencing the resolution of inferior alveolar nerve injury. *Br Dent J*. 2009;206:365–370.
84. Heller AA, Shankland II WE. Alternative to the inferior alveolar nerve block anesthesia when placing mandibular dental implants posterior to the mental foramen. *J Oral Implantol*. 2001;27: 127–133.
85. Etoz OA, Er N, Demirbas AE. Is supraperiosteal infiltration anesthesia safe enough to prevent inferior alveolar nerve during posterior mandibular implant surgery? *Med Oral Patol Oral Cir Bucal*. 2011;16(3):e386–e390.
86. de Oliveira-Santos C, Rubira-Bullen IR, Monteiro SA, et al. Neurovascular anatomical variations in the anterior palate observed on CBCT images. *Clin Oral Implants Res*. 2013;24:1044–1048.
87. Jensen O, Nock D. Inferior alveolar nerve repositioning in conjunction with placement of osseointegrated implants: a case report. *Oral Surg Oral Med Oral Pathol*. 1987;63:263–268.

31
Complicações com Implantes Dentais

RANDOLPH R. RESNIK

Na implantodontia atual, a maioria dos procedimentos é concluída livre de complicações. No entanto, complicações ocorrem e podem ter efeitos devastadores e duradouros para o paciente e para o clínico. Idealmente, o clínico deve ter forte entendimento dos princípios da cirurgia de instalação do implante e próteses, o que minimiza a possibilidade de complicações. No entanto, mesmo se o clínico seguir os protocolos mais rígidos e previsíveis, situações inesperadas podem ocorrer. Portanto, este capítulo fornece um resumo abrangente da etiologia, prevenção e manejo de possíveis complicações decorrentes do plano de tratamento, situações intraoperatórias, pós-operatórias e de manutenção.

Complicações intraoperatórias

Local de osteotomia inicial mal posicionado

Ao realizar a osteotomia inicial para um implante dental, a posição inicial do implante pode não ser colocada na posição ideal em alguns casos. A osteotomia pode precisar ser reposicionada para permitir a instalação ideal. O uso da broca Lindemann (ou seja, broca de corte lateral) é ideal para o reposicionamento de uma osteotomia, devido à sua capacidade de corte lateral. As brocas Lindemann permitem facilmente a eficiente mudança de posição com trauma mínimo para o osso.

Uma vez que a osteotomia inicial é preparada, ela é avaliada quanto à posição com um indicador de direção. Se ocorrer colocação não ideal, o local da osteotomia pode precisar ser "esticado" ou reposicionado para uma localização mais adequada.

Prevenção

Templates cirúrgicos ou dispositivos de posicionamento de implantes para um posicionamento ideal devem ser usados para evitar a colocação inadequada na osteotomia inicial. Um guia cirúrgico piloto (ou seja, guia que permite apenas a perfuração da primeira broca piloto) pode ser usado para o clínico obter a posição mesiodistal e vestibulolingual precisas do local da osteotomia. Isso é especialmente útil para diminuir a possibilidade de mau posicionamento para clínicos que estão no início de sua curva de aprendizagem.

Tratamento

O uso de brocas convencionais (sem corte lateral) é difícil para reposicionar horizontalmente um local de osteotomia devido à capacidade de corte das brocas. O uso de uma broca Lindemann, de corte lateral, permite o reposicionamento corrigido para um novo local. É imperativo que a nova posição da osteotomia seja aprofundada para que as brocas de corte de extremidade subsequentes não sejam reposicionadas de volta no local da osteotomia original.

No entanto, ao usar a broca Lindemann, utilize sempre grandes quantidades de solução salina, pois essa broca gerará uma quantidade significativa de trauma e calor ao osso[1] (Figura 31.1).

Deiscência vestibular após a instalação do implante

Após a instalação do implante, é comum haver deiscência da cortical na face vestibular do implante, geralmente na região da crista. Como o osso é reabsorvido da face vestibular para a lingual, em alguns casos após a instalação do implante, menos de 2,0 mm do osso vestibular está presente. Um mínimo de 2,0 mm de osso é recomendado para manter o tecido duro e mole ideal ao redor do implante. Se o implante puder cicatrizar com deiscência vestibular visível, o implante será mais suscetível à doença peri-implantar e aumentará a morbidade do implante.

Rebordos comprometidos (ou seja, Divisão B, C ou D) devem ser modificados para a obtenção de um osso Divisão A (p. ex., > 7 mm de largura e > 10 mm de altura óssea) antes do início da osteotomia. Isso pode ser realizado por osteoplastia ou aumento ósseo lateral. Após a instalação do implante, um mínimo de 2,0 mm de osso vestibular deve estar presente sobre o implante ou a área vestibular comprometida deve receber enxerto.

Tratamento

Após a instalação do implante, se houver menos de 2,0 mm de osso na face vestibular do rebordo, o local pode receber enxerto com osso autógeno (idealmente). O osso autógeno é mais facilmente obtido a partir de fragmentos ósseos recolhidos nas estrias das brocas cirúrgicas durante o preparo da osteotomia. A consistência desse osso permite fácil tamponamento e o enxerto terá menos chance de migrar. O osso autógeno deve ser vermelho ou branco, pois isso significa osso vivo e viável. Se os fragmentos ósseos forem pretos ou marrons, o osso deve ser descartado, pois é mais provável que seja necrótico. O osso do aloenxerto não é o osso ideal para enxertar nessa área, pois tende a migrar facilmente após a colocação e é uma despesa adicional (Figura 31.2).

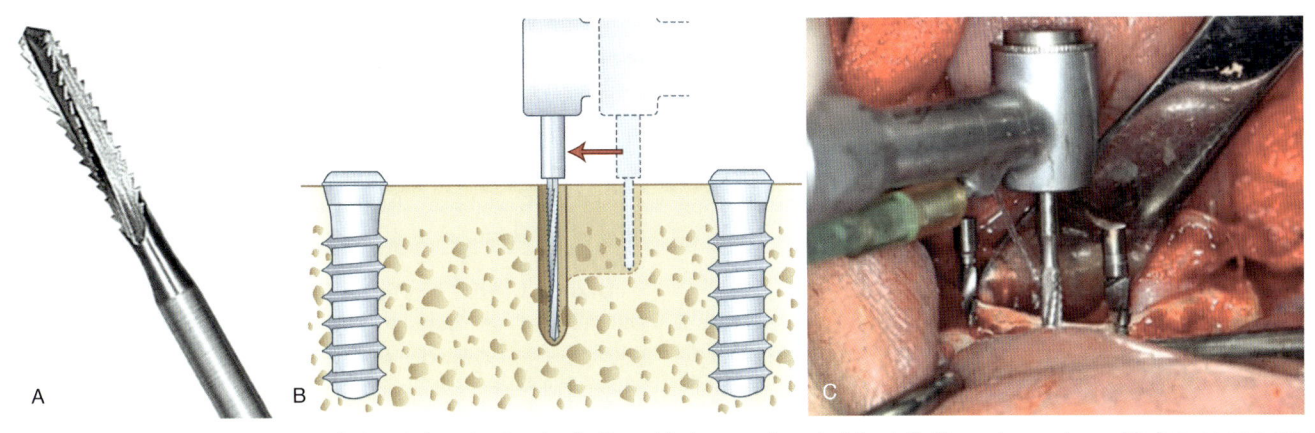

• **Figura 31.1 Reposicionamento do local da osteotomia. A.** Broca Lindemann de corte lateral. **B.** O uso de uma broca Lindemann para reposicionar a osteotomia deve sempre aprofundar o novo local da osteotomia, pois isso evitará que as brocas subsequentes caiam no local original. **C.** Imagem clínica de reposicionamento da osteotomia mais distal.

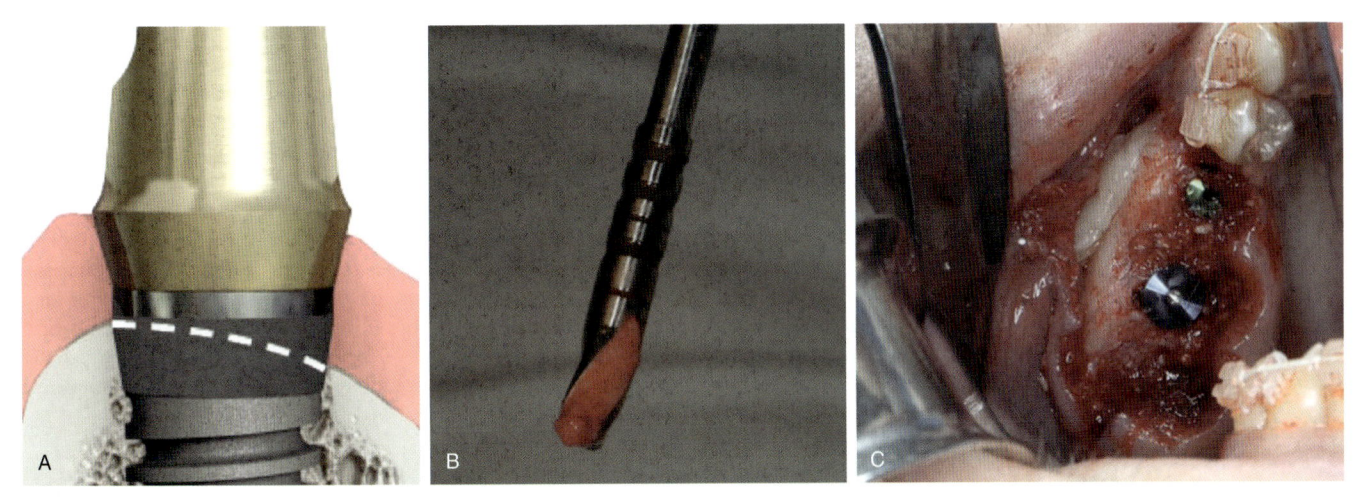

• **Figura 31.2 Deiscência vestibular. A.** O osso da crista está ausente após a instalação do implante, o que geralmente ocorre por causa das discrepâncias de altura da crista vestibular e lingual. **B.** Fragmentos de osso autógeno dentro das estrias da broca. **C.** Enxerto após a instalação do implante.

Perda de placa vestibular (lâmina vestibular) ao instalar um implante

Ao instalar implantes em um osso que está comprometido em largura (ou seja, osso Divisão B), é comum fraturar ou perder a placa vestibular do osso de suporte. Isso leva a um comprometimento na cicatrização do implante e na longevidade do implante e da prótese definitiva.

Prevenção

A largura do osso idealmente deve exceder 7 mm para a instalação de um implante de 4,0 mm de diâmetro. Quando existe essa largura de osso, o trauma da osteotomia ou a instalação do implante pode fraturar ou "estourar" a placa vestibular. Isso é mais provável que seja o resultado da placa vestibular mais fina do que a placa lingual, o que culmina na placa vestibular mais frágil e suscetível à fratura (Figura 31.3).

O osso disponível antes da instalação do implante deve ser avaliado por meio de um exame de tomografia computadorizada de feixe cônico (TCFC). Se não houver largura ideal, é indicado o desenvolvimento do local, incluindo enxerto, para a obtenção de um osso Divisão A. O preparo da osteotomia deve ser em um plano e os cuidados devem ser exercidos para não se desviar da angulação original. Se o osso presente for da Divisão B, recomenda-se aumento da crista para se alcançar um rebordo da Divisão A antes da instalação do implante.

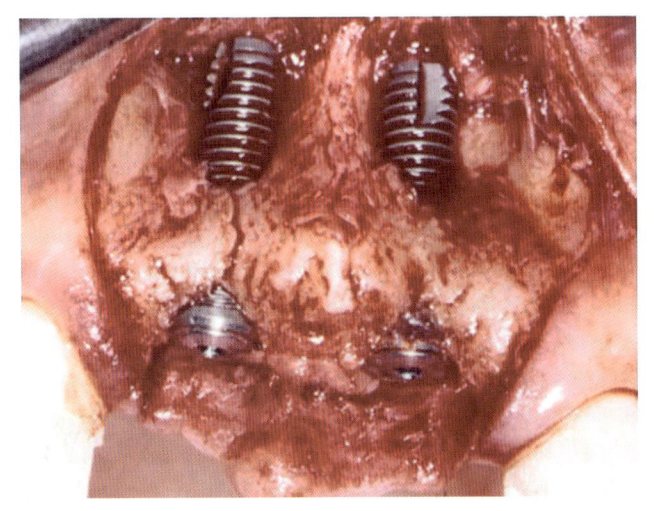

• **Figura 31.3** Instalação do implante com perda parcial da lâmina vestibular. Observe as fraturas presentes no osso hospedeiro.

Tratamento

Após a instalação do implante, se houver fratura ou perda da placa vestibular, o tratamento dependerá da extensão da perda.

Perda de toda a lâmina vestibular. Se toda a lâmina vestibular for perdida ou se houver mobilidade do implante, o tratamento ideal deve incluir a remoção do implante, seguido de enxerto no local. Após cicatrização suficiente, a instalação do implante pode ser concluída.

Lâmina vestibular parcial ainda intacta. Se não houver mobilidade do implante e a placa vestibular estiver parcialmente intacta, a área vestibular pode ser enxertada, de preferência com osso autógeno do local da osteotomia (p. ex., osso da broca cirúrgica).

Superaquecimento ósseo

Uma das complicações mais comuns que têm sido associadas a falha precoce do implante e perda óssea é o superaquecimento do osso durante o preparo da osteotomia. Geralmente é o resultado do preparo de osteotomia em osso denso com protocolo de osteotomia cirúrgica. O protocolo Misch de preparação para osteotomia foi desenvolvido para minimizar a geração de calor em ossos de densidade tipo D1 e D2. Foi demonstrado que o tecido ósseo é muito suscetível a lesões térmicas, com estudos demonstrando que o limite de temperatura é de 47°C para a sobrevivência do tecido quando a perfuração é mantida por mais de 60 segundos. Se a geração de calor for superior a esse limite, então a osseointegração pode ser comprometido, em virtude da necrose resultante das células ósseas circundantes.[2] Além disso, podem ocorrer hiperemia, fibrose, degeneração osteocítica e aumento da atividade osteoclástica, levando a uma zona necrótica ao redor do implante.[3]

Prevenção

Brocas intermediárias. Além do protocolo cirúrgico, múltiplas brocas intermediárias podem ser utilizadas no protocolo de perfuração (ver Capítulo 27). Uma diminuição no calor e no trauma gerado é observada quando são utilizados aumentos graduais no diâmetro da broca. Essa técnica reduz a quantidade de pressão e de calor transmitidos ao osso, especialmente na presença de osso denso e cortical espesso.

Quantidades abundantes de solução salina. Juntamente com a irrigação externa das brocas cirúrgicas, o aumento da irrigação pode ser obtido usando irrigação interna (através da broca cirúrgica) ou com irrigação suplementar por meio de uma seringa. Além disso, o uso de solução salina refrigerada permite a redução significativa na geração do calor.

Técnica oscilante. A técnica oscilante foi introduzida por Misch em 1988 para reduzir a quantidade de geração de calor. Quando a osteotomia está sendo preparada, pequenos incrementos de osso são removidos usando um movimento para cima e para baixo da broca. Isso permite o aumento da irrigação na osteotomia, junto com a remoção de fragmentos ósseos, o que diminui o calor de fricção.

Uso de brocas novas afiadas. Brocas usadas aumentam a geração de calor, causando a possibilidade de superaquecimento do osso. As brocas cirúrgicas devem ser substituídas aproximadamente a cada 20 a 30 ciclos de esterilização; no entanto, isso é altamente dependente do uso anterior.

Velocidade de perfuração. Sharawy et al.[4] demonstraram que a velocidade de perfuração em osso duro e denso (p. ex., ossos tipos D1 e D2) devem ser de aproximadamente 2.000 a 2.500 rpm. O preparo da osteotomia em velocidades mais altas, com brocas afiadas, produz menos risco de dano ósseo e uma quantidade menor de zona desvitalizada adjacente ao implante. Yeniyol et al.[5] demonstraram que a perfuração em velocidades muito lentas resulta em maior grau de fragmentação óssea. No entanto, em baixa densidade óssea, velocidades mais baixas (p. ex., ~1.000 rpm) podem ser usadas com pouca preocupação quanto ao superaquecimento ósseo.

Templates cirúrgicos. Os *templates* cirúrgicos muitas vezes resultam em superaquecimento ósseo devido à incapacidade da solução salina de entrar na osteotomia por causa do espaço mínimo entre os tubos guia no modelo e do tamanho da broca. Idealmente, o *template* deve ser modificado para abrir a porção vestibular do *template*, de modo que a irrigação suplementar possa ser utilizada (Figura 31.4).

Tratamento

Se ocorrer geração excessiva de calor conhecida durante a instalação do implante, idealmente o implante deve ser removido, o fenômeno acelerátorio regional (FAR) iniciado, e o local deve ser enxertado para uma futura instalação do implante. Se a largura do

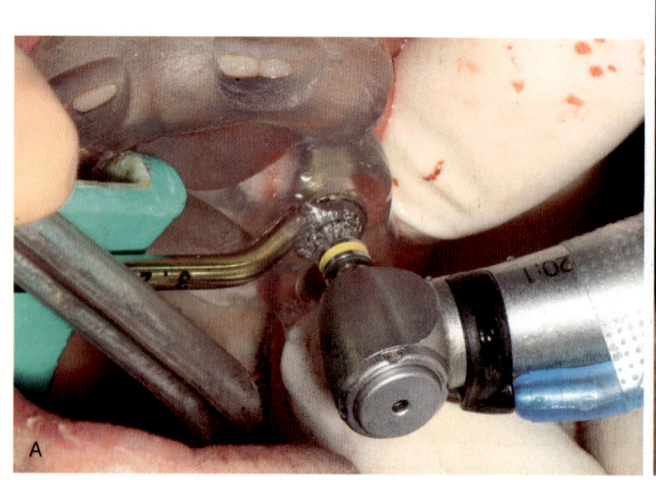

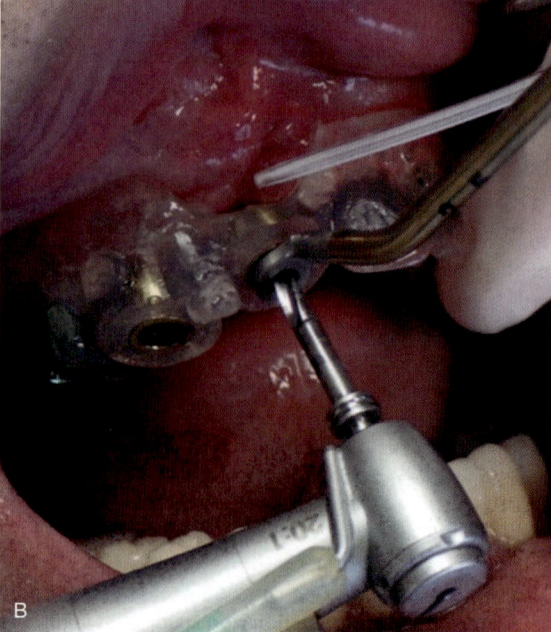

• **Figura 31.4** O superaquecimento do local da osteotomia ocorre frequentemente durante a utilização de um *template* cirúrgico. **A.** Com a maioria dos *templates* cirúrgicos, uma irrigação mínima entra no local da osteotomia. **B.** Idealmente, a irrigação suplementar pode ser usada para diminuir a geração de calor. Observe a modificação do *template* que permite a irrigação externa.

osso disponível for suficiente, recomenda-se a realização do FAR, e um implante mais largo pode ser instalado.

Necrose por pressão do implante

Ao instalar implantes no osso com componentes corticais espessos (ou seja, osso D1 e D2), pode ocorrer uma possível falha precoce do implante devido a necrose por pressão. Numerosos estudos têm demonstrado que a supercompressão da crista óssea é um fator que contribui para a doença peri-implantar e falha do implante.[6] Sugere-se que o rosqueamento excessivo do implante crie forças de compressão dentro da crista óssea em torno do implante. Isso pode prejudicar a microcirculação e levar à reabsorção óssea.

A necrose por pressão da instalação do implante pode aumentar a zona desvitalizada do osso ao redor do implante, ou mesmo causar um comprometimento neurossensorial a curto prazo quando o local do implante está nas proximidades do canal mandibular. Isso ocorre com mais frequência onde existe um componente cortical ósseo na região da crista (~osso D1-D2). Se não for utilizada uma broca para crista óssea ou etapas cirúrgicas para aliviar as tensões internas, o excesso de tensão será gerado na inserção do implante, o que levará à "necrose" ou a uma zona desvitalizada (Figura 31.5).

Prevenção

Torque. O implante não deve ser "apertado" na osteotomia com pressão de torque excessiva. Um valor de torque de 35 N-cm é considerado seguro com a maioria dos *designs*/projetos de implantes rosqueáveis. Se houver pressão excessiva, o implante deve ser desparafusado 3 a 4 mm e então reinserido.

Broca para crista óssea. Em virtude de na maioria dos implantes apresentarem uma plataforma mais larga que a crista óssea (diâmetro maior do colo do implante em comparação com o corpo do implante), pode ocorrer uma concentração maior de estresse na instalação em ossos do tipo D1 e D2. Para diminuir a pressão na crista, uma broca para crista óssea pode ser utilizada para minimizar o estresse no rebordo.

Uso de chave de inserção. Para diminuir o estresse na crista óssea, o implante pode ser inserido com uma catraca de mão até a profundidade, então ser desrosqueado 3 a 4 mm e, em seguida, reinserido na profundidade ideal. Desparafusando o implante de 3 a 4 mm, o osso tem tempo para "escoar"; em reinserção, terá menos força na região da crista.

Tratamento

É ideal que a espessura da crista óssea e o tipo de qualidade óssea sejam verificados antes do preparo da osteotomia para instalação do implante. Isso pode ser feito em um exame radiográfico de TCFC.

Se um grande componente cortical ósseo estiver presente e o implante foi instalado com excesso de pressão, o implante deve ser removido e a crista óssea modificada. O implante então deve ser reinserido com um torque de inserção inferior.

Lesão nos dentes adjacentes

Danificar os dentes naturais adjacentes durante a instalação do implante dental pode levar a efeitos adversos nas estruturas dentais adjacentes e pode resultar em falha do implante ou perda do dente adjacente. A lesão da estrutura radicular dos dentes adjacentes pode ser direta (ou seja, dano ao dente pela broca ou implante) ou indireta (ou seja, dano térmico no processo de osteotomia). O trauma direto pode resultar em perda óssea, perda do dente natural ou do implante, infecção, reabsorção interna ou externa, perda de vitalidade dentária ou falha protética.

O trauma nos dentes adjacentes pode ocorrer após a instalação do implante devido à má técnica cirúrgica, incluindo angulação inadequada, locais de implante com disponibilidade insuficiente de espaço ou de quantidade óssea, ou instalação de implantes com diâmetro incorreto. Raízes dilaceradas e inclinação excessiva dos dentes naturais na direção mesiodistal podem colidir com o espaço pretendido para instalação do implante e evitar o posicionamento ideal. Além disso, normalmente existem discrepâncias de espaço disponível entre o espaço coronal e o espaço apical. Estudos com mini-implantes ortodônticos instalados em contato com dentes (< 1 mm) causam reabsorção radicular. No entanto, se o implante for removido em tempo hábil, o reparo do cemento pode ocorrer.[7]

Prevenção

A localização dos dentes adjacentes no local da instalação do implante deve ser avaliada antes da instalação propriamente dita. Isso é determinado com mais precisão pela avaliação de imagens de TCFC, geralmente no plano axial. O espaçamento preciso é facilmente determinado medindo a distância interdental. A angulação deve sempre ser avaliada após a osteotomia inicial com um indicador de direção (ou seja, radiografia com pino guia de diâmetro e comprimento estabelecido na osteotomia) para avaliar o posicionamento e a angulação adequados. Os *templates* cirúrgicos da TCFC podem ser usados para evitar danificar as superfícies das raízes adjacentes. Idealmente, é recomendado um mínimo de 1,5 mm de espaço entre o implante e a superfície da raiz.

Tratamento

Pré-operatório. Se após a instalação do implante dentário, parecer que o implante está muito próximo (< 1,5 mm) do ligamento periodontal ou da estrutura dentária, idealmente deve-se remover e reposicionar. Se o implante for removido e outro for inserido, deve-se ter cuidado para verificar a estabilidade primária adequada. Se essa estabilidade primária não for obtida, então pode ser inserido um implante com maior diâmetro ou comprimento. Se isso não for viável, então o local da osteotomia deve ser enxertado e a colocação do implante, postergada.

Pós-operatório/pós-cicatrização. Se o implante foi anteriormente instalado e está assintomático e sem invadir ligamento

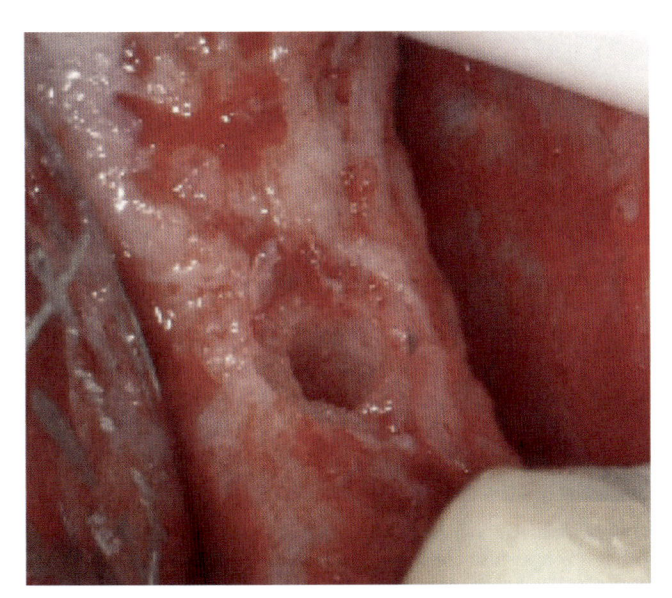

• **Figura 31.5** Superaquecimento do osso devido ao protocolo de perfuração cirúrgica inadequado; observe a ausência de sangramento no local da osteotomia.

periodontal/estrutura do dente, deve ser realizado um monitoramento rigoroso regular, com testes de vitalidade dos dentes adjacentes. Se o dente adjacente está sensível a estimulação térmica ou percussão, o implante deve ser removido imediatamente (Figura 31.6).

Deglutição/aspiração de componentes do implante

Devido à natureza dos procedimentos de instalação do implante dental, pode ocorrer aspiração ou deglutição de componentes ou materiais odontológicos. A aspiração acidental de instrumentos odontológicos (brocas, fresas, indicadores de direção, limas endodônticas, coroas etc.) pode resultar em muitas complicações, incluindo situações de risco à vida. Por causa do pequeno tamanho dos pilares protéticos, parafusos, chaves e outros componentes do implante, existe um risco significativo para o implantodontista. Isso pode ocorrer durante qualquer procedimento com o implante dental, incluindo a fase cirúrgica e protética.

Geralmente, há duas possibilidades: o paciente pode engolir o objeto estranho para o estômago ou aspirar o objeto estranho para dentro os pulmões.

Deglutição: se o objeto for engolido, geralmente o paciente ficará assintomático. No entanto, dependendo da forma e do tamanho do objeto, pode ser necessário removê-lo devido à complicação por bloqueio do sistema gastrintestinal.

Aspiração: o objeto pode ser aspirado para os pulmões, ficando o paciente geralmente sintomático. Ele apresentará sinais de tosse, respiração ofegante, rouquidão, asfixia, estridor ou cianose. O paciente frequentemente se queixa de dor e desconforto.

Prevenção

Várias técnicas estão disponíveis para o implantodontista a fim de evitar aspiração ou deglutição de um objeto estranho. Não há nenhuma técnica que garanta que essa complicação seja evitada; no entanto, deve-se sempre ter extremo cuidado.

As técnicas para evitar deglutição ou aspiração incluem:
- Ligaduras de fio dental em todos os componentes do implante
- Uso de instrumentos protéticos especiais (p. ex., chave EasyReach; Salvin Dental)
- Uso de compressas para a garganta (gaze 4 × 4) ou telas faríngeas
- Uso de sucção de alto vácuo
- Uso de pinças hemostáticas curvas para recuperar objetos.

Tratamento

Quando ocorre a deglutição ou aspiração dos componentes do implante, o clínico deve agir de forma proativa para evitar complicações e questões médico-legais. Primeiro, se um instrumento for perdido na boca, o paciente deve ser instruído a não se sentar ereto, pois isso garantirá a deglutição ou aspiração do instrumento. O paciente deve virar para o lado e tentar "tossir" o instrumento para fora. Se o instrumento for perdido, os sintomas geralmente determinarão se ocorreu aspiração para os pulmões ou deglutição para o estômago. Se o instrumento for engolido, geralmente o paciente não apresentará sintomas. Se o paciente aspirar o instrumento, isso provavelmente será acompanhado de tosse, respiração ruidosa, dor e cianose. Isso pode ser fatal e deve ser tratado em conformidade como uma emergência médica. Em todas as situações de deglutição/aspiração, o paciente deve ser encaminhado imediatamente ao seu médico ou sala de emergência para uma radiografia de tórax. Se o instrumento foi aspirado, ele geralmente estará localizado no brônquio direito porque o brônquio principal direito tem um ângulo mais agudo do que o esquerdo. Geralmente utiliza-se uma broncoscopia para a remoção do instrumento sob anestesia geral (Figura 31.7).

Enfisema

Por causa da diferença do aparelho de fixação entre os implantes e os dentes, o ar expelido para a área sulcular ao redor dos implantes pode levar ao enfisema. O enfisema subcutâneo é uma condição em que o ar é introduzido nos espaços subcutâneos ou fasciais. As duas maneiras mais comuns de isso ocorrer é pelo uso de uma peça de mão acionada por ar ou uma seringa de ar-água na qual o ar é forçado para dentro da área sulcular. Os sintomas incluem inchaço que aumenta com o tempo, com uma sensação de "crepitação" de dor. A crepitação à palpação confirmará o diagnóstico de enfisema. O paciente geralmente fica apreensivo, com sensação de dificuldade para respirar. O enfisema subcutâneo pode

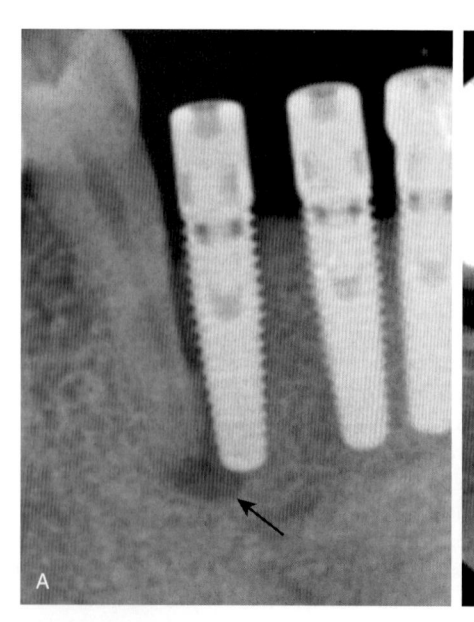

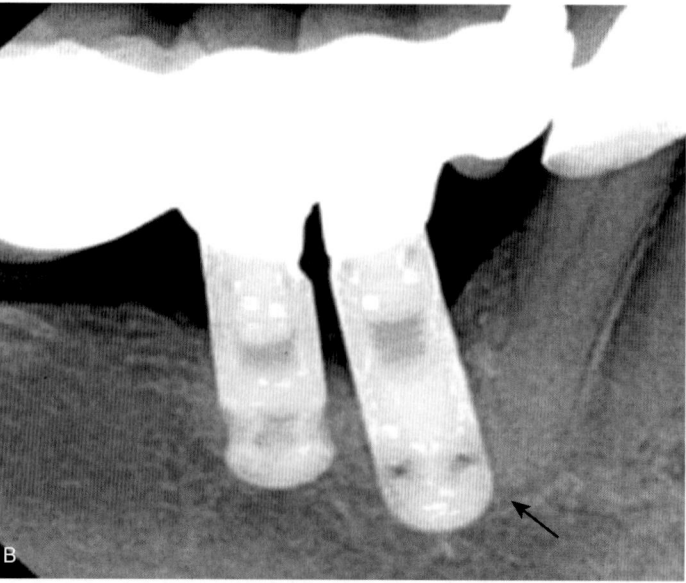

• **Figura 31.6 A.** Instalação do implante muito próximo à raiz do dente; o implante deve ser removido e reinserido em uma posição mais ideal. **B.** O implante que foi instalado há muitos anos deve ser monitorado de perto clínica e radiograficamente.

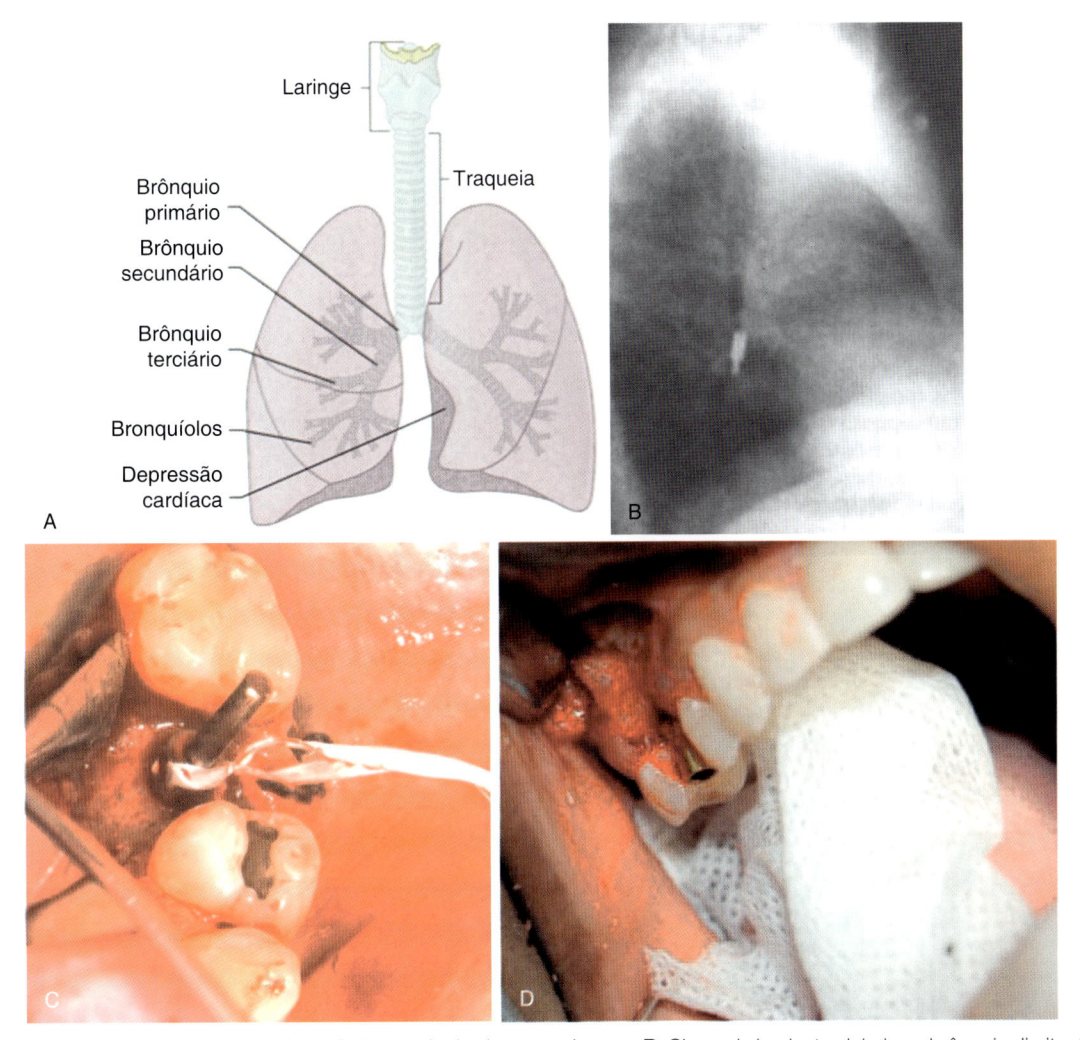

• **Figura 31.7 Aspiração de corpos estranhos. A.** Anatomia do sistema pulmonar. **B.** Chave do implante alojada no brônquio direito. **C.** O fio dental deve ser amarrado a todos os componentes do implante para minimizar risco de aspiração. **D.** Uso de gaze 4 × 4 na garganta; nunca utilizar gaze 2 × 2, pois o paciente pode engoli-la facilmente.

levar a muitos efeitos complicadores durante e após a cirurgia de instalação do implante dental. O reconhecimento precoce e o manejo dessa condição são cruciais para prevenir a progressão do problema. À medida que o ar se acumula subcutaneamente, a dissecção ocorre ao longo do tecido conjuntivo que se une aos planos musculares adjacentes. Através dos espaços fasciais, o ar da cavidade bucal pode se estender para o espaço do mediastino, onde pode se comunicar com os espaços parafaríngeo e retrofaríngeo, o que leva ao comprometimento das vias respiratórias. Do espaço retrofaríngeo, o ar pode seguir para o espaço pleural e pericárdio, o que poderia resultar em insuficiência cardíaca e pulmonar.

Prevenção

Ao instalar implantes, pilares modificados, ou executar remoção óssea ao redor de um corpo de implante, deve-se sempre utilizar uma peça de mão elétrica (ou seja, nunca use uma peça de mão movida a ar). Além disso, seringas de ar-água nunca devem ser usadas para colocar ar dentro da área sulcular paralela ao longo do eixo do implante.

Tratamento

Normalmente os sintomas surgem imediatamente; no entanto, já foram descritos casos, na literatura, em que ocorreram de minutos a horas após um procedimento. Pacientes com enfisema significativo devem ser monitorados de perto antes da alta, para observação da respiração ou de dificuldade cardíaca. O tratamento deve incluir terapia de suporte com calor e analgésicos. A antibioticoterapia deve sempre ser administrada, pois a infecção pode resultar em bactérias sendo induzidas nos espaços fasciais, resultando em celulite ou fascite necrosante. A resolução geralmente ocorre em 4 a 7 dias, com morbidade mínima. Em casos isolados, já foi relatada a necessidade de cirurgia exploratória, traqueostomia de emergência e colocação de drenos torácicos (Figura 31.8).[8]

Queimaduras com peças de mão (contra-ângulos) elétricas

Peças de mão elétricas, que são o tipo mais comum de peça de mão usado na implantodontia hoje, têm uma tendência a superaquecer, o que pode resultar em complicações significativas dos tecidos moles. Em 2007 e 2010, a Food and Drug Administration (FDA) dos EUA divulgou avisos aos profissionais de saúde sobre possíveis queimaduras graves relacionadas com peças de mão elétricas odontológicas. O FDA solicitou aos fabricantes que diminuíssem essas intercorrências por meio da modificação de *design*, alarmes de superaquecimento, rótulos de advertência e treinamento clínico para evitar o superaquecimento.

Como as peças de mão elétricas têm invólucros isolados, o clínico pode não estar ciente da extensão do calor gerado na peça de mão. Para agravar o problema, em virtude de o paciente estar

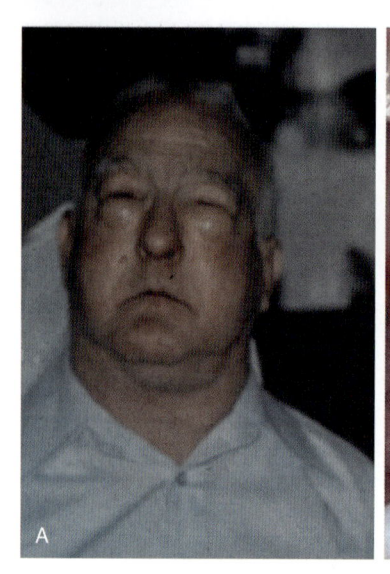

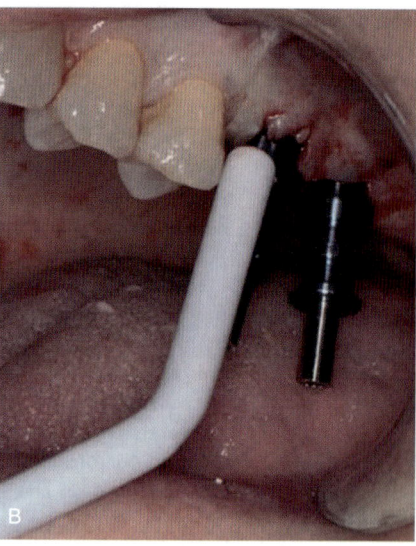

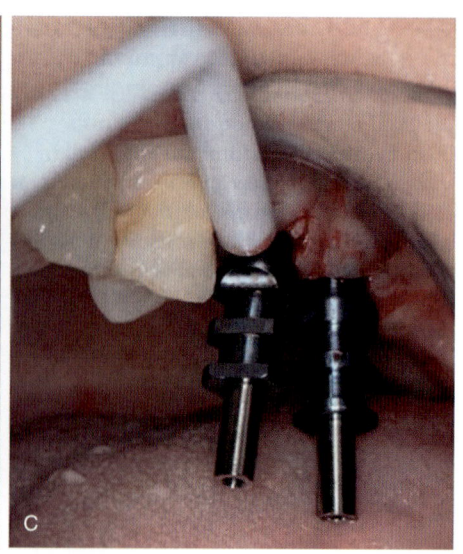

• **Figura 31.8 A.** Enfisema facial. **B.** As seringas de ar-água nunca devem ser direcionadas ao longo do eixo do implante. **C.** Posicionamento adequado da seringa ar-água, perpendicular ao eixo longo do implante dental.

anestesiado, ele não sentirá a lesão térmica. Foram relatadas lesões variando de queimaduras de primeiro a terceiro grau, podendo necessitar de cirurgia reconstrutora. Ao contrário das peças de mão convencionais movidas a ar, que diminuem a eficiência quando sobrecarregadas, as peças de mão elétricas mantêm sua maior eficiência, gerando assim maior quantidade de calor.

Prevenção

É crucial a conscientização para evitar essa complicação. O clínico deve estar ciente da possibilidade de superaquecimento da peça de mão, fazer pausas frequentes durante o tratamento e verificar continuamente se o motor do implante esquentou durante o tratamento. As peças de mão elétricas devem passar por manutenção de rotina, de acordo com as recomendações do fabricante. Normalmente, as peças de mão retas 1:1 têm incidência maior do que as peças de mão de redução 16:1 ou 20:1.

Tratamento

Se ocorrer queimadura, o tratamento irá variar dependendo da gravidade. Os tratamentos variam de pomadas sem prescrição médica a pomadas com indicação médica. Para queimaduras graves, são necessários antibióticos sistêmicos. Se a queimadura não penetrar na borda vermelha, a cicatrização geralmente resultará sem defeito.

Unidades de eletrocirurgia monopolar

As unidades eletrocirúrgicas monopolares são uma modalidade comum para tecido mole, usada na odontologia atual. No entanto, em implantodontia, quando essas unidades são usadas ao redor dos implantes dentais, podem surgir complicações significativas. O eletrocautério monopolar nunca deve ser usado próximo de um implante dental ou prótese sobre implante.

A eletrocirurgia é definida como a passagem controlada de formas de onda de alta frequência, ou correntes, com o objetivo de alterar o tecido mole circundante. A ação do eletrocautério monopolar é cortar o tecido por meio de uma faísca que avança com o paciente aterrado. Isso resulta em faíscas, propagação de correntes e danos térmicos nos tecidos devido à geração de calor.

Prevenção

Em implantodontia, unidades de eletrocirurgia monopolar são contraindicadas. Os eletrodos monopolares não devem entrar em contato com um implante ou poderá haver osteorradionecrose por choque elétrico e possível perda do implante. No entanto, unidades eletrocirúrgicas bipolares têm demonstrado eficácia ao redor de implantes dentais. O eletrocautério bipolar utiliza ressonância molecular com uma corrente senoidal que evita faíscas e danos térmicos. Esses tipos de unidades podem ser utilizadas continuamente ao redor dos implantes, pois produzem coagulação progressiva, em vez de uma única descarga de alto rendimento; portanto, não produzem faísca.[9]

Tratamento

O tratamento geralmente é de natureza paliativa, pois geralmente os dados da eletrocirurgia são irreversíveis por natureza (Figura 31.9).

Lesão da glândula salivar

A glândula sublingual pode ser lesionada quando um implante está mal posicionado na região posterior da mandíbula, o que pode causar a formação de uma rânula. Rânulas são definidas como o acúmulo de secreções salivares extravasadas que formam pseudocistos na região submandibular. Quando as rânulas se formam acima do músculo milo-hióideo, elas aparecem como um inchaço translúcido e azulado no espaço sublingual. Mais rânulas são visíveis em um exame clínico e são considerados "submersas" quando se estendem inferiormente do espaço sublingual para a área do colo. As rânulas geralmente não são fixas e raramente são dolorosas, a menos que estejam infectadas secundariamente. Em alguns casos, transformam-se em lesões maiores e podem comprometer as vias respiratórias.

A proximidade da glândula sublingual com a placa cortical lingual da mandíbula torna-a suscetível a lesões. O trauma geralmente ocorre por angulação inadequada durante a cirurgia de instalação do implante, que perfura o córtex lingual e causa danos à glândula sublingual. Além disso, a glândula pode ser ferida durante a reflexão e retração agressivas para se trabalhar na área sublingual.

Prevenção

Para evitar danos às glândulas salivares, um plano de tratamento pré-operatório ideal, uma adequada técnica cirúrgica, uma angulação adequada do implante e uma retração cuidadosa evitarão essas complicações.

Além disso, a anatomia da área sublingual deve ser compreendida. A glândula sublingual é posicionada adjacente ao córtex lingual e abaixo do músculo milo-hióideo.

O ducto submandibular é posicionado inferior e medial à glândula sublingual. O nervo lingual cruza o ducto submandibular de medial para lateral e, em seguida, cruza de volta na área do primeiro pré-molar, onde se ramifica na musculatura da língua.

Tratamento

O tratamento deve incluir o encaminhamento a um cirurgião bucomaxilofacial, o que geralmente envolve a remoção completa da glândula sublingual. Em alguns casos, nos quais as rânulas são muito pequenas e assintomáticas, não é necessária a indicação cirúrgica ou marsupialização para restabelecer a conexão com a cavidade oral (Figura 31.10).[10]

Complicações relacionadas a sangramento

Prevenção/tratamento de sangramento

O manejo ideal da hemorragia intraoperatória é a prevenção. Embora o clínico deva ser capaz de lidar com potenciais complicações hemorrágicas, o melhor curso de ação é evitar com a contribuição da adoção de medidas preventivas adequadas. É obrigatória uma avaliação pré-operatória do paciente, incluindo um histórico completo pré-operatório e consulta médica quando indicada. O clínico também deve estar familiarizado com o manejo de pacientes que recebem anticoagulantes e aqueles que apresentam condições de sangramento, devendo utilizar uma técnica cirúrgica intraoperatória meticulosa, e deve fornecer instruções pós-operatórias, cuidados e acompanhamento adequados. Os pacientes precisam ser instruídos sobre a importância do cumprimento da medicação prescrita e das instruções e cuidados pós-operatórios adequados.

Incisão/reflexão do tecido

O implantodontista deve planejar cuidadosamente a localização das incisões com relação à anatomia cirúrgica para manter a hemostasia e minimizar o sangramento. Idealmente, as incisões devem sempre ser feitas, quando possível, sobre o osso hospedeiro. Isso permitirá que seja aplicada pressão sobre o osso em caso de sangramento descontrolado. O projeto do retalho cirúrgico deve incorporar incisões de relaxantes de modo que a pressão excessiva e o alongamento sejam reduzidos para diminuir o possível rasgamento do tecido e trauma dos vasos sanguíneos.

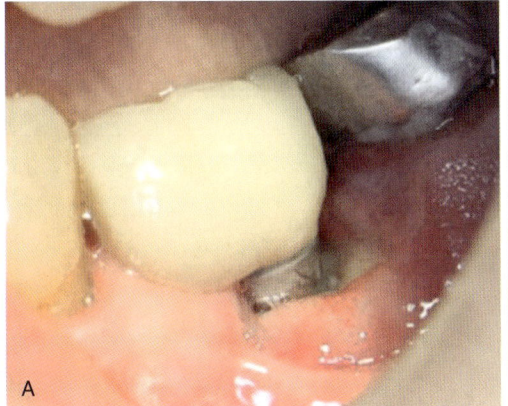

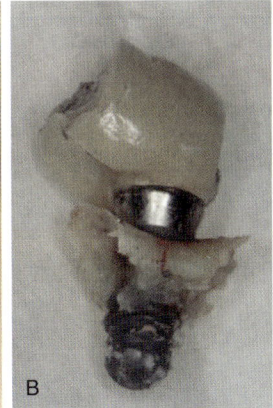

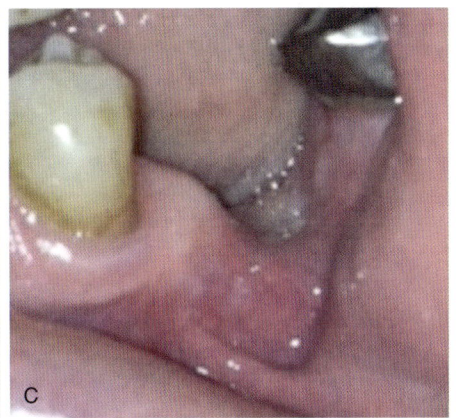

• **Figura 31.9 A.** Local do implante que foi tratado com uma unidade de eletrocirurgia. **B.** Perda do implante e necrose óssea. **C.** Grande defeito ósseo resultante.

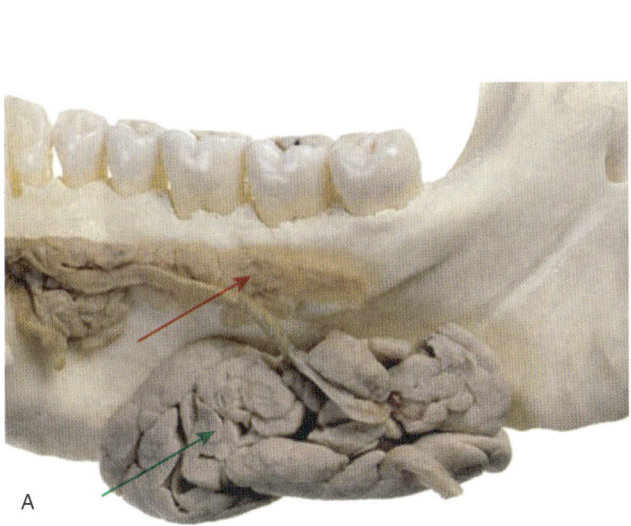

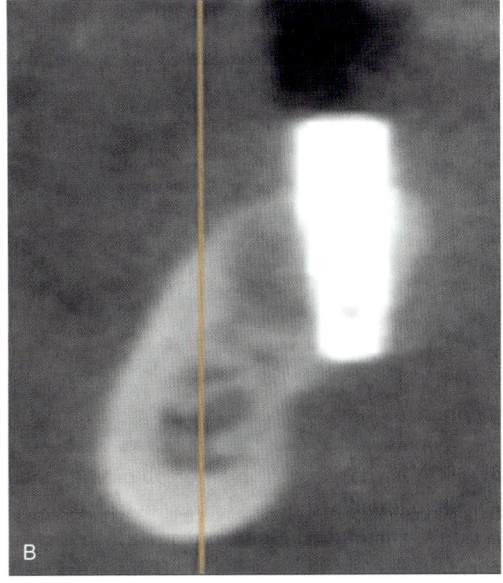

• **Figura 31.10 Danos às glândulas salivares. A.** Representação anatômica da glândula sublingual (*seta vermelha*) e da glândula submandibular (*seta verde*). **B.** A perfuração da cortical lingual pelo implante pode resultar em dano à glândula.

A reflexão e elevação da mucosa e periósteo devem ser cuidadosamente preenchidos com espessura total e reflexão atraumática. Os retalhos de espessura dividida devem ser evitados para minimizar os potenciais locais de sangramento. Áreas anatômicas contendo estruturas vitais, que podem ser altamente vascularizadas, devem ser cuidadosamente avaliadas e, se possível, evitadas (Figura 31.11).

Anatomia/variantes anatômicas

O planejamento estratégico de locais potenciais para instalação do implante é extremamente importante, com uma compreensão completa das estruturas anatômicas e variantes com o uso de TCFC. A ausência de distorção das imagens com a utilização da TCFC permite que o clínico planeje melhor os locais cirúrgicos, enquanto mantém zonas relativamente seguras de estruturas anatômicas.

Região anterior mandibular: vasos intraósseos

Canal vascular mediano. Por vezes, na região da linha média da mandíbula, pode haver sangramento abundante (p. ex., posição C, mesmo que não tenha ocorrido perfuração óssea). As artérias sublinguais bilaterais entram pelo forame lingual dentro da placa lingual abaixo dos tubérculos genianos na mandíbula. Como essa anastomose atravessa a região anterior da mandíbula, o canal é denominado *canal vascular mediano*. O sangramento nessa área pode ser significativo; no entanto, não está associado a nenhum tipo de déficit neurossensorial. A presença e o tamanho da anastomose sublingual e o canal vascular mediano são mais vistos em imagem transversal ou axial de uma TCFC. Se uma grande anastomose estiver presente, a posição da osteotomia planejada pode precisar ser modificada.

Manejo. Se ocorrer sangramento significativo após a osteotomia do implante na linha média, um indicador de direção ou broca cirúrgica pode ser colocada no local da osteotomia para aplicar pressão. Se a osteotomia for realizada, um implante também pode ser introduzido no local, que irá comprimir as paredes do osso, retardando assim o processo de sangramento (Figura 31.12). Na maioria dos casos, o sangramento intraósseo é mais fácil de controlar em comparação à hemorragia dos tecidos moles.

Artéria alveolar inferior. A artéria alveolar inferior é um ramo da artéria maxilar, um dos dois ramos terminais da carótida externa. Antes de entrar no forame mandibular, ramifica-se em artéria milo-hióidea. Na região do primeiro molar, divide-se em ramos mentoniano e incisivo. O ramo mentoniano sai do forame mentoniano e supre o queixo e a parte inferior do lábio, onde eventualmente anastomosará com o submentoniano e artéria labial inferior. A localização exata da artéria alveolar inferior é facilmente determinada por meio de uma avaliação de TCFC com vista panorâmica ou sagital.

Manejo. Normalmente, a artéria alveolar inferior está localizada superiormente ao nervo alveolar inferior dentro do canal mandibular. Perfurar ou instalar um implante no canal alveolar inferior pode predispor a um sangramento significativo. É possível controlar a hemorragia com a colocação de um implante ou direcionador curto. Uma zona de segurança de 2 mm entre o implante e o canal deve ser considerada. Se ocorrer sangramento, o acompanhamento pós-operatório é essencial, pois pode haver formação de hematoma dentro do canal, levando a um comprometimento neurossensorial. Essa condição deve ser monitorada, pois pode progredir para depressão respiratória por hematoma dissecante no assoalho da cavidade bucal (Figura 31.13).

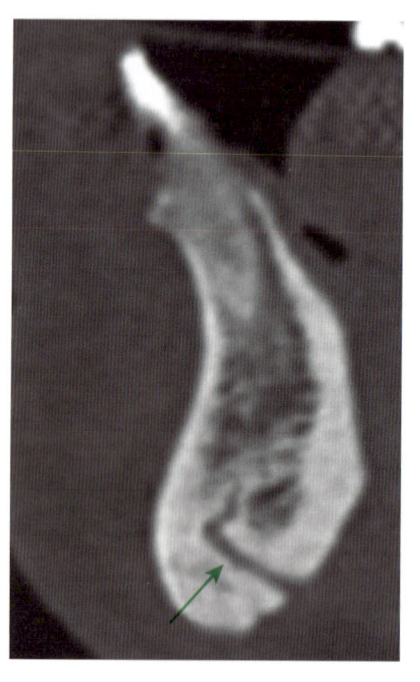

• **Figura 31.12 Canal vascular mediano.** Na linha média mandibular, o canal radiolúcido que abriga as anastomoses sublinguais direita e esquerda.

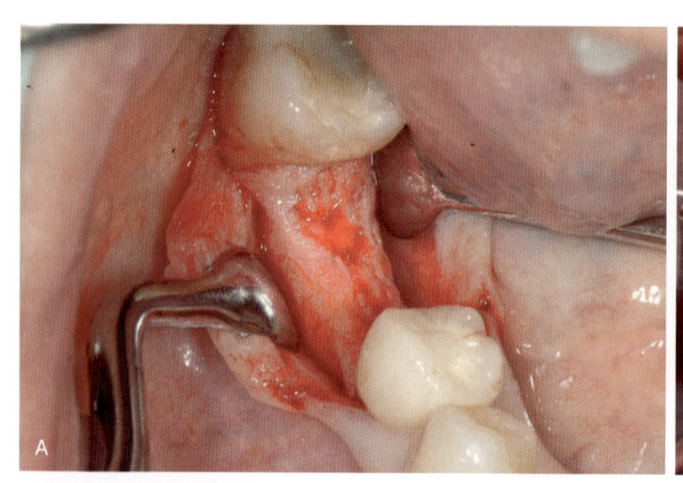

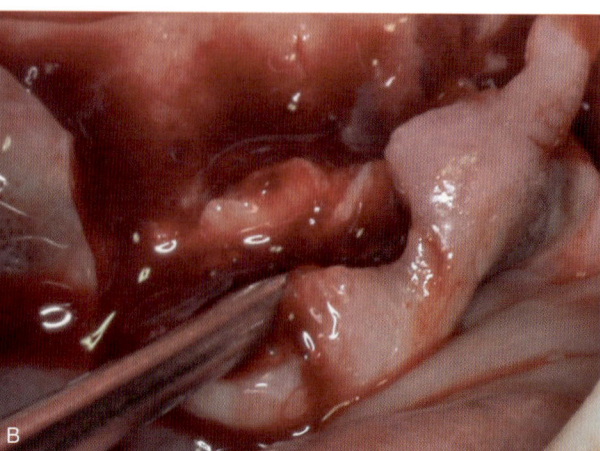

• **Figura 31.11 A.** O local ideal para a incisão e a reflexão de espessura total reduzirão o sangramento com reflexão atraumática do tecido. **B.** Retalho de espessura parcial, que resulta em aumento do sangramento e trauma tecidual.

Artéria incisiva. A artéria incisiva é o segundo ramo terminal da artéria alveolar inferior, que é um ramo da artéria maxilar. O ramo incisivo continua anteriormente após suprir a área do primeiro molar inferior, onde inerva os incisivos e anastomosa com a artéria incisiva contralateral. Em casos raros, o canal incisivo é grande, levando a maior sangramento durante o preparo da osteotomia ou procedimentos de enxerto ósseo.[11] A localização exata do canal incisivo é facilmente determinada por meio de uma avaliação de TCFC com vista panorâmica ou sagital.

Manejo. Podem ocorrer complicações de sangramento quando os implantes são instalados no canal incisivo mandibular, que contém a artéria incisiva. Se ocorrer sangramento durante a instalação do implante, um indicador de direção, broca cirúrgica ou implante pode ser colocado na osteotomia para aplicar pressão (Figura 31.14).

Região anterior mandibular: vasos extraósseos

A região anterior da mandíbula é geralmente conhecida como uma área segura para instalação de implante, mas em certas situações pode apresentar uma depressão significativa na porção lingual entre os forames. Foi relatada uma hemorragia com risco à vida quando uma broca perfurou a placa lingual da região sublingual da mandíbula e traumatizou a artéria sublingual ou submentoniana, especialmente na região de canino.[12,13]

Se a perfuração da placa cortical lingual estiver associada com sangramento arterial, é fundamental identificar sua origem e tratar de forma agressiva. A origem do sangramento no assoalho da região anterior da boca pode ser da artéria lingual, da artéria facial ou de um de seus ramos. A artéria submentoniana origina-se da artéria facial e percorre a borda inferior da mandíbula. A artéria sublingual, um ramo da artéria lingual, percorre a parte inferior da borda da mandíbula e termina na linha média. Uma perfuração nessa área pode levar ao sangramento, causando equimose em expansão (hematoma sublingual), comprometendo as vias respiratórias.

Artéria sublingual (artéria lingual). A artéria lingual é um ramo da artéria carótida externa entre a tireoide superior e artérias faciais. A artéria lingual segue medialmente para o maior corno do osso hioide e cruza inferior e facialmente ao redor o nervo hipoglosso. Em seguida, atravessa profundamente para o digástrico e músculos estilo-hióideos, e percorre entre os músculos hioglosso e genioglosso. Existem quatro ramos principais da artéria lingual: supra-hióidea, dorsal da língua, profunda da língua e sublingual.

De importância clínica para a implantologia oral é a artéria sublingual, que supre a glândula salivar sublingual, músculo milo-hióideo e músculos circundantes, e as membranas mucosas e gengiva da mandíbula. Um ramo distal percorre medialmente na parte anterior lingual da gengiva inferior e anastomosa com a artéria contralateral. Um ramo adicional se conecta com a artéria submentoniana sob o músculo milo-hióideo. A artéria lingual irá se anastomosar por toda a área da língua, com mais anastomoses ocorrendo anteriormente.[15]

Artéria submentoniana (artéria facial). O ramo mais importante da artéria facial associada à implantologia oral é o ramo submentoniano, que é o maior dos ramos da artéria facial. O ramo submentoniano sai da glândula submandibular e procede anteriormente na superfície do músculo milo-hióideo, apenas inferior ao corpo da mandíbula. O ramo submentoniano termina como uma anastomose com o ramo sublingual da artéria lingual e o ramo milo-hióideo da artéria alveolar inferior.[14]

Estudos têm demonstrado que o assoalho da cavidade bucal e a gengiva lingual são supridos aproximadamente em 53% pela artéria submentoniana e o restante pela artéria sublingual.[16] Uma perfuração da placa cortical lingual pode resultar em trauma à artéria submentoniana. O tratamento deve incluir o reposicionamento imediato do paciente para a posição vertical, seguida pela aplicação de pressão bimanual. Isso deve ser feito imediatamente, seguido pelo manejo das vias respiratórias e protocolo de emergência.

O sangramento da artéria submentoniana pode ser diminuído ao aplicar pressão com o dedo sobre a borda inferior da mandíbula. Estudos de ultrassonografia Doppler demonstraram que isso reduz o sangue arterial em 25 a 50% no nível da comissura oral, e em 33 a 50% na borda inferior das narinas.[17]

Prevenção. A avaliação clínica e radiográfica deve ser realizada para verificar a quantidade de osso disponível e a angulação óssea na região anterior da mandíbula. O comprimento dos implantes deve ser avaliado cuidadosamente porque a estabilização bicortical (que pode levar à perfuração da placa lingual) não é mais recomendada para o sucesso do implante. Isso é mais importante na posição de caninos inferiores, pois as artérias estão próximas à placa cortical lingual. Ademais, deve-se ter cuidado na elevação do retalho lingual e da manipulação do tecido lingual.

Significância clínica. O sangramento nos espaços sublinguais e submaxilares causará elevação da língua e do assoalho da boca. O sangramento nesses espaços prosseguirá para a obstrução das vias respiratórias porque a extensão anterior do

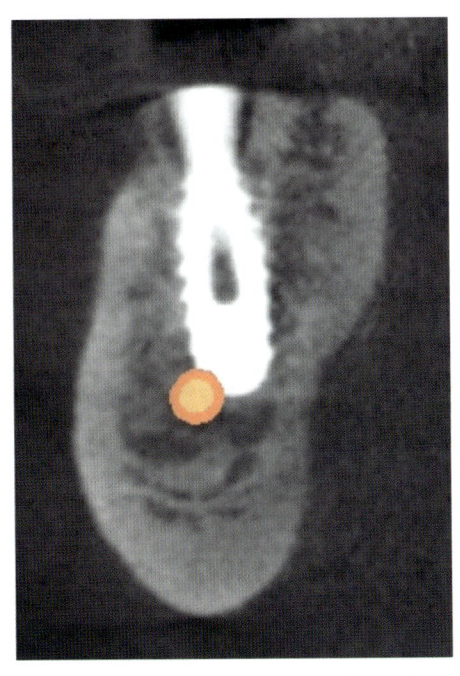

• **Figura 31.13** Instalação do implante no canal mandibular, que pode resultar em sangramento excessivo da artéria alveolar inferior.

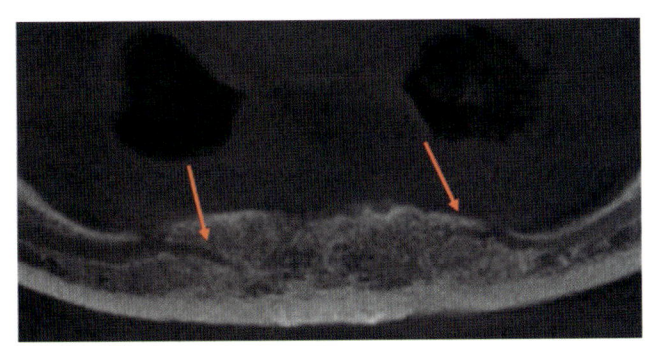

• **Figura 31.14** Vasos do canal incisivo. O canal incisivo é o canal radiolúcido que se estende anteriormente ao forame mentoniano e ao canal mandibular. Os implantes instalados nessa área podem causar aumento do sangramento.

hematoma é limitada pelas camadas superficiais da fáscia cervical.[18] Os sinais e sintomas de edema sublingual incluem elevação do assoalho da boca imediata ou retardada (até 4-8 horas após a cirurgia), protrusão da língua, sangramento intraoral profuso, dificuldade em engolir e depressão respiratória. O edema submandibular pode deslocar a traqueia para o lado contralateral e comprometer as vias respiratórias.[19] Além disso, hematomas pulsáteis (pseudoaneurismas) da artéria lingual podem resultar da lesão (Figura 31.15).[20]

Manejo. Deve ser aplicada uma pressão bimanual imediata para a área de sangramento se a localização puder ser determinada. Pode ser usada gaze 4 × 4 para aplicar a compressão bimanual por baixo do assoalho da boca (superfície lingual da mandíbula) e em uma direção para cima da área da pele submentoniana.

O paciente deve ser reposicionado para a posição vertical. Uma pinça Young pode ser usado para puxar a língua para fora, o que vai diminuir o sangramento. A obstrução das vias respiratórias deve ser uma preocupação vital, pois pode levar a uma situação de risco à vida. Caso haja sinais clínicos de obstrução das vias respiratórias (p. ex., dispneia, disfagia, sibilância, estridor, cianose), a intervenção de emergência deve ser convocada imediatamente. A ligadura do vaso sangrante é o tratamento ideal para controlar a hemorragia. Isso pode ser difícil em um ambiente de consultório devido à localização e ao acesso cirúrgico do vaso hemorrágico. Para obter o controle definitivo do sangramento da artéria sublingual, é indicada uma intervenção cirúrgica com ligadura seletiva dos ramos, junto com a embolização arterial por meio de angiografia intervencionista (Figura 31.16).[21]

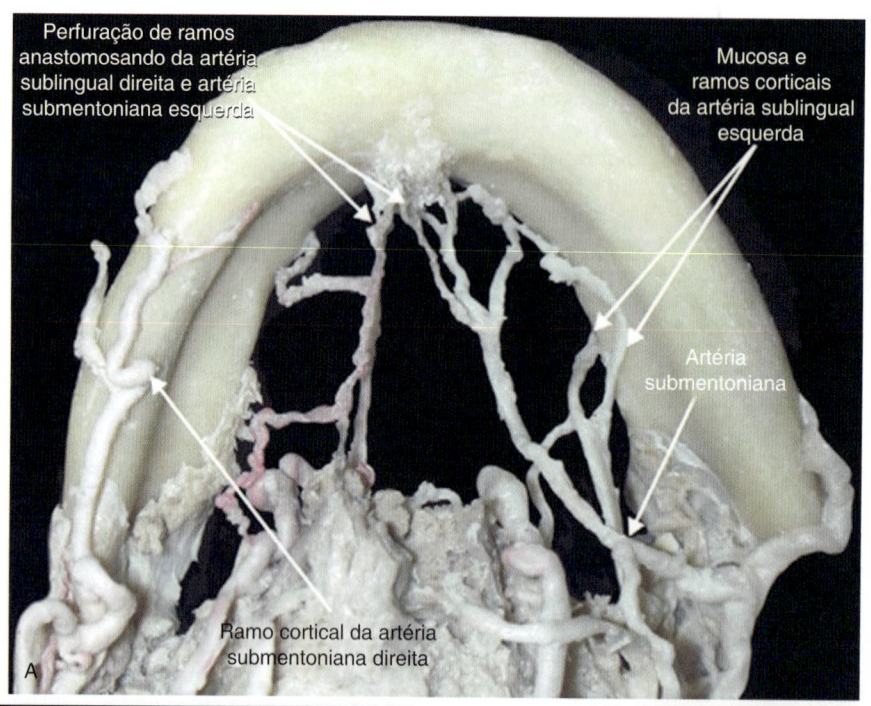

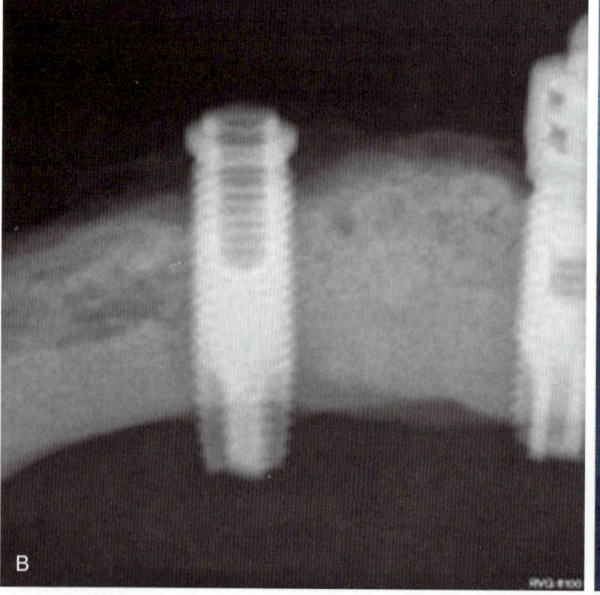

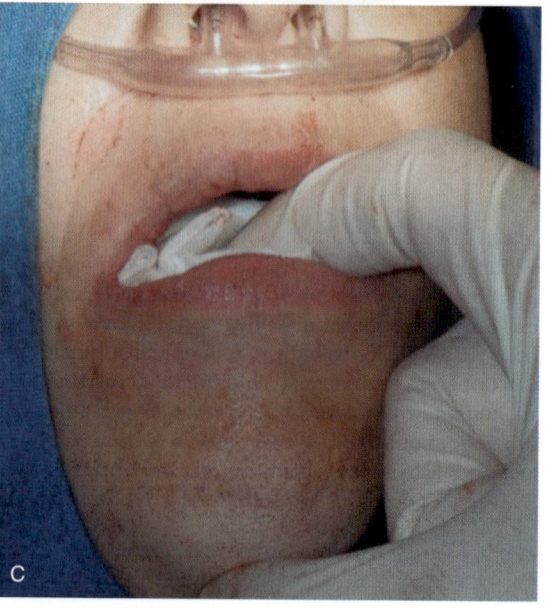

• **Figura 31.15 A.** Anatomia da artéria sublingual e submentoniana no assoalho da cavidade bucal. **B.** Placa lingual perfurada, que pode causar sangramento sublingual. **C.** Para diminuir o sangramento, pressão bimanual com gaze 4 × 4 na face lingual da mandíbula e pressão extraoral na borda inferior da mandíbula. (De Loukas M, Kinsella CR Jr, Kapos T, et al. Anatomical variation in arterial supply of the mandible with special regard to implant placement. Int J Oral Maxillofac Surg 37(4):367–371, 2008.)

CAPÍTULO 31 Complicações com Implantes Dentais

Região posterior mandibular: vasos extraósseos

Depressão posterior lingual. Na área posterior da mandíbula, uma depressão inferior lingual pode ser problemática e difícil de gerenciar. Nesta área, a perfuração da placa lingual pode ocorrer facilmente, causando episódios de sangramento, com origem de difícil localização. Situações de risco para a vida podem resultar de sangramento sublingual. A violação dessa área pode causar infecção ou constante irritação do implante exposto no tecido mole. Se a perfuração ocorrer acima do músculo milo-hióideo, pode haver dano ao nervo lingual e deficiência neurossensorial.

Prevenção. Deve ser realizado exame clínico para determinar se existe a depressão óssea. Isso pode ser confirmado com um exame TCFC transversal, cujas imagens são uma forma eficaz de observar as depressões linguais. De mais a mais, a angulação e o posicionamento devem ser verificados continuamente para evitar perfuração inadvertida. Estudos têm demonstrado que tais depressões linguais ocorrem em aproximadamente 66% da população, com extensão média de 2,4 mm.[22] Mensurações precisas devem ser realizadas para se evitar o preparo excessivo do local da osteotomia na região posterior da mandíbula.

A visualização precisa dessa área é mais fácil com um exame TCFC. A angulação da osteotomia deve sempre ser avaliada com cuidado, pois uma angulação inadequada pode levar a perfurações. Além disso, mandíbulas em ampulheta, que demonstraram taxa de incidência de aproximadamente 4%, devem ser sempre preocupantes, pois ocorrerá perfuração.[23]

Também, a palpação clínica da crista durante a osteotomia minimizará as perfurações e diminuirá as complicações. Durante

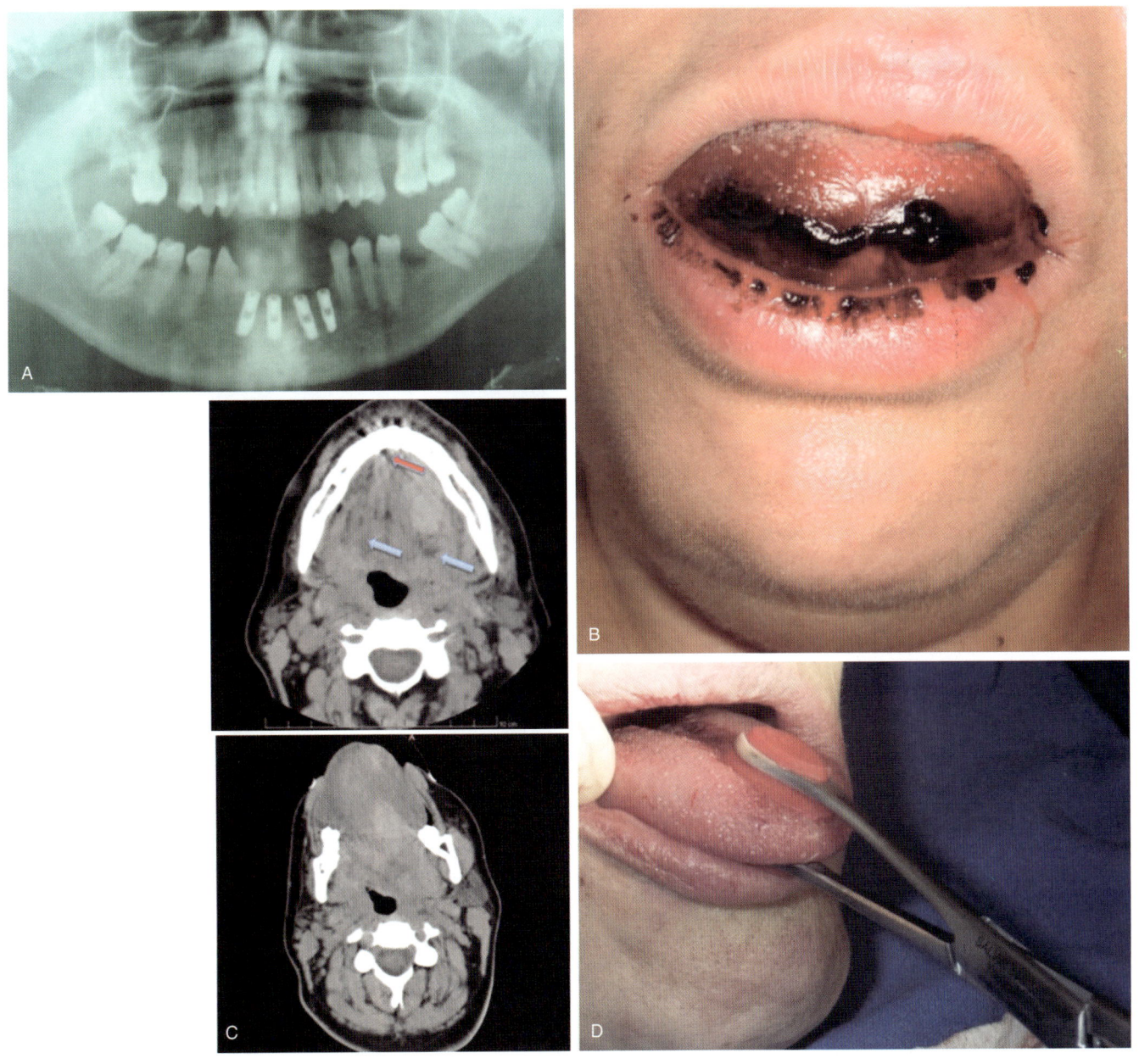

- **Figura 31.16 Hematoma sublingual A.** Quatro implantes instalados sem retalho na região anterior da mandíbula. **B.** Hematoma sublingual resultante do comprometimento das vias respiratórias. **C.** Imagens axiais de tomografia computadorizada demonstrando extensão do hematoma (*setas azuis*) com comprometimento das vias respiratórias. Observe a perfuração da placa cortical lingual (*seta vermelha*). **D.** Uma pinça Young pode ser usada para puxar a língua a fim de diminuir o sangramento e ajudar a manter a via respiratória até a chegada de assistência médica. (*De Limongelli L, Tempesta A, Crincoli V, et al. Massive lingual and sublingual haematoma following postextractive flapless implant placement in the anterior mandible. Case Rep Dent. 2015;2015:839098.*)

o preparo da osteotomia, o controle da peça de mão deve ser mantido para minimizar a perfuração inadvertida da placa lingual.

Manejo. Se houver sangramento sublingual posterior (artérias submentoniana ou sublingual), o paciente deve ser colocado em posição vertical e deve ser realizada pressão bimanual na área de sangramento. Se a via respiratória estiver comprometida, deve-se solicitar imediatamente assistência de emergência (Figura 31.17).

Artéria bucal. Um sítio doador muito utilizado para enxerto autógeno é a área do ramo lateral na região posterior da mandíbula. Quando se faz a incisão lateral na região retromolar, é comum que um vaso sanguíneo seja danificado, como a artéria bucal. A artéria bucal é um ramo da artéria maxilar e provavelmente causará um episódio significativo de sangramento. Essa artéria percorre obliquamente entre o pterigóideo interno e a inserção do temporal na superfície externa do bucinador.

Prevenção. Na maioria dos casos, é impossível evitar danos à artéria bucal. A incisão e a reflexão geralmente englobam a área de localização da artéria bucal. Ao realizar a cirurgia nessa área, uma pinça hemostática curva deve estar sempre disponível para acesso imediato para prender o vaso.

Manejo. Uma pinça hemostática Kelly curva deve ser usada para controlar o sangramento. Deve ser deixado no local por 3 a 5 minutos até a coagulação completa. Se o sangramento persistir, uma ligadura pode ser colocada com material de sutura Vicryl® (Figura 31.18).

Maxila: parede lateral/sangramento nasal

É raro observar sangramento significativo na elevação do seio para acesso lateral; no entanto, quando ocorre, tem potencial para ser problemático. Três vasos arteriais principais devem ser motivo de preocupação com o levantamento do seio em abordagem lateral. Por causa das anastomoses intraóssea e extraóssea que são formadas pelas artérias alveolares infraorbital e posterior superior, podem ocorrer complicações hemorrágicas intraoperatórias. Em alguns casos, esse sangramento pode ser significativo.

Anastomose extraóssea. As incisões de liberação vertical de tecido mole do retalho facial em uma maxila reabsorvida têm capacidade de cortar as anastomoses extraósseas durante o preparo da osteotomia da parede lateral para cirurgia de enxerto do seio. A anastomose extraóssea em média é localizada a 23 mm da crista do rebordo dentado; no entanto, na maxila reabsorvida, pode estar dentro de 10 mm da crista. Quando essa artéria é cortada, observa-se sangramento significativo. Esses vasos originam-se da artéria maxilar e não têm nenhum marco ósseo para comprimir o vaso. Incisões de liberação vertical na região de tecido mole devem ser mantidas a uma altura mínima, com reflexão delicada do periósteo. Os hemostáticos são geralmente difíceis de ser colocados no retalho vestibular para interromper o sangramento. Uma pressão significativa na borda posterior da maxila e a elevação da cabeça para reduzir a pressão sanguínea para os vasos geralmente retardam o sangramento. A elevação da cabeça pode reduzir o fluxo sanguíneo da mucosa nasal em 38%.[24]

Anastomose intraóssea. O componente vertical do acesso lateral para o enxerto de seio muitas vezes rompe as anastomoses intraósseas da artéria alveolar posterior e da artéria infraorbital que está em média a aproximadamente 15 a 20 mm da crista de um rebordo dentado. Métodos menos arriscados para limitar esse sangramento incluem a cauterização com o uso de uma peça de mão e broca diamantada sem água, eletrocauterização, ou pressão em um esponja cirúrgica, enquanto a cabeça está elevada. Em alguns casos, uma segunda janela é feita distal à fonte da área de sangramento para acesso a ligação (Figura 31.19).

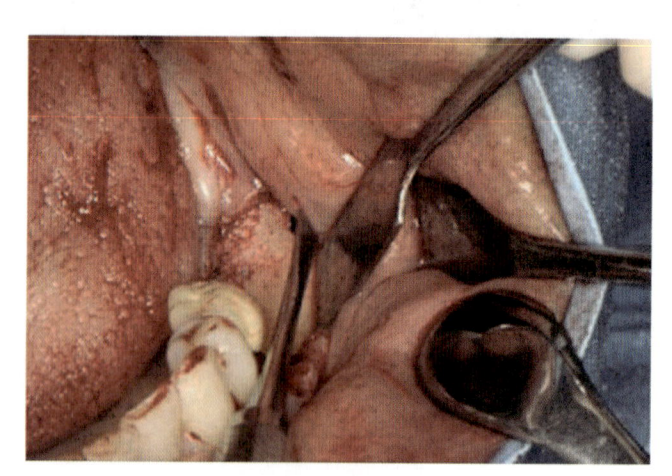

• **Figura 31.18 Artéria bucal.** A artéria bucal é frequentemente traumatizada ao fazer incisões na área retromolar.

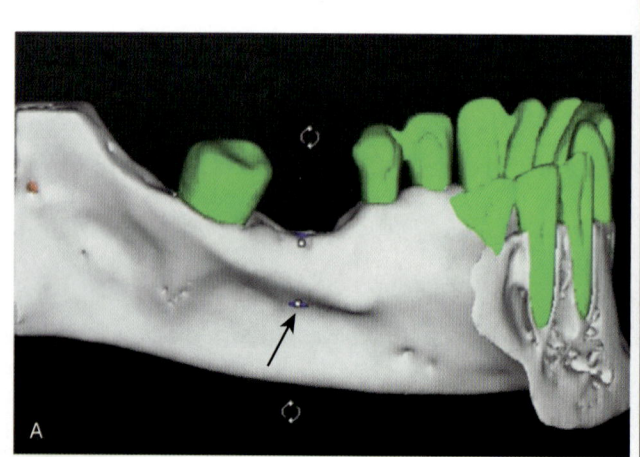

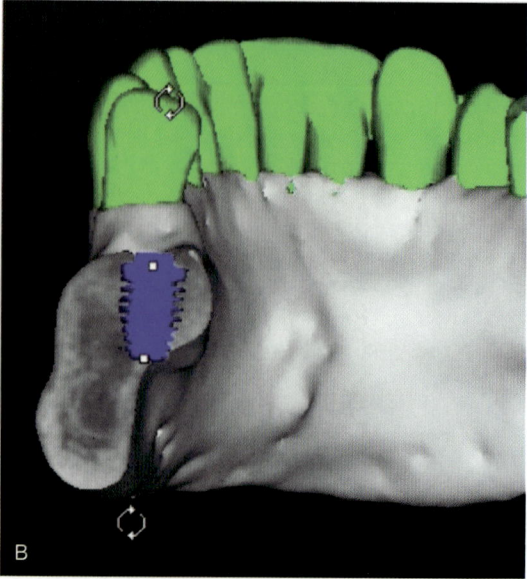

• **Figura 31.17 Depressão posterior inferior. A.** Imagem tridimensional demonstrando a depressão posterior. **B.** Quando há depressão, observa-se uma altura disponível limitada para a instalação do implante. Isso geralmente leva a problemas na proporção coroa/implante.

Artéria nasal lateral posterior. A terceira artéria com a qual os implantodontistas devem ter cuidado é a artéria nasal lateral posterior (Figura 31.20). Essa artéria é um ramo da artéria esfenopalatina, localizada dentro da parede medial do seio. À medida que percorre anteriormente, ele se anastomosa com ramos terminais da artéria facial e artérias etmoidais. Uma complicação significativa de sangramento pode surgir se esse vaso for cortado durante a elevação da membrana na parede medial.

Se houver sangramento excessivo enquanto a parede medial estiver elevada, o seio pode ser preenchido com agentes hemostáticos, seguido de grandes esponjas cirúrgicas de 4 × 4 polegadas e elevação da cabeça. Uma vez que o sangramento é interrompido, as esponjas são removidas, os materiais de enxerto em camadas podem ser inseridos e o procedimento, concluído.

A epistaxe (sangramento ativo do nariz) após a cirurgia de enxerto de seio é bastante comum. Isso pode ocorrer com ou sem a perfuração da membrana. Normalmente, a epistaxe é limitada às primeiras 24 horas após a cirurgia, e o paciente deve sempre ser avisado sobre essa potencial complicação.

Se o sangramento ocorrer pelo nariz, existem inúmeras técnicas para obter hemostasia. Colocando-se dentro das narinas um rolo de algodão revestido por vaselina com um fio dental amarrado em uma extremidade, é possível obstruir o sangramento nasal após a cirurgia. Após 5 minutos, o fio dental é puxado suavemente e o rolo de algodão, removido. A cabeça também é elevada e o gelo pode ser aplicado no nariz. Se o sangramento não puder ser controlado, deve-se acessar o local do enxerto e pode ser necessário que o cirurgião realize uma ligadura endoscópica pelo ONG (ouvido, nariz e garganta).

Se a parede orbital do seio for perfurada ou se houver abertura nas narinas por causa de algum evento anterior (ou seja, cirurgia de seio anterior), a curetagem do seio pode entrar nas narinas e iniciar o sangramento. As artérias envolvidas nesse local são compostas por ramos das artérias esfenopalatinas e paliativas descendentes, que são ramos da artéria maxilar interna. A metade posterior do corneto inferior tem uma rede venosa, o plexo Woodruff, que é altamente vascular. Um rolo de algodão com nitrato de prata ou lidocaína com epinefrina 1:50.000 também é eficaz na obtenção da hemostasia.

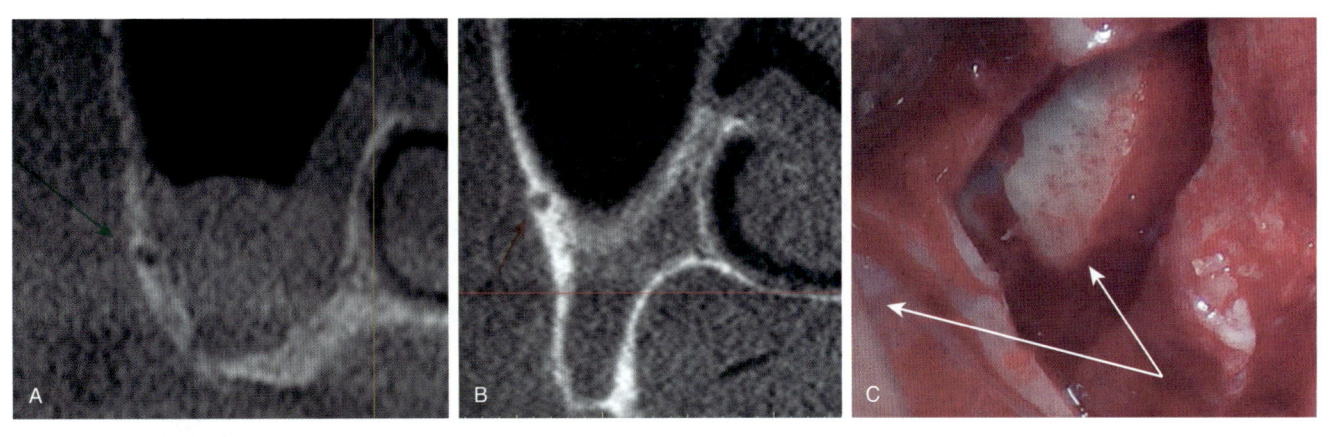

• **Figura 31.19 Anastomose intraóssea. A.** Imagem em corte transversal que mostra a incisura radiolúcida na parede lateral do seio. **B.** Incisura intraóssea (*seta vermelha*). **C.** Sangramento pulsátil de anastomose intraóssea (*setas brancas*).

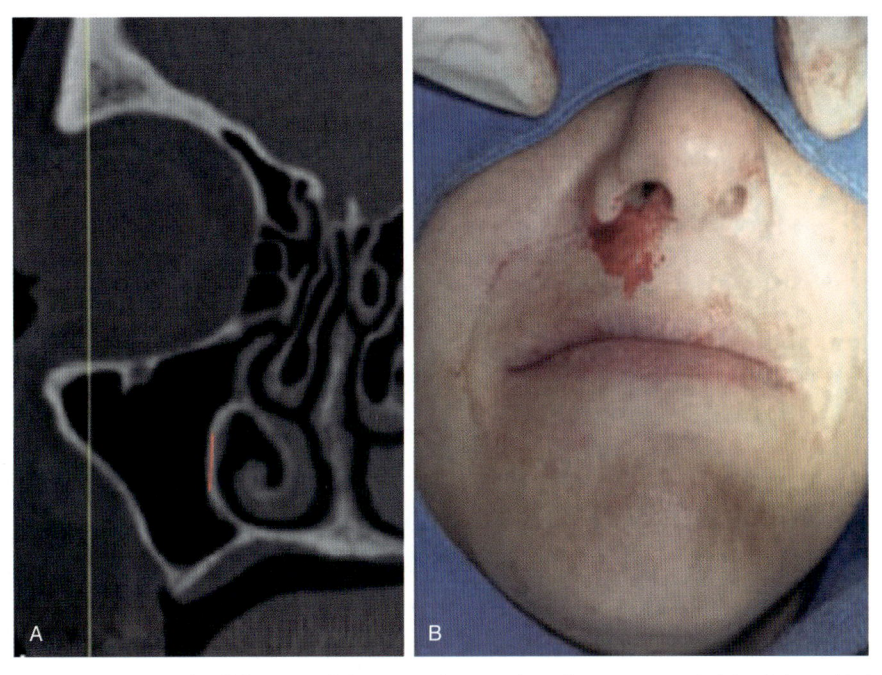

• **Figura 31.20 A.** Artéria nasal lateral posterior (*linha vermelha*) em estreita aproximação com a parede lateral da cavidade nasal (parede medial do seio maxilar). **B.** Sangramento nasal durante o procedimento de levantamento do seio.

Controle de sangramento pós-operatório

Orientação ao paciente

É imperativo que os pacientes entendam que uma pequena secreção pode persistir por até 24 horas após a cirurgia de instalação do implante dental. Se o paciente estiver tomando anticoagulantes, isso pode persistir por até 48 horas. O paciente deve ser instruído sobre o uso de curativos compressivos, e cuidados especiais devem ser tomados para minimizar qualquer trauma no local cirúrgico (p. ex., comer, puxar o lábio para ver o local cirúrgico). O paciente deve evitar enxaguar a boca vigorosamente. Todas as instruções pós-operatórias devem ser revisadas com o paciente e dadas por escrito antes da cirurgia.

Os pacientes devem ser orientados a limitar suas atividades por no mínimo 24 horas, dependendo da extensão da cirurgia. A cabeça deve ser elevada o máximo possível durante o dia, e o uso de dois travesseiros (para, elevar a cabeça) durante o sono reduzirá os episódios de sangramento secundário.

A hemorragia pós-operatória em pacientes anticoagulados pode ser significativa. Estudos demonstraram que episódios de sangramento em pacientes que utilizam anticoagulantes provavelmente ocorrerão dentro de 6 dias após a cirurgia.[25] Em pacientes que apresentaram sangramento significativo durante a cirurgia, o choque hemorrágico, embora raro, deve ser avaliado. Se o paciente exibe quaisquer sinais ou sintomas de choque (p. ex., taquicardia, hipotensão, letargia, desorientação, pele fria/úmida), deve ser solicitada assistência médica imediata. O tratamento inclui reposição de fluido intravenoso para reabastecer o volume intravascular e restaurar a perfusão do tecido. Finalmente, deve-se tomar cuidado no uso pós-operatório de medicamentos que possam aumentar o sangramento. Uma revisão abrangente dos medicamentos do paciente deve ser realizada para determinar se algum deles pode gerar interação que aumentaria o sangramento. Agentes que interferem na função plaquetária devem ser evitados como rotina de analgesia (p. ex., drogas anti-inflamatórias não esteroides [AINEs], ácido acetilsalicílico), a menos que o benefício supere o risco aumentado de sangramento. O uso de rotina pré-operatória do ácido acetilsalicílico deve geralmente ser evitado devido ao risco aumentado de sangramento e falta de benefício. No entanto, se esses medicamentos forem administrados sob recomendação de um médico (p. ex., recente acidente vascular cerebral, síndromes coronárias agudas, *stent* coronário implantado), eles devem ser continuados.

Técnicas para diminuir e controlar o sangramento

A necessidade de controlar o sangramento grave é fundamental para o sucesso cirúrgico, pois a perda insidiosa e contínua de sangue de artérias, veias ou capilares pode se tornar significativa se o sangramento não for controlado. Os implantodontistas têm inúmeras opções para manter a hemostasia, o que inclui métodos mecânicos, térmicos, agentes farmacológicos e tópicos.

Métodos mecânicos

O método mecânico primário mais comum para controlar o sangramento é aplicar pressão direta ou compressão no local do sangramento, junto com o reposicionamento do paciente. Métodos mecânicos secundários incluem sutura, pinçamento do vaso sanguíneo com pinças hemostáticas e ligamento do vaso sangrante com material de sutura.

Mudanças de posição. Quando ocorre um sangramento significativo, manter o paciente em posição supina não é recomendado devido ao aumento do sangramento (cabeça abaixo do coração). A pressão hidrostática ocorre dentro do sistema vascular por causa do peso dos vasos sanguíneos e depende da gravidade. A pressão é diminuída em qualquer vaso acima do coração e aumentada nos vasos sanguíneos abaixo do coração. Estudos têm demonstrado que em posição vertical, a pressão média no nível do coração é de 100 mmHg. Os vasos na cabeça e no colo têm em média 49 e 186 mmHg, respectivamente, no nível dos pés.[26] Reposicionando o paciente para um a posição vertical (cabeça acima do coração) não irá parar o sangramento; contudo, vai diminuir significativamente a hemorragia (estudos demonstraram uma diminuição de até 38%).[27]

Pressão direta. Se ocorrer sangramento intraoperatório significativo, o tratamento ideal deve envolver a aplicação imediata de pressão no sítio cirúrgico. Pressão ou compressão diretamente no vaso sanguíneo permitirão a agregação plaquetária e o início da cascata de coagulação. A pressão pode ser aplicada manualmente ou por uma mordida com força, pelo paciente, em uma gaze. A pressão deve ser mantida por pelo menos 3 a 5 minutos para permitir a formação de um coágulo de sangue. Deve-se ter cuidado para não remover a gaze muito cedo, pois pode desalojar o coágulo.

Idealmente, a gaze 3 × 3 ou 4 × 4 deve ser usada, pois a gaze 2 × 2 pode ser aspirada acidentalmente. No sangramento primário, a pressão é o método mais simples e rápido para controlar o sangramento antes do uso de medidas hemostáticas.

Sutura. A sutura desempenha papel significativo não apenas na obtenção do fechamento primário para a cicatrização ideal, mas também na manutenção da hemostasia (direta *versus* indireta). A realização direta de uma sutura (ligadura) é usada quando há acesso a um vaso com sangramento profundo. A sutura é realizada entrando no tecido pelo menos 4 mm do vaso sangrante, 3 mm abaixo do vaso e 4 mm saindo do tecido. Isso ligará ou obstruirá o vaso, desde que seja suturado próximo à área de sangramento. Uma sutura em oito é a técnica ideal a ser utilizada. A realização indireta da sutura serve para retrair o tecido e minimizar o sangramento por meio da pressão do tecido acumulado. Isso é mais frequentemente usado como um nó, quando é realizado o rebatimento de uma mandíbula edêntula (canino a molar bilateralmente). Por último, uma boa técnica de sutura é fundamental para prevenir o sangramento após a cirurgia. O ideal é que a sutura seja de pontos interrompidos ou de colchoeiro realizadas em conjunto com suturas contínuas para manter o fechamento. É recomendado um material de sutura que exiba alta resistência à tração, como ácido poliglicólico (p. ex., Vicryl®). A prótese provisória deve ser modificada para não exercer pressão direta sobre o local da ferida, pois isso pode desalojar a sutura (Figura 31.21).

Vaso preso com pinça hemostática. Quando as medidas locais não são bem-sucedidas no controle do sangramento, um hemostato pode ser usado para pinçar o vaso sanguíneo. Normalmente, uma pinça hemostática Kelly curva pode ser usada para pinçar o vaso e controlar o sangramento por meio de dois mecanismos:

1. O primeiro mecanismo é obstruir o vaso e danificar a parede do vaso sanguíneo para estimular a coagulação. Essa pressão de aperto deve ser mantida por aproximadamente 2 a 3 minutos, o que geralmente permite a hemostasia. No entanto, esse método pode não ser confiável, pois o coágulo pode se desalojar e ocorrer sangramento pós-operatório depois da remoção da pinça.

2. Uma técnica mais eficaz no controle do sangramento é usar pinças hemostáticas de ponta fina (pinças Kelly) e ligar o vaso sangrante com material de sutura. O vaso deve ser fixado para obter hemostasia imediata, com a ponta da pinça estendendo-se além do vaso. Um vaso pressionado pode ser ligado com material de sutura, como um fio de sutura absorvível com alta

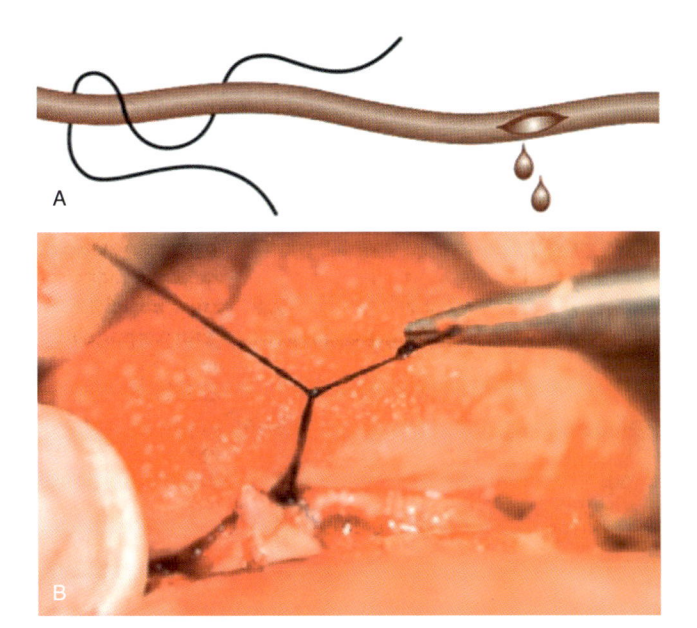

• **Figura 31.21 Sutura. A.** Ligadura direta com técnica de sutura em oito. **B.** Amarração indireta do tecido lingual mandibular de canino a molar contralateralmente, o que diminui o sangramento, facilita a retração e evita o trauma do tecido.

resistência à tração (p. ex., Vicryl). Deve ser dado um nó ao redor da pinça hemostática, estendendo-se até o vaso. As pinças hemostáticas são então removidas, e dois laços adicionais são feitos com a sutura. Normalmente vasos de 2 mm ou mais de diâmetro com sangramento devem ser ligados. A ligadura direta do vaso sanguíneo sangrando é geralmente a técnica mais eficaz para interromper o sangramento. No entanto, a exposição e a identificação do vaso sangrando são às vezes extremamente difíceis. Além disso, o sangramento pode ocorrer de múltiplos capilares, resultando possivelmente em uma hemostasia difícil.

Eletrocautério. Eletrocauterização, desenvolvida na década de 1930, tem sido uma das técnicas hemostáticas mais comuns devido ao seu baixo custo, acessibilidade, facilidade de uso e eficácia. Eletrocauterização é o processo de destruição de tecido por condução de calor, com uma sonda que é aquecida por uma corrente elétrica. Diferentes procedimentos podem ser realizados com o uso de corrente alternada de alta radiofrequência para corte, coagulação e vaporização de tecidos. O eletrocautério é mais eficaz em vasos pequenos e pode ser usado em dois modos: monopolar e bipolar (Figura 31.22).

A eletrocirurgia monopolar fornece corrente usando diferentes tipos de formas de onda (ou seja, modos). O modo de coagulação usa uma forma de onda interrompida, que gera calor, coagulando assim uma célula, um fenômeno também denominado *fulguração*. O modo de corte é de baixa energia, que produz efeito de corte para vaporizar o tecido com hemostasia mínima. O modo de mistura simultaneamente corta o tecido e coagula o sangramento. Essa técnica é muitas vezes difícil de usar em cirurgia de implante porque são necessários o acesso e um campo relativamente seco para cauterizar o vaso. Um campo seco é necessário para que a corrente elétrica efetiva passe pelos tecidos. Deve ser utilizada uma ponta de sucção plástica de alta velocidade, não metálica, para manter o campo seco.

Acionando o hemostato (eletrocauterização + ligadura hemostática). Normalmente, em vasos maiores, a combinação de um vaso pressionado (com pinça hemostática curva) e

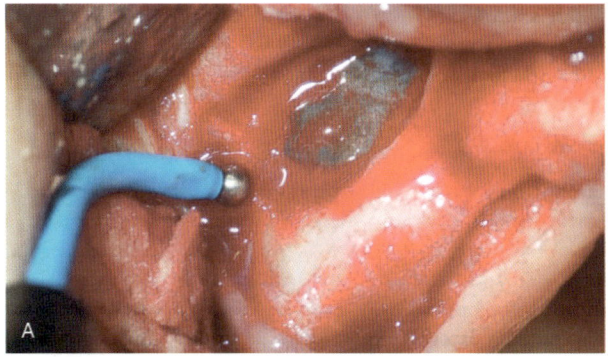

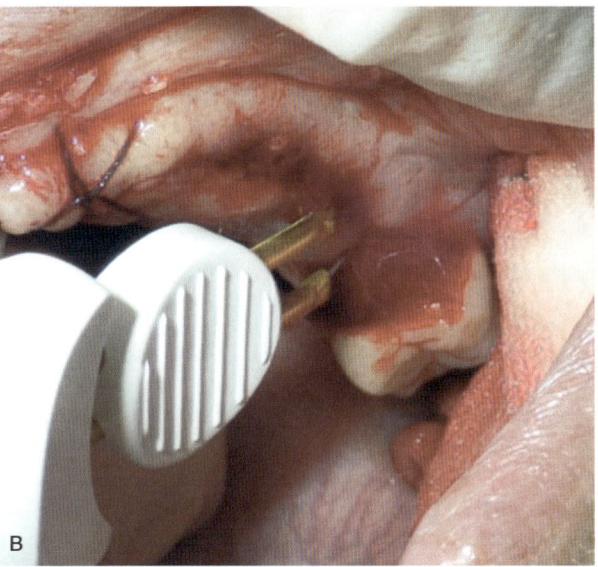

• **Figura 31.22 Eletrocauterização. A.** Eletrocautério monopolar, que utiliza corrente para estabelecer a hemostasia. Um eletrodo esférico é o mais comum de ser usado; no entanto, o acesso às vezes é difícil. **B.** Uma unidade de cautério descartável operada por bateria que não usa corrente, porém gera calor para ligar o vaso sanguíneo.

eletrocautério permitirá a cauterização do vaso sanguíneo, interrompendo o fluxo sanguíneo no vaso. O protocolo é o seguinte:
1. Usar a configuração mais baixa possível para obter o efeito desejado.
2. Usar o modo CUT, não o modo COAG. COAG tem tensão pico a pico mais alta e é mais propenso a alternar (pequenas) correntes.
3. Depois de prender o vaso, toque o eletrodo ativo na pinça hemostática mais perto do paciente (abaixo da mão que segura o hemostato) e, em seguida, ative o eletrodo. Isso minimiza faíscas e a subsequente demodulação da corrente, enquanto busca um caminho de menor resistência.

NOTA: deve-se ter cuidado porque o implantodontista pode ser queimado ou receber choque, mesmo usando luvas de proteção. Quando o cirurgião pinça um vaso sangrando e o eletrodo é tocado na pinça hemostática, o tecido entre a pinça hemostática presa é coagulado. O "acionamento" pode causar quebra de alta tensão da luva do cirurgião, levando a uma queimadura. Para minimizar essa possibilidade, a luva do cirurgião deve ser trocada, se molhada, pois as luvas hidratadas apresentam menor resistência. Além disso, o eletrodo deve ser colocado em contato com a pinça hemostática antes da ativação da corrente eletrocirúrgica, para minimizar a produção de faísca (Figura 31.23).

Lasers. Os *lasers,* que estão ganhando popularidade como ferramenta na cirurgia odontológica, também podem ser usados

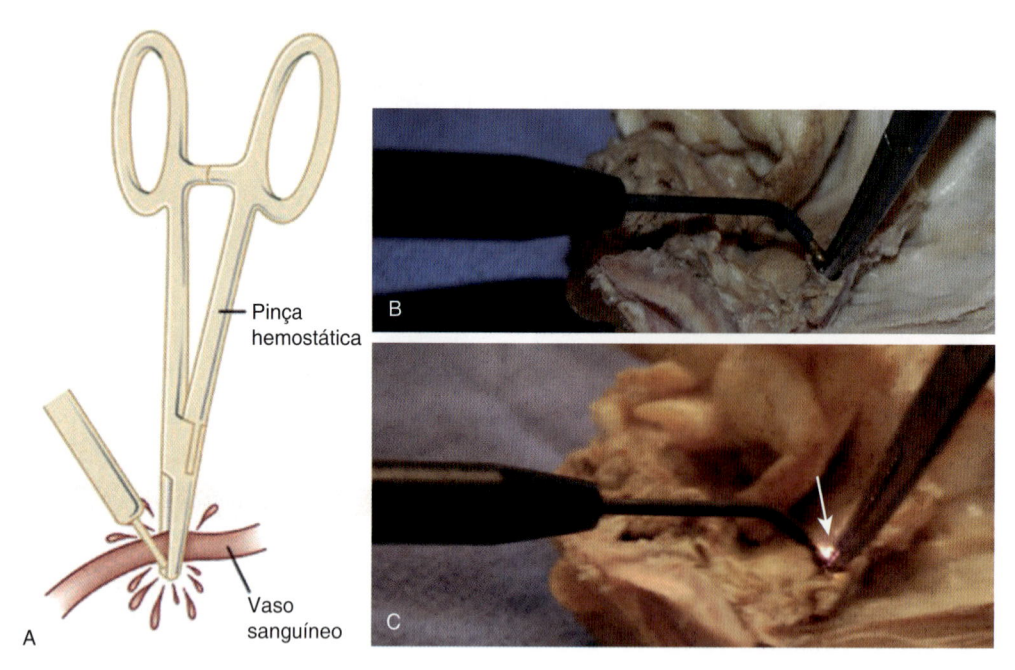

● **Figura 31.23 A–C.** "Acionando a pinça hemostática" geralmente usada para ligadura de vasos maiores (arterial). O vaso é pinçado com a pinça hemostática e a unidade de eletrocautério é colocada no modo CUT e toca levemente a pinça. Normalmente resultará uma faísca (*seta*). Antes de seu uso, o oxigênio suplementar (cânula nasal) deve ser interrompido para evitar um incêndio nas vias respiratórias do paciente.

para obter hemostasia. *Laser* é um acrônimo para "amplificação de luz por emissão estimulada de radiação", que produz energia de luz *laser*. A energia do *laser* liberada em uma área de sangramento pode ser refletida, espalhada, transmitida ou absorvida. A extensão da reação do tecido depende do comprimento de onda do *laser*, configurações de energia, tamanho do ponto e duração do tempo de contato com a área de sangramento. Os *lasers* demonstraram ser seguros e uma modalidade útil no tratamento de pacientes odontológicos com distúrbios de sangramento.[28]

Técnicas farmacológicas

Embora as técnicas farmacológicas possam ser usadas em implantodontia para controlar o sangramento, o sucesso em manter a hemostasia é questionável, com resultados variados.

Epinefrina. A epinefrina pode ser usada para aumentar a hemostasia em combinação com anestesia local (p. ex., 2% de lidocaína 100.000, epinefrina 1/50.000). Quando colocada localmente, a epinefrina reduz o sangramento, diminui a absorção do anestésico local e prolonga o efeito anestésico e analgésico. As propriedades hemostáticas estão relacionadas à agregação plaquetária, o que leva a uma diminuição nos adrenorreceptores dentro das paredes dos vasos, produzindo assim vasoconstrição. No entanto, pode ocorrer hiperemia de rebote no pós-operatório, o que aumentará o sangramento. Vários estudos têm demonstrado que a aplicação tópica de uma concentração de 1/100.000 da epinefrina cria vasoconstrição e controla a hemostasia com procedimentos de enxerto do seio, sem alterações apreciáveis na hemodinâmica sistêmica.[29]

Solução de ácido tranexâmico. O ácido tranexâmico 4,8% é um enxaguante bucal antifibrinolítico que facilita a formação de coágulos ao inibir a ativação do plasminogênio em plasmina. A plasmina evita o processo de coagulação do início da fibrinólise. A solução de ácido tranexâmico pode ser usada como enxaguatório bucal no pós-operatório e tem sido mostrado que aumenta a coagulação em pacientes com coagulopatias ou terapia anticoagulante. Sindet-Pedersen e Ramstrom[30] demonstraram uma redução significativa no sangramento pós-operatório com enxágue de 10 mℓ, 4 vezes/dia, durante 7 dias de pós-operatório. Choi *et al.*[31] relataram uma diminuição significativa no sangramento durante a cirurgia maxilar após a administração de ácido tranexâmico no pré-operatório (Figura 31.24).

Agentes hemostáticos tópicos. Agentes hemostáticos tópicos absorvíveis são usados quando os métodos convencionais de hemostasia são ineficazes. Esses agentes podem ser colocados diretamente no local do sangramento para reduzi-lo durante o procedimento ou no intervalo pós-operatório. Eles funcionam mecanicamente ou aumentando a cascata de coagulação. Os agentes hemostáticos tópicos têm o benefício adicional de minimizar a possibilidade de coágulos sanguíneos, que são as desvantagens dos agentes hemostáticos sistêmicos. Existem dois tipos: ativo e passivo (Tabela 31.1).

Agentes hemostáticos ativos

Trombina. Agentes hemostáticos tópicos ativos têm atividade que induz a coagulação no final da cascata de coagulação. A maioria dos agentes ativos usados na cirurgia de implante dental contém o coagulante trombina. A trombina é um derivado natural da enzima formada a partir da protrombina, e atua como base para um coágulo de fibrina pela conversão de fibrinogênio em fibrina. É principalmente usada como agente hemostático tópico em soluções de 5 mil a 10 mil unidades, o que acelera o sangramento capilar. Pode ser usada em pó ou combinada em uma esponja de gelatina durante os procedimentos cirúrgicos.

A trombina ignora o processo enzimático inicial, exercendo assim seu efeito ao prejudicar aspectos da cascata de coagulação. Para a trombina manter a hemostasia, é necessário fibrinogênio circulante, para a formação de um coágulo. Portanto, quando um paciente apresenta ausência de fibrinogênio, a trombina não é eficaz. O fibrinogênio é menos suscetível a coagulopatias causadas por deficiências do fator de coagulação e disfunção plaquetária.[32] No entanto, a trombina funciona na presença de antiplaquetários e medicamentos anticoagulantes, que são bastante prevalentes na população (Figura 31.25).

Tipos de trombina. A trombina está disponível em muitas formas como agente hemostático; foi purificada de várias fontes

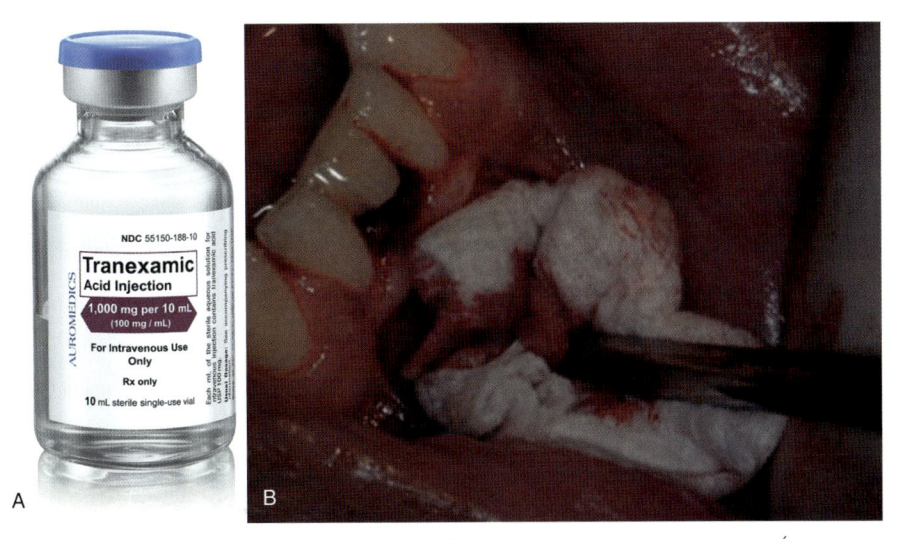

• **Figura 31.24** Injeção de ácido tranexâmico. **A.** Solução de injeção (Auromedics, East Windsor, N.J.). **B.** Ácido tranexâmico injetável colocado sob o retalho sangrando.

Tabela 31.1 Agentes hemostáticos ativos e passivos.

	AGENTES HEMOSTÁTICOS COMUNS	
Tipo	**Vantagens**	**Desvantagens**
Colágeno	Baixo custo; reabsorve em 10 a 14 dias; altamente absorvente a muitas vezes o seu próprio peso	Nenhuma
Colágeno microcelular	Boa aplicação em grandes superfícies; hemostasia superior à gelatina e celulose	Difícil de manipular; alto custo
Gelatina	O inchaço após a aplicação resulta em efeito tamponado; pH neutro	Pode causar dano tecidual/neural devido a compressão por inchaço; possível deslocamento do local do sangramento
Celulose	Fácil de lidar; pH baixo fornece cobertura antimicrobiana; expande três a quatro vezes seu tamanho original e converte-se em um gel	Possível reação de corpo estranho; pH baixo pode levar a possível irritação pós-operatória; precisa ser removido
Trombina	Pode ser adicionada a produtos de colágeno, bom para sangramento de pequenos vasos	Os bovinos demonstraram ser imunogênicos; leva a coagulopatia grave
Trombina + gelatina	Muito bom para áreas de sangramento arterial porque atua como um adesivo	Pode resultar em inchaço significativo por compressão; pode causar perturbação neural
Selante de fibrina	Bom para áreas maiores de sangramento porque atua como um adesivo	Alto custo, tempo de preparo
Caulinita	Caulim é um mineral natural	Uso limitado em cirurgia odontológica; precisa ser derramado na ferida; reação exotérmica causa calor
Agentes hemostáticos ósseos sintéticos	Ostene® é solúvel; se dissolve em 48 h e não é metabolizado, com baixa adesão bacteriana e taxa de infecção	A cera óssea é insolúvel; deve ser removida ou causará inflamação e reação a corpo estranho de células gigantes; não deve ser usado em implantodontia

e classificada de acordo com o plasma usado para criá-la. A trombina bovina (p. ex., trombina-JMI) está disponível em pó, que pode ser usado seco, reconstituído com soro fisiológico estéril ou adicionado a esponjas gelatinosas ou colágeno. A formação de anticorpos tem sido associada à trombina bovina, podendo levar a coagulopatias.[33]

A trombina plasmática humana (p. ex., Evithrom) está disponível como um líquido congelado que pode ser reconstituído por meio de uma esponja de gelatina absorvível. A trombina plasmática humana foi associada ao risco potencial de transmissão viral ou de doenças.[34]

A trombina recombinante (p. ex., Recothrom) é uma trombina geneticamente modificada disponível em pó. Pode ser aplicada como um *kit* em *spray* ou com esponja de gelatina absorvível. O uso da trombina recombinante elimina o risco de formação de anticorpos e transmissão de doenças e vírus.[35]

Vantagens. O uso de trombina é vantajoso em pacientes que recebem medicamentos antiplaquetários ou anticoagulantes. A trombina não precisa ser removida do local do sangramento porque a degeneração e a reabsorção do coágulo de fibrina são alcançadas durante o processo normal de cicatrização. Geralmente, agentes ativos contendo trombina têm rápido início de ação, proporcionando hemostasia em 10 minutos na maioria dos pacientes.[36]

Desvantagens. A trombina é ineficaz em pacientes que sofrem de afibrinogenemia porque o fibrinogênio não estará presente no sangue do paciente. Deve-se ter cuidado para não usar trombina diretamente em vasos maiores porque a absorção sistêmica pode levar à trombose intravascular.

Agentes hemostáticos passivos. Agentes hemostáticos passivos fornecem hemostasia, acelerando o processo de coagulação. Esses agentes formam uma matriz física, semelhante a

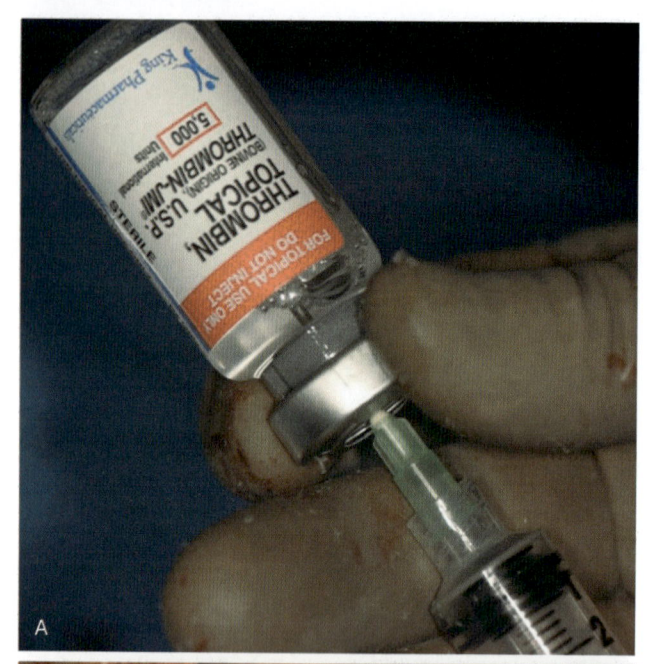

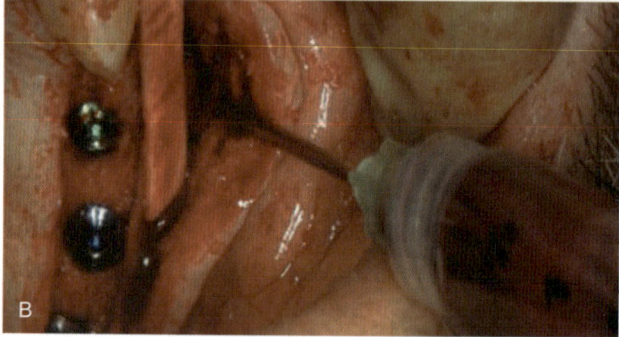

• **Figura 31.25 A.** Trombina tópica (King Pharmaceuticals®, Bristol, Tenn.). **B.** Injetada sob um retalho.

uma rede, que ativa a via extrínseca de coagulação e fornece uma plataforma para as plaquetas agregarem e formarem um coágulo. Agentes hemostáticos passivos são eficazes apenas em pacientes que apresentam um processo de coagulação ideal. Se o paciente sofre de qualquer tipo de coagulopatia, outras técnicas hemostáticas devem ser usadas.

Os agentes hemostáticos passivos estão disponíveis em muitas formas diferentes (p. ex., colágeno bovino, celulose, gelatinas) e métodos de aplicação (p. ex., esponja absorvível, espuma, almofadas que podem absorver várias vezes o seu próprio peso). A expansão pode levar a complicações, pressionando especificamente o tecido neural (p. ex., nervo alveolar inferior). Portanto, após obter-se a hemostasia, os hemostáticos passivos devem ser removidos para minimizar complicações pós-operatórias. Os agentes hemostáticos passivos estão prontamente disponíveis e são baratos.

Colágeno. Agentes hemostáticos à base de colágeno funcionam por ativação por contato e promoção da agregação plaquetária, que ocorre como resultado do contato entre o sangue e o colágeno. O colágeno está disponível em muitas formas de transporte, como pó, pasta ou esponja. Estudos demonstram que entre 2 e 4% da população total é alérgica ao colágeno bovino.[37]

Colágeno bovino (OraPlug®, OraTape®; Salvin Dental Specialties, Inc.). Produtos como OraPlug® e OraTape® são estruturas macias, brancas, flexíveis, não friáveis, coerentes e semelhantes a esponjas, que são fabricadas de colágeno bovino (geralmente de tendões flexores profundos). Eles são atóxicos, não pirogênicos e altamente absorventes. Indicações incluem o controle de exsudação ou sangramento de feridas orais limpas. Eles ajudam a controlar o sangramento, estabilizando os coágulos sanguíneos e protegendo o leito da lesão para facilitar o processo de cicatrização. Quando aplicado, o produto deve ser mantido no lugar por aproximadamente 2 a 5 minutos para atingir a hemostasia ideal e, em seguida, pode ser removido, substituído ou deixado no local. A maioria dos materiais de colágeno é completamente reabsorvida dentro de 14 a 56 dias (Figura 31.26).[38]

Celulose. O agente hemostático à base de celulose mais comum é a celulose oxidada regenerada, que inicia a coagulação via ativação por contato. A celulose oxidada mostrou-se fracamente absorvível e pode causar complicações de cicatrização no pós-operatório.

Celulose de algodão regenerado (BloodSTOP®; LifeScience PLUS, Inc.). BloodSTOP® é um agente hemostático de celulose de algodão regenerado biocompatível, não irritante, solúvel em água, que se assemelha à gaze tradicional. Quando aplicado em um local cirúrgico com sangramento, o BloodSTOP® rapidamente absorve sangue e se transforma em um gel para selar a lesão com uma camada transparente protetora, auxilia ativamente a coagulação sanguínea e cria um ambiente positivo para a cicatrização de feridas. Devido ao BloodSTOP® ser 100% celulose natural e solúvel em água, é facilmente removido sem rompimento das superfícies da lesão após a hemostasia. É fabricado para uso único, em embalagem estéril no tamanho 1,27 × ~5,08 cm (Figura 31.27).

Mecânico

Cera de abelha. Cera óssea, uma cera macia, maleável e não frágil, foi inventada em 1886 por Sir Victor Horsley. O material é uma combinação de cera de abelha, ácido salicílico e óleo de amêndoa.[39] É mais usado quando o sangramento é visualizado tendo como origem a parte de dentro do osso. É mais comum ocorrer esse tipo de sangramento durante o preparo de osteotomia e exodontias. A cera óssea não exibe qualidade hemostática; ela oblitera os espaços vasculares no osso esponjoso. No entanto, deve-se ter cuidado com o uso de cera óssea porque é insolúvel em água e não é absorvível. Pode predispor a área à infecção ou inibir a cicatrização óssea. Estudos têm demonstrado que a cera óssea, quando removida de um defeito ósseo após 10 minutos, inibiu completamente a regeneração óssea posterior.[40] A cera óssea também aumenta a inflamação, o que pode causar reação de corpo estranho formado por células gigantes e infecção no local (Figura 31.28).[41]

Material hemostático ósseo sintético (Ostene®; Ceremed Inc.). Ostene é um material hemostático ósseo sintético aprovado em 2004 pela FDA para uso em procedimentos cranianos e vertebrais. Esse material é uma mistura de copolímeros de óxido de alquileno solúveis em água, que induz inflamação pós-operatória mínima. Tem muitas vantagens sobre a cera óssea porque é solúvel em água e se dissolve em 48 horas. Ele foi associado à diminuição da taxa de infecção e culturas positivas em ossos.[42] Ostene é fornecido em bolsas estéreis e é aplicado de forma semelhante à cera de osso, sem desvantagens associadas (Figura 31.29).

Complicações pós-operatórias

Edema cirúrgico (pós-operatório)

O edema pós-operatório é resultado direto da lesão do tecido e é definido como um acúmulo de líquido no tecido intersticial. Duas variáveis determinam a extensão do edema: (1) a quantidade de lesão no tecido é proporcional à quantidade de edema;

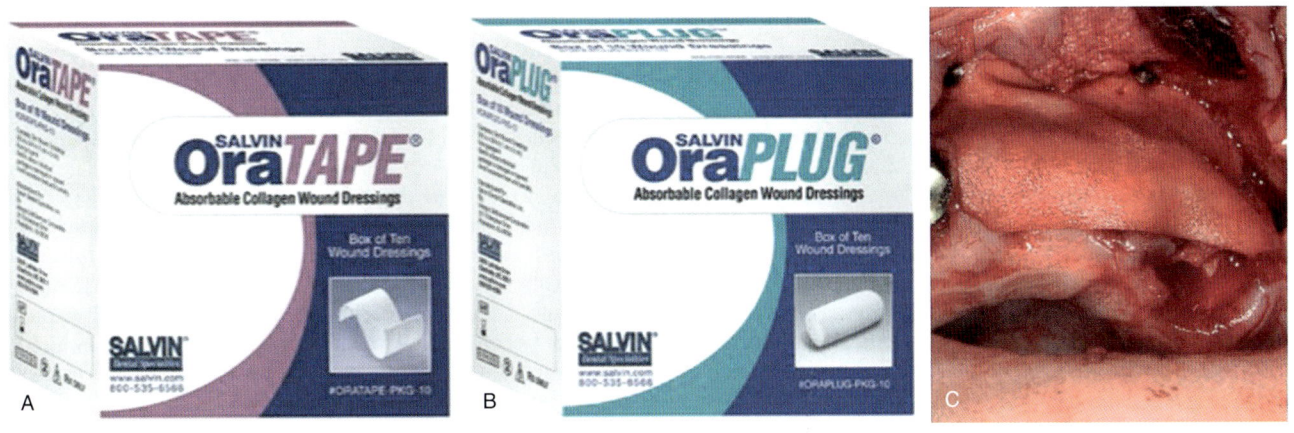

• **Figura 31.26 Agentes hemostáticos de colágeno. A.** OraTape®. **B.** OraPlug®. **C.** Agente hemostático de colágeno colocado para controlar o sangramento. (*A e B: Cortesia de Salvin Dental Specialties, Charlotte, N.C.*)

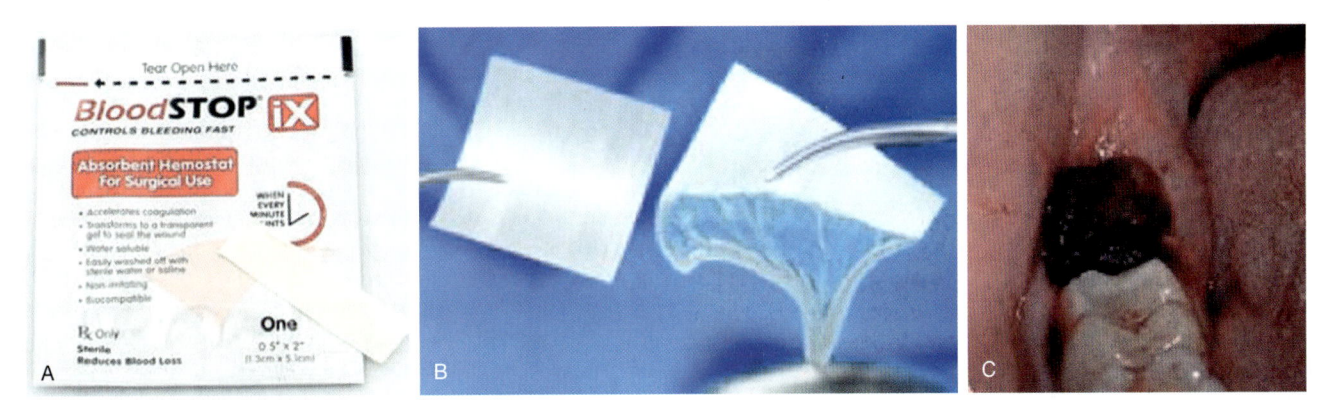

• **Figura 31.27 A e B.** Agente hemostático BloodSTOP® (LifeScience PLUS, Inc., Mountain View, Calif.). **C.** BloodSTOP® colocado no local de extração.

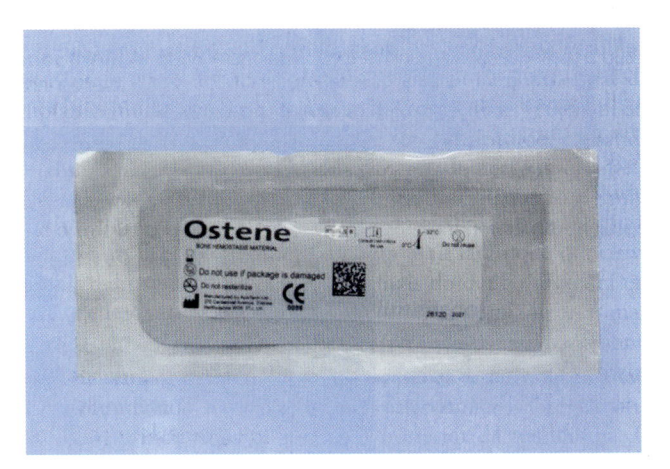

• **Figura 31.29** Ostene (material de hemostasia óssea) (Baxter). Ostene é um material para implante cirúrgico estéril solúvel em água. Ele pode ser usado para o controle de sangramento de superfícies ósseas, atuando como barreira mecânica.

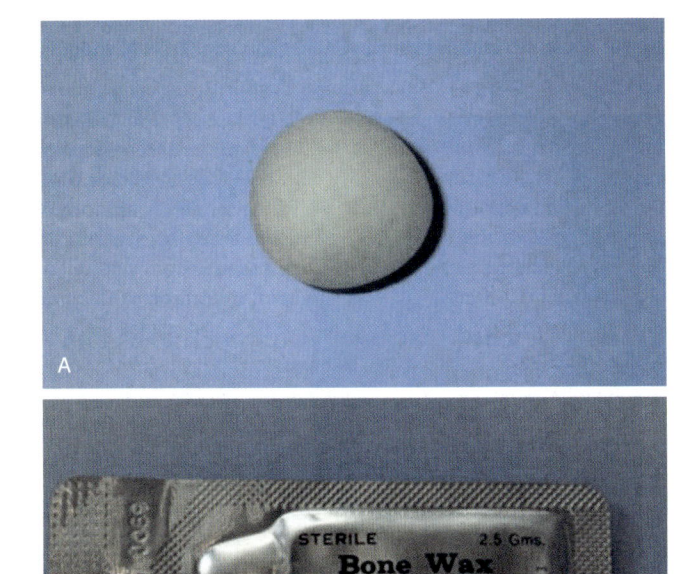

• **Figura 31.28 A e B.** Cera óssea. (*B: Cortesia de Surgical Specialties, Wyomissing, Pa.*)

e (2) quanto mais solto estiver o tecido conjuntivo no local da cirurgia, maior é a probabilidade de haver edema. Devido ao inchaço pós-operatório poder afetar adversamente a linha de incisão (ou seja, resultar na abertura da linha de incisão [ALI]), medidas devem ser tomadas para minimizar essa condição. Normalmente, o pico do edema ocorrerá em aproximadamente 48 a 72 horas; portanto, os pacientes devem sempre estar informados.

O aumento do inchaço após o quarto dia pode ser uma indicação de infecção, em vez de edema pós-cirúrgico.

Etiologia

Os mediadores do processo inflamatório incluem a ciclo-oxigenase e as prostaglandinas, que desempenham um papel significativo no desenvolvimento de inflamação e dor pós-operatórias. Quando ocorre manipulação ou dano ao tecido, os fosfolipídios são convertidos em ácido araquidônico por meio da fosfolipase A_2 (PLA_2). O ácido araquidônico, que é um aminoácido, é liberado no tecido, que produz prostaglandinas por degradação enzimática por meio das ciclo-oxigenases. O resultado final é a formação de leucotrienos, prostaciclinas, prostaglandinas e tromboxano A_2, que são os mediadores para inflamação e dor.

Prevenção

Uma boa técnica cirúrgica deve ser usada com o mínimo de trauma tecidual para diminuir o inchaço pós-operatório. Fatores adicionais incluem distúrbios sistêmicos do paciente, retração excessiva e cirurgia de longa duração, o que contribuirá para o aumento da inflamação após a cirurgia. Medicamentos profiláticos pós-operatórios, como ibuprofeno (AINEs) e glicocorticosteroides (esteroides) são usados como medicamentos profiláticos, que neutralizam os efeitos negativos da cascata do edema.

Medicamentos anti-inflamatórios não esteroides. Os AINEs têm um efeito analgésico, bem como anti-inflamatório. Esta classe de drogas reduz a inflamação ao inibir a síntese de prostaglandinas do ácido araquidônico. Portanto, o uso do analgésico popular ibuprofeno tem efeito anti-inflamatório secundário benéfico. Os AINEs não têm efeito teto para a inflamação (ou seja, o teto do efeito da analgesia é de 400 mg); no entanto, doses mais altas para atingir qualidades anti-inflamatórias são acompanhadas por efeitos colaterais graves.

Recomendação: Ibuprofeno 400 mg para procedimentos do tipo 1 a 4 (ver Capítulo 14).

Glicocorticosteroides. O córtex adrenal, que usa o colesterol como substrato, sintetiza e secreta dois tipos de hormônios esteroidais – os andrógenos e os corticosteroides. Os corticosteroides são classificados adicionalmente por suas ações principais: (1) glicocorticoides, que têm efeitos no metabolismo de carboidratos e têm potentes ações anti-inflamatórias; e (2) mineralocorticoides, que possuem qualidades de retenção de sódio. O uso de glicocorticosteroides sintéticos tornou-se popular no tratamento pós-operatório da inflamação após procedimentos cirúrgicos orais. Esses glicocorticoides sintéticos têm maior potência anti-inflamatória em comparação com esteroides naturais, com muito pouca retenção de sódio e água. A maioria dos esteroides tem estruturas químicas semelhantes; no entanto, eles diferem em sua potência em miligramas.[43] Os efeitos anti-inflamatórios são alcançados pela alteração do tecido conjuntivo em resposta à lesão, causando uma diminuição da hiperemia, o que resulta em menos exsudação e migração celular, junto com infiltração no local da lesão.[44]

Os glicocorticoides se ligam aos receptores de glicocorticoides dentro das células e formam um complexo de receptor de glicocorticoide (RG). Esse complexo altera a síntese do RNA mensageiro da molécula de DNA, afetando a produção de diferentes proteínas. Suprimindo a produção das proteínas envolvidas na inflamação, os glicocorticoides também ativam as lipocortinas, que demonstraram inibir a ação da fosfolipase A2 (PLA_2).

PLA_2 é uma enzima-chave envolvida na liberação de ácido araquidônico das membranas celulares.

O ácido araquidônico é um ácido graxo ômega-6 incorporado nas membranas celulares. Quando uma célula é danificada, o ácido araquidônico é liberado das membranas celulares e convertido em prostaglandinas inflamatórias e de dor pelas enzimas ciclo-oxigenase-2. A liberação de ácido araquidônico requer a ativação da enzima PLA_2. No entanto, as lipocortinas, que causam a inibição da PLA_2, evitam a liberação de ácido araquidônico, reduzindo assim as quantidades de prostaglandinas inflamatórias.

Uma ampla gama de preparações de glicocorticoides está disponível para administração local, oral e parenteral. Com relação ao cortisol de ocorrência natural (hidrocortisona), os glicocorticoides sintéticos têm ação mais longa e são mais potentes. As principais diferenças baseiam-se na classificação como curta duração (< 12 horas), ação intermediária (12 a 36 horas) e longa duração (> 36 horas). Um resumo dos glicocorticosteroides mais comuns é mostrado na Tabela 31.2.

O glicocorticoide sintético ideal para cirurgia de instalação de implante dental deve manter alta potência anti-inflamatória com o mínimo de efeito mineralocorticoide. O glicocorticoide que se adapta melhor aos requisitos é o glicocorticoide dexametasona de ação prolongada (Decadron®). É imperativo que esse medicamento seja administrado antes da cirurgia para que sejam obtidos níveis sanguíneos adequados. Além disso, deve ser administrado de manhã em conjunto com a liberação natural de cortisol (~ 8 h00). Este momento irá interferir menos com o sistema adrenocortical. Devido à inflamação geralmente atingir o pico entre 48 e 72 horas, o regime pós-operatório de dexametasona não deve exceder 3 dias após a cirurgia. A terapia com glicocorticoides de alta dose e curto prazo demonstrou não afetar significativamente o eixo hipotálamo-hipófise-adrenal, que controla muitos dos processos do corpo, incluindo reações ao estresse.[45]

Um benefício adicional significativo da administração de dexametasona são os potentes efeitos antieméticos para o tratamento profilático de náuseas e vômitos pós-operatórios. Agora, este é um medicamento aceito para cirurgia ambulatorial hospitalar, geralmente administrado em doses de 8 a 10 mg por via endovenosa.[46]

As contraindicações para o uso de corticosteroides incluem infecções ativas (virais, bacterianas, fúngicas), tuberculose, herpes ocular simplex, glaucoma primário, psicose aguda e diabetes melito. Atenção especial deve ser dada a pacientes com diabetes, pois os glicocorticoides têm ação anti-insulina que resulta em aumento da glicose sérica e glicosúria.[47] Normalmente, corticosteroides são contraindicados em pacientes com diabetes insulinodependente. Para pacientes com diabetes oral e dieta controlada, deve ser realizada uma consulta médica antes de qualquer tratamento.

Recomendação: Decadron® 4 mg para procedimentos do tipo 1 a 4 (ver Capítulo 14).

Crioterapia. A crioterapia (aplicação de gelo) é uma das modalidades mais simples e econômicas no manejo da inflamação pós-operatória dos tecidos moles. O uso de gelo para reduzir dor e inchaço data dos antigos egípcios, há mais de 4 mil anos.[48]

Tabela 31.2 Glicocorticoides sintéticos.

Glicocorticoides	Potência anti-inflamatória	Dose equivalente (mg)	Duração (horas)
Curta duração			
Hidrocortisona	1	20	< 12
Cortisona	0,8	25	< 12
Ação intermediária			
Prednisona	4	5	24 a 36
Prednisolona	4	5	24 a 36
Longa duração			
Dexametasona	25	0,75	48

O uso de crioterapia é altamente recomendado em qualquer procedimento para instalação de implante dental, na qual é esperada inflamação excessiva. O mecanismo de ação envolve uma redução no acúmulo de fluido nos tecidos do corpo, desaceleração do metabolismo, controle da hemorragia e diminuição da excitabilidade das fibras nervosas periféricas, levando a um aumento no limiar de dor.[49]

Deve-se ter cuidado para limitar a aplicação de gelo por não mais que 2 dias, porque o uso prolongado pode causar inchaço rebote e destruição celular. O uso impróprio e prolongado de gelo pode resultar na morte celular causada por vasoconstrição prolongada, isquemia e trombose capilar.[50]

Após 2 a 3 dias, pode ser aplicado calor úmido à região para aumentar o fluxo sanguíneo e linfático, a fim de ajudar a limpar a área das consequências inflamatórias. Isso também ajuda a reduzir qualquer equimose que possa ter ocorrido a partir da reflexão do tecido. Apesar de geralmente segura, a aplicação de gelo é advertida em pacientes que sofrem de hipersensibilidades e intolerâncias ao frio e doenças vasculares periféricas. Além disso, a aplicação de gelo pode ser problemática em pacientes idosos ou muito jovens, pois podem ter regulação térmica prejudicada e capacidade limitada de comunicação.

Deve-se ter cuidado ao usar bandagens faciais, pois a administração prolongada de gelo pode resultar em lesão de tecidos moles.

Recomendação: curativos frios (compressas de gelo) devem ser aplicados extraoralmente (não diretamente na pele: colocar uma camada de pano seco entre gelo e pele) sobre o local da cirurgia por 20 minutos em função/20 minutos sem função, nas primeiras 24 a 36 horas (Figura 31.30).

Diminuição das atividades. Os pacientes devem ser instruídos a reduzir suas atividades após a cirurgia, pois irá minimizar o inchaço no pós-operatório. Quanto mais ativo o paciente e mais extenuante a atividade em que o paciente se envolve, maior será o inchaço extraoral.

Recomendação: as atividades devem ser limitadas durante os primeiros 3 dias. Elevar a cabeça (sentar-se ereto) e dormir sobre vários travesseiros minimizará o inchaço pós-operatório.

Tratamento

O inchaço é autolimitado e, uma vez que ocorre, geralmente é difícil tratar (dependente do tempo). Os medicamentos/terapia mencionados anteriormente (Decadron®, AINEs, crioterapia) ajudarão a reduzir a inflamação pós-operatória, especialmente após cirurgias mais longas e invasivas.

Equimose (hematoma)

A equimose é o extravasamento subcutâneo de sangue dentro dos tecidos, o que resulta na descoloração da pele devido à infiltração de sangue nos tecidos. A localização da equimose pode ser distante do local da cirurgia por causa da gravidade (ou seja, sempre informar pacientes no pré-operatório). A equimose que se apresenta na parte inferior da área mandibular ou do colo pode ser de sangramento sob o retalho que se difundiu através de espaços fasciais por efeito da gravidade.

Etiologia

A causa da equimose (hematomas) não se limita a uma doença hematológica ou sangramento induzido por medicamento. Moderados hematomas devem ser esperados após a cirurgia de implante dental, especialmente após cirurgias mais longas e invasivas. Mulheres e idosos são mais suscetíveis a hematomas.

A cascata de equimoses inclui:
1. Ruptura dos vasos sanguíneos.
2. Os glóbulos vermelhos morrem e liberam hemoglobina.
3. Os macrófagos (glóbulos brancos) degradam a hemoglobina via fagocitose.
4. Hemo > bilirrubina = cor vermelho-azulada.
5. Bilirrubina > hemossiderina = cor marrom-dourada.

A equimose pode aparecer como vermelho-brilhante, preto, azul, roxo ou uma combinação das cores acima. Geralmente consiste em áreas não elevadas, arredondadas e irregulares que aumentam de intensidade ao longo de 3 a 4 dias após a cirurgia, diminuindo e ficando amarelo conforme desaparece. A resolução completa pode demorar de 2 a 3 semanas.

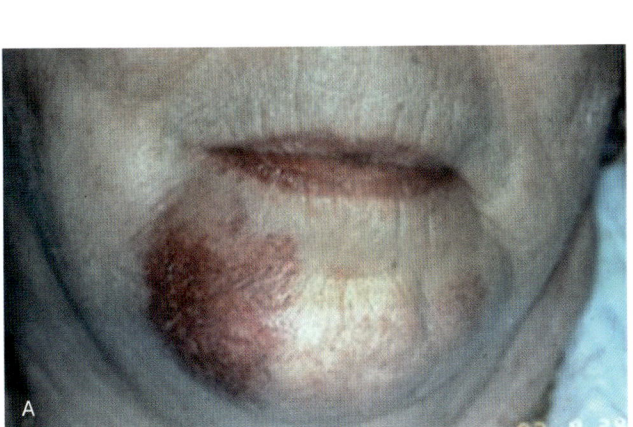

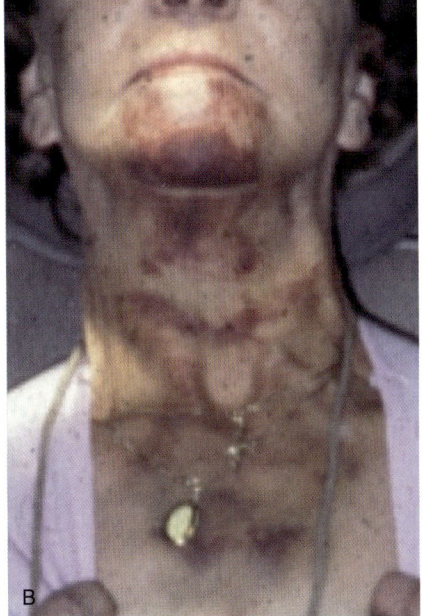

• **Figura 31.30 A e B.** Complicações pós-operatórias comuns de **(A)** edema e **(B)** equimoses.

Prevenção

Infelizmente, mesmo com o manuseio cuidadoso de tecidos e boa técnica cirúrgica, a equimose pode ser inevitável. Para minimizar equimoses, evite ácido acetilsalicílico pós-operatório, remédios herbais e suplementos alimentares que podem aumentar o sangramento. Sempre informe o paciente no pré-operatório (de preferência por escrito nas instruções pós-operatórias) que podem ocorrer hematomas. Pacientes idosos são mais suscetíveis a equimoses devido à diminuição do tônus do tecido e fixação intracelular mais fraca.

Tratamento

A equimose é autolimitada e geralmente se resolve sem tratamento. No entanto, o paciente pode tratar a equimose das seguintes maneiras:

Descansar/evitar atividades extenuantes: promove a cicatrização do tecido e diminui inflamação.
Elevação: ajuda a diminuir a inflamação, facilita o retorno venoso adequado e melhora a circulação no local.
Analgésicos: ajudam a reduzir a dor associada ao aparecimento de equimoses.
Exposição ao sol: informe o paciente para evitar a exposição ao sol na área de hematomas, pois a luz solar excessiva pode causar descoloração permanente.

Lesões periapicais de implantes dentais (Peri-implantite retrógrada)

Após a colocação do implante e exames de *recall*, relatos de caso têm demonstrado a gênese das lesões periapicais (radiolucidez), que podem sugerir um possível precursor para a falha do implante endósseo.[51] Essas lesões periapicais foram denominadas *peri-implantite apical* e *peri-implantite retrógrada*.[52] As lesões foram definidas como desenvolvimento de radiolucidez periapical sintomática ou assintomática após a instalação do implante com um osso coronal normal para a interface do implante.

Etiologia

Assintomático. Uma radiolucidez periapical clinicamente assintomática é considerada inativa quando radiograficamente presente existe evidência de destruição óssea sem sintomas clínicos.

Isso pode resultar da instalação de um implante em local no qual a osteotomia foi preparada mais profundamente do que o comprimento do implante, resultando em um espaço apical. Além disso, quando os implantes são colocados adjacentes a um dente com cicatriz apical, isso pode resultar em radiolucidez. Lesões inativas podem ser causadas por necrose óssea térmica, que é resultado direto do superaquecimento do osso. É possível a lesão térmica resultar em uma interface de tecido fibroso, o que possivelmente comprometeria o prognóstico do implante.

Sintomático. Uma lesão clinicamente sintomática é em geral causada por contaminação bacteriana durante a colocação do implante. Isso pode ocorrer quando o implante é colocado em uma área com bactérias preexistentes (infecção existente, cisto, granuloma ou abscesso). Quando as lesões são iniciadas no ápice, elas podem se espalhar coronária ou vestibularmente. Os sintomas clínicos com lesões ativas incluem dor intensa, inflamação, percussão, mobilidade ou possível formação de fístulas no trato (Figura 31.31).[53]

Prevenção

A prevenção de lesões periapicais inclui o seguinte:
1. Avaliação clara da estrutura dentária adjacente para descartar infecção ou patologia preexistente
2. Teste pulpar de dentes adjacentes
3. Cuidado ao instalar implantes imediatos em locais com possível patologia
4. Desbridamento extensivo de tecido patológico e descorticação de locais de extração imediatos.

Tratamento

Devido à etiologia multifatorial das lesões periapicais ao redor dos implantes dentais, não há consenso geral aceito sobre o tratamento. O tratamento antibiótico não cirúrgico de lesões

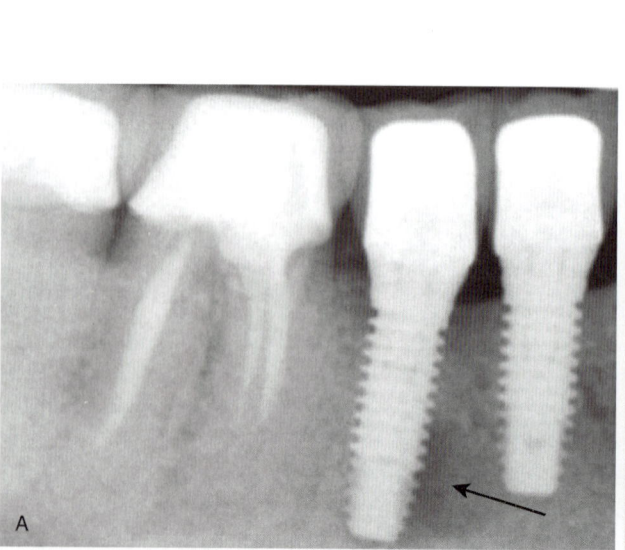

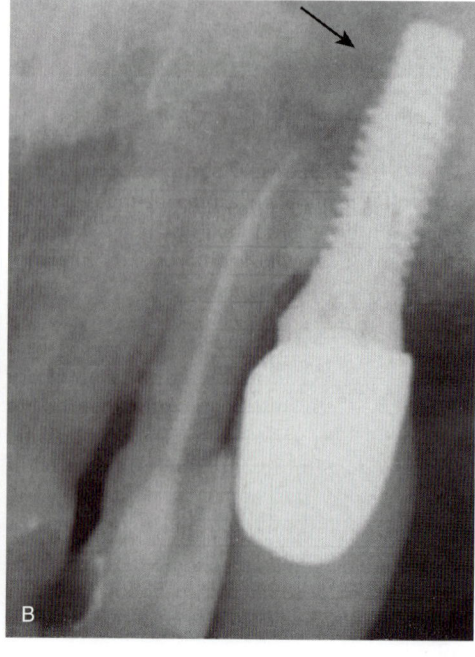

• **Figura 31.31 Lesão periapical retrógrada. A.** Radiolucidez na mesial do implante inferior. **B.** Radiolucidez na mesial do implante superior.

periapicais provou ser ineficaz.[54] Os tratamentos que têm demonstrado eficácia em lesões periapicais são os seguintes:

Exposição: a reflexão do tecido é realizada para expor a área apical do implante (acesso vestibular ou lingual).

Desbridamento: o tecido de granulação é completamente removido para expor as paredes ósseas da região apical.

Remoção do ápice do implante (eletiva): a porção apical do implante pode ser removida para obter melhor acesso às paredes ósseas. Isso deve ser realizado apenas se não houver comprometimento biomecânico para o implante.

Descontaminação da superfície: a superfície do implante pode ser desintoxicada com vários produtos químicos, como enxerto com tetraciclina (250 mg),[55] ácido cítrico (40%),[56] clorexidina e peróxido de hidrogênio.[57,58]

Aloenxerto: a área do defeito é enxertada com material de aloenxerto acompanhado de uma membrana reabsorvível. Um antibiótico local deve ser adicionado ao enxerto para cobertura antimicrobiana adicional.

Antibióticos sistêmicos: antibióticos profiláticos sistêmicos (p. ex., amoxicilina) devem ser usados com enxágue oral com clorexidina a 0,012%.

Alergia/hipersensibilidade ao titânio

A hipersensibilidade ao titânio (Ti) é cada vez mais relatada como uma complicação médica atual, que tem sido associada a uma ampla gama de situações. Na medicina ortopédica, existem muitos relatos de casos de hipersensibilidade à liga de titânio. Witt e Swann[59] relataram 13 casos de próteses totais de quadril com falha e concluíram que uma reação do tecido em resposta a fragmentos de desgaste de metal pode ter sido o fator causal da falha dos implantes. Esse processo foi denominado *repassivação* e pode produzir um óxido que circunda e envolve os tecidos peri-implantares escuros. Yamauchi et al.[60] relataram um marca-passo implantado com titânio que causou reação alérgica. O paciente apresentou desenvolvimento de eritema distinto no local de implantação, o que resultou em um eczema generalizado. A sensibilidade ao titânio foi confirmada por testes de estimulação intracutânea e de linfócitos.

Na literatura odontológica, as reações alérgicas ao titânio puro são raras. No entanto, muitos autores sugeriram que há maior incidência de alergia à liga de titânio com relação a implantes dentais; isso é provavelmente subnotificado devido a uma má compreensão de falha ou alergia.[61] Preez et al.[62] relataram um caso de falha de implante causada por suspeita de reação de hipersensibilidade ao titânio ao redor de um implante dental. Os resultados histológicos demonstraram uma reação inflamatória crônica com fibrose concomitante. Egusa et al. relataram um caso de sobredentadura implantossuportada de titânio que resultou em eczema generalizado que se resolveu totalmente após a remoção do implante.[46] Sicília et al.,[63] em um estudo clínico de 1.500 pacientes com implantes consecutivos, relataram aproximadamente nove implantes com reação positiva de alergia ao titânio.

Etiologia

A sensibilidade ao titânio mostrou ser resultado da presença de macrófagos e linfócitos T com a presença de Linfócitos B, que resulta em uma reação de hipersensibilidade do tipo IV.[64] Todos os metais, quando em um ambiente biológico, sofrem corrosão, o que pode levar à formação de íons metálicos e desencadear o complexo do sistema imunológico com proteínas endógenas.[65] Os implantes dentais de liga de titânio demonstraram conter muitas "impurezas" que podem desencadear reações de hipersensibilidade do tipo IV. Harloff et al.[66] utilizaram a análise espectral para investigar vários implantes de liga de titânio. Os resultados demonstraram que todas as amostras de titânio continham pequenas quantidades de outros elementos, como berílio (Be), cobalto (Co), cromo (Cr), cobre (Cu), ferro (Fe), níquel (Ni) e paládio (Pd). Esses elementos de impureza têm demonstrado ser a causa das reações de hipersensibilidade.

Prevenção

É fortemente recomendado um histórico médico completo envolvendo qualquer história de hipersensibilidade ao titânio.

Tratamento

Quando há suspeita de hipersensibilidade ao titânio, os implantes devem ser removidos e o paciente deve ser encaminhado ao médico para exames apropriados. Relatos de caso demonstraram que, após a remoção dos implantes, foi possível observar a resolução completa.[67] A sensibilidade ao metal é geralmente diagnosticada usando um "teste de contato", que envolve a colocação de titânio (alergênio) na pele por aproximadamente 3 a 4 dias. Um teste positivo incluiria o aparecimento de reação eritematosa. No entanto, existe a possibilidade de resultados falso-negativos, pois as qualidades de selamento da pele contra o contato direto pode tornar o teste não confiável (Figura 31.32).

Abertura da linha de incisão

ALI é uma das complicações mais comuns resultantes da cirurgia de instalação do implante dental e cirurgia de enxerto ósseo, ocorrendo quando uma ferida abre ao longo de uma linha de sutura (Figura 31.33). A taxa de prevalência da ALI tem demonstrado

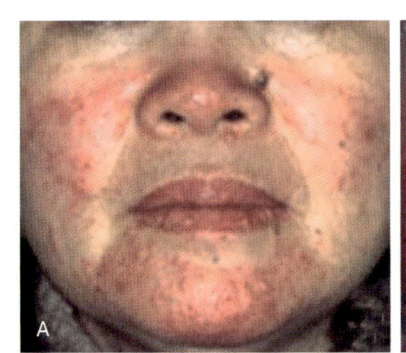

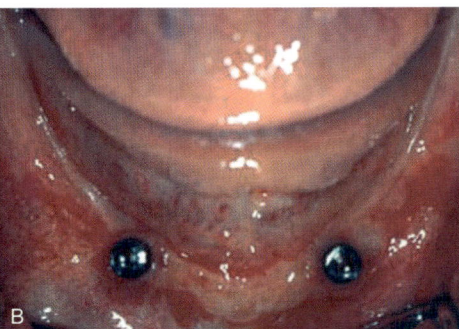

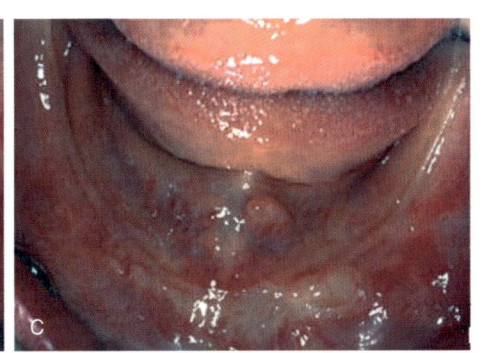

• **Figura 31.32 Alergia ao implante dental de titânio. A.** Eczema facial após a instalação do implante. **B.** Visão intraoral da reação de hipersensibilidade do tipo IV. **C.** Resolução completa após a remoção do implante. (*De Egusa H, Ko N, Shimazu T, et al. Suspected association of an allergic reaction with titanium dental implants: a clinical report.* J Prosthet Dent. 2008;100:344-347.)

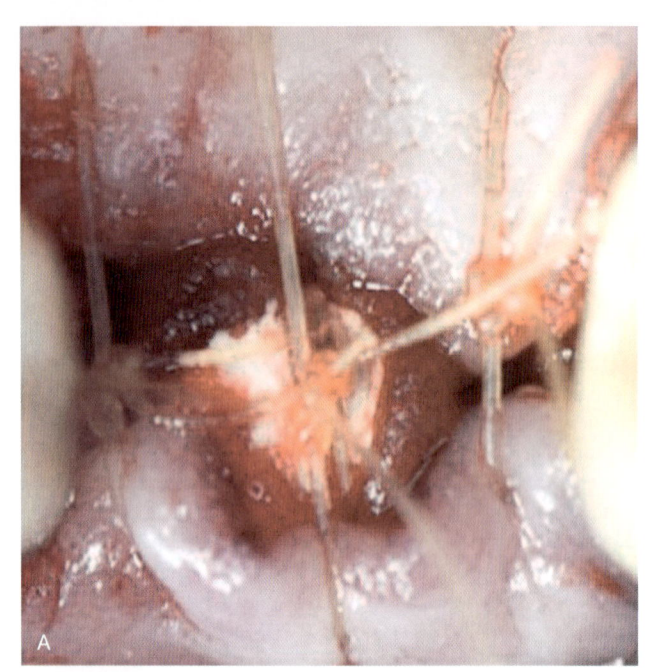

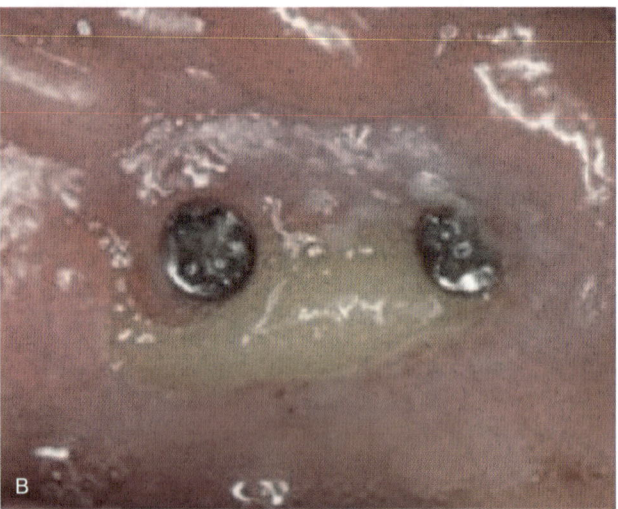

• **Figura 31.33 Abertura da linha de incisão (ALI). A.** Fratura da linha de sutura levando à ALI. **B.** Enxerto ósseo com ALI.

classificação e nomenclatura para tais exposições é útil para comunicação e manutenção de registros. A abertura da ferida clínica foi categorizada por Tal[69] (Boxe 31.1 e Figura 31.34).

Considerando que as exposições iniciais espontâneas são complicações que podem potencialmente levar à mucosite ou peri-implantite, Barboza e Caula[72] propuseram uma classificação para o início espontâneo de exposição de implantes submersos com base em métodos de diagnóstico e modalidades de tratamento para prevenir ou interceptar tais complicações. Eles sugeriram que os implantes com exposição espontânea deveriam ser imediatamente expostos cirurgicamente o mais cedo possível, para prevenir mucosite. Um pilar de cicatrização deve ser colocado após a tampa do parafuso ser removida.[72]

Consequências da morbidade da abertura da linha de incisão de implantes e enxerto ósseo

As consequências resultantes da ALI podem variar dependendo do tipo de implante ou procedimento de enxerto ósseo. Para a instalação do implante com boa fixação inicial, o fechamento primário é favorecido para a cirurgia de estágio único, com colocação de um pilar transmucoso. Para procedimentos de enxerto ósseo, o fechamento primário é de fundamental importância para os clínicos ao executar técnicas de regeneração óssea guiada e procedimentos de enxerto autógeno em bloco. Quando ocorre a ALI durante a enxertia em bloco autógena, tende a haver maior potencial de cicatrização retardada, perda do enxerto e aumento do risco de infecção.

A exposição de membranas não reabsorvíveis é um risco adicional para infecção e resultados insatisfatórios. Se a regeneração óssea guiada é realizada em conjunto com a instalação do implante, a ALI pode também levar à perda do implante. O mais provável é a produção de uma camada de esfregaço bacteriano no corpo do implante, o que pode inibir a formação óssea. A reabsorção óssea resultante da infecção pode exigir remoção do implante. O mesmo grau de ALI, sem instalação simultânea do implante, possivelmente poderia ser gerenciada e compensada por uma expansão óssea, pelo uso de implantes ligeiramente mais estreitos, aumento número de implantes e/ou enxerto adicional.

Além disso, a ALI pode afetar negativamente os resultados clínicos estéticos. A instalação de implantes simultâneos com os procedimentos regenerativos adiciona o risco de um resultado funcional e esteticamente comprometido. Para procedimentos de enxerto ósseo em vários estágios, a cicatrização primária do tecido mole permite resultados mais previsíveis. Técnica de incisão, *design* do retalho, manuseio de tecidos moles e prevenção de pressão da prótese provisória são fatores-chave para evitar a ALI.

A deiscência da lesão pode estar associada ao aumento do desconforto e à necessidade de monitoramento mais próximo. São

em estudos uma variação de 4,6 a 40% ao redor de implantes submersos.[68,69] Mendoza et al.[70] relataram que 37% dos pacientes de cirurgia pós-implante não exibiram ALI, enquanto 43% tinham ALI parcial e 20% tinham ALI total. No entanto, ao avaliar a deiscência de tecidos moles ao redor das membranas (barreiras), os estudos demonstraram uma incidência de 30% quando parte do procedimento era regeneração óssea guiada.[71] Portanto, a ALI é uma complicação pós-operatória comum após a instalação do implante dental e da cirurgia de enxerto ósseo. Neste capítulo, os fatores causais, prevenção e manejo da ALI serão discutidos, juntamente com um protocolo de tratamento que é específico para o procedimento e sobre o tempo.

Classificação das complicações da abertura da linha de incisão

Ao instalar implantes em formato radicular com uma abordagem de dois estágios, a exposição precoce espontânea de implantes submersos tem potencial para complicações que podem afetar a cicatrização e a osseointegração dos implantes. Um sistema de

---

Boxe 31.1 Categorias da abertura da ferida do implante dental.

Classe 0: a mucosa que cobre o implante está intacta.
Classe 1: é observada ruptura na mucosa que cobre o implante. Pode ser observada a comunicação oral do implante com uma sonda periodontal, mas a superfície do implante não pode ser observada sem interferir mecanicamente na mucosa.
Classe 2: A mucosa acima do parafuso de cobertura é fenestrada; o parafuso de cobertura é visível. As bordas da perfuração não alcançam ou se sobrepõem às bordas do parafuso de cobertura.
Classe 3: O parafuso de cobertura é visível. Em algumas áreas do parafuso de cobertura, as bordas da abertura da perfuração se sobrepõem às bordas do parafuso de cobertura.
Classe 4: o parafuso de cobertura está completamente exposto.

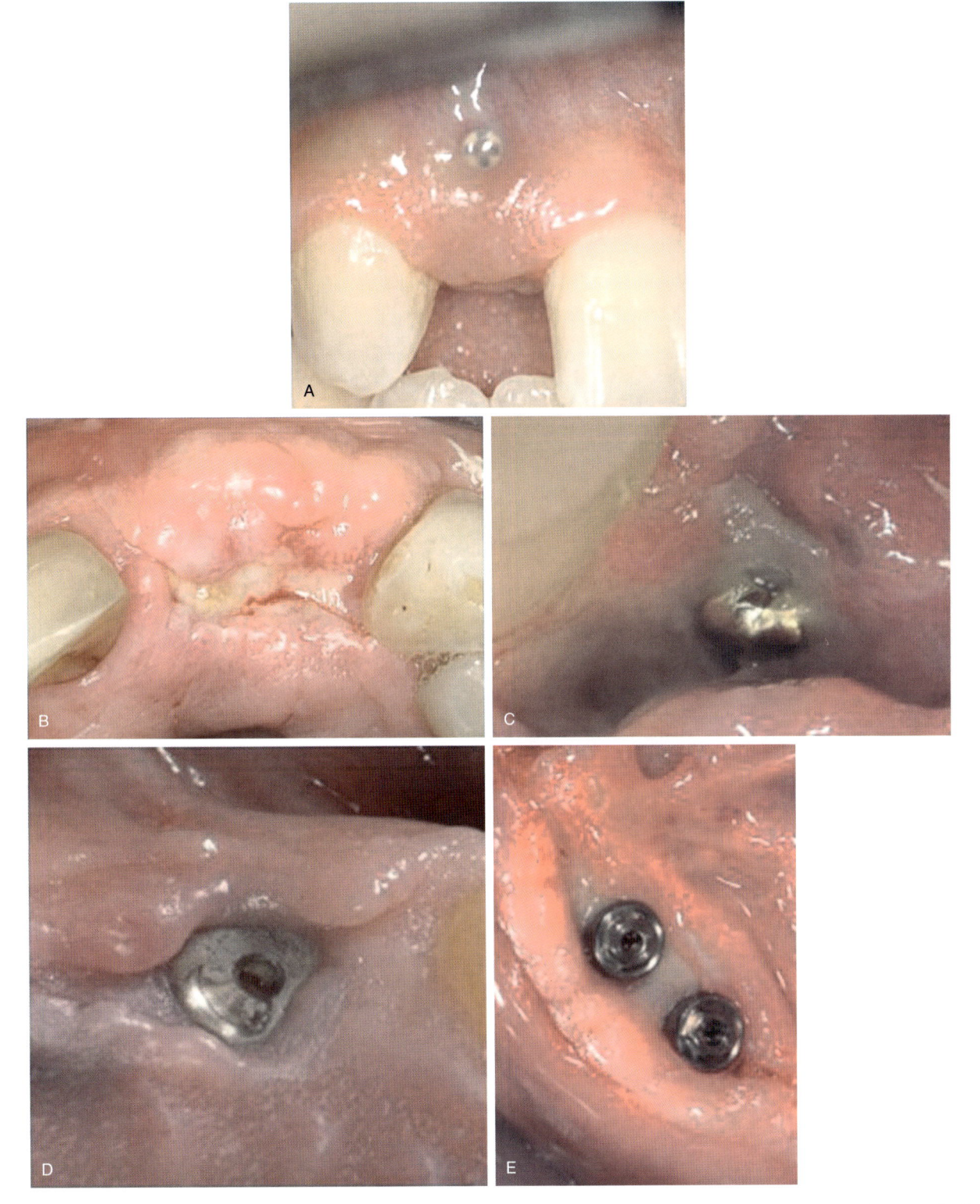

• **Figura 31.34 Classificação da abertura da linha de incisão. A.** Cicatrização da ferida Classe 0. **B.** Cicatrização da ferida Classe 1. **C.** Cicatrização da ferida Classe 2. **D.** Cicatrização da ferida Classe 3. **E.** Cicatrização da ferida Classe 4.

necessárias mais consultas pós-operatórias, o que é financeiramente improdutivo e impacta negativamente na lucratividade da prática. Alguns pacientes podem procurar atendimento ou uma segunda opinião devido à perda de confiança no clínico. Quando ocorre a ALI, o clínico deve ser proativo no acompanhamento dos cuidados e nas orientações ao paciente sobre as consequências das complicações.

Prevenção da abertura da linha de incisão

Boa técnica cirúrgica

O implantodontista deve aderir ao seguinte princípio de procedimento cirúrgico para minimizar e promover a cicatrização ideal da ferida e diminuir a possibilidade de ALI.

Incisão em tecido queratinizado. A incisão primária ideal deve ser feita em tecido queratinizado, sempre que possível. Isso permite o aumento da área de superfície da lesão e um aumento resultante na vascularização da incisão. Não apenas reduz o sangramento intraoral, como também rompe os vasos sanguíneos menores e reduz o edema pós-operatório, que pode adicionar tensão à linha de incisão. Se houver 3 mm ou mais de gengiva inserida na crista do rebordo edêntulo, a incisão corta o tecido ao meio, o que coloca metade da largura da gengiva inserida em cada lado da incisão. Se houver menos de 3 mm de tecido queratinizado fixado na crista, a incisão é feita mais lingualmente, de modo que pelo menos 1,5 mm do tecido é colocado na face vestibular do implante. Esse conceito é muito importante na região posterior da mandíbula, pois é necessário tecido aderido para evitar a tensão e a tração do músculo bucinador (Figura 31.35).[73]

Desenho da incisão de base ampla. O ápice ou ponta do retalho nunca deve ser mais largo do que a base (p. ex., divergir a incisão da base ao ápice). Isso irá manter a vascularização adequada e prevenir a necrose isquêmica do retalho, diminuindo a possibilidade de ALI. O comprimento do retalho geralmente não deve exceder o dobro da largura da base. Além disso, a base do retalho não deve ter pressão significativa ou excessivamente esticada ou torcida, que possa comprometer o suprimento sanguíneo (Figura 31.36).[74]

Permitir acesso adequado. O retalho deve ser grande o suficiente para fornecer uma visualização adequada do local cirúrgico e permitir a inserção de instrumentais para a realização do procedimento cirúrgico. Se o retalho for muito pequeno, um retrator não será capaz de manter o retalho sem pressão excessiva. A pressão de retração excessiva levará ao aumento da inflamação, o que pode comprometer a cicatrização da linha de incisão.

Incisão vertical de liberação para manter o suprimento sanguíneo e diminuir a tensão na borda. O suprimento sanguíneo para o retalho refletido deve ser mantido sempre que possível. O suprimento primário de sangue para o retalho vestibular, que na maioria das vezes o retalho refletiu para um implante ou enxerto ósseo, é da mucosa queratinizada móvel. Isso é especialmente verdadeiro quando os músculos da expressão facial ou músculos funcionais fixam-se ao periósteo. Portanto, as incisões de liberação vertical são feitas na altura da junção mucogengival, e o retalho vestibular pode ser refletido aproximadamente 5 mm acima da altura da junção mucogengival. Ambas as abordagens de incisão mantêm mais suprimento sanguíneo para o retalho vestibular. Além disso, incisões e reflexões na mucosa alveolar móvel aumentam a retração do retalho durante a cicatrização inicial, o que pode contribuir para a ALI e aumentar o risco de formação de cicatriz e retardo na cicatrização da linha de incisão como consequência da redução do fornecimento de sangue.

As incisões de liberação vertical não devem ser feitas sobre proeminências ósseas (p. ex., eminência canina), pois aumentará a tensão na linha de incisão e pode aumentar a possibilidade de ALI (Figura 31.37).

Mantenha as margens do retalho sobre o osso. O desenho do retalho de tecido mole também deve ter as margens da lesão sobre o osso hospedeiro sempre que possível. Isso é especialmente importante ao aproximar tecido sobre enxertos ósseos ou membranas de barreira. O osso hospedeiro fornece fatores de crescimento para as margens e permite que o periósteo se regenere mais rapidamente no local. As margens distais à elevação do retalho devem ter reflexão mínima. O retalho palatino e os tecidos vestibulares distais ao retalho refletido não devem ser elevados do osso palatino (a menos que o aumento seja necessário), pois o suprimento sanguíneo para a linha de incisão será atrasado. Além disso, o retalho não refletido não retrai durante a cicatrização inicial, o que poderia colocar tensão adicional na linha de incisão. A reflexão do tecido mole distal ao local do enxerto pode ser dividida em espessura para manter o periósteo no osso ao redor da linha de incisão. Isso melhora a vascularização precoce para a linha de incisão e adesão das margens para reduzir a retração durante a cicatrização inicial.

Incisão limpa e concisa. Uma incisão limpa é feita através do tecido em uma direção com pressão uniforme do bisturi. Uma lâmina afiada de tamanho adequado (ou seja, lâmina nº 15) deve

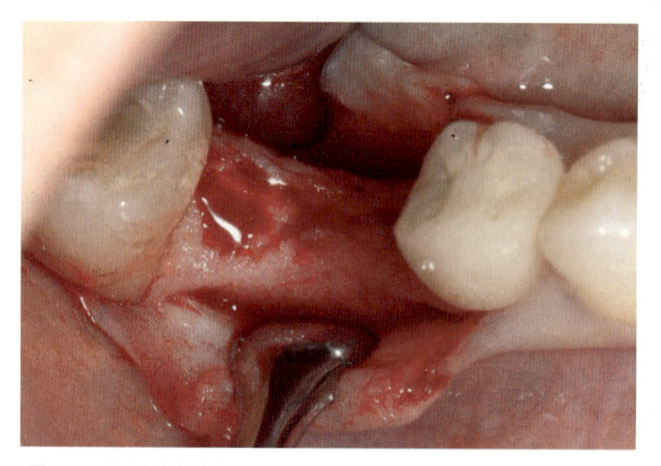

• **Figura 31.35** A incisão deve sempre manter o tecido aderido na vestibular.

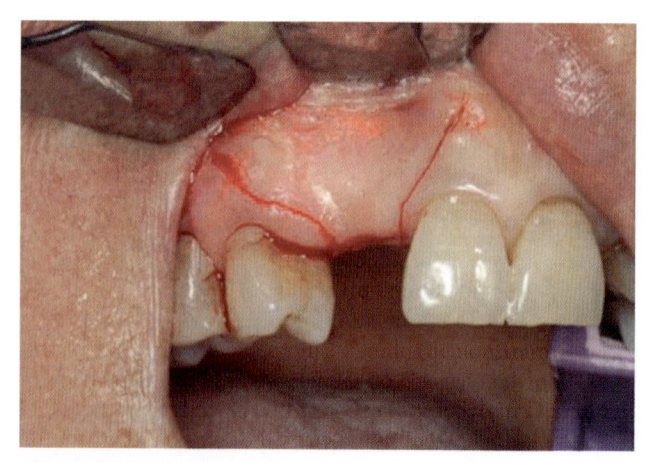

• **Figura 31.36** Incisão anterior preservando a papila com desenho de base ampla.

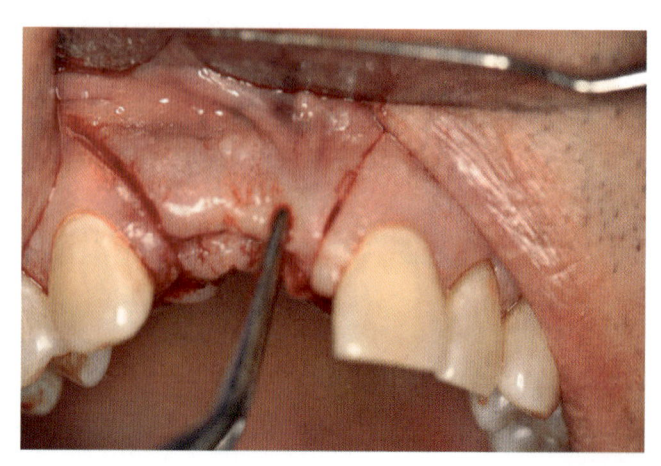

• **Figura 31.37** Incisões de liberação vertical para permitir o fechamento sem tensão.

ser usada para fazer incisões limpas e concisas sem traumatizar o tecido com cortes ou golpes repetidos. Tentativas de corte, especialmente em diferentes planos, aumentará a quantidade de tecido danificado e aumentará a quantidade de sangramento. Cortes longos e contínuos são preferíveis a cortes mais curtos, inconsistentes e interrompidos.[75]

A dissecção afiada minimizará o trauma na linha de incisão, o que resultará em um fechamento mais fácil. Deve-se ter cuidado com os nervos vitais subjacentes, vasos sanguíneos e músculos associados. As lâminas de bisturi perdem o corte com bastante facilidade, especialmente quando usadas em ossos e tecidos com maior resistência. O clínico deve trocar as lâminas quando suspeitar de perda de corte para diminuir o trauma ao tecido. A incisão deve ser feita com a lâmina mantida perpendicular à superfície epitelial. Isso resultará em um ângulo que produz margens quadradas da ferida que são mais fáceis de reorientar durante a sutura e menos prováveis de ocorrer necrose da lesão cirúrgica.

Reflexão de espessura total e elevação ideal do retalho. Idealmente, o retalho deve ter espessura total e incluir a superfície da mucosa, submucosa e periósteo. O periósteo é necessário para a cicatrização; a recolocação do periósteo em sua posição original aumentará a cicatrização.

A elevação do tecido deve ser realizada com extremo cuidado. O manuseio meticuloso é necessário para minimizar o trauma ao tecido mole. O uso adequado de uma pinça de tecido apropriado, a prevenção de sucção excessiva pelo assistente e as suturas em "nó" contribuem para melhor manejo do retalho. É comum que coletores de tecido sem travamento, também chamados de "pinças de polegar", sejam mantidos entre o polegar e dois ou três dedos de uma mão. A tensão da mola em uma extremidade mantém as extremidades de apreensão separadas até que a pressão seja aplicada. Essas pinças são usadas para manter os tecidos no lugar ao se realizar suturas e para retrair suavemente os tecidos durante a cirurgia exploratória. A pinça de tecido pode ter pontas lisas, pontas com hachuras ou pontas serrilhadas (muitas vezes chamadas de "dente de rato"). Uma pinça serrilhada usada em tecidos causará menos danos do que uma de superfície lisa porque o cirurgião pode segurar com menos pressão.

Pinças lisas ou hachuradas são usadas para mover os curativos, remover suturas e executar tarefas semelhantes.

Durante a elevação do retalho, os elevadores devem repousar no osso e não no tecido macio. Deve-se ter cuidado para não aspirar continuamente o tecido, pois isso pode irritar e traumatizar as margens do tecido. O uso de pontas de sucção variável com controle da ponta do dedo pode ajudar a minimizar os danos aos tecidos. Após a substituição do retalho, é interessante aplicar pressão ao tecido por vários minutos para minimizar a espessura do coágulo de sangue e para garantir que o sangramento tenha parado.

Minimizar o tempo de operação cirúrgica beneficiará diretamente tecidos e reduzirá o risco de infecção.[76] Os afastadores de tecido devem ser selecionados e colocados em posição para evitar pressão indevida sobre os tecidos. Manter os afastadores no osso e não no tecido minimizará o trauma ao tecido. A pressão e a tensão excessivas no retalho de tecido prejudicam a circulação sanguínea, alteram a cicatrização fisiológica da lesão cirúrgica e predispõem à colonização bacteriana (Figura 31.38).

Incisões para preservar as papilas. O tecido mole interproximal em locais próximos aos dentes naturais adjacentes pode ser classificado em três categorias: (1) as papilas têm uma altura aceitável no local edêntulo, (2) as papilas têm uma altura inferior à aceitável, ou (3) uma papila é aceitável e a outra papila está retraída e requer elevação.

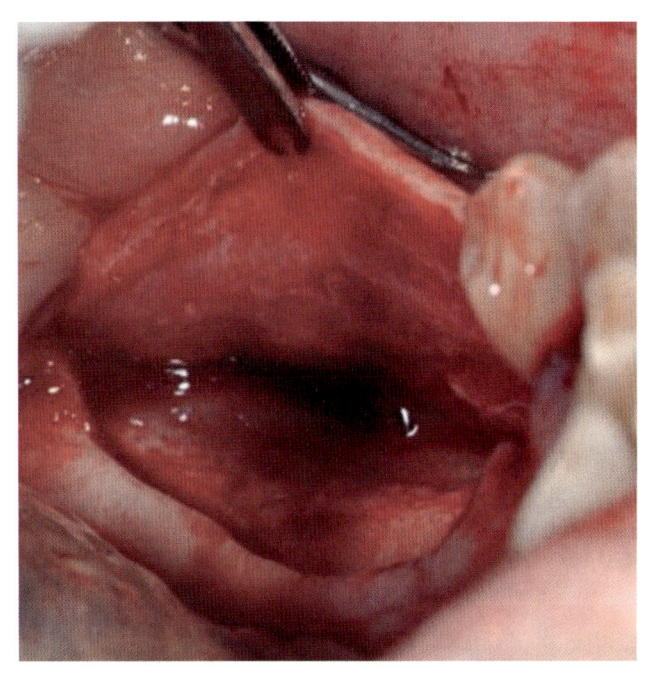

• **Figura 31.38** Retalho de espessura total e reflexão.

Quando a papila interproximal tem altura aceitável, as incisões "que preservam a papila" são feitas adjacentes a cada dente. As incisões verticais são feitas na porção vestibular do sítio edêntulo e se iniciam 1 mm abaixo da junção mucogengival, dentro do tecido queratinizado. Estender as incisões verticais além da junção mucogengival aumenta o risco de formação de cicatriz no local da incisão. A incisão de espessura total então aproxima-se da crista do sítio edêntulo, deixando 1 a 1,5 mm da papila interproximal adjacente a cada dente. As incisões verticais não são mais largas na base do que a largura da crista do tecido. Isso permite que o retalho vestibular seja avançado sobre o implante ou curto e adjacente a uma extensão transmucosa na realização do procedimento, sem vazios na linha de incisão e fechamento primário.

Hemostasia. A hemostasia é importante por muitas razões, tais como fornecimento de campo cirúrgico limpo para dissecção precisa e elevação de retalho, junto com a diminuição do trauma. O sangramento pode ocorrer a partir de artérias, veias ou capilares e pode resultar em sangramento difuso e contínuo. Idealmente, a hemostasia completa deve ser obtida antes do fechamento da ferida. Caso contrário, o sangramento contínuo ou o hematoma impedirão a aposição da ferida cirúrgica. Existem muitos métodos mecânicos, térmicos e químicos possíveis de serem utilizados para obtenção da hemostasia adequada. Deve-se observar que o uso de agentes hemostáticos ativos ou passivos, juntamente com eletrocauterização das margens da ferida, pode diminuir a cicatrização fisiológica normal das margens da ferida e predispor o local a infecção e possível deiscência da ferida. Se agentes hemostáticos são usados (p. ex., celulose), eles devem ser removidos após a hemostasia, para que não haja interferência na cicatrização da ferida cirúrgica.

Evite a dessecação do tecido. Os tecidos devem ser mantidos em um ambiente úmido sem períodos prolongados de dessecação. Se ocorrer ressecamento dos tecidos, há menor probabilidade de ocorrer o fechamento completo da ferida. Se as margens do tecido se tornam dessecadas, devem-se realizar irrigações periódicas com solução salina estéril (0,9% cloreto de sódio) ou uma gaze umedecida com solução salina.

Aliviando o tecido (sem tensão). Tensão excessiva do retalho é o fator causal mais frequente de ALI. Isso é mais bem evitado com incisão e *design* de retalho apropriados, realização de incisões de liberação periosteal (PRIs) e dissecção romba ("estiramento de tecido"). As técnicas anteriores para expandir o tecido usavam principalmente uma reflexão do tecido mais apical e horizontal do periósteo, paralela à incisão primária. Historicamente, a abordagem vestibular sugerida por Brånemark permitiu a visualização ideal de marcos anatômicos, sutura remota à área cirúrgica, cobertura total do tecido, bem como fechamento primário previsível e cicatrização.[77] As desvantagens pós-operatórias dessa abordagem incluem distorção do vestíbulo e outros marcos anatômicos, edema, dificuldade na remoção da sutura e desconforto cumulativo para o paciente.[78] Langer e Langer[79] documentaram o uso de sobreposição de retalho de espessura parcial. Essa abordagem resulta na extensão da porção coronal do retalho vestibular ou palatino, permitindo o fechamento por intenção primária em todo o local, de maneira sobreposta. Isso geralmente é eficaz para fechamento primário quando é necessário um avanço inferior a 5 mm do retalho.

Uma técnica do espaço submucoso, desenvolvida por Misch[80] no início dos anos 1980, é um método eficaz para expandir o tecido em enxertos maiores (mais de 15 × 10 mm de altura e largura) (Boxe 31.2).

A utilidade da incisão periosteal para obter a liberação do retalho foi estudada por Park et al.[81] Os autores observaram que os retalhos podem ser avançados até 171,3% (> 1,5 vez mais do que seu comprimento original) por duas incisões verticais e um PRI sob uma tensão mínima de 5 g, enquanto uma ou duas incisões verticais sem PRI poderiam avançar o retalho em apenas 113,4 e 124,2%, respectivamente. Os resultados sugeriram que o PRI pode ser usado de forma previsível para atingir fechamento primário sem estresse sob tensão de tração mínima de retalhos (Figura 31.39).

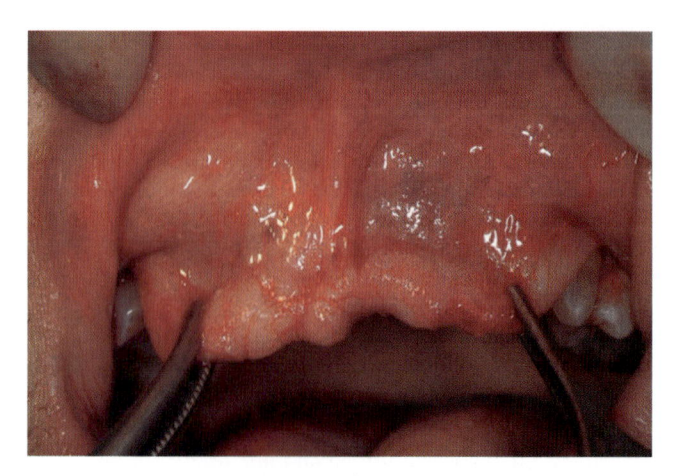

• **Figura 31.39 Fechamento sem tensão.** O retalho vestibular pode ser puxado sobre o retalho lingual por no mínimo 5 mm.

Diminuindo "espaços mortos"

Uma leve pressão é aplicada aos retalhos de tecido mole refletidos por 3 a 5 minutos. Essa pressão pode reduzir o sangramento pós-operatório sob o retalho, que pode causar "espaços mortos" e retardo na cicatrização. Algum sangue estagnado sob o retalho é "ordenhado" sob o tecido mole por meio de uma leve pressão. Isso também permite a formação de fibrina a partir das plaquetas para ajudar a "colar" o retalho ao local do enxerto.

Diminuir a inflamação

Corticosteroides sistêmicos ou AINEs podem ser administrados antes e após a cirurgia para diminuir o edema dos tecidos moles, pois tem sido demonstrado que o edema contribui para a ALI.

Design *da prótese provisória*

Forças oclusais aplicadas a uma prótese removível sobre um implante cicatrizado ou local de enxerto também podem causar ALI de tecidos moles e retardo na cicatrização de feridas. Sem o ajuste apropriado, essas forças facilmente resultam em ALI, comprimindo a área cirúrgica durante função antes da remoção da sutura. O potencial para perda da crista óssea é aumentado durante qualquer cicatrização do enxerto ou em torno dos implantes durante a cicatrização do Estágio I, que pode levar à falha do implante por carga precoce. Embora o uso de tais próteses deva ser desencorajado, outras estratégias para minimizar ou eliminar tal possibilidade incluiriam amplo relevo da superfície do entalhe, eliminação da flange e uso de condicionadores de tecido.

Muito mais preferível à(s) substituição(ões) dentária(s) provisória(s) seriam o suporte provisório em dente ou implante (Figura 31.40).

Outros exemplos de próteses provisórias fixas incluiriam a colagem de coroas de dentes naturais ou dentes artificiais de prótese total aos dentes, delimitando o espaço edêntulo e a modificação da prótese parcial fixa existente, ou seja, redução do pôntico. Próteses provisórias removíveis, como um retentor Essix® ou uma prótese Snap-On Smile, são frequentemente usadas em função de seu suporte rígido e ausência de pressão na linha de incisão. Uma prótese fixa unida por resina também pode ser confeccionada para fornecer função aprimorada, especialmente quando a regeneração óssea da crista é realizada.

A prótese pode retrair as papilas interdentais dos dentes adjacentes. Como resultado, uma prótese fixa com resina é confeccionada para uma cicatrização estendida, e um dispositivo removível pode ser usado a curto prazo para emergências cosméticas (se a prótese descolar) (Figura 31.41).

Boxe 31.2 Técnica do espaço submucoso.[153]

1. O retalho vestibular de espessura total primeiro é elevado para fora do osso vestibular, aproximadamente 5 mm acima da altura do vestíbulo.
2. Uma incisão com bisturi, de 1 a 2 mm de profundidade, é feita através do periósteo, paralelo à incisão da crista, e 3 a 5 mm acima da altura vestibular do mucoperiósteo. Essa incisão rasa é feita em toda a extensão do retalho vestibular e pode até se estender acima e além das incisões de liberação vertical. Cuidado para fazer essa incisão acima da junção mucogengival; caso contrário, o retalho pode ser perfurado e retardar a cicatrização dos tecidos moles.
3. Tesouras de tecido mole (p. ex., Metzenbaum) são usadas em uma técnica de dissecção romba para criar um túnel apical ao vestíbulo e acima do periósteo não refletido. A tesoura é fechada e empurrada através da incisão inicial com bisturi de aproximadamente 10 mm de profundidade e, em seguida, aberta lentamente.
4. Esse espaço submucoso é paralelo à superfície da mucosa (não profundo em direção ao osso sobrejacente) e acima do periósteo não refletido. A espessura do retalho vestibular deve ser de 3 a 5 mm, pois a tesoura fica paralela à superfície. O túnel é expandido com a tesoura em vários milímetros acima e distalmente às incisões verticais.
5. O espaço submucoso é desenvolvido e o retalho é avançado pela distância do "túnel" e coberto sobre o enxerto para aproximar o tecido para o fechamento primário sem tensão. Idealmente, o retalho vestibular deve ser capaz de avançar sobre o enxerto e passar pela margem do retalho lingual por mais de 5 mm. O retalho vestibular pode, então, ser devolvido à margem lingual do retalho e suturado. Esse procedimento de tecido mole é realizado antes de preparar a região hospedeira para qualquer tipo de enxerto ósseo ou enxerto em torno de um implante.

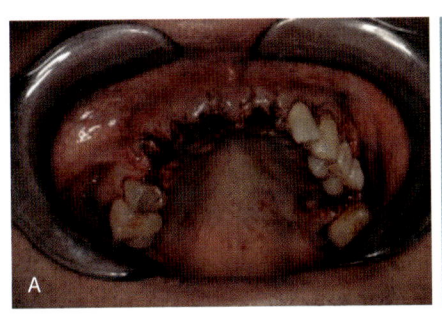

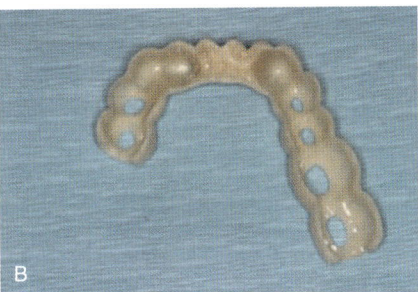

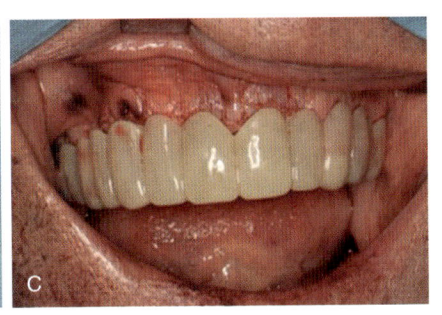

• **Figura 31.40** Prótese provisória ideal. **A.** Imagem pós-sutura. **B.** Prótese Snap-On Smile. **C.** Inserção da prótese.

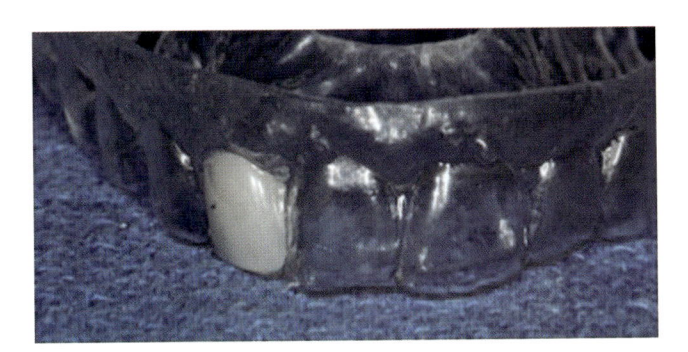

• **Figura 31.41** Dispositivo Essix®.

Quando uma prótese unida por resina é utilizada, os dentes adjacentes não são preparados e o dispositivo é unido aos dentes abaixo dos contatos em oclusão cêntrica. As papilas interdentais são frequentemente retraídas após cicatrização inicial do alvéolo. Esse tipo de prótese provisória (de transição) para o implante unitário tem múltiplos benefícios de não deixar tecido mole descoberto, e não ficar sobre o local de desenvolvimento ósseo aumentado nem da cicatrização da interface implante-osso.

Várias opções para o dispositivo unido por resina permitem esses objetivos. O dispositivo Essix® é uma concha de acrílico, semelhante à moldeira de clareamento, que tem prótese substituindo o dente ausente. Essa prótese é o tratamento mais simples para o pós-cirúrgico de substituição dentária.

Quando um dente adjacente requer que uma coroa seja adicionada ao fio ortodôntico, uma excelente opção é a utilização de uma PPR com assentamento indireto, que impede movimentos rotacionais no sítio cirúrgico.

Remoção atraumática de sutura

A remoção de suturas muito cedo ou de forma traumática pode resultar em ALI e causar cicatrização retardada, levando à morbidade do implante ou do enxerto ósseo.

Suturas não reabsorvíveis ou absorvíveis normalmente são removidas dentro de 10 a 14 dias após a cirurgia. A remoção da sutura deve incluir as seguintes etapas:
1. O paciente deve enxaguar levemente com gliconato de clorexidina a 0,12%.
2. Com uma pinça para tecido, segure a extremidade do nó da sutura e corte a sutura o mais próximo do tecido. Deve-se ter cuidado para não traumatizar ou irritar a ferida cirúrgica.
3. Retire com cuidado a sutura com o nó fora do tecido. Não puxe o nó pelo tecido para removê-lo.
4. Faça com que o paciente enxágue com clorexidina a 0,12%. Avalie e certifique-se de que a prótese provisória não colidirá com a ferida cirúrgica. O dente adjacente pode ser preparado e uma prótese parcial fixa provisória em cantiléver com um pôntico sobre o local cirúrgico pode ser usada. Quando o paciente necessitar de ortodontia, um dente artificial de prótese total e um *bracket* podem ser adicionados ao fio ortodôntico.

Manejo da abertura da linha de incisão

Na literatura sobre implantes dentais, há duas recomendações de tratamento discutidas com relação à ALI. A primeira é permitir que a ferida cirúrgica cicatrize por segunda intenção com o uso de antimicrobianos e medidas de higiene. A segunda é ressuturar a ferida cirúrgica aberta, o que não é recomendado pelo autor (Tabela 31.3).

Para permitir que o local cicatrize por segunda intenção, é necessário ter uma disciplina significativa e cooperação do paciente pelo sucesso no resultado. Essa técnica de tratamento é ditada por muitas variáveis, como a saúde do tecido existente, espessura do tecido, localização, idade do paciente e tamanho da deiscência.

Para que a abertura de uma linha de incisão cicatrize corretamente, um pós-operatório com instruções e procedimentos rigorosos deve ser seguido pelo clínico e pelo paciente. Primeiro, o clínico deve se certificar de que nenhuma influência externa pode traumatizar diretamente ou retardar a cicatrização. Se uma prótese provisória estiver sendo usada, deve-se ter cuidado para minimizar qualquer contato direto com a linha de incisão. A superfície da prótese sobre a linha de incisão deve ser modificada para ser côncava, não convexa. As áreas de suporte de tensão (ou seja, maxila – palato horizontal e crista residual, mandíbula – e corredor vestibular) devem ser mantidas para absorver as forças oclusais. Além disso, a ALI deve ser limpa topicamente com clorexidina a 0,12%. O paciente deve ser colocado em *recall* rigoroso, idealmente visto todas as semanas durante o primeiro mês.

O paciente precisa ser instruído a enxaguar com clorexidina a 0,12%, 2 vezes/dia. Evitar terminantemente fumo e álcool, pois isso retardará a cicatrização. Se uma prótese provisória estiver sendo usada, nenhum adesivo para prótese total deve ser posicionado sobre a área da ALI. Por último, o paciente deve ser instruído a não avaliar o local, especialmente puxando a borda para cima a fim de inspecionar a área. Isso esticará a linha de incisão e provavelmente resultará em outras deiscências (Boxe 31.3).

Protocolo de ressutura

Ressuturar não é recomendado na maioria das vezes, porque é uma técnica imprevisível e, em alguns casos, aumenta a quantidade de deiscência. Ao tentar ressuturar uma ferida recente, geralmente o epitélio é fino e friável, o que muitas vezes leva ao rompimento da linha de incisão. Isso pode resultar em deiscência ou infecção maior. Se realizado, as margens do tecido devem ser "renovadas" com bisturi ou broca diamantada. Greenstein *et al.*[82] recomendaram que, quando a deiscência é pequena e ocorre dentro de 24 a 48 horas, o clínico pode ressuturá-la imediatamente. Uma vez que a ferida é grande (2 a 3 cm) ou o tempo decorrido

Tabela 31.3	Tratamento da abertura da linha de incisão.	
	TRATAMENTO	
Procedimento cirúrgico	Precoce (< 1 semana)	Retardado (~> 3 semanas)
Implante: Estágio único	Protocolo de intenção secundária (ressuturar SOMENTE em condições favoráveis)	Protocolo de intenção secundária
Dois estágios	Protocolo de intenção secundária	• Remover o tecido sobreposto com broca para tecido ou bisturi • Colocar a extensão da transmucosa (≈ 1 mm acima do tecido; uma extensão maior pode levar a força excessiva sobre o implante) (Figura 31.42)
Enxerto ósseo: enxerto particulado	Protocolo de intenção secundária	Protocolo de intenção secundária
Enxerto em bloco	Protocolo de intenção secundária	• Verificar a mobilidade do enxerto • Reduzir bordas ósseas afiadas • Renovar as bordas da ferida com broca diamantada
Membrana: Colágeno (regular)	Protocolo de intenção secundária	Protocolo de intenção secundária
Colágeno (estendido)	Protocolo de intenção secundária	Protocolo de intenção secundária • Aparar o excesso de membrana acima do nível do tecido com uma tesoura
Matriz dérmica acelular	Protocolo de intenção secundária	Protocolo de intenção secundária • Aparar o excesso de membrana acima do nível do tecido com uma tesoura
Não reabsorvível (citoplasto, titânio)	Protocolo de intenção secundária	• Remover a membrana se houver irritação ou infecção crônica do tecido • Idealmente, tentar manter por no mínimo 6 semanas

Boxe 31.3 Protocolo de intenção secundária.

Clínico
1. Aliviar a prótese para não ter flange vestibular e nenhum contato na área da lesão cirúrgica.
2. Manter as áreas de suporte de tensão na prótese com o uso de um condicionador de tecido; no entanto, o material deve ser removido da área com deiscência.
3. Limpar localmente a área de deiscência com clorexidina 0,12%.
4. Realizar observação mais atenta ao paciente para incluir *recalls* de no mínimo 1 vez/semana, durante o primeiro mês.

Instruções ao paciente
1. Enxágue não vigoroso com clorexidina 0,12% 2 vezes/dia e controle de biofilme.
2. Minimizar o uso de próteses provisórias.
3. Sem mastigação direta na área da deiscência.
4. Evitar fumar e fazer uso de álcool.
5. Evitar enxaguatórios bucais à base de álcool e peróxido.
6. Evitar alimentos ácidos.
7. Evitar inspecionar o local da deiscência (puxar a borda para ver a área).
8. Não utilizar nenhum adesivo para próteses dentárias com a prótese provisória.

é de mais de 2 a 3 dias, fica mais difícil para as margens da ferida serem excisadas e ressuturadas. O autor recomenda cautela com a ressutura de linhas de incisão que possam acabar resultando em aumento da morbidade da ferida cirúrgica (Figura 31.42).

Complicações biomecânicas

Afrouxamento do parafuso

Foi demonstrado que o afrouxamento do parafuso do pilar está associado a cerca de 6% das próteses sobre implantes confeccionadas.[83] O afrouxamento do parafuso é a complicação protética do implante mais comum, sendo responsável por aproximadamente 33% de todas as complicações protéticas pós-implante.[84] Estudos mais recentes indicam que essa complicação ocorre em aproximadamente 8% das coroas unitárias, 5% das próteses fixas de múltiplos elementos e 3% das sobredentaduras sobre implantes. De Boever et al.[85] demonstraram que 12% das próteses apresentam afrouxamento em 3 anos, enquanto Chaar et al.[86] mostraram uma taxa de incidência de 4,3% em 5 anos e aproximadamente 10% a longo prazo (5 a 10 anos). O afrouxamento do parafuso pode causar complicações consideráveis. Um parafuso solto pode

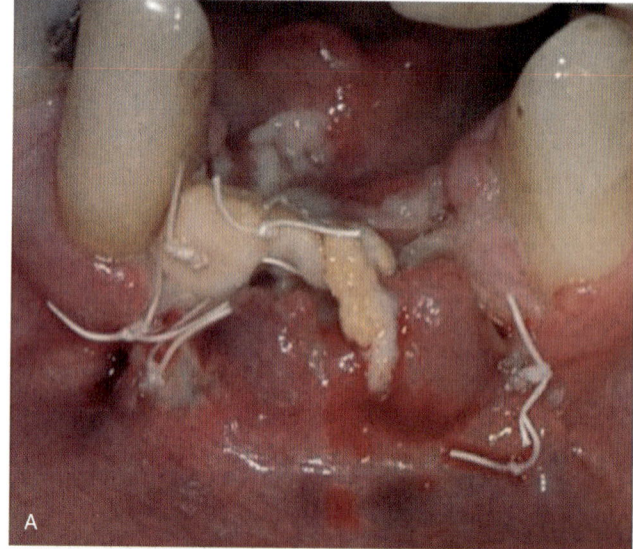

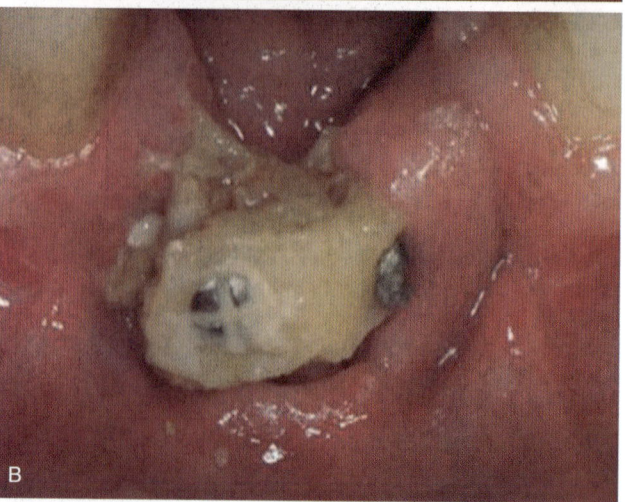

• **Figura 31.42 Complicação de ressutura. A.** Duas semanas de pós-operatório mostrando rompimento de sutura. **B.** Após a ressutura, o enxerto ósseo é exposto completamente. É por isso que a ressutura não é recomendada.

contribuir para perda da crista óssea, pois as bactérias são capazes de colonizar e se abrigar na interface aberta. Quando um parafuso de pilar se solta em uma coroa cimentada, a coroa pode precisar ser cortada do pilar para que se tenha acesso ao parafuso do pilar, o que resulta em desapontamento do paciente e tempo improdutivo do clínico. Se um parafuso de pilar frouxo não é tratado adequadamente, pode ocorrer fratura da prótese, fratura dos componentes do implante ou do corpo do implante.

Etiologia

Fatores de força externa. Forças externas que atuam em um parafuso aumentam muito o risco de afrouxamento do parafuso. Essas forças podem ser chamadas de *forças separadoras* quando relacionadas ao afrouxamento do parafuso; no entanto, são as mesmas forças que são fatores de risco para falha do implante, perda óssea da crista e fratura do componente. Quando as forças externas são maiores do que a força que segura os parafusos juntos (chamados de *forças de travamento*), o parafuso ficará solto. As forças externas da parafunção, altura da coroa, dinâmica mastigatória, posição na arcada dentária e dentição antagonista são fatores que podem aumentar drasticamente o estresse para o implante e o parafuso. Além disso, as condições que ampliam ou aumentam esses fatores são cantiléveres, cargas angulares e projetos oclusais precários. As forças externas aplicadas ao sistema de parafuso são importantes quando o objetivo é diminuir a incidência de afrouxamento do parafuso. O limite de resistência de um material é a quantidade de força necessária para fraturar o objeto quando ciclos suficientes são aplicados. Quanto maior a força, menos ciclos são necessários antes que ocorra a fratura. É a combinação e a relação de ambos, quantidade de força e quantidade de ciclos que causam o afrouxamento do parafuso.

Cantiléveres/maior espaço para altura da coroa. Um dos fatores causais mais comuns que resultam em afrouxamento do parafuso são forças oclusais excessivas contínuas. O exemplo mais comum ocorre em próteses com contatos oclusais inadequados. Quanto maior o estresse aplicado às próteses, maior o risco de afrouxamento do parafuso do pilar. Um *design* protético não ideal pode potencializar a força aplicada. Cantiléveres aumentam o risco de afrouxamento do parafuso, pois aumentam a magnitude das forças para o sistema de implante: é uma relação direta entre o comprimento do cantiléver e a força aplicada à prótese.[87] Qualquer uma dessas forças externas aplicadas a um cantiléver aumentará ainda mais as forças sobre o parafuso. Por exemplo, cantiléveres em próteses levam a cargas oclusais desiguais, que causam ciclos repetidos de compressão e, em seguida, tração e cisalhamento dos componentes do implante. Os parafusos são especialmente vulneráveis às forças de tração e cisalhamento. Ambos são dramaticamente aumentados com forças de cantiléver ou em cargas angulares. Como o parafuso é um plano inclinado, a vibração contínua faz com que ele seja desrosqueado.

Quanto maior a variedade de forças externas, menor será o número de ciclos necessários antes do afrouxamento do parafuso. Quando existe um aumento no espaço para altura da coroa (relação precária coroa/implante), há maior força resultante aplicada ao parafuso. Isso geralmente resulta em um risco maior de afrouxamento do parafuso (ou fratura). Boggan *et al.*[88] demonstraram que a força aplicada ao parafuso é diretamente relacionada à altura da coroa. A altura da coroa atua como um cantiléver vertical, que aumenta a força no parafuso do pilar.

Parafunção. De todas as forças externas que causam afrouxamento do parafuso, o fator primário está relacionado à parafunção. Um paciente com bruxismo horizontal aplica força angulada repetidamente à coroa sobre o implante. Isso aumenta a magnitude da força, os ciclos para falha por fadiga e o ângulo da força que exerce cisalhamento na interface. O afrouxamento do parafuso do pilar pode ser esperado em um paciente com hábito de bruxismo grave. Um paciente com parafunção aumenta a quantidade de força para o sistema, aumentando também o número de ciclos para o sistema.

Assim, fraturas no selamento da cerâmica e do cimento e também afrouxamento ou fratura do parafuso são inevitáveis. Quando os dentes naturais adjacentes apresentam mobilidade para forças laterais ou angulares, o implante e a coroa sobre o implante podem estar sobrecarregados. Para reduzir o risco de sobrecarga, é recomendado um ajuste oclusal da força de mordida para permitir que os dentes adjacentes se movam antes do contato da coroa sobre o implante. Cargas oclusais contínuas podem ter efeito cumulativo na pré-carga, e o material do parafuso pode sofrer deformação.[89] Quando a força excede a resistência ao escoamento, ocorre a deformação plástica e o parafuso começa a se deformar. Essa deformação do material faz com que o parafuso se solte e leva à falha potencial da prótese.

O afrouxamento do parafuso também é afetado pela quantidade de força e o número de ciclos e é semelhante à fadiga. Métodos externos para análise do limite do afrouxamento do parafuso incluem fatores que reduzem a tração biomecânica, como posicionamentos ideais do implante (ou seja, distribuir as forças uniformemente), número suficiente de implantes (i. e., área de superfície adequada), estruturas protéticas passivas e esquemas oclusais adequados.[90]

Coroas esplintadas *versus* não esplintadas. Afrouxamento do parafuso de pilar ou dos parafusos protéticos ocorrem com mais frequência em coroa sobre implante unitário do que em coroas esplintadas. Por exemplo, em um estudo de substituição de um único molar, a taxa de afrouxamento do parafuso do pilar foi de 40% durante um período de 3 anos. Quando dois implantes esplintados foram usados para substituir o espaço do molar, o afrouxamento do parafuso foi reduzido para 8%.[91] A distribuição de tensão em unidades protéticas esplintadas resulta em menos força aplicada ao sistema de parafuso. Estudos têm demonstrado que sobredentaduras retidas por implantes com esplintagem apresentam muito menos afrouxamento do parafuso em comparação às próteses fixas.[92]

Coroa/pilar não totalmente assentado. Se o pilar não for totalmente encaixado por colocação inadequada, choque de tecido ou ósseo, haverá má distribuição de forças no sistema de parafuso, o que levará a um aumento do afrouxamento. Quando o pilar não está totalmente encaixado e completamente apertado, o parafuso protético ficará distorcido, o que levará a pré-carga inadequada e subsequente afrouxamento ou fratura do parafuso (Figura 31.43).

Torque insuficiente/excessivo. Quando a pré-carga inadequada via processo de torque é aplicada ao parafuso do pilar protético, o afrouxamento do parafuso frequentemente ocorrerá. Isso pode ser causado por aperto excessivo ou insuficiente do parafuso do pilar. Um parafuso de implante é semelhante a uma junta de parafuso na engenharia. Há pré-carga (força de aperto) colocada no parafuso, que desenvolve uma força dentro do parafuso. Enquanto o parafuso é apertado, ele se alonga, produzindo tensão, o que resulta no parafuso do implante agindo como uma mola. A tensão de pré-carga do parafuso é mantida pela força de atrito e a tensão entre o parafuso e o implante/pilar é denominada força de aperto.

Quando uma pré-carga insuficiente é aplicada ao parafuso, não há força de fixação suficiente, o que acaba levando ao afrouxamento

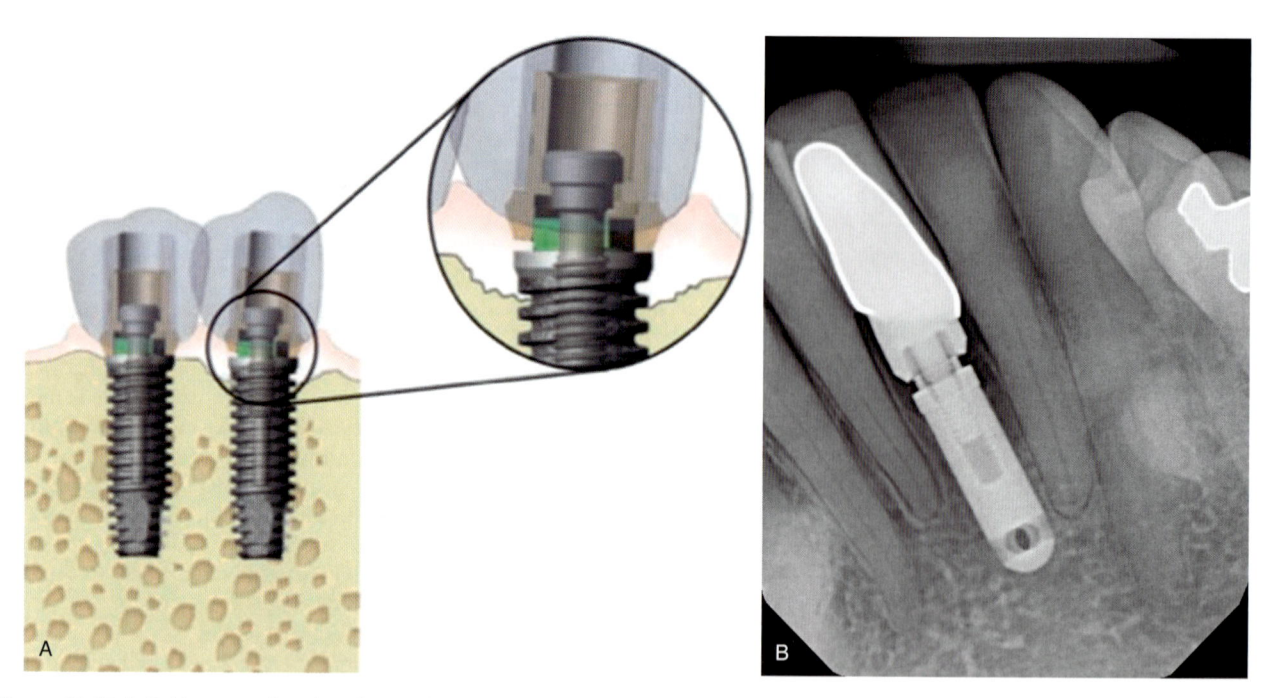

• **Figura 31.43 A.** Próteses parafusadas não passivas ou mal posicionadas podem sofrer distorção se colocadas na posição quando o parafuso protético é rosqueado. A distorção da estrutura causa tensões que se concentram no nível da crista óssea e podem resultar em perda óssea. **B.** Imagem radiográfica ilustrando o assentamento incompleto do pilar protético, o qual predispõe a prótese ao afrouxamento do parafuso.

do parafuso, especialmente sob carga oclusal. Quando uma força excessiva é aplicada, a força de aperto é facilmente liberada e ocorre o afrouxamento do parafuso (Figura 31.44).

Diâmetro do parafuso. O diâmetro do parafuso do pilar pode ter um efeito significativo na quantidade de pré-carga aplicada ao sistema antes de ocorrer a deformação. Quanto maior o diâmetro do parafuso, maior a pré-carga que pode ser aplicada, o que resulta em maior força de aperto no parafuso. No entanto, o *coping* e os parafusos protéticos variam muito de acordo com o tipo, o tamanho e o material. A resistência do material aumenta em uma potência de 4 quando o diâmetro do parafuso dobra (um parafuso com o dobro do diâmetro é 16 vezes mais forte). Como resultado, os parafusos do pilar se afrouxam com menos frequência porque podem ter pré-carga maior em comparação com *coping* e prótese parafusada. Algumas empresas oferecem diâmetros semelhantes para pilar e parafusos protéticos. Como resultado, uma força de fixação semelhante pode ser usada para qualquer um dos componentes.

Material do parafuso. A composição do parafuso é outro fator que modifica seu desempenho. A composição do metal pode influenciar a quantidade de tensão no parafuso e no ponto de fratura, afetando diretamente a quantidade de pré-carga que pode ser aplicada com segurança. O material do parafuso e a resistência ao escoamento variam muito quando todos os outros fatores são semelhantes (p. ex., 12,4 N para um parafuso de ouro e 83,8 N para uma fixação com parafuso de liga de titânio).[93]

A deformação ou distorção permanente do parafuso é o ponto final do módulo de elasticidade. Liga de titânio tem quatro vezes a resistência à fratura por flexão do titânio grau 1. Parafusos de pilar feitos de titânio grau 1 deformam e fraturam mais facilmente do que a liga. A liga de titânio é 2,4 vezes mais forte do que titânio Classe 4. Como tal, uma magnitude de torque maior pode ser aplicada no parafuso de pilar de liga de titânio e seu componente fêmea (encontrado dentro do corpo do implante), menos em titânio grau 4, menos ainda em titânio grau 1, e o mínimo em parafusos de ouro.

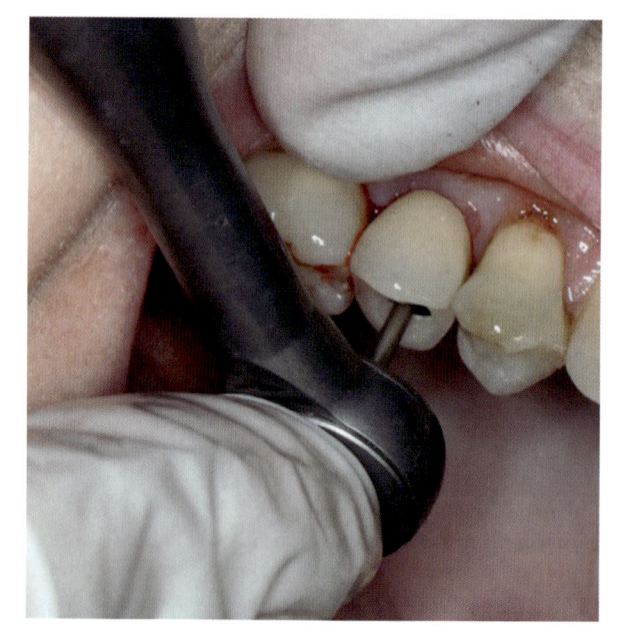

• **Figura 31.44** O torque não ideal aplicado ao parafuso leva a maior incidência de afrouxamento do parafuso. Se o parafuso não for apertado o suficiente ou ocorrer torque excessivo, resultará em pré-carga insuficiente, o que provavelmente redundará no afrouxamento do parafuso. A chave de torque e a técnica adequada devem ser usadas de acordo com as especificações do fabricante, pois os sistemas de implante têm vários valores de torque recomendados.

O alongamento do metal está relacionado ao módulo de elasticidade, que depende do tipo de material, largura, *design* e quantidade de estresse aplicado. O material de que o parafuso é feito (p. ex., liga de titânio, titânio ou ouro) tem um módulo específico de elasticidade. Um parafuso protético de ouro exibe maior alongamento do que um parafuso feito de liga de titânio, mas tem menor resistência ao escoamento.

Embora as resistências dos graus de titânio sejam dramaticamente diferentes, o módulo de elasticidade é semelhante para titânio de grau 1 a 4. Portanto, a tensão do parafuso do pilar é semelhante com cada grau de titânio, mas a carga de segurança relativa à fratura é diferente. Liga de titânio (grau 5) tem um módulo ligeiramente mais alto de elasticidade. Embora não seja clinicamente relevante para a osseointegração metal-osso, o parafuso de liga de titânio deve ter um valor de pré-carga. Essa não é uma consequência relativa à deformação permanente ou fratura, pois é duas vezes mais forte que os outros tipos de titânio.

O metal da chave de fenda usada na chave de torque também é importante considerar. A remoção da cabeça do parafuso evita que clínico aperte ou remova o parafuso. Alguns fabricantes produzem a chave de torque em liga de titânio, e o parafuso é feito de ouro ou titânio. O conceito é que a chave de torque não deformará o hexágono e não descascará, para que o dispositivo dure mais. No entanto, isso não é o ideal. É mais fácil substituir a chave de torque do que o pilar ou a prótese parafusada.

Do ponto de vista clínico, o local do receptor para o torque também é uma característica a ser considerada sobre a cabeça do parafuso. A cabeça do parafuso tem um recurso de rotação, geralmente um desenho hexagonal. Quanto mais lados para o recurso de rotação, mais frequentemente a cabeça vai se perder. Um *slot* ou um elemento triangular perderá menos do que um hexágono.

Componente de adaptação (ajuste). Na ciência da usinagem de componentes metálicos, existe uma gama de dimensões que os fabricantes usam. Por exemplo, um implante de 4 mm de diâmetro pode realmente variar de 3,99 a 4,01 mm. Da mesma forma, o pilar e o *coping* protético também têm variação. Como resultado, se um corpo de implante de menor dimensão hexadecimal é combinado com uma conexão de pilar maior, os componentes podem não se encaixar idealmente. A maioria dos fabricantes de implantes permite uma variação de desajuste que resulta no pilar ou *coping*, podendo girar 10° no corpo do implante. Os componentes entre o pilar e o corpo do implante podem ter um desajuste de 10° em uma dimensão rotacional e discrepâncias horizontais foram relatadas em até 99 μm.[94,95] Esses intervalos são diferentes em relação a cada sistema de implante. Quanto mais preciso for o ajuste do componente, menos força é aplicada ao pilar ou parafuso protético.

A incidência de afrouxamento do parafuso também é uma função da precisão de ajuste da conexão plano a plano do implante e pilar ou componente protético. Conexões de pilar de implante ou conexões protéticas com uma interface de acoplamento instável colocam uma pressão indevida no parafuso que conecta os componentes. Os testes mecânicos demonstraram uma correlação direta entre a tolerância da dimensão plano a plano do hexágono externo e a estabilidade do pilar ou parafuso protético. Binon[96] demonstrou que existe um intervalo plano a plano médio de menos de 0,005 mm no hexágono, e uma faixa plano a plano de menos de 0,05 mm para toda a amostra, que resultaria em uma união parafusada mais estável. Estudos têm demonstrado que padrões moldáveis plásticos podem ser altamente imprecisos e ter desajuste vertical de até 66 μm.[97] As mesmas condições de fabricação se aplicam aos *copings* de transferência de moldagem e análogos. Muitos fabricantes têm gama de usinagem mais ampla (variação para + ou −) para os componentes protéticos a fim de reduzir o custo de fabricação. Quando *copings* de transferência e análogos são usados em moldagens e depois são confeccionadas as próteses em laboratório e os implantes são imobilizados juntos, a prótese pode não se encaixar passivamente.

Muitos fabricantes recomendam o uso de pinos plásticos (não metálicos). *Copings* protéticos de plástico custam menos, mas exibem uma variação de laboratório muito maior e um pior ajuste devido as irregularidades e assentamento da estrutura. Além do custo, outra vantagem de um padrão em plástico para um *coping* é que o tipo de metal usado para o *coping* e superestrutura diminui o risco de corrosão do metal ou separação entre o *coping* e a estrutura.

Um *coping* usinado pode ser usado para ajustar o pilar do implante com mais precisão para reduzir a assentamento. Alguns fabricantes sugerem um *coping* de titânio para reduzir o risco de desajuste. No entanto, óxidos formados na superfície do *coping* usinado em titânio prejudicam a aderência do metal quando a prótese ou pilar de metal é fundido. Recursos retentivos mecânicos melhoram a união do *coping* metal com metal. Estudos de laboratório demonstram que existe uma compatibilidade da liga-cilindro quando ligas de metal nobre são usadas em vez de titânio para uma conexão superior metal a metal. O *coping* usinado ainda está disponível, por isso é superior aos componentes de plástico usados para fundir um metal.[98] O risco de óxidos formados entre o *coping* e o metal da prótese também é reduzido.

***Design* do implante.** O tipo e *design* do implante dental tem um impacto significativo no afrouxamento do parafuso. Como regra geral, a maioria dos corpos dos implantes tem um recurso antirrotacional para a conexão do pilar. Os desenhos mais comuns são hexágono externo, hexágono interno, cone morse e cone morse rosqueável.

Os fatores que afetam a conexão do parafuso do pilar e o afrouxamento do parafuso incluem a altura (ou profundidade) do hexágono e o diâmetro da plataforma. Boggan et al.[88] estudaram a influência do *design* sobre a resistência mecânica e a qualidade de ajuste do implante à interface do pilar. Considerando que o modo de falha para amostras em um teste estático foi flexão ou deformação do parafuso do pilar, a fratura do parafuso do pilar foi o modo de falha mais comum para as amostras estudadas. A carga estática de falha foi maior para os implantes de hexágono externo de 1 mm de altura, em comparação aos implantes com um hexágono interno de 1,7 mm. O implante de diâmetro maior tinha a maior carga estática antes da falha.[88] Como a altura do hexágono (ou profundidade) aumenta, a carga no parafuso do pilar diminui. De igual maneira, conforme o diâmetro da plataforma do implante aumenta, a força no parafuso do pilar diminui. Uma redução da carga lateral (P) no parafuso do pilar é crucial para evitar carga no parafuso além da resistência ao escoamento do material.

A altura (ou profundidade) do hexágono antirrotacional é diretamente relacionada à força aplicada ao parafuso de pilar com qualquer carga lateral. Devido à coroa estar conectada ao pilar e o pilar repousar na plataforma do implante, uma força lateral sobre a coroa cria força de inclinação no pilar. Essa força de inclinação é resistida pela altura ou profundidade do hexágono, da plataforma e do parafuso do pilar. Quando o arco de rotação está acima da altura do hexágono, toda a força é aplicada ao parafuso do pilar. Para a altura do hexágono estar acima do arco das forças, a altura do hexágono deve ter pelo menos 1 mm para um implante de 4 mm de diâmetro. Muitos fabricantes de implantes ainda oferecem uma altura de hexágono de apenas 0,7 mm, então quase toda a força é direcionada para o parafuso do pilar, aumentando a ocorrência de afrouxamento do parafuso e fratura (Figura 31.45).

A diferença entre conexões externas (CE) e conexões internas (CI) foi bem documentada. Estudos têm demonstrado que a taxa de incidência associada a implantes CE foi de 18,3% em uma média de 5,3 anos (217 de 1.183 próteses; máximo, 59,9%).[99,100] A taxa de complicações com implantes de conexão interna (CI) foi 2,7% em uma média de 4,5 anos (142 de 5.235 próteses; máximo, 31,6%).[101,102] Outros estudos demonstraram que o hexágono externo possui incidência significativamente maior de

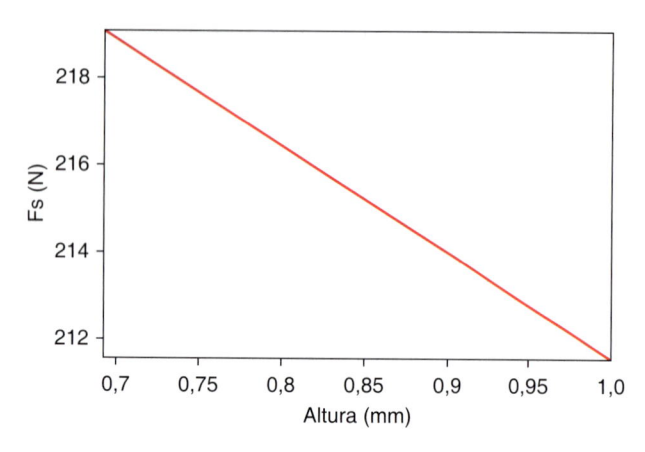

• **Figura 31.45** Quanto mais alto (ou mais profundo) o componente do hexágono antirrotacional (componente x no gráfico), menor será a força aplicada ao parafuso do pilar (Fs) no eixo y. Uma altura de hexágono de 0,7 mm é padrão na indústria e foi usada pela primeira vez pela Nobel Biocare. Uma altura de hexágono de 1 mm apresenta menos risco de afrouxamento do parafuso porque a força no parafuso é reduzida.

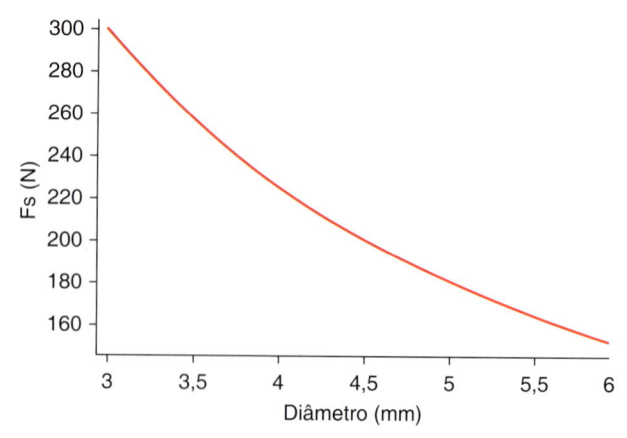

• **Figura 31.46** Para reduzir as forças no parafuso do pilar, o diâmetro da plataforma do implante é mais importante do que a altura do hexágono. Quanto maior o diâmetro (eixo x), menor será a força aplicada ao parafuso (eixo y).

afrouxamento do parafuso do que o hexágono interno (MA-EC, 15,1%; Zr-EC, 6,8%; MA-IC, 1,5%; Zr-IC, 0,9%).[103]

A dimensão da plataforma na qual o pilar está assentado também é um fator importante no afrouxamento do parafuso. Implantes com maior diâmetro, com dimensões de plataforma associadas maiores, reduzem as forças aplicadas a um parafuso do pilar e alteram o arco de deslocamento do pilar no módulo de crista (na plataforma). Por exemplo, em um estudo de Cho et al.,[104] o afrouxamento do parafuso do pilar, ao longo de um período de 3 anos, foi de quase 15% para um diâmetro de implante de 4 mm, mas menor que 6% para o diâmetro do implante de 5 mm (Figura 31.46).

Retida por parafuso *versus* retida por cimento. Ao avaliar o tipo de prótese (cimentada *versus* parafusada), estudos demonstraram que as próteses retidas por parafuso (8,5%) tiveram incidência muito maior de afrouxamento do parafuso em comparação às retidas por cimento (3,1%). Essas complicações têm maior incidência com próteses parafusadas em comparação com próteses cimentadas, pois as próteses cimentadas são mais passivas e têm menos tensão sobre o sistema do implante.[105] Embora uma prótese cimentada seja mais comum, próteses parafusadas são indicadas quando um perfil de baixa retenção é necessário em um pilar curto ou quando o corpo do implante está a mais de 30° um do outro e a esplintagem é necessária para reabilitar o paciente.

Além disso, uma prótese parafusada tem a vantagem de ter menos chances de irritação do tecido por causa da alta incidência de cimento retido com uma prótese cimentada. O afrouxamento do parafuso e as próteses parcialmente sem retenção são complicações comuns das peças fundidas não passivas. Quanto mais passivo o ajuste no pilar do implante para a retenção do parafuso e maior o controle das forças oclusais, mais segura é a prótese. A repetição de forças compressivas e de tração de peças fundidas não passivas sob cargas oclusais causa vibração e afrouxamento dos componentes do parafuso. A precisão no projeto e na confecção da estrutura metálica são fatores determinantes para a redução das forças no pilar do implante e na interface implante-osso. Próteses parafusadas passivas são mais difíceis de confeccionar do que as próteses passivas cimentadas. Quando o parafuso é rosqueado em posição, a estrutura pode distorcer, o implante pode se mover dentro do osso ou o parafuso do pilar pode distorcer. A distorção da estrutura e do sistema de implante é capaz de atingir um nível no qual uma lacuna original de 500 μm possivelmente não será detectável.[106] Como resultado, a peça fundida pode parecer ajustar-se ao pilar do implante para retenção do parafuso. No entanto, estrutura, osso e componentes não se flexionam além do limite elástico e as forças de compressão, tração, e cisalhamento são colocadas na interface osso-implante.[107] O osso deve ser remodelado para eliminar essas forças. Se as forças vão além dos limites fisiológicos ou da força final, ocorre uma reabsorção na interface osso-implante. Como resultado, uma perda de crista óssea maior tem sido associada a fundições não passivas. O escoamento (uma constante força aplicada ao longo do tempo em um material) ou a fadiga também podem contribuir para a fratura dos componentes ao longo do tempo, devido à constante carga ou frequência de carga cíclica.

Localização anatômica. A localização da prótese na cavidade bucal também é um fator significativo na incidência de afrouxamento do parafuso. Sadid-Zadeh et al.[108] demonstraram uma diferença significativa de incidência com relação às localizações anatômicas, posicionamento anterior (12,8%; 51 de 398 próteses) e posicionamento posterior (4,8%; 144 de 2.972 próteses). No entanto, ao avaliar os implantes de conexão interna, os autores observaram maior incidência associada de afrouxamento do parafuso na região posterior (4,3%) do que na região anterior (0,7%).

Prevenção

Força diminuída. Por causa da relação direcional entre força e afrouxamento do parafuso, a avaliação, o diagnóstico e a modificação dos planos de tratamento relacionados a condições de estresse são de considerável importância. Depois que o clínico identificar a fonte de força excessiva no sistema de implante, o plano de tratamento é alterado na tentativa de minimizar o impacto negativo sobre a longevidade do implante, osso e prótese definitiva.

Projeto protético. O *design* protético pode ser alterado para minimizar a possibilidade de afrouxamento do parafuso. A colocação ideal do implante em suas principais posições deve ser respeitada.

Cantiléveres devem ser eliminados ou reduzidos, especialmente quando altas forças oclusais estiverem presentes. Além disso, os princípios de proteção do implante devem ser respeitados, incluindo a redução da inclinação das cúspides da prótese (diminuição da altura da cúspide), diminuição da mesa oclusal e ausência de contatos laterais, principalmente na região posterior.

Pré-carga ideal. A força de torque ideal em um parafuso de pilar varia de acordo com o fabricante e pode variar de 10 a 35 N-cm. Essa pré-carga é determinada por muitas variáveis, incluindo material do parafuso, desenho da cabeça do parafuso, material do pilar, superfície do pilar e possível lubrificante. Para reduzir a incidência de afrouxamento do parafuso, o parafuso do pilar deve ser apertado pelo seguinte protocolo:
1. Apertar levemente os dedos com a chave de mão (~ 10 N-cm).
2. Apertar ao máximo com os dedos com chave de mão (20 N-cm).
3. O parafuso do implante deve ser apertado de acordo com as especificações do fabricante (~ 30 a 35 N/cm).
4. Após 5 a 10 minutos, o parafuso deve ser reapertado considerando as mesmas especificações do fabricante.

NOTA: Para casos de força aumentada esperada, o parafuso do implante pode ser reapertado uma terceira vez, após 30 a 60 dias.

Sequência de aperto dos parafusos. Ao apertar uma prótese sobre implante com várias unidades, a sequência e a técnica adequadas são cruciais para obter o torque correto. O torque deve ser aplicado de forma incremental entre todos os parafusos de modo que nenhum parafuso seja totalmente apertado. Isso se baseia no fato de que é improvável que uma prótese multielementos seja "completamente" passiva. Um sequência de aperto não ideal levará a uma quantidade insuficiente ou excessiva de torque colocado em rosca de parafuso específica. O subtorque levará a força de aperto insuficiente e falta de alongamento ideal do parafuso. Isso geralmente leva ao afrouxamento do parafuso. Um sobretorque levará à deformação permanente do parafuso, o que pode causar fratura do parafuso.

Efeito de assentamento. *Assentamento* é um termo usado para descrever o efeito de várias peças de implante vestindo e encaixando mais próximas umas das outras. Menores irregularidades sobre ou dentro de uma fundição que incorpora o topo de um pilar ou parafuso podem causar leve elevação da fundição ou da cabeça do parafuso. Com o tempo, micromovimentos desgastam as irregularidades e as partes ficam mais próximas umas das outras. No entanto, esse assentamento relaxa a força de pré-carga no parafuso protético e muito provavelmente causará o afrouxamento do parafuso. O relaxamento ou a perda de incorporação de pré-carga demonstrou ser de aproximadamente 2 a 10% da pré-carga inicial nos primeiros segundos ou minutos após o aperto. Este é o raciocínio para um protocolo inicial, incluir um segundo retorque após 5 a 10 minutos para recuperar a pré-carga perdida devido ao assentamento.[109]

Torque sob condições úmidas. Estudos têm demonstrado que, quando os parafusos são colocados e apertados, os valores de torque mais precisos resultam em condições úmidas *versus* secas.[110] Soro fisiológico pode ser usado para lubrificar o parafuso antes da colocação da pré-carga para maximizar a precisão da pré-carga.

Corpos de implante mais largos. O uso de corpos de implante mais amplos resulta na diminuição da força no parafuso. Graves *et al.*[111] mostraram que aumentar o tamanho do implante de 3,75 para 5 mm resulta em 20% a mais de resistência, ao passo que aumentar o tamanho do implante de 3,75 para 6 mm aumenta a resistência em 33%.

Tratamento

Quando se confronta com uma prótese com mobilidade, é importante determinar se a mobilidade é resultado do afrouxamento do parafuso ou o implante é que está com mobilidade (falha do implante). O Boxe 31.2 ilustra uma técnica para determinar a causa do movimento da prótese (Figura 31.47).

Movimento do implante. A mobilidade do corpo do implante indica falha do implante e necessita de remoção imediata. Uma radiografia pode revelar radiolucidez circunferencial. O local deve, então, ser reavaliado após a cicatrização adequada para a necessidade de enxerto ósseo, instalação de implante ou mudança no planejamento do tratamento protético.

Movimento do parafuso do pilar

Opção 1. Remover uma coroa cimentada de um pilar com mobilidade é muito desafiador com as técnicas convencionais de remoção de coroa (p. ex., saca-prótese). A força de impacto que é aplicada à coroa com mobilidade é dissipada por causa do parafuso solto, o que pode resultar em danos às roscas internas do corpo do implante. Além disso, quando a margem da coroa do implante é subgengival, frequentemente é difícil obter acesso para a remoção da coroa. Nos ossos com densidade óssea precária, o uso excessivo de um saca-prótese pode resultar em perda da interface osso-implante.

Opção 2. A opção de tratamento mais segura e previsível para tratar o movimento do pilar é realizada com a confecção de um acesso oclusal e transformação da coroa cimentada em uma coroa parafusada (Figura 31.48).

A seguir estão as etapas para realizar esse procedimento:
1. Avaliar e determinar a localização e angulação do parafuso de pilar do implante (vestibular-lingual e mesial-distalmente). Uma radiografia intraoral geralmente é útil.
2. Com uma broca diamantada esférica ($\approx$ nº 8), o acesso é feito através da superfície oclusal para remover o parafuso do pilar (*i. e.*, fossa central: dentes posteriores e face lingual da coroa nos dentes anteriores).
3. Depois que o parafuso for localizado, ele é encaixado com a chave sextavada apropriada, com torque reverso, e o parafuso é removido.
4. Descartar o parafuso antigo e colocar o novo.
5. Apertar o parafuso seguindo as especificações do fabricante com o protocolo ideal.
6. Cobrir o orifício de acesso com preenchimento (politetrafluoroetileno) e resina composta opaca.

Em situações nas quais o orifício de acesso é pela face vestibular da prótese (ou seja, coroas anteriores), a coroa precisará ser removida e uma nova coroa confeccionada. Deve-se ter cuidado ao cortar a coroa porque, na maioria dos casos, é difícil determinar a localização do cimento (Figura 31.49).

Isso pode resultar em um corte muito profundo da coroa, causando danos ao pilar, ao parafuso do pilar ou ao corpo do implante. Um método mais seguro inclui a técnica anterior (acesso com remoção do parafuso) com confecção de uma nova prótese. Se o pilar permanecer fixado à prótese, ela pode ser facilmente removida aquecendo-se suavemente a prótese com um bico de Bunsen.

Fratura do parafuso

Etiologia

O fator causal com maior probabilidade de induzir fraturas do parafuso é o estresse biomecânico no sistema de implante. O estresse biomecânico leva a próteses parcialmente não retidas ou fadiga, e é diretamente relacionado a um aumento da quantidade de força. A fratura do parafuso da prótese demonstrou ocorrer com uma taxa de incidência média de 4% e um intervalo de 0 a 19%. A fratura do parafuso do pilar é diretamente relacionada ao diâmetro do parafuso, com parafusos de maior diâmetro fraturando com menos frequência, e uma taxa de incidência média de 2% e variação de 0,2 a 8% (Figura 31.50).[112]

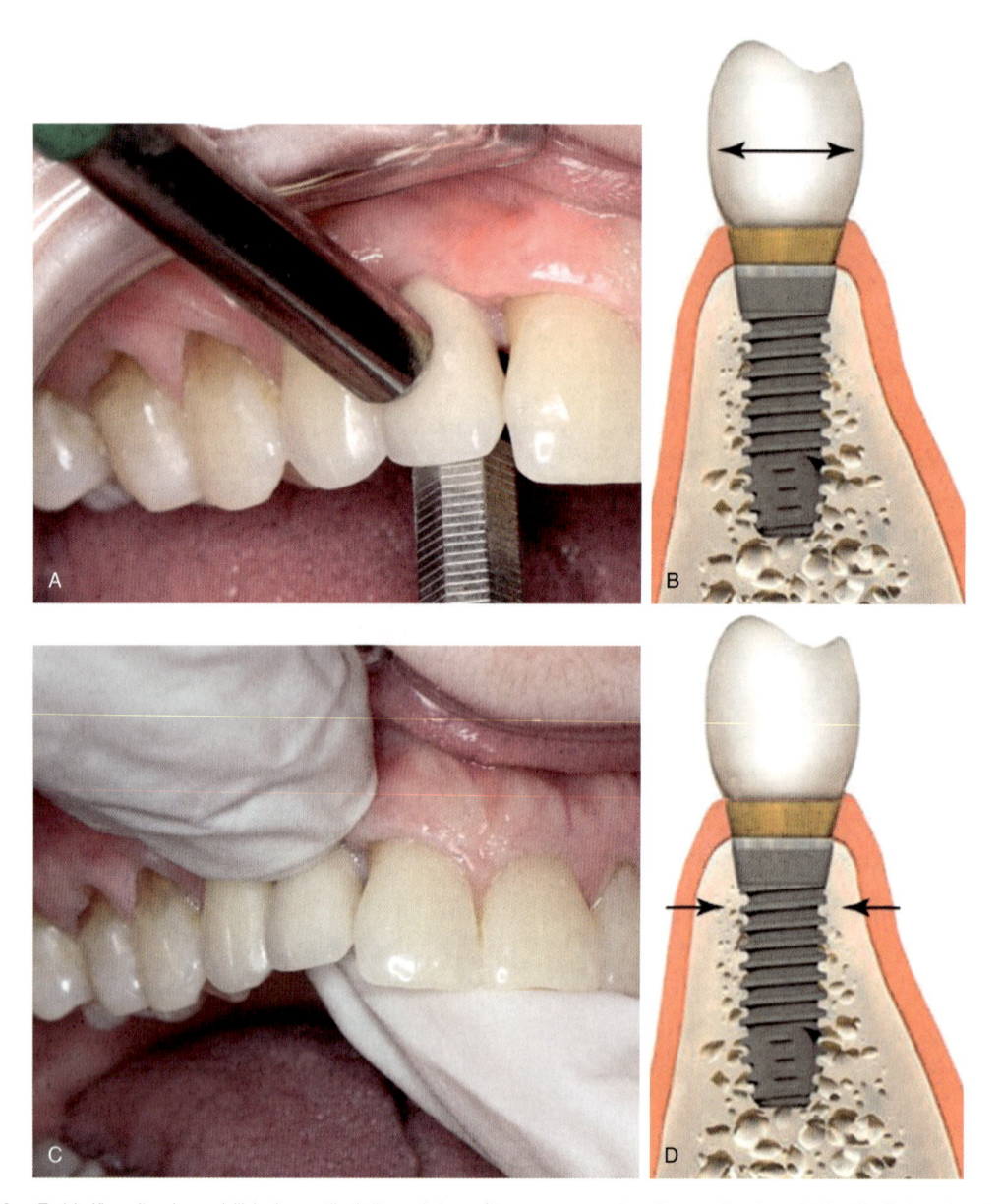

• **Figura 31.47 A** e **B.** Verificação da mobilidade vestibulolingual da prótese com o cabo do espelho bucal. **C** e **D.** Palpação das placas corticais vestibular e lingual para avaliação da presença de dor.

Prevenção

Tratamento imediato do afrouxamento de parafuso. Se é observada mobilidade em um parafuso de pilar, recomenda-se o tratamento imediato. Quanto mais longo o período em que a força for aplicada a uma prótese com mobilidade, maior a chance de o parafuso do pilar ser deformado e possivelmente fraturado. O afrouxamento do parafuso segue uma curva de fadiga que é relacionada ao número de ciclos e à intensidade das forças repetidas.

Tratamento

Remoção com sonda exploradora. O método mais fácil para remover um parafuso é girá-lo no sentido anti-horário com uma ponta exploradora afiada. Como um parafuso frouxo não tem pré-carga, o componente fraturado permanece passivo no corpo do implante. Se o parafuso foi deformado ou detritos foram introduzidos entre o parafuso e o corpo do implante, essa técnica pode não ter sucesso (Figura 31.51).

Dispositivo ultrassônico/Cavitron®. Se houver detritos entre as roscas, um dispositivo ultrassônico ou Cavitron® pode ser usado. A vibração (≈ 20.000 a 30.000 rpm) geralmente desalojará os detritos, e o parafuso pode, então, ser removido por meio do uso da sonda exploradora.

Broca redonda (205 LN). Uma broca redonda muito pequena ou 205 LN pode ser usada em uma peça de mão de baixa velocidade ou chave de mão AS123. A ponta da broca é colocada na fenda do parafuso fraturado e pilar (implante). Conforme a broca gira no sentido horário, o atrito colocado no parafuso faz com que ele gire no sentido anti-horário, e o parafuso sai.

Broca de cone invertido (broca cerca de 33½). Com uma broca de cone invertido em uma peça de mão de alta velocidade (idealmente peça de mão elétrica no modo reverso), deve-se tocar suavemente na parte superior do parafuso. Isso normalmente resultará na extrusão do parafuso do corpo do implante. Deve-se ter cuidado para não tocar o corpo do implante com a broca, pois isso resultará em danos às roscas do corpo do implante. Com essa técnica, deve-se sempre utilizar um tampão de garganta para evitar a perda (Figura 31.52).

Encaixe a parte superior do parafuso. Uma fenda de 1 mm de profundidade é feita através do centro do parafuso com uma peça de mão de alta velocidade e uma broca de fissura muito

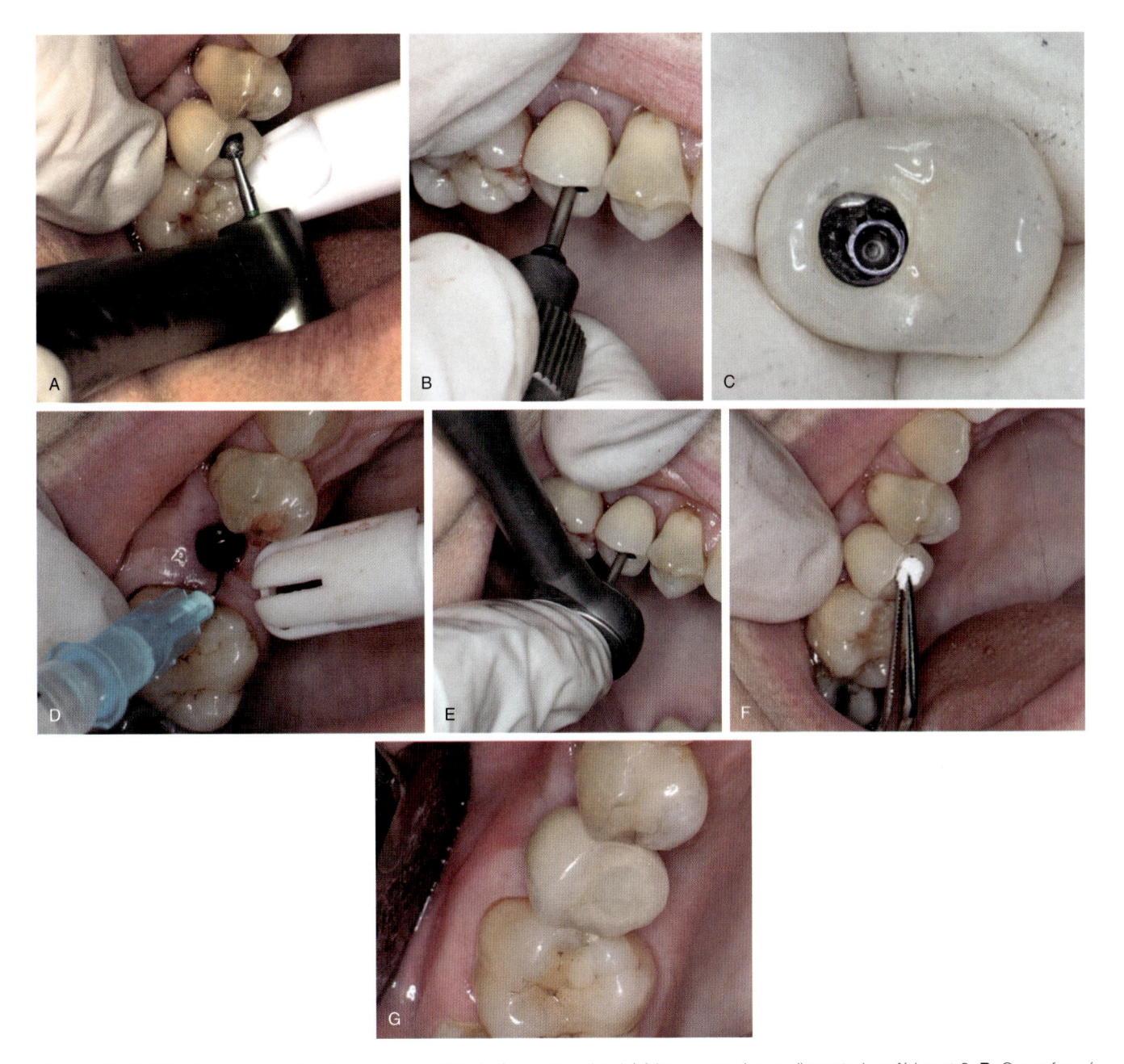

CAPÍTULO 31 Complicações com Implantes Dentais   807

• **Figura 31.48 Técnica de remoção de parafuso solto. A.** O acesso oclusal é feito com um broca diamantada esférica nº 8. **B.** O parafuso é facilmente removido com a chave de implante. **C.** O acesso deve ser grande o suficiente para permitir remoção do parafuso. **D.** Irrigação das roscas internas com clorexidina. **E.** Um novo parafuso é apertado na posição de acordo com as recomendações do fabricante. **F.** É colocado politetrafluoroetileno estéril no orifício de acesso após o torque final. **G.** Resina composta opaca colocada no acesso.

estreita (ou broca 33½). Uma pequena chave de fenda é então usada para desenroscar o parafuso. Tenha cuidado ao usar essa técnica porque a broca pode perfurar inadvertidamente a lateral do corpo do implante. Não existe um método previsível para reparar o corpo do implante se isso ocorrer. O paciente deve ser informado que uma falha do implante pode ser a consequência dessa técnica (Figura 31.53).

Instrumentos de recuperação. Múltiplos *kits* de recuperação estão no mercado e são usados para remover implantes fraturados. Esses são geralmente específicos para o tipo de corpo de implante (interno, externo, trilóbulo etc.) (Figura 31.54).

Deficiência neurossensorial

A lesão iatrogênica de qualquer um dos ramos do nervo trigêmeo é uma grande preocupação em implantodontia. Como o número de implantes colocados a cada ano continua aumentando, junto com um número ainda maior de clínicos que realizam os procedimentos, a incidência de danos nos nervos provavelmente continuará a aumentar. A incidência de tais lesões nervosas relatada após os procedimentos de instalação do implante dental é altamente variável na literatura (0 a 44%).[113] Estudos demonstram que cerca de 73% dos clínicos que realizam cirurgia de implante experimentou complicações nervosas pós-operatórias.[114] Libersa *et al.*[115] avaliaram lesões nervosas transitórias *versus* permanentes após a instalação do implante e relataram a presença de lesões permanentes em 75% das vezes (Figura 31.55).

Quando ocorre uma lesão do nervo, é fundamental que o implantodontista seja capaz de reconhecer o tipo e a extensão da lesão, e fornecer os cuidados pós-operatórios mais adequados. Complicações iatrogênicas traumáticas e nervosas podem envolver ressecção nervosa total ou parcial, esmagamento, lesão térmica, de alongamento ou compressão. Os déficits sensoriais resultantes podem variar de uma pequena e não dolorosa perda de sensibilidade (hipoestesia), para uma forma mais permanente e grave de disfunção de dor debilitante (disestesia). As complicações sensoriais de uma lesão nervosa geralmente resultam em diminuição geral na qualidade de vida do paciente e potenciais problemas psicológicos a longo prazo.[116] Não só essas complicações afetam o

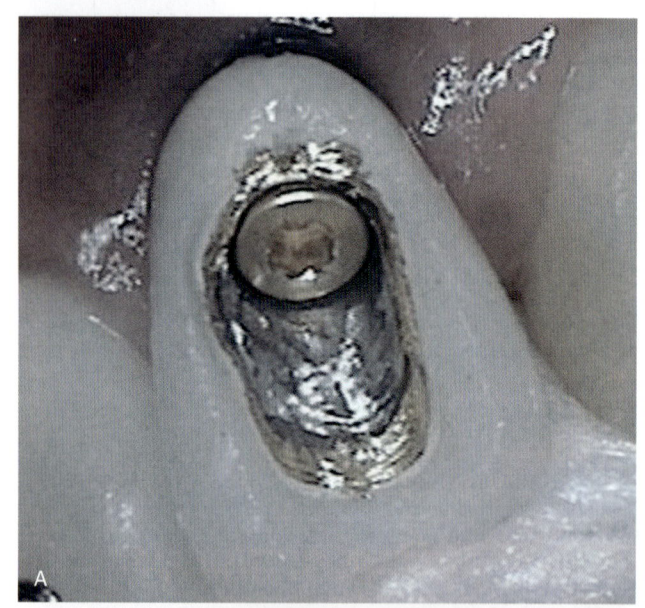

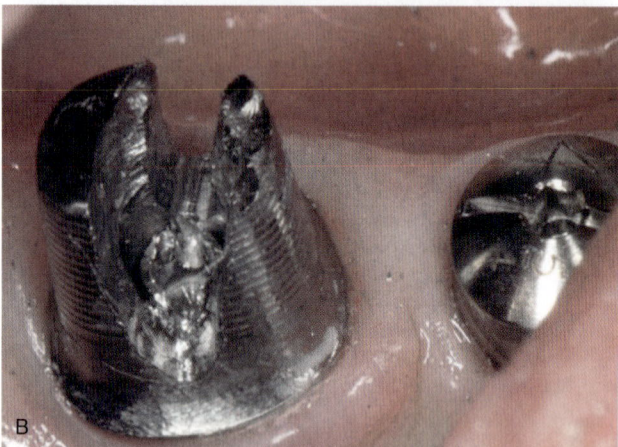

• **Figura 31.49 A.** Mais comum na região anterior da maxila, o acesso pode ser feito através da superfície vestibular. **B.** Deve-se ter cuidado ao cortar as coroas cimentadas porque o parafuso do pilar pode ser irreversivelmente danificado.

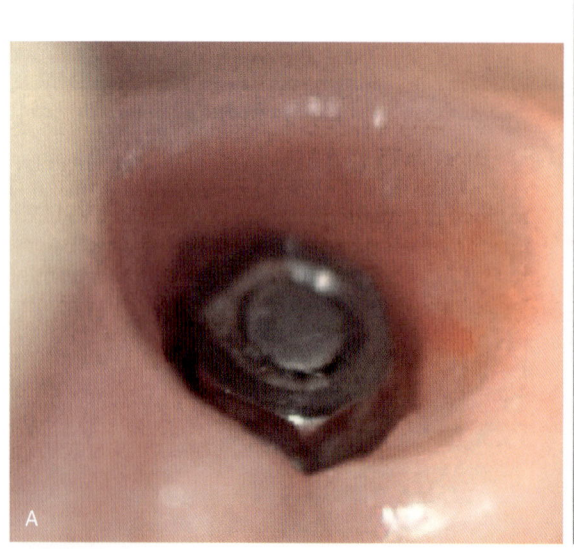

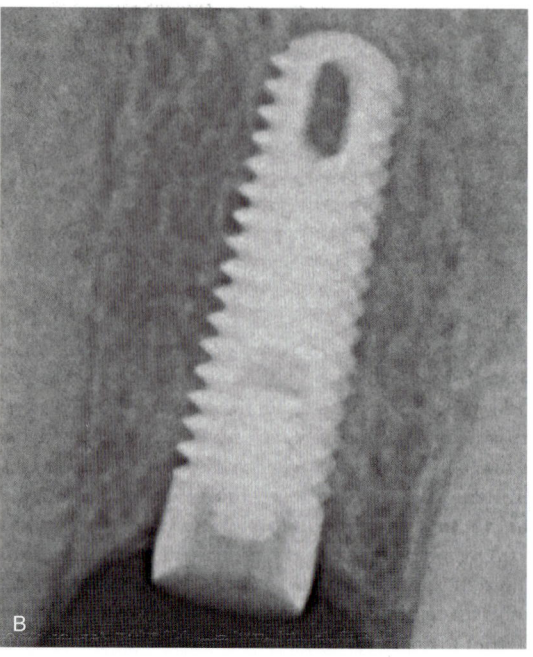

• **Figura 31.50 A** e **B.** Parafusos fraturados, geralmente por sobrecarga oclusal.

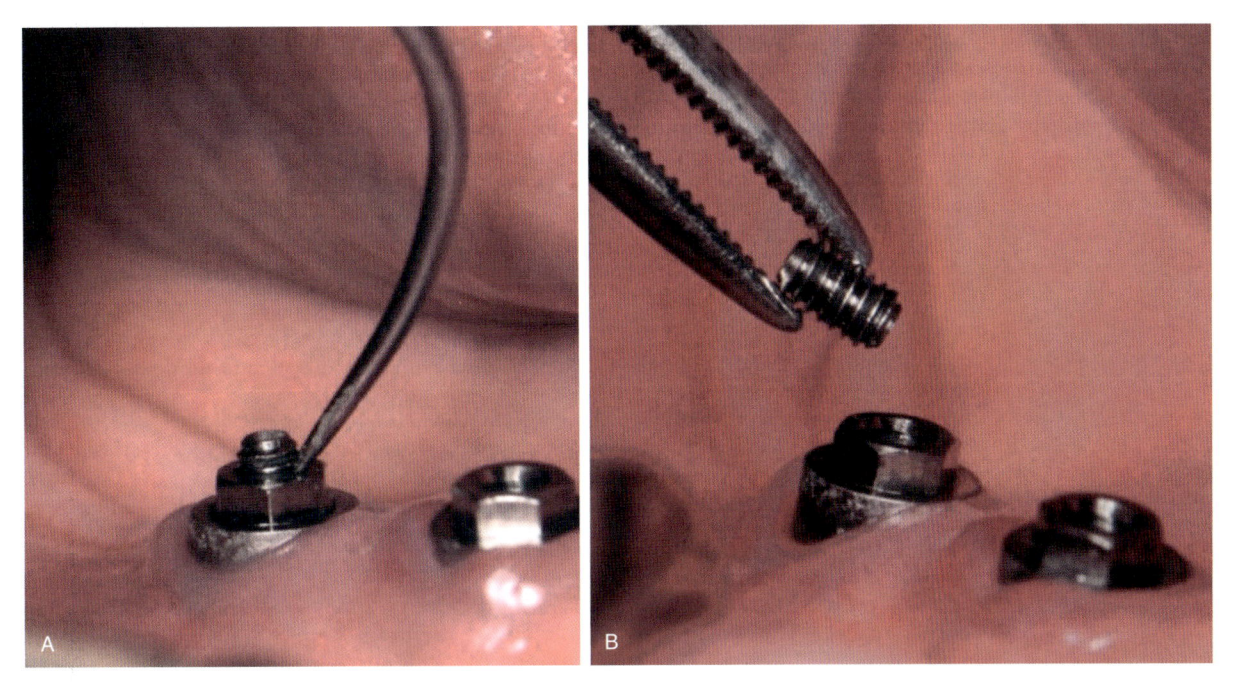

• **Figura 31.51** Técnica de remoção com sonda exploradora do parafuso quebrado. **A** e **B.** O parafuso pode ser facilmente removido se a pré-carga for perdida usando uma sonda exploradora no sentido anti-horário.

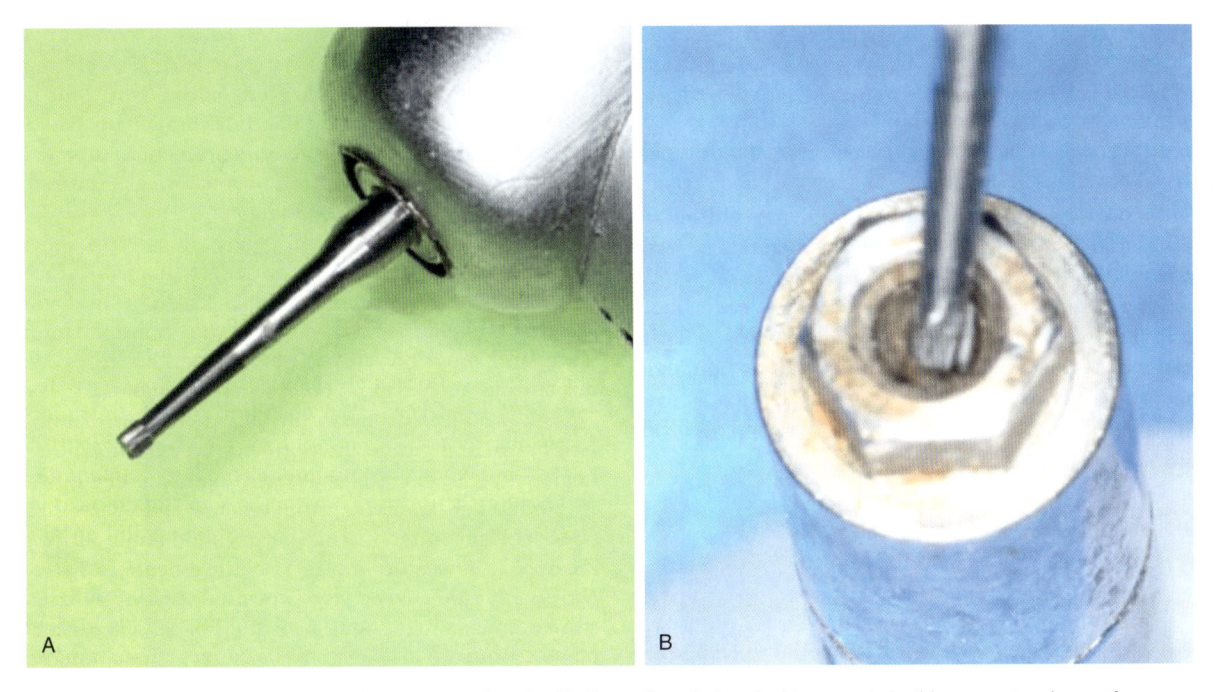

• **Figura 31.52 A.** Cone invertido (broca 33½) com peça de mão. **B.** O parafuso fraturado é levemente batido no centro do parafuso, o que geralmente o desalojará. Deve ser usado um tampão para a garganta e deve-se ter cuidado para não tocar nas paredes internas do implante.

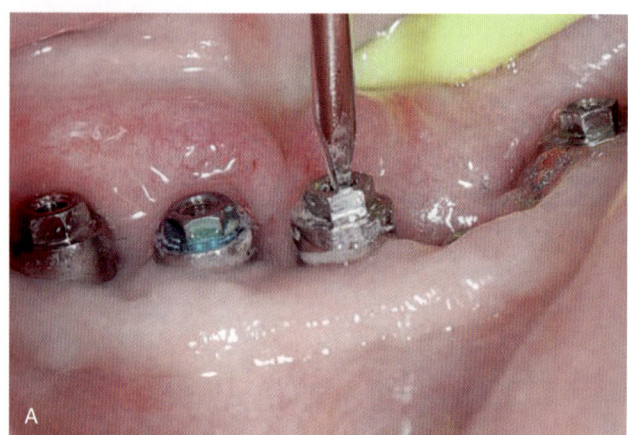

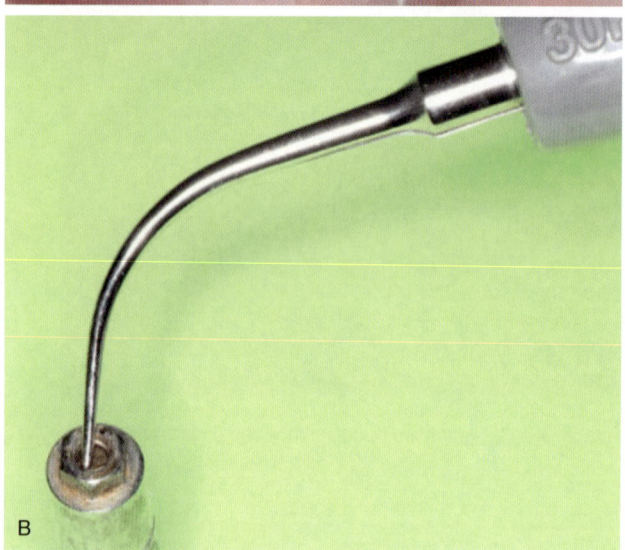

• **Figura 31.53 A.** Encaixe da parte superior do parafuso. Uma ranhura é feita no parafuso com uma peça de mão em alta velocidade e uma broca de fissura estreita. Uma chave de fenda é então usada para desrosquear o parafuso. **B.** Uso de raspador ultrassônico para soltar detritos entre o parafuso e as roscas internas do implante.

paciente, como também o clínico é frequentemente confrontado com a insatisfação do paciente, com constrangimentos e possíveis implicações médico-legais.

No campo da implantologia oral atual, o clínico deve ter compreensão absoluta da causa, prevenção e tratamento de deficiências neurossensoriais. Uma classificação pós-operatória e diretrizes para diagnóstico e manejo de déficits neurossensoriais foram desenvolvidas pelo autor, que é dependente da história, do tipo e da natureza da lesão.

Áreas anatômicas específicas suscetíveis à lesão do nervo

Nervo alveolar inferior

O comprometimento do nervo alveolar inferior (nervo mentoniano) é uma complicação clínica comum com importantes implicações médico-legais. Por causa de sua localização anatômica, o nervo mentoniano é o mais comum a ser danificado por meio de procedimentos de instalação de implantes ou enxerto ósseo. O trauma geralmente ocorre a partir da instalação de implantes diretamente no forame ou no canal alveolar inferior na região posterior da mandíbula. A lesão do nervo sensorial pode resultar em alterações de sensibilidade, dormência completa e/ou dor, que podem interferir na fala, em comer, beber, fazer a barba ou maquiagem e levar ao constrangimento social.

A divisão mandibular do nervo trigêmeo (nervo craniano V) sai da base do crânio pelo forame oval e depois se divide em uma divisão anterior e posterior. A divisão anterior do nervo mandibular tem principalmente ramos motores que inervam os músculos temporal, pterigóideo lateral e masseter. A divisão posterior do nervo mandibular é principalmente sensorial, que fornece ramos incluindo o nervo lingual, nervo alveolar inferior, e nervo auriculotemporal. O nervo alveolar inferior se divide em dois ramos terminais, os nervos mentoniano e incisivo.[117] O nervo mentoniano percorre anteriormente até sair pelo forame mentoniano, que é sensorial para os tecidos moles do queixo, lábio e gengiva anterior. O nervo incisivo continua anteriormente e inerva os dentes anteriores inferiores.

A maioria das lesões nervosas que ocorrem em relação à cirurgia de instalação do implante dental envolve o nervo alveolar inferior. Determinar com precisão a localização exata do percurso do nervo alveolar inferior através do corpo da mandíbula é fundamental para evitar distúrbios neurossensoriais secundários à instalação do implante. Histologicamente, o nervo alveolar inferior consiste em tecido conjuntivo e componentes neurais em que a menor unidade funcional é a fibra nervosa individual. As fibras nervosas alveolares inferiores podem ser mielinizadas ou não mielinizadas. As fibras nervosas mielinizadas são as mais abundantes; consistem em um único axônio envolto individualmente por uma única célula de Schwann. As fibras nervosas individuais e as células de Schwann são rodeadas pelo endoneuro, que atua como uma almofada protetora composta de lâmina basal, fibras de colágeno e capilares endoneurais.

Nervo lingual

Dentro da fossa infratemporal, o nervo lingual se classifica na divisão posterior do nervo mandibular (V3) como um ramo terminal. À medida que o nervo lingual prossegue anteriormente, ele se posiciona contra o músculo pterigóideo medial e medialmente ao ramo mandibular. Passa então inferiormente para o acessório constritor superior e segue anteroinferiormente à superfície lateral da língua. Como isso corre profundamente à glândula submandibular, termina como nervo sublingual.

O nervo lingual é sensorial para os dois terços anteriores da língua, do assoalho da boca e da gengiva lingual. Também contém fibras viscerais aferentes e eferentes do nervo craniano VII (nervo facial) e da corda do tímpano, que transmite informações de sabor. Com a prevalência de implantes em região de segundos molares, os cuidados devem ser considerados para se observar a possível posição do nervo lingual na crista medial do trígono retromolar, onde segue anteriormente ao longo da crista alveolar lingual superior, que é ligeiramente lingual aos dentes.[118]

Devido à localização anatômica variável do nervo lingual, ele pode ser traumatizado iatrogenicamente durante vários procedimentos cirúrgicos de implante. Normalmente, o nervo lingual não é danificado pelo preparo para instalação do implante durante a osteotomia, a menos que a cortical lingual seja perfurada. Esse nervo sensorial é mais suscetível a sofrer trauma durante a reflexão do tecido mole durante a instalação do implante na área do segundo molar ou incisão/reflexão sobre o trígono retromolar para procedimentos de enxerto ósseo.

Além disso, o nervo lingual pode sofrer danos durante a retração do retalho e bloqueios do nervo alveolar inferior. Estudos têm demonstrado que o comprometimento do nervo lingual após a ocorrência de bloqueios é duas vezes maior que o dano ao nervo

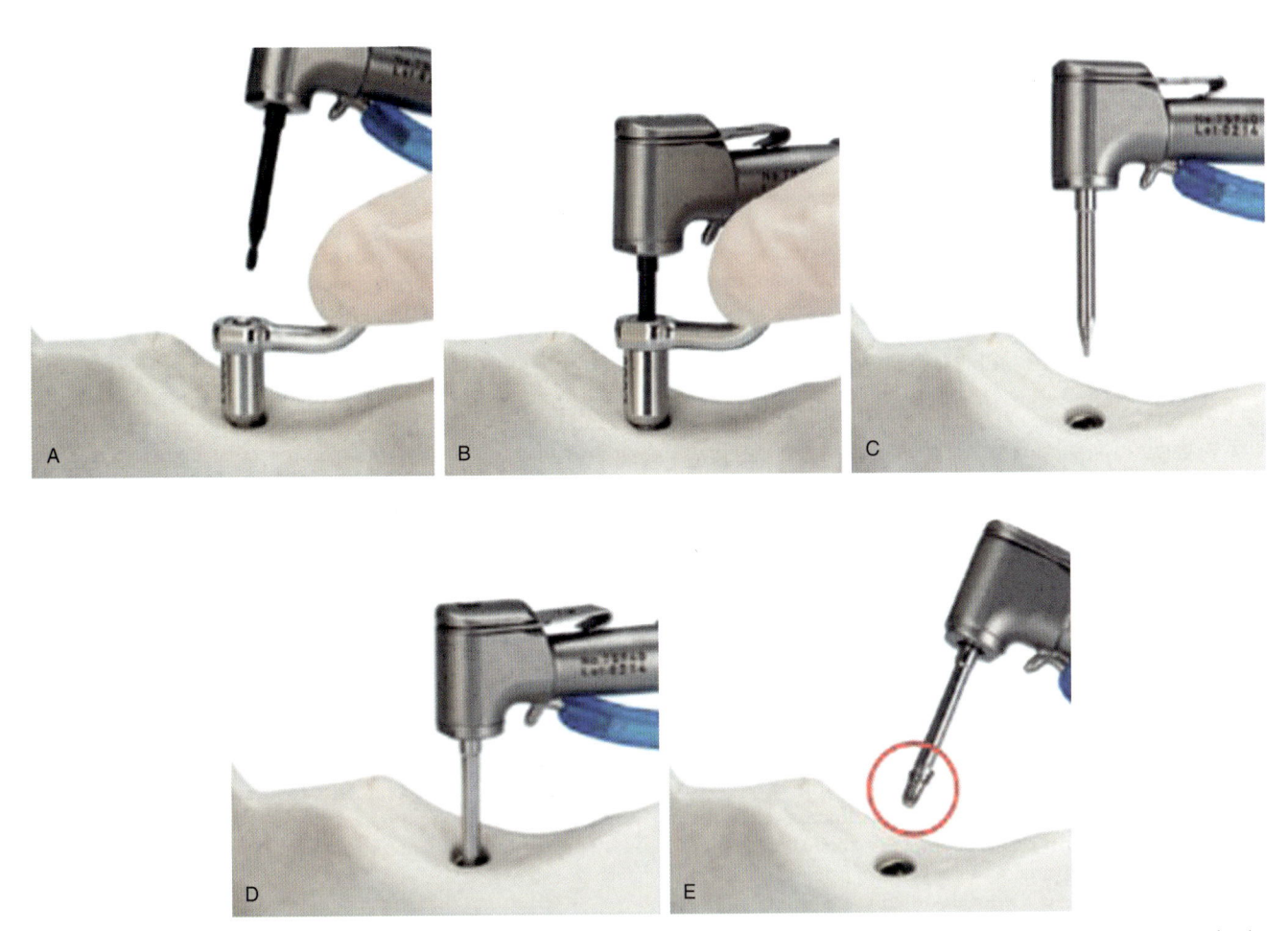

CAPÍTULO 31   Complicações com Implantes Dentais   811

• **Figura 31.54** *Kit* **de resgate de implantes Salvin. A.** Colocar a guia no implante e segurar com a alça de estabilização. Inserir a broca no implante com a peça de mão. Ajustar o motor para REVERSE em 1.000 a 1.250 rpm e realizar o torque de 50 a 70 N-cm. **B.** Perfurar em REVERSE usando movimento "para cima e para baixo" para preparar uma ranhura de 1 a 2 mm de profundidade no topo do parafuso. **C.** Inserir a broca na peça de mão; ajustar o motor para REVERSE em 70 a 80 rpm e 50 a 70 N-cm de torque. **D.** Inserir a broca na cavidade de 1 a 2 mm na parte superior do parafuso fraturado. Utilizar a broca em REVERSE para remover o parafuso fraturado. **E.** Parafuso removido. (*Cortesia de Salvin Dental Specialties, Inc., Charlotte, N.C.*)

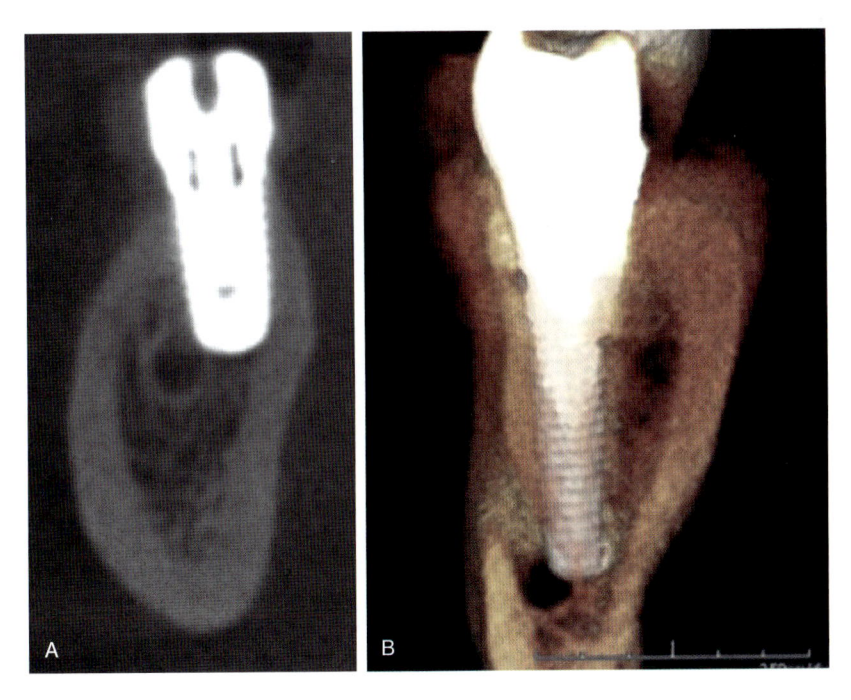

• **Figura 31.55 A** e **B.** Comprometimento do nervo induzido por implante.

alveolar inferior.[119] Isso é mais provavelmente devido ao fato de o nervo lingual ser geralmente unifascular no local da injeção. O dano sensorial ao nervo lingual pode causar um amplo espectro de complicações que variam de anestesia completa à parestesia, disestesia, salivação, mordidas na língua, mudança na percepção do paladar e mudança no padrão de fala.

Nervo nasopalatino

Os canais incisivos se fundem e formam um canal comum em forma de Y que sai lingualmente aos dentes incisivos centrais (forame incisivo ou fossa incisiva). O nervo nasopalatino passa por esses canais e fornece sensibilidade ao palato anterior. Esses nervos (também chamados *nervos incisivos*) terminam no assoalho nasal e entram na cavidade oral através do canal incisivo, que está abaixo da papila incisiva. Para evitar trauma a esses nervos, o planejamento pré-cirúrgico ideal da instalação do implante na região dos incisivos superiores deve ser cuidadosamente avaliado.

Na literatura, muitos autores têm defendido a remoção do conteúdo do canal nasopalatino e enxerto com alta taxa de sucesso.[120] Embora esse nervo seja frequentemente afetado pela instalação de implantes ou enxertos ósseos na região dos incisivos, são raros os distúrbios sensoriais. Danos nervosos relatados na literatura causados por remoção completa[121] ou cirurgia de retalho[122] são de curta duração. Isso, muito provavelmente, é devido à inervação cruzada do nervo palatino maior na área palatina anterior.

Nervo alveolar superior anterior

O nervo alveolar superior anterior ramifica-se do canal infraorbital na face lateral. Esse pequeno canal pode ser visto lingualmente à cúspide e é denotado como canal sinuoso. O canal percorre para frente e para baixo para a parede inferior da órbita e após atingir a borda da abertura nasal anterior na concha inferior, segue à margem inferior da abertura nasal e abre para o lado do septo nasal. Estudos têm demonstrado que, em cerca de 15% da população, esse canal tem aproximadamente 1 a 2 mm de diâmetro. Os canais apresentam-se como uma extensão direta do canal sinuoso e podem ser clinicamente relevantes quando maiores que 2,0 mm (Figura 31.56).[123]

A região do pilar canino é uma posição chave do implante para implantodontistas. Deve-se ter cuidado para avaliar a presença de feixes neurovasculares. A inserção de implantes próximo ao canal pode ser problemática porque pode levar a uma interface em tecido mole e falha do implante, disfunção sensorial temporária ou permanente e possíveis problemas de sangramento. No entanto, deficiências sensoriais significativas são raras devido à inervação cruzada. Muitos clínicos desconhecem o canal sinuoso e podem diagnosticar erroneamente essa radiolucidez como uma patologia apical do canino superior.

Nervo infraorbital

O nervo infraorbital emerge do forame infraorbital e emite quatro ramos: o palpebral inferior, nasal externo, nasal interno e os ramos labiais superiores, que são sensoriais aos ramos inferiores da pálpebra, bochecha e lábio superior. Os ramos palpebrais inferiores irrigam a pele e a conjuntiva da pálpebra inferior. Os ramos nasais suprem o tecido mole lateral do nariz e a parte móvel do septo nasal, e os ramos labiais superiores suprem a pele da bochecha e lábio superior. Normalmente, a distância média da borda inferior da borda orbital do forame infraorbital é de 4,6 a 10,4 mm.

O comprometimento do nervo infraorbital pode ser muito traumático para pacientes. Danos aos ramos do nervo infraorbital geralmente resultarão de trauma relacionado à retração (neuropraxia). Procedimentos envolvendo a área canino-pré-molar superior são mais suscetíveis a lesões. Variantes anatômicas do forame infraorbital têm sido apresentadas a até 14 mm da borda orbital. Isso é mais provavelmente visto em pacientes idosas com atrofia alveolar extensa.

Etiologia de lesões nervosas

A maioria dos danos nervosos relacionados a implantes são resultado direto de mau planejamento do tratamento e avaliação radiográfica inadequada. Trauma nos nervos associados na cavidade oral ocorre quando o implantodontista não está ciente da

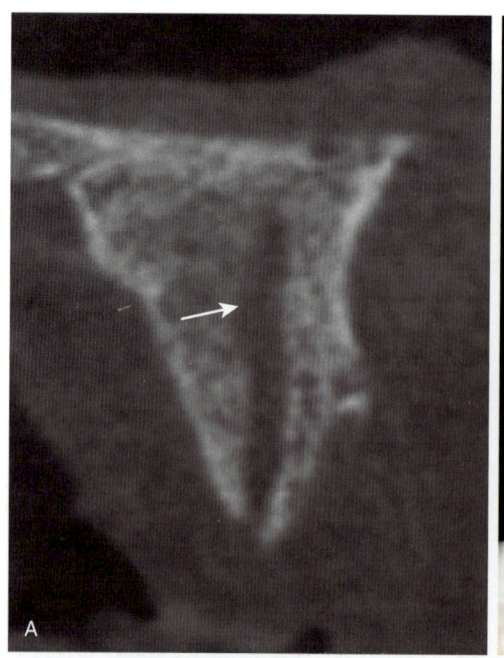

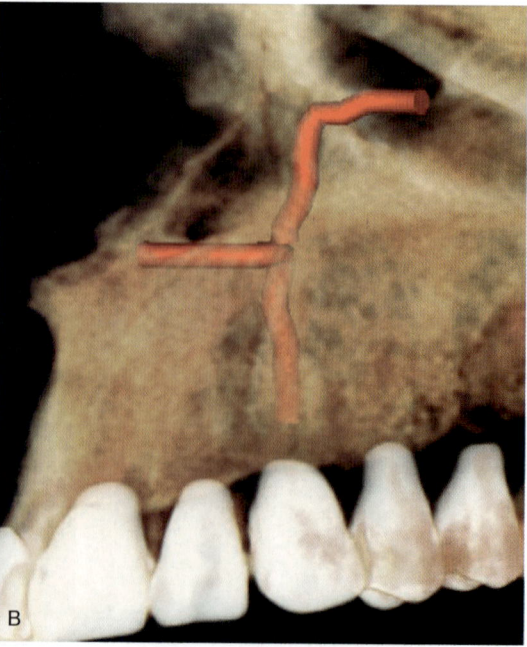

• **Figura 31.56 Canal sinuoso. A.** Variante anatômica que pode levar à instalação de implantes no canal, levando a uma interface de tecido mole. Imagem tomográfica computadorizada de feixe cônico, em corte transversal, demonstrando a localização no centro da crista residual. **B.** Visão tridimensional do canal sinuoso.

quantidade de osso ou não sabe a localização dos canais nervosos ou forames. A avaliação pré-operatória é crucial para determinar a quantidade de osso disponível em aproximação à anatomia dos nervos. A TCFC é mais usada para o planejamento tridimensional nessas áreas.

Lesões que geram deficiência neurossensorial podem resultar de uma ampla variedade de complicações intra e pós-operatórias. Por exemplo, os nervos podem ser mecanicamente feridos por danos indiretos ou trauma direto por retração, laceração, pressão, alongamento e transecção. O trauma térmico pode causar inflamação e lesões de isquemia secundária com degeneração associada. Por último, os nervos periféricos demonstraram ser suscetíveis a lesões químicas, sendo o nervo diretamente traumatizado por soluções químicas.

Administração de anestesia local

A anestesia local adequada é fundamental para o sucesso odontológico da cirurgia de instalação do implante e protocolo de redução de estresse. No entanto, embora raro, o uso de bloqueios nervosos pode resultar em trauma para vários ramos do nervo trigêmeo. A causa exata do dano ao nervo por anestesia local não é clara, e várias teorias, como o trauma por agulha, formação de hematoma e toxicidade anestésica local, foram discutidas.

Embora a verdadeira incidência seja difícil de quantificar devido às dificuldades de relato, estudos têm demonstrado a ocorrência de lesões permanentes em aproximadamente 1 em cada 25.000 bloqueios de nervos inferiores. A maioria dos pacientes se recupera totalmente sem déficits, com recuperação total em 85% dos casos, com remissão completa em 8 a 10 semanas.[124]

Danos causados por agulha. Complicações resultantes de trauma por agulha são provavelmente a teoria mais comum sobre por que a lesão do nervo ocorre após a administração de bloqueios nervosos. Primeiro, é comum que a ponta da agulha fique farpada (danificada) ao entrar em contato com o osso. Stacy e Hajjar[125] demonstraram que 78% das agulhas ficaram farpadas após a injeção inicial, aumentando a possibilidade de danificar o nervo. Dois terços das agulhas desenvolveram farpas voltadas para fora, que foram mostradas por romper o perineuro, danificar o endoneuro e causar transecção de fibras nervosas. O nervo lingual tem sido associado à maior porcentagem de casos de comprometimento do nervo como resultado da injeção de anestésico (~ 70%).[126] Por causa da localização anatômica do nervo lingual, ele está predisposto a lesões nervosas, pois é comumente contatado ao usar a rafe pterigomandibular como um ponto de injeção por causa do nervo estar posicionado na parte baixa no tecido (~ 3 a 5 mm de mucosa).[127]

Hematoma. A agulha anestésica também pode causar danos aos vasos sanguíneos epineurais, o que pode resultar em hemorragia relacionada à compressão das fibras nervosas. O acúmulo de sangue pode levar a fibrose e formação de cicatriz, o que pode causar problemas relacionados a trauma por pressão.[128] A extensão do comprometimento do nervo está diretamente relacionada à quantidade de pressão exercida pelo hematoma e ao tempo de recuperação do dano axonal e do tecido conjuntivo.

Toxicidade anestésica. Se o anestésico for injetado dentro do espaço fascicular, podem ocorrer irritação química e danos. Estudos demonstraram que a articaína compreende 54% das lesões no bloqueio do nervo mandibular,[129] e é 21 vezes mais provável que cause lesões em comparação com outras lesões nervosas.[130] Teorias sobre a toxicidade da articaína incluem a alta concentração de solução de articaína e o aumento da reação inflamatória resultante.[131] A lidocaína tem demonstrado ser o anestésico menos tóxico, seguido pela articaína, mepivacaína e bupivacaína.[132]

Foi observado que trauma químico por anestésicos locais causa desmielinização e degeneração axonal das fibras nervosas.[134]

Reflexão do tecido mole

Lesões nos nervos e fibras nervosas podem ocorrer durante a reflexão, retração ou sutura do tecido mole. Isso é mais notado quando o nervo mentoniano é aberto ou exposto na crista mandibular. Um cuidado especial deve ser exercido ao fazer incisões sobre essas áreas, pois podem ocorrer lesões transversais completas de incisões através do nervo ou forame. Lesões por alongamento (neuropraxia) podem ocorrer por retração excessiva; portanto, deve-se ter cuidado quanto à proximidade de estruturas vitais neurais dentro do tecido retraído. Uma lesão de alongamento comum ocorre com o nervo infraorbital, especialmente quando implantes ou enxertos ósseos estão sendo realizados na região de canino e pré-molar. Uma transecção completa do nervo pode resultar da tentativa de reduzir a tensão do tecido sobre o retalho cirúrgico, independentemente da localização anatômica do nervo (Figura 31.57).

Trauma do implante e da broca do implante

A perfuração cirúrgica para a instalação do implante pode resultar em dano neurossensorial direto ou indireto.

Trauma. Trauma direto por perfuração cirúrgica pode ocorrer a partir do preparo excessivo do local da osteotomia ou falta de conhecimento do comprimento real da broca. O implantodontista deve conhecer e compreender o comprimento real das brocas

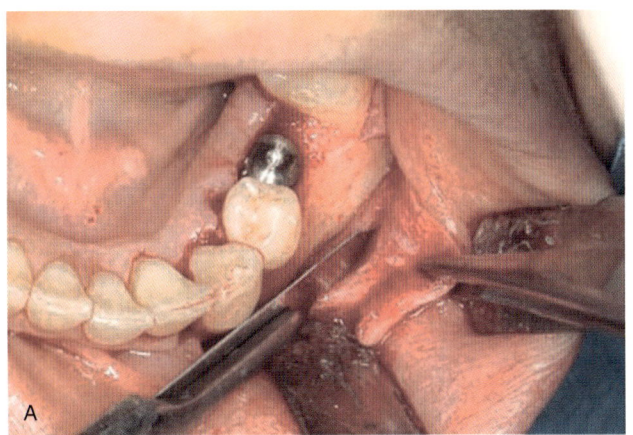

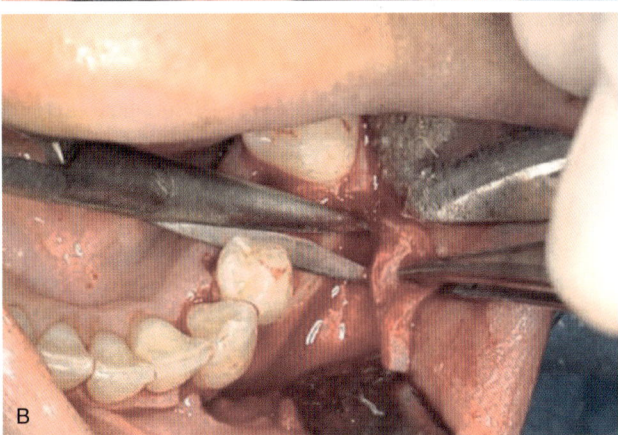

• **Figura 31.57** Liberação periosteal do tecido para obtenção de um fechamento sem tensão, o que pode causar lesão do nervo. **A.** Uso de uma lâmina nº 15 para liberar as fibras periosteais. **B.** Dissecção romba para liberar o tecido com uma tesoura Metzenbaum.

cirúrgicas usadas no preparo do local da osteotomia. Para muitos sistemas de brocas cirúrgicas, o medidor milimétrico marcado com linhas inscritas na haste das brocas na maioria das vezes não inclui a ponta da broca e não corresponde à profundidade real da broca. A maioria das brocas cirúrgicas de implante tem uma porção apical em forma de V afiada para melhorar sua eficiência de corte e permitir uma adequada profundidade de perfuração. A porção apical em forma de V da broca (denominada a *dimensão Y* na engenharia) muitas vezes não é incluída nas medições de profundidade das brocas comerciais e pode medir até 1,5 mm a mais do que a profundidade pretendida. Portanto, o clínico pode perfurar inadvertidamente mais fundo do que o previsto devido ao *design* da broca.

Além disso, é possível ocorrer o preparo excessivo, especialmente em áreas ósseas menos densas. O implantodontista deve usar a broca de torção de osteotomia do implante inicial como um medidor para o tipo de densidade óssea e para uma avaliação da posição da broca cirúrgica em relação ao canal mandibular ou estrutura vital. Na implantodontia atual, a popularidade dos implantes de instalação imediata tem sido associada a um aumento no trauma relacionado à perfuração. Para obter estabilidade primária, a maioria dos locais de osteotomia para implante imediato requer preparação de broca e instalação apical do implante ao local da exodontia. Ao instalar implantes na área dos pré-molares inferiores, pode ocorrer violação do canal, causando danos aos nervos. Portanto, nessa área anatômica, a instalação imediata do implante não é recomendada, a menos que haja osso adequado disponível abaixo do ápice radicular. As subseções a seguir descrevem os vários tipos de trauma por broca cirúrgica que podem levar a deficiência neurossensorial.

Trauma térmico. A broca cirúrgica pode causar comprometimento do nervo por dano térmico, embora ela não viole o canal mandibular. Mais comum que seja resultado de irrigação insuficiente, o que leva a superaquecimento do osso. O trauma térmico associado pode levar ao comprometimento do nervo via necrose óssea por superaquecimento do osso durante o preparo. O tecido nervoso demonstrou ser mais sensível ao trauma térmico do que o tecido ósseo. Na literatura, temperaturas excessivas foram relatadas por produzir necrose, fibrose, degeneração e aumento do envolvimento osteoclástico.[30] Para minimizar essa complicação, a densidade óssea deve ser avaliada no pré-operatório por meio de exame da TCFC, avaliação tátil e localização. Em densidades ósseas mais duras (p. ex., D1 e D2), um cuidado especial deve ser exercido, reduzindo a possibilidade de superaquecimento do osso (ver Capítulo 27).

Penetração parcial. A broca cirúrgica também pode causar trauma ao feixe neurovascular pela penetração no canal mandibular ou forame mentoniano. A deficiência neurossensorial estará diretamente relacionada aos fascículos nervosos específicos que estão danificados. Normalmente, a veia e a artéria, que são posicionadas mais superiormente do que o nervo, serão danificadas quando o resultado for a penetração do canal. Esse trauma indireto leva a danos nos nervos por sangramento excessivo (hematoma), bem como lesões térmicas e químicas pela penetração no canal.

Transecção. O tipo mais grave de lesão nervosa, com a menor probabilidade de regeneração, é o corte do canal pela broca do implante. Em uma verdadeira transecção, o nervo é completamente cortado. Quando isso ocorre, o reparo e a regeneração do nervo traumatizado são altamente variáveis. A transecção completa do nervo ocorre quando o erro cirúrgico envolve o preparo de uma osteotomia muito profunda devido a medidas imprecisas ou deslizamento da peça de mão. Esse tipo de lesão resulta, na maioria das respostas, em comprometimento total do nervo (anestesia) e formação de neuroma. Normalmente, esse tipo de lesão do nervo resulta em uma anestesia completa e degeneração retrógrada, resultando em possível disestesia futura.[135] A extensão do comprometimento neurossensorial está diretamente relacionada à extensão da lesão e depende do tempo que o implante foi deixado para irritar as fibras nervosas (Figura 31.58).

Implante invadindo o canal mandibular. Lesões às estruturas nervosas vitais causadas pelo posicionamento do implante são mais comuns na região posterior da mandíbula. Essas lesões podem ser causadas por trauma direto (mecânico) e trauma indireto ou infecção (pressão). A instalação de um implante dentro ou perto do canal mandibular está associada a muitos tipos de deficiências neurossensoriais (Figura 31.59). Quando um implante está muito perto do canal mandibular, pode ocorrer compressão ou lesão de isquemia secundária. Para prevenir tais complicações, o implantodontista deve sempre aderir a uma zona de

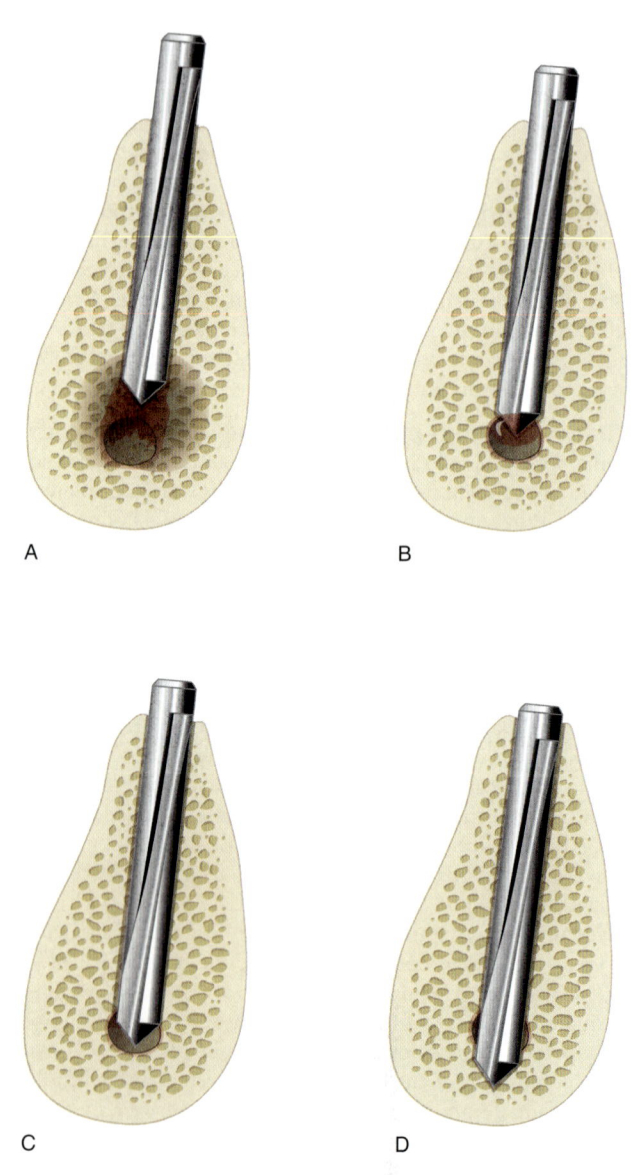

• **Figura 31.58 Trauma de impacto por broca. A.** Invasão: mesmo que a broca cirúrgica tenha invadido pouco o canal, o dano térmico e a necrose óssea (marrom/verde) resultam em dano ao nervo. **B.** Penetração parcial (hematoma): a broca cirúrgica penetra parcialmente na face superior do canal, resultando em sangramento e formação de hematoma. **C.** Penetração parcial (laceração): a broca cirúrgica penetra mais profundamente no canal, o que resulta na laceração das fibras nervosas. **D.** Transecção: a broca cirúrgica pode penetrar todo o canal, levando à transecção completa das fibras nervosas.

segurança de 2,0 mm do implante nas proximidades do canal ou forame mentoniano. Estudos têm demonstrado que a pressão do implante no canal ocorre com o aumento do estresse à medida que a densidade óssea diminui.[136] Khaja e Rentons demonstraram que instalar um implante muito perto do canal pode induzir hemorragia ou deposição de detritos no canal, causando isquemia do nervo. Mesmo removendo o implante ou reposicionando, pode não aliviar nem diminuir os sintomas relacionados à pressão. Estudos adicionais demonstraram a presença de dor intensa pós-operatória após a instalação do implante muito próximo ao canal, resultando em estimulação crônica e neuropatia crônica debilitante.[137]

Penetração parcial no canal mandibular. A instalação do corpo do implante no canal mandibular está associada a um alto grau de morbidade. Mesmo que os fascículos nervosos sensoriais sejam geralmente inferiores aos vasos sanguíneos dentro do canal, uma penetração parcial pode resultar em lesão geralmente relacionada às fibras danificadas. É por isso que em algumas situações clínicas o implante está diretamente dentro do canal; no entanto, não existe sintoma neurossensorial.

Além disso, a instalação do implante no canal pode causar a formação de hematoma (corte da artéria ou veia alveolar inferior), levando a uma deficiência do nervo induzida por pressão.

Infecção. A instalação de implantes em aproximação ao canal pode causar deficiências neurossensoriais via infecções peri-implantares. Processos infecciosos após a instalação do implante podem ser resultado da geração de calor, contaminação ou existência anterior de patologia óssea. Isso pode levar à propagação da infecção, que pode se estender à anatomia neural. Relatos de caso mostraram comprometimentos nervosos resultantes de um implante infectado por peri-implantite crônica.[33]

Enxerto alveolar mandibular. Após as extrações dos dentes inferiores, o enxerto no alvéolo pode efetivamente expor a parte inferior do nervo alveolar aos medicamentos aplicados no alvéolo, levando, possivelmente, a neurite química e, se a irritação persistir, a neuropatia irreversível (Figura 31.60). Além disso, deve-se ter cuidado ao remover a patologia e o tecido de granulação da extração próxima ao canal nervoso (nervo tipo 1).[138] Zelo excessivo na curetagem do ápice do alvéolo pode levar a lesão traumática direta do canal.

Dano retardado ao nervo (estreitamento do canal). Danos ao nervo podem resultar mesmo quando é realizada uma instalação ideal de implante (> 2,0 mm do canal nervoso). Shamloo et al.[139] relataram um caso de instalação de implante em que o corpo do implante gerou compressão e pressão ósseas na porção superior do canal mandibular (estreitamento do canal). Isso levou ao retardo da cicatrização e remodelação dentro do canal, resultando em seu estreitamento excessivo, com compressão das fibras nervosas. O aspecto estreito do canal mostrou ser de aproximadamente 0,2 mm, com diâmetro médio nas regiões não afetadas de aproximadamente 3,2 mm.[139] O comprometimento do nervo (parestesia e anestesia) ocorreu 2 anos após a cirurgia de instalação do implante.

Fisiologia da cicatrização do nervo

Após a lesão do nervo, existem duas fases de cura: degeneração e regeneração.

Degeneração

Existem dois tipos de degeneração nervosa: degeneração segmentar e degeneração walleriana. A desmielinização segmentar ocorre quando a bainha de mielina é danificada e causa desaceleração na velocidade de condução, o que pode impedir a transmissão

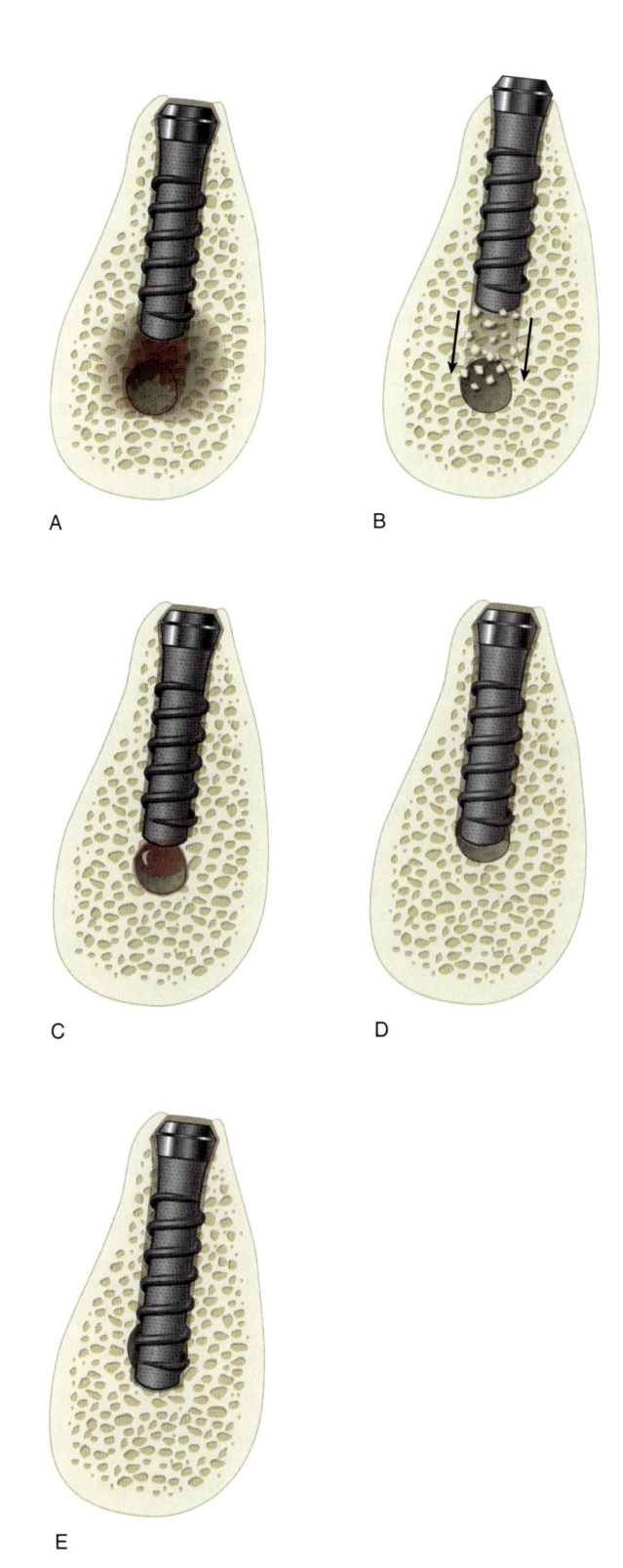

• **Figura 31.59 Trauma por impacto do implante. A.** Invasão: embora o corpo do implante esteja aquém do canal, o dano térmico pode ocorrer devido ao superaquecimento do osso. **B.** Fragmentos ósseos (trabéculas) podem ser empurrados apicalmente, resultando em lesão do nervo por necrose por pressão. **C.** Penetração parcial (hematoma): o corpo do implante pode penetrar parcialmente na face superior do canal, resultando em sangramento e formação de hematoma. **D.** Penetração parcial (laceração): o corpo do implante pode penetrar mais profundamente no canal, o que resulta na laceração das fibras nervosas. **E.** Transecção: o corpo do implante pode penetrar em todo o canal, levando à transecção completa das fibras nervosas.

dos impulsos nervosos. Os efeitos clinicamente resultantes serão parestesia, disestesia ou hiperestesia. O segundo tipo de degeneração é denominado *degeneração walleriana*, em que os axônios e a bainha de mielina distal (longe do sistema nervoso central) sofrem desintegração completa. Os axônios proximais ao local da lesão (em direção ao sistema nervoso central) sofrem menos degeneração, mas muitos nódulos de Ranvier (lacunas na bainha de mielina dos axônios que facilitam a rápida condução dos impulsos nervosos) são afetados. A degeneração walleriana geralmente ocorre após transecção completa do nervo e resulta em um sintoma do tipo disestesia.

Regeneração

Normalmente, a regeneração ocorre imediatamente após a lesão do nervo. A área do nervo proximal forma novas fibras que crescem a uma taxa de 1,0 a 1,5 mm/dia. Isso continuará até que o local inervado seja alcançado ou bloqueado por tecido conjuntivo fibroso, osso ou um objeto (p. ex., implante dental). Durante o processo de regeneração, novas bainhas de mielina se formam à medida que os axônios aumentam de tamanho. Em algumas situações, a continuidade das células de Schwann é interrompida, e o tecido conjuntivo pode entrar na área. O crescimento pode encontrar um caminho alternativo, ou formar um neuroma traumático, que geralmente é caracterizado por dor significativa. Estudos têm demonstrado que a administração de esteroides é capaz de minimizar a formação de neuromas, especialmente a administração de altas doses na primeira semana de lesão do nervo (Figura 31.61).[140]

Classificação de déficit neurossensorial

Existem duas classificações amplamente aceitas de lesões nervosas. Em 1943, Seddon[141] postulou uma classificação de três estágios, que foi posteriormente reclassificada por Sunderland, em 1951, em cinco subclassificações diferentes. Essas classificações de lesão nervosa são descritas pelo tipo morfofisiológico resultante da lesão, que se baseia no curso do tempo e na recuperação sensorial (Figura 31.62).

Neuropraxia, ou lesão de primeiro grau, é caracterizada por um bloqueio de condução sem degeneração do axônio ou dano visível do epineuro. Normalmente, esse tipo de lesão é consistente com alongamento ou manipulação (reflexão do tecido) das fibras nervosas, o que resulta em lesão dos capilares endoneurais. O grau de trauma aos capilares endoneurais determinará a magnitude do edema intrafascicular, que resulta em vários graus de bloqueio de condução. Normalmente, a resolução de sensibilidade e função ocorrerá dentro de horas a semanas.

A axonotmese (lesão de segundo, terceiro ou quarto grau) consiste em degeneração ou regeneração de lesões axonais. A classificação da lesão depende da gravidade do dano axonal. Esse tipo de lesão envolve o endoneuro, com interrupção mínima para o perineuro e o epineuro. Os tipos mais comuns de lesões são tração, alongamento e compressão, o que pode levar a isquemia grave, edema intrafascicular ou desmielinização das fibras nervosas. A anestesia completa inicialmente é mais comum, seguida por parestesia quando começa a recuperação. A melhoria dos déficits sensoriais relacionados ocorre dentro de aproximadamente 2 a 4 meses, com recuperação completa geralmente em 12 meses. Em alguns casos, disestesias dolorosas podem ocorrer, com a formação de neuroma resultante.

Neurotmese (lesão de quinto grau) é o tipo mais grave de lesão, resultante de tração grave, compressão ou lesões transversais completas. Inicialmente, os pacientes exibem anestesia seguida de parestesia com possível disestesia. A probabilidade de recuperação

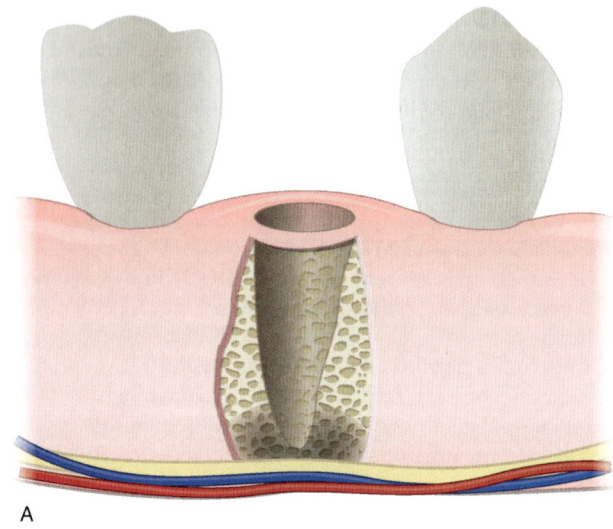

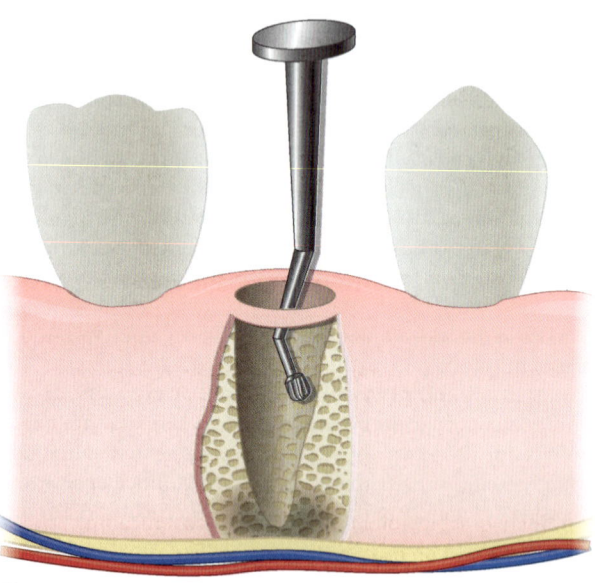

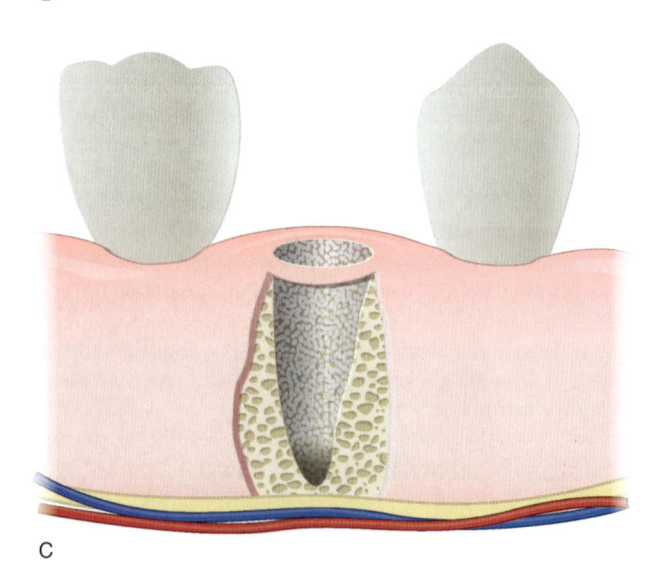

• **Figura 31.60 Local de pós-extração. A.** Deve-se ter cuidado ao enxertar um local de extração bem próximo ao nervo alveolar inferior. **B.** A cureta deve ser usada com cautela, pois podem ocorrer danos diretos ao nervo. **C.** A enxertia muito próxima ao canal pode causar traumatismo do nervo.

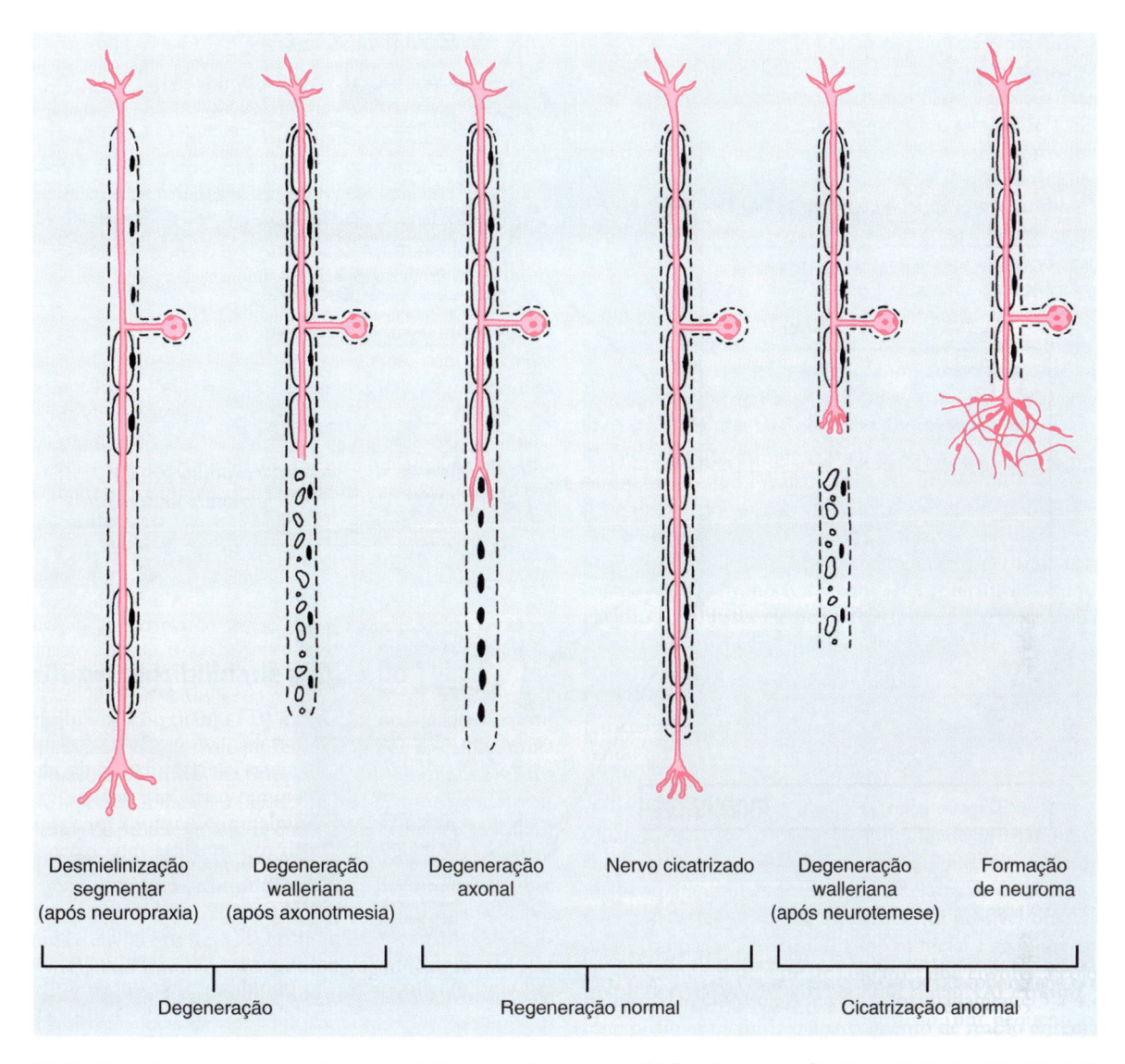

• **Figura 31.61** Respostas nervosas normais e anormais (degeneração, regeneração) à lesão nervosa. (De Hupp JR, Tucker MR, Ellis E. Contemporary Oral and Maxillofacial Surgery. 6th ed. St. Louis, MO: Mosby; 2014.)

neurossensorial é muito pequena, com recomendação de encaminhamento para avaliação neurocirúrgica.[142] O axônio e o tecido conjuntivo encapsulante perderão sua continuidade. Geralmente, há perda completa de função motora, sensorial e autonômica. A formação de neuroma é comum se ocorrer transecção.

A literatura envolvendo lesões de nervos periféricos é vasta, com um variação significativa na nomenclatura usada para descrever os sinais e sintomas clínicos associados. Deficiências neurossensoriais são classificadas como dormência completa a dor grave dos tecidos moles da face até a anatomia intraoral. Por causa desses déficits, ocorrem graves complicações para o paciente e para o clínico. É necessária uma compreensão total das classificações e definições associadas (Tabelas 31.4 e 31.5).

Para padronizar a nomenclatura referente às lesões nervosas, a International Association for the Study of Pain reduziu o comprometimento sensorial a três categorias: anestesia, parestesia e disestesia.[42] A anestesia é caracterizada pela completa ausência de "sensibilidade", que geralmente é consistente com a transecção completa do nervo. Esse tipo de sensação alterada é mais grave porque as anestesias são as mais difíceis e imprevisíveis de tratar, com uma alta incidência de formação de neuroma. A parestesia é definida como uma sensação alterada que não é desagradável.

Geralmente é caracterizada como uma sensação de "alfinetadas e agulhadas". Dentro da categoria de parestesia, existem muitas subcategorias, incluindo hipoestesia (redução da sensibilidade à estimulação), hipoalgesia (diminuição da resposta a um estímulo normalmente doloroso) e sinestesia (sensação em uma área quando outra é estimulada). Disestesias são classificadas como uma sensação alterada que é desagradável. Normalmente, a dor está associada a esse tipo de deficiência, que pode ser espontânea ou induzida mecanicamente. As subcategorias incluem hiperalgesia (resposta dolorosa a estímulos não dolorosos), hiperpatia (resposta dolorosa retardada ou prolongada), dolorosa anestésica (dor em uma área anestesiada), causalgia (dor persistente de queimação) e alodinia (dor em resposta a um estímulo que geralmente não provoca dor).

Tratamento

Comprometimento do nervo no momento da cirurgia

Durante a cirurgia, se houver tração ou compressão do tronco nervoso, a aplicação tópica de dexametasona pode ser feita para minimizar déficits. Após a remoção da broca cirúrgica ou do implante do canal mandibular, aplica-se topicamente 1 a 2 mℓ de dexametasona intravenosa (4 mg/mℓ) no local da osteotomia (Figura 31.63).

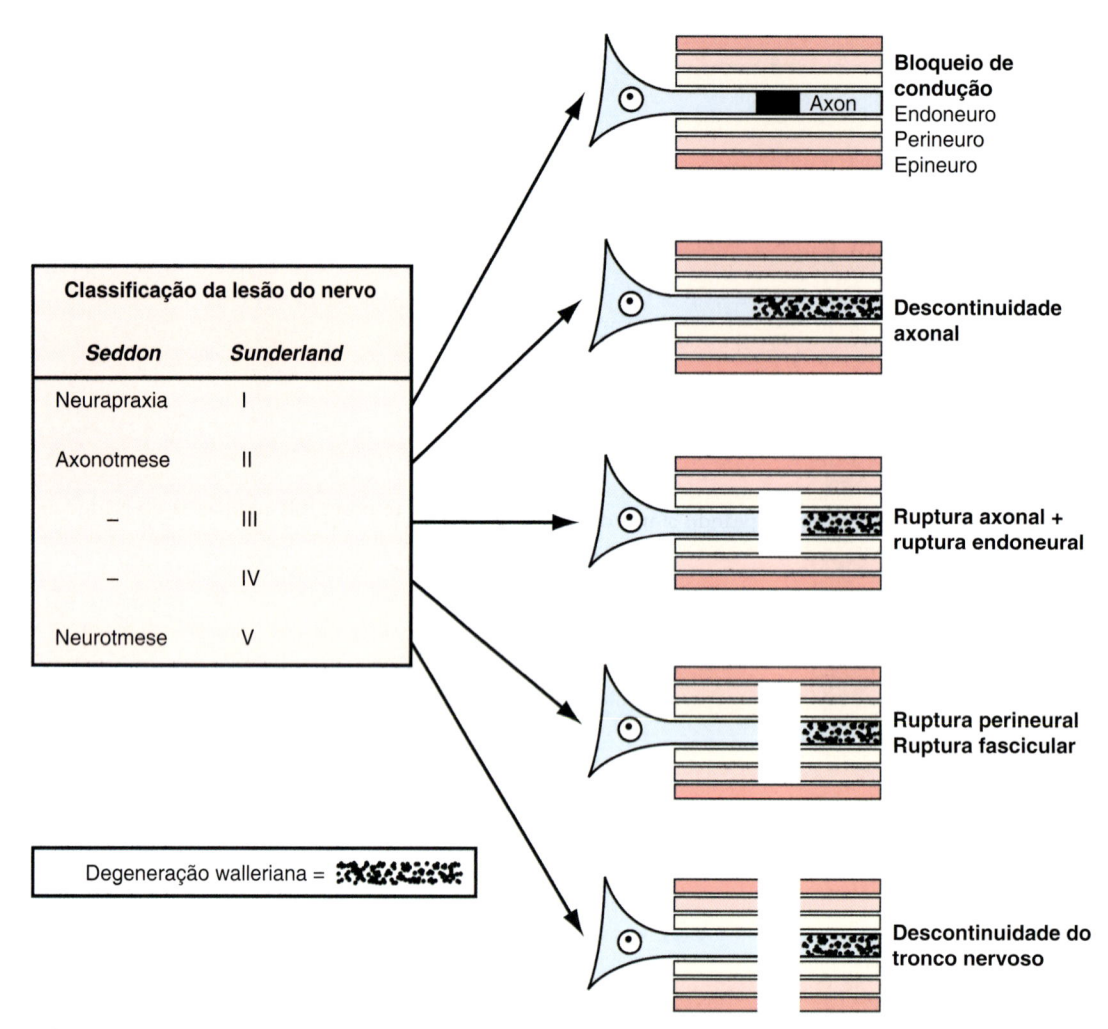

• **Figura 31.62** Classificação de déficit neurossensorial de Seddon/Sunderland com a descrição do dano nervoso. (*De Ellenbogen RG, Sekhar LN, eds*. Principles of Neurological Surgery. *3rd ed. Philadelphia: Saunders; 2012.*)

Tabela 31.4 Classificação de deficiência neurossensorial e resposta às lesões.

Sunderland	Seddon	Descrição	Causas	Respostas	Taxa de recuperação
I	Neuropraxia	Interrupção temporária da transmissão nervosa (bloqueio de condução)	• Compressão nervosa • Edema • Hematoma • Pequenos alongamentos • Térmica	• Neurite • Parestesia	Total (rápida – dias a semanas)
II	Axonotmese	Endoneuro, perineuro e epineuro permanecem intactos; alguma degeneração axonal pode ocorrer	• Compressão nervosa • Tração • Hematoma • Esmagamento parcial • Edema • Alongamento	• Parestesia • Episódico • Disestesia	Total (lenta – semanas)
III		Ruptura do axônio e do tecido conjuntivo (endoneuro), causando regeneração desorganizada; ocorre degeneração walleriana	• Esmagamento • Punção • Hematoma grave • Alongamento	• Parestesia • Disestesia	Variável (lenta – semanas a meses)
IV		O dano envolve todo o fascículo; podem ocorrer alterações axonais, endoneurais e perineurais; o epineuro permanece intacto; formação de tecido cicatricial	• Esmagamento total • Alongamento extremo • Altas temperaturas • Trauma químico direto	• Hipoestesia • Disestesia • Formação de neuroma	Improvável
V	Neurotmese	Transecção completa ou ruptura do nervo com formação de neuroma no local da lesão	• Total • Transecção (preparo excessivo com broca de implante)	• Anestesia • Dor intratável • Neuroma	Nenhum

Essa aplicação direta de esteroides reduzirá a inflamação neural e pode aumentar a recuperação de déficits neurossensoriais. Os estudos não demonstraram nenhuma morbidade associada à aplicação tópica de glicocorticoides no local da lesão, e a recuperação pós-cirúrgica também melhorou significativamente.[143] Nenhum enxerto ósseo ou implante deve ser colocado que possa levar à irritação de fibras nervosas traumatizadas.

Comprometimento pós-operatório do nervo

Quando ocorre déficit neurossensorial no pós-operatório, uma avaliação sensorial abrangente precisa ser realizada. Este exame inicial é feito para determinar se existe déficit sensorial, para quantificar a extensão da lesão, documentar uma linha de base para recuperação e determinar se o encaminhamento para microneurocirurgia é indicado.

Etapa 1: avaliação clínica. O implantodontista deve primeiro determinar se existe déficit neurossensorial mapeando a área deficitária. Esse exame diagnóstico consiste em descobertas objetivas e subjetivas para determinar a extensão da deficiência, para usar como uma linha de base para futura avaliação e para determinar quando o encaminhamento para intervenção cirúrgica é necessário. Os testes sensoriais clínicos subjetivos envolvem exames nociceptivos e mecanoceptivos. Os testes nociceptivos desencadeiam uma variedade de respostas autonômicas que resultam na experiência subjetiva de dor. Os testes mecanoceptivos usam estímulos para desencadear neurônios sensoriais que provocam várias respostas, como toque, posição e movimento (Tabela 31.6 e Figura 31.64).

Complicações do exame clínico. Existem muitos problemas inerentes em confiar na credibilidade da subjetividade das respostas dos pacientes. Porque pode haver um alto grau de resultados falso-positivos e falso-negativos, os clínicos devem usar instruções claras e concisas ao realizar esses testes. Por exemplo, ao realizar o teste de "movimento direcional", o clínico deve completar esse teste no lado contralateral primeiro para que o paciente entenda a técnica e a resposta. Os resultados do exame clínico subjetivo dependerão de uma boa comunicação entre o implantodontista e o paciente, com os resultados relacionados à interpretação percebida pelo paciente e como relacionar suas percepções. Além disso, os testes devem ser realizados com os olhos do paciente fechados, de modo a minimizar a possibilidade de erros nas respostas.

Etapa 2: avaliação radiográfica/remoção ou reposicionamento do implante. Um exame radiográfico completo e abrangente deve ser realizado, incluindo (idealmente) um exame radiográfico de TCFC. Se o implante (ou parafuso ósseo) estiver próximo do feixe nervoso, a remoção ou o reposicionamento deve ser realizado. Deve-se ter cuidado ao "recuar" o implante (reposicionando mais longe do nervo), pois o trauma no nervo pode ainda estar presente devido à formação de hematoma ou pressão do osso esponjoso esmagado no espaço neural. Além disso, o recuo do implante pode fazer com que ele seja posicionado indesejavelmente devido à falta de espaço interoclusal para a restauração (i. e., posicionado muito coronalmente). Nesses casos, o implante deve ser removido e o local da osteotomia irrigado com dexametasona 4% (1 a 2 mℓ). Nenhum material de enxerto deve ser adicionado ao local da osteotomia, pois pode interferir na reinervação e no reparo do tronco nervoso.[144]

Tabela 31.5	Descrição da deficiência neurossensorial.[154]
Parestesia	Sensação anormal que não é desagradável
Anestesia	Perda total de sensibilidade ou sensação
Disestesia	Sensação anormal que é desagradável
Alodinia	Dor devido a um estímulo que normalmente não provoca dor
Hiperpatia	Reação anormalmente dolorosa a um estímulo
Causalgia	Dor de queimação persistente
Anestesia dolorosa	Dor em área anestesiada
Hiperestesia	Aumento da sensibilidade à estimulação
Hiperalgesia	Aumento da resposta a um estímulo normalmente dolorido
Hipoestesia	Diminuição da sensibilidade à estimulação
Hipoalgesia	Resposta reduzida a um estímulo normalmente dolorido
Sinestesia	Sensação sentida em uma área quando outra área é estimulada

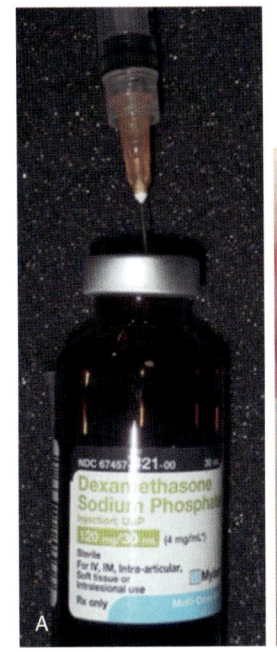

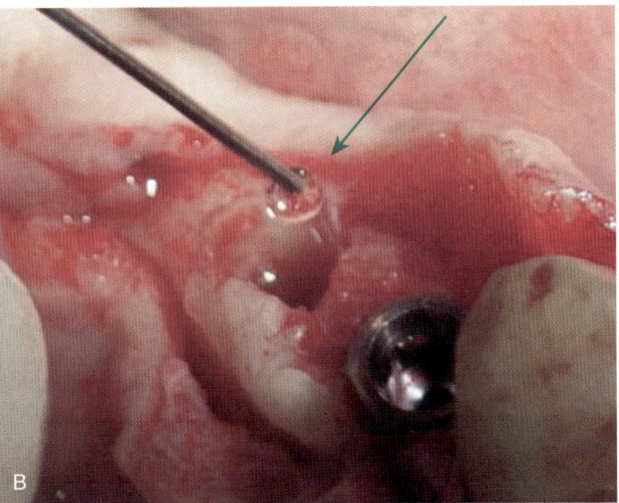

• **Figura 31.63 A.** Dexametasona 4 mg/mℓ (Mylan, Canonsburg, Pa.). **B.** Um a dois mililitros de dexametasona colocados no local da osteotomia.

Tabela 31.6	Teste diagnóstico para déficit neurossensorial.
Teste de diagnóstico	Descrição
Nociceptivo Pressão do pino (A-delta, fibra C)	Determinação da sensação de pressão do pino usando uma sonda exploradora romba. Uma resposta normal (dor aguda distinta) é sinal positivo de sensibilidade (em relação a uma área não afetada) sem dor. Se nenhuma sensibilidade estiver presente na comparação com um lado não afetado, a área é denominada *hipoalgesia*. Se uma resposta exagerada for notada em relação a um lado não afetado, a área é denominada *hiperalgesia*.
Discriminação térmica (quente: A-delta, frio: fibras C) **Mecanoceptivo** Toque de luz estática	Lascas de gelo ou *spray* de cloreto de etila e uma alça de espelho (aquecida a 43°C) são usados para determinar a capacidade do paciente de sentir o calor. Aplicar ponta de algodão com os olhos do paciente fechado para testar a estimulação tátil tocando suavemente a pele e determinando o limiar do paciente (axônios aferentes A-beta). Movimento direcional: uma escova macia é usada para determinar a capacidade do paciente de detectar sensação (axônios A-beta e A-alfa) e direção do movimento. A escova macia é deslizada da esquerda para a direita, bem como na direção oposta.
Discriminação de dois pontos	Com o paciente de olhos fechados, sua capacidade de discriminar variações (Fibras A-alfa mielinizadas) das distâncias entre dois pontos é determinada, usando um compasso. Os valores normais variam significativamente, com a média sendo de aproximadamente 5 mm.[73]

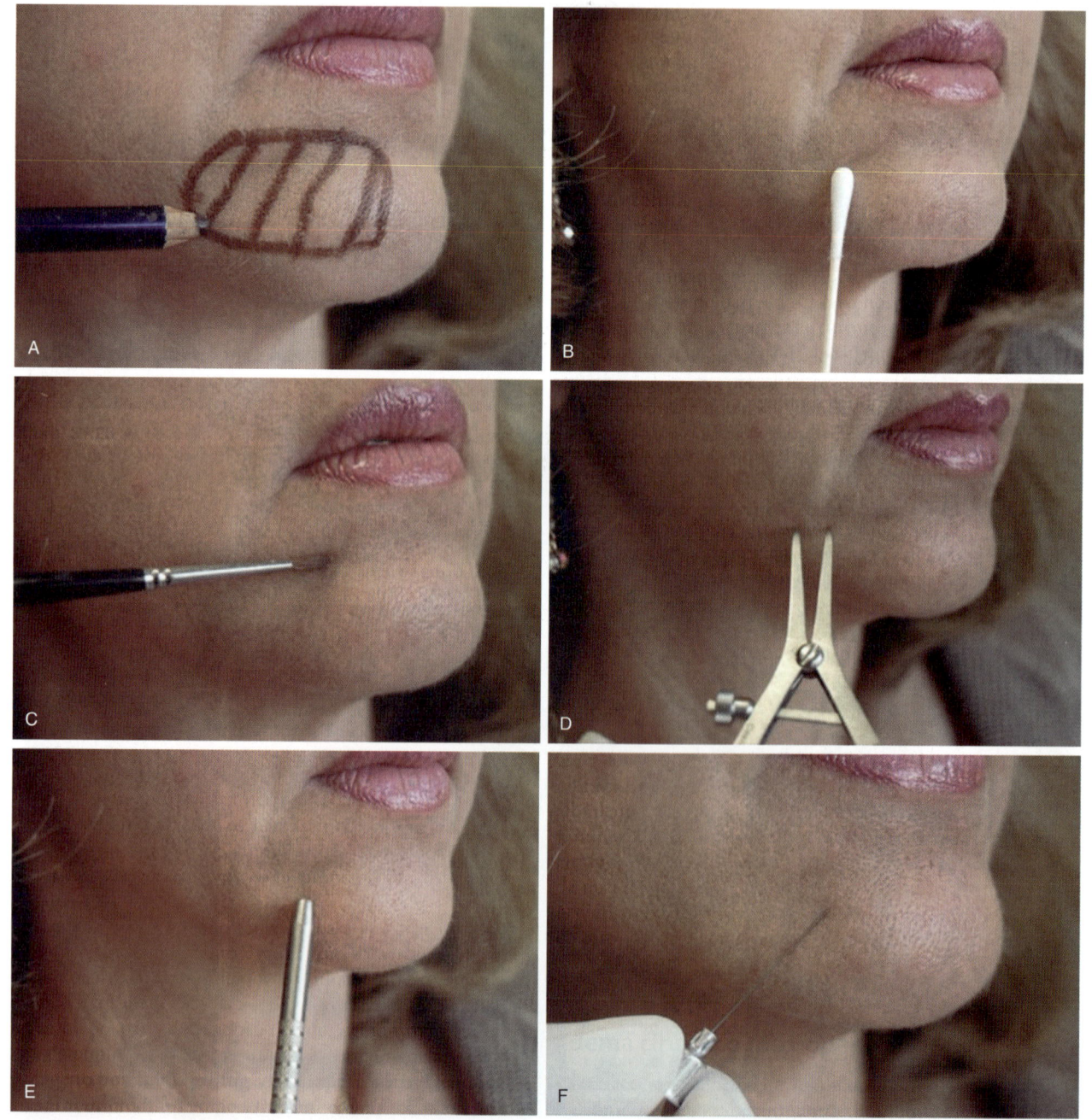

● **Figura 31.64 Teste sensorial. A.** Mapeamento do déficit com delineador. **B.** Toque leve com ponta de algodão. **C.** Teste direcional com escova. **D.** Discriminação de dois pontos usando compassos. **E.** Teste térmico com cabo de espelho. **F.** Teste identificador com sonda exploradora ou agulha romba.

Etapa 3: intervenção farmacológica. Imediatamente após o nervo ser traumatizado, o processo inflamatório começa com a ativação de citocinas e mediadores inflamatórios. Esses mediadores contribuirão para o desenvolvimento de trauma nervoso pela ativação dos neurônios e seus nociceptores.[145]

Em qualquer tipo de comprometimento nervoso, devem ser utilizados imediatamente corticosteroides ou agentes anti-inflamatórios não esteroides. Estudos demonstraram que o uso de adrenocorticosteroides sistêmicos (p. ex., dexametasona) minimiza os sintomas neuropáticos após trauma do nervo, se administrado em altas doses dentro de 1 semana após a lesão.[146] Tem sido defendido o benefício de uma dose reduzida de um corticosteroide, por 5 a 7 dias após a lesão do nervotrigêmeo.[147] A dexametasona (~8 mg) é especificamente recomendada devido aos seus maiores efeitos anti-inflamatórios em comparação com outros corticosteroides, como metilprednisolona ou prednisona. Agentes farmacológicos adicionais incluem antidepressivos, drogas neurológicas, agentes antissimpáticos e agentes tópicos.

Além disso, a crioterapia (bolsas de gelo) deve ser aplicada aos tecidos paraneurais nas primeiras 24 horas e depois pontualmente durante a primeira semana. A crioterapia demonstrou ser benéfica em minimizar a lesão do nervo secundário de compressão induzida por edema, diminuindo a taxa de degeneração metabólica das células ganglionares e retardando a potencial formação de neuroma.[148] Agentes fisiológicos adicionais incluem estimulação nervosa elétrica transcutânea, acupuntura e terapia a *laser* de baixa intensidade.

Etapa 4: possível encaminhamento. Em certas situações, os pacientes podem precisar ser encaminhados em tempo hábil para um profissional com experiência em avaliação e reparo de lesões nervosas. A decisão e o momento de encaminhar devem ser baseados nos sintomas do paciente e no tipo de lesão, junto com a experiência do implantodontista no tratamento de lesões nervosas. Normalmente, é concedido tempo suficiente para a recuperação neurossensorial. Nos casos de disestesia, anestesia ou transecção nervosa, uma pronta intervenção cirúrgica pode permitir melhores chances de recuperação neurossensorial. Foi demonstrado que o tratamento precoce e agressivo minimiza possível transição para neuropatias refratárias crônicas (Tabela 31.7).[149]

Etapa 5: cuidados de acompanhamento. Os cuidados de acompanhamento devem ser sempre um componente do tratamento do paciente com comprometimento do nervo. O intervalo entre as consultas é determinado pela extensão e pelo tipo de lesão do nervo. Normalmente após 1 semana de pós-operatório, os pacientes são vistos a cada 2 semanas com mapeamento e documentação dos déficits observados.

Intervenção cirúrgica. O reparo cirúrgico é indicado em alguns casos de deficiência neurossensorial. Em geral, o tratamento precoce é crucial para o sucesso e a diminuição da morbidade. Procedimentos de microneurocirurgia incluem reparo direto do nervo por meio de anastomoses primárias das duas extremidades nervosas cortadas por lesões de transecção. Para divisões dos nervos, o restabelecimento e alinhamento adequado dos tocos nervosos permitirão maior chance de corrigir a regeneração dos nervos danificados.

Implante fraturado

Embora raros na implantodontia atual, corpos de implante fraturados podem causar problemas significativos para clínicos e pacientes. Fraturas de implantes podem ser uma das principais causas de falhas tardias de implantes e é possível incluir questões médico-legais. Estudos de Goodacre *et al.*[150] relacionam o risco de fratura do corpo do implante no período inicial a intermediário para implantes de 3,75 mm de diâmetro em aproximadamente 1%; o risco de fratura do pilar protético é de 2%; e o risco do parafuso protético é de 4% (Figura 31.65).

Etiologia

A incidência de fratura do corpo do implante aumenta dramaticamente quando as condições de força são maiores. Cantiléveres, cargas anguladas e parafunções aumentam o risco de fratura. O risco de fratura também aumenta com o tempo. Falhas mecânicas típicas ocorrem com qualquer carga estática ou carga de fadiga. Falhas de carga estática (ou seja, um ciclo de carga) fazem com que a tensão no material exceda sua resistência final após receber carga. Falhas de carga de fadiga ocorrem se o material for submetido a cargas mais baixas, porém a ciclos repetidos dessa carga. O limite de resistência ou resistência à fadiga é o de maior tensão que um material pode suportar repetidamente sem falhar. O limite de resistência de um material é muitas vezes menor do que a metade de sua força final de tração. Portanto, os valores de fadiga e resistência final estão relacionados, mas a fadiga é um fator mais crítico, especialmente para pacientes com parafunção, pois impõem maior magnitude de estresse e maiores ciclos de carga. Diferentes materiais têm vários graus de resistência a carga

Tabela 31.7 Protocolo de tratamento de deficiência neurossensorial.

		ALGORITMOS DE TRATAMENTO DE DÉFICIT NEUROSSENSORIAL		
Pós-cirurgia	**Documentação**	**Intervenção farmacológica**	**Tratamento**	**Encaminhamento**
~ 48 h	Exame radiográfico tridimensional (tomografia computadorizada de feixe cônico); exame neurossensorial	Corticosteroides: (dexametasona 4 mg) 2 comprimidos de manhã por 3 dias 1 comprimido de manhã por 3 dias	Avaliação do implante: • Remoção e reposicionamento se houver choque dentro do canal mandibular • Sem enxerto ósseo • Crioterapia (1 semana)	Nenhum, a menos que não esteja familiarizado com teste neurossensorial
1 semana	Exame neurossensorial (o teste deve ser continuado a cada 2 semanas)	AINEs em altas doses (600 a 800 mg de ibuprofeno 2 vezes/dia)	Paliativo	Consultar o cirurgião bucomaxilar ou neurocirurgião, no caso de: • Transecção de nervo • Disestesia • Anestesia total
8 semanas	Exame neurossensorial	AINEs PRN	Paliativo	SE NÃO HÁ SINAL DE MELHORIA, consultar CBMF ou microcirurgião

AINE: medicamento anti-inflamatório não esteroide; CBMF: cirurgião bucomaxilofacial; PRN: conforme necessário.

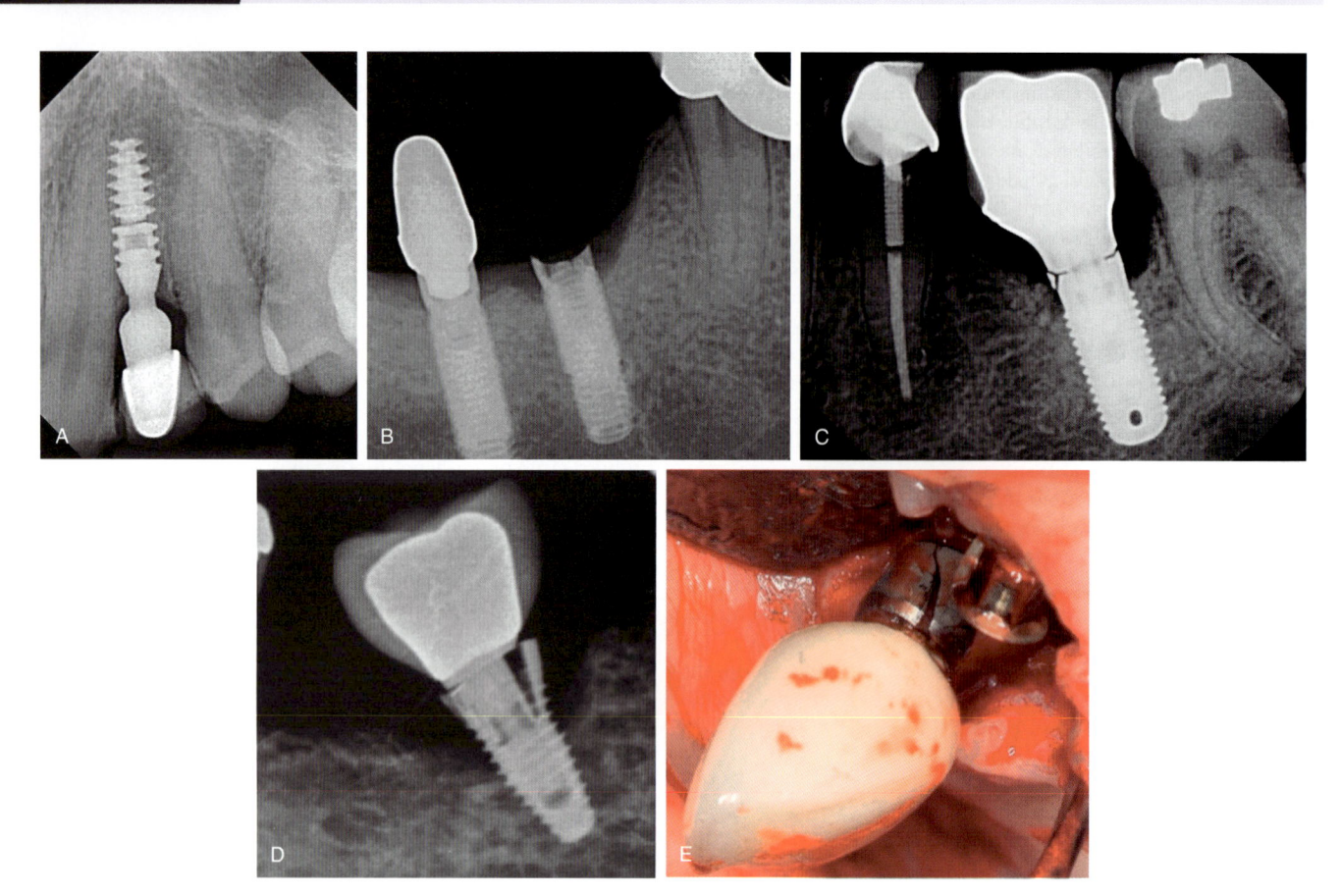

• **Figura 31.65 Implantes fraturados. A.** Fratura do implante ao meio. **B** e **C.** Fratura do colo do implante. **D.** Fratura da crista do implante. **E.** Imagem clínica de fratura do colo do implante.

repetida e subsequentes falhas relacionadas à fadiga. A resistência à fadiga da liga de titânio (Ti-6Al-4V) é quatro vezes maior (e mais segura) do que a do titânio grau 1 e quase duas vezes maior do que a do titânio grau 4. As fraturas a longo prazo de corpos e componentes do implante pode ser drasticamente reduzidas com o uso de liga de titânio em vez de qualquer tipo de titânio comercialmente puro.

Prevenção

Idealmente, um implante de liga de titânio deve ser usado para reduzir a possibilidade de fratura do corpo do implante. Os hábitos parafuncionais devem ser contornados com protetores oclusais, mesas oclusais estreitas, sem contatos laterais e um esquema oclusal ideal.

Tratamento

O tratamento ideal para um implante fraturado inclui a remoção e possível substituição do implante. Tratamentos alternativos incluem modificação da prótese para não incluir o implante e possível modificação do implante fraturado (pilar cimentável).

Explantação de implantes dentais

Em algumas situações, um implante com falha ou devido à sua posição requer remoção com reinserção em uma posição ideal. A seguir estão as possíveis razões pelas quais os implantes dentais podem precisar de remoção:
- Mobilidade do implante
- Extensa perda óssea
- Dor crônica
- Peri-implantite avançada
- Implante fraturado
- Implante mal posicionado.

Complicações potenciais

Adotar uma abordagem agressiva para remover um implante pode levar à perda óssea e ao comprometimento do futuro local de reimplante. Como o implante não contém um ligamento periodontal, colocar muita força e pressão sobre ele pode levar a falha da cortical vestibular ou lingual. Perda de corticais ósseas ou excessiva perda óssea pode resultar na necessidade de extenso aumento ósseo no futuro.

Tratamento

A remoção de implantes dentais é ditada pela localização, quantidade de osso presente, tipo de implante e presença de mobilidade.

Implante com mobilidade

A perda da integração osso-implante necessita de remoção imediata porque podem ocorrer infecção e posterior perda de osso. Em certos casos, o implante pode migrar dentro de espaços de tecido ou ser engolido ou aspirado.

Chave de contratorque. Esta técnica envolve colocar um pilar ou uma ferramenta de engate para extração no implante e torque reverso do implante no sentido anti-horário. Tal técnica é geralmente atraumática; no entanto, deve-se ter cuidado para não usar força excessiva, pois isso pode levar à fratura da cortical óssea.

Técnicas de extração convencional. Este método usa fórceps e elevadores convencionais e deve ser aplicado apenas com luxação mínima para evitar possível fratura da cortical vestibular ou lingual. Após a remoção, todo o tecido mole deve ser removido do local do implante antes do enxerto ou reimplante. Uma vedação da orofaringe deve sempre ser usada para minimizar a possibilidade de aspiração do implante após a remoção.

Implante sem mobilidade

Um implante parcial ou totalmente integrado é geralmente mais problemático e pode ser muito difícil de remover em alguns casos. Técnicas de extração convencionais nunca devem ser usadas, pois podem causar perda óssea significativa ou fratura. Se houver a presença de coroa e pilar, estes devem ser removidos para permitir acesso mais fácil.

Chave de contratorque. Esta técnica envolve colocar um pilar ou uma ferramenta de engate para extração do implante e torque reverso do implante no sentido anti-horário. Isso deve ser feito apenas em osso pouco denso (~maxila). Deve-se tomar cuidado com osso de alta densidade devido à possibilidade de ocorrerem danos ou fratura do corpo do implante ou osso adjacente com esse tipo de técnica de remoção. A densidade óssea existente é o fator mais crítico, que afeta a facilidade de remoção do implante por meio da técnica de contratorque.

Tipo de implante. Em geral, um implante interno hexagonal é mais fácil de remover pelo método de contratorque. Implantes externos hexagonais, por se encaixarem coronalmente ao corpo do implante, são mais difíceis de serem removidos devido à falta de alavancagem. Conexões internas trilobulares, especialmente aquelas com diâmetros menores, têm demonstrado fratura quando um torque maior que 45 N-cm é aplicado.[151] Deve-se ter cuidado para evitar a fratura do implante na remoção.

Formato da rosca do implante. Geralmente, existem quatro tipos de *designs* de rosca de implante: contraforte, quadrado, em forma de V e reverso. A rosca de forma quadrada tem o maior contato ósseo com o implante e será a mais difícil de remover por meio do método de contratorque.

***Design* do corpo do implante.** Um implante cônico será mais fácil de remover do que um implante quadrado. A profundidade da rosca e a área de superfície diminuem na área apical, o que minimiza a força de torque necessária para a remoção. Além disso, existe menos chance de fratura das corticais ósseas.

***Design* antirrotacional.** Alguns implantes contêm respiradouro ou abertura, geralmente na extremidade apical, que permitirão a ossointegração. Isso complicará a remoção de um implante parcial ou totalmente integrado. Uma broca trefina ou cirúrgica pode ser indicada na remoção desses tipos de implantes.

Técnicas do parafuso reverso. Uma broca reversa de remoção de parafuso é geralmente indicada quando o aspecto interno dos implantes (roscas) está danificado ou quando o método de contratorque é malsucedido. Deve-se ter cuidado com diâmetros internos menores (~3 mm), pois pode ocorrer a fratura do corpo do implante (Figura 31.66).

Brocas de alta velocidade. O uso de uma broca de alta velocidade é um processo rápido e uma técnica eficiente para remover um implante integrado. Idealmente, uma broca cirúrgica cônica (extralonga: 700 XXL) é usada para minimizar a remoção óssea. A broca é usada 360º ao redor do implante, a uma profundidade de metade a três quartos do comprimento do implante a ser removido. Quantidades abundantes de solução salina devem ser usadas para minimizar os danos térmicos e a possibilidade de osteomielite. Isso ajuda a manter os ossos e minimizar os danos às estruturas vitais. Após a remoção, o local do implante deve ser irrigado para remover quaisquer partículas (Figura 31.67).

Unidades piezocirúrgicas. Uma unidade cirúrgica piezoelétrica utiliza vibrações piezoelétricas para cortar o tecido ósseo. Ajustando a frequência ultrassônica da unidade, é possível remover o tecido duro, deixando tecido intocado pelo processo. Estudos têm demonstrado que unidades piezo causam menos danos aos tecidos moles em comparação a outras técnicas de extração.[151]

Broca trefina. Brocas de trefina são brocas em forma de barril disponíveis em vários diâmetros. A broca selecionada deve ser ligeiramente maior do que o módulo da crista (plataforma) do implante, porque uma trefina muito grande resultará na remoção excessiva do osso. Uma trefina muito pequena pode resultar na remoção de partículas do corpo do implante que se incorporam ao local do implante. Quantidades abundantes de solução salina devem ser usadas para minimizar o dano térmico e a possibilidade de osteomielite. Se o ápice do implante estiver em aproximação a um ponto vital estrutural, a broca trefina não deve ser usada no ápice para evitar danos à estrutura vital.

Após a remoção do implante, o local do implante deve ser irrigado para remover quaisquer partículas de titânio retidas (Figura 31.68).

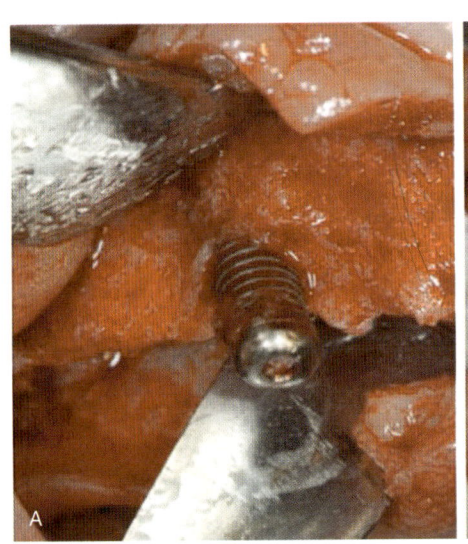

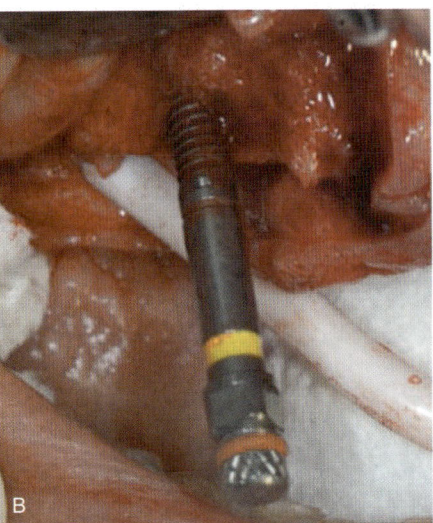

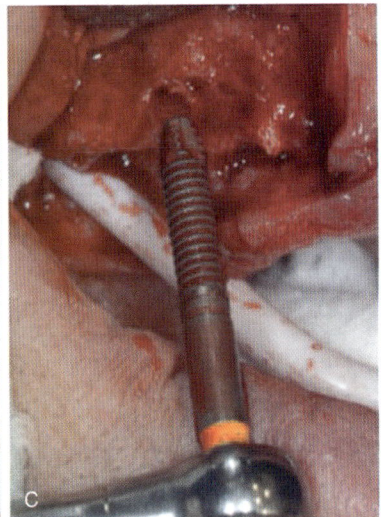

• **Figura 31.66** Técnica do parafuso reverso. **A.** Implante com mais de 50% de perda óssea. **B.** Ferramenta de inserção do implante inserida no implante. **C.** Torque reverso com catraca manual.

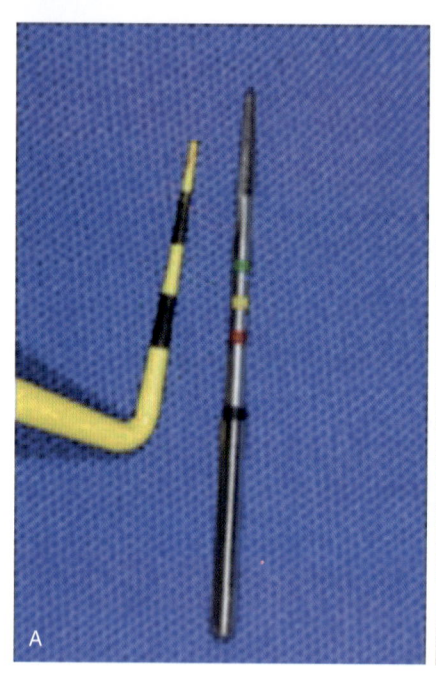

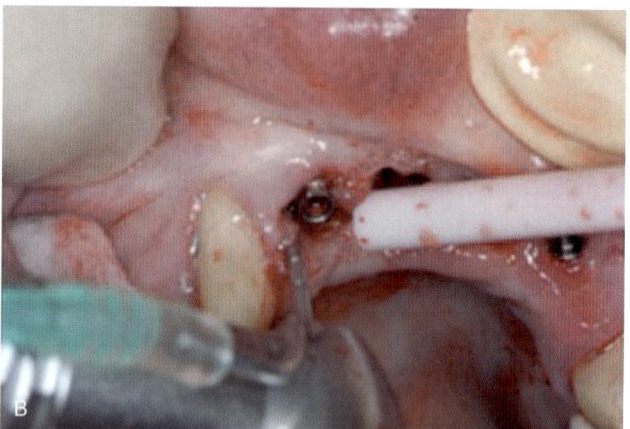

• **Figura 31.67 A.** Broca 700 XXL. **B.** Ranhura mesial e distal ao redor do implante.

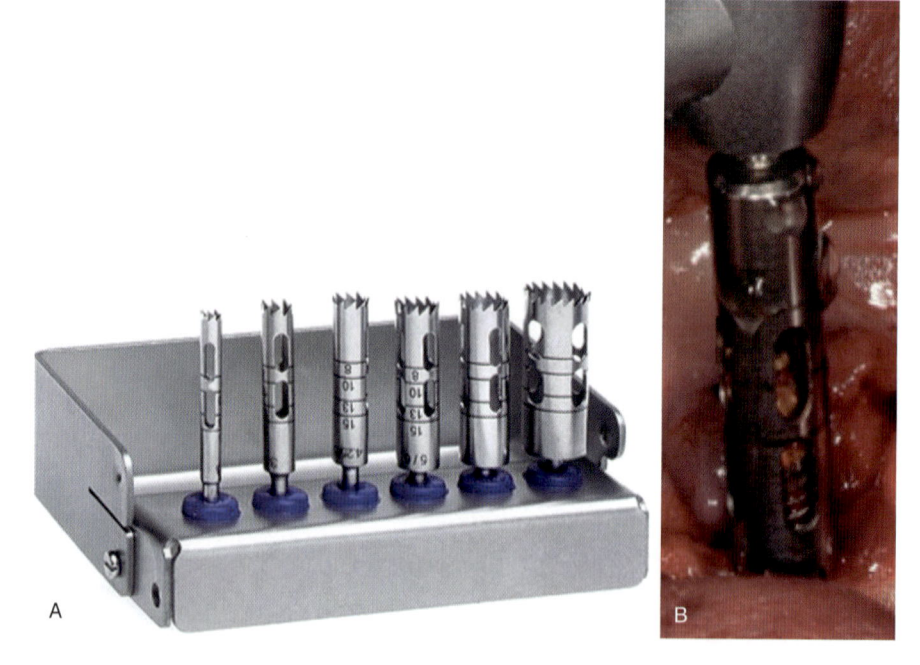

• **Figura 31.68 A.** Brocas trefina. **B.** Remoção do implante com trefinas.

Combinação de técnicas. Em alguns casos, é prudente remover o osso da metade a três quartos do comprimento do implante (usando uma broca trefina, piezo ou de alta velocidade), juntamente com o uso de técnicas de extração convencionais ou do método de contratorque.

Referências bibliográficas

1. Simonetti M, Facco G, Barberis F, et al. Bone characteristics following osteotomy surgery: an in vitro SEM study comparing traditional Lindemann drill with sonic and
2. Eriksson R, Albrektsson T. Temperature threshold levels for heat induced bone tissue injury: a vital-microscopic study in the rabbit. *J Prosthet Den*. 1983;50:101–107. doi: 10.1016/0022-3913(83)90174-9.
3. Weinlaender, M. "Bone growth around dental implants." Dental Clinics of North America 35, no. 3 (1991): 585-601.
4. Sharawy M, Misch CE, Weller N, et al. Heat generation during implant drilling: the significance of motor speed. *J Oral Maxillofac Surg*. 2002;60:1160–1169.
5. Yeniyol S, Jimbo R, Marin C, et al. The effect of drilling speed on early bone healing to oral implants. *Oral Surg Oral Med Oral Pathol Oral Radiol*. 2013;116:550–555.

6. Bashutski JD, D'Silva NJ, Wang HL. Implant compression necrosis: current understanding and case report. *J Periodontol.* 2009;80:700–704.
7. Kim H, Kim TW. Histologic evaluation of root-surface healing after root contact or approximation during placement of mini-implants. *Am J Orthod Dentofacial Orthop.* 2011;139:752–760.
8. McKenzie WS, Rosenberg M. Iatrogenic subcutaneous emphysema of dental and surgical origin: a literature review. *J Oral Maxillofac Surg.* 2009;67:1265–1268.
9. Shuman IE. Bipolar versus monopolar electrosurgery: clinical applications. *DEnt Today.* 2001;20:74.
10. Newlands C, Kerawala C. *O Ral and Maxillofacial Surgery*. Oxford: Oxford University Press; 2010.
11. Loukas M, Kinsella CR, Kapos T, et al. Anatomical variation in arterial supply of the mandible with special regard to implant placement. *Int J Oral Maxillofac Surg.* 2008;37:367–371.
12. Laboda G. Life-threatening hemorrhage after placement of an endosseous implant. Report of a case. *J Am Dent Assoc.* 1990;121:559–600.
13. Kalpidis CE, Konstantinidis AB. Critical hemorrhage in the floor of the mouth during implant placement in the first mandibular premolar position: a case report. *IMplant Dent.* 2005;14:117–124.
14. Flanagan D. Important arterial supply of the mandible, control of an arterial hemorrhage, and report of a hemorrhagic incident. *J Oral Implantol.* 2003;29:165–173.
15. Vujaskovic G. Anastomosis between the left and the right lingual artery in Serb-Croatian (Roman). *S tomatol Glas Srb.* 1990;37:267–274.
16. Bavitz JB, Harn SD, Homze EJ. Arterial supply to the floor of the mouth and lingual gingiva. *Oral Surg Oral Med Oral Pathol.* 1994;77:232–235.
17. Zhao Z, Li S, Xu J, et al. Color Doppler flow imaging of the facial artery and vein. *Plast Reconstr Surg.* 2000;106:1249–1253.
18. Rosenbaum L, Thurma P, Krantz SB. Upper airway obstruction as a complication of oral anticoagulation therapy. *Arch Intern Med.* 1979;139:1151–1153.
19. Saino M, Akasaka M, Najajima M, et al. A case of a ruptured lingual artery aneurysm treated with endovascular surgery. *Noshinkeigeka.* 1997;25:835–839 [in Japanese].
20. Mitchell RB, Pereira KD, Lazar RH, et al. Pseudoaneurysm of the right lingual artery: an unusual cause of severe hemorrhage during tonsillectomy. *Ear Nose Throat J.* 1997;76:575–576.
21. Lee CYS, Yanagihara LC, Suzuki JB. Brisk, pulsatile bleeding from the anterior mandibular incisive canal during implant surgery: a case report and use of an active hemostatic matrix to terminate acute bleeding. *Implant Dent.* 2012;21:368–373.
22. Chan HL, Brooks SL, Fu JH. Cross-sectional analysis of the mandibular lingual concavity using cone beam computed tomography. *Clin Oral Implants Res.* 2011;22:201–206.
23. Butura CC, et al. Hourglass mandibular anatomic variant incidence and treatment considerations for all-on-four implant therapy: report of 10 cases. *J Oral Maxillofac Surg.* 2011;69:2135–2143.
24. Gurr P, Callahan V, Baldwin D. Laser-Doppler blood flowmetry measurement of nasal mucosa blood flow after injection of the greater palatine canal. *J Laryngol Otol.* 1996;110:124–128.
25. Morimoto Y, Niwa H, Minematsu K, et al. Risk factors affecting postoperative hemorrhage after tooth extraction in patients receiving oral antithrombotic therapy. *J Oral Maxillofac Surg.* 2011;69:1550–1556.
26. Martin-Du Pan RC, Benoit R, Girardier L. The role of body position and gravity in the symptoms and treatment of various medical diseases. *Swiss Med Wkly.* 2004;134:543–551.
27. Gurr P, Callahan V, Baldwin D. Laser-Doppler blood flowmetry measurement of nasal mucosa blood flow after injection of the greater palatine canal. *J Laryngol Otol.* 1996;110:124–128.
28. Horch HH, Deppe H. Laser in der Zahnärztlichen Chirurgie und Mund-, Kiefer-und Gesichtschirurgie. Angew. Lasermedizin. Lehr-und Handbuch für Praxis und Klinik. *Loosebl.-Ausg Landsberg Ecomed.* 2004;3:1.
29. Degerliyurt K, Denizci S. Does the topical use of epinephrine for sinus floor augmentation affect systemic hemodynamics? *Implant Dent.* 2013;22(3):289–294.
30. Sindet-Pedersen S, Ramstrom G. Hemostatic effect of tranexamic acid mouthwash in anticoagulant-treated patients undergoing oral surgery. *New Engl J Med.* 1989;320:840–843.
31. Choi WS, Irwin MG, Samman N. The effect of tranexamic acid on blood loss during orthognathic surgery: a randomized controlled trial. *J Oral Maxillofac Surg.* 2009;67:125–133.
32. Oz MC, Rondinone JF, Shargill NS. FloSeal Matrix: new generation topical hemostatic sealant. *J Card Surg.* 2003;18:486–493.
33. Pfizer Injectables product fact sheet. Thrombin-JMI syringe spray kit thrombin, topical (bovine origin), USP Not for Injection. Available at: http://www.pfizerinjectables.com/factsheets/Thrombin-JMI_all%20SKUs.pdf.
34. Evithrom. Available at: http://www.ethicon.com/healthcare-professionals/products/biosurgery/evithrom-thrombin-topical-human.
35. Recothrom. Available at: http://www.recothrom.com.
36. Bochicchio G, Dunne J, Bochicchio K, Scalea T. The combination of platelet-enriched autologous plasma with bovine collagen and thrombin decreases the need for multiple blood transfusions in trauma patients with retroperitoneal bleeding. *J Trauma.* 2004;56:76–79.
37. Lynn AK, Yannas IV, Bonfield W. Antigenicity and immunogenicity of collagen. *J Biomed Mater Res B Appl Biomater.* 2004;71:343–354.
38. Ogle OE. Perioperative hemorrhage. In: Dym H, Ogle OE, eds. *Atlas of Minor Oral Surgery.* Philadelphia: Saunders; 2010.
39. Tan TC, Black PM. Sir victor horsley (1857–1916): pioneer of neurological surgery. *Neurosurgery.* 2002;50:607–611, discussion 611–612.
40. Ibarrola JL, Bjorenson JE, Austin BP, et al. Osseous reactions to three hemostatic agents. *J Endod.* 1985;11:75–83.
41. Allison RT. Foreign body reactions and an associated histological artifact due to bone wax. *BR J Biomed Sci.* 1994;51:14–17.
42. Wellisz T, Yuehuei H, Wen X, et al. Infection rates and healing using bone wax and a soluble polymer material. *Clin Orthop Relat Res.* 2008;466:481–486.
43. American Dental Association. *Accepted Dental Therapeutics.* 40th ed. Chicago: ADA; 1984.
44. Esen E, Tasar F. Determination of the anti-inflammatory effects of methylprednisolone on the sequelae of third molar surgery. *J Oral Maxillofac Surg.* 1999;57:1201–1206.
45. Neuper EA, Lee JW, Philput CB, et al. Evaluation of dexamethasone for reduction of postsurgical sequelae of third molar removal. *J Oral Maxillofac Surg.* 1992;50:1177–1182.
46. Wang JJ, Ho ST, Lee SC, et al. The prophylactic effect of dexamethasone on postoperative nausea and vomiting in women undergoing thyroidectomy: a comparison of droperidol with saline. *Anesth Analg.* 1999;89:200–203.
47. Misch CE, Moore P. Steroids and the reduction of pain, edema and dysfunction in implant dentistry. *Int J Oral Implantol.* 1989;6:27–31.
48. Bull MJV. Cutaneous cryosurgery: principles and clinical practice. *Brit J Gen Pract.* 1995;45:399–566.
49. Forouzanfar T, Sabelis A, Ausems S, et al. Effect of ice compression on pain after mandibular third molar surgery: a single-blind, randomized controlled trial. *Int J Oral Maxillofac Surg.* 2008;37:824–830.
50. Cameron MH. *Physical Agents in Rehabilitation—From Research to Practice.* Philadelphia: Saunders; 1999.
51. Ayangco L, Sheridan PJ. Development and treatment of retrograde peri-implantitis involving a site with a history of failed endodontic and apicoectomy procedures: a series of reports. *Int J Oral Maxillofac Implants.* 2001;3:412–417.
52. Quirynen M, Gijbels F, Jacobs R. An infected jawbone site compromising successful osseointegration. *Periodontol 2000.* 2003;33:129–144.
53. Temmerman A, Lefever D, Teughels W, et al. Etiology and treatment of periapical lesions around dental implants. *Periodontol 2000.* 2014;66(1):247–254.
54. Dahlin C, Nikfarid H, Alsen B, et al. Apical peri-implantitis: possible predisposing factors, case reports, and surgical treatment suggestions. *Clin Implant Dent Relat Res.* 2009;3:222–227.
55. Ashley ET, Covington LL, Bishop BG, et al. Ailing and failing endosseous dental implants: a literature review. *J Contemp Dent Pract.* 2003;4(2):35–50.

56. Suarez F, Monje A, Galindo-Moreno P, et al. Implant surface detoxification: a comprehensive review. *Implant Dent.* 2013;22(5):465–473.
57. Meffert RM. How to treat ailing and failing implants. *Implant Dent.* 1992;1(1):25–26.
58. Artzi Z, Tal H, Chweidan H. Bone regeneration for reintegration in peri-implant destruction. *Compend Contin Educ Dent.* 1998;19(1):17–20.
59. Witt JD, Swann M. Metal wear and tissue response in failed titanium alloy total hip replacements. *J Bone Joint Surg Br.* 1991;73:559–563.
60. Yamauchi R, Morita A, Tsuji T. Pacemaker dermatitis from titanium. *Contact Dermatitis.* 2000;42:52–53.
61. Siddiqi A, Payne AG, De Silva RK, et al. Titanium allergy: could it affect dental implant integration? *Clin Oral Implants Res.* 2011;22:673–680.
62. du Preez LA, Bütow KW, Swart TJ. Implant failure due to titanium hypersensitivity/allergy? Report of a case. *SADJ.* 2007;62:24–25.
63. Sicilia A, Cuesta S, Coma G, et al. Titanium allergy in dental implant patients: a clinical study on 1500 consecutive patients. *Clin Oral Implants Res.* 2008;19:823–835.
64. Holgers KM, Roupe G, Tjellström A, Bjursten LM. Clinical, immunological and bacteriological evaluation of adverse reactions to skin-penetrating titanium implants in the head and neck region. *Contact Dermatitis.* 1992;27:1–7.
65. Hallab N, Merritt K, Jacobs JJ. Metal sensitivity in patients with orthopaedic implants. *J Bone Joint Surg Am.* 2001;83A:428–436.
66. Harloff T, Hönle W, Holzwarth U, et al. Titanium allergy or not? "Impurity" of titanium implant materials. *Health.* 2010;2:306–310.
67. Egusa H, Ko N, Shimazu T, Yatani H. Suspected association of an allergic reaction with titanium dental implants: a clinical report. *J Prosthet Dent.* 2008;100:344–347.
68. Adell R, Lekholm U, Rockler B, et al. Marginal tissue reactions at osseointegrated titanium fixtures (I). A 3-year longitudinal prospective study. *Int J Oral Maxillofac Surg.* 1986;15:39–52.
69. Tal H. Spontaneous early exposure of submerged implants: I. Classification and clinical observations. *J Periodontol.* 1999;70:213–219.
70. Mendoza G, Reyes JD, Guerrero ME, et al. Influence of keratinized tissue on spontaneous exposure of submerged implants: classification and clinical observations. *J Osseointegr.* 2014;6:47–50.
71. Lekovic V, Kenney EB, Weinlaender M, et al. A bone regenerative approach to alveolar ridge maintenance following tooth extraction. Report of 10 cases. *J Periodontol.* 1997;68:563–570.
72. Barboza EP, Caula AL. Diagnoses, clinical classification, and proposed treatment of spontaneous early exposure of submerged implants. *Implant Dent.* 2002;11:331–337.
73. Gapski R, Wang HL, Misch CE. Management of incision design in symphysis graft procedures: a review of the literature. *J Oral Implantol.* 2001;26:134–142.
74. Hupp JR, Tucker MR, Ellis E. *Contemporary Oral and Maxillofacial Surgery.* Philadelphia: Elsevier Health Sciences; 2013.
75. Peterson LJ, Ellis E, Hupp JR, et al. *O Ral and Maxillofacial Surgery.* St. Louis: Mosby; 1998.
76. Leong G, Wilson J, Charlett A. Duration of operation as a risk factor for surgical site infection: comparison of English and US data. *J Hosp Infect.* 2006;63:255–262.
77. Zarb GA, Albrektsson T, Branemark PI. *T Issue-Integrated Protheses: Osseointegration in Clinical Dentistry.* Illinois: Quintessence; 1985.
78. Buser D, Dahlin C, Schenk R. *G Uided Bone Regeneration.* Chicago: Quintessence; 1994.
79. Langer B, Langer L. Overlapped flap: a surgical modification for implant fixture installation. *Int J Periodontics Restorative Dent.* 1990;10:208–215.
80. Misch CE. Bone augmentation for implant placement: keys to bone grafting. In: Misch CE, ed. *Contemporary Implant Dentistry.* 2nd ed. St Louis: Mosby; 1999:421–447.
81. Park JC, Kim CS, Choi SH, et al. Flap extension attained by vertical and periosteal-releasing incisions: a prospective cohort study. *Clin Oral Implants Res.* 2012;23:993–998.
82. Greenstein G, Cavallaro J, Romanos G, et al. Clinical recommendations for avoiding and managing surgical complications associated with implant dentistry: a review. *J Periodontol.* 2008;79:1317–1329.
83. Goodacre CJ, Bernal G, Rungcharassaeng K. Clinical complications with implants and implant prostheses. *J Prosthet Dent.* 2003;90:121–132.
84. Kourtis SG, Sotiriadou S, Voliotis S, Challas A. Private practice results of dental implants. Part I: survival and evaluation of risk factors—Part II: surgical and prosthetic complications. *Implant Dent.* 2004;13(4):373–385.
85. De Boever AL, Keersmaekers K, Vanmaele G, et al. Prosthetic complications in fixed endosseous implant-borne reconstructions after an observations period of at least 40 months. *J Oral Rehabil.* 2006;33(11):833–839.
86. Chaar MS, Att W, Strub JR. Prosthetic outcome of cementretained implant-supported fixed dental restorations: a systematic review. *J Oral Rehabil.* 2011;38:697–711.
87. Kallus T, Bessing C. Loose gold screws frequently occur in full-arch fixed prostheses supported by osseointegrated implants after 5 years. *Int J Oral Maxillofac Implants.* 1991;9:169–178.
88. Boggan S, Strong JT, Misch CE, et al. Influence of hex geometry and prosthetic table width on static and fatigue strength of dental implants. *J Prosthet Dent.* 1999;82:436–440.
89. Wie H. Registration of localization occlusion and occluding material for failing screw joints in the Brånemark implant system. *Clin Oral Implants Res.* 1995;6:47–53.
90. Hurson S. Practical clinical guidelines to prevent screw loosening. *Int J Dent Symp.* 1995;3(1):23–25.
91. Balshi TJ, Hernandez RE, Pryszlak MC, et al. A comparative study of one implant versus two replacing a single molar. *Int J Oral Maxillofac Implants.* 1996;11:372–378.
92. Hemming KW, Schmitt A, Zarb GA. Complications and maintenance requirements for fixed prostheses and overdentures in the edentulous mandible: a 5-year report. *Int J Oral Maxillofac Implants.* 1994;9:191–196.
93. McGlumphy EA, Elfers CL, Mendel DA. A comparison of torsional ductile fracture in implant coronal screws (abstract), Academy of Osseointegration Proceedings. *Int J Oral Maxillofac Implants.* 1992;7:124.
94. Binon PP, McHugh MJ. The effect of eliminating implant abutment rotational misfit on screw-joint stability. *Int J Prosthodont.* 1996;9:511–519.
95. Binon PP. The evolution and evaluation of two interference fit implant interfaces. *Postgrad Dent.* 1996;3:3–13.
96. Binon PP. The effect of implant/abutment hexagonal misfit on screw joint stability. *Int J Prosthodont.* 1996;9:149–160.
97. Binon PP. Evaluation of three slip fit hexagonal implants. *Implant Dent.* 1996;5:235–248.
98. Carr AB, Brantley WA. Characterization of noble metal implant cylinders: as received cylinders and cast interfaces with noble metal alloys. *J Prosthet Dent.* 1996;75:77–85.
99. Bonde MJ, Stokholm R, Isidor F, et al. Outcome of implantsupported single-tooth replacements performed by dental students. A 10-year clinical and radiographic retrospective study. *Eur J Oral Implantol.* 2010;3:37–46.
100. Jemt T. Single implants in the anterior maxilla after 15 years of follow-up: comparison with central implants in the edentulous maxilla. *Int J Prosthodont.* 2008;21:400–408.
101. Mangano C, Mangano F, Piattelli A, et al. Prospective clinical evaluation of 307 single-tooth Morse taper-connection implants: a multicenter study. *I nt J Oral Maxillofac Implants.* 2010;25:394–400.
102. Duncan JP, Nazarova E, Vogiatzi T, et al. Prosthodontic complications in a prospective clinical trial of single-stage implants at 36 months. *Int J Oral Maxillofac Implants.* 2003;18:561–565.
103. Sadid-Zadeh R, Ahmad K, Hyeongil K. Prosthetic failure in implant dentistry. *Dent Clin North Am.* 2015;59(1):195–214.
104. Cho SC, Small PN, Elian N, Tarnow D. Screw loosening for standard and wide diameter implants in partially edentulous cases: 3- to 7-year longitudinal data. *Implant Dent.* 2004;13(3):245–250.

105. Clelland NL, Van Putten MC. Comparison of strains produced in a bone stimulant between conventional cast and resin-luted implant frameworks. *Int J Oral Maxillofac Implants*. 1997;12:793–799.
106. Clelland NL, Papazoglou E, Carr AB, et al. Comparison of strains transferred to a bone stimulant among implant overdenture bars with various levels of misfi t. *J Prosthodont*. 1995;4:243–250.
107. Jemt T. In vivo measurement of precision fit involving implant supported prostheses in the edentulous jaw. *Int J Oral Maxillofac Implants*. 1996;11:151–158.
108. Sadid-Zadeh R, Ahmad K, Hyeongil K. Prosthetic failure in implant dentistry. *Dent Clin North Am*. 2015;59(1):195–214.
109. Yao K-T, Kao H-C, Cheng C-K, et al. The effect of clockwise and counterclockwise twisting moments on abutment screw loosening. *Clin Oral Implants Res*. 2011;23:1–6.
110. Nigro F, Sendyk CL, Francischone Jr CE, Francischone CE. Removal torque of zirconia abutment screws under dry and wet conditions. *Braz Dent J*. 2010;21(3):225–228.
111. Graves SL, Jansen CE, Saddiqui AA, et al. Wide diameter implants: indications, considerations and preliminary results over a two-year period. *Aust Prosthodont J*. 1994;8:31–37.
112. Goodacre CJ, Bernal G, Rungcharassaeng K. Clinical complications with implants and implant prostheses. *J Prosthet Dent*. 2003;90:121–132.
113. Alhassani AA, AlGhamdi AS. Inferior alveolar nerve injury in implant dentistry: diagnosis, causes, prevention, and management. *J Oral Implantol*. 2010;36:401–407.
114. Misch CE, Resnik R. Mandibular nerve neurosensory impairment after dental implant surgery: management and protocol. *Implant Dent*. 2010;19:378–386.
115. Libersa P, Savignat M, Tonnel A. Neurosensory disturbances of the inferior alveolar nerve: a retrospective study of complaints in a 10-year period. *J Oral Maxillofac Surg*. 2007;65:1486–1489.
116. Abarca M, van Steenberghe D, Malevez C, et al. Neurosensory disturbances after immediate loading of implants in the anterior mandible: an initial questionnaire approach followed by a psychophysical assessment. *Clin Oral Investig*. 2006;10:269–277.
117. Wadu SG, Penhall B, Townsend GC. Morphological variability of the human inferior alveolar nerve. *CLin Anat*. 1997;10:82–87.
118. Benninger B, Kloenne J, Horn JL. Clinical anatomy of the lingual nerve and identifi cation with ultrasonography. *Br J Oral Maxillofac Surg*. 2013;51:541–544.
119. Pogrel MA, Thamby S. Permanent nerve involvement resulting from inferior alveolar nerve block. *J Am Dent Assoc*. 2000;131:901–907.
120. Artzi Z, Nemcovsky CE, Bitlitum I, Segal P. Displacement of the incisive foramen in conjunction with implant placement in the anterior maxilla without jeopardizing vitality of nasopalatine nerve and vessels: a novel surgical approach. *Clin Oral Implants Res*. 2000;11:505–510.
121. Filippi A, Pohl Y, Tekin U. Sensory disorders after separation of the nasopalatine nerve during removal of palatal displaced canines: prospective investigations. *Br J Oral Maxillofac Surg*. 1999;37:134–136.
122. Magennis P. Sensory morbidity after palatal flap surgery–fact or fiction? *J Ir Dent Assoc*. 1990;36:60–61.
123. de Oliveira-Santos C, Rubira-Bullen IR, Monteiro SA, et al. Neurovascular anatomical variations in the anterior palate observed on CBCT images. *Clin Oral Implants Res*. 2013;24:1044–1048.
124. Bagheri SC, Bell B, Khan HA. Nerve damage in dentistry. In: Pogrel MA, ed. *Current Therapy in Oral and Maxillofacial Surgery*. Philadelphia: Elsevier Health Sciences; 2011:421–468.
125. Stacy GC, Hajjar G. Barbed needle and inexplicable paresthesias and trismus after dental regional anesthesia. *Oral Surg Oral Med Oral Pathol*. 1994;77:585–588.
126. Malamed SF. *H Andbook of Local Anesthesia*. 4th ed. St Louis: Mosby; 1997.
127. Smith MH, Lung KE. Nerve injuries after dental injection: a review of the literature. *J Can Dent Assoc*. 2006;72:559.
128. Harn SD, Durham TM. Incidence of lingual nerve trauma and postinjection complications in conventional mandibular block anesthesia. *J Am Dent Assoc*. 1990;121:519–523.
129. Hillerup S, Jensen R. Nerve injury caused by mandibular block analgesia. *Int J Oral Maxillofac Surg*. 2006;35:437–443.
130. Haas DA, Lennon D. A 21 year retrospective study of reports of paresthesia following local anesthetic administration. *J Can Dent Assoc*. 1995;61:319–320. 323–326, 329–330.
131. Kanaa MD, Whitworth JM, Corbett IP, Meechan JG. Articaine buccal infiltration enhances the effectiveness of lidocaine inferior alveolar nerve block. *Int Endod J*. 2009;42:238–246.
132. Ribeiro Jr PD, Sanches MG, Okamoto T. Comparative analysis of tissue reactions to anesthetic solutions: histological analysis in subcutaneous tissue of rats. *Anesth Prog*. 2003;50:169–180.
133. Khawaja N, Renton T. "Case studies on implant removal influencing the resolution of inferior alveolar nerve injury." *British Dental Journal* 206, nº 7 (2009):365.
134. Juodzbalys G, Wang HL, Sabalys G. Injury of the inferior alveolar nerve during implant placement: a literature review. *J Oral Maxillofac Res*. 2011;2:e1.
135. Kim, Hyun Jeong. Peripheral Nerve Injuries Related to Local Anesthesia in the Dental Clinic. *J Korean Dent Soc Anesthesiol*. 2014;14(2):89–94.
136. Sammartino G, Marenzi G, Citarella R, et al. Analysis of the occlusal stress transmitted to the inferior alveolar nerve by an osseointegrated threaded fixture. *J Periodontol*. 2008;79:1735–1744.
137. Al-Ouf K, Salti L. Postinsertion pain in region of mandibular dental implants: a case report. *IMplant Dent*. 2011;20:27–31.
138. Renton T. Oral surgery: part 4. Minimising and managing nerve injuries and other complications. *Br Dent J*. 2013;215:393–399.
139. Shamloo N, Safi Y, Fathpour K, et al. Lower lip numbness due to the mandibular canal narrowing after dental reimplantation: a case report. *Dent Res J (Isfahan)*. 2015;12:386.
140. Misch CE, Resnik R. Mandibular nerve neurosensory impairment after dental implant surgery: management and protocol. *Implant Dent*. 2010;19:378–386.
141. Seddon JJ. Three types of nerve injury. B rain 66:237, 1943 .40. Sunderland S. A classification of peripheral nerve injuries produced by a loss of function. *Brain*. 1951;74:491.
142. Sunderland S. The anatomy and physiology of nerve injury. *Muscle Nerve*. 1990;13(9):771–784.
143. de Oliveira-Santos C, Rubira-Bullen IR, Monteiro SA, et al. Neurovascular anatomical variations in the anterior palate observed on CBCT images. *Clin Oral Implants Res*. 2013;24:1044–1048.
144. Misch CE, ed. *Contemporary Implant Dentistry*. St Louis: Mosby; 2008.
145. Costigan M, Scholz J, Woolf CJ. Neuropathic pain: a maladaptive response of the nervous system to damage. *Annu Rev Neurosci*. 2009;32:1–32.
146. Vecht CJ, Haaxma-Reiche H, Van Putten WL. Conventional versus high-dose dexamethasone in metastatic spinal cord compression. *Neurology*. 1989;39(suppl 1):220.
147. Seo K, Tanaka Y, Terumitsu M, et al. Efficacy of steroid treatment for sensory impairment after orthognathic surgery. *J Oral Maxillofac Surg*. 2004;62:1193.
148. Olson J. A review of cryotherapy. *Phys Ther*. 1972;52:840.
149. Pogrel MA, Thamby S. Permanent nerve involvement resulting from inferior alveolar nerve block. *J Am Dent Assoc*. 2000;131: 901–907.
150. Goodacre CJ, Bernal G, Runcharassaeng K, et al. Clinical complications with implants and implant prostheses. *J Prosthet Dent*. 2003;90:121.
151. Froum S, Yamanaka T, Cho SC, et al. Techniques to remove a failed integrated implant. *Compend Contin Educ Dent*. 2011;32:22–26.
152. Preti G, Martinasso G, Peirone B, et al. Cytokines and growth factors involved in the osseointegration of oral titanium implants positioned using piezoelectric bone surgery versus a drill technique: a pilot study in minipigs. *J Periodontol*. 2007;78:716–722.
153. Misch CE. Bone augmentation for implant placement: keys to bone grafting. In: Misch CE, ed. *Contemporary Implant Dentistry*. 2nd ed. St Louis: Mosby; 1999:421–447.
154. Misch Carl E, Resnik R. *Misch's Avoiding Complications in Oral Implantology*. Elsevier Health Sciences; 2017.

32
Protocolo Cirúrgico de Instalação Imediata do Implante

RANDOLPH R. RESNIK

O protocolo convencional de instalação de implante dental é uma modalidade de tratamento comprovada e confiável para reabilitar espaços edêntulos. No entanto, geralmente é necessário um período de cicatrização após a exodontia e/ou enxerto, o que retarda a instalação do implante e, por fim, a instalação da prótese definitiva. Esse tempo de tratamento prolongado deixa o paciente sem dentes e geralmente com uma prótese provisória. Desde a década de 1980, esses protocolos de tratamento convencionais foram desafiados a ser substituídos por outras opções voltadas para períodos mais curtos de tratamento. As classificações foram relatadas para esclarecer a instalação de implantes dentais de acordo com vários intervalos após a exodontia.

A instalação de implantes dentais no momento da exodontia (implantes imediatos) atualmente tem se mostrado um protocolo de tratamento viável em implantodontia.[1-4] Os objetivos da instalação imediata de implantes são os mesmos do tratamento convencional em etapas: estabilidade primária do implante, fixação rígida suficiente após a cicatrização, posicionamento ideal para a reabilitação do implante e resultado estético ideal. A instalação imediata de implantes se tornou extremamente popular, pois esses objetivos podem ser obtidos com menos procedimentos, menos tempo de tratamento e menor custo para o paciente. No entanto, os implantes de instalação imediata são mais exigentes e requerem um conjunto de habilidades especiais do implantodontista. O procedimento cirúrgico e a reabilitação protética são mais complexos, com múltiplos fatores que podem levar ao aumento da morbidade ou complicações. Portanto, este capítulo abordará o protocolo de instalação imediata com uma avaliação abrangente do planejamento do tratamento e fatores específicos relacionados com as recomendações próprias do local e a prevenção de complicações (Figura 32.1) Boxe 32.1.

Vantagens da instalação imediata do implante

Redução de tempo e custo do tratamento

O procedimento de instalação imediata reduz o número de consultas cirúrgicas, pois nenhum período de cicatrização pós-operatório é necessário. Devido à diminuição do número de consultas cirúrgicas, o desconforto do paciente e a morbidade diminuem. Além disso, é necessário menos tempo clínico, o que reduz o custo geral do procedimento.

Diminuição da necessidade de enxerto ósseo

Como o implante é instalado ao mesmo tempo que é realizada a exodontia, o processo de remodelação óssea não ocorre, no qual o osso é reabsorvido da vestibular para a lingual, muitas vezes resultando em dimensões ósseas comprometidas. Se nenhum implante ou enxerto imediato for realizado no momento da exodontia, foi demonstrado que a reabsorção resulta em aproximadamente 1 a 2 mm de altura óssea vertical e 4 a 5 de largura óssea horizontal, em 1 a 3 anos.[5] Estudos adicionais têm demonstrado que 6 meses após a exodontia, a média de consolidação óssea é de aproximadamente 1,24 mm de perda óssea vertical (intervalo de 0,9 a 3,6 mm) e 3,79 mm de perda óssea horizontal (intervalo de 2,46 a 4,56 mm) (Figura 32.2).[6]

Preservação do contorno do tecido mole

Um benefício adicional da inserção imediata do implante após a exodontia está relacionado à preservação do tecido mole. Na maioria das vezes, após a exodontia, o tecido mole é perdido e fica comprometido. A técnica de instalação imediata do implante tem sido descrita como uma "técnica de preservação", pois a arquitetura gengival é preservada. Se o campo de tecido mole não for mantido, "triângulos escuros" resultarão em áreas interproximais, o que compromete a estética a longo prazo e/ou contribui para doença peri-implantar (Figura 32.3).

Posicionamento melhorado do implante

Como o implante é colocado no local da exodontia existente, o posicionamento ideal do implante é muito mais fácil para o clínico. Em um protocolo de implante escalonado, muitas vezes o osso disponível não está na posição ideal (ou seja, a crista está posicionada mais lingualmente), o que leva à instalação de implante não ideal, com complicações resultantes à prótese sobre o implante (Boxe 32.2).[6]

Desvantagens da instalação imediata

Morfologia do sítio

Após a exodontia, as dimensões do alvéolo remanescente (ou seja, as dimensões mesiodistal e vestibulolingual) são geralmente muito diferentes do diâmetro do implante. Portanto, existe uma

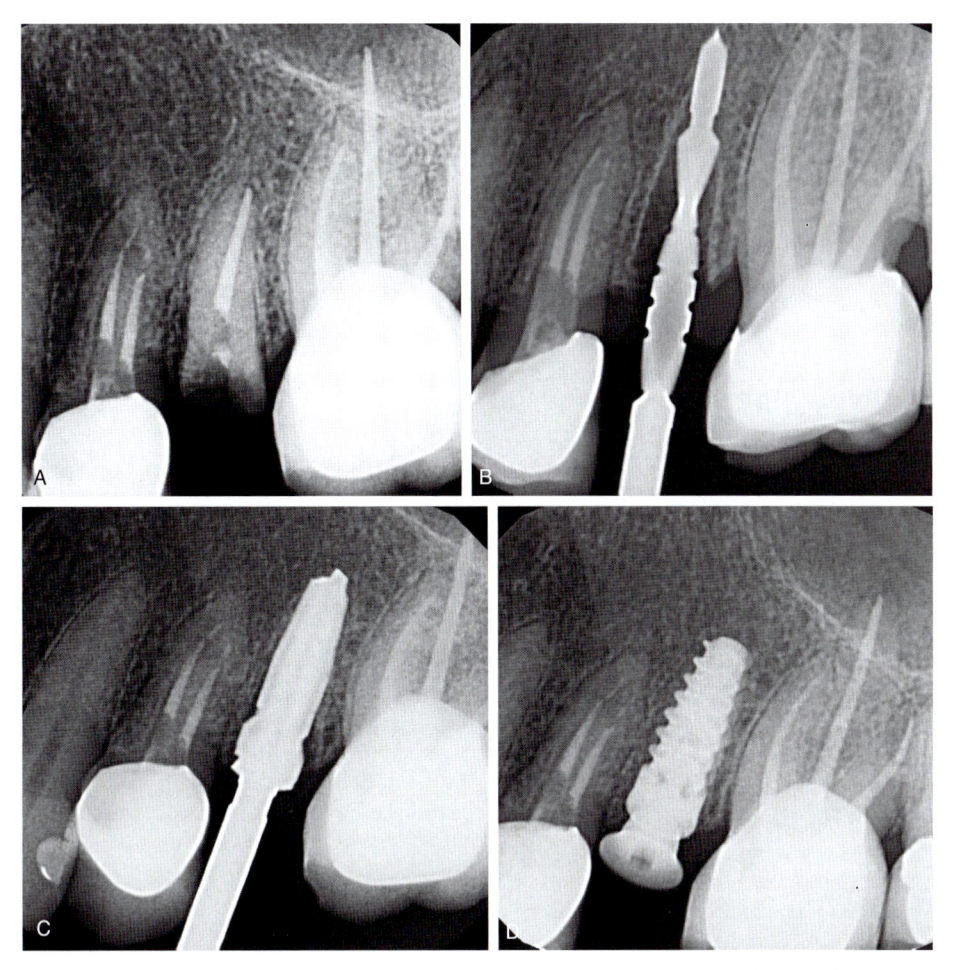

• **Figura 32.1 Instalação imediata de implante. A.** Fratura do segundo pré-molar superior não restaurável. **B** e **C.** Verificação da broca piloto inicial e da broca final envolvendo do osso apical ao ápice radicular. **D.** Instalação imediata final do implante.

Boxe 32.1 Definições de instalação do implante.[1]

Imediata = no momento da exodontia
Precoce = 4 a 6 semanas após a exodontia
Retardada = 3 a 4 meses após a exodontia
Tardia = > 4 meses após a exodontia

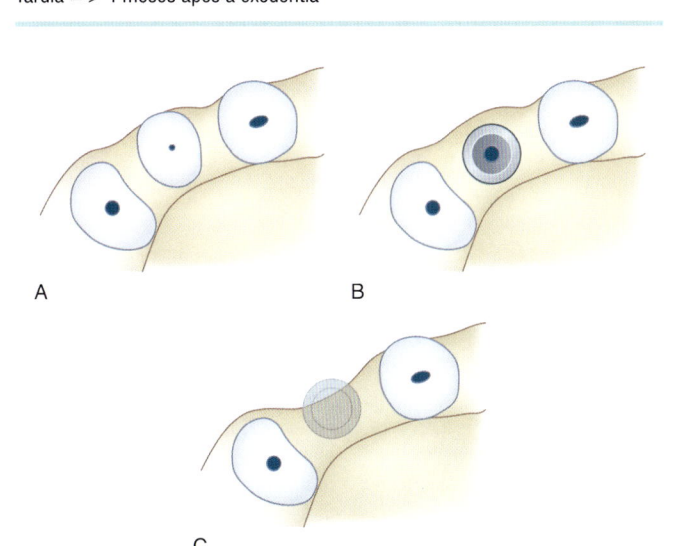

• **Figura 32.2 A.** Raiz dentária existente suportando a placa vestibular. **B.** O implante imediato suporta a placa vestibular. **C.** Diagrama que descreve a reabsorção do osso vestibular exigindo enxerto ósseo antes da instalação do implante.

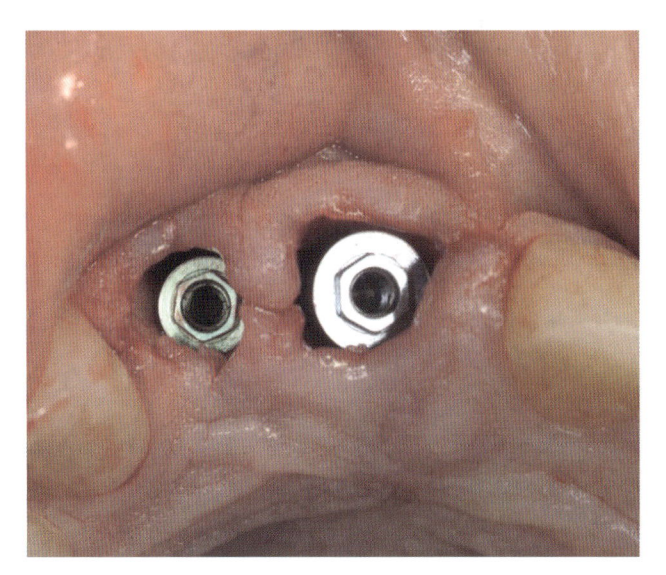

• **Figura 32.3** Instalação imediata do implante com reflexão mínima do tecido mole permite a preservação do campo do tecido mole e resulta em mínima recessão.

discrepância entre o diâmetro do implante e a morfologia do alvéolo, o que resulta em defeitos ósseos. Por exemplo, o molar superior tem diâmetro mesiodistal médio de 8,0 mm e diâmetro vestibulolingual de 10,0 mm. Após a exodontia, geralmente um diâmetro de 5,0 ou 6,0 mm é inserido, o que deixa uma

| Boxe 32.2 | Vantagens da instalação imediata. |

- Redução do tempo e custo do tratamento
- Menor necessidade de enxerto ósseo
- Preservação do contorno de tecido mole
- Melhor posicionamento do implante
- Alta satisfação do paciente

discrepância de 2,0 a 3,0 mm (mesiodistal) e 4,0 a 5,0 mm vestibulolingual (Figura 32.4).

Técnica cirúrgica é mais complicada

A instalação de um implante em local de exodontia costuma ser muito mais exigente do ponto de vista cirúrgico. As técnicas são específicas do local e geralmente não seguem os protocolos de posicionamento cirúrgico padrão dos fabricantes. Mais notavelmente, muitas vezes é difícil alcançar a estabilidade primária devido à baixa densidade óssea ou quantidade óssea comprometida (Figura 32.5).

Limitações anatômicas

Frequentemente, é necessário aprofundar a osteotomia 2 a 4 mm mais apical ao alvéolo da exodontia existente (parede apical) para obter estabilidade primária. Isso pode resultar em choque com as estruturas vitais, resultando em deficiências neurossensoriais, perfuração do seio maxilar ou cavidade nasal ou perfuração das placas corticais. Na região anterior da maxila, a cavidade nasal pode ser penetrada e, na região posterior, o seio maxilar pode ser violado, o que possivelmente predispõe o paciente à rinossinusite. Na parte posterior da mandíbula, estender a osteotomia mais profundamente talvez leve à violação do canal mandibular, resultando em dano ao nervo (especialmente comum nas posições do nervo tipo 1) ou perfuração da placa lingual (Figura 32.6).

Falta de fechamento primário

Geralmente é difícil ou mesmo impossível obter o fechamento primário após a exodontia e a instalação imediata do implante. A menos que uma grande incisão seja feita e o tecido esticado, costuma ser um desafio aproximar os tecidos. Portanto, geralmente uma membrana será necessária para ser colocada sobre o local da exodontia. Fazer incisões de base ampla maiores com incisões de liberação verticais resulta em suprimento sanguíneo comprometido e geralmente não é garantido. Em alguns casos, quando existem tecidos queratinizados comprometidos, enxertos de tecido livre, subepitelial ou de tecido conjuntivo podem ser indicados após a cicatrização do estágio I para restaurar o tecido queratinizado inserido por vestibular.

Presença de patologia aguda/crônica

Embora os estudos tenham demonstrado que os implantes imediatos podem ser instalados com sucesso após a exodontia em locais infectados, há obviamente um risco aumentado. Como bactérias residuais podem estar presentes após a exodontia, a cicatrização pode ser afetada e a morbidade ser maior. Se houver exsudato, o pH é reduzido, o que pode causar reabsorção do osso enxertado mediada por solução e contaminação do corpo do implante por causa de uma camada de esfregaço bacteriano. Portanto, a instalação do implante em local infectado é um tópico controverso em implantodontia e o clínico responsável pelo implante deve estar ciente das possíveis complicações associadas (Figura 32.7).

Consequências da falha do implante

Se a falha do implante resultar de um implante imediato, podem ocorrer complicações significativas. Normalmente, haverá necessidade de enxerto ósseo, o que atrasa o tratamento e aumenta os custos. Estudos demonstraram que um implante de substituição (pela segunda vez) tem taxa de sucesso de aproximadamente 71%, e uma terceira substituição tem taxa de sucesso de aproximadamente 60% (Figura 32.8 e Boxe 32.3).[7,8] Portanto, a falha do implante pode levar a muitas questões financeiras e problemas relacionados ao paciente.

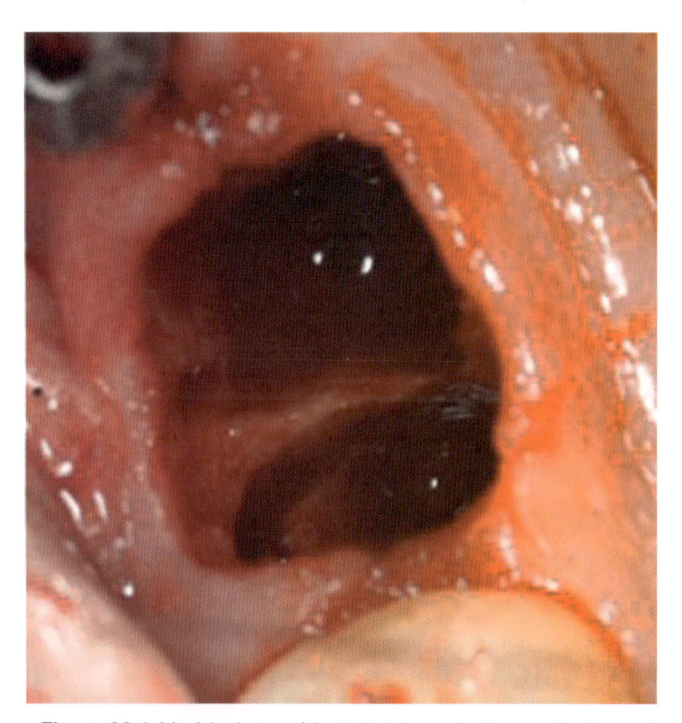

• **Figura 32.4** Morfologia precária do local: exodontia mandibular resultando em osso mínimo para instalação imediata do implante.

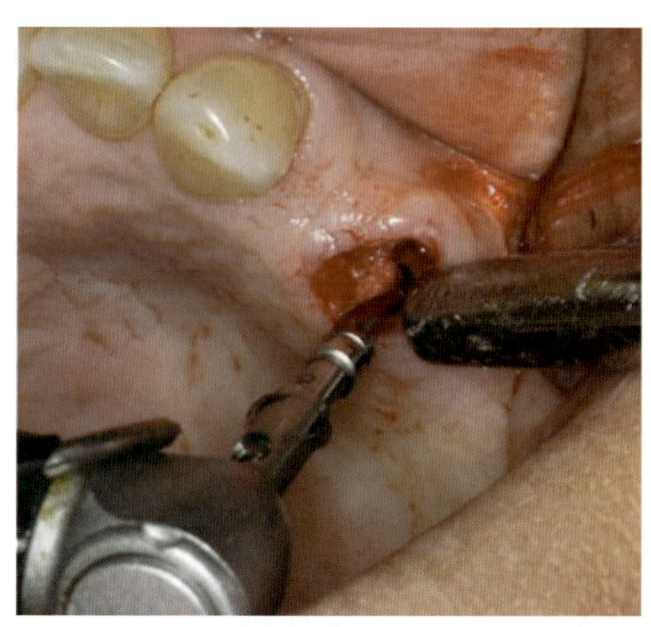

• **Figura 32.5** Instalação cirúrgica em um local de exodontia requer um maior conjunto de habilidades.

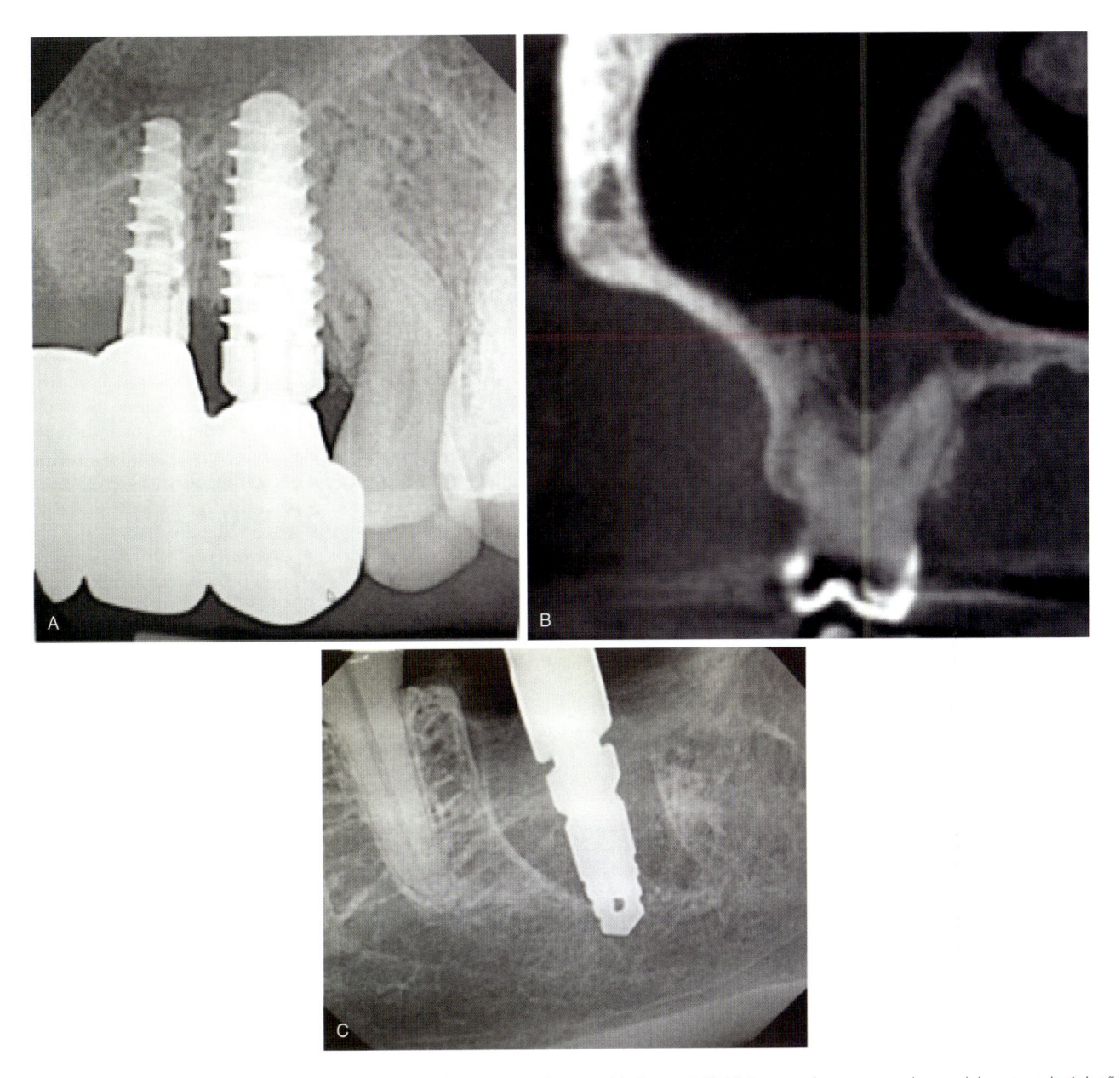

● **Figura 32.6 Limitações anatômicas. A.** Implante maxilar penetrando na cavidade nasal. **B.** Molar superior sem osso hospedeiro para a instalação imediata do implante devido à localização do seio maxilar. **C.** Instalação do implante posicionado mais apical ao alvéolo radicular, que colide com o canal mandibular.

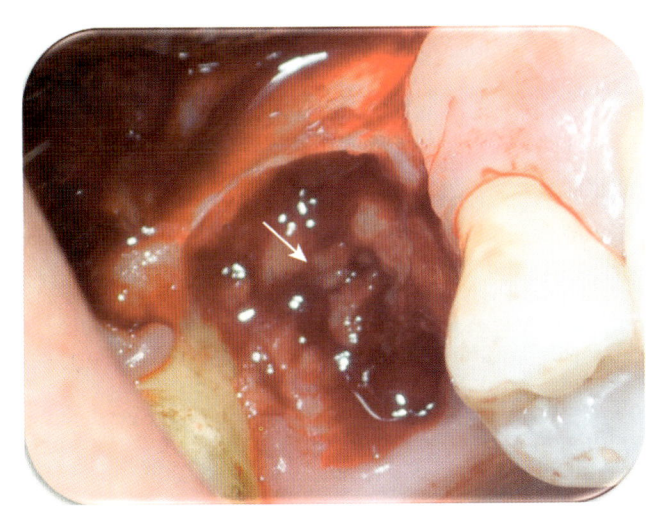

● **Figura 32.7** Local pós-exodontia exibindo patologia aguda.

Estudos de implantes imediatos

Instalações imediatas de implantes foram relatadas pela primeira vez por Lazzara em 1989.[1] Em seus estudos, o autor documentou a instalação de implantes no momento da exodontia com o uso de membranas para barreira. Becker et al.,[9,10] em 1999, relataram uma taxa de sobrevida de 93,3% para implantes instalados no momento da exodontia e enxertados com membranas para barreira, 1 e 5 anos após receber carga. Desde então, uma gama completa de estudos confirmou o sucesso e a previsibilidade da instalação de implantes no momento da exodontia.[11,12] Peñarrocha-Diago et al.[13] avaliaram a instalação imediata versus não imediata de implantes para próteses totais fixas. Os autores determinaram que o grupo imediato teve taxa de sucesso maior (97,7%) em relação ao grupo não imediato (96,3%).

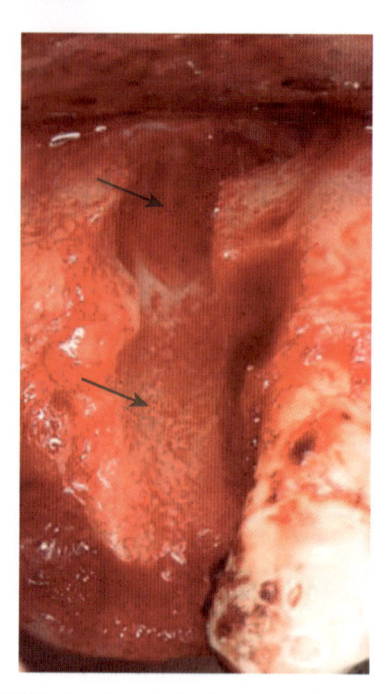

• **Figura 32.8** Falha imediata do implante: grande defeito resultante da perda de um implante imediato, redundando na ausência de placa vestibular e ausência de osso mesial.

Boxe 32.3	Desvantagens da instalação imediata.

- Morfologia do sítio
- Técnica cirúrgica é mais complicada
- Limitações anatômicas
- Falta de fechamento primário
- Presença de patologia aguda/crônica
- Consequências da falha do implante

Considerações sobre o plano do tratamento

Osso disponível

O conceito de osso disponível é geralmente aceito como determinante primário da viabilidade de instalação do implante. O osso disponível descreve a quantidade de osso em um local de exodontia considerado para a implantação. Ele é medido em largura, altura, comprimento, angulação e espaço para altura da coroa (Figura 32.9). Como orientação geral, 1,5 a 2 mm de erro cirúrgico são mantidos entre o implante e qualquer ponto de referência ou estrutura vital adjacente. Isso é especialmente crítico quando o ponto de referência oposto é o nervo alveolar inferior mandibular.

Ao avaliar o osso disponível em um local de exodontia imediata, o implantodontista deve considerar a dimensão do alvéolo da exodontia e o defeito entre a placa vestibular e a posição proposta do implante. O defeito resultante pode enganar. Por exemplo, a maioria dos dentes anteriores tem dimensão vestibulopalatina que é muito maior do que sua dimensão mesiodistal. Quando um dente anterior requer exodontia, durante o processo de exodontia, a cortical vestibular fina frequentemente fica comprometida ou perdida. Como resultado, a cortical vestibular está quase sempre vários milímetros apical em relação à placa cortical palatina, e frequentemente são indicados o enxerto ósseo e/ou a instalação de membrana em conjunto com a inserção do implante.

Altura do osso

A altura do osso disponível é medida da crista do rebordo edêntulo ao ponto oposto. As regiões anteriores são limitadas pelas narinas superiores ou pela borda inferior da mandíbula. As regiões anteriores das arcadas têm maior altura porque o seio maxilar e o nervo alveolar inferior limitam essa dimensão nas regiões posteriores. A região de eminência do canino superior geralmente oferece a maior altura de osso disponível na região anterior das arcadas.[1] Na região posterior da mandíbula, geralmente há maior altura óssea no primeiro pré-molar superior do que no segundo pré-molar, que tem altura maior do que o molar devido à morfologia côncava do assoalho do seio maxilar. Da mesma forma, a região do primeiro pré-molar inferior é, em regra, anterior ao forame mentoniano e fornece a coluna de osso mais vertical na região posterior da mandíbula. Porém, ocasionalmente, esse local de pré-molar pode apresentar altura reduzida em comparação à região anterior devido à presença de uma alça anterior do canal mandibular. O nervo segue anteriormente abaixo do forame e prossegue superiormente, depois distalmente, antes de sua saída pelo forame mentoniano. A anatomia do nervo posterior tem significado particular no que diz respeito à instalação imediata do implante. A estabilidade primária para implantes instalados imediatamente é, com frequência, alcançada usando osso apical no local da exodontia. Na região posterior da mandíbula, o percurso do nervo alveolar inferior pode variar do tipo 1 ao tipo 3, com osso apical associado disponível variando de inexistente a suficiente e o risco cirúrgico variando de acordo. Além disso, existem variantes do forame mentoniano que podem aumentar a possibilidade de lesão do nervo alveolar inferior durante a instalação imediata do implante na região (Figura 32.10). A altura óssea disponível em um local edêntulo é a dimensão mais importante para consideração do implante, pois afeta o comprimento do implante e a altura da coroa. A altura da coroa afeta os fatores de força e a estética. Além disso, o aumento ósseo vertical, se necessário, é menos previsível do que o aumento da largura.

Largura óssea

A largura do osso disponível é medida entre as placas vestibular e lingual na crista do local potencial do implante. É o próximo critério mais significativo que afeta a sobrevida a longo prazo dos implantes endósseos. O aspecto da crista residual é frequentemente de natureza cortical e exibe maior densidade do que as regiões ósseas trabeculares subjacentes, especialmente na mandíbula.

Consequentemente, a falta de crista óssea no local da exodontia torna a obtenção da estabilidade primária mais desafiadora para a instalação imediata do implante. Os defeitos de deiscência vestibular comumente encontrados após a exodontia e a instalação imediata do implante demonstraram ter cicatrização mais comprometida em comparação aos defeitos infraósseos (Figura 32.11).[9]

Comprimento ósseo

O comprimento ósseo é definido como o comprimento mesiodistal ósseo em uma área pós-exodontia. Na maioria das vezes, é limitado por dentes ou implantes adjacentes. Como regra geral, o implante deve estar a pelo menos 1,5 mm de um dente adjacente e 3 mm de um implante adjacente. Essas medidas não apenas permitem o erro cirúrgico, mas também compensam a largura de um implante ou defeito na crista do dente, que geralmente é menor que 1,4 mm e pode variar com o diâmetro do implante e o desenho da rosca. Como resultado, se a perda óssea ocorrer ao redor do módulo da crista (plataforma) de um implante ou ao redor de um dente com doença periodontal, o defeito ósseo

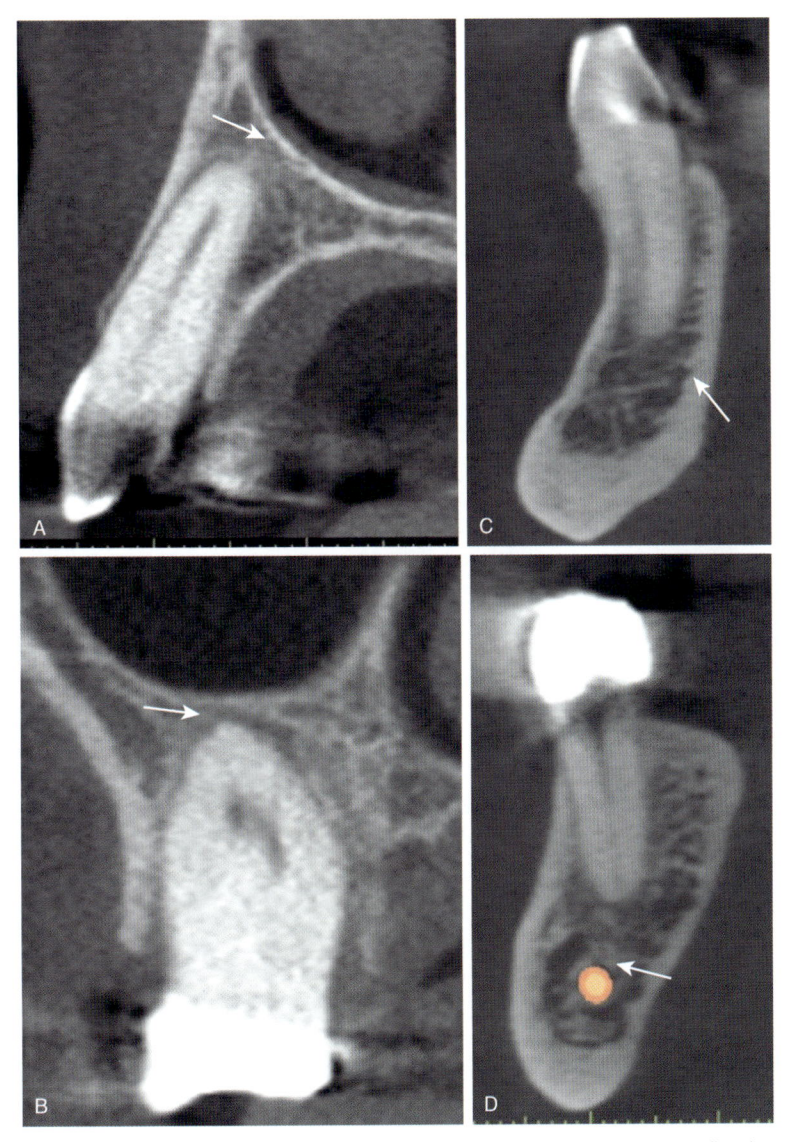

• **Figura 32.9** Limitações anatômicas para o planejamento do tratamento imediato com implantes: **A.** Assoalho da cavidade nasal. **B.** Borda inferior do seio maxilar. **C.** Placa cortical lingual da mandíbula. **D.** Canal alveolar inferior.

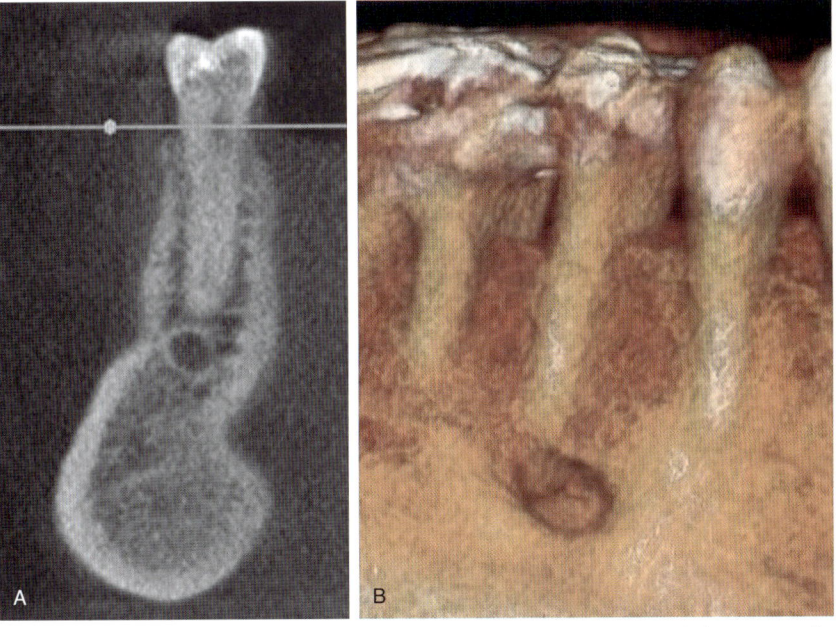

• **Figura 32.10** Proximidade do forame mentoniano aos ápices dos pré-molares. **A.** Em 25 a 38% dos casos, o forame mentoniano é superior ao ápice dos pré-molares. **B.** Imagem tridimensional ilustrando uma raiz de pré-molar no forame mentoniano.

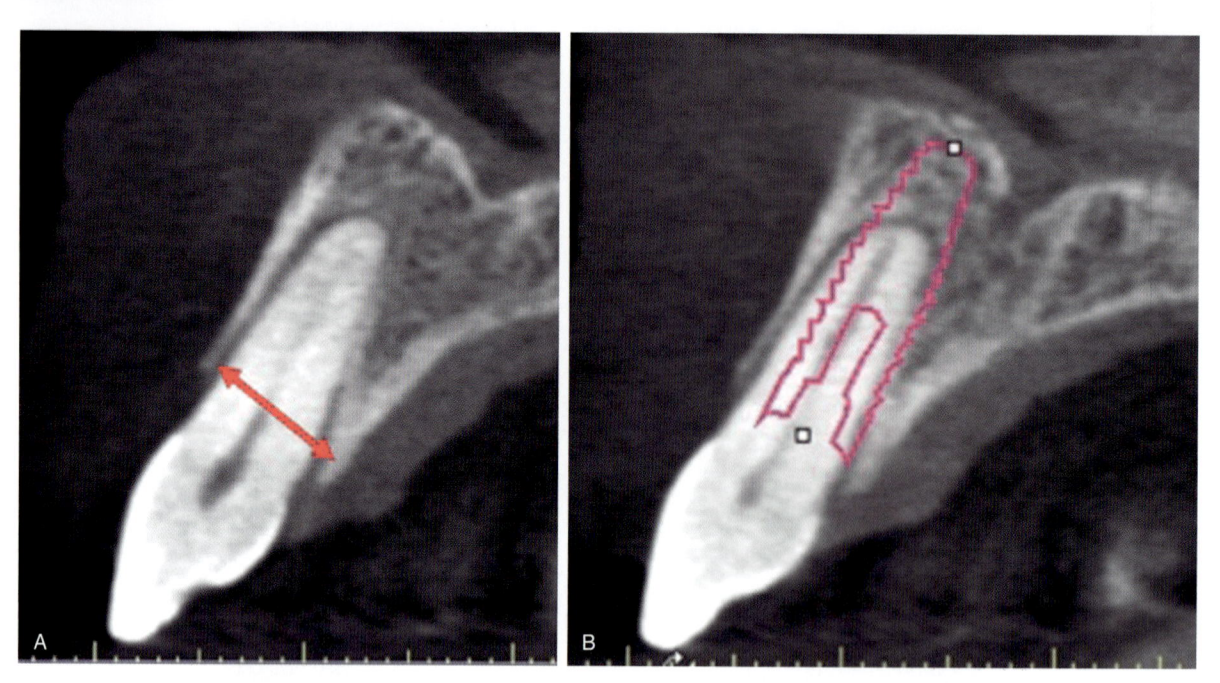

• **Figura 32.11** Avaliação da largura: **A.** A largura do osso pode ser medida na secção transversal de TCFC. **B.** Avaliação pelo plano de tratamento interativo com instalação de implante.

vertical associado não se expandirá tipicamente para o defeito horizontal e, assim, causará perda óssea na estrutura adjacente (Figura 32.12).

Angulação óssea

A angulação óssea é um determinante adicional para o osso disponível (Figura 32.13). A angulação óssea alveolar inicial representa a trajetória natural da raiz do dente em relação ao plano oclusal. Idealmente, é perpendicular ao plano de oclusão, que está alinhado com as forças de oclusão e é paralelo ao eixo longo da reabilitação protética. As superfícies incisal e oclusal dos dentes seguem a curva de Wilson e a curva de Spee. Como tal, as raízes dos dentes superiores são anguladas em direção a um ponto comum a aproximadamente 10 cm de distância. As raízes inferiores alargam-se, de modo que as coroas anatômicas são mais inclinadas para a lingual nas regiões posteriores e para vestibular na área anterior em comparação às raízes subjacentes. A ponta da cúspide do primeiro pré-molar inferior geralmente é vertical ao ápice da raiz. Os dentes anteriores superiores são o único segmento em qualquer arco que não recebe uma carga de eixo longo para as raízes do dente, mas em vez disso recebem carga a um ângulo de 12°. Como tal, seu diâmetro radicular é maior do que o dos dentes anteriores inferiores. Em todas as outras regiões, os dentes recebem carga perpendicularmente às curvas de Wilson ou Spee. Os sextantes anteriores podem ter cortes vestibulares que geralmente exigem maior angulação dos implantes ou enxerto simultâneo do local após a inserção. A largura estreita da crista geralmente requer um projeto de implante em forma de raiz que também seja mais estreito. Comparado com diâmetros maiores, desenhos de diâmetro menor causam maior tensão na crista e podem não oferecer a mesma gama de pilares personalizados. Além disso, a largura mais estreita do osso não permite tanta latitude na instalação em relação à angulação dentro do osso. Isso limita a angulação aceitável do osso na crista estreita a 20° do eixo das coroas clínicas adjacentes ou uma linha perpendicular ao plano oclusal.[14] A angulação do osso disponível na região do primeiro pré-molar superior pode colocar o canino adjacente em risco durante a instalação do implante.

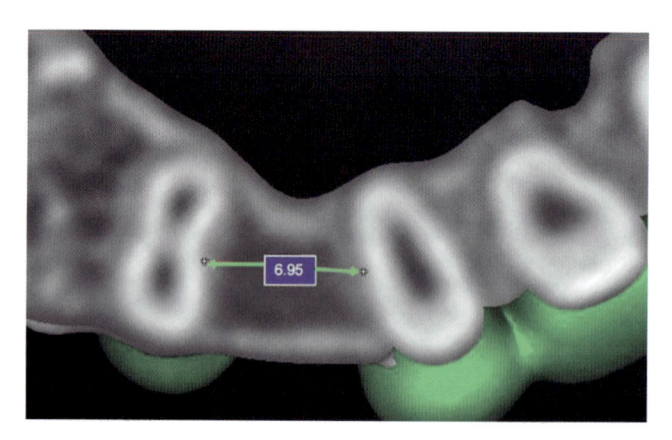

• **Figura 32.12** Imagem axial tridimensional tomográfica computadorizada de feixe cônico medindo o comprimento entre duas pontas de raiz.

Risco estético

Principalmente na região anterior, extrair um dente com a instalação imediata do implante pode resultar em problemas estéticos não ideais. Portanto, o paciente deve ser avaliado no pré-operatório quanto aos seguintes parâmetros estéticos: linha dos lábios em relação aos dentes e margens gengivais, presença e posição da papila interproximal, formato e tonalidade dos dentes adjacentes, presença de restaurações nos dentes adjacentes e análise da espessura do tecido. Em alguns casos, mesmo com resultado estético ideal, possíveis limitações podem considerar a instalação de implantes não ideal (Figura 32.14).

Tipo de prótese

O clínico deve sempre ser proativo na avaliação e antecipação da prótese definitiva e em suas dimensões associadas ao espaço para altura da coroa, seja para uma coroa unitária ou uma prótese de arco total. Em situações clínicas em que a exodontia resultará em um arco edêntulo, uma alveoloplastia pode

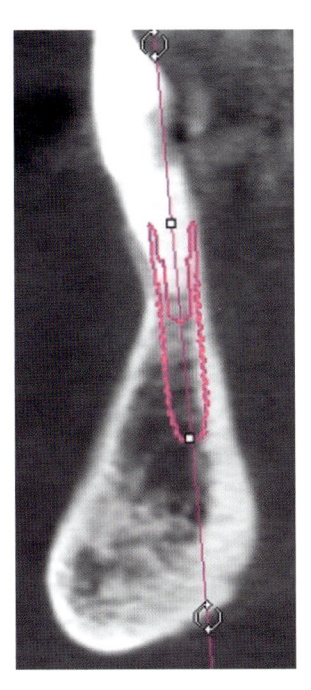

• **Figura 32.13** Imagem tomográfica computadorizada de feixe cônico determinando a angulação ideal.

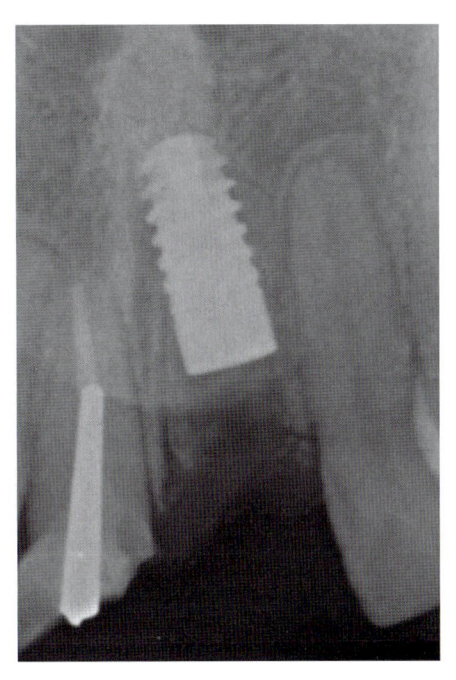

• **Figura 32.15** Instalação imediata resultando em estética pobre e complicações periodontais devido ao posicionamento muito profundo e angulação precária.

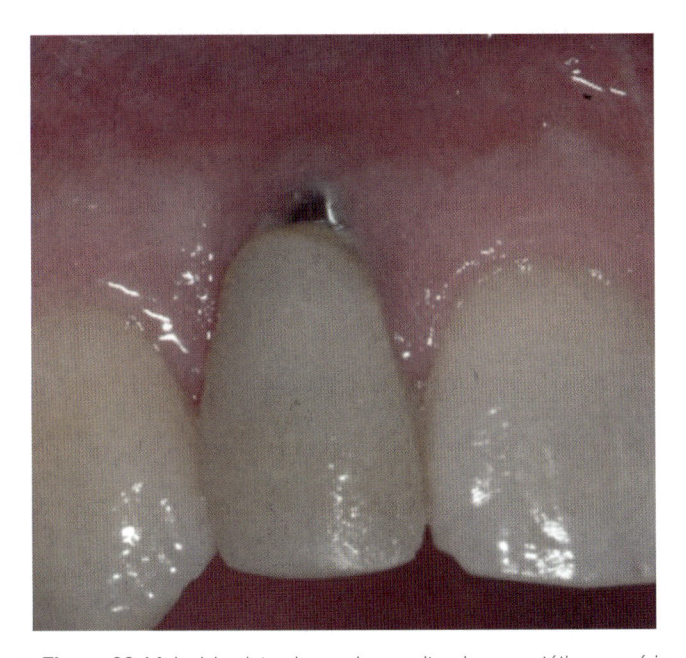

• **Figura 32.14** Incisivo lateral superior resultando em estética precária devido à instalação imediata do implante mais vestibularizado.

precisar ser realizada para satisfazer a necessidade de espaço adicional. Em pacientes totalmente edêntulos, a alveoloplastia pode resultar na obliteração completa do alvéolo residual. Isso é imperativo, pois é necessário espaço suficiente para altura da coroa para sobredentadura e fixação, enquanto uma redução mínima é necessária quando uma prótese fixa tipo 3 (PF-3) é planejada. Ao considerar a instalação imediata do implante para pacientes parcialmente edêntulos, as dimensões anatômicas do espaço edêntulo devem ser avaliadas. Em alguns casos, o arco antagonista pode precisar ser modificado, ou um possível tratamento ortodôntico ser indicado para realinhar ou reposicionar a dentição (Figura 32.15).

Densidade óssea

A qualidade ou densidade óssea refere-se à estrutura interna do osso e reflete uma série de propriedades biomecânicas, como resistência e módulo de elasticidade. A densidade do osso disponível em um local potencial de implante é um fator determinante no plano de tratamento, desenho do implante, abordagem cirúrgica, tempo de cicatrização e carga óssea progressiva inicial durante a reabilitação protética. A qualidade do osso geralmente depende da posição no arco. O osso mais denso é geralmente observado na região anterior da mandíbula, com osso menos denso na região anterior da maxila e posterior da mandíbula, e o osso ainda menos denso normalmente encontrado na região posterior da maxila. Além da localização do arco, vários autores relataram diferentes taxas de falha relacionadas à qualidade do osso. Johns et al.[15] relataram maior taxa de falha na maxila (pior qualidade óssea) em comparação com a mandíbula (densidade óssea mais favorável). Smedberg et al.[16] relataram uma taxa de falha de 36% na densidade óssea mais pobre. A redução da sobrevida do implante na maioria das vezes está mais relacionada à densidade óssea do que à localização do arco. Em um estudo de acompanhamento de 15 anos, Herrmann et al.[17] observaram que as falhas do implante estavam fortemente correlacionadas aos fatores do paciente, incluindo a qualidade óssea, especialmente quando combinada com baixo volume ósseo. A qualidade óssea está diretamente relacionada à capacidade de atingir um nível aceitável de estabilidade primária para a instalação imediata do implante, bem como o sucesso a longo prazo para todos os protocolos de instalação (Figura 32.16).

Forma de coroa existente

Ao avaliar os dentes para instalação imediata, as formas cônicas da coroa geralmente estão associadas a um risco maior de comprometimento do tecido mole após a exodontia. A coroa cônica também tem mais osso interproximal entre os dentes e mais osso vestibular sobre a raiz cônica. Como tal, em condições perfeitas,

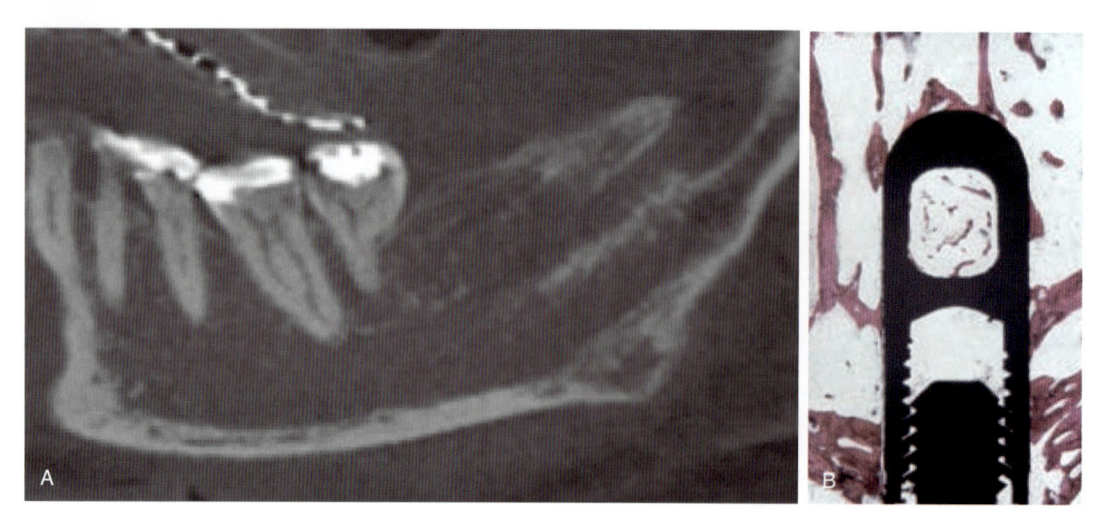

• **Figura 32.16 Qualidade óssea precária. A.** O osso D4 tem uma taxa de falha aumentada com a instalação imediata. **B.** O osso D4 tem menos de 30% de contato osso-implante.

a forma de dente cônico pode ser mais vantajosa para exodontia e inserção imediata do implante. Um formato quadrado de dente apresenta menor retração gengival após a exodontia e exibe menos recortes do osso interproximal e vestibular com raízes dentárias adjacentes. Também há menos osso entre as raízes e maiores espaços entre o local da exodontia e o implante. Como resultado, a inserção imediata do implante após a exodontia oferece menos benefícios para o tecido mole e maior risco para a interface osso-implante.[18]

Localização anatômica

Para a instalação imediata do implante, o conhecimento das características ósseas da localização anatômica proposta ajudará a ditar as modificações do plano de tratamento apropriado para o sucesso em curto e longo prazo. Variações regionais em ambos os ossos disponíveis e densidade óssea já foram descritas. O plano de tratamento inicial antes da cirurgia sugere que a região anterior da maxila seja tratada como osso D3, a região posterior da maxila como osso D4, a região anterior da mandíbula como osso D2 e a região posterior da mandíbula como osso D3. A remodelação óssea, incluindo perda de densidade óssea, está principalmente relacionada ao tempo em que a região esteve edêntula e, portanto, sem carga, à densidade inicial do osso e à flexão e torção mandibular.

A instalação imediata do implante pode tirar vantagem do fato de que a instalação do implante pode ser realizada antes que a densidade óssea nos arcos comece seu declínio normal após a perda dentária.

Espessura do tecido

O biotipo do paciente é crucial para avaliar a suscetibilidade ao aumento da recessão do tecido. Pacientes com biotipo fino são mais predispostos a recessão gengival e perda óssea. Normalmente, os pacientes com biotipo fino requerem osso e possível enxerto de tecido para minimizar a recessão.

Kan *et al.*[19] relataram que os níveis marginais de tecido ao redor dos implantes imediatos podem perdurar até 8,2 anos (média de 4 anos) após a instalação. Além disso, descobriu-se que os biotipos finos retrocedem três vezes mais do que os biotipos espessos. Para pacientes que exibem um biotipo fino, o uso de erupção forçada por meio ortodôntico é o procedimento anterior à remoção do dente e à instalação do implante. Isso fará com que o osso e os tecidos moles se movam coronalmente, aumentando assim o tecido da mucosa adjacente ao implante (Figura 32.17).

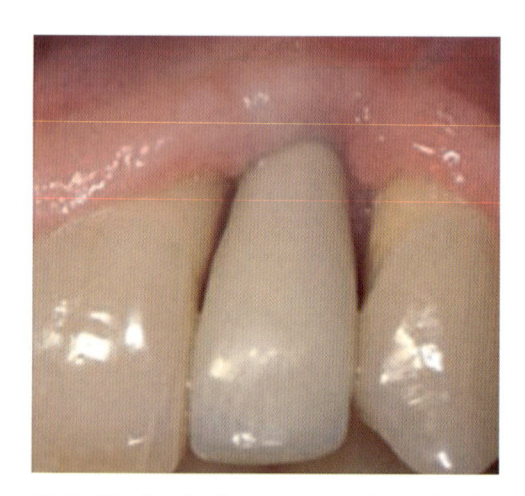

• **Figura 32.17** O biotipo fino leva à recessão do tecido pós-operatório e triângulos escuros.

Espessura óssea vestibular

Em geral, o osso vestibular é mais fino que o lingual, e o osso vestibular geralmente fica comprometido após a exodontia. Por exemplo, Januario *et al.*[20] avaliaram a espessura do osso vestibular na parte anterior da maxila em várias medidas da crista óssea. Os autores determinaram que a espessura do osso nos locais dos dentes era de aproximadamente ≤ 1 mm de espessura (≤ 0,6 mm em média). Além disso, descobriram que a porção marginal da parede tinha < 0,5 mm de largura.[20] Após a exodontia, o osso é reabsorvido naturalmente de vestibular para lingual. Existem três fontes principais de suprimento sanguíneo para o osso ao redor dos dentes: os vasos sanguíneos do ligamento periodontal, os vasos sanguíneos periosteais e os vasos sanguíneos do osso alveolar. Após exodontia, 20% do suprimento de sangue dos vasos sanguíneos do ligamento periodontal é perdido, e sobre a placa vestibular do osso perde 50% de seu suprimento sanguíneo.[21] Além disso, se um retalho é elevado no lado vestibular, o suprimento sanguíneo periosteal será interrompido por aproximadamente 4 a 6 dias, até a formação de uma nova anastomose. A placa vestibular do osso cortical não contém vasos sanguíneos endosteais; portanto, a reabsorção completa da placa vestibular pode ocorrer após a exodontia se a instalação do implante ou do enxerto não for realizada. A enxertia de alvéolo é frequentemente usada no tratamento pós-exodontia para evitar o colapso e minimizar a reabsorção da placa vestibular delgada (Figura 32.18).

Posição do implante

O posicionamento imediato do implante é ditado pela posição anatômica. Para implantes colocados na região anterior da maxila, os implantes imediatos não devem ser instalados perto da placa vestibular; em vez disso, eles devem ser posicionados mais na face lingual do alvéolo da exodontia. Evans e Chen[22] avaliaram os resultados estéticos dos implantes anteriores imediatos e observaram que os implantes instalados mais para vestibular tinham três vezes mais recessão de tecidos moles do que os implantes colocados mais para lingual (1,8 versus 0,6 mm). Spray et al.[23] relataram que quando 2 mm de espessura do osso vestibular estavam presentes, a altura de perda óssea vertical era mínima. Quando < 2 mm de espessura óssea estava presente, o resultado foi recessão e falha do tecido. Na região anterior da mandíbula, os implantes devem ser posicionados mais em direção à lingual, mas não tanto na versão lingual quanto na região anterior da maxila. Na região posterior da maxila e da mandíbula, os implantes devem ser posicionados no centro do alvéolo da exodontia, com trajeto vestibulolingual semelhante às fossas centrais dos dentes adjacentes.

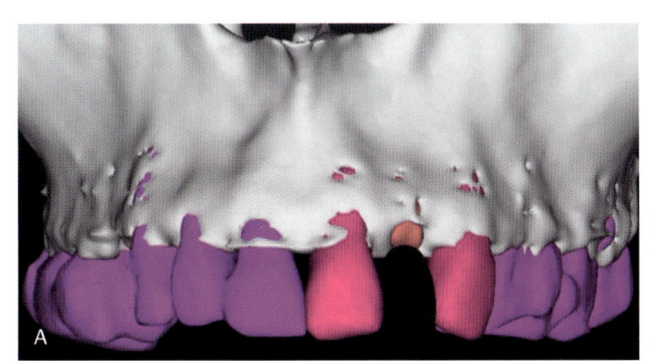

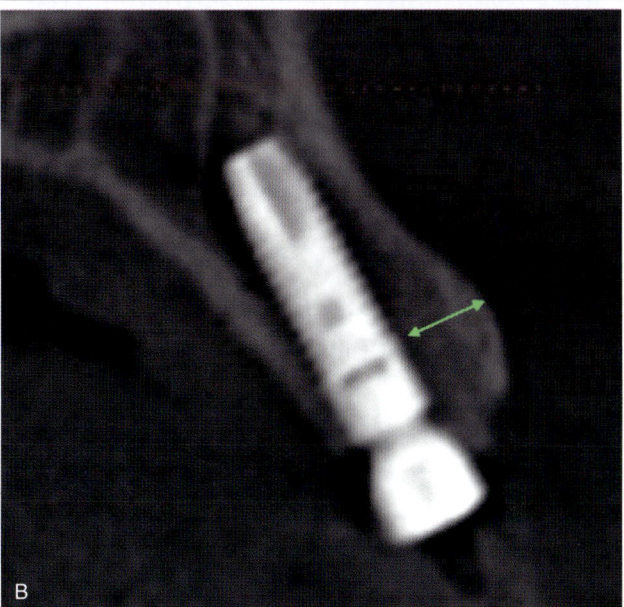

• **Figura 32.18 Espessura óssea vestibular. A.** Osso vestibular fino considerando um candidato a implante imediato como insatisfatório. **B.** Radiografia pós-operatória demonstrando osso vestibular espesso, o que resulta em maior sucesso e melhor cicatrização de tecidos moles.

Requisitos para a instalação imediata do implante

1. Uma avaliação de TCFC confirma a quantidade de osso suficiente (osso da placa vestibular, osso apical ao ápice radicular, osso palatino); além disso, osso proximal suficiente para evitar invasão nas raízes adjacentes.
2. Uma avaliação de risco estético deve ser realizada antes da instalação imediata do implante. Os seguintes fatores devem ser levados em consideração: linha do sorriso, contorno de tecido mole, cor dos dentes adjacentes estáveis e livres de grandes restaurações.
3. Capacidade de posicionar o implante em um local ideal para reabilitação protética, que depende da localização anatômica e do osso disponível.
4. A estabilidade primária ideal do implante é alcançada (35 a 45 N/cm), e é ditada pela densidade óssea, técnica cirúrgica (ou seja, protocolos de perfuração e osseodensificação) e projeto do implante.
5. Se algum dos requisitos acima não for satisfatório, o clínico deve determinar se existem outras opções de tratamento.

Técnica de instalação imediata de implante

Etapa 1: exame clínico e radiográfico

Um exame clínico e radiográfico completo deve ser realizado como a primeira etapa da técnica de instalação imediata. De preferência, uma varredura abrangente de TCFC é feita nas áreas associadas em questão. O tipo de defeito de exodontia (p. ex., paredes do osso presentes) pode ser antecipado com um exame clínico pré-operatório cuidadoso que inclui sondagem periodontal, avaliação de mobilidade, infecção e fraturas, juntamente com radiografias bidimensionais e tridimensionais. Esses dados clínicos coletivos são úteis na avaliação de possíveis fatores que levariam a contraindicações da instalação imediata (Figura 32.19).

Etapa 2: exodontia atraumática

Uma vez que a exodontia de um dente natural é indicada, métodos para manter ou preservar os tecidos duros e moles circundantes devem ser de extrema importância. Evitar a lesão do tecido mole reduz a perda dimensional do osso subjacente, uma vez que o periósteo fornece mais de 80% do suprimento sanguíneo para o osso cortical circundante.[24] A exodontia atraumática de um dente natural deve começar idealmente com uma incisão sulcular, de preferência com lâmina de bisturi fina ou periótomo 360° ao redor do dente. Isso garantirá que todas as fibras de fixação do tecido conjuntivo acima do nível ósseo sejam cortadas. Falha no corte dessas fibras antes da exodontia resultará em aumento do trauma do tecido e possível fratura da placa óssea vestibular. Para uma exodontia atraumática, quanto menos reflexão do tecido mole, melhor para minimizar a interrupção do suprimento sanguíneo.

A próxima etapa em um processo de exodontia atraumática é avaliar a anatomia da coroa e da raiz para facilitar a remoção, especialmente com dentes multirradiculares. A redução proximal do dente aumentará o espaço para que a expansão óssea possa ser concluída e também evitará danos dos dentes adjacentes. Se as raízes do dente a ser extraído forem divergentes, elas devem ser seccionadas e removidas como unidades individuais, pois isso diminuirá o risco de fratura de uma raiz ou do osso adjacente. A elevação a partir do mesiolingual, lingual direto ou distolingual é mais benéfica para evitar a alteração dos tecidos moles e duros, incluindo as papilas.

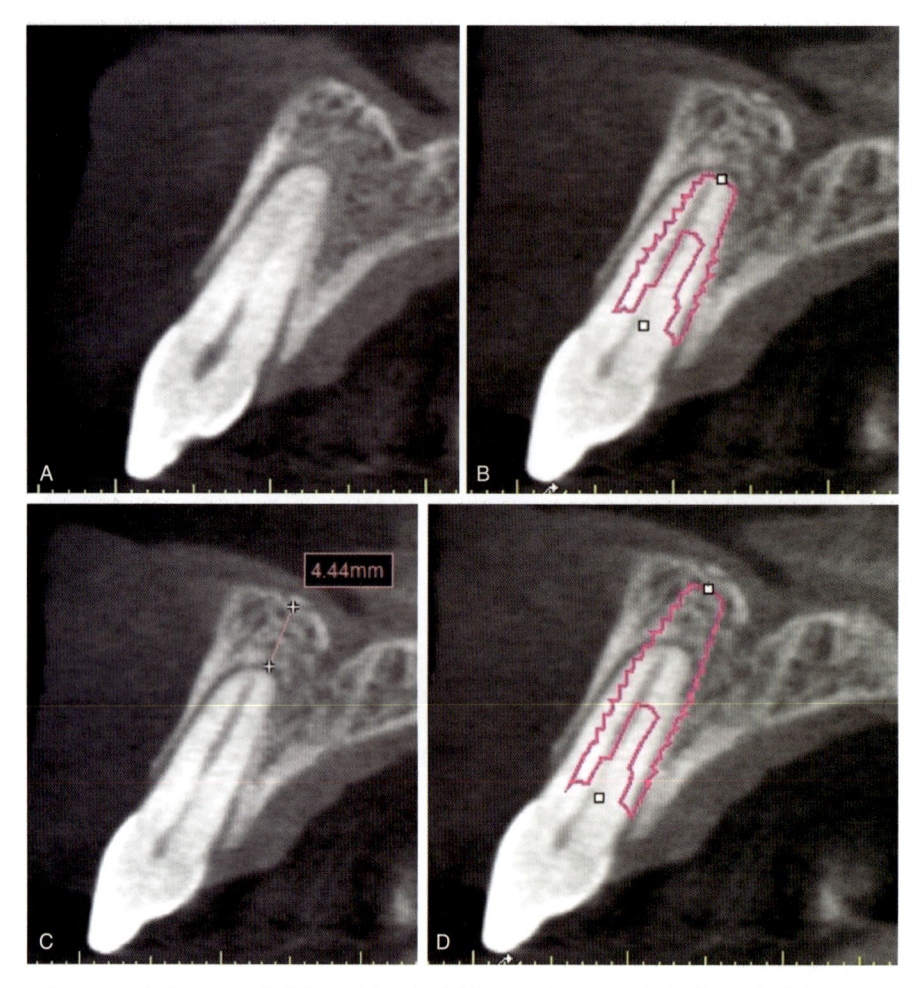

• **Figura 32.19** Tomografia computadorizada de feixe cônico (TCFC), planejamento de tratamento interativo para implante imediato. **A.** Corte transversal de TCFC do incisivo central superior. **B.** Plano de tratamento interativo que descreve o comprimento do implante coincidindo com o comprimento da raiz. A instalação do implante com esse comprimento levaria à diminuição do prognóstico. **C.** A mensuração do osso apical está disponível. **D.** Implante imediato de comprimento ideal.

Periótomos e elevadores dentais, que usam a vantagem mecânica de uma cunha, podem ser usados para iniciar a luxação de dentes para sua remoção. Uma pinça dental tradicional é usada para segurar o dente para qualquer luxação adicional necessária antes da remoção do dente. Idealmente, a pinça não deve ser usada até a mobilidade do dente estar presente. Como alternativa, uma pinça de base biomecânica (fórceps) pode ser usada. Sua vantagem mecânica aumentada pode permitir a remoção do dente sem aplicação de forças de rotação, minimizando o potencial de fratura da placa vestibular do osso (Figura 32.20).[25]

Etapa 3: curetagem do alvéolo da exodontia

O desbridamento do alvéolo da exodontia é imprescindível no processo de implante imediato. Quaisquer vestígios de ligamento periodontal, bactérias, infecção residual, material dentário (ou seja, guta-percha) e fragmentos de dente podem afetar o processo de osseointegração. Portanto, o alvéolo da exodontia deve ser completamente debridado e irrigado com solução salina para garantir que o alvéolo esteja livre de contaminantes. Uma colher/cureta serrilhada (Salvin Dental) deve ser usada para raspar as paredes do alvéolo (degranulação) e também iniciar o fenômeno de aceleração regional (FAR), que potencializa o processo de cicatrização. Isso iniciará várias áreas de sangramento, o que promoverá maior início da angiogênese na área (Figura 32.21).

Etapa 4: avaliando o alvéolo da exodontia para as paredes remanescentes

A técnica mais fácil e simples para avaliar as paredes remanescentes do osso após a exodontia é com uma sonda romba. O dedo indicador pode ser colocado sobre a placa óssea vestibular e a sonda é introduzida em um movimento de sobe e desce no alvéolo. Se a sonda for sentida (mais comumente em uma placa vestibular ausente), então nenhum osso está presente e o alvéolo está sem parede óssea (Figura 32.22).

Classificação dos defeitos ósseos

Defeitos de cinco paredes ósseas espessas. A condição ideal para um implante imediato bem-sucedido é a presença de cinco paredes ósseas espessas ao redor do local da exodontia. A maioria das chaves para a formação óssea previsível está presente nessas condições, e o alvéolo geralmente formará osso no alvéolo da exodontia sem perda de largura ou altura (Figura 32.23).

Alvéolo ósseo com quatro paredes. Quando uma placa vestibular ao redor do alvéolo está ausente, a ausência da parede impede a manutenção do espaço, reduz a vascularização do osso hospedeiro e é substituída por tecido mole. Na maioria dos casos, os procedimentos de enxerto ósseo devem ser usados para obter volume e contorno ósseo ideais. Alvéolos sem parede são significativamente comprometidos e cicatrizam por reparo, em vez de regeneração.

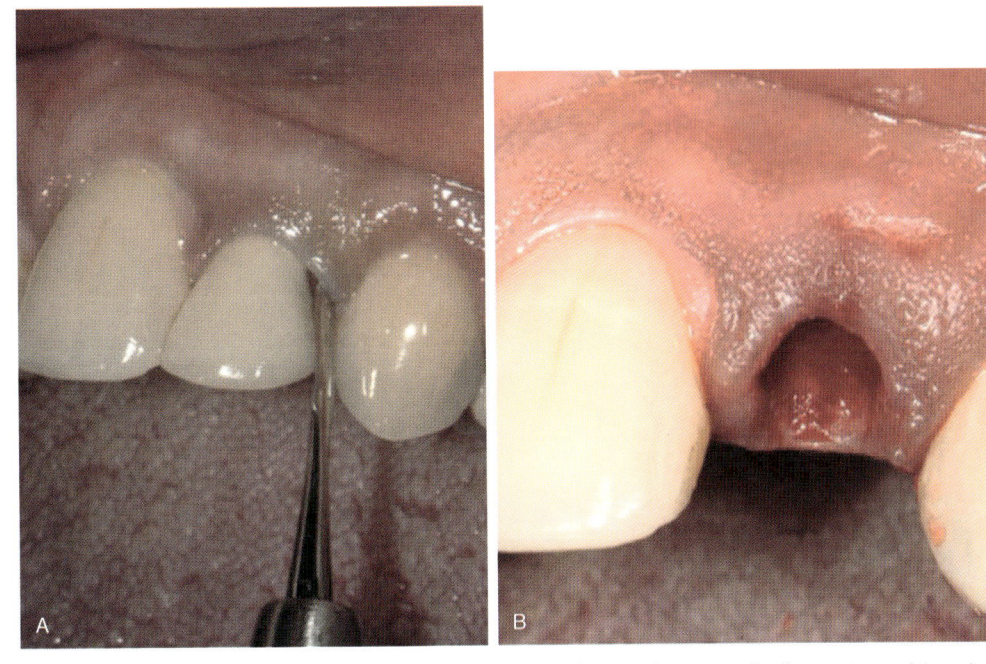

Figura 32.20 A e **B.** Exodontia atraumática de periótomo; observe a reflexão e o dano mínimo do tecido.

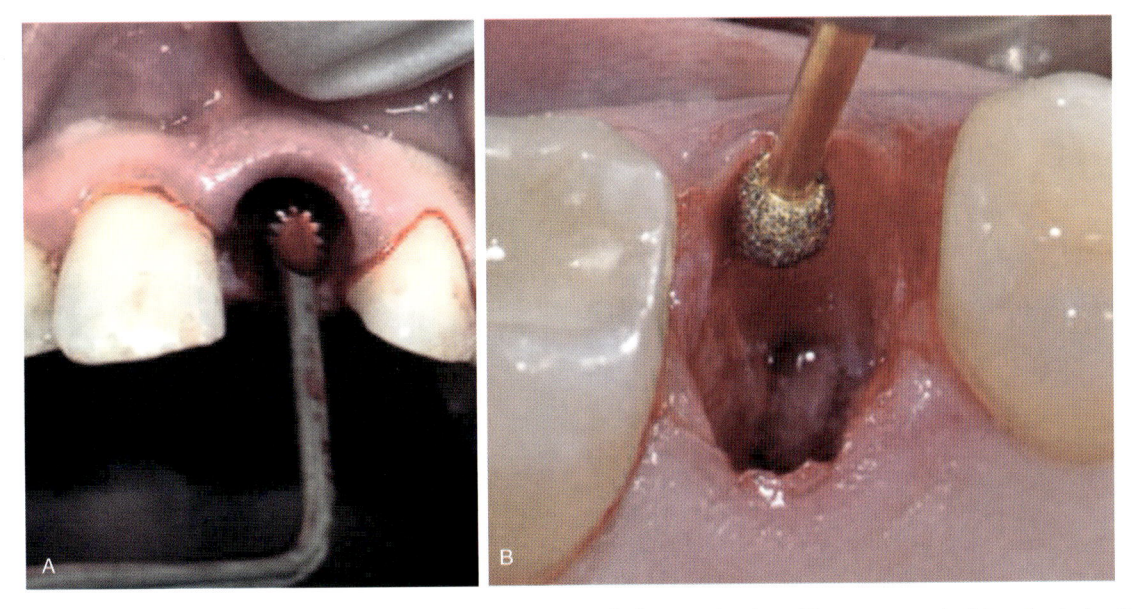

Figura 32.21 A. Curetagem do alvéolo da exodontia com colher serrilhada. **B.** Broca redonda nº 10 para remover tecido mole dentro do alvéolo da exodontia e para iniciar a técnica de fenômeno aceleratório regional.

A primeira determinação após a exodontia ser realizada é a avaliação da espessura das lâminas vestibular e palatina do osso e sua altura relativa ao volume ideal desejado. Quando uma das placas de osso é mais fina que 1,5 mm ou quando se deseja altura, é indicado enxerto de alvéolo, mesmo na presença de cinco paredes ósseas (Figura 32.24).

Existem três opções de tratamento após a remoção do dente e avaliação da parede óssea:
1. *Sem tratamento*: o motivo mais provável para a opção de nenhum tratamento seria escolhido se houver infecção ativa presente no local da exodontia que não pode ser completamente erradicado.
2. *Enxerto ósseo*: se as paredes restantes do osso não forem vantajosas, o enxerto do alvéolo é realizado. Normalmente, uma a três paredes e, em muitos casos, quatro defeitos de parede devem ser enxertados em vez de tentar a instalação imediata.
3. *Instalação imediata do implante*: se houver condições favoráveis, o implante é colocado imediatamente após a exodontia.

Etapa 5: técnica de instalação imediata do implante

Desenho do retalho

Três tipos de desenhos de retalhos são usados para implantes imediatos: aberto (tecido vestibular e lingual refletido), retalho mínimo (sem reflexão vestibular ou lingual, mas retalho mínimo para expor a área da crista) ou sem retalho (punção de tecido). Caneva et al.[26] avaliaram a instalação com retalho *versus* implante sem retalho, em alvéolos de exodontia, e determinaram que não há diferença na perda óssea entre as duas técnicas (Figura 32.25).

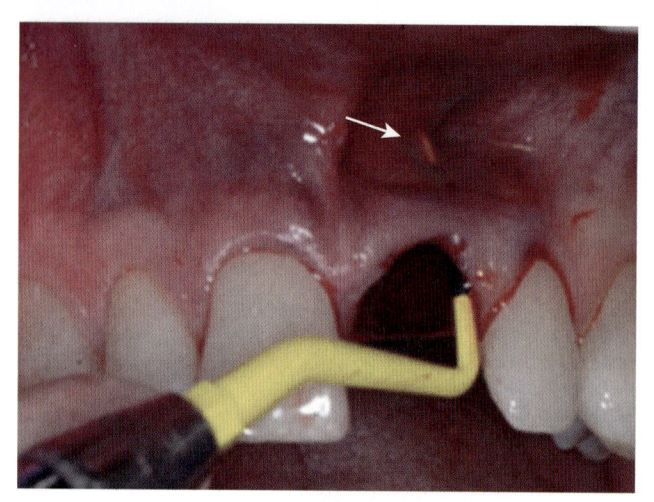

• **Figura 32.22** Avaliação do número de paredes remanescentes com uma sonda periodontal colorida. Observe a falta de placa vestibular (seta).

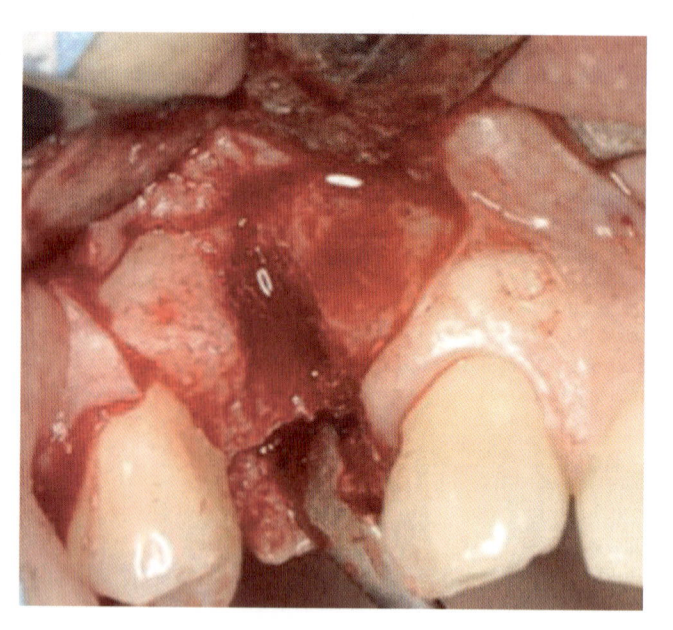

• **Figura 32.24** Alvéolo da exodontia de quatro paredes (mesial, distal, lingual e apical presentes). Está faltando a placa vestibular, que é a parede mais comum de se perder após a exodontia.

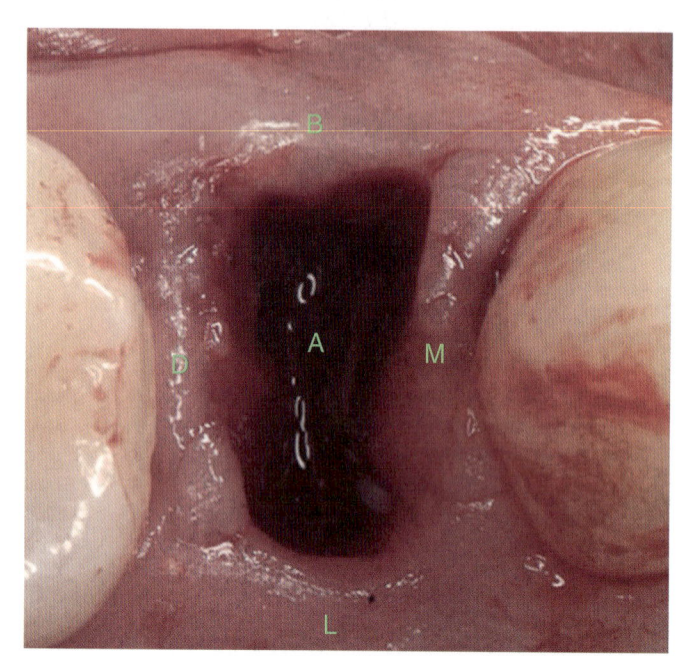

• **Figura 32.23** Alvéolo da exodontia com cinco paredes (mesial [M], distal [D], vestibular [B], lingual [L] e apical [A] presentes).

Osteotomia para implante

A técnica cirúrgica de instalação imediata do implante é iniciada com um *template* cirúrgico ou pela técnica à mão livre.

a. *Template cirúrgico:* se for usado um *template* cirúrgico, deve ser colocado sobre os dentes adjacentes (ou seja, idealmente com suporte de dente) e procedimentos de perfuração padrão realizados de acordo com as instruções do fabricante (ou seja, broca piloto, universal, totalmente guiado, *templates* cirúrgicos) (Figura 32.26).

b. *Mão livre*: A osteotomia inicial está diretamente relacionada com a área anatômica e a anatomia do alvéolo remanescente. Por exemplo, na região anterior da maxila é crucial evitar instalar o implante diretamente no centro do alvéolo da exodontia. A instalação do implante nessa posição pode perfurar a placa vestibular e aumentar a morbidade. Além disso, o implante costuma ser muito vestibularizado, o que compromete a estética. É imperativo que a trajetória final do implante seja dentro da borda incisal.

Nas regiões posteriores, os implantes geralmente podem ser instalados dentro do local de exodontia, ao longo de uma trajetória alinhada com a fossa central dos dentes adjacentes (Figura 32.27 e Tabela 32.1).

Geração de calor. A preparação do local deve sempre ser realizada com grandes quantidades de irrigação com solução salina fria (ou seja, refrigerada) para reduzir a geração de calor. Geralmente, é difícil evitar a geração de calor ao usar um *template* cirúrgico ou um procedimento sem retalho. Portanto, uma técnica "oscilante" deve sempre ser seguida para permitir que a solução salina entre no local da osteotomia.

Prevenção de perfuração. Durante o processo de osteotomia para a instalação imediata do implante, o clínico deve usar o dedo indicador sobre a placa vestibular para detecção tátil e confirmar que não há vibração ou fenestração vestibular.[27]

Posicionamento ideal

Profundidade ideal. Em geral, tem sido aceito na literatura que 2 a 4 mm de osso são idealmente necessários, por apical para a parte inferior do alvéolo, para obter estabilidade primária para um implante.[28] Madani *et al.*,[29] em um estudo retrospectivo, relataram que a instalação do implante 1,08 mm abaixo da crista é a profundidade ideal do colo do implante. A instalação maior de 2 mm abaixo da crista do implante causou e aumentou a perda óssea. A posição vertical do ombro do implante deve ser 1 mm apical em relação à crista vestibular para permitir espaço adequado para um perfil de emergência da prótese definitiva. Idealmente, um implante com desenho cônico é usado para evitar fenestração, que é altamente provável com um desenho de parede reta (Figura 32.28).[30,31]

Distância do espaço (maxila anterior). O defeito ósseo horizontal ("Distância do salto", "*gap*") é definido como a distância entre o implante e a parede ao redor do defeito. Muitos estudos em animais e humanos mostraram que a lacuna será preenchida com osso, independentemente de materiais de enxerto e barreiras serem usados.[32-35] Botticelli *et al.*[33-35] relataram que nenhum enxerto foi necessário em defeitos de 2 mm ou maiores. Tarnow e Chu[36] concluíram que, desde que a placa vestibular esteja intacta

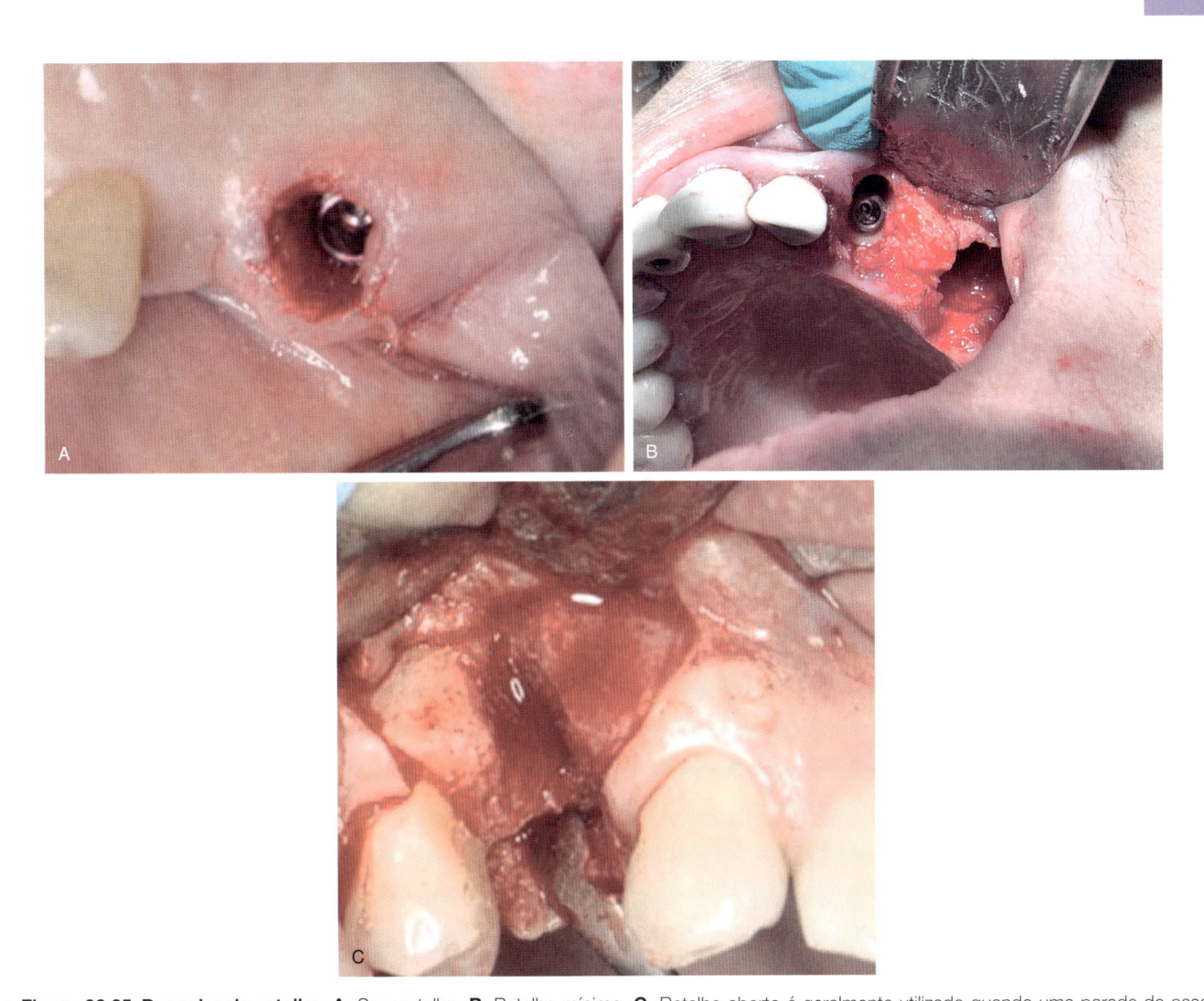

CAPÍTULO 32 Protocolo Cirúrgico de Instalação Imediata do Implante

• **Figura 32.25 Desenho do retalho. A.** Sem retalho. **B.** Retalho mínimo. **C.** Retalho aberto é geralmente utilizado quando uma parede de osso está faltando e o enxerto ósseo é indicado.

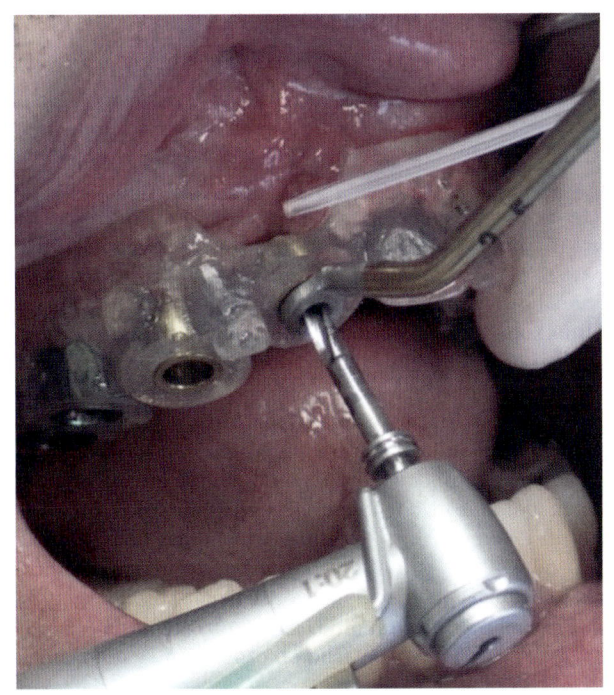

• **Figura 32.26** Instalação cirúrgica imediata com *template* dentossuportado, obtido com tomografia computadorizada de feixe cônico, no local da exodontia.

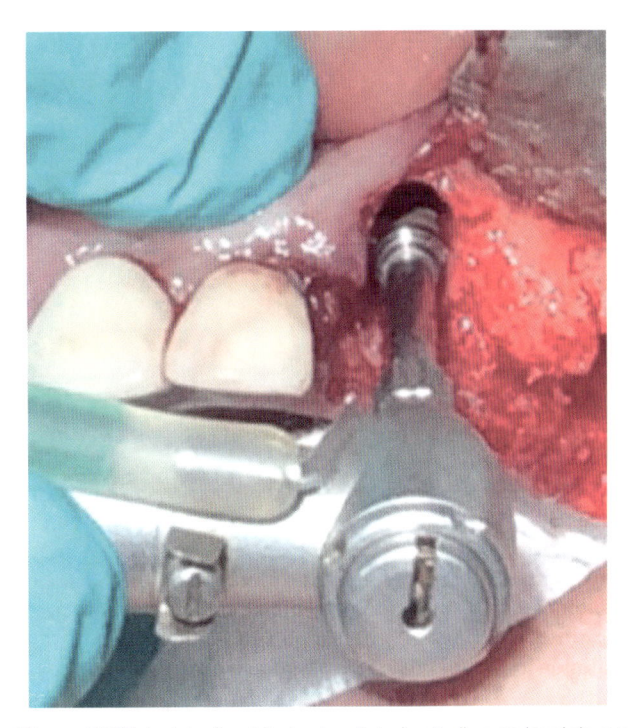

• **Figura 32.27** Instalação cirúrgica imediata à mão livre no local da exodontia.

Tabela 32.1 Protocolo cirúrgico para várias áreas anatômicas.

Área anatômica	Localização inicial da osteotomia	Posicionamento apical do implante	Posicionamento horizontal do implante	Diversos
Maxila anterior	Fixar na placa lingual	Fixar a 2 a 4 mm de osso além do ápice	Fixar mesial, distal e palatino	Sem fixação da parede vestibular
Maxila pré-molar	Primeiro: alvéolo palatino Segundo: lingual do alvéolo	Fixar 2 a 4 mm de osso além do ápice	Fixar mesial, distal e palatino	Sem fixação da parede vestibular
Molares superiores	Lateral ao osso do septo em movimento de "serrar"	Raramente pode fixar apicalmente sem penetrar no seio	Dificuldade de se obter por causa da morfologia do alvéolo	Cautela extrema porque raramente há osso suficiente presente
Mandíbula anterior	Centro para a lingual do alvéolo	Fixar 2 a 4 mm de osso além do ápice	Fixar mesial, distal e palatino	Angulação e osso vestibular fino são preocupantes
Pré-molar inferior	Centro para a lingual do alvéolo	Dificuldade de fixar mais apical por causa do forame mentoniano	Fixar mesial, distal e palatino	Extrema cautela devido à proximidade com forame mentoniano
Molares inferiores	Lateral ao osso do septo em movimento de "serrar"	Dificuldade de fixar mais apical por causa do forame mandibular	Dificuldade de se obter por causa da morfologia do alvéolo	Extrema cautela devido à proximidade com canal mandibular

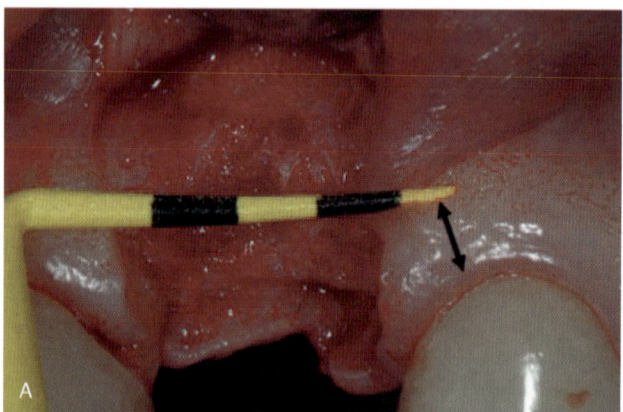

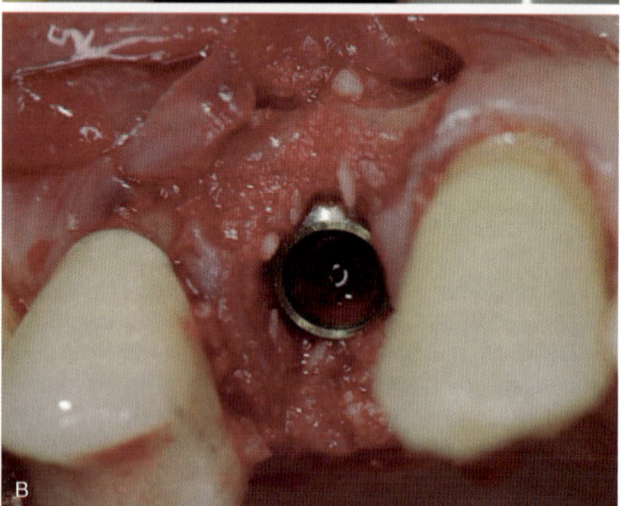

• **Figura 32.28 A, B.** Profundidade ideal para coincidir com 2 a 3 mm abaixo da margem gengival livre.

após a exodontia, não é necessário enxerto ósseo, membrana ou fechamento primário, independentemente do tamanho do defeito. Na maioria dos casos, deve-se ter cuidado para não preencher completamente o alvéolo de exodontia com o implante. Muitos estudos têm demonstrado resultados conflitantes com as consequências de preencher o vazio entre o implante e a parede vestibular do alvéolo.[26,37] Na opinião do autor, a lacuna deve sempre ser enxertada com um substituto ósseo que manterá o espaço por tempo suficiente para o osso se regenerar, o que, em última análise, manterá o tecido duro e mole. Portanto, um material de reabsorção mais lenta (i. e., osso liofilizado mineralizado ou xenoenxerto), não um material de reabsorção mais rápida (i. e., osso desmineralizado liofilizado e autoenxerto), deve ser usado para aumentar o espaço.

Um diâmetro de implante muito grande para o dente em questão não deve ser usado, pois reduzirá o espaço, arriscando assim uma futura recessão do tecido mole e duro (ou seja, a instalação imediata do implante no incisivo central superior não deve exceder 5 mm de diâmetro) (Figura 32.29).[38] Além disso, se o diâmetro do implante for muito grande, como resultado haverá um perfil de emergência comprometido na prótese definitiva.

Broca Lindemann. Na maioria dos locais de exodontia, a broca redonda padrão ou inicial terá tendência a "trepidar", o que torna difícil a instalação inicial da osteotomia. O autor preconiza o uso de uma broca Lindemann (broca cirúrgica de corte lateral) para iniciar osteotomias nas laterais da exodontia. Esse tipo de broca, quando usado em um movimento de "serra", permite que seja feita uma ranhura inicial que proporcione posicionamento adequado e mais preciso (Figura 32.30).

Posição anterior da maxila. Vários estudos têm demonstrado que a recessão gengival pós-operatória na região anterior está associada ao posicionamento vestibularizado do implante, o que geralmente ocorre quando o implante é instalado no centro do alvéolo da exodontia.[22] Na área mais estética da cavidade bucal (maxilar anterior), é imprescindível que o posicionamento do implante seja orientado para a lingual. Isso permitirá que a lacuna vestibular seja de > 2 mm, o que tem se mostrado vital na prevenção da recessão de tecidos moles e duros.[39,40] Um implante instalado lingualmente também minimizará a possibilidade de perfuração apical, o que é comum quando os implantes são instalados no alvéolo e é usado um implante de parede paralela.[41] Além disso, implantes de tamanho grande não devem ser colocados na região anterior da maxila porque a lacuna vestibular será obliterada e o implante invadirá a área proximal.[42] Se a área proximal estiver comprometida, o resultado será um perfil de emergência precário, o que pode levar à doença peri-implantar (Figura 32.31).

Torque mínimo. Para alcançar a estabilidade primária, um mínimo valor de torque tem se mostrado um dos mais importantes fatores no sucesso dos implantes imediatos. O torque mínimo foi mostrado como sendo de aproximadamente 35 a 45 N/cm, na literatura.⁴³,⁴⁴

Posição final de emergência com base na prótese. Para uma prótese cimentada, o implante deve sair suavemente da lingual para a borda incisal na parte anterior e na fossa central na parte posterior. Para uma prótese parafusada, o implante deve sair na área do cíngulo na parte anterior e na fossa central na parte posterior. Para uma prótese removível, os implantes devem sair ligeiramente linguais para os dentes anteriores e de dentro da fossa central dos dentes posteriores.

Design do implante

Cônico *versus* paralelo. Muitos estudos avaliaram o *design* do implante (cônico *versus* paralelo) no protocolo de implante imediato. McAllister *et al.*⁴⁵ demonstraram alto sucesso com implantes cônicos com alta estabilidade inicial do implante. Foi relatado que os implantes cônicos são superiores aos implantes imediatos, pois são apicalmente estreitos, o que resulta em menos chance de perfuração. Por serem coronariamente mais largos, sua "distância do espaço" (*gap*) é menor, exigindo menos enxerto. No entanto, Lang *et al.*⁴⁶ observaram que implantes paralelos e cônicos têm taxas de sucesso a curto prazo muito positivas, com melhora na cicatrização de feridas e estabilidade primária.

Superfície do implante. Muitos pesquisadores avaliaram superfícies rugosas e superfícies usinadas para implantes imediatos. Wagenberg e Froum⁴⁷ realizaram um estudo clínico com 1925 implantes e relataram maiores taxas de sucesso com superfícies rugosas. Os resultados concluíram que os implantes de superfície usinada têm duas vezes mais probabilidade de falhar do que os implantes de superfície rugosa (4,6% *versus* 2,3%). Além disso, estudos verificaram que as superfícies rugosas com colo microrrosqueado resultam em menos perda da crista óssea do que implantes com colo não microrrosqueado.⁴⁸

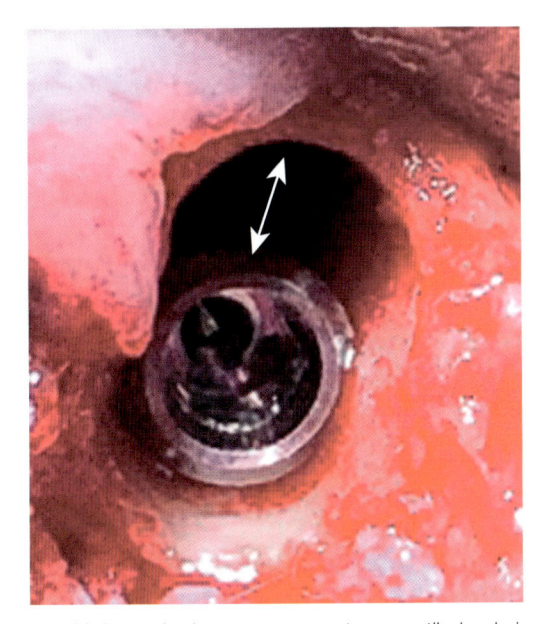

• **Figura 32.29** Intervalo de espaço presente na vestibular do implante.

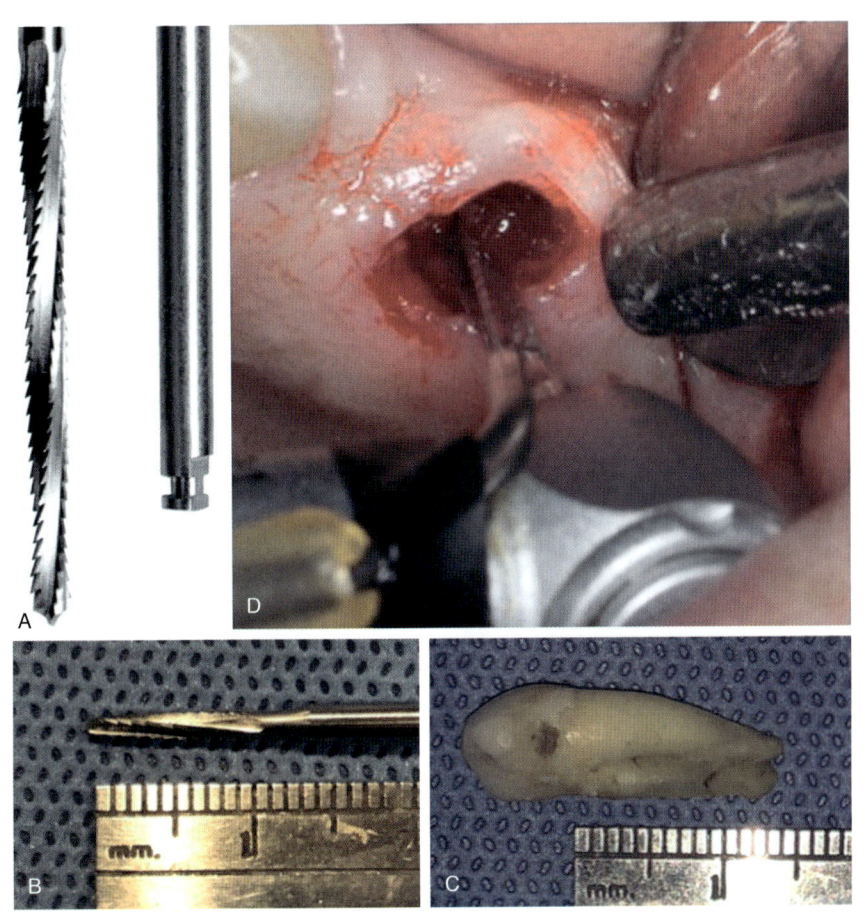

• **Figura 32.30 A.** Broca Lindemann de corte lateral (Salvin). **B.** Como um guia para preparação de profundidade, meça as estrias da broca (ou seja, use essa medida como um guia de profundidade para preparação da osteotomia. **C.** O dente extraído pode ser medido para determinar a profundidade do alvéolo. **D.** Broca Lindemann iniciando a osteotomia.

***Design* do colo/colar do implante.** Ao avaliar o colar do implante ou colo do implante a ser colocado em um local de exodontia imediata, estudos demonstraram que uma conexão interna de plataforma *switching* cônica é superior para a cicatrização e sobrevida do implante.[49-52] Linkevicius *et al.*[53] determinaram que o uso de um implante de plataforma *switching*, em uma abordagem de instalação de implante de estágio único, não evita a perda da crista óssea quando o tecido é fino (≤ 2 mm). No entanto, quando o tecido é espesso (> 2 mm), o uso de um implante de plataforma *switching* mostra recessão óssea mínima no período de 1 ano.[53] Puisys e Linkevicius[54], em um protocolo de dois estágios, demonstraram resultados semelhantes com o tecido fino *versus* espesso. Tecidos finos (≤ 2 mm) perderam quantidade mínima de crista óssea, enquanto tecidos espessos (> 2 mm) ou tecidos finos aumentados com matriz dérmica acelular (LifeNet; Salvin) tiveram manutenção da crista óssea semelhante à perda óssea mínima em 1 ano pós-operatório (Figura 32.32).[54]

Comprimento do implante. Schnitman *et al.*[55] relataram que comprimentos de implante maiores que 10 mm fornecem taxas de sucesso significativamente maiores para implantes imediatos. Porém, o comprimento do implante está diretamente relacionado à densidade óssea. Em densidades ósseas favoráveis (p. ex., D1, D2), o comprimento do implante não é tão importante. Quando a densidade óssea precária está presente (p. ex., D3, D4), implantes mais longos são necessários devido a maior necessidade de estabilidade primária e fixação rígida (Figura 32.33 e Boxe 32.3).

Estabilidade do implante

A estabilidade inicial do implante imediato é um dos fatores mais críticos para o sucesso do implante. Quando ocorre micromovimento, a interface osso-implante é reduzida, resultando na perda da estabilidade primária. Micromovimentos maiores que 100 μm podem causar encapsulamento fibroso do implante.[56] Existem dois tipos de estabilidade do implante, primária e secundária.

Primária. A estabilidade primária é definida como a estabilidade do implante imediatamente após a instalação; é derivada da fricção mecânica das roscas do implante e do osso circundante. Vários métodos têm sido defendidos na literatura para determinar a estabilidade primária.

a. *Percussão* é o primeiro método de teste na literatura a ser usado para avaliar a estabilidade primária e estimar a quantidade de contato osso-implante. Essa técnica é baseada na ciência vibracional-acústica, pela qual um som "agudo" significa integração e um som "grave" pode ser indicativo de falta de integração. Infelizmente, esse teste é altamente dependente do nível de experiência do clínico e de crenças subjetivas. Portanto, embora ainda seja usado, não é o método de teste mais ideal (Figura 32.34).[57,58]

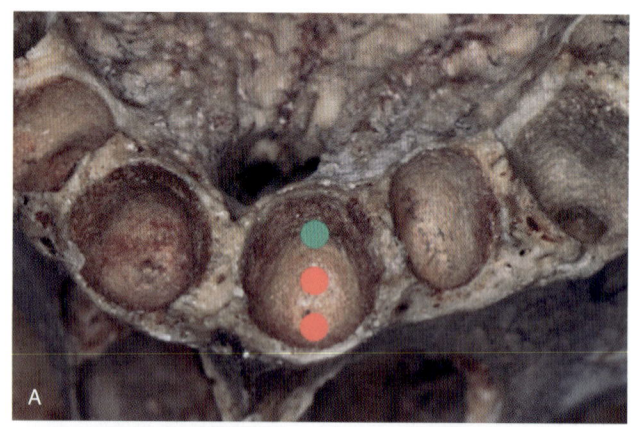

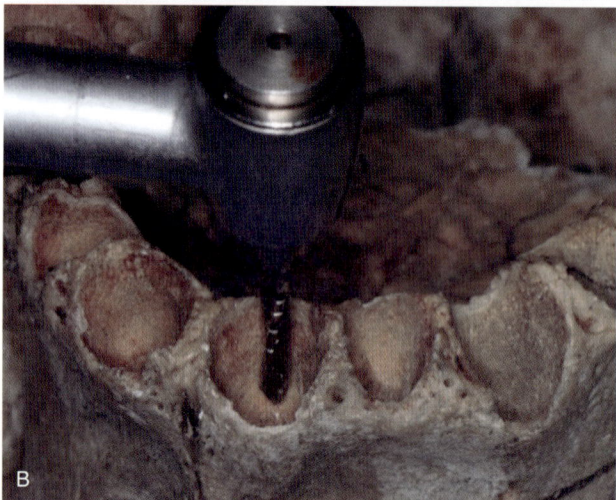

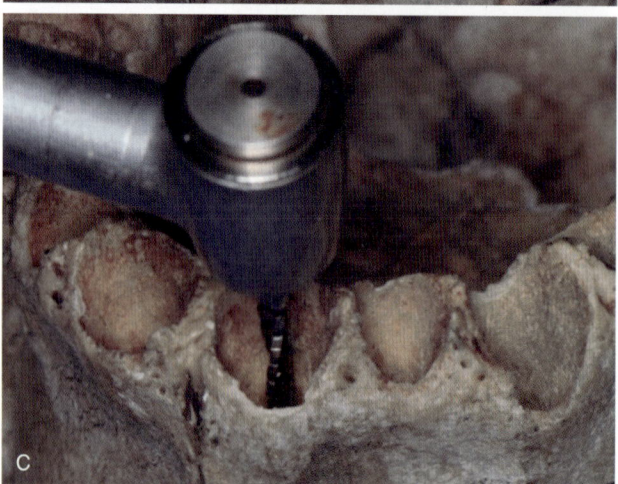

• **Figura 32.31 Instalação anterior da maxila. A.** A osteotomia deve ser iniciada na parede lingual. **B.** Um sulco é feito na parede lingual. **C.** A partir da posição do sulco lingual, a peça de mão é girada facialmente para permitir a angulação ideal do implante.

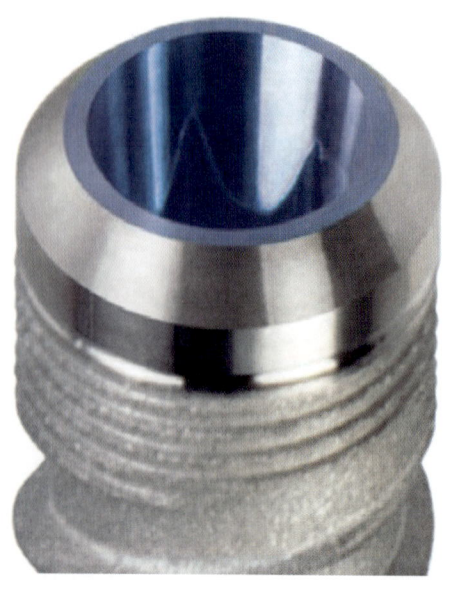

• **Figura 32.32** Foi demonstrado que implante cônico e plataforma *switch* é o implante ideal para implantes imediatos.

b. *Periotest* (Siemens, Bensheim, Alemanha) é um método de teste que foi proposto para ser o mais objetivo para avaliação da estabilidade do implante. Embora muito melhor do que o teste de percussão, o Periotest demonstrou ter imprecisões na falta de resolução, baixa sensibilidade e sujeito à variabilidade do operador (Figura 32.35).[59]

c. Um método mais recente é o uso de *torque de inserção*, que pode ser medido com ferramentas de inserção de baixa velocidade (*i. e.*, peça de mão cirúrgica) ou chave manual. Foi demonstrado que o torque de inserção deve estar entre 35 e 45 N/cm para um protocolo de carga imediato bem-sucedido.[60,61]

d. A *análise de frequência de ressonância* (AFR) é uma ferramenta de diagnóstico que permite detectar a estabilidade do implante em função da rigidez da interface osso-implante. Esse teste pode ser usado de forma contínua e objetiva durante as fases de cicatrização do implante. A AFR foi inicialmente apresentada por Meredith *et al.*[62] em 1996. A AFR demonstrou ter mensurações quantitativas e reprodutíveis na presença de integração, viabilidade de carga imediata e avaliação de acompanhamento na previsão de falha do implante.[63] AFR é um técnica que se baseia na excitação contínua da interface do implante pelo uso de análise de vibração dinâmica (efeito piezo). Um transdutor especializado, que contém dois elementos piezocerâmicos, é conectado diretamente ao implante ou pilar ptoético. O primeiro elemento piezoelétrico gera um sinal de excitação que é uma onda sinusoidal (5 a 15 kHz), levando à vibração de todo um complexo transdutor-implante-tecido. A resposta de oscilação é medida pelo segundo elemento piezo.[64]

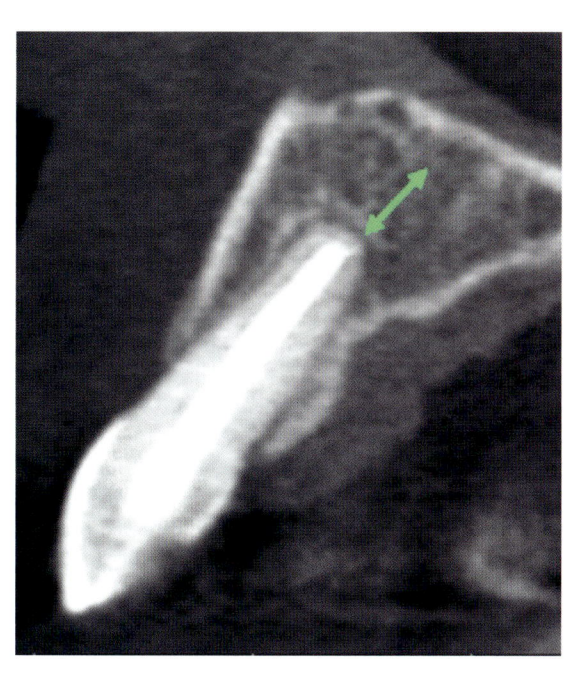

• **Figura 32.33 Comprimento do implante.** Idealmente, um implante imediato precisa se estender de 2 a 4 mm além do ápice radicular, especialmente quando há baixa densidade óssea.

| Boxe 32.3 | Comprimentos radiculares.[20] |

Superiores
Incisivo central: 13,0 mm
Incisivo lateral: 13,0 mm
Canino: 17,0 mm
Primeiro pré-molar: 14,0 mm
Segundo pré-molar: 14,0 mm
Primeiro molar: 12,0 mm (V), 13,0 mm (ℓ)
Segundo molar: 11,0 mm (V), 12,0 mm (ℓ)

Inferiores
Incisivo central: 12,5 mm
Incisivo lateral: 14,0 mm
Canino: 16,0 mm
Primeiro pré-molar: 14,0 mm
Segundo pré-molar: 14,5 mm
Primeiro molar: 14,0 mm
Segundo molar: 13,0 mm

V: vestibular; L: lingual.

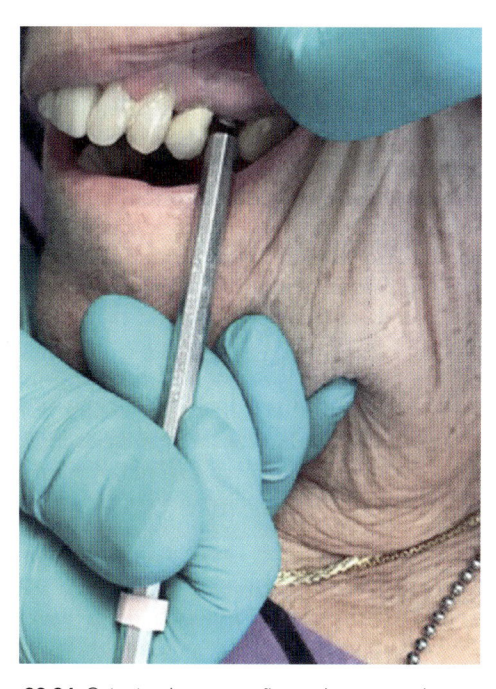

• **Figura 32.34** O teste de percussão pode ser usado para avaliar a estabilidade primária inicial; no entanto, esse teste é muito subjetivo.

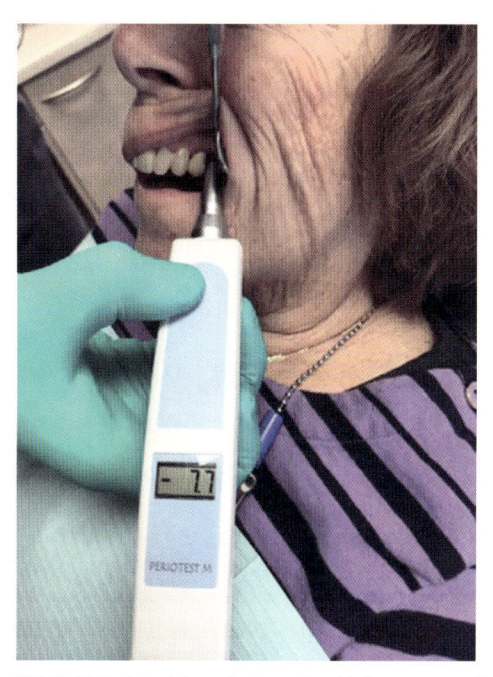

• **Figura 32.35** O Periotest é um teste mais objetivo para avaliar a estabilidade inicial; no entanto, produz resultados inconsistentes.

A técnica AFR mede a estabilidade do implante em função da rigidez do complexo osso-implante. A saúde do implante é medida em um quociente de estabilidade do implante (QEI) que é calculado em uma escala de 1 a 100. A integração total de um implante é geralmente medida no intervalo de 45 a 85 QEI. Medidas de menos de 45 são indicativas de falha do implante, enquanto um valor QEI de 60 a 70 indica sucesso.[65]

Secundária. Durante o processo de cicatrização, o processo de estabilidade primária é substituído pelo processo biológico de consolidação óssea. Os principais fatores que influenciam a estabilidade secundária são a estabilidade primária inicial, o processo de remodelação óssea, o contato osso-implante e as características da superfície do implante.

O uso de AFR após a cicatrização inicial tem demonstrado grande sucesso. Han et al.[66] relataram uma diminuição nos valores de QEI nas primeiras 3 semanas após a instalação do implante; então, um retorno aos valores originais do QEI é observado aproximadamente 8 semanas após a cirurgia.

Ao comparar implantes instalados em locais de exodontia imediata vs. locais cicatrizados, Han et al. demonstraram que implantes que receberam carga imediata tiveram o mesmo desempenho, seja em pós-extração ou cicatrizado. Além disso, os autores demonstraram que implantes cônicos com roscas autocortantes fornecem excelente estabilidade inicial, com alto torque de inserção e valores de QEI (Figura 32.36).

Enxerto/membrana

Após a estabilidade do implante ser confirmada, os defeitos ósseos presentes são avaliados e enxertados de acordo com a necessidade. Idealmente, o material de enxerto ósseo deve incluir um material de reabsorção mais lenta que manterá o espaço para permitir a regeneração óssea (p. ex., aloenxerto desmineralizado/mineralizado, aloenxerto + autoenxerto ou xenoenxerto). A seleção da membrana é ditada pelo defeito presente. Se a parede vestibular estiver ausente ou muito fina, recomenda-se uma membrana de colágeno de ação mais longa. É mais previsível se a membrana for colocada por vestibular junto com o enxerto antes da instalação do implante. Se todas as cinco paredes estiverem presentes, um tampão de colágeno (ou fita de colágeno) é colocado sobre o alvéolo (Figura 32.37).

Fechamento

Na maioria dos locais de instalação imediata, é difícil obter o fechamento primário, a menos que o retalho seja avançado. Porém, o avanço do retalho resultará em tecido menos queratinizado na vestibular da prótese. Quando os resultados de tecido queratinizado são inadequados, geralmente são indicados enxertos de tecido (Figura 32.38).

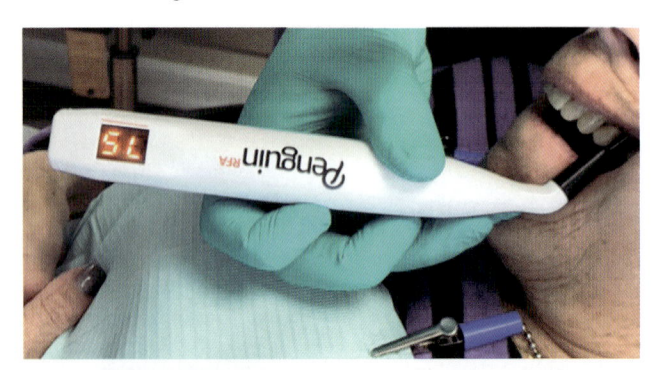

● **Figura 32.36 Análise de frequência de ressonância (AFR).** O Penguin AFR (Glidewell) é um teste de análise de frequência de ressonância não invasivo que resulta em resultados numéricos precisos e confiáveis sobre a estabilidade de implantes instalados imediatamente.

Carga imediata ou tratamento por estágios

Após a instalação do implante, um pilar de cicatrização (estágio único) ou um parafuso de cobertura (dois estágios) pode ser colocado. Em casos de carga imediata, uma prótese provisória pode ser inserida, permitindo que o pôntico (*design*) oval) cicatrize o tecido mole. De Rouck et al.[68] demonstraram que o uso de implantes imediatos únicos com provisionalização imediata auxilia na otimização dos resultados estéticos. Os autores concluíram que a prótese provisória moldará o tecido mole e limitará a quantidade

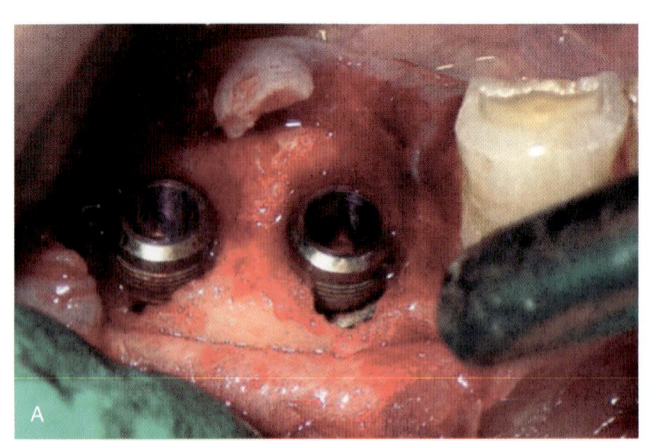

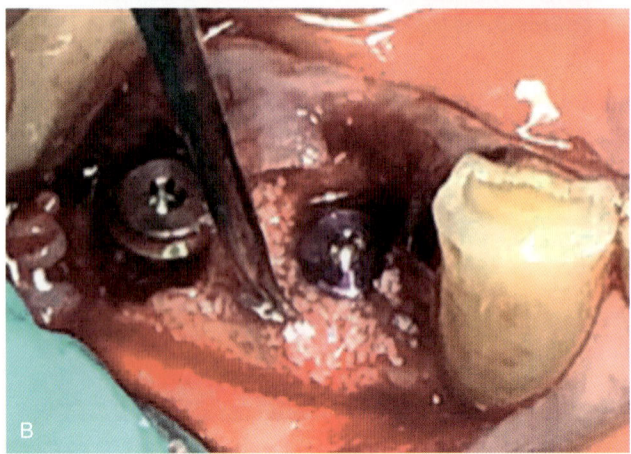

● **Figura 32.37 A.** Enxerto da "distância do espaço" (*gap*) e outros defeitos ósseos. **B.** Instalação de membrana para evitar a migração de material de enxerto ósseo.

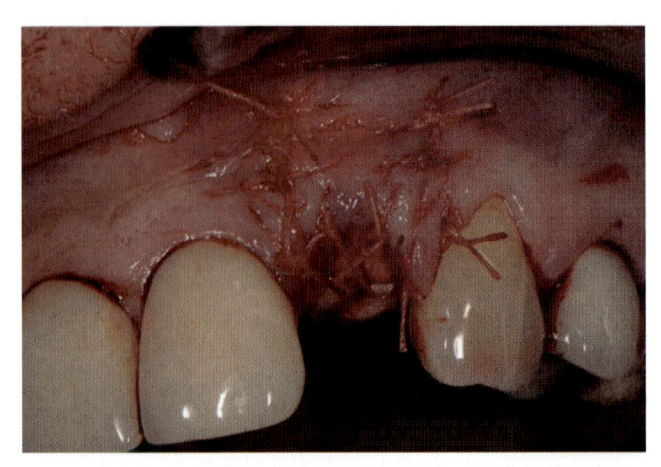

● **Figura 32.38 Fechamento.** Normalmente, o fechamento primário não é concluído e não é recomendada a extensão do retalho para obter o fechamento primário.

de perda de tecido mole. Tarnow et al.[69] relataram que a instalação imediata do implante com enxerto ósseo e coroa provisória bem contornada resultou na menor alteração do contorno palatino-facial (< 1 mm).

Implantes imediatos em locais infectados

Colocar implantes em locais infectados tem sido controverso. Villa e Rangert[70] relataram uma série de casos em que os implantes foram instalados imediatamente após a exodontia e apresentaram infecções periodontais ou endodônticas. Após 2 anos, a taxa de sobrevida cumulativa foi de 100%. A teoria inclui que, após a exodontia, infecções e microrganismos presentes podem ser eliminados com a degranulação adequada do alvéolo. Novaes et al.[71] avaliaram a instalação imediata de implantes em locais cronicamente infectados. Os autores determinaram que, enquanto antibióticos são usados, o desbridamento meticuloso e a preparação do osso alveolar antes da instalação do implante são realizados de maneira adequada, os implantes imediatos em locais infectados não são contraindicados. Crespi et al.[72] avaliaram o implante imediato associado a uma lesão periapical crônica; os autores não observaram um aumento na taxa de complicações e demonstraram tecidos moles e duros favoráveis no pós-operatório (Figura 32.39).

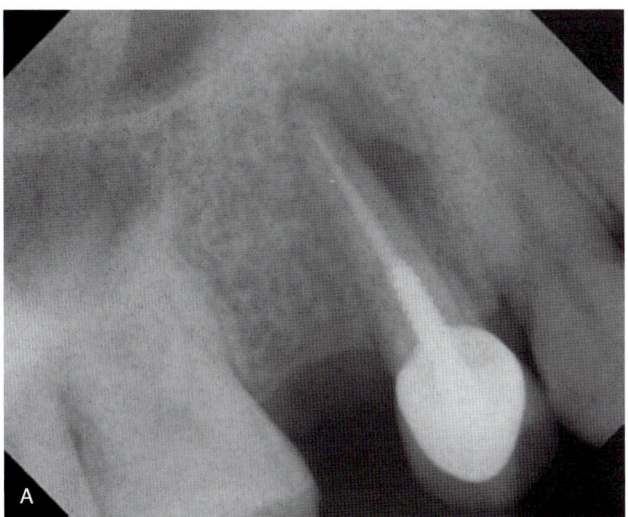

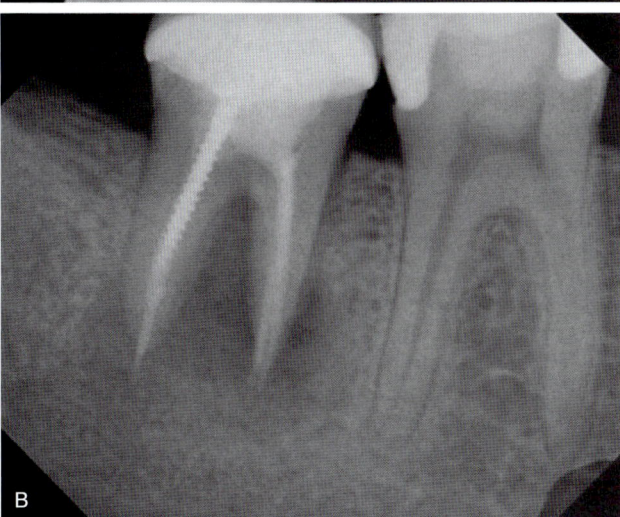

• **Figura 32.39 A e B.** Deve-se ter extremo cuidado ao instalar implantes imediatos em locais com infecção ativa.

Complicações

Não reconhecer alvéolo com 4 paredes

Uma das complicações mais comuns da instalação imediata do implante é o clínico não diagnosticar a perda da parede vestibular. Um alvéolo de cinco paredes é ideal e é tratado com a técnica cirúrgica convencional (Figura 32.40). Em contraste, um alvéolo de quatro paredes requer membrana de colágeno de ação mais longa posicionada sobre a face vestibular do local da exodontia. (Figura 32.41).

Não reconhecer fatores anatômicos específicos

Cada dente na arcada superior e inferior está associado a fatores que podem tornar as condições ideais para a instalação imediata de um implante ou contraindicá-lo. O autor formulou um protocolo para cada dente com base em critérios anatômicos e de planejamento de tratamento específicos. Cada dente específico tem condições ideais (*verde*), condições de cautela (*amarelo*) ou contraindicação (*vermelho*) (Figuras 32.42 e 32.43).

Incapacidade de obter estabilidade primária

A estabilidade primária do implante pode ser difícil de alcançar em locais de exodontia onde a densidade do osso trabecular é inferior ao ideal. Ao contrário de uma crista cicatrizada de volume ósseo desejável, a estabilidade primária em locais de exodontia frescos é mais difícil de alcançar, em geral devido à menor quantidade de osso nativo presente, bem como ao fato de que o desafio anatômico do aspecto coronal do local de exodontia é frequentemente mais largo do que o implante que está sendo instalado. As variações potenciais na densidade óssea podem exigir várias modificações no preparo da osteotomia e nos protocolos de instalação de implantes em comparação com procedimentos realizados em densidade óssea homogênea. Como resultado, após a tentativa de implantação, o clínico pode se deparar com um implante com nível de estabilidade primária questionável (Figura 32.44).

Prevenção

Preparação da osteotomia total no local e sequência cirúrgica apropriada. Dependendo do tamanho do dente extraído e do implante a ser instalado, o implante na maioria dos casos se estende além das dimensões originais do ápice radicular e fornece retenção mecânica do implante. Na região anterior da maxila, a instalação imediata do implante normalmente requer osteotomia e a inserção do implante envolve a parede lingual do alvéolo para fixação rígida. Para dentes posteriores superiores, a broca inicial deve ser posicionada fora do centro em direção à face lingual do septo interradicular. Para dentes posteriores inferiores, a broca inicial deve ser posicionada na face mesial do septo interradicular. Uma broca Lindemann é útil para iniciar e modificar osteotomias. O objetivo desse processo de preparo em multiplanar é criar uma osteotomia na posição proteticamente correta sem comprometer a parede vestibular do osso.

Largura da osteotomia subpreparada e comprimento da osteotomia superpreparada. Misch[14] inicialmente delineou um protocolo que adapta plano de tratamento, seleção de implante, abordagem cirúrgica, regime de cicatrização e carga protética inicial para todas as densidades ósseas e todas as posições de arco, o que resultou em sucesso de implante semelhante para todas as densidades ósseas. A densidade do osso nativo residual pode influenciar a capacidade de obter uma fixação primária adequada. Com dentes anteriores unirradiculares, o uso de osso além do ápice e a fixação lateral de algumas ou todas as paredes do alvéolo do dente são fundamentais para a obtenção de estabilidade primária suficiente. Com implantes posteriores, estruturas vitais como o nervo alveolar inferior e o seio maxilar limitam a estabilidade derivada do osso além dos ápices dentais. Além disso, o osso nativo limitado presente sofre remodelação após o trauma cirúrgico de preparação da osteotomia e inserção do implante. Esse trauma leva ao enfraquecimento da interface osso-implante e pode ter efeito adverso na estabilidade inicial do implante (Figura 32.45).

Geralmente, a estabilidade primária inadequada pode se manifestar somente após 4 a 6 semanas; a interface do osso é mais forte no dia da instalação do implante em comparação com 3 meses depois. O processo cirúrgico de preparo da osteotomia do implante e inserção do implante causa um FAR de reparo ósseo ao redor da interface do implante. Como resultado da instalação cirúrgica, o osso lamelar organizado e mineralizado no local da preparação torna-se o osso trançado de reparo desorganizado e menos mineralizado próximo ao implante. A interface implante-osso é mais fraca e apresenta maior risco de sobrecarga, em 3 a 6 semanas após a inserção cirúrgica, pois o trauma cirúrgico causa remodelação óssea na interface que é menos mineralizada e desorganizada durante esse período. Um estudo clínico de Buchs et al.[73] demonstrou que a falha do implante que recebeu carga imediata ocorreu principalmente entre 3 e 5 semanas após a inserção do implante, por mobilidade sem infecção. Aos 4 meses, o osso ainda é apenas 60% de osso lamelar organizado e mineralizado. Com o tempo, a formação e a mineralização óssea levarão a um maior intertravamento com a superfície do implante e a uma interface implante-osso mais forte. No entanto, isso provou ser suficiente na maioria dos tipos de osso e situações clínicas para a cicatrização em dois estágios e carregamento tardio do implante. A relativa falta de osso nativo (em comparação com um local cicatrizado) sugere que a osteotomia deve frequentemente ser subdimensionada em

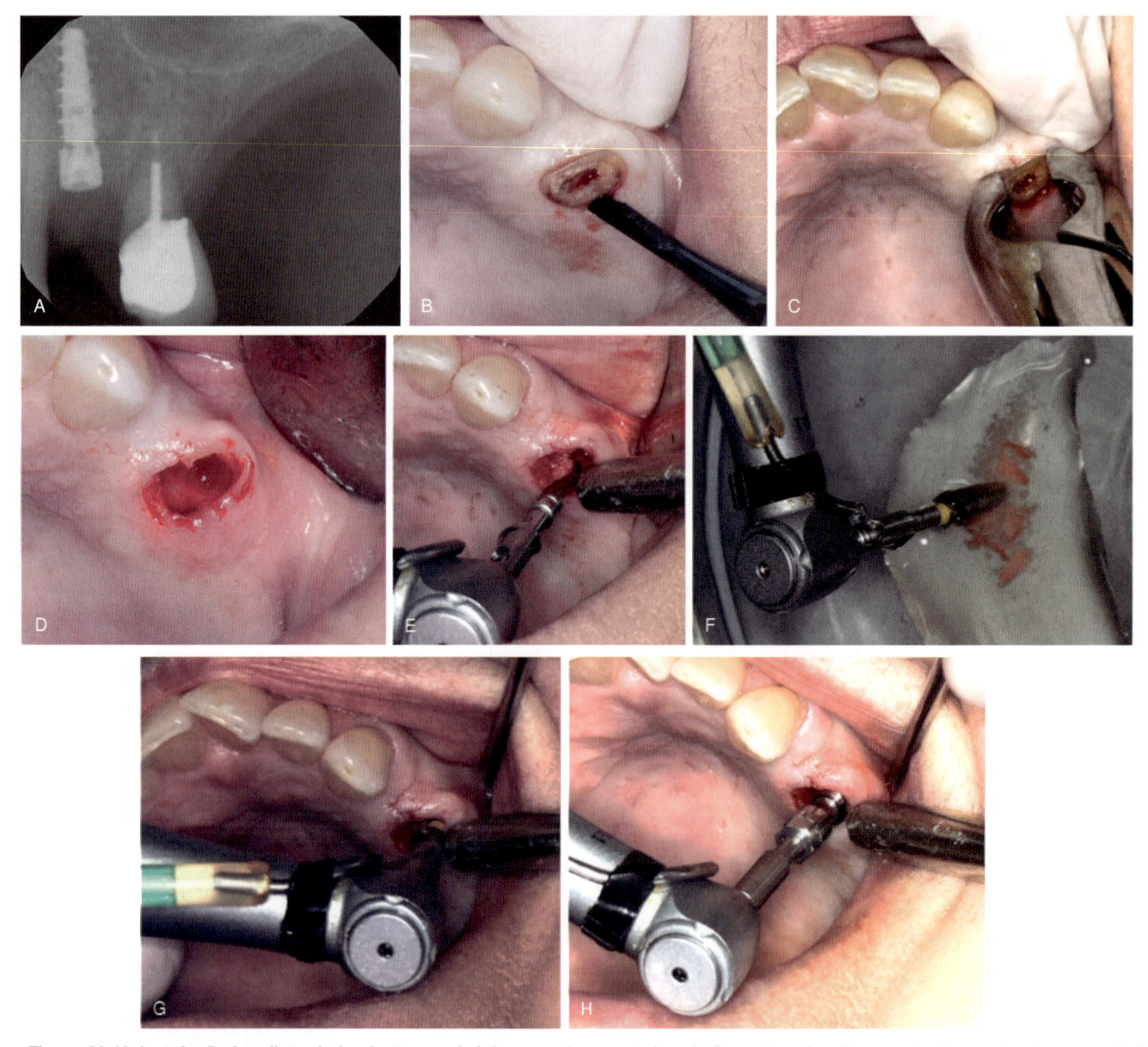

• **Figura 32.40** Instalação imediata de implante em alvéolo com cinco paredes. **A.** Segundo pré-molar superior demonstrando osso apical suficiente para a instalação imediata do implante. **B.** Exodontia atraumática com periótomo. **C.** Raiz com mobilidade removida com pinça. **D.** Alvéolo com cinco paredes remanescentes após a exodontia. **E.** Osteotomia iniciada com broca de Lindemann levemente por lingual. **F.** Fragmentos ósseos das estrias da broca são salvos para enxertar a lacuna vestibular, após a instalação do implante. **G.** O diâmetro da osteotomia é aumentado. **H.** Inserção do implante com peça de mão. **I.** Posicionamento final do implante. (continua)

largura, cujo grau depende da densidade óssea. Além disso, para osso menos denso, a fixação imediata do implante pode ser facilitada se o clínico puder usar osteótomos ou técnicas de osseodensificação para compactação radial. Dependendo do tamanho do alvéolo e da anatomia do dente, a estabilidade suficiente do implante às vezes pode ser alcançada apenas por fixação na parede lateral. No entanto, a extensão da osteotomia 2 a 4 mm além do ápice do alvéolo (sem invadir as estruturas vitais) é mais comumente realizada para a estabilidade primária.[74]

Design do implante e estabilidade inicial. A percepção clínica da estabilidade primária do implante é frequentemente baseada na resistência ao corte do implante durante sua inserção. A sensação de "boa" estabilidade pode ser acentuada se houver a sensação de uma parada abrupta no assentamento do implante. Embora os implantes cônicos em forma radicular muitas vezes tenham uma geometria que proporcionará a parada firme, a estabilidade resultante pode ser uma falsa percepção.[75] Além disso, em um implante cônico rosqueável, as roscas na metade apical geralmente não são tão profundas, pois o diâmetro externo do corpo do implante continua diminuindo. Isso limita a fixação inicial do implante e reduz ainda mais a área de superfície funcional. Para a instalação imediata do implante, o *design* do corpo cônico/rosqueável pode ser benéfico durante a inserção inicial porque é posicionado dentro da osteotomia a meio caminho antes de envolver o osso. A escolha do corpo do implante em relação à estabilização primária é ambígua e pode ser mais influenciada pelo preparo da osteotomia do que pelo *design* do corpo do implante. Um estudo realizado por Sakoh *et al.*[76] concluiu que a combinação do *design* cônico do implante e do procedimento de perfuração subdimensionada parecia estar associada ao aumento da estabilidade primária (Figura 32.46).

Opções de tratamento

O redirecionamento dependerá da densidade óssea. Se o implante tiver estabilidade primária precária, às vezes pode ser redirecionado para um osso mais denso; o redirecionamento pode ser necessário em mais de um plano e mantido dentro dos limites tridimensionais ideais para reconstrução protética. Frequentemente, um toque sutil do implante (rosqueado) em direção axial dará a estabilidade primária inicial necessária sem colocar o implante em risco de posicionamento apical excessivo em relação à crista óssea e quaisquer dentes adjacentes. Um martelo e um osteótomo reto ou deslocado podem ser usados por cima do corpo do implante.

Utilizar implante de maior diâmetro. As dimensões, mais longas e/ou mais largas, do implante de "resgate" podem permitir melhor fixação primária satisfatória; entretanto, ela ainda deve estar em uma posição aceitável em relação à crista óssea, aos dentes adjacentes e à prótese definitiva planejada.[77] Ela pode ser colocada de forma redirecionada, descrita anteriormente. Uma área de superfície de implante aumentada pode envolver mais osso cortical. Também foi demonstrado, em um estudo experimental na tíbia de coelho, que diâmetros mais largos de implantes resultaram em valores aumentados de torque de remoção.[78] Matsushita *et al.*[79] usaram um método de elemento finito bidimensional para analisar o efeito de diâmetros de implante diferentes na distribuição de tensão dentro do osso alveolar usando implantes revestidos com HA. Os autores observaram que a tensão no osso cortical diminuiu com o aumento do diâmetro do implante. Ivanoff *et al.*[80], entretanto, relataram menor sobrevida e tendência a maior perda óssea para implantes de 5 mm de diâmetro, em comparação com implantes de 3,75 mm ou 4 mm de diâmetro. As dimensões ósseas vestibulares diminuídas resultantes, associadas a dimensões mais largas do implante, aumentam a probabilidade de recessão do tecido mole.

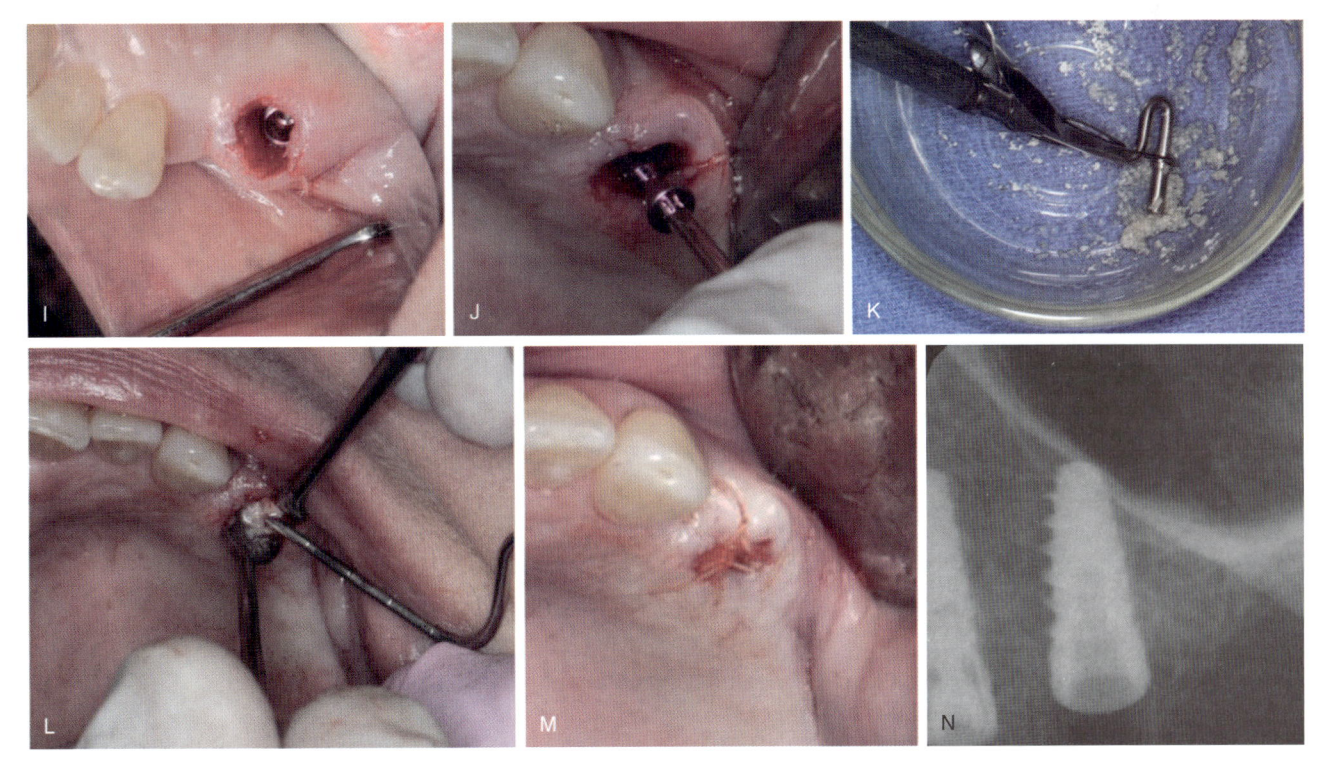

● **Figura 32.40** (*continuação*). **J.** O parafuso de cobertura ou pilar de cicatrização deve ser colocado antes da instalação do enxerto ósseo. **K.** O enxerto ósseo é usado para preencher o *gap* e quaisquer defeitos ósseos; o tampão permite fácil instalação em pequenos espaços vazios. **L.** Material de enxerto inserido no *gap* e instalação da membrana. **M.** Fechamento final. **(N)** Radiografia final.

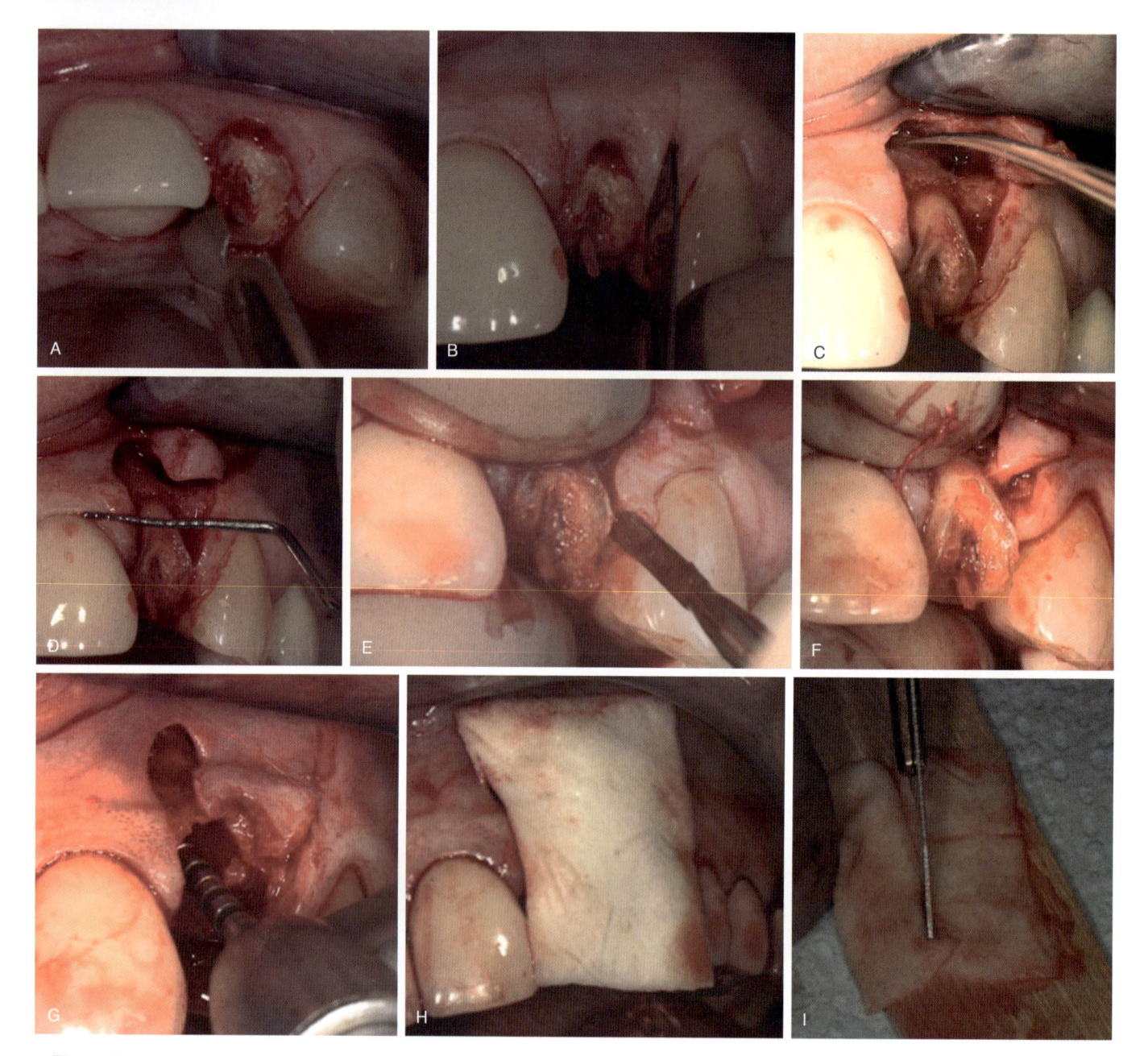

• **Figura 32.41 Instalação imediata do implante em alvéolo com quatro paredes. A.** Tomografia computadorizada de feixe cônico de incisivo lateral superior esquerdo demonstrando ausência de osso vestibular. **B.** Incisão sulcular e de liberação de base ampla. **C.** Reflexão. **D.** Ausência de osso vestibular e avaliação da medida de 2 a 4 mm da margem gengival livre. **E.** Exodontia atraumática. **F.** Remoção da raiz. **G.** Osteotomia com broca Lindemann em parede lingual. **H.** Medida estendida da membrana de colágeno. **I.** Colágeno cortado com bisturi para preencher o alvéolo. (*continua*)

No entanto, deve-se ter cuidado ao instalar um implante muito largo, pois ele pode invadir a placa vestibular ou apresentar resultado protético não ideal.

Deixar o implante no lugar. Um implante com perda de estabilidade rotacional (*spinner*) e, se houver, deficiências mínimas da crista circundante pode ser deixado no local. Se a substituição não for possível (p. ex., em casos de dimensões ósseas inadequadas ou onde um implante maior não estiver disponível), o implantodontista deve decidir se deixa o implante no lugar ou se remove e reavalia o local para uma nova terapia de implante após a cicatrização completa. Ivanoff *et al.*[81] relataram que implantes osseointegrados que foram mobilizados por causa de uma ruptura traumática da interface osso-implante podem se reintegrar se cicatrizarem por um período adicional. Orenstein *et al.*[82] relataram uma taxa de sobrevida de 79,8% após 3 anos de implantes que estavam com mobilidade na instalação. Um fator significativo para a maioria desses implantes foi a presença de revestimento de HA. Quase metade dos implantes não revestidos inicialmente com mobilidade falhou 3 anos após a instalação. Mesmo se os implantes com mobilidade estiverem inicialmente integrados, recomenda-se precauções para evitar a sobrecarga do implante. Os clínicos podem querer usar estratégias, como a temporização a longo prazo, para promover a maturação óssea e avaliar a viabilidade dos implantes inicialmente com mobilidade em função, antes de instalar a prótese definitiva.

Abortar o procedimento. O clínico pode considerar o aborto do procedimento e prosseguir com o enxerto ósseo e a instalação tardia do implante (Figura 32.47).

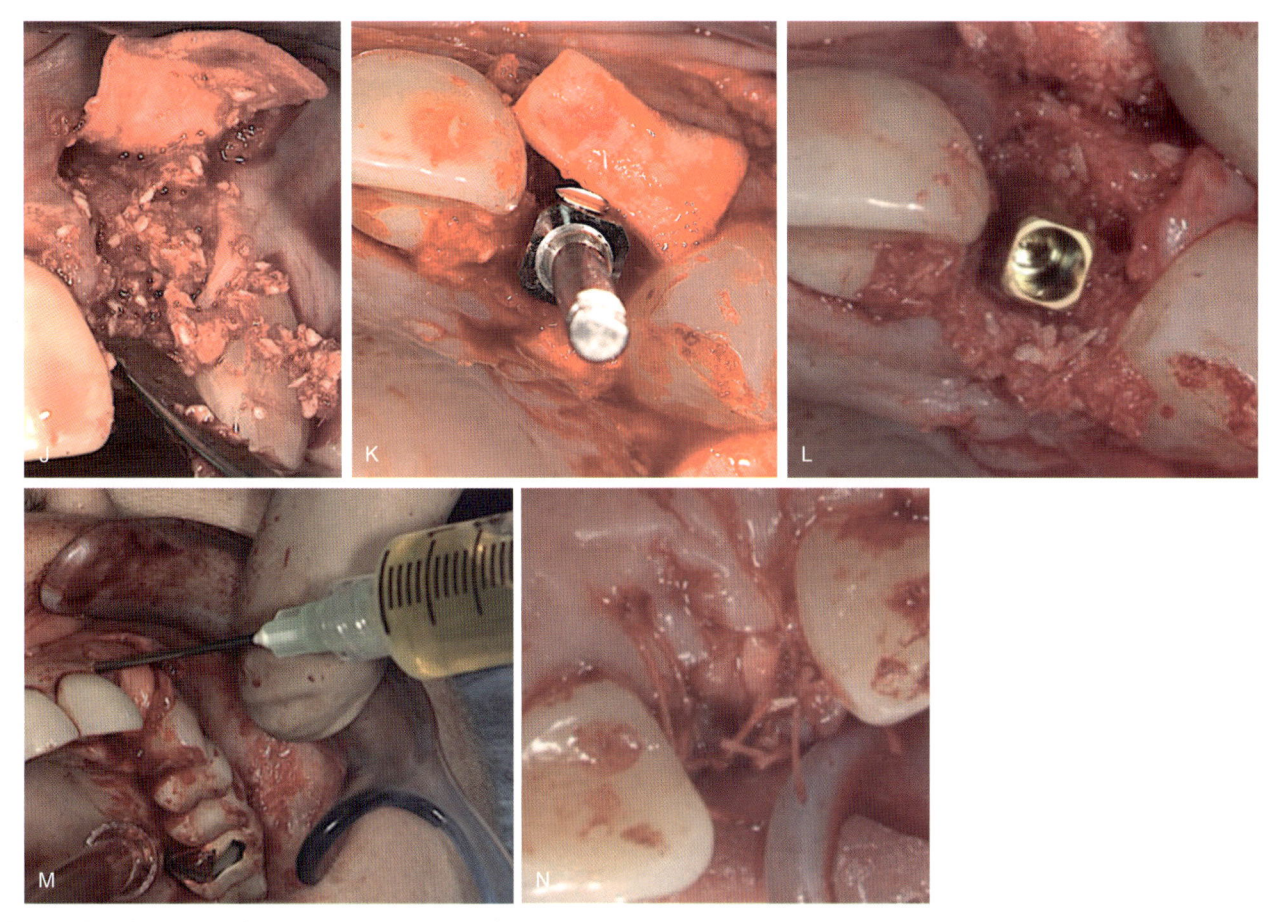

● **Figura 32.41** (*continuação*). **J.** Posicionamento do colágeno ao longo da parede vestibular. **K.** Instalação do implante. **L.** Instalação do pilar para verificar a angulação. **M.** Plaqueta rica em fibrina (PRF) colocada abaixo do retalho. **N.** Fechamento final.

Complicações pós-operatórias

Impacto da prótese provisória

A prótese provisória sobre um implante imediato não deve repousar ou aplicar pressão no tecido mole sobre o local. Os implantes e os enxertos particulados são mais propensos a se mover durante a cicatrização, o que evita que os vasos sanguíneos entrem e formem osso no local. Se possível, uma prótese provisória fixa ou sem pressão é ideal para uma cicatrização bem-sucedida (Figura 32.48).

Deficiência neurossensorial

A proximidade do nervo alveolar inferior aos ápices dos dentes posteriores inferiores apresenta a possibilidade de deficiência neurossensorial durante a preparação das osteotomias e durante a inserção do implante. Na maioria dos casos, o implante imediato ganha estabilidade primária do osso além dos ápices radiculares. Esse risco é maior no local posterior de exodontia da mandíbula do que em um local cicatrizado com seu volume de osso aumentado e probabilidade associada de osso mais abundante atingir estabilidade primária sem invasão do nervo. As estratégias preventivas incluem imagens tridimensionais pré-operatórias, cirurgia guiada e maior consciência da anatomia local (Figura 32.49). O comprometimento neurossensorial é mais comum nas posições do nervo Tipo 1 (ou seja, posição anteroposterior próxima aos ápices radiculares).

Para essa discussão, deve-se ter cuidado para distinguir entre um comprometimento que pode estar presente após procedimento tardio/de dois estágios (p. ex., altura final da coroa aumentada) e um comprometimento que pode ser atribuído exclusivamente à instalação do implante no momento da exodontia. Exemplos deste último são caracterizados por posições excessivas em um ou mais dos três planos potenciais de referência. O posicionamento não ideal também pode ocorrer após procedimentos em vários estágios; no entanto, a necessidade de osso nativo para estabilidade primária em casos de instalação imediata aumenta a probabilidade de erro de posicionamento. O gerenciamento de casos com espaço/comprimento mesiodistal excessivo resultante pode ser frequentemente tratado com a instalação de implantes adicionais (geralmente de diâmetro mais estreito). O uso de *templates* cirúrgicos ou cirurgia guiada é recomendado para clínicos que desejam pontos de referência físicos durante a cirurgia (Figura 32.50).

Conclusão

A instalação de implantes imediatos em um local de exodontia tem demonstrado ser muito bem-sucedida na literatura. Os avanços tecnológicos levaram a uma variedade de opções para o paciente e para o clínico como alternativa à técnica tradicional de dois estágios. Implantes de instalação imediata representam muitos desafios para os clínicos, especialmente ao tratar pacientes com deficiências preexistentes de tecidos moles e duros. Neste capítulo, as vantagens e desvantagens dos implantes imediatos foram explicadas em detalhes junto com vários fatores de planejamento de tratamento que devem ser avaliados de maneira ideal antes do tratamento. Com a seleção apropriada do paciente e o planejamento do tratamento, as complicações podem ser minimizadas e as taxas de sucesso aumentadas com implantes de instalação imediata.

	Incisivo central superior			Incisivo lateral superior			Canino superior		
	IDEAL	**CUIDADO**	**ALTO RISCO**	**IDEAL**	**CUIDADO**	**ALTO RISCO**	**IDEAL**	**CUIDADO**	**ALTO RISCO**
Altura óssea disponível	> 4 mm abaixo do assoalho nasal	2 a 3 mm abaixo do assoalho nasal	< 2 mm abaixo do assoalho nasal	> 4 mm abaixo do assoalho nasal	2 a 3 mm abaixo do assoalho nasal	< 2 mm abaixo do assoalho nasal	> 4 mm abaixo do assoalho nasal	2 a 3 mm abaixo do assoalho nasal	< 2 mm abaixo do assoalho nasal
Largura óssea disponível	> 7 mm	6 mm	< 6 mm	> 6 mm	5 mm	< 5 mm	> 7 mm	6 mm	< 6 mm
Posição da linha do sorriso	Baixa	Mínima	Alta	Baixa	Média	Alta	Baixa	Média	Alta
Demandas estéticas	Nenhuma	Mínima	Alta	Nenhuma	Mínima	Alta	Nenhuma	Mínima	Alta
Índice gengival	Favorável		Desfavorável	Favorável		Desfavorável	Favorável		Desfavorável
Perda óssea vertical	Ausente	Mínima	Significante	Ausente	Mínima	Significante	Ausente	Mínima	Significante
Concavidade vestibular óssea	Nenhuma	Mínima	Significante	Nenhuma	Mínima	Significante	Nenhuma	Mínima	Significante
Espaço mesiodistal	8 mm	7 a 8 mm	< 7 mm	> 6 mm	5 a 6 mm	< 5 mm	8 mm	7 a 8 mm	< 7 mm
Posição do canal nasopalatino	Pequeno	Médio	Amplo	N/A	N/A	N/A	N/A	N/A	N/A
Relacionamento oclusal	Ausente	Mordida profunda moderada	Mordida profunda significante	Ausente	Mordida profunda moderada	Mordida profunda significante	Ausente	Mordida profunda moderada	Mordida profunda significante
Densidade óssea	D2	D3	D4	D2	D3	D4	D2	D3	D4
Tamanho ideal de implante	4 a 4,5 mm	4 a 4,5 mm	4 a 4,5 mm	4 a 4,5 mm	4 a 4,5 mm	4 a 4,5 mm	4 a 4,5 mm	4 a 4,5 mm	4 a 4,5 mm

	1º Pré-molar superior			2º Pré-molar superior			1º/2º Molar superior		
	IDEAL	**CUIDADO**	**ALTO RISCO**	**IDEAL**	**CUIDADO**	**ALTO RISCO**	**IDEAL**	**CUIDADO**	**ALTO RISCO**
Altura óssea disponível	> 4 mm acima do ápice radicular	2 a 3 mm acima do ápice radicular	< 2 mm acima do ápice radicular	> 4 mm acima do ápice radicular	2 a 3 mm acima do ápice radicular	< 2 mm acima do ápice radicular	< 4 mm acima do ápice radicular	2 a 3 mm acima do ápice radicular	< 2 mm acima do ápice radicular
Largura óssea disponível	> 7 mm	6 mm	< 6 mm	> 7 mm	6 mm	< 6 mm	> 8 mm	7 mm	< 7 mm
Posição da linha do sorriso	Baixa	Média	Alta	Baixa	Média	Alta	Baixa	Média	Alta
Demandas estéticas	Nenhuma	Mínima	Alta	Nenhuma	Mínima	Alta	Nenhuma	Mínima	Alta
Índice gengival	Favorável		Desfavorável	Favorável		Desfavorável	Favorável		Desfavorável
Perda óssea vertical	Nenhuma	Mínima	Significante	Nenhuma	Mínima	Significante	Nenhuma	Mínima	Significante
Posição do seio maxilar	Posterior ao ápice do 1º pré-molar	Ápice dentro do seio em 1-2 mm	< 1 mm ápice ao seio	> 4 mm além do ápice	2 a 3 mm além do ápice	< 1 mm ápice ao seio	> 4 mm além do ápice	2 a 3 mm além do ápice	< 1 mm ápice ao seio
Espaço mesiodistal	7 mm	6 mm	< 6 mm	7 mm	6 mm	< 6 mm	11 mm	9 a 11 mm	< 9 mm
Densidade óssea	D2	D3	D4	D2	D3	D4	D2	D3	D4
Tamanho ideal de implante	4 a 5 mm	4 a 5 mm	4 a 5 mm	4 a 5 mm	4 a 5 mm	4 a 5 mm	5 a 6 mm	5 a 6 mm	5 a 6 mm

● **Figura 32.42** Fatores de tratamento de implante imediato na maxila: **A.** maxila anterior. **B.** maxila posterior.

	Incisivo central inferior			Incisivo lateral inferior			Canino inferior		
	IDEAL	**CUIDADO**	**ALTO RISCO**	**IDEAL**	**CUIDADO**	**ALTO RISCO**	**IDEAL**	**CUIDADO**	**ALTO RISCO**
Altura óssea disponível	> 4 mm além do ápice radicular	2 a 3 mm além do ápice radicular	< 2 mm além do ápice radicular	> 4 mm além do ápice radicular	2 a 3 mm além do ápice radicular	< 2 mm além do ápice radicular	> 4 mm além do ápice radicular	2 a 3 mm além do ápice radicular	< 2 mm além do ápice radicular
Largura óssea disponível	> 6 mm	5 mm	< 5 mm	> 6 mm	5 mm	< 5 mm	> 7 mm	6 mm	< 6 mm
Demandas estéticas	Nenhuma	Mínima	Alta	Nenhuma	Mínima	Alta	Nenhuma	Mínima	Alta
Índice gengival	Favorável		Desfavorável	Favorável		Desfavorável	Favorável		Desfavorável
Perda óssea vertical	Nenhuma	Mínima	Significante	Nenhuma	Mínima	Significante	Nenhuma	Mínima	Significante
Concavidade vestibular óssea	Nenhuma	Mínima	Significante	Nenhuma	Mínima	Significante	Nenhuma	Mínima	Significante
Espaço mesiodistal	5 -6 mm	4,5 a 5 mm	< 4,5 mm	5 a 6 mm	4,5 a 5 mm	< 4,5 mm	7 mm	6 a 7 mm	< 6 mm
Densidade óssea	D2	D3	D4	D2	D3	D4	D2	D3	D4
Tamanho ideal de implante	3 a 3,5 mm	3 a 3,5 mm	3 a 3,5 mm	3 a 3,5 mm	3 a 3,5 mm	3 a 3,5 mm	4 a 4,5 mm	4 a 4,5 mm	4 a 4,5 mm

	1º Pré-molar inferior			2º Pré-molar inferior			1º/2º Molar inferior		
	IDEAL	**CUIDADO**	**ALTO RISCO**	**IDEAL**	**CUIDADO**	**ALTO RISCO**	**IDEAL**	**CUIDADO**	**ALTO RISCO**
Altura óssea disponível	> 4 mm além do ápice radicular	2 a 3 mm além do ápice radicular	< 2 mm além do ápice radicular	> 4 mm além do ápice radicular	2 a 3 mm além do ápice radicular	< 2 mm além do ápice radicular	> 4 mm além do ápice radicular	2 a 3 mm além do ápice radicular	< 2 mm além do ápice radicular
Largura óssea disponível	> 7 mm	6 mm	< 6 mm	> 7 mm	6 mm	< 6 mm	> 8 mm	7 mm	< 7 mm
Localização do forame/canal	> 4 mm abaixo do ápice	2 a 4 mm abaixo do ápice	< 2 mm abaixo do ápice	> 4 mm abaixo do ápice	2 a 4 mm abaixo do ápice	< 2 mm abaixo do ápice	> 4 mm abaixo do ápice	2 a 4 mm abaixo do ápice	< 2 mm abaixo do ápice
Índice gengival	Favorável		Desfavorável	Favorável		Desfavorável	Favorável		Desfavorável
Perda óssea vertical	Nenhuma	Mínima	Significante	Nenhuma	Mínima	Significante	Nenhuma	Mínima	Significante
Espaço mesiodistal	7 mm	6 a 7 mm	< 6 mm	7 mm	6 a 7 mm	< 6 mm	11 mm	9 a 11 mm	< 9 mm
Densidade óssea	D2	D3	D4	D2	D3	D4	D2	D3	D4
Sítio ideal para o implante	4 a 5 mm	4 a 5 mm	4 a 5 mm	4 a 5 mm	4 a 5 mm	4 a 5 mm	5 a 6 mm	5 a 6 mm	5 a 6 mm

• **Figura 32.43** Fatores de tratamento de implante imediato na mandíbula: **A.** Mandíbula anterior. **B.** Mandíbula posterior.

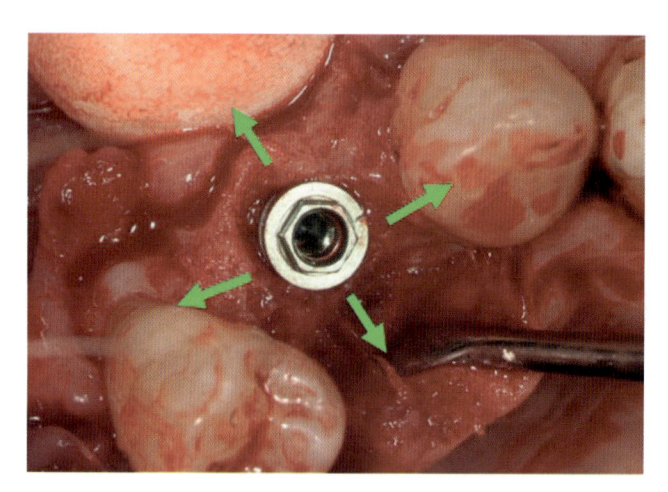

• **Figura 32.44** Complicação de instalação imediata de implante. Falta de estabilidade primária que aumenta a taxa de complicações e falhas.

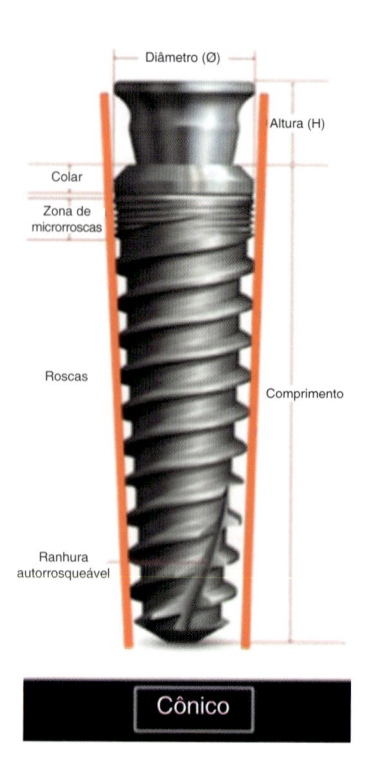

• **Figura 32.46** Implantes cônicos demonstraram ter melhor fixação imediata do implante.

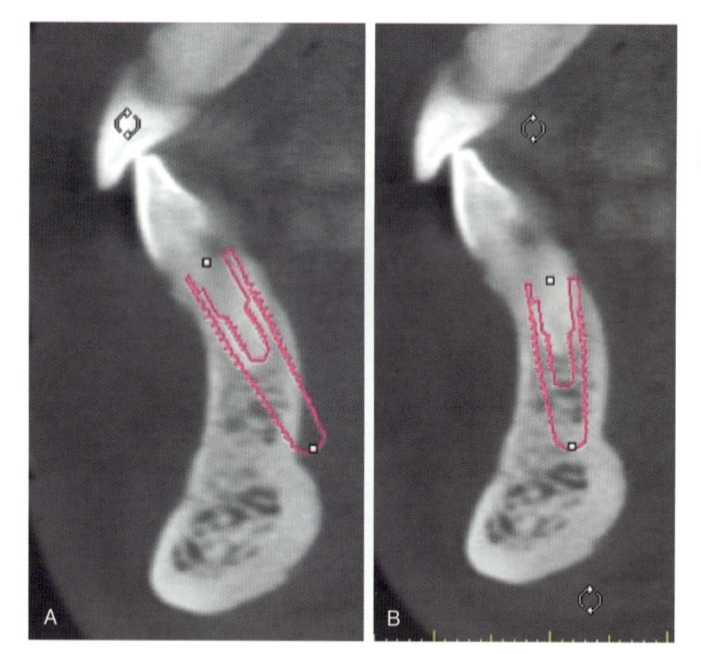

• **Figura 32.45 A.** A trajetória não deve ser ditada pelo dente natural, pois pode ser enganosa. **B.** Trajetória ideal baseada no osso hospedeiro.

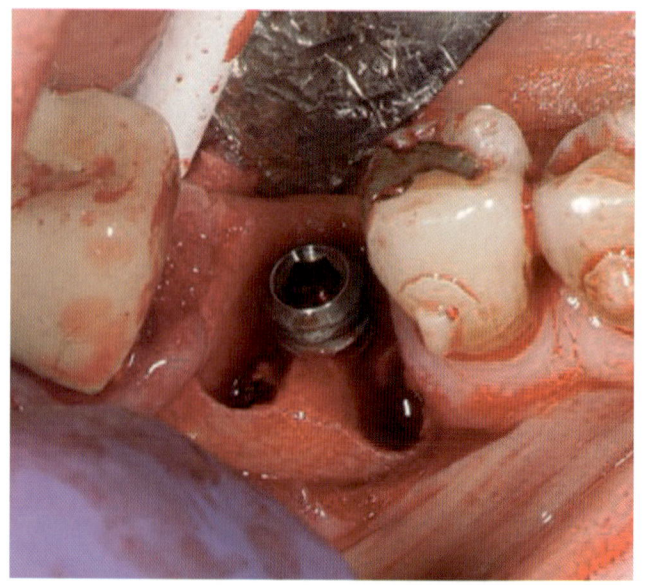

• **Figura 32.47** Implante com estabilidade primária inadequada e osso hospedeiro adjacente mínimo. Se a estabilidade primária adequada não puder ser obtida, o implante deve ser removido e o local, enxertado.

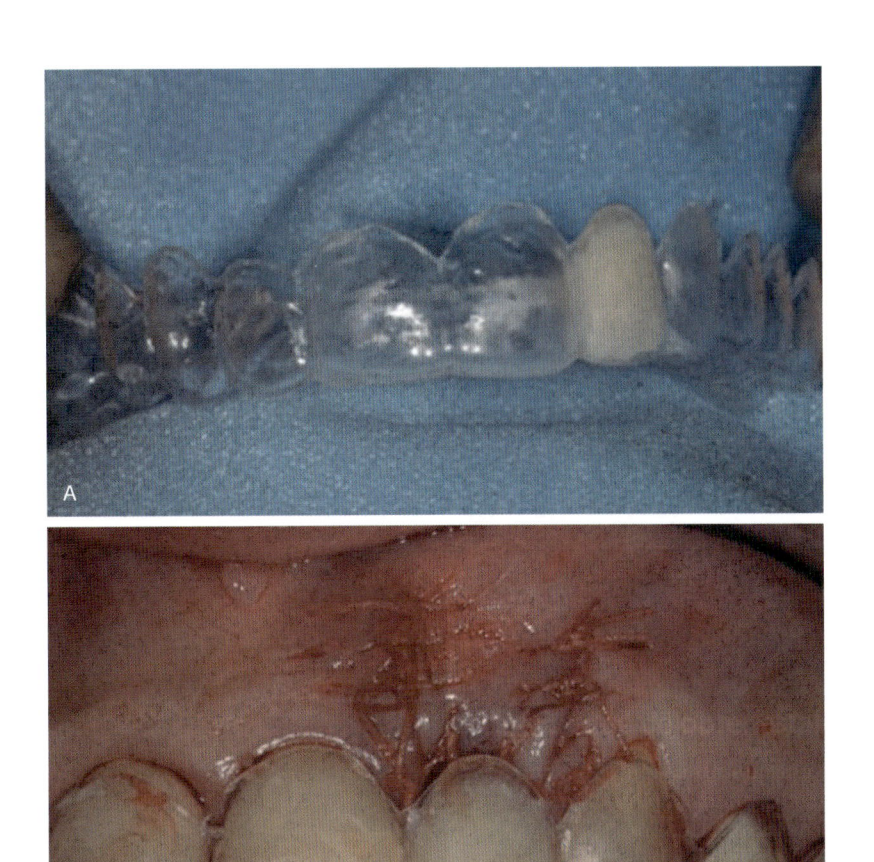

• **Figura 32.48** **Impacto da prótese provisória. A.** Dispositivo Essix®. **B.** Inserção do dispositivo Essix® mostrando não haver pressão no local da cirurgia.

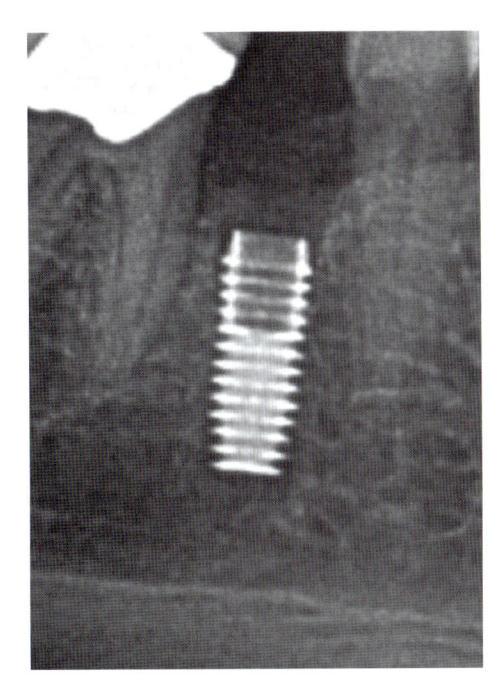

• **Figura 32.49** Deficiência neurossensorial resultante da instalação imediata muito profunda do implante, que penetrou no canal mandibular.

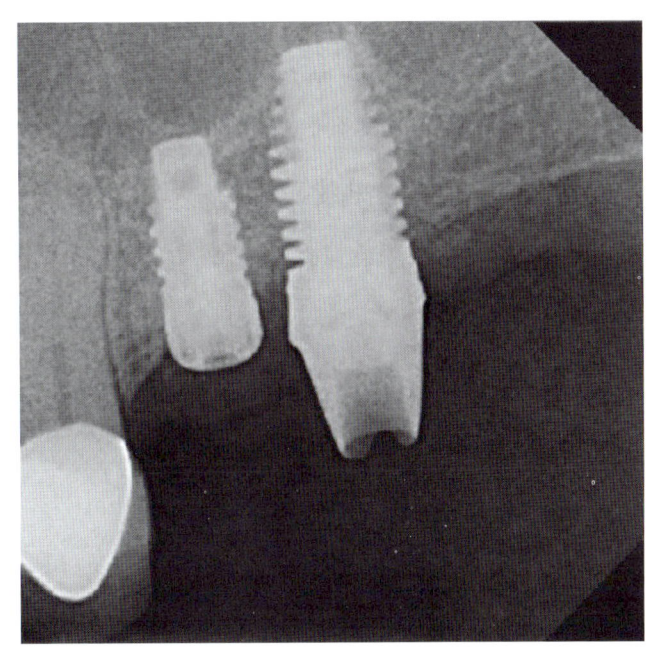

• **Figura 32.50** Manejo de erro por posicionamento incorreto adicionando implante estreito. (*De Jividen GJ, Misch CE. Complications associated with immediate implant placement. In: Resnik RR, Misch CE, eds. Misch's Avoiding Complications in Oral Implantology. St. Louis, MO: Elsevier; 2018.*)

Além disso, cada posição específica do dente é discutida em detalhes com um protocolo de plano de tratamento que permite ao clínico entender quando existem condições ideais, quando estão presentes variáveis que exigem cautela e quando a instalação imediata é contraindicada.

Referências bibliográficas

1. Lazzara RJ. Immediate implant placement into extraction sites: surgical and restorative advantages. *Int J Periodontics Restorative Dent.* 1989;9(5):332–343.
2. Gelb DA. Immediate implant surgery: three-year retrospective evaluation of 50 consecutive cases. *Int J Oral Maxillofac Implants.* 1993;8(4):388–399.
3. Hammerle CH, Chen ST, Wilson Jr TG. Consensus statements and recommended clinical procedures regarding the placement of implants in extraction sockets. *Int J Oral Maxillofac Implants.* 2004;19(suppl):26–28.
4. Lang NP, Pun L, Lau KY, et al. A systematic review on survival and success rates of implants placed immediately into fresh extraction sockets after at least 1 year. *Clin Oral Implants Res.* 2012;23(suppl 5):39–66.
5. Schropp L, Wenzel A, Kostopoulos L, et al. Bone healing and soft tissue contour changes following single-tooth extraction: a clinical and radiographic 12-month prospective study. *Int J Periodontics Restorative Dent.* 2003;23(4):313–323.
6. Tan WL, Wong TL, Wong MC, et al. A systematic review of post-extractional alveolar hard and soft tissue dimensional changes in humans. *Clin Oral Implants Res.* 2012;23(suppl 5):1–21.
7. Grossmann Y, Levin L. Success and survival of single dental implants placed in sites of previously failed implants. *J Periodontol.* 2007;78(9):1670–1674.
8. Machtei EE, Horwitz J, Mahler D, et al. Third attempt to place implants in sites where previous surgeries have failed. *J Clin Periodontol.* 2011;38(2):195–198.
9. Becker W, Dahlin C, Becker BE, et al. The use of e-PTFE barrier membranes for bone promotion around titanium implants placed into extraction sockets: a prospective multicenter study. *Int J Oral Maxillofac Implants.* 1994;9:31–40.
10. Becker W, Dahlin C, Lekholm U, et al. Five-year evaluation of implants placed at extraction and with dehiscences and fenestration defects augmented with ePTFE membranes: results from a prospective multicenter study. *Clin Implant Dent Relat Res.* 1999;1:27–32.
11. Rosenquist B, Ahmed M. The immediate replacement of teeth by dental implants using homologous bone membranes to seal the sockets: clinical and radiographic findings. *Clin Oral Implants Res.* 2000;11:572–582.
12. Schwartz-Arad D, Chaushu G. Immediate implant placement: a procedure without incisions. *J Periodontol.* 1998;69:743–750.
13. Peñarrocha-Diago MA, Maestre-Ferrín L, Demarchi CL, et al. Immediate versus nonimmediate placement of implants for full-arch fixed restorations: a preliminary study. *J Oral Maxillofac Surg.* 2011;69(1):154–159.
14. Misch CE. *Contemporary Implant Dentistry.* 3rd ed. St Louis: Mosby; 2008.
15. Johns RB, et al. A multicenter study of overdentures supported by Branemark implants. *Int J Oral Maxillofac Implants.* 1992;7(4):513–522.
16. Smedberg JI, et al. A clinical and radiological two-year follow-up study of maxillary overdentures on osseointegrated implants. *Clin Oral Implants Res.* 1993;4(1):39–46.
17. Herrmann I, et al. Evaluation of patient and implant characteristics as potential prognostic factors for oral implant failures. *Int J Oral Maxillofac Implants.* 2005;20(2):220–230.
18. McAllister BS, Cherry JE, Kolinski ML, et al. Two-year evaluation of a variable-thread tapered implant in extraction sites with immediate temporization: a multicenter clinical trial. *Int J Oral Maxillofac Implants.* 2012;27(3):611.
19. Kan JY, Rungcharassaeng K, Lozada JL, Zimmerman G. Facial gingival tissue stability following immediate placement and provisionalization of maxillary anterior single implants: a 2- to 8-year follow-up. *Int J Oral Maxillofac Implants.* 2011;26(1):179–187.
20. Januario AL, Duarte WR, Barriviera M, et al. Dimension of the facial bone wall in the anterior maxilla: a cone-beam computed tomography study. *Clin Oral Implants Res.* 2011;22(10):1168–1171.
21. Araujo MG, Lindhe J. Dimensional ridge alterations following tooth extraction. An experimental study in the dog. *J Clin Periodontol.* 2005;32(2):212–218.
22. Evans CD, Chen ST. Esthetic outcomes of immediate implant placements. *Clin Oral Implants Res.* 2008;19:73–80.
23. Spray JR, Black CG, Morris HF, Ochi S. The influence of bone thickness on facial marginal bone response: stage 1 placement through stage 2 uncovering. *Ann Periodontol.* 2000;5(1):119–128.
24. Roberts WE, et al. Implants: bone physiology and metabolism. *CDA J (Calif Dent Assoc).* 1987;15(10):54–61.
25. Misch CE, Perez HM. Atraumatic extractions: a biomechanical rationale. *Dent Today.* 2008;27(8):100–101. 98.
26. Caneva M, Salata LA, de Souza SS, et al. Hard tissue formation adjacent to implants of various size and configuration immediately placed into extraction sockets: an experimental study in dogs. *Clin Oral Implants Res.* 2010;21(9):885–890.
27. Levine RA. Surgical and prosthetic treatment of a failed maxillary central incisor. *Inside Dent.* 2016;12(6):64–70.
28. Schwartz D, Chaushu. The ways and wherefores of immediate placement of implants into fresh extraction sites: a literature review. *J Periodontol.* 1997;68:915–923.
29. Madani E, Smeets R, Freiwald E, et al. Impact of different placement depths on the crestal bone level of immediate versus delayed placed platform-switched implants. *J Cranio-Maxillofacial Surg.* 2018;46(7):1139–1146.
30. Advanced surface and material enable Straumann's bone level implants to overcome placement challenges. *Compend Contin Educ Dent.* 2015;36(8):628.
31. Kan JY, Roe P, Rungcharassaeng K. Effects of implant morphology on rotational stability during immediate implant placement in the esthetic zone. *Int J Oral Maxillofac Implants.* 2015;30(3):667–670.
32. Scipioni A, et al. Healing at implants with and without primary bone contact. An experimental study in dogs. *Clin Oral Implants Res.* 1997;8:39–47.
33. Botticelli D, Berglundh T, Buser D, et al. The jumping distance revisited: an experimental study in the dog. *Clin Oral Implants Res.* 2003;14:35–42.
34. Botticelli D, Berglundh T, Lindhe J, et al. Appositional bone formation in marginal defects at implants. *Clin Oral Implants Res.* 2003;14:1–9.
35. Botticelli D, Berglundh T, Lindhe J. Hard-tissue alterations following immediate implant placement in extraction sites. *J Clin Periodontol.* 2004;31:820–828.
36. Tarnow DP, Chu SJ. Human histologic verification of osseointegration of an immediate implant placed into a fresh extraction socket with excessive gap distance without primary flap closure, graft, or membrane: a case report. *Int J Periodontics Restorative Dent.* 2011;31(5).
37. Sanz M, et al. A prospective, randomized-controlled clinical trial to evaluate bone preservation using implants with different geometry placed into extraction sockets in the maxilla. *Clin Oral Implants Res.* 2010;21(1):13–21.
38. Chen ST, Darby IB, Reynolds EC. A prospective clinical study of non-submerged immediate implants: clinical outcomes and esthetic results. *Clin Oral Implants Res.* 2007;18(5):552–562.
39. Caneva M, Salata LA, de Souza SS, et al. Influence of implant positioning in extraction sockets on osseointegration: histomorphometric analyses in dogs. *Clin Oral Implants Res.* 2010;21(1):43–49.
40. Lee EA, Gonzalez-Martin O, Fiorellini J. Lingualized flapless implant placement into fresh extraction sockets preserves buccal alveolar bone: a cone beam computed tomography study. *Int J Periodontics Restorative Dent.* 2014;34(1):61–68.

41. Buser D, Martin W, Bleser UC. Optimizing esthetics for implant restorations in the anterior maxilla: anatomic and surgical considerations. *Int J Oral Maxillofac Implants.* 2004;19(suppl):43–61.
42. Chen S, Buser D. Advantages and disadvantages of treatment options for implant placement in post-extraction sockets. In: Buser D, Wismeijer D, Belser U, eds. ITI Treatment Guide. Vol. 3. *Implant Placement in Post-Extraction Sites: Treatment Options.* Berlin:Quintessenz Verlag;2008:29–42.
43. Wöhrle PS. Single-tooth replacement in the aesthetic zone with immediate provisionalization: fourteen consecutive case reports. *Pract Periodontics Aesthet Dent.* 1998;10(9):1107–1114.
44. Kan JY, Rungcharassaeng K. Immediate placement and provisionalization of maxillary anterior single implants: a surgical and prosthodontic rationale. *Pract Periodontics Aesthet Dent.* 2000;12(9):817–824.
45. McAllister BS, Cherry JE, Kolinski ML, et al. Two-year evaluation of a variable-thread tapered implant in extraction sites with immediate temporization: a multicenter clinical trial. *Int J Oral Maxillofac Implants.* 2012;27(3):611.
46. Lang NP, Tonetti MS, Suvan JE, et al. Immediate implant placement with transmucosal healing in areas of aesthetic priority: a multicentre randomized-controlled clinical trial I. Surgical outcomes. *Clin Oral Implants Res.* 2007;18(2):88–196.
47. Wagenberg B, Froum SJ. A retrospective study of 1925 Consecutively placed immediate implants from 1988 to 2004. *Int J Oral Maxillofac Implants.* 2006;21(1):71.
48. Levine RA, Ganeles J, Gonzaga L, et al. 10 keys for successful esthetic-zone single immediate implants. *Compend Contin Educ Dent.* 2017;38(4):248–260.
49. Atieh MA, Ibrahim HM, Atieh AH. Platform switching for marginal bone preservation around dental implants: a systematic review and meta-analysis. *J Periodontol.* 2010;81:1350–1366.
50. Aguilar-Salvatierra A, Calvo-Guirado JL, Gonzalez-Jaranay M, et al. Peri-implant evaluation of immediately loaded implants placed in esthetic zone in patients with diabetes mellitus type 2: a two-year study. *Clin Oral Implants Res.* 2016;27(2):156–161.
51. Cooper LF, Reside GL, Raes F, et al. Immediate provisionalization of dental implants placed in healed alveolar ridges and extraction sockets: a 5-year prospective evaluation. *Int J Oral Maxillofac Implants.* 2014;29(3):709–717.
52. Buser D, Chappuis V, Belser UC, Chen S. Implant placement post-extraction in esthetic single tooth sites: when immediate, when early, when late? *Periodontol 2000.* 2017;73(1):84–102.
53. Linkevicius T, Puisys A, Steigmann M, et al. Influence of vertical soft tissue thickness on crestal bone changes around implants with platform switching: a comparative clinical study. *Clin Implant Dent Relat Res.* 2015;17(6):1228–1236.
54. Puisys A, Linkevicius T. The influence of mucosal tissue thickening on crestal bone stability around bone-level implants. A prospective controlled clinical trial. *Clin Oral Implants Res.* 2015;26(2):123–129.
55. Schnitman PA, et al. Ten-year results for Branemark implants immediately loaded with fixed prostheses at implant placement. *Int J Oral Maxillofac Implants.* 1997;12:495–503.
56. Brunski JB. Biomechanical factors affecting the bone-dental implant interface: review paper. *Clin Mater.* 1992;10:153–201.
57. Mall N, Dhanasekar B, Aparna IN. Validation of implant stability: a measure of implant permanence. *Indian J Dent Res.* 2011;22:462–467.
58. Meredith N. Assessment of implant stability as a prognostic determinant. *Int J Prosthodont (IJP).* 1998;11:491–501.
59. Atsumi M, Park SH, Wang HL. Methods used to assess implant stability: current status. *Int J Oral Maxillofac Implants.* 2007;22:743–754.
60. Ostman PO, Hellman M, Sennerby L. Immediate occlusal loading of implants in the partially edentate mandible: a prospective 1-year radiographic and 4-year clinical study. *Int J Oral Maxillofac Implants.* 2008;23:315–322.
61. Lekholm U. Immediate/early loading of oral implants in compromised patients. *Periodontol 2000.* 2003;33:194–203.
62. Meredith N, Alleyne D, Cawley P. Quantitative determination of the stability of the implant-tissue interface using resonance frequency analysis. *Clin Oral Implants Res.* 1996;7:261–267.
63. Huang HM, Chiu CL, Yeh CY, et al. Early detection of implant healing process using resonance frequency analysis. *Clin Oral Implants Res.* 2003;14:437–443.
64. Zix J, Hug S, Kessler-Liechti G, et al. Measurement of dental implant stability by resonance frequency analysis and damping capacity assessment: comparison of both techniques in a clinical trial. *Int J Oral Maxillofac Implants.* 2008;23(3):525–530.
65. Sennerby L, Roos J. Surgical determinants of clinical success of osseointegrated oral implants: a review of the literature. *Int J Prosthodont (IJP).* 1998;11:408–420.
66. Han J, Lulic M, Lang NP. Factors influencing resonance frequency analysis assessed by Osstell mentor during implant tissue integration: II. Implant surface modifications and implant diameter. *Clin Oral Implants Res.* 2010;21:605–611.
67. Han CH, Mangano F, Mortellaro C, Park KB. Immediate loading of tapered implants placed in postextraction sockets and healed sites. *J Craniofac Surg.* 2016;27(5):1220–1227.
68. De Rouck T, Collys K, Wyn I, Cosyn J. Instant provisionalization of immediate single-tooth implants is essential to optimize esthetic treatment outcome. *Clin Oral Implants Res.* 2009;20(6):566–570.
69. Tarnow DP, Chu SJ, Salama MA, et al. Flapless postextraction socket implant placement in the esthetic zone: Part 1. The effect of bone grafting and/or provisional restoration on facial-palatal ridge dimensional change—a retrospective cohort study. *Int J Periodontics Restorative Dent.* 2014;34(3):323–331.
70. Villa R, Rangert B. Early loading of inerforaminal implants immediately installed after extraction of teeth presenting endodontic and periodontal lesions. *Clin Imp Dent and Related Res.* 2005;7: S28–S35.
71. Novaes Jr AB, Vidigal Jr GM, Novaes AB, et al. Immediate implants placed into infected sites: a histomorphometric study in dogs. *Int J Oral Maxillofac Implants.* 1998;13(3).
72. Crespi R, Cappare P, Gherlone E, Romanos GE. Immediate versus delayed loading of dental implants placed in fresh extraction sockets in the maxillary esthetic zone: a clinical comparative study. *Int J Oral Maxillofac Implants.* 2008;23:753–758.
73. Buchs AU, Levine L, Moy P. Preliminary report of immediately loaded Altiva Natural Tooth Replacement dental implants. *Clin Implant Dent Relat Res.* 2001;3(2):97–106.
74. Greenstein G, Cavallaro J. Immediate dental implant placement: technique, part I. *Dent Today.* 2014;33(1):100–104, 98; quiz 105.
75. Sennerby L, Meredith N. Implant stability measurements using resonance frequency analysis: biological and biomechanical aspects and clinical implications. *Periodontol 2000.* 2008;47:51–66.
76. Sakoh J, et al. Primary stability of a conical implant and a hybrid, cylindric screw-type implant in vitro. *Int J Oral Maxillofac Implants.* 2006;21(4):560–566.
77. Langer B, et al. The wide fixture: a solution for special bone situations and a rescue for the compromised implant: Part 1. *Int J Oral Maxillofac Implants.* 1993;8(4):400–408.
78. Ivanoff CJ, Sennerby L, Johansson C, et al. Influence of implant diameters on the integration of screw implants: an experimental study in rabbits. *Int J Oral Maxillofac Surg.* 1997;26(2):141–148.
79. Matsushita Y, Kitoh M, Mizuta K, et al. Two-dimensional FEM analysis of hydroxyapatite implants: diameter effects on stress distribution. *J Oral Implantol.* 1990;16(1):6–11.
80. Ivanoff CJ, Grondahl K, Sennerby L, et al. Influence of variations in implant diameters: a 3- to 5-year retrospective clinical report. *Int J Oral Maxillofac Implants.* 1999;14(2):173–180.
81. Ivanoff CJ, Sennerby L, Lekholm U. Reintegration of mobilized titanium implants: an experimental study in rabbit tibia. *Int J Oral Maxillofac Surg.* 1997;26(4):310–315.
82. Orenstein IH, Tarnow DP, Morris HF, et al. Three-year post-placement survival of implants mobile at placement. *Ann Periodontol.* 2000;5(1):32–41.
83. Nelson SJ. Wheeler's Dental Anatomy. *Physiology and Occlusion.* 10th ed. Elsevier; 2015.

33
Carga Imediata/Restauração em Implantologia

RANDOLPH R. RESNIK E CARL E. MISCH*

Durante anos, o protocolo cirúrgico de dois estágios estabelecido por Brånemark et al.[1] para realizar a osseointegração foi considerado um pré-requisito para alcançar osseointegração e sucesso a longo prazo. Este protocolo cirúrgico tradicional consistia na instalação de implantes dentais ligeiramente abaixo da crista óssea, obtendo e mantendo uma cobertura de tecido mole sobre o implante e permitindo um ambiente de implante sem carga por 3 a 6 meses. O sucesso da técnica de dois estágios foi amplamente documentado; no entanto, muitos no campo ainda se esforçavam por tempos de tratamento mais curtos e menos intervenções cirúrgicas. Com os avanços na tecnologia de implantes, o protocolo tradicional em implantodontia foi reavaliado, o que gerou um interesse crescente no protocolo de carga imediata. Uma abundância de estudos clínicos demonstrou resultados positivos e sucesso com implantes de carga imediata ou dentro de um curto período após a instalação do implante.[2,3]

O conceito de implante de carga imediata tornou-se popular na odontologia, pois permite que os pacientes tenham a capacidade de combinar os procedimentos cirúrgicos e protéticos em uma única consulta. Como resultado da tecnologia de carga imediata, os avanços levaram a uma série de novos projetos de implantes e protocolos de tratamento. Neste capítulo, o conceito de protocolo de carga imediata será discutido em detalhes, junto com vários protocolos de carga imediata para substituição de um único dente, substituição de múltiplos dentes e reabilitação de arcada completa.

Terminologia de carga imediata

O conceito de implantes de carga imediata envolve uma cirurgia de primeiro estágio não submersa, com carga imediata dos implantes com uma prótese provisória ou definitiva. A terminologia e nomenclatura para essas técnicas são mal compreendidas, com pouca consistência. Portanto, na tentativa de padronizar a linguagem em que a carga imediata é discutida, Misch et al.[4] sugeriram uma terminologia para reabilitação imediata e/ou carga oclusal (Boxe 33.1).

Vantagens do protocolo de carga imediata

Menos desconforto para os pacientes

Quando o princípio da carga imediata é usado, o desconforto do paciente e a morbidade são reduzidos. Nenhuma cirurgia de segundo estágio (ou seja, reabertura) é preciso; portanto, menos consultas serão necessárias para o paciente. Em muitas situações de carga tardia, é essencial que o paciente use uma prótese removível durante todo o período de cicatrização. Isso não só aumenta o desconforto e a inconveniência para o paciente, mas também a possibilidade de sobrecarga do tecido e/ou implante. Com a técnica de carga imediata, não é utilizada prótese removível, diminuindo a morbidade ao paciente.

Tratamento mais rápido

O protocolo de carga imediata reduz a necessidade de cirurgia de segundo estágio e subsequente cicatrização do tecido. Portanto, um fluxo de trabalho cirúrgico mais simplificado é indicado, o que leva a um menor tempo de tratamento. Além disso,

Boxe 33.1 Carga imediata/Definições de função.

Carga oclusal imediata: inserção de uma prótese provisória suportada por implante (p. ex., polimetilmetacrilato [PMMA] temporária) ou prótese definitiva em contato oclusal, dentro de 2 semanas após a instalação do implante

Carga oclusal precoce: refere-se a uma prótese implantossuportada em oclusão entre *2 semanas e 3 meses* após a instalação do implante (ou seja, implantes que recebem carga oclusal após curto período de cicatrização, ~5 semanas)

Carga oclusal tardia ou estagiada: uma prótese sobre implante com carga oclusal após *mais de 3 meses* da instalação do implante. A abordagem de carga oclusal tardia pode usar um procedimento cirúrgico de dois estágios que cobre os implantes com tecido mole ou uma abordagem de estágio único que expõe o implante com um pilar de cicatrização

Prótese imediata não funcional: descreve uma prótese sobre implante sem carga oclusal direta *dentro de 2 semanas* da instalação do implante e é considerada sobretudo em pacientes parcialmente edêntulos (ou seja, incisivo lateral superior ausente congênito)

Prótese inicial não funcional: descreve uma prótese instalada entre 2 semanas e 3 meses após a instalação do implante[114]

Carga oclusal: a prótese está em contato com a dentição antagonista em oclusão cêntrica

Carga não oclusal: a prótese não está em contato em oclusão cêntrica com a dentição antagonista, na posição natural da mandíbula

Prótese provisória: uma prótese fixa ou removível projetada para melhorar estética, estabilização e/ou função por um período limitado, após o qual deve ser substituída por uma prótese definitiva. Esse tipo de prótese auxilia na determinação da eficácia terapêutica de um plano de tratamento específico ou na forma e na função[115]

In memoriam.

na maioria dos casos, a intervenção cirúrgica e os procedimentos complexos de enxerto ósseo não são necessários para restaurar as cristas reabsorvidas que resultam do processo de remodelação óssea pós-extração. Isso resulta em muito menos consultas e menor tempo de tratamento.

Contorno ideal do tecido mole

Em algumas situações clínicas, a instalação de uma prótese, no momento da cirurgia, permitirá a melhor cicatrização dos tecidos moles. O tecido circundante tem a oportunidade de amadurecer e cicatrizar na existência da prótese. Isso é mais importante em áreas estéticas, onde a retração dos tecidos moles após a cirurgia de segundo estágio pode comprometer as margens dos tecidos moles e os contornos da papila.

Satisfação imediata e aceitação do paciente

A instalação de uma prótese imediatamente após a instalação do implante tem sido associada a uma aceitação psicológica e satisfação do paciente. Nos casos de extrações de arco total, a inserção imediata da prótese não só melhora a estética, mas também mantém a função mastigatória e a massa muscular. Blomberg e Lindquist[5] avaliaram pacientes submetidos a exodontias e à instalação imediata de uma prótese implantossuportada e sua satisfação geral com o procedimento. Surpreendentemente, os pacientes declararam uma melhora significativa em sua qualidade de vida e aumento da autoconfiança.[5]

Maior contato osso-implante

Inúmeros estudos estão disponíveis e relatam taxas de sucesso positivas com implantes de carga imediata que são expostos à cavidade bucal durante a fase de cicatrização.[6,7] Estudos histológicos demonstraram um contato osso-implante (BIC) melhorado com implantes de carga imediata em comparação a protocolos convencionais de instalação de implantes.[8,9] Piatelli *et al.*[10] avaliaram a histologia de implantes de titânio não submersos, sem carga e com carga precoce, em macacos. Os autores determinaram que os implantes de carga precoce exibiam osso cortical lamelar mais espesso em comparação aos implantes sem carga.[10] Testori *et al.*[11] relataram BIC de 64,2% para um implante unitário de carga imediata e BIC de 38,9% para um implante unitário submerso.

Desvantagens dos implantes de carga imediata

Aumento do nível de habilidade necessário

Especialmente ao extrair dentes e colocar implantes ao mesmo tempo, é necessário maior nível de habilidade. Esses tipos de casos requerem um planejamento prévio significativo, em geral com planejamento interativo de tratamento com tomografia computadorizada de feixe cônico (TCFC) avançado. Além disso, redução óssea, TCFC e guias de instalação podem ser indicadas, o que aumenta a complexidade da cirurgia e dos protocolos protéticos.

Consulta cirúrgica/protética inicial mais longa

Em alguns casos, a instalação cirúrgica de implantes e os procedimentos protéticos podem exigir uma duração de consulta mais longa do que o normal, o que pode levar a aumentos que excedem a tolerância do paciente para a duração da consulta. Com alguns pacientes, isso pode predispô-los a maior possibilidade de complicações médicas.

Possível morbidade aumentada do implante

Uma desvantagem frequentemente comentada para o conceito de carga imediata é o risco de perda óssea do implante ou falha do implante. Em geral, isso não é apoiado por estudos clínicos e pesquisas. Chen *et al.*, em uma revisão sistêmica e metanálise, comparou implantes com carga imediata *vs.* carga convencional e não encontraram nenhuma diferença na perda óssea marginal entre as duas técnicas. No entanto, se ocorrer falha, geralmente levará a perda de confiança do paciente no clínico, aumento de custos e no tempo de tratamento.

Pré-requisitos para protocolo de carga imediata

Para que o protocolo de carga imediata seja bem-sucedido, vários planos de tratamento e fatores do paciente precisam ser levados em consideração e implementados no tratamento dos pacientes.

Densidade óssea adequada

Idealmente, a densidade óssea deve ser favorável para uma prótese de carga imediata (~D1, D2, D3). Porém, em alguns casos de má qualidade óssea, mesmo com protocolos cirúrgicos modificados, um torque de inserção maior que 35 N-cm é inatingível. O protocolo de carga imediata não é recomendado nessas situações clínicas, e um período de cicatrização de 4 a 6 meses é sugerido antes de colocar carga sobre os implantes dentais. Além disso, a reabilitação protética deve incluir um protocolo de carga óssea progressiva, o que aumenta a densidade óssea ao redor dos implantes.[12]

Dimensões ósseas suficientes

Para casos de carga imediata, é imperativo que haja altura e largura de osso suficientes para a instalação de implantes. Lazzara *et al.*[13] afirmaram que 12 mm de altura óssea disponível são recomendados (ou seja, para um implante de 10 mm) e 6 mm de largura óssea disponível são necessários para o suporte adequado. Em casos clínicos de quantidade óssea comprometida, os implantes de carga imediata podem apresentar maior risco de perda ou falha óssea, portanto mais implantes ou implantes com uma área de superfície maior são recomendados.

Torque de inserção ideal

Na literatura, é geralmente aceito que o conceito de carga imediata é baseado na obtenção de um torque de inserção superior a 35 N-cm para fornecer estabilidade suficiente do implante quando a prótese é colocada em situações de carga.[14-16] No entanto, estudos demonstraram uma integração bem-sucedida do implante em torques de inserção de 30 N-cm ou menos.[17] Maló *et al.*[18] afirmaram que implantes inseridos com < 30 N-cm de torque, em um protocolo *All-on-4*, têm resultados de sucesso a curto prazo semelhantes e perda óssea marginal comparável aos implantes inseridos com ≥ 30 N-cm de torque.

Na maioria das situações clínicas com qualidade óssea favorável (ou seja, D1, D2, D3), um torque de inserção superior a 35 N-cm é geralmente atingível. Em situações clínicas de osso menos denso (ou seja, D3, D4), isso é muitas vezes difícil, se não impossível, de obter sem a revisão do protocolo de instalação cirúrgica. Portanto, protocolos de perfuração cirúrgica modificados devem ser usados em osso menos denso, o que pode incluir a subpreparação dos locais para osteotomia, uso de osteótomos ou protocolos de osseodensificação.

Leituras de análises da frequência de ressonância ideal

A estabilidade primária de um implante dental inserido pode ser medida por meio da análise de frequência de ressonância (AFR). Os valores de AFR fornecerão uma avaliação numérica do movimento lateral (ou seja, micromovimento) do implante durante a fase de cicatrização. O micromovimento difere para cada sistema de implante, principalmente ditado no desenho do implante. Por exemplo, para implantes com superfícies rugosas, a tolerância está na faixa de 50 a 150 μm[19,20] e com superfícies usinadas é de aproximadamente 100 μm de micromovimento.[21] Estudos confirmaram que o quociente de estabilidade do implante (QEI) de 70 ou mais é necessário para uma prótese de carga imediata, 65 a 70 para carregamento precoce e 60 a 65 para a cicatrização convencional (Figura 33.1).[22,23]

Capacidade de alcançar uma propagação anteroposterior adequada

A propagação anteroposterior (A-P) (ou seja, distância entre o meio do implante mais anterior e a distal dos implantes posteriores) é importante para aumentar a vantagem mecânica e a distribuição de força da prótese. Em geral, a propagação A-P está relacionada à capacidade de colocar a prótese em cantiléver. Quanto maior for a distância de propagação A-P, maior será a distribuição de força para as forças aplicadas à prótese de carga imediata. No entanto, fatores de força desempenham papel significativo em determinar se uma prótese pode ser em cantiléver.[24]

Protocolo racional de implante de carga imediata

Efeito do trauma cirúrgico na cicatrização

O conceito de carga imediata do implante desafia o período de cicatrização convencional de 3 a 6 meses sem carga antes da reabilitação do implante. Muitas vezes, os riscos desse procedimento são percebidos durante a primeira semana após a cirurgia de instalação do implante. Na realidade, a interface óssea é mais forte no dia da colocação do implante em comparação com 3 meses depois[23] (Figura 33.2).

O processo cirúrgico de preparo para osteotomia do implante e da inserção do implante resulta em um fenômeno aceleratório regional de reparo ósseo ao redor da interface do implante.[24] Como resultado da instalação cirúrgica, o osso lamelar mineralizado e organizado próximo ao local do implante torna-se

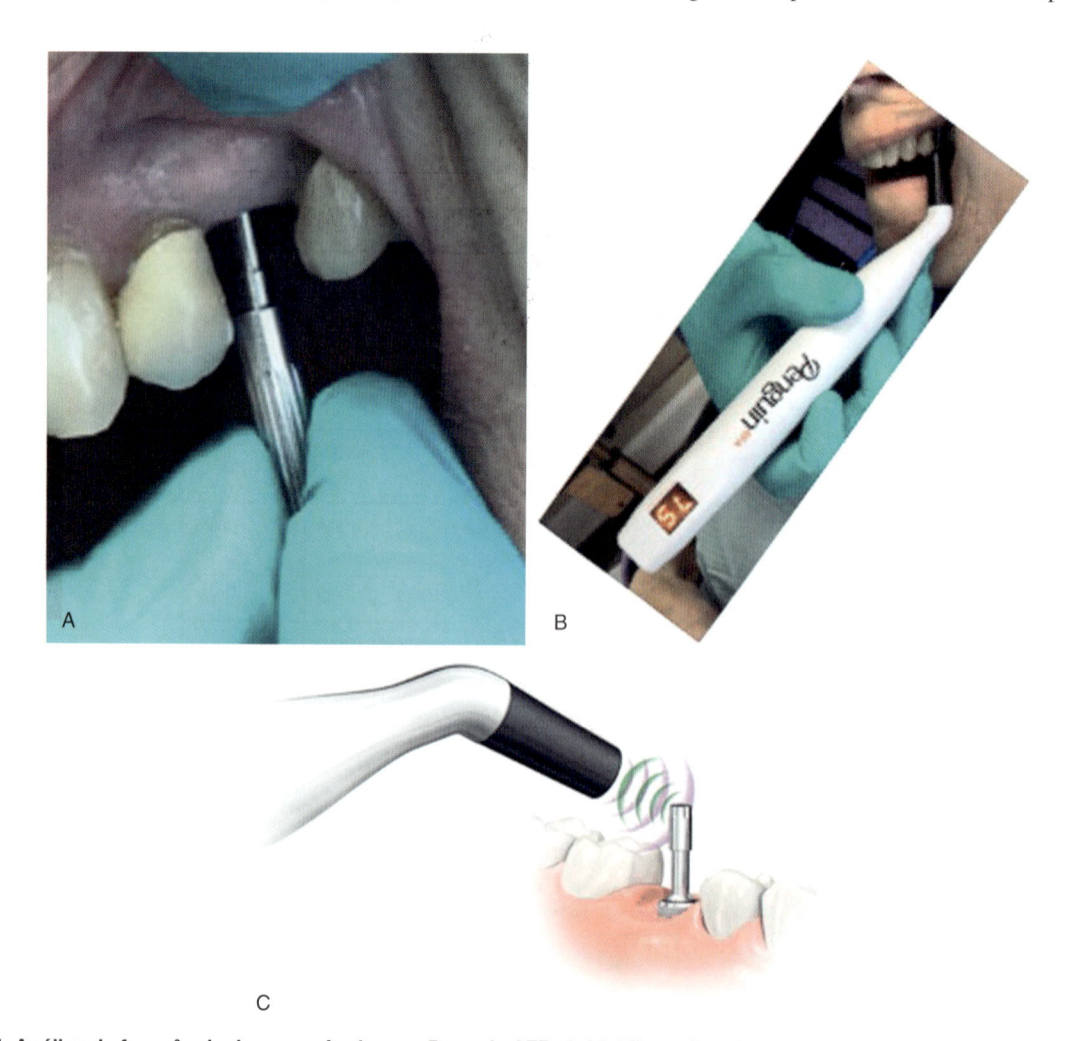

• **Figura 33.1** Análise da frequência de ressonância com Penguin AFR. **A.** MultiPeg colocado no corpo do implante. **B.** Leitura do Penguin AFR. **C.** O Penguin AFR mede a frequência de ressonância do MultiPeg reutilizável. A frequência é exibida como um valor QEI (quociente de estabilidade do implante).

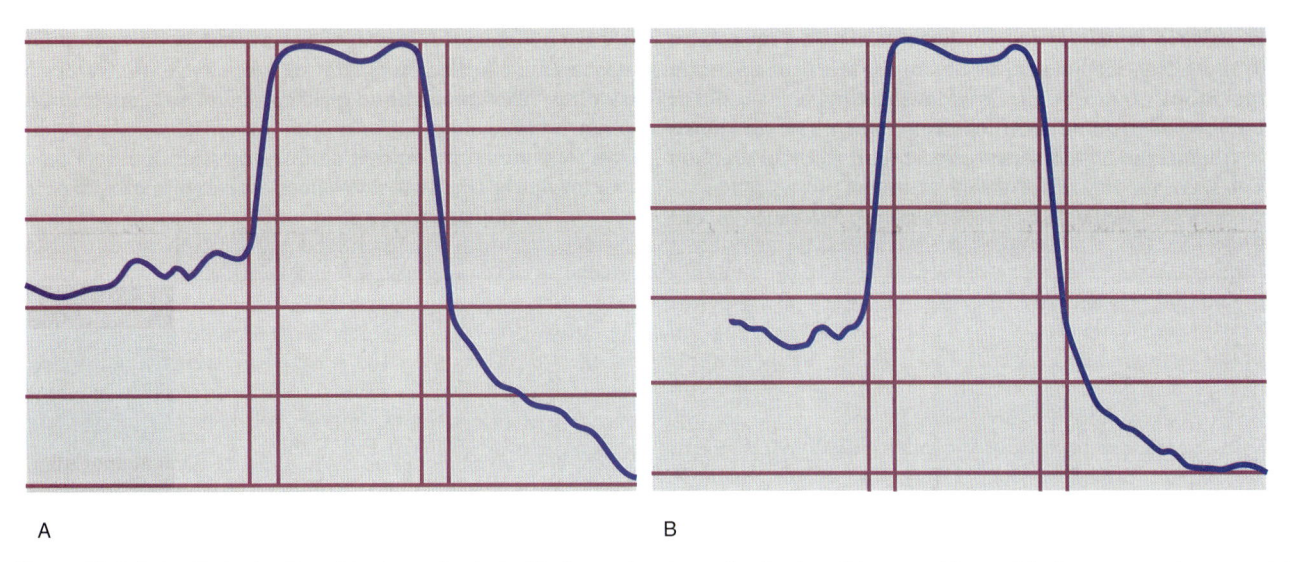

• **Figura 33.2 A.** Perfil de densitometria de um implante 10 dias após a inserção. As duas linhas paralelas na interface representam o contato osso-implante. **B.** Após 3 meses, o perfil de densitometria foi repetido. A interface do implante está mais fraca neste momento do que a radiografia inicial apresentou. (*Dados de Strid KG: Radiographic results.* In Brånemark PI, Zarb GA, Albrektsson T, eds. Tissue Integrated Prostheses. Chicago: Quintessence; 1985.)

desorganizado, menos mineralizado e composto principalmente de tecido ósseo.[25] A interface implante-osso é mais fraca e apresenta maior risco de sobrecarga em 3 a 6 semanas após a inserção cirúrgica, pois o trauma cirúrgico causa remodelação óssea na interface que é menos mineralizada e desorganizada durante esse prazo. Um relato de caso de Buchs *et al.*[26] reportou que a falha do implante com carga imediata ocorreu principalmente entre 3 e 5 semanas após a inserção do implante por mobilidade sem infecção. Aos 4 meses, o osso ainda é apenas 60% osso lamelar organizado e mineralizado.[28] No entanto, isso provou ser suficiente na maioria dos tipos de osso e situações clínicas para a cicatrização em dois estágios e carga tardia do implante.

Um método para diminuir o risco de sobrecarga oclusal imediata é diminuir o trauma cirúrgico e a quantidade de remodelação óssea inicial na instalação do implante. Roberts[29] relatou uma zona desvitalizada óssea, de 1 mm ou mais, ao redor do implante como resultado do trauma cirúrgico (Figura 33.3). As causas de trauma incluem lesão térmica e microfratura do osso durante a instalação do implante. Trauma cirúrgico excessivo e lesão térmica podem levar à osteonecrose e resultar em encapsulamento fibroso ao redor do implante.[31] Eriksson e Albrektsson[32] relataram morte de células ósseas em temperaturas tão baixas quanto 40°C, que se relacionam a fatores cirúrgicos de quantidade de osso preparado, corte da broca, profundidade da osteotomia e variação na espessura cortical.

Estudos demonstraram que um implante autorrosqueável causa maior remodelação óssea (osso entrelaçado) ao redor do implante durante a cicatrização inicial, em comparação com uma chave de rosca e técnica de instalação de implante.[34] O implante deve ser imóvel na inserção; no entanto, a necrose por pressão devido ao aumento do torque pode aumentar o risco de microdanos na interface e resultar em perda óssea. A necrose por pressão pode ocorrer devido à aplicação de torque excessivo no implante, o que resulta em aumento da quantidade de tensão na interface. Quando isso acontece, ocorre aumento na quantidade de remodelação óssea, o que diminui a resistência da interface osso-implante. Portanto, é prudente minimizar os fatores relacionados à lesão térmica e ao trauma cirúrgico ao considerar o protocolo de carga imediata.

Trauma de carga óssea

Demonstrou-se que os ossos cortical e trabecular são modificados por modelagem ou remodelação.[25] A remodelação, ou remodelação óssea, permite o reparo do osso após o trauma ou permite que o osso responda ao seu ambiente mecânico local. O osso na maioria das vezes é de natureza lamelar; no entanto, pode se tornar osso primário durante o processo de reparo ou remodelação. O osso lamelar e o osso primário são os principais tipos de tecido ósseo encontrados ao redor de um implante dental. O osso lamelar é organizado, altamente mineralizado, é o tipo de osso mais forte, tem o módulo de elasticidade mais alto e é chamado de osso de suporte de carga. Em comparação, o osso primário

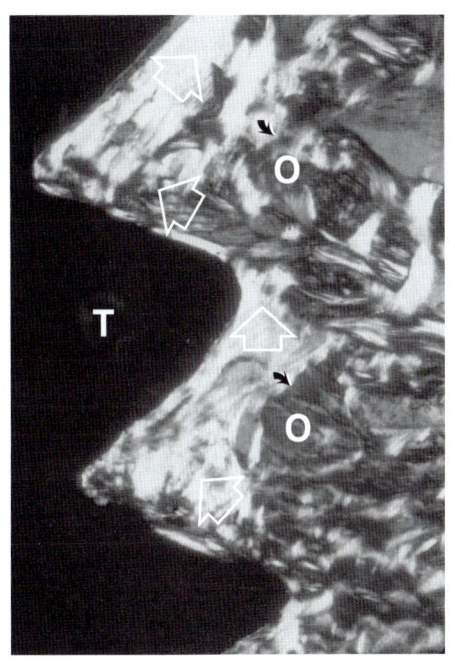

• **Figura 33.3** A remodelação óssea ao redor de um implante após a cirurgia substitui uma zona desvitalizada de 1 mm ou mais de osso. As setas indicam a zona desvitalizada de substituição óssea. *O*: osso original; *T*: implante.

é desorganizado, menos mineralizado, mais fraco e mais flexível (módulo de elasticidade mais baixo). O osso primário pode se formar a uma taxa de 60 μm/dia, enquanto o osso lamelar se forma a uma taxa de 1 a 5 μm/dia.[28] A abordagem cirúrgica clássica de dois estágios para a implantodontia permitiu que o reparo cirúrgico do implante fosse separado da resposta de carga inicial, por 3 a 6 meses. Portanto, a maior parte do osso primário que se formou para reparar o trauma cirúrgico inicial foi substituída por osso lamelar. O osso lamelar é mais forte e capaz de responder ao ambiente mecânico de carga oclusal. A justificativa para a carga imediata é não apenas reduzir o risco de formação de tecido fibroso (ou seja, que resulta em falha clínica), mas também minimizar a formação de osso entrelaçado e promover a maturação do osso lamelar para sustentar a carga oclusal.

O osso do trauma cirúrgico é chamado de osso de reparo, e o osso entrelaçado formado a partir da resposta mecânica pode ser chamado de *osso entrelaçado reativo*.[35] A remodelação também é chamada de *remodelação óssea*, e não apenas repara o osso danificado, mas também permite que a interface do implante se adapte à sua situação biomecânica (Figura 33.4). A taxa de remodelação da interface é o período para o osso na interface do implante ser substituído por osso novo. Uma vez que o osso recebe carga pela prótese sobre o implante, a interface começa a se remodelar novamente. No entanto, desta vez o gatilho para esse processo é a tensão, em vez do trauma da instalação do implante. A deformação é definida como a mudança no comprimento de um material dividido pelo comprimento original e é medida como a porcentagem de mudança. Quando o trauma cirúrgico é muito grande ou a tensão mecânica é muita forte, pode-se formar tecido fibroso em vez de osso. O tecido fibroso na interface do implante geralmente resulta em mobilidade clínica, em vez de fixação rígida.

Avaliação histológica de implantes de carga imediata

Avaliação a curto prazo

O consenso geral é que o excesso de tensões na interface do implante pode causar sobrecarga e falha do implante. No entanto, a carga imediata sobre o implante não resulta necessariamente em tensões excessivas. A resposta histológica inicial do osso na interface do implante foi avaliada em implantes de carga imediata. Foi relatado um BIC direto com qualidade óssea favorável ao redor dos implantes. Romanos *et al.*[25] não demonstraram diferença estatística entre implantes de carga imediata e tardia. Sharawy[27] avaliou a interface de cicatrização imediata *versus* tardia de 20 implantes dentais em cinco cães Beagle adultos (Figura 33.5). Todos os implantes foram inseridos em locais de defeitos ósseos enxertados em pré-molares. Os implantes foram pareados, então metade dos implantes foram submersos, e os implantes adjacentes receberam um pilar protético e foram submetidos à função imediata por 4 semanas. Os implantes foram então avaliados com análises histométricas de secções calcificadas embutidas. Nenhuma diferença estatisticamente significativa (P > 0,05) foi encontrada nas taxas de BIC entre os implantes submersos e com carga (Figura 33.6). Da mesma forma, as frações de volume do osso de interface não foram significativamente diferentes. O osso próximo aos implantes parecia maduro e mostrava evidências de remodelação.[27]

Suzuki *et al.*[28] realizaram uma avaliação clínica e histológica de implantes posteriores com carga imediata em primatas. Após 10 implantes receberem carga por 90 dias, foram comparados com 5 implantes de controle sem carga. O percentual de BIC variou de 50,3 a 64,1%, com média de 56,3% para os grupos controle. O grupo de carga imediata teve uma falha de implante, 7 implantes com uma média de 67,6% de BIC e 2 implantes com 43,2 e 45,6% de BIC, respectivamente. Portanto, o estudo demonstrou que os implantes com carga imediata podem ter BIC mais alto do que os implantes sem carga, provavelmente uma resposta às condições de tensão sobre o osso. No entanto, três implantes

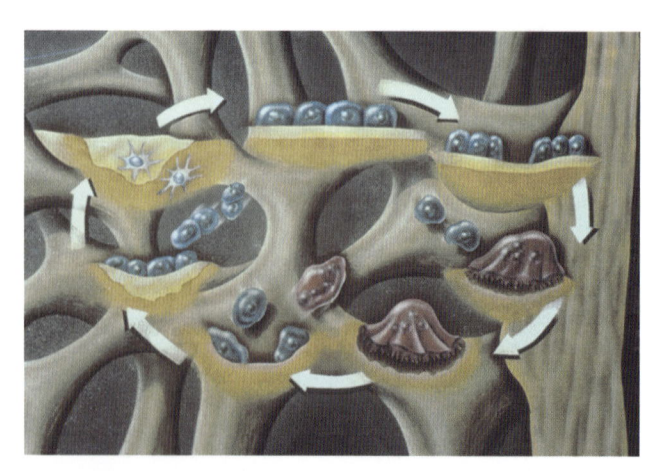

• **Figura 33.4** A remodelação óssea substitui o osso existente por osso novo e é controlada principalmente pela quantidade de microtensão dentro do osso. A taxa de remodelação óssea também está diretamente relacionada à quantidade de microdistorção.

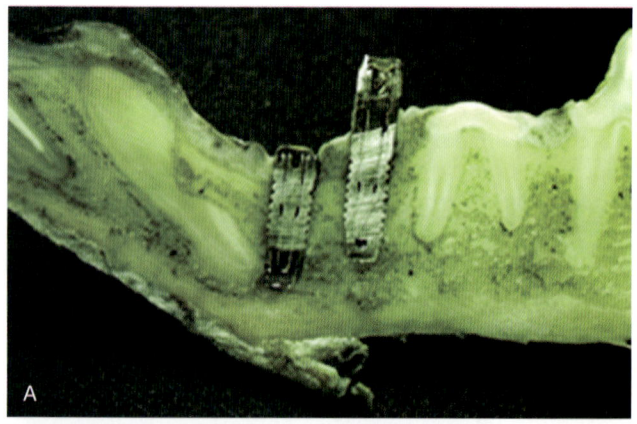

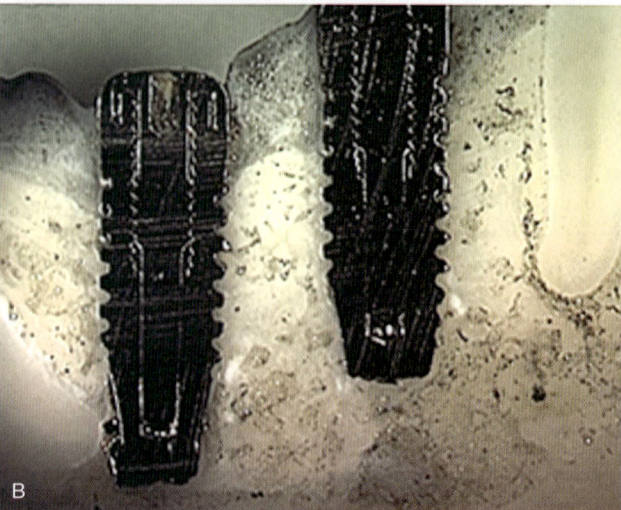

• **Figura 33.5 A e B.** Implantes pareados inseridos em um modelo canino, com um implante sem carga e o outro imediatamente colocado em função por 4 semanas.

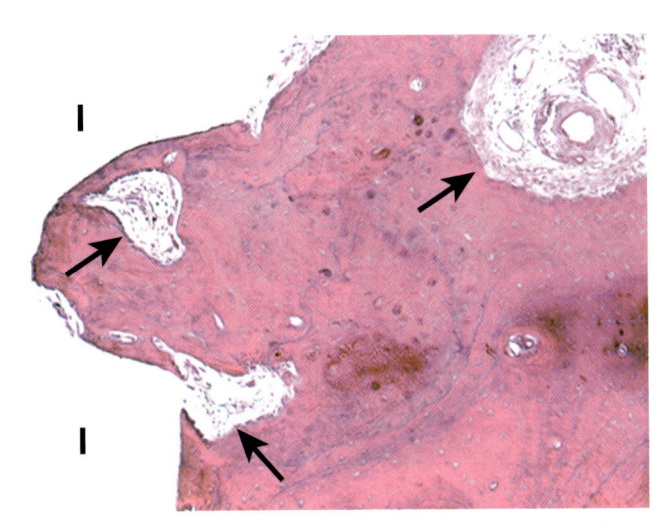

• **Figura 33.6** Nenhuma diferença estatística na porcentagem de contato osso-implante e nas frações de volume da interface foi encontrada entre os implantes com carga imediata e aqueles sem carga, por 1 mês.

tiveram menos BIC ou falha em comparação com os controles. Embora existam benefícios relacionados à carga imediata, parece que alguns riscos estão envolvidos no procedimento.[28]

Testori et al.[30] relataram a interface histológica de dois implantes, em humanos, que receberam carga imediata após 4 meses. O contato ósseo variou de 78 a 85%, sem migração epitelial. Portanto, a carga imediata de uma interface de implante aparentemente não coloca a interface em risco aumentado de formação de tecido fibroso.

Avaliação a longo prazo

Piatelli et al.[31] avaliaram as reações ósseas e a interface osso e titânio em implantes que receberam carga precoce, em macacos, em comparação com implantes sem carga no mesmo arco, vários meses após a carga imediata. Nenhuma diferença estatisticamente significativa foi detectada no BIC após 8 meses.[31] No entanto, os implantes com carga tinham menos espaços na medula e osso mais compacto. Um estudo posterior, do mesmo grupo, demonstrou maior contato ósseo em implantes com carga imediata em 9 meses.[33] Nenhum tecido fibroso foi encontrado na interface. Após 15 meses, os implantes sem carga e com carga imediata foram comparados, e os implantes com carga exibiram contato direto (quase duas vezes) maior com o osso na interface. Em particular, os implantes com carga imediata demonstraram osso lamelar e cortical mais espesso do que os implantes sem carga. Esse achado sugere que a carga oclusal precoce pode melhorar a remodelação óssea e aumentar ainda mais a densidade óssea.[36]

Randow et al.[39] avaliaram a interface óssea em um paciente após 18 meses em situação de carga imediata. Os autores notaram uma interface direta osso-implante. Ledermann[37] confirmou esses resultados em um paciente de 95 anos que teve uma sobredentadura conectada por barra, de carga imediata, em função por 12 anos. Assim, uma relação BIC direta e duradoura parece ser possível.[39]

Carga oclusal imediata: fatores que reduzem os riscos

Microdeformação óssea

Quando o osso recebe carga, sua forma pode mudar. Essa mudança pode ser medida como deformação. Condições de microdeformação 100 vezes menor do que a resistência final do osso podem desencadear uma resposta celular. Frost[40] desenvolveu uma linguagem de microdeformação para ossos com base em sua resposta biológica em diferentes níveis de microdeformação (Figura 33.7), fraturas ósseas em 10 mil a 20 mil unidades de microformação (me) (deformação 1 a 2%). Porém, em níveis de 20 a 40% desse valor, o osso já começa a desaparecer ou formar tecido fibroso e é denominado *zona de sobrecarga patológica*. A microdeformação ideal para o osso é chamada de zona fisiológica ou adaptada. A taxa de remodelação do osso na mandíbula de um cachorro ou humano, que está na zona fisiológica, é de cerca de 40% a cada ano.[42] Nesses níveis de deformação, o osso pode se remodelar e permanecer como uma lâmina mineralizada organizada. Isso é chamado de *zona de suporte de carga ideal* para uma interface de implante. A zona de sobrecarga leve corresponde a um nível intermediário de microdeformação entre a zona de carga ideal e a sobrecarga patológica. Nessa região de deformação, o osso inicia um processo de cicatrização para reparar microfraturas geralmente causadas por fadiga. Histologicamente, o osso nesta faixa é chamado de *osso entrelaçado reativo*. Em vez do trauma cirúrgico que esse reparo ósseo acelerado causa, a microdeformação causa trauma por sobrecarga. Em ambas as condições, o osso é menos mineralizado, menos organizado, mais fraco e tem módulo de elasticidade mais baixo.

O objetivo para um sistema de prótese-implante de carga imediata é diminuir o risco de sobrecarga oclusal e seu aumento resultante na taxa de remodelação óssea. Nessas condições, o fenômeno de aceleração regional cirúrgico pode substituir a interface óssea sem o risco adicional de sobrecarga biomecânica. Quando a deformação é colocada no eixo horizontal e a tensão é posicionada no eixo vertical, a relação entre esses dois índices mecânicos resulta na flexibilidade ou módulo de elasticidade de um material. Portanto, o módulo transmite a quantidade de deformação do material (deformação) para determinado nível de carga (tensão). Quanto menor for a tensão aplicada ao osso (força dividida pela área da superfície funcional que recebe a carga), menor será a microdeformação no osso (Figura 33.8). Portanto, um método para diminuir a microdeformação e a taxa de remodelação no osso é fornecer condições que aumentem a área de superfície funcional para a interface implante-osso.[43] A área de superfície de carga pode ser aumentada de várias maneiras: número de implantes, tamanho dos implantes, *design* do implante e condições da superfície do corpo do implante. A força sobre a prótese também está relacionada à deformação e pode ser alterada em magnitude, duração, direção ou tipo. Os métodos que afetam a quantidade de força incluem as condições do paciente, a posição do implante e a direção da carga oclusal.

Área de superfície aumentada

Número de implantes

O clínico pode aumentar a área de superfície funcional da carga oclusal na interface do implante, aumentando o número de implantes. Portanto, em vez de três a cinco implantes para suportar uma prótese fixa, é mais prudente o uso de implantes adicionais quando uma carga imediata é planejada. Na literatura, estudos com carga imediata com a menor porcentagem de sobrevida estão associados a um número menor de implantes com carga.[34,44]

Em vários estudos, quando 10 a 13 implantes foram instalados e esplintados juntos por arco, a taxa de sobrevida do implante pode ser maior que 97%.[35,40-42] O aumento do número de implantes também aumenta a retenção da prótese e reduz o número de pônticos. O aumento da retenção minimiza a ocorrência de

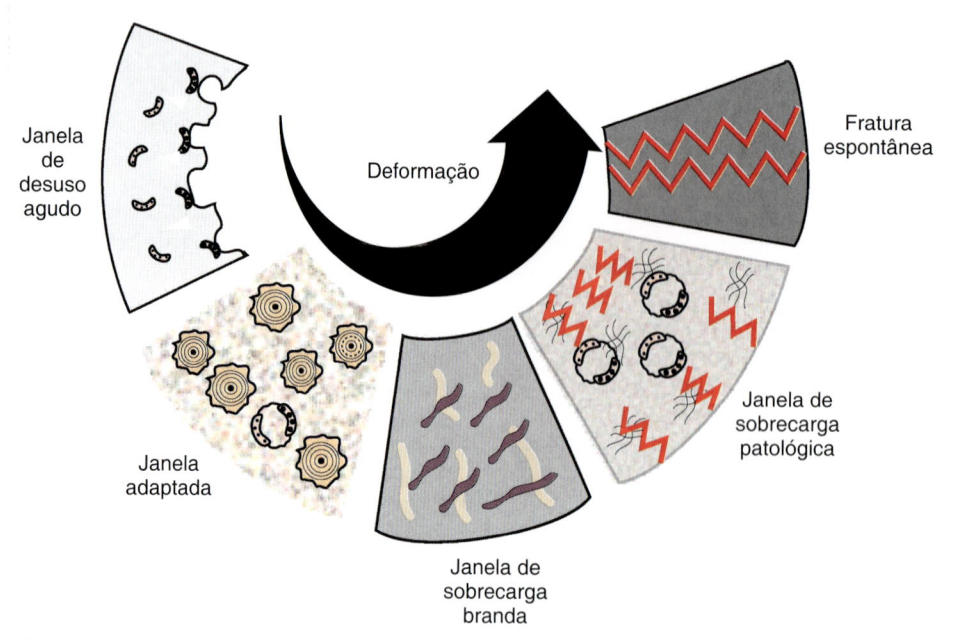

• **Figura 33.7** Frost relatou quatro padrões distintos de microdeformação dentro do osso. A janela de desuso agudo resulta em atrofia, a janela adaptada é a resposta fisiológica do osso organizado, a zona de sobrecarga leve corresponde a fraturas por fadiga com formação de osso entrelaçado reativo e a zona de sobrecarga patológica causa reabsorção óssea. (Dados de Frost HM. Mechanical adaption of Frost's mechanostat theory. In: Martin DB, Burr DB, eds. Structure, Function and Adaption of Campact Bone. New York: Raven press; 1989.)

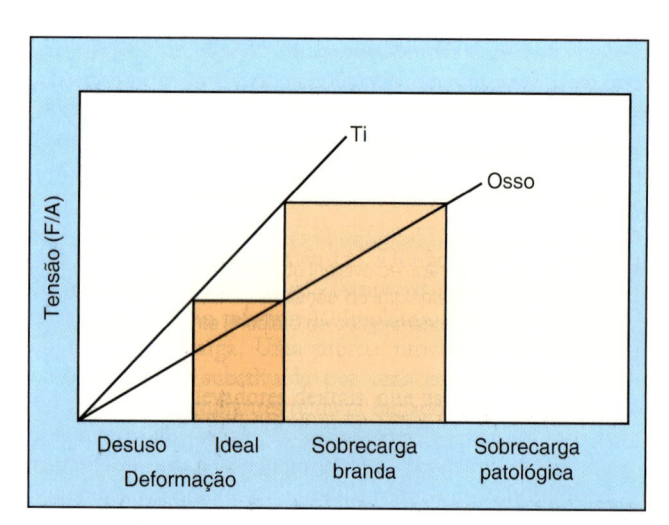

• **Figura 33.8** Quando a tensão é aplicada a um material, ocorre uma alteração no formato (deformação). O módulo de elasticidade de um material representa a interação de tensão e deformação. O titânio (Ti) tem um módulo de elasticidade maior do que o do osso. Quando a tensão é aplicada em ambos os materiais, a diferença de microdeformação entre os dois na zona de microdeformação de Frost na interface em 50 unidades ou menos é a atrofia por desuso. Quando a diferença de microdeformação é de 50 a 2.500 unidades, a zona de carga ideal está presente; entre 2.500 e 4.000 unidades, a zona está em sobrecarga leve (branda); e em mais de 4.000 unidades, a zona está em sobrecarga patológica.

próteses parcialmente retidas durante a cicatrização, o que pode sobrecarregar os implantes que ainda suportam a prótese. A diminuição dos pônticos pode diminuir o risco de fratura da prótese provisória, a qual também pode ser uma fonte de sobrecarga para os demais implantes que suportam a prótese. Em geral, a maxila normalmente requer mais implantes em comparação à mandíbula. Essa abordagem ajuda a compensar o osso menos denso e as direções de força aumentadas frequentemente encontradas no arco superior

Tamanho do implante

A área de superfície também pode ser aumentada pelo tamanho do implante. Cada aumento de 3 mm no comprimento tende a melhorar o suporte da área de superfície em mais de 20%.[48] O benefício do aumento do comprimento não é encontrado na interface marginal do osso, mas sim na estabilidade inicial da interface osso-implante. A maioria das tensões em uma interface implante-osso está concentrada no osso marginal, de modo que o aumento do comprimento do implante faz pouco para diminuir a tensão que ocorre na região do osso marginal ao redor do implante.[49] Portanto, o comprimento não é um método eficaz para diminuir a tensão, pois não aborda o problema na região da área de superfície funcional da interface osso-implante. No entanto, como o implante recebe carga antes do estabelecimento de uma interface histológica, o comprimento do implante é mais relevante para aplicações de carga imediata, especialmente em tipos mais macios de osso. O comprimento adicional do implante também pode permitir que o implante "trave" na placa cortical oposta, o que aumenta ainda mais a estabilidade inicial do implante.

A área de superfície funcional de cada sistema de suporte de implante está relacionada principalmente à largura e ao *design* do implante. Os implantes com raiz de formato mais largo fornecem uma área maior de contato ósseo do que os implantes estreitos (de *design* semelhante). A crista do rebordo está onde as tensões oclusais são maiores. Como resultado, a largura é mais importante do que o comprimento do implante (uma vez que um comprimento mínimo tenha sido obtido para uma fixação inicial). O aumento ósseo em largura pode ser indicado para aumentar o diâmetro do implante quando as forças são maiores, como nos casos de parafunção moderada a grave. O maior aumento no tamanho dos dentes ocorre nas regiões molares dos dentes naturais, onde a área da superfície da raiz dobra em comparação ao restante da dentição (Figura 33.9). Portanto, o diâmetro do implante geralmente é aumentado na região molar. Quando um implante de diâmetro maior não é possível sem cirurgia de enxerto adicional, mais implantes podem ser inseridos (ou seja, dois para cada molar), o que também é um método para dobrar a área de superfície total na região posterior.

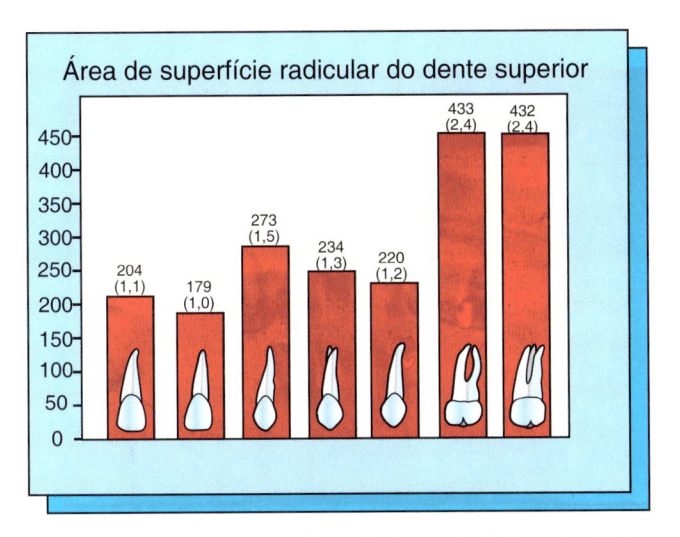

Figura 33.9 A área de superfície radicular da dentição natural é duas vezes maior na região molar em comparação com qualquer outra posição dentária. Os planos de tratamento para carga imediata devem considerar o tamanho ou número de implantes para aumentar a área de superfície nessa região, especialmente na maxila.

Design do corpo do implante

O *design* do corpo do implante deve ser mais específico para a carga imediata, pois o osso não teve tempo de amadurecer e crescer nas reentrâncias ou na base do *design* ou de aderir à superfície antes da aplicação da carga oclusal. Para um implante rosqueável, o osso está presente na profundidade das roscas desde o dia da inserção. Portanto, a área de superfície funcional é maior para o formato de carga imediata. O número de roscas também afeta a quantidade de área disponível para resistir às forças durante a carga imediata. Quanto maior for o número de roscas, maior será a área de superfície funcional no momento da carga imediata.

Outra variável no *design* do implante é a profundidade da rosca. Quanto maior a profundidade da rosca, maior a área de superfície funcional para aplicação de carga imediata. Em geral, a profundidade da rosca da maioria dos implantes rosqueados é de aproximadamente 0,2 mm, enquanto a profundidade da rosca de outros projetos de implantes pode chegar a 0,42 mm.[49] Portanto, um implante rosqueado pode ter mais de duas vezes a área de superfície funcional geral em comparação com outros implantes de comprimento e largura semelhantes.

A área de superfície funcional de um corpo de implante pode afetar a taxa de remodelação do osso durante a carga. Um implante de macrosfera com área de superfície reduzida pode ter o dobro da taxa de remodelação de um projeto típico de implante rosqueável. Relata-se que um projeto de implante com rosca quadrada, com roscas mais profundas e em maior número, apresentou uma redução de 10 vezes na taxa de remodelação sob condições de carga semelhantes e se aproximou de 50% ao ano. Quanto maior a taxa de remodelação, mais fraca é a interface óssea. Os dentes apresentam uma taxa de remodelação óssea de 40% ao ano, o que mantém o osso lamelar na interface.[50]

A geometria da rosca também pode afetar a resistência da osseointegração inicial e a interface osso-implante. Steigenga[51] instalou 72 implantes em 12 coelhos e testou os implantes com torque reverso após 12 semanas. Um terço dos implantes tinha rosca em V, um terço tinha formato trapezoidal reverso e um terço tinha rosca quadrada. O número e a profundidade das roscas eram iguais, assim como a largura e o comprimento de cada implante. A rosca em V e a geometria da rosca trapezoidal reversa produziram valores semelhantes para o torque reverso e os valores BIC. A rosca quadrada demonstrou valores estatisticamente maiores para ambas as avaliações.

O *design* do implante rosqueável pode afetar a taxa de renovação óssea (taxa de remodelação) durante as condições de carga oclusal. Para o projeto de rosca em V, uma força de cisalhamento 10 vezes maior é aplicada ao osso em comparação com o formato de rosca quadrada.[49] O osso é mais resistente à compressão e mais fraco à carga de cisalhamento.[52] As forças compressivas diminuem a microdeformação do osso em comparação com as forças de cisalhamento. Portanto, o formato da rosca e o *design* do implante podem diminuir os riscos iniciais de carga imediata enquanto o osso está reparando o trauma cirúrgico.

Alguns estudos clínicos compararam a carga imediata com diferentes *designs* de rosca de implante e corpos de implantes cônicos em pacientes completamente edêntulos. Os relatos clínicos a curto prazo indicam alta taxa de sucesso independentemente do *design* do implante. Como resultado, o formato geral e a geometria da rosca aparentemente podem não ser os aspectos mais importantes para a sobrevida em carga oclusal imediata. O número do implante, sua posição e os fatores do paciente provavelmente são componentes mais relevantes para o sucesso. Certamente, estudos futuros nesta área são necessários.

Condições de força reduzidas

O clínico pode avaliar as forças por magnitude, duração, direção e tipo. Idealmente, essas condições devem ser reduzidas para minimizar a ampliação dos efeitos nocivos dessas forças.

Fatores do paciente. Quanto maior a força oclusal aplicada à prótese, maior a tensão na interface osso-implante e maior será a deformação no osso. Portanto, as condições de força que aumentam a carga oclusal aumentam os riscos de carga imediata. Parafunções, como bruxismo e apertamento, representam fatores de força significativos, pois a magnitude e a duração da força é aumentada, e a direção da força é mais horizontal do que axial nos implantes com um componente maior de cisalhamento.[38] Balshi e Wolfinger[41] relataram que 75% de todas as falhas na carga oclusal imediata ocorreram em pacientes com bruxismo. Neste estudo, 130 implantes foram instalados em 10 pacientes, com 40 implantes com carga imediata e 90 implantes seguindo a abordagem tradicional de dois estágios. Os autores relataram uma taxa de sobrevida de 80% para implantes com carga imediata, em comparação com 96% para o protocolo tradicional. Grunder[42] avaliou carga imediata em oito pacientes edêntulos, quatro dos quais exibiam bruxismo. As taxas de sucesso geral foram de 87% na maxila e 97% na mandíbula, com cinco das sete falhas de implante no grupo de bruxismo. Cargas parafuncionais também aumentam o risco de afrouxamento do parafuso do pilar, próteses não retidas ou fratura da prótese provisória usada para carga imediata. Se alguma dessas complicações ocorrer, os implantes remanescentes com carga têm maior probabilidade de falhar.

Direção da carga oclusal. A direção da carga oclusal pode afetar a taxa de remodelação. Uma carga axial no corpo de um implante mantém mais osso lamelar e tem taxa de remodelação mais baixa em comparação com um implante com carga lateral. Em um estudo animal, Barbier e Schepers[43] observaram osteoclastos e células inflamatórias na interface de implantes com carga lateral, e notaram osso lamelar e taxa de remodelação mais baixa ao redor de implantes com carga axial no mesmo animal. Portanto, o clínico deve eliminar cantiléveres posteriores na prótese provisória com carga imediata, pois eles aumentam os efeitos prejudiciais da direção da força.

Posição do implante. Os implantes dentais têm sido amplamente utilizados para reter e apoiar próteses parciais fixas (PPFs).

A posição do implante é tão importante quanto o número de implantes. Por exemplo, é recomendada a eliminação de cantiléveres em dois implantes que suportam três dentes, em vez de posicionar os implantes um ao lado do outro com um cantiléver.[53] A esplintagem com arco cruzado formando um arco é um projeto eficaz para reduzir a tensão em todo o sistema de suporte do implante. Portanto, o conceito de posição do arco esplintado é vantajoso para a prótese provisória com carga imediata em pacientes completamente edêntulos.

A posição do implante é um dos fatores mais importantes na carga imediata para pacientes completamente edêntulos. A mandíbula pode ser dividida em três seções ao redor do arco: a área de canino a canino e as regiões posteriores bilaterais. Vários relatórios clínicos discutem a carga imediata em mandíbula com apenas três implantes, desde que os implantes sejam posicionados na linha média e em cada região posterior.[54,55]

A maxila requer mais suporte do implante do que a mandíbula, pois o osso é menos denso e a direção da força é lateral ao arco e a todos os movimentos excêntricos. A maxila é geralmente dividida em cinco seções, dependendo da intensidade das condições de força e da forma do arco. As cinco seções mínimas incluem a região dos incisivos, as áreas caninas bilaterais e as regiões posteriores bilaterais. Pelo menos um implante deve ser inserido em cada seção maxilar e imobilizado durante o processo de carga imediata.

Considerações têm sido feitas em relação à esplintagem do arco cruzado na mandíbula por causa da flexão mandibular e torção distal aos forames mentonianos. Estudos clínicos indicam que o acrílico usado na prótese provisória é flexível o suficiente para aliviar essas preocupações. No entanto, a prótese definitiva deve ser confeccionada em pelo menos duas regiões independentes quando os implantes são instalados em ambas as posições de molares posteriores.[56]

Propriedades mecânicas do osso

O módulo de elasticidade está relacionado à qualidade óssea (Figura 33.10). Quanto menos denso for o osso, menor será o módulo. A quantidade de BIC também é menor para ossos menos densos. A resistência do osso também está diretamente relacionada à densidade óssea. Quanto mais macio o osso, mais fracas são as trabéculas ósseas.[56,57] Além disso, a taxa de remodelação do osso cortical é mais lenta do que a do osso trabecular. Como tal, o osso cortical tem mais probabilidade de permanecer em uma estrutura lamelar durante o processo de carga imediata, em comparação com o osso trabecular.

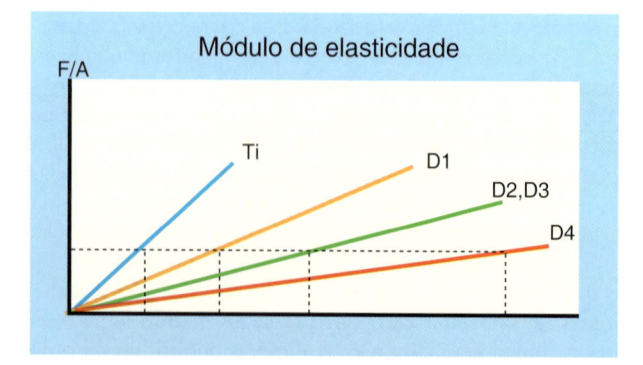

• **Figura 33.10** O módulo de elasticidade está relacionado à densidade óssea. Portanto, a incompatibilidade de microdeformação entre titânio (Ti) e osso Divisão 4 (D4) é maior do que entre titânio e osso D1, mesmo quando a quantidade de tensão é a mesma. Força/Área (F/A).

O osso na região anterior da mandíbula pode apresentar osso cortical na região marginal e apical do implante em forma radicular, sempre que o implante for longo o suficiente para envolver as duas corticais. Os implantes da região anterior devem tentar travar na placa cortical oposta quando se deseja aplicar uma carga imediata. A melhor condição biomecânica do osso cortical e a área de superfície adicional do implante são vantajosas. O osso cortical superior é fino em comparação ao oposto mandibular na região da crista e da base. Nas regiões posteriores, o seio maxilar e o canal mandibular geralmente impedem o travamento apical na cortical oposta do osso, que também é delgada na maxila.

O osso cortical também está presente nas paredes laterais do rebordo residual. Implantes em formato de raiz normalmente não se travam nessas paredes, a menos que o rebordo edêntulo seja estreito. O enxerto ósseo depende de vários fatores para ser previsível. O suprimento sanguíneo adequado e a ausência de micromovimento são duas condições importantes. O osso em desenvolvimento é um tecido ósseo entrelaçado e apresenta maior risco de sobrecarga. O enxerto ósseo na região do corpo do implante pode levar a uma menor fixação e menor BIC inicial. O enxerto ósseo é mais previsível quando o tecido mole cobre completamente o enxerto (e as membranas, quando presentes). Todas essas condições tornam o enxerto ósseo, a inserção do implante e a carga imediata sob maior risco. Portanto, a sugestão é que os implantes que recebem carga imediata sejam instalados em regiões com volume de osso existente adequado para a carga precoce e o *design* protético adequado. Recomenda-se o enxerto ósseo antes da instalação do implante e da carga imediata, quando o volume ósseo inadequado está presente para procedimentos reconstrutivos adequados (Figura 33.11).

Protocolo para carga imediata: pacientes parcialmente edêntulos

Implantes unitários

Implantes dentais imediatos para implantes unitários estão bem documentados na literatura, com vários ensaios clínicos apresentando taxas de sobrevida e sucesso satisfatórios. No entanto, uma grande diferença com a longevidade de implantes imediatos unitários é o protocolo de carga. Em um estudo de metanálise, houve uma taxa de falha cinco vezes maior com implantes unitários de carga imediata em comparação com os de cicatrização tardia. Nenhum estudo avaliado demonstrou vantagens superiores para tecido mole e estética em comparação aos protocolos cirúrgicos tardios. Em 1998, Misch[58,59] publicou o primeiro artigo durante a "reinvenção" da "carga" imediata para pacientes parcialmente edêntulos. Como a maioria dos pacientes possui dentes remanescentes adequados em contato funcional, seu protocolo incluía uma prótese provisória principalmente para a estética, e a prótese sobre o implante completamente isenta de qualquer contato oclusal. Esse conceito foi denominado N-FIT, ou dentes imediatos não funcionais (Boxes 33.2 a 33.4).

Revisão da literatura sobre implantes unitários

Carga precoce em implantes unitários

Andersen et al.[60] avaliaram a carga precoce em oito implantes instalados na maxila. Após a instalação do implante, as moldagens foram concluídas e as próteses provisórias de resina acrílica foram confeccionadas aproximadamente 1 semana após a cirurgia. Aos 6 meses, as coroas provisórias foram removidas e uma prótese unitária definitiva foi instalada. Após 5 anos, foi relatada taxa de

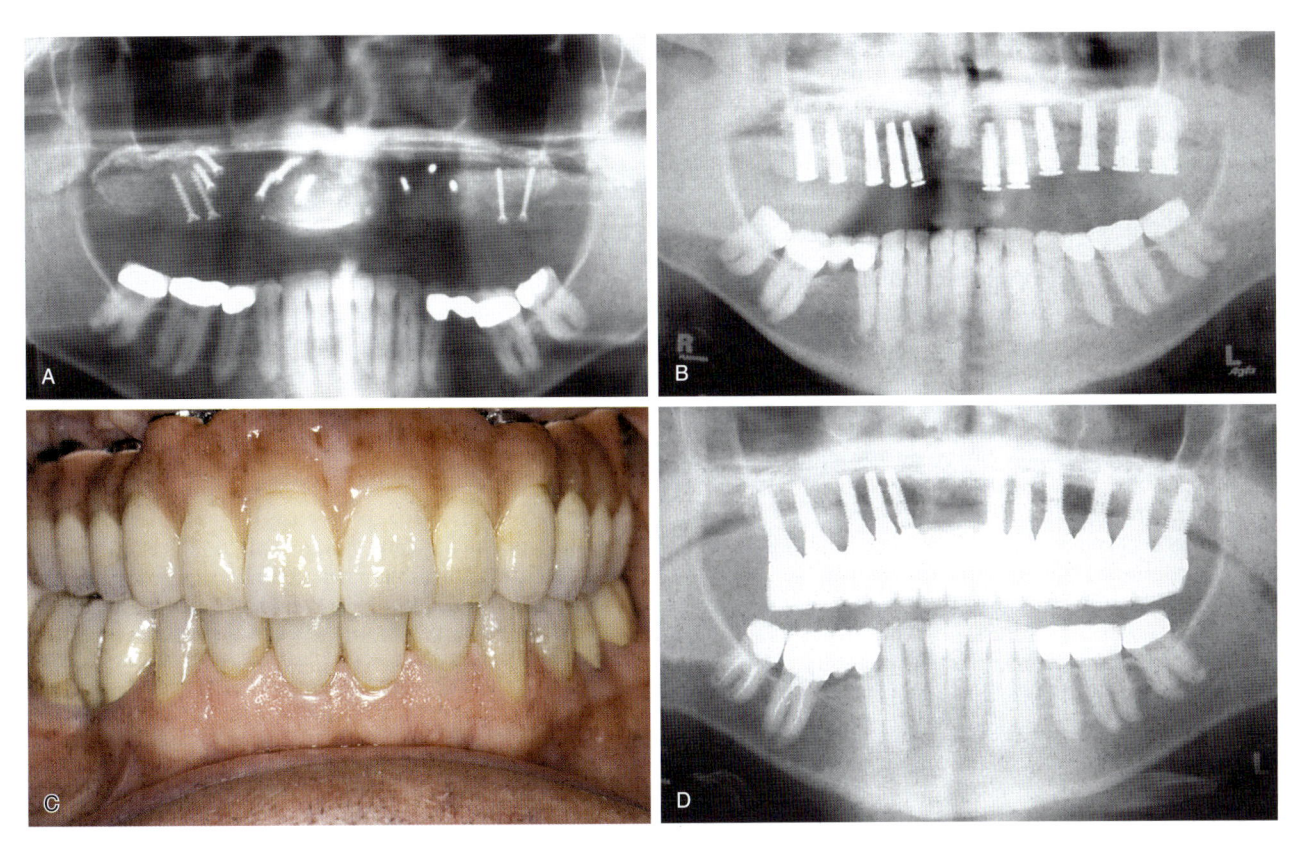

• **Figura 33.11 A.** Um enxerto ósseo da crista ilíaca na maxila restaura o volume ósseo deste tipo 2 Divisão C-altura (C – h), D maxila. **B.** Onze implantes foram instalados e uma moldagem foi feita para a instalação da prótese provisória na consulta de remoção de sutura. **C.** A prótese definitiva é confeccionada após pelo menos 6 meses. Esta fotografia intraoral ilustra a prótese definitiva de metalocerâmica superior. **D.** Radiografia panorâmica da prótese definitiva superior e do plano oclusal inferior corrigido.

Boxe 33.2	Dentes imediatos não funcionais.

Indicações
- Área edêntula com osso disponível e densidade óssea favoráveis
- Pacientes parcialmente edêntulos com contatos oclusais cêntricos e excursões em dentes naturais (ou implantes cicatrizados)
  - Sem hábitos parafuncionais
  - Posição ideal do implante e dimensões do implante (ou seja, diâmetro e comprimento)

Contraindicações
- Pacientes com hábitos orais parafuncionais (ou seja, sucção anterior e lateral da língua ou de morder o cachimbo enquanto fuma)
- Contatos oclusais que resultariam em contatos funcionais na prótese sobre o implante

---

Boxe 33.3	Vantagens dos dentes imediatos não funcionais.

- O paciente tem uma substituição dentária estética fixa após a cirurgia de estágio I
- Nenhuma cirurgia de estágio II é necessária (elimina o desconforto para o paciente e diminui a sobrecarga para o clínico)
- A emergência do tecido mole pode ser desenvolvida com a prótese provisória e o tecido amadurecido durante o processo de consolidação óssea
- O acessório hemidesmossoma de tecido mole no corpo do implante abaixo da conexão pode ser reparado com uma interface aprimorada
- O paciente é capaz de avaliar a estética da prótese provisória durante a fase de cicatrização

---

Boxe 33.4	Desvantagens dos dentes imediatos não funcionais.

- Se for aplicada força à prótese provisória, o micromovimento do implante pode causar perda da crista óssea ou falha do implante
- Parafunção da língua ou hábitos estranhos (como mordidas de caneta) podem causar trauma e perda óssea da crista ou falha do implante
- O material de moldagem ou acrílico pode ficar preso sob o tecido ou entre o implante e a crista óssea
- Osso que é muito macio, diâmetros de implante pequenos ou desenhos de implantes com menos área de superfície podem causar contornos de tensão na crista muito grandes e causar perda óssea ou falhas do implante
- A duração da cirurgia e/ou consulta pós-operatória é maior

---

sucesso de 100% com um ganho ósseo de 0,53 mm entre a instalação do implante e a avaliação final. Cooper et al.[61] relataram a taxa de sucesso do implante em 3 anos de instalação imediata após a cirurgia. Foram avaliados os níveis ósseos peri-implantar, juntamente com o crescimento da papila. Os autores concluíram que o zênite gengival aumentou do ano 1 para o 3, e a perda óssea marginal foi mínima em uma média de 0,42 mm.

Carga imediata em implantes unitários

Gomes et al.[62] publicaram um relato inicial de carga imediata em um implante unitário. Esse relatório incluiu a confecção de uma coroa provisória parafusada em um implante de instalação imediata. Ericsson et al.[63] relataram um estudo prospectivo com implantes unitários e protocolo de carga imediata, em comparação com um procedimento de implante em dois estágios. No grupo de carga imediata, uma coroa provisória unitária foi instalada 24 horas após a instalação do implante. Em 6 meses, os implantes foram reabilitados com uma prótese definitiva. Dois implantes (14%) no grupo de carga imediata falharam e nenhuma perda de implante foi observada no protocolo de dois estágios. A perda óssea média foi de aproximadamente 0,1 mm para ambos os grupos de implantes. Hui[65] avaliou 24 pacientes que receberam próteses unitárias sobre implantes, após a exodontia em zona estética. Após acompanhamento de 1,5 ano, todos os implantes permaneceram integrados.[63]

Degidi et al.[65] avaliaram implantes unitários que receberam carga imediata de forma não funcional. Todos os implantes foram instalados com um torque mínimo de inserção de 25 N-cm e, após 5 anos de acompanhamento, foi relatada uma sobrevida de 95,5%. Ao comparar os locais de extração cicatrizados e que receberam carga imediata, as taxas de sucesso foram de 100 e 92,5% respectivamente. Uma taxa de sucesso de 100% foi relatada em qualidade óssea favorável (tipo 1), enquanto uma taxa de 95,5% foi encontrada em baixa qualidade óssea (tipo 4).[65]

Chaushu et al.[66] compararam o sucesso de implantes de carga imediata em locais de extração fresca, em comparação com locais que foram cicatrizados. Foram instaladas próteses provisórias imediatamente no dia da cirurgia. Os autores concluíram que a carga imediata em um local de extração aumentou a taxa de falha (ou seja, aproximadamente 20%) em comparação com os locais cicatrizados com carga imediata. Mankoo[67] descreveu a instalação de carga imediata sobre o implante e a provisionalização na região anterior da cavidade bucal. O autor relatou que essa técnica era vantajosa, não só pela não necessidade de uma cirurgia de estágio 2, mas também pelos benefícios estéticos proporcionados por uma prótese provisória.

Além disso, uma prótese removível não é necessária, o que geralmente é difícil para o paciente se adaptar e tem problemas estéticos associados.

Uma metanálise identificando mais de 5 mil estudos foi concluída por Pigozzo et al.[68] e os autores não concluíram diferenças significativas entre os protocolos de carga imediata e precoce com coroas unitárias sobre implantes. A taxa de sucesso e sobrevida juntamente com a perda óssea marginal foi avaliada até 3 anos.

Protocolo cirúrgico/protético para implantes unitários

Após a instalação de um implante unitário, o clínico tem três opções à sua disposição:
1. *Técnica de dois estágios*: envolve cicatrização tardia e uma segunda cirurgia para expor o implante antes da reabilitação protética
2. *Técnica de estágio único:* um pilar de cicatrização é colocado após a instalação do implante, a cicatrização é concluída e a reabilitação protética é tardia
3. *Reabilitação imediata com prótese provisória:* pode receber carga ou ser não funcional; raramente um implante unitário imediato será colocado diretamente em função devido ao aumento das forças biomecânicas que podem resultar em má cicatrização ou falha do implante

Procedimento de reabilitação unitária imediata não funcional

O conceito N-FIT apresenta uma abordagem semelhante à técnica de carga imediata, exceto que a prótese provisória implantossuportada é instalada fora de todos os contatos oclusais antagonistas diretos durante o período de consolidação óssea. Como resultado, o implantodontista pode confeccionar uma substituição dentária estética imediatamente para o paciente, mas sem contato oclusal. Ao colocar uma prótese imediata, os contornos dos tecidos moles, assim como a estética, podem ser desenvolvidos por meio da prótese provisória e do processo de cicatrização óssea (Figura 33.12).

Após a instalação do implante, existem várias opções de tratamento para o clínico reabilitar provisoriamente o implante.
1. Coroa de implante confeccionada pelo laboratório de prótese dentária onde o clínico reembasa a prótese provisória sobre um pilar protético pré-fabricado; pode ser uma prótese cimentada ou parafusada.
2. Coroa pré-fabricada que é reembasada pelo clínico; normalmente um pilar pré-fabricado ou personalizável é inserido e preparado, após o qual a prótese provisória é confeccionada de acordo com as demandas estéticas e funcionais da área
3. Compósito unido a um pilar protético pré-fabricado e aos dentes adjacentes
4. O clínico realiza uma moldagem do implante após sua instalação, juntamente com os registros de mordida e moldagem do arco antagonista; um pilar de cicatrização é colocado; na remoção da sutura, que geralmente ocorre 2 semanas após a instalação, o pilar de cicatrização é removido e substituído por um pilar modificado em laboratório e uma prótese provisória; este é um exemplo de carga precoce.

Independentemente da técnica usada para confeccionar uma prótese provisória, é fundamental que a oclusão seja rigorosamente monitorada. Após a colocação da coroa provisória, a prótese deve ser avaliada em todas as excursões cêntrica e excêntrica para verificar se não há contato. Uma preocupação especial é na região anterior da maxila, porque o movimento horizontal dos dentes anteriores é muito maior do que os dentes posteriores. Portanto, os movimentos excursivos devem ser avaliados com todos os graus de força (ou seja, movimentos de apertamento e bruxismo) (Figura 33.13 e Boxe 33.5).

Parcialmente edêntulo (mais de um espaço edêntulo)

Com espaços parcialmente edêntulos, os implantes de carga imediata são um tópico controverso. A maioria dos estudos consiste no tratamento de pacientes em áreas baseadas em carga, como a região posterior da cavidade bucal. Poucos estudos foram concluídos na zona estética. Até que estudos mais detalhados estejam disponíveis, os clínicos devem estar cientes de instalar implantes imediatos, especialmente na estética em pacientes parcialmente edêntulos.

Revisão da literatura sobre arcos parcialmente edêntulos

Carga precoce em arco parcialmente edêntulo

Testori et al.[69] relataram uma taxa de 3 anos de sucesso de 97,7% em um estudo longitudinal, prospectivo e multicêntrico de implante com carga precoce. Todos os implantes foram instalados na região posterior da cavidade bucal e receberam carga em 8 semanas. Cochran et al.,[70] em um estudo longitudinal, prospectivo e multicêntrico, relataram uma taxa de sucesso de 99,1%, após 1 ano. Os implantes foram instalados na região posterior da mandíbula, com vários tempos de cicatrização de acordo com a densidade do osso. Luongo et al.[71] avaliaram a carga imediata e precoce (11 dias) de implantes na região posterior da maxila e da mandíbula. Uma taxa de sucesso de 98,8% foi relatada, e os resultados foram semelhantes aos implantes com carga tardia. Vanden Bogaerde et al.,[72] em estudo multicêntrico, instalaram próteses provisórias, entre 9 e 16 dias após a instalação do implante na maxila.

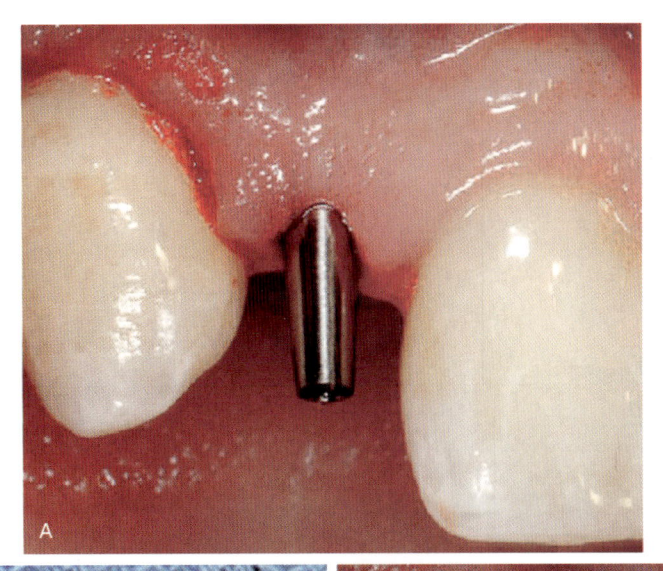

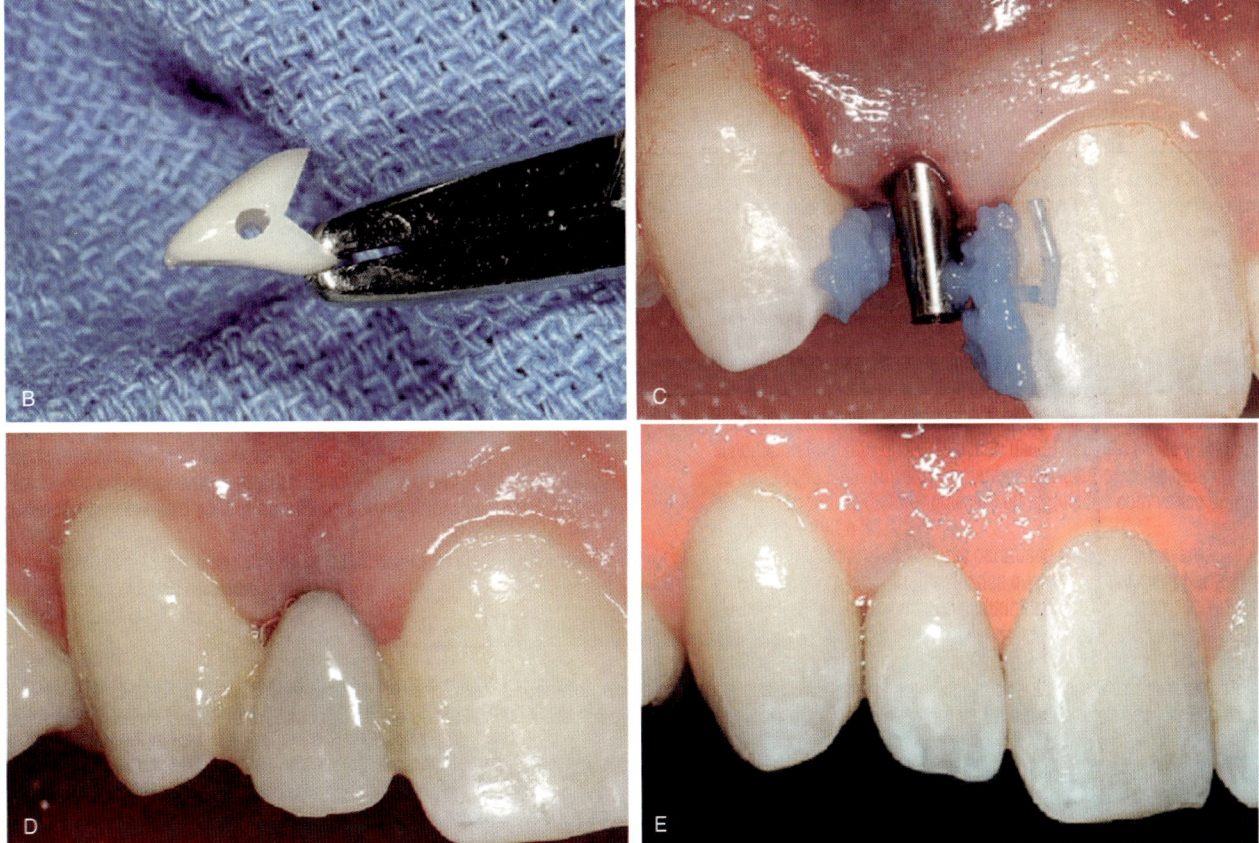

● **Figura 33.12 Prótese imediata não funcional. A.** Instalação do implante do incisivo lateral superior direito. **B.** Uma prótese provisória em resina acrílica é confeccionada no consultório e realinhada para se ajustar ao pilar protético inserido. **C.** Os dentes adjacentes são condicionados com ácido. **D.** A prótese provisória é unida aos dentes adjacentes e a oclusão é confirmada para não incluir contatos. **E.** Após 4 meses de cicatrização, a prótese provisória é removida e a prótese definitiva, concluída.

Foi relatada uma taxa de sobrevida do implante de 99,1% após 18 meses, com perda óssea inferior a 0,8 mm.

Carga imediata em arco parcialmente edêntulo

Drago e Lazzara[73] relataram um estudo envolvendo coroas provisórias sobre implantes reabilitados sem oclusão imediatamente após a instalação do implante. Os implantes foram reabilitados imediatamente com pilares pré-fabricados e a coroa cimentada. Nenhum contato oclusal ou interferências estavam presentes. Próteses definitivas foram inseridas 8 a 12 semanas após a instalação do implante. Após 18 meses, a taxa de sobrevida do implante foi de 97,4%, e foi relatada uma perda óssea média de 0,76 mm.[73] Curiosamente, Machtei et al.[74] avaliaram implantes instalados na mandíbula em pacientes com periodontite crônica. Os autores concluíram que os protocolos de carga imediata são um tratamento previsível; no entanto, deve-se ter cuidado nas regiões de molares. Schincaglia et al.[75] relataram um estudo de boca dividida com mandíbulas posteriores bilaterais, parcialmente edêntulas. A taxa de sucesso geral foi de 95%; um torque de inserção de 20 N-cm ou mais e um valor de QEI superior a 60 N-cm foi recomendado (Figura 33.14).

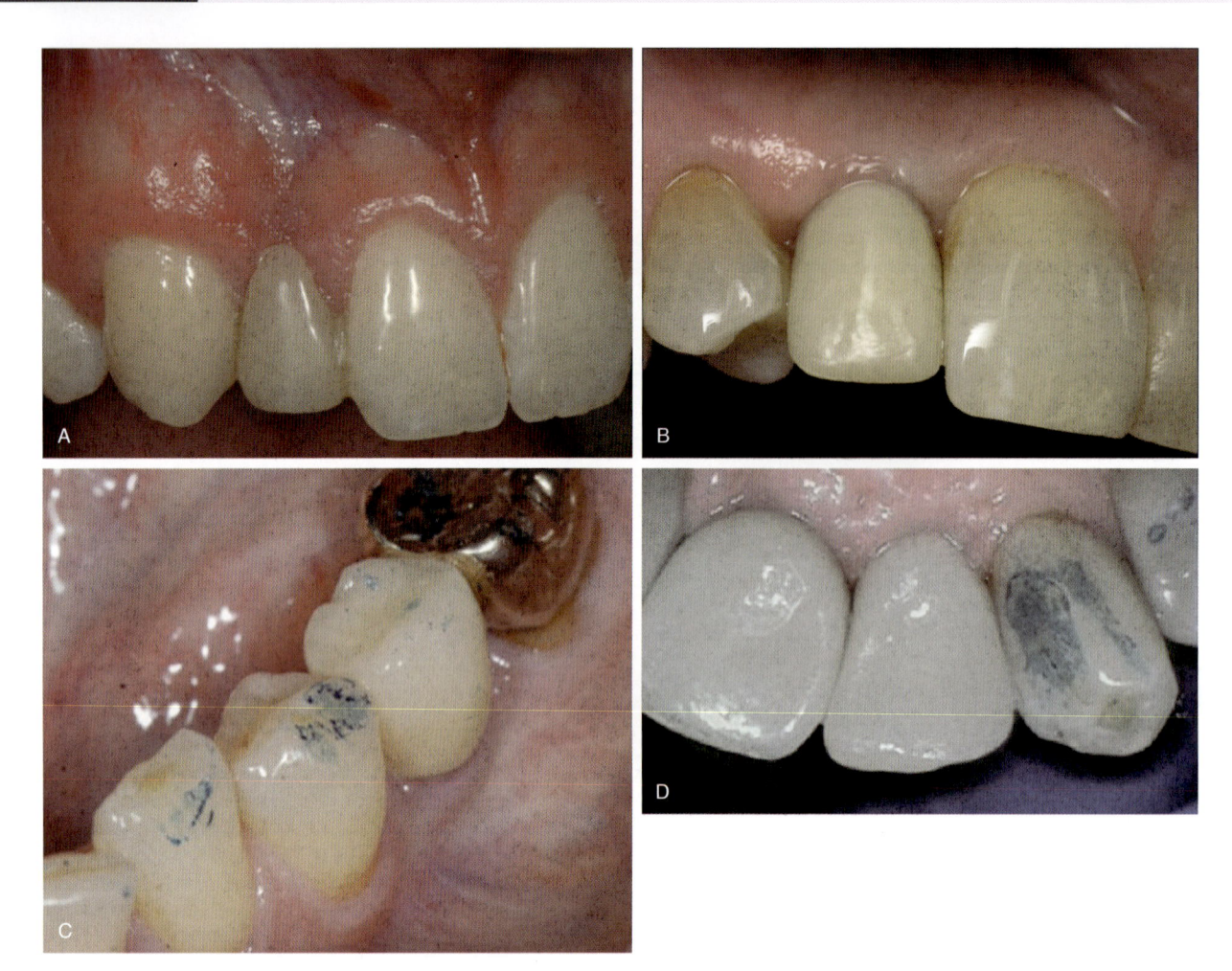

● **Figura 33.13 Prótese provisória unitária. A.** A prótese pode ser unida aos dentes adjacentes, porém apenas quando não houver mobilidade horizontal dos dentes pilares adjacentes. **B.** Provisório sem contato com os dentes adjacentes devido aos contatos excursivos no canino. **C.** Provisório imediato colocado em um pré-molar inferior; observe o contato suave em oclusão leve, todos os contatos devem ser removidos para permanecerem não funcionais. **D.** Carga imediata do incisivo lateral sem contatos oclusais e contatos ideais em canino.

Boxe 33.5 Protocolo Estágio I para carga precoce não funcional em dentes imediatos.

Consulta 1: Cirurgia

1. Realizar a moldagem do arco antagonista e obter a cor do dente e o registro da mordida cêntrica.
2. Realizar a cirurgia de implante de Estágio I (utilizar implantes mais largos quando possível).
3. Realizar moldagem com silicone ou poliéter. Verificar se nenhum material de moldagem ficou preso sob o retalho.
4. Colocar um pilar de cicatrização aproximadamente 2 mm acima do tecido.
5. Suturar (a espessura do tecido deve ser inferior a 4 mm).

Procedimento de laboratório

1. Os modelos são montados em um articulador com registros corretos dos arcos.
2. Um pilar é selecionado e preparado para uma prótese cimentada ou parafusada.
3. A prótese provisória é confeccionada com mesa oclusal estreita, mínima altura da cúspide e sem contatos oclusais ou excursivos.

Consulta 2: Remoção de suturas/instalação da prótese

1. As suturas são removidas atraumaticamente.
2. O pilar de cicatrização é removido e a abertura interna do implante é irrigada com clorexidina.
3. O pilar confeccionado em laboratório é inserido (se houver retenção por cimento).
4. Usar contratorque (hemostato) e apertar o parafuso do pilar 20 a 30 N-cm (que é menor do que a pré-carga final).
5. Inserir a prótese provisória e avaliar o contorno e a oclusão (sem contatos oclusais).
6. Instruir o paciente a comer alimentos moles (p. ex., massa, peixe, carne cozida). Não comer vegetais crus ou pão duro até a entrega final da prótese. Não são permitidos hábitos orais, como mascar chicletes. Sempre que possível, o paciente deve evitar mastigar alimentos nas regiões do implante.

Arcos totalmente edêntulos

A instalação imediata e a carga sobre os implantes nas arcadas edêntulas tornaram-se populares na implantodontia dos dias de hoje. Em comparação com os procedimentos convencionais de implante, o sucesso da instalação imediata com carga na maxila e na mandíbula depende da seleção do paciente, do planejamento do tratamento pré-operatório e do conjunto de habilidades do clínico para completar as fases cirúrgica e protética do tratamento. Esses tipos de procedimentos tendem a ser mais complexos e podem estar associados a um maior grau de complicações. O conceito de colocação/carga imediata teve origem na arcada inferior e foi bem estudado. No entanto, embora os estudos sejam limitados na maxila, o arco superior está se tornando mais popular na implantodontia atualmente.

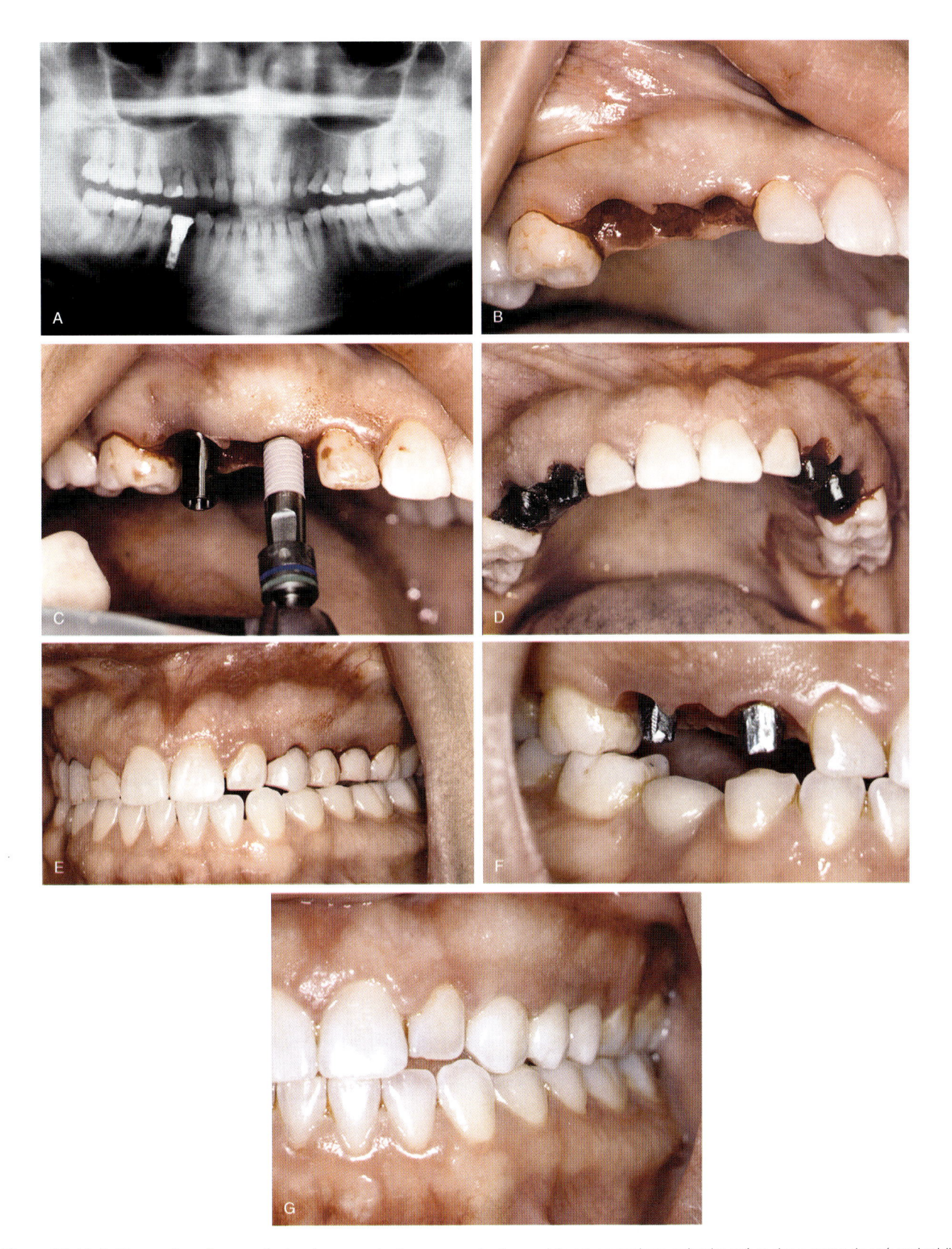

● **Figura 33.14 A.** Uma radiografia panorâmica de um paciente com anodontia parcial sem os caninos, primeiro pré-molar e segundo pré-molar bilaterais. **B.** Os dentes decíduos foram extraídos. **C.** Dois implantes foram utilizados para apoiar a prótese em cada lado. O espaço mesiodistal era inadequado para três implantes. **D.** Os quatro implantes foram preparados para uma prótese provisória cimentada. **E.** A prótese provisória N-FIT é indicada principalmente pela estética e por ficar fora da oclusão em relação cêntrica e todas as excursões. **F.** A prótese definitiva é feita após 4 a 6 meses. Neste ponto, os tecidos moles e duros estão maduros. **G.** A prótese fixa definitiva de três elementos é suportada por dois implantes de carga imediata.

Revisão da literatura sobre arcos edêntulos

Carga precoce no arco inferior edêntulo

Numerosos estudos têm demonstrado resultados favoráveis com a carga precoce da arcada edêntula inferior. Engquist et al.[76,77] relataram em mais de 100 pacientes com mandíbula edêntula. Cada paciente foi tratado com quatro implantes Nobel Biocare® na região anterior da mandíbula com uma prótese fixa implantossuportada. Os autores avaliaram quatro grupos: cirurgia de estágio único, cirurgia de dois estágios, pilares de uma peça e carga precoce. A prótese definitiva recebeu carga entre 10 dias e 3 semanas. Com o grupo de carga precoce, aproximadamente 7% dos implantes falharam; entretanto, esse grupo exibiu menos perda óssea marginal do que o grupo controle.[76,77] Friberg et al.[78] avaliaram mais de 750 implantes em mandíbula edêntula, com a prótese fixa sendo colocada aproximadamente 13 dias após a instalação do implante. Foi relatada uma taxa de sucesso de 97,5%, com reabsorção óssea marginal média de aproximadamente 0,4 mm.

Carga imediata no arco edêntulo inferior

Em 1990, Schnitman et al.[79] relataram pela primeira vez a carga imediata de implantes na região anterior da mandíbula. Cinco a seis implantes foram instalados na região interforaminal, com implantes adicionais instalados posteriormente. Três dos implantes foram usados para uma prótese provisória, convertida da prótese do paciente. Os autores concluíram que a carga imediata dos implantes era uma opção de tratamento viável para os pacientes, pois o sucesso a longo prazo não foi afetado pela carga precoce dos implantes. Em um estudo longitudinal, Schnitman et al.[80] trataram 10 pacientes com uma prótese fixa de carga imediata. Cerca de 15,3% dos implantes imediatos falharam, e todos os implantes que receberam carga convencional foram bem-sucedidos. Schnitman et al.[80] concluíram que implantes com carga imediata a curto prazo têm sucesso; entretanto, a longo prazo, eles podem ter um prognóstico questionável. Tarnow et al.[81] avaliaram pacientes tratados com no mínimo 10 implantes, com 5 dos implantes submersos, sem carga. Uma prótese provisória fixa foi inserida e posteriormente substituída por uma prótese provisória fixa. Embora três dos implantes tenham falhado (dois com carga imediata e um submerso), Tarnow et al. concluíram que implantes imediatos esplintados juntos são uma opção de tratamento viável.

Mais recentemente, estudos demonstraram que de quatro a seis implantes instalados na mandíbula têm taxas de sucesso favoráveis. Chow et al.[82] instalaram quatro implantes em pacientes com prótese provisória parafusada. Após 1 ano, os implantes tiveram uma taxa de sucesso de 100%. Em um estudo prospectivo em quatro centros de pesquisa, Testori et al.[83] avaliaram 62 pacientes nos quais uma prótese provisória foi inserida em até 4 horas após a cirurgia de implante. Uma taxa de sucesso de 99,4% foi relatada, com perda da crista óssea semelhante à técnica convencional de carga tardia. Aalam et al.[84] avaliaram 16 pacientes que receberam implantes inferiores para próteses híbridas parafusadas. Após 3 anos, a taxa de sucesso do implante foi de 96,6% e a taxa de sucesso da prótese foi de 100% (Figura 33.15).

Carga precoce no arco edêntulo superior

Fischer e Stenberg[85] relataram carga precoce sobre implantes em 24 pacientes edêntulos na maxila. Após 3 anos, a taxa de sucesso do implante foi de 100%, e um estudo de 3 anos mostrou menos perda óssea radiográfica no grupo com carga inicial do que no grupo de controle.

Olsson et al.[86] estudaram, por 1 ano, 10 pacientes que receberam uma prótese provisória total fixa, 1 a 9 dias após a instalação do implante. Uma prótese definitiva foi colocada 2 a 7 meses após a instalação do implante. Cerca de 6,6% dos implantes falharam, todos por infecção, e foi relatada perda óssea marginal associada de 1,3 mm.

Carga imediata no arco edêntulo maxilar

Bergkvist et al.[87] relataram uma prótese provisória colocada sobre implantes maxilares com carga imediata. Após um período médio de cicatrização de 15 semanas, uma prótese final parafusada foi confeccionada. Aproximadamente 2% dos implantes falharam durante o período de cicatrização, e a perda óssea marginal média foi de 1,6 mm após 8 meses.[87] Ibanez et al.[88] avaliaram 26 pacientes que tinham maxila totalmente edêntulas, com implantes que receberam carga após 2 dias da instalação, com prótese provisória ou definitiva. A taxa de sucesso foi de 100% após um período de cicatrização de 1 a 6 anos. A alteração do nível ósseo radiográfico foi uma perda de 0,56 mm em 12 meses e 0,94 mm em 72 meses. Degidi e Piattelli[89] relataram um acompanhamento de 5 anos de implantes que receberam carga imediata com uma prótese provisória seguida por uma prótese definitiva. Uma taxa de sucesso de 98% foi observada, com a maioria das falhas ocorrendo nos primeiros 6 meses de cicatrização. Além disso, os autores concluíram que implantes mais largos estavam associados a um aumento na taxa de falha. Balshi et al.,[90] ao avaliarem 55 pacientes que receberam implantes imediatos, juntamente com implantes de carga imediata, encontraram uma taxa de sobrevida de 99% dos implantes e uma taxa de sobrevida de 100% da prótese. As próteses provisórias consistiam em uma prótese parafusada totalmente em acrílico que foi substituída aproximadamente 4 a 6 meses depois (Figura 33.16).

Implantes provisórios

O uso de implantes provisórios, que são definidos como implantes colocados para reter uma prótese provisória, não são necessariamente indicados para uma prótese definitiva. Originalmente, pensava-se que esses implantes não atingiam a osseointegração. No entanto, Balkin et al.[91] avaliaram os mini-implantes para examinar em microscopia óptica após 4 a 5 meses de função imediata. Os autores relataram que a osseointegração ocorreu com osso maduro e saudável. Iezzi et al.[92] relataram três implantes provisórios que foram colocados para reter uma prótese provisória por 4 meses. Concluíram a existência de trabéculas ósseas ao redor dos implantes, bem como a ocorrência do processo de remodelação óssea. Heberer et al.[93] acompanharam 254 implantes provisórios, colocados em 64 pacientes, que permaneceram funcionais por até 462 dias. A taxa de sucesso total relatada foi de 82%, e os fatores do paciente, como gênero, oclusão antagonista e posição do implante não pareceram significativos. Simon e Caputo[94] completaram os testes de torque de remoção em implantes provisórios em 31 pacientes. Os autores concluíram que a osseointegração pode representar maior possibilidade de fratura na mandíbula, visto que os implantes deixados após 10 meses apresentaram maior possibilidade de fratura na remoção (Figura 33.17).

Protocolo cirúrgico/protético *All-on-4*

Maló et al.[95,96] originalmente introduziram o conceito do protocolo *All-on-4*, que envolve a carga imediata de uma prótese fixa em quatro implantes instalados na maxila ou na mandíbula. Embora inúmeras opções estejam disponíveis, em geral dois implantes paralelos são colocados anteriormente e dois implantes angulados são colocados posteriormente. Os implantes posteriores são posicionados com precisão para evitar estruturas vitais essenciais (p. ex., seio maxilar, canal alveolar inferior), aumentar

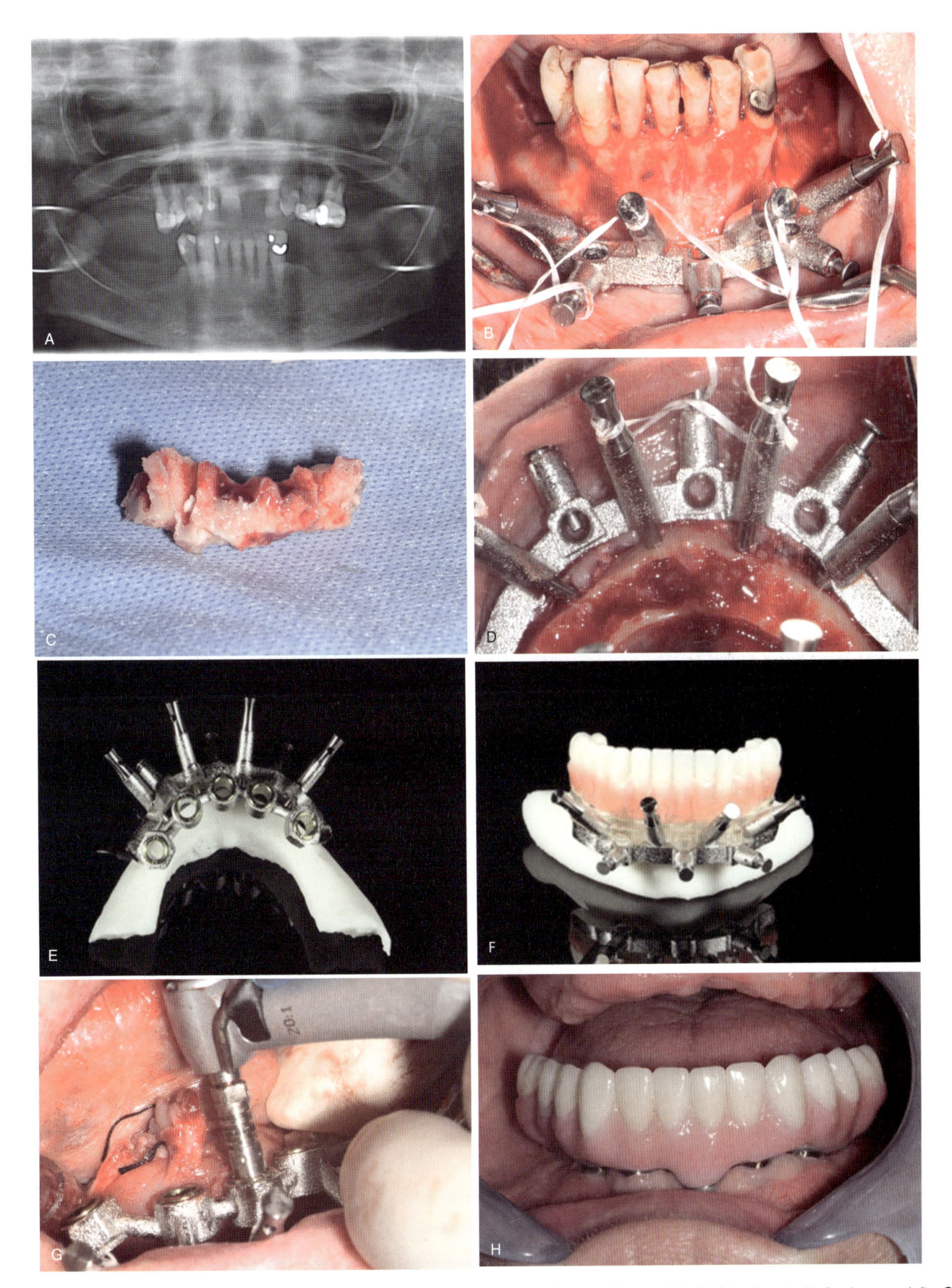

● **Figura 33.15 Carga imediata mandibular (guias Chrome). A.** Radiografia panorâmica pré-operatória. **B.** Guia de redução fixado na posição. **C.** O osso removido da região anterior da mandíbula para ganhar altura suficiente para a instalação do implante. **D.** Pós-osteotomia. **E.** Guia de implante em modelo ósseo. **F.** Prótese provisória de polimetilmetacrilato. **G.** Colocação de implante totalmente guiada. **H.** Prótese híbrida definitiva.

a propagação de A-P e minimizar o comprimento do cantiléver. Por causa desses protocolos de posicionamento, uma economia significativa de tempo de tratamento é observada, pois o aumento do seio e procedimentos de enxerto ósseo na mandíbula são evitados. Normalmente, na maxila, dois implantes posteriores são posicionados em até 45° de angulação para evitar o seio maxilar. Na mandíbula, a posição dos implantes é ditada pela posição do forame mentoniano (ou seja, possível alça anterior); no entanto, eles são geralmente angulados anteriormente de 30 a 45°. Pilares multiunidades são colocados nos implantes com vários graus de angulação, geralmente consistindo em 0, 17 ou 30°.[95,96]

Requisitos da técnica *All-on-4*

1. Torque de inserção mínimo de 35 N-cm: se não puder ser alcançado, uma fase de cicatrização convencional é recomendada.
2. Sem hábitos parafuncionais significativos
3. Dimensões ósseas disponíveis:
   Maxila: > 5 mm de largura e > 10 mm de altura
   Mandíbula: > 5 mm de largura e > 8 mm de altura
4. Densidade óssea favorável de D1, D2 ou D3

Protocolos de instalação/carga imediata em guia total avançado (Boxes 33.6 e 33.7, Figura 33.18)

Os parafusos do pilar são colocados com um torque final de acordo com as recomendações do fabricante. A fita de politetrafluoroetileno (PTFE) é colocada nos orifícios de acesso e é utilizada resina composta/acrílica fotopolimerizável para cobrir os orifícios (Figura 33.18).

Existem vários protocolos cirúrgicos/protéticos (p. ex., 3D Diagnostix, nSequence) que permitem um protocolo cirúrgico e protético totalmente guiado, que combina a cirurgia tridimensional guiada por TCFC com uma prótese imediata fixa definitiva. Esses protocolos permitem que o clínico maximize a precisão da tecnologia TCFC, juntamente com a capacidade de entregar uma prótese fixa provisória com precisão e exatidão. Essas técnicas, em comparação com uma abordagem bidimensional à mão livre, aumentaram a precisão, a previsibilidade e a consistência de economia de tempo. Os protocolos de colocação/carga imediatos totalmente guiados permitem o planejamento digital de precisão tridimensional (3D) do implante com protocolos cirúrgicos e protéticos virtuais, modificação 3D da anatomia óssea para otimizar a colocação e o posicionamento do implante, colocação do implante com uma técnica totalmente guiada e entrega de prótese fixa imediata parafusada no mesmo dia. Além disso, tal protocolo permite o controle definitivo para o planejamento do tratamento cirúrgico, especialmente em casos de extração imediata, onde a anatomia óssea requer alteração[97] (Figura 33.19, Boxe 33.8; Figuras 33.20 a 33.22).

Complicações de próteses provisórias fixas

Se os princípios básicos da prótese dentária não forem respeitados ao colocar uma prótese provisória, as complicações podem se tornar mais prevalentes. Idealmente, a prótese não deve interferir na cicatrização dos tecidos moles, cantiléveres devem ser limitados e se possível evitados, mesas oclusais estreitadas vestibulolingualmente e contatos oclusais uniformes e ideais.

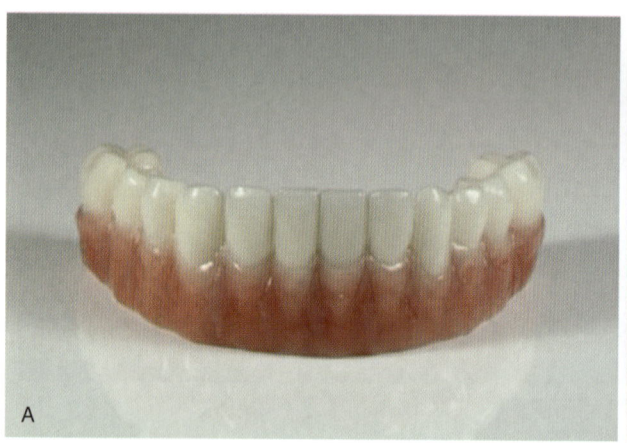

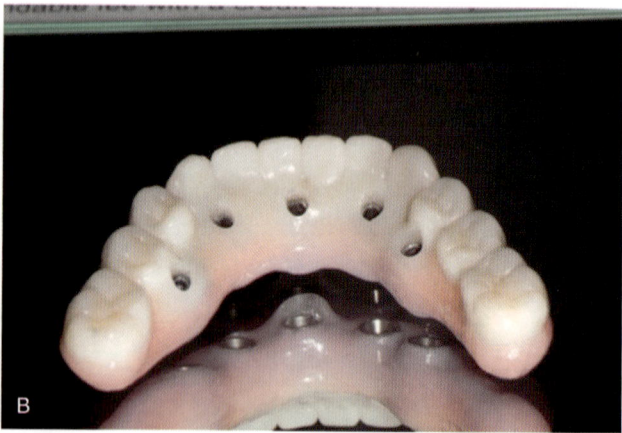

• **Figura 33.16** Prótese definitiva em zircônia. **A** e **B.** A prótese em zircônia monolítica tem as vantagens de maior resistência à flexão e à fratura.

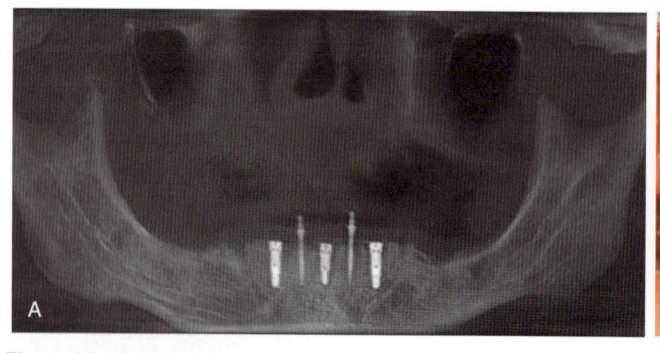

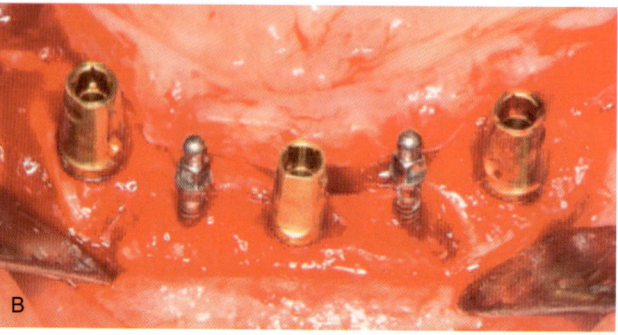

• **Figura 33.17** Implantes provisórios. **A** e **B.** Implantes colocados em implantes "B", "C" e "D" com dois mini-implantes entre os implantes para reter uma prótese provisória (O-Ring).

Boxe 33.6 Protocolo *All-on-4* genérico.

1. Registros pré-operatórios
Inicialmente, os modelos superior e inferior são obtidos de forma convencional ou digital (ou seja, *scanner* intraoral) com um registro preciso da mordida. Uma cor de dente é selecionada. Fotografias intraorais e extraorais podem ser tiradas para auxiliar no diagnóstico e o planejamento do tratamento. São obtidas tomografias computadorizadas de feixe cônico (TCFC) maxilar e mandibular, com o paciente portando o registro de mordida em máxima intercuspidação. Os modelos, junto com as varreduras TCFC, são enviados a um fabricante terceirizado para processamento.

2. Conversão tridimensional de dados
Os dados digitais tridimensionais (3D) são mesclados com a anatomia óssea 3D, o que resulta na formação de um conjunto de dados 3D específico da posição do dente, anatomia óssea, considerações oclusais, confecção da prótese e posicionamento biomecânico ideal do implante. Isso geralmente é realizado com um *software* especializado e um fabricante terceirizado (p. ex., 3D Diagnostix).

3. Plano de tratamento cirúrgico e protético
Com uma abordagem de equipe interdisciplinar, os dados 3D são usados na formulação de um plano de tratamento protético e cirúrgico. O tipo de prótese deve ser sempre identificado primeiro e, em seguida, o plano cirúrgico formulado para atender aos requisitos da prótese. Os fatores de planejamento do tratamento devem incluir: (1) tipo de prótese; (2) osso disponível; (3) densidade óssea; (4) forças parafuncionais; (5) propagação anteroposterior; (6) oclusão; (7) dimensões e posições do implante; (8) osteoplastia, se indicada; (9) caminho de inserção da prótese; e (10) pilares com múltiplas unidades e orifícios de acesso.

4. Fabricação de guias cirúrgicos e próteses provisórias
Após a conclusão do plano do tratamento, o conjunto de dados finalizado é enviado para fresamento e prototipagem rápida pelo fabricante terceirizado. Um guia de redução óssea (se indicado), o guia cirúrgico do implante e o guia do pilar são geralmente confeccionados por meio de estereolitografia. A prótese provisória geralmente é fresada em um material de bloco de polimetilmetacrilato monolítico (PMMA). O fabricante fornecerá um relatório detalhado da cirurgia na sequência do guia, juntamente com o tamanho do implante e os protocolos de posição.

5. Cirurgia
Após a anestesia, um guia de redução óssea ou base óssea é posicionado, geralmente com o auxílio de um registro e dentes existentes. Em alguns casos, esse guia será fixado ao osso. Os dentes são então extraídos. Após a extração, será posicionada uma guia de implante cirúrgico, que auxiliará na instalação do implante. Isso pode incluir um *template* universal ou totalmente guiado. Após a colocação do implante, pilares com várias unidades, que foram predeterminados no plano de TCFC, são colocados nos corpos do implante.

6. Inserção da prótese provisória
Pilares provisórios são colocados em cada pilar multiunidades. A prótese provisória de PMMA é então inserida e avaliada quanto ao ajuste e a prótese de PMMA é cimentada ao pilar temporário por meio de resina acrílica fotopolimerizável. O PMMA pode então ser removido e polido para a inserção final. O fechamento do tecido mole é realizado com um material de sutura reabsorvível com alta resistência à tração (p. ex., Vicryl®).

7. Confecção da prótese definitiva
Após cicatrização suficiente, uma prótese definitiva (*i. e.*, zircônia monolítica) é confeccionada. A função, a fonética e o desenho do provisório de PMMA podem ser considerados guias para quaisquer modificações futuras da prótese definitiva.

Boxe 33.7 Abordagem cirúrgica/protética *All-on-4*.

O tratamento *All-on-4* pode ser realizado com duas abordagens:
1. **Cirurgia convencional:** retalho de espessura total e instalação do implante à mão livre
   a. Após a elevação do retalho, uma osteotomia da linha média é concluída na qual a guia *All-on-4* é colocada.
   b. *Osteotomia cirúrgica posterior*: os locais posteriores são preparados em aproximadamente 45°, usando a guia como ferramenta de angulação. Os implantes são inseridos com um torque final de 35 a 45 N-cm. Pilares com múltiplas unidades de 30° são colocados em ambos os locais posteriores. Os pilares são apertados de acordo com as recomendações do fabricante.
   c. *Osteotomia cirúrgica anterior*: preparar e colocar dois implantes anteriores nas posições "B" e "D" aproximadas. Os implantes são inseridos com um torque final de 35 a 45 N-cm. Pilares multiunidades são colocados em ambos os locais anteriores. Os pilares são apertados de acordo com as recomendações do fabricante.

2. **Guiada: guia sustentada por tecido ou osso**
   a. Instalação do implante: quatro implantes são instalados de acordo com o tipo de guia (tecido com suporte – sem retalho) ou osso com suporte (retalho é levantado para expor a crista residual). Os quatro implantes são instalados de acordo com o plano de tratamento interativo de TCFC. NOTA: a angulação dos implantes posteriores é ditada por marcos anatômicos avaliados na TCFC 3D.

Procedimento protético
1. Os *copings* de pilar multiunidade provisórios são colocados em cada implante e apertados à mão.
2. A prótese confeccionada é testada para verificar o assentamento e a oclusão adequados. É utilizada resina fotopolimerizável composta/acrílica para fixar a prótese provisória aos pilares provisórios. A prótese é removida e quaisquer espaços vazios presentes entre os pilares e a prótese são preenchidos com resina composta/acrílica.
3. A prótese é polida e reinserida para a inserção final.

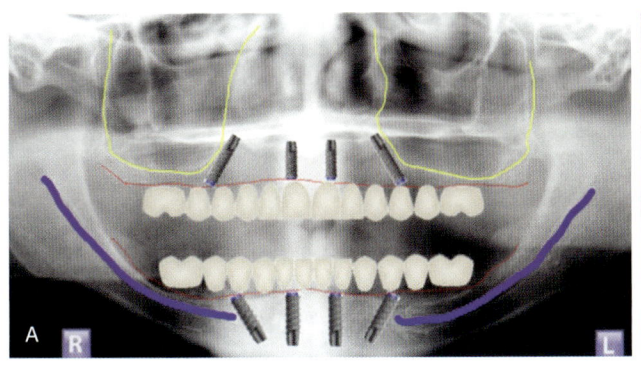

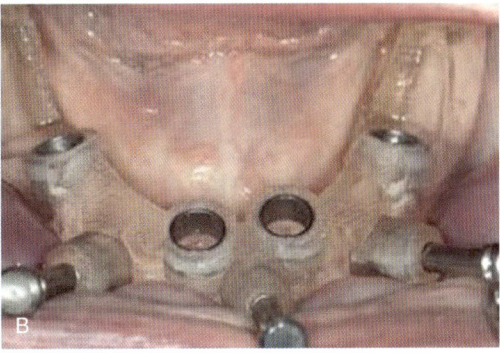

• **Figura 33.18 A** e **B.** Protocolo *All-on-4*, que inclui dois implantes anteriores e dois implantes angulares posteriores.

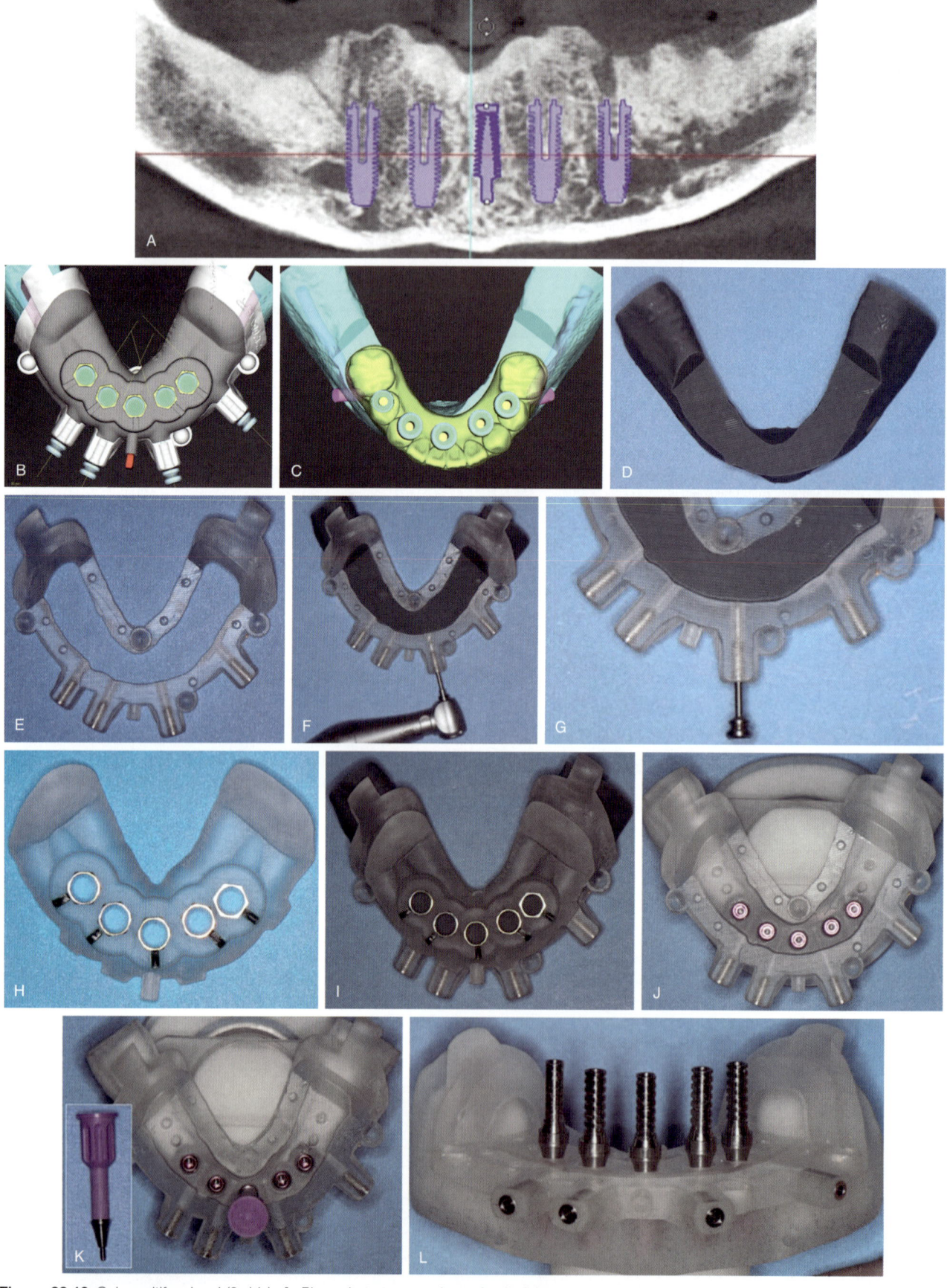

• **Figura 33.19** Guia multifuncional (3 ddx): **A.** Plano de tratamento interativo incluindo cinco implantes mandibulares. **B.** Projeto de guia cirúrgico computadorizado. **C.** Projeto de prótese de PMMA computadorizado. **D.** Modelo CAD/CAM que descreve a necessidade de osteoplastia. **E.** Guia de base, que também é usado como guia de osteoplastia ou redução óssea. **F.** Broca de pino de fixação. **G.** Inserção de pino de fixação. **H.** Guia cirúrgico multifuncional. **I.** Guia cirúrgico multifuncional colocado na guia de base. **J.** Instalação do implante. **K.** Colocação do pilar multiunidade nos implantes. **L.** Colocação do pilar temporário em pilares multiunidades. (*continua*)

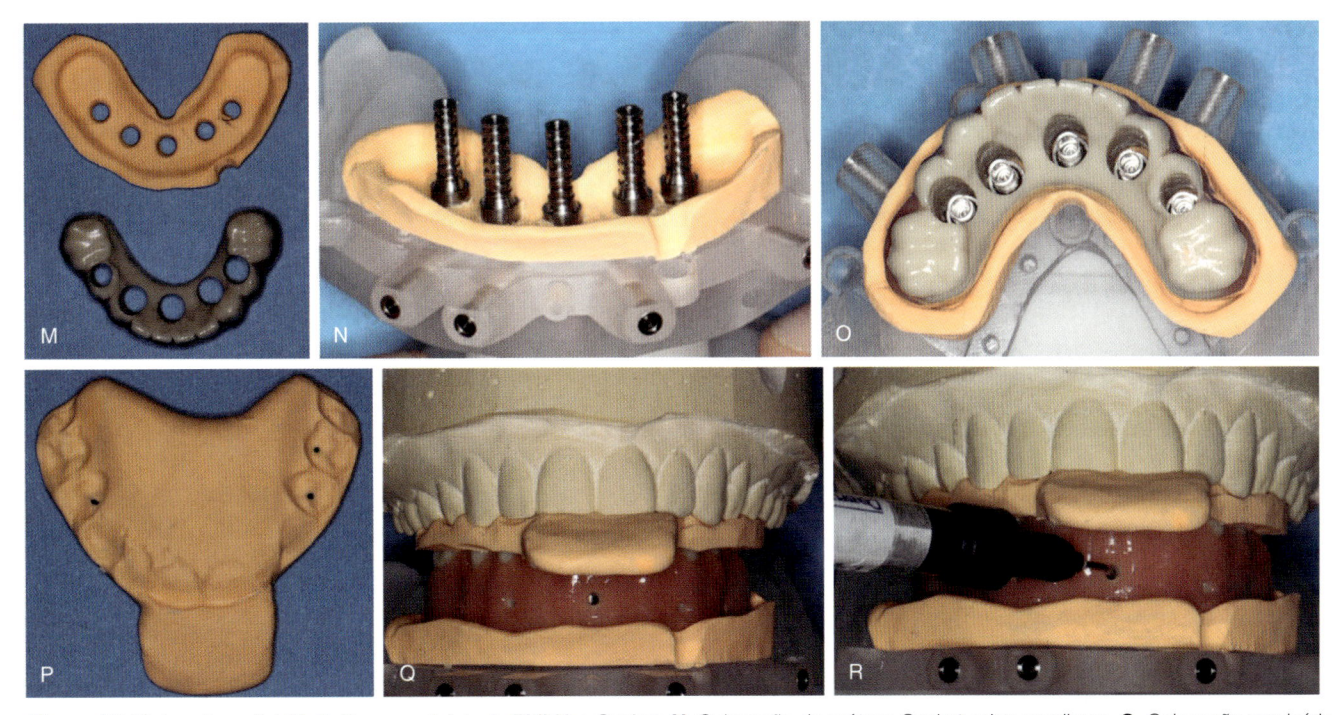

• **Figura 33.19** (*continuação*) **M.** Prótese provisória de PMMA e Gasket. **N.** Colocação da prótese Gasket sobre os pilares. **O.** Colocação provisória da prótese. **P.** Registro de mordida. **Q.** Paciente mordendo em oclusão com registro de mordida. **R.** Inserção de resina composta fluida/acrílica através de orifícios para fixar a prótese de PMMA aos pilares temporários.

Boxe 33.8   Colocação imediata/protocolo de carga imediata.

A. Guia cirúrgico com suporte ósseo

Clínico (consulta pré-operatória nº 1)
1. Moldagens convencionais + registro de mordida ou escaneamento digital
2. Obtenção da varredura por tomografia computadorizada por feixe cônico (TCFC)
   - Certificação de que o registro de mordida esteja no lugar e o paciente esteja em oclusão cêntrica.
3. Seleção da cor do dente

Pré-planejamento
1. O caso é revisado por meio de *software* TCFC interativo tridimensional e pré-planejado de acordo com a posição ideal do implante, fatores de força biomecânicos e tipo de prótese (Figura 33.19A a D).
2. O caso é planejado, junto com os moldes (ou escaneamentos digitais), é enviado a um laboratório ou fabricante para a fabricação do seguinte:
   - Os modelos de estudo de trabalho são confeccionados e montados em um articulador, utilizando *template* cirúrgico como referência
   - O *template* cirúrgico é confeccionado a partir do plano de TCFC via CAD/CAM ou uma impressora 3D
   - Pilares multiunidades e pilares provisórios pré-fabricados são fixados aos análogos do implante no modelo de trabalho
   - Um polimetilmetacrilato (PMMA) é fabricado e esvaziado, o que corresponde às posições dos pilares.

O laboratório fornece ao implantodontista:
   a. *Guia ósseo* – guia fixo que é suportado por osso e é usado como guia principal que mantém todas os guias empilháveis adicionais usados. Além disso, se a redução do rebordo for indicada, esse guia pode ser usado como um guia de redução óssea multifuncional (Figura 33.19E).
   b. *Guia cirúrgico multifuncional* – este gabarito multifuncional (ou seja, fixa-se na guia da base óssea) é fabricado a partir do tratamento de TCFC e corresponde à posição dos implantes. Normalmente, este é um gabarito totalmente guiado, o que permite todos os preparos de osteotomia e instalação de implantes por meio do guia (Figura 33.19H a J).
   c. *Pilares multiunidades* – pilares pré-fabricados são específicos para o sistema de implante que está sendo usado, o que permite a correção da angulação ideal entre os implantes. Normalmente, as multiunidades podem ser padrão (sem angulação) ou anguladas com vários ângulos (Figuras 33.19K e 33.20A).
   d. *Pilares provisórios* – são pilares parafusados que não travam, colocados nos pilares multiunidades que são usados para permitir a fixação da prótese aos pilares multiunidades (Figuras 33.19L e 33.20B).
   e. *Guia de pilar multifuncional* – uma guia de pilar multifuncional se encaixa na guia da base e permite o posicionamento final dos pilares, que são inseridos nos implantes e usados para fixar a prótese.
   f. *Muralha de silicone* - Esta é uma muralha flexível que é colocada sobre os pilares temporários para evitar o fluxo de resina acrílica/composta no espaço do tecido ao fixar a prótese provisória nos pilares (Figura 33.19M e N).
   g. *Registro de mordida* – usado para verificar o posicionamento e assentamento adequados da prótese provisória (Figura 33.19P e Q).
   h. *Prótese provisória* – esta prótese (geralmente uma prótese de PMMA) é instalada no momento da instalação do implante. É usada durante o período de cicatrização para verificar a estética, a dimensão vertical, a oclusão e a aceitação do paciente (Figura 33.19O e R).
   i. *Pinos de fixação* – geralmente 3 a 4 pinos de fixação são usados para fixar a guia base ao osso. Os pinos impedem qualquer movimento da guia durante o processo de osteotomia (Figura 33.19F e G).

Clínico (Cirurgia: Consulta nº 2)
1. Os dentes remanescentes são extraídos, se indicado, junto com o desbridamento dos alvéolos da extração (Figura 33.21A a C).
2. O tecido é refletido para expor a crista residual. O desenho do retalho é determinado pelo tamanho da guia.

NOTA: A guia deve ser avaliada de modo que esteja totalmente travada, sem cantiléver ou movimento. Deve-se ter cuidado para verificar se não há impacto do tecido sob a guia. A guia de base óssea é fixada com pinos de fixação para

(*continua*)

Boxe 33.8 Colocação imediata/protocolo de carga imediata. (continuação)

evitar movimento durante a preparação da osteotomia. Normalmente são usados três a quatro pinos de fixação, baseados nas posições dos implantes (Figura 33.21D).

3. Se a redução óssea for indicada, o osso é reduzido ao nível da guia com brocas de redução óssea. Portanto, a guia de base óssea atua como uma guia de redução óssea.
4. O *guia cirúrgico multifuncional* é colocado sobre a guia de base óssea. As osteotomias são preparadas de acordo com o protocolo cirúrgico totalmente guiado específico para o sistema de implante utilizado. Todos os implantes são instalados na posição final e o guia cirúrgico multifuncional é removido (Figura 33.21E a G).
5. O guia multiunidade multifuncional é, então, posicionado na guia da base óssea. Essa guia permite o posicionamento e a colocação ideais dos pilares com várias unidades. Observe que os pilares com várias unidades podem ser retos ou angulados, dependendo do sistema de implante que está sendo usado. Os pilares multiunidades sofrem torque de acordo com as instruções do fabricante e o guia multifuncional é removido.

NOTA: uma radiografia periapical pode ser feita para verificar o assentamento completo dos pilares.

6. Os *pilares provisórios parafusados* são colocados nos pilares multiunidades. Os parafusos do pilares não devem ser definitivamente apertados no lugar e apenas apertados com a pressão do dedo (Figura 33.21H).
7. O gabarito de silicone macio é posicionado sobre os pilares provisórios. O assentamento completo do gabarito deve ser verificado, pois isso pode impedir o assentamento completo da prótese provisória (Figura 33.21I).
8. A *prótese provisória* (p. ex., de PMMA, acrílico) é posicionada sobre os pilares temporários e a vedação em silicone. O assentamento completo da prótese é verificado, juntamente com a oclusão ideal. O índice de registro de mordida é inserido para confirmar a dimensão vertical ideal e a oclusão cêntrica. Os ajustes são feitos de acordo com a prótese de PMMA ou anatomia oclusal (Figura 33.21J):
    - Técnica alternativa: uma prótese duplicada pode ser usada para obter o registro de mordida ou a modificação estética a ser usada na prótese final.
9. Fixação da prótese provisória a pilares provisórios: a prótese provisória é então cimentada aos pilares provisórios via resina composta fotopolimerizável (ou seja, também pode usar resina de acrílico autopolimerizável ou de dupla ativação) através de aberturas de injeção presentes na prótese provisória. O paciente oclui em oclusão cêntrica;

a resina composta fotopolimerizável flui através de orifícios pré-perfurados. A resina é polimerizada. O gabarito de silicone impedirá que a resina composta/acrílica flua para a área do pilar/sulco (Figura 33.21K e L).

10. Os parafusos que prendem a prótese provisória aos pilares são desapertados e removidos. A prótese é inspecionada quanto a vazios entre os pilares provisórios e a prótese provisória. A resina composta/acrílica é adicionada conforme a necessidade. A prótese é, então, polida e recolocada, com parafusos apertados de acordo com as recomendações do fabricante. Os orifícios de acesso são preenchidos com fita de politetrafluoroetileno esterilizada (fita de encanador) e compósito fotopolimerizável:
    - NOTA: tratamento alternativo: antes do assentamento final da prótese provisória, uma prótese duplicada incolor pode ser usada para obter os registros da mandíbula e a moldagem final para a confecção da prótese final.

Clínico (Protético: Consulta nº 3)
- Após cicatrização suficiente, o clínico confirma a dimensão vertical, oclusão, cor e contornos corretos da prótese. A prótese provisória é removida e uma moldagem final realizada. Um gabarito de verificação pode ser usado para obter uma moldagem precisa. Blocos de acrílico seccionados que contêm cilindro de titânio são fixados em cada implante. Cada cilindro é cintado e a moldagem final é feita. Se nenhuma alteração for indicada, o laboratório é instruído a confeccionar a prótese definitiva, que em geral é uma prótese total de zircônia monolítica.

Clínico (Prótese: Consulta nº 4)
- O clínico insere a prótese definitiva após a remoção da prótese provisória
- A prótese provisória é salva como uma prótese de *backup* ou pode ser usada como uma possível futura provisória se houver necessidade (Figura 33.21M).

B. Guia cirúrgico mucossuportado
Mesmo procedimento conforme descrito na parte A, com as seguintes exceções:
1. O recurso *DualScan* (varredura dupla) TCFC é utilizado para a fabricação do guia mucossuportado.
2. Um guia mucossuportado é usado em vez do guia da base óssea (Figura 33.21L).
3. O tecido não é refletido e o procedimento é realizado sem retalho.
4. Guia de redução óssea não é utilizado.

Suarez-Feito et al.[98] avaliaram as complicações em 242 pacientes tratados consecutivamente, com mais de 1.000 implantes suportando prótese provisória. Durante os primeiros 60 a 90 dias, 8,3% dos pacientes tiveram pelo menos uma fratura, com 7,4% ocorrendo nas primeiras 4 semanas. No total, 8,3% dos pacientes tiveram pelo menos uma fratura e 7,4% das próteses fraturadas, das quais mais da metade ocorreu nas primeiras 4 semanas. Quando a oclusão antagonista era uma prótese implantossuportada, o risco de fratura era 4,7 vezes maior. O arco superior apresentou risco de fratura 3,5 vezes maior.[98] Nikellis et al.[99] relataram resultados semelhantes, que incluíram uma taxa de fratura de 16,6% com próteses provisórias quando a dentição antagonista era uma prótese implantossuportada. Para combater o maior índice de complicações na maxila, Collaert e De Bruyn[100] sugeriram uma estrutura metálica para reforçar a reconstrução provisória, pois seu estudo demonstrou que sete das nove próteses provisórias resultaram em fraturas precoces. Depois de alterar o protocolo para incluir uma barra de metal fundido, nenhuma fratura adicional foi observada.[100] Além disso, os problemas relacionados à fala se mostraram problemáticos. Na maxila, geralmente por causa da posição do implante e do aumento do reforço estrutural, tem sido demonstrado o comprometimento do espaço para a língua. Portanto, devido ao volume, os pacientes frequentemente relatavam esse problema. Molly et al.[55] relataram que 10% das próteses maxilares sobre implante de carga imediata resultaram em pacientes exibindo deterioração não adaptável da fala. Van Lierde et al.[102] demonstraram resultados semelhantes com próteses *All-on-4* de carga imediata, em que 53% dos pacientes tinham problemas de fala relacionados. O motivo mais comum foi o posicionamento palatino de implantes com pilares angulados (Figura 33.23).

Sobredentaduras implantossuportadas de carga imediata

O conceito de carga imediata para sobredentaduras inferiores é discutido na literatura há mais de 50 anos. O implante subperiosteal e o implante mandibular foram carregados imediatamente após a inserção e atenderam à definição de carga imediata. Babbush et al.[103] relataram sobredentaduras de carga imediata no início da década de 1980, com implantes em forma de raiz rosqueável. Mais recentemente, Chiapasco et al.[104] documentaram taxas de sucesso do implante de 88 a 97% ao longo de 5 a 13 anos. Em teoria, o risco de unir implantes a uma barra para uma sobredentadura implantossuportada é menor do que para uma prótese fixa, pois o paciente pode remover a prótese à noite para eliminar o risco de como satisfação e melhoria da qualidade de vida relacionada à saúde, juntamente com bons resultados funcionais.

Liddelow e Henry[107] relataram um estudo prospectivo de 36 meses avaliando uma sobredentadura de implante unitário que é reabilitado imediatamente para a função. Os autores concluíram que um implante único com superfície oxidada pode fornecer resultados benéficos com gasto financeiro mínimo para o paciente (Figura 33.24).

Ormianer et al.[108] relataram um protocolo modificado de carga com dois implantes com carga imediata na mandíbula. A taxa de sucesso de 96,4% foi alcançada com uma técnica de fixação modificada. Foi utilizado Impregum (3 M ESPE) para fornecer retenção para a prótese durante as fases iniciais do tratamento, uma vez que o material de moldagem foi trocado a cada 2 semanas durante os primeiros 3 meses (Figura 33.25).

Protocolo de tratamento de sobredentadura com carga imediata

Sobredentaduras implantossuportadas com carga imediata

a. *Carga imediata:* após a instalação do implante, os pilares são colocados nos corpos do implante. A prótese atual do paciente é modificada para assentar completamente, sem interferências. O acessório fêmea apropriado é preso diretamente à base da prótese com acessório fotopolimerizável de resina acrílica/composta. Após a cicatrização adequada, protocolos protéticos convencionais podem ser usados para confeccionar uma nova prótese com encaixes de implante unitário ou esplintados.
b. *Carga precoce*: no momento da instalação do implante, uma moldagem final é feita dos implantes existentes. Na consulta pós-operatória, são preenchidos os registros das arcadas, com a correta dimensão vertical e registro da mordida. O protocolo protético convencional é então aderido para completar a prótese definitiva com fixações simples ou esplintadas.

Carga imediata: instruções pós-operatórias

Dieta

Se a prótese com carga imediata se tornar parcialmente não cimentada ou fraturar, os implantes remanescentes presos à prótese têm maior risco de falha por sobrecarga. Portanto, a dieta do paciente deve ser limitada apenas a alimentos moles durante o processo de carga imediata. Massas e peixes são aceitáveis, enquanto crostas duras de pão, carne e vegetais crus ou frutas são contraindicados.

Prótese Definitiva

Após suficiente conclusão da cicatrização (cerca de 4 a 8 meses), a prótese provisória é removida e uma moldagem final é obtida para confeccionar a prótese definitiva.

Carga imediata: complicações pós-operatórias

Prótese imediata de arco-total (pilares multiunidades)

Göthberg et al.[109] compararam dois tipos de pilares multiunidades (um oxidado e outro usinado) com próteses sobre implante sem pilares suportando próteses fixas (i. e., PF-3) com um protocolo de carga imediato ou tardia. Não houve diferença significativa na

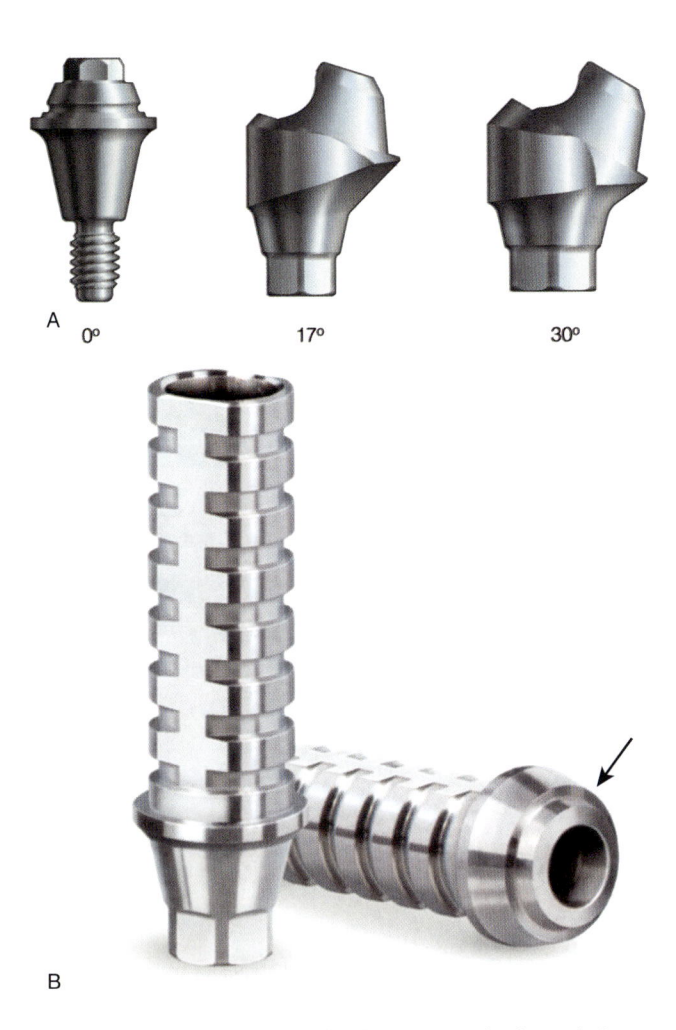

• **Figura 33.20 A.** Pilares multiunidades com angulações variadas que dependem da trajetória do implante. Em geral, os pilares multiunidades estão disponíveis em 0°, 17° e 30°. **B.** Pilares provisórios que se inserem nos pilares multiunidades que fixam a prótese aos implantes. Normalmente, pilares que não travam (*seta*) são usados para casos de arco completo.

parafunção noturna. Além disso, a sobredentadura pode ter algum movimento e carga inerentes ao tecido mole, o que adiciona um sistema de alívio de tensão para os implantes rígidos.

O plano de tratamento para o número e a posição do implante para sobredentaduras implantossuportadas (ou seja, prótese PR-4) deve ser semelhante a uma prótese fixa. Se a prótese não tiver movimento enquanto estiver no lugar, ela não poderá obter suporte do tecido mole. Embora a prótese possa ser removida, ela é totalmente suportada pelo implante durante a função ou parafunção.

Em contraste, uma prótese PR-5 carrega principalmente o tecido mole com suporte secundário dos implantes. As sobrecargas de implantes com suporte de tecido duro e mole podem ter risco aumentado de carga imediata, pois o torque biomecânico para os implantes pode ser aumentado em comparação com próteses completamente implantadas. Deve-se ter cuidado em relação a quantidade e direção do movimento da prótese durante o período de carga inicial.

O uso de um único implante imediato foi documentado por vários autores na literatura. Cordioli et al.[105] e Krennmair e Ulm[106] concluíram que um implante colocado na linha média mandibular foi um tratamento confiável, em particular para pacientes idosos com próteses que estão apresentando complicações mastigatórias. Além disso, foram relatados mais resultados positivos,

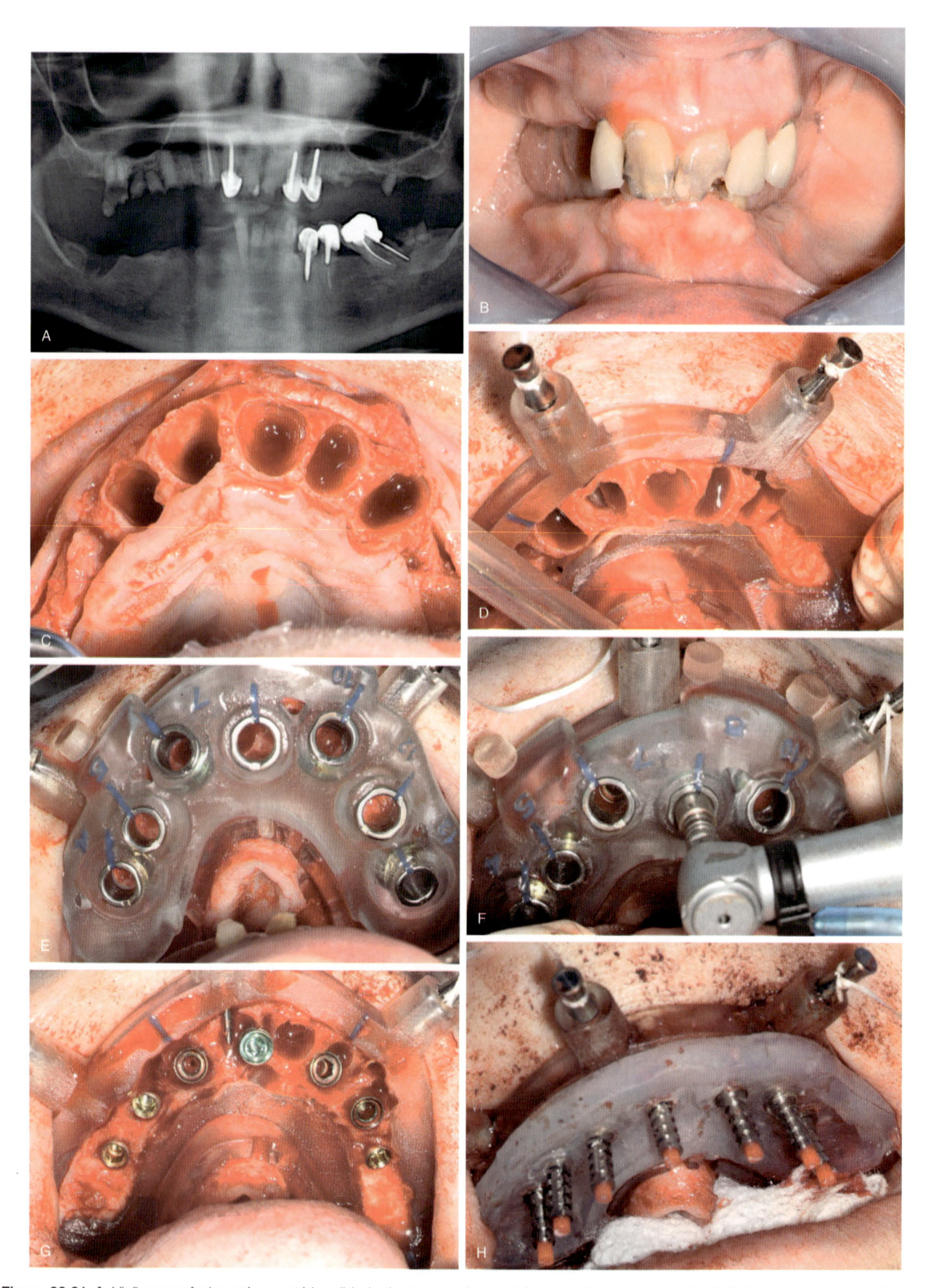

● **Figura 33.21 A.** Visão panorâmica pré-operatória exibindo dentes superiores e inferiores não restauráveis. **B.** Visão intraoral de dentes não restauráveis. **C.** Extração dos dentes superiores. **D.** Guia de fundação óssea fixada na crista residual. Esta guia também é usado como um guia de redução óssea. **E.** Guia cirúrgico multifuncional: guia que se insere no guia de fundação óssea, usado para preparar osteotomias e instalação de implantes. **F.** Instalação do implante por meio de um modelo totalmente guiado. **G.** Instalação do implante na maxila. **H.** Pilares parafusados provisoriamente inseridos nos pilares multiunidades. (*continua*)

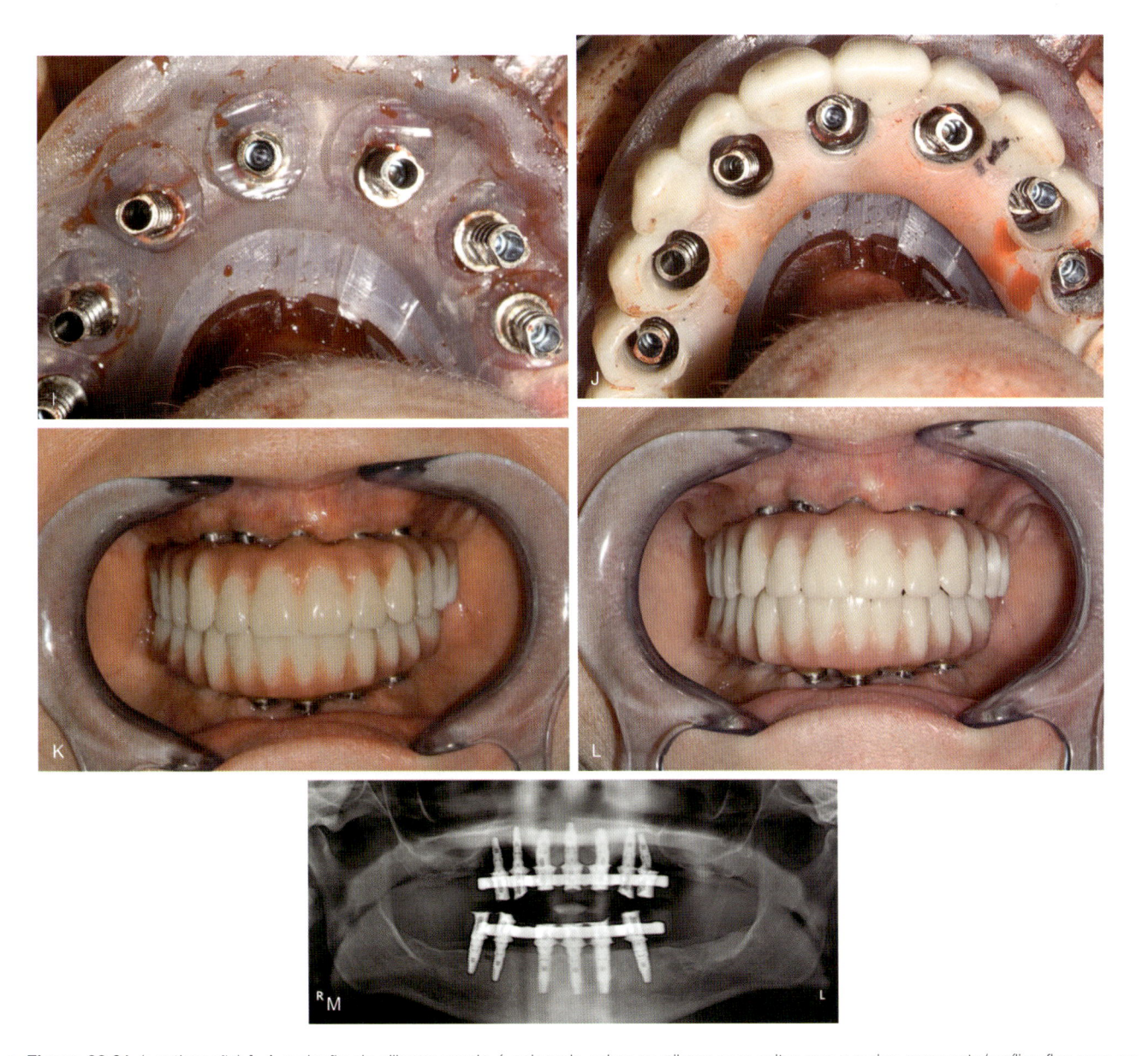

• **Figura 33.21** (*continuação*) **I.** A vedação de silicone macio é colocada sobre os pilares para evitar que a resina composta/acrílica flua para os espaços do tecido. **J.** Prótese provisória de polimetilmetacrilato (PMMA): teste da prótese de PMMA para verificação do assentamento completo. **K.** Inserção final de próteses provisórias de PMMA maxilar e mandibular. **L.** Inserção final de próteses de zircônia maxilar e mandibular. **M.** Radiografia panorâmica final da prótese pós-operatória.

perda óssea marginal entre os protocolos de carga distintos. No entanto, os implantes com pilares multiunidades usinados apresentaram perda óssea marginal significativamente menor após 3 anos em comparação com pilares oxidados ou sem pilares.

Prótese imediata de arco completo (conexão/desconexão de pilares de cicatrização)

Inúmeros pesquisadores avaliaram o efeito da colocação do pilar definitivo (final) no momento da instalação do implante *versus* em um estágio posterior nos tecidos moles e duros. Molina *et al.*[113] avaliaram a conexão e desconexão de pilares de cicatrização *versus* o pilar definitivo sendo colocado no momento da inserção com implantes com carga precoce. Os autores determinaram que a conexão/desconexão contínua do pilar levou à perda óssea durante a fase de cicatrização. Este estudo apoiou outros estudos de implantes sobre instalação imediata com resultados semelhantes.[110-112] Portanto, ao longo do protocolo de prótese imediata de arco total, quanto menor o número de vezes que os pilares de cicatrização são conectados/desconectados, menor será a perda óssea resultante. A conexão do pilar no momento da instalação do implante parece reduzir as alterações do nível ósseo durante o período de cicatrização de 6 meses, em comparação com o uso de pilares de cicatrização padrão (que são continuamente removidos durante o processo protético).

Resumo

A prestação de cuidados a pacientes que possuem ausência de um ou todos os dentes frequentemente requer implantes para reabilitar a função, a estética, os contornos dos ossos e tecidos moles, a fala e a saúde intraoral. O protocolo de carga oclusal tardia, seja a abordagem de um ou de dois estágios, foi avaliado por mais de 30 anos por uma série de configurações e situações clínicas. No entanto, sob algumas condições do paciente, o processo de cicatrização tardia pode causar problemas psicológicos, sociais, de fala e/ou funcionais. Uma gama completa de opções de tratamento relativas à cicatrização inicial de tecidos moles e duros está disponível. A reabilitação imediata de um paciente após a cirurgia de implante é uma dessas alternativas.

A relação benefício/risco pode ser avaliada para cada condição do paciente a fim de verificar se a carga oclusal imediata é uma alternativa válida. Quanto maior o benefício e/ou menor o risco, maior a probabilidade de que a carga imediata seja considerada. Uma mandíbula edêntula total com sobredentadura suportada por quatro ou mais implantes é uma condição de risco muito baixa. Se o paciente não tolera uma prótese total inferior e não usa o dispositivo, um protocolo de carga imediata seria um grande benefício. O maior risco para carga imediata seria um implante unitário posterior. O número de implantes não pode ser aumentado e o comprimento do implante não pode envolver o osso cortical. Quando a substituição de um único dente está fora da zona estética, um benefício muito baixo é obtido com a abordagem de reabilitação imediata.

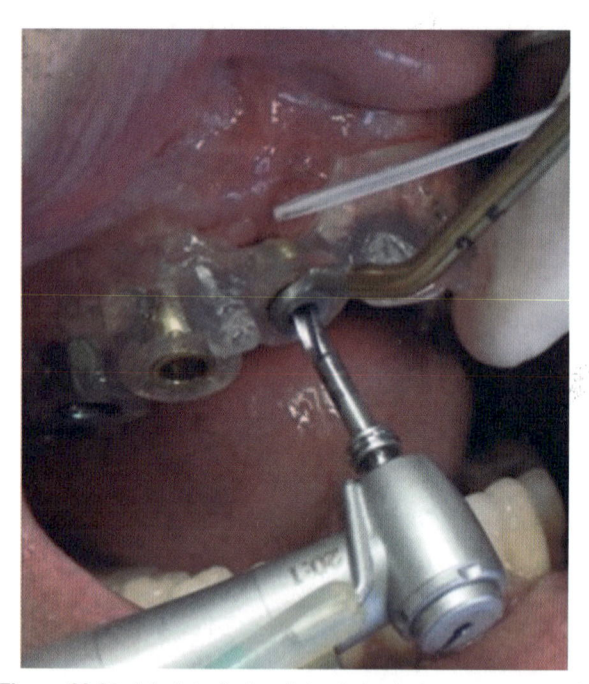

• **Figura 33.22** A instalação imediata de implante mucossuportado é um procedimento sem retalho, com alta incidência de complicações, e não permite o enxerto ósseo ideal nos defeitos ao redor dos implantes instalados.

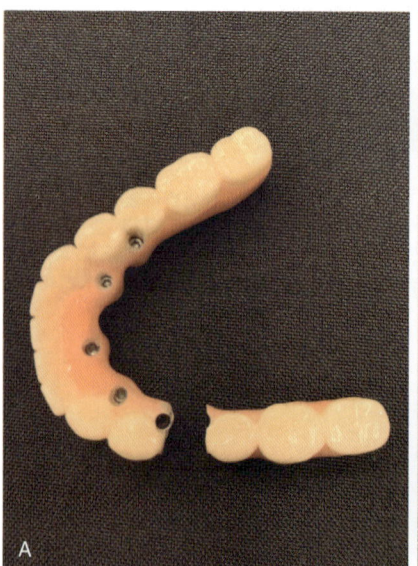

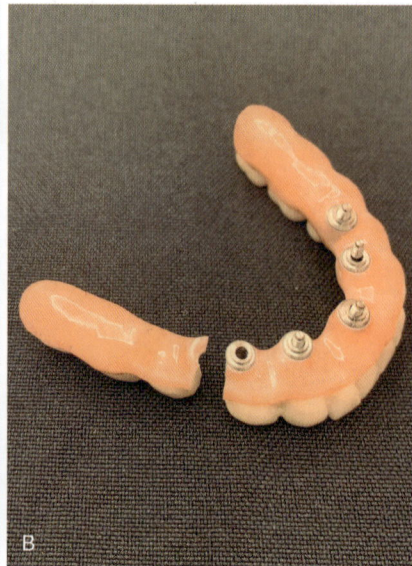

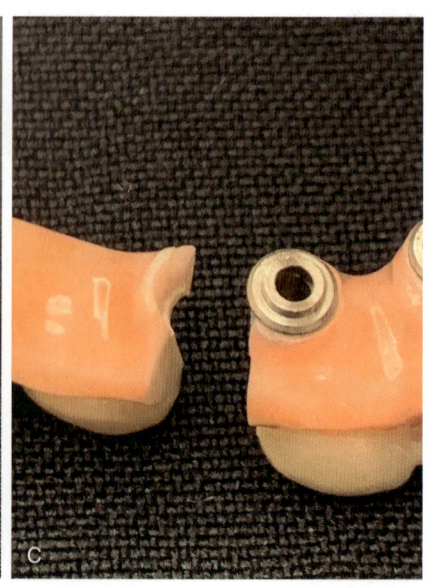

• **Figura 33.23** Prótese de polimetilmetacrilato (PMMA) fraturada. **A** a **C.** A complicação mais comum para uma prótese provisória de PMMA é uma estrutura fraturada. As imagens retratam uma fratura, principalmente por causa do grande cantiléver presente.

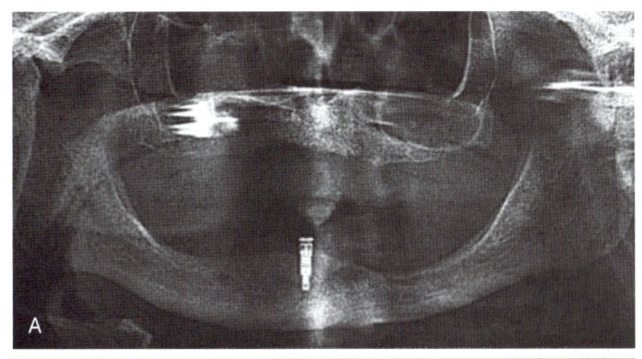

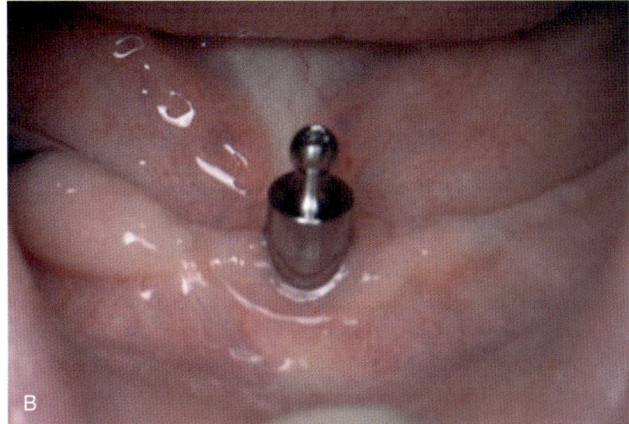

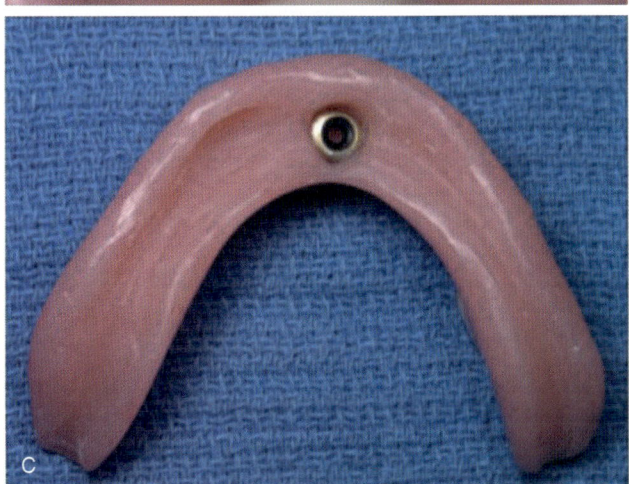

• **Figura 33.24 Sobredentadura imediata de implante unitário.** **A.** Implante instalado na linha média com resultados variáveis de satisfação do paciente. **B.** Fixação do O-ring. **C.** Prótese com fixação de O-ring.

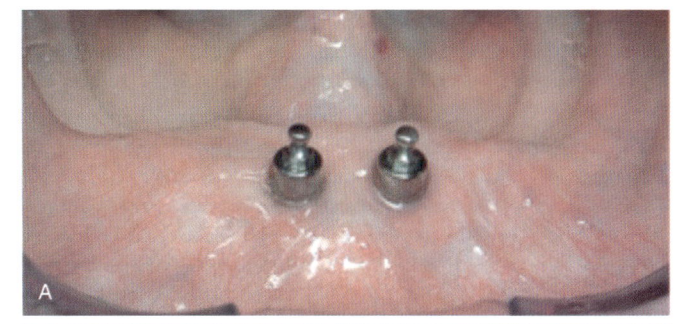

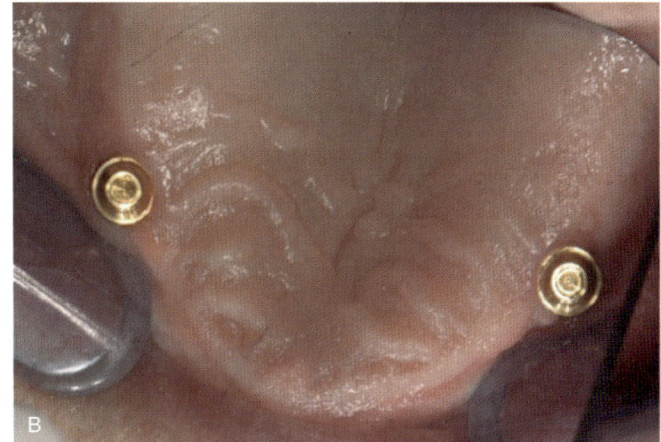

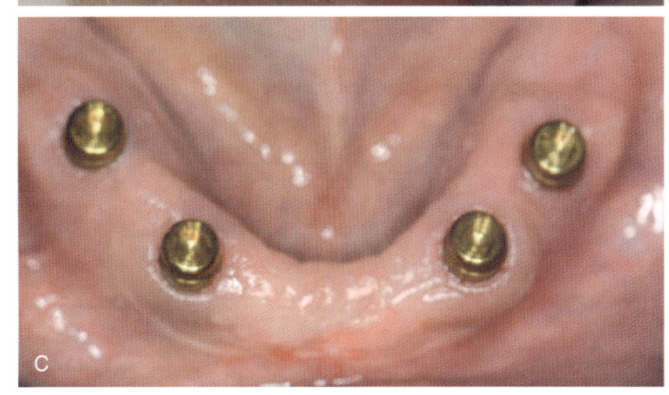

• **Figura 33.25 Sobredentadura de carga imediata. A.** Sobredentadura com fixação de O-Ring em dois implantes mandibulares. **B.** Sobredentadura de dois implantes maxilares, suporte geralmente inadequado para uma sobredentadura maxilar. **C.** A sobredentadura de quatro implantes permitirá maior suporte.

Estudos clínicos adicionais para avaliar os riscos associados, especialmente na arcada superior, são esperados nos próximos anos. Até que a profissão tenha evidências a longo prazo e mais estudos multicêntricos, a carga oclusal imediata será uma opção de tratamento secundária, restrita caso a caso.

A biomecânica racional para a carga imediata pode diminuir o risco de sobrecarga oclusal durante a cicatrização inicial. As tensões aplicadas ao sistema de suporte do implante resultam em tensão na interface do osso. Quanto maior a tensão, maior é a deformação. Aumentar a área do implante e/ou reduzir as forças aplicadas à prótese pode reduzir o estresse. O tamanho do implante, desenho e condição da superfície afetam a área sobre a qual as forças oclusais são dissipadas. As forças podem ser reduzidas por fatores do paciente, posição do implante, redução de ampliadores de força, como altura da coroa ou comprimento do cantiléver, reduzindo os contatos oclusais, diminuindo as forças angulares para as próteses e alterando a dieta. As propriedades mecânicas do osso também afetam o risco de sobrecarga, pois a densidade óssea está diretamente relacionada à resistência do osso, seu módulo de elasticidade e a quantidade de BIC. Todos esses fatores são importantes na abordagem tradicional de dois estágios. Eles são especialmente notáveis para carga imediata, porque o trauma cirúrgico da instalação do implante também modifica as propriedades mecânicas do osso durante a cicatrização inicial.

A maioria dos estudos clínicos revela taxas de sobrevida semelhantes entre as abordagens de cicatrização com carga imediata e sem carga em dois estágios em pacientes completamente edêntulos. No entanto, esses achados não implicam que uma abordagem cirúrgica submersa não seja mais necessária ou prudente em muitos casos. Estudos futuros podem encontrar indicações com base nas condições cirúrgicas, do hospedeiro, do implante e oclusais mais benéficas para um do que para o outro. Por exemplo, a resistência do osso e o módulo de elasticidade estão diretamente relacionados à densidade óssea. O tipo de osso mais macio pode ser dez vezes mais fraco do que os tipos mais densos. A incompatibilidade de microdeformação entre o titânio e o osso mais macio é muito maior do que o osso mais denso. Como resultado, parece mais provável uma falha maior do implante e maior perda óssea da crista, mas ainda não foram relatadas na literatura. A abordagem do tratamento biomecânico para aumentar a área de superfície e diminuir as forças aplicadas às próteses imediatas é provavelmente a principal razão para a alta sobrevida do implante.

Referências bibliográficas

1. Brånemark PI, Hansson BO, Adell R, et al. Osseointegrated implants in the treatment of edentulous jaw: experience from a 10 year period. *Scand J Plast Reconstr Surg.* 1977;2(10):1–132.
2. Adell R, Lekholm U, Rockler B, et al. A 15-year study of osseointegrated implants in the treatment of the edentulous jaw. *Int J Oral Surg.* 1981;10:387–416.
3. Van Steenberghe D, Lekholm N, Bolender C, et al. The applicability of osseointegrated oral implants in the rehabilitation of partial edentulism: a prospective multi-center study of 558 fixtures. *Int J Oral Maxillofac Implants.* 1990;5:272–281.
4. Misch CE, Wang HL, Misch CM, et al. Rationale for the application of immediate load in implant dentistry. I. *Implant Dent.* 2004;13:207–215.
5. Blomberg S, Lindquist LW. Psychological reactions to edentulousness and treatment with jawbone-anchored bridges. *Acta Psychiatr Scand.* 1983;68:251–262.
6. Becker W, Becker BE, Israelson H, et al. One-step surgical placement of Brånemark implants: a prospective multicenter clinical study. *Int J Oral Maxillofac Implants.* 1997;12:454–462.
7. Schroeder A, van der Zypen E, Stich H, Sutter F. The reactions of bone, connective tissue, and epithelium to endosteal implants with titanium-sprayed surfaces. *J Maxillofac Surg.* 1981;9:15–25.
8. Piattelli A, Ruggeri A, Franchi M, Romasco N, Trisi P. An histologic and histomorphometric study of bone reactions to unloaded and loaded non-submerged single implants in monkeys: a pilot study. *J Oral Implantol.* 1993;19:314–320.
9. Piattelli A, Corigliano M, Scarano A, Quaranta M. Bone reactions to early occlusal loading of two-stage titanium plasma-sprayed implants: a pilot study in monkeys. *Int J Periodontics Restorative Dent.* 1997;17:162–169.
10. Piattelli A, Corigliano M, Scarano A, Costigliola G, Paolantonio M. Immediate loading of titanium plasmasprayed implants: an histologic analysis in monkeys. *J Periodontol.* 1998;69:321–327.
11. Testori T, Szmukler-Moncler S, Francetti L, Del Fabbro M, Trisi P, Weinstein RL. Healing of Osseotite implants under submerged and immediate loading conditions in a single patient: a case report and interface analysis after 2 months. *Int J Periodontics Restorative Dent.* 2002;22:345–353.
12. Chrcanovic BR, Albrektsson T, Wennerberg A. Reasons for failures of oral implants. *J Oral Rehabil.* 2014;41:443–476.
13. Lazzara RJ, Testori T, Meltzer A, Craig M, Porter S, Goené RJ. "Immediate Occlusal Loading (IOL) of dental implants: predictable results through DIEM guidelines." *Pract Proced Aesthet Dent: PPAD.* 2004;16(4):3–15.
14. Maló P, de Araújo Nobre M, Lopes A, Francischone C, Rigolizzo M. "All-on-4" immediate-function concept for completely edentulous maxillae: a clinical report on the medium (3 years) and long-term (5 years) outcomes. *Clin Implant Dent Relat Res.* 2012;14(suppl 1):e139–e150. https://doi.org/10.1111/j.1708-8208.2011.00395.x.
15. Maló P, de Araújo Nobre M, Lopes A, Moss SM, Molina GJ. A longitudinal study of the survival of All-on-4 implants in the mandible with up to 10 years of follow-up. *J Am Dent Assoc.* 2011;142:310–320.
16. Schimmel M, Srinivasan M, Herrmann FR, Müller F. Loading protocols for implant-supported overdentures in the edentulous jaw: a systematic review and meta-analysis. *Int J Oral Maxillofac Implants.* 2014;29:S271–S286.
17. Douglas de Oliveira DW, Lages FS, Lanza LA, Gomes AM, Queiroz TP, Costa Fde O. Dental implants with immediate loading using insertion torque of 30 Ncm: a systematic review. *Implant Dent.* 2016;25:675–683.
18. Maló P, Lopes A, de Araújo Nobre M, Ferro A. Immediate function dental implants inserted with less than 30 N·cm of torque in full-arch maxillary rehabilitations using the All-on-4 concept: retrospective study. *Int J Oral Maxillofac surgery.* 2018;47(8):1079–1085.
19. Szmuckler-Moncler S, Piatelli A, Favero GA, Dubruille JH. Considerations preliminary to the application of early and immediate loading protocols in dental implantology. *Clin Oral Impl Res.* 2000;11(1):12–25.
20. Soballe K. Hydroxyapatite ceramic coating for bone implant fixation. Mechanical and histological studies in dogs. *Act Orthop Scan Suppl.* 1993;255:1–58.
21. Vaillancourt H, Pilliar RM, McCammond D. Finite element analysis of crestal bone loss around porous-coated dental implants. *J Appl Biomater.* 1995;6(4):267–282.
22. Sennerby L, Meredith N. Analisi della freuqenza di resonanza (RFA). Conoscenze attuali e implicazioni cliniche. In: Chiapasco M, Gatti C, eds. *Osteointegrazione E Carico Immediato. Fondamenti Biologici e Applicazioni Cliniche.* Milan: Masson; 2002:19–31.
23. Balshi SF, Allen FD, Wolfinger GJ, Balshi TJ. A resonance frequency analysis assessment of maxillary and mandibular immediately loaded implants. *Int J Oral Maxillofac Implants.* 2005;20(4).
24. Lazzara RJ, Testori T, Meltzer A, Craig M, Porter S, Goené RJ. "Immediate Occlusal Loading (IOL) of dental implants: predictable results through DIEM guidelines." *Pract Proceed Aesthet Dent PPAD.* 2004;16(4):3–15.
25. Romanos G, Tok CG, Sias CH, et al. Peri-implant bone reactions to immediately loaded implants: an experimental study in monkeys. *J Periodontol.* 2001;72:506–511.
26. Buchs AU, Levine L, Moy P. Preliminary report of immediately loaded Altiva Natural Tooth Replacement dental implants. *Clin Implant Dent Relat Res.* 2001;3(2):97–106.
27. Sharawy M. *Immediate vs Delayed Loading in a Canine Model: A Histometric and Volume Fraction Analysis, Unpublished Data*; 2000.
28. Suzuki JB, Misch CE, Sharawy M, et al. Clinical and histological evaluation of immediate loaded posterior implants in non-human primates. *Implant Dent.* 2007;16:176–186.
29. Roberts WE. Bone tissue interface. *J Dent Educ.* 1988;52(12):804–809.
30. Testori T, Szmukler-Moncler S, Francetti L, et al. The immediate loading of Osseotite implants: a case report and histologic analysis after 4 months of occlusal loading. *Int J Perio Restorative Dent.* 2001;21:451–459.
31. Piatelli A, Corigliano M, Scarano A, et al. Bone reactions to early occlusal loading of two-stage titanium plasma-sprayed implants: a pilot study in monkeys. *Int J Periodontics Restorative Dent.* 1997;17:162–169.
32. Eriksson AR, Albrektsson T, Albrektsson B. Heat caused by drilling cortical bone: temperature measured in vivo in patients and animals. *Acta Orthop Scand.* 1984;55(6):629–631.
33. Piatelli A, Corigliano M, Scarano A, et al. Immediate loading of titanium plasma-sprayed implants: an histologic analysis in monkeys. *J Periodontol.* 1998;69:321–327.
34. Romanos G, Tok CG, Sias CH, et al. Peri-implant bone reactions to immediately loaded implants: an experimental study in monkeys. *J Periodontol.* 2001;72:506–511.
35. Horiuchi K, Uchida H, Yamamoto K, et al. Immediate loading of Brånemark system implants following placement in edentulous patients: a clinical report. *Int J Oral Maxillofac Implants.* 2000;15:824–830.
36. Piatelli A, Ruggeri A, Franchi M, et al. An histologic and histomorphic-metric study of bone reactions to unloaded and loaded non-submerged single implants in monkeys: a pilot study. *J Oral Implantol.* 1993;19:314–320.

37. Ledermann PD, Hassell TM, Hefti AF. Osseointegrated dental implants as alternative therapy to bridge construction or orthodontics in young patients: seven years of clinical experience. *Pediatr Dent*. 1993;15(5):327–333.
38. Misch CE. Patient force factors. In: Misch CE, ed. *Contemporary Implant Dentistry*. St Louis: Mosby; 1993.
39. Randow R, Ericsson I, Nilner K, et al. Immediate functional loading of Brånemark dental implants: an 18-month clinical follow-up study. *Clin Oral Implants Res*. 1999;10:8–15.
40. Frost HM. Wolff's Law and bone's structural adaptations to mechanical usage: an overview for clinicians. *Angle Orthod*. 1994;64(3):175–188.
41. Balshi TJ, Wolfinger GJ. Immediate loading of Brånemark implants in edentulous mandible: a preliminary report. *Implant Dent*. 1997;6:83–88.
42. Grunder U. Immediate functional loading of immediate implants in edentulous arches: two-year results. *Int J Periodontics Restorative Dent*. 2002;21:545–551.
43. Barbier L, Schepers E. Adaptive bone remodeling around oral implants under axial and non axial loading conditions in the dog mandible. *Int J Oral Maxillofac Implants*. 1997;12:215–223.
44. Parfitt AM. The physiological and clinical significance of bone histomorphometric data. In: Reck RR, ed. *Bone Histomorphometry, Techniques and Interpretation*. Boca Raton, Fla: CRC Press; 1983.
45. Ganeles J, Rosenberg MM, Holt RL, et al. Immediate loading of implants with fixed restorations in the completely edentulous mandible: report of 27 patients from a private practice. *Int J Oral Maxillofac Implants*. 2001;16:418–426.
46. Jaffin RA, Kumar A, Berman CL. Immediate loading of implants in partially and fully edentulous jaws: a series of 27 case reports. *J Periodontol*. 2000;71:833–838.
47. Misch CE, Degidi M. Immediate loading implants with fixed prostheses in the completely edentulous patient. *Clin Implant Dent Relat Res*. 2003;5:100–203.
48. Misch CE. Divisions of available bone. In: Misch CE, ed. *Contemporary Implant Dentistry*. St Louis: Mosby; 1993.
49. Strong JT, Misch CE, Bidez MW, et al. Functional surface area: thread form parameter optimization for implant body design. *Compend Contin Educ Dent*. 1998;19:4–9.
50. Misch CE, Bidez MW, Sharawy M. A bioengineered implant for an ideal bone cellular response to loading forces: a literature review and case report. *J Periodontol*. 2001;72:1276–1286.
51. Steigenga J. *Thread Geometry and its Effect on Initial Osseointegration Using Reverse Torque Testing and Histometric Analysis [master's thesis]*. Ann Arbor, Mich: University of Michigan; 2003.
52. Reilly DT, Burstein AH. The elastic and ultimate properties of compact bone tissue. *J Biomech*. 1975;80:393–405.
53. Brunski JB. Biomechanical factors affecting the bone-dental implant interface: review paper. *Clin Mater*. 1992;10:153–201.
54. Schnitman DA, Wohrle PS, Rubenstein JE, et al. Brånemark implants immediately loaded with fixed prostheses at implant placement: ten year results. *Int J Oral Maxillofacial Implants*. 1997;12:495–503.
55. Brånemark PI, Engstrand P, Ohrnell LO, et al. Brånemark Novum: a new treatment concept for rehabilitation of the edentulous mandible—preliminary results from a prospective clinical follow-up study. *Clin Implant Dent Relat Res*. 1999;1:2–16.
56. Misch CE. Mandibular full-arch implant fixed prosthetic options. In: Misch CE, ed. *Dental Implant Prosthetics*. St Louis: Mosby; 2005.
57. Misch CE. Density of bone: effect on treatment plans, surgical approach, healing and progressive bone loading. *Int J Oral Implantol*. 1990;6:23–31.
58. Misch CE. Non-functional immediate teeth in partially edentulous patients: a pilot study of 10 consecutive cases using the Maestro dental implant system. *Compend Contin Educ Dent*. 1998;19:25–36.
59. Misch CE. Non-functional immediate teeth. *Dent Today*. 1998;17:88–91.
60. Andersen E, Haanaes HR, Knutsen BM. Immediate loading of single-tooth ITI implants in the anterior maxilla: a prospective 5-year pilot study. *Clin Oral Implants Res*. 2002;13:281–287.
61. Cooper LF, Ellner S, Moriarty J, et al. Three year evaluation of single-tooth implants restored 3 weeks after 1-stage surgery. *Int J Oral Maxillofac Implants*. 2007;22(5):791–800.
62. Gomes A, Lozada JL, Caplanis N, Kleinman A. Immediate loading of a single hydroxyapatite-coated threaded root form implant: a clinical report. *J Oral Implantol*. 1998;24(3):159–166.
63. Ericsson I, Nilson H, Lindh T, Nilner K, Randow K. Immediate functional loading of Brånemark single tooth implants. An 18 months_ clinical pilot follow-up study. *Clin Oral Implants Res*. 2000;11:26–33.
64. Hui E, Chow J, Li D, Liu J, Wat P, Law H. Immediate provisional for single-tooth implant replacement with Brånemark system: preliminary report. *Clin Implant Dent Relat Res*. 2001;3(2):79–86.
65. Degidi M, Piattelli A, Gehrik P, Felice P, Carinci F. Five-year outcome of 111 immediate non-functional single restorations. *J Oral Implantol*. 2006;32:277–285.
66. Chaushu G, Chaushu S, Tzohar A, Dayan D. Immediate loading of single-tooth implants: immediate versus nonimmediate implantation. A clinical report. *Int J Oral Maxillofac Implants*. 2001;16(2):267–272.
67. Mankoo T. Contemporary implant concepts in aesthetic dentistry—Part 2: immediate single-tooth implants. *Pract Proced Aesthet Dent*. 2004;16(1):61–68. quiz 70.
68. Pigozzo MN, Rebelo da Costa T, Newton S, Cruz Laganá D. "Immediate versus early loading of single dental implants: a systematic review and meta-analysis". *J Prosthet Dent*. 2018.
69. Testori T, Del Fabbro M, Feldman S, et al. A multicenter prospective evaluation of 2-months loaded Osseotite implants placed in the posterior jaws:3-year follow-up results. *Clin Oral Implants Res*. 2002;13:154–161.
70. Cochran DL, Morton D, Weber HP. Consensus statements and recommended clinical procedures regarding loading protocols for endosseous dental implants. *Int J Oral Maxillofac Implants*. 2004;19:109–113.
71. Luongo G, Di Raimondo R, Filippini P, Gualini F, Paoleschi C. Early loading of sandblasted, acid-etched implants in the posterior maxilla and mandible: a 1-year follow-up report from a multicenter 3-year prospective study. *Int J Oral Maxillofac Implants*. 2005;20:84–91.
72. Vanden Bogaerde L, Pedretti G, Dellacasa P, Mozzati M, Rangert B, Wendelhag I. Early function of splinted implants in maxillas and posterior mandibles, using Brånemark System Tiunite implants: an 18-month prospective clinical multicenter study. *Clin Implant Dent Relat Res*. 2004;6:121–129.
73. Drago CJ, Lazzara RJ. Immediate provisional restoration of Osseotite implants: a clinical report of 18-month results. *Int J Oral Maxillofac Implants*. 2004;19:534–541.
74. Machtei EE, Frankenthal S, Blumenfeld I, Gutmacher Z, Horwitz J. Dental implants for immediate fixed restorations of partially edentulous patients: a 1-year prospective pilot clinical trial in periodontally susceptible patients. *J Periodontol*. 2007;78:1188–1194.
75. Schincaglia GP, Marzola R, Scapoli C, Scotti R. Immedate loading of dental implants supporting fixed partial dentures in the posterior mandible: a randomized controlled split-mouth study—turned versus titanium oxide implant surface. *Int J Oral Maxillofac Implants*. 2007;22:35–46.
76. Engquist B, Astrand P, Anzén B, et al. Simplified methods of implant treatment in the edentulous lower jaw. A controlled prospective study. Part II: early loading. *Clin Implant Dent Relat Res*. 2004;6:90–100.
77. Engquist B, Astrand P, Anzén B, et al. Simplified methods of implant treatment in the edentulous lower jaw: a 3-year follow-up report of a controlled prospective study of one-stage versus two-stage surgery and early loading. *Clin Implant Dent Relat Res*. 2005;7:95–104.
78. Friberg B, Henningsson C, Jemt T. Rehabilitation of edentulous mandibles by means of turned Brånemark System implants after

78. one-stage surgery: a 1-year retrospective study of 152 patients. *Clin Implant Dent Relat Res.* 2005;7:1–9.
79. Schnitman PA, Wohrle PS, Rubenstein JE. Immediate fixed interim prostheses supported by two-stage threaded implants: methodology and results. *J Oral Implantol.* 1990;16:96–105.
80. Schnitman PA, Wohrle PS, Rubenstein JE, DaSilva JD, Wang NH. Ten-year results for Brånemark implants immediately loaded with fixed prostheses at implant placement. *Int J Oral Maxillofac Implants.* 1997;12:495–503.
81. Tarnow DP, Emtiaz S, Classi A. Immediate loading of threaded implants at stage 1 surgery in edentulous arches: ten consecutive case reports with 1- to 5-year data. *Int J Oral Maxillofac Implants.* 1997;12:319–324.
82. Chow J, Hui E, Liu J. Immediate loading of Brånemark system fixtures in the mandible with a fixed provisional prosthesis. *Appl Osseointegration Res.* 2001;1:30–35.
83. Testori T, Szmukler-Moncler S, Francetti L, et al. Immediate loading of Osseotite implants: a case report and histologic analysis after 4 months of occlusal loading. *Int J Periodontics Restorative Dent.* 2001;21:451–459.
84. Aalam AA, Nowzari H, Krivitsky A. Functional restoration of implants on the day of surgical placement in the fully edentulous mandible: a case series. *Clin Implant Dent Relat Res.* 2005;7:10–16.
85. Fischer K, Stenberg T. Three-year data from a randomized, controlled study of early loading of single-stage dental implants supporting maxillary full-arch prostheses. *Int J Oral Maxillofac Implants.* 2006;21:245–252.
86. Olsson M, Urde G, Andersen JB, Sennerby L. Early loading of maxillary fixed cross-arch dental prostheses supported by six or eight oxidized titanium implants: results after 1 year of loading, case series. *Clin Implant Dent Relat Res.* 2003;5(1):81–87.
87. Bergkvist G, Sahlholm S, Karlsson U, Nilner K, Lindh C. Immediately loaded implants supporting fixed prostheses in the edentulous maxilla: a preliminary clinical and radiologic report. *Int J Oral Maxillofac Implants.* 2005;20:399–405.
88. Ibanez JC, Tahhan MJ, Zamar JA, et al. Immediate occlusal loading of double acid-etched surface titanium implants in 41 consecutive full-arch cases in the mandible and maxilla: 6- to 74-month results. *J Periodontol.* 2005;76:1972–1981.
89. Degidi M, Piattelli A. Immediate functional and nonfunctional loading of dental implants: a 2- to 60-month follow-up study of 646 titanium implants. *J Periodontol.* 2003;74:225–241.
90. Balshi SF, Wolfinger GJ, Balshi TJ. A prospective study of immediate functional loading, following the Teeth in a Day protocol: a case series of 55 consecutive edentulous maxillas. *Clin Implant Dent Relat Res.* 2005;7:24–31.
91. Balkin BE, Steflik DE, Naval F. Mini-dental implant insertion with the auto-advance technique for ongoing applica- tions. *J Oral Implantol.* 2001;27:32–37.
92. Iezzi G, Pecora G, Scarano A, Perrotti V, Piattelli A. Histologic evaluation of 3 retrieved immediately loaded implants after a 4-month period. *Implant Dent.* 2006;15:305–312.
93. Heberer S, Hildebrand D, Nelson K. Survival rate and potential influential factors for two transitional implant systems in edentulous patients: a prospective clinical study. *J Oral Rehabil.* 2011;38:447–453.
94. Simon H, Caputo AA. Removal torque of immediately loaded transitional endosseous implants in human subjects. *Int J Oral Maxillofac Implants.* 2002;17:839–845.
95. Maló P, Rangert B, Nobre M. "All-on-Four" immediate-function concept with Brånemark system implants for completely edentulous mandibles: a retrospective clinical study. *Clin Implant Dent Relat Res.* 2003;5(1):2–9.
96. Maló P, Rangert B, Nobre M. All-on-4 immediate-function concept with Brånemark system implants for completely edentulous maxillae: a 1-year retrospective clinical study. *Clin Implant Dent Relat Res.* 2005;7(1):S88–S94.
97. Pikos MA, Magyar CW, Llop DR. "Guided full-arch immediate-function treatment modality for the edentulous and terminal dentition patient." *Compend Contin Educ Dent (Jamesburg, NJ: 1995).* 2015;36(2):116–119.
98. Suarez-Feito JM, Sicilia A, Angulo J, Banerji S, Cuesta I, Millar B. Clinical performance of provisional screw-retained metal-free acrylic restorations in an immediate loading implant protocol: a 242 consecutive patients' report. *Clin Oral Implants Res.* 2010;21:1360–1369.
99. Nikellis I, Levi A, Nicolopoulos C. Immediate loading of 190 endosseous dental implants: a prospective observational study of 40 patient treatments with up to 2-year data. *Int J Oral Maxillofac Implants.* 2004;19:116–123.
100. Collaert B, De Bruyn H. Immediate functional loading of TiOblast dental implants in full-arch edentulous maxillae: a 3-year prospective study. *Clin Oral Implants Res.* 2008;19:1254–1260.
101. Molly L, Nackaerts O, Vandewiele K, Manders E, van Steenberghe D, Jacobs R. Speech adaptation after treatment of full edentulism through immediate-loaded implant protocols. *Clin Oral Implants Res.* 2008;19:86–90.
102. Van Lierde K, Browaeys H, Corthals P, Mussche P, Van Kerkhoven E, De Bruyn H. Comparison of speech intelligibility, articulation and oromyofunctional behaviour in subjects with single-tooth implants, fixed implant prosthetics or conventional removable prostheses. *J Oral RehaBil.* 2012;39:285–293.
103. Babbush CA, Kent JN, Misiek DJ. Titanium plasma spray (TPS) screw implants for the reconstruction of the edentulous mandible. *J Oral Maxillofac Surg.* 1986;44:274–282.
104. Chiapasco M, Gatti C, Rossi F, et al. Implant-retained mandibular overdentures with immediate loading: a retrospective multicenter study on 226 consecutive cases. *Clin Oral Implants Res.* 1997;8:48–54.
105. Cordioli G, Majzoub Z, Castagna S. "Mandibular overdentures anchored to single implants: a five-year prospective study." *J Prosthet Dent.* 1997;78(2):159–165.
106. Krennmair G, Ulm C. "The symphyseal single-tooth implant for anchorage of a mandibular complete denture in geriatric patients: a clinical report." *Int J Oral Maxillofac Implants.* 2001;16(1).
107. Liddelow G, Henry P. "The immediately loaded single implant—retained mandibular overdenture: a 36-month prospective study." *Int J Prosthodont.* 2010;23(1).
108. Ormianer Z, Garg AK, Ady P. "Immediate loading of implant overdentures using modified loading protocol." *Implant Dentistry.* 2006;15(1):35–40.
109. Göthberg C, André U, Gröndahl K, Thomsen P, Slotte C. Bone response and soft tissue changes around implants with/without abutments supporting fixed partial dentures: results from a 3-year prospective, randomized, controlled study. *Clin Implant Dent Relat Res.* 2016;18:309–322.
110. Canullo L, Bignozzi I, Cocchetto R, Cristalli MP, Iannello G. Immediate positioning of a definitive abutment versus repeated abutment replacements in post-extractive implants: 3-year follow-up of a randomised multicentre clinical trial. *Eur J Oral Implantol.* 2010;3:285–296.
111. Degidi M, Nardi D, Daprile G, Piattelli A. Nonremoval of immediate abutments in cases involving subcrestally placed postextractive tapered single implants: a randomized controlled clinical study. *Clin Implant Dent Relat Res.* 2014;16:794–805.
112. Grandi T, Guazzi P, Samarani R, Maghaireh H, Grandi G. One abutment/one-time versus a provisional abutment in immediately loaded post-extractive single implants: a 1-year follow-up of a multicentre randomised controlled trial. *Eur J Oral Implantol.* 2014;7:141–149.
113. Molina A, Sanz-Sánchez I, Martín C, Blanco J, Sanz M. The effect of one-time abutment placement on interproximal bone levels and peri-implant soft tissues: a prospective randomized clinical trial. *Clin Oral Implants Res.* 2016;00:1–10.
114. ÖStman PO. "Immediate/early loading of dental implants. Clinical documentation and presentation of a treatment concept." *Periodontol 2000.* 2008;47(1):90–112.
115. Ferro Keith J, Morgano SM, Driscoll CF, et al. "The glossary of prosthodontic terms." *J Prosthet Dent.* 2017.

PARTE 7

Reabilitação de Tecido Mole e Duro

34 | Exodontia Atraumática e Enxerto de Alvéolo, *888*
35 | Substitutos Ósseos e Membranas, *909*
36 | Enxerto Particulado e Membrana/Regeneração Óssea Guiada, *930*
37 | Anatomia, Patologia e Cirurgia de Enxerto do Seio Maxilar, *985*
38 | Enxerto de Osso Autógeno Intraoral, *1051*
39 | Enxerto Ósseo Extraoral para Reconstrução com Implante, *1084*
40 | O Uso de Botox e Preenchimentos Dérmicos em Implantodontia, *1108*

34

Exodontia Atraumática e Enxerto de Alvéolo

RANDOLPH R. RESNIK E JON B. SUZUKI

É imperativo que o implantodontista tenha um forte conhecimento do processo de cicatrização do alvéolo de exodontia e das opções para a técnica de preservação de sítio de enxerto de alvéolo. Na maioria dos casos, o processo de exodontia iniciará uma sequência de mudanças morfológicas de reabsorção óssea que altera negativamente a crista alveolar. Este capítulo discutirá o processo de exodontia atraumática e a tomada de decisão sobre quando nenhum enxerto é indicado e quando enxertar (i. e., protocolo sobre vários substitutos ósseos, membranas e períodos de cicatrização).

Cicatrização do alvéolo após exodontia

Para compreender o processo de cicatrização do local de exodontia, a terminologia costuma ser mal representada (Boxe 34.1). O processo de reparo ósseo ocorre quando há lesão ou condições ósseas que fazem com que o volume ósseo incompleto se forme na crista residual. As condições mais comuns que causam o reparo ósseo são a ausência de uma placa vestibular antes ou como consequência da exodontia. Outros fatores incluem uma parede óssea com menos de 1,5 mm de espessura (geralmente vestibular), exsudato, patologia apical bruta ou calor excessivo de uma broca odontológica durante a exodontia radicular.

O alvéolo dentário com cinco paredes ósseas (i. e., mesial, distal, vestibular, lingual e apical) cicatrizará por regeneração óssea (Figura 34.1). O processo de regeneração óssea cicatriza por intenção secundária, e a consolidação óssea em muitos aspectos é semelhante à cicatrização por intenção secundária (ou segunda intenção) de tecidos moles. A sequência de cicatrização tanto em tecido duro quanto em tecido mole inclui inflamação, epitelização, fibroplasia e remodelação. No entanto, a cicatrização do alvéolo apresenta características microvasculares únicas e um padrão sequencial de formação óssea antes da remodelação.

Numerosos autores na literatura propuseram a sequência de cicatrização e vários estágios de regeneração óssea depois que um dente é extraído com um alvéolo circundante saudável.

Estágio 1: estágio de granulação: depois que um dente é extraído, um coágulo inicial se forma dentro do alvéolo, que consiste em um "coágulo" de glóbulos vermelhos e brancos. Aproximadamente no terceiro dia, o coágulo é lentamente substituído por tecido de granulação altamente vascular. O coágulo sanguíneo começa a encolher e os capilares formam sinusoides e tecido de granulação, começando no ápice do alvéolo e espalhando lateralmente e pela crista ao longo das paredes do alvéolo. O tecido de granulação substitui o coágulo em um período de 4 a 5 dias.[1,2]

Estágio 2: estágio angiogênico inicial: o estágio angiogênico inicial começa aproximadamente 1 semana após a exodontia.

| Boxe 34.1 | Definições de cicatrização óssea. |

- **Remodelação óssea** – substituição de tecido ósseo antigo por tecido ósseo novo; fenômenos naturais para manter a massa óssea saudável
- **Modelagem óssea** – adapta o tamanho e a forma do osso à tensão ou carga
- **Reparação óssea** – processo fisiológico em que o corpo facilita o reparo de uma fratura óssea
- **Regeneração óssea** – requer o uso de protocolos cirúrgicos que permitem crescimento ósseo em locais deficientes, usando os princípios da osteogênese, osteoindução e osteocondução
- **Restauração do alvéolo versus preservação** – difícil de diferenciar; ambos os termos são usados
  - O osso é restaurado no alvéolo (geralmente para a instalação de um implante)
  - A preservação óssea indica estabilidade a longo prazo da crista alveolar.

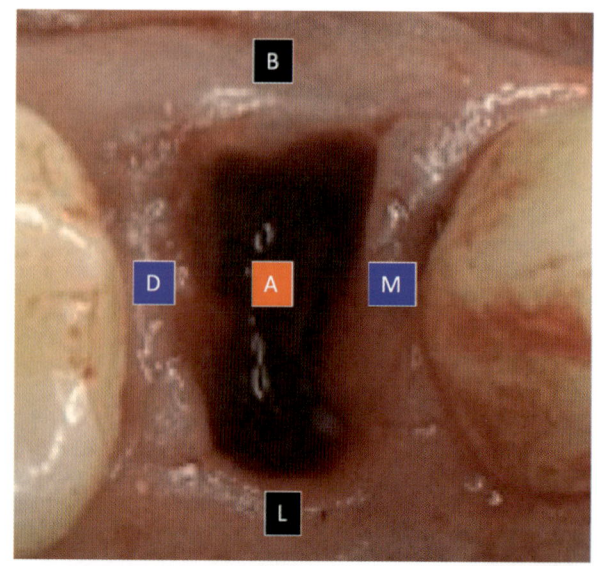

• **Figura 34.1** O plano de tratamento e protocolo para um alvéolo pós-exodontia é ditado por cinco paredes ósseas: mesial (M), distal (D), vestibular (B), lingual (L) e apical (A).

Esse estágio se desenvolve das extremidades rompidas dos vasos sanguíneos no ligamento periodontal residual que recobre a placa cribriforme. Infiltração de plasma sanguíneo dos vasos rompidos e fibroblastos imaturos agregam-se nas regiões ricas em plasma. A fibroplasia começa no início da sequência durante a primeira semana, como resultado do crescimento interno de capilares e fibroblastos. Os glóbulos brancos matam as bactérias e começam a dissolver corpos estranhos e fragmentos ósseos. Com poucas exceções, a angiogênese inicia na parte inferior do alvéolo, pois essa área não é gravemente lesionada durante a exodontia e tem a maior fonte de vasos sanguíneos.[3]

Estágio 3: estágio inicial de formação óssea: este estágio começa aproximadamente 3 a 4 semanas após a exodontia. O tecido de granulação é gradualmente substituído por tecido conjuntivo (fibras colágenas, fibroblastos em forma de fuso). A atividade capilar inicia as primeiras fases do desenvolvimento das trabéculas. Tal atividade capilar começa no ápice do alvéolo e o crescimento das trabéculas ósseas ocorrerá após a formação dos vasos sanguíneos. Durante essa fase, o osso cortical da região da crista do alvéolo começará a reabsorver, junto com as regiões interseptais e a placa vestibular mais fina.[4]

Estágio 4: estágio de crescimento ósseo: o estágio de crescimento ósseo tem início aproximadamente 4 a 6 semanas após a exodontia. Esse período demonstra a maior atividade de formação de sinusoide. As trabéculas em formação de tecido ósseo começam primeiro na parte inferior do alvéolo após a rede de capilares sinusoidais anastomosados recém-formados. A formação óssea é mais rápida nesse ponto, criando um padrão de rede tridimensional de tecido ósseo. Novas trabéculas ósseas se formam nas paredes e aproximadamente dois terços do alvéolo são preenchidos em 4 a 5 semanas. Nessa fase, o centro do alvéolo é composto principalmente de osso. O osso lamelar mais organizado começa a se formar da base do alvéolo, movendo-se em direção ao centro. Em aproximadamente 6 semanas, as trabéculas ósseas preenchem o alvéolo quase completamente.[5]

Estágio 5: estágio de reorganização óssea: o estágio de reorganização óssea começa cerca de 6 semanas após a exodontia. Normalmente o completo fechamento epitelial do alvéolo está concluído. As trabéculas ósseas primárias se remodelam para formar um osso esponjoso secundário mais espesso. Esse processo sempre começa no ápice do alvéolo pós-exodontia. Em aproximadamente 60 dias, o osso entrelaçado está completamente sem defeito e em 90 dias ele é reabsorvido por osteoclastos, que são substituídos por osso lamelar. A ponte de tecido ósseo, em regra, é totalmente remodelada por osso lamelar, por 16 semanas, e a maior parte da atividade osteogênica está concluída nesse momento. Um novo periósteo é estabelecido em 180 dias.[6,7,8]

O tempo para essas fases varia entre os indivíduos e as situações clínicas. O número de paredes ósseas ao redor do alvéolo e o tamanho do alvéolo influenciam muito o processo de regeneração. Em geral, locais maiores de exodontia de molares demoram mais para formar completamente o osso em comparação com o diâmetro menor de sítios anteriores. Embora o período de regeneração para um alvéolo de exodontia seja variável, o sinal clínico de que a regeneração do alvéolo está completa ocorre quando a lâmina dura da radiografia (que representa a placa cribriforme) não está mais presente. Esse período de cicatrização geralmente leva entre 3 e 6 meses, dependendo do tamanho do dente, do número de raízes e da extensão do trauma durante a exodontia (Figura 34.2).

Importância da placa vestibular

Um dos fatores mais importantes na regeneração e reparo de osso é a placa vestibular. A lâmina óssea vestibular é mais suscetível à perda óssea. Estudos têm demonstrado que a placa vestibular pode sofrer até 56% de perda óssea horizontal e 30% de perda óssea vertical dentro do primeiro ano após a exodontia.[9,10] Além disso, quando a placa vestibular é mais espessa, a crista tende a se reabsorver menos. A placa vestibular também é mais suscetível a trauma. Quando ocorre um dano iatrogênico na placa vestibular, o alvéolo não cicatriza mais por regeneração; no entanto, cicatrizará por reparo. Isso geralmente é um processo de cicatrização mais lento e mais imprevisível (Figura 34.3).

Exodontia atraumática

Teoria da exodontia atraumática

Existe uma gama completa de razões pelas quais os dentes são considerados irrecuperáveis; falhas periodontais, endodônticas, protéticas ou ortodônticas. Uma vez indicada a exodontia de um dente natural, métodos para manter ou obter os tecidos duros e moles circundantes são indicados. Esse é o objetivo principal do implantodontista ao extrair um dente não restaurável, minimizando o trauma associado e mantendo os tecidos duros e moles.

A técnica de exodontia atraumática e enxerto do alvéolo se tornou um procedimento popular em implantodontia. O processo de exodontia atraumático e a preservação dos tecidos duros começam com os tecidos moles circundantes. As células da camada interna do periósteo são responsáveis pela remodelação óssea. Quando o volume ósseo é ideal, o periósteo deve ser minimamente refletido na preservação do fornecimento de sangue. No entanto, o periósteo também pode ser um fator limitante no volume de formação óssea. Quando o periósteo é separado do enxerto ósseo por uma membrana de barreira, o volume do osso é mais regenerado. O periósteo ajuda a remodelação óssea ou o reparo ósseo, mas também pode limitar a modelagem óssea e a regeneração.

Técnica de exodontia atraumática

Existem muitas técnicas e protocolos para remover dentes; contudo, alguns princípios básicos devem ser aplicados a todas as extrações.

Cortando as fibras do tecido conjuntivo

O contorno de tecido mole ao redor dos dentes é afetado pela reflexão do periósteo e muitas vezes retrai para se adaptar à forma da crista residual. Na verdade, o tecido mole é mais lábil ao trauma e ao reflexo dos tecidos do que os tecidos duros. Portanto, o tecido sulcular e o tecido mole circundante devem permanecer intactos durante a exodontia para evitar mais perda dimensional. A exodontia de um dente natural começa com uma incisão dentro do sulco, de preferência com um bisturi de lâmina fina ou um periótomo cego. A incisão deve abranger o dente inteiro (ou seja, 360° em torno do dente) para cortar as fibras de fixação do tecido conjuntivo acima do osso (Figura 34.4). Existem 13 grupos diferentes de fibras de tecido conjuntivo ao redor de um dente, dos quais 6 se inserem diretamente no cemento do dente, acima do osso. Se essas fibras não forem cortadas antes da exodontia, o trauma ao tecido mole é iminente. O tecido mole pode rasgar, causando atraso no processo de cicatrização e aumentando o sangramento (Figura 34.5).

Minimizando a reflexão do tecido mole

É ideal que o tecido mole seja minimamente refletido, porque sua retração durante a cicatrização inicial é mais evidente, especialmente na região da papila interdental. Normalmente um retalho é levantado quando a placa vestibular não está intacta ou a

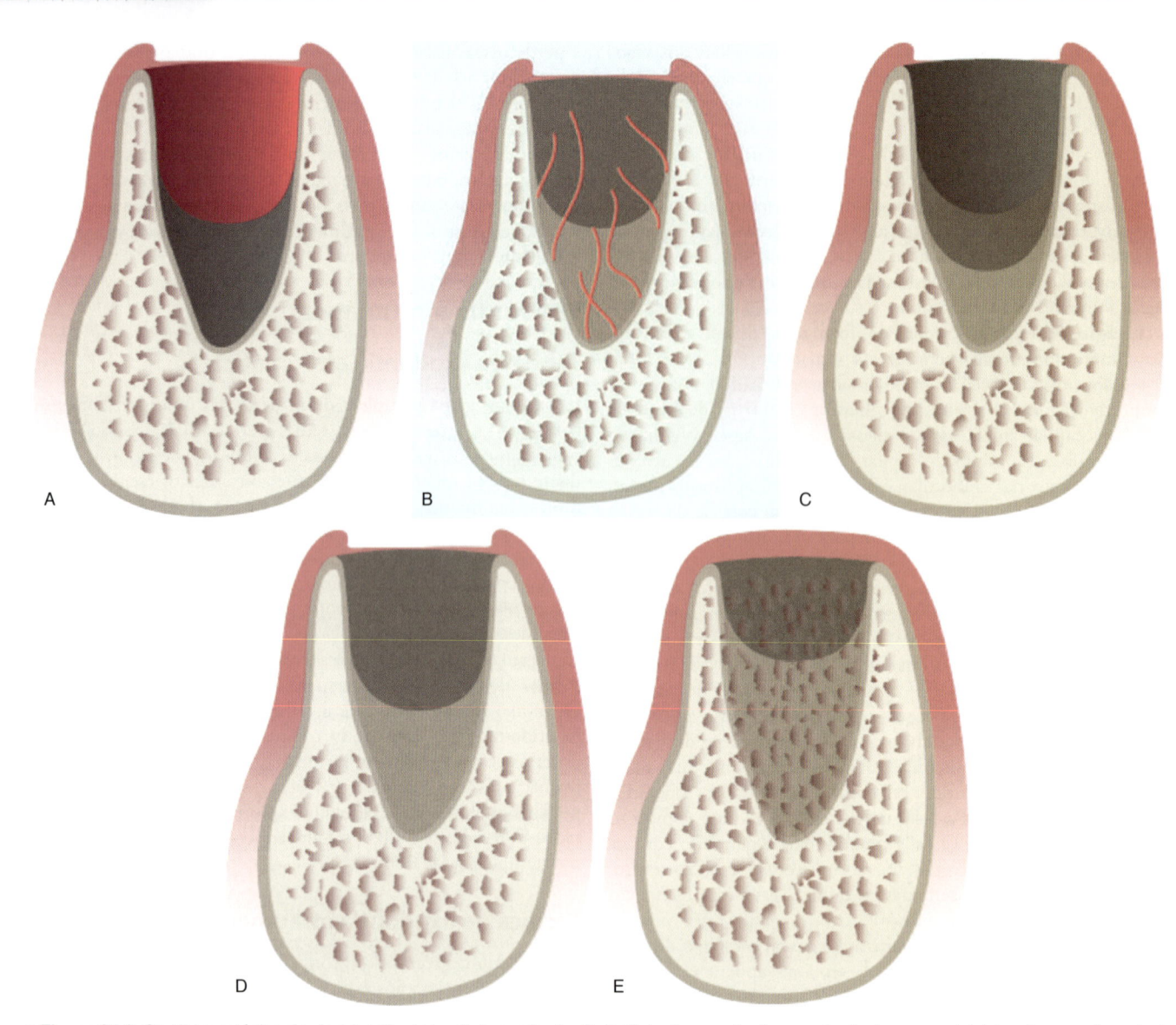

● **Figura 34.2** Os cinco estágios de cicatrização do local de exodontia: **A.** Estágio de granulação: o coágulo de sangue inicial se forma e é gradualmente substituído por tecido de granulação. **B.** Estágio angiogênico inicial: a formação de vasos sanguíneos se integra ao enxerto, o que começa em aproximadamente 1 semana. **C.** Estágio de formação óssea inicial: em aproximadamente 3 a 4 semanas, o tecido de granulação é substituído por tecido conjuntivo. O osso entrelaçado começa a se formar no ápice. **D.** Estágio de crescimento ósseo: um maior crescimento de osso entrelaçado continua, visto que o centro do alvéolo é principalmente tecido ósseo entrelaçado. O osso lamelar começa a se formar em torno do ápice e do revestimento do alvéolo. **E.** Estágio de reorganização óssea: fechamento epitelial total geralmente está completo na 6ª semana. A substituição gradual de tecido ósseo entrelaçado por lamelar estará completa em 16 semanas.

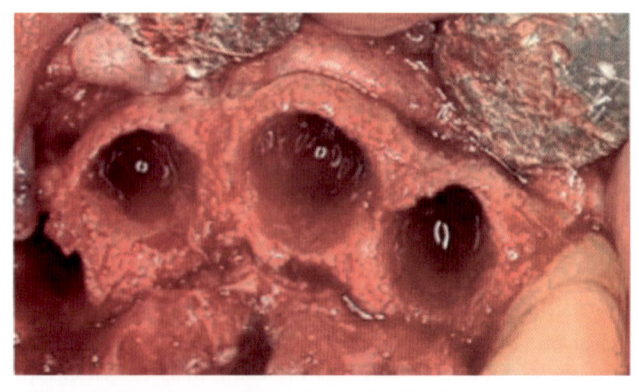

● **Figura 34.3** A placa vestibular é suscetível à fratura durante a exodontia, pois a placa vestibular é geralmente mais delgada do que a lingual.

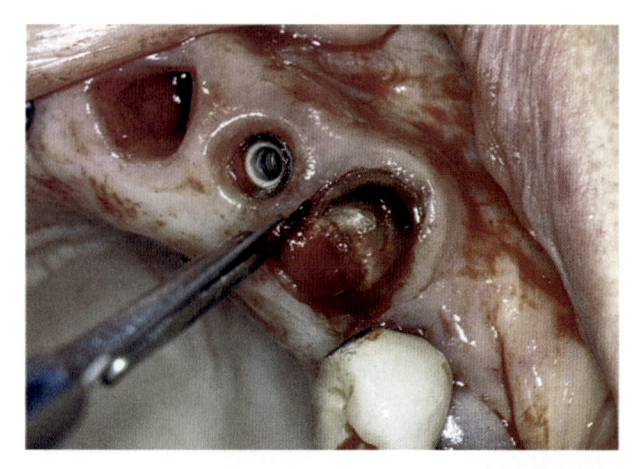

● **Figura 34.4** A exodontia começa com um bisturi para incisar as fibras do tecido conjuntivo sulcular acima do osso, que são fixadas ao cemento do dente.

exodontia é indicada. Se um retalho de tecido precisar ser levantado, é utilizado um retalho em envelope (sem extensão vertical). As incisões verticais podem comprometer o suprimento sanguíneo e podem atrasar a cicatrização da área. Sempre que o periósteo é refletido, células são feridas e precisam se regenerar antes de o processo de remodelação iniciar. O osso cortical recebe mais de 80% de seu suprimento de sangue arterial e facilita em 100% para que seu sangue venoso retorne pelo periósteo.[11] Em algumas situações, a reflexão do tecido é necessária, como o uso de *template* cirúrgico osseossuportado (Figura 34.6).

Avaliação da anatomia do dente a ser extraído

A próxima etapa no processo de exodontia atraumática é avaliar a anatomia da coroa e da raiz. Isso é especialmente importante para dentes divergentes e com várias raízes. Se as raízes do dente a ser extraído são divergentes, elas devem ser seccionadas e removidas uma a uma, em vez de arriscar fraturar as raízes ou o osso circundante (Figura 34.7). Quando as raízes são fraturadas, aumenta o risco de fratura/remoção óssea para recuperá-las. Se a remoção do osso ao redor do dente é necessária (porque o dente está fraturado ou deteriorado na crista óssea), idealmente deve ser à custa do alvéolo lingual, não do osso mais vestibular. A placa de osso vestibular é quase sempre mais fina que a placa lingual. Outra opção para reduzir o trauma ao realizar exodontia é a modificação das áreas de contato (proximais). Quando dentes adjacentes estão presentes, o caminho de remoção frequentemente é obstruído pela posição do dente adjacente. Se o dente a ser extraído não é reduzido (ou seja, mesial e distal), instrumentos ou pressão podem lascar o esmalte (ou uma restauração) do dente adjacente, fazendo com que a exodontia seja realizada de outro modo, possivelmente com maior probabilidade de fraturar as raízes, o osso ou ambos (Figura 34.8).

Remoção atraumática do dente

Princípios básicos. Conceitos biomecânicos têm sido aplicados para extrair dentes por milhares de anos e datam dos tempos de Aristóteles (384 a 322 a.C.),[12] que descreveu a mecânica do fórceps para exodontia, incluindo as vantagens de "duas alavancas atuando no sentido contrário, tendo um único fulcro." Isso foi cem anos antes de Arquimedes relatar sobre os princípios da alavanca. Pierre Fauchard[14] (1678-1761) é considerado o pioneiro

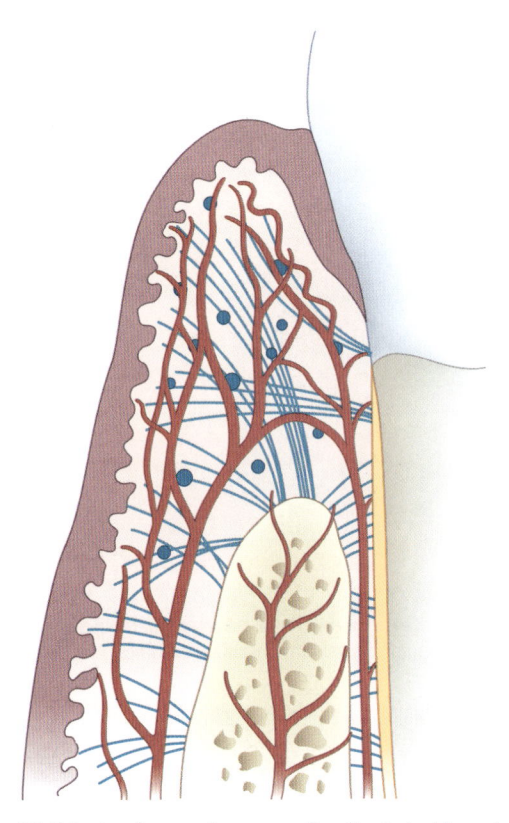

• **Figura 34.5** Ilustração que descreve a fixação de tecido mole em um dente natural. Treze fibras diferentes se inserem na raiz do dente e, se não forem cortadas durante a técnica de exodontia atraumática, podem ocorrer danos aos tecidos duros e moles.

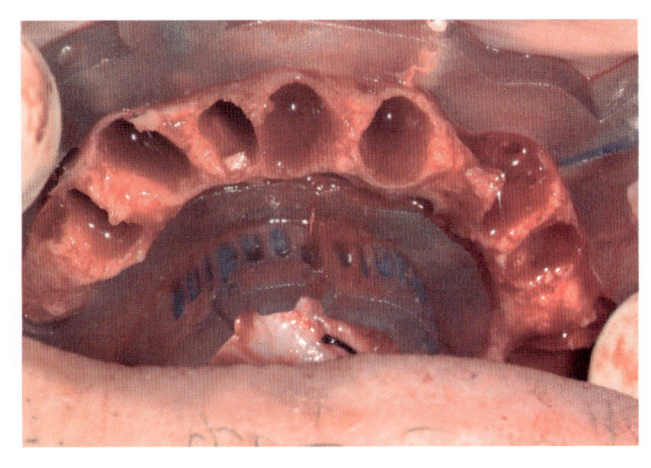

• **Figura 34.6** Quando um osso com suporte e guia de redução é indicado, é necessária uma reflexão mais extensa para acessar e assentar o *template*.

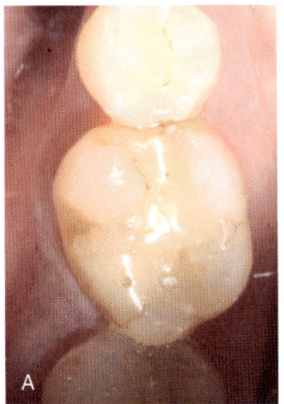

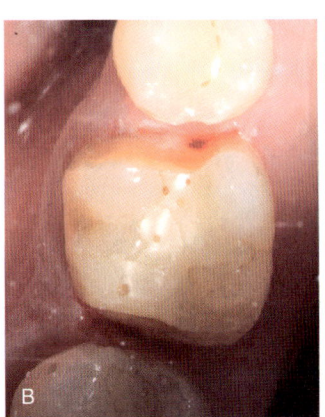

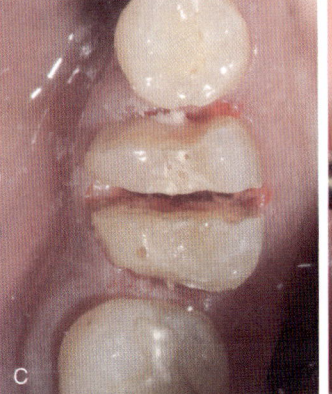

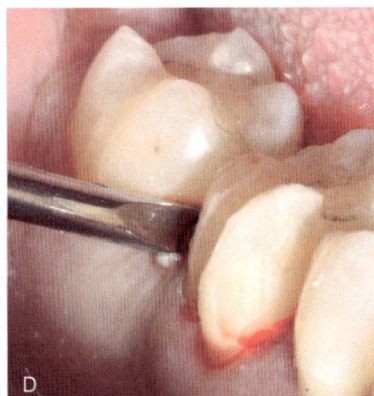

• **Figura 34.7** Exodontia atraumática: **A.** Primeiro molar inferior a ser extraído. **B.** Contatos proximais removidos para permitir uma exodontia mais fácil. **C.** Corte das raízes para minimizar o trauma. **D.** Uso de periótomo para remover raízes.

da odontologia científica e deu instruções específicas para a exodontia usando um elevador dental, um "pelicano" ou pinças (fórceps). Ele descreve como afrouxar o dente com um elevador e, em seguida, usar a garra do "pelicano" (inventado por Chauliac[15] no século XIV). A alça pelicana era posicionada tanto no dente quanto na gengiva abaixo do dente enquanto ele era balançado para trás e para a frente (o que ele denominou de "agitação") antes da exodontia. Taft descreveu uma técnica semelhante usando a chave dentária, que tinha garras esquerda e direita que forneciam torção e balanço em ambas as direções.[15] Isso permitiu que o dente fosse solto o suficiente para ser puxado do alvéolo com "pinças" (fórceps). Fórceps modernos para exodontia datam de Tomes em 1840, com o desenvolvimento do fórceps anatômico, completo com cabo e ponta para se ajustar ao colo do dente.

Biomecânica da remoção dentária. O princípio do elevador odontológico também não é um desenvolvimento moderno. Abulkasim (AD 1050-1122) foi o primeiro a aplicar uma única alavanca (elevador) sob o dente para forçá-lo a sair de sua "cama". Foi aperfeiçoado por Ambroise Paré no século XVI, para retirar o dente antes de usar o pelicano. Embora esses métodos biomecânicos para remoção dos dentes sejam eficazes, uma revisão dos princípios biomecânicos é necessária para diminuir o trauma durante o processo de exodontia.

O termo "máquina simples" é frequentemente usado para descrever os dispositivos básicos que aumentam a quantidade de força aplicada (p. ex., alavanca, plano inclinado, roda, parafuso, polia). Cada um deles transmite ou modifica a força ou o torque. Os dispositivos mais comuns usados na exodontia incluem alavancas e planos inclinados.

A cunha tecnicamente é um plano inclinado duplo móvel, que supera grande resistência aplicando um força menor do que a carga necessária para mover um objeto. A vantagem mecânica da cunha depende da proporção de seu comprimento em relação à sua espessura. Uma cunha curta com ângulo mais aberto movimenta um objeto mais rápido; no entanto, requer mais força do que uma cunha longa com ângulo mais fechado. Elevadores usam a vantagem mecânica de uma cunha para iniciar a luxação dos dentes até sua remoção (Figuras 34.9 e 34.10).

Periótomos. Os periótomos são geralmente mais longos e com cunhas mais finas em comparação com elevadores e muitas vezes são usados para iniciar o processo de exodontia atraumática.

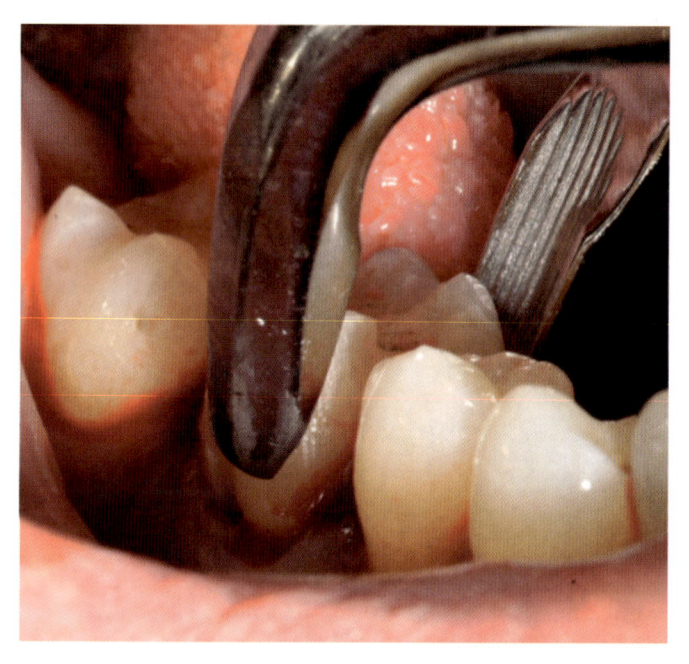

• **Figura 34.9** Técnica de exodontia inadequada: muitas vezes pode levar à retenção das pontas da raiz fraturadas ou perda da placa vestibular.

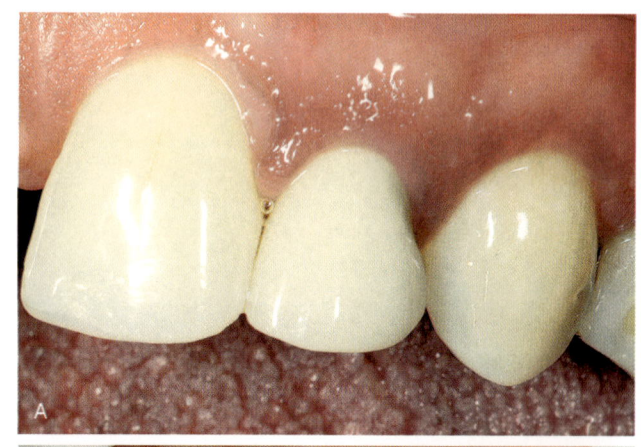

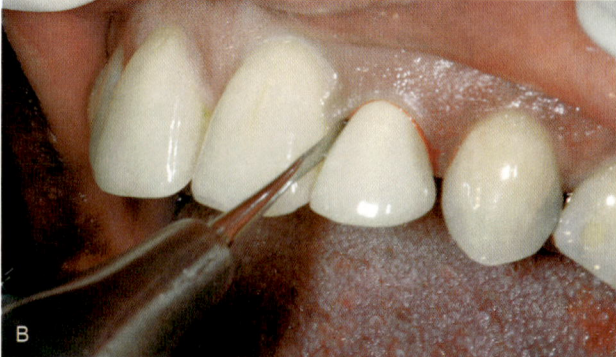

• **Figura 34.8 A.** O incisivo lateral superior requer exodontia. A via de remoção pode restringir a exodontia ou lascar um dente adjacente. **B.** A porção distal do incisivo lateral foi reduzida para permitir o movimento distal do dente, o que permite pressão no ligamento periodontal e no osso. Além disso, há menos risco de danos aos dentes adjacentes.

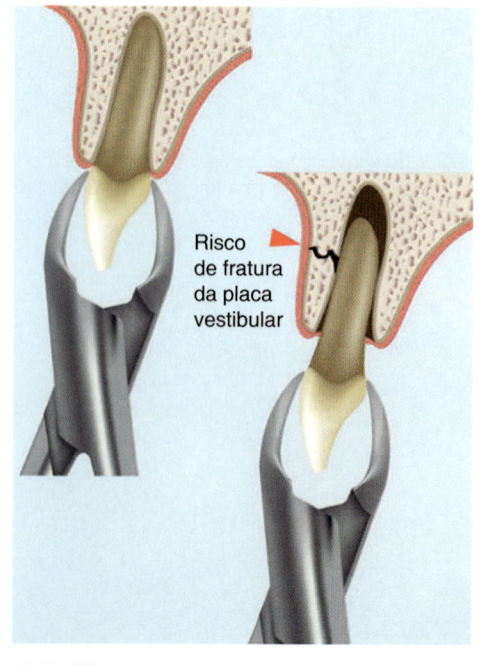

• **Figura 34.10** Fórceps convencional para exodontia frequentemente resultará na fratura da placa vestibular levando a um futuro local de implante comprometido.

Periótomos podem ser usados de maneira semelhante para exodontia de dentes intactos ou remoção de fragmentos de raízes retidas.

Técnica

1. O eixo longo da lâmina do periótomo deve ser inserido na região interproximal ao longo do eixo longo radicular (para proteger a placa vestibular óssea), com a ponta da lâmina do periótomo localizada dentro da crista do osso alveolar. O instrumento é, então, empurrado ou batido com um martelo no espaço do ligamento periodontal ao longo da raiz mesial e distal, cortando o ligamento imediatamente abaixo da crista alveolar e cunhando o dente contra a placa cribriforme oposta (Figura 34.11A). O periótomo nunca deve ser usado na placa vestibular, pois pode danificar o osso hospedeiro.
2. É aceitável que o instrumento permaneça nesse lugar entre 10 e 30 segundos. Isso permite um deslizamento biomecânico no ligamento que reduzirá sua força, e como o dente é empurrado contra o alvéolo oposto, ele também começará a expandir o osso. Esse processo é muito mais eficaz quando não há contato com o dente adjacente. Reduzindo-se a mesial e os contatos proximais distais do dente a ser extraído, não só se diminui o risco de danos à coroa do dente adjacente, mas também auxilia na exodontia do dente em questão.
3. O periótomo é então empurrado mais para baixo no espaço do ligamento periodontal em direção ao ápice radicular, muitas vezes usando um martelo e uma leve força de toque. Esse processo continua ao longo da crista. Na conclusão dessa etapa, é normal que o dente fique ligeiramente móvel (Figura 34.11B).
4. Uma vez que o periótomo é usado como uma cunha móvel, pode então ser convertido em alavanca (Figura 34.11C). A lâmina do periótomo geralmente tem 3 a 4 mm de largura. Quando a alça é girada, um lado do periótomo é aplicado à raiz do dente, o outro lado à placa cribriforme, e a largura da "cunha" agora é o comprimento de uma alavanca, que aumenta a força de rotação (momento). A rotação da alça do periótomo aumenta tanto a mobilidade do dente quanto a força contra a placa cortical oposta para expandi-lo ainda mais dentro dos limites fisiológicos.
5. Na maioria das vezes, um dente com raiz única é cônico. Como o periótomo é batido mais apicalmente em direção à placa cribriforme, é ligeiramente rotacionado. Como o encaixe é cônico, a força lateral em um lado do dente é convertida para uma direção coronal do outro lado e a raiz é empurrada para fora do alvéolo. Como resultado, o periótomo pode agora ser empurrado mais apical, em direção ao ápice da raiz. Quando o tempo passa entre cada aplicação de força, o dente pode até deslizar para cima e completamente para fora do alvéolo. Pode ser necessário tempo e elevação adicional, se não for alcançada uma mobilidade dentária significativa.

Uso de fórceps convencional. O fórceps odontológico tradicional não deve ser aplicado ao dente até que uma mobilidade dentária significativa seja alcançada. Uma vez que a ação de cunha e alavanca do elevador odontológico é aplicada a um dente, na maioria das vezes o fórceps odontológico é usado, em última análise, para segurar e balançar o dente deliberadamente para a frente e para trás, e girá-lo tanto quanto as condições permitirem. A combinação desses movimentos dentais expande a cavidade óssea e separa os ligamentos periodontais. Como consequência, o dente pode ser removido (Figura 34.11D). Os fórceps

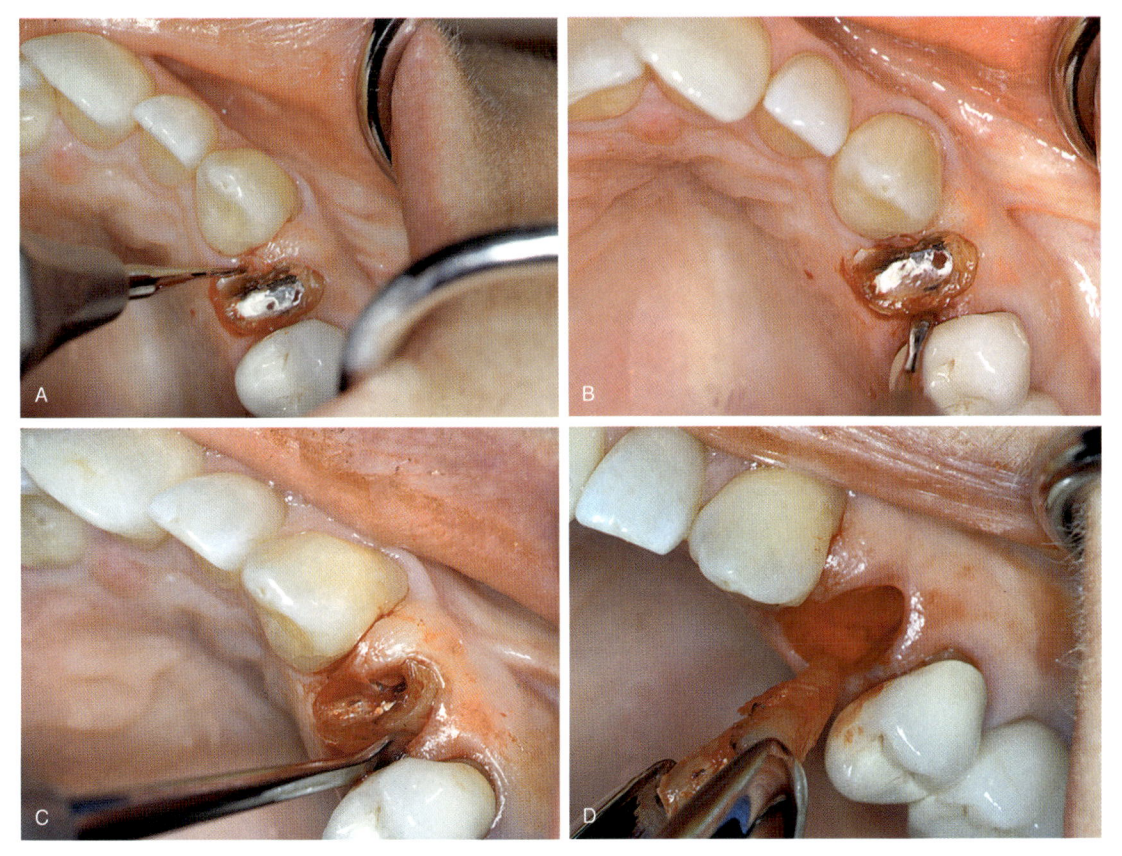

• **Figura 34.11 A.** Um periótomo é inserido ao longo da raiz do dente na mesial e empurrado (ou batido com um martelo) para cunhar o dente contra a placa cribriforme oposta. Um processo semelhante é realizado na região interposicional distal da raiz do dente. **B.** Uma vez que o periótomo atua como uma cunha e está no lugar por 10 a 30 segundos, é batido (com um martelo) mais para baixo ao longo da superfície da raiz interproximal mesial e distal. **C.** O periótomo é convertido em uma alavanca girando a alça vários graus, o que aumenta a força contra a raiz. O dente torna-se ligeiramente móvel nessa fase. **D.** Um fórceps odontológico tradicional pode remover o dente após a mobilidade inicial ser criada pelo periótomo.

odontológicos convencionais são, na verdade, duas alavancas de primeira classe, conectadas com uma dobradiça. As forças aplicadas sobre os cabos do fórceps são o lado longo da alavanca e as pontas que seguram os dentes são o lado curto da alavanca, com a dobradiça atuando como um ponto de apoio. A força nas alças é ampliada para permitir que a ponta do fórceps aperte o dente com muita força. Nenhuma força nas alças do fórceps é usada para extrair o dente. Em vez disso, o aumento da força nas pontas do fórceps muitas vezes esmaga ou fratura o dente. O fórceps segura o dente, e a mão, o pulso e o braço do cirurgião são usados para mover e extraí-lo. Essa ação seria semelhante a puxar à força a tampa de uma garrafa ou arrancar um prego de um pedaço de madeira usando apenas um alicate.

Fórceps alternativo para exodontia. Os princípios da biomecânica são a base para o desenvolvimento de um tipo diferente de fórceps odontológico denominado *Fórceps Físico* (Golden-Misch Instruments, Detroit, Mich.). Um *momento de força* em física representa a magnitude da força aplicada a um sistema rotacional a uma distância do eixo de rotação. O princípio do momento M é derivado da descoberta de Arquimedes sobre o princípio de funcionamento da alavanca e é definido como:

$$M = rF$$

sendo F a força aplicada e r a distância da força aplicada ao objeto. O conceito de braço de momento é a chave para a operação da alavanca, que é capaz de gerar vantagem mecânica. Isso significa que a força aplicada a um objeto é afetada pelo comprimento dos braços da alavanca. O braço de alavanca é a distância da entrada de força para o fulcro ou do fulcro para a saída de força.

O fórceps físico é um extrator dentário que usa alavanca mecânica de primeira classe. Uma ponta do fórceps é conectada a um "amortecedor", que atua como fulcro durante a exodontia. O amortecedor é colocado na maioria das vezes na face vestibular do alvéolo dentário, na junção mucogengival ou acima dela. A segunda ponta do fórceps é posicionada o mais baixo possível da raiz do dente, na maioria das vezes na palatina (lingual) no sulco gengival.

Uma vez que o fórceps está posicionado ao redor da raiz do dente, nenhuma pressão de compressão é aplicada ao dente. Em vez disso, as alças, uma vez na posição, são giradas como uma unidade por alguns graus e paradas por aproximadamente 30 a 60 segundos (Figura 34.12). A força de torque gerada no dente, o ligamento periodontal e o osso estão relacionadas ao comprimento da alça ao amortecedor (8 cm), dividido pela distância do amortecedor à ponta do fórceps (1 cm). Como resultado, uma força na alça conectada ao amortecedor aumentará a força no ligamento periodontal do dente e no osso por oito vezes. Não é necessário aplicar força na ponta do fórceps, que está no dente. Portanto, o dente não se divide, esmaga ou fratura. Os 30 a 60 segundos de força constante causam deslizamento biomecânico no osso e no ligamento periodontal.

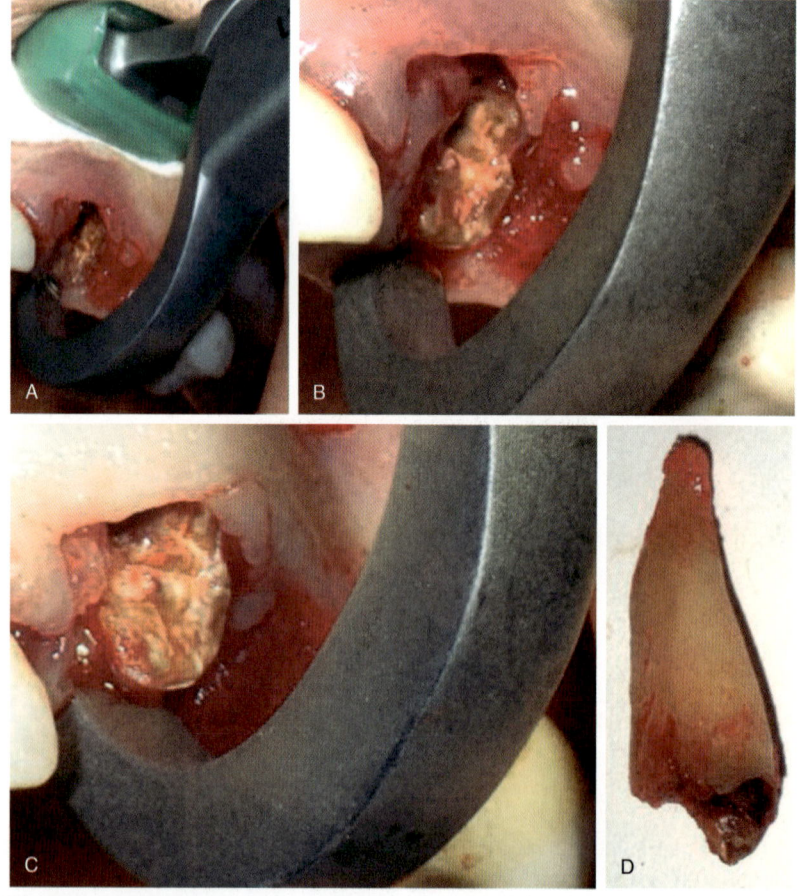

• **Figura 34.12 O fórceps físico (atraumático). A.** Um "amortecedor" (uma ponta) é colocado na vestibular do dente a ser extraído na junção mucogengival ou abaixo dela. A segunda ponta é colocada na lingual, envolvendo a raiz do dente. As alças do fórceps atuam como alavanca para girar (avulsionar) o dente do alvéolo. O amortecedor é colocado abaixo do dente, geralmente na junção mucogengival ou acima dela. A ponta é posta na parte inferior da raiz do dente no sulco gengival. **B.** Uma vez que o fórceps está posicionado na raiz do dente, o fórceps físico é usado como uma unidade (sem apertar as alças). Alguns graus de rotação para a vestibular aplicam força de momento no dente, que é mantida por 30 a 60 segundos. **C.** Uma vez que o dente se solta do encaixe, é removido com um dispositivo tipo pinça (p. ex., pinça, fórceps de exodontia, pinça hemostática). **D.** Depois remoção da raiz do dente, a inspeção da raiz é concluída para verificar a remoção completa.

Uma vez que o deslizamento expandiu e enfraqueceu o ligamento periodontal e o osso, o cabo do fórceps pode ser girado lentamente mais alguns graus, o que, via de regra, libera e eleva o dente alguns milímetros do alvéolo durante 10 segundos adicionais. Nesse ponto, o dente está solto e pronto para ser removido do alvéolo usando qualquer dispositivo semelhante ao fórceps (p. ex., pinça, fórceps de exodontia, pinça hemostática).

A exodontia de um dente com um fórceps físico é semelhante à remoção de um prego da madeira com o uso de um martelo de carpinteiro (em vez de um alicate). O cabo do martelo é uma alavanca, e os bicos do martelo se encaixam sob a cabeça de um prego (ele não aperta a cabeça). A cabeça do martelo atua como um fulcro. Uma força rotacional aplicada ao cabo do martelo aumenta a força no comprimento da alça, e o prego é elevado da madeira. Diferente de um prego em madeira, que é paralelo e possui fricção em toda a sua extensão, um dente é cônico. Portanto, após ser elevado alguns milímetros, as fibras do ligamento periodontal são rompidas e o dente pode ser facilmente removido, sem força rotacional adicional. Isso é importante notar, porque mais força rotacional no fórceps pode fraturar a placa óssea vestibular.

O deslizamento é um fenômeno pelo qual um material continua a mudar de forma ao longo do tempo sob uma carga constante. Em uma exodontia, pode ocorrer deformação no osso e no ligamento periodontal. Reilly estabeleceu a curva de deslizamento do osso, em que, sob uma carga constante de 60 MPa, o osso ao longo do tempo responde em três estágios diferentes.[12] A maioria das alterações ósseas ocorre no primeiro minuto, em que a tensão inicial do osso (a mudança de comprimento dividida pelo comprimento original) é modificada. Quanto maior a força, maior será a deformação do osso. Esse processo permite que o alvéolo dentário expanda e o dente saia do alvéolo. Uma curva de deslizamento secundária permite que o osso se deforme ainda mais quando a força é aplicada por 1 a 5 minutos. Quanto mais tempo, maior será a deformação. No entanto, a deformação secundária é de apenas 10 a 20% de diferença em comparação com a deformação inicial sobre o primeiro minuto. Eventualmente, o osso irá fraturar se a carga for aplicada ao longo de um período maior, representando ruptura por deslizamento.

A curva de deslizamento do complexo periodontal é semelhante à curva de deslizamento do osso, em que a carga constante em um dente ao longo do tempo aumenta a tensão e diminui a força do complexo periodontal. Portanto, o clínico não deve subestimar os valores de tempo e força constante para o ligamento dental e osso no processo de exodontia.

Desbridamento do alvéolo após exodontia

Uma vez que o dente é extraído, seu alvéolo deve ser completamente debridado para remover todos os remanescentes do ligamento periodontal e quaisquer outros detritos de tecido mole (p. ex., tecido de granulação). Além disso, todo tecido fibroso de doença periodontal ou origem endodôntica deve ser completamente removido, pois esses tecidos prejudicam a formação óssea e retardam a cicatrização óssea por longos períodos. O sangramento deve idealmente estar presente para permitir que os fatores de crescimento ósseo entrem no local. Se o sangramento for inadequado, a placa cribriforme deve ser perfurada com uma cureta periodontal ou uma pequena broca Carbide (ou seja, broca redonda nº 2) para promover sangramento e potencializar o processo de cicatrização. Deve-se ter cuidado para não fenestrar as paredes vestibulares ou linguais ou penetrar quaisquer estruturas vitais (p. ex., dentes, nervos, seios da face, cavidade nasal) (Figura 34.15). Uma cureta serrilhada (ou seja, Lucas 86; Salvin Dental) pode ser usada para remover o tecido mole e, secundariamente, iniciar o sangramento. Se for necessário um aumento da crista lateral, então orifícios de descorticação óssea devem ser feitos sobre o local do receptor para iniciar a angiogênese e o fenômeno de aceleração regional (FAR) (Figuras 34.13 e 34.14).

Enxerto do alvéolo do local da exodontia

Técnica de enxerto do alvéolo. Procedimentos de enxerto ósseo múltiplo e estudos têm avaliado o enxerto do alvéolo no momento da exodontia. Na maioria dos casos, os clínicos usam uma técnica para enxerto do alvéolo independentemente do número de paredes de osso remanescente. Portanto, em vez de usar a mesma técnica sob quaisquer condições clínicas, quando

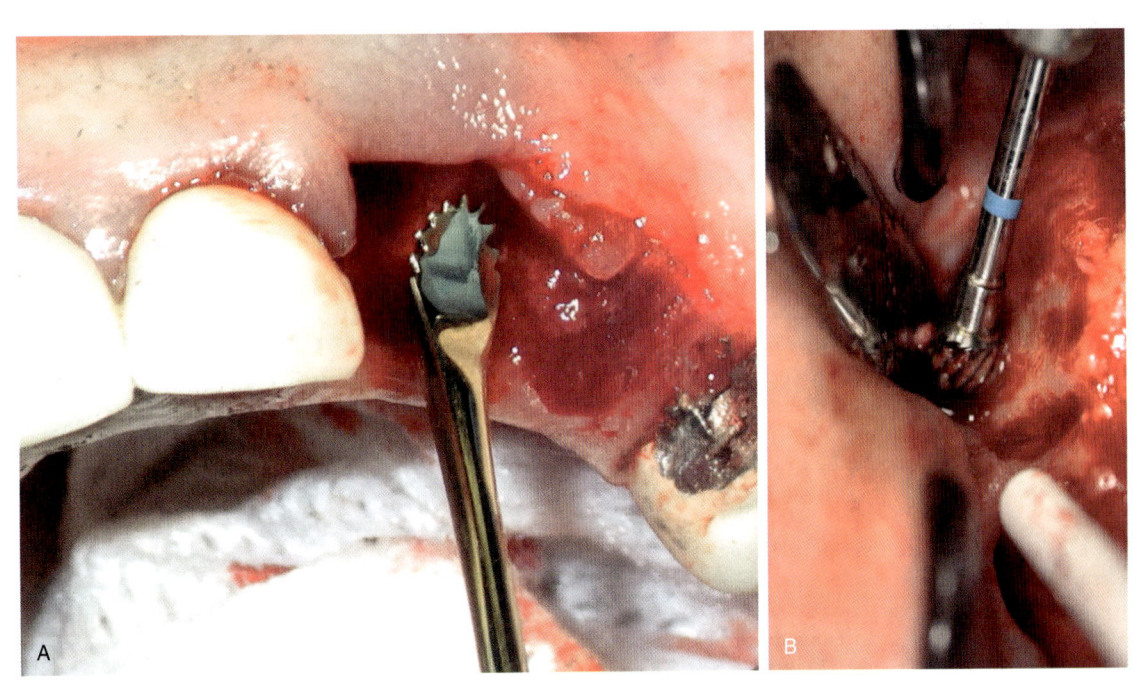

● **Figura 34.13 Desbridamento pós-exodontia. A.** Cureta serrilhada removendo detritos e tecidos moles de dentro do alvéolo. **B.** Broca Carbide redonda debridando o alvéolo.

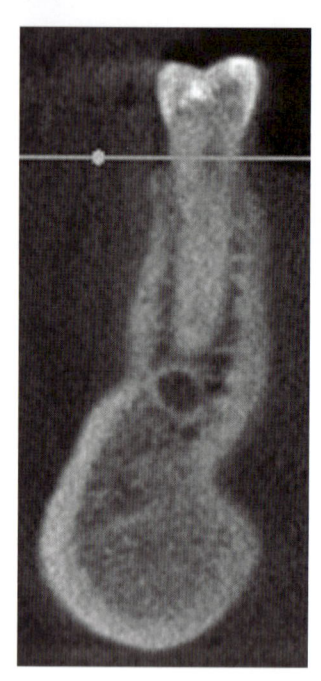

Figura 34.14 Deve-se ter cuidado ao debridar os alvéolos na área do forame mentoniano, pois pode causar prejuízo neurossensorial.

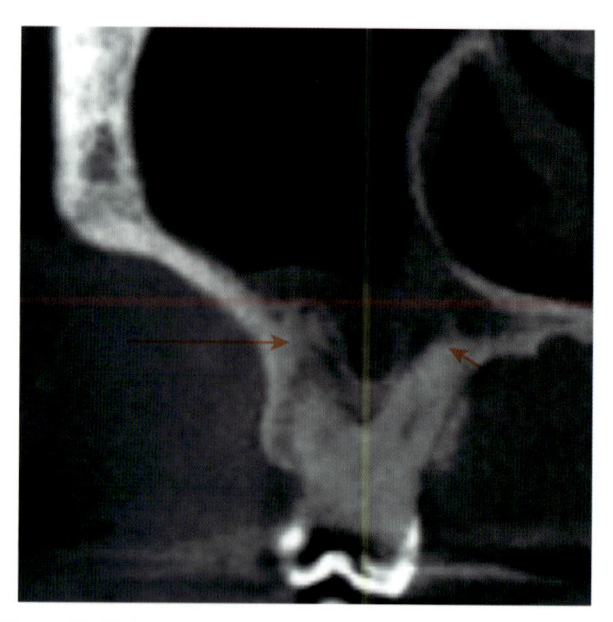

Figura 34.15 A proximidade dos dentes posteriores superiores ao seio maxilar pode levar a perfuração do seio e possíveis episódios infecciosos.

o reparo ósseo for provável em vez de regeneração, o clínico deve fornecer quantas chaves para enxerto ósseo forem possíveis para aumentar o alvéolo.

Que tipo de osso? Misch e Dietsh[17] sugeriram diferentes materiais de enxerto e técnicas com base no número de paredes ósseas que permaneceram após a remoção do dente. Em um defeito nas cinco paredes ósseas, crescerá osso com quase qualquer material de enxerto reabsorvível, por exemplo, um aloplástico, aloenxerto ou autoenxerto. Quando uma parede de osso é inferior a 1,5 mm ou uma placa vestibular está faltando (quatro defeitos na parede óssea), um autoenxerto ou osso liofilizado (FDB) com membrana para barreira (MB) e regeneração óssea guiada aumentou a previsibilidade de restaurar o contorno ósseo original. Becker et al.[18] avaliaram osso desmineralizado liofilizado (DFDB) sozinho em alvéolos de exodontia, e nenhuma evidência de formação óssea foi observada. Parece que o DFDB sozinho pode ser uma escolha ruim para enxerto do alvéolo. LeKovic et al.[19] compararam exodontias isoladas com exodontias com MB. Aos 6 meses, foram observadas perda da crista óssea (0,38 versus 1,50 mm) e reabsorção da crista horizontal (−1,31 versus −4,56 mm). Um defeito de duas ou três paredes ósseas geralmente exigirá a colocação de material regenerativo e osso autógeno ou possivelmente um enxerto em bloco de osso autógeno cortical fixado na posição do osso hospedeiro; para um defeito de parede óssea, portanto, o desbridamento deve ser realizado com muito cuidado (Figura 34.16).

Na literatura, não existe consenso a respeito do tipo de osso e membrana ideal. A maioria dos estudos concluídos sobre o tipo de osso inclui aloenxertos ou xenoenxertos. Aloenxertos engloba osso desmineralizado liofilizado (DFDBA) ou mineralizado liofilizado (FDBA). Por causa dos sais de cálcio e de fosfato remanescentes, o FDBA tende a reabsorver muito mais lentamente e, portanto, mantém espaço muito melhor do que DFDBA. Os xenoenxertos reabsorvem muito lentamente, como alguns estudos demonstraram que duram mais de 44 meses.[19]

Que tipo de membrana? A indicação da membrana ideal é ditada pela presença de uma parede vestibular. Se todas as paredes do alvéolo da exodontia estiverem intactas, então um colágeno de ação rápida é usado (p. ex., CollaTape, CollaPlug). Se a placa vestibular estiver ausente, uma membrana deve ser colocada sobre a parede vestibular e deve consistir em um material de longa duração (p. ex., colágeno de longa duração ou politetrafluoroetileno [PTFE]). A vantagem da membrana absorvível (ou seja, colágeno) é que nenhuma reabertura é necessária. O uso de um PTFE denso atrai células ósseas mais prontamente; no entanto, não é reabsorvível e precisa ser removido.

A Alvéolo com cinco paredes — Sem enxerto ou aloenxerto

B Alvéolo com quatro paredes — Autoenxerto ou RGO e membrana para barreira

C Alvéolo com duas ou três paredes — Regeneração óssea guiada + osso autógeno

D Alvéolo com uma parede — Enxerto em bloco de osso autógeno

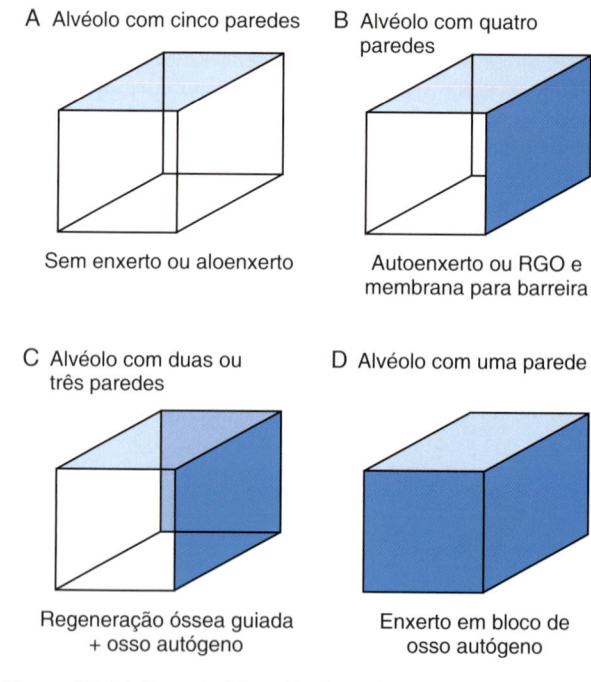

Figura 34.16 Os materiais e técnicas de enxerto para enxerto do alvéolo estão relacionados ao número restante de paredes ósseas. **A.** Uma cavidade óssea espessa de cinco paredes pode permanecer sem enxerto ou uso de aloenxerto. Uma cavidade óssea de parede fina usou aloenxerto e membrana de colágeno. **B.** Um alvéolo de quatro paredes requer aloenxerto e membrana de duração mais longa. **C e D.** Um alvéolo de três-duas ou uma parede provavelmente irá requerer osso autógeno, geralmente na forma de um bloco.

Alvéolo de cinco paredes ósseas espessas (> 1,5 mm). O processo de regeneração óssea irá restaurar a morfologia completa e o volume ósseo da crista residual. Isso ocorre mais frequentemente quando há cinco paredes ósseas espessas em torno do local de exodontia (ou seja, todas as paredes restantes intactas). A maioria das chaves para a formação óssea previsível está presente nessas condições, e o alvéolo frequentemente forma osso no alvéolo da exodontia, sem perda de largura ou altura. A exodontia atraumática de um dente sem patologia, fornece muitas das chaves necessárias para a regeneração óssea previsível. O processo de exodontia configura o fenômeno de aceleração regional (FAR) para cicatrização (que aumenta a taxa de reparo e adiciona proteína morfogenética óssea ao local); as cinco paredes ósseas protegem o enxerto da mobilidade; os vasos sanguíneos rompidos no complexo periodontal liberam fatores de crescimento para a região (fator de crescimento derivado de plaquetas, fator de crescimento transformador); o espaço é mantido pelas cinco paredes do osso; as paredes ósseas fornecem vasos sanguíneos de osso no local; e o tamanho do defeito é pequeno (ou seja, um dente). Como resultado, a única chave que falta inicialmente é o fechamento do tecido mole. O tecido mole ao redor do local de exodontia começa a crescer sobre o coágulo e o tecido de granulação do alvéolo e, dentro de 2 a 3 semanas, cobre o local da exodontia (Figura 34.17). Existem três opções de tratamento para alguns alvéolos de cinco paredes ósseas espessas.

<u>Opções de tratamento (cinco paredes) – > 1,5 mm)</u>
1. Implante de instalação imediata.
2. Sem tratamento (instalação tardia do implante). Na maioria das cavidades ósseas de parede espessa, o osso se regenerará sem enxerto ósseo adicionado; no entanto, se a placa vestibular for menor que 1,5 mm, um enxerto de alvéolo é indicado para minimizar o colapso do alvéolo e para garantir osso adequado para a futura instalação do implante.
3. *Enxerto do alvéolo:* quando o alvéolo da exodontia é enxertado, a seleção do material de enxerto ósseo é muito importante. O material de enxerto selecionado deve coincidir com o processo de regeneração normal. Portanto, um material que é reabsorvido muito rápido (p. ex., osso autógeno, osso desmineralizado) ou um material que reabsorve muito lentamente (p. ex., enxerto cortical mineralizado, xenoenxerto) não é ideal para uso em um defeito. Uma escolha muito melhor incluiria enxerto mineralizado liofilizado (corticoesponjoso 50 a 50) ou 70% mineralizado/30% material de enxerto desmineralizado que manterá o espaço.

Técnica de enxerto ósseo de cinco paredes. Após o desbridamento completo do alvéolo, ele é preenchido com o material de enxerto ósseo em pequenos incrementos. O material do enxerto ósseo é comprimido no alvéolo para evitar espaços com ar (ou seja, deve "condensar"). Uma vez que o alvéolo está completamente preenchido, um tampão de colágeno é hidratado em solução salina e

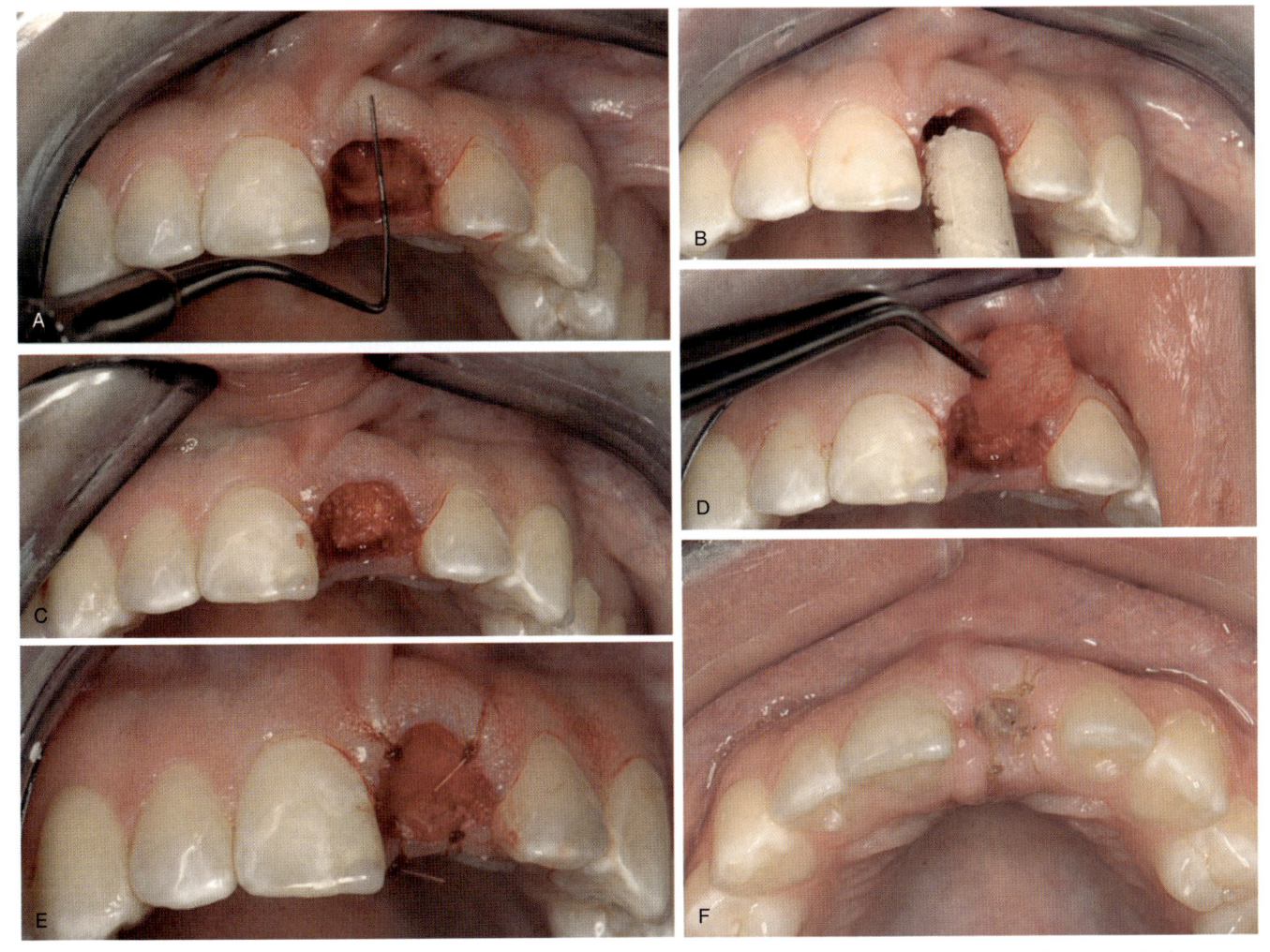

● **Figura 34.17 Alvéolo de cinco paredes (< 1,5 mm). A.** Exodontia atraumática. **B.** Enxerto com aloenxerto. **C.** Condensação do enxerto. **D.** Membrana de colágeno. **E.** Fechamento final. **F.** Cicatrização de 6 semanas.

então cortado ao meio e comprimido. O colágeno é então inserido sobre o enxerto ósseo. Outra opção é cortar um pedaço de fita de colágeno (ou seja, pequeno pedaço oval) e posicioná-lo sobre o alvéolo enxertado. O colágeno é colocado sobre o aspecto coronal do alvéolo e o retalho refletido aninhado sobre o osso vestibular e lingual. O tecido é então fechado com uma sutura cruzada. Idealmente, a sutura deve incluir o uso de material de sutura de alta tensão (Figura 34.18 e Boxe 34.2) semelhante ao Vicryl® ou PTFE.

Alvéolo de cinco paredes ósseas finas (< 1,5 mm). Para um alvéolo de cinco paredes ósseas finas, a falta de enxerto do alvéolo terá resultados de cicatrização imprevisíveis. Portanto, recomenda-se que esses tipos de alvéolo sejam tratados com uma técnica de enxerto de alvéolo convencional (opção de tratamento nº 3 para alvéolo de cinco paredes espessas).

Alvéolo de quatro paredes ósseas. Em um defeito de quatro paredes, na maioria das vezes a parede vestibular está ausente. Quando está faltando uma placa vestibular ao redor de um alvéolo, a ausência da parede impede a manutenção do espaço, reduz a vascularização óssea do hospedeiro e a substitui pela vascularização dos tecidos moles. O nível do osso vestibular nunca se regenerará acima da altura de osso na lâmina cortical vestibular do dente. Os procedimentos de enxerto ósseo devem ser usados para se obter um volume e contorno ósseos ideais. Alvéolos com uma parede lateral ausente são significativamente comprometidos e cicatrizam por reparo, em vez de por regeneração.

Quando estão presentes condições de reparo em vez de regeneração, é indicado o enxerto do alvéolo para aumento de crista no momento da exodontia.[20] Exodontia sem enxerto em defeitos de quatro paredes resultará em perda óssea residual por reabsorção. Por exemplo, a região anterior da maxila pode ser reduzida em 23% nos primeiros 6 meses após uma exodontia e outros 11% nos 5 anos seguintes.[21] Em 2 anos, uma média de 40 a 60% do valor original da altura e da largura do osso pode ser perdida com múltiplas extrações.[22]

A primeira determinação após a exodontia ser concluída é a avaliação da espessura das lâminas vestibular e palatina do osso e sua altura relativa aos desejos de volume ideal. Uma cureta ou sonda exploratória podem ser usadas com o dedo indicador sobre a placa vestibular. Se a placa vestibular estiver faltando, será fácil detectá-la pela sensação tátil. Quando a placa vestibular está faltando ou quando é menor que 1,5 mm de espessura, é indicado um enxerto do alvéolo. As duas técnicas de escolha incluem um enxerto ósseo ou uma cirurgia de selamento modificado do alvéolo (Figura 34.19; ver Figura 34.26).

Técnica de enxerto ósseo com quatro paredes. Após o desbridamento completo, uma membrana de colágeno é contornada em

---

Boxe 34.2 Alvéolo de cinco paredes (> 1,5 mm).

Três opções de tratamento:
1. Instalação imediata do implante
2. Sem enxerto do alvéolo (instalação tardia do implante)
3. Enxerto do alvéolo

Reflexão: conservadora
Aloenxerto: aloenxerto mineralizado corticoesponjoso ou 70% aloenxerto mineralizado/30% desmineralizado
Membrana: colágeno regular (~ tampão de colágeno)
Fechamento: o fechamento primário é inatingível
Sutura: sutura cruzada (politetrafluoroetileno ou Vicryl®)
Implante imediato: candidato de razoável a bom
Prótese: normalmente, uma prótese fixa PF-1

*Alvéolo fino de cinco paredes é tratado com a opção 3.

---

um "cone – em forma de V" modificado, na qual a parte estreita é colocada na superfície interna da parede vestibular. Colocando-se a membrana na porção externa da parede vestibular remanescente, pode haver comprometimento do suprimento de sangue e cicatrização. A parte mais larga da membrana é aparada para cobrir a abertura do alvéolo e estender ligeiramente para a lingual para "dobrar" sob o tecido marginal lingual. Depois que a membrana estiver no lugar, o alvéolo é preenchido com o material de enxerto ósseo em pequenos incrementos. O material é comprimido no alvéolo para evitar espaços de ar (ou seja, deve ser "condensado"). A técnica de sutura deve incluir o uso de um material de sutura de alta tensão. Recomenda-se uma sutura cruzada, que abrange a membrana e o material do enxerto. Isso evitará a perda da membrana e conterá o material de enxerto. Em alguns casos, a membrana pode ser suturada ao tecido (Figura 34.20 e Boxe 34.3).

NOTA: A membrana deve cobrir apenas a parte vestibular ausente; as outras paredes não devem ter cobertura de membrana, pois pode diminuir a cicatrização da área. O objetivo da membrana é evitar que o tecido mole repovoe o defeito. Se uma membrana não for usada, há uma chance maior de as partículas do enxerto migrarem, criando resultados imprevisíveis.

Alvéolos com uma, duas e três paredes ósseas. Quando várias paredes ósseas estiverem ausentes, maior será a necessidade de osso autógeno. Um enxerto particulado é imprevisível nessas situações. Portanto, um local doador é mais frequentemente usado para obter o osso autógeno: mandíbula (ou seja, ramo, sínfise) ou maxila (ou seja, tuberosidade). Em alguns casos (isto é, alvéolos com três paredes ósseas) uma membrana parafusada pode ser usada para manutenção do espaço (Figura 34.21) via regeneração óssea guiada (ROG).

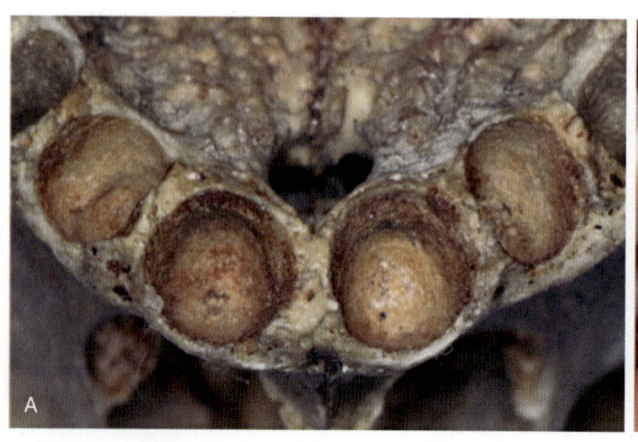

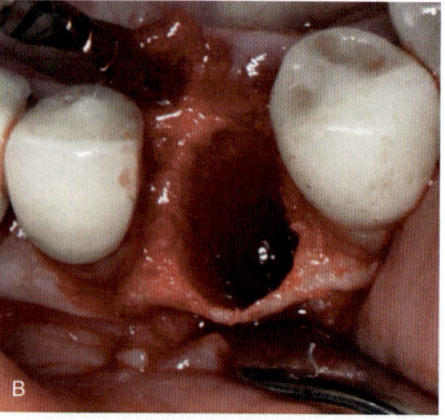

• **Figura 34.18 Alvéolo de cinco paredes A** e **B.** Todas as cinco paredes remanescentes.

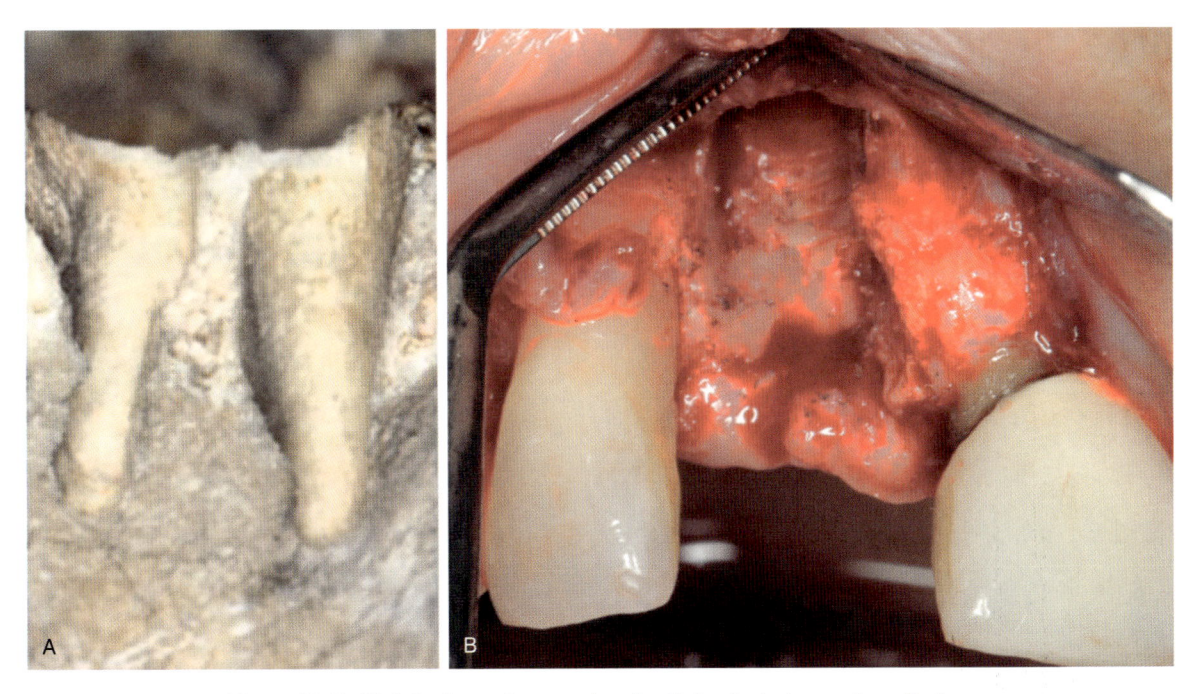

• **Figura 34.19** Alvéolo de quatro paredes. **A** e **B.** Ausência da parede vestibular.

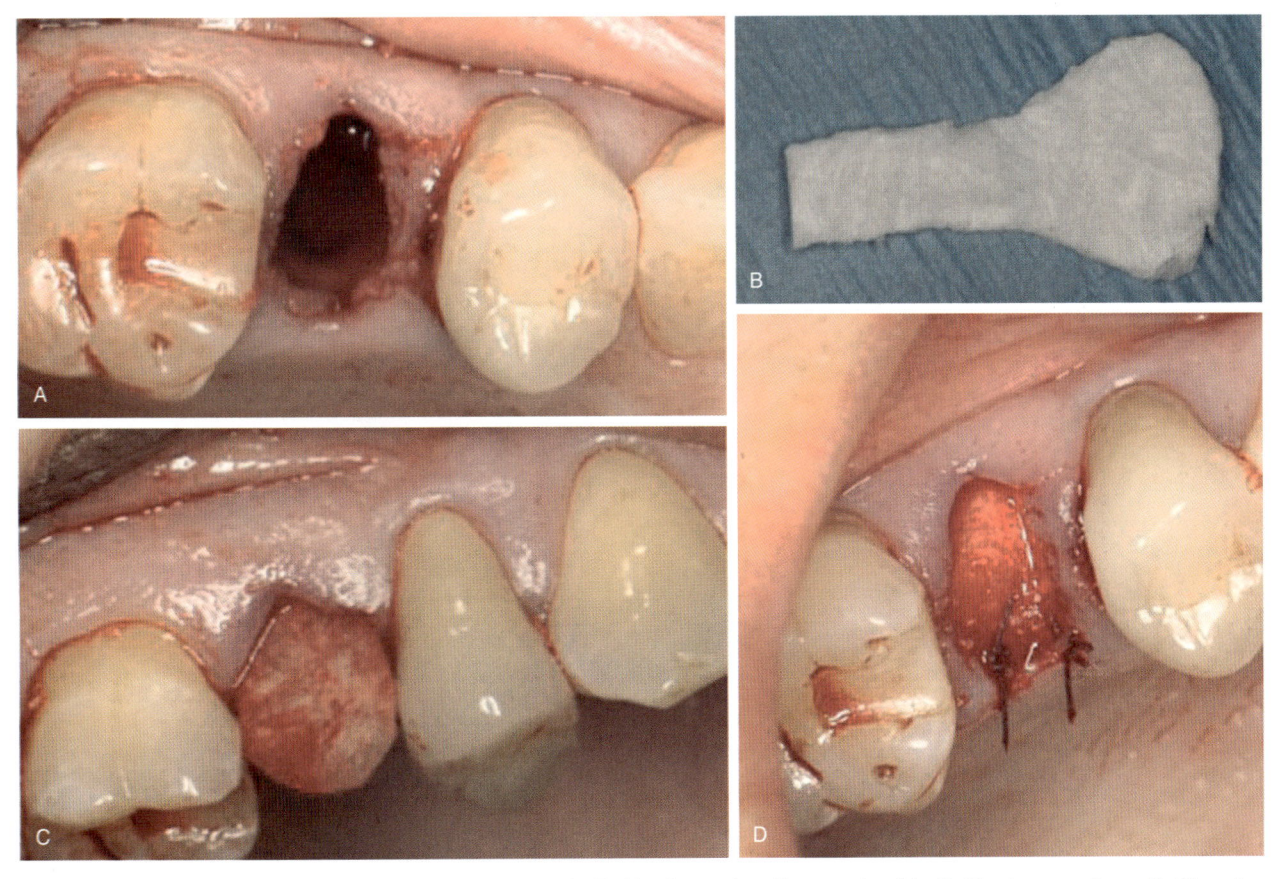

• **Figura 34.20** Alvéolo de quatro paredes. **A.** Pós-exodontia. **B.** Membrana de colágeno estendida. **C.** Membrana no lugar. **D.** Pós-sutura.

Obtenção de enxerto autógeno: locais secundários

Ramo mandibular como sítio doador: "técnica da raspagem"

Quando o osso autógeno é indicado, existem muitos locais de coleta possíveis. Uma opção que é fácil, simples e de morbidade mínima de se obter osso autógeno é expor o ramo mandibular e remover o osso da crista oblíqua externa com um *rongeur* de dupla ação. As "raspas" podem ser colocadas em uma tigela cirúrgica com solução salina estéril. Uma segunda opção para obter menores raspas autógenas é remover um enxerto em bloco do ramo lateral. Podem ser retirados enxertos em bloco do ramo; no entanto, os blocos precisam ser reduzidos em pedaços menores, o que é

| Boxe 34.3 | Alvéolo de quatro paredes ósseas. |

Reflexão: conservadora
Aloenxerto: aloenxerto corticoesponjoso mineralizado ou 70% mineralizado/30% aloenxerto desmineralizado
Membrana: colágeno estendido ou citoplasto (PTFE) (derme acelular – biotipo fino)
Fechamento: o fechamento primário geralmente é inatingível
Sutura: Sutura cruzada (PTFE ou Vicryl®)
Implante imediato: candidato fraco a moderado
Prótese: provavelmente uma prótese PF-2 ou PF-3

*O osso autógeno pode ser usado com osso aloenxerto para acelerar a cicatrização e aumentar a previsibilidade.

bastante demorado. Além disso, um enxerto em bloco do ramo (i. e., enxerto em faceta do ramo lateral) tem taxa de morbidade maior e muito mais complicações pós-operatórias (Figura 34.22).

Ramo mandibular como sítio doador: "coleta óssea com broca trefina"

Uma técnica mais agressiva é obter núcleos de osso autógeno do ramo com brocas trefinas. Brocas trefinas são brocas cortantes que estão disponíveis em vários diâmetros, sendo as de 6 a 8 mm as mais populares para coletar osso do ramo. Para essa técnica, o ramo se tornou um local mais popular em comparação à área da sínfise por causa da menor morbidade. Uma vez que o local do ramo (i. e., oblíquo externo) é refletido, a broca trefina é usada

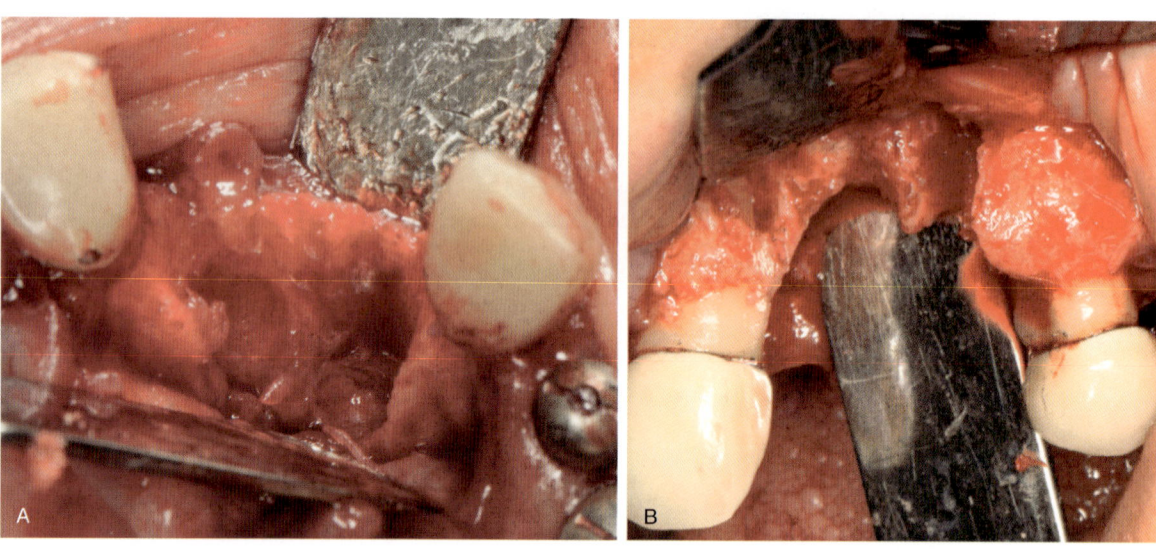

• **Figura 34.21 A.** 3 – Parede alveolar – ausência das paredes lingual e mesial. **B.** 1 – Parede alveolar – ausência de todas as paredes exceto a parede apical.

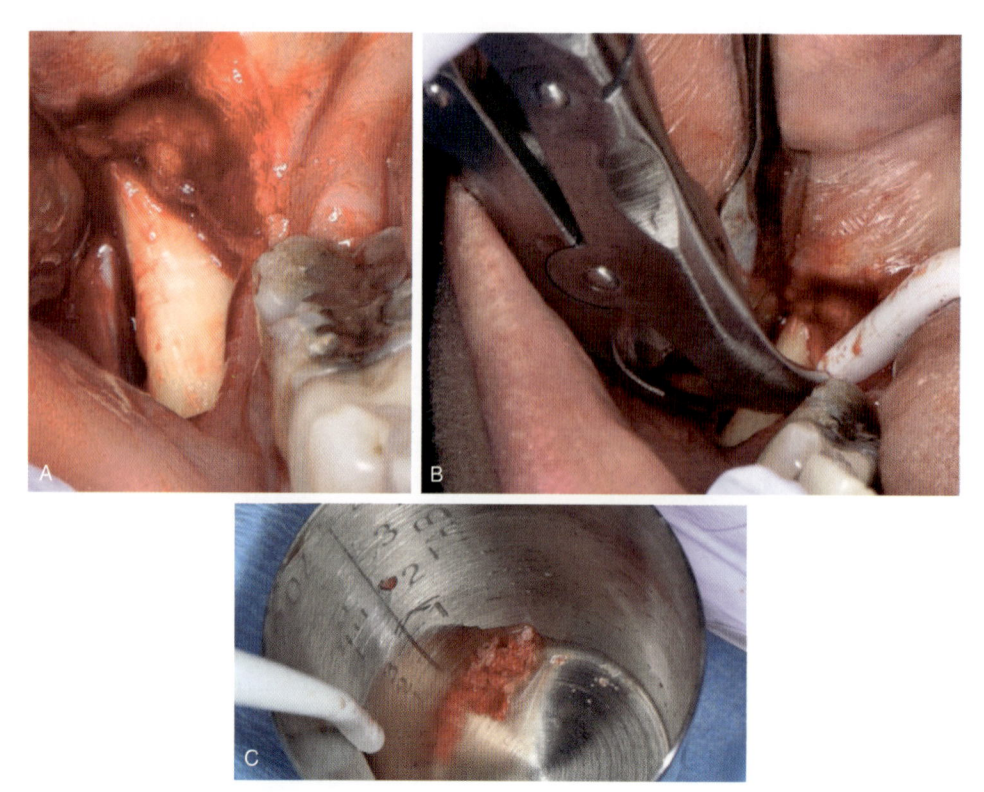

• **Figura 34.22** Técnica de raspagem do ramo mandibular. **A.** Ramo exposto. **B.** *Rongeur* de dupla ação. **C.** Autoenxerto armazenado em solução salina estéril.

para coletar o autoenxerto. Metade da broca trefina é colocada sobre a crista óssea oblíqua externa, enquanto a outra metade é lateral ao osso e acima do músculo masseter refletido, que é elevado para fora da porção lateral anterior do ramo. Uma reflexão rigorosa dos tecidos moles é garantida. A broca trefina é usada com broca cirúrgica em ângulo do tipo trava a 2.000 a 2.500 rpm com irrigação salina abundante, 5 a 8 mm de profundidade, certificando-se de que está acima e lateral à posição do nervo, artéria e veia alveolar inferior. A posição do canal alveolar inferior pode ser identificada por meio de um exame de tomografia computadorizada de feixe cônico (TCFC).

Após a conclusão da primeira osteotomia por trefina, o segundo local é completado acima do semicírculo criado pela primeira osteotomia e sobrepõe o círculo no terço superior, ou 3 mm do topo. Isso é repetido no terço inferior do semicírculo inicial, 3 mm acima. Três semicírculos entrelaçados são criados ao longo do ramo ascendente oblíquo externo. Uma broca Carbide redonda nº 8, em uma peça de mão reta, então, pode marcar a porção lateral do ramo, correspondendo à profundidade da broca trefina em semicírculo. Um cinzel ou cureta cirúrgica pode fraturar os pedaços de osso doador do ramo. Essas peças coletadas geralmente têm tamanho ideal para uso no local do enxerto, pois têm aproximadamente 5 × 3 × 5 mm de largura. Uma esponja de colágeno (p. ex., OraTape®, OraPlug®) pode ser colocada no local doador e os tecidos aproximados para o fechamento primário. Uma desvantagem da técnica da trefina no ramo é a perda de osso de múltiplas osteotomias das brocas (Figura 34.23).

Tuberosidade maxilar como sítio doador

A tuberosidade oferece uma quantidade variável de osso trabecular, que depende da quantidade de atrofia óssea maxilar e da pneumatização do seio maxilar. Essa área é conveniente e muitas vezes a primeira escolha de locais doadores autógenos para enxerto de seio maxilar[23,24]; também pode ser considerada para áreas menores de aumento de crista[25,26] (Figura 34.24). A natureza esponjosa do osso permite que seja moldado em um defeito alveolar, como um alvéolo pós-exodontia.[17] O enxerto trabecular exigirá mais frequentemente o uso de um membrana de barreira para minimizar a reabsorção e estabilizar o enxerto.[27] O autoenxerto de tuberosidade possui fatores de crescimento para osteoindução e para acelerar o crescimento dos vasos sanguíneos no local do hospedeiro.

O tecido mole mais espesso na região da tuberosidade pode enganar a avaliação desse sítio doador. A tuberosidade deve ser avaliada com uma pesquisa de TCFC para determinar a localização do seio maxilar e a quantidade de osso hospedeiro presente.

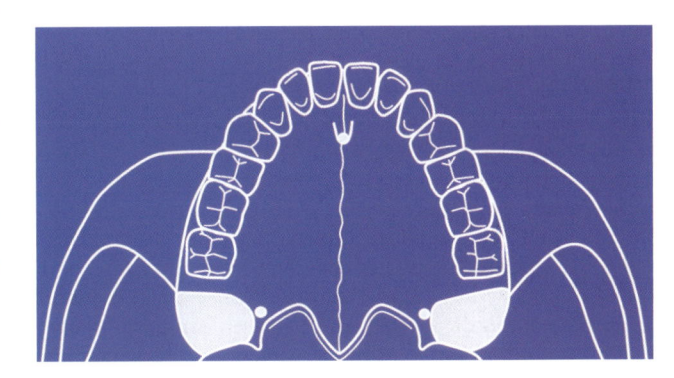

• **Figura 34.24** A região da tuberosidade maxilar é um local doador de osso comum para enxerto ósseo quando o osso trabecular é o produto desejado. O osso trabecular possui fatores de crescimento para os vasos sanguíneos e para a regeneração de defeito ósseo.

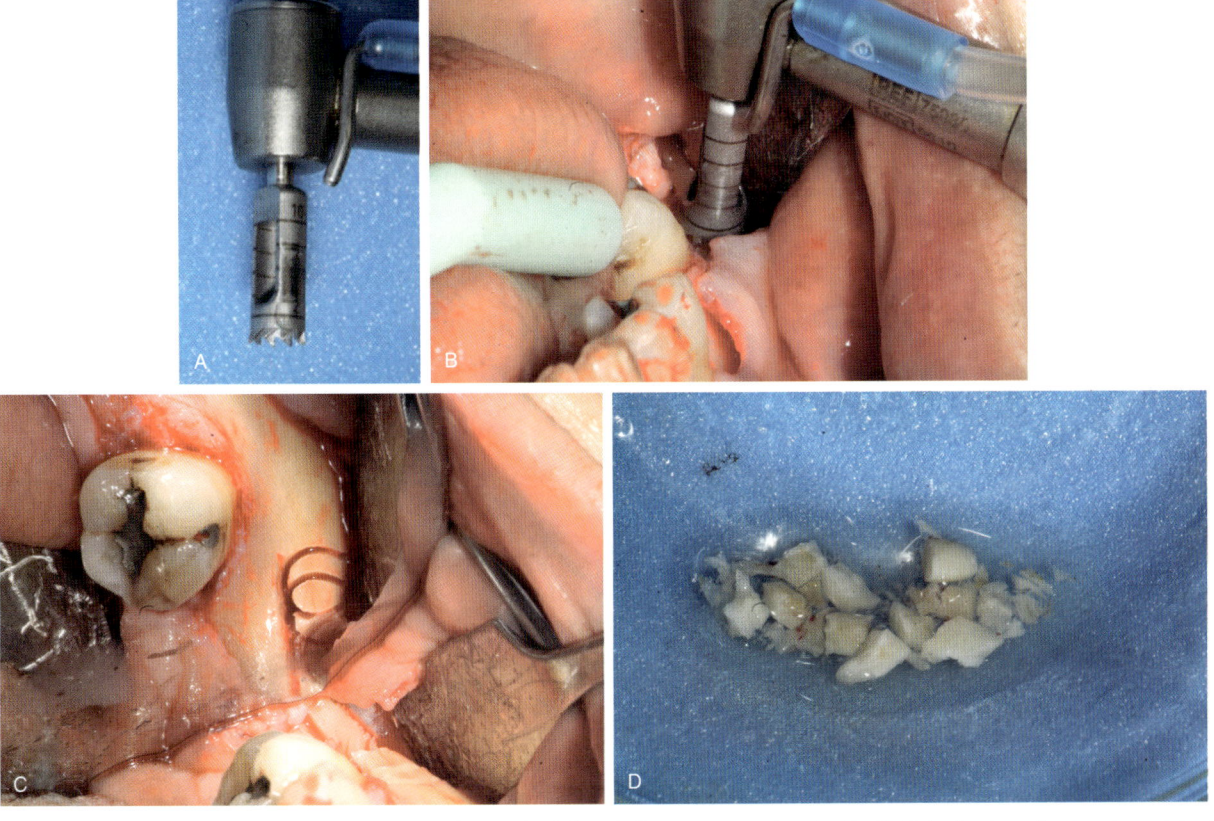

• **Figura 34.23 Coleta óssea do ramo com trefina A.** Broca de Trefina de 6 mm na peça de mão. **B** e **C.** Osteotomia realizada sobre crista oblíqua externa. **D.** Fragmentos de osso autógeno.

As limitações anatômicas dessa área incluem o seio maxilar, as placas pterigoides, os dentes adjacentes quando presentes e o canal palatino maior.

A técnica da tuberosidade inclui fazer uma incisão vertical posteriormente na face lateral da maxila e se estende anteriormente através da tuberosidade na região molar. Após reflexão de um retalho mucoperiosteal, o osso pode ser retirado da tuberosidade com uma espátula ou cinzel. Remover o enxerto com um cinzel permitirá a coleta de um pedaço maior de osso. No entanto, o seio pode ser invadido inadvertidamente durante a remoção do enxerto, com comunicação oroantral resultante. Se isso for observado na remoção da sutura, o paciente é instruído a evitar a criação de pressões nasais altas e deve receber antibióticos para evitar infecção e garantir a drenagem normal. Na maioria das vezes, a abertura oroantral se fecha sozinha (Figura 34.25). Se a abertura oral-antral não fechar, é indicado o fechamento cirúrgico.

Cirurgia de selamento do alvéolo

Uma cirurgia de selamento do alvéolo com enxerto composto foi desenvolvida por Misch et al.[29,30] utilizando um composto de tecido conjuntivo, periósteo e osso trabecular para selar o alvéolo fresco da exodontia. Um enxerto de tecido conjuntivo tem vantagem sobre o enxerto queratinizado misturando-se às regiões gengivais inseridas circundantes, oferecendo cor e textura semelhantes ao epitélio. Isso é mais vantajoso na região anterior da maxila e outras áreas estéticas. O enxerto composto também contém osso autógeno. A principal vantagem do osso autólogo é uma formação óssea mais rápida e previsível via osteogênese. A principal desvantagem é a reabsorção bastante rápida do osso da tuberosidade, portanto pode ocorrer um crescimento ósseo imprevisível em quantidade.

Em primeiro lugar, uma avaliação de TCFC deve ser realizada para determinar se existe osso adequado no local da tuberosidade. Uma broca de trefina de 6 a 10 mm correspondente ao diâmetro do local de exodontia é usada em uma peça de mão de baixa velocidade e alto torque (p. ex., 16:1 ou 20:1) para coletar um enxerto gengival com osso subjacente. O local mais comum para a coleta do enxerto composto intraoral é a região da tuberosidade maxilar (ver Figura 34.10). A broca trefina vai perfurar a gengiva inserida não refletida, queratinizada e no osso da região da tuberosidade, na profundidade prescrita relacionada à espessura do tecido e à quantidade de osso doador disponível. Deve-se ter cuidado para não entrar no seio. Uma broca trefina pode ser usada como alavanca para fraturar o núcleo do osso de sua base, uma vez que está em posição dentro do osso. O elevador Molt® também pode ser usado para esse propósito. O núcleo do osso (geralmente 5 a 10 mm de altura) e o tecido mole anexado (cerca de 3 mm de altura) são aparados de seu epitélio com uma tesoura de tecido, deixando 3 a 6 mm de tecido conjuntivo presos ao núcleo ósseo. Se o núcleo do osso não preencher o alvéolo completamente, um material de enxerto ósseo mineralizado (p. ex., FDBA corticoesponjoso) pode ser utilizado na porção apical do alvéolo, desde que a placa vestibular esteja intacta. Devido ao novo osso formado a partir da porção apical do alvéolo, esta é a região menos importante para enxertar.

Se nenhuma placa óssea permanecer na metade apical do alvéolo, deve-se coletar osso autógeno adicional de um sítio intraoral, para preencher a metade apical do alvéolo. O osso do enxerto composto (tecido conjuntivo ligado ao periósteo e osso) é comprimido e encaixado na porção restante do alvéolo.

O tecido do enxerto composto selará o alvéolo e permanecerá acima da gengiva circundante. Um martelo e um instrumento rombo devem ser usados para bater levemente no lugar e comprimir o núcleo ósseo para se conformar ao contorno da crista do alvéolo. A porção de tecido conjuntivo do enxerto é, então, suturada ao redor do tecido gengival com interrupção vestibular e palatina de PTFE 4-0 ou suturas de Vicryl® (Figura 34.26). Uma prótese provisória removível não deve permitir carga sobre o tecido durante as primeiras 6 a 8 semanas após a exodontia; caso contrário, o enxerto composto pode se tornar móvel e sequestrar.

Os benefícios da técnica de cirurgia de selamento do alvéolo de enxerto composto permitem que os tecidos gengivais queratinizados circundantes migrem e formem uma cor e textura semelhantes de tecido queratinizado sobre o alvéolo. O suprimento sanguíneo para o enxerto composto é estabelecido a partir do tecido mole circundante. Além disso, em virtude de o osso autógeno ser usado como enxerto na metade coronal do alvéolo, onde o osso vestibular é frequentemente muito fino ou ausente, ocorrerão resultados mais previsíveis do que se fosse usado um aloenxerto. A transferência do enxerto ósseo com a camada periosteal íntegra acelera a revascularização e pode diminuir o tempo de cicatrização.[30,31] Como resultado, a reabertura pode ser em 4 a 5 meses, e a colocação de um implante com diâmetro ideal geralmente é possível.

Uso de fatores de crescimento ósseo no local da exodontia

Concentrados de sangue

Opção para uma cicatrização mais rápida e regeneração óssea possivelmente melhor é o uso de concentrados de sangue isoladamente ou em combinação com material de enxerto ósseo. Muitos autores discutiram o uso de concentrados de sangue no local pós-exodontia. Choukroun et al.[33] descreveram o uso de seu concentrado de plaquetas de fibrina rica em plaquetas (PRF) de segunda geração com enxerto de alvéolo. PRF é um biomaterial de fibrina natural que permite maior microvascularização e migração celular para a lesão. Fatores de crescimento mostraram ser liberados até 28 dias após a colocação nos locais de exodontia.[33] Histologicamente, o coágulo de fibrina estimula o ambiente do alvéolo da exodontia para uma regeneração óssea mais ideal e remodelação.[34,35] Rao et al.[37] relataram melhor regeneração óssea e aumento da densidade óssea em locais de exodontia com PRF sozinho em comparação com um grupo de controle. No entanto, os autores defendem que PRF, quando combinado com material de enxerto ósseo, tem demonstrado facilitar a regeneração óssea mais rápida.

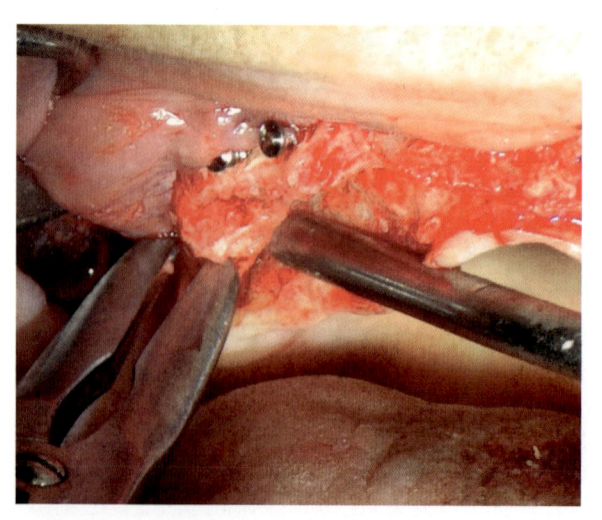

• **Figura 34.25** Coleta da tuberosidade com *rongeurs* de dupla ação.

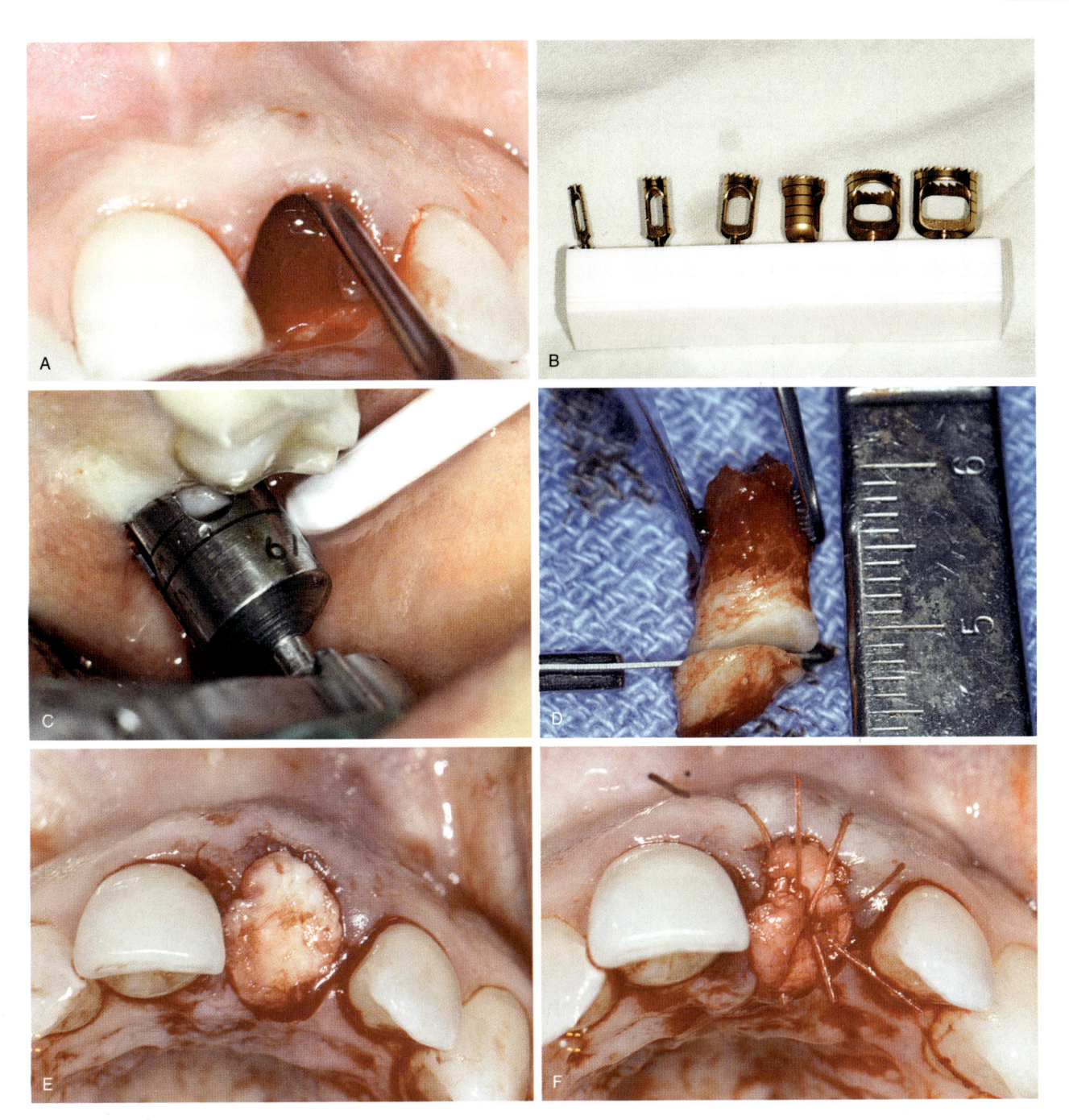

• **Figura 34.26 A.** O incisivo central superior esquerdo tem ausência de placa cortical vestibular (defeito de quatro paredes ósseas). **B.** Um diâmetro de broca trefina é selecionado de modo que corresponda ao tamanho do local da exodontia (Biohorizons, Birmingham, Ala.). **C.** A broca trefina realiza uma osteotomia diretamente através do tecido queratinizado aderido à gengiva e na tuberosidade, e segue para o assoalho do seio. **D.** Tecido queratinizado, mucosa, periósteo e osso do enxerto composto são removidos da broca trefina. A espessura do tecido é reduzida para 2 a 3 mm acima do osso. A superfície do tecido é de tecido conjuntivo. **E.** O enxerto composto é inserido no alvéolo da exodontia e um instrumento cego (p. ex., cabo de espelho) e o martelo comprime o enxerto composto no alvéolo, de modo que o tecido conjuntivo esteja nivelado com os tecidos. **F.** Suturas são posicionadas para manter o enxerto composto no lugar.

Proteína morfogenética óssea

O uso de proteína morfogenética óssea (BMP) tem sido investigado no tratamento de alvéolos pós-exodontia. BMPs são membros de uma família de proteínas altamente osseoindutivas e estimulam as células mesenquimais para aumentar o crescimento ósseo. Fiorellini *et al.*[39] conduziram estudos controlados com o uso de rh-BMP-2 (proteína morfogenética óssea) com esponja de colágeno acelular em locais de exodontia. Os autores concluíram que o uso de BMP induziu formação óssea significativa para a futura instalação de implantes dentais. Histologicamente, o osso era semelhante ao osso nativo e estava sob carga. Rh-BMP está disponível comercialmente como um material de enxerto ósseo aloplástico osteoindutor (Infuse® Bone Graft, Medtronic Spinal and Biologics®, Memphis, TN, EUA).

Próteses provisórias

Na maioria dos casos de preservação do local de enxerto do alvéolo, o paciente vai necessitar de uma prótese provisória para manter a estética e a função, e para proteger o local da cirurgia.

Para uma prótese provisória removível, o implantodontista deve garantir que ela seja dentossuportada (ou seja, tenha batentes verticais nos dentes adjacentes para evitar que o dente da prótese parcial exerça pressão diretamente sobre os tecidos ao redor do local das extrações), e a área de superfície sobre o local cirúrgico deve ser higiênica. Se uma prótese fixa for usada (p. ex., resina unida à prótese), a superfície inferior não deve tocar no tecido (Figura 34.27).

Cicatrização do enxerto do alvéolo

Existem muitas variáveis ao determinar quando um enxerto do alvéolo está cicatrizado para a instalação do implante. Deve-se ter cuidado ao instalar o implante somente após a cicatrização adequada dos tecidos moles e duros. A cicatrização dos tecidos duros e moles é determinada pelo tamanho do defeito, tipo de material de enxerto, tipo de enxerto ósseo, uso de membrana e suprimento sanguíneo para a área. Normalmente, o tempo de cicatrização varia de 4 a 8 meses. Radiograficamente, quando a placa cribriforme não é vista na radiografia, em geral é porque houve cicatrização (Figura 34.28).

Contraindicações de enxerto do alvéolo

Local infectado

Uma contraindicação relativa ao protocolo de enxerto do alvéolo é a presença de infecção aguda. Um dente que demonstra infecção ativa (ou seja, exsudato ou fístula) deve ser extraído sem a colocação de material de enxerto ósseo. A infecção aguda do paciente deve ser tratada por drenagem da infecção, lavagem da área infectada e uso de antibióticos sistêmicos. O enxerto ósseo pode ser postergado por um mínimo de 8 semanas pós-exodontia para diminuir a possibilidade de infecção do enxerto. Além disso, esse atraso garantirá melhor qualidade do tecido (ou seja, fechamento primário do local enxertado com tecido queratinizado), atividade osteoblástica elevada e um tecido ósseo fibroso recém-formado dentro do alvéolo. A desvantagem dessa abordagem cirúrgica é a necessidade de uma cirurgia adicional e tempo total de tratamento estendido (Figura 34.29).

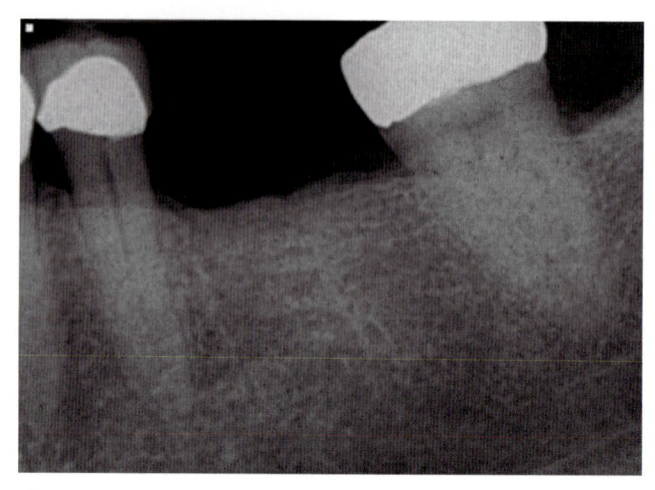

• **Figura 34.28** Local do enxerto cicatrizado exibindo ausência de placa cribriforme.

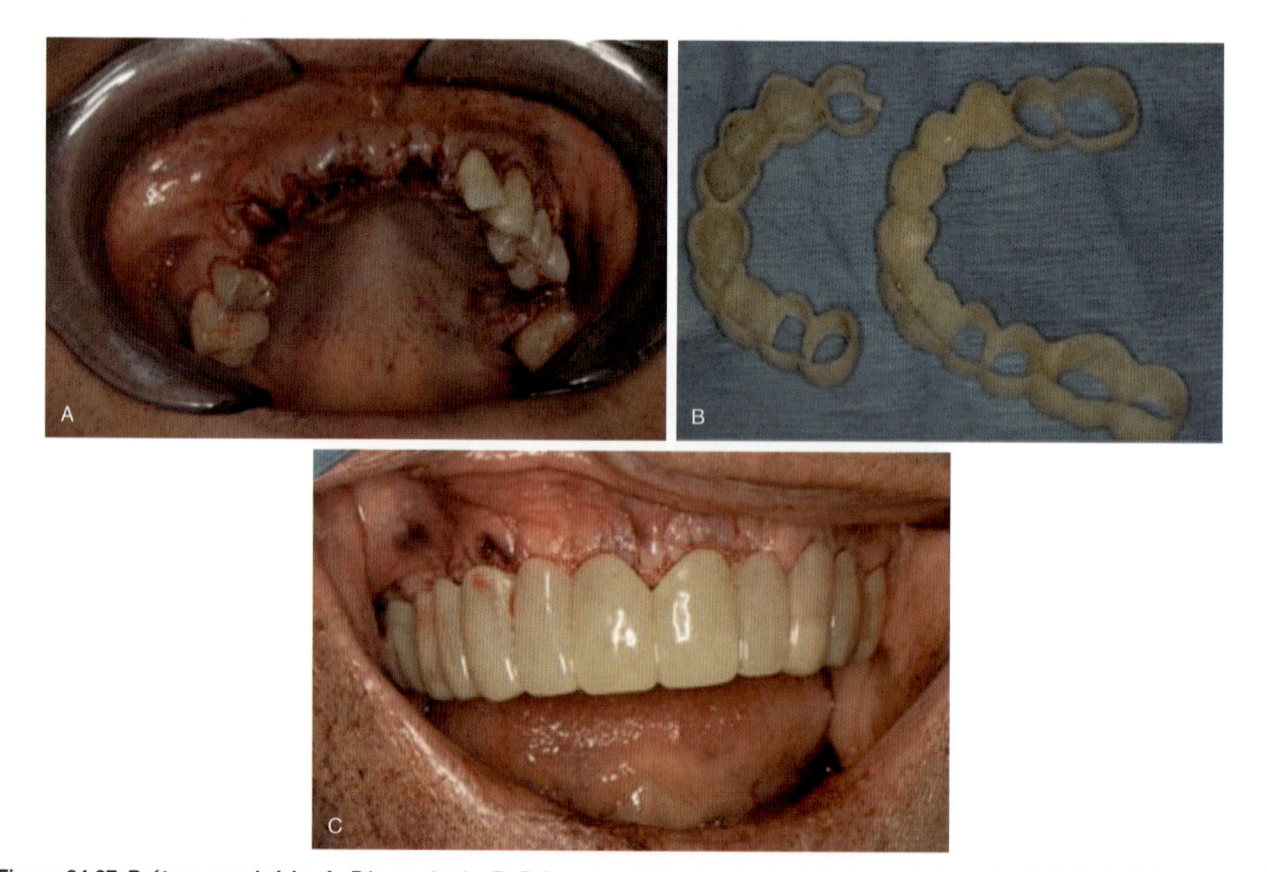

• **Figura 34.27 Prótese provisória. A.** Pós-exodontia. **B.** Prótese provisória de sobreposição (ou seja, Snap-On Smile®). **C.** Prótese provisória inserida sem pressão no local da exodontia.

Proximidade com a estrutura vital (forame mentoniano, canal mandibular)

Na área dos pré-molares inferiores, o forame mentoniano é superior ao ápice de qualquer um dos pré-molares de 25 a 38% das vezes. A localização do forame mentoniano é altamente variável; contudo, é mais comum que esteja localizado na área do primeiro ou segundo pré-molar. Se um pré-molar for extraído, as mensurações de TCFC precisam confirmar osso adequado abaixo do ápice. O clínico deve ter cuidado ao debridar essa área, pois pode ocorrer comprometimento do nervo.

Na área dos molares inferiores, especialmente em localizações de nervos do tipo 1 (ou seja, canal mandibular próximo aos ápices dos dentes inferiores), após a exodontia, é importante não curetar ou colocar o material de enxerto nas proximidades do canal nervoso (Figura 34.30). Em muitos casos, nenhum osso cortical superior está presente sobre o canal mandibular.

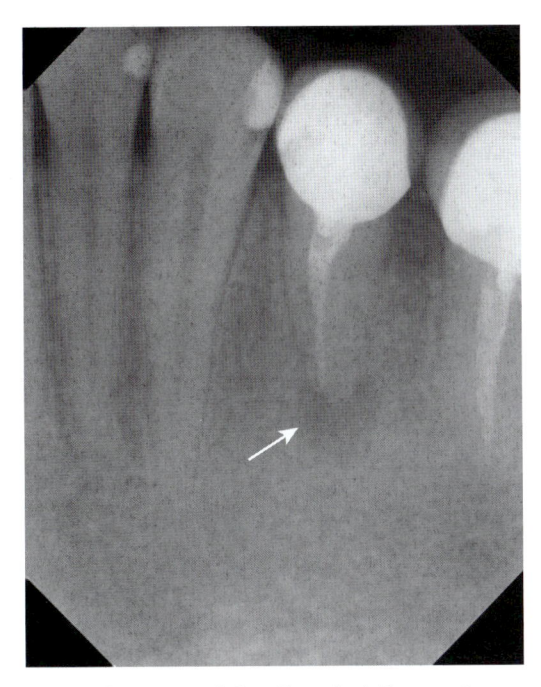

• **Figura 34.29 Dente com infecção apical.** Deve-se tomar cuidado com o enxerto em um alvéolo infectado.

Seio maxilar

Na área do primeiro molar superior, aproximadamente 42% das raízes superiores estão localizadas nos seios da face.[39] Quando o dente é extraído, a membrana sinusal pode ser perfurada e pode ocorrer exposição. Se o enxerto for realizado, o material de enxerto ósseo pode ser introduzido no seio propriamente dito, levando à possibilidade de quadro agudo de rinossinusite ou formação de fístula oroantral (Figura 34.31).

Complicações do enxerto do alvéolo

Preenchimento inadequado

Deve-se ter cuidado ao preencher todo o alvéolo, desde o ápice até o rebordo, sem deixar vazios. Isso ocorre com mais frequência em dentes multirradiculares, especialmente quando o diâmetro da raiz é pequeno. Pequenos incrementos de material de enxerto devem ser introduzidos no alvéolo de cada vez para evitar preenchimentos inadequados. As complicações ocorrem quando um volume muito grande de material é introduzido no alvéolo e torna-se difícil condensá-lo adequadamente. Portadores de amálgama com *pluggers* de amálgama pequenos podem ser usados para enxertar alvéolos de tamanhos menores (Figura 34.32).

Preenchimento muito denso do alvéolo

Evite pressão excessiva ao condensar o material do enxerto no alvéolo. Um preenchimento muito denso de enxerto particulado pode comprometer a vascularização dentro do alvéolo e a cicatrização final (Figura 34.33). Normalmente, quando ocorre "condensação" do material, o alvéolo é enxertado suficientemente.

Sobrepreenchimento do alvéolo da exodontia

O excesso de material de enxerto na altura do alvéolo pode comprometer o tecido mole cicatrizado sobre o alvéolo da exodontia. O material de enxerto deve ser colocado no alvéolo no nível do entorno das paredes do alvéolo. Quando o excesso de osso é colocado em um local de exodontia, geralmente será perdido lentamente no pós-operatório (Figura 34.34). Além disso, a cicatrização do tecido mole no local da exodontia será retardada.

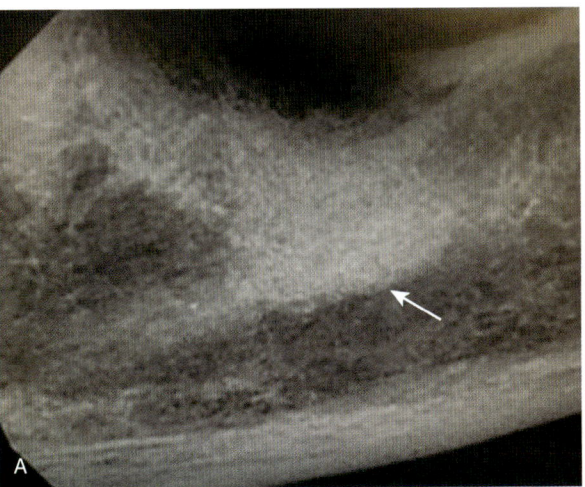

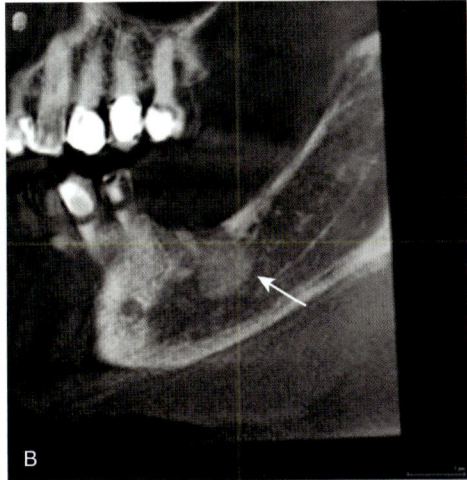

• **Figura 34.30** Deficiência neurossensorial **A** e **B**. Material de enxerto do alvéolo em estreita aproximação com o canal mandibular. Deve-se ter cuidado com as vias nervosas do tipo 1.

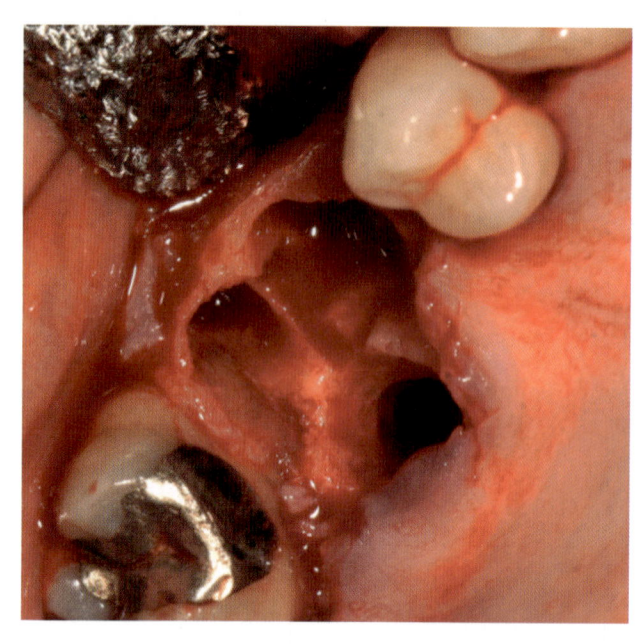

• **Figura 34.31 Proximidade do seio maxilar.** Aproximadamente 42% das raízes dos molares estão no assoalho do seio, levando a possível perfuração e extrusão do material do enxerto para o interior do seio. Observe a perfuração da raiz lingual no seio maxilar.

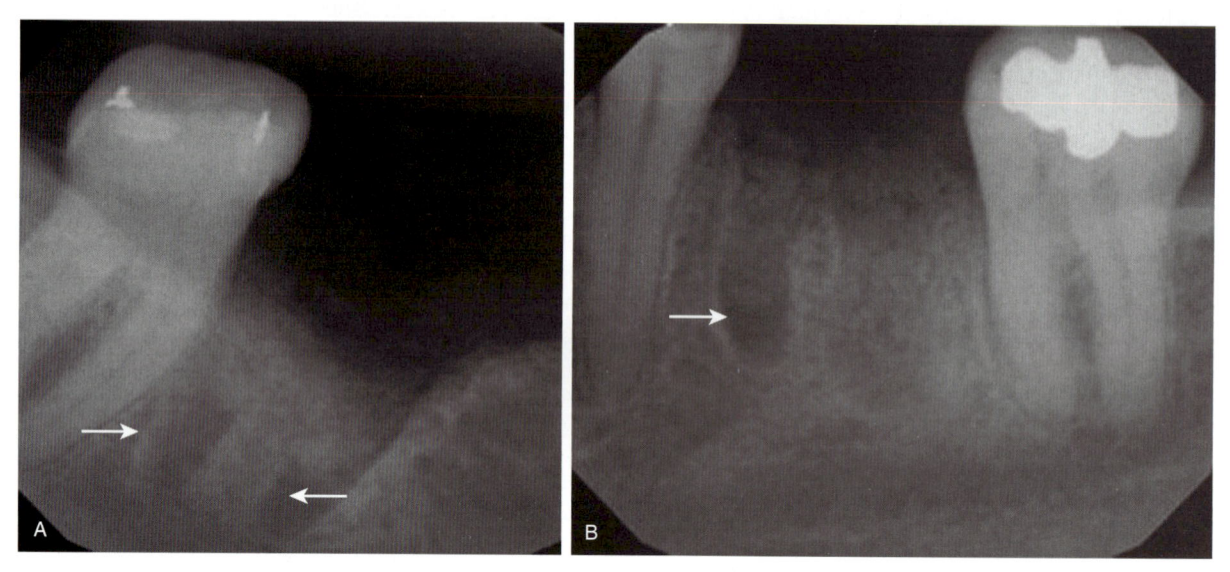

• **Figura 34.32 A** e **B.** Preenchimento inadequado do alvéolo (*setas*). O material de enxerto deve ser colocado nos alvéolos pós-exodontia em pequenos incrementos para que não ocorram vazios e preenchimento inadequado.

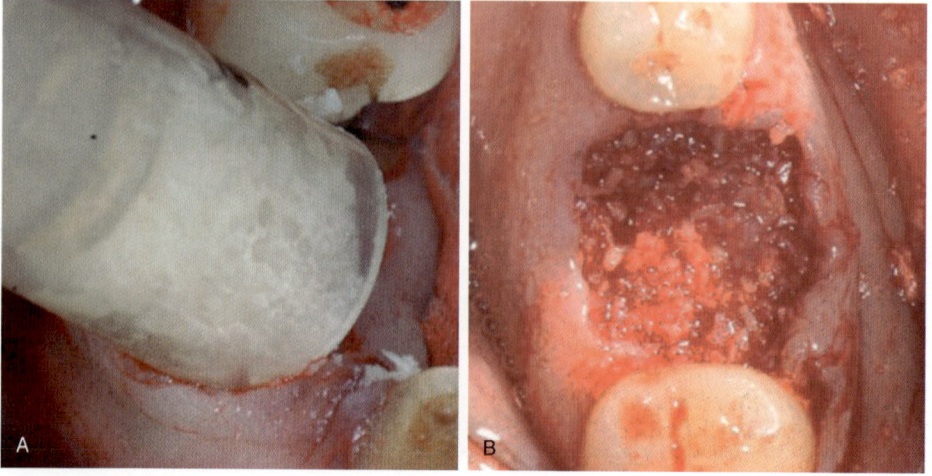

• **Figura 34.33 A.** O preenchimento deve ser realizado em pequenos incrementos para permitir um preenchimento ideal. **B.** A densidade adequada é alcançada quando ocorre "condensação" ao embalar o material de enxerto.

Deixando tecido mole ou fragmento radicular

Após a exodontia, a estrutura do dente e da raiz deve estar sempre avaliada para verificar se nenhum tecido ou resto radicular é inadvertidamente deixado no alvéolo. O enxerto sobre tecido mole ou resto radicular aumentará a possibilidade de infecção, diminuirá a quantidade de formação óssea e atrasará o processo de cicatrização (Figura 34.35).

Uso incorreto de material de enxerto ósseo

Certos substitutos ósseos não são ideais para enxertos de alvéolo. Alguns desses materiais incluem hidroxiapatita não reabsorvível, copolímero calcificado aloplástico (Bioplant HTR; Bioplant Inc.) e vidros "bioativos". A maioria dos aloplásticos também não reabsorve ou reabsorve lentamente com encapsulamento fibroso; assim, tornam-se não ideais para a instalação subsequente do implante (Boxe 34.4). Idealmente, o material de enxerto ósseo deve ser reabsorvido à mesma taxa em que ocorre a formação óssea (ou seja, aloenxerto corticoesponjoso mineralizado ou aloenxerto 70% mineralizado/30% desmineralizado).

Boxe 34.4 Resumo das opções pós-exodontia.

1. Instalação imediata do implante (geralmente para alvéolos com 5 paredes)
2. Sem enxerto do alvéolo – colocação retardada do implante
   a. Alvéolo com cinco paredes (> 1,5 mm da placa vestibular)
   b. Local infectado
3. Enxerto do alvéolo – alvéolo com cinco paredes (< 1,5 mm da placa vestibular)
   - Aloenxerto + CollaTape®/CollaPlug®
4. Enxerto do alvéolo – alvéolo com quatro paredes
   - Aloenxerto + colágeno estendido/membrana densa de politetrafluoroetileno
5. Enxerto do alvéolo – alvéolo de uma, duas, três paredes
   - Autoenxerto + aloenxerto

Conclusão

A exodontia de um dente natural é um dos procedimentos mais amplamente realizados na odontologia contemporânea. Depois da exodontia, a literatura é bem documentada quanto às alterações morfológicas e dimensionais que ocorrem no alvéolo pós-exodontia. Quando os tecidos duros e moles são perdidos, aumenta a dificuldade nos resultados da instalação do implante, o que compromete o resultado protético final. Portanto, é imperativo que os locais de exodontia sejam tratados previsivelmente para manter o volume do tecido duro e mole. Muitos clínicos tratam todos os alvéolos da mesma forma, com um tratamento definido para fornecer a instalação de um futuro implante. Contudo, a morfologia, mais especificamente o número de paredes ósseas remanescentes, desempenha um papel significativo na quantidade de reabsorção após exodontia. Portanto, um protocolo de tratamento para alvéolo de exodontia foi estabelecido e ditado sobre o número de paredes remanescentes. Cada classificação envolve um protocolo de tratamento diferente com o objetivo de manter o osso disponível e regenerar o osso dentro da área do alvéolo para que a instalação ideal do implante possa ser realizada em uma data posterior. Além disso, o clínico deve ter um forte entendimento das indicações e contraindicações de enxerto do alvéolo, bem como do tratamento ideal das complicações.

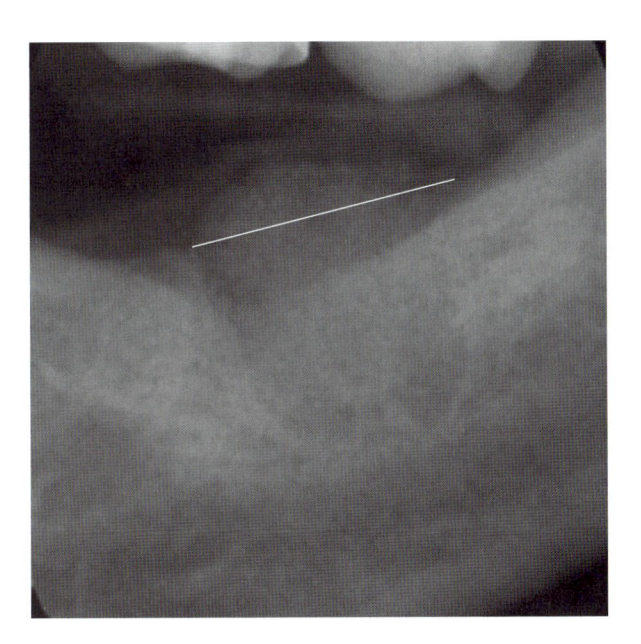

• **Figura 34.34 Preenchimento excessivo do alvéolo pós-exodontia.** O osso não deve ser enxertado acima dos níveis da placa cortical. Isso resultará em má migração do material de enxerto na cicatrização da ferida e na abertura da linha de incisão.

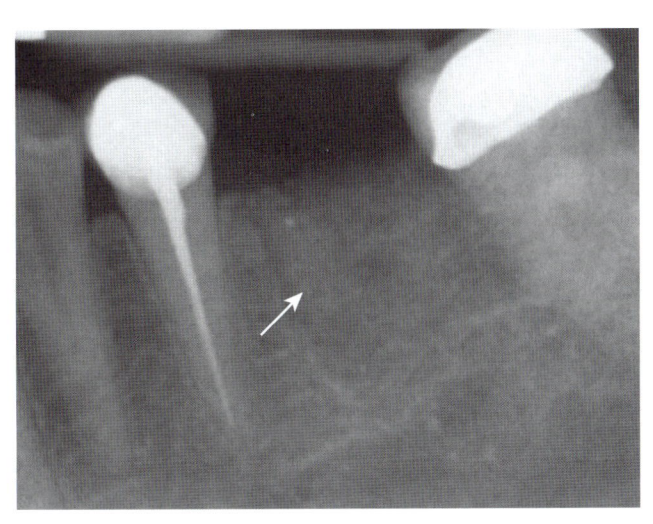

• **Figura 34.35 Resto radicular retido.** Após a exodontia, o exame radiográfico verifica se não há raízes retidas no alvéolo.

Referências bibliográficas

1. Irinakis, T., & Tabesh, M. (2007). Preserving the socket dimensions with bone grafting in single sites: an esthetic surgical approach when planning delayed implant placement. *J Oral Implantol.* 33(3), 156-163.
2. Ohta Y. Comparative changes in microvasculature and bone during healing of implant and extraction sites. *J Oral Implant.* 1993;3:184–198.
3. Lin WL, McCulloch CA, Cho MI. Differentiation of periodontal ligament fibroblasts into osteoblasts during socket healing after tooth extraction in the rat. *Anat Rec.* 1994;240:492–506.
4. Araujo MG, Berglundh T, Lindhe J. On the dynamics of periodontal tissue formation in degree III furcation defects. An experimental study in dogs. *J Clin Periodontol.* 1997;24:738–746.
5. Cardaropoli G, Araujo M, Lindhe J. Dynamics of bone tissue formation in tooth extraction sites. An experimental study in dogs. *J Clin Periodontol.* 2003;30:809–818.
6. Evian CI, Rosenberg ES, Coslet JG, Corn H. The osteogenic activity of bone removed from healing extraction sockets in humans. *J Periodontol.* 1982;53:81–85.

7. Schropp L, Wenzel A, Kostopoulos L, Karring T. Bone healing and soft tissue contour changes following single-tooth extraction: a clinical and radiographic 12-month prospective study. *Int J Periodontics Restorative Dent.* 2003;23:313–323.
8. Cardaropoli G, Araújo M, Lindhe J. Dynamics of bone tissue formation in tooth extraction sites: an experimental study in dogs. *J Clin Periodontol.* 2003;30(9):809–818.
9. Ohta Y. Comparative changes in microvasculature and bone during healing of implant and extraction sites. *J Oral Implant.* 1993;3:184–198.
10. Araujo MG, Lindhe J. Dimensional ridge alterations following tooth extraction. An experimental study in the dog. *J Clin Periodontol.* 2005;32(2):212–218.
11. Botticelli D, Berglundh T, Lindhe J. Hard-tissue alterations following immediate implant placement in extraction sites. *J Clin Periodontol.* 2004;31(10):820–828.
12. Roberts WE, Turley PK, Brezniak N, et al. Bone physiology and metabolism. *Calif Dent Assoc J.* 1987;15:54–61.
13. Reilly, DT, Burstein AH. The elastic and ultimate properties of compact bone tissue. *J Biomech.* 1975;8(6):393–405.
14. Fauchard P. *Le Chirurgien Dentiste, Oú Traité Des Dents.* Paris: PJ Mariette; 1728.
15. Chauliac G. *De La Grande Chirurgie.* Rouen, France: David du Petit val; 1649.
16. Glenner RA, Davis AB, Burns SB. *The American Dentist.* Missoula. Mont: Pictorial Histories; 1990.
17. Misch CE, Dietsh F. Bone grafting materials. *Implant Dent.* 1993;2:158–167.
18. Becker W, Becker BE, Caffesse R. A comparison of demineralized freeze-dried bone and autologous bone to induce bone formation in human extraction sockets. *J Periodontol.* 1994;65:1128–1133.
19. LeKovic V, Keeney EB, Weinlaender M, et al. A bone regeneration approach to alveolar ridge maintenance following tooth extraction: report of 10 cases. *J Periodontol.* 1997;68:563–570.
20. Skoglund A, Hising P, Young C. A clinical and histologic examination in humans of the osseous response to implanted natural bone mineral. *Int J Oral Maxillofac Implants.* 1997;12(2):194–199.
21. Misch CE, Dietsh F. Bone grafting materials. *Implant Dent.* 1993;2:158–167.
22. Artzi Z, Tal H, Dayan D. Porous bovine bone mineral in healing of human extraction sockets, part I: histo-morphometric evaluations at 9 months. *J Periodont.* 2000;71:1015–1023.
23. McCall RA, Rosenfeld AL. Influence of residual ridge resorption patterns on implant fixture placement and tooth position. *Int J Periodontics Restorative Dent.* 1991;11:8023.
24. Tatum H. Maxillary and sinus implant reconstruction. *Dent Clin North Am.* 1986;30:207–229.
25. Misch CE. Divisions of available bone. In: Misch CE, ed. *Contemporary Implant Dentistry.* 2nd ed. St Louis: Mosby; 1993.
26. Misch CM. Comparison of intraoral donor sites for onlay grafting prior to implant placement. *Int J Oral Maxillofac Implants.* 1997;12:767–776.
27. ten Bruggenkate CM, Kraaijenhagen HA, van der Kwast WAM, et al. Autogenous maxillary bone grafts in conjunction with placement of I.T.I. endosseous implants: a preliminary report. *Int J Oral Maxillofac Surg.* 1992;21:81–84.
28. Buser D, Dula K, Belser UC, et al. Localized ridge augmentation using guided bone regeneration. II. Surgical procedure in the mandible. *Int J Periodontics Restorative Dent.* 1995;15:11–29.
29. Misch CE, Dietsh F, Misch CM. A modified socket seal surgery: a composite graft approach. *J Oral Implantol.* 1999;25:244–250.
30. Tischler M, Misch CE. Extraction site bone grafting in general dentistry: review of application and principles. *Dent Today.* 2004;23:108–113.
31. Knize D. The influence of periosteum and calcitonin on on-lay bone graft survival. *Plast Reconstr Surg.* 1974;53:190–199.
32. Zucman P, Mauer P, Berbesson C. The effects of autographs of bone and periosteum in recent diaphyseal fractures. *J Bone Joint Surg.* 1968;50B:409.
33. Choukroun J, Diss A, Simonpieri A, et al. Plateletrich fibrin (PRF): a second-generation platelet concentrate. Part IV: clinical effects on tissue healing. *Oral Surg Oral Med Oral Pathol Oral Radiol Endod.* 2006;101:E56–E60.
34. He L, Lin Y, Hu X, Zhang Y, Wu H, et al. A comparative study of platelet-rich fibrin (PRF) and platelet-rich plasma (PRP) on the effect of proliferation and differentiation of rat osteoblasts in vitro. *Oral Surg Oral Med Oral Pathol Oral Radiol Endod.* 2009;108:707–713.
35. Dohan DM, Choukroun J, Diss A, et al. Platelet-rich fibrin (PRF): a second-generation platelet concentrate. Part II: platelet-related biologic features. *Oral Surg Oral Med Oral Pathol Oral Radiol Endod.* 2006;101:E45–E50.
36. Dohan DM, Choukroun J, Diss A, et al. Platelet-rich fibrin (PRF): a second-generation platelet concentrate. Part III: leucocyte activation: a new feature for platelet concentrates?.
37. Girish Rao S, Bhat P, Nagesh KS, et al. Bone regeneration in extraction sockets with autologous platelet rich fibrin gel. *J Maxillofac Oral Surg.* 2013;12(1):11–16.
38. Marx R, Carlson ER, Eichstaedt RM, et al. Platelet rich plasma growth factors enhancement for bonegrafts. *Oral Surg Oral Med Oral Pathol Oral Radiol Endod.* 1998;85:638–646. doi: 10.10.
39. Fiorellini JP, Howell TH, Cochran D, et al. Randomized study evaluating recombinant human bone morphogenetic protein-2 for extraction socket augmentation. *J Periodontol.* 2005;76(4):605–13.
40. Kang SH, Kim BS, Kim Y. Proximity of posterior teeth to the maxillary sinus and buccal bone thickness: a biometric assessment using cone-beam computed tomography. *J Endod.* 2015;41(11):1839–1846.

35
Substitutos Ósseos e Membranas

RALPH POWERS

Desde que o titânio foi reconhecido como uma substância inerte capaz de se ligar ao osso em humanos, a implantodontia floresceu.[1,2] O Dr. Per-Ingvar Brånemark[3] é conhecido como o "pai do implante dental moderno" por selecionar um achado fortuito em pesquisa ortopédica e aplicá-lo à odontologia. Ele levou décadas para convencer as comunidades médica e odontológica de que o titânio poderia ser integrado aos tecidos vivos, um processo que ele chamou de *osseointegração*. Agora, os implantes dentais são considerados padrão de atendimento e desfrutam de uma taxa de sucesso muito elevada. Ter um sistema de implante confiável é apenas parte da equação. É bem compreendido que tanto o volume ósseo quanto a qualidade óssea são essenciais para a instalação e a sobrevida do implante.[4]

A maioria dos implantes dentais requer algum tipo de enxerto ósseo. Por muitos anos, o autoenxerto (considerado o padrão-ouro) foi o único material disponível como preenchimento de cavidades ósseas e ainda tem lugar em muitas aplicações.[5] No entanto, descobertas importantes em biomateriais e melhorias no processamento, preservação e embalagem tornaram os substitutos de enxertos ósseos (SEO) disponíveis por serem seguros, eficazes, acessíveis em quantidades suficientes e adequados para quase todas as situações clínicas. Na verdade, espera-se que o mercado global de SEO e membrana dental cresça a uma taxa composta de crescimento anual de 9,9% ao ano, até 2025.[6] Grande parte desse aumento é impulsionado pelo grande aumento esperado no uso de implantes dentais e próteses. Os principais fatores que impulsionam o crescimento desse mercado incluem o crescimento da população geriátrica e os distúrbios dentais correspondentes, o aumento da incidência de cárie e edentulismo e a capacidade de mais cirurgiões-dentistas instalarem implantes e fornecerem soluções mais completas de tratamento.

Cabe ao clínico criar uma situação osseoadaptativa no momento da enxertia, ou seja, ter um sítio hospedeiro preparado e um paciente com saúde suficiente para permitir a cicatrização natural e previsível após qualquer tipo de procedimento de enxerto. O clínico sábio estará familiarizado com muitos tipos de SEOs, bem como membranas e suas propriedades. O clínico deve desenvolver uma árvore de decisão para cada cenário clínico com base em uma combinação de suporte empírico e científico. Espera-se que as informações a seguir forneçam uma base para a compreensão dos muitos enxertos ósseos e materiais de membrana atualmente disponíveis.

Terminologia para reparo e regeneração óssea

A *remodelação óssea* é o processo contínuo pelo qual o osso é reabsorvido e substituído em um processo dinâmico de estado estacionário que mantém a saúde do osso. O processo afeta todo o esqueleto, o tempo todo. Embora o osso possa parecer superficialmente como um tecido estático, na verdade ele é muito dinâmico, passando por constantes remodelações ao longo da vida do organismo vertebrado. A remodelação óssea é desencadeada pela necessidade de cálcio no fluido extracelular, mas também ocorre em resposta a tensões mecânicas (microfratura) no tecido ósseo.

Para que a remodelação aconteça, ocorre uma sinalização celular adequada a fim de fazer com que os osteoclastos reabsorvam a superfície do osso, seguida pela deposição do osso pelos osteoblastos. Juntas, as células de qualquer região específica da superfície óssea que são responsáveis pela remodelação óssea são conhecidas como a unidade multicelular básica (UMB). A ação dos osteoclastos e dos osteoblastos é sincronizada: células que reabsorvem e depositam osso, respectivamente.

Para entender a remodelação óssea, você precisa saber sobre três tipos de células encontrados no osso:

- Osteoclastos são células de reabsorção óssea (-*klastos* significa "fratura"; os osteoclastos quebram o osso). São células grandes e multinucleadas que se formam por meio da fusão de células precursoras. Ao contrário dos osteoblastos, que estão relacionados aos fibroblastos e outras células do tecido conjuntivo, os osteoclastos descendem das células-tronco da medula óssea que também dão origem aos monócitos (macrófagos). Uma característica essencial é o crescimento interno do tecido vascular (neovascularização); esta é uma característica essencial da remodelação, pois os novos vasos transportarão células e nutrientes
- Osteoblastos são células formadoras de osso. São células do tecido conjuntivo encontradas na superfície do osso. Eles podem ser estimulados a proliferar e se diferenciar como osteócitos. São recrutados para a área e formam o revestimento do túnel recém-criado
- Osteócitos são células ósseas maduras. Os osteócitos fabricam colágeno tipo I e outras substâncias que constituem a matriz extracelular do osso. Os osteócitos podem ser encontrados dentro do osso[7] (Figura 35.1).

A Figura 35.2 inclui células múltiplas e mostra as fases da remodelação óssea. O grupo de células que cria o túnel através do osso é

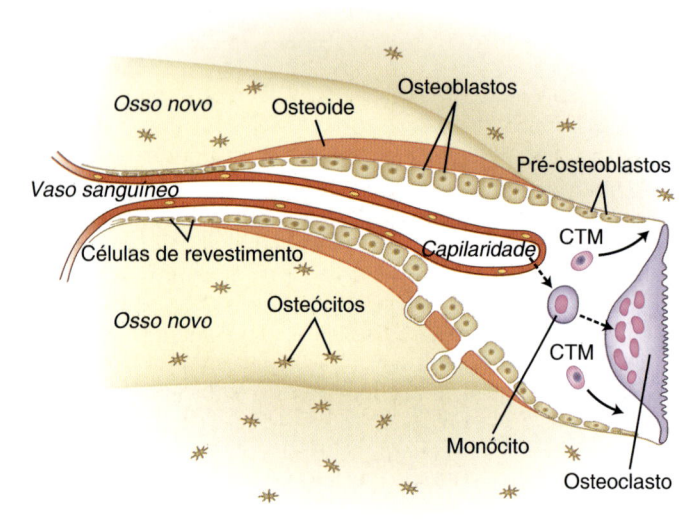

• **Figura 35.1 Princípios básicos da remodelação óssea.** Estão envolvidos os osteoclastos (removendo osso velho ou comprometido), os pré-osteoblastos e osteoblastos (formando novo osso imaturo) e os osteócitos presos na nova matriz óssea. Nada disso pode ocorrer sem uma nova vascularização para trazer células e fluidos essenciais. As células-tronco mesenquimais (CTM) são as precursoras das células "blásticas" formadoras de osso.

• **Figura 35.2** Esta é uma visão avançada na unidade multicelular básica formando o "cone de corte". (Adaptada de Roberts WE Garetto LP, Arbuckle GR et al: What are the risk factors of osteoporosis? Assessing bone health, *J Am Dent Assoc* 122:59-61, 1991. Fonte: https://basicmedicalkey.com/functional-anatomy-of-the-musculoskeletal-system/.)

o UMB (formando o "cone de corte"). Os osteoclastos são seguidos por pré-osteoblastos que aderem à nova parede da área reabsorvida. À medida que amadurecem em osteoblastos, eles começam a secretar osteoide (matriz óssea imatura) em que eventualmente ficam presos e onde vivem o resto de sua existência como osteócitos. Isso marca o início da reversão da fase de reabsorção. O produto final é a formação de canais haversianos (Figura 35.3), ou "osteons", familiares a todos como uma observação normal na histologia óssea.

Em bebês, a "renovação" óssea é rápida e pode resultar em um esqueleto 100% novo em 1 ano; em adultos, é de aproximadamente 10%.[8] As estatísticas da remodelação óssea em adultos são as seguintes:

- A vida útil da UMB é de ~6 a 9 meses
- A velocidade da UMB é ~ 25 μm/dia
- O volume ósseo substituído por uma única UMB é ± 0,025 mm^3
- A vida útil dos osteoclastos é de aproximadamente 2 semanas
- A vida útil dos osteoblastos é de ~3 semanas
- Intervalo entre eventos de remodelação sucessiva, no mesmo local, é de ~2 a 5 anos
- A taxa de rotatividade de todo o esqueleto é de ~10% ao ano.

A aproximação de 10% ao ano para todo o esqueleto é baseada em uma renovação média de 4% ao ano no osso cortical, o que representa cerca de 75% de todo o esqueleto, e uma média de 28% ao ano no osso trabecular (esponjoso), o que representa cerca de 25% do esqueleto. Como você pode ver, a remodelação ocorre lenta e continuamente.

A *modelagem óssea* adapta a estrutura à carga e remove os danos para manter a resistência óssea. Envolve locais independentes de reabsorção e formação que alteram o tamanho e a forma dos ossos. O estímulo é o estresse adicional localizado (como na movimentação dentária ortodôntica e no treinamento com pesos). Isso é descrito pela lei de Wolff, que propõe que o osso em uma pessoa ou animal saudável se adaptará às cargas sob as quais é colocado.[9] A modelagem ocorre no nível celular de forma semelhante à descrita para a remodelação.

O *reparo ósseo* é um processo fisiológico proliferativo no qual o corpo facilita o reparo de uma fratura óssea. O reparo ocorre em resposta ao trauma (fratura ou uso excessivo) e é resultado de uma cascata complicada de eventos.

A *regeneração óssea* é o crescimento do tecido perdido. Isso requer o uso de protocolos cirúrgicos que permitem a regeneração dos locais deficientes, usando os princípios da osteogênese, osteoindução e osteocondução (ver definições mais detalhadas posteriormente neste capítulo):

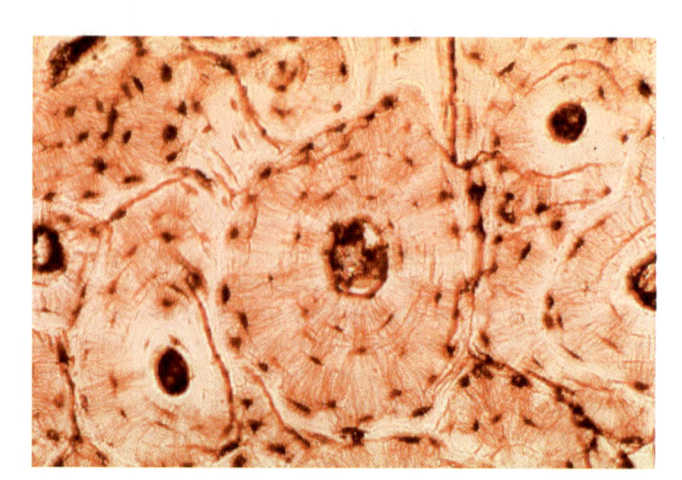

• **Figura 35.3** Ósteons ou canais de Havers. Evidência de que ocorreu remodelação óssea na área.

- *Regeneração óssea guiada* (ROG) refere-se ao enxerto do rebordo alveolar ou redesenvolvimento ósseo (para instalação de implantes ou para preservar o local para próteses fixas ou removíveis); isso geralmente requer a presença de uma membrana para proteger a área enxertada e restringir a entrada de células indesejadas. Quando o enxerto é colocado em um local (em, por exemplo, um alvéolo fresco de extração), ocorre uma competição entre o tecido mole e as células formadoras de osso para preencher o local cirúrgico. As células do tecido mole (células epiteliais e fibroblastos) migram a uma taxa muito rápida em comparação com as formadores de osso. Uma membrana escolhida e posicionada corretamente reduzirá a competição. Abaixo da membrana, ocorre a regeneração. Envolve a proliferação de novos vasos sanguíneos (angiogênese) e a migração de células formadoras de osso (osteogênese). Um coágulo de sangue inicial se formará, e será substituído por osso fibroso. Esse material (chamado *osso trançado*) é caracterizado por uma organização desordenada de colágeno e é mecanicamente fraco. Mais tarde, isso será transformado em um "osso lamelar" mais organizado e com suporte de carga (por meio da remodelação óssea normal).[10]
- A *regeneração tecidual guiada* (RTG) envolve as mesmas técnicas usadas na ROG, mas para reconstruir (regenerar) tecidos periodontais perdidos (cemento, ligamento periodontal, osso alveolar) a fim de reter a dentição natural. As primeiras pesquisas nesta área foram fundamentais para o desenvolvimento da membrana moderna.[11]

O conceito de ROG foi descrito pela primeira vez em 1959, quando membranas oclusivas de células foram empregadas para fusões espinais.[12] Os termos *regeneração óssea guiada* (ROG) e *regeneração tecidual guiada* (RTG) costumam ser usados como sinônimos de forma inadequada. A RTG lida com a regeneração do aparato periodontal de suporte, incluindo cemento, ligamento periodontal e osso alveolar, enquanto a ROG se refere apenas à promoção da formação óssea. A ROG e a RTG são baseadas nos mesmos princípios que usam membranas de barreira para manutenção de espaço sobre um defeito, promovendo o crescimento interno de células osteogênicas e evitando a migração de células indesejadas dos tecidos moles sobrejacentes à ferida. A proteção de um coágulo sanguíneo no defeito, a exclusão do tecido conjuntivo gengival e a provisão de um espaço isolado para o qual as células osteogênicas do osso podem migrar são essenciais para um resultado bem-sucedido. A sequência de consolidação óssea é afetada não apenas pela invasão de tecido não osteogênico, mas mais ainda pelo tamanho e morfologia do defeito.

A *preservação óssea* indica estabilidade da crista alveolar a longo prazo. Este é o termo geral para todos os termos anteriores desta seção.

Mecanismos de reparo e regeneração óssea

Desde a época de Hipócrates, sabe-se que o osso tem potencial considerável de regeneração e reparo. Nicholas Senn,[13] um cirurgião do Rush Medical College em Chicago, descreveu a utilidade dos implantes ósseos descalcificados antissépticos no tratamento da osteomielite e de certas deformidades ósseas. Pierre Lacroix[14] propôs que poderia haver uma substância hipotética, a osteogenina, que poderia iniciar o crescimento ósseo.

Marshall R. Urist forneceu a base biológica da morfogênese óssea. Urist[15] fez a principal descoberta de que segmentos desmineralizados e liofilizados de osso induziam a formação de osso novo quando implantados em bolsas musculares em coelhos. Essa descoberta foi publicada em 1965 na *Science*.[15] O termo *proteína morfogenética óssea* (BMP) apareceu pela primeira vez na literatura científica no *Journal of Dental Research* em 1971.[16] Proteínas morfogenéticas (ou morfogênicas) ósseas são agora referidas como BMPs por conveniência.

A indução óssea é uma cascata sequencial de várias etapas. As principais etapas dessa cascata são *quimiotaxia, mitose* e *diferenciação*. A quimiotaxia é o movimento de uma célula móvel em direção correspondente ao gradiente de concentração crescente ou decrescente de determinada substância (como uma BMP). A mitose é o tipo de divisão celular que resulta em duas células-filhas, cada uma com o mesmo número e tipo de cromossomos do núcleo da célula-mãe. Isso é típico do crescimento de tecido comum. Diferenciação é o processo pelo qual a célula torna-se especializada para desempenhar uma função específica, como no caso de uma célula óssea, uma célula do sangue ou um neurônio. Existem mais de 250 tipos gerais de células no corpo humano. Para indução óssea, BMPs (descobertos por remodelação óssea normal ou expostos na matriz de um enxerto adequadamente desmineralizado) sinalizam a quimiotaxia de células formadoras de osso para a cavidade óssea. As células se dividem para aumentar seu número e amadurecer para uma forma mais especializada para produzir novo material ósseo imaturo (osteoide). Com o tempo, essa área é remodelada para proporcionar melhor estrutura.

Os primeiros estudos de Hari Reddi desvendaram a sequência de eventos envolvidos na morfogênese óssea induzida pela matriz óssea. Com base nesse trabalho, parecia provável que "morfogenes" estivessem presentes na matriz óssea. Usando uma bateria de bioensaios para a formação óssea, um estudo sistemático foi realizado para isolar e purificar proteínas morfogenéticas ósseas putativas.[17] É bem reconhecido que as BMPs podem ser encontradas em produtos ósseos desmineralizados adequadamente preparados na proporção correta para induzir as etapas sequenciais necessárias para regeneração óssea. Até o momento, 20 BMPs foram identificadas.[18] Agora, BMPs humanas recombinantes produzidas em laboratório (rhBMPs) são usadas em aplicações ortopédicas (rhBMP-2 e rhBMP-7), como fusões espinais e não uniões. O rhBMP-2 é aprovado pela Food and Drug Administration (FDA) dos EUA para alguns usos odontológicos.

Em geral, a osteoindução é o processo pelo qual a osteogênese é induzida. É um fenômeno visto regularmente em qualquer tipo de processo de consolidação óssea. A osteoindução implica no recrutamento de células imaturas e na estimulação dessas células para se desenvolverem em pré-osteoblastos. Em situação de consolidação óssea, como uma fratura, a maior parte dessa consolidação depende da osteoindução. A osteocondução significa que o osso cresce em uma superfície.

Atualmente, a *osteogênese* pode ocorrer apenas com autoenxertos. Exemplos são o uso de costela, enxertos do queixo, ramo ascendente, ílio, tíbia ou tábua externa do crânio ou de osso coletado durante a extração ou outro procedimento odontológico. A osteogênese ocorre quando osteoblastos vitais originários do material de enxerto ósseo contribuem para o crescimento ósseo novo em conjunto com o crescimento ósseo gerado por osteoindução e osteocondução.[19]

A *osteoindução* tem uma rica história de pesquisa e foi bem estudada. Os materiais osteoindutores recrutarão as células ósseas adequadas para um local e essas células formarão o osso. A osteoindução pode produzir osso onde ele normalmente não é encontrado (locais ectópicos ou heterotrópicos). Na verdade, os primeiros testes para o "potencial" osteoindutor de um material foram a colocação desse material no músculo de um animal. Um exemplo de animal de teste é o camundongo "nu". O camundongo "nu" é um rato de laboratório de uma cepa com mutação genética que apresenta timo deteriorado ou ausente, resultando em sistema imunológico inibido em virtude de um número muito reduzido de células T. O fenótipo (aparência externa principal) do rato é a falta de pelos no corpo, o que lhe dá o apelido de "nu". O camundongo nu é valioso para pesquisa porque pode receber muitos tipos diferentes de enxertos de tecido, pois não oferece rejeição. Portanto, se um novo osso se formar na bolsa muscular de um camundongo nu, isso fornece evidências do potencial de osteoindutividade. Testes *in vitro* foram desenvolvidos para avaliar o potencial de osteoindutividade, embora o ensaio em animais *in vivo* seja considerado o padrão-ouro.[20]

Osteocondução é a formação de osso em uma superfície. Todos os materiais inertes possuem essa característica. Na regeneração óssea, o osso saudável deve estar presente adjacente ao local onde o enxerto é colocado. Como o osso se moverá do local do hospedeiro saudável através do material de enxerto colocado na cavidade óssea, isso é comumente referido como "substituição rastejante". A Figura 35.4 ilustra esse fenômeno com um produto de base esponjosa.

Ocorre de forma semelhante com o material cortical, mas em um ritmo mais lento. A taxa de substituição gradual é baseada no espaço disponível para crescimento interno vascular. O espaço disponível é baseado no espaçamento das partículas (se um material do tipo "pó" for usado), bem como na macro e microporosidade do material.[21]

- Macroporosidade (tamanho de poro maior que 100 μm) geralmente é necessária para facilitar a osteogênese e angiogênese. Os macroporos interconectados são necessários para promover a circulação do fluido corporal e a migração celular para o núcleo do implante. Um exemplo de macroporosidade é o espaço medular normal formado pela trabeculação na porção esponjosa do osso, ou o espaçamento criado entre as partículas quando os enxertos particulados são colocados
- Microporosidade (tamanho de poro menor que 10 μm) tem importância, assim como as propriedades únicas de superfície dos *scaffolds* microporosos. Estes têm influência considerável na distribuição de fluidos e na adsorção de proteínas. Além disso, a força capilar gerada pela microporosidade pode melhorar a fixação de células ósseas na superfície dos *scaffolds* e até mesmo fazer com que as células penetrem nos microporos menores do que eles (Figura 35.5).

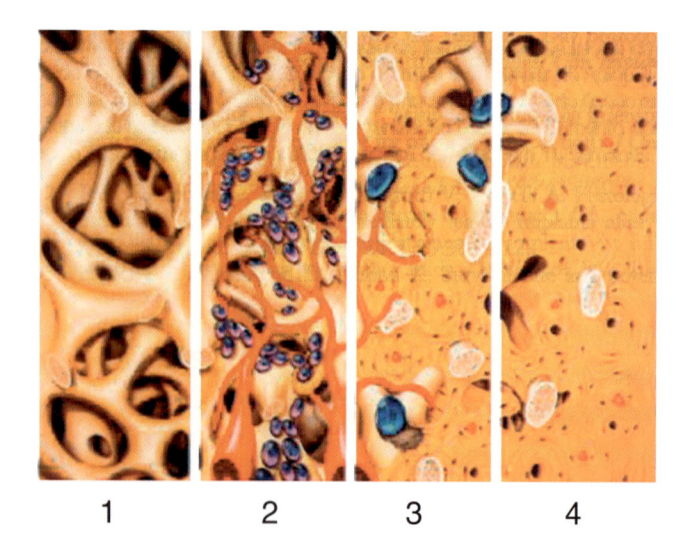

• **Figura 35.4 "Substituição rastejante."** Isso ocorre com todos os materiais até certo ponto porque todos os SEOs são osteocondutores. Requer a presença de osso hospedeiro saudável nas proximidades do enxerto. A neovascularização acontece em células que irão remover/repovoar o espaço. (Fonte: https://pocketdentistry.com/basics-of-bone-grafting-and-graft-materials/.)

Osteopromoção envolve o aprimoramento da osteoindução sem que o material possua propriedades osteoindutivas. Como exemplo, o derivado da matriz do esmalte (baseado em xenoenxerto) demonstrou aumentar o efeito osteoindutor do aloenxerto de osso liofilizado desmineralizado (DFDBA), mas não estimula o crescimento de osso novo sozinho.[22] Plasma rico em plaquetas e outras substâncias derivadas do próprio sangue do pacientes também são exemplos.

Substituto de enxerto ósseo ideal

A reconstrução de defeitos ósseos ou a preparação de um local para a instalação do implante continua sendo um desafio. Por um lado, os autoenxertos abrigam a maioria das características do SEO "ideal"; por outro lado, eles têm muitas desvantagens intransponíveis (maior nível de habilidade cirúrgica necessária, quantidade insuficiente, morbidade secundária, aumento do tempo operatório etc.). Um substituto de enxerto ósseo ideal deve:

- Ser biomecanicamente estável
- Degradar dentro de um período apropriado
- Exibir propriedades osteocondutoras, osteogênicas e osteoindutivas
- Fornecer ambiente favorável para a invasão de vasos sanguíneos e células formadoras de osso.

Embora as estratégias de osteocondutividade de biomateriais para engenharia de tecido ósseo (BETO) possam ser direcionadas por sua composição, caráter de superfície e estrutura interna, características osteoindutivas e osteogênicas (discutidas posteriormente) podem ser aprimoradas pela adição de materiais osteopromotores.[23]

Ter o substituto ideal resolveria apenas parte do que é necessário para uma regeneração óssea bem-sucedida. Conforme ilustrado na Figura 35.6, a tríade de cicatrização óssea é baseada no complexo processo envolvido no reparo do tecido, em que a matriz/*scaffold* (materiais osteocondutores), proteínas de sinalização (osteoindutivas, localizadas dentro da matriz) e células formadoras de tecido (osteogênicos, osteoclastos e osteoblastos) trabalham em conjunto para formar um novo tecido (osso) no hospedeiro saudável (ósseo-adaptativo) ao longo do tempo.

Material de membrana ideal

ROG é uma técnica comum em implantodontia para o tratamento de defeitos ósseos. Conforme já discutido, um componente crítico do procedimento ROG é o uso de uma membrana para barreira. Esses materiais são usados para prevenir a invasão de células desnecessárias ou que interfeririam na formação óssea. O objetivo principal é o repovoamento celular seletivo.[24] Uma membrana para barreira ideal deve:

- Ser biologicamente compatível. Não deve haver inflamação ou interação entre o material de barreira e o hospedeiro
- Fornecer manutenção de espaço. Quando desejado, a membrana deve ter a capacidade de evitar o colapso do defeito
- Estabilizar o coágulo sanguíneo que se forma como parte da cicatrização natural. Isso permitirá que o processo de regeneração progrida e reduza a integração indesejada do tecido no defeito
- Fornecer oclusão celular. Esta é a função primária da membrana, mas muitas membranas permitem a passagem de fluido que pode auxiliar na cicatrização
- Ter algum grau de resistência mecânica (com base nas necessidades do usuário final). Força é necessário e, em alguns casos, a memória de forma é desejada

Grânulos

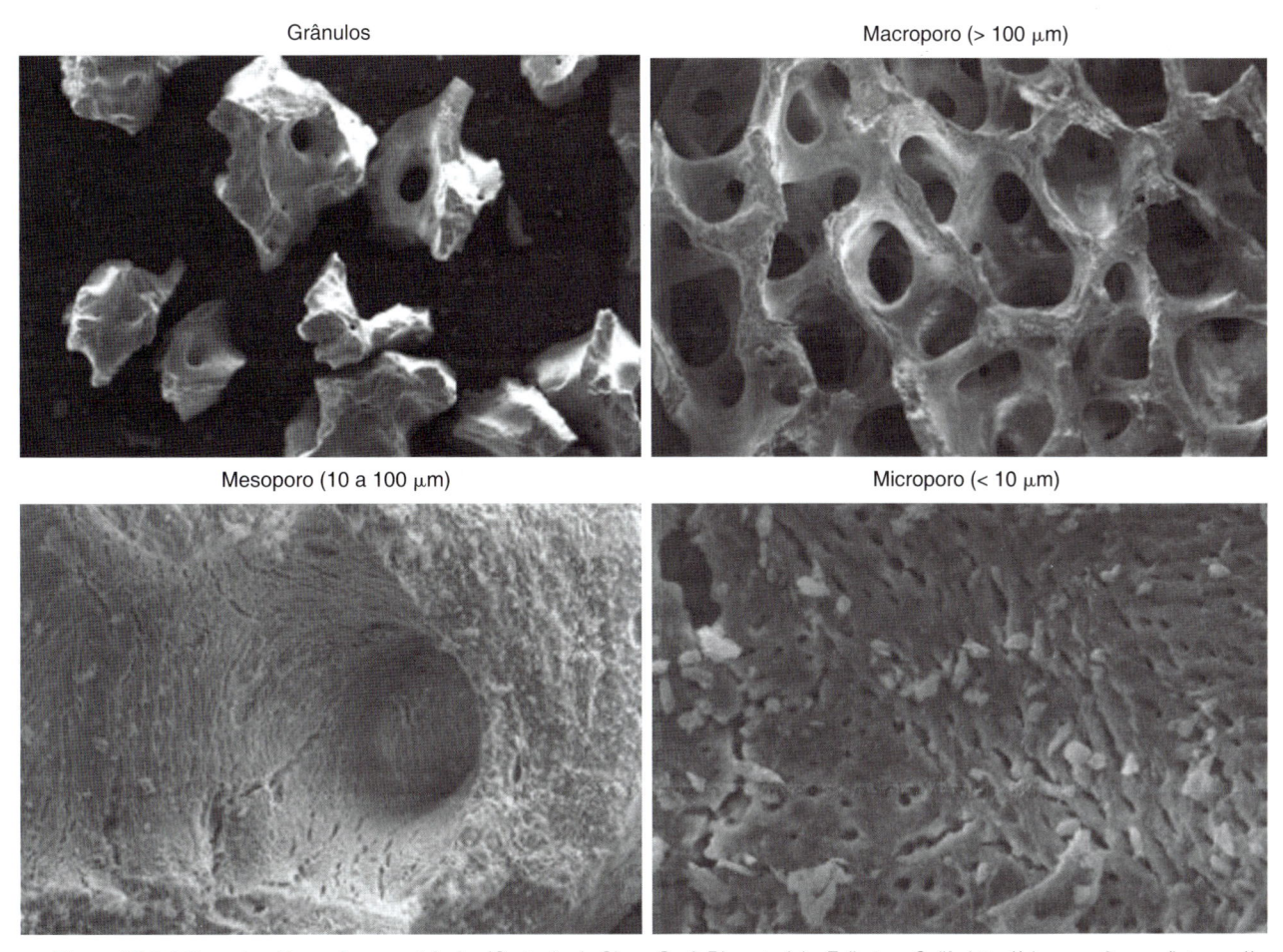

Macroporo (> 100 μm)

Mesoporo (10 a 100 μm)

Microporo (< 10 μm)

• **Figura 35.5 Diferentes tipos de porosidade.** (*Cortesia de SigmaGraft Biomaterials, Fullerton, Calif.: http://sigmagraft.com/inteross/.*)

- Reabsorver previsivelmente, de acordo com os requisitos do usuário final. Felizmente, existem muitas configurações com taxas variáveis de reabsorção
- Ser fácil de modificar e manipular.

Como você verá, existem muitos tipos de membranas para escolher, a maioria das quais possui essas propriedades. Cabe ao clínico escolher a membrana para barreira que melhor fornece o resultado clínico desejado.

Classificação de substitutos e membranas de enxerto ósseo

O *transplante* se refere à transferência de órgão de um corpo para outro ou de determinada seção do próprio corpo do paciente para outra área. Esse procedimento geralmente é realizado para substituir um órgão danificado ou ausente. Os tecidos podem ser transferidos de um indivíduo para outro e, por serem geralmente colocados para estimular o corpo a se curar, sendo assim incorporados ao hospedeiro, são considerados transplantes.

Implantes são dispositivos médicos destinados a substituir uma parte do corpo ausente, apoiar uma parte danificada ou melhorar o corpo de alguma forma. Os implantes dentais de titânio são um bom exemplo. Alguns pesquisadores consideram aloenxertos e xenoenxertos (material biológico) como implantes porque não são vivos. É aceitável chamá-los de transplantes ou implantes.

Autoenxerto (ou autotransplante) é o transplante de órgãos, tecidos funcionais ou mesmo proteínas específicas de uma parte do corpo para outra, na mesma pessoa. Exemplos em implantodontia são enxertos do ramo ascendente, queixo ou crista ilíaca.

Aloenxerto (ou homoenxerto) é o transplante de células, tecidos ou órgãos para um receptor de um doador geneticamente não idêntico da mesma espécie. Também pode ser chamado de *transplante alogênico*. Relacionados a isso estão os isoenxertos – um enxerto de tecido entre dois indivíduos que são geneticamente idênticos (ou seja, gêmeos monozigóticos). Osso desmineralizado liofilizado e derme acelular são exemplos usados em implantodontia.

Xenoenxerto (ou heteroenxerto) é um enxerto de tecido ou transplante de órgão de um doador de espécie diferente do receptor. Materiais de origem bovina ou suína (osso esponjoso ou membranas de colágeno) são bons exemplos. Exemplo interessante de xenoenxertos são os materiais derivados de corais. Esses são considerados xenoenxertos (em oposição aos aloplastos) devido à sua natureza orgânica.

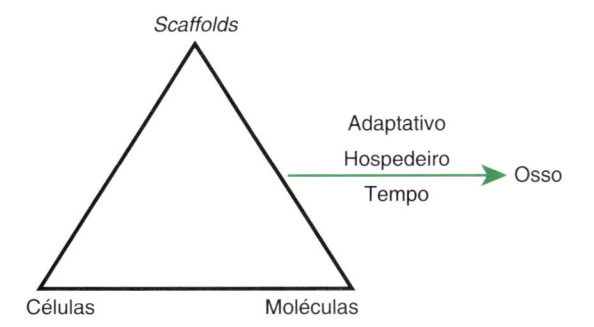

• **Figura 35.6 A tríade de cicatrização óssea.** (Adaptada de Murphy CM, O'Brien FJ, Little DG, Schindeler A. Cell-scaffold interactions in the bone tissue engineering triad. *Eur Cell Mater*. 2013;26:120-132.)

Aloplástico é um material inorgânico usado como substituto ósseo ou um implante. Materiais de hidroxiapatita (HA) e fosfato tricálcico (TCP) são exemplos.

Supervisão

Um *510 (k)* é uma submissão pré-comercial feita à FDA para demonstrar que um dispositivo médico é substancialmente equivalente, ou seja, tão seguro e eficaz quanto um dispositivo comercializado legalmente. Uma vez que o dispositivo é determinado substancialmente equivalente, ele pode então ser comercializado nos EUA. Dois anos depois que foram promulgadas as Medical Device Amendments de 1976, a FDA emitiu seu rascunho final do regulamento de Boas Práticas de Fabricação (BPF) de dispositivos médicos, uma série de requisitos que prescreviam as instalações, os métodos e os controles a serem usados na fabricação, embalagem e armazenamento de dispositivos médicos. Todos os produtos 510 (k) devem ser fabricados de acordo com as BPF e a prova de que são feitos faz parte do processo de obtenção da aprovação. Os materiais de xenoenxerto e aloplástico se enquadram nos requisitos 510 (k). Produtos que passam pelo caminho 510 (k) podem ter aplicações ou reivindicações pretendidas.

Uma *isenção de dispositivo investigacional* (IDE) permite que o dispositivo investigacional seja usado em um estudo clínico para coletar dados de segurança e eficácia. Os estudos clínicos são conduzidos com mais frequência para apoiar uma aprovação pré-comercial. Apenas uma pequena porcentagem de 510 (k) requer dados clínicos para apoiar a aplicação. O uso experimental também inclui a avaliação clínica de certas modificações ou novos usos pretendidos de dispositivos comercializados legalmente. Todas as avaliações clínicas de dispositivos em investigação, a menos que isentas, devem ter um IDE aprovado antes de iniciar o estudo. É raro um produto destinado a ser usado como SEO ou membrana em odontologia exigir um IDE e aprovação pré-comercial. Se o dispositivo precisar de avaliação clínica e não tiver sido liberado para comercialização, são necessários:

- Um plano de investigação aprovado por um conselho de revisão institucional
- Consentimento informado de todos os pacientes
- Rotulagem afirmando que o dispositivo é apenas para uso experimental
- Acompanhamento do estudo
- Registros e relatórios exigidos.

As Boas Práticas Clínicas referem-se a regulamentos e requisitos que devem ser cumpridos durante a realização de um estudo clínico. Esses regulamentos se aplicam a fabricantes, patrocinadores, investigadores clínicos, conselhos de revisão institucional e dispositivos médicos.

Os produtos que contêm ou consistem em células ou tecidos humanos destinados a implantação, infusão, transferência ou ao transplante para um receptor humano, e são considerados minimamente manipulados, são chamados de *produtos celulares humanos e produtos à base de tecidos* (HCT/Ps). O HCT/Ps também deve ser destinado ao uso homólogo e não pode ser combinado com outro artigo (exceto para água, cristais ou um agente de esterilização, preservação ou armazenamento). O produto não deve ter efeito sistêmico e não pode ser dependente da atividade metabólica das células vivas para a função primária.

Produtos de aloenxerto são considerados dispositivos médicos quando a FDA determina que foram processados mais do que minimamente. Para ser considerado além de minimamente processado, uma característica original de um tecido estrutural deve ser alterada e deve ser relevante, pois tem efeito potencial na utilidade do tecido para reconstrução, reparo ou substituição.

Os fabricantes de HCT/Ps (ou seja, processadores de tecido) são obrigados pela FDA a cumprir as Boas Práticas de Tecidos. Isso inclui procedimentos adequados de manuseio, processamento, rotulagem e manutenção de registros. De acordo com tais regulamentos, os bancos de tecidos devem rastrear e testar todos os doadores para fatores de risco e evidências clínicas de agentes de doenças transmissíveis relevantes.

Com o rápido crescimento de todas as áreas de bancos de tecidos, tem havido uma necessidade crescente de responsabilidade e de medidas que garantam que tecidos seguros e de qualidade estejam disponíveis para uso clínico. A melhoria da qualidade pode ser afetada por meio de padrões voluntários, e a maioria dos bancos de tecidos incorporou a conquista de altos padrões em seus objetivos. A American Association of Tissue Banks (AATB) estabeleceu padrões abrangentes para a triagem de doação, recuperação e processamento de tecidos musculoesqueléticos, cardíacos, vasculares e cutâneos e células reprodutivas.[25] Além disso, os padrões contêm requisitos institucionais; descrições dos componentes funcionais necessários de um banco de tecidos; requisitos para construção e gestão de registros e desenvolvimento de procedimentos; requisitos para consentimento informado, rotulagem de tecidos, armazenamento e liberação; expectativas para lidar com resultados adversos, investigações e *recalls* de tecidos; requisitos para o estabelecimento de um programa de qualidade; especificações de equipamentos e instalações; e diretrizes para serviços de distribuição de tecidos e intermediários de distribuição de tecidos. Os padrões da *AATB Standards for Tissue Banking* são consultados não apenas por bancos de tecidos, mas também por instituições de saúde de usuários finais, outras organizações que definem padrões e reguladores em todo o mundo. Em 2018, mais de 100 bancos de tecidos na América do Norte possuíam certificação AATB. A melhor prática para verificar o *status* de credenciamento de um banco de tecidos é realizar uma pesquisa de banco credenciado no *site* da AATB.[26]

A Joint Commission possui padrões para armazenamento e emissão de tecidos para hospitais e centros de cirurgia ambulatorial. Esses padrões se aplicam a ossos, tendões, fáscias e cartilagens, bem como tecidos celulares de origem humana e animal (xenoenxerto). Os padrões abordam funções-chave, incluindo a necessidade de desenvolver procedimentos para aquisição e armazenamento de tecido, manutenção de registros e rastreamento e acompanhamento de eventos adversos e suspeitas de infecções causadas por aloenxerto, os quais devem ser relatados ao banco de tecidos do qual o tecido foi obtido. Semelhante aos regulamentos federais e aos *padrões da AATB*, o período mínimo de retenção de registro é especificado como 10 anos a partir da data de transplante, distribuição, outra disposição ou expiração, o que for mais recente.

A autoridade da FDA para criar e "fazer cumprir as regulamentações necessárias para prevenir a introdução, transmissão ou disseminação de doenças transmissíveis entre os EUA ou de países estrangeiros para os EUA" sob a seção 361(a) do U.S. Public Health Service Act (42 USC 264) aplica-se a tecido humano destinado a transplante. A política de aplicação formal e os regulamentos não existiam até 14 de dezembro de 1993 (codificado em 21 CFR partes 16 e 1270), quando a "Interim rule: human tissue intended for transplantation", que exigia a triagem de doadores, testes de doenças infecciosas e manutenção de registros "para prevenir a transmissão de doenças infecciosas através de tecido humano usado no transplante", foi adotada em resposta a relatos de transmissão de HIV por tecido humano e de osso potencialmente inseguro importado pelos EUA.[27]

Essas regulamentações foram substituídas por uma série de regulamentações federais, publicadas em etapas, anunciadas pela primeira vez na "Proposed approach to the regulation of cellular and tissue-based products", em março de 1997. Uma regra final, "Human cells, tissues, and cellular and tissue-based products: establishment registration and listing,", publicada em janeiro de 2001, exigia que as organizações envolvidas na recuperação de tecidos, qualificação de doadores, processamento de tecidos e/ou testes laboratoriais relacionados a tecidos se registrassem como um estabelecimento de tecidos junto à FDA. A regra (21 CFR Part 1271) entrou em vigor para todos os bancos de tecidos em 29 de março de 2004.

Uma regra final, "Eligibility determination for donors of human cells, tissues, and cellular and tissue-based products", publicada em 25 de maio de 2004, estabeleceu os requisitos de elegibilidade do doador, incluindo triagem de histórico de saúde e testes laboratoriais. Outra regra final, "Current Good Tissue Practice for human cell, tissue and cellular and tissue-based product establishments; inspection and enforcement", publicada em 24 de novembro de 2004, estabeleceu elementos de boas práticas de tecidos, análogos ao BPF para bancos de sangue. Ambas as regras entraram em vigor em 25 de maio de 2005.

Esterilidade

A esterilidade será discutida do ponto de vista dos aloenxertos, pois eles são os mais difíceis de esterilizar devido a sua natureza e variedade biológica frágil.[28]

A esterilização do tecido é definida como eliminação ou a morte de todos os microrganismos do tecido do aloenxerto, enquanto a desinfecção se refere à remoção da contaminação microbiana. A Association for the Advancement of Medical Instrumentation, uma organização que estabelece padrões para a indústria de tecnologia e instrumentação médica, define o nível de garantia de esterilidade (NGE) como a probabilidade de que um dispositivo, dose ou unidade individual não seja estéril (isto é, que apresente um ou mais microrganismos viáveis) após ter sido exposto a um processo de esterilização validado. Embora a esterilidade absoluta em teoria representasse a ausência de qualquer patógeno, o NGE é geralmente aplicado apenas no nível da possível contaminação com bactérias ou parasitas. Em contraste com a redução do log de vírus determinada em avaliações de métodos de redução de vírus, o NGE é um valor absoluto determinado pela capacidade do método de erradicar ou reduzir microrganismos, a suscetibilidade de organismos que podem estar presentes ao método de esterilização aplicado e a carga biológica máxima que pode ocorrer no material inicial. Por exemplo, um NGE de 10^{-6} significa que há menos de 1 em 1 milhão de chances de um microrganismo viável permanecer após o procedimento de esterilização. A FDA exige que os dispositivos médicos sejam esterilizados usando um método validado para atingir um NGE de 10^{-6}. Um dispositivo médico derivado de ou que inclua um componente de produto biológico também deve atender a um NGE de 10^{-6} se for para ser rotulado como estéril. Um NGE de 10^{-3}, ou uma chance de 1 em mil de um microrganismo viável estar presente, é uma meta mais alcançável selecionada por alguns processadores para tecidos processados assepticamente se o processador não foi capaz de validar seu processo para o NGE mais rigoroso de nível 10^{-6}, ou se os tecidos são incapazes de suportar o tratamento grave necessário para alcançar um NGE mais restritivo sem comprometimento da função do tecido. Esses tecidos então não podem ser rotulados como estéreis.

As estruturas físicas complexas e a densidade dos tecidos musculoesqueléticos representam desafios para a penetração adequada de agentes antimicrobianos para erradicar os microrganismos. Os aloenxertos não toleram métodos geralmente aplicados a dispositivos médicos de metal e plástico porque tal tratamento prejudicaria as propriedades mecânicas e biológicas necessárias para a utilidade clínica. Como alternativa, a esterilização de tecidos tem sido realizada por vários métodos, incluindo calor, produtos químicos, gás de óxido de etileno, CO_2 supercrítico e radiação gama ou feixe de elétrons. No entanto, nem todos os esterilizantes têm penetração adequada no tecido. Este é particularmente o caso de gases e líquidos. A carga biológica inicial, que pode ser alta em alguns tecidos, deve ser considerada. Alguns tecidos são tratados com antibióticos *in vitro* antes do armazenamento, mas esse tratamento descontamina apenas a superfície e pode ser eficaz somente contra bactérias.

Uma variedade de métodos, incluindo tratamentos químicos e irradiação, tem sido utilizada para reduzir ou eliminar patógenos em tecidos destinados ao transplante. A introdução da esterilização óssea por gás de óxido de etileno simplificou o processamento ósseo e facilitou o uso difundido de produtos ósseos esterilizados secos ao ar e liofilizados. Os efeitos do tratamento com óxido de etileno na capacidade biomecânica e osteoindutiva de aloenxertos ósseos têm sido questionados, embora estudos em animais tenham produzido resultados inconsistentes. Essas preocupações, combinadas com as relacionadas ao potencial carcinogênico do óxido de etileno e seus produtos de degradação, levaram em grande parte ao abandono desse método nos EUA e no Reino Unido.

Introduzida pela primeira vez na década de 1960, a irradiação gama do osso ainda é amplamente usada, geralmente empregando uma fonte de cobalto-60. Os raios gama penetram no osso de forma eficaz e funcionam gerando radicais livres, que podem ter efeitos adversos no colágeno e limitar a utilidade nos tecidos moles, a menos que sejam realizados em uma forma de dosagem controlada em temperatura ultrabaixa. O nível bactericida mínimo de irradiação gama é de 10 a 20 kGy (1 kGy = 100.000 rad). Estudos não controlados em humanos demonstraram que enxertos ósseos irradiados, calcificados e desmineralizados são clinicamente eficazes. Numerosos estudos demonstraram que aloenxertos ósseos mineralizados irradiados a 25 a 30 kGy também são clinicamente eficazes, com altas taxas de sucesso relatadas. Em estudos controlados, a eficácia clínica dos aloenxertos ósseos submetidos à irradiação de 25 kGy foi comparável à dos enxertos ósseos não irradiados, embora doses superiores a 25 kGy para osso cortical e 60 kGy para osso esponjoso induzam a reticulação de colágeno e prejudiquem a função mecânica de uma forma dependente da dose. Há evidências *in vitro* de que a alta irradiação reduz a atividade dos osteoclastos e aumenta a apoptose dos osteoblastos (morte celular programada), e de que os produtos bacterianos residuais induzem a reabsorção óssea inflamatória após a inativação dos macrófagos. No entanto, o significado clínico desses achados não foi estabelecido. Os processos mais recentes que empregam radioprotetores preservaram a integridade do aloenxerto ósseo quando doses ≥ 25 kGy são aplicadas, e os métodos de dose controlada permitem a irradiação bem-sucedida em doses mais baixas (consulte Métodos de esterilização registrados, a seguir). O osso desmineralizado irradiado tem potencial de atividade osteoindutiva e tem sido eficaz em aplicações clínicas não estruturais.

A preocupação com a transmissão do patógeno e as limitações da irradiação, principalmente para os tecidos moles, têm motivado melhorias nos métodos de esterilização e na validação desses métodos. Uma série de métodos de processamento baseados em produtos químicos foi desenvolvida com o objetivo de penetrar efetivamente nos tecidos e reduzir, matar ou inativar microrganismos e vírus sem efeitos adversos inaceitáveis nas propriedades biomecânicas do tecido. Além disso, para uso em transplantes, os agentes devem ser removidos com eficácia ou não ser tóxicos. Todos os métodos em uso atualmente são aplicados apenas a tecidos de doadores que atenderam a rigorosos critérios para histórico médico e avaliação de risco comportamental, bem como resultados negativos em testes de marcadores de doenças infecciosas.

Métodos de esterilização registrados

O processo Tutoplast (Tutogen Medical, Gainesville, Fla.) foi o primeiro processo a esterilizar e preservar o tecido sem afetar as propriedades biológicas ou mecânicas. O processo está em uso desde o início da década de 1970 para uma variedade de tecidos duros e moles, incluindo osso, fáscia lata, pericárdio, pele, membrana amniótica e esclera. Inicialmente, os lipídios são removidos em um banho ultrassônico de acetona que também inativa os vírus envelopados e reduz a atividade do príon. As bactérias são destruídas em banhos alternados de solução salina hiperosmótica e de água purificada, que também lavam os resíduos celulares. Proteínas solúveis, vírus não envelopados e esporos bacterianos são destruídos em múltiplos banhos de peróxido de hidrogênio, e um tratamento com hidróxido de sódio 1N reduz ainda mais a infectividade do príon em 6 logs. Uma lavagem final com acetona remove todos os príons residuais e inativa todos os vírus envelopados restantes. A extração a vácuo desidrata o tecido antes que os enxertos sejam moldados e, então, embalados com barreira dupla. A esterilização terminal usando irradiação gama de baixa dose produz um NGE de 10^{-6}.

O processo Allowash XG (LifeNet Health [LNH], Virginia Beach, Va.) emprega seis etapas: (1) controle de biocarga, (2) avaliação de biocarga, (3) minimização de contaminação durante o processamento, (4) limpeza rigorosa, (5) etapas de desinfecção e (6) uma etapa final de irradiação gama de baixa temperatura e dose controlada. O processo foi validado para atingir um NGE de 10^{-6}. Holtzclaw et al.[29], em 2008, compararam os métodos Allowash XG e Tutoplast e descobriram que cada um alcançou esterilidade de grau médico sem efeito nas propriedades biológicas ou biomecânicas.

O processo BioCleanse (Regeneration Technologies, Alachua, Fla.) utiliza adição de esterilizantes químicos de baixa temperatura, como peróxido de hidrogênio e álcool isopropílico, que permeiam a matriz interna do tecido, seguido por variações de pressão destinadas a conduzir os esterilizantes para dentro e para fora do tecido. A tecnologia de regeneração relata um NGE de 10^{-6} para tecidos moles sem efeitos adversos nas propriedades mecânicas do aloenxerto inicial.

O processo Clearant (Clearant, Los Angeles, Calif.) é projetado para evitar os efeitos negativos da irradiação gama por meio da adição de eliminadores de radicais livres, usando dimetil sulfóxido de pré-tratamento e propilenoglicol como radioprotetores. Embora o processo submeta o tecido à radiação de 50 kGy e atinja um NGE de 10^{-6} para bactérias, fungos, leveduras e esporos, as propriedades biomecânicas do tecido são mantidas.

A Musculoskeletal Transplant Foundation (Edison, N.J.) utiliza uma série de produtos químicos, incluindo detergentes não iônicos, peróxido de hidrogênio e álcool, para tratar enxertos ósseos corticais e esponjosos. Para tecidos moles, uma mistura de antibióticos contendo gentamicina, anfotericina B e Primaxina é adicionada e, em seguida, lavada até uma concentração não detectável. A Musculoskeletal Transplant Foundation reivindica um NGE de 10^{-3} para seus produtos. Os tecidos cuja carga biológica excede os parâmetros prescritos são pré-tratados com irradiação gama de baixa dosagem.

NovaSterilis (Lansing, N.Y.) desenvolveu uma técnica de esterilização que usa dióxido de carbono supercrítico em baixas temperaturas e pressões relativamente baixas, resultando em acidificação transitória, que é letal para bactérias e vírus, com boa penetração relatada. No entanto, essa técnica só recentemente se tornou disponível para aloenxertos disponíveis clinicamente, e os dados sobre eficácia clínica e retenção das propriedades mecânicas do aloenxerto são limitados.

Responsabilidades do usuário final

Consentimento informado. O clínico é, conforme definido pela AATB e outras organizações, o usuário final. Como tal, a responsabilidade do clínico é o tratamento mais seguro e eficaz para seu paciente. Isso começa com uma compreensão completa das características e limitações de qualquer material usado no tratamento. Em segundo lugar, as expectativas e preocupações do paciente devem ser avaliadas. Isso faz parte do processo de consentimento informado. É importante que o consentimento informado adequado seja obtido.

A Doctrine of Informed Consent[30] é baseada em um histórico significativo:
- *Schloendorff* vs. *Society of New York Hospital* em 1914: uma operação foi realizada contra a vontade do paciente
- *Salgo* vs. *Leland Stanford Jr. University Board of Trustees* em 1957: o paciente não havia sido informado dos riscos envolvidos na cirurgia realizada
- *Natanson* vs. *Kline* em 1960: este veredicto estabeleceu um padrão de que os riscos entendidos por um clínico devem ser divulgados
- *Canterbury* vs. *Spence* em 1972: este veredicto exigia que os médicos revelassem os riscos que um paciente gostaria de saber
- AMA Position Paper sobre "consentimento informado" em 1981: este documento estabeleceu os "melhores padrões" relativos ao consentimento informado em medicina

O consentimento deve refletir todas as leis e regulamentações locais, estaduais e federais aplicáveis, bem como as políticas internas e as melhores práticas em evolução. A discussão do consentimento informado tem vários componentes:[31]
- A natureza do tratamento proposto, incluindo necessidade, prognóstico, elemento de tempo e custo
- Alternativas viáveis para o tratamento proposto, incluindo o que o especialista pode oferecer ou a escolha de nenhum tratamento
- Os riscos previsíveis, incluindo o que pode ocorrer e riscos de nenhum tratamento.

Ao obter o consentimento informado, o cirurgião-dentista deve:
- Utilizar uma linguagem de fácil compreensão
- Oferecer oportunidades para perguntas do paciente, como "O que mais você gostaria de saber?" ou "Quais são as suas preocupações?"
- Avaliar a compreensão do paciente, afirmando: "Se eu não tiver explicado a proposta claramente ou se você tiver dificuldade em entender, diga-me para que possamos discutir tudo o que você não tiver compreendido."

Ao obter o consentimento para o uso de aloenxertos, use uma linguagem que não degrade o espírito da doação (ou seja, use "doador falecido" em vez de "cadáver" e "recuperado" em vez de "coletado"). Lembre-se de que todo o tecido é recuperado "assepticamente" (não "estéril" e não necessariamente em uma sala de cirurgia). Para todos os tipos de materiais (aloenxerto, xenoenxerto, aloplástico), os processadores e fabricantes geralmente fornecem materiais de informação ao paciente para uso pelo usuário final.

Isso não substitui a discussão do consentimento informado, mas existe um esforço para melhorar. Ademais, a maioria das empresas que fornecem materiais tem um número de telefone gratuito ou *site* para responder às perguntas dos pacientes. A capacidade dos pacientes de se lembrar e de compreender as informações do tratamento desempenha papel fundamental na tomada de decisão.[32] Embora os pacientes em geral relatem que entendem as informações que lhes são fornecidas, eles podem ter compreensão limitada. Mídia adicional pode melhorar os processos convencionais de consentimento informado em odontologia de forma significativa.

Manuseio adequado de materiais. O usuário final é responsável por revisar a "bula do produto" (também conhecida por outros nomes, por exemplo, "instruções de uso", "bula"). Esse documento fornece informações valiosas sobre armazenamento, indicações, contraindicações, rastreamento, entre outros. Alguns materiais foram tratados com produtos químicos ou antibióticos, o que deve ser listado para evitar reações alérgicas em seus pacientes.

Os materiais devem ser inspecionados no recebimento. São mesmo os que foram pedidos? A embalagem está intacta? Os materiais foram protegidos de temperaturas extremas durante o transporte? Qual é a data de validade? Caso o material de alguma forma pareça estar comprometido, ou não seja o esperado, o distribuidor deve ser notificado.

Os materiais devem ser armazenados conforme indicado até o momento do uso. É imprescindível que certos materiais não sejam congelados ou mantidos em áreas com calor extremo (ambas as condições podem destruir as características de alguns materiais). Além disso, devem ser "registrados" ou rastreados internamente no momento do recebimento, quando usados em um paciente ou quando descartados ou devolvidos. Todos os materiais possuem um identificador único e é responsabilidade do usuário final ter um sistema para identificar quando e onde cada material é usado. No caso de aloenxertos, a lei federal norte-americana estabelece que cada unidade de aloenxerto tenha um identificador distinto e que exista um sistema para rastrear o enxerto do processador ao destinatário (e vice-versa). Isso torna responsabilidade do usuário final o rastreamento desde seu inventário de consultório até o paciente, o que significa que o identificador único pode ser associado ao identificador único do paciente (número do prontuário etc.).[33]

O rastreamento do xenoenxerto e aloplástico, embora nem sempre necessário, é uma boa prática. Tome o exemplo de um paciente que experimenta reação localizada no local onde ocorreu o enxerto; o osso do aloenxerto foi misturado ao aloplástico, e o local foi coberto com uma membrana do xenoenxerto. Os números de identificação de cada material seriam necessários para determinar, com a ajuda dos processadores individuais, a causa raiz da reação localizada. Nesse caso, ter as informações em mãos nas anotações cirúrgicas do paciente seria uma grande vantagem.

Na chance improvável de ocorrer um *recall*, é muito mais fácil determinar os pacientes que receberam as unidades afetadas se essa informação estiver centralizada em banco de dados ou registro. Portanto, além das informações na nota operatória do paciente, é aconselhável ter um registro central no qual os enxertos recebidos no inventário são registrados (data e hora), bem como sua disposição final (usado em um paciente [e identificação desse paciente], devolvido ao distribuidor, descartado etc., anotando data e hora).

Datas de expiração. Os materiais não devem ser usados após a data de validade. O descarte deve ser registrado no diário do consultório e o material, descartado de maneira adequada.

Fichas de segurança. Nos EUA, os formulários Material Safety Data Sheets (MSDS) não são necessárias para SEOs e membranas. A Occupational Safety & Health Administration exige que os fabricantes e importadores de produtos químicos desenvolvam um MSDS para cada produto químico perigoso produzido ou importado, que deve ser fornecido a um distribuidor ou usuário final antes ou no momento do envio. Produtos químicos "perigosos" são definidos como qualquer produto químico que represente perigo físico ou para a saúde. Um "perigo físico" é o produto químico que possui evidência científica de que é combustível, gás comprimido, explosivo, inflamável, oxidante ou instável (reativo). Um "perigo para a saúde" é o produto químico para o qual existem evidências estatísticas que mostram efeitos agudos ou crônicos à saúde em indivíduos a ele expostos. SEOs e membranas não representam perigo físico ou para a saúde.

Como sempre, consulte o documento de instruções de uso que acompanha qualquer SEO ou membrana. Este conterá informações específicas sobre as indicações de uso, contraindicações, precauções e instruções de preparo.

"Uso em um único paciente". Todos os SEOs e membranas, se embalados individualmente, são designados para uso em um único paciente. Isso significa que o material não pode ser utilizado para o tratamento de mais de um paciente. A AATB exige que o "uso em um único paciente" apareça no rótulo de cada aloenxerto produzido por processadores de tecido credenciados pela AATB. Os processadores estão trabalhando com a AATB para garantir que cada enxerto seja usado para o tratamento de apenas um paciente e que cada enxerto possa ser rastreado (comunicação pessoal, Jon Boyd, Director of Certification and Online Learning, AATB, McLean, Va.). Embora a terminologia possa ser diferente (p. ex., "uso único"), existe uma intenção semelhante para xenoenxertos e aloplásticos (e essas informações podem aparecer em uma bula). Considere o seguinte:

- Reutilizar um dispositivo ou material de uso único sem considerar as consequências pode expor os pacientes e a equipe a riscos que superam os benefícios percebidos
- Um dispositivo ou material designado como "uso único" não deve ser reutilizado. Deve ser usado apenas em um paciente, durante um único procedimento e depois descartado. Não se destina a ser reprocessado e usado novamente, ainda que no mesmo paciente
- A reutilização de dispositivos descartáveis pode afetar sua segurança, desempenho e eficácia, expondo pacientes e funcionários a riscos desnecessários
- A reutilização de dispositivos descartáveis tem implicações legais: qualquer pessoa que reprocessar ou reutilizar um dispositivo planejado pelo fabricante para uso em uma única ocasião tem total responsabilidade por sua segurança e eficácia.

Consultas do usuário final. Em caso de dúvida, o usuário final deve entrar em contato com o distribuidor do produto para obter informações adicionais. É responsabilidade do distribuidor encontrar as respostas ou encaminhar o usuário final a um especialista no assunto, o que pode incluir uma discussão direta com o fabricante. Na maioria dos casos, o representante do distribuidor ou representante de atendimento ao cliente bem treinado pode responder às perguntas relacionadas a fabricação, uso clínico e segurança.

Origem, processamento e distribuição do aloenxerto

O banco de tecido de aloenxerto tem uma história rica. O primeiro banco de tecidos foi estabelecido pela Marinha dos EUA em 1949, pelo Dr. George Hyatt. Hyatt foi um cirurgião ortopedista no Naval Medical Center em Bethesda, Maryland. O programa da Marinha dos EUA foi o primeiro desse tipo no mundo e estabeleceu muitos dos padrões seguidos hoje (Figura 35.7).

Durante a década de 1950, a identificação de critérios adequados de doadores para doação de tecidos, o desenvolvimento de métodos de obtenção e processamento, o estabelecimento de um registro e documentação de enxertos e a avaliação clínica de uma variedade de tecidos foram pioneiros nesse serviço. A criopreservação, a liofilização, a esterilização por irradiação de tecidos e os princípios imunológicos do transplante de tecidos foram desenvolvidos durante os 50 anos de pesquisa e desenvolvimento por cientistas da marinha dos EUA. A preservação de órgãos, a recuperação de medula óssea de cadáveres e os protocolos imunossupressores também foram desenvolvidos no Navy Tissue Bank. A marinha também contribuiu para o estabelecimento do National Marrow Donor Program e da AATB nos EUA. Embora o Navy Tissue Bank tenha encerrado suas atividades após 50 anos de excelência, ele deve ser reconhecido como o primeiro padrão para a comunidade mundial de bancos de tecidos. Os primeiros bancos de tecidos civis foram formados por ex-cirurgiões da Marinha treinados em Bethesda.

No momento, todos os bancos de tecidos nos EUA dependem de organizações de aquisição de órgãos (OAOs). Os OAOs são o mecanismo pelo qual as famílias podem optar por doar não apenas os órgãos vitais de seus entes queridos, mas também olhos, pele, válvulas cardíacas, veias, artérias, ossos, tendões, ligamentos e outros "tecidos" que podem ser usados para melhorar a saúde.

Os OAOs representam um componente único dos cuidados de saúde.[35] Pela lei federal norte-americana, são as únicas organizações que podem realizar a missão salvadora de recuperar órgãos de doadores falecidos para transplante. Quando a National Organ Transplant Act foi sancionada em 1984, ela criou a National Organ Procurement and Transplantation Network (OPTN) para comparar órgãos de doadores aos receptores em espera. A OPTN padronizou o processo pelo qual os órgãos são doados e compartilhados em todo o país e criou o sistema de OAOs designados federalmente nos EUA e seus territórios. A OPTN inclui todas as OAOs e centros de transplante e é administrada sob contrato pela United Network for Organ Sharing, localizada em Richmond, Virgínia. Existem atualmente 58 OAOs nos EUA, e todas são entidades sem fins lucrativos.

Como o foco da OAO é a doação de órgãos, a recuperação e o processamento do tecido são gerenciados por entidades separadas (tecido, olho, pele, válvulas cardíacas) conforme designado por cada OAO (por meio de um contrato). É responsabilidade da OAO garantir que cada família tenha a oportunidade de cumprir os desejos de doação de seus entes queridos.

Os processadores de tecido podem usar a OAO ou programas regionais de recuperação para a recuperação de tecido. Toda avaliação de adequação do doador, recuperação, transporte, armazenamento, processamento, teste de pós-produção e distribuição é de responsabilidade do processador de tecido.

A adequação do doador é padronizada em todos os EUA e consiste em três partes: entrevista médica inicial com parentes mais próximos, avaliação física pela equipe de recuperação e teste laboratorial para doenças transmissíveis. O histórico médico e a história da doença atual são críticos e os achados resultam em um grande número de decisões de não prosseguir com a doação de tecidos. Quando um doador potencial é aprovado para recuperação, ele recebe um identificador exclusivo; esse número será associado a todos os enxertos de tecido produzidos posteriormente. A recuperação do tecido *precisa* ocorrer rapidamente: dentro de 15 horas a partir do momento da assístole, ou até 24 horas a partir da assístole se o doador falecido foi refrigerado dentro de 12 horas após a morte. Portanto, os testes de laboratório são realizados após a recuperação. As avaliações laboratoriais não apenas testam a adequação do doador (doença transmissível e infecção sistêmica), mas uma cultura representativa de cada pedaço de tecido também é testada para contaminação microbiológica por meios aeróbios e anaeróbios em temperatura ambiente e corporal. Qualquer contaminante biológico encontrado é conhecido como biocarga.

A recuperação ocorre, quando possível, na sala de cirurgia do hospital do doador falecido. Muitos programas de recuperação e OAOs têm instalações de recuperação, e o doador pode ser transportado até lá para recuperação. Alguns consultórios de legistas têm instalações em cooperação com o programa de recuperação local ou OAO. A recuperação é feita em condições assépticas, como em qualquer procedimento cirúrgico. O doador é preparado, coberto e a recuperação ocorre em uma sequência particular por meio de zonas. Cada zona usa um novo equipamento. O tecido removido é esfregado para cultura, embrulhado em materiais especiais (impermeáveis a fluidos), marcado com o identificador exclusivo atribuído e colocado no gelo para transporte ao processador de tecido.

Depois de chegar ao processador, o tecido é colocado em quarentena (–80°C) até que todos os testes sorológicos e microbiológicos sejam concluídos. Além disso, alguns doadores fazem necropsias, cujos resultados devem ser obtidos antes do processamento. Uma revisão final do prontuário e informações adicionais devem ser avaliadas e aprovadas antes do processamento em enxertos utilizáveis. O diretor médico do banco de tecidos é totalmente responsável pela liberação do tecido para processamento.

O processamento ocorre em salas limpas ou capelas de fluxo laminar sob condições assépticas rigorosas. Um conjunto de técnicos processa um doador por vez – nenhum *pool* de doadores ou contaminação cruzada é permitido. Tecidos diferentes são processados de maneiras diferentes. Independentemente do processador de tecidos, o produto final é o mesmo: preparação e preservação do tecido sem alterar as características bioquímicas ou biológicas.

Enxertos (agora em quarentena) passam por revisão e teste de pós-produção (p. ex., umidade residual se liofilizada, cálcio residual se desmineralizado) antes da esterilização final "na embalagem" (consulte a seção anterior sobre Esterilidade). A revisão da pós-esterilidade ocorre (revisão da dosimetria e última análise de todos os registros de processamento) antes da aprovação pela

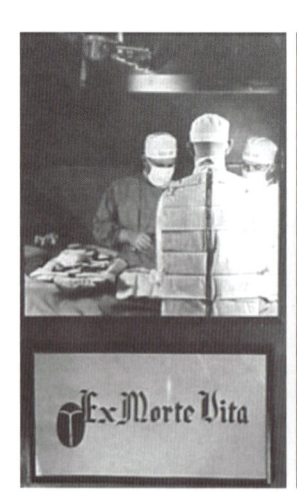

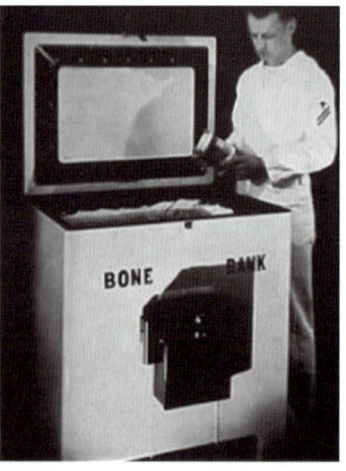

• **Figura 35.7** Fotografias do primeiro banco de tecidos, U.S. Navy at Bethesda Naval Hospital in Bethesda, Maryland. A imagem à esquerda mostra os técnicos trabalhando, processando o material de doadores falecidos. Por respeito ao doador, o processamento foi feito em silêncio, com os técnicos se comunicando de forma não verbal. A placa na porta se traduz como "da morte, vida". A fotografia da direita mostra um técnico removendo, de um freezer a –80°C, enxertos congelados de tórax. (De Strong DM. The US Navy Tissue Bank: 50 years on the cutting edge. Cell Tissue Bank. 2000;1:9-16.)

equipe de qualidade para liberação no "banco" para distribuição. Os enxertos finalizados são baseados na demanda do cirurgião. Como a demanda supera a oferta em muitos casos, todos os esforços são feitos para maximizar a doação do doador. O tempo desde o recebimento do tecido do doador até os enxertos prontos para distribuição, na maioria dos processadores de tecidos, é de aproximadamente 90 dias.

Em relação ao "doador médio" e aos tipos de enxertos produzidos para uso odontológico, minha pesquisa mostra que dois bancos de tecidos fornecem a maioria (> 50%) da oferta de aloenxerto de "linha completa" para a comunidade de implantes dentais. Esses dois são Community Tissue Services (CTS), com sede em Dayton, Ohio, e LNH, em Virginia Beach, Virgínia. Além disso, ambos oferecem opções de aloenxertos de marca e de marca própria para os dois maiores fornecedores de implantes dentais do mundo (Nobel Biocare® e Straumann®, respectivamente). Ambos usam tecnologia de processamento semelhante e ambos têm uma longa história de cooperação em bancos de tecidos (CTS foi fundada em 1986, e LNH foi fundada em 1982). Essas duas organizações sem fins lucrativos são inovadoras e ativas como líderes na AATB. Consultei os dois processadores sobre doadores e enxertos produzidos para o segmento odontológico, em 2017 (comunicação pessoal, Paul Lehner, Gerente de Produtos Odontológicos, CTS, e David Adamson, Gerente Geral Odontológico e Craniomaxilofacial, LNH).

Em relação aos doadores, é interessante que, se você olhar para todos os doadores recebidos, verá que faixa é de 12 a 80 anos (são doações "musculoesqueléticas" que podem ser transformadas em enxertos para diversas especialidades cirúrgicas, inclusive odontológicas). Uma idade média não pode ser calculada porque a distribuição é bimodal, ou seja, com dois "picos" diferentes. Um pico ocorre por volta dos 18 aos 24 anos, e o outro aparece dos 45 aos 65 anos. Cerca de 86,5% dos doadores tinham menos de 70 anos e quase três em cada quatro doadores são do sexo masculino. O mais interessante é que as estatísticas de idade e gênero dos doadores não mudaram desde o final dos anos 2000 (em comparação com meus dados de 2007), exceto que o número de doadores aumentou muito. O aumento se deve a programas ativos de conscientização sobre doação[36] e ao aumento no número de indivíduos que se inscreveram no registro nacional de doadores – esse número é atualmente de 130 milhões.[37] Havia aproximadamente 30 mil doadores de tecidos nos EUA em 2017.

Finalmente, todos os processadores de aloenxertos odontológicos nos EUA são credenciados pela AATB. O credenciamento é um programa rigoroso que requer adesão aos padrões da AATB, adesão à organização nacional e inspeções periódicas. A AATB restringe a distribuição de aloenxertos a hospitais, certas unidades de saúde, cirurgiões-dentistas e pediatras. Os intermediários de distribuição podem receber e armazenar aloenxertos para redistribuição, mas devem seguir as diretrizes da AATB, ser registrados na FDA e estão sujeitos a registro(s) e inspeção(ões) estaduais.

Origem, produção e distribuição do xenoenxerto

Clínicos e pesquisadores têm experimentado maneiras de corrigir defeitos esqueléticos na era moderna. Nada exemplifica melhor essa pesquisa do que as primeiras experiências com xenoenxertos. Orell,[38] em 1937, relatou suas experiências clínicas com o enxerto cirúrgico de *os purum, os novum* e osso fervido. *Os purum* era osso de boi preparado por um procedimento físico-químico complicado que liberava o osso de lipídios, tecido conjuntivo e algumas proteínas, mas ainda deixava parte da matriz de colágeno.

Foi usado para preencher vários defeitos esqueléticos, e o autor afirmou que foi reabsorvido e substituído por osso hospedeiro em 2 a 3 anos.[38] Em 1956, Forsberg[39] usou *os purum* finamente triturado e estéril como material de implante para defeitos ósseos periodontais. O autor relatou 11 casos e alegou resultados excelentes em 1, resultados satisfatórios em 7 e resultados ruins nos 3 casos restantes, após período pós-operatório de até 12 meses.[39]

Os estudos universitários sobre osso de xenoenxerto anorgânico produzido em laboratório começaram na década de 1950. Anorgânico significa que a porção orgânica (~40% em peso) é totalmente removida, deixando HA pura. Scopp et al.[40,41] na década de 1960, relataram trabalho experimental e clínico com o primeiro material de implante xenogênico disponível comercialmente chamado Boplant (Squibb Pharmaceuticals; este produto não está mais disponível). Era derivado de osso de bezerro, e o processamento consistia na extração de detergente, seguida da extração por clorofórmio e metanol para redução do conteúdo lipídico, lavagem com água deionizada estéril, esterilização por imersão em agente esterilizante líquido e finalmente liofilização e embalagem a vácuo.[40,41] Esse trabalho foi o precursor do moderno xenoenxerto. Notavelmente, os xenoenxertos podem ser desmineralizados, liofilizados e/ou desproteinizados, mas a maior parte da distribuição é em forma de matriz calcificada. Até o momento, as fontes de material de xenoenxerto usado em odontologia incluem bovinos, suínos, equinos e espécies de coral. Em geral, bovinos e suínos usam osso esponjoso. Ambos os materiais imitam o osso humano em densidade, porosidade e conteúdo de cálcio.[42-44]

O melhor exemplo de processamento e uso de xenoenxertos pode ser visto com materiais bovinos anorgânicos, como Bio-Oss (Geistlich Pharma North America, Inc.).[45] O site da Geistlich Pharma inclui um banco de dados pesquisável de materiais da Geistlich Pharma e estudos clínicos associados. De todos os materiais SEO disponíveis, Bio-Oss tem o maior número de estudos publicados. Desde o seu início, em 1851, a empresa se dedicava ao processamento e refinamento de materiais ósseos e de colágeno, e até hoje possui os biomateriais mais pesquisados.

A Geistlich Pharma produz seus biomateriais em seu próprio departamento de produção na sede da empresa, na Suíça. Todo o processo de produção está sujeito aos mais rígidos padrões de segurança e verificações de qualidade: desde a seleção dos fornecedores da matéria-prima até a entrega dos produtos finais. A segurança durante a fabricação dos produtos é garantida por extensas medidas de higiene em um sofisticado sistema de zonas com diferentes níveis de segurança e controles permanentes.

Geistlich Bio-Oss é feito da parte mineral do osso bovino (e também é conhecido como material ósseo bovino desproteinizado). O processo de fabricação estritamente controlado garante altos padrões de qualidade e segurança por:
- Origem definida da matéria-prima
- Limitações a países de origem por exemplo, Austrália, que é histórica e atualmente livre de encefalite espongiforme bovina (uma doença priônica, ou "vaca louca")
- Utilização de matadouros selecionados e certificados
- Realização de inspeção de saúde pré e *post mortem* para cada animal individual
- Restrição à origem ao osso da extremidade (de acordo com as Diretrizes da Organização Mundial de Saúde sobre infecciosidade de tecidos classificados como tecidos sem infecciosidade detectada ou príons infecciosos), em oposição a ossos do esqueleto axial que podem estar associados à coluna vertebral
- Métodos de inativação eficazes com tratamento de 15 horas em alta temperatura e limpeza com soluções alcalinas fortes
- Esterilização de grau médico e embalagem estéril dupla
- Controles oficiais por autoridades internacionais.

Muitos dos controles aplicados durante a produção do xenoenxerto são semelhantes ao que é visto com o aloenxerto. As BPFs devem ser seguidas e os fabricantes internacionais estão sujeitos às regras da International Organization for Standardization.[46] Os materiais internacionais que chegam aos EUA devem obter autorização da FDA, na maioria das vezes por meio de aprovações via 510 (k). A distribuição da maioria dos materiais de xenoenxerto em odontologia é realizada por empresas de suprimentos odontológicos.

Produção e distribuição de aloplásticos

A categoria de implantes aloplásticos inclui qualquer material não ósseo colocado em um defeito ósseo com a finalidade de estimular o reparo ou regeneração. Inclui uma ampla gama de materiais, tanto derivados biológicos como não biológicos, e é limitada apenas pela imaginação do investigador e pela tolerância do tecido vivo do hospedeiro. Albee,[47] em 1920, revisou a literatura da época e relatou que ácido ósmico, fibrina, sangue, gelatina com sais de cal, cloreto de zinco, tireoidina, ácido acético glacial, tintura de iodo, epinefrina, extrato de hipófise, sulfato de cobre, óleo de terebintina, amônia, ácido láctico, solução de nitrato de prata, álcool, ácido carbólico, extrato de casca de carvalho, vacinas e soros foram usados para estimular o crescimento ósseo sem nenhum sucesso apreciável.

Historicamente, o mais antigo aloplasto conhecido usado na medicina é o sulfato de cálcio. O sulfato de cálcio, também conhecido como "gesso" ou "gesso Paris", foi implantado pela primeira vez em humanos por Dreesman, em 1892, como preenchedor de osteomielite tuberculosa.[48]

Muitos materiais são usados hoje como base de aloplastos. Estes incluem (mas não estão limitados a): HA (e seus muitos derivados), fosfatos tricálcicos, configurações bifásicas, sulfatos de cálcio, vidro bioativo (VB), materiais à base de polímeros e materiais compostos.[49] Nos últimos anos, mais atenção foi dada à macroporosidade e à microporosidade (e interconectividade dos poros), espaçamento interpartículas, qualidades mecânicas e taxa de reabsorção.

A produção de aloplastos segue as diretrizes da indústria farmacêutica. Os materiais são "fabricados" de acordo com as BPFs, sujeitos aos regulamentos da FDA e da International Organization for Standardization, e seu uso é restrito a instalações médicas e profissionais de saúde licenciados. A distribuição para cirurgiões-dentistas nos EUA é predominantemente por meio de empresas de suprimentos médicos e odontológicos.

Descrições de enxerto[50-60]

Aloenxerto

Particulado cortical mineralizado. Também conhecido como aloenxerto de osso liofilizado (FDBA) (Figura 35.8), os enxertos de partículas corticais mineralizadas ainda contêm todos os componentes ósseos naturais (inorgânicos e orgânicos, incluindo BMPs escondidos dentro da matriz óssea). Embora seja denominado *mineralizado*, nenhum mineral é adicionado; simplesmente "não" é desmineralizado. O FDBA é proveniente de ossos da extremidade (fêmur, tíbia, fíbula, úmero, rádio, ulna etc.). Ele pode ser processado, moído e peneirado em qualquer intervalo de partículas desejado. Um intervalo comum é de 250 a 1000 μm. Partículas menores que 50 μm são rapidamente removidas do local pelos macrófagos. Alguns processadores oferecem partículas de até 3 mm para preenchimento de defeitos maiores. Como o FDBA ainda contém sua porção calcificada, ele tem resistência mecânica. Por esse motivo, é um material de enxerto popular em implantodontia. FDBA é osteocondutor.

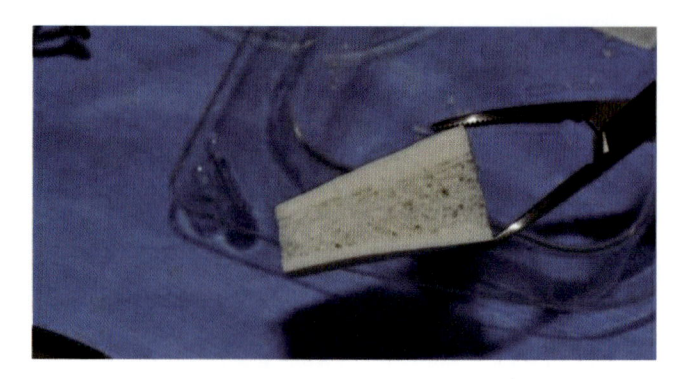

• **Figura 35.8** Este é um aloenxerto comum do ílio. É mostrado como um lembrete de que existem apenas dois tipos de osso – cortical e esponjoso – a partir dos quais os enxertos ósseos são feitos. A cortical tem pouca macroporosidade, enquanto a porção esponjosa tem muita. A porção esponjosa é feita de poros interligados e é criada a partir de trabéculas orientadas de acordo com a lei de Wolff (forma e função). A formação de novos vasos pode ocorrer muito mais rapidamente no osso esponjoso. (*De Sfasciotti GL, Trapani CT, Powers RM. Mandibular ridge augmentation using a mineralized ilium block: A case letter. J Oral Implantol 42(2):215-219, 2016.*)

Partículas esponjosas mineralizadas. Também conhecido como FDBA, o particulado esponjoso mineralizado é feito unicamente da porção esponjosa do osso. A origem do enxerto é a região metafisária dos ossos longos. Ele compartilha muitas das características da cortical particulada mineralizada, mas tem maior macroporosidade por causa do espaço medular. Além disso, a superfície trabecular do esponjoso é coberta por endósteo que, como o periósteo, provavelmente desempenha um papel na regeneração óssea. Devido à natureza porosa do osso esponjoso, o crescimento de novos vasos (em teoria) é mais rápido através do enxerto; portanto, a regeneração será mais rápida. Outro benefício é que as partículas esponjosas tendem a se prender melhor do que as partículas corticais de tamanho equivalente, e isso reduzirá o micromovimento no local do enxerto. Os enxertos esponjosos mineralizados são osteocondutores.

Mistura de cortical/esponjoso mineralizado. A mistura cortical/esponjosa mineralizada é uma combinação dos dois tipos de enxerto anteriores. Ela pode ser fabricada de duas maneiras: primeiro, é misturar cada componente 50:50 (v/v), o que requer material cortical e esponjoso de um único doador, fazendo-se necessárias medidas adicionais de controle de qualidade; e a segunda forma é moer e peneirar o osso da metáfise de um osso longo, o que é conhecido como uma mistura "natural" (chamada corticoesponjosa) e resulta em um enxerto com proporções variáveis e indeterminadas do componente esponjoso. A mistura cortical/esponjosa está ganhando popularidade, pois esses enxertos fornecem bom suporte mecânico e permitem incorporação mais rápida.

De acordo com informações fornecidas pelos processadores de tecidos CTS e LNH (comunicação pessoal, Paul Lehner e David Adamson), em 2017 os três tipos de enxertos anteriores (combinados) representavam > 80% do total de unidades de aloenxerto distribuídas. Em contraste, no início da década de 1990, > 80% dos enxertos distribuídos eram cortical particulado desmineralizado (dados não publicados). Essa mudança é diretamente relacionada ao aumento no uso de enxertos para apoiar a instalação de implantes.

Cortical particulada desmineralizada. A cortical particulada desmineralizada também é conhecida como DFDBA ou matriz óssea desmineralizada (MOD). Este foi historicamente o primeiro enxerto produzido em grande número por processadores de tecidos para o mercado da periodontia. Os enxertos desmineralizados têm potencial osteoindutor porque o processamento remove a porção mineralizada do enxerto, expondo assim as proteínas não colágenas (p. ex., BMPs) associadas à matriz de colágeno. Essas proteínas recrutam células formadoras de osso para o local, induzindo assim o crescimento de novo osso. Para ser chamado de *desmineralizado*, o AATB especifica que o cálcio residual no enxerto final não pode exceder 8% do peso. O osso cortical normal, por exemplo, tem ~30% de cálcio residual. Se um enxerto estiver super ou subdesmineralizado, ele não terá todo o seu potencial osteoindutor. A DFDBA costuma ser chamada apenas de *desmineralizada*. O outro termo, MOD, é reservado para DFDBA que é colocada com um transportador ou embalada em um dispositivo de conveniência, como uma seringa. Ao ler os relatórios de mercado, a DFDBA é considerada não proprietária, feita por muitos processadores; A MOD é registrada e feita por poucos processadores, geralmente sob proteção de patente. Como a DFDBA (e a MOD) têm seu componente mineral removido, elas têm pouca resistência mecânica e geralmente não mantêm espaço. Ambas as formas, se preparadas corretamente, são compressíveis, têm potencial osteoindutor e são osteocondutoras.

Combinação cortical mineralizada/cortical desmineralizada. Um dos mais novos enxertos, a combinação cortical mineralizada/cortical desmineralizada (70:30 v/v) aproveita as melhores características de seus componentes. Ao contrário da DFDBA, esta versão mantém o espaço e incorpora rapidamente em comparação com as formas de enxerto mineralizadas. É osteocondutora e osteoindutora.

Osso laminar. O osso laminar é uma forma de enxerto popular na década de 1990 que ressurgiu. É feito preparando lâminas corticais (da porção diáfise dos ossos longos) e desmineralizando. Esse enxerto flexível não apenas induz o crescimento de um novo osso, mas atua como sua própria membrana.

Esponjoso irradiado (corpo vertebral). Os corpos vertebrais possuem medula óssea e esponjosa com trabeculação extremamente densa (pela lei de Wolff). Partículas corticais, partículas esponjosas e enxertos em bloco podem ser produzidos a partir de materiais vertebrais. Esses materiais recebem irradiação gama de 25 a 38 kGy.

Blocos e cubos corticais e esponjosos mineralizados. Blocos e cubos em quase todas as dimensões podem ser feitos de secções sólidas de osso cortical e esponjoso. Estes seriam usados em casos maiores cujas paredes faltantes devem ser substituídas, entre outros casos. Esses materiais chegam liofilizados e os clínicos devem ter cuidado ao reidratar e durante a fixação. No estado liofilizado, esses enxertos são quebradiços. Quando devidamente reidratados, apresentam a mesma biomecânica do osso natural. Na maioria das vezes, a fixação é por um método de parafuso.

Gel, pastas e massa densa. Gel, pastas e massa densa são todos feitos com MOD como o principal componente com uma substância transportadora inerte. O primeiro enxerto foi lançado no início dos anos 1990 e usava glicerol como meio de dispensar as partículas de MOD. Isso foi formulado por conveniência: a MOD não precisava de reidratação, não havia partículas soltas para lidar e o enxerto estava pronto para ser utilizado. Muitos géis, pastas e massa densa existem atualmente no mercado. Há sobreposição na nomenclatura desses materiais. Em geral, gel significa muito fino (baixa viscosidade), podendo ser administrado por seringa ou outro dispositivo. A pasta é mais espessa e pode ser aplicada em um dispositivo de orifício aberto. A massa densa é moldável e pode ser manipulada no local. Muitos a descrevem como o composto de massa de modelar Play-Doh (Hasbro Corp., Cincinnati, Ohio) usado por crianças e artistas. A massa densa tem utilidade adicional porque pode muitas vezes ser combinada com outros materiais de enxerto (p. ex., autoenxerto) ou materiais osteopromotores. Géis, pastas e massa densa também podem vir em várias formulações. Alguns têm apenas MOD e um veículo, enquanto outros têm MOD, um componente mineralizado e um veículo. Esses materiais manteriam o espaço muito melhor do que um material puro desmineralizado.

Costela, mandíbula, pinos ósseos e folhas. Uma variedade de enxertos esqueléticos adicionais pode ser encontrada em diferentes processadores de tecido. As costelas são processadas pela maioria dos bancos de tecidos. As mandíbulas são restritas a alguns bancos – sendo difíceis de recuperar e processar. Os pinos ósseos (corticais sólidos) se tornaram mais populares nos últimos anos e são usados como parafusos de sustentação. Folhas corticais estão disponíveis, mas não por todos os processadores de tecido. A maioria dos bancos de tecidos, se contactados, trabalhará para ajudar o clínico a encontrar quem tem o enxerto disponível.

Materiais baseados em células. Osteocel (Nuvasive, Inc., distribuído por ACE Surgical, Brockton, Mass.) é um excelente exemplo de material baseado em células. A partir de um único doador, a DFDBA, o osso esponjoso mineralizado e as células da medula óssea são processadas e recombinadas neste enxerto especializado. O material resultante é osteoindutor, osteocondutor e osteogênico. Outros processadores estão pesquisando soluções semelhantes e esta é uma área de regeneração de tecidos em rápido crescimento.

Tecidos da placenta. A placenta é a fonte de valiosas membranas e células. A membrana amniótica humana é a mais usada e é derivada das membranas fetais. Consiste na membrana amniótica interna feita de uma única camada de células âmnio fixadas ao mesênquima, rico em colágeno. A membrana amniótica humana possui baixa imunogenicidade, propriedades anti-inflamatórias e pode ser isolada sem o sacrifício de embriões humanos. A membrana amniótica tem várias aplicações clínicas no campo da dermatologia, oftalmologia, cirurgia otorrinolaringológica (orelha, nariz e garganta), ortopedia e cirurgia odontológica.

Fáscia lata. A fáscia lata é a fáscia profunda da coxa. Reveste toda a coxa, mas varia de espessura em diferentes partes (o corte usado para odontologia tem cerca de 1 mm de espessura). Desde a década de 1920, a fáscia lata de doadores falecidos tem sido usada em cirurgias reconstrutivas. Em 1993, Callan[55] descreveu casos em que fáscia lata liofilizada foi usada como membrana. Embora ainda disponível em muitos bancos de tecidos para aplicações ortopédicas, ela foi amplamente substituída pela derme acelular em aplicações odontológicas.

Pericárdio. O pericárdio é a membrana que envolve o coração, consistindo em uma camada fibrosa externa e uma camada dupla interna de membrana serosa. O material se assemelha à fáscia lata e pode ser usado de maneira semelhante. O pericárdio é recuperado apenas de doadores de válvula cardíaca; portanto, ele é escasso e não é processado pela maioria dos bancos de tecidos. O pericárdio do xenoenxerto pode ser substituído (ver discussão posterior).

Derme acelular. A matriz dérmica acelular tem sido usada como substituta do tecido mole desde sua introdução em 1994. Seu primeiro uso odontológico foi corrigir áreas com gengiva inserida insuficiente, mas em 1999, Crook[56] relatou usá-la como uma membrana para barreira. Mesmo que o material seja de alta demanda, poucos bancos de tecido produzem derme acelular, pois a maioria dos métodos de produção é patenteada. Matrizes dérmicas acelulares são enxertos de matriz de tecidos moles criados por um processo que resulta em descelularização, mas deixa a matriz extracelular intacta. Começa com um enxerto de pele de espessura total de um doador falecido. O enxerto de espessura total é exposto a produtos químicos que removem a epiderme. Uma etapa secundária expõe a derme remanescente a produtos químicos (detergentes e endonucleases) que removeram as células e o DNA. Esta é a etapa de "descelularização" que torna o enxerto acelular. Como resultado, é improvável uma resposta imunológica no hospedeiro. A matriz extracelular é preservada, assim como as propriedades biomecânicas. Esses materiais são de grande utilidade no tratamento de queimaduras, cirurgia plástica e reconstrutiva, podologia, ortopedia e odontologia.

Xenoenxerto

Forma particulada. As considerações de processamento e produção do xenoenxerto são semelhantes ao que foi descrito para o aloenxerto. No entanto, o osso esponjoso (também conhecido como osso trabecular) parece ser a forma preferida. O xenoenxerto é frequentemente desproteinizado (removendo todos os fatores imunogênicos) por uma variedade de métodos. O que resta é uma matriz calcificada que se assemelha ao componente inorgânico natural (HA) em todos os sentidos. A macro e a microporosidade são preservadas. Conforme discutido anteriormente, tanto o osso bovino quanto o suíno se assemelham ao osso humano de uma perspectiva bioquímica e biomecânica. O particulado do xenoenxerto está disponível em uma variedade de tamanhos de partículas. Como o xenoenxerto é mineral puro, ele é reabsorvido lentamente e é um excelente material para preservação do espaço a longo prazo.

Forma em bloco. Blocos sólidos e porosos de xenoenxerto HA podem ser formados com base nas características desejadas. Eles funcionarão para preservar o espaço por muito mais tempo do que com um aloenxerto. A macro e a microporosidade podem ser controladas, bem como as características da superfície. Como um produto HA puro, os enxertos tendem a ser mais frágeis do que o osso natural, portanto deve-se ter cuidado ao modificar a forma ou usar parafusos de fixação.

Pericárdio. Como mencionado, o pericárdio do aloenxerto é escasso. Como resultado, substitutos do pericárdio bovino e suíno foram desenvolvidos e introduzidos no mercado odontológico. O bovino possui maior conteúdo de colágeno do que a versão suína. Geralmente, consistem em três camadas com colágeno e fibras elásticas em uma matriz amorfa. Sua superfície é porosa, o que permite a fixação e a proliferação celular, embora tenha uma densidade aumentada para exclusão de tecidos moles. As membranas de pericárdio apresentam reabsorção prolongada em comparação às membranas de colágeno.

Produtos à base de colágeno. As membranas de colágeno reabsorvíveis (Figura 35.9) são fabricadas a partir de tendão e pele xenogênicos para tratar feridas orais, como alvéolos de extração, para procedimentos e reparos de seio maxilar e para cirurgias periodontais ou endodônticas. Atuam como *scaffolds* para deposição óssea na ROG, promovem a agregação plaquetária, estabilizam coágulos e atraem fibroblastos, facilitando a cicatrização de feridas. Eles são projetados para serem reabsorvidos em 2 semanas a 6 meses e são biocompatíveis, fáceis de manipular e fracamente imunogênicos. Pela facilidade de uso, os produtos à base de colágeno estão disponíveis em uma ampla variedade de formas, como membranas, *plugs* ou fitas. As membranas de colágeno estendidas são reabsorvidas em 4 a 6 meses e são usadas para defeitos ósseos maiores que requerem períodos de cicatrização mais longos. Essas membranas são modificadas pelo aumento da densidade da reticulação.

Enxertos de coral. *Madrepore* ("coral de pedra") e *millepora* ("coral de fogo") são colhidos e tratados para se tornarem "grânulos derivados de coral" e outros tipos de xenoenxertos de coral.

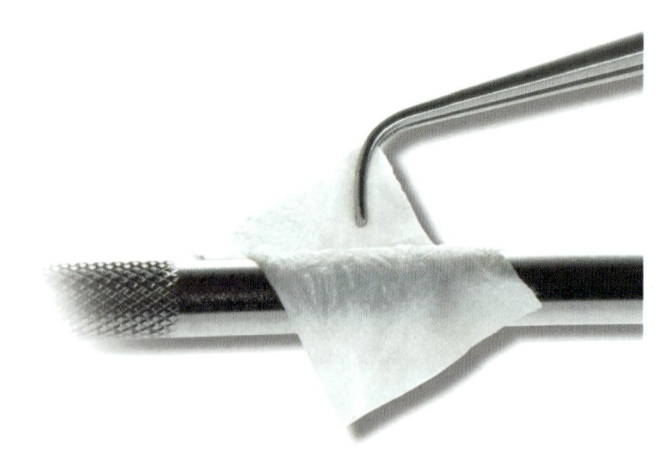

• **Figura 35.9 Membrana de colágeno.** Os materiais de colágeno possuem uma variedade de formas e variam em seu tempo de reabsorção. (Cortesia de Humanus Dental AB, Malmö, Sweden: https://www.humanusdental.com/conform-resorbable-collagen-membrane-1520-mm.)

Os materiais à base de coral são principalmente carbonato de cálcio (e uma proporção importante de fluoretos, úteis no contexto de enxertos para promover o desenvolvimento ósseo), enquanto o osso humano natural é feito de HA, junto com fosfato e carbonato de cálcio. O material do coral é transformado industrialmente em HA por meio de um processo hidrotérmico, resultando em um xenoenxerto não reabsorvível. Se o processo for omitido, o material coralino permanece em seu estado de carbonato de cálcio para melhor reabsorção do enxerto pelo osso natural.

Aloplástico

Hidroxiapatita. HA é um biomaterial de fosfato de cálcio comumente usado para aplicações de regeneração óssea por ter composição e estrutura semelhantes ao mineral ósseo natural. Os enxertos à base de HA formam uma ligação química diretamente ao osso, uma vez implantados. O HA sintético está disponível e é usado em várias formas: (1) poroso não reabsorvível, (2) sólido não reabsorvível e (3) reabsorvível (não cerâmico, poroso). O HA funciona como material de enxerto osteocondutor. Esses enxertos apresentam potencial de reabsorção lento e limitado e geralmente são dependentes da dissolução passiva no fluido do tecido e de processos mediados por células, como a fagocitose de partículas para reabsorção. A taxa de degradação da HA depende do método de formação da cerâmica, da relação cálcio/fosfato, estrutura cristalográfica e porosidade. A capacidade de reabsorção da HA também depende muito da temperatura de processamento. Os enxertos de HA sintetizados em altas temperaturas são muito densos com biodegradabilidade muito limitada. Esses enxertos densos são geralmente usados como preenchimentos biocompatíveis inertes. Em temperaturas mais baixas, a HA particulada é porosa e sofre reabsorção lenta.

Fosfatos tricálcicos. Nos últimos anos, o TCP tem sido usado e extensivamente investigado como um substituto ósseo. O TCP tem duas formas cristalográficas: α-TCP e β-TCP. O β-TCP exibe boa biocompatibilidade e osteocondutividade, e é comumente usado como um preenchimento parcialmente reabsorvível, permitindo a substituição por osso recém-formado. Acredita-se que a reabsorção de enxertos de TCP seja dependente da dissolução por fluidos biológicos e pela presença de reabsorção mediada por osteoclastos. Em termos de potencial regenerativo ósseo, os enxertos de β-TCP demonstraram ser semelhantes a osso autógeno, FDBA, DFDBA e esponja de colágeno.

Configurações bifásicas. As configurações bifásicas referem-se a enxertos feitos de fosfato de cálcio bifásico, material composto por HA e β-TCP. As combinações são interessantes porque a razão de HA para β-TCP pode ser modificada para fornecer a reabsorção desejada (lenta *versus* rápida). Além disso, ao modificar o transportador e as características dos grânulos, a macro e a microporosidade podem ser afetadas. Esses materiais têm longa história de uso em ortopedia.

Sulfato de cálcio. Os compostos de sulfato de cálcio têm força de compressão maior do que o osso esponjoso. O sulfato de cálcio geralmente é aplicado como material de barreira para melhorar os resultados clínicos da terapia de regeneração periodontal. Quando usados como barreira, os materiais de sulfato de cálcio funcionam como um complemento com outros materiais de enxerto.

Vidro bioativo. VB é um campo amplo e de rápido crescimento na engenharia de tecidos. O VB tem sido amplamente estudado desde a década de 1970. Desde que 45S5 VBs foram descobertos por Hench em 1969, eles têm sido usados para conectar a interface de implante e o reparo de tecido e regeneração óssea. Os vidros são sólidos amorfos não cristalinos, em geral compostos de materiais à base de sílica com outros aditivos menores. Comparado com o vidro de cal sodada (usado em janelas ou garrafas), Bioglass 45S5 (marca registrada da Universidade da Flórida) contém menos sílica e maiores quantidades de cálcio e fósforo. O nome 45S5 significa vidro com 45% em peso de SiO_2 e uma proporção molar de 5:1 de cálcio para fósforo. Essa alta proporção de cálcio para fósforo promove a formação de cristais de apatita. Razões mais baixas de Ca:P não se ligam ao osso. A composição específica do Bioglass 45S5 é ideal em aplicações biomédicas devido à sua composição semelhante à da HA, o componente mineral do osso.

A necessidade de encontrar um material que formasse uma ligação viva com os tecidos levou Hench a desenvolver tecidos de reparo de biovidro durante a Guerra do Vietnã. O biovidro oferece vantagens como controle da taxa de degradação, excelente osteocondutividade, bioatividade e capacidade de liberação de células, mas apresenta limitações em certas propriedades mecânicas, como baixa resistência, tenacidade e confiabilidade. Ele pode se ligar quimicamente ao tecido do hospedeiro, formando uma camada de apatita semelhante a um osso entre os materiais e o tecido ósseo. Os produtos da dissolução iônica do VB podem promover proliferação e diferenciação dos osteoblastos, ativando uma série de genes que regulam o comportamento celular. A primeira geração de VB foi preparada pelo método de fusão-têmpera. Embora os VBs derivados de fusão tradicionais tenham excelente bioatividade, eles eram queimados em temperatura muito alta (> 1300°C), portanto tinham uma estrutura densa e pequena área de superfície específica, o que limitava sua aplicação. Comparado com o método de fusão-têmpera, o método sol-gel é uma rota de síntese baseada na química, na qual uma solução contendo os precursores composicionais sofre reações do tipo polímero, em temperatura ambiente, para formar um gel. A segunda geração de sol-gel VBs possui composição uniforme, composta por numerosas nanopartículas com estrutura micro e mesoporosa e, portanto, possui alta área de superfície específica. Essas vantagens garantem excelente bioatividade de sol-gel VBs. No entanto, até agora, não existe nenhum produto comercial feito de VB sol-gel puro em aplicação clínica.

Polímeros sintéticos. Os polímeros sintéticos são discutidos posteriormente na seção Membranas.

Malha de titânio. As membranas regenerativas ósseas guiadas podem ajudar no tratamento de defeitos ósseos moderados a graves, mas a propriedade física inerente da membrana, de colapsar em direção ao defeito em função da pressão dos tecidos moles sobrejacentes (reduzindo assim o espaço necessário para a regeneração), torna a quantidade total de osso regenerado questionável. O uso de tela/malha de titânio, que pode manter o espaço, pode ser uma modalidade de tratamento previsível e confiável para regenerar e reconstruir uma crista alveolar gravemente deficiente. As principais vantagens da tela de titânio são que ela mantém e preserva o espaço a ser regenerado sem colapsar, é flexível e pode ser dobrada. Ela pode ser moldada e adaptada para auxiliar na regeneração óssea em defeitos que não mantenham espaço. Devido à presença de orifícios na tela (Figura 35.10), ela não interfere no suprimento sanguíneo diretamente do periósteo para os tecidos subjacentes e o material de enxerto ósseo. Também é totalmente biocompatível com os tecidos bucais. A malha de titânio tem dupla função como substituto ósseo e produto de barreira.

Membranas

As membranas RTG e ROG podem ser encontradas em todas as categorias de origem do enxerto listadas anteriormente. Cada uma pode ser vista como "reabsorvível" ou "não reabsorvível", dependendo se a membrana pode ser deixada no local da cirurgia. Existem vantagens e desvantagens em cada uma, cabendo ao clínico entender onde cada tipo terá aplicabilidade.

Membranas reabsorvíveis. Existem três tipos de membranas biologicamente reabsorvíveis (degradáveis): (1) copolímeros sintéticos de poliglicólido, (2) colágeno e (3) sulfato de cálcio.

Os polímeros sintéticos biodegradáveis mais usados para *scaffolds* tridimensionais em engenharia de tecidos são poli (α-hidroxiésteres) saturados, incluindo poli (ácido láctico) (PLA) e poli (ácido glicólico) (PGA), bem como poli (láctico-coglicólido) copolímeros. As propriedades químicas desses polímeros permitem a degradação hidrolítica por meio de desesterificação. Uma vez degradados, os componentes monoméricos de cada polímero são removidos por vias naturais. O PGA é convertido em metabólitos ou eliminado por outros mecanismos, e o PLA pode ser eliminado por meio do ciclo do ácido tricarboxílico. Devido a essas propriedades, o PLA e o PGA têm sido usados em produtos e dispositivos biomédicos, como suturas degradáveis, que foram aprovados pela FDA. Suas propriedades podem ser altamente modificadas por meio do *design* do material final de cada produto, topografia de superfície e porosidade. Além disso, as taxas de dissolução podem ser controladas com reabsorção, ocorrendo em semanas a meses.

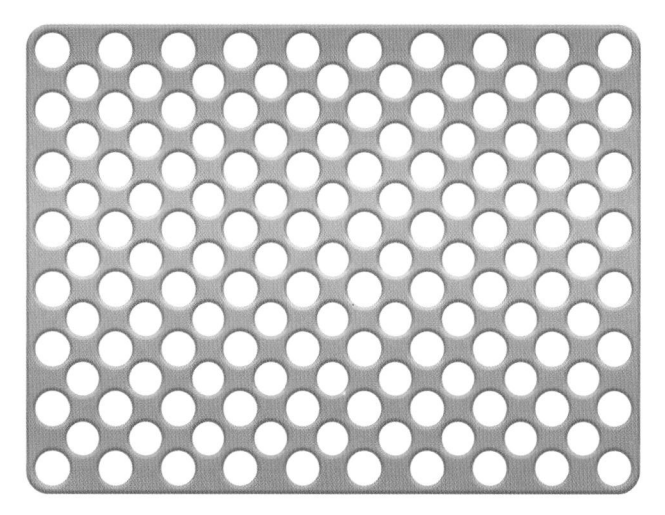

● **Figura 35.10 Malha de titânio.** Pode ser usada no lugar de um substituto do enxerto ósseo quando forem encontrados defeitos graves. O material atua como sua própria membrana. (*Cortesia de Salvin Dental.*)

As membranas de colágeno, assim como todas as membranas reabsorvíveis, normalmente não requerem uma segunda cirurgia para recuperação. Os pacientes apreciam a eliminação de uma segunda cirurgia, além de menor morbidade. O colágeno é o principal componente do tecido conjuntivo e fornece suporte estrutural para os tecidos de todo o corpo. O colágeno é um agente hemostático. Possui a capacidade de estimular a fixação das plaquetas e aumentar a ligação da fibrina, o que pode auxiliar na formação e estabilização inicial do coágulo, levando a uma regeneração aprimorada. Além disso, o colágeno é quimiotático para fibroblastos. As membranas de colágeno são fáceis de manipular e se adaptam bem à topografia alveolar. Embora o colágeno seja um imunógeno fraco, é muito bem tolerado pelos pacientes.

O sulfato de cálcio, com seu longo uso na medicina, oferece solução econômica em uma variedade de situações clínicas. Conforme discutido anteriormente, quando usados como uma barreira reabsorvível, os materiais de sulfato de cálcio funcionam como complemento a outros materiais de enxerto.

Membranas não reabsorvíveis. Materiais como filtros de laboratório feitos de acetato de celulose (Millipore; Merck KGaA, Darmstadt, Alemanha, operando como MilliporeSigma nos EUA), folhas de silicone e filtros de laboratório de politetrafluoroetileno expandido (e-PTFE) foram os primeiros biomateriais não reabsorvíveis usados para investigar membranas de barreira para terapia regenerativa. Embora esses materiais demonstrem algum potencial terapêutico, foram observadas limitações como incapacidade de integração com o tecido circundante, fragilidade e a necessidade de removê-los após determinado período. A função das membranas não degradáveis (não reabsorvíveis) é temporária, pois mantêm sua integridade estrutural na colocação e são posteriormente recuperadas por meio de cirurgia. Embora isso dê ao clínico maior controle sobre o período em que a membrana permanecerá no lugar, o procedimento de recuperação aumenta o risco de morbidade do local cirúrgico e deixa os tecidos regenerados suscetíveis a danos e contaminação bacteriana pós-cirurgia. Entretanto, em situações como aumento do rebordo alveolar antes da instalação de implantes dentais, pode ser desejável que a membrana retenha suas características funcionais por tempo suficiente para que ocorra a cicatrização adequada e, em seguida, seja removida. Portanto, em situações específicas, a membrana não reabsorvível oferece um desempenho mais previsível.

O e-PTFE foi desenvolvido originalmente em 1969 e se tornou o padrão para regeneração óssea no início dos anos 1990. A membrana e-PTFE foi sinterizada (sinterização é o processo de compactar e formar uma massa sólida de material por calor ou pressão sem derretê-la até o ponto de liquefação), e apresentava poros entre 5 e 20 μm na estrutura do material. O tipo comercial mais popular de e-PTFE foi o Gore-Tex (W.L. Gore & Associates, Newark, Del.). A membrana e-PTFE atua como um obstáculo mecânico. Os fibroblastos e outras células do tecido conjuntivo são impedidos de entrar no defeito ósseo, de modo que as células de migração presumivelmente mais lentas com potencial osteogênico podem repovoar o defeito.

Com o tempo, os clínicos descobriram que o e-PFTE exposto à cavidade bucal resultava na migração de microrganismos através da membrana altamente porosa. Com um tamanho médio de poro de 5 a 20 μm e o diâmetro das bactérias patogênicas geralmente menor que 10 μm, a migração de microrganismos através da membrana altamente porosa de PTFE e na exposição era uma complicação comum. Uma membrana de politetrafluoroetileno de alta densidade (d-PTFE) com um tamanho de poro nominal inferior a 0,3 μm foi desenvolvida (Cytoplast; Osteogenics Biomedical, Lubbock, Tex.) para resolver esse problema.

O aumento da eficácia das membranas d-PTFE em RTG foi comprovado com estudos em animais e humanos. Mesmo quando a membrana é exposta à cavidade bucal, as bactérias são excluídas pela membrana, enquanto a difusão de oxigênio e a transfusão de pequenas moléculas através da membrana ainda são possíveis. Assim, as membranas de d-PTFE podem resultar em boa regeneração óssea, mesmo após a exposição. Como o tamanho de poro maior das membranas de e-PTFE permite a fixação firme dos tecidos moles, geralmente requer uma dissecção precisa na remoção da membrana. Ao contrário, a remoção do d-PTFE é simplificada devido à falta de crescimento do tecido para dentro da estrutura da superfície. Em 1995, Bartee[58] relatou que o uso de d-PTFE é particularmente útil quando o fechamento primário sem tensão é impossível, como preservação do rebordo alveolar, grandes defeitos ósseos e instalação de implantes imediatamente após a extração. Nesses casos, as membranas de d-PTFE podem ser deixadas expostas, preservando assim os tecidos moles e a posição da junção mucogengival.

Comparando substitutos de enxerto ósseo e características de membrana

Ao comparar substitutos de enxerto ósseo e características de membrana, as opções são muitas. Felizmente, existem fornecedores que desenvolveram portfólios regenerativos que oferecem uma "gama completa" de opções, permitindo ao clínico liberdade para fornecer aos seus pacientes o melhor tratamento. A Figura 35.11 ilustra uma pequena amostra da diversidade de materiais disponíveis de um desses fornecedores.

O clínico se depara com grande variedade de materiais no mercado. Muitos parecem ser semelhantes, enquanto muitos outros parecem ser nitidamente superiores ou inferiores. Conforme indicado neste capítulo, existem apenas algumas categorias de produtos. Os produtos em todas as categorias são feitos de acordo com os regulamentos mais rígidos. A indústria se esforça para fornecer enxertos seguros e eficazes para todas as especialidades cirúrgicas.

Informações sobre qualquer tipo de enxerto são fáceis de encontrar graças à *World Wide Web*. O usuário final tem a responsabilidade de se manter atualizado sobre materiais e técnicas. As empresas que fornecem a especialidade de implantodontia expandiram seus portfólios regenerativos e ganharam o conhecimento técnico para apoiar o clínico na escolha de enxertos. Isso garante a melhor opção de tratamento para cada paciente.

As tabelas a seguir são fornecidas como um resumo rápido dos materiais abordados neste capítulo. A Tabela 35.1 examina os materiais regulamentados como HCT/Ps (tecido humano doado). A Tabela 35.2 lista os materiais que estão no mercado pela rota 510 (k) (xenoenxertos e aloplásticos).

Olhando para o futuro

Na área de substituição de tecido duro, avanços significativos estão sendo feitos em relação aos materiais de enxertos fresados "personalizados". A maioria dos avanços é resultado de melhorias nas tecnologias de digitalização, tomografia e fabricação. Além disso, os avanços na cultura de células e a capacidade de criar estruturas de impressão tridimensionais a partir de materiais biológicos oferecem oportunidades ilimitadas para tecidos duros e moles. O enxerto de tecido mole mostra-se promissor em várias áreas, principalmente pela melhoria do conhecimento na área de cicatrização de feridas e melhoria na fabricação. Os enxertos baseados em células desempenham um grande papel na regeneração.

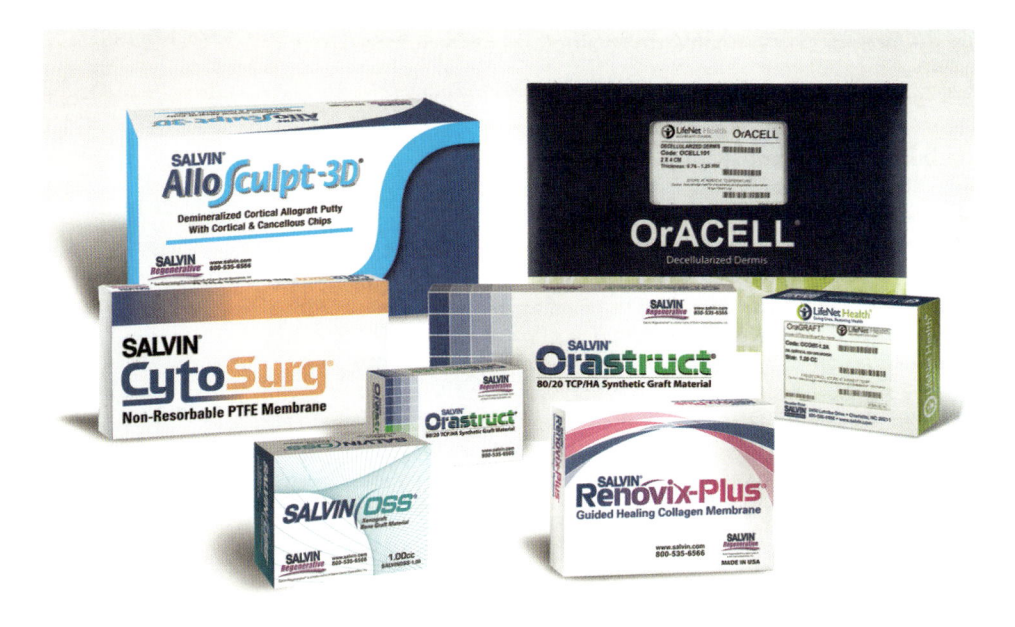

• **Figura 35.11** O clínico de hoje tem muitos produtos para escolher. (*Cortesia de Salvin Dental.*)

Tabela 35.1 Materiais derivados de aloenxerto.

Produtos HCT/P	Função	Manutenção de espaço	Modo	Tempo para remodelar
Cortical mineralizada	SEO particulado	Sim	Osteocondução	6 meses
Esponjoso mineralizado	SEO particulado	Sim	Osteocondução	< 6 meses
Mistura cortical/esponjoso mineralizado	SEO particulado	Sim	Osteocondução	< 6 meses
Cortical desmineralizada	SEO particulado	Não	Osteocondução/osteoindução	4 a 5 meses
Mistura cortical mineralizada/cortical desmineralizada	SEO particulado	Sim	Osteocondução/osteoindução	4 a 5 meses
Osso laminar	SEO estrutural	N/A	Osteocondução/osteoindução	4 a 5 meses
MOD gel, pasta, massa densa	SEO particulado	Varia	Osteocondução/osteoindução	Varia
Bloco, cubo, costela, mandíbula, pinos mineralizados	SEO estrutural	Sim	Osteocondução	Lento
Material à base de célula	SEO particulado	Sim	Osteocondução/osteoindução/osteogênico?	Varia
Tecido placentário	Membrana	N/A	Reabsorvível	Rápido
Fáscia lata	Membrana	N/A	Reabsorvível	4 a 6 meses
Pericárdio	Membrana	N/A	Reabsorvível	4 a 6 meses
Derme acelular	Membrana	N/A	Reabsorvível	4 a 6 meses

SEO: substitutos de enxerto ósseo; MOD: matriz óssea desmineralizada; N/A: não aplicável.

A fresagem de blocos "personalizados" já está disponível.[61] A seleção do paciente é uma grande parte do sucesso e, no momento desta redação, apenas cirurgiões-dentistas que receberam treinamento especial na técnica podem utilizar o serviço. A fabricação requer tomografia computadorizada de feixe cônico e um processador de tecido com a capacidade de fresar osso usando CAD/CAM (Figura 35.12). A tecnologia, originada na Europa, agora está disponível nos EUA, e os enxertos resultantes:

- São provenientes de aloenxerto humano processado
- São compostos de colágeno mineralizado natural (osso trabecular normal)
- Têm macroporosidade de 65 a 80%, tamanho de poro de 100 a 1800 μm (média de 600 a 900 μm)
- Podem ser produzidos em um tamanho máximo: 23 × 13 × 13 mm
- Demonstram rápida incorporação do enxerto e potencial de remodelação total
- Não possuem antigenicidade
- Não resultam em morbidade do local doador
- Cicatrizam/integram em 5 a 6 meses
- Podem ser armazenados em temperatura ambiente por longos períodos
- São seguros e estéreis.

A tecnologia de cultura celular é uma das áreas de inovação regenerativa de crescimento mais rápidas.[62] É parte da ETB, o campo específico da engenharia de tecidos que se concentra principalmente em melhorar a regeneração e o reparo ósseo criando substitutos para os materiais tradicionais de enxerto ósseo. A ETB começou há cerca de três décadas e tem testemunhado enorme crescimento desde então. O osso serve como paradigma para

Tabela 35.2 Materiais derivados de xenoenxertos e aloplásticos [regulado 510 (k)].

Produtos 510 (k)	Função	Manutenção do espaço	Modo	Tempo de remodelação
Xenoenxerto esponjoso mineralizado	SEO particulado	Sim	Osteocondução	Lento
Xenoenxerto em bloco esponjoso mineralizado	SEO estrutural	Sim	Osteocondução	Lento
Xenoenxerto pericárdio	Membrana	N/A	Reabsorvível	4 a 6 meses
Xenoenxerto colágeno	Membrana	N/A	Reabsorvível	Varia, semanas a meses
À base de coral	SEO particulado	Sim	Osteocondução	Lento para médio
Hidroxiapatita	SEO particulado e estrutural	Sim	Osteocondução	Varia (normalmente lento)
Fosfato tricálcico	SEO particulado	Sim	Osteocondução	Varia (normalmente rápido)
Bifásico (hidroxiapatita + fosfato tricálcico)	SEO particulado	Sim	Osteocondução	Varia (pode ser controlado pela proporção da mistura)
Sulfato de cálcio	SEO (aditivo) e membrana	Sim	Osteocondução (reabsorvível quando utilizado como membrana)	Rápido
Vidro bioativo	SEO (principalmente como particulado)	Sim	Osteocondução	Varia (normalmente lento)
Polímeros sintéticos	Membrana	N/A	Reabsorvível e não reabsorvível	Varia baseado na composição
Malha de titânio	SEO (em casos graves) e membrana	Mantém espaço	Não reabsorvível	Nunca reabsorve

SEO: substitutos de enxerto ósseo; N/A: não aplicável.

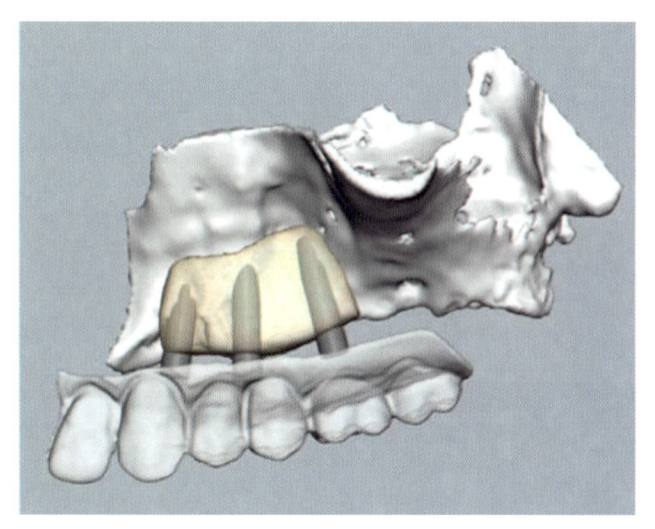

• **Figura 35.12** Uma solução personalizada criada a partir de tomografia computadorizada de feixe cônico e fresamento de projeto/auxiliado por computador (botiss.com).

os princípios gerais da engenharia de tecidos devido ao seu alto potencial regenerativo em comparação com outros tecidos do corpo. O paradigma da ETB clássica inclui os seguintes três componentes principais: biomateriais para fornecer uma estrutura para o crescimento de novos tecidos, células e moléculas de sinalização. É bem possível que os componentes possam ser feitos de diferentes classes de materiais (p. ex., um xenoenxerto combinado com um aloplástico), aproveitando assim as melhores propriedades de cada um.

Os *scaffolds* podem ser acelulares ou celulares na implantação dentro desse modelo. No primeiro caso, a arquitetura e a geometria promovem o recrutamento de células-tronco locais e/ou células osteoprogenitoras, o que poderia ser possível com motivos de fixação e pistas químicas "inteligentes" colocadas dentro da arquitetura do arcabouço. Por outro lado, a última estratégia envolve a implantação de um arcabouço combinado com células-tronco e/ou células osteoprogenitoras, que podem ser incorporadas por dois métodos: (1) semeadura celular em um *scaffold* (arcabouço) "pré-fabricado", uma estratégia de engenharia de tecidos geralmente aplicada; e (2) encapsulamento de células durante a fabricação de *scaffolds* feitos de matriz de polímero de hidrogel, com base na imobilização de células dentro de uma membrana semipermeável. Essa técnica protege as células do sistema imunológico e permite a distribuição uniforme de células dentro do construto.[63]

Em relação aos *scaffolds* criados por ETB, as seguintes características são desejadas:
- Hidrofilia, rugosidade e topografia de superfície
- Porosidade, tamanho de poro e interconectividade
- Resistência mecânica próxima aos tecidos nativos e uma taxa de degradação previsível (5 a 6 meses são desejados para uso odontológico)
- Biocompatibilidade e bioatividade
- Capacidade de ligar e liberar drogas ou produtos químicos que podem afetar o microambiente de cicatrização.

Ainda há muito trabalho nessa área, mas as tecnologias são muito promissoras.

Os *enxertos e membranas de tecidos moles* se beneficiarão de melhor compreensão da necessidade clínica. Os fabricantes agora sabem que as membranas à base de colágeno podem ser modificadas por reticulação para afetar a taxa de reabsorção. Além disso, os materiais à base de colágeno podem ser pré-formados em moldes para aumentar a utilidade em casos com variações anatômicas extremas. A espessura pode ser modificada para produzir materiais "moles" que não têm memória e aderem perfeitamente à anatomia local. Naturalmente, a pesquisa está em andamento com todos os tipos de materiais para membranas que podem ser deixados "previsivelmente" expostos à cavidade bucal nos casos em que o fechamento primário não pode ser alcançado. Muitos trabalhos com d-PTFE já ocorreram nessa área.[64]

Rowe et al.,[65] em 2016, discutiram o trabalho com eletrofiação. Este é um processo pelo qual microfibras/nanofibras podem ser formadas a partir de uma solução de polímero viscoso exposta a um campo elétrico. Embora amplamente utilizadas em aplicações de engenharia de tecidos, as malhas eletrofiadas biocompatíveis de PLA e poli (ε-caprolactona) exibiram propriedades que podem permitir sua aplicação como membrana RTG/ROG. Nos testes iniciais, tiveram um desempenho melhor do que um produto atualmente disponível no mercado.

A osteoindução controlável mantida na área do defeito original é a chave para o reparo ósseo preciso. Em 2018, Ma et al.[66] relataram uma pesquisa envolvendo o desenvolvimento de uma membrana de dupla face ("Janus") que atua como uma membrana de um lado, sendo osteoindutora do outro.

Os aloenxertos (derme acelular, fáscia lata e pericárdio) são constantemente modificados. O foco principal para o futuro será inovações de processamento, resultando em consistência de espessura, esterilidade do produto (para um NGE 10^{-6} – nem todos os produtos estão nesse nível desejado) e um aumento no prazo em que os materiais podem ser armazenados sob temperatura ambiente. A derme acelular será muito estudada por causa de sua composição e utilidade únicas em muitas disciplinas cirúrgicas. Uma derme reticular única já está disponível, que retém elementos arquitetônicos (estrutura aberta), propriedades mecânicas (elasticidade, colágeno organizado e elastina) e proteínas-chave da matriz para apoiar as respostas celulares fisiológicas durante a remodelação regenerativa.[67] É claro que uma atenção maior está sendo dada aos materiais baseados na placenta (córion e âmnio), com muitos produtos comercializados no momento em que este livro foi escrito.

Produtos à base de células para uso em odontologia estão atualmente disponíveis.[68] Estes apresentam (geralmente) três componentes: osso cortical desmineralizado, osso esponjoso mineralizado e células da medula; portanto, esses produtos mimetizam o perfil biológico do autoenxerto (osteoindutor, osteocondutor e osteogênico). Atualmente, tais produtos requerem remessa especial e armazenamento em temperaturas ultrafrias (geralmente não disponíveis em um consultório odontológico convencional). Os esforços futuros com esses enxertos serão para criar soluções de remessa que possam atuar como armazenamento a curto prazo para aqueles consultórios sem *freezers* de temperatura ultrabaixa ou a capacidade de armazenar em temperaturas mais baixas por curtos períodos. Além disso, formas de aumentar o número e a viabilidade das células formadoras de osso estão sendo estudadas. Enxertos baseados em células são os mais difíceis de produzir de todos os materiais de SEO, pois cada componente deve vir de um único doador e o processamento deve ocorrer rapidamente para proteger a viabilidade do componente osteogênico.

Resumo

Os substitutos do enxerto ósseo e as membranas constituem uma parcela significativa do mercado de implantes dentais. A maioria dos pacientes que precisam de terapia com implantes precisará de um autoenxerto ou um substituto. As indústrias e órgãos reguladores responsáveis pela fabricação desses materiais, instrumentos e tecnologias que potencializam seu uso atingiram um alto nível de maturidade. A segurança do paciente e o desempenho do enxerto são o foco da indústria, sempre se esforçando para melhorar. Os pacientes são participantes ativos em seu próprio tratamento e as decisões de enxerto mais adequadas podem ser feitas de forma colaborativa por meio do processo de consentimento informado.

O uso de autoenxertos, aloenxertos, xenoenxertos ou aloplásticos, sozinhos ou em combinação, deve ser baseado na capacidade de cura sistêmica do indivíduo, no potencial osteogênico do local receptor, no tempo disponível para a maturação do enxerto e nas expectativas do paciente. Os clínicos têm a responsabilidade com seus pacientes de compreender os muitos produtos disponíveis para uso na ROG. Também deve ser entendido que não existe um SEO ou membrana ideal.

Embora as comparações de produtos possam parecer difíceis, o processo fica mais fácil quando se percebe o melhor resultado para o paciente. Cada classe de enxerto possui características únicas para aquele grupo, e cabe ao usuário final avaliar cada característica em relação às necessidades do paciente. Além disso, o usuário final tem a responsabilidade de manusear e usar cada material para proteger seus pacientes e sua equipe.

O que foi apresentado neste capítulo cobre os fundamentos de SEO e membranas. Nos próximos 10 a 15 anos haverá mudanças dramáticas em biomateriais e técnicas, e fornecerão aos clínicos ainda mais opções para um tratamento com implantes bem-sucedido.

Agradecimentos

O autor agradece a Paul Lehner, David Adamson, Karen Colella, William Simmons, Greg Slayton e Jonathan Boyd pela assistência técnica e dedicação à especialidade odontológica. Ele também expressa sua gratidão aos funcionários da CTS, LNH, Salvin Dental Specialties e da AATB. Eles são amigos e mentores há muitos anos.

Referências bibliográficas

1. Leventhal GS. Titanium, a metal for surgery. *J Bone Joint Surg Am*. 1951;33-A(2):473–474.
2. Brånemark PI, Hansson BO, Adell R, et al. Osseointegrated implants in the treatment of the edentulous jaw. Experience from a 10-year period. *Scand J Plast Reconstr Surg Suppl*. 1977;16:1–132.
3. Dr. Brånemark, father of modern dental implant, dies at 85. https://www.ada.org/sitecore/content/home-ada/publications/ada-news/2015-archive/january/dr-branemark-father-of-modern-dental-implant-dies-at-85#.WuCOuw1S4-8.email. Accessed May 30, 2018.
4. Chrcanovic BR, Albrektsson T, Wennerberg A. Bone quality and quantity and dental implant failure: a systematic review and meta-analysis. *Int J Prosthodont*. 2017;30(3):219–237. https://doi.org/10.11607/ijp.5142.
5. Misch CM. Autogenous bone: is it still the gold standard? *Implant Dent*. 2010;19(5):361. https://doi.org/10.1097/ID.0b013e3181f8115b.
6. Global Dental Membrane and Bone Graft Substitute Market Dynamics 2018: Industry Analysis, Competitors Size & Share, Trends, Demand, Global Research to 2025 – Healthcare News. https://journalhealthcare.com/156676/global-dental-membrane-and-bone-graft-substitute-market-dynamics-2018-industry-analysis-competitors-size-share-trends-demand-global-research-to-2025/. Accessed May 30, 2018.
7. Bone Remodeling. https://courses.washington.edu/conj/bess/bone/bone2.html. Accessed May 30, 2018.
8. Parfitt AM, Drezner MK, Glorieux FH, et al. Bone histomorphometry: standardization of nomenclature, symbols, and units. Report of the ASBMR Histomorphometry Nomenclature Committee. *J Bone Miner Res*. 1987;2(6):595–610. https://doi.org/10.1002/jbmr.5650020617.
9. Wolff J. Concerning the interrelationship between form and function of the individual parts of the organism. By Julius Wolff, 1900. *Clin Orthop*. 1988;(228):2–11.
10. Khojasteh A, Kheiri L, Motamedian SR, Khoshkam V. Guided bone regeneration for the reconstruction of alveolar bone defects. *Ann Maxillofac Surg*. 2017;7(2):263–277. https://doi.org/10.4103/ams.ams_76_17.

11. Nyman S, Gottlow J, Karring T, Lindhe J. The regenerative potential of the periodontal ligament. An experimental study in the monkey. *J Clin Periodontol*. 1982;9(3):257–265.
12. Hurley LA, Stinchfield FE, Bassett AL, Lyon WH. The role of soft tissues in osteogenesis. An experimental study of canine spine fusions. *J Bone Joint Surg Am*. 1959;41-A:1243–1254.
13. Senn on the healing of aseptic bone cavities by implantation of antiseptic decalcified bone. *Ann Surg*. 1889;10(5):352–368.
14. Lacroix P. Recent investigations on the growth of bone. *Nature*. 1945;156:576–577.
15. Urist M. Bone: formation by autoinduction. *Science*. 1965;150:893–899.
16. Urist MR, Strates BS. Bone morphogenetic protein. *J Dent Res*. 1971;50(6):1392–1406. https://doi.org/10.1177/00220345710500060601.
17. Reddi H. Bone morphogenetic proteins. *Adv Dent Res*. 1995;9(suppl 3):13. https://doi.org/10.1177/08959374950090003S0401.
18. Sheikh Z, Javaid MA, Hamdan N, et al. Bone regeneration using bone morphogenetic proteins and various biomaterial carriers. *Mater Basel Switz*. 2015;8(4):1778–1816. https://doi.org/10.3390/ma8041778.
19. Wozney JM. The bone morphogenetic protein family and osteogenesis. *Mol Reprod Dev*. 1992;32(2):160–167. https://doi.org/10.1002/mrd.1080320212.
20. Edwards JT, Diegmann MH, Scarborough NL. Osteoinduction of human demineralized bone: characterization in a rat model. *Clin Orthop*. 1998;357:219–228.
21. Zhang K, Fan Y, Dunne N, Li X. Effect of microporosity on scaffolds for bone tissue engineering. *Regen Biomater*. 2018;5(2):115–124. https://doi.org/10.1093/rb/rby001.
22. Boyan BD, Weesner TC, Lohmann CH, et al. Porcine fetal enamel matrix derivative enhances bone formation induced by demineralized freeze dried bone allograft in vivo. *J Periodontol*. 2000;71(8):1278–1286. https://doi.org/10.1902/jop.2000.71.8.1278.
23. Janicki P, Schmidmaier G. What should be the characteristics of the ideal bone graft substitute? Combining scaffolds with growth factors and/or stem cells. *Injury*. 2011;42(suppl 2):S77–81. https://doi.org/10.1016/j.injury.2011.06.014.
24. Rakhmatia YD, Ayukawa Y, Furuhashi A, Koyano K. Current barrier membranes: titanium mesh and other membranes for guided bone regeneration in dental applications. *J Prosthodont Res*. 2013;57(1):3–14. https://doi.org/10.1016/j.jpor.2012.12.001.
25. American Association of Tissue Banks. *Standards for Tissue Banking*. 14th ed. McLean, VA: AATB; 2016.
26. Accredited Bank Search. https://www.aatb.org/?q=content/accredited-bank-search.
27. CFR—Code of Federal Regulations Title 21. https://www.accessdata.fda.gov/scripts/cdrh/cfdocs/cfcfr/CFRSearch.cfm?CFRPart=1271. Accessed May 30, 2018.
28. Powers R, Linden J. Tissue Banking. In: *Rossi's Principles of Transfusion Medicine*. 5th ed. West Sussex, UK: Wiley-Blackwell; 2016.
29. Holtzclaw D, Toscano N, Eisenlohr L, Callan D. The safety of bone allografts used in dentistry: a review. *J Am Dent Assoc 1939*. 2008;139(9):1192–1199.
30. Green D, McKenzie R. Nuances of informed consent: the paradigm of regional anesthesia. *Hosp Spec Surg*. 2007;3(1):115–118. https://doi.org/10.1007/s11420-006-9035-y.
31. Watterson D. Informed consent and informed refusal in dentistry. https://www.rdhmag.com/articles/print/volume-32/issue-9/features/informed-consent-and-informed-refusal.html.
32. Moreira NCF, Pachêco-Pereira C, Keenan L, et al. Informed consent comprehension and recollection in adult dental patients: a systematic review. *J Am Dent Assoc. 1939*. 2016;147(8):605–619.e7. https://doi:10.1016/j.adaj.2016.03.004.
33. Strong DM, Shinozaki N. Coding and traceability for cells, tissues and organs for transplantation. *Cell Tissue Bank*. 2010;11(4):305–323. https://doi.org/10.1007/s10561-010-9179-3.
34. Strong DM. The US Navy Tissue Bank: 50 years on the cutting edge. *Cell Tissue Bank*. 2000;1(1):9–16. https://doi.org/10.1023/A:1010151928461.
35. About OPOs. AOPO. http://www.aopo.org/about-opos/. Accessed May 29, 2018.
36. Donate Life America: Organ, Eye, and Tissue Donation Registration. Donate Life America. https://www.donatelife.net/. Accessed May 29, 2018.
37. Organ Donation, Organ Donor Registry | organdonor.gov. https://organdonor.gov/index.html. Accessed May 29, 2018.
38. Orell S. Surgical bone grafting with "os purum," "os novum," and "boiled bone." *J Bone Joint Surg*. 1937;19:873.
39. Forsberg H. Transplantatin of os purum and bone chips in the surgical treatment of periodontal disease (preliminary report). *Acta Odont Scandinav*. 1956;13:235.
40. Scopp IW, Kassouny DY, Morgan FH. Bovine bone (Boplant). *J Periodontol*. 1966;37(5):400–407.
41. Scopp I, Morgan J, Dooner J, et al. Bovine Bone (Boplant) implants for infrabony oral lesions. *Periodontics*. 1966;4:169–176.
42. Pietrzak WS, Ali SN, Chitturi D, et al. BMP depletion occurs during prolonged acid demineralization of bone: characterization and implications for graft preparation. *Cell Tissue Bank*. 2011;12(2):81–88. https://doi.org/10.1007/s10561-009-9168-6.
43. Pietrzak WS, Woodell-May J. The composition of human cortical allograft bone derived from FDA/AATB-screened donors. *J Craniofac Surg*. 2005;16(4):579–585.
44. Aerssens J, Boonen S, Lowet G, Dequeker J. Interspecies differences in bone composition, density, and quality: potential implications for in vivo bone research. *Endocrinology*. 1998;139(2):663–670. https://doi.org/10.1210/endo.139.2.5751.
45. America GPN. Geistlich Biomaterials - USA Pharma. https://www.geistlich-na.com/en-us/.
46. ISO - International Organization for Standardization. https://www.iso.org/home.html. Accessed May 30, 2018.
47. Albee FH. Studies in bone growth: triple calcium phosphate as a stimulus to osteogenesis. *Ann Surg*. 1920;71(1):32–39.
48. Peltier LF, Bickel EY, Lillo R, Thein MS. The use of plaster of paris to fill defects in bone. *Ann Surg*. 1957;146(1):61–69.
49. Campana V, Milano G, Pagano E, et al. Bone substitutes in orthopaedic surgery: from basic science to clinical practice. *J Mater Sci Mater Med*. 2014;25(10):2445–2461. https://doi.org/10.1007/s10856-014-5240-2.
50. Samsell B, Moore M, Bertasi G, et al. Are bone allografts safe and effective for today's dental practitioners? *Dentistry*. 2014;4(9):1–6. https://doi.org/10.4172/2161-1122.1000260.
51. Liu J, Kerns DG. Mechanisms of guided bone regeneration: a review. *Open Dent J*. 2014;8:56–65. https://doi.org/10.2174/1874210601408010056.
52. Sheikh Z, Hamdan N, Ikeda Y, et al. Natural graft tissues and synthetic biomaterials for periodontal and alveolar bone reconstructive applications: a review. *Biomater Res*. 2017;21:9. https://doi.org/10.1186/s40824-017-0095-5.
53. Tomlin EM, Nelson SJ, Rossmann JA. Ridge preservation for implant therapy: a review of the literature. *Open Dent J*. 2014;8:66–76. https://doi.org/10.2174/1874210601408010066.
54. Mohan R, Bajaj A, Gundappa M. Human amnion membrane: potential applications in oral and periodontal field. *J Int Soc Prev Community Dent*. 2017;7(1):15–21. https://doi.org/10.4103/jispcd.JISPCD_359_16.
55. Callan DP. Guided tissue regeneration without a stage 2 surgical procedure. *Int J Periodontics Restorative Dent*. 1993;13(2):172–179.
56. Crook K. GBR and sinus augmentation using autogenous and DFDB Allograft and Alloderm as the barrier. *N M Dent J*. 1999;50(2):24–26.
57. Almazrooa SA, Noonan V, Woo S-B. Resorbable collagen membranes: histopathologic features. *Oral Surg Oral Med Oral Pathol Oral Radiol*. 2014;118(2):236–240. https://doi.org/10.1016/j.oooo.2014.04.006.
58. Bartee BK. The use of high-density polytetrafluoroethylene membrane to treat osseous defects: clinical reports. *Implant Dent*. 1995;4(1):21–26.

59. Gentile P, Chiono V, Carmagnola I, Hatton PV. An overview of poly(lactic-co-glycolic) acid (PLGA)-based biomaterials for bone tissue engineering. *Int J Mol Sci*. 2014;15(3):3640–3659. https://doi.org/10.3390/ijms15033640.
60. Chen J, Zeng L, Chen X, et al. Preparation and characterization of bioactive glass tablets and evaluation of bioactivity and cytotoxicity in vitro. *Bioact Mater*. 2018;3(3):315–321. https://doi.org/10.1016/j.bioactmat.2017.11.004.
61. Otto S, Kleye C, Burian E, et al. Custom-milled individual allogeneic bone grafts for alveolar cleft osteoplasty-A technical note. *J Craniomaxillofac Surg*. 2017;45(12):1955–1961. https://doi.org/10.1016/j.jcms.2017.09.011.
62. Oryan A, Alidadi S, Moshiri A, et al. Bone regenerative medicine: classic options, novel strategies, and future directions. *J Orthop Surg*. 2014;9(1):18. https://doi.org/10.1186/1749-799X-9-18.
63. Asa'ad F, Pagni G, Pilipchuk SP, et al. 3D-printed scaffolds and biomaterials: review of alveolar bone augmentation and periodontal regeneration applications. *Int J Dent*. 2016:1239842. https://doi.org/10.1155/2016/1239842.
64. Barboza EP, Stutz B, Ferreira VF, Carvalho W. Guided bone regeneration using nonexpanded polytetrafluoroethylene membranes in preparation for dental implant placements—a report of 420 cases. *Implant Dent*. 2010;19(1):2–7. https://doi.org/10.1097/ID.0b013e3181cda72c.
65. Rowe MJ, Kamocki K, Pankajakshan D, et al. Dimensionally stable and bioactive membrane for guided bone regeneration: an in vitro study. *J Biomed Mater Res B Appl Biomater*. 2016;104(3):594–605. https://doi.org/10.1002/jbm.b.33430.
66. Ma B, Han J, Zhang S, et al. Hydroxyapatite nanobelt/polylactic acid Janus membrane with osteoinduction/barrier dual functions for precise bone defect repair. *Acta Biomater*. 2018;71:108–117. https://doi.org/10.1016/j.actbio.2018.02.033.
67. Dasgupta A, Orgill D, Galiano RD, et al. A novel reticular dermal graft leverages architectural and biological properties to support wound repair. *Plast Reconstr Surg Glob Open*. 2016;4(10). https://doi.org/10.1097/GOX.0000000000001065.
68. Maksoud M. Stem cell bone allografts in maxillary sinus and ridge augmentation, report of a case. *J Dent Oral Biol*. 2016;1(1):1–4.

36
Enxerto Particulado e Membrana/Regeneração Óssea Guiada

C. STEPHEN CALDWELL

O campo da odontologia restauradora passou por uma mudança de paradigma nos últimos anos que mudou completamente o planejamento de tratamento e as perspectivas de reabilitação de casos dentários severamente comprometidos. Hoje, o uso de implantes na maioria dos planos de tratamento oferece a possibilidade de reabilitação com sucesso usando próteses fixas em muitas situações que antes seriam impossíveis. Atender às demandas e expectativas de nossa entusiástica população de pacientes exige que a equipe multiprofissional de implantodontia atue em níveis novos e desafiadores de sofisticação. À medida que tentamos reabilitar progressivamente mais casos difíceis, os defeitos da crista óssea severamente comprometida que encontramos continuará a desafiar os membros da equipe a desenvolver novas e previsíveis técnicas de enxerto (Figura 36.1).

O objetivo de qualquer procedimento de implante é reabilitar o paciente para a forma, a função e a estética ideais. Pelos esforços combinados de grande número de clínicos e pesquisadores, foram estabelecidas diretrizes em relação ao número adequado de implantes e o posicionamento baseado em possíveis projetos protéticos. O volume ósseo existente no paciente muitas vezes torna difíceis, senão impossíveis, a instalação e o posicionamento adequados dos implantes. O plano de tratamento ideal em implantodontia muitas vezes requer a correção de defeitos significativos da crista alveolar em regiões onde os implantes são indicados para suporte de próteses críticas. Defeitos da crista alveolar são causados por uma variedade de fatores, incluindo anomalias de desenvolvimento, trauma e, mais comuns, exodontias. Após a perda de um dente, um processo de reabsorção previsível do osso alveolar ocorre em ambas as dimensões horizontal e vertical[1] (Figura 36.2).

A perda do osso alveolar pode representar um desafio tanto na perspectiva de apoiar uma prótese removível convencional como na instalação de implantes em posição ideal para resultados funcionais e estéticos. Antes do desenvolvimento de técnicas eficazes de enxerto ósseo, os implantes eram instalados em regiões onde havia suporte ósseo disponível, muitas vezes deixando o protesista com a tarefa de reabilitar um implante em uma posição inferior à ideal dentro do arco. O sucesso da implantodontia hoje tem sido amplamente relacionado ao advento das técnicas de aumento ósseo que permitem a regeneração de uma forma de crista ideal e a instalação de implantes em suas posições funcionais e estéticas ideais[2-6] (Figura 36.3).

O aumento dos volumes ósseos por meio de enxertos é um processo eficaz, mas sensível à técnica. Requer meticulosa habilidade cirúrgica, prática e conhecimento para se tornar proficiente em oportunizar um crescimento ósseo previsível antes da instalação do implante. As complicações são abundantes nesta especialidade, levando a atrasos no tratamento, frustração do paciente e do profissional, bem como possíveis problemas neurossensoriais, vasculares e infecciosos. O implantodontista deve ter um entendimento firme das limitações encontradas em várias técnicas de enxerto ósseo para desenvolver planos de tratamento adequados. Os clínicos devem ser capazes não apenas de prevenir complicações durante o procedimento, mas também de forma adequada abordar complicações relacionadas a esses problemas, caso surjam (Boxe 36.1).

Indicações para enxerto ósseo

A presença de um volume adequado de osso disponível é um dos pré-requisitos mais importantes para a instalação previsível do implante e osseointegração. Embora a perda de volume ósseo possa ser resultado de trauma, a deficiência óssea é mais frequente devido ao processo fisiológico normal que ocorre após a perda ou extração do dente. Estudos têm mostrado que a reabsorção óssea resultante após a remoção do dente pode ser de aproximadamente 1,5 a 2 mm verticalmente e 3,8 mm no plano horizontal dentro de 6 meses.[7,8]

Atualmente, os procedimentos de regeneração óssea são amplamente aceitos como uma opção viável para o tratamento de deficiências edêntulas com uma prótese implantossuportada. Os implantodontistas têm ampla variedade de materiais e procedimentos para enxerto ósseo à disposição. Durante anos, o padrão-ouro na regeneração óssea tem sido o uso de osso autógeno (autoenxerto) em virtude de suas propriedades osteocondutoras, osteoindutoras e osteogênicas (Boxe 36.2). Devido ao osso autógeno ser composto de tecido do próprio paciente, há uma redução na probabilidade de imunorreações e possível transmissão infecciosa. Contudo, o enxerto ósseo autógeno tem desvantagens, incluindo a necessidade de um local cirúrgico secundário, potencial aumento na dor e desconforto, restrições de quantidade de coleta de osso, aumento de custos e procedimentos cirúrgicos mais longos. Estudos têm demonstrado que apenas 61% dos pacientes aceitam enxerto com osso autógeno.[9] Métodos que minimizam os transtornos relacionados às coletas de osso autógeno

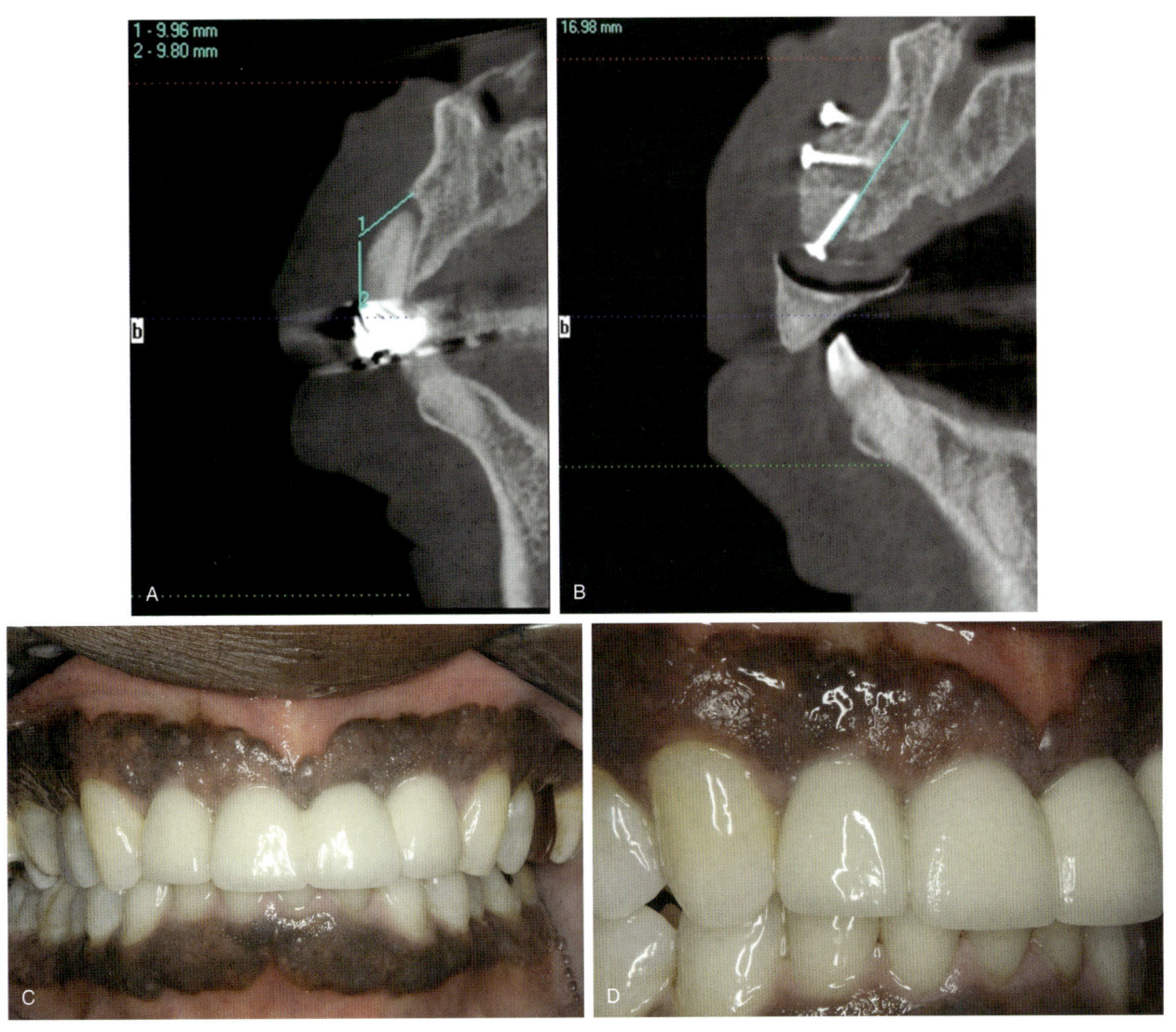

• **Figura 36.1** O planejamento cuidadoso e a execução cirúrgica podem fornecer aos pacientes a oportunidade de substituir seus dentes perdidos por próteses que não são apenas funcionais, mas também esteticamente agradáveis. **A.** Corte transversal de TCFC pré-operatória do incisivo central severamente comprometido. **B.** Corte transversal do mesmo local após um grande aumento de rebordo. **C** e **D.** Próteses finais no local anterior do enxerto.

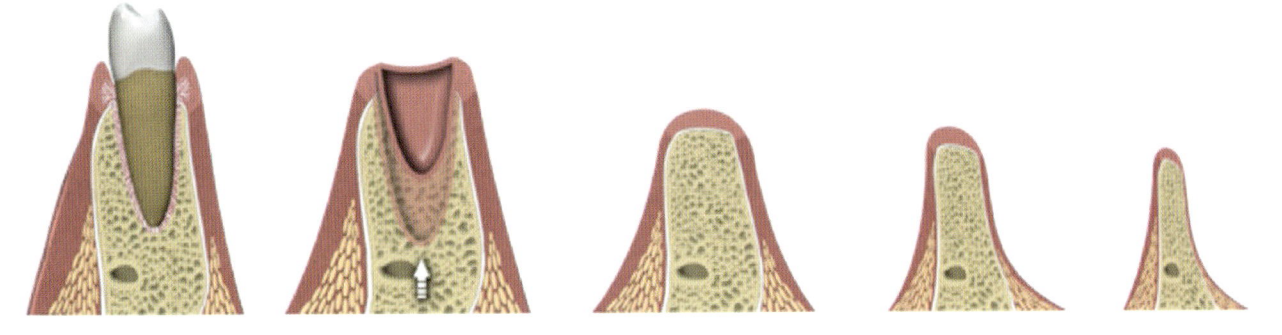

• **Figura 36.2** A reabsorção progressiva da crista óssea após exodontia leva a uma situação que compromete todos os aspectos do processo reabilitador. À medida que a reabsorção avança, menos osso fica disponível para a instalação do implante, comprometendo o resultado final.

permitem que a equipe cirúrgica aproveite o impulso de enxertos autógenos sem colocar seus pacientes em condições de desconforto excessivo. Por mais tentador que seja, a falta de incorporação de pelo menos algum osso autógeno em um grande aumento de crista (> 3 mm) pode, em última análise, alterar a densidade do enxerto final, sua resistência à remodelação imprevisível, a capacidade geral de regenerar o volume vertical e, em certo grau, a largura de um grande local de enxerto horizontal. Portanto, idealmente 50% de osso autógeno deve ser usado em casos de regeneração vertical e em grandes volumes de enxertos horizontais.

O sucesso em qualquer prótese sobre implante requer que os implantes sejam instalados em posições que proporcionam

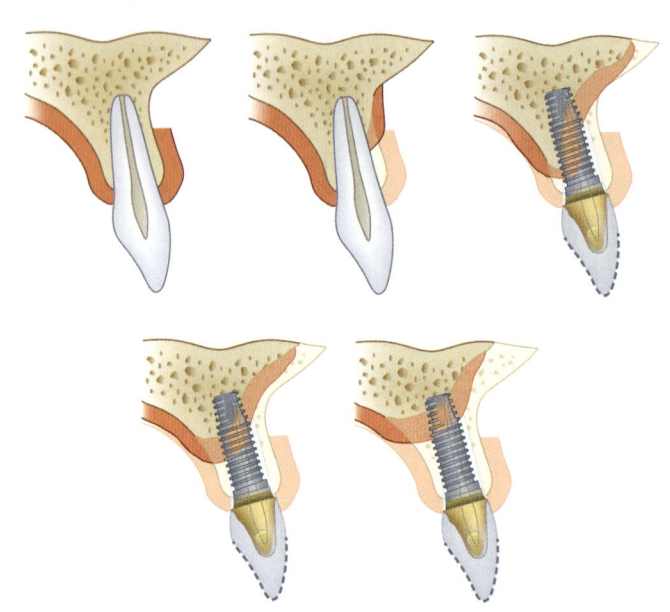

• **Figura 36.3** Perda de tecidos mole e duro. Após a perda do dente, ocorre perda óssea em relação à posição da prótese. À medida que o osso é reabsorvido, o suporte de tecido mole vertical e horizontal ao redor dos dentes e implantes desaparece. Isso resulta na exposição do corpo do implante com falha, juntamente com uma futura prótese sobre implante não estética.

Boxe 36.1 | Considerações sobre tecido duro no plano de tratamento para instalação de implante.

- Largura da crista alveolar
- Altura da crista alveolar
- Angulação da crista alveolar
- Espaço disponível para reabilitação
- Relação crista alveolar maxilar/mandibular
- Proximidade das estruturas vitais
- Depressões/defeitos ósseos
- Pneumatização do seio maxilar
- Locais doadores autógenos disponíveis

Boxe 36.2 | Classificação de cicatrização óssea biológica.

1. Enxertos osteogênicos
- Os enxertos ósseos osteogênicos têm origem autógena e são compostos de células vivas e viáveis, capazes de diferenciação e formação óssea.

2. Enxertos osteoindutores
- Os materiais de enxerto osteoindutor fornecem um estímulo biológico (proteínas e fatores de crescimento) que induzem a progressão das células-tronco mesenquimais e outras células osteoprogenitoras para a linhagem dos osteoblastos.

3. Enxertos osteocondutores
- Osteocondução é o processo que permite que o enxerto ósseo seja propício para a formação óssea, agindo assim como um *scaffold* para o crescimento ósseo.

---

estética, função, conforto e suporte ideais. Para ter sucesso no desenvolvimento de um ambiente favorável à prótese, o número e as posições dos implantes em um espaço edêntulo devem ser determinados com uma análise cuidadosa da relação entre a prótese reabilitadora e as forças que serão exercidas na prótese definitiva. Isso é então combinado com aspectos funcionais e estéticos do caso, em última análise, ditando a relação entre os implantes, o osso e as forças opostas. Todos esses fatores devem ser considerados no planejamento de suporte para que uma prótese funcione bem, mantendo o volume ósseo ao redor dos pilares protéticos. Os clínicos muitas vezes tentam contornar o processo de enxerto, seja para economizar tempo ou porque eles não têm experiência com as técnicas avançadas de enxertia. O osso insuficiente em locais receptores leva à instalação de implantes com diâmetros inadequados, comprimentos mais curtos, número insuficiente ou angulações menores do que as ideais. Comprometimentos como esses podem levar a danos significativos ao redor do implante e à prótese por ele suportada. Devido ao fato de que a reabsorção e a remodelação ocorrem em cada sítio edêntulo, a necessidade de um enxerto ósseo adjuvante deve ser considerada e muitas vezes é vital para um resultado de sucesso.

A falha em reconhecer a necessidade de enxerto ósseo leva a inúmeros problemas de tratamento, que vão desde complicações estéticas até falha do implante e da prótese. A instalação de implantes de tamanhos abaixo do ideal ou em número menor que o ideal para contornar o processo de enxerto é um comprometimento que frequentemente leva a falhas relacionadas à força dos componentes do implante, falha da própria prótese ou perda óssea. Em última análise, pode ocorrer morbidade do implante e da prótese. Uma abordagem multidisciplinar deve ser tomada para avaliar a solução protética ideal para o paciente, com base nos desejos do paciente, no osso disponível e em outros fatores. Depois que um plano protético for estabelecido, o clínico deve começar a planejar as posições dos implantes, necessárias para executar a opção protética. Uma vez que os locais para os implantes específicos são determinados, as regiões associadas são avaliadas para suporte básico ósseo naquele local específico. Se o osso disponível for inadequado para instalar um implante com sucesso em um local-chave para a prótese, o enxerto deve então ser incluído no plano de tratamento para construir volume ósseo apropriado (Figura 36.4).

Processo de regeneração óssea celular

O desenvolvimento celular ósseo em um local deficiente envolve um processo delicado que ocorre durante longo período. Essa série de etapas pode ser facilmente interrompida por crescimento interno celular, micromovimento, infecção ou contaminação bacteriana. Portanto, o processo de regeneração óssea guiada (ROG) é sempre realizado em um espaço protegido onde pode ocorrer o processo natural passo a passo do desenvolvimento ósseo. A primeira fase desse processo de regeneração envolve o recrutamento de precursores de osteoblastos e fatores de crescimento para a área receptora. Isso é realizado principalmente por meio de um leito receptor ósseo existente, sua vascularização e o material de enxerto (*i. e.*, autoenxerto, aloenxerto, xenoenxerto). A segunda fase do processo é o processo de reabsorção/deposição. As células hospedeiras osteoprogenitoras se infiltrarão no enxerto em 7 dias, e a reabsorção e a deposição ocorrerão por meio de substituição por deslocamento e osteocondução. Os precursores de osteoblastos diferenciam-se em osteoblastos maduros sob a influência de osteoindutores e sintetizam osso novo durante as primeiras semanas. Fatores de crescimento envolvidos no processo de formação óssea atuam na proliferação de fibroblastos e osteoblastos, deposição de matriz extracelular, diferenciação de células mesenquimais e proliferação vascular (Figura 36.5 e Boxe 36.3).

CAPÍTULO 36   Enxerto Particulado e Membrana/Regeneração Óssea Guiada

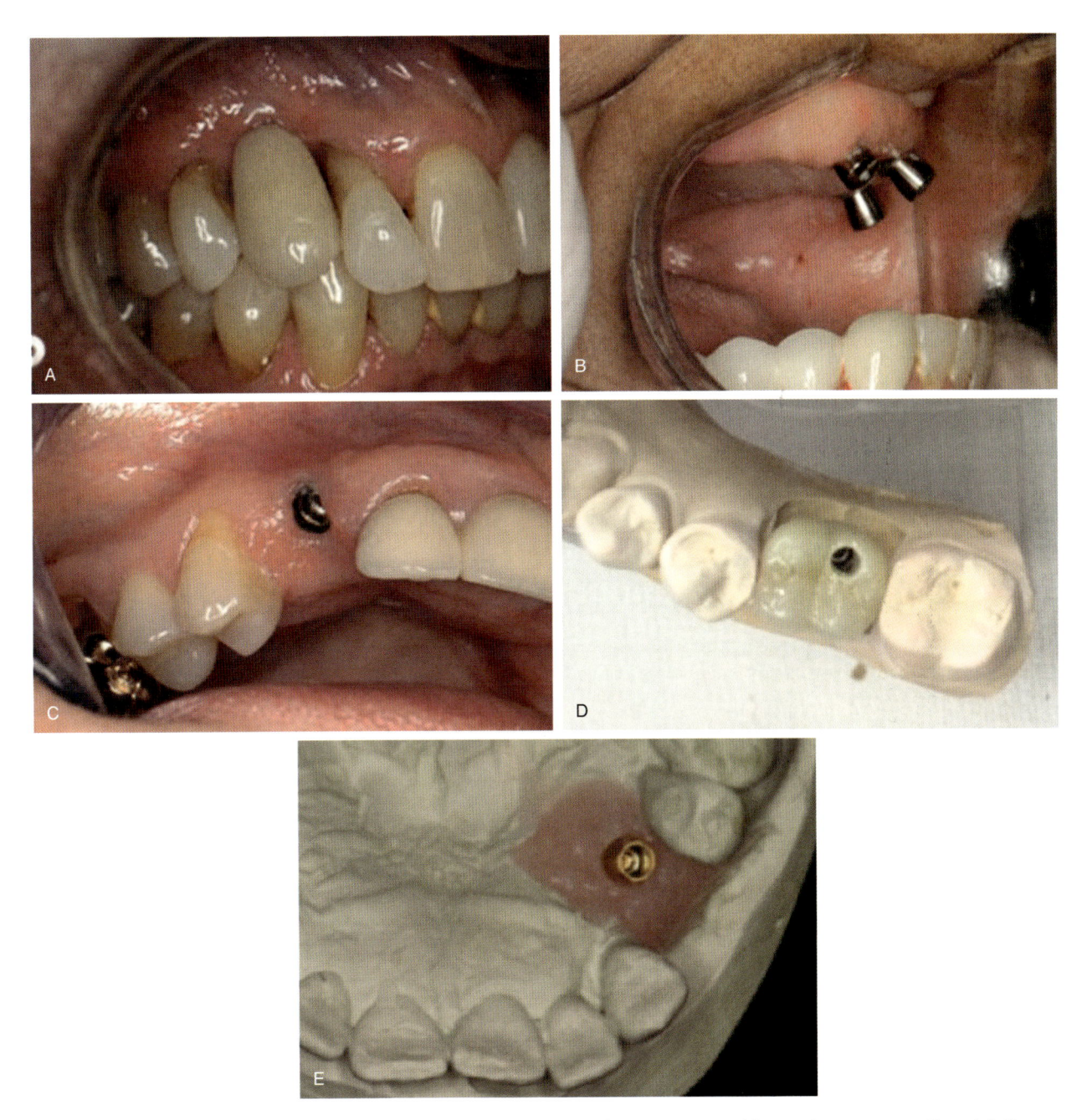

• **Figura 36.4** Implantes mal posicionados. **A.** Os implantes instalados em locais ósseos comprometidos resultam em uma prótese definitiva comprometida. **B** e **C.** Implantes posicionados muito para vestibular aumentam a morbidade da prótese e comprometem a estética. **D** e **E.** Implantes posicionados muito para lingual resultarão em uma prótese com contorno excessivo, e também colocarão os implantes em desvantagem biomecânica.

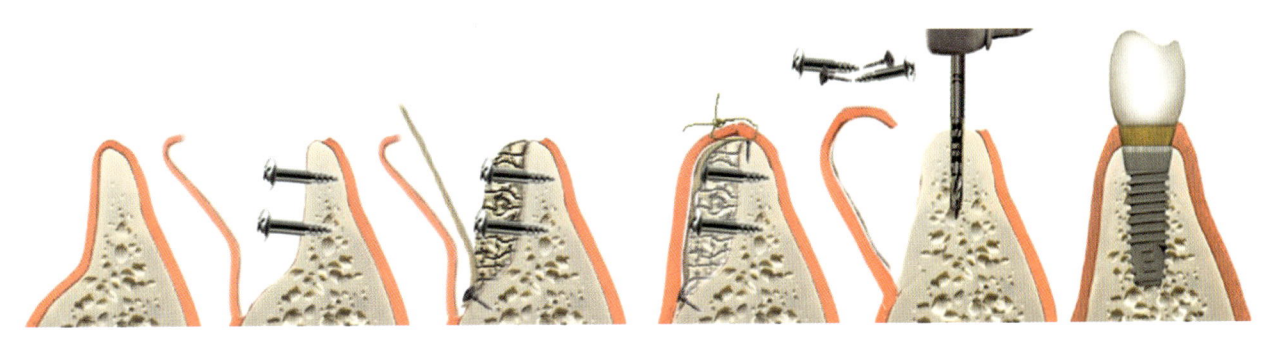

• **Figura 36.5** A regeneração óssea guiada combina a ciência da regeneração óssea com o gerenciamento da manutenção do espaço para o desenvolvimento de configurações ósseas planejadas. Com o uso de parafusos ósseos e uma membrana para barreira, pode ocorrer a regeneração óssea.

Plano de tratamento em rebordo edêntulo comprometido

Plano de tratamento para próteses implantossuportadas em espaços edêntulos requerem uma compreensão clara dos padrões de reabsorção da perda óssea. À medida que uma crista é reabsorvida, o osso disponível para suporte dos implantes desaparece, impedindo a instalação de implantes em locais-chave para o sucesso da reabilitação. Após a perda do dente, o padrão inicial de reabsorção óssea começa com a perda da porção (vestibular) da crista, eventualmente levando a uma diminuição na altura do rebordo vertical. Conforme esse processo de reabsorção ocorre, a posição das próteses implantossuportadas pode mudar substancialmente para uma nova relação interarcos entre a maxila e a mandíbula. Por exemplo, a perda dos dentes na região posterior da maxila acompanhada da perda em largura da crista óssea vestibular frequentemente leva ao desenvolvimento de uma mordida cruzada posterior. Isso é agravado conforme a mandíbula se deteriora em uma divisão C ou D, reabsorvendo até o osso basal mandibular remanescente, posicionado lateralmente, longe do osso maxilar remanescente. O planejamento do tratamento deve combinar a prótese definitiva implantossuportada de maneira que não coloque forças desnecessárias na interface implante-osso, levando a remodelação óssea e falha do implante. A habilidade atual da equipe de implantodontia em regenerar osso em locais críticos aumentou a previsibilidade das próteses definitivas e, ao fazê-lo, reduziu o número de falhas de implantes (Figura 36.6).

Boxe 36.3 Definições de cicatrização e enxerto ósseo.

Remodelação óssea – Fenômeno natural em que o osso velho é continuamente substituído por osso novo. Este processo equilibrado é fundamental para a manutenção de massa óssea saudável.

Modelagem óssea – Essas mudanças no tamanho e na forma do osso em uma região são adaptações em resposta ao estresse ou forças de carga direcionadas ao osso.

Reparo ósseo – Processo fisiológico em que o corpo facilita o reparo de uma fratura óssea.

Regeneração óssea – Desenvolvimento de novo crescimento ósseo em pessoas com deficiências locais, usando protocolos cirúrgicos que aplicam os princípios da osteogênese, osteoindução e osteocondução para crescimento ósseo direcionado.

Regeneração óssea guiada (ROG) – Técnica para reconstruir deficiência óssea alveolar por meio do uso de uma membrana para barreira a fim de excluir células epiteliais e permitir que células de crescimento mais lento formem osso.

Regeneração tecidual guiada (RTG) – Técnica para regenerar estruturas periodontais perdidas pelo uso de uma membrana para barreira com o propósito de excluir crescimento interno do tecido epitelial ou conjuntivo.

Avaliação do local edêntulo

O processo de planejamento do tratamento começa com uma avaliação da extensão da deficiência óssea e da capacidade de um procedimento regenerativo para criar suporte adequado para implantes em suas posições ideais para conforto, estética, função e suporte. À medida que a extensão da regeneração óssea é avaliada, deve-se tomar cuidado nos estágios iniciais para identificar as posições esperadas de cada reabilitação ou prótese usando enceramentos diagnósticos precisos. A avaliação da relação entre as posições reabilitadoras necessárias e a deficiência óssea fornecerá uma visão sobre o volume e a forma do osso que precisará ser regenerado. Neste estágio, a abordagem cirúrgica mais previsível e o material de enxerto ósseo (p. ex., autoenxerto, aloenxerto, xenoenxerto)

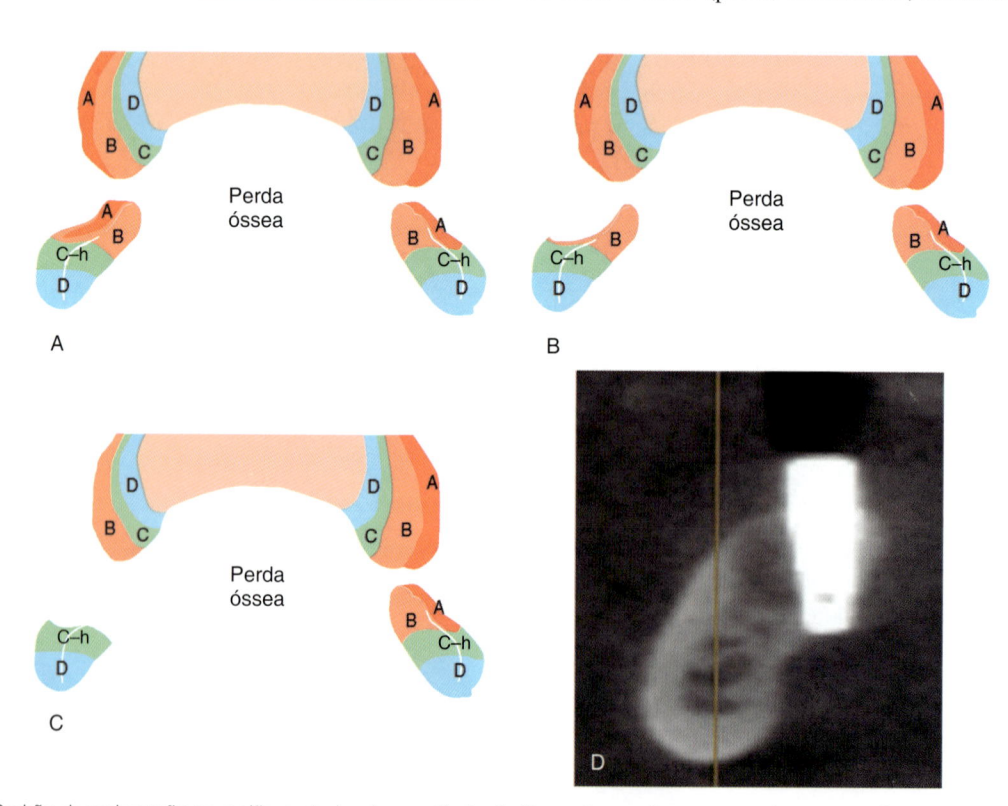

• **Figura 36.6** Padrão de reabsorção na região posterior da mandíbula. **A.** Os contornos ósseos normais em uma vista coronal dos arcos da maxila e da mandíbula. **B.** A reabsorção inicial do osso no arco mandibular da Divisão A para a Divisão B. **C.** À medida que o osso é reabsorvido (Divisão B para a Divisão C), a posição mandibular resultante é mais inclinada lingualmente (medialmente) em comparação com o arco superior. A perda posterior do arco inferior deixa o osso remanescente em uma posição mais lateral do que o arco superior. **D.** Muitas vezes, quando o osso é reabsorvido, a posição do implante fica comprometida, como pode ser visto pela imagem em corte transversal que ilustra uma perfuração.

são selecionados para garantir que o suporte ósseo adequado possa ser desenvolvido para a instalação ideal do implante.

No planejamento do tratamento de avaliação do local, complicações muitas vezes ocorrem quando o clínico não consegue entender a relação entre as limitações de várias técnicas de enxerto regenerativo e o desenvolvimento previsível de contorno ósseo requerido e volume ósseo necessário para o sucesso da reabilitação. Não é possível tratar todos os defeitos ósseos com técnicas simples ou limitadas que um clínico aprende no início de sua curva de aprendizado. Essa especialidade requer uma variedade de abordagens para atender a realidade da reabsorção óssea avançada, e como o cirurgião ganha experiência, a aplicação correta das técnicas leva a resultados previsíveis. Quando a técnica incorreta for usada, um volume ósseo inadequado será regenerado, levando a resultados reabilitadores comprometidos ou a uma falha potencial da prótese. Esses problemas não apenas comprometem o local do enxerto, mas também podem destruir o osso ao redor dos dentes, criando uma situação pior do que foi originalmente encontrada (Figura 36.7).

Em um cenário ideal, a prevenção da reabsorção da crista começa com a consciência da preservação da crista e a limitação da perda óssea antes de a crista principal apresentar defeito. Isso começa com técnicas de exodontia atraumáticas, enxerto agressivo de alvéolo e comunicação entre os membros da equipe de implantodontia no que diz respeito à necessidade de preservação oportuna do rebordo. Quanto mais tempo o paciente permanecer sem um implante no local da exodontia, maior será a chance

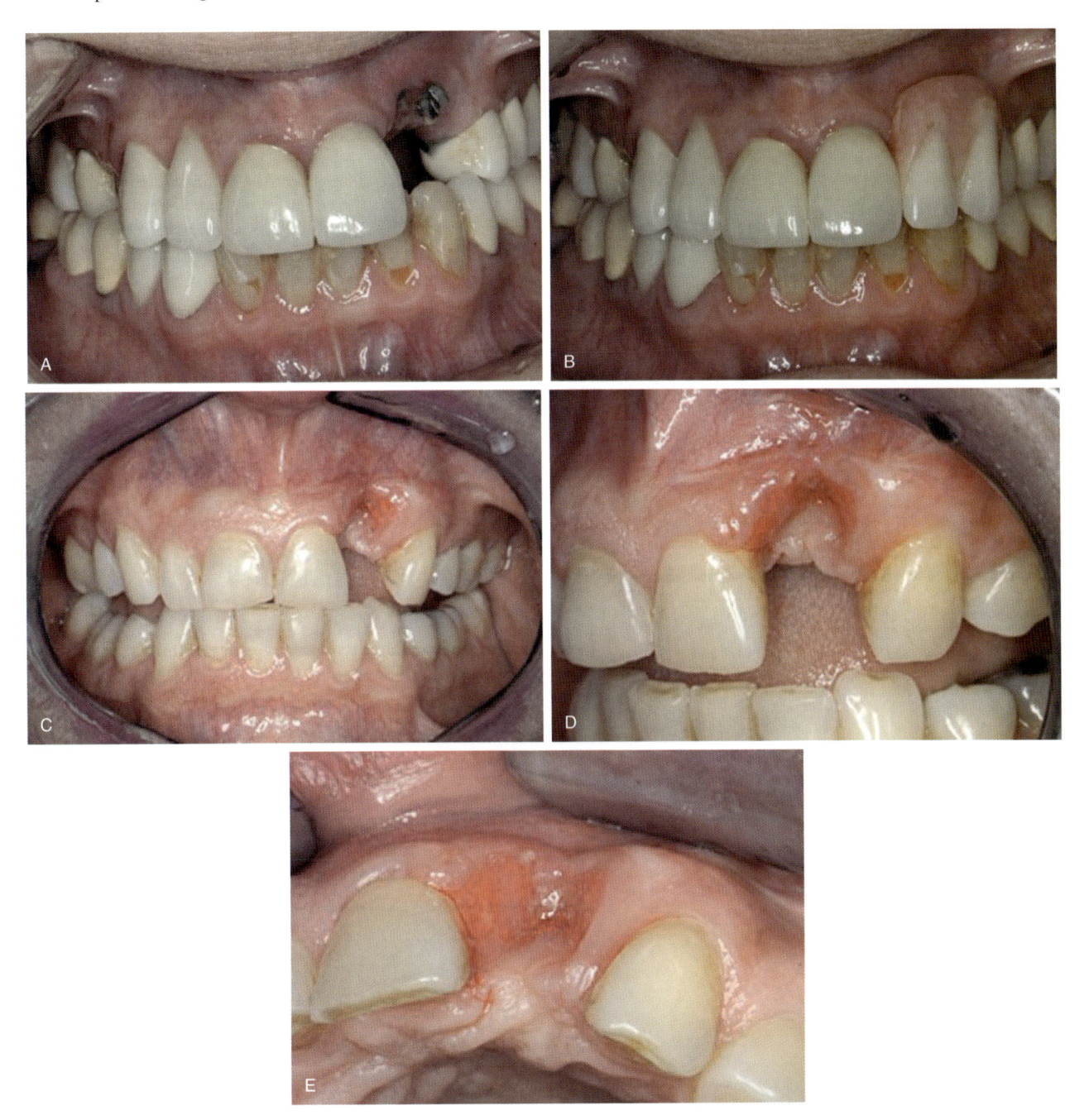

• **Figura 36.7 A.** Implantes de incisivo lateral esquerdo e canino foram instalados em um local de enxerto ósseo mal executado, levando a uma situação estética devastadora. **B.** Por causa dos implantes mal posicionados, uma prótese parcial removível foi colocada para esconder a posição do implante. **C.** A substituição do incisivo lateral esquerdo superior resultou em um defeito após duas tentativas malsucedidas de enxerto de uma placa cortical vestibular ausente. **D.** A perda da cortical óssea elevou o defeito ao nível dos ápices dos dentes adjacentes. **E.** O único osso remanescente é encontrado ao longo da lâmina cortical palatina.

de que os procedimentos de enxerto adjuvante sejam necessários. O uso de materiais eficazes de enxerto é fundamental para um resultado de sucesso. Para pacientes com edentulismo há bastante tempo, o cirurgião precisa estar totalmente ciente dos padrões de reabsorção óssea para compreender a arquitetura óssea subjacente atual e escolher corretamente um protocolo de enxerto que construirá o volume correto para a prótese pretendida. Esse conhecimento prático de reabsorção da crista e a experiência no uso eficaz do diagnóstico por imagem para avaliar com precisão os volumes ósseos dão ao clínico a oportunidade de organizar corretamente um plano adequado e previsível de tratamento (Figura 36.8).

O uso de imagens de tomografia computadorizada de feixe cônico (TCFC), junto com modelos adequados de diagnóstico digital ou gesso, permite ao clínico criar um plano protético claro. O enceramento diagnóstico pode ser facilmente cruzado com os dados de TC em *software* de imagem de tomografia computadorizada (TC) para avaliação dos volumes ósseos necessários para suporte de implante adequado em posições-chave. Todo esse processo foi avançado com as varreduras digitais e coroas/implantes virtuais. Os planos digitais, uma vez integrados às imagens de TCFC, permitem que a equipe visualize as relações entre o volume ósseo e os componentes reabilitadores. Uma vez que as dimensões e o volume do enxerto foram determinados, a aplicação de técnicas e de materiais de enxerto ósseo é necessária para garantir que o volume pretendido possa ser alcançado. Neste ponto, o paciente deve ser instruído sobre os detalhes dos procedimentos regenerativos e um cronograma de tratamento. Procedimentos avançados de enxerto atrasam a conclusão da prótese definitiva, e os pacientes devem estar cientes da extensão dos inconvenientes que precisarão ser tolerados durante a sequência cirúrgica (Figuras 36.9 e 36.10).

Considerações e classificação da morfologia do defeito ósseo

Um dos componentes mais difíceis do plano de tratamento para aumento ósseo é aprender como prever a quantidade de osso que será realmente necessária para desenvolver a base de suporte adequada que o plano de tratamento reabilitador requer. A avaliação da situação clínica, a revisão de radiografias bidimensionais, a avaliação de modelos com enceramentos diagnósticos e informações da TCFC desempenham um papel na determinação de onde

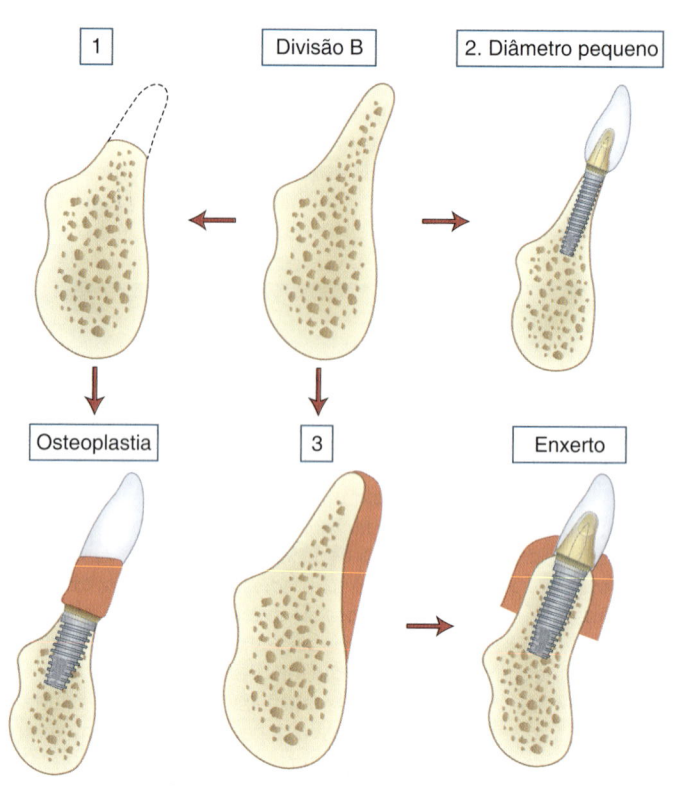

• **Figura 36.8** Árvore de decisão do planejamento do tratamento. Em um rebordo de Divisão B, várias opções de tratamento são possíveis, incluindo osteoplastia, implantes da Divisão B ou enxerto ósseo. No entanto, cada plano de tratamento tem vantagens e desvantagens que devem ser levadas em consideração em relação à prótese definitiva (p. ex., prótese fixa tipo 1 [PF-1], PF-2 ou PF-3).

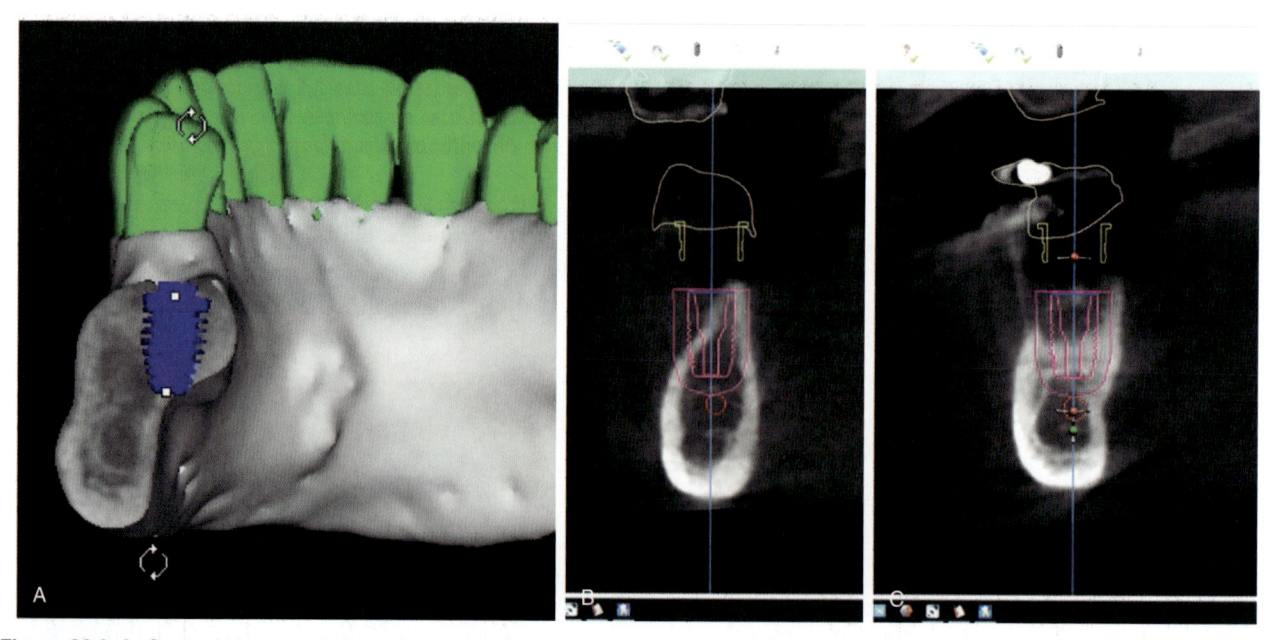

• **Figura 36.9 A.** O uso de imagens tridimensionais permite que a equipe de implantodontia tenha a oportunidade de visualizar a relação entre a osteotomia e o osso e dentes circundantes. **B.** O exame das seções transversais da tomografia computadorizada de feixe cônico permite a avaliação dos locais de implante propostos e sua relação com o osso disponível. Neste caso, não há osso suficiente para suportar um implante sem enxerto adicional no local. **C.** A ausência de suporte ósseo bucal adequado indica a necessidade de regenerar pelo menos 5 mm de osso. O osso ao redor desses 5 mm coronais do implante é fundamental para o suporte funcional durante a carga.

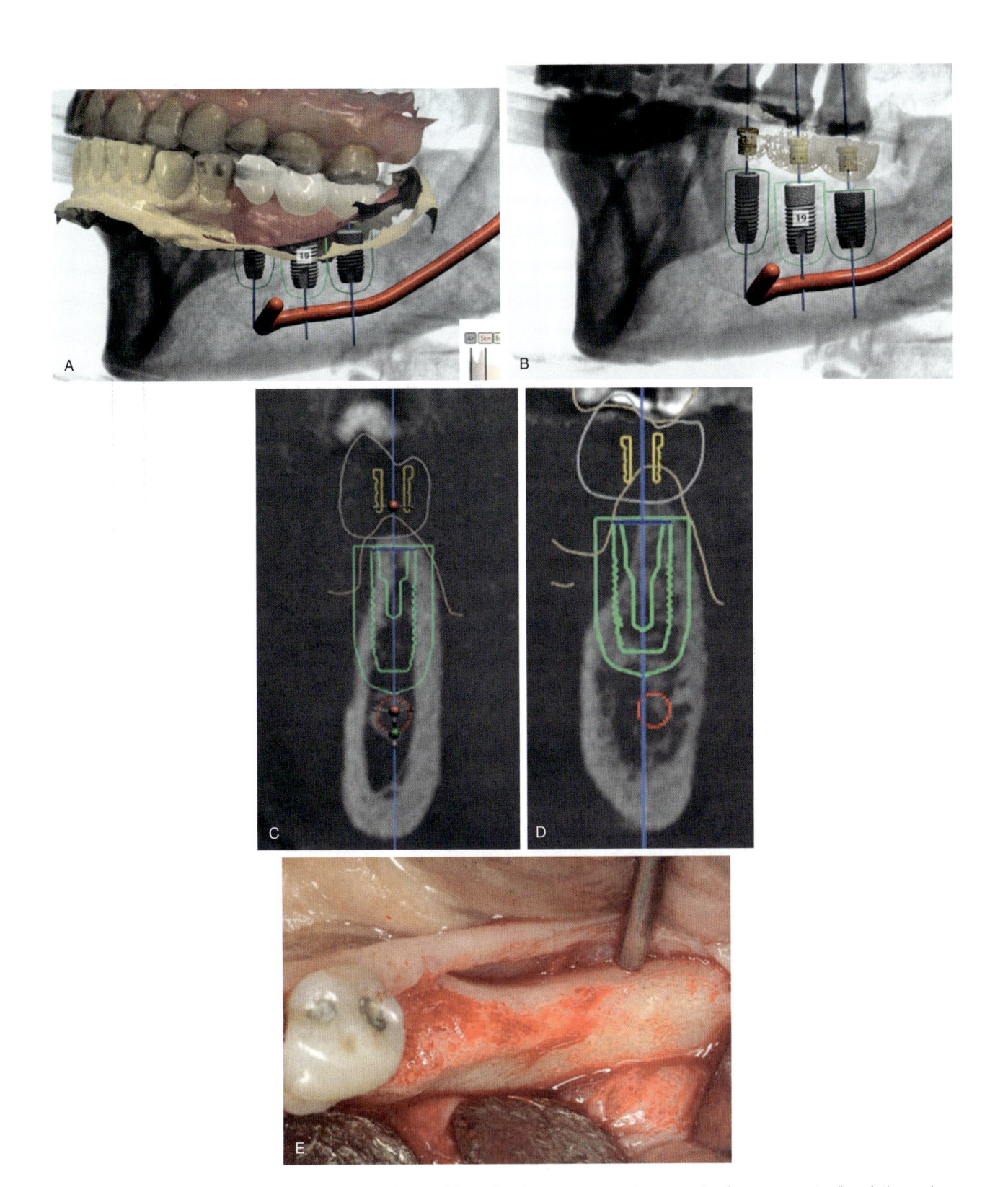

• **Figura 36.10 A.** O planejamento de um caso em *software* tridimensional começa com a incorporação do enceramento diagnóstico na imagem tomográfica computadorizada de feixe cônico. **B.** Os implantes são então introduzidos em posições que irão apoiar as coroas em suas posições reabilitadoras exigidas. **C** e **D.** Como as secções transversais são avaliadas neste caso particular, é aparente que não há largura de rebordo suficiente para a instalação de implantes no osso existente. Esta visão preliminar indica que o aumento do rebordo será necessário para o alinhamento e suporte adequados do implante. **E.** A avaliação do rebordo ósseo real no momento da cirurgia confirma a avaliação digital da deficiência óssea anterior.

o osso será necessário e quanto osso será preciso para enxertar o sítio com sucesso. O conceito de determinação do volume do enxerto é ainda mais importante quando o osso autógeno é incorporado ao processo regenerativo. A localização de uma coleta de osso autógeno muitas vezes determina quanto volume de osso pode ser recuperado. O queixo e o ramo são os principais locais doadores para volumes significativos usados na enxertia em bloco, mas esses sítios podem fornecer apenas um volume limitado de osso. Se tais sítios doadores locais forem inadequados, o osso pode ser retirado no ápice de muitos locais de osteotomia. Além disso, o uso de uma unidade de piezocirurgia e raspadores ósseos podem ser utilizados para coletar aparas corticais (Figura 36.11).

Nos casos em que um procedimento anterior não desenvolve adequadamente volumes ósseos para o posicionamento ideal do implante, o descolamento do tecido sobre o local enxertado revelará suporte ósseo inadequado para o tamanho e a posição pretendidos do implante. Nesse momento, decisões críticas devem ser feitas para evitar a chance de comprometer o sucesso geral do caso devido a essa deficiência. A solução mais fácil é parar e reformular o sítio, mas isso causa transtornos para o paciente, constrangimento para o cirurgião e aumento geral do tempo de tratamento e custos. A alternativa é ignorar a deficiência, instalando o implante em local deficiente ou tentando enxertia suplementar em torno das superfícies expostas do implante. A instalação de implantes em locais comprometidos sem enxerto, em última análise, limita o tamanho do implante ou força o posicionamento incorreto do implante na posição alternativa. Essa opção leva a um resultado comprometido e incorre em risco desnecessário de falha futura. Para cirurgiões mais experientes, instalação simultânea de implantes com enxerto adicional pode ser tentado, mas isso é limitado a casos em que o osso basal circundante permite a aplicação de posicionamento de implante adequado aos princípios de enxerto (Figuras 36.12 e 36.13).

Classificação do defeito ósseo

Determinar se um sítio edêntulo exigirá aumento deve começar com uma avaliação inicial do defeito ósseo. A revisão cuidadosa da topografia do local receptor inclui revisão dos níveis ósseos nos dentes adjacentes, protuberâncias ósseas, profundidade do defeito real em si, variações na altura vertical das paredes remanescentes do rebordo e condição do tecido mole circundante. Um enxerto bem-sucedido depende da passagem de vários componentes celulares do entorno das paredes ósseas do local receptor e de componentes vasculares no local de enxerto em desenvolvimento. Quanto maior a distância das superfícies desses ossos para os componentes periféricos do enxerto, maior é o desafio para as várias células migrarem para os limites externos do enxerto particulado. Os contornos ósseos proeminentes circundantes também fornecem suporte e proteção adicionais para partículas de enxerto, limitando o micromovimento que geralmente resulta em crescimento ósseo comprometido. Essas superfícies ósseas fixas também podem ajudar na contenção de partículas de enxerto e eventual suporte de membranas. Dependendo da morfologia e da topografia do defeito, o clínico pode determinar a dificuldade e o sucesso potencial dos procedimentos de aumento. O sistema de classificação a seguir é baseado nos contornos ósseos da área deficiente.

Classificação de defeito ósseo
1. Depressão
2. Concavidade
3. Canaleta
4. Elevação/proeminência
5. Vertical (altura)
6. Destruição cortical vestibular e lingual
7. Complexo/multidimensional
(Figuras 36.14 e 36.15).

Depressão

Uma depressão simples em um local potencial de implante é um defeito ósseo medindo menos de 3 mm. Se esses tipos de defeito forem deixados sem tratamento, eles podem contribuir para uma deiscência de rebordo ou fenestração quando um implante é instalado na região. Tais áreas deprimidas são geralmente enxertadas no momento da instalação do implante e não requerem o uso de

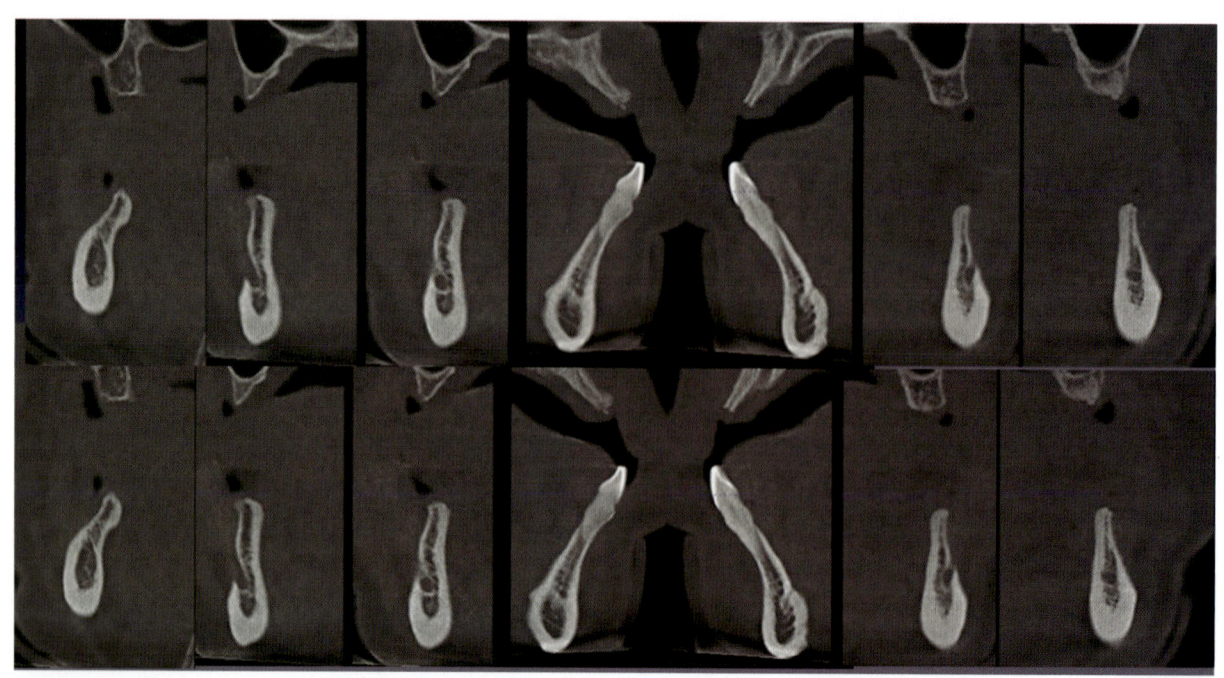

• **Figura 36.11** Esta série de cortes transversais foi preparada a partir de uma mandíbula ilustrando um paciente que tem largura total de crista muito fina ao longo das regiões anterior e posterior. Como este caso é considerado para aumento, a preocupação deve ser direcionada ao potencial de falha do enxerto devido à discrepância geral entre a largura fina do osso basal e a largura necessária para o posicionamento do implante.

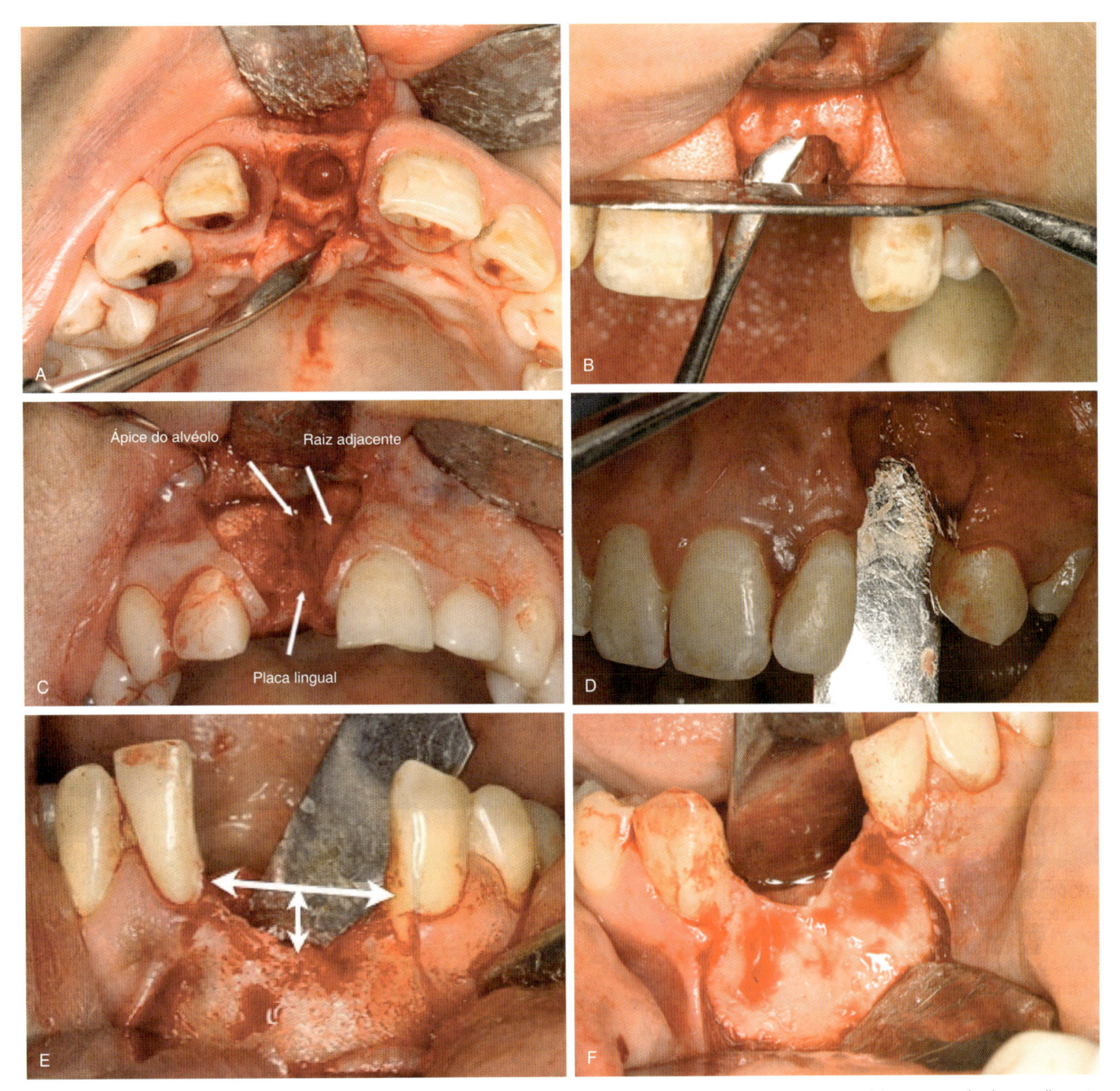

• **Figura 36.12** Defeitos ósseos. **A.** Ao avaliar defeitos ósseos, a relação tridimensional da perda óssea *versus* o posicionamento do dente adjacente é crucial. **B.** A reabsorção vertical grave requer regeneração para evitar complicações com suporte, estética e má cicatrização. **C.** A posição dos dentes e raízes adjacentes deve ser avaliada para determinar o prognóstico de uma reabilitação relacionada ao implante. **D.** Defeitos que destroem tanto as placas corticais vestibulares quanto as palatinas limitam a escolha dos procedimentos regenerativos que podem ser utilizados. **E** e **F.** Quando há um rebordo em declínio acentuado adjacente a um dente natural, a instalação de um implante a 1,5 mm de distância cria uma situação de falha, começando no momento da instalação inicial do implante. Com o passar do tempo, tanto o dente quanto o implante ficarão comprometidos. Posicionar o implante distante do dente natural pode limitar esse problema de proximidade; entretanto, a posição do corpo do implante será muito apical, o que afeta a estética e a biomecânica.

técnicas de manutenção de muito espaço. Quando uma depressão é observada, ela pode ser recoberta com uma camada de material de aloenxerto e com uma membrana de colágeno. O isolamento das partículas a longo prazo não é tão crítico nessas situações, em comparação com defeitos maiores nos quais o crescimento fibroso pode ser catastrófico. O defeito ósseo depressão é o tipo mais previsível de enxerto e a experiência de cirurgias avançadas não é tão crítica quanto em outro tipo de defeito.

Concavidade

O defeito do rebordo em forma côncava tem uma extensa depressão horizontal significativa ou defeito ósseo no meio do rebordo que ultrapassa 3 mm da profundidade total. Esses defeitos têm remanescentes razoáveis de osso ao redor do local que pode ser usado para suporte do enxerto, contenção de partículas e fornecimento adequado de células para angiogênese. A regeneração nesses sítios é relativamente previsível e a maior parte do suporte do

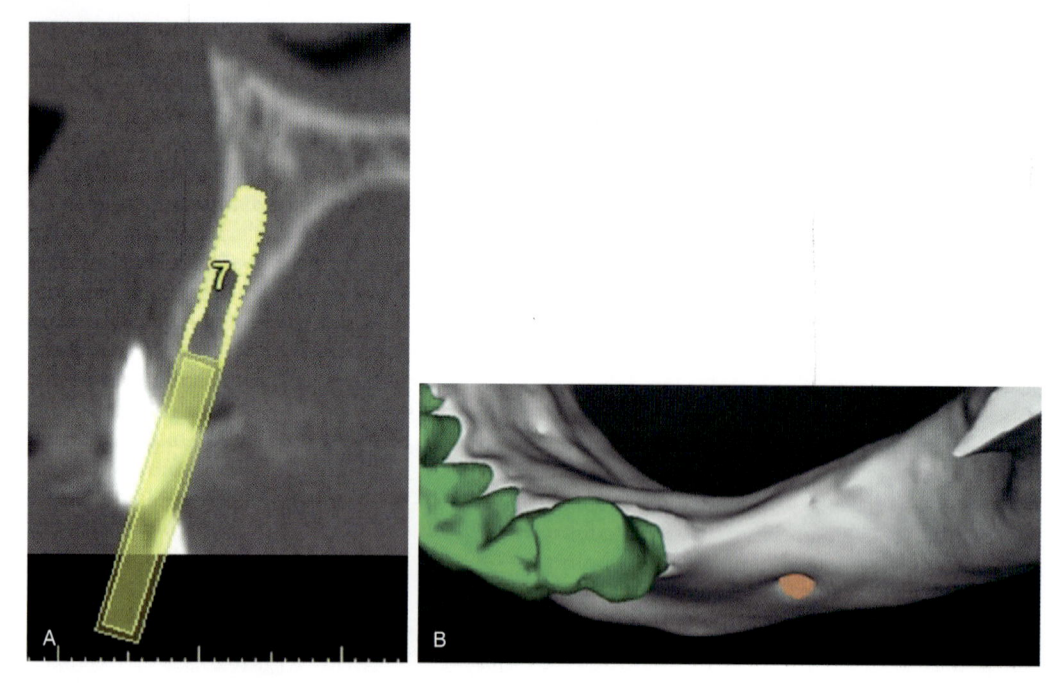

• **Figura 36.13** Avaliação de defeitos ósseos por tomografia computadorizada de feixe cônico (TCFC). **A.** O planejamento interativo de tratamento deve ser concluído para determinar quaisquer possíveis deficiências ósseas. **B.** A TCFC tridimensional pode ser usada para obter melhor morfologia óssea.

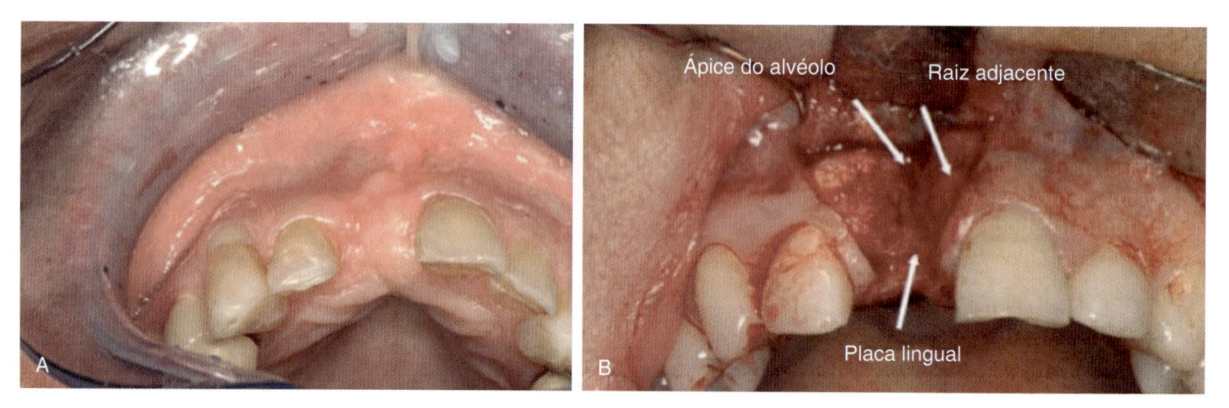

• **Figura 36.14 A.** A avaliação da aparência clínica de um espaço edêntulo pode facilmente enganar os clínicos com relação aos contornos ósseos subjacentes. **B.** O descolamento do retalho revela um aspecto vestibular severamente reabsorvido da crista edêntula.

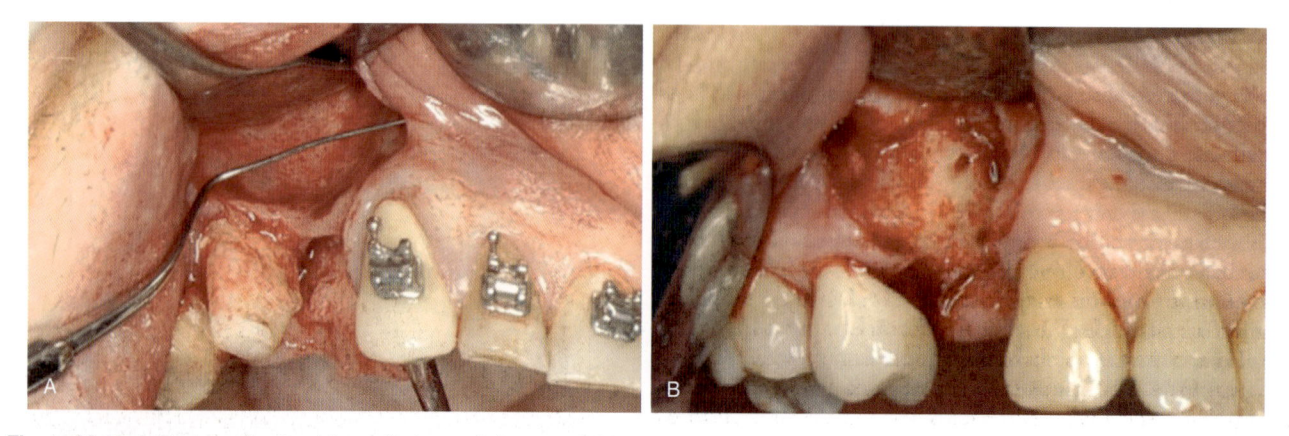

• **Figura 36.15 A.** Reabsorção da crista vestibular e palatina com defeitos coronais e apicais. Isso exigirá regeneração vestibular e palatina. **B.** Reabsorção vestibular grave com alguma placa cortical óssea palatina remanescente.

implante ainda será fornecida pelo osso autógeno circundante. Um defeito côncavo exigirá a manutenção de espaço adequado para o desenvolvimento de crescimento ósseo horizontal significativo, exigindo o uso de um sistema de suporte (p. ex., parafusos ósseos, uma membrana com suporte de titânio) que é mantido por pelo menos 5 meses (Figura 36.16A e B).

Canaleta

Defeitos graves no rebordo podem às vezes destruir a crista até a profundidade da placa cortical lingual/palatina. Estes são mais vistos em defeitos de um único dente, especialmente após uma extração traumática. O defeito resultante fornece paredes laterais do osso claramente definidas, formadas pelas raízes dos dentes adjacentes, e a maioria desses locais também tem uma parede apical de osso que se aproxima do ápice anterior do dente. Embora esses sejam defeitos profundos e circundantes, eles fornecem proteção para os componentes do enxerto por sua configuração real. A fixação de parafusos de sustentação no meio desse defeito garante a manutenção do espaço necessária para a regeneração. A presença de quatro paredes ósseas fornece uma fonte de componentes celulares e o potencial regenerativo resultante é excelente. Portanto, o enxerto nesses defeitos pode ser realizado mais previsivelmente do que um defeito côncavo amplo e exposto que requer suporte vertical complexo para o desenvolvimento da profundidade do enxerto, proteção de próteses removíveis e exposição geral a micromovimento (Figura 36.17).

Elevação/Proeminência

Quando os defeitos do rebordo se estendem ao longo da extensão de vários dentes, a topografia das superfícies lateral e vertical de potenciais locais de enxerto é capaz de variar significativamente. Uma concavidade horizontal ou depressão isolada em um local receptor pode ser complicada por proeminências elevadas adjacentes de osso cortical. A região de canino superior seria um local típico onde o dente original se estenderia além do osso basal circundante. A perda da placa cortical em um pré-molar adjacente seria um contraste distinto com o suporte cortical proeminente sobre um canino. Outros exemplos seriam as mudanças nos contornos vestibulares gerais criados por dentes mal posicionados. Situações como essa também podem se desenvolver à medida que vários dentes são perdidos durante um longo período, a perda resultante de suporte do rebordo enfatiza os contornos vestibulares dos demais dentes comprometidos. A enxertia ao redor dessas regiões proeminentes não requer muito suporte na área elevada, mas uma boa manutenção do espaço tem de ser adjacente à proeminência do local receptor (Figura 36.18).

Vertical (altura)

A avaliação exata da altura vertical do rebordo em um local potencial de aumento é crítica do ponto de vista do planejamento do tratamento. À medida que a altura do defeito vertical é aumentada, a proporção coroa-implante torna-se problemática no que diz respeito a fatores estéticos e biomecânicos. A regeneração da altura vertical é um procedimento complexo de enxerto geralmente reservado a clínicos com experiência e habilidades na manipulação de tecidos moles complexos. Um verdadeiro defeito vertical é, em essência, diretamente relacionado com a perda de ambas as placas corticais. Esses defeitos exigirão que o conceito de manutenção do espaço seja movido para uma habilidade tridimensional. Um topo de crista de borda afiada fina geralmente está presente, com duas superfícies corticais densas aproximando-se umas das outras com pouco ou nenhum componente medular entre eles. A área de superfície resultante que requer regeneração envolve a porção palatina/lingual, a região do defeito de altura vertical e a região vestibular altamente reabsorvida do rebordo. O fator limitante com esses tipos de defeitos é o nível ósseo da porção interproximal da área adjacente dos dentes. Os clínicos devem entender que não é possível levantar uma crista mais alta do que o nível ósseo adjacente. Em casos complexos, tal limitação muitas vezes pode exigir a remoção de um dente adjacente para fornecer altura interproximal adjacente mais alta para o desenvolvimento de potencial vertical. Isso é mais frequentemente visto nas áreas anteriores da maxila e mandíbula, onde as demandas estéticas de um caso exigem o máximo possível de regeneração vertical (Figura 36.19).

Destruição cortical vestibular e lingual (palatina)

A avaliação do rebordo deve incluir uma revisão tridimensional da reabsorção óssea nas faces lingual/palatina, bem como nas regiões vestibular e vertical. Defeitos graves na crista muitas vezes podem incluir um componente lingual/palatino significativo que move o procedimento regenerativo para uma categoria cirúrgica complexa. O local mais comum para um verdadeiro defeito de crista "ampulheta" é a porção anterior da maxila ou da mandíbula. Infelizmente, esses locais são tecnicamente desafiadores no que diz respeito ao descolamento de tecidos, à manutenção de espaço e contenção de enxerto. Em geral, o tecido palatino é muito espesso e denso, limitando qualquer estiramento ou expansão significativa do tecido sobre um enxerto e membrana. Por exemplo, o tecido lingual na mandíbula é fino como papel e procedimentos para liberar e estender o tecido lingual sobre um enxerto tem potencial para perfurar um retalho ou para complicações potenciais na

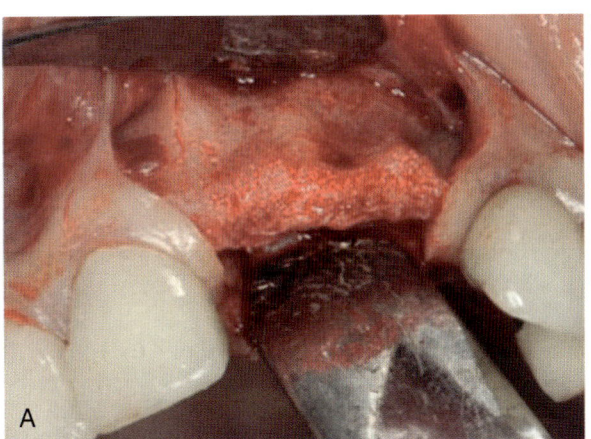

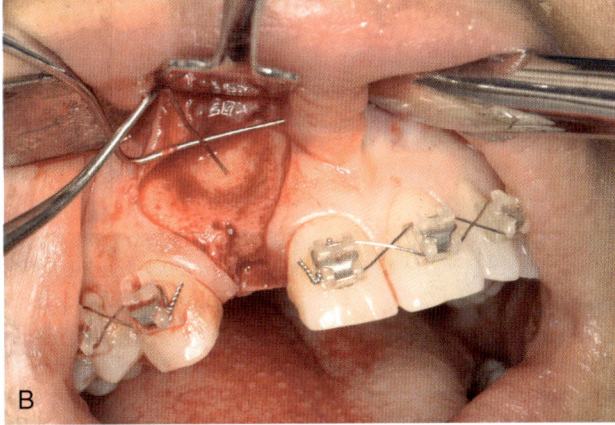

● **Figura 36.16 A.** Defeito côncavo do rebordo: este rebordo tem vários contornos para um defeito horizontal generalizado. Existe um defeito coronal angular no topo do rebordo, assim como um defeito apical grave que deixa uma grande região que precisará ser regenerada. **B.** Este defeito côncavo requer suporte significativo para a membrana regenerar o osso adequado nas porções mais profundas.

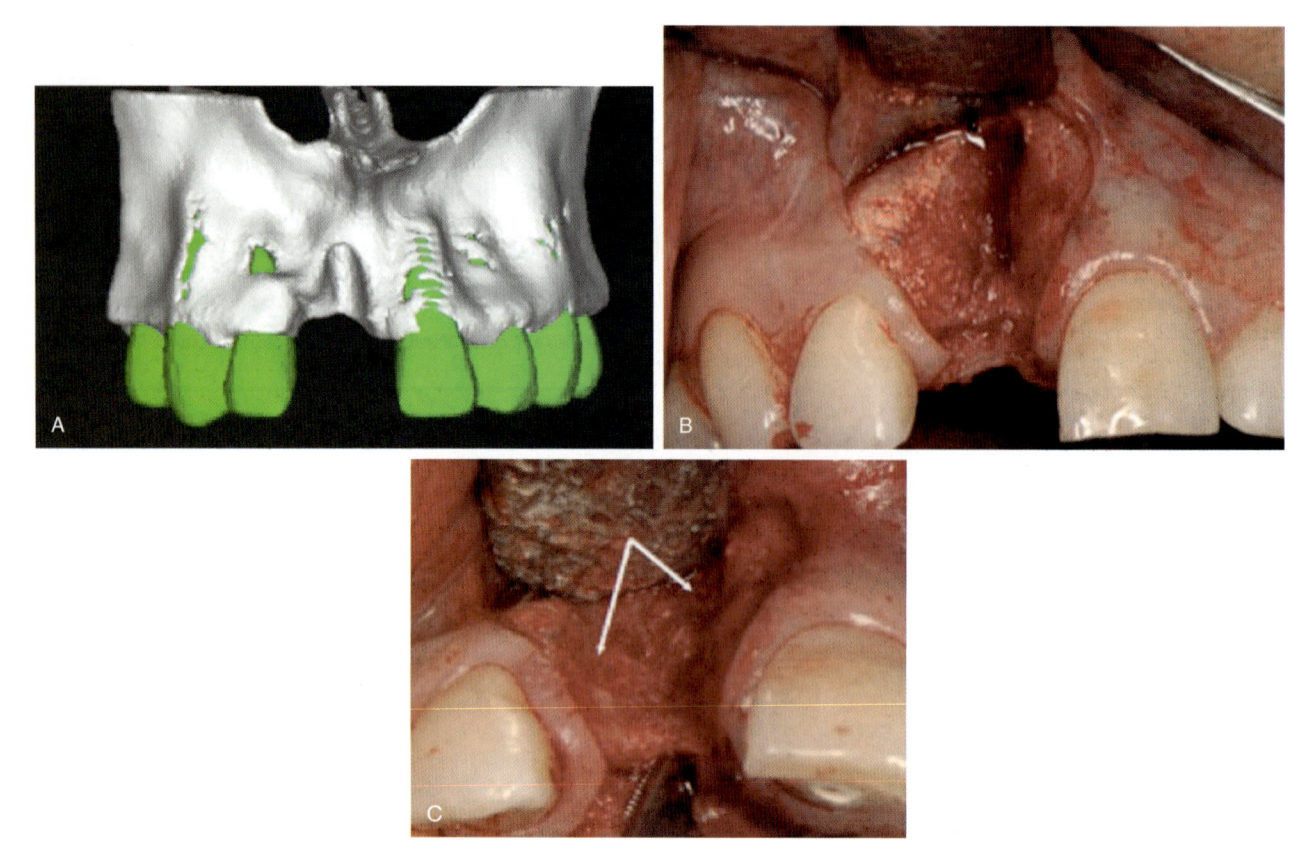

● **Figura 36.17** Tipo de defeito de canaleta. **A.** Imagem 3D TCFC monstrando a perda de osso interproximal. Isso limitará muito o desenvolvimento da altura adequada da papila interproximal na prótese definitiva. **B** e **C.** Imagens tridimensionais e clínicas de defeito horizontal grave com perda óssea nos dentes adjacentes. Ainda há uma altura vertical bastante boa da lâmina cortical palatina.

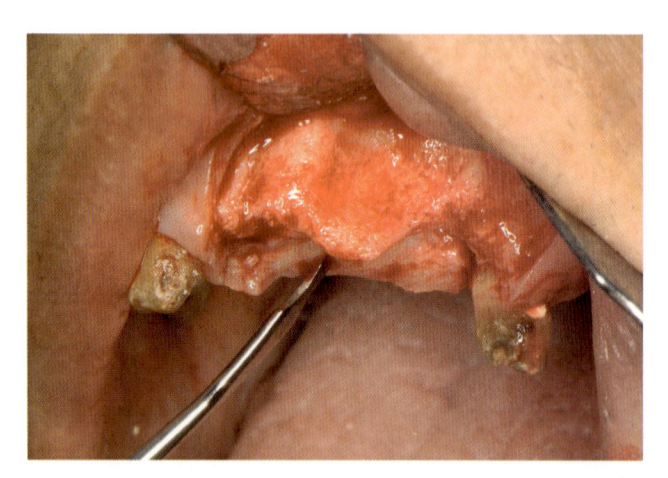

● **Figura 36.18** Este defeito de rebordo tem uma natureza complexa em sua topografia. As partes proeminentes da porção vestibular da crista ajudarão no suporte e nos componentes regenerativos para as áreas adjacentes mais comprometidas. A avaliação cuidadosa das superfícies remanescentes demonstra exemplos de outros tipos de defeitos.

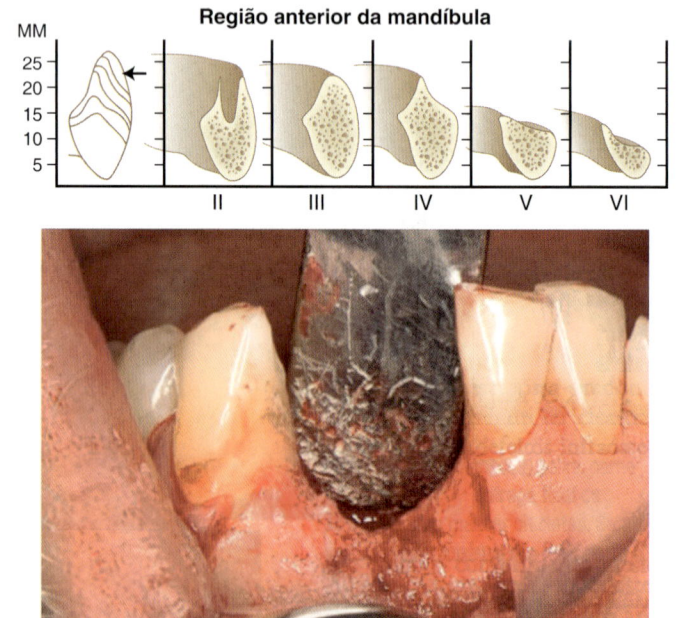

● **Figura 36.19** Tipo de defeito vertical: Defeito complexo do rebordo anterior inferior com componente vertical grave que destruiu as placas corticais vestibular e lingual. A queda vertical abrupta na altura óssea do dente adjacente até a base do defeito requer a correção do defeito vertical para uma instalação e estética razoáveis do implante. A instalação de um implante no meio da região deprimida ainda envolveria uma deficiência. A preservação dos níveis ósseos nos dentes adjacentes é uma prioridade.

região dos vasos, componentes salivares e inserções musculares. A fixação de parafusos de sustentação em defeitos palatinos requer reflexão extensa do tecido palatino e ancoragem precisa da membrana além dos limites do defeito ósseo. A fixação da membrana na face lingual da mandíbula é um processo delicado e de consciência das estruturas vitais, se considerado crítico. A regeneração nesses locais é limitada a clínicos com extensa experiência em cirurgia e enxerto ósseo (Figura 36.20A e B).

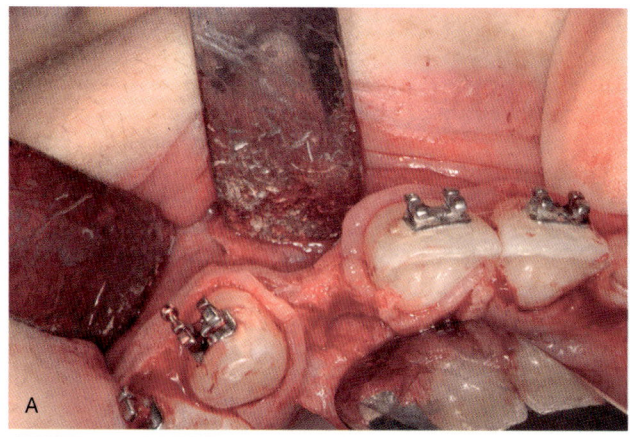

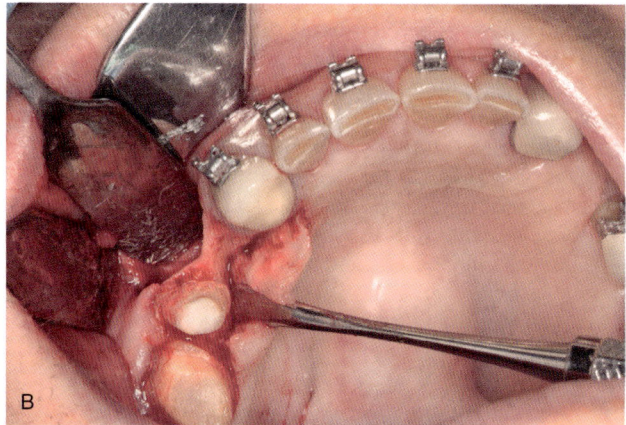

- **Figura 36.20** Defeito do rebordo em ampulheta: as imagens nos exemplos (**A**) e (**B**) demonstram a destruição das placas corticais vestibular e palatina. A regeneração nesses sítios exigirá aumento em ambas as dimensões. A falha em regenerar a porção palatina do local levará ao posicionamento vestibular do implante e, muito provavelmente, a uma deficiência óssea vestibular.

Complexo/multidimensional

Defeitos complexos do rebordo são compostos por uma combinação das configurações descritas acima. Esses sítios terão mais do que provavelmente uma destruição horizontal profunda combinada com pelo menos um componente vertical. Esses tipos de defeito variam de um único local grave do dente para uma secção total de um quadrante. O reconhecimento da complexidade de tais situações é crítico para o sucesso. O volume ósseo que precisa ser regenerado só se pode determinar com integração avançada de imagens 3D e TCFC. Os requisitos de reabilitação determinam os locais reais para o suporte do implante e, subsequentemente, as áreas onde volumes específicos de osso precisarão ser regenerados. Nesse ponto, a técnica específica pode ser escolhida por seu potencial de desenvolvimento de grandes volumes de osso. Esses casos requerem coleta de volumes significativos de osso autógeno e uso de membranas de isolamento capazes de separar os locais de enxerto em desenvolvimento dos infiltrados de tecido mole. Casos complexos devem ser evitados até que um clínico tenha vasta experiência no desenvolvimento ósseo em cada uma dessas situações básicas descritas (Figura 36.21).

Considerações sobre tecidos moles

As comparações de paciente para paciente sobre o contorno do tecido mole ao redor dos dentes naturais geralmente demonstram diferenças significativas em cor, consistência da superfície, espessura do tecido e estética geral. Isso é enfatizado quando um contorno de tecido muito fino e friável envolve um dente anterior. A diferenciação de pacientes em um "biotipo espesso" ou um "biotipo fino" é uma ferramenta crítica que deve ser usada durante os cuidados reabilitadores de rotina e planejamento prévio do tratamento relacionado ao implante. Cook et al.[10] demonstraram a maneira mais simples de determinar o biotipo do tecido de um paciente pela avaliação da visibilidade de uma sonda periodontal no sulco de um dente anterior. Um paciente com um biotipo espesso não demonstrará nenhuma translucidez da sonda através do tecido sulcular. Em contraste, um biotipo fino permitirá a visualização da coloração de uma sonda através do tecido sulcular.[10]

Um paciente com biotipo espesso tem tecido com uma aparência pontilhada de rosa robusta. Esse contorno denso de tecido forma uma camada espessa que é muito indulgente quando as próteses são colocadas ao redor dos dentes naturais e quando implantes estão envolvidos. O paciente de biotipo fino, no entanto, apresenta um quadro muito mais difícil. Esses pacientes costumam ter espessura de cortical vestibular mais fina, largura

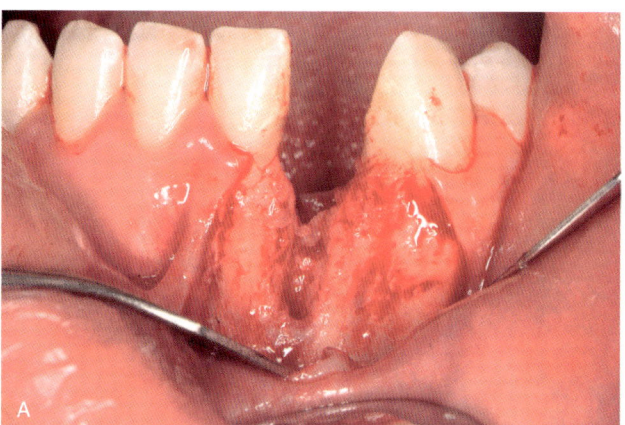

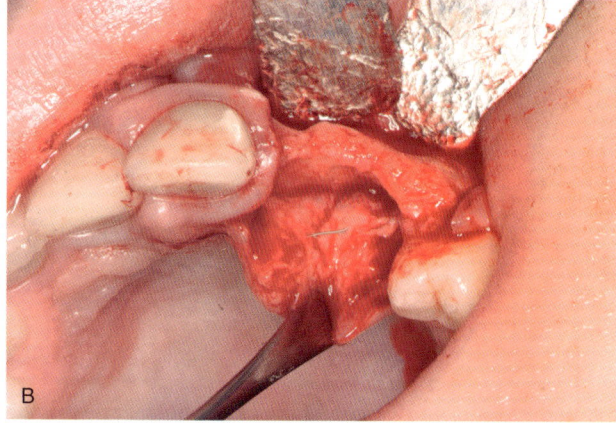

- **Figura 36.21** Defeito complexo do rebordo: as imagens em (**A**) e (**B**) demonstram a gravidade da perda óssea que pode ocorrer com o tempo e em situações altamente destrutivas. Esses defeitos requerem treinamento avançado e experiência para o sucesso previsível do enxerto.

de tecido queratinizado mais estreita e distância maior da junção cemento-esmalte à crista alveolar. Essa delicada camada de tecido é tão fina que a sonda periodontal pode ser visualizada quando colocada levemente no sulco. Pacientes com biotipo fino também são mais propensos à recessão do tecido, complicando a previsibilidade da estética reabilitadora ao redor dos dentes anteriores. Como os dentes migram para fora da posição ou giram no arco, a proeminência das raízes pode aumentar, complicando ainda mais a situação do tecido mole. Camadas finas de tecido ao redor dos dentes da região anterior da maxila requerem um planejamento meticuloso para ocultar as margens subjacentes da coroa (Boxe 36.4 e Figura 36.22).

O biotipo do paciente e a arquitetura óssea devem ser considerados no início de todo planejamento do tratamento com implantes, para evitar uma variedade de problemas que se tornam muito complexos em comparação às situações semelhantes ao redor dos dentes naturais. Esse planejamento inicial permite que a equipe cirúrgica tenha a oportunidade de incorporar o enxerto de tecido em cada etapa cirúrgica, permitindo que as deficiências sejam evitadas ou pelo menos minimizadas. Esses problemas podem ser significativamente difíceis quando o enxerto ósseo principal for realizado na região, resultando na elevação da junção mucogengival e no reposicionamento da mucosa na zona circundante das margens reabilitadoras do implante. A espessura do tecido nos locais de enxerto pós-operatório é frequentemente muito fina, e

Boxe 36.4	Considerações e avaliação do tecido mole.

- Biotipo gengival
- Largura do tecido queratinizado
- Espessura do tecido mole
- Profundidade vestibular
- Linha do sorriso
- Inserção dos freios

o desenvolvimento de um perfil de emergência adequado para coroas requer pelo menos 3 mm de espessura de tecido queratinizado sobre a parte superior do corpo do implante antes de reabilitá-lo. Os protesistas costumam ter dificuldade em mascarar os tons escuros nas porções coronais de dentes naturais com alterações endodônticas relacionadas à cor. Esse problema é agravado em um paciente com biotipo fino quando a cor passa através do osso vestibular delgado. Esse problema de translucidez é recorrente em reabilitações sobre implantes. Problemas relacionados à translucidez da tonalidade escura do corpo do implante e do pilar através de um tecido fino podem complicar significativamente a estética ao redor da prótese definitiva.[11] Um paciente com biotipo espesso e cortical vestibular espessa torna-se um ideal para implante quando as próteses são instaladas e as deficiências menores podem estar escondidas atrás da massa de tecido espesso. Um paciente com biotipo fino geralmente não tem osso vestibular robusto e quaisquer alterações de remodelação na densidade ou espessura óssea podem alterar muito a estética da prótese (Figura 36.23).

Problemas adicionais relacionados à espessura do tecido se desenvolvem em casos com implante conforme o tempo passa, e mudanças ósseas ocorrem ao redor do corpo do implante. A estética em torno de uma prótese sobre implante frequentemente muda porque há um processo ativo de remodelação óssea ao redor dos implantes que geralmente resulta em perda da espessura cortical vestibular. Isso pode ser um problema sério se um implante for instalado em local com osso vestibular muito fino ou em local onde a qualidade do osso lateral ao implante é reabsorvida conforme a prótese recebe carga e as forças funcionais são centradas na coroa 5 mm do corpo do implante. Se ocorrer recessão ou leve perda óssea, o aspecto vestibular do implante pode ser exposto, criando-se um matiz que aparece através do tecido sobrejacente e contribui para uma situação estética pobre.

Como os implantes anteriores imediatos são considerados, as recomendações para a localização real do implante no alvéolo

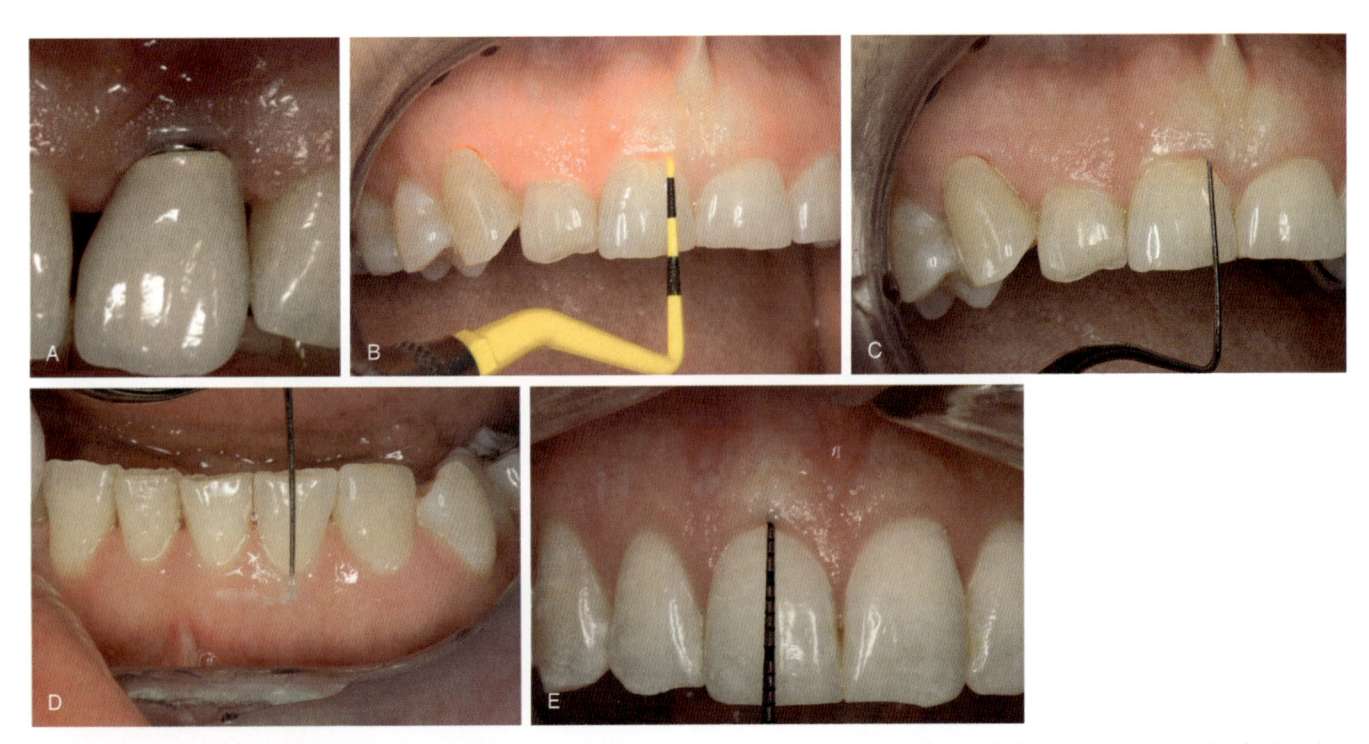

• **Figura 36.22** **A.** Biotipo fino exibindo metal transparente. O biotipo do tecido pode ser definido pela translucidez de uma sonda através do sulco. **B.** Sonda amarela de biotipo espessa (i. e., sem exibição). **C.** Biotipo espesso com sonda escura (i. e., sem translucidez). **D.** Biotipo intermediário com sonda visível através de tecido sulcular (ou seja, translúcido). **E.** Biotipo fino com sonda (i. e., translúcido).

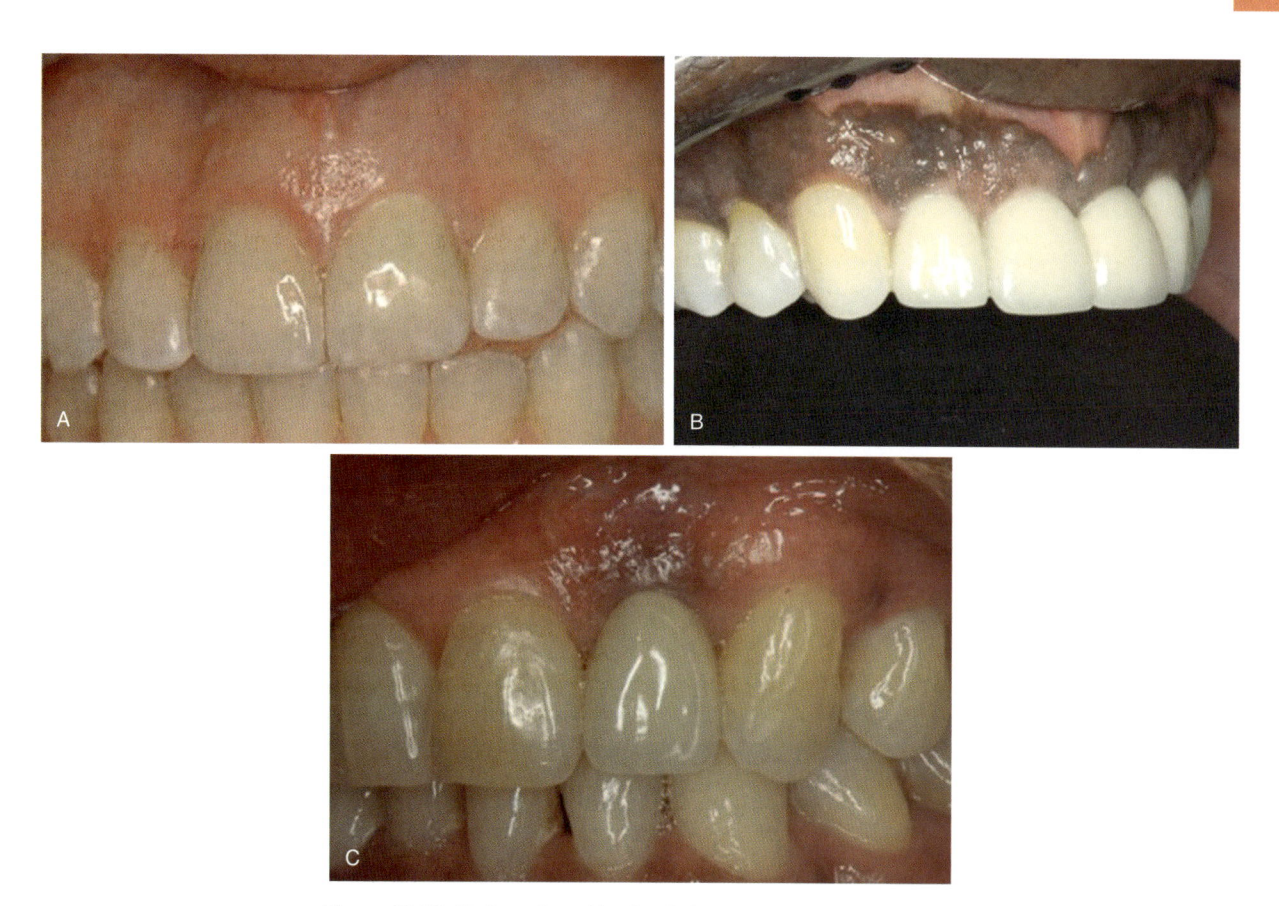

• **Figura 36.23** Biotipos de tecido. **A** e **B**. Biotipo espesso. **C**. Biotipo fino.

foram alteradas significativamente, pois os padrões de reabsorção em implantes imediatos foram estudados ao longo do tempo. Um implante imediato deve ser instalado significativamente mais para palatino à placa cortical vestibular a fim de permitir a remodelação óssea. Tal mudança de paradigma ocorreu ao longo do tempo, uma vez que as recomendações para diâmetros de implante em espaços anteriores têm sido constantemente diminuídas para acomodar essas mudanças na espessura do osso vestibular e complicações relacionadas à translucidez da cor através dos tecidos moles. As recomendações atuais especificam que o aspecto vestibular do corpo do implante deve ser colocado pelo menos 3 mm palatino à borda interna da placa cortical vestibular. Autores recomendam atualmente o enxerto na porção vestibular de locais de implante anterior imediato com enxertos de partículas bovinas e enxerto de tecido conjuntivo para minimizar as alterações a longo prazo.

Quando um clínico, durante o pré-operatório, está ciente de um problema relacionado a biotipo tecidual, é possível planejar com antecedência para manter ou possivelmente alterar o biotipo, levando a resultados estéticos ideais. Pacientes com biotipo muito fino podem ser avaliados para suplementação transoperatória usando enxertos de tecido conjuntivo e enxertos ósseos para criar uma cobertura de tecido mais indulgente sobre o implante local. Como os volumes de osso cortical mais espesso promovem biotipos mais espessos, a arquitetura óssea e o campo de tecido mole podem ser modificados em uma zona estética antes da instalação e reabilitação do implante. O planejamento antecipado também oferece à equipe de implantodontia uma oportunidade para informar o paciente sobre esses problemas e apontar as potenciais complicações estéticas antes do início do tratamento. Qualquer comprometimento nas expectativas de um paciente deve ser abordado, especialmente se ele não está interessado em enxertia para modificar o tipo de tecido.

O cuidado reabilitador do implante em biotipos finos geralmente requer aumento do tecido conforme o caso se prolonga, para criar uma camada espessa e densa de tecido fibroso sobre o corpo do implante e quaisquer deficiências envolvendo os dentes naturais adjacentes. Os procedimentos de enxerto conjuntivo estão prontamente disponíveis para aumentar a espessura do campo de tecido em situações como essa. Procedimentos de enxerto conectivo subepitelial podem usar tecido conjuntivo palatino, tecido conjuntivo denso da tuberosidade maxilar, ou matriz dérmica acelular (ou seja, OrACELL [Salvin Dental Specialties], AlloDerm [BioHorizons IPH, Inc.], PerioDerm) como fonte de tecido doador. Uma camada espessa de tecido conjuntivo é inserida nas regiões deficientes com procedimentos de tunelamento, permitindo o reposicionamento do retalho para fornecer o suprimento sanguíneo ao local de enxerto. O uso da abordagem subepitelial autoriza o implantodontista a produzir um tom de cor de tecido final que corresponda ao tecido natural adjacente (Figura 36.24A a C).

Grandes regiões edêntulas nas porções posteriores de ambos os arcos frequentemente têm pouco ou nenhum tecido queratinizado remanescente. Essas regiões deficientes podem ser aumentadas "antes" do procedimento de enxerto ósseo usando "técnicas de enxerto de tecido livre". Nesses casos, a camada epitelial do palato é usada como fonte do tecido doador. Isso geralmente cria grandes zonas de tecido queratinizado mais espesso com uma cor branco-rosada distinta, duplicando a cor do tecido onde o enxerto foi coletado. Esse tecido denso nem sempre é aceitável, do ponto de vista estético, quando é colocado na região anterior da maxila. Alguns desses problemas de cor podem ser reduzidos retirando-se o enxerto da porção posterior da abóbada do palato, longe das rugosidades palatinas encontradas na parte anterior do palato. O uso de enxertos palatinos mais finos também pode limitar alguns

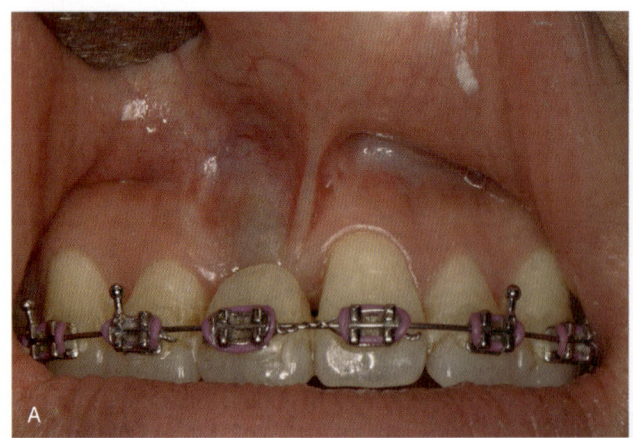

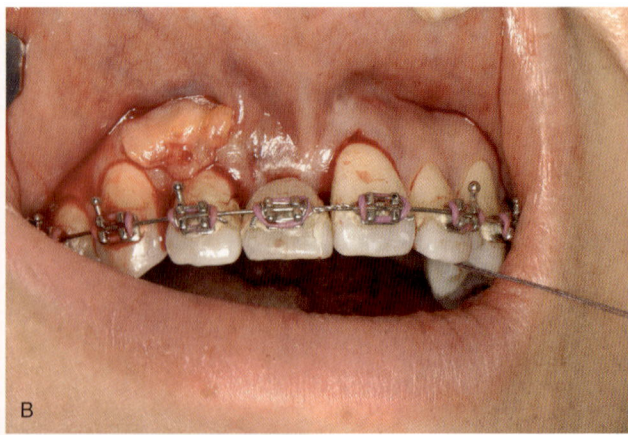

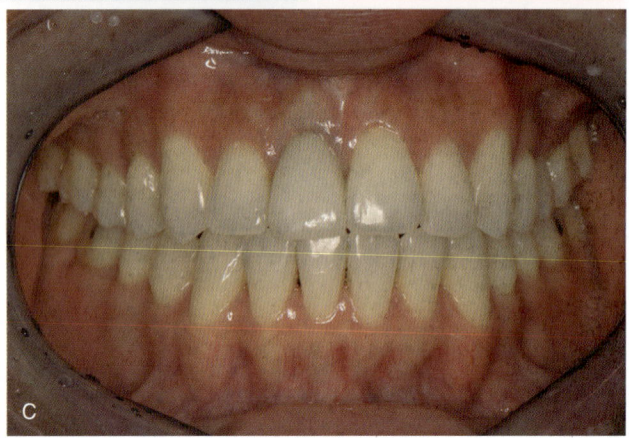

● **Figura 36.24** Aumento do tecido mole sobre a porção vestibular de um local de implante com "tom cinza" no tecido mole sobrejacente. **A.** Coloração cinza sobre a vestibular do local do implante. **B.** Um enxerto de tecido conjuntivo é colocado em um túnel preparado sobre a vestibular do local do implante. **C.** Prótese definitiva em posição após o procedimento de enxerto bem-sucedido.

desses incômodos problemas de cor. Ainda é importante ter em mente que a "espessura real do tecido" é importante no desenvolvimento de um perfil de emergência para as próteses definitivas. São necessários pelo menos 3 mm de espessura de tecido não apenas para esse padrão de emergência, mas também pela importância do ponto de vista da integridade do implante à medida que ele é reabilitado e mantido.

A importância da profundidade do tecido mole acima da altura da plataforma foi descrita por Linkevicius et al.[12] em relação à manutenção da altura da crista óssea. Implantes com menos de 3 mm de altura de tecido sobre um implante demonstraram-se suscetíveis à perda da crista óssea. Os autores compararam ambos os implantes em forma de raiz e plataforma *switch*, e todos os implantes mostraram ser suscetíveis a esse tecido mole específico, relacionado à perda óssea.[12]

Hoje, a maioria dos planos de tratamento anterior envolvendo enxertos ósseos importantes incorporam a adição de camadas de tecido conjuntivo, aloenxerto, ou partículas de enxerto bovino com cobertura de membrana para limitar a remodelação óssea excessiva nessas regiões críticas. Esses conceitos são críticos em casos de "implante imediato", em que muitos deles requerem suplementação de tecido mole e tecido duro.

O planejamento do tratamento de enxerto e implante deve incluir uma avaliação cuidadosa de qualquer inserção de freio que possa interferir no processo de enxerto. Enxertia em regiões onde ainda há um freio com inserção alta pode ser comprometida durante a fase de cicatrização, quando o remanescente do freio coloca tensão na linha de incisão suturada, contribuindo para a abertura da linha de incisão. O freio superior deve ser removido rotineiramente se parecer problemático para a saúde futura do tecido. O freio inferior e o freio lateral podem criar um efeito de tensão semelhante, mas a incisão relaxante periosteal de rotina nesses locais de enxerto geralmente elimina esse problema na maioria dos casos (Figura 36.25).

Protocolo de regeneração óssea guiada

A regeneração do osso em uma área específica requer que uma zona protegida seja criada onde o processo de desenvolvimento pode ser concluído sem interferência. Enxerto em bloco e outras abordagens já foram descritos para o desenvolvimento de quantidades significativas de regeneração óssea em locais apropriados. Este capítulo descreve vários protocolos que usam o princípio da "manutenção de espaço e exclusão de tecido" para um desenvolvimento ósseo definido. Um dos componentes mais importantes do processo ROG é a manutenção do espaço por meio do uso de membranas para barreira. Dahlin et al.[13] e muitos outros autores descreveram o desenvolvimento de novo crescimento ósseo usando membranas que continham materiais de enxerto, permitindo apenas osso vizinho ou células da medula óssea migrarem para o defeito ósseo, sem crescimento interno de células competindo pelo tecido da mucosa sobrejacente.

Em geral, as membranas são usadas em procedimentos de ROG para atuar como barreiras biológicas e mecânicas, evitando a invasão de células não formadoras de osso (p. ex., células epiteliais), enquanto as células formadoras de osso de migração mais lenta são atraídas para os locais de defeito.[14] Como os defeitos ósseos cicatrizam com o tempo, há uma competição entre crescimento interno

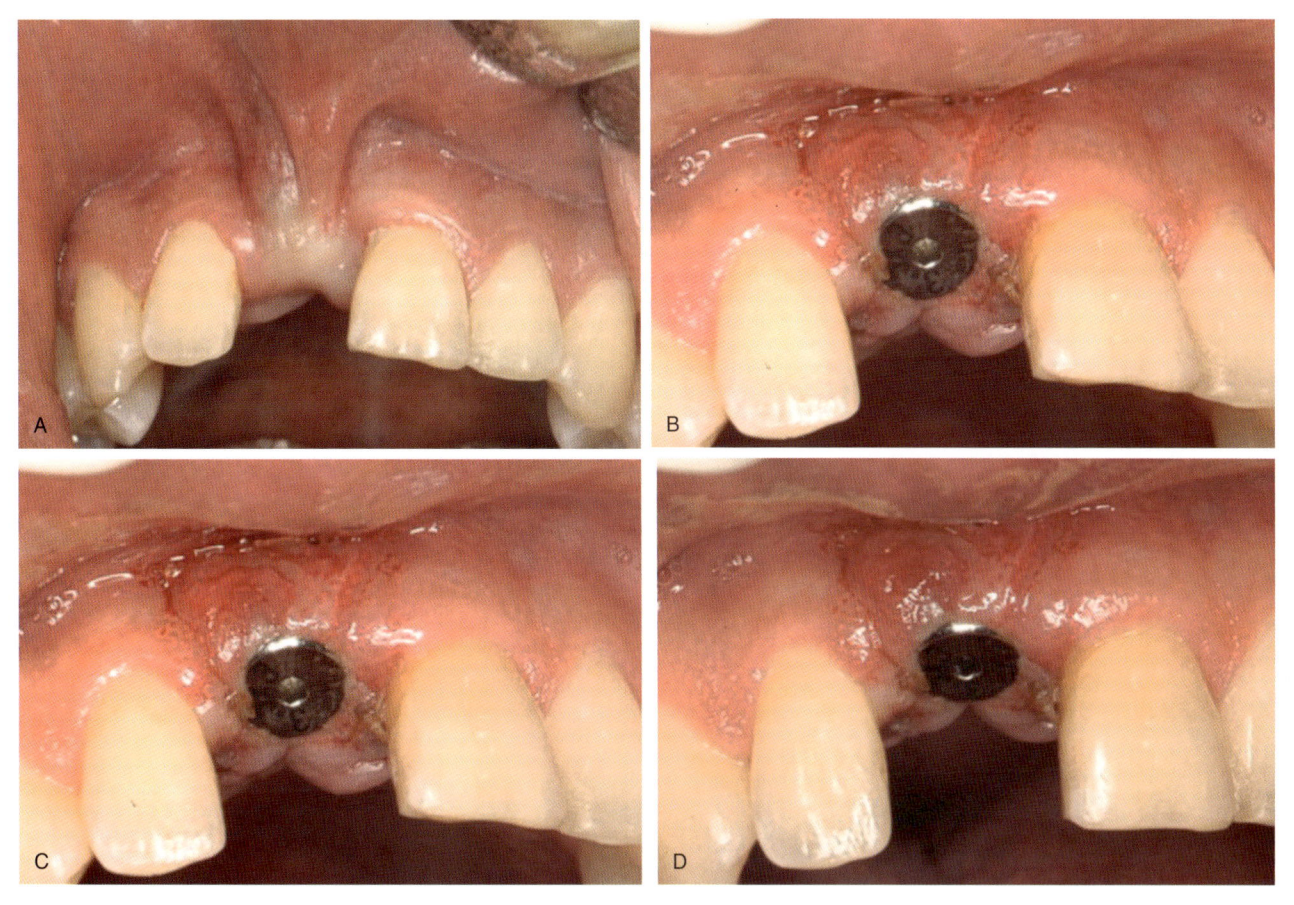

• **Figura 36.25 A.** Fixação alta do freio. **B** a **D.** Remoção do freio e instalação do pilar de cicatrização.

de tecido mole e células formadoras de osso de ação mais lenta que tentam migrar para a área. As células do tecido mole tendem a migrar a uma taxa muito mais rápida do que as células formadoras de osso, e se essa taxa não for controlada, se infiltrarão no sítio de desenvolvimento. Portanto, o objetivo principal das membranas para barreira é permitir o repovoamento celular seletivo e para guiar a proliferação de vários tecidos durante o processo de cicatrização.[15] Abaixo da membrana protetora, o processo de regeneração prossegue com o processo de angiogênese e migração de células osteogênicas para dentro do sítio. Esse coágulo de sangue inicial é substituído por tecido ósseo após o crescimento vascular para dentro e, posteriormente, é transformado em osso lamelar de suporte de carga. Em última análise, isso auxilia no suporte de regeneração de tecidos duros e moles.[16] Se uma membrana para barreira não for usada, o defeito ósseo preencherá com tecido mole, resultando em crescimento ósseo comprometido (Boxes 36.5 e 36.6).

No seguinte protocolo de regeneração óssea guiada, existem nove etapas distintas para resultados previsíveis e bem-sucedidos;
1. *Design* da incisão e do retalho
2. Descolamento do retalho
3. Remoção de tecido mole residual
4. Preparação do leito receptor
5. Liberação de tecido
6. Instalação da membrana
7. Manutenção do espaço
8. Instalação do enxerto ósseo
9. Fechamento

Etapa 1: desenho da incisão e do retalho

O desenho da incisão é uma das chaves para um resultado regenerativo previsível. Desenhos ideais de incisão fornecem acesso completo ao sítio cirúrgico sem comprometer a integridade do tecido circundante. À medida que a incisão é planejada, a anatomia da papila adjacente deve ser considerada para prevenir qualquer dano que comprometa a estética e a função do tecido no pós-operatório. O biotipo do paciente e a quantidade de tecido queratinizado são sempre revisados, e quaisquer deficiências no tecido inserido devem ser consideradas no *design* da incisão. A incisão deve ser planejada de forma a manter as linhas de incisão longe de regiões críticas onde partículas ou blocos de enxerto podem ficar expostos. Observação de princípios cirúrgicos sólidos na preparação das incisões é crítica para a manutenção do

Boxe 36.5	"PAEE" – Princípio para osso regeneração previsível.[69]

Fechamento primário (sutura)
Angiogênese para suprimento sanguíneo necessário e células mesenquimais indiferenciadas
Manutenção/criação de **espaço** para facilitar o espaço adequado para o crescimento ósseo
Estabilidade da ferida para induzir a formação de coágulo sanguíneo

Boxe 36.6	Taxas de crescimento de tecido mole *versus* tecido duro.

Osso fibroso = 60 a 100 μm/dia
Osso lamelar = 1 μm/dia
Tecido fibroso = 1.000 μm/dia (1 mm/dia)

fornecimento de sangue a todos os tecidos envolvidos. Incisões de base ampla são sempre importantes para evitar interrupções no suprimento vascular para o retalho.

Falha em planejar adequadamente o *design* da incisão de um retalho durante o enxerto pode representar vários problemas, principalmente relacionados à abertura da linha de incisão no pós-operatório. A abertura da linha de incisão expõe o local de regeneração a um influxo de patógenos orais, crescimento interno de tecidos moles e perda dos materiais de enxerto que deveriam ser isolados durante o processo de maturação (Figura 36.26A a C e Boxe 36.7).

A incisão coronal é geralmente colocada na crista do rebordo, favorecendo uma localização mais próxima à face palatina, se possível.

Boxe 36.7	Conceitos básicos a serem praticados em incisões para enxerto.

- Consideração do biotipo de tecido enquanto a incisão é planejada
- Manutenção das formas e níveis ideais de papila
- Preservação e utilização de tecido queratinizado na região
- Manutenção da integridade do retalho de espessura total durante a reflexão (descolamento)
- Desenho de incisões de liberação lateral em locais que minimizam a exposição de partículas de enxerto
- Manutenção de incisões amplas para fornecer suprimento sanguíneo adequado ao retalho

É importante que o bisturi faça um corte contínuo de espessura total através do tecido e do periósteo, terminando no osso. Incisões irregulares e que deixam regiões de tecido aderido e periósteo levarão à maceração do retalho à medida que é descolado. Esse recorte de tecido também compromete a camada periosteal, que é a principal fonte de sangue para o osso subjacente. Uma pesquisa sobre o tecido queratinizado disponível deve ser realizada antes de se fazer uma incisão. Em regiões de tecido inserido abundante, o clínico pode usar seu critério na localização da incisão através das regiões queratinizadas. Em regiões onde o tecido queratinizado é limitado, a incisão deve pelo menos "dividir" a distância entre as duas bordas do tecido queratinizado. É sempre melhor tentar manter a linha da incisão distante de áreas que são essenciais para o volume regenerativo e a proteção (Figura 36.27A a D).

Quando possível, as papilas devem ser preservadas enquanto as incisões são preparadas. Se houver uma boa papila adjacente a um enxerto local, a incisão deve ser projetada para evitar o envolvimento da papila ou deve ser movida para o espaço interproximal adjacente. Se a papila estiver ausente ou plana, a incisão pode ser direcionada para a raiz, aproximando-se do enxerto, ou pode ser movida para o espaço adjacente. Deve-se ter em mente que a regeneração de uma papila interproximal comprometida ainda é um dos empreendimentos mais difíceis na cirurgia de tecidos moles nos dias de hoje. Uma incisão no meio de um espaço anterior de um paciente com "biotipo fino" pode marcar permanentemente a região ou destruir completamente a forma papilar e a estética da prótese definitiva.

O posicionamento das incisões relaxantes é uma das partes mais importantes da incisão. Uma incisão de liberação de base ampla deve ser preparada para manter o suprimento de sangue para o retalho e para permitir elevação, retração, reposicionamento e sutura sem tensão. Deve-se ter em mente que a maioria dos locais de enxerto tem um componente de tecido mole comprometido que se torna um problema maior conforme aumenta a complexidade da arquitetura subjacente. A maioria desses locais tem uma faixa mínima queratinizada de tecido na crista do rebordo, estreitando-se rapidamente para a mucosa móvel do vestíbulo. Incisões de liberação vertical de espessura total devem geralmente ser planejadas para se estenderem até a porção apical da junção mucogengival. Em locais maiores de enxerto ósseo, a liberação vertical frequentemente se estende mais profundamente no vestíbulo para ajudar na liberação completa do retalho durante um fechamento sem tensão. A localização das incisões relaxantes deve ser movida para longe das zonas mais críticas do enxerto, limitar a invasão do fechamento da incisão na maior parte do enxerto particulado e na margem da membrana. Isso é muito importante em casos em que a membrana para barreira não é reabsorvível e a exposição de uma margem da membrana pode contribuir para a falha do enxerto.

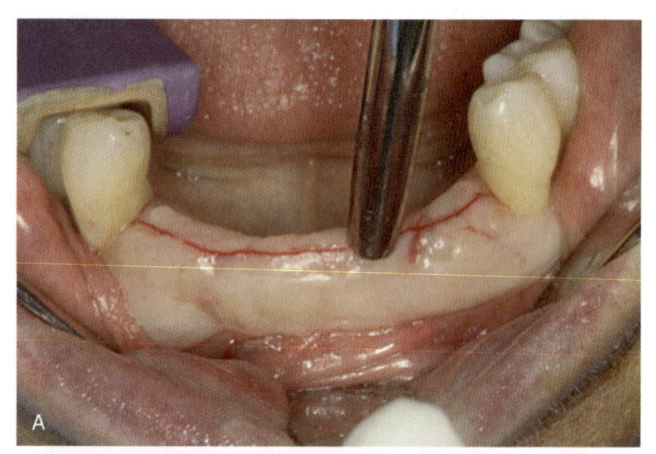

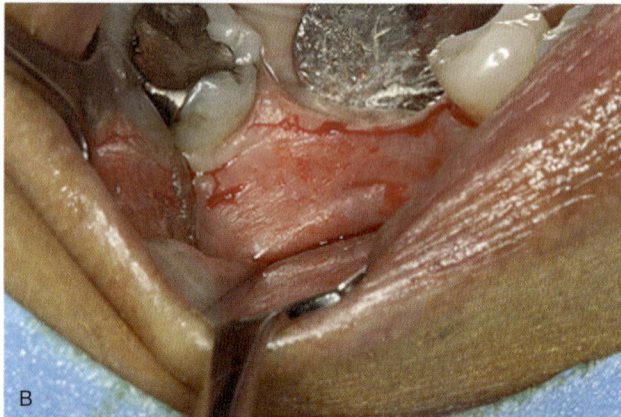

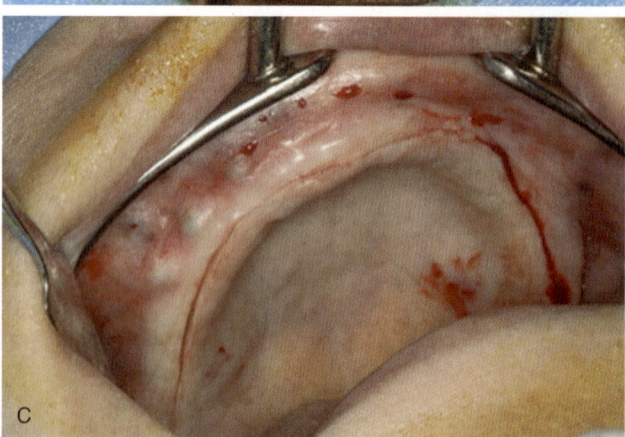

• **Figura 36.26** *Design* da incisão. **A.** Incisão ideal na crista quando existe tecido inserido adequado. **B.** Incisão na crista ou mais lingualmente colocada, que preserva a quantidade limitada de tecido queratinizado. **C.** Incisão em arco total na crista para preservar a zona vestibular limitada de tecido queratinizado.

Nesses casos, é melhor mover completamente a relaxante para um espaço interproximal completamente diferente. Incisões devidamente colocadas posicionarão as margens do retalho sobre o osso hospedeiro, em vez do enxerto particulado e da membrana (Figuras 36.28A e B). Incisões verticais têm sido relacionadas à formação de cicatrizes nos locais cirúrgicos após a cicatrização. A maioria das cicatrizes está relacionada a incisões irregulares e adaptação das bordas da ferida no momento da sutura.

O objetivo de qualquer plano de tratamento com implante seria a instalação de próteses no meio de uma zona de tecido queratinizado inserido com pelo menos 3 mm de espessura a partir do nível da plataforma do implante à margem do tecido que envolve o implante. Algumas cristas reabsorvidas têm abundância de tecido queratinizado, e na maioria das situações o clínico precisará incorporar o desenvolvimento de uma zona de tecido espesso que fornecerá um perfil de emergência para a prótese e a proteção da interface osso-implante. Enquanto a incisão é preparada, o tecido queratinizado dita o caminho da linha de incisão e muitas vezes determina a facilidade com que a ferida será fechada e suportará a tensão na linha de incisão durante a cicatrização. Se o tecido inserido adequado não estiver presente, o enxerto de tecido mole deve ser realizado antes do procedimento de aumento, como uma parte do protocolo de enxerto, ou após os implantes serem instalados. As opções de desenvolvimento de tecido incluem enxertos de tecido livre autógeno, enxertos de tecido conjuntivo autólogo, matriz dérmica acelular (AlloDerm, OrACELL) ou combinações

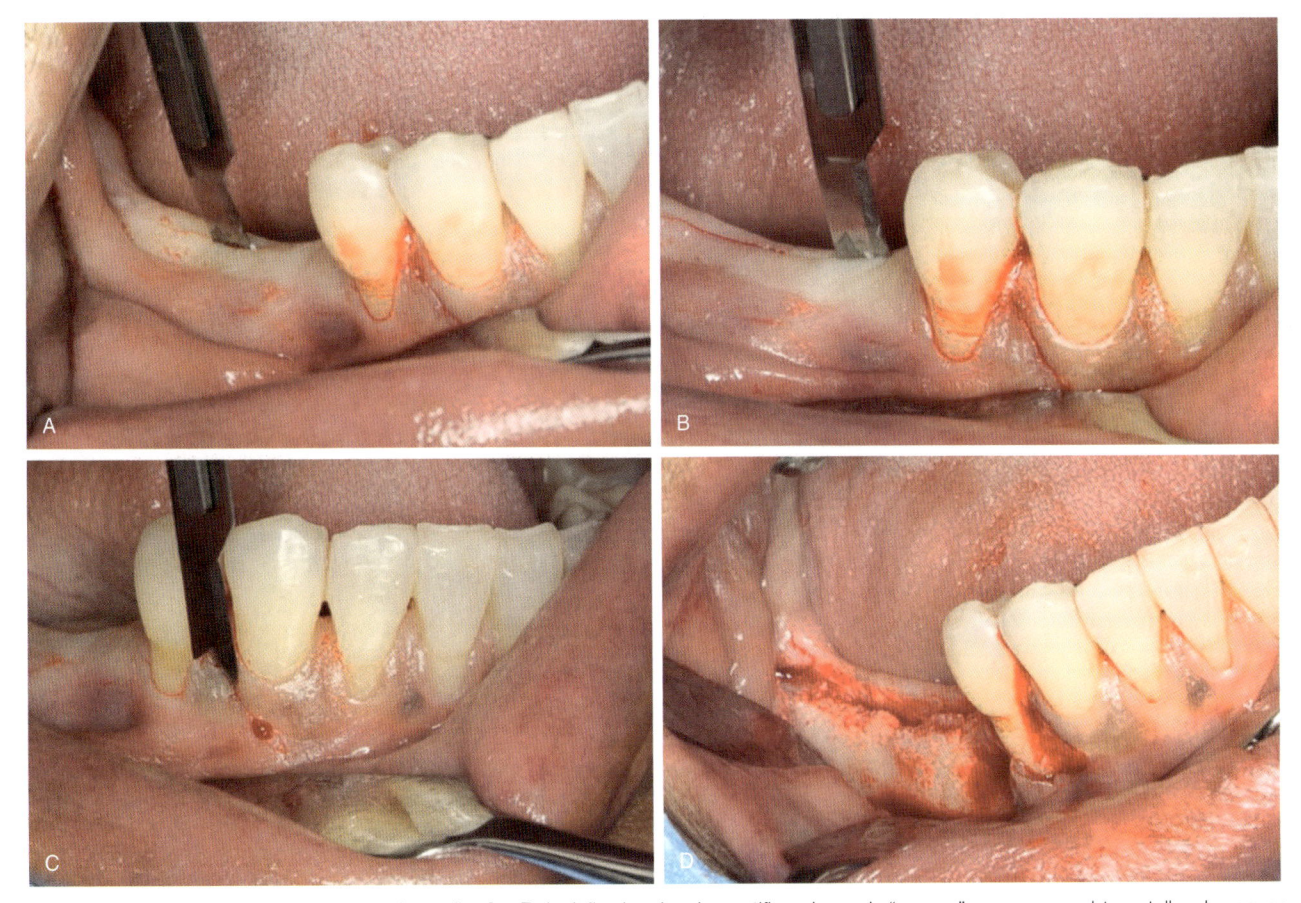

• **Figura 36.27** Desenho para preservação da papila. **A** e **B.** Incisão do rebordo, certificando-se de "marcar" o osso para obter retalho de espessura total. **C** e **D.** A incisão continuou a incluir uma relaxante vertical.

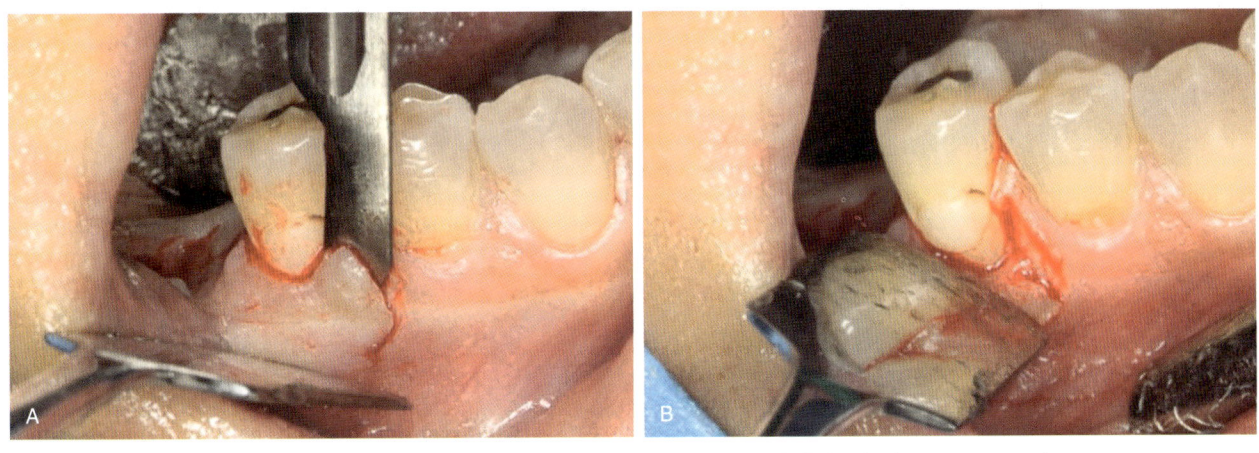

• **Figura 36.28** Incisão que preserva papila. **A.** Incisão inicial. **B.** Reflexão de espessura total.

de mucoenxerto e enxerto de tecido mole. Além disso, quando o tecido queratinizado inadequado está presente, a incisão deve ser colocada em direção à porção lingual do tecido queratinizado remanescente, preservando ao máximo o tecido aderido. Isso permite maior resistência à tração muscular e diminui a abertura da linha de incisão (Figuras 36.29A e B e 36.30).

Etapa 2: reflexão do retalho e preparação do local

Reflexão de espessura total

A elevação do tecido para expor o local receptor requer reflexão de um retalho mucoperiosteal de espessura total. Isso deve ser realizado em uma liberação ininterrupta do retalho que inclui a superfície da mucosa, submucosa e periósteo. Essa versão inicial é realizada com uma cureta angular ou um bisturi, que é usado para marcar o osso, garantindo penetração completa através das camadas de tecido e do periósteo. Conforme o tecido é refletido (descolado), o osso subjacente deve ser "raspado" com a cureta ou elevador periosteal em movimento lateral. É importante confirmar nessa fase que o retalho completo foi liberado do osso e que se afasta livremente da superfície óssea. A reflexão de espessura parcial leva ao trauma tecidual ou fragmentação do próprio retalho. O tecido que foi comprometido dessa maneira resulta em cicatrização mais lenta e em maior morbidade. Ao usar um elevador periosteal (ou seja, Molt 2-4) para essa liberação do retalho, a borda deve sempre descansar sobre o osso para evitar rasgar o retalho de tecido.

A espessura do tecido na face lingual da mandíbula é muito fina e friável. Esse tecido pode ser facilmente rasgado durante a reflexão do retalho e a manipulação do tecido durante os procedimentos de enxerto. As aberturas em "caseado" resultantes comprometem o suprimento de sangue ao tecido circundante, que é necessário para a cobertura do local do enxerto, levando a resultados comprometidos no pós-operatório. Rasgar ou abrir o retalho lingual também pode expor o enxerto local e aumentar a possibilidade de necrose da margem coronal ao rasgar. Essa exposição pode levar a uma falha total do enxerto (Figura 36.31A e B).

Se o retalho lingual for rasgado durante o procedimento, às vezes pode-se reparar com sutura de fio cromado 5-0, aproximando as bordas do rasgo e evitando tensão no local enfraquecido. Recomenda-se o uso de uma membrana de colágeno abaixo dessas fenestrações para auxiliar na cicatrização e isolar os materiais de enxerto. A manutenção do suprimento de sangue para o retalho do tecido é importante, exigindo que toda a tensão no retalho seja minimizada.

Um retalho cobrindo um enxerto que não tem liberação completa da pressão nas duas margens desse retalho geralmente abre durante o processo de cicatrização (abertura da linha de incisão). Tensão no retalho compromete o suprimento de sangue no tecido ao longo da linha de sutura que está sob pressão. Essa pressão leva a necrose e eventual separação das duas bordas do fechamento do retalho. Uma vez que isso tenha ocorrido, o retalho não pode ser suturado de volta no lugar, e o enxerto no local está aberto à contaminação e ao crescimento interno de tecido. O sucesso do enxerto ósseo é amplamente dependente da manutenção do espaço para o desenvolvimento ósseo e o isolamento das partículas do enxerto durante o lento processo de osteogênese. O crescimento interno de tecido mole, contaminação bacteriana e migração de partículas do enxerto previsivelmente comprometem os resultados regenerativos.

O local do enxerto requer que o retalho sobreposto seja livre o suficiente para a extensão do retalho em pelo menos 5 mm além da borda da margem adjacente para um fechamento de retalho sem tensão. O único jeito para alcançar essa liberação de retalho livre é a liberação completa da camada do periósteo, permitindo que as fibras elásticas do retalho subjacente se estiquem conforme o retalho é fechado sobre o local do enxerto.

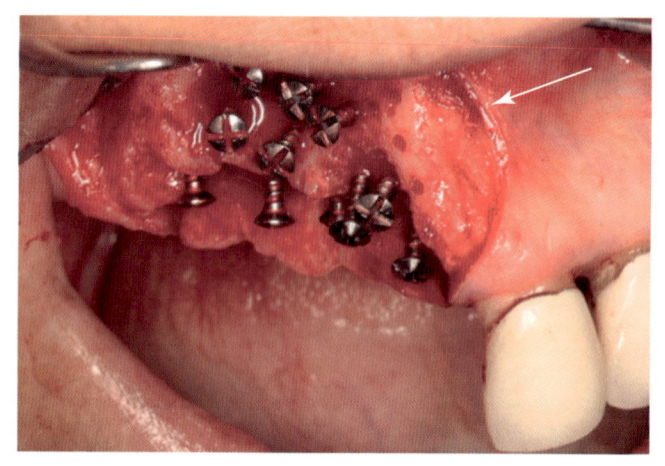

• **Figura 36.30** Incisão de liberação mal posicionada. A incisão deve ser posicionada longe do local do enxerto e também ser mais lateral para obter um *design* de retalho mais amplo.

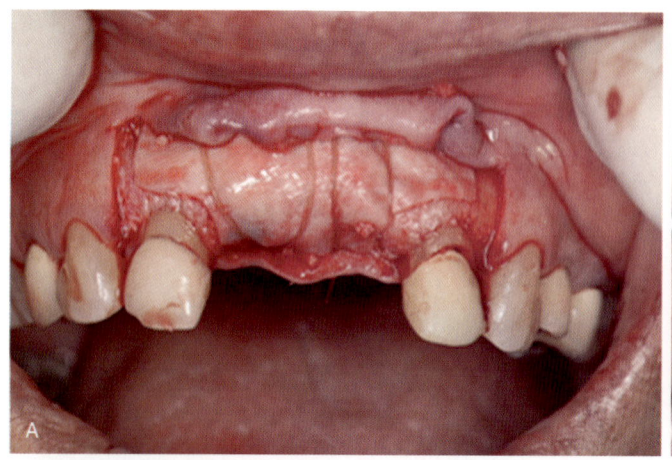

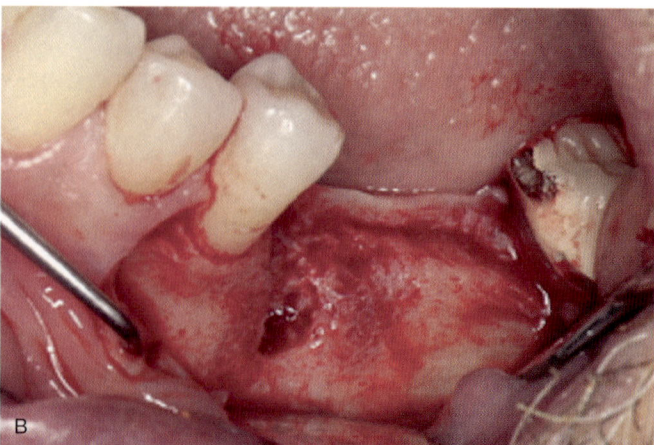

• **Figura 36.29** Incisões alternativas de liberação. **A.** A incisão de liberação vertical frequentemente é movida lateralmente ao espaço da papila adjacente para obter acesso adequado. Isso minimizará a abertura da linha de incisão quando volumes maiores de enxerto forem obtidos. **B.** Estender a incisão para um dente adjacente também minimiza a possibilidade da incisão por cima do local do enxerto.

Etapa 3: remoção de tecido mole residual e patologia

Antes do enxerto ósseo, todas as evidências de tecidos moles remanescentes devem ser erradicadas. Fibras de tecido mole deixadas no local do receptor podem limitar a fixação adequada do osso recém-regenerado à camada basal subjacente. Esses restos de tecido fibroso são o mesmo tecido que a membrana para barreira está tentando excluir do local. O crescimento inicial de tecido fibroso na ferida simplesmente ignora essa barreira crítica e inicia o desenvolvimento de tecido fresco bem no centro do local do enxerto (Figura 36.32A e B).

Etapa 4: preparação do leito receptor

A preparação do sítio receptor para um enxerto é muito importante no desenvolvimento de uma crista saudável. O local receptor é geralmente coberto com densa camada de osso cortical que não fornece facilmente um suprimento de sangue para um enxerto em desenvolvimento. O processo de decorticação da base receptora é usado para abrir múltiplas vias através dessa espessa camada de osso. Tais perfurações-piloto criam um caminho aberto para o osso trabecular subjacente, onde o fluxo de sangue para o local do enxerto aumentará a revascularização (angiogênese) e introduzirá fatores de crescimento ósseo no local do enxerto.[17]

A decorticação geralmente é realizada com o uso de brocas de fissura de corte transversal ou pequenas brocas esféricas usadas para perfurar a placa cortical. Quantidades abundantes de solução salina resfriada devem ser usadas para prevenir trauma térmico (Figura 36.33A e B).

O processo de decorticação dá início ao fenômeno aceleratório regional, que descreve a técnica de estimulação celular usada para acelerar a taxa de cicatrização de um local de enxerto. Nesse processo, a decorticação óssea é usada como um "estímulo nocivo", e tem-se mostrado que a taxa de cura de um local de enxerto pode ser aumentada de 2 a 10 vezes em comparação à taxa normal, iniciando o fenômeno aceleratório regional (FAR).[18] Essa aceleração é realizada pela introdução de plaquetas que libera fatores de crescimento na área, incluindo fator de crescimento derivado de plaquetas (PDGF) e fator de crescimento transformador (TGF). Em última análise, o processo de decorticação levará a uma melhor integração do enxerto com o osso hospedeiro/receptor.

Etapa 5: liberação de tecido

Os procedimentos de enxerto bem-sucedidos requerem a manutenção de um fechamento intacto do tecido ao longo da linha de incisão durante o processo de cicatrização. Uma das complicações cirúrgicas mais comuns que os clínicos experimentarão no início de sua curva de aprendizado é a abertura da linha de incisão.

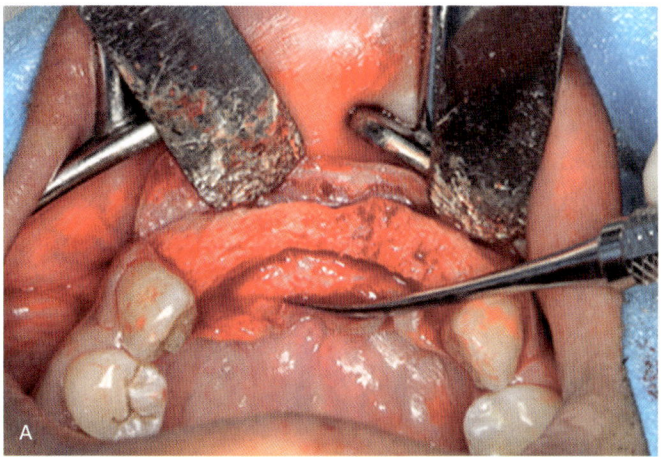

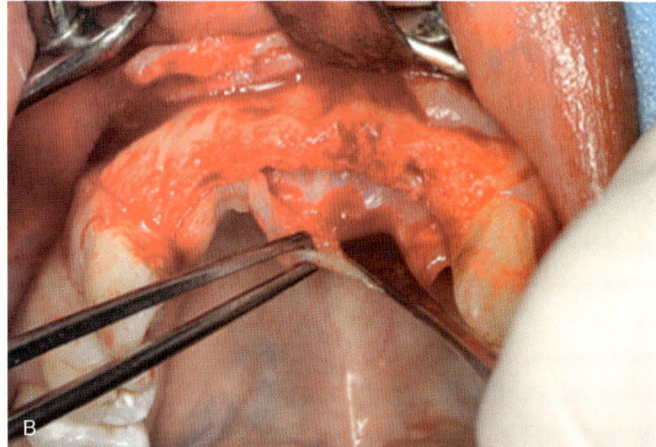

• **Figura 36.31** *Design* e exposição do retalho lingual. **A.** O retalho lingual deve ser rebatido para expor toda a superfície lingual; no entanto, deve-se ter cuidado para não rasgar o retalho. Perfuração ou "casear" o retalho compromete o local do enxerto. **B.** Se isso ocorrer, é muito difícil consertar a laceração, podendo comprometer o fechamento do local do enxerto ou predispor a região à abertura da linha de incisão sobre o enxerto em cicatrização. A abertura da linha de incisão leva a um aumento da morbidade do local do enxerto.

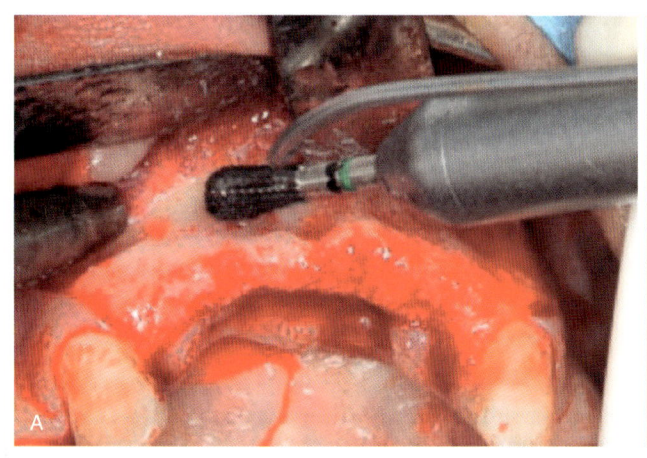

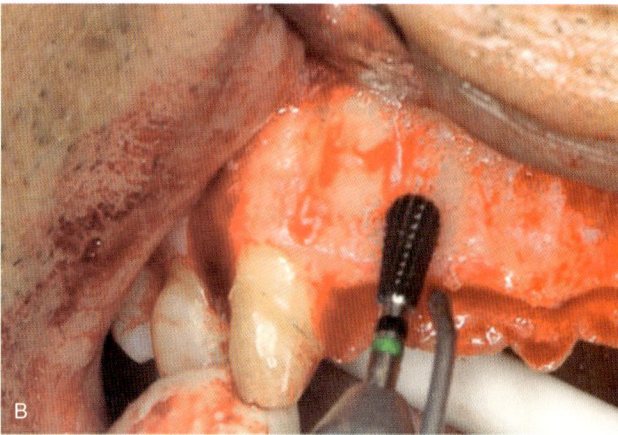

• **Figura 36.32 A** e **B.** Remoção de tecido fibroso/mole com broca cilíndrica.

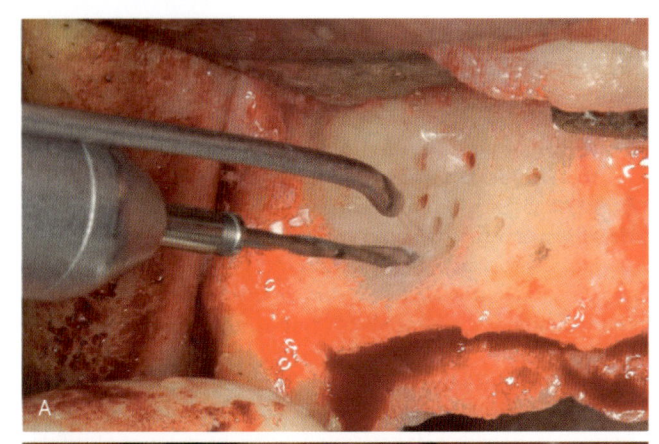

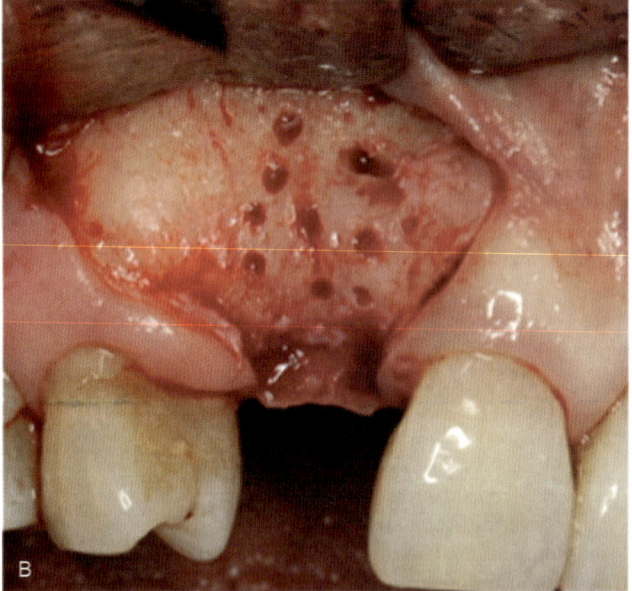

• **Figura 36.33** Decorticação do sítio receptor. **A.** O sítio receptor é preparado com uma broca de fissura de corte transversal cônico (p. ex., 169 L) para iniciar a angiogênese. **B.** A decorticação deve ser profunda o suficiente para iniciar o sangramento, permitindo, assim, que os vasos sanguíneos entrem na área (angiogênese).

O fracasso em manter essa união do tecido está diretamente relacionado a uma liberação inadequada de tensão no retalho de tecido, uma vez que é esticado sobre o espaço de enxerto alargado. Os clínicos vão descobrir que é altamente improvável que se consiga recobrir com o retalho de tecido qualquer local de enxerto considerável sem antes alterar a integridade do próprio retalho.

O conceito mais importante em procedimentos de enxerto é a cobertura total da membrana de materiais de enxerto a partir do momento da instalação da membrana até a conclusão do processo de maturação do enxerto. O sucesso está diretamente relacionado à gestão geral do retalho de tecido mole durante o fechamento do retalho. Um caso de sucesso começa com a incisão e continua com a reflexão adequada do retalho de uma camada periosteal, posicionamento adequado da membrana e conclusão com fechamento sem tensão do retalho.

Técnica de liberação de tecido

O exame da superfície interna exposta de um retalho descolado revelará uma camada lisa e brilhante do periósteo. O periósteo é composto por uma camada fina e firme de tecido denso sem fibras elásticas. Essa camada aderida limita qualquer alongamento significativo do retalho quando esticado sobre o local do enxerto.

Uma incisão rasa através o tecido denso "libera" a estreita faixa de pressão no retalho de tecido subjacente. O tecido diretamente abaixo do periósteo é composto principalmente de fibras do tipo elásticas, e uma vez que o periósteo estiver liberado, todo o retalho pode ser esticado. Essa simples liberação da incisão permite o fechamento sem tensão sobre o local do enxerto (Figuras 36.34A a C e 36.35A e B).

Etapa 6: seleção e instalação da membrana

As membranas para barreira são geralmente utilizadas em procedimentos de regeneração óssea guiada para atuar como barreiras biológicas e mecânicas contra a invasão de tecido fibroso no local do enxerto em desenvolvimento. A membrana também permitirá a migração de células formadoras de osso de migração mais lenta para os locais de defeito durante o processo de regeneração óssea. Há uma competição entre células de tecido mole e formadoras de osso que invadem o local da cirurgia. Em geral, as células dos tecidos moles migram a uma taxa muito mais rápida do que as células formadoras de ossos. Portanto, o objetivo principal das membranas para barreira é permitir o repovoamento celular seletivo e guiar a proliferação de várias células durante o processo de cicatrização. Abaixo da proteção da membrana, o processo de regeneração é permitido por continuar livremente com angiogênese precoce e migração de células osteogênicas. O coágulo de sangue inicial é substituído por osso fibroso após o crescimento vascular para dentro, que mais tarde é transformado em osso lamelar de suporte de carga. Por fim, isso dará suporte à regeneração de tecidos moles e duros. Se uma membrana para barreira não for utilizada, a falta de manutenção do espaço isolado resultará na integração dos tecidos moles e comprometimento do crescimento ósseo.

Tipos de membranas

As membranas são normalmente classificadas como reabsorvíveis ou não reabsorvíveis. Membranas não reabsorvíveis incluem malhas de titânio, politetrafluoroetileno expandido (e-PTFE) e politetrafluoroetileno denso (d-PTFE) com ou sem reforço de titânio. As membranas reabsorvíveis são normalmente feitas de poliésteres (p. ex., ácido poliglicólico, ácido polilático) ou colágenos derivados de tecidos (p. ex., AlloDerm GBR, Pericárdio, Ossix Plus). As membranas não reabsorvíveis são materiais bioinertes e requerem um segundo procedimento cirúrgico para remoção após a conclusão da regeneração óssea. As membranas reabsorvíveis são naturalmente biodegradáveis e têm taxas variáveis de reabsorção. No entanto, todas as membranas, não reabsorvíveis ou reabsorvíveis, diferem em suas características biomateriais e físicas. Essas características variadas frequentemente podem estar associadas a vantagens e desvantagens em várias situações clínicas (Boxe 36.8).

Membranas não reabsorvíveis. Membranas não reabsorvíveis exibem excelente biocompatibilidade, resistência mecânica superior, maior rigidez e geralmente conseguem uma manutenção de espaço mais favorável do que as membranas reabsorvíveis sem suporte. No entanto, a deiscência da ferida é mais comum com as membranas não reabsorvíveis, e essas membranas têm a desvantagem da necessidade de uma segunda cirurgia. Esse segundo procedimento pode resultar em uma morbidade aumentada, custos mais altos e desconforto geral do paciente. Os tipos mais comuns de membranas não reabsorvíveis incluem politetrafluoroetileno (PTFE) e malha de titânio.

a. **Membranas de PTFE expandido** – A membrana de PTFE expandido (e-PTFE) foi o primeiro tipo de membrana usado na implantodontia e foi o padrão-ouro para regeneração óssea na década de 1990. A membrana e-PTFE foi vantajosa, pois

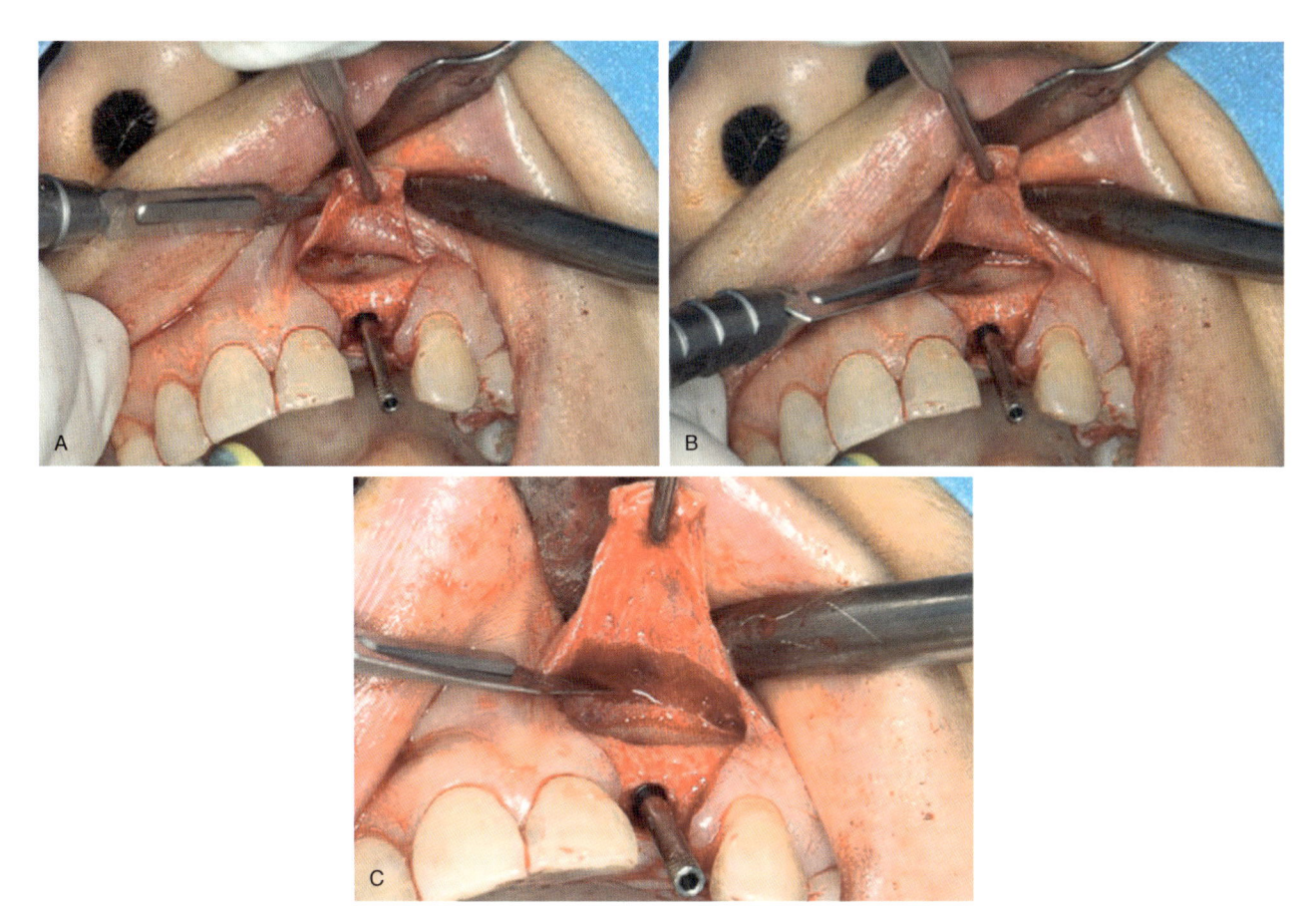

• **Figura 36.34** Procedimento de liberação do tecido. **A.** A liberação adequada do retalho ao redor dos locais de enxerto ósseo é a etapa mais crítica para o fechamento do retalho sem tensão e sucesso previsível do enxerto. **B.** Uma única incisão rasa através do periósteo é preparada dentro do retalho, mantendo a tensão de descolar o retalho. **C.** A separação clara das bordas do periósteo conforme o retalho é estendida e as fibras elásticas permitem que o retalho se estique (i. e., sem tensão).

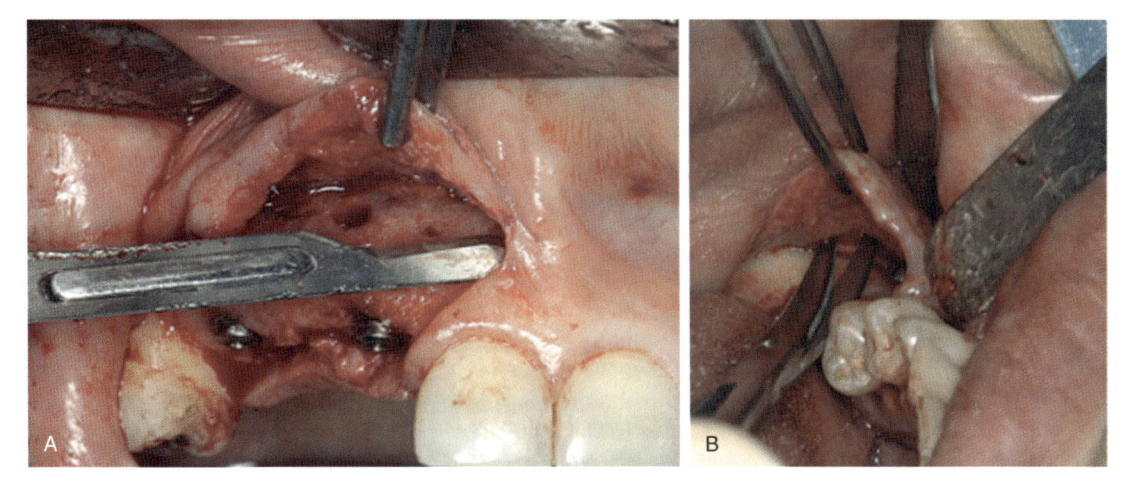

• **Figura 36.35** Procedimentos estendidos de liberação do periósteo. **A.** A incisão pode ser estendida na face mesial e distal do local do enxerto para permitir maior mobilidade do retalho quando ele é estendido. **B.** Após a dissecção da liberação periosteal com tesoura romba (ou seja, a tesoura deve estar paralela ao retalho), o retalho pode ser estendido livremente sobre o local do enxerto. Essa liberação deve ser realizada até que o retalho possa ser reposicionado pelo menos 5 mm além da face lingual do local do enxerto.

evitou que fibroblastos e células do tecido conjuntivo invadissem o defeito ósseo, mas permitiram que as células osteogênicas repovoassem a área do enxerto. A membrana e-PTFE mais comum na implantodontia foi GORE-TEX® (W.L. Gore & Associates, Inc.; Flagstaff, Arizona).

Os dois lados das membranas de e-PTFE eram compostos por camadas diferentes. Um lado tinha aproximadamente 1 mm de espessura e 90% de porosidade, o que impede o crescimento do epitélio; o outro lado tinha aproximadamente 0,15 mm de espessura e 30% de porosidade, que fornecia espaço para o crescimento de osso novo e limitava o crescimento de tecido fibroso.[19]

As membranas de e-PTFE tiveram alta incidência de exposição, resultando, portanto, em um aumento da taxa de infecção devido ao crescimento interno de bactérias na estrutura altamente porosa.

> **Boxe 36.8 Características ideais da membrana para barreira.**
>
> 1. **Compatibilidade do tecido** – Idealmente, a membrana deve ser biocompatível, resultando em nenhuma inflamação ou interação com o tecido do sítio receptor/hospedeiro que possa causar deiscência da ferida ou infecção local.
> 2. **Manutenção do espaço** – A membrana deve ter consistência firme para ajudar a manter o espaço regenerativo e evitar perdas da forma do rebordo definido exigido pelo plano reabilitador.
> 3. **Estabilização do coágulo sanguíneo** – A membrana deve fornecer estabilização do coágulo sanguíneo, permitindo o progresso do processo de regeneração e redução da integração do tecido conjuntivo no defeito.
> 4. **Oclusividade celular** – A porosidade da membrana deve prevenir tecido fibroso invadindo o local do enxerto. Um tamanho de poro maior pode inibir a formação óssea, permitindo o crescimento mais rápido de células do tecido mole. Quando o poro é muito pequeno, a migração celular limitada inibe a deposição de colágeno e contribui para o desenvolvimento de um enxerto deficiente.
> 5. **Resistência mecânica** – A membrana deve ter alta longevidade e resistência mecânica para proteger o coágulo sanguíneo e resistir à passagem de células e bactérias indesejáveis. Essa mesma resistência do material é importante quando a membrana é aderida à porção apical do local receptor. Uma membrana frágil pode facilmente rasgar ao redor da faixa de fixação, liberando a ancoragem da membrana.
> 6. **Taxa de reabsorção previsível** – O tempo de reabsorção da membrana deve coincidir com a taxa de regeneração do tecido ósseo. A presença continuada da membrana depende da localização do enxerto, da vascularização disponível na região e da quantidade de enxerto.
> 7. **Fácil de modificar e manipular** – A membrana deve ser capaz de alterar o tamanho e a forma, mantendo a rigidez adequada para evitar o colapso no local do enxerto.

Além disso, a estrutura porosa, com tamanho de poro aproximado de 5 a 20 micrômetros, permitia crescimento interno dos tecidos moles, levando ao aumento da dificuldade de remoção.

b. **Membranas de PTFE de alta densidade** – devido às complicações das membranas de e-PTFE, um material de densidade mais alta – menos de 0,3 mícron – foi desenvolvido no início de 1990 sob o nome Cytoplast™ (Osteogenics Biomedical; Lubbock, Texas). Esta PTFE de alta densidade (também denominada PTFE denso ou d-PTFE) demonstrou ter um risco menor de colonização bacteriana em comparação às membranas de e-PTFE, resultando, portanto, em menos infecções. A alta densidade e o pequeno tamanho dos poros da membrana evitam a passagem de bactérias através da membrana, enquanto permitem a difusão do oxigênio e a passagem de pequenas moléculas. Devido à falta de crescimento interno de tecido nos poros de 0,3 mícron, as membranas de d-PTFE são muito mais fáceis de remover. O uso clínico de d-PTFE demonstrou que a exposição localizada da membrana nem sempre dita a falha do enxerto em desenvolvimento. Se a membrana d-PTFE puder ser mantida por pelo menos 6 semanas, a remoção nesse momento ou mais tarde será frequentemente seguida pelo desenvolvimento de uma crista óssea considerável (Figura 36.36).

c. **Membranas de PTFE reforçadas com titânio** – A adição de um suporte de titânio para uma membrana de PTFE permite que a membrana seja moldada em um formato que desenvolverá o osso no contorno e volume exigidos pelo plano reabilitador. Esses tipos de membrana são especialmente úteis no tratamento de grandes defeitos ósseos, nos quais espessuras variadas de osso são ditadas por uma topografia receptora irregular. Estudos de procedimentos de ROG usando membranas não reabsorvíveis reforçadas com titânio têm demonstrado grande sucesso com enxerto de crista alveolar horizontal e vertical devido à sua capacidade de manter o espaço, minimizar a mobilidade do enxerto e excluir o crescimento interno de tecidos moles.[20-24] (Figuras 36.37 e 36.38).

d. **Malha de titânio** – A malha de titânio é uma barreira não reabsorvível que se mostrou eficaz na manutenção do espaço sem falhar. As malhas de titânio são flexíveis e podem ser dobradas e manipuladas para moldar ao redor de um defeito ósseo. A malha de titânio demonstrou biocompatibilidade e características previsíveis dentro da malha que permitem a manutenção do suprimento sanguíneo do periósteo. A principal desvantagem da malha de titânio está relacionada a um aumento da incidência de deiscências da ferida e à dificuldade geral em manter a cobertura dos tecidos moles durante o longo processo de cicatrização. A exposição da malha pode levar a um aumento da taxa de infecção e desconforto ao paciente, levando à remoção precoce da tela.

Membranas reabsorvíveis. As membranas reabsorvíveis exibem a vantagem de não necessitar de cirurgia de segundo estágio para sua remoção, diminuindo o desconforto e a morbidade para o paciente. No entanto, as desvantagens do colágeno incluem um tempo de reabsorção imprevisível, que pode afetar adversamente a quantidade de formação óssea. Membranas reabsorvíveis derivadas de colágeno xenogênico, para uso em procedimentos de ROG, são as membranas mais populares utilizadas em implantodontia atualmente. Os vários tipos de membranas reabsorvíveis incluem colágeno, pericárdio e matriz dérmica acelular.

As membranas de colágeno reabsorvíveis consistem em colágeno tipo I ou tipo III de origem bovina ou suína. As membranas de colágeno são fáceis de manipular e têm efeitos favoráveis

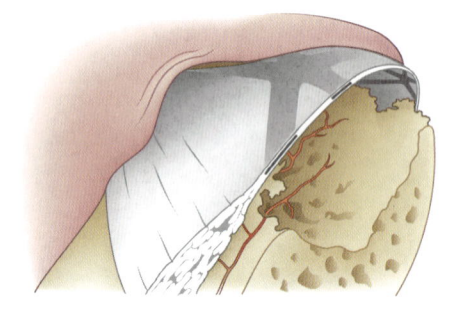

• **Figura 36.36** Membrana D-PTFE com reforço de titânio representando o princípio de manutenção do espaço, que permite o progresso da angiogênese e da regeneração óssea. (Imagem adaptada de Osteogenic Biomedical.)

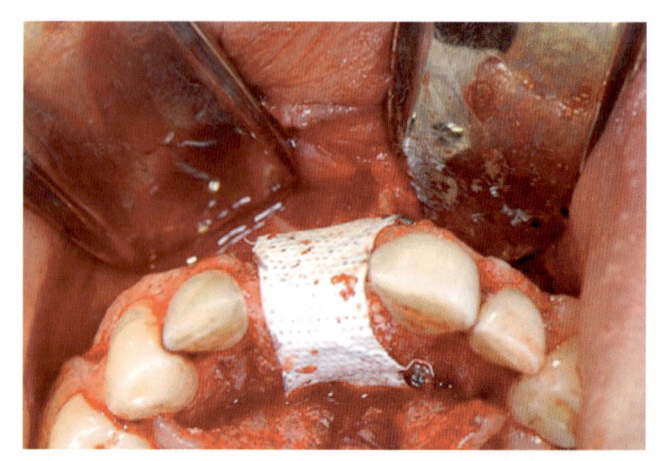

• **Figura 36.37** Membrana de politetrafluoroetileno (d-PTFE). Visão clínica da membrana d-PTFE.

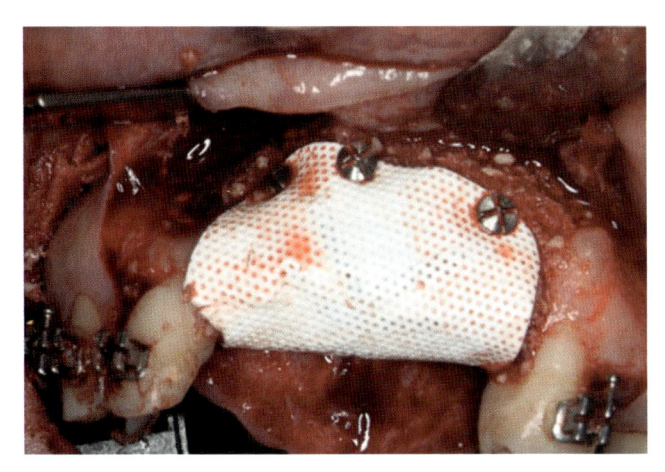

● **Figura 36.38** Membrana de politetrafluoroetileno (PTFE): imagem clínica que mostra a membrana densa de PTFE antes da modificação da zona livre de 2 mm adjacente a cada dente. (Foto cortesia do Dr. John Hamrick.)

na coagulação e cicatrização de feridas, reticulação variável, baixa antigenicidade e alta resistência à tração.[25] Além disso, inibem as células epiteliais, promovem a adesão de células do tecido conjuntivo e aumentam a agregação plaquetária, o que leva a estabilização da ferida e aumento da cicatrização.

O colágeno constitui mais de 50% das proteínas do corpo humano. Como a membrana de colágeno é degradada por meio de reações enzimáticas, o processo se assemelha à renovação do tecido normal.[26-33] Hoje, a maioria das membranas de colágeno é derivada de fontes alogênicas ou xenogênicas, que se tornaram populares na implantologia oral. Elas atuam como *scaffolds* para a osteocondução, aumentam a agregação das plaquetas e a estabilidade dos coágulos e permitem a atração de fibroblastos para a cicatrização. As membranas de colágeno são fabricadas com taxa de reabsorção variável, que ocorre por meio da biodegradação das células inflamatórias. A taxa de reabsorção é alterada por meio do processo de fabricação pela quantidade de reticulação.

As barreiras de colágeno estão disponíveis em várias formas:
a. **Fitas/tampões de colágeno** são usados principalmente para controlar o sangramento e manter o coágulo sanguíneo nos locais de extração. As fitas/tampões de colágeno são geralmente um material mole, flexível e semelhante a uma esponja que absorve rapidamente o sangue, criando assim um coágulo artificial. O colágeno permite a agregação de plaquetas, o que resulta na degranulação e liberação de fatores de crescimento ósseo. Fitas/tampões de colágeno têm um tempo de reabsorção de aproximadamente 10 a 14 dias e não são indicados para procedimentos de regeneração óssea guiada.
b. As **membranas de colágeno regulares** são reabsorvidas em 3 a 4 meses e são usadas principalmente na regeneração óssea guiada para defeitos ósseos de pequeno a médio porte. Idealmente, o fechamento primário é recomendado para diminuir a morbidade do enxerto.
c. As **membranas de colágeno estendidas** são reabsorvidas em 4 a 6 meses e usadas para defeitos ósseos maiores que requerem períodos de cicatrização mais longos. Essas membranas são modificadas pelo aumento da densidade da reticulação. As membranas de colágeno reticuladas são mais usadas em procedimentos de regeneração óssea guiada para defeitos ósseos maiores que requerem maior tempo de cicatrização e contenção do enxerto.
e. As **membranas de pericárdio** são mais comumente de origem bovina ou suína, tendo as bovinas maior conteúdo de colágeno. Geralmente, consistem em três camadas com colágeno e fibras elásticas em uma matriz amorfa. Sua superfície é porosa, o que permite a fixação e proliferação celular, embora tenha densidade aumentada para exclusão de tecidos moles (Figura 36.39A a C).
f. A **matriz dérmica acelular (MDA)** é uma matriz de tecido conjuntivo humano (aloenxerto) biocompatível derivada de um processo de remoção de todas as células da derme. Como as células são removidas durante o processo de fabricação, nenhum vírus pode ser transmitido. Além disso, devido à natureza acelular dessa membrana, nenhuma reação inflamatória ou rejeição ocorrerá. O aloenxerto inerte, quando usado como uma membrana, atua como estrutura arquitetônica que permite a migração e a vascularização dos fibroblastos. Allo-Derm® é uma matriz dérmica acelular desenvolvida originalmente em 1994 para ser usada como aloenxerto de pele em pacientes queimados.[34] Tem sido usada na literatura médica e odontológica como aloenxerto para vários procedimentos devido à sua capacidade de vascularizar rapidamente e aumentar a espessura do tecido mole. Na literatura odontológica, a Allo-Derm tem sido usada com sucesso para cobertura radicular, espessamento de tecidos moles e ROG.[35,36] AlloDerm ROG é uma versão mais fina (a espessura varia de 0,5 a 0,9 mm) do produto AlloDerm original (a espessura varia de 0,9 a 1,6 mm), projetado especificamente para ROG. AlloDerm ROG foi usado com sucesso como uma membrana para barreira e também demonstrou aumentar significativamente a espessura do tecido mole em 45 e 73% do início (*baseline*) até 6 e 9 meses, respectivamente (*baseline* 0,55 ± 0,16 mm a 0,80 ± 0,26 mm, em 6 meses e 0,95 ± 0,28 mm em 9 meses; $P < 0,0033$), quando usado como uma membrana para barreira para ROG de deficiências do rebordo alveolar horizontal.[37,43] (Figura 36.40A a C).

Dimensionamento e posicionamento da membrana

A seleção do tipo de membrana é um dos aspectos mais importantes do protocolo de regeneração óssea. A escolha de um tipo específico de membrana para barreira está diretamente relacionada ao sucesso final do processo regenerativo. Com inúmeras membranas reabsorvíveis e não reabsorvíveis disponíveis, cada uma tem propriedades específicas que ajudam ou dificultam as propriedades de isolamento do procedimento. Essas propriedades estão relacionadas ao manuseio do material e à longevidade de sua proteção às partículas subjacentes de enxerto.

O tamanho da membrana deve ser grande o suficiente para cobrir completamente todo o local do enxerto após a maior parte do enxerto ter sido colocada no local receptor. Quando a membrana é então esticada sobre o enxerto, ela deve ser larga e longa o suficiente para garantir que todas as partículas do enxerto sejam isoladas de qualquer tecido mole ou crescimento bacteriano. A experiência indica que será necessária uma membrana mínima de 20 × 20 mm, e em quase todos os grandes locais de enxerto, o uso de uma membrana de 20 × 40 mm. A tentativa de fragmentar duas ou três pequenas membranas e uni-las não é apenas difícil, mas também introduz outra variável no conceito de isolamento do enxerto em um período prolongado. A maneira mais eficiente de aparar e dar forma a um grande pedaço de matriz dérmica ou tecido conjuntivo é umedecer um abaixador de língua em solução salina e então usá-lo como "tábua de corte" para a membrana (Figura 36.41).

O posicionamento das membranas ao redor dos dentes é muito importante para reduzir as complicações. O uso de d-PTFE requer um mínimo de 2 mm entre a borda da membrana e o lado de uma superfície radicular adjacente. As membranas de

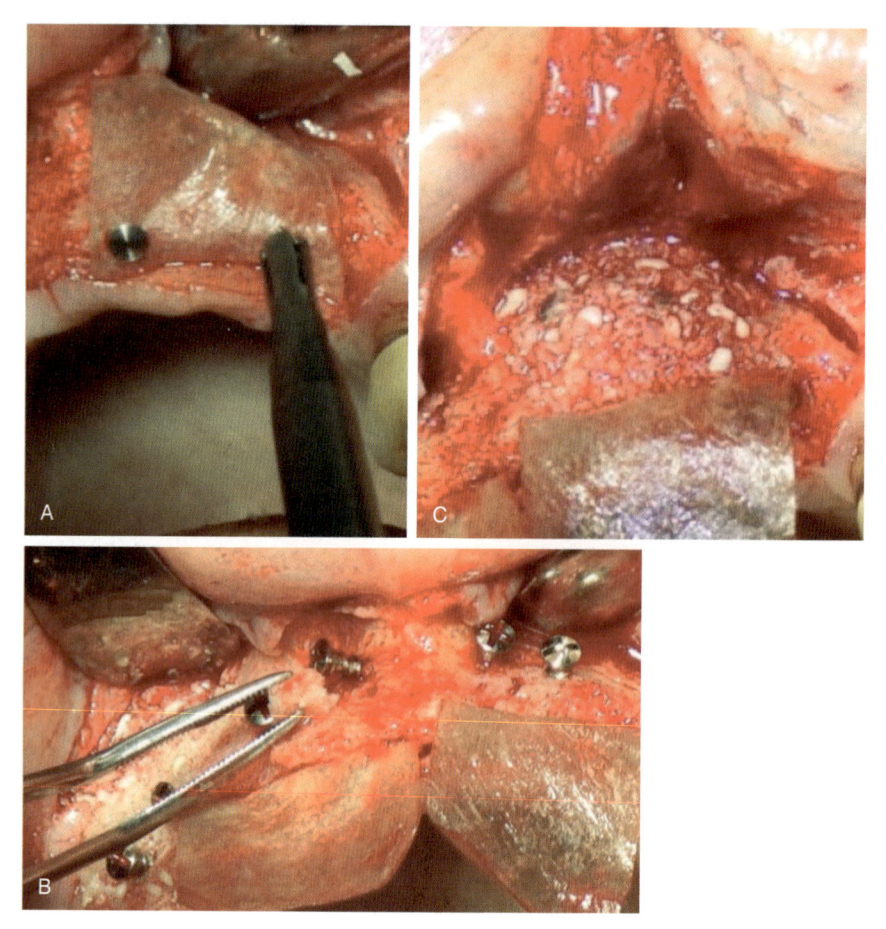

● **Figura 36.39** Membrana de pericárdio. **A.** Fixação da membrana. **B.** Osso autógeno sendo colocado sob os parafusos da membrana. **C.** Enxerto final de *veneer* ósseo de aloenxerto.

d-PTFE com hastes de titânio devem ser aparadas de forma a evitar uma extensão lateral da haste na região da face coronal no local do enxerto. As hastes de titânio que são posicionadas próximas às superfícies da raiz interproximal geralmente levam a exposição da membrana e comprometimento do volume do enxerto na região. As membranas d-PTFE mais novas são projetadas para manter essas extensões laterais localizadas longe dessas regiões críticas. A eliminação específica de todas as bordas afiadas ou margens rugosas é crítica na eliminação da perfuração da membrana através de regiões finas do retalho sobreposto. As técnicas de ROG usando malha de titânio requerem 2 mm de "folga" da raiz de um dente devido a problemas semelhantes.

Ao usar membranas reabsorvíveis ao redor dos dentes, a regra de 2 mm não é um fator crítico, e as membranas reabsorvíveis podem ser colocadas diretamente sobre as raízes dos dentes adjacentes sem causar falha da membrana. A matriz dérmica acelular não precisa ser separada das superfícies radiculares, lembrando que essa mesma membrana é utilizada em procedimentos periodontais de rotina para recobrimento radicular. A única complicação com a instalação de membranas reabsorvíveis diretamente contra as raízes naturais está relacionada ao fechamento da ferida primária na proximidade da raiz. As membranas devem ser lisas e devem permitir que o retalho sobreposto seja adaptado uniformemente ao redor do colo da raiz do dente.

Instalação inicial da membrana

Após a preparação do local receptor, a membrana para barreira pode ser inicialmente fixada. A fixação inicial pode ser realizada apicalmente ou na face lingual da crista. A fixação da membrana antes de colocar o enxerto particulado garante que a membrana não se desloque depois que a maior parte do enxerto foi colocada e define a extensão apical do próprio enxerto. Em situações nas quais as tachas não podem ser usadas, a membrana pode ser fixada apicalmente e palatina/lingualmente com suturas. Deve-se ter em mente que a definição desse espaço é feita pela membrana. Se a espessura do enxerto diminuir à medida que o enxerto se estende em direção ao ápice do local regenerativo, a espessura do suporte ósseo do próprio implante também será reduzida. Nesse caso, frequentemente ocorre uma fenestração apical, introduzindo uma das muitas variáveis que podem complicar a previsibilidade de um implante ao longo do tempo (Figuras 36.42 e 36.43).

Etapa 7: manutenção do espaço

Além da exclusão do tecido mole e da estabilidade do coágulo, a manutenção do espaço é a chave para o sucesso do processo de ROG. A criação e o suporte fixo e contínuo do "espaço" do enxerto podem ser realizados com membranas suportadas por parafusos/pinos de sustentação, membranas reforçadas com titânio, malha de titânio moldada, enxertos em bloco, implantes ou a maior parte do material particulado do enxerto.[44-48] A maioria das novas técnicas em protocolos de ROG requer suporte específico dessa área onde o osso é necessário. Foi mostrado que o simples preenchimento do espaço do defeito com partículas de osso limita bastante os volumes ósseos finais, e a definição da forma real da crista não é realmente previsível. À medida que essa "zona livre" protegida é definida, as possibilidades de desenvolvimento bem-sucedido de um novo osso são muito melhoradas.

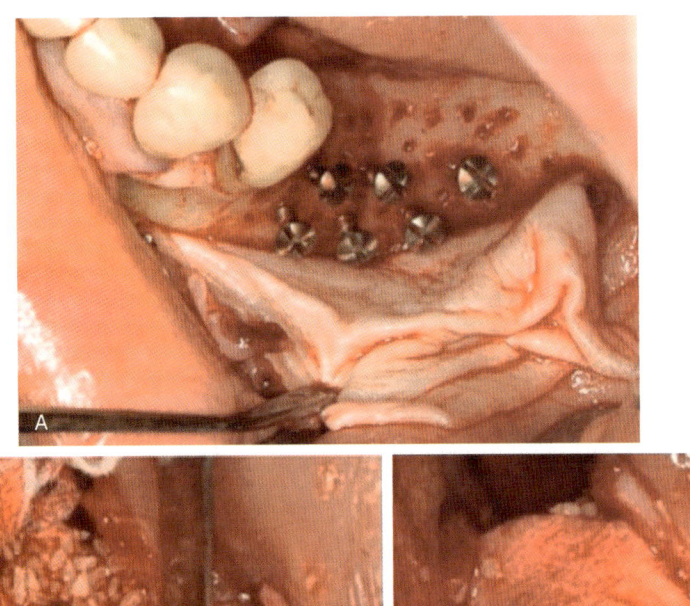

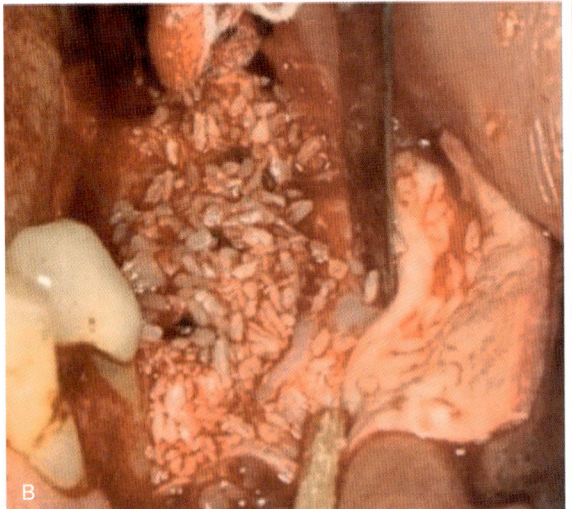

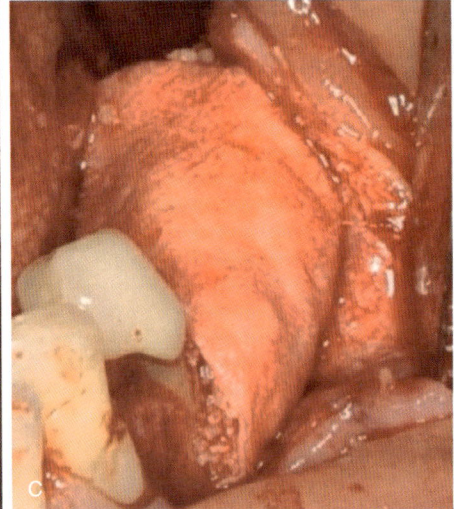

• **Figura 36.40** Membranas de colágeno. **A.** Parafusos ósseos colocados na área com defeito. **B.** Membrana de colágeno hidratada e fixada com tachas. **C.** Local enxertado e membrana posicionada sobre o enxerto.

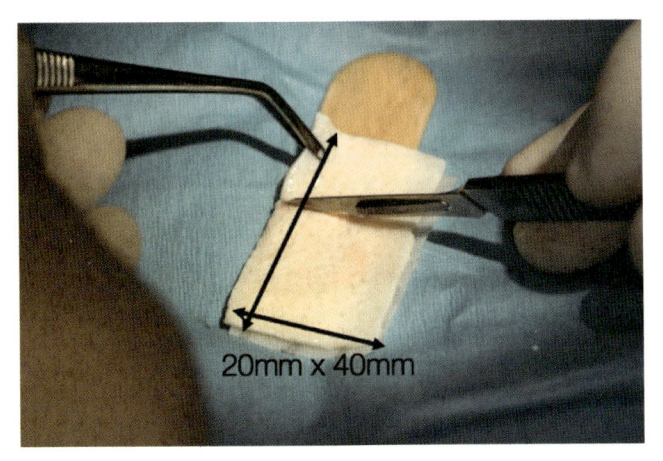

• **Figura 36.41** Modificação da membrana para abranger o defeito usando uma lâmina nº 15.

Opções de manutenção de espaço
1. **d-PTFE integrado com suportes de titânio**
2. **Malha de titânio**
3. **Parafusos de tenda**

Técnica do parafuso de tenda

Para apoiar o suporte da membrana e evitar o colapso do enxerto na maioria das técnicas de membrana particulada, parafusos de tenda são usados. O princípio dos parafusos de tenda (ou de sustentação) utiliza a "cabeça" do parafuso para suporte vertical e horizontal. Esse sistema de suporte literalmente cria o contorno da superfície da membrana e do material de enxerto ósseo, o que permite que o processo de regeneração óssea prossiga de maneira previsível.

Tamanho dos parafusos de fixação. Os parafusos de fixação óssea disponíveis nos dias de hoje geralmente são parafusos não reabsorvíveis que possuem roscas da cabeça à ponta do parafuso ou um pescoço liso com 3 mm de *design* de rosca na ponta do parafuso.[47,48,50,51] O uso de parafusos reabsorvíveis foi descrito e essa possibilidade dá ao clínico a opção de evitar um procedimento de reabertura para remover os parafusos de fixação.[41] Como a variedade de parafusos de fixação é explorada, as opções de parafusos com diâmetros de cabeça grande são preferidas. A cabeça larga é importante com essa técnica porque o objetivo principal do parafuso é apoiar a membrana durante o processo completo de maturação óssea. Se a cabeça do parafuso perfurar a membrana, o suporte vertical será perdido e o enxerto particulado ficará sujeito à pressão e ao micromovimento. Quando o suporte é perdido, o volume final e a consistência da crista amadurecida serão alterados.

O uso de cabeças de parafuso de diâmetro estreito (pequeno) que são usadas em procedimentos de enxerto em bloco resulta, periodicamente, em comprometimento e diminuição do crescimento ósseo. Muito provavelmente, a membrana perderá seu suporte vertical depois que a pequena cabeça do parafuso perfurar a membrana.

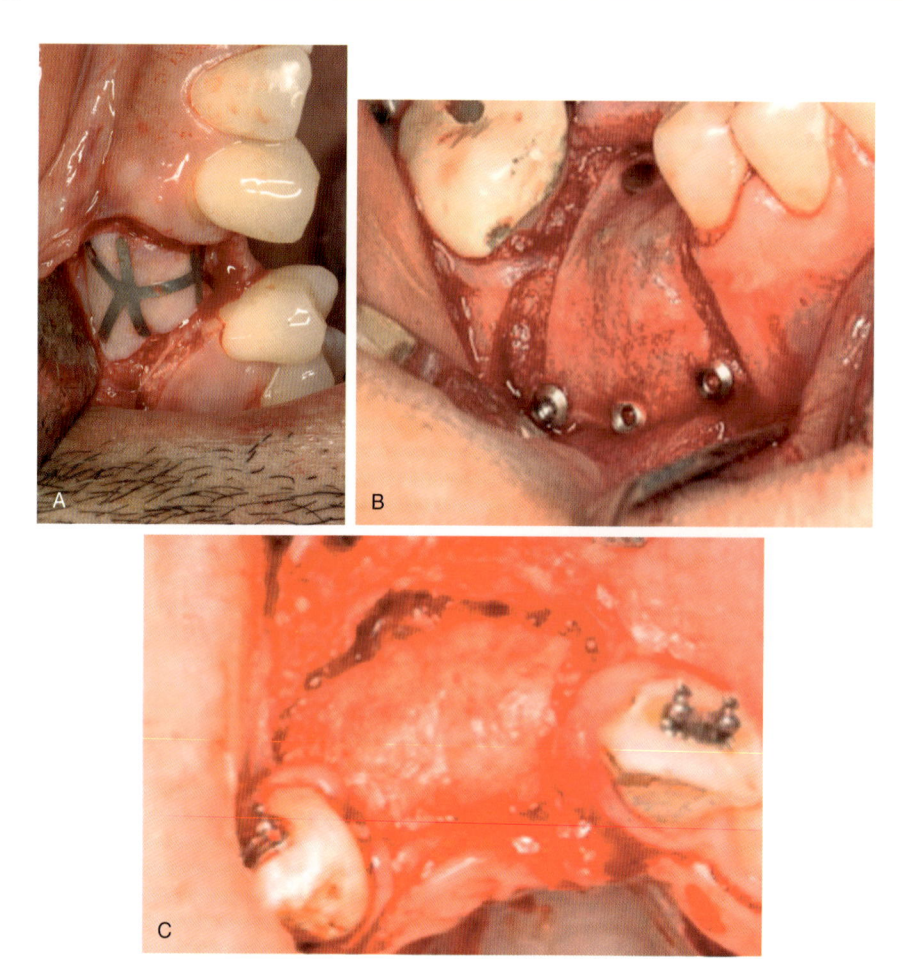

• **Figura 36.42** Instalação da membrana em proximidade com os dentes. **A.** Membrana reforçada com titânio. **B.** Membrana de colágeno estendida. **C.** Matriz acelular.

Idealmente, os parafusos de fixação óssea com um diâmetro de eixo de 1,5 mm são recomendados em vez de parafusos mais grossos, pois diminui o volume ósseo pós-enxerto geral quando são usados eixos de parafuso de diâmetro maior. A maioria dos parafusos hoje é autorrosqueável e facilmente inserida em orifícios de decorticação. O comprimento mais comum dos parafusos de sustentação é de aproximadamente 6 mm; no entanto, o clínico deve prever comprimentos de parafuso de 10 a 12 mm para defeitos ósseos maiores (Figura 36.44).

Números de parafuso de tenda. A quantidade de suporte necessária para manter as dimensões espaciais do local do enxerto determina a quantidade e o posicionamento desses parafusos. Os parafusos são ancorados no local receptor conforme necessário para formar uma cúpula sobre o local do enxerto que replica a altura do osso necessária para a instalação ideal do implante. Os parafusos de sustentação atuam como "varas de sustentação" para apoiar a membrana, diminuir a mobilidade do enxerto e aliviar a pressão externa sobre o enxerto.[49] A instalação de membranas simples sobre os materiais de enxerto sem definir a manutenção do espaço geralmente leva a volumes ósseos pós-operatórios variáveis e frequentemente a suporte ósseo deficiente na face vestibular e lingual das faces coronais da plataforma do implante (i. e., colapso da membrana) (Figura 36.45).

Posicionamento do parafuso de tenda. O posicionamento dos parafusos deve ser planejado de forma que resulte em uma cúpula formada pelas "cabeças dos parafusos" combinando com o contorno necessário da forma final da crista. O uso de vários parafusos nessa técnica cria formas de cristas muito específicas que não podem ser obtidas com membranas sem suporte. Os parafusos são colocados com 3 a 4 mm de distância para permitir a formação de osso sólido entre os parafusos. Basicamente, o número e a posição dos parafusos de tenda estão diretamente relacionados ao tamanho e ao contorno necessários do enxerto ósseo.

Situações clínicas em que os parafusos são colocados muito próximos um do outro, periodicamente, demonstram zonas de formação óssea mais fracas que podem resultar em um posicionamento difícil do implante. Isso pode ser importante, pois as forças laterais são colocadas nos locais de enxerto ósseo maduro durante a preparação da osteotomia e a instalação do implante. Cristas ósseas pós-operatórias usando essa técnica específica toleram facilmente as forças laterais de disseminadores ósseos e implantes de corpo largo, sem quaisquer problemas significativos relacionados à descamação ou formas de cristas ósseas granulares. O único problema encontrado com respeito ao posicionamento do parafuso relaciona-se às posições dos parafusos que ficam muito perto da crista do rebordo. Nessas situações, um diâmetro de osteotomia pode invadir o orifício do parafuso não preenchido e o fragmento fino de osso pode se desprender (Figuras 36.46A a D e 36.47A a D).

Deve-se ter cuidado ao colocar os parafusos de tenda próximos aos dentes adjacentes. A localização e a trajetória das raízes dos dentes adjacentes devem ser determinadas para evitar a instalação do parafuso na raiz do dente. Idealmente, radiografias pós-operatórias devem ser feitas para verificar o posicionamento ideal em relação às raízes dos dentes.

Camada 1: autoenxerto (opcional)

A primeira camada do enxerto de regeneração óssea guiada é composta por osso autógeno. O osso autógeno é geralmente indicado em qualquer defeito ósseo que requeira crescimento ósseo horizontal superior a 3 mm ou em todos os casos de regeneração vertical. A coleta de osso autógeno hoje normalmente é realizada de qualquer região exposta de osso cortical/esponjoso presente na cavidade bucal. Na maxila, os locais doadores frequentemente estão disponíveis apicalmente para a maioria dos locais de implante e na área da tuberosidade. Na mandíbula, a face lateral do ramo fornece uma fonte abundante de osso cortical que pode ser colhido por várias técnicas.

Coleta de enxerto no ramo

Incisão e reflexão. A incisão para a retirada de um enxerto na região do ramo começa no nível do plano oclusal e prossegue pela crista oblíqua externa em uma curta distância até se estender medialmente até a face distal vestibular do segundo molar, ou na mesma região se a área for edêntula. A incisão continua anteriormente, seguindo a crista do rebordo ou seguindo o sulco até a face distal do primeiro molar ou pré-molar, onde uma relaxante vertical geralmente é preparada. A incisão deve sempre ser localizada lateralmente à almofada retromolar para evitar qualquer possível dano ao nervo lingual. O retalho é rebatido lateralmente para expor o osso cortical distal ao molar e uma exposição mínima da face lateral do ramo.

Técnicas de coleta no ramo. Para colher osso cortical do ramo, inúmeras técnicas estão disponíveis.

Bloco da lateral do ramo: um bloco cortical pode ser coletado do ramo e dividido em partículas corticais menores. A quantidade de área de superfície obtida de partículas menores é muito maior do que poderia ser obtida fixando-se um bloco inteiro coletado. O bloco coletado é processado quebrando-se em pequenos pedaços usando *rongeurs* de dupla ação. O uso de partículas grandes não é recomendado, e a destruição completa do bloco com um moinho de osso também não produziu os resultados encontrados com partículas de tamanho razoável. O preparo de osso cortical denso sempre apresentou um desafio na enxertia em bloco, quando um enxerto cortical de superfície irregular precisa ser aparado e remodelado para adaptação no local do enxerto. No caso de enxerto particulado, toda a peça óssea cortical deve ser quebrada em pequenos pedaços antes de poder ser usada. O controle das partículas do enxerto durante esse processo é crítico porque as partículas soltas podem ser facilmente perdidas ou contaminadas à medida que o enxerto é processado. Coletas de osso autógeno são desafiadoras, e a perda de partículas ou blocos ósseos críticos pode causar atrasos desnecessários e desconforto do paciente se o osso adicional precisar ser colhido para substituir um bloco contaminado.

A técnica de enxerto particulado descrita neste capítulo requer que um pedaço de um bloco cortical seja completamente dividido em pequenas partículas que são então compactadas em defeitos ósseos irregulares. Essas pequenas partículas tendem a "escapar" dos *rongeurs,* se não forem apreendidas com cuidado. A melhor maneira de eliminar a perda dessas partículas corticais é encher um copo ou tigela de vidro raso e transparente com solução salina. O bloco é então submerso na solução salina, e os *rongeurs* de dupla ação são usados para quebrá-lo no tamanho de partícula necessário para o procedimento. A solução salina retarda o escape de partículas da mesma maneira que a água retarda o movimento de uma bala disparada contra a água. O osso é normalmente dividido em partículas de 1 × 2 mm para instalação no local do enxerto (Figuras 36.48).

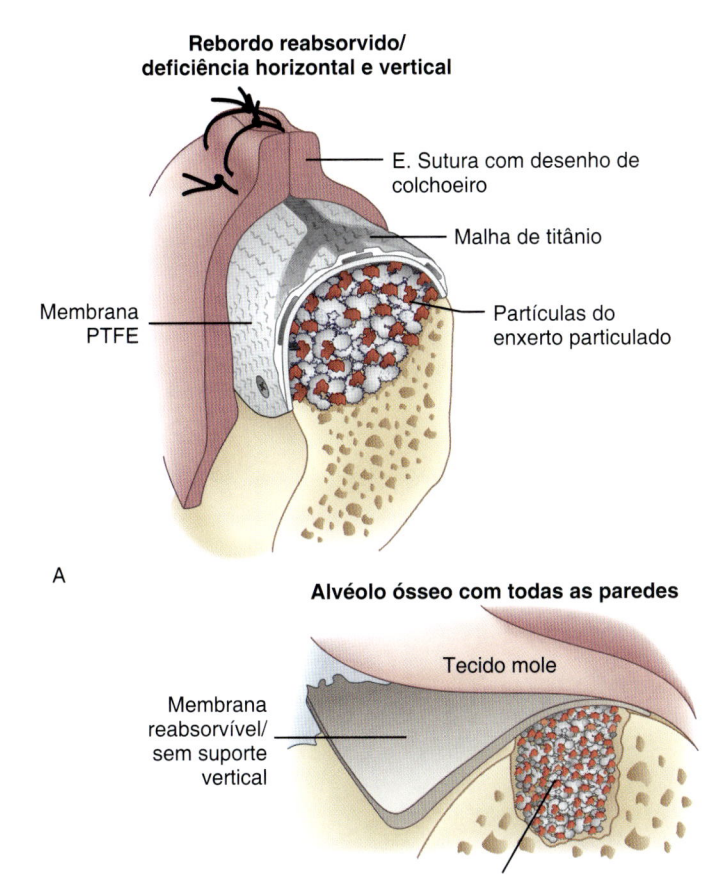

• **Figura 36.43** Membrana reabsorvível vs. não reabsorvível. **A.** Esta figura ilustra uma membrana densa para barreira de politetrafluoroetileno (d-PTFE) não reabsorvível (fornecida pela Osteogenics Biomedical) que tem titânio como suporte para evitar colapso no preenchimento do espaço regenerativo ao espaço subjacente com uma matriz óssea que pode ser substituída por osso viável à medida que o processo regenerativo é concluído. **B.** Esta figura demonstra o uso de uma membrana para barreira reabsorvível sem componentes de suporte. Nessa situação, a membrana funciona como uma camada protetora que impede o crescimento interno de tecido mole no espaço subjacente. As membranas geralmente devem ser elevadas acima da deficiência da crista com parafusos ou titânio para evitar colapso no espaço ou deslocamento das partículas do enxerto.

Etapa 8: instalação do enxerto ósseo

O sucesso de um enxerto ósseo depende muito da aplicação adequada dos princípios básicos do desenvolvimento ósseo. Isso tem sido enfatizado à medida que os cirurgiões tentam regenerar grandes defeitos ósseos que requerem o desenvolvimento de um enxerto viável que pode estar longe do osso receptor, de onde se originam todos os componentes regenerativos.

Isso é ainda mais importante na regeneração vertical, pois as partículas do enxerto entram em contato com o osso hospedeiro apenas na base do defeito, e os outros três lados do enxerto são totalmente separados dessa fonte natural de células para angiogênese e crescimento interno celular.

Antes da instalação do material de enxerto, o local receptor deve estar livre de restos de tecidos moles e osso deve estar decorticado e a fixação inicial da membrana deve ser realizada. Ao colocar o material de enxerto em um defeito ósseo, idealmente uma abordagem sistemática em camadas deve ser utilizada, consistindo em três camadas, que dependem do tamanho e da localização do local do enxerto.

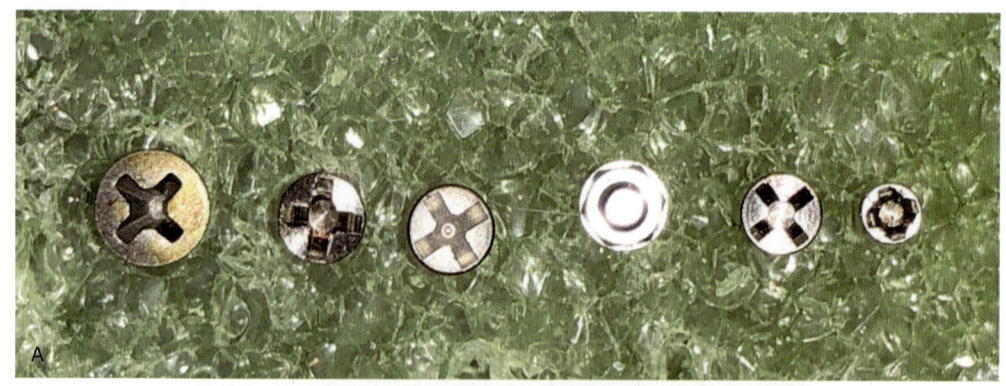

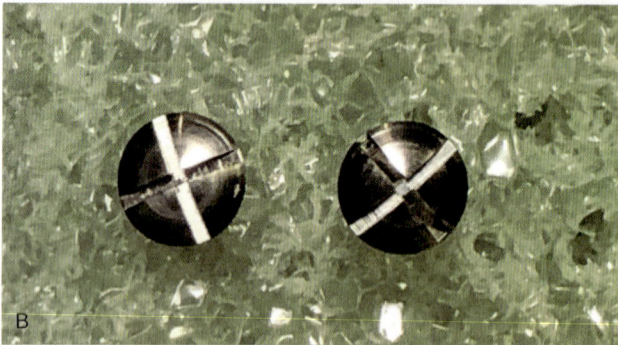

• **Figura 36.44** Tamanho do parafuso de tenda. **A.** Parafusos de tenda de gerações anteriores, de vários diâmetros e tamanhos de cabeça. **B.** Parafusos de tenda mais novos, com cabeça convexa maior, que permite manutenção de espaço mais ideal.

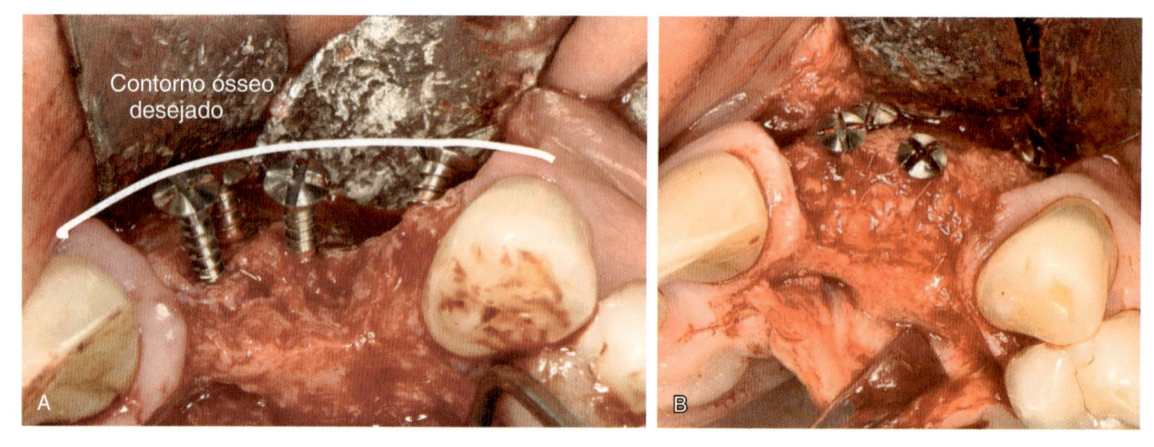

• **Figura 36.45 A.** Parafusos de tenda usados para estabilizar a membrana para obter o contorno desejado. **B.** Pós-operatório resultante do crescimento ósseo para contornos ideais.

Técnica de raspagem: outra opção de obtenção de osso autógeno é a remoção de fragmentos de osso cortical da crista oblíqua externa. Um *rongeur* de dupla ação pode ser usado para remover pequenos fragmentos do osso exposto. O osso raspado pode ser colocado em uma tigela cirúrgica esterilizada com solução salina estéril. Outra opção de obtenção de raspas corticais é o uso de "raspadores" específicos, que não só retiram o osso, mas também o coletam dentro do dispositivo raspador. Por último, unidades de piezocirurgia podem ser usadas com pontas raspadoras (Figura 36.49).

Técnica da trefina: o uso de brocas trefinas (ou seja, brocas cilíndricas de corte na ponta) tem sido defendido para coletar osso da área do ramo. Essas brocas de corte estão disponíveis em vários diâmetros, com a trefina de 6 a 8 mm sendo mais popular para colher osso do ramo. Metade da broca trefina é colocada sobre a crista óssea oblíqua externa, enquanto a outra metade é lateral ao osso e acima do músculo masseter refletido, que é elevado da face anterior lateral do ramo. A broca trefina é usada com uma broca cirúrgica em ângulo, a 2.000 rpm com irrigação salina abundante, a uma profundidade de aproximadamente 5 a 8 mm, certificando-se de que os cortes estão acima e laterais à posição do nervo, da artéria e da veia alveolar inferior (NAI). A posição do NAI deve ser identificada por meio de uma pesquisa de imagem TCFC.

Fechamento do ramo no local doador. Após a remoção do osso doador coletado, o local doador é preenchido com uma camada dupla de fita de colágeno antes de fechar a ferida com uma combinação de suturas interrompidas e suturas em colchoeiro. Esse fechamento é monitorado à medida que cada sutura é amarrada para confirmar que não há tensão no retalho. O uso de suturas de Vicryl® ou Teflon® (Cytoplast®) é recomendado para permitir ao implantodontista a oportunidade de remover as suturas quando sentir que a ferida está adequadamente cicatrizada.

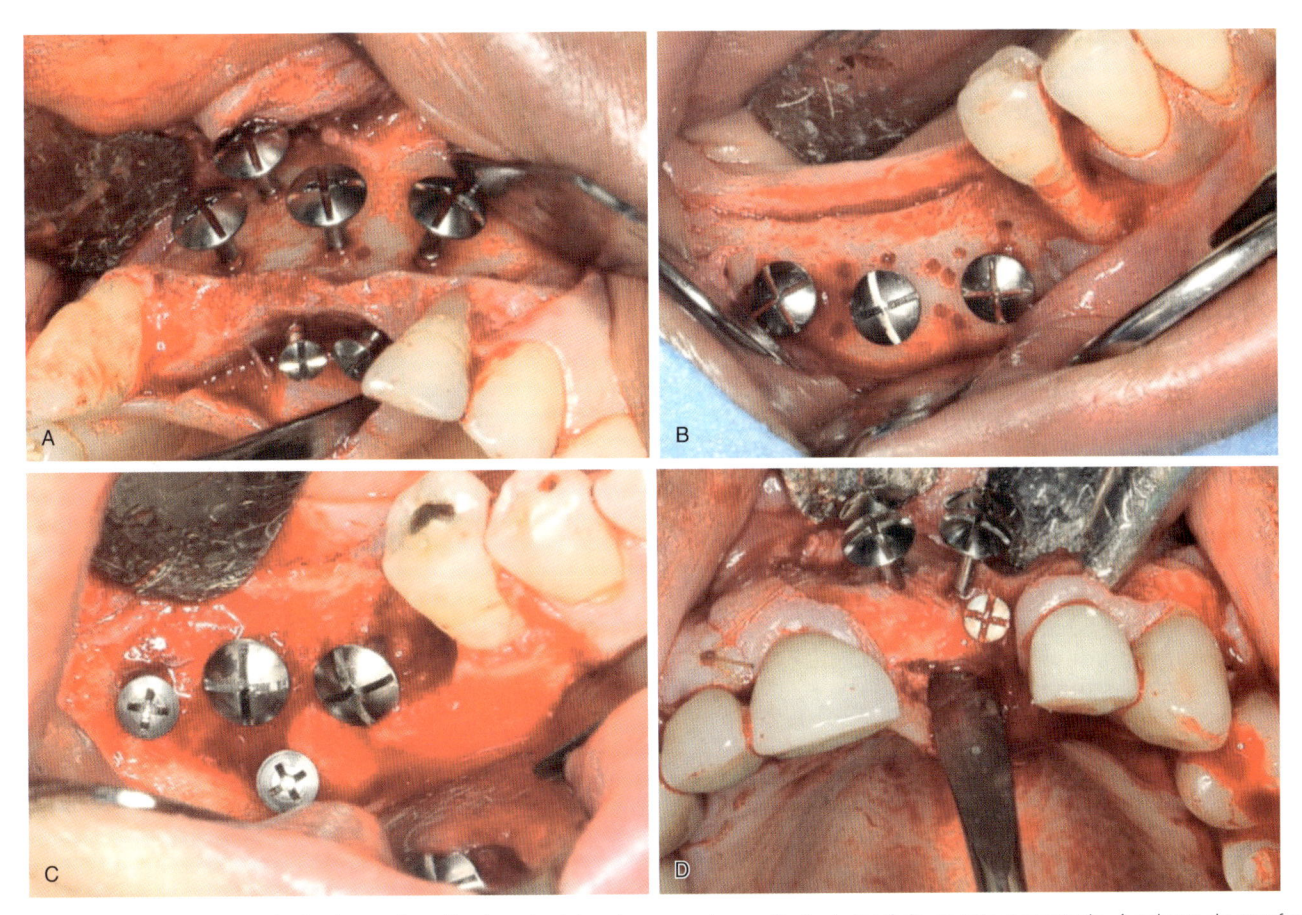

CAPÍTULO 36   Enxerto Particulado e Membrana/Regeneração Óssea Guiada

• **Figura 36.46 A a D.** A instalação do parafuso literalmente determina os contornos finais do local do enxerto aumentado. A cabeça do parafuso nunca deve ser colocada acima do nível do osso interproximal adjacente. Quando parafusos de cabeça grande são usados na face vestibular, a borda superior deve ser ligeiramente inclinada para evitar que sua borda afiada perfure a membrana. A melhor localização para as cabeças dos parafusos de maior diâmetro é mais abaixo no local do enxerto, onde o suporte lateral é necessário.

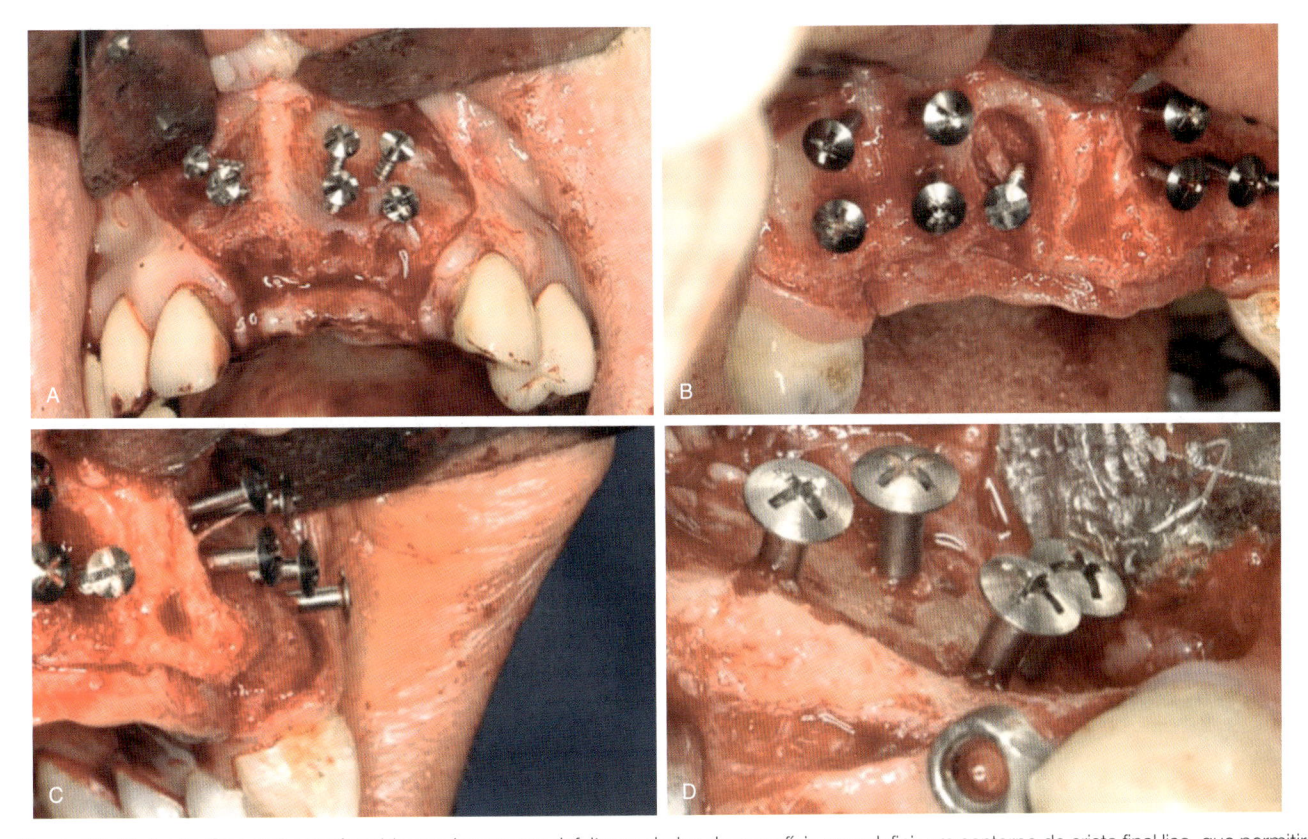

• **Figura 36.47 A a D.** Os parafusos têm sido usados nesses defeitos variados de superfície para definir um contorno de crista final liso, que permitirá a instalação do implante em locais adequados especificados pelo enceramento diagnóstico.

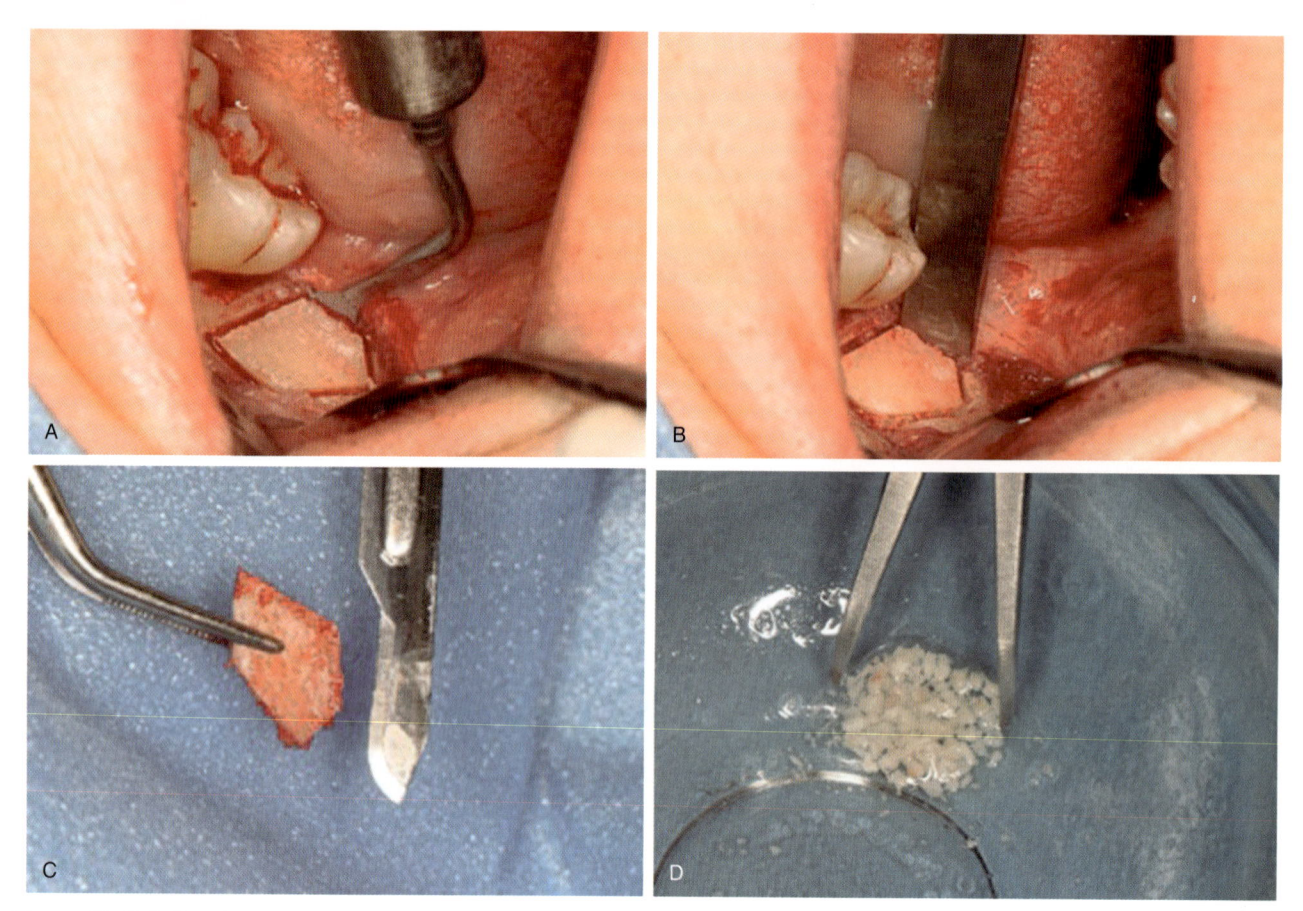

• **Figura 36.48** Coleta de autoenxerto no ramo com uma unidade de piezocirurgia. **A.** Cortes piezoelétricos feitos no ramo. **B.** Bloco removido. **C.** Bloco colhido. **D.** Bloco ósseo transformado em lascas particuladas.

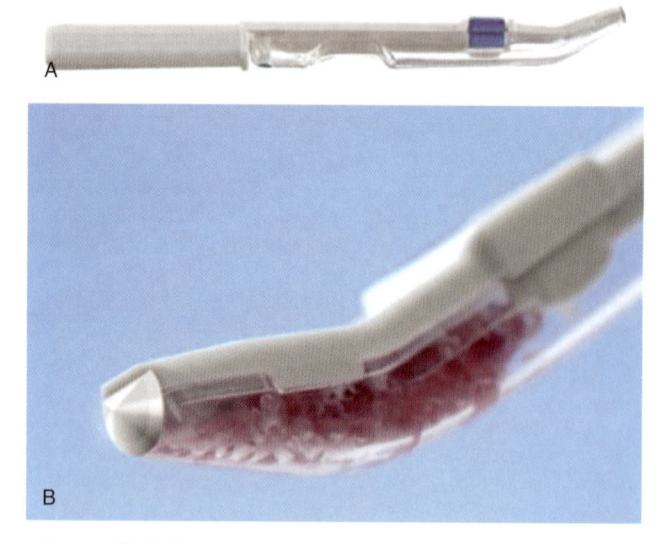

• **Figura 36.49** Raspador de osso alternativo. **A.** Raspador de osso descartável. **B.** Osso coletado dentro do raspador.

Devido à natureza do tecido mole na região do ramo, a sobreposição das margens do tecido pode contribuir não apenas para a abertura pós-operatória das feridas, mas também para um longo processo de recuperação.

Locais de coleta adicionais. Local doador da tuberosidade maxilar: a tuberosidade maxilar oferece uma quantidade variável de osso trabecular, que é dependente da extensão da atrofia óssea maxilar e da pneumatização do seio maxilar. A natureza esponjosa do osso permite que ele seja moldado no alvéolo da extração. A tuberosidade deve ser avaliada com um exame de TCFC para determinar a localização do seio maxilar e a quantidade de osso hospedeiro presente.

Tórus: o uso de osso cortical retirado do tórus lingual demonstrou produzir resultados excelentes. Este é um osso cortical denso e grandes quantidades de osso podem ser coletadas do local doador lingual típico. O uso de técnicas de piezocirurgia permite que o tórus seja separado da mandíbula sem a ameaça de lesão nas regiões anatômicas subjacentes. Não houve diferença observada na qualidade final do enxerto quando tórus foram usados como fonte doadora em casos de regeneração (Figura 36.50).

Instalação da camada 1. Os pequenos fragmentos de autoenxerto ou pequenos pedaços de partícula são colocados diretamente no osso hospedeiro ao redor dos parafusos ósseos. Devido à natureza extensa dos enxertos que requerem osso autógeno, pelo menos 50% do volume do enxerto deve ser constituído por esse osso autógeno, com o aloenxerto na segunda camada. Partículas de enxerto são transferidas da tigela para o local do enxerto com uma pinça de algodão ou uma cureta Molt. Um tampão ou condensado de osso pode ser usado para manipular as partículas entre os vários parafusos. Esse processo preenche a maior parte dos defeitos e vazios, independentemente da topografia do local receptor. Deve-se ter em mente que o volume deste enxerto é claramente definido pelos níveis das cabeças dos parafusos ósseos. Os parafusos são posicionados de modo a definir as bordas mais externas da crista óssea desejada, correspondendo aos requisitos

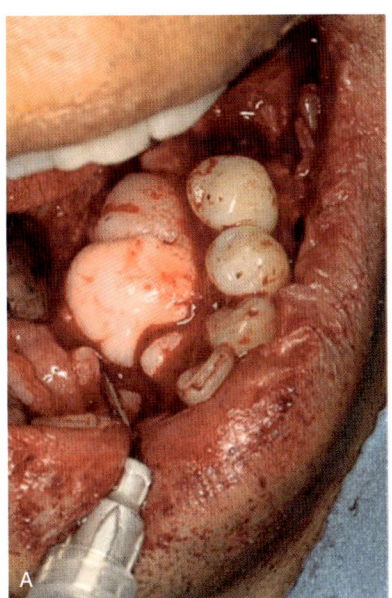

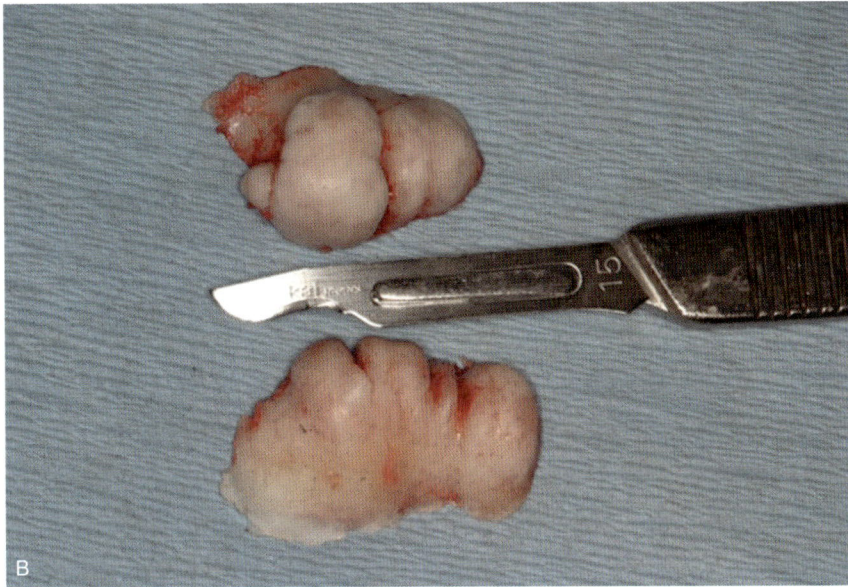

Figura 36.50 Coleta de osso do tórus. **A.** Exposição dos tórus. **B.** Tórus colhido.

do plano reabilitador e aos locais necessários para a instalação do implante (Figura 36.51).

Opções de material de enxerto particulado. Existem muitas técnicas e materiais opcionais para uso em procedimentos de enxerto regenerativo. A aplicação bem-sucedida dessas técnicas requer que o clínico tenha uma compreensão abrangente dos vários tipos de enxertos ósseos e substitutos ósseos disponíveis e das vantagens e desvantagens inerentes a cada material. As características ideais de um substituto ósseo incluem biocompatibilidade, baixa incidência de infecção e imunogenicidade, manutenção previsível do espaço ao longo do tempo e capacidade de ser substituído inteiramente por crescimento ósseo novo e viável. Para compreender o conceito de regeneração óssea e selecionar o material de enxerto ósseo ideal, o implantodontista deve ter forte conhecimento da biologia óssea.

Aloenxerto ósseo. O osso alogênico é coletado de um indivíduo da mesma espécie e transplantado para um indivíduo geneticamente diferente. Os aloenxertos são considerados uma das melhores fontes para suplementação de um autoenxerto ou como alternativa a um autoenxerto. Os aloenxertos estão disponíveis em muitas preparações diferentes, sendo os mais comuns o FDBA e o FDBA desmineralizado (DFDBA). Embora suas propriedades biológicas variem, eles geralmente exibem qualidades osteocondutoras com propriedades osteoindutivas reduzidas encontradas em DFDBA. O FDBA e o DFDBA oferecem a vantagem de diminuir a morbidade do paciente secundária à eliminação da necessidade de um segundo sítio cirúrgico.

Os aloenxertos são submetidos a procedimentos de processamento extensos e rigorosos. Primeiro, os aloenxertos são processados por liofilização do enxerto em aproximadamente –15°C a –20°C, permitindo um manuseio mais fácil e uma antigenicidade reduzida. As principais desvantagens do osso liofilizado incluem o risco potencial de infecção cruzada e a possibilidade de reações imunológicas devido ao seu conteúdo de proteína. A possibilidade de transmissão de doenças não pode ser completamente eliminada; entretanto, não há casos documentados de transmissão de doenças relacionadas ao uso de aloenxertos em odontologia após a conclusão de mais de 1 milhão de casos em um período de 25 anos.[57] Além disso, os aloenxertos têm sido relacionados a variações na qualidade da amostra relacionadas à idade e às condições de saúde do doador. Essas variações nas propriedades regenerativas de uma amostra específica indicam a possível importância de usar uma amostra de um único doador em vez de um *pool* de doadores. Os aloenxertos são principalmente materiais osteocondutores, com algumas propriedades osteoindutivas reduzidas em preparações de matriz óssea desmineralizada.

Tipos de aloenxertos. Os aloenxertos mais comuns usados em implantodontia têm características variadas. Por exemplo:

- DFDBA é osteocondutor e osteoindutor. O material com sistemas de osso altamente processado com pelo menos 40% do conteúdo mineral da matriz óssea é removido por 0,5 a 0,6 M de ácido clorídrico até que o conteúdo de cálcio seja reduzido para menos de 2%.[58] Isso permite maior disponibilidade de matriz. BMPs associados ou fatores de crescimento que permitem que o enxerto se torne osteoindutor
- FDBA é um osso alogênico que não passa pelo processo de desmineralização. Também conhecido como "mineralizado" porque o conteúdo mineral não foi reduzido, o FDBA tem o mesmo conteúdo de BMP em sua matriz orgânica. No entanto, não possui a mesma capacidade osteoindutiva do DFDBA. O FDBA tem se mostrado um arcabouço melhor para a osteocondução do que o DFDBA, que permite uma manutenção superior do espaço.[59] Eventualmente, os osteoclastos quebram o conteúdo mineral do FDBA até que ocorra a desmineralização, induzindo a formação de novo osso e uma liberação prolongada de proteína. *Forma e tamanho das partículas.* A forma e o tamanho da partícula do aloenxerto contribuem para a previsibilidade da regeneração óssea
- **Forma de partícula ideal:** os aloenxertos estão disponíveis em três formas de partícula: cortical, esponjosa e corticoesponjosa. Os aloenxertos corticais estão associados a um aumento da densidade e maiores propriedades de manutenção de espaço, permitindo subsequentemente uma taxa de reabsorção mais lenta. As lascas de osso esponjoso são vantajosas, pois possibilitam a osteocondução do *scaffold* e a deposição de osteoblastos, ao mesmo tempo que permitem uma taxa de reabsorção mais rápida. A mistura corticoesponjosa enseja os benefícios de ambos, osso esponjoso e cortical
- **Tamanho de partícula ideal:** o tamanho de partícula do material do aloenxerto é muito importante no processo de

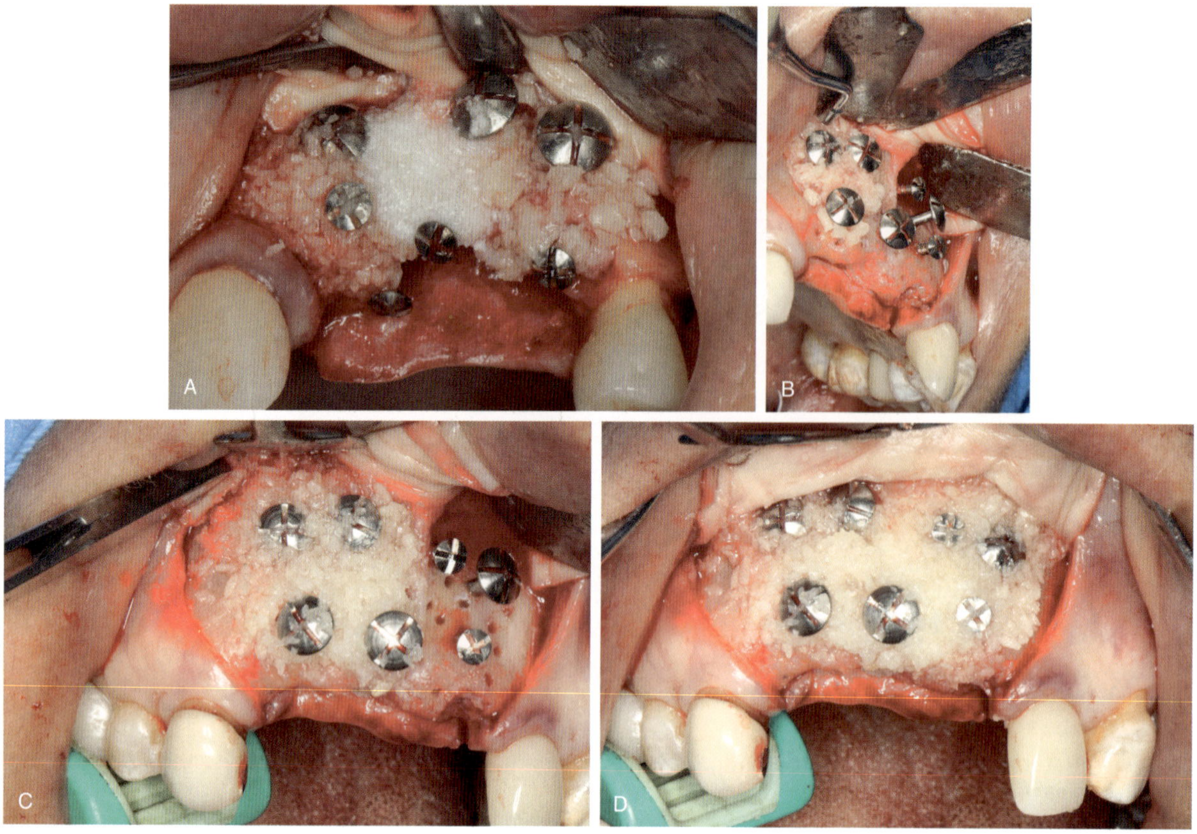

• **Figura 36.51** Distribuição de partículas de osso ao redor dos parafusos de sustentação. **A.** Partículas corticais autógenas são colocadas ao redor dos parafusos em cada lado do defeito. A aplicação do aloenxerto foi iniciada na região central e então colocada sobre as partículas autógenas. **B.** Partículas de osso autógeno são colocadas ao redor dos parafusos de fixação e os comprimentos dos parafusos são visíveis na região adjacente onde o enxerto ainda não foi posicionado. **C.** O aloenxerto é colocado sobre o osso autógeno, no lado direito, antes que as camadas sejam iniciadas no lado oposto. **D.** O particulado é posto sobre todo o local receptor e a membrana está pronta para ser fechada sobre toda a região.

regeneração óssea, pois um tamanho de partícula muito pequeno (menor que 125 μm) leva à rápida reabsorção com formação óssea inconsistente. Um tamanho de partícula maior (maior que 1.000 μm) restringe a reabsorção e pode ser sequestrado ou resultar em cura tardia. Estudos demonstraram que um tamanho de partícula ideal para a regeneração óssea previsível é de aproximadamente 250 a 1.000 μm.[60]

Xenoenxertos. Os xenoenxertos são enxertos ósseos originários de diferentes espécies. Mais comumente, os xenoenxertos são derivados de origens bovinas (gado), com fontes menos comuns incluindo equinos (cavalos) e suínos (porcos). Os xenoenxertos mais comuns são a hidroxiapatita natural (HA) derivada de osso animal e matriz óssea anorgânica produzida a partir de origem bovina. Os enxertos ósseos xenogênicos exibem excelentes propriedades osteocondutoras e atuam como uma estrutura para o osso recém-depositado. Embora os xenoenxertos estejam disponíveis em maior quantidade do que os materiais de aloenxertos, foi demonstrado que eles exibem respostas inflamatórias elevadas, juntamente com um processo de reabsorção lento e inconsistente. Deve-se considerar também o risco de contaminação cruzada com encefalopatia espongiforme bovina ou retrovírus endógenos suínos. Infelizmente, foi demonstrado que é difícil rastrear adequadamente os xenoenxertos quanto à possibilidade de presença viral[61] (Figura 36. 52).

Materiais aloplásticos. Devido à possibilidade remota de transmissão de doenças de aloenxertos e xenoenxertos, alguns autores na literatura têm defendido opções alternativas de substituto ósseo. Os materiais aloplásticos, que são sintéticos, são uma opção biocompatível para o implantodontista. Os materiais aloplásticos têm a vantagem de relativamente nenhuma resposta imunogênica e não há risco de transmissão de doenças. Esses materiais demonstraram ser osteocondutores, com um sistema de poros interconectado que serve como um *scaffold* para a migração de células formadoras de osso.[62] Infelizmente, muitos enxertos aloplásticos não permitem que o material do enxerto seja substituído por células ósseas vitais, resultando em osso não vital na interface do implante.

Tipos de materiais aloplásticos. Uma ampla gama de materiais sintéticos para aloenxertos foi desenvolvida, como HA sintético, β-fosfato tricálcico, cimentos de fosfato de cálcio e cerâmicas de vidro:

- O HA é o componente básico do osso inorgânico e exibe uma composição química semelhante ao osso natural. O HA é mais comumente processado a partir de esqueletos naturais de corais de recife ou pó de fosfato de cálcio homogeneizado. Não apenas é biocompatível e osteocondutor, mas também possui excelentes qualidades de manutenção de espaço. No entanto, o HA sintético mostrou degradação imprevisível e lenta após aproximadamente 1 a 2 anos.[63]
- O fosfato tricálcico tem uma proporção de cálcio para fosfato de 1,5, que é muito menor do que HA e resulta em menor resistência à compressão. Os fosfatos de cálcio reabsorvem 10 a 20 vezes mais rápido do que o HA, e suas propriedades mecânicas macroscópicas são inadequadas para superfícies de suporte de carga devido à sua fragilidade inerente. Graças à rápida taxa de biodegradação, esse osso pode ser imprevisível e não é consistente com a deposição óssea adequada
- A apatita carbonatada com colágeno demonstrou ser mais semelhante ao osso do que qualquer outro fosfato de cálcio disponível. O conteúdo inorgânico do osso contém aproximadamente

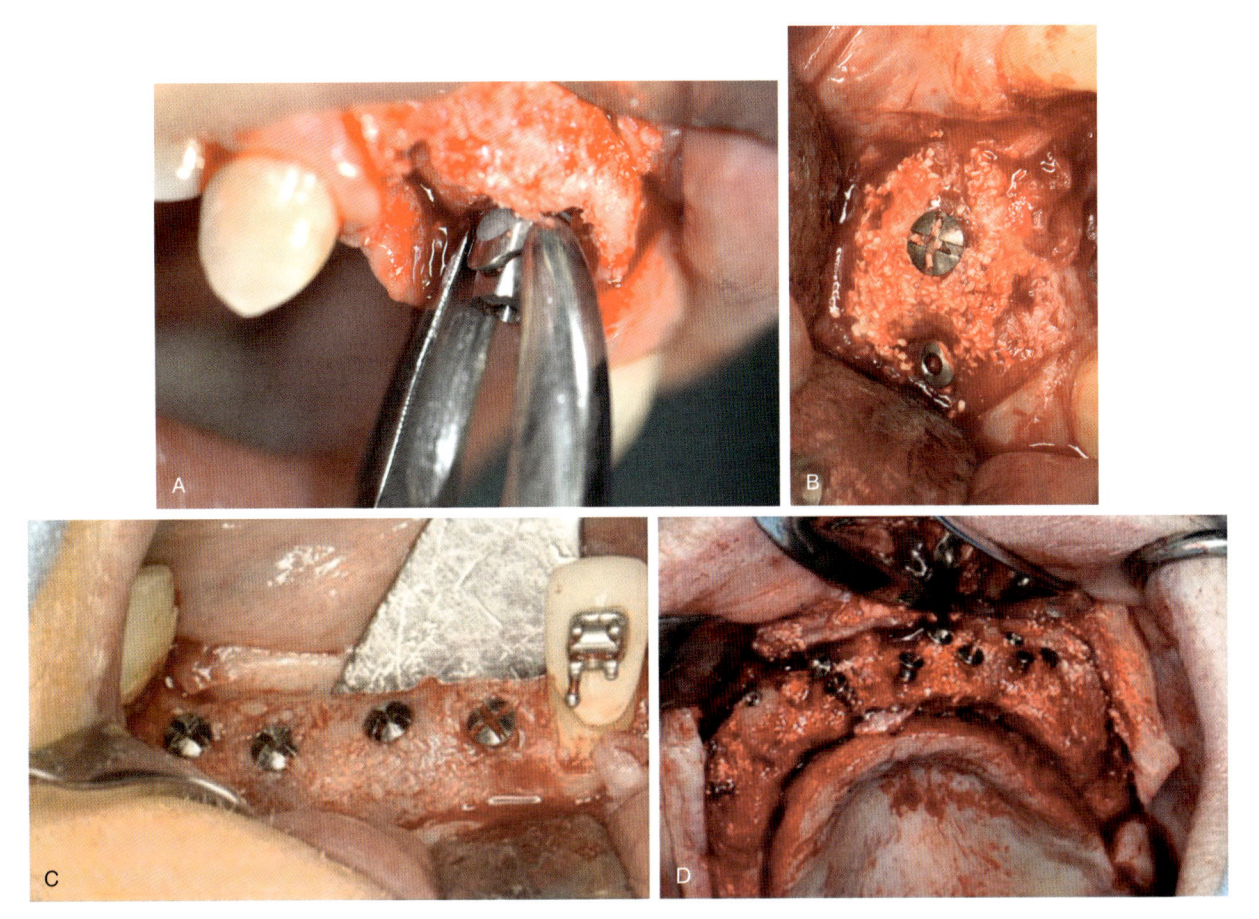

● **Figura 36.52** Pode haver variações muito substanciais na densidade dos locais de enxerto maduros, dependendo do tipo de enxerto usado inicialmente. A troca retardada de partículas bovinas pode afetar muito a densidade quando um implante é colocado antes que o ciclo de substituição completo tenha sido concluído. **A.** PepGen15. **B.** OsteoGraf 300/FDBA. **C.** 90% autógeno/FDBA. **D.** Mistura de autógeno/bovino/FDBA.

7% de carbonato por peso.[64] Estudos demonstraram que a apatita carbonatada exibe um padrão de reabsorção mais controlado, bem como excelente osteocondutividade e biocompatibilidade.[65] Quando a apatita carbonatada é combinada com colágeno, a estabilidade biológica e a resistência são aumentadas, o que permite que os *scaffolds* atuem como um veículo de entrega de fatores de crescimento e células vivas para a formação óssea.[66] Estudos de microscopia eletrônica de varredura demonstraram que a estrutura altamente porosa e interconectada garante um ambiente biológico propício para ligação celular, proliferação, angiogênese e crescimento de tecido.[67]

- Vidros bioativos são substitutos cerâmicos reforçados por óxidos – óxido de sódio, óxido de cálcio, pentóxido de fósforo e dióxido de silício – e exibem resistência mecânica questionável. Eles são absorvíveis e não apresentam risco de transmissão de doenças ou respostas imunológicas. As cerâmicas bioativas exibem propriedades mecânicas melhoradas em relação ao vidro bioativo, mas ainda são frágeis o suficiente para fraturar quando submetidas a carregamento cíclico. Para melhorar sua resistência à fratura, métodos de incorporação de fibras de aço inoxidável e zircônia foram executados. Estudos têm demonstrado eficácia questionável de vidros bioativos com relação às qualidades de osteocondução e à capacidade de enxerto de membrana particulada/regeneração óssea guiada para se ligar aos tecidos (bioatividade).[68]

Resumo da camada 2. A segunda camada do enxerto é idealmente feita de aloenxerto particulado que é colocado sobre o topo do autoenxerto (ou seja, 100% aloenxerto para defeitos menores < 3 mm). O aloenxerto deve ser laminado (*veneer*) sobre as cabeças dos parafusos; no entanto, deve-se ter cuidado para não "encher demais" o local do enxerto. O tipo de osso do aloenxerto recomendado é 70% mineralizado/30% desmineralizado ou uma mistura cortical/esponjosa de osso mineralizado. É altamente recomendável que a crista seja superdesenvolvida em vez de subdesenvolvida. O preenchimento excessivo do local do enxerto pode dificultar o fechamento do tecido e aumentar a possibilidade de abertura da linha de incisão.

Camada 3: instalação final do implante

Depois que o material do enxerto (camadas 1 e 2) estiver posicionado de maneira ideal, a membrana (previamente fixada apicalmente ou lingualmente) é esticada sobre o local do enxerto. A membrana deve ter tamanho suficiente para abranger totalmente o enxerto. O objetivo da fixação da membrana é não permitir nenhum movimento, o que poderia afetar negativamente a cicatrização da ferida. Na maioria dos casos, a fixação final é na face palatina da crista com duas tachas. Uma fixação adicional pode ser usada conforme necessário em grandes locais de enxerto para limitar o movimento da membrana.

Fatores de crescimento ósseo

Os fatores de crescimento ósseo podem ser uma parte significativa do processo de enxerto ósseo, pois podem melhorar a formação e a mineralização do osso. Além disso, os fatores de crescimento ósseo são capazes de induzir células mesenquimais indiferenciadas a se diferenciarem em células ósseas, que desencadeiam uma cascata de reações intracelulares para a liberação de crescimento ósseo adicional e fatores de aumento celular. Na verdade, esses fatores de crescimento se ligam a receptores específicos na superfície das células-alvo, direcionando um processo de cura mais oportuno. Mais de 50 fatores de crescimento conhecidos foram identificados e categorizados de acordo com suas contribuições específicas para as funções de consolidação óssea. As duas técnicas mais comuns de fator de crescimento ósseo utilizam concentrados sanguíneos e proteína-2 morfogenética óssea humana recombinante.

Concentrados de sangue. A maioria dos concentrados de sangue usados em implantodontia hoje é de derivados diretos das plaquetas. As plaquetas, também chamadas de trombócitos, são células sanguíneas que estão envolvidas principalmente no processo de coagulação do sangue. A função secundária única de uma plaqueta é liberar uma ampla gama de fatores de crescimento que aumentam a produção de colágeno, mitose celular, crescimento de vasos sanguíneos, recrutamento de células e diferenciação celular.[69]

Os dois concentrados de plaquetas mais utilizados e estudados na implantodontia atualmente são o plasma rico em plaquetas (PRP) e a fibrina rica em plaquetas (PRF). O concentrado de sangue de primeira geração, plasma rico em plaquetas, foi introduzido pela primeira vez por Marx, em 1998. Seus estudos demonstraram que a maturidade óssea era duas vezes mais eficaz com o uso de PRP em locais enxertados, e a adição de PRP aumentou a densidade óssea em até 30% em sítios curados.[70]

Um substituto do sangue de segunda geração, a fibrina rica em plaquetas, foi descrito pela primeira vez por Choukroun, em 2001. Esse concentrado demonstrou exibir um protocolo de processamento muito mais simples na comparação de PRP. O PRF é muito eficaz na liberação de fatores de crescimento importantes presentes nas plaquetas, como o fator de crescimento derivado de plaquetas (PDGF), fator de crescimento transformador beta (TGF-β), fator de crescimento semelhante à insulina (IGF), fator de crescimento de fibroblastos (FGF) e fator de crescimento epitelial (EGF).[71] (Boxe 36.9) Vários estudos clínicos demonstraram aumento da cicatrização dos tecidos moles, melhora da cicatrização do osso enxertado, promoção da angiogênese e cicatrização mais rápida de feridas.[72-74]

A composição da organização interna da fibrina rica em plaquetas é bastante única, pois contém três moléculas adesivas (fibrina, fibronectina e vitronectina) que resultam em uma arquitetura de malha matricial altamente elástica. Essa complexa estrutura tridimensional permite uma liberação mais longa dos fatores de crescimento. À medida que as plaquetas se degranulam, uma liberação sustentada de fatores de crescimento pode variar de um período de 1 a 4 semanas.[75]

PRF é uma matriz de fibrina autóloga que incorpora plaquetas, leucócitos, citocinas e células-tronco circulantes que são gradualmente liberadas para acelerar a cura fisiológica. É facilmente obtido e não requer nenhum manuseio bioquímico do sangue.[52] Após a coleta do sangue e sua instalação na centrífuga por 12 minutos, a cascata de coagulação será acionada. O resultado final é um coágulo de fibrina na camada intermediária, situado entre o plasma acelular pobre em plaquetas e os glóbulos vermelhos. Quando este coágulo de fibrina (PRF) é usado como uma membrana, ele ajudará a isolar e proteger a ferida enquanto serve como uma matriz para acelerar a cicatrização. Quando o PRF é misturado com o material do enxerto (aloenxerto), o coágulo de fibrina atua como um conector biológico entre todos os elementos do enxerto, ao mesmo tempo que atua como uma matriz que inicia a angiogênese, o acúmulo de células-tronco e a migração de células osteoprogenitoras para o enxerto. Assim, os efeitos sinérgicos da matriz de fibrina e dos fatores de crescimento permitem a cicatrização aprimorada dos tecidos duros e moles.

> **Boxe 36.9** Fatores de crescimento liberados pelas plaquetas.
>
> 1. **Fator de crescimento derivado de plaquetas (PDGF)**
>   – Estimula a mitogênese de fibroblastos e a síntese de colágeno
> 2. **Fator transformador de crescimento beta (TGF-β)**
>   – Melhora a cicatrização de feridas por meio da angiogênese endotelial
> 3. **Fatores de crescimento semelhantes à insulina (IGF)**
>   – Aumentam a taxa e a qualidade da cicatrização de feridas por meio da formação da matriz óssea e replicação celular
> 4. **Fator de crescimento epitelial (EGF)**
>   – Aumenta a angiogênese e a mitogênese epitelial
> 5. **Fator de crescimento de fibroblastos (FGF)**
>   – Aumenta a angiogênese, a epitelização e os fibroblastos
> 6. **Fator de crescimento endotelial vascular (VEGF)**
>   – Aumenta o fator de crescimento endotelial e a angiogênese

Estudos demonstraram que o PRF com aloenxerto de osso liofilizado (FDBA) cura mais rápido do que o FDBA sozinho.[53]

A fibrina rica em plaquetas (PRF) de concentrado de sangue de segunda geração demonstrou ser vantajosa em comparação com o plasma rico em plaquetas (PRP):

- É naturalmente polimerizado e não requer uso de produtos químicos
- Requer centrífuga convencional de rotação única
- Tem liberação mais lenta de fatores de crescimento
- É mais eficiente com a migração e proliferação de células
- Rede de fibrina mais vantajosa, que armazena citocinas e fatores de crescimento
- Melhores propriedades de cura
- Menos descartáveis necessários, resultando em menos despesas

Usos de fibrina rica em plaquetas. Com os procedimentos de aumento ósseo, o PRF pode ser usado como uma membrana ou adicionado ao material particulado de enxerto ósseo. Estudos demonstraram que o PRF é vantajoso na cicatrização durante procedimentos regenerativos, seja como uma membrana ou quando adicionado a partículas de osso.[76] Como a membrana PRF é reabsorvida de forma bastante rápida (~ 7 dias), não é a membrana mais ideal para ser usada para prevenir a invasão de tecido mole. Portanto, geralmente a membrana PRF é colocada sobre a membrana primária (p. ex., colágeno) para auxiliar na cicatrização de tecidos duros e moles (Figura 36.53).

Proteína-2 morfogenética óssea humana recombinante. Proteínas morfogenéticas ósseas humanas recombinantes (rhBMPs) são um grupo de aminoácidos e polipeptídeos arranjados sequencialmente que são proteínas osteoindutoras, agindo para iniciar, estimular e amplificar a morfogênese óssea. As BMPs estimulam as células-tronco mesenquimais a induzir a formação óssea por meio da diferenciação em osteoblastos, que formam e mineralizam novo osso. O BMP-2 foi purificado, sequenciado e clonado e é comercializado como rhBMP-2 (proteína morfogenética óssea humana recombinante-2; Infuse™; Medtronic, Inc., Minneapolis, Minn.). O enxerto ósseo infundido consiste em dois componentes: uma concentração de 1,5 mg/mℓ de rhBMP-2 e uma esponja de colágeno absorvível. Estudos demonstraram que o rhBMP-2 com tela de titânio é um tratamento eficaz para o aumento da crista óssea deficiente antes da instalação do implante.[54] O novo osso formado por rhBMP-2 demonstrou ser semelhante ao osso nativo e pode resistir às tensões da instalação do implante e da função protética.[55]

Etapa 9: fechamento

O fechamento final do local do enxerto ósseo é uma das etapas mais importantes do processo de enxertia. Idealmente, uma adaptação

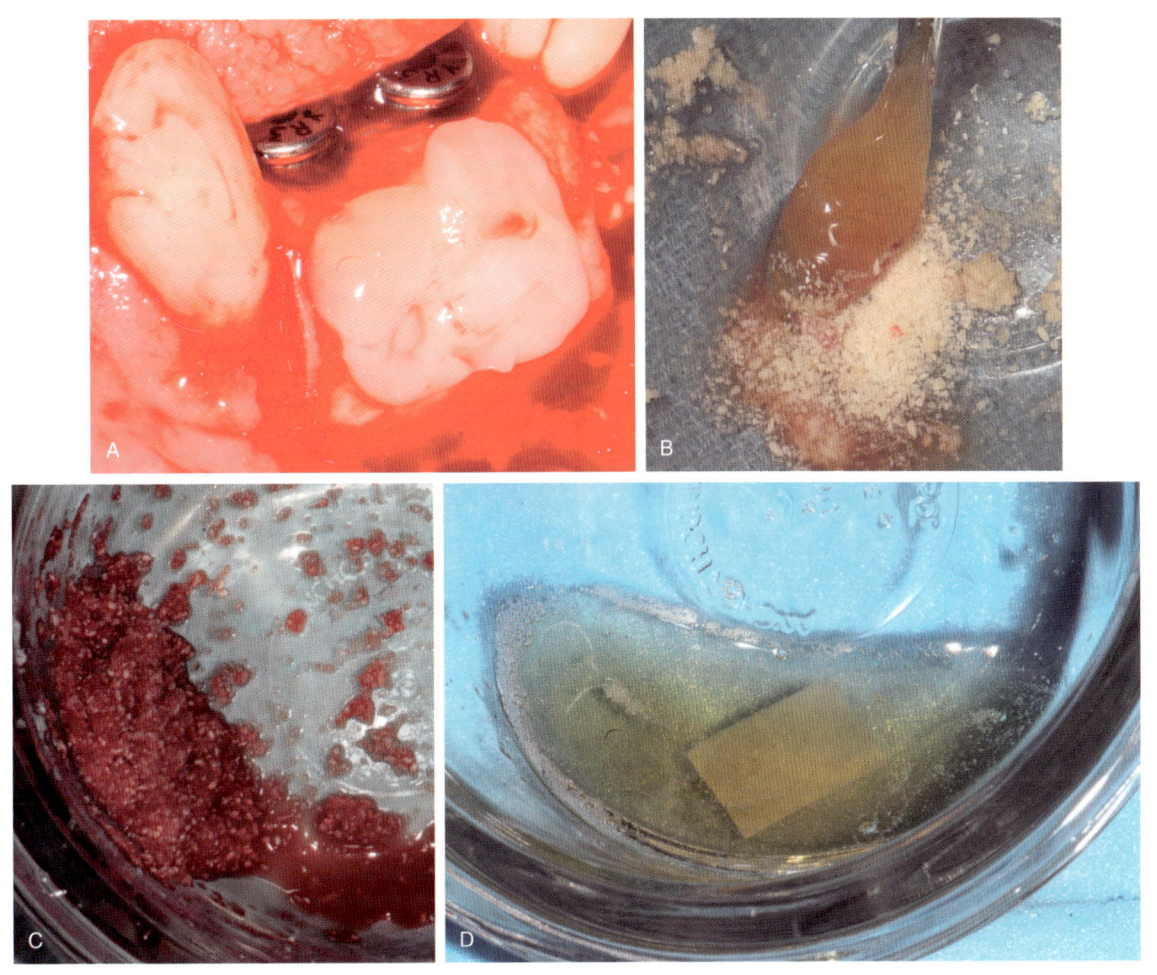

• **Figura 36.53 A.** PRF usado como uma membrana secundária sobre a membrana primária. **B.** PRF pode ser adicionado ao material de enxerto. **C.** Osso pegajoso. **D.** Plasma pobre em plaquetas pode ser usado para hidratar a membrana primária (colágeno).

de retalho sem tensão é a chave para resultados previsíveis. Se uma técnica de sutura inadequada for usada, pode ocorrer a abertura da linha de incisão, o que aumenta significativamente a morbidade do procedimento. Portanto, princípios meticulosos devem ser seguidos com relação a um retalho sem tensão, técnica de sutura ideal e avaliação pós-operatória cuidadosa do sítio cirúrgico.

O tipo de sutura selecionado deve incluir um material de alta resistência à tração. Os materiais de sutura mais comuns usados hoje incluem Vicryl® (absorvível) ou PTFE (não absorvível). O princípio primário do fechamento da ferida em casos de ROG é obter um fechamento completamente "livre de tensão" sobre o enxerto submerso. Atenção específica deve ser direcionada para a aproximação adequada das margens do retalho para confirmar que não há sobreposição dos retalhos de tecido.

Normalmente, a combinação de colchoeiro horizontal e suturas interrompidas é usada para fechar esses locais de enxerto. Uma das principais vantagens de usar as suturas de colchoeiro horizontais é a capacidade de "everter" as margens do tecido. Evertendo as margens do retalho para fora, as camadas de tecido conjuntivo serão aproximadas umas das outras. Um fechamento de retalho que "sobrepõe" dois retalhos está, na verdade, colocando a camada de tecido conjuntivo do primeiro retalho sobre a camada epitelial do retalho adjacente. Esse tipo de aproximação inadequada leva, no máximo, a uma linha de sutura fraca e, na maioria das vezes, a uma margem aberta no pós-operatório. Suturas interrompidas adicionais podem ser usadas para aproximar todas as bordas da ferida. As incisões verticais podem ser fechadas com fio cromado 5-0, pois podem reduzir bastante a formação de cicatrizes teciduais pós-operatórias (Figuras 36.54, 36.55A, B e C e 36.56)

Tratamento pós-operatório

Prótese provisória

A maturação bem-sucedida de um local de enxerto ósseo requer que a área seja completamente protegida do micromovimento da

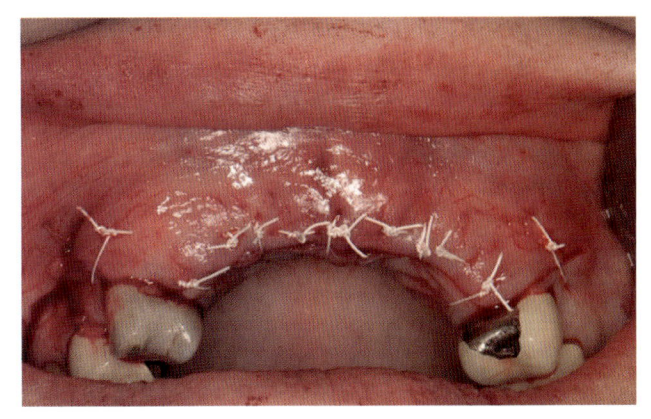

• **Figura 36.54** Sutura de enxerto ósseo. Suturas de politetrafluoroetileno (PTFE) sobre o rebordo com tensão mínima nas incisões verticais relaxantes.

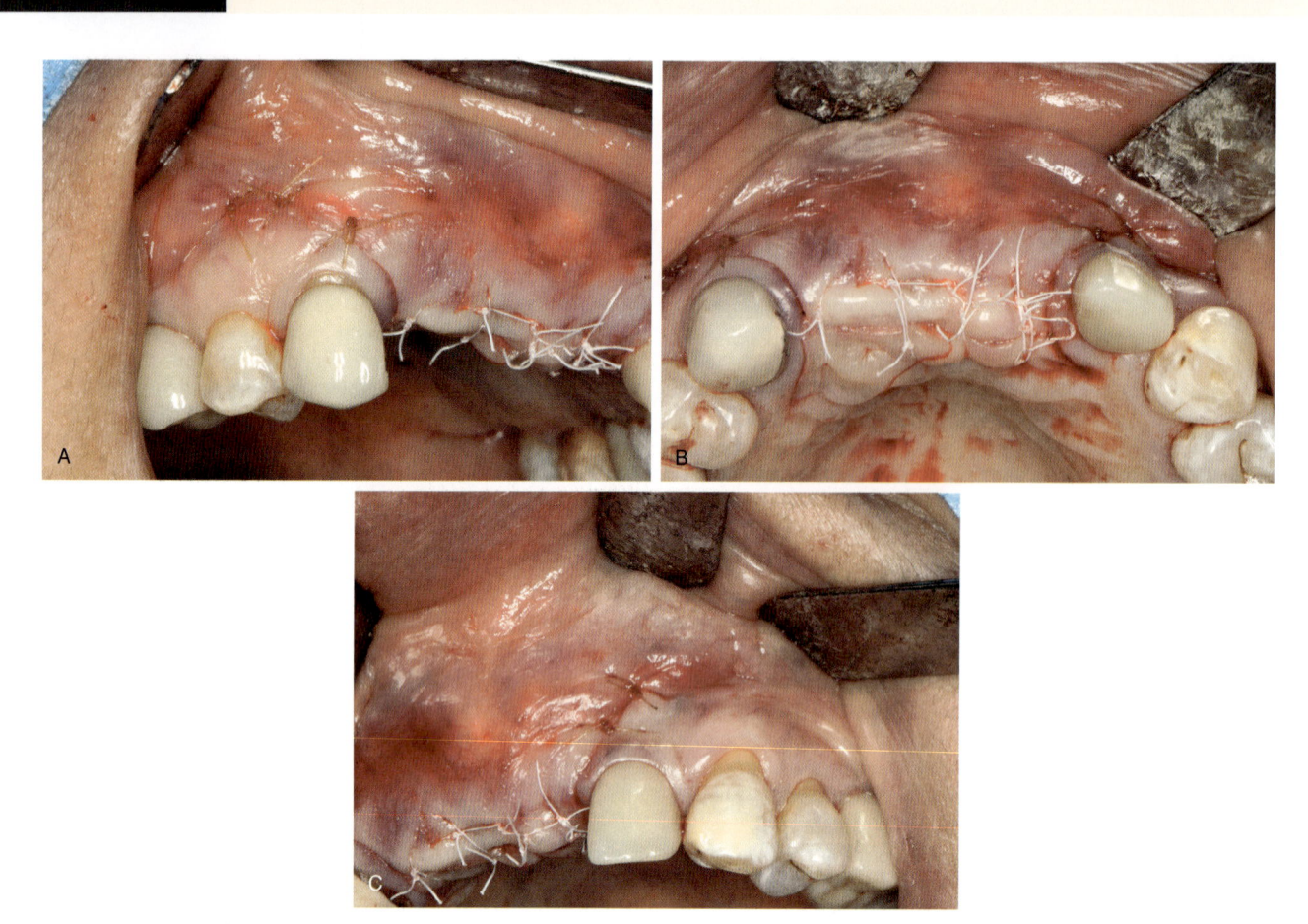

• **Figura 36.55 A, B e C.** Suturas de politetrafluoroetileno sobre a crista com tensão mínima das incisões verticais relaxantes.

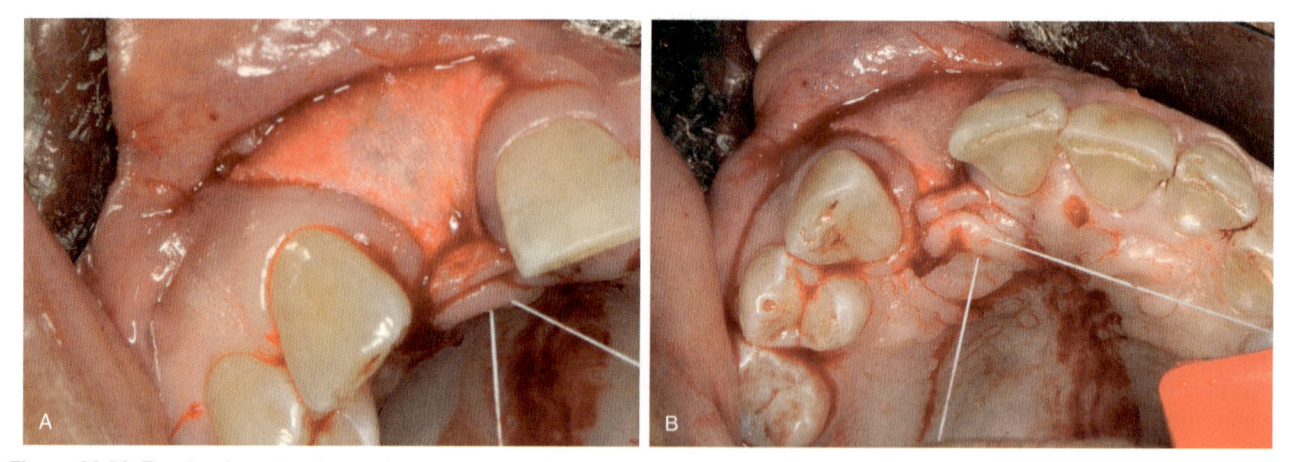

• **Figura 36.56** Fixação alternativa da membrana com sutura lingual. **A.** Tacha colocada na placa cortical palatina com sutura iniciada pelo retalho palatino, passando abaixo do retalho e voltando pela membrana. **B.** A sutura é então passada de volta por baixo do retalho e para fora novamente.

membrana isolante e do material de enxerto subjacente. Um enxerto bem-sucedido depende totalmente da adesão do coágulo sanguíneo, do crescimento capilar e da introdução de fatores de crescimento associados para uma cura previsível. Estima-se que o micromovimento de 25 μm no local do enxerto possa diminuir o volume final do enxerto em até 40%. Portanto, a interrupção de qualquer tipo produzirá consistentemente resultados comprometidos no desenvolvimento do enxerto maduro, se não na falha total do enxerto.

A fonte mais comum de pressão diária em um local ocorre quando a prótese de transição do paciente entra em contato com a superfície do local do enxerto. Se possível, uma prótese de transição fixa deve ser colocada sobre o local do enxerto, pois evita totalmente o contato com o local do enxerto subjacente. Se isso não for possível e o paciente insistir em uma prótese provisória, devem-se considerar planos para uma prótese parcial removível cuidadosamente confeccionada. Uma prótese provisória (*flipper* ou prótese parcial removível) deve ser modificada para eliminar qualquer contato significativo com o local do enxerto. Se uma prótese removível for absolutamente necessária, todas as flanges vestibulares devem ser removidas e, se possível, o acrílico deve ser alterado para criar regiões de suporte nas superfícies linguais dos dentes adjacentes. Devem ser usados apoios oclusais ou, nos casos em que isso não seja possível, deve haver uma boa adaptação da prótese para direcionar as forças para áreas de suporte de tensão alternativas (ou seja, áreas de tecido longe do local do enxerto que tiram sua pressão).

Os dispositivos Essix® permitem a substituição temporária de dentes em regiões estreitas, permitindo que próteses a longo prazo sejam confeccionadas após a conclusão do processo de cicatrização inicial. No entanto, o dispositivo Essix® tem desvantagens relacionadas a estética, fratura, problemas de desgaste e descoloração. O aparelho Snap-On Smile® (Denmat Holdings, LLC) tem sido usado com sucesso em regiões edêntulas de extensão mais longa, com estética mais agradável, que aumenta a aceitação do paciente (Figuras 36.57 a 36.59).

Desenvolvimento da densidade óssea ideal em locais de regeneração

O único objetivo do aumento do rebordo e do enxerto ósseo é desenvolver um volume denso e estável de suporte ósseo para implantes de tamanhos e números apropriados que são colocados nos locais especificados pelo plano de reabilitação. A qualidade e a densidade do desenvolvimento final do enxerto são importantes porque um local de osteotomia granular e fraca para o implante é mais suscetível à desintegração durante a inserção do implante. Essas cristas granulares também podem ser reabsorvidas quando o implante é carregado e a tensão é colocada na porção coronal da interface osso-implante. À medida que os clínicos planejam os procedimentos de enxerto, devem entender as limitações dos materiais que estão usando e as técnicas que serão usadas. Misch[56] criou um sistema de densidades ósseas para implantes, variando de D1 (mais duro) a D4 (mais macio/mais poroso). Essas divisões abrangem as faixas aceitáveis para instalação e fixação rígida de implantes. Os procedimentos de regeneração bem-sucedidos desenvolvem um local de osteotomia final que fornece volume ósseo adequado em uma forma densa, firme e gerenciável, com grande número de células ósseas vitais que se integrarão facilmente ao corpo do implante de titânio.

O sucesso no enxerto ósseo requer conhecimento completo da variedade de materiais de enxerto disponíveis e sua capacidade de serem prontamente substituídos por osso vital em tempo hábil. O objetivo final é um entendimento claro dos conceitos de osteoindução e osteocondução, que é fundamental para o sucesso previsível do enxerto. É fácil na incorporação da regeneração em uma prática de rotina simplesmente abrir recipiente com ossos para uso em um procedimento cirúrgico, em vez de fazer toda uma preparação para abrir um segundo local para uma coleta de osso cortical. Infelizmente, as características dos diferentes tipos de enxerto ósseo variam muito e, a longo prazo, isso pode afetar significativamente o volume e a qualidade do osso regenerado. É de vital importância que o clínico tenha forte entendimento e base do uso das indicações dos materiais de enxerto ósseo disponíveis (Boxe 36.10).

Tempos de maturação do enxerto

Conforme os prazos para a maturação do enxerto são considerados, deve-se ter em mente que toda essa abordagem para o enxerto é um processo de "substituição", em que o osso enxertado será eventualmente substituído por osso natural recém-desenvolvido. Para uma cicatrização adequada, o enxerto deve ter tempo suficiente para ser reabsorvido e para que o novo osso seja regenerado em seu lugar. Esse processo varia consideravelmente conforme diferentes tipos de enxerto são considerados. Um problema comum entre os clínicos no início de sua curva de aprendizado é tentar usar um período "fixo" de maturação para todos os enxertos particulados.

Idealmente, muitos fatores devem ser levados em consideração ao determinar o tempo de cura. Um dos fatores mais importantes é o número de paredes ósseas remanescentes que circundam o local receptor. Em geral, quanto maior o número de paredes ao redor do enxerto, menor é o tempo de cicatrização. O segundo fator é o uso de osso autógeno dentro do enxerto. Quanto mais

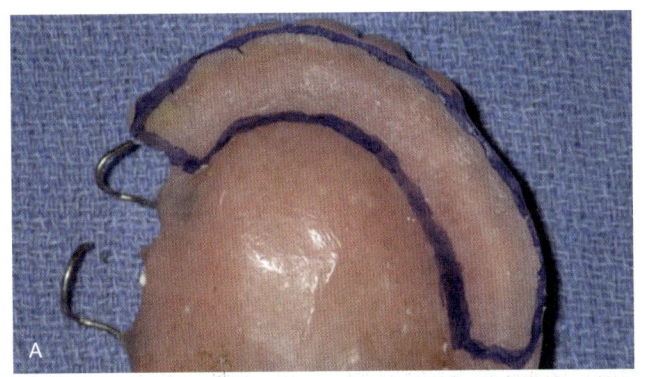

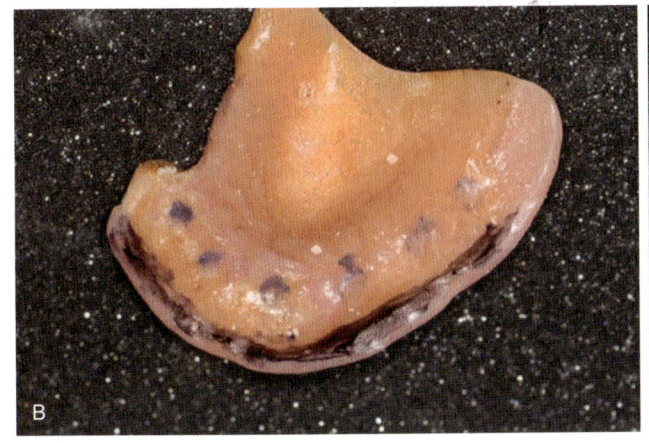

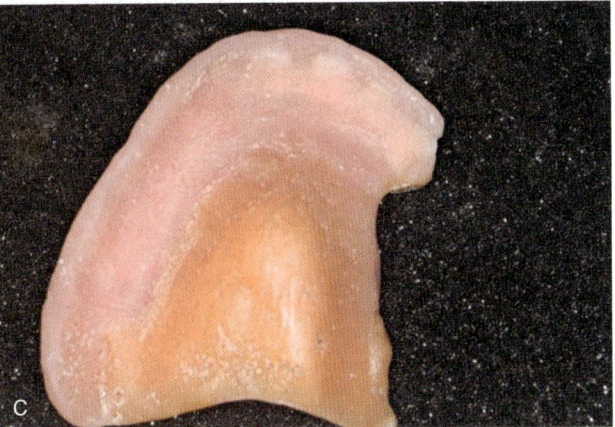

• **Figura 36.57** Modificação em prótese transitória. **A** e **B**. A flange vestibular e a área enxertada devem ser modificadas para remover quaisquer áreas de pressão possíveis. **C**. Prótese pós-ajustada mostrando flange mínima e área de rebordo aliviada.

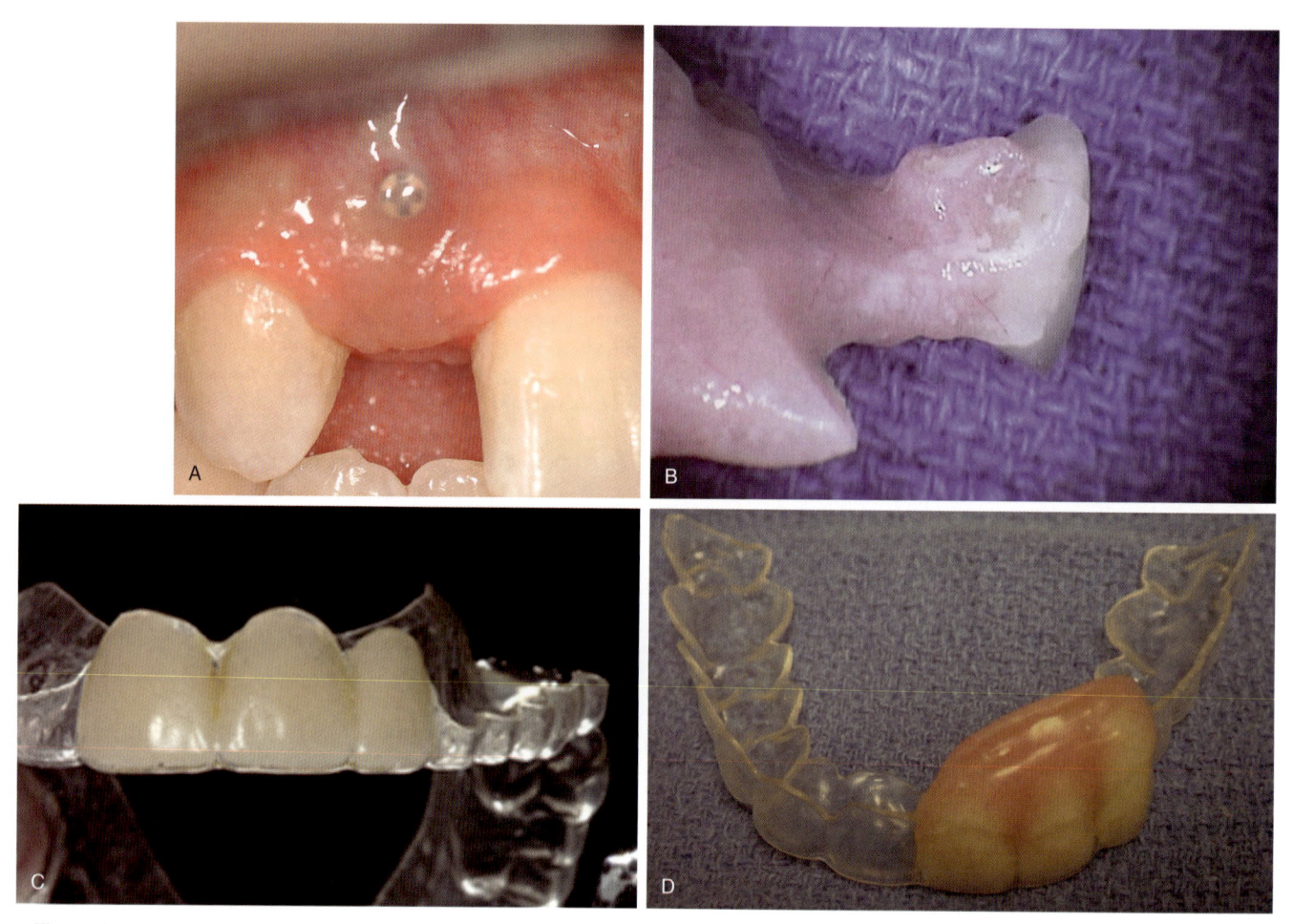

● **Figura 36.58** Pressão relacionada à prótese provisória. **A.** Parafuso de fixação exposto com perda óssea associada **(B)** causada por próteses provisórias com protrusão exercendo pressão sobre o enxerto. **C.** Os dispositivos Essix® permitem a substituição temporária dos dentes em regiões estreitas. No entanto, os dispositivos Essix® têm desvantagens em relação a estética limitada, fraturas e descoloração. Se ajustado corretamente, não permitirá nenhuma pressão no local do enxerto. **D.** Dispositivo Essix® com acrílico adicionado que abrange o defeito do tecido mole e, potencialmente, pode colocar pressão indevida na área enxertada.

osso autógeno for usado, menor será o tempo de cicatrização. A quantidade de aloenxerto é um fator significativo porque, quanto maior a quantidade de aloenxerto, maior o período de cicatrização necessário. Isso está diretamente relacionado ao tempo necessário para a angiogênese adequada. O tipo de osso usado também é significativo para o tempo de cicatrização: autógeno (rápido), aloenxerto (moderado), xenoenxerto (lento) e aloplástico (renovação óssea de lenta a imprevisível). Por fim, doenças sistêmicas como diabetes, hiperparatireoidismo, tireotoxicose, osteomalacia, osteoporose e doença de Paget podem afetar a resposta de cura (Boxe 36.11)

Em resumo, é sempre melhor errar pelo lado da segurança e permitir mais tempo de consolidação óssea. Para a maioria dos casos envolvendo locais de enxerto compostos inteiramente de aloenxerto, recomenda-se 6 a 8 meses quando os volumes do enxerto são menores que 4 mm de dimensão. Em locais semelhantes com volumes de enxerto maiores (> 4 mm), 6 a 10 meses são altamente recomendados. A reabertura prematura no enxerto pode iniciar muitas complicações. Em casos de cicatrização precária ou retardada, a qualidade do osso será muito fraca e granular, semelhante ao osso D5. Esse tipo de osso é muito mole e sujeito a superpreparação, resultando em um contato insatisfatório entre o osso e o implante. Se tal situação for encontrada, o protocolo de instalação do implante cirúrgico deve ser alterado com subpreparação da osteotomia, técnicas de osseodensificação e/ou uso de osteótomos. Os conceitos de remodelação da crista após o estabelecimento da carga devem ser seriamente considerados, e a instalação de camadas adicionais de xenoenxerto com cobertura de membrana deve ser usada. No geral, a paciência para a maturação do enxerto é extremamente importante.

Complicações do enxerto ósseo

Envolvimento do canal incisivo em locais de regeneração

As reabilitações com implantes na região anterior da maxila apresentam um dos maiores desafios da odontologia atual. A combinação de demandas estéticas, questões biomecânicas/funcionais e desafios fonéticos requer a instalação do implante em posições ideais. O forame incisivo é o ponto de saída do canal nasopalatino, onde o ramo terminal da artéria palatina descendente e o nervo nasopalatino passam para a cavidade bucal. A proximidade do forame incisivo e o trajeto do canal devem ser avaliados em todos os planos de tratamento para implantes de incisivos superiores, pois pode haver variações significativas no tamanho, na posição e na angulação do canal nasopalatino e da saída do forame. À medida que o osso ao redor dos incisivos centrais superiores é reabsorvido, a zona de suporte ósseo disponível move-se palatinamente, invadindo com frequência o forame incisivo.

CAPÍTULO 36 Enxerto Particulado e Membrana/Regeneração Óssea Guiada

Boxe 36.10 Opções de enxerto ósseo ROG.

1. **Enxertos autógenos:** enxerto removido de um local anatômico e colocado em outro local no mesmo indivíduo
   Locais doadores: tuberosidade, ramo, sínfise, crista ilíaca etc. (coágulo, particulado, enxertos em bloco)
   Indicações: usado como a 1ª camada em procedimentos de ROG que requerem > 3 mm de crescimento ósseo (horizontal) ou crescimento ósseo vertical
2. **Aloenxerto:** enxerto obtido a partir de mesmas espécies – cadáver humano
   a. **Aloenxertos osteoindutivos:** materiais de enxerto que fornecem estímulos biológicos (proteínas e fatores de crescimento) que induzem a progressão das células-tronco mesenquimais e outras linhagens osteoprogenitoras.
   (Exemplo: aloenxerto de osso liofilizado desmineralizado [DFDBA])
   b. **Aloenxertos osteocondutores:** materiais de preenchimento relativamente inertes que se integram com o osso em formação. Osteocondução é o processo que permite a osteogênese quando células já comprometidas com a formação óssea também estão presentes em um ambiente fechado.
   (Exemplo: aloenxerto de osso liofilizado mineralizado [FDBA]).
   Indicações: usado como 2ª camada para enxertos > 3 mm ou como enxerto isolado para enxertos < 3 mm
   Opções: 1. 70% FDBA/30 DFDBA
   2. 100% FDBA (corticoesponjoso)
3. **Xenoenxerto:** enxerto osteocondutor de outras espécies
   (Exemplos: bovino Bio-Oss®, Bio-Oss® suíno e equino)
   Indicações: raramente usado em protocolos ROG
4. **Material aloplástico:** osteocondutor – material não animal derivado quimicamente ou natural
   (Exemplos: hidroxiapatita, biovidro, sulfato de cálcio)
   Indicações: raramente usado em protocolos de ROG
5. **Produtos biológicos:** terapias baseadas em células, fatores de crescimento e matrizes osteocondutoras, que melhoram clinicamente a regeneração óssea
   (Exemplo: Emdogain, proteína-2 morfogenética óssea humana recombinante, plasma rico em plaquetas, fibrina rica em plaquetas)
   Indicações: uso eletivo, porém altamente recomendado em casos de enxertos maiores

Boxe 36.11 Fatores que afetam o tempo de cura de enxertos particulados.

1. Número remanescente de paredes ósseas
2. Uso ou exclusão de osso autógeno
3. Tipo de material de aloenxerto
4. Tamanho da partícula do material de enxerto
5. Quantidade de suprimento sanguíneo no local de enxerto
6. Uso de fatores de crescimento ósseo
7. Presença de doenças sistêmicas
8. Questões de estilo de vida (tabagismo, álcool)
9. Complicações pós-operatórias

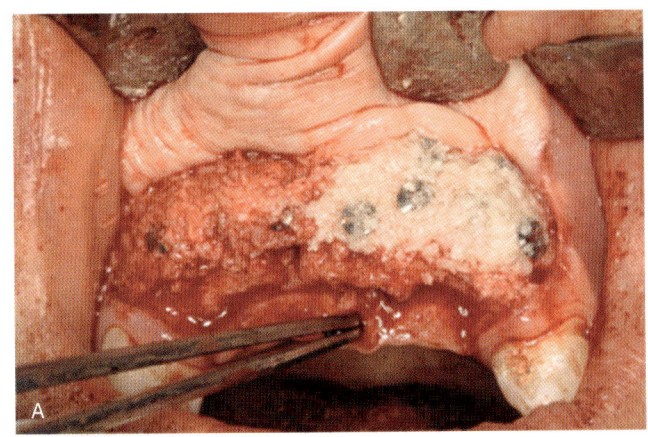

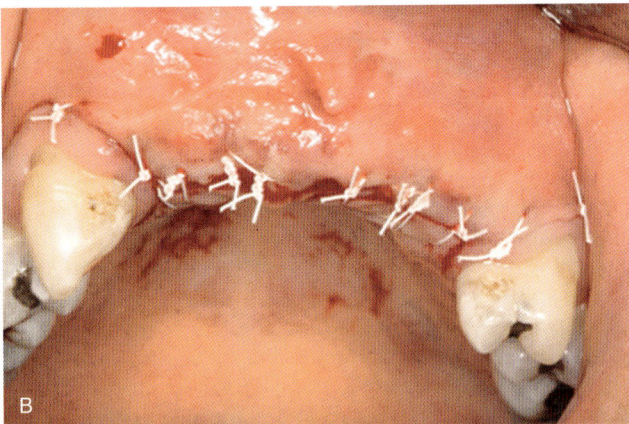

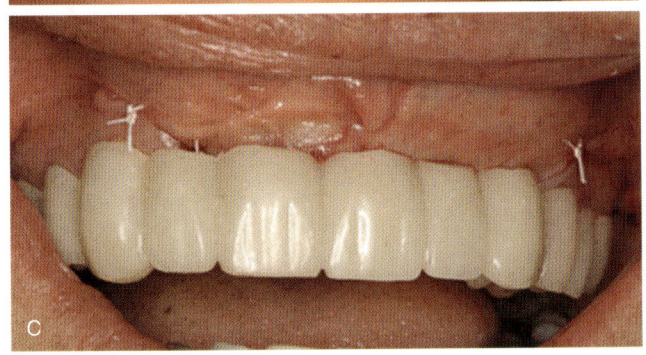

• **Figura 36.59** Prótese transitória alternativa. **A.** Grande local de enxerto. **B.** Fechamento final do enxerto da crista. **C.** Instalação de Snap-On Smile sobre o local do enxerto fechado para protegê-lo durante o processo de cicatrização.

A definição das dimensões e do trajeto do canal nasopalatino com imagem TCFC permite ao clínico decidir se os implantes podem ser instalados dentro do espaço reabilitador necessário ou se será preciso um aumento para o posicionamento ideal. Isso é particularmente importante em casos que envolvem implantes imediatos porque a angulação lingual da osteotomia do implante imediato pode fenestrar no canal incisivo. A fenestração na lateral de uma osteotomia permite a invasão de tecido neural/fibroso na osteotomia, retardando o crescimento ósseo e a fixação rígida do implante.

Imagens axiais de TCFC fornecem a visão mais precisa do tamanho, do formato e da localização do canal em relação aos possíveis locais de implante. O uso de secções transversais de TCFC e imagens tridimensionais também pode ajudar a determinar as posições e dimensões desta importante variante anatômica. O clínico deve estar ciente de um possível alargamento do canal acima do nível do forame, criando uma fenestração entre o canal e a osteotomia nas regiões mais apicais da osteotomia. À medida que as seções transversais da TCFC são revisadas, a possível presença de um cisto nasopalatino deve ser descartada e os arcos edêntulos devem ser revisados para uma dimensão foraminal aumentada, como é frequentemente observado. As posições dos implantes nas regiões dos incisivos centrais, onde o forame está envolvido, devem ser ajustadas distalmente, onde uma restauração PF-1 não requer um posicionamento específico. Esse pequeno ajuste evita distintamente a fenestração no ângulo da linha mesiopalatina, onde essa deficiência provavelmente ocorrerá.

A reabsorção óssea grave na porção vestibular da maxila reduz a espessura da crista em extensões surpreendentes, muitas vezes deixando apenas uma crista fina que está bem posicionada na porção palatina do local necessário para um implante de incisivo central. Deve-se ter em mente que uma linha entre o cíngulo dos dois caninos passa diretamente sobre o forame incisivo. Subsequentemente, se um implante for colocado tão para palatino, o perfil de emergência originar-se-á em um ângulo significativamente pró-inclinado e a prótese total será posicionada para palatina. Casos como este requerem que a crista seriamente deficiente seja regenerada antes da instalação do implante.

Regiões que são determinadas como deficientes exigirão aumento vestibular usando técnicas que são capazes de gerar volume ósseo lateral/vertical suficiente para a instalação adequada do implante e sucesso reabilitador. Os casos em que o implante pode ser movido ligeiramente na direção distal podem, às vezes, evitar a necessidade de um aumento maior. Outra opção em um caso PF-3, PR-4 ou PR-5 é a obliteração e o enxerto do canal nasopalatino, que podem ajudar a fornecer um volume ósseo significativo para a instalação do implante em osso vital e, potencialmente, criar melhor consistência de crista na maturação. (Figura 36.60)

Liberando o retalho dos parafusos de sustentação subjacentes

A reflexão do retalho é um procedimento básico comum em todas as aplicações cirúrgicas. A manipulação correta do tecido permite que o retalho seja liberado e refletido sem rasgar ou danificar a camada periosteal subjacente. O uso de parafusos de fixação óssea em técnicas de enxerto particulado cria uma situação complicada para a reflexão do retalho, pois a camada de tecido fibroso do periósteo envolve a cabeça do parafuso e qualquer porção exposta do colo do parafuso. Como o retalho é refletido para longe do local de inserção do parafuso, essa camada fibrosa deve ser liberada antes que o retalho possa continuar a ser puxado para longe da região.

Esse acessório de união não pode ser facilmente puxado sobre as cabeças dos parafusos e existe a possibilidade de criar perfurações ou rasgos no retalho, conforme ele é liberado. A reflexão do retalho em tal situação começa com uma incisão simples na crista, de espessura total, preparada sobre o local do enxerto. A liberação do retalho é iniciada com uma cureta afiada que é usada para liberar o retalho e refletir o periósteo, raspando de lado a lado até que todo o retalho possa ser elevado. À medida que o retalho é liberado, os parafusos de fixação óssea devem ser liberados da espessa camada de tecido fibroso que adere à cabeça do parafuso. Um bisturi nº 12 pode ser usado para cortar a camada fibrosa sobre o parafuso e uma cureta afiada é então usada para continuar a liberação do retalho até que outro parafuso seja encontrado. Uma vez que o retalho tenha sido completamente liberado, os parafusos de fixação ficam acessíveis para remoção antes da instalação dos implantes (Figura 36.61).

Exposição do parafuso de fixação óssea durante o processo de cicatrização

Os parafusos de fixação óssea em locais de regeneração às vezes ficam expostos durante o processo de cicatrização, podendo levar à invasão bacteriana ao redor do colo do parafuso. Uma atenção especial às linhas de tempo da exposição do parafuso e ao tipo de processo regenerativo é importante nessas situações. É comum que o tecido que cobre as cabeças dos parafusos de fixação se torne fino como papel, permitindo que a cor e o contorno das cabeças dos parafusos sejam visíveis e palpáveis. Isso não é uma preocupação significativa, e a única precaução é direcionada ao alívio de qualquer dispositivo removível que possa estar pressionando o tecido já sensível e fino. Se a qualquer momento a cabeça do parafuso perfurar o tecido, ela deve ser considerada para remoção.

A exposição dos parafusos de fixação na enxertia particulada ocorre quando a cabeça do parafuso percorre a membrana superficial e, eventualmente, perfura a fina camada da mucosa que cobre o local do enxerto. Isso normalmente acontece quando a cabeça do parafuso tem um diâmetro fino que perfura a membrana e, eventualmente, o tecido. As técnicas de enxerto particulado usam esses parafusos de fixação para apoiar a membrana e definir a forma dos contornos ósseos desejados. O uso de um parafuso com "cabeça larga" é considerado importante para resultados previsíveis. O tipo de membrana usada para o isolamento do enxerto também faz uma diferença significativa quando a perfuração do parafuso através da membrana é uma preocupação. A matriz dérmica acelular e o pericárdio tendem a ser muito resistentes à perfuração da membrana durante o processo de cicatrização, ao passo que as membranas de colágeno são moles quando umedecidas e tendem a perfurar e rasgar se for aplicada tensão na membrana hidratada. A perfuração de uma membrana permite a entrada de matéria estranha e células de tecido mole fibroso no local do enxerto, causando a interrupção no processo de regeneração óssea. Se a cabeça do parafuso empurra o tecido mole

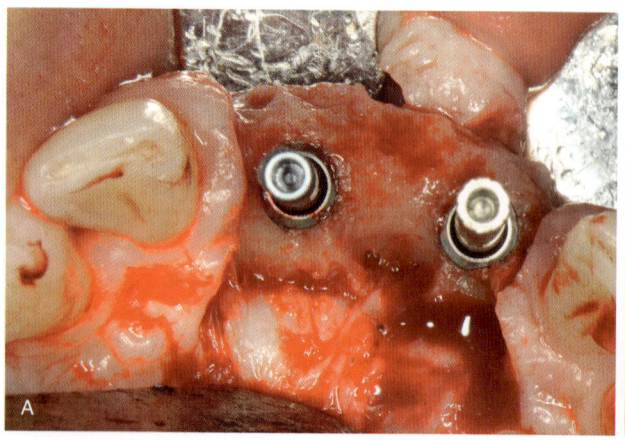

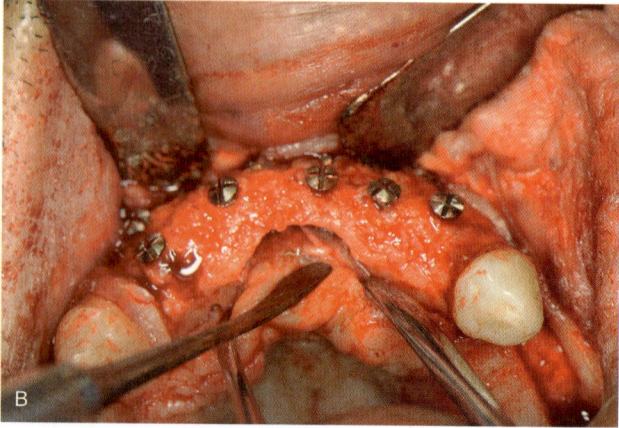

• **Figura 36.60** Aproximação do canal incisivo. **A.** Dois implantes nas posições 11 e 21 após aumento ósseo significativo; observe que, mesmo com o aumento, a instalação do implante colide com o canal incisivo. **B.** Após enxerto extenso da maxila, limitações anatômicas do canal incisivo contraindicam a instalação do implante.

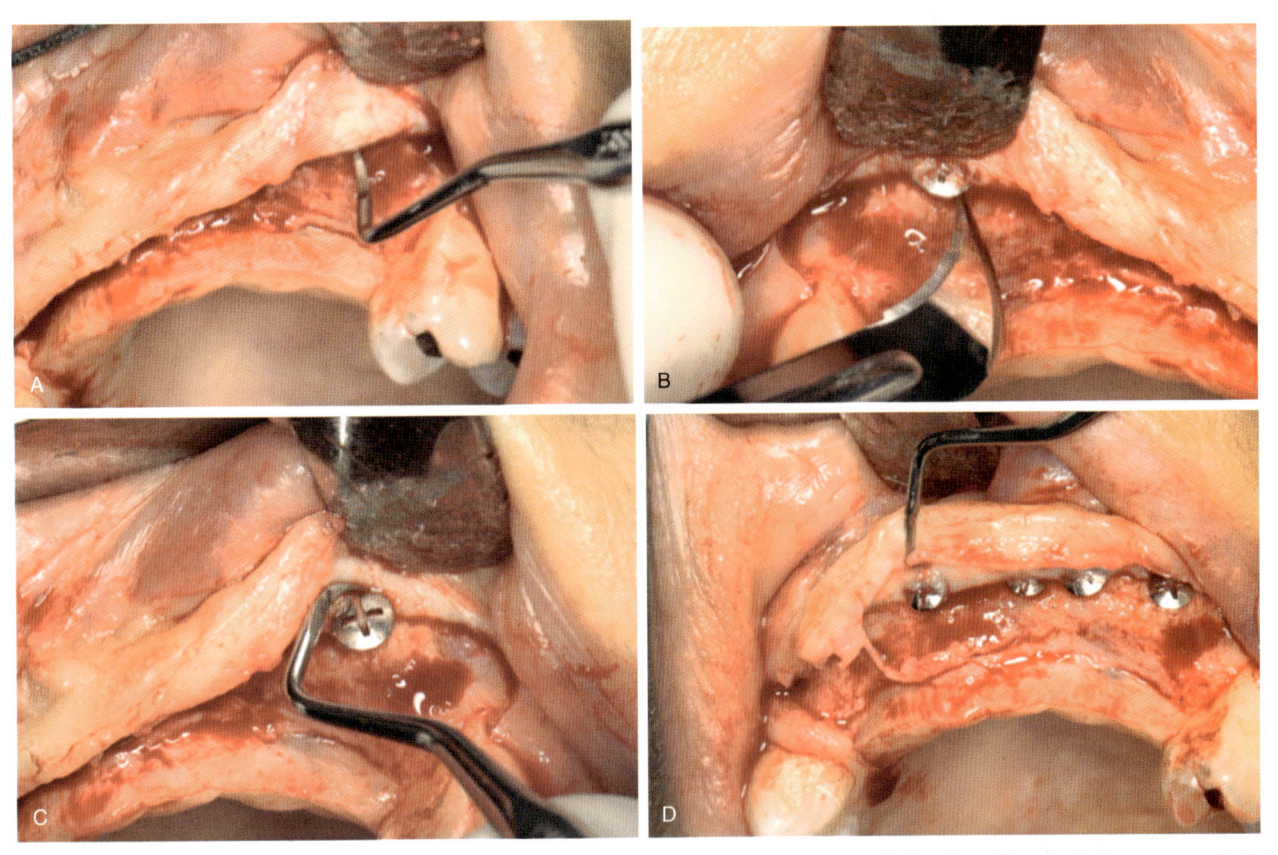

• **Figura 36.61** Remoção do parafuso ósseo. **A** e **B.** O retalho foi totalmente liberado e os parafusos de fixação estão acessíveis para remoção (antes da instalação dos implantes). **C** e **D.** O osso deve ser removido de dentro dos parafusos antes de tentar a remoção com uma lâmina 12 ou raspador periodontal.

e fica exposta, pode ocorrer contaminação bacteriana, levando a infecção do enxerto e possível falha.

A cabeça dos parafusos de fixação óssea deve ter um diâmetro amplo e liso que forneça área de superfície suficiente para sustentar a membrana e limitar a abrasão contra a camada mucosa sobrejacente. Uma cabeça pequena tende a abrir caminho através de uma membrana quando é colocada sob tensão ou quando uma membrana delicada está sendo usada. O parafuso de fixação óssea típico tem diâmetro de 1,5 mm e a cabeça do parafuso deve ser a mais larga possível. As gerações mais recentes de parafusos de fixação foram projetadas especificamente para enxerto de membrana e fornecem uma área de superfície muito ampla para suporte uniforme de uma membrana. Essas cabeças maiores também suportam uma superfície tão grande que o número real de parafusos de fixação pode ser reduzido significativamente.

As cabeças expostas dos parafusos devem ser mantidas com enxágues de clorexidina até que o tecido mole circundante tenha cicatrizado. Recomenda-se que os parafusos nas técnicas particuladas sejam retirados neste momento para eliminar a possibilidade de contaminação do enxerto através da abertura em torno do eixo do parafuso. Se o parafuso está impedindo a pressão sobre o enxerto em relação ao uso de prótese removível, pode-se considerar a retenção do parafuso. Sob nenhuma circunstância devem ser feitos esforços para cobri-lo reposicionando o tecido mole (Figura 36.62).

Abertura da linha de incisão em locais de enxerto ósseo

A manutenção da cobertura completa do tecido mole sobre os locais de enxerto ósseo em cicatrização é um dos princípios mais importantes que devem ser observados para o sucesso previsível do enxerto. Sempre que o local do enxerto cicatricial for exposto à flora bucal durante o processo de cicatrização, haverá algum tipo de alteração comprometida no volume final do local do enxerto e em sua integridade geral. A abertura da linha de incisão, com resultados comprometidos do enxerto, pode muitas vezes ser um fator limitante importante na instalação bem-sucedida de implantes.

A abertura da linha de incisão pode comprometer até mesmo o local de regeneração mais cuidadosamente planejado, e a maioria desses locais de enxerto exigirá enxerto adicional posteriormente, se uma complicação real se desenvolver. Uma linha de incisão aberta introduz inúmeras complicações potenciais no processo de cicatrização. Em primeiro lugar, a introdução de microrganismos no local do enxerto por meio de uma incisão aberta pode levar a uma infecção no local do enxerto em cicatrização. A exposição das partículas do enxerto e a presença de purulência são indicações de falha iminente do enxerto. A infecção reduz o pH no local do enxerto, causando uma quebra das partículas do enxerto e, eventualmente, comprometendo o volume do rebordo resultante. Em segundo lugar, uma linha de incisão aberta pode permitir a exposição e a ruptura da membrana de barreira, contribuindo para o crescimento do tecido fibroso no local do enxerto. Por último, existe um potencial para materiais particulados do enxerto escaparem do local do enxerto, resultando em um volume ósseo inadequado no local final do implante proposto.

O conceito mais importante na manutenção da integridade da linha de incisão é o fechamento consistente da ferida sem tensão. Esse selo protetor pode ser administrado de maneira mais eficaz do ponto de vista do manejo geral do retalho durante todo o procedimento cirúrgico. A experiência de um clínico na manipulação de tecidos moles afeta esse aspecto da regeneração óssea

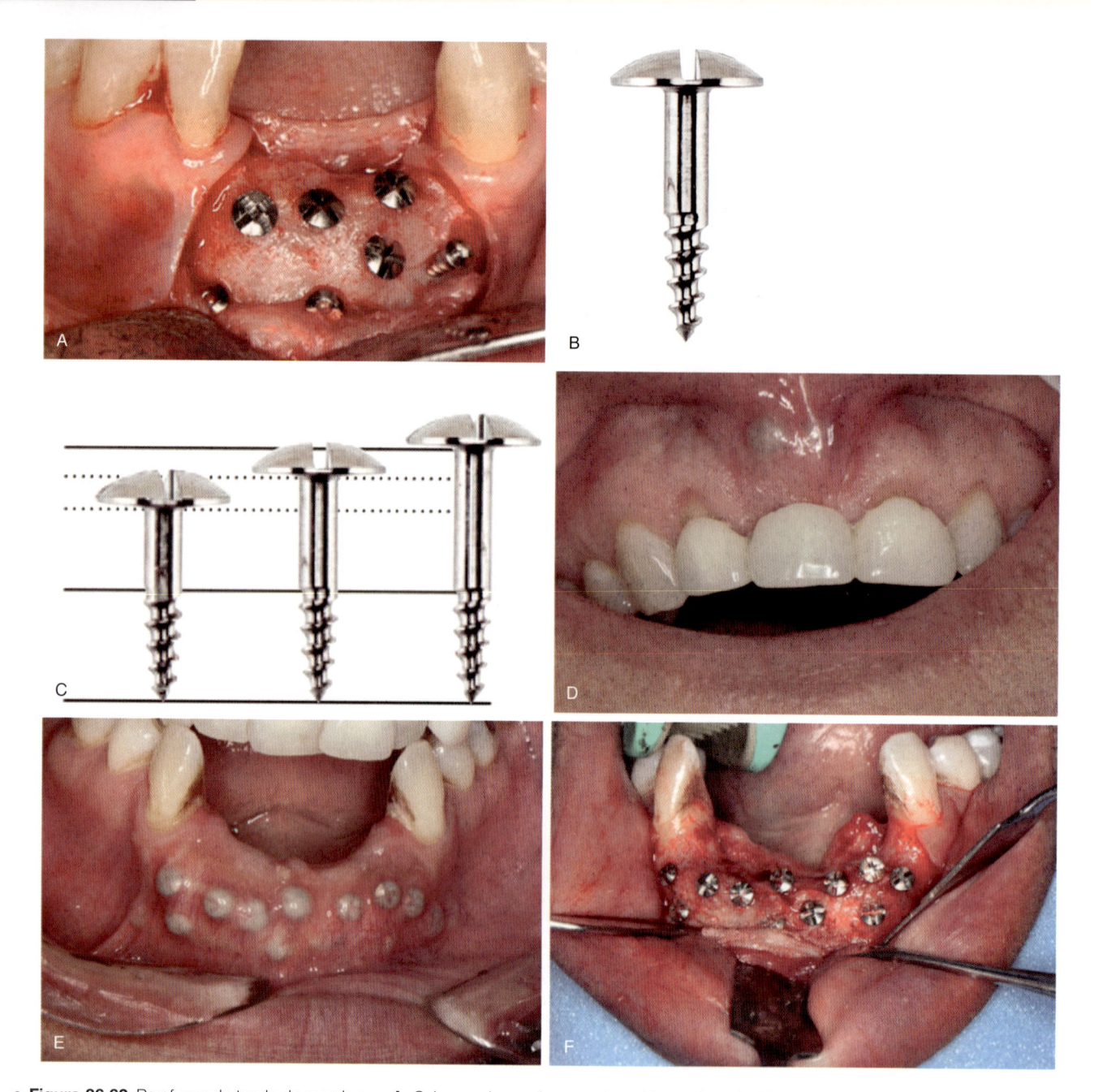

● **Figura 36.62** Parafusos de tenda de membrana. **A.** Cabeças de parafusos maiores têm mais probabilidade de crescer osso do que cabeças de parafusos menores. Observe a falta de osso ao redor do parafuso de cabeça pequena no lado direito da foto. **B.** Parafuso ósseo de cabeça larga. **C.** Os parafusos de tenda estão disponíveis em várias larguras e comprimentos. **D.** À medida que o enxerto cicatriza e a membrana é reabsorvida, a cabeça dos parafusos de fixação costuma ser visível através da fina mucosa que cobre o local do enxerto em cicatrização. Isso não é uma complicação e nenhum tratamento especial é necessário. **E.** Perfuração do parafuso em tecido fino. **F.** Remoção do parafuso antes da instalação do implante.

mais do que qualquer outra parte da cirurgia de regeneração óssea. À medida que o clínico ganha mais experiência no manejo de tecidos delicados e começa a entender a manutenção de um fechamento de retalho sem tensão, problemas com o enxerto e a exposição da membrana se tornarão uma ocorrência incomum.

Todos os locais de regeneração requerem que o retalho de tecido sobreposto seja esticado sobre a grande massa do enxerto ao final do procedimento. Infelizmente, há uma distância finita para que um retalho de tecido possa ser esticado livremente e, nesse ponto, o fechamento da ferida é colocado sob tensão. Mesmo que possa ser exercida pressão sobre os pontos para forçar o fechamento da ferida, a linha de incisão é submetida a uma quantidade excessiva de estresse. A tensão e a pressão contínuas acabarão levando à necrose do tecido ao redor das suturas, levando a uma incisão aberta no pós-operatório.

A superfície interna de um retalho refletido é alinhada com o periósteo: uma camada fina e densa de tecido que não pode ser esticada. O tecido diretamente abaixo do periósteo é móvel muito frouxo, cheio de fibras elásticas. Essa disparidade nos tipos de tecido pode ser previsivelmente neutralizada com uma incisão rasa através da densa camada periosteal. Tal "liberação do tecido" é realizada preparando-se uma incisão de liberação clara e contínua através do periósteo, expondo as camadas elásticas subjacentes de tecido que podem então ser liberadas para expansão do retalho sobre o local do enxerto alargado. Como essa incisão perfura a camada do periósteo, as duas bordas se separam claramente, permitindo que o tecido elástico abaixo do periósteo se estique. Uma tesoura afiada de Metzenbaum é então colocada no espaço abaixo do periósteo e, conforme as pontas da tesoura são abertas, o tecido se solta facilmente e as bordas se separam ainda mais. Isso é repetido até que o retalho completo seja esticado sobre o local do enxerto e 5 mm além da margem oposta do retalho.

No caso de abertura de uma linha de incisão, o paciente deve ser colocado em um protocolo de monitoramento frequente para observar o *status* do material de enxerto e qualquer material de enxerto presente. A microflora oral deve ser tratada com enxágue diário com clorexidina. O clínico não deve tentar suturar o local novamente porque as margens de cicatrização ao longo das linhas de incisão apresentam tecido que não pode, nesse momento, suportar a pressão de outra sutura sob tensão (Figuras 36.63 e 36.64).

Junção mucogengival alta seguida de enxerto de rebordo

O aumento da crista principal requer que o retalho de tecido mole seja alongado sobre o local ampliado do enxerto. Pelo processo de extensão desse tecido lateralmente sobre um enxerto grande e volumoso, a junção mucogengival é elevada a um nível que frequentemente circunda o pilar com a mucosa. Várias abordagens estão disponíveis para prevenir ou reparar essa deficiência de tecido queratinizado, mas a adição de procedimentos pré-cirúrgicos a uma série de consultas cirúrgicas já complicadas muitas vezes impede as equipes de implantodontia de lidar com essa situação.

A abordagem simplificada é colocar um enxerto de tecido autógeno largo do palato sobre a região da mucosa antes do procedimento de enxerto propriamente dito. A principal reclamação dessa abordagem é o fato de enxertos palatinos como esse apresentarem uma cor mais branca após a instalação do enxerto e realmente não corresponder à cor fina e rosa dos sítios anteriores. Esses enxertos são mais indicados para uso em regiões posteriores.

O melhor método disponível para tal situação foi descrito pelo Dr. Esteban Urban, que recomenda a liberação do tecido mucoso frouxo com um retalho de espessura parcial, deixando o periósteo subjacente e o tecido fibroso intactos. O retalho de mucosa liberado é suturado apicalmente com várias suturas em fio cromado 5-0, criando uma zona exposta de tecido do topo da crista ao tecido recém-suturado. Uma fina tira de tecido palatino é removida e suturada ao longo da linha de sutura apical para fixar o tecido reposicionado. Essa técnica acaba por prevenir a recidiva no nível do tecido da mucosa. Um grande pedaço de mucoenxerto (ou seja, matriz de colágeno reabsorvível – Geistlich Mucograft®) é colocado sobre o periósteo exposto e suturado com suturas em fio cromado. Esse arranjo de tecido, mucoenxerto e enxerto de tecido criam uma zona previsível de tecido queratinizado na porção vestibular da reabilitação sobre o implante e a adição do mucoenxerto basicamente elimina qualquer desconforto relacionado ao reposicionamento do retalho de mucosa (Figura 36.65A a E).

Infecção do enxerto

Os materiais de enxerto são reabsorvidos rapidamente em uma condição de pH mais baixo, com os cristais de HA se dissolvendo em pH 5,5 ou menos. Ambientes infecciosos podem conter um

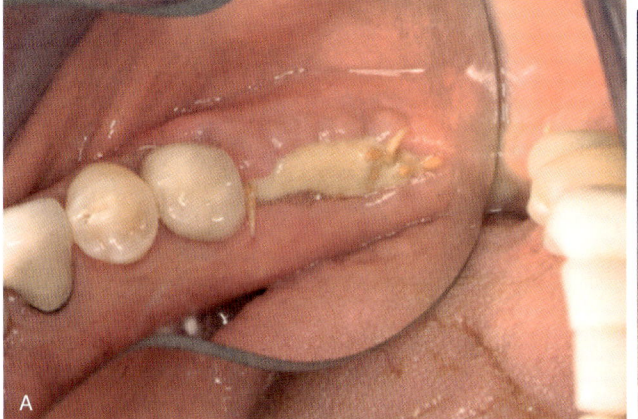

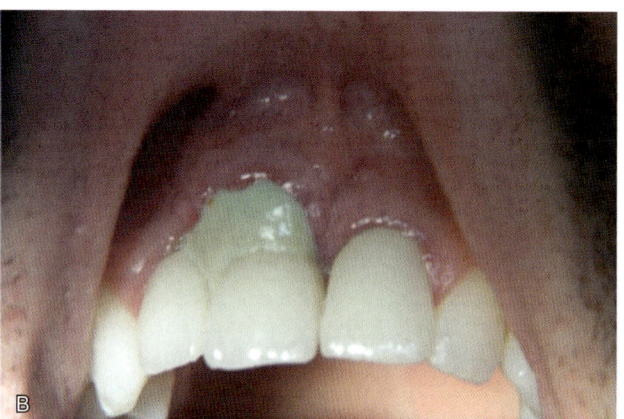

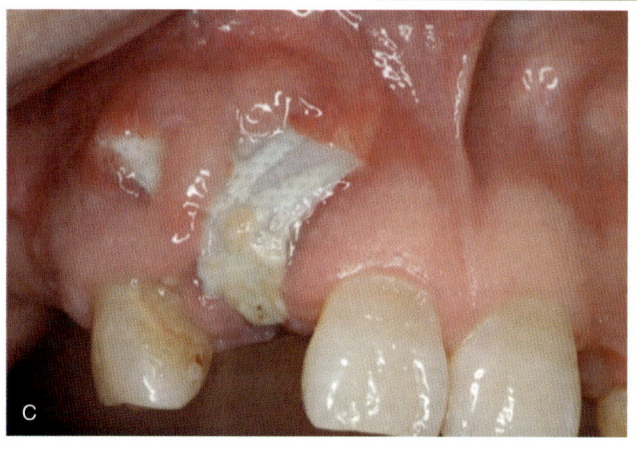

• **Figura 36.63** Exposição da membrana. **A.** Exposição da derme acelular. **B.** Exposição da membrana de colágeno. **C.** Exposição da membrana densa de politetrafluoroetileno através da mucosa vestibular e crista residual. Todas as exposições à membrana devem ser mantidas o maior tempo possível.

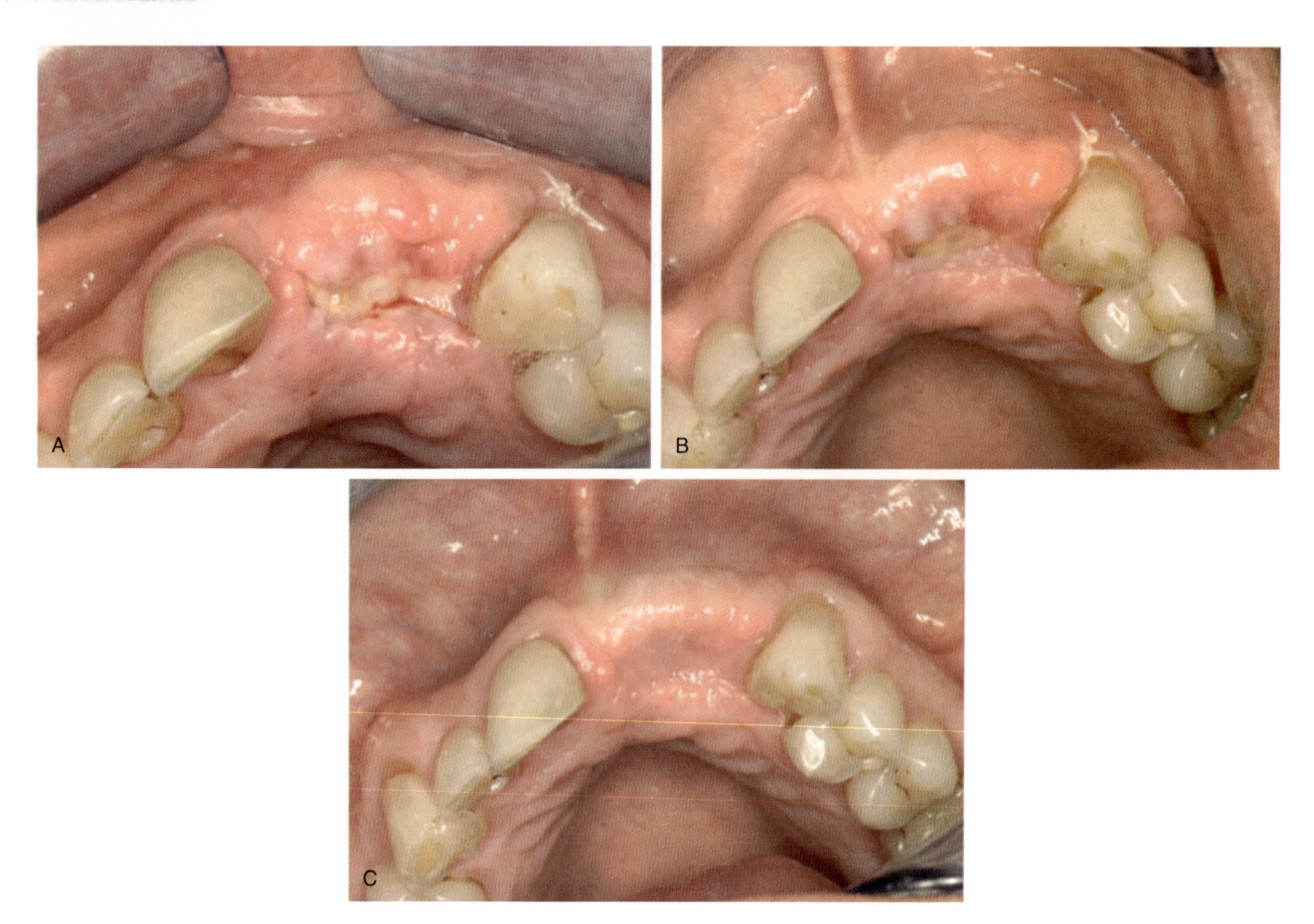

● **Figura 36.64** Exposição da membrana. **A.** Duas semanas após a cirurgia. **B.** Três semanas após a cirurgia. **C.** Mantendo a área limpa com clorexidina, com 5 semanas de pós-operatório obtém-se o fechamento.

pH de 2 ou menos, o que pode causar a rápida dissolução de um enxerto. É possível a infecção ser causada por falta de técnica cirúrgica asséptica, abertura da linha de incisão ou infecção de fontes dentárias adjacentes. A presença de infecção localizada em um enxerto ósseo causará dissolução do material do enxerto, contribuindo para a falha do enxerto. A gravidade dessa falha pode variar dependendo da duração da infecção e do início da contaminação.

O uso de técnica cirúrgica adequada é vital na prevenção da contaminação cirúrgica. Os regimes de antibióticos pré-operatórios, bochechos com clorexidina e técnicas assépticas limitarão a contaminação bacteriana no momento da cirurgia. A técnica de sutura adequada e o *design* do retalho são fundamentos do enxerto que evitam a abertura da linha de incisão, que também pode expor o enxerto à microflora oral. Por último, o clínico deve garantir que todos os componentes de manutenção do espaço (membranas não reabsorvíveis, malha de titânio, parafusos de tenda) estejam livres de arestas vivas que possam perfurar a mucosa no pós-operatório, permitindo a entrada de bactérias no enxerto.

Os exames pós-operatórios devem ser agendados rotineiramente, em especial durante os estágios iniciais da cicatrização. O paciente deve ser instruído sobre técnicas de higiene que minimizem a tensão na linha de incisão, e bochechos de clorexidina pós-operatórios podem ser usados para controlar a microflora bacteriana. Se ocorrer a abertura da linha de incisão, o paciente deve ser colocado em um protocolo de bochecho com clorexidina para manter o local do enxerto limpo até que a granulação esteja completa. Se o paciente apresentar purulência do local ou mal-estar geral, os protocolos de antibióticos devem ser iniciados imediatamente. As membranas não reabsorvíveis devem ser mantidas por pelo menos 6 semanas, a menos que o local infeccione. Se isso ocorrer, a membrana precisa ser removida antes que a situação avance.

Lesão de tecido relacionada à piezocirurgia ultrassônica

O uso da tecnologia de ultrassom em odontologia começou na década de 1950, e novas unidades de piezocirurgia foram desenvolvidas usando ultrassom de baixa frequência (10 a 60 kHz) para o corte seletivo de osso. A perfuração óssea tradicional com brocas motorizadas está facilmente disponível para os clínicos; entretanto, cortar o osso com uma broca pode gerar quantidades excessivas de calor no osso denso, potencialmente danificando o tecido circundante. Uma broca cirúrgica que entra em contato com vasos sanguíneos, nervos ou membranas sinusais também pode cortar ou danificar estruturas vitais adjacentes. O uso da piezocirurgia em cirurgia de implante tem sido uma alternativa bem-vinda às brocas motorizadas em muitas aplicações. Nas frequências ultrassônicas mais baixas usadas para a piezocirurgia, as inserções cirúrgicas cortam osso mineralizado duro, mas não danificam o tecido mole circundante nem geram grandes quantidades de calor. A piezocirurgia tem sido especialmente útil na cirurgia de implante, em que o osso deve ser cortado próximo a um nervo ou vaso sanguíneo.

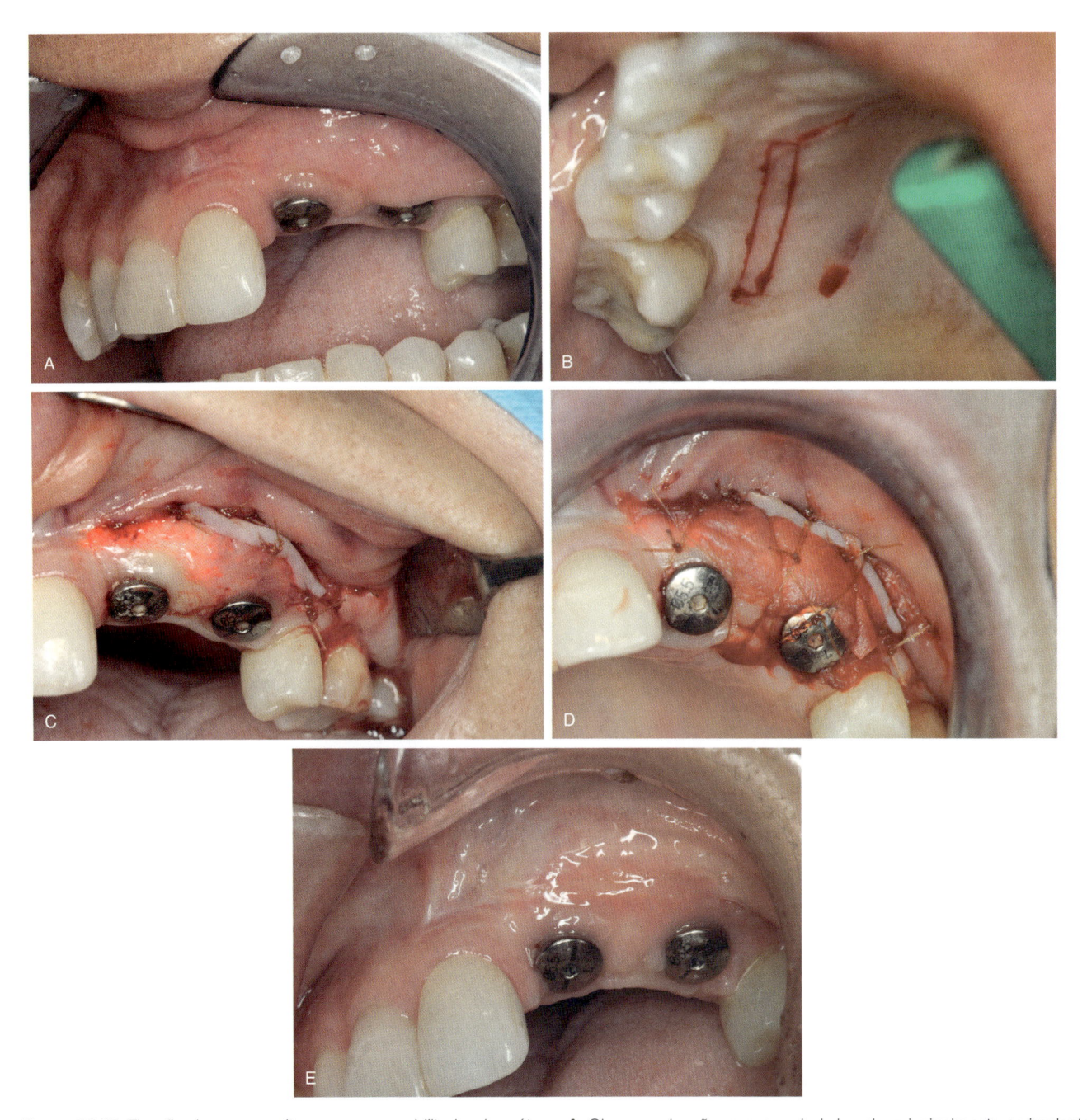

• **Figura 36.65** Fixação da mucosa alta no espaço reabilitador da prótese. **A.** Observe a junção mucogengival elevada, principalmente no implante distal. **B.** Coleta de tecido livre. **C.** Liberação da espessura da divisão da mucosa, com fixação apical com fio cromado 5.0. **D.** Fixação do enxerto de tecido livre na profundidade do vestíbulo recém-definido. O tecido exposto entre o enxerto de tecido e o topo da crista é coberto com "Mucograft". **E.** A imagem pós-operatória de 3 semanas demonstra o local do enxerto com uma nova zona de fixação queratinizada.

Como a piezocirurgia foi realizada, as inserções, segundo clínicos, não deveriam funcionar enquanto estivessem em contato direto com o retalho de tecido mole. Foi relatado que unidades cirúrgicas anteriores "esquentavam a ponta da inserção" durante o uso, e às vezes eram detectadas irritações ou queimaduras no retalho de tecido mole. Esse problema de tecido alterado não foi evidente nas unidades de piezocirurgia atualizadas, mas deve-se dar atenção especial à proteção do tecido mole circundante durante o uso da ponta ultrassônica. Os instrutores descrevem isso como um fenômeno abrasivo causado pelo rápido movimento ultrassônico da ponta contra o tecido mole. Deve-se ter cuidado para manter o retalho de tecido longe das inserções ultrassônicas.

O desenvolvimento de qualquer lesão abrasiva ou do tipo queimadura precisa ser tratado sintomaticamente, da mesma forma que qualquer outra queimadura oral ou lesão abrasiva seria tratada. Se houver qualquer sinal de dano mais sério, um tratamento mais complexo pode exigir encaminhamentos apropriados para o tratamento da ferida (Figuras 36.66A a C e 36.67).

Resumo

Para satisfazer os objetivos ideais da implantodontia, os tecidos duros e moles precisam estar presentes em volume e qualidade ideais. Após a perda do dente, a reabsorção do processo alveolar ocorre com tanta frequência que os procedimentos de enxerto

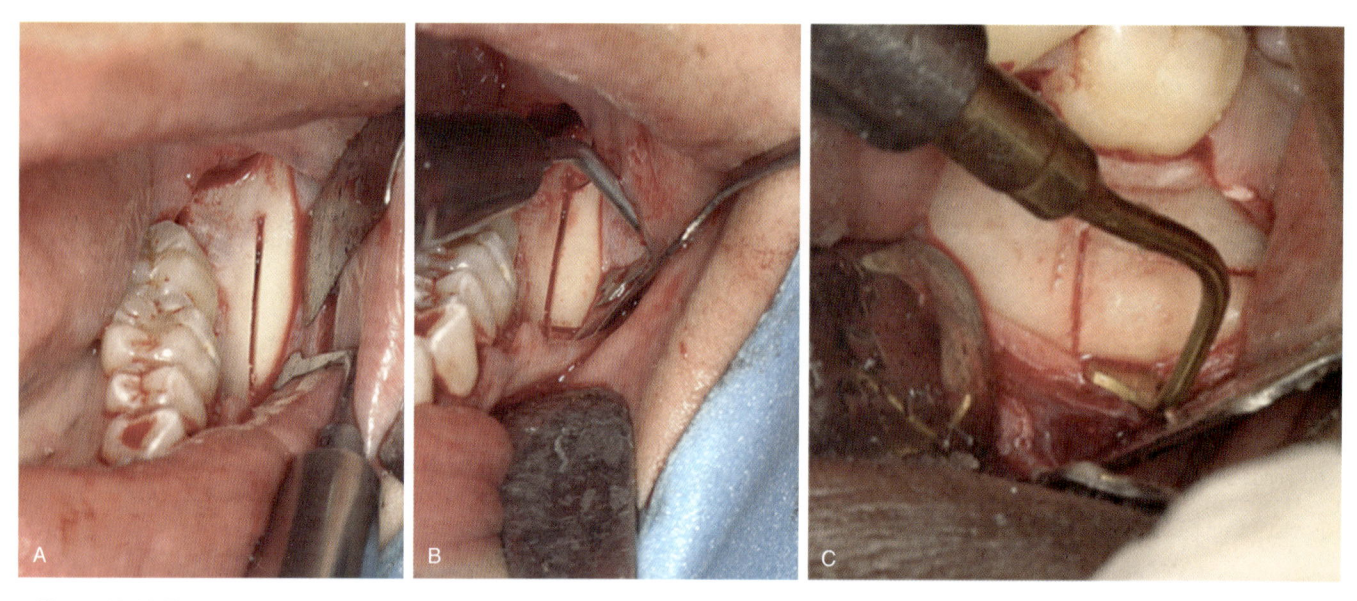

• **Figura 36.66** Trauma piezoelétrico com peça de mão. O eixo da peça de mão (**A**) e a inserção (**B**) não devem entrar em contato com o tecido mole, pois podem ocorrer queimaduras ou trauma nos tecidos moles. **C.** Posição ideal da peça de mão e inserção sem contato com os tecidos adjacentes.

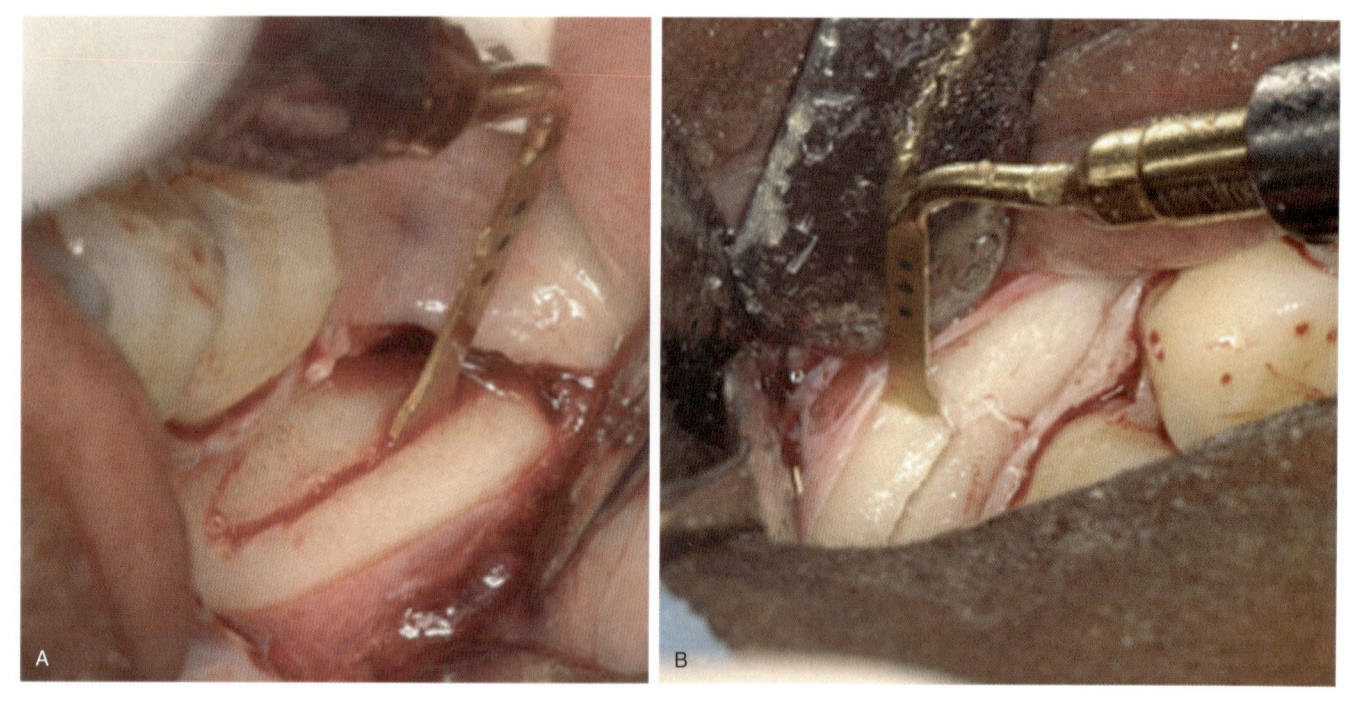

• **Figura 36.67** Retração ideal. **A.** As inserções piezoelétricas são separadas do tecido mole circundante com "retratores de Pritchard" e amplo acesso para retalho. **B.** Dois afastadores retraem o tecido, enquanto a inserção piezoelétrica prepara o osso.

são frequentemente necessários para restaurar os tecidos duros e moles. Isso se torna especialmente significativo quando as áreas edêntulas estão na zona estética. Os procedimentos de aumento não apenas melhoram o resultado estético final, mas também farão uma base biomecânica mais previsível para minimizar possíveis complicações. Hoje em dia, na implantodontia, existe uma vasta gama de procedimentos e protocolos para aumentar os locais de implantes deficientes. Este capítulo apresentou uma visão geral das indicações para técnicas de regeneração óssea guiada, juntamente com uma classificação de morfologia de crista diferente, que permitirá ao clínico compreender a capacidade de previsão e dificuldade com base na deficiência da crista óssea. As imagens a seguir demonstram o potencial regenerativo das abordagens atuais para aumento ósseo. Jensen e Terheyden,[78] em 2009, revisaram 108 artigos e concluíram que a média de enxertos particulados com membrana foi de 2,6 mm e 24,4% necessitaram de enxertos adicionais no pós-operatório. Como o conceito de "Manutenção do Espaço" foi explorado nos últimos anos, as técnicas e os materiais para barreira melhoraram significativamente, mudando a capacidade dos cirurgiões de regenerar defeitos de crista. Os casos a seguir são exemplos da capacidade dessas técnicas de regenerar grandes quantidades de osso em regiões críticas. Esses não são alguns "casos raros" que foram escolhidos a dedo para esta publicação. A aplicação cuidadosa dos princípios descritos neste capítulo demonstrou resultados semelhantes em uma base muito previsível (Boxe 36.12 e Figuras 36.68 a 36.72).

Boxe 36.12 Protocolo de regeneração óssea guiada.

Etapa 1: incisão
a. Posição – de preferência, dividir o tecido inserido; se o tecido queratinizado estiver comprometido, a incisão deve ser feita mais na lingual
b. Base ampla – as incisões de liberação devem ser sempre amplas para manter o suprimento de sangue adequado a fim de permitir a cicatrização ideal
c. Conservação da papila – quando possível, ao redor dos dentes naturais adjacentes, as incisões devem ser feitas preservando a papila; isso reduz a chance de alterar ou perder a papila e o desenvolvimento de um "triângulo escuro"

Etapa 2: reflexão
Recomenda-se uma reflexão de espessura total. A quantidade de reflexão está relacionada ao desenvolvimento de exposição adequada ao local do enxerto para instalação de enxertos ósseos e membranas para barreira. Também é importante na preparação do local para o fechamento primário sem tensão.

Etapa 3: remoção do tecido mole do local do receptor
É imperativo que todo o tecido mole seja removido do local receptor, pois os restos de tecido mole impedirão a formação de osso. Isso pode ser realizado de várias maneiras, incluindo: (1) remoção com instrumento manual, (2) pequenas brocas esféricas (Carbide nº 8) ou (3) brocas retas de laboratório (Carbide®, diamantada).

Etapa 4: decorticação
O local receptor deve ser decorticado para aumentar o sangramento (angiogênese) e permitir que fatores de crescimento ósseo entrem na área, aumentando a formação óssea. Quando decorticado, o sangramento deve ser visível através dos locais de decorticação. Brocas de fissura de corte transversal ou pequenas brocas esféricas podem ser usadas para perfurar a placa cortical.

Etapa 5: liberação de tecido
É imperativo que o tecido seja preparado antes da instalação do enxerto para evitar o rompimento do material do enxerto. Portanto, o retalho é preparado para minimizar qualquer tensão na linha de incisão. Idealmente, o retalho vestibular deve se estender no mínimo 5 mm sobre o retalho lingual. Existem duas técnicas que incluem (1) liberação periosteal – lâmina nº 15 e (2) dissecção romba – tesoura Metzunbaum®.

Etapa 6: instalação da membrana
a. Seleção da membrana – o tipo de membrana dependerá da forma e do volume do osso necessário, da previsibilidade do fechamento do tecido mole (reabsorvível vs. não reabsorvível) e da experiência do cirurgião.
b. Hidratação – a maioria das membranas precisará ser hidratada para permitir a instalação adequada e para minimizar a possibilidade de mau fechamento
c. Fixação – a membrana deve ser fixada apicalmente com tachas ou suturas para minimizar o movimento. Normalmente, as tachas vestibulares são colocadas antes da enxertia. Essa estabilização inicial da membrana permite que o local permaneça intacto após a instalação do enxerto. É altamente recomendável fixar a membrana na face lingual/palatina com tachas ou suturas.
d. Liberação periosteal adequada sobre o local do enxerto – o tecido deve ser liberado o suficiente para que o retalho seja livremente esticado, permitindo o fechamento sem tensão. Idealmente, o retalho vestibular deve se estender no mínimo 5 mm além do retalho lingual.

Etapa 7: manutenção do espaço
Para crescimento ósseo previsível, o espaço deve ser mantido para permitir que o material de enxerto ósseo cicatrize sem interferências. Deve ser utilizada a instalação de um sistema de suporte (parafusos de sustentação, membrana de politetrafluoroetileno (PTFE) com titânio, malha de titânio). O colapso do local do enxerto resultará em crescimento ósseo comprometido.

Etapa 8: instalação do material de enxerto
a. **Autógeno:** normalmente, o osso autógeno é recomendado quando é necessário um crescimento ósseo maior que 3 mm. Quando indicado, o autoenxerto deve ser a primeira camada (contra o osso hospedeiro). As aparas do autoenxerto devem cobrir todo o leito receptor abaixo dos parafusos.
b. **Aloenxerto:** o aloenxerto deve ser colocado como a segunda camada em casos de enxerto ósseo maiores (> 3 mm). Para casos de enxerto menores, 100% do aloenxerto pode ser usado (ou seja, 70% FDBA/30% DFDBA ou 100% FDBA corticoesponjoso). O osso particulado deve ser densamente compactado para evitar espaços de ar que tendem a abrigar bactérias:
   - Depois que o enxerto ósseo é colocado, a membrana é desenhada completamente sobre o material do enxerto com 2 a 3 mm de sobreposição sobre o osso nativo para limitar a exposição do particulado durante o processo de cicatrização. A membrana deve ser fixada (na extremidade livre) com tachas ou suturas. Em situações em que a membrana não pode ser fixada, ela pode ser colocada sob o retalho lingual e a superfície coronal pode ser incluída nas suturas de fechamento para limitar o movimento. Se fibrina rica em plaquetas ou plasma rico em plaquetas estiver sendo usado, deve ser colocado sobre a membrana (entre o tecido e a membrana).

Etapa 9: fechamento
a. *Seleção da sutura*: as suturas mais ideais para o fechamento do tecido são Vicryl® (reabsorvível) ou PTFE (Cytoplast™, não reabsorvível). A sutura de PTFE permite o ajuste da tensão da sutura à medida que o nó é amarrado e resulta em inflamação mínima ao redor de uma linha de incisão de cicatrização.
b. *Suturas primárias:* a crista ou área da crista deve ser fechada primeiro com uma linha de sutura sem tensão. As suturas de colchoeiro devem ser colocadas em intervalos que distribuam a pressão na incisão sobre uma grande área de superfície. A sutura de colchoeiro everte os retalhos de tecido, diminuindo assim a possibilidade de abertura da linha de incisão. Suturas interrompidas podem ser usadas entre as suturas de colchoeiro. Um erro comum é fechar as incisões de liberação verticais primeiro, colocando assim tensão na linha de sutura da crista.
c. *Suturas secundárias*: após o fechamento da região da crista, as incisões de liberação podem ser fechadas passivamente. Deve-se ter cuidado para não colocar muita tensão nos retalhos de liberação, pois isso não limita a tensão nas suturas sobre as cristas.

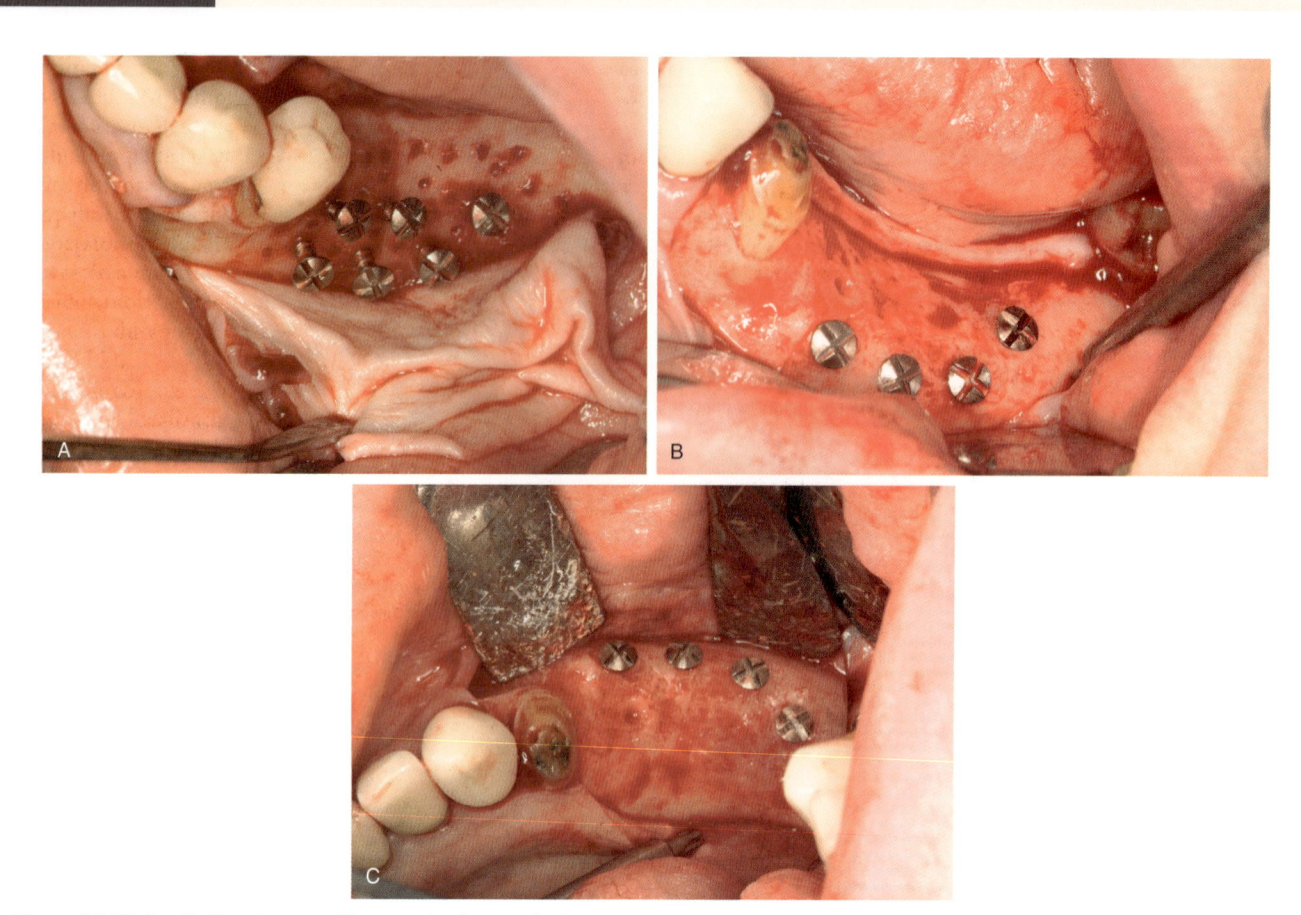

• **Figura 36.68 A a C.** Enxerto na região posterior da mandíbula para regeneração horizontal usando enxerto autógeno de osso liofilizado mineralizado e membrana de derme acelular ROG.

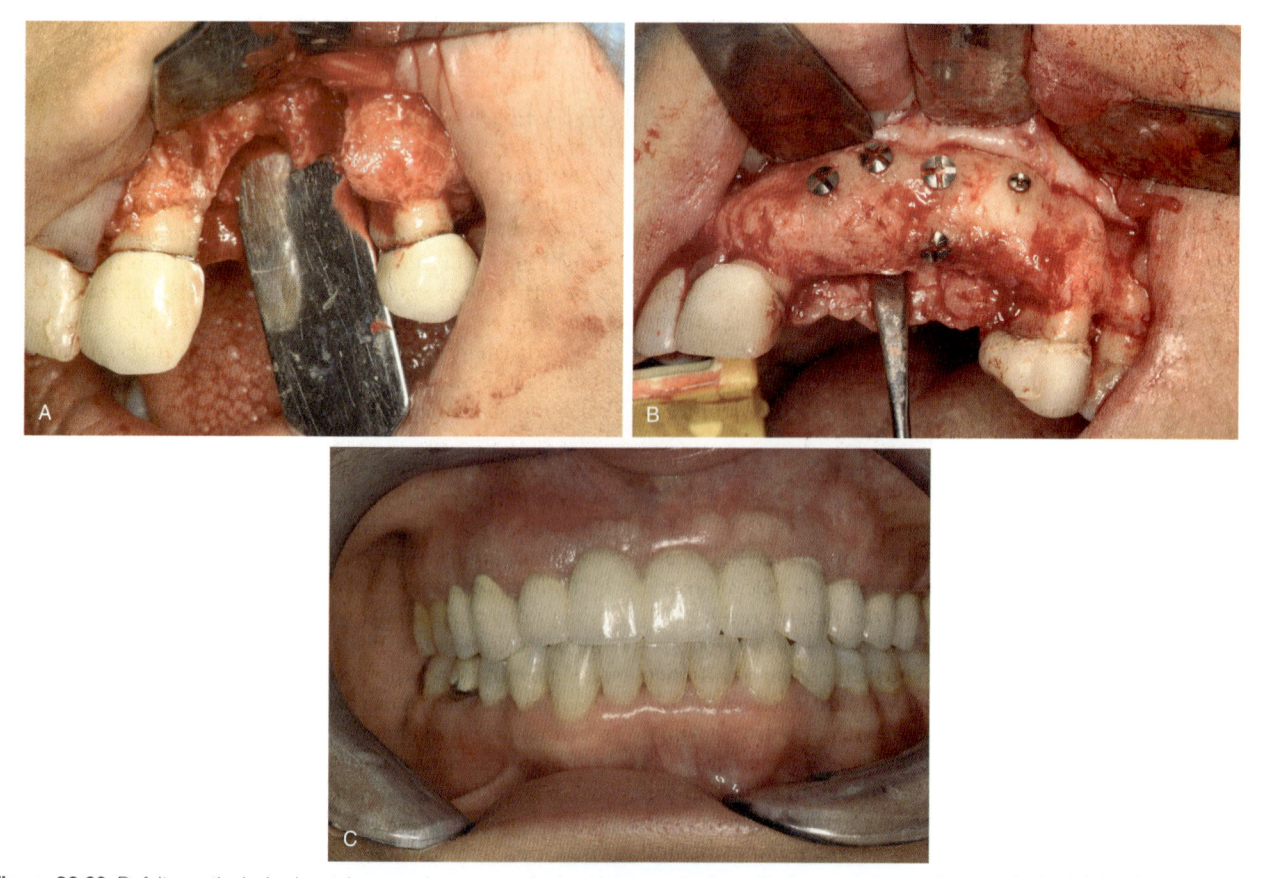

• **Figura 36.69** Defeito vertical e horizontal avançado, com perda das placas corticais vestibular e palatina, após a perda de dois implantes. **A.** Reflexo do retalho mostrando a grave destruição causada por dois implantes que falharam. **B.** Forma final da crista após o enxerto da crista com osso autógeno e aloenxerto/derme acelular. **C.** Prótese definitiva.

CAPÍTULO 36   Enxerto Particulado e Membrana/Regeneração Óssea Guiada

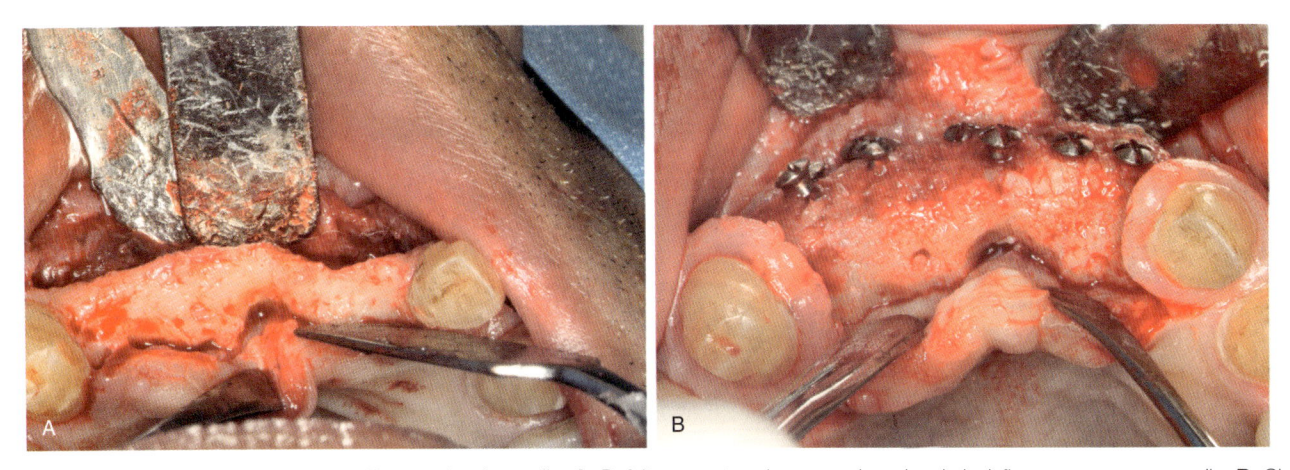

• **Figura 36.70** Enxerto horizontal na região anterior da maxila. **A.** Defeito exposto; observe o desenho da incisão que preserva a papila. **B.** Cicatrização pós-operatória de enxerto ósseo.

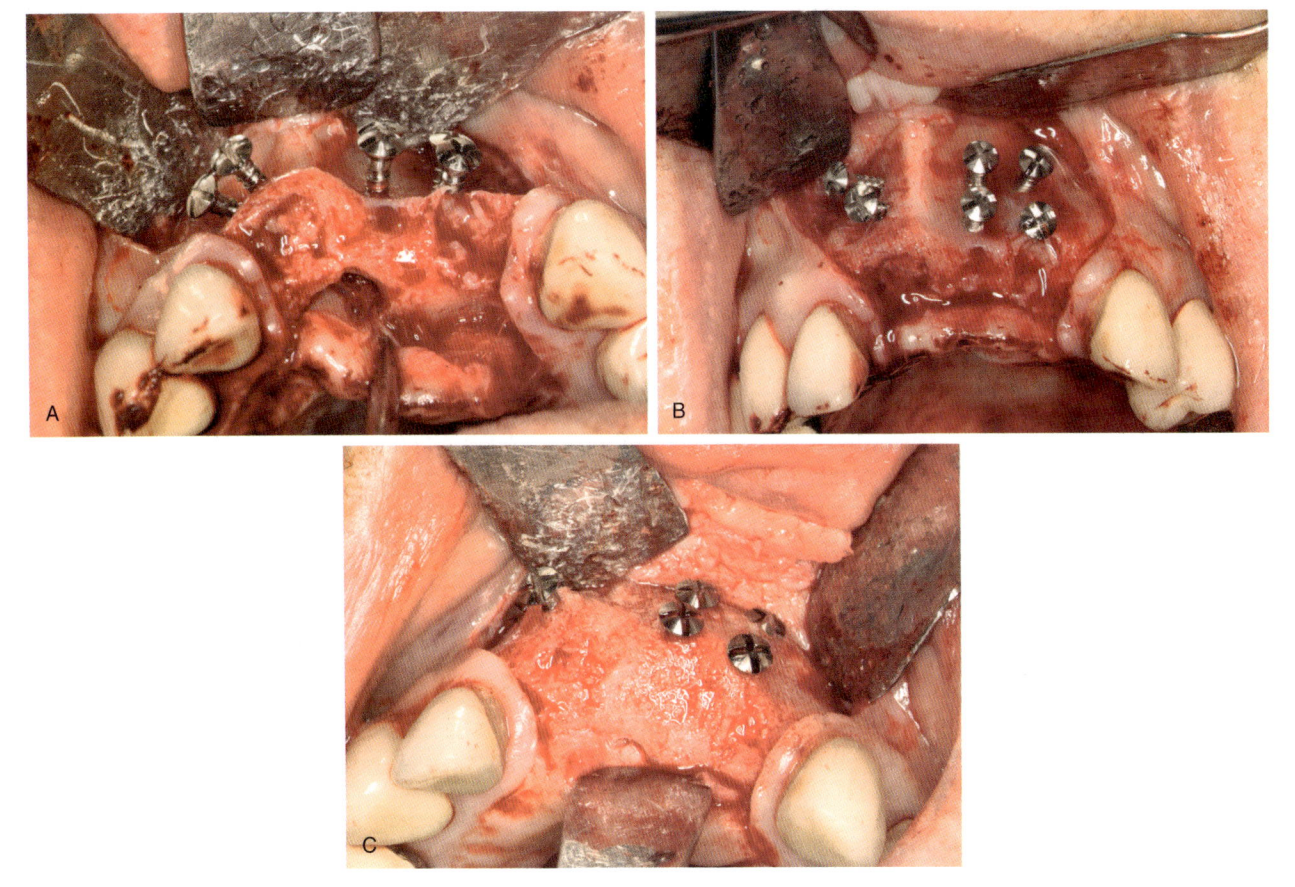

• **Figura 36.71** Enxerto na região anterior da maxila. **A.** Regeneração anterior usando manutenção de espaço para desenvolvimento do local. (Osso autógeno, FDBA e derme acelular.) **B.** Forma da crista pós-enxerto.

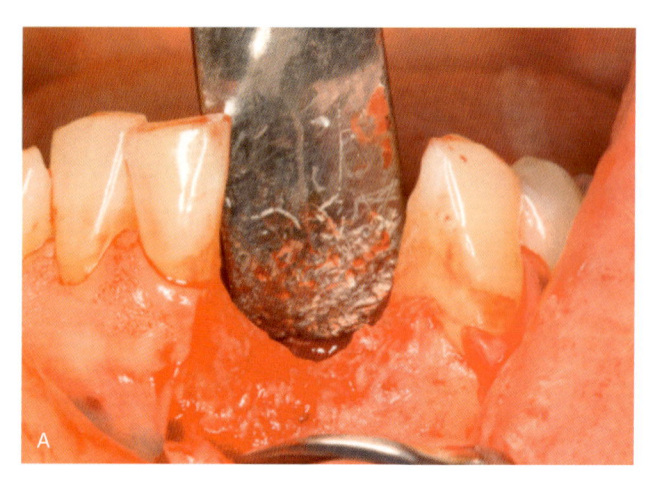

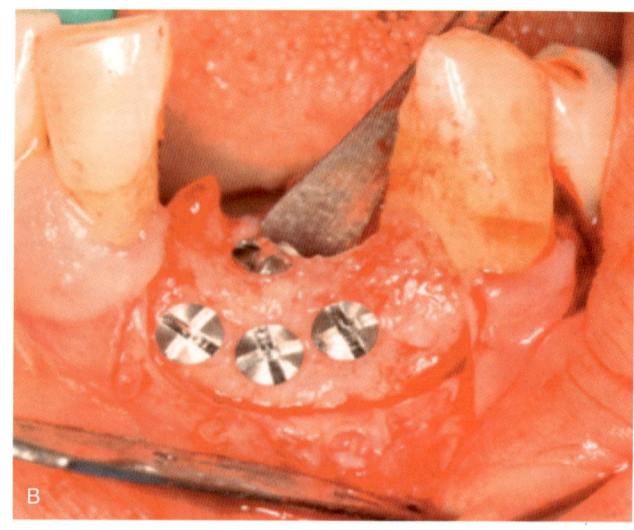

• **Figura 36.72** Enxerto vertical do rebordo. **A.** Pré-operatório. **B.** Pós-operatório.

Referências bibliográficas

1. Schropp L, Wenzel A, Kostopoulos L, Karring T. Bone healing and soft tissue contour changes following single-tooth extraction: a clinical and radiographic 12-month prospective study. *Int J Periodontics Restorative Den*. 2003;23:313–323.
2. Clementini M, Morlupi A, Canullo L, et al. Success rate of dental implants inserted in horizontal and vertical guided bone regenerated areas: a systematic review. *Int J Oral Maxillofac Surg*. 2012;41:847–852.
3. Hammerle CH, Jung RE, Feloutzis A. A systematic review of the survival of implants in bone sites augmented with barrier membranes (guided bone regeneration) in partially edentulous patients. *J Clin Periodontol*. 2002;29(3):226–231, discussion 232–223.
4. McAllister BS, Haghighat K. Bone augmentation techniques. *J Periodontol*. 2007;78:377–396.
5. Jensen SS, Terheyden H. Bone augmentation procedures in localized defects in the alveolar ridge: clinical results with different bone grafts and bone-substitute materials. *Int J Oral Maxillofac Implants*. 2009;24:218–236.
6. Nevins M, Mellonig JT. The advantages of localized ridge augmentation prior to implant placement: a staged event. *Int J Periodontics Restorative Den*. 1994;14:96–111.
7. Liu J, Kerns DG. Mechanisms of guided bone regeneration: a review. *Open Dent J*. 2014;8:56–65.
8. Van der Weijden F, Dell'Acqua F, Slot DE. Alveolar bone dimensional changes of post-extraction sockets in humans: a systematic review. *J Clin Periodontol*. 2009;36(12):1048–1058.
9. Hof M, Tepper G, Semo B, Arnhart C, Watzek G, Pommer B. Patients' perspectives on dental implant and bone graft surgery: questionnaire-based interview survey. *Clin Oral Implants Res*. 2014;25(1):42–45.
10. Cook DR, Mealey BL, Verrett RG, et al. Relationship between clinical periodontal biotype and labial plate thickness: an in vivo study. *Int J Periodontics Restorative Dent*. 2011;31(4).
11. Ryan CD, Mealey BL, Verrett RG, et al. Relationship between clinical periodontal biotype and labial plate thickness: an in vivo study. *Int J Periodontics Restorative Dent*. 2011;31(4):344–354.
12. Linkevicius T, Apse P, Grybauskas S, Puisys A. Influence of thin mucosal tissues on crestal bone stability around implants with platform switching: a 1-year pilot study. *J Oral Maxillofac Surg*. 2010;68(9):2272–2277.
13. Dahlin C, Buser D, Dahlin C, Schenk R, eds. *Guided Bone Regeneration in Implant Dentistry*. Chicago. IL: Quintessence Publ; 1994. Scientific Background of guided bone regeneration.
14. Chou AH, LeGeros RZ, Chen Z, Li Y. Antibacterial effect of zinc phosphate mineralized guided bone regeneration membranes. *Implant Dent*. 2007;16(1):89–100.
15. Nishibori M, Betts NJ, Salama H, Listgarten MA. Short-term healing of autogenous and allogeneic bone grafts after sinus augmentation: a report of 2 cases. *J Periodontol*. 1994;65(10):958–966.
16. Pitaru S, Tal H, Soldinger M, Grosskopf A, Noff M. Partial regeneration of periodontal tissues using collagen barriers. Initial observations in the canine. *J Periodontol*. 1988;59(6):380–386.
17. Fiorellini JP, Buser D, Riley E, et al. Effect on bone healing of bone morphogenetic protein placed in combination with endosseous implants: a pilot study in beagle dogs. *Int J Periodontics Restorative Dent*. 2001;21:41–47.
18. Melcher AH, Accurs GE. Osteogenic capacity of periosteal and osteoperiosteal flaps elevated from the parietal bone of the rat. *Arch Oral Biol*. 1971;16:573–580.
19. Zhang Y, Zhang X, Shi B, Miron RJ. Membranes for guided tissue and bone regeneration. *Annals of Oral & Maxillofacial Surg*. 2013;1(1):10.
20. Pellegrini G, Pagni G, Rasperini G. Surgical approaches based on biological objectives: GTR versus GBR Techniques. *Int J Dent*. 2013:521–547.
21. Dahlin C, Linde A, Gottlow J, Nyman S. Healing of bone defects by guided tissue regeneration. *Plast Reconstr Surg*. 1988;81:672–676.
22. Buser D, Dula K, Hirt HP, Schenk RK. Lateral ridge augmentation using autografts and barrier membranes: a clinical study with 40 partially edentulous patients. *J Oral Maxillofac Surg*. 1996;54:420–432, discussion 432–423.
23. Chiapasco M, Abati S, Romeo E, Vogel G. Clinical outcome of autogenous bone blocks or guided bone regeneration with e-PTFE membranes for the reconstruction of narrow edentulous ridges. *Clin Oral Implants Res*. 1999;10:278–288.
24. Simion M, Dahlin C, Rocchietta I, et al. Vertical ridge augmentation with guided bone regeneration in association with dental implants: an experimental study in dogs. *Clin Oral Implants Res*. 2007;18:86–94.
25. Pocket Dentistry [internet]. Barrier Membranes for Guided Bone Regeneration. [updated 2015 Jan 5; cited 2017 Dec 28]. Available from: https://pocketdentistry.com/3-barrier-membranes-for-guided-bone-regeneration/#end_en139.
26. Rispoli L, Fontana F, Beretta M, Poggio CE, Maiorana C. Surgery guidelines for barrier membranes in guided bone regeneration (GBR). *J Otolaryngol Rhinol*. 2015;1(2):1–8.
27. Buser D, Dula K, Hess D, et al. Localized ridge augmentation with autografts and barrier membranes. *Periodontol*. 1999;2000:151–163. 19.
28. Trombelli L, Farina R, Marzola A, et al. GBR and autogenous cortical bone particulate by bone scraper for alveolar ridge augmentation: a 2-case report. *Int J Oral Maxillofac Implants*. 2008;23:111–116.

29. Simion M, Baldoni M, Rassi P, Zaffe D. A comparative study of the effectiveness of e-PTFE membranes with and without early exposure during the healing period. *Int J Periodontics Restorative Dent.* 1994;14(2).
30. Machtei EE. The effect of membrane exposure on the outcome of regenerative procedures in humans: a meta-analysis. *J Periodontol.* 2001;72(4):512–516.
31. Bartee BK, Carr JA. Evaluation of a high-density polytetrafluoroethylene (n-PTFE) membrane as a barrier material to facilitate guided bone regeneration in the rat mandible. *J Oral Implantol.* 1995;21(2):88–95.
32. Fontana F, Santoro F, Maiorana C, et al. Clinical and histologic evaluation of allogeneic bone matrix versus autogenous bone chips associated with titanium-reinforced e-PTFE membrane for vertical ridge augmentation: a prospective pilot study. *Int J Oral Maxillofac Implants.* 2008;23(6).
33. Buser D, Dula K, Belser U, et al. Localized ridge augmentation using guided bone regeneration. 1. Surgical procedure in the maxilla. *Int J Periodontics Restorative Den.* 1993;13:29–45.
34. Feuille F, Knapp CI, Brunsvold MA, Mellonig JT. Clinical and histologic evaluation of bone-replacement grafts in the treatment of localized alveolar ridge defects. Part 1: mineralized freeze-dried bone allograft. *Int J Periodontics Restorative Den.* 2003;23:29–35.
35. Sterio TW, Katancik JA, Blanchard SB, et al. A prospective, multicenter study of bovine pericardium membrane with cancellous particulate allograft for localized alveolar ridge augmentation. *Int J Periodontics Restorative Den.* 2013;33:499–507.
36. Fowler EB, Breault LG, Rebitski G. Ridge preservation utilizing an acellular dermal allograft and demineralized freeze-dried bone allograft: Part II. Immediate endosseous implant placement. *J Periodontol.* 2000;71:1360–1364.
37. Wainwright DJ. Use of an acellular allograft dermal matrix (AlloDerm) in the management of full-thickness burns. *Burns.* 1995;21:243–248.
38. Pocket Dentistry. Barrier membranes for guided bone regeneration. [updated 2015 Jan 5; cited 2017 Dec 28]. https://pocketdentistry.com/3-barrier-membranes-for-guided-bone-regeneration/#end_en139.
39. Luitaud C, Laflamme C, Semlali A, et al. Development of an engineering autologous palatal mucosa-like tissue for potential clinical applications. *J Biomed Mater Res B Appl Biomater.* 2007;83(2):554–561.
40. Yamada M, Kubo K, Ueno T, et al. Alleviation of commercial collagen sponge- and membrane-induced apoptosis and dysfunction in cultured osteoblasts by an amino acid derivative. *Int J Oral Maxillofac Implants.* 2010;25(5):939–946.
41. Rispoli L, Fontana F, Beretta M, Poggio CE, Maiorana C. Surgery guidelines for barrier membranes in guided bone regeneration (GBR). *J Otolaryngol Rhinol.* 2015;1(2):1–8.
42. Rothamel D, Schwarz F, Sager M, Herten M, Sculean A, Becker J. Biodegradation of differently cross-linked collagen membranes: an experimental study in the rat. *Clin Oral Implants Res.* 2005;16(3):369–378.
43. Schwarz F, Rothamel D, Herten M, et al. Immunohistochemical characterization of guided bone regeneration at a dehiscence-type defect using different barrier membranes: an experimental study in dogs. *Clin Oral Implants Res.* 2008;19(4):402–415.
44. McAllister BS, Haghighat K. Bone augmentation techniques. *J Periodontol.* 2007;78:377–396.
45. Griffin TJ, Cheung WS, Hirayama H. Hard and soft tissue augmentation in implant therapy using acellular dermal matrix. *Int J Periodontics Restorative Dent.* 2004;24:352–361.
46. Polimeni G, Koo KT, Qahash M, et al. Prognostic factors for alveolar regeneration: effect of a space-providing biomaterial on guided tissue regeneration. *J Clin Periodontol.* 2004;31:725–729.
47. Le B, Burstein J, Sedghizadeh PP. Cortical tenting grafting technique in the severely atrophic alveolar ridge for implant site preparation. *Implant Dent.* 2008;17:40–50.
48. Le B, Rohrer MD, Prasad HS. Screw "tent-pole" grafting technique for reconstruction of large vertical alveolar ridge defects using human mineralized allograft for implant site preparation. *J Oral Maxillofac Surg.* 2010;68:428–435.
49. Caldwell GR, Mealy BL. A prospective study: alveolar ridge augmentation using tenting screws, acellular dermal matrix and combination particulate grafts. A Thesis for Master of Science in Periodontics—The University of Texas Health Science Center at San Antonio Graduate School of Biomedical Sciences. May 2013.
50. Hempton TJ, Fugazzotto PA. Ridge augmentation utilizing guided tissue regeneration, titanium screws, freeze-dried bone, and tricalcium phosphate: clinical report. *Implant Dent.* 1994;3:35–37.
51. Simon BI, Chiang TF, Drew HJ. Alternative to the gold standard for alveolar ridge augmentation: tenting screw technology. *Quintessence Int.* 2010;41:379–386.
52. Choukroun J, et al. Platelet-rich fibrin (PRF): a second-generation platelet concentrate. Part IV: clinical effects on tissue healing. *Oral Surg Oral Med Oral Pathol Oral Radiol Endod.* 2006;101(3):e56–e60.
53. Choukroun J, et al. Platelet-rich fibrin (PRF): a second-generation platelet concentrate. Part V: histologic evaluations of PRF effects on bone allograft maturation in sinus lift. *Oral Surg Oral Med Oral Pathol Oral Radiol Endod.* 2006;101(3):299–303.
54. Misch CM. Bone augmentation of the atrophic posterior mandible for dental implants using rhBMP-2 and titanium mesh: clinical technique and early results. *Int J Periodontics Restorative Dent.* 2010;31(6):581–589.
55. Boyne PJ, Lilly LC, Marx RE, et al. De novo bone induction by recombinant human bone morphogenetic protein-2 (rhBMP-2) in maxillary sinus floor augmentation. *J Oral Maxillofac Surg.* 2005;63:1693–1707.
56. Misch CE. Bone density: a key determinant for treatment planning. In: *Contemporary Implant Dentistry.* St. Louis: Mosby; 2008:130–146.
57. Sanz M, Vignoletti F. Key aspects on the use of bone substitutes for bone regeneration of edentulous ridges. *Dent Mater.* 2015;31(6):640–647.
58. Boyce T, Edwards J, Scarborough N. Allograft bone: the influence of processing on safety and performance. *Orthop Clin North Am.* 1999;30(4):571–581.
59. Piattelli A, Scarano A, Corigliano M, Piattelli M. Comparison of bone regeneration with the use of mineralized and demineralized freeze-dried bone allografts: a histological and histochemical study in man. *Biomaterials.* 1996;17(11):1127–1131.
60. Shapoff CA, Bowers GM, Levy B, Mellonig JT, Yukna RA. The effect of particle size on the osteogenic activity of composite grafts of allogeneic freeze-dried bone and autogenous marrow. *J Periodontol.* 1980;51(11):625–630.
61. Jacobsen G, Easter D. *Allograft vs. Xenograft: Practical Considerations for Biologic Scaffolds.* Musculoskeletal Transplant Foundation; 2008.
62. Barrack RL. Bone graft extenders, substitutes, and osteogenic proteins. *J Arthroplasty.* 2005;20(4 2):94–97.
63. Esposito M, Grusovin MG, Rees J, et al. Effectiveness of sinus lift procedures for dental implant rehabilitation: a Cochrane systematic review. *Eur J Oral Implantol.* 2010;3(1):7–26.
64. LeGeros RZ. Calcium phosphates in oral biology and medicine. *Monogr Oral Sci.* 1991;15:1–201.
65. Suh H, Park JC, Han DW, Lee DH, Han CD. A bone replaceable artificial bone substitute: cytotoxicity, cell adhesion, proliferation, and alkaline phosphatase activity. *Artif Organs.* 2001;25(1):14–21.
66. Peter M, Binulal NS, Nair SV, Selvamurugan N, Tamura H, Jayakumar R. Novel biodegradable chitosan-gelatin/nano-bioactive glass ceramic composite scaffolds for alveolar bone tissue engineering. *Chem Eng J.* 2010;158(2):353–361.
67. Salim S, Ariani MD. In vitro and in vivo evaluation of carbonate apatite-collagen scaffolds with some cytokines for bone tissue engineering. *J Indian Prosthodont Soc.* 2015;15(4):349–355.

68. Chan C, Thompson I, Robinson P, Wilson J, Hench L. Evaluation of Bioglass/dextran composite as a bone graft substitute. *Int J Oral Maxillofac Surg*. 2002;31(1):73–77.
69. Wang H, Boyapati L. "PASS" principles for predictable bone regeneration. *Implant Dent*. 2006;15(1):8–17.
70. Kiran NK, Mukunda KS, Tilak Raj TN. Platelet concentrates: a promising innovation in dentistry. *J Dent Sci Res*. 2011;2:50–61.
71. Marx RE, Carlson ER, Eichstaedt RM, Schimmele SR, Strauss JE, Georgeff KR. Platelet-rich plasma: growth factor enhancement for bone grafts. *Oral Surg Oral Med Oral Pathol Oral Radiol Endod*. 1998;85(6):638–646.
72. Choukroun J, Diss A, Simonpieri A, et al. Platelet-rich fibrin (PRF): a second-generation platelet concentrate. Part IV: clinical effects on tissue healing. *Oral Surg Oral Med Oral Pathol Oral Radiol Endod*. 2006;101(3):e56–e60.
73. Choukroun J, Diss A, Simonpieri A, et al. Platelet-rich fibrin (PRF): a second-generation platelet concentrate. Part IV: clinical effects on tissue healing. *Oral Surg Oral Med Oral Pathol Oral Radiol Endod*. 2006;101:56–60.
74. Kang YH, Jeon SH, Park JY, et al. Platelet-rich fibrin is a Bioscaffold and reservoir of growth factors for tissue regeneration. *Tissue Eng Part A*. 2011;17:349–359.
75. Dohan DM, Choukroun J, Diss A, et al. Platelet-rich fibrin (PRF): a second-generation platelet concentrate. Part I: technological concepts and evolution. *Oral Surg Oral Med Oral Pathol Oral Radiol Endod*. 2006;101:e37–e44.
76. Kobayashi E, Flückiger L, Fujioka Kobayashi M. Comparative release of growth factors from PRP, PRF, and advanced-PRF. *Clin Oral Investig*. 2016;20(9):2353–2360.
77. Montanari M, Callea M, Yavuz I, Maglione M. A new biological approach to guided bone and tissue regeneration. *Case Reports*. 2013 (2013): bcr2012008240.
78. Storgard JS, Hendrik T. Bone augmentation procedures in localized defects in the alveolar ridge: clinical results with different bone grafts and bone-substitute materials. In: *Database of Abstracts of Reviews of Effects (DARE): Quality-assessed Reviews [Internet]*. UK: Centre for Reviews and Dissemination; 2009.

37

Anatomia, Patologia e Cirurgia de Enxerto do Seio Maxilar

RANDOLPH R. RESNIK E CARL E. MISCH*

A região posterior da maxila tem sido descrita como uma das regiões intraorais mais desafiadoras e complexas que confrontam o implantodontista. Existem muitos planos de tratamento e fatores do paciente que contribuem para esses problemas nessa área, que, em muitos casos, exige que o clínico tenha treinamento adicional e um conjunto de habilidades aprimorado:

- Baixa densidade óssea
- Osso disponível comprometido
- Aumento da pneumatização do seio maxilar
- Maior espaço para altura da coroa
- Posição do rebordo no sentido lingual (medial)
- Acesso difícil devido à localização anatômica
- Maior força de mordida
- Necessidade de implantes de diâmetro mais amplo e em maior número.

Antes de discutir as várias opções de tratamento da região posterior da maxila, é imperativo que o implantodontista tenha uma base sólida sobre a anatomia do seio maxilar, variantes anatômicas, patologia e compreensão abrangente das várias abordagens de tratamento.

Anatomia do seio maxilar

A anatomia dos seios maxilares foi ilustrada e descrita pela primeira vez por Leonardo Da Vinci, em 1489, e posteriormente documentada pelo anatomista inglês Nathaniel Highmore, em 1651.[1] O seio maxilar, ou antro de Highmore, fica dentro do corpo do osso maxilar, é o maior dos seios paranasais e o primeiro a se desenvolver (Figura 37.1). Os seios maxilares adultos são cavidades em forma de pirâmide cheias de ar, delimitadas pela cavidade nasal. Há muito debate sobre a real função do seio maxilar. Possíveis papéis teorizados sobre o seio da face incluem redução de peso do crânio, ressonância fonética, participação do aquecimento, umidificação do ar inspirado e olfato. Uma adaptação biomecânica do seio maxilar direciona forças para longe da órbita e da cavidade craniana quando são aplicadas no meio da face.

Desenvolvimento e expansão do seio maxilar

Uma pneumatização primária ocorre em aproximadamente 3 meses de desenvolvimento fetal, com encapsulamento da mucosa nasal dentro do infundíbulo etmoidal. Nesse momento, o seio maxilar é um broto situado na superfície infralateral do infundíbulo etmoidal, entre os meatos superior e médio. No pré-natal, ocorre uma pneumatização secundária. Ao nascimento, os seios ainda são preenchidos com fluido e o seio maxilar ainda é um orifício retangular no lado mesial da maxila, logo acima do germe do primeiro molar decíduo.[2]

No nascimento, as cavidades nasais estão cheias de líquido. Após o nascimento e até que a criança tenha 3 meses de idade, o crescimento do seio maxilar está intimamente relacionado à pressão exercida pelo olho no assoalho da órbita, à tensão da musculatura superficial na maxila e à dentição em formação. Conforme o crânio amadurece, esses três elementos influenciam seu desenvolvimento tridimensional (3D). Aos 5 meses, o seio aparece como uma área triangular medial ao forame infraorbital.[3]

Durante o primeiro ano da criança, o seio maxilar se expande lateralmente abaixo do canal infraorbital, que é protegido por uma fina crista óssea. O antro cresce apical e progressivamente e substitui o espaço anteriormente ocupado pela dentição em desenvolvimento. O crescimento em altura é mais bem refletido pela posição relativa do assoalho do seio. Aos 12 anos, a pneumatização se estende ao plano da parede orbital lateral, e o assoalho do seio está nivelado com o assoalho do nariz. Durante os anos

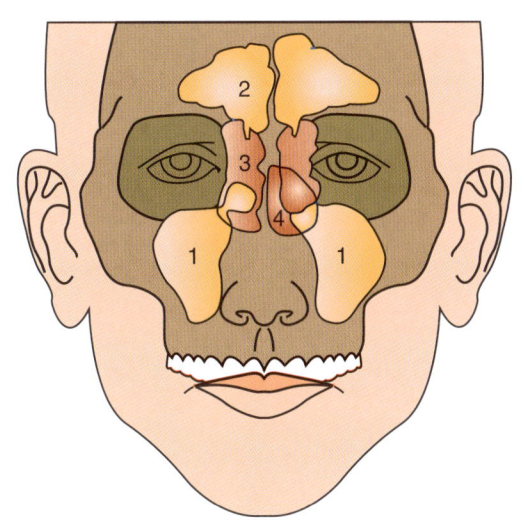

● **Figura 37.1** Os seios maxilares (1) são os maiores dos quatro seios paranasais; a formação inicial do seio maxilar é concluída dos 16 aos 18 anos; (2) seios frontais; (3) seios etmoidais; (4) seios esfenoidais.

*In memoriam.

posteriores, a pneumatização se espalha inferiormente quando os dentes permanentes irrompem. O seio adulto tem um volume de aproximadamente 15 ml (34 mm de altura × 33 de comprimento × 23 mm largura). O desenvolvimento principal do antro ocorre quando a dentição permanente irrompe e a pneumatização se estende por todo o corpo da maxila e do processo maxilar do osso zigomático. A extensão em direção ao processo alveolar abaixa o assoalho do seio da face em aproximadamente 5 mm. Anteroposteriormente, a expansão do seio corresponde ao crescimento da face média e só é completado com a erupção dos terceiros molares permanentes, quando a pessoa jovem tiver cerca de 16 a 18 anos de idade.[4]

No adulto, o seio tem forma de pirâmide composta por quatro paredes ósseas, cuja base está voltada para a parede nasal lateral e o ápice do qual se estende em direção ao osso zigomático (Figura 37.2). O assoalho da cavidade do seio maxilar é reforçado por septos ósseos ou membranosos, unindo as paredes medial ou lateral com teias transversais semelhantes a um reforço. Elas se desenvolvem como resultado da genética e da transferência de tensão dentro do osso sobre as raízes dos dentes. Têm a aparência de redes de reforço em um barco de madeira e raramente dividem o antro em compartimentos separados. Esses elementos estão presentes desde a região do canino até a região de molar e tendem a desaparecer na maxila do paciente edêntulo a longo prazo, quando as tensões nos ossos são reduzidas. Karmody observou que a maioria do septo oblíquo comum está localizado no canto superior anterior do seio ou na chanfradura infraorbital (que pode se expandir anteriormente ao ducto nasolacrimal).[5] A parede medial é justaposta com os meatos nasal médio e inferior.

Embora os seios maxilares mantenham seu tamanho total enquanto os dentes estão presentes, um fenômeno de expansão dos seios maxilares ocorre com a perda dos dentes posteriores.[6] O antro se expande nas dimensões inferiores e laterais. Essa expansão pode até invadir a região da eminência canina e prosseguir até a borda lateral piriforme do nariz. Isso resulta em falta de osso disponível na região posterior da maxila e em uma altura bastante reduzida como resultado da dupla reabsorção do rebordo da crista e pneumatização do seio após a perda de dentes. A expansão do seio é mais rápida do que alterações da altura do rebordo. Como resultado da expansão inferior do seio, a quantidade de osso disponível na região posterior da maxila diminui muito em altura (Figura 37.3). O seio maxilar tende a aumentar com a idade, bem como o edentulismo, o que diminui ainda mais a quantidade de osso disponível. Além da quantidade diminuída, o osso na região posterior da maxila costuma ser mais macio e de pior qualidade. As radiografias geralmente revelam trabeculações escassas e a experiência tátil de perfuração nesse osso se assemelha a um tipo de material de isopor (osso D4).

Após a expansão normal do seio, com doença periodontal e perda dentária aumentando a perda óssea, o osso inadequado resultará entre a crista do rebordo alveolar e o assoalho do seio

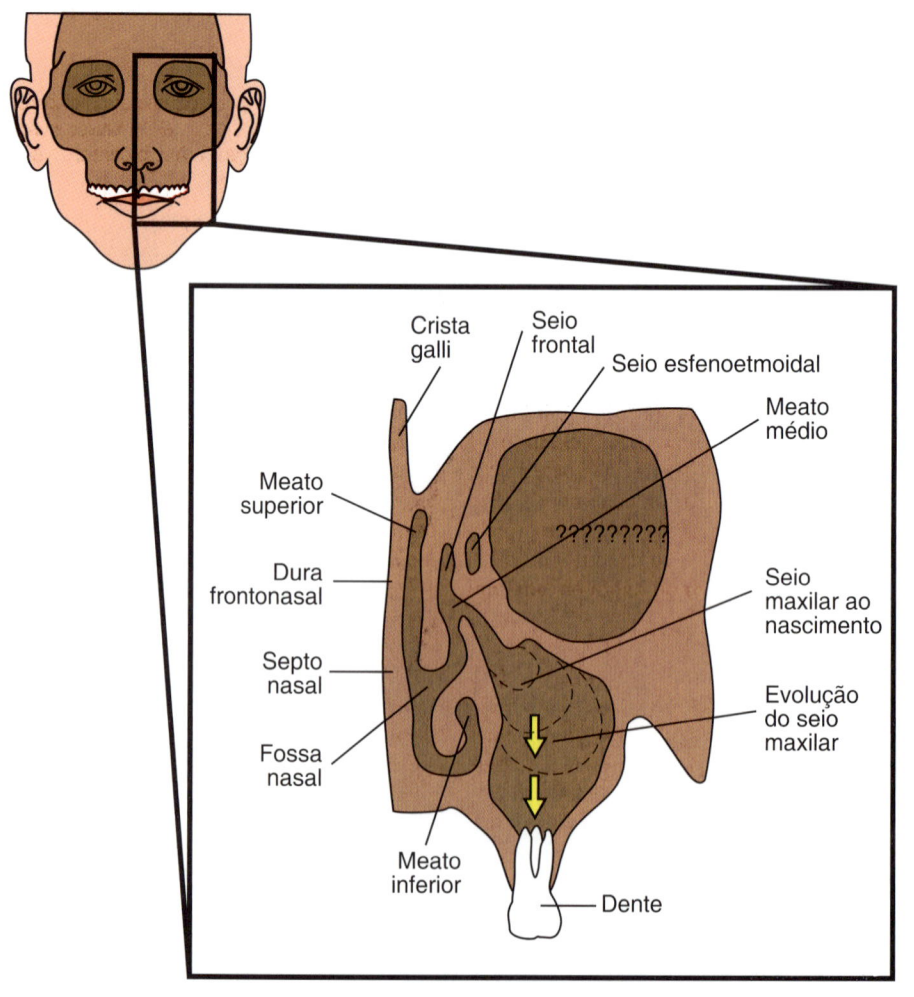

• **Figura 37.2** O seio maxilar começa a se formar no feto e por volta dos 5 meses está do tamanho de uma ervilha, sob o olho e próximo ao óstio para drenagem. Aos 16 anos de idade, o seio maxilar tem quatro paredes ósseas finas em torno dele. A parede superior o separa do piso da órbita. A parede medial contém o óstio para drenar o seio e separá-lo da fossa nasal. A parede lateral forma o osso maxilar abaixo do arco zigomático. O assoalho do antro fica acima das raízes dentárias.

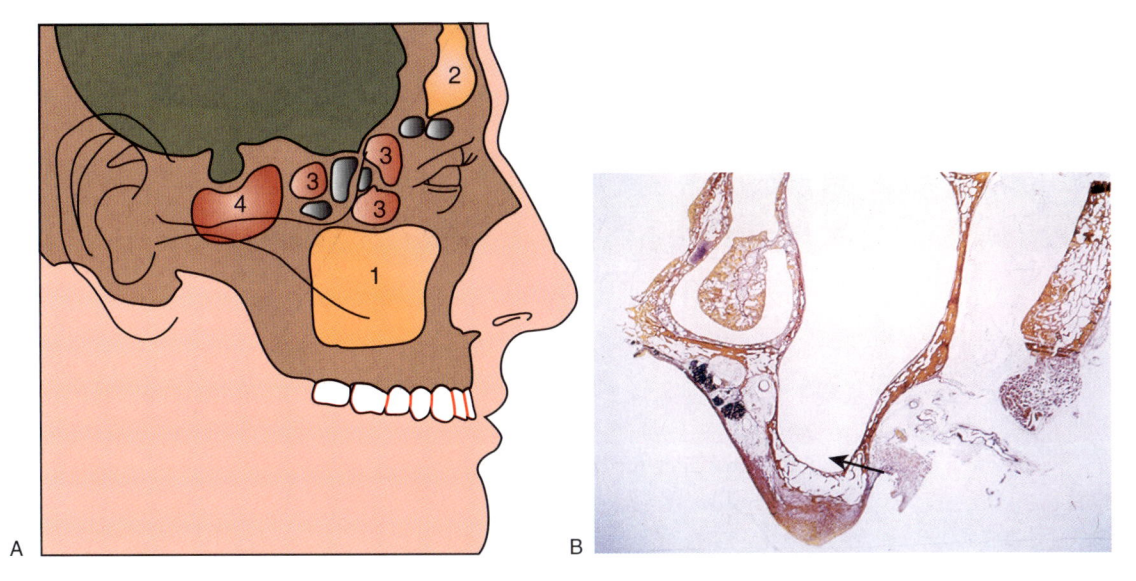

• **Figura 37.3 A.** O quarto fenômeno de expansão do seio maxilar ocorre com a perda dos dentes posteriores. A porção anterior do seio pode se expandir para a borda piriforme do nariz. A expansão inferior pode se aproximar da crista do rebordo. *1*, seio maxilar; *2*, seio frontal; *3*, seio etmoidal; *4*, seio esfenoide. **B.** Corte coronal da região posterior da maxila humana edêntula. Observe a expansão do assoalho do seio na parte inferior, muito abaixo do nível do assoalho do nariz. O osso da crista alveolar é marcadamente atrófico, enquanto a crista submucosa tornou-se fibrótica. Corado com fucsina e contrastado com Van Gieson. (Cortesia de Mohamed Sharawy, Augusta, Geórgia.)

maxilar. Na maioria dos casos, a quantidade de osso será comprometida para a instalação do implante. O osso disponível limitado é agravado por uma diminuição na densidade óssea e o deslocamento da crista residual em uma direção medial. Portanto, essa área da maxila é frequentemente relatada com um aumento na incidência de mau posicionamento e morbidade do implante.

Processo de reabsorção óssea

A maxila geralmente tem uma placa cortical vestibular mais fina comparada com qualquer região da mandíbula, e um mínimo de osso cortical está presente no rebordo. Além disso, o osso trabecular na região posterior da maxila é mais fino (menos denso) do que outras regiões dentadas. Quando os dentes posteriores superiores são perdidos, ocorre uma diminuição inicial na largura do osso à custa da placa óssea vestibular. A largura da região posterior da maxila demonstrou diminuir a uma taxa mais rápida do que em qualquer outra região dos arcos.[7] O fenômeno de reabsorção é acelerado pela perda da vascularização do osso alveolar e do tipo de osso trabecular fino existente. No entanto, devido à crista residual inicial ser inerentemente larga na região posterior da maxila, mesmo com significativa diminuição na largura do rebordo, geralmente podem ser instalados implantes com diâmetro adequado com formato radicular (~5 mm). No entanto, conforme o processo de reabsorção continua, o rebordo residual continua a se deslocar progressivamente em direção ao palato até que o rebordo seja significativamente reabsorvido em um volume ósseo mais estreito posicionado medialmente.[8] Isso resulta na cúspide vestibular e na fossa central da prótese definitiva em cantiléver vestibular para satisfazer os requisitos estéticos à custa da biomecânica nos rebordos atróficos moderados a graves. Essa parte em cantiléver da prótese geralmente tem a forma de uma área de pôntico sobreposto no rebordo, o que, na maioria dos casos, resulta em dificuldades de higiene.

Densidade óssea pobre resultante

Em geral, a qualidade óssea é pior na região posterior da maxila, em comparação com qualquer outra região intraoral.[9] A revisão da literatura de estudos clínicos revela que a densidade óssea mais pobre pode diminuir a sobrevida de implante em uma média de 16%, tendo sido relatada tão baixa quanto 40%.[10] A causa dessas falhas está relacionada a vários fatores. A força óssea está diretamente relacionada à sua densidade, e o osso de baixa densidade dessa região é frequentemente 5 a 10 vezes mais fraco em comparação com o osso encontrado na região anterior da mandíbula. As densidades ósseas influenciam diretamente a porcentagem de contato osso-implante (BIC), responsável pela transmissão da força ao osso. O BIC é mínimo no osso D4, e os padrões de tensão nesse osso migram mais em direção ao ápice do implante (Figura 37.4). Como resultado, a perda óssea é mais pronunciada e também ocorre ao longo do corpo do implante, em vez de apenas na crista, como ocorre em outras condições ósseas mais densas. O osso D4 também exibe a maior diferença de módulo de elasticidade biomecânica em comparação com o titânio sob carga.[11] Estudos anteriores e protocolos cirúrgicos não levaram em consideração o baixo BIC nessa área.

Na região posterior da maxila, as estruturas ósseas deficientes e a ausência de placa cortical na crista do rebordo são frequentemente observadas, o que compromete ainda mais a estabilidade inicial do implante no momento da inserção. A placa cortical vestibular é fina e a crista costuma ser larga. Como resultado, o BIC cortical lateral para estabilizar o implante frequentemente é insignificante. O protocolo de colocação de implante geralmente usa compressão óssea (osseodensificação) em vez de extração óssea (remoção) para criar a osteotomia do implante para compensar essas deficiências. Se o protocolo cirúrgico não for modificado, a cicatrização inicial de um implante no osso D4 ficará comprometida.

Paredes ósseas

O seio maxilar possui seis paredes ósseas, cada uma das quais contém estruturas anatômicas importantes que desempenham um papel significativo no tratamento da região posterior da maxila. O implantodontista deve ter forte entendimento e base sobre as paredes ósseas associadas à região posterior da maxila na avaliação pré-operatória antes de iniciar os procedimentos cirúrgicos (Figura 37.5)

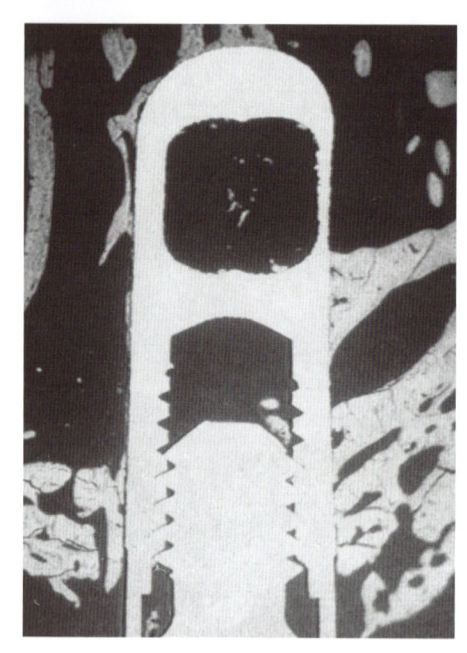

• **Figura 37.4** A porcentagem de contato osso-implante costuma ser reduzida na região posterior da maxila, pois a qualidade óssea é pior do que em outras regiões da boca. Esta lâmina histológica ilustra as numerosas áreas sem contato ósseo na interface do implante.

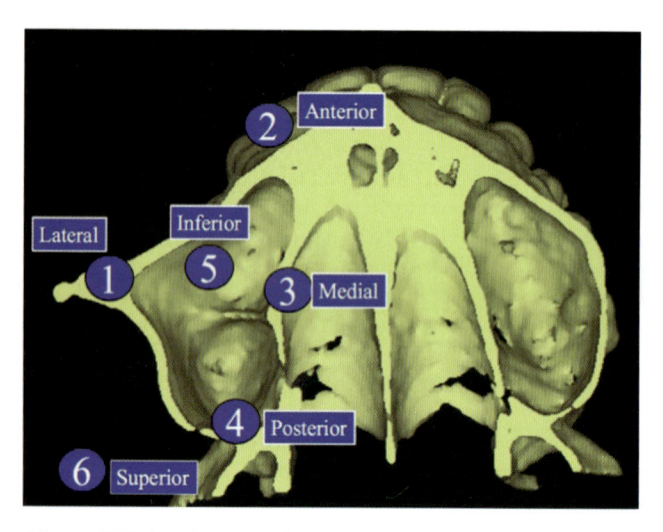

• **Figura 37.5** O seio maxilar é composto por seis paredes que contêm estruturas anatômicas e vitais importantes na instalação de implantes. *1*, Lateral; *2*, anterior; *3*, medial; *4*, posterior; *5*, inferior; *6*, superior.

Parede anterior

A parede anterior do seio maxilar consiste em osso fino e compacto que se estende desde a borda orbital até logo acima do ápice do canino. Com a perda do canino, a parede anterior do antro pode se aproximar da crista do rebordo residual. Dentro da parede anterior e aproximadamente de 6 a 7 mm abaixo da borda orbital, com variações anatômicas que vão até 14 mm dessa borda, está o forame infraorbital (Figura 37.6A). O nervo infraorbital corre ao longo do teto do seio e sai pelo forame. Os nervos e vasos sanguíneos infraorbitais situam-se diretamente sobre a parede superior do interior e dentro da mucosa do seio.

Sensibilidade à pressão sobre o forame infraorbital ou vermelhidão da pele sobrejacente podem indicar inflamação da membrana sinusal por infecção ou trauma, o que pode contraindicar a cirurgia de enxerto até sua resolução. Em pacientes que apresentam variantes anatômicas do forame infraorbital, pode ocorrer comprometimento neurossensorial durante a retração dessa área, levando a lesões do tipo neurapraxia. O uso de retratores de arestas afiadas desgastadas deve ser evitado quando refletir o tecido superiormente nessa área para evitar lesões potenciais. Dentro da parede anterior do seio, a parte mais fina é a fossa canina, que está diretamente acima do canino. A parede anterior do seio maxilar também pode servir como acesso cirúrgico durante procedimentos de Caldwell-Luc para tratar uma condição patológica preexistente ou pós-enxerto sinusal.

Parede superior

A parede superior do seio maxilar coincide com o fino assoalho orbital inferior. O assoalho orbital inclina-se inferiormente na direção mediolateral e é convexo na cavidade sinusal.

Uma crista óssea geralmente está presente na parede que abriga o canal infraorbital, que contém o nervo infraorbital e vasos sanguíneos associados. A deiscência da câmara óssea pode estar presente, resultando em contato direto entre as estruturas infraorbitais e a mucosa do seio.

Os sintomas oculares podem resultar de infecções ou tumores na porção superior da região do seio e podem incluir proptose (edema do olho) e diplopia (visão dupla). Quando esses problemas ocorrem, o paciente é supervisionado de perto e é aconselhável uma consulta médica para diminuir o risco de complicações graves que podem resultar da disseminação da infecção em uma direção superior. Infecções de disseminação superior podem causar problemas oculares significativos ou abscesso cerebral. Como resultado, quando sintomas oculares ou cerebrais aparecem, uma terapia agressiva para diminuir a propagação da infecção é indicada. Preencher o seio maxilar com material de enxerto ósseo durante um enxerto de seio pode resultar em pressão contra a parede superior, se uma infecção de seio se desenvolver (Figura 37.6B).

Parede posterior

A parede posterior do seio maxilar corresponde à região pterigomaxilar, que separa o antro da fossa infratemporal. A parede posterior geralmente tem várias estruturas vitais na região da fossa pterigomaxilar, incluindo a artéria maxilar interna, plexo pterigoide, gânglio esfenopalatino e nervo palatino maior. A parede posterior deve sempre ser identificada radiograficamente, pois quando a parede está ausente, deve-se suspeitar de uma condição patológica (incluindo neoplasias) (Figura 37.6C).

Os locais doadores comuns para a obtenção de osso autógeno para procedimentos de aumento dos seios da face incluem a área da tuberosidade. Deve-se levar em consideração especial a extensão posterior da remoção da tuberosidade. A remoção agressiva da tuberosidade pode causar sangramento na fossa infratemporal (plexo pterigoide), resultando em situações de risco à vida.

Deve-se observar que implantes pterigoides instalados através da parede posterior do seio e nessa região podem se aproximar de estruturas vitais, incluindo a artéria maxilar. Uma técnica cirúrgica às cegas para instalar um implante pterigoide através da parede posterior pode aumentar o risco cirúrgico. No entanto, eles são benéficos principalmente quando terceiros ou quartos molares são necessários para reconstrução protética ou enxertos de seio são contraindicados e há osso disponível posterior ao antro.

Parede medial

A parede medial do antro coincide com a parede lateral da cavidade nasal e é a mais complexa das várias paredes do seio. No aspecto nasal, a seção inferior da parede medial é paralela ao meato inferior e assoalho da fossa nasal; a porção superior corresponde

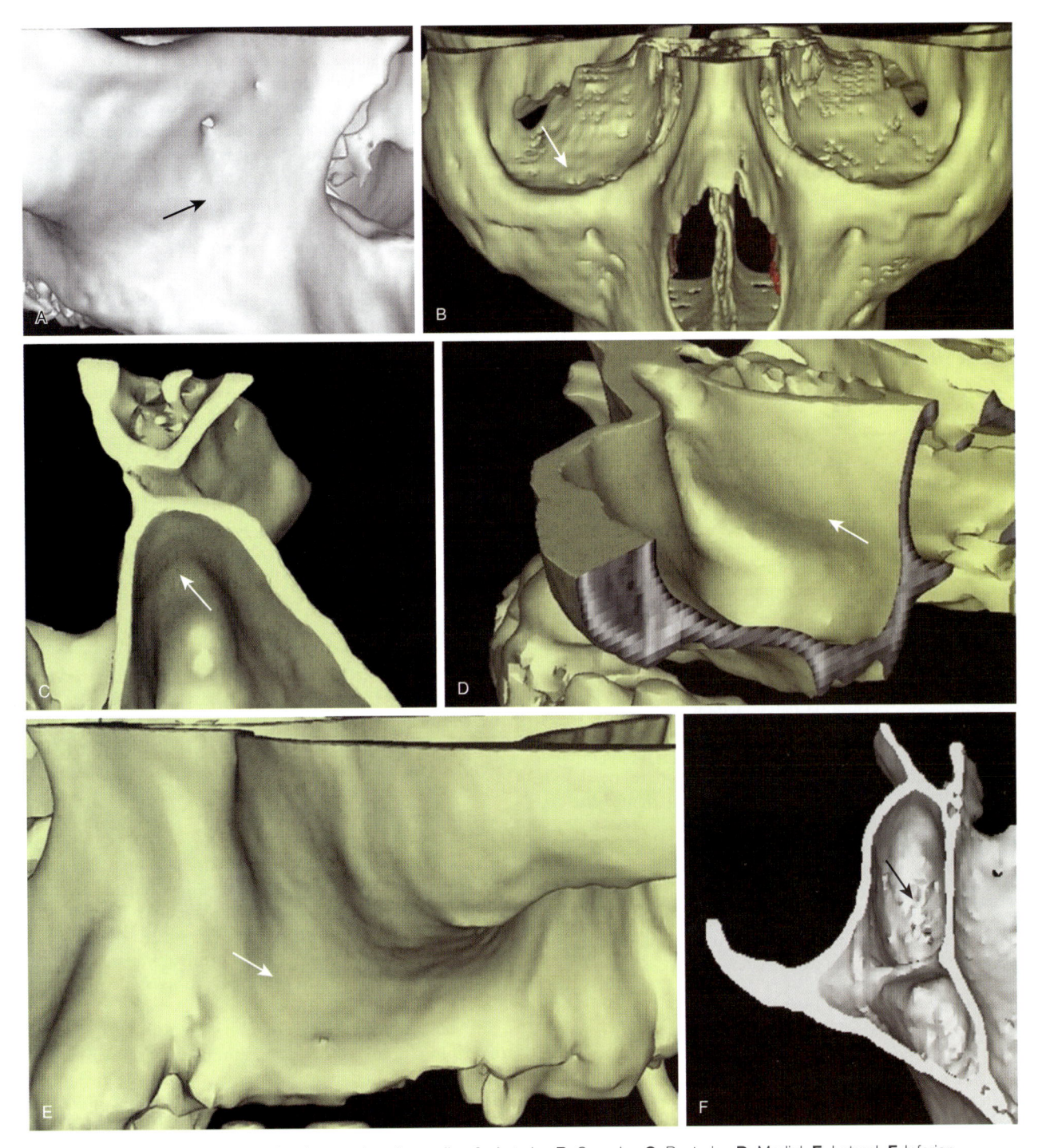

Figura 37.6 Seis paredes ósseas do seio maxilar. **A.** Anterior. **B.** Superior. **C.** Posterior. **D.** Medial. **E.** Lateral. **F.** Inferior.

ao meato médio. A parede medial geralmente é vertical e lisa no lado antral (ver Figura 37.6D).

A principal via de drenagem do seio maxilar é pelo óstio maxilar. O óstio primário está localizado na parte superior da parede medial do seio e drena suas secreções pelo infundíbulo etmoidal através do hiato semilunar até o meato médio da cavidade nasal. O infundíbulo tem aproximadamente 5 a 10 mm de comprimento e drena por ação ciliar em uma direção superior e medial. O diâmetro médio do óstio é de 2,4 mm em um indivíduo saudável; no entanto, condições patológicas podem alterar o tamanho para 1 a 17 mm.[12]

O óstio maxilar e o infundíbulo fazem parte do complexo etmoide anterior do meato médio, região através da qual os seios frontais e maxilares drenam, que é o principal responsável pela depuração mucociliar dos seios da face para a nasofaringe. Como resultado, a obstrução em uma ou mais áreas do complexo geralmente resulta em rinossinusite ou leva à morbidade do enxerto ou implante. A desobstrução do óstio maxilar é mais importante no pré e pós-operatório durante a cirurgia de enxerto do seio maxilar para prevenir infecção e morbidade do enxerto. Avaliação da patência do óstio por meio de tomografia computadorizada de feixe cônico (TCFC) é facilmente realizada com avaliação de imagens transversais seriais. A patência do óstio deve ser verificada antes da cirurgia para prevenir ou minimizar complicações pós-operatórias. Isso é facilmente verificado por meio de imagens coronal ou transversal em pesquisas de TCFC.

De extrema importância na realização de qualquer procedimento envolvendo o seio maxilar, a permeabilidade do óstio deve ser mantida durante todo o pós-operatório. Se a permeabilidade do óstio estiver comprometida, ocorrerá aumento da morbidade do implante ou enxerto, pois a ação mucociliar do seio maxilar ficará comprometida.

Podem estar presentes óstios menores, acessórios ou secundários que são geralmente localizados no meato médio posterior ao óstio principal. Esses óstios adicionais são provavelmente o resultado de inflamação crônica do seio e ruptura da membrana mucosa. Estão presentes em aproximadamente 30% dos pacientes, variando de uma fração de milímetro a 0,5 cm, e são comumente encontrados dentro das fontanelas membranosas da parede nasal lateral.[13] As fontanelas são geralmente classificadas como fontanelas anteriores (FAs) ou fontanelas posteriores (FPs) e são denominadas por sua relação com o processo uncinado. Essas áreas fracas na parede do seio às vezes são usadas para criar aberturas adicionais no seio para o tratamento de infecções crônicas dos seios da face. Os óstios primários e secundários podem, ocasionalmente, combinar-se e formar um grande óstio dentro do infundíbulo.

Parede lateral

A parede lateral do seio maxilar forma a parte posterior da maxila e o processo zigomático. A espessura dessa parede varia muito, de vários milímetros em pacientes dentados a menos de 1 mm em um paciente edêntulo. O exame de TCFC revelará a espessura óssea da parede lateral, que é crucial para definir o local da osteotomia e a técnica de preparo. Os pacientes que exibem forças de parafunção aumentadas terão paredes laterais mais espessas (ver Figura 37.6E). A espessura da parede lateral da maxila foi considerada extremamente variável, e, em alguns casos, inexistente. Isso leva a uma maior possibilidade de perfuração da membrana, ocorrendo mesmo na reflexão. Em contraste, a parede lateral pode ser muito espessa, o que geralmente é visto em pacientes que exibem parafunção e recentemente perderam os dentes posteriores. Nessas situações, a enxertia do seio da parede lateral torna-se muito difícil devido à espessura cortical. A parede lateral abriga a anastomose intraóssea da artéria infraorbital e alveolar superior posterior, o que pode levar a uma complicação de sangramento, pois essa área é o local para o preparo da osteotomia do procedimento de enxerto do seio da parede lateral.

Parede inferior

A parede inferior ou assoalho do seio maxilar está em estreita relação com os ápices dos molares e pré-molares superiores. Os dentes geralmente são separados pela mucosa do seio e por uma fina camada de osso; no entanto, às vezes, os dentes podem perfurar o assoalho do seio e entrar em contato direto com a membrana do seio. Estudos têm demonstrado que o primeiro molar tem a raiz deiscente mais comum, ocorrendo em cerca de 30 a 40% das vezes.[14] Em pacientes dentados, o assoalho do seio está aproximadamente no nível do assoalho nasal. Na maxila posterior edêntula, o assoalho do seio está frequentemente 1 cm abaixo do nível do assoalho nasal (ver Figura 37.6F).

Radiograficamente, a morfologia do assoalho inferior do seio é facilmente vista por meio de imagens 3D. O assoalho raramente é plano e liso; a presença de irregularidades e septos deve ser determinada e suas localizações exatas anotadas. Assoalhos irregulares são vistos com mais frequência depois que os dentes são extraídos, deixando cristas ósseas residuais que aumentam o risco de perfuração devido à dificuldade de reflexão da membrana. Em alguns casos, as cristas ósseas nem mesmo são vistas na avaliação de TCFC.

Septos ósseos completos ou incompletos podem existir no assoalho em um plano vertical ou horizontal. Aproximadamente 30% dos arcos dentados têm septos, com três quartos aparecendo na região de pré-molar. Septos completos que separam o seio em compartimentos são muito raros, ocorrendo em apenas 1 a 2,5% dos seios maxilares.[15] A presença de septos dificultam os procedimentos de enxerto do seio da parede lateral, o que leva a um aumento da probabilidade de perfuração.

Complexo ostiomeatal

A unidade ostiomeatal é composta pelo óstio maxilar, infundíbulo etmoidal, células etmoidais anteriores, hiato semilunar e recesso frontal, que abrange a área do meato médio. Esse canal comum permite o fluxo de ar e a drenagem mucociliar dos seios etmoidais frontal, maxilar e anterior. O bloqueio nessa área leva à drenagem prejudicada dos seios maxilar, frontal e etmoidal, o que pode resultar em rinossinusite e complicações pós-operatórias após procedimentos de implante ou enxerto.

A identificação radiográfica do complexo ostiomeatal e estruturas relacionadas deve ser avaliada para prevenir potenciais complicações pós-operatórias. Patologia ou variações dentro do complexo ostiomeatal podem levar à morbidade pós-operatória do enxerto sinusal ou complicações do implante causadas por comprometimento da drenagem mucociliar (alteração da fisiologia normal dos seios da face) do seio maxilar.

Suprimento sanguíneo e inervação sensorial

O suprimento vascular no seio maxilar é uma parte vital da cicatrização e regeneração óssea após um enxerto de seio e cicatrização de um implante dental. O suprimento de sangue para o seio maxilar é derivado da artéria maxilar, que emana da artéria carótida externa. A artéria maxilar supre o osso que circunda a cavidade sinusal e também a membrana sinusal. Ramos da artéria maxilar, que na maioria das vezes inclui a artéria alveolar posterior superior e artéria infraorbital, formam anastomoses endósseas e extraósseas que cercam o seio maxilar. A formação das anastomoses endóssea e extraóssea no seio maxilar é denominada arco arterial duplo. Estudos demonstraram que a vascularização do material pós-enxerto depende das anastomoses intraóssea e extraóssea, juntamente com os vasos sanguíneos da membrana schneideriana, que é suprida pela artéria alveolar superior posterior e pela artéria infraorbital ao longo da parede lateral.[16]

Existem diversos fatores que alteram a vascularização nessa área. Com o aumento da idade, diminuem o número e o tamanho dos vasos sanguíneos da maxila. À medida que aumenta a reabsorção óssea, o osso cortical torna-se fino, resultando em menos vascularização. Quando a parede lateral se torna mais fina, o suprimento sanguíneo para a parede lateral e aspecto lateral do enxerto ósseo vem principalmente do periósteo, resultando em uma vascularização comprometida para a região.

Anastomose extraóssea

A anastomose extraóssea é encontrada em aproximadamente 44% da população e está geralmente em estreita aproximação com o periósteo da parede lateral.

A anastomose extraóssea é superior à endóssea, que está a aproximadamente a 15 a 20 mm de distância da crista alveolar dentada. Para minimizar o trauma vascular à anastomose extraóssea, considerações cirúrgicas e anatômicas devem ser abordadas. Idealmente, as incisões verticais devem ser as mais curtas possíveis para diminuir a possibilidade de danos aos vasos sanguíneos. É crucial ganhar acesso adequado para a face lateral da maxila, e o periósteo deve ser refletido em toda a espessura com muito cuidado. Uma reflexão acidental pode levar ao corte ou dano à anastomose, com edema pós-operatório resultante. O corte da anastomose extraóssea pode resultar em aumento significativo de sangramento durante o procedimento cirúrgico. É possível que essa complicação intraoperatória prejudique a visibilidade para o clínico, aumentando a duração da cirurgia. Além disso, complicações pós-operatórias, como dor, edema e equimoses, têm potencial para resultar do corte dessas veias. Se ocorrer trauma a esses vasos, pode-se utilizar de pressão direta ou eletrocautério. No entanto, o eletrocautério possui capacidade de causar danos ou necrose à membrana. Se ocorrer sangramento grave, pinças hemostáticas Kelly curvas são usadas para prender o sangramento, seguido pela colocação da ligadura. É recomendada uma sutura de reabsorção lenta com alta resistência à tração, como Vicryl®.

Anastomose intraóssea

A anastomose intraóssea é encontrada dentro da parede lateral do seio, que supre a parede lateral e a membrana do seio. Em uma maxila edêntula com perda óssea vertical posterior, a anastomose endóssea pode estar 5 a 10 mm do rebordo edêntulo. A artéria endóssea pode ser observada na TCFC em aproximadamente metade dos pacientes que necessitam de enxerto no seio.[17] No entanto, estudos anatômicos em cadáveres demonstraram que a prevalência é de 100%.[17] Em 82% dos casos, a localização anatômica mais comum foi observada na região entre o canino e o segundo pré-molar.[18] Contudo, com um paciente edêntulo a longo prazo com uma fina parede lateral, a artéria pode estar atrofiada e quase inexistente.

As considerações cirúrgicas, radiográficas e anatômicas devem ser consideradas para minimizar o trauma a esses vasos sanguíneos. A identificação radiográfica pela TCFC é extremamente importante na identificação dos vasos sanguíneos antes da cirurgia para que a preparação possa ser feita. Radiograficamente, anastomoses menores não serão vistas se o tamanho do pixel (~1 mm) for menos da metade do tamanho da anastomose do vaso. Estudos têm demonstrado que o uso de TCFC com pixel de 0,3 ou 0,4, para avaliação radiográfica, provavelmente mostrará uma anastomose menor.[19]

Pesquisas têm demonstrado que em 20% das osteotomias da parede lateral podem ocorrer complicações hemorrágicas significativas,[20] principalmente porque a anastomose é maior que 1 mm de diâmetro. Foi demonstrado que vasos maiores que 1 mm são mais problemáticos e associados a sangramento significativo, enquanto vasos menores (< 1 mm) são geralmente insignificantes e facilmente gerenciados (Figura 37.7; Boxe 37.1).

Na maioria dos casos, o sangramento é uma complicação menor e de curta duração; no entanto, em alguns casos, pode ser significativo e difícil de gerenciar. Para controlar o sangramento, há muitos tratamentos possíveis: (1) o paciente deve ser reposicionado em uma posição vertical e receber pressão aplicada com gaze cirúrgica; (2) pode ser usado eletrocautério, embora isso possa levar à necrose da membrana e perfuração, com possível migração do material do enxerto; (3) uma segunda janela pode ser feita proximal à fonte de sangramento para obter acesso ao vaso sangrante, especialmente se a localização não puder ser obtida a partir da janela original; e (4) cortar o osso e o vaso com uma broca diamantada de alta velocidade sem irrigação (o que cauteriza o vaso).

Artéria nasal lateral posterior

Uma artéria nasal lateral posterior (ramo da artéria esfenopalatina que também se eleva da artéria maxilar) supre a porção medial da cavidade sinusal. As paredes medial e posterior da mucosa do seio maxilar recebem seu suprimento sanguíneo da artéria nasal lateral posterior.

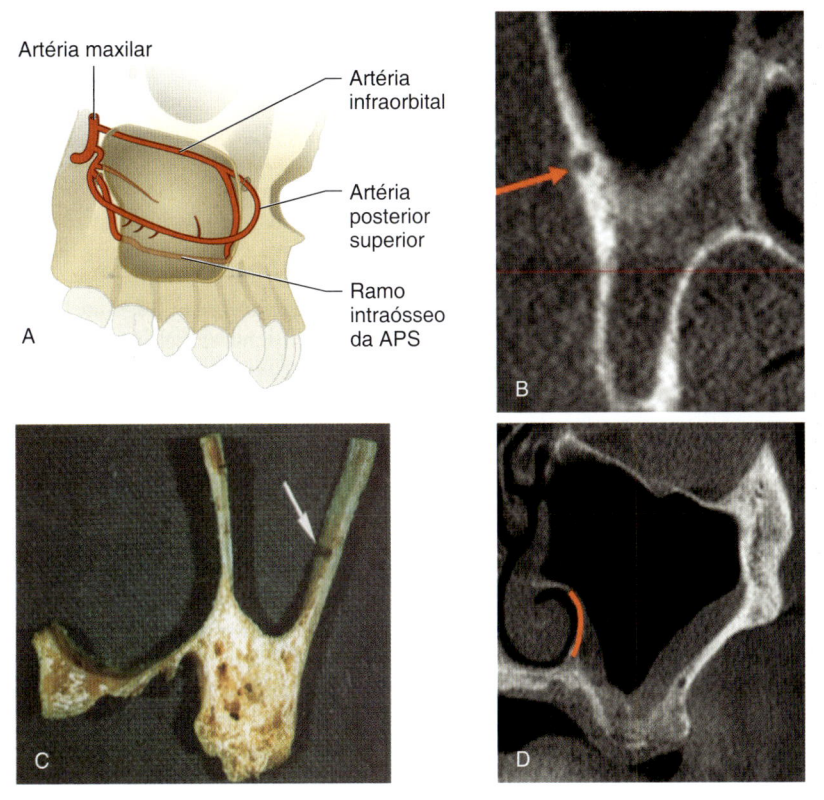

• **Figura 37.7** Suprimento sanguíneo do seio maxilar. **A.** Anastomose extraóssea e intraóssea, a qual é composta pela artéria infraorbital e superior posterior. **B.** Imagem transversal tomográfica computadorizada de feixe cônico mostrando anastomose intraóssea (seta). **C.** Incisura intraóssea (seta) contendo a anastomose intraóssea, que compreende a artéria posterior superior e a artéria infraorbital. **D.** Localização da artéria nasal lateral posterior na parede medial do seio maxilar. APS: artéria posterior superior.

> **Boxe 37.1** Fornecimento arterial para a região posterior da maxila (arco arterial duplo).
>
> - Anastomose endóssea (dentro da parede lateral do seio)
>   - supre parede lateral e membrana sinusal
>   1. Artéria alveolar superior posterior
>   2. Artéria infraorbital
> - Anastomose extraóssea (dentro do periósteo)
>   - supre membranas mucosas dos seios da face
>   1. Artéria alveolar superior posterior
>   2. Artéria infraorbital
> - Artéria nasal lateral posterior (parede medial e posterior)
>   - supre as paredes medial e posterior do seio maxilar

Durante a cirurgia de enxerto de seio, o clínico pode estar próximo dessa artéria ao elevar a membrana para fora da parede medial. Deve-se ter cuidado para minimizar o trauma nessa área, pois a reflexão agressiva da membrana pode resultar em trauma no vaso sanguíneo ou perfuração na cavidade nasal.

Um trauma nessa artéria pode causar sangramento significativo no seio da face e também dentro da cavidade nasal. Em virtude de a parede medial do seio ser muito fina (geralmente metade da espessura da parede lateral), a reflexão agressiva da membrana pode resultar em trauma, levando a problemas de sangramento.

Artérias esfenopalatinas/infraorbitais

A artéria esfenopalatina também é um ramo da artéria maxilar e entra na cavidade nasal através do forame esfenopalatino, que é próximo à porção posterior do meato superior do nariz.

Quando a artéria esfenopalatina sai do forame, ela se ramifica em artéria nasal lateral posterior e artéria septal posterior.[21] Além disso, a artéria infraorbital entra no seio maxilar através da fissura infraorbital no teto do seio e sobe a cavidade orbital pelo crânio. Por causa das localizações anatômicas desses vasos sanguíneos, eles raramente são uma preocupação com relação à cirurgia de enxerto de seio.

Os vasos sanguíneos esfenopalatinos e infraorbitais geralmente não são um problema para complicações hemorrágicas durante a cirurgia de abordagem lateral de elevação do seio por causa de suas localizações anatômicas. No entanto, locais incorretos de incisão e reflexão agressiva podem danificar os vasos sanguíneos. Se ocorrer sangramento, geralmente é fácil de ser controlado com pressão e agentes hemostáticos locais.

Mucosa do seio maxilar

O revestimento epitelial do seio maxilar é uma continuação da mucosa nasal e é classificado como epitélio pseudoestratificado ciliado colunar, também denominado epitélio respiratório.

O revestimento epitelial do seio maxilar é muito mais fino e contém menos vasos sanguíneos do que o epitélio nasal. É responsável pela cor pálida e matiz azulado da membrana. Existem cinco tipos de células primárias nesse tecido: (1) células epiteliais colunares ciliadas, (2) células colunares não ciliadas, (3) células basais, (4) células caliciformes e (5) células seromucosas. As células ciliadas contêm aproximadamente 50 a 200 cílios cada uma. Em um seio maxilar saudável, as células ciliares auxiliam na limpeza do muco dos seios da face e da nasofaringe. As células não ciliadas compõem a porção apical da membrana, contêm microvilosidades e servem para aumentar a área superficial. Teoricamente, essas células facilitam a umidificação e aquecem o ar inspirado. A função basocelular é semelhante àquela de uma célula-tronco que pode se diferenciar conforme necessário. As células caliciformes no seio maxilar produzem glicoproteínas que são responsáveis pela viscosidade e elasticidade do muco produzido. O seio maxilar contém a maior concentração de células caliciformes em comparação aos outros seios paranasais. A membrana do seio maxilar também exibe poucas fibras elásticas inseridas ao osso (sem tenacidade, está geralmente presente), o que simplifica a elevação desse tecido do osso durante os procedimentos de enxerto. A espessura da mucosa do seio varia, mas geralmente é 0,3 a 0,8 mm.[22] Em fumantes, varia de muito fina e quase inexistente a muito espessa, com um tipo de epitélio escamoso.

Radiograficamente, seios paranasais normais e saudáveis revelam um seio maxilar completamente radiolúcido (escuro). Qualquer radiopacidade na área (esbranquiçada) dentro da cavidade sinusal é anormal e deve-se suspeitar de uma condição patológica. A membrana sinusal normal é radiograficamente invisível, ao passo que qualquer inflamação ou espessamento dessa estrutura será radiopaca. A densidade do tecido doente ou acúmulo de fluido será proporcional à variação de graus de valores de cinza.

Manter a integridade da membrana sinusal é crucial para a diminuição de complicações pós-operatórias, incluindo perda de material de enxerto e possibilidade de infecção.

Muitos fatores podem alterar a fisiologia da mucosa do seio, como vírus, bactérias e corpos estranhos (implantes). Deve-se tomar cuidado para minimizar as perfurações da membrana durante a cirurgia. Se ocorrerem perfurações, protocolos adequados de tratamento para reparo devem ser seguidos.

Depuração mucociliar do seio maxilar

O fluxo mucociliar normal é crucial para manter o estado saudável fisiológico do seio maxilar. Em um seio saudável, é mantido um sistema adequado de produção, depuração e drenagem de muco. A chave para a fisiologia normal dos seios da face é a função adequada dos cílios, principal componente do sistema de transporte mucociliar. Os cílios movem os contaminantes em direção ao óstio natural e, em seguida, para a nasofaringe. Os cílios do epitélio colunar batem em direção ao óstio em aproximadamente 15 ciclos por minuto, com um golpe rígido através da camada serosa, alcançando a camada mucoide. Eles se recuperam com um movimento reverso flácido dentro da camada serosa. Esse mecanismo impulsiona lentamente a camada mucoide em direção ao óstio a uma taxa de 9 mm por minuto dentro do meato médio do nariz.[22]

Em estado saudável, o fluido mucoide é transportado em direção ao óstio do seio maxilar e drena para a cavidade nasal, eliminando pequenas partículas e microrganismos inalados. Esse sistema de transporte mucociliar é um sistema de transporte ativo que depende muito do oxigênio. A quantidade de oxigênio absorvida pelo sangue não é adequada para manter esse sistema de drenagem; o oxigênio adicional precisa ser absorvido do ar nos seios da face. É por isso que a permeabilidade do óstio é fundamental para a manutenção do sistema de transporte normal.

Vários elementos têm potencial para diminuir o número de cílios e retardar sua eficiência de batimento. Infecções virais, poluição, reações alérgicas e determinados medicamentos podem afetar os cílios dessa forma. Distúrbios genéticos (p. ex., síndrome dos cílios discinéticos) e fatores como desidratação profunda, medicamentos anticolinérgicos e anti-histamínicos, tabagismo e toxinas químicas também podem afetar a ação ciliar[23] (Figura 37.8).

Uma alteração na permeabilidade do óstio sinusal ou na qualidade de secreções pode levar à interrupção da ação ciliar, o que possivelmente resulta em rinossinusite. Para que a limpeza seja mantida, é necessária ventilação adequada. A ventilação e a drenagem são dependentes da unidade ostiomeatal, que é a principal abertura do seio. Os movimentos ciliares das células epiteliais ditam a limpeza do seio maxilar. É importante manter a permeabilidade do óstio maxilar e do complexo ostiomeatal no pós-operatório para minimizar a possibilidade de complicações.

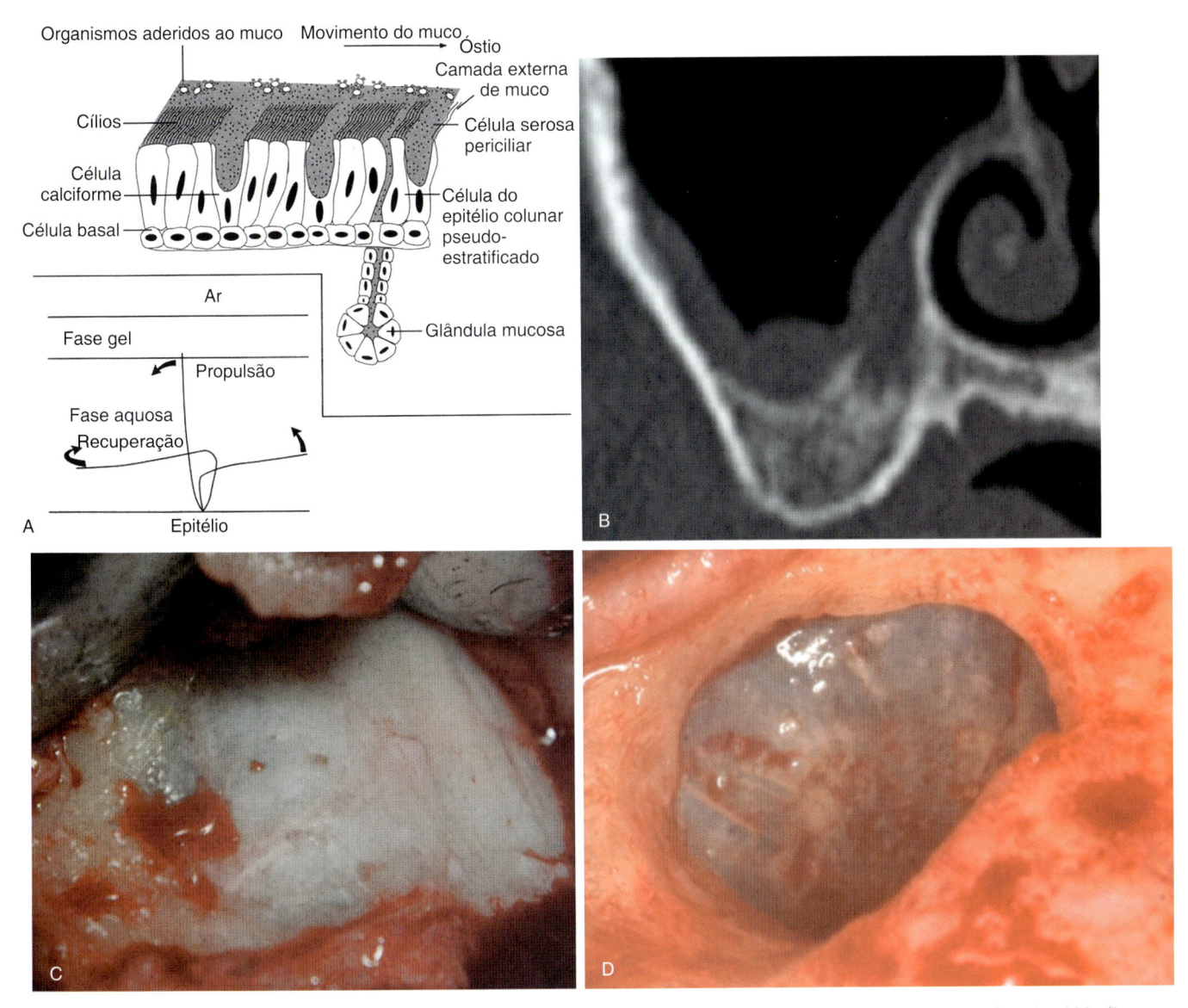

● **Figura 37.8** Membrana do seio maxilar (membrana schneideriana). **A.** As células do epitélio colunar pseudoestratificado têm 50 a 200 cílios por célula, que batem em direção ao óstio para ajudar a eliminar 1 ℓ de muco produzido diariamente pelas células e glândulas mucosas do seio. Em estado saudável, o muco apresenta duas camadas: uma camada profunda serosa e uma camada superficial mucoide. Os cílios batem com uma contração firme na camada mucoide em direção ao óstio e um curso de recuperação relaxado dentro da camada serosa. **B.** Imagem em corte transversal representando uma membrana schneideriana inflamada. Se a membrana do seio for de espessura normal, não será visível na radiografia. **C.** Imagem clínica que descreve a espessura da parede lateral e mostra (azul-escuro) através da membrana schneideriana. **D.** Matiz azulado da membrana após a preparação da janela da parede lateral.

O sistema fisiológico de transporte mucociliar pode ser comprometido por anormalidades nos cílios, que incluem uma diminuição no número ciliar geral e má coordenação de seus movimentos. Essa fisiologia alterada pode resultar em um aumento da morbidade da instalação do implante ou na cicatrização do enxerto ósseo. Portanto, é fundamental que o mecanismo de drenagem mucociliar seja mantido durante todo o período de tratamento pós-operatório, obtido com boa técnica cirúrgica, avaliação e tratamento de problemas de drenagem anteriores, e rigorosa adesão ao uso de agentes farmacológicos (p. ex., antibióticos, corticosteroides).

Flora bacteriana do seio maxilar

Há muito debate sobre a flora bacteriana do seio maxilar. Os seios maxilares geralmente são considerados estéreis para a saúde; no entanto, as bactérias podem colonizar dentro dos seios da face sem produzir sintomas. Em teoria, o mecanismo pelo qual um ambiente estéril é mantido inclui o sistema de depuração mucociliar, o sistema imunológico e a produção de óxido nítrico na cavidade sinusal. Em estudos endoscópicos recentes, seios normais mostraram-se não estéreis, com 62,3% exibindo colonização bacteriana. As bactérias mais cultivadas foram *Streptococcus viridans*, *Staphylococcus epidermidis* e *S. pneumoniae*.[24] Os resultados de cultura para secreções em sinusite maxilar aguda produziram alto número de leucócitos, *S. pneumoniae* ou *S. pyogenes*, com o *Haemophilus influenza* sendo recuperado dos exsudatos purulentos com menor número de estafilococos. Outros relatos indicaram que a flora bacteriana do seio maxilar consiste em estreptococos não hemolíticos e alfa-hemolíticos, assim como *Neisseria* spp. Microrganismos adicionais identificáveis em várias quantidades pertencem a estafilococos, *Haemophilus* spp., Pneumococos, *Mycoplasma* spp. e *Bacteroides* spp. É importante notar, pois o procedimento de enxerto de seio muitas vezes viola a mucosa do seio e as bactérias podem contaminar o local do enxerto, levando a complicações pós-operatórias.

O implantodontista deve compreender a importância de reduzir a contagem bacteriana e de possíveis microrganismos que podem iniciar infecções no seio maxilar. Uma técnica rigorosamente asséptica deve ser seguida durante qualquer procedimento cirúrgico que invada o seio maxilar propriamente dito. Isso minimizará a possibilidade de colonização bacteriana dentro do enxerto, o que pode levar ao aumento da morbidade. O tipo de bactéria que habita o seio da face é muito importante, pois determina qual antibiótico será prescrito no pré-operatório, pós-operatório e terapeuticamente, em caso de infecção. A bactéria mais comum presente no seio deve ser suscetível ao antibiótico específico para prevenir infecções e diminuir a morbidade do enxerto. O antibiótico selecionado não deve ser o "favorito" do clínico; em vez disso, deve ser o antibiótico mais ideal, que é específico para as bactérias envolvidas. Idealmente, amoxicilina-clavulanato (875/125 mg) demonstrou ser o antibiótico mais eficaz para infecções bacterianas no seio maxilar.

Seio maxilar: avaliação clínica

Para estabelecer a morfologia óssea adequada para a instalação de implantes endósseos na região posterior reabsorvida da maxila, foram desenvolvidas várias técnicas de enxerto para aumentar o volume ósseo. Em 1987, Misch[25] desenvolveu quatro categorias diferentes para o tratamento da região posterior da maxila (denominadas subantral [SA]) de SA-1 até SA-4, que foram posteriormente modificadas e atualizadas por Resnik, em 2017 (Figura 37.9). A região posterior da maxila SA-1 permite a instalação do implante em região inferior à cavidade sinusal, sem penetração no seio propriamente dito. Como o assoalho do seio não está alterado, uma patologia ou variante anatômica preexistente dos seios da face terá menos probabilidade de afetar o processo de cicatrização. Como tal, se o paciente tem condição preexistente ou desenvolve uma infecção do seio após a instalação do implante, então os implantes não correm o risco de serem contaminados. No entanto, os procedimentos cirúrgicos de SA-2 a SA-4 alteram a membrana sinusal e o assoalho do seio. Com essas opções de tratamento, uma avaliação pré-operatória completa é realizada para descartar qualquer condição patológica existente no seio maxilar. Dessa maneira, reduz-se o risco de possível muco ou bactéria contaminando o enxerto e criando uma camada de esfregaço bacteriano no implante. Portanto, a possibilidade de formação óssea prejudicada durante a cicatrização é reduzida. Além disso, devido à proximidade do seio maxilar a inúmeras estruturas vitais, complicações pós-operatórias podem ser muito graves e até mesmo fatais.

As condições patológicas associadas aos seios paranasais são doenças comuns e afligem mais de 31 milhões de pessoas a cada ano. Aproximadamente 16 milhões de pessoas buscarão assistência médica relacionada à sinusite; no entanto, a sinusite é uma das doenças mais comumente negligenciadas na prática clínica. Potenciais infecções na região dos seios da face podem resultar em complicações graves. Foram relatadas infecções nessa área que podem resultar em sinusite, celulite orbital, meningite,

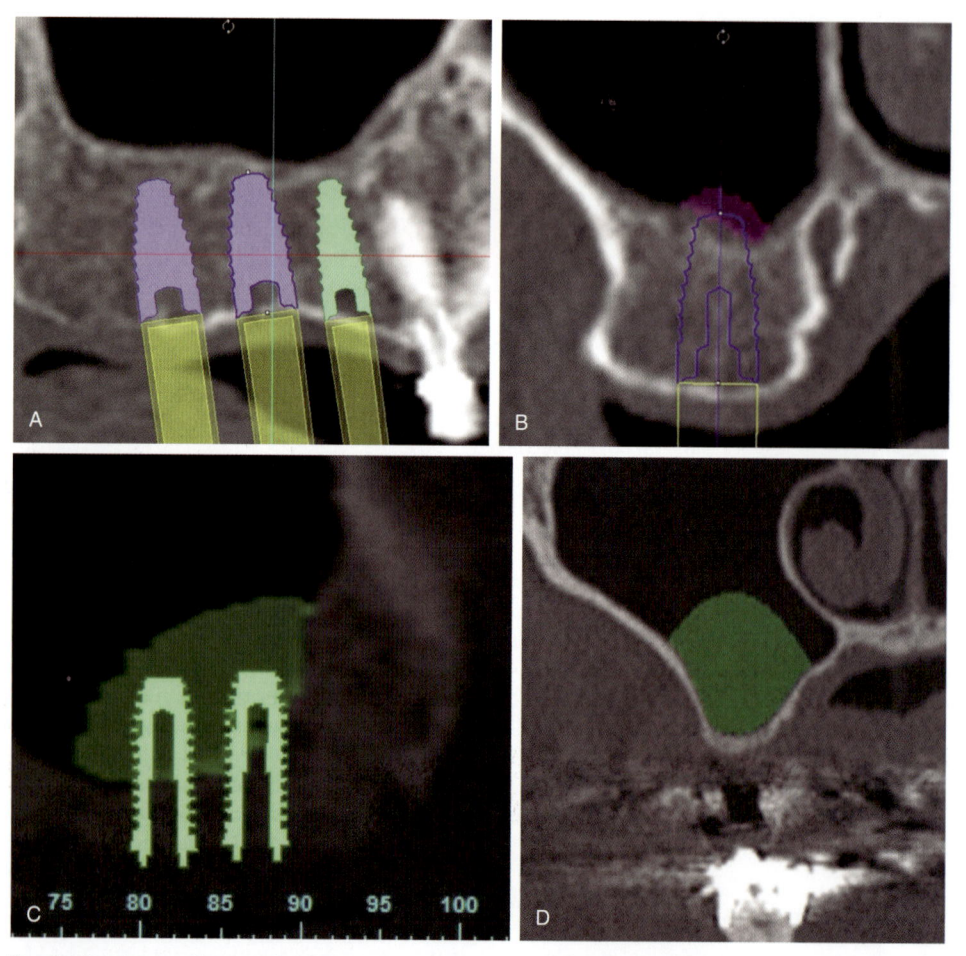

● **Figura 37.9** Classificação de enxerto subantral. **A.** SA-1: instalação de implante que não se estende até o seio maxilar propriamente dito. **B.** SA-2: instalação de implante que eleva a membrana sinusal aproximadamente 1 a 2 mm sem enxerto ósseo. **C.** SA-3: instalação de implante e enxerto ósseo simultâneo por abordagem da crista ou lateral. **D.** SA-4: enxerto da parede lateral do seio com instalação tardia do implante.

osteomielite e trombose do seio cavernoso. Na realidade, a infecção dos seios paranasais é responsável por aproximadamente 5 a 10% de todos os abscessos cerebrais relatados a cada ano.[26]

Um exame físico do seio maxilar avalia o terço médio da face quanto à presença de assimetria, deformidade, inchaço, eritema, equimoses, hematoma ou sensibilidade facial (Tabela 37.1). Congestão ou obstrução nasal, corrimento nasal predominante, epistaxe (sangramento do nariz), anosmia (perda do olfato) e/ou halitose (mau hálito) são observados.

O exame clínico para rinossinusite maxilar diz respeito às regiões ao redor do antro maxilar. O exame é realizado para avaliar cada parede ao redor do seio maxilar separadamente. O forame infraorbital na parede vestibular do antro é palpado pelo tecido mole das bochechas ou intraoralmente, para determinar se a sensibilidade ou desconforto estão presentes. O exame intraoral avalia o assoalho do antro por ulceração alveolar, expansão, sensibilidade, parestesia e fístulas oroantrais. Os olhos são examinados a fim de avaliar a parede superior do seio para proptose, nível pupilar, ausência de movimento ocular e diplopia. Os fluidos nasais podem ser usados para avaliar a parede medial do seio, pedindo ao paciente para assoar o nariz em um papel encerado. O muco deve ser claro e de natureza fina. Uma coloração amarela ou esverdeada ou secreção espessada indicam infecção. Infecções de seios maxilares normalmente são sintomáticas, podem exibir exsudato no meato médio e podem ser inspecionadas com um espéculo nasal e iluminação (rinoscopia) pelas narinas. Os métodos de exame do seio maxilar infectado podem incluir transiluminação, nasoendoscopia, bacteriologia, citologia, antroscopia por fibra óptica e radiografia, TCFC ou ressonância magnética [RM]).

Avaliação radiográfica do seio maxilar

Várias técnicas radiográficas têm sido usadas em implantodontia para avaliar a região posterior da maxila. Nos primórdios da implantologia oral, a avaliação dessa área foi limitada à radiografia bidimensional (2D). No entanto, esses tipos de radiografia têm desvantagens inerentes que são afetadas pela ampliação e distorção, o que leva a erros no diagnóstico e no planejamento do tratamento. Atualmente, essa área anatômica é avaliada principalmente pelo uso de técnicas radiográficas 3D (TCFC) ou tomografia computadorizada porque se tornaram mais precisas e eficientes, com redução significativa da radiação.

Tomografia Computadorizada de Feixe Cônico

Pesquisas de TCFC permitiram que o implantodontista avaliasse estruturas anatômicas, variantes anatômicas e patologias com mais precisão. Muitos *softwares* disponíveis permitem combinar imagens 3D com *software* de computador e possibilitam uma avaliação precisa do seio maxilar. Uma vez que a visualização do seio maxilar e das estruturas circundantes são cruciais para diagnóstico adequado e planejamento de tratamento, é altamente recomendável que o implantodontista utilize os procedimentos de TCFC a qualquer momento que envolver o seio maxilar.

Atualmente, nenhuma modalidade radiográfica fornece mais informações sobre os seios paranasais do que a TCFC. Esse tipo de radiografia fornece informações muito mais detalhadas sobre a anatomia e condição patológica dos seios da face em comparação à radiografia 2D. Estudos concluíram que a TCFC é a melhor opção para visualização das estruturas ósseas circundantes e condição patológica nos seios maxilares.[27,28]

O seio maxilar pode ser examinado com a maioria das imagens de TCFC, incluindo formato axial, panorâmico, transversal, sagital e imagens 3D. A maioria dos clínicos utiliza as radiografias coronais para avaliar os seios paranasais. O implantodontista deve ter uma compreensão clara da anatomia radiográfica da TCFC e das condições patológicas associadas às regiões posteriores da maxila e do seio maxilar.

Anatomia normal

Membrana do seio maxilar (membrana schneideriana)

Uma TCFC de seios paranasais normais e saudáveis revela um seio maxilar completamente radiolúcido (escuro). Qualquer área radiopaca (esbranquiçada) dentro da cavidade sinusal é anormal e uma condição deve ser suspeita. A membrana sinusal normal é radiograficamente invisível, ao passo que qualquer inflamação ou espessamento dessa estrutura será radiopaco. A densidade do tecido doente ou acúmulo de fluido será proporcional aos graus de variação dos valores de cinza.

Complexo ostiomeatal

A unidade ostiomeatal é composta pelo óstio maxilar, infundíbulo etmoide, células etmoidais anteriores e chanfradura frontal. A principal via de drenagem do seio maxilar é através do óstio. O óstio maxilar é delimitado superiormente pelos seios etmoidais e inferiormente pelo processo uncinado. O processo uncinado é uma projeção óssea semelhante a uma faca inserida inferiormente à concha nasal inferior e posteriormente tem uma margem livre. A drenagem continua através do óstio até o infundíbulo, que é uma passagem estreita que leva ao meato médio. O meato médio é o espaço radiolúcido delimitado pelas conchas nasais média e inferior.

Cavidade nasal

Dentro da cavidade nasal, existem três conchas nasais (superior, média e inferior) e são pequenas projeções ósseas descendentes. Entre as conchas há um espaço ou intervalo denominado meato. O epitélio respiratório cobre as conchas e os meatos e aquece, umedece e limpa o ar que é respirado para os pulmões.

O septo nasal é a partição óssea que cria uma barreira entre os lados direito e esquerdo da cavidade nasal. Obstruções dentro de qualquer porção do sistema nasal predispõem a área a condições patológicas (Figura 37.10).

Tabela 37.1	Exame físico pré-operatório e pós-operatório.
Local	Sinais de infecção
Parede inferior	Saliência no palato duro, prótese mal ajustada, dentes com mobilidade, hipestesia ou dentes não vitais, sangramento, erosão palatina, fístula oroantral
Parede medial	Obstrução nasal, secreção nasal, epistaxe, cacosmia, massa visível na narina
Parede anterior	Edema, dor, alterações na pele
Parede posterior	Dor no meio da face, parestesia de uma das metades da face, perda de função dos nervos cranianos inferiores
Parede superior	Diplopia (visão dupla), proptose (olho saltando para fora), quemose, dor ou hiperestesia, diminuição da acuidade visual

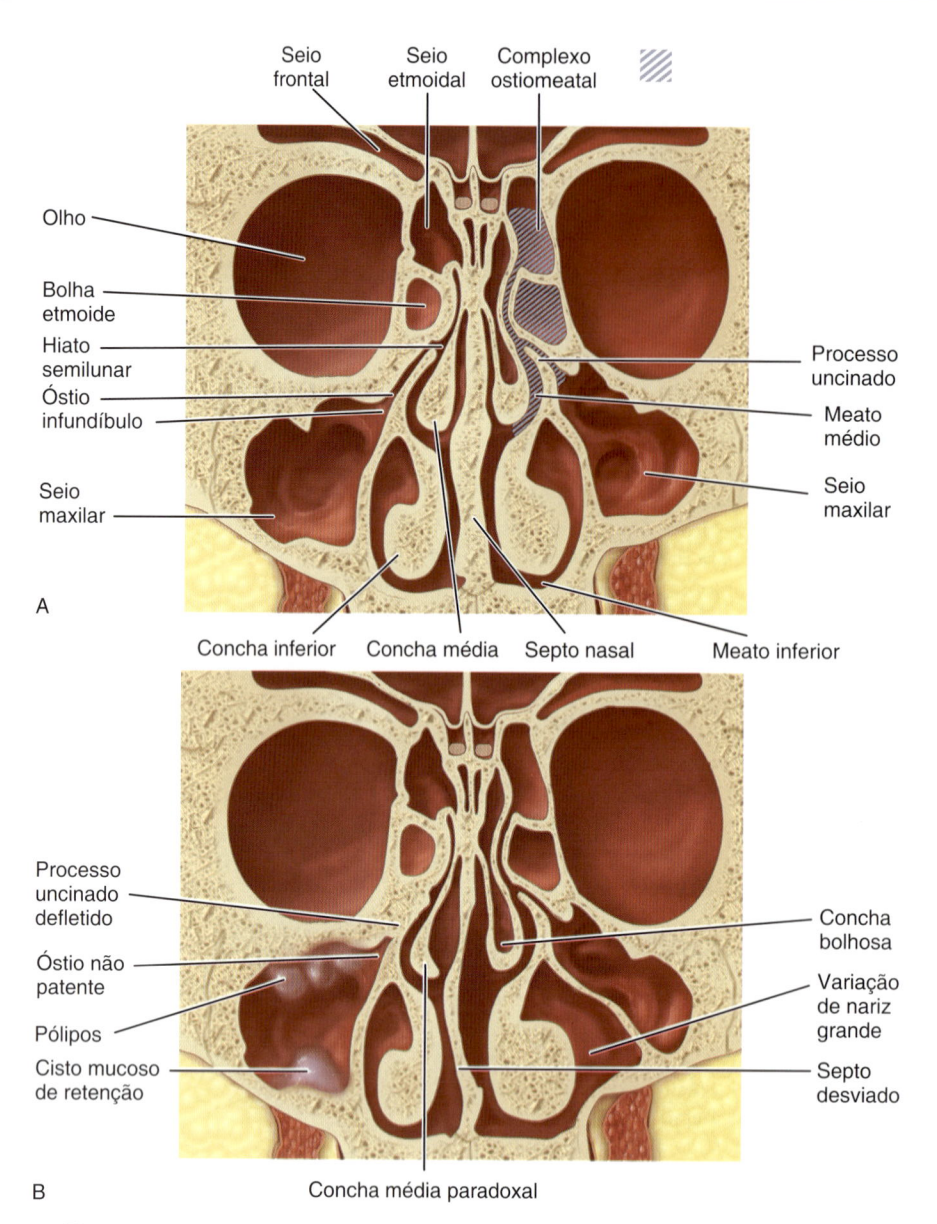

● **Figura 37.10 A.** Anatomia paranasal normal. **B.** Patologia paranasal e variantes anatômicas.

Seio maxilar: variantes anatômicas

Há inúmeras variantes anatômicas que podem predispor um paciente a complicações pós-cirúrgicas. Quando essas condições são observadas, um protocolo farmacológico pode precisar ser alterado e/ou implantes podem ser instalados após a maturação do enxerto do seio, em vez de predispor a um risco aumentado inserindo-os ao mesmo tempo que é realizado o enxerto de seio. Como afirmado anteriormente, a permeabilidade do óstio é fundamental para manter a drenagem. Anormalidades esqueléticas e ósseas preexistentes do complexo ostiomeatal podem comprometer a permeabilidade do óstio maxilar, predispondo assim os pacientes a rinossinusite maxilar.

Desvio do septo nasal

O desvio do septo nasal é uma variante anatômica muito comum, ocorrendo em até 70% da população com mais de 14 anos. Essa variante óssea, em casos extremos, pode causar obstrução da unidade ostiomeatal, o que resulta em inflamação causada por distúrbios das vias respiratórias, provocando aumento do ressecamento da mucosa e de deposição de partículas. Se o desvio é de longa data, então pode ocorrer atrofia da concha nasal média, resultando no estreitamento do complexo ostiomeatal (Figura 37.11).[29]

Timmenga e Marius[30] avaliaram 45 pacientes que receberam 85 enxertos de seio com endoscopia pós-cirurgia. Dos 45 pacientes, cinco foram diagnosticados com sinusite pós-cirúrgica; todos os cinco pacientes apresentavam desvio nasal ou concha nasal aumentada. Portanto, quando essas condições são observadas, deve-se levar em consideração não instalar o implante ao mesmo tempo que o enxerto de seio é realizado, e o protocolo farmacológico pré-operatório e pós-operatório recomendado é especialmente justificável.

Variantes da concha nasal média

A concha nasal média desempenha um papel significativo na drenagem adequada do seio maxilar. A concha bolhosa é uma pneumatização no interior da concha média e pode obstruir o complexo ostiomeatal, comprometendo a drenagem adequada. Essa variante é observada em aproximadamente 4 a 15% da população (Figura 37.12).[31] Outra variante dessa estrutura anatômica é uma concha nasal média paradoxalmente curva, que apresenta concavidade em direção ao septo, diminuindo o tamanho do meato. Isso também predispõe o paciente a maior incidência de patologia sinusal.

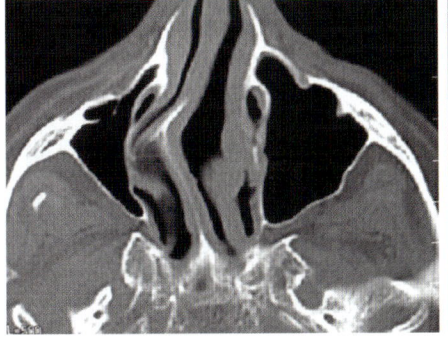

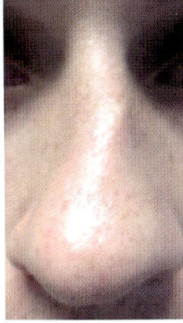

● **Figura 37.11** O desvio do septo nasal é uma variante comum. Casos extremos podem obstruir a unidade ostiomeatal e aumentar o risco de sinusite após um enxerto de seio.

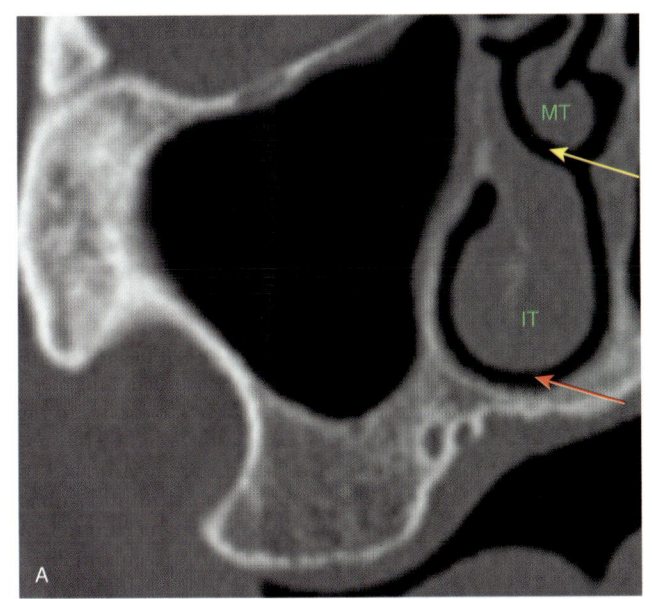

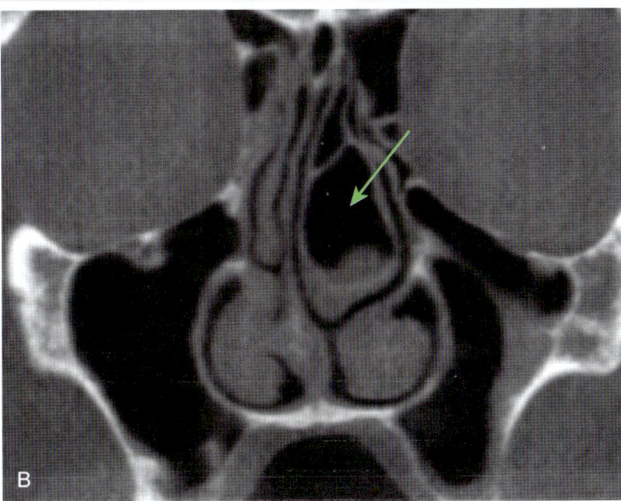

● **Figura 37.12 A.** Anatomia da cavidade nasal: concha inferior (*IT*), concha média (*MT*), meato inferior (*seta vermelha*), meato médio (*seta amarela*). Observe a concha média paradoxal. **B.** Imagem coronal mostrando a concha bolhosa (*seta*) e o desvio de septo.

Variantes do processo uncinado

O processo uncinado é uma projeção do osso etmoide, localizado na parede da cavidade nasal lateral. Esse processo ósseo é uma importante estrutura anatômica na permeabilidade do óstio. Um processo uncinado desviado (lateral ou medialmente) pode estreitar o infundíbulo etmoidal, afetando o complexo ostiomeatal. Perfurações podem também estar presentes dentro do processo uncinado, levando à comunicação entre a cavidade nasal e o infundíbulo etmoidal. Além disso, o processo uncinado pode estar pneumatizado. Embora isso seja raro, é possível comprometer a desobstrução e a drenagem adequadas do seio maxilar.

Óstio suplementar

Um óstio suplementar ou óstios secundários podem ocorrer entre o seio maxilar e o meato médio, que muitas vezes é encontrado nas fontanelas posteriores (FPs). Eles podem ser encontrados em aproximadamente 18 a 30% dos indivíduos. Uma vez que essas aberturas secundárias são geralmente localizadas posterior e inferiormente ao óstio natural, elas podem predispor o paciente à sinusite pela recirculação de secreções infectadas do meato primário de volta para a cavidade sinusal. Ocasionalmente, tais óstios secundários podem ser encontrados durante a elevação da parede medial do antro antes da colocação do enxerto de seio. Quando observado, um pedaço de colágeno é colocado sobre o local para evitar que o material do enxerto entre na cavidade nasal.

Hipoplasia maxilar

A hipoplasia do seio maxilar pode ser um resultado direto de trauma, infecção, intervenção cirúrgica ou irradiação para a maxila durante o desenvolvimento do osso maxilar. Essas condições interrompem o centro de crescimento maxilar, produzindo uma maxila menor do que a maxila normal. Um processo uncinado malformado e mal posicionado está associado a esse distúrbio, levando à sinusite crônica de drenagem de seio. Na maioria das vezes, esses pacientes têm altura óssea adequada para a instalação do implante endósseo, não sendo necessário um enxerto de seio para ganhar altura vertical (Figura 37.13).

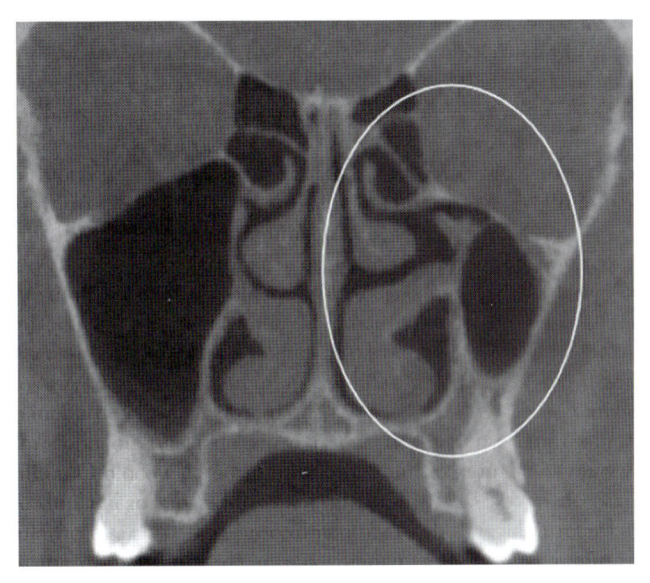

● **Figura 37.13** Hipoplasia maxilar. Vista coronal tomográfica computadorizada de feixe cônico de seio maxilar de tamanho anormalmente pequeno.

Pneumatização da concha nasal e do meato inferior (variações do nariz grande)

Misch observou, em raras ocasiões, que o terço inferior da cavidade nasal pneumatiza dentro da maxila e localiza-se sobre a crista residual alveolar. Em uma avaliação de 550 imagens de TC de maxilas totais ou parciais edêntulas, foi possível observar essa condição em 18 pacientes (incidência de 3%). Quando o paciente possui tal condição, o seio maxilar é lateral ao rebordo edêntulo. Quando a altura óssea inadequada está presente abaixo dessa estrutura, um enxerto de seio não aumenta a altura óssea disponível para um implante. Essa condição é difícil de ser observada em uma radiografia bidimensional panorâmica. Se não a perceber, o implante pode ser colocado na cavidade nasal acima da crista residual e até mesmo penetrar na concha nasal inferior. Um enxerto de seio é contraindicado nesse paciente, devido ao seio estar lateral à posição dos implantes. Em vez disso, na maioria dos casos, um enxerto em bloco é necessário para aumentar a altura óssea (Figura 37.14).

Patologia do seio maxilar

Uma condição patológica preexistente do seio maxilar pode ser uma contraindicação relativa ou absoluta para muitos procedimentos que irão alterar o assoalho do seio antes ou em conjunto com o enxerto do seio e/ou inserção do implante. O risco de infecção pós-operatória é elevado e pode comprometer a saúde do implante e do paciente. Portanto, as condições patológicas de um seio maxilar, pré ou pós-operatórias, devem ser avaliadas, diagnosticadas e tratadas.

Condições patológicas do seio maxilar podem ser divididas em quatro categorias: (1) lesões inflamatórias; (2) lesões císticas; (3) neoplasias; e (4) antrolitos e corpos estranhos. Estudos têm demonstrado que 20 a 45% da população assintomática tem uma condição patológica subclínica no seio maxilar. O autor avaliou aproximadamente 2 mil potenciais candidatos a implantes para procedimentos de aumento de seio maxilar no Misch International Implant Institute. Os resultados concluíram que 38,7% de pacientes assintomáticos tinham condições patológicas do seio maxilar na avaliação de tomografia TCFC. Manji *et al.*[32] avaliaram 275 pacientes e concluíram que 45,1% foram classificados como apresentando patologia sinusal (ou seja, 56,5% tinham espessamento da mucosa (≥ 5 mm), 28,2% com espessamento polipoidal, 8,9% opacificação parcial e/ou nível de ar/fluido e 6,5% de opacificação completa). Por causa desse aumento da incidência, é altamente recomendado que uma avaliação radiográfica completa seja realizada em todos os pacientes candidatos a levantamento de seio.

Doença inflamatória

Condições inflamatórias podem afetar o seio maxilar com causas odontogênicas e não odontogênicas.

Sinusite odontogênica (mucosite periapical)

A rinossinusite (sinusite) odontogênica descreve um tipo de doença sinusal em que evidências radiográficas, microbiológicas e/ou clínicas indicam que é de uma origem odontogênica (ou seja, de um dente). A proximidade das raízes dos dentes superiores posteriores ao assoalho do seio sugere que qualquer alteração inflamatória no periodonto ou no osso alveolar circundante pode resultar em condições patológicas no seio maxilar.

Etiologia. A sinusite odontogênica geralmente é o resultado de um dente infectado (p. ex., abscesso periapical, cisto, granuloma, doença periodontal) que causa uma lesão expansiva dentro do assoalho do seio. A inflamação periapical demonstrou ser capaz de afetar a mucosa sinusal, com e sem perfuração da cortical óssea do assoalho do seio. Infecção e mediadores inflamatórios são capazes de se espalhar diretamente ou através da medula óssea, vasos sanguíneos e linfáticos para o seio maxilar, causando um processo de resposta inflamatória.[33] Fatores etiológicos adicionais incluem perfurações sinusais durante exodontias e corpos estranhos (p. ex., guta-percha, ápices radiculares, amálgama). A sinusite odontogênica é frequentemente polimicrobiana, com estreptococos anaeróbicos, *Bacteroides* spp., *Proteus* spp. e bacilos de coliformes. Estudos demonstraram que 10 a 40% de todos os casos de sinusite podem ter uma patologia odontogênica subjacente.[34,35]

Aparência radiográfica. A avaliação radiográfica mais comum de pacientes com sinusite odontogênica apresenta sinusite maxilar unilateral. Uma sinusite odontogênica maxilar unilateral frequentemente é negligenciada nas varreduras de TCFC porque, em geral, elas são assintomáticas. O envolvimento do complexo ostiomeatal pode resultar na extensão para seios paranasais adjacentes (p. ex., etmoide, frontal, esfenoide), variando de 27 a 60% entre pacientes com sinusite odontogênica.[36] A sinusite odontogênica demonstrou apresentar envolvimento bilateral em 20% dos pacientes. Em alguns casos, um ligeiro espessamento da membrana sinusal pode estar adjacente ao dente envolvido.[37] Normalmente a aparência radiográfica será um halo radiopaco que segue os contornos do assoalho do seio.

Diagnóstico diferencial. A sinusite odontogênica pode ser confundida com rinossinusite aguda; no entanto, a rinossinusite aguda é quase sempre sintomática. Espessamento leve da mucosa de origem não odontogênica (p. ex., tabagismo, alergia) também pode mostrar sinais radiográficos similares. No entanto, a origem não odontogênica pode ser confirmada pela ausência de evidência radiográfica de um dente doente ou dolorido.

Tratamento. Antes de qualquer tipo de aumento do seio ou instalação de implante próximo ao seio, o dente ou dentes envolvidos devem ser tratados periodontalmente, endodonticamente ou extraídos. Após a cicatrização do tecido mole e a resolução da condição patológica (ou seja, um mínimo de 6 semanas), o enxerto ósseo e/ou implante podem ser realizados com morbidade mínima. A remoção de dentes condenados diminui o espessamento da membrana sinusal, mas na maioria das vezes não o resolve completamente. Além disso, pode resultar em metaplasia epitelial com a mucosa ciliada mudando para tecido cúbico simples e estratificado escamoso queratinizado. Portanto, dependendo

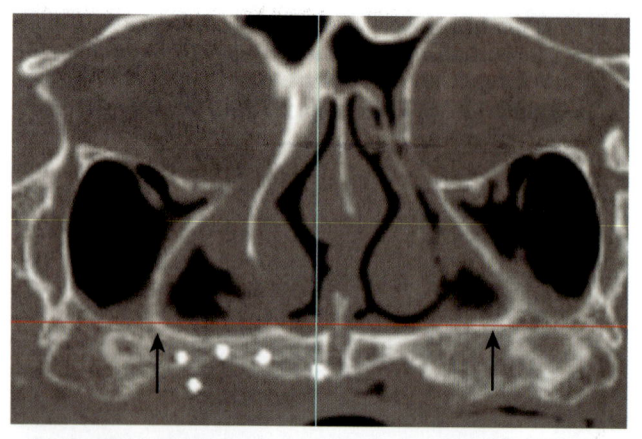

• **Figura 37.14** Pneumatização do meato inferior (variação do nariz grande). Imagem panorâmica tomográfica computadorizada de feixe cônico mostrando a cavidade nasal anormalmente grande se estendendo na região molar.

da gravidade, em alguns casos, a espessura da mucosa pode permanecer devido à mudança na estrutura do epitélio e metaplasia[6] (Figura 37.15).

Espessamento leve da mucosa (não odontogênico)

Foi demonstrado que o espessamento da membrana sinusal está presente em aproximadamente 46,7% dos pacientes, com distribuição igual entre dentes naturais saudáveis e não saudáveis.[38] A área que tem se apresentado como a mais comum para o espessamento da mucosa está no meio sagital da região do seio, que é adjacente ao primeiro e segundo molares. Na literatura, é aceito que um espessamento da mucosa maior que 2 mm é considerado uma membrana sinusal patológica.[39-42]

Etiologia. Problemas odontogênicos locais, como patologia periapical, doença periodontal e a saúde da dentição adjacente, demonstraram ser o fator etiológico na resposta inflamatória à membrana sinusal em aproximadamente 50% dos casos.[43] No entanto, fatores não odontogênicos, como tabagismo,[44] alergias, congestão sinusal, mofo e poluição do ar podem agravar a mucosa sinusal, resultando em um leve espessamento. Condições inflamatórias crônicas podem resultar em alteração da flora bacteriana, juntamente com depuração mucociliar e alterações ciliares.

Aparência radiográfica. Em uma imagem de TCFC, geralmente a mucosa espessada aparecerá como uma membrana alargada radiopaca. A mucosa espessa pode ser facilmente vista ao avaliar imagens axiais.

Tratamento. Normalmente, nenhum tratamento é necessário porque o espessamento leve da mucosa é assintomático. Estudos têm demonstrado que o ligeiro espessamento da mucosa permite a realização de procedimentos de enxerto com diminuição da incidência de perfuração da membrana (Figura 37.16).

Rinossinusite aguda

Uma condição patológica não odontogênica também pode resultar em inflamação na forma de sinusite. O tipo mais comum de sinusite é a rinossinusite aguda (ou seja, sintomas de sinusite por menos de 3 meses). Os sinais e sintomas da rinossinusite aguda são bastante inespecíficos, tornando difícil diferenciar do resfriado comum, tipos de sintomas de gripe e rinite alérgica. No entanto, os sintomas mais comuns incluem corrimento purulento nasal, dor e sensibilidade facial, congestão nasal e possível febre.

A rinossinusite maxilar aguda resulta em 22 a 25 milhões de visitas de pacientes a médicos nos EUA a cada ano, com um custo direto ou indireto de 6 bilhões de dólares. Embora existam quatro seios paranasais no crânio, os mais comumente envolvidos na rinossinusite são os seios maxilar e frontal.[45]

Etiologia. Um processo inflamatório que se estende desde a cavidade nasal após uma infecção respiratória viral, de vias respiratórias superiores, frequentemente causa sinusite maxilar aguda. Culturas microbiológicas mostraram que os patógenos mais comuns que causam rinossinusite aguda são *S. pneumoniae*, *H. influenzae* e *Moraxella catarrhalis*. Esses patógenos incluem aproximadamente 20 a 27% de bactérias resistentes à betalactamase. *S. aureus* também foi citado, com a microbiologia de rinossinusite aguda. No entanto, esse patógeno é geralmente visto apenas na sinusite nosocomial (induzida por hospital) e é improvável que seja visto em um paciente eletivo para enxerto de seio nasal.

O fator mais importante na patogênese da rinossinusite aguda é a patência (permeabilidade, obstrução) do óstio maxilar.[46,47] As causas predisponentes locais de sinusite incluem inflamação e edema associados com uma infecção viral do trato respiratório superior ou rinite alérgica. Como consequência, a produção de muco dentro do seio pode ser anormal em qualidade ou quantidade, junto com um comprometimento no transporte mucociliar. Em um óstio ocluído, existe um acúmulo de células inflamatórias, bactérias e muco. A fagocitose das bactérias é prejudicada pela diminuição das atividades dependentes da imunoglobulina (Ig) causada pelas baixas concentrações de IgA, IgG e IgM encontradas nas secreções infectadas.

A tensão de oxigênio dentro do seio maxilar tem efeitos significativos nas condições patológicas. Quando a tensão de oxigênio no seio for alterada, ocorre sinusite resultante. Crescimento de organismos anaeróbios e facultativos proliferam nesse ambiente.[48] Muitos fatores podem alterar a tensão normal de oxigênio nos seios da face. Existe uma correlação direta entre o tamanho do óstio e a tensão do oxigênio no seio da face. Em pacientes com episódios recorrentes de sinusite, a tensão de oxigênio é frequentemente reduzida, mesmo quando não há infecção. Como consequência, uma história de rinossinusite aguda recorrente é relevante para determinar se um enxerto ósseo ou implante pode apresentar risco de morbidade aumentado.

• **Figura 37.15** Sinusite odontogênica. Visão panorâmica tomográfica computadorizada de feixe cônico mostrando as raízes dos molares se estendendo para o seio maxilar, resultando em inflamação da membrana sinusal. Observe a comunicação entre as raízes dos molares superiores e os seios maxilares.

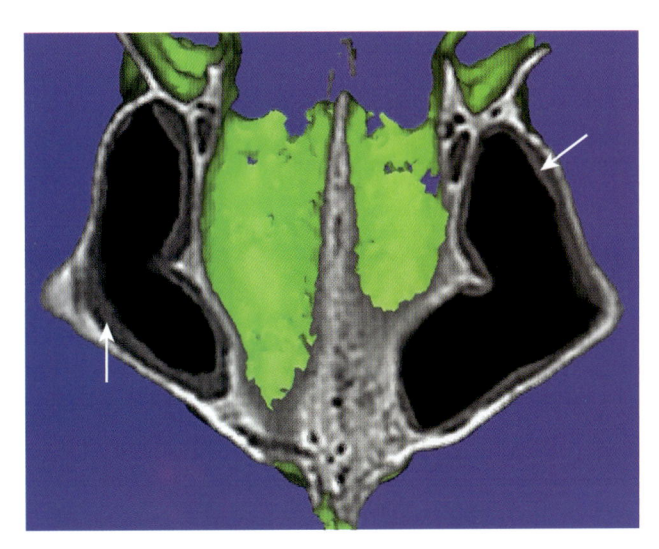

• **Figura 37.16** Espessamento leve da mucosa. Visão axial tridimensional mostrando espessamento da mucosa bilateral (área cinza ao redor das paredes ósseas do seio maxilar).

Aparência radiográfica. A característica radiográfica da rinossinusite aguda é a de um nível hidroaéreo (ar-fluido). Uma linha de demarcação estará presente entre o fluido e o ar dentro do seio maxilar. Se o paciente está posicionado supino no momento da tomada radiográfica, então o líquido se acumulará na área posterior; se o paciente está de pé durante a pesquisa de imagem, o fluido será visto no assoalho e naturalmente na horizontal. Sinais radiográficos adicionais incluem mucosa espessa e lisa dos seios, com possível opacificação. Em casos graves, a cavidade nasal pode se encher completamente com exsudatos, o que dá a aparência de um seio completamente opacificado. Com essas características, os termos "piocele" e "empiema" têm sido aplicados.

Tratamento. Já que a rinossinusite aguda é um dos problemas de saúde mais comuns hoje, pacientes com enxerto de seio devem ser bem arguidos para averiguação do histórico anterior e sintomas atuais. Mesmo que a rinossinusite aguda seja uma doença autolimitante, um paciente sintomático deve ser tratado e esclarecido por seu médico antes de qualquer procedimento de enxerto. Esses pacientes são também mais propensos à sinusite pós-operatória. Como resultado, um enxerto de seio é realizado e dado um período de cicatrização mais longo antes da instalação de um implante. Além disso, a cobertura de antibióticos sugerida pode ser alterada e estendida, tanto antes como depois do procedimento de enxerto de seio (Figura 37.17).

Rinossinusite crônica

Rinossinusite crônica é um termo usado para sinusite que não apresenta solução em 3 meses e também apresenta episódios recorrentes. É a doença crônica mais comum nos EUA, afetando aproximadamente 37 milhões de pessoas. Sintomas de sinusite crônica estão associados a episódios periódicos de secreção nasal purulenta, congestão nasal e dor facial.

Etiologia. À medida que a rinossinusite maxilar progride de um quadro agudo a uma fase crônica, as bactérias anaeróbias tornam-se os patógenos predominantes. A microbiologia da rinossinusite crônica é muito difícil de ser determinada devido à incapacidade de se adquirir culturas precisas. Estudos demonstraram que possíveis bactérias incluem *Bacteroides* spp., cocos grampositivos anaeróbicos, *Fusobacterium* spp. e organismos aeróbicos (*Streptococcus* spp., *Haemophilus* spp., *Staphylococcus* spp.).[49] Um estudo da Mayo Clinic demonstrou que, em 96% dos pacientes com rinossinusite crônica, o crescimento fúngico ativo também estava presente.[50]

Aparência radiográfica. Rinossinusite crônica pode aparecer radiograficamente como mucosa sinusal espessada, completa opacificação do antro e/ou alterações escleróticas das paredes do seio (que dão a aparência de osso cortical mais denso nas paredes laterais).

Tratamento. São altamente recomendados a avaliação médica e o procedimento de descongestionamento por médico experiente em patologia sinusal (p. ex., otorrinolaringologista [ORL, médico especialista em ouvido, nariz e garganta]), para pacientes com rinossinusite maxilar crônica, antes de qualquer enxerto de seio, pois é muito provável que ocorram resistência bacteriana e crescimento fúngico significativos. Infeções fúngicas muitas vezes são difíceis de tratar e controlar e podem resultar em complicações sérias no pós-operatório de pacientes de enxerto sinusal. Em muitos pacientes com rinossinusite crônica, um seio estéril e não patológico é difícil de obter, contraindicando (em absoluto) enxerto de seio e/ou implantes.

Sinusite alérgica

Etiologia. A sinusite (rinossinusite) alérgica é uma resposta local dentro do seio maxilar causada por um alergênio irritante nas vias respiratórias superiores. Portanto, os alergênios podem ser uma causa de rinossinusite aguda ou crônica. Essa categoria de sinusite pode ser a forma mais comum, com 15 a 56% dos pacientes submetidos à endoscopia por sinusite mostrando evidência de alergia. Rinossinusite alérgica frequentemente leva à sinusite crônica em 15 a 60% dos pacientes.[51] A mucosa do seio torna-se irregular ou lobulada, resultando em formação de pólipos.

Aparência radiográfica. A formação de pólipos relacionada à sinusite alérgica é geralmente caracterizada por sombras múltiplas, lisas, arredondadas, radiopacas nas paredes do seio maxilar. Em geral, os pólipos inicialmente estão localizados perto do óstio e são facilmente observados em uma varredura de TCFC. Em casos avançados, a oclusão do óstio, juntamente com o deslocamento ou destruição das paredes do seio, pode estar presente em uma imagem radiográfica de um seio completamente opacificado.

Tratamento. Quando os pacientes têm histórico de rinossinusite alérgica, atenção especial deve ser dada a um óstio evidente, resistência bacteriana e estreita supervisão pós-operatória. Os pólipos, se aumentados ou muito numerosos, podem ser removidos antes do enxerto do seio. Isso pode ser realizado por meio de uma abordagem anterior Caldwell-Luc ou por um procedimento endoscópico através do óstio maxilar.

Pacientes com sinusite alérgica geralmente apresentam risco maior de complicações relacionadas a um aumento na produção de alergênios. Visto que o enxerto de seio é um procedimento eletivo, a época do ano em que for realizada a cirurgia pode ser alterada para diminuir o risco de infecção pós-operatória. Por exemplo, se a febre do feno ou uma alergia à grama está relacionada à sinusite, então a cirurgia de enxerto de seio deve ser realizada na estação ou estações que apresentam menor risco de agravar a mucosa dos seios (ou seja, inverno ou outono). Em casos graves de polipose, qualquer procedimento que viole o seio propriamente dito pode ser uma contraindicação absoluta (Figura 37.18).

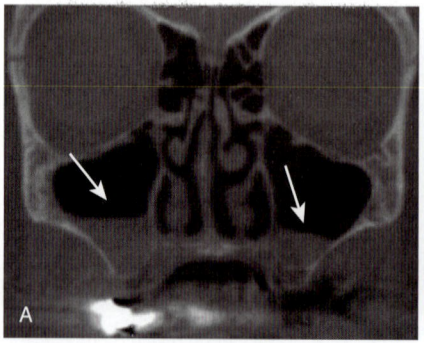

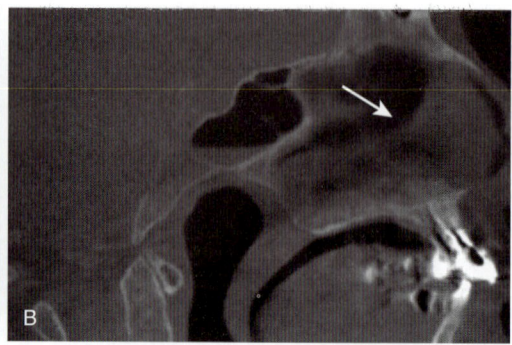

• **Figura 37.17** Rinossinusite aguda. **A** e **B.** Linha radiopaca plana (*cinza*) dentro do seio maxilar, que é denominada nível líquido-ar e consistente com rinossinusite aguda.

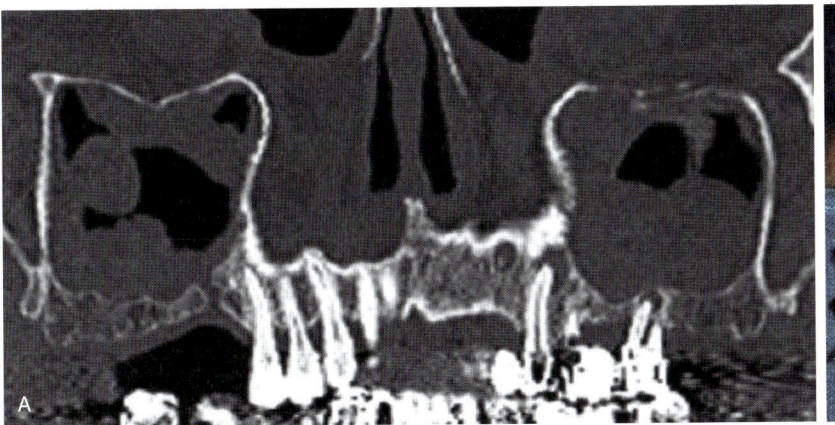

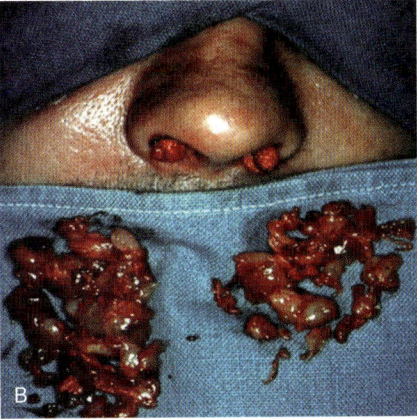

• **Figura 37.18** Rinossinusite alérgica. **A.** Inflamação polipoide bilateral compatível com rinossinusite alérgica. **B.** Remoção de pólipo em paciente com rinossinusite alérgica crônica. Infelizmente, os pólipos têm alta incidência de recorrência e, em muitos casos, isso contraindica o tratamento com implantes.

Sinusite fúngica (Rinossinusite fúngica eosinofílica)

A rinossinusite granulomatosa é uma doença muito séria (e muitas vezes negligenciada) dentro do seio maxilar. Pacientes que apresentam sinais de rinossinusite fúngica podem indicar um extenso histórico de uso de antibióticos, exposição crônica a mofo ou fungos no ambiente, ou histórico de imunossupressão. A rinossinusite fúngica foi categorizada em cinco tipos: necrosante aguda (fulminante), invasiva crônica, invasiva crônica granulomatosa, micetoma fúngico e alérgica. Os três primeiros tipos são classificados como invasivos de tecido e os dois últimos são fúngicos não invasivos.[52]

Etiologia. As infecções fúngicas são geralmente causadas por aspergilose, mucormicose ou histoplasmose. Pacientes com rinossinusite crônica devem sempre ser avaliados para condições granulomatosas, pois existe uma alta porcentagem de crescimento fúngico nessa população de pacientes. Uma preocupação com esses pacientes é que os eosinófilos são ativados e liberam a proteína básica principal (PBP) no muco, que ataca e destrói o fungo. No entanto, isso pode resultar na irritação da membrana e, possivelmente, em danos irreversíveis, o que permite a proliferação de bactérias. Três possíveis sinais clínicos podem diferenciar a sinusite fúngica de sinusite aguda ou crônica; no entanto, um diagnóstico positivo requer estudos micológicos e histológicos.[53]
1. Sem resposta à terapia antibiótica
2. Alterações de tecido mole no seio associadas a um espessamento ósseo reativo, com áreas localizadas de osteomielite
3. Associação de doença inflamatória sinusal que envolve fossa nasal e tecido mole vestibular

Aparência radiográfica. Rinossinusite granulomatosa é extremamente variável e pode aparecer radiograficamente como leve espessamento (menos comum) a opacificação completa (mais comum) do seio. A maioria dos seios mostra opacificação completa com áreas hiperdensas.[54] É comum uma extensão além do seio maxilar para outros seios da face, e podem estar presentes a expansão e a erosão de uma parede do seio.

Tratamento. Pacientes com histórico ou ocorrência recente de rinossinusite fúngica devem ser encaminhados ao seu médico ou a um otorrinolaringologista para tratamento e descongestionamento cirúrgico (ou seja, na maioria dos casos, o descongestionamento não será alcançado, pois a sinusite fúngica raramente é curável). O tratamento geralmente envolve desbridamento e terapia com um agente antifúngico, como a anfotericina B (Figura 37.19).

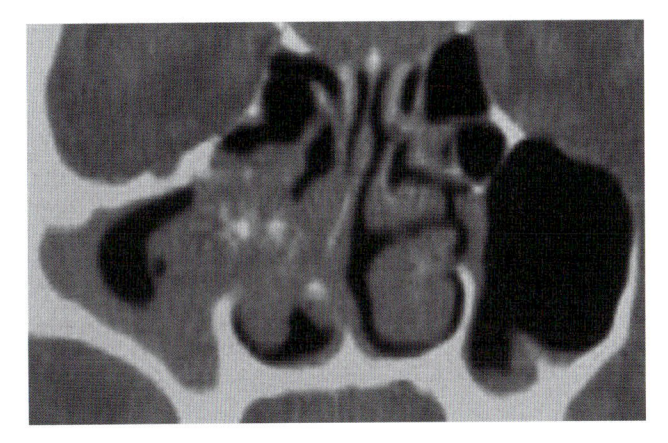

• **Figura 37.19** Rinossinusite fúngica. Imagem coronal de tomografia computadorizada de feixe cônico de rinossinusite fúngica, que tem aspecto radiográfico de seio opacificado com áreas localizadas altamente densificadas.

Lesões císticas

Lesões do tipo cística são uma ocorrência comum no seio maxilar. Elas podem variar de lesões microscópicas a condições patológicas extensas, destrutivas e de expansão. Lesões císticas podem incluir pseudocistos, cistos de retenção, mucoceles primárias e cistos maxilares pós-operatórios.

Pseudocistos (cisto de retenção mucosa)

Os cistos mais comuns no seio maxilar são os cistos de retenção de muco. Depois de muita controvérsia, em 1984, Gardner[55] distinguiu esses cistos em duas categorias: (1) pseudocistos e (2) cistos de retenção. Pseudocistos são mais comuns e de muito maior preocupação durante a cirurgia de enxerto de seio, em comparação com cistos de retenção. A reincidência de pseudocistos é frequente em aproximadamente 30% dos pacientes e muitas vezes não está associada aos sintomas nos seios da face. Como consequência, muitos médicos não tratam essa condição. Contudo, quando seu tamanho é maior (aproximadamente > 10 mm de diâmetro), pseudocistos podem ocluir o óstio maxilar durante um procedimento de enxerto de seio e aumentar o risco de infecções pós-operatórias. Estudos têm demonstrado enxerto ósseo e instalação de implantes bem-sucedidos em seios maxilares com pseudocistos.[56]

Etiologia

Um pseudocisto é causado por um acúmulo de líquido abaixo do periósteo da mucosa do seio. Isso eleva a mucosa para longe do assoalho do seio, dando origem a uma lesão em forma de cúpula. Pseudocistos também foram denominados cistos de mucosa, cistos serosos e cistos não secretores. Pseudocistos não são cistos verdadeiros, pois não possuem revestimento epitelial; no entanto, são circundados por tecido conjuntivo fibroso.[57] Acredita-se que a causa do fluido resulte de toxinas bacterianas da mucosa sinusal ou de causas odontogênicas (Figura 37.20).

Aspecto radiográfico

Os pseudocistos são descritos radiograficamente como radiopacidades bem definidas, lisas, homogêneas, em forma de cúpula, redondas a ovais. Os pseudocistos não têm um perímetro marginal cortical (radiopaco) e quase sempre estão localizados no assoalho da cavidade sinusal. Em alguns casos, os pseudocistos podem abranger todo o seio maxilar, dificultando o diagnóstico, pois pode ser radiograficamente semelhante ao da rinossinusite.

Tratamento

Pseudocistos não são uma contraindicação para cirurgia de enxerto de seio, a menos que seu tamanho aproximado aumente a possibilidade de obstruir o óstio maxilar. Se um grande pseudocisto (ou seja, maior que 8 mm) estiver presente, então a elevação da membrana durante um enxerto sinusal pode elevar o cisto e ocluir o óstio. Além disso, na elevação ou colocação do material de enxerto, o cisto pode ser perfurado, permitindo que o fluido dentro do cisto contamine o enxerto. Grandes cistos dessa natureza devem ser drenados e tratados antes ou em conjunto com a cirurgia de elevação do seio. Na maioria das vezes, um médico otorrinolaringologista deve avaliar para determinar qualquer intervenção. Se um pseudocisto for menor que 8 mm, então a preocupação é menor e o fluido pode ser drenado em conjunto com enxerto do seio, dependendo da experiência do cirurgião no tratamento dessa condição. Deve-se ter cuidado e prevenir a perfuração da membrana. Uma estrita avaliação da área durante o período de acompanhamento do enxerto do seio é necessária, pois a recorrência de pseudocistos é comum.

Cistos de retenção

Os cistos de retenção podem estar localizados no assoalho do seio, próximo ao óstio, ou dentro de pólipos antrais. Por eles terem um revestimento epitelial, os pesquisadores consideram que são cistos de secreção mucosa e "verdadeiros" cistos. Os cistos de retenção costumam ter tamanho microscópico.

Etiologia

Os cistos de retenção resultam do bloqueio parcial dos ductos das glândulas seromucosas localizadas dentro do tecido conjuntivo subjacente ao epitélio sinusal. Conforme as secreções se acumulam, elas expandem o ducto, produzindo um cisto cercado por epitélio respiratório ou cúbico. Eles podem ser causados por infecções nos seios, alergias ou razões odontogênicas.

Aspecto radiográfico

Os cistos de retenção são geralmente muito pequenos e não são vistos clínica ou radiograficamente. Em casos raros, eles podem atingir o tamanho adequado para serem vistos em uma imagem de TC e podem se assemelhar a um pequeno pseudocisto.

Tratamento

Não existe tratamento para cistos de retenção antes ou em conjunto com um enxerto de seio e/ou instalação do implante.

Mucocele primária do seio maxilar

A mucocele primária é uma lesão cística, expansível e destrutiva que pode apresentar edema doloroso da bochecha, deslocamento dos dentes, obstrução nasal e possíveis sintomas oculares.[58] A mucocele primária é mais comum no seio etmoidal (45,5%) *versus* seio maxilar (18,3%).[59]

Etiologia

A mucocele primária surge de um bloqueio do óstio maxilar pelo tecido conjuntivo fibroso. Por causa da drenagem comprometida, a mucosa se expande e causa hérnia através das paredes do antro.

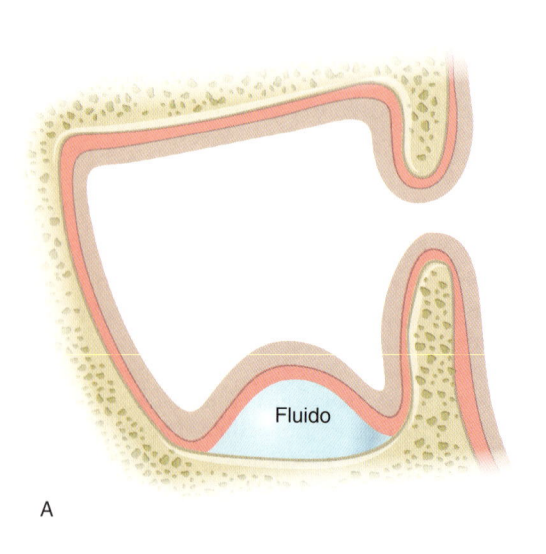

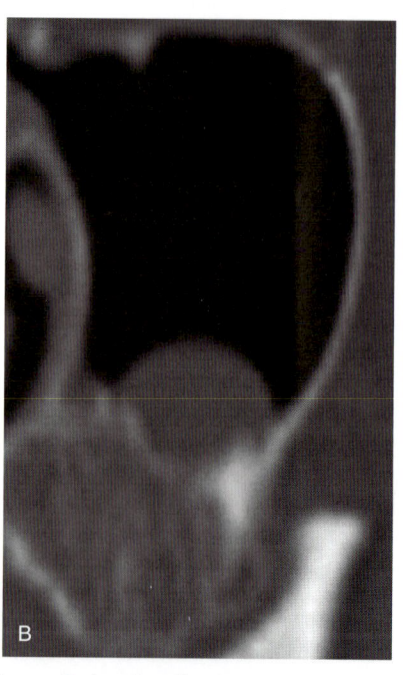

• **Figura 37.20** Pseudocisto. **A.** Diagrama ilustrando o acúmulo de fluido sob a membrana. **B.** A radiografia apresenta as características em forma de cúpula de um pseudocisto.

Essa mucocele é classificada como um cisto, pois está revestida pelo epitélio antral, que contém muco.

Aspecto radiográfico

Nos estágios iniciais, a mucocele primária envolve todo o seio e aparece como um seio radiopaco. Conforme o cisto aumenta, as paredes tornam-se finas e eventualmente perfuram. Nos estágios finais, a destruição de uma ou mais paredes dos seios da face ao redor é evidente.

Tratamento

A remoção cirúrgica desse cisto é indicada antes de qualquer procedimento de enxerto ósseo (Figura 37.21).

Mucocele secundária do seio maxilar (cisto maxilar pós-operatório)

Um cisto maxilar pós-operatório do seio maxilar é uma lesão cística que geralmente se desenvolve secundariamente a um trauma anterior ou procedimento cirúrgico na cavidade sinusal. Também foi denominado de cisto ciliado cirúrgico, mucocele pós-operatória do seio maxilar ou mucocele secundária.[60-62] Mucoceles secundárias são mais comuns no seio maxilar (86%) *versus* seio etmoidal (7,1%).[59]

Etiologia

Um cisto maxilar pós-operatório é um resultado direto de trauma ou histórico de cirurgia dentro do seio maxilar. O cisto é derivado do epitélio antral e remanescente da mucosa que anteriormente estava aprisionada no local cirúrgico anterior. Essa mucosa separada resulta em uma cavidade revestida de epitélio, na qual o muco é secretado. O antro é dividido por um septo fibroso, em que uma parte drena normalmente, enquanto a outra parte é composta pela mucocele. É relativamente raro nos EUA; no entanto, constitui aproximadamente 24% de todos os cistos no Japão. Existem pelo menos três casos relatados de um cisto maxilar pós-operatório formado após um procedimento de enxerto de seio, incluindo um caso realizado pelo autor deste capítulo.[63]

Aspecto radiográfico

O cisto se apresenta radiograficamente como uma radiolucidez bem definida circunscrita por esclerose. A lesão é geralmente esférica nos estágios iniciais, sem destruição óssea. À medida que avança, a parede do seio torna-se fina e eventualmente perfura. Em fases posteriores, aparece como dois compartimentos anatômicos separados.

Tratamento

Os cistos ciliados cirúrgicos devem ser enucleados antes de qualquer procedimento de enxerto ósseo. Se observados após o enxerto de seio, então os cistos devem ser enucleados e enxertados novamente no local (Figura 37.22).

Neoplasias

Etiologia

Tumores malignos primários dentro do seio maxilar são geralmente causados por carcinomas de células escamosas ou adenocarcinomas. Sinais e os sintomas de doença maligna estão relacionados à parede do seio que o tumor invade e incluem edema na região da bochecha, dor, anestesia ou parestesia do nervo infraorbital (p. ex., parede anterior) e distúrbios visuais (p. ex., parede superior). Esses tumores nos seios geralmente são inespecíficos e apresentam uma variedade de consequências, incluindo seios da face opacificados; massas de tecidos moles no seio; e esclerose, erosão ou destruição das paredes do seio. Sessenta por cento dos carcinomas de células escamosas dos seios paranasais estão localizados no seio maxilar, geralmente na metade inferior do antro. Os sinais clínicos na cavidade oral refletem a expansão do tumor e um aumento da mobilidade dos dentes envolvidos. Também pode ocorrer a invasão da fossa infratemporal.[1]

Aspecto radiográfico

Os sinais radiográficos de neoplasias podem incluir massas radiopacas de vários tamanhos, opacificação completa ou alterações na parede óssea. A falta de uma parede posterior em uma radiografia panorâmica deve ser um sinal de possível neoplasia (Figura 37.23).

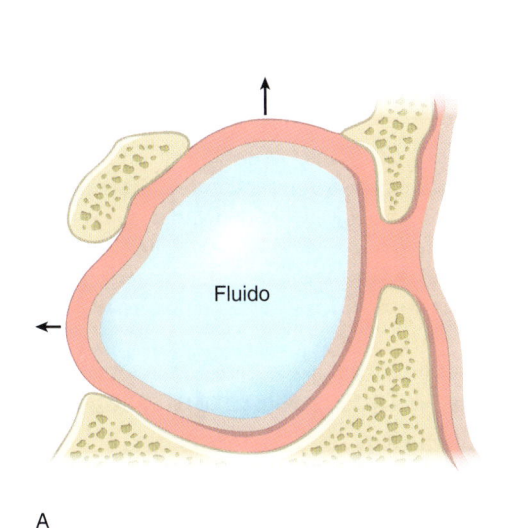

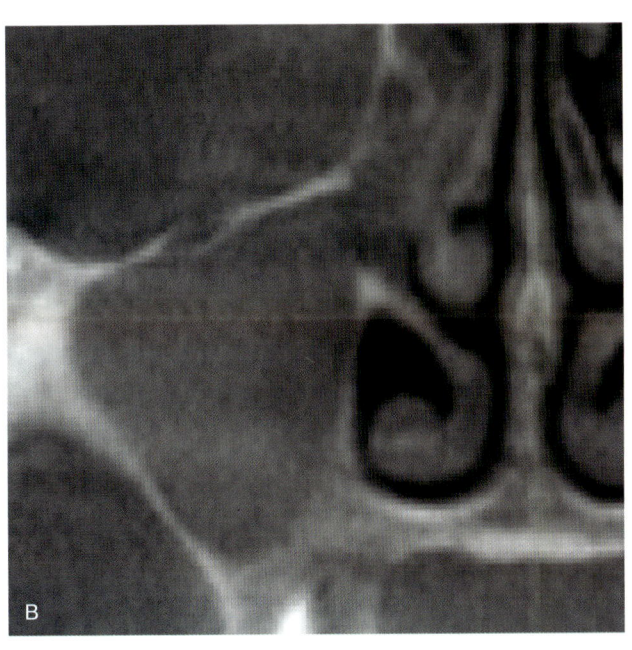

• **Figura 37.21** Mucocele primária do seio maxilar. **A.** Diagrama ilustrando a natureza expansiva de uma mucocele primária do seio maxilar. **B.** Radiografia mostrando o estágio inicial de opacificação completa e os estágios posteriores, incluindo a expansão das placas ósseas.

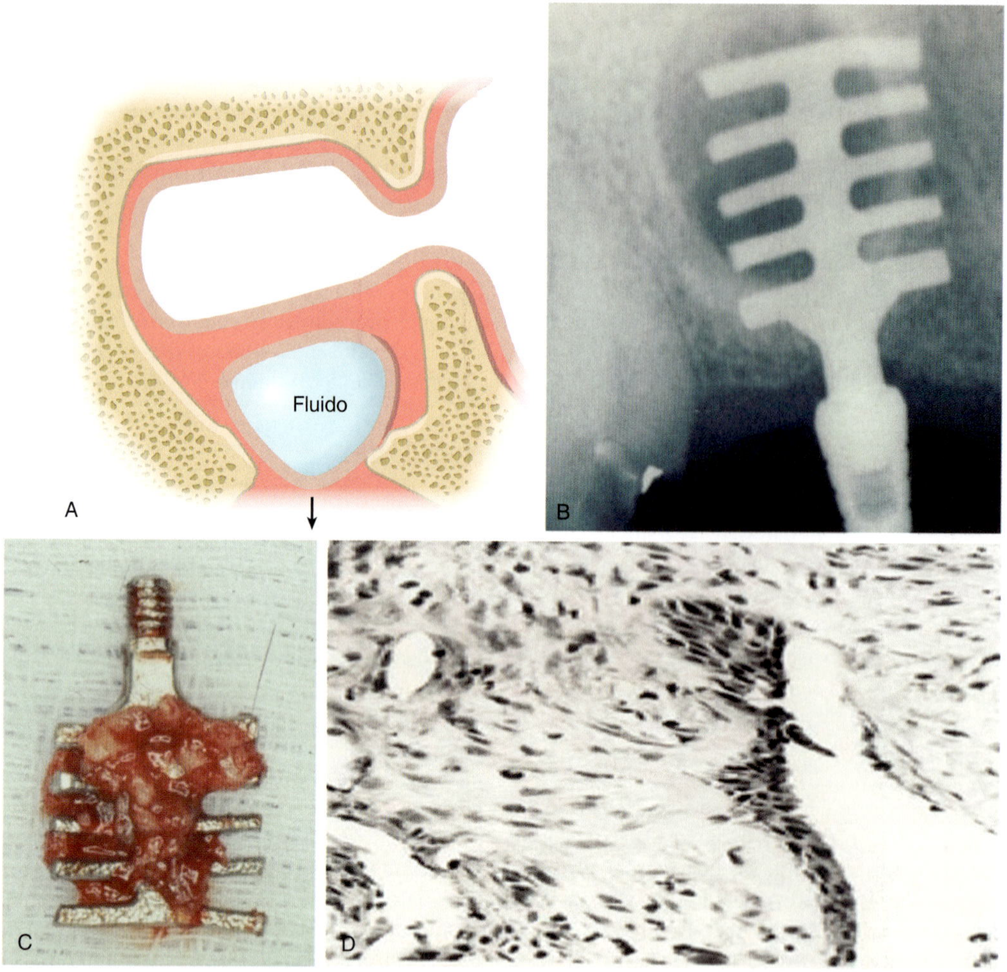

• **Figura 37.22** Mucocele secundária do seio maxilar. **A.** Diagrama ilustrando a natureza cística de uma mucocele secundária, que divide o seio em dois compartimentos. **B.** Radiografia do implante em lâmina, com radiolucidez bem definida ao redor do implante. **C.** Remoção de implante em lâmina com patologia associada. **D.** Histologia revelando mucocele secundária do seio maxilar.

Tratamento

Qualquer sinal ou sintoma de lesão desse tipo deve ser encaminhado imediatamente para consulta médica. A cirurgia de enxerto de seio nasal é absolutamente contraindicada enquanto essa condição existir.

Antrolitos e corpos estranhos

Antrolitos do seio maxilar são o resultado de calcificação completa ou parcial de um corpo estranho. Essas massas, encontradas dentro do seio maxilar, originam-se de um foco central que pode ser endógeno ou exógeno.[64]

Etiologia

A maioria das fontes endógenas é de origem dentária, incluindo raízes retidas, obturador endodôntico, instrumentos dentários fraturados e implantes dentais. Além disso, espículas de osso, sangue e muco foram relatados por causar antrolitos.[65] Relatos na literatura afirmam que fontes exógenas incluem papel, cigarros, rapé e cola.[66] Embora a maioria dos antrolitos seja assintomática, eles frequentemente estão associados à sinusite.

Aspecto radiográfico

A aparência radiográfica de um antrolito maxilar se assemelha tanto com o foco central (p. ex., raiz retida) quanto com uma massa radiopaca calcificada dentro do seio maxilar (Figura 37.24).

Diagnóstico diferencial

Devido ao antrolito calcificado ser composto de fosfato de cálcio ($CaPO_4$), sais de carbonato de cálcio, água e material orgânico, eles serão consideravelmente mais radiopacos do que um fator inflamatório ou lesão cística.[67] O foco central do antrolito é semelhante ao seu aspecto radiográfico habitual.

Tratamento

Antes do enxerto de seio e da instalação do implante, o antrolito deve ser removido cirurgicamente. Se houver sinusite, deve-se permitir que a cavidade do seio cicatrize completamente antes dos procedimentos de enxerto do seio. Uma condição não sintomática pode ter o antrolito removido e enxerto sinusal realizado na mesma cirurgia somente se a membrana sinusal não estiver comprometida.

Fatores diversos que afetam a saúde do seio maxilar

Tabagismo

O uso do tabaco é um dos principais fatores que podem levar à morbidade aumentada após procedimentos de enxerto de seio. Sabe-se que o hábito de fumar está associado a um aumento da suscetibilidade a alergias e infecções, pois interfere na função

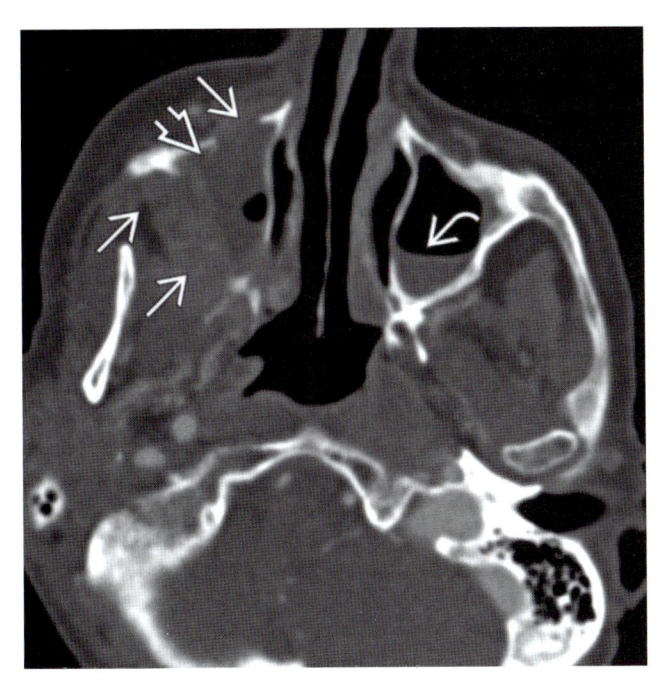

• **Figura 37.23** Tomografia computadorizada com contraste axial (janela óssea) mostra radiopacificação quase completa do seio maxilar direito por carcinoma espinocelular. Há destruição das paredes do seio e uma interface ar-líquido no seio esquerdo. (De Koenig LJ, et al. *Diagnostic Imaging: Oral and Maxillofacial*. 2nd ed. Philadelphia, PA: Elsevier; 2017.)

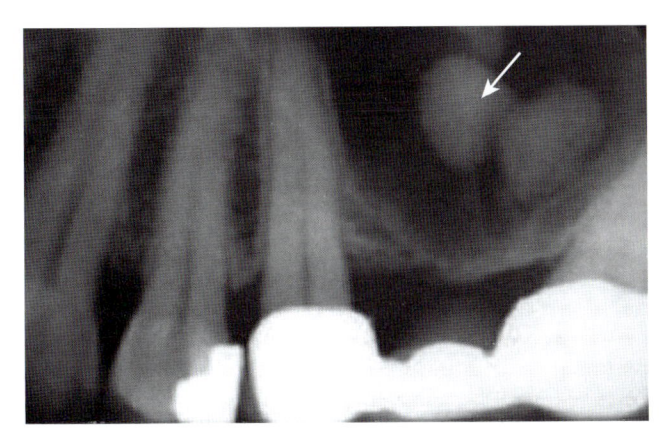

• **Figura 37.24** Antrolitos. Qualquer objeto deixado no seio se calcificará e é denominado antrolito. Antrolitos geralmente resultam em problemas de depuração mucociliar.

Existem muitos estudos clínicos com tabagismo e procedimentos de enxerto de seio. Klokkevold e Ham[69] avaliaram a taxa de sucesso da terapia odontológica de implantes instalados na região posterior da maxila; apontaram uma taxa 7% maior de falha em comparação com não fumantes. Lindquist et al.[70] demonstraram que fumantes também podem sofrer efeitos prejudiciais ao redor de implantes maxilares integrados, com um índice de sangramento significativamente superior, maior profundidade média da bolsa peri-implantar, inflamação peri-implantar mais frequente e perda óssea distal e mesial radiograficamente maior. Olson et al.[71] encontraram uma associação entre implantes instalados em seios maxilares enxertados e histórico de tabagismo. Widmark et al.[72] relataram uma taxa de falha mais alta em fumantes após a reabilitação de maxilas severamente reabsorvidas com e sem enxerto ósseo. Levin e Schwartz-Arad[73] avaliaram 212 implantes na região posterior da maxila, resultando em 95,5% de taxa de sucesso, com nove falhas. Das nove falhas, cinco foram em pacientes tabagistas.

Em resumo, fumar não é uma contraindicação absoluta para procedimentos de enxerto de seio. No entanto, os pacientes devem ser instruídos a parar de fumar antes e depois dos procedimentos de enxerto de seio, em virtude dos estudos baseados na literatura que demonstram maior risco de deiscência da ferida, infecção do enxerto e/ou reabsorção e uma probabilidade reduzida de osseointegração. Recomenda-se, no entanto, que, se uma decisão para prosseguir com a cirurgia for feita, então os pacientes se abstêm de fumar pelo menos 15 dias antes da cirurgia (ou seja, o tempo que leva para a nicotina limpar sistemicamente) e 4 a 6 semanas após a cirurgia. Além disso, os fumantes devem assinar um consentimento informado e detalhado, no qual os riscos associados ao tabagismo são claramente definidos e explicados.

Contraindicação relativa e absoluta para procedimentos de enxerto de seio maxilar

Em geral, as contraindicações para cirurgia de implante também se aplicam a procedimentos de enxerto de seio. Contudo, podem existir adicionais específicos e locais em condições que aumentam a morbidade. Várias condições relacionadas ao seio maxilar são uma preocupação, mas não são necessariamente contraindicações para o procedimento de enxerto. O implantodontista, após avaliação da tomografia TCFC e avaliação do seio maxilar, em alguns casos necessitará de avaliação médica adicional antes de prosseguir com procedimentos que podem invadir o seio. Existe uma grande variação na gravidade de possíveis condições patológicas que podem estar presentes no seio maxilar. Por exemplo, um paciente pode ter um leve desvio de septo. Por não afetar a depuração mucociliar do seio maxilar e não haver patologia associada, nenhuma consulta médica com otorrinolaringologista é realizada. Não obstante, se um desvio de septo grave estiver presente, resultando em um óstio sem patência, um encaminhamento otorrinolaringológico seria altamente recomendado.

Uma lista de contraindicações relativas e absolutas está nos Boxes 37.2 e 37.3.

Redução de complicações do enxerto sinusal

Mesmo que os procedimentos de enxerto de seio tenham altas taxas de sucesso, eles tendem a possuir um risco maior de infecção do que cirurgia de instalação de implantes, pois o paciente está predisposto a infecções originadas do procedimento cirúrgico oral (ou seja, infecção intraoral proveniente do sítio cirúrgico) ou do

ciliar e na imunidade secretora do trato nasorrespiratório. No seio maxilar, isso pode ter efeitos diretos na exclusão imunológica e supressão porque as respostas de IgA e IgM são reduzidas, enquanto as respostas de IgE são aumentadas. Acredita-se que fumar interfere na cicatrização do enxerto ósseo porque reduz o fluxo sanguíneo local, aumentando a resistência periférica e causando aumento da agregação plaquetária. Subprodutos químicos do fumo, como cianeto de hidrogênio e monóxido de carbono, são inibidores da cicatrização de feridas, assim como a nicotina, que inibe a proliferação celular. O tabaco pode interferir diretamente na função osteoblástica, e existem fortes evidências de diminuição da formação óssea em fumantes. Além disso, os fumantes têm uma redução significativa do conteúdo mineral ósseo. A densidade mineral óssea pode ser reduzida de duas a seis vezes em um fumante crônico. No geral, o tabagismo pode contribuir para empobrecer a qualidade óssea disponível e a capacidade de cicatrização, resultante da disfunção vascular e osteoblástica.[68]

> **Boxe 37.2** Contraindicações absolutas *versus* relativas.
>
> **Contraindicações relativas**
> 1. Deficiências limitadas anatômicas/estruturais dos seios ou das paredes nasais que são corrigíveis (ou seja, desvio de septo)
> 2. Processos inflamatórios/infecciosos tratáveis
> 3. Corpos estranhos
> 4. Fístulas oroantrais
>
> **Contraindicações absolutas**
> 1. Deficiências anatômicas/estruturais dos seios ou das paredes nasais que são não corrigíveis.
> 2. Processos inflamatórios/infecciosos que não podem ser resolvidos (ou seja, sinusite crônica)
> 3. Doenças fúngicas ou granulomatosas do seio.
> 4. Neoplasias benignas/malignas do seio.

> **Boxe 37.3** Consulta médica: otorrinolaringologista.
>
> **Sem encaminhamento**
> 1. Espessamento leve da mucosa
> 2. Cisto pequeno (< 8 mm)
> 3. História de sinusite leve sem evidência radiográfica de patologia
>
> **Recomendação de encaminhamento**
> 1. Nível ar-fluido
> 2. Cisto (aproximadamente > 8 mm)
> 3. Mucocele primária/secundária
> 4. Pólipos
> 5. Seio opacificado
> 6. Sinusite crônica (MRSA, fúngica)
> 7. Expansão/destruição da parede óssea
> 8. Trauma anterior
> 9. Corpo estranho no seio
> 10. Curva de aprendizado inicial
>
> MRSA: *Staphylococcus aureus* resistente à meticilina.

procedimento de enxerto (ou seja, infecção dentro do seio). Portanto, em um ambiente cirúrgico com rigorosa técnica asséptica, incluindo lavagem intraoral e extraoral com clorexidina e paramentação do paciente, devem-se considerar a roupa cirúrgica do clínico e assistente, além de luvas e instrumentos estéreis. O risco de infecção pós-operatória dos seios maxilar é geralmente menor que 5% quando esses procedimentos e um regime farmacológico pré e pós-operatório são adotados.[73,74]

Medicamentos profiláticos

Medicamentos antimicrobianos sistêmicos

Os riscos de contaminação bacteriana antes e depois do enxerto sinusal são muito diferentes dos procedimentos cirúrgicos de implante de rotina. Portanto, o protocolo farmacológico para procedimentos de enxerto de seio deve ser eficaz contra os organismos nessa cirurgia local. O regime farmacológico recomendado inclui um antibiótico profilático, medicamentos anti-inflamatórios e enxágues antimicrobianos.

Em comparação com a cirurgia de implante de rotina, o aumento dos seios tem chance maior de morbidade devido a possíveis rotas adicionais de infecção. A invasão bacteriana pode se originar de diferentes fontes, como (1) cirurgia intraoral, (2) material de enxerto ósseo e (3) bactérias da cavidade sinusal. Além disso, foi bem documentado que a inclusão de corpos estranhos (p. ex., implantes, autoenxertos, aloenxertos) aumenta as taxas de infecção.[75,76] Devido a maior chance de haver infecção e morbidade com esse tipo de procedimento cirúrgico, um protocolo rigoroso de antibióticos é benéfico. Foi demonstrado que medicamentos antibióticos reduzem significativamente o número de insucessos causados por infecção em cirurgias de enxerto de seio ou de implantes.[77]

Seguindo os princípios da administração profilática de antibióticos, o antibiótico deve ser eficaz contra as bactérias mais suscetíveis em causar infecção. Após a cirurgia intraoral, os organismos contaminantes mais prováveis são principalmente estreptococos, cocos gram-positivos anaeróbios e bastonetes gram-negativos anaeróbios. *S. pneumoniae*, *H. influenzae* e *M. catarrhalis* são os três patógenos mais comuns encontrados no seio maxilar que podem levar a infecções agudas nos seios.[78] *S. aureus* não é comum em infecções agudas; contudo, demonstrou ter um papel significativo na causa da doença de rinossinusite crônica, juntamente com bactérias anaeróbias. Os organismos associados à infecção em procedimentos cirúrgicos orais gerais incluem estreptococos α-hemolíticos e *S. viridans*.[79] Portanto, um protocolo farmacológico deve ser eficaz contra esses organismos.

Ao avaliar várias classes de medicamentos antibióticos usados para o tratamento de infecções do seio maxilar, a classe de antibióticos de escolha é a dos antibióticos betalactâmicos. Com a vasta gama de possíveis rotas de invasão bacteriana e tipos de bactérias, a droga antibiótica deve ser de amplo espectro para responder por todas essas possibilidades. No entanto, a resistência bacteriana tornou-se um problema significativo no tratamento desses patógenos. A resistência bacteriana é iniciada por dois mecanismos comuns: (1) produção de enzimas inativadoras de antibióticos (*S. aureus*, *H. influenzae* e *M. catarrhalis*) e (2) alteração no local alvo (*S. pneumoniae*). Estudos mostraram os seguintes resultados de resistência (ou seja, produção de betalactamase)[80]:

H. influenzae: 36,8%
M. catarrhalis: 98%
S. pneumoniae: 28,6%

Por causa da alta taxa de resistência bacteriana, a amoxicilina (a droga de escolha por muitos anos) não é mais recomendada para profilaxia antibiótica para cirurgia de enxerto de seio. Em vez disso, amoxicilina-clavulanato é usada devido à adição de ácido clavulânico aumentar a atividade da amoxicilina contra as cepas de bactérias produtoras de betalactamase.

O paciente com história de reação alérgica não anafilática à penicilina pode tomar acetil cefuroxima como alternativa.[81] A ceftina é uma cefalosporina de segunda geração que possui boa potência, eficiência e forte atividade contra a resistência de *S. pneumoniae* e *H. influenzae*. Se um paciente tem uma história verdadeira de reação anafilática à penicilina, infecções recorrentes nos seios ou histórico recente de uso de antibióticos, então a doxiciclina pode ser usada. No passado, a classe de antibióticos das quinolonas era usada com excelente sucesso, pois exibia atividade superior contra a maioria dos tipos de bactérias envolvidas. Contudo, recentemente, a Food and Drug Administration (FDA) recomendou que o efeito adverso de danos ao tendão não garante seu uso rotineiro.

A eficácia máxima dos antibióticos profiláticos ocorre quando o antibiótico está em concentrações adequadas no tecido antes que a invasão bacteriana seja iniciada. Devido à mucosa do seio limitar o fluxo de sangue para combater uma possível invasão bacteriana da cirurgia de seio, devem ser administrados medicamentos antibióticos pelo menos 1 dia inteiro (24 horas) antes da cirurgia e estender por aproximadamente 5 dias após a cirurgia.

Medicamentos antibióticos locais

A concentração de antibiótico dentro de um coágulo sanguíneo do enxerto de seio depende do título sanguíneo sistêmico. Depois que o coágulo se estabiliza, outros antibióticos não entram na área até a revascularização.[82] O enxerto ósseo é um espaço morto, com suprimento mínimo de sangue e ausência de proteção pelos mecanismos de defesa celular do hospedeiro. Isso torna o enxerto propenso a infecções que normalmente seriam eliminadas pelas defesas do hospedeiro ou pelo antibiótico. A indução osteogênica de autoenxertos e aloenxertos é muito prejudicada quando contaminada com bactérias infecciosas.[83] Para garantir níveis adequados de antibióticos em um enxerto SA, é recomendado adicionar antibiótico à composição do enxerto.[84,85] Esse antibiótico local pode proteger o enxerto de contaminação e infecção precoce. Numerosos estudos têm demonstrado que um antibiótico adicionado ao material de enxerto não tem efeito deletério no crescimento ósseo. Antibióticos como penicilina, cefalosporina e clindamicina, até mesmo em altas concentrações, não foram considerados destrutivos para proteínas osteoindutoras.[86]

O antibiótico administrado localmente deve ter eficácia contra os organismos mais prováveis encontrados. Devido à alta incidência de alergia com antibióticos betalactâmicos, é recomendada a forma parenteral de cefazolina. Se existe uma verdadeira alergia à penicilina (ou seja, anafilática), então a clindamicina pode ser usada como alternativa. As cápsulas e comprimidos administrados por via oral não devem ser usados dentro do enxerto, pois contêm preenchedores que interferem na regeneração óssea.

A experiência clínica indica que existe menos risco de infecção quando antibióticos pré e pós-operatórios são usados tanto por via oral quanto no enxerto. Devido à infecção prejudicar consideravelmente a formação óssea em pacientes submetidos a procedimentos de enxerto de seio, a cobertura de antibióticos orais é continuada por aproximadamente 5 dias após a cirurgia. Os antibióticos recomendados são mostrados no Boxe 37.4.

Bochecho com antimicrobiano oral

Em relação aos procedimentos de enxerto do seio, um medicamento antimicrobiano adicional usado é o gliconato de clorexidina. Essa categoria de enxaguatório bucal antimicrobiano demonstrou diminuir com sucesso os episódios infecciosos e minimizar as complicações pós-operatórias da linha de incisão.[87] Enxágues orais suaves de gliconato de clorexidina a 0,12%, devem ser feitos 2 vezes/dia durante 2 semanas após a cirurgia ou até a linha de incisão estar completamente cicatrizada.[88]

Boxe 37.4 Medicamentos antibióticos profiláticos recomendados para procedimentos de enxerto de seio.

Profilaxia antibiótica sistêmica
1. Amoxicilina-ácido clavulânico (825 mg/125 mg), um comprimido 2 vezes/dia, começando 1 dia antes da cirurgia e 5 dias após a cirurgia

Alergia não anafilática à penicilina
2. Cefuroxima axetil (500 mg), um comprimido 2 vezes/dia, começando 1 dia antes da cirurgia e 5 dias após a cirurgia

Alergia anafilática à penicilina
3. Doxiciclina (100 mg), um comprimido 2 vezes/dia, começando 1 dia antes da cirurgia e 5 dias após a cirurgia

Antibiótico local no enxerto
1. Cefazolina 1 g: Diluir com 2 mℓ de solução salina (500 mg/mℓ)
   a. 0,2 mℓ ou 100 mg: adicionar à membrana de colágeno
   b. 0,8 mℓ ou 400 mg: adicionar ao material de enxerto
2. Clindamicina 150 mg/1 mℓ
   a. 0,2 mℓ ou 30 mg: adicionar à membrana de colágeno
   b. 0,8 mℓ ou 120 mg: adicionar ao material de enxerto

Medicamentos glicocorticoides

A cirurgia de enxerto do seio geralmente resulta em aumento da inflamação pós-operatória. Portanto, um regime farmacológico é recomendado para diminuir o edema pós-operatório. Os glicocorticoides têm sido bem documentados por diminuírem a inflamação do tecido mole e minimizarem a dor pós-operatória, edema e abertura da linha de incisão. Além disso, as manifestações clínicas da cirurgia na mucosa do seio também podem ser reduzidas pelo uso de medicamento glicocorticoide.[89] Portanto, o protocolo cirúrgico habitual para a maioria das cirurgias de implante, incluindo enxertos de seio, inclui uma dose a curto prazo de dexametasona (Boxe 37.5). Para garantir a desobstrução do óstio e minimizar a inflamação nos seios antes da cirurgia, os medicamentos esteroides são iniciados 1 dia antes da cirurgia. Esse medicamento também deve ser estendido por 2 dias após a cirurgia, pois o edema atinge o pico em 2 a 3 dias após a cirurgia.

Medicamentos descongestionantes

Drogas simpaticomiméticas que influenciam os receptores alfa-adrenérgicos têm sido usadas como agentes terapêuticos para o descongestionamento de membranas mucosas. Medicamentos descongestionantes sistêmicos e tópicos são úteis na reabertura de um óstio sinusal bloqueado, facilitando a drenagem. Oximetazolina a 0,05% e fenilefrina a 1% são medicamentos descongestionantes tópicos úteis. A ação vasoconstritora da oximetazolina estende-se aproximadamente por 5 a 8 horas, o que é preferível em comparação com 1 hora de ação para fenilefrina. No entanto, drogas descongestionantes têm muitas desvantagens. Medicamentos descongestionantes tópicos podem causar um fenômeno de rebote e o desenvolvimento de rinite medicamentosa, se usados por mais de 3 a 4 dias. A eficácia do descongestionante tópico é marcadamente reforçada pela posição adequada de cabeça do paciente durante a administração do medicamento. Também deve ser notado que a intensidade do pulso e o fluxo sanguíneo na mucosa sinusal é reduzida com drogas descongestionantes como a oximetazolina. Isso pode, por sua vez, diminuir o mecanismo de defesa dentro dos tecidos.[90]

Como consequência dos riscos médicos e locais dos medicamentos descongestionantes, o protocolo farmacológico modificado para enxerto de seio não recomenda mais o uso profilático de medicamentos descongestionantes.

Medicamentos analgésicos

Na maioria dos casos, os procedimentos de enxerto de seio geralmente requerem cobertura analgésica pós-operatória mínima. Se um narcótico for necessário, qualquer combinação analgésica contendo codeína é prescrita no pós-operatório, pois a codeína é um potente antitussígeno, e a tosse pode levar a uma pressão adicional sobre a membrana sinusal e introduzir bactérias no enxerto. O paciente é instruído a tossir (se necessário) com a boca aberta para que a pressão de ar excessiva não ocorra através do óstio.

Crioterapia

Com procedimentos de elevação do seio, inflamação pós-operatória na região posterior da maxila é muito comum devido à

Boxe 37.5 Protocolo de glicocorticoide.

Dexametasona (4 mg) × 6 comprimidos
- Dois comprimidos (8 mg) pela manhã, 1 dia antes da cirurgia
- Dois comprimidos (8 mg) na manhã da cirurgia
- Um comprimido (4 mg) pela manhã, 1 dia após a cirurgia
- Um comprimido (4 mg) pela manhã, no segundo dia após a cirurgia

extensão da reflexão do tecido. Em função de o edema pós-operatório poder afetar negativamente a linha de incisão, medidas devem ser tomadas para minimizar essa condição. A aplicação de compressas frias e líquidos gelados por via oral, associada à elevação da cabeça e à limitação de atividades físicas por 2 a 3 dias, ajudará a minimizar o edema. A aplicação de compressa fria e líquidos gelados causará vasoconstrição dos vasos capilares, reduzindo o fluxo sanguíneo e linfático, resultando em um menor grau de edema. Só devem ser utilizados gelo ou compressas frias nas primeiras 24 a 48 horas. Após 2 a 3 dias, o calor pode ser aplicado à região para aumentar o fluxo sanguíneo e linfático, o que ajuda a limpar a área das consequências inflamatórias. Isso também auxilia na redução de equimoses que possam ter ocorrido devido ao sangramento e à reflexão do tecido.

Técnica asséptica

Devido à extensão da reflexão do tecido, a sensibilidade da técnica cirúrgica e necessidade de assepsia, a sedação oral ou consciente é geralmente recomendada para procedimentos de enxerto de seio. Após a sedação e a anestesia de infiltração adequadas (ou seja, nervo alveolar posterior e médio, e nervo palatino maior), o paciente está preparado para a cirurgia. O preparo do local cirúrgico é importante, em cirurgia de manipulação do seio, para reduzir a contaminação pela própria flora normal do paciente. A cavidade bucal não pode se tornar um ambiente estéril para a cirurgia. Contudo, o preparo intraoral antes da cirurgia pode reduzir significativamente a contagem bacteriana na boca. Estudos revelam uma significativa redução da bacteriemia durante extrações e complicações da cirurgia de instalação do implante, após o preparo com um bochecho antisséptico.[89,90]

Os compostos iodóforos são os antissépticos mais eficazes. No entanto, devido ao iodo ser misturado com agentes orgânicos de superfície ativa, ele tem demonstrado inibir a osteoindução do enxerto ósseo. Portanto, o uso de clorexidina a 0,12% com fricção e bochecho com gliconato é mais frequentemente usado como preparo intraoral do sítio cirúrgico com necessidade de enxerto ósseo. Uma fricção pré-cirúrgica extraoral da pele também deve ser realizada com antissépticos de clorexidina antes da cirurgia.

Tratamento cirúrgico do seio maxilar: história

No início dos anos 1970, Tatum[91,92] começou a aumentar a região posterior da maxila com osso autógeno de costela para produzir osso vertical adequado para suporte de implante. Ele observou que enxertos em bloco abaixo da crista alveolar existente diminuiriam significativamente a altura intradental posterior, e que muito pouco osso para implantes endósseos seria obtido. Portanto, em 1974, Tatum desenvolveu um procedimento de Caldwell-Luc modificado para enxerto de seio (SA). A crista da maxila era fraturada para elevar a membrana do seio maxilar. O osso autógeno era então adicionado na área previamente ocupada pelo terço inferior do seio. Implantes endósseos eram instalados nesse osso enxertado após aproximadamente 6 meses. Os implantes recebiam carga com próteses definitivas após 6 meses.

Em 1975, Tatum desenvolveu uma técnica cirúrgica de abordagem lateral para elevar a membrana sinusal e instalar os implantes simultaneamente. O sistema de implante usado foi um implante de cerâmica de peça única, e um pilar transmucoso foi necessário durante o período de cicatrização. Inicialmente, os implantes cerâmicos não foram projetados adequadamente para esse procedimento, e os resultados com a técnica eram imprevisíveis. Em 1981, Tatum desenvolveu um implante de titânio submerso para uso na região posterior da maxila e alcançou resultados previsíveis.

De 1974 a 1979, o principal material de enxerto para seio era osso autólogo. Em 1980, Tatum *et al.*[93] expandiram a aplicação da técnica de aumento SA com abordagem lateral da maxila e uso de osso sintético. No mesmo ano, Boyne e James relataram o uso da técnica pela primeira vez com osso autógeno para enxertos SA.[60] Na década de 1980, a maioria das publicações era experimental ou baseada em amostras de tamanho muito pequeno.

Classificações de tratamento para a região posterior da maxila

Em 1984, Misch[61] organizou uma abordagem de tratamento para a região posterior da maxila com base na quantidade de osso abaixo do antro, e em 1986 ele expandiu a abordagem de tratamento para incluir a largura de osso disponível, que estava relacionada ao desenho do implante. Em 1987, Misch incluiu a técnica de elevação do assoalho do seio através da osteotomia do implante antes da instalação.[62] Ele relatou 170 casos de enxerto de seio, com duas complicações e uma resolução sem intercorrências.

Na classificação SA de Misch, a modalidade de tratamento é dependente da altura do osso disponível entre o assoalho do antro e o rebordo da crista residual na região das localizações ideais para instalação dos implantes. O protocolo SA também sugeriu uma abordagem cirúrgica, material de enxerto ósseo e um período para a cicatrização antes da reconstrução protética. Em 1995, Misch[94] modificou suas classificações de 1987 para incluir a dimensão lateral do seio; essa dimensão foi usada para modificar o protocolo do período de cicatrização, pois seios de menor largura (0 a 10 mm) formam o osso mais rapidamente do que seios de maior largura (> 15 mm). O rebordo da largura da Divisão A também foi aumentado para 6 mm a fim de permitir que mais osso englobasse o implante em cada lado. Em 2017, Resnik modificou a classificação de Misch para incluir opções de tratamento alternativo com implantes curtos, abordagens de enxerto de rebordo e modificações do plano de tratamento com base em fatores relacionados à força, que são detalhados no Boxe 37.6 (Figuras 37.25 a 37.28).

Técnica cirúrgica

Opção subantral um: instalação convencional do implante

A primeira opção de tratamento SA de Misch, SA-1, ocorre quando a altura óssea suficiente está disponível para permitir a instalação do implante endósseo seguindo o protocolo cirúrgico usual, sem envolvimento dos seios maxilares. Devido à qualidade do osso na região posterior da maxila frequentemente ser osso D3

Boxe 37.6 | Fatores relacionados à força.

Condições favoráveis
- Boa qualidade óssea (osso D2/D3) com presença de osso cortical
- Fatores de força oclusal mínimos
- Sem parafunção
- Razão coroa/implante ideal

Condições desfavoráveis
- Má qualidade óssea (osso D3/D4) sem osso cortical presente
- Fatores aumentados de força oclusal
- Forças parafuncionais presentes
- Razão coroa/implante precária

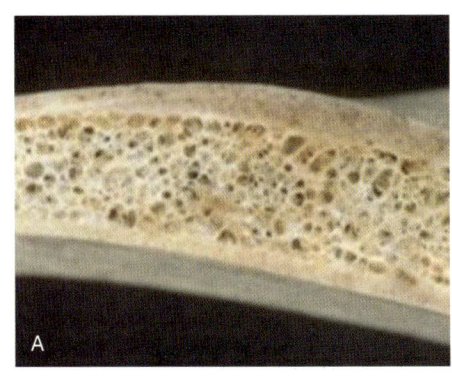

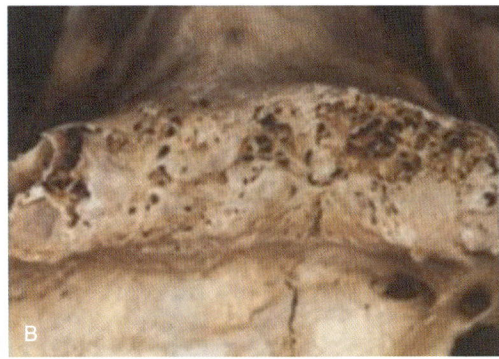

Figura 37.25 Qualidade óssea. **A.** Osso cortical espesso e osso esponjoso denso, que é consistente com osso tipo D2. **B.** Nenhum osso cortical presente, com osso trabecular muito fino, que geralmente é consistente com osso D4 e principalmente encontrado na região posterior da maxila.

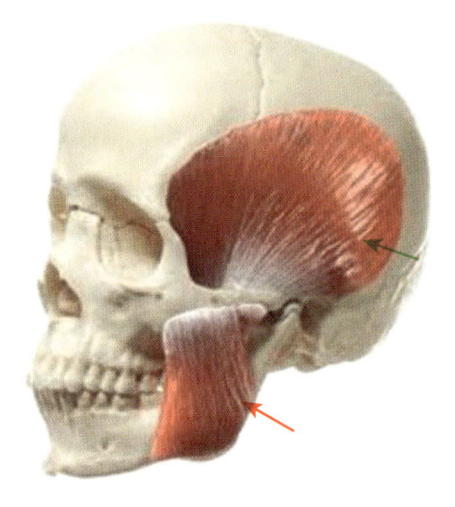

Figura 37.26 Fatores de força. A região posterior da maxila é muito suscetível a problemas relacionados à força devido à presença de músculos fortes, como o temporal (*verde*) e o masseter (*vermelho*).

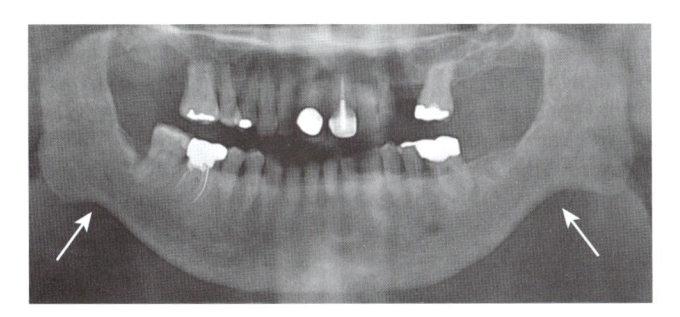

Figura 37.27 Parafunção. As forças são significativamente aumentadas em pacientes que apresentam parafunção. Nesta radiografia, a incisura antegonial proeminente é consistente com forças parafuncionais e hipertrofia do masseter.

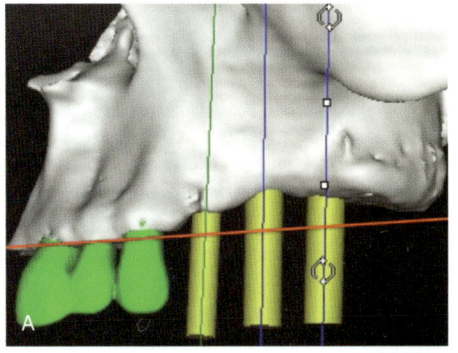

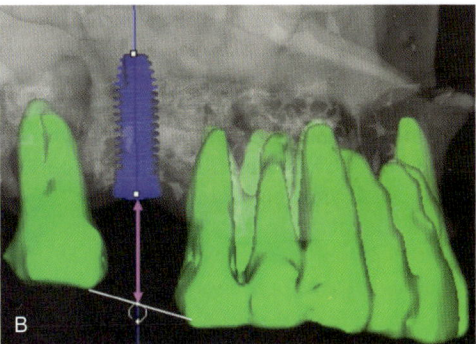

Figura 37.28 Razão coroa/implante. A região posterior da maxila muitas vezes é confrontada com um aumento no espaço interoclusal devido à reabsorção óssea vertical e horizontal. **A.** Imagem tridimensional ilustrando o posicionamento apical dos implantes causado pela reabsorção óssea vertical. **B.** Plano de tratamento interativo com tomografia computadorizada de feixe cônico avaliando o aumento do espaço para altura da coroa.

ou D4, a compactação óssea ou osseodensificação para preparar o local do implante é comum. Essa técnica permite uma inserção inicial mais rígida do implante e também aumenta o BIC.

Dimensões ósseas necessárias

No volume ósseo abundante (Divisão A), a altura óssea mínima ideal para o SA-1 está relacionada aos fatores de força associados. Em condições favoráveis, um mínimo de 8 mm de osso é necessário da crista do rebordo até o assoalho do seio para a instalação de um implante de 8 mm. A literatura concluiu que implantes curtos (8 mm) mostraram sucesso na região posterior da maxila. Se vários implantes são instalados, então idealmente os implantes devem ser esplintados para distribuição de força. Para condições desfavoráveis, são necessários mais que 10 mm de osso em altura, para permitir a instalação de um implante para não invadir o seio maxilar. Isso permitirá que um implante de 10 mm de comprimento seja colocado com maior torque de inserção e BIC. Portanto, o implante terá menos probabilidade de ter efeitos relacionados à força que podem causar micromovimentos durante a fase de cicatrização (Figura 37.29).

Devido ao seio maxilar propriamente dito não ser invadido durante a abordagem SA-1, é menos crítico avaliar se existe patologia preexistente no seio. No entanto, se houver patologia que justifique encaminhamento médico, então isso deve ser realizado antes de qualquer instalação de implante. Portanto, em geral, as contraindicações patológicas sinusais para cirurgia de enxerto não

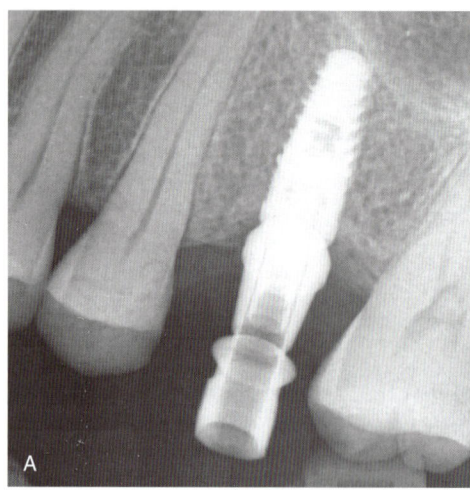

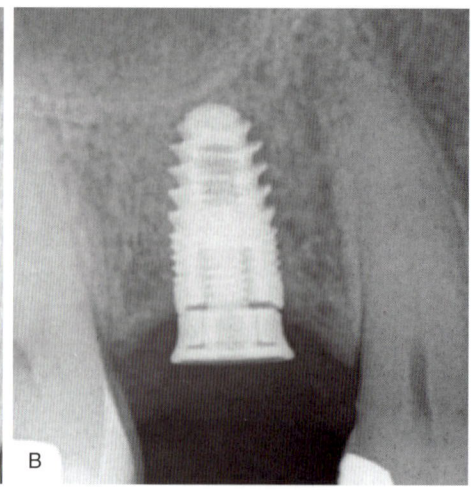

• **Figura 37.29** SA-1 **A** e **B.** Plano de tratamento que inclui a instalação do implante abaixo do seio maxilar propriamente dito.

se aplicam à instalação de implantes quando houver osso adequado abaixo do seio para implantes de tamanho adequado que suportem a carga da prótese. Embora um conceito comum em implantodontia seja deixar uma distância de 2 mm ou mais até um ponto de referência antagonista, isso não é necessário na região SA.

Pacientes com menor volume ósseo (Divisão B) em SA-1 podem ser tratados com osteoplastia ou acréscimo para aumentar a largura do osso. A instalação de implantes de área de superfície menores (como implantes em forma de raiz de pequeno diâmetro) não é sugerida porque as forças são maiores nas regiões posteriores da boca, e a densidade óssea é menor do que na maioria das regiões. Além disso, a crista estreita é frequentemente mais medial do que a fossa central dos dentes inferiores, e resultará em uma carga compensada na prótese, o que aumentará a tensão no osso. Contudo, múltiplos implantes de diâmetro estreito podem ser instalados para apoiar um dente (ou seja, dois implantes de diâmetro estreito para apoiar um molar).

A osteoplastia na região posterior da maxila SA-1 pode alterar a categoria SA se a altura óssea remanescente for suficiente para permitir modificação óssea adequada. O aumento da largura pode ser realizado com propagação óssea, enxerto de membrana ou enxertos autógenos. Implantes de diâmetro maior são frequentemente necessários na região de molar, e a propagação óssea para instalar implantes mais largos é a abordagem mais comum quando a densidade óssea é baixa. Se houver menos de 2,5 mm de largura disponível na região posterior edêntula (C–w), então a opção de tratamento mais previsível é aumentar a largura usando enxertos ósseos autógenos em bloco. Depois da maturação do enxerto, a área é reavaliada para determinar a classificação do plano de tratamento adequado.

Os implantes endósseos na categoria SA-1 cicatrizam em um ambiente não funcional por aproximadamente 4 a 8 meses (dependendo da densidade óssea e dos fatores de força) antes da adição do pilar ou pilares de apoio para reconstrução protética. Deve-se tomar cuidado para garantir que os implantes não sofram traumas durante o período inicial de cicatrização. A carga progressiva durante as fases protéticas do tratamento é sugerida no osso D3 ou D4 (Boxe 37.7).

Opção subantral dois: elevação do seio e instalação simultânea do implante

A segunda opção SA na classificação SA de Misch, SA-2, é selecionada quando o comprimento pretendido do implante é 1 a

Boxe 37.7 Requisitos para SA-1.

- **Condições favoráveis:** > 8 mm de osso hospedeiro (implante de aproximadamente 8 mm em comprimento ou maior)
- **Condições desfavoráveis:** > 10 mm de osso hospedeiro (implante com aproximadamente 10 mm de comprimento ou maior)

2 mm maior do que o osso vertical presente (Figura 37.30). Nessa técnica, 1 para 2 mm pode ser alcançado pela elevação da membrana sinusal sem enxerto ósseo. Tatum[95] desenvolveu originalmente essa técnica em 1970 e Misch[96] publicou-a pela primeira vez em 1987. Summers[97] publicou um procedimento semelhante em 1994, 24 anos após a primeira apresentação.

Devido à abordagem cirúrgica SA-2 modificar o assoalho do seio maxilar, uma condição patológica preexistente do seio não deve estar presente, pois pode afetar o local do implante por infecção retrógrada.

Essa técnica é reservada para 8 a 10 mm do osso hospedeiro abaixo do seio no qual um implante é colocado com uma técnica de osteotomia que eleva a membrana em aproximadamente 1 a 2 mm sem o uso de enxerto. Idealmente, um implante de 8 mm é usado com cautela nesses casos.

Justificativa

Em algumas situações, um implante mais longo pode ser necessário para suporte protético e fixação inicial. Worth e Stoneman[98] relataram um fenômeno comparável de crescimento ósseo sob uma membrana sinusal elevada chamada de "formação de halo". Os autores observaram a elevação natural da membrana sinusal em torno dos dentes com doença periapical. A elevação da membrana resultou em neoformação óssea, uma vez que a infecção dentária foi eliminada. Em um artigo de Palma et al.,[99] a elevação da membrana sinusal na instalação do implante, com ou sem um material de enxerto abaixo da mucosa, forneceu resultados semelhantes em primatas, em relação à estabilidade do implante ou BIC após a cicatrização. Como resultado da presença de osso autógeno acima da porção apical do implante com a técnica SA-2 e a fratura do assoalho do seio (que aumenta o fenômeno aceleratório regional de reparo e formação óssea), é previsível uma neoformação óssea sobre o ápice do implante.

Incisão e reflexão (descolamento)

Em uma maxila posterior edêntula, uma incisão de espessura total é feita na crista edêntula do rebordo da tuberosidade à distal da

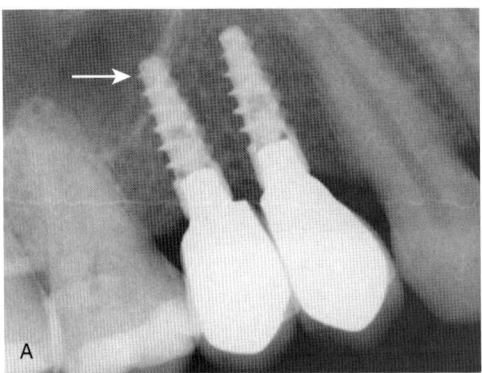

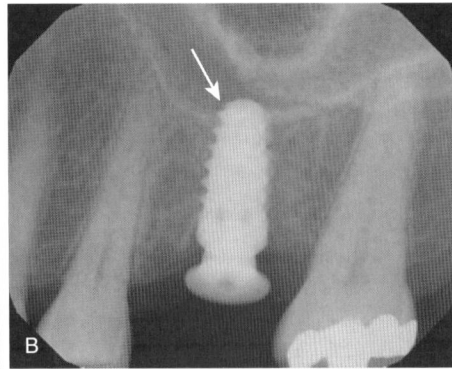

• **Figura 37.30** SA-2. **A.** Radiografia mostrando uma SA-2 (segundo pré-molar superior) e uma SA-1 (primeiro molar superior). **B.** Implante SA-2 que inclui a instalação do implante com penetração no seio maxilar de 1 a 2 mm sem enxerto ósseo.

região de canino. Uma incisão vertical lateral relaxante é feita na sua extensão distal e anterior da incisão do rebordo por aproximadamente 5 mm. Se houver tecido mínimo inserido na crista do rebordo, o que é mais frequentemente observado na região de pré-molar, então a incisão primária é feita mais palatina, para deixar mais tecido queratinizado na porção vestibular. Quando os dentes estão presentes na região, a incisão da crista estende-se, no mínimo, um dente além da região edêntula. Quando um dente está ausente, o descolamento é semelhante à opção de reabilitação unitária, e até mesmo uma técnica direta (técnica sem retalho) pode ser usada.

O retalho palatino de espessura total é primeiro descolado, pois a lâmina cortical palatina densa facilita a reflexão dos tecidos moles. Atenção especial é dada para evitar o percurso da artéria palatina maior ou para permanecer de forma completamente subperiosteal no tecido mole. A mucosa labial é afastada do rebordo edêntulo, em vez de elevar o tecido a partir do osso. A crista não deve ser usada para alavancar o tecido, pois o rebordo pode ter osso cortical mínimo e pode resultar em perfuração. Isso possivelmente redundaria em danos ao rebordo residual ou até mesmo penetraria na cavidade do seio. Uma vez que o tecido é descolado, a largura do osso disponível é avaliada para assegurar que tenha mais que 6 a 7 mm de largura e permita a instalação de implantes na forma radicular da Divisão A.

Osteotomia e elevação do seio nasal (SA-2)

A osteotomia de implantes endósseos é preparada conforme determinado pelo protocolo de densidade óssea, que geralmente é de osso D3 ou D4. A profundidade da osteotomia é de aproximadamente 1 a 2 mm abaixo do assoalho do antro. Na dúvida sobre a dimensão da altura, a osteotomia deve ser realizada optando-se por um comprimento menor. A osteotomia do implante é preparada até o diâmetro final adequado, abaixo do assoalho antral, cerca de 1 mm.

Um osteótomo de extremidade plana ou em forma de concha é selecionado para não fraturar o assoalho do seio. No osso D3 normalmente utiliza-se um osteótomo do mesmo diâmetro da osteotomia final. No osso D4, uma osteotomia um a dois tamanhos menores do que o tamanho final do implante pode ser utilizada, realizando uma técnica de osseodensificação. O osteótomo é inserido e batido firmemente em incrementos de 0,5 a 1,0 mm além da osteotomia, até atingir sua posição vertical final, que é de até 2 mm além da osteotomia do implante. Uma lenta elevação do assoalho do seio tem menor probabilidade de romper a mucosa do seio. Essa abordagem cirúrgica comprime o osso abaixo do antro, causa uma fratura do tipo em galho verde no assoalho antral e eleva lentamente o osso sem preparo e a membrana sinusal sobre o osteótomo de base plana. Se o osteótomo não puder prosseguir até a profundidade da osteotomia desejada após a batida, então ele é removido e a osteotomia é novamente preparada com brocas rotatórias, com 1 mm de profundidade adicional. Em seguida, o osteótomo é reinserido para tentar a fratura em galho verde do assoalho antral.

Deve-se ter cuidado ao remover os osteótomos do local da osteotomia. O osteótomo nunca deve ser luxado, pois isso aumentará a largura da osteotomia final, levando a um menor torque de inserção. Uma vez que o osteótomo prepara o implante local, o implante pode então ser rosqueado na osteotomia e ser estendido até 2 mm acima do assoalho do seio. O implante é lentamente rosqueado na posição até que a membrana tenha menor probabilidade de perfurar ao ser elevada. A porção apical do implante ancora o osso mais denso no assoalho cortical, de preferência com o osso sobre o ápice e uma membrana sinusal intacta. O implante pode estender-se de 0 a 2 mm além do assoalho do seio, e o 1 mm de osso comprimido cobrindo o ápice do implante resulta em uma elevação de até 3 mm da mucosa do seio (Figura 37.31). Idealmente, o projeto do implante deve incluir um ápice convexo sem aberturas apicais, assim como esse *design* terá menor probabilidade de causar perfuração da membrana.

Técnicas SA-2 modificadas

Rosen *et al.*[100] desenvolveram uma modificação na abordagem SA-2 de tratamento para uso no momento da extração de molar superior. A técnica é indicada quando o molar superior está extraído, as paredes circunvizinhas do osso estão intactas e nenhuma condição patológica periapical está presente. Da crista do rebordo até o assoalho antral deve haver 7 mm ou mais de altura. Assim que o dente for extraído e as paredes ósseas circundantes forem confirmadas, é necessária uma modificação da técnica SA-2. Uma broca trefina de 5 a 6 mm é usada no centro do local da extração e prepara o osso 1 a 2 mm abaixo do assoalho antral. Um osteótomo de diâmetro de 5 a 6 mm, com extremidade plana ou em forma de xícara, penetra no núcleo do osso 2 mm acima do assoalho do seio, criando 9 mm ou mais de osso vertical. Um enxerto de alvéolo pode ser usado dentro do alvéolo de extração, mas não é empurrado para o espaço cirúrgico do seio, pois pode perfurar a mucosa do seio. Após 4 meses, um implante pode ser instalado.

Alguns autores usaram o procedimento de elevação do seio SA-2 para ganhar mais de 2 mm de altura vertical do implante. No entanto, essas técnicas cirúrgicas cegas aumentam o risco de perfuração da membrana sinusal.

O sucesso da elevação da membrana sinusal intacta não pode ser confirmado antes ou no momento da instalação do implante. Tentativas de "sentir" a elevação da membrana de dentro de uma

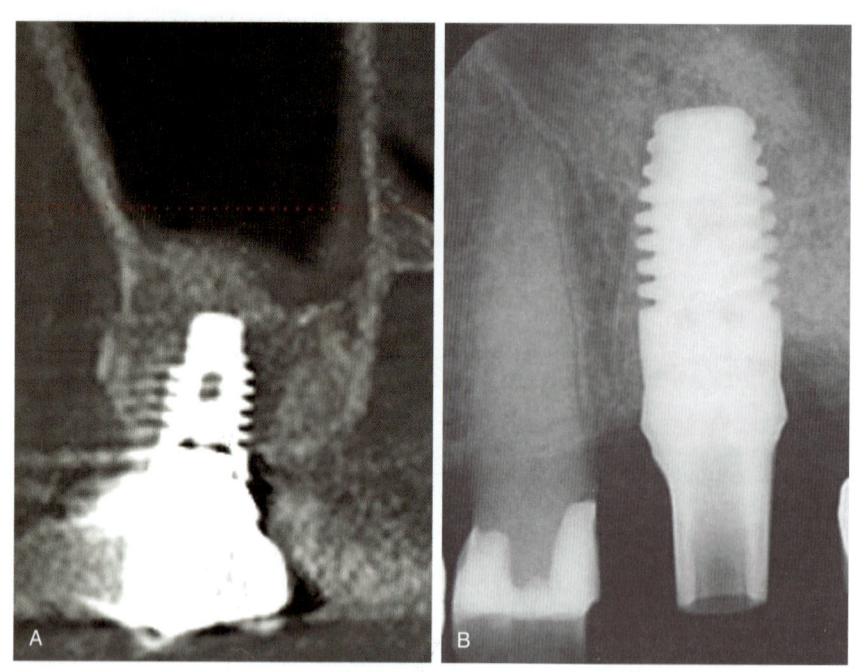

• **Figura 37.31 A.** SA-3. Plano de tratamento que inclui a instalação do implante com enxerto ósseo via abordagem pela crista (osteotomia) ganhando aproximadamente 3 a 4 mm de altura. **B.** Parede lateral. Plano de tratamento que inclui a instalação do implante com enxerto ósseo através da abordagem da parede lateral ganhando mais de 4 mm de altura (ou seja, a quantidade de altura é determinada pelo tamanho da parede lateral).

profundidade de 8 mm podem causar ruptura do revestimento do seio nasal.

Uma tentativa de elevar a mucosa do seio em mais de 2 mm por meio de uma osteotomia para implante de 3 a 4 mm de largura e 8 mm de profundidade não é previsível. Reiser et al.[102] relataram que, quando a elevação do seio era de 4 a 8 mm em cadáveres, quase 25% resultavam em perfuração do seio. O assoalho do seio da osteotomia para o implante é frequentemente tentado devido à facilidade percebida de cirurgia de uma técnica SA-2 *versus* uma parede lateral ou abordagem transcrista.

Complicações

Se uma perfuração da membrana sinusal ocorrer durante o procedimento de instalação do implante, então é menos provável que aconteça o aumento da altura do osso. Essa é a principal razão pela qual apenas **0 a 2 mm** de altura óssea adicional são tentados com essa técnica. No entanto, mesmo quando ocorre perfuração da membrana e/ou nenhum osso aumenta em torno da extremidade apical do implante, a técnica SA-2 é benéfica, pois a extremidade apical do implante é circundada por osso mais denso. Isso aumenta a fixação rígida durante a cicatrização e aumenta o BIC, levando a melhores condições de carga. Se osso inadequado se formar ao redor da porção apical de um implante, então um protocolo de carga progressiva para osso D4 é sugerido durante a reabilitação protética (Boxe 37.8).

Opção subantral três: enxerto de seio com instalação imediata de implante endósseo

A terceira abordagem para a região edêntula posterior da maxila, SA-3, é indicada quando há pelo menos 5 mm de osso vertical e largura suficiente entre o assoalho antral e a crista do rebordo residual na área onde o pilar protético é necessário (Figura 37.32).

Uma altura residual de 5 mm para a categoria SA-3 foi selecionada por duas razões principais: (1) essa altura (em qualidade

Boxe 37.8 — Requisitos para SA-2.

- **Condições favoráveis:** > 8 mm osso hospedeiro, implante idealmente de 10 mm
- **Condições desfavoráveis:** > 10 mm osso hospedeiro, implante idealmente de 12 mm

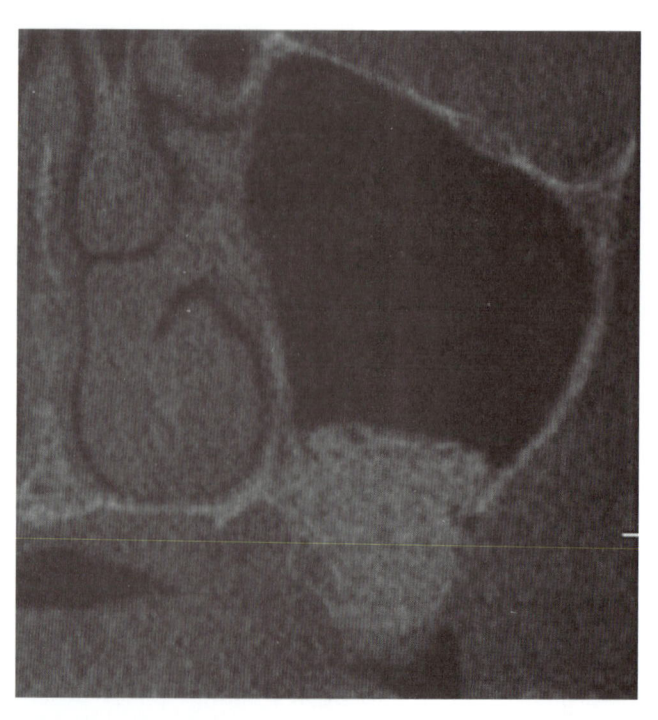

• **Figura 37.32** SA-4. Plano de tratamento que inclui enxerto ósseo pela abordagem da parede lateral sem instalação de implante. A instalação do implante é postergada de acordo com a cicatrização dos locais de enxerto do seio.

e largura ósseas adequadas) pode ser considerada suficiente para permitir estabilidade primária dos implantes colocados ao mesmo tempo que é realizado o procedimento de enxerto do seio, e (2) devido à quantidade de osso residual (5 mm), há maior suprimento de sangue, o que permite ser mais previsível e de cicatrização mais rápida.

Anestesia

A anestesia infiltrativa tem sido usada com sucesso para enxerto do seio no passado; porém, uma anestesia regional mais profunda é obtida com o bloqueio da segunda divisão do nervo maxilar (V2). A cirurgia de enxerto de seio muitas vezes requer a reflexão do tecido mole estendendo-se ao processo zigomático. Além disso, vários ramos da divisão maxilar do quinto nervo craniano inervam a mucosa do seio. Como tal, o bloqueio V2 é vantajoso para o conforto do paciente, e isso atinge a anestesia da hemimaxila, lateral do nariz, da bochecha, do lábio e da área dos seios.

Existem duas opções para o bloqueio anestésico V2: (1) ao alto e dentro do tecido pterigomaxilar atrás da parede posterior da maxila ou (2) na profundidade de aproximadamente 1 polegada, com uma agulha longa, que penetra no forame palatino maior (Figura 37.33). O primeiro método é mais fácil de executar, mas pode causar lesões no plexo pterigoide ou na artéria maxilar, resultando em hematoma, ou pode não conseguir alcançar o ponto de referência adequado. Com a segunda opção, é mais difícil localizar o forame e transpor o canal. Isso também pode lesionar a artéria ou o nervo palatino maior. Mais profundamente, uma administração com abordagem do palatino maior pode resultar na penetração do assoalho da órbita. Possíveis sequelas incluem edema periorbital e proptose, diplopia, bloqueio retrobulbar com dilatação da pupila, anestesia da córnea, imobilidade ocular, hemorragia retrobulbar e bloqueio do nervo óptico com perda transitória da visão. Contudo, a taxa de sucesso é maior e os riscos clínicos parecem mínimos. Portanto, na maioria das vezes, a primeira tentativa de bloqueio anestésico é dentro do forame palatino maior; se não houver sucesso, então a abordagem posterior alta é utilizada. A prevenção dessas complicações é assegurada pela redução da medida de profundidade da agulha para pacientes menores e aplicações estritas da técnica. A angulação adequada durante a penetração do tecido mole previne a possível entrada na cavidade nasal através da parede medial da fossa pterigopalatina.

A anestesia infiltrativa é administrada primeiro na região do nervo alveolar posterior e médio e do nervo palatino maior. Os procedimentos de antissepsia e paramentação dos pacientes vêm em seguida. Então, após efetivar a infiltração, o bloqueio V2 é administrado. Um anestésico de longa duração, tal como bupivacaína a 0,5%, é o preferido. O bloqueio anestésico com esses agentes tem ação mais longa do que a infiltração na maxila.[103]

O forame palatino maior é encontrado usando um instrumento de orifício aberto (ou seja, o cabo de um espelho bucal com parte do espelho removida). Uma pressão é aplicada com esse instrumento ao longo do tecido palatino, na união do rebordo residual e do palato duro, na região do segundo molar. Na maioria das vezes, o cabo com o orifício aberto irá sentir e se encaixar no forame. Uma pressão leve durante alguns segundos marca o tecido acima da abertura do forame. Uma agulha longa de 3,8 cm é introduzida no forame pelo lado oposto da boca e transpõe o canal em aproximadamente 2,54 cm.

Abordagens cirúrgicas

Existem duas opções para enxertar o seio, juntamente com a instalação simultânea do implante.

Parede lateral. Uma abordagem da parede lateral maxilar de Tatum é efetuada através da realização de uma osteotomia sobre a parede lateral do seio maxilar, sem fraturar a janela, elevando a membrana e a janela do seio, enxertando na parede medial, e então instalando o implante (SA-3).

Incisão e reflexão. Uma incisão na crista é feita na porção palatina do rebordo edêntulo posterior da maxila a partir da tuberosidade até um dente anterior à parede anterior do seio maxilar, deixando pelo menos 2 mm de tecido inserido na porção vestibular da incisão. Devido à reabsorção do rebordo ocorrer em direção à linha média em detrimento da dimensão vestibular, a incisão é feita com a preocupação em relação à artéria palatina maior, que prossegue próxima à crista do rebordo na maxila severamente atrófica. Se ocorrer sangramento do retalho palatino, um hemostático pode ser usado para constringir a hemorragia dos vasos sanguíneos distais, a pressão pode ser aplicada sobre o forame palatino maior com um instrumento rombo, ou pode-se usar eletrocoagulação no local da hemorragia.

Uma incisão relaxante vertical é feita na parte distal da incisão para melhorar o acesso cirúrgico à tuberosidade maxilar. Uma incisão relaxante vertical anterior de base ampla também é feita com, pelo menos, 10 mm anteriores à parede vertical anterior do seio. Isso pode resultar em uma incisão sendo realizada sobre a porção distal do primeiro pré-molar ou canino. O retalho de tecido mole vestibular é projetado, seguindo os princípios gerais, com uma base mais larga do que a crista para garantir o suporte sanguíneo apropriado. A porção palatina do retalho é refletida primeiro, seguida pelo tecido vestibular da crista, que se reflete fora da crista.

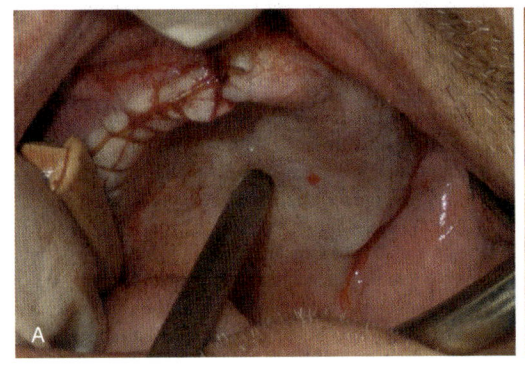

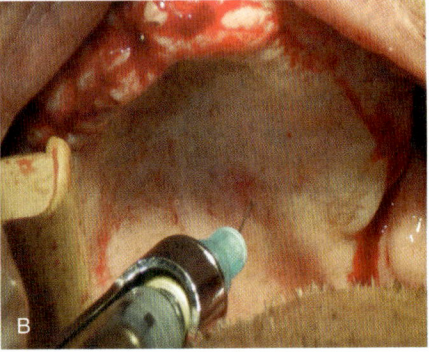

● **Figura 37.33** Anestesia, bloqueio V2. **A.** Abordagem do forame palatino maior através do forame palatino maior localizado a 1 cm medial e adjacente aos segundos dentes molares. **B.** Um cotonete pode ser pressionado na junção do palato duro com o processo alveolar maxilar até cair na depressão do forame. A agulha é avançada perpendicularmente até que o osso seja contatado lentamente em um ângulo de 45° ao longo do eixo do palato duro.

O retalho mucoperiosteal vestibular de espessura total é refletido para expor completamente a parede lateral da maxila e uma porção do zigoma. O retalho vestibular deve ser rebatido para fornecer visão completa e acesso à parede lateral da maxila. A porção superior do retalho nunca deve abordar o forame infraorbital, pois o descolamento agressivo do retalho vestibular pode causar um comprometimento do nervo do tipo neuropraxia e dano a essa estrutura nervosa exposta. O tecido vestibular refletido pode ser suturado na mucosa jugal, evitando-se cuidadosamente o ducto parotídeo. Todo tecido fibroso e tecido mole devem ser removidos do local de acesso da parede lateral para evitar contaminação do tecido mole com o enxerto ósseo. Tecido mole preso dentro do seio da face pode levar à formação de uma mucocele secundária ou cisto ciliado cirúrgico. Uma gaze úmida 4 × 4 ou uma esponja 2-4, utilizadas com um movimento de raspagem, removem facilmente esse tecido (Figura 37.34).

Janela de acesso. O *design* geral da janela de acesso lateral é determinado após a reavaliação da varredura TCFC, o que ajuda a indicar a espessura da parede lateral do antro, a posição do assoalho antral a partir da crista do rebordo, as paredes posterior e anterior em relação aos dentes (se houver) e a presença de septos no assoalho e/ou paredes do seio e qualquer patologia associada dentro do seio maxilar.

O contorno da janela de acesso lateral, segundo Tatum, é marcado no osso com uma peça rotatória de mão sob irrigação abundante de solução salina estéril resfriada. Muitas vezes é mais fácil realizar essa etapa a 50.000 rpm (peça de mão 1: 1), mas é possível até mesmo com 2.000 rpm, dependendo da espessura óssea da parede lateral do osso. Existem várias técnicas para marcar o seio janela: (1) broca Carbide (nº 6 ou nº 8), (2) broca diamantada, (3) brocas para remoção de osso (p. ex., broca Dask) ou (4) unidades de piezocirurgia. Com experiência, a primeira broca é geralmente uma Carbide esférica nº 8, que marca o osso e determina a dimensão geral da janela. Essa broca é seguida por uma broca diamantada esférica nº 8, que "dá polimento" no osso dentro da ranhura feita pela broca Carbide. Utilizar a broca esférica diamantada nº 8 em todo o processo é benéfico para um aprendizado inicial, pois as brocas Carbide "vibram" mais e podem romper a membrana do seio se a broca entrar inadvertidamente em contato com ela.

A linha de marcação inferior da janela de acesso retangular na maxila lateral é colocada aproximadamente a 1 a 2 mm acima do nível do assoalho antral (*i. e.*, que em um SA-3 está > 5 mm da crista). Se a linha de marcação inferior é feita no nível ou abaixo do nível do seio, então fraturas da parede lateral serão muito difíceis de acontecer, levando a uma possível perfuração da membrana. Se a linha de marcação inferior for feita muito alta (> 4 mm) acima do assoalho do seio, então uma saliência acima do assoalho do seio resultará em uma dissecção cega da membrana, o que também pode causar perfuração.

A porção mais superior da janela de acesso lateral deve estar aproximadamente 2 a 3 mm acima do comprimento planejado do implante (ou seja, o implante de 12 mm exigiria que a janela estivesse a 15 mm da crista do rebordo). Um afastador de tecido mole colocado acima da margem superior da janela de acesso lateral (ou seja, sempre mantido no osso, não no tecido mole) ajuda a retrair o retalho vestibular e evita que o afastador deslize inadvertidamente na janela de acesso, o que pode danificar a membrana subjacente do seio.

A linha vertical anterior da janela de acesso é marcada aproximadamente 1 a 2 mm da borda anterior do seio. A linha vertical distal deve ser feita aproximadamente 5 mm distal ao local de implante planejado mais posterior (ou seja, isso permitirá espaço adequado se a posição do implante for alterada mais distalmente). Se o paciente for totalmente edêntulo, a linha vertical distal deve ser feita aproximadamente 5 mm distal à posição do primeiro molar. Se o contorno da janela de acesso ao seio é difícil de determinar em relação à cavidade nasal, então ele deve desviar do seio, em vez de desviar do osso ao redor dessa estrutura.

Em geral, uma janela de acesso maior oferece muitas vantagens, incluindo acesso mais fácil, menos estresse na membrana durante a elevação inicial e facilidade de elevação adicional da membrana com instrumentos por causa do acesso direto, que facilita a colocação do enxerto. Os cantos da janela de acesso devem ser sempre arredondados, não em ângulos retos ou agudos. Se os ângulos dos cantos forem muito agudos, a perfuração da membrana pode ocorrer a partir do uso de uma cureta cirúrgica no canto ou durante a fratura da parede lateral. Uma vez que a janela de acesso lateral é delineada, a broca rotatória continua marcando o contorno com uma abordagem de pincelada, sob irrigação com solução salina estéril resfriada, até que seja observada uma coloração azulada abaixo da broca ou da hemorragia do local. A expansão do seio maxilar após a perda do dente empurra as artérias da membrana para fora da estrutura e logo abaixo do osso circundante. Assim, tanto a cor azulada da membrana quanto o sangramento na área são sinais da aproximação à membrana sinusal. Essa observação deve ser realizada circunferencialmente ao redor

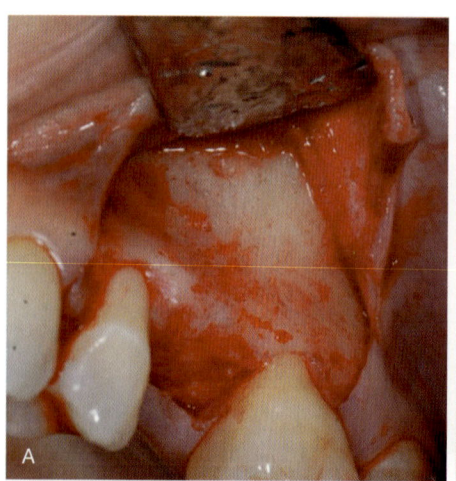

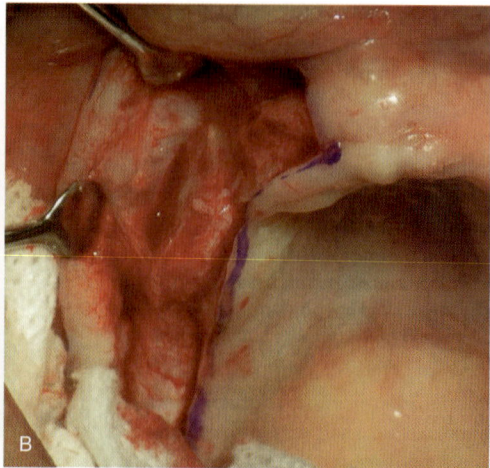

• **Figura 37.34** Incisão/reflexão. A reflexão de espessura total é necessária para expor a parede lateral. **A.** Para um aumento do seio de um único dente, geralmente a incisão estende um dente de cada lado do local edêntulo. **B.** Para uma grande área edêntula SA-4, a incisão anterior deve se estender 5 a 10 mm de parede a parede anterior (aproximadamente distal de canino) e posteriormente à tuberosidade.

da janela de acesso. A janela de acesso não deve ser superpreparada em profundidade, pois o contato direto com a membrana com brocas rotatórias pode causar perfuração (Figura 37.35).

Complicações

Anastomose endóssea. Deve-se notar que o maior vaso sanguíneo na parede lateral é de uma anastomose endóssea da artéria alveolar posterossuperior e da artéria infraorbital. No entanto, quando a parede lateral é muito fina no paciente edêntulo, a anastomose atrofiará e se tornará inexistente. A anastomose mostrou estar localizada a aproximadamente 15 a 20 mm da crista alveolar.

As linhas horizontais da janela de acesso idealmente não devem ser posicionadas diretamente sobre essa estrutura. As linhas verticais da janela de acesso frequentemente atravessam a artéria. Devido ao suprimento sanguíneo poder ser originado de qualquer direção, ambas as linhas de acesso verticais podem apresentar sangramento. Isso raramente é uma preocupação para perda de campo de visão ou de sangue durante o procedimento. Se o sangramento intraósseo é um problema, então pode-se utilizar uma broca diamantada, em alta velocidade, sem irrigação sobre o local do sangramento, cauterizando o vaso com o calor gerado na parede óssea. A eletrocauterização também pode ser usada nesse vaso, se necessário. É possível utilizar-se de uma pinça hemostática; no entanto, deve-se ter cuidado para evitar fraturar a parede lateral e/ou perfurar a mucosa do seio. Elevar a cabeça do paciente e aplicar uma esponja cirúrgica no local por alguns minutos também auxiliam no controle da hemorragia.

Elevação da membrana sinusal. O primeiro passo para elevar a janela é garantir que a janela lateral esteja completamente "livre" do osso hospedeiro. Podem ser utilizados um perfurador de metal de extremidade plana (ou cabo de espelho) e um martelo, que, suavemente, fraturam a janela de acesso lateral do osso circundante, enquanto ainda está presa à fina membrana do seio.

O perfurador de extremidade plana é primeiro posicionado no centro da janela. Se a batida leve não fraturar o osso, então o perfurador de extremidade plana é colocado ao longo da periferia da janela de acesso e é batido novamente. Se a janela não se separar facilmente, o perfurador é girado de modo que apenas uma borda entre em contato com a linha marcada. Isso diminui a área de superfície do perfurador contra a linha de marcação da janela e aumenta a tensão contra o osso. Outra batida leve com o martelo provavelmente causará uma fratura em galho verde do osso ao longo da linha demarcada. Se isso ainda não liberar a janela, então uma nova marcação no osso com uma peça de mão e uma broca diamantada é indicada, e o procedimento de batida é repetido.

Uma cureta de lâmina curta para tecido mole, projetada com duas curvas em ângulo reto, é introduzida ao longo da margem da janela (*i. e.*, cureta Salvin Sinus nº 1). A parte curva é colocada contra a janela, enquanto a borda afiada é colocada entre a membrana do seio e a margem da parede interna do antro, em uma profundidade de 2 a 4 mm. A cureta deve ficar sempre no osso e ser usada em um movimento de raspagem. Se alguma borda afiada de osso permanecer na margem óssea, então ela pode ser removida com a cureta. A cureta é deslizada ao longo da margem do osso 360º ao redor da janela de acesso. Isso garante a liberação da membrana das paredes circunvizinhas ao seio, sem perfurar as margens ósseas agudas de acesso. A membrana sinusal facilmente pode ser elevada das paredes antrais porque tem poucas fibras elásticas e não está ligada à parede cortical. Curetas especialmente projetadas e moldadas estão disponíveis para facilitar essa manobra cirúrgica. Um elevador de membrana periosteal ou sinusal curvo e mais largo é, então, introduzido através da janela de acesso lateral ao longo da borda inferior (*i. e.*, cureta Sinus Salvin nº 2). Mais uma vez, a parte curva é colocada contra a janela, e a margem afiada da cureta é arrastada ao longo do fundo do antro

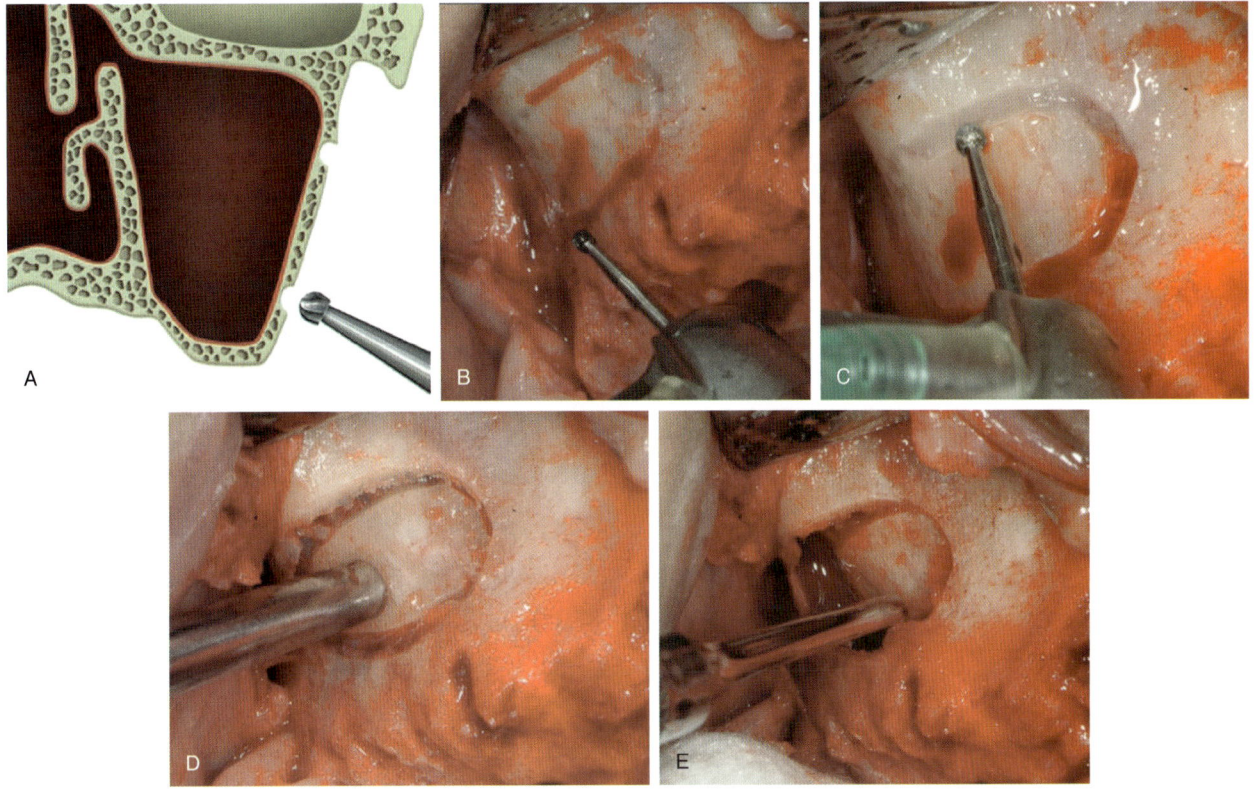

• **Figura 37.35** Preparação da janela. **A.** A osteotomia da janela deve ser feita apenas através do osso cortical. **B.** Inicialmente, um esboço do desenho deve ser marcado com uma broca Carbide esférica (nº 8). **C.** A preparação final deve ser realizada através do osso cortical com uma broca diamantada esférica (nº 8). **D** e **E.** A osteotomia está completa quando a janela está 360º livre.

enquanto se eleva a membrana sinusal. A cureta deve ser sempre mantida no assoalho ósseo para evitar a perfuração da membrana. A cureta nunca é colocada às cegas na janela de acesso. O implantodontista deve ver e/ou sentir a cureta contra o assoalho antral ou as paredes do seio o tempo todo. Uma vez que a mucosa do assoalho antral é elevada, a parede lateral, distal e medial do seio são acessadas. A cureta é empurrada contra o osso, que facilmente descola a membrana. A membrana sinusal é inspecionada quanto a perfurações ou aberturas no antro propriamente dito.

É mais fácil obter visão direta e acesso às porções distais do antro do que às porções anteriores, quando a área do seio se expande além da janela de acesso. Portanto, sempre que o elevador periosteal ou a cureta não puderem ficar contra o osso com bom acesso na área anterior, a janela de acesso deve ser aumentada em tamanho em direção à anterior. Uma pinça goiva Kerrison ou uma segunda janela semelhante à técnica inicial de marcação e fratura inicial podem ser utilizadas para expandir o tamanho da janela de acesso.

Os elevadores e curetas periosteais descolam ainda mais a membrana da parede vertical anterior, do assoalho e da parede vertical medial. É melhor errar pelo excesso, para garantir que a altura ideal do implante possa ser colocada sem comprometer (ou seja, sempre mantendo um óstio patente). A janela de acesso lateral é posicionada como parte da parede superior do local do enxerto, uma vez na posição final. O espaço SA tem como guia o assoalho do seio original; a parede antral posterior, a parede antral medial e a parede antral anterior, como seus lados; e a janela de acesso lateral e a mucosa sinusal elevada, como sua parede superior (Figuras 37.36 e 37.37).

Enxerto do seio: abordagem em camadas.

Camada superior: colágeno e antibiótico. Uma membrana de colágeno reabsorvível embebida em uma forma parental de antibiótico (cefazolina 0,2 mℓ) é preparada (Boxe 37.9).

O colágeno e o antibiótico são colocados sobre a região elevada do assoalho antral e inseridos à mucosa do seio na parte superior do local do enxerto. O colágeno é um carreador para o antibiótico, a fim de diminuir o risco de infecção pós-operatória. Além disso, no caso de ruptura da membrana ou separação da mucosa do seio (com ou sem o conhecimento do clínico), a membrana de colágeno sela a abertura (Figura 37.38). É imperativo que uma parte da membrana seja deixada fora do seio, evitando a "penetração" de toda a membrana no seio durante a colocação do osso.

Segunda camada: materiais de enxerto do seio. A segunda camada da abordagem em camadas do enxerto sinusal é a mais abundante e consiste no material de enxerto ósseo do aloenxerto. Muitos materiais foram propostos em misturas únicas ou combinadas, incluindo osso mineralizado e desmineralizado liofilizado,[104,105] fosfato β-tricálcico (β-TCP),[106] xenoenxerto de hidroxiapatita (HA) (osso anorgânico bovino) e carbonatos de cálcio (vidro bioativo).[107] Além disso, pesquisas mais recentes se concentraram na combinação de substitutos ósseos "tradicionais" com fatores de crescimento ósseo.[108] Cada material de enxerto utilizado na técnica de enxerto de seio apresenta um aspecto semelhante, porém uma abordagem biológica distinta do processo de cicatrização.

Que tipo de material de enxerto? Osso autógeno há anos tem sido considerado o padrão-ouro de material de enxerto. Tatum foi o primeiro que desenvolveu e relatou o uso de osso autógeno para enxertos de seio, na década de 1970, e Boyne[109] e James publicaram a informação pela primeira vez em 1980. Em primatas (*Macaca fascicularis*), Misch[111,112] encontrou o uso da crista ilíaca ou cauda óssea em enxertos sinusais produzindo osso ligeiramente mais denso do que o típico na região, como evidenciado a partir de cortes histológicos colhidos no procedimento de reabertura. Achados semelhantes foram observados durante estudos de séries de casos, com pacientes submetidos a enxertos de seio com osso autólogo da crista ilíaca ou de locais doadores intraorais.[113]

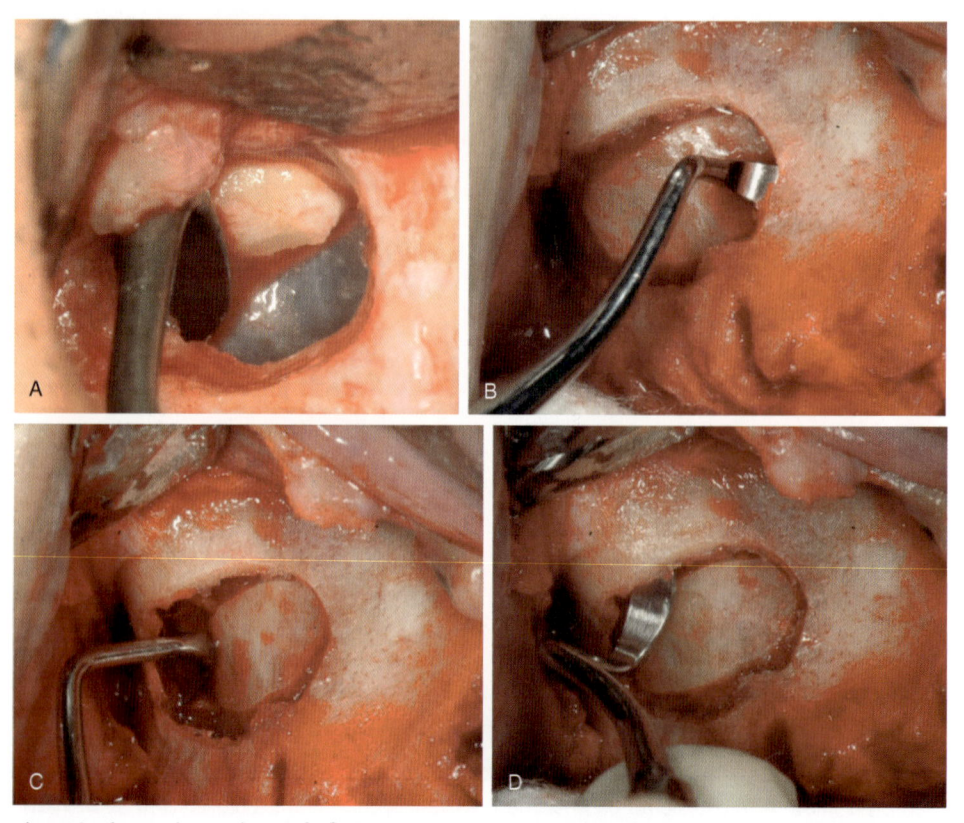

● **Figura 37.36** Descolamento da membrana sinusal. **A.** O descolamento da membrana começa no assoalho, (**B**) se estende para a parede anterior, (**C**) se estende para a parte posterior, (**D**) e depois para a superior. A cureta deve ser sempre mantida no osso para evitar perfuração.

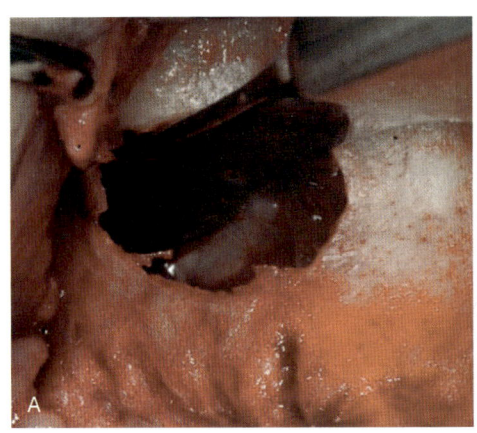

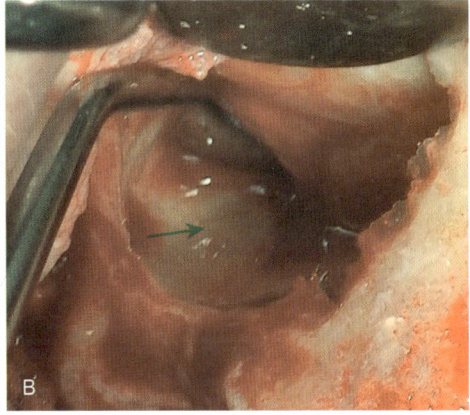

• **Figura 37.37** Elevação da janela. **A** e **B.** A janela não deve ser "intruída", mas elevada. Quando realizada, a parede lateral estará a 90° e o osso medial, exposto (*seta verde*).

É interessante notar que, na literatura, os enxertos de seio que usaram osso 100% autógeno têm taxas de sucesso mais baixas do que enxertos de seio com substitutos sintéticos (p. ex., Del Fabbro *et al.*[114] relataram 87,70% *versus* 95,98%).[115] Muitos estudos adicionais concluíram que 100% do osso autógeno resulta em menos formação óssea do que um tipo de enxerto composto. Hallman *et al.*[116] demonstraram que seios enxertados com xenoenxerto 100%, em comparação com 100% de osso autógeno, exibiram maiores taxas de cicatrização e sobrevida do implante. Froum *et al.*[117] relataram que, se 20% de osso autógeno foi adicionado a outros substitutos ósseos, maior formação óssea vital média foi encontrada.

Boxe 37.9 Técnica de enxerto do seio em camadas.

1. **Camada superior**
   a. Membrana de colágeno
   b. Antibiótico local (cefazolina)
2. **Camada intermediária**
   a. 70% de aloenxerto de osso liofilizado mineralizado
   b. 30% de aloenxerto de osso liofilizado desmineralizado
   c. Fibrina rica em plaquetas de 10 mℓ de sangue total
   d. Antibiótico (cefazolina 500 mg/mℓ)
3. **Camada inferior (camada de fundo)**
   a. Osso autógeno, tuberosidade*

*Depende da quantidade de osso hospedeiro presente.

Osso desmineralizado liofilizado (DFDB) tem demonstrado ser osteoindutor, capaz de induzir células mesenquimais indiferenciadas a formar osteoblastos. O mecanismo para esse processo parece estar relacionado à proteína morfogenética óssea (BMP) encontrada principalmente no osso cortical. Em estudos em animais e humanos, o pó de aloenxerto de DFDB (DFDBA) usado sozinho em enxerto do seio não forneceu resultados satisfatórios. O osso estava presente, mas não em volume suficiente como o material de enxerto originalmente colocado. Existe a especulação de que o material é reabsorvido mais rapidamente do que o processo de formação óssea, resultando em menor formação óssea. Além disso, estudos têm demonstrado que o DFDB, quando colocado em uma área de baixa tensão de oxigênio (tecido hipóxico ou hipocelular), resulta em tecido fibroso ou cartilaginoso em vez de osso.[118] Outros autores observaram conclusões semelhantes sobre o fraco desempenho do DFDB usado sozinho em estudos com animais e humanos.[119] Na Sinus Graft Consensus Conference,[14] altas taxas de sucesso foram relatadas para todos os materiais e combinações, com exceção de DFDB quando usado sozinho.

Os aloenxertos ósseos liofilizados mineralizados (FDBAs) são um osso alogênico que não sofre o processo de desmineralização. O FDBA tem o mesmo conteúdo de BMP em sua matriz orgânica; contudo, não tem a mesma capacidade osteoindutiva do DFDBA. O FDBA demonstrou ser um *scaffold* melhor (osteocondução) do que o DFDBA, que permite uma manutenção de espaço superior.[120] Eventualmente, os osteoclastos quebram o

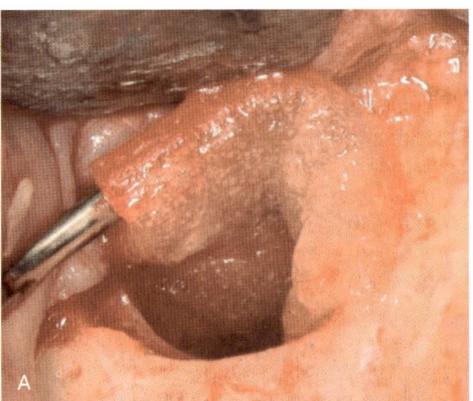

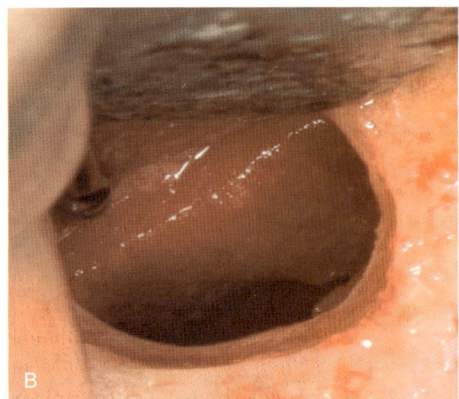

• **Figura 37.38** Camada superior. **A** e **B.** Colágeno de reabsorção rápida é usado com antibiótico como a camada superior. A membrana de colágeno deve ser posicionada na parede medial e com pequeno segmento exposto fora da porção superior da janela. Um colágeno de ação mais longa pode ser usado se houver perfuração de alguma membrana.

conteúdo mineral de FDBA até que a desmineralização ocorra, induzindo a formação de novo osso e uma liberação prolongada de proteína.

Cammack et al.[122] analisaram o aloenxerto liofilizado mineralizado e desmineralizado usado em procedimentos de aumento de seio e não encontraram significância estatística entre os dois substitutos ósseos. Um estudo histomorfométrico por Froum et al.,[121] em 26 a 32 semanas após o enxerto, avaliou o aloenxerto de osso esponjoso mineralizado (MCBA) e material ósseo bovino anorgânico (ABBM) para aumento do seio. Foram comparados enxertos sinusais bilaterais, um preenchido com MCBA e outro com ABBM. O conteúdo médio de osso vital do MCBA foi de 28,25%, em comparação com o ABBM, de apenas 12,44%. Portanto, o osso corticoesponjoso mineralizado de aproximadamente 250 a 1.000 μm é vantajoso para material de enxerto ósseo, pois cumpre os requisitos de manutenção de espaço e permite a migração de células.[122]

O material ósseo do aloenxerto está disponível em três formas de partículas: cortical, esponjoso e corticoesponjoso. Aloenxertos corticais são associados a maior densidade e maior propriedade de manutenção de espaço, que permite reabsorção mais lenta. Lascas esponjosas são vantajosas, pois permitem *scaffolds* osteocondutores e deposição de osteoblastos com reabsorção mais rápida. Idealmente, o uso de osso corticoesponjoso é melhor, pois permite os benefícios do osso esponjoso e cortical a serem usados no processo de enxertia.

O tamanho da partícula ideal do material do aloenxerto é muito importante no processo de regeneração óssea, pois um tamanho muito pequeno (< 125 μm) leva à reabsorção rápida, com uma formação óssea inconsistente. Um tamanho de partícula maior (> 1.000 μm) restringe a reabsorção e pode ser sequestrado ou resultar em uma cicatrização retardada. Estudos têm mostrado um tamanho de partícula ideal para que a regeneração óssea previsível seja de aproximadamente 250 a 1.000 μm.[123]

Além do osso mineralizado, fatores de enxerto ósseo na forma de fibrina rica em plaquetas podem ser usados. Sangue total é coletado (aproximadamente 10 mℓ) do paciente e colocado em uma centrífuga por 10 a 15 minutos a 3.000 rpm. O sangue é separado pela centrífuga em três camadas: (1) glóbulos vermelhos, (2) fibrina rica em plaquetas (PRF) e (3) plasma pobre em plaquetas (PPM). A camada PRF contém muitos fatores de crescimento que estão envolvidos na cascata de mineralização óssea.[124] O PRF é adicionado a substitutos ósseos junto com um antibiótico local, a ser adicionado no seio propriamente dito. Uma forma parenteral de antibiótico é usada no lugar do comprimido, pois os antibióticos orais costumam ter preenchimentos no produto que não são osteocondutores. O antibiótico mais comum é a cefazolina 500 mg/mℓ, e 0,8 mℓ de solução é adicionado para o enxerto (Figura 37.39).

Resumo: 2ª camada. A segunda camada da parede lateral do enxerto do seio consistirá no seguinte:

1. a. 70% de FDBA mineralizado, 30% de DFDBA desmineralizado

   OU

   b. FDBA mineralizado: (corticoesponjoso)
   - Tamanho de partícula = 250 a 100 μm
   - Aproximadamente 250 a 1.000 μm
2. PRF
3. Antibiótico local (cefazolina)

Esses materiais são misturados em uma cuba metálica cirúrgica e preenchidos em seringa para enxerto ou seringa hipodérmica de 1 cc. Ao colocar o material do enxerto, insira a seringa no seio propriamente dito em aproximação à parede medial e o material será expelido enquanto a seringa for removida. O material de enxerto deve ser depositado em uma direção anteroinferior. Isso garantirá que o material eleve a janela lateral em vez da intrusão em direção à parede medial. A intrusão levará à falta de formação óssea perto da parede medial e pode afetar a instalação do implante e a função mucociliar pós-sinusal. Ao injetar o material na direção anterior, o material de enxerto ósseo será colocado na parte anterior do seio, incorporando o material de enxerto em contato com a parede anterior e aumentando o suprimento de sangue para a cicatrização. O material deve ser condensado com um condensador serrilhado, e o tamponamento deve ser firme,

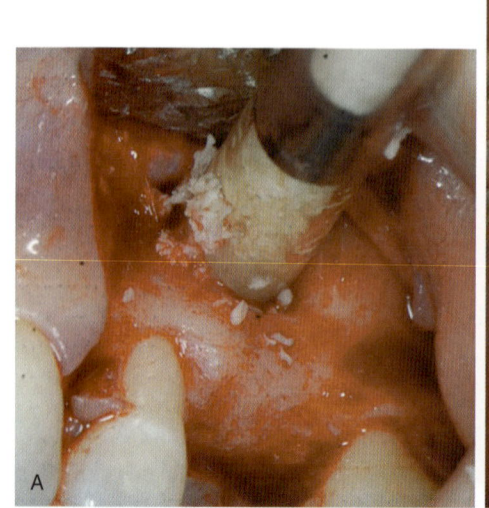

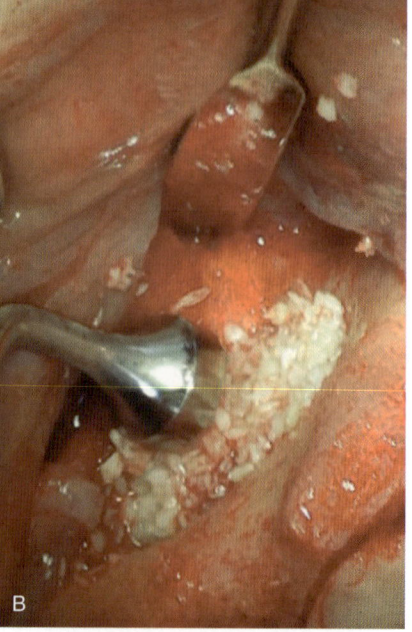

• **Figura 37.39** Camada intermediária. A camada intermediária consiste em aloenxerto (ou seja, 70% mineralizado, 30% desmineralizado) mais antibiótico. **A.** Aloenxerto inserido no seio propriamente dito. **B.** Tamponamento do seio nasal com um obturador.

mas não excessivo. A pressão inadequada resultará em espaços aéreos, o que pode predispor o enxerto a infecções futuras. Uma condensação excessiva pode levar a perfuração da membrana e extrusão de material para o seio propriamente dito.

Camada inferior (camada de fundo)

Fenômeno de aceleração regional. A terceira camada, ou inferior, consistirá em várias etapas para aumentar o crescimento ósseo. Primeiro, especialmente se houver pouco sangramento do assoalho do seio e da região da parede anterior, um instrumento afiado (p. ex., raspador, cureta) é usado para marcar o osso. Esse trauma iniciará o fenômeno de aceleração regional (FAR), que introduz mais fatores de crescimento no local e inicia o processo de angiogênese. Os vasos sanguíneos permitem migração de osteoclastos e osteoblastos que reabsorvem e substituem o enxerto por osso vivo e viável. Além disso, os vasos sanguíneos fornecem suprimento sanguíneo à porção óssea autógena do enxerto, que é necessário para a osteogênese inicial. A parede medial não deve ser marcada, pois é muito fina e pode ocorrer perfuração.

Osso autógeno. A segunda parte da terceira camada é o uso de osso autógeno. Um material osteogênico é capaz de produzir osso, mesmo na ausência de local de células mesenquimais indiferenciadas. O osso autógeno exibe previsivelmente essa atividade no enxerto do seio. Misch realizou a reabertura de mais de 1.500 seios com enxertos (na instalação do implante) acompanhados por mais de 50 cortes histológicos humanos e 18 enxertos de seio nasal de primatas. Um achado histológico e clínico consistente é que o osso cresce na região de enxerto das paredes circundantes do seio maxilar em que a membrana do seio foi elevada.[125] Em outras palavras, o crescimento ósseo vem das paredes ósseas circundantes, semelhante a um alvéolo de extração. As últimas regiões onde se forma osso são geralmente o centro da janela de acesso lateral e a região sob a membrana elevada do seio. Na verdade, nenhum osso novo em intervalos de tempo de até 12 meses cresceu imediatamente sob a membrana sinusal.

O local de coleta mais comum para a abordagem da parede lateral é a tuberosidade maxilar do mesmo lado do paciente em que o seio está sendo aumentado. Dessa forma, não é necessário um local cirúrgico adicional, o que diminui a morbidade para o paciente. Fontes adicionais de osso a ser acrescentado ao local do enxerto podem ser quaisquer fragmentos da osteotomia para o implante, núcleos ósseos sobre as raízes de dentes anteriores, exostoses sinusais e núcleos da sínfese mandibular ou região do ramo da mandíbula. O osso autógeno é colocado sobre o assoalho ósseo original na área mais indicada para a instalação do implante. O suprimento de sangue do osso hospedeiro pode ser fornecido anteriormente a esse osso enxertado e mantém a viabilidade das células ósseas transplantadas e o potencial osteogênico dos fatores de crescimento do osso transplantado. O osso autógeno representa um componente importante do enxerto de seio, e é de maior importância em uma abordagem SA-4 em comparação com uma SA-3, que tem mais osso hospedeiro presente (Figura 37.40).

A coleta do osso da tuberosidade é iniciada com a exposição do osso da tuberosidade; no entanto, deve-se ter cuidado para não estender a incisão para a área da incisura hamular porque isso pode resultar em episódios de sangramento em potencial. Uma vez que haja reflexão de espessura total do osso da tuberosidade, os *rongeurs* de dupla ação podem remover pequenos pedaços do osso principalmente esponjoso. O osso da tuberosidade é geralmente pouco denso e, portanto, é comprimido para formar mais células por volume. Normalmente, brocas rotatórias ou cinzéis

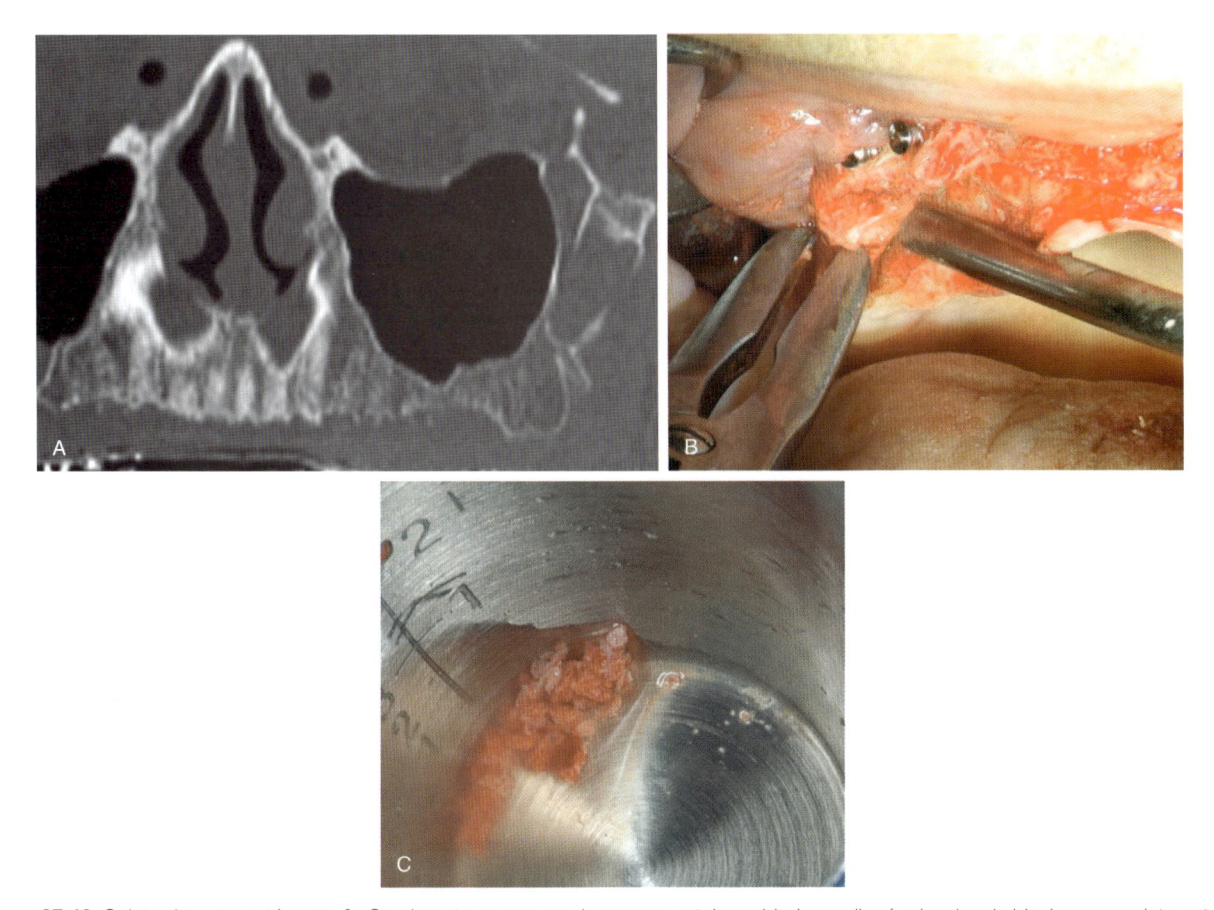

• **Figura 37.40** Coleta de osso autógeno. **A.** Geralmente por causa do acesso, a tuberosidade maxilar é o local mais ideal para a coleta autógena. **B.** A coleta pode ser concluída com um *rongeur* (pinça goiva) de ação dupla. **C.** Geralmente, grandes pedaços autógenos podem ser obtidos sem penetração no seio maxilar.

ósseos não são recomendados pois reduzem a quantidade de osso enxertado e aumentam a possibilidade de perfuração para o interior do seio propriamente dito. O osso autógeno adicional pode ser colhido intraoral ou extraoralmente, conforme indicado para cada caso (Figura 37.41).

O osso autógeno é então colocado no assoalho, fazendo pequenos espaços com uma cureta dentro do material do aloenxerto. Idealmente, um espaço deve ser feito na parede medial porque é vantajoso para lascas de autoenxerto serem colocadas em aproximação à parede medial. Após a colocação do osso autógeno, a área do enxerto é revestida com o material de aloenxerto para preencher quaisquer lacunas presentes.

Inserção de implantes. Uma revisão da literatura realizada por Del Fabbro et al.[126] observou que as taxas de sucesso de implantes instalados ao mesmo tempo que os enxertos têm taxa de sobrevida de 92,17%, enquanto a instalação tardia do implante tem taxa de sobrevida de 92,93%. A altura inicial de 5 a 10 mm, em ossos SA-3 na região posterior da maxila, o osso cortical na crista residual e o osso semelhante à cortical no assoalho antral original podem estabilizar um implante que é instalado no momento do enxerto e permitem sua fixação rígida. Portanto, quando em condições ideais para o enxerto de seio SA-3, o implante pode ser instalado na mesma consulta. Ao instalar implantes em um enxerto de seio SA-3, o seio deve sempre estar completamente preenchido antes da instalação do implante. A tentativa de enxerto após a instalação do implante é muito difícil e causará vazios. Ao preparar a osteotomia do seio enxertado, um descanso de dedo deve ser mantido para que o controle da peça de mão seja conservado durante a perfuração no seio. Deve-se atentar para não estender o osteotomia no material enxertado. Isso resultará em dispersão do material de enxerto. A penetração através do assoalho deve ser de cerca de apenas 1 mm, pois não haverá resistência do material do enxerto ao instalar o implante. Na maioria dos casos, a osteotomia será despreparada para permitir a osseodensificação (Osso D4). A instalação do implante é mais precisa quando inserida com uma peça de mão (Figuras 37.42 e 37.44).

A vantagem da técnica SA-3 é a diminuição do tempo de tratamento porque o implante e o enxerto de seio são concluídos simultaneamente. Contudo, existem várias desvantagens de instalação imediata do implante em comparação com a instalação tardia do implante (ou seja, abordagem SA-4):

1. A taxa individual de cicatrização do enxerto pode ser avaliada durante o período de cicatrização, enquanto a osteotomia do implante está sendo preparada e o implante, instalado. O tempo de cicatrização para o implante não é mais arbitrário, mas é mais específico para cada paciente.
2. Sob condições ideais, infecções pós-operatórias de enxerto sinusal ocorrem em aproximadamente 3 a 5% dos pacientes, o que é maior que a porcentagem para cirurgia de instalação do implante ou enxerto em bloco intraoral aposicional de osso. Se o enxerto do seio for infectado com um implante instalado, então uma camada de esfregaço bacteriana pode se desenvolver no implante e tornar o contato ósseo futuro com o implante menos previsível. A infecção também é mais difícil de ser tratada quando os implantes estão no lugar e podem resultar em maior reabsorção do enxerto como consequência. Se a infecção não pode ser tratada adequadamente, então o enxerto e o implante devem ser removidos. Portanto, há uma diminuição do risco de perda do enxerto e do implante se ocorrer uma infecção pós-operatória com instalação tardia do implante. Alguns

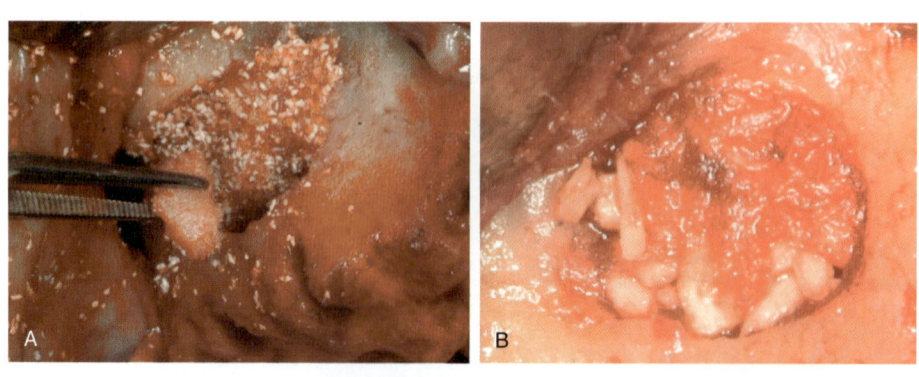

• **Figura 37.41** Camada inferior. A camada inferior consiste em qualquer osso autógeno obtido, pois a importância do osso autógeno é inversamente proporcional à quantidade de osso hospedeiro presente. **A.** Osso coletado colocado na janela. **B.** Tamponamento ósseo final de osso autógeno.

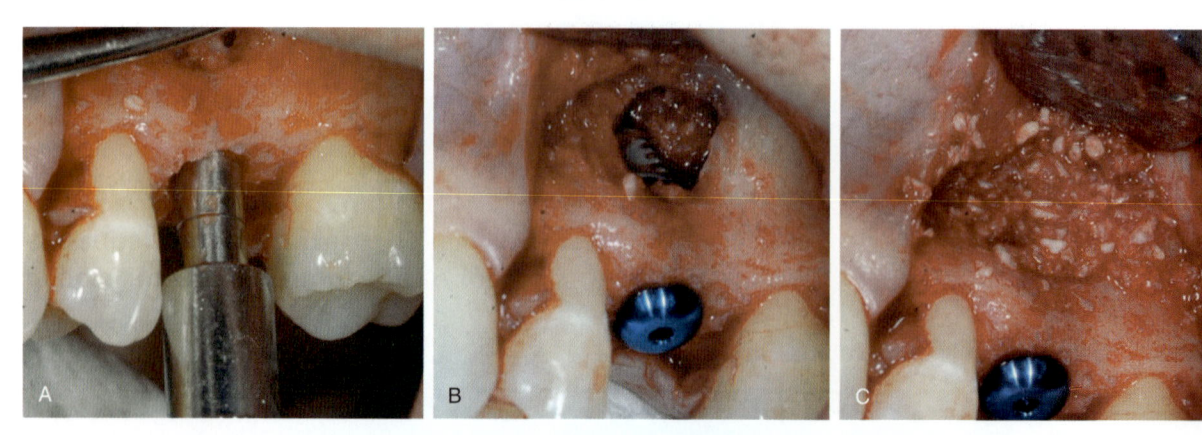

• **Figura 37.42** Instalação do implante SA-3. **A.** Após enxerto da parede lateral do seio, a osteotomia é realizada; geralmente após a broca cirúrgica inicial, os osteótomos são usados para alargar a osteotomia. **B.** Instalação do implante no material de enxerto. **C.** Camada de enxerto final sobre o local do implante.

estudos na literatura indicam uma taxa de falha ligeiramente maior de implantes quando inseridos simultaneamente em comparação com uma abordagem retardada.
3. Os vasos sanguíneos dentro do enxerto são necessários para formar e remodelar o osso. Um implante no meio do enxerto do seio não fornece uma fonte de vasos sanguíneos. Pode até mesmo prejudicar o suprimento vascular.
4. O aumento da largura óssea pode ser indicado em conjunto com enxertos de seio para restaurar as relações apropriadas do rebordo maxilomandibular e/ou aumentar o diâmetro do implante na região de molar. O aumento pode ser realizado simultaneamente ao enxerto de seio. Como resultado, os implantes de maior diâmetro podem ser instalados com a técnica tardia.
5. O osso no enxerto do seio é mais denso com a instalação tardia do implante. Como tal, a angulação e a posição do implante podem ser melhoradas, pois não são impostas pelas limitações anatômicas existentes no momento do enxerto do seio.
6. O clínico pode acessar o enxerto do seio antes da instalação do implante. Ocasionalmente, o enxerto de seio preenche uma região, e a falta de conhecimento sobre a condição durante a instalação simultânea do implante resulta em um implante instalado no seio propriamente dito, em vez de no local do enxerto.
7. Na reabertura do enxerto do seio, não é incomum observar uma formação semelhante a uma depressão no centro da janela de acesso lateral, com invaginação de tecido mole. Se o implante já estiver instalado, então pode ser difícil remover o tecido mole e avaliar sua extensão precisa. Quando o tecido mole está presente em um implante com instalação tardia, a região é curetada e substituída por enxerto ósseo antes da instalação do implante. O tempo de cicatrização do implante é relacionado ao osso em desenvolvimento avaliado na cirurgia tardia, e não um período arbitrário que pode ser, às vezes, muito breve.

Membranas. Após a instalação do implante, uma fina camada de material de enxerto pode ser estratificada sobre a abertura de acesso lateral. Uma membrana reabsorvível é, então, colocada sobre o acesso da janela lateral (Figura 37.43). A membrana postergará a invasão do tecido fibroso no enxerto e melhorará o reparo do osso na janela lateral. Uma membrana não reabsorvível não deve ser usada, pois a reentrada seria necessária e a possibilidade de sinusite pós-operatória aumentará. Uma camada de esfregaço bacteriano pode se acumular no material não reabsorvível e contribuir para o processo de infecção. Raramente uma membrana reabsorvível infecciona.

PRF pode ser usado como uma membrana dupla, colocado lateralmente sobre a membrana de colágeno a fim de aumentar a quantidade de fatores de crescimento para a formação óssea e para aumentar os fatores de crescimento para a cicatrização do tecido. Se um PRF inadequado estiver disponível porque foi usado na segunda camada do enxerto, então PPP pode ser usado, pois as

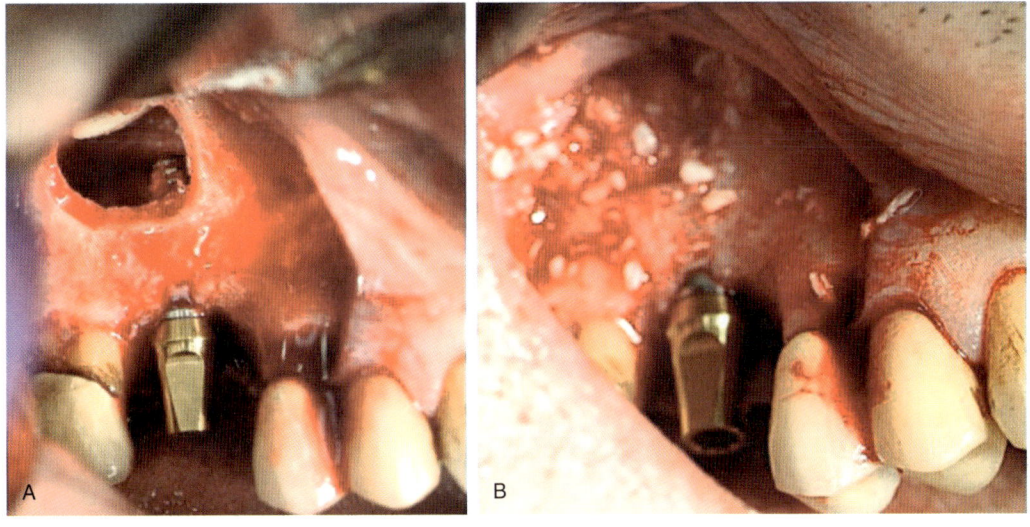

• **Figura 37.43** Parede lateral SA-3. **(A)** O seio deve sempre ser enxertado antes da instalação do implante **(B)** devido ao enxerto ser difícil de ser inserido após a instalação do implante (ou seja, não pode enxertar na porção medial do implante).

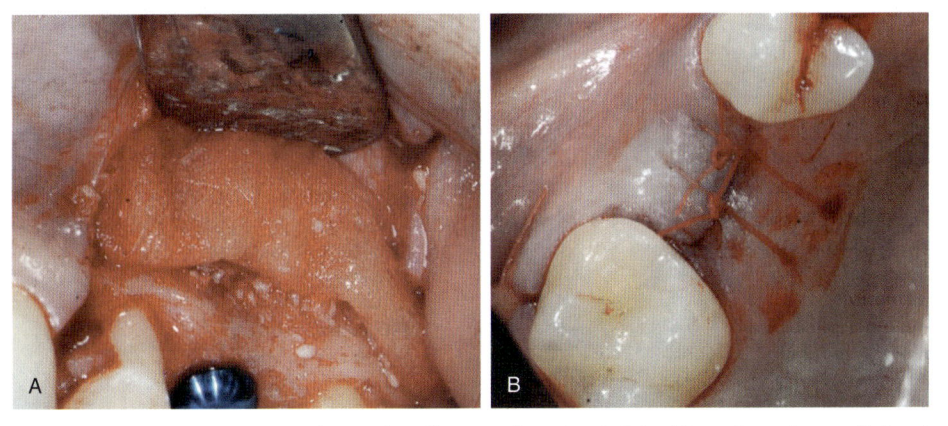

• **Figura 37.44** Membrana. **A.** Posicionamento da membrana de colágeno sobre a janela lateral (ou seja, pode usar fibrina rica em plaquetas sobre o colágeno). **B.** Sutura final do sítio cirúrgico.

plaquetas estão presentes, mas em quantidades menores. Froum et al.[127] avaliaram enxertos de seio com membranas para barreira sobre a parede de acesso lateral em comparação com nenhuma membrana para barreira. Todas as combinações de enxerto de seio no estudo demonstraram maior porcentagem de osso vital nos núcleos quando uma membrana para barreira foi usada. Misch observou uma porcentagem superior de osso vital mesmo quando o colágeno foi usado sobre o acesso lateral em comparação com nenhum colágeno. Tarnow et al.[128] concluíram um estudo de boca dividida com enxertos bilaterais de seio, com ou sem cobertura da janela lateral com uma membrana. Amostras histológicas revelaram maior porcentagem de osso com membrana (25,5%) em comparação com nenhuma membrana (19,9%).

Sutura de tecido mole. Os tecidos moles e periosteais devem ser reaproximados para fechamento primário sem tensão, com cuidado para eliminar partículas de enxerto na linha de incisão. Por causa do enxerto de janela de acesso, junto com a membrana de dupla camada, muitas vezes é necessário esticar o tecido para permitir o fechamento livre de tensão. Portanto, o retalho vestibular frequentemente deve ser expandido, o que geralmente pode ser realizado por incisões de liberação periosteal. Uma pinça segura o retalho vestibular na altura da junção dos tecidos mucogengivais. O retalho é então elevado, e uma lâmina nº 15 é utilizada para incisar o tecido a 1 mm de profundidade através do periósteo sobre o mucoperiósteo. Tesouras de tecido são introduzidas na incisão paralela à parte vestibular do retalho, a uma profundidade de 3 a 5 mm. Uma dissecção romba abaixo do retalho libera o periósteo e as inserções musculares até a base do retalho facial. O retalho então é avançado sobre o local do enxerto em direção aos tecidos palatinos.

Deve-se notar que as anastomoses vasculares horizontais são localizadas lateralmente à maxila, dentro do tecido mole (anastomose extraóssea), e aproximadamente 20 mm acima da crista do rebordo. Uma dissecção romba não viola esses vasos. Não deve existir tensão no retalho vestibular com o fechamento primário do sítio. Uma sutura de colchoeiro horizontal interrompida ou sutura contínua (com fio de ácido poliglicólico 3-0 [PGA]) pode ser realizada. A sutura é mais crítica com esse procedimento do que com muitas outras instalações de implantes. A abertura da linha de incisão pode contribuir para infecção, contaminação ou perda de materiais de enxerto. As bordas e a flange de uma prótese mucossuportada sobreposta ou prótese parcial devem ser consideravelmente aliviadas para eliminar a pressão contra a parede lateral da maxila.

Abordagem pela crista. A segunda opção para um enxerto de seio SA-3 e instalação de implante é o uso da abordagem pela crista. Essa abordagem se tornou mais popular por reduzir complicações de procedimentos de aumento do seio da parede lateral. O aumento do seio da abordagem pela crista usa um osteótomo para romper o assoalho e, em seguida, enxertar abaixo da membrana sinusal. A seguir estão as cinco etapas usadas no procedimento:

Etapa 1: um retalho convencional de espessura total com incisão na crista é realizado para obter acesso à crista óssea. Uma broca piloto é usada para realizar a osteotomia inicial 1 a 2 mm antes do assoalho do seio. A mensuração exata do osso disponível é realizada por meio de imagens de TCFC. Devem ser usadas brocas cirúrgicas incrementalmente maiores ou osteótomos para alargar a osteotomia, pelo menos uma broca abaixo da largura final do implante.

Etapa 2: um osteótomo de pequeno diâmetro é inserido no local para comprimir o assoalho do seio com um martelo cirúrgico. Uma ligeira "cessão" ocorrerá quando o osso for rompido. Uma radiografia periapical pode ser feita para verificar o posicionamento. Osteótomos mais amplos são inseridos para expandir e para obter expansão vertical da altura óssea para acomodar o diâmetro do implante.

Etapa 3: após a utilização do último osteótomo, o material de enxerto ósseo é lentamente introduzido no local da osteotomia. Primeiro, um coagulante PRF pode ser colocado no local da osteotomia. Isso permitirá a cicatrização aprimorada do tecido mole por meio da penetração através da membrana colágena para aumentar o crescimento ósseo. Em segundo lugar, o colágeno é aproveitado na posição para elevar a membrana. Um pequeno pedaço de colágeno (ou seja, aproximadamente 1½ maior do que o orifício da osteotomia) é colocado no local da osteotomia, com o último osteótomo. O colágeno atuará como um tampão entre o material de enxerto ósseo e a membrana do seio. O colágeno tem menor probabilidade de perfurar a membrana.

Etapa 4: o material do enxerto é introduzido lentamente na osteotomia do seio com uma colher para enxerto ósseo ou um porta-amálgama. O assoalho do seio é então elevado por incrementos repetidos de material de enxerto ósseo e colocado na posição com um osteótomo.

Etapa 5: uma vez que a osteotomia é alargada e a membrana sinusal é elevada à altura desejada, o implante pode ser instalado.

Essa técnica de SA-3 pela crista apresenta a vantagem da simplicidade cirúrgica, o que diminui a possível morbidade cirúrgica. A principal desvantagem dessa técnica é a perfuração desconhecida da membrana sinusal. Idealmente, a integridade da membrana sinusal deve ser mantida durante o procedimento. As limitações dessa técnica incluem elevar a membrana aproximadamente 3 a 4 mm. Se for necessária uma maior altura, a abordagem da parede lateral pode ser usada (Figuras 37.45 e 37.46; Boxe 37.10).

Opção subantral quatro: cicatrização do enxerto de seio e instalação tardia do implante

Na quarta opção para o tratamento de implante na região posterior da maxila, SA-4, a região SA para a futura instalação do implante endósseo é aumentada primeiro, então, após a cicatrização suficiente, a instalação do implante é realizada. Esta opção é indicada quando restam menos de 5 mm entre a crista óssea residual e o assoalho do seio maxilar (Figura 37.47). Além disso, se uma abordagem SA-3 for garantida devido à existência de apenas 5 mm de osso, mas com patologia presente, é frequentemente vantajoso realizar a técnica SA-4. A SA-4 corresponde a um antro maior e osso hospedeiro mínimo nas regiões lateral, anterior e distal do enxerto, pois o antro geralmente se expandiu de forma mais agressiva nessas regiões. A altura óssea vertical inadequada nessas condições diminui a instalação previsível de um implante concomitantemente ao enxerto de seio, e há menos osso receptor para atuar como um leito vascular para o enxerto. Além disso, na maioria dos casos, existe menos osso autólogo na tuberosidade para a coleta, e menos septos ou redes existirão no seio (e normalmente apresentam dimensões mesiodistais mais longas e lateromediais mais largas). Portanto, quanto menos paredes ósseas, menos leito vascular favorável, mínimo osso autógeno local e maior volume de enxerto, todos esses fatores demandam um período de cicatrização mais longo e uma abordagem cirúrgica ligeiramente alterada.

A abordagem da parede lateral de Tatum para enxerto de seio é realizada como no procedimento SA-3 anterior, sem a

Cicatrização vascular do enxerto

A cicatrização do enxerto do seio ocorre por várias vias vasculares, incluindo a anastomose vascular endóssea e a vascularização da membrana sinusal da artéria esfenopalatina. Em rebordos suavemente reabsorvidos, o osso hospedeiro recebe seu suprimento sanguíneo tanto dos vasos centromedulares como dos vasos mucoperiosteais. Contudo, com a idade e o aumento do processo de reabsorção, o osso gradualmente torna-se totalmente dependente do mucoperiósteo para o suprimento sanguíneo. A periferia do enxerto é suprida principalmente por vasos da membrana do seio da face e por feixes vasculares intraósseos. As porções centrais do enxerto recebem sangue de ramos colaterais das anastomoses endósseas. A anastomose vascular extraóssea pode penetrar no enxerto pela janela de acesso lateral.

Muitas variáveis locais estão relacionadas à maturação do enxerto sinusal, incluindo o tempo de cicatrização, o volume do enxerto SA, a distância da parede lateral para a medial (pequena, média ou grande) e a quantidade de osso autógeno na abordagem multicamadas, relacionadas à velocidade e à quantidade de formação de osso novo.

O tempo de avaliação do enxerto de seio é talvez a maior variável de todas. Froum et al.[129,130] avaliaram um enxerto de seio do mesmo paciente em 4 meses, 6 meses, 12 meses e 20 meses. A quantidade de osso novo aumentou continuamente, em comparação com a quantidade de material de enxerto no antro. Além disso, o tempo adicional permitiu que o enxerto amadurecesse em um tipo de osso que suporta carga. Em resumo, quanto mais tempo passou do enxerto sinusal à carga do implante, mais osso vital estava disponível para suportar a carga oclusal.

O tipo de material de enxerto ósseo usado no enxerto do seio pode afetar a taxa de formação óssea. A formação óssea é mais rápida e completa nos primeiros 4 a 6 meses com osso autógeno, seguido pela combinação de osso autógeno, HA porosa e DFDB (6 a 10 meses); apenas enxerto aloplástico (ou seja, TCP) pode levar 24 meses para formar osso. O tempo necessário antes da inserção do implante para SA-4 ou a reabertura do implante depende do volume do enxerto sinusal. A maioria dos aumentos dos seios paranasais cicatrizados (i. e., especialmente SA-4) serão os ossos do tipo D4; portanto, a abordagem cirúrgica de osseodensificação e técnicas de carga óssea progressiva devem ser rigorosamente seguidas.

Instruções pós-operatórias

As instruções pós-operatórias são semelhantes às da maioria dos procedimentos de cirurgia oral. Repouso, gelo, compressão e elevação da cabeça são particularmente importantes. A adesão rígida ao protocolo farmacológico, conforme mencionado anteriormente, é vital para diminuir a morbidade pós-operatória e é de grande importância. Embora fumar não seja um contraindicação absoluta para enxerto de seio, o tabagismo durante o período de cicatrização pode afetar negativamente a cura e aumentar a possibilidade de infecções pós-operatórias.

Assoar o nariz e/ou criar pressão negativa enquanto se utiliza um canudo ou cigarro também devem ser evitados por 2 semanas após a cirurgia. Block e Kent[131] relataram que um paciente perdeu todo o enxerto sinusal 2 dias após a cirurgia por assoar o nariz. Em caso de espirros, devem ocorrer com a boca aberta para aliviar a pressão dentro dos seios da face. O edema da região é comum, mas a dor normalmente é menos intensa do que a apresentada após a instalação de implantes anteriores em uma mandíbula edêntula. Além disso, o paciente deve ser advertido contra manipular o lábio para observar o local da cirurgia ou durante os procedimentos de higiene bucal, para reduzir o risco de abertura

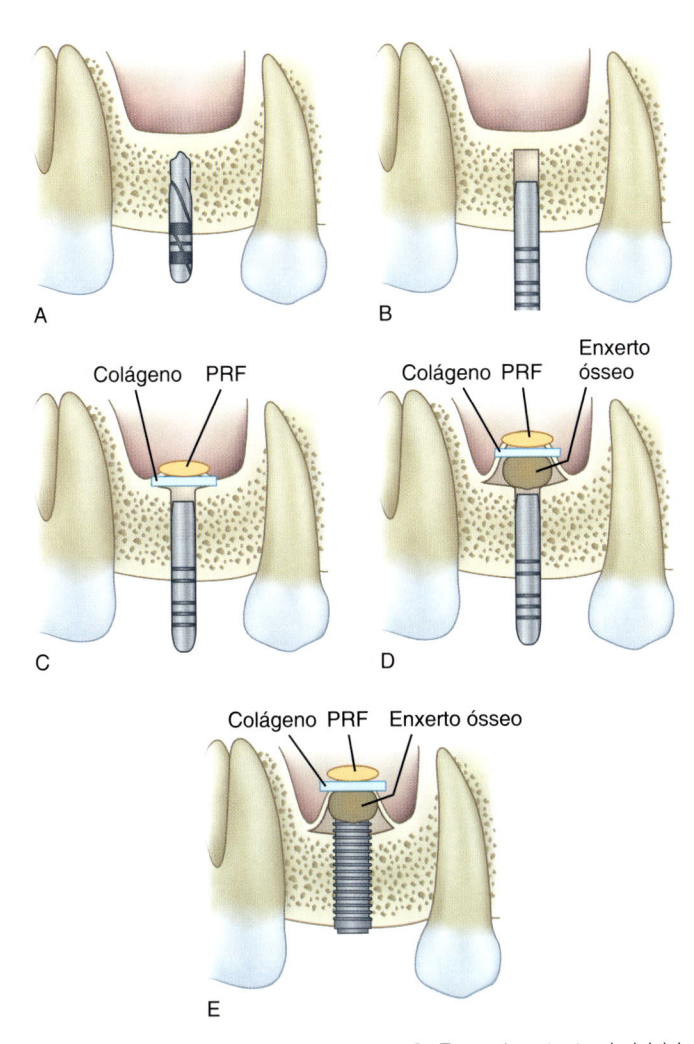

• **Figura 37.45** Abordagem pela crista. **A.** Etapa 1: osteotomia inicial antes do assoalho do seio. **B.** Osteótomo usado para alargar a osteotomia. **C.** Colocação de fibrina rica em plaquetas e membrana de colágeno. **D.** Colocação do material do aloenxerto. **E.** Instalação do implante.

instalação do implante (Figura 37.48). A maioria das regiões SA-4 fornece melhor acesso cirúrgico do que suas contrapartes do SA-3, porque o assoalho do antro está mais próximo da crista, em comparação com a região posterior da maxila SA-3. No entanto, na maxila Divisão D, geralmente é necessário expor a lateral e o arco zigomático. A janela de acesso na maxila severamente atrófica pode até ser desenhada no arco zigomático. Em geral, a parede medial da membrana sinusal é elevada em aproximadamente 12 mm da crista para que a altura adequada esteja disponível para a futura instalação do implante endósseo. A combinação dos materiais de enxerto usados e sua colocação são idênticas à técnica SA-3 com abordagem da parede lateral. No entanto, devido à menor coleta de osso autógeno na tuberosidade, um local de coleta adicional pode ser necessário, na maioria das vezes acima das raízes dos pré-molares superiores ou da mandíbula (i. e., ramo ascendente).

A largura do local hospedeiro para a maioria dos segmentos posteriores edêntulos é a Divisão A. No entanto, quando existe a Divisão C–w até D, é indicada uma membrana ou um enxerto em bloco para melhorar a largura. Quando o enxerto não pode ser fixado ao osso hospedeiro, muitas vezes é melhor realizar o enxerto do seio de 6 a 9 meses antes do enxerto autógeno para largura. Após a maturação do enxerto, os implantes podem ser instalados (Boxe 37.11).

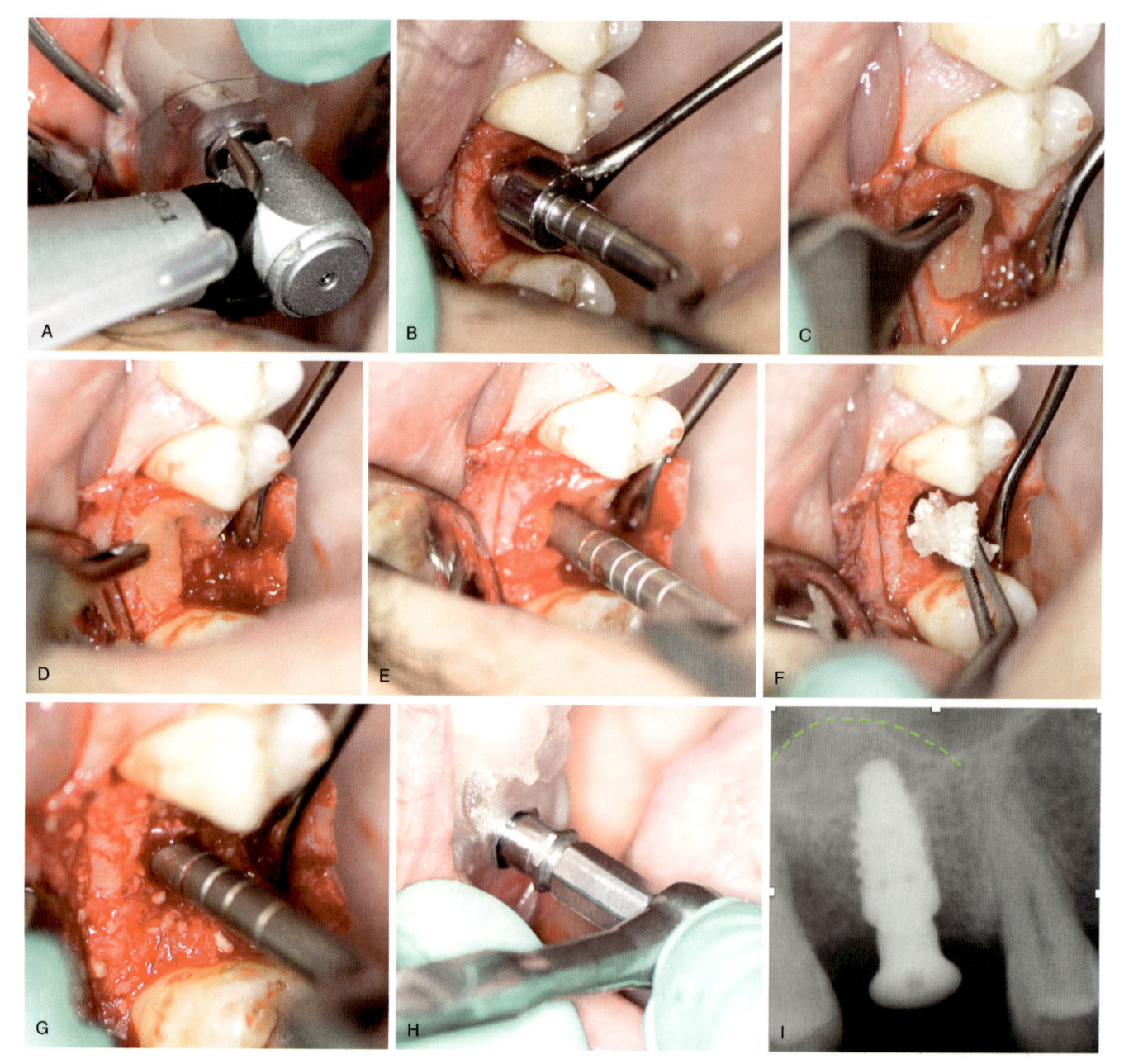

- **Figura 37.46** Abordagem pela crista. **A.** Osteotomia inicial realizada por meio de *template* totalmente guiado 1 mm antes do assoalho do seio. **B.** Osteótomos sequenciais são usados para fraturar o assoalho do seio. **C.** Colocação do tampão PRF. **D.** Membrana de colágeno colocada sobre o local da osteotomia. **E.** Osteótomo usado para elevar a membrana de colágeno. **F.** Aloenxerto ósseo colocado no local da osteotomia em incrementos. **G.** Os osteótomos elevam o material do enxerto. **H.** Instalação do implante. **I.** Implante final com material do enxerto.

Boxe 37.10 — Requisitos para SA-3 (abordagem pela crista).

- **Condições favoráveis:** > 5 mm de osso hospedeiro, tamanho do implante < 4 mm maior que o osso hospedeiro
- **Condições desfavoráveis:** > 8 mm de osso hospedeiro, tamanho do implante < 4 mm maior que osso hospedeiro

---

da linha de incisão. O paciente precisa ser informado de que é comum observar pequenas partículas de osso ou osso sintético encontrados na boca ou expelidos pelo nariz com sangramento (Boxe 37.12).

Inserção de implante

A reabertura da cirurgia de implante após os procedimentos de enxertos sinusais bem-sucedidos é semelhante à SA-1, com algumas exceções. A porção periosteal sobre a lateral do retalho é rebatida para permitir a observação direta da janela de acesso prévia do enxerto. A janela de acesso pode aparecer completamente cicatrizada com osso, amolecida e preenchida com o material de enxerto frouxo, ou com tecido fibroso em forma de cone em crescimento (com a base do cone em direção à parede lateral).

Se o local do enxerto na parede de acesso lateral aparecer clinicamente como osso, então a osteotomia e a instalação do implante seguem a abordagem designada pela densidade óssea. Se o tecido mole proliferou na janela de acesso da região do tecido lateral, ele então é curetado e removido. A região é novamente preenchida até uma consistência firme de osso autógeno da tuberosidade previamente aumentada. A osteotomia do implante poderá ser preparada, e o implante instalado no protocolo ósseo D4. É permitido tempo adicional (6 meses ou mais) até que a reabertura

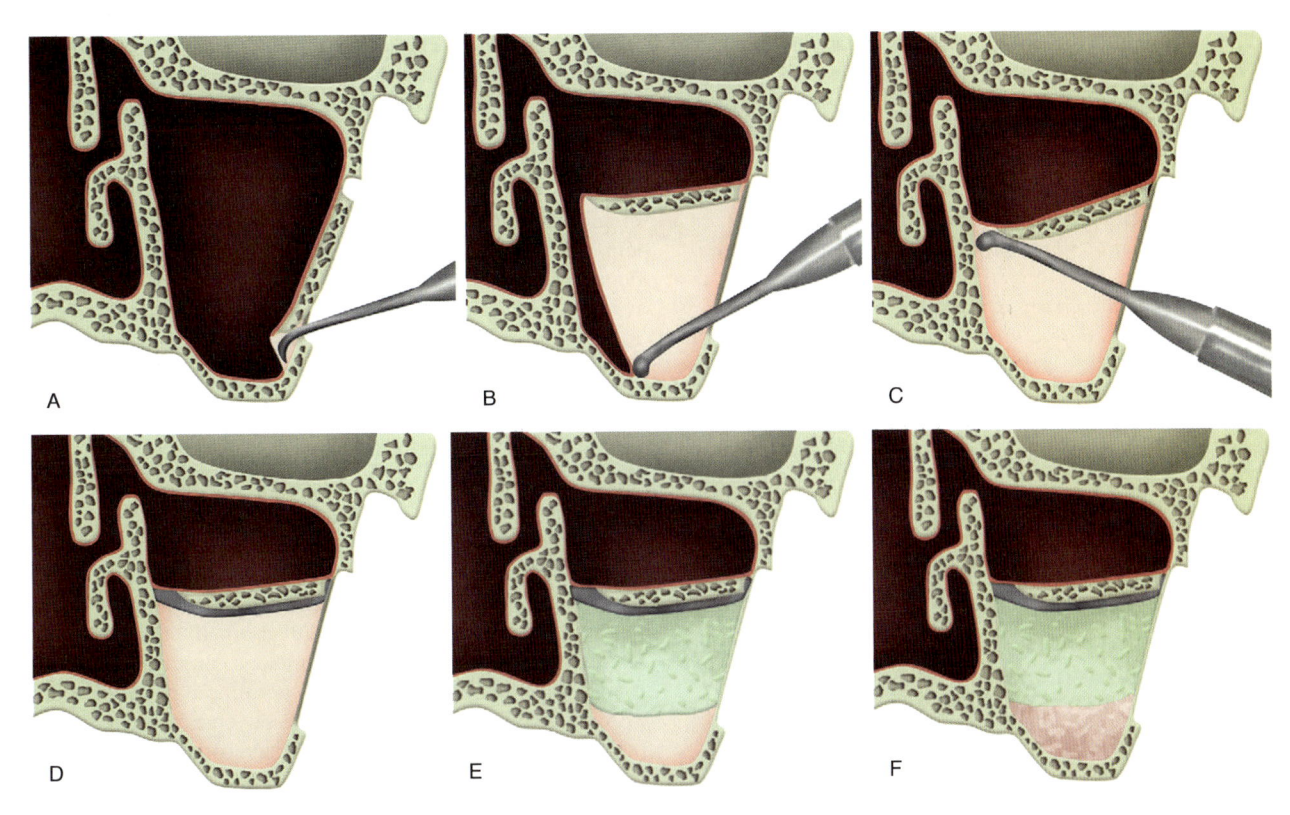

• **Figura 37.47** SA-4. **A.** Elevação da membrana começando no assoalho do seio. **B** e **C.** Membrana é rebatida na parede medial. **D.** A primeira camada (superior) é colágeno com antibiótico. **E.** Segunda camada (meio) aloenxerto. **F.** Terceira camada (assoalho), que é composta por osso autógeno.

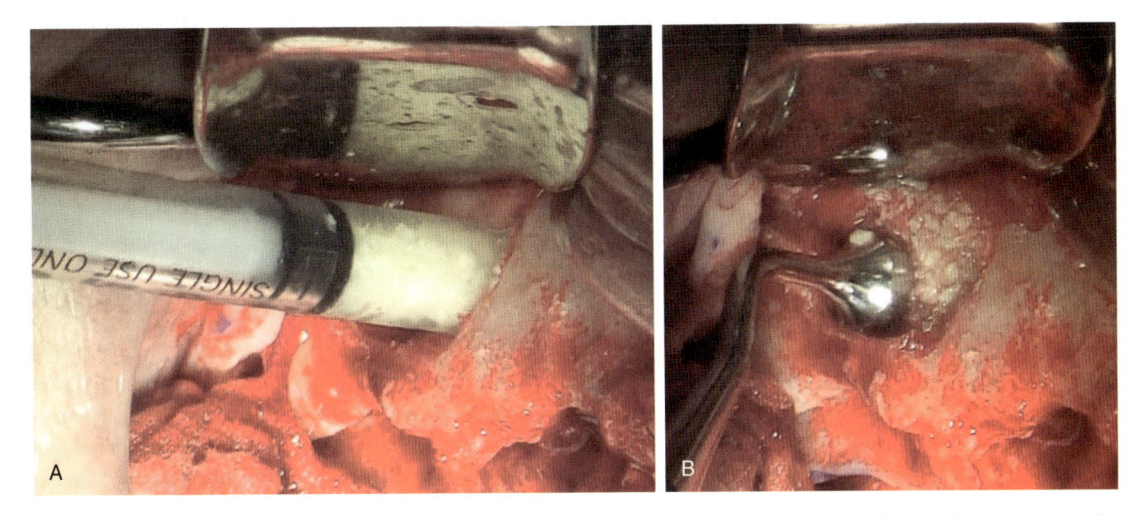

• **Figura 37.48** SA-4. **A.** Colocação do osso com uma seringa de 1 cc. **B.** aplicador de osso é usado até que o "tamponamento" seja obtido.

Boxe 37.11 — Requisitos para SA-4.

- **Condições favoráveis ou desfavoráveis:** osso hospedeiro < 5 mm

Boxe 37.12 — Instruções pós-operatórias de enxerto de seio.

1. Não assoar o nariz.
2. Não fumar ou utilizar tabaco.
3. Não ingerir líquidos com canudo.
4. Não levantar ou puxar o lábio para olhar as suturas (pontos).
5. Se tiver que espirrar, faça-o com a boca aberta para evitar qualquer pressão desnecessária na área do seio.
6. Tomar a medicação conforme indicado.
7. Estar ciente de que podem aparecer pequenos grânulos na boca por 2 a 3 dias após cirurgia.
8. Pode haver sangramento pelo nariz nas primeiras 24 horas após a cirurgia.

do implante de estágio II seja realizada e a carga óssea progressiva seja usada durante a reabilitação protética. O intervalo de tempo para a reabertura de estágio II e os procedimentos protéticos após a instalação do implante em um sítio de enxerto sinusal depende da densidade óssea no momento da reabertura de instalação do implante. A crista do rebordo e o assoalho antral original podem ser o único osso cortical na região para fixação do implante. A densidade óssea mais comum observada na reabertura de enxerto sinusal é D3 ou D4. Na maioria das vezes, o material do enxerto ósseo mineralizado (ou xenoenxerto) no enxerto do seio nasal não foi convertido em osso. A sensibilidade tátil e a avaliação de TCFC interpretam o material de enxerto mineralizado como um tipo de osso mais denso; portanto, a identificação do osso D3 pode ser tátil ou radiográfica e, na verdade, ser um osso semelhante ao D4. É prudente esperar mais (em vez de menos) para a reabertura do implante. O tempo total de um enxerto SA-4 recomendado para a cicatrização é de pelo menos 4 a 6 meses para a instalação do implante e mais 4 a 8 meses para a reabertura do implante. Portanto, o tempo total de maturação do enxerto é de 4 a 10 meses para SA-3, e o tempo de cicatrização para SA-4 é de 8 a 14 meses antes da reabilitação protética. A carga progressiva após a reabertura é mais importante quando o osso é particularmente macio e menos denso. A formação óssea inadequada após o período de cicatrização do enxerto sinusal de uma cirurgia SA-4 é uma complicação possível, mas incomum.

Complicações transoperatórias relacionadas à cirurgia de enxerto do seio

Perfurações de membrana

A complicação mais comum durante a cirurgia de enxerto de seio está na perfuração ou na criação de uma abertura na membrana do seio (Boxe 37.13). Isso tem várias causas, que incluem uma perfuração preexistente, um rasgamento durante a marcação da janela lateral, a existência de condição patológica anterior e o descolamento da membrana das paredes ósseas e sua elevação. De acordo com estudos, ocorrem perfurações de membrana em cerca de 10 a 34% do tempo. Foi relatada maior frequência em fumantes. Se a perfuração da membrana ocorrer com mais frequência do que isso, então o clínico deve considerar a alteração ou reavaliação da técnica cirúrgica utilizada na enxertia de seio.

A perfuração da membrana sinusal geralmente não afeta o enxerto do seio. No entanto, em um relatório da Sinus Consensus Conference, a análise de enxertos sinusais que fracassaram encontrou 48% (79 de 164 de falhas) atribuídos às perfurações da membrana sinusal.[130] Em uma avaliação endoscópica após enxertos de seio, macrolacerações da membrana do seio resultaram em aspecto típico de sinusite, mesmo quando não havia quadro clínico de infecção.[132] Uma vez que o rasgamento ou a perfuração são identificados, a continuação do procedimento de elevação do seio é modificada. A membrana do seio deve ser descolada das paredes ósseas do antro, apesar do rompimento da mucosa. Se uma porção da membrana não for descolada da parede do seio, então o material de enxerto será colocado sobre a membrana, evitando que o enxerto ósseo se incorpore à parede óssea.

A perfuração da membrana sinusal deve ser selada para evitar a contaminação do enxerto pelo muco e conteúdo próprio do seio e impedir que o material do enxerto seja expelido do seio propriamente dito. Quando os materiais de enxerto entram no seio, eles podem se tornar fontes de infecção ou migrar e fechar o óstio do nariz e criar um ambiente propício para infecção.

Numerosos estudos demonstraram uma probabilidade muito pequena de infecções de seio após perfurações na membrana

Boxe 37.13	Perfurações da membrana.

- Pequena (< 2 mm) – colágeno de reabsorção rápida
- Média (2 a 4 mm) – colágeno regular
- Grande (> 4 mm) – colágeno de ação mais longa

sinusal. Jensen et al.[133] relataram que ocorreu maturação do enxerto e nenhuma infecção de seio foi observada apesar de uma incidência de 35% de perfuração durante o procedimento em 98 pacientes.

A correção cirúrgica de uma pequena perfuração é iniciada pelo descolamento da região distal da mucosa do seio a partir da abertura. Uma vez que os tecidos são descolados da abertura, a membrana é elevada com uma cureta de seio, permitindo a aproximação da perfuração de todos os lados, de modo que a região perfurada possa ser elevada sem aumentar o tamanho de abertura. A técnica de elevação da membrana antral diminui o tamanho total do antro, "dobrando" assim a membrana sobre si mesma e resultando no fechamento da perfuração. Um pedaço de membrana reabsorvível de colágeno é colocado sobre a abertura para garantir a continuidade da mucosa do seio antes do enxerto ósseo ser inserido. O colágeno vai aderir à membrana e selar o espaço SA a partir do próprio seio.

Se a perfuração da membrana sinusal for maior que 6 mm e não puder ser fechada com a abordagem de elevação "ao redor", então uma membrana reabsorvível de colágeno, com um ciclo de reabsorção mais longo, pode ser usado para selar a abertura.

A mucosa do seio remanescente primeiro é descolada conforme descrito anteriormente. Um pedaço de matriz de colágeno é cortado para cobrir a abertura da perfuração do seio e sobrepor as margens a mais de 5 mm. Deve ser observado que, quando ocorre uma ruptura do seio, esta é selada com uma membrana de colágeno seca, de modo que possa ser girada na abertura de acesso lateral, suavemente erguida até o tecido da mucosa ao redor da abertura, aderindo à mucosa. Assim que a abertura for selada, o procedimento de enxerto de seio pode ser concluído de maneira rotineira. No entanto, deve-se ter cuidado ao comprimir o seio com o material de enxerto. Após uma perfuração, o enxerto é facilmente empurrado pela abertura selada com colágeno dentro do próprio seio. O material do enxerto é então inserido suavemente e empurrado em direção ao assoalho do seio e aos lados, mas não em direção à porção superior do enxerto. Uma perfuração do seio pode causar risco aumentado de complicações a curto prazo. Há maior risco de penetração bacteriana no material de enxerto através da membrana perfurada. Além disso, o muco pode invadir o enxerto e afetar a quantidade de formação óssea. O material de enxerto pode escoar pela perfuração no seio, migrar para o óstio e, através dele, ser eliminado pelo nariz ou obstruir o óstio e impedir a drenagem normal do seio. A obstrução do óstio também é possível devido ao edema da membrana relacionado à cirurgia. Tais condições aumentam o risco de infecção. Contudo, apesar dessas complicações potenciais, o risco de infecção é baixo (menos de 5%); portanto, a cirurgia de enxerto de seio deve continuar, e o paciente precisa ser monitorado no pós-operatório para tratamento apropriado (Figuras 37.49 e 37.50).

Septo do antro

Septos do antro (ou seja, também denominados redes, teias e escoras) são as variantes anatômicas ósseas mais comuns vistas no seio maxilar. Underwood,[134] um anatomista, foi o primeiro a descrever os septos do seio maxilar em 1910. Ele postulou que a causa dessas projeções ósseas é derivada de três períodos diferentes de desenvolvimento e erupção dentária. Krennmair et al.[135] classificaram adicionalmente essas estruturas em dois grupos: estruturas primárias, que são um resultado do desenvolvimento da maxila, e estruturas secundárias, que surgem da pneumatização do assoalho do seio após a perda de dente.

Misch[136] postulou que septos poderiam ser pilares de reforço ósseo por parafunção quando os dentes estavam presentes. Ele percebeu que essas estruturas ocorrem com mais frequência nos seios

SA-3 e após um histórico recente de perda dentária. Locais edêntulos há muito tempo e seios SA-4 têm menos septos. A prevalência de septos foi relatada estar na taxa de 33% dos seios maxilares no paciente dentado e tão alta quanto 22% no paciente edêntulo.[137] O septos podem ser completos ou incompletos no assoalho, dependendo se eles dividem a parte inferior do seio em compartimentos. Os septos também podem estar incompletos na parede lateral ou na parede medial, ou devem se estender a partir do assoalho.

O formato de um septo do seio maxilar incompleto muitas vezes assemelha-se a um arco gótico invertido que surge da parte inferior ou das paredes laterais do seio. Em casos raros, eles podem dividir o seio em dois compartimentos que se irradiam da parede medial em direção à parede lateral.

Tem sido relatado que o local mais comum de septos no seio maxilar é na região mediana da cavidade do seio (segundo pré-molar – primeiro molar). Estudos de varredura TCFC demonstraram que 41% dos septos são vistos na região mediana, seguida pela região posterior (35%) e região anterior (24%). Para diagnóstico e avaliação de septos, tomografias TCFC são um dos métodos mais precisos de avaliação radiográfica.[138] Radiografia panorâmica demonstrou ser muito imprecisa, com alta incidência de diagnósticos incorretos.

Os septos dos seios podem criar dificuldades adicionais no momento da cirurgia. Os septos maxilares podem impedir o acesso e a visualização adequados do assoalho do seio; portanto, pode ocorrer o enxerto de seio inadequado ou incompleto. Essas projeções densas complicam a cirurgia de várias formas. Depois de marcar a janela de acesso lateral da maneira usual, ela pode não fraturar em galho verde e girar em sua posição medial. O movimento de alavanca também é mais propenso a perfurar a membrana durante a liberação da janela de acesso. A membrana do seio é frequentemente perfurada no ápice da teia de reforço durante a manipulação da membrana do seio, devido à dificuldade em elevar a membrana sobre a borda afiada da rede, e a cureta rasga facilmente a membrana nessa posição. No entanto, como os septos são compostos principalmente de osso cortical, a instalação imediata do implante pode ancorar nesse osso denso, permitindo uma forte fixação intermediária. Além disso, os septos permitem a formação de osso mais rápida, pois agem como uma parede adicional de osso para que os vasos sanguíneos cresçam no enxerto.

Manejo dos septos de acordo com a localização

O uso de radiografias de TCFC antes da cirurgia de enxerto de seio permite ao cirurgião observar e planeja as modificações necessárias para o procedimento de enxerto de seio em razão dos septos. A modificação da cirurgia é variável dependendo de sua localização. Os septos podem estar no compartimento anterior, médio ou distal do antro. Quando o septo é encontrado na seção anterior, a janela de acesso lateral é dividida em secções: uma em frente ao septo e outra distalmente à estrutura. Isso permite a liberação de cada secção da parede lateral, após bater com um instrumento rombo. A elevação de cada seção liberada permite a investigação sobre a localização exata dos septos e continuar a elevação da mucosa.

O tecido da mucosa pode, frequentemente, ser elevado a partir das paredes laterais sobre os septos. A cureta pode então deslizar para baixo na parede lateral e liberar a mucosa da metade inferior do septo em cada lado. A cureta do seio deve então se aproximar da crista da teia de reforço vinda de ambas as direções, até seu ápice afilado. Isso permite a elevação do tecido sobre a região da rede sem perfurar a membrana. Quando o suporte está localizado na região média do seio, é mais difícil separar duas janelas de acesso dentro da visão direta do clínico. Como resultado, uma janela de acesso é feita na frente dos septos. A cureta do seio, então, prossegue pela porção anterior da teia, em direção ao seu ápice. A cureta então desliza em direção à parede lateral e acima do ápice septal. Então, a cureta pode deslizar sobre a crista do septo aproximadamente 1 a 2 mm. Uma ação de tração firme fratura o ápice do septo. Ações semelhantes repetidas da cureta podem fraturar a teia do assoalho. Uma vez que o septo estiver separado do assoalho, a cureta pode prosseguir mais distal ao longo do assoalho e das paredes. Quando o septo estiver no compartimento posterior do seio, geralmente estará distal ao último local do implante. Quando isso ocorre, o septo posterior é tratado como a parede posterior do seio. A manipulação da membrana e o enxerto de seio são colocados contra e anterior ao septo posterior (Figuras 37.51 a 37.53).

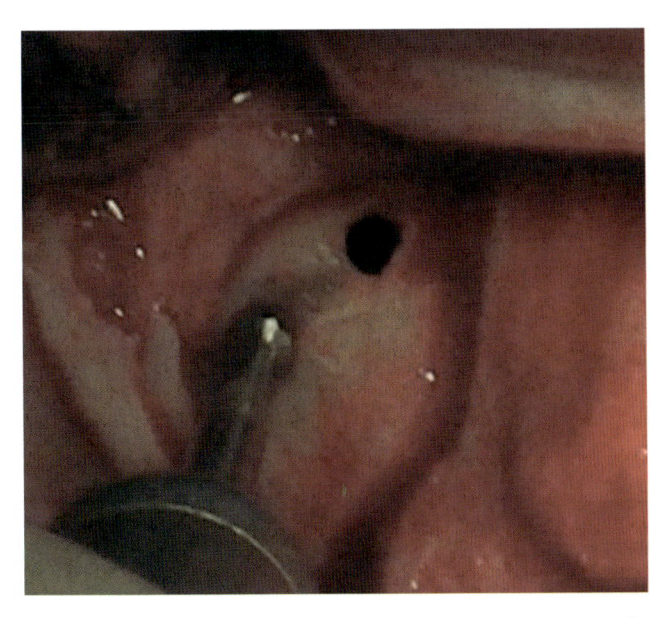

• **Figura 37.49** Perfuração do seio maxilar pela janela da osteotomia.

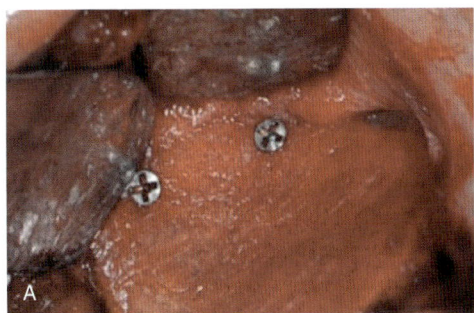

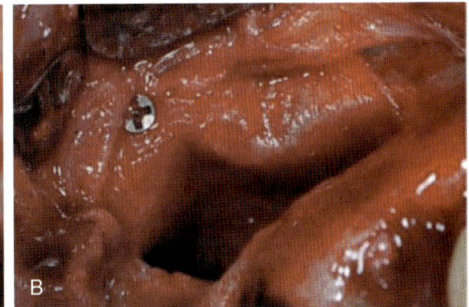

• **Figura 37.50** Reparo de perfuração. **A** e **B.** Membrana de colágeno estendida fixada na porção superior da cavidade sinusal.

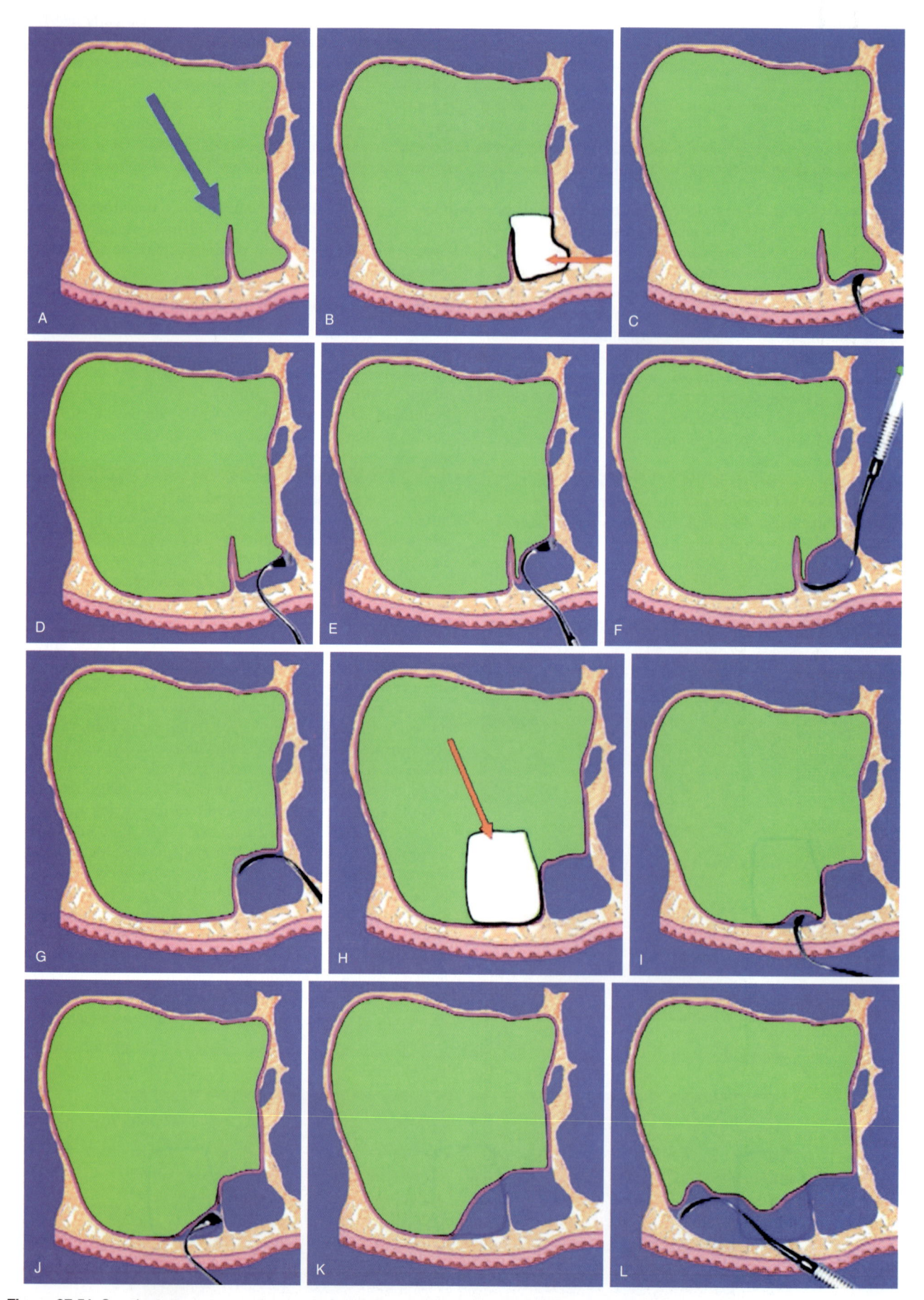

• **Figura 37.51** Grande septo no centro do seio. **A.** Septo. **B.** Janela feita anteriormente ao septo. **C.** Membrana é descolada do assoalho. **D** a **G.** A membrana é exposta anteriormente, posteriormente e na parede medial. **H.** A janela posterior é delineada. **I** a **L.** Membrana exposta na segunda janela, permitindo o enxerto ao redor do septo.

Sangramento

O sangramento originado pela cirurgia de elevação do seio por via lateral é raro; no entanto, pode ser problemático. Três vasos arteriais principais devem ser motivo de preocupação com a abordagem lateral de enxerto do seio. Devido às anastomoses intra e extraósseas que são formadas pelas artérias infraorbital e posterossuperior, podem ocorrer complicações hemorrágicas transoperatórias da parede lateral. As incisões relaxantes verticais de tecido mole da porção vestibular do retalho em maxilas reabsorvidas podem separar as anastomoses extraósseas. A anastomose extraóssea está localizada em média a 23 mm da crista do rebordo dentado; no entanto, na maxila reabsorvida, pode estar a 10 mm da crista. Quando essa artéria é seccionada, observa-se uma hemorragia significativa. Tais vasos originam-se da artéria maxilar e não têm ponto de referência óssea para comprimir o vaso. Portanto, as incisões relaxantes deveriam ser mantidas no tecido mole a uma altura mínima com delicado descolamento do periósteo. Pinças hemostáticas são geralmente difíceis de serem colocadas na porção vestibular para impedir o sangramento. Uma forte pressão na borda posterior da maxila e elevação da cabeça para reduzir a pressão sanguínea nos vasos geralmente interrompem esse sangramento. A elevação da cabeça pode reduzir o fluxo sanguíneo da mucosa nasal em 38%.[139,140]

O componente vertical da parede de acesso lateral para o enxerto do seio muitas vezes rompe as anastomoses intraósseas da artéria alveolar posterior e artéria infraorbital, que estão, em média, a aproximadamente 15 a 20 mm da crista de um rebordo dentado. Métodos para limitar esse sangramento, que é muito menos arriscado, foram determinados e incluem cauterização por broca diamantada sem água, eletrocauterização ou pressão com esponja cirúrgica enquanto a cabeça está elevada (Figura 37.54).

A terceira artéria com a qual o implantodontista deve ser cauteloso é a artéria nasal lateral posterior. Essa artéria é um ramo da artéria esfenopalatina que está localizada dentro da parede medial do antro. À medida que percorre anteriormente, ela se anastomosa com os ramos terminais da artéria facial e artérias etmoidais. Uma complicação hemorrágica significativa poderá surgir se esse vaso for seccionado durante o descolamento da membrana da fina parede medial.

A epistaxe (sangramento ativo do nariz) é um distúrbio comum; no entanto, foi relatado que 6% dos pacientes que a experimentam na população em geral requerem tratamento médico para controlar e interromper a hemorragia, pois dura mais de 1 hora. As opções de tratamento para tratar a epistaxe incluem tamponamento nasal, eletrocauterização e o uso de vasoconstritores. Ligadura de vasos e/ou cirurgia endoscópica são necessárias em raras ocasiões.

O local mais comum (90%) de sangramento nasal é originário de um plexo de vasos da porção anteroinferior do septo nasal e da cavidade nasal anterior (que está anterior à cavidade sinusal e dentro da projeção anterior do nariz). A cavidade nasal posterior é responsável por 5 a 10% de eventos de epistaxe e está na região do enxerto do seio. Se a parede orbital do seio for perfurada, ou

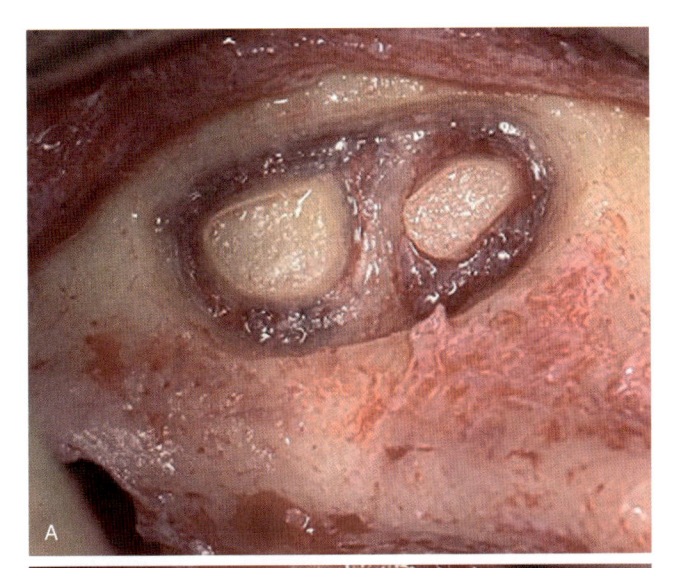

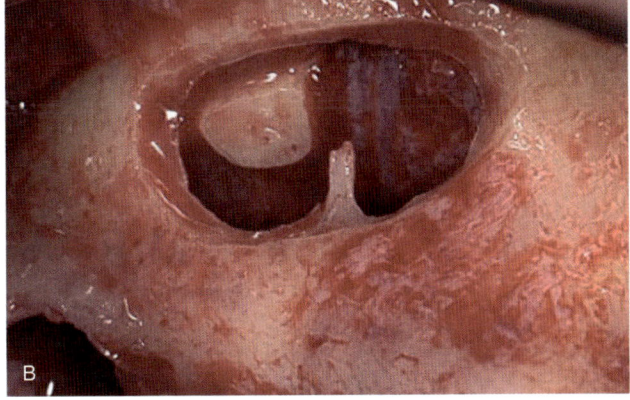

• **Figura 37.52** Imagem clínica do septo. **A.** Duas janelas dividindo o septo. **B.** Ambas as janelas descoladas expondo o septo.

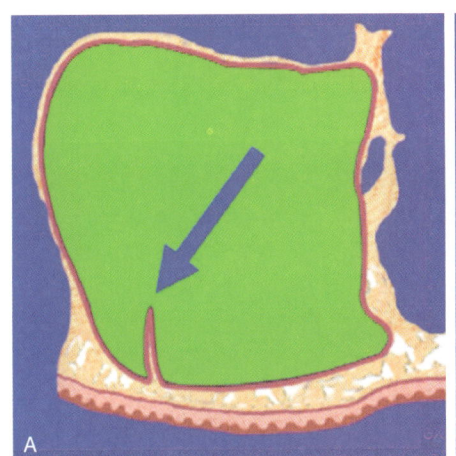

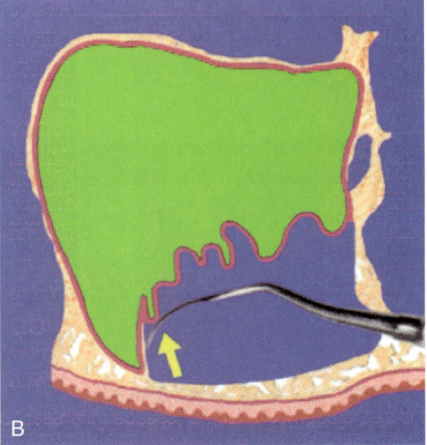

• **Figura 37.53** Septo na porção posterior do seio. **A.** Septo maxilar localizado no assoalho na parte posterior do seio. **B.** Uma janela de acesso e cureta elevam a mucosa anterior ao septo. Os septos posteriores são usados como parede posterior para conter o material do enxerto.

se uma abertura nas narinas já estiver presente em função de um evento anterior, então a cureta do seio pode entrar nas narinas e causar sangramento. As artérias envolvidas neste local são compostas por ramos das artérias esfenopalatina e paliativas descendentes, que são ramos da artéria maxilar interna. A metade posterior da concha inferior possui uma rede venosa chamada de plexo Woodruff. A lavagem das narinas com soro fisiológico morno e *sprays* descongestionantes de oximetazolina fornece excelente atividade vasoconstritora para tratar a condição. Um rolo de algodão com nitrato de prata ou lidocaína com 1: 50.000 de epinefrina também pode ser eficaz.

Ainda, sangramento pelo nariz pode ser observado após a cirurgia de enxerto do seio. Colocar dentro das narinas um rolete de algodão revestido com vaselina e amarrado a um fio dental em uma das extremidades pode reduzir o sangramento nasal após a cirurgia. Depois de 5 minutos, o fio dental é suavemente puxado e o rolete de algodão removido. A cabeça também é elevada e é aplicado gelo na ponte do nariz. Se o sangramento não puder ser controlado, então pode ser necessário reabrir o local do enxerto e fazer uma ligadura endoscópica, realizada por um cirurgião otorrinolaringologista (Figuras 37.55 e 37.56).

Complicações pós-operatórias a curto prazo

Complicações a curto prazo são definidas como aquelas que ocorrem dentro dos primeiros meses após a cirurgia.

Abertura da linha de incisão

A abertura da linha de incisão é incomum para esse procedimento porque a incisão da crista é feita na gengiva inserida e geralmente com pelo menos 5 mm de distância da janela de acesso lateral. Rotineiramente, o tecido mole necessita ser rebatido/descolado antes da aproximação primária e sutura. Como uma membrana de colágeno é colocada sobre a janela, o tecido mole geralmente não se aproximará sem tensão, a menos que o clínico expanda a porção vestibular relaxando o periósteo sobre a junção mucogengival (onde o tecido se torna mais espesso). É mais comum ocorrer abertura da linha de incisão quando o aumento lateral do rebordo é realizado ao mesmo tempo que a cirurgia de enxerto do seio, ou quando os implantes são instalados acima da crista residual e cobertos com tecido mole. Também pode ocorrer quando uma prótese mucossuportada comprimir a área cirúrgica durante a função, antes da remoção de sutura.

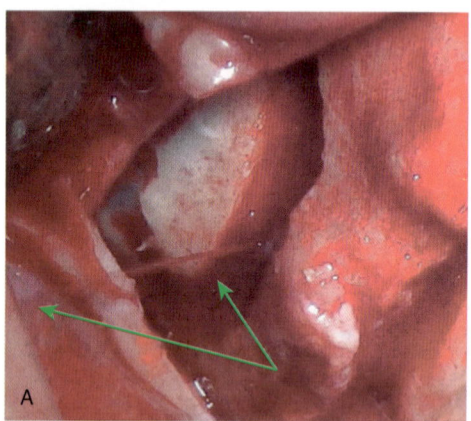

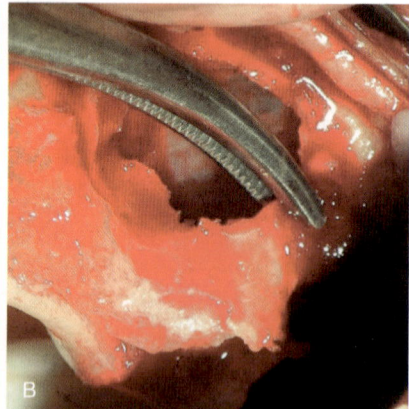

• **Figura 37.54** Anastomose intraóssea. **A.** Sangramento significativo da anastomose controlado por esmagamento da área óssea de origem do sangramento **(B)**.

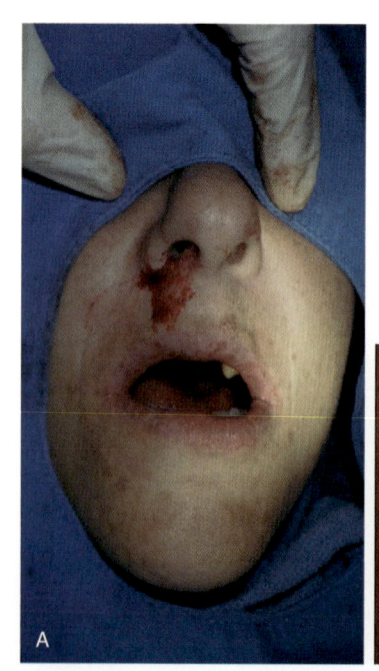

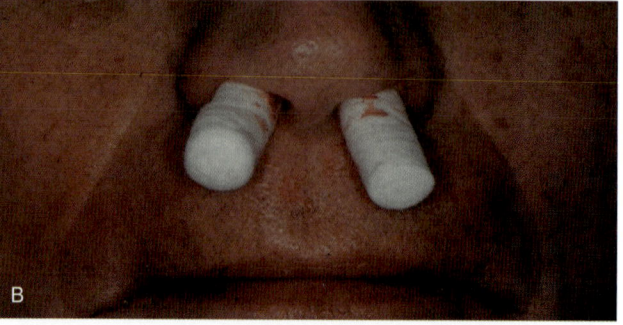

• **Figura 37.55** Sangramento nasal. **A.** O sangramento nasal imediatamente após a operação geralmente pode ser controlado por compressas de gaze **(B)**.

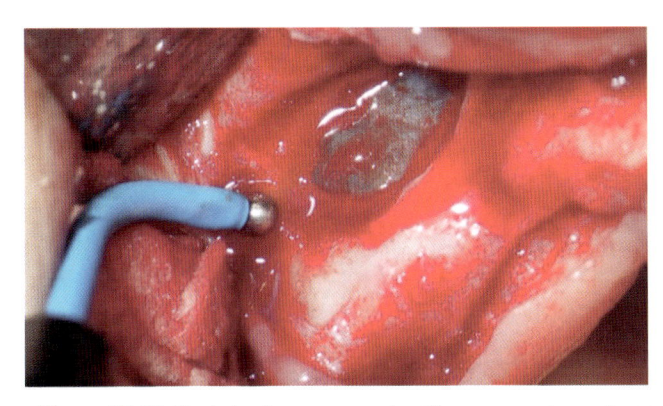

• **Figura 37.56** Controle de sangramento. O sangramento pode ser controlado por eletrocauterização.

As consequências da abertura da linha de incisão são o retardo da cicatrização, extravasamento do enxerto na cavidade oral e aumento do risco de infecção. No entanto, se a falha da linha de incisão não estiver relacionada a um enxerto em bloco e estiver apenas sobre a crista do rebordo e longe da janela de acesso do seio, então a área posterior da crista será cicatrizada por segunda intenção. Durante esse tempo, uma prótese apoiada no tecido mole deve ser aliviada de forma agressiva, sem que nenhum material de revestimento fique em contato com o rebordo. Se a abertura da linha de incisão inclui uma porção de membrana não reabsorvível (*i. e.*, para aumento lateral do rebordo), então a membrana deve ser limpa pelo menos 2 vezes/dia com enxágues orais de clorexidina.

Comprometimento do nervo

O nervo infraorbital é motivo de preocupação na cirurgia de elevação do seio por causa de sua posição anatômica. Esse nervo entra na órbita através da fissura orbital inferior e continua anteriormente. Encontra-se em um sulco no assoalho orbital (que também é a parede superior do seio maxilar) antes de sair do forame infraorbital. O nervo infraorbital sai do forame aproximadamente 6,1 a 7,2 mm da borda orbital. Observe que as variantes anatômicas foram relatadas para incluir deiscência e forames infraorbitais mal posicionados, junto com o nervo atravessando o lúmen do seio maxilar, em vez de percorrer o osso dentro do teto do seio (assoalho orbital). Nervos mal posicionados foram relatados até 14 mm da borda orbital em alguns indivíduos. Na maxila severamente atrófica, as estruturas neurovasculares infraorbitais que saem do forame podem estar próximas à crista residual intraoral e devem ser evitadas ao realizar procedimentos de enxerto de seio para minimizar possível comprometimento do nervo. Isso é particularmente preocupante em descolamento de tecidos moles e na preparação óssea da porção superior da janela. Considerações especiais devem ser tomadas durante a reflexão do retalho superior e devem ser evitados afastadores com pontas afiadas. Normalmente, aqueles em maior risco têm pequena base craniana (ou seja, mulheres idosas).

Complicação

Como o nervo infraorbital é responsável pela inervação sensorial para a pele da região molar entre a borda inferior da órbita e o lábio superior, uma lesão iatrogênica nessa estrutura pode resultar em *déficits* neurossensoriais significativos dessa área anatômica. Na maioria das vezes, o nervo não é cortado e resulta em uma neuropraxia. Mesmo que essa lesão seja sensorial e não haja *déficit* motor, os pacientes geralmente têm dificuldade em se adaptar a esse comprometimento neurossensorial (Figura 37.57).

Manejo

Se ocorrer um comprometimento do nervo infraorbital, o implantodontista deve seguir o protocolo de comprometimento neurossensorial clínico e farmacológico.

Revisão da cirurgia

Quando ocorre falha ou comprometimento do enxerto do seio, os procedimentos de reabertura às vezes são necessários para corrigir *déficits*. Enxertos de seio com falha ou comprometidos resultam em características alteradas de tecidos moles e duros, principalmente a formação de aderências da membrana schneideriana ao retalho vestibular. Isso resulta em dificuldade com o tecido vestibular descolado durante o procedimento de reabertura. Estudos têm demonstrado que a separação das aderências da mucosa do seio levou a uma taxa de perfuração de 47%. Além disso, tem sido demonstrado que as características alteradas da membrana schneideriana resultam em uma membrana fibrótica espessa não flexível. Em alguns casos, em espaços vazios nos quais estão presentes mas com acesso difícil, os procedimentos de reenxerto podem precisar ser realizados mediante abordagem fechada por meio de osteotomia local.[101]

Implicações do tratamento

Devido aos problemas de acesso, aliado a uma taxa maior de perfuração e alterações fibróticas na membrana schneideriana, os pacientes precisam ser informados sobre esta taxa maior de complicações pós-operatórias envolvendo um questionável crescimento ósseo por reabertura e posterior sucesso do implante. Se for necessário reabrir, geralmente estarão presentes aderências e fenestrações ósseas das paredes laterais.

A combinação de alterações fibróticas da membrana schneideriana, uma maior chance de perfuração e a fisiologia do seio nasal alterada levam a um alto índice de complicações. A continuação da mucosa sinusal e da mucosa oral tornam a cirurgia de revisão de reabertura problemática e difícil. Isso exigirá a separação da mucosa oral e sinusal para obter acesso ao seio propriamente dito (Figura 37.58).

Edema

Devido à extensão da reflexão e manipulação do tecido, a cirurgia de enxerto do seio geralmente resulta em um edema significativo. O edema pós-operatório resultante pode afetar adversamente a linha de incisão, levando a maior morbidade.

Prevenção

O uso de uma boa técnica cirúrgica, que envolve reflexão e retração cuidadosas, diminuirá a quantidade de edema pós-operatório. Quanto maior a duração da cirurgia, maior é a chance de edema. Deve-se ter cuidado para diminuir o tempo de duração da cirurgia e não se deve exceder a tolerância do paciente. Para minimizar o edema, corticosteroides são utilizados 1 dia antes e 2 dias depois da cirurgia. Esse uso de esteroide profilático a curto prazo permitirá níveis sanguíneos adequados para combater o edema, o que geralmente tem seu pico em 48 a 72 horas. A dexametasona é a droga de escolha ideal devido à sua alta potência anti-inflamatória.

Crioterapia

Aplicação de uma bolsa de gelo (compressas), juntamente com a elevação da cabeça e a atividade física limitada por 2 a 3 dias,

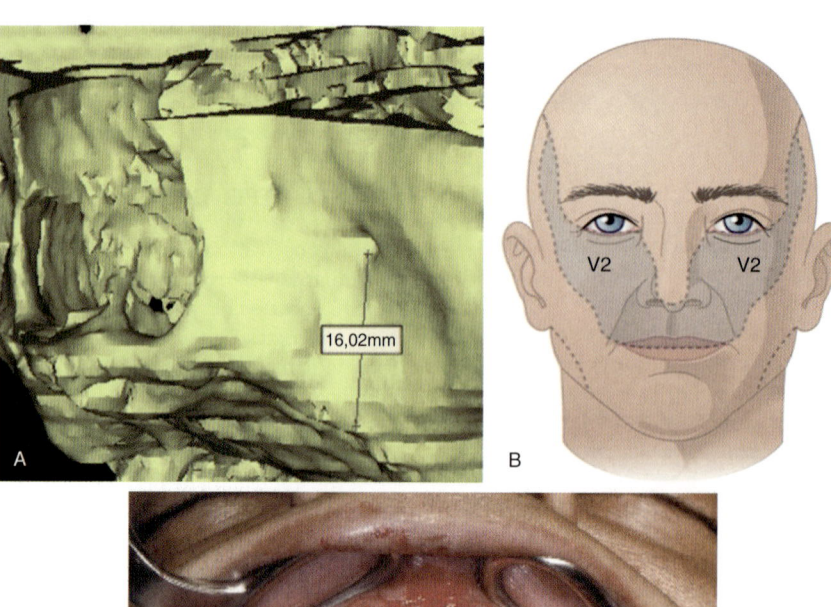

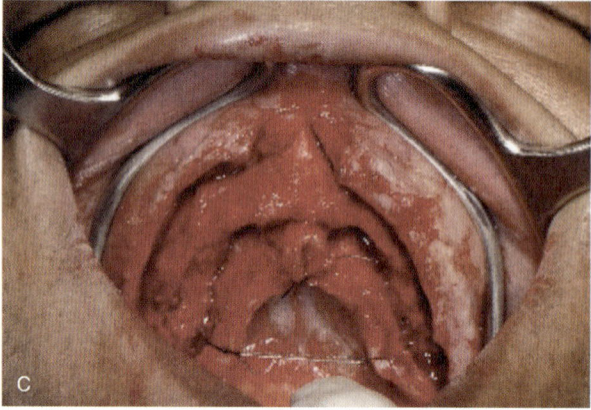

● **Figura 37.57** Comprometimento do nervo. **A.** Variantes anatômicas do forame infraorbital que estão próximas à crista residual. **B.** Comprometimento sensorial V2. **C.** Afastador especial de base ampla que minimiza o trauma ao nervo infraorbital.

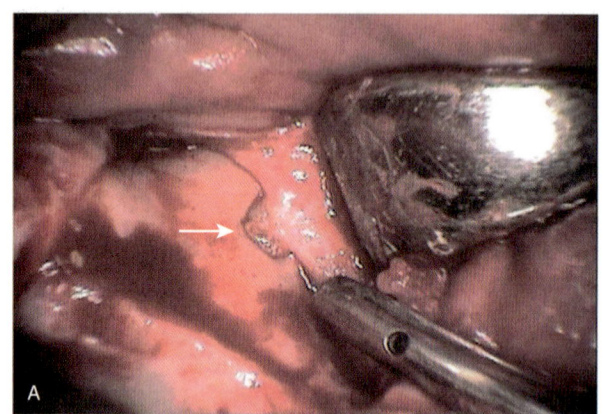

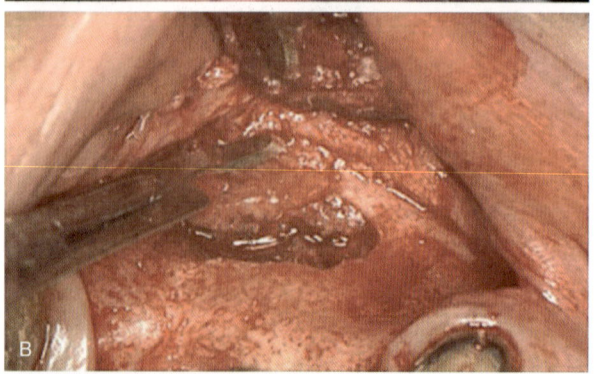

● **Figura 37.58** Revisão cirúrgica. **A.** As infecções pós-operatórias frequentemente resultam em seios nasais e epitélio nasal contínuos. **B.** A reabertura dos seios requer a incisão do tecido para separar o epitélio oral do nasal.

ajudará a minimizar o edema pós-operatório. Essa crioterapia causará vasoconstrição dos vasos capilares, reduzindo o fluxo sanguíneo e linfático, resultando em um menor grau de edema. Só devem ser utilizados gelo ou compressas frias durante as primeiras 24 a 48 horas. Após 2 a 3 dias, pode ser aplicado calor (úmido) à região para aumentar o fluxo sanguíneo e linfático, para ajudar a limpar a área das consequências inflamatórias. Isso também ajudará a reduzir a possibilidade de equimoses.

Equimoses

A cirurgia de enxerto de seio também aumenta a possibilidade de hematomas ou equimoses. Por causa da extensão da reflexão, preparação óssea, e da área cirúrgica altamente vascular, equimoses ocorrerão mais frequentemente com esse procedimento em comparação com outras cirurgias relacionadas a implantes.

Etiologia

A etiologia da equimose inclui o seguinte: ruptura de vasos sanguíneos → glóbulos vermelhos morrem e liberam hemoglobina → macrófagos degradam hemoglobina via fagocitose → produção de bilirrubina (vermelho-azulada) → bilirrubina é decomposta em hemossiderina (marrom-dourado).

Prevenção

Na maioria dos casos, as equimoses não podem ser completamente prevenidas; no entanto, o objetivo deve ser minimizar a extensão dos hematomas. Além disso, uma boa técnica cirúrgica, cirurgia de duração mais curta, evitar analgésicos anticoagulantes e a crioterapia pós-operatória auxiliam no controle desse fenômeno. Os pacientes devem ser sempre informados da possibilidade de equimoses. Isso é facilmente realizado fazendo parte das instruções pós-operatórias (Figura 37.59).

Dor

Desconforto e dor mínimos geralmente estão associados à cirurgia de enxerto de seio. No entanto, se narcóticos forem indicados, qualquer combinação de analgésicos contendo codeína[3] é prescrita no pós-operatório, pois a codeína é um potente antitussígeno, e a tosse pode colocar pressão adicional na membrana sinusal e introduzir bactérias no enxerto. O paciente é instruído a tossir (se necessário) com a boca aberta para minimizar a possível pressão do ar e alterações na cavidade sinusal.

Fístulas oroantrais

As fístulas oroantrais podem se desenvolver no pós-operatório, especialmente se o paciente tem histórico de patologia ou infecção sinusal pregressa. Pequenas fístulas oroantrais (< 5 mm) geralmente se fecham espontaneamente após tratamento com antibióticos sistêmicos e enxágue diário com clorexidina. No entanto, fístulas maiores (> 5 mm) normalmente requerem intervenção cirúrgica adicional (Figura 37.60). Fístulas maiores estão associadas a uma região epitelizada, que é o resultado da fusão da mucosa da membrana sinusal ao epitélio. Quando isso ocorrer, os pacientes provavelmente reclamarão de fluidos que entram na cavidade nasal ao comer ou beber. Deve-se ter cuidado ao utilizar a manobra de Valsalva (ou seja, teste de sopro com o nariz) para confirmar a presença de uma fístula oroantral no momento da cirurgia. O paciente é solicitado a apertar suas narinas juntas para obstruir o nariz. O paciente sopra suavemente para ver se o ar escapa para a cavidade oral através dos seios da face. Isso não é recomendado, pois esse teste pode criar uma abertura ou fazer uma abertura maior. A manobra de Valsalva pode ser usada no pós-operatório para diagnosticar uma suspeita de comunicação.

Manejo

O fechamento das fístulas oroantrais pode ser realizado com a rotação de um amplo retalho lingual ou vestibular (Figuras 37.61 e 37.62). O uso de retalhos vestibulares para fechar a fístula pode tornar os enxertos de seio mais difíceis por causa da posição do local do enxerto. Além disso, o tecido vestibular é muito fino, e rotacionar ou expandir retalhos vestibulares geralmente resulta em perda da profundidade vestibular. Antes do início da incisão planejada, o tecido mole ao redor da fístula é excisado e o assoalho do seio é curetado para garantir o contato direto com o osso. Um retalho rotacionado livre de tensão é feito para cobrir completamente a comunicação. Para o fechamento oroantral após procedimentos de enxerto do seio, um retalho lingual é recomendado devido à abundância de mucosa queratinizada com suprimento de sangue adequado. Os tipos de retalho incluem retalho de ilha, retalho com "formato de língua" ou retalhos girados e avançados, dependendo do tamanho da exposição. Uma dica para fechar a abertura oroantral é a dissecção do retalho vestibular lateral à fístula. A incisão que se estende 15 mm anterior e posteriormente à fístula é um benefício. A fístula, então, tem uma incisão elíptica em cada lado da abertura. O núcleo do tecido e a área de fistula são excisados. O retalho vestibular é indeterminado e expande-se bem nos tecidos da bochecha. A porção palatina da incisão está adjacente ao retalho em forma de língua. A remoção da incisão para o retalho pediculado deve ter sua espessura dividida, e devem ser levadas em consideração a localização e a profundidade da artéria palatina maior. Uma vez que o enxerto pediculado de tecido palatino inserido é girado em direção à lateral e fixado ao retalho vestibular, é realizada uma sutura horizontal de colchoeiro para inverter o retalho e assim alcançar um selamento impermeável. Devem ser realizadas suturas com alta resistência à tração, permitindo que estas permaneçam no local durante pelo menos 2 semanas (Figura 37.63).

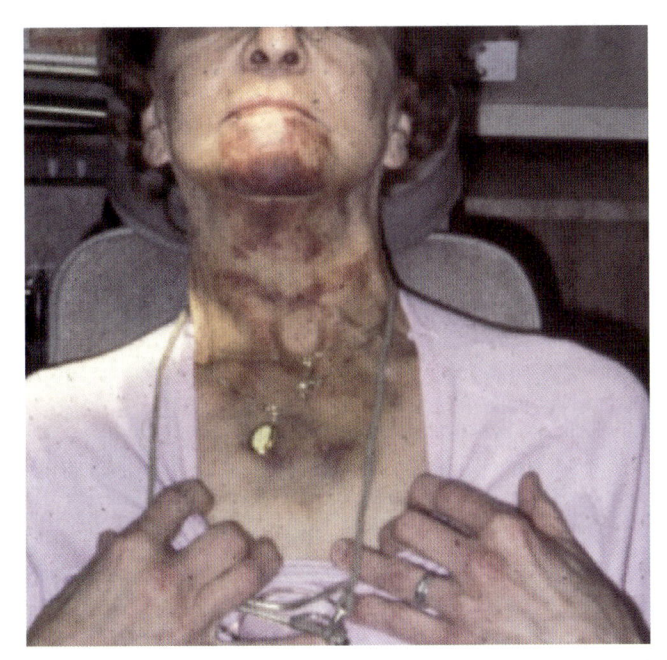

● **Figura 37.59** Edema pós-operatório e equimoses. Uma das complicações pós-operatórias mais comuns são edema e equimoses, que muitas vezes podem se estender para a área da mandíbula e colo.

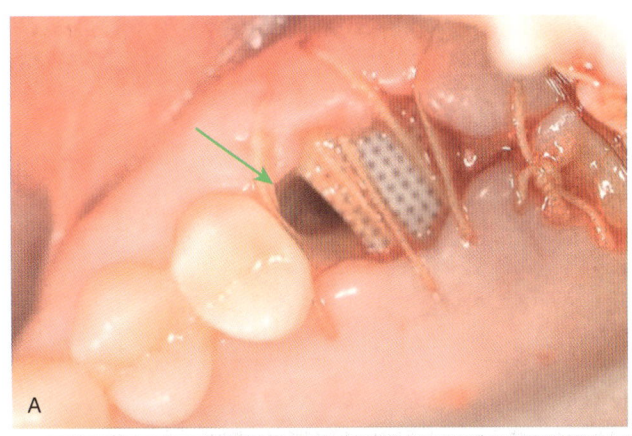

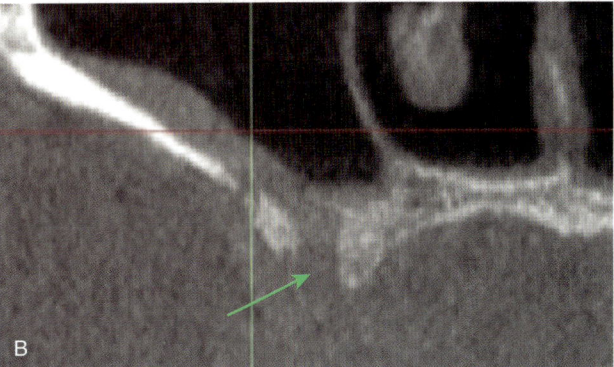

● **Figura 37.60** Fístula oroantral: **A.** Fístula pós-operatória resultante de má cicatrização da ferida. **B.** Radiografia mostrando comunicação entre o seio e a cavidade bucal.

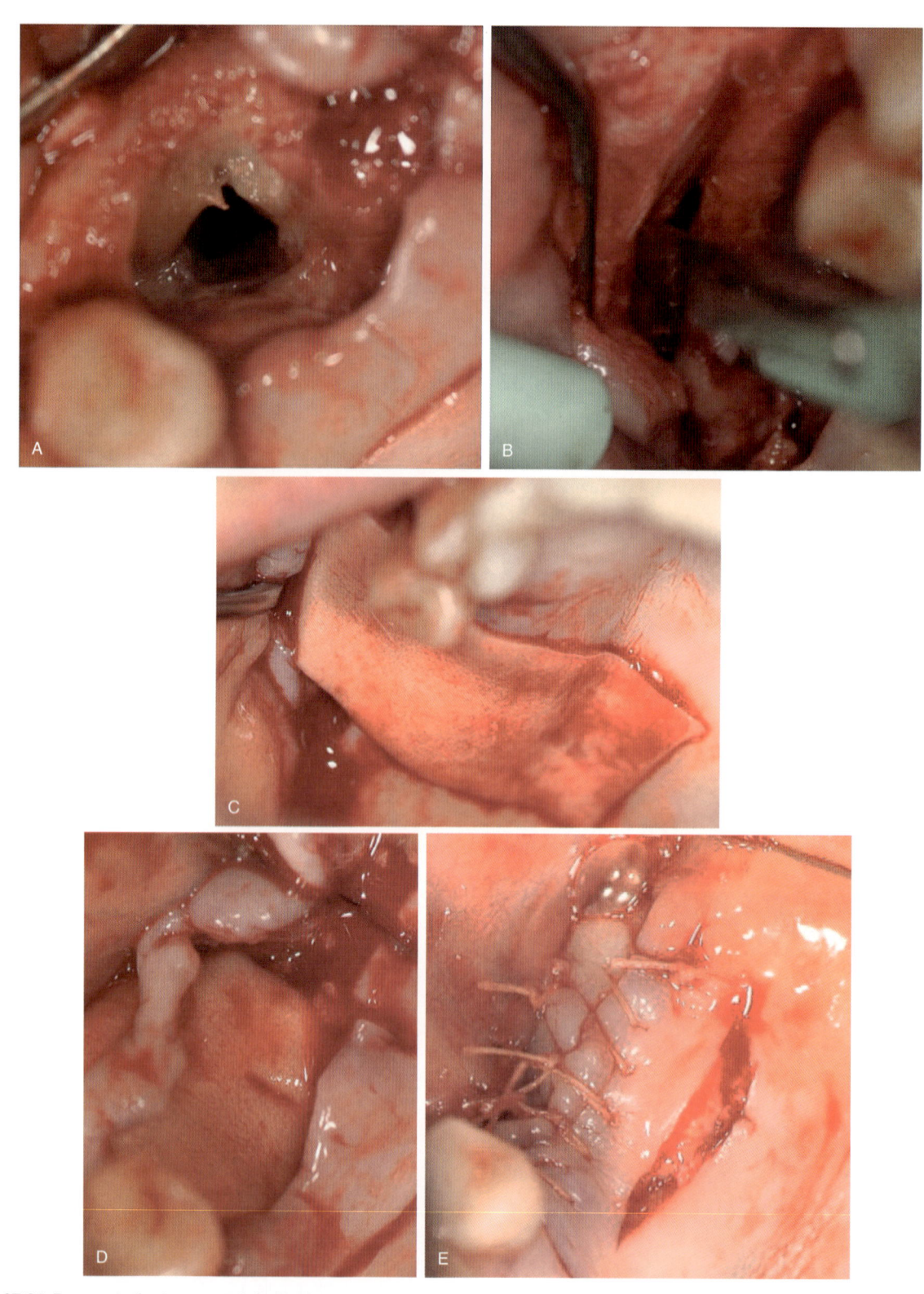

• **Figura 37.61** Reparo de fístula oroantral. **A.** Fístula oroantral. **B.** Extensão do retalho para fechamento livre de tração. **C.** Membrana de colágeno estendida. **D.** Membrana posicionada. **E.** Retalho deslizante lateral para obter o fechamento primário.

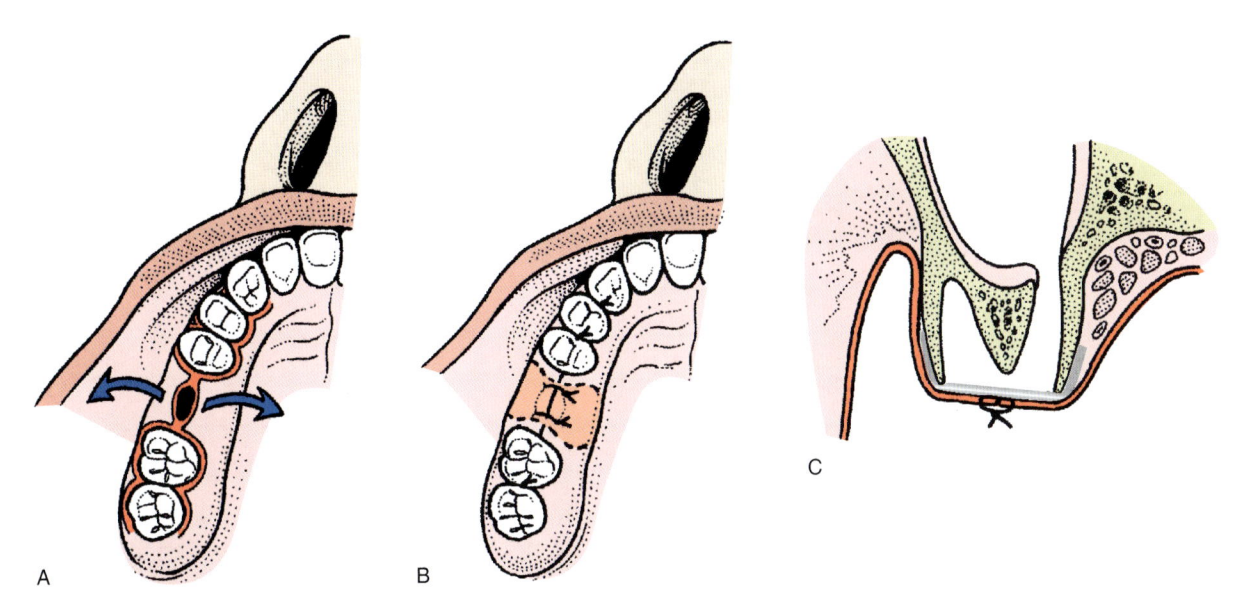

• **Figura 37.62** Fechamento de comunicação oroantral assistido por membrana. **A.** Fístula oroantral à direita no processo alveolar maxilar na região do primeiro molar ausente, que deve ser fechado com colocação subperiosteal de material aloplástico, como folha de ouro ou titânio ou uma membrana de colágeno reabsorvível. São desenvolvidos retalhos mucoperiosteais palatinos e vestibulares. A extensão dos retalhos ao longo do sulco gengival um ou dois dentes anteriores e posteriores permite algum alongamento do retalho para facilitar o avanço para o fechamento sobre o defeito. O trato fistuloso é extirpado. As margens ósseas devem ser expostas 360° ao redor do defeito ósseo para permitir a colocação da membrana abaixo dos retalhos mucoperiosteais. O retalho é apoiado em todos os lados por osso subjacente. **B.** Fechamento. Idealmente, os retalhos podem ser aproximados sobre o defeito. Em alguns casos, uma pequena lacuna entre os retalhos cicatrizará sobre a membrana por segunda intenção. Mesmo quando a mucosa intraoral não cicatriza primariamente, o revestimento dos seios geralmente cicatriza e fecha, e a membrana é então esfoliada ou reabsorvida, e a cicatrização da mucosa progride. **C.** Corte transversal do fechamento com a técnica da membrana. Retalhos mucoperiosteais vestibulares e palatinos são descolados para expor defeito ósseo e a grande área do osso alveolar subjacente ao redor da comunicação oroantral. A membrana se sobrepõe a todas as margens do defeito, e os retalhos vestibular e palatino são suturados sobre a membrana. (De Hupp JR, et al. Contemporary Oral and Maxillofacial Surgery. 5th ed. St Louis, MO: Elsevier; 2009.)

Infecção pós-operatória

Ao avaliar complicações infecciosas pós-cirúrgicas após procedimentos de enxerto, o implantodontista deve diferenciar o tipo, a localização e a etiologia do episódio infeccioso. A infecção pode originar-se no local do enxerto ou pode originar-se no seio maxilar propriamente dito. Também é possível ser uma combinação de ambos (Tabela 37.2). Muito poucos estudos avaliaram esses diferentes processos. No pós-cirúrgico, existem vários relatos com resultados diversos (aproximadamente 0 a 27%) na incidência de infecção levando à rinossinusite aguda.[141] Infecções pós-operatórias após cirurgia enxerto de seio pode resultar do seguinte:
• **Rinossinusite aguda:** infecção dentro dos seios da face
• **Local do enxerto:** infecção dentro da área do enxerto
• **Infecção por combinação:** de rinossinusite aguda e enxerto local

Infecções do local do enxerto

Etiologia da infecção do local do enxerto

O local do enxerto pode ser infectado por várias fontes: (1) bactérias preexistentes no local, (2) contaminação bacteriana do local cirúrgico, (3) material de enxerto, (4) técnica cirúrgica, (5) contaminação bacteriana de rinossinusite aguda, (6) falta de antibióticos profiláticos e (7) sistêmica, mediação ou fatores de estilo de vida (Figura 37.64).

Além disso, os estudos têm mostrado correlação direta entre aumento da taxa de infecção e colocação simultânea de implantes com aumento de crista simultâneo.

Um desses estudos mostrou que enxertia de crista simultânea aumentou a taxa de infecção significativamente (15,3%) *versus* enxerto de seio nasal sozinho (3%).[142] Na maioria das vezes, a infecção começa mais de 1 semana após a cirurgia, embora possa começar 3 dias depois.

Diagnóstico

O sinal mais comum de infecção do local do enxerto é inchaço, dor, deiscência, ou exsudato próximo ou incluindo o local cirúrgico do enxerto. Os pacientes podem reclamar de gosto ruim e perda de partículas do enxerto na boca. A abertura da linha de incisão é uma sequela comum com secreção de exsudato. Infecções do local do enxerto geralmente ocorrem dentro de alguns dias a semanas após a cirurgia e são menos comuns, como uma infecção tardia. Inicialmente, a infecção pode começar como uma infecção no local do enxerto (localizada no enxerto), que então leva a um rinossinusite maxilar aguda (Figura 37.65).

Tratamento

Embora a incidência de infecção após o procedimento seja geralmente baixa, as consequências prejudiciais sobre a osteogênese e a possibilidade de complicações graves exige que qualquer infecção seja tratada agressivamente. Em caso de infecção pós-operatória, recomenda-se que o clínico realize um exame completo da área por palpação, percussão e inspeção visual para identificar a área principal afetada. A infecção geralmente segue o caminho de menor resistência e é observada por mudanças na anatomia específica dos locais para os quais ela se espalha.[143]

O tratamento precoce e agressivo é crucial para infecções do local do enxerto para evitar a perda do enxerto ou extensão da

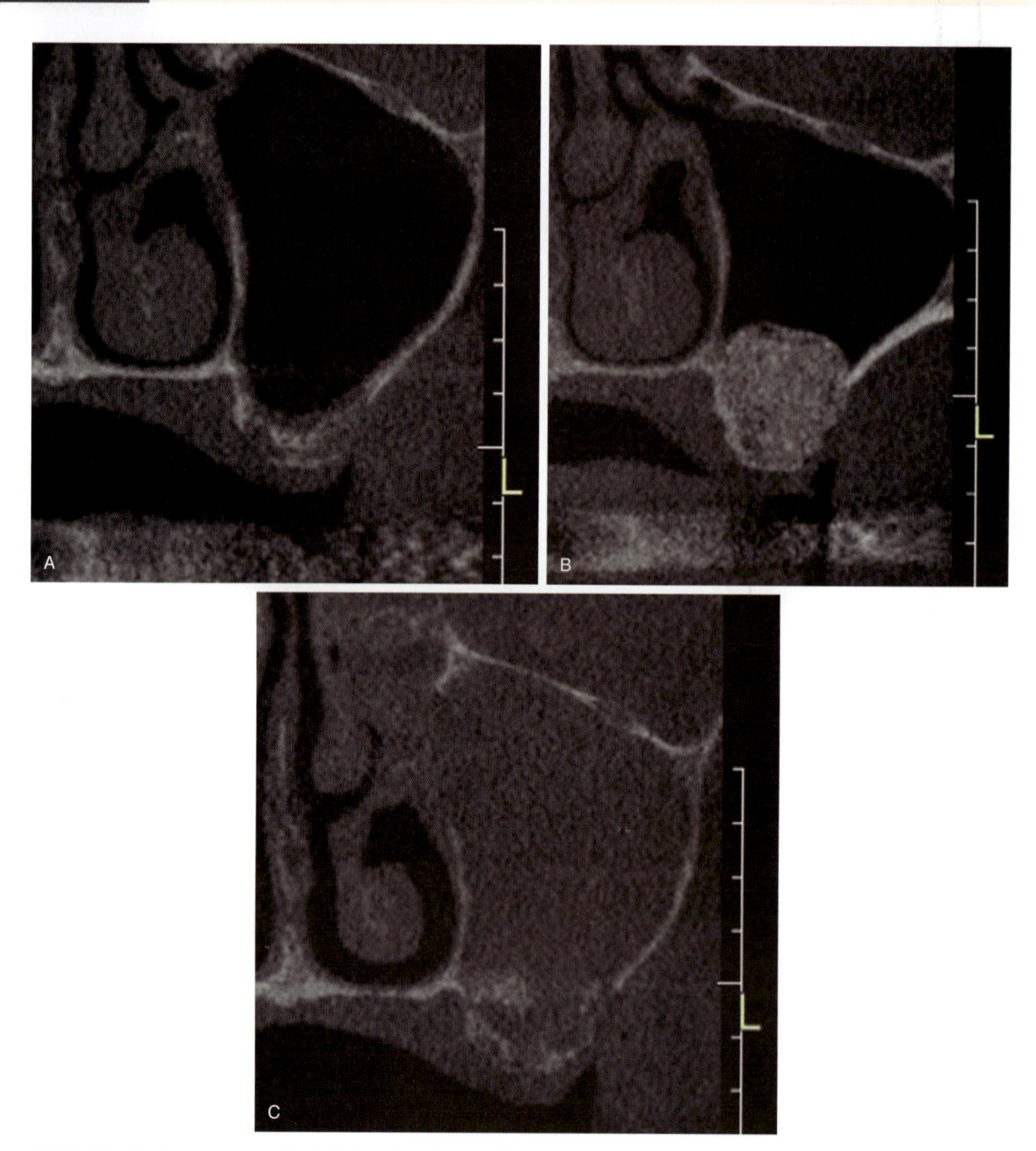

• **Figura 37.63** Infecção do enxerto do seio. **A.** Radiografia pré-operatória. **B.** Pós-operatório do enxerto do seio. **C.** Pós-operatório de 4 semanas com infecção no local do enxerto e rinossinusite aguda.

infecção para o seio propriamente dito, causando rinossinusite aguda ou disseminação da infecção para outras áreas vitais. Inicialmente, devem ser utilizados os antibióticos sistêmicos em conjunto com bochechos antimicrobianos. Se a infecção persistir, o desbridamento e a drenagem devem ser realizados, juntamente com o uso de solução salina estéril e clorexidina. Um dreno de Penrose também pode ser usado em casos que não respondem aos antibióticos sistêmicos. Em alguns casos, as fístulas oroantrais cessam após a resolução da infecção (ver a seção "Fístulas oroantrais").

O tratamento com antibióticos no seio maxilar, tanto profilática quanto terapeuticamente, é muito diferente do tratamento para a maioria dos procedimentos cirúrgicos orais. Ao selecionar medicamentos antibióticos para infecções sinusais, uma variedade de fatores deve ser avaliada. Esses incluem o tipo mais comum de patógenos envolvidos, resistência antimicrobiana, propriedades farmacocinéticas e farmacodinâmicas e a penetração nos tecidos (seios da face) de vários antibióticos. A medicação antibiótica de escolha deve ser eficaz contra patógenos respiratórios e orais, enquanto exibe atividade conhecida contra as cepas resistentes dos patógenos comuns. Dois desses fatores são usados ao avaliar medicamentos antibióticos sinusais: (1) a concentração inibitória mínima (CIM) e (2) a concentração de drogas antibióticas penetrando no tecido sinusal doente inflamado. O CIM é a concentração mais baixa do agente antimicrobiano que resulta na inibição do crescimento de um microrganismo. O CIM é geralmente expresso por CIM 50 ou CIM 90, o que significa que 50 ou 90% dos isolados microbianos são inibidos, respectivamente. Estudos anteriores e modalidades de tratamento usaram amoxicilina como a primeira droga de escolha. No entanto, com o

Tabela 37.2 — Tipos de infecções sinusais pós-operatórias.

	Rinossinusite aguda	Infecção do local do enxerto	Combinação
Etiologia	• Patologia preexistente • Óstio não patente • Variantes anatômicas • Sobrepreenchimento de enxerto • Alteração fisiológica pós-cirurgia • Propagação de infecção do local do enxerto • História de rinossinusite crônica • Rinossinusite odontogênica ou alérgica preexistente	• Patologia preexistente • Contaminação de patógenos orais • Periodontite não tratada • Perfuração • Falta de assepsia • Cirurgia de longa duração • Enxerto simultâneo da crista • Instalação simultânea de implantes • Falta de medicação profilática • Falta de antibióticos no enxerto local • Doenças sistêmicas, tabagismo/álcool	Sítio primário poderia ser o próprio seio ou local de enxerto
Bactéria	Cocos gram-positivos aeróbicos (*Streptococcus pneumoniae*) Bastonetes aeróbicos gram-negativos (*Haemophilus influenzae*) (*Staphylococcus epidermidis, Streptococcus viridans, Branhamella catarrhalis*)	Cocos gram-positivos aeróbicos (*S. viridans*) Cocos gram-positivos aeróbicos (*Staphylococcus aureus*) Bastonetes aeróbicos gram-negativos (*Bacteroides*) Cocos gram-positivos aeróbicos (*peptostreptococos*)	Qualquer combinação de patógenos
Prevenção	TCFC: Confirmação da permeabilidade do óstio Confirmação de ausência de patologia ou variantes anatômicas Medicamentos profiláticos	Medicação profilática Boa técnica cirúrgica Técnica asséptica Curta duração cirúrgica Sem perfuração da membrana	Qualquer combinação de medidas preventivas
Sintomas	Suaves: Dor/edema facial Congestão Coriza/bloqueio nasal Tosse Graves: Dor/edema facial significativo Febre Dor de cabeça Proptose/diplopia Mal-estar	Dor/edema no local Abertura da linha de incisão Exsudato Gosto ruim Sangramento Edema intraoral	Qualquer combinação de sintomas
Antibiótico ideal	betalactâmicos	betalactâmicos Lincosamida	betalactâmicos
Tratamento inicial	Antibiótico: 1. Amoxicilina-clavulanato 2. Acetil de cefuroxima Soro fisiológico nasal	Antibiótico: 1. Amoxicilina-clavulanato 2. Clindamicina Clorexidina	Antibiótico: 1. Amoxicilina-clavulanato 2. Acetil de cefuroxima Solução salina nasal/enxágue
Tratamento secundário	Encaminhamento, especialmente se houver sintomas cerebrais/oculares	Desbridamento/irrigação Possível cultura	Desbridamento Possível cultura Encaminhamento, especialmente se houver sintomas cerebrais/oculares

TCFC: tomografia computadorizada de feixe cônico.

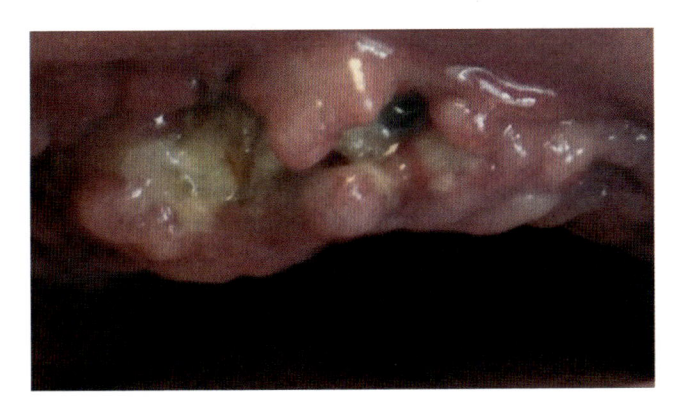

• **Figura 37.64** Infecção do local do enxerto mostrando exsudato e abertura da linha de incisão.

aumento da prevalência de cepas produtoras de penicilinase e betalactamase de *H. influenzaea* e *M. catarrhalis,* junto com cepas de *S. pneumoniae* resistentes à penicilina, outras drogas antibióticas alternativas devem ser selecionadas.

Medicamentos betalactâmicos. Os antibióticos betalactâmicos mais comuns usados no tratamento de rinossinusite e de infecções sinusais são a penicilina e cefalosporina. A amoxicilina tem sido a droga de escolha há anos para combater as cepas bacterianas associadas à rinossinusite e infecções na cavidade oral. No entanto, sua eficácia foi questionada recentemente por causa da alta porcentagem de bactérias produtoras de betalactamase e *S. pneumoniae* resistente à penicilina. Amoxicilina-clavulanato tem a vantagem da atividade contra bactérias betalactamase. Tem sido associado a uma alta incidência de efeitos colaterais gastrintestinais.

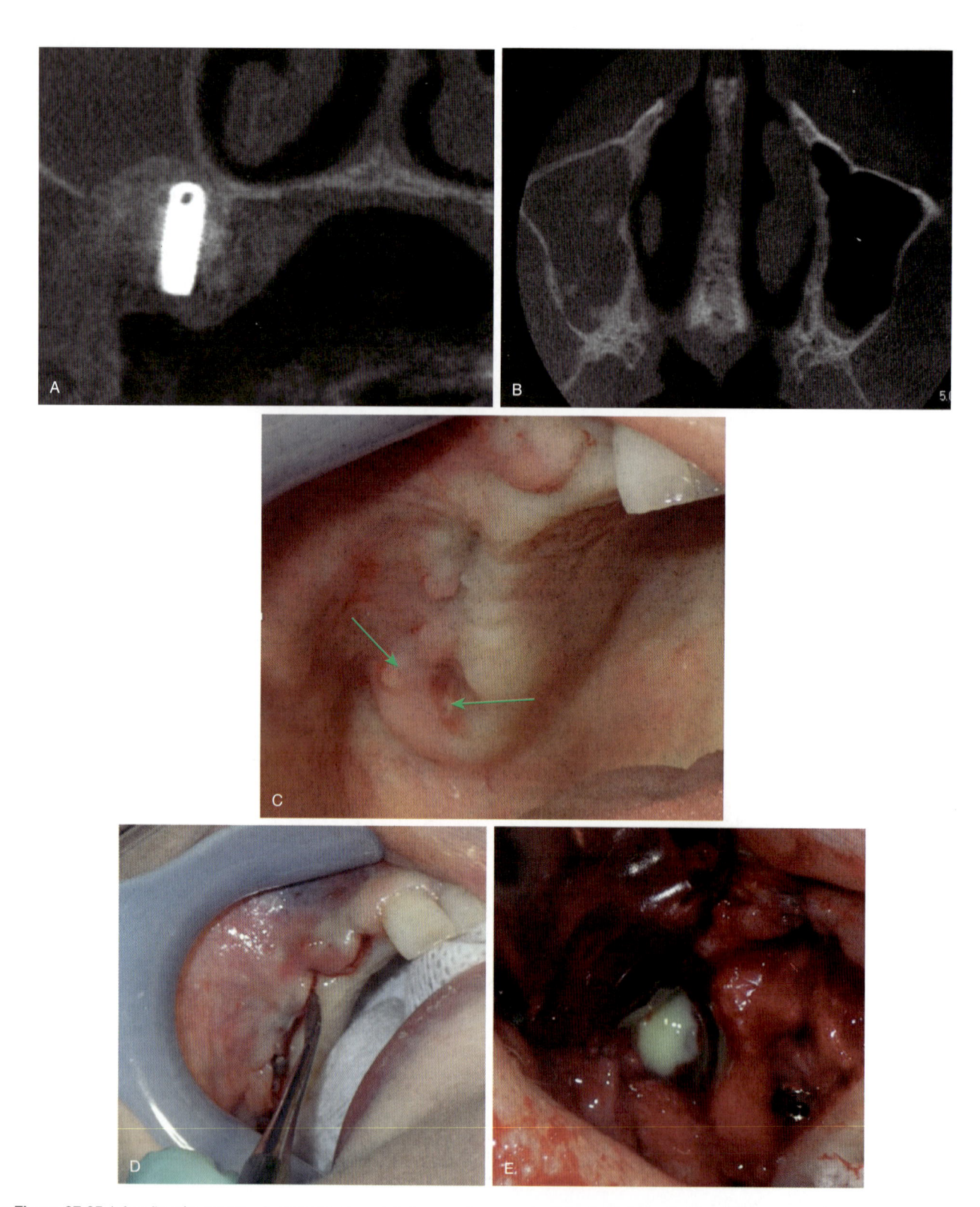

• **Figura 37.65** Infecção pós-enxerto. **A.** Imagem coronal da tomografia computadorizada de feixe cônico (TCFC) mostrando o implante com infecção associada. **B.** Imagem axial de TCFC mostrando um seio completamente opacificado. **C.** Visão intraoral dos espaços de drenagem da fístula (*setas verdes*). **D.** Incisão e drenagem. **E.** Remoção de exsudado e tecido infectado.

No entanto, com o regime de dosagem (2 vezes/dia), essas complicações diminuíram significativamente. Dois medicamentos de cefalosporina também foram sugeridos para tratar a rinossinusite: acetil de cefuroxima e proxetila de cefpodoxima. Outras drogas de cefalosporinas não conseguiram atingir a cavidade nasal em níveis adequados contra os patógenos causadores. Acetil de cefuroxima e proxetila de cefpodoxima têm boa potência e eficácia, enquanto exibem forte atividade contra *S. pneumoniae* e *H. influenzae* resistentes.

Medicamentos macrolídeos. Os macrolídeos são agentes bacteriostáticos que incluem eritromicina, claritromicina e azitromicina. Os medicamentos macrolídeos têm boa atividade contra pneumococos suscetíveis; no entanto, com o aumento da taxa de resistência aos macrolídeos, seu uso no combate a patógenos sinusais está se associado a uma alta probabilidade de falha clínica. Esses antibióticos são muito ativos contra *M. catarrhalis*, embora sua atividade em *H. influenzaeis* seja questionável. Tais medicamentos antibióticos não são sugeridos para tratar infecções sinusais pós-operatórias.

Medicamentos de lincosamida. Clindamicina é a droga lincosamida primária usada na prática clínica atual e é considerada bacteriostática. No entanto, em altas concentrações, a atividade bactericida pode estar presente. A Clindamicina é usada principalmente para o tratamento de aeróbios e anaeróbios gram-positivos. Para sinusite aguda, a clindamicina geralmente não é indicada porque não exibe nenhuma atividade contra *H. influenzae* e *M. catarrhalis*. Esse medicamento pode ser usado em condições sinusais crônicas, pois os organismos anaeróbicos desempenham um papel muito maior no processo da doença.

Medicamentos derivados da tetraciclina. O doxiciclina é um agente bacteriostático com atividade adequada contra pneumococos sensíveis à penicilina e *M. catarrhalis*. Não exibe qualquer atividade contra bactérias resistentes à penicilina e não é eficaz contra *H. influenzae*. No entanto, doxiciclina pode ser usado como um antibiótico alternativo para o tratamento de infecções agudas de rinossinusite.

Medicamentos de sulfonamidas. A sulfonamida mais comum, sulfametoxazol-trimetoprima é bacteriostática. Recentemente, uma alta taxa de resistência a esses medicamentos foi observada com *S. pneumoniae, H. influenzae, M. catarrhalis* e outros patógenos do seio. Esse medicamento não deve ser considerado para o tratamento de infecções pós-operatórias, a menos que uma cultura e um teste de sensibilidade tenham sido realizados e a sensibilidade tenha sido comprovada.

Medicação com metronidazol. O metronidazol é o componente mais importante do grupo nitroimidazol. É bactericida e eficaz contra bactérias anaeróbias gram-positivas e gram-negativas. Seu principal uso deveria ser o tratamento de sinusite crônica (não aguda). O medicamento deve ser usado com outro medicamento antibiótico para ser eficaz contra bactérias aeróbias.

Conclusão do antibiótico. Na avaliação de diferentes antibióticos usados para o tratamento de condições patológicas dos seios, uma análise meticulosa da atividade contra os patógenos mais comuns deve ser avaliada. Com todos os medicamentos antibióticos avaliados, amoxicilina-clavulanato e cefuroxima axetil demonstraram excelentes níveis de CIM 90 no sangue contra os patógenos mais comuns associados a infecções sinusais.

Medicamentos descongestionantes. Recomendações recentes na literatura médica afirmam que os descongestionantes nasais (drogas simpatomiméticas) não devem ser usados, exceto em casos graves de congestão e infecção. Descongestionantes nasais demonstraram prejudicar o fluxo sanguíneo, diminuindo os níveis de antibióticos no local. Além disso, podem causar um fenômeno de rebote e o desenvolvimento de rinite medicamentosa. Esse fenômeno rebote foi teorizado por ocorrer como uma vasodilatação por *feedback* negativo após repetidas introduções do fármaco simpaticomimético (vasoconstritor).

Soluções salinas. Um tratamento importante para o paciente com presença de rinossinusite aguda e infecções de enxerto é o uso do soro fisiológico com uma seringa ou um frasco de pressão (*squeeze*) na narina, usado para lavar o seio através do óstio. O enxágue nasal salino tem longo histórico para o tratamento de doenças sinusais. Enxágues hipertônicos e isotônicos com solução salina provaram ser eficazes contra rinossinusite crônica. Essas técnicas de irrigação nasal foram avaliadas, com a melhor opção de irrigação de pressão positiva, usando um *squeeze* que fornece um fluxo suave de solução salina para a cavidade nasal (Sinus Rinse da NeilMed; NeilMed Pharmaceuticals Inc.). A seringa ou *squeeze* não devem selar a abertura do nariz porque isso pode forçar as bactérias em direção ao seio etmoidal. Em vez disso, uma lavagem suave com solução salina estéril enxágua os seios e elimina o muco e o exsudato. Idealmente, a cabeça é colocada para baixo e para a frente a fim de que o soro fisiológico alcance o óstio na porção superior e anterior do seio. O curso da terapia deve continuar por pelo menos 7 dias.[144] Outra opção é o Neti Pot, que é muito comum entre pacientes com rinossinusite crônica (Figura 37.66).

Infecções por sinusite aguda

Etiologia da sinusite aguda

Existem duas causas de sinusite maxilar aguda após cirurgia de enxerto de seio: (1) patologia do seio maxilar preexistente ou (2) progressão da cirurgia de enxerto de seio envolvendo o seio maxilar propriamente dito (Figura 37.67).

Diagnóstico

A sinusite maxilar é uma complicação que surge quando o paciente no pós-operatório se queixa de qualquer um dos seguintes sintomas: (leve) dor de cabeça, dor ou sensibilidade na área do seio maxilar; rinorreia; ou (grave) febre, dor de cabeça ou sintomas oculares. Estudos têm apoiado o fato de que os pacientes que tiveram fatores predisponentes para sinusite apresentaram maior risco de desenvolver sinusite transitória pós-operatória.

A ampla gama de porcentagens relatadas (3% -20%) pode ser o resultado de diferentes métodos usados para o diagnóstico (ou seja, clínico, radiográfico, endoscópico). Casos de sinusite maxilar

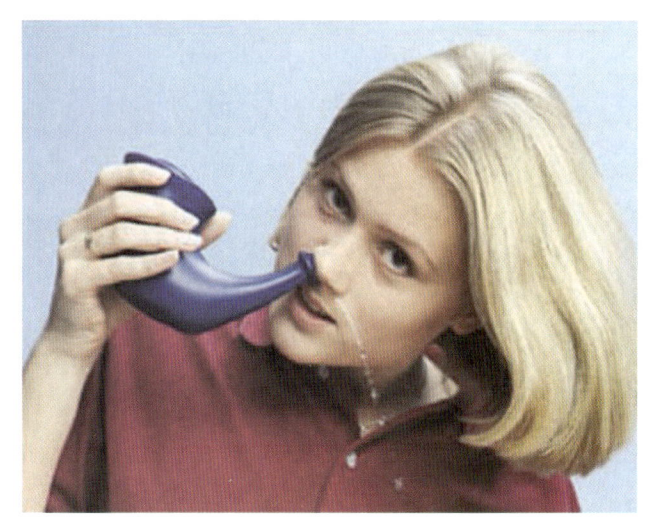

• **Figura 37.66** Neti Pot. Usado para irrigação nasal, resultando em lavagem dos espaços nasais.

após cirurgia de implante raramente foram relatados na literatura odontológica. No entanto, recentemente na literatura médica, numerosos casos de complicações, de menores a graves, após a cirurgia do seio, foram documentados. Embora pouco frequentes, infecções graves podem levar a complicações mais graves, como celulite orbital, neurite óptica, trombose do seio cavernoso, infecção epidural e subdural, meningite, cerebrite, cegueira, osteomielite e, embora raro, abscesso cerebral e morte.[145]

Tratamento

Se a infecção ocorrer no pós-operatório, o tratamento deve ser agressivo devido às possíveis complicações que podem surgir para o fechamento das estruturas anatômicas. A antibioticoterapia sistêmica é a primeira linha de tratamento, juntamente com a observação atenta dos sintomas. Recente literatura médica desencoraja o uso de descongestionantes sistêmicos e recomenda enfaticamente o uso de lavagens e enxágues com solução salina. Descongestionantes sistêmicos demonstraram prejudicar o antibiótico local e também têm alto grau de efeito rebote (rinite medicamentosa).

Se os sintomas não forem aliviados com medicamentos antibióticos e descongestionantes, indica-se um possível encaminhamento ao médico do paciente ou otorrinolaringologista (ORL). Deve-se considerar uma consulta de emergência se o paciente reclamar de forte dor de cabeça que não é aliviada por analgésicos leves, bem como febre persistente ou alta, letargia, deficiência visual ou edema orbital.

Os autores recomendam fortemente que uma associação profissional com um ORL seja obtida. Devido à possível morbidade dessas infecções e dificuldade e determinar o patógeno causador, por vezes é necessário o encaminhamento. Além disso, se os sintomas leves dos seios persistirem ou sinais de infecção grave estiverem presentes, o encaminhamento imediato é recomendado. A resolução dessas condições foi alcançada com o uso de antibióticos, tratamento endoscópico ou procedimentos de Caldwell-Luc (Figura 37.68).

Combinação (infecções do local do enxerto/sinusite aguda)

Etiologia

A etiologia de uma infecção combinada pode ser iniciada do local do enxerto ou do seio propriamente dito.

Diagnóstico

O diagnóstico de uma infecção do tipo combinada pode ser paralelo a uma combinação de sintomas no local do enxerto e/ou sinusite aguda.

Tratamento

O tratamento de uma infecção do tipo combinada deve incluir o uso de antibiótico betalactâmico seguido pelo uso de desbridamento

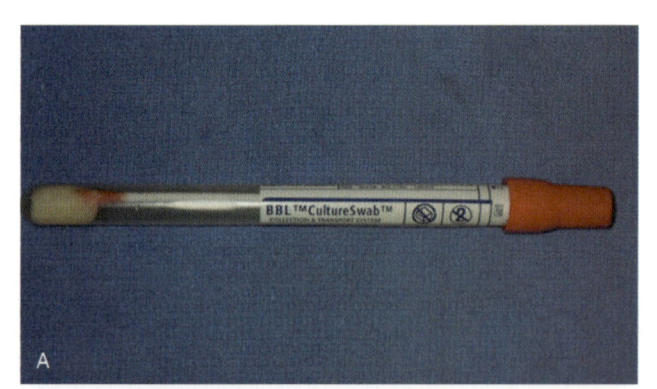

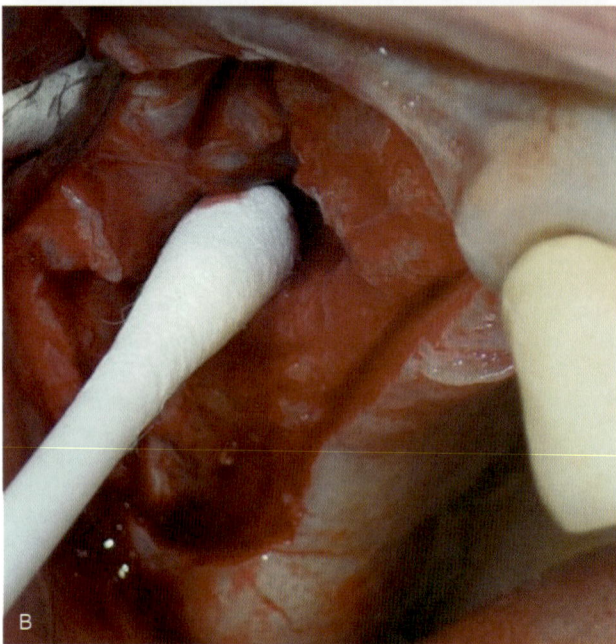

• **Figura 37.67** Cultura e sensibilidade. Em alguns casos de rinossinusite, uma cultura e teste de sensibilidade podem ser realizados. **A.** Cotonete selado e enviado ao laboratório para cultura e teste de sensibilidade. **B.** Cotonete de cultura colocado no local infectado.

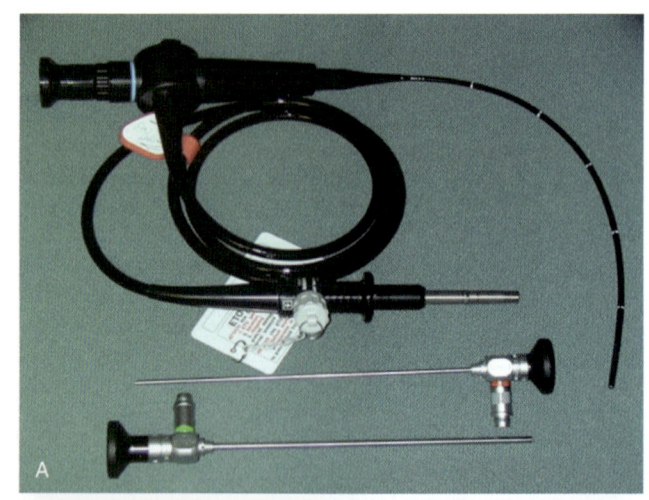

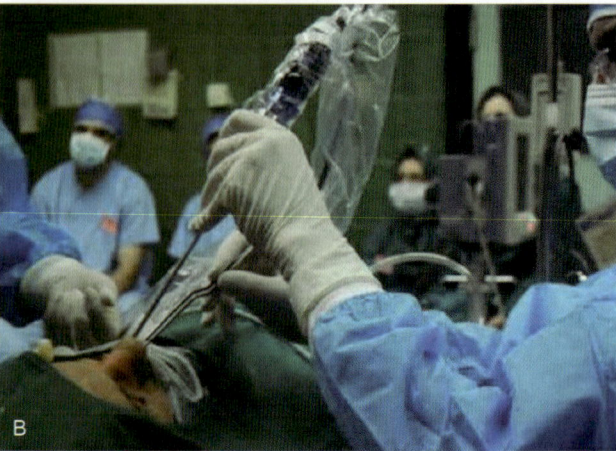

• **Figura 37.68** Cirurgia endoscópica funcional dos seios (FESS). **A.** Escopo do FESS. **B.** Colocação cirúrgica de FESS.

e enxágues com soluções salinas nasais. Se os sintomas oculares ou cerebrais persistirem, ou o paciente não responder ao tratamento com antibióticos, recomenda-se o encaminhamento.

O estudo mais atual e abrangente sobre o tratamento da doença sinusal envolve diretrizes estabelecidas pelo Sinus and Allergy Health Partnership, pelo Centers for Disease Control and Prevention, e pela FDA, em 2000. Com essas informações como um guia, as seguintes recomendações para o uso de antibióticos no tratamento de infecções após enxerto sinusal são sugeridas (Boxe 37.14).

Propagação de infecção

Por causa da localização anatômica e topográfica do seio maxilar, infecções orais ou dos seios podem se espalhar rapidamente para locais adjacentes.

Condições patológicas relacionadas aos seios são as causas de infecção orbital mais comuns, responsáveis por 60 a 84% dos casos. Devido à seriedade de infecções oculares, o diagnóstico precoce e o tratamento agressivo são fundamentais.

Vários caminhos podem predispor essa área à infecção do seio maxilar, incluindo o seguinte:

1. O plexo venoso do seio maxilar drena através da parede posterior na veia facial profunda, através do plexo pterigoide e, finalmente, no seio cavernoso.
2. As veias também perfuram o teto ósseo do seio maxilar, entrando na órbita através das veias oftálmicas superior e inferior. Essas veias também estão conectadas ao plexo pterigoide e seio cavernoso.
3. Adicionalmente, numerosas veias perfuram a parede anterior que drena na veia oftálmica superior e no seio cavernoso. Do seio cavernoso, a drenagem continua pela veia cerebral mediana profunda comunicando-se com a substância branca do sistema venoso superficial do cérebro.

Boxe 37.14 Resumo do tratamento de infecção (combinação).

Infecção leve
Sintomas
- Corrimento nasal purulento e não purulento
- Bloqueio nasal
- Dor e pressão facial
- Edema intraoral e extraoral
- Tosse

Tratamento
1. Clavulanato de amoxicilina 825 mg/125 mg (1 comprimido 2 vezes/dia, por 10 dias)
   a. Se houver alergia não anafilática à amoxicilina: cefuroxima axetil (500 mg), 1 comprimido 2 vezes/dia, por 10 dias
   b. Alergia anafilática verdadeira à amoxicilina: doxiciclina (100 mg), 1 comprimido 2 vezes/dia, por 10 dias
2. Enxágue nasal com solução salina

Infecção moderada a grave
Sintomas
- Sintomas de infecções leves
- Dor de cabeça grave
- Febre alta persistente (> 39°C)
- Edema periorbital
- Sintomas oculares (diplopia, proptose)
- Estado mental alterado
- Hiperestesia infraorbital

Tratamento
1. Encaminhamento médico imediato (pronto-socorro ou médico ORL)

ORL: otorrinolaringologista, ouvido, nariz e garganta (médico).

Devido à complexidade das anastomoses venosas maxilocerebrais, pode ocorrer disseminação da infecção do seio maxilar em possíveis sequelas, como abscessos cerebrais, abscessos intraorbitais, celulite orbital, trombose do seio cavernoso e osteomielite.

Invasão do implante no seio

Bränemark et al.[146] relataram em estudos histológicos animais e 44 casos clínicos de implantes que penetram o seio maxilar. Eles relataram taxas de sucesso comparáveis a outros implantes de maxila, e nenhum sinal ou sintoma pós-operatório foi encontrado com esses implantes. Um estudo animal realizado por Boyne[147] levou à mesma conclusão. A suposição era de que a conexão direta entre tecidos duros e moles para o implante integrado criou uma barreira à migração de microrganismos. No entanto, deve-se notar que esses animais não têm a mesma incidência de sinusite maxilar comparável aos humanos.

É possível que um implante que penetre no assoalho do seio possa contribuir como fonte de sinusite periódica, pois uma camada de esfregaço bacteriana seria difícil de ser removida por meio da atividade fagocítica regular. Quando houver suspeita, a remoção do implante ou uma apicectomia do implante, a partir de uma janela de acesso lateral, pode ser benéfica (Figura 37.69).

Preenchimento excessivo do seio

O objetivo do enxerto de seio é obter altura óssea vertical suficiente para instalar implantes endósseos com sucesso a longo prazo. O requisito de comprimento máximo de um implante com superfície de *design* adequada raramente é superior a 15 mm e, como resultado, o objetivo do enxerto sinusal inicial é obter pelo menos 16 mm de vertical ósseo da crista do rebordo. Isso geralmente significa que a metade inferior do seio está preenchida com material de enxerto porque a maioria dos seios tem aproximadamente 35 mm de altura. Uma varredura TCFC do seio antes da cirurgia pode ser usada para estimar a quantidade de material de enxerto necessária para o volume ideal de material de enxerto. Deve-se ter cuidado com a quantidade de material

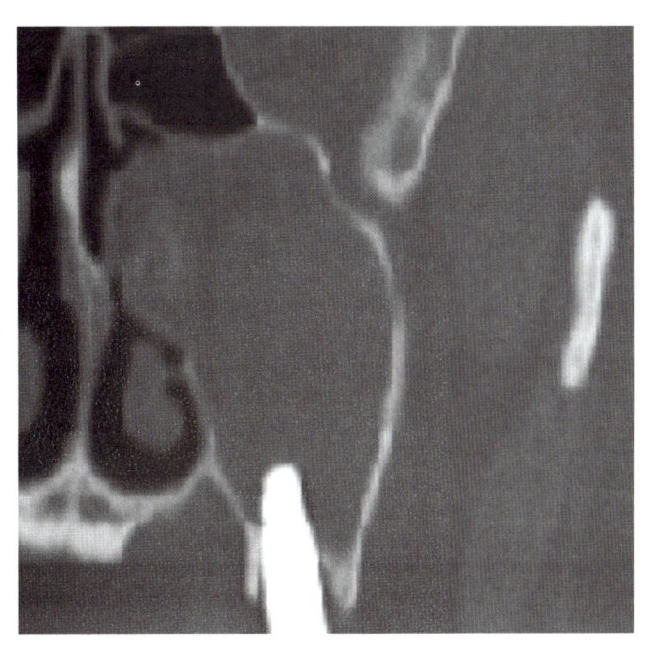

• **Figura 37.69** Penetração do implante no seio. Imagem coronal mostrando instalação do implante no seio maxilar, levando a um seio maxilar completamente opacificado.

de enxerto colocado no seio. O preenchimento excessivo do seio pode resultar no bloqueio do óstio, especialmente se houver inflamação da membrana ou presença de mucosa sinusal espessada.

A maioria dos enxertos não apresenta complicações pós-operatórias. Se, no entanto, uma infecção sinusal pós-operatória ocorre sem resolução inicial, podem ser apropriadas a reabertura e remoção de uma parte do enxerto e a alteração do protocolo de antibiótico (Figura 37.70).

Espessamento da mucosa em tomografia computadorizada de feixe cônico (falso-positivo para infecção)

As radiografias pós-operatórias imediatas podem revelar espessamento significativo da mucosa dentro do seio. O clínico não deve determinar se se trata de uma infecção, a menos que os sinais de infecção mencionados anteriormente sejam observados. Normalmente, a elevação da mucosa do seio e do enxerto ósseo altera o ambiente geral do seio maxilar, reduzindo o tamanho do seio e reposicionando o sistema de transporte mucociliar. Apesar disso, existe deficiência de depuração a curto prazo, resultando apenas em efeitos subclínicos na fisiologia dos seios. No entanto, em casos de históricos de sinusite pré-operatória, a cirurgia de elevação pode predispor o paciente a complicações relacionadas aos seios da face. Tem sido mostrado que esses procedimentos alteram o ambiente microbiano. Estudos revelam que, 3 meses após a cirurgia, culturas sinusais positivas estavam presentes em comparação com as culturas coletadas para os mesmos pacientes no pré-operatório. No entanto, após 9 meses, as culturas eram semelhantes aos resultados da pré-elevação. A chave é a manutenção da abertura ostiomeatal entre o seio maxilar e a cavidade nasal.

Migração de implantes

Em 1995, foi documentado o primeiro caso de um implante deslocado (migrado) para o seio maxilar. Desde então, um número crescente de relatos está vindo à tona, documentando um problema crescente. Os relatos têm demonstrado que os implantes migrando dos seios maxilares foram encontrados no seio esfenoidal, seio etmoide, órbita, cavidade nasal e base anterior do crânio.

Etiologia

A etiologia do deslocamento do implante ou migração do seio maxilar inclui muitas possibilidades. O tempo de implantes que terminam no seio maxilar propriamente dito varia de deslocamento transoperatório para migração anos depois. Muitos fatores etiológicos foram sugeridos, de acordo com o momento (precoce *versus* tardio) (Tabela 37.3).

Prevenção

Para complicações de migração/deslocamento precoce, provavelmente a causa é erro cirúrgico ou planejamento de tratamento incorreto. Quando avaliadas as complicações de migração/colocação tardia, a maioria dos problemas são resultado direto de erros protéticos pós-operatórios (carga muito antecipada) ou fatores que são precipitados pela falta de integração ou osso mínimo na interface do implante.

Manejo

O manejo de implantes deslocados ou migrados para o seio maxilar deve ser tratado com urgência. Deixar implantes no seio maxilar pode levar a complicações de sinusite aguda. Além disso, os implantes deixados na maxila podem se tornar calcificados (antrolito) ou são deslocados para outras áreas anatômicas (p. ex., seios da face, órbita, cavidade nasal, cérebro).

Os pacientes devem ser encaminhados o mais rápido possível para remoção por meio de uma abordagem Caldwell-Luc ou endoscopia (cirurgia endoscópica funcional do seio nasal [FESS]) (Figuras 37.71 a 37.77).

Infecção fúngica pós-operatória

A infecção fúngica após o enxerto ósseo do seio raramente é relatada; no entanto, com o aumento do número de procedimentos

Tabela 37.3	Migração de implantes dentais.
Precoce	**Tardio**
• Baixa estabilidade inicial	• Carga precoce
• Preparação excessiva da osteotomia local	• Mudanças intranasais ou pressão intrasseio
• Má qualidade óssea	• Peri-implantite
• Sem crista cortical óssea	• Reação autoimune
• Instalação do implante no seio sem enxerto ósseo	
• Planejamento de tratamento incorreto	
• Inexperiência cirúrgica	
• Preparação antral não tratada	
• Infecção pós-operatória dos seios da face	
• Implantes de instalação imediata	

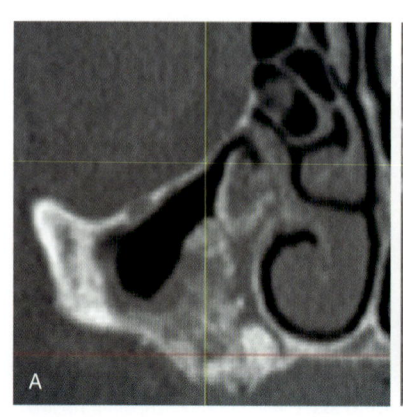

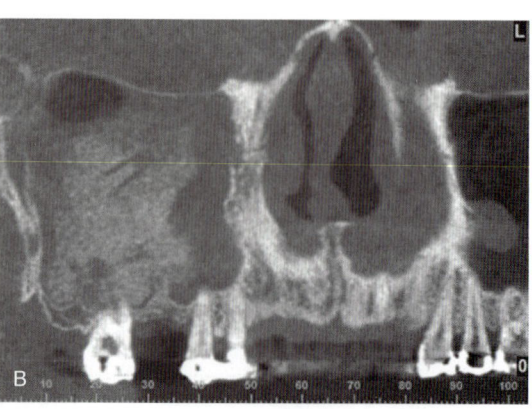

• **Figura 37.70** Preenchimento excessivo do seio. **A.** Imagem de varredura coronal por tomografia computadorizada de feixe cônico mostrando o excesso de material de enxerto ocluindo o óstio maxilar. **B.** Preenchimento significativo do seio maxilar levando a uma sinusite aguda.

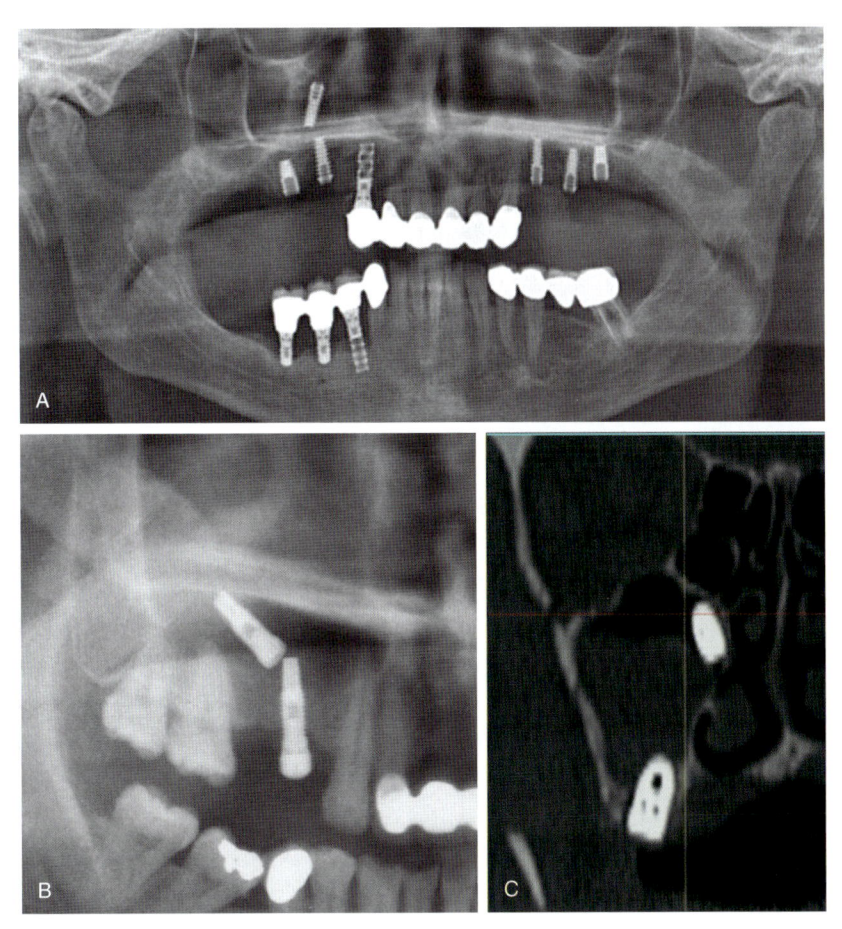

• **Figura 37.71** Implantes migrados para o seio maxilar. **A** e **B.** Implantes deslocados para o seio maxilar. **C.** Implante obstruindo o óstio maxilar.

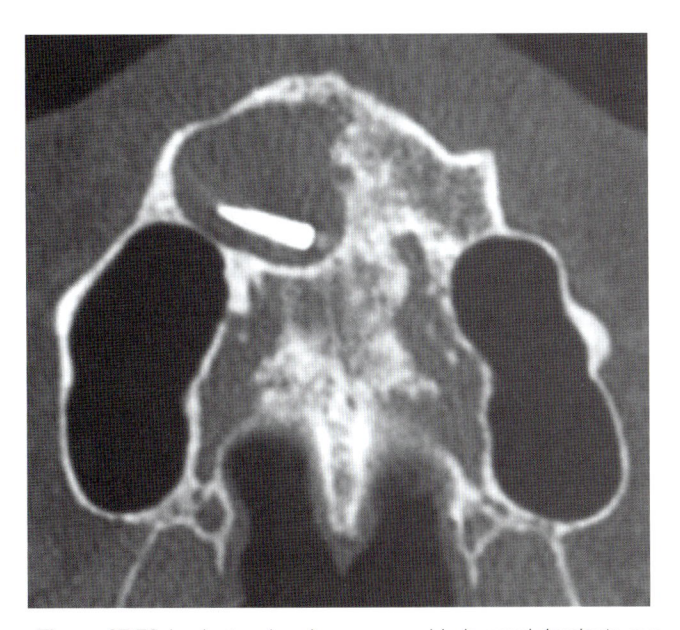

• **Figura 37.72** Implante migrado para a cavidade nasal. Implante que foi deslocado para o seio maxilar e eventualmente corroído através da parede medial do seio para a cavidade nasal.

de enxerto de seio sendo realizados, inevitavelmente mais relatos serão observados na literatura. A sinusite fúngica é uma doença invasiva destrutiva causada principalmente por *Aspergillus*. *Aspergillus* spp. é um fungo da classe Ascomicetos, e é um dos mais encontrados em meio humano. No diagnóstico de sinusite fúngica, existem duas formas: não invasivas e invasivas. A forma invasiva é rara e quase sempre está associada a pacientes imunocomprometidos. Ocorrem erosão e destruição óssea que podem ser fatais. No entanto, esse tipo não foi associado a implantes ou cirurgia de enxerto de seio.

Estudos de caso demonstraram complicações pós-operatórias após cirurgia de enxerto de seio[148] e superextensão da obturação do canal radicular envolvendo a forma não invasiva. Esse tipo de crescimento de fungo também é denominado bolas de fungo ou aspergiloma e está associado a pacientes imunocompetentes.

Diagnóstico

Normalmente, o paciente apresentará sintomas clínicos de dor de cabeça, dor orbicular, congestão nasal e sangramento, com sinais de sinusite crônica. Radiograficamente, o aumento de uma massa distinta em densidade de tecido mole (radiopacidade) é observado em imagens de TCFC.

Manejo

Encaminhamento para um otorrinolaringologista para avaliação e confirmação do diagnóstico. Normalmente, o tratamento envolve a remoção cirúrgica via Caldwell-Luc ou técnicas de FESS, pois os antimicóticos sistêmicos são ineficazes.

Resumo

No passado, o tratamento com implante na maxila posterior foi relatado como a região menos previsível para a sobrevida do implante. Causas citadas incluem altura óssea inadequada, baixa densidade óssea e altas forças oclusais. Modalidades de implantes

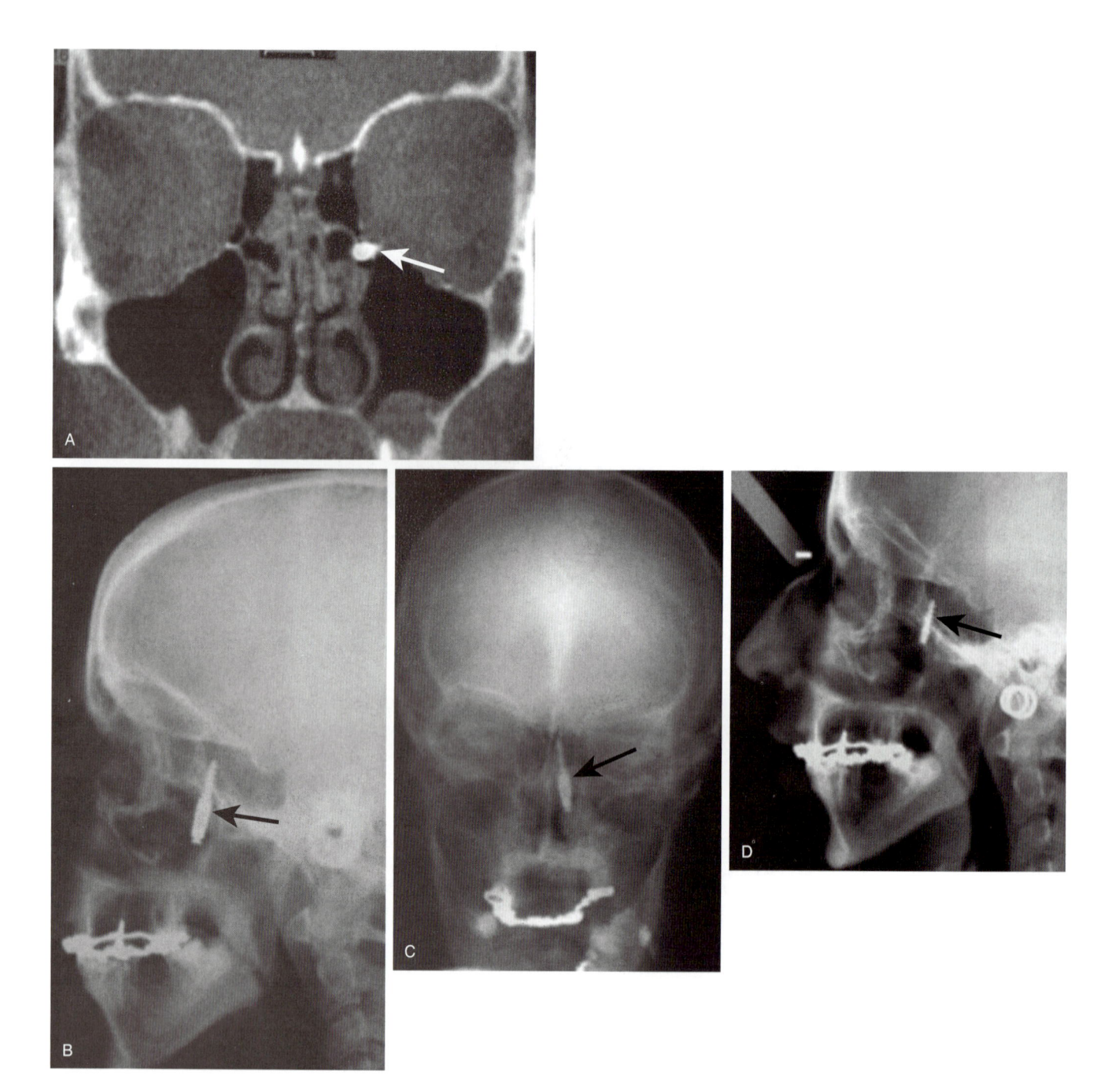

• **Figura 37.73** Implantes migrados. **A.** Seio etmoidal. **B–D.** Implante migrado para o seio esfenoidal. (**A**, De Haben M, Balys R, Frenkiel S. Dental implant migration into the ethmoid sinus. *J Otolaryngol.* 2003;32:342– 344, 2003; B–D, De Felisati G, Lozza P, Chiapasco M, *et al*. Endoscopic removal of an unusual foreign body in the sphenoid sinus: an oral implant. *Clin Oral Implants Res.* 2007;18:776–780.)

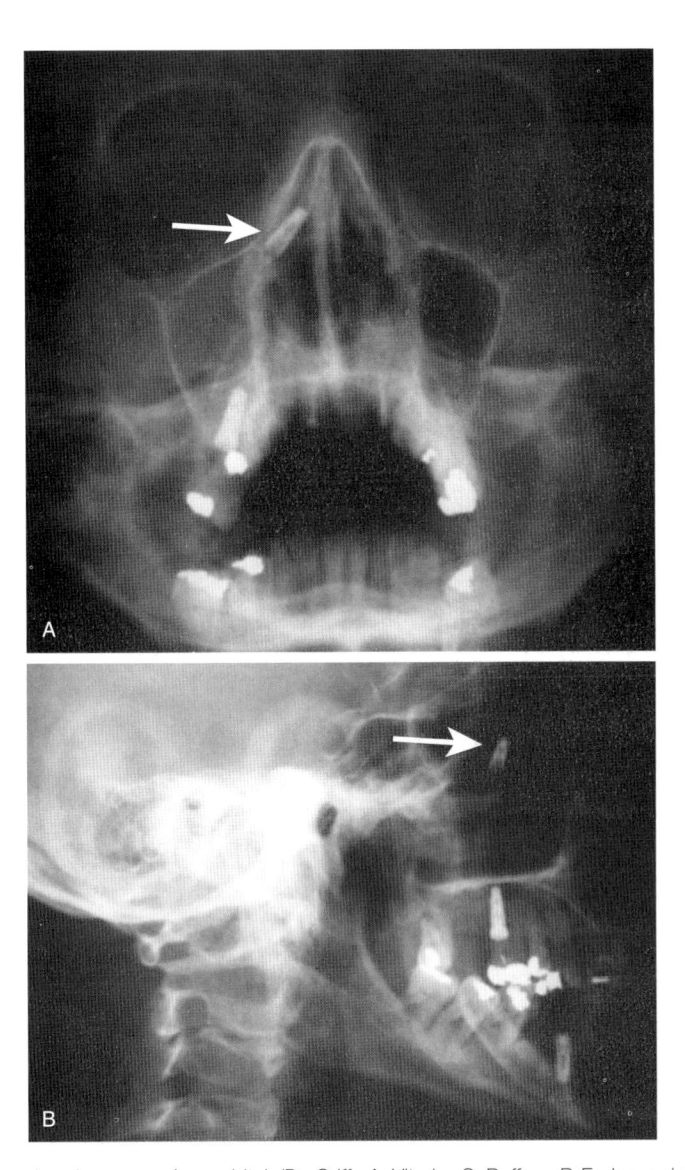

• **Figura 37.74 A** e **B.** Implantes migrados para a área orbital. (De Griffa A, Viterbo S, Boffano P. Endoscopicassisted removal of an intraorbital dislocated dental implant. *Clin Oral Implants Res*.2010;21:778–780.)

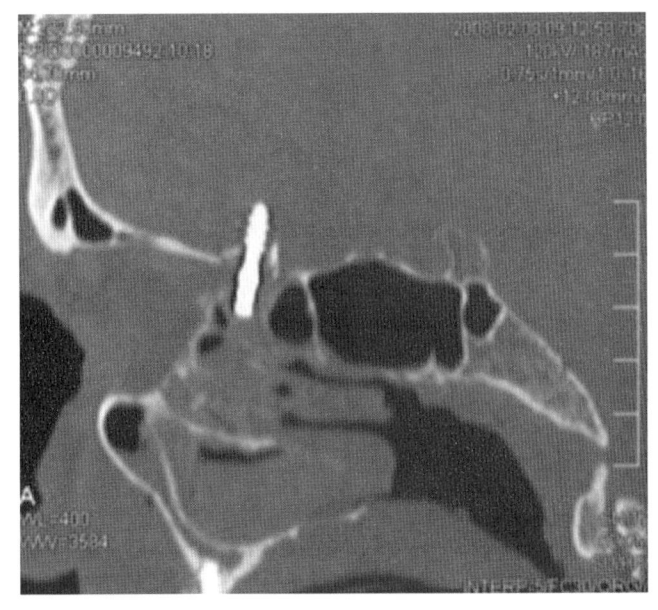

• **Figura 37.75** Implantes migrados para a base anterior do crânio. (De Cascone P, et al. A dental implant in the anterior cranial fossae. *Int J Oral Maxillofac Surg*. 2010;39:92–93.)

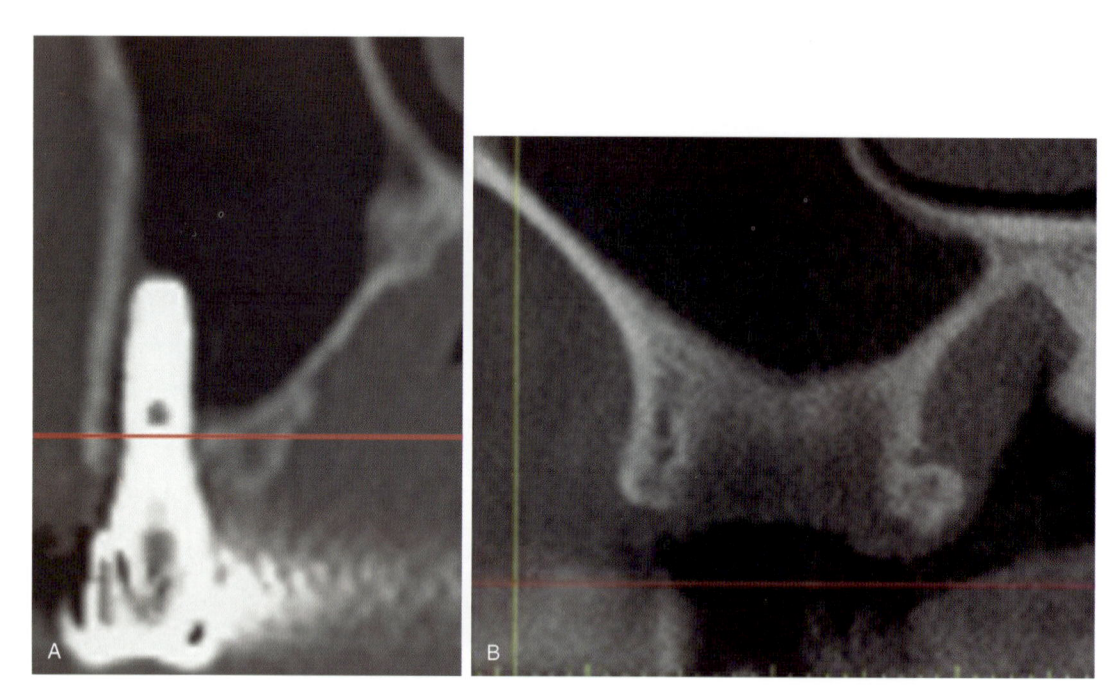

• **Figura 37.76** Etiologia de implantes deslocados/migrados. **A.** Instalação do implante no seio maxilar sem enxerto ósseo. **B.** Instalação do implante em locais com baixa densidade óssea; portanto, estabilidade primária comprometida.

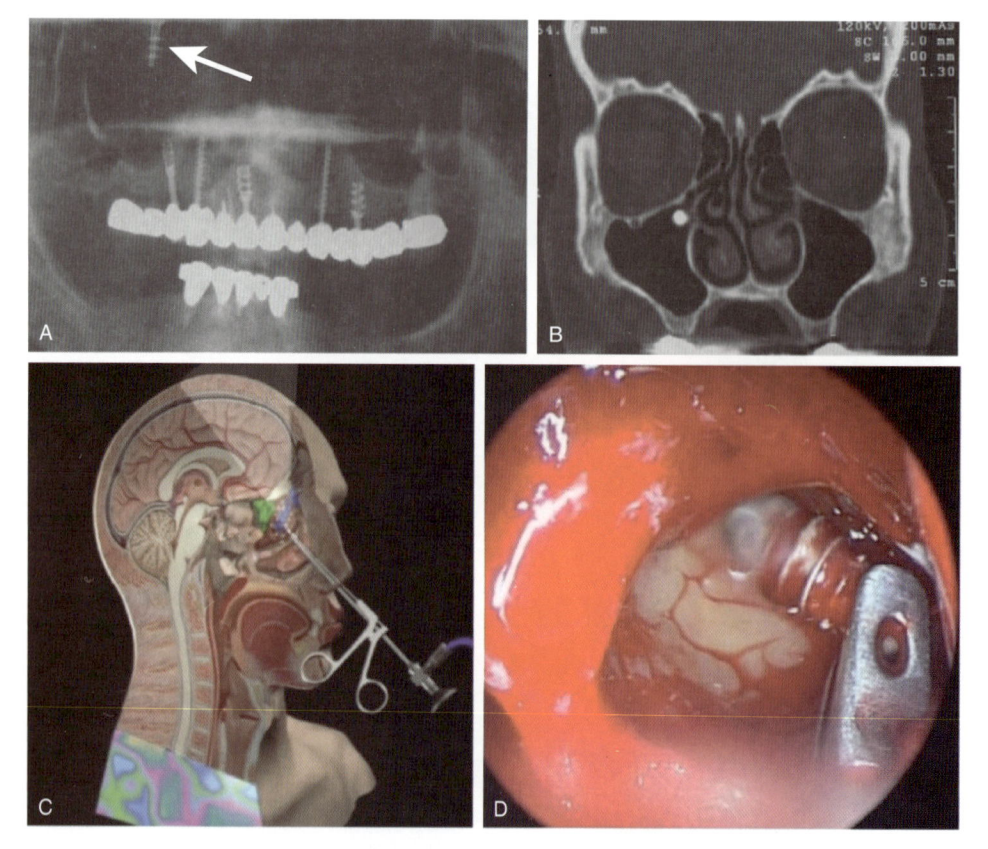

• **Figura 37.77 A.** Radiografia panorâmica mostrando implante dentário migrado no seio direito. **B.** Imagem coronal mostrando implante na área do óstio maxilar. **C.** Abordagem cirúrgica endoscópica funcional do seio nasal (FESS) para recuperar o implante. **D.** Remoção do implante da cavidade sinusal. (De Chiapasco M, Felisati G, Maccari A, et al. The management of complications following displacement of oral implants in the paranasal sinuses: a multicenter clinical report and proposed treatment protocols. *Int J Oral Maxillofac Surg.* 2009;38(12):1273–1278.)

no passado tentaram evitar essa região, com procedimentos como cantiléveres excessivos em implantes anteriores ou número excessivo de pônticos quando os implantes são colocados anterior e posterior ao antro.

O seio maxilar pode ser elevado e o osso SA regenerado para melhorar a altura óssea disponível. Tatum começou a desenvolver essas técnicas já em meados da década de 1970.[3] Misch[149] desenvolveu quatro opções para o tratamento da região posterior da maxila em 1984, com base na altura do osso entre o assoalho do antro e a crista do osso residual. Essas opções foram modificadas posteriormente para refletir a largura do osso disponível, uma vez que a altura adequada foi obtida. Implantes em forma de raiz de tamanho adequado são indicados na região posterior da maxila. Muitas vezes as forças superiores e o osso menos denso requerem implantes de maior diâmetro.

De acordo com a observação dos autores, que por mais de 30 anos, na prática clínica, em universidades e em institutos privados de implantes, utilizaram os procedimentos de enxerto sinusal descritos neste capítulo, o procedimento de enxerto de seio nasal tem eficácia superior a 97%. Nessa região da boca, previsivelmente, cresce mais osso em altura do que em qualquer outra região intraoral. No entanto, uma abordagem organizada precisa ser realizada, no que diz respeito a seleção do paciente, avaliação patológica, gestão farmacológica e protocolo cirúrgico e protético para aumentar o sucesso e diminuir a morbidade potencial do procedimento.

Referências bibliográficas

1. Blitzer A, Lawson W, Friedman WH, eds. *Surgery of the Paranasal Sinuses*. Philadelphia: WB Saunders; 1985.
2. Lang J, ed. *Clinical Anatomy of the Nose, Nasal Cavity and Paranasal Sinuses*. New York: Thieme; 1989.
3. Anon JB, Rontal M, Zinreich SJ. *Anatomy of the Paranasal Sinuses*. New York: Thieme; 1996.
4. Stammberger H. History of rhinology: anatomy of the paranasal sinuses. *Rhinology*. 1989;27:197–210.
5. Karmody CS, Carter B, Vincent ME. Developmental anomalies of the maxillary sinus. *Trans Am Acad Ophthalmol Otol*. 1977;84:723–728.
6. Hinni ML, McCaffrey TV, Kasperbauer JL. Early mucosal changes in experimental sinusitis. *Otolaryngol Head Neck Surg*. 1993;107:537.
7. Pietrokovski J. The bony residual ridge in man. *J Prosthet Dent*. 1975;34:456–462.
8. Misch CE. Divisions of available bone in implant dentistry. *Int J Oral Implantol*. 1990;7:9–17.
9. Misch CE. Bone character: second vital implant criterion. *Dent Today*. 1988;7:39–40.
10. Goodacre JC, Bernal G, Rungcharassaeng K, et al. Clinical complications with implants and implant prostheses. *J Prosthet Dent*. 2003;2:121–132.
11. Misch CE, Qu Z, Bidez MW. Mechanical properties of trabecular bone in the human mandible: implications for dental implants treatment planning and surgical placement. *J Oral Maxillofac Surg*. 1999;57:700–706.
12. Misch CE. *C Ontemporary Implant Dentistry*. 3rd ed. St Louis: Mosby; 2008.
13. Rice DH, Schaefer SD. *E Ndoscopic Paranasal Sinus Surgery*. 3rd ed. Philadelphia: Lippincott Williams & Wilkins; 2003.
14. Kilic C, Kamburoglu K, Yuksel SP, Ozen T. An assessment of the relationship between the maxillary sinus floor and the maxillary posterior teeth root tips using dental cone-beam computerized tomography. *Eur J Dent*. 2010;4(4):462.
15. Ulm CW, Solaur P, Krennmar G, et al. Incidence and suggested surgical management of septa in sinus lift procedures. *Int J Oral Maxillofac Implants*. 1995;10:462–465.
16. Traxler H, Windisch A, Geyerhofer U, et al. Arterial blood supply of the maxillary sinus. *Clin Anat*. 1999;12(6):417–421.
17. Elian N, Wallace S, Cho SC, et al. Distribution of the maxillary artery as it relates to sinus floor augmentation. *Int J Oral Maxillofac Implants*. 2005;20:784–787.
18. Nicolielo LFP, Van Dessel J, Jacobs R, et al. Presurgical CBCT assessment of maxillary neurovascularization in relation to maxillary sinus augmentation procedures and posterior implant placement. *Surg Radiol Anat*. 2014;36(9):915–924.
19. Apostolakis D, Bissoon AK. Radiographic evaluation of the superior alveolar canal: Measurements of its diameter and of its position in relation to the maxillary sinus floor: a cone beam computerized tomography study. *Clin Oral Implants Res*. 2014;25:553–559.
20. Zijderveld SA, van den Bergh JP, Schulten EA, ten Bruggenkate CM. Anatomical and surgical findings and complications in 100 consecutive maxillary sinus floor elevation procedures. *J Oral Maxillofac Surg*. 2008;66:1426–1438.
21. Solar P, Geyerhofer U, Traxler H. Blood supply to the maxillary sinus relevant to sinus floor elevation procedures. *Clin Oral Implants Res*. 1999;10:34–44.
22. Morgensen C, Tos M. Quantitative histology of the maxillary sinus. *Rhinology*. 1977;15:129.
23. Scadding GK, Lund VJ, Darby YC. The effect of long-term antibiotic therapy upon ciliary beat frequence in chronic rhinosinusitis. *J Laryngol Otol*. 1995;109:24–26.
24. Jiang RS, Liang KL, Jang JW. Bacteriology of endoscopically normal maxillary sinuses. *J Larynogol Otol*. 1999;113:825–828.
25. Misch CE. Maxillary sinus augmentation for endosteal implants: organized alternative treatment plans. *Int J Oral Implantol*. 1987;4:49–58.
26. American Academy of Otolaryngology—Head and Neck Surgery. Fact sheet: 20 questions about your sinuses. Available at: http://www.entnet.org/healthinfo/sinus/sinus_questions.cfm. Accessed October 7, 2007.
27. Zinreich SJ, Kennedy DW, Rosenbaum AE, et al. Paranasal sinuses: CT imaging requirements for endoscopic surgery. *Radiology*. 1987;163:769–775.
28. McGowan DA, Baxter PW, James J. *The Maxillary Sinus and its Dental Implications*. Oxford: Butterworth-Heinemann; 1993.
29. Bolger WE, Butzin CA, Parsons DS. Paranasal sinus bony anatomic variations and mucosal abnormalities: CT analysis for endoscopic surgery. *The Laryngoscope*. 1991;101:56–64.
30. Timmenga MN, Marius N. *Maxillary Sinus Floor Elevation Surgery: Effects on Maxillary Sinus Performance [doctoral DisserTation]*. Groningen, The Netherlands: University of Groningen; 2003.
31. McKenzie M. *Manual of Diseases of the Nose and Throat*. London: Churchill Livingstone; 1980.
32. Manji A, Faucher J, Resnik RR. Suzuki JB Prevalence of maxillary sinus pathology in patients considered for sinus augmentation procedures for dental implants. *Implant Dent*. 2013;22(4):428–435.
33. Maxillary BW. Sinusitis of dental origin. *Am J Orthod Oral Surg*. 1943;29:133–151.
34. Melen I, Lindahl L, Andreasson L, Rundcrantz H. Chronic maxillary sinusitis: Definition, diagnosis and relation to dental infections and nasal polyposis. *Acta Otolaryngol (Stockh)*. 1986;101:320–327 ([PubMed]).
35. Puglisi S, Privitera S, Maiolino L, et al. Bacteriological findings and antimicrobial resistance in odontogenic and non-odontogenic chronic maxillary sinusitis. *J Medical Microbiology*. 2011;60:1353–1359.
36. Saibene AM, Pipolo GC, Lozza P, et al. Redefining boundaries in odontogenic sinusitis: a retrospective evaluation of extramaxillary involvement in 315 patients. *Int Forum Allergy Rhinol*. 2014;4:1020–1023.
37. Saibene AM, Vassena C, Pipolo C, et al. Odontogenic and rhinogenic chronic sinusitis: a modern microbiological comparison. *Int Forum Allergy Rhinol*. 2015;6:41–45.
38. Block MS, Dastoury K. Prevalence of sinus membrane thickening and association with unhealthy teeth: a retrospective review of 831 consecutive patients with 1,662 cone-beam scans. *J Oral Maxillofacial Surg*. 2014;72(12):2454–2460.

39. Bornstein MM, Wasmer J, Sendi P, et al. Characteristics and dimensions of the schneiderian membrane and apical bone in maxillary molars referred for apical surgery: a comparative radiographic analysis using limited cone beam computed tomography. *J Endod*. 2012;38:51.
40. Janner SF, Caversaccio MD, Dubach P, et al. Characteristics and dimensions of the schneiderian membrane: a radiographic analysis using cone beam computed tomography in patients referred for dental implant surgery in the posterior maxilla. *Clin Oral Implants Res*. 2011;22:1446.
41. Maillet M, Bowles WR, McClanahan SL, et al. Cone-beam computed tomography evaluation of maxillary sinusitis. *J Endod*. 2011;37:753.
42. Pazera P, Bornstein MM, Pazera A, et al. Incidental maxillary sinus findings in orthodontic patients: a radiographic analysis using cone-beam computed tomography (CBCT). *Orthod Craniofac Res*. 2011;14:17.
43. Rege IC, Sousa TO, Leles CR, et al. Occurrence of maxillary sinus abnormalities detected by cone beam CT in asymptomatic patients. *BMC Oral Health*. 2012;12:30.
44. Bascom R, Kesavanathan J, Fitzgerald TK, et al. Sidestream tobacco smoke exposure acutely alters human nasal mucociliary clearance. *Environ Health Perspect*. 1995;103:1026.
45. American Academy of Otolaryngology—Head and Neck Surgery. Fact sheet: 20 questions about your sinuses. Available at: http://www.entnet.org/healthinfo/sinus/sinus_questions.cfm. Accessed October 7, 2007.
46. Daley DL, Sande M. The runny nose infection of the paranasal sinuses. *Infect Dis Clin North Am*. 1988;2:131.
47. Zinreich SJ, Messerklinger W, Drettner B. The obstruction of the maxillary ostium. *Rhinology*. 1967;5:100–104.
48. Aust R, Drettner B. Oxygen tension in the human maxillary sinus under normal and pathological conditions. *Acta Otolaryngol*. 1974;78:264.
49. Bolzer WE, Kennedy DW. Changing concepts in chronic sinusitis. *Hosp Pract*. 1992;27:20.
50. Ponikau JU, Sherris DA, Kern EB. The diagnosis and incidence of allergic fungal sinusitis. *Mayo Clin Proc*. 1999;74:877–884.
51. Beninger MS, Mickleson SA. Functional endoscopic sinus surgery, morbidity and early results. *Henry Ford Hosp Med J*. 1990;38:5.
52. Chakrabarti A, Das A, Panda NK. Overview of fungal rhinosinusitis. *Indian J Otolaryngol Head Neck Surg*. 2004;56(4):251–258.
53. Dufour X, Kauffmann-Lacroix C, Ferrie JC, et al. Paranasal sinus fungus ball: epidemiology, clinical features and diagnosis. A retrospective analysis of 173 cases from a single medical center in France, 1989-2002. *Med Mycol*. 2006;44:61–67.
54. Mukherji SK, Figueroa RE, Ginsberg LE, et al. Allergic fungal sinusitis: CT findings. *Radiology*. 1998;207(2):417–422.
55. Gardner, David G. "Pseudocysts and retention cysts of the maxillary sinus." *Oral surgery, oral medicine, oral pathology*. 1984;58(5):561–567.
56. Oh JH, An X, Jeong SM, Choi BH. Crestal Sinus augmentation in the presence of an antral pseudocyst. *Implant Dent*. 2017;26(6):951–955.
57. Harar RP, Chadha NK, Rogers G. Are maxillary mucosal cysts a manifestation of inflammatory sinus disease? *J Laryngol Otol*. 2007;121(8):751–754.
58. Kudo K, et al. Clinicopathological study of postoperative maxillary cysts. *J Jpn Stomatol Soc*. 1972;21:250–257.
59. Lee KC, Lee NH. Comparison of clinical characteristics between primary and secondary paranasal mucoceles. *Yonsei Med J*. 2010;51(5):735–739.
60. Boyne PJ, James RA. Grafting of the maxillary sinus floor with autogenous marrow and bone. *J Oral Surg*. 1980;38:613–616.
61. Misch CE. Divisions of available bone. *Contemporary implant dentistry*. 1993;1:125–128.
62. Misch CE. Treatment planning for the edentulous posterior maxilla. In: Misch CE, ed. *Contemporary Implant Dentistry*. 2nd ed. St Louis: Mosby; 1999.
63. Misch CM, Misch CE, Resnik RR, Ismail YH, Appel B. Post-operative maxillary cyst associated with a maxillary sinus elevation procedure: a case report. *J Oral Implantol*. 1991;17(4):432–437.
64. Blaschke FF, Brady FA. The maxillary antrolith. *Oral Surg Oral Med Oral Pathol*. 1979;48:187–191.
65. Evans J. Maxillary antrolith: a case report. *Br J Oral Surg*. 1975;13:73–77.
66. Crist RF, Johnson RI. Antrolith: report of case. *J Oral Surg*. 1972;30:694–695.
67. Karges MA, Eversol LR, Poindexter BJ. Report of case and review of literature. *J Oral Surg*. 1971;29:812–814.
68. Levin L, Schwartz-Arad D. The effect of cigarette smoking on dental implants and related surgery. *Implant Dent*. 2005;4:357–361.
69. Klokkevold PR, Ham TJ. How do smoking, diabetes and periodontitis affect outcomes of implant treatment? *Int J Oral Maxillofac Implants*. 2007;22:173–202.
70. Lindquist LW, Carlsson GE, Jemt T. Association between marginal bone loss around osseointegrated mandibular implants and smoking habits: a 10-year follow-up study. *J Dent Res*. 1997;10:1667–1674.
71. Olson JW, Dent CD, Morris HF, Ochi S. Long-term assessment (5 to 71 months) of endosseous dental implants placed in the augmented maxillary sinus. *Ann Periodontol*. 2000;5:152–156.
72. Widmark G, Andersson B, Carlsson GE, Lindvall AM, Ivanoff CJ. Rehabilitation of patients with severely resorbed maxillae by means of implants with or without bone grafts: a 3- to 5-year follow-up clinical report. *Int J Oral Maxillofac Implants*. 2001;16:73–79.
73. Schwartz-Arad D, Herzberg R, Dolev E. The prevalence of surgical complications of the sinus graft procedure and their impact on implant survival. *J Periodontol*. 2004;75(4):511–516.
74. Barone A, Santini S, Sbordone L, et al. A clinical study of the outcomes and complications associated with maxillary sinus augmentation. *Int J Oral Maxillofac Implants*. 2006;21:81–85.
75. Peterson LJ. Antibiotic prophylaxis against wound infections in oral and maxillofacial surgery. *J Oral Maxillofac Surg*. 1990;48:617–620.
76. Olson M, O'Connor M, Schwartz ML. Surgical wounds infection: a 5 year prospective study of 10,193 wounds at the Minneapolis VA Medical Center. *Ann Surg*. 1984;199:253.
77. Dent CD, Olson JW, Farish SE, et al. The influence of preoperative antibiotics on success of endosseous implants up to and including stage II surgery: a study of 2641 implants. *J Oral Maxillofac Surg*. 1997;55(suppl 115):19–24.
78. Lebowitz AS. Antimicrobic therapy in rhinologic infection. In: Goldsmith J, ed. *The Principles and Practice of Rhinology*. New York: John Wiley & Sons; 1987.
79. Mulliken JB, Glowacki J, Kaban LB, et al. Use of demineralized allogenic bone I implants for the correction of maxillocraniofacial deformities. *Ann Surg*. 1981;194:366–372.
80. Jacobs MR, Felmingham D, Appelbaum PC, et al. The Alexander Project 1998-2000: susceptibility of pathogens isolated from community-acquired respiratory tract infection to commonly used antimicrobial agents. *J Antimicrob Chemother*. 2003;52:229–246.
81. Snydor A, Gwaltney J, Cachetto DM, et al. Comparative evaluation of cefuroxime axetil and cefaclor for treatment of acute bacterial maxillary sinusitis. *Arch Otolaryngol Head Neck Surg*. 1989;115:1430.
82. Gallagher DM, Epker BN. Infection following intraoral surgical correction of dentofacial deformities: a review of 140 consecutive cases. *J Oral Surg*. 1980;38:117–120.
83. Urist MR, Silverman BF, Buring K, et al. The bone induction principle. *Clin Orthop Relat Res*. 1967;53:243–283.
84. Mabry TW, Yukna RA, Sepe WW. Freeze-dried bone allografts combined with tetracycline in the treatment of juvenile periodontitis. *J Periodontol*. 1985;56:74–81.
85. Beardmore AA, Brooks DE, Wenke JC, et al. Effectiveness of local antibiotic delivery with an osteoinductive and osteoconductive bone-graft substitute. *J Bone Joint Surg Am*. 2005;87:107–112.

86. Petri WH. Osteogenic activity of antibiotic-supplemented bone allografts in the Guinea pig. *J Oral Maxillofac Surg.* 1984;42:631–636.
87. Lambert PM, Morris H, Ochi S. The influence of 0.12% chlorhexidine digluconate rinses on the incidence of infectious complications and implant success. *J Oral Maxillofac Surg.* 1997;55(suppl 5):25–30.
88. Ragno JR, Szkutnik AJ. Evaluation of 0.12% chlorhexidine rinse on the prevention of alveolar osteitis. *Oral Surg Oral Med Oral Pathol.* 1991;72:524–526.
89. Falck B, Svanholm H, Aust R. The effect of xylometazoline on the mucosa of human maxillary sinus. *Rhinology.* 1990;28:239–477.
90. Ragno JR, Szkutnik AJ. Evaluation of 0.12% chlorhexidine rinse on the prevention of alveolar osteitis. *Oral Surg Oral Med Oral Pathol.* 1991;72:524–526.
91. Tatum OH. *Lecture Presented at Alabama Implant Study Group.* Birmingham: Ala; 1977.
92. Tatum OH. Maxillary and sinus implant reconstruction. *Dent Clin North Am.* 1986;30:107–119.
93. Tatum Jr OH, Lebowitz MS, Tatum CA, et al. Sinus augmentation: rationale, development, long term results. *N Y State Dent J.* 1993;59:43–48.
94. Misch CE. Divisions of available bone in implant dentistry. *Int J Oral Implantol.* 1990;7:9–17.
95. Tatum H Jr. Maxillary and sinus reconstructions. *Dent Clin North Am.* 1986;30:207–229.
96. Misch Carl E. Contemporary implant dentistry. *Implant Dentistry.* 1999;8(1):90.
97. Summers RB. Maxillary implant surgery: the osteotome technique. *Compend Cont Educ Dent.* 1994;15:152–162.
98. Worth HM, Stoneman DQ. Radiographic interpretation of antral mucosal changes due to localized dental infection. *J Can Dent Assoc.* 1972;38:111.
99. Palma VC, Magro-Filho O, de Oliveria JA, et al. Bone reformation and implant integration following maxillary sinus membrane elevation: an experimental study in primates. *Clin Implant Dent Relat Res.* 2006;8:11–24.
100. Rosen Paul S, Robert Summers, Jose R. Mellado, Leslie M. Salkin, Richard H. Shanaman, Manuel H. Marks, Paul A. Fugazzotto. The bone-added osteotome sinus floor elevation technique: multicenter retrospective report of consecutively treated patients. *International Journal of Oral and Maxillofacial Implants.* 1999;14(6):853–858.
101. Mardinger O, Moses O, Chaushu G, et al. Challenges associated with reentry maxillary sinus augmentation. *Oral Surg Oral Med Oral Pathol Oral Radiol Endod.* 2010;110(3):287–291.
102. Reiser GM, Rabinovitz Z, Bruno J, et al. Evaluation of maxillary sinus membrane response following elevation with the crestal osteotome technique in human cadavers. *Int J Oral Maxillofac Implants.* 2001;16:833–840.
103. Malamed SF. Techniques of maxillary anesthesia. In: Malamed S, ed. *Handbook of Local Anesthesia.* 3rd ed. St Louis: Mosby; 1990.
104. Whittaker JM, James RA, Lozada J, et al. *Histological response and clInical Evaluation of Heterograft and Allograft Materials in the Elevation of the Maxillary Sinus of the Preparation of Endosteal Implant Sites.*
105. Hurzeler MB, Quinones CR, Kirsch A, et al. Maxillary sinus augmentation using different grafting materials and dental implants in monkeys, part III. *Clin Oral Implants Res.* 1997;8:401–411.
106. Nishibori M, Betts NJ, Salama H, et al. Short term healing of autogenous and allergenic bone grafts after sinus augmentation—a report of 2 cases. *J Periodontol.* 1994;65:958–966.
107. Furusawa T, Mizunuma K. Osteoconductive properties and efficacy of resorbable bioactive glass as a bone grafting material. *Implant Dent.* 1997;6:93–101.
108. Wiltfang J, Schiegel KA, Schultze-Mosgau S, et al. Sinus floor augmentation with beta-tricalciumphosphate (beta-TCP): does platelet-rich plasma promote its osseous integration and degradation. *Clin Oral Implants Res.* 2003;12:213–218.
109. BOYNE Philip J. Grafting of the maxillary sinus floor with autogenous marrow and bone. *J. Oral Surg.* 1980;38:613–616.
110. Tatum Jr OH. Sinus Augmentation. *Statistical evaluation of.* 1993;15:1979–1994.
111. Misch CE, Dietsh F. Subantral augmentation in Macaca fascicularis—pilot study, Am Acad implant dent 40th Mtg Abs. *J Oral Implantol.* 1991;17:340.
112. Misch CE. Maxillary sinus left with subantral augmentation. In: Misch CE, ed. *Contemporary Implant Dentistry.* St Louis: Mosby; 1993.
113. Moy PK, Lundgren S, Holmes RE. Maxillary sinus augmentation: histomorphometric analysis of graft materials for maxillary sinus floor augmentation. *J Oral Maxillofac Surg.* 1993;51:857–862.
114. Del Fabbro M, Testori T, Francetti L, et al. Systematic review of survival rates for implants placed in the grafted maxillary sinus. *Int J Periodontics Restorative Dent.* 2004;24:565–577.
115. Tidwell JK, Blijdorp PA, Stoelinga PJW, et al. Composite grafting of the maxillary sinus for placement of endosteal implants. *Int J Oral Maxillofac Surg.* 1992;21:204–209.
116. Hallman M, Sennerby L, Lundgren S. A clinical and histologic evaluation of implant integration in the posterior maxilla after sinus floor augmentation with autogenous bone, bovine hydroxyapatite, or a 20:80 mixture. *Int J Oral Maxillofac Implants.* 2002;17(5):635–643.
117. Froum SJ, Tarnow DP, Wallace SS, et al. Sinus floor elevation using anorganic bovine bone matrix (OsteoGraf/N) with and without autogenous bone: a clinical, histologic, radiographic, and histomorphometric analysis-part 2 of an ongoing prospective study. *Int J Periodontics Restorative Dent.* 1998;18(6):528–543.
118. Loukota RA, Isaksson SG, Linner EL, et al. A technique for inserting endosseous implants in the atrophic maxilla in a single stage procedure. *Br J Oral Maxillofac Surg.* 1992;30:46–49.
119. Nishibori M, Betts NJ, Salama H, et al. Short term healing of autogenous and allergenic bone grafts after sinus augmentation—a report of 2 cases. *J Periodontol.* 1994;65:958–966.
120. Piattelli A, Scarano A, Corigliano M, Piattelli M. Comparison of bone regeneration with the use of mineralized and demineralized freeze-dried bone allografts: a histological and histochemical study in man. *Biomaterials.* 1996;17:1127–1131.
121. Froum SJ, Wallace SS, Elian N, et al. Comparison of mineralized cancellous bone allograft (Puros) and anorganic bovine bone matrix (Bio-Oss) for sinus augmentation: histomorphometry at 26 to 32 weeks after grafting. *Int J Periodontics Restorative Dent.* 2006;26:543–551.
122. Cammack GV, Nevins M, Clem D3, Hatch JP, Mellonig JT. Histologic evaluation of mineralized and demineralized freeze-dried bone allograft for ridge and sinus augmentations. *Int J Periodontics Restorative Dent.* 2005;25(3):231–237.
123. Block MS, Finger I, Lytle R. Human mineralized bone in extraction sites before implant placement: Preliminary results. *J Am Dent Ass.* 2002;133(12):1631–1638.
124. Nevins M, Kirker Head C, et al. Bone formation in the goat maxillary sinus induced by absorbable collagen sponge implants impregnated with recombinant human bone morphogenetic protein-2. *Int J Periodontics Restorative Dent.* 1996;16:9–19.
125. Vlassis JM, Hurzeler MB, Quinones CR. Sinus lift augmentation to facilitate placement of non submerged implants—a clinical and histological report. *Pract Periodontics Aesthet Dent.* 1993;5:15–23.
126. Del Fabbro M, Testori T, Francetti L, et al. Systematic review of survival rates for implants placed in the grafted maxillary sinus. *Int J Periodontics Restorative Dent.* 2004;24:565–577.
127. Froum SJ, Wallace SS, Elian N, et al. Comparison of mineralized cancellous bone allograft (Puros) and anorganic bovine bone matrix (Bio-Oss) for sinus augmentation: histomorphometry at 26 to 32 weeks after grafting. *Int J Periodontics Restorative Dent.* 2006;26:543–551.
128. Tarnow DP, Wallace SS, Froum SJ, et al. Histologic and clinical comparison of bilateral sinus floor elevations with and without barrier membrane placement in 12 patients: part 3 of an ongoing prospective study. *Int J Periodontics Restorative Dent.* 2000;20(2):117–125.

129. Froum SJ, Wallace SS, Tarnow DP, Cho SC. Effect of platelet-rich plasma on bone growth and osseointegration in human maxillary sinus grafts: three bilateral case reports. *International Journal of Periodontics and Restorative Dentistry*. 2002;22(1):45–54.
130. Jensen OT, Leonard BS, Block MS, et al. Report of the sinus Consensus Conference of 1996. *Int J Oral Maxillofac Implants*. 1998;13(suppl):11–30.
131. Block MS, Kent JN. Maxillary sinus grafting for totally and partially edentulous patients. *J Am Dent Assoc*. 1993;124:139.
132. Aimetti M, Romagnoli R, Ricci G, et al. The effect of macrolacerations and microlacerations of the sinus membrane as determined by endoscopy. *Int J Periodontics Restorative Dent*. 2001;21:581–589.
133. Jensen J, Sindet-Petersen S, Oliver AJ. Varying treatment strategies for reconstruction of maxillary atrophy with implants: results in 98 patients. *J Oral Maxillofac Surg*. 1994;52:210–216.
134. Underwood Arthur S. An inquiry into the anatomy and pathology of the maxillary sinus. *Journal of anatomy and physiology*. 1910;44(4):354.
135. Krennmair G, Ulm CW, Lugmayr H, et al. The incidence, location and height of maxillary sinus septa in the edentulous and dentate maxilla. *J Oral Maxillofac Surg*. 1999;57:667–671.
136. Misch CE. Dental Implant Prosthetics. St. Louis. *Mosby Inc*. 2005;211:223.
137. Kim MJ, Jung UW, Kim CS, et al. Maxillary sinus septa: prevalence, height, location and morphology: a reformatted computed tomography scan analysis. *J Periodontol*. 2006;77:903–908.
138. Lee WJ, Lee SJ, Kim HS. Analysis of location and prevalence of maxillary sinus septa. *Journal of periodontal & implant science*. 2010;40(2):56–60.
139. Gurr P, Callahan V, Baldwin D. Laser-Doppler blood flowmetry measurement of nasal mucosa blood flow after injection of the greater palatine canal. *J Layngol Otol*. 1996;110:124–128.
140. Flanagan D. Arterial supply of maxillary sinus and potential for bleeding complication during lateral approach sinus elevation. *Implant Dent*. 2005;14:336–339.
141. Guerrero JS. Lateral window sinus augmentation: complications and outcomes of 101 consecutive procedures. *Implant Dent*. 2015;24(3):354–361.
142. Barone A, Santini S, Sbordone L, et al. A clinical study of the outcomes and complications associated with maxillary sinus augmentation. *Int J Oral Maxillofac Implants*. 2006;21(1):81–85.
143. Sandler NA, Johns FR, Braun TW. Advanc structures in the management of acute and chronic sinusitis. *J Oral Maxillofac Surg*. 1996;54:1005–1013.
144. Olson DEL, Rosgon BM, Hilsinger RL. Radiographic comparison of three nasal saline irrigation. *The Laryngoscope*. 2002;112:1394–1398.
145. Smith D, Goycollea M, Meyerhoff WL. Fulminant odontogenic sinusitis. *Ear Nose Throat J*. 1979;58:411.
146. Brånemark PI, Adell R, Albrektsson T, et al. An experimental and clinical study of osseointegrated implants penetrating the nasal cavity and maxillary sinus. *J Oral Maxillofac Surg*. 1984;42:497–505.
147. Boyne PJ. Analysis of performance of root form endosseous implants placed in the maxillary sinus. *J Long Term Eff Med Implants*. 1993;3(2):143–159.
148. Sohn DS, Lee JK, Shin HI, et al. Fungal infection as a complication of sinus bone grafting and implants: a case report. *Oral Surg Oral Med Oral Pathol Oral Radiol Endod*. 1993;107(3):375–380.
149. Misch Carl E. *Contemporary implant dentistry*. 2nd edition. Saint Louis: Mosby; 1999.

38

Enxerto de Osso Autógeno Intraoral

C. STEPHEN CALDWELL E CARL E. MISCH*

No passado, os planos de tratamento em implantodontia usavam o volume ósseo existente para determinar a localização e o tipo de implante e as próteses eram adaptadas para acomodar irregularidades relacionadas aos locais de instalação do implante. Em osso abundante (Divisão A), eram inseridos implantes em forma de raiz endóssea; em osso de largura moderada (Divisão B), eram instalados implantes em lâmina; e em altura óssea inadequada (Divisão C-h), os implantes subperiosteais eram o tratamento de escolha.

O planejamento do tratamento mudou drasticamente. O tipo e *design* finais da prótese são determinados primeiro, seguidos pela determinação das posições, números e tamanhos ideais dos implantes. O osso disponível frequentemente é inadequado para fornecer a base necessária para um plano de tratamento previsível. Como consequência, o enxerto ósseo tornou-se uma solução mais frequente para alcançar o sucesso a longo prazo.

Além das necessidades biomecânicas e funcionais, considerações estéticas significativas precisam ser incluídas no planejamento de um caso. O enxerto ósseo é frequentemente indicado para permitir a instalação de um implante no local adequado para um resultado estético ideal. Além disso, a cobertura de tecido mole geralmente requer aprimoramento na zona estética, pois a base óssea define como será a cobertura de tecido mole. Portanto, quando são desejados contornos de coroa (PF-1) e tecido mole ideais, o aumento ósseo é um aspecto importante do plano de tratamento. Como resultado das bases biomecânicas e desejos estéticos, uma consideração diagnóstica primária para próteses sobre o implante é o osso disponível na extensão edêntula. A instalação de implantes endósseos requer volume ósseo adequado nos locais desejados para suporte protético ideal. Com volume ósseo insuficiente, várias técnicas cirúrgicas podem ser utilizadas para reconstruir a crista deficiente na preparação para a colocação do implante, incluindo expansão óssea (divisão da crista), fatores de crescimento ósseo, enxerto particulado (aloenxerto, xenoenxerto, aloplasto) e enxerto autógeno (sítios doadores intraorais ou extraorais).

O número de fatores determinantes presentes e a geometria de um defeito ósseo são considerações importantes na seleção de uma modalidade para aumento do rebordo.[1] Em geral, quanto menor o número de paredes ósseas remanescentes, maior é a necessidade de técnicas osteopromotoras. Embora aloenxertos e técnicas de regeneração óssea guiada tenham sido aplicados previsivelmente na regeneração óssea leve a moderada (principalmente para largura inadequada na dimensão horizontal), esses métodos têm limitações e consideram-se que produzam resultados menos favoráveis no tratamento de deficiências ósseas maiores.[2-13] Idealmente, o material de enxerto ósseo mais previsível possui propriedades osteocondutoras, osteoindutoras e osteogênicas. O único tipo de material de enxerto ósseo que mantém todas essas três propriedades regenerativas é o osso autógeno (autólogo). Portanto, enxertos ósseos autólogos corticais/trabeculares podem ser considerados e têm se mostrado altamente bem-sucedidos para o reparo de atrofia alveolar de moderada a grave e defeitos ósseos (Figura 38.1).[14-28]

História dos enxertos ósseos autógenos

O uso de blocos ósseos autólogos da crista ilíaca com implantes osseointegrados foi inicialmente descrito por Brånemark *et al.*[29] e hoje é um procedimento aceito na reabilitação oral e maxilofacial. Embora a crista ilíaca frequentemente seja usada na reconstrução oral e maxilofacial com implantes dentais,[30-34] existem muitas desvantagens relacionadas à retirada do osso do ílio. A cirurgia é muito mais agressiva do que as técnicas intraorais e deve ser realizada em ambiente hospitalar sob anestesia geral. Isso, em última análise, aumentará o custo do paciente e as complicações da cirurgia aumentam, como distúrbios neurossensoriais e da marcha.[35] Como alternativa à crista ilíaca, existem vários locais autógenos doadores para enxerto que se originam intraoralmente; estes incluem a sínfise mandibular, ramo mandibular e tuberosidade maxilar.

Na literatura, a sínfise mandibular foi uma das primeiras áreas doadoras intraorais relatadas. Os primeiros relatos de casos descreveram seu uso no reparo de defeitos congênitos intraorais, como fenda palatina.[36,37] Em 1992, Misch *et al.*[38] ampliaram as indicações para uso da sínfise mandibular e enxerto ósseo em bloco de ramo com implante dental endósseo. No reparo de defeitos alveolares localizados da mandíbula, enxertos ósseos retirados de sítios intraorais sabidamente oferecem várias vantagens.[20,38-41] A principal vantagem dos enxertos intraorais em relação aos doadores extraorais é seu acesso cirúrgico conveniente e de menor morbidade. A proximidade dos locais doadores e receptores pode reduzir o tempo operatório e de anestesia, tornando-os ideais para cirurgia de implante ambulatorial. Além disso, os pacientes relatam desconforto mínimo no local doador em comparação com o osso retirado da crista ilíaca ou de outros locais doadores extraorais.[19,20,38-45] O osso retirado da região maxilofacial parece ter vantagens biológicas inerentes no aumento do enxerto ósseo, o que

In memoriam.

pode ser atribuído à origem embrionária do osso doador.[43,46-51] A maioria dos ossos do esqueleto humano é de origem endocondral (de um precursor cartilaginoso). Com exceção do osso alveolar e dos côndilos mandibulares, a maxila e o corpo da mandíbula desenvolvem-se intramembranosamente.[52] Foi demonstrado que enxertos ósseos membranosos apresentam menos reabsorção em comparação com os enxertos ósseos endocondrais.[46,47,49,53-56] Embora os enxertos esponjosos revascularizem mais rapidamente do que os corticais[14], enxertos membranosos corticais revascularizam mais rapidamente do que os enxertos ósseos endocondrais, com uma camada mais espessa de componente esponjoso.[48,57] A revascularização precoce dos enxertos ósseos membranosos resulta em melhor manutenção do volume do do enxerto.[48,56-58] Também se teoriza que o osso de origem ectomesenquimatosa, como a mandíbula, tem melhor potencial de incorporação na região maxilofacial por causa de uma semelhança bioquímica no protocolágeno do osso doador e receptor.[59] Pesquisas mais recentes sugerem que o osso enxertado, independentemente de sua origem embriogênica, mimetiza as propriedades do osso receptor.[60] A capacidade indutiva dos enxertos corticais é explicada por sua maior concentração de proteínas morfogenéticas ósseas.[60-62] O osso do esqueleto maxilofacial contém concentrações aumentadas de fatores de crescimento, o que pode levar a maior capacidade de reparo ósseo e retenção do enxerto.[63] Outra hipótese é que a melhora na sobrevida dos enxertos ósseos craniofaciais é simplesmente causada por sua estrutura tridimensional.[64,65] Como esses enxertos têm um volume cortical mais espesso, eles reabsorvem em uma taxa mais lenta.[53,54,57,66] Na reconstrução do enxerto ósseo, uma ênfase foi dada ao transplante de células osteoprogenitoras viáveis de enxertos de medula esponjosa, porque a maioria dos osteoblastos está presente no osso esponjoso.[18] No entanto, devido à significativa reabsorção do enxerto em bloco esponjoso de osso doador endocondral, eles não são o osso doador primário na reconstrução de defeitos de descontinuidade mandibular e aumento da crista para próteses mucossuportadas.[16,18,55-57,67,68] Em contraste, enxertos em bloco corticoesponjoso coletados de ílio têm maior volume ósseo em comparação com enxertos esponjosos particulados.[57] Quando os implantes endósseos são instalados cirurgicamente no osso corticoesponjoso, observou-se que a reabsorção óssea é mais lenta. Isso pode ser devido à microarquitetura do enxerto ósseo (ou seja, cortical em comparação com esponjoso).

O osso cortical retirado da mandíbula exibe reabsorção mais lenta do enxerto e excelente incorporação do enxerto no osso hospedeiro em comparação com enxertos de osso esponjoso.[57] Isso se deve à grande quantidade de osteócitos, fatores de crescimento e proteína morfogenética óssea contida no osso cortical, o que facilita a angiogênese e a migração dos osteoblastos para o local do enxerto.[69-72] Também foi demonstrado que a estrutura densa dos enxertos corticais oferece melhor estabilidade do implante e transmissão da tensão interfacial na carga sobre o implante.[73-75] Quando usado enxerto ósseo em bloco, os resultados têm sido consistentes, com excelente estabilidade do enxerto.[19-23,25,26,38-45,76-91] Enxertos ósseos em bloco mandibular podem ser coletados da crista residual, sínfise, corpo e ramo ascendente (Figura 38.2).

Avaliação pré-operatória do sítio receptor

Uma avaliação pré-operatória abrangente do local do enxerto hospedeiro é extremamente importante. O implantodontista deve identificar quaisquer preocupações estéticas, as dimensões do enxerto necessárias para reconstruir a deficiência óssea ou zona de atrofia, a topografia do tecido mole e duro e a saúde periodontal e endodôntica dos dentes adjacentes.[38,92,93] É ideal que o sítio hospedeiro seja avaliado em largura, altura e comprimento. Em geral, os locais mais previsíveis de enxerto ósseo requerem apenas

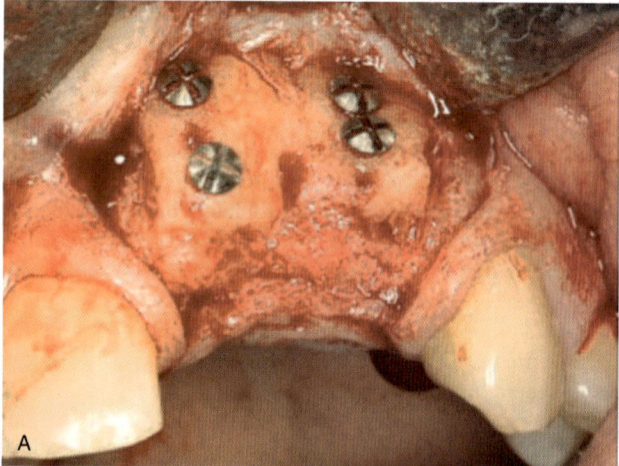

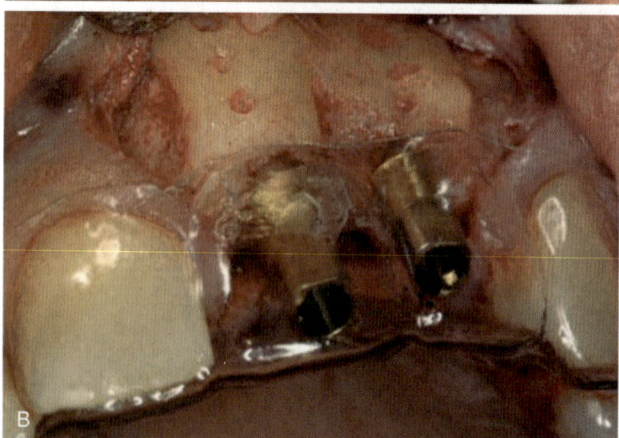

• **Figura 38.1** Enxerto ósseo autógeno: **A.** Imagem clínica demonstrando enxerto em bloco para um grande defeito na região de incisivo central superior esquerdo. **B.** A cicatrização pós-enxerto permite a instalação ideal de implantes.

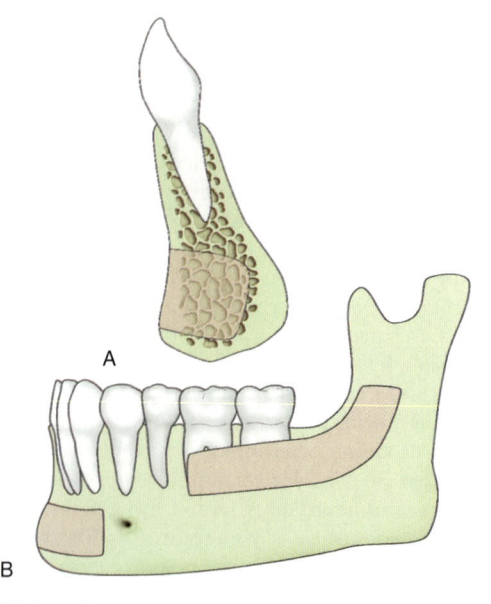

• **Figura 38.2 A.** O enxerto em bloco de sínfise é geralmente coletado aproximadamente 5 mm abaixo das raízes dos dentes anteriores e se estende até a placa lingual. **B.** A sínfise e a região do ramo são dois dos locais mais populares de coleta para defeitos intraorais.

a dimensão da largura e extensão para um dente. Isso fornece paredes mesiodistais e apicais de osso hospedeiro. Uma extensão de um dente proporciona facilidade de manipulação de tecidos moles e risco mínimo de abertura da linha de incisão. Os locais de enxerto ósseo menos previsíveis têm mais de quatro dentes de comprimento e requerem mais de 5 mm de altura e largura do osso (Figura 38.3).

O implantodontista deve sempre levar em consideração a prótese definitiva no planejamento do tratamento de defeitos ósseos. Quando uma prótese PF-1 é o tratamento de escolha, os dentes adjacentes próximos ao local do enxerto hospedeiro devem, idealmente, ter osso nas raízes a um nível de 2 mm da junção cemento-esmalte. Quando um enxerto ósseo é colocado adjacente à raiz do dente (em vez do osso), o enxerto em geral é reabsorvido no nível do osso existente na raiz do dente adjacente. Portanto, em um defeito intradental, uma linha traçada a partir de cada nível ósseo nas raízes adjacentes é a altura óssea máxima que pode ser previsivelmente esperada.

Na seleção do osso doador para o local do enxerto, o local do receptor do enxerto precisa ser avaliado em termos de largura e altura dos requisitos para enxerto. Quando a largura do enxerto ósseo doador é superior a 4 mm (volume ósseo C–w), a sínfise mandibular é o local doador preferível devido à natureza corticoesponjosa do enxerto. Quando as necessidades de enxerto do doador são menores que 4 mm de largura, deve ser considerado o ramo ascendente da mandíbula (Divisão B para volume ósseo B–w). Ao se considerar a atrofia na dimensão vertical, a sínfise da mandíbula é uma boa fonte de osso devido ao maior volume de osso que pode ser obtido.

Uma avaliação radiográfica precisa é imprescindível para um exame completo do defeito ósseo. Idealmente, os estudos de imagens pré-operatórias devem incluir uma tomografia computadorizada de feixe cônico (TCFC), que se tornou o padrão de cuidado no planejamento cirúrgico de implante pré-operatório e na avaliação dos locais receptores e doadores.[94-96] Modelos de estudo montados em um articulador semiajustável permitem que a equipe de implantodontia avalie totalmente a anatomia das arcadas e dos dentes que não podem ser totalmente apreciados durante o exame da cavidade bucal. Além dos modelos montados para o estudo, um enceramento diagnóstico do arco reconstruído e da dentição ajudará a determinar as dimensões do enxerto, como largura, altura e posicionamento do implante em relação à dentição antagonista. A partir dessas informações, os *templates* cirúrgicos podem ser confeccionados de acordo com a posição ideal do implante em relação à posição da prótese definitiva (Figura 38.4).[38,41,94,95]

Preparo do local receptor

O local receptor do enxerto deve ser avaliado clinicamente antes do início da coleta óssea. Essa avaliação permite que o clínico obtenha as dimensões precisas do enxerto que serão necessárias para reconstruir defeitos ósseos ou zonas de atrofia na preparação para a futura instalação do implante. As incisões de tecido mole para expor o local receptor são feitas dentro do tecido inserido queratinizado. Em uma crista edêntula, a incisão do tecido mole é feita ligeiramente lingual à crista gengival para reduzir o risco de linhas de incisão que se abrem devido ao movimento da mandíbula e ao edema pós-cirúrgico. Ao coletar um bloco ósseo monocortical, as incisões de liberação verticais são feitas anterior e posteriormente à linha de incisão na crista para fornecer uma boa visualização do sítio cirúrgico e facilitar a retirada do enxerto, e para evitar o rompimento do retalho de tecido mole. A reflexão do tecido mole do retalho distal ao local do enxerto pode ser uma reflexão de espessura total ou parcial para facilitar a cicatrização do tecido mole e reduzir a abertura da linha de incisão (Figuras 38.5 e 38.6).

Seleção do local doador intraoral

Após a revisão do local receptor, a seleção do local doador pode ser determinada. A gravidade do defeito basicamente determina se esse enxerto pode ser retirado do ramo ou, em defeitos maiores, da sínfise mandibular. Em defeitos menores, nos quais o osso esponjoso é aplicável, o osso da tuberosidade maxilar pode ser considerado. É sempre preferível usar osso autógeno como enxerto nesse tipo de caso.

Local doador da sínfise mandibular

Anatomia

A sínfise mandibular descreve a área na linha média da mandíbula onde as duas metades laterais da mandíbula se fundem no início da vida. A crista mediana divide e envolve a eminência triangular ou protuberância mentoniana. A base da protuberância é abaixada no centro e elevada em ambos os lados para formar o tubérculo mentoniano. O aspecto mais inferior da sínfise mandibular é denominado "menton", e essa área serve como origem dos músculos gênio-hióideo e genioglosso (Figura 38.7). Como a distância interforaminal média é superior a 4 cm, a sínfise é ideal para locais receptores que requerem grandes enxertos intraorais. Em geral, a sínfise tem se mostrado uma boa escolha de enxerto

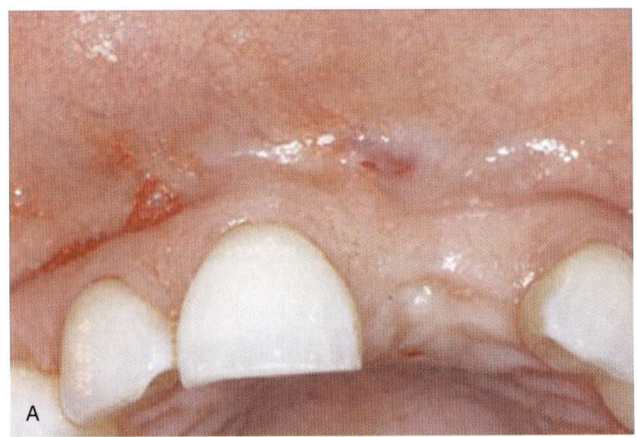

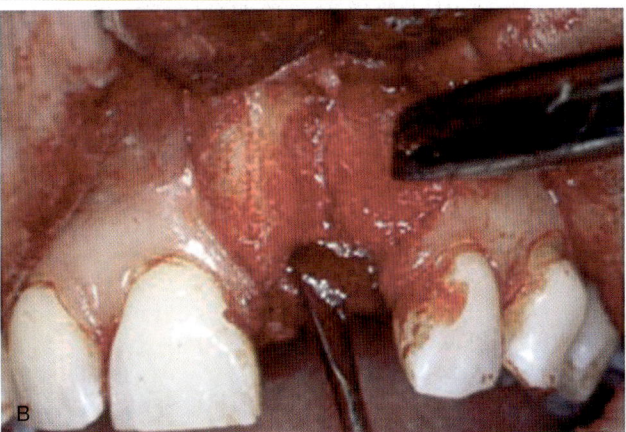

• **Figura 38.3** A avaliação clínica do osso subjacente costuma ser enganosa. **A.** Avaliação clínica do sítio edêntulo. **B.** Após o retalho mucoperiosteal, o tecido é rebatido para revelar defeito ósseo significativo.

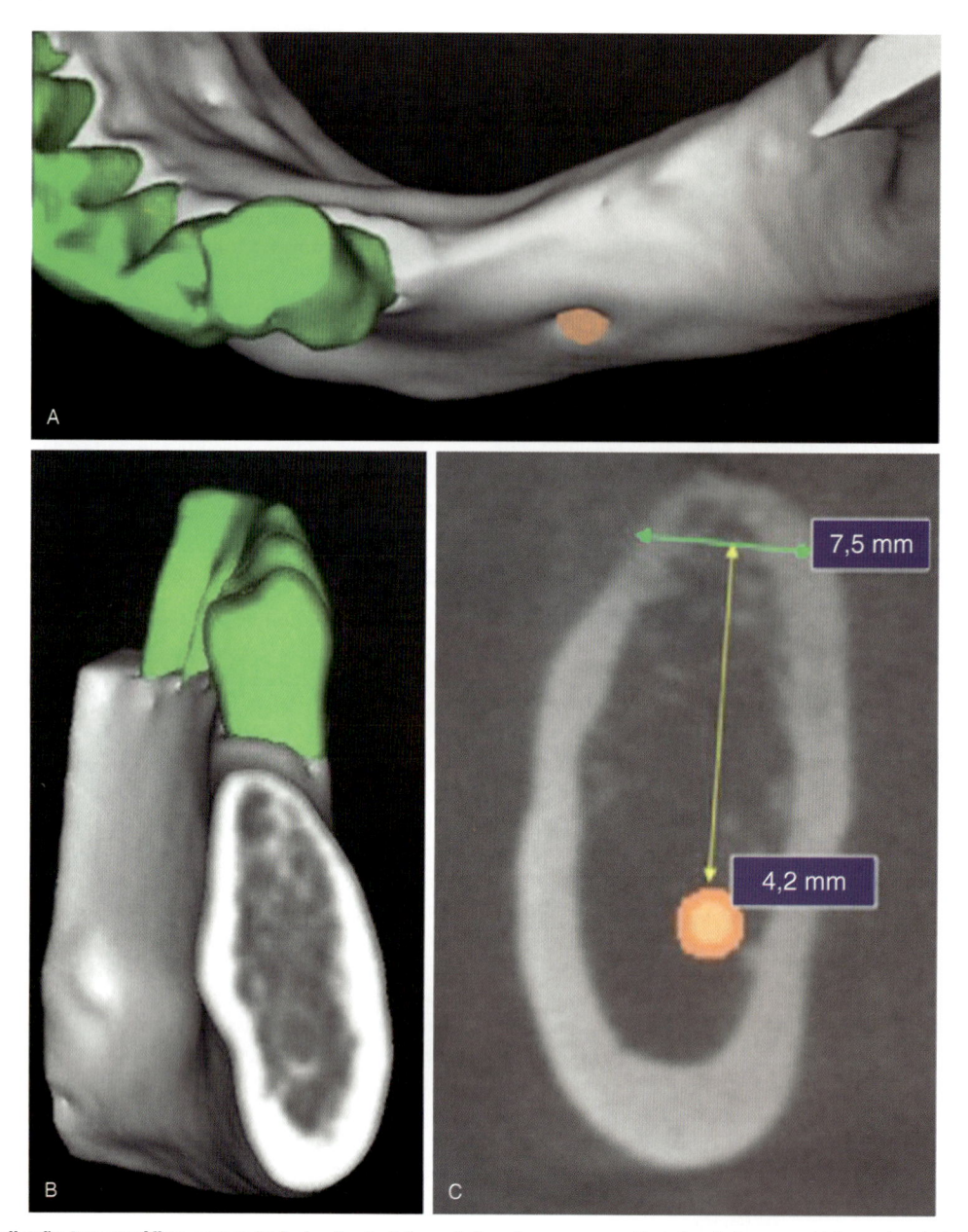

● **Figura 38.4 Avaliação tomográfica computadorizada de feixe cônico do espaço edêntulo. A.** Imagem tridimensional de sítio edêntulo mostrando largura comprometida. **B.** Secção transversal de osso comprometido. **C.** Secção transversal mostrando mensurações precisas de altura e largura.

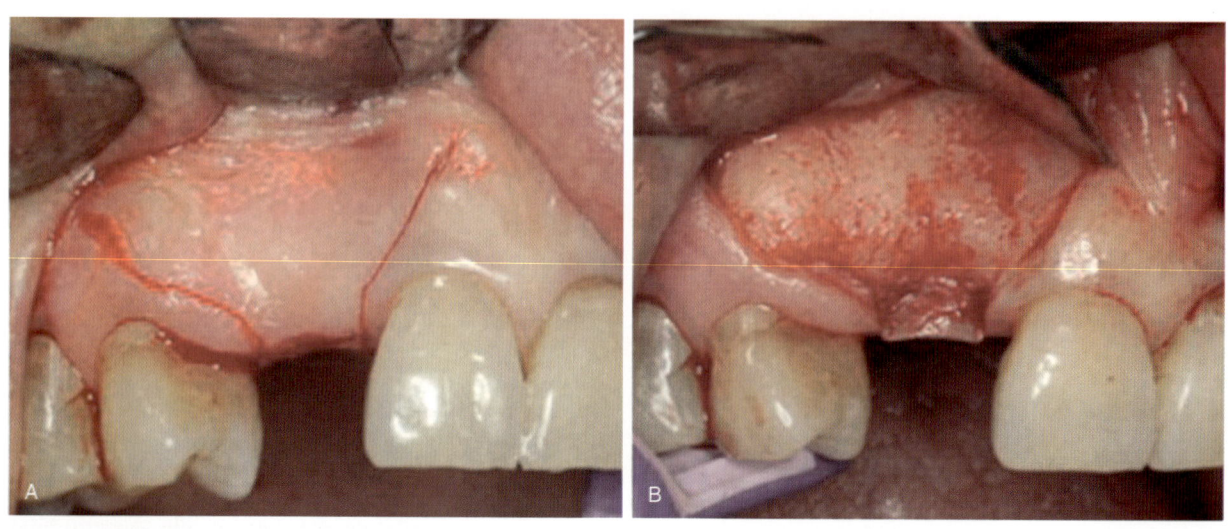

● **Figura 38.5 Incisão que preserva a papila. A.** Incisão de base ampla mantendo a papila. **B.** Descolamento (reflexão) completo revelando o defeito ósseo que ditará o enxerto na área doadora.

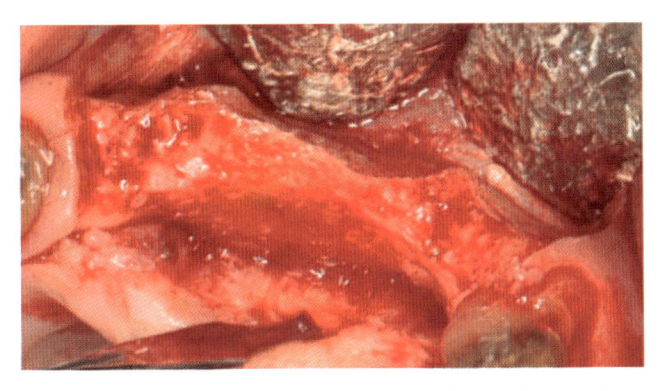

• **Figura 38.6** Retalho trapezoidal maior, expondo grandes recortes na vestibular e lingual.

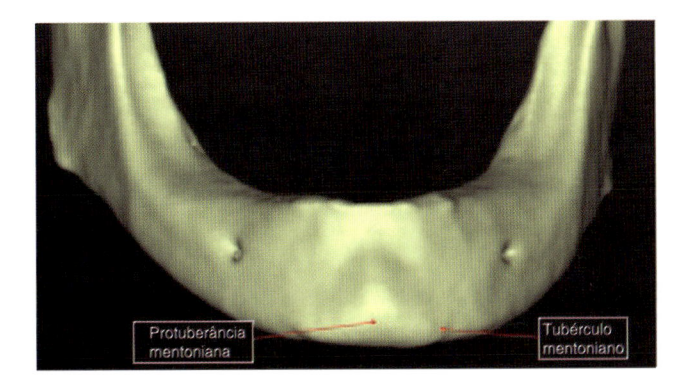

• **Figura 38.7** Anatomia da sínfise mandibular mostrando a protuberância mentoniana e o tubérculo mentoniano.

para casos de reconstrução que requerem tamanhos de enxerto de quatro ou mais dentes, especialmente quando deficiências verticais e horizontais estão presentes.

Avaliação radiográfica

Como parte do processo de plano do tratamento, estudos de imagem TCFC são recomendados para avaliar a sínfise a fim de determinar a morfologia óssea anatômica, que inclui o comprimento aproximado dos dentes inferiores, a distância entre os forames mentonianos e a altura óssea vertical entre os ápices radiculares e a borda inferior da mandíbula. A imagem TCFC permite a visualização tridimensional abrangente do local do enxerto, evitando complicações indesejáveis, especialmente violação do assoalho bucal com suas estruturas altamente vasculares (p. ex., artérias sublinguais e submentonianas). A imagem TCFC é superior às radiografias de filme simples (p. ex., panorâmica), pois pode fornecer ao clínico informações anatômicas em três dimensões que não estão disponíveis em filmes bidimensionais. No entanto, radiografias periapicais intraoperatórias podem ser usadas para determinar a localização apical dos dentes incisivos para prevenir lesões nas raízes dos dentes anteriores.

É imperativo determinar a dimensão vestibulolingual do osso disponível em toda a área da sínfise. Deve-se tomar muito cuidado para evitar mandíbulas em ampulheta, pois a perfuração da placa lingual pode causar fratura ou danos aos vasos sanguíneos. A largura da mandíbula na linha média é geralmente a maior dimensão e diminui em direção à área do forame mentoniano. A largura da sínfise mandibular é vários milímetros mais estreita na região do pré-molar e caninos, em comparação com a linha média (Figura 38.8).

A dimensão média da mandíbula anterior entre os forames mentonianos é de aproximadamente 44 mm, com homens afro-americanos tendo a maior distância, seguindo-se homens brancos e mulheres afro-americanas.[97] Recomenda-se que todos os cortes de osteotomia fiquem a 5 mm, no mínimo, da face anterior do forame mentoniano, para evitar lesões no feixe neurovascular mentoniano e no nervo mentoniano. Em um estudo realizado por Montazem et al.,[98] blocos mandibulares de cadáveres dentados foram coletados da sínfise mandibular para avaliar a quantidade máxima de osso sem causar danos ao nervo mentoniano. Quando dois blocos simétricos foram medidos em cada local, a média foi 21 × 10 × 7 mm, o maior foi 25 × 13 × 9 mm e o menor mediu 21 × 6,5 × 6 mm.[98] Portanto, a sínfise mandibular é um local doador ideal para a coleta de blocos corticoesponjosos (Figura 38.9).

Anestesia

A região sinfisária anterior da mandíbula é inervada pelo ramo mandibular do quinto nervo craniano (V3) e nervos cervicais de C-3 e C-4. Bloqueios dentários bilaterais ou Akinosi (boca fechada) com lidocaína 2% (1:100.000 epinefrina) e Marcaína 0,5% (1:200.000 epinefrina) podem ser usados para obter anestesia da inervação V3. A anestesia por infiltração é então realizada anterior e inferiormente ao forame mentoniano e na linha média na base da protuberância mentoniana.

Incisão e descolamento

O acesso cirúrgico à sínfise é realizado por meio de incisões na crista ou vestibulares. Quando os dentes incisivos estão presentes, uma abordagem vestibular é recomendada, pois o descolamento (ou a reflexão) do tecido mole ao redor dos dentes anteriores pode resultar em recessão do tecido e cicatrização do tecido mole e exposição da raiz.[99] Além disso, uma incisão vestibular é menos traumática e resulta em desconforto reduzido no pós-operatório. No entanto, a incisão vestibular geralmente resultará em mais sangramento transoperatório e maior risco de abertura da linha de incisão, mas menor risco de alterações do tecido mole ao redor dos dentes e exposição da raiz após a cicatrização. Também cria um acesso muito mais simples à área da sínfise e permite uma sutura mais fácil da linha de incisão. Limitar a extensão distal da incisão vestibular à área do canino (i. e., mesial do canino) reduzirá a incidência de comprometimento neurossensorial do nervo mentoniano.[38,39,44] Quando há junção mucogengival alta (JMG) ou inserções musculares altas, a incisão sulcular pode ser indicada, pois uma incisão vestibular teria maior incidência de abertura da linha de incisão. Além disso, as incisões sulculares são vantajosas quando menos de 4 mm de altura gengival queratinizada são encontrados ao redor dos dentes anteriores inferiores, visto que a abertura da linha de incisão é um risco maior. Isso geralmente é visto quando o músculo mentoniano é grande e existem forças parafuncionais nessa região. A incisão sulcular apresenta o menor risco de abertura da linha de incisão após a cicatrização, mas apresenta um risco aumentado de exposição radicular. A abordagem sulcular também é a mais demorada do ponto de vista da sutura (Figura 38.10).

Usando um bisturi ou eletrocautério, é feita uma incisão através da mucosa e do periósteo até o osso da sínfise entre os dentes caninos bilateralmente. Utilizando-se de um elevador de periósteo, o retalho de tecido mole é descolado (espessura total) para fora da região anterior da mandíbula. A reflexão de espessura total é necessária para que nenhum tecido mole permaneça no osso doador interferindo na cicatrização (Figuras 38.11 e 38.12).

Para evitar ptose do mento, recomenda-se evitar dissecção de tecidos moles até a borda inferior da mandíbula. Essa reflexão

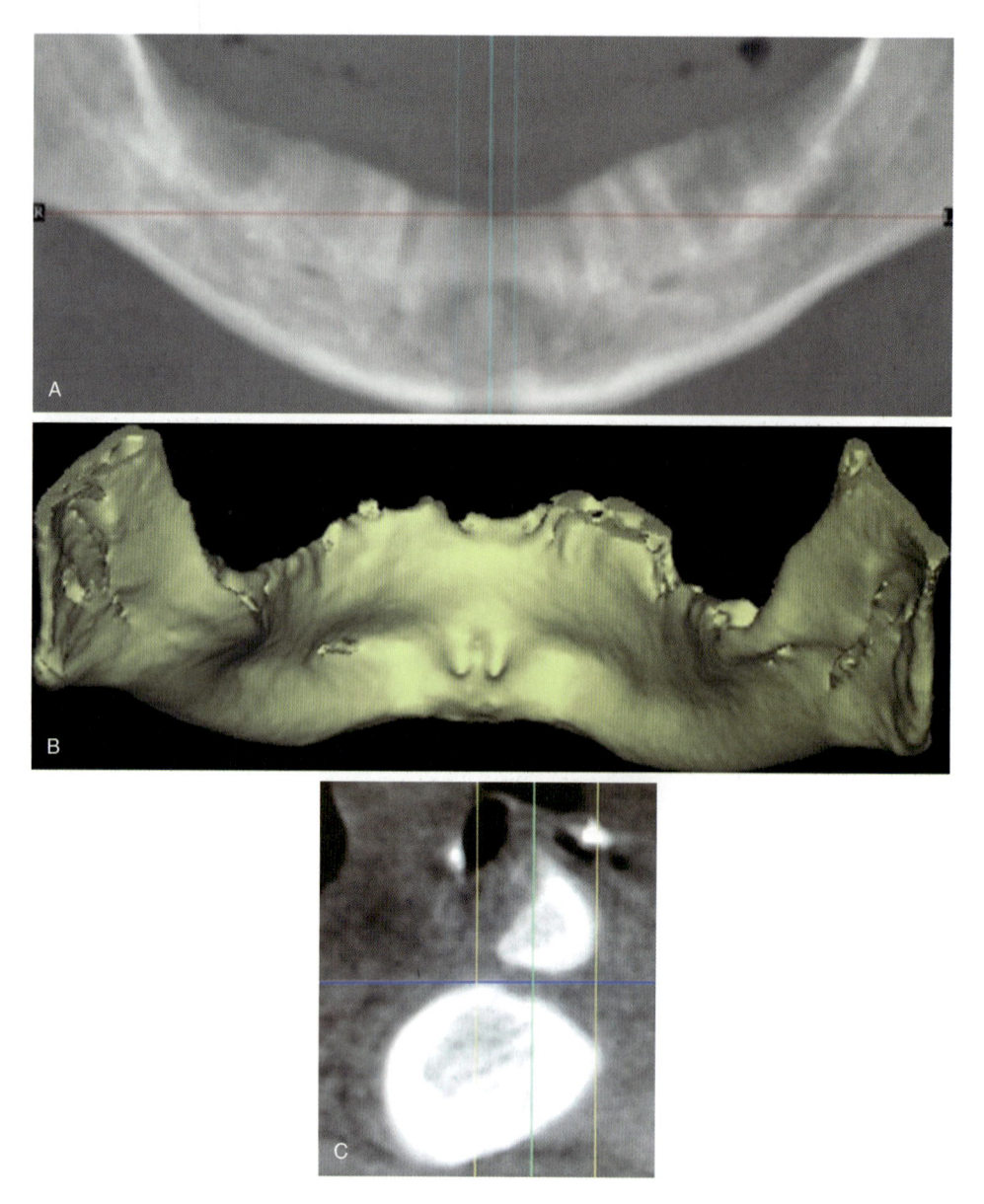

• **Figura 38.8 Avaliação por tomografia computadorizada de feixe cônico. A.** É muito importante não planejar apenas o tratamento da região anterior da mandíbula por meio da imagem panorâmica bi ou tridimensional. **B.** Imagem tridimensional representando a anatomia em ampulheta. **C.** Secção transversal mostrando cortes graves.

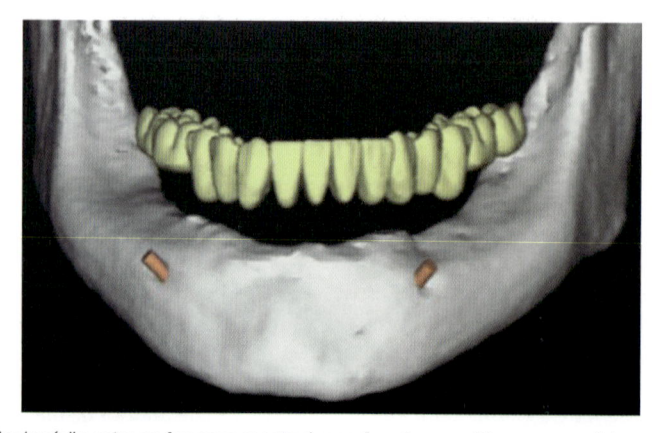

• **Figura 38.9** A distância interforaminal média entre os forames mentonianos é maior que 44 mm, e medidas precisas devem ser determinadas antes da retirada do enxerto.

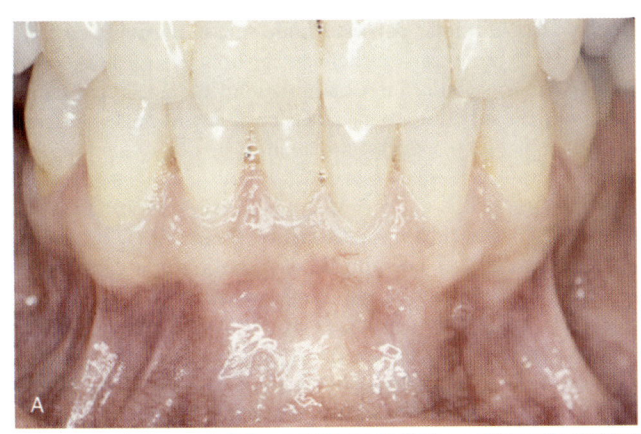

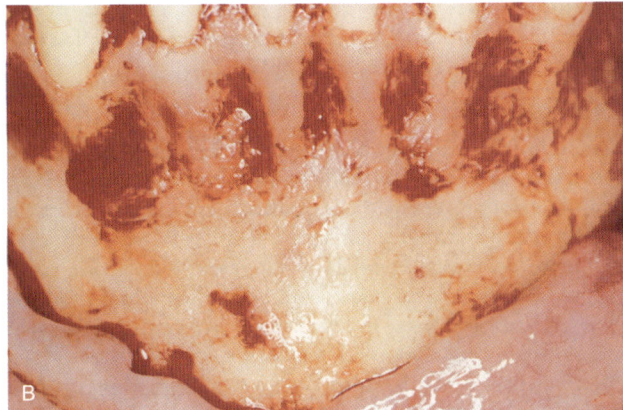

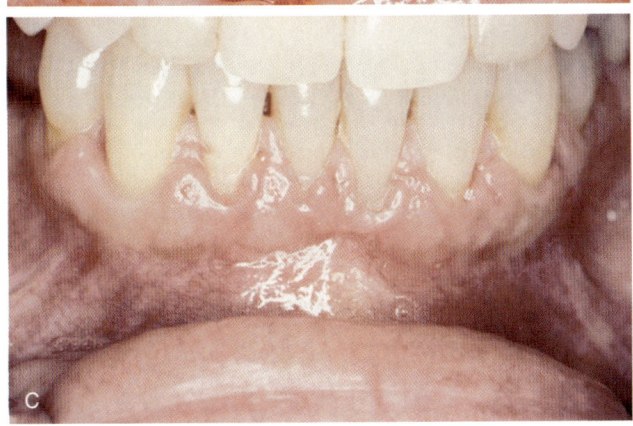

● **Figura 38.10 A.** As incisões sulculares são geralmente feitas na região anterior da mandíbula para uma coleta de sínfise quando o tecido queratinizado tem menos de 4 mm de altura ou quando uma musculatura mais pesada é observada. **B.** A incisão se estende até a distal dos caninos, e uma incisão de liberação vertical (relaxante) é feita anterior e acima da altura do forame mentoniano. Uma reflexão de retalho mucoperiosteal de espessura total expõe a sínfise para a coleta. **C.** Uma incisão sulcular tem menos risco de abertura da linha de incisão pós-operatória; no entanto, há risco maior de exposição radicular após a cicatrização.

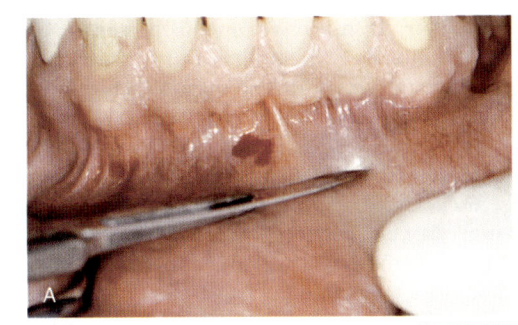

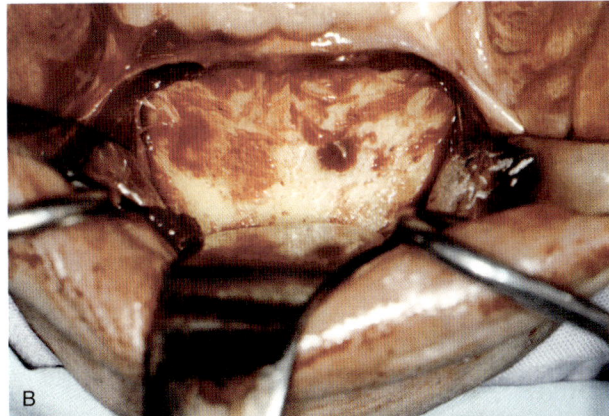

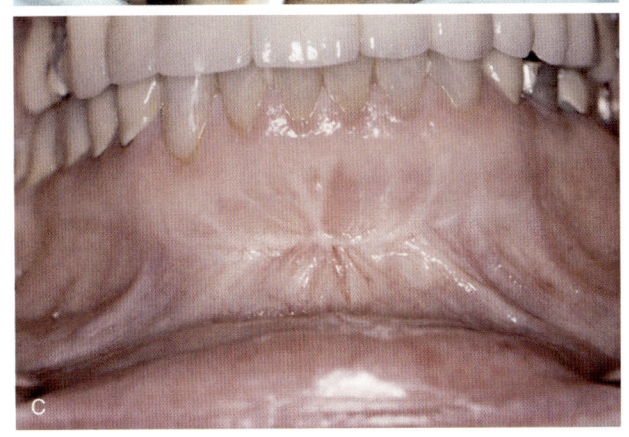

● **Figura 38.11 A.** Uma incisão vestibular é feita 5 a 10 mm abaixo da junção mucogengival quando 4 a 9 mm de altura de tecido queratinizado são observados no vestibular dos dentes anteriores inferiores. **B.** A incisão se estende até a distal dos caninos, e uma incisão de liberação vertical (relaxante) é feita por aproximadamente 10 mm (acima da altura do forame mentoniano). Uma reflexão mucoperiosteal de espessura total expõe a sínfise mandibular. **C.** As incisões vestibulares geralmente curam com a formação de cicatrizes.

limitada impede o descolamento completo do músculo mentoniano de sua inserção inferior ao osso.

Osteotomia para coleta em área doadora

Após a exposição da sínfise, é planejada a osteotomia para coleta do enxerto. As dimensões do enxerto ósseo em bloco são determinadas pelo tamanho do defeito ósseo hospedeiro. As osteotomias podem ser realizadas com uma broca de fissura cirúrgica (557, 702 – peça de mão 1: 1 reta), serra oscilante ou unidade Piezotome. Em geral, a unidade de piezocirurgia permite cortes de osteotomia mais eficientes e com preservação óssea (Figura 38.13).

A tecnologia cirúrgica Piezotome (Acteon Corp.) utiliza uma frequência ultrassônica modulada para cortar ou separar o tecido mineralizado. Essa técnica de cirurgia ultrassônica utiliza microoscilações (ou seja, 60 a 200 m/seg a 25 a 29 kHz) para cortar o tecido duro, sem danificar o tecido mole. Com esse tipo de modalidade cirúrgica, cortes de precisão podem ser preparados e maiores quantidades de enxerto ósseo podem ser coletadas de forma previsível. Além disso, a visibilidade é melhorada porque um efeito de cavitação é criado a partir da solução de irrigação/resfriamento utilizada. Numerosos estudos demonstraram que a técnica de corte ósseo ultrassônico é mais favorável do que os instrumentos rotatórios convencionais.[100]

A retirada do bloco de sínfise inclui quatro cortes diferentes de osteotomia: (1) superior, (2) inferior, (3) vertical direito e (4) vertical esquerdo (Figuras 38.14 e 38.15).

Corte superior. O corte ósseo superior geralmente é feito primeiro e é determinado pela localização dos incisivos inferiores e dos caninos. Para evitar lesões na raiz dos dentes incisivos, ao coletar blocos de osso da sínfise, é recomendado permanecer no mínimo 5 mm apicais aos ápices dos incisivos e caninos. Normalmente, os caninos são muito mais longos do que os incisivos (ou seja, incisivos: ~12 a 14 mm; caninos: ~16 mm).[101] A angulação do corte superior é ligeiramente convergente (ou seja, em relação à placa lingual) porque isso minimizará as lesões nas raízes dos dentes e permitirá uma remoção mais fácil do osso. A profundidade da osteotomia deve ser sempre através do córtex vestibular; entretanto, nunca deve ser estendida lingualmente à lâmina cortical lingual (Figura 38.16).

Corte inferior. O corte do osso inferior é frequentemente o mais difícil de ser executado porque o acesso é sempre difícil e desafiador. Deve-se ter cuidado para não comprometer a borda inferior da mandíbula, pois isso pode causar fratura iatrogênica da área da sínfise e possivelmente criar um defeito de descontinuidade. A osteotomia inferior horizontal deve ser pelo menos 5 mm ou mais superior à borda inferior da mandíbula, e a lâmina cortical lingual deve ser preservada para que a lâmina lingual não frature durante a coleta.

Cortes verticais. Os cortes verticais bilaterais são feitos para conectar os cortes horizontais superior e inferior. A localização desses cortes deve ser no mínimo 5 mm anterior a cada forame mentoniano. A presença de uma alça anterior deve sempre ser avaliada e, quando presente, a modificação adequada deve ser ajustada para a localização dos cortes. Como os cortes horizontais e verticais estão conectados, deve-se tomar cuidado para garantir que todos os quatro cortes sejam completamente através das placas corticais e que cada um deles se conecte ao corte adjacente. Pequenas ilhas de osso intacto podem impedir que o bloco seja removido livremente do local doador (Figura 38.17).

Remoção do bloco

A remoção do bloco da sínfise é geralmente concluída com um cinzel e um martelo de osso reto/curvo ou um elevador de Potts. O cinzel/elevador geralmente é colocado em uma das áreas de corte vertical e uma força elevatória é aplicada para verificar o movimento do bloco. Se nenhum movimento do bloco estiver presente, as osteotomias podem ser ligeiramente aprofundadas, com a reverificação de que todos os cortes são contínuos. O cinzel pode ser usado com o martelo; entretanto, a mandíbula deve ser estabilizada para evitar qualquer dano à articulação temporomandibular. O ideal é que o paciente mantenha os dentes em máxima intercuspidação.

Após a remoção do bloco, o osso esponjoso pode estar disponível (ou seja, determinado por secções transversais de TCFC) para complementar a coleta e quaisquer vazios no enxerto em bloco. Curetas ósseas de tamanhos variados permitirão que o osso esponjoso disponível seja removido do local doador.[102] Deve-se ter cuidado para não perfurar a lâmina cortical lingual. Em alguns casos, devido ao tamanho do bloco ou ao ângulo agudo

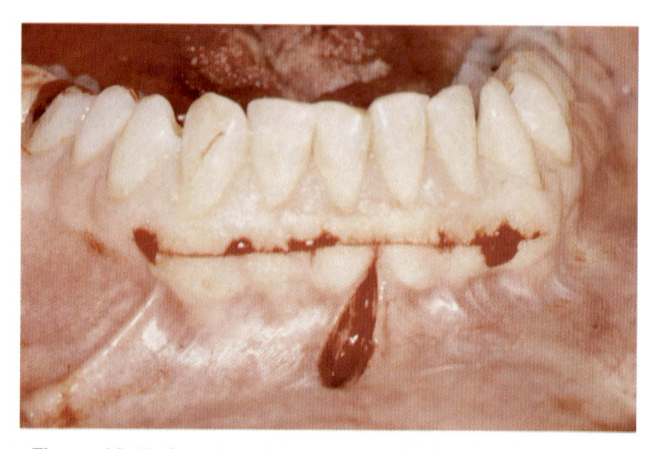

• **Figura 38.12** Quando existe uma quantidade abundante de tecido inserido queratinizado na face vestibular dos dentes anteriores inferiores, uma incisão no tecido queratinizado é benéfica. A incisão é feita na parte distal dos caninos. Neste caso, foi feita uma incisão vertical na linha média, porque a coleta da sínfise era limitada em tamanho.

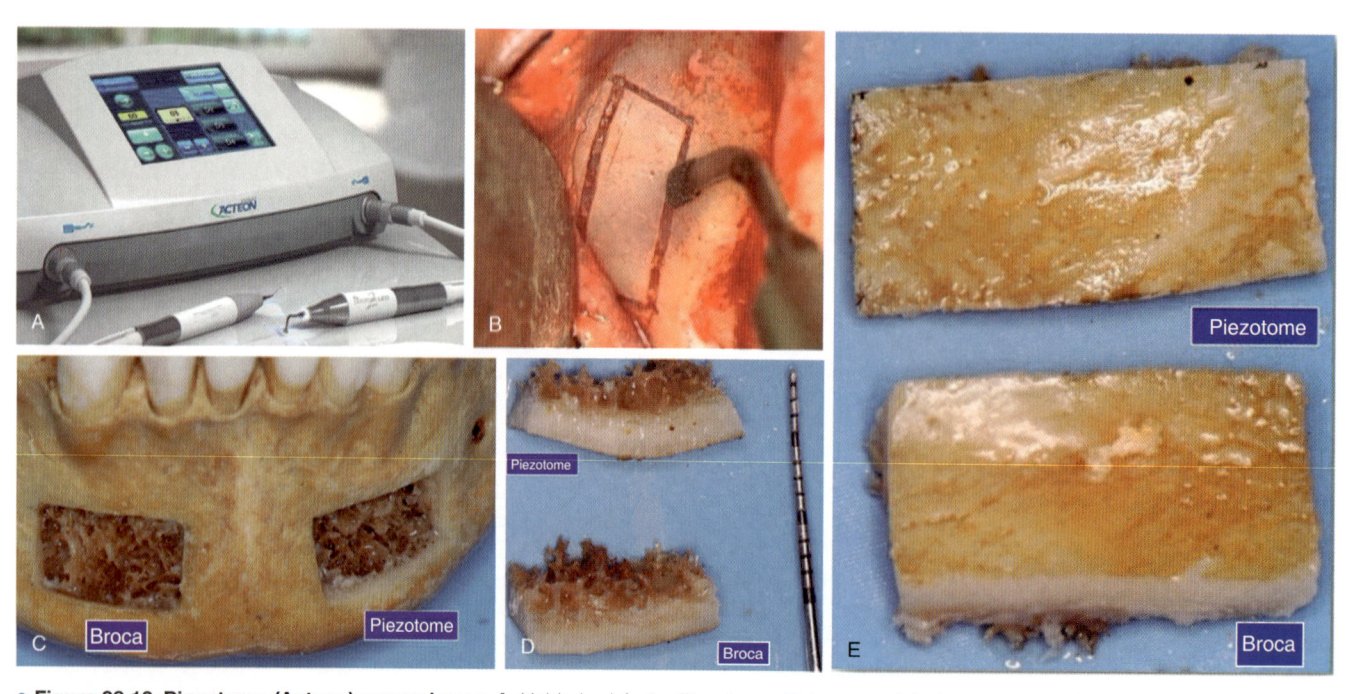

• **Figura 38.13 Piezotome (Acteon) *versus* broca. A.** Unidade cirúrgica Piezotome. **B.** Imagem cirúrgica apresentando corte de osteotomia superior com Piezotome. **C.** Estudo em cadáver mostrando uma osteotomia mais ideal com uma unidade de cirurgia Piezotome em comparação com uma broca. **D** e **E.** Bloco coletado comparando o Piezotome e a broca.

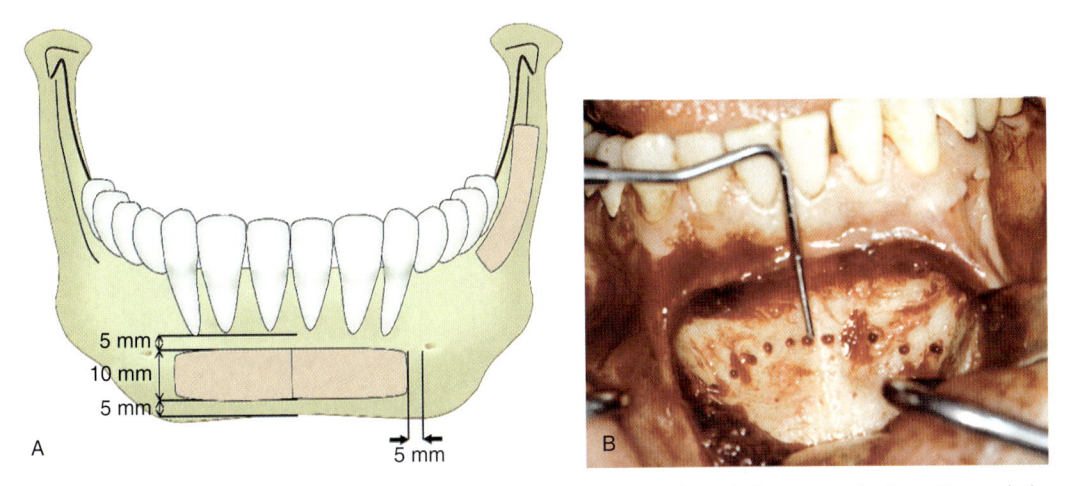

• **Figura 38.14 A.** As diretrizes para a coleta do bloco da sínfise são geralmente 5 mm de cada forame mentoniano, 5 mm abaixo das raízes dos dentes anteriores e 5 mm da borda inferior da mandíbula. **B.** A osteotomia superior para o bloco ósseo é feita a 5 mm do ápice dos dentes anteriores inferiores. A margem do bloco desce na região do canino por causa das raízes mais longas.

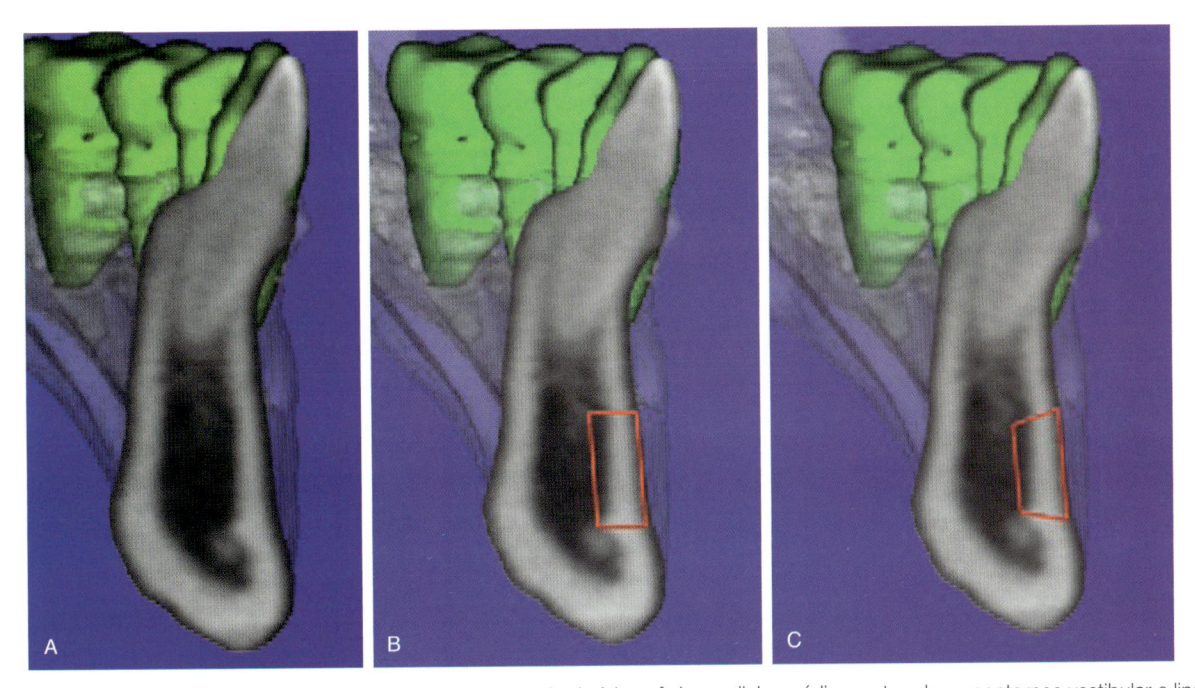

• **Figura 38.15 A.** Corte transversal da tomografia computadorizada de feixe cônico na linha média mostrando os contornos vestibular e lingual. **B.** Os cortes de osteotomia não devem ser perpendiculares à placa vestibular externa porque a remoção do bloco será difícil. **C.** Os cortes da osteotomia devem convergir para a lingual a fim de permitir uma remoção mais fácil.

da sínfise, o contorno do bloco pode exigir o corte em duas secções. Isso permitirá uma remoção mais fácil do bloco porque dois blocos de osso podem ser retirados da sínfise em vez de um grande bloco de osso. Outra opção é manter uma secção do osso na linha média da sínfise, pois isso diminuirá o risco de alteração da aparência pós-operatória do queixo, especialmente quando o paciente tem uma ponta proeminente do queixo. Depois que o bloco ósseo é coletado, o defeito pode ser preenchido com um material de enxerto particulado (p. ex., hidroxiapatita microporosa e uma membrana de colágeno) para minimizar a possibilidade de um defeito e ajudar a restaurar o contorno da mandíbula (Figura 38.18; Boxes 38.1 e 38.2).

Sutura

Se uma incisão vestibular for usada, um fechamento de tecido mole de duas camadas é recomendado para a sutura. O periósteo é fechado primeiro com sutura reabsorvível (p. ex., 4 a 0 ou 5 a 0 Vicryl®), bem como o músculo mentoniano e a mucosa vestibular. Isso é seguido pelo fechamento do tecido externo com material de sutura de alta resistência à tração (p. ex., Vicryl®, PTFE). Para facilitar o fechamento, o paciente deve morder em oclusão cêntrica, o que também diminui a tração no retalho. Curativos de pressão pós-operatórios na forma de fitas tensoras colocadas sobre a pele do queixo podem reduzir o desenvolvimento de formação de hematoma, deiscência da linha de incisão e infecção (Figuras 38.19 e 38.20).

Procedimentos alternativos na sínfise

Se um grande bloco ósseo monocortical não for indicado, núcleos ósseos de formato circular variando de 4 a 10 mm de diâmetro podem ser coletados com uma broca trefina para uso em aumento alveolar.[103] Brocas trefina de diâmetros variados podem remover núcleos ósseos de diferentes comprimentos até o córtex lingual da

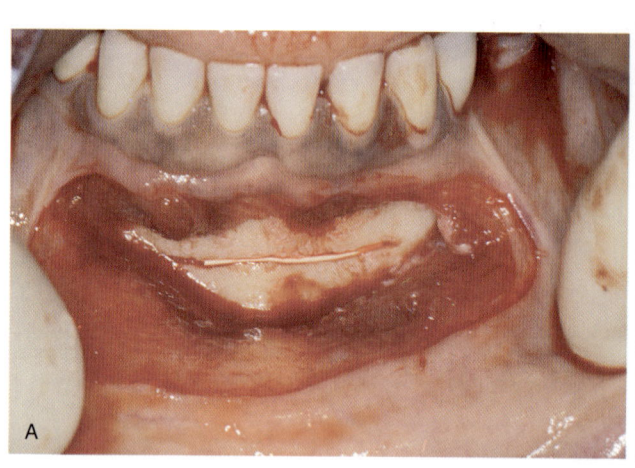

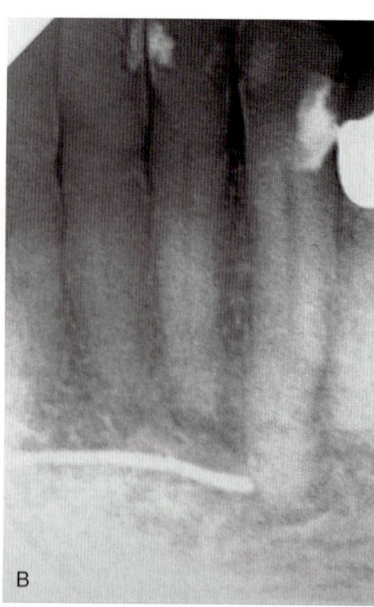

• **Figura 38.16 A.** Na dúvida sobre a localização do corte superior, um material radiopaco pode ser colocado na osteotomia e avaliado radiograficamente. **B.** A radiografia revela que a osteotomia inicial está muito próxima à raiz do canino e deveria estar 6 mm mais apical nesta região.

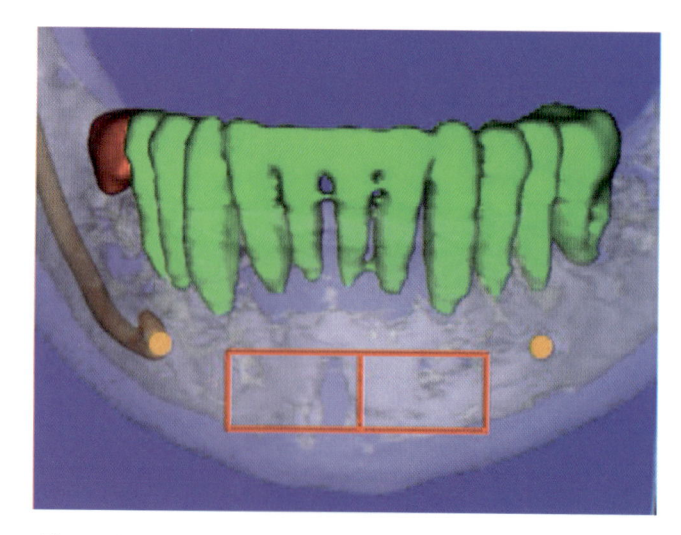

• **Figura 38.18** Em alguns casos, envolvendo grandes blocos, o osso deve ser seccionado ao meio para permitir uma remoção mais fácil.

Boxe 38.1	Enxerto ósseo de sínfise.

Indicações
- Aumento de crista horizontal e vertical
- Necessário enxerto mais espesso (corticoesponjoso)
- Máximo: 0,7 × 1,5 × 6 cm

Vantagens
- Fácil acesso
- Pode obter grande quantidade de osso esponjoso
- Geralmente um enxerto corticoesponjoso

Desvantagens
- Sensação alterada dos dentes anteriores inferiores
- Lesão do nervo alveolar inferior
- Preocupações cosméticas do paciente
- Fechamento (sutura) mais desafiador
- Maior possibilidade de deiscência da incisão

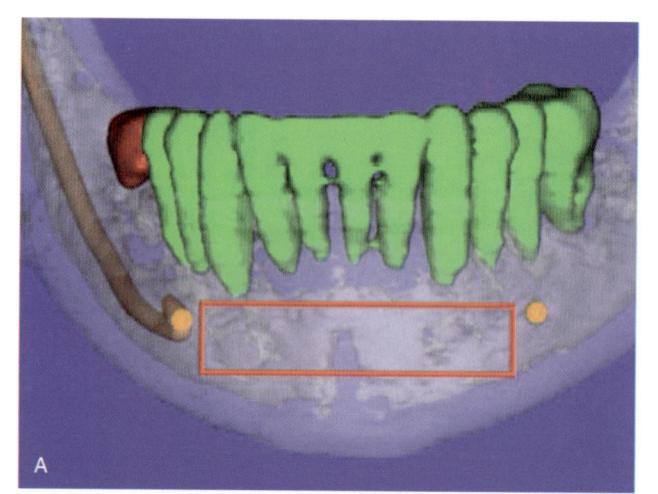

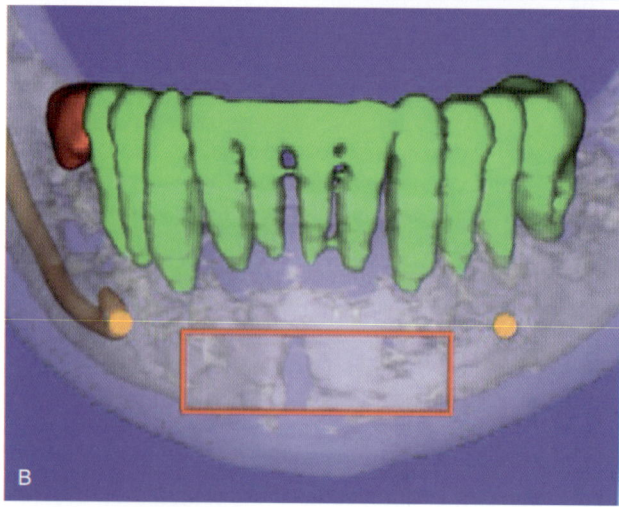

• **Figura 38.17 Esboço do enxerto da sínfise. A.** Contorno muito próximo ao forame mentoniano e regiões apicais dos dentes. **B.** Contorno ideal com espaço ideal a partir do forame mentoniano e raízes dos dentes.

| Boxe 38.2 | Técnica de osteotomia para enxerto de sínfise. |

Incisão: vestibular – dependendo do acesso, ligeiramente apical à junção mucogengival da mesial do canino à mesial do outro canino; uma incisão alternativa é uma incisão sulcular
Superior: 5 mm abaixo do ápice dos dentes anteriores
Inferior: 5 mm superior à borda inferior da mandíbula
Vertical: 5 mm anterior ao forame mentoniano
Coleta de osso: cinzel e martelo ou elevador Potts

mandíbula. Uma cureta Molt ou outro instrumento é então usado para recuperar o núcleo do osso. É fundamental que os núcleos ósseos sejam fixados e imobilizados durante a fase de cicatrização para evitar a não união do núcleo ósseo com a mandíbula hospedeira nativa. Após 4 a 6 meses de consolidação óssea, os implantes dentários geralmente podem ser colocados cirurgicamente no osso enxertado. Após um período adicional de cicatrização de 3 meses, os implantes podem ser restaurados proteticamente.

Local doador do ramo mandibular

Um segundo local doador de enxerto autógeno intraoral que pode ser usado é o ramo mandibular. O ramo mandibular tem muitas vantagens como local doador em potencial. Essa área permite que quantidades suficientes de osso sejam coletadas para a reconstrução do enxerto e fornece fácil acesso ao ramo ascendente, o desconforto do paciente é menor em comparação com o enxerto de sínfise e há risco reduzido de distúrbios neurossensoriais por lesão do feixe neurovascular alveolar inferior. A principal desvantagem do uso de enxertos de ramo é que o acesso pode ser difícil em alguns casos e a quantidade de osso é limitada (ou seja, principalmente em largura).

Anatomia

O ramo da mandíbula é a segunda maior parte da mandíbula (ou seja, o corpo da mandíbula é o maior) e se estende cranialmente a partir do ângulo da mandíbula e para longe do corpo em aproximadamente 110°. O ramo tem formato quadrilateral e é composto por duas superfícies, quatro bordas e dois processos.

Superfícies anatômicas:
1. Superfície lateral: é relativamente plana e é definida pela parte interna e cristas oblíquas externas, e a inserção do músculo masseter abrange grande parte da superfície.
2. Superfície medial: a superfície medial inclui a entrada para o forame mandibular e o nervo e os vasos alveolares inferiores. A língula é a crista proeminente circundante que dá fixação ao ligamento esfenomandibular. O sulco milo-hióideo corre obliquamente para baixo e para a frente, e é a localização dos vasos e nervos milo-hióideos. O pterigoide interno se insere atrás do sulco milo-hióideo.

Bordas anatômicas:
1. Borda inferior: a borda inferior é uma parte mais espessa da mandíbula, que é contínua à borda inferior da mandíbula. A borda inferior se une à borda posterior no ângulo da mandíbula (ângulo goníaco). O músculo masseter se conecta lateralmente, e o pterigoide interno insere medialmente.
2. Borda anterior: é contínua à linha oblíqua e é fina na crista.
3. Borda posterior: é mais espessa e é coberta pela glândula parótida.
4. Borda superior: é um osso delgado que compõe dois processos, o coronoide e o condilar. A incisura mandibular é uma concavidade profunda que separa os dois processos.

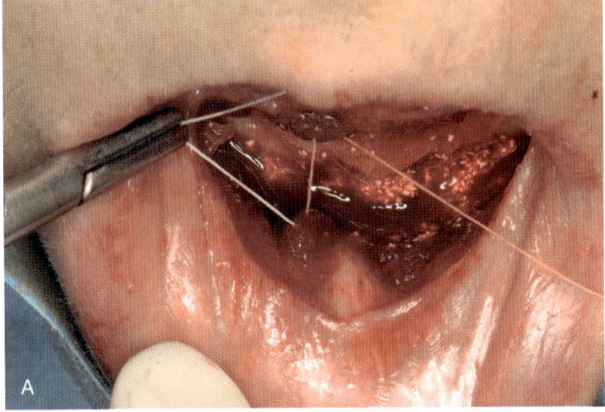

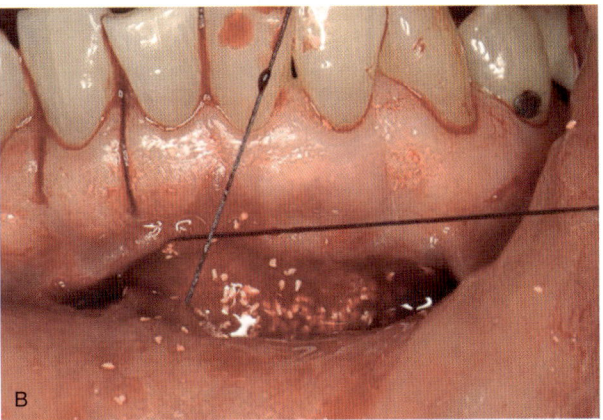

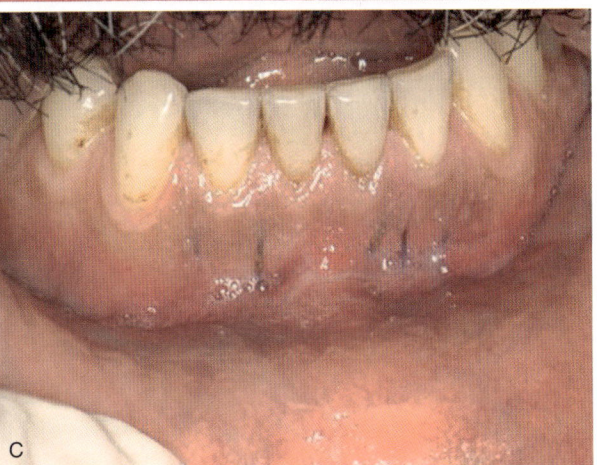

● **Figura 38.19 Fechamento vestibular. A.** O uso de fechamento de "duas camadas" em um local de enxerto de queixo limita o excesso de tração na ferida em cicatrização quando o músculo mentoniano é flexionado. O mentoniano pode ser suturado ao seu remanescente se eles forem visíveis ou pode ser ancorado com suturas que passam do músculo, através do tecido interproximal, ao redor de um incisivo, e de volta através da papila interproximal adjacente para então puxar o músculo para seu nível adequado. Isso é concluído em ambos os lados da sínfise. **B.** Uma segunda linha de sutura é usada para aproximar a camada mucosa do vestíbulo, assegurando que não haja tração na ferida suturada. **C.** Foto pós-operatória demonstrando um local doador de enxerto em bloco vestibular amadurecido.

Processos anatômicos:
1. Processo coronoide: é uma eminência triangular fina que permite a fixação aos músculos masseter e temporal.
2. Processo condilar: o processo condilar termina com o côndilo, que é a superfície articular para a articulação com o *disco articular* da *articulação temporomandibular* (Figura 38.21).

Avaliação radiográfica

A avaliação clínica do ramo ascendente é idealmente avaliada por meio da tecnologia TCFC. Com as várias imagens de TCFC disponíveis para avaliar a área do ramo, a quantidade de osso disponível para enxerto pode ser determinada, juntamente com a localização do canal do nervo alveolar inferior. O comprimento anteroposterior do oblíquo externo e da "chanfradura do masseter" protético varia de nenhuma presença do terceiro ao primeiro molar até uma projeção dominante lateral ao corpo da mandíbula. Um dedo indicador pode ser colocado na crista oblíqua externa do ramo ascendente e na face lateral da mandíbula. Frequentemente, uma saliência é palpável lateralmente à região do segundo molar e começa a desaparecer na medial do primeiro molar. Quanto mais larga a "saliência" lateral aos molares ou corpo de uma mandíbula edêntula, mais largo é o osso do bloco do ramo que pode ser retirado. Algumas mandíbulas quase não têm "chanfradura do masseter", enquanto outras são muito significativas (ou seja, ~7 mm). Na maioria das vezes, a "chanfradura do masseter" desaparece na região do primeiro molar para a região anterior e para a região do terceiro molar na porção posterior. O comprimento do ramo é variável, com o limite vertical mais comum abaixo do processo coronoide, porque essa estrutura é tão fina que uma secção de bloco removeria todo o segmento. Na determinação da localização do

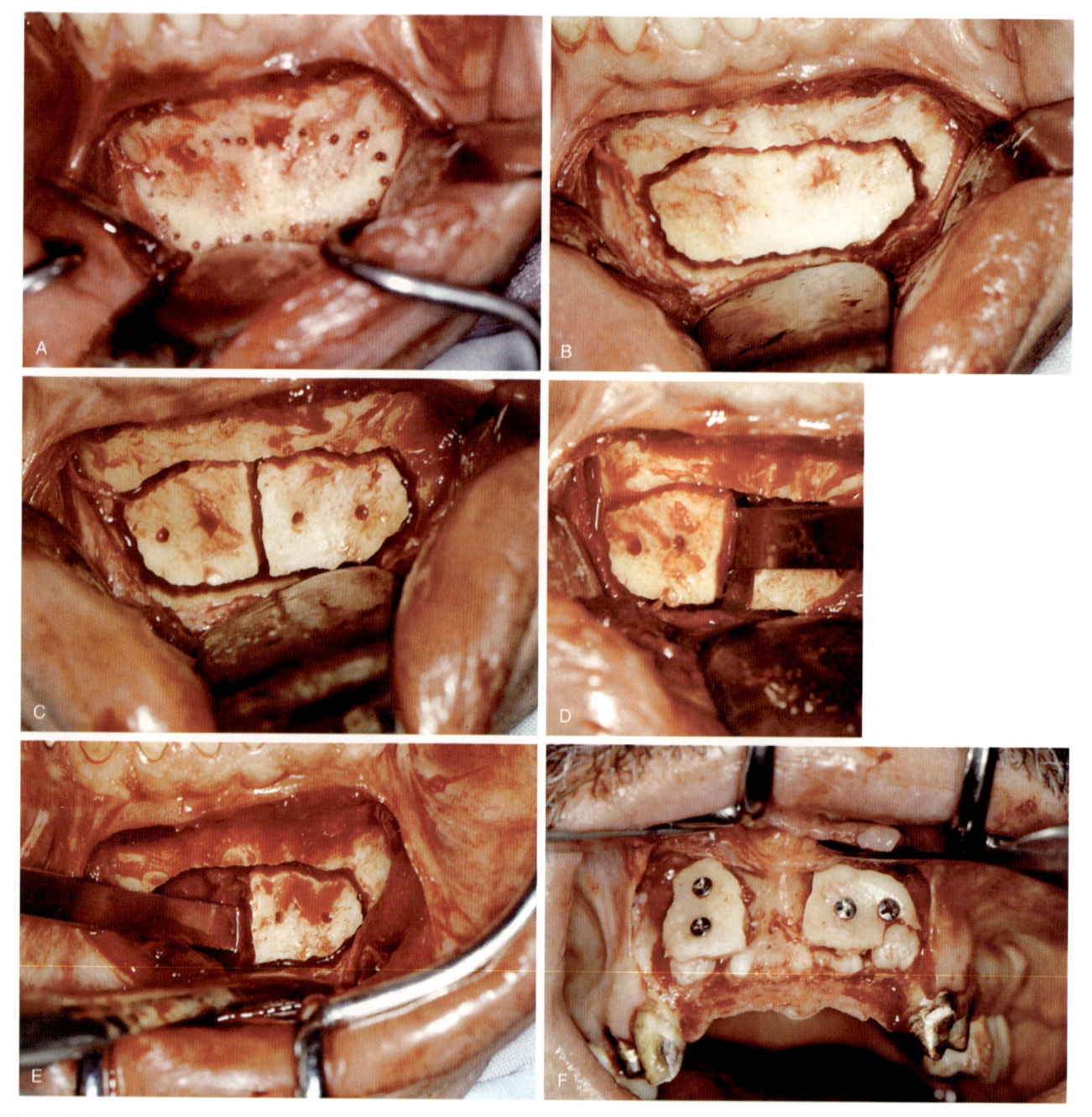

• **Figura 38.20 A.** A osteotomia inferior é planejada e geralmente fica 5 mm acima da borda inferior da mandíbula quando a coleta é principalmente para maior largura do osso. **B.** Uma broca de fissura pode ser usada para conectar os pontos do bloco ósseo planejado. **C.** O bloco é geralmente projetado para ser coletado em duas partes. **D.** Depois que um osteótomo é usado para garantir que a osteotomia seja feita até a placa lingual, o cinzel é inclinado para cortar o bloco desse ponto. **E.** O segundo bloco ósseo é mais fácil de retirar porque o cinzel ósseo pode deslizar ao longo da placa lingual com acesso direto. **F.** Os blocos ósseos são posicionados nas principais regiões do implante, com pelo menos dois parafusos de fixação. (*continua*)

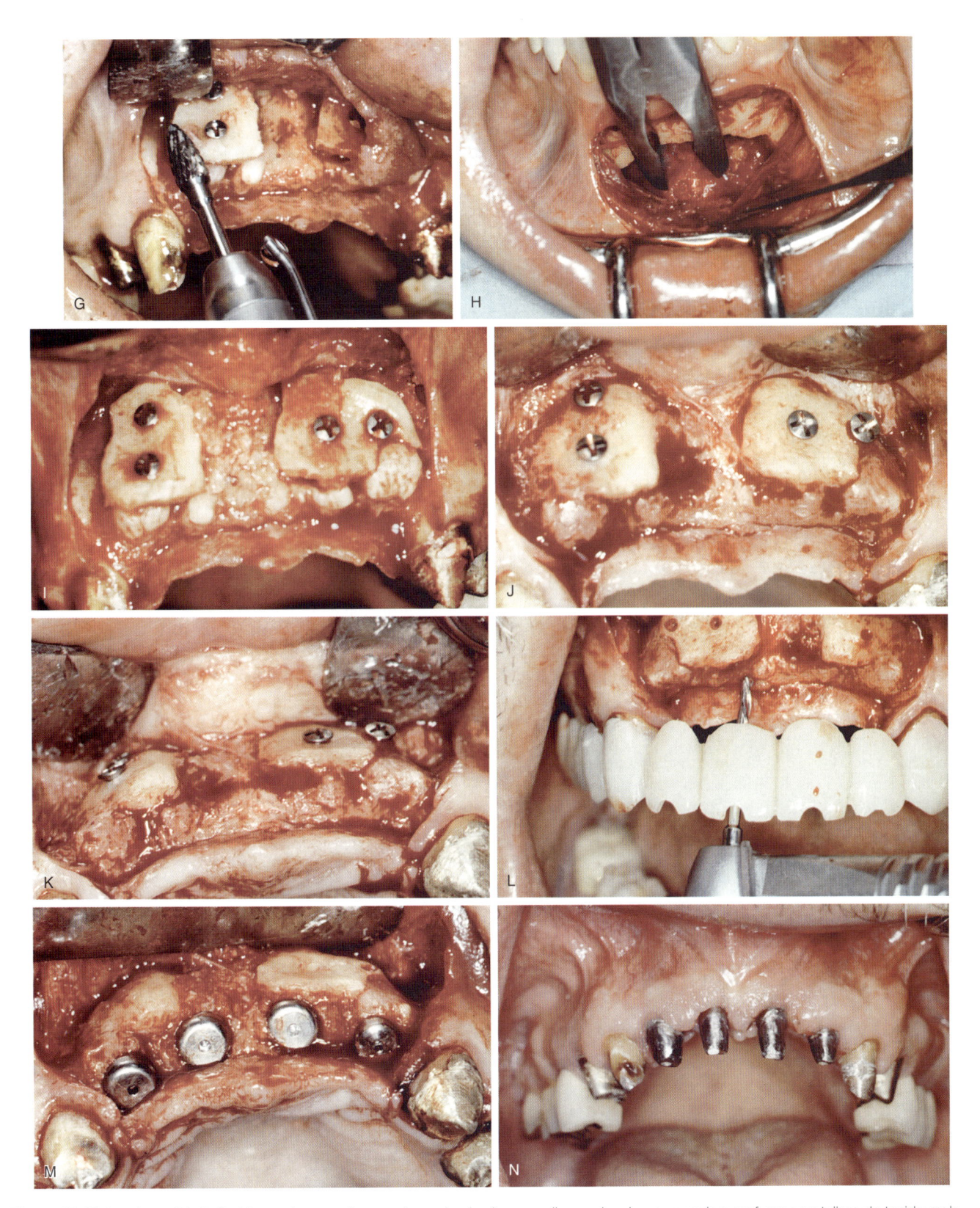

• **Figura 38.20** (*continuação*) **G.** Os blocos ósseos são recontornados *in situ* para alisar as bordas, que podem perfurar os retalhos de tecido mole. **H.** O osso particulado adicional pode ser coletado da sínfise com uma pinça goiva (*rongeur*) ou broca trefina. **I.** O osso particulado é colocado entre os blocos e em qualquer espaço entre o osso hospedeiro e os blocos. **J.** Uma reabertura no sítio hospedeiro após 5 meses. **K.** Os enxertos em bloco geralmente apresentam menor reabsorção em comparação com o enxerto particulado (*no centro*). **L.** Um guia de broca é usado para posicionar os implantes no local do enxerto. **M.** Quatro implantes são posicionados no local enxertado. **N.** Após 4 meses de cicatrização, os pilares são inseridos e a prótese pode ser confeccionada.

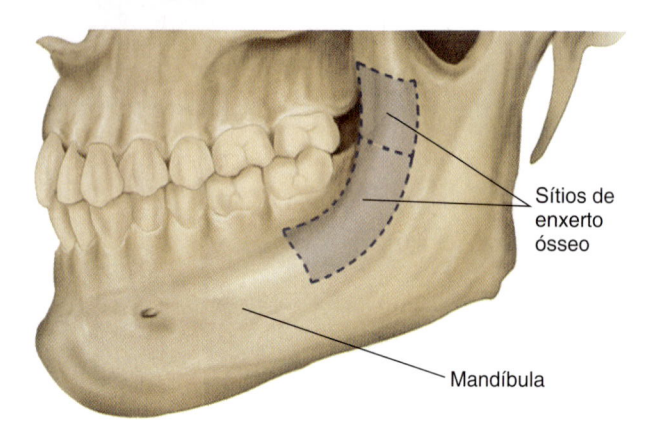

• **Figura 38.21** O ramo e o corpo posterior podem ser usados como local de coleta do bloco ósseo.

local do enxerto, existem três variáveis anatômicas que requerem avaliação clínica e radiográfica.

1. A primeira variável inclui a posição do canal mandibular vestibulolingual. Embora a posição vestibulolingual do canal mandibular seja variável dentro do corpo da mandíbula, a distância do canal à face medial da placa cortical vestibular (espessura do osso medular) foi considerada a maior na metade distal do primeiro molar.[104] Portanto, quando são planejados enxertos maiores, o corte ósseo vertical anterior pode ser feito nessa área. Os cortes ósseos verticais são progressivamente aprofundados até que o sangramento do osso esponjoso subjacente seja visível, o que permitirá uma distância segura do canal mandibular.
2. A segunda variável é a distância do oblíquo externo e ramo ao canal alveolar inferior. A largura média anteroposterior do ramo é de 30,5 mm, com o forame mandibular localizado a cerca de dois terços da distância da borda anterior.[105] Uma tomografia de TCFC é idealmente usada para estimar e avaliar essas dimensões ósseas. A língua no ramo medial é a porta de entrada do nervo alveolar inferior e sua localização é variável. Pode ser no plano oclusal (na maioria das vezes), acima do plano oclusal ou abaixo do plano oclusal. A língua pode estar no terço anterior do ramo, no terço médio ou no terço distal da largura do ramo. Como regra geral, quanto mais alto e mais à frente da língua, mais próximo o canal alveolar inferior fica adjacente à crista oblíqua externa. Consequentemente, a retirada do bloco do ramo deve ser localizada lateralmente ao canal alveolar inferior e geralmente tem menos de 3 mm de espessura. Quanto mais baixo e mais distal o lingual está no ramo na TCFC, mais baixo o canal alveolar inferior está em relação ao oblíquo externo. Como resultado, o bloco do ramo pode ter até 6 mm de largura.
3. A terceira variável é a largura do ramo posterior. Em geral, as mulheres têm corpo e largura do ramo mais delgados em comparação aos homens. Por causa dessas variáveis anatômicas, um bloco retangular de osso cortical de 3 a 6 mm de espessura pode ser retirado do ramo.[106] O comprimento do enxerto retangular pode variar de 1 a 3,5 cm, e a altura é de aproximadamente 1 cm.[20,44,107] Essas dimensões anatômicas podem corrigir deficiências de largura envolvendo um espaço de três a quatro dentes.

Embora o uso do processo coronoide como enxerto autógeno tenha sido relatado,[108-110] a quantidade de osso para aumento da crista é insignificante, considerando a potencial incapacidade pós-operatória de uma coronoidectomia.[111,112] No entanto, tal tamanho e formato anatômicos podem ser usados como um enxerto "veneer" (sobreposto) para ganhar largura da crista adicional. A proximidade anatômica torna o ramo muito adequado para aumento na largura posterior inadequada da mandíbula (Figura 38.22).[42]

Incisão e descolamento

O procedimento cirúrgico para retirar um enxerto ósseo em bloco do ramo é semelhante à realização de uma osteotomia do ramo sagital com divisão.[106,113-119] Com um bisturi, uma incisão é iniciada no meio da crista do rebordo no paciente edêntulo posterior,

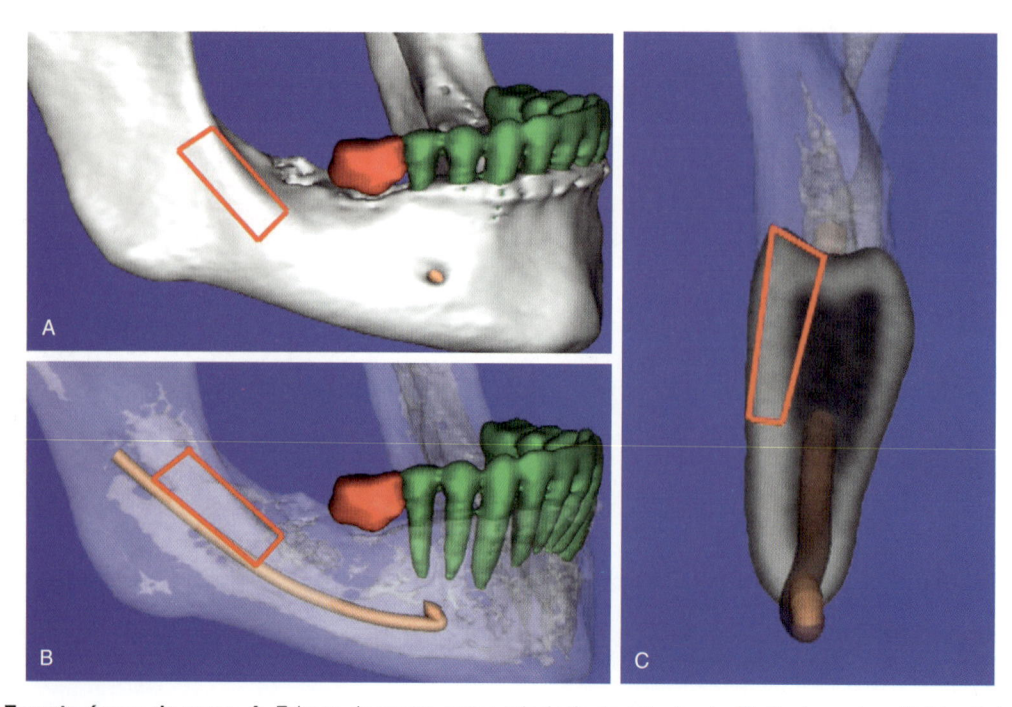

• **Figura 38.22 Enxerto ósseo do ramo. A.** Esboço de quatro cortes principais de osteotomia. **B.** Contorno translúcido da área doadora e sua relação com o canal alveolar inferior. **C.** Visão em corte transversal do local do enxerto.

começando na base da almofada (ou trígono) retromolar. Deve-se sempre ter cuidado para evitar a almofada retromolar no desenho da incisão, pois isso pode resultar em problemas de comprometimento neurossensorial (ou seja, parestesia, anestesia ou disfasia causada por lesão do nervo lingual, do nervo corda do tímpano e de um ramo simpático do nervo parassimpático para a glândula submandibular com o nervo lingual).

Iniciar a incisão no ramo ascendente não mais alto que o nível do plano oclusal minimiza a possibilidade de seccionar a artéria vestibular ou expor o coxim adiposo vestibular.[106] A incisão continua anteriormente no sulco vestibular dos dentes molares ou na área da crista posterior. Ao se fazer a incisão nessa área, geralmente pode ocorrer um pequeno problema de sangramento. Na altura do plano oclusal, a artéria vestibular cruza o ramo ascendente da mandíbula. A artéria maxilar atravessa anterior e lateralmente à almofada retromolar. Se cortada, é observado sangramento profuso, o que geralmente é tratado com pinças hemostáticas para prender o vaso na face lingual da incisão.

Um retalho mucoperiosteal é refletido do corpo mandibular, expondo a face lateral do ramo. A inserção do músculo bucinador é observada primeiro. Um elevador periosteal é colocado medialmente a essa estrutura e diretamente no osso do oblíquo externo e ao longo do ramo. O retalho está elevado superiormente ao longo da crista oblíqua externa. Depois que o retalho vestibular é rebatido, a incisão no meio do corpo pode ser estendida até a inserção do músculo temporal. O elevador periosteal desliza ao longo do ramo 15 mm de profundidade, descendo pelo ramo em direção à região do primeiro pré-molar, e identifica o forame mentoniano. O local hospedeiro é descolado e preparado para receber o enxerto em bloco (Figura 38.23).

Osteotomia para coleta em área doadora

Corte superior. A largura do ramo e o oblíquo externo lateral do corpo mandibular são identificados. Uma peça de mão reta e uma pequena broca esférica (n°s 2 a 4) ou uma inserção plana e fina em uma unidade de Piezocirurgia perfuram o osso 3 a 6 mm (ou seja, dependendo da espessura óssea, de acordo com o levantamento por TCFC) na porção lateral do ramo e oblíqua externa para o corte superior. Os orifícios devem permitir pelo menos 3 mm de osso na lingual do ramo e 2 mm de osso adjacente aos dentes molares (quando presentes). O comprimento do enxerto é determinado, conforme ditado pelo local hospedeiro (previamente descolado e preparado). Os orifícios penetrantes, apenas através do osso cortical, são então conectados com uma broca de fissura (comprimento cirúrgico nº 557) ou unidade de Piezocirurgia. A profundidade da osteotomia idealmente deve ser maior que 2 mm acima do canal mandibular (Figura 38.24).

Cortes verticais. O corte vertical anterior pode então ser feito e começa em relação a existência e largura da chanfradura vestibular (aresta oblíqua estendida) da mandíbula. Normalmente, o primeiro molar está na posição do corte vertical anterior. Após a osteotomia vertical se aproximar da posição do nervo alveolar inferior, a osteotomia é limitada à espessura da lâmina cortical vestibular, geralmente de 2 a 3 mm de espessura. A osteotomia é aprofundada progressivamente até que seja observado sangramento ósseo da osteotomia. A osteotomia anterior geralmente tem 10 a 12 mm de comprimento. A osteotomia posterior é então realizada, normalmente acima e lateral ao nervo alveolar inferior (na frente da língula na lingual do ramo). A osteotomia posterior pode ser de espessura total através da placa cortical até a osteotomia horizontal. Como o canal mandibular nessa região em geral é inferior ou posterior, a osteotomia é feita em toda a profundidade do córtex (Figuras 38.25 e 38.26).

Cortes inferiores. A osteotomia inferior conectará os cortes verticais anteriores e posteriores que podem ser realizados com uma serra oscilante, broca grande e esférica (nº 8) em uma peça de mão reta ou uma inserção, em ângulo reto, com uma unidade de Piezocirurgia. Esse corte é geralmente o mais difícil porque o acesso e a visibilidade são limitados. Com o corte inferior, um corte mais raso é feito no córtex para criar uma linha de fratura. Esse corte inferior com broca não deve ser feito completamente através da cortical, pois pode estar localizado próximo ao canal mandibular. A ponta da Piezocirurgia permite o preparo de um corte mais definido e não corre o risco de danificar o nervo caso entre em contato com alguma estrutura vital.

Idealmente, os cortes superior, anterior e vertical posterior e inferior devem ser contínuos para facilitar a coleta. Um cinzel fino é batido suavemente ao longo de todo o comprimento da osteotomia oblíqua externa, tomando cuidado para manter paralela à superfície lateral do ramo, evitando lesão inadvertida do nervo alveolar inferior. Um cinzel em cunha mais largo ou elevador de Potts pode então ser inserido e alavancado para soltar o segmento do bloco ósseo e completar a fratura em galho verde do enxerto do ramo. Após a remoção do bloco, quaisquer arestas pontiagudas em torno do ramo são alisadas com uma broca ou lima. Um curativo hemostático (colágeno, esponja de gelatina, celulose oxidada) pode ser colocado na área doadora e o fechamento do local pode ser realizado após a fixação do enxerto no local receptor (Boxes 38.3 e 38.4).

Procedimentos alternativos no ramo

Uma opção alternativa de obtenção de um bloco do ramo é a coleta de núcleos ósseos com brocas trefinas. Os núcleos podem ser fixados se forem grandes o suficiente ou triturados em pequenos pedaços de partículas que podem ser usados com um enxerto de membrana. É possível utilizar pequenos cinzéis de osso para remover os núcleos dos ossos. É difícil coletar grandes volumes de osso usando uma trefina e a coleta de blocos é provavelmente mais adequada para a maioria dos locais de enxerto envolvidos (Figuras 38.27 e 38.28).

Local doador de tuberosidade

A tuberosidade maxilar demonstrou ser uma fonte doadora intraoral viável para osso autógeno e uma fonte de células osteoprogenitoras.[77,120] O osso da tuberosidade, embora variável na quantidade de osso que pode ser colhido, mostrou-se vantajoso no enxerto de seio maxilar e procedimentos de aumento de crista. A natureza esponjosa desse osso permite que ele seja modelado e moldado. Os enxertos de tuberosidade podem ser usados como um enxerto de partículas, ou, em alguns casos, como um enxerto em bloco (Figura 38.29).

Anatomia

A tuberosidade maxilar é definida como o osso na parte inferior da superfície infratemporal da maxila. É uma eminência arredondada que se torna especialmente proeminente após a formação dos terceiros molares. A qualidade do osso na tuberosidade maxilar é geralmente considerada um tipo de osso muito pobre, geralmente um osso D4 com trabéculas finas e com mínimo ou nenhum osso cortical. O tecido mole mais espesso na área da tuberosidade pode ser extremamente enganoso, o que frequentemente resulta em uma representação incorreta da quantidade de osso disponível. As limitações anatômicas dessa área incluem seio maxilar, placas pterigoides, dentes adjacentes, quando presentes, e canal palatino maior.

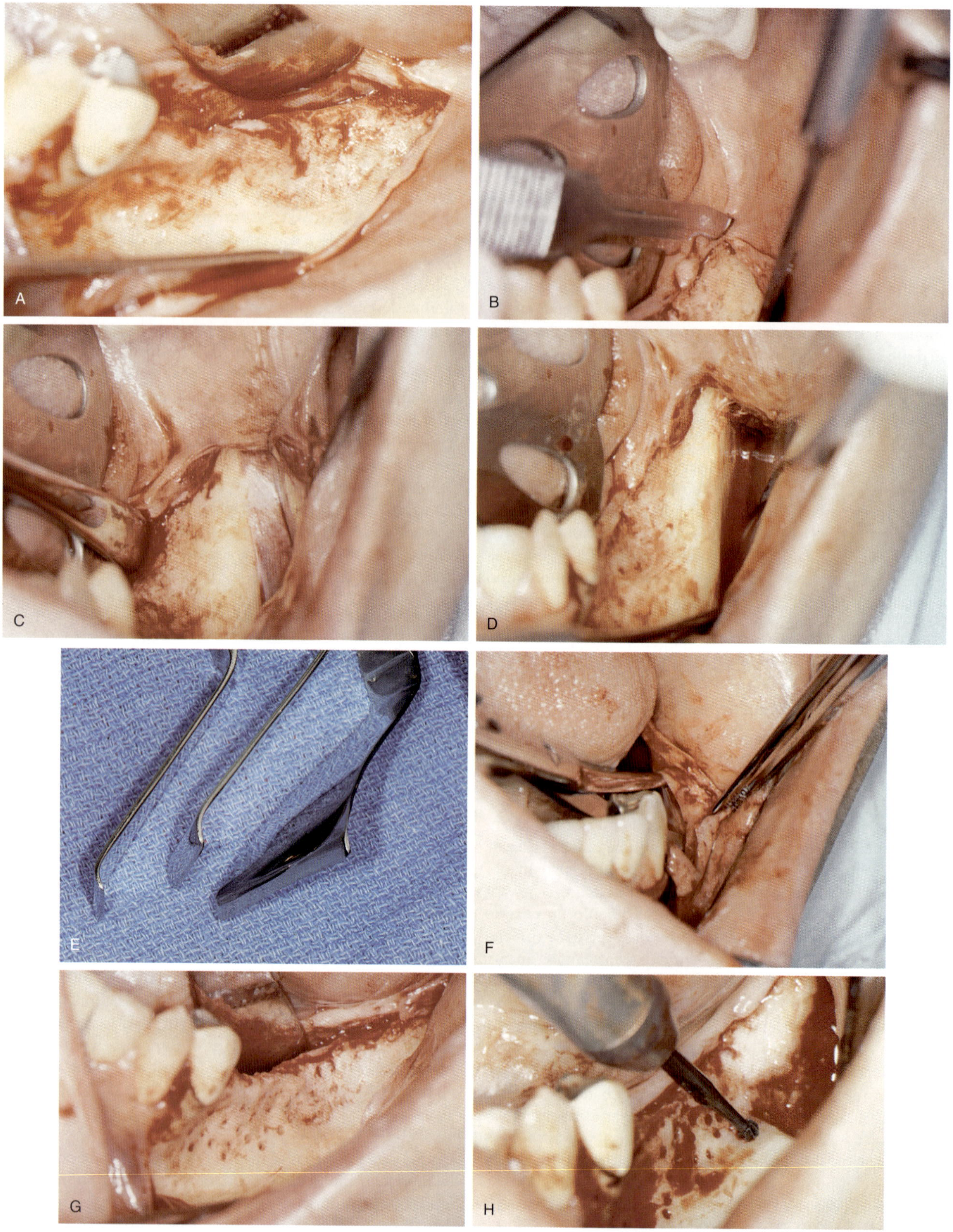

● **Figura 38.23 A.** O sítio do ramo é a primeira opção para um enxerto em bloco, especialmente quando a região posterior da mandíbula requer aumento. A incisão em uma região posterior mandibular edêntula começa na almofada retromolar e continua até o primeiro pré-molar. **B.** Depois que o retalho mucoperiosteal posterior de espessura total é rebatido, a incisão é estendida lateralmente à almofada retromolar e diretamente sobre o osso do ramo ascendente até a altura do plano oclusal. **C.** O retalho vestibular é rebatido e a inserção do músculo bucinador é identificada. **D.** Um elevador periosteal desliza ao longo da face lateral do ramo, sob o músculo masseter, por uma profundidade de 15 mm. A incisão é estendida ao longo do ramo ascendente quando o bloco doador requer comprimento adicional. **E.** Afastadores para o ramo são moldados para retrair o masseter e curvados para permitir o preparo do bloco na margem inferior. **F.** O retalho vestibular é avançado. Tesouras de tecido Metzenbaum são usadas em uma dissecção romba para criar o espaço submucoso. **G.** O sítio hospedeiro é preparado para o enxerto com pequenos orifícios na lâmina cortical, separados por 3 a 5 mm. **H.** O local hospedeiro é preparado com uma broca esférica para criar uma parede de osso na região apical do enxerto.

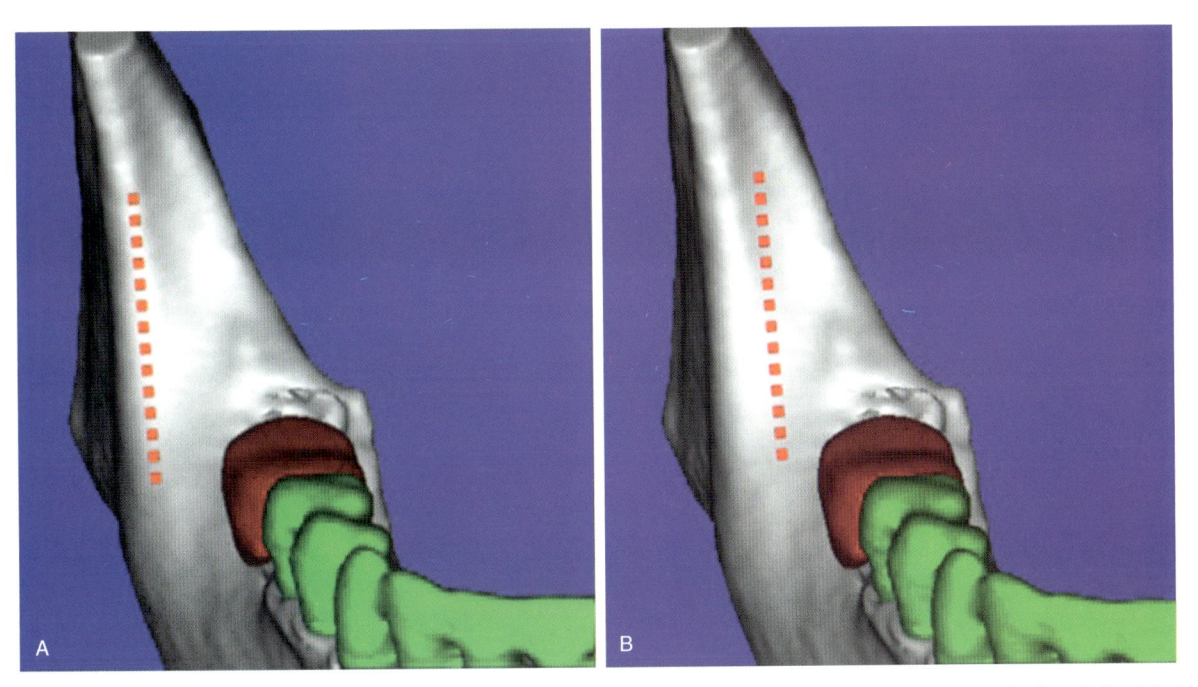

CAPÍTULO 38   Enxerto de Osso Autógeno Intraoral   1067

• **Figura 38.24 Cortes superior para osteotomia. A.** Muito perto da borda lateral, o que resultaria em um enxerto muito fino. **B.** Posição ideal que permite um enxerto mais amplo.

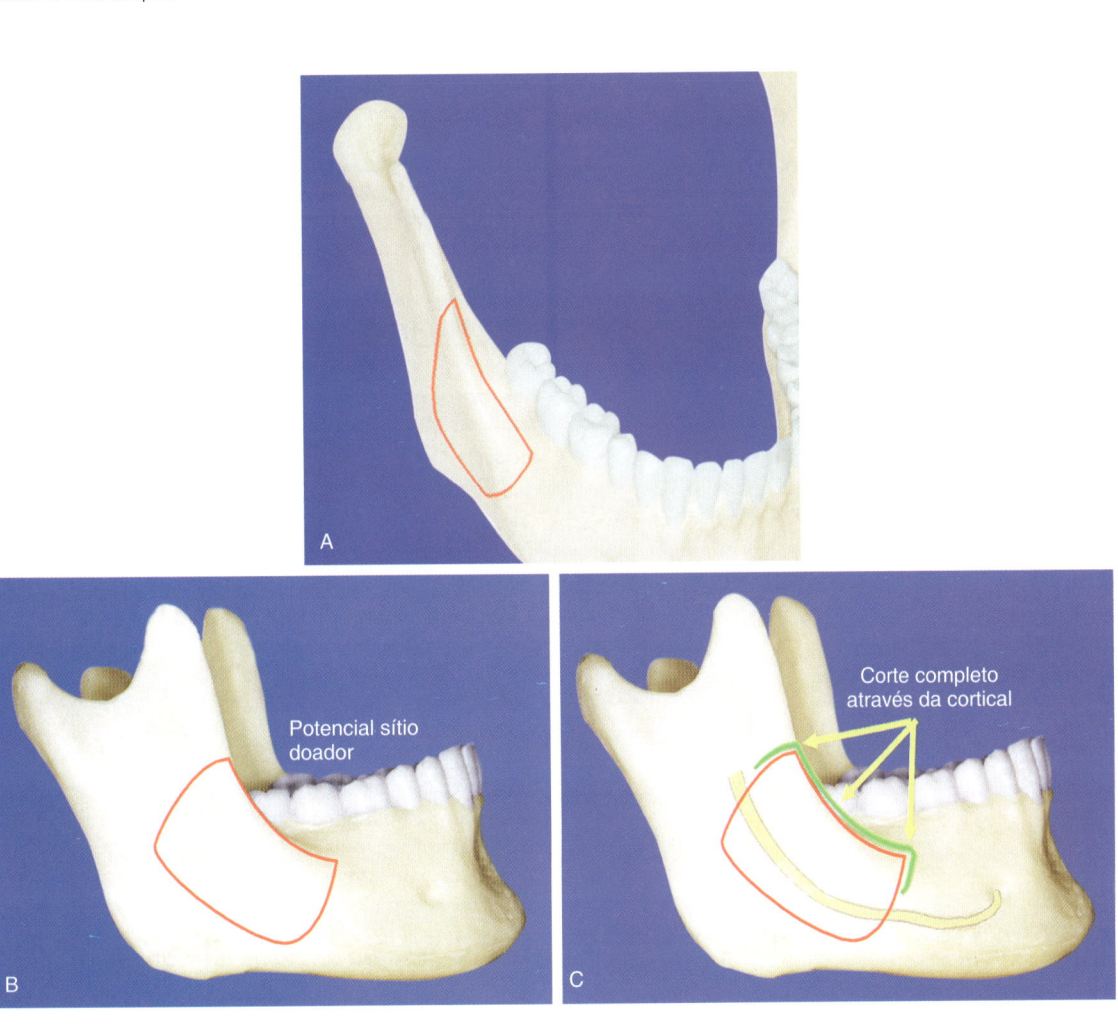

• **Figura 38.25 A.** O local doador do ramo é lateral aos molares (região da chanfradura vestibular) e se estende até o ramo ascendente. **B.** A área doadora do ramo usa a cortical externa do ramo e o corpo posterior da mandíbula. **C.** A porção superior do bloco doador de ramo (*linha verde*) está geralmente acima e lateral à posição do complexo nervoso alveolar inferior.

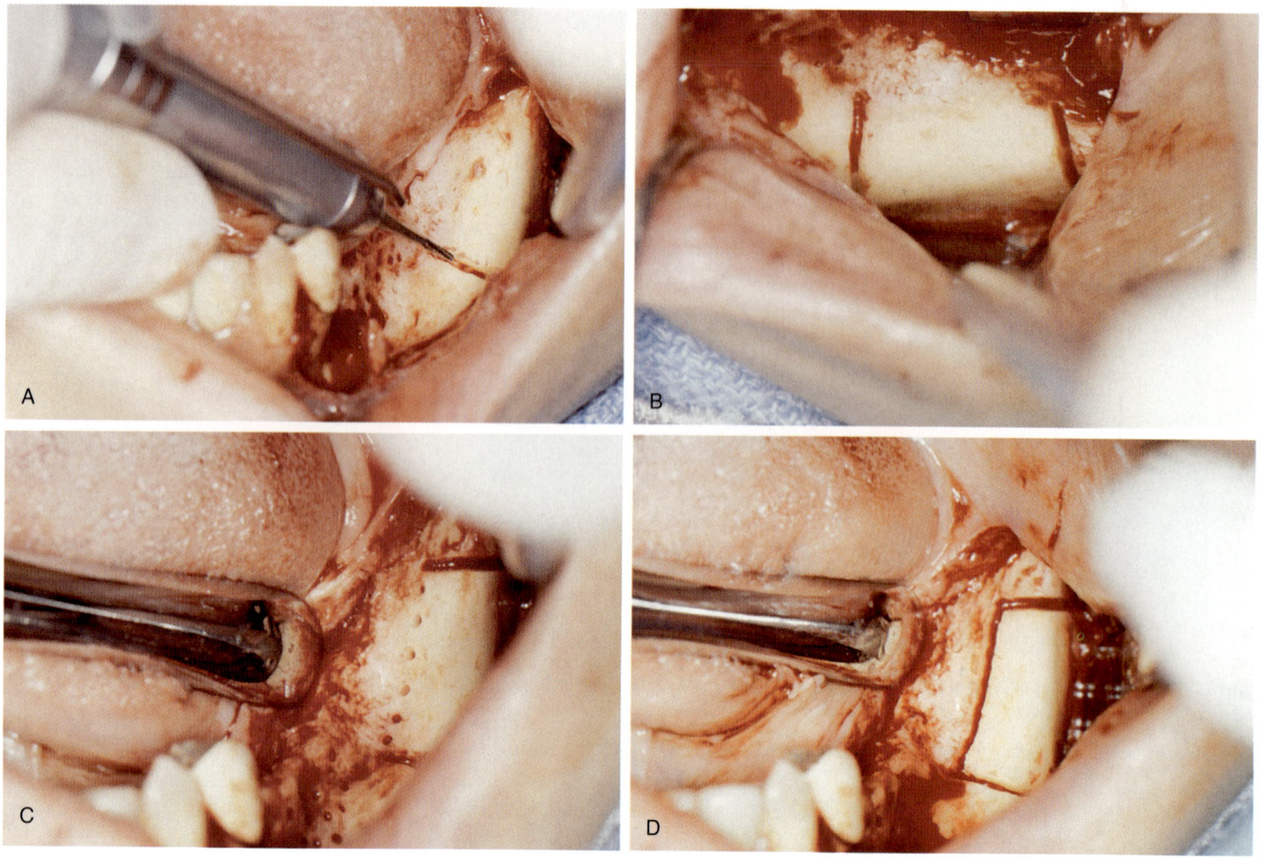

• **Figura 38.26 A.** O corte vertical anterior é feito com uma peça de mão reta e uma broca de fissura ou serra de oscilação. A posição é geralmente na região do primeiro molar. Os cortes 5 mm acima do complexo do nervo alveolar inferior (NAI) são de espessura total. **B.** O corte vertical posterior costuma ser acima e lateral ao lingual e ao NAI e, portanto, pode ser feito em espessura total ao longo do ramo lateral até a margem superior do bloco. A largura do bloco ósseo na margem superior é projetada com uma broca pequena e redonda e varia de 3 a 6 mm de largura a partir da borda lateral. **C.** A osteotomia superior é feita através do osso cortical e pode se estender até 5 mm do NAI posterior. A dimensão horizontal do bloco do ramo determina a largura da área doadora e está relacionada à quantidade de osso necessária e à anatomia da área doadora. **D.** Uma broca de fissura conecta os orifícios piloto do corte horizontal. Este corte é feito através da placa cortical e pode prosseguir até 2 mm acima do NAI.

Boxe 38.3 Enxerto do ramo.

Indicações
- Enxerto horizontal e vertical do rebordo
- Locais edêntulos de três a quatro dentes (tamanho máximo = 3 × 5 cm)

Vantagens
- Permite a maior área de superfície média de enxertos intraorais
- Sem preocupações estéticas
- Diminuição da dor e do desconforto
- Menor chance de deiscência da incisão

Desvantagens
- Lesão dos nervos alveolar inferior e lingual
- O acesso pode ser difícil
- Trismo

Boxe 38.4 Técnica de osteotomia para enxerto do ramo.

Incisão:
Inicia no nível do plano oclusal no ramo ascendente (medial à crista oblíqua externa)
Estende-se anteriormente, evitando a almofada retromolar
Superior: na crista oblíqua externa ao longo da borda anterior do ramo da mandíbula (aproximadamente um terço da largura da mandíbula)
Anterior: metade distal do primeiro molar
Posterior: porção superior da crista oblíqua externa (nível do plano oclusal)
Inferior: ~10 mm de altura

Análise radiográfica

Idealmente, um exame de TCFC revelará a quantidade de osso presente abaixo do seio. É imperativo fazer uma avaliação precisa da quantidade de osso porque a exposição do seio maxilar, após a remoção do enxerto, pode levar a maiores complicações (Figura 38.30).

Incisão e descolamento

A incisão para expor a tuberosidade maxilar consiste em uma incisão na crista e um descolamento vertical posterior (45°) da parte posterior da tuberosidade. A incisão nunca deve se estender para o contorno lingual da tuberosidade posterior ou para a área da incisura hamular, pois essa área está associada a maior possibilidade de episódios de sangramento. É importante fazer uma incisão até o osso porque em alguns casos o tecido pode ser muito espesso.

Osteotomia para coleta na área doadora

Após o descolamento (a reflexão) de um retalho mucoperiosteal, o osso pode ser retirado da tuberosidade com uma pinça goiva ou cinzel de dupla ação. A retirada do enxerto com cinzel permitirá a retirada de um pedaço maior de osso; entretanto, é possível uma chance maior de perfuração do seio maxilar (Figura 38.31; Boxes 38.5 e 38.6).

Preparação do enxerto em bloco

Fixação do enxerto em bloco

Uma vez que o bloco monocortical de osso foi retirado, o local receptor está pronto para receber o enxerto. Não é demais enfatizar que, para uma sobrevida bem-sucedida do enxerto no local do receptor, deve haver cobertura completa de tecido mole, passiva e livre de tensão. Se o retalho de tecido mole tiver tensão extensa, as linhas de incisão se abrirão, resultando na exposição e eventual infecção do enxerto, o que resultará na perda do enxerto ósseo.

Preparação do tecido mole

A dissecção do tecido mole além do local receptor do enxerto ajudará a evitar a abertura da linha de incisão do tecido mole e a exposição do enxerto. Como na maioria dos enxertos ósseos, o fechamento do tecido mole pode ser um desafio. Misch desenvolveu uma técnica de espaço submucoso que ajuda a superar essa potencial complicação. A técnica descola um retalho de espessura total sobre o local do enxerto e pelo menos 5 mm acima da altura da JMG. O periósteo e os tecidos moles 5 mm acima da JMG permanecem no osso e não são descolados. O retalho vestibular é então levantado 3 a 5 mm acima da profundidade da JMG e,

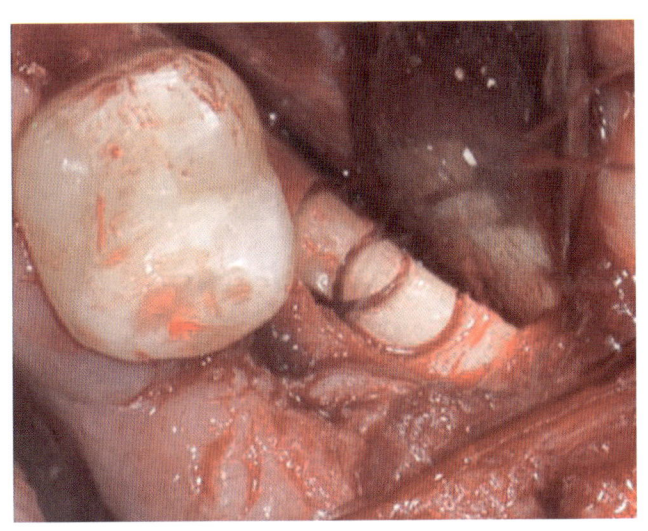

● **Figura 38.27** O ramo é exposto e os núcleos ósseos são obtidos por meio de brocas trefina.

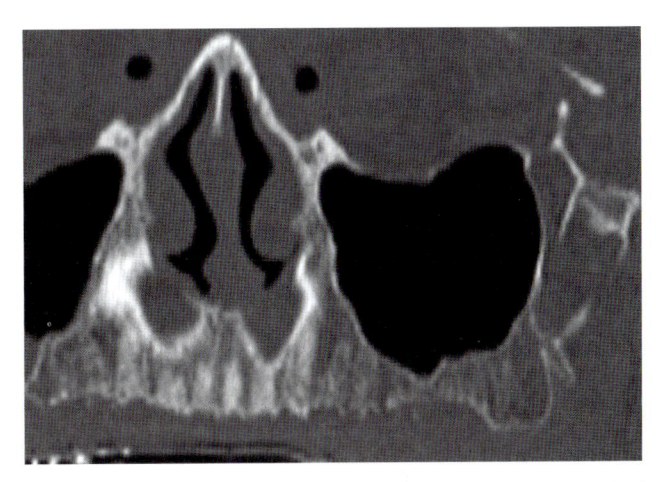

● **Figura 38.29** Visão panorâmica da tomografia computadorizada de feixe cônico retratando uma quantidade significativa de tuberosidade óssea disponível para enxerto.

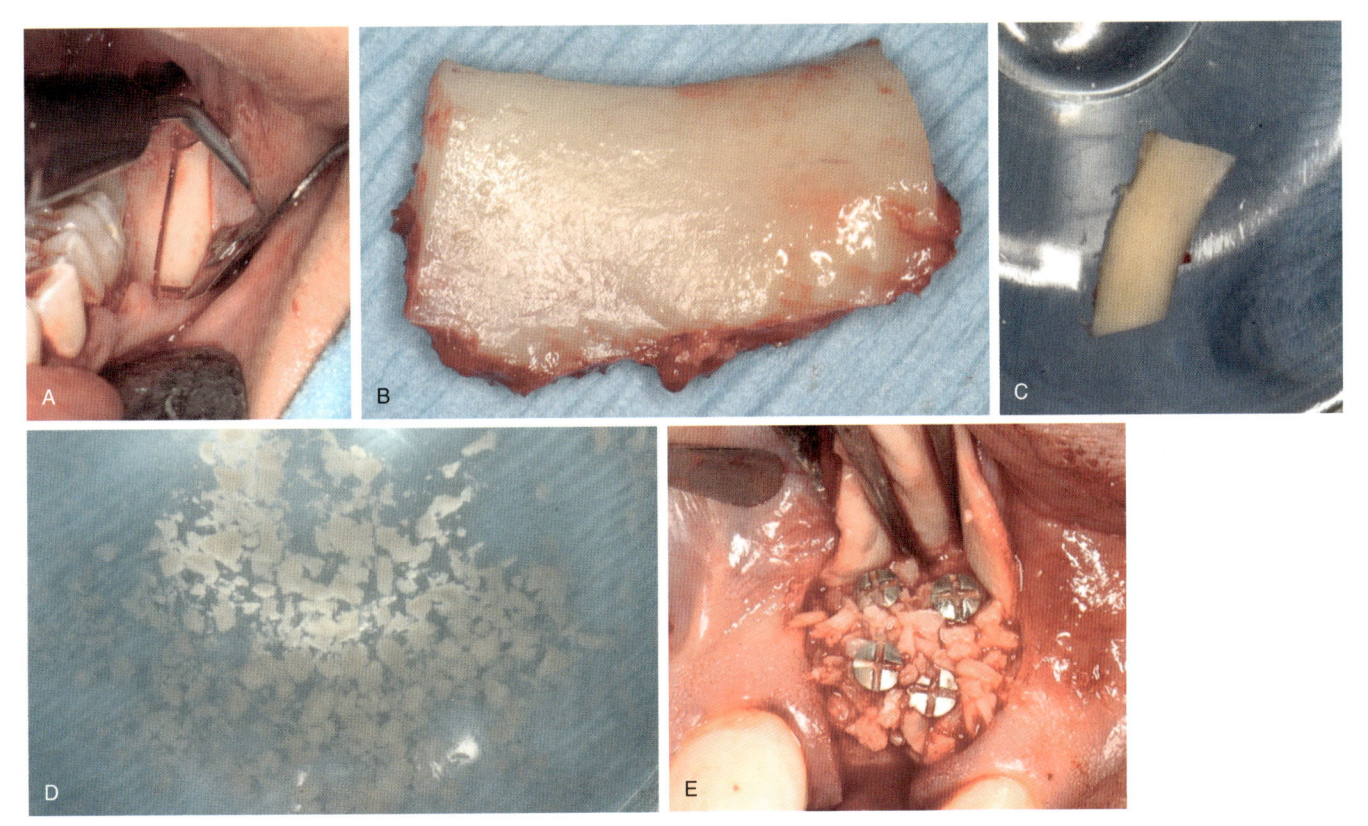

● **Figura 38.28** **A.** Bloco autógeno de coleta do ramo. **B.** Bloco cortical de coleta do ramo. **C.** Bloco armazenado em solução salina estéril. **D.** Bloco reduzido a fragmentos particulados. **E.** Fragmentos particulados colocados no local doador. (*De Caldwell CS. Bone grafting complications. In: Resnik RR, Misch CE, eds.* Misch's Avoiding Complications in Oral Implantology. *St. Louis, MO: Elsevier; 2018.*)

• **Figura 38.30** Secção transversal tomográfica computadorizada de feixe cônico. **A.** Quantidade significativa de osso para enxerto. **B.** Quantidade mínima de osso presente que provavelmente resultaria em comunicação com o seio maxilar.

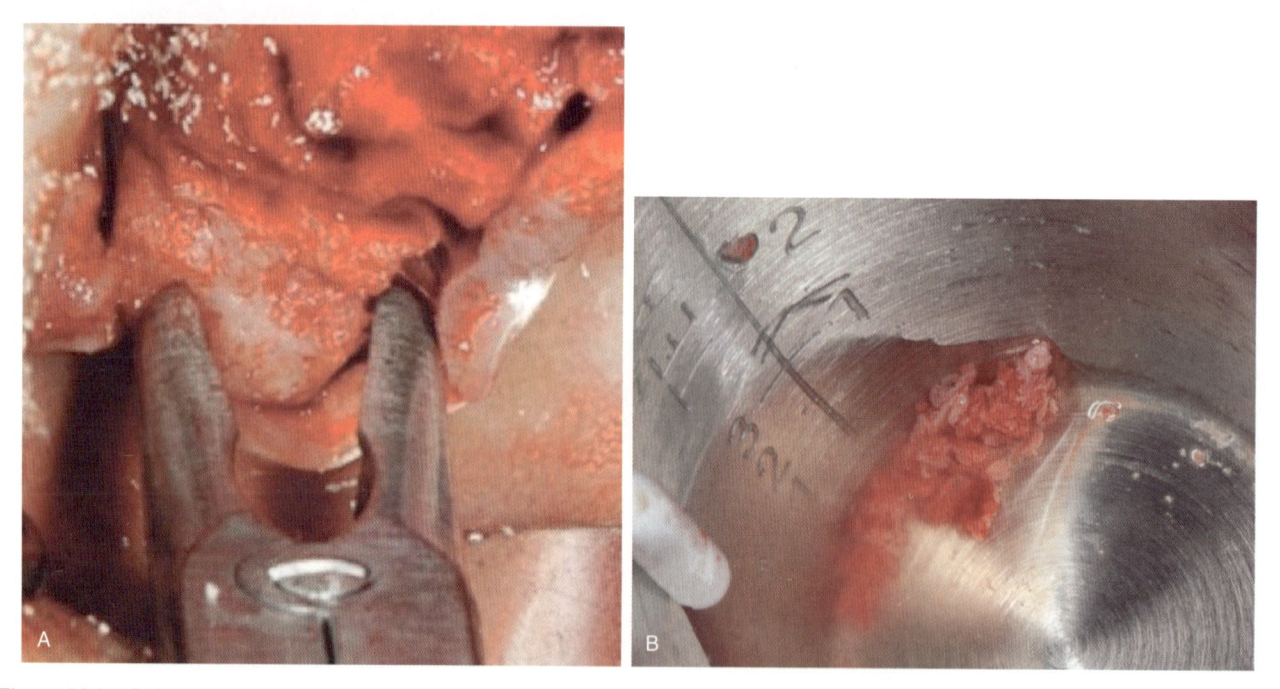

• **Figura 38.31** Coleta da tuberosidade. **A.** Osso removido da tuberosidade com um *rongeur* de dupla ação. **B.** Núcleos de osso da tuberosidade após a coleta.

usando um bisturi, uma incisão através do periósteo de 1 a 2 mm de profundidade e paralela à incisão na crista se estende além da incisão da relaxante. Após a incisão ser feita através do periósteo, tesouras de tecido pontiagudas (ou seja, tesouras de Metzenbaum) podem ser introduzidas na incisão periosteal por 10 a 15 mm ou mais, paralelamente à superfície da mucosa, com as lâminas da tesoura fechadas; então a espessura do retalho vestibular é de 3 a 5 mm. A tesoura de tecido é, pois, aberta com dissecção romba, o que permite que os músculos sejam separados do retalho, criando um espaço submucoso. Com o periósteo, os tecidos e músculos inseridos ao osso ficam de um lado e um retalho vestibular de 3 a 5 mm de espessura, do outro lado.

Com tal técnica, o retalho vestibular pode agora avançar a profundidade do espaço submucoso em 10 mm ou mais. Essa técnica aumenta muito a capacidade de avançar o retalho de tecido mole sobre um grande enxerto em bloco. A vantagem da técnica do espaço submucoso é que um retalho de espessura parcial é criado e mantém os músculos no periósteo, que é preso ao osso acima dos contornos do local hospedeiro. Como as inserções musculares são a fonte primária de vascularização do periósteo e do osso hospedeiro, a vascularização permanece intacta. A cicatrização muscular é a principal causa de retração do retalho e abertura da linha de incisão. Como os músculos não estão mais presos ao retalho vestibular e o retalho pode ser avançado mais de 10 mm, não há tensão na linha de incisão, o que reduz o risco de abertura da linha de incisão. Uma complicação dos procedimentos de tecidos moles para melhorar a cobertura do enxerto é a perda da profundidade vestibular. A profundidade vestibular reduzida raramente é uma preocupação estética e, quando a prótese é implantossuportada, não depende de um selamento para retenção primária (como em uma prótese total). O avanço do retalho vestibular para cobertura do enxerto também pode resultar em redução da mucosa queratinizada sobre a porção vestibular da crista gengival. Em alguns casos, pode ser necessário enxerto de tecido mole ou derme acelular, ou a mucosa inserida é possível ser reposicionada vestibularmente na cirurgia de reabertura do implante no estágio II (Figura 38.32).

Preparação do local receptor

A próxima etapa na reconstrução do enxerto é a preparação das superfícies lateral e da crista do hospedeiro e do osso enxertado usando uma broca de pequeno diâmetro igual ou menor que o tamanho da broca dos parafusos ósseos empregados para fixar o osso doador (ou seja, ~1,4 mm diâmetro). O objetivo desse procedimento é facilitar a angiogênese no local do enxerto.

As perfurações da broca são separadas por 3 a 5 mm em toda a área do enxerto e do local receptor. As perfurações são criadas sob grandes quantidades de solução salina e penetram nas placas ósseas vestibular e lingual na região do enxerto, especialmente quando o aumento é desejado em ambos os lados da crista residual. Esse procedimento aumenta a disponibilidade de células osteogênicas, acelera a revascularização, aumenta o fenômeno aceleratório regional e melhora a união do enxerto[96,121,122] (Figuras 38.33 e 38.34).

Fixação do enxerto em bloco

Depois que o bloco de osso foi coletado, ele pode ser armazenado em solução salina estéril ou imediatamente fixado ao osso hospedeiro. O tempo mínimo deve decorrer antes da colocação do bloco no osso hospedeiro.[123,124] Ao colocar o enxerto ósseo no osso hospedeiro, a porção esponjosa do enxerto deve estar em contato com o osso hospedeiro.[81,125,126] Devido ao enxerto precisar repousar passivamente sobre o osso hospedeiro, este e o bloco de osso colhido precisam ser contornados antes da fixação do

---

Boxe 38.5 Enxerto ósseo da tuberosidade.

Indicações
- Enxerto do alvéolo, aumento do seio, pequenos defeitos ósseos
- Aproximadamente 1 a 3 mℓ

Vantagens
- Permite a maior área de superfície média de enxertos intraorais
- Sem preocupações estéticas
- Diminuição da dor e desconforto
- Menor chance de deiscência da incisão

Desvantagens
- Perfuração no seio maxilar
- Fístula oroantral
- Sangramento (alveolar posterossuperior, plexo pterigoide)
- Hematoma

Boxe 38.6 Técnica de osteotomia de enxerto da tuberosidade.

Incisão: incisão no meio da crista do primeiro molar até a extensão posterior da crista (curto da incisura hamular)
Coleta de osso: rongeur de dupla ação, cinzel e martelo, Piezocirurgia

---

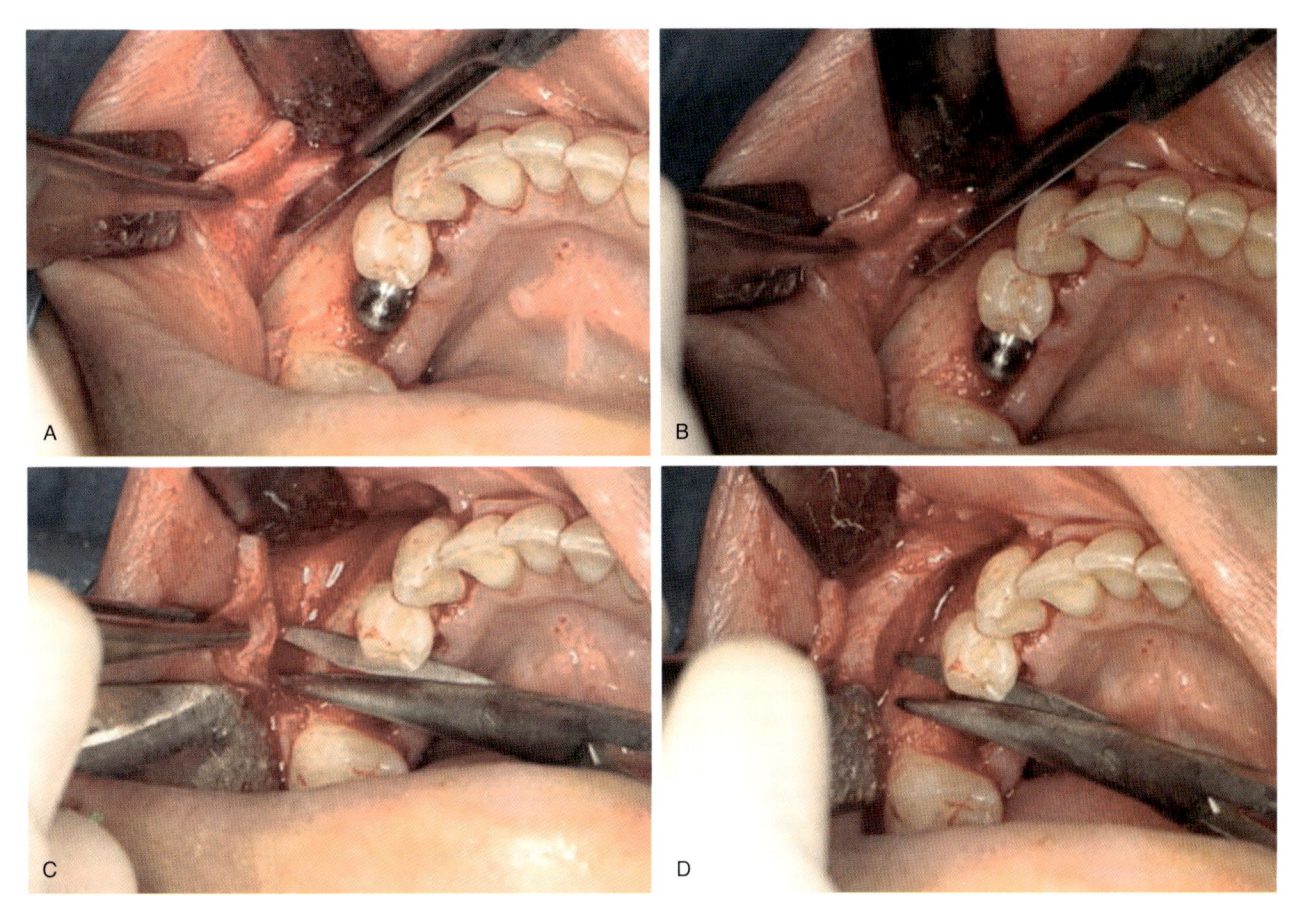

• **Figura 38.32** Preparação de tecido para fechamento livre de tensão. **A** e **B**. Técnica de liberação periosteal com bisturi. **C** e **D**. Dissecção romba que alonga o periósteo com o uso de tesoura romba.

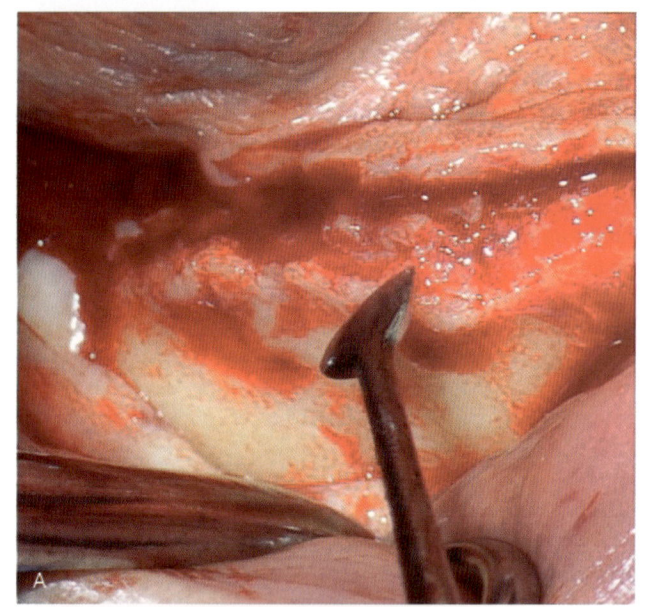

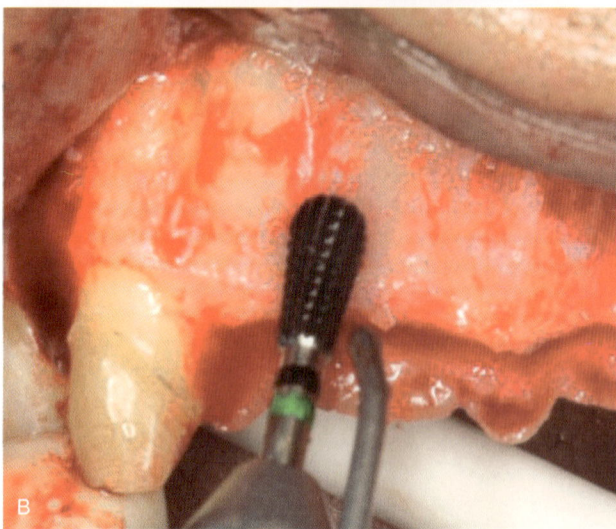

• **Figura 38.33 Remoção de tecido mole. A.** Tecido mole removido com um elevador periosteal afiado. **B.** Broca Carbide em uma peça de mão reta 1:1.

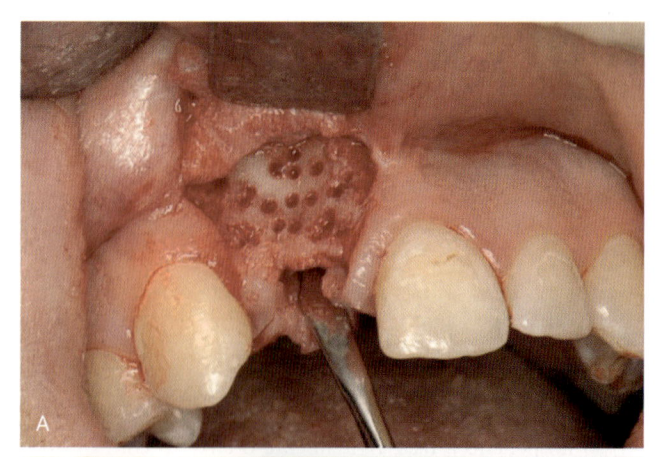

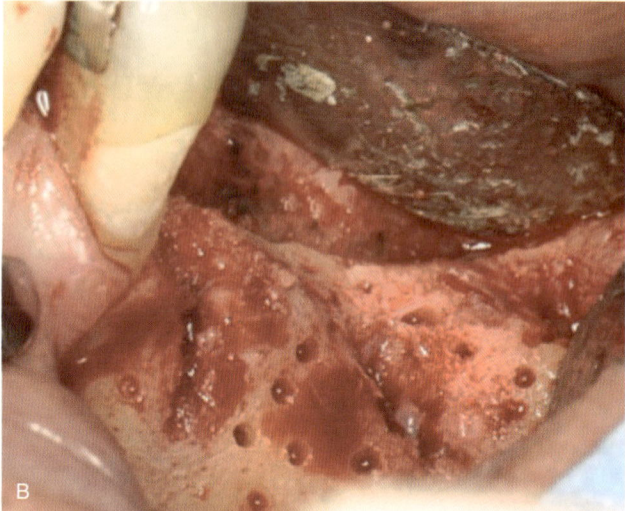

• **Figura 38.34 Decorticação do local receptor. A.** Orifícios de decorticação que iniciam a angiogênese para cicatrizar o enxerto. **B.** Deve haver sangramento pelos orifícios de decorticação para a liberação do fator de crescimento.

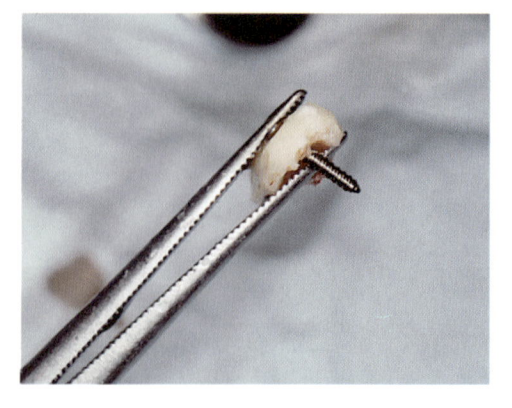

• **Figura 38.35** Uma abordagem de parafuso do tipo *lag* é usada para fixar o bloco. O parafuso desliza através do bloco e a cabeça do parafuso é maior do que o orifício no bloco.

enxerto.[127,128] As bordas do bloco de osso podem ser alisadas com uma broca pequena e esférica para criar uma superfície fina e lisa que se mistura com a superfície do osso hospedeiro quando fixado com parafusos de fixação rígidos. O osso esponjoso particulado pode então ser usado para preencher quaisquer lacunas entre o osso hospedeiro e o bloco de osso coletado.

Ao preparar o bloco de osso coletado, os orifícios perfurados na superfície do enxerto em bloco são ligeiramente maiores que o diâmetro dos parafusos de fixação rígida. Isso permite que os parafusos de fixação rígida comprimam o enxerto em bloco diretamente contra o osso hospedeiro, enquanto o parafuso é completamente parafusado em ambas as corticais (Figura 38.35). A rosca externa do parafuso de fixação geralmente tem 1,4 a 2 mm de diâmetro, com um desenho de rosca em forma de V. Isso permite que o parafuso seja rosqueado no osso hospedeiro durante a fixação do enxerto ao osso hospedeiro e a remoção do parafuso no momento da instalação do implante, 4 a 6 meses após o enxerto ter sido remodelado na mandíbula. A cabeça do parafuso de fixação deve ter 2,2 mm ou mais de diâmetro e ser plana para que possa comprimir o enxerto do bloco doador contra o osso hospedeiro.

Um *design* de parafuso de fixação do tipo *lag* não deve ser usado. O *design* de um parafuso *lag* tem metal liso de 5 a 10 mm abaixo da cabeça do parafuso, e a metade apical do parafuso tem roscas. Quando o parafuso é colocado através do bloco de osso e osso hospedeiro, a técnica é eficaz em fixar rigidamente o bloco de osso ao osso hospedeiro (Figura 38.36). No entanto, quando o parafuso é removido antes da instalação do implante, observa-se que o tecido ósseo recém-regenerado se formou em torno da parte lisa do parafuso de retenção. Isso pode apresentar problemas na remoção do parafuso de retenção. Ao remover o parafuso *lag*, o cirurgião pode ter que bater no enxerto enquanto o parafuso está sendo removido. Isso pode levar ao afrouxamento do enxerto ósseo do osso hospedeiro.

Existem muitos *kits* de parafusos de fixação rígida que podem ser usados em procedimentos de enxerto ósseo disponíveis para o clínico. Recomenda-se que o clínico use parafusos autorrosqueáveis com a ponta pontiaguda do parafuso, e não a romba, para permitir a penetração no osso. Os *kits* de parafusos vêm em uma variedade de tamanhos de diâmetro. Os dois mais usados para fixar rigidamente o bloco ósseo ao osso hospedeiro são os parafusos de 2,0 e 1,6 mm de diâmetro. Depois que o enxerto ósseo é retirado, a etapa seguinte é estabilizar o enxerto passivamente ao osso hospedeiro e fixar rigidamente o enxerto com o uso de parafusos de fixação rígidos, placas ou fios de aço inoxidável. Se estiver usando parafusos de fixação rígida, dois ou mais parafusos são necessários para fixar o enxerto ao osso hospedeiro, evitando movimento. Ao usar apenas um único parafuso de fixação rígida, o bloco ósseo pode não ser rigidamente fixado ao osso hospedeiro. Se o enxerto não estiver fixado rigidamente ao osso hospedeiro, pode girar e se mover, o que levará a uma união fibrosa.

Os parafusos são fixados de maneira ideal nas placas corticais vestibulares e linguais. Portanto, com a estabilização bicortical, os orifícios dos parafusos de osteotomia devem penetrar nas corticais vestibular e lingual. Na maioria dos casos, o local hospedeiro precisará ser alterado para permitir um ajuste passivo para o enxerto. Isso é facilmente realizado com uma broca Carbide esférica pequena (nº 6 e nº 8). Além disso, o bloco pode ser alterado com uma broca Carbide em forma de pera, pois o bloco não deve ter arestas pontiagudas. Após o recontorno, o bloco doador de osso é ligeiramente rebaixado no osso hospedeiro 1 a 2 mm, e não deve haver nenhum micromovimento. Com a conclusão do procedimento de enxerto ósseo, os tecidos moles são reaproximados e fechados com suturas. Após um período de cicatrização do enxerto de 4 a 6 meses, os implantes podem ser instalados no local do enxerto.

Membranas e enxertos em bloco

O uso de membranas sobre o enxerto em bloco autógeno é controverso na literatura. Chaushu *et al.*[129] relataram complicações de tecidos moles, incluindo exposição da membrana (42 [30,7%] de 137), abertura da linha de incisão (41 [30%] de 137) e perfuração da mucosa sobre o osso enxertado (19 [14%] de 137). A infecção do sítio enxertado ocorreu em 18 (13%) dos 137 enxertos ósseos. Gielkens *et al.*[130] conduziram uma meta-análise para investigar os efeitos das membranas para barreira em enxertos autógenos em bloco. Os autores concluíram, após uma vasta revisão sistemática, que os estudos disponíveis são muito fracos para apoiar o uso de membranas. Portanto, nesse momento, não há dados suficientes que amparem o uso ou não de membranas para barreira no que diz respeito à reabsorção óssea.

Maturação e integração dos enxertos em bloco

Na maioria dos casos, um levantamento radiográfico (p. ex., periapical, interproximal, TCFC) é obtido para avaliar a cicatrização em aproximadamente 3 a 4 meses após a cirurgia inicial. Em conjunto com a avaliação radiográfica, um exame clínico deve ser realizado para avaliar as mudanças no contorno da crista enxertada, bem como a saúde do tecido. Assim que a cicatrização for concluída, o acesso de reflexão do tecido é obtida para remover quaisquer parafusos ósseos e permitir a instalação ideal do implante. O enxerto autógeno deve ser avaliado para qualquer mobilidade, que geralmente é indicativa de falha do enxerto ósseo (Figuras 38.37 e 38.38).

Comparação de locais doadores de enxerto ósseo intraoral

Uma comparação de locais doadores intraorais para enxerto em bloco antes da instalação do implante foi relatada por Misch.[44] O volume dos enxertos de doadores de sínfise era quase duas vezes maior que o dos locais de ramo (1,74 *versus* 0,9 cm³). O ramo é

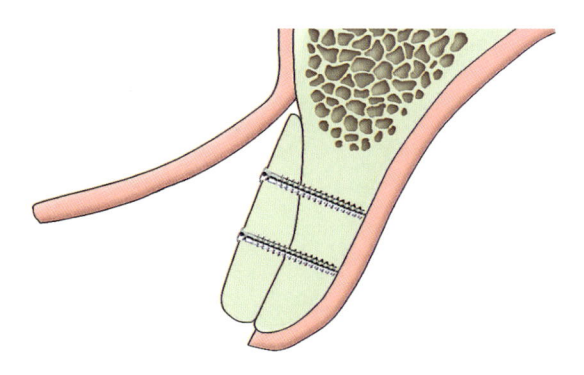

• **Figura 38.36** O parafuso deve fixar cada bloco ósseo. Os parafusos devem se encaixar na placa lingual do local hospedeiro.

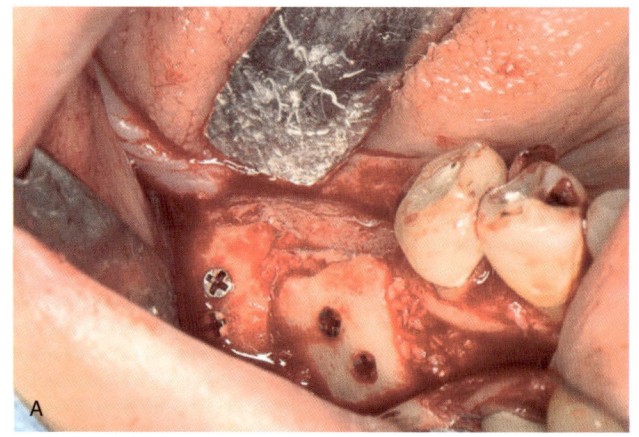

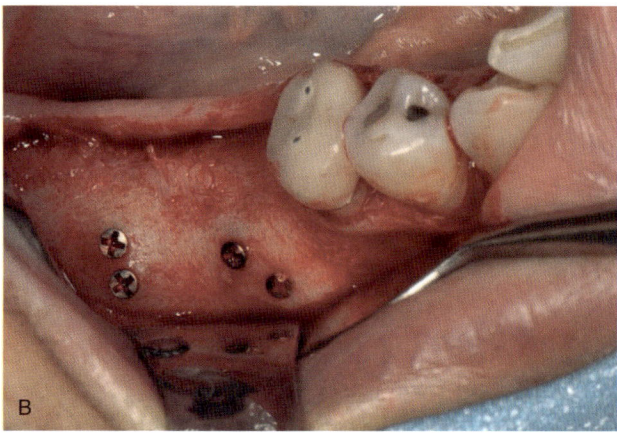

• **Figura 38.37 A.** Dois blocos de osso cortical foram fixados na porção lateral da crista mandibular posterior com parafusos de fixação. Partículas medulares têm sido usadas para preencher os vazios ao redor dos enxertos em bloco. **B.** O bloco mineralizado é enxertado após 5 meses de cicatrização. Observe a superfície lisa do enxerto final e a natureza do local receptor entrelaçado e os blocos enxertados.

principalmente um enxerto cortical, enquanto o bloco da sínfise é cortical/trabecular. No entanto, os locais doadores de ramo e sínfise têm taxas de sucesso semelhantes. Aloy-Prósper et al.,[131] em uma revisão sistemática, demonstraram as taxas de sucesso e sobrevida de implantes instalados em cristas defeituosas verticais e horizontais tratadas com enxertos em bloco. Os autores concluíram que a instalação de implantes em enxertos em bloco *versus* osso nativo teve taxas de sucesso semelhantes.

Clavero e Lundgren[120] compararam a morbidade e a quantidade de complicações com sítios doadores de ramo e sínfise. Os autores determinaram que, embora a sínfise tenha melhor acessibilidade, a área doadora do ramo permite maior quantidade de osso coletado, com maior densidade óssea e mais conteúdo cortical, além de menos complicações.

Gultekin et al.[132] estudaram a diferença na perda óssea entre enxertos autógenos em bloco e regeneração óssea guiada (ROG). Os autores concluíram que tanto o grupo de enxerto em bloco quanto o grupo de ROG forneceram volume suficiente de osso para a instalação do implante. Entretanto, o grupo ROG apresentou maior reabsorção óssea em comparação com os autoenxertos.

Yates et al.[133] compararam o volume coletado do ramo *versus* da sínfise e também a morbidade associada. Os autores determinaram que o ramo pode fornecer o maior volume de osso e significativamente menos morbidade em comparação com o enxerto ósseo da sínfise (Tabela 38.1).

Cuidados e instruções pós-operatórias

Um aumento na abertura da linha de incisão foi associado a tabagismo pós-operatório e diabetes em pacientes com autoenxertos.[26,134] Os pacientes devem parar de fumar pelo menos 3 dias antes da cirurgia e no mínimo até que a linha de incisão cicatrize. É imprescindível que o enxerto seja imobilizado durante a cicatrização e não haja pressão externa sobre o enxerto. Próteses removíveis mucossuportadas não devem ser usadas ou devem ser ajustadas para evitar a carga sobre o enxerto. A área da flange de uma prótese removível deve ser completamente removida e a área do rebordo edêntulo generosamente aliviada, o que requer que o paciente use adesivo para retenção da prótese. No entanto, o adesivo para próteses dentárias não deve ser colocado sobre a linha de incisão. O paciente é instruído a usar a prótese removível provisória apenas para aparência cosmética, em vez de função.

Um acompanhamento pós-operatório cuidadoso é necessário para inspecionar a região do enxerto ósseo e eliminar áreas de pressão de uma prótese sobrejacente. Soluções provisórias mais favoráveis são próteses parciais fixas ou removíveis dentossuportadas, próteses adesivas com resina ou dentes de prótese total fixados à dentição adjacente.[135] O uso de implantes provisórios para suportar uma prótese provisória fixa durante a fase de cicatrização pode ser considerado para os pacientes menos tolerantes às próteses removíveis provisórias.[136,137]

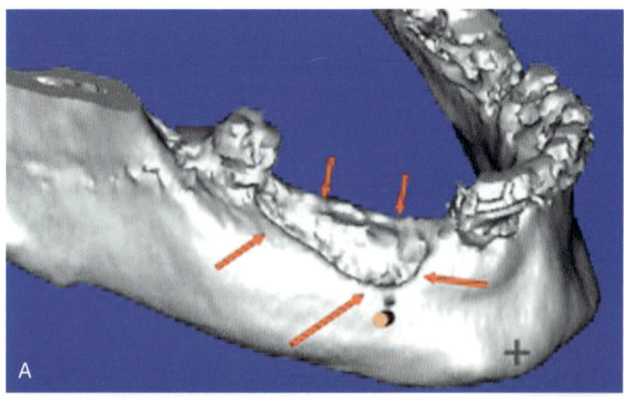

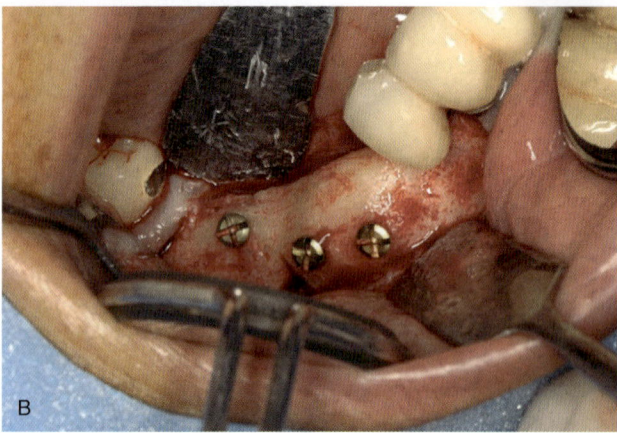

• **Figura 38.38 A.** Esta imagem 3D mostra o defeito ósseo grave resultante da remoção de um implante em lâmina. Esse defeito vertical se estende até o nível do canal mandibular. **B.** Maturação no local do enxerto em bloco que foi suplementado com partículas em torno dos defeitos restantes, com 5 meses de pós-operatório. Observe a densidade da estrutura óssea final.

Tabela 38.1	Comparação entre os sítios doadores intraorais.		
Critério	**Sínfise**	**Ramo**	**Tuberosidade**
Acesso cirúrgico	Bom	Justo para bom	Justo para bom
Preocupação estética do paciente	Alta	Baixa	Baixa
Formato do enxerto	Espesso	Faceta fina	Fino a espesso
Morfologia do enxerto	Corticoesponjosa	Cortical	Esponjosa
Tamanho do enxerto (cm)	5 a 15	5 a 10	Aproximadamente 5
Reabsorção do enxerto	Mínima	Mínima	Moderada
Qualidade óssea cicatrizada	D1, D2	D1, D2	D3, D4
Complicações do sítio doador			
Dor/edema pós-operatório	Moderado	Mínimo	Mínimo
Neurossensorial: dentes	Comum (temporária)	Incomum	Incomum
Neurossensorial: tecidos	Incomum (temporária)	Incomum	Incomum
Deiscência da incisão	Ocasional (vestibular)	Incomum	Incomum

Complicações

Complicações do enxerto de sínfise

Abertura da linha de incisão

Muitos fatores predispõem o local doador da sínfise à abertura da linha de incisão. Se uma incisão vestibular for usada, uma técnica de sutura em duas camadas é recomendada. Uma sutura com alta resistência à tração deve ser usada (p. ex., Vicryl®, PTFE) para manter a integridade da linha de incisão. O paciente deve ser instruído a não puxar o lábio inferior para avaliar o sítio cirúrgico, pois isso aumentará as chances de deiscência da incisão. Misch[138] determinou que a deiscência da área doadora ocorre em 10,7% das regiões anteriores mandibulares por causa da função do músculo mentoniano, e nenhuma abertura de linha de incisão foi encontrada na região posterior doadora da mandíbula ou do ramo.

Comprometimento neurossensorial

Os déficits neurossensoriais do terceiro ramo do nervo trigêmeo são raros em associação aos enxertos de sínfise. No entanto, é uma sequela comum ter alterações neurossensoriais nos dentes anteriores inferiores. Como o segundo ramo terminal do nervo alveolar inferior (ramo incisivo) termina na área anterior mandibular, é comum haver o rompimento desta seção do nervo durante o preparo da osteotomia. No entanto, como o nervo incisivo é apenas um nervo sensorial para os dentes incisivos, isso geralmente resulta em apenas uma sensação de "menor sensibilidade". Hoppenreijs et al.[139,140] demonstraram resposta pulpar negativa em 16% dos pacientes após enxerto de sínfise, com resolução total em 6 a 12 meses.

Normalmente, uma deficiência neurossensorial dos dentes anteriores inferiores não resulta em uma sensação dolorosa, mas é perturbadora, fazendo com que os pacientes geralmente descrevam os incisivos como tendo uma "sensação de madeira". A precaução contra essa série de complicações geralmente é possível evitando-se a extração agressiva do osso medular ao redor do local doador.

Estudos têm demonstrado a incidência de neuropraxia após a coleta de enxertos em bloco do ramo versus sínfise. Após 18 meses, mais de 50% dos pacientes com locais de coleta na sínfise ainda apresentavam sensibilidade alterada. Nenhum dos pacientes do grupo doador de ramo relatou quaisquer sintomas após 18 meses.[141]

A porção superior do local da coleia deve ser preparada pelo menos 5 mm abaixo do nível das pontas da raiz dos incisivos para evitar comprometimento neurossensorial. Deve-se ter cuidado para evitar as raízes mais longas dos caninos à medida que cada extremidade do padrão de coleta é preparada. A coleta agressiva da porção medular da sínfise deve ser minimizada nas porções superiores, se possível, para limitar os danos às vias neurais através da região. Mais importante ainda, a orientação completa do paciente deve ser conduzida "antes" da cirurgia, informando-o sobre as possíveis alterações sensoriais que poderiam ocorrer. O paciente deve estar ciente de que pode sentir uma sensação de entorpecimento ou "amadeirado" nos dentes anteriores inferiores, após a cirurgia. Isso pode ser temporário ou permanente, mas nunca foi descrito como uma sensação particularmente incômoda. Raramente há indicação de terapia endodôntica, pois a vitalidade dos dentes volta ao normal.

Episódios de sangramento

Quando um enxerto cortical e o osso medular circundante são coletados na região sinfisária, os componentes neurovasculares subjacentes costumam ficar comprometidos. Essas rupturas nos nervos e vasos sanguíneos podem ser acompanhadas por um possível sangramento significativo imediatamente após a coleta do enxerto.

O nervo incisivo é o segundo ramo terminal do nervo alveolar inferior que fornece inervação para os dentes inferiores. O trajeto do nervo incisivo entre o forame mentoniano é conhecido por ser uma zona segura para a coleta óssea devido à falta de estruturas vitais que podem ser afetadas por enxertos retirados dessa região. Uma compreensão completa da anatomia neurológica e vascular nessa região é crítica para a prevenção de complicações durante e após cirurgia na região sinfisária. A retirada agressiva do enxerto dessa área pode causar perfuração da placa lingual, o que leva a possíveis problemas de sangramento e complicações no manejo das vias respiratórias.

As artérias sublinguais também podem causar sangramento significativo se a placa lingual for perfurada. O feixe neurovascular incisivo se une a outras estruturas vasculares na região sinfisária média. O músculo genioglosso se liga ao tubérculo geniano na linha média, e a artéria sublingual passa pelo forame lingual no tubérculo geniano. A artéria lingual tem aproximadamente 1 a 2 mm de diâmetro e as vistas em corte transversal mostram claramente sua anastomose com o canal incisivo nesse ponto.

O preparo de uma osteotomia para enxerto na linha média pode potencialmente ressecar esses vasos sanguíneos se eles ocorrerem no caminho do preparo vertical. Se isso acontecer, a extensão seccionada da artéria lingual pode prolapsar de volta para o assoalho da boca. O vaso rompido pode liberar fluxo sanguíneo arterial no espaço sublingual, potencialmente elevando a língua a um ponto que compromete as vias respiratórias. A intervenção de emergência imediata para manter as vias respiratórias é crítica e, em alguns casos, requer o uso de traqueostomia até que o fluxo sanguíneo seja controlado (Figura 38.39).

Ptose

Uma das principais preocupações do paciente quando confrontado com a perspectiva de enxerto de sínfise é uma mudança na aparência facial ou de tecidos moles. A ideia de ter um defeito ósseo permanente no queixo ou ptose contribui para a apreensão do paciente em relação a esse procedimento.

A principal preocupação dos pacientes após um enxerto de sínfise é uma alteração pós-operatória no contorno dos tecidos moles do queixo. Na literatura não existe evidência de uma incidência estatisticamente significativa de deiscência ou ptose mentoniana após enxerto de sínfise. Para minimizar a possibilidade de ptose, deve-se evitar desenluvar o músculo mentoniano mantendo as faces vestibular e inferior da mandíbula e a face lingual da borda inferior da mandíbula durante o descolamento do retalho. Além disso, para evitar a redução da altura do lábio inferior e a inversão da zona do vermelhão, a integridade do periósteo ao descolamento inferior não deve ser mais profunda do que um terço da distância total da borda do vermelhão ao JMG. Um curativo extraoral ou compressivo pode ser usado no pós-operatório para dar suporte e ajudar na compressão da ferida.

Complicações do enxerto do ramo

Deficiência neurossensorial

Os pacientes também demonstraram menor preocupação com a remoção óssea da área do ramo, sendo desnecessário o aumento dessa área doadora. Embora a deiscência da incisão vestibular tenha ocorrido com os enxertos de sínfise, geralmente não é uma ocorrência comum na área doadora do ramo. Os pacientes são menos capazes de discernir distúrbios neurossensoriais nos tecidos moles bucais posteriores em comparação com o lábio inferior e o queixo. Embora a incisão ao longo da crista oblíqua externa possa lesionar o nervo bucal, relatos de déficit neurossensorial pós-operatório na mucosa vestibular são menos frequentes e provavelmente passarão despercebidos pelo paciente.[142,143] Em contraste com os dentes superiores ao doador de sínfise local, os pacientes relataram sensação mínima alterada em seus molares.[44,144]

Danos ao feixe neurovascular alveolar inferior também podem ocorrer durante a retirada do enxerto na área do ramo da mandíbula. Ao usar cinzel ou elevadores ósseos, os instrumentos devem estar paralelos à superfície lateral do ramo para evitar um comprometimento do nervo. Se o corte do ramo inferior estiver abaixo do nível do canal alveolar inferior, a separação do enxerto não deve ser concluída até que seja verificado que o feixe neurovascular não está preso dentro do enxerto. Embora a incidência de lesão do nervo alveolar inferior seja baixa, os pacientes devem estar cientes desse risco durante a consulta antes da cirurgia.

Ocasionalmente, o nervo alveolar inferior é identificado e observado diretamente quando o enxerto em bloco é removido do ramo. Quando isso ocorre, a dexametasona 4 mg (1 cc) pode ser colocada diretamente no nervo por 30 segundos para reduzir a inflamação e o edema. Uma segunda dose de 4 mg (1 cc) é então aplicada por mais 30 segundos. Uma esponja de colágeno pode ser colocada sobre o local, mas não são indicados o uso de hidroxiapatita ou material de enxerto (Figuras 38.40 e 38.41).

Complicações do enxerto ósseo

Abertura da linha de incisão em locais de enxerto ósseo

A manutenção da cobertura total do tecido mole sobre os locais de enxerto ósseo em cicatrização é um dos princípios mais importantes que devem ser observados para o sucesso previsível do enxerto.

Sempre que o local de cicatrização do enxerto for exposto à flora oral durante o processo de cicatrização, haverá algum tipo de alteração comprometida no volume final do local do enxerto e em sua integridade geral. A abertura da linha de incisão com resultados comprometidos de enxerto pode muitas vezes ser um fator limitante valioso na instalação bem-sucedida de implantes.

A abertura da linha de incisão pode comprometer até mesmo o local de regeneração mais cuidadosamente planejado, e a maioria desses locais de enxerto exigirá enxerto adicional em um momento posterior se uma complicação real se desenvolver. Uma linha de incisão aberta introduz inúmeras complicações potenciais no processo de cicatrização. Primeiro, a introdução de microrganismos no local do enxerto por meio de uma incisão aberta leva a uma infecção no local do enxerto em cicatrização. A exposição do enxerto em bloco e das partículas do enxerto acompanhadas pela presença de purulência é uma indicação de falha iminente do enxerto.

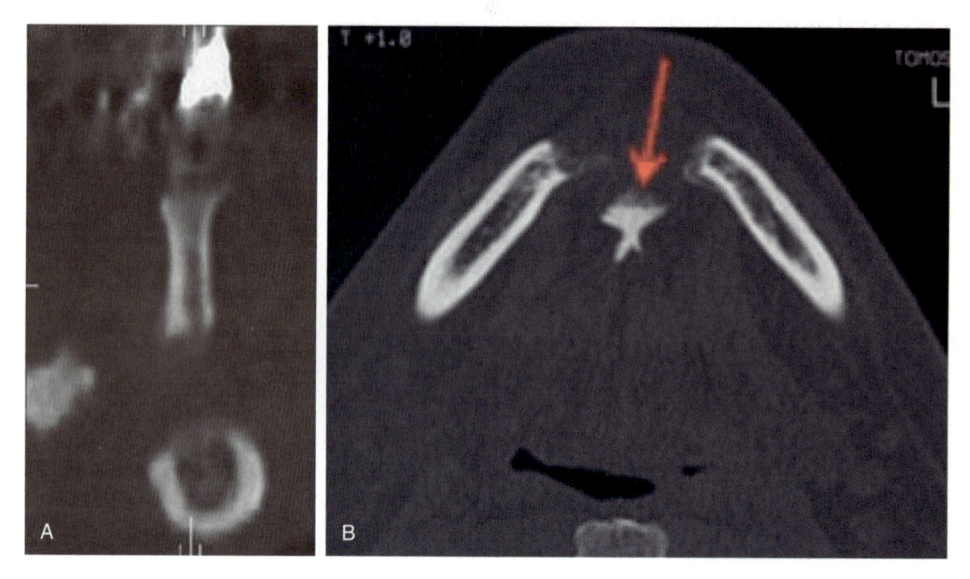

• **Figura 38.39 A.** A imagem em corte transversal demonstra a placa sinfisária fraturada devido à seleção inadequada de um enxerto de sínfise para o paciente. **B.** Visão axial. (De Cordaro L, Rossini C, Mijiritsky E. Fracture and displacement of lingual cortical plate of mandibular symphysis following bone harvesting: case report. Implant Dent. 2004;13:202-206.)

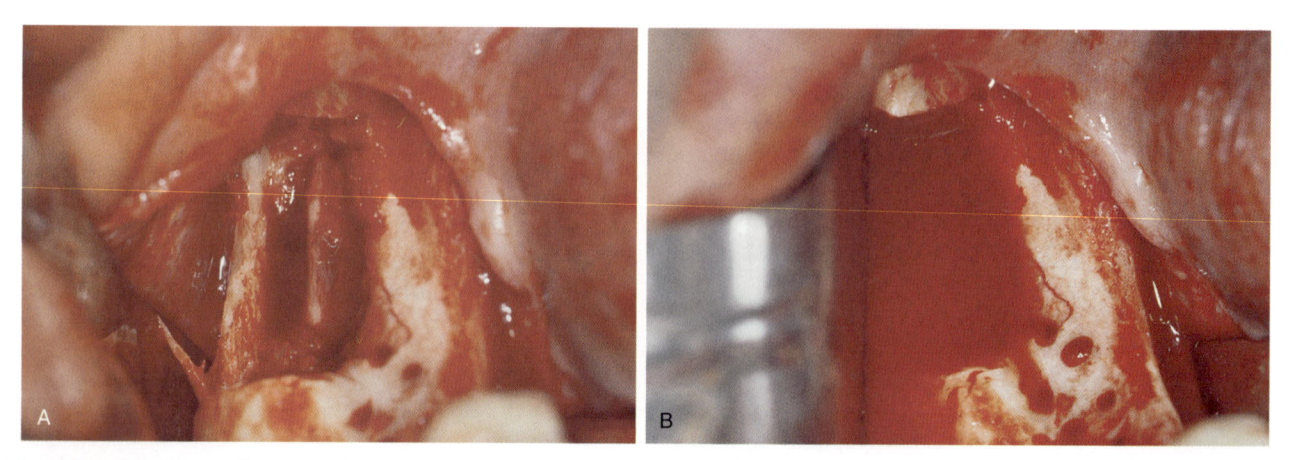

• **Figura 38.40 A.** Na ocasião, o complexo do nervo alveolar inferior pode ser identificado após a remoção do bloqueio. **B.** Quando isso ocorre, a dexametasona 4 mg (1 cc) pode ser usada diretamente no nervo para reduzir a inflamação.

A infecção reduz o pH no local do enxerto, causando colapso do enxerto e, eventualmente, comprometendo o volume do rebordo resultante. Em segundo lugar, uma linha de incisão aberta pode permitir a exposição e a ruptura de quaisquer membranas para barreira, contribuindo para o crescimento do tecido fibroso no local do enxerto. Por último, existe um potencial para materiais de enxerto particulados, que foram embalados ao redor da circunferência do bloco, para saírem do local do enxerto, resultando em volume ósseo inadequado no local final do implante proposto.[145]

A cobertura de tecido sem tensão é a variável mais crítica na prevenção da abertura da linha de incisão. A experiência de um clínico na manipulação de tecidos moles afeta esse aspecto da regeneração óssea mais do que qualquer outra parte da cirurgia de regeneração óssea. À medida que o clínico ganha mais experiência no manejo de tecidos delicados e começa a entender a manutenção de um fechamento de retalho sem tensão, problemas com o enxerto e a exposição da membrana se tornarão uma ocorrência incomum.

A superfície interna de um retalho descolado é revestida com o periósteo: uma camada fina e densa de tecido que não pode ser esticada. É impossível esticar o retalho de tecido mole sobre o local do enxerto sem primeiro cortar essa camada de tecido. Tal "liberação do tecido" é realizada com a preparação de uma incisão relaxante clara e contínua através do periósteo, expondo as camadas elásticas de tecido subjacentes que podem ser liberadas para expansão do retalho sobre o local do enxerto alargado. Como essa incisão perfura a camada periosteal, as duas bordas se separam claramente, permitindo que o tecido elástico abaixo do periósteo se estique. Uma tesoura afiada de Metzenbaum é então colocada no espaço abaixo do periósteo e, conforme as pontas da tesoura são abertas, o tecido se solta facilmente e as bordas se separam mais. Isso é repetido até que o retalho completo seja esticado sobre o local do enxerto e 5 mm além da margem oposta do retalho.

No caso de abertura de uma linha de incisão, o paciente deve ser colocado em um protocolo de monitoramento frequente para observar o *status* do material de enxerto e qualquer material de enxerto presente. A microflora oral deve ser controlada com o uso de bochecho diário com clorexidina. O clínico não deve tentar suturar o local novamente porque as margens de cicatrização ao longo das linhas de incisão apresentam tecido que não pode, naquele momento, suportar a pressão de outra sutura sob tração.

Se ocorrer deiscência do enxerto, deve-se permitir que a ferida cicatrize por segunda intenção. Ressuturar a abertura de uma linha de incisão raramente é bem-sucedido e geralmente resultará em uma deiscência maior. O enxerto em bloco pode ser contornado novamente com uma broca diamantada para reduzir o volume do osso exposto. O osso acima das margens do tecido circundante é desbastado, o que também remove o biofilme. Esse procedimento é repetido a cada 2 a 4 semanas até que o local seja fechado (Figuras 38.42 e 38.43).

Mobilidade do bloco

A mobilidade de um enxerto autógeno durante o processo de cicatrização quase sempre resultará em uma falha do enxerto. A mobilidade do bloco impede a integração adequada do osso recém-formado e, eventualmente, levará à invasão de tecidos moles entre o bloco e o local receptor. A fixação rígida do enxerto em bloco no local do osso receptor é crítica para o sucesso no processo regenerativo. Embora a regeneração com enxerto em bloco esteja relacionada ao conceito de "barreira por volume", o micromovimento muitas vezes contribui para uma ligação fraca entre o enxerto cortical e o local receptor. Isso fará com que o bloco se separe da crista à medida que a pressão é colocada na interface entre o osso nativo e o bloco integrado como resultado da inserção do implante na osteotomia. A causa mais comum de

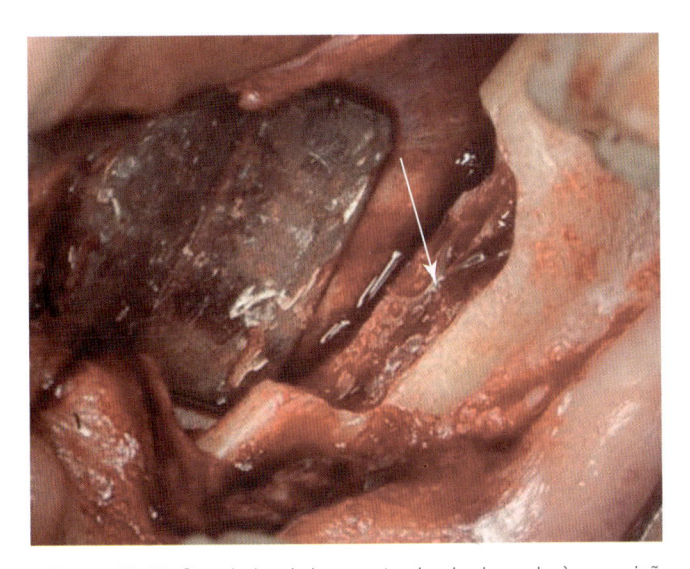

• **Figura 38.41** Grande local de enxerto doador levando à exposição do nervo alveolar inferior (*seta*) com comprometimento neurossensorial associado. (De Caldwell CS. Bone grafting complications. In: Resnik RR, Misch CE, eds. *Misch's Avoiding Complications in Oral Implantology.* St Louis, MO: Elsevier; 2018.)

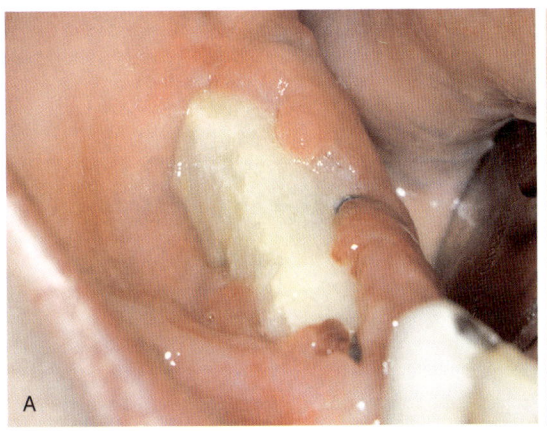

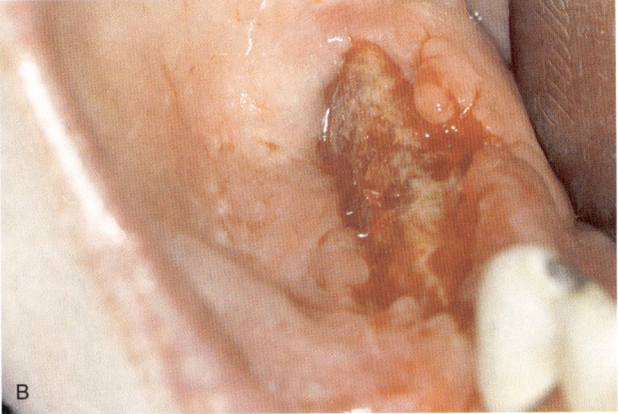

• **Figura 38.42 A.** A abertura da linha de incisão ou deiscência do bloco é uma complicação dos enxertos ósseos em bloco. **B.** O tecido mole não deve ser ressuturado sobre o enxerto que decai durante os primeiros meses. Em vez disso, o bloco é contornado de modo que o osso acima das margens do tecido seja removido. A área é deixada para cicatrizar por segunda intenção.

mobilidade do enxerto é a fixação insuficiente ou pressão de uma prótese no pós-operatório.

A fixação inicial de um enxerto em bloco deve ser obtida quando o bloco é originalmente colocado no local receptor. Qualquer movimento do bloco durante o processo de cicatrização interromperá a formação de um coágulo estável ao redor das células em migração e um bloco solto não se integrará ao osso hospedeiro. Idealmente, dois parafusos de fixação devem ser usados em cada enxerto em bloco, eliminando qualquer micromovimento do bloco durante o processo de cicatrização.

O local receptor deve ser preparado para uma grande aproximação da superfície do enxerto em bloco ao local receptor. O bloco deve ser embutido no local do receptor, e as partículas de osso medular ou aloenxerto devem ser inseridas ao redor da circunferência, preenchendo quaisquer discrepâncias. A prótese provisória deve ser ajustada para evitar qualquer contato com o local do enxerto, e a flange vestibular deve ser removida em qualquer prótese removível para limitar o micromovimento.

Os parafusos de fixação devem ser encaixados no osso subjacente o suficiente para fornecer um suporte rígido do enxerto. Um eixo mais longo no parafuso de suporte pode ser necessário para obter a fixação do rebordo em osso macio. Os parafusos devem ter uma ponta autorrosqueável e o orifício de preparação deve ser preparado a uma profundidade suficiente para evitar que a haste do parafuso atinja o osso cortical denso. O excesso de pressão de inserção em um parafuso que passa por osso muito denso sem um preparo de profundidade adequado pode contribuir para a quebra da cabeça do parafuso durante sua inserção. Os parafusos de fixação mais recentes possuem uma ponta de parafuso autorrosqueável pontiaguda que ajuda na sua inserção.

Se ocorrer micromovimento do enxerto em bloco durante a cirurgia, o bloco deve ser removido e os parafusos substituídos por parafusos de fixação mais longos ou mais largos. Se o movimento ocorrer durante a fase de cicatrização, o bloqueio deve ser monitorado cuidadosamente; no entanto, provavelmente será necessário removê-lo (Figura 38.44).

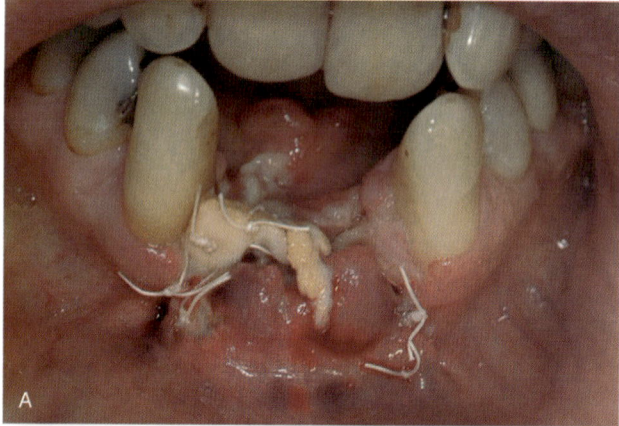

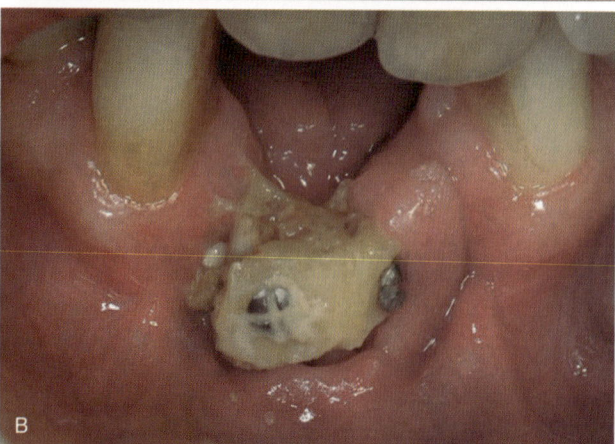

• **Figura 38.43 Consequências da ressutura de uma abertura de linha de incisão. A.** Linha de incisão aberta 2 semanas após a cirurgia e tratada com ressutura. **B.** Seis semanas pós-ressutura mostrando abertura significativa da linha de incisão.

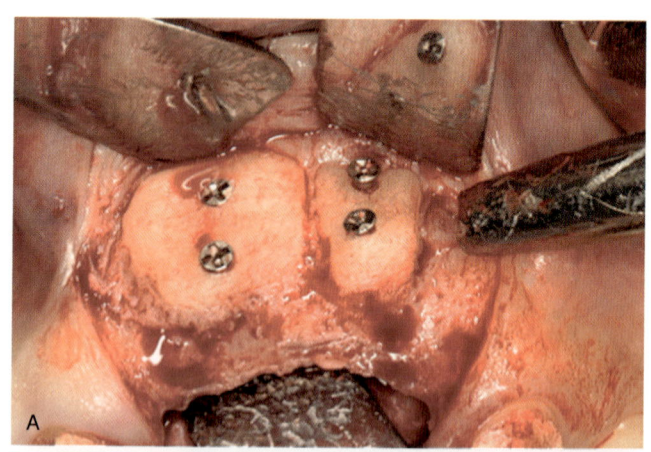

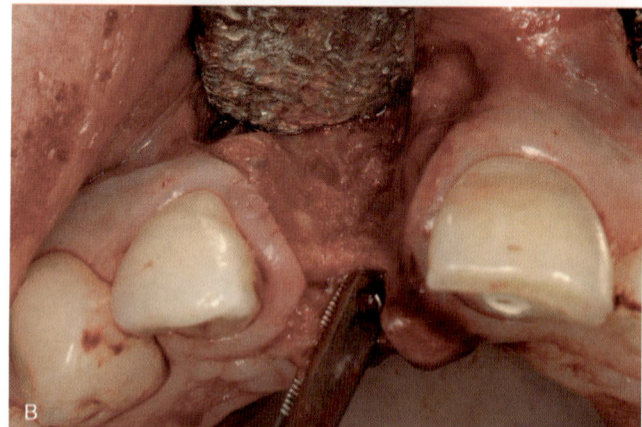

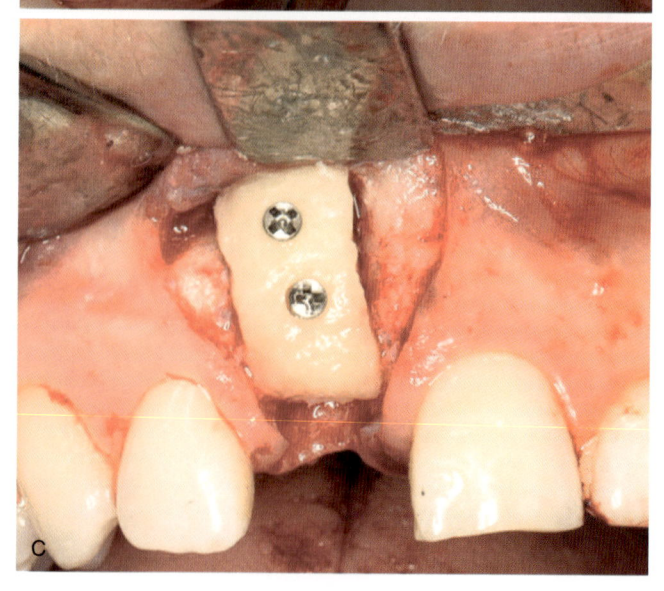

• **Figura 38.44 Prevenção da mobilidade do enxerto. A.** Dois parafusos precisam ser colocados para evitar micromovimentos durante a cicatrização. **B.** O local doador precisa ser preparado para minimizar o "movimento" do enxerto quando fixado. **C.** O bloco do enxerto se encaixa com segurança no local do hospedeiro.

Irritação do tecido mole de um parafuso de fixação com extensão excessiva

Durante a cirurgia relacionada ao implante, parafusos de fixação óssea são rotineiramente colocados na crista óssea por várias razões. É comum a extremidade de um parafuso estender-se além da placa cortical lingual ou palatina. Quando isso ocorre, o parafuso extenso demais pode causar desconforto. Parafusos excessivamente extensos podem ser uma fonte de irritação para o tecido mole fino na face lingual da mandíbula. O movimento da mucosa fina e da língua contra a ponta afiada do parafuso pode causar um pouco de desconforto. Isso geralmente não é um problema na maxila, onde a natureza mais espessa do tecido palatino atua como um tampão protetor.

Para evitar essa complicação, a colocação do parafuso deve ser seguida por uma inspeção visual da superfície oposta do osso cortical e uma revisão digital de quaisquer áreas com problemas potenciais que precisem de correção. A única maneira de tratar um parafuso superestendido envolve o descolamento do retalho para fornecer acesso para a remoção da superextensão ou remoção total do parafuso. A remoção do parafuso geralmente não é uma solução razoável, pois exigiria a reflexão do tecido que recobre o local do enxerto em maturação e a ruptura do enxerto quando o parafuso é removido (Figura 38.45).

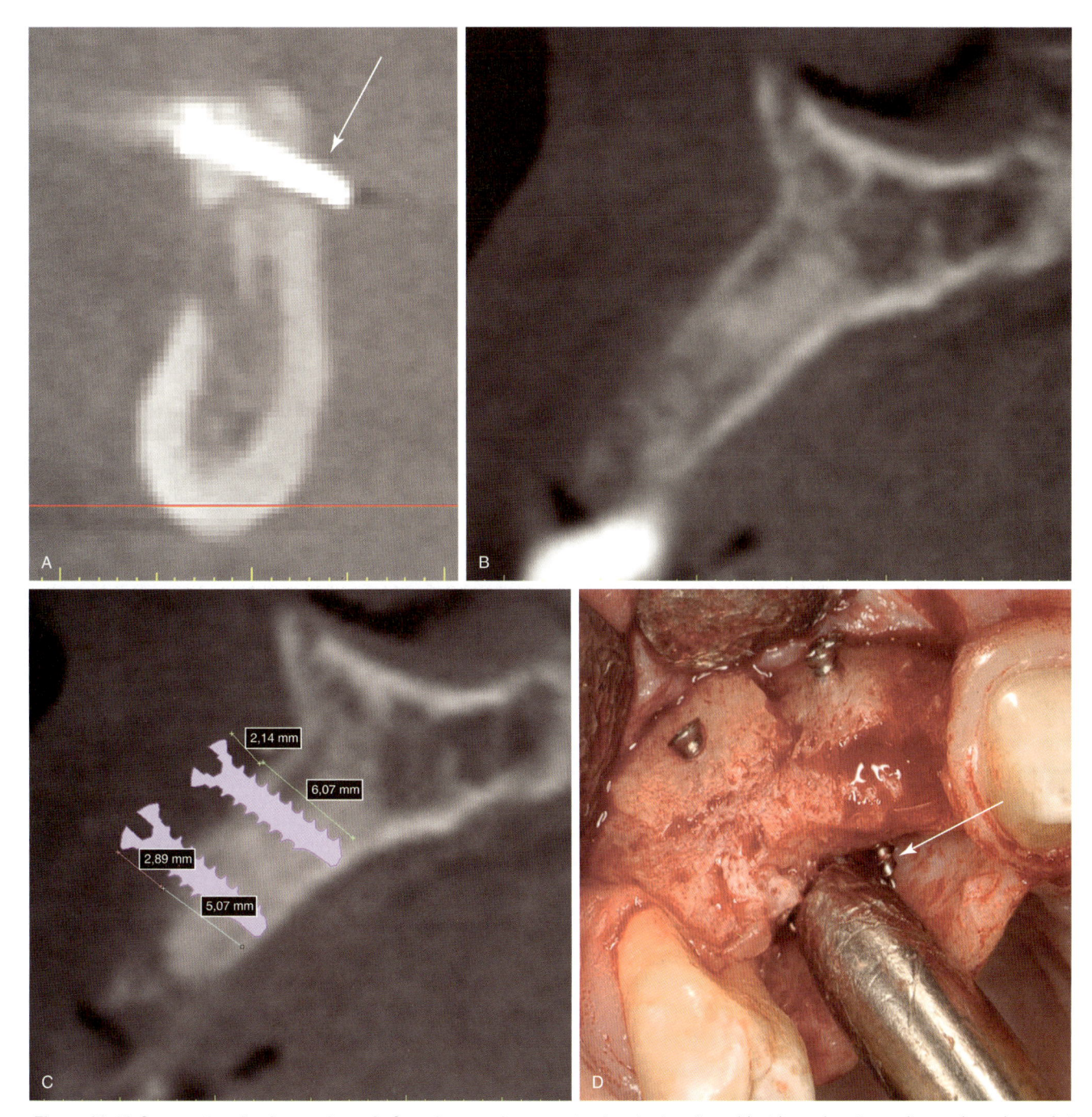

● **Figura 38.45 Superextensão do parafuso. A.** Quando o parafuso se estende pela placa lingual (*seta*), geralmente resulta em dor e desconforto para o paciente. **B.** Avaliação pré-operatória do parafuso de fixação. **C.** Idealmente, o parafuso de fixação deve exibir estabilização bicortical e as mensurações de comprimento podem ser determinadas por meio de mensurações tomográficas computadorizadas de feixe cônico. **D.** A ponta saliente deste parafuso de fixação foi visualizada. *(De Caldwell CS. Bone grafting complications. In: Resnik RR, Misch CE, eds. Misch's Avoiding Complications in Oral Implantology. St. Louis, MO: Elsevier; 2018.)*

Instalação do implante

Como os enxertos de doadores mandibulares apresentam reabsorção mínima, os ganhos previsíveis no volume ósseo permitem a instalação do implante na maioria dos locais planejados. Um plano de tratamento em estágios com instalação do implante após a cicatrização do enxerto é o método preferido de reconstrução. Relatos sobre a inserção simultânea do implante durante a colocação do enxerto ósseo revelaram complicações, como fratura do enxerto em bloco, deiscência da ferida com exposição de implantes e enxerto e uma taxa de falha de implante mais alta em comparação com uma abordagem em estágios.[38-40,46,55,146] Além disso, o contato ósseo diminuído foi encontrado em torno dos implantes de titânio instalados simultaneamente com os enxertos autógenos.[12,30,85,147] Uma cirurgia estagiada permite a instalação do implante para o alinhamento protético ideal sem a preocupação de fixação ou remodelação do enxerto. O estadiamento da instalação do implante também fornece uma vascularização melhorada do osso transplantado, pois a área de superfície exposta é aumentada e desimpedida por biomaterial inerte.[53,148] Também permite qualquer aumento imprevisto na reabsorção do enxerto e deve fornecer uma base mais estável. A interface osso-implante deve ser melhorada, pois a superfície do implante está em contato próximo com o enxerto ósseo já incorporado. Os enxertos ósseos autógenos oferecem uma qualidade melhorada de osso em momentos anteriores de cicatrização em comparação com enxertos ósseos alogênicos ou técnicas de regeneração óssea guiada.[38,58,87,149-151] A densidade dos enxertos ósseos mandibulares em bloco cicatrizados foi encontrada entre D1 a D2, independentemente da qualidade original do local receptor.[38,44,58] Uma sequência de perfuração apropriada para osso denso pode ser necessária para a instalação atraumática do implante. A cirurgia de implante ativa a formação óssea e induz a remodelação interfacial com manutenção óssea, mesmo em condições sem carga.[152,153] Após a integração, recomenda-se uma carga óssea progressiva sobre os implantes.[154] Nos casos de implantes que receberam carga, não foi observada a reabsorção adicional do enxerto.[155-158]

Resumo

Os enxertos ósseos autógenos são o único tipo de material de enxerto que cicatriza por meio da osteogênese, osteoindução e osteocondução. O osso retirado da região maxilofacial oferece várias vantagens na reconstrução da crista residual para a instalação do implante. As áreas doadoras intraorais requerem apenas um campo operacional, o que diminui o tempo cirúrgico e anestésico. Maiores enxertos ósseos em bloco podem ser coletados da sínfise, do corpo ou do ramo mandibular. O autoenxerto particulado pode ser coletado da tuberosidade maxilar, toros extraósseos, osteoplastia de crista, locais de extração, osteotomia de implante e dispositivos de coleta óssea. Esses enxertos requerem um curto período de cicatrização e apresentam reabsorção mínima, mantendo sua qualidade densa. A morbidade da retirada do enxerto é baixa e as complicações geralmente resultam em apenas uma debilitação temporária. O uso dessas técnicas permite a instalação de implantes em posições ideais para uma ótima estética e suporte funcional.

Referências bibliográficas

1. Misch CE, Dietsh F. Bone grafting materials in implant dentistry. *Implant Dent.* 1993;2:158–167.
2. Buser D, Bragger U, Lang NP, et al. Regeneration and enlargement of jaw bone using guided tissue regeneration. *Clin Oral Implant Res.* 1990;1:22–32.
3. Lekholm U, Becker W, Dahlin C, et al. The role of early vs. late removal of GTAM membranes on bone formation around oral implants placed in immediate extraction sockets: an experimental study in dogs. *Clin Oral Implant Res.* 1993;4:121–129.
4. Palmer RM, Floyd PD, Palmer PJ, et al. Healing of implant dehiscence defects with and without expanded polytetrafluoroethylene membranes: a controlled clinical and histological study. *Clin Oral Implant Res.* 1994;5:98–104.
5. Jovanovic SA, Schenk RK, Orsini M, et al. Supracrestal bone formation around dental implants: an experimental dog study. *Int J Oral Maxillofac Implants.* 1995;10:23–31.
6. Pinholt EM, Haanaes HR, Donath K, et al. Titanium implant insertion into dog alveolar ridges augmented by allogenic material. *Clin Oral Implant Res.* 1994;5:213–219.
7. Becker W, Lekholm U, Dahlin C, et al. The effect of clinical loading on bone regenerated by GTAM barriers: a study in dogs. *Int J Oral Maxillofac Implants.* 1994;9:305–313.
8. Lang NP, Hammerle CHF, Bragger U, et al. Guided tissue regeneration in jawbone defects prior to implant placement. *Clin Oral Implant Res.* 1994;5:92–97.
9. Simion M, Baldoni M, Rossi P, et al. A comparative study of the effectiveness of e-PTFE membranes with and without early exposure during the healing period. *Int J Periodont Rest Dent.* 1994;14:167–180.
10. Simion M, Trisi P, Piatelli A. Vertical ridge augmentation using a membrane technique associated with osseointegrated implants. *Int J Periodont Rest Dent.* 1994;14:497–511.
11. Fritz ME, Malmquist J, Koth D, et al. The use of guided bone regeneration to fill large mandibular defects in monkeys: a pilot study. *Int J Oral Maxillofac Implants.* 1994;9:644–652.
12. Becker W, Schenk R, Higuchi K, et al. Variations in bone regeneration adjacent to implants augmented with barrier membranes alone or with demineralized freeze-dried bone or autologous grafts: a study in dogs. *Int J Oral Maxillofac Implants.* 1995;10:143–154.
13. Caplanis N, Sigurdsson TJ, Rohrer MD, et al. Effect of allogeneic, freeze-dried, demineralized bone matrix on guided bone regeneration in supra-alveolar peri-implant defects in dogs. *Int J Oral Maxillofac Implants.* 1997;12:634–642.
14. Hammack BL, Enneking WF. Comparative vascularization of autogenous and homogenous bone transplants. *J Bone Joint Surg.* 1960;42A:811.
15. Male AJ, Gasser J, Fonseca RJ, et al. Comparison of onlay autologous and allogenic bone grafts to the maxilla in primates. *J Oral Maxillofac Surg.* 1983;42:487–499.
16. Boyne PJ. Performance of bone grafts in reconstructive surgery. In: Williams EF, ed. *Biocompatibility of Tissue Analogs.* Boca Raton, Fla: CRC Press; 1985:(2).
17. Burchardt H. Biology of bone transplantation. *Orthop Clin North Am.* 1987;18:187–195.
18. Marx RE. Biology of bone grafts. *Oral Maxillofac Surg Knowl Update.* 1994;1:3–17.
19. Cordaro L, Amade DS, Cordaro M. Clinical results of alveolar ridge augmentation with mandibular block bone grafts in partially edentulous patients prior to implant placement. *Clin Oral Implants Res.* 2002;13:103–111.
20. Misch CE. Use of mandibular ramus as a donor site for onlay bone grafting. *J Oral Implantol.* 2000;26:42–49.
21. Proussaefs P, Lozada J, Kleinman A, Roaher MD. The use of ramus autogenous block grafts for vertical alveolar ridge augmentation and implant placement: a pilot study. *Int J Oral Maxillofac Implants.* 2002;17:238–248.
22. Proussaefs P, Lozada J. The use of intraorally harvested autogenous block grafts for vertical alveolar ridge augmentation: a human study. *Int J Periodontics Rest Dent.* 2005;25:351–363.
23. Proussaefs P. Clinical and histologic evaluation of the use of mandibular tori as donor site for mandibular block autografts: report of three cases. *Int J Periodont Res Dent.* 2006;26:43–51.
24. Schwartz-Arad D, Levin L. Multitier technique for bone augmentation using intraoral autogenous bone blocks. *Implant Dent.* 2007;16:5–12.

25. Schwartz-Arad D, Levin L. Intraoral autogenous block onlay bone grafting for extensive reconstruction of atrophic maxillary alveolar ridges. *J Periodontol*. 2005;76:636–641.
26. Schwartz-Arad D, Levin L, Sigal L. Surgical success of intra-oral autogenous block onlay bone grafting for alveolar ridge augmentation. *Implant Dent*. 2005;14:131–138.
27. Garg AK, Morales MJ, Navarro I, et al. Autogenous mandibular bone grafts in the treatment of the resorbed maxillary anterior alveolar ridge: rationale and approach. *Implant Dent*. 1998;7:167–176.
28. Cranin AN, Katzap M, Demirdjan E, et al. Autogenous bone ridge augmentation using the mandibular symphysis as a donor. *J Oral Implantol*. 2001;27:43–47.
29. Brånemark PI, Lindstrom J, Hallen O, et al. Reconstruction of the defective mandible. *Scand J Plast Reconstr Surg*. 1975;9:116–128.
30. Breine U, Brånemark PI. Reconstruction of alveolar jaw bone. *Scand J Plast Reconstr Surg*. 1980;14:23–48.
31. Keller EE, van Roekel NB, Desjardins RP, et al. Prosthetic-surgical reconstruction of the severely resorbed maxilla with iliac bone grafting and tissue-integrated prostheses. *Int J Oral Maxillofac Implants*. 1987;2:155–165.
32. Listrom RD, Symington JM. Osseointegrated dental implants in conjunction with bone grafts. *Int J Oral Maxillofac Surg*. 1988;17:116–118.
33. Kahnberg KE, Nystrom L, Bartholdsson L. Combined use of bone grafts and Brånemark fixtures in the treatment of severely resorbed maxillae. *Int J Oral Maxillofac Implants*. 1989;4:297–304.
34. Misch CE, Dietsh F. Endosteal implants and iliac crest grafts to restore severely resorbed totally edentulous maxillae: a retrospective study. *J Oral Implantol*. 1994;20:100–110.
35. Joshi A, Kostakis GC. An investigation of post-operative morbidity following iliac crest graft harvesting. *Br Dent J*. 2004;196:167–171.
36. Sindet-Pedersen S, Enemark H. Reconstruction of alveolar clefts with mandibular or iliac crest bone grafts: a compa-rative study. *J Oral Maxillofac Surg*. 1990;48:554–558.
37. Borstlap WA, Heidbuchel KLWM, Freihofer HPM, et al. Early secondary bone grafting of alveolar cleft defects: a comparison between chin and rib grafts. *J Cranio Max Fac Surg*. 1990;18:201–205.
38. Misch CM, Misch CE, Resnik R, et al. Reconstruction of maxillary alveolar defects with mandibular symphysis grafts for dental implants: a preliminary procedural report. *Int J Oral Maxillofac Implants*. 1992;7:360–366.
39. Jensen J, Sindet-Pedersen S. Autogenous mandibular bone grafts and osseointegrated implants for reconstruction of the severely atrophied maxilla: a preliminary report. *J Oral Maxillofac Surg*. 1991;49:1277–1287.
40. Jensen J, Sindet-Pedersen S, Oliver AJ. Varying treatment strategies for reconstruction of maxillary atrophy with implants: results in 98 patients. *J Oral Maxillofac Surg*. 1994;52:210–216.
41. Misch CM, Misch CE. The repair of localized severe ridge defects for implant placement using mandibular bone grafts. *Implant Dent*. 1995;4:261–267.
42. Misch CM. Ridge augmentation using mandibular ramus bone grafts for the placement of dental implants: presentation of a technique. *Prac Periodont Aesth Dent*. 1996;8:127–135.
43. Aalam AA, Nowzari H. Mandibular cortical bone grafts part 1: anatomy, healing process, and influencing factors. *Compend Contin Educ Dent*. 2007;28:206–212.
44. Misch CM. Comparison of intraoral donor sites for onlay grafting prior to implant placement. *Int J Oral Maxillofac Implants*. 1997;12:767–776.
45. Misch CM. Enhance maxillary implant sites through symphysis bone graft. *Dent Implant Update*. 1991;2:101–104.
46. Smith JD, Abramson M. Membranous vs. endochondral bone autografts. *Arch Otolaryngol*. 1974;99:203.
47. Zins JE, Whitaker LA. Membranous vs endochondral bone autografts: implications for craniofacial reconstruction. *Plast Reconstruct Surg*. 1983;72:778.
48. Kusiak JF, Zins JE, Whitaker LA. The early revascularization of membranous bone. *Plast Reconstr Surg*. 1985;76:510–514.
49. Lin KY, Bartlett SP, Yaremchuk MJ, et al. The effect of rigid fixation on the survival of onlay bone grafts: an experimental study. *Plast Reconstruct Surg*. 1990;86:449–456.
50. Rabie ABM, Dan Z, Samman N. Ultrastructural identification of cells involved in the healing of intramembranous and endochondral bones. *Int J Oral Maxillofac Surg*. 1996;25:383–388.
51. Miller NA, Penaud J, Kohler C, et al. Regeneration of bone graft donor sites. *Clin Oral Implants Res*. 1999;10:326–330.
52. Avery JK. Development of cartilages and bones of the facial skeleton. In: Avery JK, ed. *Oral Development and Histology*. New York: Thieme Medical Publishers; 1994.
53. Marx RE. The science of reconstruction. In: Bell WH, ed. *Modern Practice in Orthognathic and Reconstructive Surgery*. Philadelphia: WB Saunders; 1992.
54. Shirota T, Ohno K, Motohashi M, et al. Histologic and microradiologic comparison of block and particulate cancellous bone and marrow grafts in reconstructed mandibles being considered for dental implant placement. *J Oral Maxillofac Surg*. 1996;54:15–20.
55. Lu M, Rabie AB. Quantitative assessment of early healing of intramembranous and endochondral autogenous bone grafts using micro-computed tomography and Q-win image analyzer. *Int J Oral Maxillofac Surg*. 2004;33:369–376.
56. Lu M, Rabie AB. Macroarchitecture of rabbit mandibular defects grafted with intramembranous or endochondral bone shown by micro-computed tomography. *Br J Oral Maxillofac Surg*. 2003;41:385–391.
57. Ozaki W, Buchman SR. Volume maintenance of onlay bone grafts in the craniofacial skeleton: micro-architecture versus embryologic origin. *Plast Reconstr Surg*. 1998;102:291–299.
58. Glowacki J. In: discussion of Kusiak JF, Zins JE, Whitaker LA: *The early revascularization of membranous bone. Plast Reconstr Surg*. 1985;76:515.
59. Rosenthal AH, Buchman SR. Volume maintenance of inlay bone grafts in the craniofacial skeleton. *Plast Reconstr Surg*. 2003;112:802–811.
60. Sharawy M, El-Shazly D, Um IW, et al. Fate of allogeneic cranial bone grafted to rabbit mandible (abstract 1015). *J Dent Res*. 1996;75.
61. Takikawa S, Bauer TW, Kambic H, et al. Comparative evaluation of the osteoinductivity of two formulations of human demineralized bone matrix. *J Biomed Mater Res A*. 2003;65:37–42.
62. Martin GJ, Boden SD, Titus L, et al. New formulations of demineralized bone matrix as a more effective bone graft alternative in experimental posterior lateral lumbar spine arthrodesis. *Spine*. 1999;24:637.
63. Finkleman RD, Eason AL, Rakijian DR, et al. Elevated IGF-II and TGF-B concentrations in human calvarial bone: potential mechanism for increased graft survival and resistance to osteoporosis. *Plast Reconstr Surg*. 1994;93:732–738.
64. Hardesty RA, Marsh JL. Craniofacial onlay bone grafting: a prospective evaluation of graft morphology, orientation and embryonic origin. *Plast Reconstr Surg*. 1990;85:5–14.
65. Manson PN. Facial bone healing and bone grafts: a review of clinical physiology. *Clin Plast Surg*. 1994;21:331–348.
66. Alberius P, Gordh M, Linberg L, et al. Influence of surrounding soft tissues on onlay bone graft incor-poration. *Oral Surg Oral Med Oral Pathol*. 1996;82:22–33.
67. Lew D, Marino AA, Startzell JM, et al. A comparative study of osseointegration of titanium implants in corticocancellous block and corticocancellous chip grafts in canine ilium. *J Oral Maxillofac Surg*. 1994;52:952–958.
68. Wong RW, Rabie AB. A quantitative assessment of the healing of intramembranous and endochondral autogenous bone grafts. *Eur J Orthod*. 1999;21:119–126.
69. Buser D, Dula K, Belser UC, et al. Localized ridge augmentation using guided bone regeneration. II. Surgical procedure in the mandible. *Int J Periodont Rest Dent*. 1995;15:11–29.
70. Roberts WE, Garetto LP, DeCastro RA. Remodeling of devitalized bone threatens periosteal margin integrity of endosseous

titanium implants with threaded or smooth surfaces: indications for provisional loading and axially directed occlusion. *J Ind Dent Assoc.* 1989;68:19–24.
71. Schenk RK. Bone regeneration: biologic basis. In: Buser D, Dahlin C, Schenk RK, eds. *Guided Bone Regeneration in Implant Dentistry.* Chicago: Quintessence; 1994.
72. Buser D, Dula K, Hirt HP, et al. Lateral ridge augmentation using autografts and barrier membranes: a clinical study with 40 partially edentulous patients. *J Oral Maxillofac Surg.* 1996;54:420–432.
73. Misch CE. Density of bone: effect on treatment plans, surgical approach, healing and progressive bone loading. *Int J Oral Implantol.* 1990;6:23–31.
74. Sennerby L, Thomsen P, Ericson LE. A morphometric and biomechanic comparison of titanium implants inserted in rabbit cortical and cancellous bone. *Int J Oral Maxillofac Implants.* 1992;7:62–71.
75. Bidez M, Misch CE. Issues in bone mechanics related to oral implants. *Implant Dent.* 1992;1:289–294.
76. Collins TA. Onlay bone grafting in combination with Brånemark implants. *Oral Maxillofac Surg Clin North Am.* 1991;3:893–902.
77. ten Bruggenkate CM, Kraaijenhagen HA, van der Kwast WA, et al. Autogenous maxillary bone grafts in conjunction with placement of I.T.I. endosseous implants: a preliminary report. *Int J Oral Maxillofac Surg.* 1992;21:81–84.
78. Rosenquist JB, Nystrom E. Occlusion of the incisal canal with bone chips. *Int J Oral Maxillfac Surg.* 1992;21:210–211.
79. Bahat O, Fontanesi RV, Preston J. Reconstruction of the hard and soft tissues for optimal placement of osseointegrated implants. *Int J Periodont Rest Dent.* 1993;13:255–275.
80. Collins TA, Nunn W. Autogenous veneer grafting for improved esthetics with dental implants. *Compend Contin Educ Dent.* 1994;15:370–376.
81. Becker W, Becker BE, Polizzi G, et al. Autogenous bone grafting of bone defects adjacent to implants placed into immediate extraction sockets in patients: a prospective study. *Int J Oral Maxillofac Implants.* 1994;9:389–396.
82. Becker W, Becker BE, Caffesse R. A comparison of demineralized freeze-dried bone and autologous bone to induce bone formation in human extraction sockets. *J Periodontol.* 1994;65:1128–1133.
83. Raghoebar GM, Batenburg RHK, Vissink A, et al. Augmentation of localized defects of the anterior maxillary ridge with autogenous bone before insertion of implants. *J Oral Maxillofac Surg.* 1996;54:1180–1185.
84. Friberg B. Bone augmentation at single-tooth implants using mandibular grafts: a one-stage surgical procedure. *Int J Periodont Rest Dent.* 1995;15:437–445.
85. Lustmann J, Lewinstein I. Interpositional bone grafting technique to widen narrow maxillary ridge. *Int J Oral Maxillofac Implants.* 1995;10:568–577.
86. Lazzara R. Transplantation of a preosseointegrated implant from the mental area to a maxillary sinus graft. *Int J Periodont Rest Dent.* 1995;15:539–547.
87. Williamson RA. Rehabilitation of the resorbed maxilla and mandible using autogenous bone grafts and osseointegrated implants. *Int J Oral Maxillofac Implants.* 1996;11:476–488.
88. Triplett RG, Schow S. Autologous bone grafts and endosseous implants: complementary techniques. *J Oral Maxillofac Surg.* 1996;54:486–494.
89. Boyne PJ. Bone grafts: materials. In: Boyne PJ, ed. *Osseous Reconstruction of the Maxilla and the Mandible: Surgical Techniques Using Titanium Mesh and Bone Mineral.* Chicago: Quintessence; 1996.
90. von Arx T, Hardt N, Wallkamm B. The TIME technique: a new method for localized alveolar ridge augmentation prior to placement of dental implants. *Int J Oral Maxillofac Implants.* 1996;11:387–394.
91. Chiapasco M, Zaniboni M, Rimondini L. Autogenous onlay bone grafts vs. alveolar distraction osteogenesis for the correction of vertically deficient edentulous ridges: a 2-4 year prospective study on humans. *Clin Oral Implant Res.* 2007;18:432–440.
92. Garber DA, Belser UC. Restoration-driven implant placement with restoration-generated site development. *Compend Contin Educ Dent.* 1995;16:796–804.
93. Mecall RA, Rosenfeld AL. The influence of residual ridge resorption patterns on fixture placement and tooth position in the partially edentulous patient. Part III. Presurgical assessment of ridge augmentation requirements. *Int J Periodont Rest Dent.* 1996;16:323–337.
94. Rosenfeld AL, Mecall RA. The use of interactive computed tomography to predict the esthetic and functional demands of implant-supported prostheses. *Compend Contin Educ Dent.* 1996;17:1125–1144.
95. Sarment DP, Misch CE. Scannographic templates for novel pre-implant planning methods. *Int Mag Oral Implan.* 2002;4:16–22.
96. Albrektsson T. Repair of bone grafts: a vital microscopic and histologic investigation in the rabbit. *Scand J Plast Reconstr Surg.* 1980;14:1–12.
97. Cutright B, Quillopa N, Schubert W. An anthropometric study of the key foramina for maxillofacial surgery. *J Oral Maxillofac Surg.* 2003;61:354–357.
98. Montazem A, Valauri DV, St-Hilaire H, et al. The mandibular symphysis as a donor site in maxillofacial bone grafting: a qualitative anatomic study. *J Oral Maxillofac Surg.* 2000;58:1368–1371.
99. Gapski R, Wang HL, Misch CE. Management of incision design in symphysis graft procedures: a review of the literature. *J Oral Implant.* 2001;26. 13243-13142.
100. Suer BT, Yaman Z. Harvesting mandibular ramus bone grafts using ultrasonic surgical device: report of 20 cases. *J Dent Oral Disord Ther.* 2014;2(1):5.
101. Nelson Stanley J. *Wheeler's Dental Anatomy, Physiology and Occlusion-E-Book.* Elsevier Health Sciences; 2014.
102. Buhr W, Coulon JP. Limits of the mandibular symphysis as a donor site for bone grafts in early secondary cleft palate osteoplasty. *Int J Oral Maxillofac Surg.* 1996;25:389–393.
103. Kaufman E, Wang PD. Localized vertical maxillary ridge augmentation using symphyseal bone cores: a technique and case report. *Int J Oral Maxillofac Implants.* 2003;18:293–298.
104. Rajchel J, Ellis E, Fonseca RJ. The anatomical location of the mandibular canal: its relationship to the sagittal ramus osteotomy. *Int J Adult Orthod Orthognath Surg.* 1986;1:37.
105. Smith BR, Rajchel JL. II. Anatomic considerations in mandibular ramus osteotomies. In: Bell WH, ed. *Modern Practice in Orthognathic and Reconstructive Surgery.* Philadelphia: WB Saunders; 1992.
106. Hall HD. Intraoral surgery. In: Bell WH, ed. *Modern Practice in Orthognathic and Reconstructive Surgery.* Philadelphia: WB Saunders; 1992.
107. Gungormus M, Yavuz MS. The ascending ramus of the mandible as a donor site in maxillofacial bone grafting. *J Oral Maxillofac Surg.* 2002;60:1316–1318.
108. Wood RM, Moore DL. Grafting of the maxillary sinus with intraorally harvested autogenous bone prior to implant placement. *Int J Oral Maxillofac Implants.* 1988;3:209–214.
109. Wheeler S, Holmes RE, Calhoun CJ. Six-year clinical and histologic study of sinus-lift grafts. *Int J Oral Maxillofac Implants.* 1996;11:26–34.
110. Berry RL, Edwards RC, Paxton MC. Nasal augmentation using the mandibular coronoid as an autogenous graft: report of case. *J Oral Maxillofac Surg.* 1994;52:633–638.
111. McLoughlin PM, Hopper C, Bowley NB. Hyperplasia of the mandibular coronoid process: an analysis of 31 cases and a review of the literature. *J Oral Maxillofac Surg.* 1995;53:250–255.
112. Koury ME. Complications of mandibular fractures. In: Kaban LB, Pogrel MA, Perrott DH, eds. *Complications in Oral and Maxillofacial Surgery.* Philadelphia: WB Saunders; 1997.
113. Trauner R, Obwegeser H. The surgical correction of mandibular prognathism and retrognathia with consideration of genioplasty. Part I. Surgical procedures to correct mandibular prognathism and reshaping of the chin. *Oral Surg.* 1957;10:677.

114. DalPont G. Retromolar osteotomy for correction of prognathism. *J Oral Surg.* 1961;19:42.
115. Hunsuck EE. Modified intraoral splitting technique for correction of mandibular prognathism. *J Oral Surg.* 1968;26:250.
116. Epker BN. Modifications in the sagittal osteotomy of the mandible. *J Oral Surg.* 1977;35:157.
117. Bell WH, Schendel SA. Biologic basis for modification of the sagittal ramus split operation. *J Oral Surg.* 1977;34:362.
118. Heggie AAC. The use of mandibular buccal cortical grafts in bimaxillary surgery. *J Oral Maxillofac Surg.* 1993;51:1282–1283.
119. Jensen J, Reiche-Fischel O, Sindet-Pedersen S. Autogenous mandibular bone grafts for molar augmentation. *J Oral Maxillofac Surg.* 1995;53:88–90.
120. Clavero J, Lundgren S. Ramus or chin grafts for maxillary sinus inlay and local onlay augmentation: Comparison of donor site morbidity and complications. *Clin Implant Dent Relat Res.* 2003;5:154.
121. Whitaker LA. Biological boundaries: a concept in facial skeletal restructuring. *Clin Plast Surg.* 1989;16:1.
122. Nyman S, Lang NP, Buser D, et al. Bone regeneration adjacent to titanium dental implants using guided tissue regeneration. A report of two cases. *Int J Oral Maxillofac Implants.* 1990;5:9–14.
123. Marx RE, Snyder RM, Kline SN. Cellular survival of human marrow during placement of marrow cancellous bone grafts. *J Oral Surg.* 1979;37:712–718.
124. Steiner M, Ramp WK. Short-term storage of freshly harvested bone. *J Oral Maxillofac Surg.* 1988;46:868–871.
125. Thompson N, Casson JA. Experimental onlay bone grafts to the jaws: a preliminary study in dogs. *Plast Reconstr Surg.* 1970;46:341–349.
126. Knize D. The influence of periosteum and calcitonin on onlay bone graft survival. *Plast Reconstr Surg.* 1974;53:190–199.
127. Fonseca RJ, Clark PJ, Burkes EJ, et al. Revascularization and healing of onlay particulate autologous bone grafts in primates. *J Oral Surg.* 1980;38:572–577.
128. Dado DV, Izquierdo R. Absorption of onlay bone grafts in immature rabbits: membranous versus endochondral bone and bone struts versus paste. *Ann Plast Surg.* 1989;23:39–48.
129. Chaushu G, Mardinger O, Peleg M. Analysis of complications following augmentation with cancellous block allografts. *J Periodontol.* 2010;81(12):1759–1764.
130. Gielkens PF, Bos RR, Raghoebar GM. Is there evidence that barrier membranes prevent bone resorption in autologous bone grafts during the healing period? A systematic review. *Int J Oral Maxillofac Implants.* 2007;22(3):390–398.
131. Aloy-Prósper A, Peñarrocha-Oltra D, Peñarrocha-Diago MA, et al. The outcome of intraoral onlay block bone grafts on alveolar ridge augmentations: a systematic review. *Med Oral Patol Oral Cir Bucal.* 2015;20(2):e251.
132. Gultekin BA, Bedeloglu E, Kose TE, et al. Comparison of bone resorption rates after intraoral block bone and guided bone regeneration augmentation for the reconstruction of horizontally deficient maxillary alveolar ridges. *BioMed Res Int.* 2016.
133. Yates DM, Brockhoff II HC, Finn R, Phillips C. Comparison of intraoral harvest sites for corticocancellous bone grafts. *J Oral Maxillofac Surg.* 2013;71(3):497–504.
134. Jones JK, Triplett RG. The relationship of smoking to impaired intraoral wound healing. *J Oral Maxillofac Surg.* 1992;50:237–239.
135. Misch CM. The extracted tooth pontic-provisional replacement during bone graft and implant healing. *Pract Periodont Aesth Dent.* 1998;10:711–718.
136. Schnitman PA, Wohrle PS, Rubenstein JE. Immediate fixed interim prostheses supported by two-stage threaded implants. Methodology and results. *J Oral Implantol.* 1990;16:96–105.
137. Salama H, Rose LF, Salama M, et al. Immediate loading of bilaterally splinted titanium root-form implants in fixed prosthodontics—a technique reexamined: two case reports. *Int J Periodont Rest Dent.* 1995;15:345–361.
138. Misch CM. Comparison of intraoral donor sites for onlay grafting prior to implant placement. *Int J Oral Maxillofac Implants.* 1997;12:767–776.
139. Hoppenreijs TJM, Nijdam ES, Freihofer HPM. The chin as a donor site in early secondary osteoplasty: a retrospective clinical and radiological evaluation. *J Cranio Maxillofac Surg.* 1992;20(3):119–124.
140. Borstlap WA, Stoelinga PJ, Hoppenreijs TJ, van't Hof MA. Stabilisation of sagittal split advancement osteotomies with miniplates: a prospective, multicentre study with two-year follow-up. Part I. Clinical parameters. *Int J Oral Maxillofac Surg.* 2004;33(5):433–441.
141. Miller RJ, Edwards WC, Boudet C, Cohen JH. Revised Maxillofacial Anatomy: the mandibular symphysis in 3D. *Int J Dent Implants Biomaterials.* 2009;2:1–7.
142. Hendy CW, Smith KG, Robinson PP. Surgical anatomy of the buccal nerve. *Br J Oral Maxillofac Surg.* 1996;34:457–460.
143. Nkenke E, Radespiel-Troger M, Wiltfang J, et al. Morbidity of harvesting of retromolar bone grafts: a prospective study. *Clin Oral Implants Res.* 2002;13:513–521.
144. Silva FM, Cortez AL, Moreira RW, et al. Complications of intraoral donor site for bone grafting prior to implant placement. *Implant Dent.* 2006;15:420–426.
145. Fontana F, Maschera E, Rocchietta I, Simion M. Clinical classification of complications in guided bone regeneration procedures by means of a nonresorbable membrane. *Int J Periodontics Restorative Dent.* 2011;31(3):265–274.
146. Koole R, Bosker H, Noorman van der Dussen F. Secondary autogenous bone grafting in cleft patients comparing mandibular (ectomesenchymal) and iliac crest (mesenchymal) grafts. *J Cranio Max Fac Surg.* 1989;17:28–30.
147. Nystrom E, Kahnberg KE, Albrektsson T. Treatment of the severely resorbed maxillae with bone graft and titanium implants: histologic review of autopsy specimens. *Int J Oral Maxillofac Implants.* 1993;8:167–172.
148. Buser D, Dula K, Belser U, et al. Localized ridge augmentation using guided bone regeneration. I. Surgical procedure in the maxilla. *Int J Periodont Rest Dent.* 1993;13:29–45.
149. Simion M, Dahlin C, Trisi P, et al. Qualitative and quantitative comparative study on different filling materials used in bone tissue regeneration: a controlled clinical study. *Int J Periodont Rest Dent.* 1994;14:199–215.
150. Simion M, Fontana F. Autogenous and xenogeneic bone grafts for the bone regeneration: a literature review. *Minerva Stomatol.* 2004;53:191–206.
151. Pansegrau KJ, Friedrich KL, Lew D, et al. A comparative study of osseointegration of titanium implants in autogenous and freeze-dried bone grafts. *J Oral Maxillofac Surg.* 1998;56:1067–1073.
152. Roberts EW. Bone tissue interface. *J Dent Educ.* 1988;52:804–809.
153. Chen J, Chen K, Garetto LP, et al. Mechanical response to functional and therapeutic loading of a retromolar endosseous implant used for orthodontic anchorage to mesially translate mandibular molars. *Implant Dent.* 1995;4:246–258.
154. Misch CE. Early crestal bone loss etiology and its effect on treatment planning for implants. *Postgrad Dent.* 1995;2:3–16.
155. Hall MB. Marginal bone loss around Brånemark fixtures in bone grafts used for augmentation. *J Oral Maxillofac Surg.* 1990;48:117.
156. Ozkan Y, Ozcan M, Varol A, et al. Resonance frequency analysis assessment of implant stability in labial onlay grafted posterior mandibles: a pilot clinical study. *Int J Oral Maxillofac Implants.* 2007;22:235–242.
157. Sjostrom M, Lundgren S, Milson H, et al. Monitoring of implant stability in grafted bone using resonance frequency analysis. A clinical study from implant placement to 6 months of loading. *Int J Oral Maxillofac Surg.* 2005;34:45–51.
158. Sethi A, Kaus T. Ridge augmentation using mandibular block bone grafts: preliminary results of an ongoing prospective study. *Int J Oral Maxillofac Implants.* 2001;16:378–388.

39
Enxerto Ósseo Extraoral para Reconstrução com Implante

DAVID J. DATTILO

Introdução

O grupo de pacientes elegíveis para reconstrução com implantes dentais se expandiu amplamente desde que a pesquisa de Brånemark alcançou o mundo da odontologia no início dos anos 1980. A extensa pesquisa em biologia óssea, juntamente com técnicas de enxerto ósseo mais novas e comprovadas, engloba quase todos os indivíduos fora dos limites elegíveis. Isso inclui pacientes com grandes defeitos ósseos resultantes de trauma, ressecção de lesões patológicas e deformidades congênitas, que seriam classificados como divisão E na classificação de Misch-Judy das opções ósseas e protéticas disponíveis.[1,2] Procedimentos projetados para fornecer grandes quantidades de ossos coletados de fora da região facial, que antes eram usados apenas para restaurar a continuidade e a função primitiva, agora devem reproduzir as dimensões verticais e horizontais para a colocação ideal de acessórios de implante para o suporte de vários *designs* protéticos.

Essas novas demandas do implantodontista tornam de extrema importância a avaliação do defeito do leito, tanto em suas dimensões quanto no meio biológico, bem como na adequação da qualidade óssea do local doador potencial. Por exemplo, a perda óssea devido ao tratamento de processos patológicos neoplásicos ou outros processos representa desafios reconstrutivos muito maiores do que a perda óssea por trauma ou infecção. Outros fatores importantes para decidir o tipo e a quantidade de enxerto ósseo a ser coletado para defeitos maiores é a presença de doenças sistêmicas e a possível exposição a doses terapêuticas de radiação ionizante. As taxas de sucesso dos enxertos ósseos em mandíbulas irradiadas foram menores em quantidades significativas, bem como as taxas de complicações de 81,3%.[3] Os ricos componentes celulares que tornam os enxertos autógenos o "padrão-ouro" dos enxertos ósseos implantossuportados, juntamente com técnicas como tratamento de oxigênio hiperbárico, plasma rico em plaquetas e o uso de fatores de crescimento, tais como proteína morfogenética óssea (BMP), todos atuam para combater e, com sorte, superar qualquer ambiente hostil para fornecer uma base óssea saudável para a instalação de implantes dentais.

As quatro principais áreas anatômicas para retirada de osso autógeno livre que serão discutidas neste capítulo incluem o crânio, a crista ilíaca anterior e posterior e o platô tibial. A necessidade exigida pela proverbial Mãe dessas técnicas inventivas foi fornecida principalmente pelos múltiplos ferimentos faciais sofridos por soldados americanos e alemães durante a Primeira e Segunda Guerras Mundiais. Cirurgiões de ambos os países, quando confrontados com tamanhas deformidades, causadas pelas mais recentes balísticas de tempos de guerra, procuravam no corpo os maiores reservatórios de osso que poderiam ser usados para preencher esses defeitos funcionais e cosméticos. Os pesquisadores-cirurgiões Wolff, Moss, Tessier, Boyne e Marx então realizaram esses procedimentos e investigaram os detalhes da cicatrização do enxerto ósseo e a interação entre o osso e o leito receptor de tecido mole.[7,8] Esses enxertos ósseos autógenos iniciais, no entanto, eram caracterizados por reabsorção óssea rápida e avançada, que às vezes chegava a 30 até 90% nas melhores condições.[9,10] Com o advento dos implantes endósseos usados em conjunto com enxertos autógenos, pesquisas começaram a relatar a manutenção do osso enxertado e a prevenção dessa rápida reabsorção óssea.[11,12] As cirurgias que colocam enxertos ósseos autógenos extraorais, quando usados em conjunto com implantes endósseos, podem agora esperar manter mais do que 90% do segmento enxertado inicial.

Os enxertos ósseos autógenos livres coletados desses quatro locais doadores e de seus locais receptores subsequentes têm outras qualidades biológicas exclusivas que contribuem para seu uso apropriado para suporte de implantes dentais. A calvária e o osso mandibular são de origem intramembranosa, formados pela diferenciação progressiva de células mesenquimais primordiais para células-tronco e osteócitos, enquanto a maxila, a crista ilíaca anterior e posterior e a tíbia são formadas por ossificação endocondral pela transformação e substituição da cartilagem já formada.

Os primeiros estudos comparando esses dois tipos de enxertos em modelos animais revelaram superioridade dos enxertos ósseos intramembranosos retirados do crânio em relação aos enxertos ósseos endocondrais retirados do ílio ou da costela.[4,5] Em 1 ano, os enxertos intramembranosos pareciam manter o volume enxertado original, enquanto os enxertos endocondrais tiveram seu volume diminuído em 75%. Esses achados pareceram contraintuitivos porque o conteúdo ósseo esponjoso mais alto dos enxertos endocondrais pareceria acolher uma revascularização muito mais rápida do que o osso intramembranoso mais cortical. Na verdade, os estudos de acompanhamento demonstraram uma revascularização mais rápida desses enxertos membranosos com crescimento completo para dentro dos vasos do osso hospedeiro e periósteo em 14 dias, enquanto o osso endocondral ainda mostrava áreas significativas de osso necrótico e áreas de reabsorção.[6]

Ironicamente, parece que o mecanismo de revascularização de ambos os enxertos intramembranosos e endocondrais prossegue ao longo da mesma via, emprestando semelhanças de ambos os mecanismos, com o osso enxertado atuando como a matriz (osteocondução) que é posteriormente substituída por osteoide gerado por células osteogênicas viáveis (osteogênese) com regulação de fatores de crescimento enxertados (osteoindução).

Cada um dos quatro principais locais doadores para enxertos autógenos livres é único em sua capacidade de fornecer um ou ambos os elementos estruturais essenciais do osso, que incluem uma cortical forte e rígida ou uma cortical mais macia, porém mais celular e regenerativa. Esses dois tipos de osso também diferem no processo pelo qual eles regeneram novo osso. O enxerto da calvária é predominantemente osso cortical e usado em áreas nas quais a manutenção de determinada dimensão é essencial por um longo prazo, enxertos ósseos da crista ilíaca fornecem osso cortical e esponjoso em diferentes quantidades e o platô tibial é útil para obter apenas quantidades de osso esponjoso (Figura 39.1).

Todos esses enxertos podem ser aumentados com vários materiais suplementares diferentes, produtos sanguíneos regenerados e fatores de crescimento exógenos, que podem ajudar a transformar esses locais enxertados na qualidade óssea ideal para apoiar a futura instalação de implantes.

Finalmente, apesar de toda a ciência e tecnologia positivas que suportam a capacidade regenerativa potencial de enxertos autógenos livres, sempre haverá casos em que o tamanho do defeito, ou a falta de cobertura de tecido mole suficiente e suprimento sanguíneo, ou ambos, impedirão o uso dessa técnica. Para ser mais completo, o final deste capítulo discutirá o uso de enxertos ósseos compostos vascularizados. Originalmente usados para aumentar os maiores defeitos faciais com resultados estéticos e funcionais inferiores aos ideais, esse procedimento também progrediu e melhorou junto com o surgimento da tecnologia dos implantes dentais para refinar a técnica e fornecer mais do que uma base óssea aceitável para uma prótese implantossuportada.

Locais de enxerto ósseo de doadores extraorais

Enxerto de calvária

A perspectiva de ter o osso retirado do crânio (calvária), que é uma área tão próxima a uma das estruturas mais vitais do corpo humano, faz com que a maioria dos pacientes se questione sobre a possibilidade de um procedimento tão perigoso. A realidade é completamente oposta. De todos os procedimentos de enxerto ósseo extraoral discutidos neste capítulo, o enxerto da calvária de espessura parcial oferece uma opção muito conveniente de osso ilimitado com o mínimo de morbidade pós-operatória. As incisões de acesso ficam escondidas dentro da linha do cabelo e a dor pós-operatória é mínima. Para a reconstrução guiada por implante, o local doador fica próximo ao local receptor; portanto, o procedimento não se prolonga significativamente mais do que um procedimento de enxerto intraoral. A natureza cortical e o volume da mesa externa com a intervenção na camada díploe do osso esponjoso fornecem amplas possibilidades de formato, contorno e estabilidade para a reconstrução de qualquer local potencial para instalação do implante dental. Esse osso é particularmente útil para enxerto em bloco com o propósito de aumentar a mandíbula e a maxila atrófica (Figura 39.2).

Tessier,[13] em sua publicação referência em 1982, defendeu pela primeira vez o uso de enxertos cranianos de espessura total e

Desenho médico ilustrativo	Fonte	Cortical	Esponjoso
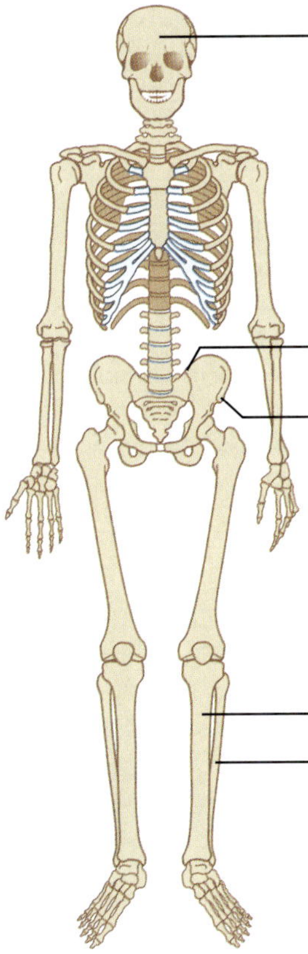	Crânio	Grande área em região parietal bilateral	Mínimo
	Crista ilíaca posterior	Blocos cortico-esponjosos (5 × 5 cm)	Osso morcilizado (100 a 125 cc)
	Crista ilíaca anterior	Blocos cortico-esponjosos (3 × 5 cm)	Osso morcilizado (50 cc)
	Tíbia	Nenhum	Osso esponjoso (24 a 40 cc)
	Fíbula	Máximo de 26 cm de comprimento e 3 cm de largura de osso bicortical vascularizado	

• **Figura 39.1** Locais doadores autógenos extraorais com a quantidade resultante de osso cortical e esponjoso.

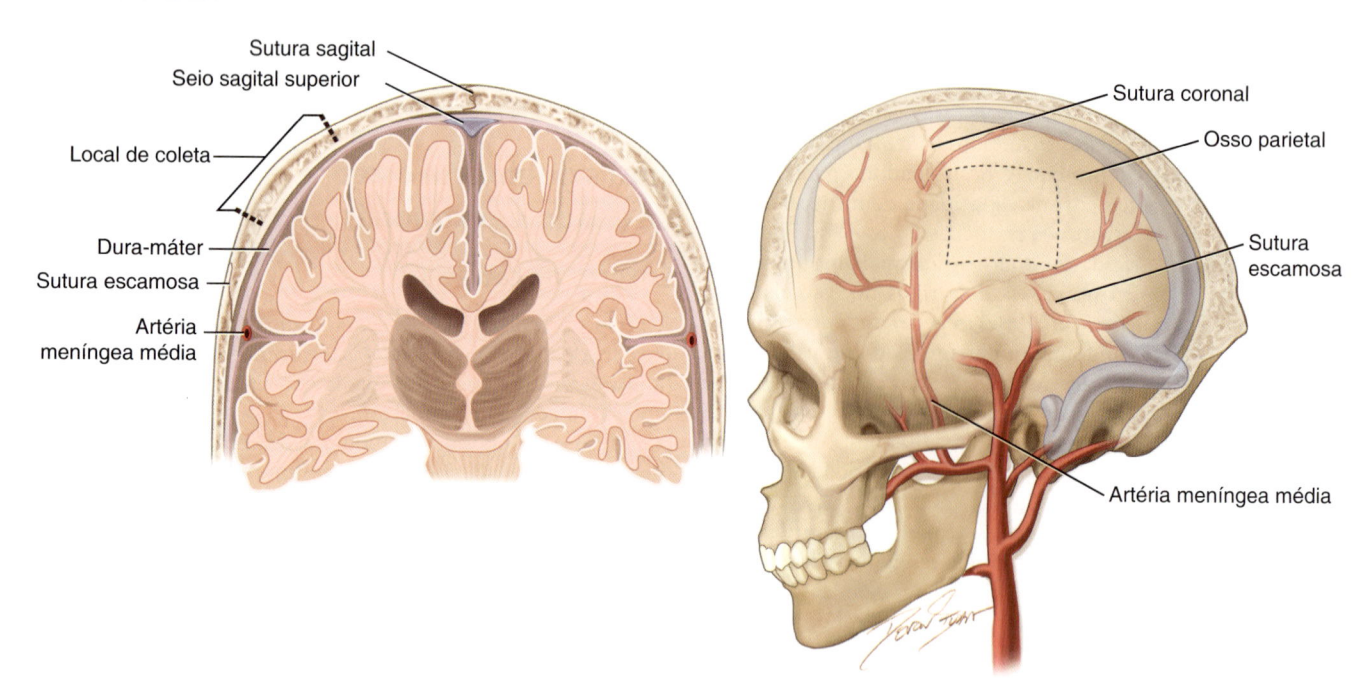

• **Figura 39.2** Enxerto para coleta de osso craniano. Localização ideal da coleta do enxerto com referências anatômicas subjacentes. (De Kademani D, Tiwana P, eds. *Atlas of Oral & Maxillofacial Surgery.* Philadelphia, PA: Elsevier; 2015.)

parcial para a reconstrução de deformidades congênitas em crianças e adultos jovens. Para fins de preparo do local para a instalação de implantes dentais, o uso do enxerto de espessura parcial é mais do que suficiente.

O osso parietal, logo acima da inserção do músculo temporal, é o local ideal para a coleta devido a sua espessura e seu relativo isolamento de estruturas vitais acima e abaixo da abóbada craniana. A espessura do osso parietal pode variar de 3 a 12 mm, e qualquer local menor que 6 mm é uma contraindicação devido a possibilidade de exposição e possível rompimento da dura-máter. Esse procedimento também é contraindicado em crianças com menos de 9 anos de idade graças ao subdesenvolvimento do espaço diploico.[14] Também é recomendado que os cirurgiões escolham o lado do hemisfério não dominante do crânio, embora estudos do cérebro subjacente por ressonância magnética (MRI) pós-coleta não tenham detectado quaisquer anormalidades, mesmo nos casos em que houve coleta de espessura total.

Anatomia e técnica

O desenho e o posicionamento da incisão dependem da quantidade de enxerto necessária para a reconstrução. Para um enxerto grande, uma incisão bicoronal é marcada no cabelo, levantando-se o couro cabeludo 4 cm posterior à linha anterior do couro cabeludo para esconder a cicatriz resultante e expor o máximo possível da superfície parietal. Para enxertos menores, as incisões podem ser feitas diretamente sobre o osso doador (Figura 39.3).

O cabelo é lavado e preparado, porém não é raspado. O anestésico local com vasoconstritor é injetado ao longo do local planejado para a incisão. É imperativo esperar o tempo obrigatório (5 a 7 minutos) para permitir que a vasoconstrição anestésica na área vascular seja eficaz. O eletrocautério pode ser usado desde a derme até o osso, para não interferir nos folículos pilosos. Os clipes de Raney são então colocados em ambos os lados da incisão para ajudar a controlar o sangramento. As incisões ósseas são delineadas com um marcador cirúrgico ou eletrocautério, certificando-se de que todos os limites estejam atrás da sutura coronal e bem afastados da linha média para evitar o seio sagital superior. A incisão superior deve ser colocada 2 cm lateralmente ao seio sagital superior, e a extensão inferior da incisão deve ser 2 cm acima da sutura escamo-parietal para evitar a artéria meníngea média. Essa área, do meio à região posterior do osso parietal, demonstrou exibir o osso mais espesso com o espaço diploico mais desenvolvido.[16] Para fins de enxerto para preparo do local de instalação do implante, as medidas ideais do enxerto podem ser separadas em 1 a 1,5 × 3 a 4 cm, para evitar a fratura do enxerto durante a coleta.

Com dados pré-cirúrgicos de tomografia computadorizada (TC) ou tomografia computadorizada de feixe cônico (TCFC) indicando a espessura aproximada do crânio, as osteotomias iniciais começam com uma pequena broca Steiger ou serra Piezo até a camada díploe subjacente. A irrigação abundante durante a osteotomia é importante para que a temperatura do osso não aumente tão perto do conteúdo craniano e para manter a vitalidade celular do enxerto ósseo da melhor maneira possível. A borda externa da osteotomia inicial é então chanfrada para baixo, com uma broca em formato de ovo, para fornecer um melhor ângulo de acesso para permitir um osteótomo curvo no plano apropriado da camada diploide subjacente (Figura 39.4). Pode ser necessário chanfrar ao redor dos lados adicionais do enxerto inicial para evitar a ruptura da mesa interna. Uma vez que o enxerto inicial de um local doador de enxerto múltiplo é elevado de forma limpa, os segmentos restantes podem ser levantados com muito mais facilidade, tendo já estabelecido o plano e o ângulo apropriados entre a mesa externa e a interna.

Após a retirada dos enxertos e sua colocação em soro fisiológico, obtém-se a hemostasia e o fechamento da ferida por camadas. Vários cimentos, massas e substitutos ósseos estão disponíveis para restabelecer o contorno do crânio e obter hemostasia das bordas cortadas do osso. O fechamento do periósteo e da gálea são realizados com suturas reabsorvíveis, e a pele pode ser fechada com grampos, desde que seja dada atenção à eversão das margens do couro cabeludo. Drenos raramente são necessários.

Complicações

1. *Alopecia ao longo da linha de incisão.* Isso é causado pelo uso de eletrocautério e pela utilização prolongada de clipes de Raney, causando lesão isquêmica do folículo piloso. Cicatrizes

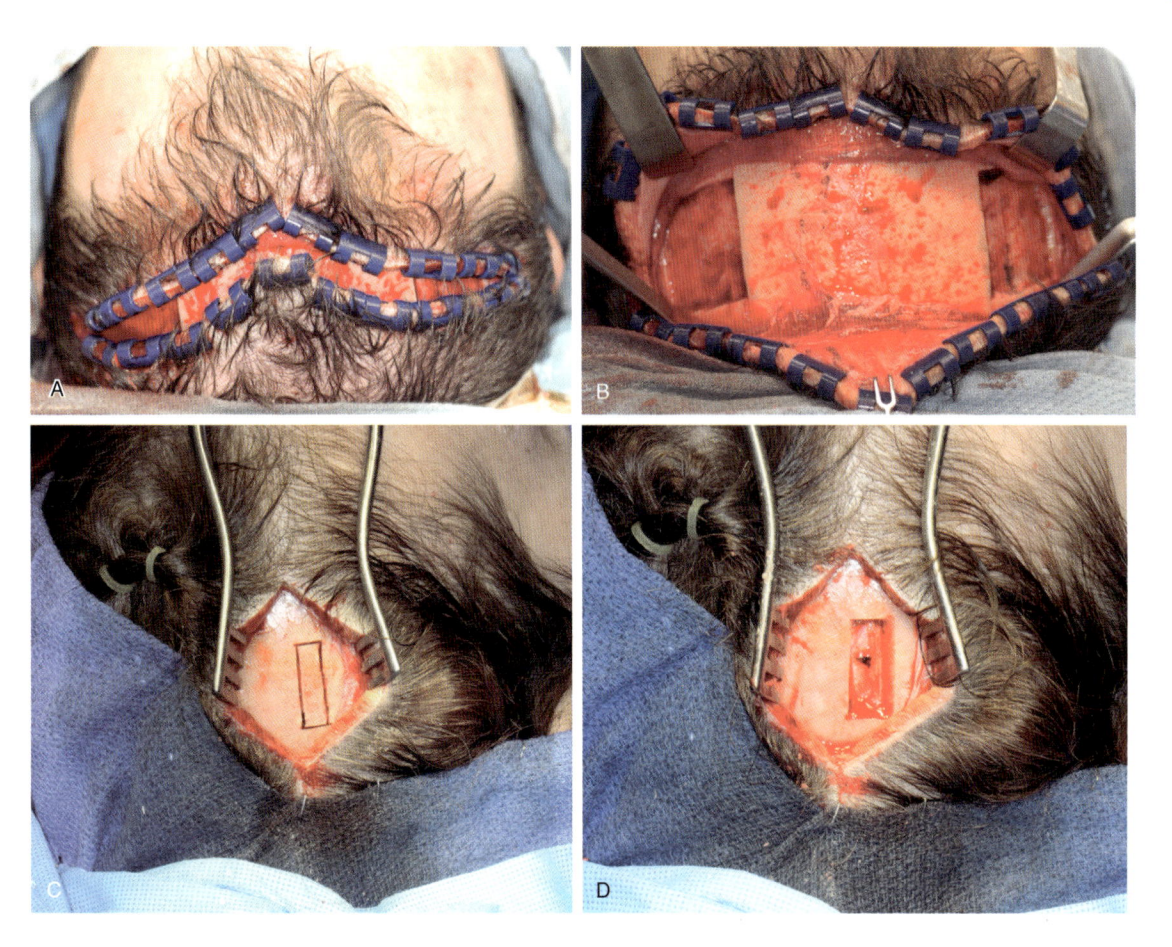

CAPÍTULO 39   Enxerto Ósseo Extraoral para Reconstrução com Implante   1087

• **Figura 39.3** Incisão do enxerto de calvária. **A.** Desenho de incisão bicoronal para enxertos grandes. **B.** Acesso para coleta de enxerto de ambos os lados do osso parietal. **C.** Desenho de incisão menor. **D.** Coleta de enxerto ósseo em um sítio único.

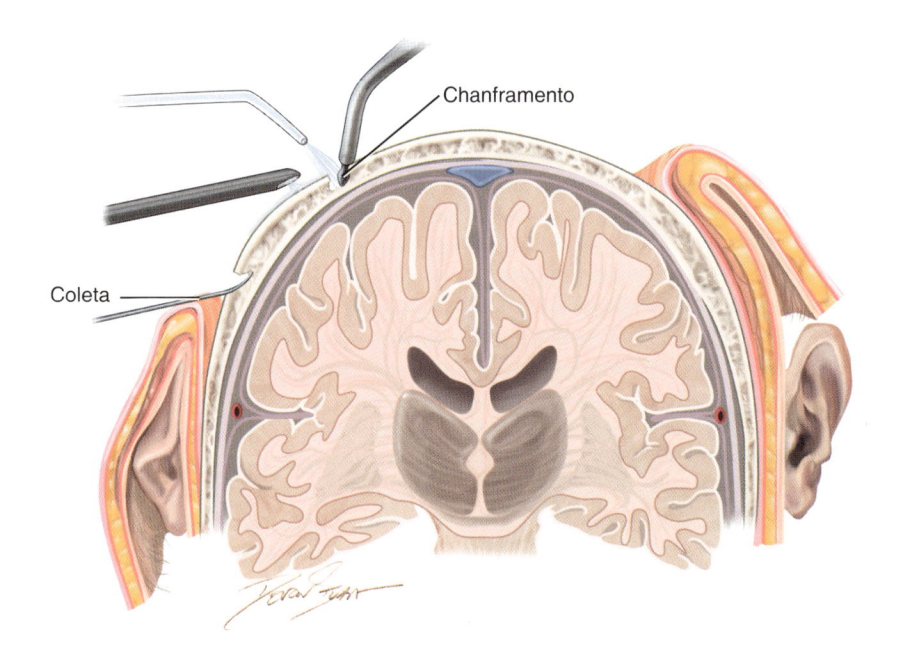

• **Figura 39.4** Osteotomia calvariana. Chanfrar a osteotomia para evitar a perfuração da mesa interna ao elevar o enxerto da mesa externa. (De Kademani D, Tiwana P, eds. *Atlas of Oral & Maxillofacial Surgery.* Philadelphia, PA: Elsevier; 2015.)

causadas por essa razão podem ser minimizadas usando um desenho de incisão em zigue-zague.
2. *Sangramento do local da coleta.* Isso pode ser controlado pelo uso de agentes hemostáticos cirúrgicos, como colágeno microfibrilar tópico (Avitina®) e o uso de cera óssea ou cimento ósseo compactado nos espaços diploicos e ao longo da base da cama. Se for usado cimento ósseo, certifique-se de que o calor exogênico causado pela configuração química do material não entre em contato com o leito até que tenha se dissipado.
3. *Perfurações internas da mesa.* Pequenas perfurações de mesa interna sem evidência de rasgamento dural são irrelevantes e podem ser cobertas com qualquer seleção de preenchimentos mais macios. Se houver um pequeno rasgamento, ele precisará ser suturado e fechado para evitar vazamento de líquido cefalorraquidiano. Se a laceração for grande e nenhum meio de fechamento imediato estiver disponível, é necessária uma consulta neurocirúrgica.
4. *Sangramento de grandes vasos.* São raras as ocasiões; entretanto, se uma desventura resultar em sangramento abundante do seio sagital central, indica-se pressão contínua com tamponamento cirúrgico. Por se tratar de sangue venoso, o controle hemostático não deve resultar em isquemia cerebral ou do couro cabeludo. Se a artéria meníngea média na borda inferior da borda temporal for cortada, uma consulta neurocirúrgica imediata será necessária, pois isso poderá resultar em um hematoma epidural.

Estudo de caso

Um homem de 32 anos com história de ausência congênita de múltiplos dentes superiores e inferiores se apresenta para reconstrução por implante. O paciente havia feito cirurgia ortognática prévia para corrigir uma deformidade atrófica maxilar Classe III. A tomografia computadorizada revelou atrofia óssea alveolar grave de todos os quatro quadrantes (Figura 39.5).

Através de uma abordagem bicoronal, enxertos de mesa externa de espessura parcial foram coletados do osso parietal direito e esquerdo. Os enxertos foram colocados com fixação de dois pontos em forma de bloco em toda a maxila e mandíbula. O osso particulado adicional pulverizado dos enxertos não utilizados preencheram as áreas entre os enxertos fixados (Figura 39.6).

Aos 6 meses, os locais enxertados foram expostos para a remoção dos parafusos de fixação e colocação dos implantes. Observe a mudança mínima e a reabsorção dos enxertos originais, que são emblemáticos dos enxertos corticais de alta densidade do crânio. Os *splints*-guias cirúrgicos foram confeccionados antes da reabertura para a instalação do implante (Figuras 39.7 e 39.8; Boxes 39.1 e 39.2).

Enxerto ósseo da crista ilíaca

O ílio é historicamente o local doador mais popular para enxerto ósseo facial devido ao alto volume de osso esponjoso e cortical. O bloco corticoesponjoso retirado do ílio fornece o "melhor dos dois mundos" no enxerto ósseo, combinando a alta transferência celular da matriz esponjosa com o suporte estrutural rico em BMP do osso cortical (Figura 39.9).

O ílio anterior pode gerar até 50 cc de osso para enxerto. Essa quantidade pode reconstruir um defeito segmentar de 5 cm da mandíbula usando-se a seguinte equação: 1 cm requer 10 cc de osso. Para fins de preparo do local para instalação do implante, isso geralmente é suficiente; entretanto, se existirem deformidades maiores na Divisão E, o ílio posterior pode ser usado. A crista ilíaca posterior pode ser retirada como osso doador quando volumes mais significativos são necessários para o enxerto de um defeito facial. A crista ilíaca posterior fornece a mesma qualidade e proporção de osso esponjoso e cortical, mas em quantidades que se aproximam de 100 mℓ de osso esponjoso e um máximo de um bloco cortical de 5 × 5 cm.[17]

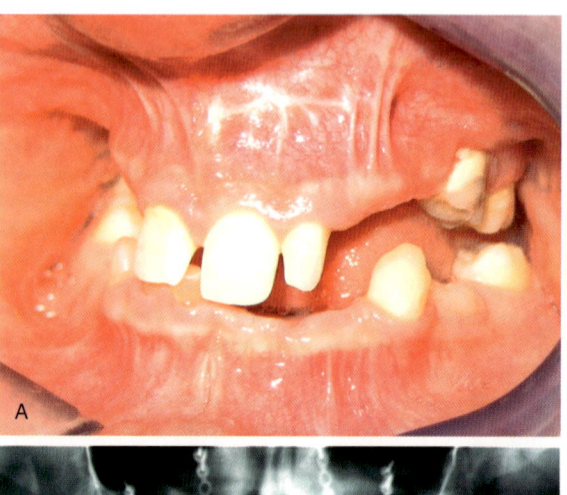

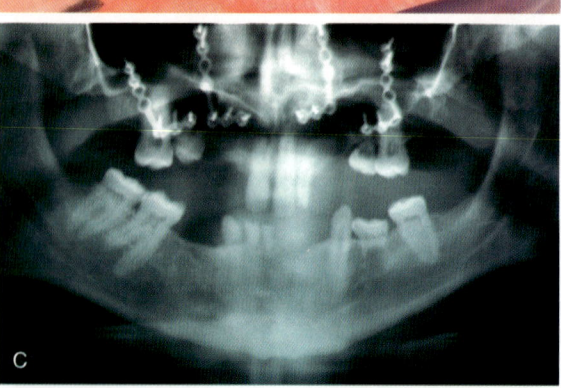

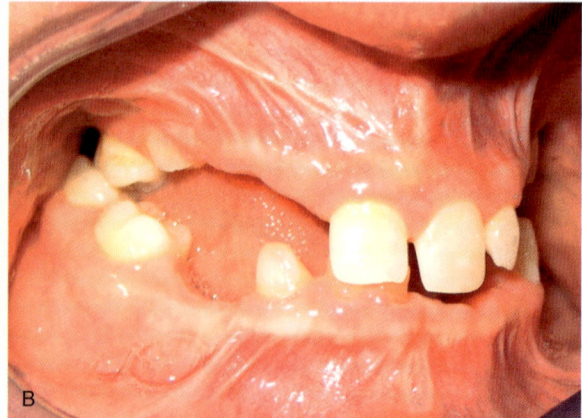

● **Figura 39.5** Imagens clínicas e radiográficas de paciente com áreas ósseas maxilares e mandibulares atróficas difusas com várias ausências dentárias congênitas. **A.** Imagem lateral esquerda. **B.** Imagem lateral direita. **C.** Imagem panorâmica.

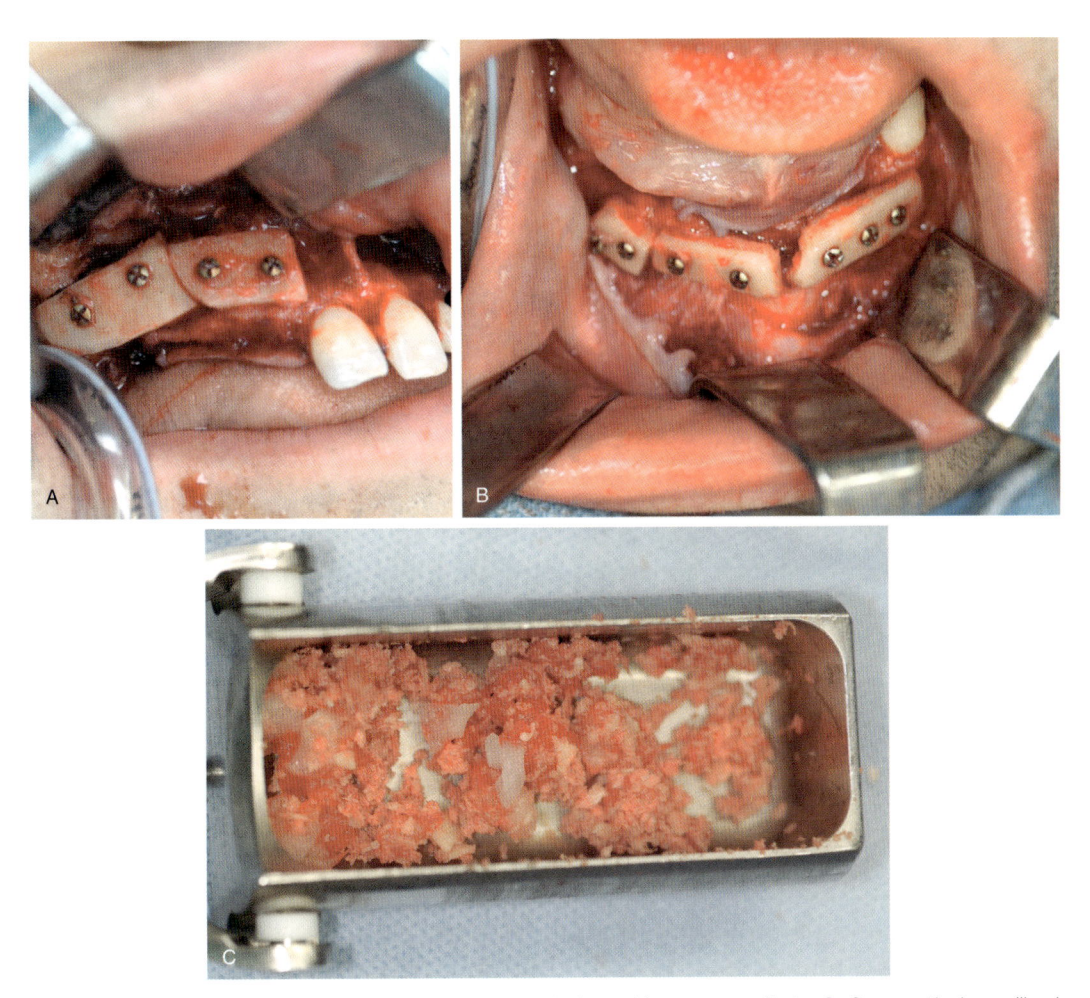

- **Figura 39.6 A.** Enxertos corticais em bloco na maxila. **B.** Enxertos corticais em bloco na mandíbula. **C.** Osso cortical morcilizado para aumentar as áreas entre os enxertos.

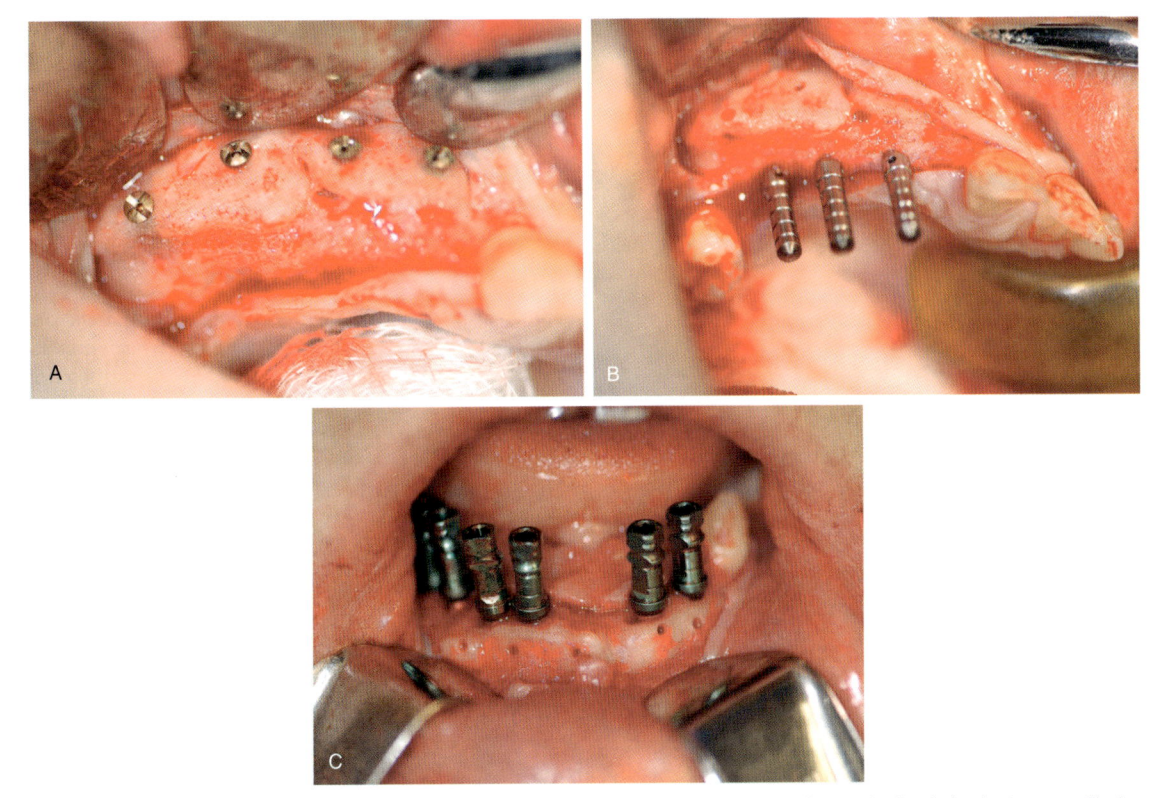

- **Figura 39.7 A.** Enxertos descobertos em 6 meses. **B.** Instalação de implantes maxilares. **C.** Instalação de implantes mandibulares.

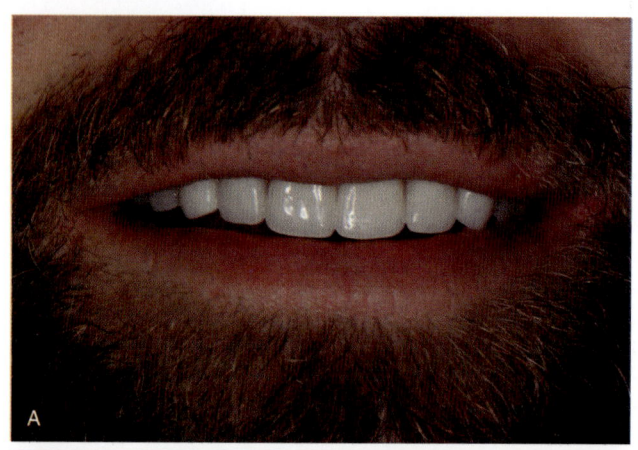

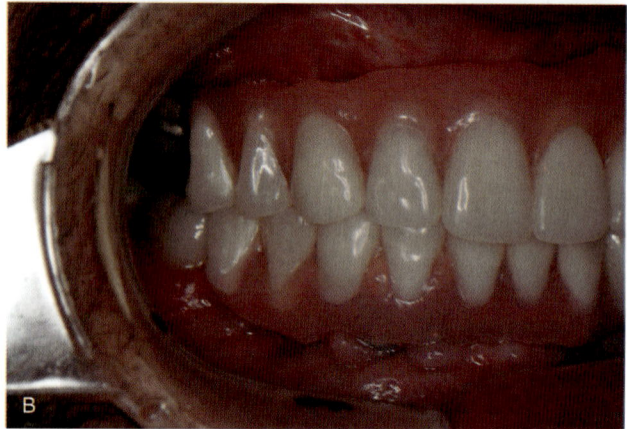

• **Figura 39.8 A.** Imagem final, frontal em repouso. **B.** Prótese definitiva.

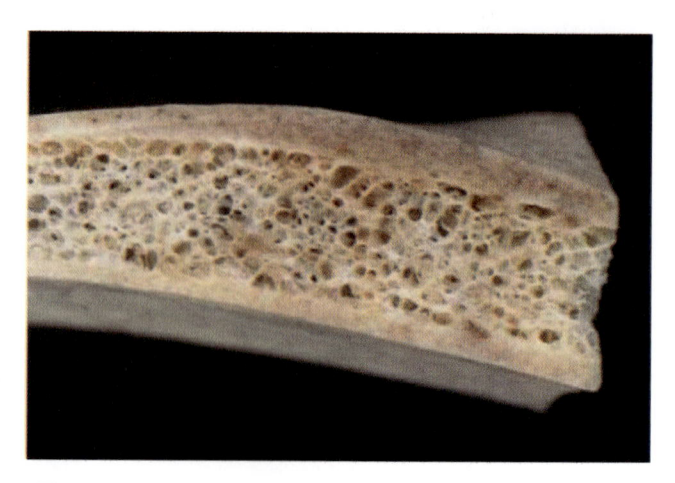

• **Figura 39.9** Seção transversal da crista ilíaca demonstrando tábua interna e externa do osso cortical com uma grande área de osso esponjoso rico em células entre eles.

Tabela 39.1 Estudo sobre enxerto da crista ilíaca (1984-2005).

	Pacientes	Arcos
Homens	36	42
Mulheres	146	179
Total	182	221

Boxe 39.1 — Enxerto de calvária: indicações e vantagens.

1. Fácil acesso com mínima dor ou morbidade pós-operatória
2. Enxertos ósseos em bloco principalmente cortical; pode ser dividido em enxerto particulado
3. Para enxerto da crista vertical e horizontal da maxila e mandíbula
4. Grande quantidade de osso

Boxe 39.2 — Enxerto de calvária: contraindicações e cuidados.

1. Doenças ósseas metabólicas, como osteopetrose, osteogênese imperfeita, doença de Paget
2. Radiação para o crânio
3. Crianças menores de 8 anos
4. Calvície masculina
5. Trauma craniano ou cirurgia anterior

O sucesso dos implantes endósseos colocados em locais enxertados de crista ilíaca é bem documentado. Em um estudo retrospectivo por Misch, publicado em 1994 e atualizado em 1999, um total de 1.364 implantes colocados em enxertos ósseos de crista ilíaca (940 maxilares e 424 mandibulares) de forma imediata ou tardia revelaram uma taxa de sobrevida global de 96,7%[18] (Tabela 39.1).

A diversidade do osso da crista ilíaca torna-o útil não apenas em grandes defeitos segmentares, mas também em defeitos C–w e C–h de rotina, que podem se beneficiar da presença de maior potencial osteogênico do osso autógeno, como procedimento unilateral maior ou de elevação bilateral dos seios da face. Como acontece com qualquer enxerto ósseo, o sucesso depende da adesão aos princípios cirúrgicos básicos que requerem imobilização rígida com parafusos de fixação dos blocos e uma membrana de contenção do tipo cesta rígida (manutenção de espaço) para todos os enxertos esponjosos, com pressão externa mínima durante todo o período de cicatrização (Boxe 39.3).

As desvantagens dos enxertos de crista ilíaca anterior e posterior incluem o uso de um local distante da cavidade bucal. Isso pode exigir o uso de duas equipes cirúrgicas ou um tempo cirúrgico maior para uma única equipe com atenção meticulosa para manter campos separados a fim de evitar a contaminação cruzada da cavidade bucal. No caso da crista ilíaca posterior, o tempo cirúrgico pode ser dobrado, pois o paciente precisa ser colocado em decúbito ventral para a coleta. As contraindicações para o uso do ílio anterior ou posterior seriam a presença de uma prótese de quadril para reduzir qualquer risco de falha ou infecção (Boxe 39.4).

Anatomia e técnica

O cirurgião precisa primeiro palpar os marcos anatômicos da crista ilíaca, o que pode ser difícil em pacientes obesos, mas é absolutamente necessário para evitar danos aos nervos sensoriais

Boxe 39.3 — Enxerto de ílio: vantagens e indicações.

1. Osso cortical e esponjoso em blocos e como enxertos esponjosos livres
2. Pode reconstruir grandes defeitos alveolares de até 5 cm (anterior) a 12 cm (posterior) em comprimento
3. Enxertos sinusais grandes e rebordo horizontal e vertical
4. Reconstrução de fendas alveolares

Boxe 39.4 — Enxerto de ílio: desvantagens e cuidados.

1. Segundo local de coleta e dor pós-operatória
2. Contraindicado em doença óssea metabólica, local de fratura prévia ou osteomielite ou prótese de quadril anterior

locais que se sobrepõem ao ílio anterior. De posterior para anterior, os pontos de referência incluem os nervos ilio-hipogástrico, subcostal e cutâneo femoral lateral. O nervo ilio-hipogástrico origina-se dos ramos dorsais de L1 e L2 (vértebras lombares) e passa diretamente sobre a crista média e, na maioria dos casos, é inevitável. O nervo subcostal origina-se do ramo dorsal de T12 sobre a borda da coluna anterior superior para inervar a pele da virilha. O nervo cutâneo femoral lateral também às vezes se desvia de seu curso normal sob o ligamento inguinal em 2,5% da população e também passa sobre a mesma área do ílio anterior.[19] Portanto, a espinha ilíaca anterossuperior (EIAS) é primeiro marcada e a crista é então palpada para a porção mais larga do tubérculo ilíaco. A incisão é então marcada 2 cm lateral à crista ilíaca e 2 cm posterior à EIAS para reduzir a lesão desses dois nervos sensoriais importantes[19,20] (Figura 39.10).

O tecido subcutâneo e o plano subperiosteal são então infiltrados com anestesia local e vasoconstritor. Após preparo e envolvimento adequados, a incisão é feita através da pele até a fáscia abdominal superficial ou fáscia de Camper e Scarpa. Depois de passar por essa camada fascial, a crista é facilmente palpada e as fibras do oblíquo externo medial e do músculo tensor lateral da fáscia lata são separadas. Uma incisão periosteal agora pode ser feita com eletrocauterização entre esses dois músculos. Continuando a permanecer pelo menos 1,5 cm posterior à EIAS, a dissecção subperiosteal é realizada para obter acesso à crista, bem como à parede medial sob o músculo ilíaco. O osso esponjoso livre pode então ser colhido pelas janelas corticais criadas através da crista e blocos corticocancelosos obtidos por exposição adicional na parede medial elevando o músculo ilíaco. Os blocos podem ser colhidos por meio de osteotomias através da parede medial até a camada esponjosa. Uma incisão paralela é então feita no primeiro corte a uma distância desejada de não mais do que 4 a 5 cm dos primeiros cortes. Em seguida, incisões de 90º são feitas para conectar esses cortes nas margens inferior e superior. Com o uso de um osteótomo, os blocos esponjosos corticais são levantados com cuidado para não penetrarem na parede posterior (Figura 39.11).

Depois que o enxerto em bloco é elevado, osso esponjoso adicional para aumento do enxerto pode ser curetado dos lados e da base do leito do enxerto. O fechamento do periósteo e das camadas fasciais é realizado após a hemostasia das bordas ósseas e de qualquer tecido mole adjacente à área doadora. Normalmente,

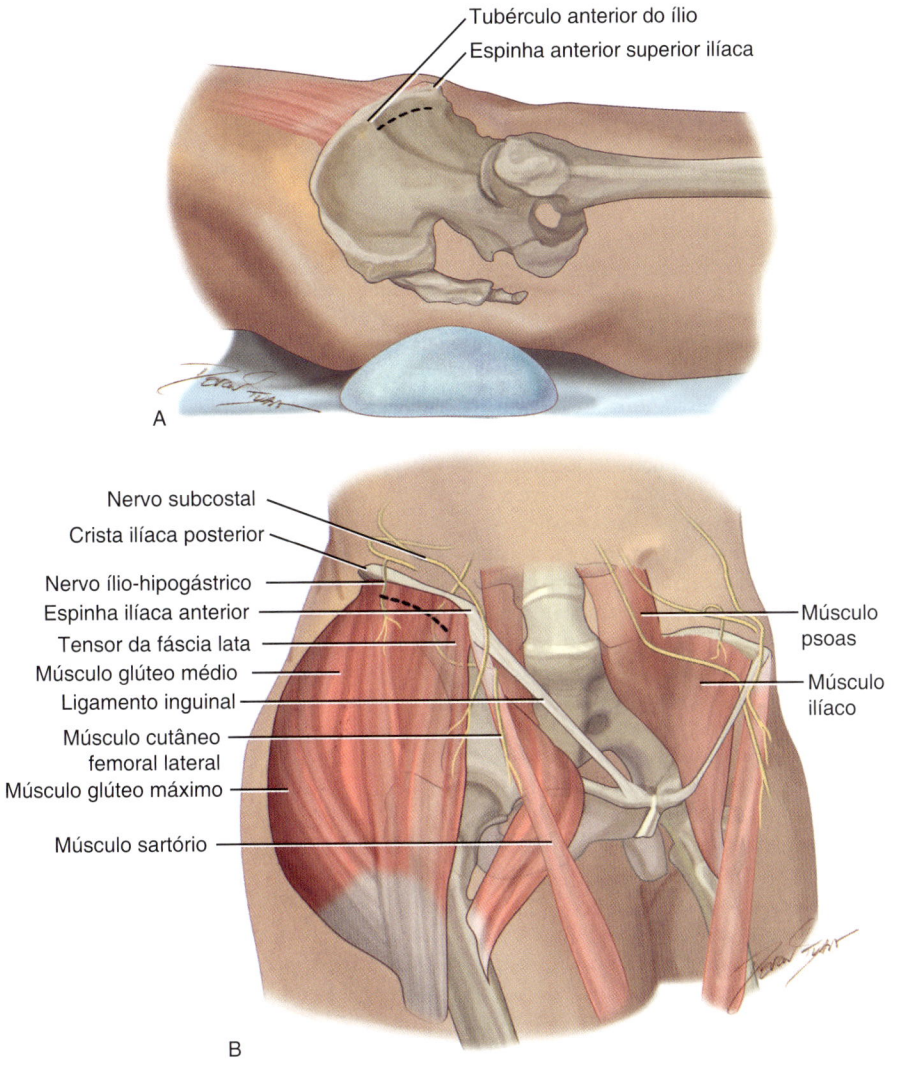

• **Figura 39.10** **A.** Vista lateral demonstrando a colocação de um rolo macio para elevar a crista ilíaca anterior. A incisão (linha tracejada) é colocada lateralmente à crista e posteriormente à espinha ilíaca anterior. **B.** A vista anterior da crista ilíaca anterior mostra as relações das estruturas musculares e neurais conforme se relacionam com a incisão proposta (linha tracejada). Embora não seja tipicamente visualizado durante a coleta, o nervo ilio-hipogástrico pode ser encontrado com a extensão posterior da incisão. (De Kademani D, Tiwana P, eds. *Atlas of Oral & Maxillofacial Surgery*. Philadelphia, PA: Elsevier; 2015.)

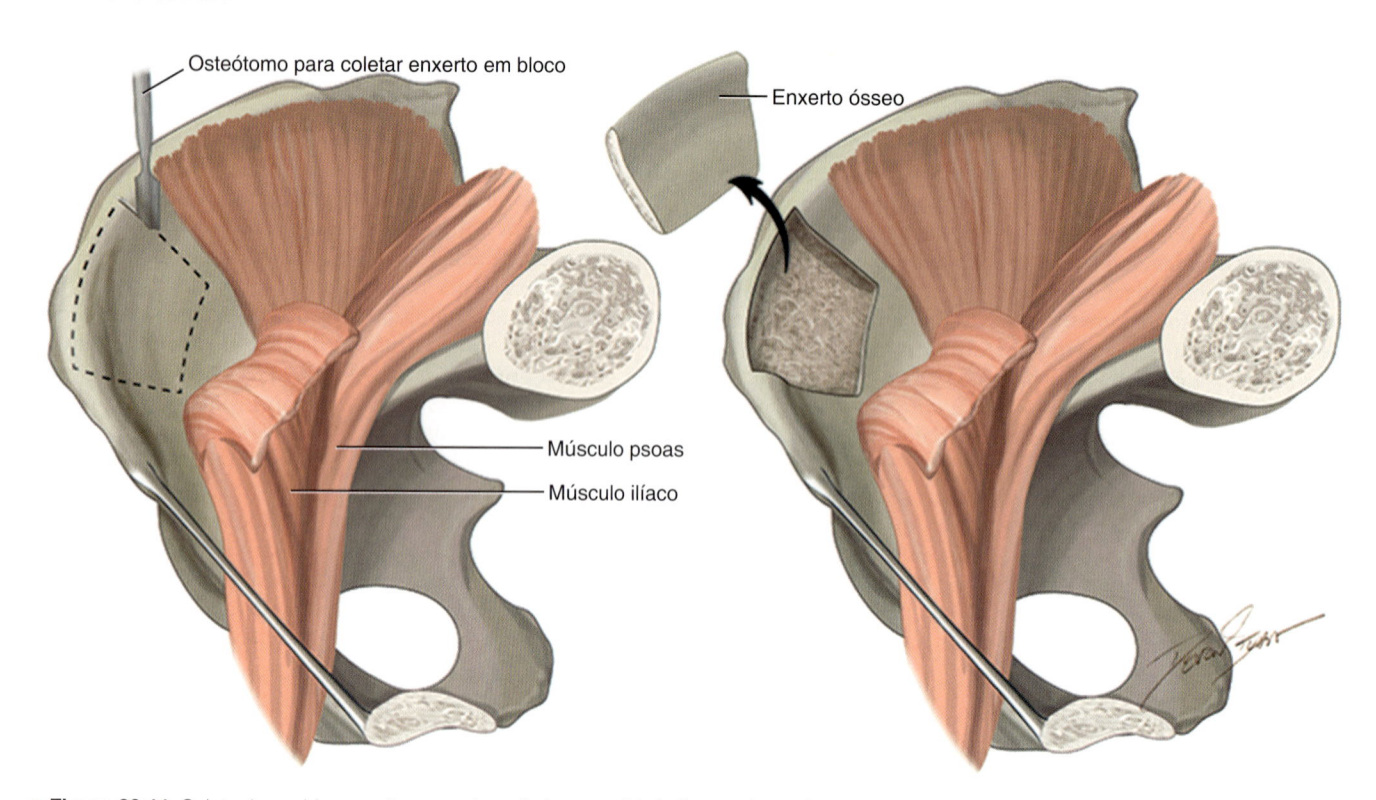

• **Figura 39.11** Coleta de um bloco corticoesponjoso da face medial do ílio anterior após reflexão do músculo ilíaco. Um osteótomo ou serra podem ser usados para as corticotomias no projeto sugerido. Após a recuperação do bloco, o osso esponjoso subjacente exposto pode ser coletado usando-se curetas de osso e goivas. (De Kademani D, Tiwana P, eds. *Atlas of Oral & Maxillofacial Surgery.* Philadelphia, PA: Elsevier; 2015.)

não são necessários drenos. Pode ser feito o uso local de anestésicos de ação prolongada para ajudar no controle da dor pós-operatória e para estimular a deambulação precoce.

A técnica para retirada do ilíaco posterior difere da do anterior em muitos aspectos; no entanto, a forma mais intuitiva é pelo posicionamento em pronação do paciente. Antes ou depois da exposição do local receptor, todas as feridas extraorais ou intraorais precisam ser protegidas e isoladas de contaminação enquanto o paciente é virado e o enxerto, colhido. As incisões devem ser marcadas primeiro começando pelo menos 1 cm lateral à espinha ilíaca superior posterior, para evitar o ligamento sacroilíaco, e então estendidas 5 a 6 cm lateralmente. Após infiltração local e hemostática, uma incisão é feita através da pele e desce até a espinha ilíaca superior. Ao contrário da técnica anterior, os enxertos são colhidos do córtex lateral elevando a musculatura glútea com o corte superior logo abaixo da crista do rebordo para evitar fraturas do ílio causadas pelo enfraquecimento (Figura 39.12).

Em crianças, as cristas ilíacas anterior e posterior atuam como locais de ossificação, e não centros de crescimento verdadeiros. A crista cartilaginosa deve ser mantida intacta e quaisquer enxertos, cortical ou esponjoso, devem ser coletados abaixo dessa borda.

Complicações

1. *Seroma.* Uma complicação comum em torno do local da incisão, geralmente causada por atividade excessiva no curso pós-operatório inicial. Aspiração inicial e colocação de dreno, se continuar a ocorrer.
2. *Sangramento e hematoma.* Um hematoma estável pode surgir de exsudação persistente dos leitos ósseos da coleta. Hematomas podem ser prevenidos com colágeno fibrilar ou cera óssea nas bordas ósseas. Normalmente, eles reabsorverão. Um hematoma em expansão causado por sangramento ativo é uma situação muito mais grave e, como nas fraturas pélvicas, pode resultar em grande perda de sangue antes que sua presença seja identificada. O paciente deve ser tratado para quaisquer sinais de choque hipovolêmico, e a ferida deve ser explorada novamente para identificar e controlar o sangramento.
3. *Parestesia pós-operatória da coxa.* Também conhecida como meralgia parestésica, é uma parestesia temporária da distribuição do nervo cutâneo femoral lateral, que poderia ser causada por pressão no nervo de um hematoma do músculo ilíaco no local da coleta da mesa anterior ou pressão de retração do retalho anterior. A anestesia permanente pode ser o resultado de uma incisão mal realizada.
4. *Dor pós-operatória.* Isso é resolvido com anestésicos locais de ação prolongada intravenosos (IV) e analgésicos por via oral (VO), e fisioterapia consistente para fazer o paciente se levantar e andar.
5. *Perfuração abdominal.* Esta é uma ocorrência muito rara de corte da mesa anterior causada pela proteção da musculatura circundante. Pacientes com sobrepeso podem estar sob maior risco porque a anatomia não é clara e pode existir o uso inadequado de instrumentos rotatórios para coleta óssea. É indicada consulta imediata com cirurgião geral (ver Tabela 39.1).

Estudo de Caso 1: enxerto corticoesponjoso morcelizado

Uma mulher de 28 anos, com história de síndrome do nevo basocelular, apresentou edema do lado direito do rosto. Uma tomografia computadorizada e uma panorâmica revelaram lesão radiolúcida multilocular abrangendo o corpo e o ramo ascendente da mandíbula esquerda. A biopsia confirmou a presença de disseminação difusa de um queratocisto odontogênico (Figura 39.13).

A paciente foi encaminhada ao centro cirúrgico para ressecção da lesão, que exigiu desarticulação do côndilo, sendo imediatamente reconstruído com enxerto ósseo da crista ilíaca anterior através de incisão facial externa. Os blocos corticoesponjosos

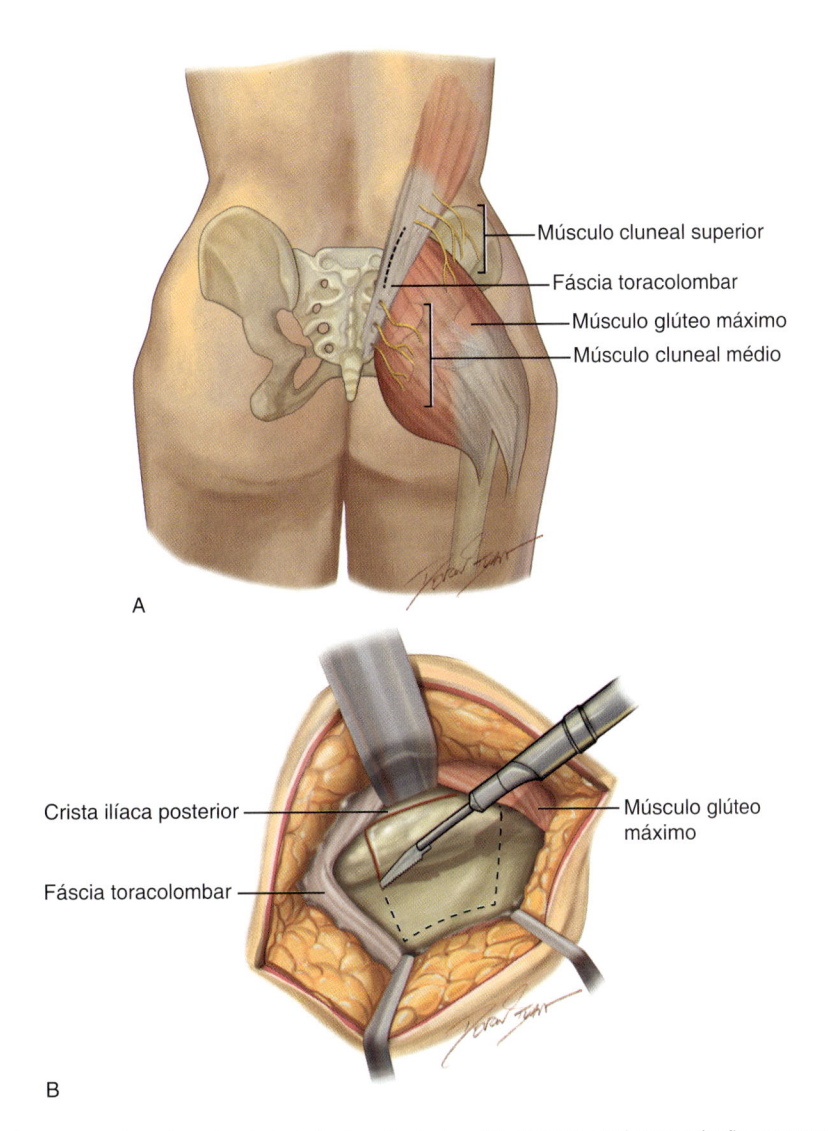

• **Figura 39.12 A.** Esboço demonstrando o desenho da incisão da retirada da crista ilíaca posterior em relação aos nervos cluneal superior e medial. **B.** Esboço da osteotomia. (De Kademani D, Tiwana P, eds. *Atlas of Oral & Maxillofacial Surgery*. Philadelphia, PA: Elsevier; 2015.)

foram colocados em um moinho de ossos e esponjas de BMP embebidas em colágeno foram colocadas no leito de osso rigidamente fixado (Figura 39.14).

Após 20 semanas, com a tomografia computadorizada demonstrando adequada consolidação óssea, os implantes foram instalados. Após 4 meses, os implantes dentais (Figura 39.15) foram reabertos e reabilitados. Após 5 anos, a área enxertada continuou a demonstrar consolidação adequada, suporte contínuo para os implantes e sem recorrência do tumor cístico (Figura 39.16).

Estudo de caso 2: enxertos em bloco corticoesponjoso

Uma mulher de 53 anos, com uma maxila atrófica, prefere uma prótese fixa para se articular com mandíbula parcialmente dentada, muito osso estreito na parte anterior e assoalho do seio inferior na parte posterior bilateralmente (Figura 39.17).

Tiras corticoesponjosas foram então coletadas da mesa interna da crista ilíaca anterior. A elevação bilateral dos seios da face foi realizada com osso esponjoso do leito de coleta residual. Os blocos coletados foram então apropriadamente cortados e fixados rigidamente como enxertos em bloco (Figura 39.18). Foi utilizado osso esponjoso adicional para aumentar os enxertos rigidamente fixados, e o sítio cirúrgico foi fechado sem tensão. Aguardou-se a cicatrização e a consolidação dos enxertos ósseos por 6 meses.

Uma prótese total foi confeccionada para o paciente durante o período intermediário. O local foi reaberto, o parafuso de fixação removido e oito implantes instalados (Figura 39.19). Após a integração dos implantes, foi confeccionada uma prótese fixa híbrida.

Enxerto ósseo de tíbia

A metáfise proximal da tíbia fornece excelente fonte de osso esponjoso. A quantidade que pode ser coletada é próxima ou igual à do ílio anterior. O enxerto de tíbia tem baixo índice de complicações e é tecnicamente fácil de realizar. A comparação dos enxertos da crista tibial com os da crista ilíaca na reconstrução da fenda alveolar secundária demonstrou densidades ósseas semelhantes em 6 meses.[21] Os enxertos ósseos tibiais são mais comuns em procedimentos de elevação do seio maxilar e aumento do osso existente para a instalação de implantes.[22] A morbidade bastante baixa e o fácil acesso cirúrgico permitem que adultos esqueleticamente maduros tenham a cirurgia realizada em ambulatório. Devido ao possível dano às placas epifisárias de crescimento em desenvolvimento, esse procedimento não é recomendado para crianças ou adolescentes; no entanto, vários autores relataram o uso seguro e bem-sucedido desse procedimento para enxerto de fenda alveolar em crianças.[23]

1094 PARTE 7 Reabilitação de Tecido Mole e Duro

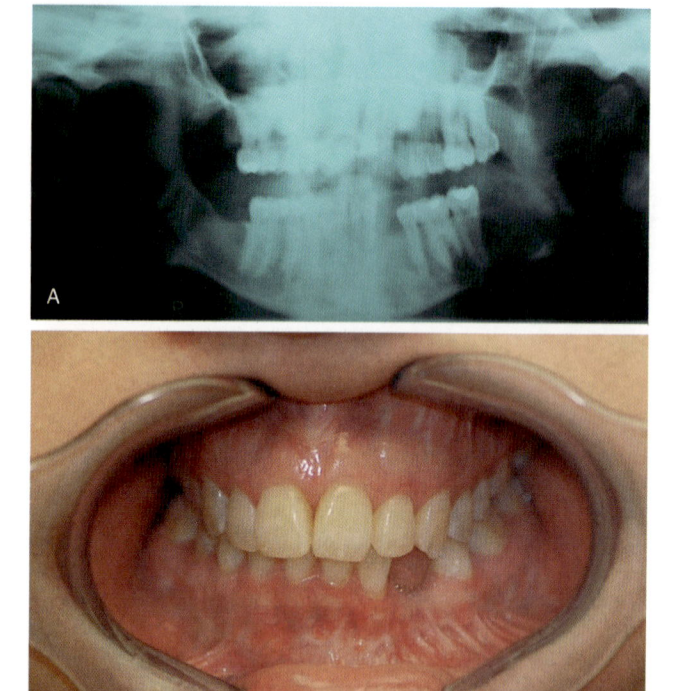

• **Figura 39.13 A.** Grande queratocisto da mandíbula esquerda. **B.** Oclusão pré-ressecção.

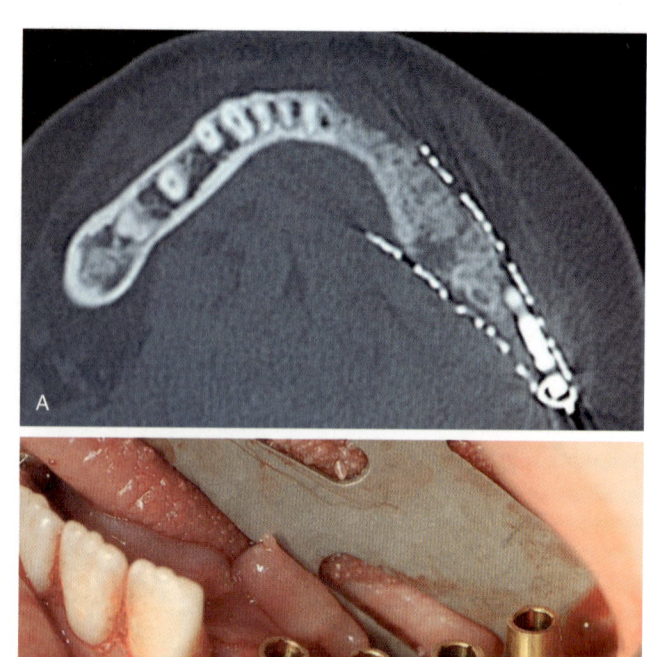

• **Figura 39.15 A.** Tomografia computadorizada de enxerto consolidado com 20 semanas. **B.** Instalação dos implantes.

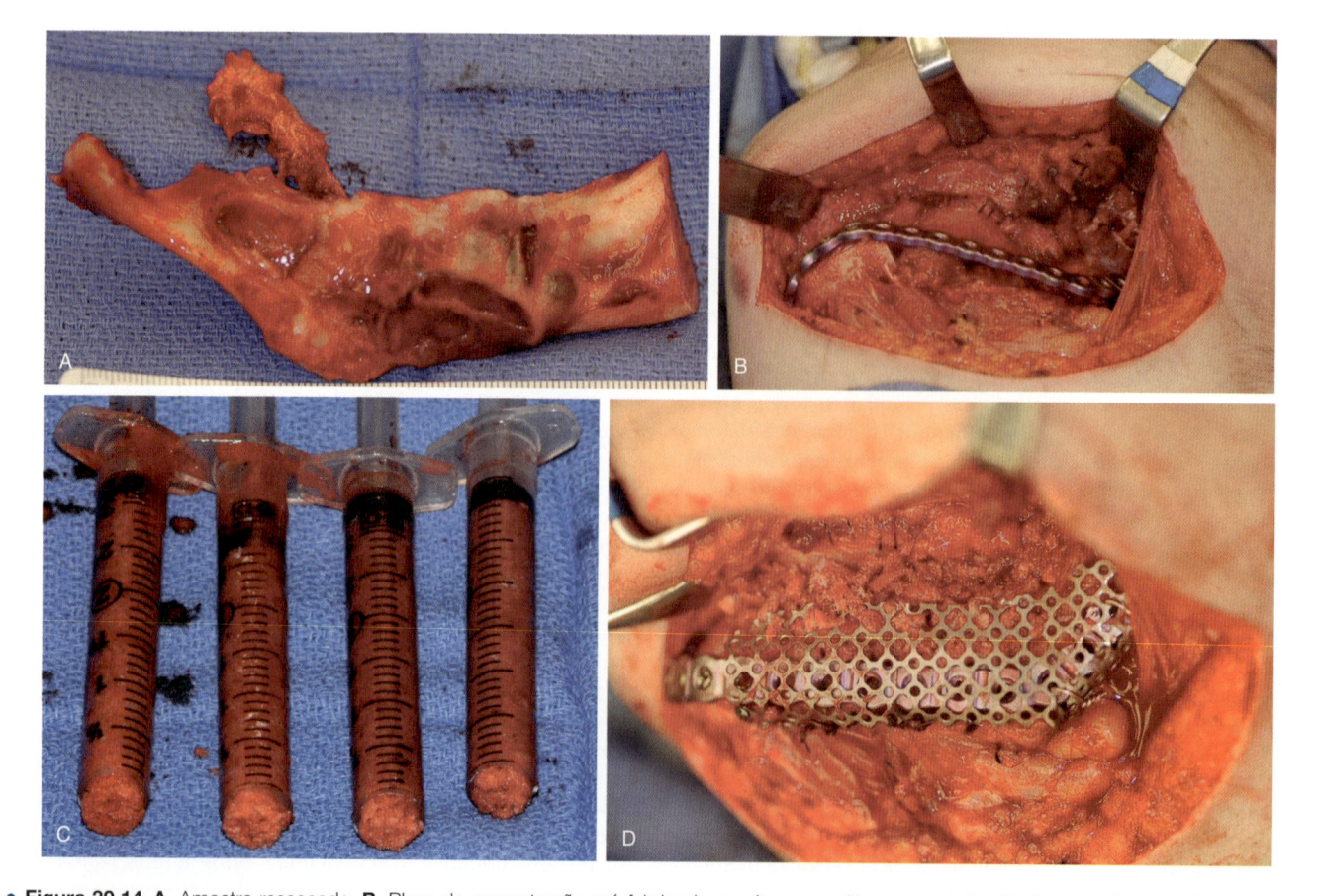

• **Figura 39.14 A.** Amostra ressecada. **B.** Placa de reconstrução pré-fabricada e prótese condilar em posição. **C.** Osso corticoesponjoso morcelizado em seringas. **D.** Enxerto ósseo compactado no leito de retenção.

Tal como acontece com os locais de enxerto de ílio, é recomendado evitar locais que tenham passado por cirurgia ortopédica prévia ou substituições de próteses articulares. Também é prudente evitar o uso desse procedimento em pacientes que aplicam grande quantidade de força na tíbia de forma repetitiva, como corredores e outros atletas ativos.

Anatomia e técnica

Após colocar o suporte sob a perna e girá-lo para melhor acesso, o cirurgião marca um local de incisão de 2 a 3 cm sobre a pele da face anterolateral da perna diretamente sobre o tubérculo de Gerdy, que é lateral à tuberosidade. Catone et al.[24] descreveram a incisão como angular, com seu limite cefálico superior e medial à origem do músculo tibial anterior e estendendo-se lateralmente ao ligamento patelar. Após incisão através das camadas subcutânea e fascial do trato iliotibial, o periósteo é rebatido para expor o córtex da metáfise tibial. Com o uso de broca de corte final, uma janela é cortada no córtex aproximadamente do tamanho de uma moeda. Essa camada cortical é muito fina e geralmente é de pouca utilidade para o enxerto e não é substituída. As curetas ósseas são então usadas para remover o osso esponjoso em todas as direções e para baixo na diáfise da tíbia. Deve ser dada atenção especial na coleta na direção superior para que o espaço do ligamento não seja penetrado. Uma esponja de colágeno embebida em trombina pode então ser colocada no local doador para hemostasia, e a ferida é fechada em camadas com o trato iliotibial fechado, seguido pela pele e pelo tecido subcutâneo (Figura 39.20).

Uma abordagem medial alternativa foi descrita[25] com tecidos moles semelhantes e osteotomias ósseas para a retirada do enxerto do doador. Essa abordagem, no entanto, não corta o trato iliotibial, resultando em menos tecido mole cobrindo o local doador ósseo e criando o potencial de ruptura da ferida após o fechamento (Boxe 39.5).

No pós-operatório, o paciente pode suportar o peso de maneira tolerável, sem atividade física vigorosa por 6 semanas. Recomenda-se o cuidado local da ferida com elevação periódica da área para prevenir o inchaço. A analgesia de rotina com hidrocodona ou paracetamol costuma ser adequada.

Complicações

1. *Edema do tornozelo.* O inchaço e as equimoses são causados pelo sistema de drenagem linfática natural da perna. Na maioria dos casos, isso se resolve espontaneamente.
2. *Acesso à articulação do joelho ou fratura da tíbia.* Isso é causado pela extração agressiva de osso em uma direção superior. O tratamento inicial seria por imobilização da perna com cobertura de antibióticos estafilocócicos, seguida por consulta cirúrgica ortopédica (Boxe 39.6).

Estudo de caso

Uma mulher de 56 anos apresentou grande espaço posterior edêntulo na maxila para reconstrução com implante. Um assoalho sinusal baixo impediu a instalação do implante sem levantamento do seio. A paciente recebeu sedação profunda intravenosa, e os locais intraoral e do joelho direito foram preparados, cobertos e mantidos isolados um do outro durante todo o procedimento. Uma incisão de 4 cm foi desenhada e infiltrada com anestesia local apenas para levantar o tubérculo de Gerdy na perna direita (Figura 39.21).

A parede anterior do platô da tíbia foi exposta e a hemostase, obtida. Com o uso de uma pequena broca redonda, foi feita uma incisão óssea circular e uma fina camada cortical foi removida. Em seguida, 24 cc de osso esponjoso foram curetados para fora do local, misturados com tiras de fibrina rica em plaquetas e colocados no leito do seio. Havia osso suficiente de suporte para a instalação imediata dos implantes no momento da cirurgia (Figuras 39.22 e 39.23).

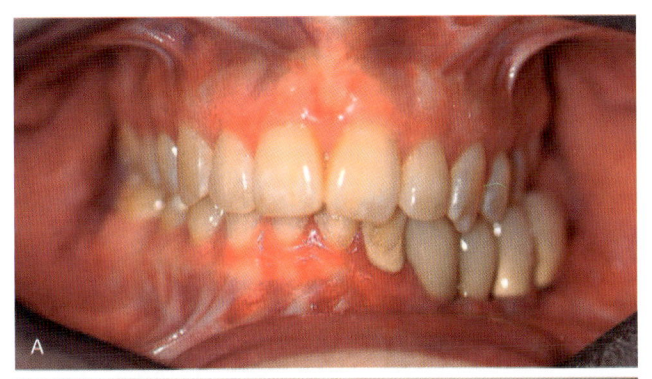

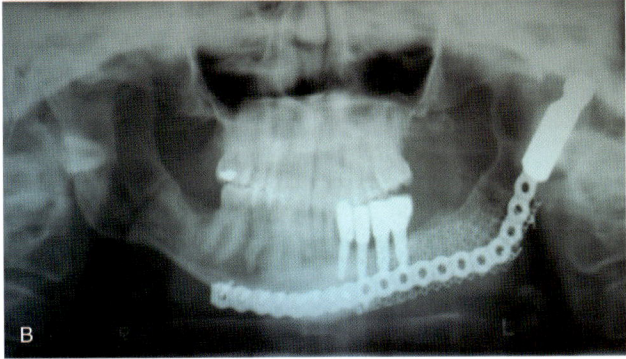

• **Figura 39.16 A.** Oclusão final reabilitada. **B.** Panorâmica final do segmento reabilitado demonstrando enxerto consolidado com implantes.

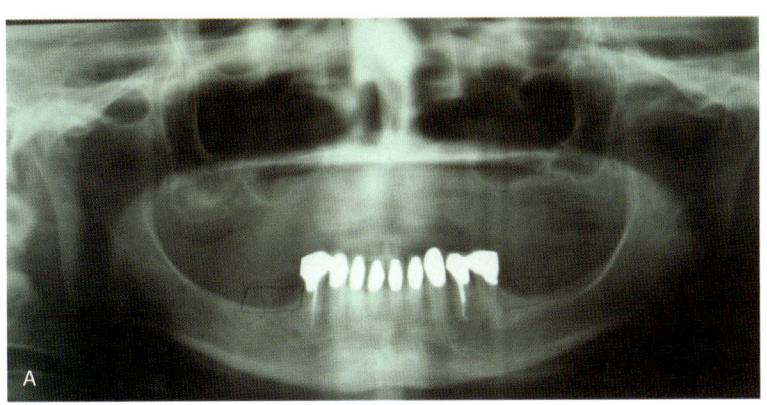

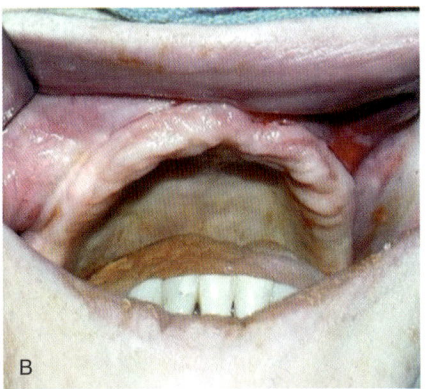

• **Figura 39.17 A.** Imagem panorâmica pré-operatória. **B.** Foto clínica do rebordo superior atrófico.

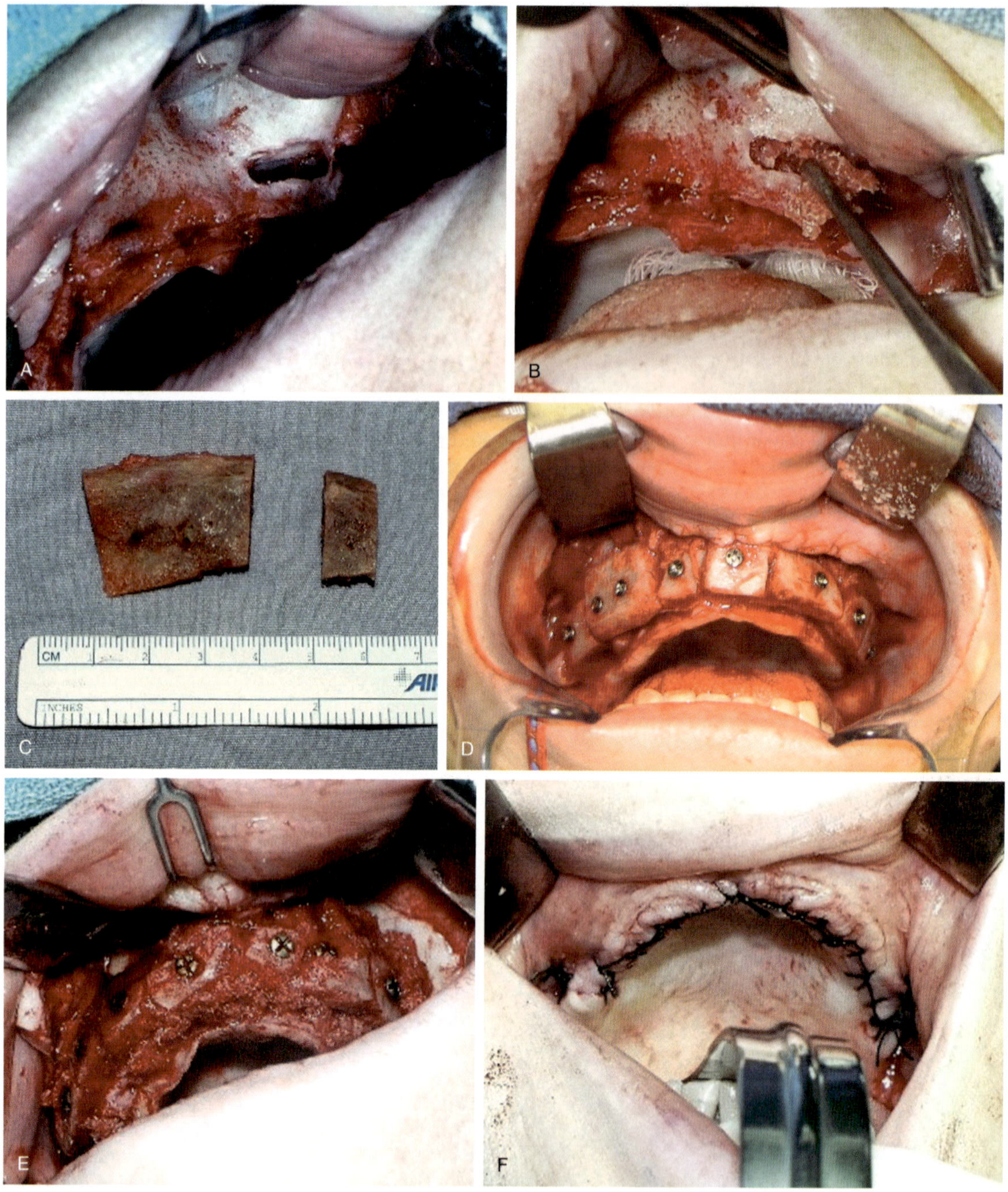

• **Figura 39.18 A** e **B.** Reflexão total da região posterior da maxila, osteotomia e enxerto ósseo do assoalho do seio. **C.** Bloco ósseo colhido da crista ilíaca. **D.** Blocos ósseos segmentados fixados na maxila. **E.** O osso esponjoso compactado ao redor dos enxertos corticais. **F.** Fechamento final.

Enxerto ósseo vascularizado: a fíbula

Conforme mencionado anteriormente, quando o leito para enxerto ósseo é comprometido por radioterapia, falta de suprimento sanguíneo, ampla extensão de defeito ou apenas comprometimento do estado clínico do paciente, um enxerto ósseo vascularizado pode ser indicado. Esses enxertos diferem dos enxertos autógenos livres porque não dependem do ambiente local do receptor para auxiliar na regeneração e consolidação de novo osso. Esses enxertos ósseos trazem consigo seu próprio suprimento de sangue e mantêm a função fisiológica normal em todos os tecidos transferidos, o que incluirá certa quantidade de tecido mole que ajuda a cobrir e proteger esses enxertos ósseos em locais receptores comprometidos. A desvantagem deles é o aumento do tempo de procedimento e a ausência de um cirurgião microvascular experiente disponível. As complicações técnicas incluem defeitos maiores nas áreas doadoras e a incapacidade do cirurgião de construir um leito ósseo diferente das dimensões anatômicas do osso enxertado. No passado, esse estoque ósseo, embora proporcionasse excelente reconstrução do defeito de continuidade, não fornecia sempre a melhor base para uma prótese implantossuportada. À medida que o cirurgião plástico e o implantodontista trabalharam juntos ao longo dos anos e perceberam as limitações de ambos, muitos desses problemas foram resolvidos. Tais avanços na cooperação entre o cirurgião e o implantodontista são tão bem evidenciados quanto o surgimento da tecnologia de *design* auxiliado por computador (CAD)/confecção auxiliada por computador (CAM), produzindo modelos tridimensionais tanto para a

CAPÍTULO 39 Enxerto Ósseo Extraoral para Reconstrução com Implante 1097

| Boxe 39.5 | Enxerto de tíbia: vantagens e indicações. |

1. Enxerto esponjoso de 25 a 40 cc
2. Enxerto sinusal
3. Enxerto alveolar e preservação do rebordo
4. Dor pós-operatória mínima
5. Procedimento ambulatorial

| Boxe 39.6 | Enxerto de tíbia: desvantagens e cuidados. |

1. Contraindicado em doença óssea metabólica, história de cirurgia no joelho ou osteomielite
2. Cuidado em criança em crescimento, história de artrite reumatoide ou bifosfonato

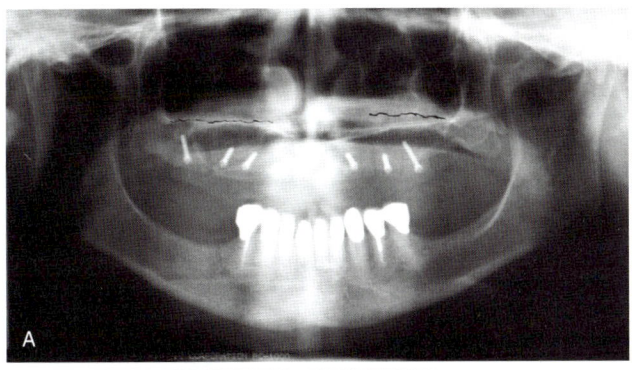

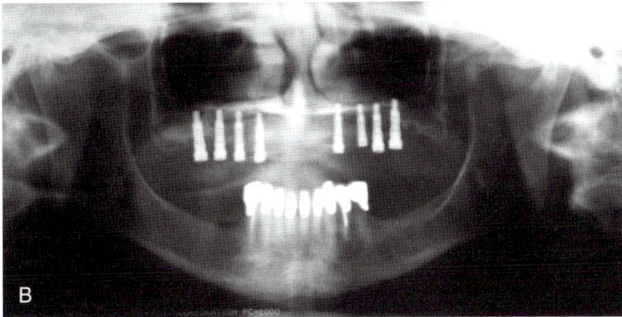

• **Figura 39.19 A.** Panorâmica 6 meses antes da instalação do implante. **B.** Posição final dos implantes.

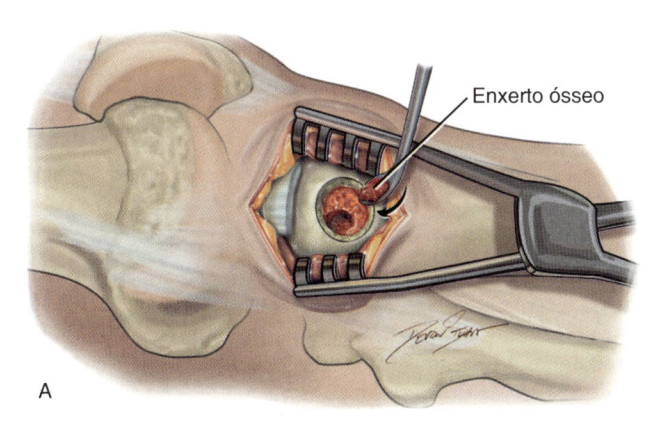

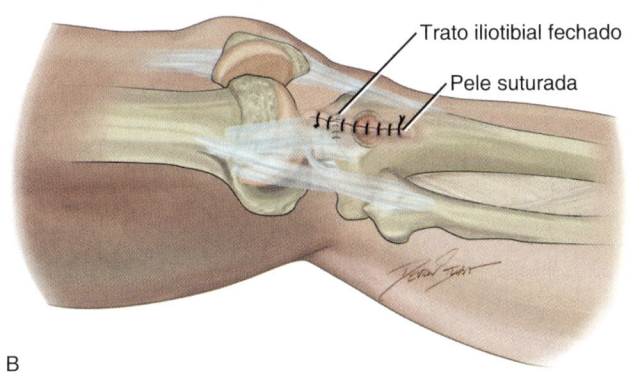

• **Figura 39.20 A.** Osteotomia exposta sobre o tubérculo de Gerdy e curetagem do osso subjacente. **B.** Fechamento em camadas da incisão. (De Kademani D, Tiwana P, eds. *Atlas of Oral & Maxillofacial Surgery*. Philadelphia, PA: Elsevier; 2015.)

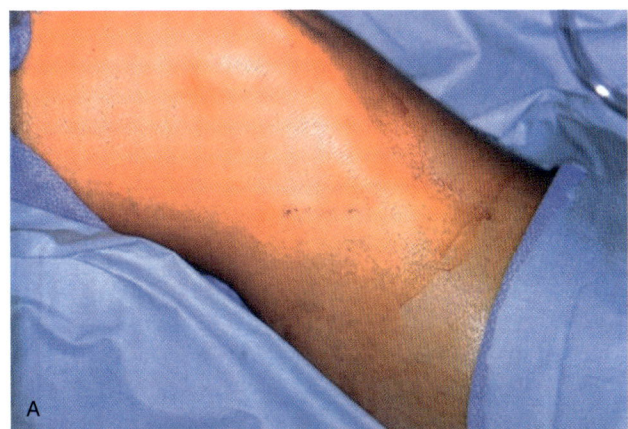

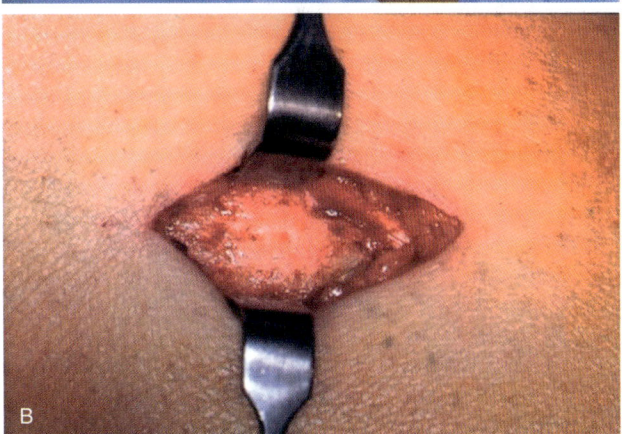

• **Figura 39.21 A.** Desenho da incisão sobre o tubérculo. **B.** Exposição do córtex subjacente.

coleta quanto para a instalação do implante, o que diminuiu o tempo de tratamento de meses para dias.

Desde que esses enxertos ósseos compostos foram introduzidos, no final dos anos 1970, muitos locais doadores têm sido recomendados. Em 1989, Hidalgo introduziu o retalho livre de fíbula osteocutânea para uso na reconstrução mandibular, com 12 casos medindo defeitos com média de 13,5 cm.[26] Desde então, o retalho livre de fíbula tornou-se o padrão-ouro para reconstrução de grandes defeitos mandibulares devido à sua consistência no tamanho, seu comprimento de pedículo vascular e sua capacidade de fornecer pele confiável com o retalho ósseo. Seu suprimento sanguíneo segmentar também permite osteotomias *in situ*, o que auxilia na melhor reconstrução anatômica (Boxe 39.7).

Com relação à qualidade do osso para osseointegração, Frodel e Moscoso, em dois estudos separados, compararam o estoque ósseo e a espessura no que se refere à instalação de implantes endósseos nas quatro áreas doadoras vascularizadas comumente usadas: a crista ilíaca, a escápula, a fíbula e o rádio. Embora a

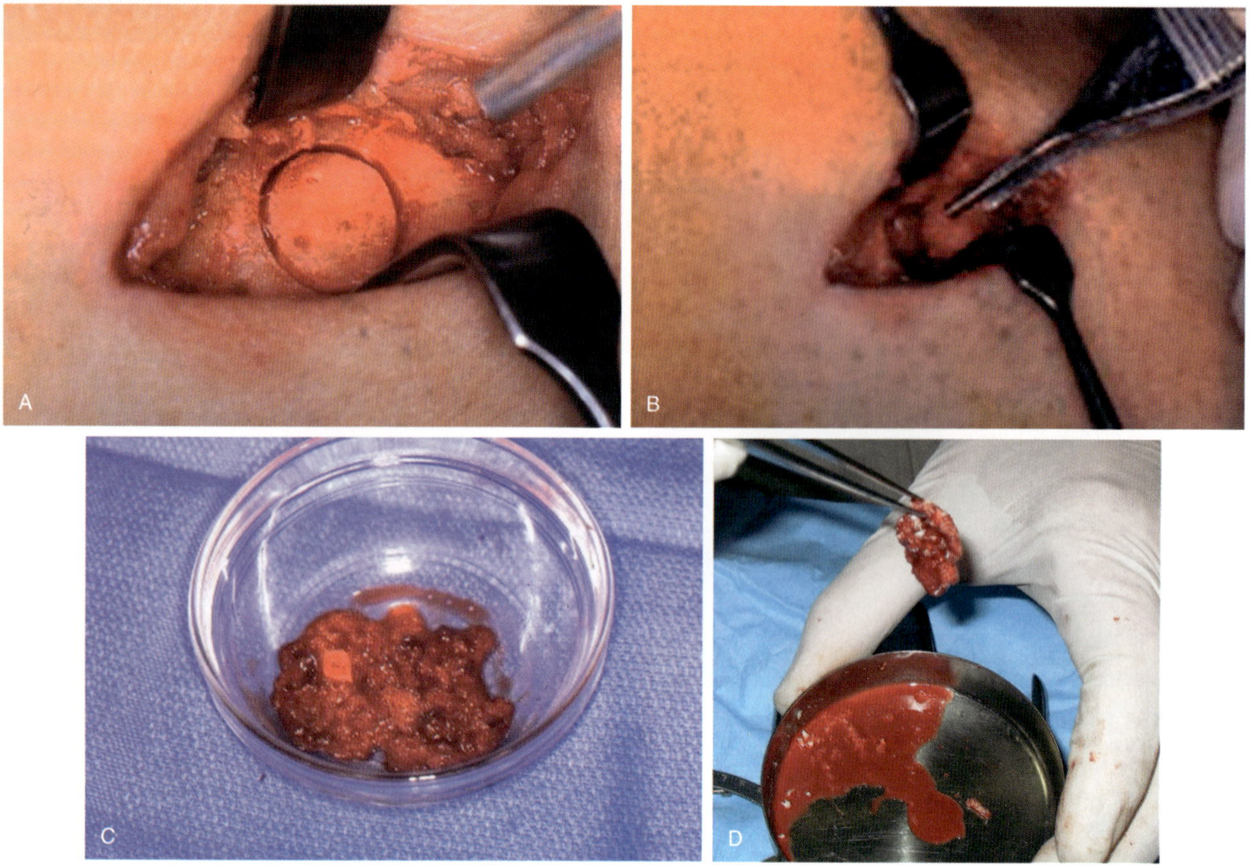

● **Figura 39.22 A.** Esboço do local doador. **B.** Osso coletado do local doador. **C.** Preparação com plasma rico em plaquetas (PRP). **D.** Osso doador misturado com PRP.

crista ilíaca tenha maior quantidade de estoque ósseo, os resultados não alcançaram significância estatística e o teste se baseou principalmente na observação clínica.[27,28]

O primeiro estudo histológico da interface do implante ósseo em um enxerto vascularizado humano foi relatado por Dattilo et al. em 1995.[29] O estudo demonstrou que, embora o implante tenha se integrado com sucesso ao osso enxertado da crista ilíaca e fosse clinicamente estável, o osso circundante assemelhava-se ao padrão trabecular fino de densidade D4, mais comum em áreas da região posterior da maxila (Figura 39.24A). Sumi et al., em 2001,[30] publicaram um estudo semelhante usando enxerto de fíbula e observaram que a interface e o osso circundante são mais densos e corticais, assemelhando-se a D1 e D2 da região anterior natural da mandíbula (ver Figura 39.24B-C). Essa densidade óssea, que demonstrou aumentar a estabilidade e a longevidade dos implantes, dá à fíbula mais uma vantagem distinta sobre os outros enxertos ósseos (Boxe 39.8).

Anatomia e técnica

Uma descrição detalhada da abordagem cirúrgica e da coleta desse enxerto está além do escopo deste capítulo. Porém, o conhecimento básico do conteúdo anatômico e sua coleta é importante para o implantodontista conhecer, bem como as limitações e os benefícios de seu uso. O enxerto é coletado por via lateral através do septo intermuscular dos músculos fibular longo e curto. A dissecção é levada ao compartimento anterior para dissecção do pedículo vascular. O enxerto ósseo é baseado na artéria fibular, que é um ramo da artéria poplítea (Figura 39.26). Durante essa dissecção da vasculatura de alimentação, a artéria tibial anterior e o nervo fibular profundo precisam ser identificados e retraídos medialmente para evitar lesão. O diâmetro da artéria fibular é de 1 a 2,5 mm e se assemelha à artéria e à veia facial, que são os vasos mais usados para anastomose na região do leito receptivo. É fundamental uma cuidadosa dissecção dos oito vasos perfurantes ao longo da fíbula, mais comumente localizados ao longo da junção do terço médio e do terço distal da fíbula. O osso vascularizado é acompanhado por porções do fibular longo, do fibular curto e do músculo tibial posterior. A composição do enxerto pode mudar, entretanto, dependendo da posição dos vasos perfurantes na pele e na musculatura (Figura 39.25). A dissecção até a fíbula e a subsequente ressecção são realizadas enquanto o pedículo vascular ainda está intacto. A fíbula disponível pode ter largura entre 1 e 3 cm e comprimento de até 26 cm; no entanto, pelo menos 5 a 8 cm são necessários para ser deixada na parte superior e inferior para manter a estabilidade do tornozelo e do joelho. É nesse ponto que as guias de corte geradas por CAD/CAM podem ser usadas para realizar a ressecção inicial e subsequentes osteotomias segmentares usando o rico suprimento sanguíneo para esse enxerto.[31] Placas personalizadas também podem ser colocadas nesse momento, bem como a instalação de implantes endósseos, antes de separar o suprimento de sangue (Figura 39.26).

Somente depois que tudo isso for realizado, o cirurgião microvascular fará a ressecção da artéria fibular e do complexo venoso e os reaproximará do leito receptor na mandíbula superior ou inferior. Uma placa pré-fabricada, também gerada a partir de modelos personalizados CAD/CAM, agora pode fixar rigidamente o enxerto composto no lugar.

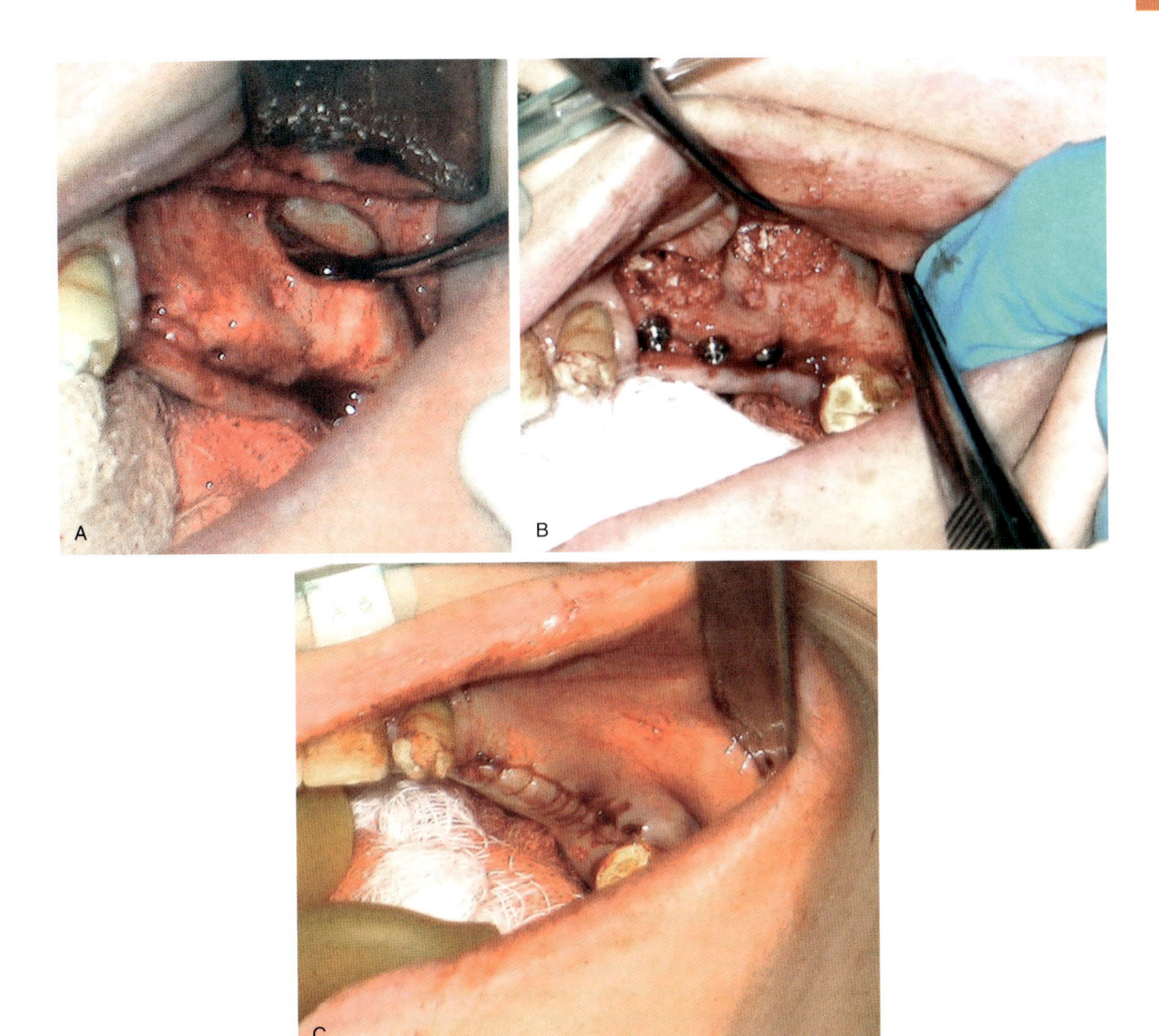

● **Figura 39.23 A.** Seio maxilar preparado para enxerto. **B.** Levantamento da parede lateral do seio. **C.** Fechamento final da ferida.

Boxe 39.7 Enxerto ósseo vascularizado: vantagens e indicações.

1. Reconstrução de defeitos com pouca vascularização tecidual e cobertura questionável do tecido mole
2. Reconstrução de defeitos maiores que 6 cm
3. Reconstrução pós-câncer com fornecimento de proteção para a pele
4. Pode suportar a radiação pós-cirúrgica
5. Grandes segmentos de enxerto ósseo livre de falha
6. Pode suportar a instalação imediata de implantes

Complicações

1. *Trombose da artéria (retalho pálido) e venoso (retalho azul).* Isso resultará em necrose do retalho se as medidas locais ou o procedimento de reanastomose falharem.
2. *Infecção da ferida.* Trata-se com antibióticos e cuidados no local ferido.
3. *Síndrome do compartimento.* Isso é raro, mas sério. É causada por pressão interna no tecido do local doador. É indicada intervenção cirúrgica imediata.

Estudo de caso 1: reconstrução com fíbula, instalação e carga imediata de implantes

Um homem de 34 anos, com lesão multiloculada na região anterior da mandíbula estendendo-se do elemento 36 ao 45, com diagnóstico de ameloblastoma (Figura 39.27). O planejamento cirúrgico virtual (PCV), usando imagens CAD/CAM para confeccionar guias de corte cirúrgico, placas de fixação rígidas personalizadas e modelos personalizados, foi usado para determinar a instalação e o posicionamento do implante para a instalação imediata da prótese provisória. Na cirurgia, foram utilizados guias de corte personalizados para a ressecção do tumor em posições predeterminadas (Figura 39.28). Na cirurgia, o retalho pedicular foi exposto por via lateral e a fíbula foi osteotomizada no comprimento específico necessário, utilizando cones cortantes fornecidos por modelos de planejamento virtual. Os guias também foram fornecidos pelos modelos de planejamento virtual (Figura 39.29). Devido ao suprimento sanguíneo segmentar único da fíbula, foi possível realizar osteotomias separadas para formar a curvatura necessária, conforme ditado pelos modelos pré-cirúrgicos. Os implantes são instalados e a placa personalizada é fixada ao enxerto antes que o enxerto *in situ* seja liberado do suprimento sanguíneo vascular fibular. A veia e a

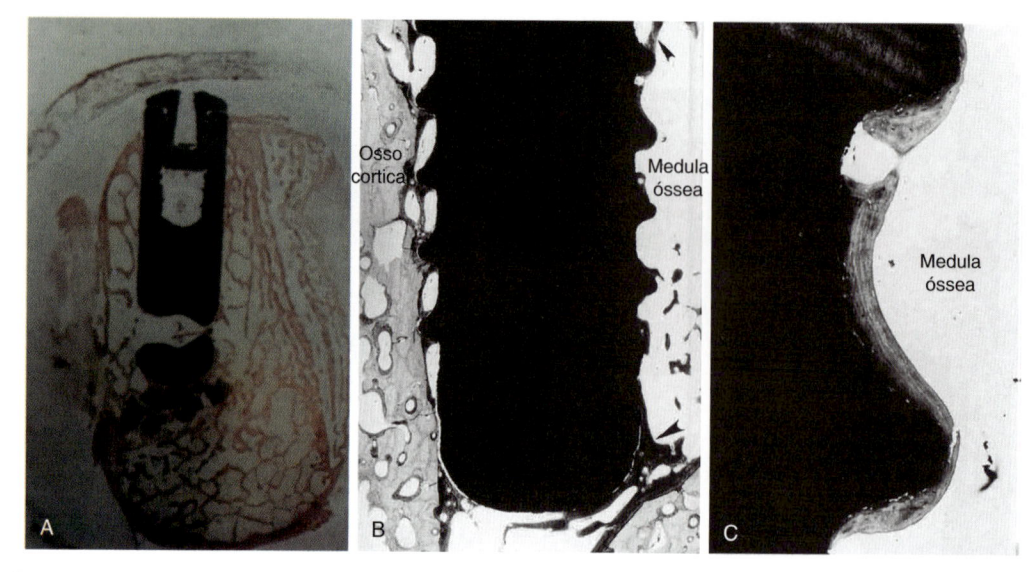

• **Figura 39.24 A.** Interface do implante com enxerto ósseo de crista ilíaca com o padrão trabecular fino de osso predominantemente esponjoso. **B.** Interface do implante com enxerto de fíbula com osso cortical denso no lado da cortical esquerda e interface cortical fina no lado da medula. **C.** Formação do osso cortical no lado da medula sem tecido fibroso intermediário. (A de Dattilo D, et al. Interface analysis of hydroxyapatite-coated implants in a human vascularized iliac bone graft. *Int J Oral Maxillofac Implants*. 1995;10(4):405–409. B e C de Sumi Y, Hasewaga T, Osamu M, et al. Interface analysis of titanium implants in a human vascularized fibula bone graft. *J Oral Maxillofacial Surg*. 2001;59(2):213–216.)

Boxe 39.8 — Enxerto ósseo vascularizado: desvantagens e cuidados.

1. Contraindicado se foi feito enxerto da artéria femoral no local
2. Fratura prévia
3. Cuidados com doenças ósseas metabólicas

artéria fibulares são então liberadas e reanastomosadas à artéria e à veia facial próximas ao local de recepção do enxerto; após, o segmento anterior é rigidamente fixado aos segmentos proximais direito e esquerdo da mandíbula. A prótese provisória foi então fixada aos implantes transbucais. Os implantes instalados no enxerto vascularizado bicortical rotineiramente medem mais

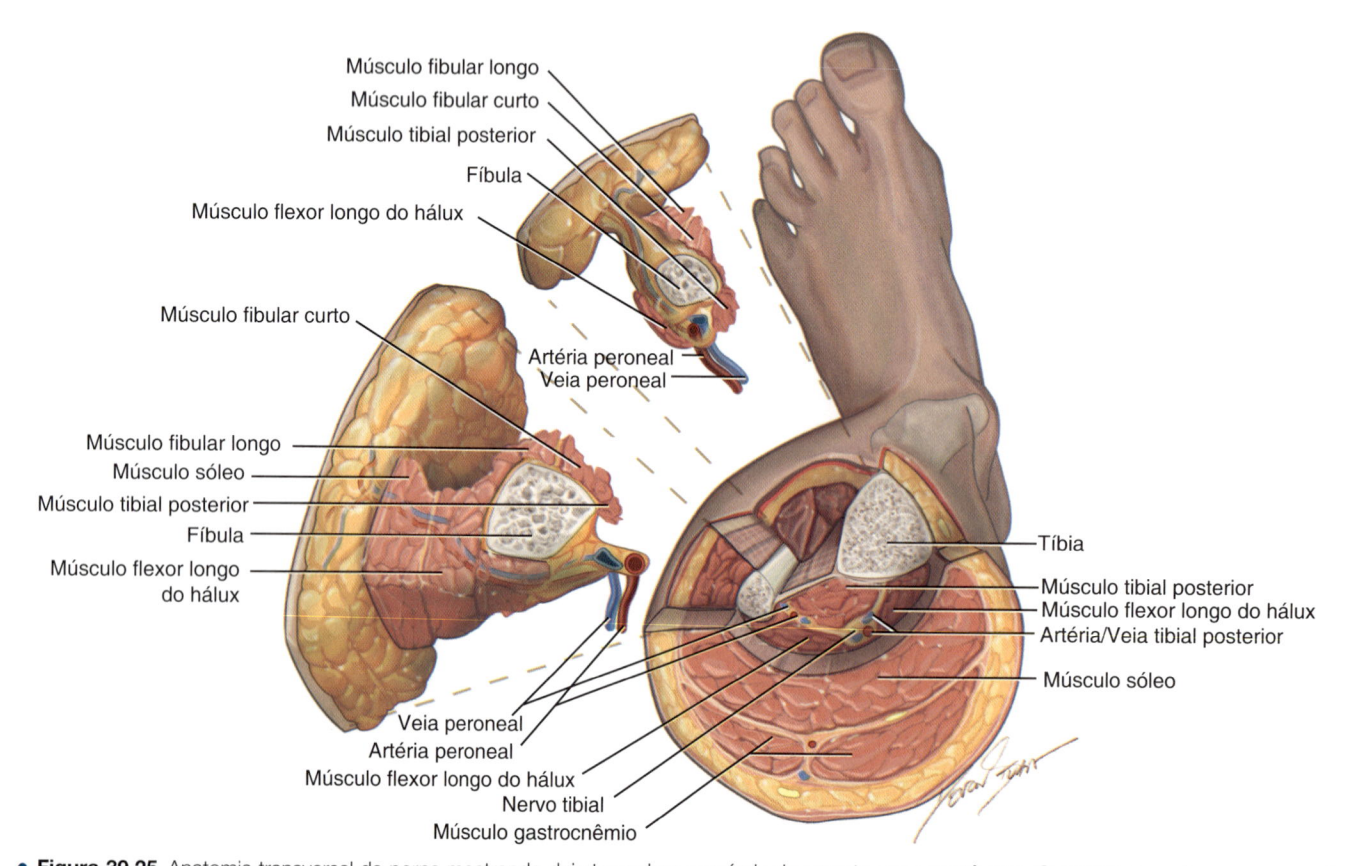

• **Figura 39.25** Anatomia transversal da perna mostrando dois tamanhos possíveis de enxertos osseocutâneos. O enxerto superior menor possui perfurantes vasculares septocutâneos que percorrem o septo crural entre os músculos fibular longo e curto e os músculos gastrocnêmios. O enxerto maior é necessário quando as perfurantes são identificadas parcialmente através do músculo flexor longo do hálux, exigindo a retirada de partes desse músculo. (De Kademani D, Tiwana P, eds. *Atlas of Oral & Maxillofacial Surgery*. Philadelphia, PA: Elsevier; 2015.)

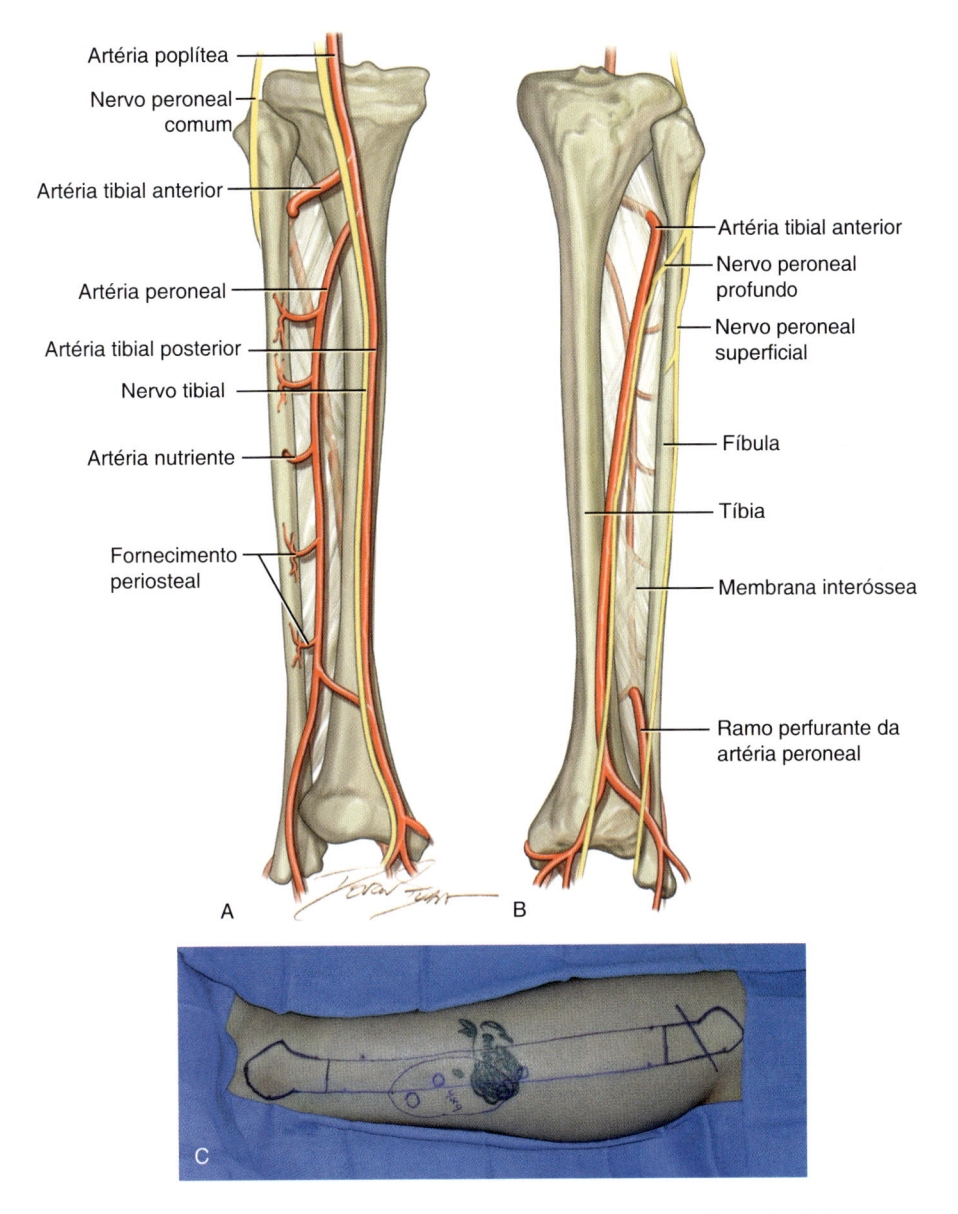

• **Figura 39.26 A.** Visão anterior da perna esquerda. O nervo peroneal comum cruza o pescoço da fíbula, dividindo-se nos nervos fibulares superficial e profundo. O vaso tibial anterior desce com o nervo fibular profundo ao longo da face medial anterior da membrana interóssea. A face distal da artéria fibular passa através da membrana interóssea para o compartimento anterior. **B.** Vista posterior da perna esquerda. A artéria poplítea se ramifica na artéria tibial anterior, que se ramifica na artéria tibial anterior e na artéria tibial posterior, que se ramifica na artéria fibular, que fornece o suprimento sanguíneo para a fíbula através de uma artéria nutriente e numerosos vasos periosteais. **C.** Fíbula ilustrada com 6 cm demarcados da cabeça da fíbula e maléolo lateral. Nervo peroneal ilustrado inferiormente à cabeça da fíbula. Perfuradores marcados em círculos e uma faixa de pele de 4 × 9 cm é desenhada. (Cortesia de Fayette Williams DDS, MD.). (De Kademani D, Tiwana P, eds. *Atlas of Oral & Maxillofacial Surgery.* Philadelphia, PA: Elsevier; 2015.)

de 35 ncm de torque para permitir a instalação de próteses imediatas (Figuras 39.30 a 39.33).

Estudo de caso 2: enxerto de fíbula de duplo barril com instalação imediata de implantes

A técnica de duplo barril é usada para aumentar a altura da mandíbula reconstruída. Trata-se de um homem de 52 anos, com fratura patológica da mandíbula causada por osteorradionecrose (Figura 39.34). A ampla excisão do osso necrótico foi planejada e os guias foram confeccionados para realizar o enxerto e os implantes em uma cirurgia.

A placa personalizada e os modelos de fíbula foram usados para primeiro ressecar o osso na dimensão adequada e também para osteotomizar a fíbula *in situ* no comprimento adequado. Os implantes dentais foram instalados com guias no segmento superior antes de separar o enxerto do suprimento sanguíneo fibular (Figura 39.35). O enxerto é levado até a mandíbula e dobrado sobre si mesmo, mantendo o suprimento sanguíneo para o dobro da altura. O segmento inferior é preso à placa customizada para reaproximar o contorno natural da mandíbula, e o segmento superior tem mais liberdade para ser girado e preso em uma posição que é mais adequada para a boa oclusão funcional (Figura 39.36).

Finalmente, ambos os segmentos são fixados e cobertos com porções do pedículo de tecido mole para garantir sua sobrevida. Os implantes são reabertos em 4 meses e reabilitados. Às vezes, é necessário desobstruir pedículos de tecido mole intraorais espessos e realizar vestibuloplastias enxertadas para criar um ambiente de tecido mole mais saudável ao redor dos implantes (Figura 39.37).

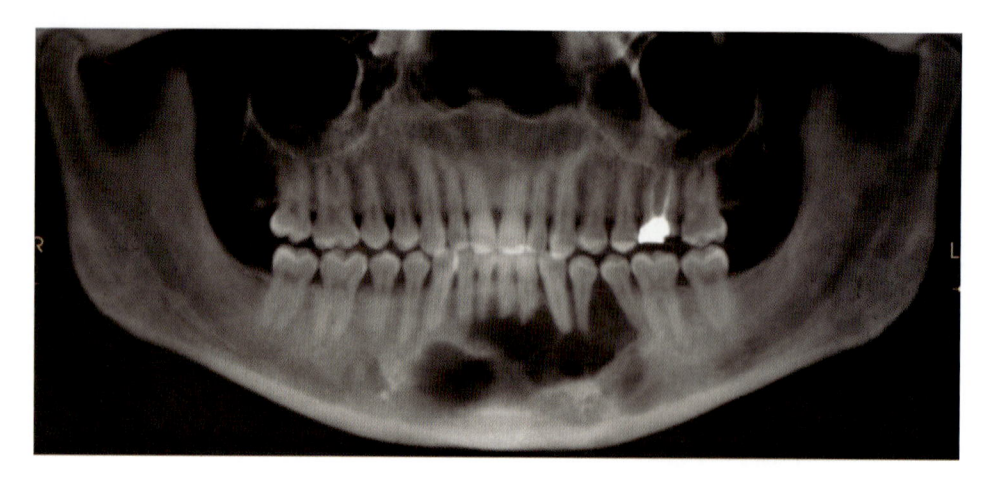

• **Figura 39.27** Panorâmica demonstrando radiolucidez envolvendo a parte anterior da mandíbula e a dentição. (Cortesia de Fayette Williams DDS, MD.)

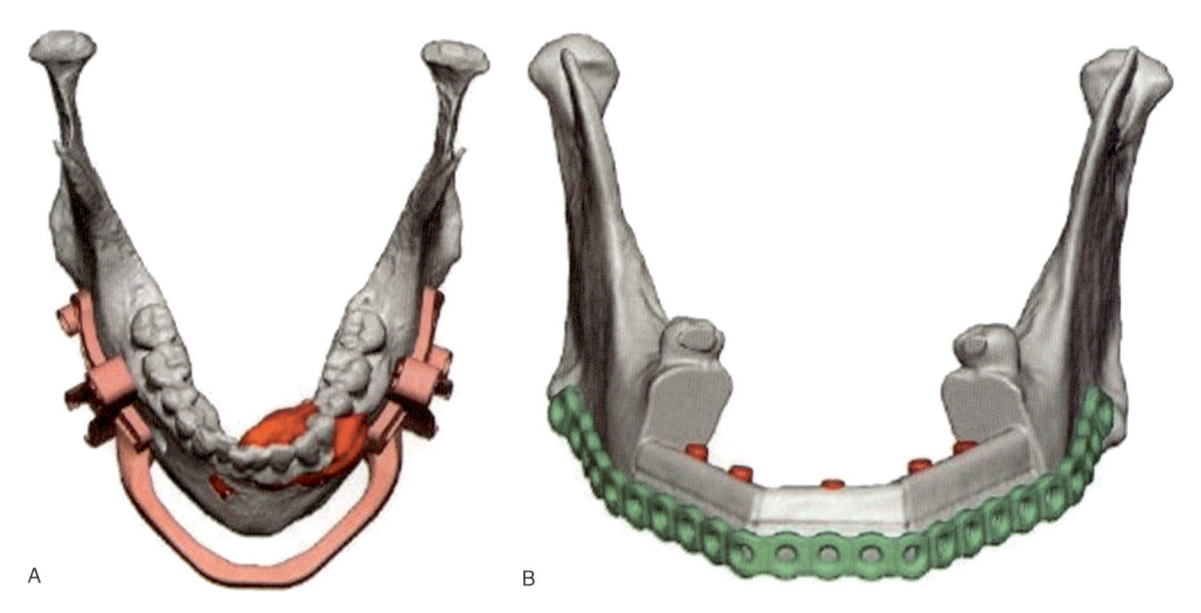

• **Figura 39.28 A.** Imagens de projeto auxiliado por computador (CAD)/fabricação auxiliada por computador (CAM) de uma guia de corte para ressecção de tumor. **B.** Placa de reconstrução personalizada e guia para instalação do implante. (Cortesia de Fayette Williams DDS, MD.)

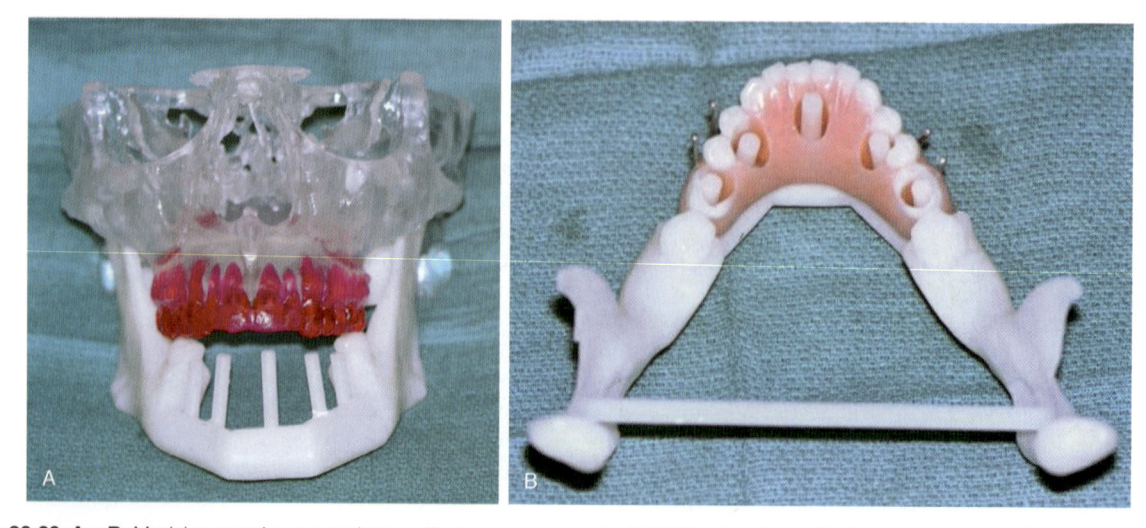

• **Figura 39.29 A** e **B.** Modelos gerados por projeto auxiliado por computador (CAD)/fabricação auxiliada por computador (CAM) para a confecção de próteses imediatas. (Cortesia de Fayette Williams DDS, MD.)

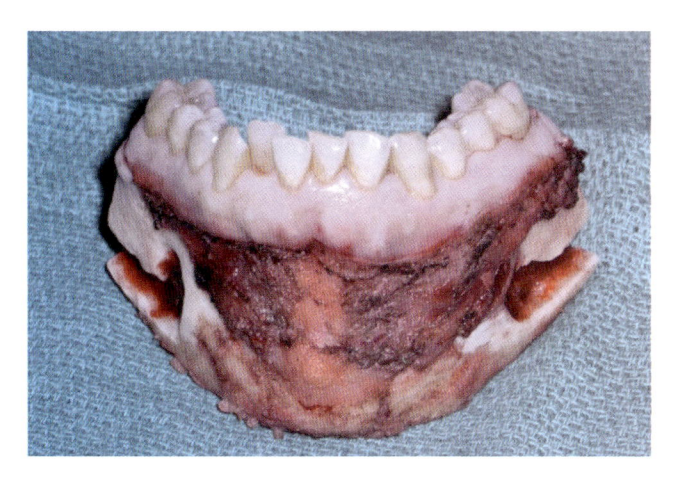

• **Figura 39.30** Peça cirúrgica da região anterior da mandíbula. (Cortesia de Fayette Williams DDS, MD.)

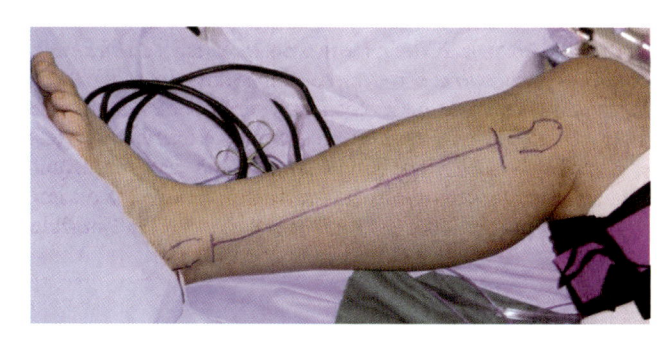

• **Figura 39.31** Incisão desenhada na lateral da perna esquerda sobre o septo intermuscular do músculo sóleo e fibular longo. (Cortesia de Fayette Williams DDS, MD.)

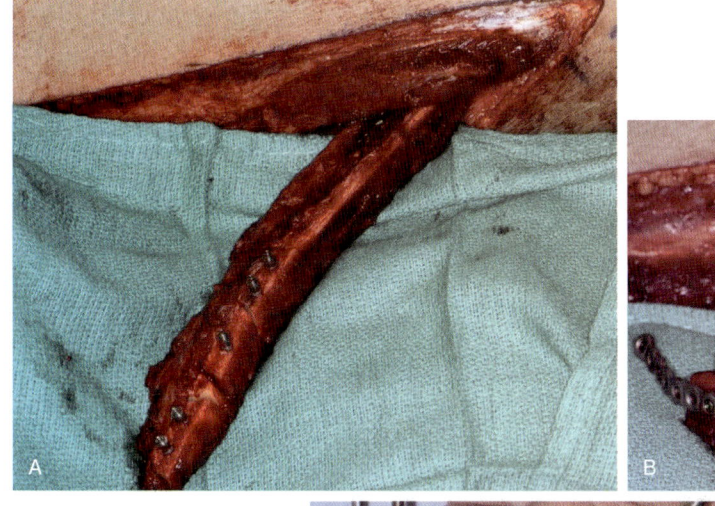

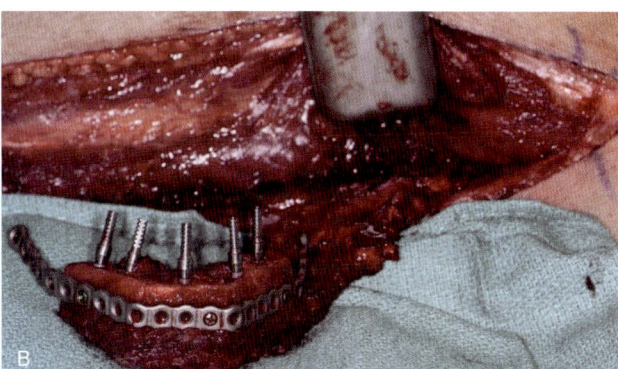

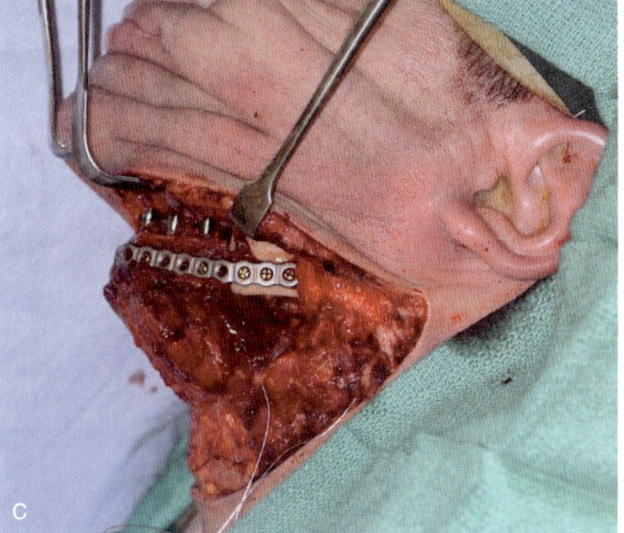

• **Figura 39.32 A.** Osteotomias segmentares e colocação de implante dental do enxerto *in situ* (cortesia de Fayette Williams DDS, MD). **B.** Placa personalizada usada para moldar o enxerto para colocação (cortesia de Fayette Williams DDS, MD). **C.** Enxerto colocado e fixado na mandíbula e reanastomose dos vasos. (Cortesia de Fayette Williams DDS, MD.)

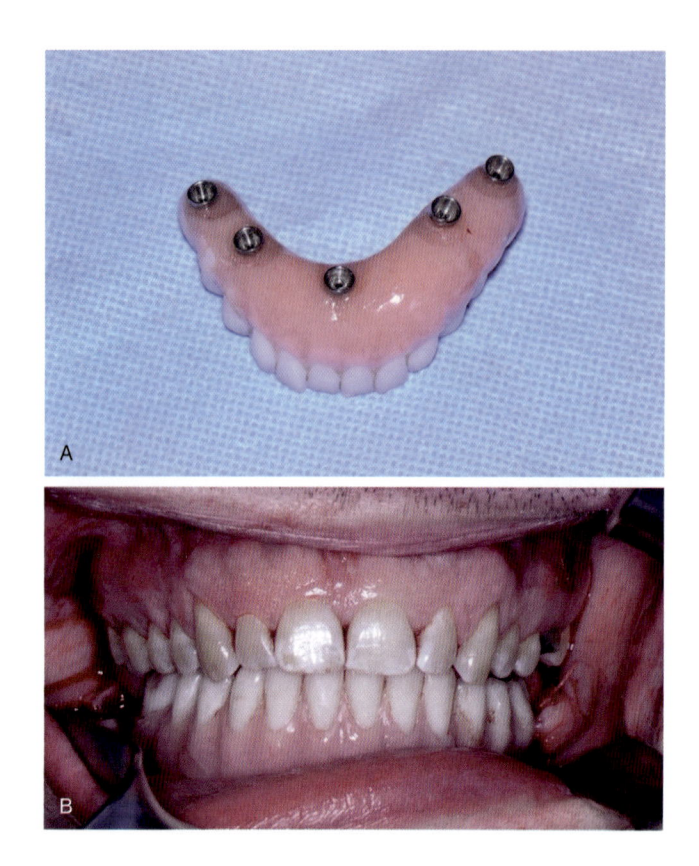

• **Figura 39.33 A.** Prótese personalizada pré-fabricada de projeto auxiliado por computador (CAD)/fabricação auxiliada por computador (CAM) (cortesia de Fayette Williams DDS, MD). **B.** Oclusão final antes de deixar a sala de cirurgia. (Cortesia de Fayette Williams DDS, MD.)

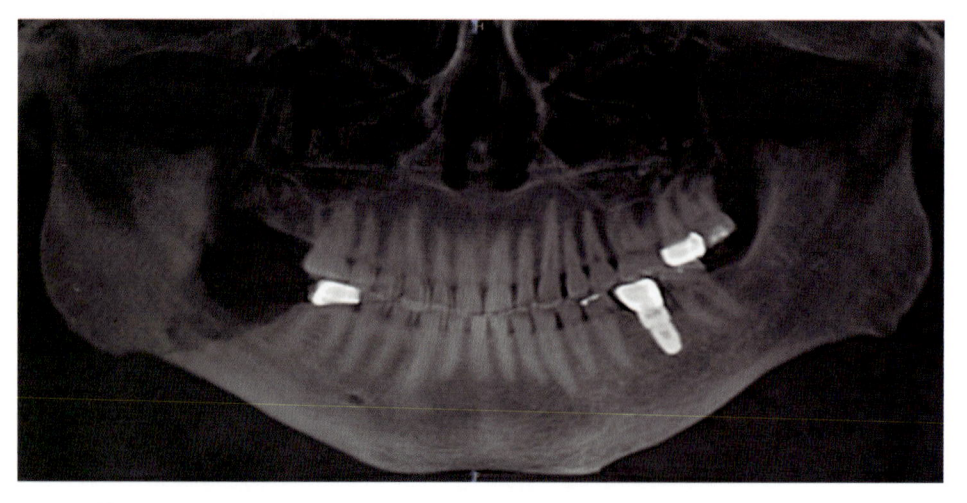

• **Figura 39.34** Panorâmica de fratura patológica. (Cortesia de Fayette Williams DDS, MD.)

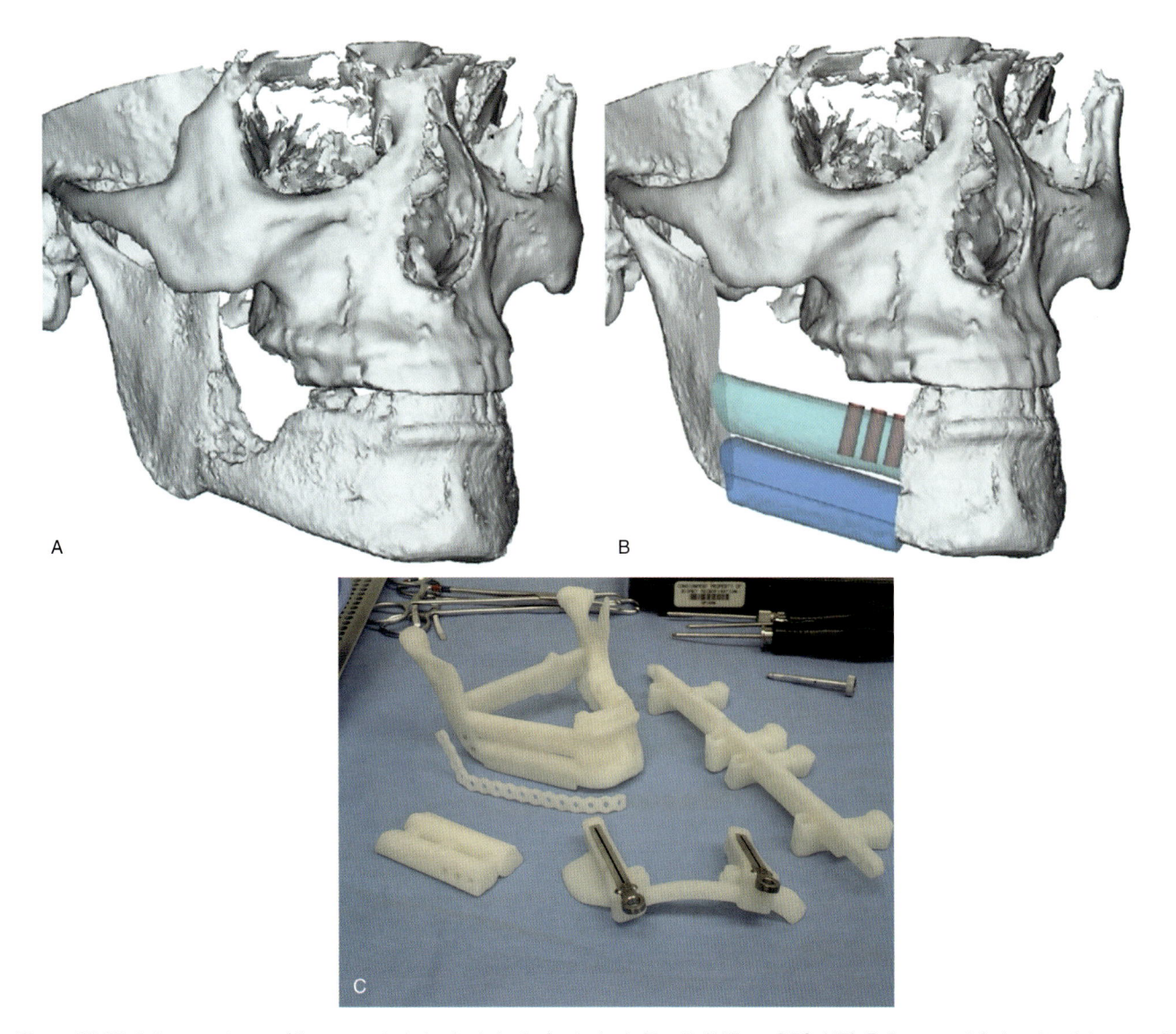

• **Figura 39.35 A.** Imagem tomográfica computadorizada da lesão (cortesia de Fayette Williams DDS, MD). **B.** Imagem cirúrgica virtual da extensão da ressecção e enxerto de fíbula dobrada planejado (cortesia de Fayette Williams DDS, MD). **C.** Projeto auxiliado por computador (CAD)/fabricação auxiliada por computador (CAM) (Cortesia de Fayette Williams DDS, MD.)

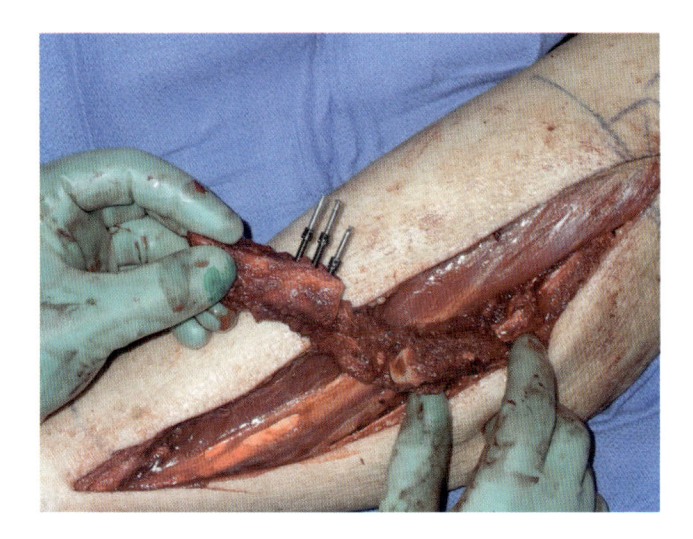

• **Figura 39.36** Enxerto de fíbula osteotomizado ao meio *in situ* com implantes dentais instalados na porção superior.

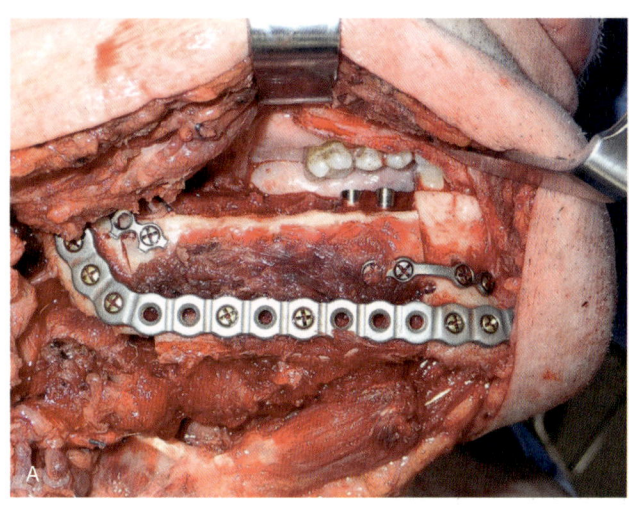

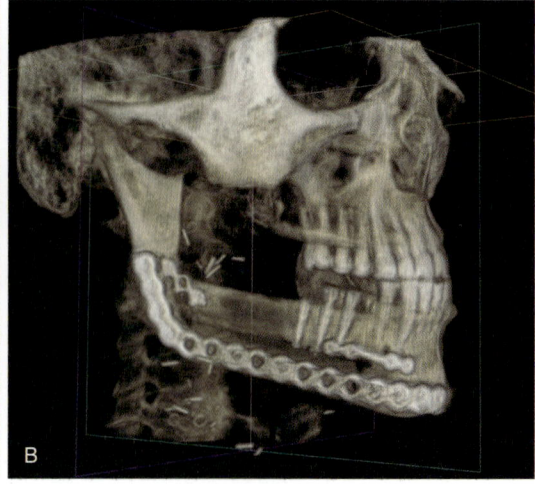

• **Figura 39.37 A.** Fíbula de camada dupla fixada com placa de reconstrução personalizada e porção superior com placas de posição menores (cortesia de Fayette Williams DDS, MD). **B.** Tomografia computadorizada de 6 semanas para verificar a posição. (Cortesia de Fayette Williams DDS, MD.)

Resumo

A revolução na reconstrução oral com a introdução dos implantes dentários reviveu a arte e a ciência da regeneração óssea e do enxerto na odontologia. Da reconstrução de grandes deformidades da mandíbula ao aumento do menor defeito ao redor de um único dente, um enxerto ósseo é quase sempre considerado para melhorar o ambiente de fixação do implante e ajudar a garantir sua longevidade.

O osso autógeno das áreas doadoras descritas neste capítulo fornece as três qualidades principais de um enxerto bem-sucedido: osteocondução, osteoindução e osteogênese. A transferência de células mesenquimais e osteoblásticas primitivas viáveis, bem como os fatores de crescimento (BMP), colocam o enxerto ósseo autógeno bem acima de qualquer um dos aloenxertos já desenvolvidos. Dor, deformidade e complicações no local da coleta são os argumentos comuns para o uso de substâncias aloplásticas ou não autógenas como substitutas. Em um relatório publicado em 2005, um grupo de renomados cirurgiões craniofaciais apresentou uma pesquisa de sua experiência combinada de 25 anos com enxertos cranianos, tibiais, de crista e costelas. Em 20.000 casos revisados, menos de 1% de complicações foram observadas em qualquer área de coleta óssea. As conclusões dos autores foram que a afirmação frequentemente ouvida, de que um material aloplástico foi usado para "poupar o paciente do tempo adicional e das complicações da coleta e do enxerto autógeno", não é, de fato, um argumento razoável para um cirurgião bem treinado e pode realmente causar falha ou resultado comprometido no local reconstruído.[32]

O PCV será, sem dúvida, uma forte influência no futuro do enxerto autógeno extraoral para o paciente com indicação de instalação do implante. Desde a confecção de guias de corte customizados para ressecção, coleta e colocação de enxertos maiores até a confecção de próteses implantadas imediatas, essas novas tecnologias computadorizadas continuarão a promover e manter o enxerto ósseo autógeno extraoral como o padrão-ouro de reconstrução com implantes dentais.

Referências bibliográficas

1. Misch CE. Divisions of available bone in implant dentistry. *Int J Oral Implantol*. 1990;7:9–17.
2. Misch CE. Prosthetic options in implant dentistry. *Int J Oal Implantol*. 1991;7:17–21.
3. Shugaa-Addin B, Al-Shamiri HM, Al-Maweri S, Tarakji B. The effect of radiotherapy on survival of dental implants in head and neck cancer patients. *J Clin Exp Dent*. 2016;8(2):e194.
4. Smith JD, Abramson M. Membranous vs endochondral bone autografts. *Arch Otolaryngol*. 1974;99:203–205.
5. Zins JE, Whitaker LA. Membranous versus endochondral bone: Implications for craniofacial reconstruction. *Plas Reconstr Surg*. 1983.
6. Kusiak JF, Zins JE, Whitaker A. The early revascularization of membranous bone. *J Plas Reconstr Surg*. 1985.
7. Oppenheimer AJ, Ton L, Buchman SR. Craniofacial bone grafting: wolff's law revisited, craniomaxillofac. *Trauma Reconstr*. 2008;1:49.
8. Tessier P, Kawamoto H, Matthews D, et al. Autogenous bone grafts and bone substitutes: tools and techniques. A 20,000 case experience in maxillofacial and craniofacial surgery. *Plast Reconstr Surg*. 2005;116:6s.
9. Wang J, Waite D, Steinhauser E. Ridge augmentation: and evaluation and follow-up report. *J oral Surg*. 1976;34:66–602.
10. Curtis T, Ware W, Beirne OR, et al. Autogenous bone grafts for atrophic edentulous mandibles, a final report. *J Prosthet Dent*. 1987;57:73–78.
11. Verhoeven JDW, Cune MS, Teriou M, et al. The combined use of endosteal implants and iliac crest onlay grafts in the severely atrophic mandible: a longitudinal study. *Int J Oral Maxillofac Surg*. 1997;26:351–357.
12. MalchiodiL QA, D'Addona A, et al. Jaw reconstruction with grafted autologous bone:early insertion of osseointegrated implants and early prosthetic loading. *J Oral Maxillofac Surg*. 2006;64:1190–1198.
13. Tessier P. Autogenous bone grafts taken from the calvarium for facial and cranial applications. *Clin Plast Surg*. 1882;9:531.
14. Koenig WJ, Donovan JM, Pensler JM. Cranial bone grafting in children. *Plast Reconstr Surg*. 1995;95:1–4.
15. Fearson JA. A magnetic resonance imaging investigation of potential subclinical complications after in situ cranial bone graft harvest. *Plast Reconstr Surg*. 2000;105:1935–1939.
16. Moreira-Gonzalez A, Papay FE, Zins JE. Calvarial thickness and its relation to cranial bone harvest. *Plast Reconstr Surg*. 2006;117:1964.
17. Zouhary KJ. Bone grafting from distant sites: concepts and techniques. *Oral Maxillofac Surg Clin North Am*. 2010;22:301.
18. Misch CE. Extraoral autogenous donor bone grafts for endosteal implants. In: Misch CE, ed. *Contemporary Implant Dentistry*. 2nd ed. St Louis: Mosby; 1999.
19. Mischkowski RA, Selbach I, Neugebauer J, et al. Lateral femoral cutaneous nerve and iliac crest bone grafts: anatomical and clinical considerations. *Int J Oral Maxillofac Surg*. 2006;35:366.

20. Kademani D, Keller E. Iliac crest grafting for mandibular reconstruction. *Atlas Oral Maxillofac Surg Clin North Am.* 2006;14:161.
21. Sivarajasingam V, Fell G, Morse M, Shepaherd JP. Secondary bone grafting of alvelarclefts: a densitometric comparison of iliac crest and tibial bone grafts. *Cleft Palate Craniofac J.* 2001;38:11–14.
22. Peysakhov D, Ferneini EM, Bevilacqua RG. Maxillary sinus augmentation with autogenous tibial bone graft as an in office procedure. *J Oral Implantol.* 2012;38:50.
23. Walker TW, Modayil PC, Cascarini L, et al. Retrospective review of donor site complications after harvest of cancellous bone from the anteriomedial tibia. *Br J Oral Maxillofac Surg.* 2009;47:20.
24. Catone GA, Reimer BL, McNeir D, Ray R. Tibial autogenous cancellous bone as an alternative donor site in maxillofacial surgery: a preliminary report. *J Oral Maxillofac Surg.* 1992;50:1258.
25. Herford AS, King BJ, Becktor J. Medial approach for tibial bone graft: anatomic study and clinical technique. *J Oral Maxillofac Surg.* 2003;61:358.
26. Hidalgo DA. Fibula free flap: a new method of mandibular reconstruction. *Plast Reconstr Surg.* 1989;84(1):71.
27. Frodel JL, Funk GF, Capper DT, et al. Osseointegrated implants: a comparative study of bone thickness in four vascularized bone flaps. *Plast Recontruc Surg.* 1993;92:449–455.
28. Moscoso JF, Keller J, Genden E. Vascularized bone flaps in oromandibular reconstruction. *Arch Otolaryngol Head Neck Surg.* 1994;120:36–43.
29. Dattilo DJ, Misch CM, Arena S. Interface analysis of hydroxyapatite-coated implants in a human vascularized iliac bone graft. *Int J Oral Maxillofac Implants.* 1995;10:405–409.
30. Sumi Y, Hasegawa T, Miyaishi O, Ueda M. Interface analysis of titanium implants in human vascularized fibula bone graft. *J Oral Maxillofac Surg.* 2001;59:213–216.
31. Tepper O, Hirsch D, Levine J, Garfein E. The new age of three-dimensional virtual surgical planning in reconstructive plastic surgery plastic a reconstructive. *Surgery.* 2012.
32. Tessier P, Kawamoto H, Posnick J, Raulo Y, Tulasne F, Wolfe SA. Complications of harvesting autogenous bone grafts: a group experience of 20,000 cases. *Plast Reconsr Surg.* 2005;116:5.

40
O Uso de Toxina Botulínica e Preenchimentos Dérmicos em Implantodontia

RANDOLPH R. RESNIK E AMANDA M. SHEEHAN

O campo da implantologia oral está em constante mudança devido aos avanços da tecnologia e da ciência. Com melhor compreensão das relações dinâmicas dos tecidos moles que circundam o complexo orofacial, o uso de toxinas botulínicas injetáveis (BTXs) e preenchedores dérmicos tornou-se parte integrante da odontologia. No que diz respeito à implantologia oral, os implantodontistas estão em uma posição única para avaliar e tratar pacientes com esses produtos. Tais agentes farmacológicos podem ser usados para controlar hábitos parafuncionais, ajudar a restaurar a função, aliviar a dor e complementar a estética facial em conjunto com procedimentos protéticos sobre implantes. Atualmente, os dois tratamentos mais populares usados em conjunto com procedimentos de implantodontia incluem o uso de neurotoxinas injetáveis (BTX) e preenchimentos dérmicos injetáveis (ácido hialurônico).

Neurotoxina injetável (toxina botulínica)

A toxina botulínica, usada pela primeira vez em seres humanos na década de 1970, tornou-se muito popular na odontologia. Em 2002, foi aprovada nos EUA para tratamento cosmético e para o tratamento de forças excessivas da atividade muscular hiperfuncional. Existem oito sorotipos diferentes de BTX (*i. e.*, designados de A a H), com alguns purificados para injeções terapêuticas em músculos hiperativos. Atualmente, a toxina botulínica do tipo A (BTX-A; isolado purificado da fermentação da bactéria *Clostridium botulinum*) é o sorotipo mais potente e amplamente utilizado na prática clínica. BTX-A é um composto estável que está presente em um pó seco a vácuo que atualmente é comercializado sob três marcas diferentes: Botox, Dysport e Xeomin. Todos eles contêm o mesmo ingrediente ativo da BTX-A; no entanto, eles diferem em sua formulação: toxina onabotulínica A (Botox), toxina abobotulínica A (Dysport) e toxina incobotulínica A (Xeomin).

Mecanismo de ação

Em geral, a BTX-A bloqueia a transmissão neuromuscular ao inibir a liberação de acetilcolina dos terminais dos nervos motores, o que resulta na redução das contrações musculares. A acetilcolina é um neurotransmissor responsável pelas contrações musculares. A inibição muscular ocorre em várias etapas (ligação, internalização, translocação e clivagem) pela clivagem de BTX-A em uma proteína (SNAP-25), que é parte integrante do acoplamento e liberação da acetilcolina das vesículas nas terminações nervosas. Quando injetada por via intramuscular, a BTX-A produz uma denervação química do músculo, que resulta em uma redução da atividade muscular (Figura 40.1).[1]

Os efeitos das neurotoxinas botulínicas são temporários porque os terminais nervosos se recuperam e voltam às funções normais. Brotos axonais inicialmente surgem do nervo afetado em resposta a fatores de crescimento do músculo inativo. Os brotos axonais formam novas sinapses imaturas com o músculo injetado, o que permite que a transmissão neuromuscular volte ao normal.

Como é fornecido e preparado

Nos EUA, a BTX-A é fabricada como um complexo de neurotoxina purificado fornecido como um pó branco em frascos de vidro estéreis. Cada frasco contém 50, 100 e 200 unidades (U) de BTX-A, com uma data de validade de 2 anos, quando armazenado adequadamente entre −5 e −20ºC. O frasco de BTX-A deve ser sempre refrigerado até o uso. Devido à sua forma em pó, a BTX-A deve ser reconstituída com solução salina estéril NaCl 0,9%. É mais comum a BTX-A ser fornecida em um frasco de 100 U, geralmente diluído com 2 ou 4 mℓ de solução salina, o que resulta em 5/2,5 U de BTX-A por 0,1 mℓ de solução. Normalmente, a diluição é ditada pelo músculo ou região a ser tratada ou pela preferência do clínico. Normalmente, uma seringa de tuberculina (descartável de uso único, estéril e atóxica) de 1 mℓ com uma agulha de calibre 26 a 30 é usada para extrair a solução necessária para administração.[2] Uma vez aberta e reconstituída, a solução deve ser usada em 24 horas, pois a BTX-A e o diluente não contêm conservantes. A solução deve ser armazenada em um refrigerador entre 2 e 8ºC (36 a 46ºF). Se forem usados conservantes, o prazo de validade aumenta significativamente. Hexsel et al.[3] demonstraram que a BXT-A reconstituída e refrigerada pode ser usada por até 6 semanas sem perda de eficácia (Tabela 40.1 e Figura 40.2).

Técnica/dose de injeção de toxina botulínica tipo A

Em geral, as injeções devem ser feitas perpendicularmente à superfície da pele e intramuscularmente no corpo do músculo.

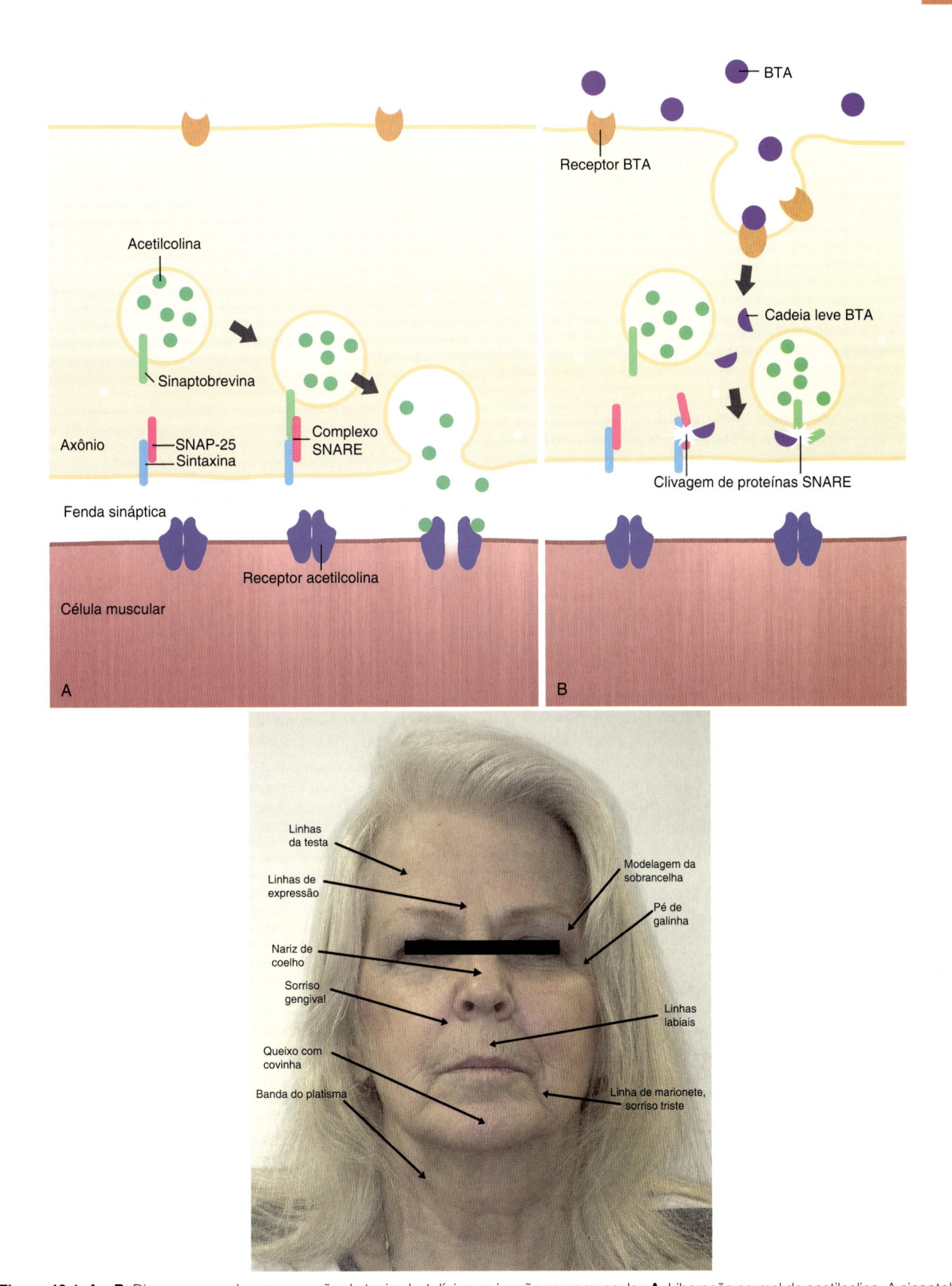

• **Figura 40.1 A** e **B.** Diagrama que descreve a ação da toxina botulínica na junção neuromuscular. **A.** Liberação normal de acetilcolina. A sinaptobrevina e o VAMP-2 (não mostrado) na superfície da vesícula contendo acetilcolina unem-se ao SNAP-25 e à sintaxina na superfície axonal interna. Isso forma um complexo que permite a fusão da vesícula com a membrana para liberar acetilcolina na fenda sináptica. A acetilcolina se liga ao seu receptor na superfície da célula muscular, abrindo canais de sódio dependentes da voltagem que resultam na despolarização da membrana. **B.** Ação da toxina botulínica. A toxina botulínica do tipo A (BTA) é internalizada pelo axônio quando ligada por seu receptor à superfície celular. A cadeia leve da toxina é captada e cliva as proteínas SNARE antes que as vesículas de acetilcolina possam se ligar. O resultado é a falta de liberação de acetilcolina na fenda sináptica e a subsequente paralisia do músculo. **C.** Áreas anatômicas faciais comuns para injeções de toxina botulínica. (*A* e *B*: De Miller J, Clarkson E. Botulinum toxin type a: review and its role in the dental office. Dent Clin North Am. 2016;60:509-521.)

Tabela 40.1 Tabela de diluição da toxina botulínica tipo A.

Frasco de BTX-A	Adição diluente (0,9% NaCl)	Dose resultante (unidade/0,1 mℓ)
50 unidades	1,25 mℓ	4 unidades
	1 mℓ	5 unidades
100 unidades	2,50 mℓ	4 unidades
	2 mℓ	5 unidades
200 unidades	5 mℓ	4 unidades
	4 mℓ	5 unidades

No entanto, em algumas situações, pode ser necessário um padrão de injeção mais personalizado.

Para injeções musculares na região orofacial, a preparação da pele deve ser sempre realizada com lenços assépticos com álcool e esponjas de gaze estéreis secas. Na maioria das situações clínicas, os músculos devem ser injetados bilateralmente para minimizar complicações de assimetria ou envolvimento desigual do nervo (ou seja, o número de unidades irá variar dependendo do músculo-alvo). Ao considerar a quantidade de dosagem ideal, o número total de unidades dependerá da área de interesse, da massa muscular, da força e do gênero do paciente. Geralmente, em homens são necessárias mais unidades do que em mulheres. Deve-se ter cuidado ao escolher a diluição a ser usada, pois uma diluição mais alta pode resultar em migração adicional da BTX-A com efeitos indesejados.

Duração da ação

A agência norte-americana U.S. Food and Drug Administration (FDA) recomenda uma frequência de injeção de uma vez a cada 3 meses com a menor dose eficaz. Com o tempo, em alguns pacientes, várias injeções podem resultar no desenvolvimento de anticorpos para BTX-A, o que resulta na redução do efeito e na inativação da atividade da toxina. No entanto, a duração da eficácia varia entre os indivíduos e depende do metabolismo do paciente à toxina e do uso ou atividade do músculo a ser tratado.

Usos da toxina botulínica tipo A em implantodontia

1. Hábitos parafuncionais.
2. Síndrome/Disfunção da articulação temporomandibular (ATM/DTM).
3. Exibição excessiva de tecido (sorriso gengival).

Hábitos parafuncionais

Hiperatividade do músculo masseter

Uma sequela comum de pacientes com parafunção é a hipertrofia do masseter. O músculo masseter é um dos principais músculos da mastigação. Quando o músculo masseter é hiperativo ou superutilizado, a aparência facial geralmente aumenta e resulta em um impacto cosmético negativo com linhas faciais alteradas. A função muscular também é alterada, o que resulta em força excessiva aplicada aos dentes/implantes. Estudos demonstraram redução significativa do volume do músculo masseter com redução média da massa de 22% e redução até aproximadamente 35% após o uso contínuo de BTX-A[4] (Figuras 40.3 e 40.4).

Anatomia. O músculo masseter é um músculo quadrilátero espesso que consiste em dois feixes: (1) superficial e (2) profundo.
Superficial: um feixe superficial maior surge por uma aponeurose espessa do processo maxilar ao osso zigomático e dos dois terços anteriores da borda inferior do arco zigomático. As fibras passam inferior e posteriormente, e são inseridas no ângulo da mandíbula e na metade inferior da superfície lateral do ramo mandibular.

Profundo: um feixe menor e profundo origina-se do terço posterior da borda inferior e da superfície medial do arco zigomático. Suas fibras passam para baixo e para a frente para serem inseridas na metade superior do ramo até a altura do processo coronoide da mandíbula. Anteriormente, o feixe superficial esconde o feixe profundo e, posteriormente, é coberto pela glândula parótida.

Inervação e suprimento sanguíneo. O masseter é inervado pela divisão anterior da divisão mandibular (V3) do nervo trigêmeo. A via de inervação é giro pré-central > genu cápsula interna > núcleo motor do nervo trigêmeo > nervo trigêmeo > nervo mandibular > músculo masseter. O suprimento sanguíneo para o músculo masseter é derivado de três vasos sanguíneos: o ramo masseter da artéria maxilar, a artéria facial e o ramo facial transverso da artéria temporal superficial.

Função. A função primária do músculo masseter é a elevação da mandíbula. O músculo masseter é paralelo ao músculo pterigóideo medial; no entanto, é significativamente mais forte e suas fibras superficiais podem ser responsáveis por movimentos protrusivos.[5]

Técnica de toxina botulínica. A injeção no músculo masseter para o tratamento da hipertrofia do masseter foi discutida pela primeira vez por von Lindern et al.[6] Os autores sugeriram injeções no arco zigomático e no ângulo mandibular. No entanto, esse método revelou um risco maior de injeção na glândula parótida, o que levou a complicações significativas. Hu et al.[7] determinaram uma zona segura para os locais de injeção no músculo masseter. Eles recomendaram que o ponto de entrada mais seguro seja no compartimento central do músculo masseter, para evitar injeções na glândula parótida e no ramo mandibular do nervo facial. A glândula parótida está localizada superficialmente e na margem posterior do músculo. Ramos do nervo facial também correm superficialmente no músculo. O delineamento da "zona de segurança" é uma linha traçada da orelha inferior até o ângulo da boca (margem superior). A extensão anterior é determinada pela palpação e a extensão posterior é o ângulo posterior da mandíbula (Figura 40.4). A borda inferior é delineada pela borda inferior da mandíbula.

Mapeamento dos locais de injeção. Um contorno do músculo precisa ser realizado para determinar as áreas máximas de contração e pontos de tensão do músculo masseter. Inicialmente, é traçada uma linha com um marcador removível para a pele, da comissura lateral (canto da boca) até a parte inferior do lóbulo (pequena eminência pontiaguda da orelha externa que se projeta sobre o meato). A borda inferior da mandíbula é delineada e as bordas anterior e posterior do músculo são marcadas. Solicita-se que o paciente cerre os dentes e os pontos máximos de contração são documentados e marcados. As marcas da pele podem ser facilmente removidas com algodão embebido em álcool.

Técnica de injeção. Duas seringas de 25 U de BTX-A reconstituído são preparadas e aproximadamente 5 U são injetadas profundamente no ventre do músculo em cada ponto de tensão. Na maioria dos casos, a agulha é inserida perpendicularmente à superfície da pele (Figura 40.5).

Estudos. Muitos estudos demonstraram o sucesso na redução da hipertrofia do masseter por meio de injeções de BTX-A.[7-10] Com várias injeções, a redução concomitante no tamanho bruto do masseter demonstrou ser de até 40%.[8] Rafferty et al.[11] demonstraram uma redução induzida da força de mordida do masseter de até 85% na 3ª semana após as injeções e 65% a menos na 7ª semana.

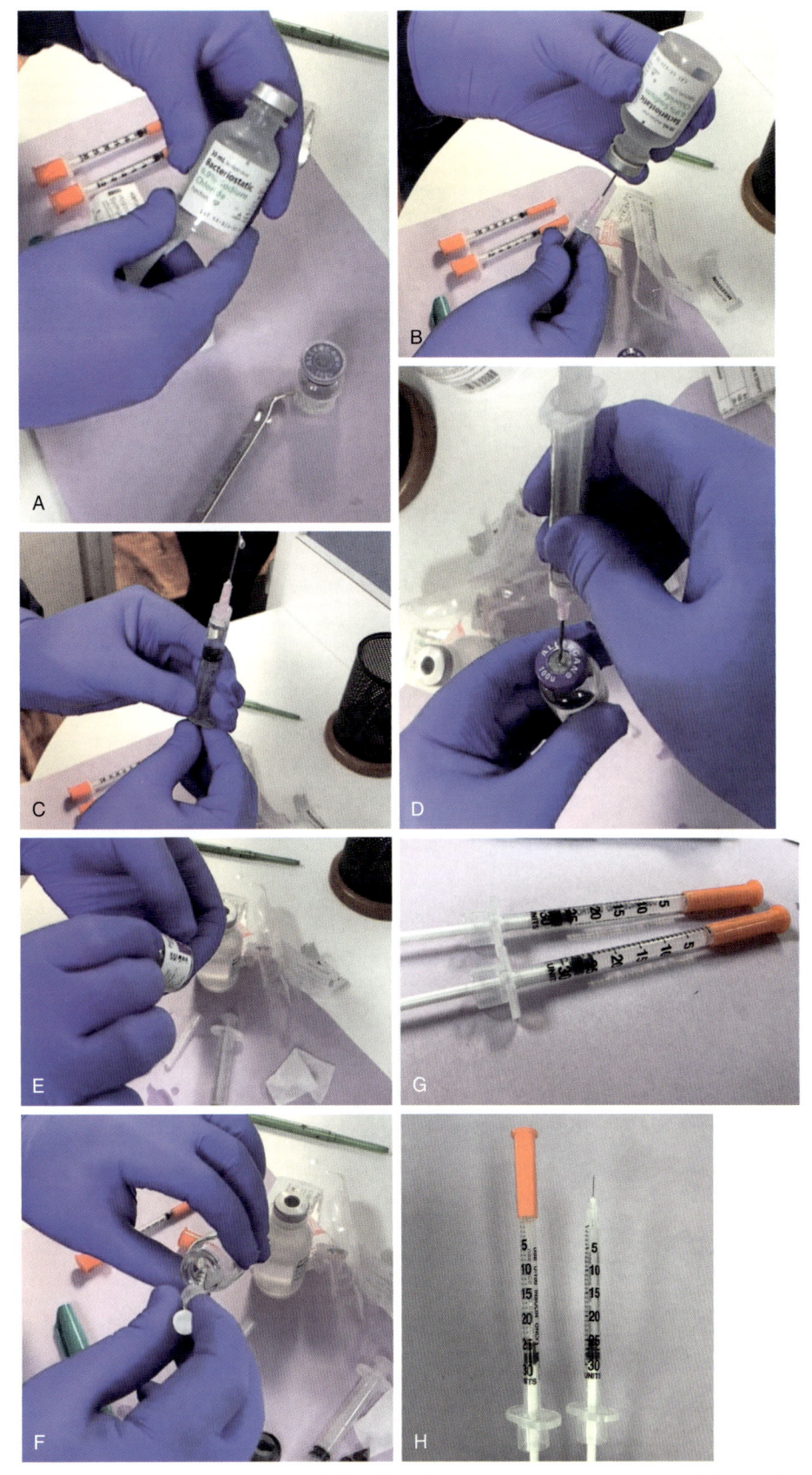

• **Figura 40.2 Reconstituição da toxina botulínica tipo A (BTX-A). A.** Frasco de cloreto de sódio a 0,9%. **B.** Utilizando uma agulha e seringa de tamanho apropriado, extrair 1, 1,25 ou 2,5 mℓ de solução salina estéril a 0,9% com conservante. **C.** Inverter a agulha e bater na lateral para expelir quaisquer bolhas de ar. **D.** Inserir a agulha e injetar lentamente o soro fisiológico na BTX-A. Deve haver vácuo no frasco, o que demonstrará que a esterilidade do frasco está intacta. **E.** Remover a seringa, então misturar suavemente o frasco com a solução salina, girando-o. Registrar a data e a hora da reconstituição no rótulo. **F.** Utilizando uma pequena seringa descartável, retirar a quantidade necessária de solução; inclinar a agulha no canto inferior do frasco para permitir a extração completa da solução. Não inverter completamente o frasco e expulsar quaisquer bolhas de ar do corpo da seringa. **G** e **H.** As seringas finais com solução de BTX-A estão prontas para injeção.

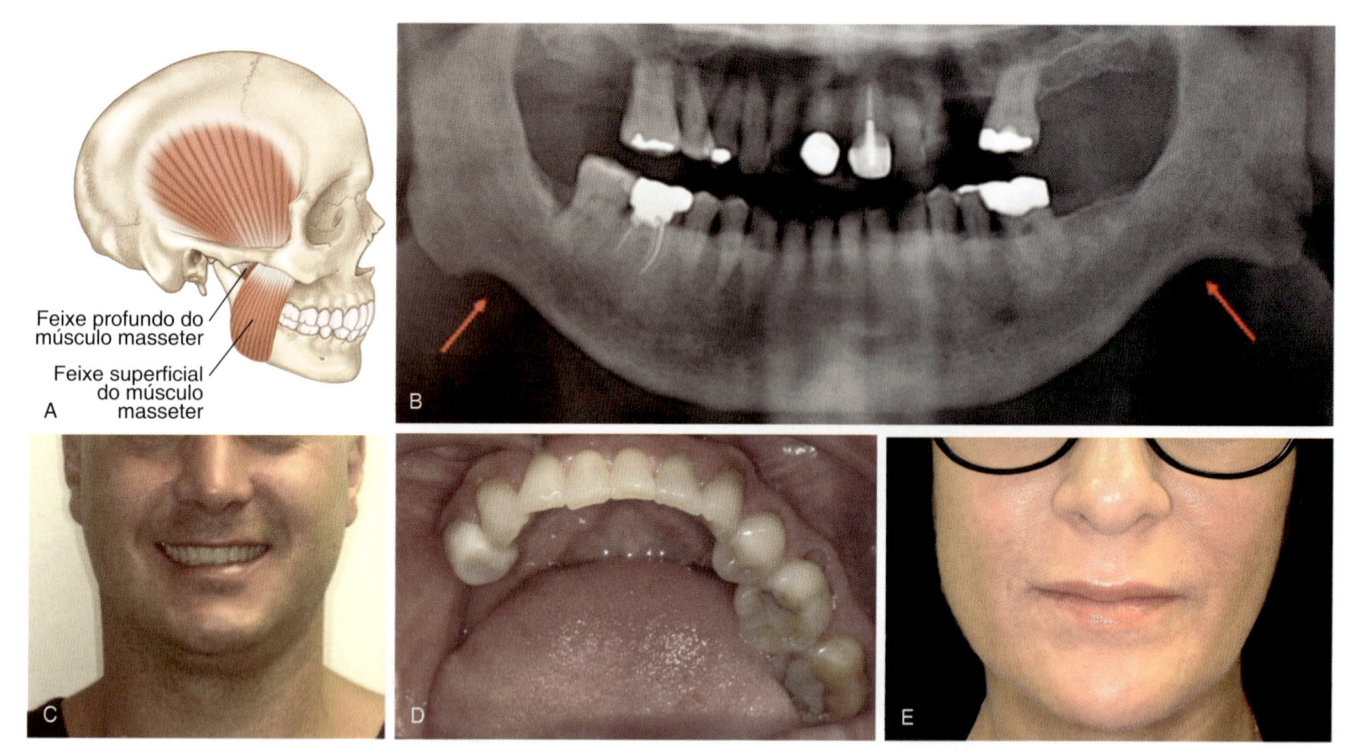

● **Figura 40.3 Hipertrofia do masseter. A.** Músculo masseter. (De Nanci A. Ten Cate's Oral Histology: Development, Structure, and Function. 9th ed. St. Louis, MO: Elsevier; 2018.) **B.** Radiografia demonstrando grande depressão antegonial resultante da força excessiva no ângulo da mandíbula. **C.** Aparência facial aumentada do músculo hipertrofiado. **D.** Imagem de paciente com dentição ausente no canto inferior esquerdo. **E.** Hipertrofia resultante do masseter direito e atrofia do masseter esquerdo.

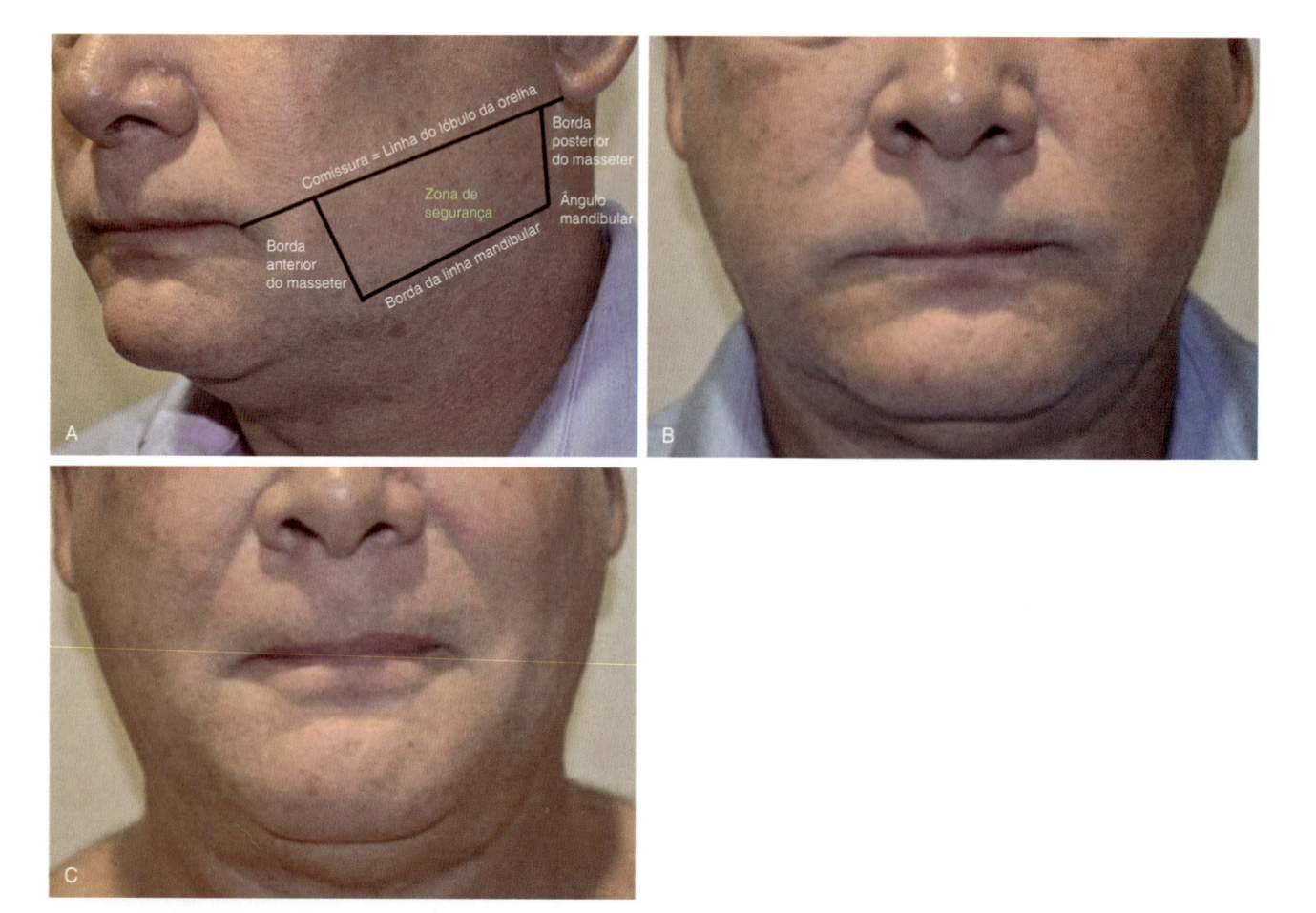

● **Figura 40.4 Músculo masseter. A.** Limites de injeção. **B.** Hipertrofia de masseter. **C.** Redução da massa do masseter após as injeções de toxina botulínica.

No entanto, o apertamento voltou aos valores iniciais mais rapidamente, como resultado da compensação de outros músculos. Em 1990, Van Zandijcke e Marchau[12] descreveram o uso de 100 U de injeções de BTX-A nos músculos temporal e masseter de pacientes com lesão cerebral. A duração média da resposta foi de aproximadamente 19 semanas, e o efeito de pico médio (sem ranger) foi de aproximadamente 3,5 semanas. A musculatura-alvo normalmente se adapta às injeções e a frequência das injeções geralmente diminui devido à atrofia dos músculos.

Complicações. As injeções na área do músculo masseter são relativamente seguras, com efeitos colaterais mínimos. Um local impreciso de injeção ou um volume de injeção muito alto pode causar edema excessivo, hematomas, fraqueza dos músculos faciais e xerostomia. No pós-operatório, os pacientes podem relatar saliva "mais espessa" e geralmente isso está relacionado a doses e injeções mais altas na glândula parótida. Injeções feitas muito anteriormente podem levar à difusão de BTX-A nos músculos adjacentes, levando à alteração do sorriso (Figura 40.6).

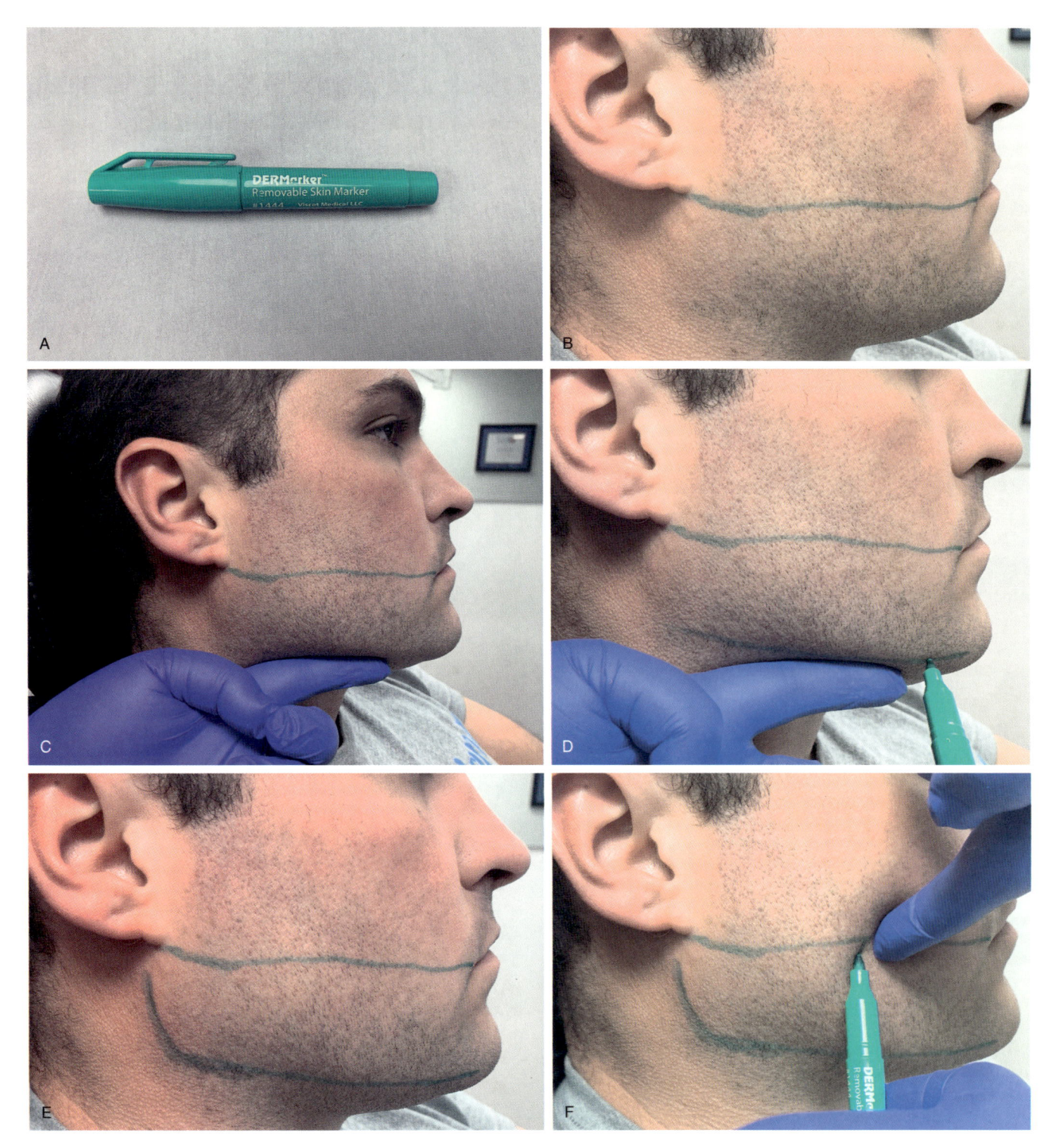

• **Figura 40.5 Mapeamento do masseter e técnica de injeção. A.** Marcador de pele. **B.** Desenho da comissura – linha do lóbulo da orelha. **C.** Avaliação da borda inferior da trajetória da mandíbula. **D.** Pontos demarcados na borda inferior. **E.** Borda inferior e pontos de borda posterior conectados. **F.** Demarcação da margem anterior do músculo masseter. (*continua*)

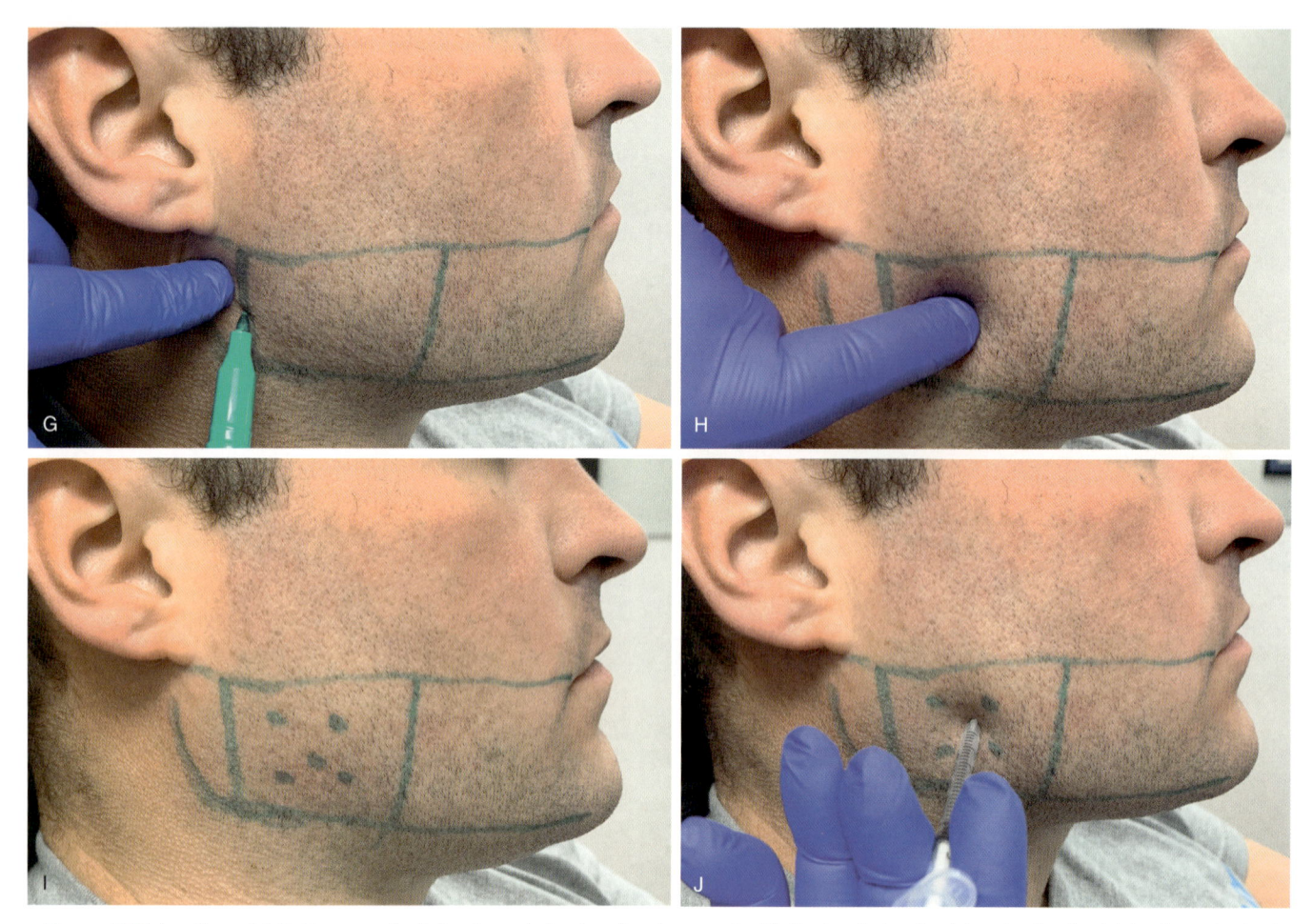

• **Figura 40.5** (*continuação*) **G.** Demarcação da borda posterior do músculo masseter. **H.** Pontos de tensão determinados. **I** e **J.** Injeção profunda de 5 unidades no centro do músculo em cada ponto.

Músculo temporal

O músculo temporal é considerado um músculo da mastigação e surge da fossa temporal.

Anatomia. O músculo temporal é um amplo músculo da mastigação em forma de leque na face lateral do crânio. Ele se origina da fossa temporal, que é uma grande depressão na face lateral do crânio. Uma fáscia temporal cobre completamente a superfície do músculo. As fibras musculares convergem conforme descem através do espaço entre o arco zigomático e terminam com um tendão temporal. O tendão temporal é considerado um tendão muito espesso que se insere no processo coronoide da mandíbula (Figura 40.7).

Inervação e suprimento sanguíneo. A terceira divisão do ramo mandibular do nervo trigêmeo inerva o músculo temporal pelos nervos temporais profundos. Os ramos temporais profundos da artéria maxilar, junto com a artéria temporal média, contribuem para o suprimento sanguíneo do músculo.

Função. O músculo temporal é considerado o músculo mastigatório mais forte. Ele pode ser dividido em duas partes funcionais, a anterior e a posterior. O temporal anterior corre verticalmente e é responsável pela elevação da mandíbula. O temporal posterior corre horizontalmente e a contração resulta em movimentos retrusivos da mandíbula.[13]

Técnica de toxina botulínica

Mapeamento dos locais de injeção. As extensões anterior, posterior e superior do músculo temporal são demarcadas com um marcador de pele. Conforme o paciente cerra os dentes, as áreas máximas de contração e/ou pontos de tensão são marcados dentro dos limites.

Técnica de injeção. A técnica de injeção do músculo temporal geralmente consiste em duas injeções, superficiais e profundas, de acordo com a localização das áreas de contração máxima. As injeções superficiais são posicionadas nas porções superiores mais finas do músculo temporal em forma de leque. A injeção mais profunda envolve a divisão da fáscia temporal superficial, que está localizada aproximadamente 1,5 mm acima do arco zigomático[15] (Figuras 40.8 e 40.9).

Duração. Quando a BTX-A é injetada para hábitos parafuncionais nos músculos temporais, os pacientes parecem necessitar repetir as injeções em aproximadamente 5 meses. Outros estudos demonstraram a necessidade de repetir as injeções a cada 6 meses.[14]

Síndrome da Articulação Temporomandibular (ATM)/dor por Disfunção Temporomandibular (DTM)

O uso de BTX-A tem demonstrado tratar complicações da ATM ou DTM com a injeção nos músculos masseter e temporal. Guarda-Nardini *et al.*[16] demonstraram o uso da toxina botulínica no tratamento da redução dos sintomas de dor miofascial em bruxistas, em comparação com as injeções de solução salina. Baker e Nolan[17] avaliaram o uso de injeções no masseter e temporal em pacientes com disfunção crônica da dor miofascial mastigatória.

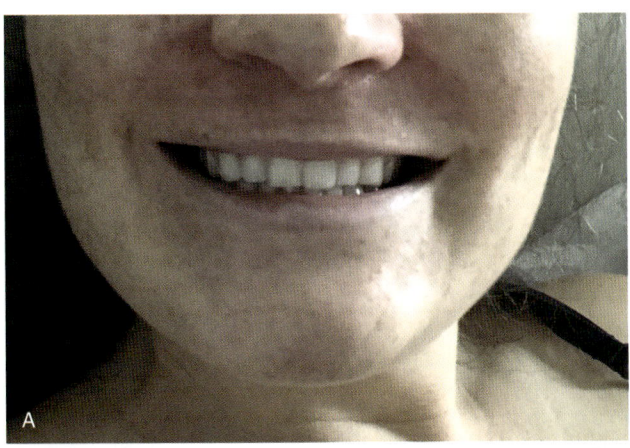

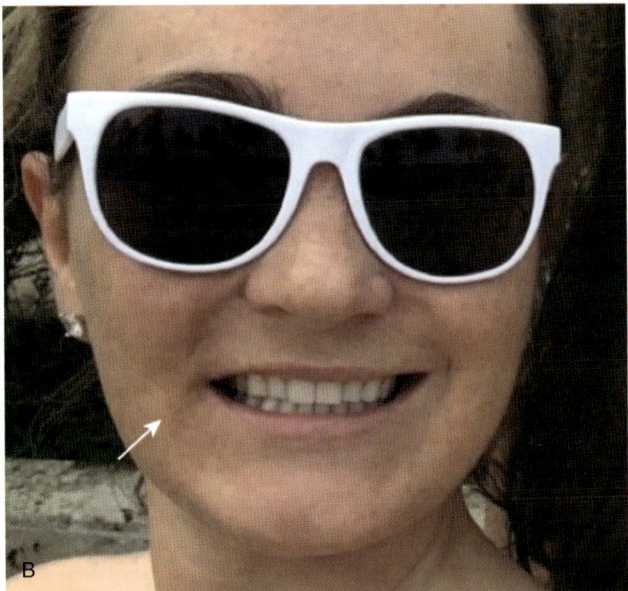

• **Figura 40.6** Complicação com alteração do sorriso: **A.** Sorriso normal. **B.** Alteração do sorriso resultante da injeção no lado direito muito medial, que inadvertidamente se difundiu e afetou o músculo risório. Observe o sorriso contraído do lado direito.

Os resultados demonstraram uma diminuição na dor e na abertura voluntária máxima geral.

As taxas de sucesso são variáveis no tratamento de pacientes com Síndrome da ATM. Estudos relataram que as BTXs usadas para o tratamento de distúrbios da DTM podem causar disfagia[18] ou salivação temporária.[19] No entanto, em ambos os estudos foram administradas mais de 100 U.

Disfunção temporomandibular/técnica da articulação temporomandibular

A técnica de BTX-A para DTM/TATM é muito semelhante às técnicas tradicionais utilizadas nos músculos masseter e temporal, com a única diferença sendo ditada pelos pontos de gatilho miofasciais. Para determinar a localização das injeções para a técnica de DTM/TATAM, os pontos de gatilho miofasciais devem ser localizados. Os pontos-gatilho são áreas hiperirritáveis dentro da fáscia ao redor do músculo, que podem diferir das áreas de contração máxima. Normalmente, nos casos de DTM/ATM, um ou mais pontos-gatilho geralmente estão presentes, que à palpação causam a transmissão da dor ao longo do músculo ou das trilhas neuronais. Foi relatado que a interrupção dos pontos de gatilho trazem alívio da dor de curto e longo prazos.[20]

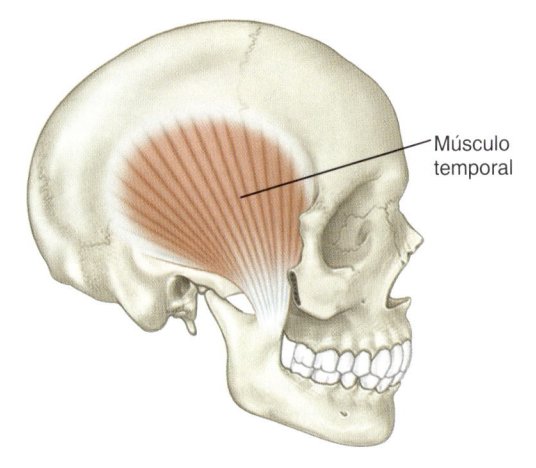

• **Figura 40.7 Músculo temporal.** (De *Nanci A.* Ten Cate's Oral Histology: Development, Structure, and Function. *9th ed. St. Louis, MO: Elsevier; 2018.*)

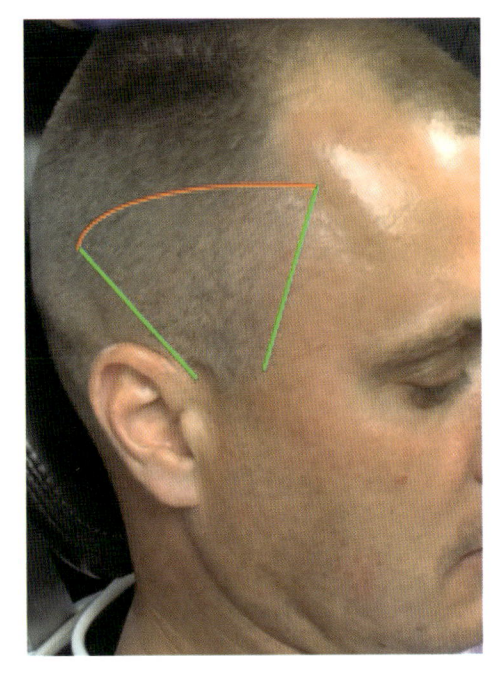

• **Figura 40.8** Limites do músculo temporal.

1. Palpar dois pontos de gatilho no masseter e marcar com um marcador de pele.
2. Palpar três pontos de gatilho na região temporal e marcar com uma caneta de tecido.
3. Limpar as áreas de injeção com algodão embebido em álcool.
4. Utilizando quatro seringas descartáveis, retirar (2) seringas de 20 U e (2) seringas de 25 U.
5. Injetar 10 U em cada ponto de gatilho no masseter.
6. Injetar 12,5 U no músculo temporal anterior, 7,5 U no meio, e 5 U no músculo temporal posterior (Figura 40.10).

Exibição excessiva de tecido (sorriso gengival)

Na reabilitação do paciente com implante dental, os clínicos são frequentemente confrontados com a exposição excessiva de tecido gengival superior ao sorrir. O "sorriso gengival" resulta em dificuldade em reabilitar os pacientes devido à ausência de estética ideal e do descontentamento com a junção prótese-tecido. Deve-se ter

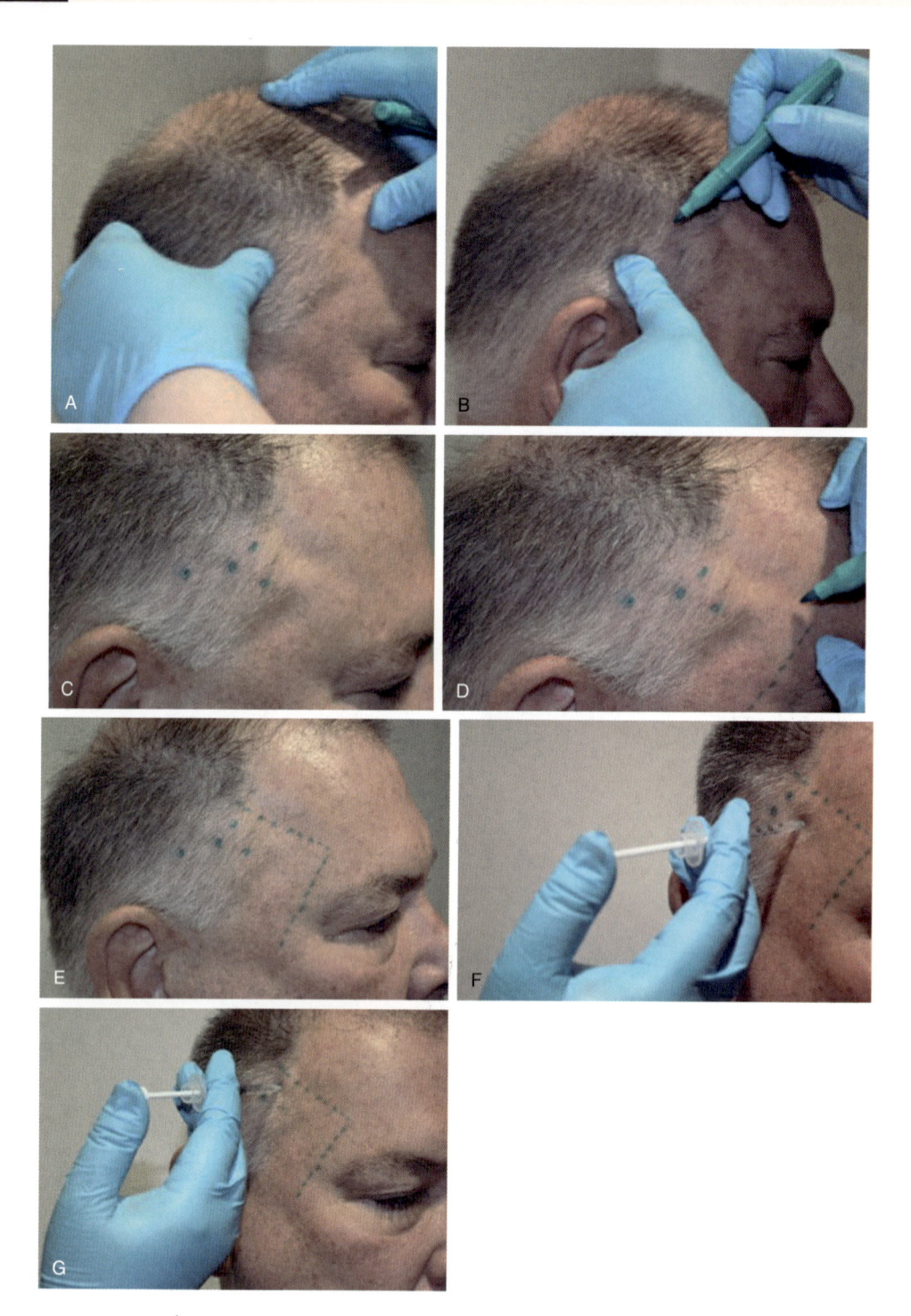

● **Figura 40.9 Técnica temporal. A.** Áreas máximas de contração e/ou pontos-gatilho avaliados enquanto o paciente cerra os dentes. **B.** Os pontos de gatilho são demarcados com um marcador de pele. **C.** Pontos de tensão finais. **D.** Bordas anterior e superior são demarcadas. **E.** Contorno final do limite e pontos de tensão. **F** e **G.** Cinco unidades de toxina botulínica tipo A, por ponto de injeção.

cuidado com o tratamento de sorrisos gengivais, pois o excesso maxilar vertical é historicamente tratado cirurgicamente por meio de impactação maxilar em um procedimento de osteotomia Le Fort 1. Para pacientes que apresentam erupção passiva retardada, as gengivectomias são o tratamento ideal. A toxina botulínica pode ser usada para a correção dos músculos elevadores hiperfuncionais do lábio superior. Portanto, antes do tratamento, é fundamental que a etiologia do sorriso gengival seja verificada.

Kokich et al.[21] descreveram uma distância excessiva gengiva-lábio como de 4 mm ou mais, que classificaram como "pouco atraente" por leigos e cirurgiões-dentistas. Demonstrou-se que a exposição gengival excessiva tem uma taxa de prevalência de aproximadamente 11% da população, com mais mulheres exibindo gengiva excessiva do que homens, em uma proporção mulher:homem de 2:1.[22,23,24]

Existem dois tipos de sorriso na literatura, o sorriso "social" e o sorriso de "satisfação". O sorriso social é uma expressão facial voluntária, despreocupada e estática, geralmente usada como saudação. O componente labial se deve à contração muscular dos músculos elevadores do lábio. Em contraste, o sorriso de satisfação

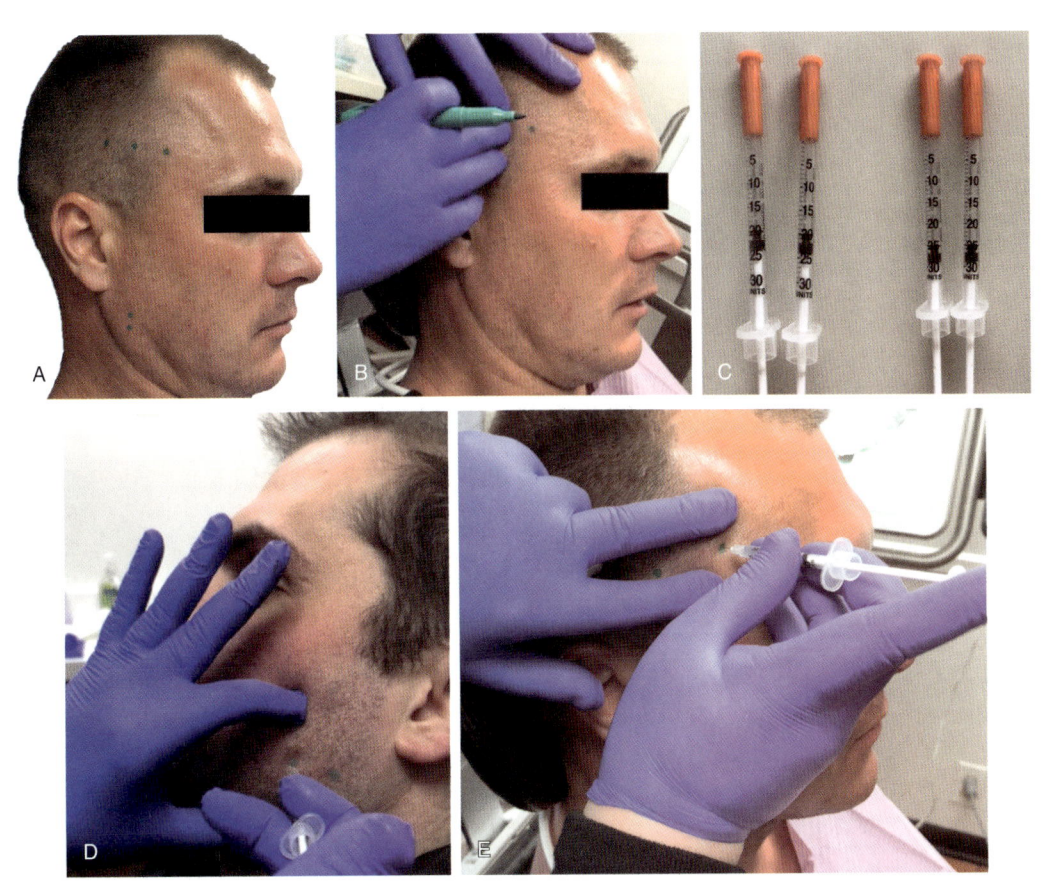

● **Figura 40.10** Disfunção temporomandibular/Técnica da articulação temporomandibular: limpar as áreas de injeção com lenços com álcool. **A** e **B**. Palpar (**A**) dois pontos de gatilho no masseter e (**B**) três pontos de gatilho no temporal e marcar com uma caneta de tecido. **C**. Utilizando quatro seringas descartáveis, retirar (2) seringas de 20 U e (2) seringas de 25 U. Injetar 10 U em cada ponto de gatilho no masseter. **E**. Injetar 12,5 U no músculo temporal anterior, 7,5 U no meio e 5 U no músculo temporal posterior.

é involuntário e geralmente resulta do riso ou do contentamento. Os músculos elevadores e depressores dos lábios superior e inferior são responsáveis pela expansão completa dos lábios, que apresentam exposição máxima dos dentes anteriores.[25] Um sorriso cosmético foi definido como exibindo menos de 2 mm de tecido gengival. Qualquer sorriso que mostre mais de 2 mm é classificado como sorriso gengival ou exposição gengival excessiva.[26] Ao tratar esses pacientes, é imperativo ter uma foto pré-operatória do sorriso de satisfação mostrando a movimentação máxima dos lábios, para avaliar adequadamente as necessidades e o resultado do tratamento com BTX-A. Em resumo, um exame intraoral e extraoral minucioso é imprescindível, pois a exposição gengival excessiva pode ser tratada com BTX-A somente quando causada por hipermobilidade do lábio, e não quando a exposição gengival excessiva é resultado da posição da maxila (posição esquelética) ou lábio superior curto (Figura 40.11).

Etiologia

Na produção de um sorriso, muitos músculos estão envolvidos, incluindo orbicular dos olhos, elevador do lábio superior e da asa do nariz (ELSAN), elevador do lábio superior (ELS), zigomático maior (ZM) e músculo depressor do septo nasal. Em casos de lábios superiores com hiperfunção verdadeira, o músculo principal responsável pela hiperatividade com exposição excessiva de gengiva resultante é o ELSAN. O ELSAN é traduzido do latim como o "elevador do lábio superior e da asa do nariz". Esse músculo origina-se do processo frontal superior da maxila e se insere na pele da narina lateral e lábio superior. Sua principal ação envolve a elevação do lábio superior e também está envolvida na dilatação das narinas e na criação de sulcos nasolabiais profundos associados (Figura 40.12 e Boxe 40.1).

Técnica de injeção

Hwang et al.,[27] no Yonsei University College of Dentistry, propuseram um ponto de injeção para o tratamento de um sorriso gengival, que é chamado de ponto Yonsei. O ponto Yonsei está localizado no centro de um triângulo formado pelos músculos ELS, ELSAN e zigomático menor. A fusão desses músculos pode ser sentida palpando-se lateralmente o nariz enquanto se sorri e é aproximadamente 1 cm lateral à asa do nariz e 3 cm superior da comissura oral lateral. Hwang et al.[27] recomendaram uma dose de 3 U em cada local de injeção (bilateralmente).

Alcançar os resultados ideais para o tratamento da exposição excessiva de tecido é extremamente sensível à técnica, com o excesso de tratamento frequentemente ocorrendo no alongamento transverso e na atividade disfuncional do lábio superior. Portanto, os clínicos em início da curva de aprendizado devem tratar essas áreas com cautela e gradualmente, com vários tratamentos de baixa dosagem por um longo período em vez de uma única injeção em uma consulta.[28] Idealmente, o lábio em repouso e a linha alta do lábio devem ser documentados com fotografias medindo desde o zênite gengival até a borda inferior do lábio superior. Pacientes com assimetria natural em seu sorriso podem precisar de diferentes quantidades de BTX-A em cada lado para atingir um nível de sorriso ideal. A assimetria deve ser reavaliada em um intervalo de 2 semanas, e mais BTX-A pode ser adicionada ao lado hiperativo (Figuras 40.13 a 40.15).

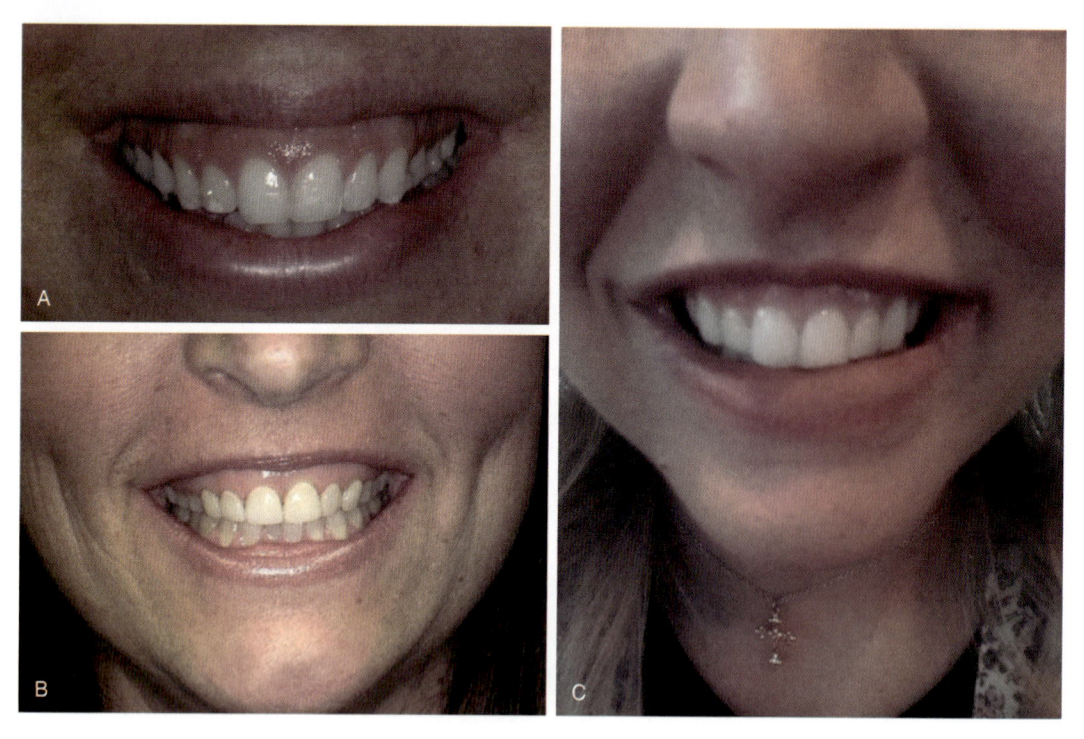

• **Figura 40.11 A a C.** Exemplos de "sorrisos gengivais" com excesso de tecido.

Camada 1
1. Depressor do ângulo da boca
2. Zigomático menor
3. Orbicular dos olhos

Camada 2
4. Depressor do lábio inferior
5. Risório
6. Platisma
7. Zigomático maior
8. Elevador do lábio superior e da asa do nariz

Camada 3
9. Orbicular da boca
10. Elevador do lábio superior

Camada 4
11. Mento
12. Elevador do ângulo da boca
13. Bucinador

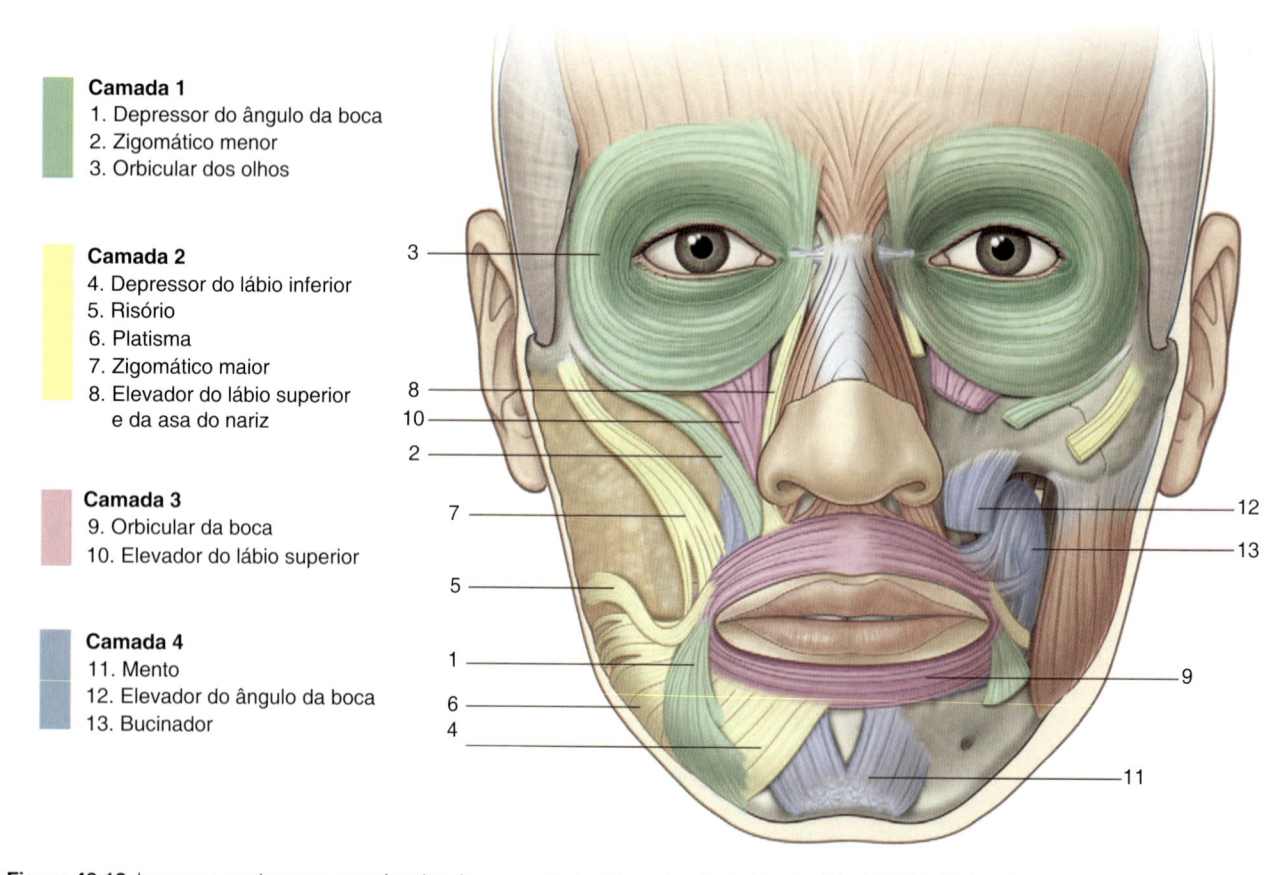

• **Figura 40.12** Imagem que descreve os músculos da expressão facial e os locais de injeção. (De *Afifi AM, Djohan R.* Anatomy of the head and neck. In: Neligan PC, ed. Plastic Surgery. Vol. 3: Craniofacial, Head and Neck Surgery. *3rd ed. London: Elsevier; 2013.*)

CAPÍTULO 40 O Uso de Toxina Botulínica e Preenchimentos Dérmicos em Implantodontia

Boxe 40.1 Anatomia e função dos músculos faciais.

Músculo orbicular da boca
Origem: maxila e mandíbula
Inserção: pele ao redor do lábio
Função: o músculo que circunda a boca é um músculo esfíncter e é responsável por fechar a boca; é conhecido como o "músculo do beijo", porque é usado para franzir os lábios

Músculo elevador do ângulo da boca
Origem: mandíbula ao forame infraorbital
Inserção: modíolo
Função: eleva o lábio superior

Músculo zigomático maior
Origem: osso zigomático
Inserção: orbicular no modíolo
Função: trabalha com o músculo risório para ajudar a rir e sorrir levantando os cantos da boca

Músculo zigomático menor
Origem: superfície malar do osso zigomático
Inserção: orbicular da boca
Função: traciona o lábio superior para trás, para cima e para fora e é usado quando se sorri

Músculo elevador do lábio superior
Origem: margem infraorbital medial
Inserção: pele e músculo do lábio superior
Função: eleva o lábio

Músculo elevador do ângulo
Origem: maxila
Inserção: modíolo
Função: eleva o ângulo da boca medialmente

Músculo elevador do lábio superior e da asa do nariz
Origem: osso nasal
Inserção: narina e lábio superior
Função: dilata a narina e eleva o lábio superior e o nariz

Músculo depressor do ângulo da boca
Origem: tubérculo da mandíbula
Inserção: modíolo da boca
Função: deprime o ângulo da boca

Músculo depressor do lábio inferior
Origem: linha oblíqua da mandíbula entre a sínfise e o forame mentoniano
Inserção: tegumento do lábio inferior, orbicular da boca, modíolo
Função: depressão do lábio inferior

Músculo Risório
Origem: fáscia parótida
Inserção: modíolo
Função: retrai o ângulo da boca para produzir sorriso

Músculo bucinador
Origem: processos alveolares da maxila e da mandíbula
Inserção: fibras do orbicular da boca
Função: comprime as bochechas contra os dentes

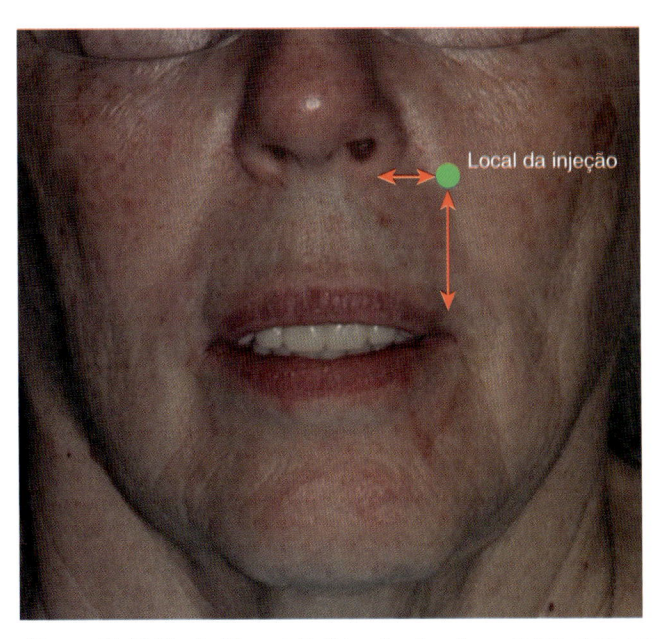

• **Figura 40.13 Ponto Yonsei.** Está localizado a 1 cm da lateral da asa do nariz e 3 cm superior à comissura bucal.

A assimetria facial corrigida com toxina botulínica deve ser realizada ao longo de um período de 4 semanas, com aproximadamente 2 U administradas bilateralmente na visita inicial e 1 U administrada 2 semanas depois. Essa técnica geralmente resultará em um sorriso mais simétrico.

Duração. A duração de ação da BTX-A não é permanente, durando em média 6 meses com variação de 4 a 8 meses.[29] Na maioria dos casos, a BTX-A precisa ser administrada aproximadamente duas a três vezes ao ano, dependendo da quantidade de atividade muscular presente. Os efeitos terapêuticos geralmente aparecem em 24 a 72 horas e o pico em 1 a 4 semanas, com declínio após 3 a 4 meses.[30]

Estudos. Polo[22] apresentou resultados favoráveis com redução média da exposição gengival de 5,2 mm. Embora a quantidade de exposição gengival tenha aumentado de 2 semanas para 24 semanas, a quantidade de exposição original não havia retornado em 24 semanas. Park et al.[31] demonstraram uma redução média da espessura do masseter de até 2,9 mm, medida em 3 meses de pós-operatório. Com múltiplas injeções, uma eventual atrofia do músculo masseter resultou na necessidade de doses menos frequentes, com *recall* recomendado de 4 a 6 meses.

Complicações. No tratamento do sorriso gengival, muitas complicações podem surgir, consistindo em assimetrias, flacidez labial, protrusão labial, alongamento labial exagerado e interferência na fala. Conforme declarado, o clínico deve ser capaz de distinguir os lábios superiores hiperfuncionais de outras causas de sorrisos gengivais. Por exemplo, tentativas de tratar condições de excesso maxilar com BTX-A podem levar a resultados não naturais da perda excessiva de função necessária para prevenir a exibição gengival. Quando coroas clínicas curtas estão presentes, a alteração do tecido em forma de gengivoplastia deve ser completada para se obter o alongamento estético da coroa. Em geral, os casos de excesso maxilar vertical são geralmente tratados com impactação maxilar via osteotomia Le Fort I.

Instruções gerais pós-operatórias com toxina botulínica Tipo A

O cuidado pós-operatório é muito importante com pacientes com BTX-A porque o desvio das seguintes instruções pode levar ao aumento de complicações:

1. Os pacientes devem ser instruídos a não tocar ou massagear as áreas injetadas por um mínimo de 4 horas. Isso evitará a

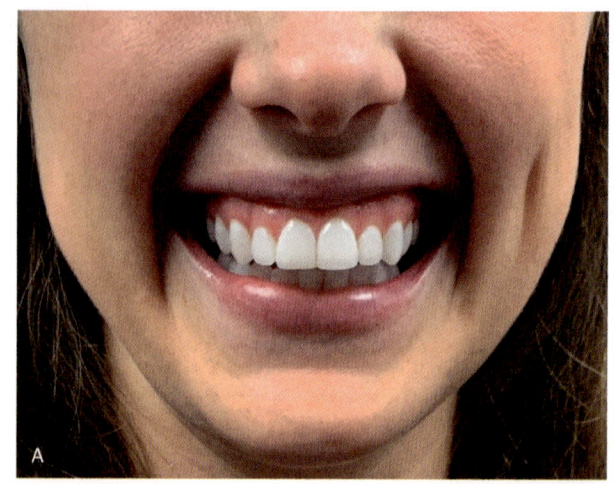

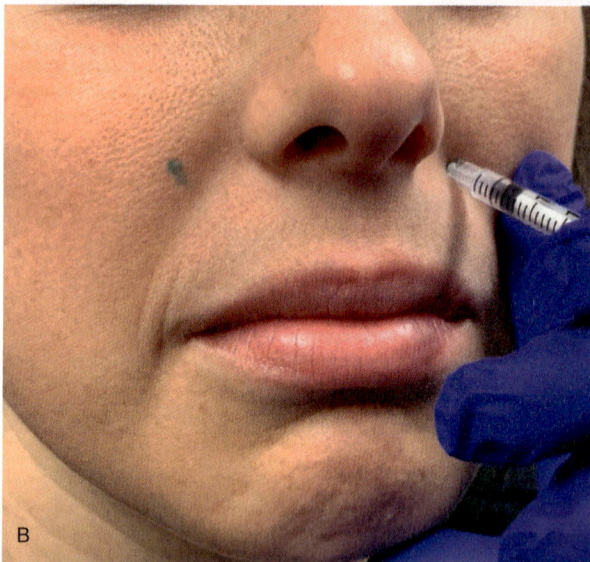

• **Figura 40.14** Pontos de injeção de sorriso gengival (Yonsei). **A.** Sorriso gengival. **B.** Pontos Yonsei de injeção.

dispersão de BTX-A em locais adjacentes e permitirá que a BTX-A penetre na área desejada para obter o efeito ideal.
2. Os pacientes devem restringir a atividade física por um período mínimo de 24 a 48 horas, pois isso minimizará a inflamação.
3. Os pacientes devem evitar o álcool e o fumo. A transpiração excessiva (p. ex., exercícios, sauna) deve ser evitada, pois a cicatrização do tecido pode ser afetada.
4. Os pacientes devem ser instruídos a não se deitarem por pelo menos 4 horas após as injeções na face, pois isso pode alterar a dispersão da BTX-A.
5. Os pacientes devem ser informados sobre possíveis hematomas, vermelhidão e inchaço, que são comuns após as injeções. Esses efeitos colaterais geralmente desaparecem em 7 a 10 dias.
6. A orientação do paciente é importante quanto às expectativas, pois os resultados podem não ser imediatos. Normalmente, as mudanças são observadas em 3 a 7 dias, com resultados máximos após 14 dias.

Contraindicações generalizadas à toxina botulínica

As contraindicações generalizadas à toxina botulínica incluem[32]:
- Pacientes psicologicamente instáveis ou pacientes com dúvidas motivacionais e expectativas não realistas
- Indivíduos que dependem de movimentos faciais intactos e expressões para seu sustento (p. ex., atores, cantores, músicos e outras personalidades da mídia)
- Pacientes que sofrem de distúrbio neuromuscular (p. ex., miastenia gravis, Síndrome de Eaton-Lambert, discinesia tardia, AVC)
- Indivíduos alérgicos a qualquer um dos componentes da BTX-A ou BTX-B (*i. e.*, BTX, albumina humana, solução salina, lactose e succinato de sódio) ou ovos
- Pacientes atualmente tomando medicamentos específicos que podem interferir na transmissão do impulso neuromuscular e potencializar os efeitos colaterais da BTX (p. ex., aminoglicosídeos, penicilamina, quinina e bloqueadores de cálcio); as classes de drogas que comprovadamente afetam a BTX-A incluem drogas anticolinérgicas, relaxantes musculares, outros produtos de neurotoxina botulínica, drogas bloqueadoras de dopamina e algumas vitaminas de venda livre, como vitamina E, óleos de peixe, ácidos graxos ômega 3 e coenzima Q_{10}
- Grávidas ou lactantes (as BTXs são classificadas como drogas da categoria C para gravidez)
- Pacientes com presença de infecção no local proposto para a injeção.

Complicações generalizadas da toxina botulínica

Complicações generalizadas da toxina botulínica incluem:
- Migração de BTX-A em músculos associados perto da injeção local
- Dor de cabeça ou sintomas semelhantes aos da gripe
- Desconforto ou dor no local da injeção
- Propagação dos efeitos da toxina BTX-A, que se espalham para músculos indesejados ou áreas anatômicas; isso provavelmente é o resultado do local de injeção incorreto ou um volume muito grande administrado
- Complicações respiratórias ou de deglutição que podem ocorrer imediatamente ou semanas após as injeções
- Inchaço, erupção na pele, dor de cabeça, dormência local, dor no local da injeção, hematomas, problemas respiratórios ou reações alérgicas
- Foi demonstrado que os antibióticos encurtam a duração da BTX-A.

Preenchimentos injetáveis

Outro agente farmacológico que está se tornando cada vez mais popular na implantodontia são os preenchimentos dérmicos. No passado, preenchimentos injetáveis como silicone líquido e colágeno bovino eram usados para substituir ou aumentar o volume do tecido subcutâneo. No entanto, esses produtos exibiram alta incidência de reações alérgicas e de corpo estranho. Hoje, muitos preenchimentos sem os efeitos colaterais associados aos agentes anteriores estão no mercado. Esses produtos de preenchimento mais novos são classificados como "permanentes" (p. ex., polimetilmetacrilato [PMMA], apatita de hidroxila de cálcio e politetrafluoroetileno expandido) ou "não permanentes" (p. ex., colágeno ou ácido hialurônico). Atualmente, os preenchimentos mais usados em odontologia são produtos de ácido hialurônico, como Juvéderm® (Allergan) e Restylane® (Medicis).[33] Esses produtos de preenchimento têm a vantagem de serem fornecidos em várias viscosidades, são fáceis de manusear, têm antigenicidade segura e os efeitos podem ser revertidos ou dissolvidos usando hialuronidase (agente de reversão) (Tabela 40.2).

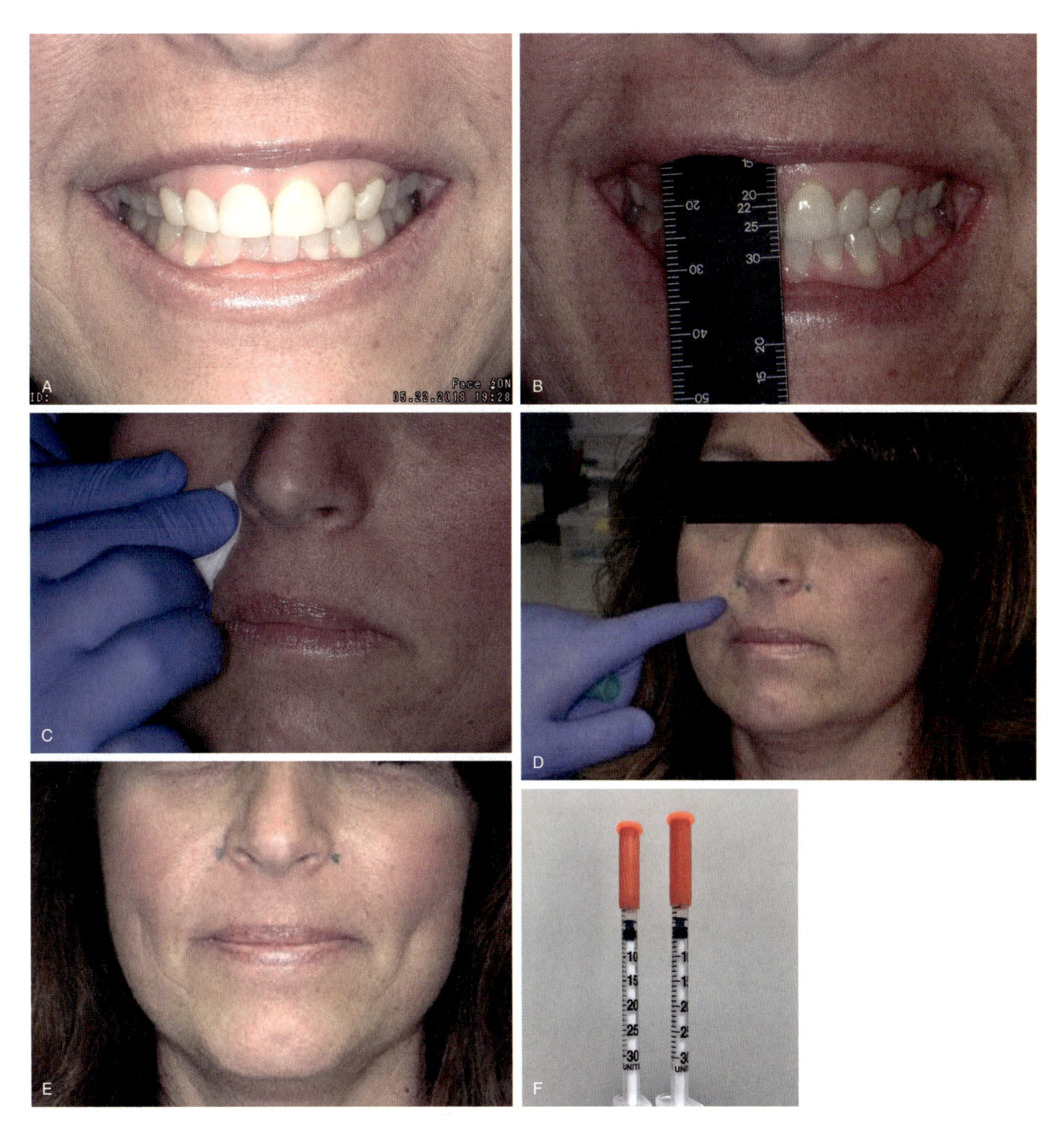

● **Figura 40.15** Técnica do sorriso gengival. **A** e **B.** Faça o paciente sorrir o mais largo possível e documente com fotos. **C.** O local da injeção é limpo com algodão embebido em álcool. **D.** Palpar o músculo elevador do lábio superior e da asa do nariz e marcar com caneta de tecido bilateralmente. **E.** Fazer com que o paciente sorria e verificar o movimento vertical das áreas demarcadas. **F.** Preparar duas seringas descartáveis separadas com 1 a 2 U de BTX-A. (*continua*)

Avanços significativos nos mercados de preenchimento dérmico injetável levaram a um crescente interesse e aumento do uso. Esses procedimentos injetáveis minimamente invasivos foram desenvolvidos para o tratamento do envelhecimento facial e para realce facial; no entanto, eles estão se tornando mais populares em áreas relacionadas a implantes dentais. Aproximadamente 3 milhões de procedimentos de tecidos moles foram realizados nos EUA em 2016, dos quais a maioria era de preenchimento à base de ácido hialurônico.[34]

Com relação aos pacientes com implantes dentais, muitos estão em idade avançada, com sintomas de envelhecimento facial associados. Portanto, o implantodontista deve considerar os benefícios das técnicas de rejuvenescimento para maximizar os resultados cosméticos em associação aos procedimentos de implante. Na prática atual da implantodontia, o padrão é que o cirurgião-dentista considere os benefícios da restauração do volume facial ao realizar a cirurgia de implante em pacientes que podem se beneficiar com esses produtos.

Os preenchimentos de ácido hialurônico se tornaram populares nos EUA e nos mercados globais porque são fáceis de usar, são estáveis à temperatura ambiente, estão disponíveis em seringas

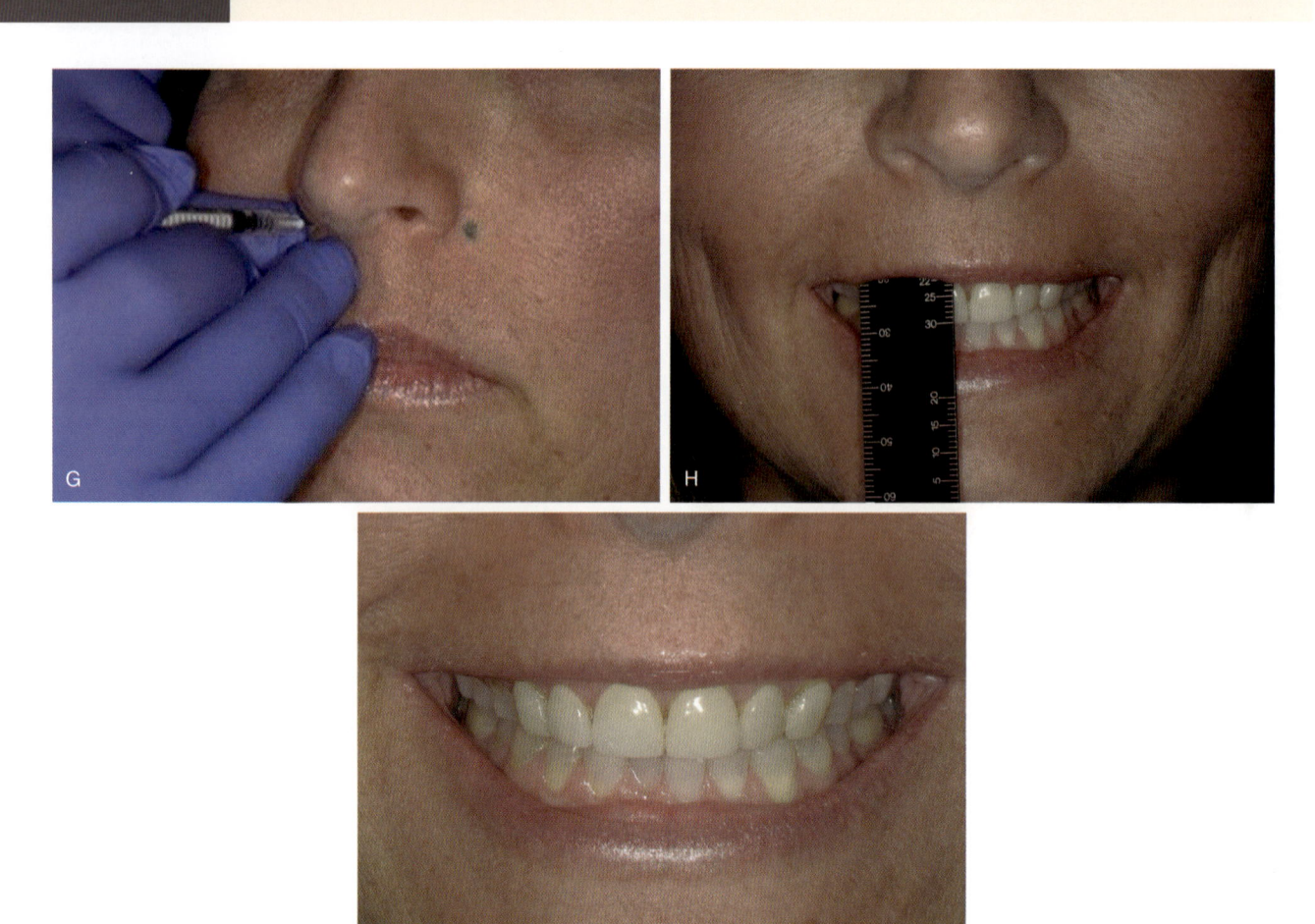

• **Figura 40.15** (*continuação*) **G.** Injetar 1 a 2 unidades no músculo elevador do lábio superior e da asa do nariz bilateralmente, inserindo a agulha na metade da profundidade da agulha. **H** e **I.** Após 2 semanas, o paciente deve ser avaliado quanto à simetria e ajustado se necessário.

Tabela 40.2 Preenchedores dérmicos disponíveis.

Material	Duração e biodegradação
Gordura autóloga	Temporário e biodegradável
Ácido hialurônico	Temporário e biodegradável
Colágeno	Temporário e biodegradável
Hidroxiapatita de cálcio	Semipermanente e biodegradável
Ácido poli-L-láctico	Semipermanente e biodegradável
β-tricálcio fosfato com ácido hialurônico	Semipermanente e biodegradável
Poliacrilamida gel	Permanente e biodegradável
Polimetil metacrilato	Semipermanente e não biodegradável
Polímeros dimetilsiloxano	Permanente e não biodegradável

Carruthers A, Carruthers J. *Botulinum Toxin: Procedures in Cosmetic Dermatology Series*. St. Louis, MO: Elsevier; 2018.

pré-carregadas simples que não requerem preparação, são relativamente baratos e têm a capacidade de ser revertidos com hialuronidase. As vantagens adicionais incluem que eles exibem uma duração de ação mais longa em comparação às preparações de colágeno e não requerem testes de alergia.

O ácido hialurônico é um glicosaminoglicano aniônico simples, não sulfatado, amplamente encontrado em tecidos conjuntivos, epiteliais e neurais. O ácido hialurônico natural contribui para a reparação do tecido por meio da hidratação e lubrificação celular. Com a idade, o ácido hialurônico diminui na pele, o que resulta em diminuição da hidratação dérmica. Se a pele for exposta a raios ultravioleta B excessivos, as células da derme induzirão à perda de ácido hialurônico do tecido dérmico, resultando em fotoenvelhecimento.

O ácido hialurônico tem um grande tamanho de partícula que leva à sua natureza hidrofílica inerente, permitindo-lhe reter grandes quantidades de água (pode absorver até 1000 vezes seu peso molecular). Quando injetado sob a pele, o preenchimento de ácido hialurônico atrai e retém a água, proporcionando volume à pele. Devido à sua natureza não imunogênica, é desprovido de muitos dos preenchimentos de colágeno alergênico prevalentes no passado.

Os modernos preenchimentos à base de ácido hialurônico são criados por reticulação das cadeias de ácido hialurônico por conjugação com butanodiol éter diglicidílico. O ácido hialurônico reticulado pode ser processado de várias maneiras que produzem géis homogêneos (a família Juvéderm®) ou suspensões de partículas em transportadores de gel (Restylane® NASH). Portanto, cada tipo de preenchimento de ácido hialurônico contém quantidades variáveis de ácido hialurônico e, por meio dos vários processos de reticulação, resultam em propriedades diferentes de géis e variáveis taxas de degradação (Figura 40.16).

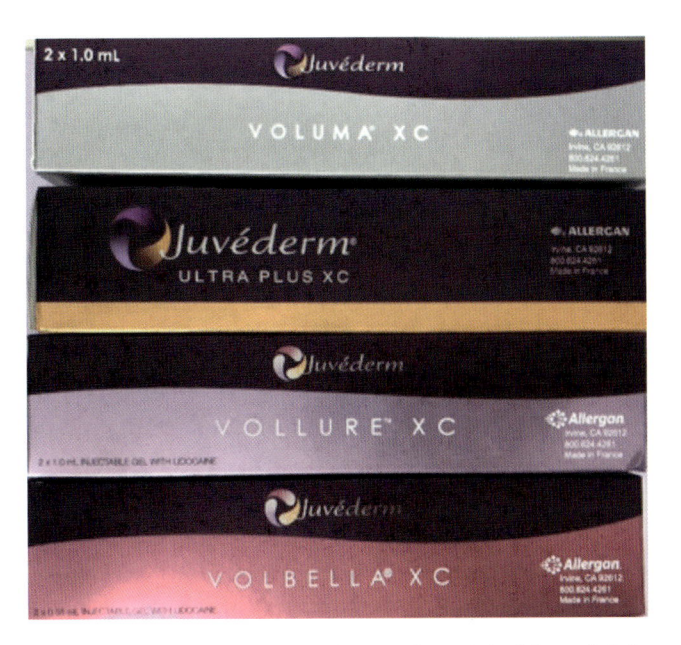

• **Figura 40.16** Preenchimentos dérmicos disponíveis (Allergan®, Irvine, Calif.).

Mecanismo de ação

O uso de ácido hialurônico estimula a proliferação celular, migração, angiogênese e reepitelização e reduz o colágeno e formação de cicatriz.[35] Em comparação com as injeções de colágeno, os produtos de ácido hialurônico não requerem teste pré-injeção e produzem resultados relativamente reprodutíveis e mais duradouros.[36]

Como é fornecido e preparado

Atualmente, existem três grandes empresas, Allergan, Medicis e Merz, que têm vários preenchimentos de ácido hialurônico no mercado. Não existe um preenchedor universal apropriado para cada aplicação ou para cada paciente. É importante compreender as propriedades físicas dos preenchedores e como eles interagem para resultados clínicos previsíveis. Cada uma das principais marcas tem várias opções de ácido hialurônico em suas linhas, que são projetadas especificamente para diferentes locais de tratamento. É importante entender e seguir adequadamente as indicações de uso de cada preenchimento de ácido hialurônico que tem sido usado. Alguns dos preenchimentos dérmicos mais comuns incluem:

Restylane® (Sub-Q, Uppsala, Suécia) foi o primeiro produto de ácido hialurônico vendido nos EUA. Restylane® é fornecido como um gel com partícula de 400 μm. Esse produto é mais usado para tratar sulcos nasolabiais, lábios e comissuras orais. Também pode ser usado para aumento da bochecha e para melhorar as deformidades do queixo e sulco pré-lacrimal. No entanto, geralmente não é usado para o tratamento de linhas finas.

Perlane (Sub-Q, Uppsala, Suécia) é um produto de ácido hialurônico de origem não animal. Tem partícula de tamanho grande (1000 μm) e é usado para tratar rugas e sulcos moderados a graves. Esse produto contém lidocaína a 0,3% para diminuir o desconforto da injeção.

Juvéderm (Allergan Inc., Santa Bárbara, Califórnia) tem muitas vantagens em relação ao Restylane®. Geralmente, é mais suave e produz menos nódulos na pele quando injetado próximo à superfície. Juvéderm® é popular na correção de sulcos nasolabiais leves ou moderados, em pacientes com pele fina. Também é usado para realçar os lábios e tratar pequenos defeitos nos contornos faciais. Juvéderm® tem várias sublinhas de produtos com diferentes viscosidades. Um de seus produtos mais recentes é o Juvéderm Volbella, um gel suave usado para aumentar o volume labial e corrigir as linhas periorais. Outro produto Juvéderm® popular é Juvéderm Voluma, que é usado para a área da bochecha e para perda de volume mediofacial. Juvéderm Volure é comumente usado em sulcos nasolabiais e restauração perioral.

Restylane Lipp® (Allergan Inc., Santa Bárbara, Califórnia) é um gel de ácido hialurônico específico desenvolvido para o aumento dos lábios. O benefício desse material é que dura aproximadamente 12 meses; no entanto, deve ser distribuído de forma homogênea. A injeção de volume excessivo pode levar à incapacidade da massagem de redistribuir o material.

Belotero® (Merz) é um preenchedor dérmico de ácido hialurônico de alta qualidade com tecnologia patenteada CPM® (Cohesive Polydensied Matrix) que se integra facilmente para alisar vários tecidos. É usado principalmente para tratar rugas ou linhas de expressão, bem como para restaurar o volume facial.

O ácido hialurônico *Versa (Revanesse)* é para sulcos nasolabiais na derme média a profunda.

Indicações

A principal indicação do uso de preenchedores dérmicos é para o rejuvenescimento facial. Outra área popular para uso dos preenchedores dérmicos é a correção de deficiências de volume e a melhoria dos contornos faciais. Uma das áreas mais comuns é o sulco nasolabial, que forma um sulco pronunciado com a idade do paciente. Especificamente em implantodontia, o uso de preenchimentos dérmicos para triângulos escuros (*black spaces*) está se tornando cada vez mais popular. Além disso, com relação às próteses sobre implante, devido à perda de tecido duro e mole, os preenchimentos dérmicos estão sendo usados para aumento dos lábios, aumento da face e comissuras para o tratamento de queilite angular ou sorriso invertido (Figura 40.17).

Técnica geral

Existe uma curva de aprendizado definitiva quando se realiza o preenchimento dérmico. É imperativo que o clínico obtenha treinamento e prática adequados na execução desses procedimentos. Dependendo da área anatômica, há uma variação na quantidade de material injetado, juntamente com a profundidade e o ângulo de injeção. Além disso, o clínico deve compreender o agente de preenchimento dérmico ideal específico para a área de tratamento. A viscosidade do material selecionado ditará o calibre da agulha usada para injetar o preenchimento dérmico, sendo o calibre 30 o mais usado. Materiais de corpo mais leve frequentemente usados nos lábios podem usar um calibre 32, enquanto materiais de corpo mais pesados podem exigir um calibre 27. As microcânulas têm se tornado cada vez mais populares porque trazem vantagens, como menos pontos de injeção, causando menos trauma ao tecido e aos vasos sanguíneos.

Técnica de injeção

Existem duas técnicas gerais para injetar preenchimentos dérmicos no tecido:

Técnica retrógrada: a agulha é avançada e o êmbolo da seringa é pressionado conforme a agulha é retirada.

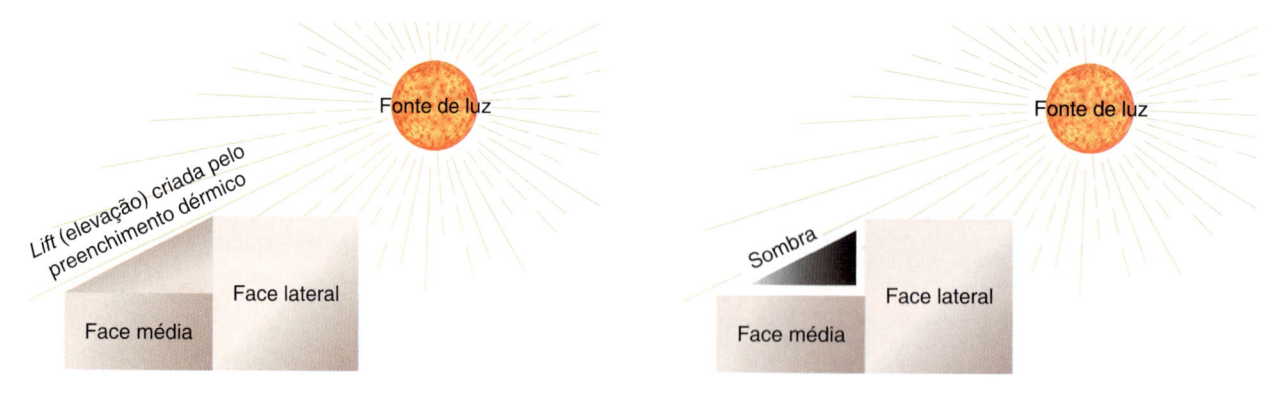

• **Figura 40.17** Foto das indicações gerais para preenchedores dérmicos. (De Aicken M. Dermal filler doses. Aesthetics. 2017;4:41. © Aesthetics Media Ltd.)

Técnica anterógrada: o êmbolo é pressionado assim que a agulha é colocada subdermicamente para que o preenchimento eleve os tecidos subcutâneos, o que reduz a incidência de perfuração vascular.

Especificamente, existem várias técnicas de injeção detalhadas que foram desenvolvidas ao longo dos anos. Cada uma das técnicas a seguir permite uma abordagem personalizada que é específica para a localização anatômica e o resultado clínico esperado. Algumas das técnicas mais comuns incluem rosqueamento linear, em leque, puncionamento em série ou *cross-hatching*. Uma combinação de várias técnicas é frequentemente usada.

1. *Rosqueamento linear:* todo o comprimento da agulha é inserido no tecido e o preenchimento é injetado à medida que a seringa é lentamente retraída. Essa técnica faz com que o preenchimento permaneça no local da injeção, não se espalhando ou se dissipando pelo tecido. A técnica de rosqueamento linear ou "tunelamento" é ideal para linhas retas e estreitas e rugas.
2. *Punção em série:* várias injeções são colocadas em série ao longo da extensão do tratamento, de modo que o preenchimento se fundirá em uma linha contínua. Essa técnica geralmente é indicada para pequenas linhas de expressão e rugas.
3. *Técnica em leque:* uma linha do material de preenchimento é injetada pela técnica de rosqueamento linear; então, a direção é alterada e injetada ao longo de uma nova linha.
4. *Cross-hatching* (hachura cruzada): a técnica de rosqueamento linear é usada na periferia da área de tratamento; a agulha é retirada e inserida adjacente ao primeiro local e o procedimento é repetido. Esse método é executado continuamente em ângulos retos com a linha original (Figura 40.18).

Duração da ação

Em geral, os preenchimentos dérmicos temporários duram de 6 a 12 meses; no entanto, existe muita variação, dependendo do local do tratamento, da anatomia do paciente e do uso dos músculos. Novos preenchimentos temporários estão chegando ao mercado com durações mais longas, variando de 18 a 24 meses.

Preenchedores definitivos

Com o escopo dos procedimentos ampliando com o aumento do tecido mole, uma demanda crescente por preenchedores definitivos está se tornando prevalente. A FDA define preenchedores definitivos como materiais compostos de materiais não absorvíveis ou permanentes.[9] Os preenchedores definitivos são vantajosos por fornecer resultados a longo prazo; no entanto, eles carregam o potencial de complicações irreversíveis. Portanto, esses agentes requerem clínicos com experiência e um nível mais alto de especialização. Atualmente, nos EUA, os preenchedores definitivos disponíveis são PMMA e silicone injetável líquido. O uso de silicone líquido injetável e PMMA é vantajoso porque não requerem procedimentos de manutenção que resultam em maiores inconveniências, custos e dor. A principal desvantagem dos preenchedores definitivos é que eles não podem ser revertidos ou removidos facilmente. Os efeitos colaterais pós-operatórios associados a preenchimentos permanentes tendem a ser muito maiores do que preenchimentos temporários. Uma segunda desvantagem dos preenchimentos permanentes é sua falta de adaptabilidade ou modificação enquanto os tecidos faciais mudam de forma.[37]

Uso de preenchimento dérmico em implantodontia

1. Triângulo escuro (*black space*).
2. Lábios.
3. Face/aumento da bochecha devido à perda de volume médio da face.
4. Comissura (sorriso invertido e queilite angular).

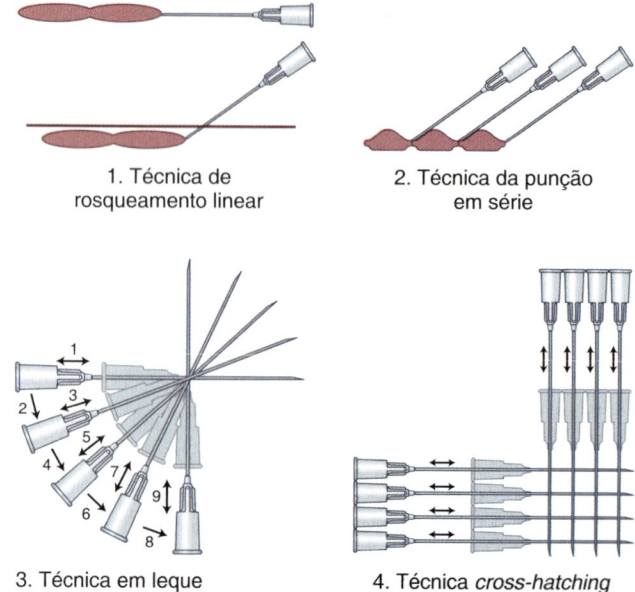

• **Figura 40.18** Técnicas de preenchimento dérmico. (1) Rosqueamento linear; (2) punção em série; (3) em leque; e (4) *cross-hatching*.

Triângulos escuros

Idealmente, os tecidos moles adjacentes a um implante dental precisam estar em harmonia com os dentes e/ou implantes adjacentes. Infelizmente, é comum a falta de tecido papilar (triângulo escuro), principalmente na região anterior da maxila, resultando em problemas estéticos e funcionais não ideais. O tecido papilar pode ser perdido em decorrência de trauma, perda dentária, falta de área de contato adjacente ou perda óssea associada. A reconstrução da papila interdental é um tratamento periodontal complicado e difícil. Existem opções muito limitadas no tratamento cirúrgico desse problema. Para complicar ainda mais a situação, partículas de comida geralmente se acumulam no espaço e criam problemas estéticos (Figura 40.19).

Etiologia

Nas regiões anteriores da dentição, a papila interdental geralmente tem a forma piramidal, enquanto nas regiões posteriores as papilas são mais achatadas no sentido vestibulolingual. Tarnow et al.[38] demonstraram que o nível da crista óssea até a área de contato tem correlação direta entre a presença ou não de papilas interproximais. Seus resultados demonstraram que quando havia 5 mm ou menos da área de contato com a crista óssea, 100% das papilas estavam presentes. Quando a distância era de 6 mm ou mais que 7 mm, respectivamente, 56 ou 27% das papilas estavam presentes. Outros estudos demonstraram que as papilas diminuem com o aumento da distância entre as raízes adjacentes e se tornam mais proeminentes com o aumento da distância da área de contato com a crista alveolar.[39]

Tarnow et al.,[40] em um segundo estudo, demonstraram aumento da perda da crista óssea quando a distância entre os implantes era menor que 3 mm. Por conseguinte, a perda de papila ocorreria quando os implantes adjacentes uns aos outros fossem instalados muito próximos. No entanto, muitos fatores adicionais são significativos para determinar se as papilas estão presentes, incluindo tamanho e formato do dente, posição do implante/dente, estado periodontal, biotipo de tecido e possível projeção/desajuste da prótese.

Nordland e Tarnow[41] propuseram uma classificação usando três pontos de referência que incluem o ponto de contato, a extensão vestibular e apical da junção cemento-esmalte (JCE) e a extensão interproximal da JCE. A partir desses critérios, uma classificação foi relatada com quatro descrições de papila:

Normal: a papila interdental ocupa o espaço da ameia até a parte apical do ponto de contato interdental
Classe I: a ponta da papila interdental ocupa o espaço entre o ponto de contato interdental e a parte mais coronal da JCE
Classe II: a ponta da papila interdental encontra-se no nível ou apical à JCE, mas coronal à parte mais apical da JCE vestibular
Classe III: a ponta da papila interdental encontra-se no nível ou apical da JCE vestibular.

Técnica de injeção. Um gel hialurônico é injetado 2 a 3 mm apical na ponta da papila. O tecido é penetrado com a agulha até que entre em contato com o osso. A agulha é ligeiramente puxada para trás e o material é depositado para aumentar a papila. Uma massagem suave e o modelamento do preenchimento são realizados, de preferência com um cotonete. Aproximadamente 0,1 a 0,15 mℓ de produto são usados rotineiramente por papila tratada (Figura 40.20). Normalmente, a injeção papilar precisa ser repetida a cada 6 meses.

Lábios

Ao avaliar pacientes para atendimento odontológico abrangente envolvendo implantes dentais, os lábios são uma área anatômica frequentemente esquecida. Os lábios são parte essencial da simetria facial do paciente e da estética. Na sociedade atual, os pacientes são mais esteticamente conscientes e consideram os lábios mais cheios e pronunciados. Quando o vermelhão do lábio é fino, a harmonia facial pode ser interrompida. Com o processo de envelhecimento, o vermelhão torna-se menos exposto, consistindo em aumento da perda de volume e extensão do vermelhão.

Anatomia

Os lábios são designados como "Labium superius oris" (superior) e "Labium inferius oris" (inferior). A anatomia do lábio superior se estende da base do nariz superiormente às pregas nasolabiais lateral e inferiormente à borda livre do vermelhão. A borda do vermelhão é definida como a junção dos lábios e da pele, e a área com as bordas é chamada de *zona do vermelhão*.

A borda do vermelhão do lábio superior é conhecida como "arco do cupido". Ao longo da borda superior do vermelhão/pele, duas elevações do vermelhão formam o arco do cupido, que são colunas verticais elevadas de tecido que formam uma depressão da linha média chamada *filtro*.[42] A protuberância carnuda no centro do lábio superior é o tubérculo, que também é conhecido como tubérculo central (Figura 40.21).

Problemas labiais mais comuns

A queixa mais comum do paciente em relação aos lábios é o vermelhão murcho, principalmente por volume insuficiente. Normalmente, os lábios femininos são mais cheios e salientes para a frente em comparação aos masculinos. A abordagem mais ideal para o aumento dos lábios depende da deficiência e das expectativas estéticas do paciente. É mais comum que o lábio superior seja tratado com mais frequência do que o inferior. Em geral, lábios geneticamente finos são tratados com preenchimento mais profundo, seguido de correção de volume com arco de preenchimento superficial. Quando o realce cosmético é necessário, o ideal é um preenchimento colocado superficialmente para a expansão do vermelhão.[42]

Técnica de injeção

Jacono[43] postulou uma classificação de 15 zonas anatômicas dos lábios, que são usadas para direcionar os preenchimentos para aumento dos lábios e para personalizar seu contorno e tamanho. Essa técnica pretendia permitir uma melhor direção da colocação do preenchimento para criar mais plenitude e manutenção do formato. O autor mantém cinco zonas principais dentro da região labial: vermelhão/borda do vermelhão, transição, borda inferior do vermelhão, filtro e comissura oral. A borda inferior

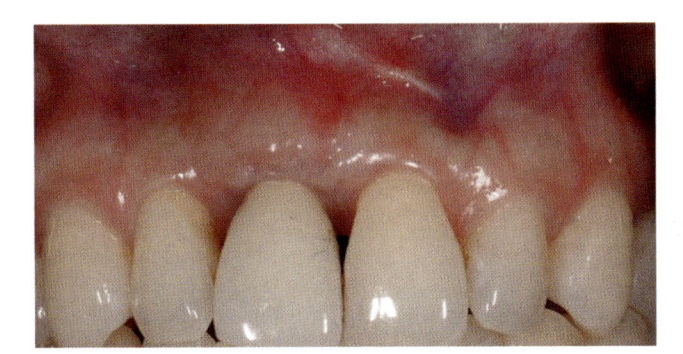

• **Figura 40.19 Triângulo escuro.** Região anterior superior entre os elementos 11 e 21, com resultado antiestético.

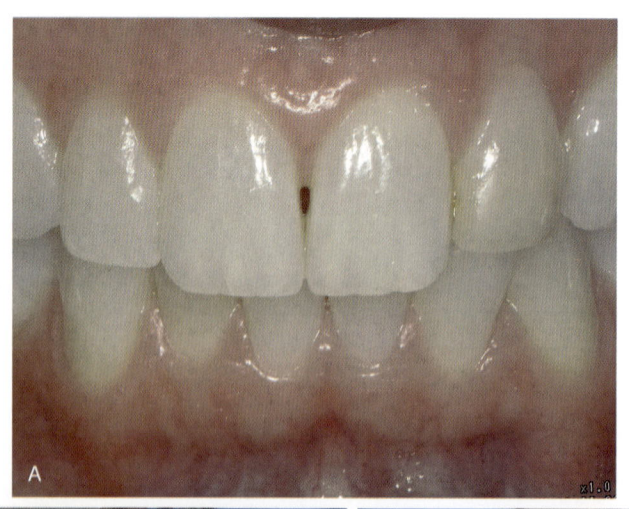

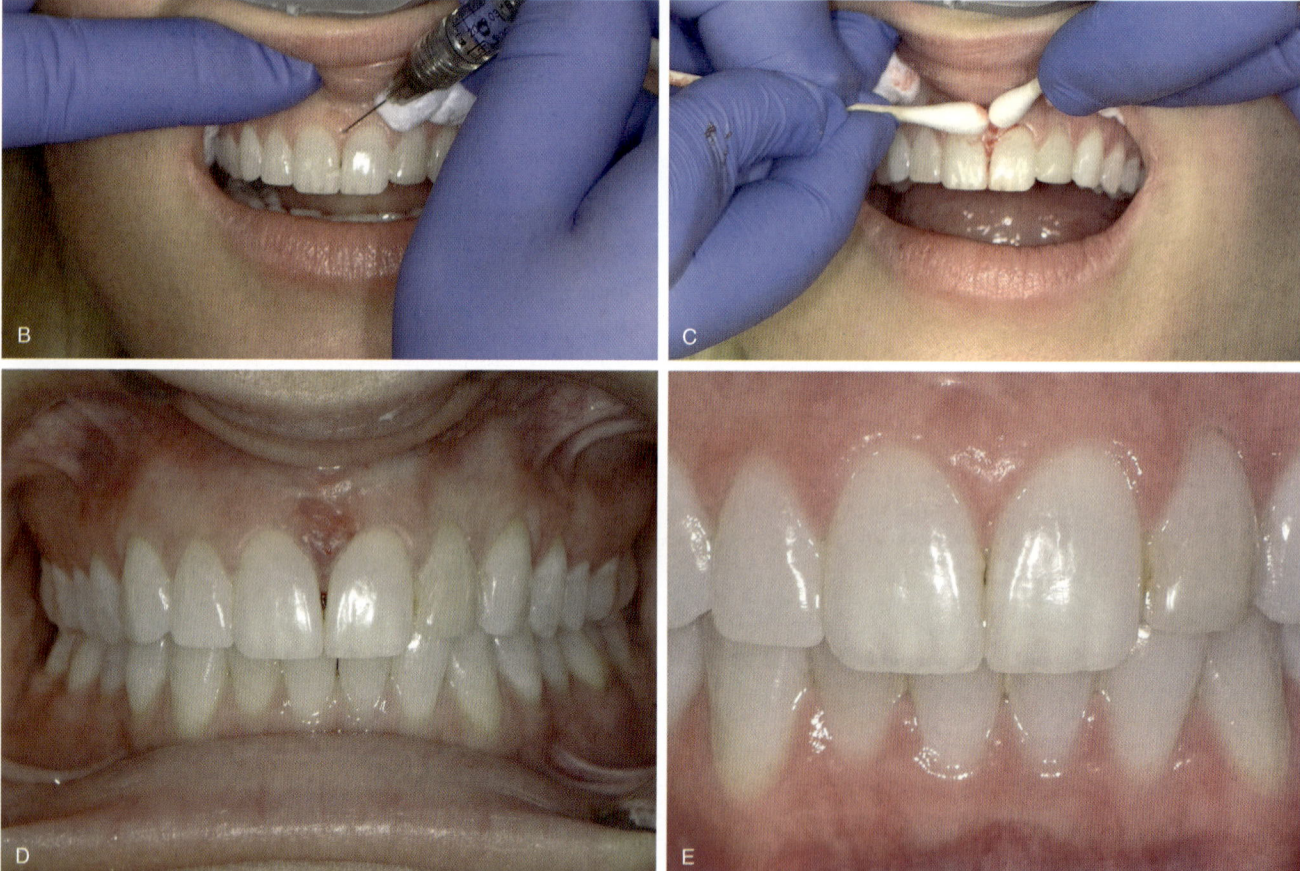

● **Figura 40.20 Técnica dos triângulos escuros. A.** Obtenção de uma foto da área do triângulo escuro como base (*baseline*). Anestesiar a área a ser tratada por meio de infiltração local. **B.** Injetar o preenchimento dérmico de ácido hialurônico na papila com o bisel da agulha para baixo e inclinado na direção em que a papila precisa ser aumentada. **C.** Moldar a papila usando aplicadores com ponta de algodão. Frequentemente, várias consultas são necessárias para atingir o resultado ideal. **D.** Visão pós-operatória imediata. **E.** Visão pós-operatória 2 semanas após dois tratamentos.

do vermelhão corresponde ao lábio mucoso seco e à transição na junção do lábio mucoso seco e úmido. O vermelhão/borda do vermelhão pode ser subdividido no lábio superior para incluir as zonas lateral, apical do arco de Cupido e central, enquanto o vermelhão do lábio inferior é dividido em zonas medial e lateral. A borda inferior do vermelhão é subdividida em zonas medial e lateral, e a transição, em zonas medial e lateral (Figura 40.22).

1. A anestesia é realizada com um bloqueio infraorbital na maxila e um alveolar inferior ou mentoniano no arco mandibular.
2. Diferentes técnicas são preconizadas para a inserção do preenchimento labial. A punção em série e o rosqueamento linear são geralmente usados na aplicação do método anterógrado ou retrógrado. A escolha de uma técnica em vez de outra é geralmente preferência pessoal do clínico.
3. Preenchimentos de média profundidade são geralmente usados para aumento labial, como: (1) Restylane®, (2) Juvéderm® Ultra® e (3) Esthélis Basic® com o uso de uma agulha de calibre 30 ou uma cânula de calibre 27 (Figura 40.23).

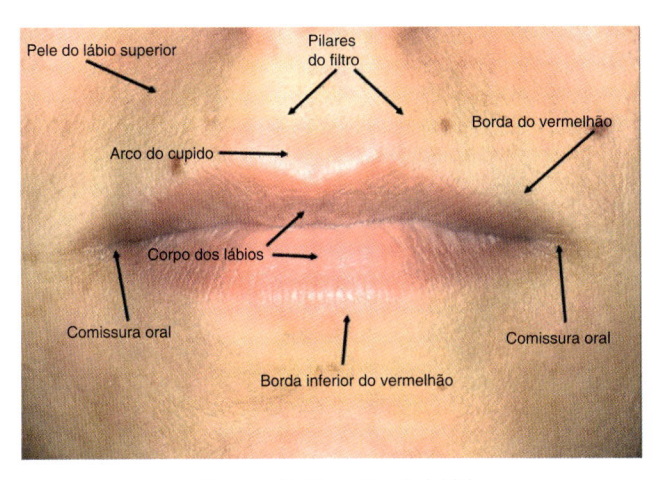

Figura 40.21 Anatomia labial.

Complicações da injeção labial

As complicações mais comuns das injeções de preenchimento labial incluem caroços e nódulos pós-injeção. Técnica inadequada ou injeção excessivamente agressiva podem causar irregularidade ou protuberância, o que geralmente ocorre quando a hipercorreção é realizada. Se o produto de preenchimento for colocado muito superficialmente, é possível ocorrer perolização, deixando um resultado antiestético. Se nódulos grandes ou caroços estiverem presentes, injeções de hialuronidase podem ser usadas para dissolver o produto. A reativação de herpes labial pode ser prevenida com antivirais orais (aciclovir, fam-ciclovir ou valaciclovir) (Figura 40.24).

Face

Existem duas áreas comuns na face que afetam diretamente a estética em pacientes com implantes dentais. Estas incluem os sulcos nasolabiais e linhas de marionete, que se tornam mais proeminentes com o processo de envelhecimento e perda de dentes/osso. O problema dessas áreas é a perda de volume e o desenvolvimento de sulcos que se tornam antiestéticos. As linhas escuras associadas a essas áreas são de uma "sombra", que resulta de um componente de elevação lateral e área medial menos elevada (ou seja, há um degrau entre as duas áreas de tecido)[44] (Figura 40.25).

Objetivo do preenchimento facial

Basicamente, o objetivo do preenchimento facial é a redução dos "degraus", o que reduzirá a perda da sombra e o aparecimento das linhas.

Sulcos nasolabiais/vinco nasolabial

À medida que os pacientes envelhecem, as linhas verticais no canto da boca tornam-se mais evidentes. Os ligamentos retentores zigomáticos tornam-se frouxos e o tecido mole malar migra para baixo ao longo da direção dos músculos zigomáticos (MZ), o que resulta em protuberância contra o sulco nasolabial. A pele lateral ao sulco se esticará e se tornará redundante, o que resultará na formação de uma prega nasolabial proeminente.[45]

Área anatômica. Os sulcos nasolabiais incluem duas dobras cutâneas localizadas do lado do nariz até os cantos da boca, que são formadas por protuberantes almofadas de gordura. Basicamente, essa é a área que separa a bochecha do lábio superior. A extensão da prega está na junção da asa do nariz, bochecha e lábio superior. À medida que o sulco progride inferiormente, ele terá uma forma reta, convexa ou côncava e terminará abaixo e lateralmente ao canto da boca.[46] Essa área anatômica foi denominada linhas de "sorriso" ou "riso".[47] Quando os pacientes sorriem, múltiplos músculos são responsáveis pela acentuação do sulco. O músculo ZM puxa as bochechas superior e lateralmente, e o músculo orbicular da boca puxa o lábio superior inferior e medialmente. O elevador do ângulo da boca se contrai, o que resulta no aprofundamento da prega cutânea e torna-se mais prevalente. A prega nasolabial, ou sulco, é a linha facial entre o lábio superior e a bochecha, estendendo-se da asa do nariz até a comissura labial.

Técnica de injeção. No tratamento de sulcos nasolabiais, o volume do material é fundamental para restaurar o contorno. Normalmente, um material de preenchimento dérmico mais espesso é utilizado mais profundamente no espaço do tecido. Se a colocação superficial de um preenchimento dérmico mais fino for empregada, a falta de contorno resultará em longevidade mínima. Mais comum, a técnica de rosqueamento linear retrógrado é usada ao longo da prega nasolabial. Deve-se sempre ter cuidado de permanecer medialmente ao sulco, ao se depositar o produto. Se o preenchimento for injetado lateralmente, ocorrerá aprofundamento do sulco, resultando em problemas estéticos.

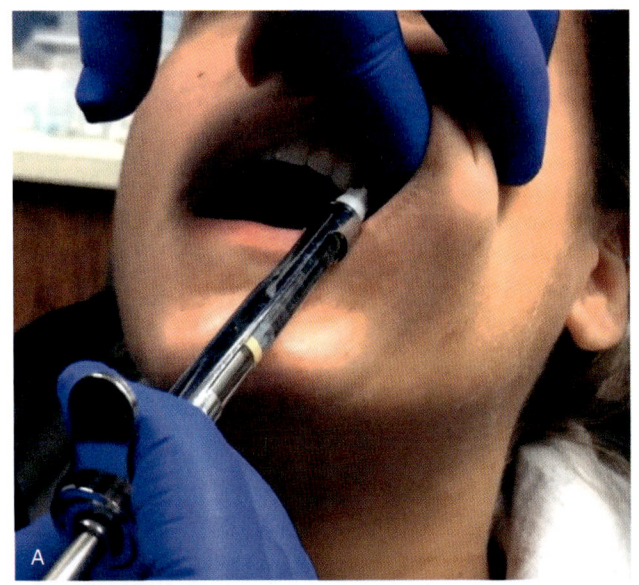

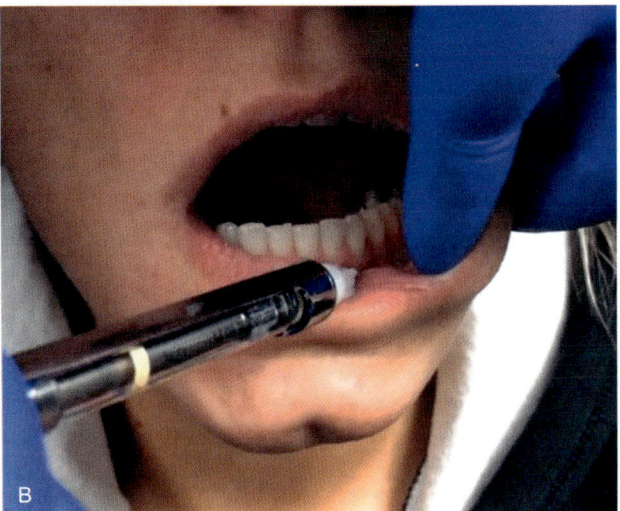

Figura 40.22 Anestesia para injeção labial. A. Injeção infraorbital superior. **B.** Bloqueio do nervo mentoniano.

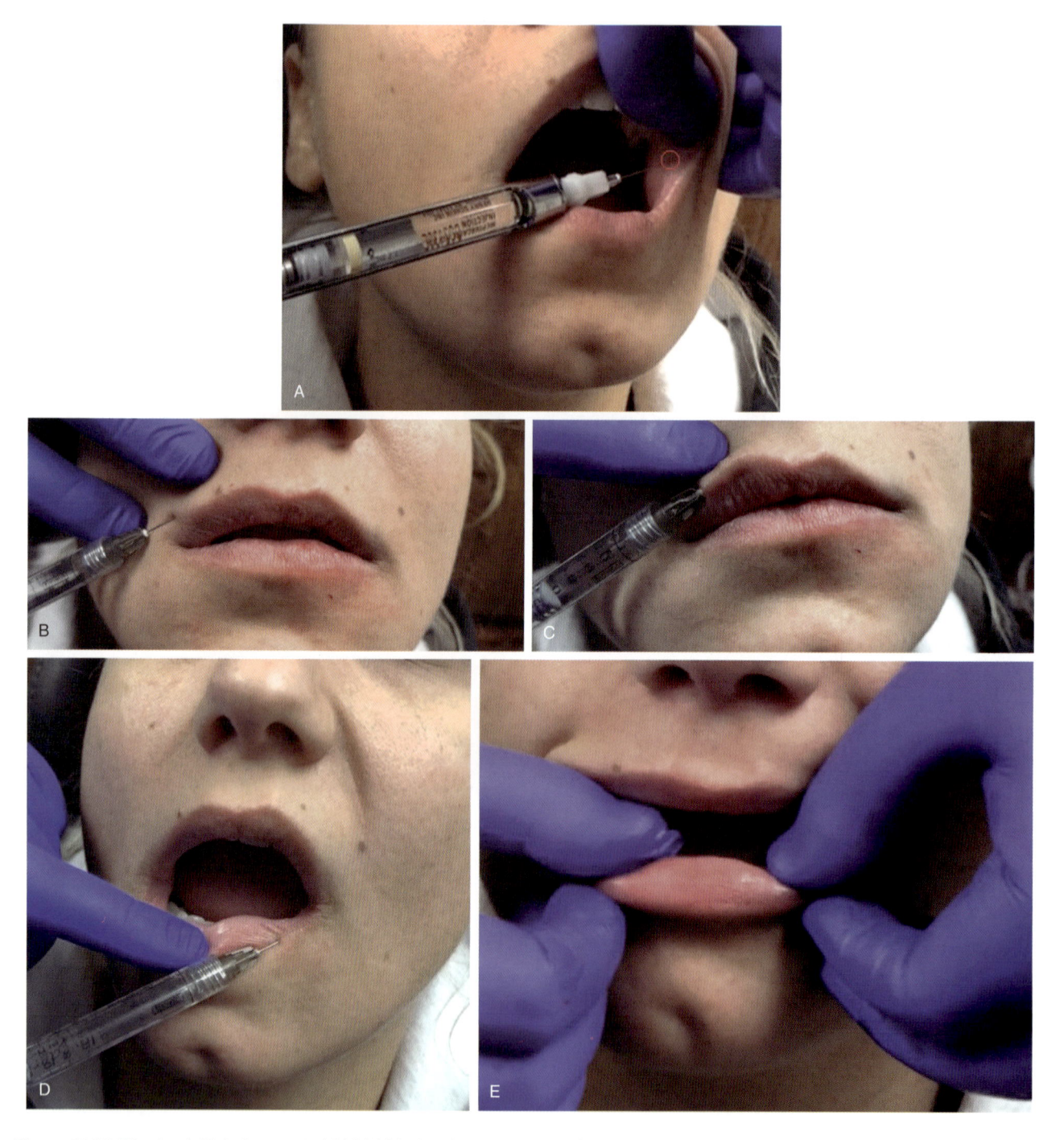

● **Figura 40.23 Técnica labial.** O aumento labial é iniciado pela anestesia dos lábios superior e inferior com bloqueios infraorbitais bilaterais, modificados por Gordon: bloqueio mentoniano. **A.** Infiltração lateral à comissura da boca. **B** a **D.** Geralmente, deve-se começar delineando os lábios injetando na borda inferior do vermelhão a partir da comissura com a colocação de rosqueamento retrógrado. **E.** Massagear o contorno com vaselina para suavizá-lo. (*continua*)

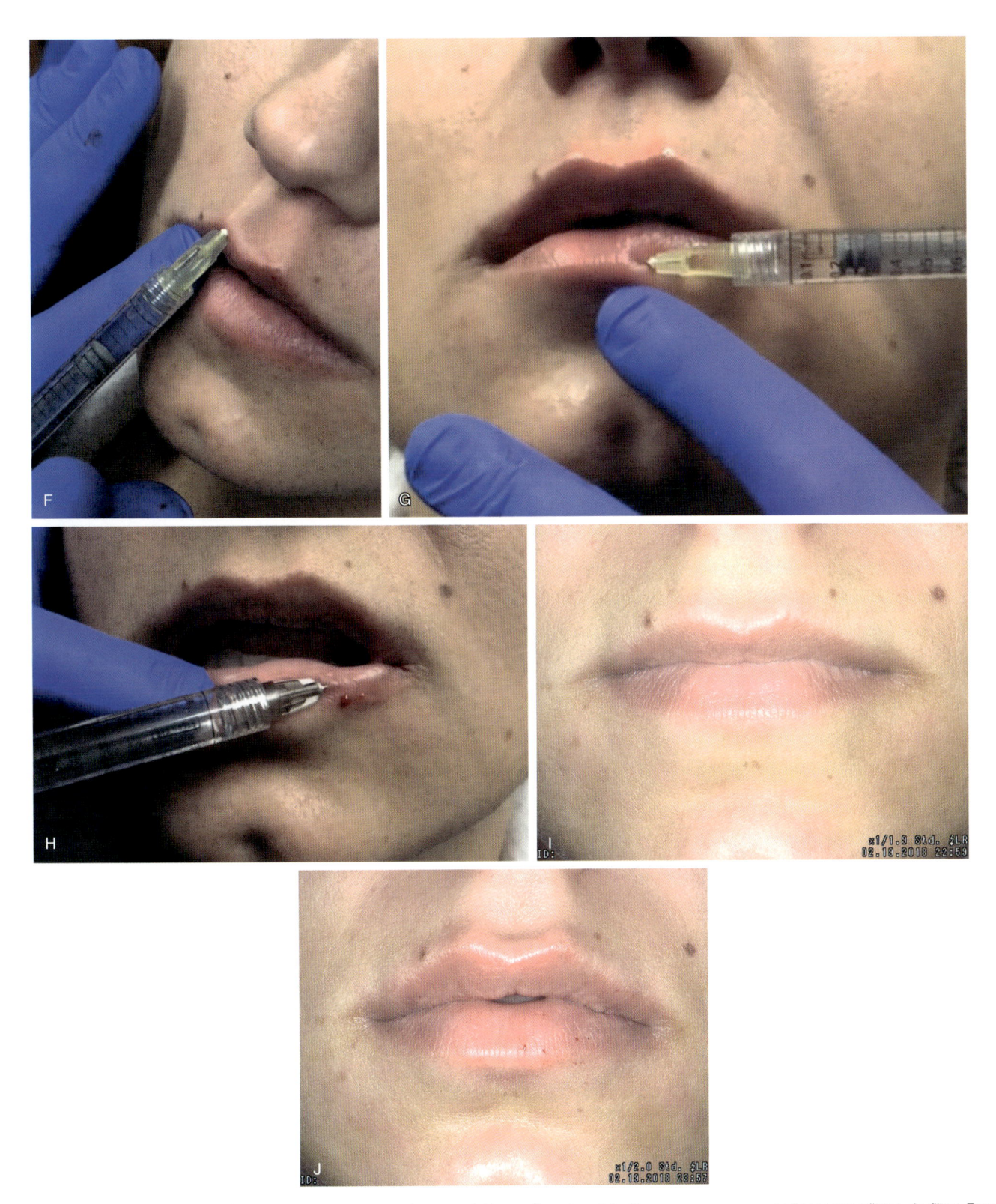

• **Figura 40.23** (*continuação*) **F.** Depois que o contorno estiver concluído, realizar duas injeções com rosqueamento linear nos pilares do filtro. Para suavizar, massagear usando aplicador de ponta de algodão. **G** a **H.** Avaliar as assimetrias e corrigir com rosqueamento ou punções seriais. **I** e **J.** Preencher a parte inferior e superior do corpo dos lábios conforme o desejo do profissional. Massagear bem para suavizar as irregularidades.

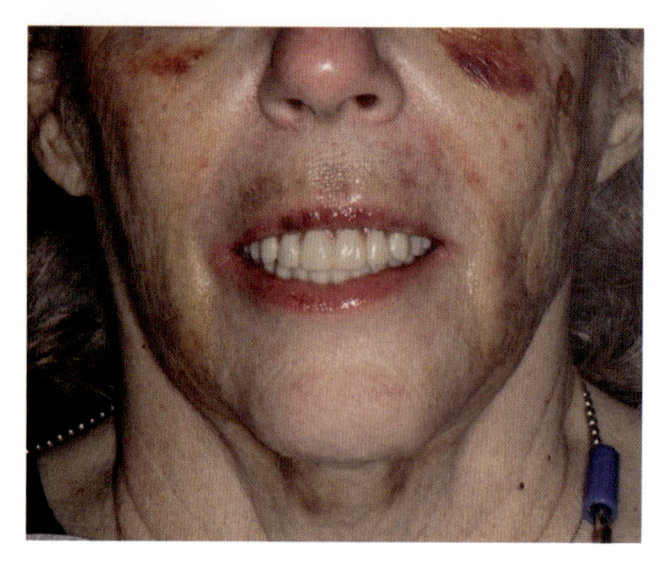

• **Figura 40.24** Complicações labiais: edema e equimoses.

Complicação. Deve-se ter cuidado ao injetar na camada subcutânea lateral à asa porque a artéria angular é mais localizada e o risco de oclusão vascular é maior (Figura 40.26).

Linhas de marionete

As linhas da marionete estão associadas ao avanço da idade e dependem da estrutura e da anatomia facial. São extensões bilaterais do sulco nasolabial, direcionadas para baixo.

Área anatômica. As linhas de marionete são formadas principalmente a partir do músculo depressor do ângulo da boca e do músculo platisma.

Técnica de injeção. É ideal que o preenchimento seja colocado inferiormente na camada subcutânea e na derme na comissura oral. Para conseguir uma eversão do tecido, deve-se injetar em leque, o que forma um efeito de tenda. O uso do preenchimento no depressor dos ângulos da boca, mentoniano e platisma abaixo da margem mandibular permite que a comissura oral lateral se eleve, restaurando uma expressão mais harmoniosa.

Complicações. A injeção acima ou lateralmente às linhas aumentará o efeito de sombreamento, aumentando o degrau (Figura 40.27).

Queilite angular

A queilite angular é diagnosticada pela presença de vermelhidão, inflamação, maceração e fissuras das comissuras orais. Os pacientes geralmente descrevem uma área dolorida e ardente nos cantos da boca. Em muitos casos, a mastigação é afetada e a amplitude de abertura é comprometida.

Etiologia. A etiologia da queilite angular é multifatorial e envolve muitas condições que promovem um ambiente úmido na área da comissura oral. Deficiências de ferro, riboflavina (B_2), folato (B_9), cobalamina (B_{12}) ou zinco têm sido associadas a esse transtorno. Além disso, uma diminuição na dimensão vertical devido a perda de dente, reabsorção óssea ou incapacidade de usar próteses leva ao desenvolvimento de queilite angular. Em quase todos os casos, a *Candida albicans* contribui para a fisiopatologia da queilite angular.

Técnica de injeção. O uso terapêutico de preenchimentos dérmicos nos lábios e estruturas periorais tornou-se cada vez mais popular na implantodontia (Figura 40.28). O tratamento dos lábios e das estruturas periorais produz várias melhorias

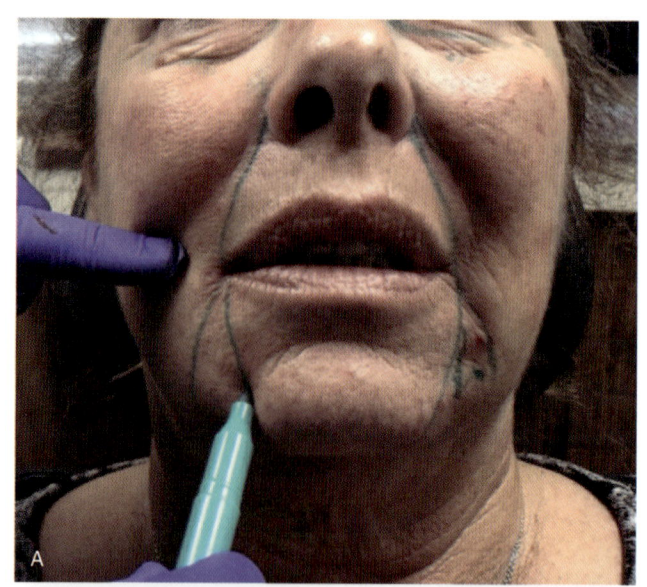

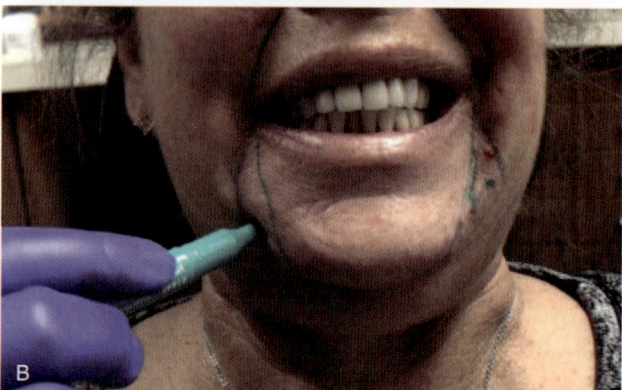

• **Figura 40.25 A e B.** Locais de preenchimento dérmico na área facial.

odontológicas práticas no perfil ortognático dos tecidos moles, retenção de próteses removíveis, fonética adequada, sorrisos assimétricos e perda do perfil dos tecidos moles devido à perda de dentes. No tratamento das comissuras orais, foi observada uma diminuição significativa na queilite angular. Foi demonstrado que a injeção de preenchimentos dérmicos restaura a anatomia da comissura e diminui a área do sulco para minimizar a recorrência. No entanto, o clínico deve investigar todas as etiologias possíveis da queilite angular e tratar de acordo. Deficiências nutricionais e uma dimensão vertical colapsada de oclusão têm sido associadas à queilite angular. O tratamento anticandidíase pode ser usado sozinho ou em conjunto com o tratamento com preenchimento dérmico. A técnica de injeção para queilite angular inclui uma abertura ampla do paciente e injeção de preenchimento dérmico diretamente na comissura com uma técnica de rosqueamento linear. A técnica de rosqueamento ou em leque pode ser usada também sob o lábio inferior em vetor ascendente, para aumentar a elevação do tecido.

Reversões para preenchimentos dérmicos

Os preenchimentos dérmicos são vantajosos porque exibem reversibilidade com uma enzima, a hialuronidase. A hialuronidase é uma proteína que ocorre naturalmente no corpo e cataboliza o ácido hialurônico geralmente em 24 horas por meio de hidrólise. Esse agente de reversão é usado principalmente quando ocorre hipercorreção ou extravio do preenchimento dérmico.

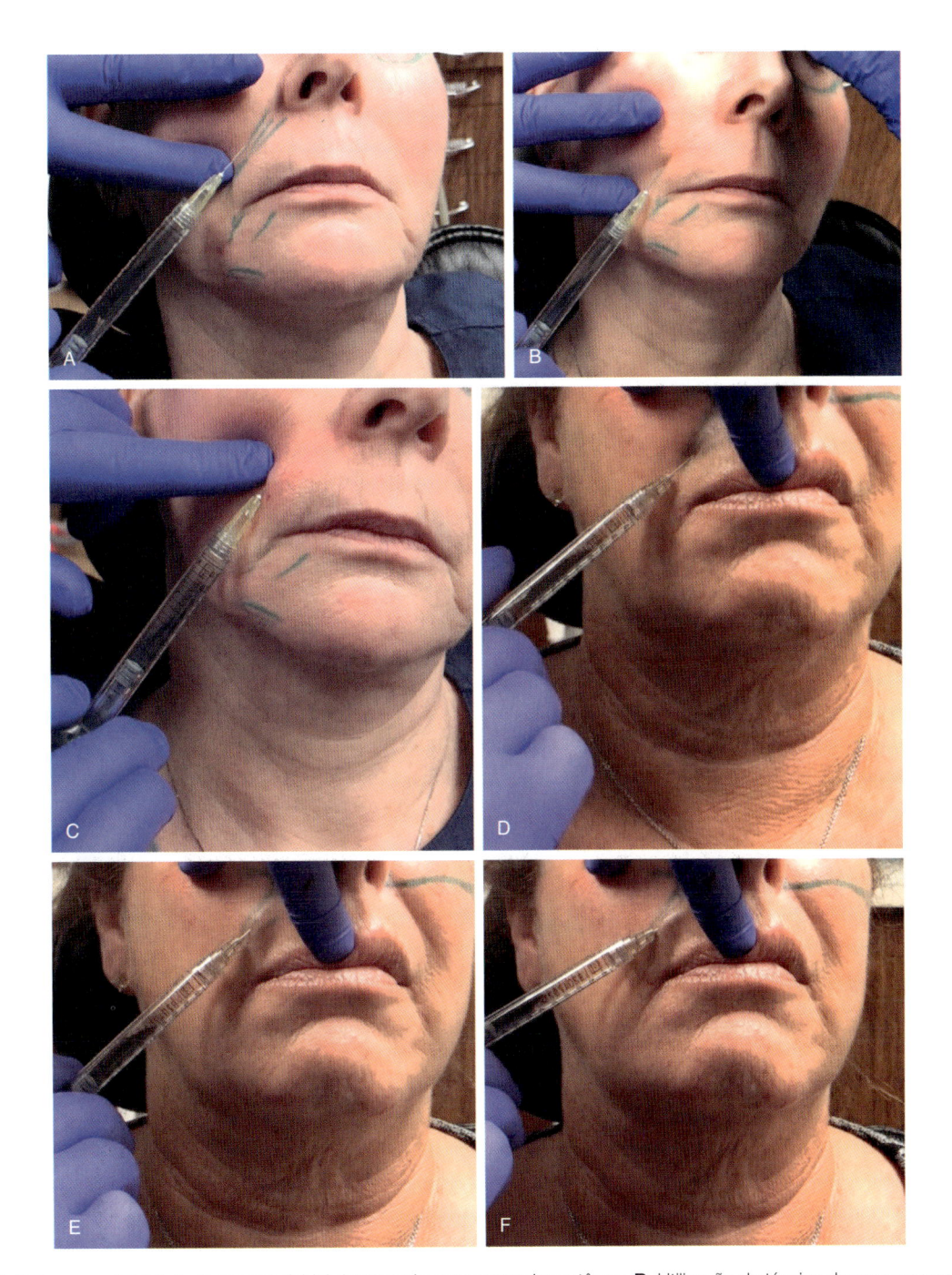

• **Figura 40.26 Sulco nasolabial. A.** Sulco nasolabial demarcado com marcador cutâneo. **B.** Utilização da técnica de rosqueamento linear anterógrado; os preenchimentos dérmicos são injetados ao longo do sulco nasolabial. **C** e **D.** Certificar-se de ficar medialmente ao sulco ao depositar o produto, pois estender lateralmente resultará no aprofundamento do sulco. **E** e **F.** Injeções mediais finais.

Complicações com preenchimentos dérmicos

Preenchimentos dérmicos estão associados a complicações, algumas que podem ser bastante graves. É aconselhável conhecer a história médica antes de injetar preenchimentos dérmicos. Histórico de cicatrizes hipertróficas ou queloides podem contraindicar o procedimento. Histórico de infecções por herpes simples pode exigir medicação prévia com valaciclovir ou outros antivirais antes das injeções labiais. Pacientes que fazem terapia anticoagulante ou uso de certas vitaminas devem ser tratados com cautela devido ao aumento do risco associado a sangramento e hematomas.

A complicação mais comum dos preenchimentos dérmicos inclui uma aparência assimétrica causada pelo excesso de material sendo injetado em determinado local. Os médicos devem sempre tentar subtratar áreas específicas porque o tratamento excessivo é extremamente difícil de remediar.

As complicações locais mais comuns aparecem como vermelhidão, inflamação e hematomas. Isso geralmente ocorre secundariamente devido ao trauma causado pelas injeções. O eritema costuma desaparecer em algumas horas; no entanto, o edema pode durar vários dias. Pode ser reduzido minimizando o número de locais de injeção, usando anestésicos contendo epinefrina e aplicando compressas gelo/frio após o procedimento. Foi sugerido

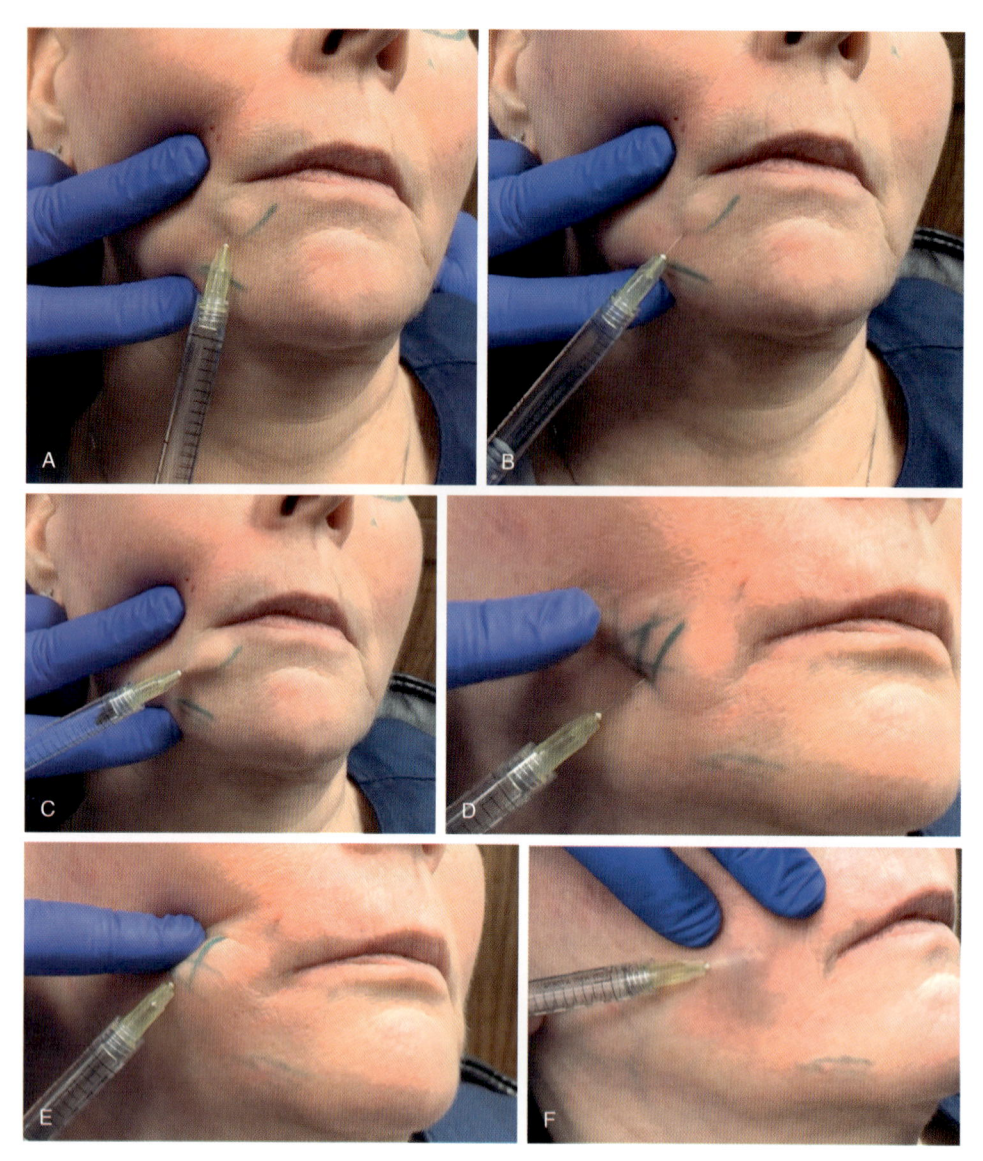

• **Figura 40.27** As linhas de marionete seguem a linha descendente do sulco nasolabial, garantindo que se permaneça medial ao sulco novamente. **A.** Aplicar em forma de leque em um valor ascendente para iluminar as linhas da marionete **B** a **D.** Seguir com leque ou *cross-hatching* acima das linhas de marionete em direção para cima **E** e **F.** Massagear bem para eliminar qualquer inchaço do produto.

que o uso de um produto como a arnica (erva homeopática) pode reduzir os efeitos do trauma das injeções.

A injeção em ângulo e profundidade adequadas é de extrema importância; ser muito superficial pode resultar no "efeito Tyndall", em que a pele parece azulada no local da injeção. A necrose do tecido também pode ocorrer se o preenchimento obstruir um vaso sanguíneo. No caso de suspeita de necrose do tecido, a reversão imediata com hialuronidase e acompanhamento pós-operatório cuidadoso são imperativos.

Complicações[48]

Início precoce (imediato > 15 dias)
Devido ao procedimento, não relacionado ao preenchimento
    Eritema
    Hematomas doloridos
    Inchaço no local da injeção
    Infecção (viral ou bacteriana) pode estar relacionada ao preenchimento devido ao biofilme

Devido ao comportamento do preenchedor e à técnica de colocação
    Sobrecorreção
    Deslocamento
    Hipersensibilidade (reação tipo IV)
    Oclusão vascular
    Granuloma

Início tardio (> 15 dias)
Devido ao procedimento, não relacionado ao preenchimento
    Infecção crônica
    Coceira

Devido ao comportamento do preenchimento e à técnica de colocação
    Descoloração da pele
    Nódulos (acúmulo de produto)
    Cicatriz hipertrópica
    Hipersensibilidade (reação tipo IV)

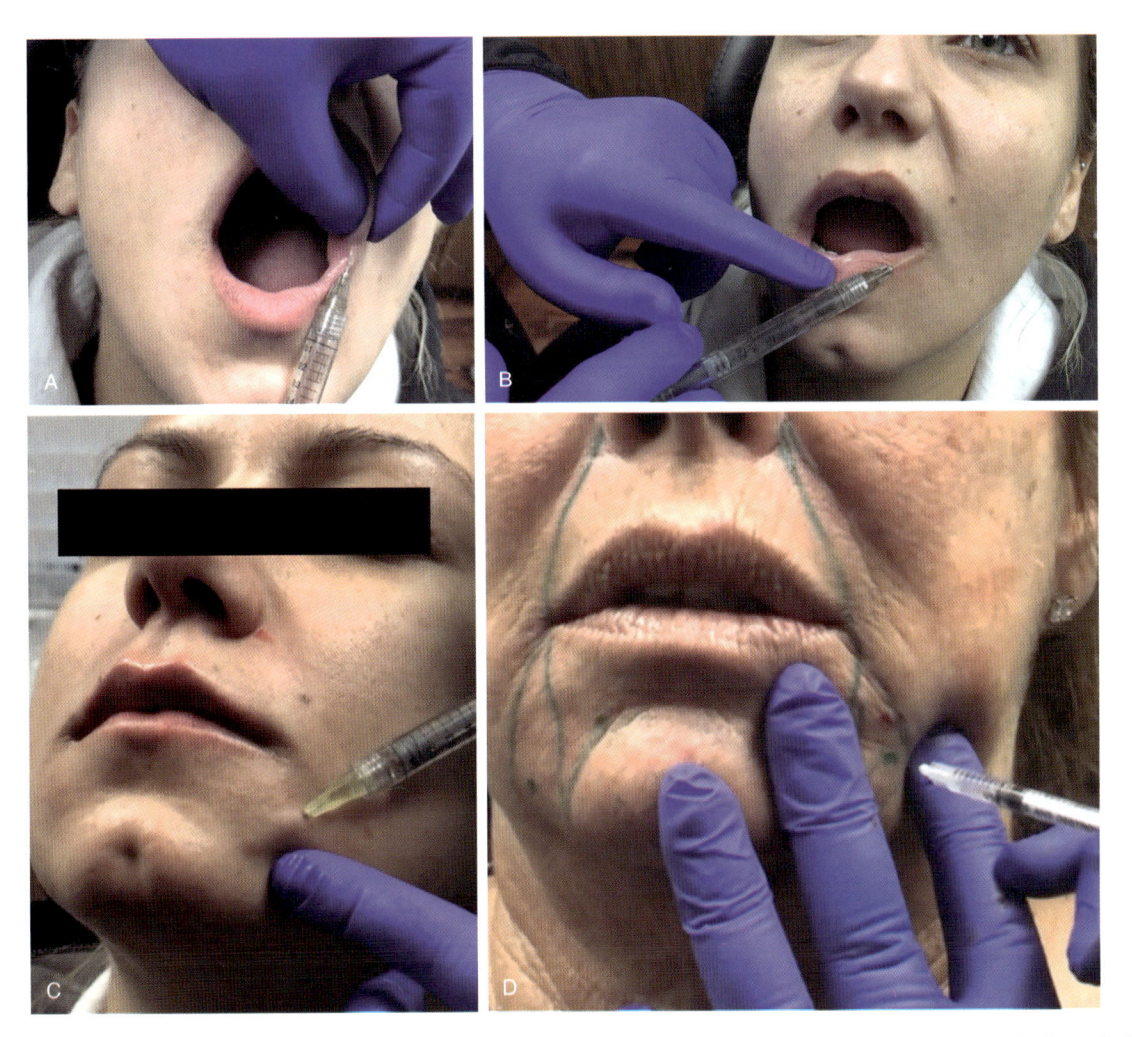

● **Figura 40.28 Queilite angular. A.** Com a abertura ampla da boca do paciente, injetar diretamente na comissura com um fio linear. **B.** Seguir com rosqueamento linear na linha do lábio inferior. Massagear os lábios para suavizar. **C.** A injeção em leque é opcional abaixo, para preencher quaisquer depressões. **D.** Frequentemente, esse tratamento é feito em combinação com a injeção do depressor do ângulo da boca, com toxina botulínica tipo A.

Conclusão

O uso de toxina botulínica e preenchedores dérmicos tem sido apresentado pela literatura como adjuvante valioso em implantodontia. Esses agentes farmacológicos são bem-sucedidos no tratamento de muitas disfunções da musculatura facial e maxilofacial, pois fornecem uma abordagem de tratamento conservadora e minimamente invasiva. Mais notavelmente, a toxina botulínica pode ser indicada para o tratamento de hábitos parafuncionais que podem ser prejudiciais ao sucesso geral do implante dentário. Além disso, o uso de toxina botulínica no tratamento de vários distúrbios da síndrome da articulação temporomandibular/disfunção temporomandibular (SATM/DTM) e exposição excessiva de tecido (sorrisos gengivais) tem se mostrado bem-sucedido. O uso de preenchimentos dérmicos tornou-se popular para o aumento do tecido mole facial e da bochecha, bem como para o tratamento da queilite angular. Com relação aos implantes dentais, a perda de papila levando à formação de triângulos escuros pode ser tratada com preenchimento dérmico, levando à reversão dos espaços abertos. Por conseguinte, com os avanços da tecnologia e da ciência, o emprego de produtos de toxina botulínica, bem como de preenchedores dérmicos, está se tornando mais popular e passou a ser um pilar na implantodontia.

Referências bibliográficas

1. Binder WJ, Blitzer A, Brin MF. Treatment of hyperfunctional lines of the face with botulinum toxin A. *Dermatol Surg*. 1998;24:1198–1205.
2. Delcanho R. Botox injections. In: Selvaratnam P, Niere K, Zuluaga Maria, eds. *Headache, Orofacial Pain and Bruxism*. Churchill Livingstone; 2009:347–356.
3. Hexsel DM, De Almeida AT, Rutowitsch M, et al. Multicenter, double blind study of the efficacy of injections with botulinum toxin type A reconstituted up to six consecutive weeks before application. *Dermatol Surg*. 2003;29:523–529.
4. Kim HJ, Yum KW, Lee SS, et al. Effects of botulinum toxin type A on bilateral masseteric hypertrophy evaluated with computed tomographic measurement. *Dermatol Surg*. 2003;29(5):484–489.
5. Fehrenbach M, Herring SW. *Illustrated Anatomy of the Head and Neck*. 4th ed. Philadelphia: Saunders; 2012:97.
6. von Lindern JJ, Niederhagen B, Apple T, et al. Type A botulinum toxin for the treatment of hypertrophy of the masseter and temporal muscles: an alternative treatment. *Plast Reconstr Surg*. 2001;107:327–332.
7. Hu KS, Kim ST, Hur MS, et al. Topography of the masseter muscle in relation to treatment with botulinum toxin type A. *Oral Surg Oral Med Oral Pathol Oral Radiol Endod*. 2010;110:167–171.

8. Al-Ahmad HT, Al-Qudah MA. The treatment of masseter hypertrophy with botulinum toxin type A. *Saudi Med J.* 2006;27(3):397–400.
9. Clark GT. The management of oromandibular motor disorders and facial spasms with injections of botulinum toxin. *Phys Med Rehabil Clin North Am.* 2003;14(4):727–748.
10. Rijsdijk BA, Van ESRJ, Zonneveld FW, et al. Botulinum toxin type A treatment of cosmetically disturbing masseteric hypertrophy. *Ned Tijdschr Geneeskd.* 1998;142(10):529–532.
11. Rafferty KL, Liu ZJ, Navarrete AL, et al. Botulinum toxin in masticatory muscles: short-and long-term effects on muscle, bone, and craniofacial function in adult rabbits. *Bone.* 2012;50(3):651–662.
12. Van Zandijcke M, Marchau MM. Treatment of bruxism with botulinum toxin injections. *J Neurol Neurosurg Psychiatry.* 1990;53(6):530.
13. Scheid RC, Woelfel JB. *Woelfel's dental anatomy: its relevance to dentistry.* Philadelphia: Lippincott Williams & Wilkins; 2007:41.
14. Bas B, Ozan B, Muglali M, Celebi N. Treatment of masseteric hypertrophy with botulinum toxin: a report of two cases. *Med Oral Patol Oral Cir Bucal.* 2010;15(4):649–652.
15. Schwartz Marvin, Freund Brian. Treatment of temporomandibular disorders with botulinum toxin. *Clin J pain.* 2002;18(6):S198–S203.
16. Guarda-Nardini L, Manfredini D, Salamone M, et al. Efficacy of botulinum toxin in treating myofascial pain in bruxers: a controlled placebo pilot study. *Cranio.* 26:126–135.
17. Baker, J. S., Nolan, P. J. (2017). Effectiveness of botulinum toxin type A for the treatment of chronic masticatory myofascial pain: A case series. *The Journal of the American Dental Association*, 148(1), 33–39.
18. Tan EK, Jankovic J. Treating severe bruxism with botulinum toxin. *J Am Dent Assoc.* 2000;131:211–216.
19. Monroy PG, Da Fonseca MA. The use of botulinum toxin-a in the treatment of severe bruxism in a patient with autism: a case report. *Spec Care Dentist.* 2006;26:37–39.
20. Sinha Aditya, Hurakadli Megha, Yadav Pramod. Botox and derma fillers: the twin face of cosmetic dentistry. *Int J Contemp Dent Med Rev.* 2015.
21. Kokich Vincent O, Asuman Kiyak H, Peter Shapiro A. Comparing the perception of dentists and lay people to altered dental esthetics. *J Esthet Restor Dent.* 1999;11(6):311–324.
22. Polo M. Botulinum toxin type A (Botox) for the neuromuscular correction of excessive gingival display on smiling (gummy smile). *Am J Orthod Dentofacial Orthop.* 2008;133(2):195–203.
23. Peck S, Peck L. Selected aspects of the art and science of facial esthetics. *Sem Orthod.* 1995;1(2):105–126.
24. Al-Jabrah, Osama, Raghda Al-Shammout, Waddah El-Naji, Mahasen Al-Ajarmeh, and Abdel-Hakeem Al-Quran. "Gender differences in the amount of gingival display during smiling using two intraoral dental biometric measurements." *Journal of Prosthodontics: Implant, Esthetic and Reconstructive Dentistry* 19, no. 4 (2010): 286–293.
25. Ackerman MB, Ackerman JL. Smile analysis and design in the digital era. *J Clin Orthod.* 2002;36(4):221–236.
26. Nasr MW, Jabbour SF, Sidaoui JA, et al. Botulinum toxin for the treatment of excessive gingival display: a systematic review. *Aesthet Surg J.* 2015;36(1):82–88.
27. Hwang WS, Hur MS, Hu KS, et al. Surface anatomy of the lip elevator muscles for the treatment of gummy smile using botulinum toxin. *Angle Orthod.* 2009;79(1):70–77.
28. Miller J, Clarkson E. Botulinum toxin type A: review and its role in the dental office. *Dent Clin North Am.* 2016;60(2):509–521.
29. Grover S, Malik V, Kaushik A, et al. A future perspective of botox in dentofacial region. *J Pharm Biomed Sci.* 2014;04(05):525–531.
30. Clark GT, Stiles A, Lockerman LZ, et al. A critical review of the use of botulinum toxin in orofacial pain disorders. *Dent Clin N Am.* 2007;51:245–261.
31. Park NY, Ahn KY, Jung DS. Botulinum toxing type a treatment for contouring of the lower face. *Dermatol Surg.* 2003;29(5):477–483.
32. Patel D, Mehta F, Trivedi R, et al. Botulinum toxin and gummy smile-A review. *IOSR J Dent Med Sci.* 2013;4(1):1–5.
33. Freund B, Finkelstein I, Ko G. Review of the applications of botulinum toxin and tissue fillers in dental practice. *Oral Health.* 2014.
34. https://www.plasticsurgery.org/documents/News/Statistics/2016/top-five-cosmetic-plastic-surgery-procedures-2016.pdf.
35. Chen J, Abatangelo G. Functions of hyaluronan in wound repair. *Wound Repair Regen.* 1999;7(2):79–89.
36. Rohrich RJ, Ghavami A, Crosby MA. The role of hyaluronic acid fillers (Restylane) in facial cosmetic surgery: review and technical considerations. *Plast Reconstr Surg.* 2007;120(suppl 6):41S–54S.
37. Carruthers J, Carruthers A. Soft tissue augmentation, fourth edition. *Procedures in Cosmetic Dermatology Series.* Elsevier; 2018.
38. Tarnow D, Elian N, Fletcher P, et al. Vertical distance from the crest of bone to the height of the interproximal papilla between adjacent implants. *J Periodontol.* 2003;74:1785–1788.
39. Cho HS, Jang HS, Kim DK, et al. The effects of interproximal distance between roots on the existence of interdental papillae according to the distance from the contact point to the alveolar crest. *J Periodontol.* 2006;77:1651–1657.
40. Tarnow, Dennis, Nicolas Elian, Paul Fletcher, Stuart Froum, Ann Magner, Sang-Choon Cho, Maurice Salama, Henry Salama, and David A. Garber. "Vertical distance from the crest of bone to the height of the interproximal papilla between adjacent implants." *Journal of periodontology* 74, no. 12 (2003): 1785–1788.
41. Nordland WP, Tarnow DP. A classification system for loss of papillary height. *J Periodontol.* 1998;69:1124–1126.
42. Luthra A. Shaping lips with fillers. *J Cutan Aesthet Surg.* 2015;8(3):139.
43. Jacono AA. A new classification of lip zones to customize injectable lip augmentation. *Arch Facial Plast Surg.* 2008;10(1):25–29.
44. Guyuron B, Michelow B. The nasolabial fold: a challenge, a solution. *Plastic Reconstr Surg.* 1994;93(3):522–529.
45. Weinzweig J. *Plastic Surgery Secrets Plus.* Elsevier;2010. 498–505.
46. Zufferey J. Anatomic variations of the nasolabial fold. *Plastic Reconstr Surg.* 1992;89(2):225–231.
47. Pogrel MA, Shariati S, Schmidt B, et al. The surgical anatomy of the nasolabial fold. *Oral Surg Oral Med Oral Pathol, Oral Radiol Endod.* 1998;86(4):410–415.
48. Carruthers A, Carruthers J. *Botulinum Toxin: Procedures in Cosmetic Dermatology Series.* Elsevier; 2018.

PARTE 8

Manutenção do Implante Dental

41 | Diagnóstico, Classificação, Etiologias e Terapias da Perimucosite e Peri-Implantite, *1136*

42 | Manutenção do Implante: Sucesso do Implante a Longo Prazo, *1185*

41
Diagnóstico, Classificação, Etiologias e Terapias da Perimucosite e Peri-Implantite

JON B. SUZUKI E KEVIN R. SUZUKI

A implantodontia evoluiu para uma ciência clínica baseada em evidências, com pesquisas bem documentadas para validar procedimentos clínicos que antes não recebiam apoio. Esforços significativos que enfocam a biologia e a biomecânica da implantodontia ajudaram a desenvolver e refinar técnicas clínicas com base em descobertas revisadas por pares. No entanto, apesar do aprimoramento nos sucessos clínicos previsíveis em implantologia, doenças peri-implantares têm sido diagnosticadas com incidência crescente. A evolução da pesquisa e a compreensão dos conceitos biológicos em implantodontia e resgate de implantes abriram espaço para debates e controvérsias. Teorias inovadoras foram desenvolvidas e resultaram em modificações nas técnicas. A ciência impulsionou a implantodontia a níveis mais altos de sucesso fortemente baseado nos princípios essenciais da regeneração periodontal.

A enorme expansão do conhecimento em implantodontia criou novas ideias e terminologias redefinidas a partir de novas aplicações para implantodontia. Em muitos casos, novas pesquisas podem contradizer paradigmas estabelecidos. Para os clínicos, é desafiador selecionar protocolos, procedimentos, técnicas e instrumentais adequados. À medida que os materiais e as técnicas são estudados, o dogma pode sofrer críticas e controvérsias. Clínicos experientes consistentemente apresentam e refinam técnicas e instrumentos para manter a excelência clínica conforme a tecnologia e a pesquisa avançam.

Uma área de expansão do conhecimento e da visão diz respeito à manutenção dos implantes dentais. As primeiras pesquisas exploraram técnicas e instrumentos que eram atuais para os métodos e materiais daquela época. Embora muitos desses implantes ainda funcionem em pacientes nos dias de hoje, a pesquisa e os avanços na tecnologia nos deram materiais, *designs* de implantes e protocolos mais recentes para manter a saúde dos implantes dentais.

É essencial compreender a fixação do implante mucoepitelial antes de iniciar os procedimentos de manutenção. Controvérsias e parâmetros para sondagem e perda da crista óssea são importantes para os clínicos reconhecerem. Existem diferenças anatômicas e histológicas entre os sistemas de encaixe dos dentes comparados aos implantes osseointegrados. O biofilme nesses sistemas de sustentação dos implantes pode ser significativo para o sucesso clínico.

Quando o clínico entende os parâmetros dos implantes e dos dentes, podem ser estabelecidos planos de manutenção específicos para o paciente a fim de minimizar a possibilidade de desenvolvimento de doença peri-implantar. Os clínicos devem informar aos pacientes sobre as expectativas e resultados durante o tratamento e demonstrar as opções de higiene bucal adequadas durante cada estágio. Os pacientes precisam reconhecer a importância dos protocolos de manutenção, e os clínicos devem avaliar a qualidade da rotina de higiene domiciliar. Os pacientes também precisam ser competentes para realizar a manutenção domiciliar. Essas estratégias certamente minimizam os riscos de doenças peri-implantares e falhas dos implantes.

Conforme aumentam a aceitação e a demanda por implantes dentais, também aumenta a necessidade de entender a importância da manutenção para o sucesso a longo prazo do implante. A importância do técnico em saúde bucal está aumentando e se tornando mais definida tanto na manutenção e nos cuidados com os implantes, como no diagnóstico de doença peri-implantar.

Os implantes e as próteses associadas são muito diferentes dos dentes naturais e podem exigir procedimentos e instrumentos auxiliares para o cuidado realizado pelo profissional e pelo paciente. É possível que surjam complicações quando os clínicos não conseguem compreender essas diferenças, pois elas são capazes de impactar negativamente o resultado do implante, aumentando a morbidade do tratamento. As técnicas e os protocolos usados devem ser eficazes na remoção de biofilmes, e os procedimentos realizados por pacientes e clínicos precisam evitar danos aos componentes do implante, pilar, prótese e tecido associado.

O estabelecimento e a manutenção do selamento do tecido mole ao redor da porção transmucosa do implante aumentam o sucesso do tratamento. Essa barreira é, fundamentalmente, o resultado da cicatrização adequada e da conexão aos anexos epiteliais. A manutenção saudável do tecido peri-implantar contribui para o sucesso do implante e minimiza a doença peri-implantar. Além disso, tecidos livres de inflamação e um sulco clínico do implante controlado com relação ao biofilme auxiliam a saúde geral e bucal do paciente.

Doença peri-implantar

A avaliação pós-protética e o tratamento de problemas peri-implantares são um componente importante do tratamento abrangente com implantes dentais, mas são frequentemente negligenciados. Existem muitas opiniões conflitantes e controversas sobre o diagnóstico e o tratamento dessas complicações. A falha em diagnosticar e tratar com eficácia e prontidão a doença peri-implantar leva a um aumento na falha do implante e da prótese.

Os cirurgiões-dentistas inicialmente são treinados para ter um conhecimento sólido dos processos de doença associados à dentição natural. Uma variedade de testes, índices e sinais radiográficos é usada para determinar a saúde de um dente natural. Os implantes dentais e suas próteses têm relações fundamentalmente diferentes com o ambiente bucal quando comparados aos dentes, e essas diferenças exigem uma mudança no protocolo de diagnóstico para a determinação da saúde. A falta de compreensão desses processos pode levar a estados não diagnosticados de doença e à morbidade potencial do sistema de implante.

O implantodontista deve ter um bom conhecimento das diferenças anatômicas e histológicas entre a dentição natural e o implante no que se refere às estruturas periodontais. Com essa base, o clínico pode avaliar as diferenças necessárias e estará equipado para diagnosticar com eficácia os processos de doenças peri-implantares. Com o aumento do número de implantes dentais instalados a cada ano, foi observado um aumento resultante na incidência de doença peri-implantar. As duas condições de doença peri-implantar são **mucosite peri-implantar** e **peri-implantite**.[1] O 6th European Workshop on Periodontology, em 2008, concluiu que as doenças peri-implantares são de natureza infecciosa e definidas por "alterações no nível da crista óssea, presença de sangramento à sondagem e/ou supuração, com ou sem aprofundamento das bolsas peri-implantares".[2]

Na diferenciação entre essas duas condições peri-implantares, ambas demonstraram estar localizadas ao redor dos implantes e com características semelhantes à doença periodontal crônica do adulto.[3] Essas condições podem ser análogas à gengivite (perimucosite) e periodontite (peri-implantite). No entanto, existem diferenças biológicas entre os dentes naturais e os implantes. Basicamente, os tecidos peri-implantares são mais suscetíveis a infecções, devido às diferenças na inserção dos tecidos moles e biofilmes que podem avançar para o complexo alvéolo-implante (ver discussão no Capítulo 42).[4]

A gengivite é uma inflamação induzida por bactérias que envolve a região da gengiva marginal acima da crista óssea e adjacente a um dente natural. As formas mais comuns são associadas ao biofilme e podem ser classificadas como: (1) necrosante aguda, (2) ulcerativa, (3) hormonal, (4) induzida por drogas ou (5) de ocorrência espontânea.[5] Essas categorias também podem estar relacionadas aos tecidos gengivais ao redor de um implante.[6,7] A classificação de gengivite e periodontite foi atualizada recentemente pela American Academy of Periodontology.[8]

A bactéria responsável pela gengivite ao redor do dente pode afetar a inserção epitelial, sem perda da inserção do tecido conjuntivo. Como a inserção do tecido conjuntivo de um dente se estende em média 1,07 mm acima da crista óssea, observa-se pelo menos 1 mm de barreira protetora acima do osso. Em contraste, nenhuma zona de inserção de tecido conjuntivo existe em torno de um implante, pois há ausência de fibras conjuntivas que se estende para a superfície do implante. Assim, não existe nenhuma barreira de tecido conjuntivo para proteger a crista óssea em torno de um implante.[9]

A periodontite ao redor dos dentes é caracterizada pelo movimento apical do epitélio juncional e inserção periodontal, juntamente com a perda do osso alveolar. Acredita-se que as bactérias sejam responsáveis por estimular a resposta imune do corpo, o que resulta em um efeito de reabsorção geral do aparato da inserção periodontal. A American Academy of Periodontology (2018) reconhece quatro estágios de periodontite numerados de 1 a 4. Antigos subtipos específicos[10] para cada categoria, tais como periodontite crônica adulta, periodontite progressiva, juvenil localizada e periodontite pré-púbere, agora estão incluídos nos estágios 1, 2 e 3 da periodontite.

Em contraste com os dentes, a perda precoce da crista óssea em torno do corpo de implante reabilitado proteticamente nem sempre é causada por patógenos. Em muitos casos, a perda óssea associada pode resultar de fatores de tensão muito grandes para a interface imatura e incompletamente mineralizada do osso-implante, ou de uma extensão do sulco biológico em um módulo metálico de crista lisa.[11] Portanto, um implante pode exibir perda precoce da crista óssea com mecanismo ou por uma causa diferente, em comparação com os dentes naturais. No entanto, em alguns casos, as bactérias possivelmente são o fator primário, pois foram observadas bactérias anaeróbias neste microespaço entre o implante e o pilar ou no sulco dos implantes. Isso é especialmente evidente quando as profundidades do sulco são maiores que 5 mm (Boxe 41.1).[12] Uma revisão sistemática[13] destaca as potenciais etiologias da perda da crista óssea em torno de implantes recentemente osteointegrados.

Em resumo, a doença periodontal que se desenvolve em torno dos implantes dentais foi classificada em duas entidades distintas: mucosite peri-implantar e peri-implantite. A mucosite peri-implantar é definida como uma reação inflamatória reversível nos tecidos peri-implantares ao redor de um implante. A peri-implantite é definida como uma reação inflamatória com perda do osso de suporte ao redor do implante (Figura 41.1).

O papel do biofilme na doença peri-implantar

O biofilme oral se origina de bactérias e saliva, o que resulta em massas pegajosas de bactérias com matriz de polissacarídeo que se acumula nas superfícies duras e moles da cavidade bucal. A formação de bactérias e biofilme pode aderir a qualquer superfície do implante na cavidade bucal e foi relatado como resultado da formação de bolsa e perda do osso de suporte.[14-16] Di Giulio et al.[17] determinaram que o biofilme é uma das principais causas de insucesso do implante. O consenso do 7º European Workshop on Periodontology afirmou que as infecções peri-implantares são sempre causadas pela placa bacteriana e seus subprodutos (ou seja, biofilme).[18]

O papel dos biofilmes foi amplamente estudado e relatado como responsável por aproximadamente 65% das doenças peri-implantares.[19] Após a exposição da superfície do implante à cavidade oral, uma película é formada em menos de 30 minutos.[20] A película é derivada da saliva, de várias bactérias presentes na cavidade oral e também de produtos do tecido do hospedeiro. Após a formação da película, a fixação bacteriana ocorre por adesão célula a célula na superfície do implante.[21] A maioria das bactérias utiliza o biofilme como o método principal de crescimento

---

Boxe 41.1   Bactérias associadas à profundidade da bolsa.

Rasa
- Cocos facultativos gram-positivos, bastonetes
- Cocos anaeróbios gram-negativos, bastonetes
- Bastonetes móveis
- Espiroquetas
- Bacteroides pigmentados de preto
- *Fusobacterium*

Profunda
- Organismos vibrões

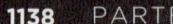

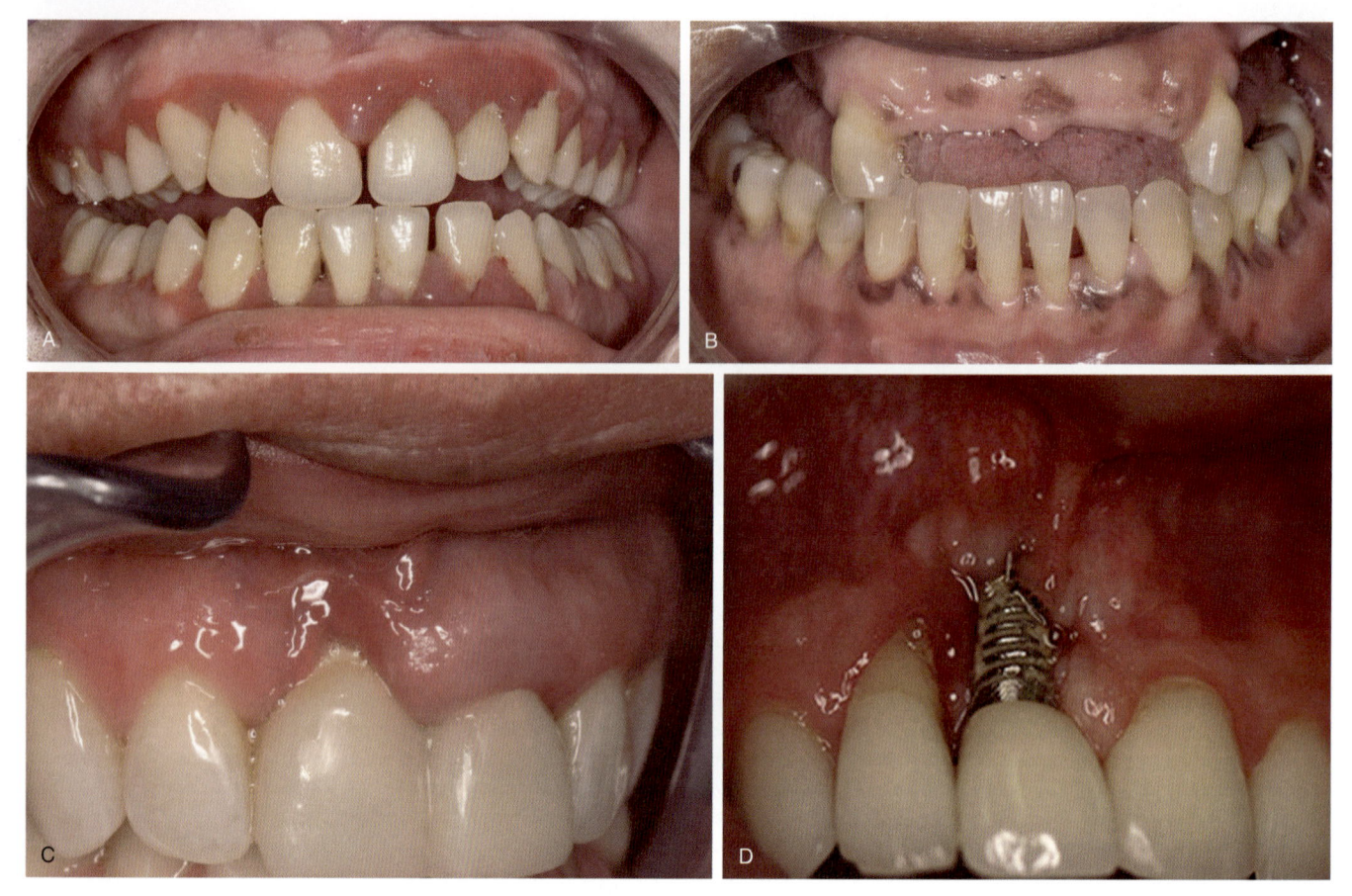

• **Figura 41.1 A.** Gengivite espongiótica exibindo tecido eritematoso marginal com tecido cianótico. **B.** Periodontite: região anterior mandibular exibindo perda óssea horizontal grave. **C.** Perimucosite: gengiva vestibular eritematosa com sangramento associado ao redor da coroa sobre o implante. **D.** Peri-implantite: perda óssea significativa com tecido eritematoso com acúmulo significativo de biofilme. (De *Suzuki JB, Misch CE. Periodontal and maintenance complications.* In: Resnik RR, Misch CE, eds. *Misch's Avoiding Complications in Oral Implantology.* St. Louis, MO: Elsevier; 2018.)

porque facilita a troca de nutrientes e previne microrganismos concorrentes.[22] Estudos têm mostrado que o processo de colonização do biofilme é o mesmo nos dentes e nos implantes dentais.[23]

Portanto, a solução mais ideal para prevenir infecções microbianas é diminuir a colonização de bactérias nas superfícies dos implantes. Infelizmente, muitas características das superfícies protéticas e dos implantes (p. ex., material, rugosidade da superfície) afetam diretamente a adesão bacteriana e a formação de biofilme.[24]

Para reverter o processo da doença peri-implantar, o biofilme deve ser removido por desbridamento mecânico ou obliteração química. Se não for removido, o biofilme maduro será formado. Foi demonstrado que as bactérias migram dos dentes para os implantes e de um implante para outro. Como nos dentes, descobertas clínicas de implantes com falha incluem inflamação, formação de bolsa e perda óssea progressiva.[25]

Os microrganismos podem iniciar uma resposta inflamatória de citocinas que aumentará o acúmulo de neutrófilos na lesão do implante. Esse processo continuará a atrair mais leucócitos e a facilitar mais danos e inflamação do tecido peri-implantar.[26,27] Se a inflamação progredir, ela levará à peri-implantite, com a característica perda óssea ao redor do implante. Se não forem tratadas, as células do tecido também podem se propagar, levando a um aumento nos infiltrados de células pró-inflamatórias que promovem mais degradação do tecido,[28-30] o que pode eventualmente levar à perda de osseointegração, mobilidade do implante e, por fim, perda do implante.[31-33] Além dos resultados de uma revisão sistemática, há evidências de que os patógenos *Prevotella intermedia, Campylobacter rectus, Aggregatibacter actinomycetemcomitans* e *Treponema denticola* foram implicados na patogênese da peri-implantite.[34,35]

Os quimioterápicos atuais não podem penetrar no biofilme espesso porque superfícies ásperas retêm mais biofilme do que superfícies lisas.[36] Os depósitos bacterianos produzem exotoxinas e lipopolissacarídeos (endotoxinas) que inibem o crescimento de fibroblastos e osteoblastos e, portanto, evitam a regeneração próxima à superfície do implante. Embora seja impossível garantir 100% de esterilidade das superfícies expostas do implante, o corpo é capaz de remover pequenas quantidades de depósito bacteriano por meio de mecanismos de defesa do hospedeiro.[37]

A remoção cuidadosa dos macrodepósitos do biofilme e a irrigação com solução antimicrobiana geralmente são suficientes para permitir um ambiente favorável para a formação de novas inserções. Recomenda-se que os pacientes realizem um desbridamento bucal completo para reduzir as colônias bacterianas, incluindo biofilme na superfície exposta dos implantes (Boxe 41.2).

Mucosite peri-implantar

A mucosite peri-implantar é uma condição inflamatória do tecido mole ao redor do implante, semelhante à gengivite ao redor dos dentes naturais. Em estudos com animais e seres humanos, a mucosite peri-implantar demonstrou ser clínica e histologicamente comparável à gengivite ao redor dos dentes naturais.[184] Isso foi definido como uma condição reversível sem perda de inserção ou perda óssea. A taxa de prevalência da mucosite peri-implantar (sangramento à sondagem e sem perda óssea) em revisões sistemáticas demonstrou ser de aproximadamente 30% dos implantes e 47% dos pacientes.[38] No entanto, outros estudos relataram que a incidência pode ser tão alta quanto 80% dos pacientes e 50% dos implantes observados. Ferreira *et al.* relataram uma prevalência de 64,6% dos pacientes e 62,6% dos implantes.[39] Clinicamente, o sangramento à sondagem peri-implantar com mucosite pode estar presente sem supuração. Se a perimucosite progredir, pode ocorrer peri-implantite, que inclui perda óssea e possível perda de osseointegração, semelhante à perda de inserção e osso na periodontite. A relação entre o acúmulo de biofilme e a inflamação da mucosa peri-implantar foi comprovada por vários estudos (Figura 41.2).[40-42]

Boxe 41.2 Bactérias e etiologia da mucosite peri-implantar.

Bactéria
Prevotella intermedia
Porphyromonas gingivalis
Aggregatibacter actinomycetemcomitans
Tannerella forsythia (anteriormente *Bacteroides forsythus*)
Treponema denticola
Prevotella nigrescens
Fusobacterium nucleatum

Etiologia
- Má higiene oral
- Baixa conformidade com procedimentos de apoio
- Projeto precário da prótese
- Má adaptação da prótese
- Posição não ideal do implante
- Ausência de mucosa peri-implantar não queratinizada
- Cimento retido

Etiologia

A maioria dos casos de mucosite peri-implantar deve-se a má higiene bucal, incapacidade de limpar o implante ou a prótese, posição não ideal do implante, ajuste inadequado da prótese e cimento retido. Implantes mal instalados ou próteses com contornos excessivos podem dificultar ou impossibilitar a limpeza adequada dos implantes (Figura 41.3). Além disso, a mucosite peri-implantar também pode ser causada por hipersensibilidade da liga de titânio. A maioria dos implantes dentários hoje é coberta por uma camada de dióxido de titânio que dá ao implante alta energia de superfície que facilita a interação entre os tecidos hospedeiros e o implante dental. Quando o implante fica exposto ao ambiente oral, uma energia de superfície mais baixa pode provocar reação de hipersensibilidade do tipo IV, contribuindo potencialmente para a mucosite peri-implantar.[43]

Prevenção

Devido à alta prevalência de mucosite peri-implantar, é imperativo que o clínico seja capaz de avaliar o perfil de risco de cada paciente e integrar essas considerações quando o plano de tratamento for iniciado. Um consenso da Academy of Periodontology demonstrou que os fatores de risco incluem má higiene bucal, história de doença periodontal, tabagismo, cimento retido e desarmonias oclusais. Portanto, um histórico clínico abrangente deve

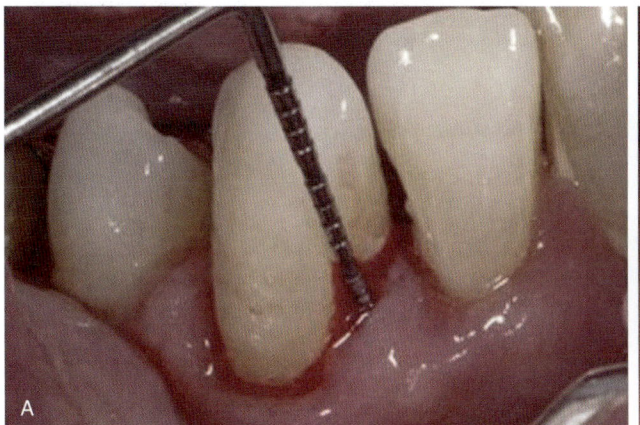

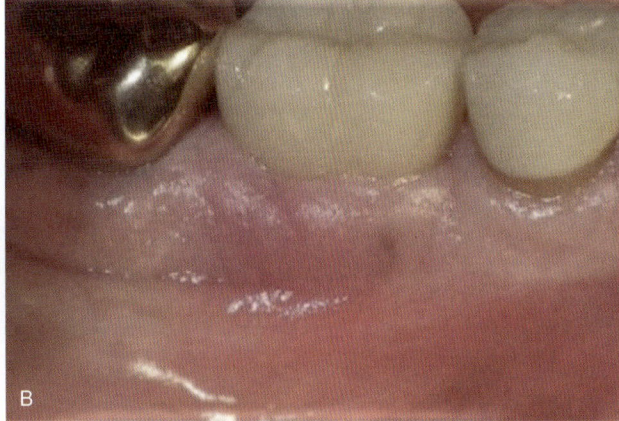

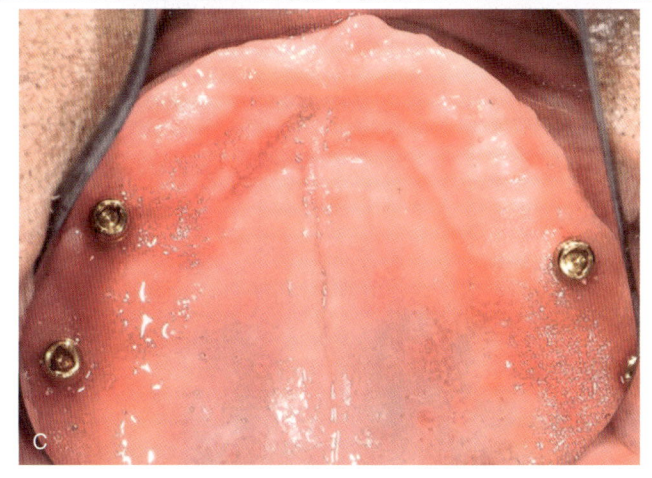

● **Figura 41.2 Perimucosite. A.** Sangramento à sondagem sem perda óssea com diagnóstico de perimucosite. **B.** Inflamação na face vestibular do implante do primeiro molar inferior. **C.** Sobredentadura superior causando perimucosite e infecções fúngicas.

ser avaliado para quaisquer fatores de risco e o paciente deve ser informado sobre as possíveis complicações associadas.

O tabagismo leva ao produto final de nicotina e não nicotina que aumenta os níveis de citocinas e espécies reativas ao oxigênio. O aumento do tabagismo demonstrou resultar em níveis aumentados de perda óssea alveolar com implantes dentais.[44] O diabetes melito também demonstrou aumentar o risco de doença peri-implantar em comparação com indivíduos saudáveis.[45] Isso se deve aos níveis elevados de açúcar no sangue, que comprometem a cicatrização de feridas e o sistema imunológico do paciente.

Manejo

A mucosite peri-implantar é um processo inflamatório reversível. No entanto, se não for tratada adequadamente, a condição inflamatória persistente pode progredir para peri-implantite, que resulta em perda óssea irreversível. Na maioria dos casos, a mucosite peri-implantar é um precursor para o desenvolvimento da peri-implantite.[46]

O desbridamento mecânico não cirúrgico (desbridamento fechado) para remover biofilme e cálculo da superfície do implante usando instrumentos mecânicos, como raspadores e curetas, juntamente com terapias de enxágue antimicrobiano, são a abordagem terapêutica primária para mucosite peri-implantar.[47]

Em uma revisão sistemática, o desbridamento mecânico não cirúrgico é eficaz no tratamento da mucosite peri-implantar. O uso de antissépticos aumentou os resultados observados.[48] É crucial implementar um programa abrangente de higiene bucal para pacientes e profissionais gerenciarem a mucosite peri-implantar. Escovas elétricas, dispositivos interproximais e de irrigação, dentifrícios e antimicrobianos têm se mostrado altamente eficazes no tratamento da mucosite peri-implantar.

Desbridamento mecânico profissional

Para a remoção de bactérias e biofilme supra e subgengival, deve ser realizado o desbridamento da superfície exposta do implante e do pilar do implante. Existem muitos sistemas de desbridamento diferentes.

Curetas. A seleção de raspadores para desbridamento do implante de titânio é importante para minimizar as alterações da superfície após o tratamento. Vários tipos de curetas estão disponíveis para procedimentos de desbridamento (Figura 41.4):

- As curetas revestidas de titânio são feitas especificamente para desbridamento de implantes dentais, pois têm uma dureza semelhante à da superfície de titânio e não arranham nem estragam a superfície

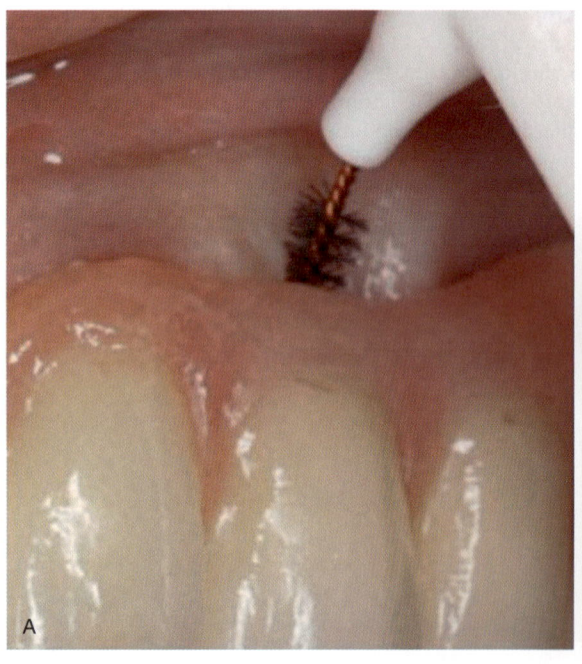

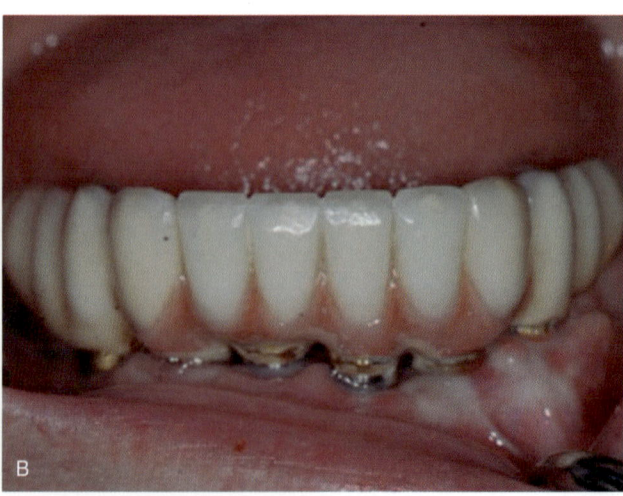

• **Figura 41.3** Perimucosite relacionada à prótese. **A.** Dificuldade de higiene. **B.** Quando as próteses são fixas, geralmente a higiene será mais difícil.

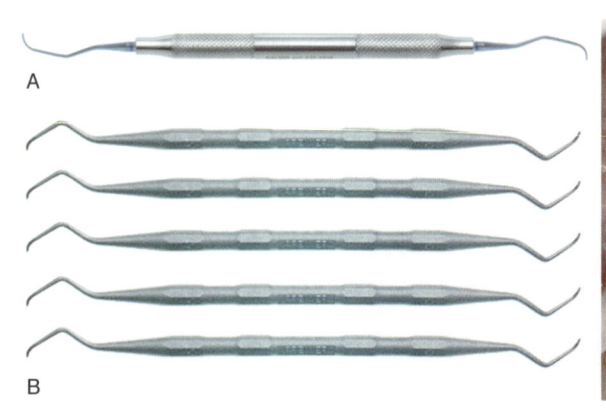

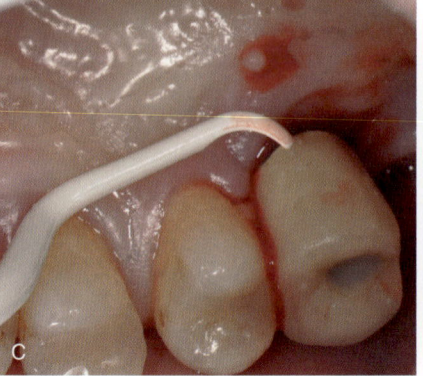

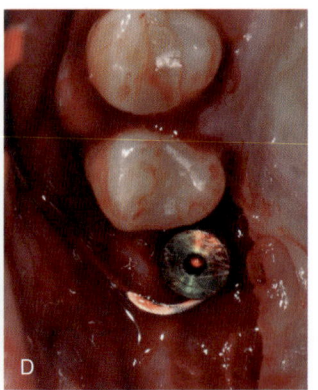

• **Figura 41.4 A.** Cureta de titânio. **B.** Cureta reforçada com carbono. **C.** Teflon/plástico. **D.** Cureta de aço. *(A e B, Cortesia da Salvin Dental Specialties, Inc., Charlotte, N.C.)*

- As curetas de fibra de carbono são mais macias do que as superfícies do implante e não danificam a superfície do implante. Esses tipos de curetas estão sujeitos a fraturas
- As curetas de teflon são semelhantes às curetas reforçadas com carbono e não arranham a superfície do implante
- Curetas de plástico têm sido defendidas como instrumento de escolha para evitar danos à superfície do implante
- Curetas de aço inoxidável são muito mais duras do que as ligas de titânio e não são recomendadas para uso em torno dos implantes, pois podem alterar a superfície do implante[49]
- Os raspadores de resina amorfa vêm com resina com carga e sem carga. Os raspadores de resina sem carga não têm reforços para forma ou rigidez, enquanto os raspadores com carga podem usar materiais como sílica, grafite ou vidro. Esses raspadores têm pontas de reposição em cabos de aço inoxidável
- Brocas de escova de titânio inseridas nos motores do implante. Eles têm uma variedade de formatos, permitindo que se adaptem ao redor da superfície do implante ou da prótese de forma circunferencial, em torno de uma única superfície e para limpeza das ranhuras. As escovas são usadas a 600 rpm e são adaptadas contra a superfície do implante para remover resíduos.

Hasturk *et al.* avaliaram seis tipos diferentes de materiais de desbridamento para raspar superfícies de diferentes marcas de pilares de implantes, e foram comparados por microscopia eletrônica de varredura. Os resultados demonstraram que as curetas de resina com carga de vidro causaram mais arranhões, enquanto os raspadores de resina sem carga tiveram a menor alteração da superfície. No entanto, esses estudos são em pilares lisos de titânio e não na superfície áspera do implante.[50]

Pode não haver relevância clínica se as curetas arranham as superfícies dos implantes. Anastassiadis *et al.* relataram que raspadores metálicos não riscam facilmente o cemento; é questionável que uma superfície de implante de titânio, que tem dureza de Mohs mais alta, seja motivo de preocupação.[51]

Além disso, os raspadores como um todo podem ser eficazes na remoção de grandes partículas de cálculo ou tecidos de granulação, mas são bastante ineficazes ao tentar navegar no perímetro e nas ranhuras de uma superfície exposta do implante. Por esse motivo, o material da cureta pode não ser uma preocupação significativa, mas a atividade de curetagem pode (Figura 41.5).

Dispositivos ultrassônicos

Dispositivos ultrassônicos com pontas especiais revestidas com poli-éter-éter-cetona (PEEK) têm sido utilizados para debridar superfícies de implantes. Sua ponta é feita de material plástico com núcleo de aço inoxidável. Esse dispositivo ultrassônico permite o desbridamento do biofilme e do cálculo, deixando a superfície lisa e limpa.

Embora as pontas de metal não sejam recomendadas, as pontas de plástico podem ter um risco maior de trituração durante a limpeza ao redor das ranhuras e roscas do implante. As pontas feitas de material PEEK (Hu-Friedy®, Chicago, Ill.) têm demonstrado resistência à fragmentação e podem ser consideradas (Figura 41.6).

Antimicrobianos

Os antissépticos são definidos como substâncias antimicrobianas que não causam danos ao tecido vivo/pele, ao mesmo tempo que reduzem a possibilidade de infecção, sepse ou putrefação. Vários tipos de antissépticos estão prontos para uso odontológico: clorexidina 0,12% ou 0,2%, cloreto de cetilapiridínio, hipoclorito de sódio 1,0%, peróxido de hidrogênio 3%, ácido cítrico 40%,

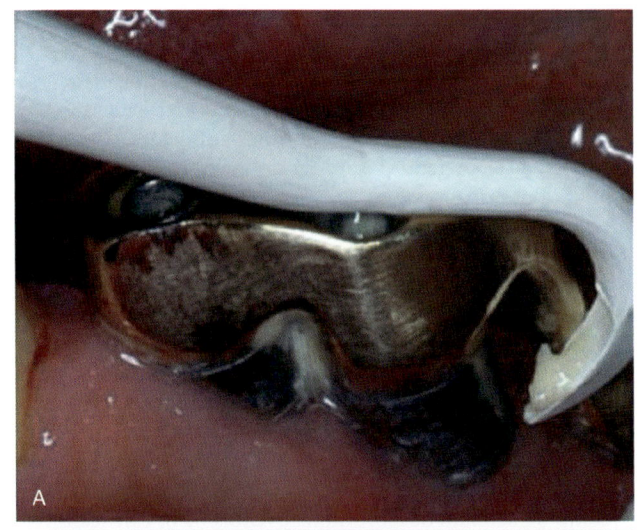

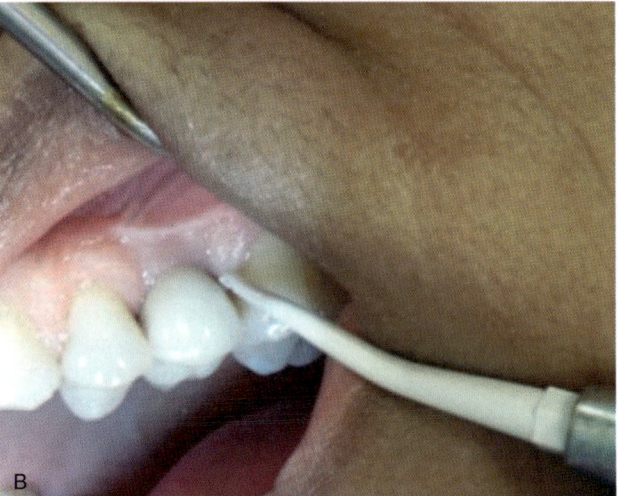

• **Figura 41.5** Tratamento da perimucosite. A e B. Técnica de raspagem em torno de um implante com inflamação peri-implantar.

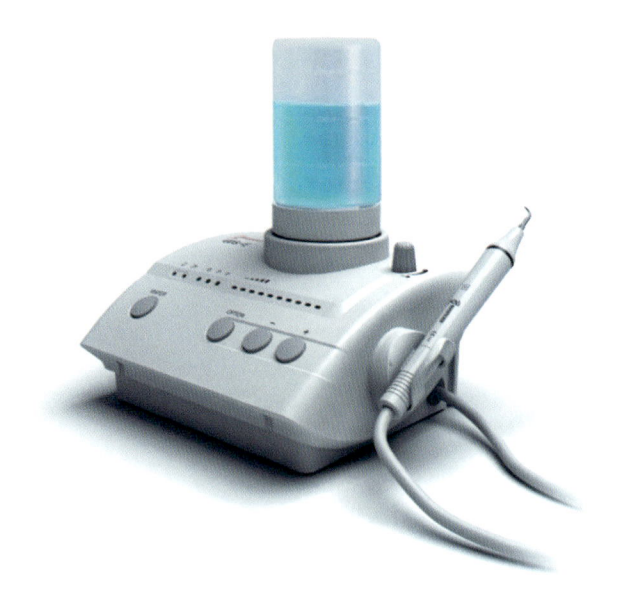

• **Figura 41.6** Raspador ultrassônico pode ser utilizado para tratar perimucosite.

ácido etilenodiamina tetra-acético (EDTA) 24%, iodo-povidine 10% e fenóis/óleos essenciais.[52,53]

Para o tratamento da perimucosite, várias qualidades são necessárias para que os antissépticos sejam eficazes: penetração do biofilme, longa substantividade, biocompatibilidade ao tecido e baixa resistência. A remoção inicial de macrodepósitos deve ser realizada com raspadores.

A clorexidina aplicada em uma bolinha de algodão contra uma superfície usinada demonstrou redução de 92,9% da endotoxina *Porphyromonas gingivalis*.[54] O iodo-povidine tem alta capacidade antisséptica, mas possui efeito altamente irritante se qualquer resíduo entrar em contato com a estrutura óssea. Foram investigados vários dos antissépticos e suas eficácias em *Staphylococcus epidermidis, Candida albicans* e *S. Sanguinis*. Embora o hipoclorito de sódio tenha sido mais eficaz na redução de todos os três biofilmes bacterianos, ele apresenta a maior toxicidade aos tecidos. O peróxido de hidrogênio foi ativo apenas contra *C. albicans*, enquanto o gliconato de clorexidina e fenóis/óleos essenciais tiveram atividade apenas contra *Streptococcus sanguinis* e *C. albicans*[55] (Figura 41.7).

Desbridamento mecânico domiciliar feito pelo paciente

Os pacientes com implantes devem compreender seu papel na manutenção de seus implantes e próteses sobre os implantes. Um protocolo e uma avaliação individualizada sobre os cuidados domiciliares devem ser desenvolvidos para cada paciente de acordo com a condição do tecido, a posição do implante e o tipo de prótese. Os dispositivos de cuidados domiciliares que se mostraram seguros ao redor das superfícies dos implantes incluem escovas de dente (manuais ou elétricas), fio dental (p. ex., plástico, náilon trançado, revestido, pontas endurecidas para limpar sob as áreas de pôntico e fita dental). Além disso, podem ser utilizados irrigadores orais, escovas interdentais e escovas de tufos. (Ver Capítulo 42 para uma lista completa de produtos auxiliares para cuidados domiciliares.) Um regime robusto de cuidados domiciliares pode reduzir significativamente a quantidade e a composição da microbiota subgengival ao redor dos dentes. Essa redução provavelmente se traduzirá em uma diminuição do risco de início ou recorrência da doença periodontal. Além disso, a diminuição da prevalência de patógenos periodontais na placa supragengival diminui os reservatórios potenciais dessas espécies.[63]

Peri-implantite

A American Academy of Periodontology definiu a peri-implantite como uma "reação inflamatória associada à perda de suporte ósseo além da remodelação óssea biológica inicial ao redor de um implante em função".[64] A peri-implantite demonstrou exibir flora microbiana semelhante à periodontite crônica. Embora não haja consenso em relação aos microrganismos, Perez-Chaparro *et al.*[65] identificaram três patógenos de ocorrência comum associados à peri-implantite: *Porphyromonas gingivalis, Treponema denticola* e *Tannerella forsythia*. O implante dental pode exibir todos os sinais de doenças peri-implantares, incluindo exsudato, aumento da profundidade da bolsa e defeitos ósseos em forma de cratera, que são estritamente localizados ao redor do implante. Se não forem tratadas, podem ocorrer perda óssea significativa, infecção e mobilidade, levando à perda de osseointegração do implante. Os sinais clínicos adicionais incluem perda óssea vertical radiográfica maior que 2 mm, sangramento à sondagem (com ou sem exsudato), edema e eritema da mucosa e ausência de dor (Boxe 41.4). A perda da crista óssea pode ser induzida por tensão, bactérias ou uma combinação de ambos. Uma revisão sistemática sobre peri-implantite[66] identificou etiologias reconhecidas e causas relacionadas à peri-implantite.

Após a perda óssea por estresse ou bactérias, a fenda sulcular se aprofunda e ocorre diminuição na tensão de oxigênio. É possível bactérias patogênicas anaeróbicas tornarem-se os principais

---

Boxe 41.4 | Sintomas clínicos associados à peri-implantite.

- Perda óssea vertical (radiográfica, sondagem ou ambas)
- Bolsas peri-implantares
- Sangramento à sondagem
- Exsudato
- Edema da mucosa
- Eritema
- Geralmente sem dor associada

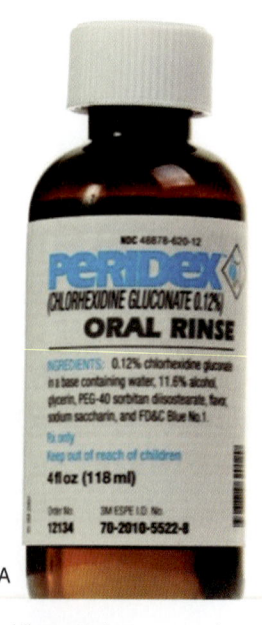

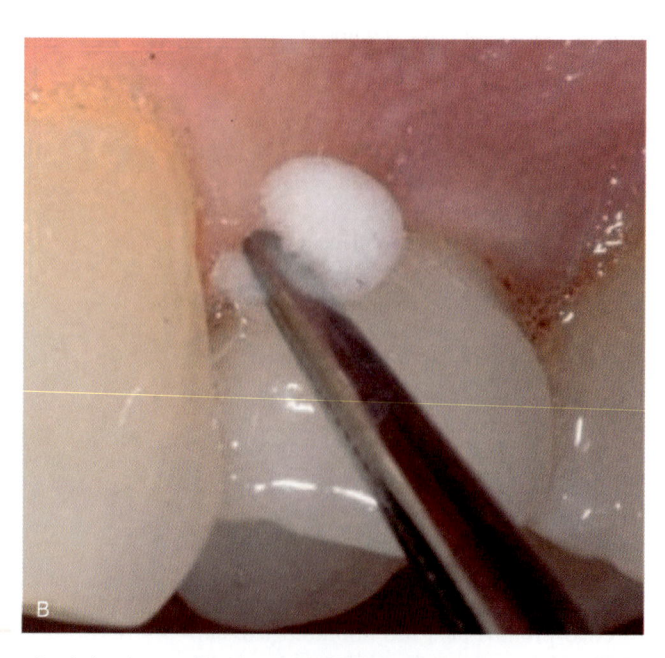

• **Figura 41.7 A.** Clorexidina: usada como enxágue ou aplicada localmente (Peridex; 3 M ESPE Dental Products, St. Paul, Minnesota). **B.** Aplicação local de clorexidina na superfície do implante.

promotores da perda óssea contínua. Um exsudato ou abscesso indica exacerbação da doença peri-implantar e possível perda óssea acelerada. Estudos demonstraram que a taxa de prevalência de peri-implantite foi encontrada em 28 a 56% dos indivíduos e 12 a 43% dos locais de implante (Figura 41.8).[67]

Etiologia

A peri-implantite tem sido associada a uma microbiota anaeróbia gram-negativa, semelhante à encontrada na periodontite grave ao redor dos dentes naturais.[68] A peri-implantite engloba sinais clínicos semelhantes à mucosite peri-implantar, mas é observada perda óssea e de inserção. Um implante estabilizado que continua exibindo perda de níveis ósseos é indicativo de peri-implantite.

Biofilme

Embora a lesão do biofilme bacteriano seja identificada como a principal causa da mucosite peri-implantar, a peri-implantite é considerada iniciada por fatores de estresse causados por forças biomecânicas deficientes. Além disso, existem vários outros fatores etiológicos, como má instalação do implante, má higiene bucal, cimento residual, resposta do hospedeiro, superfície precária do implante, densidade óssea desfavorável, periodontite não tratada, excesso de álcool, tabagismo, lesões endodônticas não tratadas, diabetes, entre outros. Monje *et al.*,[69] em uma revisão sistemática, confirmaram que a peri-implantite pode ser prevenida com um forte programa de manutenção peri-implantar, junto com uma avaliação clínica abrangente do paciente, também relacionada ao implante. Os autores concluíram que um programa mínimo de

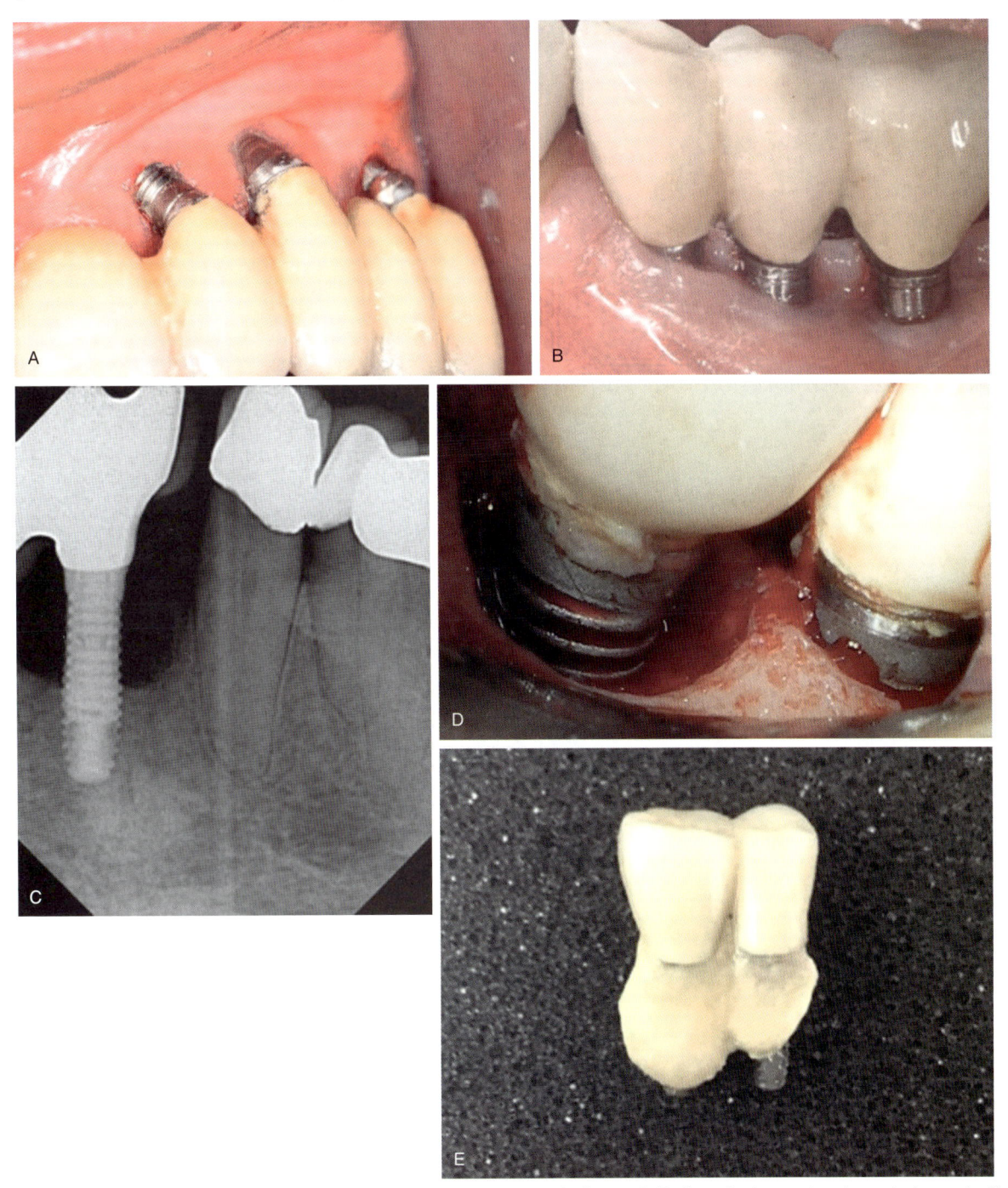

● **Figura 41.8 Peri-implantite. A** e **B.** Imagens clínicas que demonstram a perda óssea. **C.** Radiografia demonstrando perda óssea significativa ao redor do implante. **D.** Perda óssea em crateras. **E.** Perda do implante causada pela formação de cálculo.

recall e de higiene deve ser adaptado ao perfil de risco do paciente, com intervalo mínimo de 5 a 6 meses.

Estresse oclusal

Fatores de estresse desfavoráveis podem iniciar a perda da crista óssea e os desafios do biofilme bacteriano podem aumentar ainda mais a taxa de destruição óssea. Em estudos recentes, biofilmes bacterianos aderidos à superfície dos implantes demonstraram criar um ambiente altamente ácido que causa corrosão, irregularidades, rachaduras etc.[70] Além disso, estudos recentes relataram sobre a liberação de íons de titânio da superfície do implante, o que resulta em um aumento significativo da resposta inflamatória local[71] (Tabela 41.1).

Tabela 41.1 Estudos em seres humanos sobre o tratamento da peri-implantite.

Autor	Procedimento	Número de pacientes e implantes e tempo de acompanhamento	Tratamento	Resultado (Desfecho)
Leonhardt et al., 2003	Acesso cirúrgico	9 pacientes 26 implantes 60 meses	Antibiótico sistêmico (de acordo com a análise microbiológica) + acesso cirúrgico + descontaminação da superfície do implante com peróxido de hidrogênio a 10% CHX a 0,2%, 2 vezes/enxágue por dia	Cicatrização: 58% dos implantes 7 implantes perdidos 4/19 perda óssea continuada 6/19 ganho ósseo Média de sangramento gengival foi reduzida de 100 a 5% Progressão da doença em 2 outros implantes
Romeo et al., 2007	Cirurgia de retalho para reposicionamento apicalmente + modificação da superfície do implante Cirurgia de ressecção	19 pacientes 38 implantes (11 parafusos ocos e 7 parafusos sólidos) 12-24-36 meses	Antibiótico sistêmico (amoxicilina por 8 dias) + desinfecção total da boca 9 pacientes com cirurgia de ressectiva e 10 com cirurgia ressectiva e modificação da topografia da superfície Descontaminação da superfície do implante com metronidazol gel, tetraciclina e soro fisiológico	Avaliação radiográfica Implantoplastia é um procedimento efetivo Resultados significativamente melhores com cirurgia de retalho para reposicionamento + modificação da superfície do implante
Behneke et al., 1997	Enxerto ósseo e cirurgia para substituição de enxerto ósseo • não submerso	10 pacientes 14 implantes 6 meses a 2 anos	Irrigação com iodo + antibiótico sistêmico (ornidazol 500 mg/2x por 7 dias) Superfície do implante tratada com jateamento e irrigação com soro fisiológico 7 implantes com 2 a 3 defeitos na parede receberam osso e 7 implantes com 1 parede com defeito receberam enxerto ósseo em bloco	Clínico: (6 meses/14 implantes) IS: 2,4 a 0,3 PS: 5,9 a 2,3 mm Clínico: (2 anos/5 implantes) IS: 2,4 a 0,4 PS: 5,9 a 2,5 mm Radiográfico: (3 a 12 meses/14 implantes) Média de preenchimento ósseo: 3 mm
Behneke et al., 2000	Enxerto ósseo e cirurgia para substituição de enxerto ósseo • não submerso	25 implantes 6 meses a 3 anos	Irrigação com iodo por 1 mês + desbridamento com cirurgia de retalho mucoperiosteal Descontaminação da superfície do implante com instrumentos de abrasão a ar por 30 s + irrigação com soro fisiológico + 7 enxertos e 18 enxertos em bloco (metronidazol 400, 2x por 7 dias)	Clínico: (1 ano/18 implantes) PS: 5,3 a 2,2 mm Clínico (3 anos/10 implantes) PS: 5,3 a 1,6 mm Radiográfico: (1 ano/18 implantes) Média de preenchimento ósseo: 3,9 mm Radiográfico: (3 anos/10 implantes) Média de preenchimento ósseo: 4,2 mm
Aughtun et al., 1992	Barreira de membrana • não submerso	12 pacientes 15 implantes 6 a 12 meses	Membrana ePTFE + antibiótico sistêmico (tetraciclina 200 mg, 1x por 12 dias) + desintoxicação do implante (jateamento) + irrigação com soro fisiológico	Clínico: IB: 1,9 a 1 IS: 1,1 a 1,1 PS: 5,2 a 4,1 mm Radiográfico: Média de perda óssea: 0,8 mm Pequena melhora nas condições dos tecidos moles Exposição da membrana
Jovanovic et al., 1992	Barreira de membrana • não submerso	7 pacientes 10 implantes 6 meses a 3 anos	Membrana ePTFE + antibiótico sistêmico (tetraciclina 250 mg, 4x por 7 dias) + desintoxicação do implante (jateamento + cloramina T + irrigação com soro fisiológico)	Clínico: IB: 1,7 a 0,6 IG: 2,1 a 0,3 PS: 6,8 a 4,1 mm Todos os sinais clínicos melhoraram Radiograficamente: 7 defeitos apresentaram preenchimento ósseo 3 defeitos não tiveram preenchimento ósseo

(continua)

Tabela 41.1 Estudos em seres humanos sobre o tratamento da peri-implantite. (continuação)

Autor	Procedimento	Número de pacientes e implantes e tempo de acompanhamento	Tratamento	Resultado (Desfecho)
Khoury e Buchmann, 2001	Materiais de enxerto + barreira de membrana	25 pacientes 41 implantes 36 meses	Antibiótico sistêmico Grupo 1 (12 implantes): desintoxicação com irrigação com clorexidina + ácido cítrico + peróxido de hidrogênio + soro fisiológico + enxerto ósseo em bloco e particulado Grupo 2 (20 implantes): tratamento como o grupo 1 + ePTFE Grupo 3 (9 implantes): tratados como no grupo 1 + membrana colágena (submersa)	Clínico: 1: redução PS: 5,1 mm 2: redução PS: 5,4 mm 3: redução PS: 2,61 mm Radiográfico 2,4 mm de preenchimento ósseo 2,8 mm de preenchimento ósseo 1,9 mm de preenchimento ósseo 58,6% dos sítios dos implantes tratados foram comprometidos por complicações terapêuticas. A aplicação adicional de barreiras não melhorou o tratamento geral após 3 anos de terapia
Mattout et al., 1995	Com e sem material de enxerto	19 pacientes	23 defeitos: somente ePTFE 11 defeitos: ePTFE + DFDBA + tetraciclina hidratada Pós-operatório: CHX a 0,1% + amoxicilina 500 mg (2 vezes/8 dias)	Taxa média de sucesso 68% para o grupo da membrana e 90% para membrana + enxerto ósseo
Schwarz et al., 2006	Materiais de enxerto + barreira de membrana • não submerso	22 pacientes 22 implantes 6 meses	Remoção de tecido de granulação + desbridamento da superfície do implante com curetas plásticas + irrigação com soro fisiológico Grupo 1: HA nanocristalina Grupo 2: xenoenxerto bovino + membrana colágena reabsorvível	Clínico: 1: PS: reduções: 2,1 mm 2: PS: reduções: 2,6 mm "Em ambos os grupos, observações radiológicas revelaram diminuição da translucidez dentro do componente intraósseo do respectivo defeito ósseo peri-implantar" Adicionalmente, ambos os tratamentos resultaram em reduções clínica na PS e ganho de CAL após 6 meses da cirurgia
Schwarz et al., 2008	Materiais de enxerto + barreira de membrana • não submerso	22 pacientes 2 anos	Grupo 1: acesso cirúrgico + HAN Grupo 2: acesso cirúrgico + osso mineral natural + membrana colágena	2 pacientes com HAN: formação grave de pus em 12 meses Clinicamente: PS: Grupo 1: 1,5 ± 0,6 mm Grupo 2: 2,4 ± 0,8 mm Ganho CAL: Grupo 1: 1,0 ± 0,4 mm Grupo 2: 2,0 ± 0,8 mm Ambos os tratamentos demonstraram eficácia após 2 anos. Osso natural + membrana colágena demonstraram melhores resultados clínicos
Ross-Jansaker et al., 2007a	Materiais de enxerto + barreira de membrana • não submerso	36 pacientes 65 implantes 12 meses	Antiobiótico sistêmico (amoxicilina 375 × 3 + metronidazol 400 mg × 2) por 10 dias iniciando no dia 1 após a cirurgia Desbridamento do tecido de granulação, descontaminação da superfície do implante com peróxido de hidrogênio e irrigação com soro fisiológico Grupo 1: osso substituto + membrana reabsorvível Grupo 2: osso substituto, mas sem membrana	Grupo 1: Redução da PS: 2,9 mm Média do preenchimento ósseo: 1,5 mm Grupo 2: Redução da PS: 3,4 mm Média do preenchimento ósseo: 1,4 mm
Ross-Jansaker et al., 2007b	Materiais de enxerto + barreira de membrana Submerso	12 pacientes 16 implantes 12 meses	Antibiótico sistêmico (amoxicilina 375 × 3 + metronidazol 400 mg X 2), por 10 dias, iniciando no dia 1 após a cirurgia. Desbridamento do tecido de granulação. Descontaminação da superfície do implante com peróxido de hidrogênio e irrigação com soro fisiológico. Osso substituto + membrana reabsorvível	Foram observadas melhorias clínicas e radiográficas. Redução da PS: 4,2 mm Média do preenchimento ósseo: 2,3 mm

(continua)

Tabela 41.1 Estudos em seres humanos sobre o tratamento da peri-implantite. (continuação)

Autor	Procedimento	Número de pacientes e implantes e tempo de acompanhamento	Tratamento	Resultado (Desfecho)
Haas et al., 2000	Tratamento com *laser* de diodo durante a cirurgia	17 pacientes 24 implantes 3 a 9,5 meses	Descontaminação da superfície do implante com curetagem + *laser* + preenchimento do defeito com osso autógeno + membrana ePTFE + antibiótico sistêmico por 5 dias	Radiograficamente: 3 meses desde a remoção da membrana: 21,8% 9,5 meses: média de ganho ósseo: 36,4%
Bach et al., 2000	Tratamento com *laser* de diodo durante a cirurgia	30 pacientes 5 anos	Grupo 1: alisamento + CHX 1,5% + desbridamento com retalho aberto, reposicionamento apical do retalho + enxerto ósseo e/ou correção mucogengival Grupo 2: tratamento como o grupo 1 + descontaminação com *laser* diodo (810 nmw/6W)	Grupo 1: 18 meses: sem aumento PS, SS ou sinal de processo inflamatório 2 anos: 2 pacientes com aumento PS, SS e sinais clínicos de inflamação 4 anos: 5 pacientes com aumento PS, SS e sinais clínicos de inflamação Entre 3 e 5 anos: 4 implantes removidos Grupo 2: 3 anos: sem recidiva 5 anos: 5 pacientes com aumento da PS e sinais clínicos de inflamação Nenhum implante removido Redução significativa de gram-negativos; bactéria anaeróbia no grupo *laser* do que no grupo convencional
Dortbudak et al., 2001	Tratamento com *laser* de diodo durante a cirurgia	15 pacientes 15 implantes	Superfície do implante: curetagem + enxágue com soro fisiológico por 1 min, uso de corante azul de toluidina Metade dos implantes tratados posteriormente com *laser* de diodo por 1 min	O AT sozinho resulta em significativa redução de *P. intermedia* e *AA* nas superfícies contaminadas dos implantes tratados com plasma pulverizado por calor, enquanto um tratamento combinado leva a uma redução de *AA*, *P. gingivalis* e *P. intermedia*. Não foi alcançada a completa eliminação das bactérias
Romanos e Nentwig, 2008	*laser* CO_2 + enxerto ósseo + membrana	15 pacientes 27,10 0 ± 17,83 meses	Desbridamento com cureta de titânio em retalho aberto + *laser* CO_2 (2,84 ± 0,83 watts), por 1 minuto Enxerto ósseo (osso bovino ou autógeno) e membrana de colágeno Sem antibióticos sistêmicos	IB: Pré-operatório: 1,01 ± 1,37 Pós-operatório: 0,98 ± 1,20 IS: Pré-operatório: 2,76 ± 0,35 Pós-operatório: 1,03 ± 0,85 PS: Pré-operatório: 6,00 ± 2,03 mm Pós-operatório: 2,48 ± 0,63 mm Tecido queratinizado IS: Pré-op.: 2,30 ± 1,45 mm Pós-op.: 2,41 ± 1,39 mm
Deppe et al., 2007	*laser* CO_2 + enxerto ósseo	32 pacientes 73 implantes 4 meses e 5 anos	Grupo 1 (19 implantes): ressecção de tecidos moles + descontaminação convencional Grupo 2 (15 implantes): tratamento como grupo 1 + βTCP + enxertos ósseos autógenos Grupo 3 (22 implantes): ressecção de tecidos moles + descontaminação com *laser* CO_2 Grupo 4 (17 implantes): tratamento como grupo 3 + βTCP + osso autógeno	3 implantes perdidos no grupo 1 4 implantes perdidos no grupo 2 2 implantes perdidos no grupo 3 4 implantes perdidos no grupo 4 Fase inicial de higiene IB: Grupo 1: 1,8 ± 1,2 Grupo 2: 1,4 ± 1,2 Grupo 3: 1,4 ± 0,9 Grupo 4: 2,6 ± 0,5 IS: Grupo 1: 2,7 ± 0,9 Grupo 2: 2,3 ± 1,4 Grupo 3: 2,8 ± 1,2 Grupo 4: 3,3 ± 0,6

(continua)

Tabela 41.1 Estudos em seres humanos sobre o tratamento da peri-implantite. *(continuação)*

Autor	Procedimento	Número de pacientes e implantes e tempo de acompanhamento	Tratamento	Resultado (Desfecho)
				PS: Grupo 1: 6,2 ± 1,8 Grupo 2: 5,1 ± 1,7 Grupo 3: 5,7 ± 1,4 Grupo 4: 5,7 ± 1,4 Imediatamente antes da cirurgia IB: Grupo 1: 0,7 ± 0,8 Grupo 2: 0,9 ± 0,4 Grupo 3: 0,7 ± 0,8 Grupo 4: 0,5 ± 0,6 IS: Grupo 1: 0,7 ± 0,8 Grupo 2: 0,5 ± 0,8 Grupo 3: 0,6 ± 0,3 Grupo 4: 1,2 ± 0,6 PS: Grupo 1: 5,1 ± 1,3 Grupo 2: 4,8 ± 1,4 Grupo 3: 6,1 ± 1,6 Grupo 4: 5 ± 1,3 4 meses IB: Grupo 1: 0,6 ± 0,7 Grupo 2: 0,6 ± 0,6 Grupo 3: 0,8 ± 0,6 Grupo 4: 0,5 ± 0,4 IS: Grupo 1: 0,9 ± 0,5 Grupo 2: 0,6 ± 0,6 Grupo 3: 0,7 ± 0,6 Grupo 4: 0,9 ± 0,8 PS: Grupo 1: 3,2 ± 0,9 Grupo 2: 2,4 ± 0,7 Grupo 3: 2,1 ± 1,3 Grupo 4: 1,0 ± 0,7 5 anos IB: Grupo 1: 0,8 ± 0,8 Grupo 2: 1,1 ± 0,8 Grupo 3: 1,0 ± 1,3 Grupo 4: 1,2 ± 1,3 IS: Grupo 1: 1,1 ± 1,2 Grupo 2: 2,1 ± 1,4 Grupo 3: 1,8 ± 1,1 Grupo 4: 1,9 ± 1,0 PS: Grupo 1: 4,3 ± 1,2 Grupo 2: 2,5 ± 1,1 Grupo 3: 3,4 ± 1,5 Grupo 4: 2,5 ± 1,4 Tratamento da peri-implantite pode ser acelerado pelo uso de *laser* de CO_2 + ressecção de tecido mole Resultados a longo prazo dos defeitos que receberam enxerto, nenhuma diferença entre *laser* e descontaminação convencional

(continua)

Tabela 41.1		Estudos em seres humanos sobre o tratamento da peri-implantite. *(continuação)*		
Autor	Procedimento	Número de pacientes e implantes e tempo de acompanhamento	Tratamento	Resultado (Desfecho)

Froum *et al.*, 2012	Abordagem biológica regenerativa + osso + membrana	51 implantes 38 pacientes 3 a 7,5 anos	Antibióticos sistêmicos (2000 mg de amoxicilina ou 600 mg de clindamicina) 1 h antes da cirurgia e continuar com amoxicilina 500 mg, 3 vezes/dia, ou clindamicina 150 mg 4 vezes/dia, por 10 dias adicionais
			Descontaminação da superfície com bicarbonato, por 60 s (dispositivo de abrasão a ar), irrigação por 60 s com soro fisiológico estéril, tetraciclina (50 mg/mℓ com bolinha de algodão ou escova por 30 s, então, segunda abrasão a ar com bicarbonato 60 s, aplicação de CHX 0,12%, por 30 s, depois 60 s nova irrigação com soro fisiológico estéril + derivados de matriz do esmalte + osso bovino anorgânico embebido em plaquetas derivadas do fator de crescimento por pelo menos 5 min ou osso liofilizado + membrana colágena ou enxerto de TC subepitelial na área (< 2 mm GQ)
			Grupo 1: maior profundidade do defeito radiograficamente
			Grupo 2: maior perda óssea vestibular do implante
				• Nenhum implante perdido
				• Redução PS:
				  Grupo 1: 5,4 mm
				  Grupo 2: 5,1 mm
				• Ganho de nível ósseo
				  Grupo 1: 3,75 mm
				  Grupo 2: 3 mm

AA: *Aggregatibacter actinomycetemcomitans*; IS: índice de sangramento; SS: sangramento à sondagem; BFT: betafosfato tricálcio; CAL: nível clínico de inserção; CHX: clorexidina; DFDBA: osso autógeno liofilizado; ePTFE: politetrafluoroetileno expandido; IG: índice gengival; HA: hidroxiapatita; GQ: gengiva queratinizada; HAN: hidroxiapatita nanocristalina; PS: profundidade de sondagem; IB: índice de biofilme; AT: azul de toluidina. (De Suzuki JB, Misch CE. Periodontal and maintenance complications. In: Resnik RR, Misch CE, eds. *Misch's Avoiding Complications in Oral Implantology*. St. Louis, MO: Elsevier; 2018.)

Histórico de periodontite

A maioria dos estudos a longo prazo e revisões sistemáticas concluíram que os pacientes com histórico de periodontite tiveram uma incidência maior de peri-implantite em comparação aos pacientes periodontais saudáveis.[72,73] Papantonopoulos *et al.*[74] relataram dois fenótipos de implante diretamente relacionados à peri-implantite. Um fenótipo suscetível à peri-implantite foi associado a menos dentes, idade mais jovem e predominantemente na mandíbula. Um fenótipo resistente à peri-implantite foi observado principalmente na maxila.[74]

Tabagismo/uso de tabaco

Embora existam muitos estudos conflitantes sobre a relação entre tabagismo e peri-implantite, a maioria dos estudos demonstrou diferenças estatisticamente significativas entre fumantes e não fumantes. Rinke *et al.*[75] relataram que os fumantes tiveram uma probabilidade (*odds ratio*) aproximada de 31,58 no desenvolvimento de peri-implantite. A taxa geral de peri-implantite, em sua população de estudo, foi de 11,2% e de até 53% para pacientes que fumavam e tinham histórico de periodontite.

Diabetes

A relação entre diabetes e doença periodontal está bem estabelecida. O diabetes mal controlado também foi associado à peri-implantite.[76,77] Venza *et al.*[78] relataram que o prognóstico a longo prazo para implantes dentais é mais favorável quando a hemoglobina glicosilada do paciente ($HbA1_c$) é inferior a 7%.

Canullo *et al.*[79] propuseram uma classificação baseada em evidências para diferentes subtipos clínicos de peri-implantite, incluindo: (1) peri-implantite desencadeada cirurgicamente, (2) peri-implantite guiada pela prótese e (3) peri-implantite induzida por biofilme. Eles afirmam que esses três subtipos de peri-implantite são entidades diferentes, separadas, que podem ser percebidas com perfis preditivos. Além disso, vários fatores de risco podem agir sinergicamente com um cenário clínico, o que torna os fatores causais mais difíceis (Tabela 41.2).[79]

Prevenção

Cuidado domiciliar

Um programa eficaz de higiene bucal é fundamental para minimizar a doença peri-implantar. Isso foi demonstrado por vários

Tabela 41.2	Perfis preditivos associados à peri-implantite.[223,224]
Fator de risco	Perfis preditivos
Tipo 1: fatores cirúrgicos	• Presença de biofilme associado ao mau posicionamento vestibular e mesiodistal do implante • Falha na reconstrução óssea
Tipo 2: fatores protéticos	• Biofilme associado com cimento residual retido • Margem final não ideal (≥ 2 mm abaixo da margem de tecido mole) • Sobrecarga oclusal • Fratura do material da prótese • Afrouxamento do parafuso do pilar protético • Fratura do implante
Tipo 3: induzido por biofilme	Recessão generalizada do nível ósseo associada ao acúmulo de biofilme, sem nenhuma complicação cirúrgica/protética

estudos. Foram relatadas correlações diretas entre higiene bucal deficiente e perda óssea peri-implantar em um estudo de acompanhamento de 10 anos.[80] Outros estudos demonstraram uma correlação com higiene bucal deficiente e um escore mais alto de biofilme.[81] Além disso, pacientes com perda dentária por doença periodontal são mais suscetíveis à peri-implantite.[82]

Cuidado profissional

O mapeamento e a revisão periodontal completos são essenciais. Pacientes com periodontite devem ter essa condição patológica controlada antes da instalação do implante. Os pacientes que não demonstram capacidade de manter a higiene bucal precisam ser informados e colocados em regimes de cuidados profissionais rigorosos.

Projeto protético

Um estudo de tomografia computadorizada de feixe cônico minuciosamente avaliado com desenho biomecânico favorável para próteses é obrigatório. A posição ideal do implante é fundamental para permitir uma prótese adequadamente projetada que possa ser limpa.

Técnica de cimentação

O uso meticuloso de cimentos ao instalar uma prótese é imprescindível, ou o clínico pode optar por usar uma prótese parafusada. Se uma prótese cimentável for utilizada, o clínico deve tomar precauções para evitar a retenção de excessos do cimento. As técnicas convencionais de cimentação normalmente usadas para dentes naturais não são recomendadas (ver Figura 41.5).

Controle das forças parafuncionais

Uma proteção oclusal é crucial na prevenção de estresse oclusal desfavorável. A placa noturna é ajustada para estar em uma oclusão plana e dispersar o estresse. Uma discussão cuidadosa deve ser conduzida com o laboratório de prótese dentária para produzir o *design* desejado e obter resultados clínicos bem-sucedidos.

Manejo

O objetivo do tratamento da peri-implantite é a regeneração óssea do defeito osso-implante. No entanto, esse tratamento tem sido desafiador porque a superfície do implante precisa ser desintoxicada, juntamente com a modificação dos tecidos moles e duros. Isso pode envolver tratamento não cirúrgico e cirúrgico.

Tratamento não cirúrgico da peri-implantite

O tratamento não cirúrgico da mucosite peri-implantar costuma ser bem-sucedido. Em contraste, o tratamento não cirúrgico para peri-implantite não é tão previsível. Isso, provavelmente, deve-se à incapacidade de remover o biofilme bacteriano da superfície exposta do implante. Tal dificuldade foi observada especialmente em implantes dentais de superfície rugosa.[83] Uma revisão sistemática ilustrou que as superfícies e o diâmetro dos implantes são fatores potenciais de risco para perda óssea e peri-implantite.[84]

O tratamento não cirúrgico da peri-implantite geralmente envolve o desbridamento e a desintoxicação das superfícies dos implantes, semelhante ao tratamento da mucosite peri-implantar. No entanto, o problema que surge é que essas superfícies expostas geralmente têm bolsas subgengivais concorrentes.

Pó de glicina com aminoácidos de baixo teor de abrasividade. O pó de glicina com aminoácidos de baixa abrasividade tem se mostrado um tratamento eficaz para a remoção de biofilme sem danificar a superfície do implante e os tecidos duros e moles do periodonto. Essa técnica utiliza uma peça de mão especial com bico tubular plástico com três orifícios ortogonais. Uma mistura de ar-pó com pressão reduzida é expelida pelo bico, o que evita a formação de complicações de enfisema aéreo. O bico é movido em um movimento circunferencial em torno da superfície do implante.[85]

Embora estudos mais extensos precisem ser conduzidos quanto à eficácia da técnica, o pó de glicina pode ser incorporado a um regime de tratamento. O clínico deve ter o cuidado de usar o pó apenas em áreas onde o acesso está disponível, incluindo um enxágue pós-tratamento para remover qualquer resíduo. Essa modalidade é mais bem utilizada em casos de deiscência vestibular e/ou perda óssea horizontal sem cratera ou bolsas infraósseas. Uma unidade de jateamento (Hu-Friedy®, Chicago, Ill.) que se adapta à peça de mão de baixa velocidade está disponível e pode ser usada com eficácia (Figura. 41.9).

Dispositivos ultrassônicos. Para o tratamento da peri-implantite, devem ser usadas modificações nas pontas (ou seja, fibra de carbono, silicone ou plástico). Deve-se ter cuidado para não usar pontas de metal, pois podem alterar a superfície do implante. Dispositivos ultrassônicos necessitam ser usados somente quando pontas de plástico estão disponíveis. A irrigação e a limpeza meticulosa são recomendadas no tratamento de desbridamento com retalho aberto ou irrigação com retalho fechado.

Lasers. Uma das metodologias mais novas e menos invasivas para tratar a mucosite peri-implantar e peri-implantite envolve o uso de energia fotônica a *laser*, uma forma coerente de luz visível ou infravermelha, geralmente de comprimento único de onda. Há décadas que os *lasers* têm sido usados com eficácia na implantologia, na recuperação do segundo estágio cirúrgico de implantes por meio da ablação e vaporização do tecido mole sobreposto.[86]

Protocolos do *laser*. Semelhante ao seu uso no tratamento da doença periodontal, os *lasers* fornecem diferentes abordagens de tratamento para peri-implantite: não cirúrgica, cirúrgica, terapia fotodinâmica antimicrobiana e fotobiomodulação:

- *Não cirúrgico:* na modalidade não cirúrgica, os *lasers* são usados como adjuvantes para auxiliar na remoção dos cálculos, redução da inflamação e remoção de tecidos moles doentes e redução dos patógenos subgengivais. Usando diferentes tipos de *lasers*, como o diodo, Nd: YAG (neodímio dopado com ítrio-alumínio-granada), érbio ou *laser* de dióxido de carbono, o feixe de *laser* é direcionado para o tecido mole inflamado dentro do sulco, utilizando pulsos sobrepostos sem contato para interromper o biofilme, reduzir a população microbiana e descontaminar o epitélio da bolsa. Os *lasers* de érbio também demonstraram remover o cálculo da superfície do implante[87-95]
- *Cirúrgico:* técnicas cirúrgicas minimamente invasivas assistidas por *laser* envolvem a remoção do revestimento epitelial doente. Procedimentos cirúrgicos mais invasivos envolvem a elevação convencional de um retalho de espessura total para acesso cirúrgico, seguido de degranulação assistida por *laser*, desbridamento e descontaminação da superfície e remoção ou recontorno do tecido ósseo. Conforme indicado, o enxerto ósseo pode ser realizado pela colocação de material de enxerto ósseo[96-103]
- *Terapia fotodinâmica antimicrobiana:* a terapia fotodinâmica antimicrobiana em periodontia é uma abordagem baseada na luz para exterminar bactérias. Uma substância fotoativável (fotossensibilizadora) é aplicada à área alvo (ou seja, dentro do sulco) e, em seguida, ativada pelo *laser*. O oxigênio singlete e outros agentes reativos citotóxicos são produzidos para reduzir os periodontopátogenos[104-109]

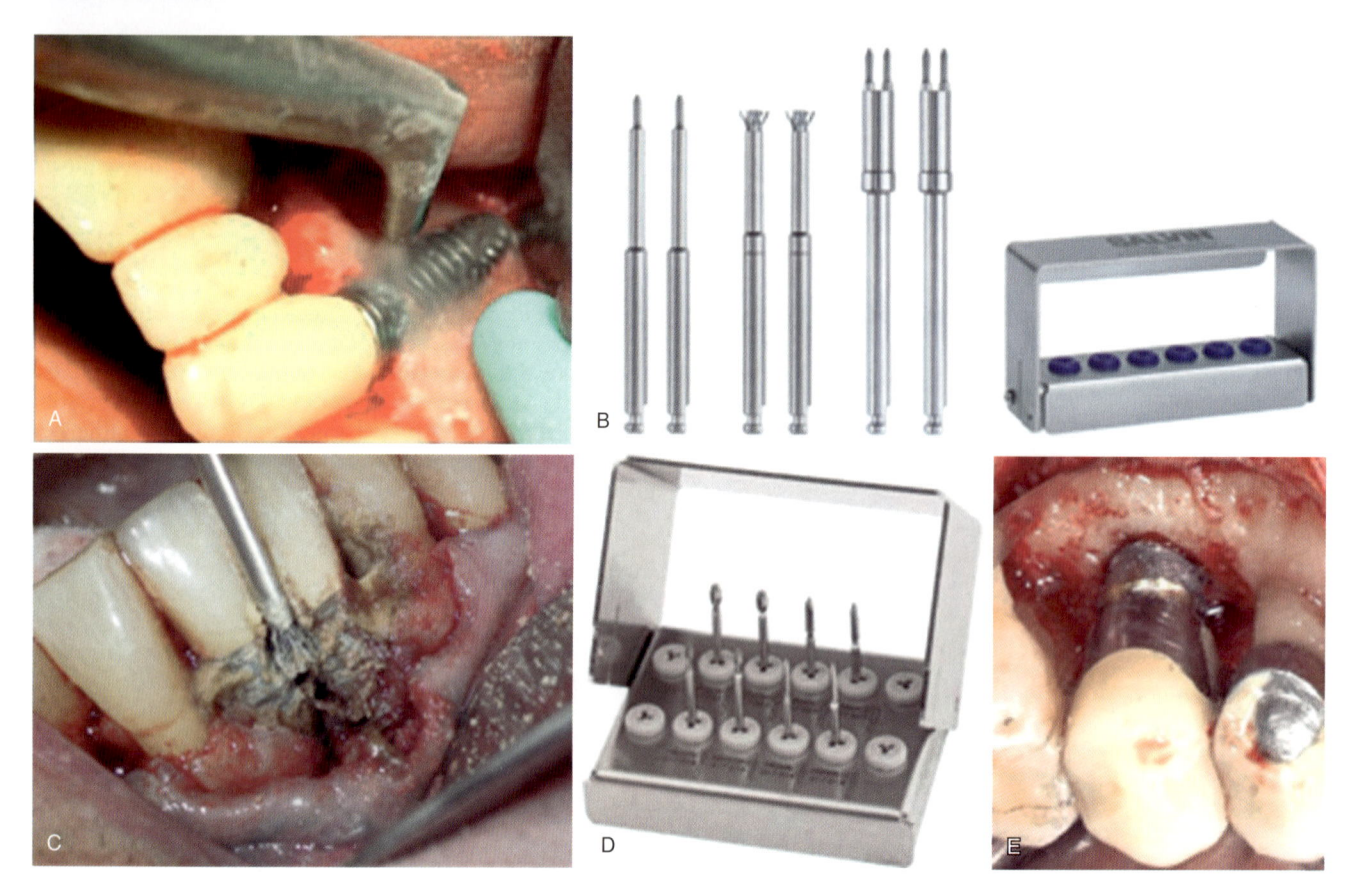

• **Figura 41.9 A. Pó de baixa abrasividade**. Jato Hu-Friedy de pó de glicina utilizado para debridar superfícies de titânio. **B.** Escovas de titânio. **C.** Imagem clínica de escovas de titânio aplicando agente de desintoxicação. **D.** *Kit* de Implantoplastia para remoção de roscas do implante. **E.** Implante com roscas removidas.

- *Fotobiomodulação:* é uma forma de fototerapia que utiliza formas de luz não ionizantes, incluindo *lasers* no espectro visível e infravermelho. A técnica não térmica é usada para eliciar eventos fotofísicos e fotoquímicos. Na implantodontia, é utilizada para promover a cicatrização de feridas e a regeneração tecidual. Também foi demonstrado que aumenta a proliferação osteoblástica, a deposição de colágeno e a neoformação óssea.[110-115]

Embora as técnicas de tratamento de peri-implantite baseadas em *laser* sejam geralmente positivas, alguns estudos indicam que o uso de adjuvantes de *lasers* têm efeito benéfico limitado ou nenhum efeito extra em comparação às metodologias de tratamento convencionais. São necessários ensaios controlados randomizados, com planejamento a longo prazo, para verificar os resultados clínicos e microbiológicos do uso do *laser*.[116-118]

A garantia de resultados terapêuticos positivos é facilitada por uma técnica clínica informada, uso prudente de parâmetros operacionais adequados do *laser* e conhecimento de todos os seus comprimentos de onda. No entanto, quando usada inadequadamente, a energia do *laser* pode alterar adversamente as superfícies do implante e/ou induzir aumentos indesejáveis de temperatura que podem ser prejudiciais à saúde do implante[119-122] (Figura 41.10).

Em 2014, um estudo clínico humano consistindo em 16 pacientes foi publicado, utilizando-se um *laser* Nd: YAG pulsado de 1.064 nm (PerioLase® MVP-7™; Millennium Dental Technologies, Cerritos, Califórnia). A técnica introduzida é conhecida como Laser-Assisted Peri-Implantitis Protocol (LAPIP™) para o tratamento de pacientes com peri-implantite[123] sem o uso de enxerto ósseo (Figura 41.11). (LAPIP™ é uma marca registrada da Millennium Dental Technologies, Inc., Cerritos, Califórnia.)

Os clínicos usaram a modificação de um procedimento cirúrgico bem definido, o Laser-Assisted New Attachment Protocol (LANAP), usado para tratar a periodontite. Essa técnica foi definida como uma terapia cirúrgica minimamente invasiva que pode ser apropriada para múltiplos defeitos periodontais e possivelmente como uma primeira linha de tratamento da doença periodontal.[124] Em dois estudos histológicos recentes, o LANAP mostrou evidências de nova inserção e regeneração de tecido.[125,126] Com base nessas evidências, em 2016 a Food and Drug Administration concedeu autorização de comercialização ao PerioLase® MVP-7™ Laser para uma indicação clínica inédita: regeneração periodontal, ou seja, verdadeira regeneração do sistema acessório (novo cemento, novo ligamento periodontal e novo osso alveolar) em uma superfície de raiz previamente doente quando usado especificamente o LANAP.

Para o tratamento da peri-implantite, o LAPIP segue a sequência passo a passo definida no procedimento LANAP, mas com uma dose de luz (energia) reduzida ao redor dos implantes.

1. As sondagens cirúrgicas são realizadas sob anestesia local para registro da profundidade de todos os defeitos ósseos ao redor do implante. A profundidade da bolsa e o fenótipo ajudam a determinar a quantidade de energia do *laser* a ser fornecida durante as aplicações de ablação e hemostasia.
2. A fibra do *laser* é então inserida na bolsa periodontal, orientada de forma prescrita, e o *laser* é ativado em configurações específicas para ablação (remoção) do revestimento epitelial doente e do tecido granulomatoso, para desnaturar proteínas patológicas e criar antissepsia bacteriana.
3. Os raspadores ultrassônicos são usados para remover corpos estranhos (incluindo cálculo e cemento) das superfícies do implante.

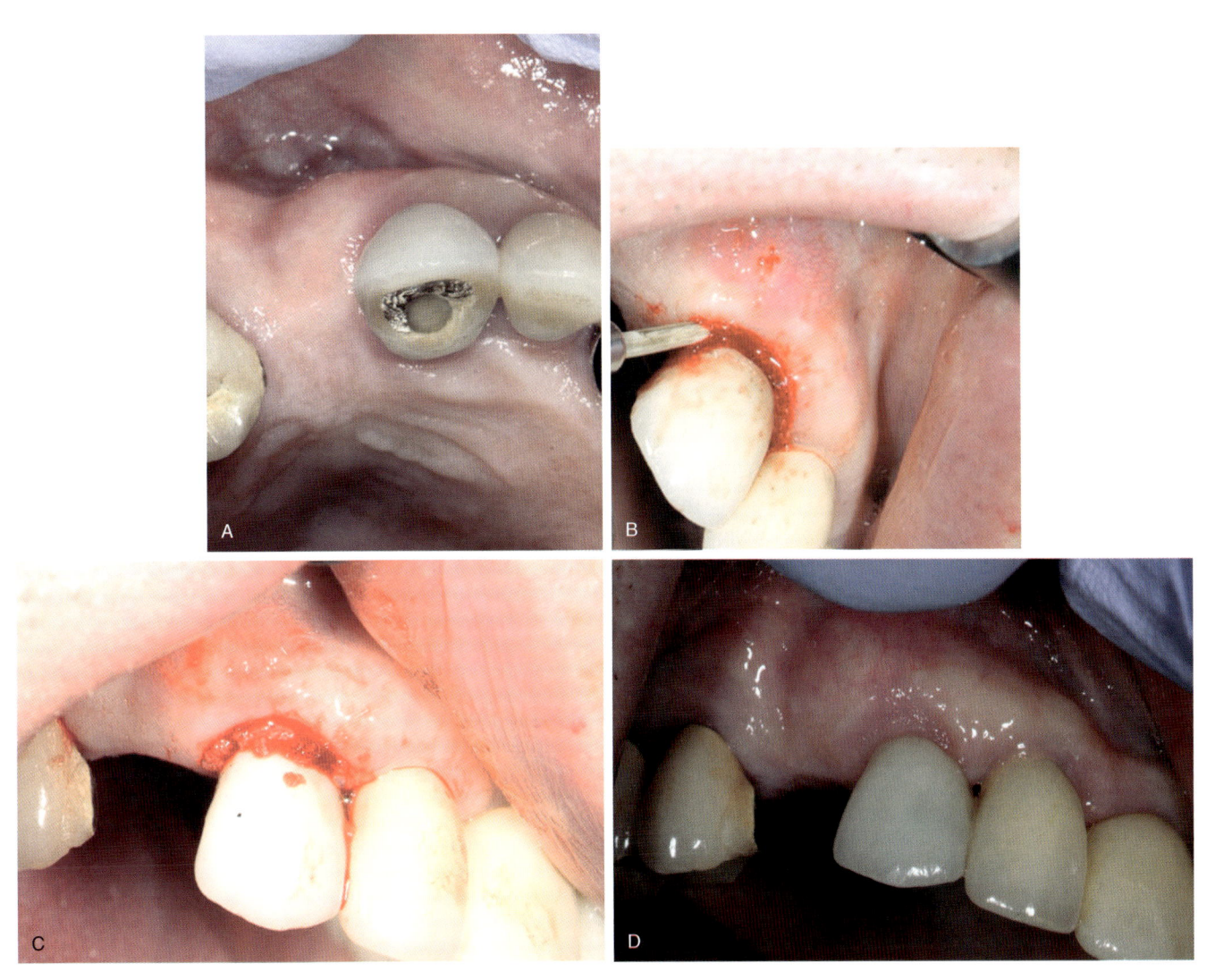

CAPÍTULO 41 Diagnóstico, Classificação, Etiologias e Terapias da Perimucosite e Peri-Implantite   1151

• **Figura 41.10** Tratamento a *laser*. **A.** Avaliação inicial da peri-implantite. **B.** Ponta do *laser* ativada em torno das margens sulculares do implante. **C.** Aspecto pós-cirúrgico imediato. **D.** Duas semanas de pós-operatório com tecido de granulação se formando em torno do colar do implante. (De *Suzuki JB, Misch CE. Periodontal and maintenance complications. In: Resnik RR, Misch CE, eds.* Misch's Avoiding Complications in Oral Implantology. St. Louis, MO: Elsevier; 2018.)

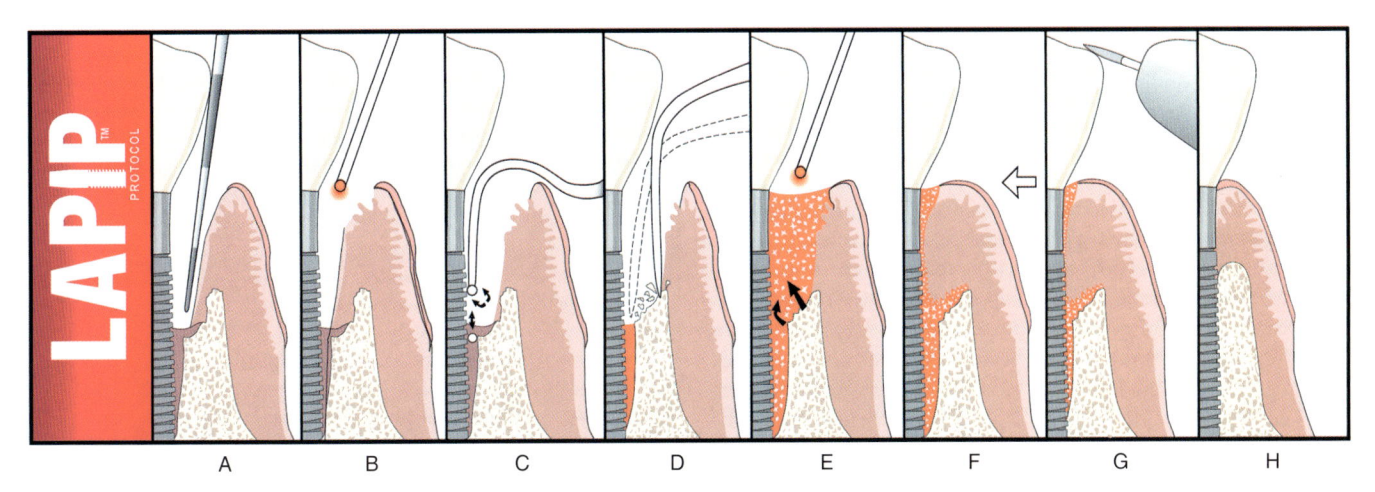

• **Figura 41.11** Sequência ilustrativa das etapas clínicas para o procedimento Laser-Assisted Peri-Implantitis Protocol (LAPIP™) utilizando o Perio-Lase® MVP-7™ pulsado com *laser* de neodímio dopado com ítrio-alumínio-granada (Nd: YAG). (Permissão de Millenium, Cerritos, CA USA e Suzuki JB. Salvaging implants with an Nd:YAG *laser*: a novel approach to a growing problem. Compend Contin Educ Dent. 2015;36:756-761.)

4. O osso é modificado, removido, remodelado e decorticado de modo prescrito para estimular a liberação de sangue, células-tronco e fatores de crescimento ósseo.
5. O *laser* é então usado novamente em configurações especificamente ajustadas em modo de hemostasia para formar um coágulo de fibrina espesso e estável, a fim de ativar fatores de crescimento e regulação positiva da expressão gênica.
6. O tecido mole coronal é aproximado contra o implante usando-se a pressão do dedo para obter a adesão. Nenhuma sutura é utilizada, pois este é um procedimento sem retalho.
7. A remoção da interferência oclusal é realizada para reduzir forças traumáticas e mobilidade.

A técnica demonstrou produzir cicatrização em um ambiente propício à verdadeira regeneração do novo osso alveolar. A reosseointegração do implante é antecipada.

O estudo analisou 16 casos, 9 mulheres e 7 homens, com idade média de 54 anos em uma variação de 32 a 79 anos. O tempo médio decorrido entre a data de instalação do implante e a data do tratamento LAPIP foi de 4 anos (3 meses a 16 anos). Os dados de acompanhamento variaram de 8 a 36 meses após o tratamento LAPIP. Todos os clínicos relataram controle da infecção de peri-implantite, reversão da perda óssea e resgate do implante.

Evidência radiográfica combinada com modelagem geométrica tridimensional foi utilizada para estimar a taxa de adição de novo osso à crista alveolar. A taxa de deposição óssea foi determinada em 14,9 mm^2 na área da secção transversal, por ano. Em dois casos, foi observada deposição de osso novo a taxas de 0,62 e 1,6 mm^3 por mês, respectivamente. A recuperação completa (resolução da peri-implantite) levou em média de 1 a 3 anos, dependendo do tamanho da lesão inicial. A análise dos dados coletados revelou que a deposição óssea não é linear. Grandes defeitos cicatrizaram mais rapidamente no início, mas a taxa diminuiu conforme o defeito diminuía. Uma tendência modesta foi demonstrada para lesões maiores cicatrizarem mais rapidamente.

Embora os resultados deste estudo clínico pareçam promissores, são necessários estudos adicionais sobre a previsibilidade e a eficácia da técnica de LAPIP®. A eficácia do comprimento de onda do *laser* Nd: YAG, de 1064 nm para alcançar seus resultados clínicos bem-sucedidos com o protocolo LAPIP™ pode ser atribuída a uma variedade de fatores.[127] Estes incluem a capacidade do *laser* Nd: YAG de:

- Remover seletivamente o epitélio de bolsa inflamado, sem danos significativos ao tecido conjuntivo subjacente[128-131]
- Reduzir microrganismos patogênicos na bolsa periodontal[132-136]
- Produzir efeito anti-inflamatório[137-140] e
- Estimular o crescimento do osso alveolar no nível celular.[141-144]

Quer sejam usados de forma adjunta ou como o instrumento principal, os *lasers* oferecem ao campo da implantologia uma série de aplicações clínicas seguras e eficazes para o tratamento de mucosite peri-implantar e peri-implantite. As técnicas variam de usos não cirúrgicos e cirúrgicos à terapia fotodinâmica antimicrobiana e fotobioestimulação. Estudos adicionais determinarão os mecanismos subjacentes de sua ação. O treinamento adequado e a adesão precisa aos protocolos específicos baseados em *laser* ajudarão a garantir resultados terapêuticos favoráveis para o paciente.

As configurações do *laser* são específicas para cada *laser* individual, de acordo com os protocolos dos fabricantes. Deve-se ter cuidado para cobrir todas as superfícies expostas (ou seja, cada rosca exposta) no processo de desintoxicação. O uso de material regenerativo (aloenxertos e membranas reabsorvíveis estendidas) é altamente recomendado. Os tecidos são modificados e suturados para reaproximar o tecido com cicatrização primária sem tensão.

É fundamental limitar o tempo de exposição da superfície do implante com a aplicação do *laser* para evitar superaquecimento ou carbonização. Isso pode aumentar a morbidade do implante e possivelmente levar a sua perda prematura devido à desintegração óssea.

Antibióticos aplicados localmente. O antibiótico aplicado localmente (AAL) recomendado durante o resgate cirúrgico do implante é a tetraciclina em solução de 50 mg/mℓ. As cápsulas de tetraciclina podem ser abertas e misturadas com pequenas quantidades de soro fisiológico para criar uma pasta. Essa pasta é esfregada nas superfícies do implante por 60 segundos e, em seguida, completamente enxaguada com soro fisiológico. A tetraciclina é bacteriostática, pois tem como alvo a subunidade 30 s ribossômica, no complexo de tradução do RNA mensageiro da síntese de proteínas bacterianas. Como a tetraciclina tem efeito inibitório sobre as metaloproteinases da matriz, a pasta de tetraciclina precisa ser completamente removida. Um estudo com aplicação de tetraciclina pura demonstrou reosseointegração após 4 meses.[56] É altamente recomendado incorporar tetraciclina na terapia de resgate cirúrgico para peri-implantite.

As cápsulas de tetraciclina (duas cápsulas de 500 mg) podem ser misturadas com algumas gotas de soro fisiológico a fim de formar uma consistência viscosa. Deve permanecer resfriada quando aplicada às superfícies expostas do implante durante a cirurgia. A mistura é deixada assentar na superfície do implante por 1 minuto e, em seguida, é cuidadosamente enxaguada. Assim, permite-se o contato proximal do antibiótico às colônias na superfície do implante, o que pode auxiliar no sucesso do tratamento da peri-implantite.

Outra opção de administração local de antibióticos é com a minociclina, que é um derivado da tetraciclina. A minociclina é fabricada em uma microesfera encapsulada de poli (ácido láctico-coglicólico), um polímero biodegradável denominado Arestin® (OraPharma, Warminster, Pa.)[57] A aplicação subgengival de microesferas de minociclina demonstrou manter os níveis terapêuticos por 14 dias. Em um estudo de 9 meses, Williams *et al*.[58] relataram a eficácia terapêutica das microesferas de minociclina na redução significativa da profundidade de sondagem em conjunto com a raspagem. Oringer *et al*.[59] concluíram que as microesferas de minociclina induzem uma redução potente, a curto prazo, nos marcadores moleculares do fluido das fendas gengivais da reabsorção óssea (Figura 41.12).

Antibióticos sistêmicos. O uso de antibióticos sistêmicos foi estabelecido para o manejo da periodontite.[60] No entanto, faltam estudos de tratamento da perimucosite com o uso de antibióticos

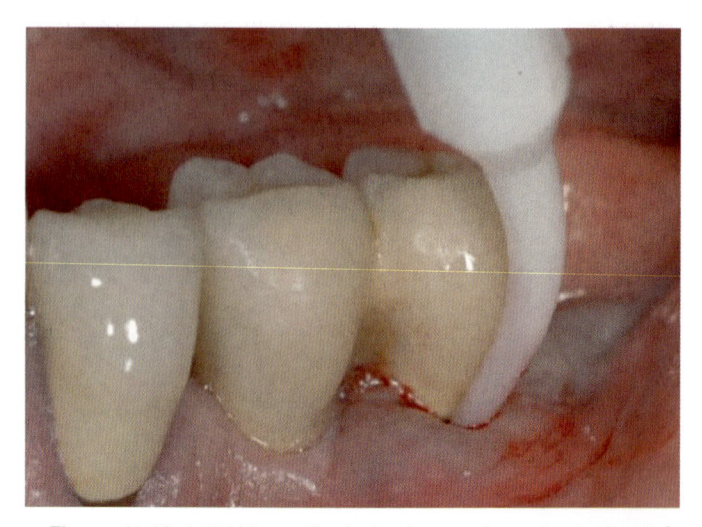

● **Figura 41.12** Antibiótico aplicado localmente. Inserção de Arestin® dentro da região sulcular para tratamento da perimucosite.

sistêmicos. Sabe-se que pacientes com periodontite têm três vezes mais chance de apresentar peri-implantite, mas as colônias bacterianas encontradas na peri-implantite e periodontite compartilham poucas características. Ainda assim, muitos estudos demonstraram que a combinação mais eficaz de antibióticos é a amoxicilina e o metronidazol.

O metronidazol é bactericida para organismos anaeróbicos e interrompe a síntese de DNA. Foi demonstrado que é especialmente eficaz contra *A. actinomycetemcomitans, P. gingivalis* e *P. intermedia*.[61] A combinação de amoxicilina e metronidazol também demonstrou ter efeitos a longo prazo contra *A. actinomycetemcomitans*[62] (Boxe 41.3).

Para pacientes alérgicos à amoxicilina, os antibióticos sistêmicos alternativos são clindamicina, ciprofloxacino, metronidazol ou azitromicina. Pode ser considerada a ação local, como a minociclina.

Tratamento cirúrgico da peri-implantite

Embora o tratamento não cirúrgico da peri-implantite possa ser eficaz em alguns casos, a maioria deles requer uma abordagem mais invasiva para garantir um resultado de tratamento eficaz. Existem várias técnicas cirúrgicas (ver mais adiante) para tratar peri-implantite, dependendo do objetivo final.[145] O tratamento cirúrgico é concluído com curetas, escovas especializadas de titânio com uma peça de mão de implante e/ou uma peça de mão de polimento de glicina. Junto com a descontaminação mecânica, um processo de descontaminação química deve ser seguido, usando-se compostos como doxiciclina/tetraciclina ou ácido cítrico. Os retalhos são então reaproximados em sua posição original, por meio de suturas horizontais, que adaptam o tecido ao redor do implante. Suturas interrompidas também servirão para esse propósito (Figura 41.13).

É possível também realizar um aumento do tecido subepitelial durante a realização do desbridamento do retalho de acesso. O enxerto de tecido simultâneo com desbridamento teve redução significativa no sangramento à sondagem, na profundidade da bolsa e na perda de inserção clínica em uma avaliação pós-operatória de 6 meses.[146]

1. Incisão sulcular ao redor da dentição desejada, tendo o cuidado de estender pelo menos um dente mesial e um dente distal em antecipação à área de tratamento.
2. A reflexão do retalho de espessura total é completa após a junção mucogengival em ambos (vestibular e palatino/lingual), se necessário.
3. Os implantes são desintoxicados com pasta de tetraciclina, EDTA ou ácido cítrico, limpos com curetas e escovas de titânio.
4. Jateamento de glicina em pó para limpar ainda mais as roscas do implante anteriormente expostas.
5. Os retalhos são readaptados sobre a estrutura óssea e devem estar em posição relativamente semelhante.
6. Podem ser utilizadas suturas horizontais ou interrompidas, sendo cauteloso para não exercer tensão excessiva, o que ocasiona aglomeração dos tecidos; o tecido não precisa ser completamente aproximado; um novo tecido se formará e granulará no local da ferida.

Heitz-Mayeld *et al.*[147] relataram, em um estudo prospectivo de 12 meses de acompanhamento, uma terapia cirúrgica anti-infecciosa para doença peri-implantar. Trinta e seis pacientes com peri-implantite de moderada a avançada receberam desinfecção do retalho de acesso, seguida da combinação de antibióticos sistêmicos (amoxicilina e metronidazol). Em 1 ano, 92% dos pacientes tinham altura de crista óssea estável, e todos tiveram redução acentuada da profundidade de sondagem. Na sondagem, 47% tiveram resolução completa do sangramento.[147]

Procedimentos regenerativos. Para casos de peri-implantite em que há um defeito semelhante a uma cratera, a regeneração é recomendada (Figura 41.14). Embora a regeneração seja uma modalidade de tratamento ideal para todos os casos de peri-implantite, existem critérios que devem ser atendidos para permitir o tratamento bem-sucedido. Em um princípio semelhante ao da regeneração óssea para dentes naturais, quanto maior o número de paredes ósseas remanescentes em um defeito, melhores serão os resultados clínicos previstos.

Além disso, a prótese deve estar livre de quaisquer contatos prematuros que possam introduzir força excessiva na interface do implante. Idealmente, especialmente em casos de implantes unitários, a remoção da coroa seria realizada para garantir a cicatrização adequada. Uma incisão sulcular é realizada da mesial de um dente à distal do implante. Um retalho mucoperiosteal de espessura total é rebatido para obtenção de acesso adequado ao defeito. A remoção completa do tecido de granulação é vital. O desbridamento mecânico é então iniciado. Uma escova de titânio com ponta pequena pode ser necessária para acessar a superfície do implante se a cratera óssea ao redor do implante tiver pouco acesso.

Após o desbridamento mecânico completo, pode ser inserido um aloenxerto recoberto com uma membrana reabsorvível. O aumento do tecido mole também pode ser incluído, o que aumentará a cicatrização. O avanço do retalho geralmente é indicado para atingir tecidos moles que propiciem cicatrização primária em torno dos implantes. Um material de sutura de alta tensão é recomendado para garantir que o retalho não abra prematuramente. Os implantes devem estar livres de qualquer pressão ou contato prematuro que possa introduzir força excessiva na interface do implante. Especialmente em casos de implante unitário, é ideal que qualquer prematuridade seja removida.

Além das etapas já listadas, sugere-se a utilização de matriz proteica do esmalte, fator de crescimento derivado de plaquetas e aloenxerto humano ou xenoenxerto bovino em conjunto com uma membrana de colágeno ou enxerto de tecido subepitelial para aumentar a regeneração. Revisões sistemáticas sobre os méritos da regeneração clínica, de concentrados de plaquetas[148] e de medula óssea foram publicadas recentemente.[149]

Técnica regenerativa

1. A incisão sulcular é feita ao redor do local clínico da mesial de um dente mesial à distal de outro dente.
2. Retalho mucoperiosteal de espessura total é rebatido além da junção mucogengival para garantir liberação de tensão suficiente do tecido do retalho. É essencial produzir liberação adequada para que haja tensão mínima ao fechar o retalho. A reflexão inadequada resultará na abertura da linha de incisão, o que aumentará a morbidade do enxerto.
3. A superfície do osso é curetada para limpar e remover todos os restos de tecido mole. A superfície óssea é curetada, tomando-se o cuidado de remover todos os restos de tecido mole. Desintoxicação:
    a. Pasta de tetraciclina, EDTA ou ácido cítrico é aplicada à superfície exposta, por 30 a 60 segundos.
    b. Enxágue com soro fisiológico estéril por 30 segundos.

Boxe 41.3 Prescrição da formulação antibiótica.

Amoxicilina 500 mg 3 vezes/dia (3 vezes/dia), em um total de 21 cápsulas
Metronidazol 250 mg, 21 comprimidos 3 vezes/dia, até que todos os comprimidos sejam utilizados
Minociclina aplicada subgengivalmente ao redor dos implantes com bolsas

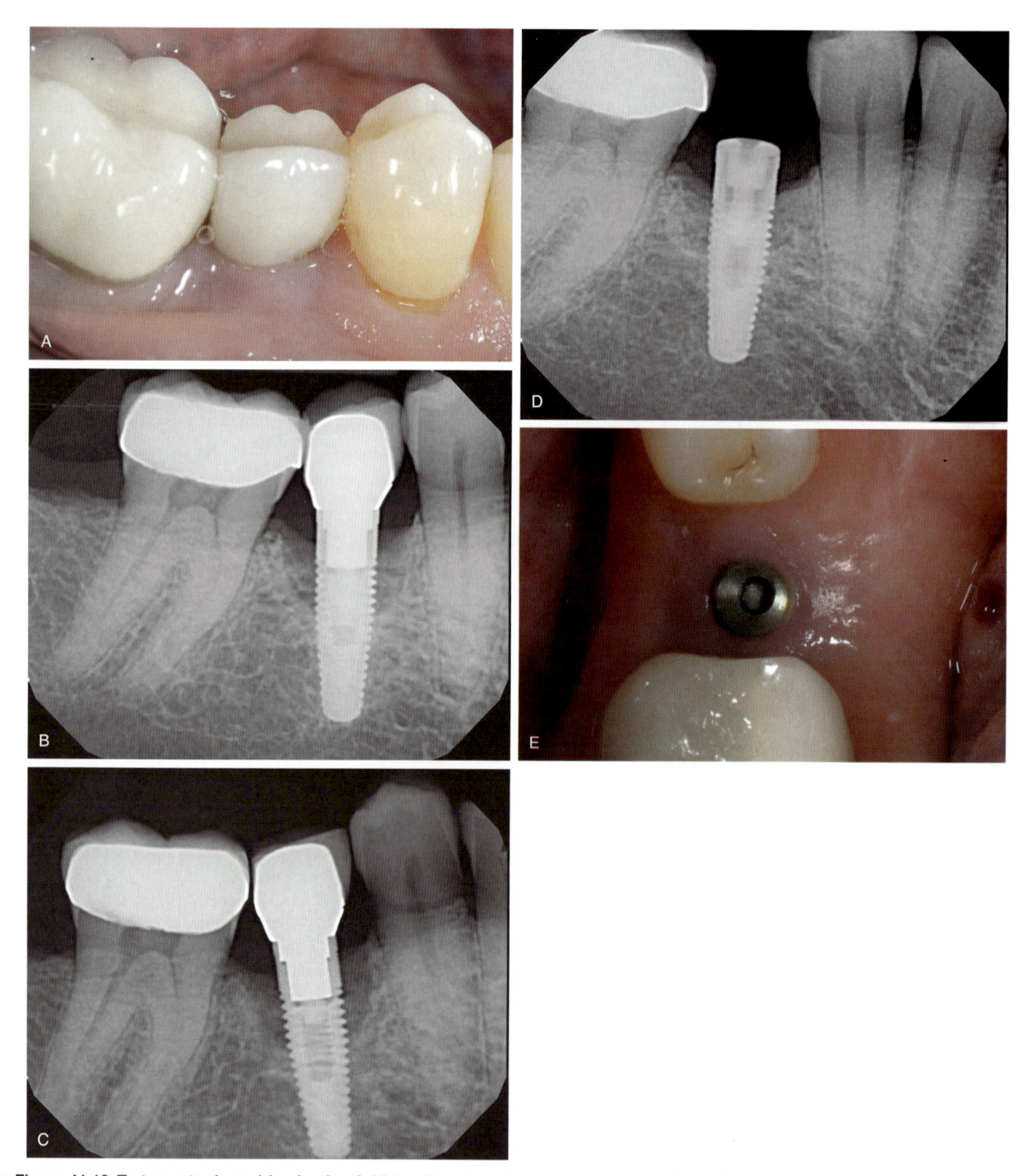

• **Figura 41.13 Tratamento da peri-implantite. A.** Visão clínica do tecido edematoso localizado. **B.** Radiografia representando a perda óssea circunferencial. **C.** Três meses após o tratamento LANAP™. **D e E.** Nove meses após o tratamento LANAP. (Cortesia de Allen Honigman, DDS.)

4. Um retalho de espessura total é refletido para obter acesso adequado ao defeito e às roscas do implante. A remoção completa do tecido de granulação é crítica. O enxerto ósseo de escolha (ou seja, idealmente um autoenxerto ou aloenxerto) é colocado no defeito.
5. Uma membrana reabsorvível (membrana de colágeno reabsorvível estendida: 4 a 6 meses) é então colocada sobre o enxerto ósseo, tendo o cuidado de cobrir 3 mm além de todas as bordas do enxerto ósseo.
6. A tensão do tecido é reduzida por meio de técnicas de alongamento do tecido. Os retalhos são suturados (*i. e.*, material de sutura de alta resistência à tração [suturas de ácido poliglicólico (PGA), 4-0]), tendo-se o cuidado de fornecer um fechamento livre de tensão para produzir contato máximo entre as bordas do tecido (cicatrização primária) (Figura 41.15).

Técnica cirúrgica de reposicionamento apical. Esta técnica cirúrgica é utilizada para implantes que apresentam perda óssea horizontal generalizada maior do que uma a duas roscas.

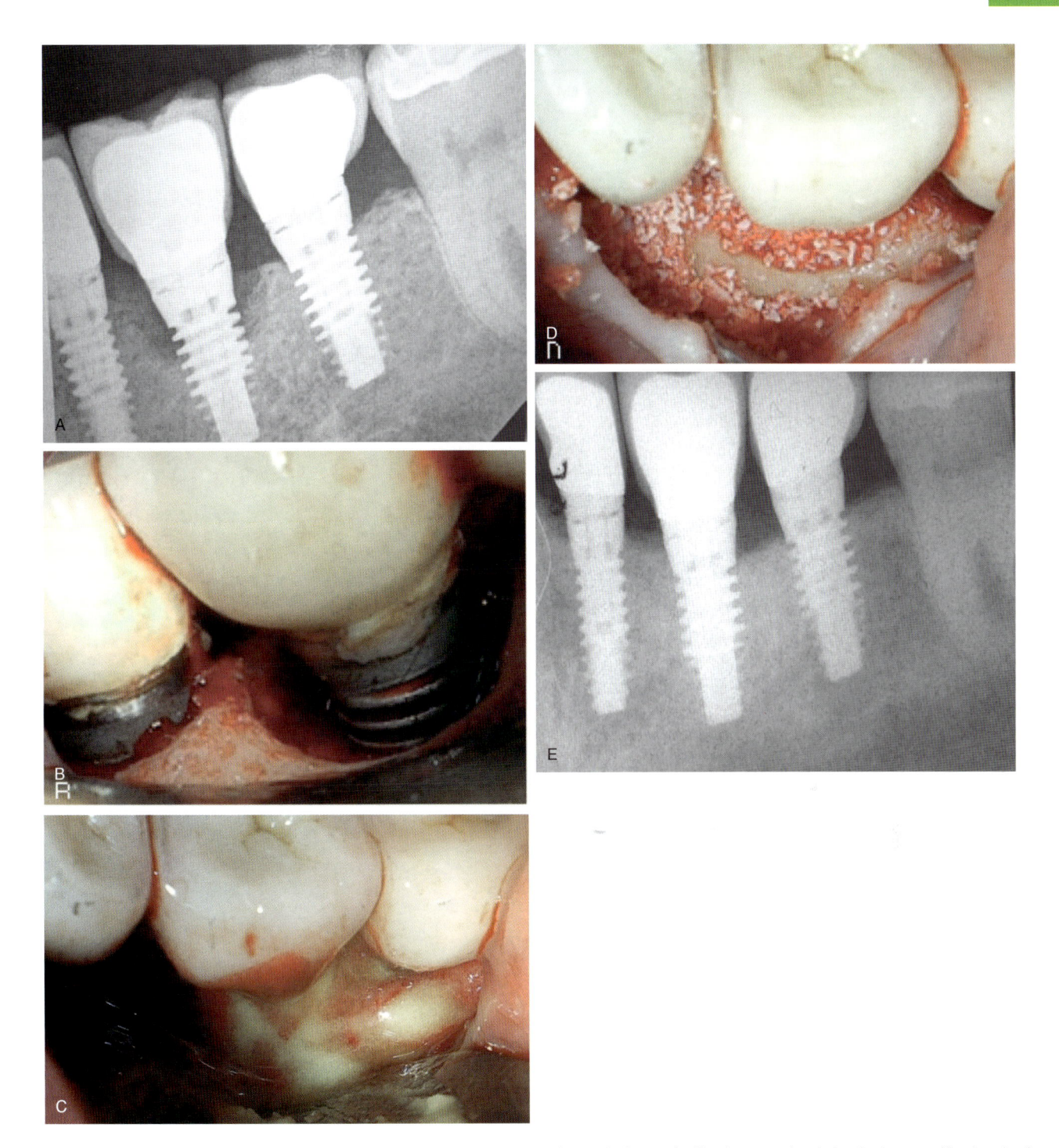

• **Figura 41.14 Procedimentos regenerativos. A.** Radiografia apresentando perda óssea significativa ao redor do implante na região do primeiro molar. **B.** Retalho de espessura total mostrando a extensão do defeito com cimento retido. **C.** Desintoxicação com cloridrato de tetraciclina, após remoção do cimento. **D.** Aumento ósseo com aloenxerto. **E.** Radiografia 2 anos de pós-operatório. (Cortesia de Dr. Nolen Levine.)

É feita uma incisão com bisel interno ou incisões sulculares circunscrevendo os contornos vestibular e lingual do implante. Duas incisões verticais são adicionadas na mesial e distal do implante, criando-se um retalho piramidal. O clínico deve reconhecer a importância do suprimento de sangue do retalho, e uma base ampla é necessária para garantir que a margem sulcular do retalho não se desprenda. Na lingual/palatina, uma gengivectomia pode ser realizada no nível da altura gengival final prevista. As incisões submarginais podem ser realizadas nos casos em que o tecido gengival queratinizado é adequado (p. ex., palato). Idealmente, um retalho de espessura parcial é recomendado porque melhorará a adaptação do retalho apical. A técnica de elevação de retalhos de espessura total pode ser mais fácil em locais de difícil acesso.

Uma vez rebatido, um tratamento semelhante ao retalho de acesso pode ser vital. O tecido de granulação deve ser totalmente removido, seguindo-se uma limpeza completa das superfícies do implante. Uma desintoxicação química pode ser realizada de forma semelhante. É possível escolher por remover as roscas do implante com uma peça de mão se houver perda significativa de suporte ósseo e a regeneração for improvável. O retalho final é

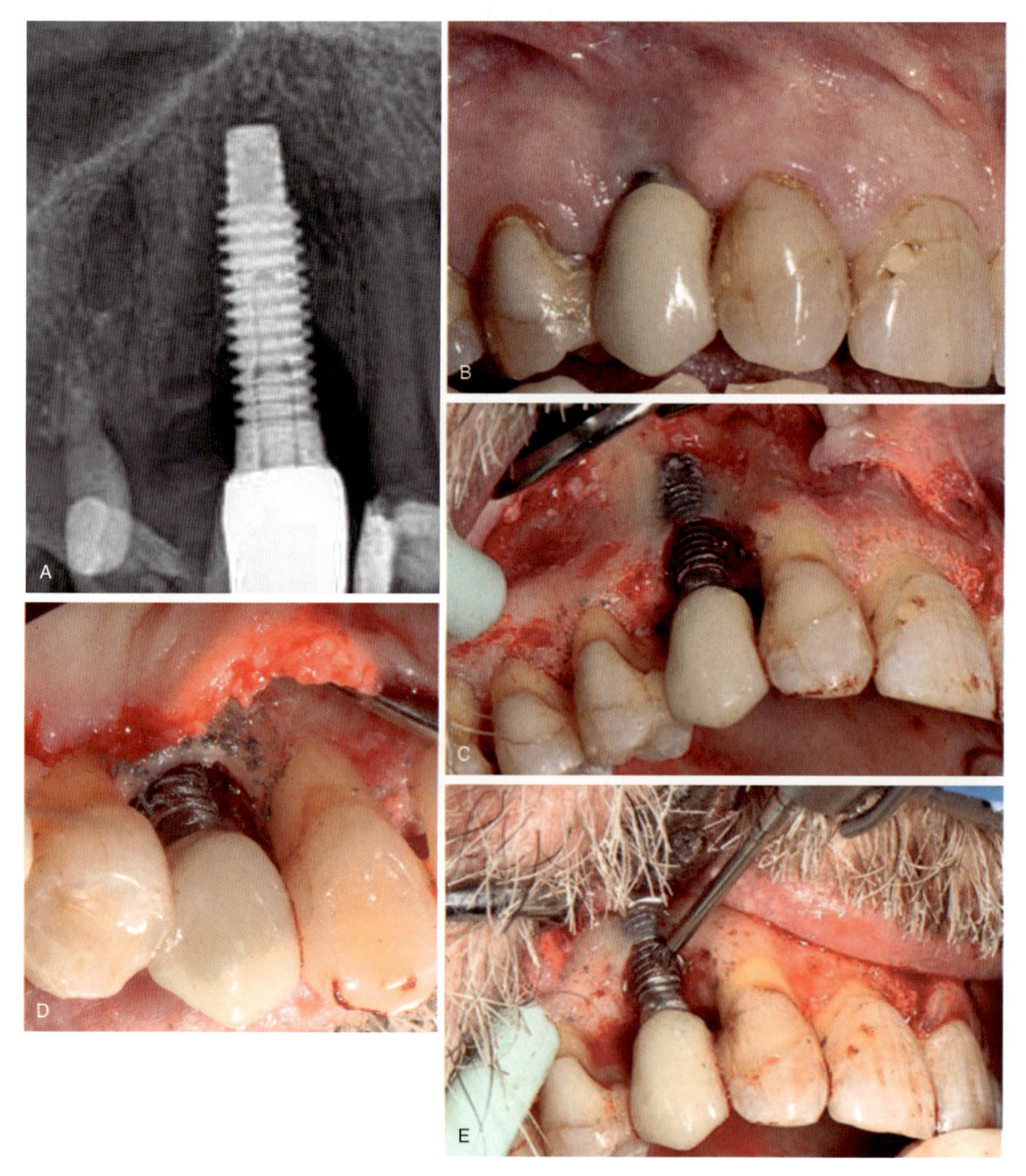

• **Figura 41.15 Tratamento da peri-implantite. A.** Canino superior direito exibindo perda óssea e peri-implantite. **B.** Visão clínica. **C.** Retalho de espessura total representando a perda óssea circunferencial e vestibular. **D.** Vista lingual do defeito e remoção da rosca. **E.** Remoção de restos de tecido mole com escova de titânio. (*continua*)

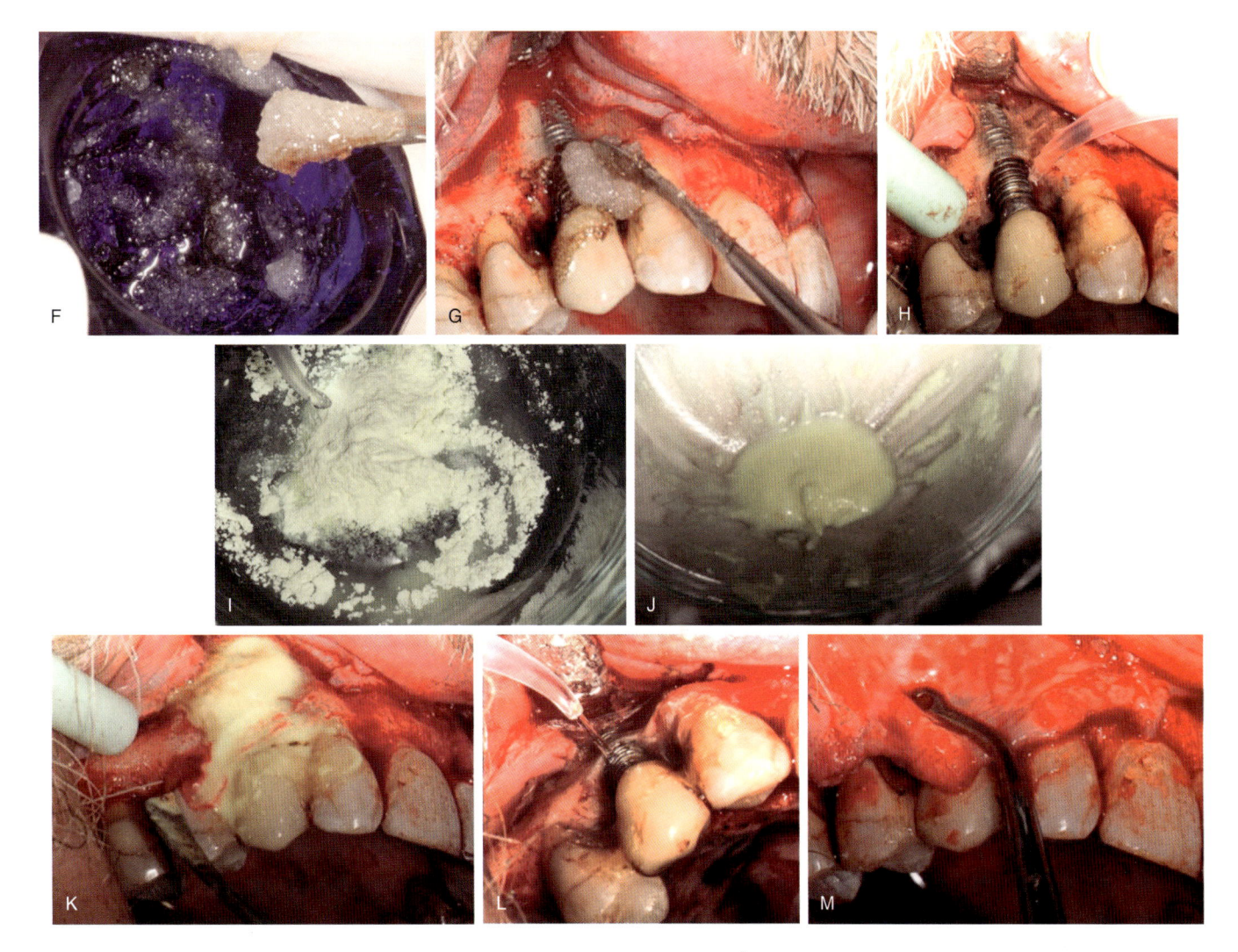

• **Figura 41.15** (*continuação*) **F.** Pó de ácido cítrico misturado com soro fisiológico. **G.** Ácido cítrico aplicado à superfície do implante para desintoxicação. **H.** Irrigação com soro fisiológico. **I.** Pasta de tetraciclina. **J.** Tetraciclina misturada com soro fisiológico. **K.** Pasta de tetraciclina aplicada à superfície do implante. **L.** Irrigação com soro fisiológico. **M.** Tensão do tecido avaliada. (*continua*)

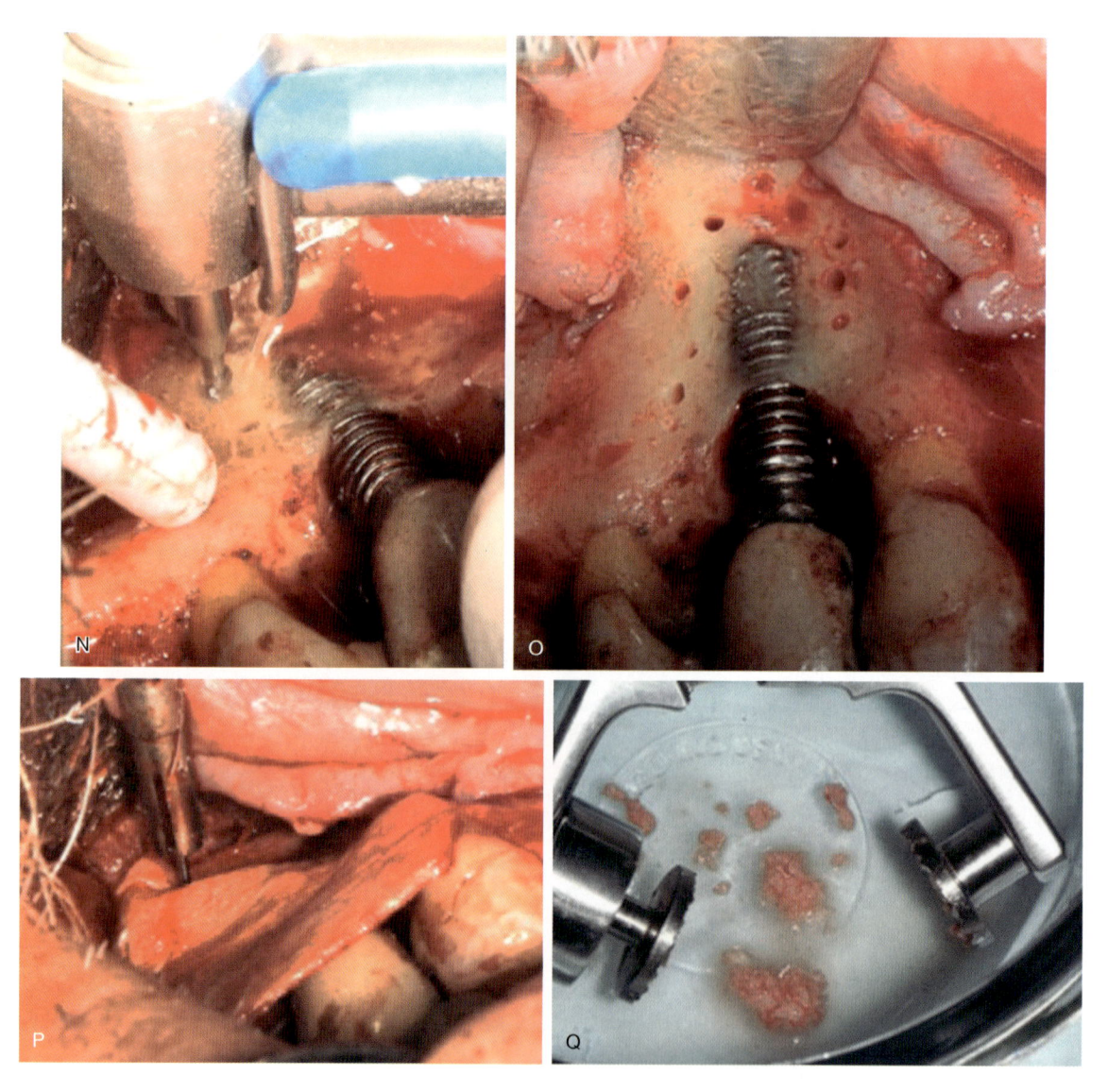

• **Figura 41.15** (*continuação*) **N.** Decorticalização. **O.** Confirmação de sangramento de orifícios corticais. **P.** Derme acelular modificada e colocada com tachas. **Q.** Autoenxerto colhido da tuberosidade. (*continua*)

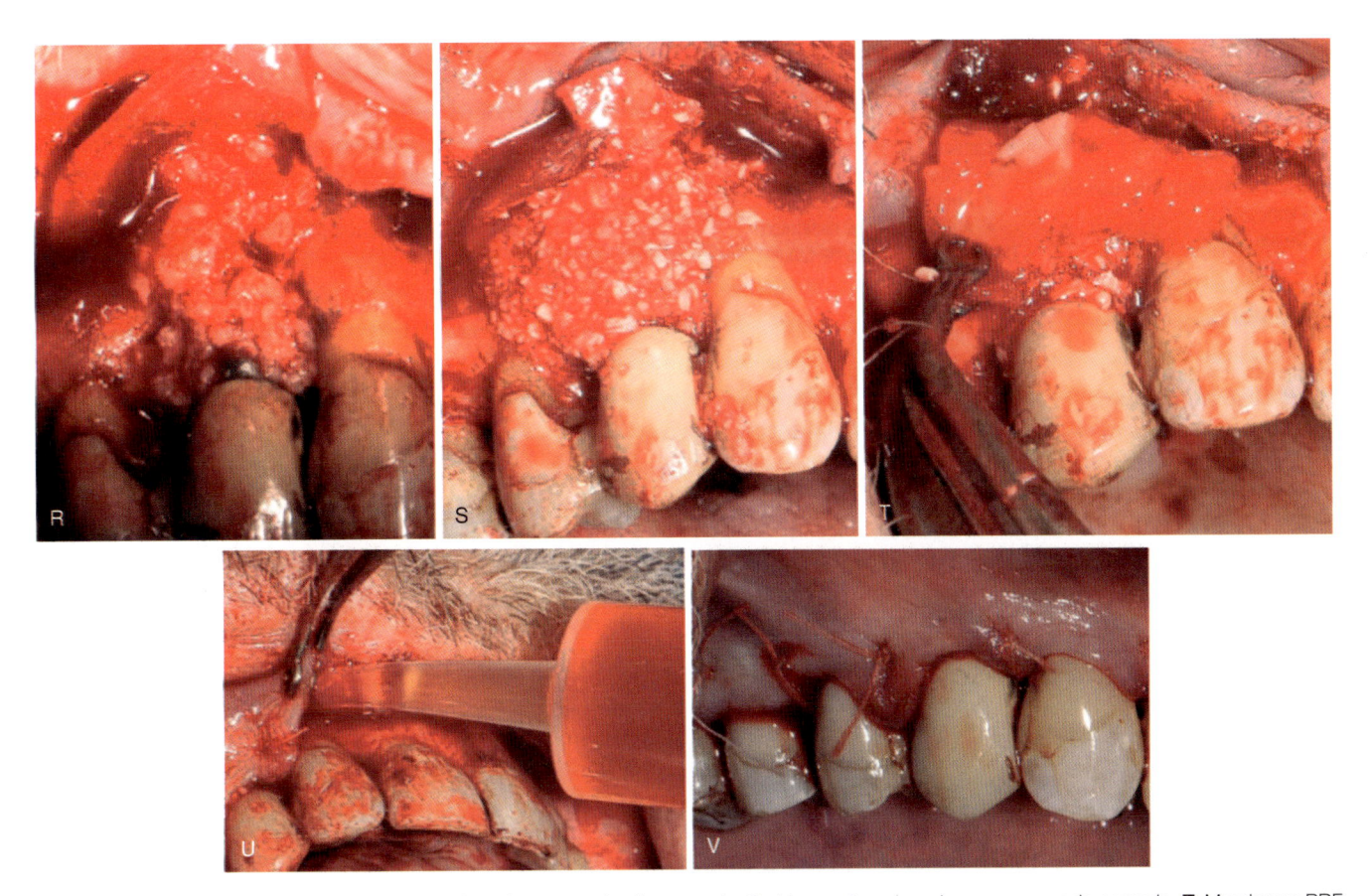

● **Figura 41.15** (*continuação*) **R.** Autoenxerto colocado como primeira camada. **S.** Aloenxerto colocado como segunda camada. **T.** Membrana PRF colocada sobre a derme acelular. **U.** Fibrina rica em plaquetas injetada sob o retalho. **V** Fechamento final.

suturado junto ao tecido periosteal subjacente se for utilizado um retalho de espessura parcial. Se um retalho de espessura total for realizado, ele pode ser adaptado apicalmente por meio de suturas individuais interrompidas. O objetivo é readaptar o tecido de volta ao suporte ósseo restante para minimizar a espessura de um colar de tecido mole, minimizando assim a profundidade de sondagem. As etapas de acesso ao retalho, desbridamento e cirurgia de ressecção são descritas a seguir:

1. A incisão sulcular é feita ao redor do dente desejado, tendo o cuidado de estender pelo menos um dente para a mesial e outro para a distal antes da área de tratamento.
2. A reflexão de espessura total do retalho é completa após a junção mucogengival em ambos (vestibular e palatino/lingual), se necessário.
3. Neste momento, o recontorno ósseo está completo para criar uma estrutura positiva.
4. Os implantes são desintoxicados com pasta de tetraciclina, EDTA ou ácido cítrico, limpos com curetas e escovas de titânio.
5. É realizado o tratamento com jateamento de glicina nas roscas expostas do implante.
6. Os retalhos são readaptados sobre a estrutura óssea remanescente e devem ser mais apicais em comparação à posição original do retalho.
7. Podem ser utilizadas suturas horizontais ou interrompidas, tomando-se o cuidado de não exercer muita tensão que provoque aglomeração de tecidos. Os tecidos não precisam ser completamente aproximados. Um novo tecido se formará e granulará no local da ferida (Tabela 41.3).

Fatores de crescimento nos concentrados de plaquetas. Na implantodontia, os dois concentrados de plaquetas mais comuns são denominados sob as siglas gerais de PRP (plasma rico em plaquetas) ou PRF (fibrina rica em plaquetas). Esses produtos frequentemente são considerados fatores de crescimento e usados na medicina regenerativa. Embora os protocolos variem, a maioria dos concentrados de plaquetas são extratos de sangue de uma amostra de sangue total que é processada por centrifugação. A técnica de processamento separa os componentes do sangue em utilizáveis (p. ex., fibrinogênio/fibrina, plaquetas, fatores de crescimento e leucócitos no plasma líquido) ou não utilizáveis (p. ex., hemácias).[150]

O uso de concentrados de plaquetas (p. ex., PRP e PRF) para o tratamento de defeitos peri-implantares tem sido amplamente pesquisado, com resultados variados. Infelizmente, a literatura sobre esse assunto é controversa e as conclusões são extremamente variáveis.

Plasma rico em plaquetas. O PRP com e sem substitutos ósseos foi estudado com o tratamento de defeitos peri-implantares. Em vários modelos de pesquisa em cães, a maioria dos pesquisadores não encontrou resultados benéficos apenas com PRP[151], em combinação com xenoenxerto ósseo[152-154] e com procedimentos de regeneração óssea guiada.[155] Em geral, a literatura não demonstrou um benefício significativo no tratamento de defeitos peri-implantares. Simonpieri *et al.*,[156] em uma revisão abrangente da literatura, afirmam que o PRP não apresenta resultados conclusivos. Uma possível razão para isso é que o sangramento natural do local da cirurgia é suficiente para saturar a área com fatores de crescimento sanguíneo e permite o aumento da capacidade de cicatrização.

Fibrina rica em plaquetas. Em contraste, o PRF é usado como um nome "genérico" para os concentrados de plaquetas de

Tabela 41.3	Tratamento de perimucosite e peri-implantite.
Perimucosite **Autocontrole do paciente** Controle do biofilme • Escovas de dente (manuais ou elétricas) • Dentifrícios • Enxaguantes antimicrobianos • Fio dental/irrigadores orais • Aplicação tópica de gel • Antibióticos sistêmicos • Comprimidos contendo probiótico-*Lactobacillus reuteri* **Profissional** Controle mecânico do biofilme • Instrumentos manuais • Instrumentos elétricos Controle químico do biofilme • Ação local de antibióticos • Clorexidina (antimicrobianos) • Ácido fosfórico • Ozônio, oxigênio e soro fisiológico Desbridamento mucogengival Alteração da prótese **Peri-implantite** **Não cirúrgico** Instrumentos mecânicos • Instrumentos não metálicos • Taça de borracha • Abrasão a ar	• Instrumentos de metal • Brocas Tratamentos adjuvantes • Teste microbiológico • Antimicrobianos locais • Antimicrobianos sistêmicos Desinfetar superfícies de titânio • Antissépticos • Químico • Polimento a ar • *Laser* Desbridamento mucogengival Alteração da prótese **Cirúrgico** • Desbridamento com retalho aberto • Descontaminação da superfície • Abordagens regenerativas • Biológicos • Regeneração guiada de tecido • Regeneração óssea guiada • Antibióticos sistêmicos **Peri-implantite retrógrada (manutenção e prevenção)** Regimes preventivos autoadministrados pelo paciente Terapia/manutenção periodontal de suporte (profissionalmente) • Terapia mecânica não cirúrgica • Desbridamento mucogengival • Alteração da Prótese

Adaptada de Suzuki JB, Misch CE. Periodontal and maintenance complications. In: Resnik RR, Misch CE, eds. *Misch's Avoiding Complications in Oral Implantology*. St. Louis, MO: Elsevier; 2018.

segunda geração, que são derivados do PRP. O protocolo original de Dohan, Choukroun *et al.*[157] não utilizava anticoagulantes e foi denominado L-PRF (fibrina rica em leucócitos e plaquetas). Posteriormente, eles foram modificados para incluir PRF-avançado (A-PRF) e PRF-injetável (i-PRF), bem como vários outros grupos de produtos.

A matriz de fibrina L-PRF contém principalmente plaquetas e leucócitos (p. ex., linfócitos). O coágulo L-PRF é criado sem modificação do sangue (ou seja, sem anticoagulantes) e é o resultado do processo natural de coagulação durante a centrifugação.[158] Por causa de sua forte rede de fibrina e fatores de células de crescimento ósseo (leucócitos, agregados de plaquetas, células-tronco circulantes), o coágulo L-PRF demonstrou ter resultados benéficos, com substitutos ósseos no preenchimento de defeitos peri-implantares.

Com relação à regeneração óssea e ao tratamento de defeitos, o L-PRF demonstrou ser benéfico quando adicionado ao material substituto do osso.[159] Além disso, quando o L-PRF é usado como uma membrana regenerada, pode-se observar um aumento na cicatrização do tecido mole. Numerosos estudos confirmaram o aumento dos benefícios da estimulação dos tecidos moles e promoção da remodelação gengival.[160,161] O L-PRF também demonstrou regular as interações entre o osso e o tecido mole, promovendo assim a cicatrização e a remodelação do tecido.[162]

Como a peri-implantite envolve um defeito inflamatório e é carregado de bactérias, a superfície exposta do implante está contaminada com um biofilme bacteriano e as características da superfície estão alteradas. A superfície de óxido de titânio é destruída com a doença peri-implantar, um novo crescimento ósseo pode ser iniciado somente após a completa descontaminação da superfície do implante. Portanto, se a contaminação da superfície tratada não é restabelecida, o enxerto ósseo provavelmente não será bem-sucedido. Vários protocolos foram sugeridos para limpar (ou seja, desintoxicar) a superfície do implante. Embora dependente do tipo de superfície de implante, o uso de PRF na técnica da regeneração óssea demonstrou curar os defeitos peri-implantares.[163]

Protocolo

1. Um retalho de espessura total é realizado para expor o defeito ósseo e mucogengival. O desbridamento é concluído para remover o tecido duro não vital, juntamente com o tecido de granulação.
2. A superfície do implante é então desintoxicada com ácido cítrico, EDTA e/ou pasta de tetraciclina. Uma escova de titânio pode ser usada com uma peça de mão do tipo trava para auxiliar no processo de descontaminação.
3. Uma amostra de sangue total é coletada em um tubo de 10 mℓ sem anticoagulante.
4. A amostra de sangue é imediatamente centrifugada, por 12 minutos a aproximadamente 2700 rpm. Por não haver anticoagulante, as plaquetas são ativadas e desencadeiam a cascata de coagulação ao entrar em contato com as paredes do tubo. Haverá três camadas distintas: (1) camada superior – plasma pobre em plaquetas (PPP); (2) camada intermediária – PRF; e (3) camada inferior – hemácias.
5. O fibrinogênio é transformado em uma rede de fibrina por meio da trombina circulante. O coágulo de fibrina resultante está localizado no centro do tubo, que é concentrado com plasma acelular e plaquetas.
6. O plasma acelular (PPP), que é a camada superior, pode ser removido com uma pipeta dentro de uma seringa. O coágulo de fibrina PRF é então colocado em um recipiente PRF e processado em uma membrana. A parte líquida (PRF) do recipiente de PRF é então coletada e colocada com o material de enxerto. Se houver indicação de líquido adicional para o enxerto, pode-se adicionar plasma acelular (PPP), pois nesse concentrado há um pequeno número de plaquetas.
7. Após enxertar o defeito, a membrana PRF é colocada sobre o defeito. Se uma segunda membrana for usada (p. ex., colágeno), então a membrana pode ser umedecida com plasma acelular.
8. Os retalhos de tecido mole são aproximados e fechados com um material de sutura de alta resistência à tração (p. ex., Vicryl, politetrafluoretileno [PTFE]).

Em conclusão, a técnica de L-PRF é simples, eficaz e barata para melhorar os tecidos moles e duros ao redor dos defeitos peri-implantares. Quando adicionado L-PRF ao material de substituição óssea, fazem-se presentes propriedades imunológicas e antibacterianas que beneficiam o processo de cicatrização.[164,165] O uso de L-PRF como uma membrana permite que o defeito peri-implantar crie uma interface de tecido mole saudável, espessa e estável para maior saúde dos tecidos moles.

Protocolo de Suzuki-Resnik para a doença peri-implantar

Para simplificar o tratamento da doença peri-implantar e protocolos de manutenção, Suzuki e Resnik formularam um regime de tratamento abrangente. Este consiste em quatro protocolos associados a um esquema detalhado passo a passo.

PROTOCOLO 1:

< 3 mm de profundidade de sondagem
Sem biofilme ou sangramento à sondagem (SS)

Tratamento
- Manter cuidados domiciliares regulares
- *Recall* para controle da higiene de 3 a 6 meses

PROTOCOLO 2: (mucosite peri-implantar)

< 3 mm de profundidade de sondagem
Presença de biofilme/sangramento à sondagem (SS)
ou
3 a 5 mm de profundidade de sondagem
Presença de biofilme/sangramento à sondagem (SS)

Tratamento
- Seguir o **regime de tratamento A**
- Aumentar a frequência de *recalls* para controle da higiene (~ 3 meses)
- Aumentar a educação sobre cuidados de higiene domiciliares
- Se não houver resolução, prosseguir para o Protocolo 3

PROTOCOLO 3: (peri-implantite)

> 5 mm de profundidade de sondagem
Presença de biofilme/sangramento à sondagem
Perda da crista óssea > 2 mm

Tratamento
- Seguir o **regime de tratamento A, B, C e D**
- Aumentar a frequência de *recall* para controle da higiene (~ 3 meses)
- Aumentar a educação sobre cuidados de higiene domiciliares
- Rx

PROTOCOLO 4: mobilidade do implante

Dor durante a função
Perda óssea > 50% do comprimento do implante
Exsudato não controlado

Tratamento
- Seguir o **regime de tratamento E**

Regime de tratamento da doença peri-implantar

Regime de tratamento A: desbridamento mecânico fechado (instrumentação aceitável)

- Instrumentos com ponta de resina, titânio, grafite, fibra de carbono e ouro podem ser usados para remover depósitos
- Profilaxia com escova ou taça de borracha
- Jateamento com glicina em pó (Hu-Friedy), Prophy Jet (Dentsply)
- Cavitron (utilizar a ponta azul)
- Rx: clorexidina (0,12%, 0,2%) ou cloreto de cetilapiridínio
- Verificar a oclusão

Regime de tratamento B: terapia antisséptica

- Irrigação antisséptica subgengival (0,12%, clorexidina 0,2%) é adicionada à terapia mecânica
  - Irrigar intracrevicularmente para romper e desalojar o biofilme e, em seguida, debridar completamente a superfície do implante com uma cureta. Irrigar pela segunda vez para enxaguar os detritos e desintoxicar ainda mais a área subgengival. Uma pressão é, então, aplicada por um minuto para obter contato íntimo tecido mole/prótese
- Antisséptico alternativo; hipoclorito de sódio diluído (NAOCl)
  - Solução diluída de NAOCl (0,25%) = uma colher de chá (5 mℓ) de água sanitária-padrão a 6% e diluição em 125 mℓ de água
- Verificar a oclusão, possível proteção oclusal

Regime de tratamento C: ANTIBIÓTICOS

- Adicionar tratamento antibiótico sistêmico e/ou local
  Sistêmico: **amoxicilina, metronidazol (500 mg, 3 vezes/dia, por 8 dias)**
  Alternativa: clindamicina, augmentina, tetraciclina, bactrim, ciprofloxacino
  Local: **Tetraciclina**
  Alternativa: Esferas de doxiciclina, minociclina

Regime de tratamento D: CIRURGIA (acesso, desbridamento aberto, enxerto ósseo, fechamento)

Etapa 1: acesso por retalho, desbridamento aberto com instrumentos manuais, implantoplastia (*kit* de brocas Salvin)
Etapa 2: desintoxicar com:
- 1. Aplicar **clorexidina 0,12% ou 0,2%** com bolinha de algodão por 60 s. (enxágue com soro fisiológico)
  +
- 2a. Aplicar **ácido cítrico 20 a 40%** com bolinha de algodão ou espátula ou escovas de titânio (Salvin), por 60 segundos. (enxágue com soro fisiológico)
  OU
- 2b. Aplicar **pasta de tetraciclina** com escovas de titânio (Salvin), por 60 segundos. (enxágue com soro fisiológico)
  - Outros agentes de desintoxicação: EDTA, peróxido de hidrogênio, NAOCl a 0,25%
  - *Laser* Er:YAG
  (O *laser* de diodo utilizado isoladamente resulta em um aumento considerado inaceitável sobre a temperatura do corpo do implante)

Etapa 3: enxerto ósseo mineralizado/desmineralizado (70/30) + autoenxerto (se indicado)
Etapa 4: colágeno reticulado (colágeno estendido)
Etapa 5: fechamento sem tensão com suturas de Vicryl (PGA) ou PTFE

Regime de tratamento E: REMOÇÃO DO IMPLANTE

Falta de tecidos queratinizados

A falta de uma zona de gengiva queratinizada ao redor dos dentes e dos implantes é agora reconhecida como tendo uma função clínica importante para a saúde dos implantes. Evidências clínicas diretas confirmam a necessidade de tecido queratinizado imóvel próximo aos dentes naturais. No entanto, o dente com a menor quantidade de tecido queratinizado costuma ser o primeiro pré-molar inferior.[166] Contudo, esse dente raramente é o primeiro dente perdido por doença periodontal. Se todos os outros índices periodontais estiverem normais, a quantidade ou ausência de gengiva queratinizada tem pouco a ver com a longevidade esperada do dente. Em estudos longitudinais, a falta de tecido queratinizado e aderido adequado não compromete a saúde, a longo prazo, dos tecidos moles e duros, desde que os pacientes mantenham uma higiene bucal adequada.[167,168]

Muitos clínicos consideram a gengiva inserida queratinizada importante para a manutenção da saúde gengival.[169] Considerações mucogengivais na odontologia restauradora têm sido consideradas.[170] Os autores concluíram que se restaurações subgengivais fossem colocadas em áreas de mínima gengiva queratinizada, com controle de biofilme inferior ao ideal, poderia ser justificável um enxerto para aumentar a zona de tecido queratinizado.

Embora o tecido queratinizado ao redor do dente possa não ser obrigatório para a saúde a longo prazo, vários benefícios estão presentes na mucosa queratinizada. A cor, o contorno e a textura do tecido macio devem ser semelhantes ao redor dos implantes e dentes quando presentes na zona estética. É ideal que as papilas interdentais preencham os espaços interproximais. Uma linha de sorriso alta frequentemente expõe a margem gengival livre e as zonas da papila interdental. O tecido queratinizado é mais resistente à abrasão. Como resultado, os auxiliares de higiene são mais confortáveis de usar e a mastigação tem menor probabilidade de causar desconforto.

O grau de recessão gengival parece estar relacionado à ausência de gengiva queratinizada. A sensibilidade radicular e as preocupações estéticas podem estar associadas à recessão gengival. Do ponto de vista da restauração, a mucosa queratinizada é mais manejável durante o processo de retração e moldagem. A colocação da margem subgengival é melhorada, assim como a estabilidade a longo prazo na presença de tecido queratinizado. Muitos desses benefícios se aplicam diretamente ao tecido mole ao redor de um implante.

Os dentes naturais têm dois tipos principais de tecido: gengiva aderida e queratinizada e mucosa não queratinizada, não aderida. O tipo de tecido ao redor de um implante dental é mais variado do que nos dentes naturais. Após a perda óssea na maxila, o excesso de tecido é frequentemente encontrado, e o tecido geralmente é gengiva não aderida queratinizada. Um implante colocado na região também pode ter tecido queratinizado não aderido. Os tecidos ao redor do implante também podem ser semelhantes à maioria dos dentes naturais, circundados por gengiva aderida queratinizada (Figura 41.16). Os tecidos podem ser não queratinizados, mucosa não aderida, mais frequentemente na mandíbula após perda de altura óssea ou após um enxerto ósseo e avanço do retalho para aproximar a gengiva (Figura 41.17). O tecido não queratinizado também pode ser inserido quando o tecido da matriz dérmica acelular (Oracell; Salvin Dental Specialties) é posicionado sob o periósteo e limita os tecidos sobrejacentes ao osso. Em teoria, as diferenças estruturais nos implantes em comparação aos dentes os tornam mais suscetíveis ao desenvolvimento de inflamação e perda óssea quando expostos ao acúmulo de biofilme ou invasão microbiana (p. ex., menos suprimento vascular, menos fibroblastos, falta de inserção do tecido conjuntivo, cimentação).[171]

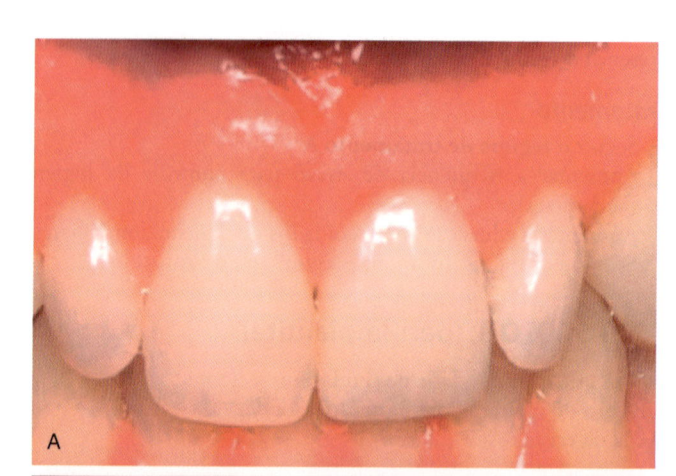

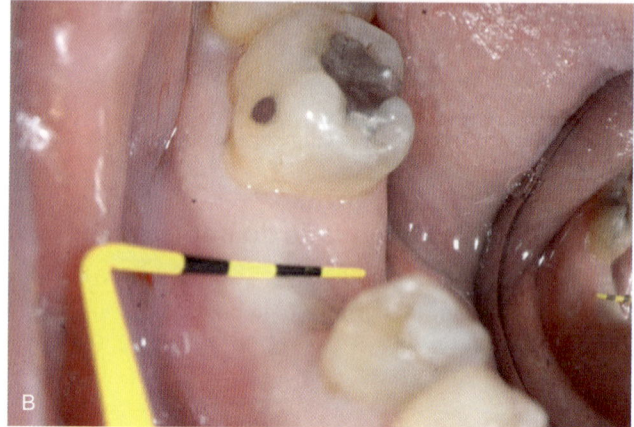

• **Figura 41.16 Tecido queratinizado ideal. A.** Tecido saudável ao redor do implante. **B.** Avaliação pré-operatória medindo a quantidade de tecido inserido.

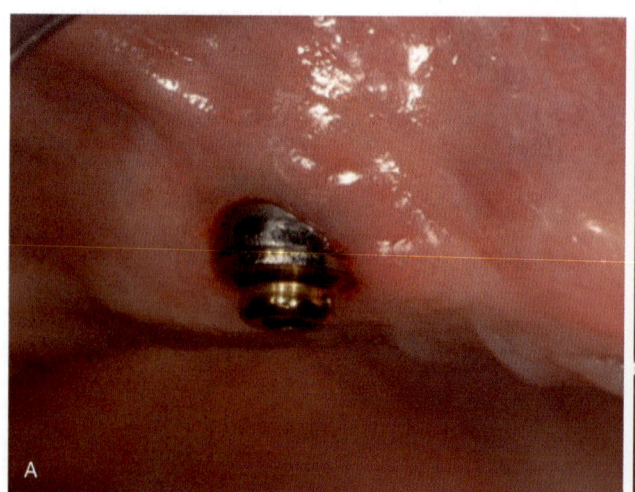

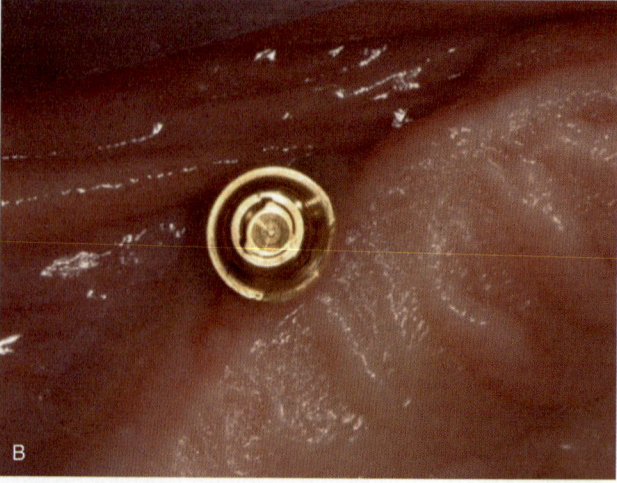

• **Figura 41.17 A e B.** Implantes instalados para reter uma sobredentadura inferior que estão mal posicionados com a presença de tecido aderido mínimo. Nesses casos, o tecido geralmente permanece irritado, inflamado e dolorido.

Alguns relatos indicam que a falta de tecido queratinizado pode contribuir para a perda do implante. Kircsch Ackermann[172] relataram que o critério mais importante para a saúde do implante na região posterior da mandíbula estava relacionado à ausência ou presença de gengiva queratinizada. Neste estudo foi confirmado, histologicamente, mucosa móvel não queratinizada exibindo maiores profundidades de sondagem. Um estudo em macacos observou que a ausência de mucosa queratinizada aumenta a suscetibilidade das regiões peri-implantares à destruição induzida por biofilme.[173]

A presença de tecido queratinizado próximo a um implante apresenta alguns benefícios únicos, em comparação aos dentes naturais. A gengiva queratinizada tem mais hemidesmossomos; a zona de inserção do epitélio juncional pode ser benéfica quando em tecido queratinizado. Enquanto a orientação das fibras de colágeno na zona do tecido conjuntivo de um implante pode parecer perpendicular à superfície do implante, essas fibras no tecido móvel não queratinizado se dispõem paralelamente à superfície do implante.

A mucosa móvel pode romper a zona de inserção epitelial do implante e contribuir para um aumento do risco de inflamação por biofilme (Figura 41.18).[174] Além das vantagens gerais do tecido queratinizado para os dentes, o tecido queratinizado ao redor dos implantes também pode ser benéfico de várias outras maneiras. Em um protocolo de dois estágios cirúrgicos, é menos provável que o implante fique exposto durante o processo de cicatrização. A formação de uma papila interdental/implante é completamente imprevisível com tecidos móveis não queratinizados. Quando o tecido não queratinizado é móvel, vários relatórios afirmam que essa condição é insatisfatória.

Uma classificação de gengiva inserida e alternativas cirúrgicas para melhorar os tipos de tecido mole em locais edêntulos para a instalação do implante é crítica para a sobrevida do implante a longo prazo.[175] O tecido queratinizado adequado e ideal deve ser estabelecido clinicamente antes da instalação do implante, especialmente nas regiões posteriores.

Curiosamente, os estudos que defendem a necessidade de mucosa queratinizada ao redor dos implantes investigaram principalmente implantes com superfícies rugosas. A falha de implantes de superfície rugosa (p. ex., implantes em forma de cilindro revestidos com hidroxiapatita e pulverizados com plasma) foi relacionada à falta de mucosa queratinizada.[176]

Uma meta-análise relatou 20% menos de ocorrências de peri-implantite em implantes de superfície lisa em comparação aos implantes de superfície rugosa.[177] Outro benefício do tecido queratinizado é a facilidade clínica de tratamento para reduzir a profundidade das bolsas se houver perda da crista óssea. Profundidades de sondagem de 6 mm ou mais estão mais frequentemente associadas a bactérias anaeróbias. Se o implante estiver fora da zona estética, uma gengivectomia para reduzir a profundidade da bolsa é previsível. Um retalho apicalmente posicionado com mucosa não queratinizada é menos previsível e mais difícil de realizar.

A importância da mucosa queratinizada na manutenção dos implantes em diferentes condições de superfície não pode ser subestimada. Todos os 69 pacientes e 339 implantes no estudo tiveram próteses sobre implantes por pelo menos 3 anos, e até por 24 anos, com uma média de 8,1 anos. Foram registrados o índice de sangramento, o índice de biofilme, o índice gengival, a profundidade de sondagem, a espessura da mucosa queratinizada aderida e a quantidade de mucosa aderida. Além disso, a perda óssea média anual foi calculada utilizando radiografias anteriores e atuais. A inflamação gengival e o acúmulo de biofilme foram significativamente maiores em pacientes com menos de 2 mm de mucosa queratinizada ou 1 mm de mucosa aderida. A condição da superfície do implante não foi estatisticamente significativa nesse estudo, embora os implantes lisos com menos de 2 mm de mucosa queratinizada tenham sido menos estáveis do que outros grupos em relação ao perfil do tecido mole.

Nessa pesquisa, a perda óssea média anual não foi influenciada pela quantidade de mucosa queratinizada ou aderida ou pelo tipo de configuração da superfície do implante (lisa *versus* rugosa). A maior quantidade de perda óssea foi observada com implantes rugosos em mucosa queratinizada menor que 1 mm, mas a diferença não foi estatisticamente significativa. A presença de mucosa queratinizada foi mais significativamente vantajosa na saúde do tecido mole de implantes posteriores, conforme indicado pelo índice gengival. Os implantes posteriores, mesmo na presença de tecido queratinizado, tiveram uma perda óssea anual 3,5 vezes maior do que os implantes anteriores nessa pesquisa (0,14 *versus* 0,04 mm). A localização do implante parece ser mais importante do que a presença ou ausência de mucosa queratinizada.

Na maioria das situações clínicas, a gengiva queratinizada inserida é mais desejável. Uma prótese fixa (PF-1) na zona estética requer mucosa queratinizada para desenvolver o tecido mole ao redor das próteses sobre o implante. As sobredentaduras inferiores também se beneficiam de um vestíbulo e uma zona de tecido queratinizado não móvel ao redor dos pilares do implante para minimizar a possibilidade de tecido dolorido.

Manejo da ausência de tecido queratinizado

Diversas técnicas cirúrgicas para aumentar a quantidade de tecido queratinizado ao redor dos implantes dentais foram descritas na literatura:

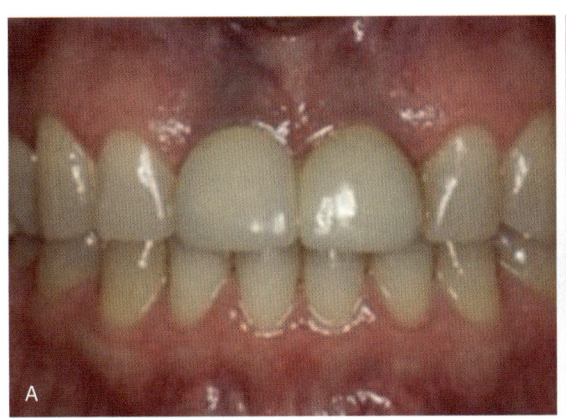

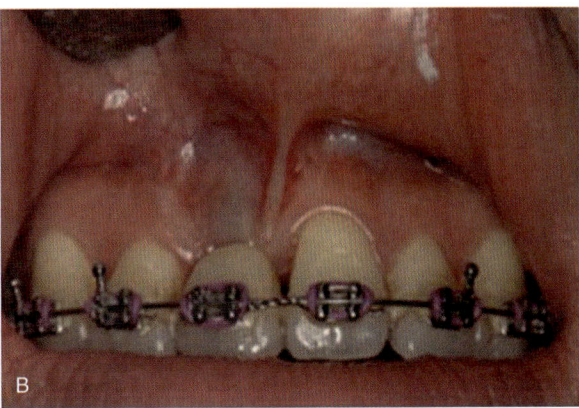

• **Figura 41.18 A e B.** Implantes superiores com tecido aderido inadequado.

1. Enxerto autógeno gengival livre
2. Enxerto autógeno de tecido conjuntivo subepitelial
3. Enxertos alógenos de tecidos moles de cadáveres humanos (p. ex., Oracell; Salvin Dental)
4. Enxertos xenógenos de tecidos moles de animais

O enxerto pode ser concluído antes da cirurgia, simultaneamente à cirurgia ou após a cirurgia de implante. O momento ideal para o enxerto é antes da cirurgia.

Enxertos pré-cirúrgicos

1. Um retalho trapezoidal é rebatido das áreas desejadas de enxerto.
2. Retalho mucoperiosteal de espessura total é o desenho de escolha.
3. Matriz dérmica autógena ou acelular (Oracell; Salvin Dental) é modificada para as dimensões desejadas.
4. PGA ou sutura cromada é usada (5–0 recomendado) para proteger a matriz dérmica alogênica (AlloDerm) para o local receptor.
5. O retalho é modificado para ficar livre de tensão e ser puxado para cobrir a matriz dérmica acelular, sendo suturado com fios 4–0 ou 5–0 PGA ou de PTFE (Figura 41.19).

Enxerto simultâneo

As etapas para enxerto simultâneo são as seguintes:
1. O retalho de espessura total é rebatido no local da posição desejável do implante (na mesial de um dente e na distal de outro dente).
2. Após a colocação do implante e/ou aumento ósseo, a matriz dérmica autógena ou acelular é colocada em camadas sobre o local do enxerto.

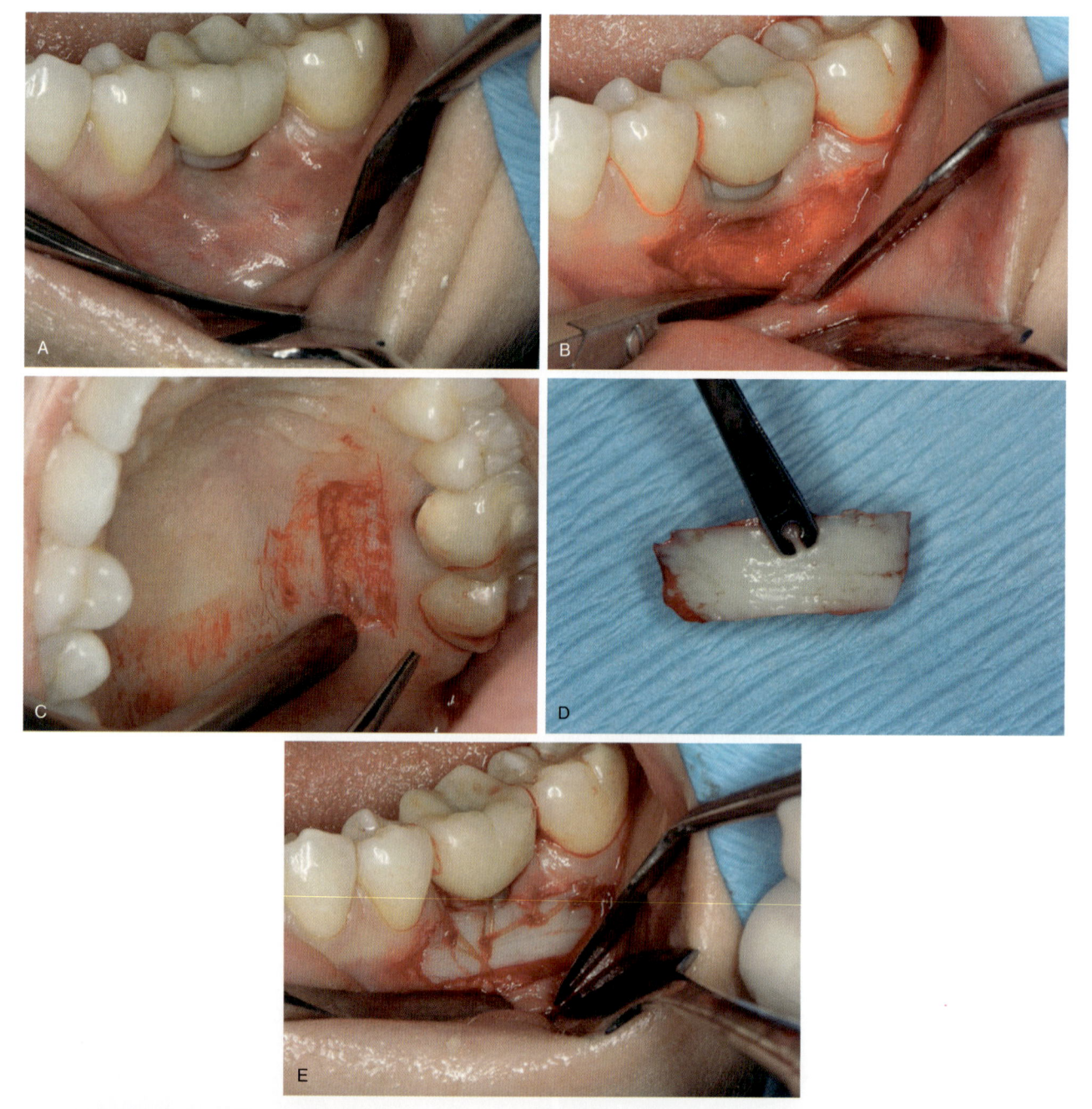

• **Figura 41.19 Enxerto gengival livre. A.** Primeiro molar inferior esquerdo com tecido de inserção (aderido) comprometido. **B.** Sítio receptor modificado. **C.** Enxerto de palato removido. **D.** Enxerto do tecido palatino. **E.** Sutura do enxerto em posição.

3. É fundamental ter liberação abundante de tecido (ou seja, livre de tensão para o fechamento) para permitir a cobertura do tecido mole sobre o enxerto ósseo.
4. O retalho é suturado sem tensão e cicatrizado por intenção primária com fios 4–0 ou 5–0 PGA ou PTFE (Figuras 41.20 e 41.21).

Enxerto tecidual pós-implante

Após a cicatrização do retalho de tecido mole, o enxerto do tecido mole pode ser realizado durante a consulta de troca do parafuso do pilar ou na consulta de reabertura (3 meses de cicatrização). As etapas são as seguintes:
1. Um retalho de espessura total é rebatido, sendo largo o suficiente para cobrir o tamanho da membrana da matriz dérmica autógena ou acelular.
2. A matriz dérmica é idealmente posicionada e suturada adjacente ao tecido de inserção (5-0 cromado).
3. O retalho é avançado sobre a matriz, tendo o cuidado de cobrir todo o tecido do aloenxerto (de preferência com 5-0 pontos).

Doença peri-implantar por cimento retido

As próteses cimentadas sobre implantes são usadas em implantodontia devido a custo mais baixo, relativa simplicidade, ajuste mais passivo, estética aprimorada e semelhança com as próteses tradicionais. Porém, com todas essas vantagens vem uma desvantagem significativa, a retenção do cimento pós-operatório. O cimento retido demonstrou abrigar bactérias (semelhante ao cálculo em um dente natural), o que leva à doença peri-implantar (Figura 41.22).

Durante a cimentação da prótese sobre o implante, é possível que o excesso de cimento possa extravasar para o sulco gengival ao redor do implante. Foi demonstrado que a presença de cimento no sulco causa complicações como desconforto, inflamação, edema dos tecidos moles e sangramento ou exsudato na sondagem.[178] Foi relatado que o cimento pode extravasar na interface do pilar do implante quando margens subgengivais estão presentes. O cimento subgengival associado a um implante é mais difícil de remover em comparação a um dente natural, e vários instrumentos usados para essa finalidade demonstraram resultar em danos aos pilares do implante.[179] Foi proposto que qualquer massa de material estranho presente adjacente a um implante

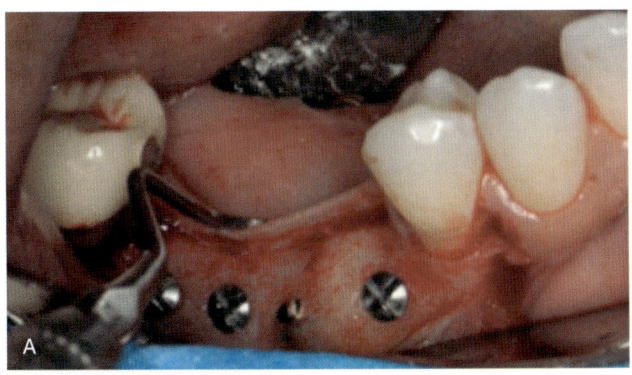

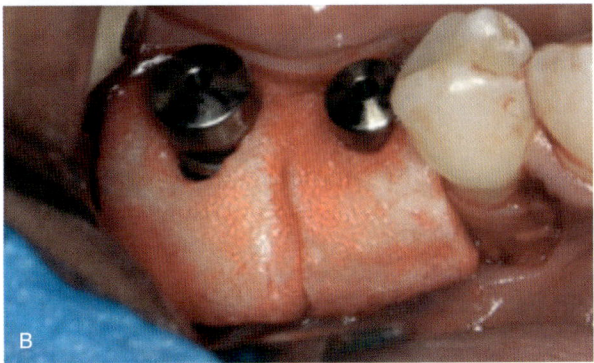

● **Figura 41.20 Derme acelular. A.** Enxerto ósseo com tecido de inserção inadequado. **B.** Derme acelular colocada em torno dos pilares de implantes cicatrizados.

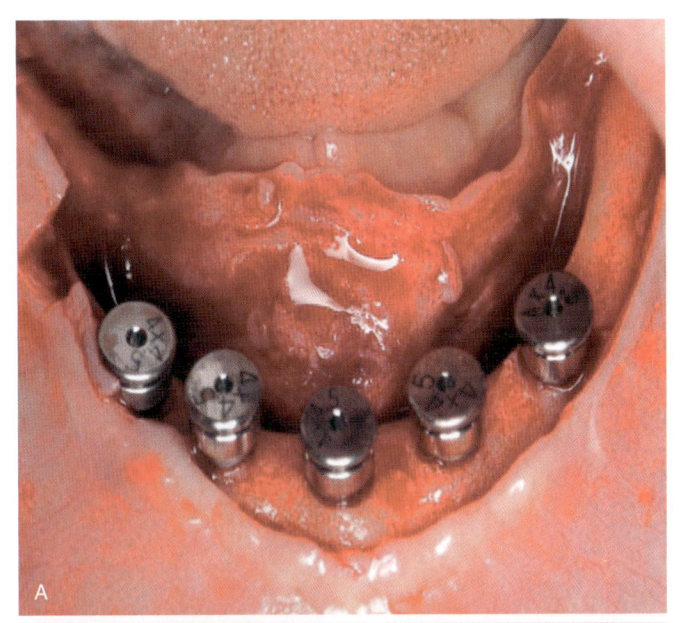

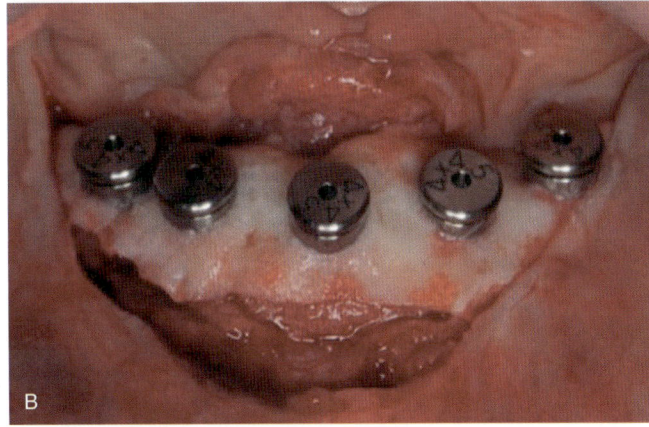

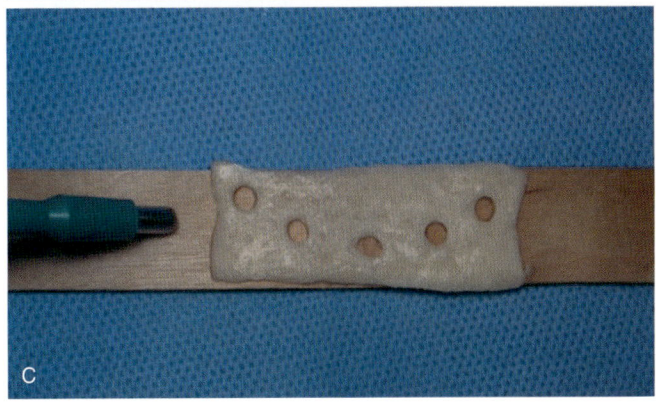

● **Figura 41.21 Derme acelular. A.** Cinco implantes instalados na região anterior da mandíbula. **B.** Derme modificada para se ajustar aos pilares de cicatrização. **C.** Derme colocada sobre implantes e pilares de cicatrização.

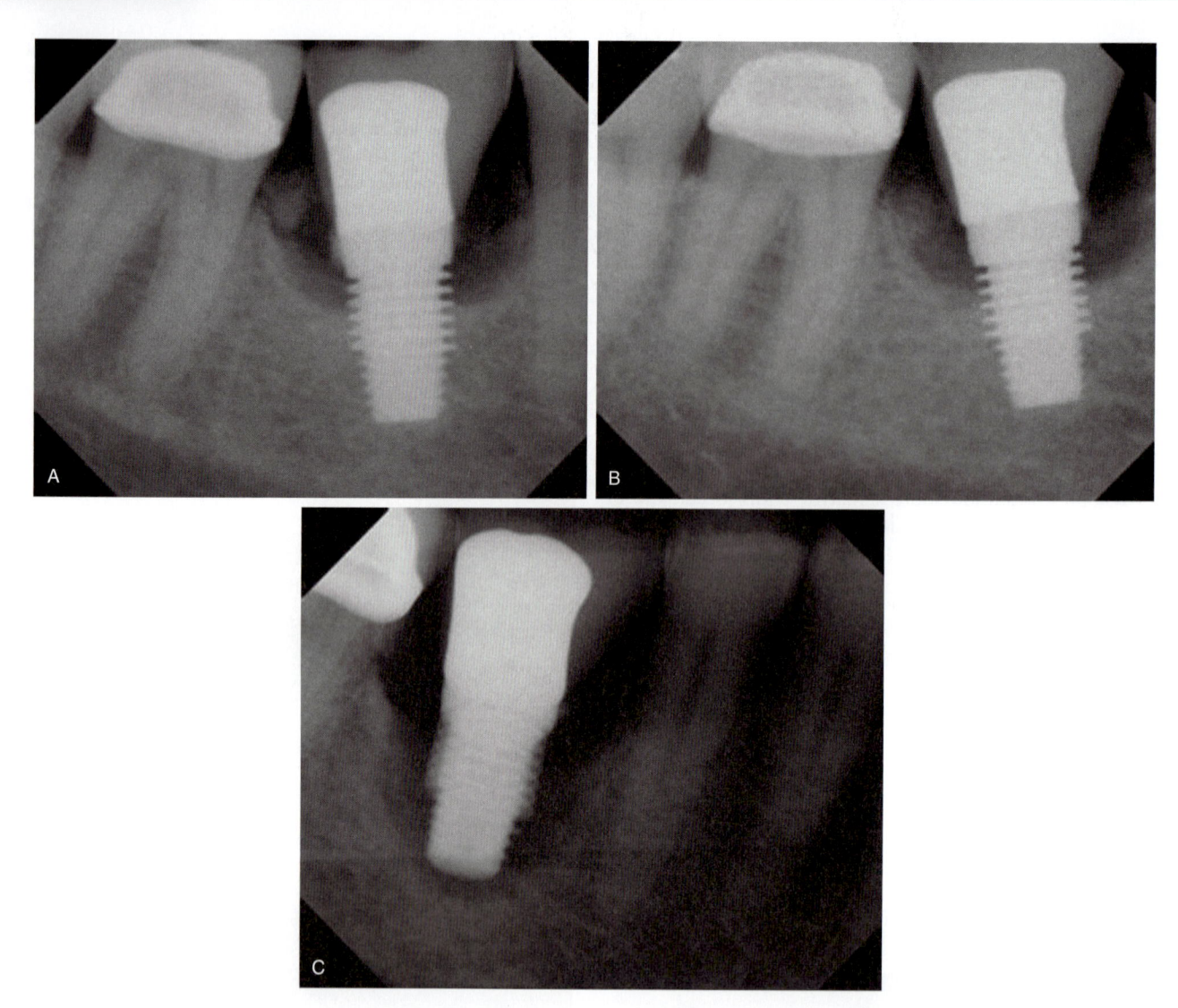

• **Figura 41.22 Cimento retido. A.** Radiografia demonstrando cimento subgengival retido. **B.** Pós-operatório de 6 meses. **C.** Retenção de cimento levando à falha do implante.

dental tem o potencial de afetar negativamente a saúde e a sobrevida do implante. O próprio material específico pode determinar como um processo de doença pode se manifestar. Além disso, o uso de cimentos destinados a dentes naturais pode não ser apropriado para uso com próteses sobre implantes.[180]

Estudos sugerem que o excesso de cimento tem se mostrado uma possível causa da perda do implante.[181] A incidência de excesso de cimento extravasado para os tecidos moles peri-implantares e seus efeitos adversos são bem documentados na literatura.[182,183] O cimento retém flora microbiana semelhante a organismos responsáveis pela doença periodontal inflamatória. A superfície com cimento retido tem aspecto topográfico rugoso, tornando difícil a remoção desses microrganismos, e pode também resultar em acúmulo significativo o suficiente para formar biofilme peri-implantar semelhante ao dos dentes naturais.[185,186] Estudos clínicos que analisaram a colonização bacteriana em amostras retidas de cimento à base de metacrilato têm mostrado uma forte tendência à invasão bacteriana por patógenos e espécies oportunistas.[187] O cimento remanescente de próteses sobre implantes foi associado a consequências como aumento de sangramento na sondagem, supuração e perda de inserção peri-implantar.[188] É a formação de biofilme peri-implantar que pode iniciar e causar a progressão da mucosite peri-implantar e peri-implantite.[189-191] A peri-implantite foi documentada em vários estudos, com taxa de prevalência que varia de 6 a até 47% dos pacientes com implantes, acompanhados por períodos de 9 a 14 anos.[192-194]

O problema do excesso de cimento tem sido associado a mais de 80% dos casos de doença peri-implantar. Nenhuma diferença ou correlação em particular pode ser associada ao tipo de cimento usado para unir a prótese, em relação à presença de doença ou resposta ao tratamento (ao comparar cimento resinoso, cimento de ionômero de vidro modificado por resina, cimento de policarboxilato de zinco e cimento de ionômero de vidro). Além disso, a presença de retenção de cimento e inflamação não dependeu do tipo de superfície do implante; superfícies jateadas com plasma de titânio ou com jato de areia e superfícies com jato de dióxido de titânio foram comparadas.[195] Nos casos em que o cimento é inadvertidamente deixado em excesso ou dentro dos tecidos peri-implantares, ele deve ser detectado e removido.

Etiologia

A etiologia da peri-implantite oriunda de cimento retido é a seguinte:

Cimento: o cimento retido atua como um nicho para o acúmulo e a proliferação de bactérias. A superfície rugosa do cimento inibe a remoção higiênica das bactérias, o que leva à doença peri-implantar. O cimento atua da mesma forma que o fator etiológico na doença periodontal.

Sulco dental *versus* implante: em torno dos dentes naturais, o epitélio juncional e o tecido conjuntivo se inserem perpendicularmente ao cemento, o que tende a impedir o fluxo do excesso de cemento para o sulco. Em contraste, o tecido conjuntivo ao redor dos implantes dentários insere-se paralelamente, sem fixação na superfície do implante. O fluxo de cimento não é restrito e migra facilmente para a região apical (Figura 41.23).

Margens submucosas: as margens das próteses sobre implantes são frequentemente colocadas mais de 2 mm subgengivalmente para um melhor perfil de emergência e estética. Porém, estudos têm demonstrado que, quanto mais profundas as margens, mais difícil é a remoção do cimento. Em margens maiores que 1,5 mm subgengivalmente, é quase impossível remover totalmente o cimento.[197]

Localização: o cimento retido pode se fixar: (1) na coroa, (2) no pilar protético e (3) no osso. Se o cimento for empurrado para a área sulcular e atingir o osso, surgirão problemas crônicos significativos (Figura 41.24).

Tempo: talvez um dos aspectos mais interessantes, embora preocupantes, da doença peri-implantar associada ao cimento seja o intervalo de tempo que pode passar ou tenha passado antes que sinais óbvios de uma resposta à doença inflamatória sejam evidentes durante a detecção clínica. Wilson[196] demonstrou que o tempo que leva para o cimento retido se tornar problemático e eventualmente ser diagnosticado é de 4 meses a 9,3 anos, com uma média de 3 anos. Outro grupo apontou detecção variando de várias semanas a 4 anos após cementação. Foi documentado que a detecção tardia em sinais inflamatórios de doença peri-implantar indica uma premissa de que as próteses cimentadas sobre implantes devem ser examinadas periodicamente para a doença.[199]

Avaliação radiográfica: diversas técnicas são descritas na literatura para localizar o excesso de cimento ao redor das próteses sobre implantes. Isso inclui o uso de um endoscópio odontológico e um método invasivo de desbridamento de retalho aberto para observação direta.[200,201] O exame radiográfico tem se mostrado eficaz na detecção de excessos de cimento em restaurações dentárias e pode servir como um método menos invasivo de detecção para próteses cimentadas sobre implantes.[202,203] O exame radiográfico é valioso na detecção de cimento apenas se o agente de cimentação tiver um nível de radiodensidade alto o suficiente.[204]

É significativo observar que, com relação à radiopacidade dos cimentos restauradores, não há um padrão mínimo de radiopacidade estabelecido atualmente (no entanto, existe atualmente um valor radiopaco padrão nacional obrigatório para todos os cimentos endodônticos; American National Standards Institute/ADA Especificação n° 57). Portanto, há uma ampla faixa de visibilidade radiográfica para cimentos restauradores, de aparência altamente radiopaca a completamente indetectável.[205] Idealmente, o agente cimentante deve ser radiograficamente mais denso do que as ligas de titânio. Cimentos à base de zinco (ou seja, Fleck's, Temp-Bond, Tempbond NE) demonstraram ser mais prontamente detectáveis radiograficamente com os valores de nível de cinza mais altos. Estudos têm demonstrado que muitos cimentos que não são à base de zinco não são detectados radiograficamente, como cimento autoadesivo (RelyX Unicem), cimento resinoso (Improv e Premier Implant Cement), ionômero de vidro (RelyX) e hidróxido de cálcio (Dycal). Ser capaz de avaliar a presença de excesso de cimento e, em seguida, determinar se a remoção é indicada é fundamental para facilitar os protocolos reabilitadores adequados.[206] Após a cimentação da prótese, o excesso de cimento residual tem maior probabilidade de detecção nos aspectos interproximais. É nesses locais que o acúmulo de cimento produz o efeito de uma radiopacidade aumentada, descrita por um grupo como o "efeito de casca de ovo periférica".[207]

Tipo de cimento: muitos tipos de cimento são usados hoje em dia na implantodontia para reter coroas suportadas por implantes. Agar *et al.*[208] demonstraram que o cimento com componentes resinosos é o mais difícil de remover da superfície do pilar após a cimentação. Os cimentos que contêm zinco têm se mostrado ideais para cimentar coroas sobre implantes, pois são os mais fáceis de se observar radiograficamente. O fosfato de zinco é uma escolha popular bem conhecida de cimento, o que torna difícil a remoção. Além disso, devido à sua solubilidade no meio bucal, um campo seco é definitivamente necessário. Os cimentos provisórios também são populares na cimentação de coroas sobre implantes, pois permitem a remoção. No entanto, como os cimentos provisórios exibem forças de retenção mais fracas, a não cimentação da prótese sobre o implante pode ser problemática.

Espessura do cimento: existe uma grande variação na capacidade de detecção radiográfica dos cimentos. Alguns cimentos têm densidade radiográfica muito alta, o que permite a detecção em radiografias. No entanto, muitos não podem ser detectados, mesmo em espessuras maiores (± 2 mm).

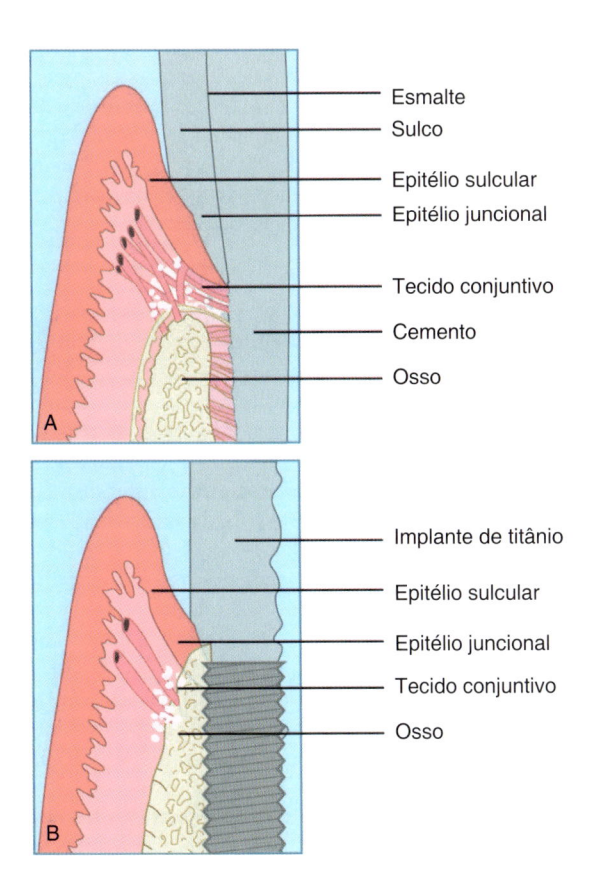

• **Figura 41.23 Diferentes sistemas de fixação do implante *versus* dente. A.** As fibras circulares fixam-se ao cimento, minimizando a possibilidade de retenção de cemento. **B.** Por não haver um sistema de inserção do implante endósseo com o tecido, o cimento retido facilmente pode extravasar para a área sulcular. (De Resnik RR. Fixed prosthodontics complications. In: Resnik RR, Misch CE, eds. Misch's Avoiding Complications in Oral Implantology. St. Louis, MO: Elsevier; 2018; adapted from LeBeau J. Maintaining the long-term health of the dental implant and the implant-borne restoration. Compend Contin Educ Oral Hyg. 1997;3:3–10.)

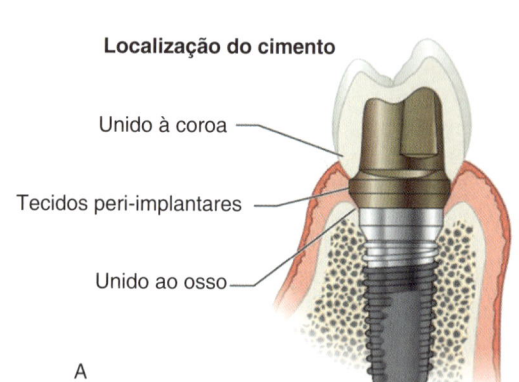

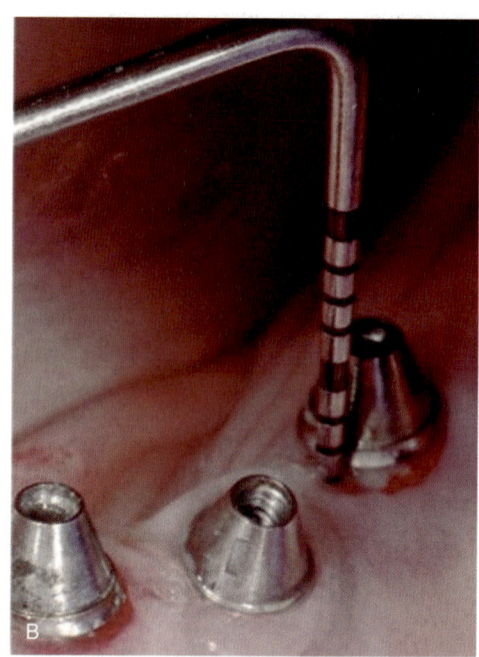

● **Figura 41.24 Local de fixação do cimento. A.** O cimento retido pode aderir à coroa/ao pilar protético, aos tecidos peri-implantares ou ao osso. **B.** Implante com bolsa patológica profunda associada a cimento retido.

Técnica de cimentação: uma razão comum para o cimento ficar retido é a técnica de cimentação cervical, que geralmente é similar à técnica de cimentação em dentes naturais.

A maioria dos clínicos coloca uma quantidade excessiva de cimento na superfície interna da coroa, o que leva à extrusão na área sulcular.

Prevenção

Margens supragengivais. O excesso de cimento retido pode ser minimizado pelo *design* das margens supragengivais do pilar protético. Contudo, os cirurgiões-dentistas relutam em colocar as margens nesse nível, principalmente se as coroas estiverem na zona estética. Estudos têm demonstrado que margens colocadas 1 mm supragengival ou na margem gengival permitem a fácil remoção do cimento sem chance de retenção.[209]

Aplicação ideal de cimento. O controle da quantidade de cimento que é colocado na coroa do implante permitirá possibilidade menor de retenção do cimento. Os clínicos relutam em usar uma pequena quantidade de cimento porque isso se traduz na possibilidade de infiltração e perda de retenção.

O excesso de cimento pode levar a um assentamento impróprio, alteração da oclusão e dificuldade na remoção do cimento. Idealmente, uma espessura uniforme de 40 μm sobre a superfície é o ideal; entretanto, em um ambiente clínico, isso é muito difícil. A superfície interna da coroa às vezes é irregular e padrões de escoamento desiguais podem existir entre superfícies paralelas e não paralelas.

Fatores adicionais que complicam a cimentação ideal são as propriedades de escoamento do cimento, viscosidade, estabilidade dimensional e molhabilidade das superfícies.

Próteses parafusadas. Embora as próteses sobre implantes parafusadas tenham as desvantagens de maior custo e estética comprometida em alguns casos, a não necessidade de cimento é uma vantagem significativa.

Modificação do pilar do implante. Para reduzir a quantidade de cimento em excesso, estudos têm demonstrado que a modificação do pilar leva a menor pressão e extravasamento do cimento. É ideal que o pilar seja ventilado com dois orifícios de 0,75 mm de raio, colocados 3 mm apicais à área oclusal do pilar e separados a 180°. Essa técnica, de Wadhwani *et al.*,[210] demonstrou limitar a quantidade de cimento extravasado para o sulco gengival de coroas cimentadas sobre implantes.

Técnicas

Várias técnicas para reduzir o excesso de cimento retido foram discutidas na literatura. Uma técnica popular é a de cópia do pilar, que usa fita de Teflon dentro da superfície do entalhe antes de copiar o pilar, com material de polivinilsiloxano. A coroa final sobre o implante preenchida com cimento é colocada no pilar copiado para a remoção do excesso de cimento antes de ser rapidamente transferida e totalmente assentada na cavidade bucal. Essa técnica minimiza a possibilidade de cimento retido; no entanto, tem limitações ao cimentar uma prótese sobre múltiplos implantes esplintados[211] (Figura 41.25).

A técnica de Resnik (técnica de lubrificação) usa vaselina solúvel em água, colocada nas superfícies externas da coroa ou prótese e abaixo da margem do implante (ou seja, área sulcular). É utilizada uma técnica de cimentação controlada que limita a quantidade de cimento usado e também permite a remoção do excesso de cimento antes da cimentação final. A vantagem dessa técnica permite evitar que o cimento se una a coroa, sulco ou osso subjacente (Boxe 41.5 e Figura 41.26).

Remoção do cimento retido no implante

Mesmo o implantodontista mais diligente e habilidoso pode deixar cimento residual na área sulcular das coroas sobre implantes. A importância das consultas pós-operatórias para pacientes com implantes após a cimentação da prótese não pode ser subestimada. A manutenção regular é extremamente crucial para coroas cimentadas. Os possíveis sintomas que podem justificar uma avaliação para cimento retido são inflamação localizada, sangramento à

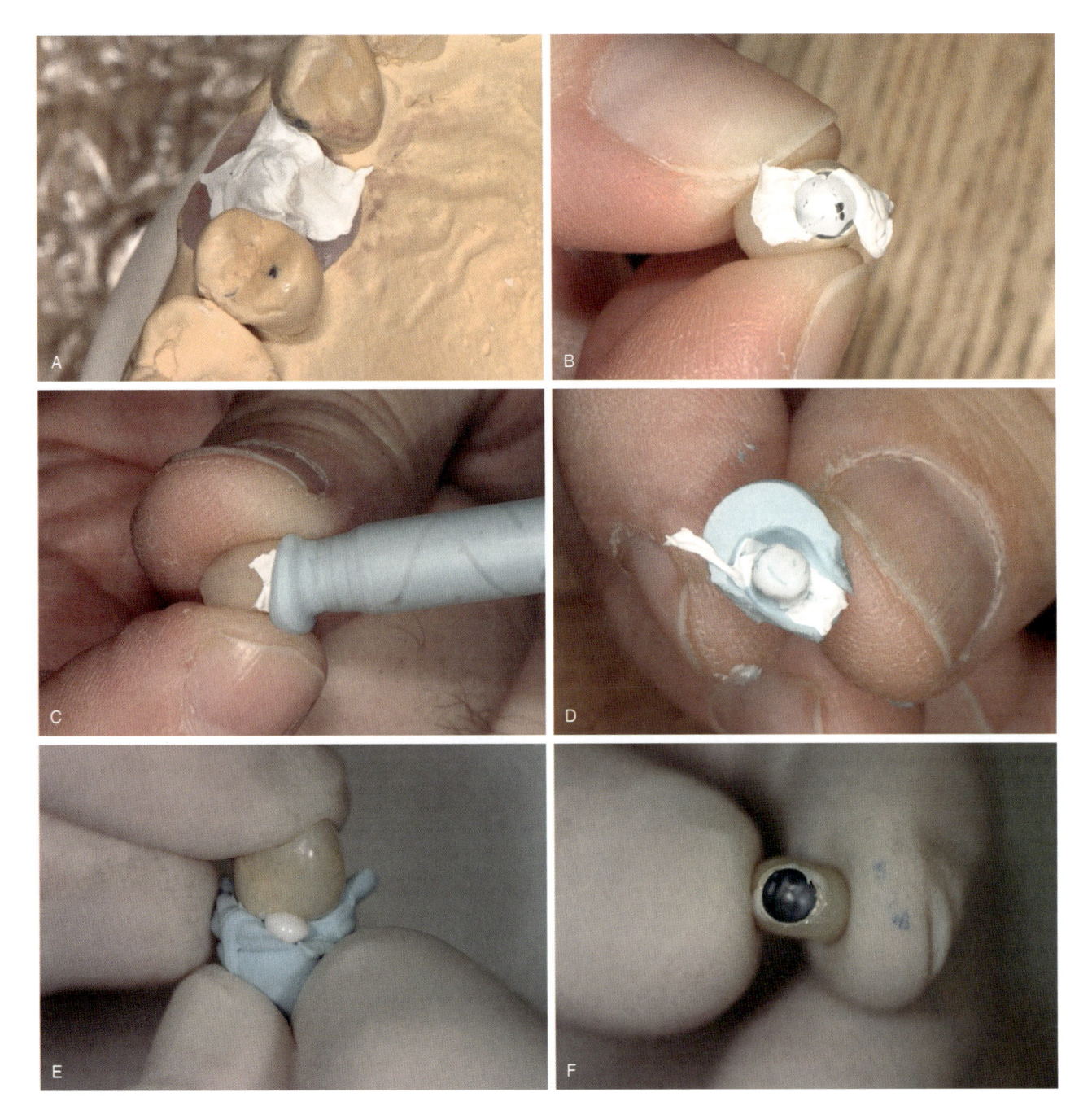

● **Figura 41.25 Técnica de cimentação. A.** Fita de politetrafluoroetileno colocada sobre o pilar. **B.** Coroa inserida no pilar. **C.** Material de moldagem de polivinil adicionado à superfície interna da coroa para confecção de uma duplicata do pilar. **D.** Superfície interna da coroa: pilar inserido no implante na cavidade bucal. **E.** Cimento adicionado à coroa e colocado na duplicata do pilar de polivinil. **F.** Excesso de cimento removido, e então inserido no pilar, na cavidade bucal.

Boxe 41.5 Técnica de cimentação (técnica de Resnik).

Etapa 1: aplicar vaselina solúvel em água na margem externa da coroa com uma seringa de 1 mℓ.
Etapa 2: selar o parafuso do pilar (bolinha de algodão, fita de Teflon) sem selar todo o acesso.
Etapa 3: colocar uma camada fina de vaselina 360° com uma seringa de 1 mℓ dentro do sulco e ao redor do implante.
Etapa 4: aplicar uma camada fina (≈40 μm) de cimento na superfície do entalhe do pilar.
Etapa 5: assentar a coroa, removê-la, remover o excesso de cimento aderido à superfície da margem externa e qualquer excesso de cimento sulcular e vaselina com uma escova.
Etapa 6: recolocar a coroa, avaliar se há excesso de cimento.

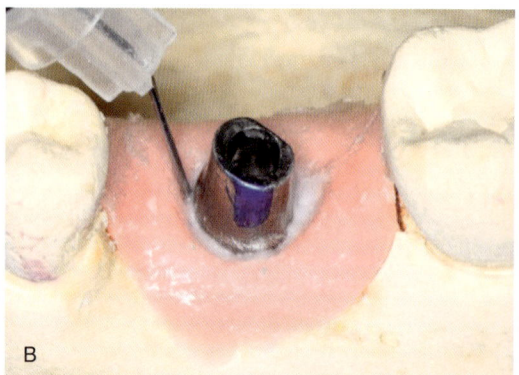

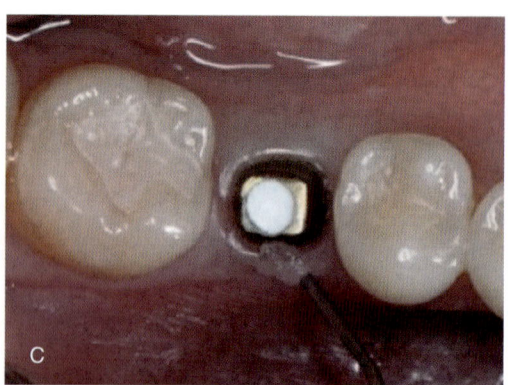

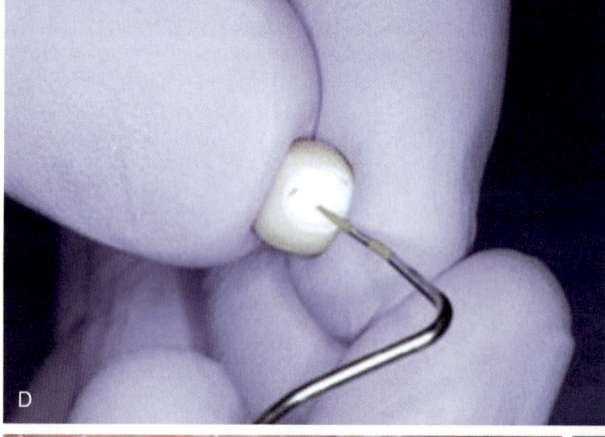

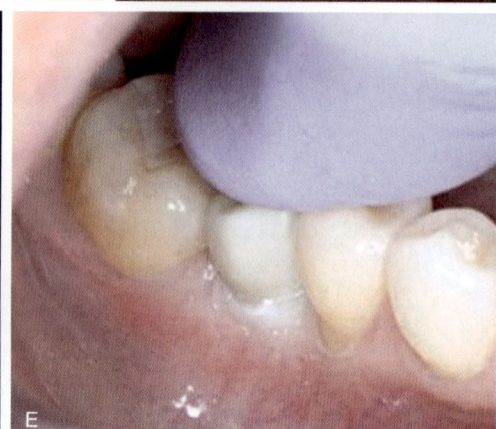

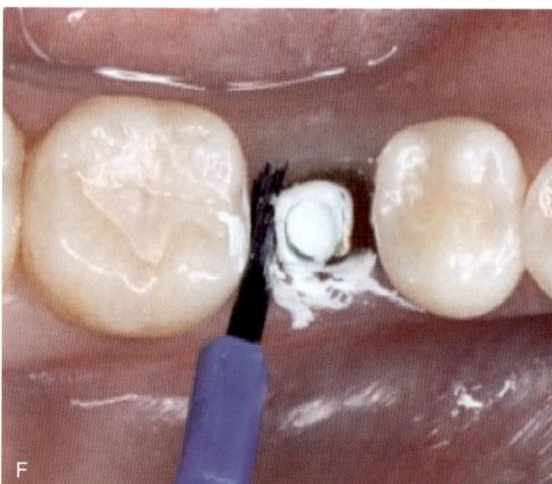

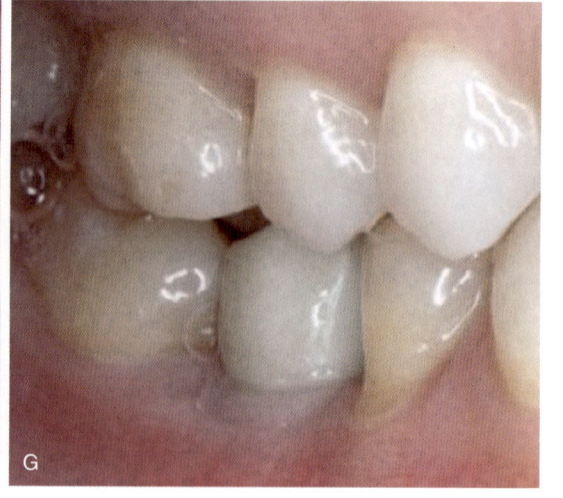

• **Figura 41.26 Técnica alternativa de cimentação. A.** A parte externa da coroa é lubrificada com vaselina solúvel em água. **B.** Demonstração da vaselina solúvel em água sendo colocada dentro do sulco com uma seringa de 1 mℓ. **C.** Imagem clínica após vaselina ter sido inserida. **D.** Cimento é colocado na superfície interna da coroa. **E.** A coroa é inserida na boca. **F.** A coroa é removida e o excesso de cimento é removido com um pincel. **G.** A coroa é reinserida no pilar.

sondagem, exsudato, profundidades de sondagem progressivamente aumentadas e perda óssea radiográfica.

Não cirúrgico

O tratamento não cirúrgico inclui curetagem regular com instrumentos manuais. Deve-se notar que é muito difícil remover todo o cimento sem cirurgia.

Cirúrgico

Em muitos casos, o acesso cirúrgico é necessário para a retirada completa do cimento, o que inclui retalho, curetagem e desintoxicação com possível enxerto. Em casos de doença peri-implantar, a detecção e a remoção do excesso de cimento (76% dos pacientes afetados) frequentemente resultam na resolução dos sinais inflamatórios clínicos em apenas 1 mês após o tratamento. Isso se deve possivelmente à remoção de agentes causadores de irritação presentes no cimento, causando lesões bacterianas e mecânicas. Alguns autores defendem raspadores manuais, dispositivos mecânicos piezoelétricos e magnetostritivos (com a ajuda de um endoscópio odontológico para visualização direta de depósitos de cimento)[212] (Figura 41.27).

Hiperplasia da mucosa peri-implantar

O crescimento gengival resulta em extrema dificuldade para o paciente manter uma higiene adequada e para o clínico realizar

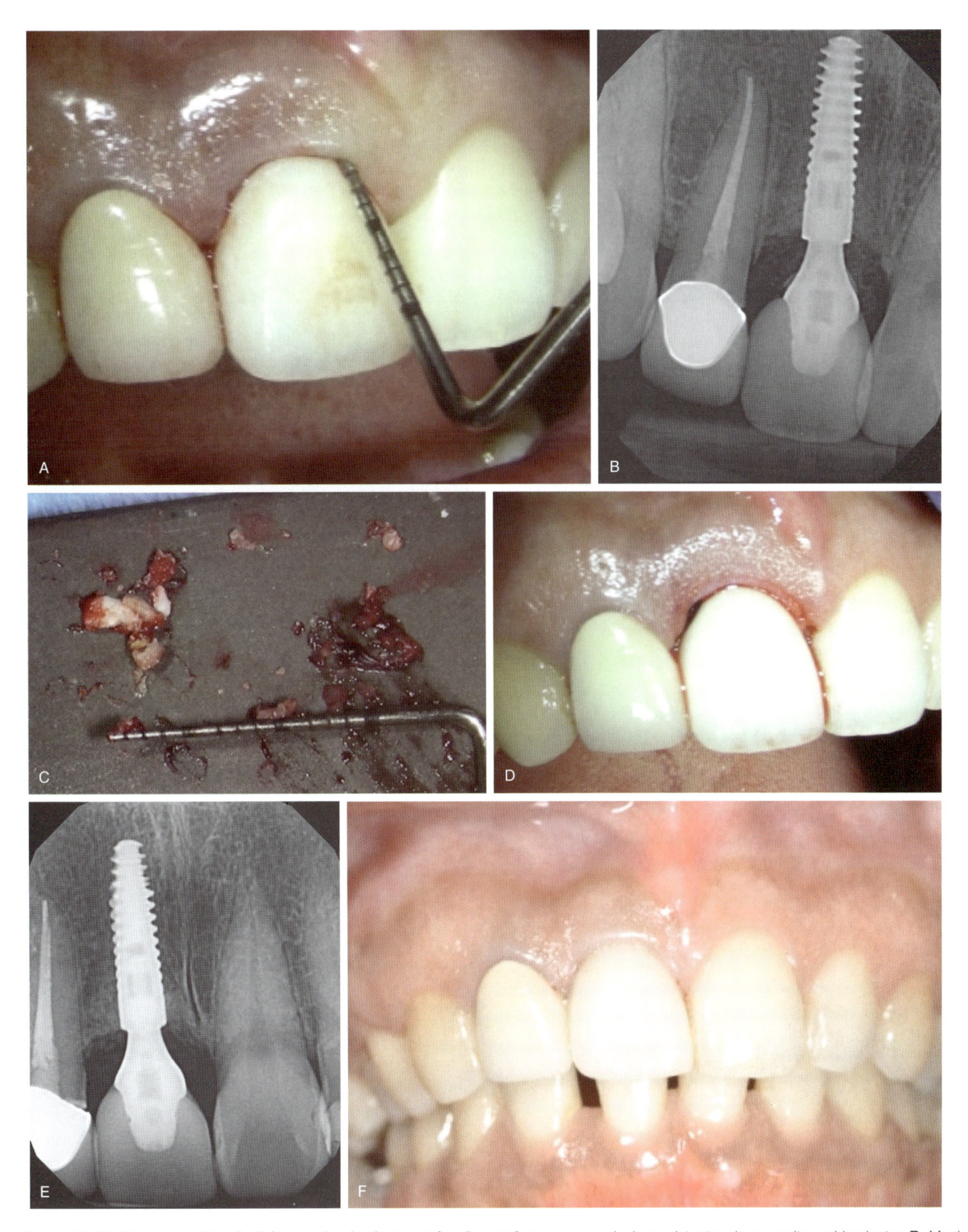

• **Figura 41.27 Cimento retido. A.** Prótese sobre implante em função por 6 meses com sinais persistentes de mucosite peri-implantar. **B.** Manifestação radiograficamente evidente de cimento remanescente na margem. **C.** Excesso de cimento após instrumentação com curetas de titânio e plásticas. **D.** Tecidos peri-implantar imediatamente após a instrumentação. **E.** Radiografia demonstrando o excesso de cimento removido. **F.** Condição do tecido peri-implantar na consulta de reavaliação de 6 semanas.

o desbridamento. Quando o crescimento gengival está associado à perda óssea radiográfica, as bolsas periodontais resultantes são expressas como bolsas periodontais "verdadeiras". Se não houver perda óssea associada, as bolsas são denominadas "pseudobolsas" ou bolsas gengivais.[213]

A hiperplasia gengival também pode resultar em um problema estético para o paciente. Isso exigirá intervenção cirúrgica para reduzir o tecido. Além disso, a hiperplasia gengival pode tornar impossível que uma prótese seja completamente assentada (sobredentadura em barra) ou dar origem a dor crônica do tecido.

Etiologia

Após o diagnóstico clínico de crescimento gengival relacionado ao implante, etiologias potenciais devem ser identificadas, como as hormonais, induzidas por medicamentos, alergias ou relacionadas aos hábitos do paciente. Vários fatores hormonais (p. ex., relacionados à gravidez ou puberdade) e medicamentos foram associados ao crescimento gengival. Medicamentos como fenitoína, imunossupressores (p. ex., ciclosporina), bloqueadores dos canais de cálcio e anfetaminas foram associados à hiperplasia gengival.

O supercrescimento gengival também foi associado aos hábitos do paciente, como a respiração pela boca. A hiperplasia induzida por alergia também tem se tornado prevalente em implantodontia. Com o uso de ligas de titânio para a fabricação de implantes dentais e pilares, as reações alérgicas exacerbadas estão se tornando um problema mais comum. O níquel (Ni), combinado ao titânio ou à prótese definitiva, pode exacerbar e causar uma reação alérgica aguda. Alumínio (Al) e berílio (Be) têm sido associados a eczema e reações de tecidos moles que resultam em crescimento gengival.

Prevenção

Se um paciente for considerado de alto risco para hiperplasia gengival relacionada ao implante (p. ex., por causa de medicamentos), ele deve ser instruído a manter uma higiene bucal meticulosa. Além disso, um protocolo de *recall* mais frequente (quatro vezes por ano) deve ser implementado, incluindo desbridamento. A prótese deve ser avaliada e mantida com um espaço mínimo de 1 mm entre o tecido e a prótese, para facilidade de limpeza e prevenção da irritação induzida pela prótese.

Manejo

O tratamento da hiperplasia peri-implantar deve começar com terapias periodontais convencionais para reduzir o biofilme e a inflamação. O tratamento cirúrgico do crescimento gengival do implante pode exigir gengivectomia (se houver gengiva queratinizada adequada) ou retalhos posicionados apicalmente (sem gengiva queratinizada adequada).

O uso de clorexidina 0,12% ou 0,2%, 2 vezes/dia, demonstrou sucesso na redução do crescimento excessivo de tecidos e contagens de bactérias. Quando a hiperplasia gengival está presente ao redor dos implantes associados a sobredentaduras, deve-se tomar cuidado para minimizar o aumento do tamanho (Figura 41.28).

Normalmente, os clínicos aliviam a prótese a fim de que o caminho de inserção não cause irritação ou lesão da mucosa. Isso pode levar a uma espessura inadequada do acrílico, predispondo a prótese à fratura. Idealmente, o aumento do tecido deve ser reduzido e o agente causador identificado e tratado de acordo. É importante notar que, mesmo com cuidado meticuloso e remoção da etiologia, o crescimento gengival pode ocorrer novamente. Informar o paciente é fundamental para evitar mal-entendidos (Boxe 41.6).

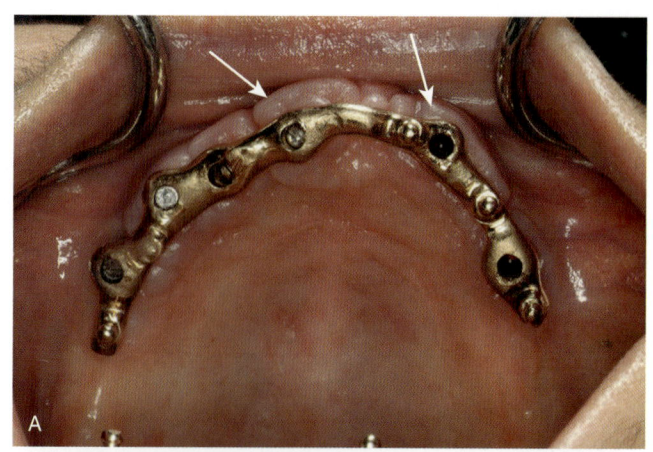

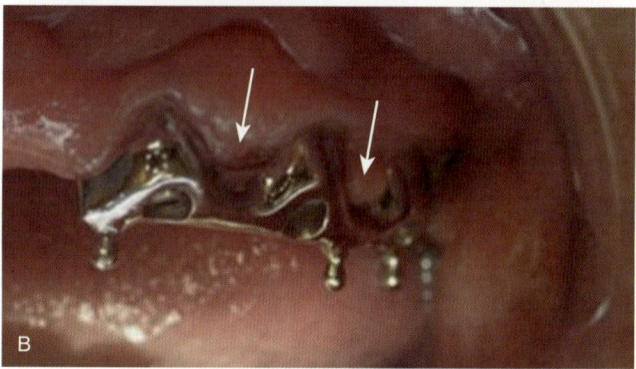

• **Figura 41.28 Hiperplasia. A** e **B.** Crescimento de tecido hiperplásico ao redor da prótese sobre implante existente, resultando em dificuldade nos cuidados relacionados à higiene domiciliar.

Boxe 41.6 Agentes farmacológicos que causam hiperplasia gengival.

Anticonvulsivantes
- Fenitoína
- Fenobarbital
- Lamotrigina
- Vigabatrina
- Etossuximida
- Topiramato
- Primidona

Bloqueadores do canal de cálcio
- Nifedipino
- Anlodipino
- Verapamil

Droga imunossupressora
- Ciclosporina

Fatores sistêmicos
- Gravidez
- Puberdade
- Deficiência de vitamina C
- Leucemia
- Neoplasias (fibromas, papilomas, carcinomas)

Escala de qualidade do implante

Os critérios de sucesso em implantodontia permanecem complexos. A maioria dos estudos clínicos relatando sucesso e fracasso não qualifica o tipo de sucesso alcançado. Em vez disso, o termo "sucesso" tem sido usado principalmente de forma intercambiável com a sobrevida do implante. O termo "falha" foi usado para indicar que o implante não está mais presente na boca. Quase todos os relatos na literatura protética também destacam a sobrevida como sucesso.

O que é sucesso para um dente natural? Na literatura periodontal é apresentada uma qualidade de saúde e diretrizes bem estabelecidas com base em critérios clínicos que descrevem a saúde ideal dos dentes naturais. O termo geral "sucesso" em implantodontia deve ser substituído pelo conceito de qualidade de saúde, com um contínuo de saúde-doença descrevendo o estado dos implantes.

Critérios de sucesso para implantes endósseos foram propostos anteriormente.[214-218] A escala de Misch propõe modalidades de manejo correspondentes a diferentes níveis de tratamento.[219]

A mais recente escala Suzuki-Misch-Hsiao de saúde do implante foi publicada em *Avoiding Implant Complications* (2017), de Resnik e Misch.[220] A escala Suzuki-Misch-Hsiao apresentou a qualidade de saúde do implante com base na avaliação clínica (Tabela 41.4). Essa escala de qualidade de saúde permite que o implantodontista avalie um implante usando os critérios listados, colocando-o na categoria apropriada e, em seguida, tratando o implante de acordo. O prognóstico também está relacionado à escala de qualidade.

As condições clínicas ideais para dentes naturais incluem ausência de dor, menos de 0,1 mm de mobilidade horizontal inicial sob forças laterais de menos de 100 g, menos de 0,15 mm de mobilidade secundária com forças laterais de 500 g, ausência de mobilidade vertical observada, profundidades de sondagem periodontal de menos de 2,5 mm, altura da crista óssea radiográfica de 1,5 a 2,0 mm abaixo da junção cemento-esmalte, lâmina dura intacta, sem sangramento à sondagem, sem exsudato, e ausência de recessão ou envolvimento de furca em dentes multirradiculares.

A American Dental Association CDT (2018) definiu cinco tipos periodontais para diagnóstico e tratamento dos dentes naturais.[221,222] As categorias de doenças da American Dental Association não indicam simplesmente sucesso ou fracasso, mas, sim, uma gama de saúde a doença. Essa classificação permite uma abordagem clínica do tratamento em cada categoria. Uma escala semelhante para implantes foi estabelecida como auxiliar para diagnóstico e tratamento, e também propõe abordagens de manejo de acordo com os sinais e sintomas.

Grupo I: saúde ótima

O Grupo I representa o sucesso do implante com ótimas condições de saúde. Nenhuma dor é observada a palpação, percussão ou função. Nenhuma mobilidade é observada em qualquer direção com cargas inferiores a 500 g de movimento do implante (IM). Menos de 2,0 mm de crista óssea foram perdidos desde a instalação do implante. Essa perda óssea normalmente é o resultado da largura biológica do implante abaixo da conexão do pilar e da superfície do implante. O implante não tem histórico de exsudato e não há radiolucidez ao redor do corpo do implante. A profundidade de sondagem é igual ou inferior a 5 mm e é estável após o primeiro ano. Idealmente, o índice de sangramento é de

Tabela 41.4 Escala de qualidade do implante.

Escalas de qualidade do implante	Condições clínicas	Protocolo Suzuki-Resnik
Sucesso (saúde ótima) Osseointegração/Estágio 0 osseosseparação	Sem dor ou sensibilidade em função 0 mobilidade < 2 mm de perda óssea radiográfica desde a cirurgia inicial PS < 4 mm Sem supuração Sem SS	Protocolo 1
Sobrevida (saúde satisfatória) Estágio I osseosseparação Perimucosite	Sem dor 0 mobilidade < 2 mm de perda óssea radiográfica desde cirurgia inicial Inflamação perimucosa PS ± 4 mm (sangramento e/ou supuração na sondagem)	Protocolo 2
Sobrevida (potencialmente comprometida) Estágio II osseosseparação Peri-implantite precoce	Sem dor 0 mobilidade Perda óssea radiográfica de 2 a 4 mm PS ± 4 mm (sangramento e/ou supuração na sondagem) Inflamação perimucosa Perda óssea < 25% do comprimento do implante	Protocolo 2 ou Protocolo 3
Sobrevida (saúde comprometida) Estágio III osseosseparação Peri-implantite moderada	Dor variável 0 mobilidade Inflamação perimucosa PS ≥ 6 mm (sangramento e/ou supuração na sondagem) Perda óssea 25 a 50% do comprimento do implante	Protocolo 3
Falha (falha clínica) Estágio IV osseosseparação Peri-implantite avançada	Inflamação perimucosa Dor sobre a função PS > 8 mm (sangramento e/ou supuração na sondagem) Perda óssea > 50% do comprimento do implante Mobilidade Exsudato não controlado Talvez não esteja mais na boca	Protocolo 4
Outros (tais como peri-implantite retrógrada)	Inflamação perimucosa variável Radiograficamente: lesão periapical ao redor do implante Clínico: dor, sensibilidade, formação de fístula ou edema	Reentrada cirúrgica e revisão ou remoção do implante

PS: profundidade de sondagem; SS: sangramento à sondagem; TPR: terapia periodontal de suporte.
De Suzuki JB, Misch CE. Periodontal and maintenance complications. In: Resnik RR, Misch CE, eds. *Misch's Avoiding Complications in Oral Implantology*. St. Louis, MO: Elsevier; 2018. Dados de Suzuki JB, Hsiao YJ, Misch CE. Personal communication, 2017.

0 a 1. Os implantes do Grupo I seguem um programa de manutenção normal a cada 6 meses. O prognóstico é de muito bom a excelente (Figura 41.29).

Grupo II: saúde satisfatória

Os implantes do Grupo II apresentam saúde satisfatória e são estáveis. Nenhuma sensibilidade é observada à palpação, percussão ou função. Não há mobilidade de implante observável na direção horizontal ou vertical com cargas menores que 500 g. A perda óssea radiográfica da crista é observada entre 2 e 4 mm após a instalação do implante. A causa mais comum é a perda óssea por carga precoce relacionada à quantidade de força oclusal e à densidade óssea. Nenhuma dor é observada. As profundidades de sondagem podem ser de 5 a 6 mm devido à espessura do tecido original e à perda óssea marginal, mas são estáveis. O índice de sangramento à sondagem costuma ser 1 ou até 2. Esses implantes podem ser considerados com mucosite peri-implantar. O tratamento indicado para implantes do grupo II consiste em um protocolo de redução de tensão sobre o sistema de implante, intervalos mais curtos entre as consultas de manutenção da higiene (p. ex., 3 meses), reforço das instruções de higiene bucal, radiografias anuais até que a crista óssea se estabilize e procedimentos de gengivoplastia ou redução do sulco quando indicados. O prognóstico é bom a muito bom, dependendo da profundidade do sulco do implante.

Para bolsas com menos de 6 mm de profundidade, pode-se concluir o seguinte:
1. A terapia mecânica isolada ou combinada com clorexidina resulta na resolução clínica das lesões de mucosite peri-implantar.
2. Histologicamente, ambos os tratamentos redundam em inflamação mínima compatível com a saúde.
3. O efeito mecânico por si só é suficiente para obter resultados clínicos e resolução histológica de lesões de mucosite (Figura 41.30).

Grupo III: sobrevida comprometida

Os implantes do grupo III são classificados como com sobrevida comprometida e exibem peri-implantite leve a moderada e estado de saúde comprometido. A peri-implantite é definida como um processo inflamatório que afeta o tecido ao redor de um implante e resulta na perda do osso de suporte.

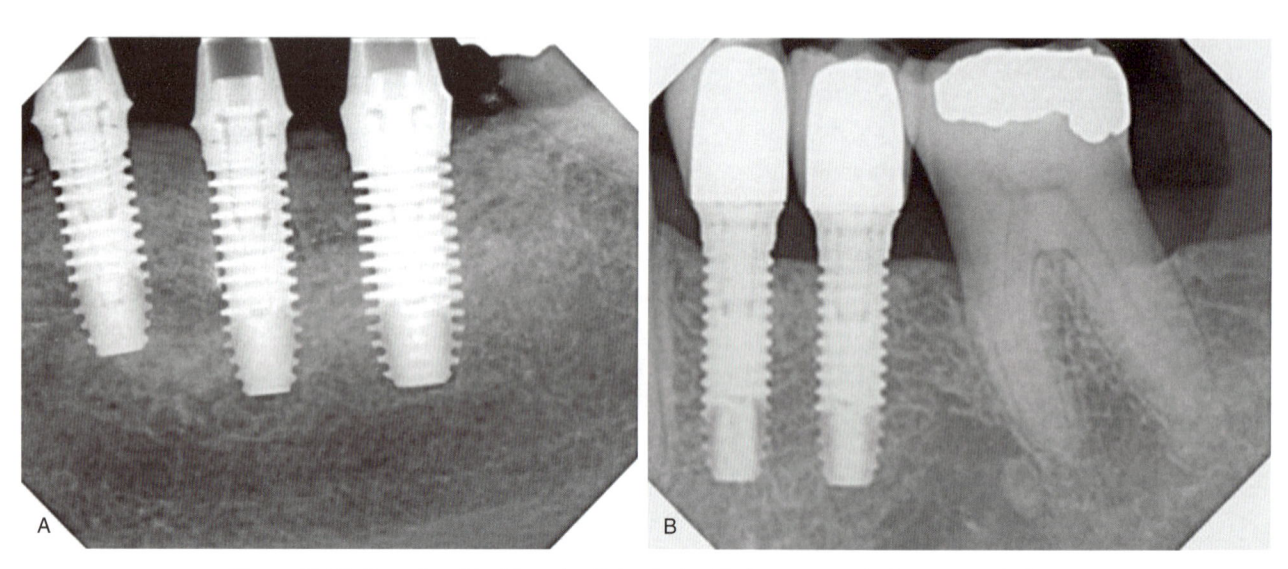

• **Figura 41.29** Grupo I: saúde ótima. **A** e **B.** Implantes ideais sem associação com perda óssea.

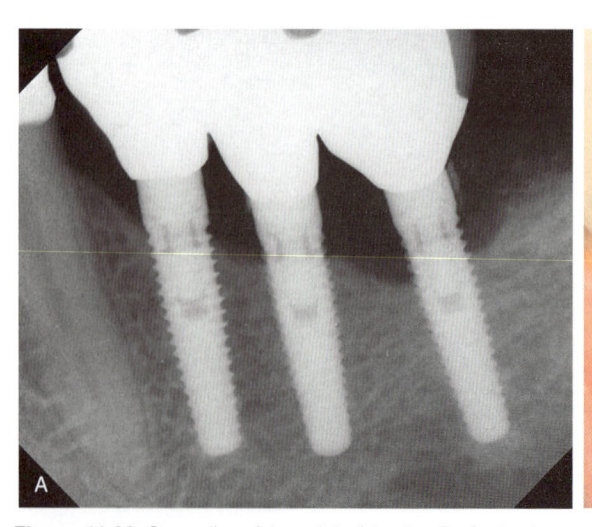

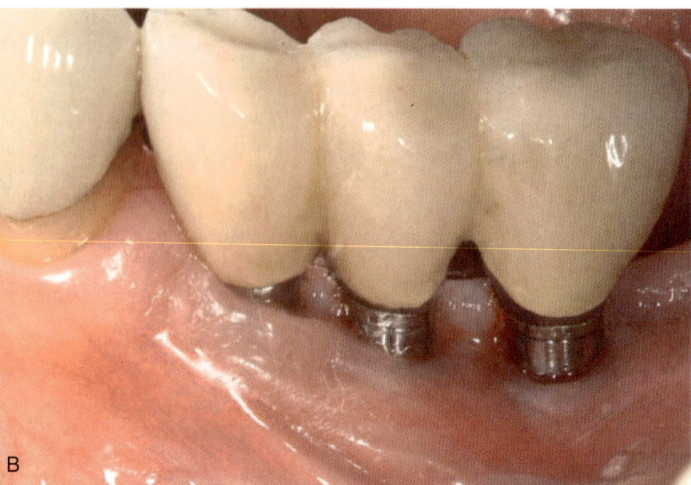

• **Figura 41.30** Grupo II: saúde satisfatória. **A** e **B.** Os implantes apresentam saúde satisfatória e são estáveis, mas é observada sensibilidade à palpação, à percussão ou em função.

Os implantes do Grupo III são caracterizados por perda óssea vertical evidenciada radiograficamente, bolsa peri-implantar, sangramento à sondagem (mais supuração ocasional) e edema e vermelhidão da mucosa, mas sem dor funcional.

Esses implantes garantem uma terapia clínica mais agressiva. Nenhuma dor é aparente na função, mas a sensibilidade pode ser leve à percussão ou função. Nenhuma mobilidade vertical ou horizontal inicial (IM-0) é evidente. Ocorrem mais de 4 mm de perda da crista óssea desde a instalação do implante, mas menos da metade do comprimento do implante. Mais de 7 mm e profundidades de sondagem crescentes também estão presentes, geralmente acompanhadas de sangramento durante a sondagem. Os episódios de exsudato podem ter durado mais de 1 a 2 semanas e podem ser acompanhados por uma leve radiolucidez evidente ao redor de uma região crestal do implante.

Os implantes do grupo III justificam uma intervenção cirúrgica e protética agressiva. Fatores de tensão também são abordados. A prótese pode ser removida em regiões não estéticas. Se uma barra (usada para apoiar e reter uma sobredentadura) estiver presente, ela pode ser removida durante a terapia cirúrgica. A modificação do esquema oclusal e dos métodos para diminuir as forças nas regiões afetadas após o tratamento cirúrgico de tecidos moles e duros inclui diminuição do comprimento do cantiléver, ajuste oclusal e terapia com placa oclusal.

Em casos de mudanças ósseas rápidas, o projeto da prótese pode ser modificado completamente de uma prótese fixa para uma removível, para alívio de tensões e suporte de tecidos moles. Implantes adicionais para apoiar a prótese podem ser indicados, principalmente se o paciente não quiser usar uma prótese removível.

Antibióticos sistêmicos e tópicos e agentes químicos locais como clorexidina são indicados na presença de exsudato. No entanto, esse método geralmente apresenta benefício a curto prazo se os agentes causadores da falha do implante não forem eliminados.

O tratamento cirúrgico geralmente consiste na remoção do tecido mole ou na exposição de uma parte do implante. Enxertos ósseos podem ser usados junto com essas abordagens ao redor do implante. Uma abordagem de três etapas é implementada para essa categoria na seguinte ordem: (1) terapia antimicrobiana (local ou sistêmica), (2) redução da tensão e (3) intervenção cirúrgica.

O prognóstico é de bom a cauteloso, dependendo da capacidade de reduzir e controlar a tensão após as correções cirúrgicas terem melhorado a saúde dos tecidos moles e duros (Figura 41.31).

Grupo IV: falha clínica

O grupo IV de integridade do implante é uma falha clínica ou absoluta. O implante deve ser removido em qualquer uma das seguintes condições: (1) dor a palpação, percussão ou função; (2) maior que 0,5 mm de mobilidade horizontal; (3) qualquer mobilidade vertical; (4) perda óssea progressiva não controlada; (5) exsudato não controlado; (6) mais de 50% de perda óssea ao redor do implante; (7) radiolucidez generalizada; ou (8) implantes instalados cirurgicamente, mas incapazes de serem reabilitados. Os implantes que são removidos cirurgicamente ou esfoliados também estão na categoria de falha.

Essa categoria também inclui implantes removidos cirurgicamente ou esfoliados e que não estão mais na boca. A área edêntula remanescente geralmente é tratada com materiais de enxerto ósseo autógeno, sintético ou outro substituto para restituir o osso ausente. Depois que as condições ósseas favoráveis são aumentadas, os implantes podem ser instalados novamente com um bom prognóstico.

A terminologia para falha do implante geralmente é confusa, com termos diferentes que descrevem situações semelhantes. A terminologia para falha do implante usando o período da falha foi sugerida como o critério principal. Muitas falhas de implantes não são descritas idealmente no momento da complicação e não são abordadas nesta nomenclatura.

Ocasionalmente, o paciente não permitirá a remoção do implante. Independentemente de ele retornar para a remoção do implante, o implante é registrado como uma falha (perda) em todos os dados estatísticos. O paciente deve ser alertado contra o dano irreversível ao osso circundante com os implantes retidos nessa condição. Deve-se considerar sua remoção, pois o tratamento futuro pode ser comprometido (Figura 41.32).

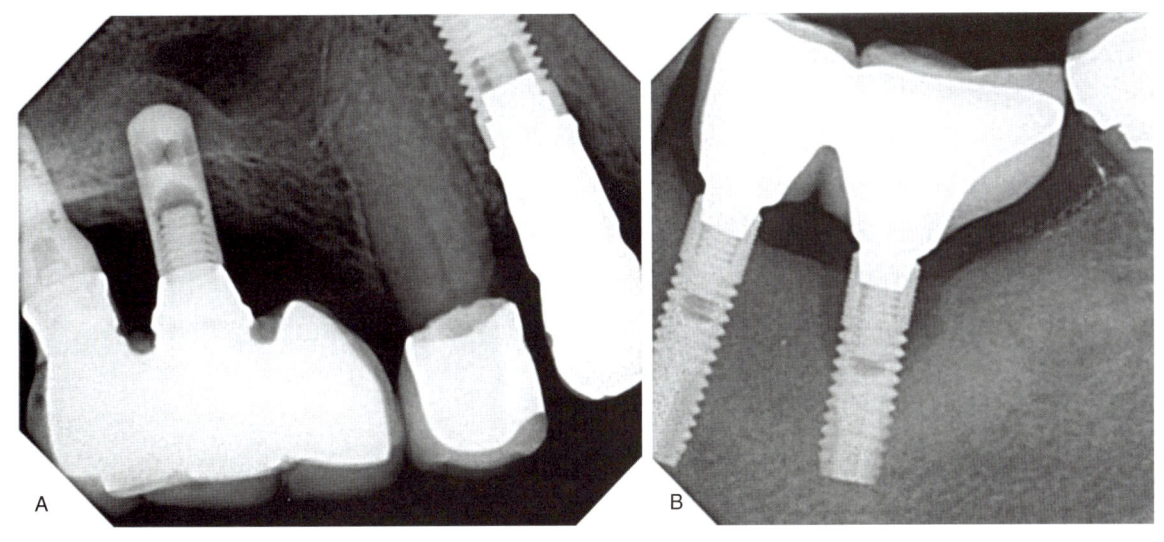

• **Figura 41.31 Grupo III:** sobrevida comprometida. **A** e **B.** Os implantes são classificados como com sobrevida comprometida e exibem peri-implantite leve a moderada e estado de saúde comprometido.

Conclusão

Uma vez que as fases cirúrgica e protética da terapia com implantes tenham sido concluídas, o trabalho do clínico não terminou. Pacientes devem ser instruídos sobre a manutenção adequada de suas próteses implantossuportadas e exames de rotina devem ser realizados para monitorar a saúde geral. Existem muitas diferenças na biologia dos dentes naturais em comparação às próteses suportadas por implantes no que se refere ao estado periodontal. É extremamente importante que o implantodontista reconheça essas diferenças, diagnostique adequadamente os estados de doença e gerencie com eficácia esses problemas, caso ocorram. Ao compreender as etiologias dos vários estados de doença peri-implantar, um clínico pode trabalhar com o paciente para construir um protocolo eficaz de prevenção (Figuras 41.33 e 41.34).

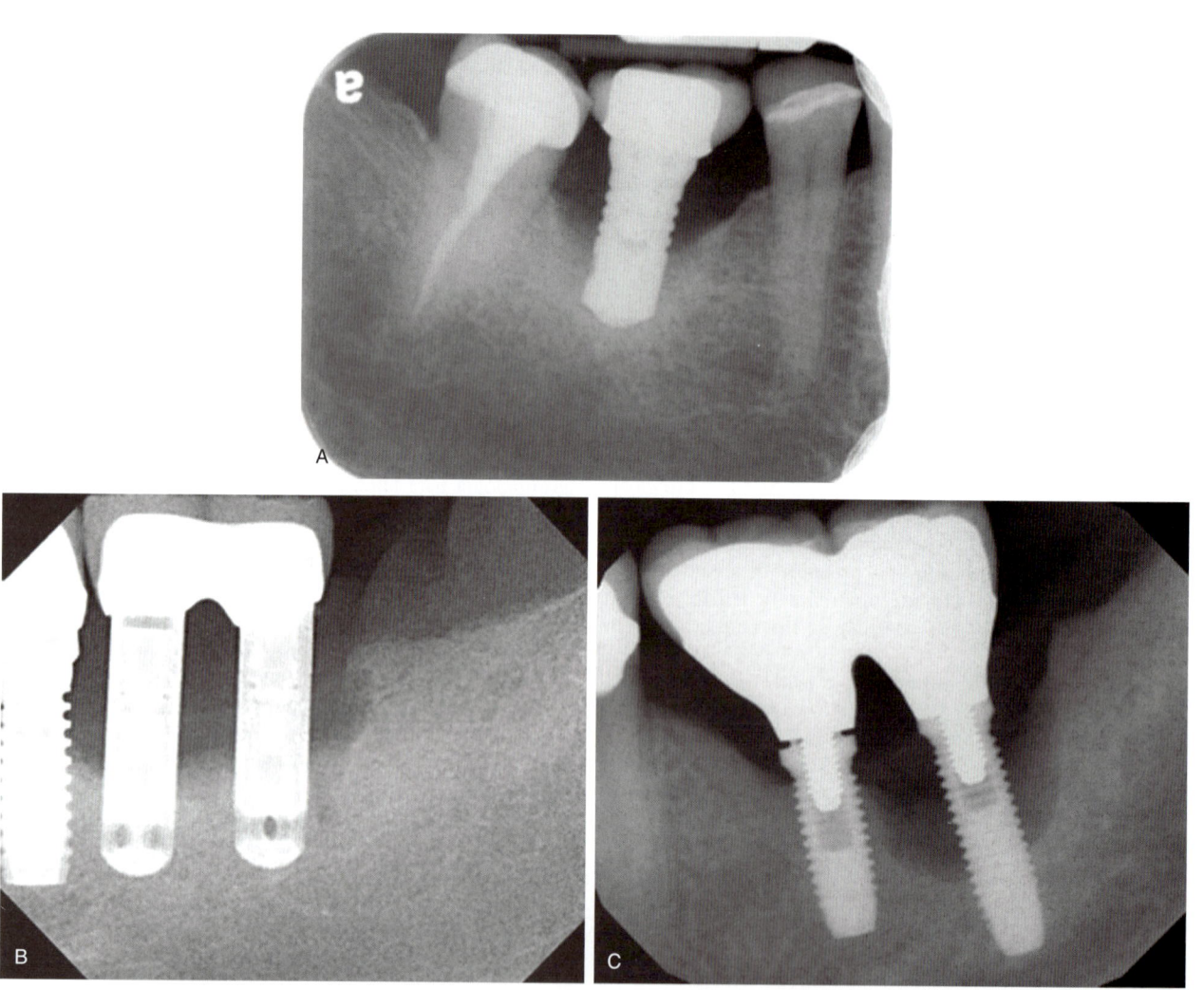

• **Figura 41.32** Grupo IV: falha do implante. **A** a **C.** Os implantes são considerados falhas absolutas.

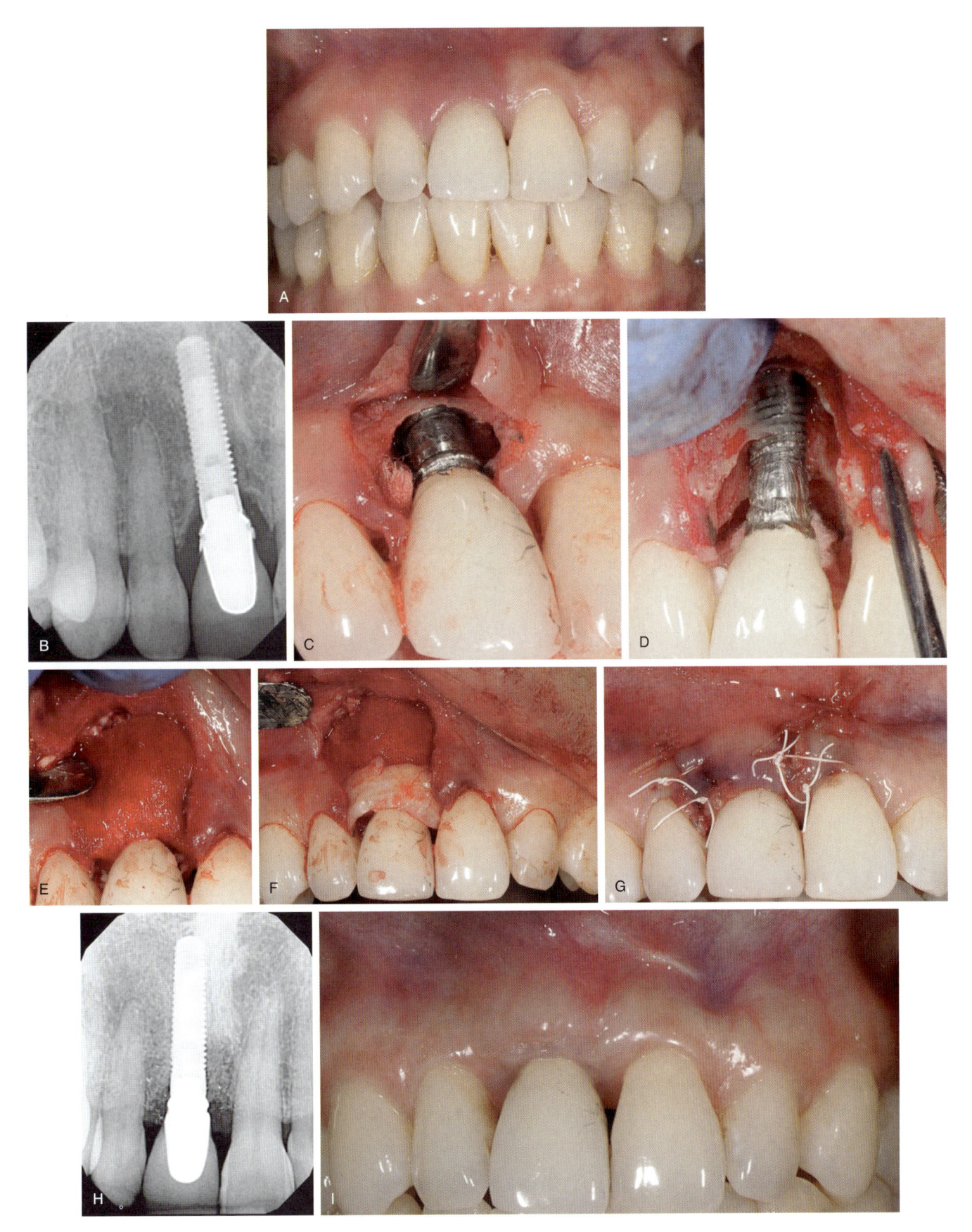

CAPÍTULO 41 Diagnóstico, Classificação, Etiologias e Terapias da Perimucosite e Peri-Implantite

• **Figura 41.33 Protocolo de doença peri-implantar. A.** Implante de incisivo central superior direito com perda óssea e má saúde dos tecidos. **B.** Evidência radiográfica de doença peri-implantar. **C.** Tecido rebatido revelando defeito ósseo. **D.** Implantoplastia (retirada das roscas superficiais) e desintoxicação. **E.** Enxerto ósseo e membrana de colágeno colocada. **F.** Enxerto de tecido conjuntivo subepitelial. **G.** Fechamento final. **H.** Radiografia pós-operatória imediata. **I.** Acompanhamento de 1 ano.

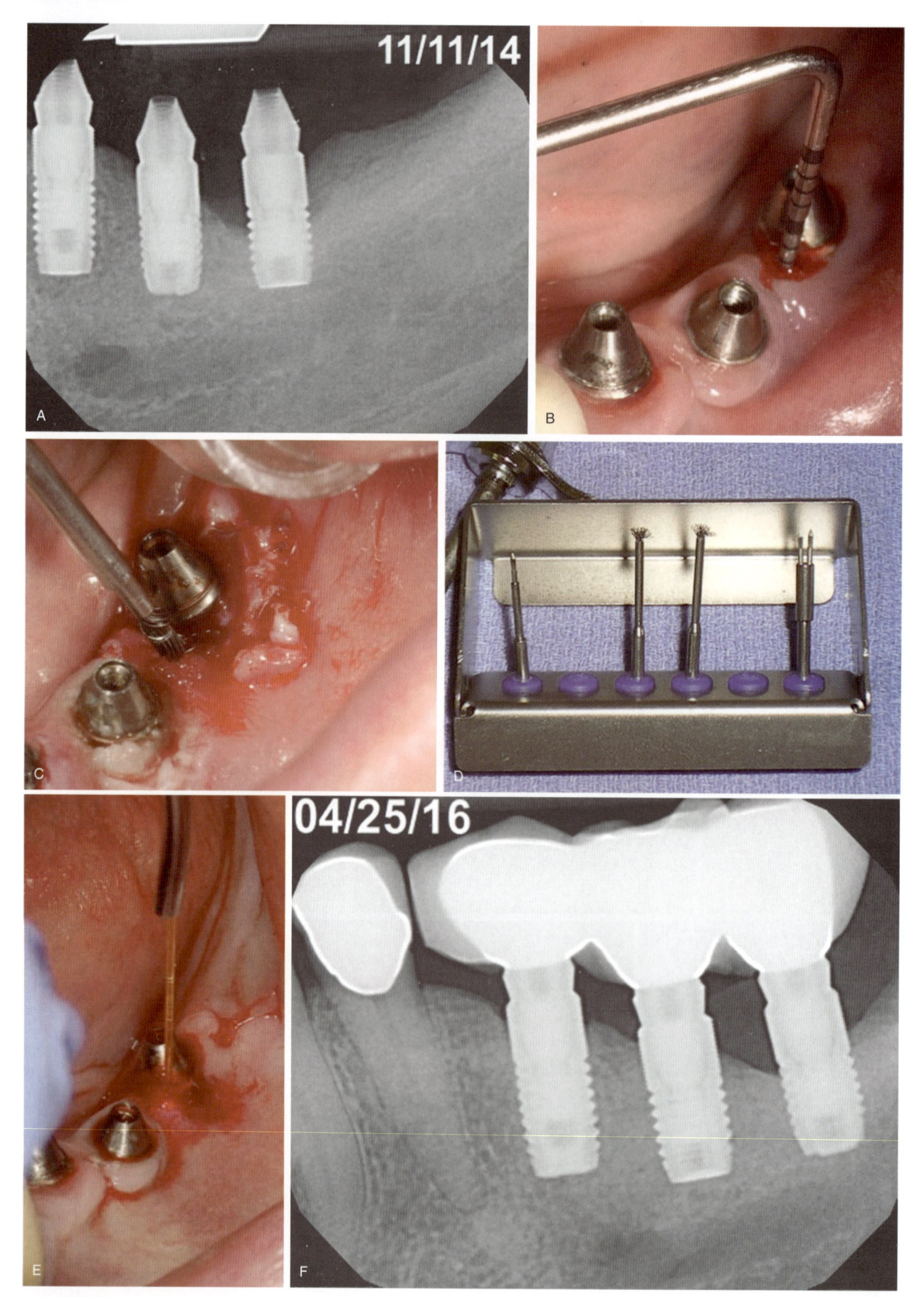

Figura 41.34 Protocolo de doenças peri-implantares. A. Perda óssea do primeiro molar inferior esquerdo. **B.** Sangramento durante a sondagem. **C.** Roscas do implante desintoxicadas e escovas de titânio usadas para remover restos de tecidos moles. **D.** Escovas de titânio (Salvin Dental Specialties). **E.** Tratamento a *laser*. **(F)** Dois anos de pós-operatório.

Referências bibliográficas

1. American Academy of Periodontology. Academy report: peri-implant mucositis and peri-implantitis: a current understanding of their diagnoses and clinical implications. *J Periodontol.* 2013;84:436–443.
2. Mombelli A, Lang NP. The diagnosis and treatment of peri-implantitis. *Periodontology.* 2000;17:63–76. 1998.
3. Lindhe J, Meyle J. Peri-implant diseases: consensus report of the sixth European workshop on periodontology. *J Clin Periodontol.* 2008;35:S282–S285.
4. Mombelli A, Muller N, Cionca N. The epidemiology of peri-implantitis. *Clin Oral Implants Res.* 2012;23(suppl 6):67–76.
5. Suzuki JB. *Diagnosis and classification of the periodontal diseases; in Dent Clin N Amer.* Philadelphia: Saunders; 1988.
6. Albrektsson T, Canullo L, Cochran D, et al. "Peri-Implantitis": a complication of a foreign body or a man-made "disease." Facts and fiction. *Clin Implant Dent Relat Res.* 2016;18(4):840–849.
7. Salvi GE, Lang NP. Diagnostic parameters for monitoring peri-implant conditions. *Int J Oral Maxillofac Implants.* 2004;19(suppl):116–127.
8. American Academy of Periodontology. New periodontitis and peri implantitis classification. *J Periodontol.* 2018;89(suppl 1):S1–S8.
9. Poli PP, Cicciu M, Beretta M, et al. Peri-implant mucositis and peri-implantitis: a current understanding of their diagnosis, clinical implications and a report of treatment using a combined therapy approach. *J Oral Implantol.* 2017;43:45–50.
10. Suzuki JB. Oral microbiology and immunology; in *Medical Microbiology.* Patrick Murray, ed., CV Mosby Co., St. Louis, MO. 1990.
11. Oh TJ, Yoon J, Misch CE, et al. The causes of early implant bone loss: myth or science. *J Periodontol.* 2002;73:322–333.
12. Rams TE, Roberts TW, Tatum Jr H, et al. The subgingival microflora associated with human dental implants. *J Prosthet Dent.* 1984;5:529–534.
13. Ting M, Craig J, Balkin BE, Suzuki JB. Peri-implantitis: a comprehensive overview of systematic reviews. *J Oral Implantology.* 2018;44(3):225–247.
14. Mombelli A, van Oosten MA, Schurch Jr E, Land NP. The microbiota associated with successful or failing osseointegrated titanium implants. *Oral Microbiol Immunol.* 1987;2(4):145–151.
15. Costerton JW, Stewart PS, Greenberg EP. Bacterial biofilms: a common cause of persistent infections. *Science.* 1999;284(5418):1318–1322.
16. Patel R. Biofilms and antimicrobial resistance. *Clin Orthop Relat Res.* 2005;437:41–47.
17. Di Giulio M, Traini T, Sinjari B, et al. Porphyromonas gingivalis biofilm formation in different titanium surfaces, an in vitro study. *Clin Oral Implants Res.* 2016;27(7):918–925.
18. Lang NP, Berglundh T. Working group 4 of seventh european workshop on periodontology. *Periimplant diseases: where are we now.* 2011:178–181.
19. Renvert S, Roos-Jansaker AM, Claffey N. Non-surgical treatment of periimplant mucositis and peri-implantitis: a literature review. *J Clin Periodontol.* 2008;35:305–315.
20. Furst MM, Salvi GE, Lang NP, et al. Bacterial colonization immediately after installation on oral titanium implants. *Clin Oral Implants Res.* 2007;18:501–508.
21. Costerton JW, Montanaro L, Arciola CR. Biofilm in implant infections: its production and regulation. *Int J Artif Organs.* 2005;28:1062–1068.
22. Socransky SS, Haffajee AD. Dental biofilms: difficult therapeutic targets. *Periodontol.* 2000;2002(28):12–55.
23. Violant D, Galofré M, Nart J, Teles RP. In vitro evaluation of a multispecies oral biofilm on different implant surfaces. *Biomed Mater.* 2014;9(3):035007.
24. de Avila ED, Avila-Campos MJ, Vergani CE, et al. Structural and quantitative analysis of a mature anaerobic biofilm on different implant abutment surfaces. *J Prosthet Dent.* 2016;115(4):428–436.
25. Ata-Ali J, Flichy-Fernandez AJ, Alegre-Domingo T, et al. Clinical, microbiological, and immunological aspects of healty versus peri-implantitis tissue in full arch reconstruction patients: a prospective cross-sectional study. *BMC Oral Health.* 2015;15:43.
26. Kinane DF. Aetiology and pathogenesis of periodontal disease. *Ann R Australas Coll Dent Surg.* 2000;15:43–50.
27. Javed F, A-Hezaimi K, Salameh Z, et al. Proinflammatory cytokines in the crevicular fluid of patients with peri-implantitis. *Cytokine.* 2011;53:8–12.
28. Perez-Chaparro PJ, Goncalves C, Figueiredo LC, et al. Newly identified pathogens associated with periodontitis: a systematic review. *J Dent Res.* 2014;93:846–858.
29. Klinge B, Meyle J. Peri-implant tissue destruction. The Third EAO Consensus Conference 2012. *Clin Oral Implants Res.* 2012;23(suppl 11):203–213.
30. Agarwal S, Suzuki JB, Riccelli AE. Role of cytokines in the modulation of neutrophil chemotaxis in localized juvenile periodontitis. *J Periodontal Res.* 1994;29(2):127–137.
31. Klinge B, Meyle J. Peri-implant tissue destruction. The Third EAO Consensus Conference 2012. *Clin Oral Implants Res.* 2012;3(suppl 11):203–213.
32. Rosen P, Clem D, Cochran D, et al. Peri-implant mucositis and peri-implantitis: a current understanding of their diagnoses and clinical implications. *J Periodontal.* 2013;84:436–443.
33. Faggion Jr CM, Listl S, Tu YK. Assessment of end-points in studies on peri-implant treatment. *J Dent.* 2010;38:443–450.
34. Persson GR, Renvert S. Cluster of bacteria associated with peri-implantitis. *Clin Implant Dent Relat Res.* 2014;16:783–793.
35. Hutlin M, Gustafsson A, Hallstrom H, et al. Microbiological findings and host response in patients with peri-implantitis. *Clin Oral Implants Res.* 2002;13:349358.
36. Mombelli A, Muller N, Cionca N. The epidemiology of peri-implantitis. *Clin Oral Implants Res.* 2012;23(suppl 6):67–76.
37. Suzuki JB. Immunology of the periodontal diseases: in Periodontics. Grant DA, Stern IB, and Listgarten M, eds. CV Mosby Co., St. Louis, MO. 1987.
38. Lee C-T, Huang Y-W, Zhu L, Weltman R. Prevalences of peri-implantitis and peri-implant mucositis: systematic review and meta-analysis. *J Dent.* 2017;62:1–12.
39. Ferreira SD, Silva GLM, Cortelli JR, Costa JE, Costa FO. Prevalence and risk variables for peri-implant disease in Brazilian subjects. *J Clin Periodontol.* 2006;33:929–935.
40. Zitzmann NU, Berglundh T, Marinello CP, Lindhe J. Experimental peri-implant mucositis in man. *J Clin Periodontol.* 2001;28:517–523.
41. Salvi GE, Aglietta M, Eick S, Sculean A, Lang NP, Ramseier CA. Reversibility of experimental peri-implant mucositis compared with experimental gingivitis in humans. *Clin Oral Implants Res.* 2012;23:182–190.
42. Meyer S, Giannopoulou C, Courvoisier D, Schimmel M, Müller F, Mombelli A. Experimental mucositis and experimental gingivitis in persons aged 70 or over. Clinical and biological responses. *Clin Oral Implants Res.* 2017;28(8):1005–1012.
43. Sennerby L, Lekholm U. The soft tissue response to titanium abutments retrieved from humans and reimplanted in rats. A light microscopic pilot study. *Clin Oral Impl Res.* 1993;4:23–27.
44. Atieh MA, Alsabeeha NH, Faggion CM, Duncan WJ. The frequency of peri-implant diseases: a systematic review and meta-analysis. *J Periodontol.* 2013;84(11):1586–1598.
45. Javed F, Romanos GE. Impact of diabetes mellitus and glycemic control on the osseointegration of dental implants: a systematic literature review. *J Periodontol.* 2009;80:1719–1730.
46. Costa FO, Takenaka-Martinez S, Cota LO, et al. Peri-implant disease in subjects with and without preventive maintenance: a 5-year follow-up. *J Clin Periodontol.* 2012;39(2):173–181.
47. Trejo PM, Bonaventura G, Weng D, et al. Effect of mechanical and antiseptic therapy on peri-implant mucositis: an experimental study in monkeys. *Clin Oral Implants Res.* 2006;17:294–304.

48. Renvert S, Roos-Jansaker AM, Claffey N. Non-surgical treatment of peri-implant mucositis and peri-implantitis: a literature review. *J Clin Periodontol*. 2008;35:305–315.
49. Fakhraver B, Khocht A, Jefferies SR, Suzuki JB. Probing and scaling instrumentation on implant abutment surfaces: an in vitro study. *Impl Dent*. 2012;21(4):311–316.
50. Bassetti M, Schär D, Wicki B, et al. Anti-infective therapy of peri-implantitis with adjunctive local drug delivery or photodynamic therapy: 12-month outcomes of a randomized controlled clinical trial. *Clin Oral Implants Res*. 2014;25(3):279–287.
51. Hasturk H, Nguyen DH, Sherzai H, et al. Comparison of the impact of scaler material composition on polished titanium implant abutment surfaces. *J Dent Hyg*. 2013;87(4):200–211.
52. Anastassiadis PM, Hall C, Marino V, et al. Surface scratch assessment of titanium implant abutments and cementum following instrumentation with metal curettes. *Clin Oral Investig*. 2015;19(2):545–551.
53. Sánchez-Garcás M, Gay-Escoda C. Peri-implantitis. *Med Oral Pathol Oral Cir Bucal*. 2004;9:63–74.
54. Dennison DK, Huerzeler MB, Quinones C, Caffese RG. Contaminated implant surfaces: an in vitro comparison of implant surface coating and treatment modalities for decontamination. *J Periodontol*. 1994;65(10):942–948.
55. Faria G, Cardoso CR, Larson RE, et al. Chlorhexidine-induced apoptosis or necrosis in L929 fibroblasts: a role for ndoplasmic reticulum stress. *Toxicol Appl Pharmacol*. 2009;234(2):256–265.
56. Hall EE, Meffert RM, Hermann JS, et al. Comparison of bioactive glass to demineralized freeze-dried bone allograft in the treatment of intrabony defects around implants in the canine mandible. *J Periodontol*. 1999;70(5):526–535.
57. Norowski Jr PA, Bumgardner JD. Biomaterial and antibiotic strategies for peri-implantitis: a review. *J Biomed Mater Res B Appl Biomater*. 2009;88(2):530–543.
58. Williams RC, Paquette DW, Offenbacher S, et al. Treatment of periodontitis by local administration of min ocycline microspheres: a controlled trial. *J Periodontol*. 2001;72:1535–1544.
59. Oringer RJ, Al-Shammari KF, Aldredge WA, et al. Effect of locally delivered minocycline microspheres on markers of bone resorption. *J Periodontol*. 2002;73(8):835–842.
60. Loesch WJ. Nonsurgical treatment of patients with periodontal disease. *Oral Surg Oral Med Oral Pathol Oral Radiol Endod*. 1996;81:533–543.
61. Guerrero A, Griffiths GS, Nibali L, et al. Adjunctive benefits of systemic amoxicillin and metronidazole in non-surgical treatment of generalized aggressive periodontitis: a randomized placebo-controlled clinical trial. *J Clin Periodontol*. 2005;32(10):1096–1107.
62. Pavicic M, Van Winkelhoff AJ, Dougué NH, et al. Microbiological and clinical effects of metronidazole and amoxicillin in Actinobacillus actinomycetemcomitans associated periodontitis: a 2-year evaluation. *J Clin Periodontol*. 1994;21(2):107–112.
63. Haffajee AD, Smith C, Torresyap G, et al. Efficacy of manual and powered toothbrushes (II). Effect on microbiological parameters. *J Clin Periodontol*. 2001;28(10):947–954.
64. Poli Pier P, Cicciu M, Beretta M, Maiorana C. "Peri-implant mucositis and peri-implantitis: a current understanding of their diagnosis, clinical implications, and a report of treatment using a combined therapy approach. *J Oral Implantol*. 2017;43(1):45–50.
65. Perez-Chaparro PJ, Duarte PM, Shibli JA, et al. The current weight of evidence of the microbiologic profile associated with peri-implantitis: a systematic review. *J Periodontol*. 2016;87:1295–1304.
66. Ting M, Craig J, Balkin BE, Suzuki JB. Peri-implantitis: a comprehensive overview of systematic reviews. *J Oral Implantol*. 2018;44(3):225–247.
67. Mir-Mari J, Mir-Orfila P, Figueiredo R, Valmaseda-Castellón E, Gay-Escoda C. Prevalence of peri-implant diseases. A cross-sectional study based on a private practice environment. *J Clin Periodontol*. 2012;39(5):490–494.
68. Renvert S, Roos-Jansaker AM, Lindahl C, et al. Infection at titanium implants with or without a clinical diagnosis of inflammation. *Clin Oral Implants Res*. 2007;18:509–516.
69. Monje A, Aranda L, Diaz KT, et al. "Impact of maintenance therapy for the prevention of peri-implant diseases: a systematic review and meta-analysis". *J Dent Res*. 2016;95(4):372–379.
70. Rodrigues DC, Valderrama P, Wilson TG, et al. Titanium corrosion mechanisms in the oral environment: a retrieval study. *Materials*. 2013;6:5258–5274.
71. Wachi T, Shuto T, Shinohara Y, et al. Release of titanium ions from an implant surface and their effect on cytokine production related to alveolar bone resorption. *Toxicology*. 2015;327:1–9.
72. Karoussis IK, Salvi GE, Heitz-Mayfield LJ, Brägger U, Hämmerle CH, Lang NP. Long-term implant prognosis in patients with and without a history of chronic periodontitis: a 10-year prospective cohort study of the ITI® Dental Implant System. *Clin Oral Implants Res*. 2003;14(3):329–339.
73. Roos-Jansåker A, Renvert H, Lindahl C, Renvert S. "Nine-to fourteen-year follow-up of implant treatment. Part III: factors associated with peri-implant lesions". *J Clin Periodontol*. 2006;33(4):296–301.
74. Papantonopoulos G, Gogos C, Housos E, Bountis T, Loos BG. Prediction of individual implant bone levels and the existence of implant "phenotypes". *Clin Oral Implants Res*. 2017;28(7):823–832.
75. Rinke S, Ohl S, Ziebolz D, Lange K, Eickholz P. Prevalence of periimplant disease in partially edentulous patients: a practice-based cross-sectional study. *Clin Oral Implants Res*. 2011;22(8):826–833.
76. Nguyen-Hieu T, Borghetti A, Aboudharam G. Peri-implantitis: from diagnosis to therapeutics. *J Investig Clin Dent*. 2012;3(2):79–94.
77. Venza I, Visalli M, Cucinotta M, et al. Proinflammatory gene expression at chronic periodontitis and peri-implantitis sites in patients with or without type 2 diabetes. *J Periodontology*. 2010;81(1):99–108.
78. Venza I, Visalli M, Cucinotta M, et al. Proinflammatory gene expression at chronic periodontitis and peri-implantitis sites in patients with or without type 2 diabetes. *J Periodontology*. 2010;81(1):99–108.
79. Canullo L, Tallarico M, Radovanovic S, Delibasic B, Covani U, Rakic M. Distinguishing predictive profiles for patient-based risk assessment and diagnostics of plaque induced, surgically and prosthetically triggered peri-implantitis. *Clin Oral Implants Res*. 2016;27(10):1243–1250.
80. Lindquist LW, Carlsson GE, Jemt T. Association between marginal bone loss around osseointegrated mandibular implants and smoking habits: a 10-year follow-up study. *J Dent Res*. 1997;76:1667–1674.
81. Wen X, Liu R, Li G, et al. History of periodontitis as a risk factor for long-term survival of dental implants: a meta-analysis. *Int J Oral Maxillofac Implants*. 2014;29:1271–1280.
82. Sgolastra F, Petrucci A, Severino M, et al. Periodontitis, implant loss and peri-implantitis. A meta-analysis. *Clin Oral Implants Res*. 2015;26:e8–e16.
83. Renvert S, Polyzois I, Claffey N. How do implant surface characteristics influence peri-implant disease? *J Clin Periodontol*. 2011;38(suppl 11):214–222.
84. Ting M, Jefferies SR, Xia W, Engqvist H, Suzuki JB. Classification and effects of implant surface modification on the bone: human cell-based in-vitro studies. *J Oral Implantol*. 2017;43:58–83.
85. Petersilka GJ, Steinmann D, Haberlein I, et al. Subgingival plaque removal in buccal and lingual sites using a novel low abrasive air-polishing powder. *J Clin Periodontol*. 2003;30:328–333.
86. Martin E. Lasers in dental implantology. *Dent Clin North Am*. 2004;48(4):999–1015.
87. Coluzzi DJ, Aoki A, Chininforush N. Laser treatment of periodontal and peri-implant disease. Chapter 14. In: Coluzzi DJ, Parker SPA, eds. *Lasers in Dentistry – Current Concepts*. Switzerland: Springer: Cham; 2017:293–316.
88. Bach G, Neckel C, Mall C, Krekeler G. Conventional versus laser-assisted therapy of peri-implantitis: a five-year comparative study. *Implant Dent*. 2000;9(3):247–251.

89. Schwarz F, Sculean A, Rothamel D, Schwenzer K, Georg T, Becker J. Clinical evaluation of an Er:YAG laser for nonsurgical treatment of peri-implantitis: a pilot study. *Clin Oral Implants Res.* 2005;16(1):44–52.
90. Schwarz F, Bieling K, Bonsmann M, Latz T, Becker J. Nonsurgical treatment of moderate and advanced peri-implantitis lesions: a controlled clinical study. *Clin Oral Investig.* 2006;10(4):279–288.
91. Persson GR, Roos-Jansåker AM, Lindahl C, Renvert S. Microbiologic results after non-surgical erbium-doped:yttrium, aluminum, and garnet laser or air-abrasive treatment of peri-implantitis: A randomized clinical trial. *J Periodontol.* 2011;82(9):1267–1278.
92. Roncati M, Lucchese A, Carinci F. Non-surgical treatment of peri-implantitis with the adjunctive use of an 810-nm diode laser. *J Indian Soc Periodontol.* 2013;17(6):812–815.
93. Al-Falaki R, Cronshaw M, Hughes FJ. Treatment outcome following use of the erbium, chromium:yttrium, scandium, gallium, garnet laser in the non-surgical management of peri-implantitis: a case series. *Br Dent J.* 2014 24;217(8):453–457.
94. Renvert S, Lindahl C, Roos Jansåker AM, Persson GR. Treatment of peri-implantitis using an Er:YAG laser or an air-abrasive device: a randomized clinical trial. *J Clin Periodontol.* 2011;38(1):65–73.
95. Abduljabbar T, Javed F, Kellesarian SV, Vohra F, Romanos GE. Effect of Nd:YAG laser-assisted non-surgical mechanical debridement on clinical and radiographic peri-implant inflammatory parameters in patients with peri-implant disease. *J Photochem Photobiol B.* 2017;168:16–19.
96. Do JH, Klokkevold PR. Supportive implant treatment. Chapter 83 in: In: Newman MG, Takei HH, Klokkevold PR, Carranza FA, eds. *Carranza's Clinical Periodontology.* 12th ed. St. Louis: Elsevier; 2015:805–812.
97. Deppe H, Horch HH, Neff A. Conventional versus CO_2 laser-assisted treatment of peri-implant defects with the concomitant use of pure-phase beta-tricalcium phosphate: a 5-year clinical report. *Int J Oral Maxillofac Implants.* 2007;22(1):79–86.
98. Romanos GE, Nentwig GH. Regenerative therapy of deep peri-implant infrabony defects after CO_2 laser implant surface decontamination. *Int J Periodontics Restorative Dent.* 2008;28(3):245–255.
99. Azzeh MM. Er,Cr:YSGG laser-assisted surgical treatment of peri-implantitis with 1-year reentry and 18-month follow-up. *J Periodontol.* 2008;79(10):2000–2005.
100. Badran Z, Bories C, Struillou X, Saffarzadeh A, Verner C, Soueidan A. Er: YAG laser in the clinical management of severe peri-implantitis: a case report. *J Oral Implantol.* 2011;37:212–217.
101. Schwarz F, John G, Mainusch S, Sahm N, Becker J. Combined surgical therapy of peri-implantitis evaluating two methods of surface debridement and decontamination. A two-year clinical follow up report. *J Clin Periodontol.* 2012;39(8):789–797.
102. Papadopoulos CA, Vouros I, Menexes G, Konstantinidis A. The utilization of a diode laser in the surgical treatment of peri-implantitis. A randomized clinical trial. *Clin Oral Investig.* 2015;19(8):1851–1860.
103. Valente NA, Andreana S. Treatment of peri-implantitis using a combined decontaminative and regenerative protocol: case report. *Compend Contin Educ Dent.* 2018;39(2):96–101.
104. Takasaki AA, Aoki A, Mizutani K, et al. Application of antimicrobial photodynamic therapy in periodontal and peri-implant diseases. *Periodontol 2000.* 2009;51(1):109–140.
105. Haas R, Baron M, Dörtbudak O, Watzek G. Lethal photosensitization, autogenous bone, and e-PTFE membrane for the treatment of peri-implantitis: preliminary results. *Int J Oral Maxillofac Implants.* 2000;15(3):374–382.
106. Dörtbudak O, Haas R, Bernhart T, Mailath-Pokorny G. Lethal photosensitization for decontamination of implant surfaces in the treatment of peri-implantitis. *Clin Oral Implants Res.* 2001;12(2):104–108.
107. Thierbach R, Eger T. Clinical outcome of a nonsurgical and surgical treatment protocol in different types of peri-implantitis: a case series. *Quintessence Int.* 2013;44(2):137–148.
108. Bombeccari GP, Guzzi G, Gualini F, Gualini S, Santoro F, Spadari F. Photodynamic therapy to treat periimplantitis. *Implant Dent.* 2013;22(6):631–638.
109. Bassetti M, Schär D, Wicki B, et al. Anti-infective therapy of peri-implantitis with adjunctive local drug delivery or photodynamic therapy: 12-month outcomes of a randomized controlled clinical trial. *Clin Oral Implants Res.* 2014;25(3):279–287.
110. Anders JJ, Lanzafame RJ, Arany PR. Low-level light/laser therapy versus photobiomodulation therapy. *Photomed Laser Surg.* 2015;33(4):183–184.
111. Pinheiro ALB, Marques AMC, Soares LGP, Barbosa AFS. Bone biomodulation. Chapter 25. In: de Freitas PM, Simões A, eds. *Lasers in Dentistry. Guide for Clinical Practice.* Ames, Iowa: John Wiley & Sons; 2015:196–206.
112. Khadra M. The effect of low level laser irradiation on implant-tissue interaction. In: vivo and in vitro studies. *Swed Dent J.* 2005;(suppl 172):1–63.
113. García-Morales JM, Tortamano-Neto P, Todescan FF, de Andrade Jr JC, Marotti J, Zezell DM. Stability of dental implants after irradiation with an 830-nm low-level laser: a double-blind randomized clinical study. *Lasers Med Sci.* 2012;27(4):703–711.
114. Tang E, Khan I, Andreana S, Arany PR. Laser-activated transforming growth factor-β1 induces human β-defensin 2: implications for laser therapies for periodontitis and peri-implantitis. *J Periodontal Res.* 2017;52(3):360–367.
115. Torkzaban P, Kasraei S, Torabi S, Farhadian M. Low-level laser therapy with 940 nm diode laser on stability of dental implants: a randomized controlled clinical trial. *Lasers Med Sci.* 2018;33(2):287–293.
116. Romanos GE, Weitz D. Therapy of peri-implant diseases. Where is the evidence? *J Evid Based Dent Pract.* 2012;12(suppl 3):204–208.
117. Aoki A, Mizutani K, Schwarz F, et al. Periodontal and peri-implant wound healing following laser therapy. *Periodontol 2000.* 2015;68(1):217–269.
118. Mizutani K, Aoki A, Coluzzi D, et al. Lasers in minimally invasive periodontal and peri-implant therapy. *Periodontol. 2000.* 2016;71(1):185–212.
119. Kilinc E, Rothrock J, Migliorati E, Drukteinis S, Roshkind DM, Bradley P. Potential surface alteration effects of laser-assisted periodontal surgery on existing dental restorations. *Quintessence Int.* 2012;43(5):387–395.
120. Stübinger S, Homann F, Etter C, Miskiewicz M, Wieland M, Sader R. Effect of Er:YAG, CO_2 and diode laser irradiation on surface properties of zirconia endosseous dental implants. *Lasers Surg Med.* 2008;40(3):223–228.
121. Geminiani A, Caton JG, Romanos GE. Temperature increase during CO_2 and Er:YAG irradiation on implant surfaces. *Implant Dent.* 2011;20(5):379–382.
122. Geminiani A, Caton JG, Romanos GE. Temperature change during non-contact diode laser irradiation of implant surfaces. *Lasers Med Sci.* 2012;27(2):339–342.
123. Nicholson D, Blodgett K, Braga C, et al. Pulsed Nd:YAG laser treatment for failing dental implants due to peri-implantitis. In: Rechmann P, Fried D, eds. *Lasers in dentistry XX, Proc.* Bellingham, WA: SPIE; 8929.
124. Kao RT, Nares S, Reynolds MA. Periodontal regeneration – Intrabony defects: a systematic review from the AAP regeneration workshop. *J Periodontol.* 2015;86(suppl):S77–S104.
125. Yukna RA, Carr RL, Evans GH. Histologic evaluation of an Nd:YAG laser-assisted new attachment procedure in humans. *Int J Periodontics Restorative Dent.* 2007;27(6):577–587.
126. Nevins ML, Camela M, Schupbach P, Kim S-W, Kim DM, Nevins M. Human clinical and histologic evaluation of laser-assisted new attachment procedure. *Int J Periodontics Restorative Dent.* 2012;32(5):497–507.
127. Suzuki, Jon B. Salvaging Implants with an Nd:YAG Laser: a novel approach to a growing problem. compendium. Nov/Dec 2015.
128. Gold SI, Vilardi MA. Pulsed laser beam effects on gingiva. *J Clin Periodontol.* 1994;21(6):391–396.

129. Ting CC, Fukuda M, Watanabe T, Sanaoka A, Mitani A, Noguchi T. Morphological alterations of periodontal pocket epithelium following Nd:YAG laser irradiation. *Photomed Laser Surg.* 2014;34(12):649–657.
130. Harris DM, Yessik M. Therapeutic ratio quantifies antisepsis: ablation of porphyromonas gingival/s with dental lasers. *Lasers Surg Med.* 2004;35(3):206–213.
131. Giannelli M, Bani D, Viti C, et al. Comparative evaluation of the effects of different photoablative laser irradiation protocols on the gingiva of periodontopathic patients. *Photomed Laser Surg.* 2012;30(4):222–230.
132. Cobb CM, McCawley TK, Killoy WJ. A preliminary study on the effects of the Nd:YAG laser on root surfaces and subgingival microflora in vivo. *J Periodontol.* 1992;63(8):701–707.
133. McCawley TK, McCawley MN, Rams TE. LANAP immediate effects in vivo on human chronic periodontitis microbiota. *J Dent Res.* 2014;93 (spec issue A):Abstract 428.
134. de Andrade AKP, Feist IS, Pannuti CM, Cai S, Zezell DM, De Micheli G. Nd:YAG laser clinical assisted in class II furcation treatment. *Lasers Med Sci.* 2008;23(4):341–347.
135. Giannini R, Vassalli M, Chellini F, Polidori L, Dei R, Giannelli M. Neodymium:yttrium aluminum garnet laser irradiation with low pulse energy: a potential tool for the treatment of peri-implant disease. *Clin Oral Implants Res.* 2006;17(6):638–643.
136. Gonçalves F, Zanetti AL, Zanetti RV, et al. Effectiveness of 980-nm diode and 1064-nm extra-long-pulse neodymium-doped yttrium aluminum garnet lasers in implant disinfection. *Photomed Laser Surg.* 2010;28(2):273–280.
137. Gómez C, Domínguez A, García-Kass AI, García-Nuñez JA. Adjunctive Nd:YAG laser application in chronic periodontitis: clinical, immunological, and microbiological aspects. *Lasers Med Sci.* 2011;26(4):453–463.
138. Qadri T, Poddani P, Javed F, Tunér J, Gustafsson A. A short-term evaluation of Nd:YAG laser as an adjunct to scaling and root planing in the treatment of periodontal inflammation. *J Periodontol.* 2010;81(8):1161–1166.
139. Giannelli M, Bani D, Tani A, et al. In: vitro evaluation of the effects of low-intensity Nd:YAG laser irradiation on the inflammatory reaction elicited by bacterial lipopolysaccharide adherent to titanium dental implants. *J Periodontol.* 2009;80(6):977–984.
140. Javed F, Kellesarian SV, Al-Kheraif AA, et al. Effect of Nd:YAG laser-assisted non-surgical periodontal therapy on clinical periodontal and serum biomarkers in patients with and without coronary artery disease: a short-term pilot study. *Lasers Surg Med.* 2016;48(10):929–935.
141. Arisu HD, Türköz E, Bala O. Effects of Nd:YAG laser irradiation on osteoblast cell cultures. *Lasers Med Sci.* 2006;21(3):175–180.
142. Chellini F, Sassoli C, Nosi D, et al. Low pulse energy Nd:YAG laser irradiation exerts a biostimulative effect on different cells of the oral microenvironment: "An in vitro study". *Lasers Surg Med.* 2010;42(6):527–539.
143. Kim IS, Cho TH, Kim K, Weber FE, Hwang SJ. High power-pulsed Nd:YAG laser as a new stimulus to induce BMP-2 expression in MC3T3-E1 osteoblasts. *Lasers Surg Med.* 2010;42(6):510–518.
144. Kim K, Kim IS, Cho TH, Seo YK, Hwang SJ. High-intensity Nd:YAG laser accelerates bone regeneration in calvarial defect models. *J Tissue Eng Regen Med.* 2015;9(8):943–951.
145. Romanos E, Javed F, Delgado-Ruiz RA, et al. Peri-implant Diseases. A review of treatment interventions. *Dent Clin N Am.* 2015;59:157–178.
146. Schwarz F, Sahm N, Becker J. Combined surgical therapy of advanced peri-implantitis lesions with concomitant soft tissue volume augmentation. A case series. *Clin Oral Implants Res.* 2014;25(1):132–136.
147. Heitz-Mayeld LJA, Salvi GE, Mombelli A, et al. Anti-infective surgical therapy of peri-implantitis. A 12-month prospective clinical study. *Clin Oral Impl Res.* 2012;23:205–210.
148. Ting M, Tadepalli NS, Kondaveeti R, Braid SM, Lee CYS, Suzuki JB. Intra-Oral applications of platelet concentrates: a comprehensive overview of systematic reviews. *J Interdiscipl Med Dent Sci.* 2018;6:233. https://doi.org/10.4172/2376-032X.1000233.
149. Ting M, Afshar P, Adhami A, Braid SM, Suzuki JB. Maxillary sinus augmentation using chairside bone marrow aspirate concentrates for implant site development: a systematic review of histomorphometric studies. *Int J Implant Dent.* 2018.
150. Dohan Ehrenfest DM, Rasmusson L, Albrektsson T. Classification of platelet concentrates: from pure platelet-rich plasma (P-PRP) to leucocyte- and platelet-rich fibrin (L-PRF). *Trends Biotechnol.* 2009;27:158–167.
151. Casati MZ, de Vasconcelos Gurgel BC, Goncalves PF, et al. Platelet-rich plasma does not improve bone regeneration around peri-implant bone defects—a pilot study in dogs. *Int J Oral Maxillofac. Surg.* 2007;36(2):132–136.
152. Sanchez AR, Eckert SE, Sheridan PJ, Weaver AL. Influence of platelet-rich plasma added to xenogeneic bone grafts on bone mineral density associated with dental implants. *Int J Oral Maxillofac Implants.* 2005;20(4):526–532.
153. Sanchez AR, Sheridan PJ, Eckert SE, Weaver AL. Regenerative potential of platelet-rich plasma added to xenogenic bone grafts in peri-implant defects: a histomorphometric analysis in dogs. *J Periodontol.* 2005;76(10):1637–1644.
154. Sanchez AR, Sheridan PJ, Eckert SE, Weaver AL. Influence of platelet-rich plasma added to xenogeneic bone grafts in periimplant defects: a vital fluorescence study in dogs. *Clin Implant Dent Relat Res.* 2005;7(2):61–69.
155. de Vasconcelos Gurgel BC, Goncalves PF, Pimentel SP, et al. Platelet-rich plasma may not provide any additional effect when associated with guided bone regeneration around dental implants in dogs. *Clin Oral Implants Res.* 2007;18(5):649–654.
156. Simonpieri A, Del Corso M, Vervelle A, et al. Current knowledge and perspectives for the use of platelet-rich plasma (PRP) and platelet-rich fibrin (PRF) in oral and maxillofacial surgery part 2: Bone graft, implant and reconstructive surgery. *Curr Pharm Biotechnol.* 2012;13(7):1231–1256.
157. Dohan DM, Choukroun J, Diss A, Dohan SL, Dohan AJ, Mouhyi J, et al. Plateletrich fibrin (PRF): a second-generation platelet concentrate. Part I: technological concepts and evolution. *Oral Surg Oral Med Oral Pathol Oral Radiol Endod.* 2006;101:e37e44.
158. Pradeep AR, Shetty SK, Garg G, Pai S. Clinical effectiveness of autologous platelet-rich plasma and Peptide-enhanced bone graft in the treatment of intrabony defects. *J. Periodontol.* 2009;80(1):62–71.
159. Simonpieri A, Del Corso M, Sammartino G, Ehrenfest DMD. The relevance of Choukroun's platelet-rich fibrin and metronidazole during complex maxillary rehabilitations using bone allograft. Part I: a new grafting protocol. *Implant Dent.* 2009;18(2):102–111.
160. Del Corso M, Sammartino G, Dohan Ehrenfest DM. Re: "Clinical evaluation of a modified coronally advanced flap alone or in combination with a platelet-rich fibrin membrane for the treatment of adjacent multiple gingival recessions: a 6-month study". *J Periodontol.* 2009;80(11):1694–1697.
161. Choukroun J, Diss A, Simonpieri A, et al. Plateletrich fibrin (PRF): a second-generation platelet concentrate. Part IV: clinical effects on tissue healing. *Oral Surg Oral Med Oral Pathol Oral Radiol Endod.* 2006;101(3):e56–60.
162. Dohan Ehrenfest DM, Diss A, Odin G, Doglioli P, Hippolyte MP, Charrier JB. In vitro effects of Choukroun's PRF (plateletrich fibrin) on human gingival fibroblasts, dermal prekeratinocytes, preadipocytes, and maxillofacial osteoblasts in primary cultures. *Oral Surg Oral Med Oral Pathol Oral Radiol Endod.* 2009;108(3):341–352.
163. Choukroun J, Simonpieri A, Del Corso M, Mazor Z, Sammartino G, Dohan Ehrenfest DM. Controlling systematic perioperative anaerobic contamination during sinus-lift procedures by using metronidazole: an innovative approach. *Implant Dent.* 2008;17(3):257–270.
164. Bielecki TM, Gazdzik TS, Arendt J, Szczepanski T, Krol W, Wielkoszynski T. Antibacterial effect of autologous platelet gel

enriched with growth factors and other active substances: an in vitro study. *J Bone Joint Surg Br.* 2007;89(3):417–420.
165. Cieslik-Bielecka A, Bielecki T, Gazdzik TS, Arendt J, Krol W, Szczepanski T. Autologous platelets and leukocytes can improve healing of infected high-energy soft tissue injury. *Transfus Apher Sci.* 2009;41(1):9–12.
166. Ainamo J, Löe H. Anatomical characteristics of gingiva. A clinical and microscopic study of the free and attached gingiva. *The J Periodontol.* 1966;37(1):5–13.
167. Wang HL, Greenwell J. Surgical periodontal therapy. *J Periodontal.* 2001;25:89–99.
168. Porter JA, Von Fraunhofer JA. Success or failure of dental implants: a literature review with treatment considerations. *Gen Den.* 2004;53:423–432.
169. Padial-Molina M, Suarez F, Rios HF, et al. Guidelines for the diagnosis and treatment of peri-implant diseases. *Int J Periodontics Restorative Dent.* 2014;34:e102–111.
170. Vargas-Reus MA, Memarzadeh K, Huang J, et al. Antimicrobial activity of nanoparticulate metal oxides against peri-implantitis pathogens. *Int J Antimicrob Agents.* 2012;40:135–139.
171. Waal Y, Raghoebar GM, Huddleston-Slater JJ, et al. Implant decontamination during surgical peri-implantitis treatment: a randomized, double-blind, placebo-controlled trial. *J Clin Periodontal.* 2013;40:186–195.
172. Kirsch A, Ackermann KL. The IMZ osteointegrated implant system. *Dent Clin North Am.* 1989;33:733–791.
173. Warrer K, Buser D, Lang NP, et al. Plaque-induced peri-implantitis in the presence or absence of keratinized mucosa: an experimental study in monkeys. *Clin Oral Implants Res.* 1995;6:131–138.
174. Choukroun J, Diss A, Simonpieri A, et al. Platelet-rich fibrin (PRF): a second generation platelet concentrate. Part V: histologic evaluation of PRF effects on bone allograft maturation in sinus lift. *Oral Surg Oral Med Oral Pathol Oral Radiol Endod.* 2006 e;101:229.
175. He L, Lin Y, Hu X, et al. A comparative study of platelet-rich fibrin (PRF) and platelet-rich plasma (PRP) on the effect of proliferation and differentiation of rat osteoblasts in vitro. *Oral Surg Oral Med Oral Pathol Oral Radiol Endod.* 2009;108:707–713.
176. Meffert RM, Langer B, Fritz ME. Dental implants: a review. *J Periodontol.* 1992;63:859–870.
177. Esposito M, Coulthard P, Thomsen P, Worthington HV. The role of implant surface modifications, shape and material on the success of osseointegrated dental implants. *A Cochrane systematic review.* 2005.
178. Pauletto N, Lahiffe BJ, Walton JN. Complications associated with excess cement around crowns on osseointegrated implants: a clinical report. *Int J Oral Maxillofac Implants.* 1999;14:865–868.
179. Agar JR, Cameron SM, Hughbanks JC, Parker MH. Cement removal from restorations luted to titanium abutments with simulated subgingival margins. *J Prosthet Dent.* 1997;78:43–47.
180. Wadhwani CPK, Schwedhelm ER. The role of cements in dental implant success, part 1. *Dentistry Today.* 2013:1–11.
181. Gapski R, Neugeboren N, Pemeraz AZ, Reissner MW. Endosseous implant failure influenced by crown cementation: a clinical case report. *Int J Oral Maxillofac Implants.* 2008;23:943–946.
182. Pauletto N, Lahiffe BJ, Walton JN. Complications associated with excess cement around crowns on osseointegrated implants: a clinical report. *Int J Oral Maxillofac Implants.* 1999;14:865–868.
183. Gapski R, Neugeboren N, Pomeranz AZ, Reissner MW. Endosseous implant failure influenced by crown cementation: a clinical case report. *Int J Oral Maxillofac Implants.* 2008;23:943–946.
184. Pontoriero R, Tonelli MP, Carnevale G, Mombelli A, Nyman SR, Lang NP. Experimentally induced peri-implant mucositis. A clinical study in humans. *Clin Oral Implants Res.* 1994;5:254–259.
185. Berglundh T, Lindhe J, Marinello C, Ericsson I, Liljenberg B. Soft tissue reaction to de novo plaque formation on implants and teeth. An experimental study in the dog. *Clin Oral Implants Res.* 1992;3:1–84.
186. Lang NP, Berglundh T, Heitz-Mayfield LJ, Pjetursson BE, Salvi GE, Sanz M. Consensus statements and recommended clinical procedures regarding implant survival and complications. *Int J Oral Maxillofac Implants.* 2004;19(suppl):150–154.
187. Korsch M, Walther W, Marten SM, Obst U. Microbial analysis of biofilms on cement surfaces: an investigation in cement-associated peri-implantitis. *J Appl Biomater Funct Mater.* 2014;12(2):70–80.
188. M1 Korsch, Robra BP, Walther W. Predictors of excess cement and tissue response to fixed implant-supported dentures after cementation. *Clin Implant Dent Relat Res.* 2013.
189. Augthun M, Conrads G. Microbial findings of deep periimplant bone defects. *Int J Oral Maxillofac Implants.* 1997;12:106–112.
190. Salcetti JM, Moriarty JD, Cooper LF, et al. The clinical, microbial, and host response characteristics of the failing implant. *Int J Oral Maxillofac Implants.* 1997;12:32–42.
191. Leonhardt A°, Berglundh T, Ericsson I, Dahle´n G. Putative periodontal pathogens on titanium implants and teeth in experimental gingivitis and periodontitis in beagle dogs. *Clin Oral Implants Res.* 1992;3:112–119.
192. Roos-Jansa°ker AM, Lindahl C, Renvert H, Renvert S. Nine- to fourteen-year follow-up of implant treatment. Part II: Presence of peri-implant lesions. *J Clin Peri- odontol.* 2006;33:290–295.
193. Marrone A, Lasserre J, Bercy P, Brecx MC. Prevalence and risk factors for peri-implant disease in Belgian adults. *Clin Oral Implants Res.* 2012.
194. Koldsland OC, Scheie A, Aass AM. Prevalence of peri-implantitis related to severity of the disease with different degrees of bone loss. *J Periodontol.* 2010;81:231–238.
195. Thomas GW. The positive relationship between excess cement and peri-implant disease: a prospective clinical endoscopic study. *J Periodontol.* 2009;80:1388–1392.
196. Wilson TG, Jr. "The positive relationship between excess cement and peri-implant disease: a prospective clinical endoscopic study". *J Periodontol.* 2009;80(9):1388–1392.
197. Present S, Levine RA. Techniques to control or avoid cement around implant-retained restorations. *Compendium.* 2013;34(6):432–437.
198. Pauletto N, Lahiffe BJ, Walton JN. Complications associated with excess cement around crowns on osseointegrated implants: a clinical report. *Int J Oral Maxillofac Implants.* 1999;14:865–868.
199. Daubert DM, Weinstein BF, Bordin S, Leroux BG, Flemming TF. Prevalence and predictive factors for peri-implant disease and implant failure: a cross-sectional analysis. *J Periodontol.* 2015;86(3):337–347.
200. Pauletto N, Lahiffe BJ, Walton JN. Complications associated with excess cement around crowns on osseointegrated implants: a clinical report. *Int J Oral Maxillofac Implants.* 1999;14:865–868.
201. Gapski R, Neugeboren N, Pomeranz AZ, Reissner MW. Endosseous implant failure influenced by crown cementation: a clinical case report. *Int J Oral Maxillofac Implants.* 2008;23:943–946.
202. O'Rourke B, Walls AW, Wassell RW. Radiographic detection of overhangs formed by resin composite luting agents. *J Dent.* 1995;23:353–357.
203. Soares CJ, Santana FR, Fonseca RB, Martins LR, Neto FH. In vitro analysis of the radiodensity of indirect composites and ceramic inlay systems and its influence on the detection of cement overhangs. *Clin Oral Investig.* 2007;11:331–336.
204. Rosenstiel SF, Land MF, Crispin BJ. Dental luting agents: a review of the current literature. *J Prosthet Dent.* 1998;80:280–301.
205. Wadhwani CPK, Schwedhelm ER. The role of cements in dental implant success, part 1. *Dentistry Today.* 2013:1–11.
206. Wadhwani C, Hess T, Faber T, Piñeyro A, Chen CSK. A descriptive study of the radiographic density of implant restorative cements. *J Prosthet Dent.* 2010;103:295–302
207. Wadhwani C, Rapoport D, La Rosa S, et al. Radiographic detection and characteristic patterns of residual excess cement associated with cement retained implant restorations: a clinical report. *J Prosthet Dent.* 2012;107:151–157.
208. Agar JR, Cameron SM, Hughbanks JC, Parker MH. Cement removal from restorations luted to titanium abutments with simulated subgingival margins. *J Prosthet Dent.* 1997;78:43–47.

209. Linkevicius T, Vindasiute E, Puisys A, Peciuliene V. The influence of margin location on the amount of undetected cement excess after delivery of cement-retained implant restorations. *Clin Oral Implants Res.* 2011;22(12):1379–1384.
210. Wadhwani C, Piñeyro A, Hess T, et al. Effect of implant abutment modification on the extrusion of excess cement at the crown-abutment margin for cement-retained implant restorations. *Int J Oral Maxillofac Implants.* 2011;26(6):1241–1246.
211. Wadhwani C, Piñeyro A. Technique for controlling the cement for an implant crown. *J Prosthet Dent.* 2009;102:57–58.
212. Wilson TG. The Positive relationship between excess cement and peri-implant disease: a prospective clinical endoscopic study. *J Periodontol.* 2009;80:1388–1392.
213. Suzuki JB. Diagnosis and classification of the periodontal diseases. *Dent Clin North Am.* 1988;32(2):195–216.
214. Schnitman PA, Shulman LB. Recommendations of the consensus development conference on dental implants. *J Am Dent Assoc.* 1979;98:373–377.
215. Cranin AN, Silverbrand H, Sher J, et al. The requirements and clinical performance of dental implants. In: Smith DC, Williams DF, eds. *Biocompatibility of Dental Materials.* Boca Raton, FL: CRC Press; 1982:42–45 (4).
216. McKinney RV, Koth DC, Steflik DE. Clinical standards for dental implants. In: Clark JW, ed. *Clinical Dentistry.* Harperstown, PA: Harper and Row; 1984:78–81.
217. Albrektsson T, Zarb GA, Worthington P, et al. The long-term efficacy of currently used dental implants: a review and proposed criteria of success. *Int J Oral Maxillofac Implants.* 1986;1:1–25.
218. Albrektsson T, Zarb GA. Determinants of correct clinical reporting. *Int J Prosthodont.* 1998;11:517–521.
219. Misch CE. Implant quality scale: a clinical assessment of the health-disease continuum. *Oral Health.* 1998;88:15–25.
220. Suzuki JB, Misch CE. Peri Implantitis. Chapter 18. In: Resnik R, Misch CE, eds. *Avoiding Implant Comoplications.* USA: Elsevier – Mosby St. Louis; 2017.
221. Council on Dental Care Programs. Reporting periodontal treatment under dental benefit plans. *J Am Dent Assoc.* 1988;17:371–373.
222. Council on Dental Care Programs. Reporting periodontal treatment under dental benefit plans. *J Am Dent Assoc.* 1988;17:371–373.
223. Canullo L, Tallarico M, Radovanovic S, Delibasic B, Covani U, Rakic M. Distinguishing predictive profiles for patient-based risk assessment and diagnostics of plaque induced, surgically and prosthetically triggered peri-implantitis. *Clinical oral implants research.* 2016;27(10):1243–1250.
224. Marco T, Canullo L, Wang HL, Cochran DL, Meloni SM. "Classification systems for peri-implantitis: a narrative review with a proposal of a new evidence-based etiology codification". *Int J Mol Sci.* 2018;33(4).

42
Manutenção do Implante: Sucesso do Implante a Longo Prazo

JON B. SUZUKI E DIANA BRONSTEIN

A manutenção de implantes endósseos evoluiu ao longo de muitas décadas, desde a tentativa e erro de vários métodos de terapia de suporte grotescos aos protocolos baseados em evidências. Esses protocolos de manutenção mais recentes permitem que o implantodontista implemente cuidados individualizados aos tecidos peri-implantares.[1,2] Com os pacientes compreendendo os benefícios dos implantes dentais, a odontologia vem se afastando das próteses tradicionais e integrando o implante e os recentes avanços tecnológicos aos planos de tratamento. Portanto, no futuro, uma necessidade maior será exigida pelo implantodontista para integrar um protocolo sistêmico e de suporte abrangente para manter o sucesso e a longevidade da prótese sobre o implante.[3]

A prevenção da doença peri-implantar é agora aceita como pilar fundamental de estratégias de tratamento eficazes e previsíveis. A abordagem preventiva começa com a seleção de caso ideal e realista, educação pré-operatória do paciente e controle dos fatores de risco associados ao aumento da incidência de complicações do implante.[4] O protocolo de manutenção profissional do implante ao longo da vida deve ser comunicado e reconhecido pelo paciente como parte de seu procedimento pré-cirúrgico. Os pacientes com maior risco de desenvolvimento de peri-implantite precisam ser identificados e monitorados com um protocolo de manutenção mais rígido. Além disso, devido às diferenças inerentes entre implantes e dentes, a educação do paciente é crucial sobre as especificações de higiene com relação aos implantes dentais e o tipo de prótese.[5]

Anatomia dos tecidos duros e moles do peri-implante

O implantodontista deve ter uma base sólida sobre a relação entre os tecidos peri-implantares e os sinais de doença, para que a detecção precoce e o tratamento definitivo possam ser realizados. Se o processo da doença não for diagnosticado, complicações dos tecidos duros e moles podem levar a um aumento da morbidade dos implantes ou próteses associadas. Ao avaliar os tecidos duros e moles em torno de um implante dental, existem muitas diferenças entre os dentes naturais e os implantes. O sistema de suporte dos dentes naturais é muito mais bem projetado para reduzir as forças biomecânicas na região da crista óssea, reduzindo assim a possibilidade de doença peri-implantar. Por causa da membrana periodontal, complexo de nervos e vasos sanguíneos e material oclusal (esmalte), a sobrecarga oclusal é muito menor em comparação aos implantes dentais.[6]

Diferenças de tecido mole

Para um dente natural, o tecido mole circundante tem largura biológica média de 2,04 mm entre a profundidade do sulco e a crista do osso alveolar.[7] Deve-se notar que a "largura" biológica é, na verdade, uma dimensão de altura com maior amplitude na região posterior em comparação com a anterior e pode ter mais de 4 mm de altura.[8] Com os dentes naturais, a largura biológica é composta por uma inserção de tecido conjuntivo (1,07 mm em média) acima do osso e uma inserção epitelial juncional (0,97 mm média) na base do sulco, sendo o valor mais consistente entre os indivíduos a inserção do tecido conjuntivo.

A zona de inserção do tecido conjuntivo da "largura biológica" ao redor de um dente impedirá a penetração no sulco e permite que as fibras gengivais da zona de inserção do tecido conjuntivo estabeleçam conexão direta com o cemento do dente natural. Ele atua como uma barreira física para as bactérias no sulco dos tecidos periodontais subjacentes. Onze grupos diferentes de fibras gengivais compreendem a zona de fixação do tecido conjuntivo observada em torno do dente e do tecido naturais: dentogengival (coronal, horizontal e apical), alveologengival, intercapilar, transgengival, circular, semicircular, dentoperiosteal, transeptal, periosteogengival, intercircular e intergengival.[9] Pelo menos seis desses grupos de fibras gengivais se inserem no cemento do dente natural: as fibras dentogengivais (coronal, horizontal e apical), dentoperiosteais, transeptais, circulares, semicirculares e transgengivais. Além disso, algumas fibras da crista dos feixes de fibras periodontais também se inserem no cemento acima do osso alveolar, formando uma verdadeira fixação ao dente. Clinicamente, esse anexo impedirá que uma sonda periodontal invada o espaço do ligamento periodontal (LP) e minimizará a entrada de bactérias (Figura 42.1).

Em comparação, as regiões sulculares ao redor de um implante são muito semelhantes em vários aspectos. A formação da fixação dentro da gengiva inserida e o revestimento histológico da gengiva dentro do sulco são semelhantes em implantes e dentes.[10] Uma margem gengival livre se forma ao redor de um dente ou implante, com epitélio sulcular não queratinizado e células epiteliais. Na base, as células epiteliais juncionais estão presentes para ambos. No entanto, uma diferença fundamental caracteriza a base do complexo gengival ao redor dos dentes. Enquanto um dente

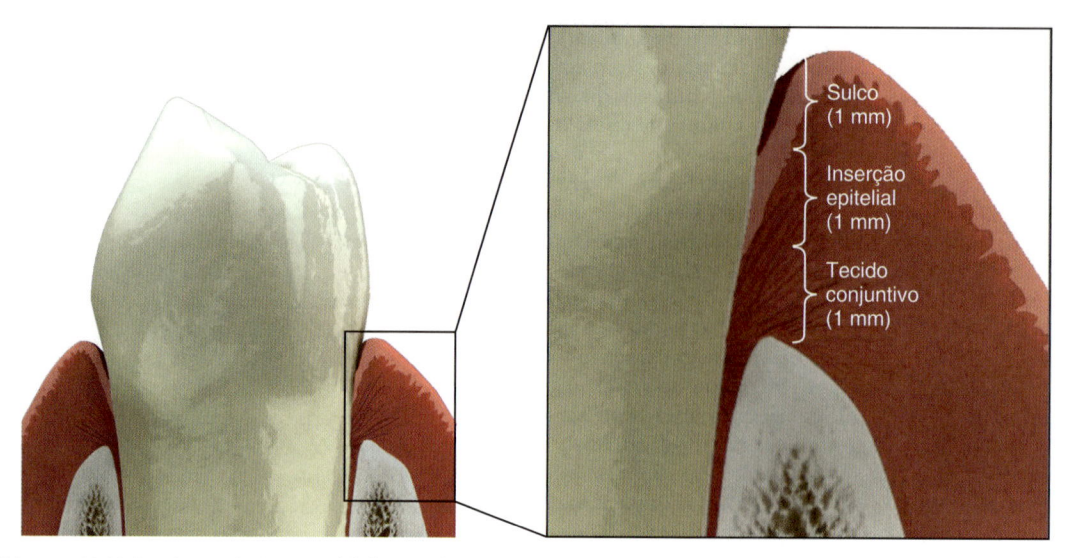

• **Figura 42.1** A largura biológica de um dente natural é de aproximadamente 1 mm de tecido conjuntivo acima do osso e 1 mm de inserção epitelial entre o sulco e o tecido conjuntivo. (De Misch CE. An implant is not a tooth: a comparison of periodontal indices. Dental Implant Prosthetics. 2nd ed. St. Louis, MO: Mosby; 2015.)

possui duas regiões primárias que constituem a largura biológica, um implante possui apenas uma (Figura 42.2).

O selamento biológico para um implante, que é análogo à fixação epitelial do dente, é necessário para proteger a interface osso-implante contra irritantes bacterianos, bem como trauma mecânico, como materiais reabilitadores, *design* de prótese e forças oclusais. Cochran et al.[11] relataram que a largura biológica é de 3,3 mm para implantes dentais, mas ao contrário da dimensão da largura biológica para os dentes, eles também incluíram a profundidade do sulco. Em uma região gengival típica de implante, apenas dois dos grupos de fibras gengivais são encontrados ao redor de um dente (fibras circulares e periosteogengivais), e não há fibra periodontal.[12] Essas fibras não se inserem no corpo do implante abaixo da margem do pilar, como acontece no cemento dos dentes naturais.[13] Em vez disso, as fibras de colágeno ao redor de um implante correm paralelamente à superfície do implante, não perpendicular, como com os dentes naturais.[14] Portanto, o implante tem apenas um sistema de "fixação" epitelial juncional. Os grupos de fibras gengivais e periosteais são responsáveis pelo componente de fixação do tecido conjuntivo da largura biológica ao redor dos dentes e não estão presentes ao redor da região transosteal de um implante. A "largura biológica" em torno da conexão pilar-implante não deve ser comparada da mesma forma com a fixação do tecido conjuntivo de um dente. O selamento biológico em torno dos implantes pode, até certo ponto, impedir a migração de bactérias e endotoxinas para o osso subjacente. No entanto, um componente de fixação da largura biológica semelhante ao encontrado nos dentes naturais não está presente nos implantes dentários (Figura 42.3).

Movimento dentário *versus* implante

Um dente natural exibe movimentos fisiológicos normais nas direções vertical, horizontal e rotacional. A quantidade de movimento de um dente natural está relacionada à sua área de superfície e ao *design* da raiz. Portanto, o número e o comprimento das raízes; seu diâmetro, formato e posição; e a saúde do LP são fatores de influência principais para a mobilidade do dente. Um dente saudável normalmente exibe mobilidade clínica zero na direção vertical. Estudos demonstraram que o movimento dentário vertical inicial real é de aproximadamente 28 μm e é o mesmo para os dentes anteriores e posteriores.[15] O movimento vertical de um implante rígido (*i. e.*, integrado) foi medido como 2 a 3 μm sob força de 4,5 kg e é devido principalmente às propriedades viscoelásticas do osso subjacente (ou seja, densidade óssea na interface osso-implante).[16]

Muhlemann[17] observou que o movimento dentário horizontal pode ser dividido em mobilidade inicial e movimento secundário. A mobilidade inicial é observada com uma força leve, ocorre imediatamente e é consequência do LP. A mobilidade dentária horizontal inicial é maior do que o movimento vertical inicial. Uma força muito leve (500 g) move o dente horizontalmente. A mobilidade horizontal inicial de um dente posterior saudável e "imóvel" é menor do que a de um dente anterior e varia de 56 a 75 μm, que é duas a nove vezes o movimento vertical do dente.

A mobilidade horizontal inicial é ainda maior nos dentes anteriores e varia de 70 a 108 μm com saúde[18] (Figura 42.4).

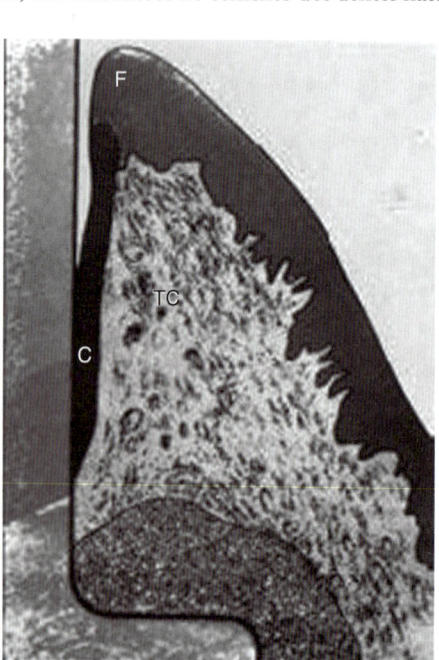

• **Figura 42.2** Tecido mole ao redor de um implante tem uma região sulcular muito semelhante a um dente. Uma margem gengival livre (F) com epitélio sulcular não queratinizado e células na base (C) tem inserção epitelial juncional acima do osso. TC: tecido conjuntivo.

O movimento dentário secundário descrito por Muhlemann[17] ocorre após o movimento inicial, quando forças maiores são aplicadas. Quando uma força adicional é aplicada ao dente, um movimento secundário também é observado, e está diretamente relacionado à quantidade de força. O movimento dentário secundário está ligado à viscoelasticidade do osso e mede até 40 μm sob força consideravelmente maior (Figura 42.5).

Ao avaliar o movimento do implante, a "fixação rígida" indica a ausência de mobilidade clínica de um implante testado com forças verticais ou horizontais inferiores a 500 g. A fixação rígida é um termo clínico e a osseointegração é um termo histológico. A osseointegração é definida como osso em contato direto com a superfície do implante na ampliação de um microscópio óptico (Figura 42.6). Ao longo dos anos, esses dois termos têm sido usados alternadamente, e o suporte do pilar do implante é mais previsível com a fixação rígida. A falta de mobilidade do implante (MI) nem sempre coincide com uma interface direta osso-implante. No entanto, quando observada clinicamente, a fixação rígida geralmente significa que pelo menos uma parte do implante está em contato direto com o osso, embora a porcentagem de contato do osso não possa ser especificada. Um implante com mobilidade indica a presença de tecido conjuntivo entre o implante e o osso.

O aumento da mobilidade dentária pode ser causado por trauma oclusal ou perda óssea. O aumento da mobilidade dentária por si só não é um critério de saúde ou patologia periodontal. Ao contrário de um dente, para o qual a mobilidade não é um fator primordial para a longevidade, a mobilidade é um fator determinante primário para a saúde do implante. A fixação rígida

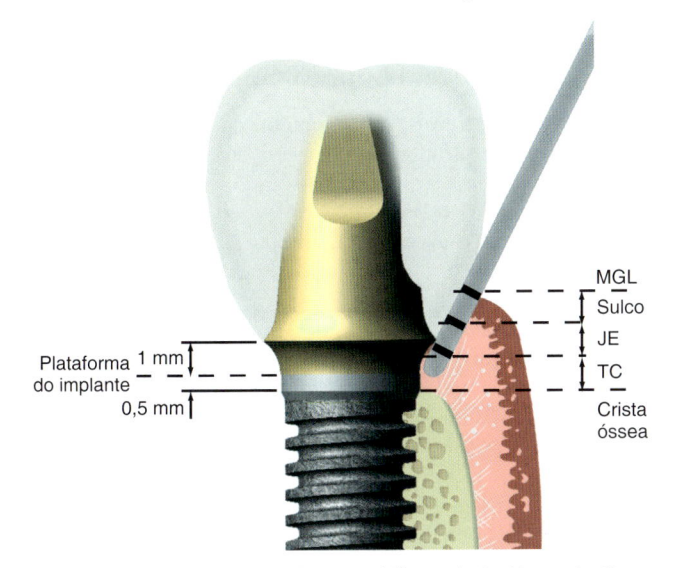

• **Figura 42.3** Um implante não possui fibras de tecido conjuntivo na zona de tecido conjuntivo que se inserem no implante. A sonda peri-implantar penetra no sulco, na inserção do epitélio juncional (JE) e na maior parte da zona de tecido conjuntivo. TC: tecido conjuntivo; MGL: margem gengival livre. (De *Misch CE. An implant is not a tooth: a comparison of periodontal indices. Dental Implant Prosthetics.* 2nd ed. St. Louis, MO: Mosby; 2015.)

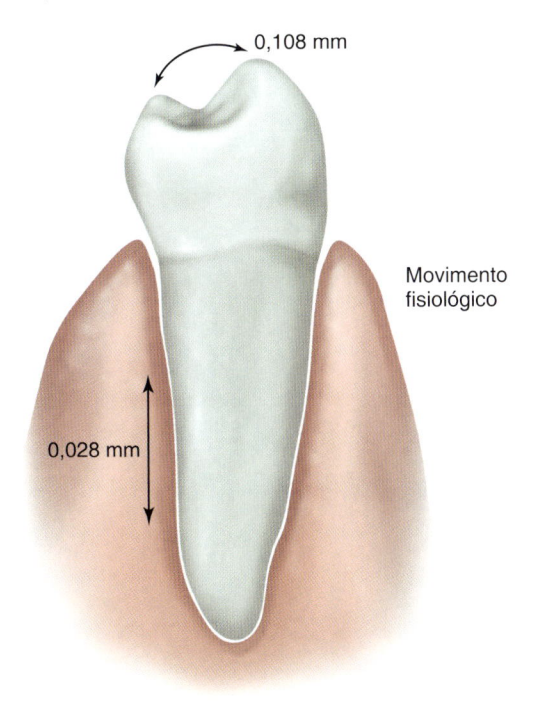

• **Figura 42.4** O movimento fisiológico de um dente foi medido em 28 μm na direção apical e até 108 μm na direção horizontal. (De *Misch CE. An implant is not a tooth: a comparison of periodontal indices.* Dental Implant Prosthetics. 2nd ed. St. Louis, MO: Mosby; 2015.)

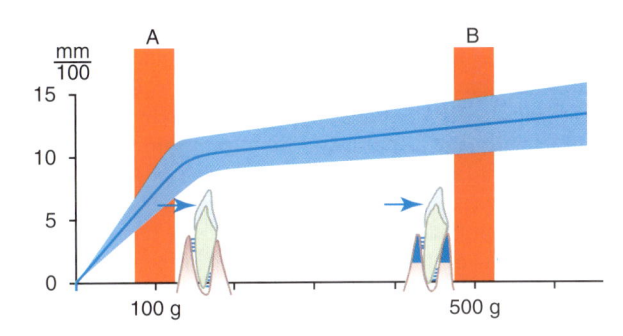

• **Figura 42.5** Um movimento horizontal secundário de um dente ocorre após o movimento dentário inicial, quando uma força maior é aplicada e está relacionada à deformação do osso alveolar. (De *Misch CE. An implant is not a tooth: a comparison of periodontal indices.* Dental Implant Prosthetics. 2nd ed. St. Louis, MO: Mosby; 2015.)

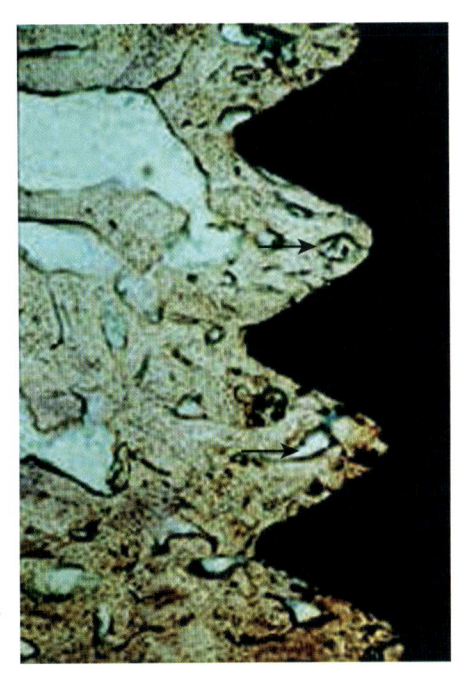

• **Figura 42.6** Osseointegração é um termo histológico que descreve um contato direto osso-implante em um nível ampliado de um microscópio óptico.

também é um excelente indicador do estado de saúde do implante por ser um teste fácil e objetivo. Dessa forma, a fixação rígida costuma ser o primeiro critério clínico e o mais importante na avaliação de um implante dental.

Técnicas anteriores para avaliar a estabilidade primária e a mobilidade de implantes dentais incluíam testes de percussão e mobilidade com cabos de espelho. No entanto, essas técnicas eram muito subjetivas e associadas a resultados imprecisos. Atualmente, em implantodontia, a técnica mais comum para avaliar a estabilidade de implantes dentais é o uso da análise de frequência de ressonância (AFR). A AFR é uma técnica não invasiva, confiável e clinicamente aceitável, desenvolvida por Meredith, em 1996.[19] Essa técnica inclui pulsos magnéticos enviados a um pequeno pino de metal temporariamente anexado ao implante. Conforme o pino vibra, a sonda lê a frequência de ressonância, traduzida em um valor denominado quociente de estabilidade do implante (QEI). O valor QEI é avaliado por meio de uma escala que varia de 1 a 100, com valores altos indicando maior estabilidade. Normalmente, os intervalos aceitáveis de estabilidade estão entre 55 e 85 QEI, com valores abaixo de 55 indicando possível mobilidade do implante.[20] Essa tecnologia é vantajosa, pois as mensurações podem ser feitas no momento da instalação do implante e utilizadas como uma linha de base para medidas futuras na avaliação da saúde do implante dental. O Penguin RFA® (Glidewell Direct®; Irvine, Califórnia) está comercialmente disponível e utiliza multipinos reutilizáveis específicos para implantes. Além disso, tal dispositivo não tem fio, e sua utilização pelo clínico é muito fácil. Na avaliação da mobilidade do implante, o ideal é que a prótese seja removida, o que permite que os multipinos se insiram diretamente no corpo do implante.

A avaliação da mobilidade da prótese não permite uma avaliação precisa da saúde do implante, pois a mobilidade associada é mais comum em um parafuso frouxo de pilar (Boxe 42.1 e Figura 42.7).

Um dente natural com trauma oclusal primário exibe aumento na mobilidade clínica e no espaço do LP radiográfico. Após a eliminação da causa do trauma, o dente pode retornar à mobilidade clínica zero e a uma aparência radiográfica normal. Esse não é um cenário previsível ao redor de um implante. O implantodontista não deve reabilitar um implante com qualquer mobilidade clínica, pois o risco de falha é grande. No entanto, após a conclusão da prótese e o desenvolvimento de MI-1, o risco é pequeno para avaliar o implante por alguns meses e diminuir quase todo o estresse durante esse período. Implantes com leve mobilidade detectável, de aproximadamente 0,1 mm de movimento horizontal (MI-1), semelhante à mobilidade de um incisivo central saudável, ocasionalmente podem retornar à fixação rígida e à mobilidade zero. No entanto, para alcançar a fixação rígida, o implante deve ser retirado completamente da oclusão por vários meses e ser estritamente monitorado. O retorno da fixação rígida de um implante é muito maior se nenhuma mobilidade for observada antes que ele seja colocado em função.

Um implante com movimento horizontal superior a 0,5 mm (MI-3) apresenta risco muito maior do que um dente. Um implante em forma de raiz com mobilidade horizontal maior que 0,5 mm (MI-3) ou qualquer mobilidade vertical (MI-4) deve ser removido para evitar perda óssea contínua e futuro comprometimento do local do implante ou dentes adjacentes (Tabela 42.1).

Protocolo de manutenção

Históricos médico e odontológico

A primeira etapa no protocolo de manutenção é atualizar o históricos médico e odontológico do paciente. Este é um componente obrigatório do protocolo de manutenção e é crucial para determinar se atualmente existem quaisquer condições concomitantes que predisponham o paciente à doença peri-implantar.

Histórico médico

As condições médicas podem mudar durante a fase de manutenção do tratamento (ou seja, após a instalação da prótese sobre o implante), que tem um impacto direto na morbidade e no sucesso dos implantes ou próteses. É imperativo que o paciente relate quaisquer atualizações em seu histórico médico, pois muitas

Boxe 42.1	Medidas de mobilidade.[97]
Escala	Descrição
0	Ausência de mobilidade clínica com 500 g em qualquer direção
1	Mobilidade horizontal suavemente detectável
2	Mobilidade horizontal moderada visível até 0,5 mm
3	Mobilidade horizontal grave maior do que 0,5 mm
4	Mobilidade vertical visível e horizontal de moderada a grave

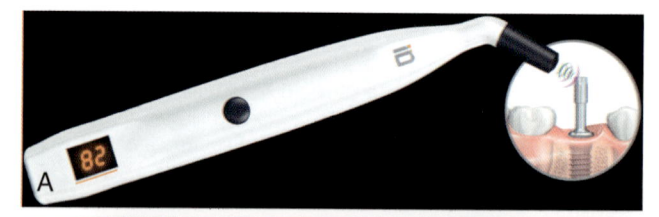

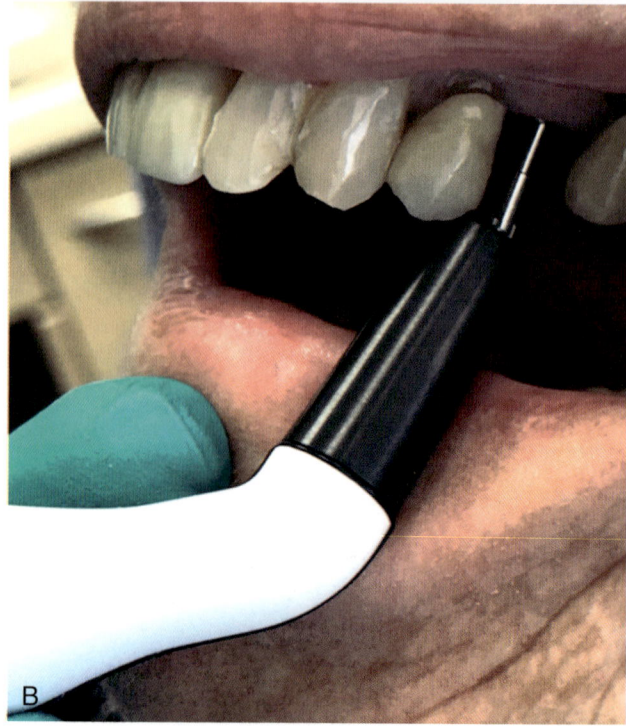

• **Figura 42.7 A, B.** Penguin Resonance Frequency Analysis Unit (Aseptico), que mede a estabilidade QEI do implante (Quociente de Estabilidade do Implante) usando multipinos calibrados e reutilizáveis.

Tabela 42.1 Diferenças abrangentes entre dentes naturais e implantes dentais.

	Dentes naturais	Implantes dentais
Interface	Membrana periodontal	Osso
Epitélio juncional	Hemidesmossomos e lâmina basal (zonas de lâmina lúcida e lâmina densa)	Hemidesmossomos e lâmina basal (zonas de lâmina lúcida, lâmina densa e sublâmina lúcida)
Tecido conjuntivo	12 grupos: seis inserções perpendiculares à superfície dentária ↓ Colágeno, ↑ fibroblastos	Somente dois grupos: fibras paralelas e circulares; sem adesão à superfície do implante ↑Colágeno, ↓ fibroblastos
Vascularização	Maior; supraperiosteal e LP	Menos; principalmente periosteal
Largura biológica	2,04 a 2,91 mm	3,08 mm
Mobilidade	+	–
Dor	+/– (dente pode estar hiperêmico)	–
Atrição	+ facetas desgastadas, abfração, frêmito	– (~ Fratura da cerâmica, possível afrouxamento do parafuso)
Alterações radiográficas	+ radiopacidade aumentada e espessura da lâmina cribriforme	Perda de crista óssea
Interferências	+ (propriocepção)	– (Osseopercepção)
Forças não verticais	Relativamente toleradas	Resulta em perda óssea
Movimento relacionado à força	Primário: movimento do LP Secundário: movimento ósseo	Primário: movimento ósseo
Força lateral	Terço apical da superfície radicular	Crista óssea
Movimento lateral	56 a 108 μm	10 a 50 μm
Movimento apical	25 a 100 μm	3 a 5 μm
Sensibilidade tátil	Alta	Baixa
Sinais de sobrecarga	Espessamento do LP, frêmito, mobilidade, facetas desgastadas, dor	Afrouxamento do parafuso, fratura do parafuso, fratura do pilar, fratura do corpo do implante, perda óssea

LP: ligamento periodontal.

condições sistêmicas podem afetar o prognóstico a longo prazo dos implantes dentais e da prótese.

1. Xerostomia: a falta de saliva (ou seja, boca seca) é causada pela hipofunção das glândulas salivares e pode ser provocada por vários medicamentos e condições sistêmicas. Mais comumente, doenças autoimunes podem resultar em xerostomia, assim como muitos medicamentos, especialmente se administrados simultaneamente. A xerostomia tem demonstrado afetar a composição do biofilme dentário e a cicatrização intrabucal dos tecidos moles. Células imunes (p. ex., neutrófilos) e fatores imunológicos (p. ex., lisozima, IgA secretora) normalmente são liberados e distribuídos na cavidade bucal através da saliva; portanto, a falta de saliva pode levar à redução de componentes antimicrobianos na cavidade oral.[21-24]

    Proteticamente, os pacientes que adquirem xerostomia após o término do tratamento podem ficar comprometidos. Por exemplo, um paciente com prótese mucoimplantossuportada (ou seja, sobredentadura PR-5) pode sofrer irritação dos tecidos moles devido à falta de saliva.

2. Doenças autoimunes: doenças autoimunes selecionadas têm sido associadas à peri-implantite. Por exemplo, líquen plano faz com que a fixação epitelial hemidesmossomal à superfície do implante se torne desabilitada, levando à mucosite perimplantar e possivelmente progredindo para peri-implantite.[25] No entanto, a sobrevida a longo prazo do implante, de acordo com a pesquisa atual, não parece ser afetada[26] Com muitas doenças autoimunes, os pacientes podem perder sua destreza manual, diminuindo assim a capacidade de higiene e também ter dificuldade em remover a sobredentadura. Alguns distúrbios autoimunes mais comuns e os sintomas associados que podem afetar a cavidade oral são os seguintes:

    - Síndrome de Sjogren: xerostomia
    - Lúpus eritematoso sistêmico: tratamento com corticosteroides e medicamentos imunossupressores
    - Esclerodermia: destreza manual e medicamentos imunossupressores
    - Artrite reumatoide: destreza manual e medicamentos imunossupressores
    - HIV: linfócitos comprometidos e medicamentos imunossupressores.

3. Doenças ósseas: a fisiologia óssea alterada em condições como osteoporose/osteomalacia/osteopenia, doença de Paget e displasia fibrosa podem aumentar significativamente o risco de complicações para pacientes com implantes.[27]

4. Diabetes: controle insuficiente do diabetes (ou seja, > 7% A_{1c}) correlaciona os marcadores inflamatórios aos pacientes com periodontite crônica quando há peri-implantite. Pacientes com diabetes, especialmente se não controladas, são propensos a adquirir infecções e complicações vasculares. O processo de cicatrização é afetado pelo comprometimento da função vascular, quimiotaxia e função dos neutrófilos, bem como um meio anaeróbio. O metabolismo da proteína diminui e a cicatrização dos tecidos moles e duros é retardada, o que pode levar à suscetibilidade à infecção. A neuropatia e a regeneração nervosa prejudicadas podem ser alteradas, assim como a angiogênese.[28]

5. Gravidez: durante o período de manutenção, as radiografias devem ser adiadas até depois do parto em pacientes grávidas. Deve-se obter autorização médica caso radiografias; procedimentos talvez precisem ser realizados em caráter de emergência.

6. Tratamento de radiação na cavidade bucal: os pacientes que recebem radiação na cavidade bucal, após o tratamento com

implante, podem sofrer de muitos déficits, incluindo mucosite oral, xerostomia, cicatrização comprometida e redução da angiogênese. Isso é um resultado direto de alterações na vascularização e celularidade dos tecidos duros e moles, danos às glândulas salivares e aumento da síntese de colágeno que resulta em fibrose. Portanto, os pacientes que apresentam tais complicações devem ser tratados sintomaticamente. Pacientes que atualmente usam prótese mucoimplantossuportada (PR-5) podem se beneficiar com a alteração da prótese final para uma prótese fixa (sem suporte em tecido).

7. Apneia do sono: os pacientes com diagnóstico de apneia do sono frequentemente são tratados com pressão positiva contínua nas vias respiratórias (CPAP). A máquina CPAP utiliza mangueira e máscara que fornecem pressão de ar constante e estável. As máquinas de CPAP podem colocar uma força maior na cavidade oral. Portanto, se os pacientes estiverem usando uma máquina de CPAP, a área do implante deve ser monitorada de perto.

8. Pacientes idosos: pacientes idosos demonstraram ter muitos problemas com a adaptação às próteses sobre implantes finais. As complicações pós-inserção, como controle muscular, dificuldade de higiene, inflamação do tecido e colocação da sobredentadura são significativas no estudo da população idosa. Durante as visitas de manutenção, a educação do paciente deve ser continuamente reforçada.

9. Tabagismo: o uso de tabaco deve ser monitorado de perto em pacientes com implantes. Estudos demonstraram os efeitos prejudiciais dos gases e produtos químicos (p. ex., nitrogênio, monóxido de carbono, dióxido de carbono, amônia, cianeto de hidrogênio, benzeno, nicotina) liberados na fumaça do cigarro. Vários estudos retrospectivos demonstraram que os fumantes têm quase o dobro de falhas de implantes em comparação com os não fumantes, e existe forte correlação com a peri-implantite.[29] Os efeitos negativos do fumo nos implantes/próteses devem ser reforçados a cada visita de manutenção.

10. Fenitoína: o medicamento mais comum para causar condições peri-implantar é a fenitoína. A dilantina está associada a uma alta incidência de supercrescimento gengival (hiperplasia) de tecido mole peri-implantar, *hiperplasia gengival implantar, proliferação da mucosa, gengivite proliferativa* e *hiperplasia de tecido relacionada ao implante*, e tem sido reconhecida como um problema clínico significativo na implantodontia atual. Se não houver perda óssea associada, as bolsas são denominadas *pseudobolsas* ou *bolsas gengivais*. Essas bolsas induzidas por hiperplasia podem abrigar bactérias anaeróbias patogênicas. A colonização e maturação do biofilme nas bolsas dos implantes inicia a inflamação. O tecido hiperplásico resultante geralmente é composto de fibras colágenas compactas, fibroblastos e células inflamatórias. O manejo do crescimento gengival peri-implantar deve incluir a identificação da etiologia (p. ex., medicação ou humoral). Se a etiologia for determinada como induzida por medicação, recomenda-se uma consulta com o médico do paciente para um possível tratamento alternativo.

11. Diversos: estudos epidemiológicos e longitudinais encontraram uma associação da prevalência de peri-implantite com hepatite e doença cardiovascular.[30] A doença cardiovascular está associada a periodontite e peri-implantite pela ligação do mediador sistêmico-inflamatório e parece ser um cofator indireto em pacientes cujo perfil os identifica como predispostos a doenças inflamatórias.[31]

Curiosamente, a genética tem sido implicada com doenças periodontais agressivas, que parecem estar correlacionadas com a peri-implantite. Estudos associam a doença peri-implantar com o polimorfismo do gene *IL-1* em fumantes.[32]

Histórico odontológico

A atualização do histórico odontológico é crucial para determinar quaisquer alterações na condição bucal do paciente. As mudanças nas práticas de cuidados domiciliares, juntamente com o tratamento odontológico recente, devem ser documentadas e avaliadas quanto a qualquer impacto nas próteses sobre implantes. São de preocupação especial os hábitos parafuncionais (p. ex., apertamento, bruxismo), que, se presentes ou se apresentarem piora, podem levar a doenças peri-implantares ou perda do implante.

Avaliação clínica do(s) implante(s)/prótese(s)

Avaliação do tecido mole

Uma visão geral dos sinais visuais de inflamação gengival (p. ex., vermelhidão, edema, alterações do contorno do tecido, traços de fístula) deve ser avaliada e documentada. O tônus insuficiente do tecido (ou seja, fino, friável, flácido) ao redor de um implante pode conter alimentos, biofilme e cálculos, o que aumenta a possibilidade de inflamação e infecção. É possível um índice de saúde gengival ser usado para avaliar a saúde do tecido mole. O índice gengival de sangramento mais usado para implantes é o índice gengival de Loe e Silness. Quando usado nos dentes, esse índice avalia a inflamação gengival de 0 a 3 nas superfícies vestibular, lingual e mesial de todos os dentes. O sintoma de sangramento compreende uma pontuação de pelo menos 2 (Boxe 42.2). A vestibular e a lingual já estão sendo sondadas para avaliar a perda óssea que não pode ser vista na radiografia. Como o índice de sangramento avalia a inflamação, o índice de Loe e Silness é adequado para implantes, e devido a menos implantes serem utilizados normalmente para reabilitar uma região em comparação à presença de dentes naturais, também se pode avaliar a superfície distal quando houver sangramento[33] (Figura 42.8).

Avaliação dos cuidados domiciliares

Como a presença de biofilme microbiano tem demonstrado ser um fator importante na patogênese da doença peri-implantar, a avaliação de rotina do acúmulo de biofilme deve ser uma prioridade em cada consulta de manutenção. Essa forma objetiva de monitoramento de biofilme deve, idealmente, ser realizada e documentada em cada consulta de manutenção. O uso consistente do mesmo índice de biofilme é fundamental, pois permitirá a determinação mais fácil da presença de um processo de doença. Os altos escores de biofilme demonstraram ter correlação direta com mucosite peri-implantar e profundidades de sondagem aumentadas.[34] Mombelli *et al.*[35] e Lindquist *et al.*[36] relataram índices implanto-específicos de biofilme para serem utilizados nas consultas de manutenção. Mombelli *et al.*[35] sugeriram uma escala numérica de 0 a 3, que é dependente da quantidade de biofilme visível presente ou da passagem de uma sonda sobre a superfície do implante. Lindquist *et al.*[36] recomendaram uma escala semelhante (ou seja, 0–2) dependendo da quantidade de biofilme visível (Figura 42.9 e Boxe 42.3).

Boxe 42.2 Índice de sangramento Loe e Silness.

Normal
0 = inflamação leve, leve alteração de cor e edema, sem sangramento
1 = inflamação moderada, vermelhidão, edema, sangramentos à sondagem
2 = inflamação grave, vermelhidão acentuada e edema ulcerado, sangramento espontâneo

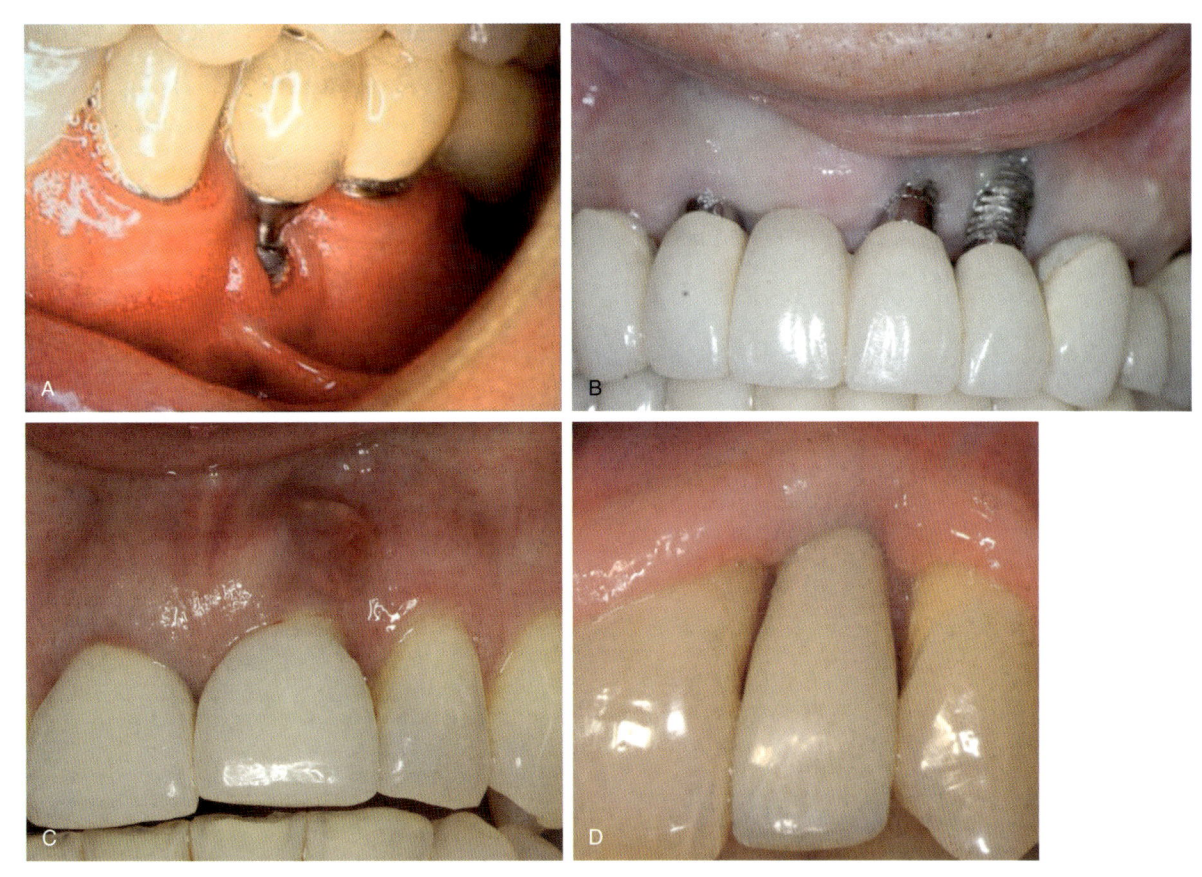

● **Figura 42.8 Avaliação do tecido mole. A.** Tecido edematoso ao redor do implante dental. **B.** Retração gengival significativa levando à exposição dos corpos do implante, permitindo o acúmulo de biofilme. **C.** Má qualidade do tecido decorrente da perda óssea vestibular. **D.** Retração de tecido mole resultante de implante posicionado apicalmente, o que leva a perda de tecido mole e espaços escuros.

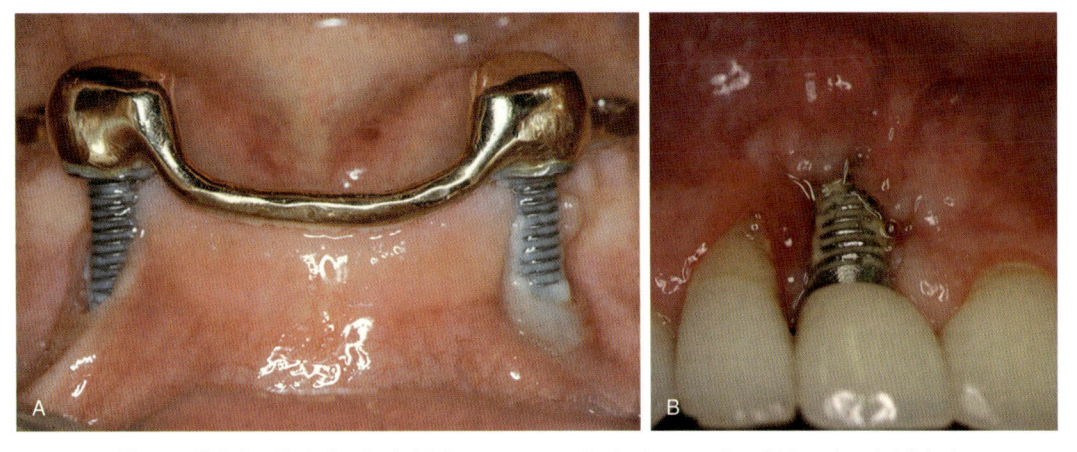

● **Figura 42.9 A e B.** Acúmulo de biofilme como resultado de recessão e higiene bucal deficiente.

Boxe 42.3	Avaliações de índice de biofilme.

Índice de biofilme de Lindquist
0 = sem biofilme visível
1 = acúmulo de biofilme local
2 = acúmulo geral de biofilme (> 25%)

Índice de biofilme de Mombelli
0 = sem biofilme visível
1 = biofilme reconhecido por sondagem sobre a margem lisa do implante
2 = biofilme visível
3 = abundância de matéria mole

Sondagem

Sondar os implantes dentais é um tópico controverso, embora tenha sido apresentado na literatura como um fator confiável e importante na determinação da saúde peri-implantar. A segurança da sondagem, uma vez considerada prejudicial, foi bem estabelecida e não compromete a integridade do sistema de implante.[37,38] Etter *et al.*[39] relataram, após a sondagem do sistema de implante, que a cicatrização da fixação epitelial ocorrerá em aproximadamente 5 dias após a sondagem clínica.

A zona de tecido conjuntivo de um implante possui apenas dois grupos de fibras e nenhum deles se insere no implante. Como resultado, com um implante, a sonda vai além do sulco, através da fixação do epitélio juncional e através dos tecidos conjuntivos de colágeno tipo III e chega mais perto do osso.[40] Devido à sonda penetrar mais profundamente, próximo a um implante, em comparação a um dente, deve-se ter cuidado para não contaminar o sulco do implante com bactérias de um sítio periodontal doente. Para evitar contaminação, a ponta da sonda odontológica pode ser colocada em clorexidina após cada leitura, reduzindo assim a possibilidade de inoculação da área sulcular da próxima área sondada. Na maioria dos casos, profundidades de sondagem de 2 a 4 mm foram estabelecidas como uma condição saudável[41] (Figuras 42.10 e 42.11).

Além disso, existe controvérsia a respeito do tipo de sonda periodontal a ser usada com implantes dentais. Muitos autores têm defendido o uso de sondas periodontais plásticas[42,43]; entretanto, artigos mais recentes recomendaram sondas convencionais de metal, pois estas não parecem danificar a inserção da mucosa ou danificar a superfície do implante.[44,45]

Idealmente, deve haver profundidades de sondagem clínica inicial adquiridas após a instalação da prótese. No entanto, em alguns casos, em função de implantes mal posicionados ou próteses com contornos excessivos, pode ser difícil obter profundidades de sondagem verdadeiras. Nesses casos, uma avaliação radiográfica rotineira é indicada para ajudar a verificar a saúde peri-implantar.

Quando há sangramento à sondagem, geralmente é indicativo de doença peri-implantar positiva. Estudos têm demonstrado que, semelhante aos dentes naturais, a ausência de sangramento à sondagem pode ser interpretada como altamente preditiva de estabilidade dos tecidos peri-implantares.[46,47] No entanto, existe uma correlação positiva entre sangramento à sondagem e sinais histológicos de inflamação nos níveis do tecido peri-implantar.[48]

Deve-se ter cuidado para evitar leituras falso-positivas para sangramento nas profundidades de sondagem. Gerber et al.[49] relataram que uma pressão de aproximadamente 0,15 N deve ser aplicada para minimizar leituras incorretas. A sondagem ao redor dos implantes demonstrou ser mais sensível à variação de força em comparação aos dentes naturais.[50]

A espessura e o tipo de tecido podem influenciar a mucosa/epitélio ao redor de um implante dental. Van Steenbergh[51] determinou que profundidades de sondagem rasas (mínimas) estão associadas a tecido queratinizado, e profundidades de sondagem mais profundas são consistentes com a mucosa alveolar (*i. e.*, tecido móvel) ao redor do implante.

Ao sondar os tecidos peri-implantares, se houver supuração, o implantodontista deve estar ciente da forte evidência da presença de infecção ou doença peri-implantar. A avaliação radiográfica precisa ser concluída imediatamente para determinar a etiologia do exsudato e a origem infecciosa.

Ao avaliar profundidades de sondagem, mais de 3 mm não são um sinal definitivo de peri-implantite; as dimensões do tecido peri-implantar são influenciadas pelo tipo e formato do implante, pelas conexões dos vários componentes (material e modo de retenção) e pelo *design* e configuração da reabilitação protética. O cobiçado condicionamento de tecidos moles na zona estética para simular uma papila interdental pode levar a um aumento na distância do ombro do implante à margem da mucosa de até 5 mm.[52] As apresentações clínicas podem ser erroneamente diagnosticadas como peri-implantite quando fatores como mucosite e remodelação óssea marginal decorrem do posicionamento profundo do implante para resultados estéticos mais aceitáveis. O diagnóstico de peri-implantite também pode ser causado pelas variações anatômicas locais.[53]

Há controvérsia acerca da questão do uso de sangramento gengival e saúde gengival como um indicador de saúde do implante. Ao contrário de um dente natural, o sucesso do implante nos primeiros anos está mais frequentemente relacionado ao bioequilíbrio mecânico do que à saúde gengival. Comparado com um dente natural, a inflamação do tecido mole causada especificamente por bactérias pode ser mais restrita acima da crista óssea, devido à falta de uma membrana periodontal ou de tecido fibroso entre o implante e a interface do osso. Como resultado, o índice de sangramento pode não ser tão significativo ao avaliar o estado de saúde do implante.[54]

Presença de tecido queratinizado

Na literatura recente, publicações de relatos clínicos convincentes têm correlacionado peri-implantite com gengiva queratinizada e à espessura do biotipo. Alguns estudos mostraram uma correlação mínima entre o tecido queratinizado e o sucesso do implante. No entanto, outros relatos demonstraram que a falta de tecido queratinizado está associada à perda óssea,[55] ao aumento do acúmulo de biofilme,[56] ao aumento da recessão gengival,[57] ao aumento da inflamação gengival[58] e à maior frequência de sangramento à sondagem.[59]

O tecido mole no local do implante foi reconhecido como um fator crucial na manutenção a longo prazo de próteses saudáveis sobre implante. A qualidade do tecido mole no local do implante, juntamente com o biotipo gengival, é um fator predisponente para a resistência do paciente ao acúmulo de biofilme e à doença peri-implantar mediada por inflamação.[60,61] Tecido mucoso não aderido e não queratinizado é mais problemático, pois os implantes não possuem inserção de fibras gengivais supracrestais, que servem como barreira à lesão bacteriana; as fibras de Sharpey correm paralelas ao implante, deixando apenas o selamento hemidesmossomal do epitélio juncional no colo do implante para proteger as estruturas peri-implantares duras e moles subjacentes. Durante o processo de mastigação, o selamento pode ser rompido quando o vestíbulo estiver raso e a inserção do frênulo for elevada, causando excesso de pressão no tecido. A colonização microbiana

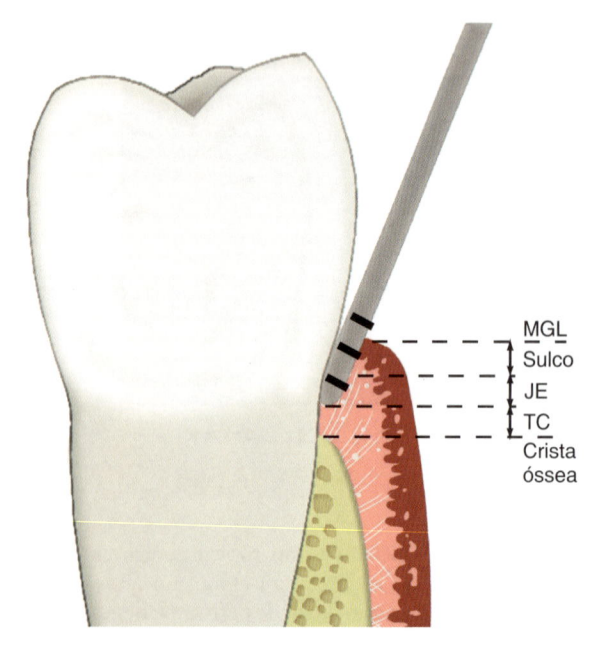

• **Figura 42.10** Uma sonda colocada no sulco de um dente atravessa o sulco e a inserção epitelial. A sondagem é interrompida pela fixação do tecido conjuntivo. A largura biológica de um dente natural possui uma zona de tecido conjuntivo que se insere no cemento do dente. Uma sonda periodontal penetrará no sulco e na junção epitelial (JE). TC: tecido conjuntivo; MGL: margem gengival livre. (De *Misch CE. An implant is not a tooth: a comparison of periodontal indices*. Dental Implant Prosthetics. 2nd ed. St. Louis, MO: Mosby; 2015.)

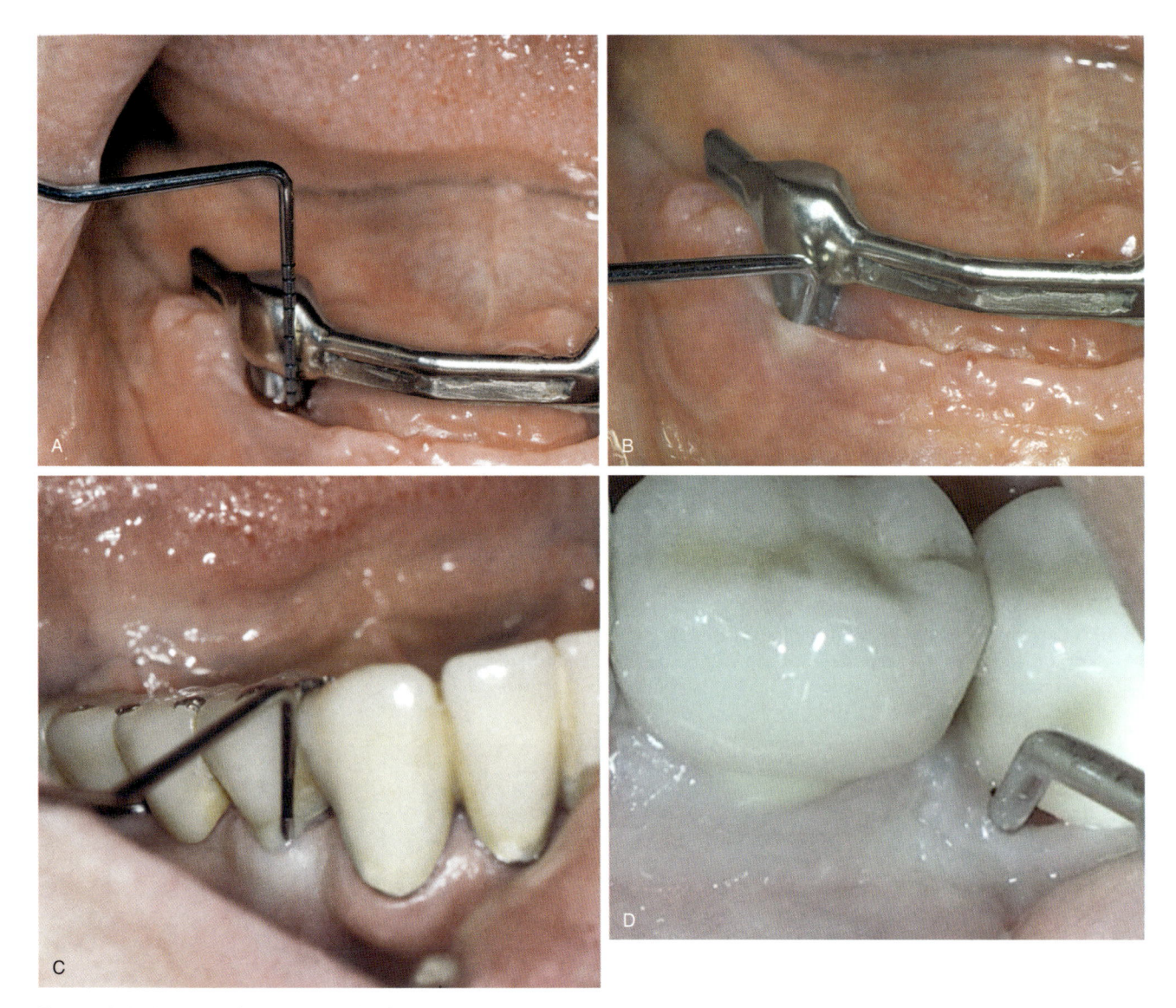

• **Figura 42.11** As controvérsias relacionadas à sondagem incluem o material da sonda e a dificuldade em obter mensurações precisas (**A**) da sondagem ao redor de um implante retendo sobredentadura em barra. **B.** Se for usada pressão de sondagem excessiva, as profundidades de sondagem serão imprecisas e traumatizarão o tecido. **C.** Se a prótese tiver contornos excessivos, haverá dificuldade de sondagem. **D.** Se houver dificuldade de utilizar sonda de plástico ao redor dos contornos de uma prótese fixa.

pode então progredir para o tecido da crista e para o tecido peri-implantar, resultando nos estágios iniciais da doença peri-implantar. Se o controle do biofilme não for adequado ao redor dos implantes sem gengiva queratinizada, o tecido pode causar irritação e sensibilidade desconfortável para o paciente.

Para o tecido mole existente, a qualidade pode ser classificada como biotipo fino ou espesso. O biotipo gengival fino é indicativo de osso de suporte subjacente fino. Estruturas finas são menos vascularizadas e mais sujeitas a recessão e reabsorção na presença de inflamação. Portanto, os pacientes com biotipo fino são mais suscetíveis a complicações peri-implantares, especialmente se o tecido queratinizado estiver comprometido (Boxe 42.4).

Em conclusão, há cada vez mais literatura que apoia a vantagem do tecido queratinizado sobre o tecido não queratinizado. Muitos autores recomendam a mucosa queratinizada com mais intensidade do que outros.

Em casos clínicos específicos, gengiva aderida queratinizada é mais frequentemente desejável. Por exemplo, uma prótese fixa (PF-1) na zona estética (região anterior da maxila) exigirá mucosa queratinizada para desenvolver um revestimento de tecido mole

Boxe 42.4 Benefícios do tecido queratinizado ao redor do implante.

1. Semelhante ao tecido dental natural na cor, no contorno e na textura do tecido mole
2. Mais estético, especialmente quando existe uma linha de sorriso alta
3. O tecido queratinizado é mais resistente à abrasão
4. Manter as papilas é mais previsível se houver tecido queratinizado
5. Os auxiliares de higiene são mais confortáveis de usar
6. O grau de retração gengival é proporcional à quantidade de gengiva queratinizada
7. A mucosa queratinizada é mais controlável durante a retração e o processo de moldagem
8. A estabilidade a longo prazo do tecido é maior com tecido queratinizado
9. Com a instalação do implante em dois estágios, a deiscência da ferida é menos provável

ao redor da prótese sobre implante. Outro excelente exemplo é a sobredentadura inferior, que se beneficia de um vestíbulo estável e de uma zona de tecido não móvel ao redor dos pilares do implante. Quando essas condições existem, é menos provável que os pacientes exibam sensibilidade no tecido. As recomendações atuais, baseadas na experiência clínica e nas revisões sistemáticas, servem profilaticamente para avaliar e, se possível, aumentar os locais deficientes de gengiva queratinizada inadequada ao redor dos implantes se houver doença peri-implantar[62,63] (Figura 42.12).

Mobilidade do implante/prótese

Em cada consulta de manutenção, a mobilidade da prótese e do implante deve ser avaliada. Se houver mobilidade, a etiologia deve ser verificada, especificamente se ocorrer em função de afrouxamento do parafuso ou falha do implante. Normalmente, se houver dor quando a prótese for movida na direção vestibulolingual e apical, então é mais provável que tenha ocorrido a falha do implante (ou seja, a menos que os tecidos estejam se impactando, resultando em dor). Quando existe falha do implante, haverá dor por causa da interface do tecido mole. Se não houver dor, geralmente isso é indicativo de afrouxamento do parafuso (Figura 42.13).

Dor/Sensibilidade

Um componente do protocolo de manutenção é a determinação de quaisquer possíveis achados subjetivos de dor, sensibilidade em relação aos tecidos peri-implantares do paciente, corpo do implante ou prótese sobre o implante. Dor e sensibilidade são critérios subjetivos e dependem da interpretação do paciente sobre o grau de desconforto. A dor é definida como uma sensação desagradável que varia de leve desconforto à agonia excruciante.

Sensibilidade é mais uma consciência desagradável da região. Um implante raramente é considerado um incômodo pelos critérios subjetivos de dor ou sensibilidade após a cicatrização inicial. Em contraste com um dente natural, um implante não se torna hiperêmico e não é sensível à temperatura. Se houver situação de oclusão traumática, raramente os sintomas estarão presentes com um implante.

Dor relacionada ao implante. Após o implante ter alcançado a cicatrização primária, a ausência de dor sob forças verticais ou horizontais é um critério subjetivo primário. Normalmente, mas nem sempre, a dor não ocorre a menos que o implante esteja com mobilidade e rodeado por tecido inflamado ou tenha fixação rígida mas que esteja comprimindo um nervo. A condição mais comum que causa desconforto em um implante se dá quando um pilar protético solto prende parte do tecido mole na conexão pilar-implante. Após a remoção do tecido mole da região e o reposicionamento do pilar, normalmente o desconforto ou a dor diminuem.

Quando um implante é móvel, a dor pode ocorrer no início ou no final do tratamento. Em ambos os casos, a condição raramente melhora. Dor durante a aplicação de carga sobre implantes rígidos foi observada com mais frequência em implantes que receberam carga imediata em comparação com os que cicatrizaram sem carga por um período prolongado. Sensibilidade do implante ou sensibilidade leve em vez de dor em um implante rígido também são muito incomuns e indicam complicação mais significativa

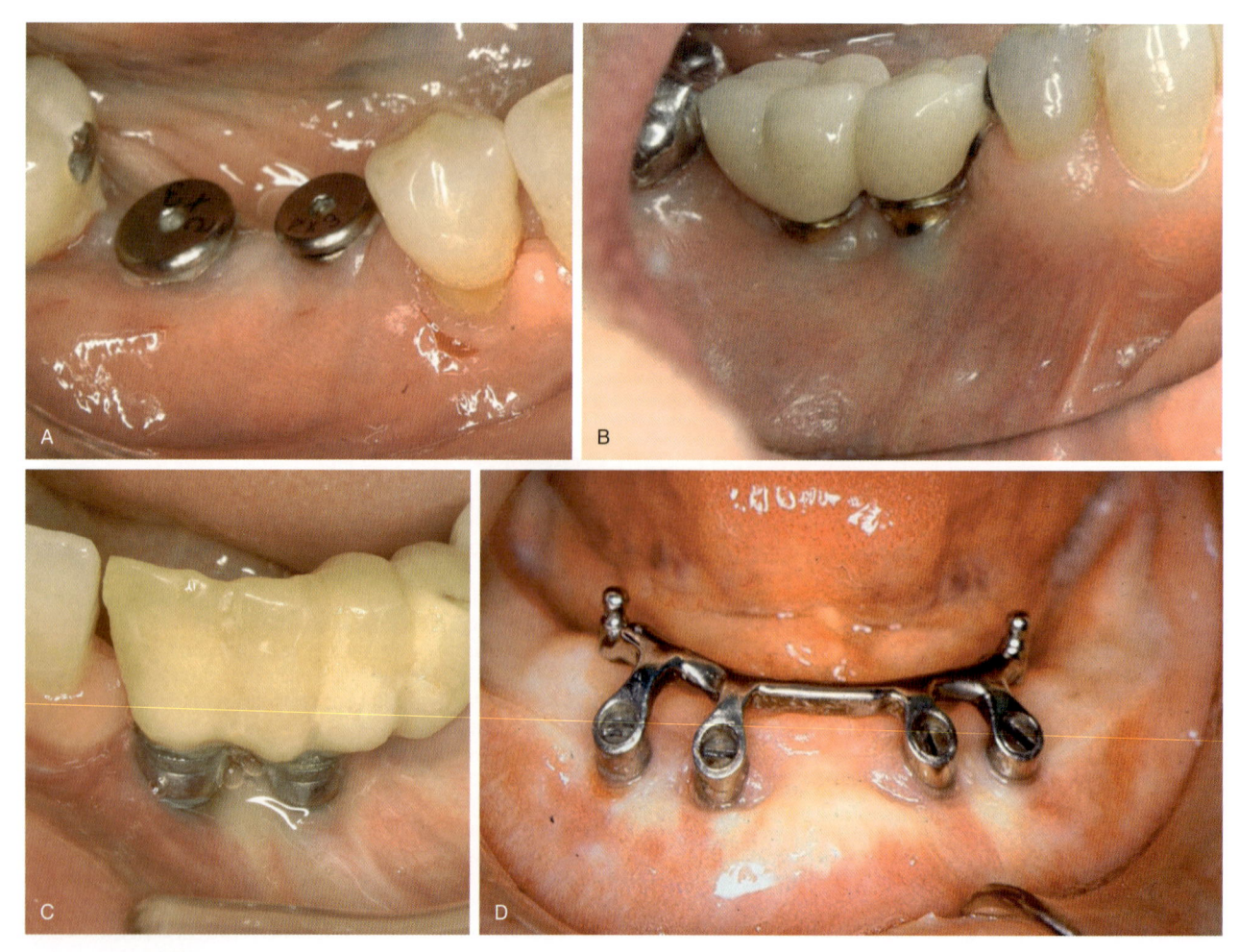

• **Figura 42.12 Tecido queratinizado inadequado. A.** Falta de qualidade do tecido aderido na face vestibular dos pilares de cicatrização. **B** e **C.** Falta de tecido queratinizado na face vestibular da prótese definitiva. **D.** Sobredentadura em barra exibindo tecido aderido comprometido devido à instalação mais vestibular dos implantes.

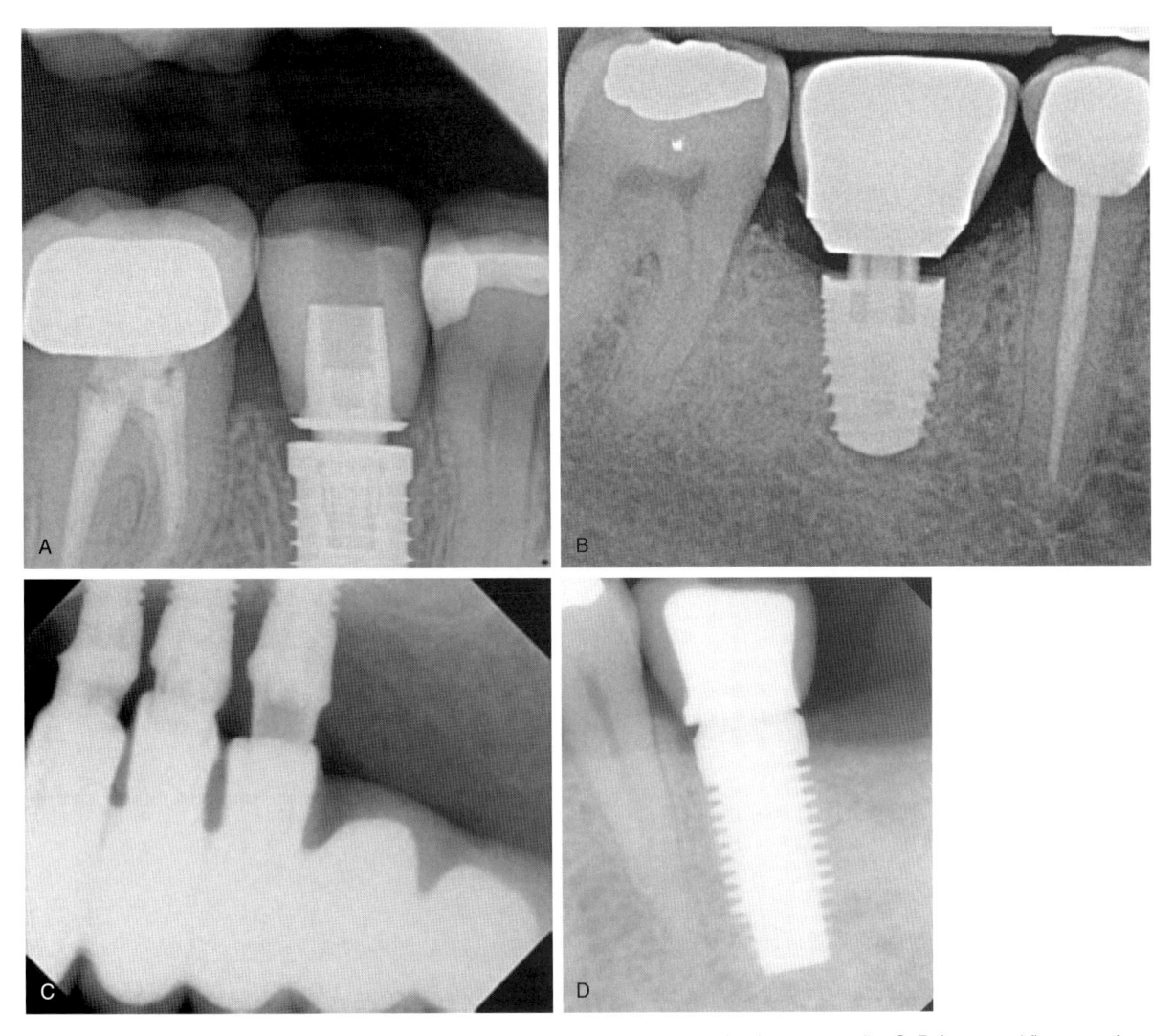

• **Figura 42.13 A e B.** Próteses sobre implantes com mobilidade diagnosticada na consulta de manutenção. **C.** Prótese total fixa com afrouxamento e mal ajustada. **D.** Prótese mal ajustada que pode resultar de afrouxamento do parafuso do pilar protético.

para um implante do que para um dente. A sensibilidade, durante a função ou a percussão, geralmente implica cicatrização na proximidade de um nervo ou, em raras ocasiões, tensão óssea além dos limites fisiológicos.

Ocasionalmente, o corpo do implante pode fraturar por fadiga. A fadiga está relacionada à quantidade de força, ao número de ciclos, à resistência do material, ao diâmetro do componente e ao número de implantes esplintados. Essa condição é semelhante a uma raiz fraturada. Em qualquer caso, a evidência radiográfica da fratura pode ser difícil de determinar. A percussão e as forças de até 500 g (1,2 psi) com um bastão de mordida são usadas clinicamente para avaliar um dente ou implante quanto a dor ou desconforto. Percussão e mordedura pesada em um pedaço de madeira associadas à dor são consideradas índices clínicos. Nesses casos, o implante é mais frequentemente removido, o que pode ser difícil, especialmente na mandíbula (i. e., em osso denso) (Figura 42.14).

Dor relacionada ao pilar. Quando a conexão pilar-implante não está segura, pode ocorrer dor devido à integração do tecido no vazio. Essa dor geralmente é persistente e ocorre com mais frequência durante a percussão ou função. Se isso ocorrer, a prótese e o pilar devem ser removidos, o tecido mole excisado e os componentes reposicionados (Figura 42.15).

Dor relacionada à infecção. Especialmente nos estágios iniciais da peri-implantite, a dor geralmente não se apresenta como sintoma clínico primário. A menos que infecção ativa com supuração acompanhe destruição óssea suficiente, os pacientes não sentem dor. Devido aos implantes dentais não possuírem suporte para PL e aparato sensorial, infecções de baixo grau e reabsorção óssea não são detectadas pela gengiva marginal. Como o processo da doença inicia em torno de um implante, o paciente pode sentir leve irritação, mas normalmente uma dor não alarmante.[64,65] Recomenda-se que o implantodontista seja proativo na avaliação do estado dos implantes, com a incorporação de um protocolo de rotina da manutenção para pacientes com implante.

Oclusão

Idealmente, na maioria dos casos de implantes fixos, uma oclusão protegida por implante deve estar presente. A oclusão protegida por implante (ou seja, guia canina) deve ser aderida para que os dentes anteriores protejam os dentes posteriores (ou seja, movimentos protrusivos) e os dentes posteriores protejam os anteriores (ou seja, oclusão cêntrica).

A oclusão traumática tem se mostrado um fator etiológico na perda óssea ao redor da região peri-implantar. Uma oclusão adequada deve estar sempre presente, o que inclui o contato dos dentes naturais primeiro, antes do contato do implante (ou seja, para compensar a compressão do LP durante os contatos oclusais). Durante o contato, o papel de articulação extrafino (p. ex., *Shimstock*™) deve

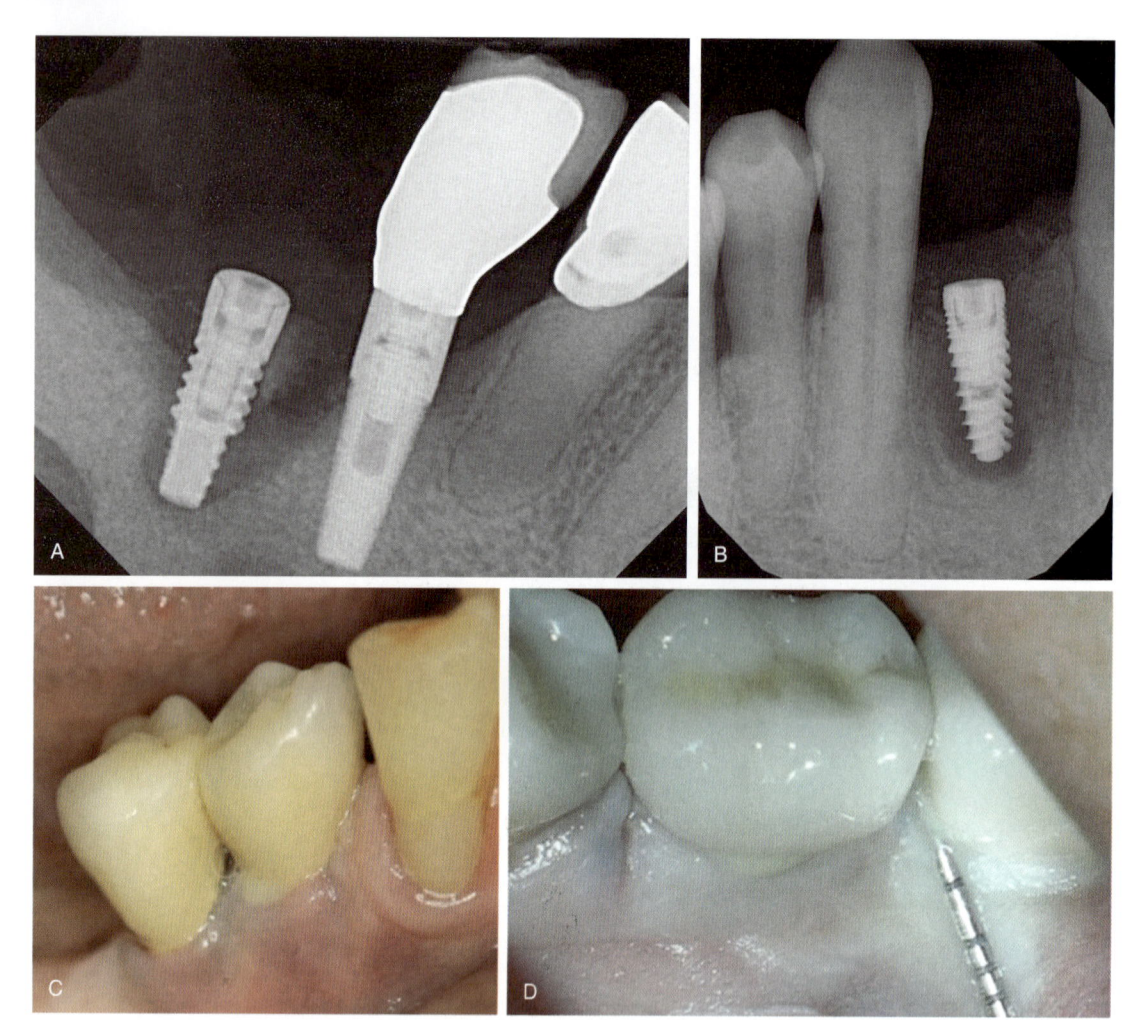

• **Figura 42.14 Dor com um implante. A** e **B.** Se houver dor com um implante, geralmente é devido à falha por causa de algum encapsulamento de tecido mole; as radiografias revelam radiolucidez significativa em torno dos corpos dos implantes. **C** e **D.** Se houver supuração, geralmente o paciente será sintomático.

ser facilmente puxado através do contato oclusal com um implante. Então, durante o contato intenso, deve haver resistência mínima. Miyata *et al.*[66] relataram com estudos em macacos que a perda óssea pode ocorrer com um contato oclusal excessivo de 180 μm, mesmo na ausência de inflamação peri-implantar. Portanto, é imperativo que o implantodontista avalie e modifique a oclusão existente, se necessário, em cada consulta (Figura 42.16).

Além disso, a presença de hábitos parafuncionais (p. ex., apertamento, bruxismo) deve ser documentada e tratada, mais comumente com proteção oclusal. Uma placa acrílica em oclusão cêntrica é mais comumente utilizada.

Prótese

Em cada consulta de manutenção, a prótese deve ser avaliada não apenas quanto à mobilidade, mas também quanto a quaisquer fraturas do material da prótese (p. ex., cerâmica, acrílico, zircônia). Se houver fratura do material, a oclusão deve ser avaliada imediatamente e a possibilidade de substituição precisa ser determinada. Para uma prótese removível, todos os acessórios do implante devem ser avaliados quanto a mobilidade e retenção.

Avaliação radiográfica do implante e da prótese

Um exame radiográfico preciso e completo deve ser realizado como um complemento de rotina para o exame de manutenção clínica (ver Boxe 41.2). Idealmente, a modalidade radiográfica usada deve ser capaz de padronizar a avaliação da interface do implante e do nível ósseo. A seleção da modalidade radiográfica é ditada pelo número e posição dos implantes, juntamente com o tipo de prótese.

Na avaliação radiográfica, a região da crista óssea costuma ser a mais diagnóstica para as faixas de condições de saúde ideais, satisfatórias e comprometidas. A interpretação radiográfica é uma das ferramentas clínicas mais fáceis de se utilizar para avaliar a perda óssea da crista do implante, mas tem muitas limitações. No entanto, uma radiografia bidimensional ilustrará apenas os níveis mesial e distal da crista óssea (Figura 42.17).

A perda óssea precoce, quando ocorre, é mais frequente na face vestibular do implante. A ausência de radiolucidez ao redor de um implante não indica que o osso esteja presente na interface. Portanto, as radiografias bidimensionais (ou seja, periapicais, *bite wings*, panorâmicas) podem muitas vezes ser enganosas ao revelar a quantidade de perda óssea. Na região anterior mandibular, uma diminuição de 40% na densidade é o máximo necessário para produzir a diferença radiográfica tradicional nessa região por causa do osso cortical denso.[67] Quando a largura do osso é abundante, um defeito na crista em forma de V, ao redor de um implante, pode ser circundado por osso cortical e, como resultado, a radiografia é menos diagnóstica para perda óssea.

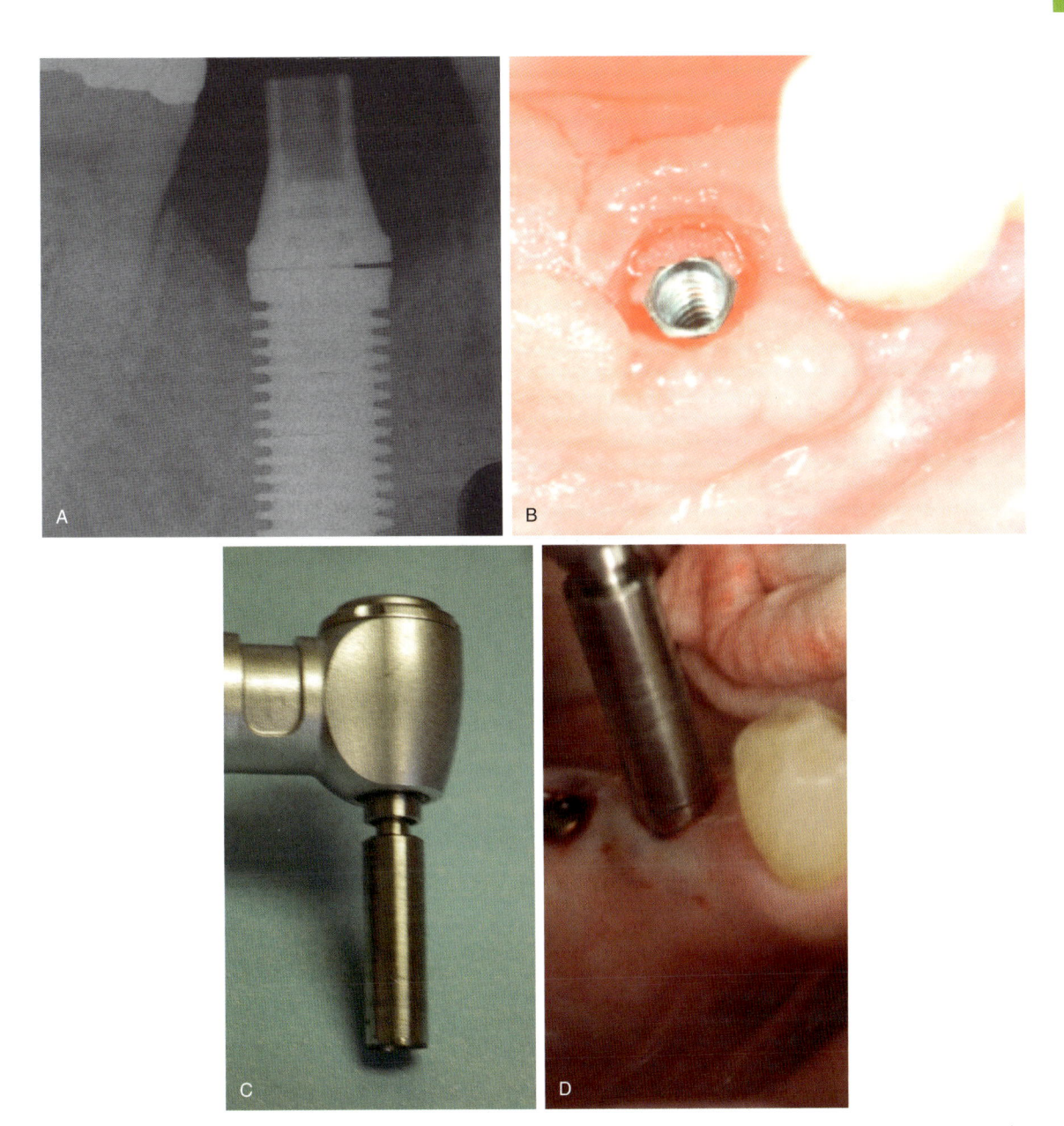

• **Figura 42.15 Dor relacionada ao pilar. A.** Um assentamento incompleto do pilar resultará no crescimento do tecido com dor resultante. **B.** Depois que o implante é removido, o impacto no tecido é evidente. **C** e **D.** O excesso de tecido é removido com punção de tecido do tipo *punch*.

Tipo de radiografia

O tipo de radiografia usada na avaliação do implante e da prótese é difícil de generalizar. Radiografias periapicais padronizadas são geralmente recomendadas como o tipo mais comum de modalidade radiográfica na avaliação de implantes dentais. A técnica de paralelismo ou cone longo deve ser usada para minimizar a distorção da imagem.[68] As radiografias panorâmicas apresentam desvantagens inerentes, incluindo ampliação, distorção, imagens sobrepostas e baixa resolução. Portanto, as radiografias panorâmicas não são a radiografia ideal para avaliar a perda óssea (Figura 42.18). No entanto, nos casos em que radiografias periapicais ou *bite wing* não podem ser obtidas, radiografias panorâmicas podem ser utilizadas.

A tomografia computadorizada de feixe cônico (TCFC), embora superior às radiografias de filme simples nas fases de diagnóstico e planejamento do tratamento da implantodontia, geralmente não é indicada para manutenção de rotina, a menos que haja complicações. Estudos avaliando a visibilidade da placa vestibular demonstraram que, se a quantidade de osso presente for menor que 0,6 mm de espessura, o osso ficará imperceptível em uma imagem de TCFC.[69] Além disso, as imagens de TCFC sofrem de endurecimento do feixe, que leva à formação de uma radiolucidez em torno do implante. Isso ocorre quando um número maior de fótons é absorvido (Figura 42.19). Em resumo, o tipo de modalidade de imagem deve ser adaptado especificamente para cada paciente, de acordo com as circunstâncias clínicas e anatômicas.

Precisão radiográfica

Frequentemente, é mais difícil obter uma radiografia precisa do corpo do implante em comparação com um dente natural. Mais comumente, os implantes são colocados mais apicais ao ápice dos dentes naturais preexistentes. Como resultado, o ápice do implante geralmente está localizado além das inserções musculares ou em regiões quase impossíveis de serem radiografadas pelo método radiográfico de paralelismo. Uma imagem encurtada para abranger a porção apical do implante resulta em uma exibição ruim da crista óssea. Uma radiografia precisa mostrará a representação clara das roscas na radiografia e uma angulação adequada. Se as roscas do implante estiverem claras em um lado, mas borradas no outro, a angulação estava incorreta em aproximadamente 10%[70] (Figura 42.20). Se ambos os lados de um implante rosqueado não estiverem claros, a radiografia não é diagnóstica para a avaliação da perda da crista óssea devido a problemas de angulação. Idealmente, a conexão pilar-implante deve aparecer como uma linha clara entre os dois componentes. Quando a parte superior do implante é colocada na crista do osso, a quantidade de perda da crista óssea é mais fácil de avaliar (Figura 42.21).

Além disso, a prótese deve ser avaliada para quaisquer alterações radiográficas quando comparadas às radiografias iniciais. O ajuste da prótese é de extrema importância, pois uma prótese mal ajustada ou solta pode causar doença peri-implantar. Se houver espaço entre a prótese e o pilar, a prótese deve ser avaliada imediatamente quanto à passividade e à mobilidade.

Exame radiográfico

A radiografia mais importante para uso na fase de manutenção é a radiografia inicial pós-protética. Ela é frequentemente realizada na consulta de instalação da prótese. A esta altura, a "largura biológica" provavelmente terá influenciado o nível ósseo da crista do implante.

Em geral, implantes com superfícies usinadas ou conexões hexagonais externas costumam ser submetidos a uma remodelação inicial em nível ósseo. Adell *et al.*[71] relataram uma perda óssea média de 1,5 mm durante o primeiro ano e 0,1 mm por ano depois desse tempo. No entanto, mudanças recentes no *design* do implante reduziram essa perda óssea com conexões internas e uso da plataforma *switching*.[72,73]

Na maioria dos casos, um protocolo radiográfico individualizado deve ser desenvolvido com base no número e na localização dos implantes, no tipo de prótese e em quaisquer complicações associadas. Um protocolo radiológico abrangente e generalizado foi estabelecido por Resnik[74] em 2016 (Boxe 42.5).

Radiografia da perda da crista óssea

O osso marginal ao redor da região da crista óssea do implante geralmente é um indicador significativo da saúde do implante. A causa da perda da crista óssea ao redor de um implante é multifatorial e pode ocorrer em diferentes períodos: perda óssea cirúrgica, perda óssea inicial de "largura biológica", perda óssea de aplicação de carga precoce, perda óssea de médio prazo e perda

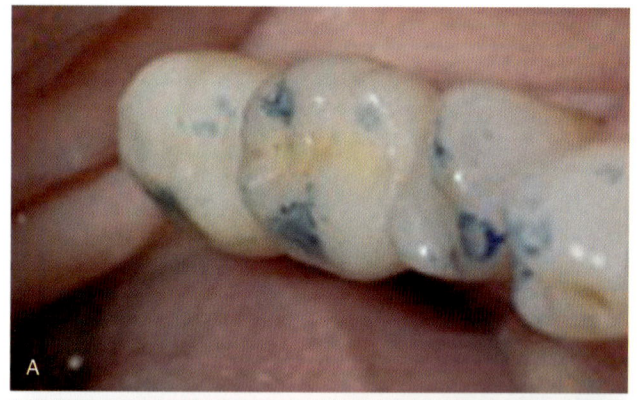

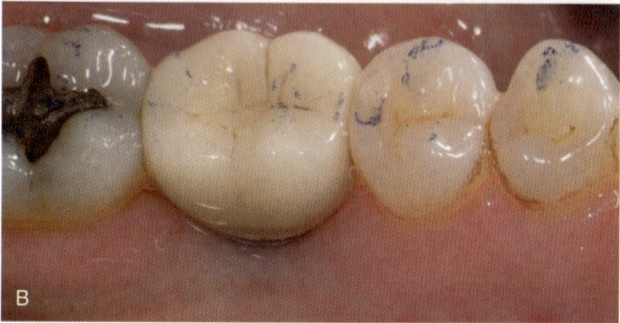

• **Figura 42.16 Contatos oclusais. A.** A oclusão deve ser verificada em cada consulta de manutenção, para garantir a ausência de contatos prematuros. **B.** A oclusão ideal consiste em contato primário (ou seja, oclusão leve) nos dentes naturais e contato leve nos implantes durante oclusão forçada.

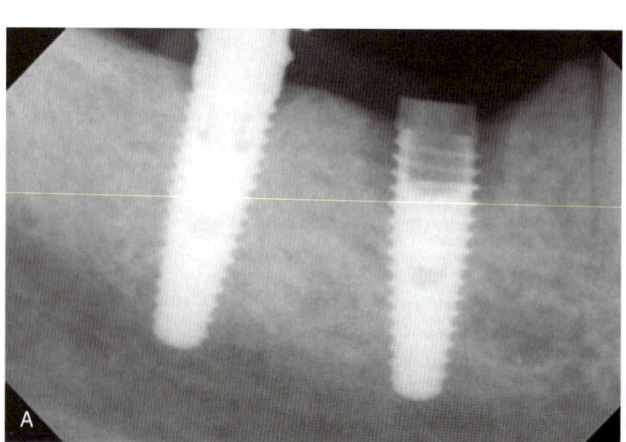

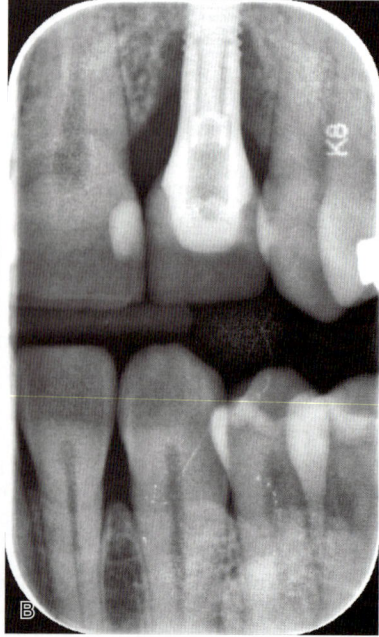

• **Figura 42.17 A.** Radiografia ilustrando perda óssea significativa ao redor do implante anterior; no entanto, isso pode ser enganoso, pois representa apenas os níveis ósseos mesial e distal. **B.** Radiografia interproximal (*bitewing*) vertical exibindo angulação ideal.

óssea a longo prazo. Cada período pode estar associado a uma causa diferente para a perda óssea. Na maioria das vezes, o trauma cirúrgico resulta em perda óssea mínima, mas às vezes a perda óssea pode atingir vários milímetros (Figura 42.22).

Quando o pilar é fixado ao corpo do implante, aproximadamente 0,5 a 1 mm de tecido conjuntivo se forma apicalmente a essa conexão.[75] Essa perda óssea associada pode ser causada por uma "largura biológica do implante". A perda óssea inicial durante a fase de cicatrização cirúrgica pode variar entre protocolos de cicatrização submersos e não submersos.[76]

Após o implante ser conectado a um elemento transmucoso, o osso marginal pode ser perdido durante o primeiro mês: (1) da posição da conexão pilar-implante ou (2) da crista do *design* do implante. A conexão pilar-implante tende a causar 0,5 a 1 mm de perda óssea quando está no osso ou abaixo dele. Além disso, quando o metal liso está presente abaixo da conexão pilar-implante, uma perda óssea adicional ocorrerá em relação direta com a região do metal liso. Os níveis ósseos na maioria das vezes residirão na primeira rosca ou em uma superfície rugosa após o primeiro mês da instalação do elemento transmucoso (Figura 42.23 e Boxe 42.6).

Diagnóstico de doença peri-implantar

Após a conclusão do exame clínico e radiográfico de manutenção, é necessário um diagnóstico da condição peri-implantar atual. Na avaliação dos tecidos peri-implantares, podem existir três condições possíveis: (1) condição saudável, (2) mucosite peri-implantar e (3) peri-implantite.

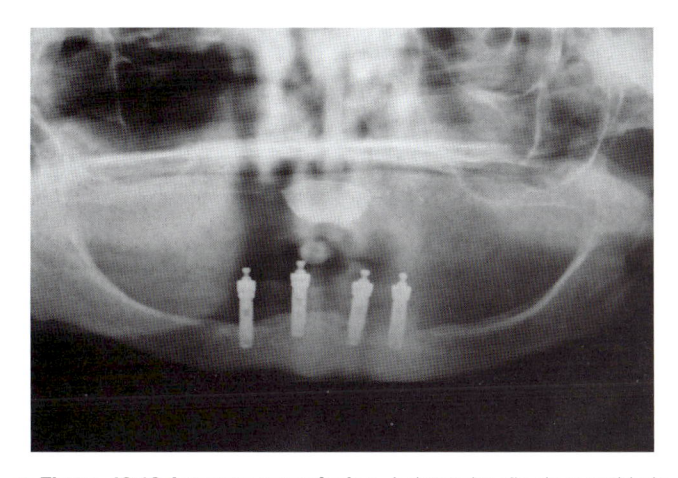

• **Figura 42.18 Imagem panorâmica.** A determinação da quantidade de perda óssea em uma imagem panorâmica é enganosa devido a ampliação, distorção, imagens sobrepostas e baixa resolução.

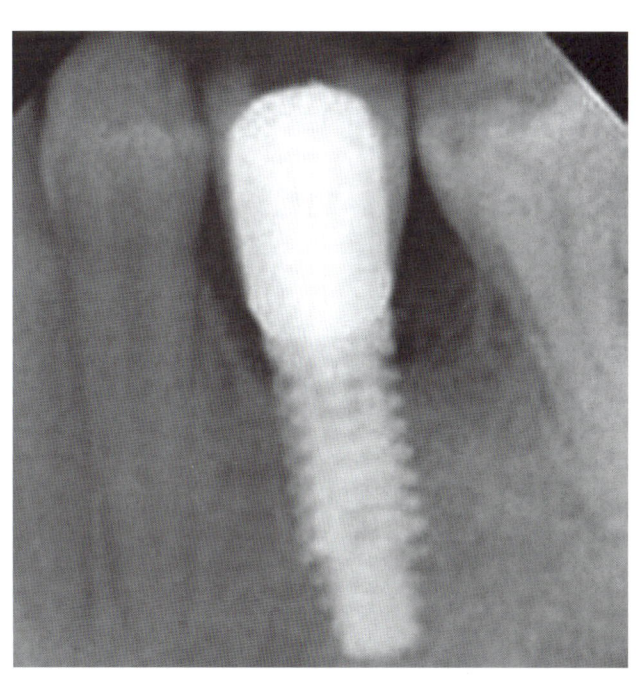

• **Figura 42.20** Nesta radiografia periapical, as roscas estão claras. Apenas no lado direito, o raio central não foi direcionado completamente perpendicular ao corpo do implante, mas estava dentro de 10°. Esta imagem não é ideal para verificar a quantidade de perda óssea.

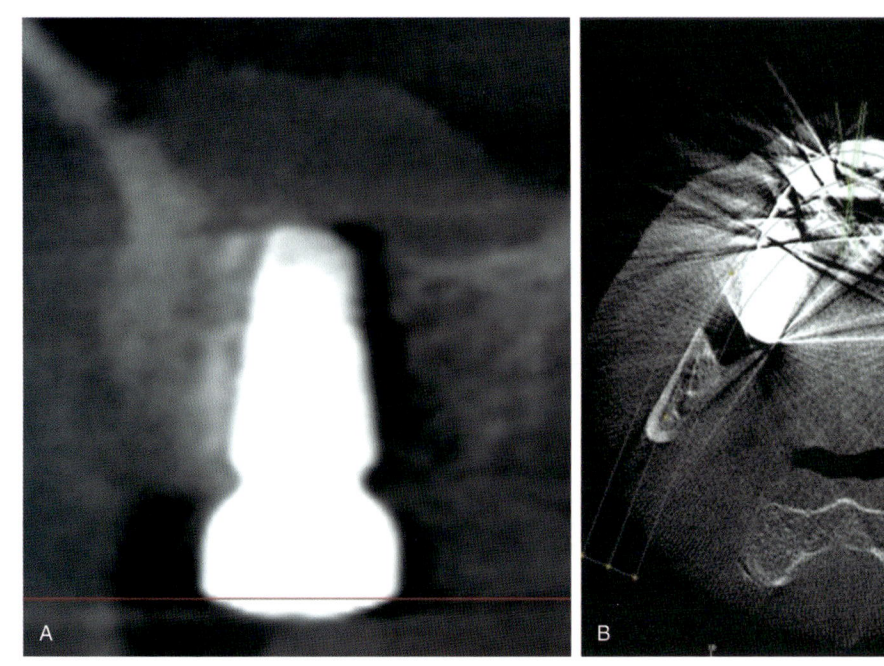

• **Figura 42.19 Desvantagens inerentes da tomografia computadorizada de feixe cônico. A.** Endurecimento do feixe resultando em uma radiolucidez ao redor do implante. **B.** Dispersão causada pela presença de objetos metálicos (p. ex., coroas, implantes).

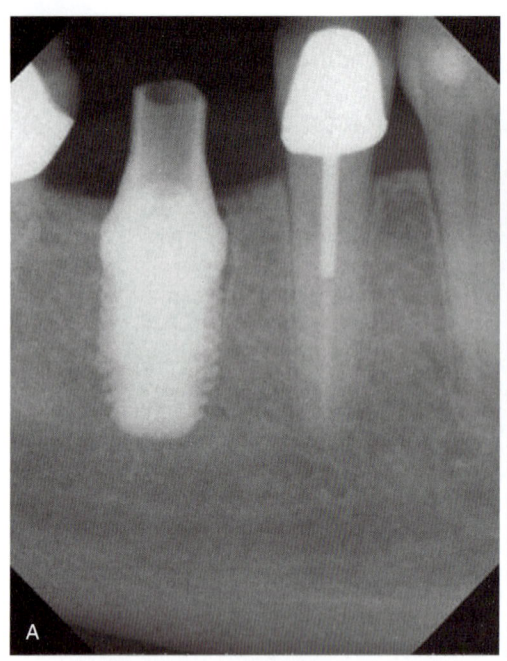

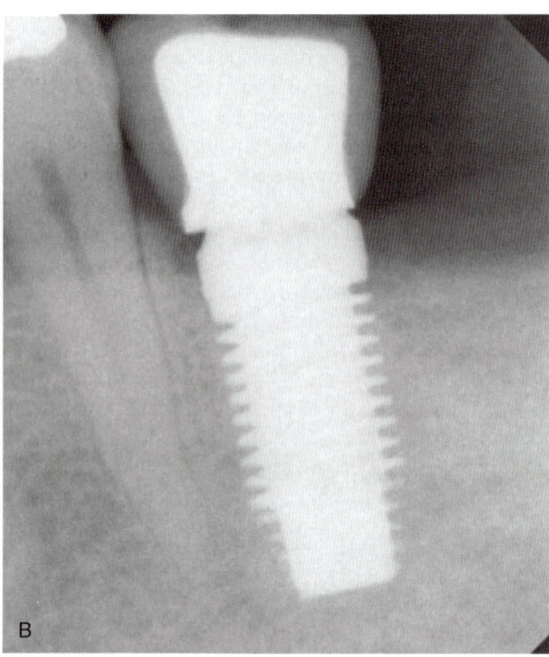

• **Figura 42.21 A.** Angulação pobre resultando em nenhuma rosca do implante observável. **B.** Posicionamento ideal, visto que as roscas do implante mesial e distal são facilmente observadas.

Boxe 42.5 | Protocolo de exame radiográfico.

Pré-operatório
Tomografia Computadorizada de Feixe Cônico
- Todas as estruturas vitais identificadas
- Procedimentos relacionados ao seio: devem confirmar a patência do óstio e a ausência de patologia

Transoperatório
- Radiografia periapical (RP) após a broca piloto, durante a instalação, para confirmar o posicionamento e a proximidade de estruturas vitais e dentes adjacentes
- RP da instalação final com parafuso de cobertura ou pilar de cicatrização
- RP antes da cirurgia de reabertura (procedimento de estágio 2)

Protético
- RP para confirmar que o implante está pronto para ser reabilitado
- RP para confirmar se o pilar está encaixado corretamente
- RP para confirmar o assentamento adequado da prótese/cimento (será *baseline* para futuras radiografias de avaliação)

Pós-operatório
- RP uma vez por ano durante os primeiros 3 anos após a instalação da prótese sobre o implante, para monitorar o nível ósseo
- Normal (aceitável): < 0,2 mm de perda óssea vertical por ano, nos primeiros 3 anos
- Após 3 anos, RP deve ser feito a cada 2 anos
  Além da avaliação radiográfica, o seguinte deve ser avaliado:
- Presença de dor, supuração
- Mobilidade do implante e/ou prótese
- Hiperoclusão
- Alterações nos tecidos moles (sangramento, recessão, hiperplasia)

Em alguns casos, uma radiografia periapical não pode ser obtida com precisão devido a problemas de posicionamento; portanto, uma radiografia panorâmica pode ser usada como modalidade radiográfica alternativa.

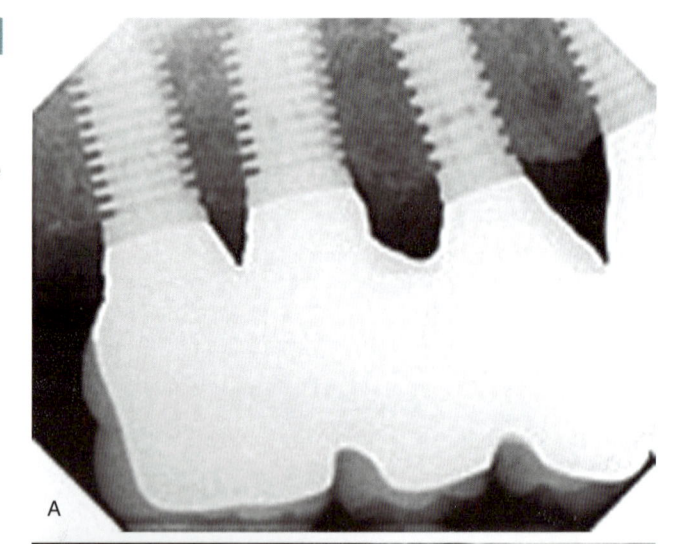

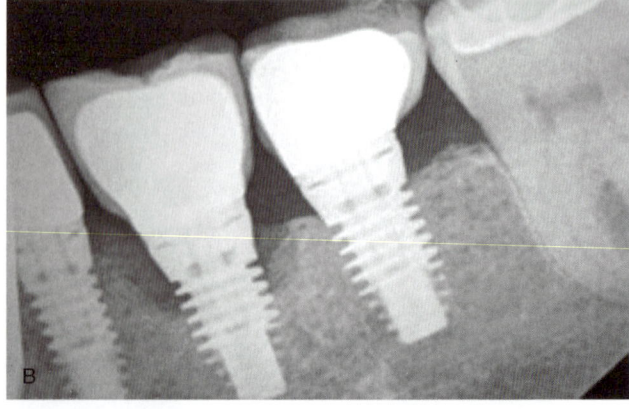

• **Figura 42.22 Imagens pós-protéticas. A.** Radiografia ideal sem sinais de perda óssea. **B.** Imagem que apresenta perda óssea inicial significativa na primeira consulta de manutenção.

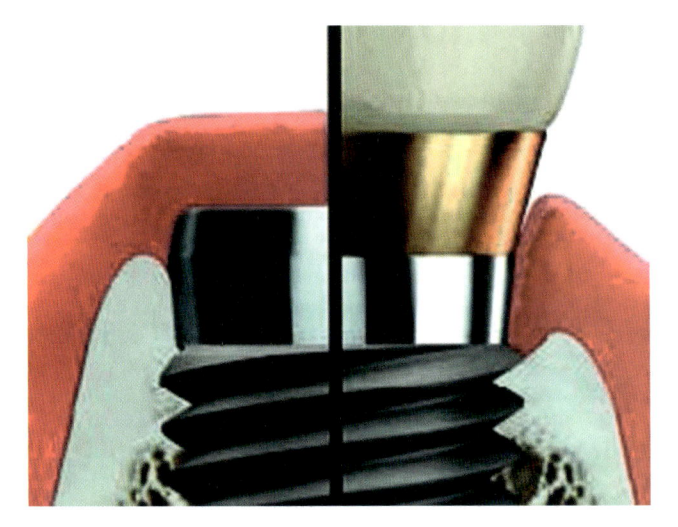

• **Figura 42.23** Quando um implante é instalado com a conexão do pilar na crista do rebordo (*lado esquerdo*), após o pilar transmucoso ser conectado, o osso geralmente é perdido na primeira rosca, especialmente quando o módulo da crista é usinado ou liso (*lado direito*).

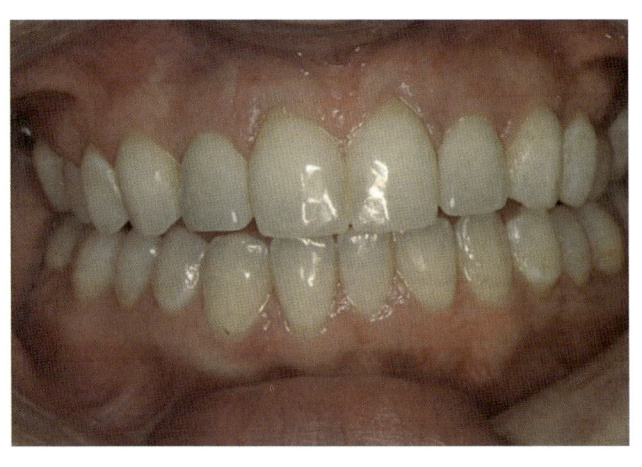

• **Figura 42.24 Condição saudável do implante.** Sem sinais de inflamação, sangramento, retração do tecido ou perda óssea (incisivos laterais).

Boxe 42.6	Etiologia da perda da crista óssea do implante.
Tempo	**Etiologia**
Cirúrgico	Trauma ósseo
Sem cobertura	"Largura biológica do implante" relacionada à localização do pilar e impacto do desenho do implante na crista
Precoce	Trauma oclusal
Intermediário	Bactéria ou trauma oclusal
Longo prazo	Bactéria

Boxe 42.7 Achados clínicos saudáveis.
1. Sem sinais de inflamação (mucosa peri-implantar rósea e firme)
2. Sem profundidade de sondagem (< 4 mm)
3. Ausência de sangramento à sondagem suave (< 15 N)
4. Sem supuração
5. Sem dor ou sensibilidade
6. Sem alterações ósseas radiográficas

Condição saudável

Se não houver sinais de inflamação, sangramento, recessão, perda óssea ou mobilidade do implante/prótese, então os implantes/próteses do paciente são considerados em estado "saudável" (Figura 42.24 e Boxe 42.7).

O tratamento inclui adesão à manutenção de rotina do implante (ou seja, geralmente de 3 a 6 meses).

Mucosite peri-implantar

A mucosite peri-implantar é definida como uma inflamação localizada no tecido mole que circunda os corpos dos implantes. Além disso, pode haver vermelhidão e sangramento à sondagem. No entanto, o nível ósseo não altera; portanto, nenhuma recessão do tecido duro (ou seja, perda óssea) ocorreu. A mucosite peri-implantar é semelhante à gengivite em relação aos dentes naturais (Figura 42.25).

O tratamento inclui a remediação dos fatores causais da mucosite peri-implantar e cuidados associados de acompanhamento.

Peri-implantite

Peri-implantite é definida como inflamação localizada com perda óssea concomitante. Na maioria dos casos de peri-implantite, estão presentes supuração e profundidades de sondagem clínica com sangramento à sondagem. Na avaliação radiográfica, há perda óssea marginal em comparação às radiografias originais iniciais (Figura 42.26).

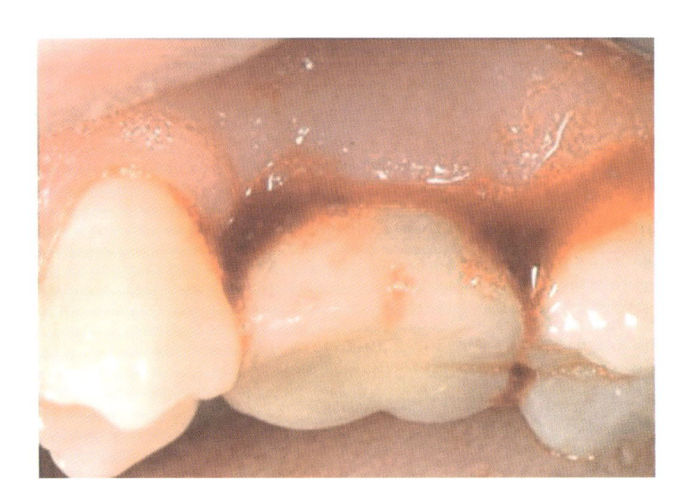

• **Figura 42.25 Mucosite peri-implantar.** Prótese de molar sobre implante exibindo sinais de sangramento; no entanto, nenhuma perda óssea está presente.

O tratamento inclui a remediação dos fatores causais e, geralmente, intervenção cirúrgica nos tecidos duros e moles, seguida de cuidados de manutenção contínuos.

Frequência das consultas de manutenção

A doença peri-implantar pode resultar de infecções oportunistas que levam a complicações dos tecidos moles e duros; portanto, é obrigatório monitorar os tecidos peri-implantares em intervalos regulares. Se os primeiros sinais de doença forem diagnosticados, uma intervenção agressiva pode prevenir a perda de tecido duro. Zitzmann et al.[77] relataram que a mucosite peri-implantar pode exibir progressão apical após apenas 3 meses de acúmulo de biofilme ao redor dos implantes. Portanto, um regime de manutenção de 3 meses é recomendado dentro do primeiro ano da

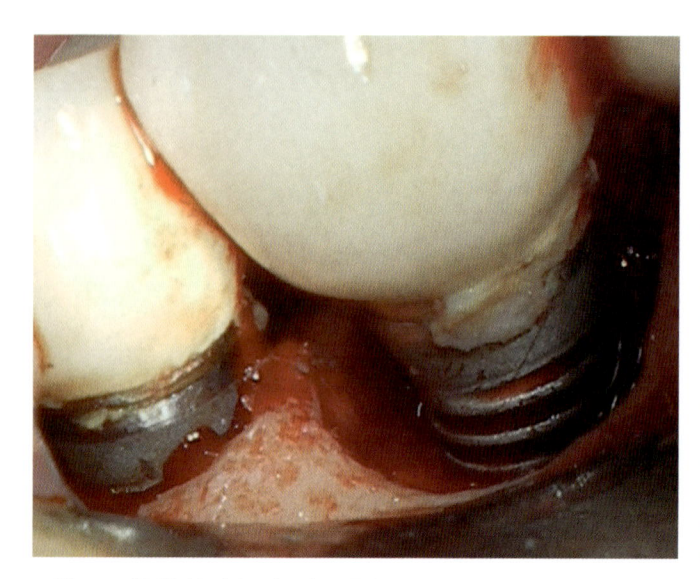

• **Figura 42.26 Peri-implantite.** Prótese anterior sobre implante exibindo sinais significativos de retração, tecido gengival inflamado e acúmulo de biofilme.

instalação do implante para avaliar a saúde do tecido e o cuidado domiciliar do paciente. Se os tecidos peri-implantares estiverem saudáveis após o primeiro ano, o intervalo de manutenção pode ser estendido para 6 meses. No entanto, deve-se seguir um protocolo de *recall* mais estrito se o paciente apresentar fatores de risco ou comorbidades.[78]

Cuidado domiciliar do paciente

Idealmente, uma avaliação de assistência domiciliar deve ser determinada antes do início do tratamento com implantes dentais. Em pacientes parcial ou totalmente edêntulos, geralmente o cuidado domiciliar já está comprometido. Além disso, durante a fase pós-cirúrgica do tratamento, os pacientes costumam ser negligentes em suas práticas de higiene por medo de causar danos ao local da cirurgia. Portanto, é imperativo que o paciente seja educado sobre a necessidade de um regime abrangente de cuidados domiciliares.

Ao educar os pacientes sobre cuidados domiciliares, várias técnicas podem ser utilizadas, desde que sejam seguras e eficazes. Dependendo do tipo, posição e localização do implante na cavidade bucal e tipo e tamanho da prótese, vários dispositivos e a frequência nos cuidados podem ser recomendados. Nenhum dispositivo de higiene se mostrou ideal em todas as situações. Existe uma gama completa de escovas, sistemas de fio dental e outros instrumentos disponíveis para ajudar os pacientes em seus protocolos de higiene.

Um erro comum frequentemente empregado por clínicos é adicionar muitos dispositivos de higiene bucal ao atendimento domiciliar do paciente. Estudos têm demonstrado que, quando vários dispositivos são recomendados, os pacientes ficam menos motivados e mais propensos a desanimarem. No entanto, quando uma combinação de instrumentos de escovação dentária, auxiliares e enxaguatórios bucais antimicrobianos é usada, um aumento na inibição do biofilme é observado.[79]

Dentifrícios específicos

Dispositivos manuais e eletromecânicos

Em geral, as superfícies faciais e linguais mais expostas podem ser limpas com uma escova de dentes de náilon macia e multifuncional. O implantodontista deve recomendar a cada paciente qual ângulo de escova seria ideal para acessar todas as áreas dentro da boca. A técnica de Bass modificada deve ser usada; um movimento curto, horizontal, para a frente e para trás, pode ser incorporado ao regime de higiene. A escova pode ser mantida em um ângulo de 45° em relação ao tecido gengival.[80]

Geralmente, os pacientes costumam preferir dispositivos eletromecânicos, que se mostraram superiores à escovação manual ao redor dos implantes dentais.[81] Ao utilizá-los (ou seja, escovas de dente sônicas, escovas de dente de força oscilante-rotativa), especialmente em áreas de difícil acesso, escovas com tufos nas extremidades e escovas rotativas cônicas tendem a ser benéficas. Estudos confirmaram os benefícios desses dispositivos.[82,83] Rasperini *et al.*[82] relataram redução do sangramento (aproximadamente 50% no primeiro ano) e diminuição da profundidade de sondagem (cerca de 0,3 mm) com escovas de dente elétricas.

A maioria das escovas elétricas fabricadas tem cabeças de cerdas macias e intercambiáveis (achatadas, em forma de cúpula de borracha, com formato pontiagudo e longo) que podem ser usadas. As pontas curtas e longas são ideais para alcançar áreas proximais, ameias largas e áreas de pônticos sob uma prótese esplintada. A taça de borracha pode ser utilizada nas faces vestibulares e linguais do implante e da prótese (Figura 42.27).

Dentifrício/gel

A escolha do dentifrício deve ser pela baixa abrasividade, para não arranhar a superfície do implante exposto. Devem ser evitados dentifrícios que contenham ingredientes abrasivos agressivos, incluindo removedores de manchas e dentifrícios para fumantes.[84] Os fluoretos seletivos podem resultar em corrosão e aspereza nas superfícies dos implantes.[85,86]

Escovas interproximais

Com alguns tipos de próteses (p. ex., próteses totais fixas), escovas interproximais com cabeças pequenas podem ser indicadas para obter acesso mais fácil. O ideal é que esses tipos de dispositivo sejam revestidos de plástico, pois o metal pode danificar a superfície do implante.[79] A escova dental é usada para massagear o tecido gengival, o que resulta em aumento do fluxo sanguíneo e tecido mais saudável. Os pacientes devem ser instruídos a inserir a ponta na interproximal, em uma direção oclusal, e fazer movimento giratório suave contra a gengiva[80] (Figura 42.28).

Fio dental

O uso do fio dental em torno dos implantes dentais também é um tópico controverso. A maioria dos pacientes é resistente a usar fio dental em seus dentes naturais, especialmente se for necessário usar passador de fio dental. Portanto, o uso do fio dental tem uma desvantagem inerente na adesão do paciente e também problemas de destreza. Ao passar fio dental em torno de implantes, geralmente é difícil manipular e manobrar o fio dental em torno de um implante mal posicionado ou de uma prótese com contorno excessivo/atípica. O fio dental é ideal se usado na interproximal, especialmente quando houver uma prótese esplintada. Uma fita dental mais espessa está disponível (p. ex., "semelhante a fio") que permite a limpeza ao redor de pilares e próteses, e maior facilidade de penetração em áreas interproximais de difícil acesso. O fio dental pode ser usado em conjunto com a clorexidina ou outros antimicrobianos para diminuir o acúmulo de biofilme.

É fundamental que o paciente seja instruído sobre a técnica adequada de passar fio dental em torno dos implantes dentais. O uso agressivo ou inadequado do fio dental pode causar traumas nos tecidos e resultar em lesões de tecidos moles peri-implantares (Figura 42.29).

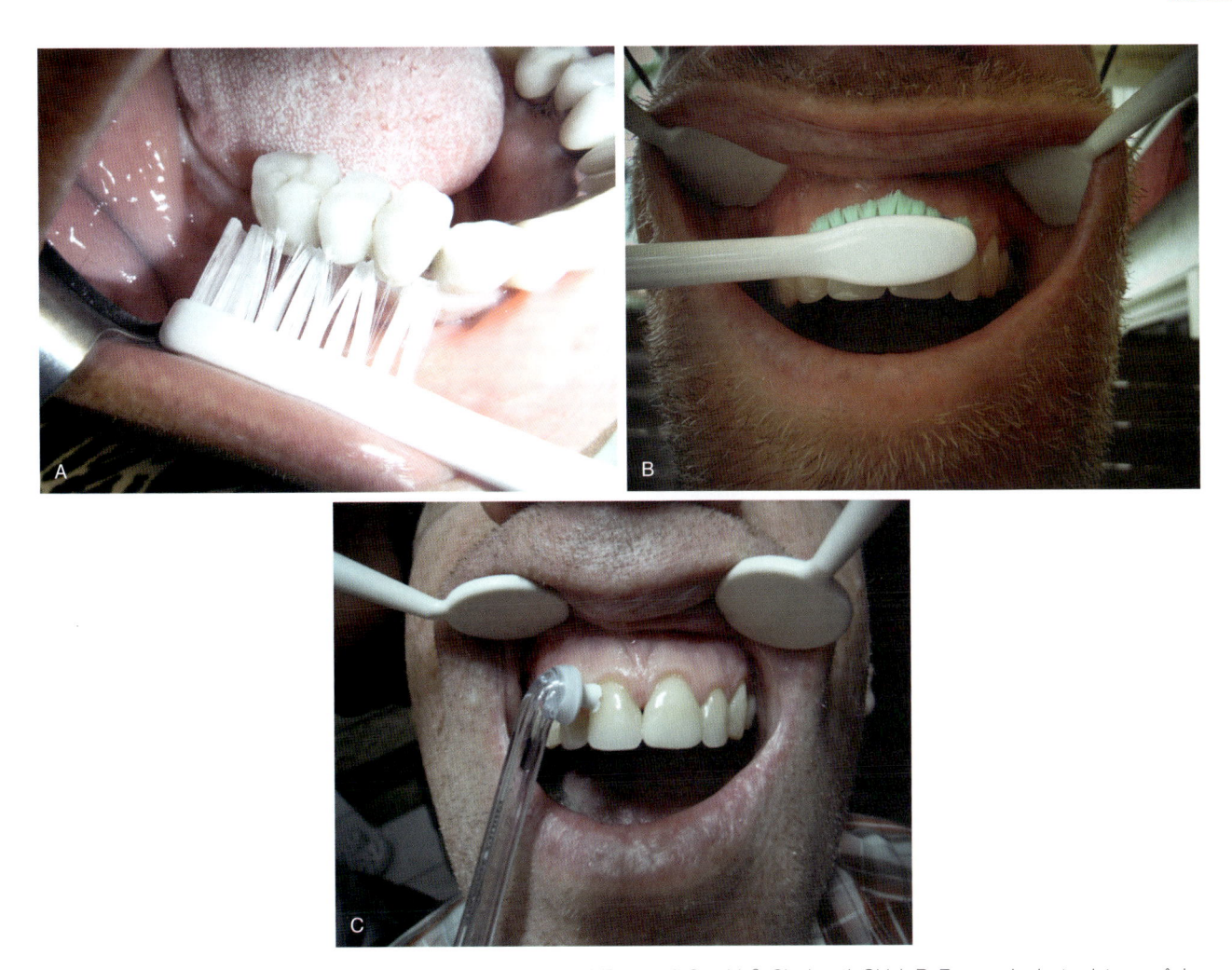

CAPÍTULO 42 Manutenção do Implante: Sucesso do Implante a Longo Prazo

• **Figura 42.27 A.** Escovação manual ao redor de um implante dental (Procter & Gamble®, Cincinnati, Ohio). **B.** Escova de dente eletromecânica em torno de um implante dentário Philips Sonicare®. **C.** AirFloss Pro® (Philips).

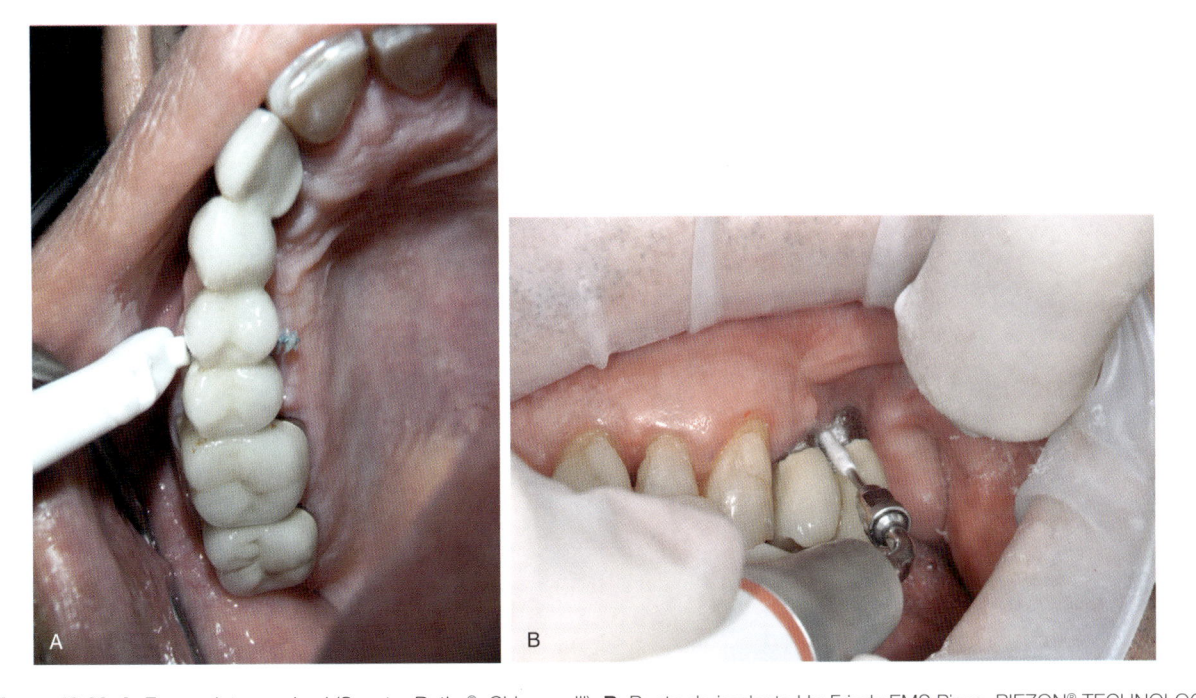

• **Figura 42.28 A.** Escova interproximal (Sunstar Butler®, Chicago, Ill). **B.** Ponta do implante Hu-Friedy EMS Piezo, PIEZON® TECHNOLOGY.

Irrigador bucal

O irrigador bucal (p. ex., Air Floss Pro®, Philips) pode ser benéfico na remoção de detritos supragengivais, especialmente quando existe difícil acesso devido ao tipo de prótese. Numerosos estudos demonstraram que um irrigador bucal é superior na redução do sangramento gengival, inflamação e biofilme em comparação com o fio dental.[87-89] Magnuson *et al.*[90] descobriram que os irrigadores bucais reduzem em 81% o sangramento ao redor dos implantes em comparação a 33% com o uso do fio dental. No entanto, deve-se ter cuidado ao usar um irrigador bucal, pois força excessiva (ou seja, alta pressão) pode danificar o epitélio juncional, o que possivelmente leva a uma bacteriemia.[91] Para minimizar complicações, os pacientes devem ser orientados quanto ao uso adequado desses dispositivos, principalmente utilizando uma velocidade de baixa a média e angulando a ponta para ficar perpendicular ao eixo longo do corpo do implante.

Os pacientes devem ser instruídos a usar uma ponta não metálica, 1 a 2 vezes/dia.

Um antimicrobiano (p. ex., clorexidina, cloreto de cetilapiridínio) pode ser usado como um irrigante que diminui a contagem bacteriana na cavidade bucal.[92] Estudos comparando enxágue com clorexidina 0,12% à irrigação com clorexidina 0,06% demonstraram que o grupo de irrigação foi 87% mais eficaz na redução da gengivite em comparação ao grupo de enxágue[93] (Figura 42.30 e Boxe 42.8).

Enxaguantes antimicrobianos

O uso regular de agentes quimioterápicos, como enxaguantes antimicrobianos, pode ser usado como coadjuvante no controle

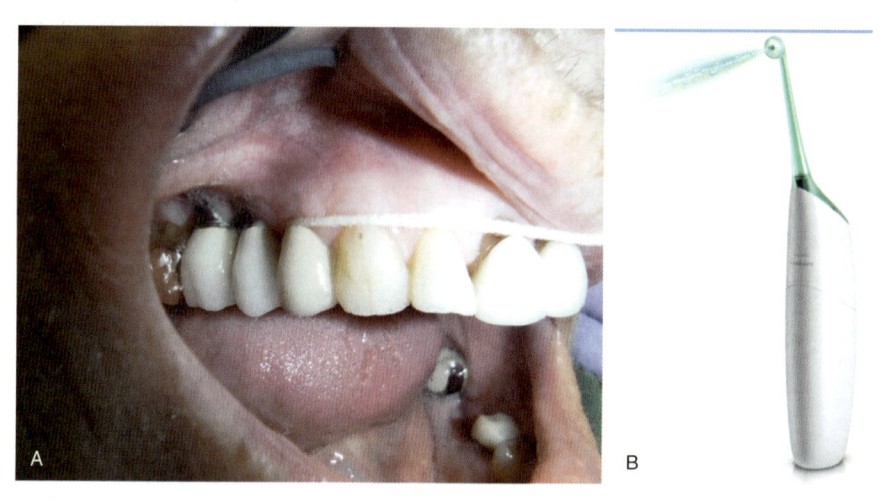

• **Figura 42.29 A** e **B.** Fio dental. **B.** Microgotículas de ar e líquido com AirFloss Pro® (Philips).

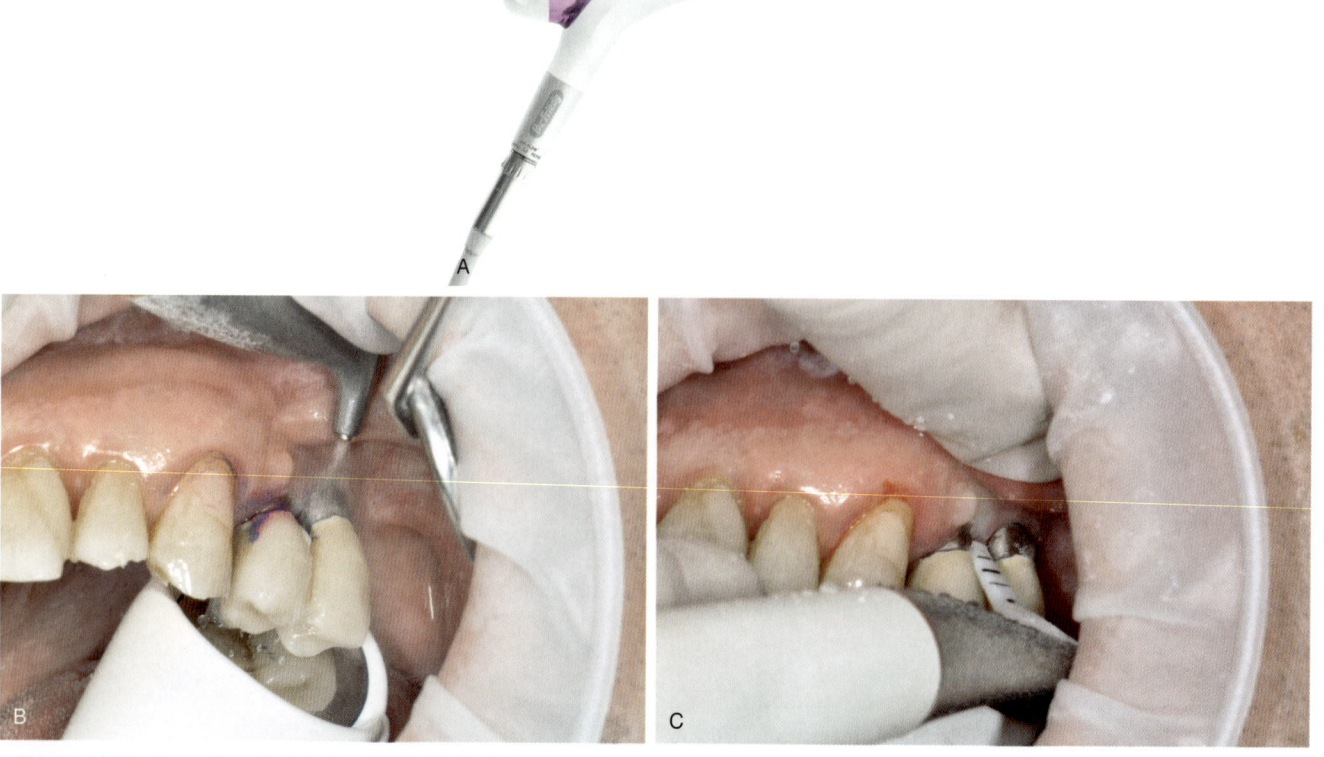

• **Figura 42.30** Dispositivos Hu-Friedy AIRFLOW®, EMS Dental. **A.** AIRFLOW® HANDY 3.0 PERIO. **B.** AirFlow interdental e supragengival. **C.** Colocação ideal da ponta Hu-Friedy PerioFlow em áreas subgengivais.

| Boxe 42.8 | Benefícios dos irrigadores bucais.³ |

- Podem limpar as áreas supragengival, subgengival e interdental
- Podem remover o biofilme supragengival e subgengival
- Têm se mostrado mais eficazes do que fio dental para implantes dentais
- Mais eficazes do que a clorexidina com o cuidado do implante
- Têm se mostrado seguros se usados corretamente
- Fáceis de usar

do biofilme. O gliconato de clorexidina é o enxaguante antimicrobiano mais usado em implantodontia porque é seguro, barato e atóxico. É muito eficaz devido à sua substantividade, que é a ligação do medicamento aos tecidos moles e às superfícies dos implantes. Estudos demonstraram que um enxágue de 30 segundos com clorexidina inibe 90% das bactérias orais por mais de 5 horas.[92] Clorexidina ou cloreto de cetilapiridínio podem ser aplicados localmente com um cotonete ou ser usados como enxágue 2 vezes/dia (Figura 42.31 (B)).

Desbridamento no consultório

Em certas situações, uma consulta de manutenção levará à necessidade de desbridamento no consultório. Quando há biofilme e o cálculo excessivo, o cirurgião-dentista deve utilizar instrumentos para a remoção adequada. No entanto, deve-se ter cuidado para não danificar o implante ou a prótese. Sistemas de implantes mais antigos feitos de titânio comercialmente puro, que é um metal mais macio, são facilmente danificados com instrumentos convencionais. Se ocorrer dano superficial, a camada superficial de óxido de titânio será alterada, o que pode causar corrosão superficial.[94] No entanto, projetos de implantes mais recentes usam liga de titânio, que é muito mais resistente à alteração da superfície.

O uso de instrumentação ultrassônica não é recomendado com implantes dentais, a menos que as pontas de aço inoxidável sejam cobertas com capa protetora (Figura 42.28 (B)). Esses raspadores podem romper a superfície do dióxido de titânio, o que leva ao acúmulo de biofilme. Esses arranhões podem ser prejudiciais para as práticas de saúde e higiene a longo prazo.[95] Os polidores de ar com partículas de bicarbonato (p. ex., Prophy-Jet) também podem ser prejudiciais para a superfície do implante. Estudos demonstraram que podem ocorrer alterações na superfície do implante como corrosões aleatórias e irregularidades na superfície. Por conseguinte, como mencionado, polidores de ar com partículas de bicarbonato não devem ser usados ao redor de implantes ou próteses.[96]

O pó de aminoácidos de glicina, de baixa abrasividade, demonstrou ser um tratamento eficaz para a remoção de biofilme sem danificar a superfície do implante ou os tecidos duros e moles. Esse instrumento Piezo (Hu-Friedy®, Chicago, Ill.) utiliza uma peça de mão especial com um bico de tubo de plástico com três orifícios ortogonais. Uma mistura de ar-pó com pressão reduzida é expelida pelo bico, o que evita complicações com infiltração de ar. É realizado um movimento circunferencial com o bico em torno da superfície do implante (Figura 42.30 A, B e C e Figura 42.31 A).

Embora estudos mais extensos precisem ser conduzidos quanto à eficácia da técnica, o pó de glicina pode ser incorporado a um regime de tratamento. O clínico deve ter o cuidado de usar o pó apenas em áreas onde o acesso está disponível e um enxágue pós-tratamento pode remover qualquer resíduo. Essa modalidade é mais bem utilizada em casos com deiscência bucal e/ou perda óssea horizontal sem cratera ou bolsa infraóssea.

Após os procedimentos de desbridamento, uma consulta de acompanhamento deve ser agendada para aproximadamente 1 mês depois. Nessa consulta, a saúde dos tecidos peri-implantares deve ser avaliada juntamente com o reforço de cuidados domiciliares. Normalmente, após o acompanhamento de 1 mês, o paciente deve ser examinado em *recall* de 3 meses. Se a saúde peri-implantar estiver normal, os pacientes podem ser colocados em sistema de *recall* de 3 a 6 meses.

Conclusão

A manutenção contínua dos implantes dentais é um dos fatores mais importantes para a saúde a longo prazo. Com o aumento do número de implantes colocados a cada ano, é evidente que a prevenção da doença peri-implantar é fundamental para o sucesso. Um programa individualizado de manutenção de implantes precisa ser implementado, feito sob medida para o paciente

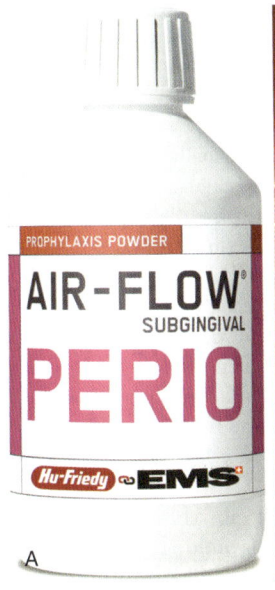

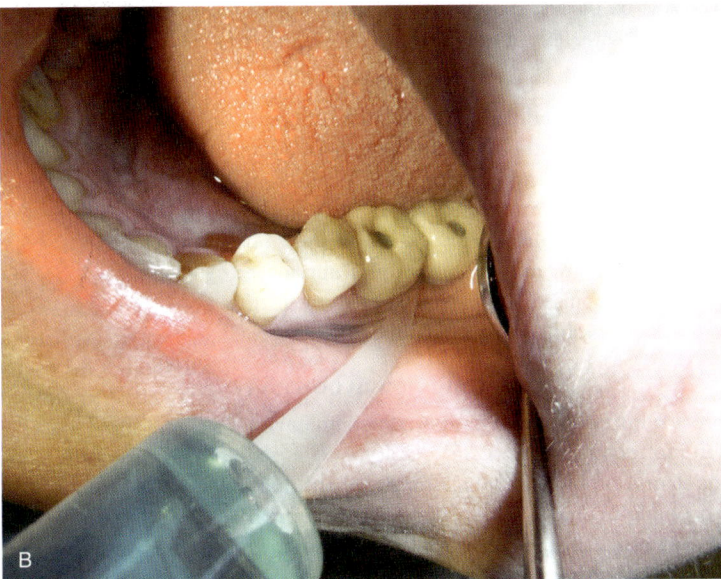

• **Figura 42.31 Produtos terapêuticos para irrigação subgengival. A.** AIRFLOW PERIO POWDER da Hu-Friedy EMS AIRFLOW® THERAPY SYSTEM, pó profilático. **B.** Irrigação com gliconato de clorexidina em seringa monojet interproximal e subgengivalmente.

específico, os implantes e a prótese. A manutenção bem-sucedida do implante depende de muitos fatores, principalmente da comunicação e colaboração entre o cirurgião-dentista e o paciente. A doença peri-implantar é uma doença prevalente; portanto, um programa de manutenção abrangente é essencial para diminuir as complicações. O implantodontista deve compreender os fatores e a necessidade de um protocolo de manutenção sistemática, além de informar seus pacientes sobre as informações mais atualizadas para garantir a longevidade de seus implantes e próteses.

Referências bibliográficas

1. Corbella S, Del Fabbro M, Taschieri S, et al. Clinical evaluation of an implant maintenance protocol for the prevention of peri-implant diseases in patients treated with immediately loaded full-arch rehabilitations. *Int J Dent Hyg.* 2011;9:216–222.
2. Silverstein L, Garg A, Callan D, Shatz P. The key to success: maintaining the long-term health of implants. *Dent Today.* 1998;17: 104, 106, 108–111.
3. Lyle DM. Implant maintenance: is there an ideal approach? *Compend Contin Educ Dent.* 2013;34(5):386–390.
4. Sanz M, Chapple IL. Clinical research on periimplant diseases: Consensus report of Working Group 4. *J Clin Periodontol.* 2012;39:202–206.
5. Glavind L, Attström R. Periodontal self-examination. A motivational tool in periodontics. *J Clin Periodontol.* 1979;6:238–251.
6. Bidez MW, Misch CE. Force transfer in implant dentistry: basic concepts and principles. *J Oral Implantol.* 1992;18:264–274.
7. Gargiulo A, Wentz F, Orban B. Dimensions and relations of the dentogingival junction in humans. *J Periodontol.* 1961;32:261–268.
8. Vacek JS, Gher ME, Assad DA, et al. The dimensions of the human dentogingival junction. *Int J Periodontics Restorative Dent.* 1994;14:154–165.
9. Rateitschak KH. Periodontology. In: Rateitschak KH, Rateitschak EM, Wolf HF, et al., eds. *Color Atlas of Dental Medicine.* 2nd ed. New York: Thieme; 1989.
10. James RA, Schultz RL. Hemidesmosomes and the adhesion of junctional epithelial cells to metal implants: a preliminary report. *J Oral Implantol.* 1974;4:294.
11. Cochran DL, Herman JS, Schenk RK, et al. Biologic width around titanium implants: a histometric analysis of the implanto-gingival junction around unloaded and loaded submerged implants in the canine mandible. *J Periodontol.* 1997;68:186–198.
12. Schroeder A, Pohler O, Sutter F. Tissue reaction to a titanium hollow cylinder implant with titanium plasma sprayed surface. *Schweiz Monatsschr Zahnmed.* 1976;86:713–727.
13. Ericsson I, Lindhe J. Probing at implants and teeth: an experimental study in the dog. *J Clin Periodontol.* 1993;20:623–627.
14. Abrahamsson I, Berglundh T, Lindhe J. The mucosal barrier following abutment disreconnection: an experimental study in dogs. *J Clin Periodontol.* 1997;24:568–572.
15. Parfitt GS. Measurement of the physiologic mobility of individual teeth in an axial direction. *J Dent Res.* 1960;39:608–612.
16. Sekine H, Komiyama Y, Hotta H, et al. Mobility characteristics and tactile sensitivity of osseointegrated fixture-supporting systems. In: Van Steenberghe D, ed. *Tissue Integration in Oral Maxilofacial Reconstruction.* Amsterdam: Excerpta Medica; 1986.
17. Muhlemann HR. Tooth mobility: a review of clinical aspects and research findings. *J Periodontol.* 1967;38:686–708.
18. Rudd KD, O'Leary TJ, Stumpf AJ. Horizontal tooth mobility in carefully screened subjects. *Periodontics.* 1964;2:65–68.
19. Meredith N, Alleyne D, Cawley P. Quantitative determination of the stability of the implant-tissue interface using resonance frequency analysis. *Clin Oral Implant Res.* 1996;7:261-7.
20. Sennerby L, Meredith N. Implant stability measurements using resonance frequency analysis: biological and biomechanical aspects and clinical implications. *Periodontology.* 2000, 2008.
21. Antoniazzi RP, Miranda LA, Zanatta FB, et al. Periodontal conditions of individuals with Sjögren's syndrome. *J Periodontol.* 2009;80:419–435.
22. Habbab KM, Moles DR, Porter SR. Potential oral manifestations of cardiovascular drugs. *Oral Dis.* 2010;16:769–773.
23. Smidt D, Torpet LA, Nauntofte B, Heegaard KM, Paedersen AM. Associations between oral and ocular dryness, labial and whole salivary flow rates, systemic diseases and medications in a sample of older people. *Community Dent Oral Epidemiol.* 2011;39:276–288. 40.
24. Fejerskov O, Escobar G, Jøssing M, Baelum V. A functional natural dentition for all- and for life? The oral healthcare system needs revision. *J Oral Rehabil.* 2013;40:707–722.
25. Hernández G, Lopez-Pintor RM, Arriba L, Torres J, de Vicente JC. Implant treatment in patients with oral lichen planus: a prospective-controlled study. *Clin Oral Implants Res.* 2012;23:726–732.
26. López-Jornet P, Camacho-Alonso F, Sánchez-Siles M. Dental implants in patients with oral lichen planus:a cross-sectional study. *Clin Implant Dent Relat Res.* 2014;16:107–115.
27. Dvorak G, Reich KM, Tangl S, Goldhahn J, Haas R, Gruber R. Cortical porosity of the mandible in an osteoporotic sheep model. *Clin Oral Implants Res.* 2011;22:500–505.
28. March and F, Raskin A, Dionnes-Hornes A, et al. Dental implants and diabetes: conditions for success. *Diabetes Metab.* 2012;38:14–19.
29. Cavalcanti R, Oreglia F, Manfredonia MF, et al. The influence of smoking on the survival of dental implants: a 5-year pragmatic multicenter retrospective cohort study of 1727 patients. *Eur J Oral Implantol.* 2010;4(1):39–45.
30. Marrone A, Lasserre J, Bercy P, Brecx MC. Prevalence and risk factors for peri-implant disease in Belgian adults. *Clin Oral Implants Res.* 2013;24:934–940.
31. Renvert S, Aghazadeh A, Hallstrom H, Persson GR. Factors related to peri-implantitis - a retrospective study. *Clin Oral Implants Res.* 2014;25(4):522–529.
32. Bormann KH, Stühmer C, Z'Graggen M, et al. IL-1 polymorphism and periimplantitis. A literature review. *Schweiz Monatsschr Zahnmed.* 2010;120:510–520.
33. Löe H. The gingival index, the plaque index and the retention index systems. *J Periodontol.* 1967;38(6):610–616, ISSN 0022- 3492.
34. Lekholm R, Adell R, Lindhe J, et al. Marginal tissue reactions at osseointegrated titanium fixtures (II). A cross-sectional study. *Int J Oral Maxillofac Surg.* 1986;15:53–61.
35. Mombelli A, Marxer M, Gaberthuel T, et al. The microbiota of osseointegrated implants in patients with a history of periodontal disease. *J Clin Periodontol.* 1995;22:124–130.
36. Lindquist LW, Rocker B, CarlsonGE. Bone resorption around fixtures in edentulous patients treated with mandibular fixed tissue-integrated prostheses. *J Prosthet Dent.* 1988;59:59–63.
37. Newman MG, Flemmig TF. Periodontal considerations of implants and implant associated microbiota. *Int J Oral Implantol.* 1988;5(1):65–70.
38. Orton GS, Steele DL, Wolinsky LE. The dental professional's role in monitoring and maintenance of tissue-integrated prostheses. *Int J Oral Maxillofac Implants.* 1989;4(4):305–310.
39. Etter TH, Håkanson I, Lang NP, Trejo PM, Caffesse RG. Healing after standardized clinical probing of the perlimplant soft tissue seal: a histomorphometric study in dogs. *Clin Oral Implants Res.* 2002;13(6):571–580.
40. Ericsson I, Lindhe J. Probing at implants and teeth: an experimental study in the dog. *J Clin Periodontol.* 1993;20:623–627.
41. Lang NP, Berglundh T, Heitz-Mayfield LJ, Pjetursson BE, Salvi GE, Sanz M. Consensus statements and recommended clinical procedures regarding implant survival and complications. *Int J Oral Maxillofac Implants.* 2004;19(l):150–154.
42. Heitz-Mayfield LJ. Peri-implant diseases: diagnosis and risk indicators. *J Clin Periodontol.* 2008;35(8 l):292–304.
43. Humphrey S. Implant maintenance. *Dent Clin North Am.* 2006;50(3):463–478.
44. Lindhe J, Meyle J, Group D of European Workshop on Periodontology. Peri-implant diseases: Consensus report of the Sixth European

Workshop on Periodontology. *J Clin Periodontol.* 2008;35(8):282–285.
45. Lang NP, Berglundh T. Working group 4 of the Seventh European Workshop on Periodontology. Periimplant diseases: where are we now? – Consensus of the Seventh European Workshop on Periodontology. *J Clin Periodontol.* 2011;38(11):178–181.
46. Jepsen S, Rühling A, Jepsen K, et al. Progressive peri-implantitis. Incidence and prediction of peri-implant attachment loss. *Clin Oral Implants Res.* 1996;7(2):133–141.
47. Luterbacher, Mayfield L, Bragger U, Land NF. Diagnostic cheracteristics of clinical and microbiological tests for monitoring periodontal and peri-implant mucosal tissue conditions during supportive periodontal therapy (SPT). *Clin Oral Implants Res.* 2000;11(6):521–529.
48. Luterbacher S, Mayfield L, Bragger U, et al. Diagnostic characteristics of clinical and microbiological tests for monitoring periodontal and periimplant mucosal tissue conditions during supportive periodontal therapy (SPT). *Clin Oral Implants Res.* 2000;11:52–59.
49. Gerber JA, Tan WC, Balmer TE, et al. Bleeding on probing and pocket probing depth in relation to probing pressure and mucosal health around oral implants. *Clin Oral Impl Res.* 2009;20(1):75–78.
50. Mombelli A, Buser D, Lang NP, et al. Comparison of periodontal and peri-implant probing by depth force pattern analysis. *Clin Oral Implants Res.* 1997;8:448–454.
51. van Steenberghe D. Periodontal aspects of osseointegrated oral implants modum Branemark. *Dent Clin North Am.* 1988;32:355–370.
52. Gallucci GO, Grütter L, Chuang SK, Belser UC. Dimensional changes of peri-implant soft tissue over 2 years with single-implant crowns in the anterior maxilla. *J Clin Periodontol.* 2011;38:293–299.
53. Mombelli A, Müller N, Cionca N. The epidemiology of peri-implantitis. *Clin Oral Implants Res.* 2012;23(6):67–76.
54. Misch CE, Resnik R. *Misch's Avoiding Complications in Oral Implantology-E-Book.* Elsevier Health Sciences; 2017.
55. Ross-Jansaker AM, Renvert H, Lindahl C, Renvert S. Nine-to fourteen-year follow-up of implant treatment. Part III: factors associated with peri-implant lesions. *J Clin Periodontol.* 2006;33(4):296–301.
56. Bouri Jr A, Bissada N, Al-Zahrani MS, Fadoul F, Nounen I. Width of keratinized gingiva and the health status of the supporting tissues around dental implants. *Int J Oral Maxillofac Implants.* 2008;23(2):323–326.
57. Schrott AR, Jimenez M, Hwang JW, Fiorellini J, Weber HP. Five-year evaluation of the influence of keratinized mucosa on peri-implant soft-tissue health and stability around implants supporting full-arch mandibular fixed prostheses. *Clin Oral Implants Res.* 2009;20(10):1170–1177.
58. Adibrad M, Shahabuei M, Sahabi M. Significance of the width of keratinized mucosa on the health status of the supporting tissue around implants supporting overdentures. *J Oral Implantol.* 2009;35(5):232–237.
59. Chung DM, Oh TJ, Shotwell JL, Misch CE, Wang HL. Significance of keratinized mucosa in maintenance of dental implants with different surfaces. *J Periodontol.* 2006;77(8):1410–1420.
60. Lin GH, Chan HL, Wang HL. The significance of keratinized mucosa on implant health: a systematic review. *J Periodontol.* 2013;84:1755–1767.
61. Gobbato L, Avila-Ortiz G, Sohrabi K, Wang CW, Karimbux N. The effect of keratinized mucosa width on peri-implant health: a systematic review. *Int J Oral Maxillofac Implants.* 2013;28:1536–1545.
62. Bronstein D, Suzuki K, Garashi M, Suzuki JB. Contemporary esthetic periodontics. *StomaEduJ.* 2016;3(2):26–36.
63. Esposito M, Maghaireh H, Grusovin MG, Ziounas I, Worthington HV. Soft tissue management for dental implants: what are the most effective techniques? A Cochrane systematic review. *Eur J Oral Implantol.* 2012;5:221–238.
64. Lang PL, Berglundh T. Working group 4 of the VII E.W.o.P. Peri-implant diseases: where are we now? Consensus of the Seventh European Workshop on Periodontology. *J Clin Periodontol.* 2011;38(11):178–181.
65. Froum S, Rosen P. A Proposed Classification for peri-implantitis. *Int J Periodontics Restorative Dent.* 2012;32(5):533–540.
66. Miyata T, Kobayashi Y, Araki H, Ohto T, Shin K. The influence of controlled occlusal overload on peri-implant tissue. Part 3: a histological study in monkeys. *Int J Oral Maxillofac Implants.* 2000;15(3):415–431.
67. White SC, Pharoah M. *Oral Radiology: Principles and Interpretation.* 5th ed. St Louis: Mosby; 2004.
68. Friedland B. The clinical evaluation of dental implants: a review of the literature, with emphasis on the radiographic aspects. *Oral Implantol.* 1987;13:101–111.
69. Naitoh M. Labial bone assessment surrounding dental implant using cone-beam computed tomography:. *Clin. Oral Impl. Res.* 2012;23:970–974.
70. Gröndahl K, Ekestubbe A, Gröndahl HG. *Radiography in Oral Endosseous Prosthetics.* Goteborg, Sweden: Nobel Biocare AB; 1996.
71. Adell R, Lekholm U, Rockler B, Brånemark PI. A 15-year study of osseointegrated implants in the treatment of the edentulous jaw. *Int J Oral Surg.* 1981;10(6):387–416.
72. Shin YK, Han CH, Heo SJ, Kim S, Chun HJ. Radiographic evaluation of marginal bone level around implants with different neck designs after 1 year. *Int J Oral Maxillofac Implants.* 2006;21(5):789–794.
73. Lazzara RJ, Porter SS. Platform switching: a new concept in implant dentistry for controlling postrestorative crestal bone levels. *Int J Periodontics Restorative Dent.* 2006;26(1):9–17.
74. Resnik RR. *Personal Communication*; 2017.
75. Quirynen M, Naert I, Teerlinck J, et al. Periodontal indices around osseointegrated oral implants supporting overdentures. In: Schepers E, Naert J, Theunier G, eds. *Overdentures on Oral Implants.* Leuwen, Belgium: Leuven University Press; 1991.
76. Herrmann JS, Cochran DL, Nummikoski PV, et al. Crestal bone changes around titanium implants: a radiographic evaluation of unloaded non-submerged and submerged implants in the canine mandible. *J Periodontol.* 1997;68:1117–1130.
77. Zitzmann N, Berglundh T, Marinello CP, et al. Experimental periimplant mucositis in man. *J Clin Periodontol.* 2001;28:517–523.
78. Humphrey S. Implant maintenance. *Dental Clin North Am.* 2006;50(3):463–478.
79. Biesbrock AR, Bartizek RD, Gerlach RW, Terézhalmy GT. Oral hygiene regimens, plaque control, and gingival health: a two-month clinical trial with antimicrobial agents. *J Clin Dent.* 2007;18(4):101–105.
80. Kracher CM, Smith WS. Oral health maintenance of dental implants. *Dent Assist.* 2010;79(2):27–35.
81. Esposito M, Worthington H, Coulthard P, et al. Maintaining and reestablishing health around osseointegrated oral implants: a Cochrane systematic review comparing the efficacy of various treatments. *Periodontology.* 2003;33:204–212.
82. Rasperini G, Pellegrini G, Cortella A, et al. The safety and acceptability mucosa in patients with oral implants in aesthetic areas: a prospective. *Implantol.* 1(3):221–228.
83. Vandekerckhove B, Quirynen M, Warren PR, et al. The safety and efficacy of a powered toothbrush on soft tissues in patients with implant-supported fixed prostheses. *Clin Oral Investig.* 2004;8(4). 26–10.
84. Wingrove S. Focus on implant home care: before, during, and after restoration. *RDH.* 2013;33(9):52–58.
85. Nakagawa M, Matsuya S, Shiraishi T, Ohta M. Effect of fluoride concentration and pH on corrosion behavior of titanium for dental use. *J Dent Res.* 1999;78(9):1568–1572. https://doi.org/10.1177/0 0220345990780091201.
86. Matono Y, Nakagawa M, Matsuya S, Ishikawa K, Terada Y. Corrosion behavior of pure titanium and titanium alloys in various concentrations of acidulated phosphate fluoride (APF) solutions. *Dent Mat J.* 2006;25(1):104–112.

87. Barnes CM, Russell CM, Reinhardt RA, et al. Comparison of irrigation to floss as an adjunct to tooth brushing: effect on bleeding, gingivitis, and supragingival plaque. *J Clin Dent*. 2005;16(3):71–77.
88. Rosema NA, Hennequin-Hoenderdos NL, Berchier CE, et al. The effect devices on gingival bleeding. *J Int Acad Periodontol*. 2011;13(1):2–10.
89. Sharma NC, Lyle DM, Qaqish JG, et al. Effect of a dental water jet with bleeding in adolescent patients with fixed orthodontic appliances. *Am J*. 2008;133(4):565–571.
90. Magnuson B, Harsono M, Silberstein J, et al. *Water Flosser Vs. Floss: Comparing Reduction in Bleeding Around Implants [Abstract]*. Seattle WA: Presented at the International Association for Dental Research Meeting; March 23, 2013.
91. Brough Muzzin KM, Johnson R, Carr P, Daffron P. The dental hygienist's role in the maintenance of osseointegrated dental implants. *J Dent Hyg*. 1988;62(9):448–453.
92. Friedman LA. Oral hygiene for dental implant patients. *Tex Dent J*. 1991;108(5):21–23.
93. Felo A, Shibly O, Ciancio SC, et al. Effects of subgingival chlorhexidine irrigation on peri-implant maintenance. *Am J Dent*. 1997;10(2):107–110.
94. Meffert RM. The soft tissue interface in dental implantology. *J Dent Educ*. 1988;52(12):810–811.
95. Koumjian JH, Kerner J, Smith RA. Implants: hygiene maintenance of dental implants. *Ill Dent J*. 1991;60(1):54–59.
96. Thomson-Neal D, Evans GH, Meffert RM. Effects of various prophylactic treatments on titanium, sapphire, and hydroxyapatite-coated implants: an SEM study. *Int J Periodontics Restorative Dent*. 1989;9(4):300–311.
97. Misch CE. Implant quality scale: a clinical assessment of the health-disease continuum. *Oral Health*. 1998;88:15–25.

Apêndice

Opções de Plano de Tratamento

Maxila edêntula

1. **Sem tratamento**
   Desvantagem: dificuldade em comer/falar, perda óssea contínua, manter a prótese atual (desajustada)
2. **Prótese total superior**
   Vantagem: tratamento mínimo, rápido
   Desvantagem: desvantagens da prótese removível, dificuldade em comer/falar, cobertura do palato, perda óssea contínua
3. **Sobredentadura implantossuportada (removível, RP5)**
   Vantagem: prótese removível com encaixe, retenção adicional, suporte de tecido mole
   Desvantagem: prótese total com palato, deve ser removida à noite, removível, os encaixes precisam ser trocados regularmente (custo adicional), pode ter mobilidade associada à prótese
4. **Sobredentadura implantossuportada (removível, RP4)**
   Vantagem: prótese removível com encaixe, formato de ferradura (sem preenchimento do palato), sem cobertura dos tecidos moles, totalmente implantossuportada
   Desvantagem: tem que retirar à noite, prótese removível, os encaixes precisam ser trocados regularmente (custo adicional)
5. **Prótese fixa implantossuportada (fixa)**
   Vantagem: prótese fixa (não sai), força mastigatória aumentada
   Desvantagem: normalmente serão necessários enxerto ósseo extenso e mais implantes, necessidade de cerâmica ou acrílico rosa por causa da quantidade de perda óssea, os dentes serão maiores (FP-2/FP-3), pode não ser capaz de aumentar o suporte do tecido mole, aumento de despesas

Mandíbula edêntula

1. **Sem tratamento**
   Desvantagem: dificuldade em comer/falar, perda óssea contínua, manter a prótese atual (desajustada)
2. **Prótese total inferior**
   Vantagem: tratamento mínimo, rápido
   Desvantagem: prótese removível, dificuldade em comer/falar, perda óssea contínua
3. **Sobredentadura implantossuportada (removível, RP5)**
   Vantagem: prótese removível com encaixe, menos implantes necessários, suporte de tecido mole
   Desvantagem: prótese total, deve ser removida à noite, removível, os encaixes precisam ser trocados regularmente (custo adicional)
4. **Sobredentadura implantossuportada (removível, RP4)**
   Vantagem: prótese removível com encaixe, sem suporte de tecido mole
   Desvantagem: deve ser removida à noite, removível, os encaixes precisam ser trocados regularmente (custo adicional)
5. **Prótese fixa implantossuportada (fixa)**
   Vantagem: prótese fixa (não sai), força mastigatória aumentada
   Desvantagem: normalmente exigirá mais implantes, aumento de despesas, necessidade de cerâmica ou acrílico rosa por causa da quantidade de perda óssea, os dentes serão maiores (FP-2/FP-3), pode não ser capaz de aumentar o suporte do tecido mole

Ausência de um elemento

1. **Sem tratamento**
   Desvantagem: estética, dentes adjacentes se movimentarão (inclinação), extrusão, diminuição da mastigação, impacto na alimentação, perda óssea contínua, força oclusal
2. **Prótese parcial**
   Vantagem: tratamento mínimo, rápido
   Desvantagem: prótese removível, dificuldade em comer/falar, pressão extensa sobre os dentes adjacentes/tecido mole que leva à perda dentária adicional, baixa taxa de sucesso a longo prazo, aumento da perda óssea, dor tecidual
3. **Prótese parcial fixa**
   Vantagem: rápido, estético, geralmente sem necessidade de enxerto de tecidos duros/moles
   Desvantagem: alteração dos dentes adjacentes, maior incidência de cárie, aumento de tratamento endodôntico, dificuldade de higiene
4. **Coroa implantossuportada**
   Vantagem: sem alteração dos dentes adjacentes, maior taxa de sucesso do que a prótese parcial fixa (a maioria dos estudos com taxa de sucesso de > 90%)
   Desvantagem: maior tempo de tratamento, requer qualidade e quantidade óssea, possíveis problemas estéticos

Ausência de múltiplos elementos

1. **Sem tratamento**
   Desvantagem: estética, dentes adjacentes se movimentarão (inclinação), extrusão, diminuição da mastigação, perda óssea contínua, impacto na alimentação, força oclusal
2. **Prótese parcial**
   Vantagem: tratamento mínimo, rápido
   Desvantagem: prótese removível, dificuldade em comer/falar, dor tecidual exerce grande pressão sobre os dentes adjacentes/tecidos moles, o que leva à perda adicional de dente, baixa taxa de sucesso a longo prazo
3. **Prótese parcial fixa (se indicado)**
   Vantagem: rápido, estético
   Desvantagem: alteração dos dentes adjacentes, maior incidência de cárie, aumento de tratamento endodôntico, dificuldade de higiene
4. **Coroa implantossuportada**
   Vantagem: sem alteração dos dentes adjacentes, maior taxa de sucesso do que a prótese parcial fixa (a maioria dos estudos com taxa de sucesso de > 90%)
   Desvantagem: maior tempo de tratamento, requer qualidade e quantidade óssea, possíveis problemas estéticos

Índice Alfabético

A

Abertura da linha de incisão, 793, 1030, 1075
- em locais de enxerto ósseo, 973
Ablação a *laser*, 200
Abordagem(ns)
- cirúrgica/protética *All-on-4*, 875
- cirúrgicas para o canal nasopalatino, 722
Abrasão por escovação, 179
Abridor de boca Molt, 617
Aceleração causada pela gravidade, 138
Acetaminofeno, 367
Achados
- incidentais, 286
- odontológicos, 312
Acidente vascular cerebral, 235
Ácido
- acetilsalicílico, 239, 264, 368
- - em baixa dosagem, 265
- - em dose elevada, 265
- cítrico, 363
- hialurônico, 1122
Adaptação esquelética, 80
Adolescente (idade reduzida), 256
Afastador(es), 617
- de bochecha no enxerto sinusal, 617
- de língua weider, 617
- Minnesota, 617
- Orringer, 617
- Seldin, 617
Afrouxamento do parafuso, 800, 806
Agente(s)
- analgésicos, 369
- de reversão, 374
- hemostáticos
- - ativos, 786
- - passivos, 787
- - técnica cirúrgica, 236
- - tópicos, 786
- sedativos, 372
Agulha de sutura, 632
Alças anteriores, 276
- do nervo mentoniano, 757
Álcool, 257
Aldosterona, 240
Alergia(s), 266
- /hipersensibilidade ao titânio, 793
Aloenxerto(s), 29, 913, 917, 920, 963
- origem, processamento e distribuição do, 917
- tipos de, 963
Alopecia ao longo da linha de incisão, 1086
Aloplástico, 914, 922, 920, 964
Alta resistência à tração, 631
Altura, 214
- do implante (comprimento), 416
- do osso, 832
- do osso disponível, 417

- oclusal, 144
- óssea, 742
- óssea comprometida, 710
- vertical do rebordo, 941
Alvéolo ósseo
- com cinco paredes, 898
- com quatro paredes, 838
Amarração do aventa, 624
Aminotransferases, 221
Amoxicilina, 360
-/ácido clavulânico, 360
Ampliação
- horizontal, 275
- vertical, 275
Analgesia preemptiva, 367
Analgésicos, 365
Análise
- de feixe de compósitos, 160
- de frequência de ressonância, 23, 663, 665, 845, 860
Análogos
- de implante, 34
- do GLP-1, 237
Anastomose
- extraóssea, 782, 990
- intraóssea, 304, 782, 991
Anatomia
- aplicada aos implantes dentais, 329
- cirúrgica
- - da mandíbula, 333
- - da maxila como um órgão, 329
- da crista óssea, 761
- da mandíbula, 287, 573
- do seio maxilar, 985
- dos tecidos duros e moles do peri-implante, 1185
- maxilar, 295
- óssea adjacente, 514
- radiográfica normal, 287
Anemia, 242
- falciforme, 244
Anestésico(s)
- de ação prolongada, 371
- locais, 371
- pós-cirúrgico, 372
Angina de peito, 227
Angulação
- com respeito ao tipo de prótese, 688
- do corpo do implante
- - no cíngulo, 686, 716
- - para vestibular (anterior), 684
- do osso disponível, 418
- excessiva por
- - lingual, 692
- - vestibular, 692
- ideal do implante, 687, 717
- óssea, 834
- vestibular do corpo do implante, 715

Ângulo de hélice, 26
Anodização, 198, 200
Anodontia, 536
- anterior superior, 726
Ansiolíticos sedativos, 373
Anti-hipertensivos, 230
Anti-inflamatório não esteroide, 239, 247
Antibióticos, 357, 363
- aplicados localmente, 1152
- betalactâmicos, 360
- profiláticos, 351
- - em implantodontia oral, 362
- sistêmicos, 1152
- terapêuticos em implantodontia, 363
- usados em implantodontia, 360
Anticoagulantes, 236
- orais adicionais, 218
Anticorpos monoclonais, 260
Antimicrobianos, 357, 1141
Antrolitos do seio maxilar, 308, 1004
Apertamento, 178
Apicocoronal (eixo Z), 689
Apneia do sono, 255, 1190
Arco(s)
- antagonista, 192
- parcialmente edêntulos, 480
- totalmente edêntulos, 489, 870
Área(s)
- de superfície
- - aumentada, 863
- - radicular, 524
- anatômicas ósseas, 744
Arquivo STL, 402
Artefatos, 285
- de listras, 285
- relacionados ao movimento, 285
Artéria(s)
- alveolar inferior, 750, 778
- bucal, 750, 782
- esfenopalatina, 992
- facial, 779
- incisiva, 779
- infraorbital, 332
- lingual, 779
- nasal lateral posterior, 783, 991
- sublingual, 779
- submentoniana, 779
Articaína, 371
Articulação temporomandibular, 71, 509
Artrite
- mutilante, 262
- psoriática, 262
- - assimétrica, 262
- - distal, 262
- - simétrica, 262
- reumatoide, 254, 262
Asma, 246

Índice Alfabético

Aspirador de Yankauer, 620
Aspirina, 368
Assentamento, 805
Ateroma calcificado da artéria carótida, 304
Aumento
- da demanda por implantes dentários, 2
- da força mastigatória, 16
- da perda óssea, 258, 533
- da pneumatização do seio maxilar, 555
- do espaço para altura da coroa resultante, 555
- do fluxo salivar, 241
- e substituição óssea, 113
- ósseo vertical, 742
Autoenxerto, 913
Autorradiografia, 77
Avaliação(ões)
- clínica do(s) implante(s)/prótese(s), 1190
- da densidade óssea, 389
- das alterações ósseas alveolares, 315
- de índice de biofilme, 1191
- do local edêntulo, 934
- do pilar natural, 522
- dos dentes anteriores superiores, 706
- endodôntica, 524
- estética, 528
- histológica de implantes de carga imediata, 862
- laboratorial, 215
- médica, 208
- pré-operatória, 370
- - do sítio receptor, 1052
- radiográfica, 273
- - do implante e da prótese, 1196
- - do seio maxilar, 995
Axonotmese, 816

B

Bactérias
- associadas à profundidade da bolsa, 1137
- e etiologia da mucosite peri-implantar, 1139
Baixa reatividade do tecido, 631
Barreira de membrana, 29
Base funcional para o projeto do implante dental, 63
Belotero®, 1123
Benzodiazepínicos, 373
Biguanidas, 237
Bilirrubina, 221
Biocompatibilidade, 61
Biodegradação, 108
Biofilme, 351, 1143
- na doença peri-implantar, 1137
Biológicos, 262, 264, 350
Biomateriais, 106
Biomecânica, 68, 92, 296
- celular, 159
- clínica nos implantes dentais, 138
- da remoção dentária, 892
- do projeto de implantes, 164
Birrefringência da luz polarizada, 73
Bisfosfonatos, 249, 259
- IV, 260
- orais, 260
Bisturi/lâminas cirúrgicas, 612
Bloco(s)
- da lateral do ramo, 959
- de mordida, 617
- e cubos corticais e esponjosos mineralizados, 921
Bochecho com antimicrobiano oral, 1007
Borda
- incisal mandibular, 499

- inferior da mandíbula, 699
Braço(s)
- de momentos clínicos, 144
- de potência, 467
- de resistência, 467
Broca(s), 31
- cirúrgicas, 613
- com *stop* de perfuração, 760
- de alta velocidade, 823
- de cone invertido, 806
- finais de modelagem, 651
- intermediárias, 772
- Lindemann, 842
- para crista óssea, 773
- piloto, 650
- redonda, 806
- trefina, 823
Brocas, 31
Broncodilatadores, 246
Bruxismo, 174, 181

C

CAD/CAM, 402
Cálcio sérico, 220
Calor durante a preparação da osteotomia, 645
Campo
- de visão, 280, 317
- estéril, 622
Canal(is)
- alveolar inferior, 753
- de parafuso angulado, 547
- do nervo alveolar inferior ou forame mentoniano, 698
- incisivo, 289
- mandibular, 288
- - percurso inferossuperior do, 288
- - percurso vestibulolingual do, 288
- nasopalatino, 296, 721
- retromolar, 292
- sinuoso, 304
- vascular, 295
- - mediano, 737, 778
Canaleta, 941
Câncer de mama, 263
Canino, 707
Cantiléveres, 467, 515
- maior espaço para altura da coroa, 801
Carbono, 112
Carcinoma de células escamosas e adenocarcinoma, 308
Carga(s)
- aplicadas a implantes dentais, 138
- convencional, 33
- de impacto, 143
- imediata, 33, 858
- - complicações, 879
- - em arco parcialmente edêntulo, 869
- - em implantes unitários, 867
- - instruções pós-operatórias, 879
- - na doença periodontal, 346
- - no arco edêntulo
- - - inferior, 872
- - - maxilar, 872
- - terminologia de, 858
- não oclusal, 858
- oclusal, 858, 865
- - imediata, 858, 863
- - precoce, 858
- - tardia ou estagiada, 858

- precoce, 33
- - em arco parcialmente edêntulo, 868
- - em implantes unitários, 866
- - no arco edêntulo
- - - inferior, 872
- - - superior, 872
- tardia, 33
Cárie, 510, 523
Carregamento ósseo progressivo, 181, 249
Catecolaminas, 238
Catgut
- cromado, 624
- simples, 624
Cavidade nasal, 298, 311, 699, 725, 995
Cefalosporinas, 360
Células
- *agger nasi*, 302
- de Haller, 301
Celulose, 788
- de algodão regenerado, 788
Cera de abelha, 788
Cerâmica, 112, 124
- bioativa(s)
- - e biodegradável à base de fosfatos de cálcio, 113
- - propriedades das 113
Chave
- de contratorque, 822, 823
- de torque, 31, 32
Cicatrização
- do alvéolo após exodontia, 888
- do enxerto
- - do alvéolo, 904
- - sinusal e espera estendida para inserção do implante, 563
- óssea, 239, 243, 256, 657, 888
- - biológica, 932
- vascular do enxerto, 1023
Cicatrizador, 32
Circulação centrípeta, 336
Cirrose, 246
Cirurgia
- à mão livre, 644
- de estágio único, 666
- de implante, 603, 737
- de retalho
- - em envelope, 609
- - triangular/trapezoidal, 609
- - vestibular, 609
- de segundo estágio, 29, 633
- de selamento do alvéolo, 902
- dirigida por navegação, 645
- em dois estágios, 665
- guiada, 32, 644
- - por computador (estática), 402
- navegada por computador (dinâmica), 402
- preservando a papila, 608
- sem retalho, 608
Cisto
- de retenção, 1002
- mucosa, 307, 1001
- maxilar pós-operatório, 308, 1003
Citostáticos, 261
Classificação
- da densidade óssea proposta por Misch, 453
- de déficit neurossensorial, 816
- de densidade óssea, 649
- de Misch-Resnik para a região posterior da maxila, 560
- de substitutos e membranas de enxerto ósseo, 913

- de tratamento para a região posterior da maxila, 1008
- do defeito ósseo, 938
- do estado físico da American Society of Anesthesiologists, 225
- do tecido ósseo, 78
- dos arcos
- - parcialmente edêntulos, 480
- - totalmente edêntulos, 489
- protética, 437
Clindamicina, 361
Clopidogrel, 265
Clorexidina, 363
Codeína, 369
Colágeno, 29, 788
- bovino, 788
Colar
- de cicatrização, 32
- do implante, 53
Colchoeiro horizontal/vertical, 637
Coleta óssea com broca trefina, 900
Coletores de tecido, 637
Colher
- de Misch para afastar bochecha e língua, 617
- e condensador de enxerto, 614
Colocação
- de implante anterior maxilar, 706
- imediata/protocolo de carga imediata, 877
- virtual do implante, 391
Combinação cortical mineralizada/cortical desmineralizada, 921
Compactação esponjosa, 79
Compatibilidade do tecido, 954
Complexo ostiomeatal, 299, 990, 995
Complicações
- biomecânicas, 800
- - do componente do implante, 152
- com implantes dentais, 770
- com preenchimentos dérmicos, 1131
- da profilaxia antibiótica, 359
- de pacientes edêntulos, 9
- de prótese(s)
- - convencional, 13
- - provisórias fixas, 874
- do enxerto
- - de sínfise, 1075
- - do alvéolo, 905
- - do ramo, 1075
- - ósseo, 970, 1076
- do template cirúrgico, 409
- dos implantes nasopalatinos, 723
- generalizadas da toxina botulínica, 1120
- intraoperatórias, 770
- neurossensoriais, 757, 764
- pós-operatórias, 788
- relacionadas a sangramento, 777
- transoperatórias relacionadas à cirurgia de enxerto do seio, 1026
Componente(s)
- de adaptação (ajuste), 803
- de forças, 139
- de implante, 32
- - de encaixe ou não encaixe, 34
- padronizados, 34
- personalizados, 34
Composição química de zircônia, 117
Compósitos, 120
Compostos de carbono e de carbonato de silício, 117
Comprimento
- do cantiléver, 144

- do implante, 52, 844
- ósseo, 832
- - disponível, 418
Comprometimento
- do nervo, 1031
- - no momento da cirurgia, 817
- esquelético, 91
- neurossensorial, 1075
Comprometimento pós-operatório do nervo, 819
Concavidade, 939
Concentrados de sangue, 902, 966
Concha
- bolhosa, 299
- média paradoxal, 300
Condição(ões)
- dos dentes adjacentes, 701
- patológicas nos seios paranasais, 305
- periodontal, 524
Condicionamento ácido, 197, 200
Condutividade, 115
Conectores
- não rígidos, 520
- rígidos, 520
Cones de corte e preenchimento, 82
Conexão(ões), 31
- protética de implante, 56
- tipo de, 28
Confecção de template(s)
- cirúrgicos, 391, 398
- radiográfico, 382
Configuração da raiz, 524
Conformador de rosca, 31
Conjunto de dados, 387
- integrados em software especializado, 388
Consciência oclusal, 16
Consentimento informado, 257, 258, 916
Consequência(s)
- biomecânicas de um espaço excessivo na altura da coroa, 185
- do edentulismo
- - anatômicas, 7
- - no tecido mole, 11
- - total, 7
- - estéticas, 10
- - da perda óssea, 13
- negativas da(s) prótese(s)
- - parcial(is)
- - - fixa, 13
- - - removíveis, 13
- - total, 14
Conservação de cálcio, 88
Consulta médica, 232, 264
- e liberação, 267
Contagem
- de glóbulos vermelhos (hemácias), 216
- de plaquetas, 218
- dos glóbulos brancos (leucócitos), 215
Contato osso-implante, 22
Contorno dos tecidos moles, 708
- e perfil de emergência, 718
Contração, 181
Controlador de torque, 32
Controle
- adequado do bisturi, 611
- da dor cirúrgica pós-operatória, 370
- das forças parafuncionais, 1149
- de sangramento pós-operatório, 784
- glicêmico, 237
Contusão fácil, 244
Coroa(s)
- esplintadas versus não esplintadas, 801

- pilar não totalmente assentado, 801
Corpo(s)
- do implante, 24
- - mais largos, 805
- estranhos, 1004
- vertebral, 921
Corrosão, 108
Corte transversal funcional, 141
Cortical particulada desmineralizada, 920
Corticosteroides, 239, 246
Cortisol, 239
Costela, 921
Creatinina, 221
Crescimento e maturação óssea cortical, 81
Crioterapia, 366, 790, 1007, 1031
Crista óssea, 26, 761
Cuidado domiciliar do paciente, 1202
Curetagem do alvéolo da exodontia, 838
Curetas, 1140
- de membrana, 622
- sinusais, 622

D

Dano(s)
- causados por agulha de anestesia local, 813
- retardado ao nervo, 815
Datas de expiração, 917
Defeitos
- complexos do rebordo, 943
- de cinco paredes ósseas espessas, 838
Deficiência
- de papila interdental, 720
- neurossensorial, 365, 724, 808, 816, 820, 851, 1075
Deformação, 141, 159
- mandibular, 742
Degeneração, 815
- macular relacionada à idade, 262
Deglutição
- acidental da prótese, 533
- /aspiração de componentes do implante, 774
Deiscência
- óssea em imagens reformatadas em 3d, 286
- vestibular após a instalação do implante, 770
Densidade, 115
- óssea, 165, 284, 449, 835, 859
- - e porcentagem de contato osso-implante, 460
- - e transferência de tensão, 461
- - edêntula, 191
- - ideal em locais de regeneração, 969
- - influência no índice de sucesso do implante, 449
- - pobre, 296, 554
- - pobre resultante, 987
- - variável, 449
Dentes
- anteriores superiores, 706
- naturais
- - adjacentes à região do implante, 513
- - sem mobilidade clínica, 519
- virtuais, 384
Dentifrícios, 1202
Depressão, 938
- posterior lingual, 781
Depressores do sistema nervoso central, 239
Depuração mucociliar do seio maxilar, 992
Dermatite atópica, 262
Derme acelular, 921
Desbridamento
- do alvéolo após exodontia, 895

- mecânico
- - domiciliar feito pelo paciente, 1142
- - profissional, 1140
- no consultório, 1205
Desenho
- da incisão
- - de base ampla, 796
- - e do retalho, 947
- de parede-paralela, 24
Desenvolvimento e expansão do seio maxilar, 985
Desidrogenase láctica, 220
Design
- antirrotacional, 823
- da prótese provisória, 798
- do colo/colar do implante, 844
- do corpo do implante, 823, 865
- do implante, 803
- - cônico, 843
- - paralelo, 843
- do retalho, 604, 644
- - para fornecer acesso, 605
Desordens eritrocíticas (glóbulos vermelhos), 242
Dessecação do tecido, 606
Destreza limitada, 236
Destruição cortical vestibular e lingual (palatina), 941
Desvio do septo nasal, 301, 996
Determinação
- da curva panorâmica, 388
- da densidade óssea, 453
- da estabilidade, 22
Diabetes melito, 236, 1148, 1189
- e cicatrização dos implantes dentais, 236
Diâmetro
- do implante, 50, 710
- - médio ideal, 714
- do parafuso, 802
- externo, 26
- interno, 26
Diazepam, 373
Dieta, 88
Diferenciação, 911
Dimensão(ões)
- ósseas, 859, 1009
- vertical de oclusão, 496, 498, 528
Dimensionamento e posicionamento da membrana, 955
Diminuição
- da motilidade gástrica, 255
- das atividades, 791
Dinâmica da mastigação, 190
Direção da força, 49
Discrepâncias temporomandibulares, 89
Disfagia de acidente vascular cerebral, 246
Disfunção temporomandibular, 1115
Displasia
- cemento-óssea, 252
- ectodérmica, 252
- fibrosa, 250
Dispositivo(s)
- manuais e eletromecânicos, 1202
- ultrassônicos, 1141, 1149
- - /Cavitron®, 806
Dissilicato de lítio e silicato de lítio, 550
Distância
- anteroposterior, 147, 467, 568
- do espaço, 840
- do seio maxilar, 699
- excessiva entre implante e dente (coronal), 677
- insuficiente implante-dente

- - apical, 671
- - coronal, 673
Distorção da imagem, 274
Distração osteogênica, 424
Distribuição
- A-P, 467
- das forças e mecanismos de falhas, 144
Distúrbios
- da tireoide, 238
- da vitamina D, 250
- digestivos, 248
- leucocitários, 243
- plaquetários, 244
Divisão
- A, 420
- B (osso apenas suficiente), 421
- C (osso comprometido), 424
- D (osso insuficiente), 428
- do osso disponível, 420
Doença(s)
- autoimunes, 1189
- - sistêmicas, 253
- cardíaca valvular, 234
- cardiovasculares, 225, 236
- da glândula suprarrenal, 239
- de Crohn, 248
- de Paget, 251
- endócrinas, 236, 242
- hematológicas, 244
- hepática, 246
- inflamatória, 998
- - intestinal, 247
- óssea, 248, 1189
- - metabólica, 91
- peri-implantar, 37, 350, 1136
- - diagnóstico de, 1199
- - por cimento retido, 1165
- periodontal, 345 510
- pulmonar de obstrução crônica, 245
- sistêmica e implantes orais, 224
Dor, 1033
- grave, 370
- moderada, 369
- por disfunção temporomandibular, 1114
- pós-operatória, 1092
- pós-cirúrgica, 366, 367
- - tratamento da, 366
- relacionada à infecção, 1195
- relacionada ao implante, 1194
- relacionada ao pilar, 1195
- suave, 369
Drenagem
- linfática, 333
- venosa, 333
Drogas imunossupressoras, 261
DTM, 311
Duplicação da prótese, 383
Duração da força, 49

E

Eczema, 262
Edema, 243, 1031
- cirúrgico, 788
- do tornozelo, 1095
Edentulismo
- parcial, 5
- total, 6
Efeitos do estresse biomecânico no planejamento do tratamento, 165

Eficiência mastigatória, 16, 572
Elementos de inserção intramóveis, 121
Eletrocautério, 785
Elevação/proeminência, 941
Empunhadura
- de lápis, 611
- de ponta de dedo, 611
- palmar, 612
Encaixes da sobredentadura, 35
Endocardite bacteriana subaguda, 234
Endocrinologia, 90
Endurecimento do feixe, 285
Energia da superfície, 128
Enfisema, 774
Envolvimento ósseo, 241
Enxaguantes antimicrobianos, 1204
Enxerto(s), 846
- aloplásticos, 29
- alveolar mandibular, 815
- autógenos, 29
- obtenção de, 899
- corticoesponjoso morcelizado, 1092
- de calvária, 1085, 1090
- de coral, 922
- de fíbula de duplo barril com instalação imediata de implantes, 1101
- de ílio, 1090
- de osso autógeno intraoral, 1051
- de seio
- - com instalação imediata de implante endósseo, 562
- - maxilar
- - - contraindicação relativa e absoluta para procedimentos de, 1005
- de sínfise complicações do, 1075
- de tíbia, 1097
- descrições de, 920
- do alvéolo, 888
- - complicações do, 905
- - contraindicações de, 904
- - do local da exodontia, 895
- do ramo, 1068
- - complicações do, 1075
- e membranas de tecidos moles, 926
- em bloco corticoesponjoso, 1093
- inlay, 29
- onlay, 29
- ósseo(s), 29
- - autógenos
- - - da crista ilíaca, 429
- - - história dos, 1051
- - complicações do, 970, 1076
- - da crista ilíaca, 1088
- - da tuberosidade, 1071
- - de sínfise, 1060
- - de tíbia, 1093
- - do canal nasopalatino com instalação tardia do implante, 722
- - extraoral para reconstrução com implante, 1084
- - indicações para, 930
- - propriedades do, 29
- - vascularizado, 1096, 1100
- osseocondutores, 932
- osteogênicos, 932
- osteoindutores, 932
- particulado e membrana, 930
- sinusal para a região posterior da maxila, 560
Epinefrina, 232, 786
Equimose, 791, 1032
Erosão cervical, 179

Escala de qualidade do implante, 1172
Escaneamento
- duplo, 388
- médico, 386
Esclerodermia, 254
Esclerose múltipla, 263
Escovação, 624
- cirúrgica, 622
Escovas interproximais, 1202
Esforço, 141
Espaço(s)
- aéreo, 311
- apical, 732
- biológico, 158
- coronal, 732
- excessivo entre dente/implante, 680
- fasciais
- - da face, 340
- - do colo, 342
- interoclusal, 581, 591
- massetérico, 335
- mesiodistal comprometido, 712
- para altura da coroa, 184, 505, 591
- - excessivo, 187, 506
- - reduzido, 508
Especificações do tamanho do implante unitário, 537
Espelho, 617
Espessamento
- da mucosa em tomografia computadorizada de feixe cônico, 1042
- leve da mucosa (não odontogênico), 999
Espessura
- da mucosa, 284
- do tecido, 836
- óssea vestibular, 836
- - na pré-maxila, 303
Esplintagem, 166
Espondilite, 262
- anquilosante, 262
Estabilidade
- de oclusão, 16
- do implante, 844
- primária, 22, 663, 844
- reduzida, 22
- secundária, 22
Estabilização do coágulo sanguíneo, 954
Estabilizador noturno, 177
Estatinas, 201
Esterilidade, 915
Esterilização, 128
Esteroides, 237
Estilos de relatórios radiológicos, 312
Estreitamento do canal, 815
Estresse oclusal, 1144
Estrutura do ramo, 42
Estudos em animais, 160
Etmoide, 298
Evento cardiovascular, 245
Exame(s)
- extraorais e intraorais, 209
- físico, 217
- radiográfico, 1198
Excesso de espaço em altura da coroa, 188
Exibição excessiva de tecido, 1115
Exodontia atraumática, 837, 888, 889
Expansão da crista, 29
Explantação de implantes dentais, 822
Extensão
- anteroposterior, 568
- menor em tecido mole, 581

Extensor transmucoso, 32
Extração de dentes sem condições clínicas de reabilitação ou prognóstico duvidoso, 510
Extrusão dentoalveolar, 176

F

Face, 1127
Faixa de dose efetiva de tomografia computadorizada de feixe cônico, 280
Falha
- cirúrgica, 150
- de carga precoce, 151, 466
- do enxerto ósseo/implante, 257
- por fadiga, 148
- /sangramento do implante, 296
Falta
- de ar (dispneia), 246
- de distância implante-implante, 680
- de espaço entre
- - dente/implante (coronal), 677
- - os implantes, 683
- de tecido queratinizado, 739, 1161
Farmacologia, 357
Fáscia superficial da cabeça e do colo, 340
Fator(es)
- de acoplamento, 81
- de crescimento
- - de fibroblastos, 966
- - derivado de plaquetas, 966
- - endotelial vascular, 966
- - epitelial, 966
- - nos concentrados de plaquetas, 1159
- - ósseo, 902, 965
- - semelhantes à insulina, 966
- de densidade óssea relacionados à preparação do implante, 648
- de força do paciente, 165
- transformador de crescimento beta, 966
Fechamento, 846
- do ramo no local doador, 960
Fenitoína, 1190
Fenômeno de aceleração regional, 83, 1019
Fentanila, 373
Fibras de Sharpey, 80
Fibrina rica em plaquetas, 1159
Fibromialgia, 263
Fichas de segurança, 917
Fio dental, 1202
Fisiologia
- da cicatrização do nervo, 815
- óssea, 68, 71, 163
Fístulas oroantrais, 1033
Fitas/tampões de colágeno, 955
Fixação do enxerto em bloco, 1069
Flexão mandibular, 570, 742
Flora bacteriana do seio maxilar, 993
Flumazenil, 374
Fluoroquinolonas, 361
Fonética, 17
Forame
- acessório e duplo, 755
- incisivo, 296
- infraorbital, 297
- mentoniano, 289, 754, 755, 763
- - visibilidade do, 275
- nasopalatino, 721
- retromolar, 292
Foramina acessória e dupla, 290
Força(s), 138, 139
- de mordida, 172

- do pulso, 214
- máxima com massa mínima, 85
- oclusais, 533
- - e projeto do implante, 48
- tipo de, 48
Forma
- de coroa existente, 835
- do arco, 512
Formação
- biomimética da hidroxiapatita na superfície do implante, 202
- de halo, 562
- do trombo, 242
Formato
- da rosca, 58, 823
- do dente, 708
- do implante, 49
Fosfatase alcalina, 220
Fosfatos tricálcicos, 922
Fósforo inorgânico, 220
Fossas incisivas, 334
Fotobiomodulação, 1150
Frações estruturais e metabólicas, 83, 91
Fratura(s)
- do parafuso, 805
- por fadiga, 176, 179
Frequência
- das consultas de manutenção, 1201
- do pulso, 213
Fresagem de blocos "personalizados", 925
Fresas, 31
Função
- e projeto do implante, 48
- renal diminuída, 255
Funcionalização com substâncias biologicamente ativas, 201

G

Gabarito de verificação de implante, 35
Gel, pastas e massa densa, 921
Gengivas com sangramento fácil, 244
Geometria do implante, 49
Gerenciamento dos implantes dentais, 226
Glicocorticoides, 261, 365, 1007
Glicocorticosteroides, 364, 366, 790
Glicose sérica, 219
Gravidez, 241, 1189
Guia, 31, 383
- cirúrgico, 32
- - por TCFC, 702
- com suporte dentário, 395
- com suporte ósseo, 395
- de digitalização, 382
- estereolitográfico, 402
- suportado por tecido mole, 396

H

Hábitos parafuncionais, 572, 1110
Hematócrito, 216
Hematoma(s), 791, 813, 1092
- espontâneos, 244
Hemoglobina, 216
Hemograma completo, 215
Hemoptise, 246
Hemorragias nasais, 244
Hemostasia, 797
Hemostáticos, 614
Hemostato, 785

Hexágono
- externo, 28
- interno, 28
Hiato semilunar, 299
Hidrocodona, 369
Hidroxiapatita, 124 922
Hiperatividade do músculo masseter, 1110
Hiperglicemia, 237
Hiperparatireoidismo, 240, 250
Hiperplasia
- da mucosa peri-implantar, 1170
- gengival, 1172
Hipersensibilidade ao titânio, 793
Hipertensão, 225
- sistêmica isolada, 256
Hipertireoidismo, 238
Hiperventilação, 214
Hipodontia, 536
Hipoglicemia, 237
Hipomineralização do canal mandibular, 291
Hipoplasia
- do seio maxilar, 303
- maxilar, 997
Hipótese
- da osteotomia de implante, 156
- da reflexão do periósteo, 155
- do espaço biológico, 157
Hipotireoidismo, 239
Hipoventilação, 214
Histórico
- médico, 208, 1188
- odontológico, 1190
Homeostase do cálcio, 85
Hormônios sexuais, 91

I

Ibuprofeno, 368
Identificação
- de estruturas vitais, 275
- de forames acessórios, 276
- deficiente das estruturas vitais, 275
- do canal mandibular, 388
Idoso (aumento da idade), 255
Imagem(ns)
- de *recall* (rechamada) e manutenção, 315
- dos pilares e componentes protéticos, 314
- em implantologia oral, 273
- intraoperatória, 312
- por ressonância magnética, 276
- por retroespalhamento, 75
- pós-cirúrgica imediata, 314
- pós-protética, 315
- pré-cirúrgicas, 273
Impacto, 143
- da sobrecarga oclusal nos componentes mecânicos, 152
Implante(s), 913
- anterior(es), 583
- - superior, 706
- autorrosqueáveis, 27
- Brånemark, 24
- características do, 53
- cilíndricos, 24
- com mobilidade, 822
- de ancoragem retromolar, 97
- de carga imediata
- - desvantagens dos, 859
- de conexão interna, 28
- de duas peças, 24

- de emergência, 29
- de pequeno diâmetro, 24
- de tuberosidade, 44
- de zircônia, 118, 201
- dentais, 2
- - complicações com, 770
- - propriedades biomecânicas dos, 137
- em aproximação à cavidade nasal, 725
- em forma de parafuso, 24
- endósseos, 23, 113
- - de formato radicular, 430
- endosteal, 23
- eposteais, 37
- esplintados, 35, 475
- existentes, 312
- fraturado, 821
- imediatos, 831
- - em locais infectados, 847
- invadindo o canal mandibular, 814
- laboratoriais aplicações dos, 403
- laminados, 23
- livres de fixação, 35
- mais curtos, 742
- nasopalatinos
- - complicações dos, 723
- no nível
- - do tecido, 25
- - ósseo, 25
- para ancoragem ortodôntica, 96
- planejando o tratamento com, 403
- por pressão, 24
- posicionado
- - em cada segmento do arco, 470
- - na região de canino, 469
- - na região de molar, 470
- posterior unilateral, 583
- prevenção de mau posicionamento do, 700
- provisórios, 872
- pterigóideos, 43
- reabilitadores
- - aplicações dos, 403
- rosqueável, 26, 56
- sem retalho, 607
- Smooth Staple e Bosker, 43
- subperiosteal, 37, 113
- tipos de, 23
- transmandibular, 42
- transosteais, 42
- unidos a dentes, 516
- unitário, 535, 536, 866
- zigomático, 43
Impressão(ões)
- ópticas, 402
- radiográfica, 310
Incisão(ões)
- de liberação vertical, 606
- de tecido, 777
- - mole, 718
- - queratinizado, 796
- para preservar as papilas, 797
- triangulares e trapezoidais, 609
Incisivo, 721
- central, 707
- lateral, 707
Índice
- de biofilme
- - de Lindquist, 1191
- - de Mombelli, 1191
- - de sangramento Loe e Silness, 1190

Inervação
- da mandíbula e estruturas associadas, 335
- sensorial da maxila, 331
Infarto do miocárdio, 231, 232
Infecção(ões), 237, 257, 258, 815
- antes da instalação do implante, 344
- bacterianas orais, 241
- da ferida, 1099
- do enxerto, 975
- do implante
- - causas e riscos de, 344
- do local do enxerto, 1035
- -/sinusite aguda, 1040
- dos implantes dentais, 339
- e disseminação oral, na cabeça e no colo, 339
- fúngica pós-operatória, 1042
- oral sinais e sintomas de, 339
- pericirúrgica, 346
- por sinusite aguda, 1039
- pós-cirúrgica grave, 347
- pós-operatórias, 363, 1035
Inflamação pós-operatória, 363
Inibidor(es)
- COX-2, 368
- da DPP-4, 237
- da SGLT2, 237
- de aromatase, 261
- seletivos de recaptação de serotonina, 266
Inserção(ões)
- do implante, 653
- linguais ou medianas, 333
- muscular na mandíbula, 333
- vestibulares ou faciais, 334
Instalação
- cirúrgica do implante com *template* cirúrgico, 391
- do enxerto ósseo, 959
- do implante, 829
- - após radioterapia, 252
- - na região anterior da maxila, 706
- em locais cicatrizados, 29
- imediata após a exodontia, 29
- inicial da membrana, 956
Instrumentação cirúrgica, 31
Instrumental cirúrgico, 612
Instrumento(s)
- de enxerto ósseo, 614
- de sutura, 637
- para apreensão de campo, 620
- para incisar o tecido, 612
- para manter a boca aberta, 617
- para pinçar o tecido, 613
- para rebater o tecido, 613
- para remoção de osso/tecido, 613
- para remover tecido de alvéolos ou defeitos ósseos, 613
- para retração de tecido, 617
- rosqueável cônico, 27
Insuficiência cardíaca congestiva, 232
Integração com o titânio e com as ligas, 123
Interações
- medicamentosas, 376
- teciduais, 122
Intrusão do dente, 520
Invasão do implante no seio, 1041
Irrigação, 762
Irrigador bucal, 1204
Irritação reduzida dos tecidos moles, 580
Isenção de responsabilidade, 317

J

Janela adaptada, 451
Jateamento, 200
- com material abrasivo, 197
- com meio reabsorvível, 27
Junção mucogengival, 975
Juvéderm, 1123

K

Kit de instrumentação cirúrgica, 31

L

Lábios, 1125
Lâmina
- de bisturi afiada, 610
- vestibular, 771
- vestibular parcial, 772
Largura
- biológica, 25
- do implante (diâmetro), 414
- do osso disponível, 417
- inadequada do osso, 739
- oclusal, 148
- óssea, 832
- vestibulopalatina comprometida, 712
Lasers, 198, 785 1149
Lei de Hooke, 143
Leis do movimento de Newton, 138
Lesão(ões)
- císticas, 1001
- da glândula salivar, 776
- de tecido relacionada à piezocirurgia ultrassônica, 976
- do nervo, 810
- - etiologia de, 812
- nos dentes adjacentes, 773
- periapicais de implantes dentais, 792
- relacionadas
- - à incisão, 762
- - ao retalho/retração, 763
Leucemia, 244
Levantamento
- do assoalho do seio, 29
- do seio maxilar, 29
Lidocaína, 371
Liga(s), 110
- à base de
- - cobalto-cromo-molibdênio, 111
- - de ferro-cromo-níquel, 111
- - de cobalto e ferro, 124
- - de ouro, 552
Ligadura hemostática, 785
Lima óssea, 613
Limite de tolerância, 148
Limpeza
- da superfície, 128
- química, 128
Linha(s)
- de incisão, 794
- - manejo da abertura da, 799
- - prevenção da abertura da, 795
- de marionete, 1130
- do sorriso, 590
- labiais, 501
- - alta, 502
- - mandibular, 504
Local(is)
- de enxerto ósseo de doadores extraorais, 1085

- de infecção ativo, 344
- de osteotomia inicial mal posicionado, 770
- doador
- - da sínfise mandibular, 1053
- - da tuberosidade, 1065
- - da tuberosidade maxilar, 962
- - do ramo mandibular, 1061
Localização
- anatômica, 556
- das estruturas vitais, 701
- de diferentes densidades ósseas, 454
- do forame mentoniano, 276
- dos septos, 276
Loop (alça) anterior, 289
Lúpus eritematoso sistêmico, 253
Luvas estéreis, 624
Luz polarizada, 73

M

Macroestrutura do implante, 22, 26
Macrolídeos, 360
Macroporosidade, 912
Magnitude da força, 48
Maior
- área de superfície, 182
- diâmetro de área de superfície dos implantes e forças oclusais minimizadas, 557
- força de mordida, 557, 580
Malha de titânio, 923, 954
Mandíbula, 337, 537
- edêntula, 568
Manuseio adequado de materiais, 917
Manutenção
- do espaço, 954, 956
- do implante dental, 1135, 1185
- do osso, 15
- do suprimento sanguíneo, 605
Marcadores fluorescentes, 74
Margens do retalho sobre o osso, 606
Massa, 138
Material(is), 18
- aloplásticos, 964
- baseados em células, 921
- de enxerto particulado, 963
- de implante, 61
- de membrana ideal, 912
- do parafuso, 802
- para enxerto, 29
- radiopaco, 383
- reabilitadores, 550
- sintéticos, 106
Matriz
- dérmica acelular, 955
- plastificadora a vácuo, 383
Maxila, 311, 336, 538, 782
- edêntula, 590
- tratamento da região posterior da, 558
Mecanismo(s)
- da dor, 366
- de reparo e regeneração óssea, 911
- de suporte
- - externo, 97
- - interno, 99
Mediano mandibular, 295
Medicação
- com metronidazol, 1039
- profilática, 237
Medicamentos
- analgésicos, 1007

- antibióticos locais, 1006
- anti-inflamatórios não esteroidais, 364, 368, 790
- antimicrobianos sistêmicos, 1006
- antitrombóticos orais, 264
- betalactâmicos, 1037
- de interesse para a implantodontia, 259
- de lincosamida, 1039
- de sulfonamidas, 1039
- derivados da tetraciclina, 1039
- descongestionantes, 1007, 1039
- glicocorticoides, 1007
- macrolídeos, 1039
- não opioides, 367
- pós-operatórios, 367
Medidas lineares, 276
Membranas, 909, 923
- de colágeno
- - estendidas, 955
- - regulares, 955
- de pericárdio, 955
- de PTFE
- - de alta densidade, 954
- - expandido, 952
- - reforçadas com titânio, 954
- do seio maxilar, 299, 995
- não reabsorvíveis, 29, 924, 952
- reabsorvíveis, 29, 923, 954
- schneideriana, 995
Menor campo de visão possível, 287
Mensuração
- da osteotomia, 681
- do osso disponível, 416
Meperidina, 369
Mepivacaína, 371
Mesclagem dos dois conjuntos de dados, 385
Metabolismo, 68
- ósseo, 85
Metais, 110
Metalocerâmica, 550
Metodologia de avaliação específica, 72
Métodos
- de esterilização registrados, 916
- objetivos, 497
- para avaliar a dimensão vertical de oclusão, 497
- para identificar o canal mandibular, 388
- subjetivos para determinar a DVO, 497
Metronidazol, 362
Microbiologia da infecção de implantes dentários, 342
Microdeformação óssea, 863
Microestrutura do implante, 23, 27
Microindentação, 75
Microporosidade, 912
Microrradiografia, 74
Microrroscas, 27
Midazolam, 373
Mieloma múltiplo, 251
Migração do implante, 723, 1042
Mineralização primária, 74
Mini-implantes, 24
- para ancoragem ortodôntica, 101
Mistura de cortical/esponjoso mineralizado, 920
Mitose, 911
Mobilidade
- dentária existente, 517
- do bloco, 1077
- do implante, 519
- do retalho, 606
- radiográfica(s)
- - bidimensional, 275
- - em implantologia oral, 274

Modelagem óssea, 888, 910, 934
Modelo(s), 383
- estereolitográficos, 398
Modificação(ões)
- da superfície, 127
- na medicação, 264
Módulo
- da crista
- - e chave de rosca óssea, 652
- - maior, 656
- de elasticidade, 63, 142
- - e densidade, 459
Moldagens no nível
- do implante, 34
- do pilar, 34
Moldes ópticos, 403
Momento(s)
- de cargas, 144
- de inércia, 149
Montador de implante, 31
Morfologia do defeito ósseo, 936
Morfometria de volume nuclear, 77
Motor cirúrgico, 620
Movimento(s)
- da prótese, 518
- dentário *versus* implante, 1186
- do implante, 805
- do parafuso do pilar, 805
- dos dentes adjacentes, 533
- medial, 570
Mucocele
- primária do seio maxilar, 307, 1002
- secundária do seio maxilar, 1003
Mucosa do seio maxilar, 992
Mucosite
- periapical, 305, 998
- peri-implantar, 37, 1137, 1138, 1201
Mudança na tolerância do exercício, 246
Múltiplas coroas implantossuportadas, 544
Múltiplos dentes ausentes, 543
Músculo(s)
- bucinador, 330, 334, 1119
- depressor do
- - ângulo da boca, 1119
- - lábio inferior, 1119
- elevador do
- - ângulo da boca, 1119
- - - canino, 331
- - do lábio superior, 331, 1119
- - e da asa do nariz, 1119
- - genioglosso, 334
- incisivo do lábio superior, 330
- inseridos na maxila, 329
- masseter, 335
- mentoniano, 334
- milo-hióideo, 333
- orbicular da boca, 330, 1119
- pterigoideo
- - lateral, 334
- - medial, 334
- risório, 1119
- temporal, 334, 1114
- zigomático
- - maior, 1119
- - menor, 1119

N

Naloxone, 374
Narcóticos, 369

Náuseas e vômitos pós-operatórios, 366
Necrose por pressão do implante, 654, 773
Neoplasias do seio maxilar, 1003
Nervo
- alveolar (dentário)
- - inferior, 335, 750, 810
- - mediossuperior, 332
- - superior anterior, 812
- - superoanterior, 331, 332
- bucal longo, 335
- infraorbital, 331, 812, 1031
- lingual, 335, 750, 810
- mentoniano, 755
- milo-hióideo, 335
- nasopalatino, 332, 812
- palatino, 332
Neuropraxia, 816
Neurotmese, 816
Neurotoxina injetável, 1108
Nitrogênio ureico no sangue, 221
Nós das suturas, 641
Novos anticoagulantes orais, 266
Número
- CT, 278
- de implantes, 470
- de pônticos adjacentes, 468
Nutrição, 17

O

Obesidade, 90
Obtenção do conjunto de dados, 387
Oclusão, 182, 1195
- cêntrica, 504
- existente, 504
Oclusividade celular, 954
Odontologia com implantes, 17
Opções protéticas, 435
Opioides, 369
Orientação palatina da crista, 556
Osseodensificação, 650
Osseointegração, 21, 119
Osso(s)
- abundante da divisão a, 420
- autógeno, 1019
- composto, 79
- cortical
- - denso, 653
- - poroso
- - - denso a espesso e osso trabecular grosso, 658
- - - e trabecular fino, 659
- da divisão B, 421
- desmineralizado liofilizado, 1017
- disponível, 167, 832
- - ideal, 700
- - reduzido, 555
- entrelaçado reativo, 862
- fascicular, 80
- fracamente denso, 701
- lamelar, 79
- laminar, 921
- propriedades mecânicas do, 160, 866
- reticular, 78
- trabecular fino, 662
Osteíte deformante, 251
Osteoblastos, 909
Osteócitos, 909
Osteoclastos, 909
Osteocondução, 31, 912
Osteodistrofia renal, 88

Osteogênese, 31, 911
- imperfeita, 252
Osteoindução, 31, 911
Osteologia, 69
Osteologia diferencial da maxila e da mandíbula, 70
Osteomalacia, 250
Osteomielite, 251, 347
Osteonecrose
- das arcadas relacionada com medicamentos, 348
- dos maxilares induzida por drogas, 259
Osteons primários, 80
Osteoporose, 91, 92, 248
Osteopromoção, 912
Osteorradionecrose, 252
Osteotomia
- com irrigação, 645
- e elevação do seio nasal, 1011
- para coleta em área doadora, 1057
- para implante, 840
- preparo genérico para, 648
- sem irrigação, 645
Osteótomo(s), 620
- côncavos, 622
- convexos, 622
- pontiagudo, 620
- progressivos, 620
Óstio
- maxilar, 299
- suplementar, 997
Oxicodona, 369
Oxidação, 198
Óxidos de alumínio, titânio e zircônio, 112
Oxigênio hiperbárico, 253

P

Pacientes
- idosos, 1190
- mais socialmente ativos e consciência estética, 4
- que vivem mais, 2
PAEE (princípio para osso regeneração previsível), 947
Paracetamol, 367
Parafunção, 173, 801
Parafuso(s)
- cônico, 24
- de cobertura, 29, 32
- de fixação óssea, 957, 972
- de tenda, 958
Paralelismo, 523
Paramentação, 624
Parar de fumar, 257
Paratireoide, 241
Paredes ósseas, 987
Parestesia pós-operatória da coxa, 1092
Particulado cortical mineralizado, 920
Partículas esponjosas mineralizadas, 920
Passivação, 128
Passo de rosca, 26, 57
Patologia do seio maxilar, 998
Peças de mão
- 1:1, 620
- 16:1 ou 20:1, 620
- /motores, 620
Penetração parcial, 814
- no canal mandibular, 815
Penicilina V, 360
Peptídeos biologicamente ativos, 201
Percussão, 844
Perda
- da crista óssea, 153, 155, 1201

- de peso, 246
- de placa vestibular, 771
- de tecido duro, 7
- dentária relacionada à idade, 4
- do parafuso, 152
- óssea, 8, 9, 153
- óssea acelerada, 296

Perfis bioquímicos (química do soro), 219

Perfuração(ões)
- abdominal, 1092
- de membrana, 1026
- em uma etapa, 645
- graduada, 645
- intermitente *versus* contínua, 647
- internas da mesa, 1088

Pericárdio, 921, 922

Peri-implantite, 37, 249, 257, 350, 1137, 1142, 1201
- retrógrada, 792
- tratamento
- - cirúrgico da, 1153
- - não cirúrgico da, 1149

Perimucosite, 350

Periodontite crônica, 346

Períodos menstruais intensos, 244

Periotest, 663, 845

Periótomos, 892

Perlane, 1123

Peso, 138, 214

Pesquisa e desenvolvimento, 107

Pilar(es), 514
- cicatrizador, 32
- de cicatrização temporário, 29
- intermediário de sustentação, 521
- natural, 514
- padronizados (estoque), 548
- para próteses
- - cimentadas, 548
- - parafusadas, 549
- - personalizados, 549
- protéticos temporários, 37
- transmucoso, 32

Pinça
- Adson (coletora), 613
- Allison, 613
- hemostática, 614
- Rongeur, 613
- Towel, 620

Placa vestibular, 889

Plano(s)
- de tratamento, 172
- - classe I, 480
- - classe II, 483
- - classe III, 485
- - classe IV, 487
- - com prótese(s)
- - - fixa
- - - - superior (maxilar), 592
- - - - *versus* removível, 568, 590
- - - removíveis superiores (maxilar), 595
- - com sobredentadura mandibular (pr-4 e pr-5), 573
- - considerando posição e número de implantes, 466
- - da divisão
- - - A, 481, 483, 485, 487
- - - B, 481, 484, 485, 489
- - - C, 482, 484, 487, 489
- - - D, 483, 485, 487, 489
- - em rebordo edêntulo comprometido, 934

- - para arcos parcial e totalmente edêntulos em implantodontia, 480
- - para instalação cirúrgica, 391
- - para maxila posterior edêntula, 554
- - para tamanho e pressão da língua, 184
- inferior-superior, 753
- oclusais existentes, 500
- posteriores de oclusão mandibular e maxilar, 500
- vestibulolingual, 754

Plasma rico em plaquetas, 1159

Plataforma
- conjunta, 28
- convencional, 28
- e conexões de implantes, 28
- reduzida, 28

Plexo
- endósseo ou medular, 336
- periosteal, 336

Pneumatização da concha nasal e do meato inferior, 303, 998

Pó de glicina com aminoácidos, 1149

Policitemia, 242

Polímeros, 120
- biomédicos estruturais, 120
- sintéticos, 923

Polimetilmetacrilato, 552

Polimialgia reumática, 262

Polipropileno, 626

Politetrafluoroetileno, 626
- expandido, 29

Ponto
- focal, 280
- simples, 633

Porta-agulhas, 637

Posição
- anterior da maxila, 842
- da crista, 590
- do implante, 714
- - com respeito às estruturas vitais, 698
- - dos dentes anteriores superiores, 495
- - final de emergência com base na prótese, 843
- - ideal do implante antes da obtenção de uma TCFC, 382
- no arco, 191

Posicionamento
- adequado da incisão, 610
- da borda incisal mandibular, 499
- do dente, 523
- do eixo X (mesiodistal), 671
- do implante
- - longe do canal nasopalatino, 723
- - para uma prótese fixa sobre implante, 466
- final do implante, 656
- ideal
- - do implante, 670, 704
- - para prótese parafusada e cimentada, 548
- vestibulolingual ("eixo y"), 682
- vestibulopalatino, 688

Posições
- de implante e número de implante/pilar, 166
- principais do implante, 166

Pré-carga ideal, 805

Pré-lavagem, 624

Pré-requisitos para protocolo de carga imediata, 859

Pré-maxila, 295

Precisão radiográfica, 1197

Preenchimento(s)
- dérmico(s)
- - complicações com, 1131
- - em implantodontia, 1108, 1124

- excessivo do seio, 1041
- injetáveis, 1120

Preparação
- da osteotomia para o implante dental, 645
- do enxerto em bloco, 1069
- do local, 29

Preservação
- da papila, 607
- óssea, 911

Pressão
- arterial, 210
- de perfuração, 647
- direta, 784
- lingual, 183

Princípios
- de engenharia, 160
- de Halsted, 604
- do plano de tratamento, 381

Procedimentos
- de moldagem, 34
- regenerativos, 1153

Processo(s)
- aditivos, 198
- de atrofia do volume ósseo, 413
- de escaneamento, 385, 403
- de reabsorção
- - alveolar maxilar, 414
- - óssea, 987
- de regeneração óssea celular, 932
- de subtração, 197
- de subtração e aditivos, 27
- uncinado, 299

Produção e distribuição de aloplásticos, 920

Produtos
- à base de células, 927
- à base de colágeno, 922
- à base de tecidos, 914
- celulares humanos, 915

Profilaxia antibiótica, 357

Profundidade
- da rosca, 59
- de bits, 284
- excessiva, 691
- inadequada, 694
- insuficiente na instalação do implante, 699

Projeto
- com limitação completa, 702
- com limitação parcial, 702
- da prótese, 165, 182
- de limitação
- - parcial, 392
- - total, 393
- de prótese para pacientes
- - completamente edêntulos, 435
- - parcialmente edêntulos, 436
- do implante dental, 47, 167
- não limitante, 391, 701
- protético, 804
- Swedish High-Water, 550

Propagação
- anteroposterior, 860
- da infecção na cabeça e no colo, 340

Propofol, 373

Proporção coroa/raiz, 522

Proteção oclusal, 183

Proteína morfogenética óssea, 903, 911, 966

Prótese(s), 1196
- cimentadas, 546
- convencional
- - complicações de, 13
- de transição após instalação do implante, 527

- diversas, 547
- existentes, 512
- final, 241
- fixa(s), 525, 580
- - mandibular, 581
- - PF-1, 437, 688
- - PF-2, 437, 688
- - PF-3, 439, 688
- - PR-4, 444
- - PR-5, 445
- imediata
- - de arco completo, 882
- - de arco-total, 879
- - não funcional, 858
- implantossuportadas
- - vantagens das, 15
- independentes, 475
- inicial não funcional, 858
- no nível do implante, 34
- para paciente irradiado, 252
- parafusada-cimentada (combinação), 547
- parafusadas, 545
- parcial
- - fixa, 14, 534
- - - adesiva, 534
- - removível, 533 544
- pré-implante, 495
- pré-tratamento, 525
- provisória(s), 720, 858, 903
- - fixas
- - - complicações de, 874
- - removíveis, 444, 526
- tipos de, 545
Protetores oclusais para determinar a direção da força, 177
Protocolo(s)
- All-on-4 genérico, 875
- cirúrgico(s), 28
- - 1 para instalação de implante dental (osso D1), 653
- - 2 para instalação de implante dental (osso D2), 658
- - 3 para instalação de implante dental (osso D3), 659
- - 4 para instalação de implante dental (osso D4), 662
- - de instalação do implante, 644
- - de instalação imediata do implante, 828
- - /protético all-on-4, 872
- de Brånemark, 582
- de carga, 32
- imediata
- - - pacientes parcialmente edêntulos, 866
- - - vantagens do 858
- de controle da dor, 370
- de exame radiográfico, 1200
- de instalação
- - /carga imediata em guia total avançado, 874
- - pré-implante, 644
- de redução do estresse, 232, 234
- de regeneração óssea guiada, 946, 979
- de ressutura, 799
- de Suzuki-Resnik para a doença peri-implantar, 1160
- para dor pós-operatória, 367
- racional de implante de carga imediata, 860
Protuberância mentoniana, 334
Pseudocisto, 307, 1001
Pseudoperiodonto, 80
Psicológico, 258
Pulso, 213
Pulverização de plasma de titânio, 198, 200

Q

Qualidades da sutura, 626
Quantidade(s)
- de exposição à radiação, 253
- vetoriais, 139
Queilite angular, 1130
Queimaduras com peças de mão elétricas, 775
Quimiotaxia, 911

R

Rachadura por corrosão de tensão, 108
Radiação, 252
- na cavidade bucal, 1189
Radiografia
- bidimensional, 750
- da perda da crista óssea, 1198
- interproximais, 316
- panorâmica, 275, 316
- periapical, 274
- tridimensional, 752
Radioterapia para implantes previamente instalados, 252
Raiz, 26
Ramo
- do nervo incisivo, 757
- mandibular, 291, 1061
- como sítio doador, 900
Raspadores de osso, 614
Razão normatizada internacional, 217
Reabilitação(ões)
- cimentadas, 35
- de tecido mole e duro, 887
- do implante, 32
- protética para divisão D, 429
- retidas por parafuso, 35
- unitária imediata não funcional, 868
Reabsorção óssea, 580
Rebordo edêntulo da divisão c, 425
Reconstrução, 388
- com fíbula, instalação e carga imediata de implantes, 1099
Redução de complicações do enxerto sinusal, 1005
Reflexão
- de espessura total, 950
- do retalho e preparação do local, 950
- do tecido mole, 813
Regeneração, 816
- óssea, 888, 909, 910, 934
- - guiada, 29, 911, 930, 934, 946
- tecidual, 725
- - guiada, 911, 934
Região
- anterior
- - da mandíbula, 737, 778, 779
- - - em ampulheta, 737
- - - severamente angulada, 738
- - inferior da divisão C–h, 579
- apical do implante, 60
- posterior da mandíbula, 742, 781
Relação
- maxilomandibular dos arcos, 504
- tensão-esforço, 141
Relatos clínicos, 161
Remoção
- atraumática
- - de sutura, 799
- - do dente, 891
- de resíduos ósseos, 655

- de tecido mole residual e patologia, 951
- do cimento retido no implante, 1168
- do conteúdo do canal + instalação do implante, 722
Remodelação, 81
- óssea, 862, 888, 909, 934
Reparação óssea, 888
Reparo ósseo, 910, 934
Reposição
- de dentes anteriores, 537
- do pré-molar, 539
- do primeiro molar, 540
- do segundo molar, 542
- dos dentes posteriores, 539
Reposicionamento do nervo, 766
Resistência, 63
- à corrosão, 63
- à fratura, 118
- e densidade óssea, 459
- mecânica, 954
Resolução
- de contraste, 284
- espacial, 280
- vetorial, 139
Respiração, 214
Responsabilidades do usuário final, 916
Resposta(s)
- autoimune da hipótese do hospedeiro, 156
- biológicas e interação com a superfície do implante, 199
Restauração
- do alvéolo *versus* preservação, 888
- em implantologia, 858
Restylane®, 1123
Restylane Lipp®, 1123
Retalho(s)
- cirúrgicos, 604
- de espessura total, 605, 644
- em envelope, 608
- tipos de, 607
- triangular e trapezoidal, 609
- vestibular, 609
Reversões para preenchimentos dérmicos, 1130
Revestimento
- antibiótico, 201
- de hidroxiapatita, 126, 198
- HA, 200
- porosos e caracterizados, 125
Rinossinusite
- aguda, 306, 999
- alérgica, 306
- crônica, 306, 1000
- fúngica, 306
- - eosinofílica, 306, 1001
- odontogênica, 305
Risco estético, 834
Ritmo do pulso, 213
Rugosidade da superfície, 118, 196
- na doença peri-implantar, 200
Ruído, 286

S

Sangramento, 235, 239, 242, 243, 724, 1029, 1092
- de grandes vasos, 1088
- do local da coleta, 1088
- prevenção/tratamento de, 777
Saúde
- geral, 16
- psicológica, 17

Índice Alfabético

Scanners, 280
- de tomografia computadorizada, 278
Secções mineralizadas, 73
Seda, 625
Sedação, 246
Segunda fresa, 651
Seio(s)
- da face, 311
- esfenoidal, 298
- etmoides, 298
- maxilar, 298
- - avaliação clínica, 994
- - fatores diversos que afetam a saúde do, 1004
- - levantamento do, 29
- - membrana do, 299, 995
- - mucocele
- - - primária do, 307, 1002
- - - secundária do, 1003
- - neoplasias do, 1003
- - parede
- - - anterior do, 988
- - - inferior do, 990
- - - lateral do, 990
- - - medial do, 988
- - - posterior do, 988
- - - superior do, 988
- - tratamento cirúrgico do, 1008
- - variantes anatômicas, 996
- paranasais, 297
Seleção
- anestésica, 245
- do local
- - de instalação do implante na mandíbula, 573
- - doador intraoral, 1053
Sensação tátil, 457
Sensibilidade, 1194
- às catecolaminas, 238
Sensor (detector), 280
Septo
- do antro, 1026
- do seio maxilar, 302
Sequência
- da osteotomia para o implante, 654, 660
- de aperto dos parafusos, 805
- genérica de perfuração, 650
Seroma, 1092
Sibilância, 246
Simulação de enxerto ósseo, 391
Sinais vitais, 210
Síndrome
- da articulação temporomandibular, 1114
- de Cushing, 239
- de Sjögren, 253
- do compartimento, 1099
Sínfise mandibular, 294, 1053
Sinusite
- aguda, 1039
- alérgica, 1000
- fúngica, 1001
- odontogênica, 998
Sistema(s)
- de implantes, 31
- digestório, 246
- digitais, 403
- hematológico, 242
- pulmonar, 245
Sobrecarga biomecânica, 150
Sobredentadura, 573
- implantossuportada, 35
- - superior (maxilar), 596

- - com carga imediata, 879
- - de carga imediata, 878
- mandibular, 580
- suportada por implante, 571
Sobrepreenchimento do alvéolo da exodontia, 905
Solubilidade, 115
Solução(ões)
- de ácido tranexâmico, 786
- salinas, 1039
Sonda exploradora, 806
Sorriso gengival, 1115
Stent, 383
Substituição
- de segundos molares, 766
- de um único dente, 14
- dentária, 532
Substituto(s)
- de enxerto ósseo ideal, 912
- ósseos, 909
Sugador
- cirúrgico geral, 617
- Fraser, 617
Sugadores/aspiradores, 617
Sulcos nasolabiais, 1127
Sulfato de cálcio, 923
Sulfonilureias, 237
Superaquecimento do osso, 409, 654, 772
Superdosagem do anestésico local, 372
Superfície(s)
- características da 121
- de bisfosfonato, 200
- de implante, 27, 196, 197, 843
- de metal e de ligas, 122
Suplementação de oxigênio, 234, 245
Suplementos herbais, 266
Suporte
- aprimorado para tecidos moles, 571
- em dente, 644
- em tecido (mucosa), 644
- labial, 590
- mucoso, 525
- ósseo, 644
Supressão adrenal, 245, 365
Suprimento
- arterial da maxila, 332
- sanguíneo da maxila e da mandíbula, 336
- vascular no seio maxilar, 990
Sutura(s), 93, 784
- absorvíveis, 624, 631
- contínua, 633
- de colchoeiro, 637
- de tecido mole, 720, 1022
- do pilar transmucoso, 633
- em oito, 633
- ideal utilização da, 624
- interrompida, 633
- não absorvíveis, 625
- naturais, 624
- princípios básicos da, 641
- sintéticas, 625

T

Tabagismo, 256, 1004, 1148, 1190
Talassemia, 244
Tamanho
- da sutura, 632
- do implante, 167, 414, 712, 864
- do pilar, 522

- do voxel, 280
- e pressão da língua, 183
- natural do dente, 710
Tamoxifeno, 261
- antiestrogênio, 91
Taxa(s)
- de crescimento de tecido mole *versus* tecido duro, 947
- de reabsorção previsível, 954
- estimada de filtração glomerular, 221
TCFC por orientação de broca, 396
Tecido
- da placenta, 921
- mole, 9, 591, 701, 943
Técnica(s)
- adequada de incisão, 609
- asséptica, 622
- cirúrgicas básicas, 604
- da articulação temporomandibular, 1115
- da trefina, 960
- de arco total sem retalho, 384
- de aumento ósseo, 29
- de captura ou moldeira aberta, 35
- de cessação do tabagismo, 258
- de cimentação, 1149, 1169
- de coleta no ramo, 959
- de enxerto
- - do alvéolo, 895
- - do seio em camadas, 1017
- - ósseo com quatro paredes, 898
- de escaneamento, 284
- de escovação estéril, 624
- de exodontia atraumática, 889
- de extração convencional, 823
- de instalação imediata de implante, 837, 839
- de janela lateral, 29
- de liberação de tecido, 952
- de moldagem, 35
- de osteotomia para enxerto
- - da tuberosidade, 1071
- - de sínfise, 1061
- - do ramo, 1068
- de raspagem, 960
- de Resnik, 1169
- de sutura, 633
- de transferência ou moldeira fechada, 35
- do bisturi, 610
- do espaço submucoso, 607, 798
- do parafuso
- - de tenda, 957
- - reverso, 823
- do *template* sem retalho, 384
- estéril, 622
- limpa, 622
- modificada de Brånemark, 582
- para diminuir e controlar o sangramento, 784
- para expor o forame mentoniano, 755
- Socket-Shield, 29
Tecnologia, 17
- de cultura celular, 925
- digital, 399
Temperatura, 214
Template(s)
- agregados para próteses provisórias, 399
- cirúrgico, 32, 383, 398, 701, 772
- - complicações do, 409
- de orientação cirúrgica e sistemas de navegação, 399

- de restrição cirúrgica, 391
- piloto, 644
- TCFC de suporte, 395
- totalmente guiado, 645
- universal, 644
Tempo(s)
- de maturação do enxerto, 969
- de perfuração, 646
- de protrombina, 217
- de sangramento, 218
- de trombina, 218
- parcial de tromboplastina, 218
Tensão mecânica, 141
Teorema do tratamento da tensão, 150
Teoria da exodontia atraumática, 889
Terapia
- analgésica combinada, 369
- - para dor pós-operatória, 369
- de reposição de estrogênio, 91
- endodôntica, 510
- fotodinâmica antimicrobiana, 1149
Terminologia em implantologia, 21
Tesoura(s)
- cirúrgicas, 614
- de sutura, 641
- Dean, 614
- íris, 614
- Kelly, 614
- Metzenbaum, 614
Teste(s)
- de percussão, 23
- de sangramento, 216
- de telopeptídeo c-terminal, 259
- de torque reverso, 23
- diagnóstico para déficit neurossensorial, 820
- laboratoriais clínicos, 217
Tetraciclinas, 361
Tiazolidinedionas, 237
Titânio, 110
- -6 alumínio-4 vanádio, 110
- com pulverização (*spray*) de plasma, 125
Tomografia
- computadorizada, 316

- - de feixe cônico, 277, 386, 995
- - - questões legais e, 317
- - interativa, 382
- microcomputadorizada, 75
Torção, 570
Torque, 773
- de inserção, 22, 647
- de inserção ideal, 859
- insuficiente/excessivo, 801
- sob condições úmidas, 805
Torsade de pointes, 361
Tórus, 962
Tosse, 246
Toxicidade, 108
- anestésica, 813
Toxina botulínica, 1108
- complicações generalizadas da, 1120
- tipo A
- - em implantodontia, 1110
- - instruções gerais pós-operatórias com, 1119
Tramadol, 369
Transecção, 814
Transferente no nível do implante, 34
Transplante, 913
- alogênico, 913
Tratamento
- com sobredentadura mandibular, 574
- de incisivo lateral com ausência congênita incisivo lateral com ausência congênita, 727
- de local edêntulo, 479
- para prótese fixa implantossuportada, 582
Trauma
- cirúrgico na cicatrização, 860
- de carga óssea, 861
- do implante e da broca do implante, 813
- oclusal, 153, 159
- tecidual, 605
- térmico, 814
Triângulos escuros, 1125
Triazolam, 373
Trombina, 786
Trombose da artéria (retalho pálido) e venoso (retalho azul), 1099

Tuberosidade maxilar, 962, 1065
- como sítio doador, 901
Tumores malignos do seio maxilar, 1003

U

Úlceras estomacais, 247
Um dente ausente, 533
Unidades
- de eletrocirurgia monopolar, 776
- de piezocirurgia, 620, 823
Urinálise, 215

V

Varfarina sódica, 264
Variantes
- da concha nasal média, 996
- do nervo mentoniano, 755
- do processo uncinado, 997
Vaso(s)
- do canal incisivo, 749
- extraósseos, 779, 781
- intraósseos, 778
- preso com pinça hemostática, 784
Vasoconstritores, 232
Velocidade de perfuração, 645, 772
Vidro bioativo, 923
Vinco nasolabial, 1127
Vírus da imunodeficiência humana, 254
Volume
- propriedades do, 106

X

Xenoenxerto, 29, 913, 919, 922, 964
- origem, produção e distribuição do, 919
Xerostomia, 241, 1189

Z

Zircônia, 117, 550
Zona(s)
- de segurança, 391
- de sobrecarga branda, 452
- patológicas de sobrecarga, 452